国家出版基金项目
NATIONAL PUBLICATION FOUNDATION

"十二五"国家重点图书

泌尿外科学
Urology

AR互动看3D人体解剖模型

移动端注册流程

手机扫描二维码
下载“医得”APP

请使用您的
手机号和短
信验证码注
册并登录
“医得”APP

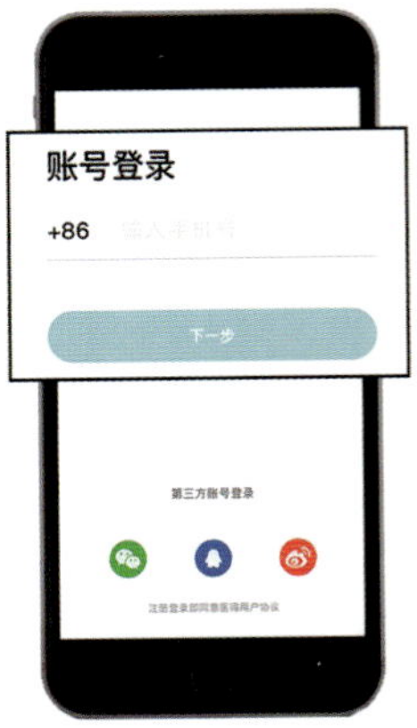

登录后，点击
首页“AR”，
扫描本教材中
标有AR的插
图，即可畅想
AR功能

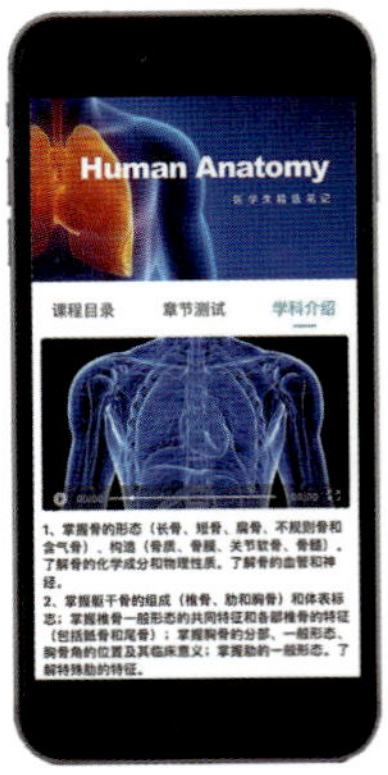

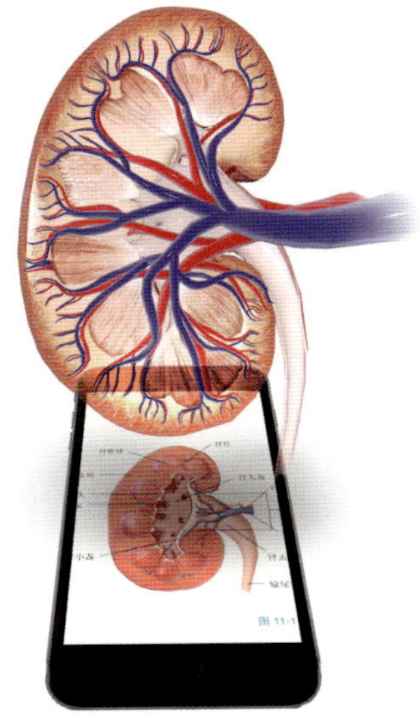

扫描二维码收看手术操作视频

操作流程

刮开左侧二维码，使用微信扫描二维码进入视频列表，
点击对应链接收看视频

更多资讯与服务，请关注“北京大学医学出版社有限公司”微信公众号

国家出版基金项目
NATIONAL PUBLICATION FOUNDATION

"十二五"国家重点图书

泌尿外科学
Urology

（上卷）

主　　编　郭应禄　周利群　金　杰
　　　　　孙颖浩　何志嵩　杨　勇
主编助理　李学松　郝　瀚

北京大学医学出版社

MINIAO WAIKEXUE

图书在版编目（CIP）数据

泌尿外科学：上、中、下卷 / 郭应禄等主编. –
北京：北京大学医学出版社，2019.9
ISBN 978-7-5659-2049-3

Ⅰ. ①泌… Ⅱ. ①郭… Ⅲ. ①泌尿外科学 Ⅳ. ①R69

中国版本图书馆CIP数据核字(2019)第172260号

泌尿外科学（上卷）

主　　编：郭应禄　周利群　金　杰　孙颖浩　何志嵩　杨　勇
出版发行：北京大学医学出版社
地　　址：（100191）北京市海淀区学院路38号　北京大学医学部院内
电　　话：发行部 010-82802230；图书邮购 010-82802495
网　　址：http://www.pumpress.com.cn
E-mail：booksale@bjmu.edu.cn
印　　刷：北京强华印刷厂
经　　销：新华书店
策划编辑：白　玲　暴海燕　张其鹏　罗德刚
责任编辑：罗德刚　张其鹏　王　楠　**责任校对**：靳新强　**责任印制**：李　啸
开　　本：889 mm × 1194 mm　1/16　**印张**：149.25　**字数**：4750千字
版　　次：2019年9月第1版　2019年9月第1次印刷
书　　号：ISBN 978-7-5659-2049-3
定　　价：1500.00元（上中下卷）

主编简介

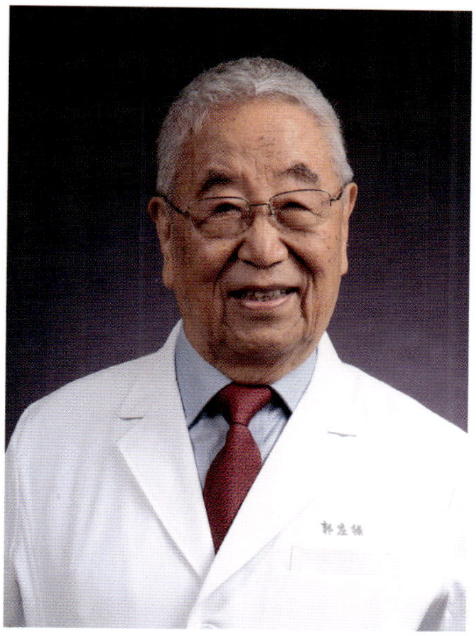

郭应禄，主任医师，教授，博士生导师，中国工程院院士；北京大学泌尿外科医师培训学院院长，北京大学男科病防治中心主任，北京大学第一临床医学院名誉院长，北京大学泌尿外科研究所名誉所长，中国医师协会常务理事，中国医师协会泌尿外科医师分会终身名誉会长，中国医学科学院学部委员，北京郭应禄泌尿外科发展基金会名誉理事长，原卫生部国家医师考试委员会委员，原卫生部临床重点学科评审委员会第一届专家组成员，中央保健委第一届和第二届专家顾问组成员。

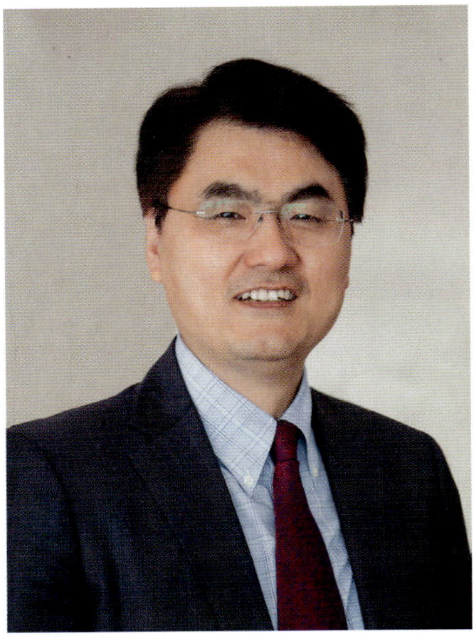

周利群，医学博士，教授，主任医师，博士生导师，北京大学第一医院泌尿外科及北京大学泌尿外科研究所负责人，长期致力于泌尿外科的临床及科研工作，擅长复杂性泌尿生殖系统肿瘤的治疗及腹腔镜技术在泌尿外科的应用；承担多项国家及省部级课题，包括卫健委重大课题、“863”及科委重大课题子课题、多个国家自然科学基金项目、首发及首特重点项目等；以第一完成人获得教育部科技进步奖二等奖及华夏医学奖二等奖等五项国家及省部级奖项，共获得十项国家及省部级奖项；曾荣获中国医师奖、吴阶平泌尿外科医学奖、世界华人泌尿外科学会杰出贡献奖及中华医学会泌尿外科学分会微创学组金膀胱镜奖、恩德思医学科学技术奖（International Endoscopic Award）等。发表文章300余篇，其中SCI文章100余篇；主编著作7部，副主编3部，主译2部。获国家实用新型专利2项。

学术兼职：中国医师学会泌尿外科医师分会会长，中华医学会泌尿外科学分会常委，中华医学会北京泌尿外科学分会副主任委员，中国医师协会泌尿外科医师分会青年委员会主任委员，中国医师协会肿瘤专业委员会主任委员，全国泌尿外科医师定期考核编委会主任委员，中国泌尿生殖产业技术创新战略联盟理事长，中国研究型医院学会泌尿外科学专业委员会副主任委员，中国医疗保健国际交流促进会泌尿生殖医学专业委员会副主任委员委，中国医师协会住院医师规范化培训专家委员会泌尿外科专委会副主任委员，CUDA UTUC协作组组长，*Current Opinion of Urology*中文版主编，《中华泌尿外科杂志》副主编，《中华腔镜泌尿外科杂志》电子版副主编，《现代泌尿外科杂志》副主编，*The Journal of Urology*杂志国际编委。

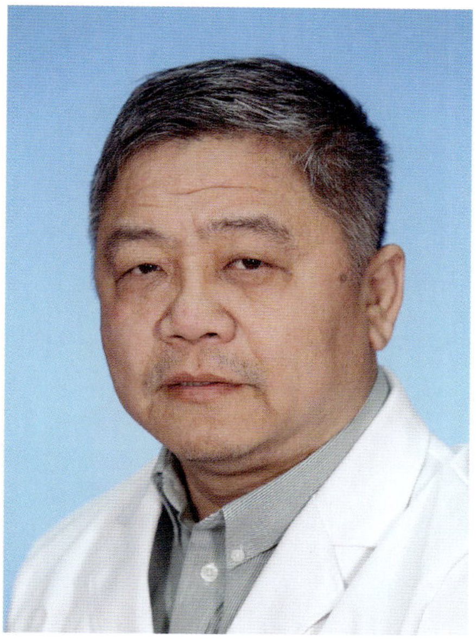

金杰，主任医师，教授，博士生导师，北京大学泌尿外科研究所所长，北京大学第一医院泌尿外科副主任，培养博士研究生50余名；多次获得国家自然科学基金；以责任作者发表SCI论文40篇；主编《泌尿外科学》《男性生殖医学》（第2版）、《前列腺外科学》等3部专著及研究生教材《泌尿外科学》（第3版）。

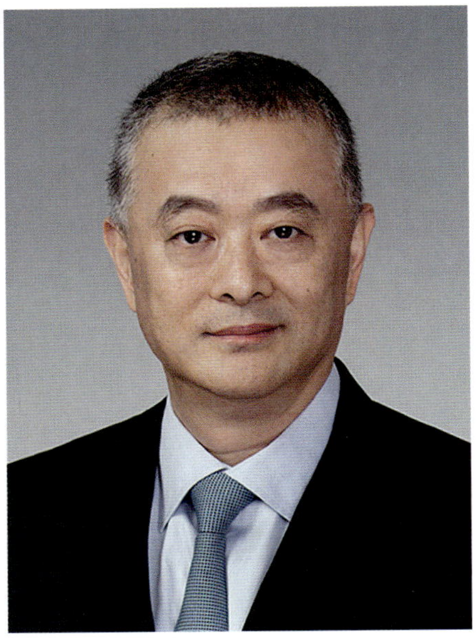

孙颖浩，教授，博士生导师，中国工程院院士。海军军医大学校长和全军前列腺疾病研究所所长。擅长泌尿系肿瘤（尤其是前列腺癌）和结石的临床诊治和基础研究，以及微创泌尿外科技术的应用与研发。以第一完成人获国家科技进步奖一等奖 1 项、二等奖 2 项及省部级科技成果奖 9 项。主持国家重点基础研究发展计划（973 计划）、国家杰出青年科学基金等科研项目 28 项；获国家发明和实用新型专利 51 项。以第一或通讯作者在 *Nature Genetics*、*Molecular Cell* 等 SCI 收录期刊上发表论文 174 篇。主编出版 *The Training Courses of Urological Laparoscopy*、《机器人泌尿外科手术学》《中国腔道泌尿外科手术视频图谱》等 20 部专著。曾获国际泌尿外科学会"卓越成就奖"、国际抗癌联盟"Alexander Savchuk 肿瘤研究奖"、吴阶平医药创新奖、何梁何利基金会医学药学奖等多项荣誉。

学术兼职：亚洲泌尿外科学会前任主席、中国医师协会副会长，中华医学会常务理事，中华医学会泌尿外科学分会主任委员，中国医师协会泌尿外科医师分会候任会长，中国医师协会医学机器人医师分会候任会长，全军泌尿外科学会主任委员，上海市医学会副会长，上海市科学技术协会副主席等。担任《中华泌尿外科杂志》主编，创办 *Asian Journal of Urology* 杂志。

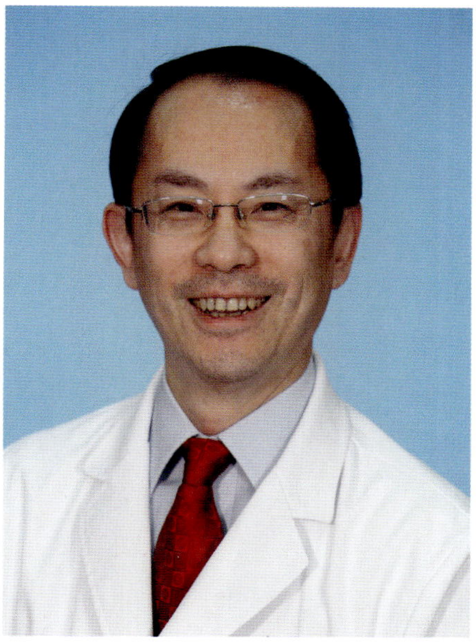

何志嵩，主任医师，教授，博士生导师，北京大学第一医院泌尿外科主任。

学术兼职：中国医师协会泌尿外科分会副秘书长，中华医学会泌尿外科分会肿瘤学组委员，中国抗癌协会泌尿外科专业委员会委员，北京医学会泌尿外科分会委员，中国医师协会内镜医师分会内镜与微创专业委员会常务理事，郭应禄泌尿外科发展基金会理事长，中国老年保健协会抗衰老专业委员会委员；《中华外科杂志》编委，《现代泌尿外科杂志》编委，《中华医学杂志》特邀审稿专家，《中华临床医师杂志》特邀审稿专家。

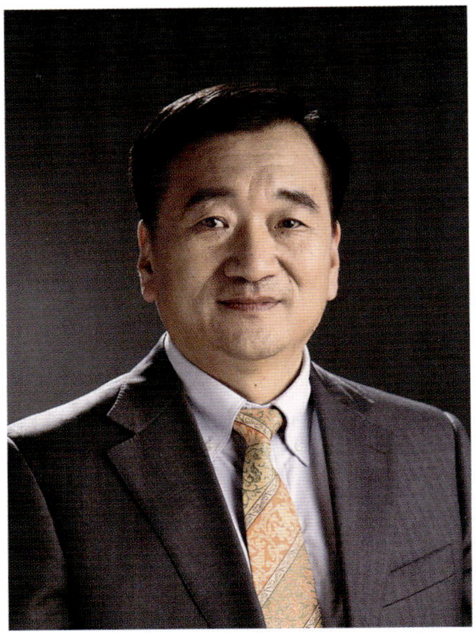

杨勇，主任医师，教授，博士生导师，北京大学肿瘤医院泌尿外科主任，专业主攻泌尿系肿瘤及膀胱尿道功能障碍。

学术兼职：中国医师协会泌尿外科分会副会长，中国抗癌协会泌尿外科分会委员，北京抗癌协会泌尿外科分会常委，北京医学会泌尿外科分会常委。第一作者 SCI 文章 12 篇，主编著作 7 部。

编委名单

（按姓氏汉语拼音排序）

徐　勇　天津医科大学第二医院
许传亮　上海长海医院
许克新　北京大学人民医院
杨　洋　首都医科大学附属北京儿童医院
杨　勇　北京大学肿瘤医院
叶定伟　复旦大学附属肿瘤医院
虞　巍　北京大学第一医院
袁亦铭　北京大学第一医院
张崔建　北京大学第一医院
张火俊　上海长海医院
张　骞　北京大学第一医院
张　凯　北京大学第一医院
张潍平　首都医科大学附属北京儿童医院
张　伟　北京医院
张晓春　北京大学第一医院
张　旭　中国人民解放军总医院
张学斌　北京协和医院
张　勇　首都医科大学附属北京天坛医院
张　争　北京大学第一医院
张志超　北京大学第一医院
张卓莉　北京大学第一医院
周利群　北京大学第一医院
邹英华　北京大学第一医院
左　力　北京大学人民医院

医学绘图　马新颖　张志明

参编人员名单

（按姓氏汉语拼音排序）

鲍　慧　中国人民解放军中部战区总医院
毕　海　北京大学第三医院
曹德宏　四川大学华西医院
曹洋森　上海长海医院
董　捷　北京大学第一医院
范　宇　北京大学第一医院
方　冬　北京大学第一医院
傅　深　上海长海医院
郭　刚　中国人民解放军总医院
韩文文　首都医科大学附属北京儿童医院
蒋　渊　中国人民解放军中部战区总医院
居小萍　上海长海医院
李功成　中国人民解放军中部战区总医院
李辉喜　北京大学第一医院
李建兴　北京清华长庚医院
李振华　中国医科大学附属第一医院
梁海燕　首都医科大学附属北京儿童医院
廖邦华　四川大学华西医院
林德富　首都医科大学附属北京儿童医院
刘　超　首都医科大学附属北京儿童医院
刘春雨　天津医科大学第二医院
刘俊涛　北京大学人民医院
刘　可　北京大学第三医院
刘　伟　北京大学第一医院
刘小梅　首都医科大学附属北京儿童医院
柳良仁　四川大学华西医院
孟　晋　上海长海医院
孟一森　北京大学第一医院
米　悦　北京大学第一医院
钱　萍　华中科技大学同济医学院附属协和医院
屈彦超　首都医科大学附属北京儿童医院
沈钰新　上海长海医院
苏　涛　北京大学第一医院
唐　琦　北京大学第一医院
唐　渊　北京大学第一医院
田　军　首都医科大学附属北京儿童医院
王冠男　首都医科大学附属北京儿童医院
王建龙　北京医院
王　杰　北京大学第一医院
王　敏　中国人民解放军中部战区总医院
王文杰　首都医科大学附属北京儿童医院
王晓雁　首都医科大学附属北京天坛医院
王　鑫　北京医院
王　萱　北京医院
魏　东　北京医院
吴煮镗　北京医院
熊耕砚　北京大学第一医院
杨昆霖　北京大学第一医院
杨　洋　北京大学第一医院
张　雷　北京大学第一医院
张晓威　北京大学人民医院
张亚群　北京医院
张喆楠　北京大学第一医院
张中元　北京大学第一医院
赵亮宇　上海市第一人民医院

序

适逢中华人民共和国70周年大庆之际，国家出版基金资助项目《泌尿外科学》终于要与读者见面了。本书集结了全国老中青几代专家，经过四年多的精心编写而成。衷心感谢所有为此做出贡献的编写者！

这部泌尿外科学专著，既囊括了泌尿外科的知识体系及进展，也体现了我国泌尿外科从无到有、从小到大、从弱到强的发展历程，以及在几代人的团结努力下所取得的成就，尤其是21世纪以来，泌尿外科的新进展、新观念、新技术。本书的读者对象包括从事泌尿外科专业的医生、研究人员，以及住院医师、研究生和正在接受泌尿外科专科培训的医师们。

我国泌尿外科事业从新中国成立之初百废待兴的艰苦环境下起步，在改革开放后进入快速发展时期。近年来，虽然在大城市、大医院，部分泌尿外科已经达到了国际先进水平，但我国幅员辽阔，经济发展不平衡，部分边远地区还缺医少药，更谈不上国际水平。中国泌尿外科的发展依然需要我们传播新知识，培训新一代，以补齐短板；并开展原始创新，特别是颠覆式的创新，以实现科教兴国、健康中国的国家战略。

在过去二十年，我们用“走出去、请进来”的方式培养了一批批全国的泌尿外科学科带头人，使我国的泌尿外科实现了跨越式发展。现在，结合我国国情，当务之急是开展泌尿外科专科医师培训，使全国的泌尿外科医师在从事本专业之初能够具备基本相同的专业技术和学术水平，从而促进我国的泌尿外科事业更快、更均衡地发展，更好、更快地实现使我国的泌尿外科亚洲领先，世界一流的目标。

习近平提出了“实现中华民族伟大复兴是近代以来中华民族最伟大的梦想”，并指出“没有全民健康就没有全面小康”。保证14亿人的身体健康，是我们医务工作者的首要任务；而帮助两亿五千万老年人愉快健康地度过晚年，治愈泌尿外科相关疾病如肿瘤、结石及良性前列腺增生等，则是我们泌尿外科医生义不容辞的责任。让我们携起手来共同努力，继续推动我国泌尿外科事业蓬勃发展！

郭应禄

2019年5月

前　言

《泌尿外科学》——这部“十二五”国家重点图书，是国家出版基金资助的“泌尿外科学跨媒体出版工程”项目中的扛鼎之作，是由郭应禄院士、孙颖浩院士和周利群教授带领的北京大学泌尿外科研究所牵头，集全国泌尿外科精英共同编写的上、中、下三卷本配以6000余分钟手术视频的大型学术融媒体专著。全书历经四年多的编写，现在即将付梓面世。回首编写过程，酸甜苦辣，感慨良多。

本书不仅是泌尿外科医师及相关领域专家工作中的参考书，更是泌尿外科住院医师规范化培训、专科医师规范化培训的教科书。本书章节结构划分方式以泌尿系统器官为主，共分十三篇七十章，没有采用国内外同类专著常用的划分方式，力图在形式上更有利于读者阅读。本书除了介绍泌尿生殖系统常见及罕见疾病外，涵盖了当今泌尿外科领域的新概念、新技术和新方法，包括医学机器人技术等。

本书通过使用二维码、增强现实（augmented reality，AR）等技术将大量精彩的手术视频及三维互动立体解剖图与图书文字内容有机地结合起来，读者在阅读文字的同时，可以观看国内泌尿外科顶尖专家的手术视频及三维解剖图，使其能更为立体直观地了解相关检查及手术操作。

完成这部融媒体巨著实属不易，大家的辛勤付出成就了这部专著的出版。在此要衷心感谢已是耄耋之年的郭应禄院士——我们尊敬的恩师，严谨的学术大家，他亲自撰写了“泌尿外科学的范畴”“前列腺柱状水囊扩裂术”“微能量医学”等章节，并亲自参加本书编写启动、定稿及审稿等各种重要会议，指导图书创作，事必躬亲，为我们树立了最好的榜样，使我们这些学生、后辈不敢懈怠，使本书得以顺利完成；衷心感谢孙颖浩院士对本书的大力支持、关怀与厚爱，他亲自撰写“前列腺的解剖及生理”“前列腺癌”等章节；衷心感谢金杰教授、何志嵩教授及杨勇教授对本书的支持与辛苦付出；衷心感谢参与本书创作与审校的北京大学泌尿外科研究所的同事们；衷心感谢参与本书编写的全国泌尿外科同道们；衷心感谢北京大学医学出版社白玲总编辑及编辑团队；衷心感谢国家出版基金对本出版项目的支持与帮助。

上百名的编写者，历时四年多的创作、编撰，打造了这部融媒体巨著。但当今学术的发展一日千里，很多新知识、新概念在不断发展、更新，本书内容或有不妥之处，敬请读者批评斧正。

周利群

2019年6月

目　录

上　卷

第三篇　肾

中 卷

第四篇 输尿管

第五篇 膀胱

第六篇 前列腺

下 卷

第七篇 精囊

第八篇 尿道

第九篇 阴茎

第十一篇 学科进展

第十二篇 泌尿生殖系结核、儿童性别异常及性传播疾病

第十三篇 男性生殖医学

第一篇

总　论

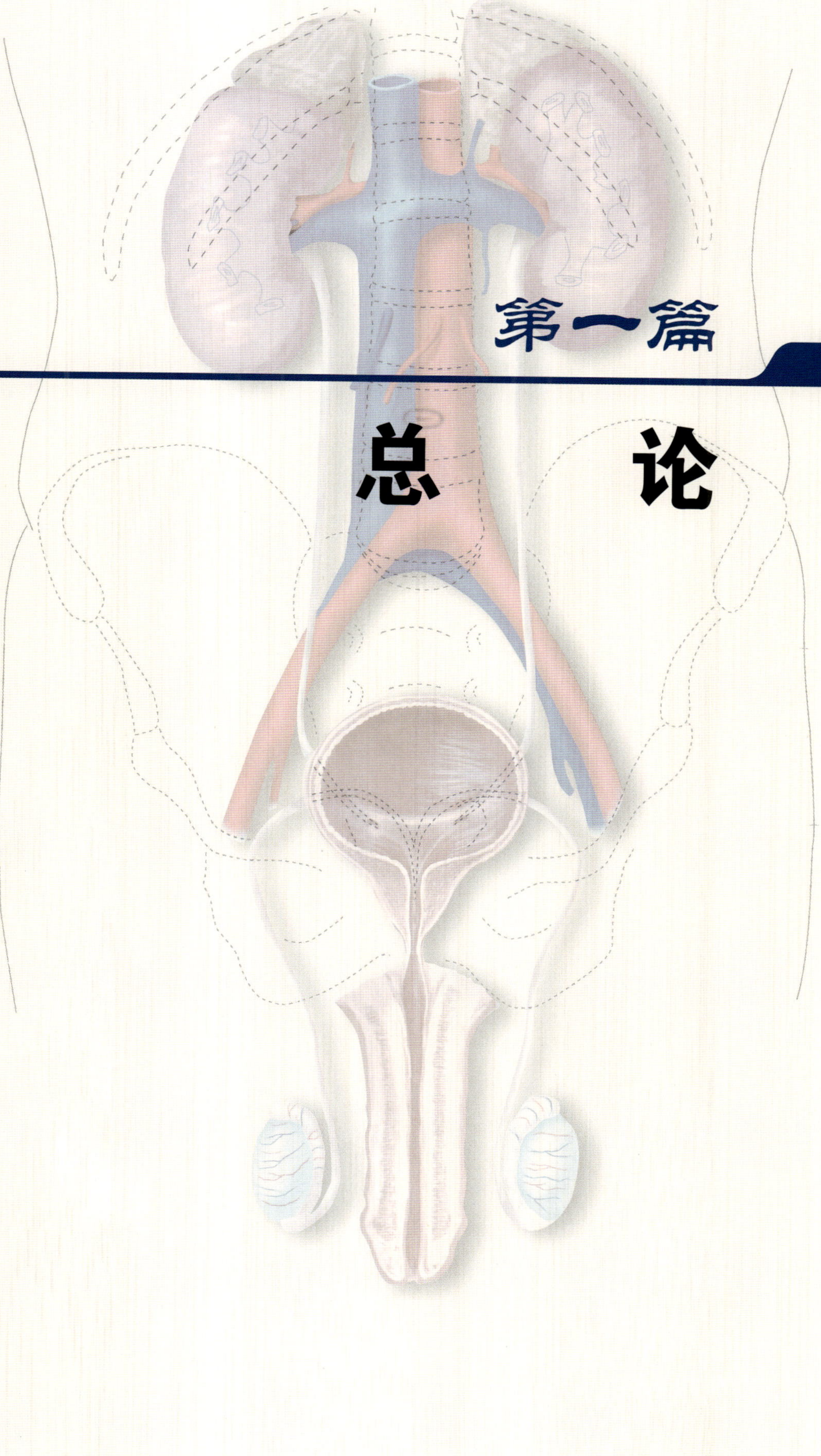

第一章

绪　论

第一节　中国泌尿外科发展历程

自西医传入中国至新中国成立前，泌尿外科未设立专科，未形成学科。

1844 年，博济医院（现中山大学孙逸仙纪念医院）Peter Parker 最先开展了经会阴膀胱切开取石术，这是中国第一个有记载的泌尿外科手术。

1915 年，华西协和大学医学院已把泌尿外科作为一门独立的课程。抗日战争时期至新中国成立前，刘荣耀、董秉奇、杨嘉良等先后在华西协和医学院从事泌尿外科工作。

20 世纪 20 年代，南京鼓楼医院（当时称马林医院）有美国医师从事泌尿外科手术的记录。抗日战争前，曹晨涛、王历畊在南京中央医院（现中国人民解放军东部战区总医院）主要从事泌尿外科工作。

20 世纪 30 年代后，上海市的一些大医院陆续开设了泌尿外科床位，如上海市红十字会医院（现复旦大学附属华山医院）、广慈医院（现上海交通大学医学院附属瑞金医院）及伯特利医院（现上海交通大学医学院附属第九人民医院）等。抗日战争前后，王历畊、陈仁亨、宋元阁、王以敬、陈邦典、许殿乙等分别在外科中兼职做泌尿外科专业工作。

1926 年，谢元甫在美国约翰·霍普金斯医学院接受“现代泌尿外科之父”Hugh Young 指导后回国到北京协和医院工作，并在外科中建立泌尿外科专业。谢元甫在临床工作和培养人才方面的贡献突出，研究工作也与临床实践密切结合。培养了施锡恩、虞颂庭、吴阶平等我国现代泌尿外科学的重要奠基人物。

1942 年，在北京协和医院代理泌尿外科主任的施锡恩来到天津建立了恩光医院（现并入天津第一中心医院）并任泌尿外科主任。1948 年，在美国芝加哥大学进修泌尿外科的虞颂庭教授回国后主持天津中央医院（现天津医科大学总医院）外科工作，当时已有泌尿外科床位 10 张。

1946 年，吴阶平应邀到北京大学医学院附属医院（现北京大学第一医院）任外科学讲师兼管泌尿外科工作。不久谢元甫也应邀在此任教并从事临床工作。同年，谢元甫、吴阶平在北大医院外科设立了 3 张泌尿外科病床，以此为基础，逐渐形成了泌尿外科专业。

新中国成立后，在吴阶平等前辈领导下，全国泌尿外科同道团结一致，积极开展泌尿外科临床和教研工作，培养专业人才，成立研究所、创建专科学会、创办专业杂志，奠定了我国泌尿外科学科发展的基础。

我国泌尿外科学科可分为创立发展、快速发展和创新超越三个历史阶段。发展的主题是艰苦奋斗和创新超越。

一、创立发展阶段

新中国成立后到1976年期间，我国泌尿外科得到蓬勃发展，一批医学院校附属医院和市级医院相继设立了泌尿外科专业，并很快成为带动全国专业发展的力量。施锡恩、吴阶平、许殿乙、熊汝成、虞颂庭、马永江、陈仁享、曹晨涛、于茂生、王历畊、杨松森、张华麟等前辈们，均在各自的岗位上为我国的泌尿外科学的发展做了大量卓有成效的工作，对我国泌尿外科事业的发展起到了重要的推动作用。

1950年，陈仁享组建了重庆西南医院泌尿外科；1951年，马永江组建了上海长海医院泌尿外科；许殿乙组建了南京军区总医院泌尿外科，并于1954年调往北京解放军总医院主持泌尿外科工作。第四军医大学的曹晨涛和沈阳军区的宋元阁等亦相继在自己的医院组建了泌尿外科。

1952年，熊汝成领导的上海医学院附属中山医院泌尿外科已拥有70多张病床，成为当时国内规模最大的泌尿外科，对泌尿男生殖系统结核、阴茎癌、膀胱结石等常见病、多发病的诊治积累了较丰富的经验和体会。1952年，王历畊在浙江省广济医院（现浙江大学附属第二医院）创立泌尿外科专业，开设泌尿外科床位20多张。20世纪50年代初，上海第二医学院附属瑞金医院、上海纺织第一医院等也正式拥有了泌尿外科病房。

在吴阶平带领下，北京医院王历畊、邵鸿勋，301医院（中国人民解放军总医院）许殿乙，北京大学人民医院孟广栋，北京协和医院刘国振、吴德诚，北京友谊医院于惠元等共同努力，积极推动北京地区泌尿外科事业的发展，完成大量疑难病例的诊治工作和高质量的临床科研工作。

1953年，吴阶平根据248例肾结核的临床资料，结合“双侧肾结核”晚期患者的尸体解剖检查，提出了“一侧肾结核，对侧肾积水”的理论，并制订了切实可行的治疗方案，挽救了许多肾结核患者的生命。吴阶平的创新型理论是泌尿外科学领域的一次突破性进展，1954年在《中华外科杂志》上发表有关论文（吴阶平，1954）。1956年，吴阶平的专题论文在俄文杂志上发表，也引起苏联医学界的热烈反响。

20世纪50年代后期，肾上腺外科在国际医学界尚未得到深入研究。吴阶平在国内开始对肾上腺髓质部分是否有增生性疾病的问题进行探索。1960年，吴阶平遇到一例诊断为“嗜铬细胞瘤”的患者，手术时却发现并无肿瘤，只见髓质增生。随后的17年里，他共收治了同样病例17例。1977—1978年，吴阶平先后在《中华医学杂志》和《中华医学杂志（英文版）》上发表了有关肾上腺髓质增生问题的论文，并首次确认这是一种独立的临床疾病（吴阶平，1977；Chieh-ping, 1978）。该文于1979年被选入美国《泌尿外科年鉴》，国际医学界也都确认这一病变的存在。

1960年2月，吴阶平、沈绍基完成2例尸体肾移植手术。不久，吴阶平与郭应禄写出肾移植综述，较全面系统地介绍了肾移植历史、现状及具体技术。1972年，友谊医院于惠元、侯宗昌赴广州协助完成国内第一例亲属间肾移植。1974年，中、加两国总理达成协议，派遣了包括泌尿外科医生赴加拿大考察肾移植技术。回国后，郭应禄撰写血液透析与肾移植技术介绍，发到全国兄弟单位推广。当年中国第一例尸体肾移植在上海成功施行。1977年以后，北京友谊医院、北京大学第一医院（北大医院）、中国人民解放军总医院、北京协和医院、解放军第309医院、中日友好医院等多家医院开展肾移植工作并取得满意的临床效果。

1963年，施锡恩与吴阶平共同主编了我国第一部《泌尿外科学》。1964年，在吴阶平倡议下，北京、上海、天津、重庆的泌尿外科同仁在全国出版《泌尿外科内部通讯》(季刊)，为筹建《中华泌尿外科杂志》做准备。出刊6期后因受到某些因素影响而停刊。

1963年全国高校会议及科技会议做出决定，在高校建设科研机构。1964年，北大医院设立了我国本专业唯一的泌尿研究室，邀请已调任北京第二医学院(现首都医科大学)院长的吴阶平担任主任，并确定首先从尿路结石、肿瘤诊断及肾移植入手，指定专人从事相关研究，开启我国在专科内设置研究机构的先例，极大地促进全国泌尿外科的发展。

在成立泌尿外科专业的同时，吴阶平在完成大量医疗工作的基础上，还做了大量的专科医师培训工作。在此期间，北大医院为全国培养了大批专业骨干医师，如国内知名专家梅骅、彭轼平、魏克湘、肖连生、于惠元等都曾经在北大医院进修。20世纪50年代，吴阶平还培养了我国第一批泌尿外科专业研究生顾方六、郭应禄，为之后泌尿外科的快速发展打下了人才基础。

20世纪50年代初期，北京协和医院恢复建院。吴阶平协同虞颂庭重建了该院的泌尿外科，并同时担任《中华外科杂志》副总编辑。20世纪50至60年代，虞颂庭、吴阶平、刘国振、吴德诚、邵鸿勋、臧美孚等专家都在北京协和医院泌尿外科工作。

北京协和医院是国内最早开展肾上腺疾病外科治疗的单位之一，在20世纪60年代，积累了较多的治疗嗜铬细胞瘤和库欣综合征的手术经验。从那时起，肾上腺疾病的外科治疗就成为北京协和医院泌尿外科的特色之一。当时刘国振发现这类患者在手术前常常是在全身麻醉诱导气管插管时发生肾上腺功能危象，因而建议把麻醉方法从全身麻醉改为硬膜外麻醉，在此之后，嗜铬细胞瘤手术前发生危象致死的情况大大下降。20世纪70年代，在α受体阻滞剂、β受体阻滞剂诞生后，该院开始尝试将之应用于嗜铬细胞瘤的术前准备，从而降低了手术的风险。

1956年，马腾骧与虞颂庭共同完成国内首例回肠膀胱术。1959年，马腾骧在国内首次将“人工肾”应用于临床挽救急性肾衰竭患者。1979年，马腾骧建立了天津市泌尿外科研究所并担任所长，同时成立了当时国内最大的血液透析中心并建立了一系列基础研究室。

1966年至1976年间，许多大医院的著名学者被调到基层或边远地区。尽管工作条件艰苦，但他们为医学奉献的精神没有变，追求医学发展的理想没有变。广东省的梅骅、庄广伦等深入边远山区，在极其艰苦的条件下，将农舍当做手术室，用手电筒照明，仍然施行了30多例复杂的膀胱阴道瘘手术。他们还改良了手术方式，在梅骅主编的《泌尿外科手术学》一书中进行了详细的介绍，对中国泌尿外科临床工作有很重要的指导作用。

二、快速发展阶段

1976年后到新世纪之交，国家各项事业飞速发展。在1978年的全国科学大会上，邓小平提出四个现代化的关键是科学技术的现代化，科学技术是生产力。我国的泌尿外科事业在吴阶平等领导下获得全面、快速发展。同年，全国第一个泌尿外科研究所在北大医院成立，聘请吴阶平任首任所长。研究所在积极开展工作的同时，派出八名骨干分赴美国、英国、瑞典、澳大利亚和日本等国完成长达一年的进修。回国后分别举办了肾移植、尿路结石等学习班，还定期举办“北京泌尿外科国际高级论坛”，邀请国内外相关专家参加，并与美国泌尿外科专家开展共同研究热门课题的工作。这些都极大地促进了我国泌尿外科的快速发展。1979 年，天津市泌尿外科研究所成立。

1980 年 2 月 15 日，《中华泌尿外科杂志》创刊，吴阶平任总编辑，填补了我国泌尿外科专业刊物的空白。1981 年 11 月，在江苏南京举行了第一届全国泌尿外科学术会议，并宣布成立中华医学会泌尿外科学分会，选举产生了第一届委员会，吴阶平任主任委员，熊汝成、虞颂庭、马永江任副主任委员。会上公布全国专职泌尿外科专科医师共有 2024 人。在泌尿外科的学科建设中，吴阶平实现了三个愿望，即北京大学泌尿外科研究所（简称北大泌尿所）的创立、中华医学会泌尿外科学分会的创建和《中华泌尿外科杂志》的出版，成为中国泌尿外科学发展的重要里程碑。

20 世纪末，微创外科在世界范围内迅速发展，并成为 21 世纪外科学的方向之一，腔道泌尿外科和体外冲击波碎石术（extracorporeal shock wave lithotripsy，ESWL）是微创外科的重要代表。在此阶段，北大泌尿所积极推动腔内泌尿外科和体外冲击波碎石技术的应用与推广，为创立和推动我国腔内泌尿外科学与国际先进水平同步发展做出了贡献。

1982 年 7 月，在吴阶平、汪德昭领导下，郭应禄主持北大泌尿所与中国科学院声学研究所共同研究 ESWL 技术。当年末即完成了体外破碎肾结石标本的试验，制成可供试验用的冲击波聚焦碎石装置，并及时向国内相关单位提供了主要研究数据。1983 年初，郭应禄将试验结果总结发表（陈家川等，1983）。其后，又完成了 ESWL 碎石对肾组织的影响和大动物碎石试验，为临床实际应用奠定了基础，并于 1984 年应用于临床治疗肾结石取得成功。继北大医院之后，北京大学人民医院与中国科学院电工研究所合作，上海医科大学中山医院与上海交通大学合作，开始碎石机研发，于 1984 年应用于临床，并获得国家科技进步一等奖。同年，在北大医院，ESWL 技术应用于肾结石的治疗取得成功。1987 年 3 月，郭应禄等首先提出采用俯卧位 ESWL 治疗输尿管中、下段结石及膀胱结石，并获成功（郭应禄等，1988）。经过大量临床病例的诊疗实践，该法的效果甚为满意，不仅扩大了 ESWL 的适应证，也大大提高了疗效。

1986 年，郭应禄在国内首先报道经尿道输尿管镜取石碎石术和经皮肾镜取石术（郭应禄等，1986）。1992 年，那彦群最早在国内报道了腹腔镜在泌尿外科的应用，并率先开展了一系列泌尿外科腹腔镜手术，包括：腹腔镜盆腔淋巴结切除术（1992 年）、腹腔镜精索静脉高位结扎术（1992 年）、腹腔镜肾切除术（1993 年）、腹腔镜肾囊肿切除术（1994 年）（那彦群等，1993；那彦群等，1998）。

每当一项新技术得到应用后，北大泌尿所都通过招收进修生和举办学习班将之向全国推广。20 余年来，已为全国各地培养腔道泌尿外科医师数千人次，已举办和参加授课各类全国性腔内技术学习班百余次。

在此阶段，北大泌尿所沿着吴阶平指导的方向继续在肾切除后对侧肾代偿等课题的研究上取得了成绩。吴阶平等《含钙尿结石形成的高危因素及其临床意义》《肾切除后留存肾代偿性生长与年龄的关系》、沈绍基等《肾结石形成过程中肾病理和超微结构的变化》《泌尿系结石的病因和发病机制研究及其在临床及预防上的应用》等科研项目先后分别获得卫生部、北京市和北京医科大学的科技成果奖项。

20 世纪 90 年代，北大泌尿所在泌尿系肿瘤、前列腺增生等研究方面取得成果。吴阶平、顾方六、俞莉章等《膀胱癌生物行为系列研究、膀胱癌建株、单克隆抗体导向药物和放免显影、组织图》获卫生部科技进步三等奖。顾方六等《良性前列腺增生和前列腺癌在中国发病情况的研究》获国家科技进步三等奖。

北京协和医院泌尿外科在国内较早地开展了经尿道前列腺切除术（transurethral resection of prostate, TURP）、经尿道输尿管镜手术、经皮肾镜手术、腹腔镜手术等，推动了全国腔内泌尿外科技术的开展。20 世纪 80 年代初吴德诚去美国进修学习经尿道前列腺切除技术，回国后即开展了 TURP 手术，当时每月开展约 30 例，积累了大量宝贵的实践经验。

北京友谊医院泌尿外科至今已完成 3000 例以上肾移植手术，是亚洲最大的肾移植中心。1965 年，该科应用国内第一台具有国际水平的鼓式血液透析机，结束了我国急性肾衰竭"不治之症"的时代。在 20 世纪 70 年代初期，于惠元和侯宗昌组建肾移植研究室，已开展肾移植配型的研究工作。1972 年，该科同中山医学院梅骅合作完成了我国首例亲属异体肾移植术。1985 年起开展了对移植供受者进行人类白细胞抗原配型的研究，并于 1993 年在国内率先应用于临床。1997 年采用世界上先进的分子生物学分型技术替代血清学方法。1997 年，友谊医院被北京市卫生局确定为北京市器官移植配型中心。此配型中心率先在国内成立了肾移植配型信息的网络，实现了北京地区供受者配型信息共享，极大地提高了工作效率。北京的肾移植工作也极大地推动了全国肾移植工作的进展。

20 世纪 60 年代中期，黄澄如在张金哲、吴文斌的指导下，开始在北京儿童医院开展小儿泌尿外科临床工作。1972 年，他们又与白继武、梁若馨一起成立独立的小儿泌尿外科专业，先后开展了小儿肾积水、尿道下裂、陈旧性尿道狭窄等疾病的临床诊断、治疗和研究，并成功治疗了大量来自全国各地的疑难病例患儿。1996 年，黄澄如主编的《小儿泌尿外科学》出版。如今，北京儿童医院已成为国际知名、国内领先的小儿泌尿外科中心。

在尿动力学及尿控临床研究领域，在老一辈专家郭乃勉、金锡御的辛勤努力下，从排尿的基础研究着手，应用尿动力学手段，着眼于排尿功能障碍性疾病的诊断、治疗和研究，建立了尿路功能检测方法学。1997 年，在重庆召开了中华医学会泌尿外科学分会（Chinese Urological Association, CUA）第一届尿动力学学术会议，同时成立了 CUA 尿动力学组，由金锡御、郑家富任组长。

在此时期，我国的男科学也有了长足的进步，开展了许多男科学的基础研究，创办了《中国男科杂志》《中华男科学杂志》。1993 年，成立了中华医学会泌尿外科学分会男科学组，郭应禄任组长，江鱼、吕德滨任副组长，薛兆英任秘书。1995 年，中华医学会男科学分会成立，郭应禄任主任委员。2005 年，北大医院男科中心成立，以建立男科疾病规范化研究、诊断与治疗标杆为使命，是我国公立医院第一个男科中心。

在这一时期，国内许多著名的泌尿外科学者编写了一大批高质量的泌尿外科学专著，如：施锡恩、吴阶平主编的《泌尿外科学》，吴阶平主编的《吴阶平泌尿外科学》，梅骅主编的《泌尿外科手术学》，郭应禄主编的《腔内泌尿外科学》等。

北大泌尿所继续发挥了国内泌尿外科教育培训中心的作用。1981 年建立博士点，吴阶平培养了我国第一个泌尿外科博士鹿尔训。20 世纪 90 年代，顾方六培养了我国第一个泌尿外科博士后李鸣。

1966—1976 年间，由于人才断层，一批外语好的人才外流，致泌尿外科和其他行业一样出现人才青黄不接的现象，经吴阶平、郭应禄倡议和组织，1995 年，吴阶平泌尿外科医学基金会成立，郭应禄任理事长，在提供科研经费和奖励先进方面做了大量工作。1995 年，在北京医科大学成立了北京医科大学泌尿外科培训中心（2004 年更名为北京大学泌尿外科医师培训学院），聘请了十位国内著名专家成立专家委员会，吴阶平担任中心名誉主席，郭应禄担任中心主任，负责全国泌尿外科医师的培训工作与实施。1997 年，郭应禄提出了启动泌尿外科“人才工程”，采取了举办专题培训班、远程教育、通过教育电视台和好医生网等形式，为全国培养知识面广、工作能力强、素质好和具有创新型意识的专业骨干，为中国泌尿外科继续教育事业做出了贡献。

1998 年，郭应禄提出要让中国泌尿外科于 2020 年达到国际水平的奋斗目标。为实现上述目标，北京大学泌尿外科医师培训学院在总结前述工作经验的基础上，提出重点培训科主任级专业骨干，为国家造就拔尖人才和领军人物的战略目标。2002 年，郭应禄再次启动了泌尿外科“将才工程”，在已取得较大培训效果的基础上，把培训重点放在科主任级领军人物上，希望造就一批拔尖人物，甚至达到国际级知名专家水平，成为本专业创新型高级人才。内容是通过举办博士生导师培训班、高级医学论坛，邀请国际知名专家讲授科研道德、科研哲学、科研方法并培养创新精神、团队精神和奉献精神。让我国上千名年轻的泌尿外科科主任们能与国内外顶级专家面对面交谈，深入讨论热点问题，看到当前先进水平，找到差距，确定努力方向，制订达到目标的奋斗步骤。

让中国泌尿外科的骨干直接向海内外知名大师 D. J Skinner、Walsh、Coffey、Soloway、吕福泰、孙同天、李钟、胡强达、张心湜、王润等学习，听他们讲课、观摩他们的手术、体会他们的敬业精神和培养年轻住院医师制度的经验方法，从而学到新的知识与技术，学到现代科室管理和专科医师培训知识，学到全身心投入、兢兢业业工作的敬业精神，极大地激励大家为我国泌尿外科事业做贡献的责任感和紧迫感，增强了泌尿外科同仁一心为国的凝聚力，也让国外同行能够了解中国的变化。

20 余年来，北京大学泌尿外科医师培训学院为全国培养泌尿外科骨干 1000 余人，通过学习班、电视课程等方式已培养学员 30 000 余人，每年编辑《泌尿男科时讯》6 期，每期 2500 册，向全国泌尿外科医师免费发放，为推进我国泌尿外科事业的发展做出了巨大贡献：使得中国泌尿外科学科带头人直接进入国际先进水平的中心，面对面地向国际知名大师级专家学习，从而推动了中国泌尿外科的快速发展，彻底改变了中国泌尿外科事业的发展进程。

三、创新超越阶段

新世纪之后，我国泌尿外科事业在郭应禄等领导下进入了赶超国际先进水平的全新时期。在这一时期，全国泌尿外科学科发展呈现出百花争艳的喜人景象。

1987 年，北大医院泌尿外科首批唯一入选国家重点学科。2002 年，在第二次评选时，郭应禄院士认为“我国只有一个重点学科并不够”，故在评选组支持下大力争取天津医科大学泌尿外科加入。2006 年，再次增选共 10 个单位泌尿外科进入国家重点学科。

2010 年，北大医院泌尿外科正式成为经教育部、卫生部及国家发展和改革委员会评定的国家泌尿男生殖系肿瘤研究中心（图 1-1-1），同时，经卫生部批准为国家泌尿男性生殖系肿瘤医疗中心（图 1-1-2）。在这一时期，中华医学会泌尿外科学分会（CUA）、中国医师协会

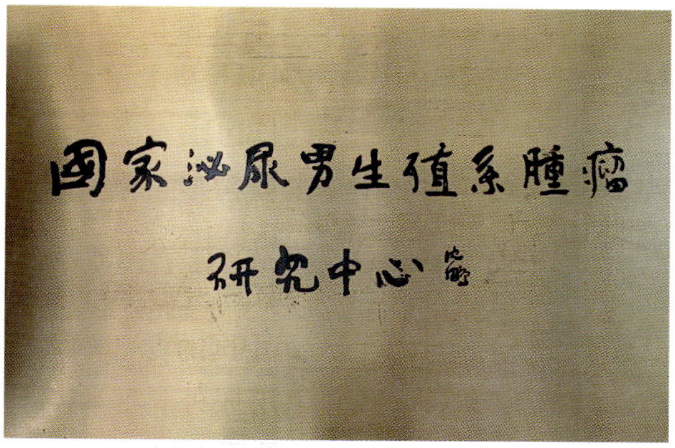

图 1-1-1 国家泌尿男生殖系肿瘤研究中心

泌尿外科医师分会（Chinese Urological Doctor Association, CUDA）发挥了重要的引领作用。我国的泌尿外科事业，在 CUA 历任主任委员吴阶平、顾方六、郭应禄、那彦群、叶章群、孙颖浩及 CUDA 历任会长郭应禄、周利群的领导下，经过一代代泌尿外科人的团结奋斗，坚持创新，从追赶到超越世界先进水平。

郭应禄院士提出了中国泌尿外科界的中期、远期发展目标，并带动全国同道奋斗实现。1998 年，在上海召开的全国泌尿外科年会上，郭应禄代表学会正式提出 2020 年中国泌尿外科达到国际水平的宏伟目标。经过全国同道的一致努力，于 2010 年即提前实现了这一目标，其标志是在国内领先的泌尿外科中心，临床和科研水平达到了国际水平。当然，我国幅员辽阔，要让全国泌尿外科整体达到国际水平，我们肩上的责任还很艰巨。

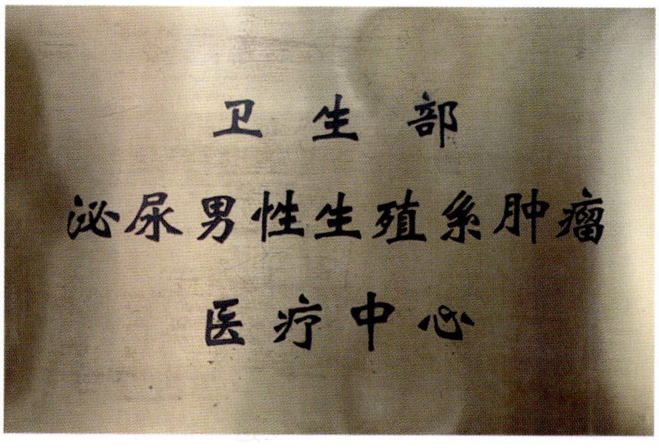

图 1-1-2 卫生部泌尿男性生殖系肿瘤医疗中心

2004 年，郭应禄在全国泌尿外科学术会议上提出 21 世纪末实现亚洲领先、世界一流的长远目标即中国泌尿外科的中国梦，全国的泌尿外科同道正在为之奋斗。2006 年，全国科技大会提出自主创新、建设创新型国家战略，郭应禄号召全国泌尿外科同道积极实践创新，赶超先进国家，关键在“超”。郭应禄提出要努力实现长期目标的同时，在某些领域、某些医院、某些同志一定要有超过先进国家水平的项目，以适应我国泌尿外科事业迅速发展的大势。

泌尿外科基础和临床研究活跃，郭应禄发起成立国家泌尿男生殖系肿瘤研究中心。孙颖浩等共同完成的《前列腺癌诊疗体系的创新及其关键技术的应用》荣获 2012 年度国家科学技术进步奖一等奖。蔡志明发起“国际泌尿生殖系统肿瘤基因组计划”，建立了全球最大的“泌尿生殖系统肿瘤遗传资源中心”和“泌尿生殖系统肿瘤基因组学研究和转化应用中心”。叶章群领导 CUA 各学组开展全国多中心临床研究，在肿瘤、结石、尿控、感染等领域都发表了创新性的论文。

在外科技术领域，我国尿路结石的腔镜微创治疗及体外冲击波碎石、良性前列腺增生的经尿道激光治疗等技术领先世界水平，泌尿男生殖系肿瘤的腹腔镜手术等微创治疗达到世界先进水平，其中特别是机器人装机量逐年递增，泌尿外科机器人手术大幅度增长，解放军总医院等中心的技术水平达到世界先进水平。我国泌尿外科专家在器械方面不断发明创新，如孙颖浩发明的末段可弯硬性输尿管镜、李逊改进的经皮肾镜等。在肿瘤的多学科综合治疗方面，我国与发达国家保持同步，引进了各种最先进的治疗理念、方法和药物。

我国基层医生在临床诊疗技术的创新上做出了努力，如山东省平度市姜汉胜医师探索利用不同导管经尿道治疗前列腺增生取得进展，但无法做出正确的理论解释，随即邀请北京大学泌尿外科研究所参与，通过转化医学模式，在郭应禄领导下，经过导管改进定型，动物实验研究明确机制，打破了百余年来前列腺增生只能在包膜内进行治疗的桎梏，通过柱状水囊把前列腺包膜完全裂开，解除对腺体的压迫束缚；进而巧妙地利用两侧叶张开时侧叶间瞬时负压吸引周围脂肪嵌入，阻止其回缩达到尿路长期通畅的目的，成为治疗方法上颠覆性的创新成果，大大简化手术操作，减少了术后并发症。

在原创性的理论和技术方面，郭应禄还大力推动体外冲击波等微能量治疗的基础和临床研究，建立人体器官功能修复的无创微能量医学，既是融合科学（生命科学、物理学、工程学）的范例，也是协同创新转化医学的成果。体外冲击波激活或动员内源性干细胞实现组织修复再生，必将对肾功能不全、糖尿病、勃起功能障碍、膀胱过度活动等多种常见疾病的治疗带来革命性影响。

我国的泌尿外科诊治流程已实现规范化，治疗理念与国际接轨并结合我国国情实际情况，从经验医学到循证医学的观念已牢固树立。2005年，受卫生部委托，郭应禄主编了《临床诊疗指南泌尿外科分册》和《临床技术操作规范泌尿外科分册》，这是新中国成立以来我国政府首次正式编写出版临床指南。2006年，那彦群领导CUA组织编写《中国泌尿外科疾病诊断治疗指南》，十年内发行五版，从四个疾病到基本覆盖泌尿外科所有疾病。以上规范化指南的编辑和推广，深刻地改变了我国泌尿外科医生的观念，极大地促进了泌尿外科临床水平的提高。

我国泌尿外科国际交流由来已久。吴阶平曾获得多项国际泌尿外科学术组织的荣誉。2000年，顾方六担任亚洲泌尿外科学会主席，同年，亚洲泌尿外科学年会与我国泌尿外科年会同时在北京举办，会议期间，学会主要领导与世界各国和地区的华人泌尿外科同仁共同开会决定：国际泌尿外科大会在中国召开，并最终促成；争取美国泌尿外科学会年会期间设立华语会场。经过在美华人泌尿外科同道努力，于2006年开始设立华语会场，扩大了我国泌尿外科的对外影响力，也增强了世界各地华人泌尿外科同道的团结。

在郭应禄倡导下，全球华人包括海峡两岸及香港、澳门地区泌尿外科同道开始了大规模、经常性的学术交流活动；“将才工程”使世界上众多泌尿外科大师级学者成为我国泌尿外科同道的朋友。在那彦群领导下，CUA与全球主要泌尿外科学术组织如国际泌尿外科学会（Société Internationale d'Urologie, SIU）、世界腔道泌尿外科大会（World Congress of Endourology，WCE）、美国泌尿外科学会（American Urological Association, AUA）、欧洲泌尿外科学会（European Association of Urology, EAU）等建立了制度性的交流。2015年，孙颖浩再次当选亚洲泌尿外科学会主席。近年来，SIU、WCE均在我国召开了大会，中国成为国际泌尿外科活动的主场。同时，我国泌尿外科医生也应邀到欧洲、美洲等地及日本等发达国家和地区展示新技术，得到了国际同行的赞誉。

得益于泌尿外科事业的发展和继续教育的普及，越来越多的中青年泌尿外科专家成长起来。目前，不同层次、各种形式的国内外培训如雨后春笋般开展。腔镜万里行、一带一路腔镜行等教育培训项目，不但把继续教育普及到基层，而且影响到周边国家和地区。同时，CUDA 正在着力推动我国泌尿外科专科医师的培训和准入制度。

近年来，在加快发展学科建设的同时，我国泌尿外科同道积极开展科学普及和服务基层的工作，“走遍中国前列腺（县）”等公益活动收到了良好的社会反响。郭应禄号召全国同道贯彻落实党的十八届五中全会“全面建成小康社会”精神，在各方面做好为人民群众的服务工作，让全国人民享受小康社会的同时享受到更方便、更高水平的医疗服务。

中国泌尿外科发展的历史轨迹折射了我国从落后到快速发展的历史进程，既是一代代泌尿外科同道团结奋斗的硕果，也是中华民族伟大复兴的历史必然。我们相信，全国泌尿外科同道将以健康中国的历史使命为己任，加快学科建设的步伐，为广大人民群众的健康事业继续奋斗！

（周利群　张　凯）

第二节　泌尿外科学的范畴

泌尿外科医治疾病范围以器官为主，其中包括：①肾上腺；②泌尿系统：肾、输尿管、膀胱、尿道；③男性生殖系统：阴茎、阴囊及其内容物（睾丸、附睾），输尿管、精索、精囊、射精管和前列腺等（图 1-2-1）。

一、肾上腺疾病

包括肾上腺皮质疾病，如皮质醇增多症、原发性醛固酮增多症及男性性征异常等；肾上腺髓质疾病如嗜铬细胞瘤等。在我国主要由内分泌科诊治，需手术治疗时由泌尿外科完成。

二、泌尿系统疾病

泌尿系统疾病包括肿瘤、结石、畸形、创伤、结核、梗阻等，由泌尿外科诊治，常需手术治疗。

三、男性生殖系统疾病

生殖系统肿瘤、结石、畸形、创伤、结核、梗阻等疾病由泌尿外科诊治，常需手术治疗。涉及性腺功能异常由内分泌科诊治，但需手术治疗时由泌尿外科诊治。男性生殖系统疾病多由泌尿外科诊治。近年来由于学科发展的需要及社会众多患者的需求，不少国家和地区开始建立男科，我国也已建立男科学会，出版男科专著。由于男科患者容易产生精神抑郁，故常需精神心理科医师协助。本书仍保留男性生殖系的内容（图 1-2-2）。

本书在编写顺序上主要以器官为主，如肾、输尿管、膀胱等，但对个别疾病（如结核等）因其与泌尿生殖系统各器官的相关性强，所以也以器官系统为基础进行描述。因此本书条目出现两种不同顺序的安排，请读者理解。

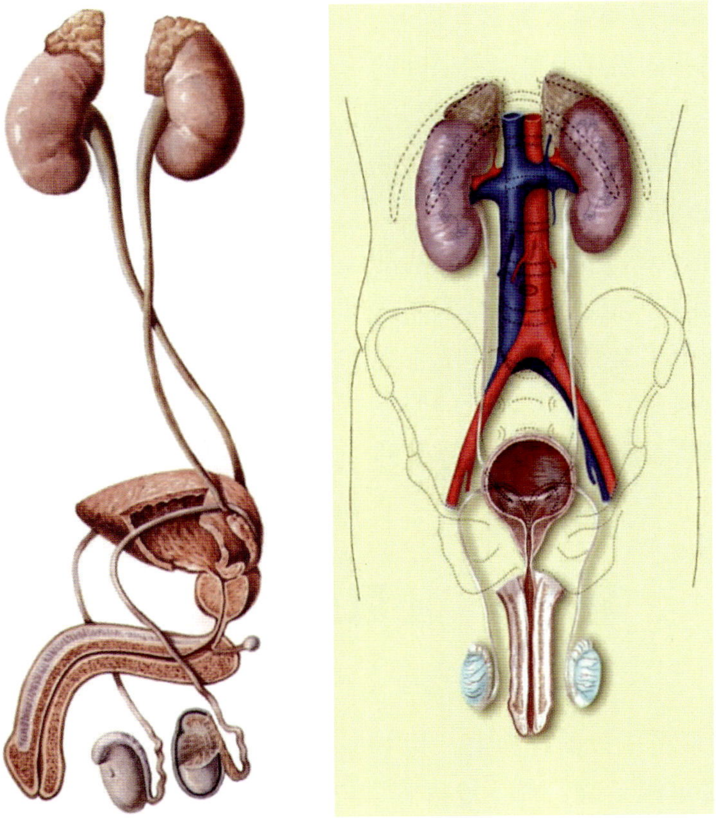

图 1-2-1　肾上腺、泌尿系统及男性生殖系统

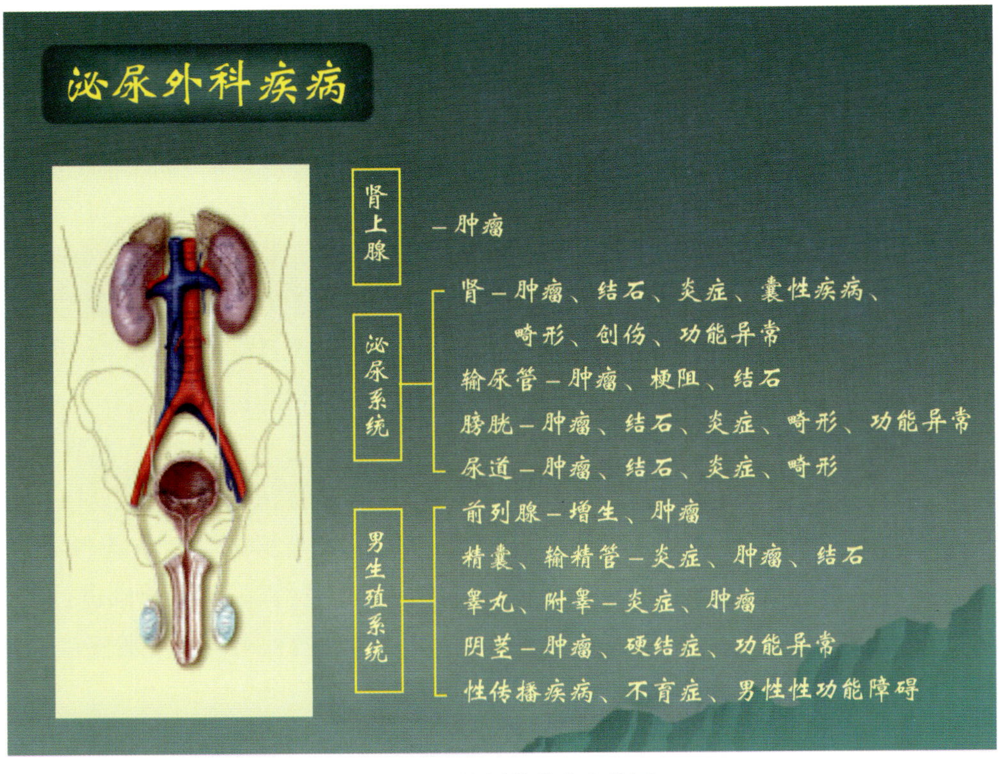

图 1-2-2　泌尿外科疾病范围

为了使医师对泌尿外科疾病有全面了解，我们对相关疾病的非外科处理部分也做了介绍，请相关学科专家撰写，便于大家学习，有利于对患者有更全面的认识与治疗。

随着科学技术的发展，无创微能量医学已逐渐形成，成为全新的医疗领域，在泌尿男科领域也发挥着强有力的作用。本书对此也做了简要介绍，以期达到紧跟科学发展潮流、促进健康中国事业发展的目标。

（郭应禄）

参考文献

陈家川, 吕凤玲, 周仁富, 等. 水中聚焦冲击波非接触式粉碎肾结石模型实验. 中华泌尿外科杂志, 1983, 4(5): 282-283.

郭应禄, 潘柏年, 薛兆英, 等. 经皮穿刺肾盂镜取石术. 中华外科杂志, 1986, 24(1): 34-35.

郭应禄, 张祥华, 许昕, 等. 俯卧位体外震波碎石治疗输尿管结石. 中华外科杂志, 1988, 26(5): 285-286.

那彦群, 韩铁山, 杨勇, 等. 应用腹腔镜诊断和治疗泌尿外科疾病. 中华外科杂志, 1993, 31(6): 339-340.

那彦群, 吴刚, 郝金瑞, 等. 泌尿外科腹腔镜手术141例分析. 中华外科杂志, 1998, 36(3): 143-145.

吴阶平. 肾结核中对侧肾积水问题. 中华外科杂志, 1954, 2(1): 7-13.

吴阶平. 肾上腺髓质增生问题. 中华医学杂志, 1977, 57(6): 331-333.

Chieh-ping W. Adrenal medullary hyperplasia. Chin Med J (Engl), 1978, 4(1):17-22.

第二章

泌尿外科症状、体检、实验室及影像学检查

详尽的病史、系统的体格检查以及必要的实验室和影像学检查是诊断疾病的重要基础。随着科技的发展和创新，各类检查技术和仪器显著提高了泌尿外科疾病的诊断水平，然而，详尽的病史采集和正确的体格检查仍然是诊断不可缺少的基本步骤，也是对疑难病例解谜的根本线索。

对患者病情的全面了解是对疾病做出正确判断的基础。认真仔细地询问病史，就是要了解各种症状出现的时间、严重程度、持续时间以及周期性等。在很多临床实际情况下，要获得正确和完整的资料并不容易。有时患者受文化程度和语言表达障碍、患者焦虑和某些目的等方面的影响，患者不能清晰地描述其症状，甚至出现杂乱无章或错误描述。因此，医生要仔细倾听患者及家属对病史的描述，及时沟通确认，并适时地提出一些问题，以获得最贴近真实情况的病史。

体格检查要在较安静、隐私性好的检查室内进行，要尊重患者的个人隐私。男医生检查女性患者会阴部时，一定要有女性医务工作者陪同检查。患者要取正确的体位，医生检查的姿势要正确，手法要轻柔。对于体检时获得的体液标本，如尿道分泌物、前列腺液等，应按需要检查的项目和时间及时送检。

第一节　症　状　学

一、全身症状

泌尿生殖系任何部位发生感染的最常见全身症状为发热和寒战。女性最多见于急性肾盂肾炎，男性以急性前列腺炎、急性附睾炎居多。尿路感染如同时合并梗阻、发热和寒战预示着菌血症或败血症的风险。发热也可能是肾、膀胱或睾丸肿瘤等的临床表现之一。体重下降、红细胞沉降率加快、红细胞增多等可能是肾肿瘤的肾外表现。

糖尿病史、高血压史、脑血管病史、用药史以及家族史等都是不可或缺的基本资料。

体重减轻是晚期肿瘤的共同表现之一，如晚期肾癌、膀胱癌、前列腺癌均可出现消瘦，该症状常说明肿瘤预后不佳。

晚期肿瘤的骨转移可造成患者全身骨痛，也是严重影响患者生活质量的重要因素。因此，对于晚期前列腺癌内分泌治疗的患者应积极采取措施预防或减少骨相关事件的发生。

二、尿的异常

（一）血尿

血尿是指尿液中混有红细胞。镜检下每高倍视野（per high-power microscopic field，HPF）红细胞的数量超过3个就有意义。血尿颜色受混入尿内的血量及酸碱度的影响，由浅粉红色至深褐色不等，患者也常用“洗肉水”“深茶色”或“酱油色”等来形象地表述。大量出血时，可以形成血凝块；出血量少时，肉眼观察不能发现，仅在显微镜检查下发现红细胞数量增加，称为镜下血尿。有些肉眼血尿是突然出现的，患者心情较为焦虑、恐惧，就诊情绪会比较急躁；有些血尿是间歇出现的，或者仅存在镜下血尿，患者可能并不急于就诊，以致延误治疗。几乎所有出现血尿的患者都应该接受进一步检查，以探寻血尿的原因。追查血尿原因时应考虑以下问题：①血尿是肉眼血尿还是镜下血尿？②血尿发生在排尿的开始、终末还是全程？③血尿是否伴有疼痛或合并其他尿路症状？④是否有血块？血块的形状如何？⑤是否伴有其他系统疾患或全身性疾病？是否服用抗凝药物？

1. 肉眼血尿和镜下血尿

如肉眼能辨认出血尿，则表示1000 ml尿液内含有1 ml以上的血液。血尿颜色深浅与病变严重程度并不完全一致，但不论是肉眼血尿还是镜下血尿，在临床上都是有意义的。肉眼血尿常常能找到出血的原因，而镜下血尿有不少病例找不到明确出血病灶。

2. 血尿出现的时间段

排尿过程中，血尿出现的时间段可以提示其来源。初始血尿，即排尿开始时尿中有血，以后逐渐转为清亮尿液，常因尿道或膀胱颈病变所致。需注意将初始血尿与尿道溢血相鉴别，尿道溢血是指血液由尿道外口流出，与尿液不混合。全程血尿最常见，即由排尿开始至终末均为血色尿液，全程血尿一般来源于膀胱和上尿路出血。终末血尿是指排尿即将结束时出现的血尿，其病变部位可能在膀胱三角区、膀胱颈部或前列腺部尿道，由于排尿结束时膀胱收缩，挤压出最后一部分尿液，并带出血液。尿三杯试验可以帮助医生估计出血的部位。血尿发作时做膀胱镜检查，亦能观察到出血病灶位于膀胱、尿道或上尿路等部位，如检查者发现输尿管口有红色的血尿喷出，可以判定出血灶位于上尿路以及病变在哪一侧，使得诊断准确性增加。

3. 血尿伴随疼痛

当有炎症或梗阻时，血尿可以同时伴随疼痛症状。膀胱炎患者可表现为尿痛和血尿。各种病因导致的输尿管梗阻可表现为剧烈的肾绞痛，并在肾绞痛发作时伴有血尿，最常见的梗阻原因是结石、血块等，其次是脱落的肿瘤组织、息肉和坏死的肾乳头、乳糜凝块等。

4. 血块的形成

血块表明病灶局部有大量出血，多半可找到出血病灶。血块的形状对于了解出血部位也有一定的意义。如出血来源于膀胱和前列腺，其血块无一定的形状；如果血块呈条形或蚯蚓形，有时还伴有腰部疼痛，说明血块来自上尿路，这是因为源自肾和输尿管的血液在缓慢经过输尿管时形成细条状凝血块。

5. 无痛性血尿

无痛性血尿一般是泌尿系统肿瘤的特征，常为间歇性发生，血尿可不经治疗自行缓解，但间隔一段时期后常再次出现。无痛性血尿最常见的原因是尿路上皮肿瘤，肿瘤的大小、数目、恶性程度与血尿的程度不完全一致。有些肾肿瘤患者也可以表现出无痛性血尿。肾小球肾炎、肾结核、肾结石、肾囊性疾病（如肾囊肿、多囊肾）、肾积水、前列腺增生等偶尔也可引起无痛性血尿。对于无痛性血尿的患者，应进行泌尿系统肿瘤的筛查。

6. 血尿伴下尿路症状

最常见的有泌尿系统非特异性感染、泌尿系统结核、泌尿系统结石、放射性或化学性膀胱炎等。急性膀胱炎表现为血尿伴有尿频、尿急、尿痛等下尿路症状，如及时治疗则病程较短，如患者出现高热、寒战、腰痛等症状应考虑急性肾盂肾炎。急性前列腺炎可发生终末血尿，除伴有下尿路症状外，还可出现尿潴留，甚至表现出高热、寒战、恶心、呕吐、全身乏力等全身症状。泌尿系统结核病程较长，可有终末血尿和持续存在的下尿路刺激症状，尿液检查常有白细胞和红细胞增多。输尿管膀胱壁内段结石可出现血尿伴下尿路刺激症状。膀胱结石有排尿困难、尿线中断、持续下尿路刺激症状等。膀胱异物可以表现为血尿和下尿路刺激症状。血尿同时伴有排尿刺激症状，有可能是由膀胱原位癌或溃疡性膀胱肿瘤等引起的膀胱炎所致。某些抗癌药物如环磷酰胺可引起化学性出血性膀胱炎。膀胱内灌注化疗药物或卡介苗也可发生化学性出血性膀胱炎，有时伴有高热。盆腔肿瘤如宫颈癌、直肠癌、前列腺癌等在放射治疗后，可发生放射性膀胱炎，表现为血尿和下尿路刺激症状，从放射治疗结束至症状出现的间隔时间可能会很长。

7. 肾及其血管疾病引发的血尿

可导致血尿的肾实质疾患有各型肾炎、肾病，如肾小球肾炎、肾盂肾炎、IgA 肾病等，小儿常见肾小球肾炎和伴渐进性耳聋的遗传性肾炎（Alport 综合征）等。除血尿外，肾实质疾患尚可有高血压、水肿、蛋白尿、管型尿等症状。肾先天性疾病和畸形也可能出现血尿，如多囊肾等。

肾血管疾病可导致血尿，如肾血管畸形（如动脉瘤、动静脉瘘、血管瘤等），肾梗死，肾盂、输尿管黏膜静脉曲张等。新生儿血尿主要由肾静脉栓塞所致。当血管发生病变时，肾血流淤滞，组织缺氧，血管破裂，从而形成肾盂静脉通道，表现出血尿。当肾内压力突然增高时，肾盏穹窿部位发生破裂，与附近的静脉形成通道，也会出现明显的肉眼血尿，并可以反复发作。若肠系膜上动脉与腹主动脉之间成角过小，压迫肾静脉，使肾静脉回流障碍而导致肾淤血，则可出现血尿，临床上称为“胡桃夹综合征”。肾下垂发生的血尿是由于肾蒂受到牵拉，肾静脉淤血，同时肾盂内压力增高，导致肾盏穹窿部出血，从而出现血尿。运动性血尿是指剧烈运动或训练之后出现的镜下血尿，甚至是严重的肉眼血尿，往往不易找到确切的出血部位。目前一般认为其与肾静脉血液淤滞、肾和膀胱黏膜血管损伤有关。

8. 其他系统或器官疾病引发的血尿

血液病是引起全身出血倾向最常见的病因，如白血病、血友病、再生障碍性贫血、血小板减少性紫癜等都常发生血尿。

高血压、动脉粥样硬化、充血性心力衰竭等心血管疾病，系统性红斑狼疮、皮肌炎等结缔组织病，败血症、猩红热、疟疾、流行性出血热等传染病均可出现血尿。

对于磺胺、水杨酸类药物、喜树碱、环磷酰胺等药物所致的过敏或毒性反应，临床上可表现为血尿。抗凝剂也可引起血尿。

糖尿病、创伤以及滥用止痛药或毒素等可使肾乳头黏膜缺血、坏死脱落而引起血尿。

膀胱憩室、输尿管息肉和源自生殖器官的疾病如精囊囊肿、精囊肿瘤等可发生血尿。其他器官疾患如累及或刺激邻近的尿路，也可发生血尿，如急性阑尾炎、急性和慢性盆腔炎、结肠炎症或肿瘤等。当恶性肿瘤转移至泌尿系统时可以出现血尿。泌尿系统子宫内膜异位症表现为与月经周期一致出现的镜下血尿或肉眼血尿。

对于少数血尿，虽经各种检查依然不能明确其病因，主要是由于受当前的诊断技术水平所限，或是患者不能配合接受有创检查，致使一时不能确定诊断。对不明原因的血尿应认真检查，定期追踪随访，要慎用“特发性血尿”的诊断，防止造成漏诊、误诊。医学科技的进步和发展也将为血尿的诊断带来新的认识。

（二）脓尿

脓尿即尿内存在脓细胞。一般分为非特异性感染和特异性感染两种。非特异性感染以大肠埃希氏菌最常见，其次为变形杆菌、葡萄球菌、产气荚膜梭菌、肠球菌、铜绿假单胞菌等，少数为厌氧菌、支原体、衣原体、真菌等感染。特异性感染主要指结核菌和淋球菌。常见疾病有肾盂肾炎、肾脓肿、肾周围脓肿破入肾内、膀胱炎、前列腺炎或脓肿、尿道炎以及毗邻器官的炎症等。泌尿系统肿瘤、结石、损伤、神经源性膀胱、尿道狭窄、异物、憩室以及各种原因形成的梗阻是引起脓尿的诱因。

（三）细菌尿

正常尿液是无菌的，如尿中有细菌出现，当细菌菌落数＞10^5/ml 时，即为泌尿系统感染。会阴部存在来自肠道以及女性阴道的细菌，经过尿道进入膀胱引起感染。致病性大肠埃希氏菌是引起下尿路感染的主要病原菌。复杂性尿路感染（包括泌尿系结构或解剖异常、代谢或内分泌异常、免疫缺陷、罕见病原体等）的病原体可有假单胞菌属、肠杆菌属、沙雷菌属、不动杆菌属、肠道球菌属等。正常人在尿道的远端可能存在细菌，会污染采集的尿液标本，但污染的细菌菌落数应＜10^4/ml。细菌菌落数介于 10^4/ml 至 10^5/ml 之间为可疑感染，需要重复培养，并结合临床综合考虑。

患者有尿路感染症状，而尿培养未发现病原菌，可能是由于捕捉到的细菌数少（＜10^3/ml）或是感染由厌氧病原体、培养条件复杂或生长缓慢的病原体、解脲支原体、衣原体或真菌等所引起。对有复发症状的女性进行检测，其中 50% 是尿路感染，而另外 50% 其尿液和组织培养均为阴性，而发现是膀胱三角区炎、尿道综合征或间质性膀胱炎。

无症状性细菌尿可以无尿路感染症状，而多次细菌培养阳性，细菌数甚至大于 10^5/ml，可以不出现脓尿，一般认为是由单纯低毒力的病原体侵入发病，成年女性多见。对于已存在肾疾病的患者、特别是有输尿管反流的儿童，无症状性菌尿会加重他们的肾功能损害。对于患有无症状性菌尿的孕妇，在妊娠期最后 3 个月可发生胎儿早产，孕妇可发生急性肾盂肾炎、妊娠期高血压综合征，对这些患者应积极治疗，定期检查。

（四）乳糜尿

乳糜液或淋巴液出现在尿液中，使尿液呈现乳白色，称之为乳糜尿。乳糜尿内含有脂肪、蛋白质、红细胞、白细胞等。乳糜尿混有血液后，尿液呈现红褐色，称为乳糜血尿。食物中的脂肪在小肠内被水解后，与磷脂、胆固醇和载脂蛋白结合形成乳糜微粒，乳糜微粒经过淋巴系统和乳糜管最后由胸导管进入血循环。当乳糜液不能循正常通路进入血循环而发生反流时，因淋巴液淤滞，淋巴管内压力增高，导致淋巴管曲张、破裂。如淋巴管破裂的部位与泌尿系统相通，乳糜进入尿内形成乳糜尿。最常见引起乳糜尿的原因是丝虫病，丝虫成虫寄生在腹膜后淋巴系统，由于机械性和炎性损伤淋巴管及其瓣膜，淋巴液反流、淤积，淋巴液由破裂口流出，常发生在肾内和尿液混合后，排出的尿液即为乳糜尿。腹膜后肿瘤、创伤、结核以及先天性淋巴管瓣膜功能异常也可以引起乳糜尿。乳糜尿在体外容器内静置后分成三层：顶层为白色脂质，中层为乳糜块，底层为红细胞和白细胞。如将乳糜尿混入乙醚，乳糜溶于乙醚，再加入苏丹Ⅲ可染为红色，应用此法可以诊断乳糜尿，也可与脓尿、结晶尿相鉴别。

（五）结晶尿

在正常尿液中含有许多有机盐和无机盐物质，在饱和状态下，这些物质可因温度、尿酸碱度、代谢紊乱或缺少某些抑制这些物质沉析的因素而发生沉淀和析出，形成结晶尿。尿内结晶常见有草酸盐、磷酸盐、尿酸、尿酸盐等。结晶尿有时外观浑浊，患者常因尿液浑浊就医。尿酸盐结晶加温后即可溶解。磷酸盐结晶易在碱性尿或在产生较多氨（由感染的细菌分解尿素产生）的尿中析出，加酸后尿浑浊消失。对于草酸形成的尿浑浊，需要加硝酸方能消除。脓尿与结晶尿的鉴别可通过显微镜检查，前者可发现许多脓细胞，而后者没有。

（六）气尿

气尿是有气体随尿液排出体外。通常是由于在肠道和膀胱之间有瘘管相通。引起这些瘘管的原因除外伤、手术外，病理性瘘多由结核、憩室炎、结肠癌、克罗恩病和放射性肠炎等引起。也有一些少见情况，如在膀胱内存在产气细菌感染，在尿中又有高浓度的糖，因发酵而产生二氧化碳气体随尿液排出。这在糖尿病患者中可以见到。产气杆菌感染导致的肾盂肾炎也可产生气尿。膀胱镜检查、膀胱灌注等操作后也可能出现气尿。

三、排尿异常

（一）下尿路症状

目前，国际上多主张采用下尿路症状替代过去常用的膀胱梗阻症状和膀胱刺激症状。对于下尿路症状出现的原因，可能是各种因素所致的膀胱出口梗阻，也有可能是逼尿肌收缩性受损和逼尿肌不稳定。

1. 刺激症状

排尿刺激症状一般包括尿频、尿急、尿痛。

（1）尿频：排尿次数增多称为尿频，是泌尿系统最常见的症状之一。正常成年人日间排尿次数为 4～5 次，夜间排尿次数 0～1 次，不超过 1 次。每次尿量为 200～300 ml，不同年龄的儿童差异较大。生理情况下，排尿次数与饮水量、气温、出汗量等有关。尿频的成因可以是尿液产生过多和功能性膀胱容量降低。尿液产生过多时，总尿量增多，每次尿量也增多，见于糖尿病、尿崩症、急性肾衰竭多尿期、原发性醛固酮增多症等。功能性膀胱容量降低的原因有：膀胱出口梗阻导致膀胱顺应性降低，残余尿量增加，或是由于膀胱黏膜受损或膀胱壁纤维化、挛缩所致。膀胱结核病变侵及肌层，形成纤维组织广泛增生，发生膀胱挛缩，膀胱容量缩小，尿频逐渐加重，每次排尿量甚至可以减少到只有 10 余毫升。急、慢性膀胱炎症（特异性或非特异性）可使膀胱黏膜充血、水肿，甚至形成表浅溃疡，刺激膀胱导致尿频。值得注意的是，膀胱原位癌可以出现尿频甚至多种下尿路症状。盆腔脓肿、阑尾炎、输尿管膀胱壁内段结石均可刺激膀胱，形成功能性膀胱容量减少而导致尿频。包皮过长、包茎、包皮阴茎头炎、尿道炎、外阴炎、前列腺炎等亦可引起尿频症状。由于尿道狭窄、膀胱结石、活动度较大的膀胱肿瘤会使膀胱不能完全排空，使膀胱有效容量减少，引发尿频。膀胱周围器官病变如子宫肌瘤、子宫脱垂、妊娠子宫、卵巢囊肿等均可压迫膀胱，导致功能性膀胱容量减少。神经源性膀胱由于膀胱逼尿肌反射亢进也可发生尿频。老年男性夜间尿频预示存在膀胱出口梗阻，或膀胱顺应性降低导致膀胱功能受损。女性患者在经期前或性交后发生的尿频，应考虑与内分泌因素有关。女性患者雌激素水平明显降低时也会出现尿频。对于只存在夜间尿频的患者，有可能是充血性心力衰竭或外周水肿，这些患者在平卧后，回心血容量增加，尿液产生增多。失眠、夜间大量饮水也可出现尿频的症状，尤其是饮料中含有咖啡因或乙醇类物质，这些物质有较强的利尿作用。若尿频仅发生在白天，其尿频的原因多为心理因素，如精神紧张、焦虑、恐惧等。如入睡前表现频繁排尿，入睡后症状完全消失，亦系精神紧张之故。

（2）尿急：尿急是指突然出现强烈的、不可抑制的排尿意愿。这种症状可继发于炎症如急性膀胱炎，也可由膀胱异物、过度反射性神经源性膀胱（膀胱的顺应性降低）、膀胱出口梗阻（功能性膀胱容量和膀胱顺应性均降低）等因素引起。单纯的心理焦虑也可出现尿急的表现。

（3）尿痛：排尿时疼痛是由于合并炎症所致。患者对疼痛部位的感觉并不在膀胱，而是反射在尿道。疼痛发生在排尿开始时，表明尿道有病变；如果疼痛在排尿结束时，那么病变的部位可能是膀胱。痛性尿淋漓常与尿频、尿急并存。

2. 梗阻症状

排尿无力通常继发于前列腺增生、尿道狭窄导致的膀胱出口梗阻或神经源性膀胱。如果梗阻不是很严重，发生的变化一般是逐渐进展的。患者并未意识到其排尿的力量和尿流的粗细已经发生了变化。而相对容易被患者察觉到的常常是由梗阻造成的急性排尿困难，或病变发展到严重影响排尿的程度。

（1）排尿踌躇：排尿踌躇、尿等待是指排尿开始时间延迟。通常排尿是在尿道括约肌松弛后的1秒内开始，但当发生膀胱出口梗阻后，需要延长时间增加膀胱压力，这样就会出现排尿延迟。有时因患者排尿时精神不能完全放松，或受外界环境条件影响，也可以表现出排尿踌躇。

（2）排尿中断：排尿中断是指排尿过程中，排尿的开始和停止呈无抑制性。一般发生在前列腺增生患者，由增生的前列腺腺叶梗阻所致。膀胱结石的患者因结石机械性堵塞也可出现排尿中断现象。

（3）尿后滴沥：尿后滴沥是指排尿结束后的滴尿现象。在正常情况下，排尿结束时停留在球部尿道或前列腺部尿道的少量尿液能够被挤压回膀胱。而对于膀胱出口梗阻的患者，其停留在球部尿道或前列腺部尿道的尿液不能被挤压回膀胱，因而在排尿结束后流出尿道。有这种表现的男性，多习惯在排尿结束后长时间抖动阴茎或站立等待较长时间，以避免弄湿内裤。尿后滴沥是前列腺增生导致膀胱出口梗阻的早期相关症状，但一般无需治疗。

（4）排尿费力：排尿费力是指排尿需借助腹部肌肉力量来完成。正常情况下，除了在排尿结束时，一般无需通过屏气增加腹压（Valsalva 法）完成排尿。排尿费力常表现为需要憋气增加腹压，甚至用手压迫下腹部帮助排尿，尿线变细或分叉，尿流无力不能远射，存尿不尽感等。排尿费力是膀胱出口梗阻的一种症状，随着梗阻的进展，膀胱顺应性逐渐降低，尿频、尿急等排尿刺激症状会逐渐表现出来，而且刺激症状往往比梗阻症状表现得更明显，特别是夜尿次数增多。虽然排尿梗阻会发展出刺激症状，但需要注意的是，如果没有膀胱出口梗阻的证据，一定不要将刺激症状直接归因于前列腺增生，还有一些疾病也会引起膀胱刺激症状。一种是高级别的膀胱原位癌，这些患者常有吸烟史和镜下血尿病史；另一种是由神经源性膀胱功能障碍导致的刺激症状，由于大脑对排尿抑制的丧失或自主神经功能的损害，可导致膀胱的顺应性降低和膀胱刺激症状出现。在试图用膀胱出口梗阻来解释下尿路症状患者的病因时，应仔细排除神经源性病变的存在，否则不但难以解决膀胱刺激症状，还可能出现永久性尿失禁。若膀胱出口梗阻的患者伴有逼尿肌过度反射，那么应注意术后有出现尿失禁的可能。

下尿路症状的症状指数是由美国泌尿外科学会（AUA）提出并倡导的，用以评估前列腺增生引起患者下尿路症状的严重程度。目前临床普遍应用的是国际前列腺症状评分（international prostate symptom score，IPSS），包括泌尿系统症状的 7 个调查问题，其中涉及尿频、夜尿次数、尿流力量、排尿踌躇、排尿间断、残余尿和尿急等症状，由患者做出回答并给予评分。总得分为 0～35 分（由无症状至严重症状），根据得分判断症状轻重程度，0～7 为轻度，8～19 为中度，20～35 为重度。生活质量评估（quality of life，QOL），总得分为 0～6 分（由满意至很痛苦）。前列腺症状评分在临床上有一定的价值，但是对于内容相同的问题，理解程度不同的患者回答的结果可能是大相径庭，诊断也会产生偏差。逼尿肌不稳定、膀胱收缩性受损、不稳定性膀胱均可出现膀胱出口梗阻，表现为前列腺增生症状。单靠症状还不能确诊下尿路梗阻的真正病因。

（二）尿量异常

正常成人每日尿量约 1000 ml。24 小时尿量低于 400 ml 为少尿，100 ml 以下为无尿。发生少尿和无尿的原因一般分为肾前性、肾性和肾后性。肾前性主要由于严重脱水、大出血、休克等造成血容量减少，肾灌注不足引起尿量减少。肾性主要由于肾本身疾病，如肾小球肾炎、多囊肾等。肾后性多由于输尿管梗阻，如双侧输尿管梗阻，或一侧肾无功能、另一侧输尿管梗阻，亦或严重的下尿路梗阻。多尿是指 24 小时尿量超过正常尿量，少则 2000 ml 以上，多达 5000～6000 ml，甚至超过 10000 ml。最常见于尿崩症、糖尿病、急性肾衰竭多尿期等。

（三）尿潴留

尿潴留系指膀胱充满尿液而不能排出。尿潴留分为急性和慢性，前者发病突然，膀胱胀满，患者异常痛苦，在耻骨上可触及膨胀的膀胱，用手按压可加重患者尿急感。慢性尿潴留是长期排尿困难缓慢发展的结果，患者多无痛苦感觉，但膀胱由于长期过度膨胀，膀胱内压力增高，尿液可不受控制自行流出，表现为尿失禁，称之为充溢性尿失禁。长期慢性尿潴留可以引起双肾积水，导致肾功能受损。尿潴留常见于前列腺增生、尿道狭窄、神经源性膀胱、急性前列腺炎和脓肿、脊髓或颅脑损伤、糖尿病、痔或肛瘘手术后、直肠或妇科肿瘤根治性切除术后。

（四）尿失禁

尿失禁是指患者在无意识的情况下尿液自尿道流出。详细了解病史可以帮助确定尿失禁的原因。尿失禁有以下 4 种类型：

1. 真性尿失禁

真性尿失禁是指因尿道括约肌受到损伤或

因神经功能障碍，尿道括约肌丧失了控制尿液的能力，无论患者处在何种体位和状态下，尿液完全不自主地持续流出。常见于根治性前列腺切除术和经尿道前列腺电切术后膀胱括约肌损伤、中枢神经疾患所致的神经源性膀胱、阴茎耻骨型尿道上裂等。

2．压力性尿失禁

压力性尿失禁表现为当患者由于咳嗽、打喷嚏、大笑或运动使腹压增加时，尿液突然自尿道溢出。这是因为在做上述动作时，腹压瞬间上升，以至于超过尿道阻力，导致少量尿液突然漏出。

压力性尿失禁常见于经产妇或女性绝经后。平时尚能控制尿液，而在咳嗽、打喷嚏、大笑、奔跑等腹压骤增时出现尿失禁，严重时只能在平卧位或坐位才能控制尿液不流出。压力性尿失禁的原因是阴道前壁的支撑力减弱，膀胱底部下垂；肛提肌、尿道外括约肌和盆底肌肉功能障碍，平滑肌张力减退，尿道不能伸到足够长度；膀胱尿道后角消失，尿道倾斜角增大。接受前列腺切除手术的患者也可出现压力性尿失禁，但多数是暂时性的。

3．急迫性尿失禁

急迫性尿失禁是指在有急迫的排尿感觉后，尿液快速溢出。这种症状常常发生于由膀胱炎、神经源性膀胱或严重的膀胱出口梗阻导致的膀胱顺应性降低。精神紧张、焦虑也可引起急迫性尿失禁。急迫性尿失禁与压力性尿失禁的区分十分重要。因为急迫性尿失禁均可找到某些病因，如泌尿系统感染或膀胱出口梗阻等，针对病因治疗后往往能得到较好的疗效，甚至痊愈。普遍认为急迫性尿失禁不宜采用手术治疗。

4．充溢性尿失禁

充溢性尿失禁也称为假性尿失禁，是由于潴留在膀胱的尿液过多所致，见于前列腺增生、尿道狭窄、神经源性膀胱功能障碍等。患者的膀胱膨胀是逐渐发生的，残余尿量逐渐增加，当膀胱尿液胀满到一定程度，就有一些尿液溢出，尿液滴沥不尽。这种现象多发生在夜间，此时患者控尿能力较白天减弱。充溢性尿失禁在膀胱出口梗阻解除后可痊愈。单纯通过了解病史和体格检查有时还很难作出诊断，尤其是对于肥胖患者，较不易触及耻骨上胀大的膀胱。由于患者的尿潴留往往是逐渐形成和加重的，使得他们常常不能意识到并及时就医。因此，在检查尿失禁患者时，残余尿测定十分重要，可通过导尿和 B 超进行测定。

（五）漏尿

漏尿是指尿液不经尿道外口，而是绕过尿道括约肌由瘘口流出，因此常常被患者误以为是尿失禁。漏尿发生的原因有外伤、产伤、手术、感染、局部放疗、肿瘤等，发生的部位常见于膀胱阴道瘘、尿道阴道瘘、尿道直肠瘘以及少见的输尿管阴道瘘等。如果瘘孔小，排尿时大部分尿液由尿道外口排出，往往被误认为排尿正常，而尿道瘘周围皮肤因少量尿液的渗出、浸泡，常有炎性改变。若瘘口较大，则尿液全部经与尿路相通的器官流出，而患者可以无任何排尿的感觉。尿道直肠瘘可表现肛门流尿或尿道排气，尿液内混有粪渣和粪便的气味。

漏尿的另一个主要原因是先天性异位输尿管开口，其输尿管可开口于尿道或女性生殖道。异位输尿管常常引流于发育不良的肾上极，一般漏尿的量很少。患者大部分尿液还是自正常尿路排出，故少量的漏尿会被误以为是阴道分泌物。对于男性，异位输尿管开口较少引起尿失禁，因为瘘管无论发生在膀胱颈部还是前列腺部后尿道，都位于尿道外括约肌的近端。漏尿也可见于脐尿管瘘和膀胱外翻等先天性畸形。

（六）遗尿

遗尿是指尿失禁发生在睡眠时，属不自主行为，每夜1～2次，也可几日发生1次，白日入睡后也可能有遗尿。3岁以前的儿童出现遗尿多属正常，有15%的儿童遗尿可持续至5岁，到15岁仅为1%。如果遗尿在白天也出现，特别是女童，要非常注意是否存在异位输尿管开口。6岁以上的儿童仍有遗尿，应去就医并接受相关的检查。遗尿原因有大脑皮质发育迟缓、睡眠过深、遗传、泌尿系统病变等。

四、尿道分泌物

尿道分泌物是尿道和生殖系统疾病的常见症状，尿道分泌物的性状可为黏液性、血性和脓性。黏液性为乳白色、黏稠的液状物；脓性为黄灰色、黏稠液状物。慢性前列腺炎患者常在清晨有少量乳白色黏液性分泌物自尿道口流出，或分泌物将尿道外口黏合。显微镜检查分泌物可见较多的白细胞和脓细胞。在性兴奋时，前列腺充血，腺泡分泌增加，腺管松弛扩张，当腹压增高或会阴部肌肉收缩时，前列腺液即由尿道口溢出。患者常在大小便后，发现有乳白色、黏稠分泌物自尿道口流出。最常见的特异性尿道炎是性传播疾病中的淋病。尿痛、尿道痒和尿道分泌物是淋球菌性尿道炎的主要症状，淋球菌性尿道炎的脓性分泌物特点是黏稠、灰黄色。非特异性尿道炎的常见致病菌为大肠埃希氏菌、链球菌、葡萄球菌、沙眼衣原体、解脲支原体等。非特异性尿道炎的分泌物呈稀薄状或为水样黄色分泌物。血性分泌物为尿道出血或血精。尿道损伤、尿道及精阜肿瘤可引起尿道出血，血精见于精囊炎、精囊结核、精囊结石、精囊肿瘤。

五、疼痛

由泌尿男生殖系统导致的疼痛可能十分严重，这种疼痛常常与梗阻和炎症有关。梗阻造成空腔脏器膨胀（如输尿管梗阻、尿潴留）可引发疼痛。当尿路结石引起上尿路梗阻或小结石嵌在输尿管膀胱壁内段时，可出现绞痛性质的剧烈疼痛。而一些较大的结石却并不引起明显症状。肾盂内的鹿角状结石和膀胱内的大结石常常无疼痛症状。由前列腺增生所致的急性尿潴留，使膀胱过度膨胀，也会表现严重的疼痛。

如果炎症发生在泌尿男生殖器官实质内，疼痛也会十分剧烈。疼痛可由受累器官被膜的水肿、膨胀和张力增加所致（如急性前列腺炎、急性肾盂肾炎）。因此，急性肾盂肾炎、急性前列腺炎和附睾炎均可表现为较严重的疼痛。空腔脏器（如膀胱、尿道等）黏膜的炎症，一般表现为不适感，疼痛并不明显。泌尿男生殖系统肿瘤在出现梗阻和累及脏器周围的神经之前，通常不会引起疼痛。肿瘤伴有疼痛往往预示病程已进入晚期。

（一）肾疼痛

肾及其包膜的感觉神经传导到脊髓T10～L1平面，因此，肾疼痛通常反映在身体同侧的肋脊角，恰好在骶脊肌的外侧和第12肋下。疼痛通常是由于肾的炎症或梗阻等导致肾被膜受牵拉。疼痛可绕过腰部向前放射至上腹部和脐周，也可放射至会阴、睾丸。当患者表现为睾丸不适，但阴囊检查无异常时，就要考虑是否存在肾或腹膜后病变。炎症引起的疼痛可表现为一侧或两侧腰部酸胀不适，可呈持续性疼痛，其性质为钝痛，常见于肾内或肾周感染、肾周积脓等，也可见于肾挫伤、肾结石、肾积水等。梗阻所致疼痛的特点为阵发性，其疼痛性质为绞痛，常伴有消化道症状。患者在剧烈疼痛时还出现虚脱等症状。肾绞痛常因结石、血凝块、脱落的肿瘤组织等阻塞肾盂出口处及输尿管，刺激管壁平滑肌发生痉挛性收缩。输尿管发生梗阻之后，输尿管蠕动加强，在输尿管收缩时，肾盂压力随之上升，迫使尿液能够通过梗阻部位，这些病理过程在临床上表现为阵发性肾绞痛。

源于肾的疼痛也可有消化道症状，常伴有恶心、呕吐、腹胀等，这是由于腹腔神经丛的反射性刺激和邻近脏器（肝、胰、十二指肠、胆囊和结肠）的影响。有时肾疼痛被误认为源于腹腔内脏器。但是，通过仔细询问病史和体格检查一般能够鉴别。消化道溃疡穿孔和胰腺炎的疼痛可向背部放射，而且疼痛最严重的部位在上腹部，并伴有肌紧张。腹腔内脏器的疼痛很少呈绞痛样。腹腔内脏器的疼痛还有向肩部放射的特点，这是由于膈肌和膈神经受到刺激所致。肾疼痛不会向肩部放射。腹腔内脏器疼痛的患者会尽量减少活动，以减轻疼痛症状，而肾疼痛的患者则常常会适当活动，试图通过改变体位以减轻疼痛。有时，肾疼痛还会与肋间神经受刺激引起的疼痛相混淆，常见的肋间神经有 T10 ~ T12。这些肋间神经受到刺激可表现为肋脊角疼痛，并向脐周放射，但疼痛的特点很少为绞痛，并且肋间神经痛可以通过改变体位得到改善。

（二）输尿管疼痛

输尿管疼痛通常是急性的，多继发于梗阻。输尿管因过度蠕动而扩张、输尿管平滑肌痉挛都会导致疼痛，但临床表现的疼痛性质不同。输尿管扩张表现为持续性钝痛，而输尿管平滑肌痉挛表现为绞痛。输尿管发生扩张或痉挛的目的是要减轻或解除由各种原因导致的输尿管梗阻。疼痛部位常是输尿管梗阻的部位。输尿管上段的神经传导与肾相似。对于输尿管上段梗阻，在男性中疼痛可向阴囊放射，女性可向阴唇放射。输尿管中段梗阻时，可出现下腹部疼痛，其中右侧输尿管中段梗阻可表现为腹部右下象限疼痛（McBurney 点），易与阑尾炎相混淆；腹部左下象限疼痛跟憩室炎相似。输尿管下段的感觉神经通过神经节支配盆腔内的主要器官。因此，输尿管下段的梗阻表现为膀胱刺激症状和耻骨上不适感，在男性这些症状可以沿尿道放射至阴茎头部。输尿管缓慢梗阻和梗阻较轻者很少有疼痛的感觉，如输尿管肿瘤和不引起梗阻的结石。对于泌尿系结核的患者，除肾实质被破坏、肾功能受损及顽固性尿路感染外，输尿管梗阻也是常见的症状。

（三）膀胱疼痛

膀胱疼痛通常是由急性尿潴留所致膀胱过度膨胀或非特异性炎症、结核、结石、异物等因素引起。如果尿潴留和膀胱膨胀进展缓慢（如糖尿病所致的膀胱收缩无力），临床可见到潴留尿量已超过 1000 ml，患者依然少有疼痛的感觉。

膀胱炎症常常使患者感到耻骨上间断性不适。对于细菌性膀胱炎或间质性膀胱炎的患者，在憋尿时膀胱有疼痛的感觉，排尿后感到明显轻松。膀胱炎的患者有时在排尿结束后感到疼痛加剧，呈刺痛样，这种症状被称为痛性淋漓。膀胱炎的患者也常常感到疼痛放射至尿道远端，甚至出现排尿刺激和排尿困难等症状。膀胱颈内结石可出现阴茎头及会阴部放射性剧烈疼痛。膀胱肿瘤患者若出现膀胱区疼痛，表明肿瘤已浸润至盆腔周围组织。

（四）前列腺疼痛

前列腺的炎症引起被膜水肿和扩张，最后

导致前列腺疼痛。前列腺疼痛主要表现在会阴部，但也可放射至后腰部、腹股沟和睾丸等部位。前列腺急性炎症还可以出现尿路刺激症状，并伴有高热、寒战等全身症状。如前列腺严重水肿，还可以发生尿潴留。前列腺癌引起的疼痛是由于肿瘤浸润周围组织，骨盆、腰骶部和直肠部位都可出现疼痛，还可有一侧或两侧坐骨神经痛。

（五）阴茎疼痛

阴茎在松弛状态下出现疼痛通常是由膀胱或尿道的急、慢性炎症，结石，肿瘤等所致。疼痛的性质为排尿时或排尿后尿道刺痛样灼热感。疼痛也可源于阴茎的包皮嵌顿，包皮被卡在冠状沟的后部，静脉回流受阻，冠状沟呈痛性怒张状态。若阴茎在勃起状态下出现痛感，并且可在阴茎触及硬结，一般是由阴茎硬结病所致。当阴茎头或尿道病变导致阴茎疼痛时，应特别警惕性传播疾病的可能，认真检查阴茎头是否存在疱疹、溃疡，尿道外口有无脓性分泌物等。

（六）阴囊疼痛

阴囊或其内容物均可引起阴囊疼痛，阴囊的疼痛可以是原发性的，也可以是继发性的，后者疼痛性质为放射性。阴囊内的原发性疼痛通常是由于急性附睾炎、急性睾丸炎、睾丸及其附件扭转。由于急性附睾炎、睾丸及其附件扭转都有疼痛和水肿的表现，尤其在病程的后期，使得二者很难区别。有时，阴囊的疼痛源于阴囊壁本身炎症，如阴囊表面的毛囊感染、皮脂腺囊肿等，也可由病情严重的阴囊坏疽导致。

阴囊的慢性疼痛通常与鞘膜积液或精索静脉曲张等非炎症性疾病有关。疼痛以钝性、坠胀感为主，无放射性疼痛。慢性附睾炎的疼痛程度较轻且持久，也可有阴囊坠胀感。由于睾丸的胚胎起源紧邻肾，因此肾、腹膜后或腹股沟的疼痛也可放射至睾丸，如腹股沟斜疝引起的钝痛可放射至阴囊。

六、肿块

肿块是泌尿外科疾病一个重要的症状和体征，病因常为肿瘤、炎症、结核、囊肿、积液等。

凡在腹部两侧发现肿块都应与正常肾和肾病变相鉴别。因肾的位置较深，体型瘦长的人在深吸气时偶可触及正常肾的下极。位于肾下极的肿瘤或是囊肿等病变，较上极比较容易触及。触到肾的肿块，应注意肿块的大小、实性或是囊性、坚硬度、活动度、有无结节等。肾肿瘤性质多较坚硬，表面光滑或呈分叶状，早期肿瘤活动性尚好，晚期肿瘤因浸润周围组织而固定。较大的晚期肾母细胞瘤、肾癌，肿块可以超越腹正中线。肾积水和肾囊肿表面光滑，有囊性感。严重肾积水有时也可超越腹正中线。

多囊肾往往为双侧性，有时在腹部两侧可触及表面有囊性结节的增大的肾。成人多发囊性肾病、肾小管硬化症、von Hippel-Lindau 综合征常有家族遗传倾向。小儿腹部肿块以肾母细胞瘤和肾积水多见。对于肾损伤引起的肾周围血肿及尿外渗，在腹部或腰部可触及肿块和疼痛。肾下垂和游走肾表现为肿块移动度较大，前者在站立位时较易触及，后者往往在髂窝处触及活动的肿块。

对于下腹部触及的肿块，应注意可能是膨胀的膀胱。盆腔内的恶性肿瘤、隐睾恶变等都可能在下腹部耻骨上触及肿块。盆腔肿块除经腹部检查外，还应经直肠或阴道行双合诊检查。

腹股沟部位肿物以斜疝最多见，有时可以触摸到下降不全的异位睾丸。精索、输精管的良性和恶性肿瘤均罕见。

阴囊内肿块以斜疝最多见，其特征为可还纳性肿物。其次为睾丸鞘膜积液、精索鞘膜积液、精液囊肿、精索静脉曲张，除精索静脉曲张外，其余肿块透光试验均呈阳性。睾丸肿瘤坚实而沉重。附睾、精索肿瘤极为罕见。附睾结核也较过去少见，早期附睾结核症状轻，发展慢，与慢性非特异性附睾炎难以鉴别。睾丸扭转多见于青少年，急性发病，常易与急性附睾炎相混淆。

阴茎头肿块是阴茎癌的主要特征。包茎内的肿瘤被包裹，早期如进行包皮环切或包皮切开，可以暴露病变，否则肿瘤不易被发现，直至肿瘤穿透包皮破溃方能发现和诊断。在幼儿的包茎内包皮垢可形成小肿块，但一般不与皮肤粘连。在阴茎背侧海绵体肿块常为阴茎纤维性海绵体炎所致，阴茎有痛性斑块，阴茎勃起时弯曲变形。尿道触及肿块应考虑炎性斑块、尿道狭窄、结石、憩室、肿瘤等。

直肠指诊是发现前列腺癌的重要方法之一。早期前列腺癌可以在前列腺表面摸到孤立的硬结节，晚期前列腺癌，全部腺体被肿瘤占据，可向直肠腔突出，触及瘤体坚硬如石，表面不光滑，有结节，肿瘤可以浸润至精囊、膀胱底部以及盆壁。晚期膀胱癌经双合诊检查，可触及浸润膀胱底部及周围组织的固定肿块。大的精囊囊肿也可经直肠指诊触及，一般为囊性触感。

七、性功能障碍

男性性功能障碍包括阴茎勃起功能障碍、射精障碍、性欲异常等。阴茎勃起功能障碍指阴茎不能达到完成性交的勃起和保持勃起状态。应仔细询问患者，除患有阴茎勃起功能障碍之外是否还有其他性功能障碍的表现，如无性欲、无射精、无性高潮和早泄等。早泄在性功能障碍中也很常见。显然，在进一步诊治之前，必须确定性功能障碍属于哪一种形式。

(一)性欲缺失

性激素对人类的性需求有极其重要的作用。性欲降低可能预示性激素缺乏，其原因也许是垂体水平的，也可能是睾丸水平的。这一点可以通过测定血清中睾酮水平得到证实。如果测定结果显示异常，要进一步测定血清的促性腺激素和促性腺激素释放激素水平。由于维持性欲所需的睾酮水平低于刺激前列腺和精囊的睾酮水平，因此，性腺功能减退的患者其射精量也会减少，甚至没有精液。相反，如果患者的精液量正常，那么他的性欲减退应该不是由内分泌因素引起的。

(二)阴茎勃起功能障碍

通过详细的病史采集一般可以判定阴茎勃起功能障碍属心理性还是器质性。对于心理性因素导致的阴茎勃起功能障碍，一般患者都有诱发因素，这些诱发因素包括婚姻或工作压力、性伴侣的变换或丧失等。器质性阴茎勃起功能障碍的患者病情发展比较隐匿，与年龄关系密切，有时诱因比较明确。应询问患者服药史，如高血压患者易患周围血管病变，易服用一些导致阴茎勃起功能障碍的抗高血压药物，可能出现性功能障碍。糖尿病患者常常有自主神经功能障碍，这种神经功能的损伤在性功能上都有不同程度的表现。多发性硬化症和镰状细胞贫血患者也可发生阴茎勃起功能障碍。吸烟与饮酒可以诱发一些泌尿系疾病。吸烟导致的周围血管病变提高了阴茎勃起功能障碍的发生率。慢性酒精中毒可引起自主神经和周围神经病变，结果损伤阴茎勃起功能。

在检查阴茎勃起功能障碍的患者时，确定症状是否始终存在也很重要。有的阴茎勃起功能障碍患者与一个性伴侣接触表现为阴茎勃起功能障碍，但与另一个性伴侣接触就有阴茎勃起。同样重要的是了解阴茎勃起功能障碍患者的性刺激方法，如手淫或观看有一定性刺激的图像或画面等。最后，还要了解患者是否有夜间睡眠勃起。总之，如果就诊者在受到某种刺激后，无论何种方法，只要出现了阴茎勃起，就可以认为他的阴茎勃起功能障碍属于心理性的，而非器质性原因。

（三）射精障碍

不能射精的原因有以下几种：①雄激素缺乏；②交感神经丧失；③某些药物导致；④膀胱颈和前列腺手术导致。雄激素缺乏引起前列腺和精囊的分泌量减少，精液量降低。交感神经切除或腹膜后手术（如睾丸肿瘤行腹膜后淋巴结清扫术）等可以破坏前列腺和精囊的自主神经功能，导致这些器官的平滑肌不能收缩和性高潮时不能射精。有些药物，如α-肾上腺素能拮抗剂，可影响性高潮时的膀胱颈部关闭，导致逆向射精。同样，膀胱颈部和前列腺的手术等也有类似的情况。再者，糖尿病患者还可以自发形成逆向射精。

对于射精障碍的患者，要仔细了解其性欲是否丧失，有无雄激素缺乏的其他症状，目前和既往用药史，这是由于许多抗精神疾病药物能够干扰患者的射精，并了解其是否伴有糖尿病以及既往手术史等。

（四）无性高潮

无性高潮通常属心理性因素，或过量服用治疗精神疾患药物所致。有时，由于阴部神经功能损伤，出现阴茎感觉减弱，也可导致性高潮缺失。最常见的是糖尿病导致的外周神经病变。许多抗精神疾病药物能够干扰患者的射精和性欲高潮。同时，慢性酒精中毒对肝的损害，引起雌激素在肝代谢障碍，降低血清睾酮，睾丸发生萎缩，导致性欲减低。

（五）早泄

对主诉有早泄的患者，要仔细了解早泄的情况，因为患者描述的主观感很强。有些就诊的人认为自己有早泄的表现，但经过医生了解，发现他们的性功能正常，只是他们的期望值过高。有些人确实属于早泄，他们在性交开始后不足1分钟就达到性高潮。这个症状一般由心理因素导致，心理和精神科医生可以对这样的患者进行心理治疗。并对一些性交方法进行指导和纠正，以达到治疗的目的。

（六）血精

含有红细胞的精液被称为血精。血精的原因很多，也很难确定。但是，血精最常见的原因是尿道、前列腺和精囊的非特异性炎症。前列腺穿刺活检后也可出现血精。血精最常见于年轻人，一般在几周内可以自动消失。这种症状也可由感染所致，特别是结核、巨细胞病毒和丝虫病等。精囊囊肿和肿瘤也可以引起血精。如果血精持续数周后仍然存在，就应该进一步查找病因。体格检查时要测量血压，有时高血压可导致血精。通过直肠指诊可以排除精囊结核。直肠指诊结合血清总前列腺特异性抗原测定有助于前列腺癌的诊断。血性分泌物和尿细胞学检查还可以查找癌细胞。经直肠超声检查，能够查出可以导致血精的前列腺、精囊和射精管的结石或囊肿。膀胱尿道镜检查也有助于诊断。精囊镜检查可确诊并给予冲洗治疗。

第二节 体格检查

全面和详细的体格检查与病史采集同样重要，也是诊治患者的重要组成部分之一。虽然已有不少实验室和影像学诊断方法，但体格检查依然是医生直接取得第一手资料的重要步骤，应完整、仔细、认真完成。

一、一般观察

望诊可以了解患者的一般情况。皮肤的颜色，如黄染或苍白，受检者的营养状态都是望诊的主要内容。肿瘤患者可有恶病质的外表，身体肥胖可能是内分泌疾病的一个表现。当患者有向心性肥胖、水牛背或腹部皮肤紫纹时，应高度怀疑该患者存在肾上腺皮质功能亢进。相反，虚弱和皮肤色素过深沉着者应考虑其为肾上腺皮质功能减退。内分泌疾患、长期酗酒或因前列腺癌接受过去势治疗者会出现男性乳腺发育等异常现象。外生殖器和下肢水肿通常预示有心功能不全、肾功能衰竭、肾病综合征、盆腔或腹膜后血管或淋巴梗阻。阴毛分布形态异常，常是内分泌疾病或先天性疾病的表现。泌尿男生殖系统肿瘤患者可有锁骨上淋巴结肿大，腹股沟淋巴结肿大可继发于阴茎、尿道肿瘤或性传播疾病。

二、肾

正常肾如人的拳头大小，两肾位于腹膜后两侧，位置较高。正常情况下，成人的肾不易被触到。因为它们的位置比较深，上部有膈肌，前后有肋骨和肌肉保护。对于儿童和较瘦的女性，嘱其深吸气，检查者有可能触及肾下极。要触及男性受检者的肾是十分困难的。

要触诊肾的最好方法是嘱患者仰卧，膝关节屈曲，检查者用一只手在受检者的相应侧背部肋脊角将肾托起（图 2-2-1）。当受检者作深吸气动作时，检查者的另一只手在前腹壁肋下缘作深部触诊。深呼吸到吸气末时，肾可随膈肌下移至最低点，在此时受检者的肾可能被触及。随患者的呼吸进行，检查者触诊的手可以逐渐向深部触及。呼吸幅度较小或腹部肌肉较发达的男性受检者，其肾也不易被触及。儿童的腹壁较薄，因此肾触诊相对容易。在对新生儿进行肾触诊时，检查者只要将拇指放在前腹壁的肋下，其他手指在后部将肋脊角托起，一只手就可以很容易地触及新生儿肾。

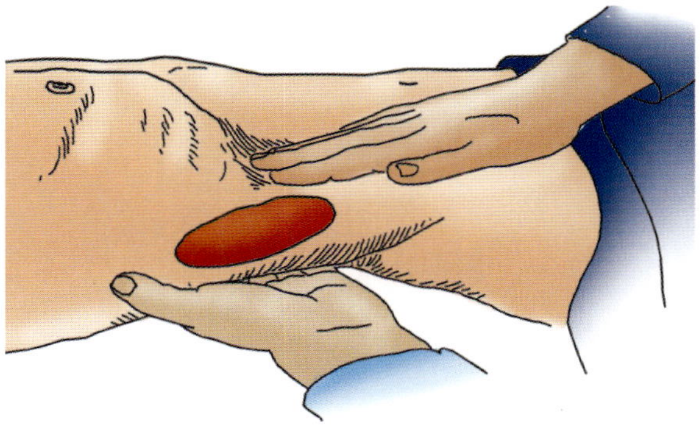

图 2-2-1 肾触诊

肾肿物较小或位置靠上、靠后，在成人很难通过触诊发现。触诊也较难区别肿物的性质。小儿肾肿物多为囊性或良性，如多发性肾囊肿、肾积水。恶性肿瘤主要有肾母细胞瘤和神经母细胞瘤。对肾有肿物的新生儿进行肾触诊，加做透光试验也有助于诊断。用一束冷光源放在背后肋脊角处，如果肿物充满液体或呈囊性，在前腹壁就有淡红色光透过肿物。当肿物不能透光，则高度怀疑肿瘤。

其他检查方法有叩诊和听诊。肋脊角的叩诊能够确定患肾的疼痛部位，有叩击痛时表示该侧肾或肾周围存在炎症。输尿管结石在肾绞痛发作时，该侧肾区也有叩击痛。叩诊力度要适当、轻柔，因为有炎症的肾对叩击震动极为敏感。在受检者做深吸气动作时，如在其上腹部或腰部闻及收缩期杂音，应考虑是否有肾动脉狭窄或动脉瘤等病变。有时，在患有大的肾动静脉瘘的患者上也可闻及血管杂音。

在检查有腰部疼痛的患者时，也应考虑是否为肋神经根刺激症状。认真触摸肋骨，以除外骨对神经根的刺激和骨骼其他异常，并确定最疼痛的部位。与肾疼痛不同的是，神经根炎常使受累皮肤感觉过度敏感。这种过度敏感的部位可通过用针刺受累皮肤加以确定。最后，还要想到单纯疱疹也可有类似的症状，往往在疱疹出现之前表现为腰背部疼痛。

三、膀胱

正常的膀胱在尿量低于 150 ml 时，一般不能被触及。当膀胱内的尿量达到 500 ml 左右时，膨胀的膀胱就比较容易在耻骨上被观察到。

叩诊对于检查是否有膀胱膨胀比触诊要准确得多。检查者的叩诊应从紧邻耻骨联合上缘开始，逐渐向上，直到叩诊音由浊音变为鼓音为止，此时为膀胱的上缘。在较瘦的患者或小儿也可用触诊的方法，用一只手顶起受检者的腰部，另一只手完成触诊。

膀胱的双合诊最好在麻醉下进行，这种方法对于确定膀胱肿瘤或盆腔肿瘤的范围有一定意义。女性的双合诊是在腹部和阴道之间进行，在男性则为腹部与直肠之间（图 2-2-2）。双合诊除了可以了解肿物的大小、浸润的范

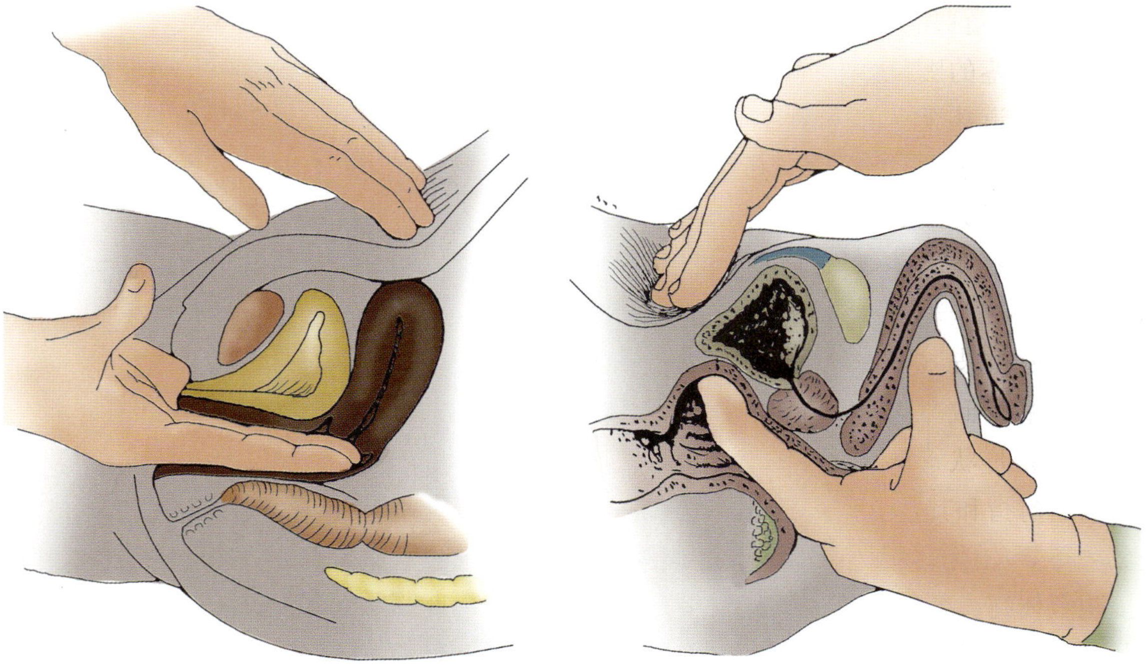

图 2-2-2　膀胱双合诊

围，还能够了解膀胱的活动度，并判断手术切除病灶的可能性，其作用是CT或MRI检查所不能替代的。

四、阴茎

首先观察阴茎发育和阴毛的分布情况。小阴茎，即进入青春期后阴茎仍呈儿童型，乃由于妊娠期雄激素缺乏，促性腺激素低下，见于先天性睾丸发育不良（Klinefelter综合征）、双侧隐睾、垂体功能减退等。阴茎增大，则多由于青春期性早熟、先天性肾上腺皮质增生等。

如果患者没有接受过包皮环切术，就应向上翻开其包皮，以检查是否有肿瘤或阴茎头包皮炎。许多性传播疾病病变也表现在外生殖器，注意尿道外口有无脓性分泌物或炎性充血，阴茎头及包皮有无溃疡、疱疹、湿疣等。多数的阴茎癌发生在阴茎头或包皮。因此，当包皮不能翻开的患者有阴茎头血性分泌物时，应做包皮背侧切开或行包皮环切术，以便于检查阴茎头和尿道。

还应检查尿道口的位置。尿道下裂患者的尿道口位于阴茎的腹侧，与阴茎头还有一定距离，有时尿道甚至开口在阴茎的根部腹侧面。当尿道口位于阴茎背侧，称之为尿道上裂，这是一种极为少见的尿道畸形。这种畸形也常常合并膀胱外翻畸形。检查阴茎的皮肤应当注意有无皮肤表浅滤泡、糜烂、角化等皮肤病损，这些皮肤病损可能是由单纯疱疹或性传播疾病所致。阴茎皮肤的湿疣也较多见，其特点是形状不规则、乳头状或绒毛样的病灶。用拇指和其他手指分开尿道舟状窝，检查其内是否有炎症和肿瘤。阴茎硬结症通过触摸阴茎体部，特别是背侧，可明确诊断。阴茎腹侧有压痛表示有尿道周围炎，一般继发于尿道狭窄。

（一）包茎

包茎是指包皮不能上翻至阴茎头冠状沟的近侧。3岁时约90%的儿童包皮可退缩翻起，4岁以前小儿的包皮不能上翻尚属正常。过了这个年龄仍不能上翻包皮至冠状沟则属包茎。包茎一般不会引起局部疼痛，但可能导致排尿困难、包皮阴茎头发炎、包皮垢或阴茎肿瘤等。

嵌顿包茎是由于包皮上翻至冠状沟后无法下移，相对狭窄的环状包皮边缘束缚着阴茎头，造成阴茎头部血管怒张、水肿和疼痛。包皮嵌顿常见医源性，有时医务人员在查体或行导尿术后，忘记将上翻的包皮复位。也可能是患者自己翻弄包皮后造成的。嵌顿的包皮可引起阴茎头和包皮严重水肿，时间越长水肿越严重，导致无法复位，所以应尽早紧急行手法复位。若复位失败，应行包皮背侧切开或环切术。如治疗不及时可能出现阴茎头缺血坏死。

（二）阴茎纤维性海绵体炎

阴茎纤维性海绵体炎也称Peyronie病，此病的病因尚不清楚，主要病变在阴茎白膜，形成痛性斑块，阴茎勃起后出现体部弯曲。阴茎在松弛状态下，表现常不明显。患者在叙述病史时可以提到勃起时疼痛，并发现阴茎弯曲，此时诊断比较明确。在阴茎体部可触及纤维斑块，这种斑块可能会自行消失，但很少见，也有可能自行停止发展。

（三）阴茎异常勃起

阴茎异常勃起是指在没有性活动的情况下，阴茎出现长时间的痛性勃起。阴茎异常勃起最常见于治疗阴茎勃起功能障碍时，向阴茎海绵体内注射血管活性剂所引起。此外，还见于患有血栓栓塞性疾病、神经性疾病以及肿瘤、白血病、创伤、感染和中毒等疾病的患者。

患者常主诉其勃起为自发的、长时间的、痛性的。查体可以发现患者的阴茎比较僵硬，有压痛，而阴茎头较软。

（四）尿道下裂

尿道下裂是一种先天性畸形，其临床表现为尿道开口位于阴茎体腹侧，还可开口于阴囊或会阴部。最常见的形式是尿道开口于冠状沟或冠状沟附近。这种形式的畸形如果不考虑美观，一般无需手术矫正。如果尿道开口于阴茎近端或会阴部，会影响排尿，甚至不能站立排尿。有时，由于尿道口的位置异常，在性交时精液难以进入阴道和子宫，从而导致不育。这些畸形应当在儿童时期就给予手术矫正。患有尿道下裂和双侧隐睾的患儿应详细检查是否为两性畸形。

（五）肿瘤

阴茎肿瘤通常表现为冠状沟部位的结节状破溃灶，有时也为溃疡性。也可发生在包皮内。肿瘤一般易发生在有包茎的患者，卫生条件差、经济不发达地区的人群更易患阴茎癌。阴茎癌的病理类型以鳞状细胞癌最常见，可能伴有腹股沟淋巴结肿大。

五、阴囊及其内容物

阴囊像一个松弛的袋子，其内包含有睾丸和精索。阴囊壁由皮肤和皮下的肌肉层组成。睾丸呈卵圆形，有实性感，表面光滑。睾丸通过精索悬吊在阴囊内。睾丸长 4～4.5 cm，宽约 3 cm，厚约 2 cm。右侧睾丸比左侧稍靠前。附睾位于睾丸的后面，触摸有脊状感。输精管在睾丸和精索旁可以触及。

阴囊皮肤与阴茎的皮肤在结构上有区别。阴囊皮肤有毛囊和汗腺，因此易发生局部感染和皮脂腺囊肿。毛发根可以感染，在阴囊皮肤的表面上发生脓疱，这种感染通常可自行消失。但如患者合并有免疫功能减退或糖尿病等疾病，感染会进一步加重。有时，患者会将该炎性肿物误认为睾丸肿瘤。

触诊睾丸时要轻柔。睾丸通常有弹性，表面光滑。小睾丸提示性腺功能减退，如 Klinefelter 综合征。在睾丸内发现有较硬、沉重感的实性肿物，要高度怀疑睾丸肿瘤。附睾的肿物一般为良性，如精液囊肿、慢性附睾炎等。

进行疝检查时，检查者的示指应轻轻插入阴囊，找到外环口；用另一只手压迫内环口，嘱受检者鼓起腹部（Valsalva 方法），此时，放松压迫内环口的手，可以看到疝囊沿腹股沟管抵达外环口。这种检查方法可以鉴别斜疝和直疝（图 2-2-3），疝囊从内环出来为斜疝。

检查精索时，受检者应取直立位。精索静脉曲张是指患者在做 Valsalva 动作时精索的静脉有扩张和迂曲的表现。

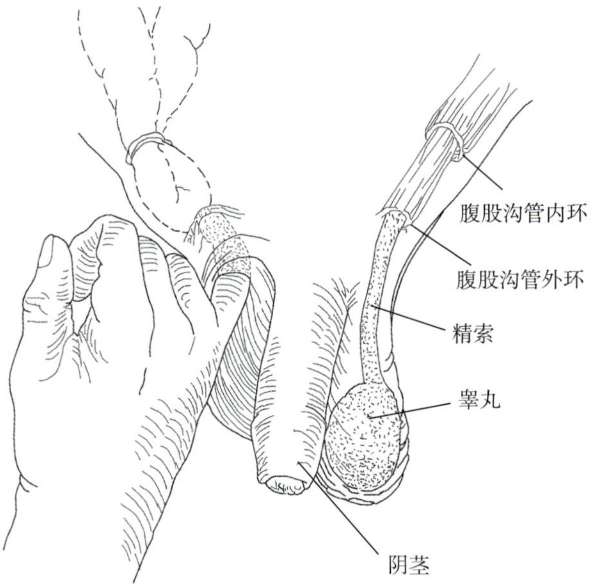

图 2-2-3　斜疝的检查

附睾位于睾丸的后面，在检查时，最好是用两只手的手指触摸。压力不宜过大，否则会有假阳性的压痛。透光试验对于确诊阴囊内肿物为囊性还是实性有一定帮助。

（一）睾丸肿瘤

睾丸肿瘤主要的临床表现是在睾丸处触及实性肿物，有沉重感。通常来自睾丸的肿物多为恶性肿瘤，而来自附睾和精索的肿物多为良性肿物。因此，鉴别肿物的位置对于正确预判诊断十分重要。睾丸肿瘤表现为在睾丸上有无痛性、实性、形状不规则的肿物。一般是患者在洗澡或自己做检查时偶然发现。超声和透光试验有助于鉴别诊断。

（二）睾丸和睾丸附件扭转

睾丸扭转常影响睾丸的血供，导致睾丸缺血，甚至坏死。睾丸扭转常发生在青春期前后的青少年，发病年龄为 10 ~ 20 岁，也有新生儿发生睾丸扭转的报道。睾丸扭转的临床表现是突然出现的睾丸疼痛，并伴有局部肿胀。疼痛可向腹股沟和下腹部放射。有时易误诊为急性附睾炎，附睾炎易发生在 20 岁以后性活动较为频繁的成人。睾丸扭转也可能与阑尾炎相混淆。发病早期尚能触到睾丸和附睾的轮廓，附睾可以转到前方或形成横位。后期阴囊可有红肿和压痛，此时很难触摸清楚阴囊内结构。由于精索扭转、增粗且缩短，睾丸被提拉向上或转为横位。嘱患者平卧，检查者上提患侧睾丸，如局部疼痛加重，是为阴囊抬高试验（Prehn 征）阳性，可作为诊断的佐证。

睾丸附件扭转在睾丸上极偶可触及 3~ 5 mm 痛性结节，或透过阴囊皮肤可见特征性蓝色斑点（blue dot征），在阴囊红肿、触痛显著时，这些体征极难发现。

（三）急性附睾炎

急性附睾炎为急性感染过程，附睾痛性增大，发热、排尿刺激症状常见。炎症可以波及睾丸，体检时较难区分睾丸和附睾的界限，触诊阴囊内容物可引起触痛。

（四）鞘膜积液

如有液体聚集在睾丸和鞘膜之间，称之为睾丸鞘膜积液。患者一般主诉其患侧阴囊逐渐增大，并有不适感。查体发现阴囊呈不对称性肿大，表面光滑，睾丸可能触摸不清。透光试验可以明确诊断。约 10% 的睾丸肿瘤也可合并鞘膜积液，因此诊断时要考虑到睾丸有无病变，可用超声检查辅助。

（五）精索静脉曲张

精索静脉曲张是指精索的静脉发生迂曲和扩张，左侧精索发生较多。临床表现为患者在站立位时，阴囊皮肤出现成团的蚯蚓状曲张静脉，或在患侧睾丸的上方触摸到软的蚯蚓状肿物。当受检者平卧后，肿物会很快消失。轻度曲张触诊不清，需要采用 Valsalva 方法检查，即患者站立，屏气增加腹压，可以触摸到曲张的静脉。提睾肌的运动可能会影响 Valsalva 方法检查的准确性。超声多普勒血流成像技术可以提高诊断的准确性。由于精索静脉曲张的特殊解剖关系，以下情况应警惕腹膜后肿瘤的可能：①精索静脉曲张是突然出现的；②患者平卧后曲张的静脉不能消失；③右侧精索静脉曲张。CT 和超声检查有助于鉴别诊断。

六、男性的肛门和前列腺检查

常用的方法是直肠指诊，患者在检查床上采用侧卧位或膝胸卧位。若采用站立位姿势，患者应站立在检查床旁，两脚要保持一定的距离，膝关节轻度弯曲，弯腰呈 90°。医生要给患者一定的时间做准备和放松。开始检查前与患者做一些交谈，可以分散患者的注意力，以减轻其不适感。

首先检查肛门的外观，常见的病理情况有痔、瘘、疣，少见的有肛门癌和黑色素瘤等。应先用示指在肛门口按压一会，然后送进一个指节，待肛门松弛后再进一步深入检查。检查肛门张力是一项很重要的项目，肛门的松弛和痉挛程度也可代表尿道括约肌的状态。因肛门和尿道括约肌受共同神经支配，引发球海绵体反射对于诊断神经源性膀胱功能障碍有一定意义。示指进入肛门后，可进一步触摸前列腺。正常情况下，前列腺长约 2.5 cm，底部横径约 3.5 cm，厚约 2.5 cm，重约 20 g。质地似拇指抵紧小指时所收缩隆起的大鱼际质地。精囊一般不易被触及。急性精囊炎发作时两侧精囊肿大，有压痛。较大的精囊囊肿有时在直肠指诊时可触及。示指进入肛门要尽量深入，并探查直肠的四周，以发现早期直肠癌。检查结束后，示指轻轻撤出，应注意观察手套上有无血迹。

对于 40 岁以上的男性和接受泌尿系统检查的男性，都要常规进行直肠指诊。我国前列腺癌的发病有日益增多的趋势，前列腺直肠指诊是诊断前列腺癌的重要检查方法之一。

（一）前列腺炎

急性前列腺炎易发生在 20 ~ 40 岁的男性，在此时期性活动活跃。症状是发热、寒战、乏力、会阴和肛门不适、尿路刺激征等，有时可出现尿潴留。如果怀疑有急性前列腺炎，直肠指诊时要特别轻柔。前列腺的温度较高，局部有触痛，此时禁止做前列腺按摩和取前列腺液，因为这不但会造成患者极为不适，更严重的是可能导致细菌沿输精管扩散，继发附睾炎，甚至出现败血症。前列腺如有波动感，可以考虑穿刺吸脓或外科引流。

慢性前列腺炎在前列腺大小、硬度上常无明显特征。采取前列腺液做检查，白细胞数量增多或成堆，即可诊断。前列腺按摩方法是在直肠指诊时，分别自前列腺两叶向中间沟轻轻按压，再沿中间沟自上而下按压，将前列腺液挤出，用玻片收集自尿道外口滴出的液体，送显微镜检查。

（二）良性前列腺增生

良性前列腺增生的查体发现主要为前列腺增大，增大的前列腺仍有一定的弹性。前列腺增大的程度不同，指诊时注意前列腺中央沟是否存在，前列腺上缘及两叶宽度是否增大。准确测量前列腺的大小，应根据经直肠超声的测量。前列腺的大小与梗阻程度并非密切相关，因此如果查体发现增大的前列腺，并不一定就存在膀胱出口梗阻。症状、体征、超声、尿动力学和残余尿等指标是诊断良性前列腺增生症的综合诊断依据。

（三）前列腺癌

前列腺癌通常起源于前列腺的周围带，因而该病的早期可以通过直肠指诊早发现。前列腺癌的直肠指诊特点是病灶呈结节样，质地硬。随着肿瘤的进展，整个前列腺都会变硬，甚至穿破前列腺包膜，到达精囊和骨盆壁。早期的前列腺癌几乎无任何症状。

直肠指诊和前列腺特异性抗原（prostate-specific antigen，PSA）的检测有助于前列腺癌的诊断。只要 PSA 升高，无论是否触摸到可疑病灶，都要考虑到前列腺癌的可能。如直肠指诊发现可疑病灶，即使血 PSA 水平正常，也不能排除前列腺癌的诊断。血 PSA 正常的前列腺癌占 30%。

只要直肠指诊发现可疑病灶，应进行前列腺穿刺活检诊断。有些疾病也可出现前列腺结节，如前列腺结石、炎症、纤维性良性前列腺增生、前列腺堵塞等。前列腺的活体组织检查目前通常在局部麻醉和超声引导下进行，由专业医生操作。

七、女性盆腔的检查

男性医生给女性患者进行盆腔检查时，务必要有女性医务工作者陪伴。受检者采用截石位。先检查外阴和阴唇，要特别注意外阴的萎缩性变化、分泌物和溃疡等。尿道口检查是否有囊肿、黏膜脱垂、黏膜增生、肿瘤和肉阜等。接着嘱受检者腹部加压，观察是否有膀胱或直肠脱垂。受检者的咳嗽动作可能引发尿失禁。尿道触诊可检查出结节样变化，如炎症和肿瘤。触诊也可发现尿道憩室，憩室有感染时，可从尿道挤压出脓性分泌物。双合诊可用来检查膀胱、子宫和附件。

第三节　实验室检查

对尿液、血液以及泌尿生殖系统的分泌物或渗出液的实验室检查是许多疾病确立诊断、观察疗效、安全用药的重要步骤。临床医生应根据患者的不同病情需要，选择较适宜而经济的检查项目。

一、尿液检查

尿液分析检查是泌尿外科疾病的最基本检查项目。出现泌尿系统症状的患者应常规检查尿液，如常规定性检查发现异常者还需完善显微镜下检查。

（一）尿液标本的收集

尿液标本最好在排出后的 1 小时内送检。患者的饮水量、进食可能会影响随机尿检查时尿液内物质的浓度。晨起第一次排出的尿液倾向于浓缩和酸化，对血细胞、上皮细胞、管型等有形成分和尿蛋白、尿亚硝酸盐的定性较有帮助，也能避免饮食因素的干扰。有必要时可重复检查几次尿液常规。怀疑有直立性蛋白尿时，应在清晨起床后立即留第一次尿，然后挺胸站立 15 min，保持站立位 30 ~ 60 min 后留第二次尿。

尿液标本的留取应在生殖道检查或前列腺直肠指诊之前，尿液应当放入医疗部门提供的正规容器内。男性应留取中段尿，包皮过长者要先向上翻开包皮并清洗阴茎头，排尿起始的 15 ~ 30 ml 尿液不收集，留取中段尿立即送检。女性应冲洗外阴，留尿时翻开阴唇，留取中段尿立即送检，尽量避免月经期查尿。对不能配合检查的婴幼儿，应在消毒会阴部后，使用塑料采集袋贴附于尿道外口收集尿样。对于排尿困难的患者，可通过导尿的方式收集尿液，必要时还可通过耻骨上穿刺抽吸的方法获得尿液标本。

（二）尿液的物理学检查

1．尿量

一般成人 24 小时尿量为 1000 ~ 1500 ml。尿量 >2500 ml 为多尿，可能因饮水或输液过多、咖啡因摄入、利尿药使用等导致，病理性多尿见于急性肾功能不全多尿期、肾间质受损、中枢性和肾源性尿崩症、糖尿病肾病等。24小时尿量小于400 ml或每小时小于17 ml为少尿，24小时尿量小于100 ml为无尿，原因可分为肾前性（如休克、严重脱水、心功能不全、肾动脉栓塞或受压、肝肾综合征等）、肾性（如急性或急进性肾小球肾炎、急性或慢性肾功能衰竭、肾移植急性排斥反应等）和肾后性（如各种原因所致泌尿系梗阻）。

2. 颜色与外观

正常新鲜的尿液呈淡黄色、透明。其颜色受代谢产物和浓度的影响，但食物、药物以及感染都会对尿液的颜色有所影响，如吡啶类药物可以让尿液变为橙色，利福平可让尿液呈现橙黄色，动物胆红素药物如牛黄解毒丸可让尿液变为深黄褐色，血红蛋白尿时可出现酱油色尿等。

血尿可呈现茶色、淡红色云雾状、洗肉水样或鲜血样，甚至混有血凝块。每升尿液含血量达1 ml时即可呈现淡红色，而出血量少时，尿液无血色，仅在显微镜检查时发现红细胞增多。镜下血尿是指尿沉渣镜检红细胞>3个/HPF。

尿液中出现絮状物或黄白色混浊是泌尿系统细菌性感染的特点，不过浑浊尿的另一个常见原因是磷酸盐尿，常于进食较多牛乳制品后出现，镜下可见到大量无定形的磷酸盐结晶。

3. 比重与渗透压

正常成人随机尿的比重为1.003～1.030。尿比重可一定程度上反映出肾小管的浓缩稀释功能。肾功能不全患者的尿比重一般固定在1.010，称为等渗尿。尿比重降低可见于水摄入过多、利尿药使用、尿崩症等，尿比重增加的情况有脱水、休克、糖尿病、心功能不全和抗利尿激素分泌过多等。尿的渗透压通常为50～1200 mOsm/L，用于评价肾的浓缩功能，一般影响尿液比重的因素也会对尿渗透压产生影响，尿渗透压下降常反映远端肾小管浓缩功能减退。

（三）尿液的化学检查

1. 尿pH值

尿的pH值通常在4.6～8.0，平均为5.5～6.5，呈弱酸性。尿液的pH值受饮食种类影响很大，蛋白类食物可使尿液呈酸性，而果蔬类食物可使尿液呈碱性。大量进食后的2小时内或在室温下放置时间过长的尿液标本会碱化，影响检查准确度。尿pH值在一些疾病的诊断中有重要作用。患有尿酸结石的人其尿液pH值多小于6.5，尿液的碱化可治疗和预防尿酸结石，而患有钙盐结石、远端肾小管性酸中毒、高钾血症、醛固酮增多症的患者，其尿液往往呈现碱性。肾结核患者的尿呈酸性。在泌尿系统感染情况下，病菌为尿素分解类细菌（如变形杆菌、假单胞菌、葡萄球菌等）的尿液pH值常>7.0，较高的pH值也会使得磷酸镁铵结晶沉积，形成感染性结石。

2. 尿蛋白

当尿蛋白含量>100 mg/L或>150 mg/24小时，蛋白定性试验呈阳性，称为蛋白尿。尿液浓缩、大量白细胞或尿道/生殖道分泌物可能会引起蛋白尿的假阳性结果，短暂的蛋白尿可见于发热、精神紧张和运动过量时，也可见于体位性（或直立性）蛋白尿的患者。大量蛋白尿（>150 mg/24小时）是较严重肾疾病的指征，可以是肾血管病、肾小球或肾小管疾病以及骨髓瘤、骨骼肌严重损伤、溶血、中毒等的表现，所以对于存在蛋白尿的患者，有必要进一步完善24小时尿蛋白定量以及尿蛋白电泳等检查。

3. 尿糖与酮体

尿糖升高多见于糖尿病的患者，甲状腺功

能亢进、嗜铬细胞瘤、库欣综合征的患者可因继发性高血糖而产生糖尿，肾糖阈降低的人也可于进食或输注大量葡萄糖后出现暂时的尿糖升高。患者服用阿司匹林、维生素 C 或头孢类药物后可能出现尿糖假阳性的结果。正常情况下尿液中应不含酮体，只有体内发生大量脂肪分解时才会通过尿液排出酮体，大量酮体从尿液中排出会消耗体内碱储备，导致酮症酸中毒。尿酮体升高可见于糖尿病未控制或治疗不当、服用二甲双胍的患者或饥饿、严重感染、严重腹泻、减肥人群。

4．尿隐血或红细胞

常规定性检查的原理是血红蛋白触媒法，既可对完整的红细胞反应，又能测定游离的血红蛋白或肌红蛋白，故仅能用于血尿的筛查，常需要人工镜检来进一步确认和分辨血尿与血红蛋白 / 肌红蛋白尿。血尿常提示泌尿系统病变，常见病因有泌尿系统炎症、结核、肿瘤、泌尿系统结石、前列腺增生等，亦可见于抗凝药物服用、凝血功能障碍疾病。血尿的假阳性结果可能来源于女性月经、剧烈运动或劳累后，大量维生素 C 服用可能导致假阴性结果。血尿与蛋白尿共同出现可能是肾小球肾炎的表现。

血红蛋白尿外观红色透明，常出现于血管内溶血后（如蚕豆病、血型不合的输血反应、肾梗死等），在酸性尿液中可因自体氧化而呈现棕色甚至酱油色。需要注意的是，血尿患者尿液的稀释会造成红细胞的裂解，使得尿血红蛋白定性检查为阳性而人工镜检却未见红细胞，称为假性血红蛋白尿。

相位差显微镜检验尿中红细胞有助于区分肾小球性血尿和外科性血尿。肾小球性血尿的特点为尿中存在变形的红细胞（面包圈形、镰刀形、玫瑰花状等），这是由于红细胞通过有病理改变的肾小球基底膜时受到了挤压和损伤，而外科性血尿的红细胞多为均一正常形态。

5．胆红素与尿胆原

正常尿液不含胆红素，可含少量的尿胆原。正常情况下，直接胆红素经胆道排泄入肠道，被转化为尿胆原后，50% 经粪便排出体外，其余再次进入肠肝循环，仅有极少量的尿胆原经尿液排出。在发生胆道梗阻时，直接胆红素直接吸收入血，经肾排出，尿中胆红素含量增加，尿胆原含量下降；而在发生溶血、肝细胞损伤时，尿中尿胆原含量明显增加。

6．白细胞与亚硝酸盐

尿中出现白细胞增多提示泌尿系统感染，尿中白细胞也可能来源于尿路上皮损伤。常规定性检查仅能用于筛查，需要人工镜检尿沉渣来进一步确认。留取尿标本不规范（未留中段尿、包皮未翻开、合并妇科炎症等）可能造成尿白细胞检查假阳性，假阴性结果来自于尿糖升高以及吡啶类药物、呋喃妥因、维生素 C、利福平等药物的服用。许多革兰氏阴性菌能使尿中的硝酸盐转化为亚硝酸盐，白细胞与亚硝酸盐同时出现意味着较严重的泌尿系统大肠埃希氏菌感染。

（四）尿沉渣检查

显微镜尿沉渣可以观察到细胞、管型、结晶、细菌、酵母菌或寄生虫等。尿沉渣检查应当由检验员人工完成。推荐留取晨尿后的几分钟之内送检。尿沉渣的显微镜检查分为低倍镜检（10×）和高倍镜检（40×）。在低倍镜下，整个视野要浏览一遍，特别要注意盖玻片的边缘，因为在这些地方容易聚集一些管型和其他沉渣成分。在观察管型时一般需观察 20 个低倍视野，观察细胞时一般需要观察 10 个高倍视野。

1．细胞

尿沉渣中的红细胞、白细胞意义如前所述，镜下脓尿是指尿沉渣镜检时白细胞＞5 个 /

HPF。尿沉渣镜检还可见到上皮细胞，多为鳞状上皮细胞，可来自尿道外口和阴道口的污染。大量的移行上皮细胞脱落见于泌尿系感染和结石，也可见于尿路上皮肿瘤，应检查尿细胞涂片或结合病史进一步检查。肾小管上皮细胞不常见，一旦发现则临床意义较大，因为肾仅在病理情况下才能见到这种细胞，如急性肾小管坏死的多尿期。

2．管型

管型是尿蛋白的凝块，形成于肾远曲小管和集合管，正常尿液中很少见到，碱化的尿液、室温久置的尿液标本中也很难见到。如果管型中只有黏蛋白，则称之为透明管型，可见于剧烈运动后、发热、肾盂肾炎、肾动脉硬化和慢性肾病等情况。红细胞管型是肾小球出血所致，多继发于肾小球肾炎、肾移植术后排异。在急性肾小球肾炎、急性肾盂肾炎和间质性肾炎中可见到白细胞管型。颗粒和蜡样管型是上皮细胞、白细胞成分变性或崩解形成的，常提示较严重的肾病。脂肪管型见于肾病综合征、甲状腺功能减退等情况。

3．结晶

尿中出现结晶大多来自饮食，一般无重要临床意义。尿中是否析出结晶，取决于尿液的酸度、温度以及该结晶在尿中的溶解度。结晶成分的确定对患有尿路结石病的患者较为重要，有助于病因的诊断。碱性尿液中常见的磷酸镁胺盐结晶呈屋顶形或棱柱形，有时呈羊齿草叶形，酸性尿液中常见尿酸结晶，似红色细砂状小颗粒，镜下呈黄色或暗红色的菱形、长方形、花瓣形等，草酸钙结晶为无色方形闪烁发光的八面体，分别可能引起磷酸盐结石、尿酸结石和草酸钙结石。胱氨酸结晶为无色六边形片状结晶，常重叠排列，折光性很强，是诊断胱氨酸病的主要依据，有形成结石的可能。

（五）尿液的其他检查

1．尿乳糜定性

乳糜液或淋巴液出现在尿液中，使尿液呈牛奶状，称为乳糜尿。乳糜是由胶体状的乳糜微粒和蛋白质等组成，经染色可于显微镜下检出。如混有血液，则称为乳糜血尿。由于胸导管阻塞或腹部广泛淋巴管阻塞，经肠道吸收的脂肪皂化后的乳糜液经腰干淋巴管反流至泌尿系统淋巴管，使后者内压不断升高，终致破裂而形成乳糜尿。丝虫病是引起乳糜尿的原因之一，腹膜结核、腹膜后肿瘤、手术创伤等也可导致乳糜尿。

2．尿液微生物学检查

尿微生物检查是泌尿系感染性疾病诊断、治疗以及控制院内感染的重要手段。采集尿液应进行无菌操作，避免杂菌污染，置于医院提供的细菌培养专用器皿内，还可通过膀胱镜下输尿管插管的方法采集左、右侧肾盂尿送检。尿细菌培养应尽量在用抗生素之前或停药一周后采集，采集后立即送检。

（1）直接涂片检查：未离心尿直接涂片可以用于菌尿的初步诊断。一般认为在尿液中直接涂片见到结核菌、念珠菌、淋球菌时可直接诊断泌尿系结核、尿路真菌感染以及淋病。发现其他细菌时，可根据其形态排列及其染色特征作出初步报告，然后通过进一步培养鉴定。

（2）尿培养检查与抗微生物药物敏感试验：大肠埃希氏菌、金黄色葡萄球菌、粪肠球菌等24小时如有生长，即做细菌鉴定及药敏试验，48小时仍无生长则可做阴性报告；念珠菌、抗酸杆菌、L-型细菌生长较慢，阴性报告时间会相应延长。应用药敏试验提示的敏感药物治疗感染，可有效治疗泌尿系感染。

3．尿脱落细胞学

尿脱落细胞学检查是尿路上皮癌诊断和术

后随诊的主要方法之一。尿标本的采集一般是通过自然排尿，也可以通过膀胱冲洗以获得更多的癌细胞，从而提高诊断率。尿标本应尽量采用 2 小时以内的新鲜尿液 100 ~ 200 ml，经沉淀、离心、涂片、固定、巴氏 /HE 染色后，显微镜观察细胞学成分及寻找尿路上皮癌细胞。晨尿比较浓缩，细胞溶解较多，不适于该项检查。尿细胞学检查可发现高级别尿路上皮癌和原位癌的脱落癌细胞，敏感性为 38% ~ 51%，特异性为 81% ~ 100%，对低级别尿路上皮癌的敏感性较差。尿细胞学检查还可用于肾移植术后排异反应的监测，临床上以淋巴细胞尿作为判断排异反应的重要指标。尿标本中癌细胞数量少、细胞的不典型或退行性变、泌尿系感染、结石、膀胱灌注治疗等会影响尿细胞学的检查结果。

尿细胞学的诊断标准有多种方法，一般采用巴氏 5 级分法：1 级——未见非典型或异常细胞，2 级——有非典型细胞，但无恶性指征（包括良性变形细胞、炎症增生细胞、核异质细胞等），3 级——有可疑癌细胞（如未分化或高度退化的细胞核裸核），4 级——有高度可疑的尿路上皮癌细胞，5 级——有癌细胞，形态典型。尿脱落细胞学的报告应标明标本收集方法、收集次数、细胞学分级以及相应的次数。

4. 尿中肿瘤标志物检查

美国 FDA 已经批准将 BTAstat/BTAtrak（膀胱癌抗原检测试剂盒）、NMP22（核基质蛋白 22 检测）、FDP（纤维蛋白降解物）、ImmunoCyt 和尿荧光原位杂交技术（fluorescence in situ hybridization，FISH）用于膀胱癌的检测。FISH 检查除了用于诊断和监测膀胱癌，还可以用于监测膀胱内灌注化疗患者的肿瘤控制情况，其敏感性为 76%，特异性为 85%。另外还有一些标志物，如端粒酶、存活素、微卫星分析、CYFRA21-1、LewisX 等，在膀胱癌的检测中显示了较高的敏感性，但是其特异性却普遍低于尿细胞学检查。前列腺按摩后首次排尿的尿沉渣 PCA3（一种长链非编码 RNA）测定是近期研究的新型前列腺癌标志物，有助于决定前列腺癌高危患者是否需要重复穿刺。

5. 尿香草基扁桃酸

香草基扁桃酸（VMA）是儿茶酚胺在体内的代谢产物，其在尿中浓度的升高可用于发现和诊断嗜铬细胞瘤与神经母细胞瘤。

6. 尿离子分析

24 小时尿钙、草酸盐、枸橼酸、磷酸、镁、尿酸、尿素、钠、钾、肌酐等成分的分析有助于发现尿石症患者形成结石的病因。

二、精液及前列腺液检查

（一）精液检查

常用于检查男性不育症的病因和疗效观察，也可用于人工授精时优质精子的筛选及法医学鉴定。检查应在禁欲 5 ~ 7 天后进行，单次检查的结果可能并不可靠，必要时可重复检查。

1. 精液常规检查

包括精液一般性状和显微镜检查。正常精液量为 2 ~ 5 ml，灰白色或乳白色，液化后为半透明乳白色稍有浑浊，血性精液或黄色、脓样精液见于精囊炎、前列腺炎或生殖系统结核。刚排出的精液有高度黏稠性，呈胶冻状，在 37℃环境中 30 分钟后由于纤溶酶的作用而液化，精液不液化会严重影响精子活动力，导致不育。前列腺炎时常见不液化或液化时间延长。正常精液 pH 值为 7.2 ~ 8.0，异常 pH 值会影响精子活力。

显微镜下需要观察精子的活率、活动力、精子计数以及精子形态学检查。正常精液在排出后的 60 分钟内，活精子比率应占

80%～90% 以上，至少＞60%。根据世界卫生组织推荐，精子活动力分为 4 级，a 级是指精子活动良好，呈快速、直线运动，b 级是指精子能活动，但方向不明确，呈快速或迟钝的直线或非直线前向运动，c 级是指活动不良、原地打转或旋转、前向运动差的精子，d 级是不活动的精子。正常精液中 a 级精子应占 80% 以上。精液中正常精子数量为（50～100）× 10^9/L，多次未在精液中发现精子称为无精症，主要见于睾丸生精功能减退、双侧输精管阻塞。精子经染色后观察，畸形率应少于 15%，未成熟精细胞少于 1%，精索静脉曲张患者的畸形率明显升高，睾丸生精小管的功能受到药物、外伤、放射线或其他因素影响时可出现较多病理性未成熟精细胞。不育症患者的精液检查往往出现上述异常。

2. 精液生化检查

包括精浆果糖测定、LD-X（乳酸脱氢酶同工酶）测定及蛋白成分测定等，对不育症的诊断有帮助。

精液检查还包括精子功能检查、精液免疫学检查和精液微生物培养。

（二）前列腺液检查

前列腺液检查用于助诊前列腺炎症，一般通过前列腺按摩法取得。如前列腺按摩后收集不到前列腺液，不宜多次重复按摩，可让患者留取按摩后的尿液进行分析。正常人前列腺液为乳白色稀薄液体，pH 值为 6.3～6.5，炎症时分泌物变得浓厚，色黄，可浑浊或有絮状物。显微镜下前列腺液可见卵磷脂小体均匀分布于整个视野，红细胞＜5 个 /HPF，白细胞＜10 个 /HPF，上皮细胞偶见。患前列腺炎时，白细胞＞10 个 /HPF，卵磷脂小体数量减少，白细胞的多少与症状的严重程度不成正比。当前列腺有细菌、真菌及滴虫等病原体感染时，可在前列腺液涂片中检出，必要时可做前列腺液培养。

对于Ⅱ型和Ⅲ型前列腺炎，推荐“两杯法”或“四杯法”病原体定位试验，“两杯法”在实际工作中更简单、有效。“两杯法”是通过获取前列腺按摩前、后的尿液，进行显微镜检查和细菌培养，了解其白细胞情况和细菌培养结果。

三、肾功能检查

（一）血清肌酐测定

肌酐是肌酸代谢的终产物，少部分来自食物摄入，绝大部分来自体内骨骼肌肌酸的代谢，称为内生性肌酐。肌酐的产生速度较恒定，尿中的排出量也基本稳定，故血清中肌酐水平可直接反映肾排泄功能，肌酐清除率亦可等同于肾小球滤过率。正常成人的血清肌酐正常值为 0.8～1.2 mg/dl（44～133 μmol/L），肌酐清除率为 80～120 ml/min。当肾小球滤过率减退至 50% 以下时，血肌酐值开始明显升高，且随着肌酐清除率的逐渐降低，血肌酐的上升曲线斜率会陡然变大。故与血清肌酐相比，肌酐清除率对肾功能的反应更灵敏。

（二）血尿素测定

血液中除蛋白质以外的含氮化合物被称为非蛋白氮，非蛋白氮大部分由肾排出，故血中非蛋白氮的浓度也是反映肾小球滤过率的一个指标。血中非蛋白氮的重要组成部分为血尿素氮（BUN），因此 BUN 的变化也可简便地反映肾功能。不过，BUN 受饮食和体内水化状态的影响较大，消化道出血时也会明显升高。临床上还会用到尿素氮肌酐比（BUN/Cr），正常值约为 10∶1，脱水、泌尿系完全梗阻或尿外渗的患者该比值范围为 20∶1 至 40∶1，严重肝功能不全或水中毒的患者该比值会降低。

（三）早期肾损伤的检查与监测

肾具备强大的代偿功能，早期肾损伤不易在肌酐水平或肌酐清除率上体现出来。若错过某些疾病的早期阶段，肾功能损伤可能会发展到不可逆转的状态，肾移植术后对排异反应的监测也需要早发现、早治疗。因此早期肾损伤指标的检验成为传统肾功能检验之外的新领域。包括尿微量白蛋白（mAlb）测定、尿转铁蛋白测定、尿中低分子量蛋白（LMWP）测定（如 α_1m）、尿酶测定（如 NAG）等。提倡联合检测 mAlb 和尿 NAG、α_1m 以提高早期检出率。

四、其他血液学检查

（一）血常规

血液常规检验与尿液常规检验同为临床基本检查项目，检查项目包括红细胞相关参数（包括血红蛋白、红细胞计数、红细胞体积和形态等）、白细胞分析、血小板分析和红细胞沉降率，可对泌尿系疾病造成的全身影响作出准确判断。如慢性肾功能不全的患者可见到正细胞正色素性贫血，较严重的肉眼血尿也可引起贫血，不过持续的镜下血尿一般很少导致贫血。肾细胞癌的副瘤综合征可引起红细胞增多症和红细胞沉降率升高。较严重的泌尿系感染可见到血白细胞升高以及核左移，部分白血病患者会以泌尿系统症状为主诉，血常规检验可发现白细胞异常升高。泌尿系肿瘤接受放化疗的患者应定期监测血常规，以早期发现和治疗骨髓抑制。

（二）电解质检查

钾、钠、氯、碳酸氢盐以及其他一些离子的化验对泌尿系疾病的诊治有重要意义。钾、钠、氯以及大多数离子的排泄都依赖于肾，同时肾上腺皮质功能、利尿药物的服用对钾、钠的调节有显著影响。对于肾功能不全，服用利尿药、洋地黄制剂的患者以及行经尿道前列腺电切术和术后不能进食的患者，应严密监测血钠和血钾的情况。患有泌尿系钙盐结石的患者应检测血钙水平，肾细胞癌的副瘤综合征可见到高钙血症。

（三）前列腺癌肿瘤标志物

前列腺特异性抗原（prostate-speafic antigen，PSA）是一种单链糖蛋白，产生于前列腺上皮细胞，仅存在于导管上皮细胞胞质及前列腺腺泡内，具有极高的组织器官特异性。血清 PSA 是重要的前列腺癌肿瘤标志物，对前列腺癌患者的预后判断、治疗效果评估和复发/转移早期发现具有重要作用。血清 PSA 水平会受年龄、前列腺体积大小、前列腺炎症、药物、手术等因素影响。在血液中，PSA 以游离和结合两种形式存在，以结合形式为主。目前国内外比较一致的观点是血清总 PSA（t-PSA）>4.0 ng/ml 为异常，对初次 PSA 异常者建议复查。t-PSA 介于 4～10 ng/ml 构成了前列腺癌判定的灰区，在这一灰区内推荐参考游离 PSA 与总 PSA 的比值（f-PSA/t-PSA），正常情况下，上述比值应大于 0.16。此外，PSA 密度（血清 t-PSA 与前列腺体积的比值）、PSA 速率（PSA 增长的速度）也能对前列腺癌的判定提供参考。对于 50 岁以上有下尿路症状的男性应常规进行 PSA 检查，对于有前列腺癌家族史的男性人群，应该从 45 岁开始定期检查。

（四）血清激素水平检查

泌尿外科较常用的血清激素水平检查包括

垂体的激素、肾上腺相关激素、雄激素、雌激素、人绒毛膜促性腺激素（hCG）、甲状旁腺激素等。垂体激素（如生长激素、促肾上腺皮质激素）、肾上腺相关激素（如醛固酮、皮质醇、去甲肾上腺素、肾上腺素等）的测定在肾上腺功能、肾上腺肿瘤等疾病的诊治中颇为重要。雄激素、雌激素以及促卵泡激素和黄体生成素的测定可帮助诊治性腺功能异常和不育症，同时在前列腺癌去势治疗中需要定期监测血清雄激素。β-hCG 与甲胎蛋白（AFP）是睾丸肿瘤的重要评估指标。对于血钙高、尿路结石反复发作的患者，应考虑到甲状旁腺功能亢进的可能，可测定血中甲状旁腺激素的水平。

第四节　影像学检查

影像学检查对于泌尿生殖系统疾病的诊断及治疗具有重要作用，以下就最常用的 X 线检查、计算机体层摄影（computed tomography，CT）及磁共振成像（magnetic resonance imaging，MRI）做一介绍。

一、正常影像表现

（一）正常 X 线表现

1．腹部平片

泌尿系统 X 线平片常简称为 KUB（kidney-ureter-bladder），简单易行。KUB 一般在仰卧前后位投照，检查范围包括双肾区、中下腹部及整个盆腔。在正常 KUB 上，由于双侧肾周围有较多脂肪组织对比，其轮廓、位置及大小可清楚显示。双侧肾呈豆形，位于脊柱两侧（图 2-4-1）。双侧输尿管及膀胱周围与周围组织缺乏自然对比，显示困难。

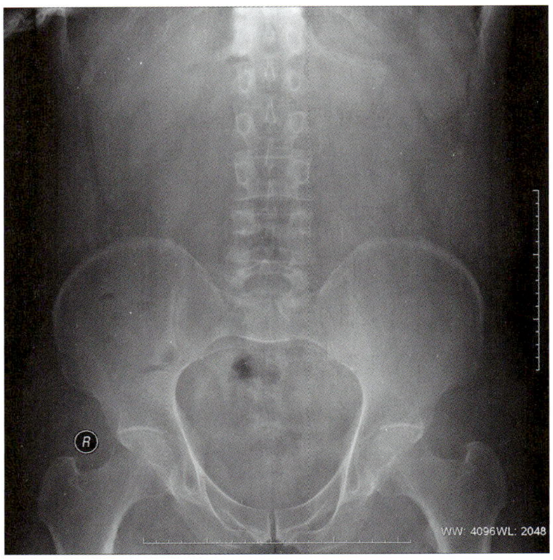

图 2-4-1　双肾轮廓清晰，位于脊柱两旁，双侧腰大肌对称显影

2．尿路造影

（1）静脉尿路造影（intravenous urography，IVU）：静脉注入对比剂后，对比剂进入血管内，随血液到达器官组织。在肾内，对比剂经肾小球滤过随尿液进入肾集合系统、输尿管和膀胱。从而使肾实质、肾盂肾盏、输尿管及膀胱显影。肾小盏穹隆部呈杯口状，体部呈短管状与肾大盏尖部相连。肾大盏基底部与肾盂相连，呈边缘光滑的长管状。肾盂为三角形，上连肾大盏，尖端与输尿管相连。输尿管边缘光滑，呈波浪状。充盈良好的膀胱呈圆形、类圆形或椭圆形，位于耻骨联合上方。

（2）逆行肾盂造影（retrograde urography）：逆行肾盂造影先行 KUB，而后将导管经膀胱插入输尿管注入对比剂，从而使肾盏肾盂、输尿管及膀胱显影，其显示情况与静脉肾盂造影基本相同，但是不能显示肾实质。

（3）排泄性膀胱尿路造影：当怀疑有膀胱输尿管反流性肾病时，可作排泄性膀胱尿路造影。造影前令患者排尿，使膀胱内不滞留尿液，然后将导尿管插入膀胱，注入对比剂，使膀胱充满对比剂后拔出导尿管，令患者排尿时摄影。当患者有膀胱输尿管反流性肾病时，可见对比剂逆行向上充盈输尿管，甚至达肾盂及肾盏。

（4）肾动脉造影：肾动脉造影为有创性检查，该检查将对比剂充盈肾动脉血管树，来观察肾动脉的病变。其检查方法包括腹主动脉-肾动脉造影及选择性肾动脉造影。腹主动脉-肾动脉造影可显示腹主动脉、肾动脉开口及变异、肾动脉支数及其主要分支。选择性肾动脉造影是有目的地将动脉导管选择至肾动脉开口进行造影，肾动脉或其分支不与主动脉的其他分支重叠，肾内细小分支可清晰显示。

（5）肾静脉造影：肾静脉静脉造影对诊断肾静脉病变，如肾静脉血栓及瘤栓、肾内外肿块压迫肾静脉等有重要价值，但是目前已较少使用，而多行 CT 及 MR 增强检查明确。

（二）正常 CT 表现

1. 常规 CT

（1）肾上腺：位于肾上缘上方肾筋膜囊内，横断面右侧肾上腺常呈斜线状、倒 V形或倒 Y形；左侧肾上腺多为倒 V形、倒 Y形或三角形。肾上腺分为内侧支、外侧支及结合部，边缘光滑，无外凸结节。增强扫描均匀强化，皮髓质不能分辨。肾上腺的垂直厚度一般为 5~7 mm，肾上腺厚度大于 1cm或增粗达到或超过膈肌脚应考虑为增厚。

（2）肾：CT 平扫可见肾位于脊柱两侧，其横断面表现为圆形或椭圆形软组织密度灶，实质密度均一，皮质及髓质难以分辨。肾不同的层面形态各异，在接近肾上下极的层面，其外形光滑或略呈分叶状结构，左肾上极的前外侧边缘有时可见驼峰状隆起，属正常变异。在肾的中央层面，可见不规则的肾窦，内前方凹陷为肾门所在，可见出入肾门的肾动脉和肾静脉呈条带状软组织密度灶，自肾门向腹主动脉走行。肾周围有大量脂肪性低密度的肾周脂肪囊，肾周脂肪囊外为致密的肾周筋膜，即 Gerota 筋膜，表现为纤细的线样软组织密度灶。有时可见连接肾表面与肾筋膜的多发纤细的线样软组织密度灶，即桥隔。

肾增强 CT 检查分为三个期：皮髓质期、实质期及分泌期。皮髓质期（约注射对比剂后 30 s）肾动脉及肾皮质明显强化，髓质密度较低，皮质及髓质分界清楚。实质期（约注射对比剂后 90 s）肾髓质强化与皮质相当，皮质髓质分界不清。分泌期（注射对比剂后 5～10 min）肾实质强化程度下降，肾盏肾盂内可见对比剂充盈。

（3）输尿管：CT 平扫时双侧输尿管上段多能识别，呈小圆形软组织密度灶，中段及下段多辨识比较困难。增强扫描，注入对比剂后约 10 min，对比剂充盈输尿管，可自肾盂至输尿管膀胱入口处进行追踪。

（4）膀胱：平扫时膀胱的形态及大小与充盈状态有关。膀胱内尿液呈均一水样密度。膀胱壁表现为厚度均匀的薄壁软组织密度灶，内外缘光滑。

（5）前列腺：位于膀胱下方，呈圆形或横置椭圆形软组织密度灶，边缘光整，前列腺大小与年龄相关。青年男性前列腺横径及上下径约 3 cm，前后径约 2.3 cm。老年人横径及上下径约 5 cm，前后径约 4.3 cm。

（6）精囊：位于膀胱后方，与前列腺上缘相邻，呈八字形软组织密度灶。精囊前缘与膀胱后壁之间有一尖端向内的锐角形脂肪性低密度区，称为精囊角。

（7）睾丸：表现为阴囊内椭圆形软组织密度灶。

（8）阴茎：表现为软组织密度灶。

2. 肾动脉CT（CT angiography，CTA）

注射对比剂后20～30秒肾动脉显影，可显示肾动脉的开口位置、数目及主要分支等。

3. CT尿路成像（CT urography，CTU）

静脉注射对比剂后10～30 min，肾盏肾盂、输尿管及膀胱充盈对比剂，成像表现类似于静脉尿路造影。

（三）正常MRI表现

1. 常规MRI检查

（1）肾上腺：肾上腺位置、形态、大小及强化同CT。T1WI及T2WI信号强度类似肝实质，明显低于周围脂肪。不能分辨皮髓质。

（2）肾：平扫时，肾皮质及髓质因含水量不同，在T1WI上皮质信号略高于髓质。在T2WI上皮质、髓质均呈稍高信号，髓质信号可更高。在T1WI及T2WI上，肾窦脂肪及肾周脂肪分别呈高信号和中高信号。肾盂在T1WI及T2WI上类似游离水信号，表现为低信号及高信号。增强检查多进行多期相扫描，肾实质的强化取决于期相，表现类似增强CT检查。

（3）输尿管：在周围高信号脂肪组织的衬托下，双侧输尿管上段多能识别，呈小圆形低信号，中下段多辨识比较困难。

（4）膀胱：膀胱内尿液呈均匀T1WI低信号、T2WI高信号。膀胱壁信号类似肌肉，在T1WI上高于腔内尿液信号，在T2WI上低于尿液信号。

（5）前列腺：呈倒置锥形，T1WI呈均一中等信号，T2WI尿道周围的移行带及中央带均呈低信号，二者难以区分，称为中央腺体；外周带呈高信号区，外周带内的网状低信号代表起支撑作用的胶原纤维；前纤维肌基质在T1WI及T2WI均呈低信号。前列腺周边的低信号环代表前列腺被膜。中央腺体与外周带之间的T2WI低信号带，被称为外科包膜。前列腺神经血管束沿腺体左后外及右后外侧面走行，与周围脂肪相比T1WI呈低信号，T2WI上信号多样。

（6）精囊：由卷曲的细管构成，充满液体，T1WI呈低信号，T2WI呈高信号，精囊壁在T1WI及T2WI均呈低信号。

（7）睾丸：在CT上呈卵圆形软组织密度。T1WI呈中等信号，T2WI呈高信号。睾丸白膜纤维带，相对睾丸T1WI及T2WI均呈低信号。白膜是鉴别睾丸内病变及睾丸外病变的分界线。附睾T1WI信号与睾丸相似，T2WI信号低于睾丸。

（8）阴茎：阴茎海绵体积尿道海绵体相对于骨骼肌在T1WI成中等信号，T2WI上均呈稍高信号。包绕阴茎海绵体及尿道海绵体的包膜T1WI及T2WI均呈低信号，阴茎海绵体同时被Buck筋膜包绕，因此包绕阴茎海绵体的低信号带比尿道海绵体厚。

2. 肾动脉核磁成像（MR angiography，MRA）

包括3D-TOF MRA和增强肾动脉MRA，前者成像类似肾动脉造影，但成像质量不及后者。

3. 磁共振尿路造影（MR urography，MRU）

MRU利用磁共振水成像原理，对尿路中的尿液进行成像。能清晰显示肾集合系统、输尿管及膀胱因含有尿液呈高信号，周围背景呈低信号或无信号。正常的MRU上肾盏为细长结构，肾盂呈三角形，输尿管常智能显示部分呈细条状，膀胱输尿管连接处由于膀胱充盈而不易显示。在有尿路梗阻时，MRU 的效果较好，可显示肾集合系统等细微解剖结构，同时对梗阻进行定位。腔内梗阻表现为梗阻部位部分或完全充盈缺损。腔外梗阻表现为输尿管呈鼠尾样逐渐变细。MRU 不能直接显示梗阻原因，可进一步行常规 MRI 检查。

二、异常影像表现

（一）泌尿系统先天发育异常

1．肾先天性发育异常

（1）孤立肾：临床上最常见的为单侧肾缺如，仅有一侧肾，称之为孤立肾。孤立肾代偿性增生、肥大，常伴孤立肾异位及旋转不良的先天异常。KUB 表现为一侧无肾影，对侧肾影增大。CT 及 MRI 表现为一侧肾床内无肾影，可被周围脂肪脏器所占据，同侧无肾动脉发出，输尿管呈盲端且较细，同侧肾上腺多存在。对侧肾增大，密度及信号强度正常，增强扫描强化方式与正常肾相同。

（2）异位肾：异位肾包括游走肾和单纯异位肾。游走肾位于腹腔内，变换体位时，游走肾可在各个方向移动。单纯异位肾，位置异常，肾可位于盆腔、髂窝、下腹、膈下及胸腔，多伴有旋转不良，但密度、信号强度及强化方式均与正常肾相同。

（3）肾旋转异常：正常肾的肾门结构多指向前内方。当肾发生旋转异常（多沿肾长轴旋转异常）可见肾门结构指向前方、后方及外侧（图 2-4-2）。

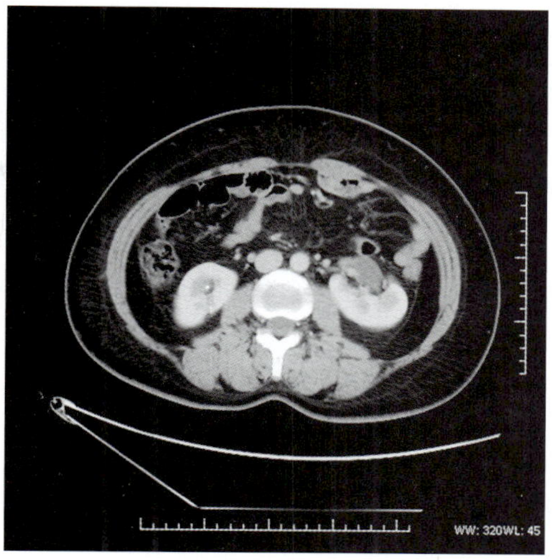

图 2-4-2　左肾旋转不良，肾门指向前侧

2．肾形态异常

（1）融合肾：融合肾最常见为马蹄肾，表现为肾上极或肾下极融合，以下极融合多见，常伴有旋转异常。KUB 表现为肾位置下降、肾脊角发生改变。尿路造影示双肾下极内收，呈倒“八”字形。CT 及 MRI 可见肾融合部位位于脊柱前方，密度、信号强度及强化方式均与正常肾相同。

（2）分叶肾、驼峰肾、肾柱排列异常：分叶肾可见肾表面有浅沟，浅沟处可见肾柱（Bertin 柱）自皮质伸入髓质区。CT 和 MRI 可见肾表现多发切迹，增强扫描肾柱明显强化，无肾萎缩及实质变薄改变，依此可与慢性肾盂肾炎瘢痕所致切迹进行鉴别。

驼峰肾多见于左肾中上部，表现为外缘呈驼峰状突起，是正常变异，CT 平扫及增强均同正常肾密度，不要误诊为占位。

肾柱排列异常，表现为肾柱肥大及卷曲畸形，易误认为肾占位，CT 表现为肾窦内锥状等密度灶，底部与肾实质延续，平扫及增强密度及强化程度均同肾皮质。MRI 表现均同正常肾皮质。

（3）肾发育不全：肾发育不全，又称侏儒肾。仅表现为肾体积减小，其肾结构正常，密度、信号强度及强化方式均与正常肾相同，同侧肾盂肾盏及输尿管、肾动脉均较细小。侏儒肾需与肾萎缩进行鉴别，肾萎缩除肾体积减小外，可有肾实质变薄，常伴瘢痕所致肾表面切迹等表现。

3．肾盂输尿管先天性发育异常

（1）肾外型肾盂：肾外型肾盂是指肾盂大部分位于肾外。B超和CT易与轻度肾积水混淆，IVU是鉴别二者的可靠方法，肾外型肾盂其肾盏无扩张积水，轻度肾积水肾小盏杯口变平。

（2）肾盂输尿管重复畸形：又称重复肾，为一个肾分为上、下两部，各有一套肾盂和输尿管。尿路造影、CTU及MRU可显示一个肾区有两套肾盂和输尿管，上肾盂输尿管常有积水扩张，并显示两输尿管汇合或分别进入膀胱的开口位置。CT及MR可见一个肾有上、下两部，两者表面间有一浅沟，上部肾体积多较小（图2-4-3）。

（3）输尿管膨出：输尿管膨出旧称输尿管囊肿，为输尿管末端在膀胱内形成囊状突出，多数为一侧。排泄性尿路造影表现为输尿管膀胱入口处可见一囊肿，上段尿路积水扩张，囊肿与扩张输尿管相连形似蛇影，囊肿为蛇头，称之为“蛇头征”。双侧输尿管囊肿，表现为膀胱区内的“眼镜蛇头征”。CTU及MRU表现类似排泄性尿路造影。CT平扫显示膀胱内圆形或类圆形低密度灶，密度均一，与尿液相等，囊壁呈环形，厚度均匀。增强扫描延时，可见囊内对比剂填充（图2-4-4）。

（4）先天性肾盂输尿管结合部狭窄：多位于肾盂输尿管结合部。IVU可见肾盂肾盏积水扩张，对比剂中止于输尿管狭窄。CT可显示肾盂肾盏积水扩张，但确定狭窄段较困难，但可以鉴别是否存在结石、肿瘤等梗阻原因的存在。

（5）先天性巨输尿管：先天性巨输尿管可见整个输尿管迂曲、增粗，多为单侧发病，一般认为是由于输尿管远端肌肉迟缓性异常所致，有时可见输尿管膀胱交界区一小段输尿

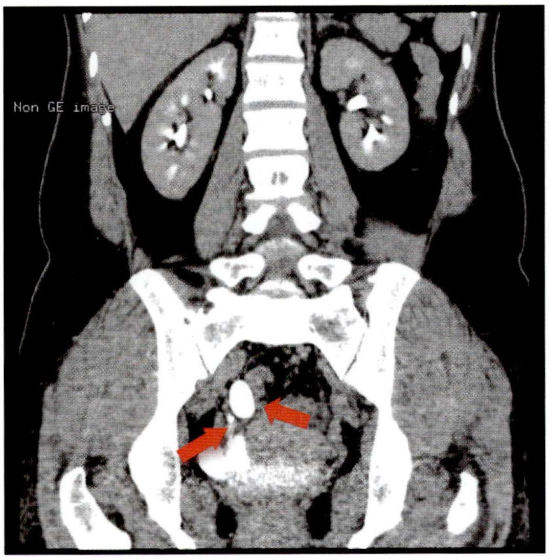

图2-4-3　右肾可见上、下两部分，有两套肾盂及输尿管（箭头）

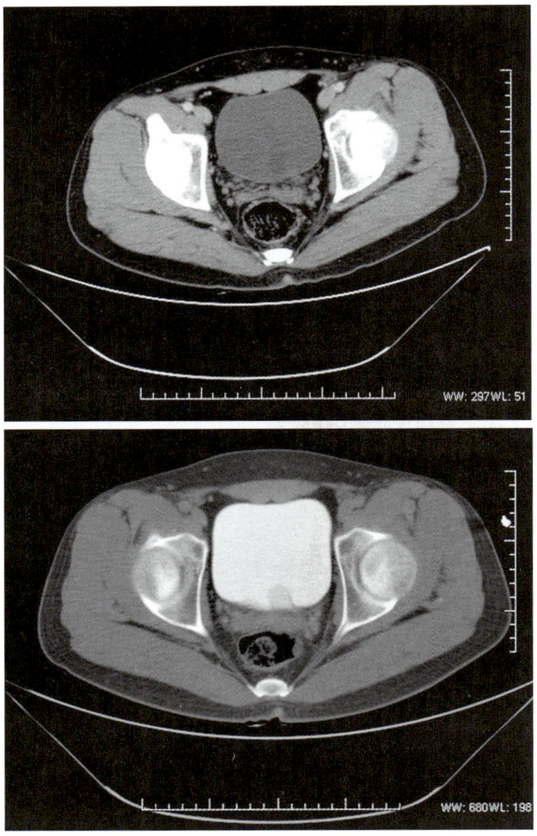

图2-4-4　左侧输尿管膀胱开口处可见一小囊，密度同尿液，延时扫描可见对比剂进入

管管径正常，为特征性表现。IVP 示整个输尿管扩张，近膀胱的输尿管管径正常，CTU 及 MRU 可见类似表现。CT 可显肾积水及输尿管扩张，但与继发性巨输尿管鉴别困难或无法鉴别，确诊依靠病理检查。

4. 膀胱发育异常

（1）膀胱憩室：膀胱憩室多为单发，也可多发，位于膀胱底或侧壁靠近输尿管处，突出于膀胱轮廓，呈圆形或椭圆形，与膀胱以一小孔相通。尿路造影、CT、MRI 均可显示憩室位置、大小、形态及开口，对比剂可进入憩室内（图 2-4-5）。

（2）脐尿管囊肿：脐尿管位于膀胱与脐之间，为尿囊管退化形成的索条，若退化不全，尿囊管两端闭锁，中间段扩张，形成脐尿管囊肿。由于其特殊的位置，诊断不困难。B 超、CT 或 MRI 均可显示囊肿的位置、大小、形态、密度及其与周围关系（图 2-4-6）。

（二）泌尿系统结石

KUB 和（或）超声为常最用的泌尿系统结石初查方法，如果未能发现或难以确诊，可进一步行尿路造影或 CT 检查。MRI 不作为常规检查，泌尿系统结石在 T1WI 及 T2WI 上均呈极低信号。MRU 可发现结石梗阻所致的输尿管积水扩张。

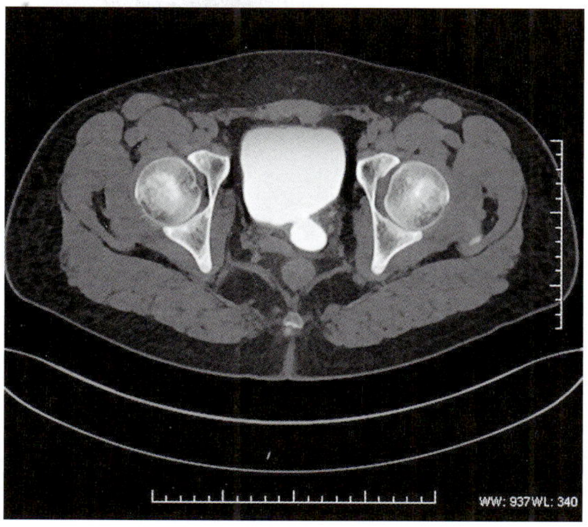

图 2-4-5 膀胱后壁可见一囊性灶，通过小管与膀胱相通

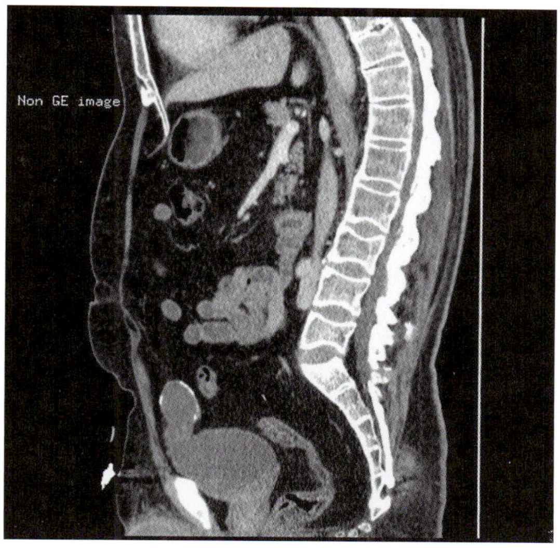

图 2-4-6 脐尿管遗迹下段囊性灶，边缘钙化

由于结石成分各异，含钙量不同，KUB 检查能显示的结石称为阳性结石，不能显示的称为阴性结石。肾结石形态及密度多样，KUB 上肾区分层和桑葚状及鹿角状高密度影是肾结石的特征表现。侧位肾结石与脊柱重叠，可与胆囊结石鉴别。输尿管结石表现为长轴与输尿管走行一致，上下径一般大于左右径。膀胱结石多为阳性结石，位于耻骨联合上方，表现为圆形、椭圆形或多角形致密影，密度均匀、不均匀或分层。尿路造影结石表现为充盈缺损。

CT 除能确切显示结石的位置、大小、密度等特征外，还能显示结石所致的梗阻征象，例如结石处输尿管壁增厚、毛糙，周围脂肪间隙的渗出、结石上方尿路的积水扩张、肾增大、肾密度及灌注减低、肾周索条及水肿等表现。双能 CT 还能对结石成分进行分析，为临床治疗提供帮助。

（三）泌尿系统感染性疾病

1. 泌尿系结核

泌尿系结核多继发于身体其他部位的结核。泌尿系结核中肾结核最为重要，泌尿生殖系统其他器官的结核多继发于肾结核。

在肾结核感染途径中，血行感染最常见，结核分枝杆菌经血循环进入肾，90% 发生在肾皮质，10% 在肾髓质。结核分枝杆菌经血流先到达肾皮质，进而向肾髓质扩展，造成肾髓质组织坏死、溃疡，若果发生在肾乳头处，干酪样坏死可液化坏死排入肾盏，而形成空洞。进一步发展为肾盂肾盏管壁增厚，管腔狭窄，感染可蔓延到其他肾盏、肾实质，造成肾实质广泛破坏，空洞形成，成为无功能的结核性脓肾。钙化是肾结核的另一特点，多发生在脓肿表面，可局部分布，也可全肾钙化，此时输尿管常完全闭塞，称为“肾自截”。

KUB 上肾结核早期可无异常，晚期可见肾环状或云絮状钙化，有时全肾钙化。尿路造影早期可无异常，当肾盏受累时，可见肾盏边缘不光整，其旁可见空洞与之相连，对比剂进入空洞内；病变范围较广形成结核性脓肾时，排泄性尿路造影常不显影，逆行尿路造影可见与肾盂肾盏相同的空洞。

CT 上肾结核早期肾外形正常，肾实质内可见低密度区，增强扫描低密度区无强化、边缘强化，空洞形成时延时扫描可见对比剂进入；进一步发展肾盂肾盏壁增厚、管腔狭窄，导致部分甚至全部肾盏积水扩张。肾实质多发囊状低密度灶，围绕肾盂排列，类似“花瓣状”，是肾结核的特征性表现（图 2-4-7）。

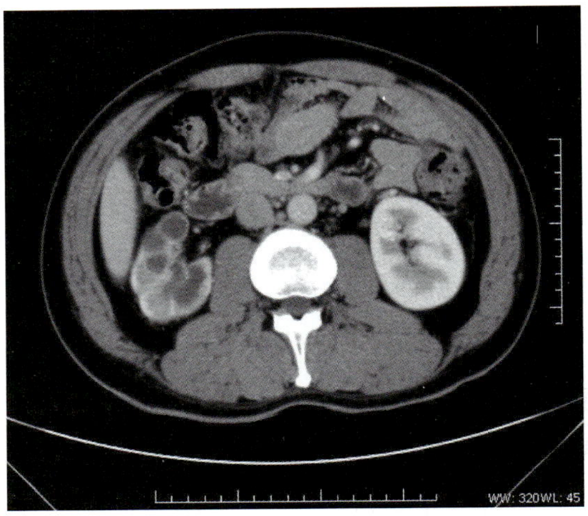

图 2-4-7　右肾实质内多发囊性灶，围绕肾盂排列，类似“花瓣状”，右肾实质变薄，灌注减低

输尿管结核可由同侧肾结核经尿液或直接蔓延所致，也可由膀胱结核经尿液向上反流引发。早期输尿管壁黏膜破坏、溃疡形成，管腔可扩张；晚期输尿管壁纤维化，管壁增厚、管腔狭窄或闭塞。

膀胱结核常继发于肾结核，始于患侧输尿管膀胱开口，膀胱黏膜破坏、溃疡及肉芽肿形成，晚期纤维化膀胱挛缩变小、变形，可累及健侧输尿管，导致输尿管膀胱开口狭窄，上方输尿管及肾盂肾盏积水扩张。

2. 肾盂肾炎

肾盂肾炎分为急性及慢性。急性肾盂肾炎表现为肾肿大，皮髓质分界不清。KUB 表现为肾轮廓不清晰。静脉肾盂造影可见肾肿大，对比剂排泄延迟，肾盏受压变窄。大多数急性肾盂肾炎 CT 平扫表现正常，少数可见肾体积增大。增强扫描，肾皮髓质分界不清，肾实质可见从肾乳头向皮质表面辐射的圆形或楔形低灌注区，表示肾血管分支痉挛或堵塞所致肾实质段性缺血。肾周脂肪间隙水肿，表现为软组织密度索条。

慢性肾盂肾炎表现为肾体积减小，多发瘢痕形成于肾表面出现深浅不一的凹陷。KUB 示肾影减小，表面呈波浪状。尿路造影可见由肾实质内多发瘢痕所导致的肾盏变形。CT 示肾体积减小，肾实质变薄，肾表面多发深浅不一的凹陷切迹。

MRI 表现与 CT 类似。

3．黄色肉芽肿肾盂肾炎

是罕见的破坏性慢性肾实质炎症，可能与尿路梗阻合并感染有关。炎症始于肾盂而后引起进行性肾实质破坏。炎性病变常累及肾周间隙及其他腹膜后间隙。

KUB 可发现肾盂结石。静脉肾盂造影表现肾无功能或功能差，肾体积增大，合并肾结石，肾盂肾盏扩张，边缘不光整。

CT 上可见肾增大，肾盂多有结石（79%），肾实质可见多发囊状低密度区，为扩张的肾盏或坏死的空洞，囊内依据成分比例不同，CT 值可有差别，囊内可有脓液、脂肪、肉芽肿等。增强扫描可见低密度区无强化，边缘由于炎症或压缩的正常肾实质可发生强化（图 2-4-8）。炎症向周围蔓延，可导致肾周脂肪间隙多发索条，肾筋膜增厚，腰大肌受累，也可以累及肝、脾、十二指肠等。

MRI 表现与 CT 类似。

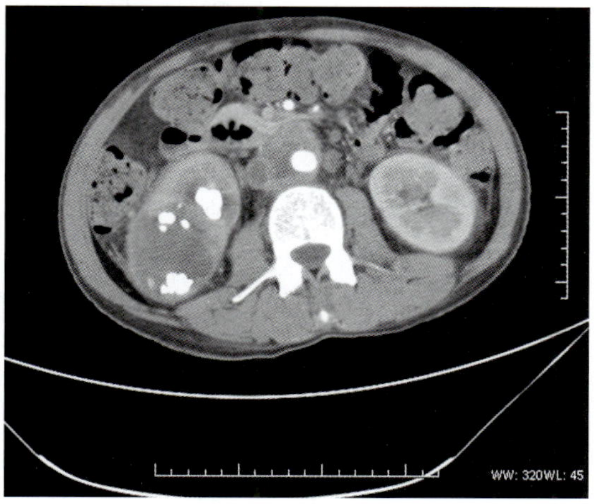

图 2-4-8 右肾增大，灌注减低，肾实质见囊性灶，边缘强化，合并结石

（四）肾囊性疾病

1．单纯性肾囊肿

单纯性肾囊肿是最常见的肾良性囊性病变，囊肿位于肾实质，不与肾盏肾盂相通。在 CT 上表现为囊状水样密度灶，密度均匀（CT 值 -5 Hu ~ 15 Hu），囊壁菲薄，边缘光滑锐利，增强扫描无强化，如合并出血，CT 值可增高；如果囊肿较大，可压迫周围肾实质变薄，也可压迫肾盂肾盏发生变形。MRI 上 T1WI 呈低信号，T2WI 呈高信号，信号均匀，增强扫描无强化，如合并出血可见出血信号。随着出血时间的不同，其信号强化可发生规律性变化，出血早期，囊肿 T1WI 及 T2WI 信号均轻度增高，随着时间延长，T1WI 及 T2WI 信号强度明显增高。单纯性肾囊肿具有特征性 CT 及 MRI 表现，诊断容易，但复杂性囊肿诊断常较困难。目前临床上多使用 Bosniak 分型对肾囊肿进行诊断、鉴别诊断及处理（表 2-4-1）。

2．多囊肾

多囊肾包括成人型及婴儿型。成人型为多节段肾收集小管或肾单位的囊状扩张，常伴肾外畸形，如多囊肝、胰腺囊肿和或（脑血管瘤）。双肾体积增大，布满多发大小不等囊肿。KUB 表现为双肾影增大。尿路造影可见双侧肾盂肾盏移位、拉长、变细和分离，类似蜘蛛足。

CT 和 MRI 均表现为双肾弥漫多发大小不等囊肿，无强化，部分囊内可出血。早期肾体积正常，晚期双肾体积增大，边缘呈分叶状。常合并多囊肝。

需与以下疾病鉴别：①肾多发单纯性囊肿：囊肿数目较多囊肾少，肾体积增大不明显，无阳性家族史。②肾结核多发囊性灶类似多囊肾，但多为一侧肾病变，肾实质萎缩，囊

表 2-4-1 肾囊性病变的 Bosniak 分型（Bosniak，1986）

分型	病变	影像学表现（CT）
Ⅰ型	良性， 单纯性囊肿	单纯性囊肿，囊壁薄呈细线状，无分隔、钙化，无实性成分，水样密度，无强化
Ⅱ型	良性， 轻度复杂囊肿	分隔：囊内有少许细线样分隔，略强化 钙化：壁或分隔有细小或短段稍厚钙化 高密度囊肿：小于 3 cm 均一高密度病变，边缘光滑，无强化
ⅡF 型	可能良性， 中度复杂囊肿（需随诊）	分隔：囊内有多发细线样分隔，壁或分隔轻度光滑增厚和略有强化 钙化：囊壁或分隔有粗厚或结节状钙化，但无强化的软组织成分 高密度囊肿：大于 3 cm 的高密度病变，无强化
Ⅲ型	良恶性难以确定（需手术治疗）	确切强化：囊壁或分隔光滑或不规则增厚，并有确切强化
Ⅳ型	恶性（需手术治疗）	强化的软组织成分：除具有Ⅲ型表现外，还有与囊壁或分隔相邻的强化软组织成分

状扩张的肾小盏围绕肾盂有规律排列类似“花瓣状”，密度均匀。多囊肾的囊肿排列无规律，由于常合并出血等密度不均匀。

3．髓质海绵肾

髓质海绵肾，为肾锥体的肾乳头部集合管扩张形成囊腔，囊内填充脱落的上皮细胞及钙化形成的小结石。KUB 及 IVU 有确诊价值。KUB 可见肾体积正常或增大，肾锥体部分可见簇状、放射状钙化或结石影。IVU 示对比剂在肾锥体扩张的小管内形成扇形或花束样填充。CT 检查可显示特征性改变，表现为肾乳头周围散在小钙化，呈花束状排列，增强扫描可见钙化点周围少量对比剂积聚，此外从肾乳头向髓质延伸充有对比剂的小圆柱形结构，代表扩张的肾小管。MRI，在 T1WI 及 T2WI 上可显示肾髓质低信号的小点状钙化。

鉴别诊断有：①肾钙盐沉积：钙盐弥漫沉积于肾集合管内及其周围，范围较海绵肾广泛，晚期钙盐可全肾沉积，不伴有肾小管扩张及囊腔形成。②肾盏内小结石：结石位于肾盏内，不伴有肾小管扩张及囊腔形成。

（五）良性前列腺增生

CT 示前列腺均一增大，影像学上前列腺上缘超过耻骨联合上方 2 cm 及以上，或（和）前列腺横径超过 5 cm，判断为前列腺增大，增大的前列腺边缘光整锐利，密度无改变，增强扫描均一强化，有的腺体内可见高密度钙化灶。

MRI 上，前列腺均匀增大。T1WI 呈均匀低信号。由于增生主要发生于移行带，可见中央腺体体积明显增大，外周带受压变薄但正常较高信号仍存在。增生的结节，由于内部成分不同，T2WI 信号多样，以基质为主要成分表现为低信号，以腺体成分为主则表现为较高信号，两种成分的混合型一般为不均匀中等信号。增生结节周围可见光滑的低信号环，代表纤维组织构成的假包膜。动态增强扫描，结节一般明显强化，但多不均匀，延迟强化区域均匀。DWI 上，结节呈中低信号（图 2-4-9）。MRS 检查，腺体 Cit 峰明显升高，Cho 峰及 Cre 峰变化不明显。

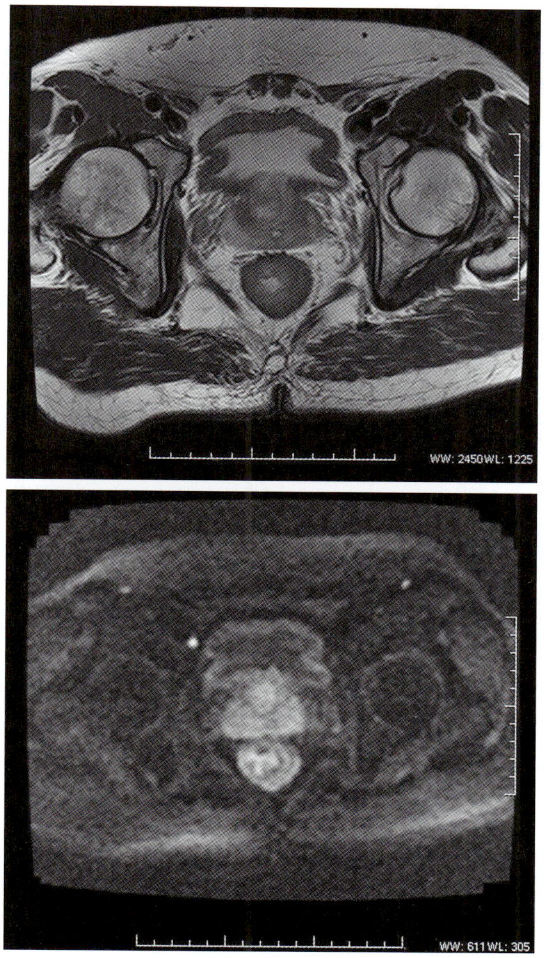

图 2-4-9 前列腺中央腺体椭圆形结节，边缘可见低信号环，结节在 DWI 上未见明显高信号

良性前列腺增生主要与前列腺癌鉴别，详见前列腺癌部分。

(六)泌尿系统肿瘤

1. 肾肿瘤

（1）肾血管平滑肌脂肪瘤：肾血管平滑肌脂肪瘤由不同比例的血管、平滑肌及脂肪成分组成，无包膜。脂肪成分对于诊断有特征性。

KUB 上，肿瘤较大时可有肾轮廓改变。IVU，肿瘤较大时可有肾盂、肾盏受压，变形及移位等。

CT 检查根据脂肪成分与血管、平滑肌成分比例不同，表现不一样。平扫为混杂密度肿块，增强扫描脂肪成分无强化，血管结构强化明显。肿瘤较大时，肿瘤突出于肾轮廓外。

MRI 上肿瘤形态与 CT 大致相同，T1WI 及 T2WI 呈混杂信号，脂肪为高信号。同相位和反相位 T1 加权位移成像可检测肾血管平滑肌脂肪瘤内少量的脂肪，表现为肿瘤内化学位移成像信号衰减。有些透明细胞癌细胞内也可以含脂质，有类似的表现，这时需要通过脂肪或水饱和 T1WI 技术来确定。肉眼可见的肿瘤内脂肪在脂肪抑制 T1WI 呈低信号，肾细胞癌内出现肉眼可见的脂肪极为罕见。部分乏脂质的肾平滑肌瘤，难以与其他实性肾肿瘤鉴别。

（2）肾细胞癌：肾细胞癌起源于近端肾小管，好发于肾表面，呈球形，向外突出，周边可有假包膜形成。肾盂肾盏可受压移位、变形或破坏。KUB 对于肾肿瘤的检出价值不大，肾轮廓发生明显变化或有钙化时可显示。IVU 能显示肾盂肾盏受压移位，但难以鉴别肿物的性质，也不能检出肿物与周围脏器组织的关系、血管受累情况及区域淋巴结转移。

CT 检查为首选，可发现肾实质有无肿块，显示肿块的位置、大小、形态、密度、强化特点、对周围组织脏器的侵犯、肾静脉及下腔静脉瘤栓等，对肾癌进行分期（表 2-4-2）。平扫可见肾肿块，密度稍高于肾实质，少数为等密度或稍低密度，有时候难以发现，肿块位于肾实质内或突出于肾轮廓，密度大多数不均匀，肿块内可有囊变、坏死、出血、钙化。增强扫描见富血供的透明细胞癌，皮髓质期肿块实性成分明显强化，实质期由于对比剂迅速廓清，强化明显降低，呈所谓“快进快出”型。乳头状细胞癌和嫌色细胞癌，皮髓质期肿块实性成分强化程度较低，明显低于肾皮质，后期强化程度有缓慢升高趋势。此外，嫌色细胞癌密度

表 2-4-2　肾癌 TNM 分期（AJCC 第八版）（Gladell，2018）

分期	标准
原发肿瘤（T）	
T1	肿瘤局限于肾内，肿瘤最大径≤7cm
T1a	肿瘤局限于肾内，肿瘤最大径≤4 cm
T1b	肿瘤局限于肾内，4 cm＜肿瘤最大径≤7 cm
T2	肿瘤局限于肾内，肿瘤最大径＞7 cm
T2a	肿瘤局限于肾内，7 cm＜肿瘤最大径≤10 cm
T2b	肿瘤局限于肾内，肿瘤最大径＞10 cm
T3	肿瘤侵犯肾静脉或肾静脉段分支、肾周脂肪组织和（或）肾窦脂肪组织、肾盂肾盏，未超过肾周筋膜
T3a	肿瘤侵犯肾静脉或肾静脉段分支、肾周脂肪组织和（或）肾窦脂肪组织，未超过肾周筋膜
T3b	肿瘤侵犯膈下下腔静脉（位于肝静脉平面上 / 下方）
T3c	肿瘤侵犯膈上下腔静脉、侵犯静脉壁
T4	肿瘤浸入超过肾周筋膜、侵犯同侧肾上腺
区域淋巴结（N）	
N0	无区域淋巴结转移
N1	有区域淋巴结转移
远处转移（M）	
Mx	不确定有无远处转移
M0	无远处转移
M1	有远处转移

较均一，极少有坏死区。肾癌在皮髓质期边界欠清晰，实质期肾皮髓质均匀强化，背景均匀，因此边界显示较清晰。分泌期可显示肿瘤对肾盂肾盏的推挤、破坏等情况。肿瘤囊变、坏死区域各期相均不强化（图 2-4-10）。淋巴结转移常位于肾血管及腹主动脉周围，表现为类圆形或椭圆形软组织密度灶。

通过 CT 三维重组，可清晰显示肾动脉分支、肿瘤供血动脉等血管情况，为临床治疗提供帮助。

MRI 检查的 TIWI 像，肿块信号等于或低于肾皮质；T2WI 上多为混杂信号。部分肿块边缘可有包膜，T1WI 及 T2WI 均为低信号，增强 CT 表现为低密度，具有一定特征。动态增强扫描，肿瘤强化特点同 CT（Huang, 1992; Minervini, 2009）。

肾癌诊断后，更重要的是分期，比较困难的是评估肾周脂肪的侵犯，有文献报道肾周脂肪内存在索条，提示肾周脂肪侵犯，但这一征象并不特异，有可能是肾周水肿或者炎症所致（Roy, 2005）。

此外，评估静脉瘤栓也很重要。肾静脉内瘤栓，CT 表现为自肾肿瘤直接向肾静脉延续的软组织密度灶，肾静脉可扩张，但是仅根据肾静脉扩张这一条标准不能诊断瘤栓。因为大多数肾癌富含血管，血流量增加可导致肾静脉扩张。诊断瘤栓最可靠的是，增强扫描皮髓质期瘤栓点状、线样强化，实质期表现为充盈缺

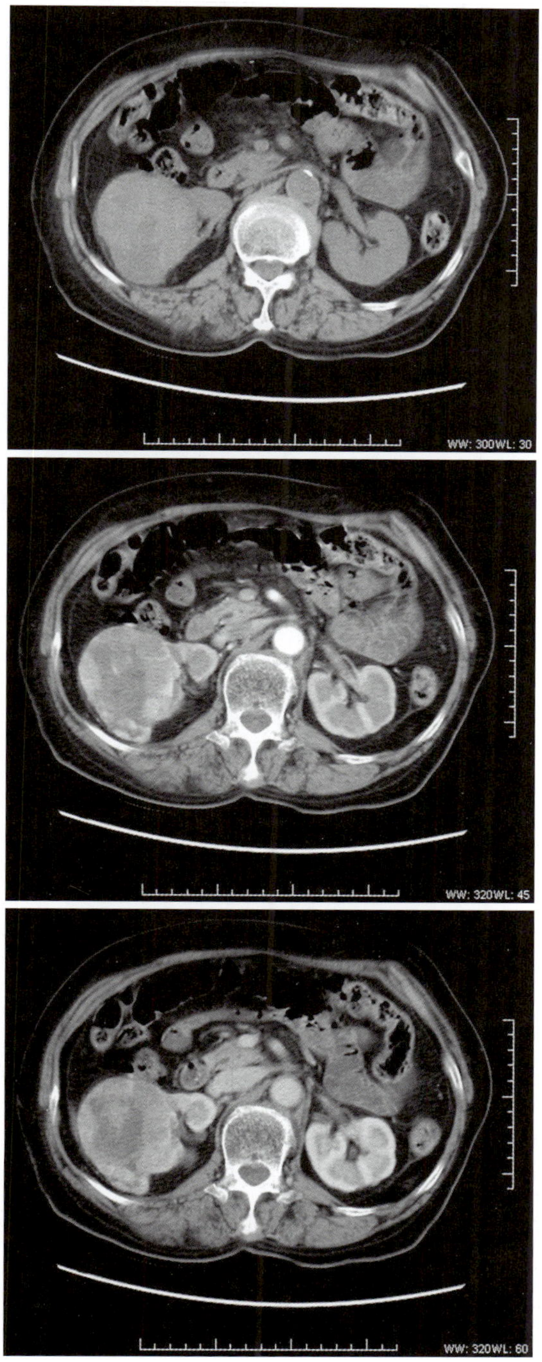

图 2-4-10 右肾透明细胞癌，皮髓质期肿瘤实性成分明显强化，实质期强化程度下降，肿瘤内部多发无强化的坏死区域

损灶。肾静脉瘤栓可蔓延至下腔静脉，当下腔静脉内瘤栓较大时，静脉回流受阻，可发生下腔静脉内血栓，血栓没有强化。有时下腔静脉内未完全含对比剂（对比剂稀释层流现象），会误认为血栓。MRI 显示肾静脉及下腔静脉瘤栓是最好的无创检查，由于缺乏流空效应，瘤栓表现为稍高信号。发现瘤栓要追溯其起止点。

鉴别诊断有：①肾盂癌侵犯肾实质，有时难以与肾癌鉴别，肾盂癌瘤体主要位于肾盂，侵犯肾实质时，肾体积可弥漫增大，但是肾轮廓一般不会改变，强化程度较肾癌低。②肾血管平滑肌脂肪瘤，为良性肿瘤，内含有血管、平滑肌及脂肪成分，特殊的是脂肪成分具有很强的鉴别诊断意义，可通过 CT 值测量（脂肪 CT 值为 −100 Hu 至 −40 Hu）及 MRI 脂肪抑制技术确诊。③黄色肉芽肿肾盂肾炎，为特殊慢性炎症，患肾体积增大，可伴发结石，肾实质内弥漫病变，可见多发脓肿及炎性肉芽肿。④肾淋巴瘤，患肾体积明显增大，强化程度较低，常合并腹腔及腹膜后多发肿大淋巴结，可融合呈团。

2. 肾盂癌

KUB 检查无价值。IVU 可见肾盂肾盏内不规则充盈缺损灶，位置固定。侵犯肾实质，可见肾盂肾盏受压、变形、分离等。若有肿块阻塞，可见肾盂肾盏积水。

CT可见肾盂肾盏内软组织密度肿块，其密度有一定的诊断价值，平扫 CT值为 8~30 Hu，高于尿液，低于肾实质，增强扫描可见轻度强化，但仍低于肾实质，分泌期可见肾盂肾盏内充盈缺损灶。肿块引起阻塞时，可致肾盂肾盏积水扩张，严重时肾功能受损，实质灌注减低强化延迟。肾盂癌可侵犯肾实质，可使肾体积增大，但一般不引起肾轮廓改变，当侵犯大部分肾实质蔓延至肾外时，与肾细胞癌表现很相似。有时肾实质延迟强化(图 2-4-11)。

鉴别诊断有：①肾盂内血块，肾盂内血块平扫 CT 值为 50 ~ 65 Hu，较肾盂癌高，增强扫描无强化。②肾盂内结石，密度高于肾盂癌，且无强化。③肾癌，肾癌主体位于肾实质，

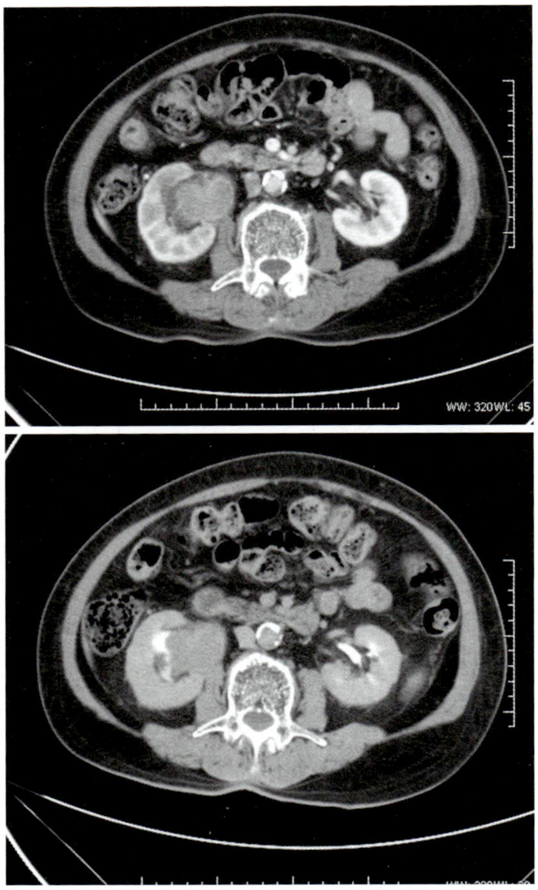

图 2-4-11　右肾盂癌，动脉期肿瘤轻度强化，分泌期表现为肾盂内充盈缺损灶

肾盂癌病灶主要位于肾盂，且肾盂癌强化低于肾癌。

3．输尿管癌

KUB 检查价值不大。尿路造影，表现为输尿管内充盈缺损灶，形态不规则。若肿瘤浸润生长，表现为输尿管壁不规则。输尿管癌阻塞可引起上方输尿管积水扩张。

CT 平扫示输尿管内软组织密度灶，管壁增厚，增强扫描肿块轻中度强化，肿块上方可有输尿管及肾盂肾盏积水（图 2-4-12）。

MRI 表现类似 CT，T1WI 信号高于尿液，T2WI 信号低于尿液，MRU 可清晰显示梗阻部位。

鉴别诊断有：①输尿管结石及血块，二者

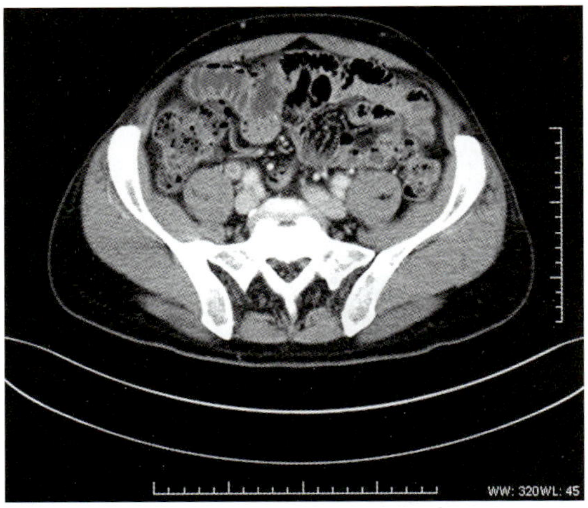

图 2-4-12　右输尿管癌，右输尿管下段管壁增厚，轻中度强化

密度均较输尿管癌高，无强化。②输尿管炎症，输尿管壁增厚程度较均匀，管腔狭窄长度较输尿管癌长。③输尿管结核，管壁增厚更明显，管腔狭窄长度较长，伴有同侧肾结核。

4．膀胱癌

多为尿路上皮癌，自膀胱壁向腔内凸起的结节或肿块；部分膀胱癌呈浸润性生长，膀胱壁局限性不规则增厚。

KUB 检查价值不大。膀胱造影可见自膀胱壁向腔内凸起的菜花样、分叶状、结节状或不规则充盈缺损灶，主要位于膀胱侧壁和三角区。

CT 平扫呈自膀胱壁向腔内凸起的菜花样软组织密度灶，部分表现为膀胱壁局部不规则增厚，增强扫描早期可见强化，延时扫描表现为充盈缺损，边界更清晰（图 2-4-13）。肿块向外侵犯，易累及精囊致精囊角消失，或向下累及前列腺，向后累及子宫、直肠等。

MRI 形态类似 CT，T1WI 信号类似于膀胱壁，T2WI 呈中等信号，明显高于膀胱壁。动态增强扫描，早期明显强化，高于正常膀胱壁信号。

鉴别诊断有：①膀胱其他肿瘤，早期病灶

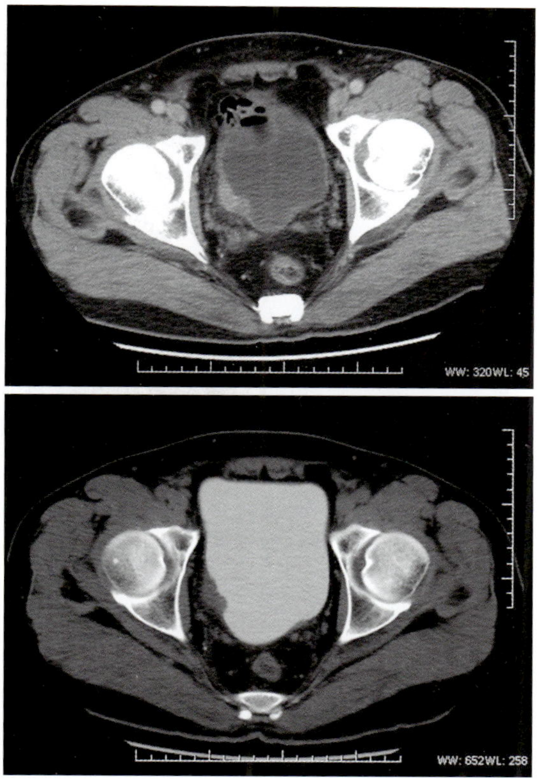

图 2-4-13 膀胱癌，膀胱有后壁局部不规则增厚，强化较明显，分泌期表现为充盈缺损灶

较小，与其他膀胱肿瘤鉴别困难。②膀胱结石及血块，二者密度均较膀胱癌高，且可随体位变动，增强扫描无强化。

5. 前列腺癌

CT 上前列腺增大或体积正常，密度无改变，常规增强扫描前列腺癌与正常前列腺组织强化相当。当肿瘤突破包膜进一步向外侵犯，CT 可发现精囊角消失、精囊增大等表现。膀胱受累时可见膀胱壁增厚以及向腔内凸起的肿块。此外，CT 可评估远处转移及淋巴结转移。

MRI 对前列腺癌非常重要。T1WI 上与周围腺体组织信号相当，T2WI 上，典型表现为前列腺高信号外周带内出现低信号结，弥散加权成像（DWI）呈明显高信号，动态增强扫描早期可见明显强化，中期强化仍较明显，晚期及延时扫描强化减低。MRS 检查，腺体 Cit 峰明显下降和（或）（Cho+Cre）/Cit 比值显著升高（图 2-4-14）。为参数 MRI 对前列腺癌有较好的诊断价值（详见第 37 章）。

MR 对前列腺癌进行分期，主要评估癌灶

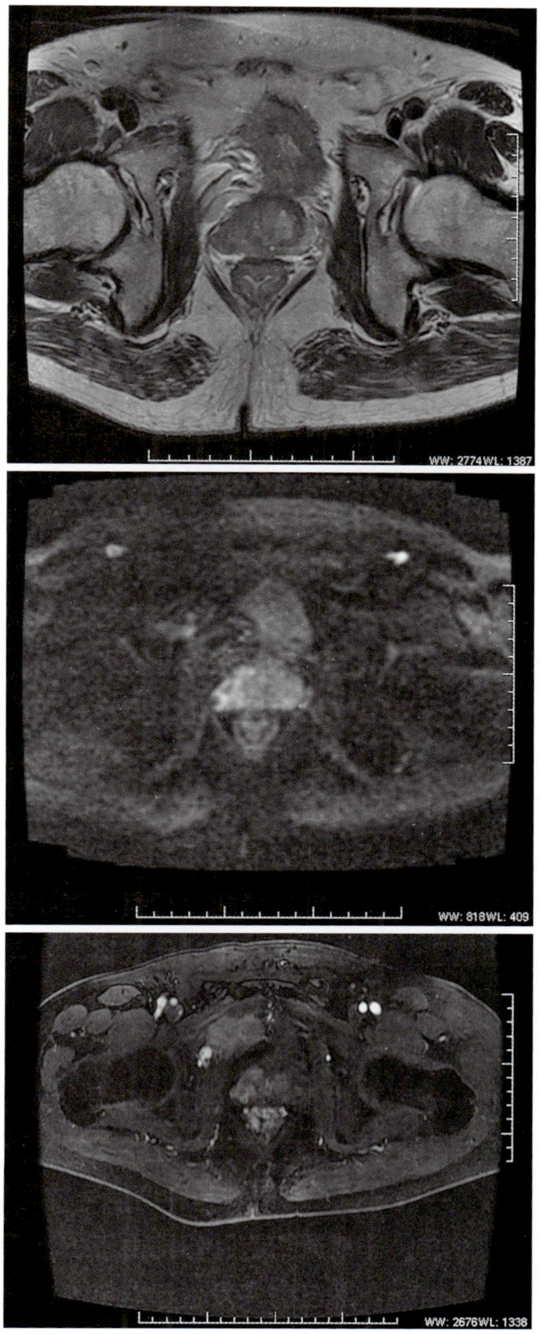

图 2-4-14 前列腺右侧外周带肿块，T2WI 呈低信号，突破包膜累及右侧血管神经束，DWI 呈高信号，增强扫描早期明显强化

是否侵犯前列腺包膜、精囊、盆腔淋巴结及骨盆，骨转移常发生于骨盆、脊柱、股骨附近，多为成骨性改变。①前列腺包膜侵犯：病变侧前列腺包膜不规则膨出，边缘不光整；包膜连续性中断；肿瘤向后外侧突出或成角征象，双侧血管神经束不对称；肿瘤直接穿破包膜，进入周围脂肪间隙和肾镜血管束内，或前列腺直肠角消失。②精囊侵犯：低信号的肿瘤从前列腺基底部进入并包绕精囊，高信号的精囊内出现低信号，前列腺精囊角消失；肿瘤沿射精管侵入精囊腺，精囊壁消失或不规则增厚；精囊内局灶性低信号灶。

鉴别诊断有：①良性前列腺增生，尤其是发生于中央腺体的增生结节与前列腺癌鉴别困难。当中央带肿瘤向外侵犯外周带、包膜、精囊等时可进行诊断，动态增强对于鉴别诊断有一定帮助。增强早期增生结节呈不均匀强化，前列腺癌呈均匀强化。②外周带良性病变，如局限性前列腺炎、肉芽肿性病变也表现为T2WI低信号，增强扫描有助于鉴别诊断，早期前列腺癌呈结节状明显强化，炎症一般为条状、片状，表现为延迟强化。对于慢性前列腺炎，前列腺体积可正常或增大，包膜完整，边缘模糊，T1WI及T2WI信号不均匀。③周围脏器肿瘤侵及膀胱，包括膀胱、精囊、直肠等肿瘤侵犯膀胱，肿瘤主体位于其他脏器。④其他前列腺肿瘤，很罕见。

6. 睾丸肿瘤

大部分睾丸内恶性肿瘤T1WI呈等信号，T2WI呈低信号，MRI对于判断肿瘤的类型较为困难。一般来说，精原细胞肿瘤信号较均匀、分布较散在，非精原细胞肿瘤则由于出血等成分呈混杂信号，淋巴瘤多发生于老年人，病灶多发且为浸润性。

睾丸囊肿，多发生于睾丸纵隔附近，表现为信号均一的T1WI低信号，T2WI高信号，增强扫描无强化。

睾丸表皮样囊肿表现为“洋葱环”样高低信号交替的“轮状带”，增强扫描无强化。

（七）肾上腺疾病

1. 肾上腺增生

CT上，一侧或双侧肾上腺弥漫增粗，也可表现为腺体的一肢增粗，或呈结节样增粗，表现为腺体的一侧或两侧有局限性结节样凸起或增厚，结节一般小于1 cm，呈等密度，增强扫描多数不增强，少数中等强化。肾上腺形态一般保持不变。MRI表现与CT类似。

2. 肾上腺腺瘤

功能性腺瘤包括原发性醛固酮增多症的腺瘤（Conn腺瘤）及库欣综合征的腺瘤（Cushing腺瘤）。CT表现为单侧肾上腺孤立性结节，Conn腺瘤多较小，直径一般不超过2 cm，Cushing腺瘤较大，直径2～3 cm。腺瘤呈圆形或椭圆形，边缘光整，平扫呈均匀低密度，由于富含脂肪，CT值接近水。增强扫描腺瘤快速强化和迅速扩张，呈一过性增强特点，表现为动脉期强化，静脉期及延时期强化明显减低（图2-4-15）。Conn腺瘤同侧肾上腺多无萎缩表现。Cushing腺瘤同侧肾上腺残部及对侧肾上腺萎缩。MRI的T1WI腺瘤信号类似于肝，T2WI信号略高于肝实质，瘤体内脂质在反相位上信号明显减低，强化表现同CT。非功能性腺瘤CT及MRI表现类似于Cushing腺瘤，不同之处在于非功能性腺瘤一般较小，无同侧及对侧肾上腺萎缩。

3. 肾上腺嗜铬细胞瘤

约90%的肾上腺嗜铬细胞瘤为单侧，10%为双侧、多发肿瘤。

CT上多表现为一侧肾上腺肿块，呈圆形或椭圆形肿块，大多数直径为3～5 cm。较小的肿瘤密度均匀，类似肾实质；较大肿瘤由

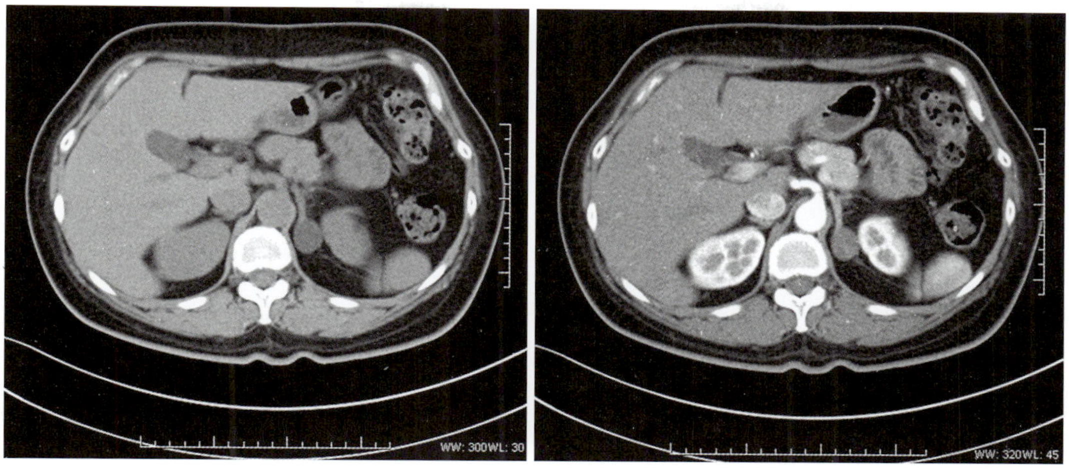

图 2-4-15 左侧肾上腺腺瘤，表现为类圆形结节，呈水样密度，动脉期轻度强化

于坏死、出血、囊变而密度不均。少数伴有中心或边缘钙化。增强扫描肿块实性成分明显强化，中央坏死及囊变区无强化（图 2-4-16）。约 10% 的嗜铬细胞瘤可发生于肾上腺外，位于肾门区腹主动脉旁、髂血管旁、膀胱壁或纵隔内，表现同肾上腺嗜铬细胞瘤，但是发生于膀胱的肿瘤通常较小。约 10% 的嗜铬细胞瘤为恶性，生长迅速，形态不规则，密度不均匀，与周围脏器组织分界不清，坏死及囊变出现几率更高，可发生血管瘤栓及淋巴结转移等。

MRI 的 T1WI 上信号类似于肌肉，T2WI 上由于瘤体富含水和血窦呈明显高信号，合并

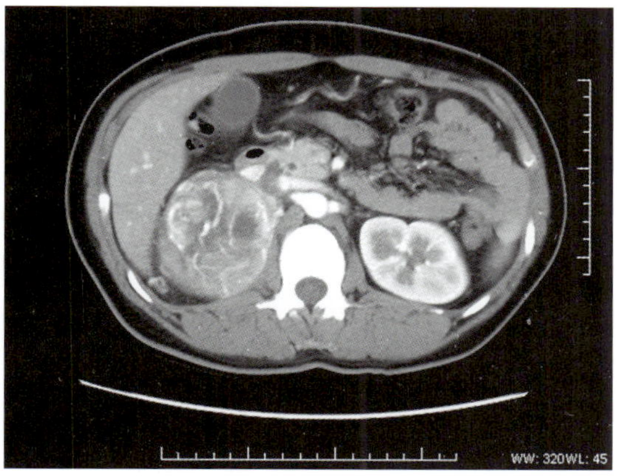

图 2-4-16 右侧肾上腺嗜铬细胞瘤，强化明显，中央多发无强化坏死区

出血时，可见 T1WI 高信号或更低信号，T2WI 高信号。增强表现同 CT。

4．肾上腺皮质癌

多发生于一侧肾上腺，瘤体较大，呈分叶状或形态不规则，可有周围组织脏器侵犯，淋巴结转移及远处转移。

CT 平扫上，肿块呈等密度，密度不均，坏死及陈旧出血表现为低信号，增强扫描实性成分不规则明显强化，低密度区不强化。

MRI 的 T1WI 呈低信号，T2WI 呈明显高信号，肿块内出血及坏死信号更高，增强扫描强化特点类似 CT。

5．肾上腺转移瘤

约 50% 转移瘤为双侧，50% 为单侧。与原发性肾上腺癌仅从 CT 及 MRI 表现上难以区分。一般有明确原发瘤合并双侧肾上腺肿块时，可考虑为转移瘤。没有原发瘤，发生双侧肾上腺肿块时，要与肾上腺结核、嗜铬细胞瘤、腺瘤、淋巴瘤鉴别。干酪期肾上腺结核，肾上腺增大，干酪样肿块形成，长轴与见肾上腺长轴一致，肿块内部多发低密度干酪样坏死区，中心或边缘多发小钙化（图 2-4-17）。增强扫描肿块周边明显强化，中央为坏死区无强化。MRI 可见肿块在 T1WI 及 T2WI 呈低信号，混杂长 T1、长

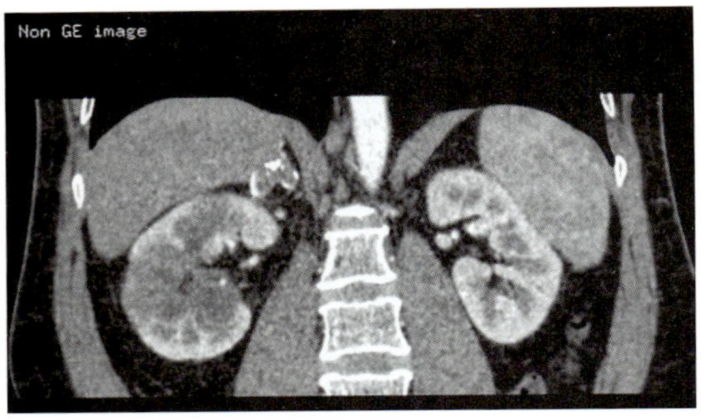

图 2-4-17 肾上腺结核，右侧肾上腺增粗，沿肾上腺长轴干酪性肿块形成，边缘多发钙化

T2 信号。晚期双侧肾上腺体积减小，弥漫钙化。

肾上腺淋巴瘤多合并腹膜后肿大淋巴结。

6. 肾上腺髓质脂肪瘤

肾上腺髓质脂肪瘤的特征是含有显著的成熟脂肪，通过 CT 和 MRI 均能明确诊断。

（八）其他泌尿外科疾病

1. 精囊炎

精囊炎经常由前列腺炎及附睾炎蔓延而来，常合并存在。急性期精囊增大，T1WI 呈等或低信号，T2WI 呈较高信号，常合并出血。精囊边缘模糊。慢性期精囊萎缩，精囊管壁增厚，精囊内液体减少，T2WI 信号减低。

2. 阴囊病变

阴囊病变主要应用 B 超进行评估，CT 价值在于评估恶性肿瘤的淋巴结转移及远处转移。MRI 主要用于判断病变位于睾丸内还是睾丸外。

先天性肾上腺遗迹，在先天性肾上腺皮质增生症和 ACTH 增高的情况下发现双侧睾丸病变几乎可以确定诊断睾丸病变为肾上腺遗迹。肾上腺遗迹表现为双侧睾丸内结节，T2WI 信号较正常睾丸低，有强化。

3. 睾丸鞘膜积液

表现为睾丸周围液性低密度灶积聚，T1WI 呈低信号，T2WI 呈高信号。外伤的患者可发生睾丸鞘膜积血，CT 值较高（50～65 Hu），MRI 信号根据出血时间不同可有不同的表现，亚急性出血 T1WI 呈高信号，鞘膜积血不同于鞘膜积液，可使睾丸扭曲。鞘膜积脓则可见脓肿壁及分隔。

4. 精索静脉曲张

精索静脉曲张表现为静脉扭曲，血流缓慢，流空信号消失，MRI 表现为高信号。

5. 阴茎病变

阴茎病变大部分根据病史及体格检查、超声检查做出判断。对于诊断不明或可疑诊断时可进一步行 MRI 检查。例如，对于阴茎肿瘤，MRI 主要用于判断是否发生海绵体侵犯。对于阴茎外伤，MRI 可明确白膜撕裂及血肿范围等。

6. 腹膜后纤维化

腹膜后纤维化的特征是沿着腹膜后间隙的后部可有纤维组织增殖，并包绕大血管及输尿管，向下可达盆腔，引起直肠和乙状结肠的狭窄。尿路造影可显示单侧或双侧肾积水，输尿管向中线移位，呈节段性狭窄，管壁僵硬。CT 平扫表现为中线及脊柱旁片状或板状软组织密度灶，自肾水平下方并向下扩展，可达髂总动脉水平，包绕主动脉、下腔静脉及输尿管，输尿管受压可出现近端输尿管扩张及肾盂积水。CT 增强扫描上，疾病活动期病变明显强化，非活动期强化不明显。主动脉及下腔静脉可有受压表现，但是一般不发生移位（图 2-4-18）。MRI 上，病灶在 T1WI 上信号类似腰大肌，T2WI 上活动期病变信号较腰大肌高，非活动期信号与腰大肌类似。包裹主动脉、下腔静脉及由于流空效应存在，MRI 平扫可观察主动脉及下腔静脉受累范围及狭窄程度。

鉴别诊断有：①淋巴瘤，淋巴瘤表现为多发肿大淋巴结，部分淋巴结可融合成团，增强扫描强化程度较腹膜后纤维化低，可引起腹主

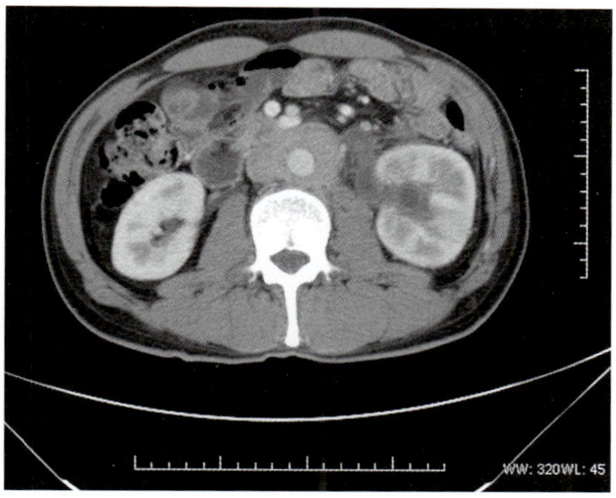

图 2-4-18 腹膜后纤维化，沿主动脉及下腔静脉周围片状软组织密度灶，累及左侧输尿管，左输尿管积水扩张，主动脉被包绕未见移位

动脉向腹侧移位。②转移瘤，一般可发现原发肿瘤，强化程度较活动期腹膜后纤维化低。

（王 宇 米 悦 金 杰）

参考文献

Bosniak MA. The current radiologic approach to renal cysts. Radiology 1986, 158: 1-10.

Gladell P. Updates in the Eighth Edition of the Tumor-Node-Metastasis Staging Classification for Urologic Cancers. Eur Urol 2018, 73(4): 560-569.

Huang SQ. MR appearance of the pseudocapsule of renal cell carcinoma and its pathologic basis. Urol Radiol 1992, 13: 158-161.

Minervini A. Histoathologic analysis of peritumoral pseudocapsule and surgical margin status after tumor enucleation for renal cell carcinoma. Eur Urol 2009, 55: 1410-1418.

Roy C. Significance of the pseudocapsule on MRI of renal neoplasms and its potential application for local staging: a retrospective study. AJR Am Roentgenol 2005, 184: 113-120.

泌尿外科专科诊疗技术

在泌尿外科疾病的诊断和治疗中经常需要对患者的尿路进行操作和内镜检查，以确保尿路通畅。本章着重介绍在泌尿外科临床工作中经常用到的导尿术、膀胱造瘘术、输尿管支架管放置、肾造瘘术和膀胱尿道镜检术。

第一节　导　尿　术

一、适应证

膀胱导尿术最常见的适应证大致分为两类：引流尿液和向膀胱内注入诊断或治疗用药物。用导尿术来解除膀胱出口梗阻和神经源性膀胱导致的急性或慢性尿潴留是导尿术最为常用的治疗适应证之一。其次，导尿术常用于准确监测尿量。下尿路手术后需要导尿管引流膀胱尿液，导尿管经常作为支架用于膀胱颈部和尿道手术后，以利于吻合口和切口的愈合，避免膀胱内的血块、组织块堵塞尿路，必要时可以结合膀胱冲洗保证尿路的通畅。在诊断方面，对女性患者，为避免皮肤的细菌污染，经常需要导尿收集尿液进行培养。对男性患者，则一般不需导尿收集尿液，因为留取中段尿就可以避免污染。虽然超声测量排尿后残余尿量的方法侵袭性较小，但是在没有超声设备的情况下导尿也可以达到此目的。通过导尿向膀胱和尿道内注入造影剂行膀胱尿道造影，可以了解膀胱尿道的结构状况（有无狭窄或瘘、膀胱是否破裂）。在尿流动力学检查中通过导尿注入水或造影剂以评价膀胱和尿道的功能。导尿术还用于膀胱内灌注药物治疗尿路上皮癌（丝裂霉素，卡介苗等）、间质性膀胱炎（二甲基亚砜）和顽固性血尿（如明矾、甲醛）（Louis et al., 2012; Alan et al., 2016）。

二、导尿管的选择

目前，依据尿管的材质、管腔的数目（图 3-1-1）和头端的形态（图 3-1-2），导尿管的种类多种多样。导尿管的选择需要根据临床上导尿的适应证、患者的年龄、尿道的结构特点，引流尿液性状等因素综合决定。

导尿管的大小通常使用法制（Fr）测量单位（以毫米表示的周径）表示，这种测量单位的 1 Fr=0.33 mm 直径。为了测量单位转换方便，可以简单地记为 1 mm 直径大约相当

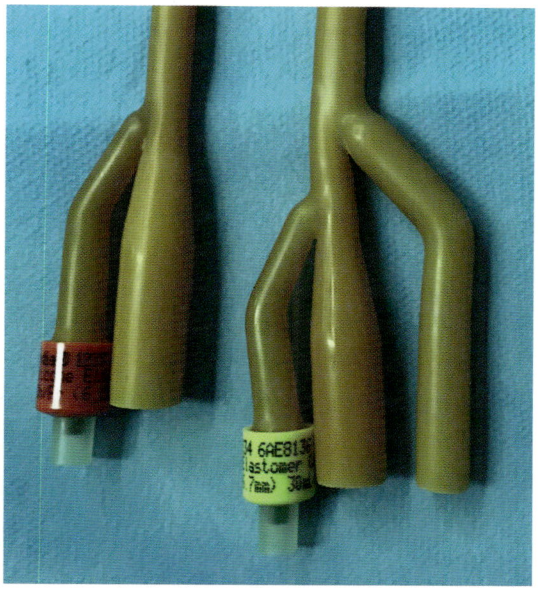

图 3-1-1 双腔和三腔尿管

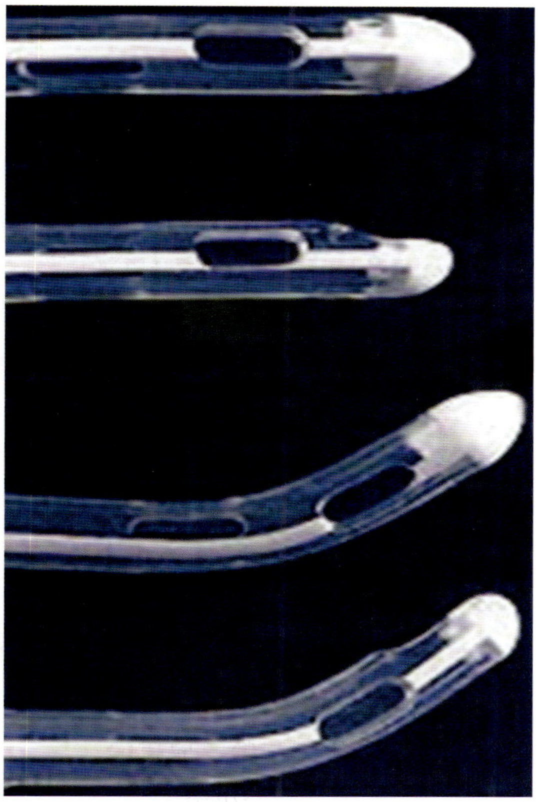

图 3-1-2 尿管头端的形态

于 3 Fr，这样的话，18 Fr 导尿管的直径约为 6 mm。导尿管的大小是以其外周径表示的，而并不是其管腔直径，因此一根 20 Fr 的导尿管可能有不同大小的管腔用于引流尿液，这取决于导尿管所采用的材料以及导尿管中的管腔数目。对导尿管大小的选择，其大概原则是选择能达到临床目的较细的尿管（如清洁导尿通常选择 12～14 Fr，如果需要膀胱冲洗，通常需要 20～24 Fr）。

临床上使用的尿管的材质多种多样，常用的有乳胶、橡胶、硅胶和聚氯乙烯（PVC）（图 3-1-3）。橡胶和胶乳尿管适用于短期留置尿管。当患者对橡胶/乳胶过敏或者要较长时间留置尿管时，硅胶尿管较为合适。硅胶对组织的刺激性较小，细菌黏附的能力较弱，与乳胶尿管相比，引起导管相关尿路感染的风险较低。由于硅胶尿管质地较硬，在导尿遇到阻力时，尿管不易打折，较易通过。对前列腺增生患者而言，采用弯头硅胶尿管可使导尿的操作成功率显著提高。

一些带有涂层的尿管能够减少尿管对尿道的损伤，从而减少尿管相关感染。研究显示，具有亲水涂层的尿管，在需要间歇自家导尿的脊髓损伤患者中能显著降低导尿带来的感染和血尿风险。带有抗生素涂层的尿管对于短期留置（<1 周）的患者能够延缓菌尿的发生，但对于需要留置更长时间的患者获益不显著。对于采用银合金作为涂层的尿管，早期研究发现有

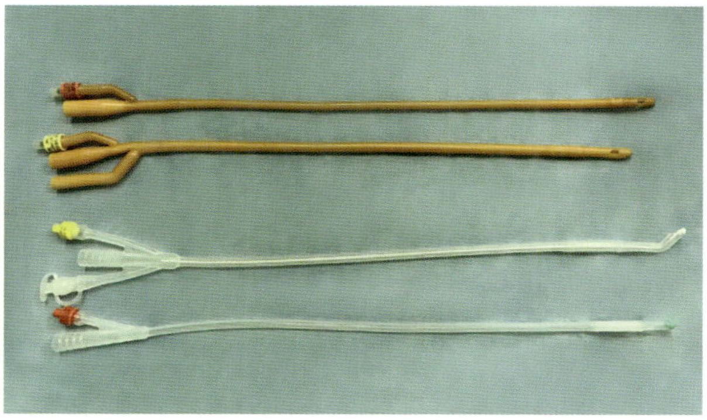

图 3-1-3 不同材质的尿管（乳胶和硅胶尿管）

助于减少短期和长期感染的几率，但新近的随机对照研究没有发现其在抗感染方面存在显著优势。

直的橡胶或乳胶导尿管，通常称为 Robinson 导尿管，一般作为单次性导尿使用。虽然这种导尿管也可用胶布固定于阴茎上持续引流膀胱，但是这种导管材料的耐受性较其他导管材料（如硅胶）差，这是因为尿中沉淀物比较容易沉积在这种材料表面形成外壳。长度较短一些的直导尿管更适用于女性。

弯头导尿管是专门设计用于直导尿管不易通过的男性尿道。正常情况下男性球部尿道与前列腺部尿道呈 S 形。如果患者同时伴有前列腺增生，由于尿道成角和膀胱颈部抬高，直导尿管很难通过尿道进入膀胱，这种情况下，采用弯头的 Coudé 导尿管能够较为顺利地插入膀胱，在需要留置导尿管的情况下可以使用头端带气囊的弯头导尿管。对于前列腺增生尿潴留的患者，作者倾向于采用质地较硬弯头的硅胶尿管，其导尿成功率较高。

Foley 导尿管头端有气囊结构，气囊膨胀时可以防止导尿管滑到膀胱颈以下，通常用于需长时间留置导尿者。双腔和三腔 Foley 导尿管都有多种不同规格。双腔导尿管有一个很小的腔用于膨胀气囊，还有一个较大腔用于引流尿液。三腔导尿管有一个很小的腔用于膨胀气囊，有一个腔用于灌注冲洗液，还有一个较大腔用于引流膀胱。当需要留置导尿管引流尿液时可以使用双腔导尿管。当需要进行膀胱冲洗时，例如，对于一个膀胱有出血并可能形成血凝块的患者，血凝块可能会导致膀胱出口梗阻，这种情况下经常使用三腔导尿管。前列腺增生术后使用弯头的三腔尿管在操作上比较方便。需要指出的是，相同外径的尿管，随着管腔的增多，其内径是缩小的。

三、导尿的操作

男性患者采用仰卧位，女性患者采用仰卧蛙状位。由于导尿是在可能无菌的腔道内操作，所以必须像外科手术一样消毒尿道和周围皮肤并铺巾。在男性，插管前应该向尿道逆行注入水溶性麻醉 - 润滑剂（如 2% 盐酸利多卡因凝胶）10 ~ 15 ml，并保留一段时间，使尿道黏膜表面充分接触麻醉药。在女性，可以将麻醉 - 润滑剂直接涂在导尿管表面或者在插管前将涂有麻醉 - 润滑剂的棉签放置在尿道内。检查尿管气囊的完整性，尿管表面充分润滑，减少尿道的损伤。

在男性患者，翻开包皮，暴露尿道外口，将阴茎拉直垂直于身体（略指向于脐部），避免挤压尿道，持导尿管头端使其进入尿道外口。在导尿管缓慢插入时会有轻度不适。当导尿管插入约 10 cm，到达膜部尿道时（外括约肌水平）嘱患者缓慢深呼吸可以帮助患者放松，阴茎保持拉直状态向下放置，改成水平位使导尿管容易通过后尿道，进入膀胱。当尿液引出后，尿管应继续插入一段以保证水囊进入膀胱后再注入水囊，固定尿管。当遇到阻力时，不应使用暴力强行插入，应当持续轻柔地用力，并且明确可能存在的梗阻部位。导尿完成后，务必将包皮恢复正常位置，尤其是包茎的患者，以避免出现包皮嵌顿的现象。

对于女性患者，用非优势手分开阴唇，辨别出尿道外口，另一只手将导尿管插入膀胱，引流尿液，对于需要留置尿管使用 Foley 尿管的患者，需要将尿管插入约一半时将水囊充起。对于需要长期留置尿管的患者，硅胶导尿管的长期耐受性要优于其他材料如乳胶和聚氨酯导尿管。此外，在能够达到目的的前提下应该选择最细的导尿管，因为尿道分泌物在细导尿管周围更容易引流出来。尿道分泌物流出可以减少有临床意义的尿道炎症反应。对于成年人，最常选用 16～18 Fr 导尿管作为常规膀胱引流。对于小儿需要依据年龄选择尿管，<5 岁使用 5～8 Fr，5～8 岁使用 8～10 Fr，10～14 岁使用 10 Fr，>14 岁使用 10～14 Fr。

男性患者导尿管插入困难可以由不同的原因造成。较常见的原因是导尿管不能通过球部尿道的 S 形弯曲和尿道外括约肌紧张导致导尿管在尿道膜部受阻。在多数情况下，从泌尿系统病史中可以发现可能造成插管困难的原因。例如有淋病性尿道炎病史的患者可能存在尿道悬垂部狭窄；前列腺增生的患者容易膀胱颈后唇抬高明显，前列腺切除术病史的患者可能存在膀胱颈挛缩。使用硅胶 Coudé 导尿管常常比较容易克服这些问题。如果还是很困难，需要在膀胱镜下直视进入膀胱，留置导丝，沿导丝上行插入尿管。必要时，可以选择膀胱造瘘引流尿液。女性导尿困难主要是因为尿道外口的位置异常导致的，通常在阴道一侧，需要用阴道窥器打开阴道口后仔细观察多能找到尿道外口的位置。

四、并发症

（一）感染

导尿的常见并发症是感染。尿管相关的泌尿系统感染（catheter-associated urinary tract infection，CAUTI）的定义为患者存在明显的菌尿，同时伴有泌尿系统感染的症状或体征等临床表现。无症状菌尿（asymptomatic bacteriuria）是指患者存在明显的菌尿，但无泌尿系统感染的症状。对于无症状菌尿，目前认为无需抗生素治疗，因为其这样并不能降低并发症和死亡率。对于留置尿管>6 天的患者，CAUTI 的发生率显著增加。降低感染发生率的主要手段是尽量避免留置尿管，尽量缩短留置尿管的时间，尿管引流系统需要密闭以减少外界污染，在抗感染保护下留置尿管，采用相对较细的尿管充分润滑的情况下进行导尿操作，这样有助于减少尿路损伤，以降低感染的发生风险。对于长期留置尿管的患者，目前的 meta 分析没有发现不同类型尿管所引起的感染存在显著差异。对于发生尿管相关感染的患者，更换尿管及短期（<5 天）使用抗生素控制感染的疗效与不更换尿管及长时间（10 天）的疗效相似。对于间歇自家导尿的患者，长期预防使用抗生素并不能显著降低症状性 CAUTI 的发生率。对于存在无症状菌尿的患者在拔除尿管后是否使用抗生素目前尚无一致性意见，对于 CAUTI 感染风险较高的患者，可以考虑使用。

（二）非感染性并发症

留置尿管的非感染性并发症包括尿管周围尿外渗、尿管脱落、尿管堵塞、血尿、膀胱结石和膀胱肿瘤等。这些并发症在长期留置尿管的患者（尤其是脊髓损伤）中更为常见。

（三）尿管无法拔出

尿管无法拔出是一个并不罕见的临床困境。对于尿道成形术后或者前列腺根治性切除术后尿管无法拔出，应考虑尿管被缝线固定，由于缝线是可吸收线，可以等待 1～2 周后再试拔尿管。如果缝线不可降解，可以使用输尿管镜进入尿道，观察缝线的位置，使用激光打断。对于水囊无法排空的情况，可以先尝试用 1～2 ml 的水注入水囊后再次抽出，如果不成功，怀疑水囊阀门故障，可以将其剪掉；如果还是不成功，可以用硬导丝沿水囊腔插入，尝试将水囊刺破放出水；最后，可以采用超声引导下，用穿刺针经皮进入膀胱将水囊刺破。作者不建议采用向水囊内注射大量水将水囊涨破的方式拔除尿管，因为这可能导致疼痛，并具有水囊壁残留在膀胱内的可能性。对于长期留置尿管，水囊表面出现结垢形成，结垢的形成与奇异变形杆菌的感染相关。在结垢明显的患者，抽空气囊的水后，由于结垢较硬，也会导致气囊不能缩小，尿管拔出时受阻，轻轻用力多可以使结垢从气囊表面脱落，尿管才能拔出。如果结垢不脱落，尿管拔出困难时，影像学检查确认结垢的存在，可以使用输尿管镜用激光将结垢击碎，从而将尿管拔出来。多喝水和服用枸橼酸盐碱化尿液有助于延缓结垢的形成。

（四）尿道狭窄

导尿也可能导致尿道狭窄，其可能的原因包括导尿对尿道损伤，长期留置尿管引起的尿道黏膜炎症、缺血。水囊在尿道内充起，导尿引起假道等都会导致血尿、尿道破裂和狭窄的形成。

第二节　耻骨上膀胱穿刺造瘘术

一、适应证

需要引流膀胱，但经尿道途径无法成功或无法使用时，都需要考虑耻骨上膀胱穿刺造瘘术。一些术者在进行经尿道前列腺切除术时，进行耻骨上膀胱穿刺造瘘术，手术中可以持续冲洗以改善视野和降低压力，减少水吸收。下尿路手术后，为了给膀胱和尿道提供良好的愈合条件，可以短期使用耻骨上膀胱造瘘的方式充分引流尿液。尽管膀胱造瘘具有一定的创伤性，对术后患者而言，其耐受性高于经尿道留置尿管，并且短期内的菌尿发生率也较低。尽管临床上对需要长期留置尿管的患者多选择膀胱造瘘术，但其与经尿道留置尿管相比，尚缺乏在减少并发症方面显著获益的证据。对于儿童，如果需要膀胱造瘘，应该在超声引导下操作，以减少误损伤。

二、禁忌证

膀胱造瘘的禁忌证包括既往下腹部手术导致的穿刺通道存在腹部脏器、凝血功能障碍、膀胱癌、穿刺部位存在活动性感染以及穿刺通道周围存在人工血管。

与经尿道留置尿管相比，膀胱造瘘能够减少尿道损伤、狭窄的风险，夹闭造瘘管可以测试患者的排尿功能，并且对于长期在轮椅上的患者，膀胱造瘘的护理也更为方便。

三、耻骨上膀胱穿刺造瘘的操作

患者采用仰卧位，应调整床的高度以便于术者操作。穿刺前患者需要将膀胱充分充盈，一方面有助于将腹腔脏器退离盆腔，另一方面使膀胱与腹壁紧邻，穿刺时膀胱张力较大，有助于穿刺针进入膀胱。患者下腹壁消毒铺巾。对于没有超声引导下穿刺的患者，穿刺点选择在耻骨联合上方 1～2 横指，对于肥胖的患者，穿刺点需要避开皮肤皱折处以减少皮肤感染的发生。于穿刺点及预计穿刺通道处进行麻醉，穿刺通道通常垂直于皮肤，麻醉后的空针可以穿入膀胱抽出尿液确认膀胱的位置。在穿刺点处取横切口 1 cm，将穿刺套装垂直于皮肤传入膀胱，进入膀胱时后有明显突破感，保留外鞘，拔出穿刺针，可见尿液涌出，沿鞘置入膀胱造瘘管并固定。除了使用气囊管作为造瘘管之外，目前还开发出了剥皮鞘的造瘘管，采用扩张鞘技术的造瘘管，自带穿刺针的膀胱造瘘管以及猪尾状造瘘管等。可以根据临床实践选用。对于肥胖、既往下腹部手术、膀胱无法充盈的患者，需要在超声监视下进行膀胱造瘘的操作。对于少数经皮穿刺失败的患者，可以考虑开放手术操作。

更换造瘘管需要在初次造瘘 2～4 周后，等窦道较为固定时才能进行操作，此时操作比较容易，对于操作困难的患者，可以沿原造瘘管留置导丝，再沿导丝更换就更为可靠。

四、并发症

膀胱造瘘的并发症与经尿道留置尿管的并发症相似，能减少泌尿系统感染的风险，但其血尿、漏尿、引流管堵塞和脱落的风险却较高。膀胱造瘘管堵塞的情况可能与结垢的形成和膀胱结石有关，对于反复发生堵塞的患者，需要检查膀胱镜，了解膀胱结石的情况。对于造瘘口肉芽组织增生明显的患者，可以局部涂抹硝酸银处理。

肠管损伤无论是初次造瘘还是更换造瘘管，都有可能发生，因此操作时需要谨慎。对于造瘘管发生意外脱落时，如果时间很短，可以使用导丝或细管沿原窦道插入，如果时间较长，窦道通常会闭合，因此需要重新穿刺造瘘。

第三节 尿道扩张

一、适应证

在男性，尿道扩张主要用于放置内镜前的准备，治疗尿道狭窄和膀胱颈挛缩。经尿道手术器械的外径（24～28 Fr）大于尿道管腔的情况并不少见，特别是在尿道外口和舟状窝。在这种情况下，插入内镜之前需要对尿道进行扩张。

扩张是治疗尿道狭窄和膀胱颈挛缩的一种方法。但是反复尿道扩张也会导致尿道损伤，最终可能会使尿道炎症过程加重和尿道狭窄加剧。在女性，如果以往没有尿道和膀胱颈手术史，真正的尿道狭窄较少见。尽管对女性采用尿道扩张一度是治疗排尿功能障碍和反复尿路感染的常用方法，但是没有任何客观资料证实这种治疗方法优于其他治疗方法（例如药物治疗）。偶尔在对女性使用大口径导尿管之前也需行尿道扩张。

二、患者准备

如果在经尿道手术之前需行尿道扩张，一般不需要特殊准备，因为手术前已经消毒铺巾。与前面所讲的导尿一样，门诊患者在尿道扩张之前必须保证无菌和适当的局部麻醉。如果患有尿路感染，在行择期经尿道手术前一定要进行有效治疗。

三、操作技术

尿道扩张可以使用金属探条（图 3-3-1、图 3-3-2）、管径递增的导尿管、丝状探条和跟随扩张管、Amplatz 扩张系统或者球囊扩张器来完成。金属探条头端弯曲，如果内镜管径较大不易插入尿道，可以先用金属探条扩张男性尿道。通常将尿道扩张到比所用内镜大 1 Fr。对男性进行尿道扩张时，应把阴茎拉直，将尿道探条旋转插入，当探条到达球部尿道时将阴茎拉向头侧，使得探条的弯曲适应球部尿道的弯曲。在插入金属探条时要谨慎小心，因为金属探条可以导致严重的尿道损伤。女性尿道较短，可以像插导尿管一样，直接用较短的直金属探条插入扩张。

管径递增的导尿管可用于尿道扩张，导尿管的插入同前面的描述一样。教导患者自己进行尿道扩张有利于预防治疗后狭窄再形成。这种方法特别适用于尿道切开术后尿道狭窄处比较容易通过导尿管的老年人。

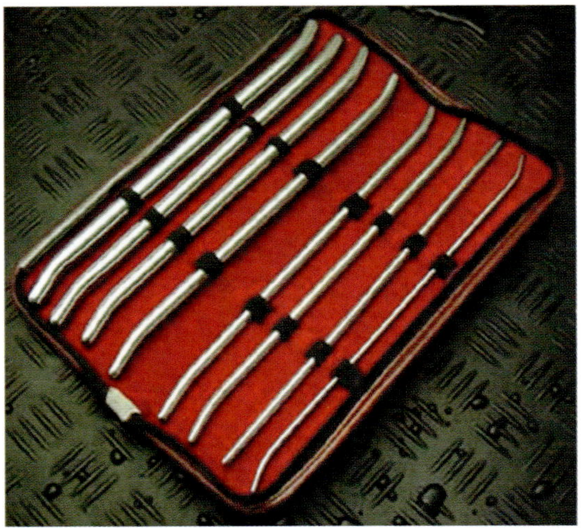

图 3-3-1　尿道金属探条

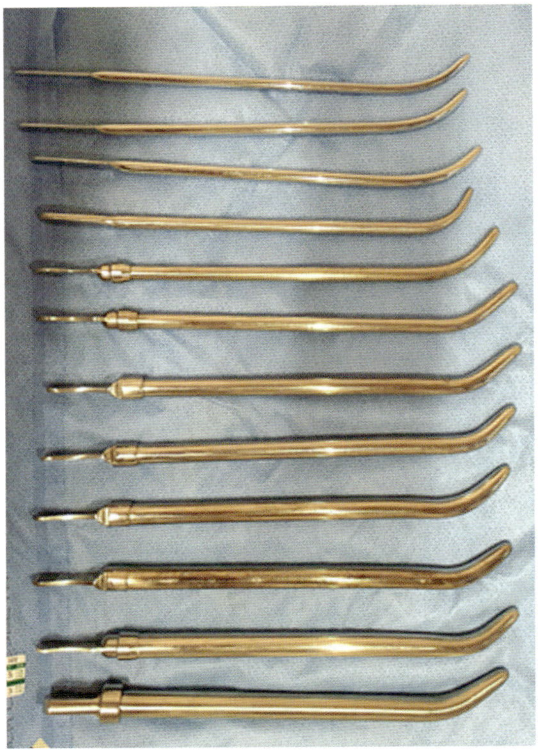

图 3-3-2　女性尿道金属探条（最大可达 45 Fr）

丝状探条直径较细（5 Fr 或更细），没有管腔，头部呈直线形或螺旋状。较粗的有腔导管（跟随扩张管）可以与丝状探条连接。首先将不连接跟随扩张管的丝状探条插入膀胱，丝状探条前段弯曲在膀胱内。然后将跟随扩张管与丝状探条旋紧连接好，跟随丝状探条轻柔地插入以扩张尿道。退出跟随扩张管，可以换用更大的跟随扩张管与丝状探条连接进行重复扩张。

丝状探条和跟随扩张管在通过和扩张尿道狭窄方面非常有用。一根丝状探条（直线形和螺旋形头端）可能会偶然通过严重狭窄处，但是在多数情况下，尿道狭窄常伴有假道形成，丝状探条会插入假道内。在这种情况下，常常需要继续向尿道内插入多根丝状探条，最终丝状探条占据了假道的位置，可使得其中一根丝状探条通过狭窄处进入膀胱。用头端呈直线形的丝状探条占据假道，而用头端呈螺旋形的丝状探条插入膀胱，这样做常常可以获得成功。如前所述，丝状探条和跟随扩张管可以用于尿道狭窄最初的扩张治疗，以便能向膀胱内插入导尿管。但是不推荐反复使用丝状探条和跟随扩张管扩张治疗尿道狭窄，需要反复使用丝状探条通过梗阻的尿道狭窄患者应该接受确切的治疗。

如果硬导丝能够进入膀胱，可以沿导丝放置男性尿道扩张器（图 3-3-3）或者扩张球囊（图 3-3-4），以达到尿道扩张的目的。这种尿道扩张的方法需要在 X 线引导下将球囊放置在正确位置，与其他尿道扩张方法比较，这种方法对尿道的损伤较小。

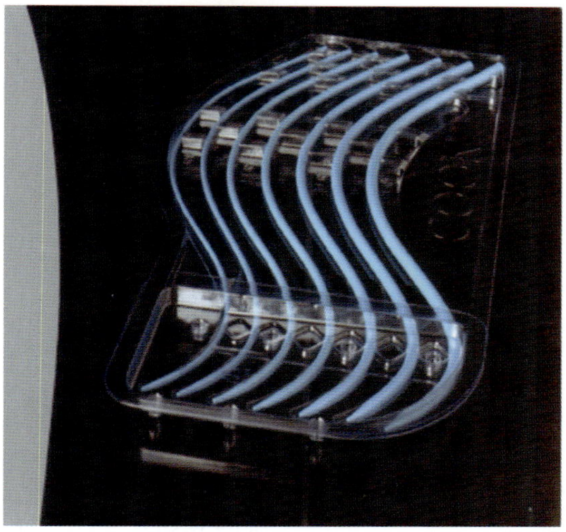

图 3-3-3　男性尿道扩张器

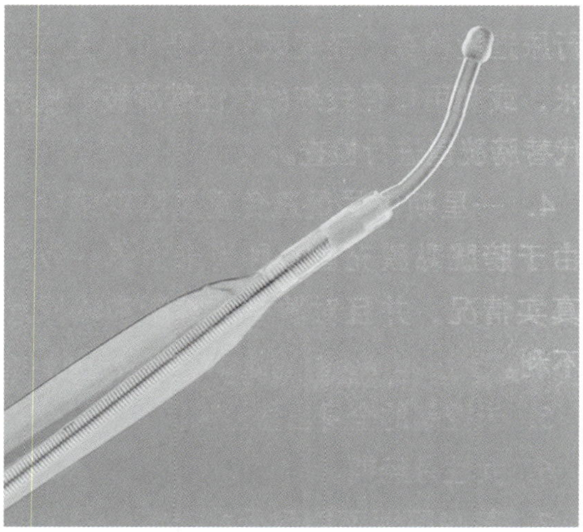

图 3-3-4　尿道扩张球囊

如果有条件，可以使用膀胱镜直接观察尿道狭窄处，在直视下通过内镜将硬导丝置入膀胱，退出内镜，保留导丝于膀胱内，然后沿导丝扩张尿道狭窄。可以使用球囊进行扩张，或者使用直径递增的半硬 Amplatz 扩张管（图 3-3-5）。

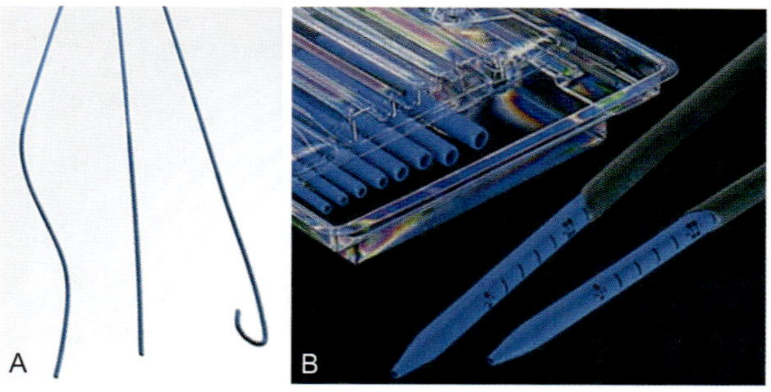

图 3-3-5　Amplatz 扩张系统（A. 超硬导丝；B. 扩张套装）

Amplatz 扩张管系统是由 Kurt Amplatz 于 1982 年开发出来，其最初用于肾造瘘通道的扩张，也可以用于输尿管狭窄的扩张。这套系统包括一根 8Fr 聚四氟乙烯导管，其头端逐渐变细正好适合 0.038 英寸（约为 0.965 mm）导丝。在内镜引导下将硬导丝插过尿道狭窄处，沿导丝插入 8 Fr 聚四氟乙烯导管通过狭窄，然后用一组管径递增的扩张导管沿 8Fr 聚四氟乙烯导管和导丝扩张梗阻病变，直到需要的口径。扩张导管的管径从 12 Fr 到 30 Fr，每级增加 2 Fr。在整个扩张过程中保留 8Fr 聚四氟乙烯导管，便于较粗扩张导管从其表面滑入以免形成假道。扩张时如果有明显的阻力或导管成角，应停止操作以免造成假道或穿入直肠。

第四节　膀胱尿道镜检查

一、适应证

膀胱尿道镜检主要目的是直视下对膀胱和尿道腔内面解剖学和大体病理进行观察，并可获得活检标本进行组织病理学检查；也可以通过输尿管插管留取上尿路尿样、进行逆行造影来了解上尿路病变，从而作出临床诊断。通过膀胱镜还可以对某些尿路疾病进行简单的治疗。由于膀胱镜检是有创操作，应当先进行其他无创检查，具有适应证时再在进行膀胱镜检（郭应禄等，2016）。

（一）诊断

膀胱尿道镜检可用于病史、体检、实验室检查、影像学检查等仍不能明确诊断的尿道、膀胱及上尿路疾病，包括：

1. 明确外科血尿的出血部位及原因。

2. 诊断膀胱尿道肿瘤，包括肿瘤的部位、数目、大小、外观，并取活检。

3. 膀胱尿道尿路上皮肿瘤保留膀胱手术后定期复查。

4. 诊断膀胱尿道的结石、异物、畸形及尿道狭窄、膀胱瘘等。

5. 泌尿系统外疾病对膀胱的影响。

6. 上尿路病变行逆行造影诊断肿瘤、结石、梗阻的部位和程度；从上尿路获取尿样进行细胞学、细菌培养、尿常规、尿液抗酸杆菌等检查。

（二）治疗

1. 电灼小的膀胱肿瘤。

2. 取出异物、粉碎并取出较小的结石。

3. 通过输尿管导管向肾盂注药治疗乳糜尿。

4. 放置输尿管导管或支架管，以引流尿液、预防和治疗输尿管狭窄等。如治疗肾后性急性梗阻导致的无尿、肾功能受损、肾盂积脓等；又如盆腔手术中作为寻找输尿管的标志并防止输尿管损伤、输尿管镜操作后预防狭窄等。

二、禁忌证

1. 泌尿男生殖系急性炎症，如急性膀胱炎、尿道炎、前列腺炎、附睾炎等是绝对禁忌证。

2. 膀胱容量过小，如小于 50 ml 则观察不满意，存在膀胱穿孔的危险；结核性膀胱挛缩更容易穿孔，是绝对禁忌证。

3. 尿道狭窄是造成膀胱镜检失败的主要原因，未考虑到此可能，遇到阻力仍用力，可造成尿道损伤、假道、直肠损伤等；尿道狭窄可行尿道镜检查。轻度尿道狭窄可以先行尿道扩张，或利用口径较细的软性膀胱镜、输尿管镜代替膀胱镜进行检查。

4. 一星期内尽量避免重复膀胱镜检，这是由于膀胱黏膜充血水肿尚未消退，较难反映真实情况，并且对肿瘤的诊断和输尿管插管不利。

5. 未控制的全身出血性疾病。

6. 女性月经期。

7. 某些原因不能耐受检查者，如体质极度虚弱、精神疾病等。

三、膀胱尿道的内镜解剖

(一)膀胱

膀胱的大小、形状、位置及壁的厚度随膀胱充盈程度、年龄和性别而不同(图 3-4-1)。正常成年人膀胱位于耻骨后，为腹膜间位器官，其上面被覆腹膜。空虚时膀胱呈锥体形，充盈后则呈卵圆形，容量为 300～500 ml。女性膀胱由于子宫对后壁的影响，膀胱常呈双角状，膀胱镜下两侧壁常成窝状。膀胱顶端尖细，朝向前上方，截石位时，进入膀胱的气泡常停留在该处。该部位的前、后、左、右在膀胱镜描述中分别称膀胱前壁、后壁和左右侧壁。膀胱的出口处为膀胱颈部，膀胱镜检时按时钟刻度描述截石位时膀胱颈各个部位。上述各部之间，无明显解剖界限。膀胱后壁下方和膀胱颈 6 点之间，为膀胱三角区，无黏膜下组织，黏膜与肌层紧密相连，无论在膀胱充盈或空虚时都保持平滑状态。三角区的尖向前下，在膀胱出口处呈一纵行隆起，称为膀胱垂，与尿道嵴相连续；三角区的底向后上，成一横行皱襞，称输尿管间襞或输尿管间嵴，是与膀胱后壁的分界。膀胱镜检时，输尿管间嵴成一条略苍白的隆起带，是寻找输尿管口的标志。两侧输尿管的开口位于输尿管间嵴的两端，相距 2～3 cm。输尿管口多呈裂隙状。膀胱黏膜在膀胱镜下呈桃红色，可以见到黏膜下纹理清晰的细小血管。三角区黏膜较薄，深部的血管容易透过，血管纹理较重，颜色较其他部位鲜红。膀胱空虚时，黏膜由于肌层的收缩而形成很多皱襞；当膀胱充盈时，皱襞消失。

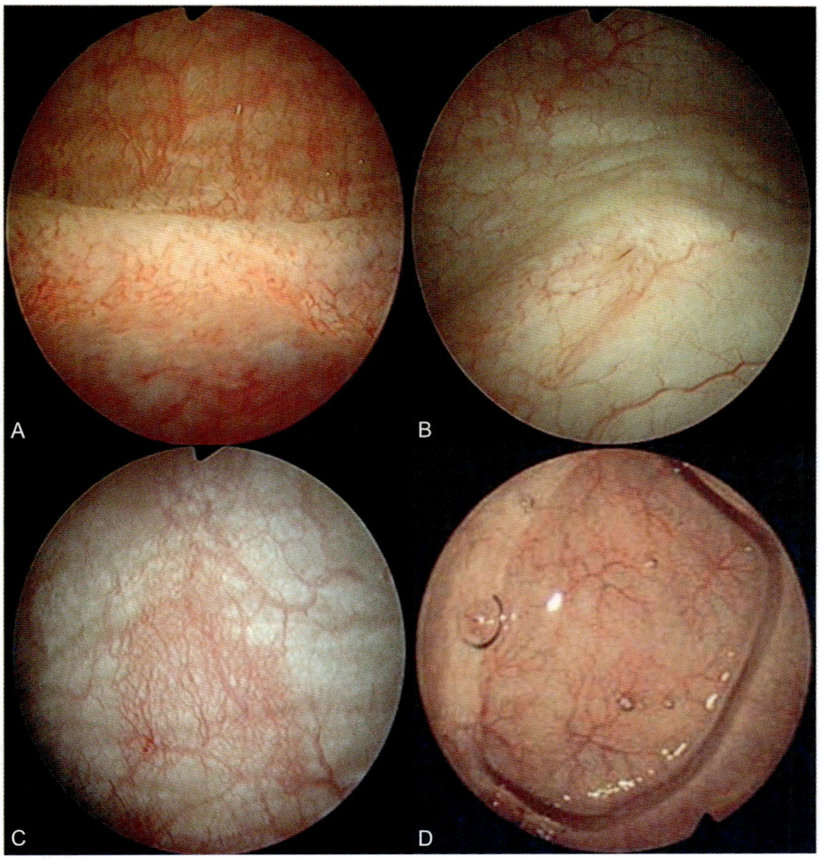

图 3-4-1 膀胱镜下膀胱解剖结构：A. 膀胱输尿管间嵴；B. 输尿管口；C. 膀胱后壁；D. 膀胱顶壁气泡

（二）尿道

成年男性尿道长 17～20 cm。可分为前列腺部、膜部和海绵体部（图 3-4-2）。

前列腺部为尿道穿过前列腺的部分，长 2.5～3 cm，较宽。后壁中线的纵行隆起称为尿道嵴，向上与三角区的膀胱垂相连。尿道嵴的中部突成圆丘，形成精阜。精阜的中央有一凹陷，称前列腺小囊或男性阴道，此为胚胎发生时，副中肾管末端的遗迹，无生理功能。精阜两侧有射精管的开口，一般不可见。前列腺尿道被覆尿路上皮。

尿道膜部很短，约 1 cm，在尿生殖膈上、下筋膜之间，是尿道穿过尿生殖膈的部分，被尿道外括约肌环绕，管腔最为狭窄。自然状态下闭合，排尿时开放；膀胱尿道镜检中，嘱患者放松，灌注液可使其开放。膜部附近，尿路上皮过度为前尿道的复层柱状上皮。

尿道海绵体部纵贯尿道海绵体。起始部位于尿道球内，称尿道球部，有尿道球腺的排泄管开口于此，但尿道镜下不易见到。尿道球部延至海绵体部变细，至阴茎头处扩大成舟状窝，开口于尿道外口。舟状窝近侧背部有舟状窝瓣，舟状窝瓣明显时，可能阻碍膀胱镜的插入。前尿道黏膜被覆复层柱状上皮，膀胱镜下颜色红润；尿道舟状窝被覆复层鳞状上皮。

通常海绵体部称为前尿道，前列腺部和膜部合称后尿道。男性尿道在行程中，有三处狭窄、三处膨大和两个弯曲。三处狭窄分别在尿道内口、尿道膜部和尿道外口。三处扩大在尿道前列腺部、尿道球部和尿道舟状窝。两个弯曲，一个为耻骨下弯，凹向上，在尿道膜部和

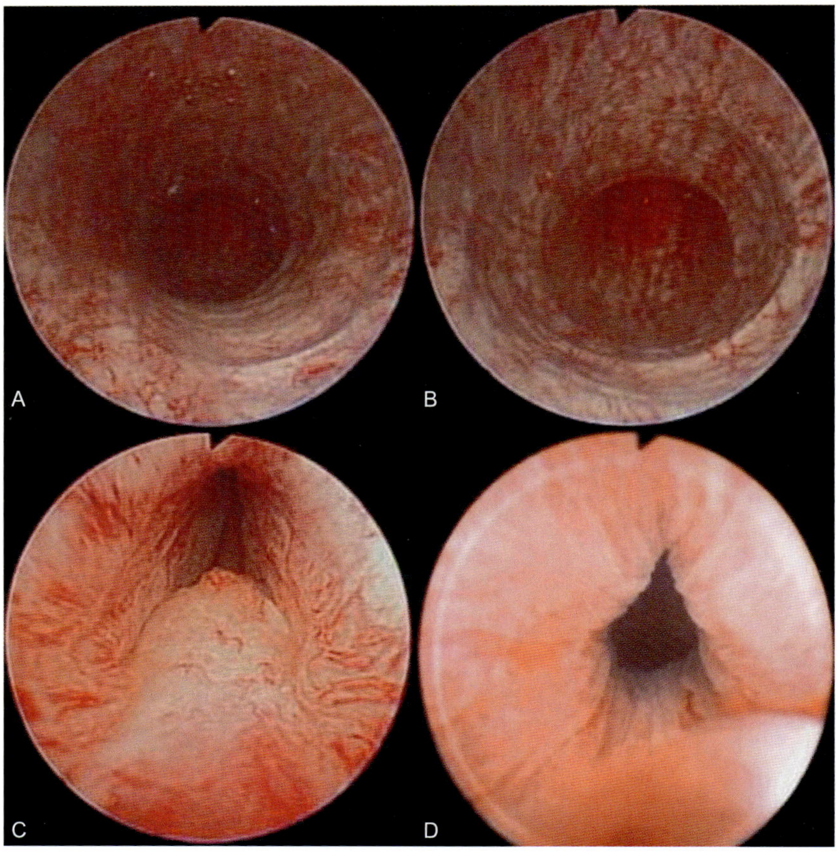

图 3-4-2 膀胱镜下男性尿道解剖结构：A. 前尿道；B. 尿道球部；C. 精阜；D. 后尿道及膀胱颈

海绵体部的起始段，阴茎在任何位置，此弯曲均无变化；另一个弯曲为耻骨前弯，凹向下，在阴茎根部和悬垂部的移行处，将阴茎悬垂部上提，此弯曲可变直。了解上述结构对各种经尿道的操作非常重要。

女性尿道较男性尿道短而直，成年女性的尿道长度为 4～5 cm。它起于尿道内口，在阴道前方，向前下穿过尿生殖膈，开口于阴道前庭的尿道外口。通过尿生殖膈处，周围有尿道外括约肌环绕。尿道外口距离阴道口约 1 cm，但有时非常接近，如被处女膜伞遮挡，需要仔细寻找。

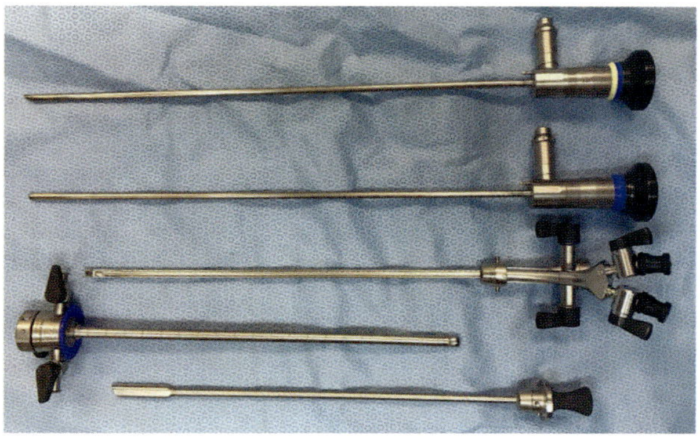

图 3-4-3 硬膀胱镜的结构，由闭孔器、有进水接头的金属镜鞘、镜桥（带转向器系统）和带有光源接头的观察镜组成

四、内镜设备

膀胱镜有硬性和软性之分，临床上应用最多的是硬性膀胱镜。照明需要冷光源，监视器的使用可以大大方便膀胱镜的操作。

泌尿腔内器械的粗细通常以 French 型号表示，代表器械横截面周长的毫米数，简写为 Fr。例如 21 Fr，表示器械的周长为 21 mm，直径约为 7 mm。

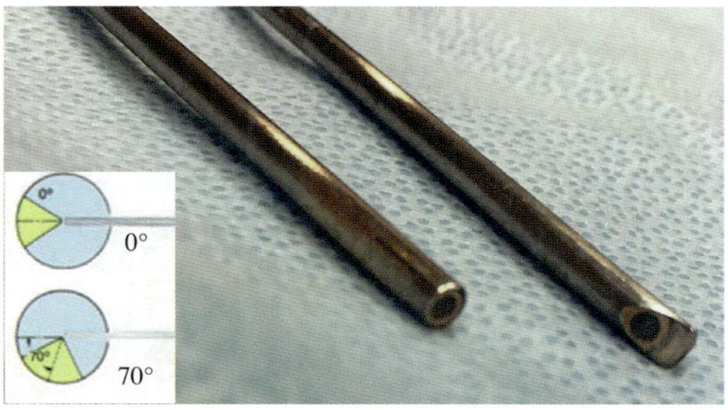

图 3-4-4 不同视角膀胱观察镜的观察范围（0° 和 70°）

（一）硬性膀胱尿道镜

由镜鞘、闭孔器、观察镜、操作器、附件等部件组成（图 3-4-3）。

1．观察镜

观察镜是膀胱镜的核心部件，由照明系统和成像系统组成，共同包绕于同一鞘中。镜子后端有冷光源接口，通过照明系统将光线射入膀胱；物像通过棱镜和透镜等成像系统传递至目镜。根据观察镜视角的不同，将观察镜分为 0°、12°、30°、70°、110° 等不同型号（图 3-4-4）。例如 0° 观察镜的视野中心为镜子的正前方，是管状视野，相当于“目视前方”；70° 观察镜的视野中心与镜杆前端成 70° 夹角，相当于“低头看路”。一般 0° 和 12° 镜用来观察尿道；30° 和 70° 镜用来观察膀胱；有时膀胱前壁和膀胱颈通过 70° 镜观察不全，称为 70° 镜的“盲区”，此时需要使用 110° 镜或软膀胱镜来观察。理解观察镜的视角是操作好膀胱镜的基础。一般配置 0° 和 70° 观察镜即可进行膀胱尿道检查。

2．镜鞘

镜鞘可用来容纳操作器和观察镜，并留有腔隙冲入灌注液或进出辅助器械操作。鞘的前端呈唇状，利于沿尿道弯曲进行插管。前端 2 cm 的下侧开放，利于操作器转向杆转动；后端设 1～2 个灌注接口，有阀门控制。镜鞘型号不同，8～14 Fr 用于小儿，16～25 Fr 用于成人。一般使用 21 Fr 或 22.5 Fr 镜鞘。尿道狭窄时，可用 18～20Fr 镜鞘。

3. 闭孔器

可用来封闭镜鞘前端的锐缘，使其光滑圆钝，在插管、撤管时可减轻镜鞘前端对尿道黏膜的刺激和损伤。

4. 操作器

又称桥，用来固定支持观察镜和进行腔内操作。操作器可与镜鞘紧密连接；操作器的后端有转向旋扭和操作孔。操作孔 1～2 个，上有阀门，并配有橡皮接口。操作孔可用来插入输尿管导管、电凝电极、活检钳等附属器械进行相应操作；橡皮接口可减少操作中膀胱内灌注液的外逸；转向旋扭可控制操作器前端下侧的转向杆，调节上述器械在膀胱镜前端的角度，利于对准病变部位进行操作。

5. 辅助器械

包括：各种活检钳（勺状嘴）、异物钳（齿状嘴）、剪刀、高频电极、输尿管导管等附属器械。

与软膀胱镜相比，硬性膀胱镜具有以下优点：①具有较好的视野；②具有更大的操作腔道，一次可进行双侧输尿管插管；③冲洗速度快，可以随时放出膀胱内混浊液体，因而视野清晰；④容易掌握操作，在检查膀胱时容易定向。

（二）软性膀胱尿道镜

软膀胱镜具有可弯的镜体，又可分为纤维软膀胱镜和电子软膀胱镜。纤维软膀胱镜的镜体、操作把手和光导线缆组成一个整体（图 3-4-5）。其特点是管径较细（15 Fr～16 Fr）而且可以弯曲。通过推动操作把手上的转向杆，镜子的尖端可向上弯曲 210°，向下弯曲 90°。操作把手上只设有一个灌注接口和一个操作接口。由于镜体前端可灵活转动，观察镜的角度为 0°。

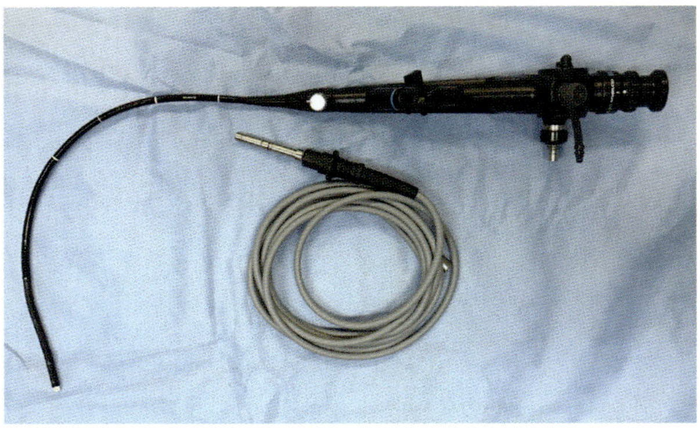

图 3-4-5 纤维软膀胱镜

与硬性膀胱镜相比，软膀胱镜的优点是：①对尿道黏膜的损伤小、痛苦小、术后发生尿道热少；②视野没有盲区，可清晰观察膀胱前壁和颈部；③可同时检查尿道和膀胱，而不必更换观察镜；④对于卧床或骨骼系统异常者，不受体位的限制。但是软膀胱镜也有以下缺点：①视野小、活动度大、定向较困难、需要熟练操作才能掌握；②冲洗速度慢，不易放出膀胱内的液体，出血及尿液混浊时观察不满意；③只有一个操作接口，一次只能进行一侧输尿管插管；④造价高、寿命短、患者负担的费用高。由于以上特点，软膀胱镜的应用不如硬性镜广泛，但在尿道狭窄、前列腺增生、尿道术后、膀胱前壁病变及患者不能采取截石位等情况下，软膀胱镜具有优势。

（三）内腔镜电视监视系统

由摄像头、光学摄像数字转换器（OTV）和数字监视器组成，可将内镜图像转变为数字信号通过监视器同步播出（图 3-4-6）。电视监视系统是对膀胱镜操作的重要改进，使操作者手眼分离，操作更加灵活，更有利于无菌操作，减轻了操作者的疲劳；而且，监视器可将镜下图像放大 10 余倍，视野更清晰，不容易

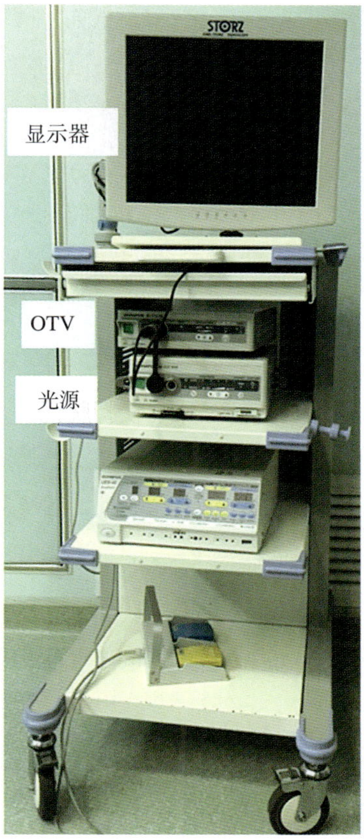

图 3-4-6 内腔镜电子监视系统

漏掉病变；它还改变了内腔镜只能一人观察的缺点，利于教学和辅助人员的配合。

电视摄像机（电视膀胱尿道镜检查）可以将硬或软镜的图像传输到电视监视器。现代电视摄像机带有一个将光线分为两路的光学设备（分光镜），可同时进行电视监视器投射和直接腔镜镜观察。腔镜图像传输到视频录制设备，可对操作过程进行记录和重放。电视膀胱镜系统由腔镜、电视摄像头和传感器、光源、电视监视器以及用于储存图像的视频录制设备组成。通过电视膀胱镜系统，医生可以应用电视监视器上的图像来引导腔镜移动并进行操作，而不必通过目镜观察。这样操作的优点是：①避免接触体液；②可通过视频录制设备记录操作过程；③可通过电视监视器进行教学；④可进行患者教育。

五、膀胱镜检的操作方法

（一）检查前准备

1. 了解病史和检查目的

除外膀胱镜检的禁忌证，了解是否有尿道狭窄和前列腺、尿道手术史，若有则需用尿道镜在直视下插管、观察尿道。还需要了解 B 超或静脉肾盂造影的结果，如怀疑上尿路病变，则在膀胱镜检同时行逆行造影、留取肾盂尿等，避免患者在膀胱镜检后才发现存在上尿路病变，造成重复膀胱镜操作的痛苦。

2. 器械的准备

膀胱虽与外界相通，但一般是无菌器官，膀胱镜应当进行灭菌。

3. 灌注液

常用灭菌生理盐水。如进行电凝，则需使用不含电解质的液体如灭菌蒸馏水或 5% 的甘露醇。灌注液的压力一般为 80 ~ 100 cmH_2O。

4. 患者准备

检查前，患者应排空膀胱，插管后可同时测定残余尿。向患者讲明检查的目的和过程，并解除患者紧张，使其配合检查。

（二）体位、麻醉与消毒

1. 体位

采用膀胱截石位。调整检查台的高低，以方便检查者操作。通过监视器观察时，操作者站立检查，镜子与操作者手齐平。

2. 麻醉

向尿道注入 2% 利多卡因胶剂 10 ~ 20 ml 或其他表面麻醉药如 1% ~ 2% 的丁卡因，男性患者用阴茎夹或橡皮筋夹住阴茎头 5 分钟；胶剂型麻醉药同时可起润滑作用。

3. 消毒

操作过程中严格遵循无菌原则。消毒使用

刺激性较小药液，如0.5%的碘伏。消毒会阴部及周围皮肤，铺无菌巾。准备无菌台放置器械。

（三）膀胱尿道镜插入方法

1. 男性

通常不必直视下插入膀胱镜，直视插管刺激性较大。先用上好闭孔器的镜鞘盲插。左手向上拉直阴茎悬垂部，与腹壁成直角，以消除尿道的耻骨前弯曲，右手以示指、中指间夹持镜鞘后端，将镜鞘插入舟状窝；然后继续轻柔插管，到达尿道球部时受阻；此时左手适当牵拉阴茎头，同时右手将镜鞘后端向下放至水平，以使镜鞘前端克服尿道的耻骨下弯曲，自行滑入后尿道和膀胱。一旦进入膀胱，镜鞘前后移动和左右转动应该没有阻力。

2. 女性

左手分开小阴唇显露尿道外口，右手同时持镜鞘和光源（拇指、示指、中指间握持镜鞘后端，示指和无名指之间夹持光源起照明作用）。镜鞘进入尿道外口后，前端略向下压以绕过耻骨联合，很容易进入膀胱。镜鞘进入膀胱后，后端向下放。

（四）观察方法

观察膀胱一般使用70°的观察镜。首先找到三角区和其远侧的输尿管间嵴，在输尿管间嵴两侧旁开1～2 cm处分别寻找两侧输尿管开口；输尿管口收缩时，可观察到清亮尿液喷出，有折光性，搅动膀胱内的灌注液。再将膀胱镜后退至近膀胱颈部，整体视察膀胱一遍。观察顺序为：三角区、右侧壁、前壁和气泡、左侧壁、后壁，然后重点观察病变部位及输尿管口喷尿的性质。最后再观察膀胱颈一周，按照截石位膀胱颈对应的时钟刻度进行描述。

正常黏膜要快速扫过，重点观察病变部位的特点，如肿瘤的部位、数目、形态、大小、有无蒂及蒂的粗细，以及周围黏膜的情况。不要满足于发现的单个肿瘤，要注意寻找是否有多发肿瘤存在。尤其不要草率地观察前壁，前壁的肿瘤容易被遗漏。对于输尿管口附近的肿瘤，要观察肿瘤的蒂或基底与输尿管口的关系，明确是膀胱肿瘤还是输尿管肿瘤通过输尿管口进入膀胱。输尿管口或肿瘤基底被瘤体遮挡时，可以用镜体将肿瘤边缘顶起，边冲水边观察，或用输尿管导管挑拨肿瘤，探查肿瘤基底的粗细及与输尿管口的关系。对膀胱憩室的内壁也应观察，有时憩室内的肿瘤不易见到，可边放水边观察，等待肿瘤从憩室内逸出。

膀胱内病变大小的判定，一般规律是：直接通过目镜观察时，物镜距目标2.5 cm，看到的像与实物相同；如果物镜紧贴目标，则放大4倍。镜鞘上的刻度有助于估计物镜与肿瘤间的距离。通过监视器观察图像时，14英寸（约35.56 cm）监视器可将物像放大10余倍，因此病变大小的判定需要根据经验，如与输尿管导管上的刻度对比或与活检钳头对比等，或根据体外用已知尺寸的物品进行观察所得到的经验。

根据病情需要，进行活检、逆行造影或放置输尿管支架管。

拔管时，如尿道已在直视插管时观察，则撤观察镜、排空膀胱、置闭孔器，沿插入时尿道的走行弧度撤管。如果不是直视插管，则撤70°观察镜、排空膀胱后更换0°或12°观察镜，边退镜边观察尿道。退到膜部时，应及时抬起镜子后端，以使前端绕过膜部的弯曲，此时可将膜部的图像置于视野的上部。否则，撤出膜部时镜子会“突然弹出”，划伤膜部，进而增加患者的痛苦。

(五)软性膀胱镜检查

1. 适应证

(1)需要经常行膀胱镜检查的患者。如膀胱肿瘤术后定期复查膀胱镜的患者，往往对膀胱镜检存在一定程度的恐惧感，经常使用硬性膀胱镜进行检查会增加尿道狭窄的几率。软性膀胱镜管径细、可弯曲，对患者的痛苦小，而且对尿道黏膜损伤小。

(2)尿道狭窄患者。

(3)不能采用截石位的患者。

(4)膀胱颈部或前壁病变患者。一些膀胱颈部或前壁病变由于观察角度的原因，使用硬性膀胱镜检查时容易漏诊，而软性膀胱镜检查范围大，观察上述部位尤其适用，不容易漏诊。

(5)前列腺增生患者：前列腺增生造成后尿道延长，管腔狭小变形，膀胱颈后唇抬高，有时硬性膀胱镜不易插入或引起出血；如果增生的前列腺中叶突入膀胱，遮挡三角区的观察；这时可使用软性膀胱镜检查。

2. 软性膀胱镜的检查方法

(1)麻醉：采用表面麻醉。不能采用截石位者，可平卧。女性患者不必使用软膀胱镜。男性患者：首先，由右手把持镜子的操作柄，左手提起阴茎，左手的拇指和示指辅助把镜子的前端插入尿道外口，进入 4 ~ 5 cm 后，右手向下放镜，并控制前端转向，通过尿道的弯曲，双手配合，直视下将软膀胱镜缓缓插入尿道和膀胱。

(2)观察顺序：在直视插入时首先观察尿道。由于软性膀胱镜为直视角，镜子插入膀胱后，最先观察到的部位为后壁或膀胱顶部附近，这时轻轻送入或回拉膀胱镜，寻找气泡。看到气泡后，将镜子前端轻轻向上弯曲，当弯曲角度达到 180°~210° 时，可观察到膀胱颈部和尿道内口。将镜子伸直，仍以气泡为标志，将镜子前端轻轻向上弯曲，同时慢慢拉回膀胱镜，观察膀胱前壁。同样方法，将镜子轻轻向下弯曲，观察膀胱后壁及三角区。在观察三角区时，注意观察输尿管间嵴，在其两侧，寻找输尿管口。需要进行输尿管插管时，使镜子前端对准输尿管口，直视下插入输尿管导管。同样方法，将镜子前端轻轻向两侧弯曲，观察膀胱两侧壁。

第五节　输尿管插管和逆行造影

一、适应证

1. 逆行肾盂造影能更好地显示上尿路的形态，主要用于观察静脉肾盂造影显示不清的输尿管和肾集合系统，如：膀胱镜发现一侧上尿路喷血、怀疑输尿管及肾集合系统的充盈缺损、尿细胞学检查阳性但膀胱镜正常、肾输尿管结核、输尿管梗阻的部位和程度、形态等。如果静脉尿路造影能将病变显示清晰，则不必行逆行造影。对于上尿路严重积水，由于逆行造影存在感染的危险，可以先行磁共振水成像等无创检查。

2. 留取肾盂尿，行细胞学、尿常规、尿培养、乳糜试验、找抗酸杆菌等检查。

3. 引流上尿路尿液，一般用双 J 管，在放双J管失败时，如可将输尿管导管插入，也可暂时起引流作用。

4．通过输尿管导管向肾盂内注入药物，治疗乳糜尿。

二、器械

有3～7 Fr不透X线的输尿管导管，长70 cm，顶端有开口，或前端1 cm有侧孔。通常使用4～5 Fr的导管。还有橄榄头或锥形等不同尖端形态的导管（图3-5-1）。

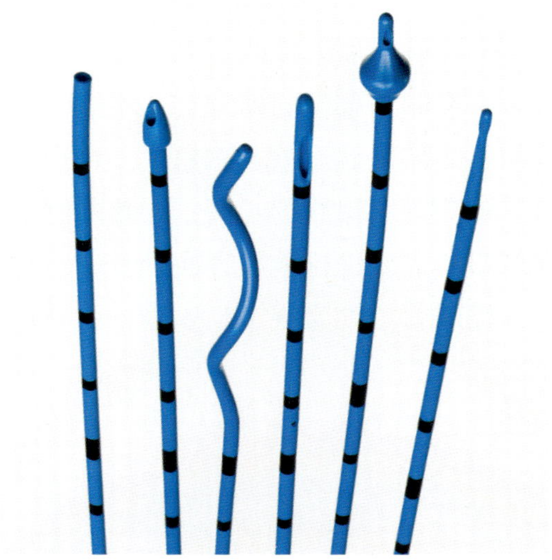

图3-5-1 不同尖端形态的常用输尿管导管

三、操作方法

插管前确保导管内的气体已被排净，否则注药时管内气泡进入上尿路所造成的充盈缺损会被误认为肿瘤或阴性结石。需看清输尿管口，调整膀胱镜的角度和方向，利用操作器上的转向调节旋钮，使输尿管导管的走向成切线位直对准输尿管口，进行插管。插管困难者，可调整膀胱容量。使用前端略弯曲的输尿管导管，利于进入输尿管口，并易于通过输尿管的弯曲。如插入输尿管口不足2 cm者，注入的造影剂容易流入膀胱，上尿路不显影，可改用橄榄头导管，不撤膀胱镜，顶住输尿管口，推注造影剂，透视下摄片。插管应当轻柔，注意体会插管中的阻力，遇阻力时可转动输尿管导管或等待片刻，通过输尿管的蠕动，可以使导管通过输尿管的扭曲。插管中，避免过度用力造成输尿管黏膜下的隧道和穿孔。导管上有刻度标志，需记清导管进入输尿管的长度，插入长度一般为27～30 cm，插入过深会顶到上盏穹隆，造成出血或引流不畅。插管成功后，应保留输尿管导管，撤除膀胱镜，以减轻患者的不适。结合临床决定是否留肾盂尿作常规、找抗酸杆菌、培养及药敏、尿细胞学等检查，标本留取应当在注入造影剂之前进行，因为高渗的造影剂会破坏细胞学标本，影响诊断结果。注入造影剂前，应当摄取平片记录输尿管导管的位置和致密影与输尿管导管的关系。常规使用50%浓度的碘造影剂2～8 ml；如上尿路扩张，还需注入更多的造影剂。肾盂显影后摄片。然后边撤管边注药使输尿管显影，摄输尿管片。如果显影不清，在透视下边注药边观察摄片，可以获得最佳显影效果。注药过程中要询问患者的腰部症状，避免注入过多造影剂，造成患者肾绞痛及造影反流。延迟摄片有助于判断上尿路引流情况，嘱患者静坐休息15分钟，再另外摄片。如延迟片上显示上尿路造影剂存留则表明存在上尿路梗阻（图3-5-2）。

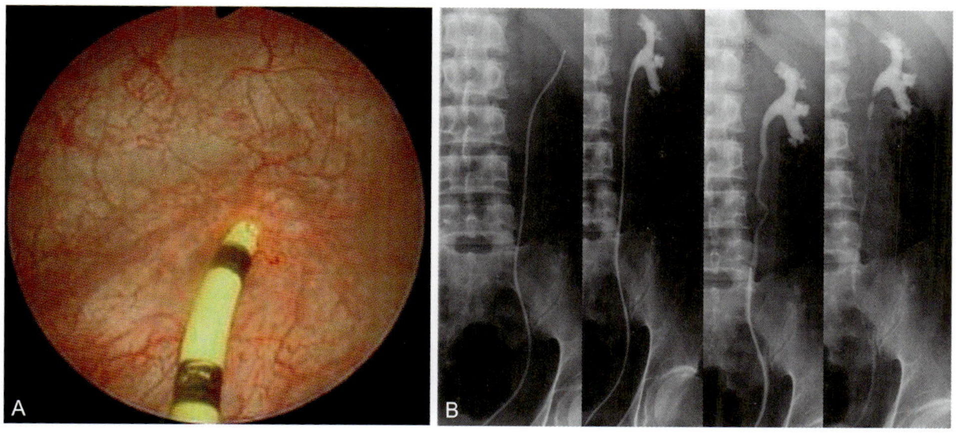

图 3-5-2 膀胱镜下输尿管导管行逆行造影。A. 输尿管导管插入输尿管口；B. 经输尿管导管行左侧逆行造影

第六节 输尿管支架管（双 J 管）放置术

一、适应证

1. 经膀胱镜放置输尿管支架管（双 J 管）的适应证

对于双侧上尿路梗阻和孤立肾梗阻影响肾功能，难以控制的肾绞痛发作，梗阻合并上尿路感染等情况需要急诊放置双 J 管；不适宜手术的输尿管狭窄，如腹膜后纤维化、肿瘤晚期压迫输尿管、结核治疗中的输尿管狭窄、输尿管狭窄段过长等情况；输尿管石街形成的处理；输尿管镜操作后，预防狭窄等，或者为了便于输尿管镜操作（尤其是软输尿管镜），提前放置双 J 管有助于提高操作的成功率。

2. 经皮肾镜碎石术后，多常规放置双 J 管，以缓解输尿管水肿或原有狭窄引起的梗阻；并且放置双 J 管后能改善引流，避免尿外渗；对于术后需要采用体外冲击波碎石的患者，留置双 J 管可以定位结石，避免结石堵塞输尿管，有助于排石；对于不留置肾造瘘的患者，或者拔除肾造瘘管后持续渗尿的患者，留置双 J 管有助于减少尿外渗。

3. 在涉及输尿管的泌尿外科重建手术中（包括输尿管创伤修复、肾盂成形术、输尿管再植术和输尿管吻合术等），输尿管支架管被广泛使用，通常有助于引流尿液，避免尿外渗，提供输尿管愈合的支架，这都有助于避免输尿管狭窄的发生。

4. 对一些可能累及输尿管的妇产科、泌尿外科以及腹部手术，术前放置输尿管支架管有助于术中确认输尿管，减少医源性损伤的几率，并且损伤后也有利于修复操作。

5. 对于肾外伤后导致持续性尿外渗，留置同侧的输尿管支架管，并且膀胱内同时留置尿管，持续引流，能有效减少尿外渗。

二、器械

包括双 J 管、导丝、固定夹和推杆（图 3-6-1）。双 J 管是两头可盘曲一圈的复合材料导管，具有较好的生物相容性，不透 X 线，全长有多个小侧孔，5～7 Fr，长度为 26～28 cm，

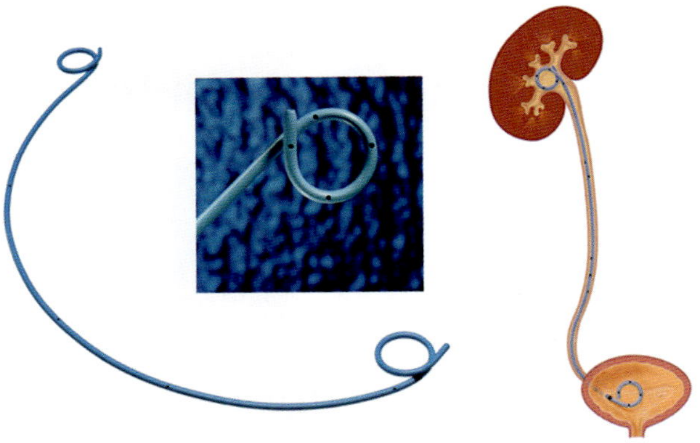

图 3-6-1　输尿管支架管。从左到右依次为输尿管支架管（双 J 管），放大的具有侧孔的头端，放置在体内的位置示意图

分单头开口和双头开口，横截面有圆形和三棱形之分；棱形的有利于排石；身材高者，可使用两端可盘曲两圈的双 J 管。支架管的材质的进步和表面特殊处理，通常可以放置 3～6 个月，有的支架管甚至可以放置 9 个月。导丝一般为金属导丝，长 100 cm，一端为软头，一端为硬头，双 J 管套在导丝上可以成一直管，沿导丝可向上推动。超滑导丝表面非常光滑，而且弯曲后不会折坏。固定夹可以将导丝和管子固定。推杆为一中空的长塑料杆。金属支架是近年来出现的，主要用于肿瘤压迫导致输尿管严重狭窄梗阻（图 3-6-2）。

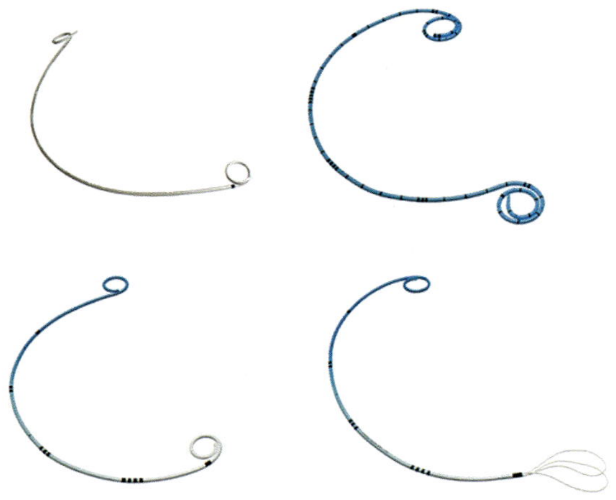

图 3-6-2　各种形态和材质的输尿管支架管

三、膀胱镜下输尿管支架管放置方法

（一）直接法

使用单头开口的双 J 管时，将导丝的硬头插入双 J 管全长，固定夹夹住双 J 管的末端。将二者一同从膀胱镜的操作孔中插入，如同插输尿管导管一样，将双 J 管插入输尿管口，当双 J 管末端快全部进入膀胱镜操作孔时，将推杆插在导丝上至双 J 管末端，将固定夹移到推杆末端固定。将推杆和导丝一同向前推动。观察双 J 管进入输尿管的刻度，待最后一个刻度将进入输尿管口时（连同前端的弯曲一般为 30 cm），此时将导丝撤出约 5 cm，以使前端在肾盂里盘曲，推杆再继续向上推，使最后一个刻度进入输尿管口约 1 cm。将导丝撤出，推杆前推，则双 J 管末端在输尿管口外盘曲。

（二）先插导丝法

使用双头开口的双 J 管时，先将导丝软头在前插入输尿管，进入约 30 cm 时，将双 J 管套在导丝上，助手将导丝伸直并固定（不要将导丝向外牵拉），将双 J 管在导丝引导下插入输尿管，当双 J 管末端快全部进入操作孔时，将推杆套在导丝上，继续前推，直至最后一个刻度将进入输尿管口，后面的操作与直接法相同。

在更换双 J 管时，撤管后采用上述方法即可。如果上次插管较困难，如输尿管口再植、输尿管口水肿明显等情况，撤管后再次插管存在困难，在拔管之前，可先将导丝贴着旧导管插入输尿管，再拔管，然后在导丝引导下放双 J 管。女性患者，还可以先将双 J 管部分撤出，末端撤到尿道外口外，将导丝沿旧双 J 管腔插入输尿管，再拔旧管插新管。

四、并发症

(一)支架管相关症状

包括尿频、尿急、尿痛、血尿、膀胱区域疼痛或腰痛等。可以采用输尿管支架管症状评分(ureteral stent symptom questionnaire，USSQ)评估患者的症状和对生活质量的影响。研究显示，约 80% 的患者的生活质量受到支架管的影响，58% 的患者因为支架管影响工作，约一半的患者需要干预以减轻支架管相关症状，约 1/3 的患者因这些症状要求尽早将支架管拔除，在男性中，42%～82% 影响性功能，而女性中这一比例为 30%～86%。目前，支架管相关症状的病理生理机制尚不十分清楚。支架管刺激膀胱(尤其是三角区)，膀胱反流，输尿管或膀胱痉挛等都可能导致症状的发生。支架管上段的环位于肾盏内，下段的环跨过膀胱中线，则患者的症状更为显著。因此，选择合适长度的支架管有可能降低患者症状的发生率。缓解症状的药物包括抗胆碱能药物、α 受体阻滞剂和止痛药。

(二)泌尿系统感染

输尿管支架管在体内是异物，因此容易细菌定植，引起感染。研究显示，留置支架管的时间与感染密切相关，留置 30 天后，20.5% 的患者出现细菌定植，6.8% 出现泌尿系统感染，留置 90 天后，64.9% 出现细菌定植，28.6% 出现泌尿系统感染，危险因素包括慢性肾衰竭、糖尿病、女性。目前建议在出现感染相关症状时，再考虑使用抗生素，不建议长期预防使用，应为长期低剂量抗生素使用并不能显著降低严重感染的发生率。

(三)支架管移位

尽管双 J 管本身有固定设计，但仍有 1%～8% 的患者出现支架管移位。出现移位的原因多是由于选用支架管过短，或是输尿管本身存在较为严重的狭窄因素。出现移位后，可以使用输尿管镜处理或重新放置。

(四)结垢形成

输尿管支架管在体内留置一段时间后表面会出现结垢，尤其是膀胱内的部分，但多数患者形成的结垢较为轻微，不影响引流和拔除操作。广泛显著的结垢形成多见于支架管留置时间过长(多见于支架管忘记拔除)，这会给拔除支架管制造很多困难，甚至需要多次手术操作。留置时间是结垢形成最重要的危险因素，对于留置时间 6 周内的患者，结垢发生率为 9.2%～26.8%，6～12 周的发生率为 47.5%～56.9%，超过 12 周则约为 75%。另有研究显示，小于 6 Fr 的支架管比大于 7 Fr 更容易发生结垢。留置支架管 12 周以上，有 8.6% 的患者出现堵塞，1% 的患者需要手术干预以便拔除支架管。其他结垢形成的危险因素包括妊娠、泌尿系统感染、尿石症病史、代谢或解剖结构异常、尿流改道以及慢性肾衰竭。对于没有泌尿系统感染、尿 pH 值低于 5.5、高尿酸血症的患者，草酸钙是结垢的主要成分。由于时间是结垢形成最主要的因素，因此及时拔除或更换支架管是防止结垢形成的最主要措施。多数厂家建议支架管拔除或更换的时间不超过 4 个月。但对于存在结垢形成危险因素的患者，建议 6～8 周就拔除或更换支架管，对于妊娠的患者，由于其非常易发结垢形成，建议 4～6 周就拔除或更换支架管。结垢的诊断通常是在拔除支架管时发现支架表面结垢形成并且不易拔出。这时不建议使用更大力量拔除支架管，以免损伤输尿管，或造成结垢脱落需要进一步治疗。怀疑结垢形成后，建议使用 CT 检查以了解结垢的部位和范围，以便制定治疗策略。目前对结垢的处理需要综合使用膀胱镜、输尿管镜、经皮肾镜和体外冲击波碎石术进行处理。

第七节 肾造瘘术

一、适应证

对于需要引流上尿路但采用输尿管支架管无法成功的患者，就需要考虑经皮肾造瘘术。肾造瘘可能比支架管的引流更为通畅，并且管路堵塞时较易疏通。尽管肾造瘘不会引起支架管相关症状，但由于其在体外有引流管，因此对患者的生活质量也会产生不良影响。

经皮肾镜手术之后通常会留置肾造瘘管以改善引流。但目前，对于非复杂的手术，若术后结石无残留，无集合系统穿孔，无出血、感染等并发症，可以考虑术后不留置肾造瘘管。

对于恶性肿瘤压迫导致的输尿管狭窄，肾造瘘比输尿管支架管的操作成功率要高，引流通畅程度更好。研究显示，对于狭窄段大于3 cm的患者，使用肾造瘘管更为合理。

肾造瘘管的操作技术见后文的经皮肾手术章节。

二、肾造瘘管的设计

与尿管相似，肾造瘘管同样需要较好的生物相容性，引流很通畅，插入操作很方便，能够减少结垢、感染和移位的发生，并且不引起不适。目前最常用的肾造瘘管是猪尾管或气囊管设计。通常猪尾肾造瘘管较细，适合引流清亮的尿液，不适合引流明显血尿和脓尿。气囊肾造瘘管的气囊距离前端较近，并且气囊的容量较小，以适应容积较小的肾盂（图3-7-1）。

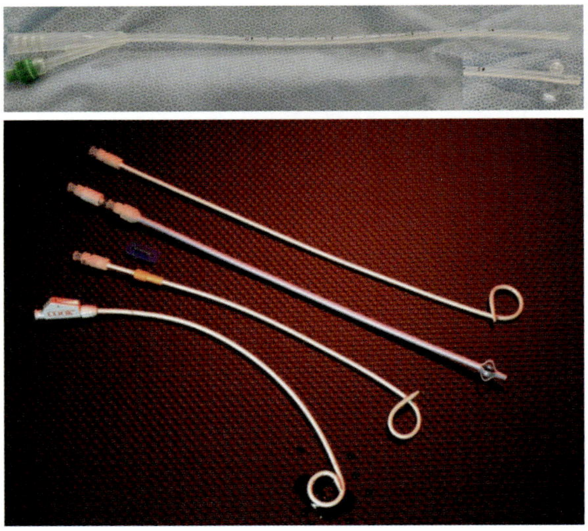

图3-7-1 各种形态和材质的肾造瘘管

三、并发症

血尿、出血、出血导致肾绞痛、感染是肾造瘘术常见的并发症。脓毒血症的发生率为1.3%～7%，损伤周围器官可能性尽管较低，但依然存在，需要警惕。输血率为2%～4%，对于静脉损伤导致的出血多能自限，而对于持续的动脉性或动静脉瘘导致的出血需要进行详细的影像学检查，必要时使用介入栓塞止血。胸腔损伤（气胸、血胸等）的发生率为0.1%～0.2%。肾造瘘的晚期并发症包括脱落和堵塞。肾造瘘管脱落的发生率为 2.5%，一旦脱落发生，需要急诊处理。采用自固定的肾造瘘管，将造瘘管缝合固定在皮肤上，是预防脱落的重要措施。

（周利群　王　刚　虞　巍）

参考文献

郭应禄, 周利群, 孙颖浩. 泌尿外科内镜诊断治疗学. 2版. 北京大学医学出版社, 2016, 13-69.

Alan J. Wein, Louis R. Kavpissi, Alan W. Partin, et al. Campbell-Walsh Urology, 2016, 119-135.

Louis R. Kavpissi, Alan W. Partin, Andrew C. Novick, et al. Campbell-Walsh Urology, 2012, 177-203.

第二篇

肾 上 腺

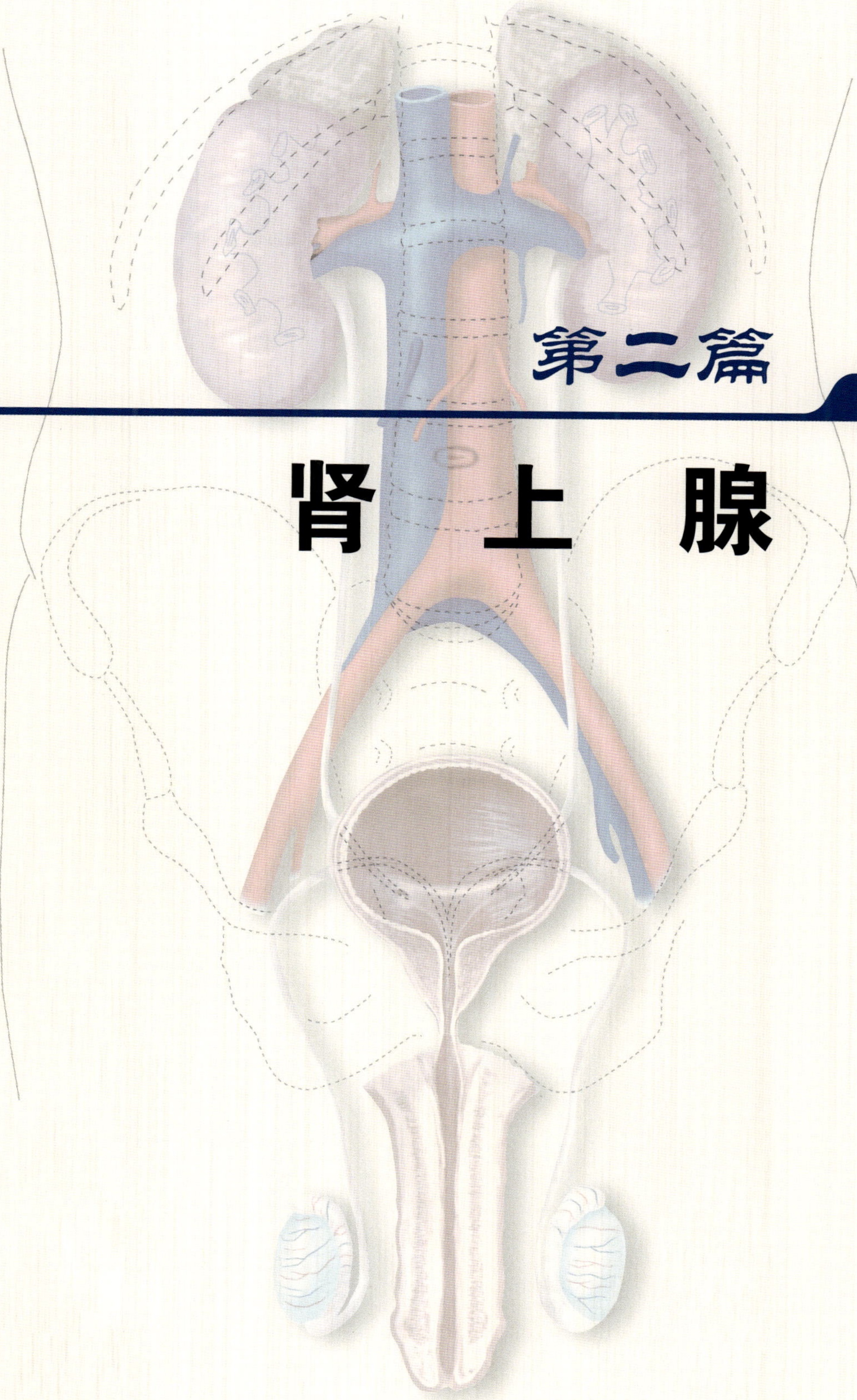

第四章

肾上腺解剖和生理

第一节　肾上腺解剖与毗邻

肾上腺于16世纪中叶被Bartholomaeus Eustachius首次描绘并发表其解剖图，命名为“glandulae renibus incumbents”（躺在肾上面的腺体）。1586年，Piccolomineus和Bauhin将其命名为“suprarenal glands”（肾上腺）。肾上腺是位于腹膜后的内分泌器官，由于其独特的胚胎学、解剖学和生理学作用，而与其他脏器截然不同。肾上腺位于腹膜后躯体中线位置，第11或12肋骨水平，在肾上极的内上方，左右侧各一，位于肾周筋膜（Gerota筋膜）之内，被肾周脂肪组织完全包裹。肾上腺上极贴近膈肌，下极邻近肾动、静脉，外侧下极贴近肾内侧，与肾上极间有疏松结缔组织。上极背外侧邻近腰大肌。内侧组织左右不同，右侧肾上腺前内侧贴近下腔静脉和肝，左侧前方贴近胰腺尾部和脾血管，内侧紧邻腹主动脉，背侧邻近腰大肌（图4-1-1）。肾上腺为位置较深的腹膜后脏器，位于肾前筋膜和肾后筋膜围成的肾周间隙内，其毗邻关系变化较大，尤其是左侧肾上腺比较复杂，其位置更靠近内下方，主动脉位于其内侧，胃体、胰尾、小肠在其前方，后方为左肾上极（图4-1-2）。右侧肾上腺的毗邻关系相对恒定，其前内侧为下腔静脉，外侧为肝裸区，内侧为膈肌脚，即右肾上腺位于右肾上腺三角内：下腔静脉、右膈脚和肝右叶裸区围成的三角，但在右侧肾上腺下极，其后方为右肾上极（Linos et al., 2005）（图4-1-3）。肾上腺有三个面：肾面、腹面及背面。肾面即肾上腺底部，呈凹陷状，与肾的上极相吻合；腹面有一凹陷，称为肾上腺门，肾上腺的静脉即自肾上腺门穿出。在CT图像上左侧肾上腺呈倒“Y”或“V”形，右侧呈线条样或者倒“V”形，取决于扫描的层面（邹浩军等，2008）。肾上腺长4～6 cm，宽2～3 cm，厚0.3～0.6 cm，左侧较右侧略大；正常肾上腺4～6 g。新生儿肾上腺相对较大，可达肾的三分之一，容易被误诊为肾上腺皮质增生或肿瘤（Barwick et al., 2005）。肾上腺表面呈橘黄色，与周围脂肪组织相比，橘色更深一点，质地脆，腺体被膜与周围组织连结紧密，手术游离时较易破裂。

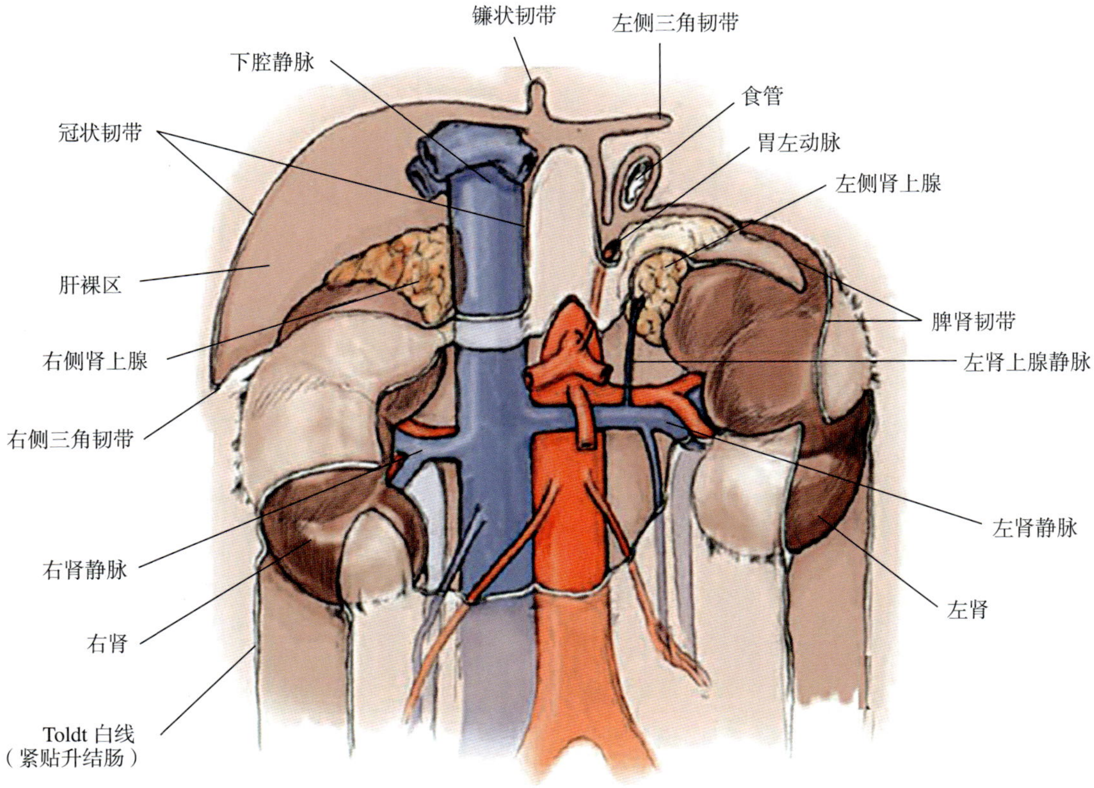

图 4-1-1　肾上腺相关解剖

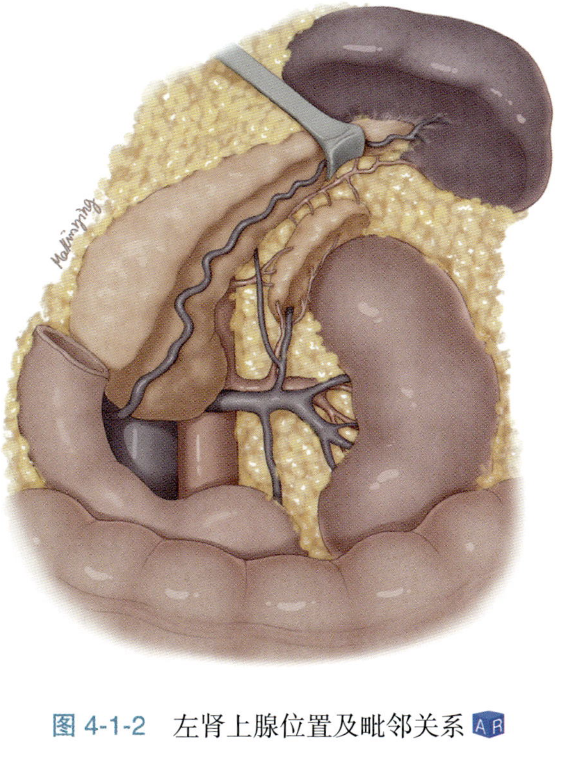

图 4-1-2　左肾上腺位置及毗邻关系

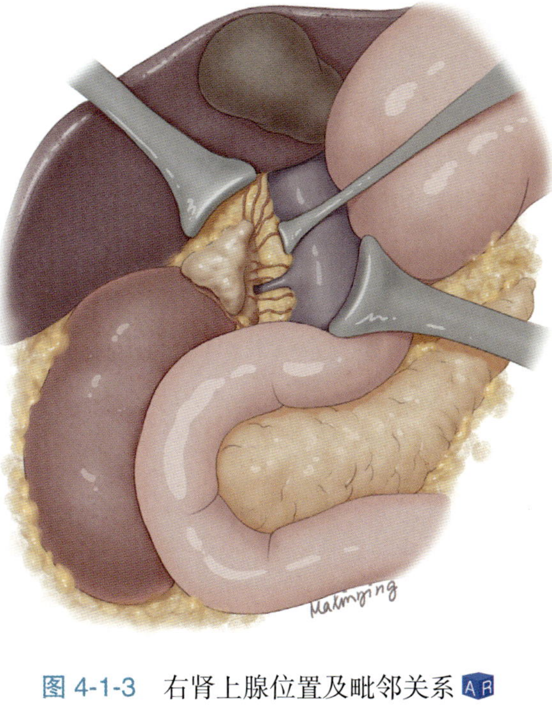

图 4-1-3　右肾上腺位置及毗邻关系

第二节 肾上腺的血供、神经支配和淋巴回流

肾上腺的血供状态独特，其动脉和静脉并非伴行。

一、动脉供应

肾上腺动脉有三个来源：肾上腺上动脉位于肾上腺上缘中部，由膈下动脉发出的，分为 3～4 支入肾上腺，罕见情况可见由腹主动脉、腹腔干、肋间动脉发出者；肾上腺中动脉起源于腹主动脉的侧方，罕见于膈下动脉或者肾动脉发出者；肾上腺下动脉由肾动脉上方发出，位于肾上腺中下缘。这 3 支主要的肾上腺动脉再分别分成多支小动脉，然后穿透肾上腺包膜进入肾上腺皮质。右侧肾上腺主要由肾上腺上动脉和肾上腺下动脉供应，左侧肾上腺主要由肾上腺中动脉和肾上腺下动脉供应。肾上腺上动脉最少 1 支，最多 6 支，以 3～4 支多见，外径 0.5～2.0 mm，分三种情况进入肾上腺：①各分支呈扇形行至肾上腺上缘，再分支进入肾上腺（70%）；②各分支在肾上腺上方汇合成类似胃血管的弓形，再分支进入肾上腺（25%）；③从膈下动脉远端分出一支粗大的动脉支，斜向内下，从肾上腺外上侧直接进入腺体（5%）。肾上腺中动脉长 1.5 cm～2.0 cm，外径 1.0～1.5 mm，肾上腺中动脉可发生缺如。肾上腺下动脉向外上斜行至肾上腺下缘，分数小支进入腺体。两侧差别不大，动脉长 1.5～2.0 cm，外径 1.0～2.0 mm，供应肾上腺肾面部分。除上述主要动脉外，尚有多支从肾上极到肾上腺的细小动脉支。肾上腺动脉进入被膜后，分支形成动脉性血管丛，其中大部分分支进入皮质成毛细血管，并在皮质网状带形成环绕网状带的窦状毛细血管网，与髓质毛细血管通连。少数小动脉分支穿过皮质直接进入髓质，形成窦状毛细血管。肾上腺内的血液供应分布有三种方式：①包膜动脉：仅供应肾上腺包膜，不穿入肾上腺组织；②有孔的皮质窦状毛细血管：供应皮质，然后引流入有孔的髓质毛细血管窦；③髓质小动脉穿行于肾上腺的小梁内，为髓质毛细血管窦提供血供。髓质有两种血供：一种为静脉型血供，来源于肾上腺皮质窦状毛细血管，已经为皮质提供过动脉血，向髓质延伸成引流静脉窦，血流中含有肾上腺皮质分泌的激素；另一种为动脉型血供，由被膜下动脉丛穿过皮质直到髓质的小动脉。双血供系统对于肾上腺髓质儿茶酚胺的合成有重要意义（李汉忠，2009）（图 4-2-1）。

二、静脉引流

与肾上腺动脉的复杂网络供应不同，仅有单支中央静脉引流整个肾上腺的静脉血。肾上腺的静脉不与动脉伴行，皮质无静脉回流，只作为一种静脉型血供，以静脉窦形式延伸入髓质。髓质的毛细血管汇成小静脉，引流入中央静脉。中央静脉上有 2～4 条纵向的平滑肌束，有调节中央静脉血流量的作用。中央静脉右侧多数直接注入下腔静脉，左侧注入左肾静脉。右肾上腺中央静脉靠近腔静脉，比左肾上腺中央静脉短而粗。右肾上腺中央静脉的平均长度为 12 mm（0.5～15.0 mm），平均直径为

4 mm（2～7 mm）。右肾上腺中央静脉与右下肝静脉汇合后汇入下腔静脉发生的比例为4%～22%，汇合后的主干直径为2～5 mm。中央静脉汇入右肾静脉近下腔静脉开口处发生率较少，多汇入右肾静脉开口处上壁。多支肾上腺静脉汇合时一般头侧较粗，下侧较细。多支静脉可分别或同时汇入右下肝静脉、下腔静脉或肾静脉。左肾上腺中央静脉平均直径为5 mm（3～8 mm），一般与膈下静脉汇合为主干后以80° 角汇入左肾静脉。多支静脉汇合成主干再与膈下静脉汇合后汇入左肾静脉的发生率约为4%，少数中央静脉与膈下静脉分别汇入左肾静脉，也可与副肾静脉汇合后汇入左肾静脉主干或直接汇入下腔静脉。罕见左肾静脉呈环形包绕腹主动脉，而肾上腺中央静脉汇入环形袢的上支，或中央静脉直接汇入下腔静脉左侧面。

肾上腺血管的正确辨认和处理是顺利进行腹腔镜肾上腺切除的重要条件。对于腹腔镜右肾上腺切除手术，处理中央静脉较为重要，有时中央静脉最短者仅约0.5 mm，难以夹闭，或中央静脉直接汇入下腔静脉后侧难以游离。中央静脉管径较粗，尸检发现直径最粗者可达7 mm，一般主张用Hem-o-lok结扎夹或钛夹夹闭中央静脉后切断，不主张直接用超声刀离断，以避免术后可能的大出血。右肾上腺中央静脉的变异更增加了手术的风险和难度，如中央静脉与右下肝静脉的汇合，若未能识别并将其分离出来，可能在剪断或分离中央静脉时将右下肝静脉剪破或撕裂而出血。左肾上腺静脉的变异同样会增加手术的风险和难度，如中央静脉与左肾静脉夹角过小，在分离中央静脉时可能误伤肾静脉，中央静脉与膈下静脉分别汇入左肾静脉时，可能误将膈下静脉当作中央静脉处理，而未将中央静脉夹闭。特殊情况下，在肾上腺肿瘤下部接近肾门处时，建议先将肾动静脉游离出来，以避免损伤（McDougal, 2012）。

三、神经支配

肾上腺的神经位于T10～L2水平的脊髓内神经元发出交感神经节前纤维，进入内侧的交感神经干，再从交感神经干分出，通过腹腔神经丛，随肾上腺小动脉进入肾上腺髓质，神经末梢呈突触形式包绕嗜铬细胞。少许副交感神经以相同的径路进入肾上腺髓质（图4-2-2）。

四、淋巴回流

肾上腺的淋巴系统仅存在于被膜、皮质内小梁及大静脉的结缔组织内，肾上腺淋巴管直接伴同肾的淋巴管回流入主动脉旁淋巴结。

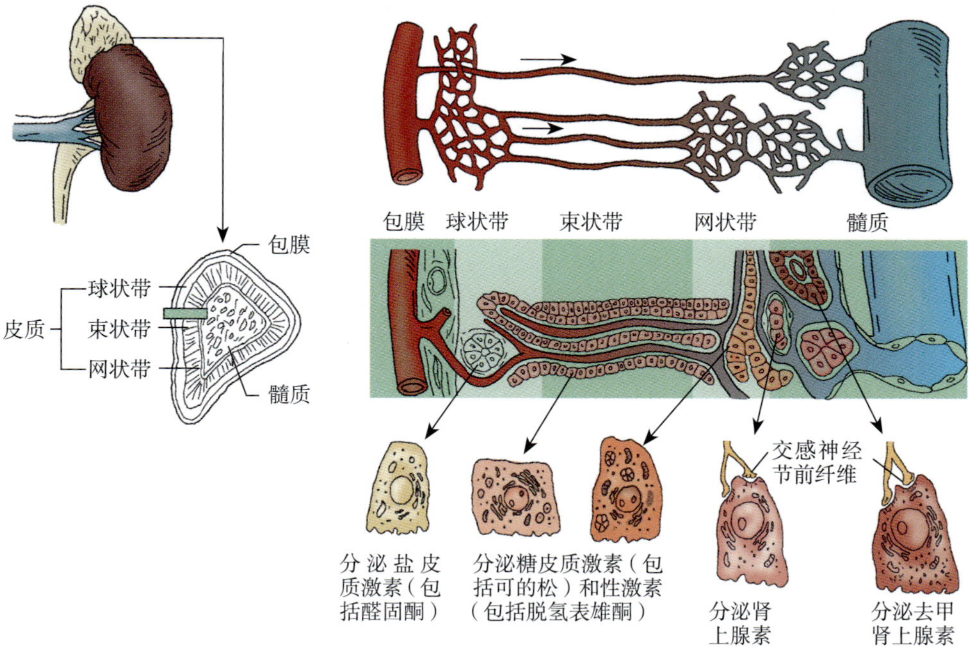

图 4-2-1 肾上腺内皮质、髓质动脉血供及静脉引流示意图

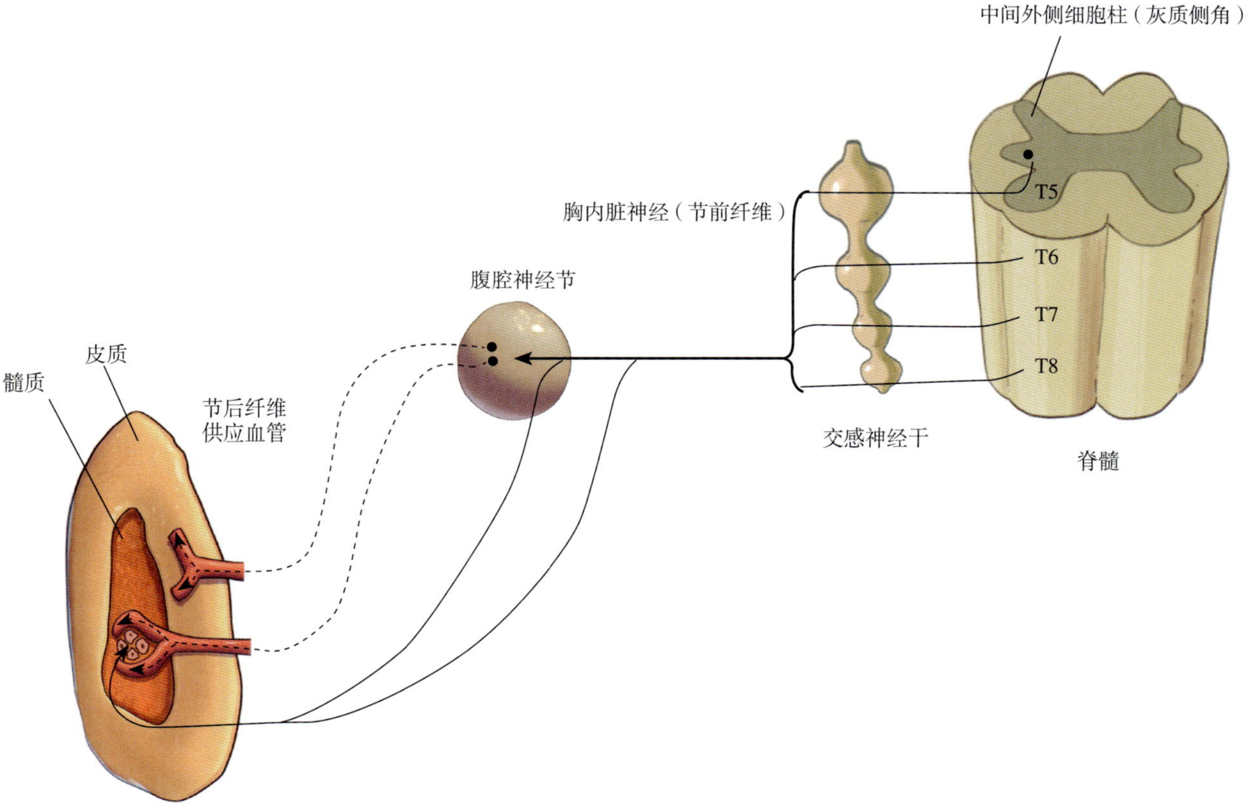

图 4-2-2 肾上腺神经支配

第三节　肾上腺的胚胎发育

肾上腺具有双胚胎学起源，肾上腺皮质起源于尿生殖嵴的体腔中胚层，肾上腺髓质源于外胚层的神经嵴组织。胚胎发育第5周，来自于肠系膜根部的间皮细胞开始分化为中肾/性腺（尿生殖嵴），增殖形成原始肾上腺皮质。第6周，第2次间皮细胞包绕原始肾上腺皮质，形成最终的肾上腺皮质。第8周，肾上腺皮质与其他间皮细胞组织分离，并被结缔组织包裹。肾上腺髓质起源于腹腔丛水平的交感神经节邻近的神经嵴组织，这些神经嵴细胞因为铬盐染色呈黄色或棕色，被称为嗜铬细胞，第7周开始向肾上腺皮质迁移，并沿中央静脉逐渐穿过肾上腺皮质到达肾上腺中央位置，肾上腺髓质被皮质完全包裹的过程至胚胎晚期才完成。肾上腺的血管和神经也是在第8～10周开始形成。肾上腺皮质的球状带和网状带出生时即存在，而束状带出生后3岁时才分化完成，6～8岁时，网状带才达到成人肾上腺的水平。相对于胎儿的体重，出生时的肾上腺体积是成人的10～20倍，相当于胎儿肾的1/3（Barwick et al., 2005）。胎儿从第9个月至新生儿前3个月，肾上腺体积主要是皮质和少量髓质，由不成熟的皮质细胞和交感神经原细胞组成，以便在合成糖皮质激素、类固醇前体、性激素、雌激素、孕激素时发挥积极作用。此后随着胎儿肾上腺皮质的消退，肾上腺的体积迅速减小，散在分布于胎儿肾上腺皮质的髓质细胞逐渐聚集形成肾上腺髓质。肾上腺髓质与交感神经节同源，没有节后改变。成人肾上腺的体积相当于其肾的8%。胚胎发育过程中，原始肾第8周开始上升，向肾上腺靠拢，同样起源于尿生殖嵴的性腺开始向盆腔下降（图4-3-1）。这种胚胎发育组织迁徙的过程会导致部分肾上腺组织与肾上腺分离而残留于肾上升或者生殖腺下降路径的某个位置，称之为肾上腺残留组织，又称为异位肾上腺或肾上腺附属组织，异位肾上腺组织多数是肾上腺皮质，也可以包含肾上腺皮质和髓质，异位肾上腺也可以发生肿瘤。异位肾上腺在新生儿的发生率为7.5%～15%，但很快退化，成人发生率约1%。

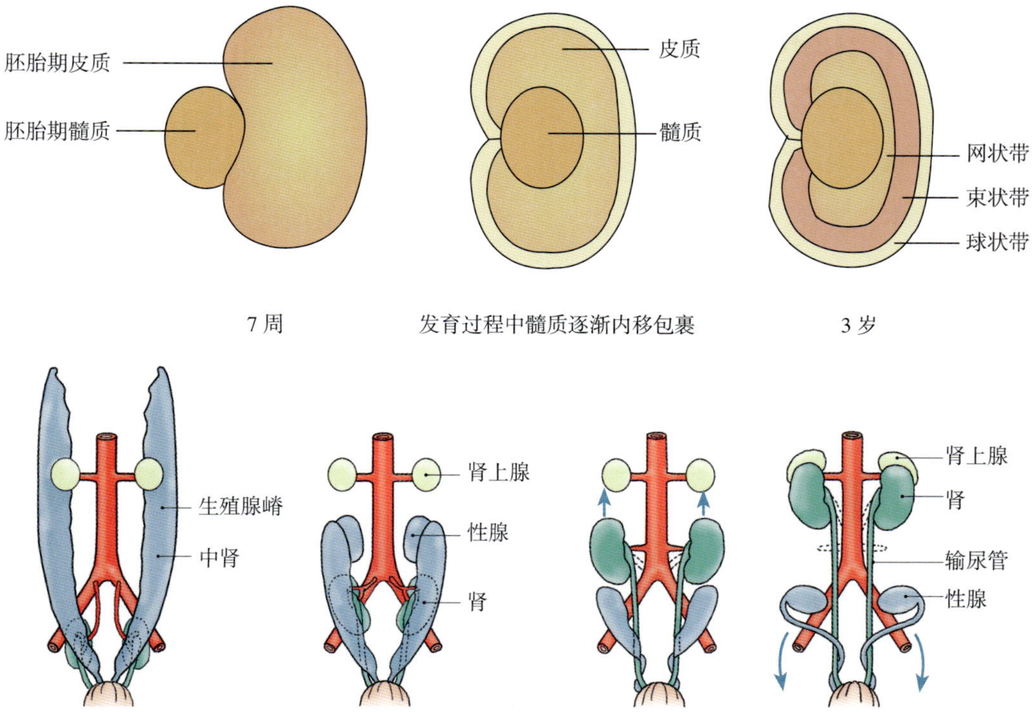

图 4-3-1　肾上腺的胚胎发育

第四节　肾上腺的组织学

肾上腺由外层的肾上腺皮质和内层的髓质组成，前者来自于中胚层，占肾上腺体积的90%，后者来自于外胚层，两者在发生、结构与功能上均不相同，实际上是两种独立的内分泌腺。纤维结缔组织包绕肾上腺形成肾上腺包膜。肾上腺皮质由外向内分为球状带（15%）、束状带（80%）和网状带（7%）三层。髓质主要由嗜铬细胞构成，间有少量交感神经节细胞。与髓质同系统的若干细胞，则不参与髓质的形成，而呈小块样散在于主动脉附近的细胞块，称为旁神经节。髓质或与之同系统的旁神经节，都具有铬酸（褐色）的嗜铬细胞，髓质分泌肾上腺素（图 4-4-1）。

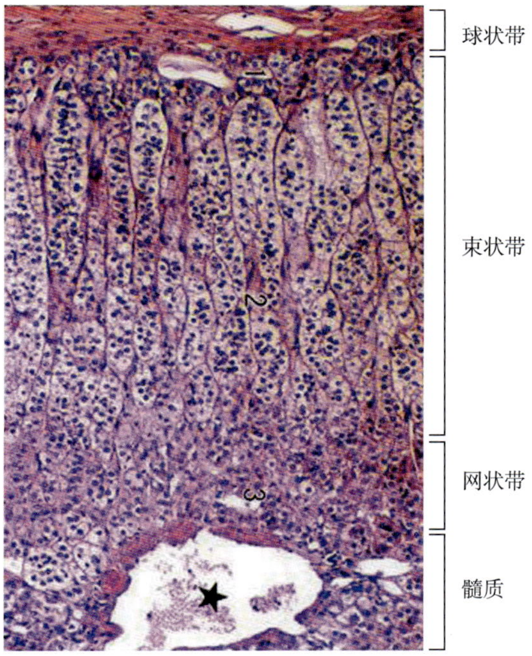

图 4-4-1　肾上腺髓质

一、球状带

球状带紧靠被膜，约占皮质厚度的15%。球状带由被窦状毛细血管包绕的小细胞和多形细胞组成，细胞内胞质少，核质比例大，胞质富含脂质，显微镜下呈空泡样，细胞呈低柱状或立方形，排列成球形细胞团，核小而圆，染色深，胞质少，弱嗜碱性，含少量脂滴。电镜下，球状带最明显的特征是含有大量滑面内质网、粗面内质网、游离核糖体和高尔基复合体。此带细胞分泌盐皮质激素，主要代表为醛固酮，即在这些细胞的滑面内质网和线粒体内合成，调节电解质和水盐代谢。

二、束状带

束状带约占皮质厚度80%，由多边形的细胞排列成束。细胞体积大，胞核染色浅，位于中央。胞质内充满脂滴，在普通染色标本，脂滴被溶去，留下许多小空泡，使束状带细胞呈泡沫状，透明细胞样。电镜下，束状带的滑面内质网远较球状带为多，常环绕脂滴和线粒体排列，粗面内质网也较发达。该带细胞分泌糖皮质激素，主要代表为可的松和氢化可的松，调节糖、脂肪、和蛋白质的代谢。

三、网状带

网状带约占皮质厚度的7%，紧靠髓质，细胞排列成不规则的条索状，交织成网。网状带细胞较束状带的小，胞核亦小，染色深，胞质弱嗜酸性。网状带含有少量脂滴和较多脂褐素。电镜下，此带细胞内含有大量滑面内质网。此带细胞分泌雄激素，但分泌量较少，在生理情况下意义不大。

四、肾上腺髓质

肾上腺髓质位于肾上腺的中央部，周围由皮质包绕，上皮细胞排列成索，吻合成网，细胞索间有毛细血管和小静脉。此外，还有少量交感神经节细胞。髓质上皮细胞形态不一，核圆，位于细胞中央，胞质内有颗粒。若经铬盐处理后，显棕黄色，故称为嗜铬细胞。嗜铬细胞用组织化学方法又可分为两型：一类为肾上腺素细胞，胞体大，数量多；另一类为去甲肾上腺素细胞，胞体小，数量少。电镜下，两种细胞的主要区别是胞质内颗粒的构造不同。含肾上腺素细胞的颗粒小，电子密度低；含去甲肾上腺素细胞的颗粒内有电子致密中心，其与颗粒包膜之间，常有一浅色区域。肾上腺髓质分泌肾上腺素和去甲肾上腺素。前者的主要功能是作用于心肌，使心跳加快、加强；后者的主要作用是使小动脉平滑肌收缩，从而使血压升高（吴阶平，2004）。

第五节　肾上腺生理

肾上腺皮质和髓质实际上是两对独立的内分泌腺体，有着截然不同的生理功能。

一、肾上腺皮质

肾上腺皮质合成和分泌多种激素，具有广泛的生理功能，为机体维持正常生命活动所必需。其分泌的激素都是以胆固醇为原料，经过一系列的酶促反应而生成，因而称之为类固醇激素，又称甾体激素。类固醇激素的基本结构是环戊烷多氢菲（图 4-5-1），含 4 个环，17 个碳原子。各种类固醇激素在此基本结构之外还有不同的侧链和功能基团。按结构来分，类固醇激素可分为 21 碳、19 碳和 18 碳 3 类。按生理功能分，有糖皮质激素、盐皮质激素和性激素 3 类。前两类和性激素中的孕激素为 21 碳，雄性激素为 19 碳，雌性激素为 18 碳。

人类肾上腺皮质所分泌的糖皮质激素主要为皮质醇，还有少量皮质酮，由束状带和网状带合成。束状带和网状带的功能基本相同，前者处于分泌活跃状态，后者处于相对静止状态。这两带还合成和分泌性激素。肾上腺皮质合成的性激素主要是具有弱雄性激素作用的脱氢表雄酮和雄烯二酮，仅有极少量的睾酮和雌激素。脱氢表雄酮和雄烯二酮在脂肪及肌肉等组织可转化为雌激素，这是绝经后妇女雌激素的主要来源。醛固酮是作用最强的盐皮质激素，只由球状带可合成。束状带和网状带合成的皮质酮和去氧皮质酮也有弱盐皮质激素样作用，皮质醇也是如此（图 4-5-2）。

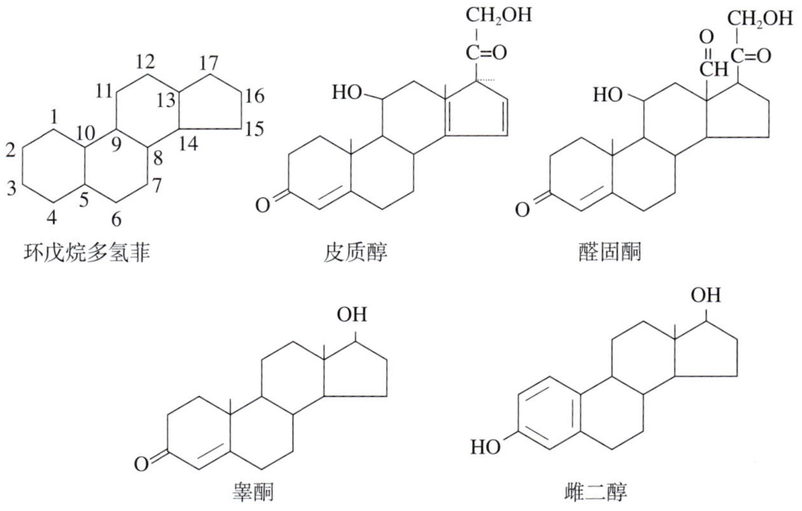

图 4-5-1　环戊烷多氢菲和几种主要类固醇激素的化学结构

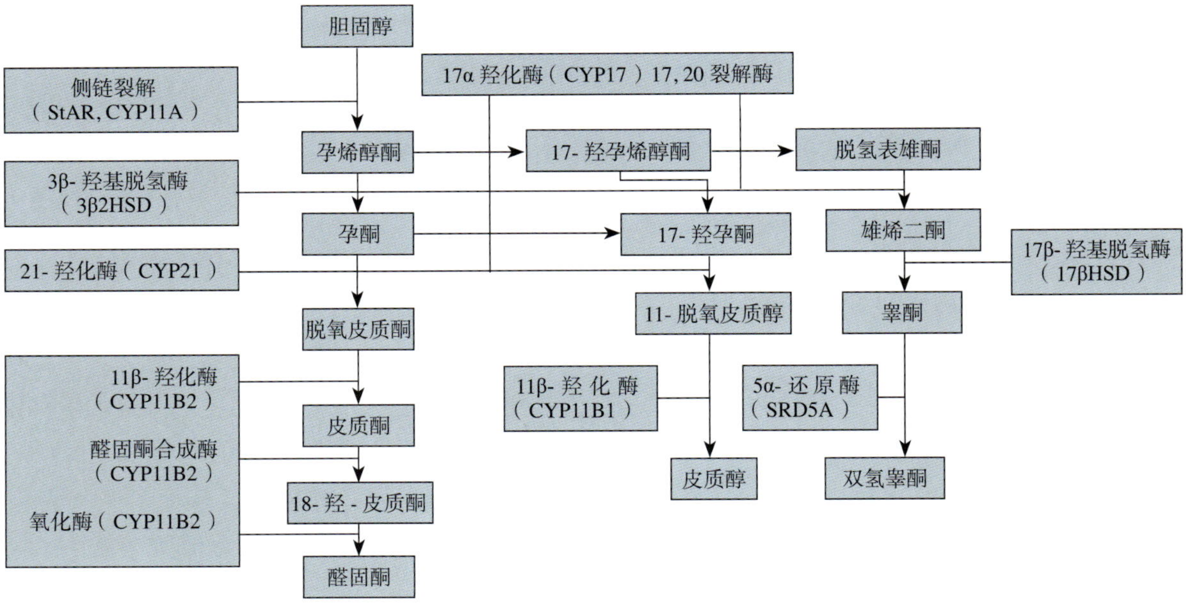

图 4-5-2　肾上腺皮质激素的合成

肾上腺皮质激素分泌入血后，大部分和血浆蛋白结合。例如 90% 的皮质醇为结合型，大部分与皮质类固醇结合球蛋白（CBG）相结合，小部分和白蛋白结合。只有游离型具有生物活性，但结合型和游离型可以相互转化，因此结合型实际上是肾上腺皮质激素的一种贮存形式，可以避免在血循环中过快地被代谢而失去活性。肾上腺皮质激素在血浆中的生物半衰期约为 20 分钟，大多数在肝代谢灭活。皮质醇结合型的比例高，其生物半衰期为 60 分钟。皮质激素代谢产物水溶性增加，易于在尿中排出。也有少量肾上腺皮质激素未经代谢即经尿中排出。皮质醇在尿中排泄量约占分泌量的 1%。

肾上腺皮质激素的作用机制和蛋白质多肽激素不同。由于它们是类脂质，易于穿透靶细胞的细胞膜。与胞质中的特异受体结合成复合物并进入细胞核与位于染色质中相应特异受体结合，影响 DNA 的转录过程，激发效应细胞内某种特异蛋白质的合成，从而发挥其生物效应。

（1）糖皮质激素：作用极其广泛，其综合作用是调节各种物质代谢，从而维持内环境的平衡。在非应激状态下通过一种允许作用影响其他激素，如胰岛素、胰高血糖素、生长激素和儿茶酚胺对各种物质代谢的调节，从而达到体内的“燃料”平衡。在应激状态下，糖皮质激素的分泌可增加 10 倍以上。在这种情况下，糖皮质激素可使心肌收缩力加强，心输出量增加，可使儿茶酚胺的升压作用加强。促进脂肪和蛋白质分解代谢加速，以提供更多的脂肪酸和氨基酸作为糖异生作用的原料，增加能量供给。对于一些重要脏器，如心脏、肝和脑等，蛋白质的分解不会增加，有些酶的合成反而增加，以保证这些脏器的功能。如果皮质激素分泌不足，则可以出现纳差、乏力、低血压、低血钠、低血容量等肾上腺皮质功能减退的表现，严重者出现肾上腺危象，若不及时救治会威胁生命。

（2）盐皮质激素：作用于肾远曲小管，起潴钠排钾排氢离子的作用，从而维持正常的血容量和血钾浓度。

（3）肾上腺皮质所分泌的弱雄激素：在正常情况下与青春期的发动有关。在青春期之初的“肾上腺初现”，即由肾上腺的弱雄激素引起，表现为阴毛、腋毛开始生长，骨骼肌肉的生长开始加速。弱雄激素通过正反馈调节刺激了下丘脑促性腺激素释放激素和垂体前叶促性腺激素（卵泡刺激素、黄体生成素）的释放，从而加速了睾丸或卵巢的发育。

肾上腺皮质激素的分泌调节：垂体前叶分泌的促肾上腺皮质激素（ACTH）可增加肾上腺的血液供应，促进肾上腺皮质细胞增生。ACTH 可促进肾上腺皮质激素，尤其是皮质醇的合成，其作用的主要部位在胆固醇转化为孕烯醇酮。在 ACTH 的作用下，数分钟内皮质醇的血浓度即明显增加。ACTH 分泌受下丘脑生成的促肾上腺皮质激素释放激素（CRH）的调节。垂体加压素（AVP）也具有释放 ACTH 的作用。皮质醇通过负反馈对下丘脑和垂体 CRH 和 ACTH 进行调节。中枢神经系统通过各种神经递质来调控下丘脑 CRH 的释放，表现在血 ACTH 和皮质醇浓度的昼夜节律变化和应激时它们的快速上升。醛固酮的分泌也受 ACTH 的影响，但在生理情况下，它的分泌主要受肾素 - 血管紧张素的调节。血容量下降和血钠下降可刺激肾素 - 血管紧张素系统，使醛固酮分泌增加。血钾下降可抑制醛固酮的分泌。肾上腺皮质所分泌的弱雄性激素也受 ACTH 调节。

二、肾上腺髓质

肾上腺髓质主要分泌肾上腺素和去甲肾上腺素和很少量的多巴胺。此外，肾上腺髓质还分泌多种微量多肽激素，如髓质素、脑啡肽、CRH、ACTH 等。儿茶酚胺的合成原料是酪氨酸。酪氨酸经羟化转变为多巴，多巴经脱羧变为多巴胺，多巴胺经羟化变为去甲肾上腺素（NE），NE 经甲基化转变为肾上腺素。交感神经元的神经末梢主要分泌去甲肾上腺素，中枢神经细胞分泌肾上腺素、去甲肾上腺素和多巴胺。交感神经链上有些神经节如 Zuckerkandl 体也可分泌肾上腺素。肾上腺素和去甲肾上腺素的降解代谢主要受单胺氧化酶和儿茶酚 -O- 甲基转移酶的作用，其中间产物为甲氧基肾上腺素（metanephrine）和甲氧基去甲肾上腺素（normetanephrine），最终产物为 3- 甲氧基 -4- 羟基扁桃酸，简称 VMA。

肾上腺髓质受神经体液的调节，刺激下丘脑后部交感神经中枢引起肾上腺髓质分泌。交感神经与肾上腺髓质同起源于外胚层。支配肾上腺髓质的内脏大神经，属交感节前纤维，它直接刺激髓质嗜铬细胞释放肾上腺素和去甲肾上腺素。肾上腺髓质既是交感神经系统的组成部分，又是一个十分复杂的多功能内分泌腺体。当支配肾上腺髓质的交感神经兴奋时，释放的去甲肾上腺素和肾上腺素增多，出现血压升高、心率增快、中枢神经兴奋等一系列反应。在正常情况下，肾上腺髓质释放的肾上腺素与去甲肾上腺素之比为 4 ∶ 1，但后者的清除慢于前者，故肾上腺髓质兴奋时的主要反应是血压升高。肾上腺素可增加耗氧量，使糖原分解，血糖升高；并可刺激下丘脑和垂体引起促肾上腺皮质激素和促甲状腺素的分泌。情绪激动、强烈物理刺激、出血、窒息、特殊药物如组织胺等均可引起髓质分泌。肾上腺素受体分为 α 和 β 两类。α 受体兴奋时血管收缩，肠管平滑肌松弛，收缩压和舒张压都升高。β 受体兴奋时骨骼肌的血管扩张，支气管平滑肌松弛，心率增快，心肌收缩力增强，收缩压升高而舒张压的升高不明显。肾上腺素和去甲肾上腺素对两种受体都有作用，但去甲肾上腺素主要作用于 α 受体，而肾上腺素主要作用于 β 受体。

肾上腺的功能受到下丘脑 - 垂体 - 肾上腺轴（hypothalamic-pituitary-adrenal axis，HPA axis）的调控，后者是一个直接作用和反馈互动的复杂集合，是神经内分泌系统的重要部分，参与控制应激反应，并调节消化、免疫系统、心情和情绪、性行为以及能量贮存和消耗等诸多生理活动。它是一个协调腺体、激素和部分中脑相互作用的一种机制。

下丘脑室旁核具有神经内分泌的神经元，可以合成、分泌抗利尿激素和促肾上腺皮质激素释放激素（corticotropin-releasing hormone，CRH），作用于垂体前叶，促进促肾上腺皮质激素（adrenocorticotropic hormone，ACTH）的释放。促肾上腺皮质激素进而作用于肾上腺皮质。肾上腺皮质在 ACTH 的作用下合成糖皮质激素（主要是皮质醇）。糖皮质激素可以负反馈作用于下丘脑和垂体（分别抑制 CRH 和 ACTH 的合成与分泌），形成负反馈调节环路。交感神经的刺激和皮质醇的作用促进肾上腺髓质合成分泌肾上腺素和去甲肾上腺素。这两种激素正反馈作用于垂体，促进阿黑皮素原分解为 ACTH 和 β- 内啡肽。

CRH 的分泌受中枢交感神经的调节。交感神经兴奋时，CRH 分泌增多。皮质醇的分泌可分为“基础分泌”与应激状态下的“增量分泌”（应激分泌）两种情况。ACTH 促进皮质醇的分泌具有可饱和性，在达到最大兴奋值前，ACTH 与皮质醇浓度有线性关系；超过最大兴奋值，ACTH 的增加不再有更多的皮质醇分泌。即使摘除垂体，肾上腺的皮质醇分泌并不完全停止，这说明肾上腺的皮质醇分泌尚具有非 ACTH 依赖性途径。交感神经可直接促进皮质醇的合成与分泌。此外，在肾上腺局部还有皮质醇分泌的旁分泌调节途径。应激状态下，可通过交感神经、交感肾上腺髓质 - 肾上腺皮质及 CRH-ACTH 途径促进皮质醇的合成和分泌，使血浆皮质醇在很短时间内显著高于基础状态。

ACTH 的作用广泛，通过与黑色素皮质素受体（MC-R）结合发挥作用。MC2-R 即 ACTH 受体，MC2-R 与 ACTH 结合后，激活腺苷环化酶，细胞内 cAMP 浓度升高，产生相应的生物效应。MC2-R 只在肾上腺皮质中表达，在束状带、球状带均广泛分布有 MC2-R，而网状带和肾上腺髓质的 MC2-R mRNA 表达很少。ACTH 可促进肾上腺皮质细胞增生和活性，促进肾上腺皮质激素的合成和分泌；中枢神经系统广泛分布有 ACTH 的结合位点，ACTH 对中枢神经的作用包括参与学习、记忆、行为、体温、心血管功能、神经修复、应激、止痛、镇静等重要生理活动的调节过程，ACTH 亦可促进周围神经的再生和修复，同时对生长发育中的中枢神经有营养支持作用。

垂体的 ACTH 细胞一方面受下丘脑 CRH 的刺激，另一方面又受到下丘脑 ACTH 释放抑制因子（CRIF）和血浆皮质醇的抑制。皮质醇对垂体 ACTH 的抑制作用与对下丘脑 CRH 的抑制作用均较明显，其中可能以抑制 ACTH 的作用为主。正常人上午 8:00 ~ 9:00 时的血浆 ACTH 值较高，其浓度曲线在 24 小时内具有明显的昼夜节律性。一方面是 CRH 的节律性分泌导致 ACTH 阵发脉冲式分泌所致，另一方面又可能与血浆皮质醇浓度的昼夜节律性波动有关。ACTH 和皮质醇的昼夜节律性分泌来源于下丘脑的 CRH 周期性分泌，后者主要与生物钟和黑暗 - 光照（睡眠 - 醒觉）的周期性变化有关。一般皮质醇对垂体 ACTH 的反馈抑制以夜间最强，晨间最弱，如正常人在早晨服用地塞米松，其对内源性皮质醇的分泌抑制作用最弱，抑制的持续时间也最短。相反，如正常人在晚上服用皮质醇，其对 ACTH 的分泌抑制作用最强，而且持续的时间也较长。如一日数次等量给予外源性皮质醇，极易造成对肾上腺皮质功能的抑制。

（张学斌　李汉忠）

参考文献

李汉忠.中国泌尿外科疾病诊断治疗指南——肾上腺外科疾病诊断治疗指南. 北京: 人民卫生出版社, 2009:198-360.

吴阶平. 吴阶平泌尿外科学. 济南: 山东科学技术出版社, 2004: 39-42.

邹浩军, 陈雁卉, 杨桂姣. 成人肾上腺的影像解剖学. 解剖学杂志. 2008, 1: 96-98.

Barwick TD, Malhotra A, Webb JA, et al. Embryology of the adrenal glands and its relevance to diagnostic imaging[J]. Clinical radiology, 2005, 60(9): 953-9.

Linos Dimitrios A, van Heerdec, Jon A. Adrenal glands: diagnostic aspects and surgical therapy. Springer-Verlag, Mew York, 2005.

McDougal W Scott. Campbell-Walsh Urology 11th Edition Review. Campbell-Walsh urology tenth edition review. Elsevier/Saunders, 2012.

第五章

原发性醛固酮增多症

一、概述

1955 年 Jerome W. Conn 创造了原发性醛固酮增多症（primary hyperaldosteronism）这个名词，最初是指分泌醛固酮的腺瘤所造成的高血压、低钾血症、高钠血症、碱中毒和周期性软瘫，目前是指异常分泌过量的醛固酮造成的以高血压、低血钾、低血浆肾素活性和碱中毒为主要表现的临床综合征，又称 Conn 综合征（Conn, 1955）。原发性醛固酮增多症中醛固酮的分泌是相对自主性的，不受钠负荷所抑制。异常分泌的醛固酮可以引起心血管损伤、血浆肾素活性抑制、高血压、钠潴留和排钾，导致低钾血症。假性醛固酮增多症临床表现为高血压、低血钾、代谢性碱中毒，临床表现类似原发性醛固酮增多症，但其血浆醛固酮水平很低，且盐皮质激素受体拮抗剂螺内酯治疗对其无效（Funder et al., 2008）。

Conn 首先报告了原发性醛固酮增多症，并对其诊断和治疗的进步做出了巨大贡献（Conn, 1955; Funder et al., 2008）。1954 年 4 月 27 日，Conn 收治了一名女性患者，其有 7 年间断性抽搐、肌肉无力和软瘫病史，4 年高血压病史，有多尿和夜尿，Chvostek 征和 Trousseau 氏征阳性，没有水肿，反射亢进，伴有低钾血症、高钠血症和碱中毒，尿液 17- 羟类固醇和 17- 酮类固醇含量正常，肾功能正常，有少量间断性蛋白尿和固定的低比重尿。Conn 认为是保钠激素醛固酮增多造成的，随后的研究证实了这一点，Conn 认为这是一个新的临床综合征，称之为原发性醛固酮增多症，在 1954 年 12 月进行了右侧肾上腺切除术，右侧肾上腺有一个直径 4 cm 的皮质腺瘤，术后顺利恢复。充血性心力衰竭和失代偿期肝硬化患者的尿液中醛固酮浓度很高，生化表现与原发性醛固酮增多症一致，称为继发性醛固酮增多症（Conn, 1955）。在大约 20 年的时间里，Conn 的工作对原发性醛固酮增多症的诊断和治疗做出了巨大贡献：①发现并命名了原发性醛固酮增多症；②确定了原发性醛固酮增多症的诊断标准；③发现了血钾正常的原发性醛固酮增多症；④揭示了原发性醛固酮增多症的病理生理；⑤提出用肾上腺静脉造影和 ^{131}I-19- 碘胆固醇同位素肾上腺扫描进行定位诊断；⑥发现了与原发性醛固酮增多症临床表现相似的一些疾病，如肾素瘤和长期服用甘草酸造成的类醛固酮增多症（Conn, 1960）。

原发性醛固酮增多症最常见于 30 ~ 50 岁者，女性发病率较高。最近的研究显示血浆醛固酮和肾素水平以及血浆醛固酮 / 肾素活性比值与血压增高和一般人群中高血压的发病率增高有关，说明在相当一部分高血压患者中醛固酮分泌的变化与血压直接相关。在高血压患者中进行的几个横向和前瞻性研究显示原发性醛固酮增多症的发病率超乎我们的想象，大多数研究报告为 4.6% ~ 14.2%，甚至达到 28.7%，是继发性高血压最常见的原因（Piaditis et al., 2015）（表 5-1）。

在Ⅰ期高血压（140 ~ 159/90 ~ 99 mmHg）患者中原发性醛固酮增多症发病率约为 2.0%，在Ⅱ期高血压（160 ~ 179/100 ~ 109 mmHg）者中约为 8.0%；Ⅲ期高血压（≥180/110 mmHg）者中约为 13.2%，顽固性高血压者中原发性醛固酮增多症的发生率可以达到 17% ~ 23%。采用血浆醛固酮 / 肾素活性比值进行筛选后报告的原发性醛固酮增多症的发病率升高了 5 ~ 15 倍，实验室检查结果轻度异常的患者比例增加，只有 9% ~ 37% 的患者出现低钾血症。在采用血浆醛固酮 / 肾素活性比值进行筛选之前醛固酮腺瘤约占原发性醛固酮增多症的 2/3，但是在采用血浆醛固酮 / 肾素活性比值进行筛选以后特发性醛固酮增多症（双侧肾上腺皮质增生）的患者明显增加，醛固酮腺瘤所占比例下降到了 9% ~ 50%。与年龄和性别相当、血压增高程度相似的原发性高血压患者相比，原发性醛固酮增多症患者的心血管并发症和死亡率更高，醛固酮影响了多个器官的功能（Piaditis et al., 2015）。

许多研究发现，不同研究和方法与原发性醛固酮增多症发病率的差异密切相关，这些方法会影响筛选试验和确诊试验中肾素及醛固酮检测的准确性，例如，标本采集时的体位、血钾水平、肾素和醛固酮检测的方法、肾功能、性别、年龄和使用的降压药物对检测结果都有影响。另外，醛固酮腺瘤中致病基因表达的异质性和 / 或异常受体的存在也会造成醛固酮生物合成的变化和醛固酮水平的差异，

表 5-1 高血压人群中原发性醛固酮增多症的发病率

研究者	患者数 *n*	确诊试验标准	发病率	醛固酮腺瘤	患者来源
Gordon 等	199	FST, PAC＞166 pmol/L	8.5%	5/17（29%）	高血压病中心
Lim 等	495	FST, PAC＞140 pmol/L	9.2%	5/43（12%）	高血压病中心
Loh 等	350	坐位 SIT, PAC＞277 pmol/L	5.0%	6/16（37.5%）	初级诊所
Fardella 等	305	FST, PAC＞140 pmol/L	9.5%	1/29（3.5%）	初级诊所
Stowasser 等	300	FST PAC＞166 pmol/L	18%	15/49（31%）	高血压病中心
Mosso 等	609	FST, PAC＞140 pmol/L	6.1%	2/37（5.4%）	初级诊所
Seiler 等	345	SIT, PAC＞236 pmol/L	14.2%		高血压病中心
Mulatero 等	7343	SIT, PAC＞140 pmol/L	8.0%	170/587（29%）	高血压病中心
Mulatero 等	1112	OSLT, 尿液 PAC＞12 mg/d	10.8%	34/120（28%）	内分泌科
Mulatero 等	3850	SIT, PAC＞277 pmol/L	4.6%	88/177（50%）	内分泌科
Mulatero 等	914	FST, PAC＞140 pmol/L	7.2%	6/66（9.1%）	内分泌科
Schwartz 等	118	OSLT, 尿液 PAC＞12 mg/d	13.0%		人群研究
Rossi 等	1125	卡托普利抑制试验（50 mg）	11.2%	54/126（43%）	14 个高血压病中心
Ribeiro 等	105	SIT, PAC＞140 pmol/L	0.96%		高血压病中心
Westerdahl 等	200	FST, PAC ＞160 pmol/L	5.5%		
Papanastasiou 等	327	FDST, PAC＞74 pmol/L 且 ARR＞32 pmol/mU	28.7%	13/69（19%）	内分泌科

FST：氟氢可的松抑制试验，SIT：生理盐水滴注试验，FDST：氟氢可的松-地塞米松抑制试验，OSLT：口服盐负荷试验，PAC：血浆醛固酮浓度；ARR：血浆醛固酮/肾素活性比值

ACTH 对诊断试验的影响以及缺乏严格的对照组会造成筛选试验和确诊试验的正常值偏高，导致高血压人群中原发性醛固酮增多症的发病率偏低。

一项研究纳入了 180 例高血压患者，同时将 72 例血压和肾上腺 CT 检查正常者作为对照，为了消除 ACTH 对醛固酮增多的影响，研究对两组受试者都使用氟氢可的松 - 地塞米松抑制试验。计算出高血压组血浆醛固酮 / 肾素活性比值的正常值为 84 pmol/mU，同时检测了抑制试验后的血浆醛固酮水平和血浆醛固酮 / 肾素活性比值，并将来源于对照组的正常值 74 pmol/L 和 32 pmol/mU 作为诊断标准，显示高血压患者抑制试验后血浆醛固酮水平和血浆醛固酮 / 肾素活性比值高于对照组，与收缩压和舒张压显著相关，原发性醛固酮增多症的发病率为 31%；但如果单纯考虑高血压患者的基础血浆醛固酮 / 肾素活性比值，仅有 7.2% 的高血压患者可疑原发性醛固酮增多症，经抑制试验确诊的只占 5.5%，3 例漏诊，这些发现说明基础血浆醛固酮 / 肾素活性比值可以发现比较严重的病例，而会漏诊那些较轻的患者。一项研究比较了平卧位小剂量地塞米松抑制试验后生理盐水滴注试验和经典生理盐水滴注试验诊断原发性醛固酮增多症的准确性，151 例肾上腺腺瘤患者中采用前一种方法确诊的比例较高（24% 和 11%），说明在诊断时应该考虑 ACTH 和肾素对醛固酮分泌的刺激作用，其他研究也证实了这个结论（Gouli et al., 2011）。

目前对原发性醛固酮增多症的发病过程并不了解，开始可能是醛固酮的分泌调节异常，逐渐表现出原发性醛固酮增多症的生化和临床特征，在这个过程中，来源于肾素 - 血管紧张素系统的和异常分泌的醛固酮以亚临床原发性醛固酮增多症状态存在，这种亚临床型的原发性醛固酮增多症甚至可能存在于血压正常的人群。在高血压前期和高血压患者中亚临床和临床型原发性醛固酮增多症的发病率尚不清楚。1972 年，研究人员报告了第一例血压正常的原发性醛固酮增多症患者，是一个患有肾上腺皮质癌的年轻男性，有严重的肌病和低钾血症（Brooks et al., 1972），后来的研究显示 12% 的血压和血钾正常的肾上腺偶发瘤患者有原发性醛固酮增多症。越来越多的证据表明血压正常的原发性醛固酮增多症可能见于没有低钾血症的肾上腺腺瘤患者（Medeau et al., 2008）。一项研究随访了 122 个血压正常（<135/85 mmHg）者，均进行了氟氢可的松 - 地塞米松抑制试验和肾上腺 CT 检查，100 例肾上腺 CT 检查正常，并完成了 5 年的随访观察。5 年后 69 个参加者血压仍保持正常，31 人出现高血压，以血压正常的 69 人血浆醛固酮和氟氢可的松 - 地塞米松抑制试验后血浆醛固酮 / 肾素活性比值为正常标准。13 人在第一次检查中诊断为原发性醛固酮增多症，其中 11 人（85%）在随访过程中出现高血压，87 个未被诊断为原发性醛固酮增多症者中有 20 人（23%）出现高血压（Markou et al., 2013）。Stowasser 等（1999）报告了 10 例 I 型家族性原发性醛固酮增多症，在 5 年的随访期内血压正常。其中 8 例血压正常但基因检测证实为糖皮质激素可抑制性原发性醛固酮增多症，其左心室增厚、舒张功能降低。首次报告了在没有高血压的情况下心功能异常与醛固酮过多有关。Framingham Offspring 研究评估了 1995—1998 年间 1688 例血压正常的人群血压和基础醛固酮水平的发展变化，将基于血浆醛固酮水平四分位数的多因素 logistic 回归模型用于检测四分位数值之间血压风险的线性趋势，醛固酮水平直接与血压升高和高血压有关，血浆醛固酮水平每升高四分之一，高血压的风险升高 17%。这些结果说

明在相当一部分没有高血压但存在隐匿性心功能异常的正常人中可能存在亚临床原发性醛固酮增多症（Vasan et al., 2004）。

在高血压患者中可能存在盐皮质激素受体激活，Levy 等（2004）在 397 个轻中度高血压患者中进行了一个多中心随机双盲安慰剂对照研究，评价了依普利酮（50 ~ 200 mg/d）的降血压作用，大约 80% 的患者血压控制良好，大多数采用最低剂量，这个研究虽然没有针对原发性醛固酮增多症进行检查，但高度提示盐皮质激素受体激活在高血压的发生中发挥了作用，血压增高可能与醛固酮绝对或相对的增加有关。广泛应用的确诊试验在高血压患者中性价比不高，可以考虑采用小剂量的盐皮质激素受体拮抗剂作为高血压的一线治疗，而只对某些高血压人群进行原发性醛固酮增多症的筛查和诊断试验。其他研究也发现采用依普利酮或螺内酯，单独或联合其他降压药物都可以明显改善高血压患者的动脉血压、肾功能、动脉弹性和左心室功能（Tam et al., 2017）。

近年的研究还发现了一些涉及原发性醛固酮增多症发生过程的基因变化，主要是Ⅰ型家族性醛固酮增多症。这种类型的原发性醛固酮增多症来源于高度同源的编码醛固酮合成酶和类固醇 11β- 羟化酶的 CYP11B2 和 CYP11B1 的不对称交叉，产生一个嵌合型基因，受 ACTH 而不是肾素血管紧张素调节。编码盐皮质激素受体的 NR3C2 基因的一种常见的单核苷酸多态性与人群中肾素 - 血管紧张素系统和血压增高有关。在醛固酮腺瘤患者中发现了编码内向整流钾通道 Kir3.4 基因（KCNJ5）突变，还有编码膜蛋白 Na^{+}/K^{+}-ATP 酶、Ca^{2+}ATP 酶和 Ca1.3 的 3 个基因 ATP1A1、ATP2B3 和 CACNAID 的突变，这些突变与醛固酮过度合成以及球状带细胞增生或腺瘤形成有关（Funder et al., 2014; Gioco et al., 2015; Zennaro et al., 2015）。

二、病因

原发性醛固酮增多症的病因主要有两种，特发性醛固酮增多症和醛固酮腺瘤，分别约占 2/3 和 1/3，少见的原因包括原发性单侧肾上腺皮质增生、分泌醛固酮的肾上腺皮质癌、糖皮质激素可抑制性醛固酮增多症（或称为Ⅰ型家族性醛固酮增多症）、Ⅱ型家族性醛固酮增多症、Ⅲ型家族性醛固酮增多症和异位醛固酮肿瘤（Funder et al., 2016）（表 5-2）。

表 5-2 原发性醛固酮增多症的分型

亚型	相对比率（%）
特发性醛固酮增多症（双侧肾上腺皮质增生）	50 ~ 60
醛固酮腺瘤	40 ~ 50
原发性单侧肾上腺皮质增生	1 ~ 2
分泌醛固酮的肾上腺皮质癌	<1
家族性醛固酮增多症	<1
Ⅰ型（糖皮质激素可抑制性）	
Ⅱ型（糖皮质激素不可抑制性）	
Ⅲ型（KCNJ5 基因突变）	
异位醛固酮肿瘤	<1

（一）特发性醛固酮增多症

特发性醛固酮增多症是最常见的临床亚型，一般表现为双侧肾上腺球状带小结节性增生，偶尔表现为大结节性增生。一般情况下这类患者的醛固酮分泌对血管紧张素Ⅱ的敏感性高于正常人，肾素虽然受到抑制，但肾素对体位改变及其他刺激仍有反应，也有肾素无反应性双侧肾上腺皮质增生的报道。特发性醛固酮增多症患者的醛固酮分泌及临床表现一般轻于醛固酮腺瘤患者，其病理发生机制仍不清楚，可能与血管紧张素Ⅱ或ACTH的刺激有关。

（二）醛固酮腺瘤

醛固酮腺瘤在女性中的发病率比在男性中略高。单侧醛固酮腺瘤占90%，其中左侧多见，双侧醛固酮腺瘤者约占10%。与特发性醛固酮增多症患者相比，醛固酮腺瘤患者一般比较年轻，严重高血压和低钾血症更常见。醛固酮腺瘤一般为单侧孤立的肿瘤，呈圆形、橘黄色，直径常小于1.5 cm，重量一般低于20 g，多发者约占8%。大多数醛固酮腺瘤的醛固酮分泌不受肾素及血管紧张素Ⅱ的影响，组织学上肿瘤主要含束状带类型细胞，产生较多的皮质醇的18-C-氧化代谢物（如18-氧皮质醇和18-羟皮质醇）。少数醛固酮腺瘤对肾素刺激有反应，不产生皮质醇的18-C-氧化代谢物，可能与肾素基因多态性有关，肿瘤主要由球状带类型细胞构成。Choi等（2011）采用全基因组测序在醛固酮腺瘤患者中发现了编码内向整流钾通道Kir3.4基因（KCNJ5）突变，还报告了编码膜蛋白Na^+/K^+-ATP酶、Ca^{2+}ATP酶和Ca1.3的3个基因ATP1A1、ATP2B3和CACNAID的突变，这些突变的蛋白与导致CYP11B2蛋白过度合成醛固酮以及球状带细胞增生或腺瘤形成的Ca^{2+}内流及/或激活的Ca^{2+}信号途径有关。KCNJ5、ATP1A1和ATP2B3未见于双侧肾上腺皮质增生所引发的特发性醛固酮增多症（Choi et al., 2011）。

（三）原发性单侧肾上腺皮质增生

表现为单侧肾上腺皮质增生，占原发性醛固酮增多症的1%～2%，常有明显的结节，自主性分泌醛固酮，单侧肾上腺全切术后，代谢异常和高血压常可缓解。

（四）分泌醛固酮的肾上腺皮质癌

肾上腺皮质癌很少引起原发性醛固酮增多症，仅占约1%。肿瘤的醛固酮分泌是自主性的，高水平的醛固酮造成严重的低钾血症，与醛固酮腺瘤相比，肾上腺皮质癌的肿瘤直径较大，一般超过3 cm，镜下癌细胞有时不易与腺瘤鉴别，腺癌中细胞坏死多见，可见多形核和一个以上明显的核小体。在CT扫描上肿瘤常有明显的钙化。肾上腺皮质癌进展迅速，对手术、药物和放射治疗效果均不理想，5年生存率为16%～38%（Lang et al., 2016）。

（五）家族性醛固酮增多症

家族性醛固酮增多症分为三型，分别称为Ⅰ型、Ⅱ型和Ⅲ型家族性醛固酮增多症，目前看来不超过原发性醛固酮增多症的5%。Ⅰ型家族性醛固酮增多症又称为糖皮质激素可抑制性醛固酮增多症，是一种常染色体显性遗传病，占原发性醛固酮增多症患者的1%以下，ACTH（而非血管紧张素Ⅱ）可以调节这类患者的醛固酮分泌，糖皮质激素可以纠正患者的醛固酮分泌对ACTH的过度反应。糖皮质激素可抑制性醛固酮增多症患者的肾上腺皮质细胞内基因结构异常，位于第8号染色体近端的11β-羟化酶基因结构发生嵌合性改变，皮质醇合成酶（CYP11B1）的ACTH反应性5'-

启动子调节区与醛固酮合成酶（CYP11B2）的3'-编码区融合形成一种嵌合性基因 CYP11B1/CYP11B2，编码产生两种酶的混合体，这种酶是一种 ACTH 依赖性酶，参与皮质醇合成的最后步骤。因为皮质醇成为了醛固酮合成酶的底物，使得糖皮质激素可抑制性醛固酮增多症的患者能够产生混合型激素。因为醛固酮合成酶在产生皮质醇的肾上腺皮质束状带表达，肾上腺的功能分区被打破，醛固酮的分泌受 ACTH 的昼夜节律而不是肾素 - 血管紧张素系统的调节，体内醛固酮分泌量明显增加，给予糖皮质激素可以抑制醛固酮的分泌。CYP11B1/CYP11B2 混合酶可以将皮质醇作为底物合成具有皮质醇 - 醛固酮混合作用的 C-18 氧化皮质醇（其代谢产物为 18- 羟皮质醇、18- 氧皮质醇）。肾上腺一般在形态上正常，但是有时会有小结节，表现为轻度弥漫性增生或严重的结节性增生（Zennaro et al., 2016）。

糖皮质激素可抑制性醛固酮增多症患者有家族性高血压病史，在 20 岁之前就可以出现高血压，因为动脉瘤造成患者在年轻时就可能出现脑出血，而且使主动脉夹层的风险增加，一般降压药物治疗效果差。患者血浆肾素水平较低，血钾浓度一般正常，尿液醛固酮水平与未患病亲属有重叠，醛固酮对血钾浓度变化的反应减弱，与其他类型的原发性醛固酮增多症相比，其临床表现和实验室检查结果程度较轻。被诊断为原发性醛固酮增多症的患者如果没有肾上腺肿瘤和增生，就应该怀疑是否存在糖皮质激素可抑制性醛固酮增多症。对于这样的患者，常规降压药物治疗无效，采用小剂量的糖皮质激素可以抑制 ACTH 和醛固酮的分泌，使血浆肾素活性恢复正常，纠正盐皮质激素过多造成的代谢异常（Bardet et al., 2016）。

Gordon 首先报告了Ⅱ型家族性醛固酮增多症，在成人原发性醛固酮增多症中可能占 1.2%～6%，是常染色体显性遗传，存在遗传异质性，同一个家族中可能表现为醛固酮腺瘤或双侧肾上腺皮质增生，对地塞米松抑制没有反应，在生化和临床上与散发性原发性醛固酮增多症难以鉴别，诊断主要依据两个以上家族成员发病（Stowasser et al., 1992）。没有发现确切的分子机制，在一些家族中与染色体 7p22 区有关，在这个区域中，候选基因，包括 RBAK、PMS2、GNA12、RPA3、ZNF12、GLCCI1、FSCN1、PRKAR1B、CYP11B2，以及 AGTR1 基因中都没有发现突变。不同于糖皮质激素可抑制性醛固酮增多症，Ⅱ型家族性醛固酮增多症糖皮质激素治疗无效，肾上腺切除术可治愈或显著缓解高血压（Zennaro et al., 2015）。

2008 年首次报告了Ⅲ型家族性醛固酮增多症，患者是一个父亲和两个女儿，都是早期（4～7 岁间发病）出现严重的动脉型高血压，药物治疗效果不佳，伴有低钾血症，有明显的醛固酮增多症，混合性激素 18- 羟皮质醇和 18- 氧皮质醇水平很高，醛固酮分泌不受地塞米松抑制，3 人都有明显的双侧肾上腺皮质增生，需要双侧肾上腺切除术才能控制血压，病理检查发现明显的肾上腺皮质增生。最初发现 KCNJ5 基因中 Thr158Ala 突变是Ⅲ型家族性醛固酮增多症的遗传学基础，这个突变位于决定内向整流钾通道 Kir3.4 选择性的 GYG 基因序列附近，功能研究发现它能够使肾上腺皮质细胞 K^+ 的选择性丧失，使细胞质内 Na^+ 内流增加，造成细胞膜去极化、激活电压门控 Ca^{2+} 通道和细胞内 Ca^{2+} 聚集，从而激活钙离子信号途径，导致类固醇酶合成及醛固酮分泌增加（Mulatero, 2008）。最近的研究报告了Ⅲ型家族性醛固酮增多症患者还存在 KCNJ5 基因不同的突变，醛固酮增多症的严重程度取决于 KCNJ5 基因突变类型，携带

Gly151Arg、Thr158Ala 和 Ile157Ser 突变者表型严重，高血压早期发病，药物治疗效果不佳，而 Gly151Glu 和 Tyr152Cys 突变携带者表型较轻，与Ⅱ型家族性醛固酮增多症相似。体外研究显示 Gly151Glu 改变了内向整流钾通道 Kir3.4 的选择性，导致 Na^+ 内流增加和细胞膜去极化，但与其他突变相比，Gly151Glu 突变造成的 Na^+ 电导更大，造成 Na^+ 依赖性细胞死亡，限制了肾上腺皮质细胞增殖和醛固酮增多症的严重程度，这个发现可以解释为什么携带 Gly151Glu 突变的家族表型较轻而且肾上腺没有增生（Vaidya et al., 2015）。

（六）异位分泌醛固酮的肿瘤

异位分泌醛固酮的肿瘤罕见，可发生于肾内的肾上腺残余或卵巢肿瘤（如畸胎瘤）。

在原发性醛固酮增多症患者中还发现了分别编码膜蛋白 Na^+/K^+-ATP 酶、Ca^{2+}ATP 酶和 Ca1.3 的 ATP1A1、ATP2B3 和 CACNAID 基因突变，这些突变的蛋白与醛固酮合成酶过度合成醛固酮以及球状带细胞增生或腺瘤形成有关。醛固酮腺瘤中频发的 KCNJ5、ATP1A1、ATP2B3 和 CACNA1D 体细胞突变超过了 50%，携带 KNCJ5 基因突变的原发性醛固酮增多症患者多为女性，诊断时年龄较小，尿液醛固酮水平较高、低钾血症更加严重，肾上腺肿瘤体积较大（Bardet et al., 2016）。携带 CACNA1D 基因突变者的腺瘤较小。进一步需要研究的问题是突变类型是否能够影响原发性醛固酮增多症的诊断、治疗方法和治疗效果。携带 KCNJ5 基因突变者在肾上腺静脉采血时容易确定醛固酮分泌的来源，进行肾上腺切除术的可能性很大。研究证实，携带 KCNJ5 基因突变者血浆醛固酮水平较高，心脏超声检查明显异常，左心室重量指数较大，但肾上腺切除术后改善明显，左心室重量指数的改善与 KCNJ5 基因突变相关，这个基因携带者的心血管损伤也更加严重（Dutta et al., 2016）。

三、病理生理

醛固酮产生于肾上腺皮质球状带，其合成和分泌主要受肾素依赖性血管紧张素Ⅱ的调节，但 ACTH、血钾浓度和多巴胺也能影响其合成与分泌。醛固酮通过与细胞核盐皮质激素受体结合发挥作用，这种配基 - 受体复合物与 DNA 结合，促进基因表达。在上皮组织，如肾小管细胞、远端结肠和唾液腺，醛固酮可促进钠的摄取和水的吸收，造成血容量和心输出量增加。醛固酮大量分泌能够造成远曲小管钠过量重吸收，细胞外钠的增加伴随水的增加以维持机体的等张状态，钠的蓄积是逐渐发生的，蓄积量取决于摄入钠的多少和醛固酮分泌增加的程度，血清钠浓度可能轻度增高，合并低钾血症和轻度碱中毒。但是在细胞外液增加 1.5 kg 后近曲小管的钠重吸收减少，这个现象被称为盐皮质激素逃逸，这个机制使肾能够对抗盐皮质激素的保钠作用，维持了钠平衡，醛固酮诱导的肾小球滤过率和钠排泄的增加是盐皮质激素逃逸的基础。盐皮质激素逃逸与肾动脉压增高和心房利钠因子有关，后者可能发挥了关键作用，最近还发现远端肾单位钠转运的动态调节对高浓度醛固酮的调节起重要作用，例如，盐皮质激素逃逸现象中钠排泄的增加伴有肾单位远端噻嗪类利尿药敏感的 Na^+-Cl^- 共转运载体数量的大量减少。有限的钠潴留可以解释原发性醛固酮增多症患者一般少有恶性高血压，而且没有水肿（Bollag, 2014; Wagner, 2014）。

虽然原发性醛固酮增多症患者的盐皮质激素逃逸现象可以防止出现严重钠潴留，但是不能减少钾的丢失，醛固酮造成了所有钠重吸收部位的钾的分泌增加，如肾小管、汗腺、唾液腺以及肠道，可以通过分析唾液电解质成分或者测量肠道的跨壁电势差来进行判断是否存在醛固酮分泌增多。醛固酮还可以增加肾小管分泌氢离子，氢离子主要以铵根离子的形式排出，碱中毒与缺钾程度相关，这些生理紊乱可以解释醛固酮增多症患者的临床和生化表现。现在很少能够看到 Conn 报告的非常典型的原发性醛固酮增多症，这是因为现在主要在高血压患者中筛选原发性醛固酮增多症，在疾病进展之前就已经针对高血压进行了治疗。过去低钾血症曾经被认为是原发性醛固酮增多症的主要表现，但是后来的研究证实大多数原发性醛固酮增多症患者的血钾浓度正常，最近的研究中显示只有少数原发性醛固酮增多症患者（9%～37%）有低钾血症，因此，血钾浓度正常的高血压是这种疾病最常见的表现，低钾血症只见于比较严重的病例（Bollag, 2014; Wagner, 2014）。

在血压升高（压力感受器机制）和氯化钠的增加（致密斑机制）时正常的肾球旁器反应会造成血浆肾素活性下降，在原发性醛固酮增多症患者中血浆肾素活性对醛固酮诱导的钠潴留和血压升高的反应是诊断的基础，其血浆肾素活性在缺钠或快速给予呋塞米的情况下仍然保持在低水平，但在继发性醛固酮增多症患者中血浆肾素和血管紧张素活性明显升高，继发性醛固酮增多症主要见于水肿性疾病，如肝硬化和肾功能衰竭，也见于肾动脉和肾实质疾病，继发性增加的肾素和血管紧张素Ⅱ刺激肾上腺球状带分泌了大量醛固酮。

注射血管紧张素Ⅱ和体位试验证实一些醛固酮腺瘤的醛固酮分泌受肾素 - 血管紧张素系统的调节，在肾上腺切除术后注射血管紧张素Ⅱ就不能再刺激醛固酮的释放，这种醛固酮腺瘤称为血管紧张素Ⅱ - 反应性醛固酮腺瘤，具有独特的生化和组织学特点。典型的醛固酮腺瘤对血管紧张素没有反应，能够产生较多的皮质醇 18-C- 氧化代谢产物（18- 羟皮质醇和 18- 氧皮质醇），血管紧张素Ⅱ - 反应性醛固酮腺瘤中这些激素没有增加。血管紧张素Ⅱ - 无反应性醛固酮腺瘤中血浆皮质醇水平可被抑制的，而在血管紧张素Ⅱ - 反应性醛固酮腺瘤中血浆皮质醇水平是不能被抑制的，这些发现说明皮质醇的自主性过度分泌来源于一些醛固酮腺瘤。这些生化反应与组织学特点一致，血管紧张素Ⅱ - 反应性醛固酮腺瘤主要含有球状带样细胞，血管紧张素Ⅱ - 无反应性醛固酮腺瘤主要含有束状带样细胞（Bollag, 2014; Wagner, 2014）。

除了造成高血压，高浓度的醛固酮对非上皮组织也有不良作用，包括氧化应激增加和胶原蛋白重塑，造成内皮细胞功能异常、左心室肥大以及肾、心脏和血管的纤维化。动物试验和体外研究显示这些作用与高血压无关。例如，长期给予鼠醛固酮增加了其心室的胶原蛋白形成和冠状动脉炎症，伴有局灶性缺血病变，阻断盐皮质激素受体（只能使血压部分恢复正常）可以缓解炎症反应。左心室肥大是高钠造成的心肌细胞内醛固酮合成酶增加的结果，人血浆醛固酮浓度与心脏胶原蛋白含量（通过超声反向散射测量）正相关。在年轻人中，患有糖皮质激素可抑制性醛固酮增多症但是没有高血压的患者左心室壁厚度增加，与年龄和性别相当的对照人群相比左心室舒张功能下降。原发性醛固酮增多症患者相比原发性高血压患者，前者心血管疾病更加常见，这种改变与血压无关。临床多中心研究显示在治疗方案中加入盐皮质激素受体阻断剂降低了心血管疾病患者的并发症和死亡率，过量的醛固酮对血压和心血管系统还可能有其他影响（Bollag, 2014）。

ACTH 在醛固酮调节中的作用：大众广泛接受的观点是醛固酮分泌的主要调节因子是肾素、血管紧张素和血钾水平，而 ACTH 的作用相对较小。长期小剂量注射 ACTH 可以在最初的 12 ~ 36 小时内升高血浆醛固酮水平，随后的几天内会缓慢下降，ACTH 的最低有效剂量非常低（0.03 mg）。体外实验得到了相似的资料，证实负责醛固酮产生的基因表达对 ACTH 有反应。ACTH 抵抗综合征的患者由于 ACTH 受体（MC2R）失能性突变造成严重盐丢失的肾上腺发育不全，也证实了 ACTH 在醛固酮分泌中的作用。这些资料表明，虽然 ACTH 可能不是主要的调节因子，但是对醛固酮分泌也有明显的、至少短时间的刺激作用，对肾上腺球状带细胞有相似的基因效应。肾上腺皮质肿瘤中 ACTH 受体 mRNA 表达最高的是醛固酮腺瘤，虽然在这些患者中醛固酮的分泌对体位试验相对无反应，但表现出 ACTH 依赖性的昼夜节律，并对地塞米松抑制有反应。由于 ACTH 是醛固酮分泌的自然刺激因子，所以可以想象，ACTH 应激也会介导醛固酮分泌的改变。研究显示，轻度（最大摄氧量的 50%）的跑步机运动会使醛固酮分泌显著增加，中度运动（最大摄氧量的 70%）时作用最明显，而皮质醇水平在轻度运动时没有变化，说明肾上腺皮质在运动时分泌的醛固酮多于皮质醇。这种 ACTH 相关效应在某些 CYP11B2 基因多态性存在时会进一步增强，这些多态性与人群中合成酶活性增高有关，从而导致醛固酮水平增高、发生醛固酮相关的高血压和心血管事件的风险增加。可以推测，即使 ACTH 分泌轻度改变就可能造成 ACTH 介导的醛固酮过度分泌。一些研究者已经认识到 ACTH 对肾上腺醛固酮分泌的作用可能会作为混杂因素影响目前所采用的原发性醛固酮增多症确诊试验的结果。为了消除这些混杂因素的作用，可以在氟氢可的松抑制试验中同时检测醛固酮和皮质醇，以保证这个检查是在没有应激条件下的 ACTH 波动中进行的。如果在给予地塞米松消除 ACTH 对醛固酮分泌的刺激作用后进行原发性醛固酮增多症的诊断试验，其准确性可以显著提高（El Ghorayeb et al., 2016; Stowasser et al., 2016）。Piaditis 等据此修改了传统的氟氢可的松抑制试验，在试验的第四天午夜口服 2 mg 地塞米松，称为氟氢可的松 - 地塞米松抑制试验，在小剂量地塞米松抑制试验后的清晨进行生理盐水滴注试验，称为小剂量地塞米松抑制试验后生理盐水滴注试验（Tsiavos et al., 2016）。

研究显示，一些异常的正位或异位膜 G 蛋白偶联受体在肾上腺皮质细胞中表达，能够以肾素 - 血管紧张素系统以外的途径调节醛固酮过度分泌。采用芯片检测比较了醛固酮腺瘤、皮质醇腺瘤和正常肾上腺皮质，表达最多的膜 G 蛋白偶联受体是黄体生成素受体、4 型 5- 羟色胺受体、促性腺激素释放激素受体、代谢型谷氨酸受体 -3，类 B 型内皮素受体蛋白、ACTH 受体，它们在醛固酮腺瘤中的表达高于皮质醇腺瘤。研究显示原发性醛固酮增多症患者中醛固酮分泌受几种膜 G 蛋白偶联受体的异常调节，过度分泌醛固酮的组织异位表达促性腺激素释放激素受体和甲状腺素释放激素 mRNA，与受试患者的体内反应相关。支持这些受体作用的证据是怀孕期间发生原发性醛固酮增多症的患者对黄体生成素刺激有反应。异常表达的受体直接参与原发性醛固酮增多症提示针对这些受体的治疗可能有效，而且对确诊试验的结果可能有影响（Boulkroun et al., 2015）。

四、临床表现

原发性醛固酮增多症的症状主要取决于体内钠含量和缺钾情况，包括尿频、夜尿、肌无力、头痛、烦渴、感觉异常、视觉障碍、暂时性软瘫、痉挛和手足搐搦。如果患者血钾浓度正常，症状常常很轻，甚至没有症状。在限制食盐摄入时肾排钾减轻，患者可能会意识到低盐饮食期间感觉较好。醛固酮腺瘤患者的症状一般比双侧肾上腺皮质增生的患者症状严重（Piaditis et al., 2015）。

（一）高血压

大多数患者的血压随着病情进展逐渐升高，与醛固酮增多造成的水钠潴留有关，是原发性醛固酮增多症患者最常见的症状，多数为中等程度的高血压，大多数患者血压在 170/100 mmHg 左右，但可高达 220/130 mmHg，病程长的患者舒张压可达 120～150 mmHg，恶性高血压罕见。患者表现为头痛、头晕，可以有视觉障碍，一般降压药物效果不佳，体格检查难以和原发性高血压鉴别。醛固酮腺瘤患者的收缩压和舒张压比特发性醛固酮增多症高。一项研究显示醛固酮腺瘤和特发性醛固酮增多症的患者收缩压分别为 184 mmHg 和 161 mmHg，舒张压分别为 112 mmHg 和 105 mmHg，66% 的腺瘤患者收缩压≥175 mmHg，只有 15% 的特发性醛固酮增多症患者收缩压≥175 mmHg，腺瘤患者舒张压≥114 mmHg 的占 50%，而这样的特发性醛固酮增多症患者只有 19%，腺瘤患者尿液醛固酮排泄速度与平均动脉压之间有直接关系。

（二）低钾血症

原发性醛固酮增多症患者中醛固酮介导的肾排钾呈持续性，造成体内缺钾、低钾血症和相关症状，而且钠摄入越多尿钾排泄越多，患者可能有自发性低钾血症（2.0～3.5 mmol/L）。7%～38% 的原发性醛固酮增多症患者以及大多数糖皮质激素可抑制性原发性醛固酮增多症患者血钾正常，但是高钠饮食或服用含利尿剂的降压药物会诱发低钾血症。一项研究显示醛固酮腺瘤患者血清钾浓度较低，平均为 3 mmol/L，而特发性醛固酮增多症患者为 3.5 mmol/L，腺瘤组血钾低于 2.8 mmol/L 者占 44%，特发性醛固酮增多症组只有 6%，严重的低钾血症更常见于腺瘤患者，造成更明显的代谢性碱中毒，18% 的特发性醛固酮增多症患者血钾浓度超过 3.5 mmol/L，而只有 6% 的醛固酮腺瘤患者血钾浓度超过了 3.5 mmol/L。

临床上可以出现一些低钾血症症状，如肌无力、周期性瘫痪、心律失常、心电图改变（Q-T 间期延长，出现 U 波）等。低钾血症造成的肌无力等症状经常在劳累、服用含利尿剂的降压药物、腹泻、大汗等情况下发生。醛固酮增多使肾钙、镁和氢离子的排泄也增加，正常细胞外液碱中毒，使血清游离钙离子减少，1/3 的患者可因此出现手足搐搦及肌肉痉挛，与低钾性碱中毒造成的低钙血症以及低镁血症等有关，可以有 Trousseau 征（低钙束臂征）及 Chvostek 征（低钙击面征）阳性，但低钾血症严重时这些症状不明显。长期低钾血症可以导致肾小管空泡变性，肾小管功能紊乱，尿液浓缩功能减退，患者可以出现多尿、夜尿增多，造成烦渴、多饮，尿液比重降低，常伴发尿路感染，如肾盂肾炎，病情严重者可出现肾功能损害。在严格限制饮食钠摄入的患者中严重的低钾血症少见，如果患者没有摄入足够的钠，不应该进行原发性醛固酮增多症的筛选检查。

（三）心脏损害

低钾血症可以造成心律失常，如期前收缩和阵发性室上性心动过速，心电图 Q-T 间期延长，T 波增宽或倒置，出现 U 波。高浓度的醛固酮对非上皮组织也有不良作用，造成左心室肥大以及肾、心脏和血管的纤维化，原发性醛固酮增多症的患者比原发性高血压的患者心血管疾病更加常见。一个研究纳入了 124 例原发性醛固酮增多症（醛固酮腺瘤占 52%）和 465 例原发性高血压患者，在 13.6 个月的随访中，与原发性高血压患者相比，原发性醛固酮增多症患者发生房颤（7.3% 和 0.6%）、心肌梗死（4% 和 0.6%）、卒中（12.9% 和 3.4%）和左心室肥大（心电图：32% 和 14%，心脏超声：34% 和 24%）的风险较高。采用单侧肾上腺切除术或降压药物控制高血压后并发症的风险与原发性醛固酮增多症的类型无关。严重的心功能不全常常合并继发性醛固酮增多症，在严重的心功能不全患者中采用盐皮质激素受体阻断剂（螺内酯和依普利酮）进行治疗能够延长生存期、降低心血管并发症的风险。

（四）其他

原发性醛固酮增多症患者虽有钠潴留、血容量增多，但是由于有盐皮质激素逃逸作用而没有水肿。缺钾造成胰岛素的分泌减少，有时可出现糖耐量降低，甚至出现糖尿病。

五、诊断

低钾血症是原发性醛固酮增多症的标志，但是血钾浓度正常的原发性醛固酮增多症并不少见。原发性高血压患者也可能在采用噻嗪类利尿药和袢利尿药治疗时出现低钾血症。补钠后监测血钾浓度可以增加发现低钾血症的机会。

（一）筛选试验（Piaditis et al., 2015；Bardet et al., 2016）

推荐在以下患者中进行原发性醛固酮增多症的筛选检查：①中重度高血压：在高血压患者中原发性醛固酮增多症约占 6.1%，Ⅱ期（>160～179/100～109 mmHg）和Ⅲ期（>180/110 mmHg）高血压患者中原发性醛固酮增多症较常见，分别占 8% 和 13%；②难治性高血压：尽管采用 3 种降压药物治疗，收缩压仍>140 mmHg，舒张压>90 mmHg，这些患者中原发性醛固酮增多症的发生率为 17%～23%；③自发性或应用利尿剂后出现低钾血症的高血压患者；④高血压伴肾上腺偶发瘤：其中原发性醛固酮增多症约占 2%（1.1%～10%）；⑤ 50 岁以下的原发性醛固酮增多症患者的近亲有高血压或脑血管意外者；⑥高血压伴梗阻性睡眠呼吸暂停。

1964 年，Conn 等发现原发性醛固酮增多症患者血浆肾素活性降低，目前有两种方法测量血浆肾素活性，酶动力检测法能够测量血浆在孵育过程中产生的血管紧张素Ⅰ的含量，血浆肾素活性以每小时血管紧张素Ⅰ产生的速度表示［ng/（ml·h）］，它反映了血液产生血管紧张素Ⅱ的能力。如果不在被药物阻断的情况下血管紧张素转换酶不是一个限速酶，这是检测原发性醛固酮增多症患者血浆肾素活性的最敏感的定量指标。化学发光法可以直接检测肾素含量（表示为 μU/ml），并不测量血管紧张素Ⅰ，敏感性较低。

大量文献证实血浆醛固酮 / 肾素活性比值是原发性醛固酮增多症的最佳筛选指标，优于单纯检测血浆醛固酮浓度和血浆肾素活性。由于大多数原发性醛固酮增多症患者血钾浓度正常，因此血钾浓度不是合适的筛选指标。血浆醛固酮/肾素活性比值的主要优点是受昼夜节律、饮食、体位和药物引发的变化影响很小，血浆醛固酮浓度和血浆肾素活性对这些因素会出现平行的变化。在348例患者中采用血浆醛固酮/肾素活性比值作为筛选指标，有9例患者诊断为原发性醛固酮增多症，如果采用血钾浓度作为筛选指标，2/3的患者会被遗漏。血浆醛固酮/肾素活性比值的正常值在不同文献中差异较大，与研究人群、激素检测方法、标本采集方法和确诊试验方法有关。血浆醛固酮浓度数值以ng/dl或pmol/ml（单位变换时乘以27.74）为单位，血浆肾素活性以ng/（ml·h）为单位，常用的正常值为20～50［ng/dl：ng/（ml·h）］。在明确的原发性醛固酮增多症患者中，血浆醛固酮/肾素活性比值≥32其诊断特异性为61%，血浆醛固酮/肾素活性比值不能鉴别双侧肾上腺皮质增生和醛固酮腺瘤，也不能预测肾上腺切除术的手术效果。有报告显示同时采用血浆醛固酮浓度（一般＞15 ng/dl）和血浆醛固酮/肾素活性比值可以提高筛选试验的特异性，但会降低敏感性，有时原发性醛固酮增多症患者血浆醛固酮浓度可能正常。

虽然血浆醛固酮/肾素活性比值已经被广泛接受用作原发性醛固酮增多症的筛选方法，但是仍存在一些问题，血浆醛固酮/肾素活性比值主要说明血浆肾素活性下降，严重受血浆肾素活性检测数值变化的影响，在服用降压药物和血容量不足的情况下容易误诊。与相应的醛固酮数值相比，肾素的正常值范围更加接近零，因此肾素比醛固酮的变化对这个比值的影响更大。体内有两种形式的肾素，肾素和肾素原，后者的浓度是前者的10倍，体内肾素原不能转化成肾素，但是如果血液标本处理不当肾素原就会变成肾素，肾素（而非肾素原）能够催化血管紧张素原转变成血管紧张素Ⅰ。血浆肾素活性是酶活性的反映，大多数实验室已经用血浆肾素浓度代替了血浆肾素活性，检测血浆肾素浓度的优点为标本不需要立即冷却，可以在室温下进行检测，而检测血浆肾素活性时需要立即冷却，处理不当会出现测量值偏低。另外，肾素浓度的检测与标本中的血管紧张素原浓度无关，但是如果标本需要储存时需要迅速冷冻，否则会发生肾素原冷激活后变成肾素，造成肾素水平假性增高而导致血浆醛固酮/肾素活性比值降低。最近有报告根据肾素浓度而不是肾素活性计算血浆醛固酮/肾素浓度比值（肾素浓度单位：pg/ml或mU/dl，转换时乘以16.6），其准确性高于前者，敏感性和特异性分别为84%和100%。

免疫测量分析法可用于检测血浆肾素活性或采用直接肾素浓度检测肾素，或者采用串联质谱法检测血浆肾素活性。血浆肾素活性需要考虑几个影响内源性底物水平的因素。需要有血浆肾素活性/直接肾素浓度的低浓度的对照物质，这些标本分装并储存在–80 ℃环境下，血浆肾素活性值约为0.5 ng/(ml·h)，直接肾素浓度为5 ng/L。血浆醛固酮/肾素活性的比值高度依赖肾素的数值，肾素的检测必须足够敏感，测量水平应该达到0.2～0.3 ng/（ml·h）(直接肾素浓度2 mU/L)。虽然一些实验室仍然应用放射免疫法检测血浆和尿液醛固酮，在某些情况下检测的水平差异难以接受。在200 pmol/L以下时放免法血浆醛固酮过高估计50%～100%，最可能的原因是和可溶性醛固酮代谢物有交叉反应性。一些研究认为几种串联质谱法可以做到检测标准化，并提高检测准确性。

为了提高诊断的准确性，在进行血浆醛固酮/肾素活性比值检查前应该注意以下问题：①采血时患者处于坐位；②口服补钾纠正低钾血症，不要控制钠的摄入：缺钾会减少醛固酮分泌，造成血浆醛固酮/肾素活性比值结果出现假阴性；③血浆醛固酮浓度＞15 ng/dl（410 pmol/L）：原发性醛固酮增多症患者血浆醛固酮浓度一般不会＜15 ng/dl，尤其是醛固酮腺瘤，低肾素性原发性高血压患者在血浆肾素活性很低时会出现血浆醛固酮 / 肾素活性比值结果的假阳性；④药物：检查前 4 周后停用螺内酯、依普利酮、阿米洛利、氨苯蝶啶、排钾利尿药物以及甘草来源的物质，如果高血压可以被相对不受干扰的药物控制，应停用可能影响血浆醛固酮 / 肾素活性比值的药物至少 2 周，如 β 受体阻断剂、中枢性 α_2 受体阻断剂（可乐定和 α- 甲基多巴）、非甾体抗炎药、血管紧张素转换酶抑制剂、血管紧张素受体阻断剂、肾素抑制剂和二氢吡啶类钙通道拮抗剂；⑤如果需要控制血压，应用其他不影响血浆醛固酮 / 肾素活性比值的药物，（如维拉帕米缓释剂、肼屈嗪、哌唑嗪、多沙唑嗪和特拉唑嗪）；⑥含有雌激素的药物可能降低直接肾素浓度，引起血浆醛固酮 / 肾素活性比值至假阳性；⑦送往实验室的过程中和离心前标本处于室温（不在冰上，这样会促使无活性的肾素向肾素转化），迅速冷冻血浆成分待检；⑧年龄＞65 岁时肾素降低的程度大于醛固酮，造成血浆醛固酮 / 肾素活性比值升高。以下分别是原发性醛固酮增多症检查时可使用的药物及影响肾素 - 血管紧张素 - 醛固酮系统的药物（表 5-3、表 5-4）。

一项研究显示，在 74 位经过血浆醛固酮 / 肾素活性比值筛选且氟氢可的松抑制试验阳性而诊断为原发性醛固酮增多症患者中，36% 的患者血浆醛固酮浓度＜15 ng/dl（420 pmol/L），经过肾上腺静脉采血诊断为手术可治愈的单侧肾上腺病变的 21 个患者中有 4 例也是这样，可能是因为双侧肾上腺皮质增生的患者中相对较低的血浆醛固酮浓度（＜15 ng/dl）比醛固酮腺瘤患者更常见。诊断方法和测量血浆醛固酮 / 肾素活性比值的检测方法的不一致使正常值范围变化很大，以下是一些常用血浆醛固酮浓度、血浆肾素活性的检测单位表达的血浆醛固酮 / 肾素活性比值和直接肾素浓度的数值（表 5-5）。

（二）定性诊断（Piaditis, et al., 2015; Bardet, et al., 2016; Funder, et al., 2016）

血浆醛固酮 / 肾素活性比值的特异度比较有限，重复测量时变化比较大，在进行原发性醛固酮增多症的亚型鉴别之前进行确诊试验非常重要，确诊试验的依据是原发性醛固酮增多症患者的血浆醛固酮水平不能被抑制，其特点是特异度高，但敏感度不高，常用方法包括氟氢可的松抑制试验、生理盐水滴注试验、高盐饮食负荷试验、氟氢可的松 - 地塞米松抑制试验、平卧位小剂量地塞米松抑制试验后生理盐水滴注试验、卡托普利抑制试验，日本内分泌学会还推荐立位呋塞米负荷试验（表 5-6）。这

表 5-3　原发性醛固酮增多症诊断过程中的可用药物

药物	分类	剂量	评价
维拉帕米	非二氢吡啶类钙通道拮抗剂	90～120 mg，2 次 / 天	单用或与其他缓释的钙离子拮抗剂同用
肼屈嗪	血管扩张剂	10～12.5 mg，2 次 / 天	先用缓释维拉帕米防止反射性心动过速，小剂量开始以减少副作用（头痛、颜面潮红和心悸）
盐酸哌唑嗪	α 受体阻断剂	0.5～1 mg，2～3 次 / 天，可加量	注意直立性低血压
甲磺酸多沙唑嗪	α 受体阻断剂	1～2 mg，1 次 / 天，可加量	注意直立性低血压
盐酸特拉唑嗪	α 受体阻断剂	1～2 mg，1 次 / 天，可加量	注意直立性低血压

表 5-4 血浆醛固酮 / 肾素活性比值的影响因素

因素	对醛固酮的影响	对肾素的影响	对比值的影响
药物			
β 受体阻断剂	↓	↓↓	↑（假阳性）
中枢性 α_2 受体阻断剂	↓	↓↓	↑（假阳性）
非甾体抗炎药	↓	↓↓	↑（假阳性）
排钾利尿药	→↑	↑↑	↓（假阴性）
保钾利尿药	↑	↑↑	↓（假阴性）
血管紧张素转换酶抑制剂	↓	↑↑	↓（假阴性）
Ⅰ型血管紧张素受体阻断剂	↓	↑↑	↓（假阴性）
钙离子拮抗剂	→↓	↑	↓（假阴性）
肾素抑制剂	↓	↓↑ *	↑（假阳性）*
			↓（假阴性）*
血钾			
低钾血症	↓	→↑	↓（假阴性）
钾负荷	↑	→↓	↑（假阳性）
饮食中钠			
限钠	↑	↑↑	↓（假阴性）
钠负荷	↓	↓↓	↑（假阳性）
年龄增长	↓	↓↓	↑（假阳性）
其他条件			
肾功能受损	→	↓	↑（假阳性）
妊娠	↑	↑↑	↓（假阴性）
肾血管性高血压	↑	↑↑	↓（假阴性）
恶性高血压	↑	↑↑	↓（假阴性）

*肾素抑制剂会降低血浆肾素活性，但是会升高直接活性肾素浓度，如果检测血浆肾素活性会出现血浆醛固酮/肾素活性比值假阳性，如果检测直接活性肾素浓度会出现假阴性

表 5-5 不同方法检测 PAC、PRA 时 ARR 的正常值和以传统或 SI 单位检测的 DRC

	PRA［ng/（ml·h）］	PRA［pmol/（L·min）］	DRC*（mU/L）	DRC*（ng/L）
PAC（ng/dl）	20	1.6	2.4	3.8
	30†	2.5	3.7	5.7
	40	3.1	4.9	7.7
PAC（pmol/L）†	750	60	91	144
	1000	80	122	192

ARR：血浆醛固酮/肾素活性比值，PAC：血浆醛固酮浓度，PRA：血浆肾素活性，DRC：直接肾素浓度

*数值显示根据PRA［ng/（ml·h）］到DRC（mU/L）的换算因数为8.2，DRC检测方法不断变化，常用的是自动DRC检测法，换算因数是12，在PRA＜1 ng/（ml·h）的情况下DRC和PRA的相关性不好

†最常用的正常值是30（PAC和PRA采用传统单位，PAC用SI单位时相当于830）和750（PAC用SI单位，相当于传统单位的27）

表 5-6　原发性醛固酮增多症确诊试验

名称	方法	参考值	
氟氢可的松抑制试验	每6h口服氟氢可的松0.1 mg，口服NaCl 30 mmol，3次/天，共4天，口服KCl至血钾正常（4 mmol/L）； 饮食中有足够的盐，使尿钠排泄率≥3 mmol/kg体重； 第4天检测10:00AM的PAC和PRA（坐位），检测7:00AM和10:00AM的血浆皮质醇浓度	第4天10:00AM立位PAC＞6 ng/dl（170 nmol/L）诊断PA； 同时PRA＜1 ng/（ml·h）、血浆皮质醇浓度低于7:00AM时的数值（排除ACTH的作用）	检查可以在门诊或住院进行； 敏感性最高； 与生理盐水滴注试验相比对患者的影响较小，不易引起非肾素依赖性醛固酮水平的改变，可以排除血钾和ACTH的影响
生理盐水滴注试验	8:00-9:30开始，至少卧位1小时，4小时内滴注2 L生理盐水； 滴注开始前及4小时以后采血检测PRA、PAC、皮质醇和血钾； 监测血压和心率； 可以保持坐位30 min以上，在滴注生理盐水过程中也保持坐位，诊断敏感性可能较高	滴注生理盐水后PAC＜5 ng/dl（140 nmol/L）可排除PA；＞10 ng/dl（280 nmol/L）可诊断PA；5～10 ng/dl可疑，6.8 ng/dl（190 nmol/L）为诊断标准时敏感性和特异性达到平衡；坐位NS滴注试验中，滴注后血浆醛固酮＞6 ng/dl（170 nmol/L），同时血浆皮质醇浓度低于基础值（排除ACTH作用），可诊断PA	不能用于严重的未经控制的高血压、肾功能不全、心功能不全、心律失常或严重的低钾血症
高盐饮食负荷试验	增加钠摄入至＞200 mmol/d（6 g/d），共3天，24小时尿钠＞200 mmol，口服KCl使血钾正常 收集24小时尿液（从第3天早晨到第4天早晨），测量24小时尿液醛固酮	如无肾脏疾病尿醛固酮＜10 mg/d（28 nmol/d）可除外PA； 肾脏病变时即使尿醛固酮含量较低也可能有PA；尿醛固酮＞12 mg/d（33 nmol/d）或＞14 mg/d（39 nmol/d）时很可能是PA	不能用于严重的未经控制的高血压、肾功能不全、心功能不全、心律失常或严重低钾血症； 放免法检测尿液醛固酮精度不高，会影响诊断的准确性，HPLC-串联质谱法可以避免这个问题； 醛固酮18-氧-葡萄糖苷酸是肾代谢产物，在肾脏疾病患者中其排泄可能增加
卡托普利抑制试验	坐位或立位＞1小时后口服25～50 mg卡托普利； 试验开始、服药1小时和2小时后采血检测PAC、PRA、皮质醇（保持坐位）	PAC正常情况下被抑制（＞30%） PA患者PAC保持升高、PRA受到抑制；醛固酮腺瘤和特发性肾上腺皮质增生者有差别，后者可以见到某种程度的PAC下降	有假阴性和结果不确定的报告
氟氢可的松-地塞米松抑制试验	口服NaCl，每次2 g，3次/天，加氟氢可的松，0.1 mg，6小时一次，4天；并补充葡萄糖酸钾使血钾正常（4.68 g，3次/天；第4天半夜口服2 mg地塞米松（饭后2小时）	第5天8:30，立位PAC＞82 pmol/L，ARR＞26 pmol/mU可以确诊 皮质醇＜54 nmol/L	可以住院检查以严密观察，也可以在门诊检查，患者应该配合良好，采用对激素测量没有影响或影响很小的钙通道阻断剂降压治疗
平卧位小剂量地塞米松抑制试验后生理盐水滴注试验	地塞米松2 mg/d（0.5 mg/6小时），共2天。第三天早晨平卧位（8:30），静脉滴注生理盐水2 L，共4小时；在滴注前后采血检测肾素、醛固酮、皮质醇和钾，滴注过程中监测血压和心率	滴注后血浆醛固酮浓度＜68 pmol/L，ARR＜10 pmol/mU可以诊断PA； 皮质醇＜30 nmol/L	不能用于严重的未经控制的高血压、肾功能不全、心功能不全、心律失常或严重低钾血症；
立位呋塞米负荷试验	卧床30 min后采血；静脉注射40 mg呋塞米，站立2小时，可以行走2小时，然后再坐位采血	给药后血浆肾素活性＜2.0 ng/（ml·h），或活性肾素浓度＜8.0 pg/ml	不能用于脑血管事件风险高的严重动脉粥样硬化患者以及可能因为试验造成心律失常的患者

PAC：血浆醛固酮浓度；PRA：血浆肾素活性；PA：原发性醛固酮增多症

些方法能够同时满足快速、安全和经济这三个条件，但每一种方法都各有其缺陷，目前没有足够的证据认为任何一种试验优于其他试验，它们的敏感度、特异性和可靠性存在差异，选择哪一种确诊试验需要考虑费用、患者的依从性和实验室的条件。如果有自发性低钾血症、血浆肾素活性低于正常水平，且血浆醛固酮浓度>20 ng/dl（550 pmol/L），就可以确诊原发性醛固酮增多症，没有必要进行进一步的确诊试验。

确诊原发性醛固酮增多症的金标准是氟氢可的松抑制试验，但是需要口服 4 天合成的盐皮质激素氟氢可的松（0.1 mg/6h）和氯化钠（30 mmol，氯化钠 1.75 g，3 次 / 天），同时高盐饮食。血浆醛固酮不能被完全抑制（>6 ng/dl）可以诊断原发性醛固酮增多症。这个方法可能造成严重的低钾血症和高血压，患者需要住院 5 天。最常用的确诊试验是生理盐水滴注试验，可以在门诊检查，不能用于严重心功能不全和未经控制的严重高血压患者。患者卧位时在 4 小时内静脉滴注 2000 ml 生理盐水（早晨开始），滴注生理盐水之前和之后检测醛固酮浓度，滴注生理盐水后醛固酮未被完全抑制就可以诊断原发性醛固酮增多症。最初的报告只包括醛固酮腺瘤患者，判断标准为滴注生理盐水后血浆醛固酮浓度为 5 ng/dl，敏感性为 100%，特异性为 97%，随后的研究中滴注生理盐水后血浆醛固酮浓度在 5 ~ 10 ng/dl 时提示为特发性醛固酮增多症。生理盐水滴注试验对于血钾浓度正常的原发性醛固酮增多症患者的敏感性低（57%），对于有低钾血症的患者准确性高（敏感性 91%，特异性 90%）。研究显示坐位（通常卧位）生理盐水滴注试验与氟氢可的松抑制试验结果高度一致，而卧位生理盐水滴注试验和氟氢可的松抑制试验的符合率较低，24 例确诊原发性醛固酮增多症的患者中 23 例（96%）坐位生理盐水滴注试验阳性，卧位生理盐水滴注试验只有 8 例（33%）阳性，如果进一步的研究那能够证实这些发现，坐位生理盐水滴注试验可能更加可靠。

梅奥诊所（Mayo Clinic）的研究结果显示，高盐饮食负荷试验可以确诊原发性醛固酮增多症，需要口服氯化钠 3 天（尿钠>200 mmol/d），由于可能发生低钾血症，需要每天监测血钾，在高钠饮食的第 3 天收集 24 小时尿液，尿液醛固酮浓度>12 mg/d 可以诊断原发性醛固酮增多症，这个试验的敏感性和特异性分别为 91% 和 72%。卡托普利抑制试验也可以确诊原发性醛固酮增多症，在服用 25 mg 卡托普利之前和 2 小时以后检测血浆醛固酮浓度，其对于原发性醛固酮增多症的敏感性为 97%（判断标准 240 pmol/L）。

Nanba 等（Nanba et al., 2012）在血浆醛固酮 / 肾素活性比值阳性的高血压人群中对生理盐水滴注试验、卡托普利抑制试验和立位呋塞米负荷试验进行了评价，卡托普利抑制试验和立位呋塞米负荷试验确诊和排除水平（90%）相似，而生理盐水滴注试验与另外两种试验的符合率较低（<65%），认为卡托普利抑制试验和立位呋塞米负荷试验完全可以确诊原发性醛固酮增多症。

在进行确诊试验的过程中应使用对肾素 - 血管紧张素 - 醛固酮系统影响小的药物控制血压。停止使用影响肾素 - 血管紧张素 - 醛固酮系统是药物后进行两次生理盐水滴注试验，可重复率为 84%，如果保持原治疗方案（除外利尿剂和盐皮质激素受体拮抗剂），两次的可重复率仅为 66%。在基础血浆醛固酮浓度>24 ng/dl（670 pmol/L）的患者中，两种研究条件下两次生理盐水滴注试验中血浆醛固酮浓度均不被抑制。Nanba 等（2012）在卡托普利抑制试验后得到了相似的结果。这些研究支持在

血浆醛固酮 / 肾素活性比值高且血浆醛固酮浓度和尿液醛固酮水平都很高的患者就可以诊断原发性醛固酮增多症。如果分别测量结果显示卧位血浆醛固酮 / 肾素活性比值＞63 pmol/mU（23 ng/mU），且血浆醛固酮浓度＞500 pmol/L（15 ng/dl）或立位血浆醛固酮浓度＞550 pmol/L（16.5 ng/dl）或尿液醛固酮水平＞63 nmol/d（25 μg/d），可以诊断原发性醛固酮增多症。一个研究报告有基础血浆醛固酮浓度正常而肾上腺静脉采血证实单侧醛固酮过度分泌的患者，相似地，还有生理盐水滴注试验中血浆醛固酮浓度可以被抑制，但肾上腺静脉采血证实有单侧醛固酮过度分泌的患者，说明存在血管紧张素反应性醛固酮腺瘤。

可以进行醛固酮代谢物的检测进行确诊，四氢醛固酮是醛固酮的主要代谢产物，可以在尿液中被检测，而游离醛固酮和醛固酮 -18- 葡萄糖醛酸的阳性率只是分别为 0.5% 和 5% ~ 10%，24 小时尿液四氢醛固酮诊断原发性醛固酮增多症的敏感性和特异性分别为 96% 和 95%，检测 24 小时尿液醛固酮代谢物的含量可以消除昼夜节律和应激诱导的醛固酮浓度变化的影响，如果尿液收集方法不正确也可能干扰结果。

目前原发性醛固酮增多症的筛选和确诊试验的正常值来源于临床表现“正常”的个体，没有进行影像学检查。一般人群中肾上腺皮质腺瘤的发病率较高，一些人有醛固酮分泌调节异常，可能一部分有肾上腺皮质腺瘤和亚临床醛固酮过度分泌者被纳入所谓的“正常对照”。最近被作为对照的 79 例血压正常者中 7 人（8.8%）在腹部 CT 检查时发现有肾上腺腺瘤，其中 4 人有原发性醛固酮增多症，氟氢可的松 - 地塞米松抑制试验后的其血浆醛固酮水平明显增高，82 ~ 168 pmol/L，从肾上腺影像学正常的人群获得的正常值水平为 74 pmol/L。这些证据提示原发性醛固酮增多症也存在于没有肾上腺腺瘤的血压正常人群，造成排除原发性醛固酮增多症的正常值水平增高，从而低估了高血压患者中原发性醛固酮增多症的总体发病率。因此，需要严格选择血压和肾上腺影像学检查正常的对照人群，目前对确诊试验的解读也会影响原发性醛固酮增多症的发病率。

（三）亚型的鉴别（Piaditis et al., 2015; Bardet et al., 2016）

确定过多的醛固酮分泌的侧别是治疗原发性醛固酮增多症的关键，对于单侧病变，包括醛固酮腺瘤和单侧肾上腺皮质增生在单侧肾上腺切除术后低钾血症可以恢复正常，其中 30% ~ 60% 的患者高血压能够治愈。对于双侧病变，特发性肾上腺皮质增生和糖皮质激素可抑制性醛固酮增多症，单侧肾上腺切除术很少纠正高血压，首选药物治疗。如果患者拒绝或不适合手术，单侧病变也可以选择药物治疗。大多数患者中常规影像学检查不能准确地发现微腺瘤、鉴别无功能的偶发瘤和醛固酮腺瘤，肾上腺静脉采血是鉴别单侧和双侧肾上腺病变所导致的原发性醛固酮增多症最准确的方法，但肾上腺静脉采血价格昂贵，有创伤性，必须在确诊试验诊断为原发性醛固酮增多症后进行。肾上腺静脉采血检测单侧醛固酮过度分泌的敏感性和特异性分别为 95% 和 100%，而 CT 检查诊断的敏感性和特异性分别只有 78% 和 75%，对于双侧肾上腺病变的患者在 CT 检查时可能只发现单侧肾上腺结节而误导医生进行不恰当的手术。

1. 影像学检查

诊断原发性醛固酮增多症后首先应该进行肾上腺的影像学检查，肾上腺增强 CT 是首选的检查方法，还可以进行 MRI 和核素扫描。

肾上腺 CT 可能表现为肾上腺正常、单侧大腺瘤（＞1 cm）、肾上腺一侧支轻度增厚、单侧小腺瘤（≤1 cm）、双侧大腺瘤或小腺瘤（或者一侧大腺瘤、对侧小腺瘤），不能确定时需要进行肾上腺静脉采血和其他辅助检查来决定原发性醛固酮增多症患者的治疗方法。有两个因素限制了 CT 检查的准确性，首先，0.5% ~ 1.0% 的人群可以发现无分泌功能的肾上腺肿瘤，称为偶发瘤，可能被误诊为醛固酮腺瘤；其次，大多数分泌醛固酮的肿瘤体积小，即使薄层 CT 扫描也可能漏诊。醛固酮腺瘤一般＜2 cm，直径很少超过 3 cm，平均大小为 16 ~ 17 mm，呈低密度或等密度，因为醛固酮腺瘤脂类成分含量较高，其 CT 值与水的密度相似（ –10 ~ 10 Hu），CT 值低于分泌皮质醇的腺瘤和嗜铬细胞瘤，且强化不明显，直径＞4 cm 的肿瘤可能为肾上腺皮质癌。CT 对于原发性醛固酮增多症临床表现十分明显的年轻患者很有意义。年轻的原发性醛固酮增多症患者（＜40 岁）如果 CT 显示存在孤立的单侧低密度小腺瘤（直径 1 cm ~ 2 cm），而对侧肾上腺正常，可以诊断为醛固酮腺瘤，行单侧肾上腺切除术。一般情况下，与特发性醛固酮增多症相比，醛固酮腺瘤患者高血压更加严重、低钾血症更常见，血浆醛固酮浓度（＞694 pmol/L 或＞25 ng/dl）和尿液醛固酮水平（＞83 nmol/d 或＞30 μg/d）较高，年龄较小（＜50 岁），这样的患者不论 CT 结果如何，醛固酮腺瘤的可能性都很大。41% 的肾上腺 CT 正常者被肾上腺静脉采血检查证实有单侧肾上腺过度分泌醛固酮。

肾上腺皮质增生可以表现为肾上腺大结节或小结节增生，在 CT 上肾上腺可以表现为正常或结节样改变，可能见到一个或多个直径 7 ~ 16 mm 的结节，单侧结节与腺瘤在 CT 上表现相似，可能误诊。对于特发性醛固酮增多症，影像学检查常常显示肾上腺大小正常，可能伴有小结节，双侧肾上腺微小结节可使 25% 的醛固酮腺瘤被误诊为增生。CT 对醛固酮腺瘤的定位正确率为 53%，对于直径＜1 cm 的肿瘤准确率仅为 25%，CT 和肾上腺静脉采血之间的诊断符合率为 54%，在 CT 显示肾上腺正常者中，有 41% 肾上腺静脉采血提示有单侧肾上腺过量分泌醛固酮；在 CT 发现单侧肾上腺小结节者中，有 51% 经肾上腺静脉采血证实为对侧肾上腺过度分泌醛固酮，CT 上 46% 的双侧肾上腺病变经肾上腺静脉采血证实为单侧肾上腺过度分泌醛固酮。糖皮质激素可抑制性醛固酮增多症的肾上腺在影像学上可能没有明显改变，也可能有小结节。下图是醛固酮腺瘤及肾上腺皮质增生的 CT 表现（图 5-1 ~ 图 5-4）。

一项研究对 203 例原发性醛固酮增多症患者进行了 CT 和肾上腺静脉采血检查，CT 的准确率为 53%，根据 CT 表现，42 例（21%）可能错误地未行肾上腺手术，而 48 例（24%）可能接受了不必要或不当的手术。另一个研究中 41 个患者进行了肾上腺静脉采血检查，CT 和肾上腺静脉采血检查的符合率为 54%。在一个包括 38 项研究的 950 个原发性醛固酮增多症患者的综述中，CT 和 MRI 误诊率为 37.8%。因此，肾上腺静脉采血检查对于预计接受手术

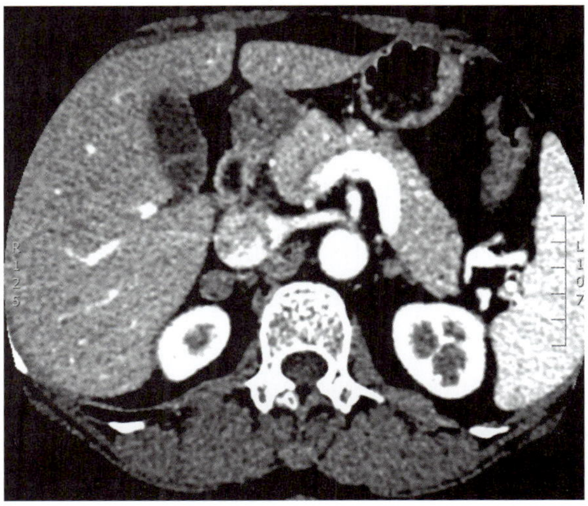

图 5-1 右侧肾上腺醛固酮腺瘤

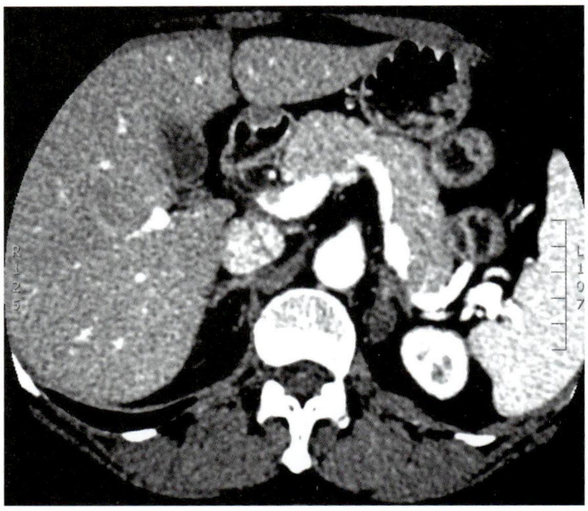

图 5-2 左侧肾上腺醛固酮腺瘤

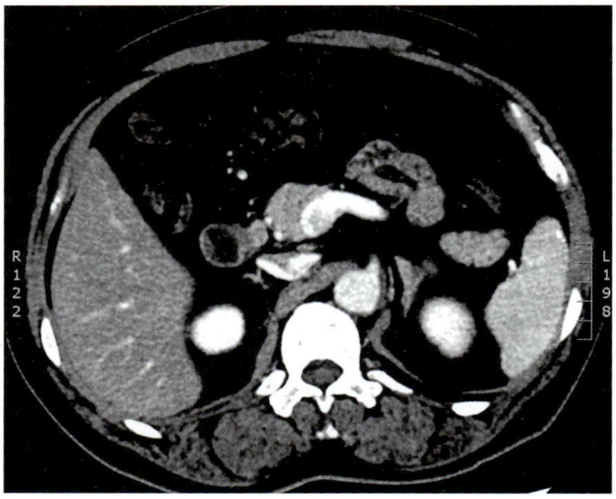

图 5-3 双侧肾上腺皮质增生

治疗的患者来说是一个必需的方法。CT 对于较大病变（>4 cm）的诊断具有特殊意义，这些病变具有恶性潜能，需要手术切除，另外 CT 能够帮助确定肾上腺中心静脉汇入下腔静脉的位置，有助于在肾上腺静脉采血检查时进行静脉插管。

因为一般醛固酮腺瘤体积较小，而 MRI 的空间分辨率低于 CT，所以对于醛固酮腺瘤的定位诊断 MRI 并不优于 CT，根据任何 MRI 的特点都不能鉴别醛固酮腺瘤和其他腺瘤，MRI

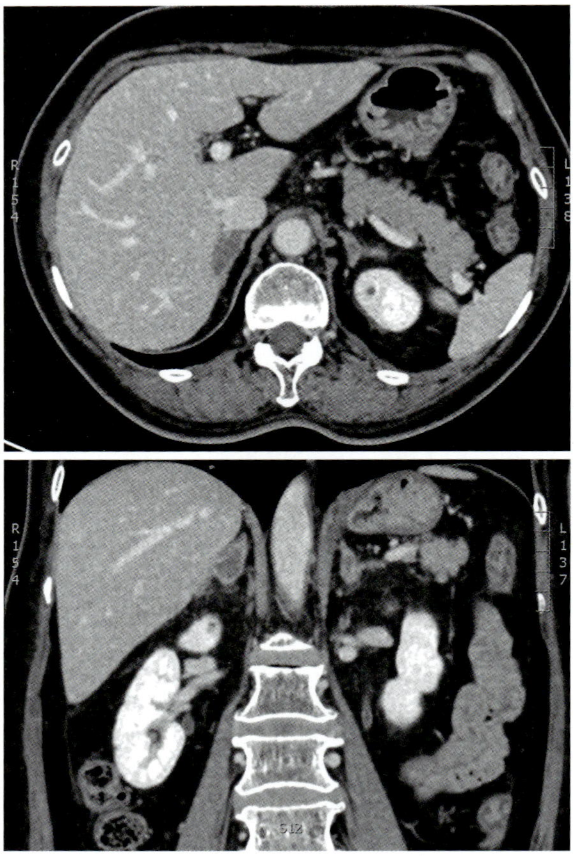

图 5-4 双侧肾上腺醛固酮腺瘤的三维成像

也无法判断肿瘤是否有功能。但是由于 MRI 没有放射性损害，可以用于妊娠妇女和儿童。醛固酮腺瘤表现为圆形或椭圆形肿物，边界清楚，直径一般小于 3 cm，信号强度均匀，T1、T2 加权像近似于或低于肝的信号。肾上腺皮质增生表现为肾上腺弥漫性增厚和增大，形态改变不明显，其信号与正常肾上腺组织无异，均为中等信号，近似于肾皮质。皮质癌的 MRI 表现为肿瘤体积较大，形态不规则，多呈分叶状，边缘模糊不清，与周围组织关系紧密，大部分信号由于有肿瘤内出血而高低不均。

2. 肾上腺静脉采血（Monticone et al., 2016）

在希望手术治疗的原发性醛固酮增多症患者中推荐进行肾上腺静脉采血以避免 CT 扫描误导进行不必要的手术，无手术意愿者不必进行该检查以避免肾上腺静脉采血的并发症。肾上腺静脉采血是鉴别原发性醛固酮增多症患者中单侧和双侧病变的金标准，但操作困难，尤其是右侧肾上腺静脉（较左侧肾上腺静脉短且一般直接汇入下腔静脉而不是肾静脉）插管更加困难，但随着操作者的熟练程度增加其成功率会提高，根据包括 47 个报告的综述，384 例患者中右侧肾上腺静脉插管的成功率为 74%，操作熟练的医生可以达到 90%～96%。术中如果能够迅速检测肾上腺静脉血皮质醇浓度就可以提高插管的成功率。一些中心对所有诊断为原发性醛固酮增多症患者进行肾上腺静脉采血，但如果患者年龄小于 35 岁，症状明显（例如自发性低钾血症、血浆醛固酮浓度＞30 ng/dl 或 831 pmol/L），CT 扫描确切显示单侧腺瘤，可以直接行单侧肾上腺切除术而不必行肾上腺静脉采血。在近期的一项研究中，87 例患者中 26 例 CT 扫描显示典型的醛固酮腺瘤，血钾＜3.5 mmol/L 和 / 或肾小球滤过率≥100 ml/min，全部患者有原发性醛固酮增多症（特异性 100%，敏感性 53%）。在医疗经验丰富的中心肾上腺静脉采血的并发症发生率不到 2.5%，可以通过避免肾上腺静脉造影、将造影剂的使用量减少到能够判断导管尖端位置的最低量来降低肾上腺出血的风险。肾上腺静脉采血发生血栓栓塞的风险很低，在有高凝状态的患者中，术前和术后可以给予肝素以进一步降低风险。

检查时需要经皮经股静脉进行肾上腺静脉插管采血，检测双侧肾上腺静脉、右侧肾上腺静脉和肾静脉上方和下方水平处下腔静脉血液的醛固酮和皮质醇浓度，左侧肾上腺静脉血标本应该在导管尖端处于膈下静脉和左肾上腺静脉连接处采集，由于右肾上腺静脉较短，而且以锐角进入下腔静脉，因而插管困难。收集双侧肾上腺静脉血后需要同时抽外周静脉血，如肘静脉和髂静脉。需要检测皮质醇以证实标本采集位置正确，肾上腺静脉血的皮质醇水平应该显著高于外周静脉，持续静脉滴注促皮质素时肾上腺 / 外周静脉皮质醇比值一般超过 5∶1，未用促皮质素时比值应该超过 2∶1。

肾上腺静脉采血有三种方法：①不用 ACTH 刺激按顺序或同时进行双侧肾上腺静脉采血；②不用 ACTH 刺激按顺序或同时进行双侧肾上腺静脉采血，然后推注促皮质素进行刺激，按顺序或同时进行双侧肾上腺静脉采血；③持续静脉滴注促皮质素时按顺序或同时进行双侧肾上腺静脉采血。同时进行双侧肾上腺静脉采血操作困难，在大多数中心没有采用。很多中心提倡在肾上腺静脉采血过程中持续静脉滴注促皮质素，这样能够最大限度地减少醛固酮分泌的波动，还可以将肾上腺静脉和下腔静脉之间的皮质醇浓度差异最大化，从而确定肾上腺静脉采血操作成功，另外，能够使醛固酮腺瘤分泌的醛固酮达到最大程度，避免在醛固酮分泌的相对静止期采血的风险。不能应用刺激肾素分泌的药物，防止醛固酮腺瘤对侧的肾上腺受到刺激，造成单侧的醛固酮过度分泌被误诊为双侧病变。

判断醛固酮过度分泌侧别的标准与肾上腺静脉采血时是否使用了促皮质素有关。为了消除膈下静脉血流入左侧肾上腺和下腔静脉血流入右侧肾上腺静脉的稀释作用的影响，可以分别将两侧肾上腺静脉血中血浆醛固酮浓度除以同侧静脉血中的血浆皮质醇浓度，称为“皮质醇校正的醛固酮浓度比值”。持续静脉滴注促皮质素时，醛固酮分泌较多的一侧与较少一侧的皮质醇校正的醛固酮浓度比值超过 4∶1 时提示存在单侧醛固酮过度分泌，比值＜3∶1 提示双侧醛固酮过度分泌，采用这个标准肾上腺静脉采血检测单侧醛固酮过度分泌（醛固酮腺瘤或单侧肾上腺皮质增生）的敏感性为 95%，特异性为 100%。两侧比值为 3∶1～4∶1 可能是单侧或双侧肾上腺病变，结果的解释必须与临床资料、CT 扫描以及辅助检查相结合，必要的话可以再次行肾上腺静脉采血。

在没有静脉滴注促皮质素的情况下，如果双侧皮质醇校正的醛固酮浓度比值超过 2∶1 可以诊断为单侧病变。有研究报告通过比较肾上腺静脉血皮质醇校正的醛固酮浓度比值和同时采集的外周静脉血皮质醇校正的醛固酮浓度比值就可以确定醛固酮分泌的侧别。产生醛固酮的一侧肾上腺静脉血皮质醇校正的醛固酮浓度比值应该高于外周静脉血皮质醇校正的醛固酮浓度比值，正常肾上腺静脉血标本皮质醇校正的醛固酮浓度比值应该等于或者低于外周静脉血皮质醇校正的醛固酮浓度比值。如果一侧肾上腺静脉血皮质醇校正的醛固酮浓度比值显著超过外周静脉（肘静脉或下腔静脉）血皮质醇校正的醛固酮浓度比值，通常是 2.5 倍，并且对侧肾上腺静脉皮质醇校正的醛固酮浓度比值不高于外周静脉的数值（说明对侧被抑制），单侧肾上腺切除术一般可以治愈或改善高血压。

如果不用促皮质素，应该在卧床一夜后的早晨进行肾上腺静脉采血，这对于血管紧张素 - Ⅱ反应性原发性醛固酮增多症患者来说可避免体位变化对醛固酮浓度的影响，还可以利用在所有类型原发性醛固酮增多症患者中早晨高水平的内源性 ACTH 对血浆醛固酮浓度的作用。用促皮质素时可以采用静脉推注或者持续静脉滴注的方法，在持续静脉滴注时需要在肾上腺静脉插管 30 min 前开始以 50 μg/h 的速度滴注促皮质素，直到操作结束。静脉推注促皮质素的方法包括在静脉注射 250 μg 促皮质素前后进行肾上腺静脉采血，但是一些研究者提出在静脉推注促皮质素时进行肾上腺静脉采血不能提高肾上腺静脉采血的准确性，促皮质素对非腺瘤侧肾上腺组织的刺激可能大于对腺瘤组织的刺激，使前者分泌更多的醛固酮。

少数情况下尽管皮质醇浓度梯度证实肾上腺静脉插管成功，但肾上腺静脉血皮质醇校正的醛固酮浓度比值并不高于外周静脉，可能是以下原因：①醛固酮分泌的静止期；②醛固酮腺瘤的静脉引流不是通过插管的静脉，而是通过其他静脉，如表浅静脉；③采血部位是腺体中没有腺瘤的区域；④醛固酮异位过度分泌。

双侧肾上腺静脉插管不成功时可以采用如下方法：①再次进行肾上腺静脉采血；②采用盐皮质激素拮抗剂治疗；③根据其他检查结果考虑手术治疗，如肾上腺 CT。体位试验和碘胆固醇核素扫描也有帮助。肾上腺静脉采血的主要并发症是肾上腺静脉血栓形成和穿孔、肾上腺梗死、肾上腺内和肾上腺周围出血，可能导致急性肾上腺皮质低功，并发症的发生率为 4%，右侧更常见。肾上腺出血表现为注射后疼痛，30 ~ 60 min 后加重，需要大量的镇痛药物，并有发热，持续 24 ~ 48 小时，肾上腺出血会造成腺体完全和永久性破坏，局部出血会造成腹膜后广泛粘连而使腹腔镜手术更加困难。

3. 体位试验（Funder et al., 2016）

如果 CT/MRI 发现了单侧肾上腺肿瘤，但肾上腺静脉采血失败，可以进行体位试验，这个试验出现在 20 世纪 70 年代。正常人在立位时会刺激肾素和醛固酮的分泌，体位试验的原理为醛固酮腺瘤患者的醛固酮分泌有昼夜节律，受血管紧张素 - Ⅱ（AT- Ⅱ）的影响小，而特发性醛固酮增多症患者肾上腺的醛固酮分泌对站立造成的 AT- Ⅱ浓度增高敏感。在 16 个报告中的 246 例患者中体位试验的准确性为 85%。影响体位试验准确性的原因是一些醛固酮腺瘤对 AT- Ⅱ敏感，而一些特发性醛固酮增多症患者的醛固酮分泌有昼夜节律。应该在平卧 2 ~ 4 小时后采血检测血浆醛固酮、肾素和皮质醇水平的基础值，立位 2 ~ 4 小时后再次采血检测这些指标。ACTH 比 AT- Ⅱ对醛固酮腺瘤患者的血浆醛固酮浓度的影响更大，由于急性应激诱导的 ACTH 升高可能诱发醛固酮的短暂释放，需要记录皮质醇水平昼夜波动情况。醛固酮腺瘤患者的血浆醛固酮浓度在体位试验中会保持不变或下降，但一些腺瘤在立位时会出现血浆醛固酮浓度升高，被称为血管紧张素 - Ⅱ反应性腺瘤，最近报告 30%～50% 的醛固酮腺瘤对 AT- Ⅱ有反应。特发性醛固酮增多症的患者对 AT- Ⅱ的敏感性增高，立位时血浆醛固酮浓度升高。如果 CT 或 MRI 显示单侧肾上腺肿瘤伴体位试验中血浆醛固酮浓度下降就可以诊断为醛固酮腺瘤。在糖皮质激素可抑制性醛固酮增多症中因为醛固酮的生物合成具有 ACTH 依赖性，立位时血浆醛固酮浓度下降，需要进行基因检测。

4. 碘胆固醇核素扫描（Powlson et al., 2015）

从 20 世纪 70 年代早期开始应用 $[^{131}I]$-19-碘胆固醇核素扫描，1977 年出现了更好的显像剂 $[^{131}I]$-6β- 碘甲基 -19- 去甲胆固醇（NP-59）。$[^{131}I]$-6β- 碘甲基 -19- 去甲胆固醇（NP-59）核素扫描可以用于醛固酮腺瘤的诊断，在地塞米松抑制的情况下进行 NP-59 核素扫描具有将功能和解剖异常相结合的优点，其敏感性主要依赖于腺瘤的大小，直径小于 1.5 cm 的肿瘤核素摄取不良，检查效果不佳，对高分辨 CT 扫描发现的小结节进行核素扫描没有意义。检查前至少停用螺内酯 4 周，在给予示踪剂前 7 天及后 5 天需要每日 4 次口服 1 mg 地塞米松抑制垂体的 ACTH，从而抑制肾上腺皮质糖皮质激素合成对示踪剂的摄取，需要注射 1 mCi（37MBq）的 NP-59，为了阻断甲状腺对 ^{131}I 的摄取，注射 NP-59 前 2 天开始每日口服卢戈（Lugol）氏碘液 10 滴，共 7 天。缓泻剂可以减少放射性胆固醇的肝肠循环以利于观察。肾上腺早期对称性显像提示为双侧肾上腺皮质增生，早期单侧显像提示为单侧腺瘤或增生，对称性晚期显像提示肾上腺正常或糖皮质激素可抑制性醛固酮增多症。虽然有报告肾上腺核素扫描可以准确鉴别双侧肾上腺皮质增生与单侧醛固酮腺瘤 / 原发性醛固酮增多症，但是由于所需的放射性标志物剂量较大、敏感性不高，很少常规用于原发性醛固酮增多症的定位诊断。

5. 血浆皮质醇代谢物（Piaditis et al., 2015; Funder et al., 2015）

皮质醇的 C-18- 甲基氧化代谢产物，18- 羟皮质醇和 18- 氧皮质醇在糖皮质激素可抑制性醛固酮增多症和醛固酮腺瘤引起的原发性醛固酮增多症中升高，在糖皮质激素可抑制性醛固酮增多症中二者升高更加显著。在特发性醛固酮增多症中血浆 18- 羟皮质醇和 18- 氧皮质醇水平正常或轻度升高。18- 羟皮质酮水平是皮质酮的 18- 羟化反应形成的。醛固酮腺瘤患者在早 8:00 时卧位 18- 羟皮质酮水平一般＞100 ng/dl，特发性醛固酮增多症的患者通常＜100 ng/dl。一项研究中，醛固酮腺瘤患者的 18- 羟皮质醇、18-氧皮质醇和 18- 羟皮质酮水平高于特发性醛固酮增多症和原发性高血压患者。另外，在肾上腺静脉采血中检测 18- 氧皮质醇有一定价值。最近研究发现醛固酮腺瘤和特发性醛固酮增多症患者中 18- 氧皮质醇水平差异明显，但不到 40% 的患者无法根据 18- 氧皮质醇检测鉴别两种疾病。这些指标不能进行准确分型，可以用于选择合适的患者进行肾上腺静脉采血，但不能用于指导手术治疗。

醛固酮腺瘤与特发性醛固酮增多症的鉴别见表 5-7。

6. ^{11}C- 美托咪酯正电子发射断层扫描（Powlson et al., 2015）

近年的研究评价了 PET-CT 在原发性醛固酮增多症诊断中的价值，PET-CT 分辨率高，还是一种功能性检查。美托咪酯是乙基咪唑类

表 5-7 醛固酮腺瘤与特发性醛固酮增多症的鉴别

	醛固酮腺瘤	特发性醛固酮增多症
年龄和性别	年龄较小（<50 岁），女性多见	年龄较大，男性多见
高血压	较严重	较轻
低钾血症	严重（<3.0 mmol/L）	较轻
体位试验	PAC 无变化（AT-Ⅱ无反应性）	PAC 升高
盐负荷试验	不影响 PAC	抑制 PAC
血管紧张素转换酶抑制剂	不影响 PAC	降低 PAC
	PAC（>25 ng/dl 或 700 pmol/L）及尿液醛固酮排泄（>30 μg/24 h）高于 IHA	
ACTH 影响醛固酮分泌（昼夜节律）	是	否
血浆皮质醇、18- 氧皮质醇和 18- 羟皮质醇	升高	正常
CT	孤立的肾上腺肿瘤，一般<2 cm	肾上腺正常或双侧增大
NP-59 核素扫描	单侧摄取	阴性或双侧摄取
治疗	腹腔镜单侧肾上腺切除术	盐皮质激素受体拮抗剂

PAC：血浆醛固酮浓度；IHA：特发性肾上腺皮质增生

麻醉剂依托咪酯的甲基化类似物，依托咪酯能够抑制肾上腺类固醇激素合成，在临床上使用亚催眠剂量治疗难治性皮质醇增多症。美托咪酯是 CYP11B1（11β- 羟化酶）和 CYP11B2（醛固酮合成酶）的强抑制剂，可以采用 C^{11} 标记成为 PET 示踪剂（^{11}C- 美托咪酯），1998 年在体外证实了其对肾上腺皮质具有高度的亲和性。在首次人类应用中 15 例患者术前因为单侧肾上腺肿瘤进行了 ^{11}C- 美托咪酯 PET-CT 检查，9 例诊断为肾上腺皮质肿瘤，其摄取量高，可以准确地和 6 例非皮质源性肿瘤鉴别。在一个较大规模的随访研究中，73 例患者因为肾上腺肿瘤进行了手术治疗，6 例组织学证实为醛固酮腺瘤，其 ^{11}C- 美托咪酯的摄取量最高，标准化摄取值（SUV）为 30.7，无功能肿瘤为 18.4。说明 ^{11}C- 美托咪酯 PET-CT 可能成为醛固酮腺瘤的定位诊断方法。

一项前瞻性研究比较了 ^{11}C- 美托咪酯 PET-CT 与肾上腺静脉采血在确定原发性醛固酮增多症侧别中的作用，患者在 PET-CT 检查前接受了短期的小剂量地塞米松（0.5 mg/6h，3 天），这样通过抑制非腺瘤肾上腺皮质对 ^{11}C- 美托咪酯的摄取可以提高病变和本底的信号比值。将 ^{11}C- 美托咪酯的摄取计算为最大摄取值，在单侧醛固酮腺瘤造成的原发性醛固酮增多症中腺瘤最大摄取值平均为 21.7，明显高于周围肾上腺组织（13.8）。肾上腺偶发瘤的最大摄取值为 11.5，双侧肾上腺皮质增生或腺瘤的患者平均最大摄取值为 17.3，将肿瘤和正常肾上腺本底的最大摄取值比值大于 1.25 作为标准时敏感性（76%）和特异性（87%）最佳。如最大摄取值>1.25 且肿瘤最大摄取值>17 作为诊断标准特异性可以达到 100%。这些结果证实 ^{11}C- 美托咪酯 PET-CT 在诊断单侧病变造成的原发性醛固酮增多症时非劣效于肾上腺静脉采血。进一步的大规模研究证实了上述结论，PET-CT 在识别小醛固酮腺瘤以及肾上腺静脉采血难度高、没有结论或无法进行的患者中具有重要意义。^{11}C- 美托咪酯 PET-CT 的缺点是 ^{11}C- 同位素的半衰期只有 20 分钟，要求配备回旋加速器，每次合成示踪剂可以用于 2 位患者，其费用与肾上腺静脉采血相比略低或相似。采用较差半衰期同位素标记的美托咪酯，如 ^{123}I- 美托咪酯或 ^{131}I- 美托咪酯可以用于诊断和治疗肾上腺皮质癌。

7. 基因诊断（Dutta et al., 2016）

在 20 岁之前确诊原发性醛固酮增多症的患者以及有原发性醛固酮增多症或卒中家族史的患者建议进行Ⅰ型家族性醛固酮增多症（糖皮质激素可抑制性醛固酮增多症）的遗传学检查。在非常年轻的原发性醛固酮增多症患者中建议进行引起Ⅲ型家族性醛固酮增多症的 KCNJ5 基因突变检测。

Ⅰ型家族性醛固酮增多症是常染色体显性遗传，是 CYP11B1 基因的促进子区和 CYP11B2 基因的编码区融合，形成一个 CYP11B1/CYP11B2 嵌合性基因。其醛固酮过度分泌受内源性 ACTH 调节，后者能够激活醛固酮合成。其临床表现多样，一些患者血压正常，一些以血浆醛固酮浓度增高、血浆肾素活性降低为特点，早期出现的高血压常常严重而且对传统降压药物反应不佳。糖皮质激素可抑制性醛固酮增多症是以常染色体显性遗传的方式遗传的，不到原发性醛固酮增多症患者的 1%，对于在儿童和年轻的严重或难治性高血压患者以及有早期高血压家族史和 / 或早发出血性脑卒中者，糖皮质激素可抑制性醛固酮增多症的发病率较高。其临床表现多样，一些患者血压正常，一些以血浆醛固酮浓度增高、血浆肾素活性降低为特点，早期出现的高血压常常严重而且对传统降压药物反应不佳。Dluhy 等的研究中 50% 的 18 岁以下Ⅰ型家族性醛固酮增多症患者诊断时有中重度高血压，Litchfield 等报告来自 27 个遗传学证实的Ⅰ型家族性醛固酮增多症谱系的 376 个患者，48% 的谱系和 18% 的患者有脑血管并发症，平均发病年龄为 32 岁，70% 是出血性脑卒中，死亡率为 61%。Southern blot 或长 PCR 法遗传学检测杂合性 CYP11B1/CYP11B2 突变对于Ⅰ型家族性醛固酮增多症的诊断敏感性和特异性很高，应该取代间接诊断方法，如尿液 18- 氧皮质醇和 18- 羟皮质醇水平的检测以及地塞米松抑制试验，但这些方法不够准确，可能误导医生。

Ⅱ型家族性醛固酮增多症是常染色体显性遗传病，遗传学上多种多样，不像Ⅰ型家族性醛固酮增多症，Ⅱ型家族性醛固酮增多症的醛固酮分泌不能被地塞米松抑制，CYP11B1/CYP11B2 嵌合性基因突变检测阴性。患者可能有醛固酮腺瘤、肾上腺皮质增生或同时存在醛固酮腺瘤和肾上腺皮质增生，临床上难以同非家族性原发性醛固酮增多症鉴别。Ⅱ型家族性醛固酮增多症比Ⅰ型家族性醛固酮增多症更常见，在一组病例中至少占原发性醛固酮增多症患者的 7%，但是其发病率不清楚。Ⅱ型家族性醛固酮增多症的分子机制不清楚，一项研究筛查了 12 个家族和 35 例受影响个体，连锁分析已经显示与染色体 7p22 有关。一项欧洲的研究显示，21 个家族的 46 例成员可疑Ⅱ型家族性醛固酮增多症，该家族有编码钾离子通道 Kir3.4（内向整流钾离子通道，第一亚家族，第 5 成员）的 KCNJ5 基因胚系突变（符合Ⅲ型家族性醛固酮增多症），因此临床上 KCNJ5 突变的患者可能被误诊为Ⅱ型家族性醛固酮增多症。两个不同家族成员在肾上腺切除术后的醛固酮腺瘤组织中有体细胞 KCNJ5 基因突变，说明Ⅱ型家族性醛固酮增多症的遗传学复杂，可能包括多基因突变。

Ⅲ型家族性醛固酮增多症最早在一个家族中被发现，在这个家族中的儿童早期就出现严重高血压，他们有醛固酮增多症、低钾血症、降压治疗效果不佳，最后需要双侧肾上腺切除术。Ⅲ型家族性醛固酮增多症的病因是 KCNJ5 基因突变，突变发生在钾离子选择性过滤器的附近，使钠离子电导率增加和细胞去极化，从而打开了电压激活的钙离子通道，使钙离子信号增强、醛固酮合成增加和细胞增殖。一项研究中，4 个家族的 10 人中，有 9 人在 6 岁之前就被诊断为原发性醛固酮增多症，一半患者因难以控制接受了双侧肾上腺切除术。在一个意大利家族中，一例患者在 18 岁时发现高血压，3 联降压药物效果良好，其中包括小剂量螺内酯，说明Ⅲ型家族性醛固酮增多症的临床表现并不一定严重。

散发性醛固酮腺瘤的基因变化：从 2011 年开始，一些导致原发性醛固酮增多症的醛固酮腺瘤组织中肾上腺皮质球状带细胞中关键蛋白的体细胞突变被发现，这些突变改变了钾通道、钙通道和离子泵的功能，一些突变与临床表型和生化特点有关。被切除的腺瘤中发现的突变对治疗目前没有临床意义。球状带细胞中钙离子依赖性信号对于醛固酮分泌的调节具有特殊意义，球状带细胞膜去极化导致电压依赖性钙离子通道开放和钙离子信号途径激活，在有严重高血压和低钾血症的原发性醛固酮增多症患者的醛固酮腺瘤中发现了 KCNJ5 基因功能获得性体细胞杂合性突变。大量醛固酮腺瘤中的检测结果显示 KCNJ5 基因突变率为 10%～68%，携带 KCNJ5 基因突变的患者比较年轻，女性多于男性。近年报告了两种新基因的体细胞突变，编码 Na^+/K^+-ATP 酶 α 亚单位的 ATP1A1 基因和编码细胞膜钙离子转运 ATP 酶 3（PMCA3）的 ATP2B3 基因。突变发生在涉及与被转运的阳离子相互作用的高度保守区，体外研究显示 ATP1A1 突变显著降低了 Na^+/K^+ 泵活性以及 Na^+/K^+-ATP 酶对钾离子的亲和性。体细胞 ATP1A1 基因突变发生率为 5.2%，ATP2B3 基因突变发生率为 1.6%。带有这些肾上腺体细胞突变的患者血浆醛固酮水平增高，血钾降低，与 KCNJ5 基因体细胞突变相似。但是与 KCNJ5 基因体细胞突变相比，ATP 酶突变在男性中更加常见。美国和英国的相关研究报告了编码电压门控钙通道的 CACNA1D 基因体细胞突变，突变发生于 5%～11% 的无 KCNJ5 基因突变的类球状带醛固酮腺瘤。CACNA1D 基因突变影响钙离子激活门控的 Cav1.3 通道的功能区内的保守部位。这个突变增加了细胞内钙离子的进入，导致钙离子介导的信号和醛固酮分泌增加。另外，Scholl 等报告新的胚系 CACNA1D 基因突变，伴有未曾报告过的表现为原发性醛固酮增多症和神经肌肉异常。

8．亚临床原发性醛固酮增多症（Funder et al., 2016）

一般情况下，临床上只在高血压人群中进行针对原发性醛固酮增多症的筛查。Ito 等在 2001 年报告了所谓的亚临床原发性醛固酮增多症，其研究显示在高血压前期（120～139/80～89 mmHg）的人群中至少有 6.8% 的人患有原发性醛固酮增多症，其中 2/3 经过肾上腺静脉采血确定一侧肾上腺分泌过多的醛固酮，肾上腺切除术后血压下降。亚临床原发性醛固酮增多症被定义为血压正常的原发性醛固酮增多症，可能有低钾血症或者血钾正常。为了筛选这些患者，推荐对血压正常但伴有低钾血症及 / 或肾上腺偶发瘤的患者进行血浆醛固酮浓度和血浆肾素活性的检测，高危人群还包括血压正常但接近高血压诊断标准者以及血压虽然正常但过去血压水平较低者。采用比较低的血浆醛固酮 / 肾素活性比值标准即＞20（ng/dl）/［ng/（ml · h）］有助于避免排除那些病情较轻的原发性醛固酮增多症。对血浆醛固酮 / 肾素活性比值＞20 者需要进行确诊试验，如卡托普利抑制试验、高盐饮食负荷试验、生理盐水滴注试验或氟氢可的松抑制试验。对于确诊为亚临床原发性醛固酮增多症的患者，应该进行盐皮质激素受体拮抗剂或肾上腺切除术治疗，研究显示，对这些患者行肾上腺切除术后血压可以降低，血浆醛固酮浓度和血浆肾素活性可以恢复正常，如果术前有低钾血症，术后血浆也能恢复正常。

六、治疗

对于单侧肾上腺病变造成的原发性醛固酮增多症，如醛固酮腺瘤、皮质癌或者单侧肾上腺皮质增生，应该选择腹腔镜患侧肾上腺切除术，如果拒绝手术，应该采用盐皮质激素受体拮抗剂治疗。对于特发性醛固酮增多症，一般采用盐皮质激素受体拮抗剂药物治疗，可以首先采用螺内酯、依普利酮作为替代药物。对于双侧肾上腺肿瘤的患者，应该在行肾上腺静脉采血检查以明确醛固酮来源后决定进一步治疗。

（一）药物治疗

对于特发性醛固酮增多症、拒绝手术或不能耐受手术的醛固酮腺瘤、糖皮质激素可抑制性醛固酮增多症和手术无法完全切除的肾上腺皮质癌，需要进行药物治疗，主要是盐皮质激素受体拮抗剂，包括螺内酯和依普利酮，在控制血压和提高血压非依赖性靶器官保护方面有效，其他可以应用的药物包括钠通道拮抗剂（阿米洛利和氨苯蝶啶）、钙离子通道阻断剂和血管紧张素转换酶抑制剂。特发性醛固酮增多症患者中单侧或双侧肾上腺切除术后高血压治愈率只有 19%，而且盐皮质激素受体拮抗剂的治疗效果不如醛固酮腺瘤。终生药物治疗有一些缺点，包括患者依从性和药物副作用，影响生活质量，长期药物治疗必须考虑这些问题，尤其是那些可以被手术治愈的患者。单侧肾上腺病变造成的原发性醛固酮增多症患者患侧肾上腺切除术的性价比高于终生药物治疗，一些患者术后可以不用药物或降低剂量，减少了药物副作用，因此推荐手术治疗（Funder et al., 2016）。

盐皮质激素受体和它的天然配基醛固酮是最广为人知的肾上皮组织中的钠离子重吸收和钾离子排泄的调节因子。尿液的 Na^+/K^+ 含量比值是盐皮质激素活性的生物标志物，孕激素具有较弱的盐皮质激素受体拮抗剂活性。1959 年 John Cella 等合成了第一种有效的口服药物螺内酯，已经在临床中使用了接近 60 年，仍然是一线的盐皮质激素受体拮抗剂。螺内酯对盐皮质激素受体有亲和性，与醛固酮的结合部位相同，但是解离更加迅速，使受体失稳，并影响激活因子俘获。

1974 年 John Funder 提出应该根据结构功能研究结果合成选择性更强的盐皮质激素受体拮抗剂，1987 年，Ciba-Geigy 制药公司的 J. Grob 合成了依普利酮（9-11，α- 环氧已烯酮），内酯环上的 9，11- 环氧化合物赋予了其盐皮质激素受体选择性，依普利酮与盐皮质激素受体结合，使受体的有活性构象失稳。虽然依普利酮对盐皮质激素受体的选择性非常好，但是效果不如螺内酯，后者的受体亲和性更强。螺内酯有几种活性代谢产物，包括 7α- 硫甲基螺内酯和坎利酮，其半衰期较长，为 13 ~ 17 小时，可以每日应用一次维持疗效。而依普利酮缺乏有活性的代谢产物，半衰期只有 4 小时，需要每天两次给药。尽管半衰期短，依普利酮的抗盐皮质激素活性能持续 12 小时。以下是螺内酯和依普利酮的作用强度、选择性和药代动力学特点（Yang et al., 2016）（表 5-8、表 5-9）。

3 项大型临床试验证实了盐皮质激素受体拮抗剂在治疗心力衰竭中的作用，证实螺内酯可以显著降低Ⅲ和Ⅳ级心力衰竭患者的死亡率和住院时间，依普利酮能够降低心肌梗死和Ⅱ级心力衰竭患者的心血管死亡率和并发症。盐皮质激素受体拮抗剂可以缓解高血压相关的左

表 5-8　螺内酯、依普利酮和盐皮质激素受体拮抗剂（Finerenone）的药效动力学

	螺内酯	依普利酮	Finerenone
对 MR 稳定性的影响	使螺旋失稳，不促进醛固酮诱导的 MR 降解	使 MR 有活性构象失稳，稳定 MR 的转录惰性构象	不促进醛固酮诱导的 MR 降解
醛固酮诱导的 MR 核内转位	允许核定位，但是延迟	诱导核定位	延迟核定位
对辅助因子俘获的作用	由于螺旋失稳而下降，SRC-1 俘获正常而Ⅱ型 RNA 聚合酶未被俘获	受损	影响 MR 与 SRC-1 和Ⅱ型 RNA 聚合酶的结合
上皮离子转运	增大尿液 Na^+：K^+ 含量比值	在体外下降，但在体内作用与螺内酯相似	增大尿液 Na^+：K^+ 比值
肾素 - 血管紧张素轴	通过破坏反馈环增加肾素释放和醛固酮水平	需要较大剂量（＞螺内酯）达到对肾素和醛固酮水平的影响	—
调节血压	超过 100 mg/d 作用不再增加，最大降压作用持续 3～4 周	200 mg/d 与螺内酯 50 mg 每日两次对血压的作用相似	作用不大，不能跨越中枢神经系统血脑屏障
心衰保护作用	RALES：死亡率下降 30%，因心衰加重的住院时间缩短 15%	EPHESUS：死亡率下降 15%，心血管因素致死率下降 13%。EMPHASIS-HF：心血管因素致死率和心力衰竭住院时间下降 37%，死亡率下降 24%	正在研究
钾	13% 的患者（25 mg/d）和 20% 的患者（50 mg/d），24% 的患者（75 mg/d）血 K^+>5.5 mmol/L	5.5% 的患者血 K^+>6 mmol/L（安慰剂组 3.9%）	7.5～20 mg/d，1.8% 的患者血 K^+>5.6 mmol/L，安慰剂组中没有
糖尿病肾病的保护	与 ARB 合用尿白蛋白下降 53%，ACEI+ARB 组下降 20%（1.5 年）	与 ACEI 合用尿白蛋白减少 42%～50%，单独使用 ACEI，减少 9%（3 个月）	ARTS-DN：尿白蛋白减少 21～38%（剂量依赖性，7.5～20 mg）（3 个月）

MR：盐皮质激素受体；ARB：血管紧张素受体阻断剂；ACEI：血管紧张素转换酶抑制剂；RALES：随机安体舒通评估研究；EPHESUS：依普利酮对急性心肌梗死后力衰竭的疗效和生存研究

表 5-9　螺内酯、依普利酮和盐皮质激素受体拮抗剂（Finerenone）的药代动力学

结构特点	以黄体酮结构为基础，C-17 位置被内酯环替代	螺内酯的 17α- 硫甲基被甲酯基替代，9,11- 环氧化物加到了内酯环上	非甾体类，以 1,4- 二氢吡啶为基础
口服生物利用度	80%～90%	69%	—
血浆蛋白结合	88% 与白蛋白结合	49% 与 α1- 酸糖蛋白结合	—
$T_{1/2}$（h）	1.3～2	总 $T_{1/2}$ 为 0.26，表观 $T_{1/2}$ 为 3（药物吸收缓慢）	2
代谢途径	肝，去乙酰化及脱硫醇化	肝，6β- 羟化和 3- 酮还原	—
活性代谢产物	7α- 硫甲基螺内酯和坎利酮	无	无
活性代谢产物 $T_{1/2}$（h）	16.5（坎利酮），13.8（7α- 硫甲基螺内酯），15.0（6β- 羟 -7α 硫甲基螺内酯）	—	—
CYP 酶诱导剂	是	否	否
组织分布（啮齿类全身放射自显影术）	肾内浓度比心脏高 6 倍	肾内浓度比心脏高 3 倍	肾（3782 μg-eq/L）和心脏中浓度（4409 μg-eq/L）相同

心室肥大、射血分数降低患者的心脏舒张功能异常以及糖尿病患者冠状动脉循环功能障碍。例如螺内酯能够改善微血管内皮功能、减少慢性肾疾病和糖尿病肾病的蛋白尿。盐皮质激素受体拮抗剂的多重作用反映了它们能够在外周组织中阻断氧化张力、炎症和纤维化的能力。盐皮质激素受体拮抗剂通过减少视网膜中液体的聚集在治疗慢性中心性浆液性视网膜脉络膜病中发挥作用。盐皮质激素受体拮抗剂在一些疾病，如心力衰竭和糖尿病肾病中应用的关键问题是高钾血症的不利作用，血钾浓度＞5.5 mmol/L 时可能是致命的，在同时使用血管紧张素转换酶抑制剂和血管紧张素Ⅱ受体阻断剂的患者中这个问题尤其严重。在服用 25 mg 螺内酯时高钾血症的风险为 13.5%，50 mg 时高钾血症的风险为 41.4%，服用 50 mg 依普利酮的患者发生高钾血症的风险为 11%（Bramlage et al., 2016）。

由于盐皮质激素受体拮抗剂的多重作用，临床急需同时具有螺内酯的高效和依普利酮的选择性的第三代盐皮质激素受体拮抗剂，具有组织选择性，不作用于肾上皮从而避免高钾血症的第四代盐皮质激素受体拮抗剂则非常理想。一些新型非甾体盐皮质激素受体拮抗剂正在进行研究，其中进展最好的是 Finerenone。Finerenone 是通过修饰典型的二氢吡啶合成的。二氢吡啶类药物，如硝苯地平和氨氯地平，被广泛用于高血压的治疗中，也有潜在的盐皮质激素受体拮抗剂活性。Finerenone 是一种强效的非甾体盐皮质激素受体拮抗剂，IC_{50} 值为 18 mol/L（螺内酯为 24 nM，依普利酮为 990 nmol/L），相对于糖皮质激素受体、雄激素受体和孕激素受体，对盐皮质激素受体具有高度的选择性（＞500 倍），对于 L 型钙通道没有影响（IC_{50}＞10 mmol/L）。最近的研究显示 Finerenone 影响了盐皮质激素受体信号途径上的几个关键步骤，与盐皮质激素受体亲和性强（Kd=1.52 nmol/L，但对盐皮质激素受体核转位作用大于螺内酯。Finerenone 有肾保护作用，将 Finerenone（每日 2.5 mg、5 mg 或 10 mg，或 5 mg 每日 2 次）给予慢性心力衰竭和轻度或中度慢性肾疾病的患者，5～10 mg/d 的 Finerenone 可以同样降低心房利钠肽和尿白蛋白水平，与每日 25 mg 或 50 mg 的螺内酯效果相似。螺内酯在一个月时可以控制血压，而 Finerenone 组高钾血症和肾功能减退的发生率低（Yang et al., 2016）。

1．螺内酯

螺内酯作为原发性醛固酮增多症的治疗药物已经应用了 40 年，它直接在受体水平拮抗醛固酮的作用，是首选药物，初始剂量为 20～40 mg/d，逐渐增加剂量达到最低有效剂量，最大剂量＜400 mg/d，2～4 次 / 天，维持血钾在正常范围内，如血压控制欠佳，需要联用其他降压药物。几个特发性醛固酮增多症的研究（共 122 例）报告每日口服螺内酯 50～400 mg，共 1～96 个月，收缩压平均下降 25%，舒张压下降 22%。在 28 个醛固酮 / 肾素比值＞750 pmol/L（27 ng/dl）/［ng/（ml · h）］的高血压患者中，CT 未见肾上腺腺瘤，盐负荷不能抑制血浆醛固酮浓度，螺内酯治疗（25～50 mg/d）可以减少 0.5 种降压药物，收缩压降低 15 mmHg，舒张压下降 8 mmHg，48% 的患者血压＜140/90 mmHg，一半的患者可以用螺内酯单药治疗。螺内酯的副作用主要是因为其与孕激素和雄激素受体存在亲和性，表现为性欲丧失、痛性男性乳腺发育、勃起功能障碍、性欲减退、女性月经不调等，副作用的发生率与剂量有关，剂量＜50 mg/d 时，6 个月时副作用的发生率为 6.9%，剂量＞150 mg/d 时副作用发生率为 52%。如果不能耐受这些副作用，可以考虑使用坎利酸钾（6- 去氢睾酮 -17- 丙酸钾），它是螺内酯的水溶性衍生物，也是一种醛固酮拮抗剂，是原发性醛固酮增多症患者有效的降压药物，螺内酯和坎利酸钾都有活性代谢产物坎利酮，但是坎利酸钾可能有不同的代谢方式，没有具有抗雄激素效应的中间产物。螺内酯效果不够理想时可以加小剂量的噻嗪类利尿药、氨苯蝶啶或阿米洛利以及其他降压药物（Yang et al., 2016）。

一项研究中 24 位醛固酮腺瘤患者选择了药物治疗，随访时间 5～17 年，收缩压和舒张压控制良好者分别占 75% 和 83%，最后的随访显示 4 位患者采用保钾利尿药单药治疗，13 位采用保钾利尿药和 1 种降压药物、6 位采用 3 种降压药物，1 人用 4 种药物，所有患者血钾水平正常，没有患者出现心血管事件，5 位患者的腺瘤增大，没有发现恶变。在特发性醛固酮增多症患者中高血容量是用醛固酮拮抗剂进行药物治疗抵抗的主要原因，加用小剂量噻嗪类利尿药（如氢氯噻嗪 12.5～25 mg/d）可以控制血压，但是一些患者可能需要加用其他类型的降压药物。

2．依普利酮

为新型盐皮质激素受体拮抗剂，对醛固酮受体具有高度选择性，价格较高，可用于不能耐受螺内酯副作用的患者，它与雄激素受体和黄体酮受体的亲和力分别为螺内酯的 0.1% 和 1%，孕激素和抗雄激素副作用明显减少，可以缓解螺内酯造成的痛性男性乳腺发育，但它对盐皮质激素受体的拮抗活性仅约螺内酯的 60%。初始剂量为 25 mg，每日一次口服，剂量可以逐渐增加到 50～200 mg/d，分 2 次口服。研究证实依普利酮（50～200 mg/d）控制特发性醛固酮增多症患者的高血压与螺内酯（50～400 mg/d）同样有效。依普利酮在美国和日本已被批准治疗原发性高血压，在美国和一些其他国家治疗心肌梗死后心功能不全。对于Ⅲ期慢性肾病的患者（肾小球滤过率＜60 ml/min），需要慎用螺内酯和依普利酮，可能造成高钾血症，在Ⅳ期慢性肾病患者中不能使用盐皮质激素受体拮抗剂（Pechère-Bertschi et al., 2016; Gyamlani et al., 2016）。

3．钠通道拮抗剂

在醛固酮的保钠排钾作用中远曲小管上皮钠通道活性上调是主要机制，钠通道拮抗剂包括阿米洛利和氨苯蝶啶，阿米洛利初始剂量为每天 10～40 mg，分两次口服；氨苯蝶啶的剂量为每日 50～100 mg，每日 3 次口服，最大剂量每日不超过 300 mg。两种药物的效果均不如螺内酯，但其作为保钾利尿药可以缓解原发性醛固酮增多症患者的高血压和低钾血症，耐受性良好，没有螺内酯的性激素相关副作用，但是也没有内皮功能保护作用，不能够消除醛固酮对心血管和肾的不利影响。螺内酯单药治疗在不到 50% 的患者中有效，而 75% 采用阿米洛利治疗的患者需要其他降压药物控制血压。

4．钙通道阻滞剂

钙通道阻滞剂通过阻断钙离子进入肾上腺球状带细胞减少原发性醛固酮增多症患者的醛固酮分泌、降低血压，常用药物有硝苯地平（5～10 mg，每日 3 次口服）、氨氯地平（5 mg/d，最大剂量 10 mg/d）、尼卡地平（20 mg，每日 2 次口服，最大剂量 60 mg/d）等。钙通道阻滞剂在原发性醛固酮增多症中对血压和血浆醛固酮浓度有不同程度的影响，对血浆肾素活性影响不大。

5．血管紧张素转换酶抑制剂

常用药物有卡托普利（25～50 mg，每日 3 次口服，最大剂量 450 mg/d）和依那普利（10 mg，每日一次口服，最大剂量 40 mg/d）等，对原发性醛固酮增多症患者有中度降压作用，与抑制血浆肾素活性和血管紧张素Ⅱ活性有关，在特发性醛固酮增多症患者中效果更好，其肾上腺对血管紧张素Ⅱ的敏感性增加。

6. 血管紧张素Ⅱ受体阻断剂

血管紧张素Ⅱ受体阻断剂与其他药物合用对于控制原发性醛固酮增多症患者的高血压有效，常用药物为氯沙坦（50 mg/d）、缬沙坦（80 mg/d）和伊贝沙坦（150 mg/d）。

脱氧皮质酮通过包括 11β- 羟化、18- 羟化和 18- 氧化的 3 个连续反应被转化为醛固酮。在这个途径中醛固酮合成酶是关键酶，在原发性醛固酮增多症患者中过度表达，目前正在研究醛固酮合成酶抑制剂，可能成为高血压和充血性心力衰竭的一个新治疗方法。

糖皮质激素可抑制性醛固酮增多症不能将盐皮质激素受体拮抗剂作为一线治疗，应该采用糖皮质激素治疗以部分抑制垂体 ACTH 的分泌，减轻高醛固酮血症的不良影响，患者可能出现长期应用糖皮质激素的副作用。推荐使用合成的糖皮质激素，其作用时间长于氢化可的松，如地塞米松或泼尼松，地塞米松 0.125～0.25 mg/d，泼尼松 2.5～5 mg/d。糖皮质激素应该在晨起时服用以抑制早晨 ACTH 的高峰，血浆肾素活性和醛固酮浓度对于判断疗效和防止过度治疗有帮助。必须避免外源性激素的过度治疗，剂量过大能造成医源性库欣综合征和儿童矮小。一般来说，应该使用能使血压和血钾浓度正常的最低剂量，糖皮质激素有时不能使血压恢复正常，这样的患者应该使用盐皮质激素受体拮抗剂，如依普利酮，特别是儿童，儿童需要考虑糖皮质激素的生长延迟和螺内酯的抗雄激素作用（Gyamlani et al., 2016; Pechère-Bertschi et al., 2016）。

（二）手术治疗

肾上腺切除术用于治疗肾上腺疾病已经超过一个世纪，最早在 1914 年，Perry Sargent 首先进行了肾上腺切除术，从那以后，肾上腺手术方式不断发生变化。Gagner、Suzuki 和 Higashihara 等在 1992 年报道了经腹腹腔镜肾上腺切除术，从那时开始，腹腔镜肾上腺切除术逐渐成为肾上腺疾病外科治疗的金标准。与开放性肾上腺切除术相比，腹腔镜肾上腺切除术住院时间短、并发症少。国外资料显示，1998 至 2006 年间 83% 的肾上腺手术仍然采用开放式，传统的开放性手术与腹腔镜肾上腺手术相比术野更加开阔，更适合于大肿瘤和恶性肿瘤。由于复发率高，腹腔镜肾上腺切除术一般不能用于恶性肿瘤，但可以用于孤立的转移性肾上腺肿瘤。随着微创技术的进步和腹腔镜外科技术的提高，可以经腹腔镜切除复杂的肾上腺肿瘤。虽然具有这些优势，腹腔镜手术仍然摆脱不了一些问题，如二维视野、摄像系统不稳定、器械自由度小，而且不符合人体工学。因此，逐渐出现了具有三维视野、带有腕关节的器械和稳定的摄像系统的机器人技术，这些优势能够帮助改进腹腔镜肾上腺切除术，改善围术期和术后效果，其缺点包括费用高、有技术难度，需要相应的训练以及一个团队来保证手术的成功（Okoh et al., 2015）。

对于单侧肾上腺病变造成的原发性醛固酮增多症，如醛固酮腺瘤、皮质癌或者单侧肾上腺皮质增生，应该选择腹腔镜肾上腺切除术，一般用于直径＜8cm 的肿瘤。肾上腺位于腹膜后间隙的上部，有几种手术路径，包括前路经腹腔途径、侧路经腹腔途径和后路腹膜后途径。每种技术的支持者都提出了相应的技术优势，但是到目前为止还没有对各种手术方式的适应证和选择达成共识。因为操作空间大、解剖标志熟悉，使侧路经腹腔途径技术更多地用于单侧的较大肾上腺肿瘤，尤其适合腹膜后间隙小或有腹膜后肾脏手术史的患者。另外，在中转开放经腹腔途径时比较方便，开放手术主要用于高度可疑肾上腺皮质癌的患者。在腹腔镜或机器人肾上腺切除术过程中，如果发现肿瘤有明显的肾上腺外浸润，推荐在大范围分离之前尽早改为开放手术，以保证实施符合肿瘤学治疗原则的手术，整块切除肿瘤、区域淋巴结和邻近受累的器官。国外学者倾向于选择侧路经腹腔途径，而经腹膜后途径在国内的应用更加广泛。虽然在文献中选择侧路经腹腔途径还是经腹膜后途径的患者在年龄上没有显著差异，但接受腹膜后途径手术的患者体重指数较低，肿瘤体积较小。

因为有技术难度、并发症发生率高以及恶性可能性大，大肾上腺肿瘤微创手术切除具有挑战性，经腹腔途径容易显露肿瘤，有利于切除较大肿瘤（>5 cm）。切除直径 14 cm 以上的肾上腺肿瘤对于腹膜后途径来说十分具有挑战性，一项研究比较了侧路经腹腔途径、前路经腹腔途径和腹膜后途径在大肾上腺肿瘤手术中的应用，侧路经腹膜途径的手术时间较短，该组的肿瘤体积也最大。

在腹腔镜 / 机器人手术过程中，如果发现明显的肾上腺外肿瘤浸润，在广泛分离前及早中转为开放手术，以便能够保证有效进行符合肿瘤学标准的整块切除肿瘤、区域淋巴结和邻近受累的器官。对于直径大于>6 cm 的肿瘤，可采取侧路经腹腔途径，如果肿瘤直径<6 cm，皮肤和肾周筋膜之间的距离不太远（<7 cm），且第 12 肋骨在肾门的头端，可采用腹膜后途径。

原发性醛固酮增多症手术治疗的适应证：①醛固酮瘤；②单侧肾上腺皮质增生；③分泌醛固酮的肾上腺皮质癌或异位肿瘤；④由于药物副作用不能坚持长期药物治疗的特发性醛固酮增多症。手术目的是治愈醛固酮的过度分泌，醛固酮对心血管系统有直接不利影响。如果术前进行了肾上腺静脉采血检查，在几乎所有患者中肾上腺切除术后血浆醛固酮水平可以恢复正常，血压明显下降，降压药物的应用明显减少，但不是所有患者血压都能够恢复正常。一般情况下，手术效果主要关注血压和血钾水平能否恢复正常，可将其作为原发性醛固酮增多症治愈的标志，但术后血压的表现多种多样，因为血压是非常复杂的表型，与多种因素有关。因此，推荐以肾素 - 血管紧张素 - 醛固酮轴是否恢复正常作为原发性醛固酮增多症术后的主要终点。原发性醛固酮增多症患者中术后高血压治愈的预测指标包括女性、年轻、无高血压家族史、患高血压时间短、术前高血压较轻、应用的降压药种类少、体重指数低和肾小球滤过率高。大多数醛固酮腺瘤患者在肾上腺切除术后代谢异常可以缓解，手术后效果比较好的患者表现为醛固酮分泌具有高度自主性，对肾素 - 血管紧张素无反应，其特点为：①血管紧张素Ⅱ水平的增加（注射血管紧张素Ⅱ或体位刺激）和下降（注射生理盐水、给予氟氢可的松和血管紧张素转换酶抑制剂）对醛固酮分泌无明显影响；②醛固酮生物合成前体水平增加（18- 羟可的松 / 皮质醇比值升高）；③杂合激素（尿液 18- 羟皮质醇和 18- 氧皮质醇）水平升高；④醛固酮过度分泌在一侧肾上腺。腹腔镜肾上腺切除术后患者的高血压和低钾血症在几乎所有患者中都有改善，但是很多患者术后仍然需要降压药物才能使血压恢复正常。33%～72% 的醛固酮腺瘤患者在单侧肾上腺切除术后高血压可以治愈（<140/90 mmHg），如治愈标准为血压<160/95 mmHg，治愈率为 56%～77%，如治愈标准为舒张压<100 mmHg，治愈率可达 85%。术后出现持续性高血压的相关因素包括年龄较大、一个以上一级亲属有高血压、术前应用两种以上降压药物、高血压病史>5 年、合并原发性高血压、肾上腺体积较大、肾功能不全和存在其他继发性高血压。如果采用肾上腺部分切除术（单纯切除腺瘤）治疗醛固酮腺瘤，术后高血压可能不缓解，有报告采用肾上腺部分切除术的患者中 6.9%（2/29）的患者仍然有高血压和血浆醛固酮浓度升高，27% 切除的肾上腺有多个结节（Okoh et al., 2015; Economopoulos et al., 2017）。

早期资料显示侧路经腹腔途径和后路腹膜后途径肾上腺切除术的手术时间相似，但近期资料表明经腹膜后途径手术的手术时间较短，术中失血量较少、术后住院时间以及恢复正常活动的时间较短，但也有研究显示两种术式的这些指标相似。侧路经腹腔途径和后路腹膜后途径的总体并发症发生率均为 5.3%，切口感染率均为 0.4%。中转开放手术的发生率分别为 2.3% 和 1.9%，需要手术处理的术后出血发生率分别为 1.1% 和 0，死亡率为 0.7% 和 0，其他并发症发生率为 3.4% 和 5.3%。经腹腔手术的并发症包括术后出血（1.1%）、膈肌损伤（0.4%）、肺栓塞（0.8%）、穿刺通道疝（0.4%）、术后肠梗阻（0.4%）、肺炎（0.4%）、严重心律失常（0.4%），腹膜后手术的并发症包括血栓性静脉炎（0.4%）、暂时性感觉减退（0.4%）、神经痛（0.8%）、感觉异常（0.4%）、侧腹部肿胀（1.5%）、气胸（0.4%）、胸腔积液（0.4%）和卒中（0.4%）。腹膜后途径手术的优势可能是因为肾上腺位于腹膜后间隙，腹膜后途径直接到达肾上腺区，在没有损伤邻近腹腔内器官的情况下就可以切除肾上腺，而经腹腔手术必须分离这些器官。因此腹膜后途径手术术后肠道运动恢复快，术后肠梗阻很少发生。另外，腹膜后途径也适用于以前有腹腔手术史的患者。这些优点使腹膜后途径的应用更加广泛。但是腹膜后途径对于肿瘤直径大于 7 ~ 8 cm 和体重指数过大的患者操作困难。2011 年以后的研究显示，采用腹膜后途径的患者住院时间较短，可能与这些患者疼痛较轻有关，腹膜后和经腹腔手术的疼痛评分分别为 0 和 3，而且腹膜后手术的患者术后应用止痛药的剂量较小。经腹腔和腹膜后手术中转开放手术的比例分别为 2.3% 和 1.9%，但是两种手术中转开放的原因不同，经腹腔途径主要是因为膈肌损伤和血管损伤，腹膜后途径主要是因为操作空间准备不足。腹膜后手术独特的并发症是与肋下神经损伤有关的神经肌肉疼痛。肋下神经在第 12 肋下经过，在开放性肾上腺切除术中这个神经经常损伤，造成切口相关的长期背痛。相似的，在这个区域插入套管也会造成神经损伤，发生率为 9%，但大多数患者疼痛时间较短。

腹腔镜和机器人手术的学习曲线相似，对于有腹腔镜手术的经验或者有经验的助手，手术时间会缩短。在应用机器人的早期，机器人手术的时间明显比腹腔镜手术长，近期两种手术的时间已经没有显著差异，研究显示机器人手术的失血量低于腹腔镜手术，有的研究报告机器人手术术后疼痛较轻，两种手术术后住院时间相似。腹腔镜和机器人手术中转开放手术发生率分别为 3.4% 和 4.8%，总体并发症发生率为 10.3% 和 7.5%，术后出血需要手术发生率为 1.0% 和 1.1%，死亡率均为 0。机器人手术中转为腹腔镜或者开放手术的主要原因是出血，与腹腔镜手术相比中转开放手术的发生率相似。机器人肾上腺切除术中转为腹腔镜或开放手术的最常见原因是出血（2.2%），其他原因包括视野不佳（1.6%）、手术时间长（0.5%）和肿瘤粘连（0.5%）。术中出血和肿瘤浸润的患者被改为开放手术，一些小问题如视野不佳则被改为腹腔镜手术。机器人肾上腺切除术的并发症包括肺炎（1.6%）、切口并发症（1.6%）、尿路感染（0.5%）、肠梗阻（0.5%）、乳糜腹水（0.5%）、低钠血症（0.5%）、呕吐（0.5%）、房颤（0.5%）以及术后出血需要输血

（0.5%）。

机器人手术的手术时间与体重指数或肿瘤体积无关，而腹腔镜手术时间会因此延长。2012年以后的研究显示，机器人和腹腔镜手术的手术时间没有显著差异，机器人手术的患者术后第一天疼痛评分显著低于腹腔镜手术者，可能是因为机器人手术对切口的影响小，器械更换少以及医生对患者术中压迫较轻有关。对医生来说，机器人手术相似的手术时间和更好的人体工学更具有吸引力，机器人手术采用腕关节器械和放大视野，操作更加精细，在保留肾上腺组织的肾上腺手术中，机器人手术可能更有优势。目前研究显示，机器人手术与腹腔镜手术的术后效果相似，因此，对于手术费用相对较高的机器人手术，其合理性值得认真评价。因此，机器人购买和维护费用是推广机器人手术的一道障碍。但是，一些新技术可以很容易地用于机器人肾上腺切除术，吲哚菁绿染料注射后，采用FireFly光源并升级软件的达芬奇机器人系统可以安全地进行肾上腺部分切除术，吲哚菁绿染料容易显示肿瘤边缘，使得没有受累的肾上腺组织得以保留。机器人手术的另一个有前景的应用是远程监控和远程机器人手术，远程监控使得在远方的一个经验丰富的医生监控下施行一个新手术成为可能。机器人手术更适合远程监控，因为机器人系统可以提供三维画面，监控的医生可以更加清晰地观察患者解剖。一个包括1162个患者、27个研究的meta分析显示，机器人组（n=747）或腹腔镜（n=415）肾上腺切除术在术中并发症、术后并发症、死亡率、改为开放手术的比例和失血量方面相似，但机器人手术组的手术时间和住院时间较短（Economopoulos et al., 2017）。

很长时间，一侧肾上腺切除术是手术治疗原发性醛固酮增多症的方法，但是也有建议进行肾上腺部分切除术以保留部分肾上腺组织，避免肾上腺功能不全，但是保留部分肾上腺可能导致手术失败，术后可能还会出现血清醛固酮水平增高和疾病复发。Honda等（2013）报道，没有皮质醇增多症的醛固酮腺瘤患者单侧肾上腺切除术后肾上腺储备功能可以保留80%以上，说明术后需要糖皮质激素替代治疗的可能性很小，因此，对于单侧醛固酮腺瘤患者是否切除肾上腺存在争议，必须平衡其风险和收益，Ishidoya等（2005）报告了29例肾上腺部分切除术，两例术后仍有高血压和醛固酮增多症，虽然术前肾上腺静脉采血和高分辨率CT检查只发现了一个醛固酮腺瘤，但最终证实同侧肾上腺存在一个有功能的微腺瘤。另外有报告两例单侧肾上腺结节性增生患者中肾上腺部分切除术后出现复发，其中一例是残留肾上腺组织中结节性病变引起的。这些失败是因为术前无法准确预测是否存在醛固酮腺瘤，单侧肾上腺皮质增生可能更常见，对于后者肾上腺部分切除术不能完全切除异常的肾上腺组织。Shigematsu等（2006）发现醛固酮的过度分泌不只存在于腺瘤细胞，而存在于邻近的增生或小结节病变组织中，目前对表达醛固酮合成酶的细胞如何在肾上腺中分布所知甚少，免疫组织化学和免疫荧光研究中的新发现可能为肾上腺皮质腺瘤的诊断和治疗提供有益的依据。

术前准备：对于原发性醛固酮增多症患者，在术前必须做充分的准备，纠正低钾血症，控制高血压，术前准备时间一般为1～2周。螺内酯是首选药物，初始剂量为20～40 mg/d，逐渐增加剂量达到最低有效剂量，最大剂量＜400 mg/d，2～4次/天，维持血钾浓度在正常范围内。螺内酯效果不够理想时可以加用小剂量噻嗪类利尿药、氨苯蝶啶或阿米洛利及其他降压药物，如钙通道阻滞剂、血管紧张素转换酶抑制剂和血管紧张素Ⅱ受体阻断剂。对于不能耐受螺内酯副作用的患者可以口服依普利酮，初始剂量为 25 mg，每日一次口服，剂量可以逐渐增加到 50 ~ 200 mg/d，分 2 次口服。

国内腹膜后腹腔镜肾上腺切除术应用广泛，由于双侧肾上腺局部解剖不同（图 5-5），手术操作有所差别。手术方法：患者处于健侧卧位，于腋后线肋缘下做长度约 2 cm 的切口，分开肌层及腰背筋膜，进入腹膜后间隙，示指进入腹膜后间隙进行分离，置入球囊扩张器，充气 600 ~ 800 ml，扩张腹膜后间隙，然后于腋中线髂嵴上切口，放置 10 mm 套管，腋前线肋缘下放置 5 mm（右侧卧位）或 12 mm 套管（左侧卧位），腋后线切口放置 12 mm 套管（右侧卧位）或 10 mm（左侧卧位）套管，缝合腋后线切口防止漏气（图 5-6）。气腹压力 12 ~ 15 mmHg，一般采用超声刀进行操作，清除腹膜外脂肪，显露肾周筋膜和腹膜反折，靠近腹膜反折纵行切开肾周筋膜，分别沿肾表面的腹侧和背侧进行分离至肾上极，分开肾上腺与腹膜间隙至膈下，于肾上腺背侧进行分离至膈下，保留周围脂肪组织以便于钳夹。沿肾上极与肾上腺底部脂肪之间进行分离，超声刀切断肾上腺周围血管，必要时用 Hem-o-lok 闭合夹夹闭后切断；充分显露并游离肾上腺中央静脉，Hem-o-lok 双重夹闭后切断（图 5-7）。最后切断肾上腺与膈下及内侧连接组织，完整切除肾上腺。右侧肾上腺切除术时需要提起肾上腺，沿肾上腺底部进行分离，分开肾上腺与下腔静脉之间的间隙，充分显露肾上腺中央静脉，右侧肾上腺中央静脉较短（图 5-8），分离时注意避免下腔静脉损伤，将肾上腺装入标本袋，经腋后线切口取出，经腋中线切口放置引流管一枚。

术后治疗：术后早期进行血浆醛固酮和肾素水平的检测评价手术效果，术后第一天停止补钾和螺内酯，根据血压调整降压药物。术后静脉补液应该采用生理盐水，如果血钾不低于 3 mmol/L 就不必补钾。术后一周推荐高钠饮食，以避免对侧肾上腺受到抑制后出现的低醛固酮血症所造成的高钾血症。持续的低醛固酮血症发生率约为 5%，需要补充盐皮质激素，

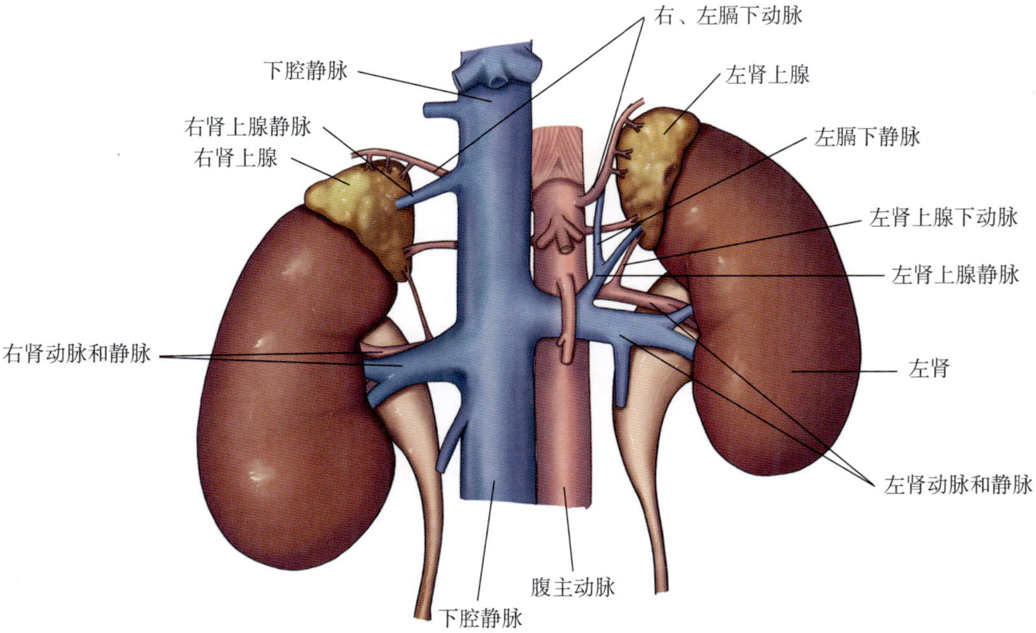

图 5-5 双侧肾上腺局部解剖关系

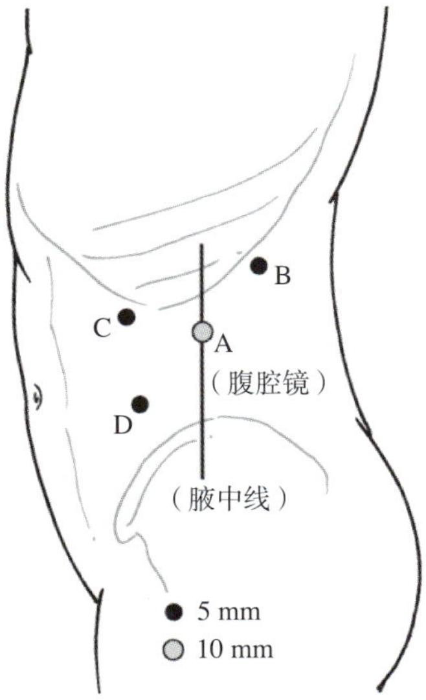

图 5-6　腹腔镜左肾上腺切除术套管放置部位

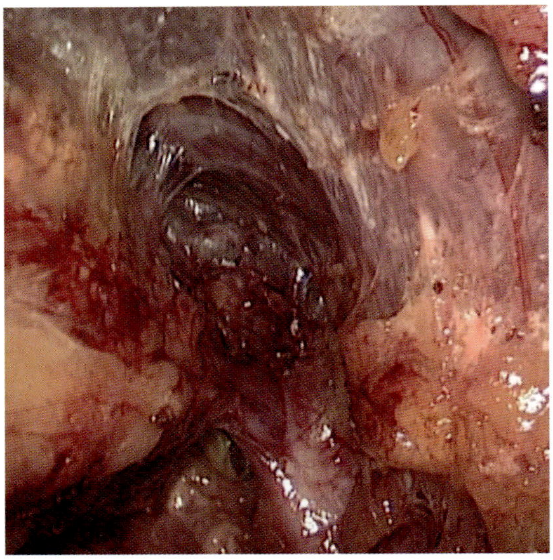

图 5-8　右侧肾上腺中央静脉

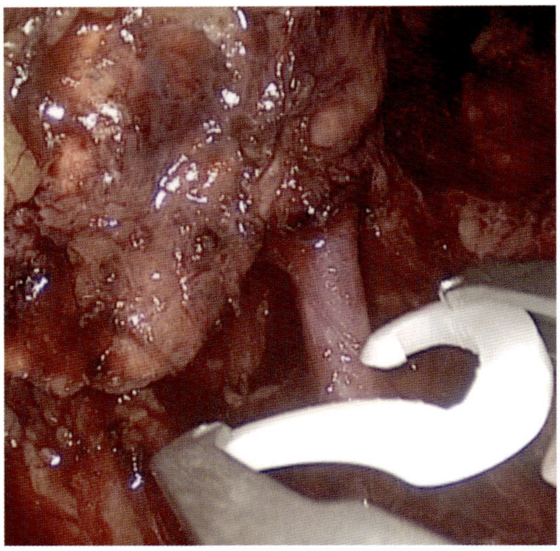

图 5-7　左侧肾上腺中央静脉

如氟氢可的松。术前肾小球滤过率下降、血肌酐增高，术后血肌酐增高和轻微的白蛋白尿是术后高钾血症明确的预测因子。单侧醛固酮腺瘤患侧肾上腺切除术后在 1～6 个月内血压可以恢复正常或得到最大程度改善，一些患者在一年内血压可以继续下降。一些研究者在术后 3 个月时进行氟氢可的松抑制试验以判断原发性醛固酮增多症是否治愈。

（三）肾上腺皮质癌

肾上腺皮质癌很少造成原发性醛固酮增多症，主要采取手术治疗，适用于Ⅰ～Ⅲ期的肿瘤，对于Ⅳ期肿瘤可以根据情况采取姑息手术。一般采用开放手术，应完整切除肿瘤包括其周围脂肪组织、可疑肿瘤浸润区域及淋巴结，邻近脏器受累者应连同原发灶整块切除，围术期处理与醛固酮腺瘤相同。在 Mayo Clinic（梅奥诊所）报告的 141 例手术治疗的肾上腺皮质癌中有 15 例患者是分泌醛固酮的肾上腺皮质癌，10 例患者单侧分泌醛固酮，5 例患者分泌的激素是混合性的，平均肿瘤大小和重量分别为 10.8 cm 和 453 g，10 例患者手术切除肿瘤后治愈（67%），围术期死亡率为 20%，肿瘤复发率为 70%，中位复发时间为 17 个月，5 年生存率为 52%。与分泌其他激素的肾上腺皮质癌患者相比，分泌醛固酮的肾上腺皮质癌患者围术期死亡风险增加（5% 和 20%），但是总生存期较长（19 个月和 63 个月）。

对于晚期肿瘤或术后有残留病灶的患者（Ⅱ ~ Ⅳ期）可以服用米托坦，有效率约 35%，多为短暂的部分缓解。开始剂量为 2 g/d，渐增量至血药浓度达 14 ~ 20 μg/dl（4 ~ 6 g/d）。常用的化疗方案为 EDP/M 方案（顺铂、依托泊苷、多柔比星、米托坦）和 Sz/M 方案（链尿霉素、米托坦），部分缓解率约为 50%。还可以进行放疗、射频热消融治疗和介入栓塞肿瘤供血动脉，能使肿瘤体积明显缩小，分泌功能降低，缓解原发病灶引起的局部症状，提高晚期患者的生活质量（Veron et al., 2016）。

（四）随访

术后早期可复查血浆肾素活性和血浆醛固酮浓度，注意监测血压和血钾浓度，术后 3 个月以后对侧肾上腺正常功能恢复后可以进行氟氢可的松抑制试验，了解原发性醛固酮增多症是否治愈。药物治疗者需要长期随访监测血压和血钾浓度。

（孔垂泽　李振华）

参考文献

Bardet S, Chamontin B, Douillard C, et al. SFE/SFHTA/AFCE consensus on primary aldosteronism, part 4: Subtype diagnosis. Ann Endocrinol(Paris), 2016, 77(3): 208-213.

Bollag WB. Regulation of aldosterone synthesis and secretion. Compr Physiol, 2014, 4(3): 1017-1055.

Boulkroun S, Fernandes-Rosa FL, Zennaro MC. Molecular and cellular mechanisms of aldosterone producing adenoma development. Front Endocrinol(Lausanne), 2015, 6: 95.

Bramlage P, Swift SL, Thoenes M, et al. Non-steroidal mineralocorticoid receptor antagonism for the treatment of cardiovascular and renal disease. Eur J Heart Fail, 2016, 18(1): 28-37.

Brooks RV, Felix-Davies D, Lee MR, et al. Hyperaldosteronism from adrenal carcinoma. BMJ, 1972, 1: 220-221.

Choi M, Scholl UI, Yue P, et al. K^+ channel mutations in adrenal aldosterone-producing adenomas and hereditary hypertension. Science, 2011, 331(6018): 768-772.

Conn JW. Evolution of primary aldosteronism as a highly specific clinical entity. JAMA, 1960, 172(15): 1650-1653.

Conn JW. Presidential address: painting background; primary aldosteronism, a new clinical syndrome. J Lab Clin Med, 1955, 45(1): 3-17.

Dutta RK, Söderkvist P, Gimm O. Genetics of primary hyperaldosteronism. Endocr Relat Cancer, 2016, 23(10): R437-454.

Economopoulos KP, Mylonas KS, Stamou AA, et al. Laparoscopic versus robotic adrenalectomy: A comprehensive meta-analysis. Int J Surg, 2017, 38: 95-104.

El Ghorayeb N, Bourdeau I, Lacroix A. Role of ACTH and Other Hormones in the Regulation of Aldosterone Production in Primary Aldosteronism. Front Endocrinol (Lausanne), 2016, 7: 72.

Funder JW, Carey RM, Fardella C, et al. Endocrine Society. Case detection, diagnosis, and treatment of patients with primary aldosteronism: an endocrine society clinical practice guideline. J Clin Endocrinol Metab, 2008, 93(9): 3266-3281.

Funder JW, Carey RM, Mantero F, et al. The management of primary aldosteronism: case detection, diagnosis, and treatment: an endocrine society clinical practice guideline. J Clin Endocrinol Metab, 2016, 101(5): 1889-1916.

Funder JW, Carey RM, Mantero F, et al. The Management of Primary Aldosteronism: Case Detection, Diagnosis, and Treatment: An Endocrine Society Clinical Practice Guideline. J Clin Endocrinol Metab, 2016, 101(5): 1889-1916.

Funder JW. Genetics of primary aldosteronism. Front Horm Res, 2014, 43: 70-78.

Gioco F, Seccia TM, Gomez-Sanchez EP, et al. Adrenal histopathology in primary aldosteronism: is it time for a change? Hypertension, 2015, 66(4): 724-730.

Gouli A, Kaltsas G, Tzonou A, Markou A, et al. High prevalence of autonomous aldosterone secretion among patients with essential hypertension. Eur J Clin Invest, 2011, 41(11): 1227-1236.

Gyamlani G, Headley CM, Naseer A, et al. Primary Aldosteronism: Diagnosis and Management. Am J Med Sci, 2016, 352(4): 391-398.

Honda K, Sone M, Tamura N, et al. Adrenal reserve function after unilateral adrenalectomy in patients with primary aldosteronism. J Hypertens, 2013, 31(10): 2010-2017.

Iacobone M, Citton M, Viel G, et al. Approach to the surgical

management of primary aldosteronism. Gland Surg, 2015, 4(1): 69-81.
Ishidoya S, Ito A, Sakai K, et al.et al. Laparoscopic partial versus total adrenalectomy for aldosterone producing adenoma. J Urol, 2005, 174(1): 40-43.
Lang K, Weber K, Quinkler M, et al. Prevalence of malignancies in patients with primary aldosteronism. J Clin Endocrinol Metab, 2016, 101(4): 1656-1663.
Levy DG, Rocha R, Funder JW. Distinguishing the antihypertensive and electrolyte effects of eplerenone. J Clin Endocrinol Metab, 2004, 89(6): 2736-2740.
Markou A, Pappa T, Kaltsas G, et al. Evidence of primary aldosteronism in a predominantly female cohort of normotensive individuals: a very high odds ratio for progression into arterial hypertension. J Clin Endocrinol Metab, 2013, 98(4): 1409-1416.
Medeau V, Moreau F, Trinquart L, et al. Clinical and biochemical characteristics of normotensive patients with primary aldosteronism: a comparison with hypertensive cases. Clin Endocrinol (Oxf), 2008, 69(1): 20-28.
Monticone S, Satoh F, Dietz AS, et al. Clinical management and outcomes of adrenal hemorrhage following adrenal vein sampling in primary aldosteronism. Hypertension, 2016, 67(1): 146-152.
Mulatero P. A new form of hereditary primary aldosteronism: familial hyperaldosteronism type Ⅲ. J Clin Endocrinol Metab, 2008, 93(8): 2972-2974.
Nanba K, Tamanaha T, Nakao K, et al. Confirmatory testing in primary aldosteronism. J Clin Endocrinol Metab, 2012, 97(5): 1688-1694.
Okoh AK, Berber E. Laparoscopic and robotic adrenal surgery: transperitoneal approach. Gland Surg, 2015, 4(5): 435-441.
Pechère-Bertschi A, Herpin D, Lefebvre H. SFE/SFHTA/AFCE consensus on primary aldosteronism, part 7: Medical treatment of primary aldosteronism. Ann Endocrinol (Paris), 2016, 77(3): 226-234.
Piaditis G, Markou A, Papanastasiou L, et al. Progress in aldosteronism: a review of the prevalence of primary aldosteronism in pre-hypertension and hypertension. Eur J Endocrinol, 2015, 172(5): R191-203.
Powlson AS, Gurnell M, Brown MJ. Nuclear imaging in the diagnosis of primary aldosteronism. Curr Opin Endocrinol Diabetes Obes, 2015, 22(3): 150-156.
Shigematsu K, Kawai K, Irie J, et al. Analysis of unilateral adrenal hyperplasia with primary aldosteronism from the aspect of messenger ribonucleic acid expression for steroidogenic enzymes: a comparative study with adrenal cortices adhering to aldosterone-producing adenoma. Endocrinology, 2006, 147(2): 999-1006.
Stowasser M, Gordon RD, Tunny TJ, et al. Familial hyperaldosteronism type Ⅱ: five families with a new variety of primary aldosteronism. Clin Exp Pharmacol Physiol, 1992, 19(5): 319-322.
Stowasser M, Gordon RD. Primary aldosteronism: changing definitions and new concepts of physiology and pathophysiology both inside and outside the kidney. Physiol Rev, 2016, 96(4): 1327-1384.
Stowasser M, Huggard PR, Rossetti TR, et al. Biochemical evidence of aldosterone overproduction and abnormal regulation in normotensive individuals with familial hyperaldosteronism type I. J Clin Endocrinol Metab, 1999, 84(11): 4031-4036.
Tam TS, Wu MH, Masson SC, et al. Eplerenone for hypertension. Cochrane Database Syst Rev, 2017, Feb 28; 2: CD008996.
Tsiavos V, Markou A, Papanastasiou L, et al. A new highly sensitive and specific overnight combined screening and diagnostic test for primary aldosteronism. Eur J Endocrinol, 2016, 175(1): 21-28.
Vaidya A, Hamrahian AH, Auchus RJ. Genetics of primary aldosteronism. Endocr Pract, 2015, 21(4): 400-405.
Vasan RS, Evans JC, Larson MG, et al. Serum aldosterone and the incidence of hypertension in nonhypertensive persons. N Engl J Med, 2004, 351(1): 33-41.
Veron Esquivel D, Batiz F, Farias Vega A, et al. Adrenocortical carcinoma, an unusual cause of secondary hypertension. BMJ Case Rep, 2016, 2016, pii: bcr2016217918.
Wagner CA. Effect of mineralocorticoids on acid-base balance. Nephron Physiol, 2014, 128(1-2): 26-34.
Yang J, Young MJ. Mineralocorticoid receptor antagonists-pharmacodynamics and pharmacokinetic differences. Curr Opin Pharmacol, 2016, 27: 78-85.
Zennaro MC, Boulkroun S, Fernandes-Rosa F. An update on novel mechanisms of primary aldosteronism. J Endocrinol, 2015, 224(2): R63-77.
Zennaro MC, Jeunemaitre X. SFE/SFHTA/AFCE consensus on primary aldosteronism, part 5: Genetic diagnosis of primary aldosteronism. Ann Endocrinol(Paris), 2016, 77(3): 214-219.

皮质醇增多症

第一节　皮质醇增多症

一、流行病学和病因学

皮质醇增多症（hypercortisolism）也称为库欣综合征（Cushing's syndrome），是因肾上腺皮质分泌过量糖皮质激素（主要是皮质醇）引起满月脸、多血质外貌、向心性肥胖、皮肤紫纹、痤疮、高血压、骨质疏松等一系列病理改变的临床综合征。年发病率为2/1 000 000～5/1 000 000，在高血压人群中皮质醇增多症占0.5%～1%；在2型糖尿病的肥胖患者、血糖控制不佳且合并高血压者中，皮质醇增多症的发病率可达2%～5%。本病多见于女性，男女之比为1∶（2～3）。以20～40岁居多，约占2/3（那彦群等，2011; Newell-Price et al., 2006; Alan et al., 2015）。

主要分两种类型：促肾上腺皮质激素（ACTH）依赖性、非依赖性及医源性。ACTH依赖性皮质醇增多症占80%～85%，其中70%是垂体分泌过多的ACTH所致，即库欣病，20%是异位ACTH综合征。ACTH非依赖性皮质醇增多症一般是单侧肾上腺肿瘤造成的，60%为肾上腺皮质腺瘤，40%是肾上腺皮质癌。医源性皮质醇症是由长期应用皮质激素或含皮质激素的药物引起的（那彦群等，2011; Lieberman et al., 1994; Newell-Price et al., 2006; Porterfield et al., 2008; Alan et al., 2015）（表6-1-1）。

（一）垂体瘤或下丘脑垂体功能紊乱

由于下丘脑垂体功能紊乱，分泌过多的ACTH，刺激肾上腺皮质增生和分泌过多的皮质醇所致（称库欣病），约占70%，可分为垂体大腺瘤（直径10 mm）、微腺瘤（直径<10 mm）、垂体ACTH细胞增生3种情况。常规染色时微腺瘤为嗜碱细胞而大腺瘤多数为嫌色细胞。垂体前叶大腺瘤伴蝶鞍扩大者占10%，其他大多数患者有垂体微腺瘤存在，经蝶鞍手术切除ACTH微腺瘤后可治愈。由于垂体腺瘤分泌过多的ACTH使皮质醇分泌过多，反馈抑制了下丘脑促肾上腺皮质激素释放因子（CRF），致使垂体瘤以外的ACTH细胞功能受到抑制，故在切除肿瘤后一段时间内可能出现肾上腺皮质功能减退，但以后功能可逐渐恢复。ACTH瘤并非完全自主性，用大剂量地塞米松可抑制，外源性CRF刺激后，ACTH分泌可被兴奋。另外，还有少数患者垂体内无腺瘤而呈ACTH细胞增生，可能原因有：下丘脑或更高神经中枢功能紊乱，CRF过多；蝶鞍附近神经系肿瘤分泌CRF；异位（下丘脑以外）肿瘤分泌CRF（夏同礼等，2002；吴阶平，2004；Kasperlik-Zaluska et al., 1995）。

表 6-1-1　皮质醇增多症的病因分类

分类	%	女：男
ACTH 依赖性		
库欣病	70	3.5：1
异位 ACTH 综合征	10	1：1
ACTH 来源不明	5	5：1
ACTH 非依赖性		
肾上腺皮质腺瘤	10	4：1
肾上腺皮质癌	5	1：1
原发性肾上腺皮质增生		
大结节性肾上腺增生（AIMAH）	<2	1：1
原发性色素结节性肾上腺病（PPNAD）	<2	1：1
McCune-Albright 综合征	<2	1：1
医源性皮质醇症	<1	

（二）原发性肾上腺皮质病变

原发于肾上腺本身的肿瘤，可分为两类：皮质腺瘤及皮质腺癌。儿童患者腺癌发生率高，几乎占肾上腺癌总数的一半。大多数腺瘤和所有腺癌的生长和分泌功能属自主性，不受垂体 ACTH 的控制，且肿瘤分泌的大量皮质醇反馈抑制 ACTH 的释放，致使患者血中 ACTH 水平很低，甚至测不出，肿瘤外同侧或对侧肾上腺皮质萎缩。肾上腺皮质腺瘤只分泌皮质醇，而肾上腺皮质癌则不仅分泌过量皮质醇，还分泌一定量的醛固酮、脱氧皮质酮以及雄激素（张学斌等，2007）。

（三）异位 ACTH 综合征

ACTH 综合征是由于垂体以外的肿瘤产生 ACTH，刺激肾上腺皮质增生，分泌过量的皮质类固醇，最多见的是肺癌，特别是小细胞肺癌（约占 50%），其次为胸腺癌和胰腺癌，其他还有消化道癌、甲状腺癌以及起源于神经嵴组织的癌。近年来有报道一些肿瘤可分泌 CRF，使 ACTH 细胞增生，分泌大量 ACTH，促进肾上腺皮质增生，分泌增加。此类肿瘤用大剂量地塞米松不能抑制 ACTH 及皮质醇的分泌。肾上腺受到比垂体肿瘤更大的刺激，导致肾上腺细胞的肥大、核多形性变和增生更明显。异位分泌激素的细胞类型往往来自神经外胚层器官，一般认为起源于 APUD 细胞，如小细胞肺癌来自支气管内皮细胞，甲状腺髓样癌来自甲状腺的 C 细胞，各种类癌细胞、嗜铬细胞及神经节细胞都具有 APUD 细胞的特征，这些 APUD 细胞不仅分泌 ACTH，还分泌其他多肽激素，但也有不少异位分泌 ACTH 的细胞不属于 APUD 系统（夏同礼等，2002；吴阶平，2004；Kasperlik-Zaluska et al., 1995）。

二、病理和病理生理

库欣病最常见病因是垂体 ACTH 腺瘤（80%～90%），少数是垂体 ACTH 细胞增生（0～14%）（Newell-Price et al., 2006）。垂体肿瘤通常直径平均 6 mm，绝大多数为良性，过多 ACTH 使双侧肾上腺皮质弥漫性增生（束状带为主），但 20%～40% 可为结节状增生，双侧肾上腺平均重 12～24 g。

皮质醇增多症中以肾上腺皮质增生为最常见，其次为腺瘤，而腺癌则很少见。肾上腺皮质增生时皮质增厚，重量增加，并依轻中高度增生的顺序其皮质厚度及重量的均值逐渐增大，其中致密细胞所占比例及细胞肥大出现的频率也增多，致密细胞的增多和或肥大是肾上腺皮质增生的重要细胞学特征（夏同礼 等，2002; 吴阶平，2004）。

临床上肾上腺皮质肿瘤仅占全身肿瘤的 $<0.5\%$，但约 5% 的 >40 岁成人尸检中证实肾上腺皮质腺瘤。肾上腺皮质腺瘤大多数直径为 2～4 cm（平均 3.5 cm），重量一般 <50 g，大多数为 10～30 g。腺瘤呈圆形或椭圆形，切面为黄色或金黄色，稍呈暗褐红色，表面光滑，包膜完整，很少有出血坏死灶，质地比较均匀。有时表面附着受压而萎缩的肾上腺组织。光镜下示透明细胞及颗粒细胞，呈方形或多角形，排列成束状、团状、巢状或片状，大小形态较一致，与原来束状带及网状带相似。有时呈腺管状排列，多数属伊红色细颗粒细胞，少数为空泡状透明细胞，相互交错，形成腺瘤（图 6-1-1）。腺瘤一般为单个，两侧几率大致相等。腺瘤由肾上腺束状带样细胞组成，腺瘤周围及对侧的肾上腺组织呈萎缩状态。

肾上腺皮质腺癌发生率约为 1/1 700 000，多为单侧散发，但 2%～6% 为双侧，与利 - 弗劳梅尼综合征（Li-Fraumeni syndrome, LFS）、多发性内分泌腺瘤 1 型（MEN-1）、Carney 综合征相关。肿瘤直径多 >6 cm，重量一般超过 100 g。肿瘤形状常不规则，呈分叶状，没有完整的包膜。切面呈粉红色，常有出血坏死灶，细胞均有不同程度的肥大，常有宽大的纤维条带，分化较差的癌细胞核大深染，核异型性明显，可找到核分裂腺癌细胞形态似致密细胞（图 6-1-2）。肾上腺皮质腺癌可早期出现肺（71%）、淋巴结（68%）、肝（42%）、骨（26%）等转移。肿瘤周围及对侧肾上腺都处于萎缩状态。肾上腺腺癌在大小及重量上明显大于腺瘤，腺癌与腺瘤在形态学上较难区别，因腺瘤细胞往往也有异型和核分裂，因此，不能只根据细胞的形态来决定肿瘤是否为恶性，而必须看肿瘤细胞是否浸润或穿过包膜（夏同礼 等，2002; 吴阶平，2004; Kasperlik-Zaluska et al., 1995）。

引起异位 ACTH 综合征的肿瘤最多见于

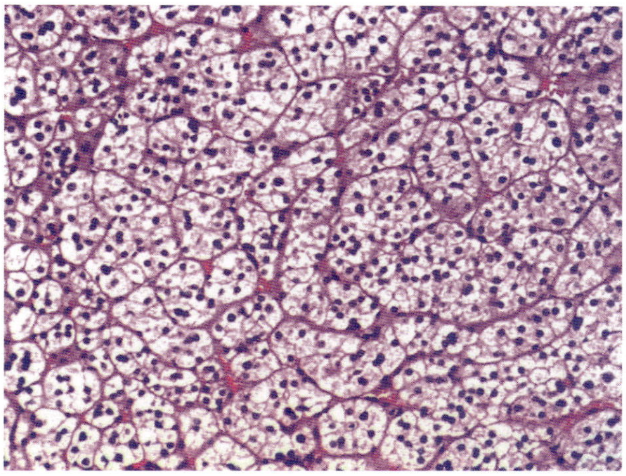

图 6-1-1　肾上腺皮质腺瘤

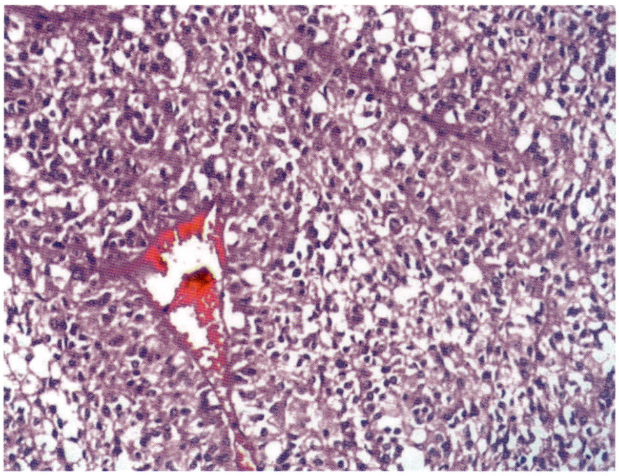

图 6-1-2　肾上腺皮质腺癌

小细胞肺癌（50%），胰岛细胞肿瘤和胸腺瘤各占10%左右，其他还有支气管类癌、甲状腺髓样癌、嗜铬细胞瘤、神经节瘤、神经节旁瘤、神经母细胞瘤、胃肠道恶性肿瘤、卵巢或睾丸的恶性肿瘤等。异位ACTH综合征的肾上腺皮质的病理改变和库欣病相同，但增生程度更明显，双侧重量平均20～30 g（夏同礼等，2002；吴阶平，2004）。

ACTH非依赖性肾上腺大结节增生（adrenocorticotropin-independent macronodular adrenal hyperplasia, AIMAH）是皮质醇增多症一种罕见的病因类型。其原因不明，可能与异位受体表达或遗传有关。通常为双侧肾上腺大小不等的结节样增生，结节直径可达5 cm，双侧肾上腺重量多>60 g，可超过200 g，平均85～132 g。结节切面金黄，无色素沉着，主要由透明细胞和致密细胞组成。AIMAH为良性病变，尚未发现恶变或转移报道（张学斌等，2007）。

原发性色素结节性肾上腺皮质病（primary pigmented nodular adrenocortical disease, PPNAD）较为罕见，可单独存在，也可以伴随多发肿瘤综合征，即Carney综合征（斑点皮肤色素沉着、心脏和皮肤黏液瘤和不同的内分泌肿瘤）；后者为常染色体显性遗传，50%以上存在PRKAR1A基因异常。PPNAD患者双侧肾上腺外观仅轻度增大，但30%～40%大小基本正常，每侧重量为0.9～13.4 g。切面多发深褐色或黑色色素沉着结节为其特征，结节间肾上腺皮质大多明显萎缩（Bourdeau, 2004; Lacroix et al., 2005）。

纤维性骨营养不良综合征（McCune-Albright syndrome）较为罕见，由于GNAS1基因合子后激活突变导致细胞内cAMP堆积，依赖cAMP的作用的受体（如ACTH、TSH、LH、FSH受体）被激活，导致肾上腺或多个内分泌腺体功能亢进。常于出生后几周发病。肾上腺病理表现同AIMAH。

上述病理状态的共同病理生理结果是肾上腺分泌过量皮质醇，导致脂肪代谢和分布异常；蛋白质合成代谢下降，分解代谢加速，负氮平衡；糖原异生增加，对葡萄糖的摄取和利用减少等电解质代谢异常。

三、临床表现

不同患者临床表现各异，满月脸、水牛背、皮肤紫纹为最经典表现，体重增加和向心性肥胖是最常见的体征（Nieman et al., 2005）。

1．向心性肥胖

此为本病的特征，患者面如满月，胸、腹、颈部脂肪甚厚。至疾病后期，因肌肉消耗、脂肪转移，四肢显得相对瘦小，和面部、躯干肥胖形成明显对比。

2．蛋白质代谢障碍

蛋白质过度消耗，皮肤变得菲薄，毛细血管脆性增加，轻微的损伤即可引起淤斑。在腹下侧、臀部、大腿等处，更因脂肪沉积，皮肤弹力纤维断裂，可通过菲薄的皮肤透见红色的微血管，形成典型的紫纹。病程较久者肌肉萎缩，骨质疏松，脊椎可发生压缩畸形，身材变矮，有时呈佝偻、骨折，常易感染。儿童患者生长发育受抑制。

3．糖代谢障碍

血糖升高，患者出现类固醇性糖尿病。

4．电解质紊乱

低血钾使患者乏力加重，引起肾浓缩功能障碍。部分患者因储钠而有轻度水肿。

5．高血压

患者常伴有动脉硬化和肾小动脉硬化，因而在治疗后部分患者血压仍不能降至正常。长期高血压可并发左心室肥大、心力衰竭和脑血管意外。

6. 性功能障碍

女患者大多出现月经减少、不规则或停经，轻度多毛，痤疮常见，明显男性化者少见，但如出现，要警惕为肾上腺癌；男患者性欲可减退，阴茎缩小，睾丸变软。

7. 多毛

汗毛、阴毛、腋毛增多变粗，发际低下，眉浓，女性上唇出现小须，阴毛可呈男性分布。

8. 对感染抵抗力减弱

患者对感染的抵抗力减弱，故皮肤真菌感染多见，且较严重；化脓性细菌感染不容易局限化，可发展成蜂窝织炎、菌血症、败血症。

9. 造血系统及血液改变

皮质醇刺激骨髓，使红细胞计数和血红蛋白含量偏高，加以患者皮肤变薄，故面容呈多血质。大量皮质醇使白细胞总数及中性粒细胞增多，但促使淋巴组织萎缩、淋巴细胞和嗜酸性粒细胞的再分布。

10. 神经、精神障碍

常有不同程度的精神、情绪异常，如烦躁、失眠多梦、性格改变、抑郁、少言等情绪不稳定，严重者精神变态，个别可发生类偏狂。部分患者可能以月经紊乱或精神心理异常为首诊主诉，少数甚至可出现类似躁狂、忧郁或精神分裂症样的表现。

11. 少数患者可并发消化性溃疡，有消化道出血、黑便史。个别患者可伴有胆结石。

12. 有类固醇性糖尿病及尿路结石者常有蛋白尿，易并发尿路感染，有血尿、脓尿、肾绞痛等，后期多为肾衰竭。

13. 儿童皮质醇增多症以全身性肥胖和生长发育迟缓为特征，其中 65% 是肾上腺疾病，多数为恶性。

14. 亚临床皮质醇增多症占肾上腺偶发瘤的 5% ~ 20%。部分可呈周期性变化，其临床特点为皮质醇增多症的症状反复周期性发作与缓解，发作间歇期及持续时间短者 2 ~ 3 个月，长者可达 6 个月以上（Terzolo et al., 2005）。

15. 25% 的异位 ACTH 综合征患者可出现色素沉着，是由于 ACTH 及促脂解素作用的结果，该型患者常表现有低血钾及碱中毒，是去氧皮质酮分泌过多的结果。患者具有皮质醇增多及盐皮质激素增多的双重表现，病程多险恶，常在 1 年内死亡（部分患者自然病程只有几周或 2 ~ 3 个月，例如小细胞肺癌，患者血皮质醇水平很高，却没有足够的时间形成典型的皮质醇症，临床表现不典型，仅有消瘦、严重肌肉萎缩和肌无力，严重低血钾、高血压和明显水肿。

16. 周期性皮质醇症属于特殊的临床类型，由于一过性或周期性垂体 ACTH 合成分泌增强，导致肾上腺皮质增生，使皮质醇分泌增加，患者一般为较轻，间歇期症状缓解，很可能有自发缓解倾向。

17. 医源性皮质醇症是由长期服用大剂量糖皮质激素所引起，多为暂时性，停药后完全缓解。

四、诊断

皮质醇增多症的临床诊断主要依靠实验室和影像学检查，前者主要了解下丘脑 - 垂体 - 肾上腺轴的功能状态，后者注重垂体和肾上腺形态学变化。诊断分为两步：定性诊断和病因分型。诊断检查开始前必须排除医源性皮质醇增多症（吴阶平，2004；刘俊江 等，2010；那彦群 等，2011）（表 6-1-2）。

（一）可疑病例的筛查指征

1. 具有皮质醇增多症的多种特征性表现，并呈进行性加重；

表 6-1-2 皮质醇增多症的临床表现

临床表现	发生率
肥胖或体重增加	95%
满月脸	90%
糖代谢紊乱	
糖耐量下降或糖尿病	60%
蛋白质代谢紊乱	
皮肤紫纹	85%
易出现瘀斑	65%
伤口愈合不良	51%～70%
肌肉无力	60%
多血质面容	90%
儿童生长迟缓	70%～80%
高血压	75%
骨量减少、骨质疏松或骨折	50%
低钾性碱中毒	11%～20%
水肿	21%～50%
多毛及男性化	75%
痤疮	11%～20%
脱发	11%～20%
性功能异常	90%
心理异常（嗜睡和抑郁）	80%
反复感染	21%～50%
肾结石	50%

2. 代谢综合征，表现为糖耐量受损或糖尿病、高血压、高脂血症和多囊卵巢综合征；

3. 儿童进行性肥胖并且发育迟缓；

4. 肾上腺偶发瘤；

5. 低促性腺素性功能减退症，表现为女性月经紊乱和不育，男性性欲减退和勃起功能障碍；

6. 与年龄不相符的病理特征，如骨质疏松（<65 岁）。

（二）体格检查

1. 蛋白质过度消耗现象

如皮肤菲薄、毛细血管脆性增加、皮下瘀点或出血点；下腹部、臂外侧、大腿内外侧可见典型紫纹，呈对称性；全身肌肉萎缩，以四肢为甚；骨骼畸形；儿童患者生长发育受抑制，以致身材瘦弱。

2. 脂肪代谢紊乱

如肥胖、水牛背、满月脸、多血质外貌、体毛增多、毛发油腻。

3. 水电解质代谢紊乱和酸碱平衡失调患者可出现水肿。

4. 性功能异常

女性表现为多毛、痤疮、月经紊乱、闭经，男性患者可出现勃起功能障碍等。

5. 高血压

约 90% 的患者有高血压，收缩压与舒张压均有中等以上升高，一般在 150/100 mmHg，长期高血压可并发左心室肥厚、心肌劳损、心律失常、心力衰竭、脑卒中和肾功能衰竭，有时有蛋白尿和低渗尿等。

（三）实验室检查

1．糖皮质激素水平测定

糖皮质激素增高，昼夜分泌节律消失。

（1）尿 17- 羟皮质类固醇（17-OHCS）增高：大于 20 mg/24 h，若超过 25 mg/24 h，则诊断意义更大。

（2）尿游离皮质醇增高：超过 110 μg/24 h，由于尿游离皮质醇可反映 24 小时皮质醇水平，受其他因素影响比血皮质醇小，故诊断价值较高。

（3）血浆皮质醇基础值（早晨 8:00）增高：其昼夜节律消失。正常人血浆皮质醇的分泌有昼夜节律，一般早晨 8:00 分泌最高，夜间 24:00 最低。库欣综合征患者下午 16:00 与夜间 24:00 的分泌量不减少，甚至更高，正常的昼夜分泌节律夜分泌节律消失。在测定血皮质醇时，需排除时差等因素对昼夜节律的影响，防止假阳性。

（4）血浆 ACTH 测定：血浆 ACTH 测定可以鉴别 ACTH 依赖性库欣综合征与非 ACTH 依赖性库欣综合征。ACTH 也有昼夜分泌节律，早晨 8:00 最高，晚上最低，库欣综合征患者 ACTH 的昼夜节律消失。肾上腺皮质增生和异位 ACTH 综合征，血浆 ACTH 测定值高于正常，而肾上腺腺瘤或腺癌，由于自主分泌皮质醇，对垂体 ACTH 有明显的反馈抑制，其血浆 ACTH 测定值低于正常。

2．地塞米松抑制试验

（1）小剂量地塞米松抑制试验（口服 2.25 mg/d，每 8 小时 0.75 g，连续 2 日）：仅能鉴别单纯性肥胖症，本病患者肾上腺皮质功能不能被小剂量地塞米松所抑制（试验前后以 24 小时尿 OHCS 或血浆皮质醇作为对照），而单纯性肥胖者往往能被抑制，结果基本正常［正常人 24 小时尿 17- 羟皮质类固醇可抑制到 85～102 μmol/L（25～30 mg）或基值的 50% 以下］。也可午夜 11 时服用地塞米松 1 mg，本病患者次晨血浆皮质醇不受抑制。

（2）大剂量地塞米松抑制试验（8.25 mg/d，分 3 次口服，连续 2 日）：可鉴别皮质增生或肿瘤，增生者可被抑制到基值的 50% 以下，肾上腺肿瘤者不受抑制，异位 ACTH 综合征亦不被抑制（支气管类癌除外）。本试验亦可以 24 小时尿游离皮质醇为对照。

（3）午夜一次口服大剂量地塞米松抑制试验：即晨 8 时测血皮质醇，午夜 11 时口服地塞米松 8 mg，次晨 8 时再测血皮质醇。以次晨血皮质醇下降 50% 以上为正常反应。临床意义同上述经典的口服大剂量抑制试验。

（4）静脉连续输注地塞米松抑制试验：其方法是上午 9 时开始试验，试验前 30 分钟、15 分钟及试验开始时测皮质醇，取其均值。而后即开始经静脉输注地塞米松溶液（溶液配制为生理盐水 350 ml 加地塞米松 7 mg），每小时输液 50 ml，于试验第 5、7 小时分别测定血皮质醇，试验当日结束。如第 5 小时血皮质醇下降达 367 μg/L（100 nmol/L），第 7 小时下降达 688 μg/L（190 nmol/L），即认为试验阳性，符合库欣病。未达上述标准者则考虑肾上腺肿瘤或异位 ACTH 综合征。

3．CRH 兴奋试验

一般认为，给予外源性 CRH 后，库欣病患者的 ACTH 及其代谢产物升高，而肾上腺皮质肿瘤或异源性 ACTH 综合征患者则不受影响，CRH 刺激后，血皮质醇升高 20% 以上，血 ACTH 升高 50% 以上为阳性反应。

4．ACTH 试验

经连续 2 日，对于每 8 小时静脉滴注 ACTH 25U 的皮质增生者，24 小时尿 17-OHCS 显著增加，3～7 倍于基值；皮质腺瘤者则反应较差，约可增高 2 倍，且仅半数有反应；皮质癌肿者对 ACTH 刺激无反应；异源性 ACTH 综合征者也有双侧肾上腺皮质增生，对 ACTH 反应性增加，少数分泌 ACTH 特别高者，因其对肾上腺皮质的刺激已达最大限度，故再注射外源性 ACTH 亦可无反应。

5．岩下窦静脉插管分段取血（BIPSS）测 ACTH

推荐用于 CRH 兴奋试验和 HDDST 检查结果不一致，垂体肿瘤＜5 mm 者。如果血 ACTH 中枢与外周比值＞2∶1 或 CRH 兴奋后比值＞3∶1 则诊断为库欣病。BIPSS 有助于垂体的左右定位。如果无 ACTH 梯度差别则可能为异位 ACTH 综合征。

上述检查一般推荐从尿游离皮质醇、深夜血浆皮质醇及小剂量地塞米松抑制试验中任选一项，对于高度怀疑者可联合进行 2 项以上推荐的检查。不推荐任意血浆皮质醇、ACTH 水平、大剂量地塞米松抑制试验等。如果临床表现符合皮质醇增多症，24 小时尿游离皮质醇＞正常上限的 5 倍，无需其他检查即可确诊。

2 项以上结果正常者，不推荐进一步筛查。临床怀疑为皮质醇增多症而 24h 尿游离皮质醇正常，小剂量地塞米松抑制试验可完全抑制者，推荐促肾上腺皮质激素释放激素兴奋 - 地塞米松抑制试验或午夜血浆皮质醇检查。妊娠妇女初次评估时推荐 24 小时尿游离皮质醇，不推荐小剂量地塞米松抑制试验。在妊娠第 4～6 个月和 7～9 个月，24 小时尿游离皮质醇＞正常上限的 3 倍始有意义。服用抗癫痫药物的患者推荐午夜唾液或血浆皮质醇浓度，不推荐尿游离皮质醇。对于肾功能衰竭患者，当肌酐清除率＜60 ml/min，尤其是＜20 ml/min 时，尿液排泄的皮质醇会减少，推荐午夜血浆皮质醇浓度和过夜 1 mg 小剂量地塞米松抑制试验。结果正常时可排除皮质醇增多症。周期性皮质醇增多症推荐 24h 尿游离皮质醇或唾液皮质醇，对于临床高度怀疑而最初的检查结果正常者建议在随访中重复检查，最好与周期性发作的时间相符。

6．病因诊断及鉴别诊断

大剂量地塞米松抑制试验仍然是皮质醇症病因诊断的最主要手段，准确性可达 80%，血 ACTH 测定对于 ACTH 依赖型和非依赖型的鉴别准确性可达 100%。肾上腺皮质腺瘤或腺癌患者的血浆中测不出 ACTH 或在极低水平。而垂体性库欣综合征和异位性库欣综合征血浆中都可检出高浓度的 ACTH，未经治疗的垂体性库欣病患者血浆 ACTH 水平在早晨可处于正常范围或稍有增高，而异位性库欣病血浆 ACTH 水平显著升高。ACTH 依赖型皮质醇症的两种病因鉴别则很困难。

ACTH 非依赖性肾上腺大结节增生（AIMAH），是皮质醇症的一种罕见类型，病因不明，通常为双侧肾上腺大小不等结节样增生，结节直径可达 5 cm，双侧肾上腺重量多大于 60 g，最大可超过 200 g，多为良性，未见恶性报道。

异位 ACTH 分泌引起的皮质醇症肿瘤很小，发展缓慢，具有典型皮质醇症状却很难发现肿瘤，有明显的低血钾及较高的血 ACTH 水平，这些都比较支持异位 ACTH 综合征的可能。

（四）影像学检查

1．垂体 MRI

推荐用于 ACTH 依赖性皮质醇增多症。库欣病中垂体微腺瘤（直径＜10 mm）占 90% 以上，但约 40% 鞍区 MRI 正常，扰相梯度序列

MRI 可增加鞍区肿瘤发现率。正常人群中，垂体偶发瘤出现率为 10% 左右。故应强调生化检查对鉴别库欣病和异位 ACTH 综合征的重要性（Batista et al., 2005）。

2. 肾上腺 CT

推荐用于 ACTH 非依赖性皮质醇增多症。CT 对肾上腺的分辨率最高，ACTH 依赖性皮质醇增多症也可有肾上腺结节，双侧可不对称，故生化检查功能定位是影像解剖定位的基础。

有 5%～10% 的人群存在直径＜1 cm 的肾上腺结节，分泌皮质醇的肾上腺良性肿瘤通常直径为 2～5 cm，双侧分泌皮质醇的肾上腺肿瘤罕见。表现为肾上腺孤立性肿块与肾上腺侧支相连或位于两侧支之间，呈类圆形或椭圆形，边界清楚，肿块密度均一，类似肾密度或由于含脂量较高而近于水样密度，平扫 CT 值≤10 Hu，极少有钙化，增强检查肿块呈轻度至中度强化，动态和延迟增强检查显示病变强化迅速达到高峰，并且对比剂快速廓清。腺瘤的另一表现特征是肿块同侧及对侧肾上腺呈萎缩性改变（Sahdev et al., 2007）。

肾上腺皮质腺瘤需要与 PPNAD、AIMAH 和肾上腺皮质癌鉴别。四者均表现为 ACTH 非依赖性皮质醇增多症：PPNAD 影像学以双侧肾上腺大小、形态基本正常，伴或不伴多发小结节为特点；AIMAH 双侧肾上腺形态失常，代之以独特的大小不等的多发结节，结节直径可达 5 cm；肾上腺皮质癌一般直径＞6 cm，密度不均，有坏死、出血和钙化，静脉增强剂清除延迟或不完全（Sahdev et al., 2007）。

肾上腺皮质癌在 CT 下体积较大，可呈类圆形、分叶状或不规则形，密度常不均匀，周边的密度类似肾实质，中心有大小不等、形态不规则的低密度区，代表坏死和或陈旧性出血灶，肿瘤内有散在点状或结节状钙化，皮质醇分泌增多的功能性的皮质癌还引起对侧肾上腺的萎缩性改变，增强检查肿块的实体部分发生强化，而平扫显示的瘤内低密度区无强化。此外由于肿块较大，常造成患侧肾受压下移或旋转，右侧肿瘤还引起下腔静脉向前内移位，左侧者则致胰腺受压前移，肾上腺皮质癌易包绕和侵犯邻近血管，如肾动静脉、脾动静脉、主动脉和下腔静脉，还可转移至肺、纵隔淋巴结、肝或胸腰椎椎体。小的肾上腺皮质癌与腺瘤的影像表现相似，但是利用平扫、增强和增强剂清除 10 分钟时的 CT 值可以鉴别腺瘤和肾上腺皮质癌（Sahdev et al. 2007）（图 6-1-3）。

3. MRI

肾上腺 MRI 主要用于肾上腺疾病的分型。MRI 可提示细胞内是否存在脂肪，有利于良性腺瘤的诊断，肾上腺皮质癌肿块的信号强度常常不均匀（Meier et al., 1997）。

4. 核素显像

碘化胆固醇肾上腺扫描能显示肾上腺腺瘤的部位和功能。腺瘤侧浓集，对侧往往不显影。

5. 胸腹部 CT/MRI

推荐用于垂体影像正常、CRH 兴奋试验无反应和大剂量地塞米松（HDDST）无抑制的

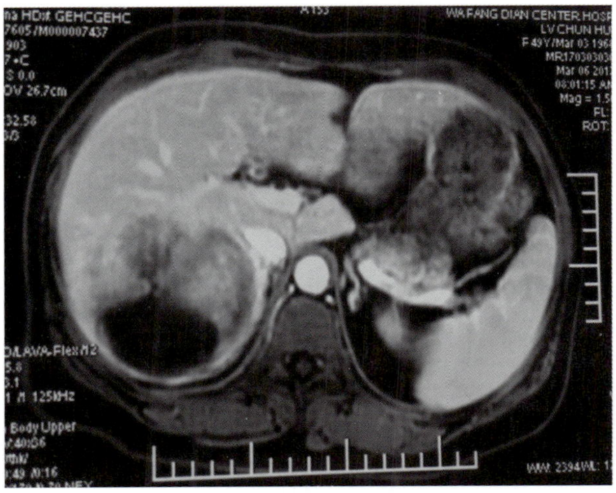

图 6-1-3 肾上腺皮质腺癌 CT 表现

ACTH 依赖性皮质醇增多症。也可用于查找异位内分泌肿瘤。5%～15% 的患者经过详细检查仍不能发现具体病因，应对其进行严密随访。

五、鉴别诊断

（一）单纯性肥胖

在鉴别诊断中除了库欣病的几种不同临床类型需要鉴别外，最常遇到的问题是如何与单纯性肥胖进行鉴别。因为肥胖经常被怀疑为库欣病而来就诊，典型的库欣病与单纯性肥胖鉴别并不困难，有时根据临床表现即可诊断，不必做更多的化验检查。然而一些类似库欣病者往往不易确诊。首先，单纯性肥胖可存在一种或几种疑似库欣病的症状体征，如可合并高血压，可有葡萄糖耐量减低、月经紊乱或闭经，可存在痤疮或多毛，可有紫纹，但多为白色、浅红色且较细，尿 17-OHCS 可高于正常，甚至少数单纯性肥胖者小剂量地塞米松不被抑制。其次，较轻或早期库欣病无典型的向心性肥胖，无多血质及紫纹，尿 17-OHCS 轻度升高，少数库欣病患者可被小剂量地塞米松抑制。因此，临床上遇到不典型的库欣病需要进一步化验检查方能排除单纯性肥胖（刘俊江等，2010）。

（二）2 型糖尿病

2 型糖尿病患者可有高血压、肥胖、糖耐量异常、尿 17-OHCS 偏高等，但无库欣综合征的典型表现，且血浆皮质醇昼夜节律正常（刘俊江等，2010）。

六、治疗

病因不同，治疗方案迥然，针对病因的手术是一线治疗。皮质醇增多症治疗的基本内容和目标是原发肿瘤的切除、高皮质醇血症及其并发症的及早有效控制、减少永久性内分泌缺陷或长期的药物替代。

（一）ACTH 依赖性皮质醇增多症的治疗

1. 垂体肿瘤和异位分泌 ACTH 肿瘤的手术切除

库欣病首选显微镜下经鼻蝶窦垂体瘤切除术，是治疗垂体性皮质醇症的金标准，这种方法与经额垂体瘤手术相比，前者不经颅腔，手术比较安全，可以完全摘除限于蝶鞍内的垂体微腺瘤而又能保留垂体其他的组织和功能，手术损伤小，效果更加确切。初始缓解率为 60%～80%，长期完全缓解率为 50%～60%，复发率为 20%。垂体手术前应先行垂体 CT 或 MRI 检查，做好垂体肿瘤的定位诊断，部分垂体较大腺瘤以及可由 CT 或 MRI 定位的微腺瘤均可通过经鼻蝶垂体微腺瘤摘除（Rees et al., 2002, Hammer et al., 2004, Atkinson et al., 2005）。

原发肿瘤的切除可使异位 ACTH 综合征的根治率达 40%，完全缓解率达 80%。

2. 垂体放疗

垂体放疗为库欣病的二线治疗，推荐用于垂体肿瘤手术无效或复发，并且不能再次手术者；肿瘤手术切除不彻底或晚期垂体肿瘤合并心肾功能不全、糖尿病或年老体弱者也可考虑放射治疗。缓解率达 80% 以上，可能出现长期的垂体功能减退。垂体放射治疗分为外照射和内照射两种，二者疗效相当。外照射通常采用高能直线加速器治疗进行大剂量垂体照射，此法虽然有一定的疗效，但远期并发症多如放射性脑病、脑软化等发生率较高。内照射是将放射线粒子植入垂体内行内照射，一般对垂体功能无明显不良影响。近年来立体定向放射外科治疗技术为垂体腺瘤的治疗开辟了新途径，立体定向放射外科是利用立体定向的方法，选择性地确定正常及病变组织的颅内靶点，使用大剂量管束电离射线，多为γ刀精确地集中照射靶点而产生局灶性组织破坏，达到治疗疾病的目的，γ刀与传统放疗疗效相当而并发症更少（Estrada et al., 1997, Storr et al., 2003）。

3. ACTH 靶腺（肾上腺）切除

靶腺切除一般作为治疗 ACTH 依赖性皮质醇增多症的最后手段，目的在于快速缓解高皮质醇血症，推荐指征为：库欣病垂体瘤术后复发或放疗及药物治疗失败者；异位 ACTH 综合征原发肿瘤寻找或切除困难，病情危重（如严重感染、心力衰竭、精神异常）者；药物治疗控制不满意或要求妊娠者。

肾上腺组织保留与否一直有争论，国外推荐双侧肾上腺全切术，术后终身皮质激素替代。但肾上腺全切术仍是有争议的手术，有不少问题待解决，该手术有一定的危险性，术中出血、术后肾上腺危象发生率较高，常危及患者生命；因患者切除了全部肾上腺，需进行糖皮质激素和盐皮质激素的终身替代治疗，如果出现服用药物不规则、自行停药或忘记服药，或在应激情况下未充分加大皮质激素用量等情况都会诱发致命的肾上腺危象；本病的病因系垂体过量分泌 ACTH 所致，行双侧肾上腺切除仍未解决病因，反而会促进垂体 ACTH 瘤的发展，导致 8.3%～47% 的库欣病者术后会出现尼尔森综合征。尼尔森综合征指库欣病或其他肾上腺增生性疾病患者在双侧肾上腺切除后垂体 ACTH 瘤进一步发展，分泌大量 ACTH 并出现显著皮肤黏膜色素沉着等表现的一组综合征。

国内推荐一侧肾上腺全切、对侧次全切，目的在于控制高皮质醇血症的同时避免或减少皮质激素替代，但对于肾上腺组织保留多少尚有争议。对于垂体手术疗效不满意者或影像学无垂体瘤表现的患者可针对 ACTH 的靶器官肾上腺进行手术治疗，通常采取一侧肾上腺全切，另一侧大部切除加垂体放射治疗。这样一方面去除了皮质醇的来源，使库欣病得到缓解；另一方面保留的部分肾上腺仍具有分泌功能，可免除长期替代治疗，垂体肿瘤的积极治疗或放疗又可以预防术后尼尔森综合征的发生。两侧肾上腺手术分两期进行，先行病变明显的一侧肾上腺全切除，再观察随访，如术后内分泌症状基本缓解，可继续随访。如临床症状和实验室检查指标显示皮质醇增多仍很明显，则应择期对另一侧肾上腺再行大部切除。

有报道在双侧肾上腺全切除后再行部分肾上腺组织自体移植术，但因难以做到带血管蒂移植，往往以组织块种植为主，所以成活率不高（随着临床移植技术的提高，近年来肾上腺组织自体种植的成活率已有所提高，但疗效仍有待大宗研究证实（刘俊江等，2000）。

4. 药物治疗

药物只是作为辅助治疗，推荐用于下列情况：①手术前准备；②存在手术 / 放疗禁忌证、采用其他治疗方法失败或不愿手术者；③隐匿性异位 ACTH 综合征者；④严重或恶性相关的皮质醇增多症的姑息性治疗（Pecori et al., 2008）。

药物选择：药物分为两类，一类为肾上腺阻断药物，作用于肾上腺水平；另一类为神经调节药物，作用于垂体水平，可抑制 ACTH 的合成。

（1）肾上腺阻断药：主要包括美替拉酮（甲吡酮）、酮康唑、氨鲁米特、米托坦和依托咪酯等，前三者能通过抑制皮质醇合成酶起作用，起效快速，但在库欣病患者可能出现 ACTH 的过量分泌（所谓的逃逸现象）。副作用包括头痛、头晕、胃肠道反应、肝功能损害等，最常用者为美替拉酮和酮康唑。依托咪酯与酮康唑相似，对于严重的高皮质醇血症需要紧急控制者有效，但镇静作用和静脉给药使其应用受限。

米托坦为对抗肾上腺素能药物，引起线粒体变性，肾上腺皮质萎缩坏死，即药物性肾上腺切除。起效缓慢，主要用于肾上腺皮质癌术后及不能手术者，可以减少其75%的皮质醇水平，并使30%的患者瘤体暂时减小。

（2）神经调节药物：主要包括溴隐亭、罗格列酮、奥曲肽、卡麦角林等，可抑制ACTH合成，前三者临床效果不肯定，但卡麦角林可使60%的库欣病患者皮质醇分泌下降，40%降至正常，30%以上得到长期控制，可抑制尼尔森综合征患者ACTH的分泌，并且可能成为治疗库欣病最有希望的药物。

（二）ACTH非依赖性皮质醇增多症的治疗

1. 肾上腺原发肿瘤

对于分泌皮质醇的肾上腺腺瘤，推荐腹腔镜肾上腺肿瘤切除术。推荐保留肾上腺。肾上腺皮质腺癌也以手术治疗为主，早期尚未转移者疗效为佳。对肿瘤局限于肾上腺区域者行单侧肾上腺根治性切除术。若肿瘤已发生远处转移，原发肿瘤组织和转移处均应尽力切除，这样可提高药物治疗和局部放疗的效果（李黎明等，2010；那彦群等，2011; Orth et al., 1995; Young et al., 2007）。肾上腺皮质癌发展快，淋巴转移早，发现时多数患者已有周围组织浸润，患者术后5年存活率仅为25%（Schulick et al. 1999）。

2. AIMAH和PPNAD

双侧肾上腺切除术曾被认为是治愈的主要手段，但术后需终身皮质激素替代。AIMAH和PPNAD均为良性病变，治疗目的在于控制皮质醇增多症，因此保留肾上腺的手术方式可能是合理选择，尽管存在二次手术风险，但可避免激素依赖。对于尿游离皮质醇（UFC）中等程度升高，两侧体积悬殊者，推荐单侧肾上腺切除（增生明显侧）术。皮质醇增多症症状明显，UFC显著升高者推荐一侧全切，对侧次全切（Thompson et al., 2007），手术可双侧一期完成，也可分期；推荐腹腔镜手术。对不能耐受手术的AIMAH患者也可考虑甲吡酮和基于受体学说的生长抑素制剂、β受体阻滞剂和醋酸亮丙瑞林等治疗。

3. 原发性肾上腺皮质增生往往血ACTH降低而影像学检查又无法发现肾上腺区域明显的占位性病变，对这类患者可考虑先行病变严重、即体积较大一侧肾上腺全切除术，如症状缓解满意，则可继续随访观察。如症状仍较严重，可再行另一侧肾上腺大部切除术。此类患者术后预后比较好，常不需终身激素替代治疗。

（三）皮质醇增多症合并妊娠

高皮质醇血症抑制垂体促性腺激素的分泌，皮质醇增多症合并妊娠者罕见，诊断时平均孕期18周。与非妊娠皮质醇增多症不同，肾上腺腺瘤为主要病因，占40%~50%，库欣病仅占33%。皮质醇增多症合并妊娠者，母亲和胎儿风险增加，母亲患高血压、糖尿病、心力衰竭等疾病的发病率约为70%，胎儿发育迟缓为26%，易流产、早产者为43%~60%，围产期死亡率为15.4%，其中半数死产（那彦群等，2011; Pecori et al., 2008）。

正常妊娠期皮质醇分泌会生理性增加，血浆、唾液皮质醇和24h-UFC升高2~3倍，对LDDST不敏感，但分泌节律存在。皮质醇变化始于孕期第11周，第12~24周达峰值并持续至分娩前，产后5周方可正常。血CRH、ACTH至分娩前可进行性升高3倍以上，产后2小时可降至正常。上述生理性改变使孕期皮质醇增多症诊断困难。

推荐 24h-UFC 和午夜唾液皮质醇（≥正常上限的 3 倍）用于妊娠期皮质醇增多症定性诊断。推荐血浆 ACTH、8 mg-HDDST 和 CRH 刺激试验用于功能分型诊断，MRI 解剖定位，检查结果矛盾者 BIPSS。

对于皮质醇增多症的积极治疗可使活产率由 76% 提高至 89%。推荐首选手术治疗，肾上腺肿瘤者术后出生率可达 87%，库欣病可考虑经鼻蝶窦手术。手术时机为孕第 12～24 周。药物为二线选择，最常用者为甲吡酮，被认为不影响胎儿发育，但可能引起肾上腺皮质功能减退，并加重高血压诱发先兆子痫。酮康唑为美国 FDA-C 类药物，可能致畸。禁用安鲁米特和米托坦。

七、围术期处理

（一）术前准备

充分进行术前评估，尽可能将血压控制在正常范围，血糖控制在 10 mmol/L 以下，纠正电解质和酸碱平衡紊乱，改善心功能。

（二）糖皮质激素替代治疗和肾上腺危象的处理

1. 皮质激素治疗

适用于所有分泌皮质醇的病因肿瘤的切除；库欣病、AIMAH、PPNAD 行双侧肾上腺全切或一侧肾上腺全切、对侧次全切者；亚临床皮质醇增多症，肾上腺偶发瘤术后肾上腺皮质功能减低者。

对于糖皮质激素替代治疗目前尚无统一方案，不同医疗单位在用药习惯和经验方面可能存在差异，但应遵循下列基本原则：术中、手术当日静脉给予氢化可的松；术前酌情予地塞米松或醋酸可的松肌内注射；术后禁食期间可选择静脉注射或肌内注射氢化可的松、地塞米松或醋酸可的松，进食后改为泼尼松口服；皮质激素剂量逐渐递减至停药。遇疾病和生理应激因素或出现肾上腺皮质功能减退症状时应及时增加剂量 0.5～1 倍，症状明显者静脉给予氢化可的松（吴阶平，2004；李黎明等，2010；那彦群等，2011）。

给药方案：术前 1 天给予地塞米松 2 mg 肌内注射，手术当日术前给予地塞米松 2 mg 肌内注射；术中给予氢化可的松 100～200 mg 静脉滴注；术后当日再静脉滴注氢化可的松 100～200 mg；术后第 1 天开始给予地塞米松 2 mg 肌内注射，每 6 小时一次，逐日递减至 2 mg 肌内注射每 12 小时一次，然后改为泼尼松口服，开始剂量为 20～25 mg/d，根据病情渐减量至 10～15 mg/d，此后每 4 周减少 2.5 mg，监测血浆皮质醇和 ACTH，证实肾上腺皮质分泌功能恢复正常，方可减完停药，一般需 6～8 个月。

2. 肾上腺危象的处理

术后患者可能出现肾上腺危象，表现为血压下降、心率加快、体温上升、厌食、腹胀、恶心、呕吐、精神不振、疲乏嗜睡、肌肉僵痛等。最初 1～2 小时内迅速静脉滴注氢化可的松 100～200 mg，5～6 小时内达 500～600 mg，第 2～3 天可予氢化可的松 300 mg，然后每日减少 100 mg；患者可能有血压下降和离子紊乱，应予以补液、应用血管活性药物并纠正离子紊乱（吴阶平，2004；李黎明等，2010；那彦群等，2011）。

八、预后和随访

（一）疗效评定

1. 治愈

血压下降至正常，月经恢复，向心性肥胖减轻；血电解质正常，血糖及葡萄糖耐量正常；血浆皮质醇、尿 17- 羟皮质类固醇、尿

17- 酮类固醇含量正常；5 年内无复发，且肾上腺皮质功能正常。

2. 好转

血压下降，症状好转；血电解质、血糖水平基本正常；血浆皮质醇、尿 17- 羟皮质类固醇、尿 17- 酮类固醇含量下降。

3. 未愈

症状体征未好转，实验室检查未恢复正常，定位检查病源无变化。

（二）预后

皮质醇增多症患者若不予治疗，除极个别病例可自愈外，一般病程不超过 5 年。皮质醇增多症可导致高血压、糖耐量降低、高脂血症和高凝状态等，使心脑血管疾病风险增加，并成为主要死因。重度皮质醇增多症者感染发生率可达 50%，严重者可致死。其他致死原因有尿毒症、消化道出血、糖尿病昏迷、癌症转移等。骨质疏松、病理性骨折、精神认知障碍等难于完全恢复正常（吴阶平，2004；那彦群等，2011; Pereira et al. 2003）。

经有效治疗后，患者病情可望在数月后逐渐好转，向心性肥胖等症状减轻，尿糖消失，月经恢复，甚至受孕，精神状态也可好转，血压下降。皮质醇增多症经有效治疗，皮质醇恢复正常后标化死亡率可接近正常人群，但 5 年内仍有较高的心脑血管疾病发生率，而治疗后皮质醇症未纠正者，标化死亡率是正常人群的 3.8 ~ 5.0 倍。

肾上腺皮质腺瘤摘除的疗效最佳，其 5 年生存率为 90%。肾上腺癌预后较差，手术后 5 年生存率仅为 10%，异位 ACTH 综合征为 51%，皮质癌为 10% ~ 23%。异位 ACTH 分泌者，非肺部神经内分泌肿瘤或小细胞肺癌多预后不良，肺类癌预后较好。儿童皮质醇增多症早期治疗可改善身高，但最终矮于正常人群。

双侧肾上腺皮质增生行双侧肾上腺手术或垂体肿瘤摘除术后的 5 年生存率均可达 85% ~ 95%，但仅做垂体放疗或一侧肾上腺手术则效果较差。

（三）随访

1. 随访原因

包括：①肿瘤有无残留；②库欣病复发率为 15% ~ 20%；③隐匿性异位 ACTH 发生率为 20%，需继续寻找原发肿瘤；④监测下丘脑 – 垂体 – 肾上腺轴功能状态，调整激素替代剂量；⑤并发症的监测与控制；⑥ PPNAD/Carney 综合征其他伴随肿瘤的及早发现。

2. 随访内容

包括临床表现、生化指标（血常规、血糖、电解质、血脂等）、激素水平（ACTH、午夜血浆或唾液皮质醇、24h-UFC、LDDST、CRH-刺激试验）、CT/MRI 扫描等（吴阶平，2004；那彦群等，2011）。

3. 随访方案

（1）推荐术后 10 ~ 14 天复查血尿生化及激素指标（激素替代者停药 24 小时），CRH 刺激试验可判断垂体肿瘤是否残留等。术后 2 周内血浆皮质醇低于 50 nmol/L（1.8 μg/dl）可能是库欣病缓解的最佳指标。

（2）每 3 个月检查激素水平，并结合临床症状判断下丘脑 - 垂体 - 肾上腺轴分泌功能恢复情况，决定糖皮质激素剂量及停用与否，激素替代一般需大于 6 个月；此后每 6 ~ 12 个月复查 1 次。

（3）随访期限：库欣病需随访 10 年以上；肾上腺腺瘤需随访 5 年以上；异位 ACTH 综合征、AIMAH、PPNAD、皮质癌等需终身随访。

第二节　特殊类型的皮质醇增多症

一、周期性库欣综合征

周期性库欣综合征较少见，其特征为皮质醇增多症症状反复、周期性出现，能自发性缓解，以后又再出现。周期长短不一，造成这种周期性的原因尚不详。在发作期，血尿皮质醇很高，有时数倍于正常人，并且不受地塞米松抑制，甚至有反常增高；在间歇期，血尿皮质醇可以在正常范围内（吴阶平，2004；刘俊江等，2010）。

二、儿童皮质醇增多症

儿童皮质醇增多症较少见，男女发病率相等，其基本表现与成人无较大差别，皮质醇增多症患儿的生长发育常受抑制，生长缓慢，骨骼发育延迟，但如患儿系雄激素分泌过多的肿瘤或癌肿，则生长过速，且出现男性化现象，如多毛、痤疮、性早熟。儿童与成人库欣综合征最主要的不同在于病因。10 岁以内的患儿常为肿瘤，且恶性多见，预后也较差；而 10 岁以上患儿增生比例较多（Greening et al., 2005；刘俊江等，2010）。

三、异位ACTH综合征

异位 ACTH 综合征属于 ACTH 依赖型。过去一般认为异位 ACTH 综合征最多见的是肺癌，现在发现，支气管类癌约占所有异位 ACTH 综合征的 40%；燕麦细胞癌则排第二位，占 8%～20%；而胸腺癌与胰腺癌各约占 10%；肝癌、前列腺癌、乳腺癌分占余下的比例。很多类癌（如支气管类癌）是“隐性”异位 ACTH 综合征，一般在 4～6 个月中不出现明显肿瘤来源，故很容易与库欣病混淆，导致一些不必要的垂体或肾上腺手术。

大多数异位 ACTH 综合征患者血皮质醇不被大剂量地塞米松所抑制，但有 30% 隐性异位 ACTH 综合征患者的高皮质醇被地塞米松所抑制，另外也有 9%～25% 垂体性库欣综合征患者的皮质醇不能被大剂量地塞米松抑制，这就特别容易混淆（Wajchenberg et al., 1994；严维刚等，2004；Ilias et al., 2005；Isidori et al., 2006；Isidori et al., 2007）。

四、不依赖ACTH的肾上腺结节性增生

近年报道少数患者呈现双侧性肾上腺结节性增生，但并非由于 ACTH 过多所致。其中又可分为两型，一型见于中年人，肾上腺病变呈大结节性。另一型见于年轻者，病变呈深色小结节性，肾上腺上有色素沉着，后者常为家族性。该类患者病因不详，为 ACTH 非依赖型，有人称为“原发性增生”（Stratakis et al., 1998）。

五、Nelson综合征

库欣病患者的双侧肾上腺呈弥漫性增生，病源在垂体或下丘脑。对这类患者如果仅针对

肾上腺做双侧肾上腺切除，则原来的垂体微腺瘤缺乏血皮质醇的负反馈抑制，会逐渐增生，甚至破坏蝶鞍，过度分泌 ACTH，使血浆 ACTH 水平极度增高，造成皮肤色素沉着，称 Nelson 综合征，过度增大的垂体瘤称 Nelson 肿瘤（Pereira et al., 1998; Shraga-Slutzky et al., 2006）。

（李　昕）

参考文献

李黎明. 肾上腺疾病的外科治疗.北京: 科学技术文献出版社: 2011, 176-191.

刘俊江, 李明泉, 周慧敏, 等. 内分泌科疾病诊断标准.北京: 科学技术文献出版社: 2009, 328-336.

那彦群, 叶章群, 孙光. 2011版中国泌尿外科疾病诊断治疗指南. 北京: 人民卫生出版社: 2011, 34-49.

吴阶平. 吴阶平泌尿外科学. 济南: 山东科学技术出版社: 2004, 1645-1654.

夏同礼. 现代泌尿病理学. 北京: 人民卫生出版社: 2002, 678-699.

严维刚, 李汉忠, 毛全宗, 等. 靶腺切除治疗异位ACTH综合征[J]. 中华泌尿外科杂志, 2004, (04): 4-6.

张卫星, 赵高贤, 孟庆军, 等. 双侧带蒂肾上腺背部皮下移位术治疗柯兴病[J]. 中华外科杂志, 2000, (03): 31-32.

张学斌, 李汉忠. 肾上腺大结节增生的外科治疗[J]. 中华泌尿外科杂志, 2007, 28(2): 80-83.

Alan J, Louis R, Alan W, et al. Campbell-Walsh Urology 11th, 2015: 1577-1595.

Atkinson AB, Kennedy A, Wiggam MI, et al. Long-term remission rates after pituitary surgery for Cushing's disease: the need for long-term surveillance[J]. Clin Endocrinol (Oxf), 2005, 63(5): 549-559

Batista D, Courkoutsakis NA, Oldfield EH, et al. Detection of adrenocorticotropin-secreting pituitary adenomas by magnetic resonance imaging in children and adolescents with cushing disease. J Clin Endocrinol Metab, 2005, 90(9): 5134-5140.

Bourdeau I. Clinical and molecular genetic studies of bilateral adrenal hyperplasias. Endocr Res, 2004, 30(4): 575-583.

Estrada J, Boronat M, Mielgo M, et al. The long-term outcome of pituitary irradiation after unsuccessful transsphenoidal surgery in Cushing's disease. N Engl J Med, 1997, 336(3): 172-177.

Findling JW, Raff H. Cushing's Syndrome: important issues in diagnosis and management. J Clin Endocrinol Metab, 2006, 91(10): 3746-3753.

Greening JE, Brain CE, Perry LA, et al. Efficient short-term control of hypercortisolaemia by low-dose etomidate in severe paediatric Cushing's disease. Horm Res, 2005, 64(3): 140-143.

Hammer GD, Tyrrell JB, Lamborn KR, et al. Transsphenoidal microsurgery for Cushing's disease: initial outcome and long-term results. J Clin Endocrinol Metab, 2004, 89(12): 6348-6357.

Ilias I, Torpy DJ, Pacak K, et al. Cushing's syndrome due to ectopic corticotropin secretion: twenty years' experience at the National Institutes of Health. J Clin Endocrinol Metab, 2005, 90(8): 4955-4962.

Isidori AM, Kaltsas GA, Pozza C, et al. The ectopic adrenocorticotropin syndrome: clinical features, diagnosis, management, and long-term follow-up. J Clin Endocrinol Metab, 2006, 91(2): 371-327.

Isidori AM, Lenzi A. Ectopic ACTH syndrome. Arq Bras Endocrinol Metabol, 2007, 51(8): 1217-25.

Kasperlik-Zaluska AA, Migdalska BM, Zgliczynski S, et al. Adrenocortical carcinoma. A clinical study and treatment results of 52 patients. Cancer, 1995, 75(10): 2587-2591.

Lacroix A, Bourdeau I. Bilateral adrenal Cushing's syndrome: macronodular adrenal hyperplasia and primary pigmented nodular adrenocortical disease. Endocrinol Metab Clin North Am, 2005, 34(2): 441-458, x.

Lieberman SA, Eccleshall TR, Feldman D. ACTH-independent massive bilateral adrenal disease (AIMBAD): a subtype of Cushing's syndrome with major diagnostic and therapeutic implications. Eur J Endocrinol, 1994, 131(1): 67-73.

Meier CA, Biller BM. Clinical and biochemical evaluation of Cushing's syndrome. Endocrinol Metab Clin North Am, 1997, 26(4): 741-762.

Newell-Price J, Bertagna X, Grossman AB, et al. Cushing's syndrome. Lancet, 2006, 367(9522): 1605-1617.

Nieman LK, Ilias I. Evaluation and treatment of Cushing's syndrome. Am J Med, 2005, 118(12): 1340-1346.

Nieman LK, Biller BM, Findling JW, et al. The diagnosis of Cushing's syndrome: an Endocrine Society Clinical Practice Guideline. J Clin Endocrinol Metab, 2008, 93(5): 1526-40.

Orth DN. Cushing's syndrome. N Engl J Med, 1995, 332(12): 791-803.

Pecori GF, Cavagnini F. Advances in the medical management of Cushing's syndrome. Expert Opin Pharmacother, 2008, 9(14): 2423-2433.

Pereira AM, van AMO, van DH, et al. Long-term predictive value of postsurgical cortisol concentrations for cure and risk of recurrence in Cushing's disease. J Clin Endocrinol Metab, 2003, 88(12): 5858-5864.

Pereira MA, Halpern A, Salgado LR, et al. A study of patients with Nelson's syndrome. Clin Endocrinol (Oxf), 1998, 49(4): 533-539.

Porterfield JR, Thompson GB, Young WF Jr, et al. Surgery for Cushing's syndrome: an historical review and recent ten-year experience. World J Surg, 2008, 32(5): 659-677.

Rees DA, Hanna FW, Davies JS, et al. Long-term follow-up results of transsphenoidal surgery for Cushing's disease in a single centre using strict criteria for remission. Clin Endocrinol (Oxf), 2002, 56(4): 541-551.

Sahdev A, Reznek RH, Evanson J, et al. Imaging in Cushing's syndrome. Arq Bras Endocrinol Metabol, 2007, 51(8): 1319-1328.

Schulick RD, Brennan MF. Long-term survival after complete resection and repeat resection in patients with adrenocortical carcinoma. Ann Surg Oncol, 1999, 6(8): 719-726.

Shraga-Slutzky I, Shimon I, Weinshtein R. Clinical and biochemical stabilization of Nelson's syndrome with long-term low-dose cabergoline treatment. Pituitary, 2006, 9(2): 151-154.

Storr HL, Plowman PN, Carroll PV, et al. Clinical and endocrine responses to pituitary radiotherapy in pediatric Cushing's disease: an effective second-line treatment. J Clin Endocrinol Metab, 2003, 88(1): 34-37.

Stratakis CA, Kirschner LS. Clinical and genetic analysis of primary bilateral adrenal diseases (micro-and macronodular disease) leading to Cushing syndrome. Horm Metab Res, 1998, 30(6-7): 456-463.

Terzolo M, Bovio S, Pia A, et al. Subclinical Cushing's syndrome. Arq Bras Endocrinol Metabol, 2007, 51(8): 1272-1279.

Thompson SK, Hayman AV, Ludlam WH, et al. Improved quality of life after bilateral laparoscopic adrenalectomy for Cushing's disease: a 10-year experience. Ann Surg, 2007, 245(5): 790-794.

Wajchenberg BL, Mendonca BB, Liberman B, et al. Ectopic adrenocorticotropic hormone syndrome. Endocr Rev, 1994, 15(6): 752-787.

Young WF Jr, Thompson GB. Role for laparoscopic adrenalectomy in patients with Cushing's syndrome. Arq Bras Endocrinol Metabol, 2007, 51(8): 1349-1354.

肾上腺性征异常

第一节 先天性肾上腺皮质增生症

先天性肾上腺皮质增生症（congenital adrenal hyperplasia, CAH）是一组常染色体隐性遗传病，是由于基因异常使肾上腺皮质激素合成所需的酶缺陷，使肾上腺皮质激素合成和分泌下降，经下丘脑-垂体-肾上腺轴反馈调节，导致促肾上腺皮质激素释放激素（corticotrophin releasing hormone, CRH）和促肾上腺皮质激素（adrenocorticotrophic hormone, ACTH）分泌增加，使肾上腺皮质增生及代谢紊乱的一系列疾病（Liu et al., 2017）。

肾上腺皮质合成3种激素所涉及的酶依次为20, 22-碳裂链酶、17α-羟化酶（CYP17）、3β-羟类固醇脱氢酶（3β-HSD）、21-羟化酶（CYP21）、11β-羟化酶（CYP11B），其中前3种酶与3种肾上腺皮质激素合成均有关；后两种酶与皮质醇和醛固酮合成有关，醛固酮合成还需要18-羟化酶和18-氧化酶的参与。这些酶除了3β-HSD外，都属于细胞色素氧化酶P450（cytochrome P450, CYP），在肾上腺皮质激素合成过程中的任何酶缺陷，均可导致相应的疾病。主要包括21-羟化酶缺陷症（21-hydroxylase deficiency, 21-OHD）、11β-羟化酶缺陷症（11β-OHD）、3β-羟类固醇脱氢酶（3β-hydroxysteroid dehydrogenase，3β-HSD）缺陷症、17α-羟化酶缺陷症（17α-OHD）、20, 22-碳链酶缺陷症、类固醇激素急性调节蛋白（steroid acute regulatory protein, StAR）缺陷症及17β-羟类固醇脱氢酶（17β-hydroxysteroid dehydrogenase, 17-HSD）缺陷症等，其中21-OHD在CAH中最为常见，约占CAH总数的90%以上，11β-OHD次之，占5%～8%，再次为3β-HSD缺乏症，约占1%以下，而CYP17缺陷症及类固醇激素急性调节蛋白缺陷症则非常罕见（Nermoen et al., 2017）。由于不同的酶缺陷，患者临床表现也不相同，如CYP17和3β-HSD缺陷可导致肾上腺皮质3种激素均缺乏，CYP21和CYP11B缺陷则只有皮质醇和醛固酮合成减少，而性激素合成增多，故可在临床上引起男性假性性早熟或女性男性化。CYP18和18-氧化酶缺陷症则只有醛固酮减少，皮质醇和性激素合成正常（Nermoen et al., 2017）。

一、发病机制

（一）肾上腺皮质组织特点

组织学上，肾上腺组织由皮质和髓质组成，皮质分泌肾上腺皮质激素，髓质分泌儿茶酚胺。肾上腺皮质由外到里分为3个区带，即球状带、束状带和网状带。①球状带：位于肾上腺皮质最外层，占皮质的5%～10%，主要合成和分泌肾上腺盐皮质激素；②束状带：位于中间层，约占皮质的75%，主要合成肾上腺糖皮质激素，如皮质醇（cortisol，F）及少量脱氧皮质酮（deoxycorticosterone，DOC）、脱氧皮质醇（deoxycortisol，S）和皮质酮（corticosterone，B）。在肾上腺内，皮质醇的储存量极小；③网状带：位于肾上腺皮质最内层，主要合成雄激素。

（二）肾上腺皮质激素的代谢过程

肾上腺皮质激素均为胆固醇的代谢衍生物，其合成途径复杂（图7-1-1），认识这些途径，是理解不同形式CAH的基础。

1. 胆固醇

胆固醇是所有类固醇激素合成的底物，类固醇激素的生成需要一系列的合成步骤，协调细胞摄取、转运和利用胆固醇。这些过程是由胆固醇调节元件结合蛋白（sterol regulatory element binding protein，SREBP）来协调，SREBP是基本的螺旋-环-螺旋转录调节因子家族，也参与脂代谢和脂肪细胞分化。肾上腺皮质细胞可以从血循环中摄取胆固醇，或者由乙酸盐从头合成胆固醇。人体内用于肾上腺类固醇生成的胆固醇是通过以下方式从血流中摄取的：①血清低密度脂蛋白（low-density lipoprotein，LDL）通过LDL特定细胞表面受体转运至肾上腺皮质细胞内。LDL胆固醇向肾上腺转运受损的患者，其基础肾上腺类固醇激素生成是正常的。无β脂蛋白血症是指载脂蛋白B遗传性缺乏并且血清中无LDL的一种疾病，该病患者和LDL受体系统缺陷引起的家族性高胆固醇血症患者，都具有正常的基础皮质醇生成。②高密度脂蛋白（high-density lipoprotein，HDL）胆固醇也可以提供人类肾上腺类固醇激素生成的底物。HDL的受体系统为B类Ⅰ型清道夫受体（scavenger receptor, class B, typeⅠ, SR-B），可将HDL胆固醇转送至细胞内，而不需要内吞整个脂蛋白颗粒，LDL则为整个内吞。SR-BⅠ基因敲除的小鼠表现为肾上腺皮质细胞内脂质耗竭和血清HDL胆固醇浓度较高。SR-BⅠ的人同源物称为CLA-1，

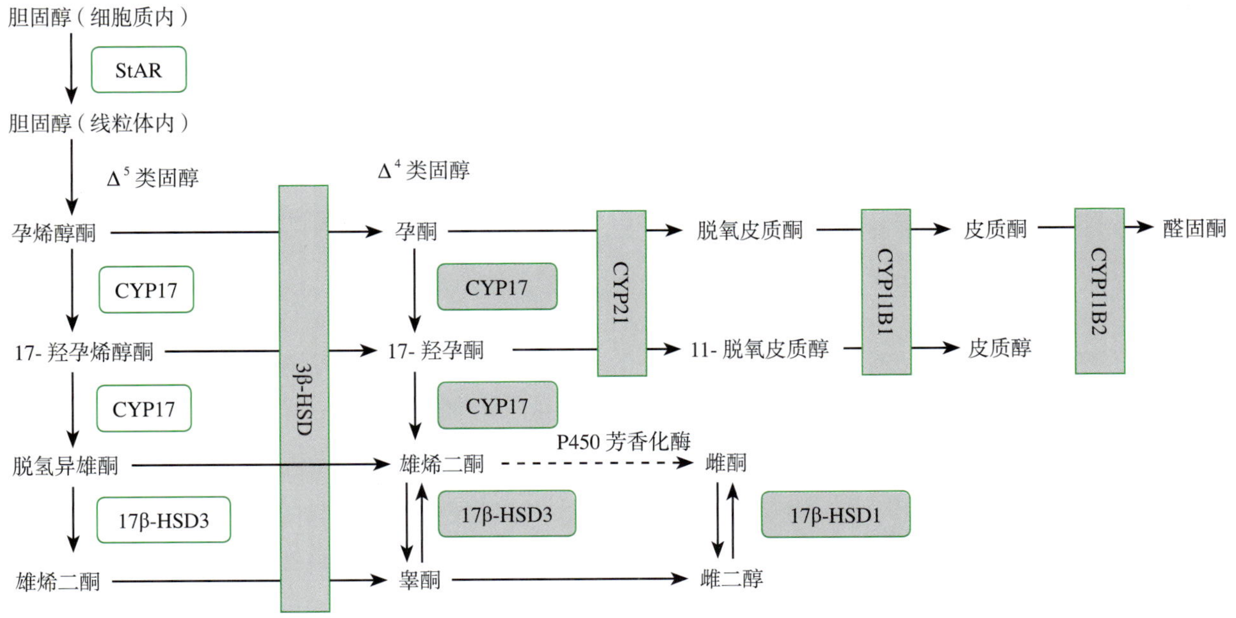

图7-1-1 肾上腺皮质激素代谢过程

在肝和类固醇生成细胞中表达，可将 HDL 转送至培养的肾上腺细胞内。相比于啮齿动物，HDL 和 CLA-1 在人类类固醇生成中发挥的作用很小（Papadopoulos et al., 2012）。

2. 皮质醇的生物合成

4 种不同的细胞色素 P450 酶参与肾上腺皮质类固醇的生物合成，它们均是细胞色素 P450 氧化酶家族中的成员，在使用一氧化碳还原时具有特征性的 450 nm 最大吸光度，因此该类酶被称为 P450 氧化酶。这些酶具有多种生物功能，它们将电子转运蛋白中介提供的 NADPH 的电子，转运至分子氧，同时氧化多种底物。参与类固醇合成 P450 酶的底物是胆固醇四环结构的碳原子（Miller, 1988）。

（1）CYP11A1 催化孕烯醇酮合成：这是类固醇合成的限速步骤，游离胆固醇从细胞质向线粒体内膜转运，在该部位胆固醇侧链裂解酶（CYP11A1）催化类固醇激素合成的第 1 步。胆固醇向线粒体内的转运，受 StAR（类固醇合成急性调节蛋白）介导，当这一蛋白缺乏时，类固醇激素生成严重受损。在线粒体内，通过在来源于 CYP11A1 基因的单个酶的催化下移除胆固醇碳 20 位的侧链形成孕烯醇酮（Waterman, 1995）。

（2）孕烯醇酮向孕酮的转化：新合成的孕烯醇酮通过 3- 羟基位脱氢和碳 5 位双键异构化来转化为孕酮。这些反应是由 3β- 羟类固醇脱氢酶Ⅱ催化的，该酶仅在肾上腺和性腺中表达（Benghuzzi et al., 2005）。

（3）孕酮向 17α- 羟孕酮的转化：CYP17 是一种微粒体酶，既能催化孕酮或孕烯醇酮 C17 位的羟基化（17α- 羟化酶活性），也能裂解 C17 位的残余 2- 碳侧链（17, 20- 裂解酶活性）。CYP17 的双重功能可使类固醇激素的合成指向以下几种不同的途径：①带完整侧链的 17α- 羟化底物是糖皮质激素的前体；②通过 17α- 羟化酶和 17, 20- 裂解酶活性产生的 C19 类固醇底物进入雄激素和雌激素合成途径；③在 CYP17 两种形式活性都缺乏的球状带，孕烯醇酮转化为醛固酮。类固醇分子是否经历 17α- 羟化和 17, 20 双碳的裂解，可能取决于是否有来自于不同于线粒体皮质铁氧还蛋白的电子。这种蛋白同时还向 CYP21A1 提供电子（Hodish et al., 2009）。

（4）17α- 羟孕酮向 11- 脱氧皮质醇的转化：染色体 6p21.3 上有两个相关的 CYP21 基因，但仅一个有活性。孕酮和 17α- 羟孕酮都是通过位于光面内质网上的单个 CYP21A2 酶（21- 羟化酶）羟化形成的 21- 羟化物（Hodish et al., 2009）。

（5）11- 脱氧皮质醇向皮质醇的转化：皮质醇生物合成的最后一步是 11- 脱氧皮质醇的 11β- 羟化，这一反应由线粒体酶 CYP11B1 催化。除了不能将皮质酮转化为醛固酮，CYP11B1 在其他方面与负责醛固酮合成最后几步的 CYP11B2 几乎是相同的（Hodish et al., 2009）。

3. 醛固酮生物合成

盐皮质激素合成的底物是孕酮。在球状带，孕酮 C21 被 CYP21A2 羟化，产生脱氧皮质酮，脱氧皮质酮再通过三步（11β- 羟化、18- 羟化和 18- 甲基氧化）转化为醛固酮，这三步均由线粒体 P450 酶 CYP11B2（醛固酮合成酶，P450c11as）催化。人 CYP11B2 与 CYP11B1（11β- 羟化酶）密切相关的基因编码，在蛋白质水平具有 90% 以上的同源性。CYP11B2 基因也位于染色体 8q24.3 上接近 CYP11B1 基因处。CYP11B2 的表达局限于球状带，在生理学上非常重要。该基因如果在束状带上表达，则将使醛固酮的产生易受 ACTH 的调节，此并发症可发生于糖皮质激素可治疗性醛固酮增多症患者。球状带是肾上腺皮质中唯一具有将脱氧皮质酮顺序转化为醛固酮所需的酶的区域，该区域其具有较低的 CYP17（17-羟化酶）浓度，该酶的主要作用是合成皮质醇和雄激素（Miller, 1988）。

正常个体中，血管紧张素Ⅱ和轻微的血钾浓度升高是刺激醛固酮释放的主要因素。SF-1 可刺激 CYP11B1 的表达，但并不会改变 CYP11B2 的表达。StAR 的表达可增加醛固酮合成，细胞内钙浓度的升高可刺激 StAR 的表达（Waterman, 1995）。

4. 肾上腺雄激素的生物合成

肾上腺合成具有 19 个碳原子和雄激素活性的类固醇。实际上，肾上腺最丰富的产物是脱氢表雄酮（dehydroepiandrosterone, DHEA）和硫酸脱氢表雄酮（dehydroepiandrosterone sulfate, DHEAS）。它们在肾上腺网状带合成，网状带没有 2 型 3β-羟基类固醇脱氢酶，它们是通过 CYP17 的 17, 20-裂解活性裂解 17α-羟孕烯醇酮而产生的。

雄烯二酮是另一种较弱的雄激素，是由 P450c17 裂解 17α-羟孕酮侧链而产生的，随后在 17-酮类固醇还原酶的作用下转化为睾酮，主要发生于外周组织。肾上腺中只存在极少量的睾酮合成（Hodish et al., 2009）。

5. ACTH 的急性和慢性作用

ACTH 对类固醇激素生成的作用可以分为急性和慢性作用，急性作用发生于数分钟内，慢性作用发生于数小时或数日内（Valego et al., 2010; Hu et al., 2015）。

（1）ACTH 的急性作用：通过激活 CYP11A1 来增加胆固醇向 δ5-孕烯醇酮的转化，这是皮质醇生物合成中的初始步骤和限速步骤。这一反应需要激素诱导 StAR 的合成和磷酸化，将胆固醇从线粒体外膜转运至内膜。

（2）ACTH 的慢性作用：包括增加类固醇激素合成途径中大多数酶的合成，对肾上腺皮质细胞蛋白质、RNA 和 DNA 合成以及促进细胞生长等作用。在牛的肾上腺皮质细胞中，ACTH 可增加所有类固醇合成 CYP 酶的合成速率，包括 CYP11A1、CYP17、CYP21A2 和 CYP11B1 以及电子转运蛋白皮质铁氧还蛋白及皮质铁氧还蛋白还原酶的合成速率。ACTH 还可增加类固醇激素合成所需的其他蛋白质的合成。这些蛋白质包括 LDL 和 HDL 受体、皮质铁氧还蛋白及固醇载体蛋白（SCP2）。ACTH 对球状带的作用很复杂，起初刺激醛固酮合酶基因表达，随后又抑制其表达。

（三）发病机制

正常情况下，肾上腺皮质激素的合成和分泌靠下丘脑-垂体-肾上腺轴的反馈调节。具体为下丘脑分泌的 CRH 和垂体分泌的 ACTH 促进肾上腺皮质细胞增生、激素合成与分泌。ACTH 通过与细胞表面黑皮质素受体 2（melanocortin receptor-2, MC2R）结合来发挥作用。ACTH 与其受体结合后，激活腺苷酸环化酶，增加环磷酸腺苷（cAMP）的生成，进一步刺激 cAMP 依赖性蛋白激酶（蛋白激酶 A）以及一系列蛋白的磷酸化。ACTH 也可上调这些受体的表达，进一步刺激类固醇生成增加。当外周血中皮质醇达到一定浓度时，通过反馈机制使 CRH 和 ACTH 分泌减少，从而使人体内肾上腺皮质激素达到动态平衡。若激素合成过程中所需的酶发生缺陷，血中皮质激素浓度降低，经负反馈调节，CRH 和 ACTH 分泌增加，使肾上腺皮质增生体积增大。在此过程中，酶缺陷可致其前体代谢产物增多，导致旁路代谢产物生成过多，从而打破人体正常的激素调控平衡，导致一系列的综合征。临床表现包括以下一种或多种：①皮质醇合成减少；②在部分病例中，醛固酮合成减少；③由于 ACTH 分泌增加，类固醇激素前体物质大量合成。如雄激素增加（可引起男性化）和脱氧皮质酮增加（脱氧皮质酮具有盐皮质激素活性，可导致高血压）（Gu et al., 2016; Nermoen et al., 2017）。

（四）分子病理

CAH是一组常染色体隐性遗传病，均为单基因遗传病。在诸多肾上腺皮质类固醇激素合成酶中，除3β-羟类固醇脱氢酶（3β-HSD）外，均为细胞色素氧化酶P450（cytochrome P450, CYP）蛋白超家族成员，相关基因分属于P450超基因家族和短链脱氢酶超基因家族，均具有较高的种族差异和物种同源性（Gillis, 2017）。

1. P450超基因家族

P450基因是一组超基因大家族，其在结构上有不同程度的同源性，起源于同一祖先基因，但功能各异。与CAH病理相关的酶有P450scc（20, 22-碳裂链酶）、P450c11（11β-OH）、P450c17（17α-OH）和P450c21（21-OH）（He et al., 2013）。

（1）CYP11A（P450scc基因）

1）基因结构与功能：CYP11A即胆固醇侧链裂解ε基因，定位于第15号染色体长臂（15q23～24），基因全长大于20kb，包含9个外显子和8个内含子，mRNA为2.0kb，基因编码由482个氨基酸残基组成的酶蛋白。该基因在妊娠早、中期即表达于胎盘，此后主要表达于肾上腺皮质、性腺等生成类固醇激素组织的线粒体内膜。P450scc是一种多功能酶，具有20α-羟化、22-羟化和20，22-碳链酶的活性，可以使胆固醇转化为孕烯醇酮（pregnenolone, Δ5-孕酮）。

2）基因突变与疾病：CYP11A基因突变可使P450scc蛋白活性部分或全部丧失，引起罕见类型的CAH，即胆固醇碳链酶缺乏症或类脂性肾上腺皮质增生症（类脂性CAH）。CYP11A基因完全缺失不能维持正常妊娠，但当CYP11A呈单倍剂量表达时并不明显刺激ACTH反馈分泌，故CYP11A缺陷产生相对较晚发生的CAH。CYP11A基因突变类型包括碱基插入、缺失和点突变，如Ex4编码的Asp271和Val272之间插入6个bp长的Gly和Asp，使P450scc丧失催化活性。也有报道CYP11A基因突变，如Arg353Trp突变可使P450scc酶活性明显减弱，提示该位点可能是维持酶活性的关键区域；Ala189Val可产生新剪接位点，致使基因开放阅读框架丢失61个核苷酸而使酶活性减弱。

（2）CYP11B（P450c11基因）

1）基因结构与功能：P450基因家族的11B亚家族包含两个基因，即CYP11B1和CYP11B2，分别定位于第8号染色体长臂（8q21和8q24.3），两基因相距45kb，全长约6.5kb，分别由9个外显子和8个内含子组成，并在编码区和内含子区分别享有95%和90%的同源序列。但两者在5’端上游调控序列中存在明显不同，提示两者在表达调控上有所不同。CYP11B2的5’端调控区具有类固醇生成因子1（SF-1）的结合位点，其中344T/C的等位基因多态性与血浆醛固酮/肾素含量密切相关。CYP11B1和CYP11B2基因也可以发生两基因的嵌合体，即由CYP11B1的Ex1-4与CYP11B2的Ex5-9组成，另在5’端调控区亦可有醛固酮编码区（He et al., 2013）。

CYP11B1和CYP11B2合成之初均含有503个氨基酸残基，切除信号肽后生成含479个氨基酸残基的成熟蛋白。两种同工酶均能使11-去氧皮质酮和11-去氧皮质醇发生11β-羟化，分别生成皮质酮和皮质醇。另外，CYP11B2还可使皮质酮18-羟化和18-氧化而生成醛固酮。CYP11B1的18-羟化作用仅为CYP11B2的1/10，故而不是合成醛固酮的主要酶，提示CYP11B1主要在束状带催化皮质醇的合成，而CYP11B2主要在球状带催化醛固酮的合成。这种推断已在CYP11B缺陷症和皮质酮甲基氧化酶Ⅱ（CMO Ⅱ）缺陷症的临床研究中得到证实。在CYP11B缺陷症患者中，11-去氧皮质酮（DOC）和11-去氧皮质醇不能被进一步转化成皮质酮和皮质醇，皮质醇的合成减少，ACTH分泌增加刺激肾上腺皮质的束状带增生，产生过量的皮质酮和皮质醇的前体物质。这些前体物质中的一部分通过17α-羟化酶/17, 20裂链酶进入肾上腺性激素合成途径。此外，DOC是一种弱的盐皮质激素，CYP11B缺陷症DOC升高，故引起钠潴留和血容量增加，进而抑制PRA，导致球状带醛固酮分泌减少。因此PRA抑制是CYP11B缺陷症的特征性改变。与21-羟化酶缺陷症相似，CYP11B缺陷症患者中肾上腺性激素合成增加，DHEA、雄烯二酮和睾酮升高。

2）基因突变与疾病：在正常肾上腺内，CYP11B2基因的表达水平低，而CYP11B1基因的表达水平高，CYP11B1基因的转录受cAMP的调节，但在醛固酮腺瘤内，CYP11B2基因呈高表达。在原代培养的人球状带细胞中，AT-2明显增加CYP11B1和CYP11B2基因的转录。ACTH对CYP11B1基因表达的刺激作用比AT-2强得多，但对CYP11B2基因的转录无影响。CYP11A缺陷症为常染色体隐性遗传性疾病，由CYP11B1基因突变引起酶蛋白的结构和功能异常，可分为经典型和非经典型两类。祖籍在摩洛哥的以色列犹太后裔是本症的高危人群，其中几乎所有患者的CYP11B1基因均携带同样的错义突变，导致CYP11B的活性下降或丧失。CYP11B1基因突变导致皮质醇合成障碍，并由于DOC的堆积而引起高血压；CYP11B2基因突变导致醛固酮合成障碍，故有失盐表现；而CYP11B1基因和CYP11B2基因间发生重组所产生的杂合基因则可引起醛固酮合成调控的改变，使球状带变得对ACTH敏感而不再受肾素-血管紧张素Ⅱ的调节，引起糖皮质激素可抑制性醛固酮增多症特殊类型。CYP11B基因异常使11-去氧皮质醇和11-去氧化皮质酮不能转化为皮质醇和皮质酮，但肾上腺性激素合成通路无障碍，因而合成过多雄激素，使女性患者表现男性化。由于过多的11-去氧皮质酮这一中间产物也有盐皮质激素作用，故可导致高血压和低钾血症（Schiffer et al., 2015）。

（3）CYP17A（P450c17基因）

CYP17A即17α-羟化酶基因，是P450超基因家族17亚族的唯一成员。该基因位于第10号染色体长臂区带（10q24.3），包含8个外显子和7个内含子，基因全长约6.6kb，mRNA为1.9kb。CYP17A与CYP21B在基因序列上享有30%同源性，CYP17A较CYP21B少两个外显子，提示两者可能来自同一祖先基因。CYP17A在肾上腺和性腺组织表达的mRNA均相同，其编码由508个氨基酸残基组成的蛋白酶，存在于肾上腺合成类固醇激素细胞的滑面内质网，同时具有双重催化活性，即兼具17α-羟化酶和17, 20-裂解酶的作用。CYP17A的转录调控主要与5’端非编码区的前227bp序列有关。CYP17A基因突变是引起17α-羟化酶和17, 20-裂解酶活性部分或全部丧失的分子病理基础（Ali et al., 2001; Nie et al., 2007）。

（4）P450c21基因（CYP21B基因）

1）基因结构与功能：人类有两个CYP21基因，定位于第6号染色体短臂（6p21.3），包含A、B两个基因座，即活性CYP21B基因和无活性的CYP21假基因（CYP21A, CYP21P）。B基因（CYP21或CYP21B）是编码21-羟化酶的功能基因。CYP21B和CYP21A基因之间有高度同源性，各含有10个外显子及9个内含子，CYP21A基因全长3.1 kb，CYP21B

长 3.3 kb。两者序列同源性可达 98%，二者呈串联排列于 HLA Ⅲ型区域的 C4A/C4B、XA/XB、YA/YB 基因之间，定位于第 6 号染色体短臂。HLA-B、DR 和 CYP21 基因位点之间紧密连锁，因此可用 HLA 分型对 CYP21 缺陷症患者进行基因分型，通过 HLA 分型来预测胎儿 CYP21 缺陷症。若胎儿两个等位基因上 HLA-B 和 DR 抗原单体型与 CYP21 缺陷症符合，可预测该胎儿为 CAH，若胎儿 1 个等位基因上 HLA-B 和 DR 抗原与 CAH 符合，可预测胎儿是 CAH 携带者；若胎儿 HLA-B 和 DR 单体型与 CAH 不符，可预测胎儿正常。胎儿细胞 HLA 分型连锁分析对 CYP21 缺陷症胎儿基因分型可靠，与 CYP21B 基因分析相比，HLA 分型检测简单而便宜，其缺点是：①不能认识致病的分子病因；②胎儿细胞培养困难；③若父母间 HLA 抗原为纯合子，则不能预测 CAH 基因分型；④胎儿 HLA-B 和 DR 位点间的重组将导致 HLA 分析困难。

CYP21B 主要表达于肾上腺皮质的束状带和球状带，其次是皮肤及心脏等。致病基因为 CYP21，活性 CYP21B 基因和无活性的 CYP21 假基因均位于染色体 6p21.3，与 HLA 主要组织相容性复合物、补体 C4A 和 C4B 相邻。由于其基因结构和位置的特殊性，常因与 CYP21P 之间的发生的基因重组或转换，使 CYP21 基因比较容易发生突变，且突变大多来源于 CYP21P。白种人中的非经典型突变位点有 L281V、S453 和 P30L 等。亚洲人则以 P30L 最常见（Prank et al., 2005; Concolino et al., 2006）。

2）基因突变与疾病：CYP21B 基因突变是导致 21 羟化酶缺乏症的根本原因，绝大多数 CAH 患者亦是由于该基因缺陷所致。目前所见的 CYP21B 缺陷包括基因缺失、转换和点突变等，其中 28% 是基因缺失，24% 为内含子的剪接突变，10% 为 I172N，8% 为 V281L，8% 为 Ex6 聚集和 6% 为 A318X。21-OHD 临床常可分为 3 种类型：失盐型（sat wasting, SW）、单纯男性化型（simple virilizing, SV）和非经典的迟发型（nonclassical late-onset, NC）。CYP21B 不同等位基失因突变与 CAH 临床表型存在一定关联。根据酶活性表达水平，可将 CYP21 突变分为三类：①缺失和无义突变：可使酶活性完全丧失，大多数情况下与 SW 型有关；② I172N：酶活性保持 1% ~ 2% 的正常活性，多与 SV 表型有关；③ V281L 和 P30L：酶活性保持 20% ~ 60% 的活性，肾上腺皮质激素合成可维持生理所需，不足以引起失盐表现，临床表现为非经典型 21α 羟化酶缺乏症，大部分与 NC 型相关。但值得注意的是，尽管 CYP21B 缺陷的基因型与临床表型相关，但目前对临床各型的判断标准仍采用生化指标。表型与基因型的变异程度与剪接突变的程度有关。只要有少量的 mRNA 是正常剪接的，仅保存 1% 或 2% 的正常活性的酶就能将患者的表型从 SW 型变为 SV 型（Prank et al., 2005; Concolino et al., 2006）。

2. 短链脱氢酶超基因家族

短链脱氢酶超基因家族中有两个基因与 CAH 相关，即 3β- 羟类固醇脱氢酶（3β-HSD）基因和 17β- 羟类固醇脱氢酶（17β-HSD）基因。

（1）3β- 羟类固醇脱氢酶（3β-HSD）基因

3β-HSD 是一种微粒体酶，参与肾上腺皮质类固醇激素的合成。人体内主要存在两种 3β-HSD 同工酶，即 3β-HSD1（胎盘型）和 3β-HSD2（肾上腺型）。编码人体 3β-HSD1 和 3β-HSD2 的基因均位于第 1 号染色体短臂区带（1p13.1），各由 4 个外显子和 3 个内含子组成，基因全长约 7.8 kb，mRNA 长度约 1.7 kb，其中 Ex1 和部分 Ex2 为非编码蛋白质序列，3β-HSD 基因 5' 端上游区包含一些转录因子结合位点，与基因表达调控密切相关，并受下丘脑-垂体-肾上腺轴调节。3β-HSD1 由 372 个氨基酸残基组成，3β-HSD2 由 371 个氨基酸残基组成，相对分子质量均为 42216，两同工酶之间序列同源性高达 90% 以上，同属短链脱氢酶超家族成员之一。3β-HSD 具有双向催化活性，即有脱氢和还原的双重作用（3β-HSD/KSI），能将孕烯醇酮脱氢氧化为孕酮，完成 3β-羟类固醇脱氢过程，同时又进行 B 环（Δ5-类固醇）到 A 环（Δ4-类固醇）的双键转移过程。3β-HSD1 主要表达于胎盘和皮肤组织，3β-HSD2 则主要表达于肾上腺和性腺，在不同组织 3β-HSD 同工酶的催化效应明显不同。

3β-HSD2 基因的遗传突变是部分 CAH 患者的分子病理基础。目前所报道的基因缺陷类型主要包括移码突变、无义突变和错义突变，基因突变与临床表型之间存在一定联系（Abdel-Rahman et al., 2017; Alamdar et al., 2017; Mishra et al., 2017）。

（2）17β-羟类固醇脱氢酶（17β-HSD）基因：17β-HSD 包括一系列同工酶，如 17β-HSD1、17β-HSD2、17β-HSD3 和 17β-HSD4 等，主要催化雄烯二酮与睾酮、雌酮与雌二醇之间的相互转化。它们相应的基因分别为 17β-HSDB1、17β-HSDB2、17β-HSDB3、17β-HSDB4。其中 17β-HSDB1、17β-HSDB2、17β-HSDB3 与 CAH 有关（Fouad et al., 2015; Wang et al., 2015; Kaupert et al., 2016; Ijiri et al., 2017）。

1）17β-HSDB1：该基因定位于第 17 号染色体长臂（17q12～q21），基因全长 1.3 kb，由 6 个外显子组成。17β-HSDB1 在性腺和胎盘均呈现高表达。基因编码 327 个氨基酸残基组成的 17β-HSD1，其相对分子量为 34 853，主要生物学作用是催化雌酮转化为雌二醇。17β-HSDB1 基因具有两种突变效应，即激活性突变和灭活性突变，如 Ser12Lys 和 Leu36Asp 分别可增加 17β-HSD1 酶活性 20 倍和 220 倍；而 Ser142Gly、His221Ala 和 Glu282Ala 则降低 17β-HSD1 的氧化活性与雌酮的亲和力。

2）17β-HSDB2：该基因定位于第 16 号染色体长臂（16q24.1～q24.2），基因全长 1.4 kb。在胎盘呈高表达，编码由 387 个氨基酸残基组成的 17β-HSD2，其蛋白质相对分子量为 42782。17β-HSD2 存在于内质网膜，可催化雄烯二酮与睾酮激素、雌二醇与雌激素间的相互转化，调节细胞雌二醇水平，在胎盘高表达。17β-HSD2 氧化活性高于 3β-HSD，但在严重典型的 3β-HSD 缺乏患者可测得 17β-HSD2 表达。

3）17β-HSDB3：该基因定位于第 9 号染色体长臂区带（9q22），基因全长约 65 kb，包括 11 个外显子。编码产生 17β-HSD3，与其他同工酶享有 23% 序列相同性。17β-HSDB3 主要表达于睾丸和肾上腺，缺乏引起常染色体隐性遗传男性假两性畸形。迄今发现的基因突变约 20 个，主要为错义突变、剪接改变和小片段缺失等。

3．其他 StAR 基因的结构与功能

（1）类固醇激素急性调节蛋白缺陷症：简称 StAR 缺陷症，是 CAH 中最为严重及罕见的一种类型，临床亦称为胆固醇碳链酶缺乏症。其主要由于 StAR 基因缺陷所致，为常染色体隐性遗传。StAR 基因位于人第 8 号染色体短臂（8p11.2），基因全长 8 kb，包含 7 外显子和 6 内含子，mRNA 约 1.6 kb，基因编码线粒体磷酸化蛋白，该蛋白质主要功能是将胆固醇从胞质内转运至线粒体膜内，在 P450scc 酶的作用下使胆固醇大量合成孕烯醇酮，调节人体胆固醇物质应答应激反应。

（2）基因突变与疾病：已知人体肾上腺、性腺、胎盘及脑组织均含有类固醇激素合成细胞，合成及分泌具有重要生物学功能的类固醇激素，其合成速率的主要调控环节在于胞内胆固醇向线粒体内的转移过程，后者主要由StAR催化完成。StAR基因突变可致类脂性肾上腺皮质增生症（类脂性CAH）。目前已发现40余种StAR基因突变，大多位于外显子区域，有碱基缺失、插入、置换等类型，以提前终止的无义突变及阅读框架移码的错义突变为主，突变蛋白质结构异常及功能缺陷；内含子突变较少见，仅见内含子1和4突变报道。突变位点多见于蛋白质的羧基端，其中Gln258End多见于日本及韩国（Waterman, 1995; Hodish et al., 2009）。

二、病理改变及临床表现

（一）21-羟化酶缺陷症（21-OHD）

CYP21缺陷症是CAH的最常见类型，经典型（classical type）CYP21缺陷症的发病率约为1.1/100 000，相应的杂合子发生率为1.64%，基因频率为0.0082。非经典型（non-classical type）CYP21缺陷症的发病率远较经典型CYP21缺陷症高，如意大利人的发病率为33%，杂合子发生率为1.1%，基因频率为0.058；美国纽约居民的发病率为1‰，杂合子发生率为1.67%，基因频率为0.100。我国台湾CYP21缺陷症发病率为3.5/100 000，杂合子发生率为1.2%，基因频率为0.100。CYP21缺陷症是由于CYP21基因突变致CYP21功能缺陷所致（Liu et al., 2017）。

1．病理变化

由于CYP21B基因缺陷可导致肾上腺皮质21-羟化酶活性降低或丧失，使孕酮（P）和17-羟孕酮（17-OHP）不能被转化为DOC和11-去氧皮质醇（S），造成皮质醇（F）和醛固酮（Aldo）合成减少，皮质醇减少可反馈调节垂体ACTH分泌增加，后者刺激肾上腺皮质增生，产生过量的孕酮和17-羟孕酮，经17α-OH/17,20-裂解酶转入雄激素合成途径，使肾上腺雄激素分泌增加。由此可见，本病的主要改变为皮质醇合成减少及雄激素合成增加，造成肾上腺雄激素前体物质（17-OHP、P、DHEA）及其代谢产物（如21-脱氧皮质醇）分泌增加。若CYP21完全缺乏，则皮质醇分泌绝对不足；若缺陷不完全，则可通过ACTH分泌增加代偿性使皮质醇的分泌达正常，促使肾上腺皮质增生，且在应激时出现缺乏症状。

2．临床表现

主要表现为皮质醇合成分泌不足、失盐及雄激素分泌过多。临床上将CYP21缺陷分为3种类型，即单纯男性化型、失盐型和迟发型。前两者又称为经典型，多为21-羟化酶完全缺乏，临床多见失盐及男性化表现；而后者称为非经典型（non-classical, NC），多为21-羟化酶不完全性缺乏，可通过ACTH分泌增加，代偿性地促使皮质醇分泌近似正常人水平，故无临床表现，仅在应激状态时出现临床症状（Rodriguez et al., 2017）。

17-羟孕酮是诊断21-羟化酶缺陷症的最主要指标，一般建议用质谱法测定。在一般情况下，血浆17-羟孕酮、DHEAS、雄烯二酮和孕酮增高。实验室检查17-羟孕酮基础值或ACTH兴奋后均增高，尿17-KS或17-羟孕酮的测定也有助于诊断。但17-羟化酶缺陷和11β-羟化酶缺陷患者的17-羟孕酮与雄烯二酮可正常或轻度升高，此时需要测定孕酮与去氧皮质酮才能做出诊断。随着年龄增长，雄激素过多症状和体征逐渐明显而较易被诊断。

各型的临床特点如下（Bachelot et al., 2017; Rodriguez et al., 2017）（图7-1-2）：

（1）单纯男性化型（simple virilizing, SV）：本型约占经典型CYP21缺乏症患者总数的25%，是21-羟化酶不完全缺乏所致（酶活

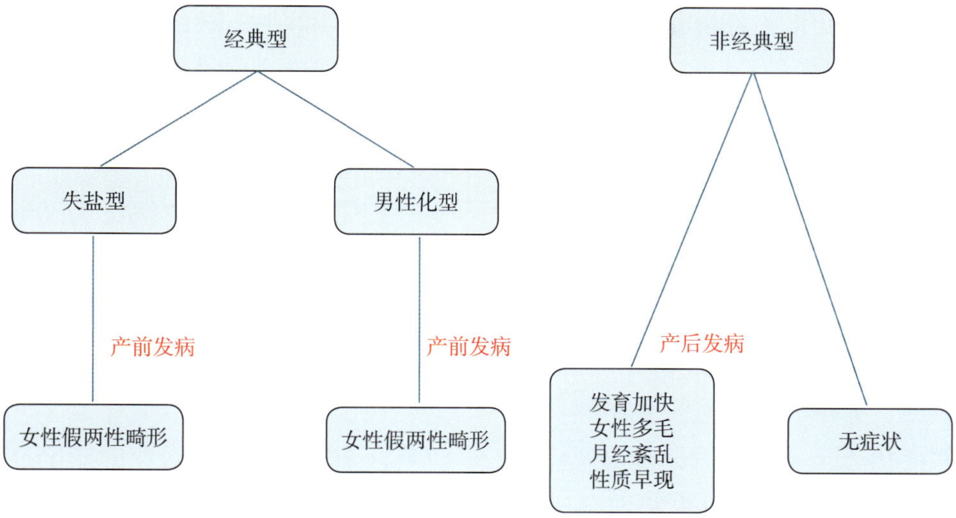

图 7-1-2 21-羟化酶缺陷症的临床分型

性为正常的 1%～11%）。虽然存在生化和生理意义上的皮质醇缺乏，但临床上没有皮质醇缺乏的典型症状，而仅代之以女性男性化；但如果在胎儿期起病，出生后可轻度表现为皮质醇缺乏症，女性新生儿外生殖器男性化明显。由于醛固酮的合成基本不受影响，加上肾的保钠功能良好，故无失盐表现，但可出现轻度血浆 PRA 增高。主要表现为雄激素增高的相应症状和体征。

外生殖器的分化过程对雄激素非常敏感，胚胎期生成的大量睾酮可使女性胎儿男性化，生殖结节和阴蒂肥大，严重时与正常男性的阴茎难以区分；阴唇阴囊皱襞可部分或完全融合。如男性化程度较轻，阴唇阴囊皱襞未融合，尿道和阴道分别开口；如有部分融合，则尿道口和阴道口前移，均开口于泌尿生殖窦中；如完全融合，则形成阴囊样结构，酷似男性尿道下裂，甚至尿道可以完全通过增大的阴蒂，开口在龟头样结构的顶部，与正常男性的阴茎结构极为相似。由于这些女性患者的外生殖器很难与男性隐睾区分，有时被误当作男性抚养。尽管女性生殖器发育有不同程度的畸形，但性腺和内生殖器发育正常，无睾丸，故称为性发育障碍（disorders of sex development, DSD），即 XX-DSD（女性假两性畸形）。予适当的糖皮质激素替代治疗和外生殖器修复术后可生育。

对患病胎儿进行产前治疗可以阻止外生殖器男性化，避免产后手术治疗。产前诊断可在怀孕后立即或妊娠早期（即最初 3 个月）进行。准确的 CAH 产前预测要求正确的基因分型（包括父母）和正确的临床表型估计。在妊娠早期，孕 9 周或以后的绒毛膜活检采样（chorionic villus biopsy sampling，CVS）安全有效，但此时已经错过最佳治疗时机。妊娠中期（即妊娠 4～6 个月）诊断以怀孕第 14 周或以后行羊膜腔穿刺术较安全。CAH 产前诊断方法可按美国儿科遗传学委员会的指南进行，主要进行 3 种检测：① CVS 或取胎儿细胞培养进行 HLA 分型；②胎儿细胞 DNA 提取后进行 CYP21B 基因分析；③羊水 17- 羟孕酮和雄筛二酮测定。同时进行 OGTT 监测怀孕母亲是否发生类固醇性糖尿病。CAH 的新生儿筛选应在出生后 2～4 天进行，可取足跟血斑（滤纸过滤）测定 17α- 羟孕酮（17α-hydroxyprogesterone, 17-OHP），但早产儿的血 17-OHP 可升高，应注意鉴别。

该型患者在生长发育的各个时期有不同的临床表现，具体表现为：

1）婴幼儿期：严重的女性男性化在出生后常被误认为是男婴。男性患儿在出生时外生殖器一般无异常，少数阴茎稍大，内生殖器发育正常。男性患者和非失盐型患者的女性男性化不易引起注意，常因出现阴茎和阴蒂肥大、生长过快及性毛早现等男性假性性早熟（但睾丸很小）才被诊断。男孩表现为假性性早熟。出生时多无任何症状，至6月龄后逐步出现体格生长加速和性早熟，4～5岁时更趋明显，表现为阴茎、阴囊增大及色素沉着，但无外生殖器畸形，可出现阴毛、腋毛以及变声、痤疮和皮肤色较深等，还可出现生长速率加快且肌肉发达，骨龄提前，但成年身高仍明显落后，智能发育正常。由于患者的雄激素增高并非是垂体促性腺激素（gonadotropin，Gn）增加所致，因而机体可反馈性地抑制Gn分泌，造成患者睾丸并无增大，此与真性性早熟不同，后者睾丸呈明显发育增大。女孩出生时即可出现不同程度的外生殖器男性化畸形体征：阴蒂肥大、不同程度的阴唇融合而类似男孩尿道下裂样改变，使外观类似男性外生殖器，但不能触及睾丸，故易致性别错判，是临床女性假两性畸形（female pseudohermaphroditism, FPH）最常见的原因。患者其他体格发育亦可类似男孩，但B超子宫卵巢发育正常，染色体核型为46，XX。值得注意的是，该类型患者在围青春期或更早时期即由假性性早熟演变为真性性早熟（central precocious puberty, CPP）。

2）儿童期：患儿在儿童期生长加速，肌肉较发达，骨骼成熟加速，骨龄超前，骨骺提前融合，但最终身高却不及正常成人。如未用糖皮质激素治疗，一般不出现正常青春期发育。女性患者月经稀发、不规则或闭经，多数患者不育，肌肉亦较发达，嗓音变粗，可出现痤疮、喉结、多毛甚至胡须，阴毛和腋毛提早出现。男性患者通常存在小睾丸和生精障碍而致不育，少数患者的睾丸发育和生育能力正常。

3）青春期前及青春期：在青春期前及青春期，垂体促性腺激素对GnRH的反应可正常。据报道，经治疗的经典型女性患者60%有生育能力，失盐型女性患者一般生育力下降。此外，由于ACTH过度分泌，患者可有皮肤色素沉着。非经典型21-羟化酶缺陷症患者的生育能力轻度降低。

4）成年期：因为卵巢或睾丸发育障碍，未经治疗的男性和女性均无生育功能。成年期女性的性腺从假性两性畸形和假性性早熟转向闭经、卵巢发育不全和男性化，乳腺萎缩伴骨盆狭窄。成年期男性的性腺功能减退，由于高雄激素长期抑制黄体生成素（LH）和卵泡刺激素（FSH）的分泌，睾丸不能发育成熟，表现为阴茎正常或增大而睾丸细小、坚硬，前列腺发育不良。如果睾丸亦增大，应警惕睾丸肾上腺组织残余肿瘤（testicular adrenal rest tumor, ART）或睾丸肿瘤可能，两者的鉴别是在使用糖皮质激素后，随着肾上腺的退缩，睾丸亦缩小能证明为残留肾上腺组织；否则为睾丸肿瘤。因为有肾上腺雄激素的作用，故男性第二性征存在，有时甚至表现为毛发增多，但患者的身材矮小，多伴有中心性肥胖、高血压、胰岛素抵抗甚至2型糖尿病等代谢综合征的表现，但血清尿酸和同型半胱氨酸不高。

如果能早期接受治疗，非经典型21-羟化酶缺陷症患者的生育能力可基本正常或轻度下降。但是严重失盐型患者即使早期治疗，其生育能力亦难以维持正常。

（2）失盐型（salt wasting，SW）：本型是CYP21完全缺乏所致，约占经典型CYP21缺乏症患者总数的 75%。由于 21- 羟化酶的活性完全缺乏，导致皮质醇和醛固酮缺乏以及胎儿早期雄激素分泌过多。临床上除出现上述男性化表现外，还可因醛固酮严重缺乏及血浆肾素活性（PRA）增高导致低血钠、高血钾及代谢性酸中毒等失盐、低血糖症状，且男性化程度不与失盐症状出现与否关联。一般临床症状出现较早，可在出生后第一周内发病，出生后表现为皮质醇缺乏症群，如喂养困难、呕吐、腹泻、脱水、消瘦、体重不增、酸中毒、呼吸困难和发绀等，严重者可致血容量降低、血压下降、循环衰竭、休克及昏迷。常可因诊断延误（尤其是男孩）、治疗不及时而在出生 2 周内死亡。醛固酮缺乏可随年龄的增长而逐渐好转，肾保钠功能增强，血钠逐渐升高，但仍低于正常。未经治疗的失盐型 CYP21 缺陷症患者血清醛固酮低于正常（<50 ~ 250 ng/dl），伴血浆 PRA 增高。患者可表现为直立性低血压、低血糖症，可能与肾上腺髓质功能不全有关。

正常新生儿脐血 17- 羟孕酮为 60.4 pg/3 mm 斑（28 ~ 112 pg/3mm 斑），毛细血管血标本 17- 羟孕酮为 0 ~ 9.4 pg/3 mm 斑。出生后，17- 羟孕酮血浓度迅速下降，至 24 小时平均降至 30 ng/dl，故出生后 24 小时内采血会导致假阴性结果，而早产儿、低体重儿和有围生期并发症者的 17- 羟孕酮测定假阳性较高，可能是由于肝功能不成熟，17- 羟孕酮代谢清除率低所致。新生儿血清 17- 羟孕酮增高的诊治方案见。

成年男性 CAH 患者特别容易发生 ART 和男性不育症。ART 主要位于肾上腺附近或睾丸下降的胚胎途径中，如腹腔血管丛、阔韧带、精索、睾丸或卵巢（女性）及肾。未经治疗者，睾丸 ART 在高 ACTH 血症的刺激下，容易恶变。男性不育的主要原因有：①雄激素被过度芳香化，生成的过量雌激素抑制垂体黄体生成素（LH）分泌，临床表现为低促性腺激素性性腺功能减退症；②合并有胰岛素抵抗及代谢综合征；③睾丸体积缩小。值得注意的是，肾上腺肿瘤与 CAH 的关系密切，相互影响。因此，成年 CAH 患者特别容易发生肾上腺肿瘤，这种肿瘤的特点是经糖皮质激素补充治疗后可缩小。同样，患有肾上腺肿瘤者应注意排查 CAH。

（3）迟发型或非经典型（non-classic, NC）：在 CAH 中约占 1/3。该型是 CYP21 轻微缺乏所引致的一种变异型，一般 21- 羟化酶活性为正常人的 20% ~ 50%，故可迟发或症状轻微、表现各异，甚至早期无任何症状。非经典型 CAH（non-classic CAH）患者的 21- 羟化酶活性保存 20% ~ 50%，发病时间较晚（多见于年长儿童或青春期），因肾上腺过度增生代偿皮质醇不足，同时出现轻度的雄激素分泌过多。

出生时，女性患者的外生殖器正常；在童年期或成年期因轻度雄激素过多的症状和体征而被诊断。童年期可有性毛早现、痤疮、生长轻度加速和阴蒂轻度肥大；至青春期或成年期可有多毛症、囊性痤疮、月经紊乱和不育等（迟发型或非经典型），少数患者无雄激素过多症状（隐匿性非经典型）。男性患者可无症状或症状较轻，可出现青春期发育提前、性毛早现、痤疮和生长轻度加速，但成年后身材较矮，伴生精障碍和生育能力下降。在青春期前，非经典型的症状轻微，少数患者可有出生后阴蒂轻度增大及儿童期生长加速。在应激状态下，也不出现肾上腺功能不全的表现。性毛早现可作为重要的提示症状。青春期或成年女性的临床表现与其他原因引起的高雄激素血症如多囊卵巢综合征很相似，如多毛、痤疮、脂溢性皮炎、秃顶、多囊卵巢等。有的患者表现为月经紊乱或不育。与多囊卵巢综合征比较。两者在年龄、BMI、腰臀比、多毛评分及痤疮发生率等多项指标并无明显区别，但轻度 CYP21 缺陷症患者的症状随年龄增长而逐渐加重。部分患者无高雄激素血症表现，仅因家系调查或体检偶然发现。

部分患者（5%～20%）的性毛初现提前与迟发型先天性肾上腺皮质增生症（late-onset congenital adrenal hyperplasia，LO-CAH）相关，在以后发生 LO-CAH 的患者中，基础血 17-OHP、δ4- 雄烯二酮（androstenedione）和睾酮升高；如果 17-OHP 高于 2 ng/ml 即应诊断为 LO-CAH（敏感性 100%，特异性 99%），并行 ACTH 试验予以鉴别。此外，外周组织对胰岛素的敏感性下降而导致高胰岛素血症，其与慢性高雄激素血症相互加重，形成恶性循环。

轻度 CYP21 缺陷症女性患者若无多囊卵巢，糖皮质激素替代治疗可使 Δ4-A 和睾酮正常；若并发多囊卵巢，仅能部分抑制。婴儿期、青春期或成年期的轻度 CYP21 缺陷症患者血睾酮基础值和 ACTH 刺激后均正常。轻度 CYP21 缺陷症患者的 17α- 羟孕烯醇酮（Δ5-17P）、DHEA、DHEAS 基础值、尿孕三醇和 17-KS 均正常。女性轻度 CYP21 缺陷症或迟发型先天性肾上增生症与多囊卵巢综合征的临床表现可能混淆，但 PCOS 患者的月经初潮可正常，无假性性早熟表现，血浆 ACTH 和 17- 羟孕酮水平正常，且有卵巢多囊样改变（Nermoen et al., 2017）。

（二）11β- 羟化酶缺陷症（11β-hydroxylase deficiency, 11β-OHD）

亦称 CYP11B 缺陷症。其发病率大约为 1/10 000，为 CAH 中的较少见类型，一般占所有 CAH 病例的 5%～8%。在以色列则高达 20%，在普通白种人中，经典型 CYP11B 缺陷症的发病率大约为 1/10 万（活婴），相应的杂合子发生率约 0.6%，基因频率为 0.003。以色列的发病率高达 0.14%～0.20%（活婴），相应的杂合子发生率为 2.3%～2.8%，基因频率为 0.012～0.014。这些患者可追溯到北非起源的犹太人家系，特别是来自摩洛哥和突尼斯的犹太后裔，该人群内近亲婚配率高。非经典型 CYP11B 缺陷症的发病率目前尚不清楚，但估计与 CYP21 缺陷症的非经典型相似（Khattab et al., 2017）。

1. 病理生理

CYP11B1 和 CYP11B2 基因的编码产物均是线粒体细胞色素 P450 皮质酮甲基氧化酶（corticosterone methyl oxidase, CMO），一旦发生基因缺陷，11- 脱氧皮质醇和脱氧皮质酮（DOC）不能被进一步转化成皮质醇和皮质酮，皮质醇的合成减少，反馈调节使 ACTH 分泌增加，刺激肾上腺皮质的束状带增生，产生过量的皮质酮和皮质醇前体物质。这些前体物质一部分可经 17α- 羟化酶 /17, 20- 裂解酶转入肾上腺雄激素合成途径，使肾上腺雄激素（DHEA、Δ4A、T）合成增加。此外，DOC 是一种弱盐皮质类固醇，CYP11B 缺陷者血浆 DOC 水平升高，引起钠潴留和血容量增加，进而抑制 PRA，导致球状带醛固酮分泌减少。故 PRA 低下已被认为是 CYP11B 缺陷症的特征性改变。

2. 临床表现

高血压伴失盐是经典型 11β- 羟化酶缺陷症的突出表现。临床可分为经典型与非经典型。主要是由于 CYP11B1 基因缺陷所致。新生儿患者对盐皮质激素有一定的抵抗或不敏感，故可出现轻度的暂时性失盐症状。因经典型 CYP11B 缺乏者可导致 DOC 增加，使部分患儿出现高血钠、低血钾、碱中毒及高血容量，故有 2/3 患者出现高血压症状；又因皮质醇合成减少引起肾上腺雄激素水平增高，出现类似 CYP21 缺乏的高雄激素症状和体征。但一般女孩的男性化体征较之为轻，如仅有阴蒂肥大而无阴唇融合，男孩出生后外生殖器多正常，至儿童期才出现性早熟体征。非经典型临床表现差异较大，部分患儿至青春发育期可因多毛、痤疮和月经不规则而就诊，血压大多正常，男孩有时仅表现为生长加速和阴毛早现，临床较难与 CYP21 缺乏症的非经典型患者区别。

大约 2/3 的经典型 CYP11B 缺陷症患者有高血压。DOC 的 18- 羟和 19- 去甲代谢物是强作用的盐皮质激素，但在 CYP11B 缺陷症患者中并未观察到这两种代谢产物的持续性升高。少数患者在婴幼儿期可出现盐皮质激素缺乏的症状，如高钾血症、低钠血症和低血容量等。在某些病例中，这些症状可由于应用糖皮质激素治疗所引起，糖皮质激素治疗很快抑制了束状带 DOC 的过量分泌，而球状带的功能在治疗前已长时间被过量分泌的 DOC 所抑制，难以迅速恢复，因而不能通过迅速增加醛固酮的分泌来代偿 DOC 的突然减少，故出现失盐表现。经典型 CYP11B 缺陷症的女性男性化表现及其发生机制与 CYP21 缺陷症类似，但男性化的程度与盐皮质激素及高血压的程度无相关性。

非经典型（迟发型、轻型）CYP11B 缺陷症患者的血压往往正常，或仅有轻度升高，其他临床表现则与非经典型 CYP21 缺陷症相似。患者出生时外生殖器一般正常。女性患者可在青春期前后出现轻度阴蒂肥大，有些成年妇女可仅有多毛及月经稀发等表现。ACTH 兴奋试验示血 11- 去氧皮质醇和 DOC 明显升高。

CYP11B 缺陷症患者的血皮质醇降低而 CYP11B 前体物质增多，血 DOC 基础值和 ACTH 兴奋后增高，血液中肾上腺来源的雄激素基础值和尿四氢化合物代谢产物增多，雄激素分泌过多伴高血压要考虑 CYP11B 缺陷症的可能。CYP11B 缺陷症特异性激素诊断指标包括血浆 DOC、11- 去氧皮质醇基础值及 ACTH 兴奋反应，也可测定血 17- 羟孕酮、DHEA 种 Δ4-A 或 24 小时尿 17-OHCS、17-KS、孕三醇或 17- 生酮类固酮（KGS）。若在 ACTH 刺激下，上述激素明显升高，应考虑 CYP11B 缺陷症的诊断。大多数经典型 CYP11B 缺陷症患者的上述激素都明显升高，但有些患者可仅有某种或几种指标升高。

经典型患者血浆与尿四氢 -11- 去氧皮质醇增高。与 CYP21 缺陷症患者不同，CYP11B 缺陷症携带者 ACTH 兴奋试验后血浆 CYP11B 前体物质正常。测定羊水四氢 -11- 去氧皮质醇可于产前作出 CYP11B 缺陷症的诊断，如用等位基因特异性 PCR 对 CYP21B 基因突变进行筛选。对这种方法不能识别的基因突变，可用 CYP21B 基因精确测序来确定（Bulsari et al., 2017）。

（三）3β- 羟类固醇脱氢酶（3β-hydroxysteroid dehydrogenase, 3β-HSD）缺乏症

3β- 羟类固醇脱氢酶 / 异构酶（3β-hydroxysteroid dehydro-enase/Δ5-Δ4isomerase，3β-HSD）的作用是氧化和异构 Δ5-3β- 羟类固醇的前体，使其转变为 Δ4- 酮类固醇，这是形成所有活性类固醇激素物质的第一步。胎盘和周围组织表达 1 型 3β- 羟类固醇脱氢酶，而肾上腺、卵巢和睾丸主要表达 2 型 3β- 羟类固醇脱氢酶（基因 HSD3B2）。3β- 羟类固醇脱氢酶 / 异构酶缺陷引起的先天性肾上腺皮质增生症少见（10%），3β-HSD 缺陷症由 2 型 3β-HSD 基因突变所致。HSD3B2 突变引起的经典型 HSD 可以分为失盐型（salt-wasting form）和非失盐型（non-salt-wasting form）两种。经典失盐型 HSD 的男性患者表现为会阴尿道下裂（perineal hypospadias）或会阴阴囊尿道下裂（perineoscrotal hypospadias）。失盐型的症状严重而在出生后数周至数月内得到诊断，非失

盐型的症状较轻，可能长期得不到合适的治疗（Abdel-Rahman et al., 2017）。

1. 病理生理

在肾上腺和性腺中，3β-HSD 催化生物活性较弱的 Δ5- 类固醇合成生物活性较强的 Δ4- 类固醇的生化反应。3β-HSD 缺陷可使 Δ5- 孕烯醇酮不能转化为孕酮，17α- 羟孕烯醇酮不能转化为 17-OHP 及 Δ4- 雄烯二酮及孕酮，以致皮质醇、醛固酮及雄激素合成受阻，而脱氢异雄酮（DHEA）、Δ5- 雄烯二酮可大量增加，尿中 17-KS 排出量亦增加（Badrinarayanan et al., 2006）。

2. 临床表现

3β-HSD 临床可分为经典型与非经典型。经典型 3β-HSD 缺陷症由于 3β-HSD 的酶活性在肾上腺和性腺中均下降，故男性患者虽然肾上腺外的 3β-HSD 可使 DHEA 转化为活性较强的雄激素，但其男性化不完全为男性假两性畸形，可表现为出生时外生殖器难辨性别，有小阴茎、尿道下裂（通常为严重的会阴 - 阴囊型）以及阴唇阴囊皱襞部位融合，甚至可有泌尿生殖窦和盲端阴道，而睾丸常位于阴囊中。多数男性患者在青春期有男性乳腺发育，可能与 C-19 类固醇在外周转变为雌酮有关。在女性患者中，大量的 DHEA 在外周转化为活性较强的雄激素，引起阴蒂肥大或阴唇阴囊皱襞融合。多数 3β-HSD 缺陷症患者由于醛固酮分泌不足可有失盐表现，但其严重程度不能根据患者出生时的外生殖器异常程度来判断。非经典型 3β-HSD 缺陷症与非经典型 21- 羟化酶缺陷症相似，患者出生时无明显异常。女性患者则由于大量的 DHEA 在外周转化为活性较强的雄激素，因而出现女性假两性畸形，临床表现为不同程度男性化，即阴蒂肥大、甚至出现阴唇阴囊皱襞融合。值得注意的是疾病的严重程度不与外生殖器发育异常程度相关。非典型病例占 3β-HSD 的 10%～15%，类似于非经典型 CYP21 缺乏症，出生时往往无异常表现，至青春发育期前后女性可出现轻度雄激素增高体征，如女孩阴毛早现、多毛、痤疮、月经量少及多囊卵巢等，是多囊卵巢综合征的主要病因（约占 50%）。ACTH 兴奋试验有助于鉴别。在 ACTH 兴奋试验中，3β-HSD 缺陷症患者的血浆 17α- 羟孕烯醇酮、DHEA 和 24 小时尿中 17-KS 显著高于正常，17α- 长孕烯醇酮 /17α- 羟孕酮比值均大于正常均值的 2 个标准差，而且 17α- 羟孕烯醇酮和 DHEA 均显著高于非经典型 21- 羟化酶缺陷症的多毛妇女。女性患者因性分化正常，一般在青春期发育时才被诊断。基础血浆 Δ5-3β 羟类固醇（Δ5-3β-hydroxy steroids）如孕烯醇酮、17- 羟孕酮和去氢异雄酮升高，醛固酮和皮质醇降低。女性迟发型患者出现青春期发育提前，并伴有 DHEA-S 升高。目前已经有近 40 种 3β-HSD 的突变类型报道，一般根据临床表现、肾上腺影像检查和基因突变鉴定可以做出诊断。

3. 实验室诊断

为除外肾上腺或卵巢分泌类固醇的肿瘤，可进行 DXM 抑制试验。口服 DXM 0.5 mg，每 6 小时 1 次，连续服 3 天。除 DXM 抑制试验外，疑为卵巢肿瘤者还需同时做炔诺酮（norlutin）试验，口服炔诺酮 10 mg，每 8 小时 1 次，连续服用 3 天。在这两种试验中，所有的肾上腺和卵巢激素均应被抑制。如果病情进展迅速，且类固醇不能被 DXM 或被 DXM 与炔诺酮联合试验抑制，则应高度怀疑肾上腺或卵巢肿瘤可进行肾上腺及卵巢 CT、MRI 和 PET 等影像学检查以明确诊断。由于外周 3β-HSD 的存在，有时可使得 3β-HSD 缺陷症的诊断变得很复杂。例如，3β-HSD 缺陷症患者的血浆 17- 羟孕酮应该是低的，但有些 3β-HSD 缺陷症患者的血浆 17- 羟孕酮却显著升高，与经典型 21- 羟化酶缺陷症极其相似，这是由于Ⅰ型基因编码的肾上腺外的Ⅰ型 3β-HSD 使高水平 17α- 羟孕烯醇酮在外周转化为 17- 羟孕酮所致，但 3β-HSD 缺陷症患者的 17α- 羟孕烯醇酮 /17- 羟孕酮比值总是增高的。在新生儿期后，17α- 羟孕烯醇酮 /17- 羟孕酮比升高为诊断的有力依据（Nermoen et al., 2017）。

（四）17α- 羟化酶缺陷症（17α-hydroxylase deficiency, 17α-OHD）

亦称 CYP17A 缺陷症，临床较为少见。17α- 羟化酶（17α-hydroxylase，P450c17）具有两种完全不同的生物活性，即 17α- 羟化酶活性和裂链酶（17，20-17，20-lyase）活性，两种酶活性不足引起皮质醇和性腺类固醇缺乏（Nermoen et al., 2017）。

1．病理生理

本病是由 CYP17A 基因突变所致，极少见，属常染色体隐性遗传性疾病，由编码该酶的 CYP17 基因突变而引起。CYP17 在肾上腺和性腺中均参与类固醇激素的生物合成。编码 CYP17 的基因为单拷贝基因，位于第 10 号染色体长臂（10q24～25），有 8 个外显子和 7 个内含子，长约 13kb。目前已发现 CYP17 的 15 种基因突变类型。CYP17A 基因突变致 CYP17A 功能缺陷，引起肾上腺皮质醇合成不足，从而使垂体分泌 ACTH 增多，进而导致盐皮质激素特别是皮质酮和 11- 去氧皮质酮（11-DOC）合成增加（可为正常的 30～60 倍）。但该症患者一般没有肾上腺皮质功能减退的表现，因为该酶缺陷时皮质酮分泌大量增加，而皮质酮本身具有一定程度的糖皮质激素活性（Nermoen et al., 2017）。

2．临床表现

由于皮质醇和性激素合成受阻，而 DOC 和皮质酮分泌增多，导致临床主要表现为高血压、低血钾、碱中毒及性发育缺陷，并有轻度肾上腺皮质功能不足症状，但无生命危险。本病患者因雄激素和雌激素合成障碍，典型临床表现为女性以及外表为女性的患者有第二性征不发育、原发闭经和低肾素性高血压的表现，男性患者多表现为假两性畸形，外生殖器为幼稚女性型，有盲端阴道，而内生殖器为男性型，睾丸小且发育不良，可位于腹腔内、腹股沟区或阴唇阴囊皱襞中，显微镜下可见睾丸间质细胞（Leydig cell）增生。少数表现为外生殖器性别难辨、小阴茎、尿道下裂或乳腺发育。女性患者出生时正常，出生后则表现为第二性征不发育和原发性闭经。男、女患者几乎均无阴毛和腋毛生长。青春期后，血 FSH 和 LH 均明显升高。由于骨龄落后，骨骺融合延迟，患者在达成人年龄后身高仍可持续而缓慢生长。

实验室检查 24 小时尿 17-KS 和 17-OHCS 排泄量极少，而且在 ACTH 兴奋下亦无升高。血浆孕烯醇酮、孕酮、DOC、皮质酮及其 18-羟产物升高，ACTH 兴奋试验呈现过强反应，但可被糖皮质激素抑制。血浆 PRA 和醛固酮极低，可伴低血钾和碱中毒。经糖皮质激素治疗后，随着 DOC 的下降，PRA 和醛固酮可回升至正常。18- 羟皮质酮 / 醛固酮比值增高具有较大的诊断意义。ACTH 兴奋试验还可用来初步识别 17α-OH 缺陷症家系中的纯合子、杂合子和正常人。

（五）StAR 缺陷症

StAR 缺陷症为 CAH 中最严重的一种类型，旧称胆固醇碳链酶缺陷症（cholesterol desmolase deficiency），极为罕见，为常染色体隐性遗传性疾病。StAR 缺陷可致所有类型的 C-21、C-19 及 C-18 类固醇激素包括盐皮质激素、糖皮质激素和性激素的合成均受阻。其特征性病理改变为明显增生的肾上腺呈脂肪样外观，这是由于肾上腺皮质细胞中胆固醇和胆固醇酯大量堆积所致，因此该诊断也称为类脂性肾上腺皮质增生症。但睾丸的间质细胞中却无胆固醇的堆积，其原因未明。

StAR 缺陷症出生时无异常，因为母体的肾上腺类固醇激素可以通过胎盘来满足胎儿对糖皮质激素的需要。出生的第 2 周左右临床表现变得明显，可有严重失盐、拒奶、昏睡、呕吐、腹泻、脱水、体重下降、低血压、高尿钠、低钠血症、高钾血症和代谢性酸中毒等表现。此外，还可有 Addison 病样色素沉着，极易感染。B 超、CT 或 MRI 可见肾上腺明显增大，肾因受压而向下移位。临床上主要需要与可引起失盐表现的其他 CAH 类型如失盐型 CYP21 缺陷症和 3β-HSD 缺陷症、先天性肾上腺发育不全等鉴别。所有的患者出生时均表现为正常女性外生殖器，出生后均有性激素缺乏的表现。女性的第二性征不发育，男性多表现为完全性假两性畸形，外生殖器似幼女型，有盲端阴道，无子宫，有发育不良的睾丸（可位于腹腔、腹股沟区或“阴唇”中）。血和尿不能测到任何肾上腺类固醇激素，即使用大剂量 ACTH 或 HCG 兴奋也如此。血 ACTH 基础值和 PRA 极高，应用大量糖皮质激素后能降到正常。青春期后，血 FSH、LH 可明显升高。实验室检查可见血浆 ACTH、PRA 增高，血、尿皮质醇，尿 17-OHCS，17-KS 降低等。

（六）P450scc 缺乏症

P450scc 缺乏症过去亦称胆固醇碳链酶缺陷，临床病例报道极少见。

1. 病理生理

本病的分子病理是由于 CYP11A 基因杂合型突变所致。已知 P450scc 是一种限速慢反应酶，当 CYP11A 基因突变导致相关酶缺陷或活性不足时，仍有低量类固醇激素合成反应。但由于合成量缺乏，致使反馈性触发 ACTH 及促性腺激素对肾上腺和性腺的刺激增加，使低密度脂蛋白及胆固醇摄入增加、潴留而最终造成细胞死亡，故也与类脂性 CAH 相关。其主要病理生理变化类似 StAR 缺乏症。P450scc 缺乏与 StAR 缺乏的主要差异在于 P450scc 缺乏早期仍可进行少许类固醇激素的合成反应，而且从 CYP11A 基因突变损害类固醇激素合成（第一击）逐步进展至由于细胞死亡而丧失合成类固醇激素能力（第二击）是一较缓慢的渐进过程，即所谓“双击机制”，故临床症状出现可相对较迟。

2. 临床表现

P450scc 缺乏症的临床表现与 StAR 缺乏症高度相似，但肾上腺功能不足表现相对较迟，早期症状也较轻。出生时可伴有腹股沟疝，男孩男性化不足，外生殖器幼稚，可似阴蒂肥大而无阴唇融合。生化检测血浆 ACTH 明显增高，皮质醇（F）降低，血浆 PRA 增高，而醛固酮水平低下；ACTH 兴奋刺激后血 F 无反应等（Kim et al., 2008）。

（七）17β- 羟类固醇脱氢酶 3（17β-HSD3）缺陷症

1. 病理生理

为一种单基因遗传病，常染色体隐性遗传。17β-HSD3 缺陷主要影响肾上腺和性腺的性激素合成，可造成 Δ5A、睾酮及雌二醇合成障碍，而 DHEA 及 Δ4A 水平正常或急剧增加，肾上腺盐、糖皮质激素合成均正常。

2. 临床表现

本病临床极为少见。主要表现为性腺发育异常，如男孩多见假两性畸形，外生殖器似女性，而男性内生殖器发育可完好，也可发育不全，成年后男性化不足，肌肉亦不发达；女孩则缺乏相应临床症状（Inacio et al., 2011; Latif et al., 2011)。

(八) 醛固酮合酶缺陷症

醛固酮合酶缺陷症是罕见的常染色体隐性遗传病，分为Ⅰ型和Ⅱ型两种。皮质酮甲基氧化酶 (corticosterone nethyloxxidase, CMO) 现称为醛固酮合酶 (aldosterone synthase)，Ⅰ型即 18- 羟化酶缺陷，不能使皮质酮羟化为 18- 羟皮质酮，造成 18- 羟皮质酮及醛固酮合成障碍；Ⅱ型缺陷使 18- 羟皮质酮不能转变为醛固酮，导致选择性醛固酮缺乏症。在少数病例中，发现有 CYP11B2 基因突变，使酶的活性下降或被破坏。一些患者的 CYP11B2 基因突变在 1 号外显子 (5 个核苷酸缺失)，导致编码框架的移位和终止密码子提前，因此，产生无功能的 CYP11B2 (P450c11Aldo)；另外一些患者为点突变 (R384P)。在 CYP11B2 中，精氨酸具高度保守性，因此推测其对酶活性的维持非常重要 (Mackenzie et al., 2017)。血皮质酮、18- 羟皮质酮和醛固酮是醛固酮合酶缺陷症的诊断指标。婴幼儿发病者的病情往往较重，可有严重失水、低钠血症、呕吐及代谢性酸中毒，血浆 PRA 升高，血和尿醛固酮降低，伴生长发育迟缓，严重者难以存活，但高钾血症可以不明显。年长的儿童、青少年及成人虽有上述激素水平的变化，但其临床症状随年龄增长而减轻。诊断依据是血浆皮质酮增高而 18- 羟皮质酮和醛固酮减少，血浆 18- 羟皮质酮与醛固酮比值小于 10 (Ⅰ型)；或血浆 18- 羟皮质酮增多而醛固酮降低，18- 羟皮质酮与醛固酮之比大于 100 (Ⅱ型)。结合失水、低钠血症和高血钾等盐耗损的临床表现可进行诊断，并可利用基因诊断技术检测遗传缺陷，而根据血 18- 羟皮质酮的高低可对Ⅰ型和Ⅱ型进行鉴别诊断 (Nermoen et al., 2017)。

盐皮质激素替代是醛固酮合酶缺陷症的有效治疗方法，婴幼儿须用盐皮质激素 (9α- 氟氢可的松) 治疗。大多数成人可无临床症状而不需治疗 (Gu et al., 2016)。

(九) X 性连锁肾上腺脑白质营养不良症

X 性连锁肾上腺脑白质营养不良症 (Xlinked adrenoleukodystrophy, X-ALD) 是 X-ALD 基因突变所致的 X- 性连隐性遗传性疾病，亦称为肾上腺脑白质营养不良症 (adrenoleukodystrophy) 属，发病率约为 1/20 000。

根据临床表型、发病年龄和受累器官分类。一般可分为以下 5 种类型：

1. 儿童脑型 (childhood cerebral)

最严重，2 ~ 10 岁前正常，常以肾上腺功能不全起病，逐渐进展为神经系统功能紊乱。

2. 青春期 / 成人脑型 (adolescent and adult cerebral)

常于 11 ~ 21 岁起病，临床表现与儿童脑型相似，但常误诊为精神分裂症或其他精神疾病。

3. 肾上腺髓神经病 (adrenomyeloneuropathy)

其中单纯髓神经病占 20% ~ 23%，脑型髓神经病占 20% ~ 23%。18 岁后发病，主要累及脊索，表现为缓慢进展性躯体僵硬和无力，2/3 患者伴有肾上腺皮质功能不全，常误诊为多发性硬化症和家族性痉挛性下肢轻瘫。

4. Addison 型和无症状型

多 2 岁以后发病，40 岁以上者罕见，X-ALD 中有 10% ~ 20% 的患者表现为肾上腺皮质功能不全而无神经系统受累症状。

5. 女性致病基因携带型 (phenotypes in female carriers)

一半患者在 50 岁以上发病，半数女性患者为杂合子携带者，症状与 AMN 相似，伴下肢瘫痪者常误诊为多发性硬化症，脑和肾上腺受损者少见。

由于过氧化酶体的膜转运蛋白基因（X-ALD 基因）突变，极长链脂肪酸（VLCFA，C24 以上）不能被过氧化酶体氧化，堆积在中枢及周围神经系统、肾上腺、睾丸以及血液中，导致神经系统脱髓鞘和肾上腺皮质功能不全，可发生盐皮质激素缺乏，包括低血钠、低血容量、高血钾等。发病年龄大多在 4～8 岁，出现记忆力差，听觉、言语及视觉障碍，也可伴有肾上腺功能不全。成年男性发病多在 20 岁到中年之间，可出现进行性四肢僵硬及下肢无力，伴不同程度的大脑受累症状和肾上腺皮质功能不全。

本病目前尚无特效治疗方法。儿童预后不良。限制外源性极长链脂肪酸的摄入，采用油酸（oleic acids）和顺芥子酸（erucic acids）的饮食疗法，可使血浆极长链脂肪酸下降到接近正常。出现肾上腺皮质功能减退或性功能减退者需采用皮质醇和（或）盐皮质激素及性激素替代治疗。骨髓移植和（或）油酸甘油酯治疗能使有较轻神经系统症状的患者病情缓解。

三、实验室检查

（一）生化检测

尿液检测包括 17- 羟皮质类固醇（17-OHCS）、17- 酮类固醇（17-KS）和孕三醇；血液包括钠（Na）、钾（K）、血浆肾素活性（PRA）、醛固酮（Aldo）、17- 羟孕酮（17-OHP）、脱氢异雄酮（DHEA）、雄烯二酮、脱氧皮质酮（DOC）、孕酮及睾酮。

（二）ACTH 兴奋试验

ACTH 可兴奋肾上腺皮质束状带分泌皮质醇，利用外源性 ACTH 兴奋肾上腺皮质可以评价肾上腺功能，可用血浆皮质醇、尿 17-OHCS、尿 17-KS 作为观察指标。

静脉注射 ACTH（新生儿给予 0.1 mg，<2 岁给予 0.15 mg，2 岁给予 0.25 mg），注射前和注射后 30 min、60 min 分别测血皮质醇、尿 17-OHCS 及 17-KS。

CAH 患儿一般 17-OHCS 无反应或反应低于正常，17-KS 反应高于正常。

试验过程中少数患者会发生过敏反应：在肾上腺皮质功能减退时，可发生肾上腺皮质危象，可口服小剂量地塞米松预防（0.75～1 mg），且不会影响尿 17-OHCS 测定结果（Nermoen et al., 2017）。

（三）基因分析

1．直接聚合酶链反应（PCR）可直接检测相关基因缺失。

2．聚合酶链反应 - 寡核苷酸杂交（PCR-ASO）是将 PCR 扩增产物与特异性寡核苷酸探针（野生型和突变型）杂交，并根据杂交条带的特异性鉴别相关基因突变性质。

3．聚合酶链反应 - 限制性内切酶片段长度多态性（PCR-RFLP）是利用基因点突变可造成限制性内切酶的酶切位点改变（产生或消失酶切位点），将 PCR 扩增产物进行相应酶解反应，从中判断是否存在相应的基因突变。

四、诊断和鉴别诊断

本病患者应争取早期诊断和及时治疗。新生儿期失盐型患儿应与幽门狭窄、食管闭锁等症相鉴别；儿童期患儿应与性早熟、真两性畸形、肾上腺肿瘤、性腺肿瘤等相鉴别（Bonfig et al., 2017; Bizzarri et al., 2017; Khattab et al., 2017; Kim et al., 2017; Nermoen et al., 2017; Rodriguez et al., 2017）。

（一）先天性肾上腺皮质增生症各类型间的鉴别

可根据临床表现和辅助检查鉴别 CAH 及其亚型（表 7-1-1）。

1. 确定双侧肾上腺皮质增生的病因

引起双侧肾上腺肿大的疾病有：① CAH；②非 CRH/ACTH 依赖性肾上腺大结节增生所致的库欣综合征；③ X 性连锁先天性肾上腺发育不良（AHC），多数无双侧肾上腺肿大，少数因 ACTH 刺激而使双侧肾上腺皮质增生；④双侧多发性肿瘤（以转移癌可能性大，原发性肾上腺双侧多发性肿瘤罕见）；⑤特殊感染（如结核或 AIDS）。先天性肾上腺皮质增生的原因是 ACTH 过度分泌，所以如果血清 ACTH 正常或降低即可排除。

2. 鉴别 CAH 类型

因为临床上以 CYP21 缺陷症最常见（90% 以上），如果患者的双侧肾上腺皮质增生且有高血压，血清 17-OHP 明显升高，那么基本上可确定为 CYP21 缺陷症。如果非经典型 CYP21 的缺陷症皮质醇和 ACTH 正常，就不会出现显著肾上腺皮质增生和高 DHEA/DHEAS 分泌现象，因此肾上腺雄激素大量分泌提示 CYP21 缺陷症且存在皮质醇的代偿不全，患者至少在急性应激时出现相对性皮质醇不足表现。

3. 确定 CYP21 缺陷症亚型

根据各类型 CAH 的临床表现和实验室检查可鉴别 CYP21 缺陷症的 3 种亚型。17- 羟孕酮是诊断 21- 羟化酶缺陷症的最主要指标，一般建议用质谱法测定。在一般情况下，21- 羟化酶缺陷症可用 17- 羟孕酮和雄烯二酮及皮质醇测定作出诊断。但 17- 羟化酶缺陷症和 11β- 羟化酶缺陷症患者的 17- 羟孕酮与雄烯二酮可正常或轻度升高，此时需要测定孕酮与去氧皮质酮才能做出诊断。

（二）女性假两性畸形的鉴别

CAH 是女性假两性畸形的最常见病因，其次可有肾上腺肿瘤及母亲在妊娠早期使用雄激素等。肾上腺肿瘤也可有尿 17-KS 增高，但较 CAH 的增高更明显；另外，肾上腺肿瘤患者地塞米松抑制试验显示血浆 17-OHP 或尿 17-KS 水平不能被抑制，相反 CAH 能被抑制。

（三）男性假两性畸形的鉴别

临床表现为男性假两性畸形的 CAH 患者应注意与其他男性假两性畸形的病因鉴别，主要包括雄激素抵抗综合征、5α- 还原酶缺陷（5α-RD）、混合性性腺发育不良、Klinefelter 综合征及孕期使用雌激素等。雄激素抵抗综合征为 X 连锁隐性遗传，临床可分为完全型（睾丸女性化）和不完全型（Reifenstein 综合征），雄激素结合试验异常。5α-RD 患者应有血睾酮 /DHT 比值增高以助鉴别。混合性性腺发育不良的染色体核型为 45，XO/46，

表 7-1-1　CAH 各型临床特点

	失盐	高血压	女性男性化	男性女性化
21 羟化酶缺陷症	大部分	—	生长加速，发育提前，多毛，月经紊乱	—
3β-HSD 缺陷症	部分	—	女性出生时多无症状或症状较轻，其余同上	男性
11β- 羟化酶缺陷症	—	有	典型患者同上	—
17α- 羟化酶缺陷症	—	有	—	男性
StAR 缺陷症	全部	—	—	男性

XY嵌合体，性染色质阳性，外生殖器模棱两可，有不同程度的子宫、输卵管和阴道发育，女性为条索状的卵巢和发育不良的睾丸。Klinefelter综合征患者垂体促性腺激素（Gn）明显增高，染色体核型多为47，XXY或嵌合体。

（四）CAH与中枢性性早熟（CPP）鉴别

CYP21缺陷症男孩外生殖器与CPP形态相似，但后者睾丸和阴茎同时增大，接近青春发育，17-KS和T达青春发育期水平，但17-OHP正常，FSH、LH增高；而CAH患者仅阴茎增大、阴毛发育，但睾丸仍呈幼稚状。

（五）高分辨B超/CT/MRI/^{131}I-胆固醇扫描鉴别病变性质

B超对肾上腺肿瘤有定位诊断价值，但一般不能检测到双侧肾上腺皮质增生，因此未发现结节不能排除肾上腺病变。若发现双侧肾上腺回声增强、增宽，应进一步行CT、MRI检查。CAH患者的CT和MRI表现为双侧肾上腺普遍增大，边缘略呈结节状，但仍保持其大体形态，结构正常。绝大部分肾上腺肿瘤可在薄层CT扫描或MRI中发现，且分泌皮质醇的单侧肾上腺肿瘤可导致ACTH分泌受抑制，使同侧和对侧肾上腺萎缩。由于CT或MRI较^{131}I-胆固醇扫描费时少，费用低，故一般作为首选，但对无功能性腺瘤（意外瘤）和有功能腺瘤无鉴别意义。^{131}I-胆固醇肾上腺皮质扫描示肾上腺皮质细胞摄取胆固醇增加，双侧肾上腺皮质增生，^{131}I-胆固醇浓集于双侧肾上腺皮质区，呈双侧对称性增强。如^{131}I-胆固醇浓集于一侧肾上腺皮质区则提示为功能性肾上腺皮质肿瘤；如CT或MRI确定一侧肾上腺有肿瘤，而不摄取^{131}I-胆固醇则多为无功能性肿瘤或转移癌。

（六）根据临床表现和地塞米松抑制试验鉴别性发育障碍病因

CAH是女性性发育障碍（假两性畸形）的最常见病因，其他较少见病因为肾上腺肿瘤或母亲于妊娠早期使用雄激素。CAH和肾上腺肿瘤均有尿17-KS增高，但明显升高则提示肾上腺肿瘤，且后者行地塞米松（DXM）抑制试验示血浆17-羟孕酮或17-KS不被抑制，而CAH可被抑制。如患者母亲有应用人工合成的19-睾酮类孕激素（炔诺酮、异炔诺酮）史，孕12周前用药可出现阴唇阴囊皱襞融合，用药较久时可致女婴阴蒂增大。但患者出生后血17-羟孕酮和17-KS可逐渐转为正常。

1. 女性患者

应与多囊卵巢综合征、CS、卵巢肿瘤、高泌乳素血症、特发性多毛症鉴别。混合性性腺发育不良的染色体核型为45，XO/46，XY嵌合体，性染色质阳性，外生殖器模棱两可，子宫、输卵管和阴道的发育程度不等，女性为条索状卵巢和发育不良的睾丸。Klinefelter综合征患者到青春期开始乳腺发育；睾丸小，缺乏精子；血促性腺激素增高；染色体核型多为47，XXY或嵌合型。可导致多毛的其他情况主要有多囊卵巢综合征（PCOS）、库欣综合征、卵巢或肾上腺肿瘤、高泌乳素血症、特发性多毛症和肾上腺肿瘤等。PCOS的发病年龄高峰在20～40岁。一般月经初潮正常，起病后闭经、月经失调、不孕或肥胖，常伴多毛（69%）。与成年型轻型CAH的鉴别一般不难。CS一般都有明显的CS症状，血皮质醇增高。高泌乳素血症伴血DHEAS增多，有泌乳及闭经，偶有多毛，乳腺可挤出乳汁，血催乳素（PRL）增高，血LH/FSH正常或升高，溴隐亭治疗效果良好。卵巢肿瘤因雄激素分泌过多而致多毛，产生雄激素的卵巢肿瘤有卵巢男胚瘤、门细胞瘤和卵巢残余肾上腺组织肿瘤。临床表现为月经量少、无排卵，继而闭经，乳腺及外生殖器萎缩等雌激素缺乏症状。阴蒂肥大，声音低，痤疮，肌肉发达及异性性早熟等雄激素过多症。血睾酮增高，B 超及 CT 可查出肿瘤。特发性多毛症的病因不明，伴肥胖和月经紊乱，不伴有其他男性化表现，肾上腺和卵巢没有特异性病变；血雄激素及其代谢产物正常或稍升高，睾酮 / 雌二醇（T/E2）比值升高；肾上腺雄激素分泌亢进，对 ACTH 刺激反应高于正常，可被小剂量 DXM 抑制；血 17- 羟孕酮、皮质醇、睾酮和 DHT 均增高。

2. 男性患者

主要应与 X 性连锁先天性肾上腺发育不良（AHC）鉴别。非 CAH 所致男性性发育障碍（假两性畸形）主要见于雄激素抵抗综合征、5α 还原酶缺陷症、混合性性腺发育不良、Klinefelter 综合征和母亲于妊娠期使用雌激素等。男性 5α 还原酶缺陷症有会阴阴囊型尿道下裂和盲端阴道或男性假两性畸形，青春期后出现男性化而无乳腺发育，血睾酮 /DHT 比值升高即可确诊。AHC 属于肾上腺发育不良症范畴，发育不良和 Addison 病可以引起肾上腺皮质增生 / 功能不全。血清 17-OHP 是鉴别 AHC 与 CYP21 的缺陷症的关键指标，AHC 患者不升高，而 CYP21 的缺陷症显著升高。典型 AHC 的特点是：①糖皮质激素缺乏（Addison 病）；②盐皮质激素缺乏；③皮肤色素沉着；④低血钠 / 高血钾 / 低皮质醇 / 低醛固酮血症；⑤血浆 PRA 及 ACTH 升高。

非典型 AHC 的特点是：①主要见于男孩；②发育障碍和肌营养不良；③慢性 Addison 病可伴有肾上腺皮质增生；④男性假性性早熟；⑤偶尔伴有垂体瘤；⑥青春期发育和性腺发育正常。

五、治疗

（一）治疗目的及原则

1. 治疗目的

CAH 治疗的主要目的包括：①经肾上腺糖、盐皮质激素替代治疗及时补充体内激素水平的缺陷，以维持机体一系列生理代谢所需；②抑制 ACTH 高分泌而控制肾上腺雄激素的过度分泌，阻止骨骼成熟加速及性发育提前，从而恢复儿童正常的生长发育，减少因病理缺陷所造成的心理障碍；③通过外生殖器整形治疗为患儿进入成年期创造良好的婚姻生活及生育条件（Khattab et al., 2017; Nermoen et al., 2017; Rodriguez et al., 2017）。

2. 治疗原则

CAH 患者若治疗及时且适宜，一般预后良好，但疗效是否满意主要取决于病变的性质及严重程度、始治时间和长期而规则服药的依从性。治疗原则为：①一经诊断应立即给予治疗；②首选肾上腺皮质醇类药物；③药物剂量因人而异；④应激状态时应加大药物剂量；⑤女性患者及失盐型男女患者应终生治疗，单纯男性化型的男性患者在进入青春期和成年期后可酌情减量或停药。

3. 治疗方案和方法

CAH 的治疗方案取决于患者的年龄、性别与病情，补充糖皮质激素属于激素抑制性替代治疗（hormone suppressive replacement therapy），共治疗目的与一般肾上腺皮质功能减退症（Addison 病）不完全相同。经典型和非经典型 CAH 均需补充糖皮质激素，而经典型 CAH 还需要补充盐皮质激素。

（二）糖皮质激素（glucocorticoids, GC）替代治疗

GC 是 CAH 的主要治疗手段，其主要作用机制是：①对 21-OHD、11β-OHD 及 3β-HSD 缺乏症患者，GC 可通过抑制 ACTH 的过量分泌而减少肾上腺雄激素的产生，使过快的身高增长速度（GV）和超前的骨龄（BA）逐步恢复正常；②对 11β-OHD 和 17α-OHD 患者，GC 则可抑制 ACTH 的过量分泌而使 DOC 下降、血压恢复至正常（Nermoen et al., 2017; Rodriguez et al., 2017）。

糖皮质激素补充治疗的实施十分困难，皮质功能不足的纠正容易，但替代治疗剂量的糖皮质激素往往不能完全抑制 ACTH 的分泌，因而高雄激素血症的纠正相当顽固。如果以血清 ACTH 和 17-OHP 作为糖皮质激素应用的评价指标，那么实际应用的糖皮质激素超过生理剂量，会出现不良反应，个体差异大而难以作出统一规定。儿童患者基本方案是每天给予 3 ~ 4 次糖皮质激素，成年患者每天给予 1 ~ 2 次的长效制剂，如泼尼松 5 ~ 7.5 mg/d、泼尼松龙 5 ~ 10 mg/d、地塞米松 0.25 ~ 0.5 mg/d、氢化可的松 15 ~ 45 mg/d 或联合方案。一般成年患者的氟氢可的松剂量为 50 ~ 200 μg/d，但随着增龄，个体对失钠的敏感性降低，因而成年患者对盐皮质激素的需要量较低。

糖皮质激素的补充必须强调治疗个体化。目前，经典失盐型 CAH 除补充氟氢可的松外，最常用的糖皮质激素为泼尼松（约 50%）。经典非失盐型和非经典型 CAH 仅用糖皮质激素治疗。为了防止早晨的血清 ACTH 与 17- 羟孕酮过度升高，成年经典失盐型 CAH 患者应在傍晚服药，或将最大剂量安排在傍晚。有症状的男性非经典失盐型 CAH 患者和存在高雄激素血症、月经紊乱与不孕的女性患者，亦需接受糖皮质激素治疗。女性患者经过数个月的治疗后，如果月经不规则、痤疮、多毛仍很明显，此时需要加用抗雄激素治疗，如果仍不能消除，提示有 3 种可能：①原先存在的糖皮质激素缺乏未纠正；②糖皮质激素抑制性替代治疗剂量过大；③合并有睾丸的肾上腺残余组织肿瘤。

对于所有类型的 CAH，糖皮质激素的用量必须适当，可根据血 ACTH 和 17-KS 对剂量进行调整，其原则是先大剂量后小剂量。如果糖皮质激素剂量太小，则不能充分抑制 ACTH 的分泌，女性男性化临床表现得不到控制；如果剂量过大，则会引起医源性库欣综合征。目前对非经典型 3β-HSD 缺陷症儿童只主张病情追踪和对症治疗。开始时的剂量宜偏大，一般维持量为每日氢化可的松 10 ~ 20 mg/m^2（20 ~ 40 mg/d），分 2 次口服；醋酸可的松（cortisone acetate）与氢化可的松类似。如果常规剂量的氢化可的松疗效不佳，可每日用醋酸可的松 20 ~ 30 mg/ m^2。泼尼松或 DXM 的作用强，作用时间持久，对生长的抑制作用更大，故不宜用于儿童。在应激情况下，可酌情将糖皮质激素增加至维持量的 2 ~ 3 倍，几天后减至维持量；严重应激（如外科手术）时，可于最初 24 小时内将糖皮质激素加至维持量的 5 ~ 10 倍（表 7-1-2）。

（三）盐皮质激素

主要用于 21-OHD 的失盐型、3β-HSD 缺乏及类脂性 CAH 患儿的盐皮质激素替代治疗，并需同时进行额外的补盐治疗，促进盐皮质激素疗效。这类患儿无论是否失盐，其血浆肾素活性都很活跃，应用氟氢可的松可协同 GC 作用，使 ACTH 分泌进一步减少，并可适当减少 GC 用量而减少其副作用。一般临床常用的盐皮质激素为 9α- 氟氢可的松

表 7-1-2 CAH 激素补充治疗方案

药物		治疗量 / 日 (mg/m^2)			应激状态
		失盐型	男性化型	非经典型	
青春期前	氢化可的松	8 ~ 25	8 ~ 20	8 ~ 15	2 ~ 5 倍
		早晨：1/2 或 2/3	同前	同前	
		下午：1/4 或 1/3			
		睡前：1/4 或 1/3			
	氟氢可的松	0.05 ~ 0.15	最大 0.05 mg	–	腹泻呕吐加 1 次
	氯化钠	1.0 g	–	–	
青春期 / 成年	泼尼松	10 mg	7.5 ~ 10 mg	5 ~ 7.5 mg	2 ~ 5 倍
		早晨：下午 1 ：1	早 5 mg，晚 2.5 mg	同前	
	氟氢可的松	0.05 ~ 0.2 mg/d	–	–	腹泻呕吐加 1 次

（9α-fluorohydrocortisone，9α-FHC）口服，其常用替代剂量为 0.05 ~ 0.15 mg/d，可不考虑患者的体重和年龄，婴幼儿对盐皮质激素相对不敏感，其需要量甚至超过成人（替代剂量为 0.15 ~ 0.30 mg/d）。婴幼儿可分 3 次口服。同时对儿童患者需补给钠盐 2 ~ 3 g/d。严重失盐者亦可每日静脉输注 HC（100 mg/m^2）进行盐皮质激素替代治疗（20 mg HC=0.1 mg 9α-FHC），或肌内注射醋酸去氧皮质酮（deoxycorticosterone acetate, DOC）。单纯男性化型 21- 羟化酶缺陷症患者在婴幼儿期及儿童期也应给予盐皮质激素治疗，抑制 PRA。绝大多数失盐型 CAH 患者在成年后可停止盐皮质激素替代治疗和补盐，因肾 11β- 羟类固醇脱氢酶（11β-HSD）使皮质醇（cortisol）转变为可的松（cortisone）而失去活性，随着生长发育，肾 11β-HSD 的活性下降，其对皮质醇的作用减低，而不再需要另外补充。CAH 的常规治疗见表。

对上述儿童患者还必须及时纠正水、电解质紊乱。可用生理盐水或 0.45% 盐水加入碳酸氢钠进行补液，但不能使用含钾溶液。必要时可肌内注射醋酸去氧皮质醇（deoxycorticosterone acetate，DOCA）1 ~ 2 mg/d 或口服 9α-FHC（0.05 ~ 0.1 mg/d），剂量应按当日补给的氯化钠量作适当调整（Bizzarri et al., 2017; Nermoen et al., 2017; Rodriguez et al., 2017）。

（四）急性肾上腺皮质功能衰竭处理

1．纠正脱水

对轻、中度脱水者可在前 2h 内静脉滴注 5% ~ 10% GNS 20 ~ 40 ml/kg。

2．纠正低钠血症

补钠量（mmol/L）应按照（135- 测得值）× 0.6 × 体重计算，开始 8 ~ 12 小时给予总量的一半，剩余一半加入维持量中补给，可用 9α-FHC 0.05 ~ 0.1mg/d 或 DOCA 1 ~ 2 mg/d；对于轻度低钠血症者，若<2 岁可口服 NaCl 0.1 ~ 0.2 g/kg，若 2 岁可从食物中摄入盐，而不必另加盐。

3．纠正低血钾

按葡萄糖 0.5 g/kg 加胰岛素 0.3 U/kg 静脉滴注。

4．补充 GC

HC 100 ~ 200 mg/（$m^2 \cdot d$），或醋酸可的

松 125～250 mg/（$m^2 \cdot d$），分 3 次给药，1 周后逐步减量，3～4 周后减至维持量（Fleming et al., 2017）。

（五）特殊 CAH 治疗

特殊类型 CAH 主要包括妊娠妇女 CAH、女性胎儿 CAH、婴幼儿 CAH 和伴严重性发育障碍（女性男性化）几种情况（Bachelot et al., 2017; Fleming et al., 2017; Khorashad, 2017）。

1. CAH 合并妊娠

妊娠妇女患 CAH 应接受或继续糖皮质激素治疗。妊娠妇女本身患有 CAH 时，糖皮质激素（泼尼松、泼尼松龙、氢化可的松）治疗首选氢化可的松，禁用地塞米松（女性经典型 CAH 胎儿除外）。妊娠期妇女的高雄激素血症并不引起健康女性胎儿雄性化，原因是胎盘的芳香化酶活性高，高 SHBG 血症和高孕激素血症均可抑制女性胎儿雄性化。妊娠期糖皮质激素用量较平时大，应使血清睾酮＜2 ng/ml。哺乳亦不影响糖皮质激素治疗。

2. 女性胎儿 CAH

DXM 可预防女性胎儿性发育障碍，但如果女性计划受孕，应避免使用地塞米松。如果女性患者发生药物抵抗性高雄激素血症，应考虑进行双侧肾上腺切除术。CAH 是一种应用产前治疗可以预防性发育障碍的疾病。在糖皮质激素中，地塞米松不是胎盘 2 型 11β- 羟类固醇脱氢酶（111b-hydroxysteroid dehydrogenase 2, 11bHSD2）的作用底物，可以通过胎盘。因而，女性经典型 CAH 胎儿是妊娠期地塞米松治疗的适应证，其目的是预防胎儿外生殖器男性化。但必须注意以下几点：①胎儿为女性，并存在经典型CAH；②CYP21A2基因杂合突变，检测标本来源于滋养层活检和羊膜穿刺，但检测标本最早也需要在 9～11 周和 15～18 周才能获得；③妊娠妇女坚持保留胎儿；④从最后 1 次月经算起，于妊娠第 9 周前口服地塞米松（有人建议在确定妊娠后立即开始治疗）的效果更好；⑤目前没有相关共识，母亲口服 DXM 避免女性胎儿男性化的近期和远期意义。

糖皮质激素治疗的方法为：DXM 1～2 mg/d，母亲每天分 1～4 次服用。治疗时间没有达成共识，一般可从孕第 4～9 周开始，某些病例在行羊膜腔穿刺术前停药 5～7 天，少数病例在 21～26 周停药。从妊娠早期开始 DXM 治疗的患者大部分在出生后不需手术。如果产前治疗在妊娠中期中断或妊娠期 10 周后开始，新生儿将有严重的男性化外生殖器。母亲在妊娠期第 1 周服用 DXM 0.5 mg（每个月 3 次）的疗效最佳，但应注意其不良反应的发生与防治。

3. 婴幼儿 CAH

患儿不管是否有肾上腺危象症状和体征，对筛查出的 CAH 患儿都应立即开始治疗，并监测血 17- 羟孕酮、雄激素和可的松的变化。若失盐表现严重与性分化异常，应立即静脉滴注 5% 葡萄糖盐水，内加氢化可的松或醋酸可的松（初始剂量为 25 mg），其后几天为 25～30 mg/d。

4. 女性性发育障碍的非激素治疗

CAH 的性分化异常要先明确是何种酶缺陷，并进行染色体核型检查以决定遗传性别。但遗传性别并不是唯一重要的因素。已经证实，类固醇激素对中枢神经系统的发育和功能具有确切的影响。有人认为，CAH 患者中，胎儿期过量分泌的雄激素与女性患者出生后的男性化行为，如成年后的性角色和性心理等有关。在人类，社会性别的作用远远超过激素的作用。在选择假两性畸形的社会性别时，需要更多地考虑外生殖器的生理学和解剖学特点、外生殖器的发育和功能情况以及患者的心理、社会环境等因素。

女性 CYP21 缺陷症、CYP11B 缺陷症和 3β-HSD 缺陷症患者无论其外生殖器男性化的严重程度如何，都应以女性进行抚养。这些患者在开始治疗后，增大的阴蒂会有所回缩，如果治疗开始得较早，随着阴蒂周围结构的正常发育，有些不需要进行手术矫形。但如果患者有明显的阴蒂增大和阴唇融合，则需尽早进行外生殖器矫形手术。手术通常分两期进行，一期手术为保留背侧神经血管束和一些勃起组织的阴蒂缩小术，而不主张进行单纯的阴蒂切除术。目前多主张在 2 岁前进行一期手术。二期手术则在青春期后，当患者开始规则的性生活或能应用阴道扩张器预防再狭窄和粘连时进行，可行会阴体正中切开及阴道成形手术。另外，在月经初潮前，还需明确阴道是否有先天性畸形，及时手术矫形对患者的性别化行为和性心理很重要，手术过晚会对患者造成性心理伤害。正确而早期开始的治疗可使这种患者获得正常的青春发育和生育能力。

（六）外科治疗

外科治疗主要目的是要纠正 CAH 患者的性分化异常。性分化异常是 CAH 的主要临床表现，必须进行合理而审慎的治疗。应强调首先需明确 CAH 的病因诊断，即何种肾上腺皮质激素合成酶缺陷，结合外周血单核细胞染色体核型检查，以确定患者的遗传性别。对于严重的 CAH 患者，糖皮质激素补充抑制治疗效果差，无法抑制高 ACTH 血症，雄激素水平过高，则可考虑行双侧肾上腺切除配合激素补充治疗（Nermoen et al., 2017）。

（七）疗效监测

CAH 患者在药物治疗过程中需进行临床评估，由此调整肾上腺皮质激素治疗的临床用量以达到最佳疗效。目前临床上经常会遇到两种情况，即治疗不足或治疗过度。对于所有类型的 CAH 患者，治疗过程中调整糖皮质激素和盐皮质激素的剂量时必须监测 PRA、血浆 17-羟孕酮、DOC、11-去氧皮质醇、雄激素，24 小时尿 17-KS、17-OHCS 和孕三醇或 17-KGS 等，并定期监测儿童患者的身高增长速度和骨龄。血浆 17-羟孕酮、雄烯二酮、DHEA、PRA，24 小时尿中 17-KS、孕三醇或 17-KGS 是观察 CYP21 缺陷症治疗效果的敏感生化指标，血浆睾酮也是女性患者和青春期前男性患者的较好观察指标，但睾酮对青春发育后的男性患者无意义。PRA 测定也可用于监测所有类型 CAH 的治疗，CYP21 缺陷症、3β-HSD 缺陷症和 StAR 缺陷症伴失盐而疗效差时，血 PRA 升高，疗效好时降低，CYP11B 缺陷症和 CYP17A 缺陷症伴血容量增加而疗效差时，血 PRA 受抑制，疗效好时回升。一般不建议将 ACTH 和 17-OHP 正常作为治疗有效的标准，因为 ACTH 和 17-OHP 正常提示替代治疗已经过度，因而将 17-OHP 抑制到 4 ~ 12 ng/ml 即可，而 ACTH 应控制在正常上限的 2 倍以内（Birkebaek et al., 2017）。

1. 治疗不足

虽经药物治疗已使患者的血、尿皮质醇浓度达到正常水平，但仍未有效抑制高分泌 ACTH 和由此所致的高雄激素血症，故导致临床症状控制不良。已知 DHEA 和 DHEA-S 是肾上腺最重要的雄激素，但治疗后极易被抑制，造成足量治疗的假象，故不能作为单一监测指标。有学者提出，上午 HC 和晚间泼尼松联合口服的治疗方案，以达到有效反馈抑制 ACTH 分泌所致的高雄激素血症及控制低皮质醇的目的。

2. 治疗过度

过高剂量的糖皮质激素治疗虽可抑制雄激素过度分泌，但皮质醇过高易使患儿出现：

①医源性库欣综合征；②骨质疏松；③生长障碍及骨龄成熟趋快；④成年后不孕等不良反应。生长障碍可能与GC促进蛋白质分解及抑制蛋白质合成作用、抑制生长激素（GH）分泌和拮抗GH外周作用有关。近来观察儿童患者在治疗中的生长速度变化已逐步引人关注，成为治疗中的一个重要问题。临床资料已显示，某些肾上腺皮质代谢产物的严格控制并非一定是CAH控制良好的指标。尽管有些CAH患者经治疗血17-OHP、Δ4A仍未能达到适当抑制，但生长速度缓慢，仍可适当减少GC用药剂量，使其接近正常的身高增长速度，并最终达到较为满意的成年身高。

一些临床研究提示，血17-OHP不应降至相应年龄的正常范围，否则易造成治疗过度。血睾酮检测对女性患者及青春发育前的男性患者是十分实用的监测指标，有效治疗可使血睾酮水平维持在正常的范围内。由于CAH患者易并发多囊卵巢（PCO）危险，故对青春期女性患者应注意监测雄烯二酮和LH。青春期男性患者，血睾酮和LH/FSH能有效提示药物疗效，因药物控制不良者高雄激素能抑制垂体激素分泌，使血睾酮增高而LH/FSH比值降低。血浆肾素、醛固酮及血钾是盐皮质激素治疗极为实用的监测指标，应控制在正常范围，但不应过于低下，以避免过量给药。

血浆PRA测定可用于监测所有类型CAH的临床治疗。如在21-OH缺陷症、3β-HSD缺陷症和StAR缺陷症等有失盐倾向的CAH中，疗效差时PRA升高，而疗效好时回降；在11β-OHD和17α-OHD等血容量增加倾向的CAH中，疗效差时PRA受抑制，疗效好时则回升。对长期口服GC患者应尽量避免血浆皮质醇过高，导致骨矿物质密度减少而引起骨质疏松。另外，需注意在新生儿期和青春发育期的男性患儿，不能将测定血浆睾酮作为调节GC剂量的指标。对非经典型21-OHD伴随PCO女性患者，则雄激素水平只能部分抑制。

由此可见，在治疗过程中应注意随访患者临床症状、体征变化，并监测血浆PRA、醛固酮、17-OHP、DHEA、DOC、睾酮和尿17-KS、17-OHCS等浓度变化，并定期检测儿童患者的生长速度、骨龄及骨密度，根据上述观察指标及患者的不同年龄阶段综合分析调整药物剂量。

（八）新治疗探索

如上所述，目前对CAH的治疗仍有不尽如人意之处，探索更为有效而满意的治疗方法是研究者为之不懈努力而追求的目标。近期正在实施中的长期、随机相关临床试验包括糖、盐皮质激素联合雄激素外周拮抗剂[flutamide，氟他安，5~10 mg/（kg·d），每日2次]及芳香化酶抑制剂[testolactone，睾内酯，20~40 mg/（kg·d），每日3次]的治疗，或严重者的肾上腺切除治疗，并能有效降低皮质激素的用药剂量，减少药物不良反应。雄激素拮抗剂与睾酮化学结构类似，竞争性与结合蛋白结合起抑制作用，使之阻断17-OHP转变为Δ4，并也有助于伴PCO的CAH女性患者治疗；因人体骨骼成熟、骨骺闭合主要受雌激素影响，芳香化酶抑制剂可阻止雄激素转变为雌激素，使雌激素水平下降而延迟骨骺闭合。最近几年来，较有希望的治疗是对于儿童CAH患者给予重组人生长激素，并可联合促性腺激素释放激素类似物（GnRH analogues，GnRHa）治疗，旨在延迟青春发育、促进骨骼生长，最终改善患儿成年身高。另有一些新治疗方案正处于临床前期的观察，如外源性ACTH或CRH类似物及基因治疗。CRH类似物如同治疗性早熟用的GnRHa，能抑制体内增高的ACTH而达到治疗目的。

六、预防

（一）新生儿筛查

主要是新生儿 21- 羟化酶缺乏症的筛查。目的是：①预防危及生命的肾上腺皮质危象及盐皮质功能不足而导致的 CAH 患儿脑损伤或死亡；②预防女性患儿由于外生殖器男性化造成性别判断错误；③预防过多雄激素造成患儿日后身材矮小、心理生理发育等障碍。筛查方法：生后 2～5 天足跟采血滴于特制滤纸片上，经 ELISA、荧光免疫等方法测定 17-OHP 浓度来早期诊断。正常新生儿出生后 17-OHP 可增高，12～24 小时后降至正常（Birkebaek et al., 2017）。

（二）产前诊断

因 CAH 是常染色体隐性遗传病，每生育一胎就有 1/4 概率为 CAH 患者。因此，对家族中有本病先证者的孕妇应做产前诊断，并及时给予孕妇地塞米松进行胎儿预防性治疗。21-OHD 产前诊断通常在孕 9～11 周取绒毛膜活检进行胎儿细胞 DNA 分析，孕 16～20 周取羊水检测孕三醇、17-OHP 等生化项目。由于大部分非典型 21-OHD 患儿出生后 17-OHP 水平未明显升高，因而无法通过新生儿筛查发现，基因检测是此型患儿唯一早期诊断的手段；11-OHD 产前诊断类似于 21-OHD，主要测定羊水 DOC 及取绒毛膜进行相关基因分析。

第二节 性征异常相关的肾上腺肿瘤

一、概述

肾上腺性征综合征（adrenogenital syndrome），又称为肾上腺生殖综合征或肾上腺性征异常综合征，是由肾上腺的先天性疾病或肿瘤等后天性病变导致性激素分泌过量，从而引起生殖器发育、性征异常以及代谢异常等一系列临床综合征。过量分泌性激素的原因可为皮质增生或肿瘤，对机体的影响也因分泌性激素种类、年龄和性别的差异而不同。根据起病年龄、性别、病变性质、激素分泌的不同，在临床上主要分为先天性和后天性两大类（史铁蘩，1999；吴阶平，2004）（表 7-2-1）。

表 7-2-1 肾上腺性征异常症分类

类型	病因	发病年龄	临床表现
先天性	先天性肾上腺皮质增生症（CAH）	胚胎时期，婴幼儿，青春前期	详见相关章节
后天性	肾上腺皮质癌	成人	女性男性化，男性女性化
		儿童	同性假性性早熟，女性假两性畸形（男性化），男性女性化
	肾上腺皮质腺瘤	成人多见	女性男性化，男性女性化
	肾上腺转移瘤	罕见	
	肾上腺异位 ACTH 肿瘤	罕见	

先天性肾上腺性征异常症较为多见，约占 90% 以上，通常由先天性肾上腺皮质增生症（congenital adrenal hyperplasia, CAH）引起，属于单基因常染色体隐性遗传病，由于肾上腺合成皮质激素过程中某种酶的先天性缺乏，导致皮质激素的正常合成受阻，继而垂体过量分泌 ACTH 导致肾上腺皮质增生，皮质激素正常合成不足以及前体物质的累积，导致雄激素的分泌过量或不足，从而产生性征异常。1865 年 Crecchio 首先描述了此症，发现一例被认为存在尿道下裂的“男尸”具有完整的女性生殖系统，而且双侧肾上腺肥大。1946 年 Blackman 首次报道此类病例的肾上腺网状带增生的病理改变，由此认为过量分泌的雄激素是导致女性男性化的主要原因。随后，1963 年 Bongiovanni 系统综合了以往研究的成果，从而确定了肾上腺皮质增生是引起性征异常的病因（史铁蘩，1999；吴阶平，2004；Bongiovanni et al., 1963; Falhammar et al., 2012）。

后天性肾上腺性征异常症较前者少见，仅占约 10%，主要由肾上腺皮质肿瘤分泌过量的性激素引起，单纯皮质增生引起者极罕见。肿瘤类型主要包括肾上腺皮质癌、肾上腺皮质腺瘤、肾上腺转移瘤和肾上腺异位 ACTH 肿瘤。性征异常相关的肾上腺皮质肿瘤多数为恶性的皮质癌，有少数文献报道良性肾上腺肿瘤也分泌雄激素，分泌雄激素的肾上腺转移瘤和位于肾上腺的异位 ACTH 肿瘤罕见。肾上腺肿瘤引起性征异常的主要原因为来源于网状带的恶性或良性肿瘤分泌过量的性激素，临床上以雄激素分泌过量引起女性男性化或男性性早熟为最常见，肾上腺肿瘤过量分泌雌激素导致男性女性化或女性性早熟的报道较为少见。典型的女性男性化表现为停经，颜面及躯干四肢多毛，阴蒂肥大，皮肤痤疮，声音低沉，乳房、卵巢和子宫萎缩等特征表现。男性女性化的肾上腺皮质肿瘤可直接分泌雌激素，但主要分泌雄烯二酮经芳香化后转变为雌激素，从而引起乳房发育、性欲减退、勃起功能障碍等性征异常表现。而且相当一部分皮质癌除了分泌雄激素，也同时分泌其他激素（如皮质醇、11- 去氧皮质酮等），临床表现多样化，可同时伴有库欣综合征的临床表现（Wein et al., 2016）。

CAH 相关的肾上腺性征异常症的发病机制、临床表现、诊断以及治疗等内容详见前述章节，本章节主要介绍肾上腺皮质肿瘤相关的后天性肾上腺性征异常症。

二、流行病学

肾上腺皮质肿瘤引起的肾上腺性征异常症临床上较少见，发病率较低，引起性征异常的肿瘤主要包括肾上腺皮质癌、肾上腺皮质腺瘤以及更为罕见的分泌性激素的肾上腺转移瘤和肾上腺的异位 ACTH 肿瘤，多数为恶性的皮质癌。在婴幼儿、青春前期、成人均可发病，分泌性激素的肾上腺皮质癌以小儿患者多见，而腺瘤多发生于成人患者。

综合国内外文献数据（Roman, 2006; Martin et al., 2011; Wein et al., 2016），肾上腺皮质癌的总体发病率为（0.5 ~ 2）/1 000 000，有两个发病高峰期，分别是 10 岁以内的儿童和 40 ~ 60 岁的成人。发病率有地区差异，巴西南部儿童皮质癌发病率可高达（3.4 ~ 4.2）/1 000 000，可能与该地区人口的种系 TP53 基因突变有关。女性皮质癌发病率略高于男性，男性：女性之比约为 1.5 : 2.1。皮质癌大多为散发，单侧居多，德国一项登记资料显示左侧发生率略高于右侧（55% *vs*. 45%）。有 2% ~ 6% 的皮质癌患者为双侧病变，一般与遗传因素相关。关于皮质癌总体的流行病学统计资料显示（Wein et al., 2016），单纯分泌雄激素导致女性男性化的皮质癌占 10%～20%，同时表现为女性男性化合并库欣综合征的皮质癌占 20%～24%，分泌雌激素导致男性女性化的皮质癌占 6%～10%，所以总体来说，性征异常相关的皮质癌大约占 50%。

需特别指出的是，小儿皮质癌患者的临床表现、分期以及预后与成人患者有所不同。国外文献统计显示约 90% 以上的小儿皮质癌都是有功能的（Liou et al., 2000），临床上以男性女性化症状最为常见，占总患者的 55%～70%，而且小儿患者低级别的皮质癌比成人多见，预后也比成人患者略好。与成人患者不同，12 岁以下的皮质癌患者的男女比例是相等的，但是在 13 岁到 20 岁之间的患者，女性：男性的比例瞬间增至 6：1 左右。

肾上腺皮质腺瘤为良性病变，并且大部分为代谢静止型，影像学检查偶然发现的肾上腺肿瘤中约 85% 以上是腺瘤，20 岁以下的发病率低于 0.5%，随着年龄增长发病率有所增加，70 岁以上可高达 7% 左右。国外的大规模研究总结了 2005 例肾上腺肿物，约 90% 为良性的肾上腺皮质腺瘤，其中只有 7.1% 的良性腺瘤表现出代谢活性（分泌糖皮质激素的占 6%，分泌醛固酮的占 1.1%），其余 93% 的肿瘤基本不表现出代谢活性。分泌性激素的肾上腺皮质腺瘤虽有文献报道，但非常罕见，仅有个案报道，在大规模统计研究中并未得到体现，在这些罕见的腺瘤中可观察到睾酮分泌和 Reinke 晶体的存在，而 Reinke 晶体通常在睾丸间质细胞中检测到。

肾上腺是常见的肿瘤转移部位。大宗的尸检数据表明，25% 以上的黑色素瘤和肺癌患者存在肾上腺转移，肾细胞癌、乳腺癌、甲状腺髓样癌、对侧的肾上腺皮质癌、胃肠道恶性肿瘤、前列腺腺癌、宫颈癌、基底细胞癌、胰腺癌、胆管癌、尿路上皮癌、鳞状细胞癌、睾丸精原细胞瘤、胸腺瘤、慢性髓系白血病等多种恶性肿瘤都可转移到肾上腺。事实上有研究表明，既往有恶性肿瘤病史的患者如果发现肾上腺肿物，50% 以上都是转移灶。

在性征异常相关的肾上腺肿瘤中，分泌过量的雄激素导致女性男性化或男性假性性早熟较为多见，成人和儿童均可发病，女性的发病率约为男性的 2 倍，可能是因为女性患者出现男性化的症状更容易识别，成年男性患者通常因影像学检查和内分泌化验检查发现。过量分泌雌激素的肾上腺肿瘤相对罕见，主要为男性女性化，25～50 岁发病多见，发生于女性儿童出现假性性早熟者更为罕见，而成年女性缺乏特征性表现，尚未见有价值的文献报道。德国的一项研究表明，在 195 例男性肾上腺皮质癌患者中仅有 14 例（约 7%）出现女性化表现。Hagles 等曾收集 234 例小儿功能性肾上腺肿瘤病例，约 2/3 为女性男性化表现，其余并发库欣综合征，出现男性女性化表现者只占极少数。

三、病理学

（一）正常肾上腺皮质

成人正常肾上腺皮质占整个腺体的 90%，位于外侧，肾上腺皮质细胞是典型的上皮细胞，细胞核位于中央，有 1～2 个核仁，细胞质中有数量不等的脂滴。肾上腺皮质主要分为三层结构：最外层为球状带，约占整个皮质的 15%，细胞排列成球状，主要分泌以醛固酮为代表的盐皮质激素；中间为束状带，约占皮质的 75%，细胞排列成条索状，细胞质内富含脂滴，HE 染色呈空泡状，主要分泌以皮质醇为代表的糖皮质激素；最内层为网状带，约占皮质的 10%，细胞质内脂质较少，染色较深，主要分泌以雄激素为代表的类固醇性激素，其分泌可能受 ACTH 调节。在 ACTH 的刺激下，网状带可增宽，而束状带相应变窄（图 7-2-1）。

（二）性征异常相关的肾上腺肿瘤病理学特点

性征异常相关的肾上腺肿瘤多数为皮质癌，皮质癌的瘤体通常较大，直径一般超过 5 cm，资料显示最大者重量可达 4500 g 以上，平均重量为 800 g 左右，可有完整的包膜，肾上腺多被瘤体破坏失去正常形态，肿瘤切面多呈褐色或黄褐色。皮质癌生长速度通常较快，切面可见出血、坏死以及斑片状散在钙化等表现。肾上腺皮质癌多呈侵袭性生长，易侵犯周围组织器官，同侧肾极易受累，可出现腹主动脉旁淋巴结等腹膜后淋巴结转移，可侵犯肾静脉或下腔静脉形成癌栓，远处器官转移以肺转移最为常见，其次是肝、骨、脑。显微镜下可见肿瘤细胞大小不一，细胞核异形，并可见病理性核分裂象，细胞质呈空泡状，脉管内可见癌栓。免疫组化方面，类固醇生成因子 1（steroidogenic factor 1, SF1）可作为鉴别肿瘤是皮质来源还是髓质来源的标志物，数据显示 95% 以上的肾上腺皮质来源的肿瘤组织中 SF1 表达呈阳性，而在髓质来源的肿瘤无表达。Ki-67 指数越高，提示皮质癌的可能性越大，患者的无疾病进展生存和总生存时间也越差。

肾上腺皮质腺瘤和皮质癌有时很难通过病理明确鉴别，两种肿瘤在显微镜下的细胞形态有相似之处，细胞核形态以及核分裂象并不一定是判定肾上腺皮质癌的指标，均可能因内分泌功能旺盛等有关原因而呈现出恶性形态。皮质癌与腺瘤的超微结构也很相似，都可表现为局限性基底膜缺乏，平面内质网很少，线粒体多面形态单一。但是良性的皮质腺瘤体积偏小，肿瘤切面也较皮质癌更均匀，出血、坏死、钙化也较少。改良的 Weiss 评分是目前推荐应用最广泛的鉴别皮质癌和良性腺瘤的参考指标，根据肿瘤结果、细胞学形态以及肿瘤侵袭性，共包括 9 项组织学评分标准，每项 1 分，评分达到 3 分及 3 分以上则高度怀疑肾上腺皮质癌，敏感性 100%，特异性 96%。但仅根据肿瘤组织病理确定其良恶性并不完全可靠，文献也有报道病理诊断为腺瘤，但术后出现复发、转移，病死于同一种类型的癌；也有报道组织学诊断为皮质癌，但经手术切除后长期随访，并无癌复发、转移的发生。只有非肾上腺组织或器官发生同一类皮质癌转移才是确定诊断癌的可靠标准。

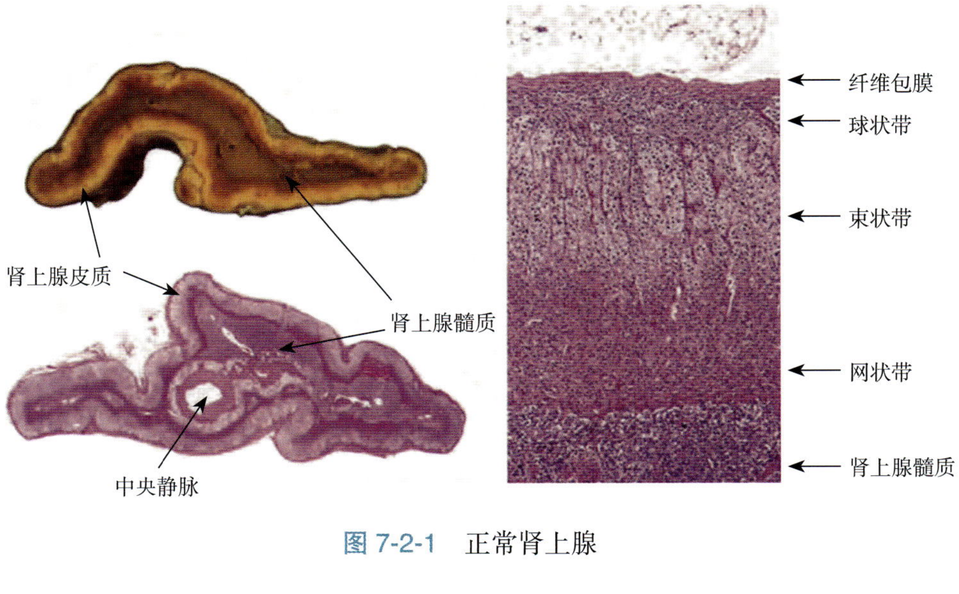

图 7-2-1　正常肾上腺

临床上需注意，由于以性激素分泌为主的肾上腺腺瘤十分罕见，因此对于肾上腺肿瘤的患者，如合并性征异常表现，或为出现性征异常但检查提示性激素水平异常，应高度警惕肾上腺皮质癌的可能（图 7-2-2）。

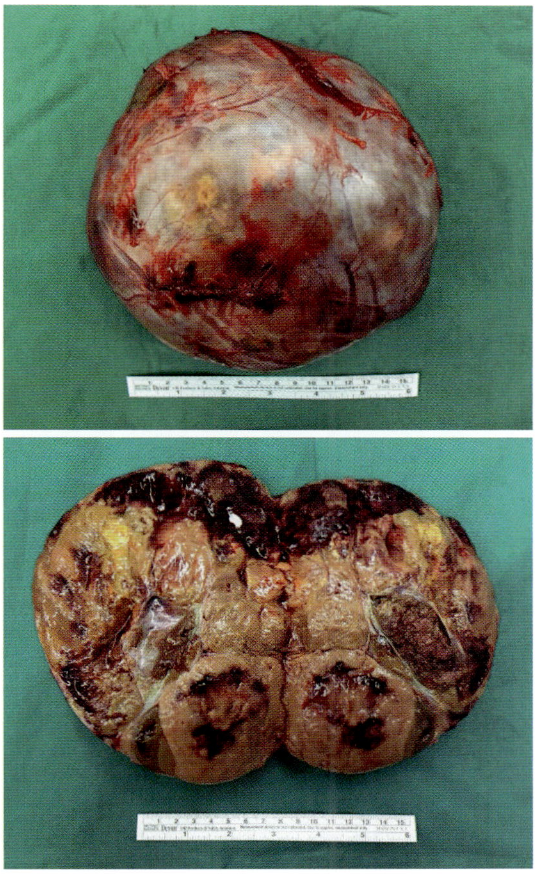

图 7-2-2 肾上腺皮质

四、发病机制

正常肾上腺皮质激素的合成以胆固醇为共同的前体物质，在 20, 22- 碳链酶的作用下，胆固醇脱去支链变为孕烯醇酮，此后主要进入两条合成途径，一是在 17α- 羟化酶作用下变成 17- 羟孕烯酮，然后再转化为脱氢异雄酮（DHEA），然后继续转化成睾酮、雄烯二酮、雌二醇、雌酮等性激素。另一条途径经 3β- 羟类固醇脱氢酶作用下转变成孕酮，孕酮是一种重要的中间产物，它可以在 21- 羟化酶和 11β- 羟化酶作用下变为皮质酮，然后继续转变为醛固酮，也可在 17α- 羟化酶、21- 羟化酶、11β- 羟化酶的作用下，转变为皮质醇（图 7-2-3）。

CAH 导致先天性肾上腺性征异常症的发病机制为上述正常合成皮质激素的过程由于某些酶的先天性缺乏而受阻，加之 ACTH 负反馈性分泌增加，使合成途径中的中间代谢产物堆积、雄激素合成过量或不足，从而导致性征异常。而后天性肾上腺性征异常症则是由于累及肾上腺网状带的肿瘤自主分泌过量的性激素，从而出现性征异常表现。过量分泌的激素主要是睾酮以及雄烯二酮、脱氢表雄酮，因此女性男性化表现较多见，而且有的肿瘤同时也过量分泌皮质醇，临床上同时合并库欣综合征。有研究表明在分泌雄激素的肾上腺肿瘤中可发现 3β- 羟基类固醇脱氢酶（3β-HSD）和 17α- 羟化酶（CYP17）等过度表达，从而导致雄激素合成增加。

性征异常相关的肾上腺肿瘤以皮质癌多见，肾上腺皮质癌的病因尚不明确，相关致病基因的研究也在进行中。已有研究表明 TP53 失活是皮质癌发生的一个重要基因改变，在 70% 的利 - 弗劳梅尼综合征（Li-Fraumeni Syndrome, LFS）家族发现有种系 TP53 突变，而 3% ~ 4% 的 LFS 患者会发生皮质癌。在散发型皮质癌患者中，在 20% ~ 33% 的成年肾上腺皮质癌患者和 50% ~ 80% 的儿童患者中可检测到 TP53 的失活变异。胰岛素样生长因子 -2（IGF-2）的过度表达也在散发性皮质癌中检测到，目前和 TP53 突变一样，也被认为是皮质癌的肿瘤发生过程中的关键事件。最近的研究表明，Wnt/β-catenin 通路的活化与皮质癌有关，高达 41% 的皮质癌肿瘤组织中可检测到与 Wnt/β-catenin 通路相关基因的突变。其他与肾上腺皮质癌的发生密切

表 7-2-2　鉴别肾上腺皮质癌与良性腺瘤的 Weiss 评分标准

核异型大小
核分裂指数≥5/50 HP
不典型核分裂
透明细胞占全部细胞的比例≤25%
肿瘤细胞呈弥漫性分布
肿瘤存在坏死
静脉侵犯
窦状样结构浸润
肿瘤包膜浸润

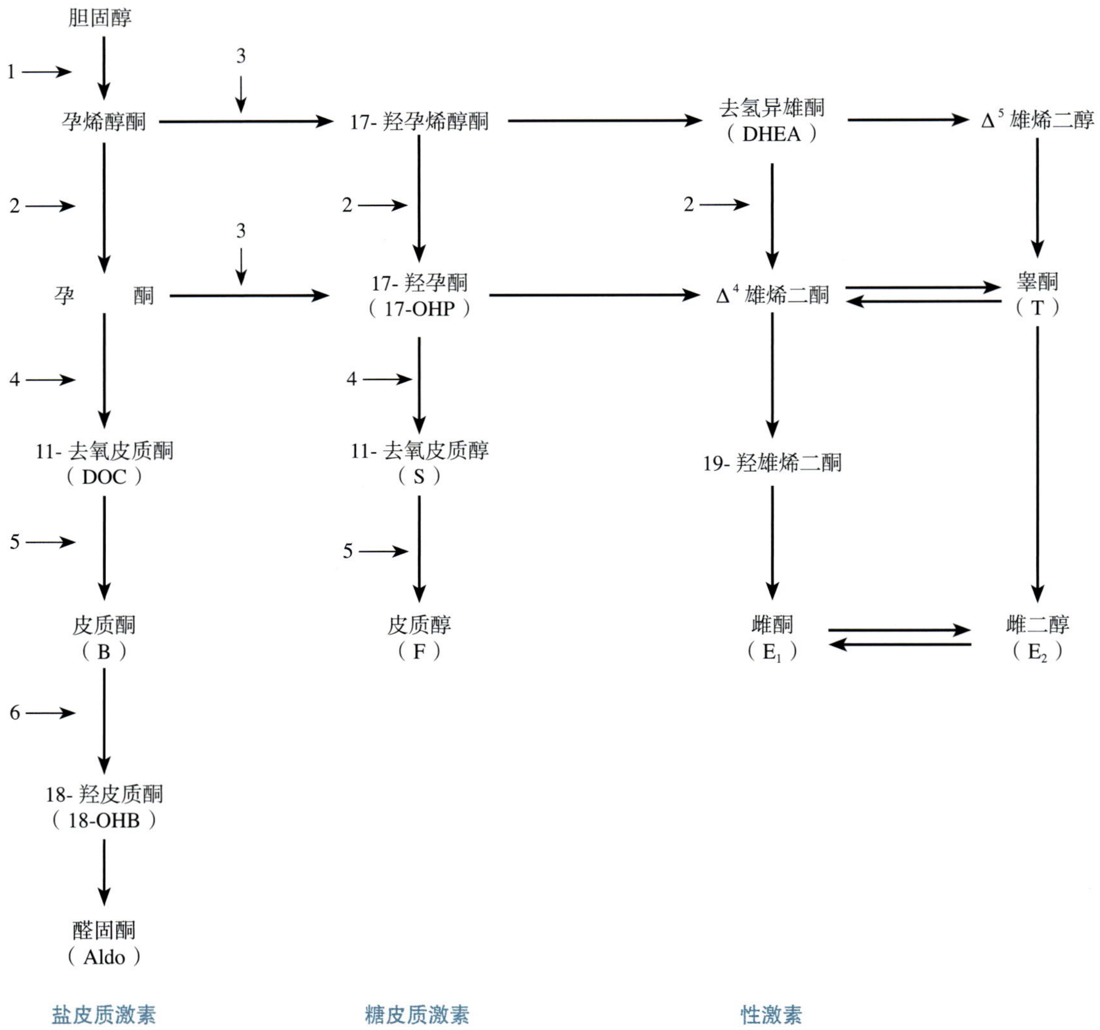

注：1. 20、22 碳链酶　2. 3β- 羟类固醇脱氢酶　3. 17α- 羟化酶
4. 21- 羟化酶　5. 11β- 羟化酶　6. 18- 羟化酶

图 7-2-3　肾上腺皮质激素合成途径

相关的基因事件还有 SF1（Steroidogenic factor 1，类固醇生长因子 1）过表达，ACTH 受体基因突变，Gas、Ras 等原癌基因异常激活，MEN-1、P57、H19 等抑癌基因失活，TERT/TERF2 等端粒酶相关基因的异常扩增等（Gicquel et al., 2001; Berthon et al., 2010）。

五、临床表现

（一）男性化相关临床表现

肾上腺肿瘤分泌过量雄激素可导致患者出现男性化相关的临床表现，根据年龄和性别的不同，临床表现也有差异，最常见的症状是多毛症和女性男性化，占 90%～100%，40%～60% 表现为闭经或月经紊乱。

成年女性患者的男性化临床表现主要为男性型秃顶，颜面部及躯干四肢多毛症，月经量少、月经不规律或闭经，阴毛呈男性分布，阴蒂肥大，皮肤痤疮、色素沉着，声音低沉，乳房、卵巢、子宫萎缩，不孕等。这些是与 17-酮类固醇（17-ketosteroids, 17-KS）水平升高相关的典型症状，而在没有 17-KS 水平升高的男性化症状的患者中，可以观察到肾上腺来源或卵巢来源的游离睾酮过量分泌。也有少数患者仅表现为多毛症。成年男性患者的症状通常难以发现，多为影像学检查偶然发现肾上腺占位，或雄激素水平测定偶然发现异常。

儿童患者表现为生长迅速，肌肉发达，骨龄加速，骨骺融合提前；患病男孩表现为性早熟，提前出现浓密的阴毛及腋毛，阴茎提前发育并呈半勃起状态，前列腺增大，睾丸体积小，少数患儿睾丸体积偏大；女孩除了提前发育，也表现出男性化，提前出现阴毛及腋毛丛生，阴蒂肥大，皮肤痤疮、色素沉着等（史铁蘩，1999；吴阶平，2004；Anli et al., 2016; Wein et al., 2016）。

（二）女性化相关临床表现

肾上腺肿瘤分泌过量的雌激素可导致患者女性化的临床表现，主要分泌雄烯二酮，在外周经芳香化后转变为雌激素，也可直接分泌雌激素。成年男性患者女性化表现的特征性症状是睾丸萎缩和女性型乳房，此症状的出现通常高度提示恶性病变的可能性。成年男性患者早期症状是乳房发育，可伴有单侧或双侧乳房触痛，乳晕色素沉着甚至出现溢乳（图 7-2-4）；患者可出现睾丸萎缩、精液量减少，半数的患者有性欲减退或性功能下降表现，阴茎勃起障碍，后期可呈完全性勃起功能障碍，1/4 的患者可出现肥胖、肌肉萎缩、阴毛稀少、前列腺和阴茎大小可在正常范围。成年女性的症状通常较难发现，多在检查中偶然发现。

男孩除了出现早期乳房发育的症状，同时表现为生长迅速，骨龄提前，睾丸和阴茎大小可在正常范围。女孩表现为假性早熟，提前出现乳房发育，可伴有溢乳、乳头增大、乳晕色素沉着，阴毛生长，部分患者出现阴道不规则出血（史铁蘩，1999；吴阶平，2004；Wein et al., 2016）。

（三）库欣综合征相关表现

有相当一部分过量分泌性激素的肾上腺皮

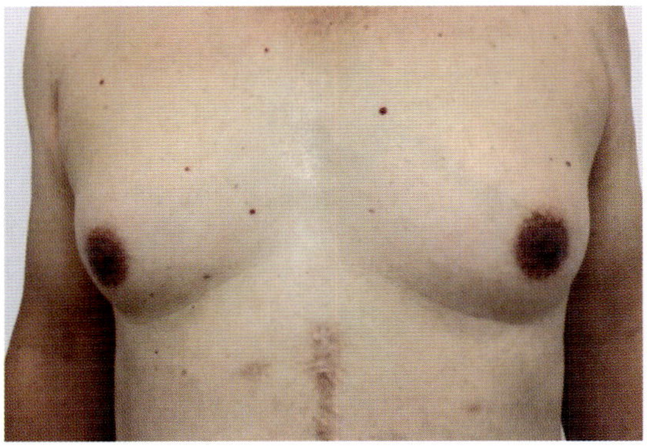

图 7-2-4 男性女性化表现

质肿瘤同时自主分泌皮质醇等糖皮质激素，出现库欣综合征的临床表现。经典症状为满月脸、水牛背、向心性肥胖，其为脂代谢异常导致脂肪异常分布；蛋白质代谢紊乱相关症状有皮肤紫纹、皮肤脆性增加、瘀斑、伤口不易愈合、肌肉无力、股四头肌菲薄等；高血压、血糖异常、骨质疏松、骨折等也是常见症状；部分患者还会出现精神心理异常，甚至表现为忧郁、躁狂、精神分裂等。

肾上腺肿瘤相关性征异常症的临床表现见表 7-2-3。

表 7-2-3　肾上腺肿瘤相关性征异常症临床表现

性征异常类型	患者群体	临床表现
男性化相关表现	成年男性	缺乏特异性表现，常通过检查发现
	成年女性	女性男性化表现 多毛症 月经量少，月经不规律，闭经 阴毛呈男性分布，阴蒂肥大 皮肤痤疮，色素沉着，嗓音低沉 男性性秃顶 乳房、卵巢、子宫萎缩
	男性儿童	假性性早熟 阴毛、腋毛提前出现 阴茎提前发育，阴茎半勃起状态 前列腺增大，睾丸体积小 生长发育提前 生长迅速，肌肉发达 骨龄提前，骨骺融合提前
	女性儿童	男性化表现 阴毛、腋毛浓密，阴蒂肥大 皮肤痤疮，色素沉着 生长发育提前
女性化相关表现	成年男性	男性女性化 女性型乳房，乳晕色素沉着 睾丸萎缩，精液量少 性欲减退，阴茎勃起障碍 肥胖，肌肉萎缩，阴毛稀少
	成年女性	缺乏特异性临床表现
	男性儿童	女性化表现 早期乳房发育 生长发育提前 生长迅速，骨龄提前
	女性儿童	假性性早熟 乳房提前发育 溢乳、乳头增大、乳晕色素沉着 阴毛生长，阴道不规则出血
其他临床表现	成人及儿童	库欣综合征相关表现等

六、诊断依据

(一)症状及体征

如前所述，根据肿瘤分泌的性激素种类的不同，成人患者可表现出男性化症状或女性化症状，患儿则可表现为同性性早熟、生长发育异常及性征异常，部分患者合并库欣综合征表现。

(二)实验室检查

功能性检查的意义不仅在于检测肿瘤的内分泌功能状态并明确诊断，更重要的是可以提示术后有没有补充糖皮质激素的必要性，而且异常的化验指标还可以作为随访过程中监测肿瘤复发、转移的标志物。

1. 女性男性化相关的内分泌实验室检查

（1）几乎所有患者的尿 17-KS（17- 酮类固醇）明显增高，尿 17-KS 排量增多主要是由于脱氢表雄酮（DHEA）增多，占 17-KS 的 50% 以上，脱氢表雄酮大多以硫酸酯形式排泄。此外孕烯醇酮、孕酮以及 17- 羟孕酮也会在尿中大量出现。

（2）女性男性化患者的血浆睾酮水平常升高；血浆 17-KS 水平也可见升高，主要表现为硫酸脱氢表雄酮升高，可高达 1～3 mg/dl，非结合的脱氢表雄酮也升高，但仅为脱氢表雄酮硫酸盐的 1/1000 左右。如果是睾丸肿瘤引起的不完全性早熟，17-KS 也增多，但主要是由于雄酮增多，而不是脱氢表雄酮。不过如果脱氢表雄酮增多不明显，也不能完全除外男性化肾上腺皮质肿瘤。血浆 17- 羟孕酮、催乳素水平也可升高。

（3）在动态试验中，地塞米松抑制试验通常为阴性，因为男性化肾上腺肿瘤患者的血浆雄性激素或尿 17-KS 呈现 ACTH 非依赖的自主性分泌现象，因此不能被地塞米松抑制，这与先天性肾上腺皮质增生症所致的 17-KS 增多有区别，一般情况下，地塞米松可使尿 17-KS 排量明显被抑制，可作为与 CAH 导致的先天性肾上腺性征异常症的鉴别点。肾上腺肿瘤相关男性化表现的患者 ACTH 兴奋试验常为阴性，但其诊断价值不如地塞米松抑制试验，在 ACTH 兴奋下，一些肾上腺肿瘤患者的尿 17-KS 也可有增加。

（4）血、尿皮质醇在单纯男性化肿瘤的患者中可为正常水平，合并有库欣综合征的患者可有升高。

（5）17-OH 皮质类固醇（尿 17-OHCS）可正常或增高。如果升高可能合并库欣综合征。有时库欣综合征的患者尿 17-OH 类固醇也增高，这是因为尿 11- 去氢皮质醇及其四氢代谢物排量增多。提示有 11- 羟化酶缺陷。这些化合物在 17- 碳位上也有羟基，并有酮醇侧链，故可使尿 17-OH 类固醇增多。

（6）其他性激素水平也可有异常，如血浆 17β- 雌二醇、17α- 羟孕酮、17- 羟孕烯醇酮、孕酮、雄烯二酮脱氢表雄酮、脱氧皮质醇和 11- 脱氧皮质酮，皮质酮，18- 羟皮质酮等，也有一定的诊断意义。

（7）通过肾上腺静脉取血测定脱氢表雄酮，与外周血脱氢表雄酮结果进行比较，可判定脱氢表雄酮的升高是否来源于肾上腺肿瘤。

2. 男性女性化相关的内分泌实验室检查

内分泌检查显示血或尿中雌激素升高，包括雌酮及其代谢产物雌二醇、雌三醇的增高，并且对地塞米松抑制试验和 ACTH 兴奋试验均无明显的阳性反应，呈现出非 ACTH 依赖的自主性分泌现象。尿 17-KS 增加，血 ACTH、尿 17-OHCS、醛固酮正常。但伴有库欣综合征时，尿皮质醇、17-OHCS 会增加。由于肿瘤分泌大量的雌激素，会负反馈抑制垂体分泌促性腺激素，因此血中 FSH、LH 浓度会降低，并且对 FSH、LH 的刺激无明显阳性反应（表 7-2-4）。

3. 血常规，肝、肾功能，电解质等一般检查，评估一般情况。

（三）影像学检查

1. B 超

虽然并不是用于肾上腺疾病的最优检查，但有相当一部分肾上腺肿瘤是在 B 超检查中偶然发现的，高质量的 B 超检查可作为简便、快捷的检查方式用于肾上腺肿瘤的发现，但如果肾上腺肿瘤体积较小，则单纯 B 超难以发现。

2. 增强 CT

推荐的检查，对于肾上腺肿瘤的检出率可达 95%～99%，高分辨率快速薄层扫描可分辨肾上腺 0.5 cm 大小的肿瘤。肾上腺皮质癌的体积平均为 10～12 cm，通常较良性的腺瘤大，有研究表明 90% 的皮质癌大小均在 5 cm 以上，并且肿瘤体积与肿瘤的良恶性有一定相关性。小于 4 cm 的肾上腺皮质肿瘤有 4%～5% 是恶性的，大于 4 cm 的则有 10% 的恶性可能，而 6 cm 以上的肾上腺皮质肿瘤有 25% 的恶性可能。肾上腺皮质癌在 CT 上的表现通常为肾上腺区的软组织密度占位，体积较大、边界不规则，增强扫描可见不均匀强化，病灶内可见钙化以及出血坏死导致的囊性变。平扫 CT 上皮质癌的平均 CT 值约 39 Hu，通常比良性的腺瘤（CT 值约为 8 Hu）要高，增强扫描皮质癌的造影剂排出较慢，而腺瘤的特点通常是造影剂快速排出。肾上腺腺瘤通常体积较小，密度均匀，边界清楚，出血坏死少见。如果 CT 检查同时提示淋巴结肿大、下腔静脉内瘤栓、周围器官受累，这都提示皮质癌的可能性较大。对于怀疑皮质癌的患者，肾上腺局部的 CT 检查是不够的，还兼顾对全身其他部位，除外是否有转移，常见的转移部位是肺、肝、骨等，因此应同时进行胸部、腹部、盆部的 CT 检查，有条件时建议行增强扫描，并进行血管的三维重建（图 7-2-5）。

3. 肾上腺 MRI 检查

用于肾上腺肿物检查的敏感性与 CT 类似，可作为选择之一，尤其对肾功能差或对造影剂过敏等一些无法行增强 CT 检查的患者更有应用的优势。在 T1 加权像上，皮质癌表现为与

表 7-2-4　肾上腺肿瘤相关性征异常的内分泌检查项目

类型	男性化相关表现	女性化相关表现
血、尿化验	睾酮升高	尿 17-KS 升高
	17-KS（17- 酮类固醇）升高 脱氢表雄酮（DHEA）升高 硫酸脱氢表雄酮为主 雄酮升高	雌激素升高 雌酮 雌二醇 雌三醇
	孕烯醇酮升高	血 FSH、LH 降低
	17- 羟孕酮升高	
	孕酮升高	
	皮质醇升高	
	17-OH 皮质类固醇升高	
地塞米松抑制试验	阴性	阴性
ACTH 兴奋试验	通常阴性，也可阳性	阴性

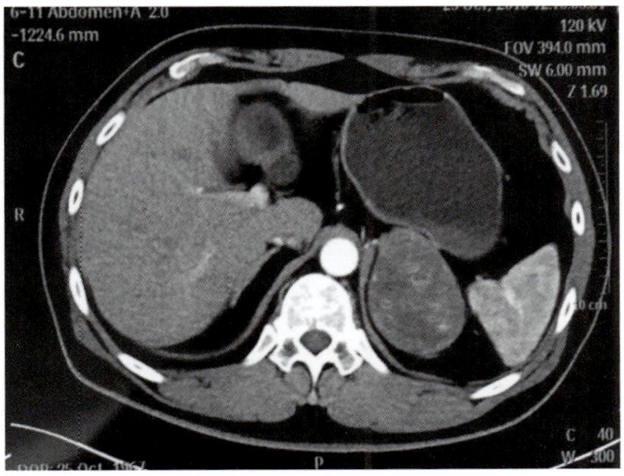

图 7-2-5 肾上腺皮质癌 CT 表现

肝和脾类似的信号，在 T2 加权像上表现为中高信号，含钆造影剂增强扫描可见明显强化。尤其是对于怀疑有静脉瘤栓的患者，推荐进行 MRI 检查，可有效鉴别是否存在静脉瘤栓以及瘤栓的范围。

4．FDG-PET/CT

对肾上腺区肿物良恶性的初步考量有帮助，并且有助于明确有无淋巴结转移以及肺、肝、骨等远处转移，可选择合适的病例进行，不作为临床常规检查。对于之前有过明确肿瘤病史、后来发现肾上腺肿物的患者，应考虑到有 50% 的可能为转移到肾上腺的肿瘤，应选择合适病例进行 FDG-PET/CT 检查，寻找原发灶有无复发征象以及是否合并其他部位的转移。

5．经皮细针穿刺活检

由于考虑到有可能存在不可预期的针道种植转移的风险，对于有可能手术切除肿瘤的患者，不推荐在术前进行经皮细针穿刺活检，实验室相关检查以及影像学检查已经为手术前的诊断和评估提供了充分的证据。对于无法手术切除肿瘤、局部高级别、伴有远处转移的皮质癌患者，可推荐进行经皮细针穿刺活检，取得组织病理结果，作为药物治疗或放疗等其他系统性治疗开始之前的诊断依据。

（四）核型分析或性染色体荧光原位杂交

核型分析或性染色体荧光原位杂交可确认染色体性别，用于与先天性肾上腺性征异常鉴别。

七、鉴别诊断

1．男性化肾上腺皮质肿瘤的鉴别诊断

（1）与先天性肾上腺皮质增生症（CAH）引起的男性化相鉴别，两者的治疗方法完全不同。肾上腺皮质肿瘤需手术切除肿瘤，后者应采取糖皮质类固醇行替代性抑制治疗。在先天性肾上腺皮质增生症患者中，出生时即有生殖器异常，女孩假两性畸形的程度通常更为严重。先天性肾上腺皮质增生症患者尿 17-KS 也可以增高，但是通常可以被地塞米松抑制试验明显抑制，尿中可出现具有诊断意义的类固醇代谢物，在 21- 羟化酶缺陷中，尿中可出现大量的孕三醇和孕三醇酮。此外，先天性肾上腺皮质增生症不完全同时出现皮质醇增多症，不出现失盐症候群。

（2）与完全性性早熟相鉴别。在完全性性早熟症中，尿 17-KS 排量一般只有轻度增高，达到正常青春期男孩的水平，同时睾丸也同时发育。睾丸间质细胞瘤也可引起男性化，但临床检查可发现睾丸肿瘤，尿 17-KS 明显升高，主要是雄酮升高。

（3）患有男性化肾上腺肿瘤的女孩还需要和体质性多毛症和单纯的阴毛生长过早症相鉴别。在这些情况中，无男性化现象，阴蒂不大，尿 17-KS 也不增高。

（4）与卵巢男性化肿瘤相鉴别。例如含睾丸细胞卵巢恶性肿瘤，也可引起男性化表现，在卵巢肿瘤中，尿 17-KS 仅轻度增高或不增高。在此类患者中，脱氢表雄酮不高，血浆和尿中的睾酮可增高。肾上腺 CT、MRI 等影像学检查无明显异常，阴道内可触及卵巢肿块。

（5）双侧多囊卵巢综合征。在此症候群中，也有男性化现象，血睾酮水平升高，出现月经稀少或闭经，气腹造影可显示卵巢增大，而腹膜后充气造影为正常。

2. 女性化肾上腺皮质肿瘤的鉴别诊断

（1）睾丸肿瘤中的间质细胞癌很少见，在青春期前发病，多表现为同性性早熟。但在青春期后发病者，却多表现为女性化，系绒毛膜促性腺激素分泌过多，引起继发性的雌激素增多所致，也应与 Klinefelter 综合征相鉴别，此综合征表现为外生殖器即睾丸多属于幼稚型，自幼即停止发育，与肾上腺肿瘤所导致的女性化不同。

（2）与克兰费尔特综合征 (Klinefelter syndrome) 相鉴别。克兰费尔特综合征患者有乳房发育表现，但该疾病患者促性腺激素增高、睾酮低，睾丸和阴茎小。染色体核型 XXY。

（3）特发性性早熟和乳房早发育，该类型患者并线多于女性化肾上腺肿瘤患者。特发性性早熟的临床特点是促性腺激素（GnH）水平增高但 17-KS 水平在正常范围；乳房早发育表现为 GnH 和 17-KS 水平低，仅单纯乳房发育，无阴毛生长，无月经来潮。如果尿 17-KS 高水平而促性腺激素低水平，提示肾上腺肿瘤可能，影像学检查有助于鉴别。

（4）还有其他原因也可导致乳房发育，如长期服用利血平、甲丙氨酯、地西泮、螺内酯以及含有雌激素的药物或避孕药物等，均可导致男性乳房发育。应仔细询问既往用药史。

3. 肾上腺皮质癌与良性肿瘤的鉴别诊断

仅靠临床表现、检查和病理鉴别肾上腺良恶性肿瘤较为困难。一般认为皮质癌瘤体通常较大，良性的腺瘤体积相对较小，一般不超过 5 cm；皮质癌生长快、发病时间短、疾病进展迅速，而腺瘤生长较为缓慢，疾病进展不明显。两种肿瘤在显微镜下的细胞形态有相似之处，细胞核形态以及核分裂象并不一定是判定肾上腺皮质癌的指标，均可能因内分泌功能旺盛等有关原因而呈现出恶性形态。只有非肾上腺组织或器官发生同一类皮质癌转移才是确定诊断癌的可靠标准，因此严密的随访非常重要。而且临床医师应认识到，分泌性激素的肾上腺皮质肿瘤中，恶性的皮质癌比良性的皮质腺瘤常见。

八、治疗和预后

（一）手术治疗

对于肾上腺皮质肿瘤所致的性征异常，应以手术切除肿瘤为首选治疗手段。遗憾的是，过量分泌性激素导致性征异常的肾上腺肿瘤大部分是肾上腺皮质癌，而且大部分皮质癌患者就诊时已经为进展性病变，即使接受了根治性手术切除，仍有 60% ~ 80% 的患者会出现复发或转移。因此，虽然目前尚无明确证据表明确实有获益，但术后的局部或全身的辅助治疗仍是需要的（Fassnacht et al., 2013）。

引起性征异常症的肾上腺肿瘤大部分为肾上腺皮质癌，因此一旦确立诊断后应尽早进行手术切除肿瘤，如果条件允许，完整切除肿瘤对于皮质癌的治疗是必要的，也是最好的治疗方法，并且在肿瘤切除后可有助于控制因肿瘤过量分泌激素导致的临床症状。手术切除的范围应包括完整的肿瘤、肾上腺、肾上腺周围组织，包括清除肾上腺周围的脂肪囊和可疑受肿瘤侵犯的区域；局部晚期肿瘤可侵犯肝、脾、肾、腹主动脉、下腔静脉等周围组织器官，在考虑可行性的前提下，对浸润的器官整块切除或尽可能切除浸润组织，如同侧受累肾的切除；区域腹膜后淋巴结清扫有助于疾病的控制，也有助于更准确的肿瘤分期，笔者单位的单中心经验提示肾上腺皮质癌的局部复发通常发生在肾周脂肪囊且常累及肾门淋巴结；伴有下腔静脉癌栓的患者，可能需要通过血管旁路技术、下腔静脉置换、下腔静脉阻断等手段取出腔静脉内的瘤栓（Sturgeon et al., 2004）。

手术方式可通过开放手术或腹腔镜手术完成。考虑到需要足够的甚至扩大的切除范围，通常推荐进行经腹腔或经腹膜后的开放探查手术。肋缘下切口经腹途径是比较理想的手术入路，对于肿瘤的暴露良好，有利于避免包膜破裂，保证肿瘤被完整切除，尽量减少肿瘤破裂、肿瘤组织溢出的风险，而且该入路有利于控制腹主动脉、下腔静脉、肾蒂血管等重要血管。影像学提示体积较小的、局限性的皮质癌也可考虑通过腹腔镜手术，但术中需谨慎操作，避免肿瘤破裂的风险，如果术中发现术野粘连严重并存在恶性肿瘤的可能，应考虑及时中转开放手术。对于转移性肾上腺皮质癌，如果可以去除 90% 以上的肿瘤负荷，应考虑进行原发灶或转移灶的减瘤性切除手术。尽管减瘤手术最重可能并没有生存获益，但是可以缓解肿瘤相关的症状，提高生活质量，并且对后续的辅助治疗有帮助。回顾性研究表明，首次手术后出现的局部复发或远处转移病灶，也应考虑尽量手术切除，与单纯采用放疗和药物治疗相比有生存获益（Soga et al., 2009）。

术后的随访非常重要，最初的 2 年内建议每 3 个月复查胸部、腹部及盆部 CT，可选择合适的病例进行 FDG-PET/CT 检查，不作为常规推荐。对于性征异常症的患者，可选择术前异常的内分泌化验指标作为随访监测的肿瘤标志物，术后规律复查该指标有助于早期发现影像学上不可见的肿瘤复发。

对于良性的肾上腺皮质腺瘤，理论上只需要完整切除肿瘤即可达到治疗目的，但由于皮质腺瘤与皮质癌术前常常难以鉴别，有学者建议按恶性肿瘤切除范围进行手术更为稳妥，即完整切除肿瘤、患侧肾上腺、肾上腺周围脂肪囊，尤其是对于大于 4 cm 的肿瘤，恶性肿瘤的几率更高。

对于肾上腺转移癌，转移灶的切除意义通常在于取得原发肿瘤的病理结果，然后针对原发肿瘤制订相应的全身治疗方案。

（二）姑息治疗

临床上皮质癌患者就诊时很多已处于晚期，肿瘤体积大，与周围组织器官粘连较重、关系密切，且有部分患者已经出现远处转移。该类患者手术风险较高，手术获益小，强行手术切除可能导致严重的并发症，降低患者的生活质量甚至手术还会加速患者的死亡。对于类似患者，如果仍想通过外科途径进行减瘤，但是难以通过手术切除，可考虑应用射频消融或动脉栓塞术治疗局部或远处转移病灶（Fassnacht et al., 2013）。

（三）放疗

良性的肾上腺肿瘤切除术后通常不需要辅助其他治疗，而肾上腺皮质癌则通常根据情况应用辅助治疗。放疗对原发的肾上腺皮质癌的治疗效果是有限的，但是对于骨转移和神经系统转移灶，放疗仍然是一个可选治疗方案。肿瘤完整切除后辅助放疗可以降低肿瘤的局部复发率，有研究表明术后辅助放疗和不辅助放疗的肿瘤局部复发率分别是 14% 和 79%，但遗憾的是，放疗对疾病无进展生存和总体生存似乎并没有改善效果。放疗最有可能获益的患者是没有远处转移的、切缘阳性或不确定阴性的患者 (Polat et al., 2009)。

（四）米托坦药物治疗

米托坦，即双氯苯二氯乙烷（O, P'-ODD），是目前治疗肾上腺皮质癌的最常用、最有效的口服药物，是杀虫剂二氯二苯三氯乙烷（DDT）的合成衍生物。该药物已被证实对皮质癌的术后辅助治疗和转移性皮质癌的治疗有临床获益。

Haller 等于 1945 年合成 DDD（滴滴滴，二氯二苯二氯乙烷，氯苯二氯乙烷），是一种和 DDT（滴滴涕，二氯二苯三氯乙烷）类似的化合物。20 世纪 40 年代末 Nelson 和 Woodard 在用 DDD 喂饲狗的实验中发现此药可导致严重的肾上腺皮质萎缩，但在早期临床试验中未发现它对人的肾上腺有作用。Gueto 和 Brown 在 1958 年的研究中发现工业用 DDD 是由二种同分异构体 P, P-DDD（对，对滴滴滴）和 O, P-DDD（邻对滴滴滴）组成的混合物，实验发现 O, P′-DDD 对肾上腺皮质有毒性作用，而 DDD 的主要成分 P, P′-DDD 则无此作用。Bergenstal 等 1960 年首先报道了 O, P′-DDD 治疗转移性肾上腺皮质癌的临床试验。对狗的研究发现 O, P′-DDD 能选择性地对肾上腺皮质细胞的线粒体产生直接细胞毒作用，使皮质束状带及网状带细胞萎缩、坏死，但不影响球状带，所以醛固酮分泌不受影响；对 ACTH 分泌没有影响，但可阻断 ACTH 对肾上腺皮质的刺激作用，可加速肾上腺皮质激素在周围组织中的灭活。用药后尿中氢化可的松及代谢产物迅速减少。至于对 O, P′-DDD 选择性作用于肾上腺皮质细胞的机制还不清楚（Anli et al., 2016）。

由于米托坦的抗肾上腺皮质作用，在治疗过程中需要补充糖皮质激素。除了肾上腺皮质功能减低，其他的副作用还包括胃肠道反应、嗜睡、精神不振、男性女性化、皮疹、转氨酶升高、甲状腺功能减退、血脂异常和血小板减低等。由于米托坦一系列的副作用，治疗过程中需根据患者耐受程度以及血药浓度逐渐增加并调节用量，并密切监测临床症状、血 ACTH、24h 尿游离皮质醇（24hUFC）、电解质水平、血脂、甲状腺功能等，予以对症处理。米托坦初始剂量推荐为 2 g/d（每片 500 mg，分 3～4 次口服），逐渐加量至 4～6 g/d（血药浓度 14～20 μg/d），最大量可用至 12 g/d。米托坦作为术后辅助治疗用于肾上腺皮质癌的治疗效果已经有多项研究证实，一项纳入了 177 例皮质癌患者的回归性研究表明，米托坦治疗能显著增加无疾病进展生存时间和总生存期，而且治疗相关的毒副反应在可接受范围。术后常规应用米托坦治疗仍存在问题：什么样的患者可以最大化获益，用药的剂量，治疗持续时间。

对于不能完整切除肿瘤或无法有效手术减瘤的肾上腺皮质癌患者，如肿瘤广泛侵犯周围组织难以全部切除，或伴有无法切除的多发转移，建议放弃手术治疗，因为手术非但达不到有效的治疗效果，反而会推迟米托坦治疗的开始时间。米托坦目前是治疗肾上腺皮质癌的首选药物，可作为单药治疗，也可与其他药物联合治疗。作为单药治疗，文献报道的对米托坦单药治疗的总体反应率为 14%～36%，有生存获益。由于米托坦治疗起效时间慢、副反应大，可能还需要应用其他药物抑制肾上腺功能，如酮康唑、美替拉酮、氨鲁米特、依托米酯等（Berruti et al., 2005; Phan et al., 2007; Else et al., 2014）。

（五）化疗

肾上腺皮质癌对化疗的敏感性较差，单用化疗效果较差。有文献报道将米托坦联合链佐星治疗肾上腺皮质癌的反应率是 36%，米托坦联合依托泊苷、阿霉素和顺铂化疗方案治疗皮质癌的反应率为49%（Fassnacht et al., 2013）。Fassnacht等于2012年发表了第一个关于局部晚期和转移性肾上腺皮质癌治疗的多中心随机对照研究（Fassnacht et al., 2012），患者随机分为两组，分别接受米托坦联合链佐星治疗，米托坦联合依托泊苷、阿霉素和顺铂治疗（M-EDP方案），结果表明两组的总生存期相似，但是M-EDP方案治疗组的客观缓解率和无疾病进展生存期优于另一组。基于此项研究结果，米托坦联合依托泊苷、阿霉素和顺铂方案被认为是目前肾上腺皮质癌的全身系统治疗的一线方案。但是更有效的治疗方法目前仍有待研究。

（纪志刚）

参考文献

史铁蘩. 协和内分泌和代谢学. 北京. 中国科学出版社, 1999. 868-893.

吴阶平. 吴阶平泌尿外科学. 济南: 山东科学技术出版社, 2004. 1671-1679.

Abdel-Rahman MA, Mohamed WA, Khater SI. Imidacloprid induces various toxicological effects related to the expression of 3beta-HSD, NR5A1, and OGG1 genes in mature and immature rats[J]. Environ Pollut, 2017, 221: 15-25.

Alamdar A, Xi G, Huang Q, et al. Arsenic activates the expression of 3beta-HSD in mouse Leydig cells through repression of histone H3K9 methylation[J]. Toxicol Appl Pharmacol, 2017, 326: 7-14.

Ali HH, El-Gezeiry D, Nafaa TM, et al. Improved responsiveness of PCOS patients to clomiphene after CYP17a inhibitor[J]. J Assist Reprod Genet, 2001, 18 (11): 608-611.

Anli Tong, Jun Jiang, Fen Wang, et al. Pure androgen-producing adrenal tumor: clinical features and pathogenesis. ENDOCRINE PRACTICE Rapid Electronic Article in Press. 2016.

Bachelot A, Grouthier V, Courtillot C, et al. Management of endocrine disease: Congenital adrenal hyperplasia due to 21-hydroxylase deficiency: update on the management of adult patients and prenatal treatment[J]. Eur J Endocrinol, 2017, 176(4): R167-R181.

Badrinarayanan R, Rengarajan S, Nithya P, et al. Corticosterone impairs the mRNA expression and activity of 3beta-and 17beta-hydroxysteroid dehydrogenases in adult rat Leydig cells[J]. Biochem Cell Biol, 2006, 84(5): 745-754.

Benghuzzi H, Tucci M, Hughes J, et al. Glomerular response to adrenocortical hormone alone or in combination with selenomethionine[J]. Biomed Sci Instrum, 2005, 41: 74-79.

Berruti A, Terzolo M, Sperone P, et al. Etoposide, doxorubicin and cisplatin plus mitotane in the treatment of advanced adrenocortical carcinoma: a large prospective phase II trial. Endocr Relat Cancer 2005; 12(3): 657-666.

Berthon A, Sahut-Barnola I, Lambert-Langlais S, et al. Constitutive beta-catenin activation induces adrenal hyperplasia and promotes adrenal cancer development. Hum. Mol. Genet. 2010. 19, 1561-1576.

Birkebaek NH, Hougaard DM, Cohen AS. Monitoring steroid replacement therapy in children with congenital adrenal hyperplasia[J]. J Pediatr Endocrinol Metab, 2017, 30(1): 85-88.

Bizzarri C, Improda N, Maggioli C, et al. Hydrocortisone therapy and growth trajectory in children with classical congenital adrenal hyperplasia[J]. Endocr Pract, 2017.

Bonfig W. Growth and development in children with classic congenital adrenal hyperplasia[J]. Curr Opin Endocrinol Diabetes Obes, 2017, 24(1): 39-42.

Bongiovanni AM, Root AW. The adrenogenital syndrome[J]. N Engl J Med, 1963, 268: 1391-1399.

Bulsari K, Falhammar H. Clinical perspectives in congenital adrenal hyperplasia due to 11beta-hydroxylase deficiency[J]. Endocrine, 2017, 55(1): 19-36.

Concolino P, Satta MA, Santonocito C, et al. Linkage between I172N mutation, a marker of 21-hydroxylase deficiency, and a single nucleotide polymorphism in Int6 of CYP21B gene: a genetic study of Sardinian family[J]. Clin Chim Acta, 2006, 364(1-2): 298-302.

Else T, Williams A, Sabolch A, et al. Adjuvant therapies and patient and tumor characteristics associated with survival of adult patients with adre-nocortical carcinoma. J Clin Endocrinol 2014; 99(2): 455-461.

Falhammar RH, Thor NM. Clinical outcomes in the management of congenital adrenal hyperplasia[J]. Endocrine, 2012, 41: 355.

Fassnacht M, Kroiss M, Allolio B. Update on adrenocortical carcinoma. J Clin Endocrinol Metab 2013; 98(12): 4551-4564.

Fassnacht M, Kroiss M, Allolio B. Update on adrenocortical carcinoma. J Clin Endocrinol Metab 2013; 98(12): 4551-4564.

Fassnacht M, Terzolo M, Allolio B, et al. Combination chemotherapy in advanced adrenocortical carcinoma. N Engl J Med 2012; 366(23): 2189-2197.

Fleming L, Van Riper M, Knafl K. Management of Childhood Congenital Adrenal Hyperplasia-An Integrative Review of the Literature[J]. J Pediatr Health Care, 2017.

Fouad MM, Pelletier M, Boulet MM, et al. Oxidative activity of 17beta-hydroxysteroid dehydrogenase on testosterone in male abdominal adipose tissues and cellular localization of 17beta-HSD type 2[J]. Mol Cell Endocrinol, 2015, 414: 168-176.

Gicquel C, Bertagna X, Gaston V. et al. Molecular markers and long-term recurrences in a large cohort of patients with sporadic adrenocortical tumors. Cancer Res. 2001. 61, 6762-6767.

Gillis D. The effect of implementing standard recommendations for congenital adrenal hyperplasia[J]. Endocr Pract, 2017.

Gu YL, Gu WJ, Dou JT, et al. Clinical features and outcomes of congenital adrenal hyperplasia with adenomatoid adrenal gland[J]. Zhonghua Yi Xue Za Zhi, 2016, 96(48): 3879-3884.

He G, Xu W, Chen Y, et al. Abnormal apoptosis of trophoblastic cells is related to the up-regulation of CYP11A gene in placenta of preeclampsia patients[J]. PLoS One, 2013, 8(3): e59609.

Hodish I, Giordano TJ, Starkman MN, et al. Location of ectopic adrenocortical hormone-secreting tumors causing Cushing's syndrome in the paranasal sinuses[J]. Head Neck, 2009, 31(5): 699-706.

Hu D, Wang X, Cao R, et al. Effects of down-regulated steroidogenic factor-1 on ACTH and potassium chloride-induced steroid synthesis in H295R cells[J]. Cell Mol Biol (Noisy-le-grand), 2015, 61(1): 51-55.

Ijiri S, Shibata Y, Takezawa N, et al. 17beta-HSD Type 12-Like Is Responsible for Maturation-Inducing Hormone Synthesis During Oocyte Maturation in Masu Salmon[J]. Endocrinology, 2017, 158(3): 627-639.

Inacio M, Sircili MH, Brito VN, et al. 46,XY DSD due to 17beta-HSD3 deficiency and 5alpha-reductase type 2 deficiency[J]. Adv Exp Med Biol, 2011, 707: 9-14.

Kaupert LC, Gomes LG, Brito VN, et al. A Single Nucleotide Variant in the Promoter Region of 17beta-HSD Type 5 Gene Influences External Genitalia Virilization in Females with 21-Hydroxylase Deficiency[J]. Horm Res Paediatr, 2016, 85(5): 333-338.

Khattab A, Haider S, Kumar A, et al. Clinical, genetic, and structural basis of congenital adrenal hyperplasia due to 11beta-hydroxylase deficiency[J]. Proc Natl Acad Sci U S A, 2017, 114(10): E1933-E1940.

Khorashad BS, Roshan GM, Reid AG, et al. Sexual orientation and medical history among Iranian people with Complete Androgen Insensitivity Syndrome and Congenital Adrenal Hyperplasia[J]. J Psychosom Res, 2017, 92: 55-62.

Kim CJ, Lin L, Huang N, et al. Severe combined adrenal and gonadal deficiency caused by novel mutations in the cholesterol side chain cleavage enzyme, P450scc[J]. J Clin Endocrinol Metab, 2008, 93(3): 696-702.

Kim JH, Choi JH, Kang E, et al. Long-term Consequences of Congenital Adrenal Hyperplasia due to Classic 21-hydroxylase Deficiency in Adolescents and Adults[J]. Exp Clin Endocrinol Diabetes, 2017, 125(3): 196-201.

Latif SA, Shen M, Ge RS, et al. Role of 11beta-OH-C(19) and C(21) steroids in the coupling of 11beta-HSD1 and 17beta-HSD3 in regulation of testosterone biosynthesis in rat Leydig cells[J]. Steroids, 2011, 76(7): 682-689.

Liou LS, Kay R. Adrenocortical carcinoma in children. Review and recent innovations. Urol Clin North Am 2000; 27: 403-421.

Liu SY, Lee CT, Tung YC, et al. Clinical characteristics of Taiwanese children with congenital adrenal hyperplasia due to 21-hydroxylase deficiency detected by neonatal screening[J]. J Formos Med Assoc, 2017.

Mackenzie SM, Davies E, Alvarez-Madrazo S. Analysis of the Aldosterone Synthase (CYP11B2) and 11beta-Hydroxylase (CYP11B1) Genes[J]. Methods Mol Biol, 2017, 1527: 139-150.

Martin Fassnacht, Rossella Libé, Matthias Kroiss, et al. Adrenocortical carcinoma: a clinician's update. Nat Rev Endocrinol. 2011. 7: 323-335.

Miller WL. Molecular biology of steroid hormone synthesis[J]. Endocr Rev, 1988, 9(3): 295-318.

Mishra S, Chaube R. Distribution and localization of 3beta-hydroxysteroid dehydrogenase (3beta-HSD) in the brain and its regions of the catfish Heteropneustes fossilis[J]. Gen Comp Endocrinol, 2017, 241: 80-88.

Nermoen I, Husebye ES, Myhre AG, et al. Classic congenital adrenal hyperplasia[J]. Tidsskr Nor Laegeforen,2017, 137(7): 540-543.

Nie M, Meili S, Zhaolin L. Gene symbol: CYP17A[J]. Hum Genet, 2007, 121(2): 298.

Papadopoulos V, Miller WL. Role of mitochondria in steroidogenesis[J]. Best Pract Res Clin Endocrinol Metab, 2012, 26(6): 771-790.

Phan AT. Adrenal cortical carcinoma-review of current knowledge and treatment practices. Hematol Oncol Clin North Am 2007; 21(3): 489-507.

Polat B, Fassnacht M, Pfreundner L, et al. Radiotherapy in adrenocortical carcinoma. Cancer 2009; 115(13): 2816-2823.

Prank K, Schulze E, Eckert O, et al. Machine learning approaches for phenotype-genotype mapping: predicting heterozygous mutations in the CYP21B gene from steroid profiles[J]. Eur J Endocrinol, 2005, 153(2): 301-305.

Rodriguez A, Ezquieta B, Labarta J I, et al. [Recommendations for the diagnosis and treatment of classic forms of 21-hydroxylase-deficient congenital adrenal hyperplasia][J]. An Pediatr (Barc), 2017.

Roman S. Adrenocortical carcinoma. Curr Opin Oncol. 2006. 18: 36-42.

Schiffer L, Anderko S, Hannemann F, et al. The CYP11B subfamily[J]. J Steroid Biochem Mol Biol, 2015, 151: 38-51.

Soga H, Takenaka A, Ooba T, et al. A twelve-year experience with adrenal cortical carcinoma in a single institution: long-term survival after surgical treatment and transcatheter arterial embolization. Urol Int 2009; 82(2): 222-226.

Sturgeon C, Kebebew E. Laparoscopic adrenalectomy for malignancy. Surg Clin North Am 2004; 84(3): 755-774.

Valego NK, Rose JC. A specific CRH antagonist attenuates ACTH-stimulated cortisol secretion in ovine adrenocortical cells[J]. Reprod Sci, 2010, 17(5): 477-486.

Wang X, Gerard C, Theriault JF, et al. Synergistic control of sex hormones by 17beta-HSD type 7: a novel target for estrogen-dependent breast cancer[J]. J Mol Cell Biol, 2015, 7(6): 568-579.

Waterman MR. A rising StAR: an essential role in cholesterol transport[J]. Science, 1995, 267(5205): 1780-1781.

Wein AJ, Kavoussi LR, Partin AW, et al. Campbell-Walsh urology. 11th ed. Philadelphia: Elsevier. 2016. 1528-1576.

第八章

儿茶酚胺症

第一节　嗜铬细胞瘤

一、概述

儿茶酚胺增多症（hypercatecholaminemia）：肾上腺嗜铬细胞瘤、副神经节瘤（肾上腺外嗜铬细胞瘤）与肾上腺髓质增生的共同特点是肿瘤或肾上腺髓质的嗜铬细胞分泌过量的儿茶酚胺（肾上腺素、去甲肾上腺素和/或多巴胺），而引起相似的临床症状，故统称为儿茶酚胺增多症。嗜铬细胞瘤（pheochromocytoma, PHEO）是一种神经内分泌肿瘤，来源于神经外胚层神经嵴的嗜铬细胞，能够自主合成、分泌和分解代谢儿茶酚胺，并引起症状。嗜铬细胞瘤主要分布于肾上腺髓质、沿椎前和椎旁走行的交感神经链、膀胱和头颈部副交感神经节等，传统上将起源于肾上腺外的嗜铬细胞瘤称为肾上腺外或异位嗜铬细胞瘤。2004 年 WHO 将嗜铬细胞瘤定义为来源于肾上腺髓质嗜铬细胞可产生儿茶酚胺的肿瘤，即肾上腺内副神经节瘤；而将交感神经和副交感神经节来源者定义为肾上腺外副神经节瘤（paraganglioma, PGL）。因此嗜铬细胞瘤特指肾上腺嗜铬细胞瘤，而将传统概念的肾上腺外或异位嗜铬细胞瘤统称为副神经节瘤（DeLellis et al., 2004）。交感神经副神经节瘤一般具有儿茶酚胺的分泌功能，而副交感神经副神经节瘤则多无功能性。

PHEO 年发病率为 3/1 000 000 ~ 4/1 000 000（Pederson et al., 2003），也有人认为其发病率更高，为 2/1 000 000 ~ 8/1 000 000（Harding et al., 2005），高血压患者中发生率为 0.1% ~ 0.6%（Ariton et al., 2000; Pederson et al., 2003; Omura et al., 2004），但尸检发生率可达 0.1% ~ 0.95%（Sutton et al., 1981）。这表明多数 PHEO 被漏诊，有报道漏诊率可达 75%，当然也可能相当一部分患者终身没有症状。目前约 25% 的嗜铬细胞瘤系影像学偶然发现，占肾上腺偶发瘤的 4% ~ 5%。男女发病率无明显差别，可以发生于任何年龄，多见于 40 ~ 50 岁。

病因尚不明，可能与遗传有关。PHEO 多为散发，也可呈家族性发病。近年研究表明约 30% 的 PHEO 有家族遗传背景，并已明确致病基因：冯·希佩尔·林道病（Von Hippel-Lindau Disease, VHL）、多发性内分泌肿瘤 2 型（multiple endocrine neoplasm type 2, MEN-2）、嗜铬细胞瘤/副神经节瘤综合征（pheochromocytoma-paraganglioma syndrome, PHEO-PGL）、神经纤维瘤病 -1 型（neurofibromatosis type 1, NF-1）(Amar et al., 2005, Lenders et al., 2005)。家族性发病者多为良性。成人散发性 PHEO 上述基因突变的发生率约为 24%，儿童发生率为 36%（Neumann et al., 2002, Barontini et al., 2006），18 岁以前发病

者中 DNA 突变者约占 56%，而<10 岁发病者遗传性疾病的发生率约占 70%。

MEN-2 是常染色体显性遗传病，致病基因是 RET 基因突变，主要引起甲状腺髓样癌（外显率约为 100%）和 PHEO（外显率约为 40%）。其双侧 PHEO 的发生率约为 70%，并且多发，但少有肾上腺外和恶性者。VHL 病也是常染色体显性遗传病，为 VHL 基因突变所致，以 PHEO、视网膜血管瘤病、小脑血管网状细胞瘤、胰腺及肾肿瘤或囊肿、附睾囊腺瘤为特征，PHEO 的发生率为 10%～20%，多为双侧。NF-1 为 NF-1 基因突变所致的常染色体显性遗传病，以多发神经纤维瘤、咖啡斑以及 PHEO 为特征，后者的发生率约为 1%。PHEO-PGL 综合征主要由于琥珀酸脱氢酶复合体亚单位（succinate dehydrogenase complex subunit, SDHx）基因突变所致，复合体由 A、B、C、D 四个亚单位组成，其编码基因分别为 SDHA、SDHB、SDHC 和 SDHD。琥珀酸脱氢酶复合体是线粒体三羧酸循环的重要组成部分。PHEO-PGL 综合征目前发现三型：PGL1、PGL3、PGL4，分别由 SDHD、SDHC 和 SDHB 突变所致，PGL1 主要表现为头颈部副交感副神经节瘤（血管球瘤或化学感受器瘤），外显率约为 68%；PGL3 仅表现头颈部副交感副神经节瘤；PGL4 表现为腹部、盆腔或胸部的交感性副神经节瘤，其外显率约为 69%，SDHB 突变者恶变率可达 60%～80%。SDHx 基因尚与胃肠道间质瘤相关。其他相关突变基因尚有 FH、HIF2α、EGLN1、EGLN2、KIF1B、MAX、TMEM127 等。

二、临床表现

症状表现各异，主要取决于肿瘤释放儿茶酚胺的多少以及个体对儿茶酚胺的敏感性。高血压是嗜铬细胞瘤患者最常见的临床症状，发生率为 80%～90%。50%～60% 为持续性，40%～50% 为发作性，10%～50% 可出现直立性低血压，5% 的患者血压正常，而伴有典型的发作性头痛、心悸、多汗三联征的患者占 50% 以上。发作频率可每日 3～4 次，也可数月 1 次，持续数分钟或数天。由于儿茶酚胺的作用或合并遗传相关综合征，患者可同时伴有其他系统表现：

1. 心血管系统

较为常见，除高血压外尚可表现为危及生命的严重症状，如高血压危象、低血压休克、急性心力衰竭、心肌梗死、心律失常、心肌病等。

（1）高血压危象：发作性高血压为 PHEO 的典型症状，诱因可为体位变化、运动、进食、情绪波动、排尿、妊娠和分娩、直接刺激肿瘤等，也可由于某些药物（麻醉药、三环类抗抑郁药、组胺、造影剂等），这些因素可刺激肿瘤迅速释放大量儿茶酚胺，使血压短期内骤升，血压甚至可达 260/120 mmHg 以上，同时可伴剧烈头痛、恶心、呕吐、视力模糊、抽搐等，可并发急性心肌梗死、急性心功能衰竭、高血压脑病、脑血管意外等。高血压危象也可由未给予 α 受体阻滞剂而单用 β 受体阻滞剂所诱发（William, 2007）。

（2）低血压和休克：直立性低血压的发生率为 10%～20%。少数患者有严重的低血压甚至休克，多出现于发作性高血压之后或应用某些药物如甲氧氯普胺、地塞米松等（Takagi et al., 2000; Leow et al., 2005）。可伴昏厥，约 2% 的患者可以此为主要表现（Ueda et al., 2005）。低血压原因不明，低血容量、外周血管对儿茶酚胺敏感性降低、肿瘤分泌儿茶酚胺的类型和比例（肾上腺素为主兴奋 β- 受体扩张血管）、心肌收缩功能受损等因素可能与之相关（Ueda et al., 2005）。

（3）心律失常：由于大量儿茶酚胺对β受体的刺激可出现多种心律失常，以窦性心动过速最为常见。当心律失常呈发作性并伴有大汗、高血压、焦虑、苍白等表现时，应考虑PHEO可能。

（4）儿茶酚胺介导的心肌炎和心肌病：儿茶酚胺介导的冠状动脉痉挛、心动过速致心肌缺血及儿茶酚胺及代谢产物的直接毒性作用等可能引起无菌性心肌炎和心肌病，主要是扩张性心肌病，也有报道梗阻性肥厚性心肌病及近期发现的Takotsubo心肌病等，表现为急性心力衰竭和肺水肿。但这种心肌病为可逆性，予以适当的药物治疗或切除肿瘤后可恢复（Sardesai et al., 1990; Salathe et al., 1992; Magalhaes et al., 2004; Kim et al., 2007; Lin et al., 2007; Di et al., 2008; Leissner et al., 2008; Turley et al., 2008; Wu et al., 2008; Jang et al., 2009; Gervais et al., 2010）。

（5）心肌缺血和心肌梗死：可表现为胸痛、心动过速、大汗、焦虑等，心电图及心肌酶可提供相关证据，但患者同时还有儿茶酚胺增多其他表现如严重高血压、大汗、苍白等。

2. 呼吸系统

急性肺水肿有时可作为首诊因素出现或因麻醉、手术或药物等诱发。多为心源性，也可因儿茶酚胺致肺毛细血管压及其通透性增加、肺内中性粒细胞的聚集等非心源性因素引起（Takeshita et al., 2005; Sato et al., 2006; Rashid-Farokhi et al., 2009）。

3. 神经系统

脑血管意外可见于发作性高血压特别是高血压危象期间。脑出血较常见，尚有蛛网膜下腔出血的报道。PHEO也可表现为脑缺血性改变，主要由于高血压脑病、脑血管痉挛、发作后低血压休克、儿茶酚胺心肌病或心梗引起的血栓形成等因素（James et al., 2004）。临床表现为头痛、恶心、呕吐、神志改变、偏瘫等。如果年轻人出现上述症状并无明确原因者应考虑PHEO可能（Lin et al., 2007）。

4. 消化系统

多种原因可致急腹症的发生，包括以下方面：

（1）肿瘤破裂可引起剧烈腹痛、呕吐，由于突然大量的儿茶酚胺释放，多同时伴有高血压危象、低血压、休克、多器官功能衰竭等（Hendrickson et al., 2001）。

（2）消化道穿孔：儿茶酚胺的刺激使肠系膜血管痉挛，肠管缺血、坏死，出现消化道出血、穿孔、腹膜炎（Karri et al., 2005）。

（3）便秘、麻痹性肠梗阻：儿茶酚胺可抑制肠蠕动，使平滑肌松弛，导致便秘、腹胀、肠梗阻、巨结肠（Wu et al., 2008）。

（4）腹泻：由于肿瘤分泌血管活性肠肽等致肠分泌增加，严重的腹泻可引起脱水、酸中毒、低血钾等（Van Eeckhout et al., 1999）。

（5）急性胆囊炎、胰腺炎：胆囊收缩力减弱、胆汁及胰液排泄障碍所致。

5. 泌尿系统

由于长期高血压及儿茶酚胺的作用，可使肾血管痉挛、肾梗死、肾血管病变、肾功能受损，晚期可有慢性肾衰竭。罕见情况有报道以急性肾衰竭为主诉者，乃因横纹肌溶解所致。

膀胱PHEO主要表现为排尿时高血压发作或血尿。

6. 内分泌系统

家族性PHEO尚可同时或先后发生甲状腺髓样癌、甲状旁腺功能亢进症、垂体瘤、胰腺肿瘤、皮肤病变等相应疾病的临床症状和体征。肿瘤分泌ACTH者还可而表现为库欣综合征。

7. 其他

部分患者可有糖尿病、糖耐量减低、电解质紊乱、低血钾等代谢紊乱，也有表现为发热、白细胞增加等类似感染性疾病者。尚有患者因高血压视网膜病变、眼底出血、渗出、视盘水肿、视神经萎缩、视力下降甚至失明而就诊。另外，约 25% 的 PHEO/PGL 是偶然检查发现的，约 5% 的患者并没有高血压。

三、病理和病理生理

嗜铬细胞来源于神经嵴，属 APUD 系统。嗜铬组织主要分布于肾上腺髓质、交感神经链、副交感神经节等。PHEO/PGL 主要分布于肾上腺（80% ~ 90%），而 9% ~ 23% 分布于肾上腺外（Bravo et al., 2003），最常见于肾门部腹主动脉和下腔静脉之间、肠系膜系动脉和腹主动脉分叉之间的祖克坎德尔体（Zuckerkandl's bodies）等腹主动脉旁（Whalen et al., 1992; Sahdev et al., 2005），其次为盆腔，再次为头颈和胸腔纵隔。95% 以上的 PGL 位于腹部和盆腔（Bravo, 1994）（图 8-1-1，图 8-1-2）。PHEO 多为单侧，但遗传性者常为双侧、多发，如 MEN-2 相关者有 50% ~ 80% 为双侧，15% ~ 24% 可多发。

2004 年 WHO 的肾上腺肿瘤的组织分类将嗜铬细胞相关肿瘤分为肾上腺髓质肿瘤和肾上腺外副神经节瘤两大类：前者包括良性嗜铬细胞瘤、恶性嗜铬细胞瘤、混合型嗜铬细胞瘤 / 副神经节瘤；后者包括肾上腺外交感神经副神经节瘤和副交感神经副神经节瘤等。恶性副神经节瘤发生率为 30% ~ 40%，肾上腺恶性嗜铬细胞瘤约为 10%。

恶性嗜铬细胞瘤（malignant pheochromocytoma）的诊断标准是在没有嗜铬细胞的区域出现转移灶，如骨、淋巴结、肝、肺等。局部浸润和肿瘤细胞分化程度均不能用于区分嗜铬细胞瘤的良恶性。

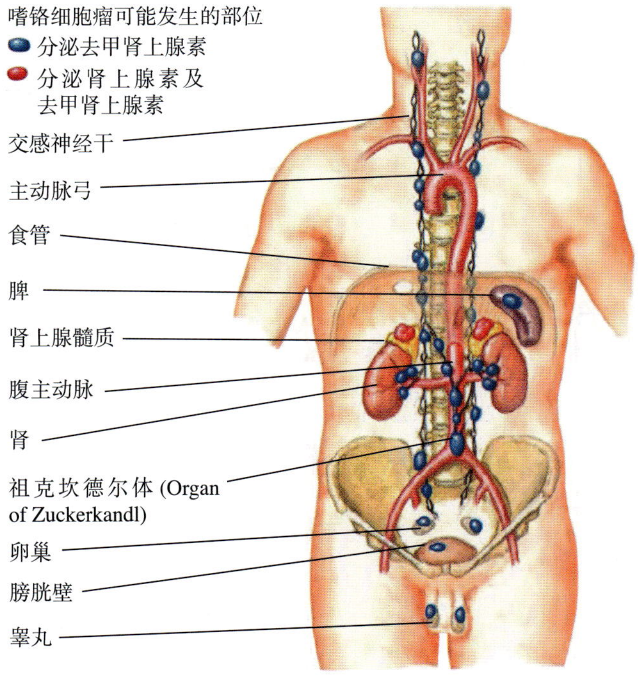

图 8-1-1 PHEO 和 PGL 的分布部位

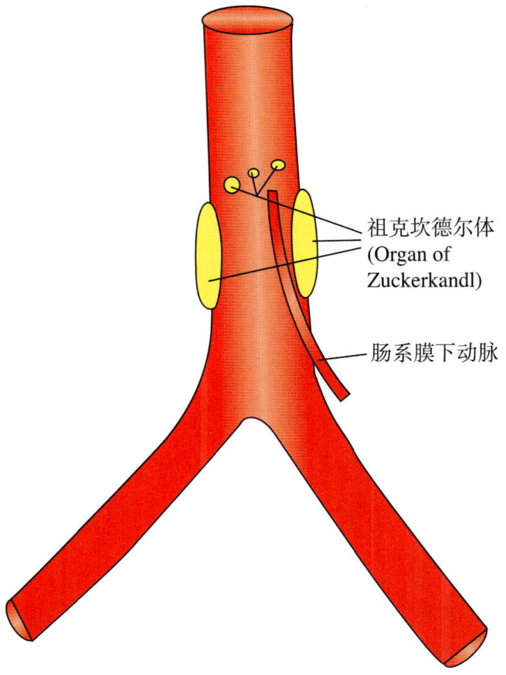

图 8-1-2 Zuckerkandl 体来源的副节瘤

典型嗜铬细胞瘤直径为 3 ~ 5 cm 大小，但也可 > 10 cm，平均重量 40 ~ 100 g（也可 5 g 以下或至 3500 g 以上不等）。肿瘤切面灰白至棕色，可见出血、变性、囊性变或钙化等。显微镜下典型的肿瘤细胞可与正常的嗜铬细胞相似，有的比正常嗜铬细胞大 2 ~ 4 倍，胞质丰富，呈细颗粒状或空泡状，嗜碱至双嗜性。细胞及核的多形性明显，胞核大，伴明显的核仁。除大的多角细胞外，还可见小圆细胞。排列呈巢状（zellballen 巢）、梁状或两种结构混合。瘤细胞常有一定的核异型性和核内包涵体。

恶性 PHEO 在组织形态学上与良性 PHEO 相似，在病理形态学上难以区分，但肿瘤的大小、大片的坏死、核质比例的升高、小细胞和核分裂有助诊断。有研究认为基于血管包膜侵犯、组织学生长方式、细胞学特征、有丝分裂活性及其他特征指标的多种评分系统的多因素分析有助于预测转移，但实际临床价值有限。绝对诊断标准还是出现转移。Kimura 提出的大的细胞巢、细胞构成成分增加、凝固性坏死、血管 / 包膜侵犯、Ki-67 > 3%、肿瘤分泌去甲肾上腺素等有助判断预后（Kimura et al., 2005）。

儿茶酚胺（catecholamine, CA）包括去甲肾上腺素（norepinephrine, NE）、肾上腺素（epinephrine, E）、多巴胺（dopamine, DA）。能合成和释放 CA 的组织有肾上腺髓质、交感神经末梢和中枢神经系统。肾上腺髓质分泌的 CA 中 70% 是肾上腺素，30% 为去甲肾上腺素，而交感神经末梢主要释放去甲肾上腺素。在中枢神经系统中，以去甲肾上腺素和多巴胺为主。

儿茶酚胺源于赖氨酸，L- 酪氨酸经酪氨酸羟化酶作用形成左旋多巴，后者脱羧形成多巴胺，经 β- 羟化酶作用后多巴胺转化为去甲肾上腺素，后者再经苯羟基乙醇胺 -N- 甲基转移酶（PNMT）转化为肾上腺素。PNMT 仅存在于肾上腺和祖克坎德尔体，PHEO/PGL 多分泌去甲肾上腺素，分泌肾上腺素者几乎都位于这两个部位（Kebebew et al., 1998）。正常情况下，肾上腺髓质嗜铬细胞以钙依赖的胞吐方式分泌儿茶酚胺，去甲肾上腺素可通过激活 α2- 受体和抑制酪氨酸脱氢酶反馈抑制儿茶酚胺的合成和分泌。PHEO 可能以简单的弥散作用分泌 CA，因为肿瘤合成的大量儿茶酚胺超出囊泡的存储能力。

肾上腺素和去甲肾上腺素在神经组织内经单胺氧化酶代谢为香草基扁桃酸（VMA），多巴胺代谢为高草香酸。循环中的儿茶酚胺主要经羧基 -O- 甲基转移酶，将肾上腺素和去甲肾上腺素分别转化为甲基福林（metanephrine, MN）和甲基去甲福林（normetanephrine, NMN）。代谢产物均经尿液排泄。

儿茶酚胺与靶细胞细胞膜上的特异受体结合后发挥作用。肾上腺素受体有 α 和 β 两类，β 受体又分为 β1 和 β2 两个亚型。α 受体的激活主要使动脉收缩；β1 受体的激活主要使心率增快；β2 受体的激活使动脉扩张，支气管平滑肌扩张，胃肠蠕动加快。去甲肾上腺素对 α 受体的激活作用较强，而对 β2 受体的激活作用较弱。肾上腺素与去甲肾上腺素的作用不完全相同，有时甚至相反。

儿茶酚胺、交感神经系统以及 α、β 受体下调和敏感性的降低等多种因素参与维持嗜铬细胞瘤血流动力学变化。PHEO/PGL 还可分泌其他激素或多肽如 ACTH、血管活性肠肽（VIP）、神经肽 Y、心房钠尿肽、生长激素释放因子、生长抑素、甲状旁腺素相关肽而引起不同的病理生理和临床表现。

四、诊断和鉴别诊断

（一）临床线索

PHEO/PGL 的诊断主要是根据病史、临床表现对可疑患者的筛查、生化定性诊断和影像学定位诊断等。目前诊断的 PHEO/PGL 主要有三个来源：①典型“三联征”伴高血压者；②偶发肾上腺肿瘤或腹主动脉旁等部位肿瘤；③其他可疑病例的筛查。典型病例和已发现的偶发肿瘤只要行相关的生化和功能影像学检查，不难诊断；但对于症状不典型或其他系统病变为主诉者，容易误诊或延误诊断。因此详细的病史询问、仔细的查体和接诊医师对该病的理解和高度的警惕对 PHEO/PGL 的及时和准确诊断有重要意义。对于下列“不典型”表现应考虑嗜铬细胞瘤的可能：

（1）顽固性难治性高血压；

（2）血压明显不稳定者；

（3）妊娠期新出现的高血压或血压波动者；

（4）儿童或青年高血压；

（5）原因不明的或难以解释低血压、休克、心律失常、伴有高血压的急腹症等；

（6）麻醉、手术、血管造影或其他有创检查中血压升高或波动剧烈者；

（7）嗜铬细胞瘤/副神经节瘤家族遗传背景者；

（8）严重的高血压或高血压危象伴或不伴心力衰竭、肺水肿、心肌梗死、心肌病等；

（9）发现遗传综合征相关表现或体征者如甲状腺髓样癌、多发皮肤神经纤维瘤、咖啡斑等。

上述情况应积极进行儿茶酚胺相关的定性检查和 CT 扫描等寻找可能的病灶。

（二）实验室生化检查

血浆和尿液儿茶酚胺及其代谢产物的生化检测仍是目前定性诊断的主要方法。嗜铬细胞瘤的儿茶酚胺呈“间歇性”分泌入血，直接检测易出现假阴性，但其在 PHEO/PGL 细胞内的代谢呈持续性，近年研究发现 E 或 NE 在嗜铬细胞内经儿茶酚胺-氧-转甲基酶分别代谢为甲氧基肾上腺素（metanephrine, MN）和甲氧基去甲肾上腺素（normetanephrine, NMN）而持续释放入血，测定代谢产物的诊断敏感性优于儿茶酚胺的测定（Eisenhofer et al., 2004; Pacak et al., 2007）。

1．24 小时尿儿茶酚胺

有 2%～5% 的儿茶酚胺以原形从尿中排出，正常人尿儿茶酚胺的排泄呈昼夜周期性变化，日间或活动时排泄增加，80% 为去甲肾上腺素，20% 为肾上腺素。正常值各实验室因测试方法不同而各异，北京协和医院采用高效液相色谱（HPLC）电化学检测法测定 24 小时尿儿茶酚胺的正常值为 NE 28.67 ± 11.98 μg/24h，E 4.08 ± 2.34 μg/24h，DA 225.76 ± 104.83 μg/24h。PHEO/PGL 患者的儿茶酚胺的排泄则失去这种节律性，任何时段均增高，往往达正常的 2～3 倍甚至 10 倍以上。但少数发作性高血压者，可能短时释放增加，需收集发作时一段时间（2～4 小时）的尿液检测，并收集次日相应时段和活动状态条件下的尿液对比，升高 3 倍以上有诊断意义。应连续留取 2～3 天的尿检测。

尿儿茶酚胺仍是国内目前临床上的主要生化检查手段，敏感性 84%，特异性 81%，假阴性率 14%。检查结果阴性而临床高度可疑者建议重复多次和/或高血压发作时留尿测定，阴性不排除诊断（Sawka et al., 2003; Karagiannis et al., 2007）。

检测结果受多种因素影响：创伤、寒冷、焦虑、疼痛等应激反应，贫血、甲状腺功能减低、心肌梗死、充血性心力衰竭、呼吸功能衰竭等疾病状态，尼古丁、巧克力、咖啡等饮食因素，α受体阻滞剂、甲基多巴、左旋多巴、拉贝罗尔、三环类抗抑郁药等药物因素等，留取尿液标本时注意避免。

2．24 小时尿 3- 甲氧基 -4- 羟基 - 扁桃酸（urinary vanillylmandelic acid，VMA）

VMA 是去甲肾上腺素和肾上腺素的代谢终产物，正常值<35 umol/24h。虽然其特异性高达 95%，但敏感性低（46%～67%），假阴性率高（41%）。不宜单独用于初筛，联合儿茶酚胺可能提高诊断准确率。

3．血浆和尿甲氧基肾上腺素（metanephrines，MNs）

MNs 是儿茶酚胺的甲氧基代谢产物，主要包括 NMN、MN，多巴胺的甲氧基产物是甲氧酪胺（methoxytyramine）。

儿茶酚胺在 PHEO/PGL 肿瘤细胞内的代谢呈持续性，其中间产物 MNs 以“渗漏”形式持续释放入血，进入循环的 MNs 为游离形式，主要来源于 PHEO/PGL 肿瘤细胞；游离的 MNs 经消化道、脾、胰的相关酶修饰为硫酸盐结合的 MNs，消化道等本身也可合成大量的硫酸盐结合的 NMN，故结合型 MNs 特异性略差。血浆和尿的 MNs 的诊断敏感性优于儿茶酚胺的测定。血浆游离 MNs 敏感性和特异性高，假阴性率仅 1.4%，适于高危人群的筛查和监测，阴性者见于小肿瘤或仅分泌多巴胺者。尿总 MNs 可能预测恶性 PHEO/PGL 手术后的肿瘤负荷（Amar et al., 2006）（表 8-1-1）。

由于 MNs 直接反映了嗜铬细胞瘤内儿茶酚胺的代谢水平，并且比儿茶酚胺的半衰期更长，敏感性和特异性均高于尿儿茶酚胺，在国外已成为一线首选的筛查方法（Whiting et al., 2009）。

4．血浆儿茶酚胺浓度

由于儿茶酚胺在血中的半衰期短（80～150 秒），受多种生理、病理因素及药物的影响，并且仅代表一个点的分泌情况，难以反映肿瘤的真实分泌状态，实际临床应用价值不大，但在诊断相关药理试验有意义。

5．嗜铬粒蛋白 A（chromogranin A, CgA）

一种酸溶性蛋白，与 NE 一同在交感神经末梢颗粒中合成、存贮和释放。良恶性、功能性与非功能性 PHEO/PGL 者 CgA 均有表达分泌，但显著升高者提示恶性可能（Rao et al., 2000）。其分泌和检测不受药物因素等影响，但肾功能的轻度受损即可致其血清浓度异常升高。CgA 的诊断敏感性可达 83%～86%，特异性 96%～98%（肌酐清除率>80 ml/min）（Bravo, 1994; d'Herbomez et al., 2007）。

（三）药物试验

分为激发试验和抑制试验两类。前者包括胰高糖素激发试验，组胺、酪胺、甲氧氯普胺

表 8-1-1　血浆和尿 MNs 正常值及诊断敏感性、特异性

		正常值	敏感性（%）	特异性（%）
血浆 MNs	游离 MN	<0.3（nmol/L）	97～99	82～96
	游离 NMN	<0.6（nmol/L）		
24h 尿 MNs	MN	<1000（nmol/24h）	69	98
	NMN	<3000（nmol/24h）		
	总 MNs	<6（μmol/24h）	77	93

等药物的激发试验；后者包括可乐定抑制试验、酚妥拉明抑制试验。药物试验适用于临床疑诊但血压正常或较长时间无发作、缺乏生化检查证据者（CA 轻至中度升高）。但是由于试验有一定的危险，对持续性高血压或年龄较大的患者，不宜做此试验，以免发生心、脑血管意外。近年来由于生化检查如血浆游离 MNs 升高达正常值上限 4 倍以上，诊断 PHEO/PGL 敏感性几乎接近 100%，而药理试验的敏感性和特异性均差，现已少用，特别是激发试验。

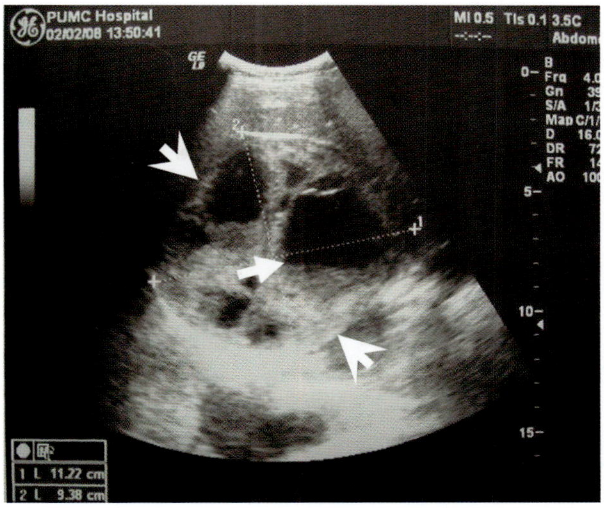

图 8-1-3 肾上腺区巨大混合回声肿瘤（↘），内有囊性无回声区（↗）

（四）影像学检查

包括解剖影像学和功能影像学。

1．超声检查（B-US）

超声诊断 PHEO 的敏感性为 83%～89%，但特异性差，仅为 60% 左右。由于超声易受胃肠道气体等影响，且对腹部多发 PGL 显示不佳等因素使其应用受限。由于其价廉、无辐射、便捷等原因，可选择用于孕妇、婴幼儿以及颈部 PGL 患者。

典型的声像学表现为肾上腺区圆形或椭圆形肿物，形态规则，界限清晰，瘤体周围包绕有回声增强带。内部回声可为中等回声、高回声、低回声或无回声，均质或不均，因常伴有出血、坏死等而表现不同，甚至可为厚壁多房囊性结构等（Gooding, 1993）（图 8-1-3）。

2．CT

CT 平扫 + 增强为首选的影像学检查方法。2～5 mm 层厚的 CT 扫描可探及肾上腺 0.5～1.0 cm 和肾上腺外 1.0～2.0 cm 的病变，敏感性分别为 93%～100% 和 90%，特异性为 70%（Korobkin et al., 1998; Caoili et al., 2002）。扫描范围应包括腹部和盆腔，目的在于检出肾上腺和 / 或肾上腺外多发病变；如为阴性，扫描胸部和头颈。

典型表现为卵圆形边界清楚的软组织密度肿物，多位于肾上腺或腹膜后下腔静脉与腹主动脉之间肾门至祖克坎德尔体水平，平扫 CT 值类似于肝或肌肉，>10 Hu（40～50 Hu），显著增强是其特点（图 8-1-4、图 8-1-5），提示血供极其丰富（Szolar et al., 2005）。肿瘤多大于 3 cm，甚至 20 cm 以上，但也可 1～2 cm，小的肿瘤密度多均匀，而体积较大者则不均。大多数（96%）具有低密度坏死或囊性变区

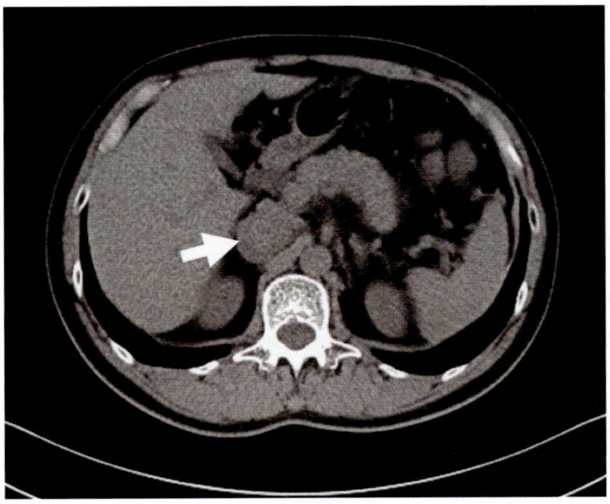

图 8-1-4 CT 平扫右肾上腺肿瘤 33 × 39 mm，密度不均，CT 值为 17~38 Hu

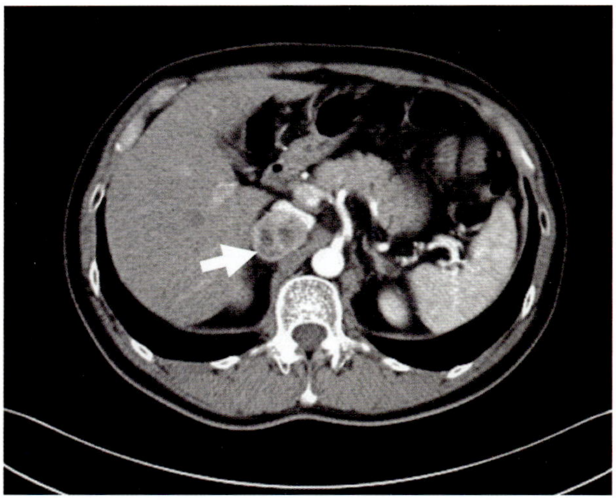

图 8-1-5 CT 增强动脉期不均匀强化，CT 值为 71~114 Hu

(Motta-Ramirez et al., 2005; Szolar et al., 2005; Basiri et al., 2010)。有文献报道造影剂可能诱发高血压，扫描时需注意。

3. MRI

MRI 的敏感性和特异性与 CT 相仿，但价格略贵，扫描时间略长。由于其无放射性和造影剂过敏之虞，适于孕妇、儿童及对 CT 造影剂过敏者。MRI 显示肿瘤与周围组织如血管的关系优于 CT，以下情况代替 CT 作为首选定位或补充检查（那彦群等，2009）：

（1）儿童、孕妇或其他需减少放射性暴露者；

（2）对 CT 造影剂过敏者；

（3）生化证实儿茶酚胺升高而 CT 扫描阴性者；

（4）肿瘤与周围大血管结构关系密切，评价有无血管侵犯。

T1 加权像 (T1WI) 低信号、T2 加权像 (T2WI) 高信号、迅速持久的显著强化为其典型表现，T1WI 信号等于或低于肝、肾、肌肉等，如有出血可为高信号；丰富的血供和高密度的毛细血管网使其 T2WI 呈现特征性的“电灯泡”样高信号，高于肝、肾甚至脂肪（Cirillo et al., 1998）（图 8-1-6、图 8-1-7）。

4. 间碘苄胍（metaiodobenzylguanidine, MIBG）显像

MIBG 是合成的去甲肾上腺素类似物，可通过去甲肾上腺素能转运系统进入交感 - 肾上腺髓质组织细胞的囊泡。^{131}I 或 ^{123}I 标记的 MIBG 可使摄取组织显影，正常情况下心肌、脾、肝、肾盂 - 输尿管 - 膀胱、肺、腮腺等交感神经分布丰富的组织器官显影。^{131}I-MIBG 和 ^{123}I-MIBG 可同时对嗜铬细胞瘤进行解剖

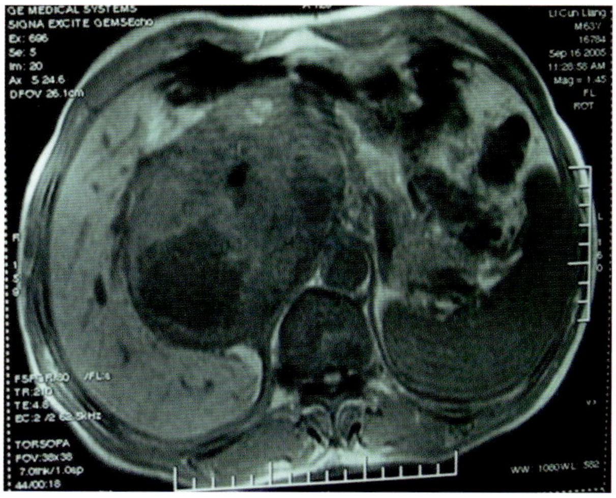

图 8-1-6 MRI 提示有肾上腺区巨大肿瘤，T1WI 信号等于或低于肝、肌肉

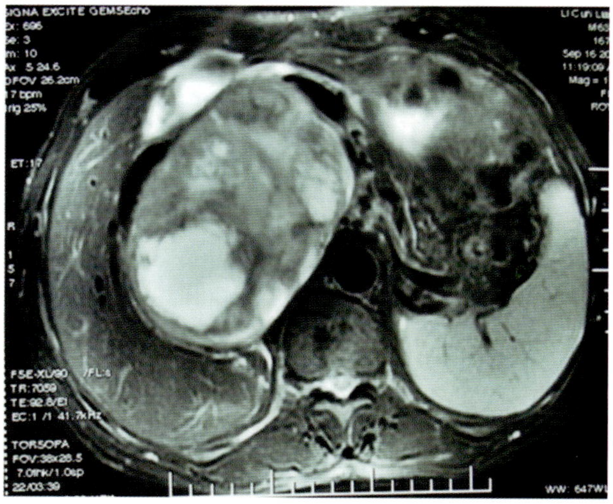

图 8-1-7 MRI-T2WI 呈现高信号

和功能的双重定位，二者特异性均达95%～100%，敏感性分别为77%～90%和83%～100%。但对PGL和恶性PCC敏感性较低（71%和56%）。假阳性罕见于肾上腺皮质癌和某些感染性疾病如放线菌病；假阴性见于某些药物影响（如三环类抗抑郁药、钙拮抗剂、可卡因等）和肿瘤坏死。

5. 生长抑素受体（somatostatin receptor）显像

生长抑素受体为G蛋白偶联的跨膜蛋白，有5种亚型。1、2、5型广泛表达于不同的神经内分泌肿瘤，其中73%的Pheo/PGL亦有表达（主要是2和4型）。奥曲肽为生长抑素类似物，与生长抑素受体的亲和性强弱依次为2、5、3型，对1、4型受体没有亲和性。^{111}In-DTPA-奥曲肽和^{123}I-酪氨酸3-奥曲肽显像敏感性不及MIBG显像，但对恶性/转移性病灶的敏感性优于MIBG显像（87% *vs*. 57%）。

6. PET显像

与MIBG显像和^{111}In-DTPA-奥曲肽显像相比，PET的辐射性低，空间分辨率好为其优点。^{18}F-FDG-PET、^{11}C-对羟基麻黄碱-PET、^{11}C-肾上腺素-PET、^{18}F-DOPA-PET和^{18}F-DA-PET均有报道用于PHEO/ PGL的功能定位诊断。^{18}F-FDG-PET探测转移病灶优于MIBG显像，但特异性差。^{18}F-DA-PET的敏感性和特异性达100%，但只有是少数中心DA标记底物，但由于PET-CT良好的分辨率，与MIBG等核素显像相比，具有明显的优势，是将来的发展方向。

B超、CT、MRI等作为解剖影像学检查手段，临床常用。MIBG显像、奥曲肽显像、PET/PET-CT等功能影像由于设备受限、检查繁琐，一般不作为初筛检查，定性、定位明确者无需常规选用。功能影像检查的意义：①确诊定位并利于鉴别诊断；②检出多发或转移病灶；③检出CT/MRI未能定位的PHEO/PGL。

（五）遗传性综合征的诊断和基因筛查（表8-1-2）

大约1/3的PHEO/PGL患者受遗传因素影响。遗传性综合征和基因筛查的意义在于：①主动监测肿瘤复发或多发；②及早发现其他

表8-1-2 家族性PHEO/PGL

	MEN-Ⅱ	VHL病	NF-Ⅰ	PHEO/PGL综合征
致病基因	RET原癌基因	VHL抑癌基因	NF-1	SDHD/SDHB/SDHC
染色体位点	10q11.2	3p25-26	17q11	11q23/1p23-25/1q21-23
外显子	21	3	59	4 / 8 / 6
蛋白水平	酪氨酸激酶受体	pVHL19/ pVHL30	神经生长因子	线粒体琥珀酸脱氢酶
PHEO	30%～60%	15%～20%	3%～5%	PGL 70%～80%
PHEO/PGL部位	肾上腺	肾上腺 腹部、胸腔（罕）	肾上腺 腹部	肾上腺 腹部、胸腔、头颈
恶性PHEO	3%	5%	11%	66%～83%（SDHB突变）
相关病变	甲状腺髓样癌、甲状旁腺功能亢进、多发性神经瘤	视网膜和中枢神经系统血管网状细胞瘤、肾囊肿或肾细胞癌、胰腺囊肿或肿瘤、附睾囊腺瘤	皮肤多发神经纤维瘤、色素斑、虹膜“利舍结节”	头颈部副神经节瘤、肾细胞癌
散发PHEO基因突变率	3%，8%～17%	2%～11%	不详	3%～10%

受累系统病变；③监测无症状的亲属，早期发现肿瘤；④致命性肿瘤的预防如RET突变患儿的甲状腺预防性切除。

下列情况应考虑遗传疾病：① PHEO/PGL家族史者；②双侧、多发或肾上腺外PHEO；③年轻患者（<20岁）；④患者及其亲属具有其他系统病变：脑、眼、耳、甲状腺、甲状旁腺、肾、颈部、胰腺、附睾、皮肤。

筛查内容包括：①家族史的问询。②系统临床体征和辅助检查：皮肤病变（NF-1）；甲状腺病变和血降钙素升高（MEN-2）；影像学检查肾、胰腺、其他腹部肿瘤，术前常规眼底视网膜检查、脑脊髓MRI检查（VHL）。③基因筛查（可选择）：RET/VHL/SDHB/SDHD，若阳性，一级亲属遗传咨询。

遗传性PHEO/PGL的综合征包括多发性内分泌腺瘤病2型（MEN-2，RET突变），Von-Hippel-Lindau病（VHL突变），遗传性的PGL/嗜铬细胞瘤综合征（HPPS，SDHx突变）、1型神经纤维瘤病（NF1突变）和结节性硬化症等。基因突变率约30%，除RET、VHL和NF-1基因突变引起相应的综合征外，线粒体酶琥珀酸脱氢酶SDH亚基B、C、D的编码核基因突变分别引起遗传性PGL综合征PGL4、PGL3和PGL1，而SDHAF2（11q12.2）与PGL2和PGL5相关（Lenders et al., 2005）。TMEM127基因的突变是肾上腺嗜铬细胞瘤一个新发现的易感基因，以双侧和良性居多（Amar et al., 2005）。其他可能引起PHEO/PGL发病的基因还有如KIF1B-β和PHD2（Neumann et al., 2002）。最近在一例红细胞增多症伴复发性交感PGL患者中发现一个新的遗传突变，位于脯氨酰羟化酶结构域2基因（PHD2）。还有极少数患者同时出现非家族性PGL、胃肠道间质瘤（GIST）和肺软骨瘤（Carney三联征），但有关基因突变尚有待鉴定。尽管如此，仍有约70%为散发性，其发病机制不明确（Barontini et al., 2006），有待进一步研究（图8-1-8）。

在18岁或18岁以下的散发性PHEO患者中，约56%系因遗传性DNA突变所致；在10岁以下的嗜铬细胞瘤患者中，这一比例可高达70%。遗传性PHEO/PGL常为多灶性，而PHEO常为双侧性。一般说来，多中心肿瘤常高度提示家族性疾病，在PHEO/PGL患儿中较常见（Reisch et al., 2006; William, 2007）。

PHEO/PGL发生于10%～20%的VHL病患者，VHL综合征（Von Hippel-Lindau syndrome, VHLS）的特点是发生在实质以及神经嵴起源器官的高度血管化肿瘤，例如肾上腺、肾、睾丸附睾、胰腺、肝等的嗜铬细胞瘤、肾细胞癌、附睾囊肿、胰岛细胞肿瘤、内淋巴管肿瘤以及中枢神经系统血管网状细胞瘤，发病率为2/1 000 000～3/1 000 000。1895年德国医生Von Hippel发现遗传性视网膜血管网状细胞瘤，1926年Arvid Lindau观察到视网膜和小脑的血管网状细胞瘤是中枢神经

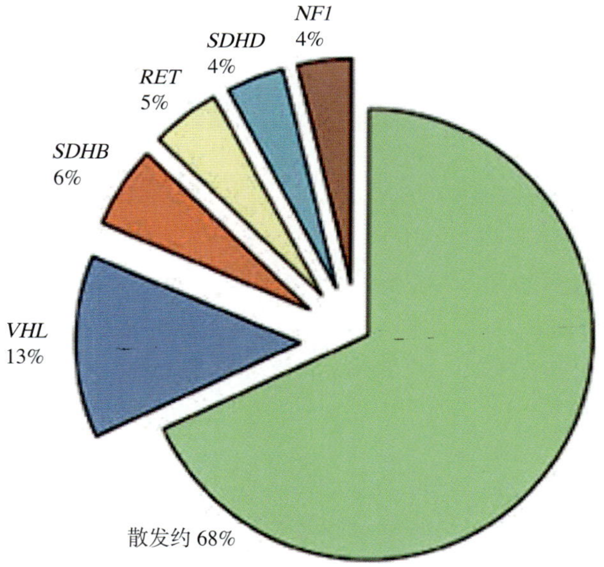

图8-1-8 嗜铬细胞瘤/副神经节瘤常见基因突变类型及比例

系统（CNS）血管瘤的一部分。Melmon 等于 1964 年总结文献，将 CNS 血管网状细胞瘤合并肾或胰腺囊肿、嗜铬细胞瘤、肾癌以及外皮囊腺瘤等疾病正式命名为 Von Hippel- Lindau 综合征。VHLS 分两部分：①视网膜、脑干、小脑或脊髓的血管网状细胞瘤；②腹腔脏器病变（嗜铬细胞瘤、肾囊肿或肾细胞癌、胰腺肿瘤及囊肿、附睾囊肿等）。常见部位以大脑和视网膜血管瘤常见，泌尿系统主要罹患肾囊肿或肾细胞癌、嗜铬细胞瘤或副神经节瘤。VHL 病以嗜铬细胞瘤的有无分为两型：1 型不发生嗜铬细胞瘤；2 型则伴有嗜铬细胞瘤，占 10%～34%，2 型又分为 A，B，C3 个亚型。2A 中肾癌的发生率低，而 2B 中较高，2C 仅表现为嗜铬细胞瘤。VHLS 是一种常染色体显性遗传肿瘤综合征，VHL 基因为抑癌基因，位于染色体 3p25-26。VHL 基因包括三个外显子，它编码的基因产物（pVHL）共有两种：pVHL3（213 个氨基酸）和 pVHL（160 个氨基酸）。VHLS 因基因缺失或错义突变而发病。基因缺失导致出现截短蛋白（1 型突变）则不会引起嗜铬细胞瘤的发生，而错义突变（2 型突变）的结果是出现一全长但无功能的蛋白，常导致嗜铬细胞瘤。VHL 基因突变的人群携带率约 3/10 万，外显率接近 100%。其遗传特征为常染色体显性方式，子女有 50% 的几率发病。嗜铬细胞瘤常早发，而肾细胞癌多在脑和眼底病变出现之后发生，发生率可高达 70%。临床观察到 VHL 综合征的肾囊肿经过 3～7 年有恶变为肾癌的可能。VHL 综合征的诊断是根据视网膜和中枢神经系统两个以上不同部位的血管网状细胞瘤或一个血管网状细胞瘤伴有腹腔器官的病变而作出临床诊断。腹脏器官两个以上的病变或有家族史的患者有一个上述病变也要考虑该病的可能。VHL 的基因检测可确诊，且在家族筛查中有重要意义。几乎所有与 VHL 相关的 PHEO/PGL 均有分泌功能（Leow et al., 2005; William, 2007）。

多发性内分泌腺瘤病分为 1 型（MEN-1）和 2 型（MEN-2），其中 MEN-2 又可分为 MEN-2A 和 MEN-2B。MEN-1 主要表现为甲状旁腺腺瘤、胃肠胰肿瘤（以胃泌素瘤和胰岛素瘤常见）和垂体泌乳素瘤。MEN-2A 主要表现为甲状腺髓样癌、嗜铬细胞瘤和甲状旁腺增生，MEN-2B 为甲状腺髓样癌、黏膜神经纤维瘤和嗜铬细胞瘤。在 MEN-2 中，PHEO 的发生风险与 RET 原癌基因相关，外显子 8、10、11、13 和 14（MEN-2A）和 14～16（MEN-2B）的激活突变可使多达 50% 的受累个体发生 PHEO（Takagi et al., 2000）。此外，在多达 20% 的散发性 PHEO 患者中可检测到 RET 突变。MEN-2 中副交感 PGL 非常罕见（Ueda et al., 2005），而肾上腺髓质增生则与 MEN-2 有关（DeLellis et al., 2004）。PHEO 在 NF-1 患者中的发生率不到 5%，通常仅见于有高血压的成人。

家族性 PGL 综合征（PGL1～5）是由 SDHx 基因突变引起。该基因编码线粒体复合体Ⅱ中琥珀酸脱氢酶（SDH）的一个亚单位，后者参与三羧酸循环。PGL1（SDHD 基因突变）主要与头颈部副交感 PGL（也称为血管球瘤或化学感受器瘤）有关，到 40 岁时其表型的外显率为 68%。PGL2, 5 继发于 SDH5（SDHAF2）功能丧失性突变杂合子，该基因产物与 SDH 依赖的呼吸和 SDHA 黄素化有关。PGL3（SDHC 突变）很少见，也伴有头颈部副交感 PGL。PGL4（SDHB 基因突变）是一种常染色体显性遗传综合征，通常伴有腹腔、盆腔或胸腔的副神经节瘤及恶性肿瘤（肾癌、胃肠间质瘤等）。69% 的受累个体在 60 岁时可出现腹腔及（或）胸腔 PGL 的临床表现，SDHB 突变者有高度恶性倾向，其恶性频率为 34%～70%

（Sardesai et al., 1990）。

大部分 PHEO/PGL 为良性，约有 12% 为恶性，遗传性恶性 PHEO 的年发生率约为 0.02/100 000。迄今没有单一的组织学或免疫组化特点能独立预测这些恶性肿瘤的转移倾向，包括细胞形态异常，包膜或血管浸润，或与儿童神经母细胞瘤相似的发生部位。其常见特征为位于肾上腺外、肿瘤融合性坏死、透明滴缺失、原发肿瘤呈粗糙结节状、高增殖指数和体积大于 5 cm 等。PASS 评分（2002 年）和肿瘤生化特征的评分（2005 年）系统有助于预测肿瘤的恶性程度（Salathe et al., 1992; Wu et al., 2008）。只要在正常时没有副神经节的部位如淋巴结、肝、肺及骨骼出现远处转移，即可确定为恶性 PGL。肾上腺外交感 PGL 恶性的可能性高于 PHEO 或无分泌功能的头颈部 PGL。恶变及死亡风险最高的是与 SDHB 相关的交感 PGL，占恶性嗜铬细胞瘤的 50% 或以上（Leissner et al., 2008; Turley et al., 2008）。虽然头颈部 PGL 通常为良性，但可因肿瘤的局部生长和对正常结构的侵犯而产生显著症状（Kim et al., 2007）。

遗传性综合征的筛查是嗜铬细胞瘤诊治的重要工作之一，相关内容包括：

（1）家族史的问询。

（2）系统临床体征和辅助检查：皮肤病变（NF-1）；甲状腺病变和血降钙素升高（MEN-Ⅱ）；影像学腹部检查肾、胰腺、其他腹部肿瘤，术前常规眼底视网膜检查、脑脊髓 MRI 检查（VHL 病）。

（3）有条件的单位和患者选择基因筛查。

（六）鉴别诊断

尽管诊断 PHEO/PGL 的方法不断进步，但其诊断从最初出现症状仍被延误 3 年以上（Mannelli et al., 1999, Amar et al., 2005）。最主要的原因是症状往往是非特异性的，虽然头痛、心悸、出汗三联征同时出现时诊断特异性可达 90%，但是多种疾病均可有与 PHEO/PGL 类似的特点，有报道约 90% 的具有某些 PHEO“症状”表现者最终被诊断为其他疾病。因此诊断时需要鉴别的因素复杂多样，主要包括以下几个方面：

1．药物因素

服用苯丙胺、可卡因、麻黄碱、异丙肾上腺素、重酒石酸间羟胺、单胺氧化酶抑制剂、可乐定突然停药等均可导致 CA 过量增多。

2．引起儿茶酚胺增多和高血压的疾病

甲状腺功能亢进、蛛网膜下腔出血、颅后窝肿瘤、癫痫发作、更年期综合征等。

3．原发性高血压

某些原发性高血压可伴有心悸、多汗、焦虑等，交感神经兴奋，儿茶酚胺也可轻度升高，可乐定抑制试验及相关影像学检查可鉴别。

4．PHEO/PGL 其他系统表现

急性心力衰竭、肺水肿、心律失常、冠心病、消化系统急症、甲状腺髓样癌、甲状旁腺功能亢进、糖尿病、库欣综合征等。

对于上述情况，临床上在鉴别时关键是要想到 PHEO/PGL 的可能，通过详细的病史询问、仔细的查体以及实验室检查、影像学检查等多可鉴别。

五、治疗

手术切除是 PHEO/PGL 的基本治疗方法。良性者多可治愈；对于恶性者，手术也是首选，尽可能切除肿瘤，辅以放射性核素治疗或放化疗等。对不能切除者需要长期给予 α 和 β 肾上腺素受体阻滞剂等药物治疗，控制高血压。

(一)术前药物准备

嗜铬细胞瘤术前充分的准备是手术成功的关键，可使手术死亡率低于3%。术前药物准备的目标在于阻断过量儿茶酚胺的作用，维持正常血压、心率/心律，改善心脏和其他脏器的功能；纠正有效血容量不足；防止手术、麻醉诱发儿茶酚胺的大量释放所致的血压剧烈波动，减少急性心力衰竭、肺水肿等严重并发症的发生。

1. α肾上腺素受体阻滞剂

（1）酚苄明：最常用的长效非选择性α受体阻滞剂，初始剂量10 mg/d，据血压调整剂量，逐渐递增；直至血压控制。平均0.5～1 mg/kg，多数人需每天40～80 mg，也有需200 mg/d甚至更高者。有文献报道给予最大剂量（每天400 mg）方可满意控制血压和发作。药物剂量恰当的标准是：发作性症状控制、血压正常或控制在160/90 mmHg以下，或出现明显的副作用如心动过速、直立性低血压（80/45 mmHg）、鼻塞、恶心、口干、复视等。小儿初始剂量为0.2 mg/kg(＜10 mg)，每日4次，以0.2 mg/kg递增。

（2）其他：也可选用哌唑嗪、特拉唑嗪、多沙唑嗪等，均为选择性突触后α1受体阻滞剂，因可能引起较严重的直立性低血压，服药时应平卧休息或睡前服用，以免跌伤发生意外。剂量应从低剂量开始，逐渐增加。

（3）盐酸乌拉地尔：具有中枢和外周双重作用，可阻断突触后α1受体和外周α2受体，以前者为主。此外它还可阻断中枢5-羟色胺受体，降低延髓血管调节中枢的交感反馈作用，降低血压，对心率无明显影响。剂量为每日30～90 mg，分3次口服。

α受体阻滞剂用药期间增加含盐液体的摄入，以减少直立性低血压的发生，并有助扩容。

2. β肾上腺素受体阻滞剂

服用α受体阻滞剂后，β肾上腺素相对增强而引起心动过速或心律失常。β肾上腺素能受体阻滞剂可阻断心肌β受体，减慢心率和心输出量，降低血压。但其应用并非常规，仅当儿茶酚胺或α受体阻滞剂介导的心动过速（＞100～120次/分）或室上性心律失常时需加用β受体阻滞剂。但β受体阻滞剂必须在α受体阻滞剂使用2～3日后，因单用前者可阻断肾上腺素兴奋β2受体扩张血管的作用而可能诱发高血压危象、心肌梗死、肺水肿等致命的并发症（Young, 2007）。以选择性β1受体阻滞剂如阿替洛尔、美托洛尔等为佳，使心率控制在<90次/分。

3. 钙离子通道阻滞剂

阻滞细胞钙离子内流，能抑制嗜铬细胞瘤释放儿茶酚胺。钙拮抗剂还能够阻断NE介导的钙离子内流入血管平滑肌细胞内，直接扩张外周小动脉和冠状动脉，降低血压、增加冠状动脉血流灌注，预防和改善心肌受损及心律失常，其疗效几乎与α受体阻滞剂相当，但不会引起直立性低血压。尚有报道钙拮抗剂可避免肿瘤切除术肾上腺静脉结扎后血压的骤降（Bravo et al., 2003）。钙离子通道阻滞剂适于下列情况：

1）单用α受体阻滞剂血压控制不满意者，联合应用以提高疗效，并可减少前者剂量；

2）α受体阻滞剂严重副作用患者不能耐受者，替代之；

3）血压正常或仅间歇升高，替代α受体阻滞剂，以免后者引起低血压或直立性低血压。

常用硝苯地平，10～30 mg/d。

4. 血管紧张素转换酶抑制剂

NE可直接作用于肾小球入球小动脉α受体，影响球旁细胞肾素分泌，在低血容量、直立性低血压和高儿茶酚胺的刺激下，产生高肾素血症，使血管紧张素Ⅱ生成增加，使部分 PHEO/PGL 患者对 α 受体阻滞剂效果不佳，用血管紧张素转换酶抑制剂如卡托普利（12.5 ~ 25 mg 2 次 / 日）有效。

5. 儿茶酚胺合成抑制剂

α- 甲基酪氨酸为酪氨酸羟化酶抑制剂，即阻断 CA 合成的限速酶，使血 CA 浓度减少，降低血压。但副作用较大，国内少用。

6. 血容量的补充

嗜铬细胞瘤患者处于持续的血管收缩状态，血容量下降。药物准备期间增加含盐液体的摄入，可减少直立性低血压的发生，并有助扩容。一般不需静脉输液，但急诊等特殊情况可予补液及胶体补充，恢复血容量。减少低血压、休克的发生率，但需注意监测心功能、预防心力衰竭。

7. 术前药物准备的时间和标准

推荐至少 10 ~ 14 天，发作频繁者需 4 ~ 6 周。以下几点提示术前药物充分（那彦群等，2009）：

1）血压稳定在 120/80 mmHg 左右或稍高，心率＜80 ~ 100 次 / 分；

2）无阵发性血压升高、心悸、多汗等现象；

3）体重呈增加趋势，血细胞比容＜45%；

4）轻度鼻塞，四肢末端发凉感消失或有温暖感，甲床红润等表明微循环灌注良好。

（二）手术治疗

手术切除是嗜铬细胞瘤最有效的治疗方法。手术的基本原则是：完整地切除肿瘤，避免肿瘤破裂、溢出、残留，操作轻柔，注意静脉引流和动脉血供的控制，彻底止血。可选择开放手术和腹腔镜手术，关键在于肿瘤的大小、部位、与血管的关系、局部有无浸润以及术者的经验等。

术前应做充分药物准备，术中有效控制血压。嗜铬细胞瘤瘤体血供极其丰富，易出血，术前需充分备血。患者行全身麻醉，深静脉及动脉置管，必要时应置入心内漂浮导管，动态实时监测血压、中心静脉压等血流动力学指标。手术早期适量补入 1000 ~ 1500 ml 液体，以及时扩充血容量。术中与麻醉医师的沟通非常重要，虽然有充分的药物准备，术中血压的剧烈波动有时也难以避免。手术操作刺激肿瘤可使血压骤升，需要使用短效的硝普钠、硝酸甘油或酚妥拉明迅速降压，停药后血压又可迅速回升，控制灵活。在离断主要静脉血管后，血压可骤降，甚至测不出，此时需停用降压药，短时间内加速补液速度，增加补液量，同时备用多巴胺、去甲肾上腺素作为升压药。在上述操作前应提早通知麻醉医师，使其有充分的时间做相应准备，维持术中血流动力学的稳定，确保手术安全。术中积极扩容的同时，密切关注心肺功能变化，谨防心力衰竭。术中如出现心动过速等心律失常可予艾司洛尔等 β 受体阻滞剂，利多卡因也比较常用。

1. 开放手术

开放手术曾经是 PHEO/PGL 最常用的术式。入路可分为经腹、经腰、胸腹联合等，其中经腹的前入路被认为是标准入路，因其同时允许肿瘤的整块切除和对侧肾上腺及腹腔其他部位的探查，发现转移和多发病灶。但随着现代定位技术的进步，多数 PHEO/PGL 术前已能精确定位，广泛的探查已无必要，而且腹腔镜也可对肝等腹腔脏器进行探查。对定性诊断高度可疑，但无法确切定位的病例，也不宜盲目进行手术探查，可密切随诊，重复功能影像学相关检查。所以目前开放手术的绝对适应证是肿瘤的恶性征象如邻近器官组织和血管的侵犯。就入路而言，应根据肿瘤大小和部位决定，最佳手术径路应术野显露清晰，操作方便，避免损伤肿瘤周围血管及脏器，完整切除肿瘤，减低手术创伤和并发症的可能。对于巨大肿瘤，经腹入路的优势是显而易见的，腹主动脉主干及肠系膜上动脉区有丰富的副神经节嗜铬体，为肿瘤的好发部位，是探查的主要区域，对来自胸腔、纵隔或膀胱的 PGL，应根据肿瘤位置，选择相应手术径路。手术中在探查或分离肿瘤时，动作应轻柔，不宜重力挤压，以避免血压大幅度波动。膀胱 PGL 系非上皮性肿瘤，有恶性倾向，手术应行膀胱部分切除术。若肿瘤位于三角区或范围广泛，浸润邻近组织者，可行膀胱全切。

肾上腺 PHEO 的切除，右侧者肝右叶和结肠肝曲的游离，Kocher 手法将后腹膜和十二指肠内侧推移，显露下腔静脉，自头侧向下游离肿瘤，右侧肾上腺中央静脉入下腔静脉，较短，处理时注意避免损伤下腔静脉。有时瘤体巨大，并位于下腔静脉与腹主动脉之间，腔静脉、肾静脉、肝血管等被挤压从而紧贴肿瘤表面，有时不易辨认，极易误伤。恶性合并下腔静脉瘤栓者可同时切开取栓，但如瘤栓较长可能需肝胆外科“翻肝”技术协助显露肝后段腔静脉。左侧者处理类似，但需注意脾、胰腺、肾的损伤。有时肿瘤侵犯肾或包绕肾血管，可能切除患侧肾。腹主动脉旁 PGL 尚需注意肠系膜血管的保护。如肿瘤分离困难、紧邻大血管者可行囊内剜除，达到减瘤和缓解症状的目的，同时为其他辅助治疗创造条件。

2．腹腔镜手术

与开放手术相比，腹腔镜嗜铬细胞瘤切除术（或肾上腺切除术）具有术中儿茶酚胺释放少、血压波动幅度小，创伤小、出血少、输血几率降低，术后恢复快、住院时间短等优点，已成为肾上腺良性 PHEO 标准的手术方式。其选择主要决定于肿瘤的大小和术者的经验。但肿瘤大小并非绝对限制，多数学者推荐肿瘤＜6 cm，但也有肿瘤＞11 cm 甚至＞15 cm 而施术成功者。经腹和经腹膜后途径没有显著差异，但后者术后恢复快。

与开放手术相似，腹腔镜手术也可分为经腹和腹膜后径路，我们多选择腹膜后途径，但巨大肿瘤或肾上腺外的 PGL 则选择经腹途径。其基本操作步骤与开放手术类似，建立人工腹膜外腔隙，清理腹膜外脂肪，打开腰背筋膜和 Gerota 筋膜，游离肾上极，在其上方即可游离显露肾上腺及肿瘤。PHEO 血流丰富，游离时需掌握正确的平面，以免出血，影响术野。切除肿瘤的关键在于肿瘤下极与肾之间的显露和分离，而且该处也往往是肿瘤主要血供所在，需注意。

3．肾上腺保留与否

单侧散发的 PHEO 推荐肾上腺切除。双侧、家族性或具有遗传背景者推荐保留正常肾上腺组织，基于如下原因：避免皮质激素终生替代、家族性 PHEO 恶性罕见（2%），但需注意残留肾上腺复发，发生率为 10%～17%（那彦群等，2009; Bravo et al., 2003）。PHEO 的肿瘤切除并保留正常肾上腺皮质是可能的，即使是巨大的嗜铬细胞瘤，也往往存在有“相当体积”的正常肾上腺“贴”在肿瘤表面，其原因在于 PHEO 起源于肾上腺髓质，皮质多未被破坏。保留这些肾上腺组织在技术上多数情况下是可行的。

4．术后处理

由于嗜铬细胞瘤所致恶性高血压对心血管功能的损害，对过量负荷及低血容量代偿能力差。ICU 监护 24～48 小时，持续的心电图、动脉压、中心静脉压等监测，及时发现并处理可能的心血管和代谢相关并发症。儿茶酚胺水平的下降及应激，术后高血压、低血压、低血糖较常见，应常规适量扩容和 5% 葡萄糖液补充，维持正平衡（Lenders et al., 2005）。

术后如仍存在高血压，可能系残留嗜铬细胞瘤、补液过多、肾动脉损伤狭窄或合并原发性高血压等，应进一步检查处理。术后复查尿儿茶酚胺，如在正常范围，且血压恢复正常，可视为治愈。

（三）放射性核素治疗

恶性 PHEO/PGL 无法手术切除或多发转移者，以及术后有残留病灶者，可考虑放射性核素治疗，但前提是 MIBG 或生长抑素受体显像阳性。目的在于缓解 CA 过度分泌和病灶转移产生的症状，如高血压、骨转移造成的疼痛等，提高生活质量，延长生存。最常用的药物是 ^{131}I-MIBG，其治疗效应与每克肿瘤组织吸收剂量和肿瘤体积密切相关，肿瘤直径应小于 2 cm 以保证 ^{131}I-MIBG 的良好摄取。对于较大的肿瘤，应先手术切除再行治疗，可以起到清除残留病灶和预防转移的作用。大剂量 ^{131}I-MIBG 治疗能延长生存，缓解症状；短期内效果良好，症状有效率为 75%，激素有效率为 45%，肿瘤体积部分缓解率为 30%，完全缓解率为 5%（Loh et al., 1997; Troncone et al., 1999）。但长期疗效欠佳，2 年内几乎均有复发或转移，没有治愈者。中等剂量 ^{131}I-MIBG 重复治疗能有效缓解症状和延长生存期，且安全可靠、耐受性良好（Lam et al., 2005）。

由于恶性嗜铬细胞瘤生长抑素受体过度表达，用放射性核素标记生长抑素类似物奥曲肽可特异性结合于受体而起到治疗作用，但疗效尚难评价。

放射性核素治疗的主要副作用是骨髓抑制、不育以及患其他恶性肿瘤的几率增加等。

（四）放疗、化疗及靶向治疗

外放射治疗仅用于无法手术切除的肿瘤和缓解骨转移所致疼痛，但可能加重高血压。对于 MIBG 和生长抑素受体表达阴性以及转移性 PHEO/PGL 迅速进展者，应首先考虑化疗，常用 CVD 方案（环磷酰胺、长春新碱、氮烯唑胺），有效率约 50%，但多于 2 年内复发，对症状缓解有益，但对于长期生存可能并无帮助（Nomura et al., 2009）。联合 MIBG 可能提高疗效（Sisson, 2002）。最近有文献报道抗血管生成靶向药物舒尼替尼（Sunitinib）治疗对恶性 PHEO/PGL 有效，这可能是将来治疗的新方向（Hahn et al., 2009; Joshua et al., 2009）。

六、预后和随访

PHEO/PGL 的预后与年龄、良恶性、有无家族史及治疗早晚等有关。一般手术后一周 CA 恢复正常，多数患者 1 个月内血压降至正常。良性者 5 年生存率>95%，但约 50% 的患者仍可持续高血压，其原因可能合并原发性高血压、肾血管因素或 CA 的心血管并发症，但常规抗高血压药物容易控制，如果难以控制者需注意肿瘤多发或残留之可能。复发率为 6.5% ~ 17%，复发者恶性率约为 50%，家族性、儿童、多发性、肾上腺外及右侧者更易复发（Amar et al., 2005）。恶性 PHEO/PGL 的预后较差，不可治愈，5 年生存率约为 50%。肝、肺转移较骨转移者预后更差，其中约 50% 患者死于 1 ~ 3 年，但约 50% 的患者可存活 20 年以上，不过需要良好地控制血压（Eisenhofer et al., 2004; Young, 2007）。

病理难于鉴别嗜铬细胞瘤的良恶性，临床主要依据其出现转移诊断恶性，因此术后长期随访有重要意义，同时还可监测有无肿瘤残留、复发，并可发现遗传性综合征的其他系统病变，对于 SDHB 突变者更应密切随诊，因其恶变率可达高 60% 以上。

肿瘤复发或转移的平均时间为 5 ~ 6 年，

也可于20年以上才出现，复发多表现为血压再次增高。术后随访应该严密监测血压，第1年每周1次，然后每个月1次；CA及其代谢产物第1年每3个月检查1次，然后每年1次；影像学检查至少每年1次。单侧散发病例至少随访10年，SDHB突变、PGL、肿瘤巨大、家族性或遗传性PHEO/PGL等高危群体应终身随访。

第二节 副神经节瘤

副神经节是起源于神经嵴的细胞（嗜铬细胞），通常分为交感副神经节和副交感副神经节。交感副神经节对称地分布在脊柱两侧，上达颈部颈上神经节附近，下至腹部和盆部。小的交感神经节也分布在前列腺和膀胱。副交感副神经节主要定位于颅底和颈部。副神经节瘤为起源于副神经节的肿瘤。2004年，WHO将起源于肾上腺髓质（肾上腺髓质是一种特殊的副神经节）交感嗜铬组织的肿瘤称为肾上腺内副神经节瘤；而起源于肾上腺外交感或者副交感副神经节的肿瘤称为肾上腺外副神经节瘤。对于嗜铬细胞瘤，目前比较统一的观点是特指肾上腺嗜铬细胞瘤，而将传统概念上的肾上腺外嗜铬细胞瘤和副交感副神经节瘤称为副神经节瘤。交感性副神经节瘤具有内分泌功能，其症状与肾上腺髓质嗜铬细胞瘤类似；副交感性副神经瘤多无内分泌功能，临床症状少，通常是局部性的，与肿瘤大小相关，常由影像学检查而发现，主要分布于头颈部（也称为HNPGL），肿瘤增大到一定程度可表现出占位效应，压迫周围的邻近器官或者神经，如累及颈部交感神经链的副神经节瘤常伴有Horner综合征（霍纳综合征），或者仅仅表现为颈部肿块。HNPGL常常由甲状腺或者颈动脉超声检查或者活检发现，恶性者可表现出转移的症状和体征。基于上述特点可以看出，副神经节瘤的肿瘤的形态、内分泌检查、部分临床表现、临床处理原则及病理等有别于嗜铬细胞瘤。Glenner将肾上腺外的副神经节瘤分成4组：腮弓组（如颈动脉体、眼眶周围的副神经节）；迷走神经内副神经节；腹主动脉旁交感神经节；内脏自主神经节（如心脏的房室结、肝门、膀胱壁、肠系膜与十二指肠壁）。肾上腺外副神经节瘤有85%在横膈以下，42%居肾上腺附近或肾门，28%在Zuckerkandl体附近，10%在膀胱，约12%位于胸腔内，2%在颈部（丘少鹏等，2000；Safwat et al., 2007）。

一、膀胱副神经节瘤

膀胱副神经节瘤（paraganglioma of urinary bladder, PUB）可发生于膀胱壁任何部位，多为单发，存在于膀胱壁各层，以前、后壁和膀胱顶多见，三角区最少见。女性多于男性，20～40岁多见。少数（12%～15%）可同时有恶性表现，极少数有局部及远处器官的浸润转移。PUB在临床上多表现为头痛晕厥、冷汗、心悸和血尿“四联征”：① 90%患者排尿后血压升高，严重头晕、头痛，大汗，心悸；②排尿性晕厥占64%，多在过度胀满的膀胱排尿后急剧收缩引起，患者出现短暂的意识丧失或昏倒等表现，持续1～10 min后，遗留排尿会诱发或加重嗜铬细胞瘤发作所产生特异三联征及相关症候群，这是临床上疑为嗜铬细胞瘤异位于膀胱的重要线索，也是与生理性排尿晕厥相鉴别的重要特征。③无痛性血尿占55%，因为年轻，多以泌尿系抗感染治疗。④较少见的症状（20%）有体重减轻、恶心、震颤、直立性低血压、胸痛、视物不清、喉头痉挛、糖尿病、心功能受损（儿茶酚胺心肌病）等。根据病史结合24h尿儿茶酚胺、MIBG或奥曲肽显像可确诊。膀胱副神经节瘤有其独特的特点，24h尿儿茶酚胺以去甲肾上腺素(NE)升高为主，不像肾上腺嗜铬细胞瘤，去甲肾上腺素及肾上腺素均升高。多数患者尿NE明显升高，＞40.6 μg/24h。奥曲肽显像对PUB特异性较高，而MIBG的敏感性则较高。术前药物准备一定要充分，根据症状严重程度及儿茶酚胺水平，多需2～4周，药物准备好的标准同嗜铬细胞瘤。

因肿瘤细胞对化疗及放疗均不敏感，膀胱副神经节瘤的手术方式主要以膀胱部分切除术为主，Jurincic等（1992）认为单纯TURBT很难彻底切除膀胱副神经节瘤。位于三角区、范围广泛及浸润邻近组织时可做膀胱全切，以期去瘤彻底。MIBG可被副神经节瘤组织选择性吸收，发出β射线，作用于肿瘤细胞而达到治疗作用，其副作用主要是甲状腺功能的影响及骨髓抑制。亦有报道用替莫唑胺和沙利度胺治疗，但副作用大且疗效不佳。北京协和医院对肾上腺嗜铬细胞瘤转移患者用奥曲肽治疗，短期效果显著，但长期疗效有限，膀胱副神经节瘤尚未应用。姑息化疗多采用环磷酰胺、长春新碱、达卡巴嗪（CVD）方案（邓建华等，2011）。

良、恶性副神经节瘤的鉴别：文献称肾上腺外副神经节瘤有29%～40%为恶性。刘彤华等(2004)认为病理上对恶性膀胱副神经节瘤的诊断如有CgA阳性、Ki-67＞3%、核分裂＞1/10 HPF和（或）找到不典型核分裂、有融合性坏死以及出现非整倍体，则恶性可能性大。但是只有原发瘤局部浸润至非神经系统组织时，或在无胚胎残存神经节的脏器如肝、脾、肺、脑、骨、淋巴等有肿瘤生长时，即周围组织浸润、血管内瘤栓和远处转移，恶性副神经节瘤的诊断始可成立。

随访及预后：膀胱副神经节瘤一般生长缓慢，预后良好。T2期肿瘤切除后预后较好，T3期以上、多灶性肿瘤以及CgA阳性表达是复发、转移和最终死于该病的高危因素。在术后随访中，从第一次手术到发现转移的平均时间为4.2年，随访时间越长，发现转移者越多。有的甚至在术后长达27.3年出现转移。因此定期监测24h尿儿茶酚胺、MIBG或奥曲肽显像是判断肿瘤是否切除彻底以及有无转移或复发的重要指标(Aliel et al., 2002)。

二、Zuckerkandl体副神经节瘤

肾上腺外的根据部位不同，又分为头颈部副神经节瘤（HNPGL）和交感副神经节瘤（sympathetic paraganglioma，sPGL），前者来源于副交感神经链，后者多见于纵隔及腹膜后间隙和盆腔。10%～25%的副神经节瘤位于肾上腺外，这当中，有53%在腹主动脉旁与下腔静脉间的Zuckerkandl体（Madani et al., 2007; Huan et al., 2012）。迄今，Zuckerkandl体副神经节瘤报道约150余例，其中74%有高血压的表现，30%的患者被误诊，因为突发急进性恶性高血压，死亡率约为43%。多数患者因为血压升高，行相关的定性检查（24h血或尿的儿茶酚胺、VMA等）及定位检查（CT/MRI和MIBG/奥曲肽显像）而获得诊断，80%的患者接受了手术治疗。这类疾病的最终诊断要靠病理的免疫组化来确诊。其良恶性判断困难，大多数在发生了局部浸润或转移（骨、肝

和肺）后才诊断为恶性。恶性率是嗜铬细胞瘤的 2～4 倍，在一组 135 例的 Zuckerkandl 体副神经节瘤汇总报道中，其中 41% 是恶性的（Subramanian et al., 2006）。但是对其基因和恶性行为研究相对较少。

根据目前对家族性和恶性副神经节瘤的遗传基因变化研究，使对患者进行基因诊断成为可能。Bryant 等建议对有家族史、年龄较小、双侧肾上腺及多发性肾上腺外肿瘤者进行相关基因检测，目前研究较多的几种基因包括 VHL、RET、NF-1、线粒体酶琥珀酸脱氢酶 SDH 四个亚基，分别由 SDHAF1&2、SDHB、SDHC 和 SDHD 编码核基因突变。编码 SDHB 蛋白的是核基因，而非线粒体 DNA，该蛋白定位于线粒体的膜内，位于 1 号染色体 p36.1-p35，有 1162 个碱基对，8 个外显子，表达的蛋白有 280 个氨基酸，是一个肿瘤抑制基因。SDHB 基因突变引起 PGL4 遗传性副神经节瘤，突变的是 1 至 7 号外显子，8 号则无突变。其特点为：基因携带者恶性常见，为 38%～83%，相比之下，SDHD 突变引起的副神经节瘤几乎都是良性的，散发性副神经节瘤的恶性率在 10% 以下；SDHB 突变引起的恶性副神经节瘤约 92% 是肾上腺外的；到 50 岁为止，基因的外显率为 77%（也就是基因携带者到 50 岁时，约 77% 至少有一个副神经节瘤；发病年龄平均 36 岁。目前对于 SDHB 基因及其相关的蛋白与 Zuckerkandl 体副神经节瘤的关系报道不多。SDHB 相关副神经节瘤的形成也符合 Knudson 的“两次打击”假说。如果第一个拷贝的 SDHB 基因发生突变，且第二次拷贝因杂合性缺失（LOH）而突变，肿瘤抑制基因 SDHB 的蛋白不再产生，就有可能形成副神经节瘤。目前的研究认为 SDHB 基因突变可能与副神经节的细胞受氧浓度的影响有关。任何线粒体损伤都会导致严重的氧化应激，琥珀酸脱氢酶（SDH）突变引起氧化磷酸化的缺陷，细胞质中无氧糖酵解增加（Warburg 效应），当琥珀酸 - 泛醌的活性被抑制，从 SDHB 亚单位到辅酶 Q 的电子转移到 O_2，激活了超氧化物等活性氧自由基（ROS）和 HIF-1α 的产生，ROS 的富集以及 HIF1-α 和 HIF1-β 形成的复合物，继而诱导了细胞核内抗凋亡基因的产生，这可能是导致副神经节瘤发病的原因之一。关于缺氧诱导因子（HIF）与副神经节瘤的研究报道不多 (Au et al., 1995; Neumann et al., 2004)。

我们通过对 Zuckerkandl 副神经节瘤中 SDHB 基因突变和 EPAS1 的过度表达的研究发现，SDHB 与 Zuckerkandl 体副神经节瘤的浸润和转移密切相关，EPAS1 在 Zuckerkandl 副神经节瘤中度阳性表达，在恶性 Zuckerkandl 副神经节瘤中高表达，SDHB 阳性者，有 71.4% 的 HIF-1α/ EPAS1 表达，而阴性者仅为 55.6%。SDHB 基因阳性的副神经节瘤有 80% 的恶变率，VEGF-1R 、CgA 和核增值抗原 MIB-1 在恶性 Zuckerkandl 体副神经节瘤中也是明显高表达，因此 SDHB、EPAS1 是预测临床上恶性 Zuckerkandl 体副神经节瘤的良好指标。研究提示，SDHB 基因突变引起 Zuckerkandl 副神经节瘤 EPAS1 的过度表达，进而使得下游元件 CD34、VEGF-1R、CD34、IGF 和 TGF 等激活，可能是恶性侵袭和转移的机制之一。今后将继续加大样本量，通过联合 PET-CT 以及 131-MIBG 等分子核医学研究，对 SDHB 与 Zuckerkandl 体副神经节瘤进行深入探讨，期望 SDHB 基因检测和 EPAS1 蛋白的表达研究，能给 Zuckerkandl 体副神经节瘤的治疗和预后带来更大的帮助（Brouwers et al., 2006; Lodish et al., 2010）。

Zuckerkandl 副神经节瘤的治疗以手术为主。

副神经节瘤的治疗：手术是 PPGLs 主要的治疗策略，腹腔镜手术成为肾上腺以及肾上腺外肿瘤切除的首选。研究显示，相对于常规开腹手术，腹腔镜手术可以减少术后并发症、缩短住院时间、减少住院费用。对存在局部侵犯和恶变的部分患者，开放性手术也是必需的。对于巨大肿瘤以及多发需探查者，推荐开放手术。PPGLs 根治性切除术仍然不能确保疾病的治愈，所有的 PPGLs 患者进行术后定期长时间随访。恶性者治疗同嗜铬细胞瘤。

第三节　恶性嗜铬细胞瘤 / 副神经节瘤

恶性嗜铬细胞瘤（malignant pheochromocytoma）是指在没有嗜铬组织的区域出现嗜铬细胞（转移灶）如骨、淋巴结、肝、肺等。局部浸润和肿瘤细胞分化程度均不能用于区分嗜铬细胞瘤的良恶性（江昌新，2006; DeLellis et al., 2004)。恶性 PHEO/PGL 占 PHEO 的 10%，占腹部 PGL 的 15%～35%，而 SDHB 基因突变者其恶变率可高达 66%～83%（O'Riordain et al., 1996; Eisenhofer et al., 2004; Amar et al., 2005; Elder et al., 2005; Brouwers et al., 2006）。

恶性 PHEO/PGL 与良性者表现类似，症状各异，主要与儿茶酚胺等激素的分泌状况、释放方式及个体对儿茶酚胺的敏感性的差异相关（Eisenhofer et al., 2004; Amar et al., 2005; Reisch et al., 2006），不赘述。如有转移者，可有腹痛、腰痛、骨痛、淋巴结肿大等转移症状。消瘦、体重下降多见，与儿茶酚胺致高代谢有关，恶病质为恶性肿瘤晚期表现。

一、病理诊断

恶性 PHEO 在组织形态学上与良性者相似，在病理形态学上难以区分，但从肿瘤大小、有无大片坏死、核质比例是否升高、有无小细胞和核分裂等方面有助于诊断。有研究认为基于血管包膜侵犯、组织学生长方式、细胞学特征、有丝分裂活性及其他特征指标的多种评分系统的多因素分析有助于预测转移，但实际临床价值有限。绝对诊断标准还是出现转移。Kimura 提出的大的细胞巢、细胞构成成分增加、凝固性坏死、血管 / 包膜侵犯、Ki-67＞3%、肿瘤分泌去甲肾上腺素等有助于判断预后。多种临床病理指标用于预测 PHEO 的恶性行为，但是最有价值的指标是：①肾上腺外 PGL；②肿瘤＞5 cm，呈分叶状；③ SDHB 基因突变；④血、尿多巴胺和去甲肾上腺素水平显著升高亦提示恶性可能；⑤其他如复发性 PHEO/PGL，术中发现肿瘤呈浸润性生长、边界不清者（那彦群等，2009）。

二、鉴别诊断

恶性 PHEO/PGL 一般多大于 5 cm，形态不规则，边界不甚清晰；超声可有囊性变，CT/MRI 可见肿瘤内部密度 / 信号不均匀，坏死囊性变多见，强化明显；肿瘤可包绕大血管、侵犯邻近组织或有腔静脉瘤栓以及转移病灶。恶性 PHEO/PGL 除了与其他可能引起儿茶酚胺增多症相关症状的疾病或状态鉴别外（见嗜铬细胞瘤），肿瘤体积巨大者尚需与其他占位性肿块鉴别。

（一）肾上腺皮质癌

肿瘤体积多较大，伴坏死，可有腔静脉瘤栓，MIBG 或奥曲肽可呈假阳性，形态学上有时容易混淆。患者虽可有高血压，但是多伴有皮质醇增多症表现如向心性肥胖、多血质、多毛，月经异常等，内分泌检查血尿皮质醇增高、ACTH 降低，部分患者雄激素水平增高，而血尿儿茶酚胺不高等可鉴别。

（二）神经母细胞瘤

多发生于小儿，也可发生于成人，一般无内分泌功能，偶分泌儿茶酚胺。为不规则实性肿块，常伴出血、坏死，斑点状钙化的发生率约为 30%，轻度增强。与 PHEO 术前难以鉴别。

（三）肾上腺转移癌

原发病灶多见于乳腺癌、肺癌、黑色素瘤、胃肠道肿瘤等，多为单侧，左右侧无差异。除原发病症状外，初始多无症状，肿块增大后可有腰部胀痛、腹部包块等，双侧肾上腺转移可出现肾上腺功能不足。CT 肿瘤密度不均，边界不清，有强化。原发肿瘤病史及血、尿儿茶酚胺不高可鉴别。

（四）肝细胞癌

右侧肾上腺巨大 PHEO 与尾叶肝癌有时不易区分，但测定血 AFP 及血、尿儿茶酚胺可鉴别，有时需做病理检查。

（五）其他

肾上腺 PHEO 或腹主动脉旁 PGL 有时需与胰头或胰尾肿瘤以及腹膜后间叶组织来源肿瘤鉴别，膀胱 PGL 需与膀胱癌鉴别。儿茶酚胺测定及 MIBG 或奥曲肽显像有利于诊断。

三、治疗原则

手术切除是恶性 PHEO/PGL 的基本治疗方法。手术治疗可以达到以下几个目的：①仅局部侵犯的早期肿瘤或可治愈；②减瘤手术有利于其他治疗方法发挥作用；③解除对重要解剖部位（如心脏）的威胁生命的压迫；④缓解高儿茶酚胺血症，减少其对重要脏器的毒性作用，控制症状。肿瘤局限者，应争取“根治性”切除；已有外侵及转移者，也应尽可能切除肿瘤，辅以放射性核素治疗或放化疗等。对不能切除者需要长期给予 α 和 β 肾上腺素受体阻滞剂等药物治疗，控制高血压、心律失常等症状。

四、手术治疗

（一）基本原则

①完整切除肿瘤，尽量避免肿瘤破裂、溢出、残留，遵循无瘤原则，整块切除；②仔细游离，注意肿瘤血管的控制，避免邻近大血管的损伤；③操作轻柔，避免过度挤压，最大限度减少血压的剧烈波动。

（二）手术方式

可选择开放手术和腹腔镜手术，恶性 PHEO/PGL 并非腹腔镜手术的禁忌。主要根据肿瘤的大小、部位、与血管的关系、局部浸润状态、手术目的以及术者的经验等进行选择。腹腔镜手术具有术中儿茶酚胺释放少、血压波动幅度小、创伤小、术后恢复快、住院时间短等优点，适合于多数的 PHEO/PGL，但是如果有明显的周围侵犯，肿瘤巨大并且血管关系复杂等则不宜选用。减瘤手术可能不适合腹腔镜。特殊部位如心脏、纵隔、肝后、头颈部 PGL

等由相关专业医师合作决定手术方式及操作。腹腔镜手术过程中如出现视野不清、显著的粘连、浸润、大出血或肿瘤可能残留等应及时中转开放手术（Shen et al., 2004）。

（三）手术范围

①肾上腺恶性PHEO应行根治性肾上腺切除，范围应包括原发肿瘤及邻近可疑侵犯的淋巴结及纤维脂肪组织的整块切除。膀胱恶性PGL应行膀胱部分切除术，肿瘤位于三角区或范围广泛，浸润邻近组织者，行膀胱全切。如恶性PHEO/PGL有邻近组织侵犯，但尚局限者，应一并切除，如肾、肠管、胰尾、肝叶、脾、腔静脉瘤栓等。②如有远处转移，但单发、局限者，行转移病灶切除。③减瘤手术者应尽量切除肿瘤组织。

（四）注意事项

术前应作充分药物准备，术中动态实时监测血流动力学指标，有效控制血压。手术早期适量补入1000～1500 ml液体，以及时扩充血容量。术中与麻醉医师的沟通非常重要，因虽然即使有充分的药物准备，术中血压的剧烈波动有时也难以避免，手术操作挤压肿瘤或切断肿瘤主要血管时，提前通知麻醉医师，使其有充分的时间做相应准备，维持术中血流动力学的稳定，确保手术安全。术中积极扩容的同时，密切关注心肺功能变化，谨防心力衰竭。术中监测可能的心律失常并及时处理。

五、放射性核素治疗

（一）^{131}I-MIBG

1. 基本原理

MIBG治疗恶性PHEO/PGL的原理在于MIBG可通过VMA转运蛋白进入肿瘤细胞并被存储于胞质颗粒中（Ahlman, 2006）。用于治疗始于1984年，病例选择的前提是MIBG显像阳性并且显著摄取率＞注射剂量的1%。^{131}I-MIBG释放β射线作用于肿瘤。

2. 剂量及疗效

（1）低-中剂量：Loh等(1997)报道^{131}I-MIBG治疗116例恶性PHEO/PGL，每次给予100～300 mCi（3.7-11.1 GBq），3～14个月重复1次，平均3.3次。影像学完全缓解率为4%，部分缓解率为26%，无变化率为57%，进展率为13%。无论肿瘤大小有无变化，15%～45%的患者激素和症状有改善。其治疗效应与每克肿瘤组织吸收剂量和肿瘤体积密切相关，肿瘤直径应小于2 cm以保证^{131}I-MIBG的良好摄取。与骨转移相比，软组织转移疗效略好（Loh et al., 1997）。尽管具有短期疗效，但病变多于2年内进展（Troncone et al., 1999; Sisson et al., 2002）。对于疗效及生存时间而言，首次剂量＞500 mCi者更具优势（Safford et al., 2003）。

（2）高剂量：^{131}I-MIBG的疗效与剂量呈正相关（Rose et al., 2003）。Rose等以平均单剂800 mCi，平均累积剂量1100 mCi治疗12例恶性PHEO/PGL，完全缓解3例（包括2例软组织和骨转移者），部分缓解7例，平均随访3.5年，2例无效及2例部分缓解者死于疾病进展。高剂量骨髓抑制明显，Lam等(2005)认为多次中等剂量方案（累积高剂量平均1800 mCi）可能更合理、更为有效，而副作用较少。

3. 毒副作用

主要是骨髓方面，最常见的是血小板减少症，可见于治疗后数周内；其次是髓样白血病。骨髓抑制与剂量相关，在中、低剂量多轻微并可耐受，而在高剂量组严重者可能需骨髓干细胞移植。其他尚有恶心、肝及甲状腺功能受损等。

4. 适应证：^{131}I-MIBG 并非根治性治疗，适合于术后辅助治疗以消灭残留病灶（Mukherjee et al., 2001, Kaltsas et al., 2005）。晚期病变姑息治疗，缓解症状。联合化疗等或可能具有协同作用（Scholz et al., 2007）。

5. 注意事项

治疗前 2 天至结束后 1 周服用高氯酸钠或碘化钾以保护甲状腺。影响 MIBG 摄取的药物如拉贝洛尔、利血平、地高辛、血管紧张素转换酶抑制剂、各种抗抑郁精神病类药物、拟交感神经药物等应于治疗前 3 ~ 10 天停用。

（二）放射标记的生长抑素类似物

适合于生长抑素受体表达阳性的恶性 PHEO/PGL，主要药物有 ^{111}In- 喷曲肽 /^{111}In-DOTA- 奥曲肽、^{90}Y-DOTA- 奥曲肽、^{177}Lu-DOTA- 奥曲肽以及 ^{111}In- 和 ^{90}Y- DOTA- 兰瑞肽（lanreotide）（Kaltsas et al., 2005）。有报道激素分泌和肿瘤生长稳定者约为 25%，减低者约 20%（Eriksson et al., 1999）；但也有报道此类药物治疗无效，可能与生长抑素亚型有关（Lamarre-Cliché et al., 2002）。肾功能受损和骨髓抑制是主要副作用。与 MIBG 相比，其特异性差、副作用大、疗效尚不肯定。

六、化学药物治疗

（一）传统化疗药物

对于 MIBG 和生长抑素受体表达阴性以及转移性 PHEO/PGL 迅速进展者，应首先考虑化疗，常用 CVD 方案（环磷酰胺、长春新碱、氮烯唑胺），有效率约 50%，症状和激素有效率为 50% ~ 100%（Averbuch et al., 1988; Kaltsas et al., 2004）。但多于 2 年内复发，对症状缓解有益，但对于长期生存可能并无帮助（Nomura et al., 2009）。Huang 等（2008）对 18 例 CVD 方案治疗者进行 22 年的随访研究，10 例患者部分或完全缓解，13 例患者生化指标有改善。有反应的患者在肾上腺素能症状、疼痛、血压方面得到了改善，并有 1 例患者肿瘤切除。然而，有反应的患者与没有反应的患者相比，在总体生存期上没有收益。因此，建议 CVD 化疗方案用于一些无法切除的肿瘤经化疗后有切除可能的患者，或药物治疗无法控制症状的患者，或肿瘤快速生长的患者。其他药物尚有依托泊苷、顺铂以及环蒽类药物联合 CVD 等，可能对缓解症状和改善预后有帮助；联合替莫唑胺、沙利度胺治疗，生化及放射学有效率分别约为 40% 和 33%。单一用药如吉西他滨（Pipas et al., 2000）或紫杉醇（Kruijtzer et al., 2000），但资料有限。化疗期间可能诱发高血压危象，应联合应用 α 受体阻滞剂或儿茶酚胺合成抑制剂。

（二）靶向药物

1. 治疗机制

恶性 PHEO/PGL 是多血供肿瘤，血管的结构异常（Favier et al., 2002）。有 25% ~ 30% 可能存在 VHL、SDHD、SDHB、SDHC、RET、NF-1 等基因突变。VHL、SDHB 或 SDHD 基因突变的嗜铬细胞瘤与缺氧驱动转录途径相关基因的转录信号相关。RET、NF-1 和近来的 KIF1Bβ（驱动蛋白超家族一员）基因突变通过激活 RAS- 丝裂原激活蛋白激酶途径增加相关 RNA 合成和代谢（Dahia et al., 2005）。VHL 蛋白的一个主要作用是调节缺氧诱导因子（HIF），它作用于 HIF-1 和 HIF-2 的 α 亚单位，使其泛素化和降解（Schiavi et al., 2005），在 VHL 基因突变的肿瘤，VHL 蛋白缺陷，导致 HIF 上调，从而促进肿瘤的发生发展。SDHB 或 SDHD 基因突变时，HIF-1 失调而导致血管生成因子和细胞生长因子过度表达。细胞外配体如表皮生长因子（EGF）、血管内皮生长因子（VEGF）、血小板衍生生长因子（PDGF）、成纤维细胞生长因子（FGF）等与相应受体结合后，激活受体酪氨酸激酶（RTKs）使其发生自身磷酸化，产生一系列的级联反应，从而导致细胞转化、增殖、对抗细胞凋亡、促进细胞生存，最终导致肿瘤的形成。靶向药物可以抑制受体胞内区的酪氨酸残基自身磷酸化，阻断下游信号转导，抑制肿瘤生长。

舒尼替尼（sunitinib，商品名 Sutent）是一种小分子多靶点酪氨酸激酶抑制剂，PDGFR、VEGFR、干细胞因子受体（C-Kit）等多种受体酪氨酸激酶信号途径具有抑制作用，已于 2006 年 1 月被美国 FDA 批准用于临床上晚期肾细胞癌和对伊马替尼耐药治疗失败的胃肠道间质瘤的治疗。正是基于上述发病机制，近年也有人将舒尼替尼用于恶性 PHEO/PGL 的治疗，并取得较好疗效。

2．临床应用

应用经验多为个案。Kyung 等（2005）报道 1 例右肾上腺巨大嗜铬细胞瘤切除术后 1 个月纵隔淋巴结转移和多发肝转移，先后行 CVAD 化疗方案（环磷酰胺、长春新碱、多柔比星和达卡巴嗪）和二线 EP 方案（依托泊苷和顺铂）无效，使用舒尼替尼治疗 7 周后 CT 扫描显示肿瘤坏死，18FDG-PET 显示瘤体的 SUV 值明显降低，症状改善。

Noah 等（2009）报道 1 例右侧腹部 17cm 巨大副神经节瘤，伴双肺多发转移，骨多发转移，肝多发转移。行右侧副神经节瘤切成术，基因检测 SDHB 基因突变，VEGF、PDGF-α 高表达，使用苹果酸舒尼替尼治疗 1 周期后（4/2 方案，50 mg/d，服用 4 周，停药 2 周），肺转移好转，肺外病灶稳定，但治疗 16 周后病灶进展。

Jimenez 等（2009）报道 1 例 VHL 病同时多发的肾和胰腺肿瘤以及恶性 PHEO，伴骶骨和淋巴结的转移，PHEO 表达 VEGF 和 PDGF-β。舒尼替尼治疗 6 个月，疼痛和儿茶酚胺相关症状消失，多数瘤体体积显著减小，儿茶酚胺等生化指标明显下降。

Joshua 等（2009）报道 3 例用舒尼替尼治疗转移性副神经节瘤患者，使用 4/2 标准方案，完全缓解 1 例，部分缓解 2 例，提示舒尼替尼治疗恶性副神经节瘤有效。

靶向治疗经验有限，但疗效明显，可能是将来恶性 PHEO/PGL 治疗的研究方向。

（三）控制儿茶酚胺相关症状的药物

α 受体阻滞剂、β 受体阻滞剂、钙离子拮抗剂以及酪氨酸羟化酶抑制剂 α- 甲基酪氨酸等。

七、外放射治疗

仅用于不能手术、手术残留或缓解骨转移疼痛的姑息治疗。也可用于不能切除的软组织转移病灶。放疗期间注意监测血压的波动。

八、其他治疗方法

动脉栓塞可用于大的不能手术切除的肝转移，小的肝转移可予射频消融；骨转移除外放射治疗外也可予冷冻消融治疗。治疗前均应予 α 受体阻滞剂等准备。

九、预后和随诊

PHEO/PGL 的预后与年龄、良恶性、有无家族史及治疗早晚等有关。由于良恶性鉴别困难，恶性 PHEO/PGL 的诊断和治疗往往延迟，手术治疗多针对复发或转移病灶，而非原发肿瘤的早期根治性治疗。从恶性嗜铬细胞瘤的定义看，实际上一旦诊断恶性已为晚期病变，多不可治愈。

PHEO/PGL 术后复发率为 6.5% ~ 17%，复发者恶性率约为 50%，家族性、儿童、多发性、肾上腺外及右侧者更易复发（Amar et al., 2005）。恶性 PHEO/PGL 的预后较差，5 年生存率约为 50%（34% ~ 60%）（Mundschenk et al., 1998; John et al., 1999）。与骨转移者相比，肝、肺转移者预后差。不同患者预后差别很大，原因不明，约 50% 的患者病变进展迅速，死于诊断后 1 ~ 3 年内；但约 50% 的患者可存活 20 年以上（Eisenhofer et al., 2004; Young, 2007）。

第四节　多发性内分泌肿瘤综合征

多发性内分泌肿瘤（multiple endocrine neoplasia, MEN）综合征：是一种累及多种内分泌器官的伴有常染色体显性遗传的遗传性肿瘤综合征，临床表现多样，两个或两个以上的内分泌腺体同时或先后发生功能性肿瘤，引起相应激素过剩的临床症候群。分为 MEN-1 型、MEN-2A 型、MEN-2B 型、MEN-1 和 MEN-2 混合型四型。MEN-1 型与 MEN1 基因突变有关。其特征是主要累及甲状旁腺、内分泌胰腺、垂体前叶，肾上腺皮质、胸腺等，其中肾上腺皮质疾病占 20% ~ 40%，常为双侧增生性、无功能病变（Skogseid et al., 1995）。MEN-2 型与 RET 基因突变有关。以甲状腺、肾上腺髓质和甲状旁腺神经内分泌细胞增生或肿瘤为特征，临床主要表现为甲状腺髓样癌（medullary thyroid carcinoma，MTC）、嗜铬细胞瘤（PHEO）和原发性甲状旁腺功能亢进症（primary hyperparathyroidism, PHPT）。还可累及内分泌腺外器官 / 组织如肠、黏膜、角膜、骨骼等。MEN-2 型又分为 MEN-2A 、MEN-2B、家族性甲状腺髓样癌（FMTC）等 3 个亚型 (Hoff et al., 2000)。

一、流行病学及病因学

MEN-1 型的患病率为 0.1/ 万 ~1/ 万，平均约为 1/30 000（Carling, 2005）。多数 MEN-1 者初诊时只涉及单一内分泌器官病变，其发病率可能被低估（Shepherd, 1991）。MEN-2 型的患病率大约为 1/35 000，男女比例约为 1∶1（DeLellis, 2004）。国外已报道 500 多个家系（Carling, 2005）。

MEN-1 与位于染色体 11q13 的 MEN1 基因突变有关，突变类型多种多样，绝大多数都会造成其编码的蛋白质 menin 的缺如或截断，从而导致转录异常、多种内分泌肿瘤的发生（Chandrasekharappa et al., 1997, 2003）。MEN-2 与位于染色体 10q11.2 上的 RET 原癌基因突变有关。突变导致包括参与神经嵴在内的组织发育的生长和分化信号异常，诱导细胞过度增生和肿瘤发生（Thakker, 2001）。几乎 100% 的 MEN-2A 均因 RET 突变引起，尚未发现其他基因突变致病者（Machens et al., 2003）；基因突变多发生于第 10 外显子上的 609、611、618、620 和第 11 外显子的 634 编码子，其中后者突变最常见，约占 MEN-2A 的 85%～87%（宁志伟等，2006; Brandi et al., 2001）。95% 的 MEN-2B 有 RET 基因第 16 号外显子上的 918 编码子突变（Hara et al., 1981; Decker et al., 1998）。RET 原癌基因一般仅在甲状腺 C 细胞、嗜铬细胞和甲状旁腺细胞中表达，故该基因突变一般仅引起上述细胞转化而发生肿瘤，受累内分泌腺体可同时或先后发病（Mulligan et al., 1993; Karga et al., 1998）。

二、病理

（一）MEN-1 型

又称 Werner 综合征。可累及 20 个以上内分泌和非内分泌器官，常见病变包括：①原发性甲状旁腺功能亢进症：发生率约为 90%，以主细胞增生为主，也可为腺瘤，一般 4 个腺体都增大，分泌甲状旁腺素。②胰腺、十二指肠内分泌肿瘤：发生率为 30%～75%，尸检达 80%（Vasen et al., 1989; Skogseid et al., 1991）。主要是胰岛素瘤、胃泌素瘤、胰高血糖素瘤等，有时一种内分泌肿瘤细胞可分泌多种激素。胃泌素瘤多为恶性，约半数诊断时已有转移（Pipeleers-Marichal et al., 1990; Norton et al., 1999）。③垂体前叶肿瘤：发生率为 20%～40%，除促性腺素瘤外的所有前叶肿瘤均有报道（Corbetta et al., 1997; Tanaka et al., 1998）。其中泌乳素瘤约占 60%，生长激素瘤占 10%，ACTH 瘤占 5%，无功能性肿瘤占 15%（DeLellis, 2004）。肿瘤大多为单个、直径<1 cm 的微腺瘤，约 1/3 的肿瘤为侵袭性大腺瘤。1/3 的肿瘤可能分泌多种激素（DeLellis, 2004）。④肾上腺病变：以双侧无功能性肾上腺皮质增生或肿瘤常见（Skogseid et al., 1995），多数直径<3 cm。有 15%～20% 为恶性。嗜铬细胞瘤罕见，占比<1%。⑤胸腺类癌多见于男性，支气管类癌多见于女性，一般无功能（The et al., 1997），常见局部侵袭和远隔部位转移，预后差。多数 MEN-1 型家系中尚可见到一些内分泌腺外表现（陈家伟，2002；王鸥等，2004）。

（二）MEN-2 型

MEN-2A 又称 Sipple 综合征。MEN-2B 是在 MEN-2A 基础上伴有黏膜或黏膜下多发性神经瘤，少数还伴有马方综合征、肠道神经节母细胞瘤、角膜神经粗大、骨骼发育异常及发育延缓等 (Ponder, 1999)。

1. 甲状腺髓样癌（MTC）

在 MEN-2A 发病率为 80%～100%；在 MEN-2B 几乎达 100%，发病年龄轻、恶性程度高、转移早，50% 以上发现时已有颈淋巴结转移。双侧和多中心病变占 80% 以上。肿瘤附近的 C 细胞增生灶可作为 MEN-2 相关性甲状腺髓样癌的形态学标志（Perry et al., 1996），降钙素和降钙素基因相关肽免疫组化是肿瘤最敏感的标记，可协助组织学确诊 MTC。另外两个有诊断价值的标记是 CgA 和 CEA，后者强阳性与预后差相关。

2. 嗜铬细胞瘤（PHEO）

在 MEN-2A 发病率为 50%～80%。多见于青少年，70%～75% 累及双侧肾上腺，极少累及肾上腺以外，几乎均属良性，恶性者仅为 3%～4%（Casanova et al., 1993; Modigliani et al., 1995）。始为双侧肾上腺髓质弥漫性或结节性增生，是 PHEO 的前驱病变，>1 cm 的结节可诊断为 PHEO。部分患者伴节细胞神经瘤或神经母细胞瘤的成分，即所谓混合性嗜铬细胞瘤（江昌新，2006；DeLellis, 2004）。

3. 原发性甲状旁腺功能亢进症（PHPT）

MEN-2B 很少伴有甲状旁腺病变，在 MEN-2A 中发病率为 5%～20%。病理特点与

MEN-1 的甲状旁腺病变相同。

三、临床表现

(一) MEN-1

男女发病率相似。相关肿瘤发病年龄较散发病例早 20 年左右。多种内分泌腺肿瘤的不同组合，使临床经过复杂多样，个体差异大。绝大多数患者有高钙血症（>90%），但约 70% 病例是无症状的，骨痛、骨质疏松、骨折和泌尿系统结石提示甲状旁腺功能亢进症（朱庆莉等，2002），生化检查血钙和甲状旁腺素升高。低血糖是 MEN-1 型较常见的表现，腹痛、腹泻、多发溃疡或不典型部位的溃疡（Zollinger-Ellison 综合征）也颇为多见，为胰肠肿瘤分泌胰岛素、胃泌素、血管活性肠肽等所致。垂体是第 3 个易累及的腺体，以泌乳素瘤的闭经、不育、溢乳为多见；也可表现为肢端肥大症、库欣病等。较大的侵袭性肿瘤可导致垂体功能减退和视交叉受压。肾上腺皮质增生或肿瘤多无症状，罕见表现为醛固酮增多症和库欣综合征者（Skogseid et al., 1992; Pang et al., 1994; Trump et al., 1996）。类癌多为隐匿性肿瘤，不表现为异位 ACTH 或类癌综合征。

(二) MEN-2

各年龄及性别组均可发病，但以青少年居多，可始于 5～25 岁。MEN-2 的主要病变是 MTC，常为首发表现（40%），平均早于 PHEO 约 10 年（Howe et al., 1993）。以 PHEO 首发者约 25%，MTC 与 PHEO 同时诊断者约 35%（Dralle et al., 1998; Gimm, 2001; Neumann et al., 2002）。MEN-2A 发病有以下几种形式：① MTC；② MTC+PHEO；③ MTC+PHPT；④ MTC+PHEO+PHPT。临床以甲状腺肿物及发作性高血压、头痛、心悸、出汗等儿茶酚胺增多症状为最常见。甲状旁腺受累者少有典型 HPT 症状（Schuffenecker et al., 1998; Dotzenrath et al., 2001）。MTC 和 PHEO 是 MEN-2B 的主要病变，HPT 少见。与 MEN-2A 相比，MTC 发病更早，甚至可始于 1 岁，更具侵袭性，病死率高。MEN-2B 伴唇 / 舌黏膜或黏膜下多发性神经瘤、类马方征面容 / 体形、巨结肠等。约 7% 的患者可无 MTC 而仅表现为多发性神经瘤和 PHEO(Vasen et al., 1992)。FMTC 是最轻型的 MEN-2。仅有 MTC，而无 MEN-2 其他特征。与 MEN-2A 或 2B 相比，其 MTC 更具“良性”倾向，预后好（Brandi et al., 2001）（图 8-4-1，表 8-4-1）。

四、诊断

MEN 诊断的关键之一在于临床医生要对本病高度警惕，发现某一内分泌腺肿瘤时，应考虑 MEN 的可能性，并筛查。一般认为如在 3 个最常见的内分泌器官肿瘤（甲状旁腺、胰肠内分泌腺和垂体）中患有 2 个即可诊断

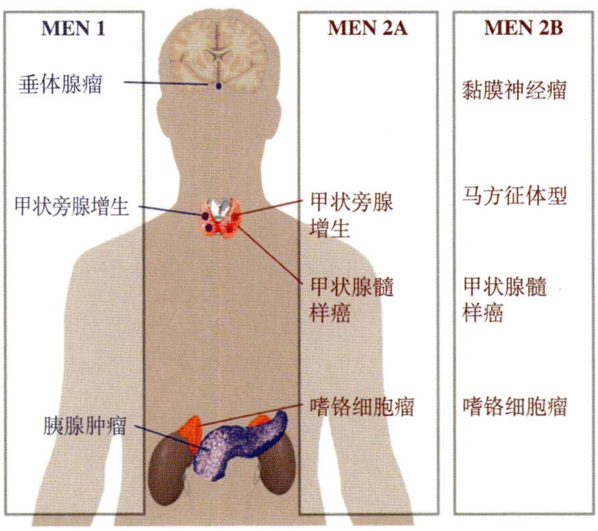

图 8-4-1 多发性内分泌肿瘤综合征临床病理分型示意图

表 8-4-1　MEN 临床病理分型

分型	器官病变	外显率（%）
MEN-1		
	原发性甲状旁腺功能亢进症	90 ~ 100
	肠 - 胰腺肿瘤	
	胃泌素瘤	40
	胰岛素瘤	30 ~ 70
	无功能肿瘤	20
	垂体前叶肿瘤	20 ~ 60
	肾上腺皮质病变	20 ~ 40
	前肠类癌	
	胸腺类癌	2
	支气管类癌	2
	内分泌腺外	
	面部血管纤维瘤	85
	胶原瘤	70
	脂肪瘤	30
	平滑肌瘤	10
	脑膜瘤	5
MEN-2		
	甲状腺髓样癌（MTC）	80 ~ 100
	嗜铬细胞瘤（PHEO）	40 ~ 80
	原发性甲状旁腺功能亢进（PHPT）	5 ~ 20
	黏膜多发性神经瘤	
MEN-2A	MTC + PHEO + PHPT	55
MEN-2B	MTC + PHEO + PHPT（少见）+ 黏膜神经瘤	5 ~ 10
FMTC	MTC	35 ~ 40

为 MEN-1 型（Brandi et al., 2001）。如一级亲属中至少一人患有 1 个上述肿瘤就可诊断为 MEN-1 型家系（Carney, 2005）。有条件的单位可选择检测 MEN1 基因突变。诊断标准见表 8-4-2。

MEN-2 的临床诊断标准来源于国际 RET 突变协会，见表 8-4-3。约 10% 的 PHEO 和 MEN 有关，25% 的 MTC 与 MEN 和 FMTC 相关（Modigliani et al., 2000）。

MTC 是 MEN-2 的临床基本特征和诊断关键。家族中有同时罹患 MTC、PHEO 和 PHPT 等 3 种病变的以 MTC 为基础的任意 2 种以上组合即可诊断为家族性 MEN-2A。

1. 定性筛查诊断

（1）血清降钙素：可大于 1000 pg/ml，对 MTC 的诊断及术后随访有特异价值。

（2）PHEO 参考相关章节。

（3）血钙、血磷、尿钙、甲状旁腺素测定

表 8-4-2 MEN-1 的诊断标准

下列体征中存在 2 个或 2 个以上即可确诊为 MEN-1：
1. PHPT 伴多腺体增生和 / 或肿瘤，或复发性 HPT
2. 十二指肠和 / 或胰腺内分泌肿瘤：功能性（胃泌素瘤、胰岛素瘤、胰高血糖素瘤）和无功能性或多分泌肿瘤，并已用免疫组化方法证实，胃及肠嗜铬样肿瘤
3. 垂体前叶瘤：功能性（生长激素肿瘤或肢端肥大症，泌乳素瘤）和无功能性或多分泌（生长激素、泌乳激素、黄体生成素 - 卵泡刺激素，促甲状腺激素）病变，已用免疫组化证实
4. 肾上腺皮质肿瘤：功能性和无功能性
5. 胸腺和 / 或支气管内分泌肿瘤（前肠类癌）
6. 根据上述标准，伴 MEN-1 的一级亲属（父母、兄弟姐妹或后代）

表 8-4-3 MEN-2 各亚型的诊断标准

亚型	MTC	PHEO	PHPT	家系中患病人数
MEN–2A *	100%	50%	20%	任意
MEN–2B #	100%	50%	0	任意
FMTC	100%	0	0	≥4

注: * 需有PHEO和/或HPT的诊断；# 需有舌、唇、结膜下区或消化道黏膜神经瘤的特征

有助于诊断 PHPT。

2. 定位诊断

颈部 X 线摄片、B 超、CT、MRI 均可作为 MEN 肿瘤的定位诊断方法。对于甲状腺和甲状旁腺病变，超声检查较 CT/MRI 更可靠。

（1）CT（推荐首选）：肿瘤累及双侧甲状腺是 MEN-2 相关 MTC 的主要特点，双侧及多中心病灶可达 88%，而散发性者 70%～80% 仅累及单侧（刘于宝等，2003）。PHEO 与非 MEN-2 者 CT 表现无异，但双侧多见（Conte-Devolx et al., 1997）。甲状旁腺结节状肿块强化明显，因病灶较小，有时需手术探查方可发现。

（2）MRI：定位不优于 CT，但在了解肿瘤周围侵犯以及与大血管的关系方面具有优势。

（3）^{131}I-MIBG 和 ^{99m}TC-MIBI：前者主要显示 PHEO，后者主要显示甲状旁腺病变，MTC 也可显示阳性。

（4）甲状腺 B 超及甲状腺细针穿刺活检：用于 MTC 的诊断。

3. 基因诊断

RET 于 1993 年被鉴定为 MEN-2 易感基因，基因携带者外显率几乎达 100%，家系 RET 突变分析可在临床症状出现前甚至产前检出致病基因携带者，超早期诊断 MEN-2（Brandi et al., 2001; Carling, 2005）。在国外 RET 基因检测已成为诊断 MEN-2 的金标准（Noll, 1999），被推荐用于所有伴 MTC 或 PHEO 的患者，而不必考虑其年龄、是否并发其他内分泌肿瘤、是否有家族史（Neumann et al., 2002）。美国临床肿瘤学会（ASCO）也推荐基因诊断作为 MEN-2 的标准检测指标。

依据罹患侵袭性 MTC 的风险将 RET 突变分为 3 个危险等级：1 级（低危）：FMTC/（10 号外显子的 609，13 号外显子的 768、790、791，14 号外显子的 804，15 号外显子的 891）；2 级（中危）：MEN–2A/（10 号外显子

的611、618、620，第11号外显子的634）；3级（高危）：MEN-2B/（15号外显子的883，第16号外显子的918）（邓建华等，2014）（图8-4-2）。

RET突变基因携带的MEN-2患者的一级亲属应行RET基因筛查。

五、治疗

MEN的发病涉及多个器官，治疗强调多学科充分合作，不同病变以各相关专科处理为主，但要避免孤立片面。泌尿外科主要处理肾上腺相关病变。

（一）MEN-1的治疗

MEN-1的外科治疗主要针对甲状旁腺病变、胰腺内分泌肿瘤和胸腺类癌。

1. PHPT推荐甲状旁腺次全切除或甲状旁腺全切除+部分腺体自体移植，以期维持血钙正常（陈曦等，2006）。

2. 胰岛素瘤应积极手术治疗，需注意有多发肿瘤可能。

3. 孤立散发的胃泌素瘤首选手术切除，但对于MEN-1相关胃泌素瘤的手术治疗价值尚有争议，肿瘤多发或转移致疗效欠佳（Cadiot et al., 1999; Norton et al., 1999），而质子泵等抑酸药物可有效控制症状（Brandi et al., 2001）。

4. MEN-1相关胸腺类癌预后差，推荐扩大的胸腺全切+纵隔淋巴结清扫。确诊MEN-1者推荐甲状旁腺手术时同期行经颈的胸腺次全切除术，以预防胸腺类癌的发生（Brandi et al., 2001）。

5. 垂体肿瘤的治疗取决于临床类型和功能状态，以手术为主。

6. 肾上腺肿瘤参考本指南“肾上腺偶发瘤”的基本原则处理。

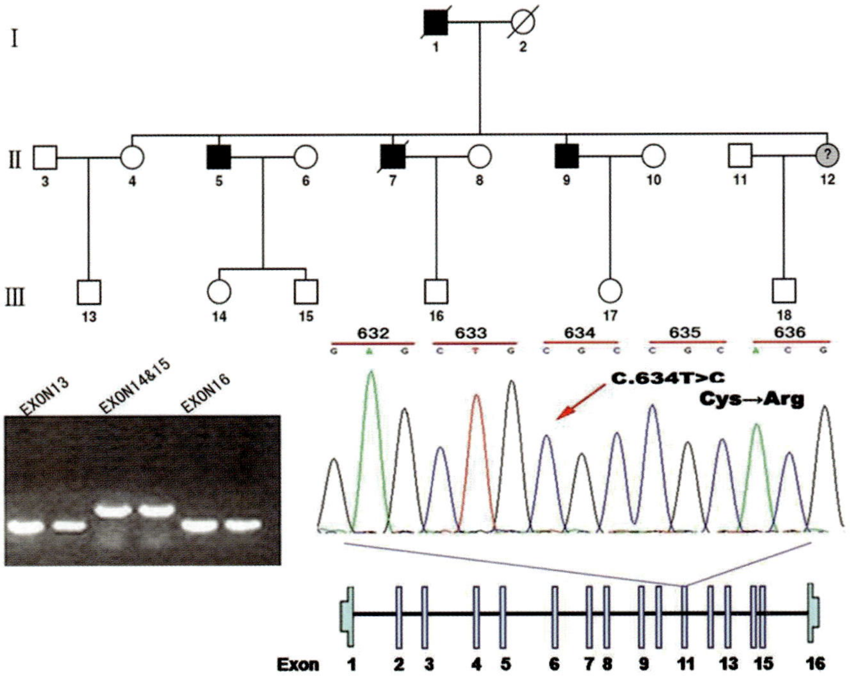

图8-4-2 MEN-2家系RET基因突变检测峰图（Ⅱ：3）

(二) MEN-2 的治疗

以手术为主，治疗前必须明确 PHEO 存在与否，并优先处理，否则其他手术可能诱发高血压危象。

1. PHEO

MEN-2 相关 PHEO 绝大多数为良性，双侧多见，推荐保留肾上腺的嗜铬细胞瘤切除术，以免长期皮质激素替代（Lee et al., 1996）。术前准备应注意纠正高血钙、高血糖。

2. MTC

推荐甲状腺全切 + 颈部淋巴结清扫术。MTC 肿瘤细胞不摄碘，对放、化疗不敏感，易于颈部淋巴结转移和血行播散，强调早期诊断并及时根治性切除。术中应同时探查甲状旁腺有无增生和腺瘤，必要时一并切除。

3. 关于预防性甲状腺切除术

MTC 是 MEN-2 的主要死因。儿童和青少年行预防性甲状腺切除的 RET 突变携带者，约 61% 已发现 MTC，100% 存在 C- 细胞灶性增生（MTC 癌前病变）（Peczkowska et al., 2005）。因此目前对 RET 突变基因携带的 MEN-2 患者行预防性甲状腺全切术已成为国际共识，预防 MTC 的发生，显著改善其预后，治愈率可达 100%（Frank-Raue et al., 1997; Heizmann et al., 2006）。但对预防性手术的时机和手术范围尚无统一意见。多数学者倾向基于 RET 突变危险等级的“密码子 - 定向”（codon-directed）手术时机（Brandi et al., 2001; Gimm et al., 2004; Machens et al., 2005; Frank-Raue et al., 2006; Machens et al., 2006）：

（1）RET 突变 3 级：1 岁以前行甲状腺全切 + 颈中央淋巴结清扫术；

（2）RET 突变 2 级：5 岁以前行甲状腺全切 +/– 颈中央淋巴结清扫术；

（3）RET 突变 1 级：5 ~ 10 岁或 C- 细胞刺激试验异常行甲状腺全切。

如术前颈部 B 超、基础降钙素水平升高等征象已怀疑有颈部淋巴结转移，或年龄较大者，均应在预防性甲状腺切除的同时行颈部淋巴结清扫。

国内推荐参考上述原则，根据实际情况决定是否进行甲状腺预防性切除及其时机。

4. MEN-2B 中黏膜神经瘤

一般不会恶变，若不影响口腔、消化道功能，则不必手术。

六、预后和随访

(一) 预后

MEN-2 的预后主要取决于 MTC 的进展和分期。MTC 转移之前未行手术治疗的 MEN-2 患者很少存活超过 40 岁。早期诊断并及时行甲状腺根治性切除可延长患者的存活期。MTC 的 5 年生存率为 80% ~ 90%，10 年生存率为 60% ~ 70%（Bergholm et al., 1997）。

(二) 随访

1. 随访目的

①肿瘤是否复发、转移；②是否有新的内分泌肿瘤发生；③家族中其他成员的携带突变基因和发病的情况。

2. 随访内容包括

①家族史询问；②生化检查：如血清降钙素、24h 尿 CA、血浆甲氧基肾上腺素、血钙、甲状旁腺激素等；③ RET 突变基因和 MEN-1 基因检测；④ B 超、CT 检查（颈部、肾上腺），必要时 ^{131}I-MIBG 和 ^{99m}TC-MIBI 核素显像；⑤定期测定降钙素和五肽胃泌素激发试验有助于判断有无 MTC 复发、转移。

3. 随访方案（Peczkowska et al., 2005）

（1）术后短期及 2 ~ 3 个月复查血清降钙

素和 CEA；如正常可每年复查 1 次。如异常，提示可能 MTC 肿瘤残留，复查生化和影像检查，如未发现病灶，应密切随访，推荐每年 1 次。

（2）MEN-2A 或 2B 者，推荐每年复查 1 次，筛查 PHEO 和 HPT。

（3）推荐基因检测方法对 MEN 患者的家族成员进行随访和筛查。①可疑的 MEN-2 患者每 1～2 年进行一次生化和影像学评估；② MEN-1 的先证者及其未受累的亲属，应筛查 MEN-1 基因突变；③ MEN-1 突变基因携带者，推荐每年进行 1 次生化检查，每 3～5 年进行一次影像学检查，以筛查肿瘤的发生（Lairmore et al., 2004）。

第五节　肾上腺髓质增生

肾上腺髓质增生（adrenal medullar hyperplasia, AMH）是一种自主性儿茶酚胺分泌过多的独立病症。以女性为多见，发病年龄多为青壮年，年龄平均为 39 岁（24～49 岁），与嗜铬细胞瘤相似。另外，病程较长，有时病状可长时期无发展。

中国国内有数 10 例肾上腺髓质增生的病例在肾上腺全切除后症状缓解。肾上腺髓质增生的临床表现与嗜铬细胞瘤相同。其中大多为家族性发病的 MEN- Ⅱ a 型或 MEN- Ⅱ b 型。实验室检查的特点也与嗜铬细胞瘤一样，切除的肾上腺内无肿瘤，但髓质呈弥漫性、非结节性增生（图 8-5-1）。肾上腺髓质增生还是一个尚未被公认的疾病，在内分泌或有关肾上腺疾病的专著中几乎都没有提到这一病变。个别作者提到这一病变时只指出文献中曾有报道，但对其临床意义仍模糊不清。通过临床实践，我们认为肾上腺髓质增生虽较少见，但的确是一个独立的临床疾病，需做进一步探讨。早在 1961 年，我国吴阶平教授首次观察到 1 例肾上腺髓质增生。当时在文献中仅查到 3 篇报道，包括 4 个病例。其后美国（1962）和日本（1974）又各报道 1 例。1977 年吴阶平 (1977) 总结了 17 例肾上腺髓质增生的病理检查，证实肾上腺髓质增生的有 16 例，术后长期随诊，6 例效果显著，9 例进步，2 例无效。上述资料虽缺少比较全面的内分泌方面的检查，但根据病理资料和手术治疗的效果可见临床上确实存在这一病种。

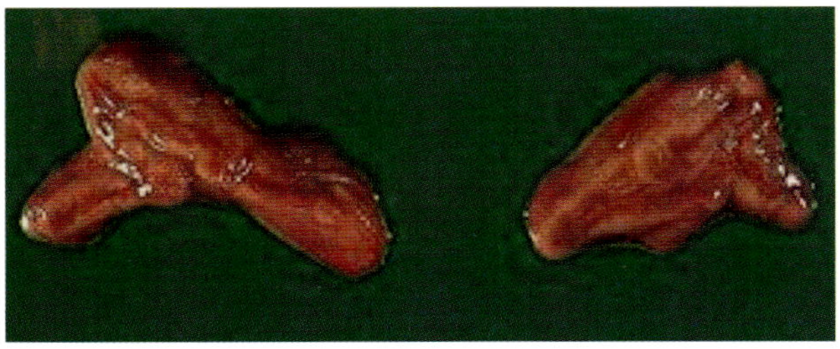

图 8-5-1　肾上腺髓质增生手术标本

肾上腺髓质增生的临床表现酷似嗜铬细胞瘤，但以下一些特点值得注意。肾上腺髓质增生以女性为多见，吴阶平报道的 17 例中女性占 10 例。发病年龄多为青壮年，年龄平均为 39 岁（24～49 岁），与嗜铬细胞瘤相似。另外，病程较长，有时病状可长时期无发展。肾上腺髓质增生最主要的症状是高血压，患者多无代谢紊乱的表现。其中高血压都有阵发性的特点，其发作常与精神刺激和劳累有关，也可在持续高血压的基础上，突然出现阵发性加剧，发作时的表现与嗜铬细胞瘤的发作很难区分，典型的症状是突然发作的头痛、心悸、呕吐、出汗、气促、焦急、软弱、面色苍白、眩晕及心前区疼痛、视觉模糊等，发作时精神极度紧张、情绪焦虑、脉搏细弱、心率快，血压升至 200 mmHg 或甚至 300 mmHg 以上，发作一般持续数十分钟，但也可更长或较短，与嗜铬细胞瘤不同的是，压迫腹部从不引起发作。

肾上腺髓质分为单纯性即原发性肾上腺髓质增生和继发性肾上腺髓质增生两种类型。继发性肾上腺髓质增生继发于多发性内分泌瘤病Ⅱ型（MEN-2）。在 MEN-2 中，肾上腺髓质增生或嗜铬细胞瘤出现多年后，发生甲状腺髓样癌或甲状旁腺病变，其发病机制尚不清楚。Carney 等（2005）在 1 例多发性内分泌腺瘤Ⅱ型（multiple endocrine neoplasia type Ⅱ，MEN-2）患者发现了肾上腺髓质增生。文献单纯性肾上腺髓质增生共 73 例，这些患者不合并有其他内分泌疾患。另有国外报道的 19 例肾上腺髓质增生伴有 MEN-2。吴阶平长期观察了 15 例肾上腺髓质增生，未发现甲状腺或甲状旁腺的异常。随访时间是 6 例随访 7～9 年，4 例随访 10～15 年，5 例超过 15 年。其中仅 3 例出现了糖耐量异常，除此之外没发现有多发内分泌腺病的迹象。单纯 AMH 和 MEN-2 中的 AMH 是有差异的，主要表现在临床症状以及肾上腺的病理改变两个方面。前者都有血压升高及高血压的临床症状，而后者仅有 1/3～1/2 有高血压的症状和体征。Kuchel 提出：在 MEN-2 患者中，可能因为血液中多巴胺的含量增高，抢占了 α 受体，使高浓度的去甲肾上腺素及肾上腺素不起作用。上述的差异可能单纯性 AMH 与 MEN-2 中的 AMH 有不同的起因。病理主要特征是：①肾上腺髓质重量增加，可达 2 倍以上；②肾上腺尾部及两翼可见到髓质增生；③肾上腺髓质与皮质的比值增大。Dobblic 报道正常肾上腺髓质 / 皮质为肾上腺头部 1∶5，体部 1∶8 到 1∶18，平均比值为 1∶11.5，尾部没有髓质。谢桐报道正常的髓质与皮质的比值平均为 12.5%，并认为超过 20% 时属髓质增生，国外文献有报道认为只要肾上腺尾部看到髓质即可诊断为髓质增生；④肾上腺髓质细胞增殖，髓质伸展入皮质，将皮质细胞分割成岛状；增生的髓质细胞体积大，胞质丰富，且有很多细胞内有空泡可见巨核及双核细胞，表示在活跃的内分泌功能状态中；⑤肾上腺腺体外型增大，变厚增宽，边界变直，钝圆，表面隆起，失去肾上腺的正常扁平状态。饱满的腺体有的为圆柱状，并有囊性感；⑥手术时应注意腺体容易破裂，髓质易随血液流失，以致病理检查时查不到髓质（Valdés et al., 2006）。

诊断的主要依据：①持续性或阵发性高血压，病程较长，多年无明显进展，无高血压及嗜铬细胞瘤家族史，常用降压药物治疗无效，肾上腺素 α 受体阻滞剂酚苄明治疗有效；②精神刺激或劳累后可诱发高血压，按压腹部、妊娠分娩或排尿时从不引起症状发作；③检测血、尿中儿茶酚胺及其代谢产物多为增高，而以肾上腺素的含量增加为主；④ B 超检查，肾上腺区及腹主动脉旁和髂总血管附近无肿物声像，偶可发现肾上腺体积增大；⑤ CT 扫描可见双侧或单侧肾上腺边界平直腺体呈弥漫性密度增厚变宽，有时出现等密度小结，直径多在 0.5 cm 左右，无肿瘤的影像。

实验室检查：到目前为止，尚未找到肾上腺髓质增生的特异性实验检查。检测血、尿中儿茶酚胺及其代谢产物多为增高，而以肾上腺素的含量增加为主。

其他辅助检查：① X 线腹部平片、腹膜后充气造影及断层。② B 超检查，肾上腺区及腹主动脉旁和髂总血管附近无肿物声像，偶可发现肾上腺体积增大。③腹部 CT 扫描可见双侧或单侧肾上腺边界平直腺体呈弥漫性密度增厚变宽，有时出现等密度小结，直径多在 0.5 cm 左右，无肿瘤的影像。④在病理上，肾上腺髓质也和皮质相似，增生的类型可以是弥漫性、结节样，也可呈现腺瘤样增生。有人称为“嗜铬细胞瘤样增生”。

肾上腺髓质增生与嗜铬细胞瘤均分泌过量的儿茶酚胺，故目前统称为“儿茶酚胺增多症”。肾上腺髓质增生与嗜铬细胞瘤二者的临床特征及实验室检查相似，术前不易进行鉴别。CT 扫描是诊断肾上腺疾病较理想的检查手段。CT 扫描不但可明确有无肿瘤，还可了解腺体的大小和侧别。韦嘉瑚（1995）报道 12 例行 CT 扫描，发现 1 例双侧、11 例单侧腺体增大，与手术探查结果相符合，故认为 CT 扫描是诊断肾上腺髓质增生的首选检查方法。最后确诊有赖于手术探查时的肉眼所见和病理检查（Chen et al., 2002; Hu et al., 2002）。

肾上腺髓质增生病变累及双侧肾上腺，目前采用的方法是切除增大明显一侧的整个肾上腺，另一侧肾上腺切除 2/3，如该侧髓质增生也显著，对剩余的髓质进行刮除或甲醛溶液涂抹，这样可保留足够量的肾上腺皮质，省去了术后皮质激素的补充。手术前的准备与嗜铬细胞瘤相同。手术较嗜铬细胞瘤平稳，术中血压波动较小，出血较缓慢，不像嗜铬细胞瘤血流如注。当然也与术前的扩容和药物准备的是否完备有关。吴阶平及谢桐报告提出：增生显著侧肾上腺全切除加对侧 70% 切除，然后刮除剩余的髓质，再用甲醛溶液涂抹。Montalbano 提出：剖腹探查未发现肿瘤时，可将增大的一侧肾上腺切除，另一侧外观正常的肾上腺作快速冰冻切片活检。二侧肾上腺均不增大时，应作肾上腺冰冻切片检查，以决定手术方案。张振雄提出，不仅要根据肾上腺大小、有无结节及血管增殖怒张等现象，而且要根据冰冻切片病理组织学检查作出决定，增生越重切除量应越多。Harrison 提出 AMH 相关的儿茶酚胺症的诊断只有经血、尿儿茶酚胺测定有升高时才能行肾上腺手术。术前应进行必要的扩容准备。

（李汉忠　纪志刚　张学斌　邓建华）

参考文献

陈家伟. 要重视和发现多内分泌腺瘤病. 中华内分泌代谢杂志, 2002, (06): 8-9.

陈曦, 蔡伟耀, 宁光,等. 多发性内分泌肿瘤1型的诊断和外科处理. 中华普通外科杂志, 2006, (07): 514-516.

邓建华, 李汉忠. 膀胱副神经节瘤的诊治分析. 中华泌尿外科杂志, 2011(4): 249-253.

邓建华, 李汉忠. 家族性PHEO/PGL基因检测. 中华泌尿外科杂志, 2014(8): 616-620.

江昌新. 内分泌器官肿瘤病理学和遗传学. 北京: 人民卫生出版社, 2006.

刘彤华, 陈原稼, 武莎菲, 等. 良性和恶性嗜铬细胞瘤的区别. 中华病理学杂志, 2004, 33: 198-202.

刘于宝, 胡道予, 夏黎明,等. 多发性内分泌腺瘤ⅡA型的CT表现. 中国医学影像技术, 2003, (07): 866-868.

那彦群, 孙光. 中国泌尿外科疾病诊断治疗指南(2009版). 北京: 人民卫生出版社. 2009. 302, 304.

宁志伟, 王鸥, 裴育,等. RET基因Cys634 Trp突变致多发性内分泌腺瘤2A型. 中国医学科学院学报, 2006, (06): 799-802.

丘少鹏, 熊迈, 陈俊星, 等. 膀胱副神经节瘤五例报告. 中华泌尿外科杂志, 2000, 21: 667-669.

王鸥, 邢小平, 孟迅吾,等. MEN患者甲状旁腺功能亢进症的临床表现. 中华内分泌代谢杂志, 2004, (04): 296-299.

韦嘉瑚, 段闽江, 陈旭,等. 94例功能性肾上腺皮质疾病 的CT诊断及评价. 临床放射学杂志, 1995, 14: 282.

吴阶平. 肾上腺随之增生问题. 中华医学杂志, 1977, 57: 331-333.

朱庆莉, 姜玉新, 储开昀,等. 多发性内分泌肿瘤的临床特点与影像学诊断. 中国超声医学杂志, 2002, (11): 22-24.

Ahlman H. Malignant pheochromocytoma: state of the field with future projections. Ann N Y Acad Sci. 2006. 1073: 449-464.

Aliel DB, Sobky E, el-Baz M, et al. Abdominal and pelvic extra-adrenal paraganglioma: a review of literature and a report on 7 cases. In Vivo, 2002, 16: 249-254.

Amar L, Bertherat J, Baudin E, et al. Genetic testing in pheochromocytoma or functional paraganglioma. J Clin

Oncol. 2005, 23(34): 8812-8128.

Amar L, Peyrard S, Rossignol P, et al. Changes in urinary total metanephrine excretion in recurrent and malignant pheochromocytomas and secreting paragangliomas. Ann N Y Acad Sci. 2006, 1073: 383-391.

Amar L, Servais A, Gimenez-Roqueplo AP, et al. Year of diagnosis, features at presentation, and risk of recurrence in patients with pheochromocytoma or secreting paraganglioma. J Clin Endocrinol Metab. 2005. 90(4): 2110-2116.

Ariton M, Juan CS, AvRuskin TW. Pheochromocytoma: clinical observations from a Brooklyn tertiary hospital. Endocr Pract. 2000, 6(3): 249-252.

Au HC, Ream-Robinson D, Bellew LA, et al. Structural organization of the gene encoding the human iron-sulfur subunit of succinate dehydrogenase. Gene. 1995 Jul 4; 159(2): 249-253.

Averbuch SD, Steakley CS, Young RC, et al. Malignant pheochromocytoma: effective treatment with a combination of cyclophosphamide, vincristine, and dacarbazine. Ann Intern Med. 1988. 109(4): 267-73.

Barontini M, Levin G, Sanso G. Characteristics of pheochromocytoma in a 4- to 20-year-old population. Ann N Y Acad Sci. 2006, 1073: 30-37.

Basiri A, Radfar MH. Giant cystic pheochromocytoma. Urol J. 2010, 7(1): 16.

Bergholm U, Bergstrom R, Ekbom A. Long-term follow-up of patients with medullary carcinoma of the thyroid. Cancer, 1997, 79(1): 132-138.

Brandi ML, Gagel RF, Angeli A, et al. Guidelines for diagnosis and therapy of MEN type 1 and type 2. J Clin Endocrinol Metab, 2001, 86(12): 5658-5671.

Bravo EL. Evolving concepts in the pathophysiology, diagnosis, and treatment of pheochromocytoma. Endocr Rev. 1994, 15(3): 356-368.

Bravo EL, Tagle R. Pheochromocytoma: state-of-the-art and future prospects. Endocr Rev. 2003, 24(4): 539-553.

Brouwers FM, Eisenhofer G, Tao JJ, et al. High frequency of SDHB germline mutations in patients with malignant catecholamine-producing paragangliomas: implications for genetic testing. J. Clin. Endocrinol. Metab. 2006, 91 (11): 4505-4509.

Cadiot G, Vuagnat A, Doukhan I, et al. Prognostic factors in patients with Zollinger-Ellison syndrome and multiple endocrine neoplasia type 1. Gastroenterology, 1999, 116(2): 286-293.

Caoili EM, Korobkin M, Francis IR, et al. Adrenal masses: characterization with combined unenhanced and delayed enhanced CT. Radiology. 2002, 222(3): 629-633.

Carling T. Multiple endocrine neoplasia syndrome: genetic basis for clinical management. Curr Opin Oncol, 2005, 17(1): 7-12.

Carney JA. Familial multiple endocrine neoplasia: the first 100 years. Am J Surg Pathol, 2005, 29(2): 254-274.

Casanova S, Rosenberg-Bourgin M, Farkas D, et al. Phaeochromocytoma in multiple endocrine neoplasia type 2A: survey of 100 cases. Clin Endocrinol (Oxf), 1993, 38(5): 531-537.

Chandrasekharappa SC, Guru SC, Manickam P, et al. Positional cloning of the gene for multiple endocrine neoplasia-type 1. Science, 1997, 276(5311): 404-407.

Chandrasekharappa SC, Teh BT. Functional studies of the MEN1 gene. J Intern Med, 2003, 253(6): 606-615.

Chen M, Lu G, Zhang Q. Adrenal cortical and medullar hyperplasia-a retrospective analysis of 6 cases. J Hua zhong Univ Sci Technolog Med Sci. 2002; 22(4): 367-368, 374.

Cirillo RL Jr, Bennett WF, Vitellas KM, et al. Pathology of the adrenal gland: imaging features. AJR Am J Roentgenol. 1998, 170(2): 429-435.

Conte-Devolx B, Schuffenecker I, Niccoli P, et al. Multiple endocrine neoplasia type 2: management of patients and subjects at risk. Horm Res, 1997, 47(4-6): 221-226.

Corbetta S, Pizzocaro A, Peracchi M, et al. Multiple endocrine neoplasia type 1 in patients with recognized pituitary tumours of different types. Clin Endocrinol (Oxf), 1997, 47(5): 507-512.

d' Herbomez M, Forzy G, Bauters C, et al. An analysis of the biochemical diagnosis of 66 pheochromocytomas. Eur J Endocrinol. 2007, 156(5): 569-575.

Dahia PL, Ross KN, Wright ME, et al. A HIF1alpha regulatory loop links hypoxia and mitochondrial signals in pheochromocytomas. PLoS Genet. 2005. 1(1): 72-80.

Danko ME, Skinner MA. Surgical intervention in children with multiple endocrine neoplasia type 2. Curr Opin Pediatr, 2006, 18(3): 312-315.

Decker RA, Peacock ML, Watson P. Hirschsprung disease in MEN 2A: increased spectrum of RET exon 10 genotypes and strong genotype-phenotype correlation. Hum Mol Genet, 1998, 7(1): 129-134.

DeLellis RA, Lloyd RV, Heitz PU, et al. Pathology and genetics of tumours of endocrine organs. World Health Organization classification of tumors : Lyon: IARC Press, 2004.

Di VM, Balestra GM, Christ M, et al. Inverted Takotsubo cardiomyopathy due to pheochromocytoma. Eur Heart J. 2008, 29(6): 830.

Dotzenrath C, Cupisti K, Goretzki PE, et al. Long-term

biochemical results after operative treatment of primary hyperparathyroidism associated with multiple endocrine neoplasia types I and IIa: is a more or less extended operation essential? Eur J Surg, 2001, 167(3): 173-178.

Dralle H, Gimm O, Simon D, et al. Prophylactic thyroidectomy in 75 children and adolescents with hereditary medullary thyroid carcinoma: German and Austrian experience. World J Surg, 1998, 22(7): 744-50; 750-751.

Eisenhofer G, Bornstein SR, Brouwers FM, et al. Malignant pheochromocytoma: current status and initiatives for future progress. Endocr Relat Cancer. 2004, 11(3): 423-436. Eisenhofer G, Kopin IJ, Goldstein DS. Catecholamine metabolism: a contemporary view with implications for physiology and medicine. Pharmacol Rev. 2004, 56(3): 331-349.

Eisenhofer G, Bornstein SR, Brouwers FM, et al. Malignant pheochromocytoma: current status and initiatives for future progress. Endocr Relat Cancer. 2004. 11(3): 423-436.

Elder EE, Elder G, Larsson C. Pheochromocytoma and functional paraganglioma syndrome: no longer the 10% tumor. J Surg Oncol. 2005. 89(3): 193-201.

Eriksson B, Oberg K. Summing up 15 years of somatostatin analog therapy in neuroendocrine tumors: future outlook. Ann Oncol. 1999. 10 Suppl 2: S31-38.

Favier J, Plouin PF, Corvol P, et al. Angiogenesis and vascular architecture in pheochromocytomas: distinctive traits in malignant tumors. Am J Pathol. 2002. 161(4): 1235-46.

Frank-Raue K, Buhr H, Dralle H, et al. Long-term outcome in 46 gene carriers of hereditary medullary thyroid carcinoma after prophylactic thyroidectomy: impact of individual RET genotype. Eur J Endocrinol, 2006, 155(2): 229-236.

Frank-Raue K, Hoppner W, Buhr H, et al. Results and follow-up in eleven MEN 2A gene carriers after prophylactic thyroidectomy. Exp Clin Endocrinol Diabetes, 1997, 105(4): 76-78.

Gervais MK, Gagnon A, Henri M, et al. Pheochromocytoma presenting as inverted Takotsubo cardiomyopathy: a case report and review of the literature. J Cardiovasc Med (Hagerstown). 2010.

Gimm O, Ukkat J, Niederle BE, et al. Timing and extent of surgery in patients with familial medullary thyroid carcinoma/multiple endocrine neoplasia 2A-related RET mutations not affecting codon 634. World J Surg, 2004, 28(12): 1312-1316.

Gimm O. Multiple endocrine neoplasia type 2: clinical aspects. Front Horm Res, 2001, 28: 103-130.

Gooding GA. Adrenal, pancreatic, and scrotal ultrasound in endocrine disease. Radiol Clin North Am. 1993, 31(5): 1069-1083.

Hahn NM, Reckova M, Cheng L, et al. Patient with malignant paraganglioma responding to the multikinase inhibitor sunitinib malate. J Clin Oncol. 2009, 27(3): 460-463.

Hara H, Hidaka H, Kosmakos FC, et al. Characterization of the human insulin receptor solubilized from cultured fibroblast and erythrocyte cell membrane preparations. J Clin Endocrinol Metab, 1981, 52(1): 17-22.

Harding JL, Yeh MW, Robinson BG, et al. Potential pitfalls in the diagnosis of phaeochromocytoma. Med J Aust. 2005, 182(12): 637-640.

Heizmann O, Haecker FM, Zumsteg U, et al. Presymptomatic thyroidectomy in multiple endocrine neoplasia 2a. Eur J Surg Oncol, 2006, 32(1): 98-102.

Hendrickson RJ, Katzman PJ, Queiroz R, et al. Management of massive retroperitoneal hemorrhage from an adrenal tumor. Endocr J. 2001, 48(6): 691-696.

Hoff AO, Cote GJ, Gagel RF. Multiple endocrine neoplasias. Annu Rev Physiol, 2000, 62: 377-411.

Howe JR, Norton JA, Wells SA Jr. Prevalence of pheochromocytoma and hyperparathyroidism in multiple endocrine neoplasia type 2A: results of long-term follow-up. Surgery, 1993, 114(6): 1070-1077.

Hu WL, Cao QY, Yang H, et al. Diagnosis and treatment of adrenal medullary hyperplasia (with report of 8 cases). Di Yi Jun Yi Da Xue Xue Bao. 2002, 22(9): 849-850.

Huan L, Jetly R, Kandil E. Paraganglioma of the Organ of Zuckerkandl. J La State Med Soc. 2012, 164(1): 26-30.

Huang H, Abraham J, Hung E, et al. Treatment of malignant pheochromocytoma/paraganglioma with cyclophosphamide, vincristine, and dacarbazine: recommendation from a 22-year follow-up of 18 patients. Cancer. 2008. 113(8): 2020-2028.

James MF, Cronje L. Pheochromocytoma crisis: the use of magnesium sulfate. Anesth Analg. 2004, 99(3): 680-686.

Jang SY, Yang DH, Lee SH, et al. Recurrent catecholamine-induced cardiomyopathy in a patient with a pheochromocytoma. Korean Circ J. 2009, 39(6): 254-257.

Jimenez C, Cabanillas ME, Santarpia L, et al. Use of the tyrosine kinase inhibitor sunitinib in a patient with von Hippel-Lindau disease: targeting angiogenic factors in pheochromocytoma and other von Hippel-Lindau disease-related tumors. J Clin Endocrinol Metab. 2009. 94(2): 386-91.

John H, Ziegler WH, Hauri D, et al. Pheochromocytomas: can malignant potential be predicted. Urology. 1999. 53(4): 679-83.

Joshua AM, Ezzat S, Asa SL, et al. Rationale and evidence for sunitinib in the treatment of malignant paraganglioma/pheochromocytoma. J Clin Endocrinol Metab. 2009, 94(1): 5-9.

Jurincic C, Gasser A, Metz KA, et al. Pheochromocytoma of the urinary bladder. Urol Int, 1992, 48: 232-234.

Kaltsas GA, Besser GM, Grossman AB. The diagnosis and medical management of advanced neuroendocrine tumors. Endocr Rev. 2004. 25(3): 458-511.

Kaltsas GA, Papadogias D, Makras P, Grossman AB. Treatment of advanced neuroendocrine tumours with radiolabelled somatostatin analogues. Endocr Relat Cancer. 2005. 12(4): 683-699.

Karagiannis A, Mikhailidis DP, Athyros VG, et al. Pheochromocytoma: an update on genetics and management. Endocr Relat Cancer. 2007, 14(4): 935-956.

Karga HJ, Karayianni MK, Linos DA, et al. Germ line mutation analysis in families with multiple endocrine neoplasia type 2A or familial medullary thyroid carcinoma. Eur J Endocrinol, 1998, 139(4): 410-415.

Karri V, Khan SL, Wilson Y. Bowel perforation as a presenting feature of pheochromocytoma: case report and literature review. Endocr Pract. 2005, 11(6): 385-388.

Kebebew E, Duh QY. Benign and malignant pheochromocytoma: diagnosis, treatment, and follow-Up. Surg Oncol Clin N Am. 1998, 7(4): 765-789.

Kim HS, Chang WI, Kim YC, et al. Catecholamine cardiomyopathy associated with paraganglioma rescued by percutaneous cardiopulmonary support: inverted Takotsubo contractile pattern. Circ J. 2007, 71(12): 1993-1995.

Kimura N, Watanabe T, Noshiro T, et al. Histological grading of adrenal and extra-adrenal pheochromocytomas and relationship to prognosis: a clinicopathological analysis of 116 adrenal pheochromocytomas and 30 extra-adrenal sympathetic paragangliomas including 38 malignant tumors. Endocr Pathol. 2005, 16(1): 23-32.

Korobkin M, Brodeur FJ, Francis IR, et al. CT time-attenuation washout curves of adrenal adenomas and nonadenomas. AJR Am J Roentgenol. 1998, 170(3): 747-752.

Kruijtzer CM, Beijnen JH, Swart M, et al. Successful treatment with paclitaxel of a patient with metastatic extra-adrenal pheochromocytoma (paraganglioma). A case report and review of the literature. Cancer Chemother Pharmacol. 2000. 45(5): 428-431.

Lairmore TC, Piersall LD, DeBenedetti MK, et al. Clinical genetic testing and early surgical intervention in patients with multiple endocrine neoplasia type 1 (MEN 1). Ann Surg, 2004, 239(5): 637-45; 645-647.

Lam MG, Lips CJ, Jager PL, et al. Repeated[131I] metaiodobenzylguanidine therapy in two patients with malignant pheochromocytoma. J Clin Endocrinol Metab. 2005, 90(10): 5888-5895.

Lamarre-Cliche M, Gimenez-Roqueplo AP, Billaud E, et al. Effects of slow-release octreotide on urinary metanephrine excretion and plasma chromogranin A and catecholamine levels in patients with malignant or recurrent phaeochromocytoma. Clin Endocrinol (Oxf). 2002. 57(5): 629-634.

Lee JE, Curley SA, Gagel RF, et al. Cortical-sparing adrenalectomy for patients with bilateral pheochromocytoma. Surgery, 1996, 120(6): 1064-70; 1070-1071.

Leissner KB, Mahmood F, Aragam JR, et al. Catecholamine-induced cardiomyopathy and pheochromocytoma. Anesth Analg. 2008, 107(2): 410-412.

Lenders JW, Eisenhofer G, Mannelli M, et al. Phaeochromocytoma. Lancet. 2005, 366(9486): 665-675.

Leow MK, Loh KC. Accidental provocation of phaeochromocytoma: the forgotten hazard of metoclopramide. Singapore Med J. 2005, 46(10): 557-560.

Lin PC, Hsu JT, Chung CM, et al. Pheochromocytoma underlying hypertension, stroke, and dilated cardiomyopathy. Tex Heart Inst J. 2007, 34(2): 244-246.

Lodish MB, Adams KT, Huynh TT, et al. Succinate dehydrogenase gene mutations are strongly associated with paraganglioma of the organ of Zuckerkandl. Endocr Relat Cancer. 2010, 17(3): 581-588.

Loh KC, Fitzgerald PA, Matthay KK, et al. The treatment of malignant pheochromocytoma with iodine-131 metaiodobenzylguanidine (131I-MIBG): a comprehensive review of 116 reported patients. J Endocrinol Invest. 1997, 20(11): 648-658.

Machens A, Dralle H. Multiple endocrine neoplasia type 2 and the RET protooncogene: from bedside to bench to bedside. Mol Cell Endocrinol, 2006, 247(1-2): 34-40.

Machens A, Niccoli-Sire P, Hoegel J, et al. Early malignant progression of hereditary medullary thyroid cancer. N Engl J Med, 2003, 349(16): 1517-1525.

Machens A, Schneyer U, Holzhausen HJ, et al. Prospects of remission in medullary thyroid carcinoma according to basal calcitonin level. J Clin Endocrinol Metab, 2005, 90(4): 2029-2034.

Madani R, Al Hashmi M, Bliss R, et al. Ectopic pheochromocytoma: does the rule of tens apply? World J Surg 2007, 31: 849-854.

Magalhaes LC, Darze ES, Ximenes A, et al. Acute myocarditis secondary to pheochromocytoma. Arq Bras Cardiol. 2004, 83(4): 346-348; 343-345.

Mannelli M, Ianni L, Cilotti A, et al. Pheochromocytoma in Italy: a multicentric retrospective study. Eur J Endocrinol. 1999, 141(6): 619-624.

Modigliani E, Franc B, Niccoli-sire P. Diagnosis and treatment of medullary thyroid cancer. Baillieres Best Pract Res Clin Endocrinol Metab, 2000, 14(4): 631-649.

Modigliani E, Vasen HM, Raue K, et al. Pheochromocytoma in multiple endocrine neoplasia type 2: European study. The Euromen Study Group. J Intern Med, 1995, 238(4): 363-367.

Motta-Ramirez GA, Remer EM, Herts BR, et al. Comparison of CT findings in symptomatic and incidentally discovered pheochromocytomas. AJR Am J Roentgenol. 2005, 185(3): 684-688.

Mukherjee JJ, Kaltsas GA, Islam N, et al. Treatment of metastatic carcinoid tumours, phaeochromocytoma, paraganglioma and medullary carcinoma of the thyroid with (131)I-meta-iodobenzylguanidine[(131)I-mIBG]. Clin Endocrinol (Oxf). 2001. 55(1): 47-60.

Mulligan LM, Kwok JB, Healey CS, et al. Germ-line mutations of the RET proto-oncogene in multiple endocrine neoplasia type 2A. Nature, 1993, 363(6428): 458-460.

Mundschenk J, Lehnert H. Malignant pheochromocytoma. Exp Clin Endocrinol Diabetes. 1998. 106(5): 373-6.

Neumann HP, Bausch B, McWhinney SR, et al. Germ-line mutations in nonsyndromic pheochromocytoma. N Engl J Med. 2002, 346(19): 1459-1466.

Neumann HP, Pawlu C, Peczkowska M, et al. Distinct clinical features of paraganglioma syndromes associated with SDHB and SDHD gene mutations. JAMA 2004, 292 (8): 943-951.

Noll WW. Utility of RET mutation analysis in multiple endocrine neoplasia type 2. Arch Pathol Lab Med, 1999, 123(11): 1047-1049.

Nomura K, Kimura H, Shimizu S, et al. Survival of patients with metastatic malignant pheochromocytoma and efficacy of combined cyclophosphamide, vincristine, and dacarbazine chemotherapy. J Clin Endocrinol Metab. 2009, 94(8): 2850-2856.

Norton JA, Fraker DL, Alexander HR, et al. Surgery to cure the Zollinger-Ellison syndrome. N Engl J Med, 1999, 341(9): 635-644.

O' Riordain DS, Young WF Jr, Grant CS, et al. Clinical spectrum and outcome of functional extraadrenal paraganglioma. World J Surg. 1996. 20(7): 916-21; discussion 922.

Omura M, Saito J, Yamaguchi K, et al. Prospective study on the prevalence of secondary hypertension among hypertensive patients visiting a general outpatient clinic in Japan. Hypertens Res. 2004, 27(3): 193-202.

Pacak K, Eisenhofer G, Ahlman H, et al. Pheochromocytoma: recommendations for clinical practice from the First International Symposium. October 2005. Nat Clin Pract Endocrinol Metab. 2007, 3(2): 92-102.

Pang JT, Thakker RV. Multiple endocrine neoplasia type 1 (MEN1). Eur J Cancer, 1994, 30A(13): 1961-1968.

Park KS, Lee JL, Ahn H, et al. Sunitinib, a novel therapy for anthracycline- and cisplatin-refractory malignant pheochromocytoma. Jpn J Clin Oncol. 2009. 39(5): 327-31.

Peczkowska M, Januszewicz A. Multiple endocrine neoplasia type 2. Fam Cancer, 2005, 4(1): 25-36.

Pederson LC, Lee JE. Pheochromocytoma. Curr Treat Options Oncol. 2003, 4(4): 329-337.

Perry A, Molberg K, Albores-Saavedra J. Physiologic versus neoplastic C-cell hyperplasia of the thyroid: separation of distinct histologic and biologic entities. Cancer, 1996, 77(4): 750-756.

Pipas JM, Krywicki RF. Treatment of progressive metastatic glomus jugulare tumor (paraganglioma) with gemcitabine. Neuro Oncol. 2000. 2(3): 190-191.

Pipeleers-Marichal M, Somers G, Willems G, et al. Gastrinomas in the duodenums of patients with multiple endocrine neoplasia type 1 and the Zollinger-Ellison syndrome. N Engl J Med, 1990, 322(11): 723-727.

Ponder BA. The phenotypes associated with ret mutations in the multiple endocrine neoplasia type 2 syndrome. Cancer Res, 1999, 59(7 Suppl): 1736s-1741s; 1742s.

Rao F, Keiser HR, O'Connor DT. Malignant pheochromocytoma. Chromaffin granule transmitters and response to treatment. Hypertension. 2000, 36(6): 1045-1052.

Rashid-Farokhi F, Cheraghvandi A, Masjedi MR. Pheochromocytoma crisis due to glucocorticoid administration: a case report and review of the literature. Arch Iran Med. 2009, 12(2): 190-194.

Reisch N, Peczkowska M, Januszewicz A, et al. Pheochromocytoma: presentation, diagnosis and treatment. J Hypertens. 2006, 24(12): 2331-2339.

Rose B, Matthay KK, Price D, et al. High-dose 131I-metaiodobenzylguanidine therapy for 12 patients with malignant pheochromocytoma. Cancer. 2003. 98(2): 239-248.

Safford SD, Coleman RE, Gockerman JP, et al. Iodine-

131 metaiodobenzylguanidine is an effective treatment for malignant pheochromocytoma and paraganglioma. Surgery. 2003. 134(6): 956-62; 962-963.

Safwat AS, Bissada NK. Pheochromocytoma of the urinary bladder. Can J Urol, 2007, 14: 3757-3760.

Sahdev A, Sohaib A, Monson JP, et al. CT and MR imaging of unusual locations of extra-adrenal paragangliomas (pheochromocytomas). Eur Radiol. 2005, 15(1): 85-92.

Salathe M, Weiss P, Ritz R. Rapid reversal of heart failure in a patient with phaeochromocytoma and catecholamine-induced cardiomyopathy who was treated with captopril. Br Heart J. 1992, 68(5): 527-528.

Sardesai SH, Mourant AJ, Sivathandon Y, et al. Phaeochromocytoma and catecholamine induced cardiomyopathy presenting as heart failure. Br Heart J. 1990, 63(4): 234-237.

Sato H, Suzuki Y, Fukasawa M, et al. De novo multiple endocrine neoplasia type 2B with noncardiogenic pulmonary edema as the presenting symptom. Endocr J. 2006, 53(4): 523-529.

Sawka AM, Jaeschke R, Singh RJ, et al. A comparison of biochemical tests for pheochromocytoma: measurement of fractionated plasma metanephrines compared with the combination of 24-hour urinary metanephrines and catecholamines. J Clin Endocrinol Metab. 2003, 88(2): 553-558.

Scholz T, Eisenhofer G, Pacak K, et al. Clinical review: Current treatment of malignant pheochromocytoma. J Clin Endocrinol Metab. 2007. 92(4): 1217-1225.

Schuffenecker I, Virally-Monod M, Brohet R, et al. Risk and penetrance of primary hyperparathyroidism in multiple endocrine neoplasia type 2A families with mutations at codon 634 of the RET proto-oncogene. J Clin Endocrinol Metab, 1998, 83(2): 487-491.

Shen WT, Kebebew E, Clark OH, Duh QY. Reasons for conversion from laparoscopic to open or hand-assisted adrenalectomy: review of 261 laparoscopic adrenalectomies from 1993 to 2003. World J Surg. 2004. 28(11): 1176-1179.

Shepherd JJ. The natural history of multiple endocrine neoplasia type 1. Highly uncommon or highly unrecognized. Arch Surg, 1991, 126(8): 935-952.

Sisson JC. Radiopharmaceutical treatment of pheochromocytomas. Ann N Y Acad Sci. 2002, 970: 54-60.

Skogseid B, Eriksson B, Lundqvist G, et al. Multiple endocrine neoplasia type 1: a 10-year prospective screening study in four kindreds. J Clin Endocrinol Metab, 1991, 73(2): 281-287.

Skogseid B, Larsson C, Lindgren PG, et al. Clinical and genetic features of adrenocortical lesions in multiple endocrine neoplasia type 1. J Clin Endocrinol Metab, 1992, 75(1): 76-81.

Skogseid B, Rastad J, Gobl A, et al. Adrenal lesion in multiple endocrine neoplasia type 1. Surgery, 1995, 118(6): 1077-1082.

Subramanian A, Maker VK. Organs of Zuckerkandl: their surgical significance and a review of a century of literature. Am J Surg. 2006, 192(2): 224-234.

Sutton MG, Sheps SG, Lie JT. Prevalence of clinically unsuspected pheochromocytoma. Review of a 50-year autopsy series. Mayo Clin Proc. 1981, 56(6): 354-360.

Szolar DH, Korobkin M, Reittner P, et al. Adrenocortical carcinomas and adrenal pheochromocytomas: mass and enhancement loss evaluation at delayed contrast-enhanced CT. Radiology. 2005, 234(2): 479-485.

Takagi S, Miyazaki S, Fujii T, et al. Dexamethasone-induced cardiogenic shock rescued by percutaneous cardiopulmonary support (PCPS) in a patient with pheochromocytoma. Jpn Circ J. 2000, 64(10): 785-788.

Takeshita T, Shima H, Oishi S, et al. Noncardiogenic pulmonary edema as the first manifestation of pheochromocytoma: a case report. Radiat Med. 2005, 23(2): 133-138.

Tanaka C, Yoshimoto K, Yamada S, et al. Absence of germ-line mutations of the multiple endocrine neoplasia type 1 (MEN1) gene in familial pituitary adenoma in contrast to MEN1 in Japanese. J Clin Endocrinol Metab, 1998, 83(3): 960-965.

Teh BT, McArdle J, Chan SP, et al. Clinicopathologic studies of thymic carcinoids in multiple endocrine neoplasia type 1. Medicine (Baltimore), 1997, 76(1): 21-29.

Thakker RV. Multiple endocrine neoplasia. Horm Res, 2001, 56(1): 67-72.

Troncone L, Rufini V. Nuclear medicine therapy of pheochromocytoma and paraganglioma. Q J Nucl Med. 1999, 43(4): 344-355.

Trump D, Farren B, Wooding C, et al. Clinical studies of multiple endocrine neoplasia type 1 (MEN1). QJM, 1996, 89(9): 653-669.

Turley A, Graham R, Hall J. Takotsubo cardiomyopathy in two female patients: two case reports. Cases J. 2008, 1(1): 325.

Ueda T, Oka N, Matsumoto A, et al. Pheochromocytoma presenting as recurrent hypotension and syncope. Intern Med. 2005, 44(3): 222-227.

Valdés G, Roessler E, Salazar I, et al. Association of adrenal medullar and cortical nodular hyperplasia: a report of two cases with clinical and morpho-functional considerations. Endocrine. 2006, 30(3): 389-396.

Van Eeckhout P, Shungu H, Descamps FX, et al. Acute watery diarrhea as the initial presenting feature of a pheochromocytoma in an 84-year-old female patient. Horm Res. 1999, 52(2): 101-106.

Vasen HF, der Feltz M, Raue F, et al. The natural course of multiple endocrine neoplasia type IIb: A study of 18 cases. Arch Intern Med, 1992, 152(6): 1250-1252.

Vasen HF, Lamers CB, Lips CJ. Screening for the multiple endocrine neoplasia syndrome type I. A study of 11 kindreds in The Netherlands. Arch Intern Med, 1989, 149(12): 2717-2722.

Whalen RK, Althausen AF, Daniels GH. Extra-adrenal pheochromocytoma. J Urol. 1992, 147(1): 1-10.

Whiting MJ, Doogue MP. Advances in Biochemical Screening for Phaeochromocytoma using Biogenic Amines. Clin Biochem Rev. 2009, 30(1): 3-17.

William FY. Adrenal causes of hypertension: pheochromocytoma and primary aldosteronism. Rev Endocr Metab Disord. 2007, 8(4): 309-320.

Wu HW, Liou WP, Chou CC, et al. Pheochromocytoma presented as intestinal pseudo-obstruction and hyperamylasemia. Am J Emerg Med. 2008, 26(8): 971. e1-4.

Wu XM, Chen JJ, Wu CK, et al. Pheochromocytoma presenting as acute myocarditis with cardiogenic shock in two cases. Intern Med. 2008, 47(24): 2151-2155.

Young WF Jr. Adrenal causes of hypertension: pheochromocytoma and primary aldosteronism. Rev Endocr Metab Disord. 2007, 8(4): 309-320.

第九章

其他肾上腺肿瘤

第一节　无功能性肾上腺皮质腺瘤

一、概述

无功能性肾上腺皮质腺瘤（nonfunctioning adrenal cortex adenoma）是指发生在肾上腺皮质的良性肿瘤，可单侧或双侧发病。目前此类皮脂腺瘤病因尚不明确，无临床和内分泌亢进的临床表现，有学者认为肿瘤内细胞皮质激素合成过程中的一些酶缺乏或活性过低，使得皮质合成的代谢终产物无皮质激素的活性；也有研究认为此类无功能腺瘤可能是高功能腺瘤的前期病变。无功能性肾上腺皮质腺瘤是肾上腺偶发瘤的常见病理类型，由于肿瘤体积小，常无临床症状，多在体检时或因其他病就诊行腹部B超或CT时发现。女性略多于男性，年龄都在30岁以上（Anagnostis et al., 2009）。

二、病理

肿瘤可呈圆形、椭圆形或扁圆形，大多直径<5 cm，表面光滑，有完整的纤维包膜，与正常的肾上腺组织相连，并往往对正常肾上腺组织产生挤压。较大腺瘤周边组织可轻度受压，切面随脂肪和色素含量不同呈金黄至棕褐色。少数较大的无功能腺瘤可呈分叶状改变。肿瘤内可见有钙化、出血、坏死、局部囊性变。镜下瘤细胞似肾上腺皮质但大小不一，排列无序。胞质内可见脂褐素颗粒，胞核呈多形状，极少有核分裂现象（Lumachi et al., 2007）。

三、临床表现

因瘤体增长缓慢，病程多较长，一般无临床症状，个别因瘤体直径较大，对局部组织造成压迫，产生患侧腰部酸胀痛，少数患者可伴有高血压，查体多无阳性体征（Yamada et al., 2011）。

四、诊断

一种或两种影像学检查提示有肾上腺腺瘤状改变，而各项生化检查均正常。

（一）实验室检查

肾上腺肿瘤应进行内分泌功能的测定，无特异临床症状的不一定是非功能性肾上腺肿瘤。另外，有激素分泌异常者不一定有相应的临床表现。皮质醇测定有24小时尿皮质醇测定、血浆皮质醇测定、促肾上腺皮质激素（ACTH）检测、尿17-羟皮质类固醇（17-OHCS）、17酮皮质类固醇（17KS）、儿茶酚胺（CA）、香草醛酸（VMA）以及肾素活性、血浆醛固酮、性激素、电解质、大小剂量地塞米松抑制试验、糖耐量试验等。无功能性肾上腺皮质腺瘤皮质醇、性激素、醛固酮等多正常，但也可因肿瘤体积大、消耗多，可发生低蛋白血症（Yener et al., 2010）。

（二）影像学检查

影像学检查是诊断无功能性肾上腺肿瘤的关键。

1．B超检查

B超检查能够发现肾上腺肿物，但是依赖于医生的专业技能和患者的身体状况，有研究指出，在87%的检出率中假阴性率为12%。肾上腺肿物多成圆形实性包块，正常的肾上腺三角形或月牙形的形状被破坏。在B超显示下，良性肿块呈低回声，恶性肿块内有液化坏死时，其间有复合回声。B超发现肾上腺无功能腺瘤最为常见，腺瘤呈圆形或椭圆形的低回声声像，直径1～2 cm，有的达5 cm，边界清晰，内部回声均匀，如果瘤体明显增大，其内部回声可以有不均匀的改变。

2．CT检查

CT在诊断肾上腺肿物时，具有重要意义，由于后腹腔的脂肪包裹，通过CT能够很容易地看到肾上腺。薄层CT能够发现3～5 mm的肾上腺小结节，有研究显示CT能够发现98%以上的肾上腺结节，并且假阴性率和假阳性率总和小于10%。CT能够提供肿瘤大小、是否均匀、有无钙化、坏死区域大小以及是否局部侵犯等肿瘤特征，对肿块性质的确定可以提供较多帮助。CT中肾上腺腺瘤多为单侧，呈球形等密度或边缘光滑，壁薄而均匀的低密度肿块，一般无出血、坏死，由于肿瘤富含脂肪，大多平扫CT值小于18 Hu（图9-1-1）。增强扫描时，动脉期轻度强化，门脉期达高峰，平衡期下降至动脉期水平，呈一过性强化，边缘增强较中央明显，大的腺瘤可有出血、坏死、密度不均、偶有钙化（Borna et al., 2012）。

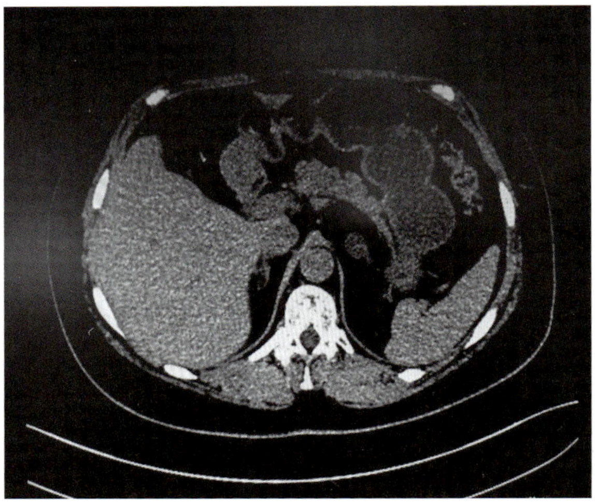

图9-1-1　肾上腺腺瘤CT表现

3．MRI检查　MRI检查在某些方面优于CT，能清楚显示肿瘤与周边结构关系。MRI提示大多数腺瘤信号与肝实质相似，呈等T1、等T2信号。T2加权像腺瘤的信号略高于正常肾上腺，患侧肾上腺形态发生改变，多呈圆形或小结节状，少数合并有感染或出血灶者，T1加权像信号强度可轻度不均匀，T2加权像信号可较高（图9-1-2）。正常肾上

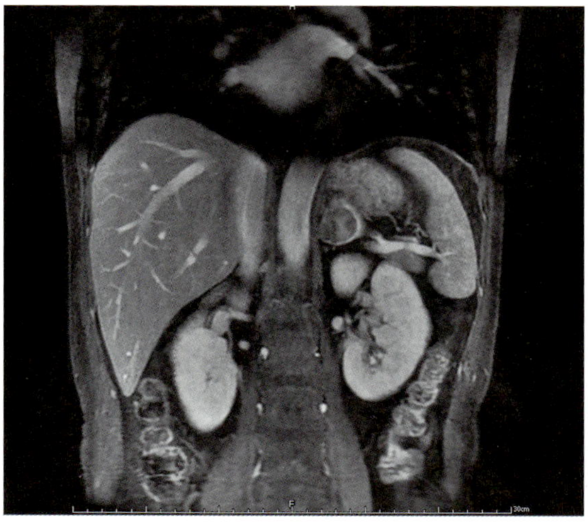

图9-1-2　肾上腺腺瘤MRI表现

腺结构仍可显示，受推压、移位，周围淋巴结无肿大。而直径大于 4 cm 的皮质大腺瘤的常规 MRI 表现具备一定的特征性：实质期及延迟期可见完整包膜及瘤内纤维分隔，多呈“慢进不出”型强化方式，部分肿瘤含不均匀脂质成分；大体积肿瘤的 MRI 信号混杂取决于其组织成分的复杂多样，可见瘤内出血、坏死、囊变、变性。肾上腺皮质大腺瘤的 ADC 值低于大多数肾上腺良性肿瘤的 ADC 值，其不适用于部分肾上腺肿瘤的良恶性诊断标准，鉴别诊断时需加以注意（Boulkroun et al., 2011）。

（三）鉴别诊断

1．功能隐匿性嗜铬细胞瘤

生化检查亦均正常，CT 检查增强后其强化程度较皮质腺瘤为高，有一定鉴别意义（Lumachi et al., 2007）。

2．转移性肾上腺瘤

多为恶性，来自肺癌、乳腺癌、淋巴癌等，多为双侧浸润，也可单侧受累，常有原发病灶的临床表现。

3．假性肿瘤

影像学可将肾上腺周围结构误诊为肾上腺肿瘤，如左侧分叶脾、副脾、胃底反折等，增强 CT 可帮助辨别。

4．无功能肾上腺皮质癌和畸胎瘤

有时巨大无功能皮质腺瘤存在有钙化、出血、坏死或囊性变者易混淆（Yamada et al., 2011）。

五、治疗

如肿瘤直径≤3 cm、无临床异常征象，可先随诊观察，一般 6 ~ 12 个月复查影像学，如肿瘤增长较快，应尽早手术；如肿瘤变化不大可随诊，每 6 个月复查影像学改变，仍无变化，改为 6 ~ 12 个月随诊复查，发现病情变化及时手术切除。大于 3 cm 的瘤体，特别是增长较快者，可考虑手术切除，特别是近年来后腹膜腔镜的普及发展，微创性切除肿瘤是较理想的手段。术后一般恢复良好，可长期存活。

第二节　无功能肾上腺皮质癌

一、概述

无功能肾上腺皮质癌（nonfunctional adrenal cortical adrenal carcinoma）临床罕见。功能性肾上腺皮质癌因其出现明显的内分泌紊乱症状，较易早期诊治。其中以同时分泌皮质醇和雄激素的库欣综合征（Cushing's syndrome）伴男性化最为常见（Libe et al., 2007）。无功能性肾上腺皮质癌不具有特殊的临床症状，起病隐匿，症状多与肿瘤的局部进展有关，诊断时已处于肿瘤晚期，预后差。

二、流行病学及病因学

肾上腺皮质癌临床罕见，年发病率为 1/1 000 000~2/1 000 000，占恶性肿瘤的 0.02%，癌症特异死亡率为 0.2%。国外文献报道的发病率为 0.5%~2%，其中无功能肾上腺皮质癌占 30%~50%。肾上腺皮质癌预后较差，5年生存率

20%~ 45%（Ng et al., 2003; Roman, 2006; Chouairy et al., 2008）。

肾上腺皮质癌的发病年龄呈双峰分布：小于 5 岁和 50 岁左右两个高峰，平均 45 岁。女性约占 59%，略多于男性，双侧者 2% ~ 10%（Bornstein et al., 1999）。

肾上腺皮质癌的病因研究主要集中于抑癌基因的失活，原癌基因以及生长因子的过度表达等方面，其具体分子机制尚不明确。肾上腺皮质癌多为散发性，极少数为家族遗传，如利 - 弗劳梅尼综合征（Li-Fraumeni syndrome）、贝 - 维综合征（Beckwith-Wiedeman syndrome）（Wiedemann, 1997; Ribeiro et al., 2001; DiGiammarino et al., 2002）。

三、临床表现

原发性无功能肾上腺皮质癌不分泌皮质激素，通常无特异临床症状，难于早期发现，就诊时通常由于肿瘤体积增大压迫邻近组织器官或肿瘤局部进展的症状而就诊（Pommier et al., 1992; Dackiw et al., 2001; Kuruba et al., 2008）。诊断时肿瘤体积通常很大，平均直径 10 cm。其主要表现有腹部疼痛、腹部包块、食欲不振、消瘦、贫血、低热、骨痛等非特异症状，早期诊断率低，许多患者就诊时肿瘤已出现转移或周围浸润，分期相对较晚，疾病进展速度快，预后差。随着影像学技术方法的提高以及普及，许多患者在体检或因其他疾病就诊时偶然发现肾上腺肿块，偶发的肾上腺皮质肿瘤中约有 5% 为恶性（Dackiw et al., 2001; Roman, 2006）。

四、病理

（一）病理特征和分型

肾上腺皮质癌的组织结构与正常肾上腺相似，良恶性鉴别困难，需要结合患者的临床表现、肿瘤大体、镜下组织学形态和免疫组化相关指标等进行鉴别。一般来说，大体重于 500 g，切面呈分叶状，存在坏死区域，存在钙化和肿瘤内出血倾向于恶性。肾上腺肿瘤的大小亦可作为判断肿瘤良恶性的一项指标，直径大于 6 cm 者，恶性肿瘤占 25% ~ 73%（Correa et al., 1995）。Weiss 评分提出鉴别肾上腺良恶性的 9 项组织学鉴别标准（Weiss, 1984; Aubert et al., 2002）：①核异型性大小；②核分裂指数≥5/50 HP；③异常核分裂；④透明细胞占全部细胞≤25%；⑤肿瘤细胞呈弥漫性分布≥33%；⑥肿瘤坏死；⑦静脉侵犯；⑧窦状结构浸润；⑨包膜浸润。该系统将 9 个组织学标准各赋值一分，分数大于 3 分则被分类为恶性。同时指出核分裂数目、病理性核分裂象、静脉侵犯是最重要诊断依据。

不常见的肾上腺皮质癌亚型包括：嗜酸细胞性肾上腺皮质癌、黏液样型肾上腺皮质癌、肾上腺癌肉瘤。

（二）分期

肾上腺皮质癌分期根据病理和临床相结合（Icard et al., 1992; Lee et al., 1995; Fassnacht et al., 2009）。主要根据肿瘤大小、邻近器官侵犯、淋巴结累及以及远处转移等。临床肾上腺皮质癌分为四期。Ⅰ期，原发肿瘤直径<5 cm，无邻近器官侵犯或远处转移。Ⅱ期，原发肿瘤直径≥5 cm，无邻近器官侵犯或远处转移。Ⅲ期，肿瘤侵犯局限于肾上腺周围脂肪或局部淋巴结。Ⅳ期，原发肿瘤无论大小，侵犯邻近器官或远处转移。大多数原发性无功能肾上腺皮质癌在诊断时即为中晚期，据国外研究报道，诊断时Ⅰ期占 21%，Ⅱ期 20%，Ⅲ期 20% 和Ⅳ期 39%。据统计，发生远处转移的肾上腺皮质癌约 48% 转移到肝，45% 转移到肺，淋巴结

转移占 29%，骨转移占 13%。有报道发生局部器官侵犯的病例，约 26% 侵犯肾，侵犯下腔静脉的占 9%～19%。此外，转移到胰腺、脑、膈、小肠和甲状腺也见报道。

五、诊断

（一）实验室检查

肾上腺肿瘤应进行内分泌功能的测定，无特异临床症状的不一定是非功能性肾上腺肿瘤；另外，有激素分泌异常者不一定有相应的临床表现。皮质醇测定有 24 小时尿皮质醇测定、血浆皮质醇测定、ACTH 检测、17-OHCS、17-KS、CA、VMA 以及肾素活性、血浆醛固酮、性激素、电解质、大小剂量地塞米松抑制试验、糖耐量试验等（Wajchenberg et al., 2000; Arlt et al., 2011）。无功能性肾上腺皮质癌皮质醇、性激醛固酮等多正常，但因肿瘤体积大、消耗多，可发生低蛋白血症。

（二）影像学检查

影像学检查是诊断肾上腺恶性肿瘤的关键。

1. B 超检查

在 B 超显示下，良性肿块回声较高；恶性呈低回声，内有液化坏死时，其间有复合回声。

2. CT 检查

CT 在诊断肾上腺肿物时，具有重要意义。由于后腹膜腔的脂肪包裹，通过 CT 能够很容易地看到肾上腺。薄层 CT 能够发现 3～5 mm 的肾上腺小结节，有研究显示 CT 能够发现 98% 以上的肾上腺结节，并且假阴性率和假阳性率总和小于 10%。CT 能够提供肿瘤大小、是否均匀、有无钙化、坏死区域大小以及是否局部侵犯等肿瘤特征，对肿块性质的确定可以提供较多帮助。肾上腺皮质癌一般较大（>5 cm），边缘模糊，形状不规则，密度不均匀，增强扫描时强化，边缘多有钙化；内部有出血坏死、局部浸润、静脉瘤栓形成等特点（图 9-2-1）。常侵犯周边结构，如肝、肾、腔静脉等，短期内可有增大，推挤肝、肾、压迫胃肠等脏器（Zhang et al., 2012）。

3. MRI 检查

MRI 检查在某些方面优于 CT，能清楚显示肿瘤与周围结构关系。MRI 能够评估血管中瘤栓的情况，尤其是下腔静脉、肾上腺和肾静脉中的瘤栓。MRI 图像中 T1 和 T2 加权信号比值对鉴别皮质肿瘤的良恶性、无功能腺瘤以及嗜铬细胞瘤有重要意义（图 9-2-2、图 9-2-3）。

4. 其他检查

^{125}I 碘胆固醇扫描，动静脉造影、排泄尿路造影等对肾上腺肿瘤也有一定的诊断价值。此外，肾上腺静脉造影与肾上腺静脉取血测定激素水平常结合应用。

六、治疗

（一）手术治疗

手术治疗是目前治疗肾上腺皮质癌最有效的方法，完全切除是获得长期生存的基础

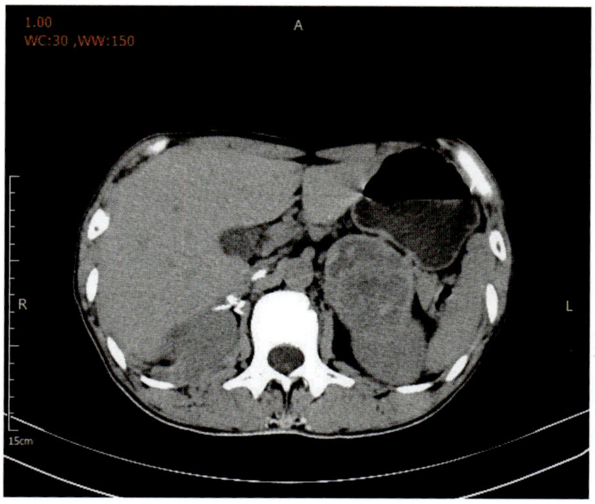

图 9-2-1 无功能肾上腺皮质癌 CT 表现

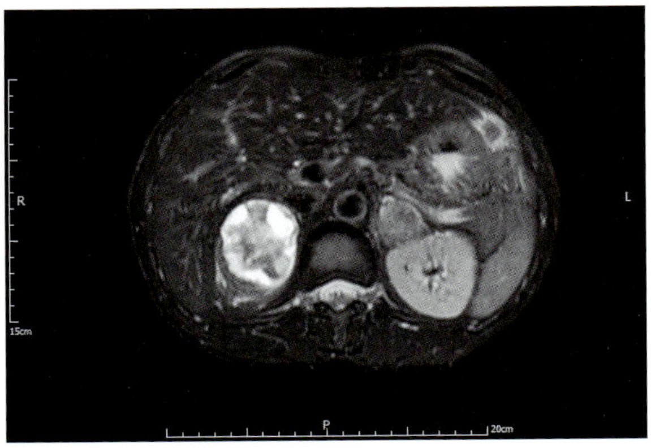

图 9-2-2　无功能肾上腺皮质癌 MRI 矢状位 T2 加权像

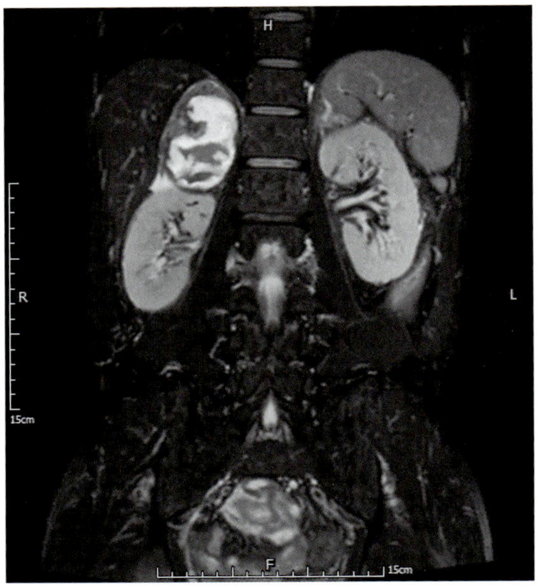

图 9-2-3　无功能肾上腺皮质癌 MRI 冠状位 T2 加权像

（Icard et al., 1992; Lee et al., 1995）。手术应完整地切除肉眼可见的所有肿瘤，包括清除周围脂肪组织和可疑受肿瘤侵犯的区域以及淋巴结。当皮质癌向周围组织浸润时，如肾、脾、肝等，应连同原发灶行肾切除术、脾切除术以及肝部分切除术。当肿瘤形成腔静脉甚至右心房瘤栓时，需做好切除准备。有学者在体外循环下，切除肾上腺皮质癌并成功取出腔静脉和右心房瘤栓。局部淋巴结清扫术可显著延长患者无病生存时间和中位生存时间。

目前治疗肾上腺皮质癌，指南推荐开放手术，腹腔镜手术应根据肿瘤情况具体选择，随着微创技术的普及，研究显示腹腔镜手术可以达到等同开放手术的效果。

肾上腺皮质癌术后容易复发，对于局灶性复发者可行再次手术切除。对于单发的或孤立性的远处转移灶，也应尽量采用手术治疗。对于无功能性肾上腺皮质癌，围术期应酌情补充糖皮质激素。

（二）药物治疗

1. 米托坦

米托坦是目前最有效的治疗肾上腺皮质癌的药物（Schteingart et al. 2005），主要作用于肾上腺皮质束状带和网状带细胞线粒体，诱导其变性坏死，抑制皮质激素的分泌，破坏肾上腺皮质，使肿瘤缩小。适用于晚期肿瘤无法手术或者术后有残留的患者。米托坦的有效率约为 35%，多为短暂的部分缓解，偶有完全缓解长期生存者，体内米托坦有效浓度维持时间越长患者效果越好。该药可致肾上腺皮质功能不足，需检测皮质醇。

2. 细胞毒药物

EDPM 方案（顺铂、依托泊苷、多柔比星和米托坦）和 Sz/M 方案（链佐星、米托坦）治疗晚期肾上腺皮质癌部分缓解率为 50%。EDPM 方案在治疗有效率和疾病无进展生存率方面优于 Sz/M 方案。由于皮质癌发病率低、化疗药物临床试验样本量小，且肿瘤处于晚期，进展速度快，生存期短，对于化疗药物的确切疗效尚不能肯定（Berruti et al., 2005; Schteingart et al., 2005; Sperone et al., 2010）。

3. 其他治疗

射频消融治疗适用于无法手术的皮质癌或

其他多发转移灶。射频消融能使肿瘤体积缩小，缓解肿瘤局部症状并延长晚期皮质癌患者生存期。介入栓塞肿瘤供血动脉，能使肿瘤体积明显缩小、分泌功能降低，缓解局部症状，提高晚期患者的生活质量。

七、预后

肾上腺皮质癌预后总体不良，其五年生存率不超过 35%～50%（Bourdeau et al., 2013）。肾上腺皮质癌不易早期诊断，30%～85% 的患者诊断时已发生远处转移，其中大部分生存时间不超过一年。决定皮质癌预后的主要因素包括：肿瘤的分期、手术方式、病理情况等。影响预后的因素主要有患者年龄、确诊时间、肿瘤重量以及核分裂指数、静脉浸润、肿瘤直径 >6.5 cm 等。Weiss 评分能从病理上判断肿瘤预后，Weiss 评分大于 0～3 分和 4～8 分的患者生存期差异有显著意义。

第三节　肾上腺囊肿

一、概述

肾上腺囊肿（adrenal cyst）由解剖学家 Greiselius 于 1670 年首次报道（Neri et al., 1999）。临床上较为罕见，其临床表现由于病因不同而表现不一，最常见为腹痛和包块。国外文献报道该病的尸检发病率为0.06%～0.18%（Wedmid et al., 2010）。占肾上腺所有病理改变的 5.4%～6%。大多数肾上腺囊肿是良性且无症状的。大多数为单侧，左右肾上腺发病率无明显差异，8%～15% 为双侧性。女性发病率为男性的 2～3 倍。最常见于 30～50 岁。直径可由几毫米至 50 cm。三分之一的病例是偶然发现的，其余三分之二有症状，主要与其大小和生长速度有关，随着影像学的发展，偶然发现的肾上腺囊肿越来越多见。对于肾上腺囊肿，影像学检查有助于诊断，但假性囊肿中出血很难与恶性肿瘤鉴别。内分泌检查有助于确定其是否有功能。任何有功能的囊肿、存在潜在恶变风险的或直径超过 5 cm 的良性病变都应手术治疗，而对于小的良性病变，亦可密切观察。

二、病因与分类

Abeshouse（1959）于 1959 年首次提出肾上腺囊肿的组织学分类，经 Foster（1966）等于 1966 年对其进行完善后，现在肾上腺囊肿可被分为四类：①上皮性囊肿：皮质腺上皮细胞变形或胚胎残留错构瘤组织形成上皮性囊肿。②内皮性囊肿：淋巴管或血管扩张形成内皮性囊肿。③假性囊肿：因外伤或感染等原因导致出血而形成的囊性包块，其中亦包括肾上腺良、恶性肿瘤出血形成的囊性改变。④寄生虫性囊肿：极少见，常为包虫性囊肿。Abeshouse 和 Foster 认为内皮性囊肿最为多见，而 Neri（1999）等最新的综述认为假性囊肿更为常见，他们的数据显示 613 名具有病理资料的患者中有 515 名是假性肾上腺囊肿。

内皮性囊肿，也称为“单纯性囊肿”，通常

直径小于 2 cm，主要特点是由其光滑、扁平的内皮衬里，囊肿充满透明或乳状液体。它们与肿瘤的主要区别是其缺乏增殖性内皮。根据组织学可将其分为淋巴管瘤性和血管瘤性囊肿。淋巴管瘤性囊肿起因于肾上腺淋巴管扩张或错构瘤的囊性变性，而血管瘤性囊肿由血管扩张引起。血管瘤囊肿罕见，以往文献中仅报道四例，其中两例与肝和颅骨的血管瘤有关，提示囊肿可能由肾上腺扩张的窦状隙或静脉动脉瘤引起。

内皮性囊肿在尸检发现的肾上腺囊肿中占 45%（Abeshouse et al., 1959），而在临床有症状的囊肿中仅占 2% ~ 24%（Neri et al., 1999; Erickson et al., 2004），表明其偶然发病的特点。不同研究中高达 44% 的假性囊肿与肿瘤相关（Chien et al., 2008），但在同样的研究中没有任何证据表明内皮囊肿与肿瘤相关，提示其良性病变的特性。

影像学常表现为单侧，大小不一，壁薄（<3.5 mm），边界平滑，囊肿内部结构均一。淋巴管瘤性囊肿偶尔会看到内部隔膜。CT 值通常小于 20 Hu，不强化，然而，由于囊肿会挤压正常肾上腺组织，因此偶尔可以看到边缘强化。MR 成像显示其低 T1/高 T2 加权信号，没有软组织成分或内部增强。

假性囊肿一般为大的单房性囊肿，囊壁有致密的纤维连接组织构成，缺少可辨别的内皮层细胞。囊壁厚度一般 1 ~ 5 mm，个别也可达 3 cm。它们通常由正常肾上腺组织或肿瘤内的出血引起，原发性肿瘤、血管新生物或畸形的囊性变性也可导致假性囊肿。儿童假性囊肿多由于新生儿时期肾上腺梗死引起，对新生儿肾上腺出血一般采取保守治疗，但出血可导致假性囊肿形成，其通常在 6 周内自发溶解，但也有报告称此过程可达 6 个月。假性囊肿还可由多种其他病理状况引起：糖尿病、尿毒症或妊娠引起的毒血症；感染性毒血症（弥漫性脑膜炎球菌感染，Waterhouse-Friderichsen 综合征）；急性创伤（特别是挤压伤）；烧伤；肾上腺静脉血栓形成；出血性疾病；梅毒；白血病；血型不合输血。总之，以下五种无创性出血均可导致假性囊肿形成：①应激；②出血性心律失常或凝血病；③新生儿应激；④肾上腺肿瘤；⑤特发性疾病。根据传统的 Abeshouse/Foster 分类，假性囊肿排在尸检肾上腺囊肿发病率的第二位，然而大量临床研究表明假性囊肿是肾上腺囊肿病因的首位。症状主要来自于囊肿对周围器官的压迫，约半数的患者在囊肿切除后症状完全消失。

值得注意的是假性囊肿与肿瘤的关系。Foster（1966）等报道，7% 的肾上腺囊性改变是由于肾上腺肿瘤（腺瘤、血管瘤、嗜铬细胞瘤或恶性血管内皮瘤）发生变性坏死和出血形成的。Neri 和 Nance（1999）同样描述了所有肾上腺囊肿中有 7% 是恶性肿瘤或潜在恶性肿瘤，其中 0.2% 是转移性肿瘤。不同中心的小样本病例报道认为 18.7% ~ 44% 的假性囊肿与肿瘤有关（Erickson et al., 2004; Chien et al., 2008）。其中，30% 为嗜铬细胞瘤，23% 为肾上腺皮质癌，23% 为腺瘤，其余为成神经细胞瘤、神经瘤和骨髓瘤。在这两个系列报道中，尽管行手术切除，所有肾上腺皮质癌患者均发生转移或死亡。由于免疫组织化学结果表明至少大多数假性囊肿源于血管内皮病变，因此也有学者质疑假性囊肿是否来源于肿瘤的退行性变。尽管如此，在鉴别诊断时仍需关注肿瘤和假性囊肿之间的关系。

假性囊肿的影像学诊断较难，因为导致假性囊肿形成的出血其影像表现很复杂。复杂性囊肿与肿瘤转移，其他的肿瘤坏死或脓肿鉴别很难。根据假性囊肿内出现血肿的不同阶段，它可能包含分隔、血或软组织成分。随着时间的推移，内部成分会逐步变为同质薄壁的多房性囊肿。此外，囊肿的实性成分没有强化可以帮助区分假性囊肿和恶性病变。当 CT 表现复杂而无法诊断时，MR 成像是辨认囊内成分的最佳方式，特别是排除囊内活动性出血。MR 通常可以显示进展性出血，急性出血在 T1 加权图像上为等信号，在亚急性期中变为高信号，而 T2 加权像上急性期和亚急性期均为低信号。最终陈旧性积血在 T1 和 T2 加权像上变成低信号。

上皮性囊肿也被称为“真性囊肿”，与单纯内皮性囊肿非常类似，具有平滑、扁平的衬里，但囊壁被覆真正的上皮。上皮性囊肿罕见，发病率为 6% ~ 9%。肾上腺不存在真正的腺泡进而发展成为滤泡囊肿，因此有学者怀疑上皮性囊中是否真正存在。部分上皮性囊肿被称为“保留囊肿”，因为有报道发现含有胚胎畸形或包含来自泌尿生殖组织的移位组织。因此，基于发病机制上皮衬里的囊肿被细分为三组：①腺体或保留囊肿；②囊性腺瘤；③胚胎囊肿（Medeiros et al., 1989; Chien et al., 2008）。CT 成像外观类似于简单的囊肿：单侧，薄壁囊肿，具有平滑的边界和单纯囊性内部结构，注入对比剂之后不增强。

寄生虫性囊肿大部分寄生虫囊肿为包虫源性，也有利什曼病报道（Lal et al., 2003）。肾上腺包虫性囊肿是寄生虫病极为少见的类型，包虫病患者仅有不到 0.5% 会累及肾上腺。囊壁厚，有或没有钙化，并含有寄生虫。20% 的寄生虫病患者会出现嗜酸性粒细胞增多。并发症包括囊肿破裂导致的出血甚至休克，由于囊肿压迫导致的肝及肝内血管受压。包虫性囊肿具有特征性的影像改变，包括：无回声囊肿、包虫性沙石、囊壁或间隔钙化。

三、诊断与鉴别诊断

临床表现结合影像学检查证实肾上腺囊性病变存在后，需对其是否有功能和是否存在恶变可能进行评估，良性肾上腺囊肿和其他恶性病变进行鉴别诊断。

有功能的肿瘤：文献中有关于囊性内分泌肾上腺肿瘤的报道，因此应对所有囊肿进行肾上腺肿瘤功能状态的评估，主要测定肾上腺皮质或髓质分泌的激素。所有偶发瘤中只有 15% 被发现是功能性的（Turner et al., 2009），而囊性偶发瘤具有功能的概率更低，但长期不受控制的内分泌功能亢进的并发症非常严重。例如，嗜铬细胞瘤可导致心肌梗死、心律失常、心力衰竭、高血压性脑病、脑血管意外和猝死。

可通过详细分析肾上腺皮质和髓质激素排除激素活性肾上腺癌或嗜铬细胞瘤。血清钾和醛固酮检查可评估球状带醛固酮分泌水平；地塞米松抑制试验可评价束状带皮质醇水平；脱氢表雄甾酮硫酸盐（DHEA-S）和 24 小时尿肾上腺素来评价髓质肾上腺素和去甲肾上腺素。血清肾上腺素、香草醛酸（VMA）都可作为体内过量产生儿茶酚胺的生化指标，但最近的研究表明血浆和尿分离游离肾上腺素诊断效果更好，其假阳性率更低。

尽管多毛症或男性化性征的性激素分泌肿瘤很罕见，仍有 5% ~ 20% 的偶发瘤有亚临床库欣综合征，5% 有亚临床型嗜铬细胞瘤，1% 有亚临床原发性醛固酮增多症，表明必须将肾上腺囊肿与这些疾病鉴别。亚临床库欣综合征与肥胖、高血压、高脂血症、葡萄糖耐受不良和骨质减少相关，亚临床嗜铬细胞瘤可导致高血压，但即使经过激素筛查中也会漏诊。这些亚临床综合征使诊断更加困难。有报道术前激素检查为阴性的患者，病理仍诊断为囊性嗜铬细胞瘤，这些病例最重要的特征是囊性肿块的边缘出现强化。然而，这些影像学表现可能会被遗漏，并且由于生化检查结果阴性以及无明显临床表现，囊性嗜铬细胞瘤可能被忽视。嗜铬细胞瘤在T2加权MR成像上表现为高信号，通常称为“灯泡征”。MIBG（间碘苄胍）- 闪烁扫描有助于可疑囊性嗜铬细胞瘤的诊断，其特异性为95%～100%，但是敏感性较低，特别是对于小于2 cm的病变。

恶性病变风险：要将含实性成分的肾上腺囊肿与肾上腺皮质肿瘤进行鉴别。小于6 cm的含有实性成分的肾上腺囊肿恶性比例为6%，而小于4 cm的含实性成分的肾上腺囊肿恶性比例为2%（Kuruba et al., 2008）。大部分肾上腺囊肿恶变为转移性的，原发部位见于肺、肾、结肠、乳腺、胰腺、食管、肝和胃。嗜铬细胞瘤、成神经细胞瘤、肾上腺腺瘤和原发肾上腺恶性淋巴瘤也可导致肾上腺囊性病变。Neri等回顾了超声发现的600例肾上腺囊肿，有7%的病例为恶性，大多表现为假性囊肿。

CT是首选的肾上腺囊肿影像学诊断方法。MRI为特异性诊断肾上腺腺瘤提供了另一种方法。超声检查经济易行且能区分出囊肿中的实性成分，但与CT和MRI相比，其检测小囊肿的敏感性较差。肾上腺良性腺瘤的实性成分在未增强CT上小于10 Hu，在增强CT上小于30 Hu。良性肾上腺囊肿含有水密度（0～20 Hu），囊壁平滑肌薄并缺乏强化（图9-3-1）。尽管当CT值达28 Hu时，抽吸仍可为无血性液体，但CT值更高时提示出血，囊内碎片或钙化。当CT值>10 Hu时包括乏脂性的腺瘤、嗜铬细胞瘤、转移和肾上腺皮质癌。壁厚大于5 mm或有强化，边缘增厚或点状中心钙化可进一步表明恶性肿瘤。当肾上腺囊肿有出血或感染时，囊肿内部物质失去均一性，CT可能会遇到诊断困难，但MRI有助于进行鉴别诊断，肾上腺囊肿T2和T1加权像上均呈高信号（图9-3-2、图9-3-3）和脑脊液的信号相似。化学位移成像使肾上腺MRI能够区

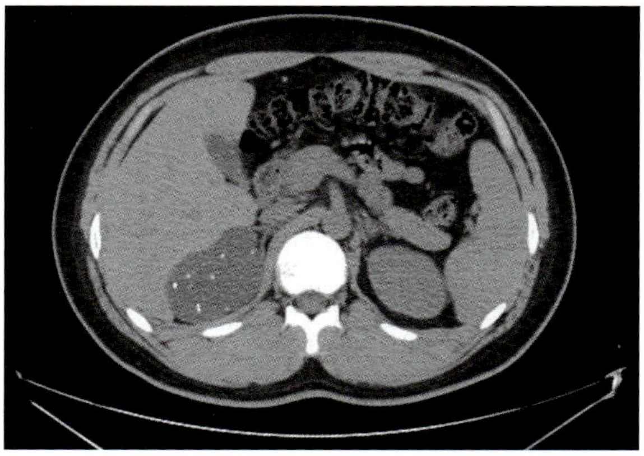

图9-3-1 右肾上腺囊肿CT表现

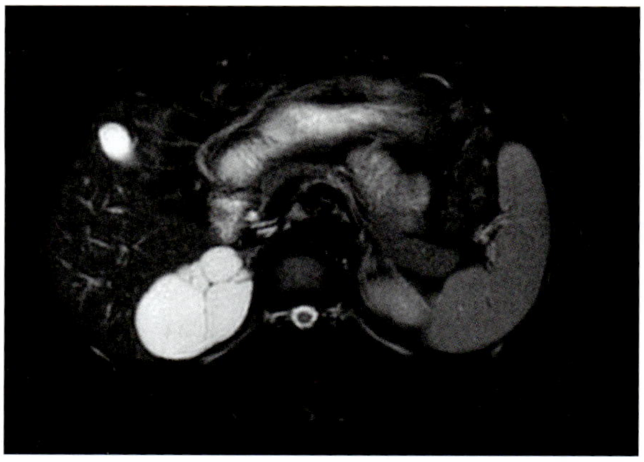

图9-3-2 右肾上腺囊肿MRI T2加权像

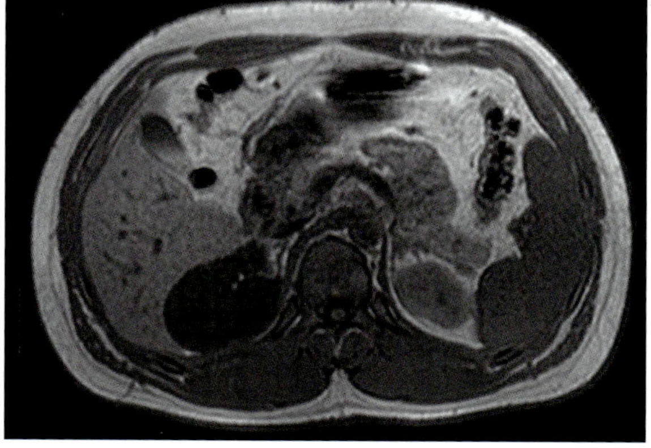

图9-3-3 右肾上腺囊肿MRI T1加权像

分腺瘤与转移，因为腺瘤在反相位图像上的信号强度减少，而转移癌没有信号的降低。由于癌组织内部血管和坏死，其在 T1 和 T2 加权信号上具有非均一性的信号强度降低。最近研究显示，FDG-PET 有助于鉴别腺瘤和恶性肿瘤。

对于直径大于 5 cm 的肾上腺囊肿，术前对其脾、胰腺、肝、肾、肠系膜和腹膜后囊肿等疾病鉴别诊断较为困难。当在 CT 上难以评估囊性新生物的起源时，超声或 MRI 有助于鉴别诊断，特别是用于鉴别肾上腺和肾病变。大小不能用作恶性肿瘤的标准。此外，大的肾上腺囊肿可能引起继发并发症，例如由于局部结构紊乱可引起疼痛，胃肠道功能或尿路紊乱。有研究报道无内分泌活性病例中可出现血管性高血压，可能的机制包括肾囊肿压迫导致肾血管变形，进而刺激血管活性或神经内分泌物质的释放。大囊肿也有大出血或感染破裂的风险。

四、治疗

由于肾上腺囊肿发病率较低，且不能在术前明确病理诊断，故目前尚无统一的治疗标准。对于较小或没有症状的囊肿，可观察监测。但对于影像学表现不清楚的或囊肿大于 5 cm 的，由于有出血及发生其他并发症的风险，则不适于观察。在有其他器官的病变（恶变、转移或 Beckwith-Wiedemann 综合征）时推荐采用手术治疗。以上治疗策略可总结为：①排除功能性囊肿病变；②影像学评估恶性可能；③避免观察等待带来并发症，如出血、感染。根据这个原则，Bellantone 和 Lal 等推荐以下患者需手术治疗：①所有有症状及有功能的囊肿；②大于 5 cm 的有出血的风险；③提示有恶性可能的。其他无症状的、小的囊肿可以进行影像学随访。

手术方式主要包括经皮细针抽吸，硬化疗法，手术切除或囊肿去顶术。经皮细针抽吸（FNA）对恶性肿瘤的敏感性为 85%，对肾上腺肿块进行正确分类的准确率为 90%。FNA 检查应同时进行造影检查。如果 FNA 有血性液体，细胞学阳性或造影提示不规则的囊肿衬里，则应该进行手术切除。Neri 和 Nance 认为强烈怀疑恶性肿瘤或嗜铬细胞瘤的病变应该直接手术切除。

对黏附于多个器官的较大囊肿，完整切除较困难，可以考虑造口术或剥脱术。一项研究腹腔镜治疗肾和肾上腺囊肿的结果显示，解除腹痛的成功率达到 89%。对于 FNA 和剥脱术，目前没有研究报道囊性液体泄漏而导致恶性传播或接种的潜在风险。

手术切除适应证为寄生性囊肿，有功能的囊肿或恶性囊肿。根据囊肿大小或位置，有时肾上腺切除术是必需的，但在可能的情况下，简单摘除囊肿，尽可能保留肾和肾上腺是最佳选择。由于开放式肾上腺切除术的创伤较大，而 FNA 长期预后较差，传统上对于良性囊肿常采取保守治疗，即使对潜在的恶性或亚临床内分泌囊肿也不总是手术切除。然而随着腹腔镜和机器人技术的进步，囊肿剥脱、切除和肾上腺切除术均可通过微创手术常规开展。多篇文章描述了微创手术可以降低手术的并发症，缩短住院时间，减少术中失血（Mishra et al., 2001; Cavallaro et al., 2015）。对于所有腹腔镜肾上腺手术，其中 6.7% 为肾上腺囊肿手术，手术并发症发生率和转开放手术比例均为为 4.8%。不论肾上腺病变是否有功能（如嗜铬细胞瘤），很多医院均可常规开展微创肾上腺部分切除术（Mishra et al., 2001; Cavallaro et al., 2015）。

手术切除的标本可用于恶性肿瘤的病理学诊断。目前尚未有明确的术后随访方案。

Schmid 等人提出无功能的良性囊肿可仅进行超声随访，而具有内分泌活性的囊肿可术后复发，因此需要更密切的实验室和影像学随访。

五、小结

大多数肾上腺囊肿是无症状的和良性的，其病因多种多样，诊断和治疗也不明确。治疗时应注意行激素检查确定其功能状态，并利用影像学方法与肾上腺恶性肿瘤的囊性病变进行鉴别诊断。CT 成像可能无法完全排除恶性肿瘤，特别是对由出血引起的假性囊肿，MRI 可以辅助诊断。任何功能性的囊性病变，有潜在恶变倾向或直径大于 5 cm 的良性囊肿应手术治疗，小的良性病变可保守观察。随着腹腔镜技术的进步，对有内分泌功能的肾上腺囊肿行保留肾上腺手术都是可行的。因此，对于通过影像学检查难以同恶性肿瘤进行鉴别的假性囊肿和复杂囊肿，治疗策略已经转向早期手术切除。

第四节　肾上腺髓样脂肪瘤

一、概述

肾上腺髓样脂肪瘤（adrenal myelolipoma）是一种发生于肾上腺的无功能良性肿瘤。过去主要是在尸检时被发现，临床上较少见，发生率为 0.08%～0.2%。髓样脂肪瘤常发生于 30～70 岁人群，平均年龄 50 岁；男女比例相近，多为单侧发病，偶见双侧同时出现肿瘤（祝宇等，2000）。随着现代影像学技术的进展以及体格检查的普及，本病被检出越来越多，现有文献报道约 1200 余例。该病在 1866 年被 Annold 首次发现，当时被认为是肾上腺脂肪瘤；1905 年 Gierke 首次对该病做了组织学描述（内含骨髓样成分）；1929 年 Oberling 按肿瘤的组织成分将其正式命名为髓样脂肪瘤。该病在组织学上是由成熟的脂肪组织和正常的造血组织所构成。病程长，病因尚不明确，多无特殊临床症状。虽然是良性肿瘤，但在临床工作中熟知肾上腺髓样脂肪瘤这一疾病仍有重要意义：①若髓样脂肪瘤生长较大时，可推移挤压邻近的脏器，产生局部压迫症状，此时需行手术治疗；②当体检发现小的“肾上腺偶发瘤”时，如能明确诊断为肾上腺髓样脂肪瘤，则可暂不行手术，做随访观察，应避免做不必要的根治性广泛切除、放疗或化疗（叶章群，1997）。

二、病理

在病理上，髓样脂肪瘤绝大多数发生于肾上腺髓质，罕见发生于肾上腺之外的组织。瘤体大小不一，肿瘤大者直径可大于 20 cm，小者仅表现为镜下的小病灶。多呈圆形或扁圆形，边界清楚，无包膜，质地中等。组织学上主要由成熟脂肪组织和骨髓造血细胞构成（Su et al., 2014）。由于脂肪和骨髓这两种组织分布比例不同，其外观亦不同，可分为两型：Ⅰ型主要由脂肪组织构成，伴有少量灶性分布的造血组织，大多数为红细胞，外观为橘黄色；Ⅱ型为主要为丰富的骨髓造血组织分布在脂肪组织中，外观呈棕红色。肿瘤周围有少量的肾上腺皮质。瘤体内可有出血、坏死、偶尔还有脂肪液化、囊性变和钙化。

肾上腺髓样脂肪瘤的发病原因和发病机制至今仍未明确。许多研究者提出过不同的理论。Wooley 曾于 1915 年提出以下假设：肾上腺内原始间质成分的胚胎残留细胞再发并生长；骨髓的栓子寄存在肾上腺内；肾上腺毛细血管网状内皮细胞或肾上腺皮质细胞在某些因素刺激下化生而成，形成一种混合成分的特殊肾上腺良性肿瘤。

Sternberg 提出“迷走瘤”的论点，即由于胚胎发生时迷走髓性脂肪细胞增生成髓样脂肪结构。这种观点的依据是在成年肾上腺皮质中存在许多单核细胞，有的单核细胞类似造血细胞。可是 Motlik 在他的病例中仅仅看到圆的淋巴细胞浸润，由此他提出，肾上腺髓样脂肪瘤可能是一种真正伴有淋巴细胞和巨噬细胞浸润的髓样脂肪瘤和脂肪瘤。

有的研究者观察到，在一些老年人的肾上腺皮质腺瘤或结节性增生部位存在有许多小的灶性骨髓脂肪结构，有的呈小岛样脂肪组织，从而推测本病是肾上腺皮质腺瘤或结节性增生变性所致。其依据是，肿瘤细胞中酶的缺陷可导致类固醇生物合成的前体及中间产物积聚，从而产生这种特殊退变。1979 年 Boudreaux 等发现一例先天性 21- 羟化酶缺乏症者患有巨大肾上现髓样脂肪瘤及睾丸间质细胞瘤。这种现象在脂质增生及库欣病时应用氨鲁米特治疗者亦可见到。另一种推测是肾上腺皮质间质细胞原发非特异性化生成骨髓脂肪组织。动物实验的结果表明，给鼠皮下注射甲睾酮及垂体前叶提取物后，小鼠的肾上腺皮质细胞可演变为典型的骨髓细胞。因此，肾上腺皮质细胞在某种致病因子作用下转化为骨髓细胞的观点也存在着理论上的可能。

三、临床表现

肾上腺髓样脂肪瘤发生率 0.08% ~ 0.20%，男女发病率基本相同，多为单侧发病，偶见双侧罹患。发病年龄多在 40 ~ 60 岁，青春期前一般不发病。值得注意的是在 50 ~ 60 岁年龄组发病率较高，据认为可能与肥胖、高血压及其他的一些慢性病有关，也可能与这一年龄阶段机体内的激素变化和调整有关。肿瘤大小不一，肿瘤大者直径可大于 20 cm，小者仅表现为镜下的小病灶（翟建坡等，2009）。

肾上腺髓样脂肪瘤在其早期阶段绝大多数无明显临床症状，往往是在例行体检或因为其他的疾病做检查时被偶然发现；有症状者多为巨大的肿瘤，主要表现有腹部不适、腹痛、腰背疼痛、肿块，症状不典型及病史长者可达十余年，少数患者可有血尿、高血压等。一般认为，如肿瘤较大，则临床症状常见，易引起腹痛及压迫症状。极少数病例可由于肿瘤破裂出血至腹膜后而产生休克或表现为急腹症。

既往认为肾上腺髓样脂肪瘤是完全无功能肿瘤，但文献报道部分髓样脂肪瘤可伴有肾上腺代谢异常，其中最常见的是高皮质醇血症，患者伴有肥胖和高血压等；偶可见低钾、女性男性化等症状。在这些患者中，过量的激素产物并非髓样脂肪瘤分泌，而是来自于共存的肾上腺腺瘤或结节样增生（Yin et al., 2014）。

四、诊断

肾上腺髓样脂肪瘤的诊断主要有以下三方面：实验室检查、影像学检查以及鉴别诊断。

（一）实验室检查

传统认为髓样脂肪瘤属于无功能肿瘤，肾上腺的各项内分泌指标均正常。但是也有部分合并库欣综合征、原发性醛固酮增多症及先天性肾上腺皮质增生患者，可出现内分泌功能紊乱情况；还有一部分患者因肥胖、高血压可伴有脂代谢异常，有不同类型的高脂血症。总体而言，内分泌实验室检查缺乏特异性指标，对髓样脂肪瘤的诊断作用有限。

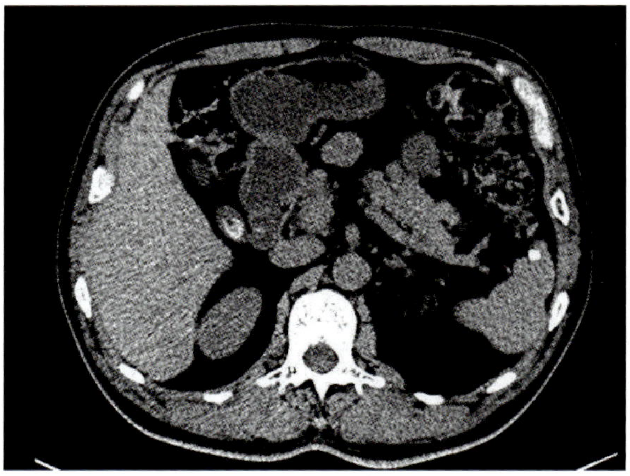

图 9-4-1 左肾上腺髓样脂肪瘤 CT 表现

（二）影像学检查

在髓样脂肪瘤的诊断中，影像学检查占最重要地位（韩希年等，2005）。有诊断价值的辅助检查方法有 B 超、CT、MRI 检查及静脉肾盂造影或逆行插管造影、腹膜后充气造影和血管造影等。通过 X 线腹部平片及静脉肾盂造影发现肾上腺区有点状钙化肿块或挤压患侧肾向下移位，提示肿瘤体积可能较大。B 超检查可在肾上腺区域发现均质的实质性暗区，在声像图上主要表现为强回声反射，但当肿瘤内有大量骨髓组织、出血或钙化时，则表现为不均质的实性暗区，此时难与其他肿瘤鉴别。B 超检查除区分囊性及实质性病变外还可显示肿瘤的大小及其与周围脏器的关系；CT 扫描可清楚地显示一个与脂肪等值或略高于脂肪密度的肿块，CT 值在 -120 Hu 至 -12 Hu 之间，部分区域呈团块状、条索状或分格状的软组织密度，CT 值为 20～30 Hu。增强扫描无明显强化现象。肿瘤的边界清晰锐利，无浸润现象，具有良性肿瘤生长的特点。CT 检查可检出较小的肿瘤，其准确性高达 87%～92%。通过 CT 扫描检查出与脂肪等 CT 值的肿块，对本病具有确诊意义（图 9-4-1）。有部分患者在瘤体内可出现散在钙化灶；对于较大的肿瘤，破裂出血导致 CT 上显示出血灶密度。由于其特征性的脂肪成分，因此在肾上腺区肿块的 CT 检查中即使仅仅出现很小量的脂肪密度肿块也应当想到肾上腺髓样脂肪瘤的可能。近年来，应用磁共振成像技术诊断肾上腺髓样脂肪瘤的报道越来越多。肾上腺髓样脂肪瘤在磁共振 T1 加权成像时可观察到下列表现：①与邻近的脂肪组织等信号的均一性肿块；②信号不均一的肿块，由脂肪信号区和肾皮质信号区构成；③信号低于肝，但明显不同于脂肪的结节。在 T2 加权成像时，表现为较脂肪信号稍低的肿块，或与肝脏等信号或稍低信号的肿块。CT 和磁共振检查还可清楚地显示肿瘤与周围组织和器官的关系，显示右侧肾上腺区域的肿块与下腔静脉、肝脏的关系尤为重要，可供手术时参考。应当注意当肿瘤较大，尤其与肾相连者，要区别本病与肾血管平滑肌脂肪瘤，有时仅仅依靠 B 超、CT 或磁共振检查作出鉴别是有困难的。此时，选用血管造影的方法易于作出鉴别诊断，也可在 B 超或 CT 检查引导下经皮细针穿刺活检，更有利于在术前明确诊断。有文献报道认为应用肾上腺静脉造影可发现直径 1 cm 的小肿瘤。由于此项检查有一定的难度和危险性，只有在 B 超及 CT 检查诊断后，疑有激素活性肿瘤者需采集肾上腺静脉血标本时才选用。一般根据临床表现和上述各项检查，诊断肾上腺髓样脂肪瘤并不困难。然而，有时腹膜后脂肪肉瘤与本病不易鉴别，虽然前者的肿块边缘往往欠规则，甚至可侵及邻近器官，但对于可疑病例，仍需采用细针穿刺活检、手术探查及术中冰冻切片方能确诊。

（三）鉴别诊断

1．肾上腺皮质腺瘤

肾上腺皮质腺瘤一般以软组织成分为主，有的功能性腺瘤密度较低，但 CT 值一般不低于 -10 Hu，质地较均匀，且多直径小于 2 cm，并有相应的临床症状。

2．肾上腺皮质腺癌

恶性程度高，多有包膜或周边脏器的浸润征象，MRI 和 CT 增强扫描可见不规则密度增强影，而髓样脂肪瘤为少血管性良性肿瘤，增强扫描变化不大。

3．肾上腺的血管平滑肌脂肪瘤

因其为多血管肿瘤，MRI、CT 增强扫描变化较髓样脂肪瘤变化明显，必要时行动脉造影，肾血管平滑肌脂肪瘤可见呈草莓样的动脉瘤。

4．肾上极错构瘤

两者 CT 表现类似，主要依靠与肾的关系来鉴别，肾错构瘤位于肾上腺区，与肾分界较清，如病灶在多个层面上与肾关系密切，且肾上腺受累不明显时，应考虑肾错构瘤。MRI 直接冠状位、矢状位扫描或多层螺旋 CT 冠状位、矢状位重建多可明确肿瘤与肾的关系。肾错构瘤常伴肾形态改变，而髓样脂肪瘤对肾盂肾盏形态影响较小，必要时可行肾盂静脉造影辅助诊断。

5．腹膜后脂肪瘤 / 脂肪肉瘤

脂肪瘤以脂肪成分为主，边界清晰，多与同侧肾上腺之间有明显分界，增强扫描多无强化。脂肪肉瘤为恶性肿瘤，主要为不成熟的脂肪组织，增强扫描有不规则且不均匀强化和不同程度的侵袭征象。

6．畸胎瘤

可有钙化、骨化灶，但脂肪成分少，影像学可呈现“漂浮征”，有一定鉴别意义，必要时可考虑针吸活检或细针穿刺细胞学辅助诊断。

五、治疗

鉴于肾上腺髓样脂肪瘤为良性肿瘤，绝大多数患者并无任何临床症状，属于偶然体格检查时发现，因此对其治疗仍有不同看法，究竟选择观察等待还是积极行手术切除（Shenoy et al., 2015）。目前主流观点是对偶然发现的无临床症状的小肿瘤，可以暂时观察，以后定期复查。Porcaro 等提出对于肿瘤直径小于 4 cm 的无症状的肿瘤可以予以监测，定期随访。Juan 等学者则认为肿瘤直径小于 5 cm 的无症状患者可定期影像学检查观察。而对于已有临床症状或肿瘤较大者，应行手术治疗切除肿瘤。有的文献报道，巨大肿瘤如不切除，可发生自发性破裂出血，从而引起严重的后果，因此应尽早切除。Nabi 等认为如果髓样脂肪瘤直径大于 6 cm、患者因髓样脂肪瘤出现症状或者瘤体增长过快，可考虑手术切除。Hsu 等认为对于有临床症状、术前不能明确诊断为髓样脂肪瘤或肿瘤直径 6 cm、为预防自发破裂出血的患者应行手术治疗。Yalagachin 等认为对于有功能性的或直径大于 6 cm 的髓样脂肪瘤应行肾上腺肿瘤切除术，一般不切除肾上腺组织，除非考虑肿瘤为转移性或肾上腺组织合并出血；对于直径介于 4 cm 与 6 cm 之间的髓样脂肪瘤应综合考虑肿瘤影像学表现、生长情况、患者自身等因素决定治疗方案。对于直径小于 4 cm、无功能性、影像学表现良性特征的髓样脂肪瘤可连续随访观察；但如果在随访中肿瘤每年增大超过 1 cm，或出现内分泌功能异常，应选择手术治疗。对于双侧肿瘤患者，一般不宜行双侧肾上腺切除术，优先处理较大侧肿瘤即可。

手术方式有传统开放手术和微创腔镜手术两种。随着微创技术在泌尿外科应用的逐渐开展，传统开放手术逐渐被微创手术所取代；后者具有损伤小、手术时间短、术后恢复快、住院时间短、并发症少等优点，因此作为大多数肾上腺髓样脂肪瘤的首选手术方式。目前对于肿瘤较大或影像学资料提示肿块与周围脏器有严重粘连，开放手术仍有其一定的地位。髓样脂肪瘤为良性肿瘤，若不合并其他肾上腺疾病，则仅需切除肿瘤本身，不需要做肾上腺全切。除了标准的肾上腺肿瘤切除术外，有学者提出了髓样脂肪瘤抽脂术，即在脂肪瘤包膜表面取 1 cm 切口，利用负压吸引抽取脂肪后夹闭包膜。这一新术式在随访中未发现脂肪瘤复发，但仍需要更多临床证据去证明其应用前景。国外行肾上腺肿瘤切除术多采用经腹腔入路，而国内同行多采用较熟悉的后腹腔入路，后者具有解剖清晰、手术时间短、不干扰肠道等优点。近年来，随着机器人辅助手术系统的推广，机器人辅助腹腔镜行肾上腺肿瘤切除术较传统腔镜手术更具有优势：①机器人腹腔镜视野更广，放大倍数更大；②有三维视野，对肿瘤周边的血管暴露更加充分，分离血管和解剖层次更加清晰；③机器人具有三个机械臂，七个运动维度，在处理各分支小血管时更为精细灵活，能更有效地避免不必要的血管损伤，从而减少中转开放的几率；④机械臂能自动消除颤抖，操作精准，更易行肾上腺肿瘤切除术，使手术更加安全（唐露等，2016）。

六、预后

肾上腺髓样脂肪瘤系良性肿瘤，目前暂无癌变病例报道。其自然病程发展缓慢，一般预后良好，可长期无大的变化，但部分病例会逐渐长大，挤压邻近的器官组织，产生临床症状。少数病例因肿瘤巨大，发生突然的破裂大出血，以致危及患者生命，因此对于未行手术治疗的患者需定期复查监测。对于已行手术切除患者，术后仍需定期行影像学检查，以明确对侧有无病变。双侧发病患者只行一侧手术治疗的患者，建议首次 6～12 个月内复查 CT，以后每年复查一次。

七、小结

肾上腺髓样脂肪瘤是罕见的肾上腺无功能良性肿瘤，组织学上是由成熟的脂肪组织和正常的造血组织所构成。肿瘤较小时一般无明显临床症状；肿瘤较大则易引起腹痛、局部压迫症状甚至破裂出血。该病主要依靠影像学进行诊断；治疗方式有保守观察和手术切除；目前暂无癌变报道，预后良好。

第五节 肾上腺转移癌

一、概述

很多恶性肿瘤晚期都可以转移到肾上腺，肾上腺是恶性肿瘤易转移的部位之一。肾上腺转移癌占肾上腺肿瘤的 3%，而恶性肿瘤患者肾上腺转移癌发生率高达 10%～25%。原发癌多为肺癌、肝癌、乳腺癌、肾癌、胃肠道恶性肿瘤等，尤以肺癌转移多见。对于既往恶性肿瘤病史的患者，肾上腺转移癌是最常见的肾上腺肿瘤，占肾上腺肿瘤的 50%～75%，而原发性肾上腺肿瘤仅占 25%～50%（邵鹏飞等，2004）。在肾癌根治术标本中发现肾上腺转移癌的概率为 1.2%～10%，但在扩散的肾癌病理中尸检发现肾上腺转移者高达 7%～23%。提示临床不能只满足于原发癌的诊断而忽视肾上腺转移癌的可能。

恶性肿瘤肾上腺转移的方式以血行转移为主。肾上腺转移癌多为单侧，双侧转移仅占肾上腺转移癌的 4.1%。单侧转移中左侧比右侧多见，男性比女性多见。肾上腺转移癌既可以发生在皮质，也可以发生在髓质，但发生在髓质更多见。原发癌引发肾上腺转移癌的机制尚不完全清楚，其主要途径可能是血液循环播散和淋巴系统播散（Ng et al., 2003）。

二、临床表现

95% 的肾上腺转移癌患者无明显临床症状，少数患者因为局部浸润或腹膜后出血而出现背部疼痛。在极少数情况下，如肿瘤侵犯 90% 以上的双侧肾上腺皮质时，患者可能出现肾上腺皮质功能不全。肾上腺转移癌常常合并其他脏器的转移，70% 的肾癌远期肾上腺转移患者同时合并其他部位转移灶，故可能出现相应脏器受累的临床表现（Mantero et al., 2000; Hisham et al., 2003）。

三、检查与诊断

由于肾上腺转移癌常常无明显临床症状，辅助检查对于肾上腺转移癌的诊断具有重要的临床意义。肾上腺转移癌的诊断主要依靠血清学检查和影像学检查，例如 B 超、电子计算机断层扫描（CT），磁共振成像（MRI）和正电子发射型计算机断层显像（PET）。

血清学检查对于原发性肾上腺肿瘤及肾上腺皮质功能不全具有重要的鉴别诊断意义。Lenert 等研究结果显示，有恶性肿瘤病史的患者中，仍有 48% 的患者肾上腺占位为原发性肾上腺肿瘤，其中包括嗜铬细胞瘤（23.5%）、肾上腺皮质腺瘤（16.0%）、肾上腺皮质癌（3.7%）、神经节瘤（2.4%）和结节样增生（2.4%），所以即使怀疑肾上腺转移癌，也应该进行肾上腺各项激素水平的测定，以排除功能性原发性肾上腺肿瘤（Ng et al., 2003）。

腹部 B 超诊断率可达 90%，B 超可发现直径为 1.0 cm 以上的肾上腺肿瘤，肾上腺转移癌为实质性低回声肿物，常呈椭圆形或分叶状，边界欠平整，敏感性和特异性分别可达到 83.8% 和 99.9%。较小的肾上腺转移癌在 B 超检查中常常表现为均质、边界清楚的占位，难以与原发性肾上腺腺瘤区分，此时则需要其他检查辅助诊断。

CT 是诊断肾上腺转移癌常用且有效的方法，多数转移瘤形态不规则（图 9-5-1、图 9-5-2）。70% 的良性腺瘤细胞内富含有脂肪，在平扫中 CT 值小于 10 Hu。CT 值小于 10 Hu 对肾上腺良性肿瘤的诊断特异性可高达 98%～100%，对于这一部分患者无需在进行进一步的影像学检查。当平扫的 CT 值大于 10 Hu 时，需要进一步行增强 CT 来鉴别缺乏脂肪的良性肾上腺腺瘤和恶性肿瘤。良性腺瘤血管丰富，增强 CT 常表现为快进快出。肾上腺恶性肿瘤中肿瘤细胞密度较高，血管呈密集压缩状态，含造影剂的血流经过时有较大的阻力，故恶性肿瘤增强 CT 常表现为快进慢出，所以可以通过增强 CT 造影剂洗脱率来区分肾上腺良性腺瘤和恶性肿瘤，对比剂洗脱率常用的评价指标包括增强洗脱绝对值（absolute contrastenhancement wash-out，ACEW）和增强洗脱相对值（relative contrast enhancement wash-out，RCEW）。当延迟显像时间为 10 min 时，ACEW＞52% 诊断肾上腺良性腺瘤的敏感性为 100%，特异性为 98%；RCEW＞50% 诊断肾上腺良性腺瘤的敏感性为 98%。CT 能发现直径＜0.5 cm 的肾上腺肿物，肿物多密度不均匀，边界不清楚，大多有增强效应。

MRI 对肾上腺转移癌的诊断具有重要价值，肾上腺转移癌的 MRI 表现与肾上腺皮质癌相似，但其体积不如皮质癌大，T1 加权信号低，T2 加权信号增高，多数不均匀（Elsayes et al., 2004）（图 9-5-3、图 9-5-4、图 9-5-5）。化学移位显像（chemical shift imaging，CSI）

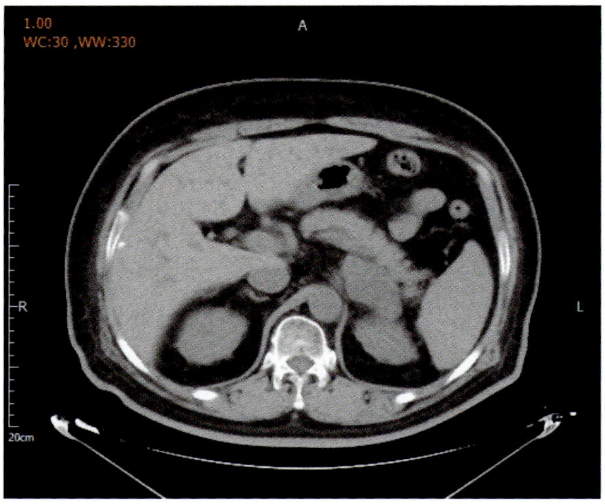

图 9-5-1　左肾上腺转移瘤 CT 平扫

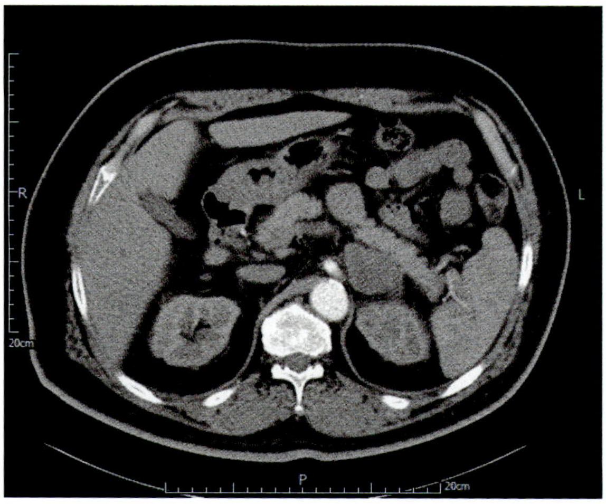

图 9-5-2　左肾上腺转移瘤 CT 增强扫描（动脉期）

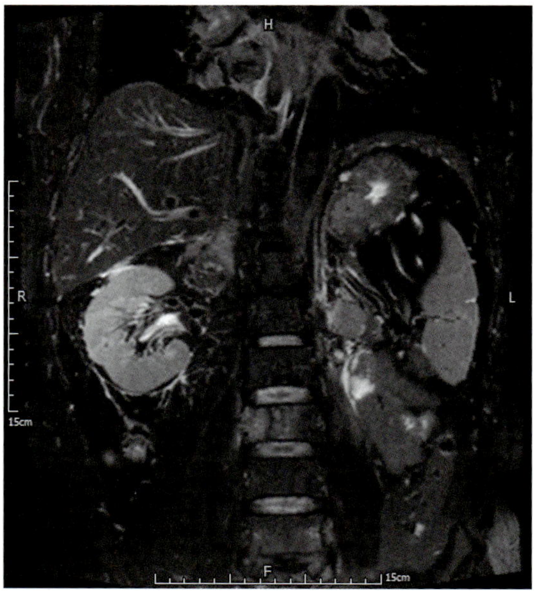

图 9-5-3　右肾上腺转移瘤 MRI 冠状位 T2 加权像

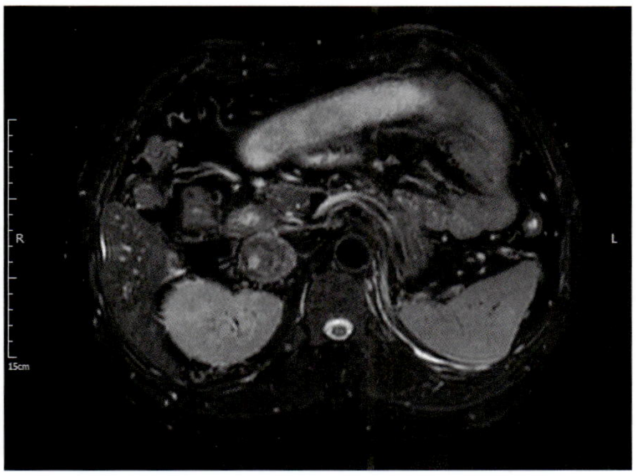

图 9-5-4 右肾上腺转移瘤 MRI 矢状位 T2 加权像

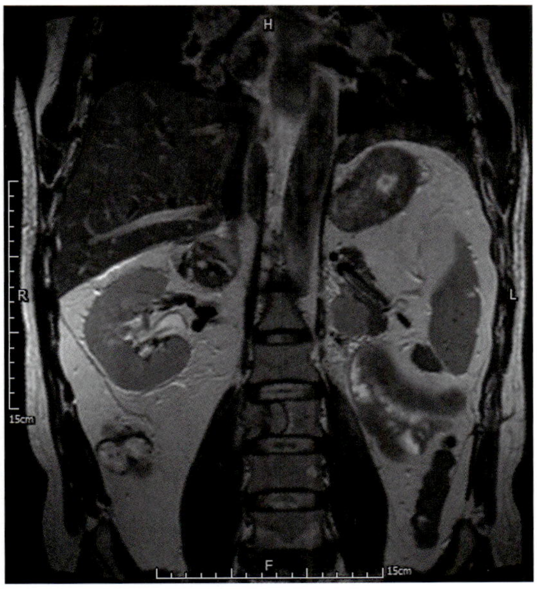

图 9-5-5 右肾上腺转移瘤 MRI 冠状位 T1 加权像

是诊断肾上腺占位的主要显像方法。正常肾上腺组织在 T1 和 T2 相呈低到中等信号，肾上腺恶性肿瘤在 T2 相呈高信号，而良性腺瘤在 T2 相则呈等信号或低信号。增强 MRI 显像时，良性腺瘤达峰时间小于恶性肿瘤，90% 的良性腺瘤呈环状增强，60% 的恶性肿瘤呈不均匀增强。在 MRI 化学移位显像中，因为大多数良性腺瘤中水和脂肪比例相近，故 CSI 反相位显像中呈明显低信号；而典型的恶性肿瘤和部分乏脂性腺瘤 CSI 反相位无明显信号丢失，其诊断的敏感性和特异性分别为 81% ~ 100% 和 94% ~ 100%。MRI 弥散加权成像（diffusion-weigted imaging，DWI）对于肾上腺良、恶性肿瘤的鉴别意义不大。另外，MR 波谱法（MR spectroscopy，MRS）对鉴别肾上腺占位具有良好的前景。

当 CT 和 MRI 诊断均不明确时，或者需要明确原发病灶或者其他部位转移灶时，可考虑进行 PET 检查。PET 确诊率接近 100%，缺点是价格昂贵。PET-CT 检查可精确地确定肿瘤位置，包括原发肿瘤、局部转移淋巴结和远处转移病灶，对诊断肾上腺转移癌及全身其他部位的肿瘤转移具有较高的临床价值。正常肾上腺标准化摄取值（standardized uptake values，SUV）为 0.95 ~ 2.46 g/mL，低于肝 SUV。如果肾上腺占位 SUV 低于肝，则诊断为良性病变的特异性高达 100%。当肾上腺占位 SUV 等于或高于肝时则提示可能为恶性病变。有文献报道肾上腺占位 SUV/ 肝 SUV 比值大于 1.45 时，诊断恶性肿瘤的敏感性为 100%，特异性为 88%。另外，当将 SUV 临界值设定在 3.1 g/mL 时，对肾上腺良、恶性病变鉴别诊断的敏感性为 98.5%，特异性为 92%。

肾上腺穿刺活检对肾上腺偶发瘤的诊断价值有限，但对于既往有恶性肿瘤病史、血清学检查阴性、影像学检查不确定的患者具有辅助诊断意义。肾上腺穿刺活检对肾上腺转移癌具有很高的特异性，但敏感性低（57% ~ 80%），且 3% ~ 13% 穿刺活检患者可能出现并发症（主要包括肾上腺血肿、腹痛、血尿、胰腺炎、气胸、腹膜后脓肿和针道肿瘤播散），故临床上应慎重选择。

肾上腺转移癌应与肾上腺原发癌及肾上腺良性肿瘤相鉴别。原发肾上腺癌或肾上腺良性肿瘤可有肾上腺皮质或髓质功能亢进表现，生化检测、影像学检查及核素显像有助于鉴别。对于既往有恶性肿瘤病史的患者，随访过程中发现肾上腺占位首先要考虑肾上腺转移癌。肾上腺转移癌一般无明显临床症状，主要通过影像学检查进行诊断，必要时可行肾上腺穿刺活检（Quayle et al., 2007）。

四、治疗

肾上腺转移癌的治疗方式包括手术和非手术治疗，后者主要包括放射治疗和微创治疗。对于肾上腺转移癌，多数学者主张积极争取外科手术治疗（李书强等，2014）。自从 Luketich 等 1996 年报道非小细胞肺癌肾上腺转移患者术后生存时间（平均 30 个月）明显高于非手术（6～8 个月）以来，越来越多的临床研究显示行肾上腺转移癌手术切除的患者生存率明显高于非手术患者。最近的研究显示，肾上腺转移癌患者术后 5 年生存率可达 31%～38.05%，中位生存时间为 2.46 年。Prote 等进行的关于非小细胞肺癌肾上腺转移的多中心研究表明，术后患者获得平均 11 个月的无瘤生存期，最长生存时间超过 6 年，明显优于化疗和放疗（平均 7 个月和 6 个月）。Lo 等报道 52 例不同来源的肾上腺转移癌患者接受手术治疗，与姑息治疗的患者相比，前者生存率显著提高。提示手术切除转移癌为治疗的最佳选择。随着影像学检查技术的发展及人们医疗保护意识的提高，肾上腺转移癌越来越能被早期发现，手术技术的提高也增加了肾上腺转移癌手术治疗的成功率，对原发癌能够彻底控制、单一肾上腺转移和一般状态好的患者均应行手术切除（Bradley et al., 2014）。

肾上腺转移癌手术治疗的指征主要有：①孤立性肾上腺转移（单侧或双侧）；②原发肿瘤得到控制；③影像学提示肾上腺转移癌未浸润周围组织，并可切除；④患者全身情况可以耐受手术。对于肺癌肾上腺转移的患者，Kawai 等的研究提出，腹腔镜手术指征应包括转移癌直径小于 10 cm。局限于双侧肾上腺的肿瘤，如果肿瘤可以彻底切除，可保留一侧的部分肾上腺，否则应切除双侧肾上腺，术后激素替代治疗。若肿瘤侵犯一侧的肾，而对侧肾功能正常，可同时切除患肾（李炯明，2014）。

肾上腺转移癌手术治疗分为开放手术和腹腔镜手术。开放手术与腹腔镜手术在术后生存期、手术并发症和局部复发率上差异无统计学意义，术中并发症主要包括出血、气胸、脾撕裂、上腔静脉综合征和低血压，术后并发病主要有肋间神经损伤、血肿、低血压、肾上腺功能不全、胸腔积液、迟发性肠梗阻、深静脉血栓、尿路感染和引流管感染。与开放手术相比，腹腔镜手术具有减少术中出血、缩短手术和术后住院时间的优势。腹腔镜手术包括经腹腔入路和腹膜后入路，经腹腔入路便于切除较大的肾上腺占位，但手术时间、术中出血量、术后住院时间、术后肠梗阻、粘连和腹腔脏器损伤的概率均高于腹膜后入路。当肾上腺肿瘤直径小于 6 cm 时，腹膜后入路可以取得较好的手术疗效。对于有经验的术者，也可以安全地经腹膜后入路切除最大直径为 6 cm 的复杂性肿瘤。虽然腹腔镜手术与开放手术相比存在一定优势，但现有的研究显示，采用腹腔镜手术的肿瘤大小明显小于传统开放手术，所以当肿瘤体积太大或已发生肾静脉或腔静脉瘤栓时，腹腔镜完成手术其难度较大，对于腹腔镜技术不熟练的医生，开放手术仍不失为一种安全的选择。

肾上腺转移癌手术切除的预后相关因素主要包括：原发肿瘤全身转移情况、原发肿瘤与其他转移灶的控制情况、原发肿瘤治疗与肾上腺转移的时间间隔、肾上腺切除术的手术时间、手术切缘是否存在肿瘤细胞、患者年龄、术后是否达到无瘤生存，而肾上腺转移癌的大小与预后无明显相关性。2013 年一项欧洲多中心研究结果显示，肾上腺转移癌手术治疗后 5 年生存率为 35%，其中肾癌肾上腺转移患者预后最佳，5 年生存率为 58%，中位生存时间为 84 个月，明显高于结直肠癌（29 个月）、非小细胞肺癌（26 个月）和其他原发灶（24 个月）肾上腺转移患者。Siemer 等对 1010 例肾癌肾上腺转移手术切除患者的研究显示，仅存在肾上腺转移的患者 5 年生存率为 61%，而合并其他远处转移的患者 5 年生存率为 19.6%。另外，原发肿瘤的来源也与肾上腺手术切除的预后相关，文献报道肾癌肾上腺转移预后明显优于其他原发灶肾上腺转移。国内李书强等对 19 例肾癌肾上腺转移病例分析显示，肾癌肾上腺转移 5 年生存率仅为 15.8%，平均生存时间为 31.9 个月。考虑欧洲多中心研究结果显示生存率相对高的原因如下：①该篇文献中所有的患者均接受了手术治疗，而李书强等的研究中仅 47.4% 的患者接受手术治疗；②该篇文献 73% 的患者为孤立性肾上腺转移，而李书强等的研究中 57.9% 的患者伴其他远处转移；③该篇文献中 97% 的患者为远期肾上腺转移，而李书强等的研究中仅 52.6% 的患者为远期肾上腺转移；④该篇文献术中切缘肿瘤细胞阴性率为 86%。对于肾癌肾上腺转移的患者，同期同侧肾上腺受累的危险因素主要有肾上极肾癌、肿瘤直径＞7 cm、脉管癌栓、发生远处转移；远期肾上腺转移的危险因素包括：肾癌 TNM 分期（≥T1b、M1）、肾癌病理分级（Fuhrman 分级 3、4 级）、肿瘤直径＞7 cm、肿瘤病理分型（透明细胞癌、集合导管癌比乳头状癌和嫌色细胞癌更易发生远期肾上腺转移）和同期肾上腺受累。在行肾癌根治术时，同时切除同侧肾上腺并不能减少远期同侧或对侧肾上腺转移癌的发生率，故建议在影像学或术中冰冻病理提示肾癌患者在肾上腺受累时再行同期肾上腺切除术。

手术方式多采用单纯肾上腺切除。肿瘤体积较大时宜作经腹部切口，以避免损伤重要脏器，对体积小的肿瘤可采用腰部切口。关键步骤为游离肾，将肾向下、向内侧推移，即可获得较大而清楚的手术野，使操作顺利进行。受累肾上腺的区域淋巴结清除手术病死率高，除非肾上腺转移灶向外生长累及周围组织脏器，一般不采用此术式。Sehomer 等报道双侧肾上腺同时发生转移癌时，可行一侧全切，对侧部分切除，以保留肾上腺生理功能。也可以切除双侧肾上腺后做激素替代治疗。部分肾上腺转移癌患者，因肿瘤浸润、破坏大部分肾上腺组织或肾上腺出血引起肾上腺皮质功能不全，应注意补充皮质激素。对小于 6 cm 的肿瘤，可采用腹腔镜手术。但一般肾上腺转移中肿瘤的瘤体较大，血管丰富，术中出血量多，操作难度大，推荐由具有腹腔镜手术经验的医生来完成。Ma 等（2013）报道解剖性后腹腔镜肾上腺切除术治疗肾上腺转移癌，手术成功率高，安全可靠，手术步骤简要如下：先于肾上极肾内上方的肾周脂肪囊与前层肾周筋膜之间的相对无血管间隙内游离，找到肾上腺并分离肾上腺的内侧面。再于肾外上方的肾周脂肪囊与后层肾周筋膜之间的相对无血管间隙游离，扩大手术空间，并分离肾上腺的外侧面。最后于肾上腺底部脂肪囊与肾上极实质表面之间游离，主要是为了分离肾上腺底部并结扎肾上腺静脉。注意的要点有，肾上腺转移癌需要的操作空间更大，在打开肾后筋膜时尽量扩大；第二是分离肾上腺周围前两个层面时尽量扩大两侧的空间，使肾上极尽量下移；第三清理干净肾上腺前下方的肾周脂肪，以确保完整切除整个肿瘤。腹腔镜手术术后中位生存时间可达24个月。能够预测患者术后生存的独立预后影响因素包括体重指数（BMI）、肿瘤类型、肿瘤大小和切缘状态。

对于不适合于手术治疗的患者可行放射介入治疗，体部立体定向放射治疗（stereotactic ablative body radiotherapy，SABR）是放疗的一种，是指利用立体定向技术对病变部位进行精确定位，再用短疗程大剂量放射线集中照射靶组织，使之产生特殊的放射生物学效应而发生局灶性坏死。一项系统性回顾研究显示，对于孤立性肾上腺转移癌，手术切除和体部立体定向放射治疗的2年局部控制率分别为84%和63%，生存率分别为44%和19%。值得提出的是，选择偏倚可能是造成SABR治疗预后差于手术治疗的原因之一。与接受SABR治疗的患者相比，接受手术治疗的患者全身情况更好，并发症更少，且大多数为肾上腺孤立性转移癌。另外，SABR治疗的患者中以肺癌肾上腺转移为主（68%），手术治疗的患者肺癌及肾癌肾上腺转移分别占33%及21%，原发灶的差异本身也对预后存在影响，所以可能造成两种方法的疗效差异。

微创消融治疗是指向瘤体内注入化疗药物、无水乙醇或者利用热损伤和冷冻技术诱导肿瘤死亡（Xiao et al., 2008）。主要包括射频消融、冷冻消融、化学消融和微波消融。射频消融是应用最为广泛的微创治疗，通过电极在肿瘤病灶内产生热损伤和组织坏死，从而控制肿瘤生长；而冷冻消融则是将冷冻探针经皮置入肿瘤病灶，在病灶局部产生低于冰点的温度，诱导肿瘤细胞溶解死亡（Berber et al., 2010）。Welch等研究显示，32名接受射频消融或冷冻消融的肾上腺转移癌患者1年和3年的生存率为分别为72%和52%，其中接受射频消融的10个转移灶中，8个转移灶在随访期间未出现复发（平均随访时间26.6个月），而冷冻消融治疗的26个病灶中，23个病灶在随访期间未出现复发（平均随访时间22.7个月）。另外，有研究显示经皮射频消融对于直径小于4 cm的肾上腺转移癌疗效更佳。化学消融是直接向病灶内注射化学药物（如乙醇），诱导组织蛋白变性，导致肿瘤细胞凝固性坏死。肾上腺转移癌患者经化学消融治疗后，2年的完全缓解率和部分缓解率分别为30%和70%。微波消融则是通过微波在肿瘤组织内产生摩擦热，导致细胞凝固性坏死。与其他消融模式相比，微波消融存在疼痛轻、速度快、范围大、范围形状可控性强等优势。在Li等的研究中，10处肾上腺恶性肿瘤病灶经首次微波治疗后，9处病灶达到完全坏死，而另一处病灶再次微波治疗后也达到完全坏死，随访期间（11.2个月）并未观察到复发。

五、总结

肾上腺转移癌在有恶性肿瘤病史的患者中并不少见，诊断主要依靠影像学检查，必要时可考虑穿刺活检；对于可以手术的肾上腺转移癌患者，手术切除是首选的治疗选择，较非手术治疗可以明显的改善预后；若患者不能够耐受手术或者肿瘤无法手术切除，也可考虑采用放射治疗或者微创消融治疗。

第六节 肾上腺成神经细胞瘤

一、概述

肾上腺成神经细胞瘤（adrenal neuroblastoma）又称肾上腺神经母细胞瘤，属于神经内分泌肿瘤，Virshow 于 1863 年首次描述了成神经细胞瘤，该肿瘤为来源于交感神经系统的高度恶性肿瘤，生长迅速，很小的肿瘤即可通过淋巴和血液系统转移至肝、骨髓甚至皮下（常会波等，2010；周耀东等，2011）。成神经细胞瘤是儿童最常见的恶性肿瘤之一，仅次于白血病及中枢神经系统肿瘤，占儿童恶性肿瘤的 8%～10%，多发于婴幼儿，半数为 2 岁以前小儿（周耀东等，2011）。男女比例为 1.7∶1。成人发生成神经细胞瘤者罕见，1998 — 2002 年，美国每年百万人群中仅发生 0.12 例，常好发于 30 岁左右的青壮年（周耀东等，2011; Park et al., 2008; Smith et al., 2010）。

肾上腺成神经细胞瘤多为单侧，不论同时发生还是相继发生，双侧发生者十分罕见。最常发生的部位是肾上腺髓质，占 50% 以上；亦可见于腹部、颈部、纵隔、腹主动脉旁交感神经链、盆腔等外周交感神经的任何部位。该肿瘤主要的转移方式为血行转移，常见的转移部位包括骨、骨髓、肺、胸膜、脑、乳腺及肝等器官（Wang et al., 2009; Panovskastavridis et al., 2010）。

二、病因

病因尚不清楚。环境因素有一定影响，流行病学调查结果提示，本病有一定的地区性，在好发 BurKitt 淋巴瘤的非洲，很少发生。有报道称，本病易并发神经纤维瘤病和先天性巨结肠病（Park et al., 2008）。本病亦有家族性，提示具有遗传倾向，因遗传所致的成神经细胞瘤患者，常伴有 1 号染色体异常。种族和性别对发病无意义（Cushing et al., 2006）。

三、病理

成神经细胞瘤通常体积较大，质软，呈结节状，切面呈灰白色髓样组织，界限相对清晰，由假包膜覆盖，常有出血、坏死和钙化，早期可侵及周围组织。光镜下瘤细胞密集如同淋巴样组织，20～30 个瘤细胞呈放射状排列，形成菊形团，此为该瘤的主要病理特征（Park et al., 2008）。小的、圆形过度深染色的施万细胞及带有中枢胶原核心的巨大玫瑰花结也是该肿瘤重要病理特征，由此可与嗜铬细胞瘤鉴别。目前嗜铬素 A（CgA）、突触素（Syn）、神经元特异性烯醇化酶（NSE）是常用于诊断广谱神经内分泌肿瘤标志物。免疫组化 NSE 标记阳性、CgA 标记阳性对成神经细胞瘤的诊断有重要意义。镜下可发现肿瘤组织内有神经内分泌颗粒，可合成、分泌、储存及释放多种儿茶酚胺化合物，但因在进入血液循环之前已经失活，故无临床相关表现。

肿瘤可多发，恶性程度高，发展快，转移早，可早期穿破包膜浸润至周围组织，发现时半数已有远处转移，可经血液、淋巴转移到骨髓（如颅骨眼眶部）、肝、皮下及骨髓等处。有时转移瘤很多，原发瘤很小。有时可自然消退或者转化为良性神经节细胞瘤。

四、临床表现

成神经细胞瘤起病隐匿，呈慢性侵袭性生长，早期多无明显症状，中晚期症状亦无特异性。患者临床症状多取决于肿瘤的位置和疾病的进展情况，常因腹部包块就诊，可于腹部、颈部、盆腔可扣及肿块，呈球形，深而固定，表面不光滑，发展较快，可越过中线。其他常见症状包括常发热、腹痛、腹泻，可伴消瘦、食欲缺乏、乏力、面色苍白等。

肿瘤增大后可压迫邻近组织器官而产生相应的压迫症状。若压迫经交感神经节，可有Horner综合征，呈患侧瞳孔缩小、眼球内陷、上睑下垂及面部无汗。若压迫喉返神经，则出现声音嘶哑。胸部和纵隔部肿瘤可引起咳嗽、呼吸困难、吞咽困难等。若压迫下腔静脉、淋巴时，可出现下肢肿胀。发生于胸腹脊椎旁的交感神经节的肿瘤可产生脊髓压迫症，引起瘫痪。骶前成神经肿瘤可出现尿频、排尿困难、便秘、肾盂积水、肾功能损害等症状。肿瘤侵犯盆腔时于会阴或者臀部可触及肿块。

成神经细胞瘤亦可分泌儿茶酚胺，引起高血压、皮肤潮红、多汗、心悸、易激惹、感觉异常等症状。虽然成神经细胞瘤患者常可伴高血压，但不表现为恶性高血压。

远处转移多见于肝、骨、肺、皮下组织及脑组织，肿瘤转移至眼眶可致眼球突出，眶上出血；转移至骨，则有局部疼痛，可发生病理性骨折；转移至肝则有肝大、肝区疼痛；颅内转移可引起头痛、呕吐等症状，其他转移症状包括：发热、皮下结节、淋巴结肿大、体重下降、贫血、面色苍白等。2岁以下患者最常发生肝转移。Clark报告约40%的骨转移患者可在骨髓穿刺中找到肿瘤细胞，若X线提示骨转移，则患者预后较差（Clark et al., 2013）。

以上症状可单独出现或与其他症状伴随出现。

五、分期分级

分期采用国际成神经细胞瘤分期系统（international neuroblastoma staging system, INSS），该系统于1986年建立并于1988年进行修订（Brodeur et al., 1993）。基于肿瘤的原发器官以及转移情况进行分期：

1期：局限于原发器官，无转移灶；

2A期：次全切除的单侧肿瘤；同侧以及对侧淋巴结明确无转移；

2B期：次全切除或者是全切除单侧肿瘤；同侧淋巴结有明确转移，而对侧淋巴结明确无转移；

3期：肿瘤跨中线侵袭，伴随或未伴随局部淋巴结转移；或者是单侧肿瘤伴有对侧淋巴结转移；或者是跨中线生长的肿瘤并伴有双侧淋巴结转移；

4期：肿瘤播散到远处淋巴结、骨髓、肝或其他器官（除4S期所定义的器官之外）。

4S期：小于1岁患儿；肿瘤局限于原发器官；肿瘤扩散局限于肝、皮肤或骨髓（肿瘤细胞少于10%的骨髓有核细胞）。

美国儿童肿瘤协作组（Children's Oncology Group，COG）根据成神经细胞瘤预后情况，结合有关临床因素与生物学因素，如INSS分期、患儿年龄、MYCN基因扩增情况、DNA指数（DI，倍体数）和肿瘤组织病理学，将成神经细胞瘤病例分为低危组、中危组、高危组（Matthay et al., 2009）（表9-6-1）。这一分组法显示每个小组具有一个独特的复发风险因素，目前已逐渐被国际上采用，作为成神经细胞瘤治

表 9-6-1 美国儿童肿瘤协作组（COG）成神经细胞瘤风险分组

危险度	INSS 分期	年龄 /d	MYCN 扩增状态	DNA 指数	Shimada 分型
低危组	1	任意	任意	任意	任意
低危组	2A/2B	任意	不扩增	任意	任意
高危组	2A/2B	任意	扩增	任意	任意
中危组	3	＜547	不扩增	任意	任意
中危组	3	≥547	不扩增	任意	FH
高危组	3	任意	扩增	任意	任意
高危组	3	≥547	不扩增	任意	UH
高危组	4	＜365	扩增	任意	任意
中危组	4	＜365	不扩增	任意	任意
高危组	4	365～547	扩增	任意	任意
高危组	4	365～547	任意	1	任意
高危组	4	365～547	任意	任意	UH
高危组	4	365～547	不扩增	1	FH
高危组	4	≥547	任意	任意	任意
低危组	4s	＜365	不扩增	1	FH
中危组	4s	＜365	不扩增	1	任意
中危组	4s	＜365	不扩增	任意	FH
高危组	4s	＜365	扩增	任意	任意

疗方案选择、预后判断的重要个体化分类体系。

六、诊断

询问病史，以临床特点和表现为线索，并结合实验室和影像学检查，一般可以诊断。其次还要对肿瘤进行准确的定位、定性，必要时行骨穿、全身骨扫描、腹部 B 超和 CT 等了解有无远处转移以便分期、判断预后，并初步制订治疗方案。最终确诊仍需肿瘤切除标本或远处转移活组织（例如骨髓、淋巴结等）的病理检查。

（一）实验室检查

1. 血常规检查

血红蛋白降低，淋巴细胞增多＞3×10^9/L。

2. 生化检查

儿茶酚胺代谢水平的检测是肾上腺肿块患者的重要检查手段，约有 95% 的儿童成神经细胞瘤患者可表现为尿儿茶酚胺水平升高，但在成人此比例仅为 40%～57%。有学者指出香草醛酸（VMA）水平的监测对评价肿瘤复发有重要指导意义（常会波等，2010）。

3. 血浆癌胚抗原

阳性提示预后较差。

4. 甲基酪氨酸

尿液中检查到甲基酪氨酸，表示有转移。

5. 血清铁蛋白

血清铁蛋白水平与肿瘤预后有密切关系，测定血清铁蛋白水平增高者几乎多有骨转移，血清铁蛋白水平正常者预后较好。

6. 神经元特异性烯醇化酶

神经元特异性烯醇化酶（neurospecific enolase，NSE）水平对诊断和预后的判定有重要临床意义，一般成神经细胞瘤患者血清NSE水平增高，切除肿瘤后水平下降，复发后NSE水平再次升高（Pang et al., 2015）。

（二）影像学检查

1. X线检查

X线平片显示肿块软组织密度影。25%～50%的肿块阴影内有散在的斑点状钙化；排泄性尿路造影可显示肾上腺将肾、输尿管压迫，并推向外下方。肿瘤在盆腔内压迫输尿管至肾积水时，肾不显影；动脉造影可以显示肿瘤血供情况。发生骨转移时，X线可显示骨质破坏、病理性骨折、骨膜下有新骨形成等。

2. 超声检查

是肾上腺成神经细胞瘤初筛的常用方法，可显示实质性占位病变，了解肿瘤大小和范围及和周围组织器官的毗邻关系，且经济易行。B超下瘤体较小者形态较规整、边界较清、内部回声较均匀，瘤体较大时形态多不规整、局部边界模糊、内部回声不均匀，多呈中等回声或低回声，多伴发沙砾样或斑片状、点条状强回声钙化灶。同时B超可检测周围淋巴结、肝和肾有无转移灶。

3. CT检查

CT平扫或增强扫描能较精确显示肿瘤的部位和与邻近脏器的关系，而螺旋CT可通过三维立体重建显示肿块与周围血管的关系，可作为早期定位诊断的主要手段，并且钙化灶对肾上腺成神经细胞瘤的定性诊断有重要意义。CT影像特征为肾上腺类圆形或不规则形肿块，多呈不均匀的低密度灶，多数肿块有钙化灶，呈散在分布的沙砾样、斑点状或团块状钙化；增强扫描肿瘤轻到中度不均匀强化，低密度区无增强较平扫更清楚（图9-6-1）。

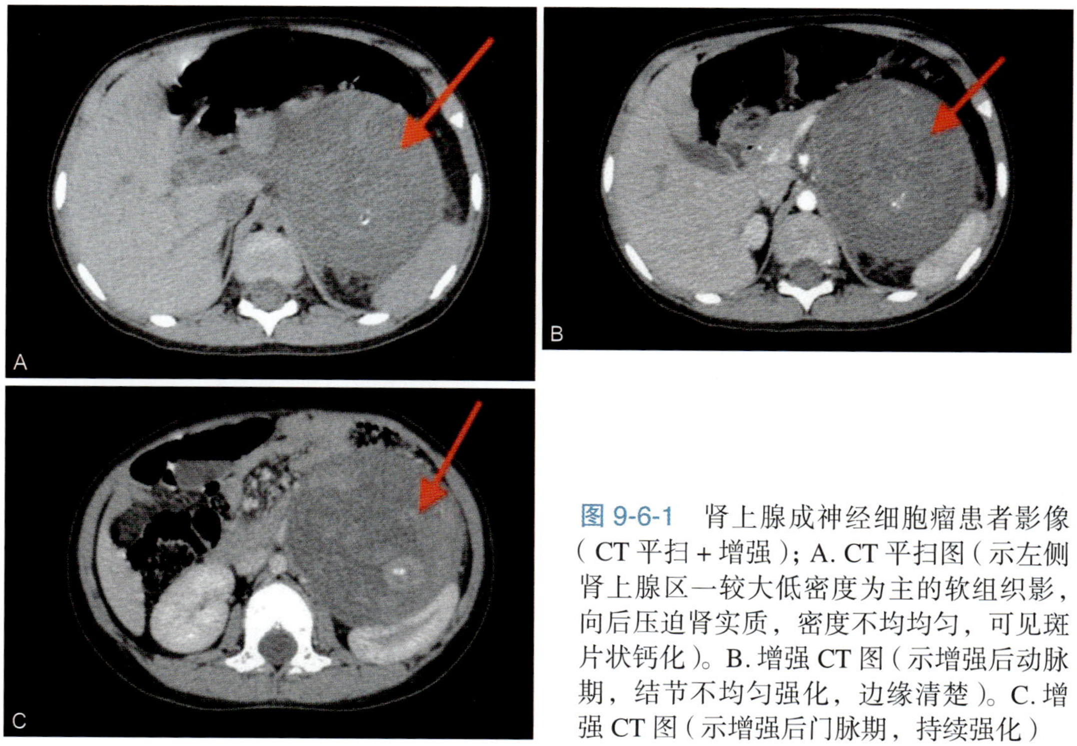

图9-6-1 肾上腺成神经细胞瘤患者影像（CT平扫＋增强）；A. CT平扫图（示左侧肾上腺区一较大低密度为主的软组织影，向后压迫肾实质，密度不均匀，可见斑片状钙化）。B. 增强CT图（示增强后动脉期，结节不均匀强化，边缘清楚）。C. 增强CT图（示增强后门脉期，持续强化）

4．MRI 检查

并非作为常规检查，如肿瘤与周围血管关系密切，肾上腺区肿瘤与肝和肾在 CT 片上关系不清时，MRI 可从冠状位片上进一步明确上述关系。相对于 CT、MRI 可以更好地评价肿瘤对脊髓的压迫。

5．放射性核素造影

对肿瘤远处转移的诊断具有较高的敏感性与特异性，相对于 CT，可早期发现骨转移。

（三）其他检查

1．骨髓穿刺

骨髓穿刺检查常可明确诊断，凡怀疑患成神经细胞瘤的患儿术前均应作骨髓穿刺活检。应注意骨髓腔有肿瘤侵犯，不一定伴有 X 线可见的骨转移灶。

2．细针穿刺活组织检查

在 B 超引导下行细针穿刺活组织检查可明确诊断。

3．在儿童成神经细胞瘤患者中 MYCN 癌基因的扩增常提示预后不良，而在成人患者中，尚不能证明这一基因对预后有预测价值（Huang et al., 2013）。

七、鉴别诊断

（一）肾上腺囊肿

多为单侧，发病年龄以 30～60 岁多见。平扫可见肾上腺区圆形或椭圆形低密度影，呈水样密度，边界清楚，囊壁薄而光滑。囊肿可单房、多房，可伴钙化，增强囊壁及囊内均无强化。

（二）神经鞘瘤

好发于 20～50 岁，以女性多见。多为无功能性肿瘤，肿瘤较大时可有压迫感。肿瘤多呈圆形或椭圆形，边缘可呈分叶状，质实，包膜完整，常伴黏液变性、出血。平扫时多为低密度灶，增强呈不均匀轻中度强化。

（三）肾上腺腺瘤

功能亢进性腺瘤包括 Cushing 腺瘤、原发性醛固酮增多症腺瘤和肾上腺性征异常瘤。Cushing 腺瘤起源于肾上腺皮质束状带，分泌过多糖皮质激素，表现为库欣综合征。原发性醛固酮增多症腺瘤起源于肾上腺皮质球状带，分泌醛固酮激素，临床表现为高血压和低血钾。无功能性腺瘤多发生于单侧肾上腺，肿瘤较小，密度较均匀，出血、坏死和囊变均少见。

（四）嗜铬细胞瘤

功能性肾上腺嗜铬细胞瘤可伴有发作性高血压，病灶多表现为圆形或类圆形软组织肿块，边界清楚，少数可呈分叶状或不规则形。肿瘤较大时常伴出血、囊变或坏死。增强实质部分动脉期明显强化，门脉期持续强化，延迟期强化程度稍下降，囊变、坏死区无强化。

八、治疗

早期发现的小肿瘤如能确诊，可争取手术切除。转移灶引起局部功能异常可行姑息性手术，但预后较差。仅一小部分肾上腺成神经细胞瘤可自然消退，甚至可发生在有广泛转移的晚期病例，类似情况在年龄越小者出现机会越多，原因尚不明白。其他治疗方法包括放化疗。

（一）治疗原则

1．根据 INSS 临床分期的治疗原则（周耀东等，2011; Park et al., 2008）

（1）1 期：对于完整切除的原发肿瘤，一般无需进一步治疗。腹膜后肿瘤如包膜完整，与周围组织无浸润，可完全切除者，治愈率可达 100%；如肿瘤虽局限，但与周围组织有粘连，很难判定肿瘤细胞已完全切除，故有学者主张术后应行短期化疗。

（2）2 期：对组织结构良好、无淋巴结转移，完整切除的原发肿瘤，可不予其他治疗；而对组织结构不良、肿瘤未能完全切除或淋巴结检查阳性者，手术切除后应常规化疗，必要时还需行局部放疗。

（3）3 期：肿瘤完整切除者，根据组织结构、淋巴结浸润结果，需要进行术后放疗和化疗。而肿瘤未完全切除，术后化疗后仍有肿瘤残留标记物 VMA 或 HVA（高香草酸）高于正常，或发现淋巴结增大，需进行二次手术或二次探查，行肿瘤再切除及常规区淋巴结清扫，术后继续辅助化疗。部分患者腹膜后肿瘤巨大判断不能切除者，应术前化疗后再行延期手术。

（4）4 期：确诊后先进行化疗，待原发肿瘤缩小、转移病灶消失后再行延期手术切除原发肿瘤，术后继续辅助化疗，同时进行放疗。

（5）4s 期：原发肿瘤切除，术后根据转移灶和肿瘤组织结构情况，决定是否给予化疗，放疗应慎用。应强调 1 岁以下 1 期肿瘤可能自然消退，主张应密切随访，避免过激治疗（周耀东等，2011）。

2. 根据 COG 风险分组的治疗原则（Brodeur et al., 2003）

（1）低危组：治疗原则为单纯手术切除，但有些患者应采取手术联合化疗的治疗方式。

（2）中危组：应采取手术切除、术后采用中等剂量及多种药物联合化疗。

（3）高危组：由于肿瘤恶性度高、病变广泛及存在微小残留病灶，经过超大剂量联合化疗及清髓治疗，完全缓解率仍较低于低危组、中危组。故高危组需要制订长期的综合治疗计划（Park et al., 2008）。

（二）治疗方法

1. 手术治疗

手术是肾上腺成神经细胞瘤重要的治疗方法，大部分患者通过根治术或局部切除可获得治愈。

（1）适应证：肾上腺成神经细胞瘤一经诊断，应及早手术切除。术中如已发现肿瘤转移，应尽量切除原发病灶及转移淋巴结。如肿瘤巨大与周围大血管粘连时，应尽量大部分切除肿瘤，残余肿瘤组织待术后行放化疗。

（2）禁忌证：术前已经证实广泛转移的患者，不宜行手术治疗，可配合放化疗。

（3）手术要点：肿瘤若已侵犯肾，患侧肾也应同时切除。肿瘤巨大，且瘤组织脆弱，血液循环丰富，书中有可能大出血及失血性休克，甚至危及生命，术中应充足备血，密切监测血压。分离右侧肿瘤时，应防止损伤下腔静脉、十二指肠。对于左侧肿瘤，应注意保护胰腺体尾部、脾静脉、左侧肾及结肠。

（4）术后并发症：手术死亡率为 0～2%，主要是由于严重的出血和大量输血后的并发症。约有 1/3 的患者会发生术后持续性腹泻，可能和肠系膜上动脉及腹腔干周围组织的广泛解剖有关。

2. 放疗

成神经细胞瘤对放疗敏感，主要用于不能完全切除的局限化肿瘤和化疗不能完全控制的肿瘤。对于 1 岁以下的患儿及 1、2 期的肿瘤一般不采用放疗。对于骨转移的患者有止痛作用。

3. 化疗

为 3、4 期肿瘤的主要治疗方法，亦可用于术前缩小肿瘤体积，肿瘤术后残留及远处转移的患者。目前多采用联合治疗方案，常用的药物有长春新碱、环磷酰胺、顺铂和阿霉素等（Matthay et al., 2009）。

九、预后

成神经细胞瘤的预后与肿瘤生长的部位、患者年龄、分期、组织分化程度等因素有关。一般生长在颈部、纵隔、肾盂的肿瘤比腹部的肿瘤预后好。患儿的年龄越小，其预后越好。年龄小于 6 个月，2 期或 4～4 s 期肿瘤常可自发消退（Vermeulen et al., 2010; London et al., 2011）。亦有人发现成神经细胞瘤可分化为良性神经节细胞瘤。肿瘤细胞分化程度越高，预后越好。淋巴结受累，血浆铁蛋白水平高和血浆 NSE 水平高等因素提示预后较差（Matthay et al., 2009; London et al., 2011）。

（张　旭）

参考文献

常会波, 保睿, 叶辉,等. 库仑阵列电化学测定尿儿茶酚胺代谢物方法的建立及其在神经母细胞瘤诊断中的应用[J]. 中华小儿外科杂志, 2010, 31(8): 570-574.

韩希年, 王琳, 王俭, 等. 肾上腺髓样脂肪瘤的CT和MRI诊断[J]. 中国医学计算机成像杂志, 2005, 11(1): 44-47.

李炯明. 转移性肾上腺癌的治疗选择. 现代泌尿外科杂志. 2014; 19(5): 342-343.

李书强, 张玉石, 李汉忠. 肾细胞癌肾上腺转移19例临床分析. 中华泌尿外科杂志. 2014; 35(6): 429-432.

邵鹏飞, 钱立新. 肾上腺皮质癌诊治进展. 国外医学肿瘤学分册. 2004; 31(8): 630-631.

唐露, 王保军, 李新涛,等. 机器人辅助腹腔镜手术与传统后腹腔镜手术治疗肾上腺肿瘤的疗效比较[J]. 临床泌尿外科杂志, 2016, (1):5-8.

叶章群. 肾上腺疾病. 北京: 人民卫生出版社, 1997: 233-238.

翟建坡, 魏东, 苏洪学, 等. 肾上腺髓样脂肪瘤6例报告及文献复习[J]. 临床泌尿外科杂志, 2009, 24(5): 351-355.

周耀东, 李凯, 郑珊, 等. 新生儿神经母细胞瘤: 发病特点、治疗以及临床转归[J]. 中华小儿外科杂志, 2011, 32(9): 641-644.

祝宇, 吴瑜璇, 刘定益, 等. 肾上腺髓样脂肪瘤23例报告[J]. 临床泌尿外科杂志, 2000, 15(8): 343-344.

Abeshouse GA, Goldstein RB, Abeshouse BS. Adrenal cysts; review of the literature and report of three cases. J Urol. 1959; 81(6): 711-719.

Anagnostis P, Karagiannis A, Tziomalos K, et al. Adrenal incidentaloma: a diagnostic challenge[J]. Hormones (Athens), 2009, 8(3): 163-184.

Arlt W, Biehl M, Taylor AE, et al. Urine steroid metabolomics as a biomarker tool for detecting malignancy in adrenal tumors. The Journal of clinical endocrinology and metabolism, 2011, 96: 3775-3784.

Aubert S, Wacrenier A, Leroy X, et al. Weiss system revisited: a clinicopathologic and immunohistochemical study of 49 adrenocortical tumors. The American journal of surgical pathology, 2002, 26: 1612-1619.

Berber E, Siperstein A. Laparoscopic radiofrequency thermal ablation of adrenal tumors: technical details. Surgical laparoscopy, endoscopy & percutaneous techniques. 2010; 20(1): 58-62.

Berruti A, Terzolo M, Sperone P, et al. Etoposide, doxorubicin and cisplatin plus mitotane in the treatment of advanced adrenocortical carcinoma: a large prospective phase II trial. Endocrine-related cancer, 2005, 12: 657-666.

Borna S, Akbari S, Eftekhar T, et al. Cushing's syndrome during pregnancy secondary to adrenal adenoma [J]. Acta Med Iran, 2012, 50(1): 76-78.

Bornstein SR, Stratakis CA, Chrousos GP. Adrenocortical tumors: recent advances in basic concepts and clinical management. Annals of internal medicine, 1999, 130:759-771.

Boulkroun S, Samson-Couterie B, Golib-Dzib JF, et al. Aldosterone-producing adenoma formation in the adrenal cortex involves expression of stem/progenitor cell markers[J]. Endocrinology, 2011, 152(12): 4753-4763.

Bourdeau I, MacKenzie-Feder J, Lacroix A, et al. Recent advances in adrenocortical carcinoma in adults. Current opinion in endocrinology, diabetes, and obesity, 2013, 20: 192-197.

Bradley CT, Strong VE. Surgical management of adrenal metastases. Journal of surgical oncology. 2014; 109(1): 31-35.

Brodeur GM, Pritchard J, Berthold F, et al. Revisions of the international criteria for neuroblastoma diagnosis, staging, and response to treatment. Prog Clin Biol Res, 1993. 385(11): 363-369.

Brodeur GM, Pritchard J, Berthold F, et al. Revisions of the international criteria for neuroblastoma diagnosis, staging, and response to treatment. J Clin Oncol 1993, 11: 1466-1477.

Brodeur GM. Neuroblastoma: biological insights into a clinical enigma. Nat Rev Cancer 2003, 3: 203-216

Cavallaro G, Crocetti D, Paliotta A, et al. Cystic adrenal lesions: clinical and surgical management. The experience of a referral centre. Int J Surg. 2015; 13: 23-26.

Chien HP, Chang YS, Hsu PS, et al. Adrenal cystic lesions: a clinicopathological analysis of 25 cases with proposed histogenesis and review of the literature. Endocr Pathol. 2008; 19(4): 274-281.

Chouairy C, Abdul-Karim F, MacLennan GT. Adrenocortical carcinoma. The Journal of urology, 2008: 179, 323.

Clark O, Stoker A. Tyrosine phosphatase inhibitors combine with retinoic acid to enhance neuroblastoma cell differentiation and trigger ERK-and AKT-dependent, p53-independent senescence. Cancer Letters, 2013. 328(1): 44-54.

Correa P, Chen VW. Endocrine gland cancer. Cancer, 1995, 75: 338-352.

Cushing BS, Perlman EJ, Marina N, et al. Principles and practice of pediatric oncology. 2006.

Dackiw AP, Lee JE, Gagel RF et al. Adrenal cortical carcinoma. World journal of surgery, 2001, 25: 914-926.

DiGiammarino EL, Lee AS, Cadwell C, et al. A novel mechanism of tumorigenesis involving pH-dependent destabilization of a mutant p53 tetramer. Nature structural biology, 2002, 9: 12-16.

Elsayes KM, Mukundan G, Narra VR, et al. Adrenal masses: mr imaging features with pathologic correlation. Radiographics: a review publication of the Radiological Society of North America, Inc. 2004; 24 Suppl 1: S73-86.

Erickson LA, Lloyd RV, Hartman R, et al. Cystic adrenal neoplasms. Cancer. 2004; 101(7): 1537-1544.

Fassnacht M, Johanssen S, Quinkler M, et al. Limited prognostic value of the 2004 International Union Against Cancer staging classification for adrenocortical carcinoma: proposal for a Revised TNM Classification. Cancer, 2009, 115: 243-250.

Foster DG. Adrenal cysts. Review of literature and report of case. Arch Surg. 1966; 92(1): 131-143.

Hisham AN, Sarojah A, Zanariah H. Large adrenocortical carcinoma extending into the inferior vena cava and right atrium. Asian journal of surgery. 2003; 26(1): 40-42.

Huang M, Weiss WA. Neuroblastoma and MYCN. Cold Spring Harbor Perspectives in Medicine, 2013. 3(10): a014415.

Icard P, Chapuis Y, Andreassian B, et al. Adrenocortical carcinoma in surgically treated patients: a retrospective study on 156 cases by the French Association of Endocrine Surgery. Surgery, 1992, 112: 972-979; 979-980.

Kuruba R, Gallagher SF. Current management of adrenal tumors. Curr Opin Oncol. 2008; 20(1): 34-46.

Kuruba R, Gallagher SF. Current management of adrenal tumors. Current opinion in oncology, 2008, 20:34-46.

Lal TG, Kaulback KR, Bombonati A, et al. Surgical management of adrenal cysts. Am Surg. 2003; 69(9): 812-814.

Lee JE, Berger DH, elNaggar AK, et al. Surgical management, DNA content, and patient survival in adrenal cortical carcinoma. Surgery, 1995, 118: 1090-1098.

Libe R, Fratticci A, Bertherat, J. Adrenocortical cancer: pathophysiology and clinical management. Endocrine-related cancer, 2007, 14: 13-28.

London WB, Castel V, Monclair T, et al. Clinical and Biologic Features Predictive of Survival After Relapse of Neuroblastoma: A Report From the International Neuroblastoma Risk Group Project. Journal of Clinical Oncology, 2011. 29(24): 3286.

Lumachi F, Borsato S, Tregnaghi A, et al. High risk of malignancy in patients with incidentally discovered adrenal masses: accuracy of adrenal imaging and image-guided fine-needle aspiration cytology[J]. Tumori, 2007, 93(3): 269-274.

Ma X, Li H, Zhang X, Huang Q, Wang B, Shi T, et al. Modified anatomical retroperitoneoscopic adrenalectomy for adrenal metastatic tumor: technique and survival analysis. Surgical endoscopy. 2013; 27(3): 992-999.

Mantero F, Terzolo M, Arnaldi G, et al. A survey on adrenal incidentaloma in Italy. Study Group on Adrenal Tumors of the Italian Society of Endocrinology. The Journal of clinical endocrinology and metabolism. 2000; 85(2): 637-644.

Matthay KK, Reynolds CP, Seeger RC, et al. Long-term results for children with high-risk neuroblastoma treated on a randomized trial of myeloablative therapy folowed by 13-cis-ret- inoic acid: a children's oncology group study[J]. J Clin oncol, 2009, 27(7): 1007-1013.

Medeiros LJ, Weiss LM, Vickery AL, Jr. Epithelial-lined (true) cyst of the adrenal gland: a case report. Hum Pathol. 1989; 20(5): 491-492.

Mishra AK, Agarwal G, Agarwal A, Mishra SK. Laparoscopic adrenalectomy of large cystic pheochromocytoma. Surg Endosc. 2001; 15(2): 220.

Neri LM, Nance FC. Management of adrenal cysts. Am Surg. 1999; 65(2): 151-163.

Ng L, Libertino JM. Adrenocortical carcinoma: diagnosis,

evaluation and treatment. The Journal of urology, 2003, 169: 5-11.

Ng L, Libertino JM. Adrenocortical carcinoma: diagnosis, evaluation and treatment. The Journal of urology. 2003; 169(1): 5-11.

Pang QM, Li K , Ma LJ, et al. Clinical research on neuroblastoma based on serum lactate dehydrogenase. Journal of Biological Regulators & Homeostatic Agents, 2015. 29(1): 131.

Panovska SI, Ivanovski M, Hadzi PL, et al. A case report of aggresive adult neuroblastoma mimicking acute leukemia with fulminant course and fatal outcome[J]. Prilozi, 2010, 31: 349-359.

Park JR, Eggert A, Caron H. Neuroblastoma: Biology, prognosis, and treatment[J]. Pediatr ClinN Am, 2008, 55(1): 97-120.

Pommier RF, Brennan MF. An eleven-year experience with adrenocortical carcinoma. Surgery, 1992, 112: 963-970; 970-961.

Quayle FJ, Spitler JA, Pierce RA, et al. Needle biopsy of incidentally discovered adrenal masses is rarely informative and potentially hazardous. Surgery. 2007; 142(4): 497-502; 4.

Ribeiro RC, Sandrini F, Figueiredo B, et al. An inherited p53 mutation that contributes in a tissue-specific manner to pediatric adrenal cortical carcinoma. Proceedings of the National Academy of Sciences of the United States of America, 2001, 98: 9330-9335.

Roman S. Adrenocortical carcinoma[J]. Current opinion in oncology, 2006, 18:36-42.

Schteingart DE, Doherty GM, Gauger PG, et al. Management of patients with adrenal cancer: recommendations of an international consensus conference. Endocrine-related cancer, 2005, 12:667-680.

Shenoy VG, Thota A, Shankar R, et al. Adrenal myelolipoma: Controversies in its management. Indian J Urol, 2015, 31(2): 94-101.

Smith L, Minter S, O'Brien P, et al. Neuroblastoma in an adult: case presentation and literature review[J]. Ann Clin & Lab Sci, 2013, 43(1): 81-84.

Sperone P, Ferrero A, Daffara F et al. Gemcitabine plus metronomic 5-fluorouracil or capecitabine as a second-/third-line chemotherapy in advanced adrenocortical carcinoma: a multicenter phase II study. Endocrine-related cancer, 2010, 17: 445-453.

Su HC, Huang X, Zhou WL, et al. Pathologic analysis, diagnosis and treatment of adrenal myelolipoma. Can Urol Assoc J, 2014, 8(9): 637-640.

Turner DJ, Miskulin J. Management of adrenal lesions. Curr Opin Oncol. 2009; 21(1): 34-40.

Vermeulen J, de Preter K, Mestdagh P, et al. Predicting outcomes for children with neuroblastoma. Discovery Medicine, 2010. 10(50): 29.

Wajchenberg BL, Albergaria Pereira MA, Medonca BB, et al. Adrenocortical carcinoma: clinical and laboratory observations. Cancer, 2000, 88: 711-736.

Wang HL, Fan GK, Lin ZH, Clinical analysis of 10 cases of olfactory neuroblastoma. Journal of Zhejiang University(Medical Sciences), 2009. 38(1): 103.

Wedmid A, Palese M. Diagnosis and treatment of the adrenal cyst. Curr Urol Rep. 2010; 11(1): 44-50.

Weiss LM. Comparative histologic study of 43 metastasizing and nonmetastasizing adrenocortical tumors. The American journal of surgical pathology, 1984, 8: 163-169.

Wiedemann HR. Frequency of Wiedemann-Beckwith syndrome in Germany; rate of hemihyperplasia and of tumours in affected children. European journal of pediatrics, 1997, 156: 251.

Xiao YY, Tian JL, Li JK, et al. CT-guided percutaneous chemical ablation of adrenal neoplasms. AJR American journal of roentgenology. 2008; 190(1): 105-110.

Yamada S, Tanimoto A, Wang KY, et al. Non-functional adrenocortical adenoma: a unique case of combination with myelolipoma and endothelial cysts[J]. Pathol Res Pract, 2011, 207(3): 192-196.

Yener S, Ertilav S, Secil M, et al. Prospective evaluation of tumor size and hormonal status in adrenal incidentalomas[J]. J Endocrinol Invest, 2010, 33(1): 32-36.

Yin L, Teng J, Zhou Q, et al. A 10-year single-center experience with surgical management of adrenal myelolipoma. J Endourol, 2014, 28(2): 252-255.

Zhang HM, Perrier ND, Grubbs EG, et al. CT features and quantification of the characteristics of adrenocortical carcinomas on unenhanced and contrast-enhanced studies. Clinical radiology, 2012, 67: 38-46.

第十章

其他肾上腺疾病

第一节 异位促肾上腺皮质激素综合征的诊断及靶腺切除治疗

一、概述

异位促肾上腺皮质激素综合征（ectopic adrenocorticotropic hormone syndrome，EAS）是库欣综合征的一种特殊类型，是由垂体以外的肿瘤组织过量分泌有生物活性的促肾上腺皮质激素（adrenocorticotropic hormone，ACTH）或者 ACTH 类似物，刺激肾上腺皮质增生，使之分泌过量皮质醇、盐皮质激素及性激素所引起的一系列症状。世界上第 1 例 EAS 是 Brown（1928）于 1928 年描述的。1962 年，Meador（1962）首次提到异位 ACTH 分泌瘤。稍晚，研究者发现切除肿瘤可使这类患者的库欣综合征缓解，并且在肿瘤组织中分离出 ACTH，从而证明这类库欣综合征是由垂体外的肿瘤分泌 ACTH 引起的（Scott et al., 1977）。在近 50 多年中，人们对异位 ACTH 综合征仍然知之甚少，对它的了解仅仅限于回顾性的病例研究，原因主要是这种综合征的少见性、临床表现的多变性和肿瘤来源的异质性。

二、流行病学和病因学

EAS 发病率占库欣综合征发病率的 8%～18%，没有种族和性别差异，患者诊断时的年龄一般为 38～50 岁（隋婧等，2013; Sarlis et al., 2000; Ejaz et al., 2011），也有报道患者年龄跨度从 11～64 岁（樊华等，2017）。近年来各个国家和地区对本病的报道有增加趋势（Doi et al., 2010; Duan et al., 2015），可能与临床医师对本病的认识和诊断技术的逐渐提高有关，但因样本量小、报道分散，真正的发病率和患病率尚缺乏精确的统计。引起 ACTH 综合征最常见原因是恶性程度较高的肿瘤或者恶性程度较低的神经内分泌肿瘤。异位分泌 ACTH 肿瘤可以分为“隐性”与“显性”两类（杨良等，2010）。隐性肿瘤恶性程度通常较低，并且病情的发展速度较慢，主要的表现为典型的库欣综合征；显性肿瘤恶性程度通常比较高，且病程较短，病情发展速度快（卢琳等，2013）。在 Ilias 等（2005）报道的一组 90 例异位 ACTH 综合征患者中，小细胞肺癌引起的异位 ACTH 综合征占 21.7%，支气管类癌约占 22.7%，胸腺类癌约占 6.8%，甲状腺髓样癌约占 5.5%，胃肠道内分泌肿瘤约占 13.3%，副神经节瘤约占 3.4%，另有 9.3%～13.1% 的肿瘤来源不明。

三、临床表现

影像学对显性和迅速进展型肿瘤更容易发

现。显性和迅速进展型肿瘤分泌 ACTH 较多，皮质醇水平很高，肾上腺皮质增生明显，高皮质醇血症引起的高血压、低钾、碱中毒等症状可能较严重，但肿瘤的自然病程短，库欣综合征的各种临床体征表现不典型。相反，隐性和缓慢发展型 ACTH 的肿瘤恶性程度较低，肿瘤体积小，进展缓慢，虽不易被发现但库欣综合征的临床表现很典型。后者很难与垂体性库欣综合征相鉴别。典型库欣综合征的临床表现包括：满月脸、锁骨上脂肪垫、水牛背、向心性肥胖、四肢纤细、皮肤菲薄、皮下宽大紫纹（图 10-1-1）、骨质疏松或压缩性骨折（图 10-1-2）等，部分患者合并肺部感染（图 10-1-3）。具有典型库欣病的 EAS 患者中最常见的症状为肌无力、皮肤变薄和淤血，小细胞癌（包括肺部和消化道）与其他来源肿瘤所致的 EAS 相比，

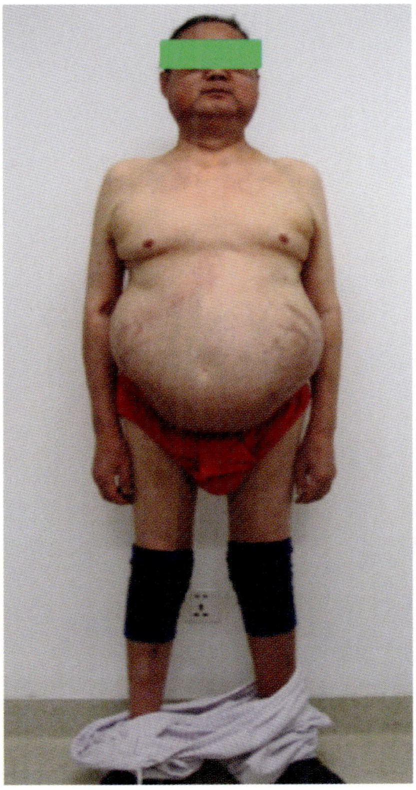

图 10-1-1 异位 ACTH 综合征患者库欣体征改变（满月脸、锁骨上脂肪垫、向心性肥胖、四肢纤细、腹部紫纹）

血钾水平更低、皮肤色素沉着更严重、踝关节水肿更明显，EAS 的临床表现非常多样，即使

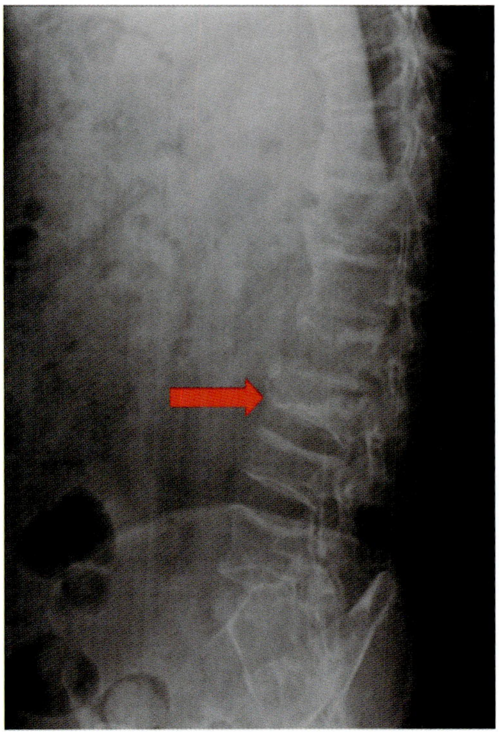

图 10-1-2 异位 ACTH 综合征患者腰椎 X 线片示严重骨质疏松及腰椎压缩性骨折（红色箭头所指）

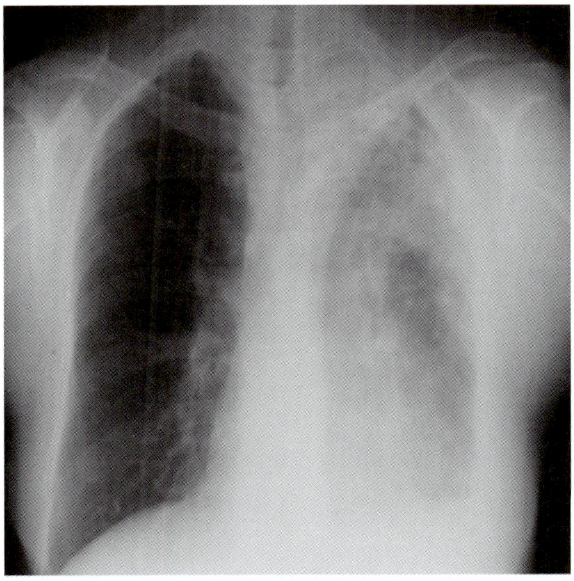

图 10-1-3 异位 ACTH 综合征患者胸部 X 线片示左肺感染

在显性和隐性 EAS 之间也没有明显差异（廖二元等，2007; Wajehenberg et al., 1994）。

四、实验室检查

ACTH 依赖的库欣综合征，均以高 ACTH 和高糖皮质激素为特征，ACTH 可分为异位来源（EAS）和垂体来源（库欣病）。因 EAS 和库欣病存在许多相同的临床表现和实验室检查特点，加上有部分 EAS 的 ACTH 来源难以确定，EAS 的病因诊断常充满了挑战性。EAS 诊断包括 EAS 定性诊断和 ACTH 来源的定位诊断。显性肿瘤比较容易定位，但隐性肿瘤却很困难，即使联合不同的实验室和影像学检查，仍然有 20% 的患者无法肿瘤定位（Beuschlein et al., 2002）。

（一）血 ACTH 测定

虽然通常认为异位 ACTH 综合征的血 ACTH 水平可能比库欣病患者高，但两者之间有很大的重叠范围（张倩等，2011; Bhansali et al., 2009; de Brain et al., 2009）。张倩等（2011）报道 20 例异位 ACTH 综合征患者早 8 点血 ACTH 水平，1 例血 ACTH〉278 pmol/L，19 例血 ACTH 水平为 36～221 pmol/L，即并非所有患者 ACTH 均明显升高。所以 ACTH 的水平高低对鉴别诊断价值有限。

（二）大剂量地塞米松抑制试验

库欣病的 ACTH 分泌对糖皮质激素的反馈抑制虽然相对不敏感，但仍然存在。大剂量地塞米松抑制试验通常能抑制垂体腺瘤产生 ACTH，进而减少肾上腺皮质醇的分泌，但由垂体外肿瘤产生的 ACTH 通常不被大剂量地塞米松抑制。该试验目前仍作为鉴别库欣综合征病因的重要试验，敏感性为 87.5%～91%（Ilias et al., 2005），但也有 3.1% 的 EAS 患者可被抑制。影响了其作为独立鉴别 ACTH 依赖性库欣综合征中 ACTH 来源的价值。

（三）促肾上腺皮质激素释放激素试验

一般认为，经促肾上腺皮质激素释放激素（corticotrophin releasing hormone，CRH）刺激后，库欣病患者血 ACTH 及皮质醇升高，而异位 ACTH 综合征及肾上腺肿瘤不受影响。CRH 可刺激大多数垂体腺瘤分泌 ACTH，由于 CRH 受体在异位肿瘤中表达罕见，所以在 EAS 患者则无此作用。使用 CRH 后血皮质醇较基础值升高≥20% 或 ACTH 较基础值升高≥35% 作为阳性（Ilias et al., 2005），但在 Doi 等（2010）报道的 16 例异位 ACTH 综合征患者中也有 5.5% 对 CRH 刺激有反应，需要注意鉴别。

（四）低血钾和低钾性碱中毒

EAS 患者常合并明显的低钾血症，其机制可能与过高水平皮质醇的盐皮质激素样作用有关（张小英等，2001）。Duan 等（2015）和陆召麟等（1999）报道在 20 例 EAS 中以低血钾碱中毒、水肿、皮肤黏膜色素沉着和肌萎缩表现突出，低血钾碱中毒发生率为 85%，非异位库欣综合征发生率为 10%。其原因与 EAS 中 11- 去氧皮质酮的分泌量增多或肾 11 羟 β 脱氢酶活性下降使皮质醇及皮质酮灭活减少等因素有关。一些患者还伴有代谢性碱中毒，程度一般比库欣病患者严重，但两者之间仍有重叠，不能作为鉴别的依据。

（五）肿瘤标志物

在 EAS 患者中，肿瘤标志物理论上应该有不同程度的升高，例如，降钙素升高提示甲状腺髓样癌，脑肠肽（胰多肽、生长抑素、抗利尿激素）升高提示胃肠道或者胰腺肿瘤，儿茶酚胺升高提示肾上腺肿瘤等。但根据相关的研究表明（Beuschlein et al., 2002），降钙素和胃泌素仅仅在甲状腺髓样癌（降钙素）和胰岛细胞瘤（胃泌素）的患者中升高较明显；胰高血糖素和生长抑素在不同肿瘤中略有升高，其他肿瘤标志物只是偶然升高，对 EAS 和库欣病的鉴别价值不大。

（六）岩下窦 ACTH 测定

由于 CD 患者垂体附近 ACTH 浓度较被稀释的周围静脉血 ACTH 高，故岩下窦（inferior petrosal sinus，IPS）ACTH 水平与外周血 ACTH 比值可用来鉴别 CD 及 EAS。鉴于 ACTH 分泌可呈间歇性，CRH 常被用来兴奋 ACTH 以增加诊断的敏感性。具体方法是经股静脉插导管至双侧岩下静脉，在静脉推注 CRH 前后抽取双侧岩下静脉及外周静脉血标本测 ACTH。如果岩下窦 ACTH 水平与外周血 ACTH 比值在注射 CRH 前>2，在注射 CRH 后>3，则考虑为垂体性的库欣综合征，如岩下窦 ACTH 水平与外周血 ACTH 比值<2（注射 CRH 前）和<3（注射 CRH 后），则应诊断为异位 ACTH 综合征（迟婧等，2015）。来自意大利的一项回顾性研究（Beuschlein et al., 2002）表明 12 例异位 ACTH 综合征的患者中有 11 例岩下窦 ACTH 水平与外周血 ACTH 比值<2（注射 CRH 前）和<3（注射 CRH 后）；另有多项研究支持 IPS 法可用于鉴别异位 ACTH 综合征与库欣病，该方法的敏感性和特异性可达到 90%～100%。非常有助于异位 ACTH 综合征与库欣病的鉴别，但这项技术的费用昂贵，对操作人员的技术要求较高，且可能会有非常少见的神经系统或血栓形成等并发症，由于上述各种原因，目前国内这项技术的应用存在一定限制，尚未广泛开展（Bonelli et al., 2000）。另一方面，需要警惕的是在库欣病患者中大概有 6.5% 的 IPS 阴性结果（Bonelli et al., 2000, Swearingen et al., 2004），需要注意鉴别。

五、影像学检查

（一）CT 及 MRI 检查

CT 及 MRI 检查是异位分泌 ACTH 肿瘤的检出、定位诊断以及手术治疗的关键。库欣病大多为垂体微腺瘤，只有约 50% 能被 CT 或磁共振检测到，动态磁共振虽可使敏感性提高但特异性下降。另外，EAS 患者可能同时存在无功能的垂体微腺瘤。故垂体 CT 或磁共振对垂体瘤检测结果无论是阳性或阴性，均不能完全排除 EAS 诊断（张倩等，2011）。肾上腺 CT 扫描可见双侧肾上腺弥漫性增粗（图 10-1-4）异位分泌 ACTH 肿瘤检测常依赖于胸腹部 CT 及磁共振，甲状腺来源的肿瘤主要依靠超声检查。有研究（Amaldi et al., 2003, Delgado et al., 2011）提示支气管类癌、小细胞肺癌是两种主要的异位 ACTH 综合征的肿瘤来源，占所有病例的 44.4%～47.5%（Ilias et al., 2005），所以，胸部影像学检查对诊断异位 ACTH 综合征至为

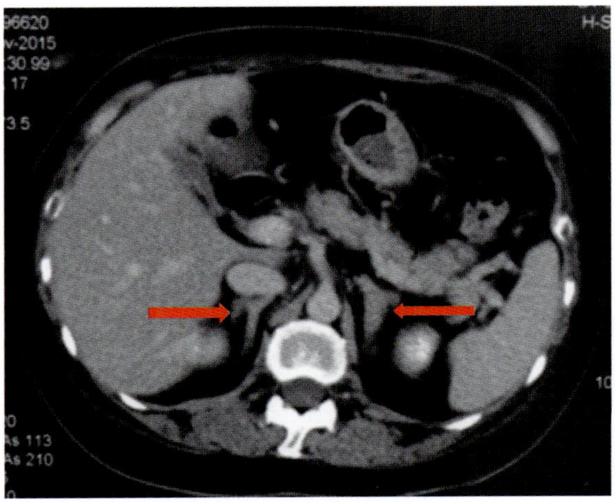

图 10-1-4 异位 ACTH 综合征患者肾上腺 CT 显示双侧肾上腺弥漫性增粗（红色箭头所示）

关键，也是主要的诊断手段。

有研究提示（杨良等，2010）通过 CT 和磁共振在 37 例异位 ACTH 综合征患者中发现了 25 例肿瘤来源。其中包括全部的胸腔肿瘤（9 例支气管类癌、9 例小细胞肺癌、7 例胸腺类癌），而腹部 CT 和磁共振在 32 例患者中发现了 9 例原发肿瘤病灶或远处转移瘤；另一项研究（Beuschlein et al., 2002）提示：通过胸部 X 线片、CT、磁共振以及超声检查在 28 例患者中准确定位了 23 例异位肿瘤（10 例支气管类癌、2 例胰岛细胞瘤、6 例小细胞肺癌、3 例甲状腺髓样癌、1 例嗜铬细胞瘤、1 例结肠癌）。胸腹部影像学联合检查为定位诊断提供了有力的客观依据，而且价格较为便宜，可以重复进行。

（二）同位素 ^{111}In 标记的奥曲肽扫描

许多神经内分泌肿瘤有生长抑素受体，分泌 ACTH 的异位肿瘤亦如此（Maragliano et al., 2015）。奥曲肽为生长抑素的八肽类似物，具有生物活性。用同位素 ^{111}In 标记的奥曲肽可以找到异位 ACTH 分泌瘤的原发肿瘤和部分转移淋巴结。MD 安德森癌症中心（MD Anderson Cancer Center）研究表明，^{111}In 标记的奥曲肽扫描的敏感性可以达到 60%，特异性达 100%，阳性预测值为 100%，阴性预测值为 63%，总准确率为 82%。

（三）正电子发射计算机断层显像技术

正电子发射计算机断层显像技术（positron emission computed tomography，PET）常被用作肺部恶性肿瘤的分期评估，但对异位 ACTH 肿瘤诊断的敏感性如何，各家意见并不统一。Ejaz 等（2000）报道，有 6 例患者行 FDG-PET，其中有 4 例患者的肿瘤得以定位（肿瘤依次为小细胞肺癌、甲状腺髓样癌、支气管类癌、胸腺类癌），但 Ejaz 也指出，此 4 例患者同样在费用比较低廉的胸部影像学（胸部 X 线片、CT 或 MRI）中被发现，所以，从效益—费用比的角度，此项技术并不优于其他检查手段。但也有研究（吴建伟等，2012）提示，该方法对直肺癌诊断敏感性达 98.6%，特异性达 68.4%。但因其价格昂贵，分辨率较低，特异性不高，尚未广泛推广。

六、治疗

早期发现和诊断是治疗异位 ACTH 综合征的基本前提。如能早期发现异位肿瘤来源并行根治性切除，一般预后较好。而对于未能早期发现异位肿瘤来源的患者，双侧肾上腺次全切除术是控制临床高皮质醇水平的有效手段，单纯药物治疗也有较好的疗效。

（一）手术治疗

手术治疗异位 ACTH 综合征的治疗的原则包括去除病因，降低机体皮质醇水平，纠正各种代谢紊乱，改善患者生活质量，防止复发，提高治愈率。对于异位 ACTH 综合征的一线治疗首选原发肿瘤切除手术，手术成功率差异较大（12% ~ 83%），成功率的高低主要决定于肿瘤的来源和性质（卢琳等，2013；李志龙，2015）。樊华等（2017）回顾性分析了 12 例重症异位 ACTH 综合征患者的临床资料。其中男 7 例，女 5 例，年龄 11 ~ 64 岁，平均 38 岁。12 例均表现为典型库欣综合征的体征，均伴有高血压、糖尿病、低钾血症及严重骨质疏松。9 例合并胸或腰椎压缩性骨折，8 例手术时仍合并肺部感染及发热，7 例合并心功能不全。实验室检查显示血浆总皮质醇为 695.0 ~ 1661.5 nmol/L，平均为 1055.7 nmol/L，均失去正常分泌节律；24 小时尿游离皮质醇为

807.3~28240 nmol/24h，平均为 5270.5 nmol/24h；ACTH值为 16.5~273.9 pmol/L，平均为 80.4 pmol/L。12例均未发现异位肿瘤，腹部 CT 均显示双侧肾上腺弥漫增粗。全部 12例患者行抢救性双侧或单侧肾上腺切除术，其中 6例一期行双侧肾上腺切除术，3例分期行双侧肾上腺切除术，3例行单侧肾上腺切除术。行双侧肾上腺切除术患者术后予皮质激素替代治疗。术后大体标本示肾上腺呈弥漫增粗，表面有多发结节状隆起，病理提示肾上腺皮质增生(图 10-1-5)。随访 1~8年，中位随访 2.5年。行单侧肾上腺切除术的 3例中，2例死于严重库欣综合征所致糖尿病及肺部感染，1例失访；行双侧肾上腺切除术的 9例存活至今。文章提示重症异位 ACTH综合征的治疗难度大，行抢救性肾上腺切除是治疗重症异位 ACTH综合征的有效方法，尤其适用于库欣综合征临床症状严重而原发肿瘤无法定位者。

目前，腹腔镜手术已成为首选的手术方法(Wong et al., 2015)。推荐的腹腔镜手术入路为侧卧位经腹膜后途径，术中先探查切除一侧肾上腺，如患者病情允许、生命体征平稳，则翻身行对侧肾上腺切除。首选方案是一期双侧肾上腺切除，之所以选择腹膜后途径，主要原因是：①重症 ACTH 综合征患者水钠潴留伴腹胀明显，如经腹腔途径，影响术野显露并增加肠道穿孔及腹腔感染风险；②腹膜后途径先行一侧肾上腺切除，可根据患者情况决定是否一期切除对侧肾上腺，即使分次手术，也不影响对侧手术操作(樊华等，2017)。针对重症异位 ACTH 综合征的腹膜后腹腔镜肾上腺切除手术，术中注意事项总结如下：①此类患者腹膜菲薄、腹胀明显，Trocar 置入时需注意保护腹膜，保护腹膜后空间完整性；②患者组织及器官质脆，术中操作尽量轻柔，尽可能避免过度挤压造成肾破裂；③术野显露不满意应及时增加辅助孔及辅助器械；④患者术中出血量多且止血困难，必要时可转开放手术；⑤肾上腺切除时根据术中实际情况灵活掌握手术步骤，建议尽早分离并使用 Hem-o-lock 妥善夹闭肾上腺中央静脉。

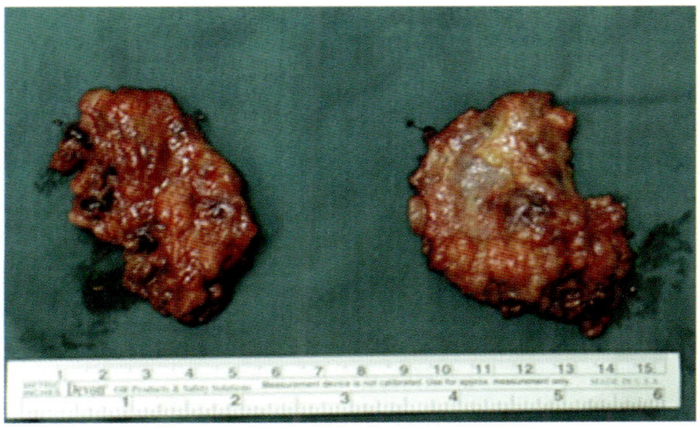

图 10-1-5 一期双侧肾上腺全切手术标本，可见双侧肾上腺呈弥漫增粗，表面有多发结节状隆起

高皮质醇血症往往导致严重的并发症，比如肥胖、糖尿病、高血压和血脂异常，这些因素增加了心血管疾病的危险性；同时静脉血栓、骨质疏松、精神异常和认知障碍等并发症的危险性也显著增加，所以一旦诊断成立，就需要药物尽快控制高皮质醇血症。同时，手术前降低皮质醇治疗可以减少相关并发症如机会性感染，提高手术成功率。

(二)放疗及药物治疗

隐性肿瘤、肿瘤已转移或者患者存在手术禁忌等因素的情况下，可以选择其他治疗方法，包括放疗和药物治疗。20 世纪 70 年代后的几十年中，由于对药物治疗的有效性和安全性存在疑虑，其广泛使用受到了限制。然而，近几年来由于靶向治疗和临床研究的发展，开启了药物治疗异位 ACTH 综合征的新天地。

1. 影响神经递质和神经调质作用的药物

2000 年后，多巴胺受体和生长抑素受体作为 ACTH 腺瘤治疗的靶点应用于临床。大约 80% 的 ACTH 腺瘤表达多巴胺受体亚型 2（D2R），卡麦角林是麦角碱源性的多巴胺受体激动剂，对 D2R 受体有很高的亲和力，体外和体内实验均表明卡麦角林可以分别抑制 ACTH 和皮质醇的分泌（Beuschlein et al., 2002）。研究表明，多巴胺受体激动剂溴隐亭或者卡麦角林可以 100% 的抑制 D2R 阳性的腺瘤，卡麦角林最常见的不良反应包括恶心、头痛、头晕和腹部不适，但都比较短暂（Sharma et al., 2012）。还有研究发现，卡麦角林可以导致心脏瓣膜纤维化（van der Pas et al., 2012），但主要与剂量有关，而且并没有出现瓣膜功能障碍。迄今，已经发现了 5 种生长抑素受体亚型（somatostatin receptor, SSTR），ACTH 腺瘤主要表达 SST5，而在生长素瘤中主要表达 SST2，这就解释了为什么以 SST2 受体为靶点的生长抑素类似物奥曲肽和兰乐肽通常对于库欣病治疗无效。帕西瑞肽是生长抑素类似物，对 SST1、2、3、5 均具有高亲和力，尤其是和 SST5 有亚纳米级亲和力。在库欣病的患者中进行的几项研究显示，帕西瑞肽可以抑制 30% ~ 40% 的 ACTH 分泌和尿游离皮质醇的水平（Hofland et al., 2005）。高血糖是帕西瑞肽的主要不良反应，但 GLP-1 激动剂或者 DPP-4 抑制剂可以非常有效地控制血糖。

2. 皮质醇合成抑制剂

酮康唑是一种咪唑类衍生物，最初是作为治疗真菌感染的药物，酮康唑在较大剂量的情况下（400 ~ 1600 mg/d）可以抑制类固醇的合成，其主要的作用机制在于抑制 17- 羟化酶和 17，20- 裂解酶。酮康唑是目前最常用的控制皮质醇的药物，其抑制皮质醇的同时对 ACTH 的分泌也有抑制作用，这就是酮康唑在降低皮质醇的同时 ACTH 并不升高的原因所在。但酮康唑的肝毒性、男性乳房发育以及胃肠道的不良反应限制其临床长期使用。

米托坦是 3-β 羟脱氢酶阻滞剂，主要通过抑制多种胆固醇合成酶而发挥作用。米托坦起效缓慢，具有亲脂性，它的半衰期很长，可以达到 18 ~ 159 天（Nieman, 2002），所以米托坦在体内甚至可以持续 1 年之久。它的主要不良反应与剂量有关，大剂量的情况下主要表现为胃肠道症状（厌食、恶心、呕吐和腹泻）、神经系统症状（眩晕、共济失调、构音障碍和记忆力障碍）。其他的不良反应包括男子乳房发育、肝毒性、高胆固醇血症和出血时间延长等。

美替拉酮是另一种经常使用的皮质醇合成抑制剂。其主要作用的位点在 11-β 羟化酶，由于美替拉酮并不像酮康唑一样导致男性乳房发育，所以经常应用于男性患者的治疗。美替拉酮短期疗效较好，但长期应用的效果目前并不清楚（van der Pas et al., 2012）。它的主要不良反应是头晕、皮疹、胃肠道不适、高血压和低血钾。

依托咪酯与酮康唑类似，也是一种咪唑类的衍生物，最初被应用于麻醉，后来发现其可以导致肾上腺皮质功能不全，从而被用来治疗库欣综合征。其主要作用机制是抑制 11-β 羟化酶和胆固醇侧链裂解酶。静脉给予依托咪酯可以快速控制高皮质醇血症，对危重患者依托咪酯 [0.1 ~ 0.3 mg/（kg · h）] 可以快速抑制异位 ACTH 综合征患者的皮质醇分泌。

氨鲁米特起初认为可以有效地降低皮质醇的水平，但后来报道，其随后升高的 ACTH 水平超过了皮质醇降低的效应，所以，氨鲁米特仅具有短暂的抑制效应，从 2007 年以后，氨鲁米特不在临床推荐使用（Schteingart, 2009）。

Kamenicky 等（2011）在药物联合治疗库欣综合征的研究中，对合并有严重的并发症（肺部和心血管疾患或感染）需要立即干预治疗的 11 例患者（包括 4 例库欣病和 7 例异位 ACTH

综合征）起始使用米托坦（3 g/24 h）、酮康唑（800 mg/24 h）和美替拉酮（2.25 g/24 h）联合治疗。然后根据临床情况调整剂量。这些患者的库欣症状明显改善，在最初 3 天内尿游离皮质醇全部正常，主要的不良反应是胃肠道症状、低钾、胆固醇和肝酶升高，但这些不良反应患者都可以耐受。根据上述研究的结果，联合药物治疗也许可以替代双侧肾上腺切除术，特别是对于那些存在手术禁忌证的患者更为适合。最近，Sharma 和 Nieman（2012）报道 4 例单独使用酮康唑或者联合米托坦和（或）美替拉酮治疗异位 ACTH 综合征的患者，病情得到了长期缓解。而且，更让人感兴趣的是，有 2 例患者在停用酮康唑和美替拉酮后，患者病情仍然稳定。

3. 糖皮质激素受体抑制剂

米非司酮是目前唯一的糖皮质激素受体抑制剂，其最初是作为避孕药使用，后来发现米非司酮结合糖皮质激素受体的亲和力是皮质醇的 18 倍，这样，皮质醇就不能在下丘脑和垂体水平发挥它的负反馈效应。米非司酮的缺点是其剂量无法根据生化指标来调整，而且女性患者中米非司酮可以导致子宫内膜增生，需要定期超声检查。

米非司酮同样能抑制异位 ACTH 肿瘤的皮质醇，最近一项回顾性研究提示（Castinetti et al., 2009），在使用米非司酮治疗 20 例不同病因的库欣综合征患者中，15 例患者得到明显缓解（米非司酮的剂量为 400 ~ 800 ms/d）。米非司酮的最大优势是起效快速，该研究中患者的精神症状大多于 1 周内缓解，对 EAS 患者的其他临床症状也有不同程度改善。米非司酮的剂量如果超过 1000 mg/d，其不良反应主要表现为低血钾和肾上腺皮质功能减退。

同时应该指出，药物治疗 EAS 患者需要个体化，根据患者的临床特点选用不同作用机制的药物，而且需要尽量避免药物的不良反应。

七、预后

异位 ACTH 综合征由不同的内分泌或非内分泌肿瘤分泌 ACTH 从而出现多变的临床症候群。尽早发现异位肿瘤来源，并联合多学科检查能显著提高异位 ACTH 诊断的准确率，早期行手术治疗，能达到根治效果，但对于合并有严重并发症的患者，通过药物控制高皮质醇血症，可以有效减少并发症，提高患者生活质量，延长患者的生命。双侧肾上腺切除术后虽然可能带来各种并发症，但仍是 EAS 治疗的重要手段。

第二节　肾上腺大结节样增生

一、概述

肾上腺大结节样增生，基于双侧肾上腺不规则结节样增生、高血皮质醇水平及低促肾上腺皮质激素的临床特点，因此过去称之为促肾上腺皮质激素非依赖性肾上腺大结节样增生（adrenocorticotropic hormone-independent macronodular adrenal hyperplasia, AIMAH）。促肾上腺皮质激素非依赖性肾上腺大结节样增生是一种少见的导致库欣综合征病因，占内源性库欣综合征不到 2%。最早由 Kirschner 等人于1964年提出，至1994年不到24例相似病例报道（Kirschner et al., 1964; Lieberman et al., 1994）。

Estelle Louiset等人（2013）研究发现，肾上腺大结节样增生的腺体存在类固醇生成细胞，异常分泌促肾上腺皮质激素，调控肾上腺分泌过量的皮质醇激素，患者肾上腺静脉中的促肾上腺皮质激素水平高于外周血水平。因此，既往认为肾上腺大结节样增生为促肾上腺皮质激素非依赖性可能并不恰当，称之为双侧肾上腺大结节样增生或原发性肾上腺大结节样增生更合适。

肾上腺大结节样增生患者的发病年龄呈双峰，一部分患者于出生后1年发病且伴随纤维性骨营养不良综合征，大部分患者发病年龄多在50～60岁，相比其他库欣综合征患者发病年龄较晚。肾上腺大结节样增生男女比例大致为1∶1，而其他库欣综合征患者女性发病率较高（Newell-Price et al., 2006）。

二、病因学及发病机制

肾上腺大结节样增生多为散发，但近年来越来越多关于肾上腺大结节样增生家族病例的报道，家族性肾上腺大结节样增生表现为常染色显性遗传。但散发和家族性肾上腺大结节样增生的发病率目前暂不明确，越来越多的研究倾向用基因遗传学来解释病因。

最近20年研究提示肾上腺大结节样增生的发病机制与多种分子机制相关。正常情况下，肾上腺皮质合成皮质醇及雄性激素主要通过ACTH来调节。ACTH通过黑皮质素2受体（melanocortin-2 receptor，MC2R）来调控，MC2R属于G蛋白偶联受体家族（G protein-coupled receptors，GPCRs），MC2R基因位于染色体18p11.21（Swords et al., 2002）。在未激活状态，MC2R的G蛋白为异三聚体结构，包括两个α亚基，一个β亚基以及一个γ亚基。MC2R激活是刺激CAMP/PKA下游信号通路的第一步，并影响信号通路的每一步。有研究发现肾上腺大结节样增生患者MC2R基因位点发生突变，自发激活MC2R，兴奋cAMP/PKA信号通路，然后影响肾上腺（Alencar et al., 2014）。

1992年，两个独立研究揭示了部分肾上腺结节样增生患者进食和皮质醇分泌有相关性，抑胃素（GIP）能够诱发高皮质醇血症（Lacroix et al., 1992）。不过目前仍不清楚这是肾上腺结节样增生的主要发病机制，还是细胞增殖和去分化后的二次现象。一些研究支持G蛋白受体的异常表达在肾上腺结节样增生的发病机制中起关键作用，并认为异常受体普遍存在，即使在疾病的初期（Lacroix et al., 2004）。妊娠和更年期期间，高皮质醇水平和高LH/hCG水平有一定相关性，在动物试验也支持肾上腺皮质增生和高皮质醇水平的联系（Mazzuco et al., 2006）。但也有观点认为异常受体的存在是因为肾上腺细胞增殖和去分化的结果而不是诱因。支持这种理论是因为，在人体内应用β肾上腺素拮抗剂抑制受体和应用醋酸亮丙瑞林抑制内源性LH，这些治疗方法可以控制高血皮质醇，但无法使肾上腺大结节缩小，而且增加GIP受体表达也可出现ACTH依赖的库欣综合征（Feelders et al., 2003），然而试验未能被重复证实，因此这个学说仍存在疑问。如果异常受体可以致病，那么家族中可能存在相同受体。比如在某家族中，发现了相同的GPCR（血管紧张素、β肾上腺素、5HT4）（Vezzosi et al., 2007）。不过有些大型PMAH家族中并未发现这个现象。疾病的严重程度与结节数目和大小无明显相关（Alencar et al., 2014）。

编码对G蛋白起刺激作用的α亚基的基

因位于 20q13.32。McCune-Albright 综合征为此基因合子发生突变，这个位点杂合突变也称为 gsp 突变，其导致 GTP 酶失活，从而影响腺苷酸环化酶活性（Brown et al., 2010）。McCune-Albright 综合征的临床表现多样，取决于突变细胞的分布。McCune-Albright 综合征表现为三联征，即多发性骨纤维发育不良、牛奶咖啡斑和性早熟，三联征也可同时伴有其他内分泌表现。双侧肾上腺皮质增生及库欣综合征可与幼儿 McCune-Albright 综合征伴随，其特征在于肾上腺结节携带 gsp 突变和非受影响的肾上腺皮质的萎缩（Weinstein et al., 2004）。Fragoso 等人（2003）报道了在一些肾上腺大结节样增生的患者中，gsp 体细胞突变影响了 GNAS 基因 201 密码子精氨酸残基，但无其他明显 McCune-Albright 综合征表现。GNAS 的体细胞突变可能是大结节成形和高皮质醇水平的必要条件。

在一个全基因表达研究中，Almeida 等人（2011）对肾上腺大结节样增生的患者的肾上腺结节进行了细致评估。每一个肾上腺结节都进行全基因评估，通过比较基因组杂交微阵列分析相关寡核苷酸来评估染色体紊乱。在大多数肾上腺结节中染色体区域，过半出现过表达，在基因组的特定区域出现基因增殖。在表达谱中发现 Wnt 信号激活（Bourdeau et al., 2004）。近期研究发现 Wnt 通路在肾上腺皮质增生和腺瘤的发生发展中起一定作用。肾上腺结节的增大可能还和染色体转变的持续累积和肿瘤生成信号通道激活有关。Gagliardi 等人（2012）对一家族性肾上腺大结节样增生的个体进行全基因表达评估，未发现有编码类固醇生成酶的基因过表达，但却发现血管加压素能刺激皮质醇水平升高，肾上腺腺体的精氨酸后叶加压素受体出现了高表达。Assie 等人（2010）对 18 例肾上腺大结节样增生患者采用 cDNA 微阵列进行全基因分析，发现了数个新的跨膜受体表达，在几个增生腺体中发现受体频繁表达，而在正常腺体中未发现，但这很难确定为腺体增生的特定受体。其更倾向于肾上腺大结节样增生的异常受体表达为偶发事件。

还有一些研究表明在肾上腺大结节样增生患者的腺体中存在异位促肾上腺皮质激素的异常表达，这意味着异位产生的 ACTH 可能诱导肾上腺皮质增生和皮质醇分泌。Louiset 等人（2013）的研究揭示了库欣综合征相关的肾上腺大结节样增生异位 ACTH 的调控。肾上腺类固醇合成细胞通过自分泌或旁分泌产生 ACTH，所有的增生腺体均发现 mRNA 编码了促肾上腺皮质激素前体、前阿黑皮素。同时，在肾上腺细胞中发现 1 型转化酶，意味着肾上腺细胞可产生具有生物活性的促肾上腺皮质激素。免疫组化染色也证实了细胞中分布 ACTH，而且肾上腺静脉中的 ACTH 水平高于外周血。

Louiset 等人（2013）还对培植的增生腺体产生的异位 ACTH 进行检测，未能揭示任何有明显意义的调控。值得注意的是，研究发现 GIP、血清素和 hCG 可刺激增生的腺体组织受体分泌促肾上腺皮质激素。促肾上腺皮质激素受体拮抗剂、皮质醇稳定蛋白等可抑制包含异常 GPCRs 的肾上腺组织分泌皮质醇。因此，这个体内实验支持了 GIP 依赖型肾上腺大结节样增生患者，早晨空腹时由于循环中 GIP 水平较低，所以皮质醇和 ACTH 水平都较低。进一步的研究发现肾上腺大结节样增生组织还产生血清素、血管加压素、胰高血糖素等其他通过旁分泌调控皮质醇分泌和细胞增殖的因子。这些研究更加支持了肾上腺旁分泌 ACTH 是肾上腺大结节样增生调控皮质醇生成的核心。因此临床前和临床试验都在研究能够直接拮抗 ACTH 受体（MC2R）的新药来帮助患者来逆转过量分泌的皮质醇（Lefebvre et al., 2013）。

近年来有研究发现 ARMC5 基因的生殖系突变存在于近 50% 的散发肾上腺大结节样增生患者，同时在家族性患者中也有发现。这个重要发现随后被个体研究不断证实（Faucz et al., 2014）。ARMC5 基因位于染色体 16p11.2，为未知功能区。有研究认为 ARMC5 可能为抑癌基因，体外试验中 ARMC5 转染可诱导肾上腺皮质癌细胞系 H295R 凋亡。ARMC5 与 cAMP 信号通路没有明确联系，但其失活能够降低 MC2R 和多种类固醇合成酶的表达。因此，就像 GIP 受体的异位表达，ARMC5 突变能够在弥漫性增生中起作用，促使大结节的形成。然而，ARMC5 的功能目前依然未知，有研究发现一位 76 岁老年患者生殖细胞系突变，但肾上腺 CT 和激素水平均正常，考虑可能其肾上腺组织未受 ARMC5 的二次打击。将来更多的家族研究能够帮助揭示 ARMC5 突变的临床外显率（Alencar et al., 2014）。

很多肾上腺大结节样增生和单侧肾上腺库欣腺瘤患者在应用外源性血管加压素或生理刺激血管加压素分泌后，血皮质醇水平明显升高。内源性血管加压素水平与血浆皮质醇水平同步波动（Lee et al., 2005, Vezzosi et al., 2007）。血管加压素受体包括 V1，位于血管平滑肌细胞表面，介导血管收缩；V2 位于肾远曲小管和集合管，发挥抗利尿作用；V3 受体位于垂体前部和胰岛，刺激 ACTH 的释放和胰岛素分泌。在体外培育的肾上腺细胞，应用血管加压素能刺激皮质醇分泌，而能被 V1 受体拮抗剂抑制。V1 受体在肾上腺皮质正常表达时，如被激活可以温和地增加类固醇的合成；因此过量的类固醇合成可能是正常位置受体的异常应答。亚临床肾上腺大结节样增生患者也出现血管加压素刺激皮质醇异常分泌，此外肾上腺大结节样增生患者的肾上腺组织中还发现 V2、V3 受体的异位表达，但目前机制不清，V2 受体拮抗剂被用于治疗这些患者（Bourdeau et al., 2001）。

异常 LH/hCG 受体与高皮质醇水平的相关性最早在一位妊娠期间出现一过性库欣综合征的妇女，外源性 GnRH、hCG 和重组 LH 能够刺激皮质醇的分泌。应用长效 GnRH、醋酸亮丙瑞林可以抑制内源性 LH 和正常皮质醇产生（Lacroix et al., 1999）。有文献报道异位分泌雄激素的肾上腺大结节样女患者，在其切除的一侧肾上腺中发现 LH/hCG 受体，给予醋酸亮丙瑞林治疗后，雄激素水平恢复正常，避免了对侧肾上腺切除（Goodarzi et al., 2003）。

在肾上腺库欣腺瘤的体外实验研究中发现了异位表达的 β 肾上腺素受体表达。在肾上腺大结节样增生患者中，直立体位、低血糖、运动等诱导内源性儿茶酚胺分泌的行为能够导致皮质醇的异常应答。同样，肾上腺大结节样增生患者注射异丙肾上腺素后会刺激皮质醇和醛固酮分泌，而正常个体则不会。由 β 肾上腺素激动剂介导的皮质醇异常表达同样出现在家族性和亚临床性肾上腺大结节样增生患者中，应用 β 肾上腺素拮抗剂普萘洛尔能够降低这些异常表达（Mircescu et al., 2000）。一些患者中还发现在肾上腺组织中同时存在 β 肾上腺受体和血管加压素受体（Miyamura et al., 2003）。

此外，在正常的肾上腺腺体，5-HT4 受体激动剂能够刺激醛固酮分泌，但对皮质醇的分泌影响较小，并不升高血皮质醇水平（Louiset et al., 2006）。研究发现 LH/hCG 应答肾上腺大结节样增生患者同时能在 5-HT4 受体激动剂（甲氧氯普胺、西沙比利等）刺激下增加皮质醇分泌。在对 6 例 5-HT4 受体激动剂起异常反应的有库欣综合征症状的肾上腺大结节样增生患者的研究中发现，其中 4 例患者的肾上腺腺体中存在 5-HT4 受体过表达（Cartier et al.,

2003）。这种对 5-HT4 受体激动剂起异常反应的情况也存在于家族性和亚临床肾上腺大结节样增生患者中（Louiset et al., 2006）。

三、病理

肾上腺大结节样增生的重量大多超过 60 g，也可到达单个肾上腺 200 g，有单中心报道平均重量为 132 g，而库欣病的患者重量平均在 22.9 g。病理标本可见肾上腺失去正常形态，呈大小不等结节改变，由于富含脂质，切面呈金黄色，结节主要由两类细胞组成，一种细胞质清亮，富含脂质，呈束带巢状，一种细胞质致密，缺乏脂质，呈岛状（Sasano et al., 1994）。北京协和医院统计了行手术治疗的 16 例肾上腺大结节样增生患者，单侧肾上腺重 8～92 g，平均 38 g，双侧肾上腺重 55～157 g，平均 85 g（张学斌等，2007）。

四、症状及体征

肾上腺大结节样增生患者主要临床症状及体征表现为亚临床库欣综合征，进一步为库欣综合征。由于患者多表现为亚临床库欣综合征，因此起病隐匿，病程长，从发病到确诊平均约 7.8 年（Swain et al., 1998），待确诊时轻微的库欣综合征症状和体征已持续多年。当患者出现典型临床症状和体征时，库欣综合征诊断较容易，库欣综合征临床表现谱广，常见症状和体征见下（表 10-2-1）。库欣综合征患者的一些症状和体征如高血压、糖尿病、肥胖等，与非库欣综合征患者有一定重叠；但一些典型表现如向心性肥胖、皮肤紫纹、非创伤性瘀斑、儿童生长发育停滞等有较强鉴别诊断意义。

表 10-2-1 库欣综合征症状及体征

1.	紫纹	19.	抑郁
2.	痤疮	20.	记忆力减退
3.	皮下瘀斑	21.	肾结石
4.	多血质面容	22.	糖尿病
5.	球结膜水肿	23.	高血压
6.	眼球突出	24.	水肿
7.	体毛增多	25.	血栓
8.	脱发	26.	血脂异常
9.	骨质疏松	27.	细菌感染
10.	肌肉萎缩	28.	机会感染
11.	满月脸	29.	月经异常
12.	水牛背	30.	儿童发育迟缓
13.	锁骨上脂肪垫	31.	低血钾
14.	向心性肥胖	32.	脱氢表雄酮异常
15.	性欲减退	33.	促性腺激素异常
16.	伤口不易愈合	34.	骨坏死
17.	胰腺炎	35.	青光眼
18.	消化道溃疡	36.	白内障

五、检查

（一）实验室检查

亚临床肾上腺大结节样增生患者内分泌相关检查提示轻度午夜血浆皮质醇或唾液皮质醇升高，1 mg 过夜地塞米松抑制试验和经典小剂量地塞米松抑制试验能被轻微抑制，24 小时尿游离皮质醇可正常，ACTH 为部分抑制，同时在 CRH 刺激下 ACTH 可升高。而有典型库欣症状的肾上腺大结节样增生患者，血皮质醇节律消失且明显升高，尿 24 小时游离皮质醇升高，ACTH 完全被抑制，大小剂量地塞米松抑制试验可不被抑制（Ohashi et al., 2001）。

（二）CT/MRI

CT 平扫可发现肾上腺正常形态消失，双侧可见软组织密度影结节，可为单个或多个大小不等结节，直径可至 5 cm，呈“生姜样”改变。在一些病例中，仅表现为弥漫性增生而缺少结节样改变，也有文献报道家族性肾上腺大结节样增生患者只出现单侧肾上腺病变，但需要更多病例数明确。CT 增强扫描显示肾上腺腺体均匀轻度强化，可与肾上腺腺瘤等病变肿瘤明显强化而正常肾上腺组织轻度强化相鉴别。宋琦等人（2012）总结了 24 例肾上腺大结节样增生患者均表现为双侧肾上腺受累（100%），双侧肾上腺明显增大，伴多个大小不等结节，结节最大径为 1.79±1.02 cm（0.50~ 3.85 cm），正常肾上腺组织被扭曲。CT 增强图像上 22 例肾上腺组织均匀强化，2 例肾上腺组织强化欠均匀，CT 平扫时结节病灶的 CT 值为 4.91±7.80 Hu（-7 ~ 25 Hu），增强后结节的 CT 值 45.35±11.33 Hu（23 ~ 65 Hu）。

MRI 表现为 T1 加权像双侧肾上腺组织与肌肉等信号，低于肝信号；T2 加权像高于肝信号。MR 增强后表现与 CT 相似，病灶轻度均匀强化。

六、诊断

肾上腺大结节样增生作为内源性库欣综合征的一种，其诊断应建立在库欣综合征的定性诊断之上。中华医学会内分泌学会推荐对以下人群进行库欣综合征的筛查：①年轻患者出现骨质疏松、高血压等与年龄不相称的临床表现；②具有库欣综合征的临床表现，且进行性加重，特别是有典型症状如肌病、多血质、紫纹、瘀斑和皮肤变薄的患者；③体重增加而身高百分位下降，生长停滞的肥胖儿童；④肾上腺意外瘤患者。

库欣综合征的初步定性诊断包括：①测定 24 小时尿游离皮质醇（24h urine free cortisol, 24h UFC），因 UFC 在库欣综合征患者变异很大，故至少应该检测 2 次 24h UFC；表现为亚临床库欣综合征的肾上腺大结节样增生患者 UFC 可不升高；②午夜唾液皮质醇测定，文献报道测定午夜 0 点唾液皮质醇用于诊断库欣综合征的敏感性为 92% ~ 100%、特异性为 93% ~ 100%；③血清皮质醇昼夜节律检测，对临床高度怀疑库欣综合征，而 UFC 水平正常且可被小剂量地塞米松抑制的患者，如睡眠状态下午夜 0 点血清皮质醇>1.8 ug/dl（50 nmol/L；敏感性 100%；特异性 20%）或清醒状态下血清皮质醇>7.5 ug/dl（207 nmol/L；敏感性 96%，特异性 87%）则提示库欣综合征的可能性较大。

初步检查提示异常时需进一步行 1 mg 过夜地塞米松抑制试验或经典小剂量地塞米松抑

制试验来确诊。库欣综合征定性诊断明确后，进一步对病因诊断进行检查，针对肾上腺大结节样增生的检查包括：①血浆促肾上腺皮质激素（adrenocorticotropic hormone, ACTH）浓度，症状明显的肾上腺大结节样增生患者 ACTH 明显降低，亚临床症状患者 ACTH 可表现为轻度降低；②肾上腺 CT/MRI，肾上腺大结节样患者典型影像学检查提示双侧肾上腺明显增大，有单个或多个大小不等结节。

肾上腺大结节样增生诊断可概括为两方面：①内分泌检查支持肾上腺源性库欣综合征；②影像学检查提示双侧肾上腺皮质增生伴单个或多个大小不等结节。

七、鉴别诊断

（一）肾上腺皮质增生

病理性肾上腺皮质增生多为异常分泌的 ACTH 所致，常见病因为库欣病和异位 ACTH 综合征。库欣病为最常见内源性库欣综合征的病因，约占所有病例的 70%。库欣病为垂体 ACTH 肿瘤分泌过量 ACTH 所致库欣综合征，最常见为垂体微腺瘤，库欣病分泌大量 ACTH 导致双侧肾上腺皮质增生。异位 ACTH 综合征（非垂体肿瘤分泌 ACTH），其在临床上分为两类，一类为高度恶性肿瘤，如小细胞癌或支气管癌，还有一类为相对惰性的神经内分泌治疗如支气管类癌。这两种疾病均为 ACTH 依赖性库欣综合征，实验室检查提示 ACTH 异常升高，与肾上腺大结节样增生的低 ACTH 水平有明显差异，排除诊断较容易。

（二）肾上腺皮质腺瘤和腺癌

肾上腺皮质腺瘤占内源性库欣综合征的 10%～15%，腺癌占 5%。肾上腺腺瘤和腺癌多为单侧病变，内分泌检查结果与肾上腺大结节样增生相似，低 ACTH、高血皮质醇、地塞米松抑制试验不被抑制。但影像学上肾上腺大结节样增生多为双侧肾上腺皮质增生伴有大小不等结节，增强 CT 提示轻度均匀强化，而皮质腺瘤表现为单侧肾上腺类圆形结节，同侧及对侧肾上腺组织可见萎缩样改变，增强后可见轻中度强化。皮质腺癌多为单侧体积较大肿块，密度不均，增强 CT 扫描可见明显强化。

（三）原发性色素结节样肾上腺病

原发性色素性结节样肾上腺病（primary pigmented nodular adrenal disease, PPNAD）为双侧肾上腺小的、色素沉着样结节，患者大多小于 30 岁，将近 50% 小于 15 岁。内分泌检查与肾上腺大结节样增生相似，病理上，结节大多直径为 2～4 mm，切面为黑色或棕色，相邻的肾上腺组织萎缩，这能够将其与肾上腺大结节样增生相区分。

（四）肾上腺结核

患者常有较长病史，单侧肾上腺结核往往无症状或轻微症状，双侧受累较重时才出现肾上腺皮质功能减退的症状和体征。主要表现为疲乏无力、食欲不振、低血压、皮肤色素沉着，严重时可发生肾上腺皮质危象。临床症状和体征与肾上腺大结节样增生有明显差异甚至相反。典型的肾上腺结核 CT 显示双侧肾上腺肿块影，可见坏死灶，其内有钙化点。

（五）原发性肾上腺淋巴瘤

原发性肾上腺淋巴瘤（primary adrenal lymphoma, PAL）临床较罕见，约占所有淋巴瘤的 3%，男女比例 1.8∶1，常见临床症状有疼痛、乏力及发热、盗汗等，少部分表现为无症状，偶然发现，有部分患者表现为肾上腺功能减退。PAL 多为双侧病变，表现为肾上腺区的等或低密度软组织占位，病变形态多样，体积较大，边界清楚，增强后多为轻中度强化。PAL 术前诊断较困难，穿刺活检取得病理可明确。

八、治疗

双侧肾上腺切除是肾上腺大结节样增生并伴有明显库欣症状患者的常见治疗方案。对于症状较清的患者，有学者认为单侧肾上腺切除是安全有效的，如效果不佳或疾病进一步进展，可行二次对侧肾上腺切除。对于亚临床库欣表现的肾上腺大结节样增生患者，手术的选择需谨慎，因为药物治疗可能能够较好控制皮质醇增多的表现；并且由于肾上腺大结节样增生为良性病变，因此无明显症状的患者定期行影像学及内分泌评估就足够。

北京协和医院对 1983 — 2006 年行手术治疗的 16 例肾上腺大结节样增生患者进行术后长期随访。16 例患者中，行单侧肾上腺切除术 10 例，双侧肾上腺切除 4 例，双侧肾上腺次全切除 2 例。术后平均随访 55 个月，4 例双侧肾上腺全切患者，库欣症状 6 个月后消失，采用醋酸可的松 20 mg/d 终身替代治疗，无尼尔森综合征；2 例双侧肾上腺次全切除患者，激素替代治疗 6 ~ 10 个月后完全撤除。10 例行单侧肾上腺切除患者，其中 5 例库欣症状明显，术后 4 例 3 ~ 6 个月症状和体征消失，平均随访 3 年无复发，1 例库欣症状无改善；另外 5 例术前表现为亚临床库欣症状，仅表现为高血压或糖尿病，4 例血压降至正常，糖尿病均无缓解。

异常肾上腺激素受体的确定为肾上腺大结节样增生药物治疗提供了机会，奥曲肽作为餐后 GIP 释放阻断剂，能够明显改善库欣综合征的临床症状，降低皮质醇水平，但持续的时间可能只有几个月。对于儿茶酚胺相关性肾上腺大结节样增生，β 受体阻断剂能够持续有效地控制激素分泌。LH/hCG 相关性的患者，应用醋酸亮丙瑞林可以有效控制糖皮质激素及雄激素分泌，避免行双侧肾上腺切除。但这些药物的应用即使能够完全阻断受体，都无法使肾上腺大结节萎缩，因为还需考虑其他可能致病基因。

九、预后

肾上腺大结节样增生为良性病变，不管是手术还是药物治疗，治疗效果主要取决于库欣综合征症状的控制。由于肾上腺大结节样增生患者库欣症状大多较轻，且多为亚临床库欣综合征，因此只要能够早诊断，早治疗，总体预后良好。而对于有典型库欣症状的患者，治疗需更加积极，因为，库欣综合征患者的死亡率较正常人群高 4 倍，因其最重要和最常见的并发症为高血压、糖尿病、骨质疏松及代谢综合征，故增加了心血管疾病的危险性，导致库欣综合征患者的大多数死因为心、脑血管事件或严重感染。但当高皮质醇血症缓解后，其标准化的死亡率（SMR）与年龄匹配的普通人群相当，若治疗后仍存在持续性中度皮质醇增多症的患者，与普通人群相比，SMR 增加 3.8 ~ 5 倍（Mazzuco et al., 2006）。

第三节 原发性色素结节性肾上腺皮质病所致库欣综合征

一、概述

库欣综合征的病因包括三种罕见类型的结节性肾上腺皮质病：

1. 促肾上腺皮质激素（adrenocorticotropic hormone, ACTH）依赖性肾上腺皮质双侧大结节样增生，其继发于库欣病（垂体ACTH分泌型肿瘤）或异位ACTH综合征患者中的长期肾上腺刺激。

2. 双侧大结节样肾上腺皮质增生（bilateral macronodular adrenal hyperplasia，BMAH）。

3. ACTH-非依赖性肾上腺皮质微结节样增生或发育不良，以及其最常见的变异型原发性色素结节性肾上腺皮质病（primary pigmented nodular adrenocortical disease, PPNAD），其可为散发性或家族性（作为Carney综合征的一部分）。

PPNAD是皮质醇症的一种罕见的病因类型，1978年被首次描述，1984年Shenoy等（1984）命名。至今国内仅检索到数十例，占皮质醇症的0.6%～1.9%（李新德等，2008）。PPNAD病因不明，可能与遗传因素有关。约90%的PPNAD合并Carney综合征（Carney complex, CNC），但CNC有25%～45%伴发PPNAD。CNC为常染色体显性遗传，定位于染色体2p16和17q22-23；60%的CNC有蛋白激酶A调节亚单位1a（PRKARlA）或磷酸二酯酶11A（PDEllA）突变，可能经cAMP信号通路异常致病（Horvath et al., 2007）。PRKARlA突变已成为CNC辅助诊断标准之一。

PPNAD可引起库欣综合征，但它是一种罕见的疾病，在库欣综合征患者中诊断比例不足1%。张学斌等（2010）回顾分析北京协和医院1990－2010年的库欣综合征1348例，其中PPNAD 15例，占1.11%。皮质醇增多症是由于多发性、色素沉着性ACTH非依赖的功能性肾上腺皮质结节。PPNAD可以散发性形式发病（约占33%），也可以家族性形式发病（约占66%），可作为CNC的一部分或作为单纯性PPNAD发生。在一项纳入88例PPNAD患者的病例系列研究中，40例作为CNC的一部分发生。PPNAD发病年龄较小，据不同文献报道，30岁前或15岁前发病的患者占50%（Young et al., 1989; Carney et al.,1992）。多发生于20～30岁，但也有2～3岁发病者（Stratakis et al., 2001），女性多见，男女比例为1∶2。青春期以后，PPNAD在女性中更常见；40岁前，PRKAR1A基因缺陷的女性携带者中超过70%会发生PPNAD，而男性中该比例为45%（Bertherat et al., 2009）。

二、临床表现

1. 库欣综合征

在许多PPNAD患者中，皮质醇增多症的体征和症状隐匿，且在数年内进展缓慢。而在其他患者中，皮质醇增多症可能为不规则性（Ruder et al., 1974）或周期性（Carson et al., 1988; Gunther et al., 2004），呈进行性或迅速出现库欣综合征表现，随后有一段缓解期。北京协和医院15例患者中14例（93%）具有典型的库欣表现，仅 1 例表现为高血压，这与文献报道的 PPNAD 易出现亚临床及周期性库欣（33%）不符。可能的原因为对于轻度或周期性皮质醇增多的患者，可能难以诊断库欣综合征，因为血浆 ACTH 可能不会被完全抑制。女性者多伴有月经紊乱或停经，并可能为首诊原因，本组 10 例均属之，并延误诊断，平均病程 57 个月。发育迟缓、个矮者多见。

2. 合并 CNC 者

可有内外眼眦、面颊、唇、阴道和阴茎黏膜的色素沉着，蓝痣，皮肤或心脏黏液瘤，骨软骨黏液瘤，乳腺、垂体、甲状腺、睾丸等多器官肿瘤，本组 8 例有上述一项以上表现，符合 CNC 诊断标准。

三、辅助检查

ACTH 非依赖性皮质醇症内分泌检查特点：血尿皮质醇增高，皮质醇分泌节律消失。血 ACTH 水平降低，大小剂量地塞米松抑制试验不被抑制等。本组 14 例符合上述特点，1 例血尿皮质醇增高，但可被地塞米松抑制，可能为亚临床库欣综合征。两项纳入 PPNAD 患者的小型病例系列研究发现，在连续的小剂量（2 mg）和大剂量（8 mg）6 日地塞米松抑制试验（Liddle 试验）期间，69% ~ 75% 的患者出现尿游离皮质醇矛盾性增加，认为服地塞米松后 UFC 不被抑制反升高，且幅度 >50% 以上对 PPNAD 有诊断价值（Stratakis et al., 1999），而 9 例大结节性肾上腺疾病患者未见尿游离皮质醇矛盾性的升高，但在 15 例单侧腺瘤患者中观察到 3 例有上述表现（Carson et al., 1988）。地塞米松也使很多 PPNAD 患者的肾上腺组织中皮质醇合成增加，这一反应与结节中显著的糖皮质激素受体过表达有关（Louiset et al., 2009）。地塞米松对皮质醇合成的矛盾刺激是由糖皮质激素受体介导，并可被特定的蛋白激酶 A(protein kinase A, PKA）抑制剂抑制（Gunther et al., 2004）。

四、病理表现

肾上腺呈多发弥漫分布的小结节，大多数结节小于 4mm、无包膜，但与周围萎缩并缺乏惯有分布带的肾上腺皮质分界清楚。结节呈黑褐色为其特有征象（图 10-3-1），光镜下可见细胞质内脂褐素沉积，结节间皮质萎缩（Carney et al. 1985; Stratakis et al., 2001）。PPNAD 结节内细胞较大、呈球形，可见嗜酸性或透明细胞质，多数这些细胞含有粗粒状褐色色素，其被认定为脂褐素（Carney et al., 1992）。PPNAM 结节中突触素的高表达表明，这些细胞的表型为神经内分泌型（Stratakis et al., 2001; Carney et al., 2003）。肾上腺正常或轻度扩大，重量为 4 ~ 17 g（Horvath et al., 2007）。

五、诊断

（一）内分泌实验检查

1. 对于散发性病例

首先确定是否存在皮质醇增多症。检查包

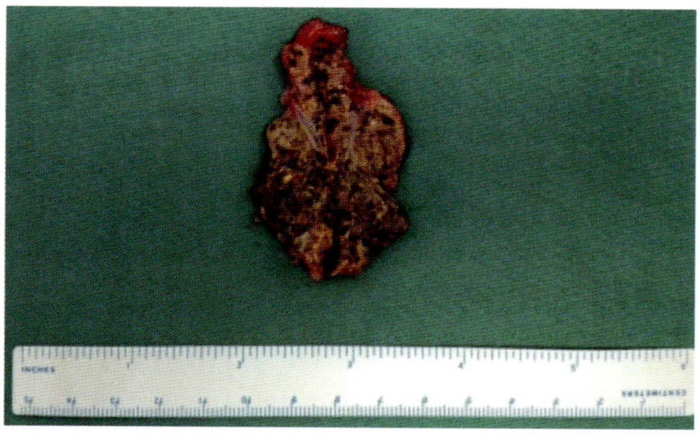

图 10-3-1　PPNAD 的大体病理表现，结节呈黑褐色为其特有征象

括 24 小时尿游离皮质醇定量、过夜 1 mg 地塞米松抑制试验和夜间唾液皮质醇测定。检查结果应显示皮质醇排泄量明确增加，且结果应可重复。

2. 测定血浆 ACTH

确定皮质醇增多是 ACTH 依赖性还是 ACTH 非依赖性。患者血清皮质醇浓度较高 [>15 μg/dl（415 nmol/L）]，但血浆 ACTH 浓度低下 [<5 pg/ml（1.1 pmol/L）]，是 ACTH 非依赖性疾病的证据。

3. 连续小剂量—大剂量地塞米松抑制试验（Liddle 试验）

可区分 PPNAD 与其他原发性肾上腺皮质病变，主要用于鉴别皮质醇增多是由于垂体 ACTH 分泌型腺瘤还是由于异位 ACTH 综合征。在实践中，原发性肾上腺疾病患者一般已被认定为有 ACTH 非依赖性库欣综合征，可不进行此项试验。

试验过程包括：在基线时（2 日）、每 6 小时给予 0.5 mg 地塞米松（共 2 日）期间，以及之后每 6 小时给予 2 mg 地塞米松（共 2 日）期间收集 24 小时尿液，以测定皮质醇排泄水平。与尿皮质醇水平无变化的大多数原发性肾上腺皮质病患者不同，PPNAD 患者中 69%～75% 会出现尿皮质醇排泄矛盾性增高（Stratakis et al., 1999; Louiset et al., 2009）。上文提及的第一项研究显示，13 例 PPNAD 患者中，Liddle 试验的第 6 日尿游离皮质醇水平增加 50% 或以上识别出了其中 9 例（69.2%）。此外，该试验排除了所有大结节样肾上腺皮质病，但 15 例单肾上腺皮质腺瘤患者中有 3 例（约 20%）仍不能排除。第 6 日时尿游离皮质醇水平升高 100% 或更多仅能识别出 PPNAD 患者。

（二）影像学检查

对于 ACTH 非依赖性库欣综合征患者，定位诊断需要通过肾上腺 CT 平扫检查来确定皮质醇增多是由于单侧肾上腺肿瘤，还是由于双侧肾上腺皮质增生或结节性疾病（Rockall et al., 2004）。

PPNAD 影像学显示肾上腺基本“正常”或萎缩者约占 50%。其他可略增粗或略呈小结节状，但是 18 岁以上者也可见单侧 2～3 cm 的结节（Doppman et al., 1989）。PPNAD 患者的肾上腺总体大小往往并不增大，而是被萎缩的肾上腺皮质内散在的一些小的黑色或褐色结节所占据；这在薄层高分辨率 CT 上可呈串珠状改变（图 10-3-2）。北京协和医院 15 例患者中 7 例（47%）双侧肾上腺 CT 扫描未见明显异常，切除单侧肾上腺标本平均重 5.2 g，也支持影像学表现。

在纳入 88 例确诊为 PPNAD 患者的病例系列研究中 33 例患者进行了肾上腺影像学检查，结果显示约 45% 的患者肾上腺正常，而 27% 的患者双侧肾上腺增大（Carney et al., 1992）。15% 的患者中可见单侧肿块，仅 12% 的患者可见双侧结节。该研究中 18 例患者接受了碘（131-I）标记胆固醇的肾上腺闪烁成像，结果显示 16 例患者双侧肾上腺有摄取，1 例患者单侧肾上腺摄取，1 例无摄取（Horvath et al.,

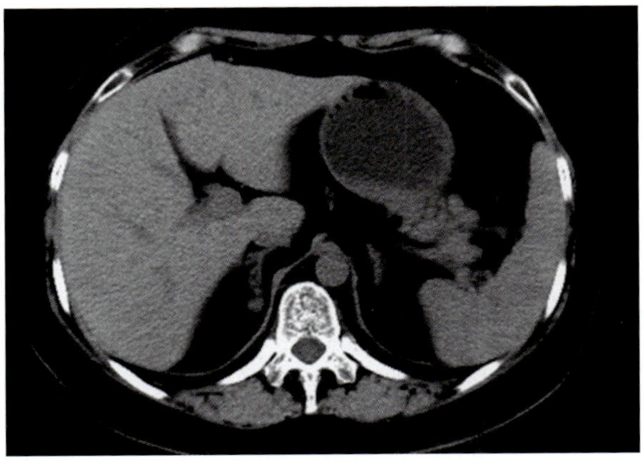

图 10-3-2 PPNAD 患者的 CT 表现，右侧肾上腺多结节样改变

2007）。然而，目前肾上腺闪烁成像在许多国家并不广泛可用。

据上述特征，临床上对于典型库欣症状、ACTH 非依赖性内分泌特点、肾上腺 CT 显示基本“正常”者应首先考虑 PPNAD，有面部特征性色素沉着者则可能为 CNC。这是 PPNAD 的基本特点，有利于和 ACTH 非依赖性肾上腺大结节增生、库欣病、肾上腺库欣腺瘤、异位 ACTH 综合征等鉴别。诊断上还需注意 CNC 其他系统病变的筛查。特别是心脏和甲状腺等。疑似 CNC 的患者应行超声心动图检查以排除心脏黏液瘤的可能性，心脏黏液瘤可引起显著的并发症发病率及死亡率。

六、Carney综合征

Carney 综合征（Carney's complex，CNC）是一种临床罕见的常染色体显性遗传性疾病，由 Carney 等（1985）于 1985 年首次报道。主要临床表现如下：

（一）皮肤色素沉着病变

1. 皮肤点状色素沉着，具有典型的分部区域——面部、颈部和躯干（包括嘴唇、结膜和巩膜）可见色素沉着雀斑样痣。

2. 蓝痣，上皮样蓝痣（多发）。

（二）非内分泌肿瘤

1. 皮肤黏膜黏液瘤；

2. 心房黏液瘤；

3. 乳腺多发性黏液瘤；

4. 骨软骨黏液瘤。

（三）内分泌肿瘤

1. PPNAD 或 Liddle 试验患者出现尿游离皮质醇矛盾性增加，认为服地塞米松后 UFC 不被抑制反升高；

2. 生长激素分泌型垂体瘤所致肢端肥大症；

3. 睾丸大细胞钙化性支持细胞瘤（large cell calcifying sertoli cell tumor，LCCSCT）、或睾丸超声提示特征性的钙化；

4. 甲状腺腺瘤和甲状腺癌，年轻患者甲状腺超声低回声结节；

5. 砂粒黑色素性神经鞘瘤；

6. 乳腺导管腺瘤。

CNC 的确诊要求有两种或两种以上主要表现（表 10-3-1）。多个相关的临床表现可能提示

表 10-3-1 338 例 CNC 患者的临床表现 (Stratakis 等，JCEM 2001)

临床表现	百分比（%）
皮肤点状色素沉着	77
心脏黏液瘤	53
皮肤黏液瘤	33
PPNAD	26
LCCSCT	33(男性患者中)
肢端肥大症	10
砂粒黑色素性神经鞘瘤	10
甲状腺结节或癌	5
乳腺导管腺瘤	3（女性患者中）

CNC 的诊断，但并不认为它们对本病具有诊断意义（Ruder et al., 1974; Stratakis et al., 2001）。如果满足一条主要诊断标准，并且有如下符合下面情况，那么也可诊断为 CNC：①一级亲属患 CNC；②编码蛋白激酶 A 调节亚基 1-α 的基因（PRKAR1A）发生失活突变。

在上述纳入 88 例 PPNAD 患者的病例系列研究中，40 例患者的病变作为 CNC 的一部分出现（Carney et al., 1992）。在这 40 例患者中，32 例（80%）出现色素沉着性皮损或皮肤黏液瘤，29 例（72%）有一个或多个心脏黏液瘤，18 例（45%）表现为库欣综合征。10 例女性患者（占女性患者的 42%）可见乳腺肿块，9 例男性患者（占男性患者的 56%）伴发睾丸肿瘤。其他研究的数据表明，2/3 的 CNC 病例为家族性，尽管男性和女性发病率大致相等，但 80% 的病例是通过患病女性传播，这一现象的部分原因可能是支持细胞肿瘤导致生育力下降，该肿瘤见于 1/3 的受累男性（Stratakis et al., 2001）。

全部 CNC 患者中有 25%～45% 出现由 PPNAD 引起的显性库欣综合征，而亚临床的、非典型的或周期性库欣综合征见于其他患者，并且尸检时发现几乎所有患者都存在肾上腺皮质组织学变化。在其他家族性发病形式中，小结节样增生或 PPNAD 和库欣综合征的发生不伴 CNC 的任何其他特征，随后病理和临床表现上的异质性会变得明显。部分微结节性肾上腺疾病（micronodular adrenal disease, MAD）患者的结节中并不存在脂褐素，且库欣综合征倾向于在较小年龄（2～7 岁）出现。在大多数这些患者中，MAD 不伴其他肿瘤或疾病单独存在；大多数患者为女性且为散发性发病，但在某一家族中发现该病呈常染色体显性遗传（Horvath et al., 2006）。

PPNAD 患者若诊断出 CNC，则需要每年采用超声心动图监测是否存在心脏黏液瘤（Stratakis et al., 2001）。同时建议针对睾丸肿瘤、甲状腺肿瘤及乳腺肿瘤进行其他基线检查。

七、CNC的遗传学特点

遗传连锁分析已分离出 CNC 的 3 个基因位点：分别位于 17q22-24（CNC1）、2p16（CNC2）和 17p12-13.1（Groussin et al., 2002; Groussin et al., 2006）。迄今为止，已识别出 4 种致病基因：蛋白激酶调节亚基 1-α（PRKAR1A）、PDE11A、PDE8B 及肌球蛋白重链基因（MYH8）。

（一）PRKAR1A

PRKAR1A 是抑癌基因，编码蛋白激酶 A（PKA）Iα 调节亚基蛋白。在正常情况下与蛋白激酶 A（PKA）的催化亚基 C 构成四聚体（2 个 α 调节亚基和 2 个 C 催化亚基）保持稳定。一旦 PKA 被上游信号激活 α 亚基与 cAMP 结合并从催化亚基解离，使后者发挥催化活性。激活下游 CREB 信号系统促进 DNA 复制、细胞生长和增殖。这两个仅亚基分别由两条染色体编码，因此当一条染色体上的基因发生突变使蛋白合成异常时，缺少一个 α 亚基的 PKA 将无法保持其四聚体的稳定结构，导致 PKA 处于失抑制状态，下游信号被持续激活，最终导致细胞的异常生长增殖。CNC 是临床报道的第一个 PKA 基因突变有关的疾病，因此有学者将之称为“PKA 病”。基因突变位点可位于全部的编码外显子和邻近的内含子。大多数已知的突变是点突变或影响编码区的 15bp 小片段的突变，包括无义突变、移框、剪接位点突变（Horvath et al., 2010）。目前已报道 120 种不同的 PRKAR1A 基因突变，其中

117 种注册于 CNC 协作组数据库（Bertherat et al., 2009）。

两项关于伴发 CNC 的 PPNAD 患者的病例系列研究表明，65%～82% 的患者携带 PRKAR1A 基因突变（Groussin et al., 2002; Veugelers et al., 2004）。上述纳入 353 例 PPNAD 或 CNC 患者的报道显示，73% 的病例携带 80 种不同的 PRKAR1A 突变，而如果只分析先证者，则该比例仅为 62%（Larsen et al., 1986）。携带 PRKAR1A 突变的患者表现为更严重的色素沉着皮损、黏液瘤、甲状腺肿瘤及性腺肿瘤，且发病时间提前；PPNAD 更常见于女性，而其他肿瘤无明显性别差异。外显子发生突变更常与肢端肥大症、黏液瘤、雀斑样痣和神经鞘瘤有关。未表达 PRKAR1A 基因突变的患者病情相对较轻。这些突变编码一种不能生成的截短蛋白，而此蛋白的缺失会导致通过环磷酸腺苷（cyclic adenosine monophosphate, cAMP）激活的蛋白激酶 A 增加。在 PRKAR1A 基因敲除的小鼠中可见 D 型细胞周期蛋白上调，这提示了 CNC 中肿瘤发生的一种机制（Sarlis et al., 1997）。PRKAR1A 基因发生一小段内含子的缺失突变，与外显率较低和某种轻度的表型（单纯性 PPNAD，不伴有 CNC）相关（Groussin et al., 2006）。若 PRKAR1A 基因突变发生在起始密码子 M1V，也与某种轻度的表型（仅出现 PPNAD，伴有轻度非典型库欣综合征）相关。PRKAR1A 失活性生殖系突变也似乎常见于散发性或单纯性 PPNAD 病例。

（二）其他致病基因

大约 20% 的 CNC 家系并非 PRKAR1A 缺陷所致。

1. PDE11A

在 3 个未见 PPKAR1A 基因突变的非色素沉着小结节性肾上腺皮质增生家族中，已发现了位于 2q31-35 染色体的 PDE11A 基因发生失活性突变（Shenoy et al., 1984）。PDE11A 是一种具有双重特异性的 PDE，可催化 cAMP 和环磷酸鸟苷（cyclic guanosine monophosphate, cGMP）水解，PDE11A 可在几种内分泌组织中表达，但肾上腺组织中只表达 A4 剪接变体。PDE11A 表达下降会导致肾上腺皮质中 cAMP 浓度上升，cAMP 反应元件（cAMP-responsive element, CREB）的磷酸化增加，从而可能导致肾上腺皮质增生。目前也已在一般人群中发现 PDE11A 失活突变，提示这些突变除了与肾上腺皮质增生相关外，还可能促进机体对其他肿瘤的易感性（Horvath et al., 2006）。

2. PDE8B

在一个患有非色素沉着性 MAD 家族中，发现 1 例患库欣综合征的年轻女孩的 PDE8B 中可见单碱基替换（c.914A>T 或 H305P），该女孩的父亲携带相同的突变基因且伴有高血压、午夜皮质醇水平异常，以及 CT 显示轻度肾上腺皮质增生。在生成的细胞系中对突变的 PDE8B 基因进行转染会增加 cAMP 水平，这证明突变的蛋白降解 cAMP 的能力受损。

3. MYH8

在一个较大的家族中发现了一种 CNC 变异型，其包括心房黏液瘤和远端关节弯曲（多关节挛缩），但肾上腺未受累。关节弯曲最开始主要表现为张口困难与假性屈曲指（第 4 指与第 5 指的挛缩）。在此家族中，病变基因位于 17p12-13.1 位点。围生期时在此位点发现 MYH8 突变，在两个单纯关节弯曲而不伴心房黏液瘤的家族中也发现了这种突变。

4. β-连环蛋白基因突变

除 PRKAR1A 基因生殖系突变外，在 PPNAD 患者的较大结节中还发现了 β-连环蛋白基因体细胞突变，这提示 Wnt/β-连环蛋白信号通路中的继发性事件可促进 PPNAD 患者的肿瘤发生（Tadjine et al., 2008）。在小结节中未发现体细胞突变，但是在各种大小的结节及结节间萎缩的肾上腺中均可见弥漫性和局灶性的 β-连环蛋白核聚集现象。

5. 在不伴既往发现突变的罕见 PPNAD 病例中，已发现蛋白激酶 A 催化亚基（PRKACA）基因的生殖系重复，可促进肾上腺组织蛋白激酶 A 活性，并引起 PPNAD 样组织学和临床表现（Beuschlein et al., 2014）。

八、PPNAD的治疗

PPNAD 系双侧肾上腺病变，双侧肾上腺切除可治愈，糖皮质激素替代不会发生尼尔森综合征（Carney et al., 1992, Powell et al., 2008）。但是终身激素替代和可能发生肾上腺危象为其不足之处。前述 88 例 PPNAD 患者（Carney et al., 1992），48 例双侧肾上腺全切者均治愈；17 例单侧肾上腺切除和 6 例肾上腺次全切除者，分别有 7 例和 2 例库欣症状复发。北京协和医院 15 例患者双侧肾上腺全切 1 例治愈。单侧肾上腺切除 14 例，其中 3 例术后库欣症状复发（21%），行对侧肾上腺次全切除后症状缓解，皮质激素替代半年后停药，随访 1～5 年，症状无复发，无糖皮质激素不足表现，1 例术后 1 年复查 UFC、ACTH 正常。其他 11 例单侧肾上腺切除者随访 8 个月至 17 年，无库欣症状复发（79%），月经紊乱者基本恢复正常，但 8 例行内分泌检查者提示皮质醇症的存在，即亚临床库欣。这表明单侧。肾上腺切除可缓解 PPNAD 的库欣症状，但不能完全缓解其皮质醇高分泌状态，患者可出现严重骨质疏松、骨骼变形或其他库欣相关并发症（Sarlis et al., 1997）。而肾上腺次全切除可能是较好的选择，但这需长期随访及大宗病例的证实。

术后应每半年或 1 年 1 次长期或终身随访，目的在于监测患者术后皮质醇水平变化和发现可能 CNC 其他器官病变，内容包括 UFC、ACTH 等内分泌检查、超声心动图、睾丸和甲状腺超声等。此外，PPNAD 患儿生长落后与长期的高糖皮质激素血症抑制 GH 分泌和造成组织对 IGF-1 等生长因子的抵抗有关，术后随着高糖皮质激素血症的解除，可出现追赶性生长，但最终身高往往不够理想，故 PPNAD 患儿术后应及时测定 GH 及 IGF-1，如果为 GH 缺乏即鼓励给予 GH 应用，GH 治疗的早期实施和较长的生长允许期限有助于达到理想成人身高（Lebrethon et al., 2000）。

第四节 肾上腺结核

一、概述

肾上腺结核通常伴发于肾上腺外结核，包括肺结核、肠道结核、肾结核和腹膜结核等，91%～100% 累及双侧肾上腺，痰培养等检查多为阴性（Yang et al., 2006）。肾上腺结核与粟粒性结核有关，多达 42% 的尸检可发现存在肾上腺受累。结核病与肾上腺功能关系密切，而结核病发生显性肾上腺功能不全少见，见于 1% 已被报道的粟粒性结核病例（Lam et al., 2001）。血行性播散的结核杆菌常在肾上腺皮质产生病灶，形成大小不等的结核结节。如果患者的病情巨变，如发干酪化，肾上腺功能障碍从而导致艾迪生病（Addison 病）发生，Addison 病可使患者的双侧肾上腺皮质出现严重萎缩和衰竭现象。在 20 世纪 50 年代以前，结核是导致 Addison 病的最主要原因，占 70%～80%。然而随着结核发病率的下降和诊治水平的提高，目前在欧美国家自身免疫性肾上腺炎已成为 Addison 病的首要病因。相比于发达国家，肾上腺结核在发展中国家更多见，在发展中国家，20%～30% 的 Addison 病由肾上腺结核造成，而在发达国家中不超过 10%（Upadhyay et al., 2013）。目前在我国，结核仍是引起 Addison 病的最常见原因（刘娟等，2005），故当患者有 Addison 病的临床表现时，我们首先应想到肾上腺结核存在的可能。

二、病因与病理

肾上腺结核由身体其他部位的活动性感染经血行播散导致，结核病变可破坏肾上腺，肾上腺组织破坏呈渐进性，一般发生于髓质，且髓质破坏比皮质破坏更常见，然后向外传播，并由一侧蔓延至对侧，其原因不明。病变早期由于皮质炎症细胞浸润及肉芽肿，肾上腺常增大，干酪样结节和纤维化随后逐渐替代肾上腺组织，所以约两年后肾上腺体积会正常或变小（Vita et al., 1985）。

肾上腺结核一般分为三种类型：①大结节干酪型：本型最常见。部分甚至整个肾上腺已被干酪化结节占据，其大小可达正常肾上腺的 2 倍以上。干酪常软化，其中可检出结核杆菌，有时形成寒性脓肿。肾上腺被膜肥厚，与周围组织粘连。②播散型（小结节型）：镜检粟粒结核患者的肾上腺皮质和髓质，常可见微小的类上皮细胞结节。慢性播散性结核患者，有时可见稍大的结节呈点状散布。病灶中心干酪化，周围有由淋巴细胞层包围的类上皮细胞和巨细胞层。③硬化型（纤维型）：呈慢性经过，干酪化和瘢痕性硬化同时存在，仍以纤维增殖为主。随病灶的浓缩和干燥，可出现石灰化，乃至钙化。本型肾上腺虽增大，但腺组织明显萎缩，残留皮质或髓质极微。

三、临床表现

本病起病缓慢且隐匿，常在患病 2～3 年后出现临床症状时才被发现。结核病变破坏双侧肾上腺 50% 以上时，才出现明显临床症状。当 90% 肾上腺组织被破坏时即可引起 Addison 病，临床表现为乏力、虚弱、易累、恶心、呕吐、厌食、体重下降、皮肤及黏膜色素沉着和低血压等。

（一）肾上腺皮质激素分泌不足的临床表现

由于肾上腺严重破坏，肾上腺皮质激素包括皮质醇及醛固酮的分泌均受影响，引起皮质醇及醛固酮分泌低下，前者受影响的程度更为严重，可引起全身多系统的功能紊乱。①全身症状：乏力是本病早期出现的重要症状，随病情进展，乏力程度逐渐加重。因此，严重乏力，易疲劳，休息后不易恢复是 Addison 病的常见症状；②胃肠功能紊乱：可有食欲不振、恶心、呕吐、腹痛或腹泻等；③电解质紊乱：低血钾钠及高血钾；④心血管症状：多为低血压，易发生头晕、直立性低血压，甚至一过性晕厥；⑤糖代谢紊乱；⑥抵抗力降低，严重时可出现急性肾上腺皮质功能减退性危象；⑦其他如头晕、嗜睡、表情淡漠、精神不振、记忆力减退等神经系统症状。男性患者可有勃起功能障碍，女性患者可有月经紊乱或闭经等性功能紊乱表现。

（二）垂体促肾上腺皮质激素增多的临床表现

典型临床表现为皮肤黏膜色素沉着，是Addison病的特有表现，也是患者前来就诊的主要原因之一。色素沉着一般表现为全身性，并以暴露及经常受摩擦的部位如面部、手背、掌纹、乳晕、指（趾）甲最为显著。

四、诊断

本病诊断主要根据病史、临床表现及实验室检查，早期诊断困难。详细了解既往结核病史及结核接触史，积极寻找肾上腺外结核病灶的证据对肾上腺结核的确诊具有重要的意义。此外，结核菌素试验（PPD）、痰菌检查、红细胞沉降率和影像学表现等判断不仅对其确诊有重要意义，而且可以提示结核病灶是否处于活动期。

（一）实验室检查

常见的异常有：24小时尿游离皮质醇、血皮质醇及血醛固酮下降，血促肾上腺皮质激素（ACTH）升高，ACTH刺激试验阳性，电解质紊乱（如高血钾、低血钠、低血氯），贫血等。

（二）超声诊断

肾上腺结核的超声声像图表现与其临床病理变化不同时期相联系，其声像图表现有（胡幼琳等，1995）：①坏死液化期时，可见类圆形混浊液性包块；②增生肉芽肿期，可呈长椭圆形或带状低回声，不均质实质性肿块；③晚期时肿块内见强回声钙化点；④如病变为双侧性，两侧肿块大小、形态可不一致；⑤液化坏死时边缘相对清晰，否则边缘较模糊。对肾上腺结核非坏死液化期时，CT检查阴性，而临床高度怀疑时，超声可为病因诊断提供有力依据。

（三）CT诊断

由于CT自身密度分辨的优势，对肾上腺结构能够清楚显示，且对钙化病灶敏感，从而使得对疾病的检出率更高，这些都使其成为诊断肾上腺疾病的主要手段。有文献报道（Johnson et al., 1991）肾上腺结核的CT影像学特征为双侧肾上腺钙化，可呈局限性、弥漫性或针尖状。病程在两年以下者肾上腺正常或增大，两年以上者肾上腺萎缩或正常。

（四）MRI诊断

因CT通常可以对肾上腺结核进行明确的诊断，MRI用于诊断肾上腺结核文献报道较少。在MRI中常表现为双侧肾上腺肿大，形态不规则，大小不一，信号强度不均，在T1和T2加权像上可见团块状及结节状的低信号。同样，MRI的影像学特征变化与肾上腺结核的病理变化过程有关，其中包括结核性肉芽肿、干酪样坏死、纤维化、瘢痕和钙化（Shen et al., 1993; Fan et al., 1998）。

目前临床上对于肾上腺结核的诊断尚无统一的标准，有肾上腺皮质功能减退临床症状及实验室依据并伴有以下临床表现之一者，应考虑肾上腺结核并发Addison病的可能：①CT或超声扫描发现肾上腺肿块、钙化且同时伴有肾上腺外结核（肺、肾结核等）和（或）红细胞沉降率增高与PPD强阳性者；②CT或超声检查肾上腺有肿大，但临床排除肿瘤和其他疾病者；③临床抗结核治疗有效。由此可见，肾上腺结核及所致Addison病的诊断是一个综合性的诊断，其中影像学改变是其确诊的重要依据。当发现肾上腺肿块和（或）钙化时，特别是伴有肾上腺外结核和（或）影像学证据时，应考虑到此病的可能，同时需密切结合临床资料，包括观察有无皮肤黏膜色素沉着和详细询问病史来寻找重要的诊断线索，从而提高对本病的诊断。

五、治疗

规律、全程的抗结核和激素替代疗法是治疗肾上腺结核的有效方法。

判断是否有活动性结核病灶非常重要，因为肾上腺具有强大的再生能力，病程约 1 年的低功能肾上腺患者，抗结核治疗后肾上腺皮质功能可完全恢复正常。若结核病灶处于活动期时需给予正规的抗结核治疗 6～18 个月。鉴于糖皮质激素替代治疗后，可使陈旧性结核转为活动性或使活动性结核病灶扩散，因此在 Addison 病无活动结核者初诊时应常规行半年左右的抗结核治疗。

一旦确诊为肾上腺结核合并 Addison 病，就应立即开始糖皮质激素的终身替代治疗，主要目的是改善症状和控制血 ACTH 在正常范围内。剂量根据个体反应情况如体重、应激状态、体力劳动强度等增减。首先补给剂量：氢化可的松 30 mg/d，上午 8 时 20 mg，下午 4 时 10 mg，或泼尼松 7.5 mg/d，上午 8 时 5 mg，下午 4 时 2.5 mg。正常人每日肾上腺皮质醇激素需要量约为氢化可的松 30 mg，但在发热、手术、外伤等应激情况下，糖皮质激素的使用剂量应增加 2～3 倍，因此应激时应加大补充用量，以免发生肾上腺危象。若皮肤色素沉着改善不明显，需改用长效激素替代治疗。上述治疗后仍有明显低血压、高血钾、低血钠等，应补充盐皮质激素如 9-α 氟氢可的松 0.05～0.1 mg/d。

外科治疗只是肾上腺结核综合治疗的一个组成部分，其首要条件是通过内科抗结核治疗使结核病灶不再处于活动进展期。因此，必须重视围术期的处理。术前、术后必须应用有效抗结核药物配合治疗，同时增强患者的抵抗力，防止和减少手术并发症的发生。术前应用有效的抗结核药物做术前准备 2 周以上，并严格掌握手术适应证和手术时机，一般不会发生结核扩散；术后抗结核药物治疗至少需 6～12 个月。对于施行手术者，尤应注意肾上腺危象的发生。

第五节　肾上腺皮质异位

一、概述

肾上腺组织异位常见于儿童，在成人却较为少见，目前国内外仅见少数个案报道。肾上腺组织较常异位至纵隔与盆腔之间的腹膜后任何部位或精索、睾丸旁，常于手术中偶然发现。由于异位肾上腺组织有发生增生或肿瘤的可能性，故一旦发现，应予切除，但术中常规探查是不必要的。

二、病因与病理

异位肾上腺组织较常见于睾丸、精索、阔韧带、肾、腹膜后腔和腹腔等。由于正常肾上腺的存在，儿童的异位肾上腺组织随着年龄的增长，绝大多数异位肾上腺组织将发生萎缩直至消失，只有少数得以残留，此时正常肾上腺外的异位肾上腺组织又可称为副肾上腺组织或肾上腺残余。但在偶然情况下，亦有一侧肾上腺完全异位者，Crowley（1943）等在 5000 例常规尸检中发现 8 例肾上腺组织位于肾包膜下，而在同侧正常位置未能发现肾上腺组织。

目前认为肾上腺组织异位于正常肾上腺之外是由于胚胎学缺陷。肾上腺皮质是由位于后腹壁肠系膜根部与尿生殖嵴之间的间皮细胞群发生而来，而形成肾上腺髓质的细胞是由交感神经嵴衍生而来。随着髓质细胞向胎儿肾上腺皮质区域迁移，肾上腺皮质的碎片可能被分裂开来。大多数碎片仍停留在正常肾上腺的附近区域，但有些与尿生殖嵴关系较为紧密的碎片则可能随着发育中的性腺迁移而发生异位（Barwick et al., 2005）。这就解释了为什么大多数异位肾上腺组织均位于腹膜后中轴、盆腔、腹股沟区域或阴囊内，而且通常发生异位的只有单纯的皮质组织。

李涛等（2006）报道了 3 例肾上腺组织异位，发生于儿童 2 例，成人 1 例，其中 1 例患者在术前 CT 检查和术中探查时可在同侧肾上方内侧见到正常形态的肾上腺。Savaş（2001）和 Sullivan（2005）等分别在 452 例、935 例腹股沟手术中发现异位肾上腺组织 8 例和 25 例，均未见于女性患者，男性发生率为 2%～3%。

三、诊断及临床表现

与正常肾上腺一样，异位肾上腺组织也有可能发生肿瘤或增生。在库欣病患者行双侧肾上腺全切后，异位的肾上腺皮质组织在促肾上腺皮质激素（ACTH）的刺激下可能增生，从而使病情复发。但对肾上腺全切术后在原正常肾上腺区域附近发现有功能性的肾上腺组织，一定要绝对排除前次手术中肾上腺组织有碎裂或残留的情况，否则不能诊断为肾上腺组织异位（Leibowitz et al., 1998）。异位肾上腺同样可以发生皮质腺瘤，从而直接导致非 ACTH 依赖性库欣综合征（Ayala et al., 2000）或醛固酮增多症（Flanagan et al., 1967）。对纳尔逊（Nelson）综合征患者，异位的肾上腺组织可被过量的 ACTH 激活或形成肿瘤而表现出男性化的内分泌功能（Wild et al., 1988）。异位肾上腺自发性肿瘤也可使女性发生男性化性征异常（Medeiros et al., 1992）或使男童出现性早熟（Burke et al., 1973）。异位肾上腺组织偶可发生无功能性的髓样脂肪瘤（Cina et al., 1995）或嗜酸细胞瘤（Corsi et al., 2002），有时由于肿瘤周围无正常肾上腺组织，需要依靠免疫组织化学或电镜检查才能判断出肿瘤起源于肾上腺组织（Cassarino et al., 2004）。

四、治疗

异位肾上腺组织通常在患者因其他原因行手术治疗时才在手术部位偶然发现，位于腹膜后的异位组织有时会被误认为淋巴结（Hsu et al., 2005）。由于绝大多数发现有异位肾上腺组织的患者，其双侧或对侧的正常肾上腺均存在，而且异位肾上腺组织有发生肿瘤或增生病变的可能性。所以一旦发现应予完整切除。无病变的异位肾上腺组织外观多呈圆形或卵圆形，界限清楚，直径 1～5 mm，色泽为鲜黄色至暗黄色，容易识别和切除。对于在行腹膜后、盆腔、腹股沟、阴囊等肾上腺组织异位高发部位的手术时，是否需要常规探查的问题，绝大多数学者认为这是不必要的，因为肾上腺组织发生异位毕竟不多见，而进一步发生病变则更为少见，增加患者的手术创伤和医疗费用来常规组织异位这一疾病有所了解，在怀疑肾上腺疾病而正常肾上腺区未发现明确病变的情况下，要考虑到其他部位存在异位肾上腺组织的可能性。

第六节　肾上腺淋巴瘤

一、概述

肾上腺淋巴瘤分为原发性和继发性，由CT偶然发现的继发性肾上腺非霍奇金淋巴瘤（non-Hodgkin lymphoma, NHL）的发病率约为5%，但结合尸检，发病率可升高至25%～35%（Paling et al., 1983）。原发性肾上腺淋巴瘤（primary adrenal lymphoma, PAL）更罕见，至2013年文献报道病例数不足200例，原发性肾上腺淋巴瘤的中位年龄为62±14岁，男女比例为1.8∶1（Rashidi et al., 2013）。原发性肾上腺淋巴瘤多累及双侧肾上腺，老年患者更常见，临床主要表现为发热、体重下降、乏力、肾上腺功能减退等。原发性肾上腺淋巴瘤的发病机制认为和免疫缺陷、病毒感染、p53和c-kit基因突变等相关。有学者对原发性肾上腺淋巴瘤的定义为：病理学证实肾上腺一侧或双侧病变为淋巴瘤，且满足以下两个条件：①其他部位未发现淋巴瘤；②如果病变存在于其他器官或淋巴结，肾上腺病变必须起主导地位（Rashidi et al., 2013）。

原发性肾上腺淋巴瘤的诊断主要靠穿刺活检或手术切除病理。原发性肾上腺淋巴瘤的主要病理类型为弥漫性大B细胞淋巴瘤（diffuse large B-cell lymphoma, DLBCL），占超过70%的病例。原发性肾上腺淋巴瘤预后往往较差，虽然化疗的初始反应很好，但不能够持续缓解。

二、病因及发病机制

Merklin（1966）于1966年描述了肾上腺腺体淋巴，肾上腺浆膜下分布了广泛的淋巴网络。淋巴网的深层存在肾上腺包膜淋巴管连接浆膜下淋巴，淋巴液引流至中线区域淋巴结或直接至胸导管，少部分包膜淋巴引流至横膈或肾。有趣的是肾实质却缺乏淋巴管。Hayes和Christensen等人提出淋巴瘤源自间叶细胞，而间叶细胞存在于肾上腺网状结构，解释了肾上腺产生淋巴瘤的可能性（Hayes et al., 1961）。

Dutta等人（2005）认为原发性肾上腺淋巴瘤起源于肾上腺造血组织，与肾上腺髓样脂肪瘤相似。但Reddy等人（2011）指出，原发性肾上腺淋巴瘤的发生机制依然不明，因为正常的肾上腺组织缺乏淋巴样组织及造血组织。他们根据自身免疫性桥本甲状腺炎导致甲状腺淋巴瘤来推断自身免疫性肾上腺炎可能导致原发性肾上腺淋巴瘤，这也能够解释原发性肾上腺淋巴瘤患者肾上腺功能不足的原因（Reddy et al., 2011）。Wang等人（1998）总结了55例患者，其中8例患者同时伴有或既往有恶性肿瘤病史，2例为HIV患者，7例患有自身免疫疾病，免疫功能缺陷被认为是原发性肾上腺淋巴瘤的一个致病因素。

EB病毒与B细胞淋巴瘤、经典霍奇金淋巴瘤和偶发的外周T细胞淋巴瘤有明确相关性。在一组日本学者总结的20例原发性肾上腺淋巴瘤患者中，9例检测出EB病毒基因组和潜伏膜蛋白 1。此外还有移植术后 EBV 相关性单侧肾上腺淋巴细胞增殖疾病的报道（Mullins et al., 2001）。

Nakatsuka S 等人（2002）对 17 例原发性肾上腺淋巴瘤患者（13 例男性、4 例女性，年龄为 25 ~ 84 岁）进行 p53、c-kit，K-ras 和 β 连环蛋白的基因突变检测。用直接测序法对每个淋巴瘤进行聚合酶链反应 - 单链构象多态性分析。每个基因选择外显子代表热点进行分析，其中 44 个突变为单核苷酸替换，33 个为错义突变。17 例患者中有 9 例的 p53 基因 5 和 / 或 7 外显子发现 19 个突变，14 例患者中 10 例出现 c-kit 基因 11 和 / 或 17 外显子的 21 个突变。有 1 例双侧肾上腺病变未接受辅助治疗的患者发现不同的 p53 和 c-kit 基因突变，还有 1 例患者发现有 K-ras 密码子 13 的突变，3 例 β 连环蛋白基因外显子 3 的突变。除了 1 例，几乎所有的突变都是转化突变，提示一些内源性诱导剂在肾上腺淋巴瘤发病中起作用，p53 和 c-kit 基因可能在肾上腺淋巴瘤发病机制中起重要作用。

三、病理

弥漫性大 B 细胞淋巴瘤（DLBCL）是最常见的原发性肾上腺淋巴瘤类型，应用三种免疫标记可进一步分为生发中心 B 细胞（germinal center b-cell，GCB）或非生发中心 B 细胞（non-germinal center b-cell, non-GCB）亚型。GCB 亚型相对非 GCB 亚型预后较好，不过这一观点最近受到挑战（Hong et al., 2011）。GCB 亚型应包括 CD10+/MUM1+ 以及 CD10-/MUM1-/BCL6+，非 GCB 亚型应包括 CD10-/BCL6- 以及 CD10-/MUM1+/BCL6+。而 CD10+/MUM1+ 目前还较难分类，因为其同时表现出生发中心源性和细胞活化。当然，基因表达谱依然是决定 DLBCL 为 GCB 或是活化 B 细胞表达模型的金标准（Hans et al., 2004）。

细胞角蛋白是区分癌和淋巴瘤的重要标记物，只有很少部分淋巴瘤染色为细胞角蛋白阳性。大约 95% 的 B 细胞和 T 细胞淋巴瘤 CD45 染色为阳性，只有很少病例出现 CD45 阴性而细胞角蛋白阳性，这部分病例需高度警惕（Lasota et al., 1996）。

Rashidi 等人（2013）对 162 例原发性肾上腺淋巴瘤患者进行分级，其中 154 例（95%）为高级别，30 例（18%）出现扩散，常伴随淋巴结病。有 71 例患者行骨髓检查，其中只有 4 例（6%）发现有淋巴瘤。145 例（91%）患者为 B 细胞淋巴瘤，其余为 T 细胞淋巴瘤。B 细胞淋巴瘤患者平均年龄（64±14 岁）要显著高于 T 细胞淋巴瘤患者（50±18 岁）。在 B 细胞组，最常见的类型为 DLBCL（124 例，86%）和 NOS（15 例，10%）；最常见的 T 细胞淋巴瘤亚型为外周 T 细胞淋巴瘤（PTCL，11 例，73%）和结外 NK/T 细胞淋巴瘤。如果总和来看，最常见的原发性肾上腺淋巴瘤的亚型为 DLBCL（78%）和 PTCL（7%），只有 1 例患者为霍奇金淋巴瘤。

四、症状和体征

原发性肾上腺淋巴瘤的常见症状为 B 症状（即全身症状，包括发热、盗汗、体重降低）、疼痛、乏力，其他一般症状还包括食欲差、恶性、呕吐、神经症状和腹泻。约 1% 的患者为影像学偶然发现，这提示大部分原发性肾上腺淋巴瘤患者都有明显症状，而且症状多样，双侧病变患者症状往往较单侧病变更显著。双侧病变患者多发生肾上腺功能不足以及色素沉着，男性患者更常见脾大。

既往认为肾上腺功能不足是原发性肾上

腺淋巴瘤的共性，但这个观点可能存在偏差。通常来说肾上腺腺体需破坏超过 90% 才会导致肾上腺功能不足，一个回顾性研究发现双侧肾上腺转移癌患者有 33% 出现肾上腺功能不足（Redman et al., 1987），另一个研究为 21%（Seidenwurm et al., 1984）。几例双侧肾上腺破坏超过 90% 的肾上腺转移病例未出现肾上腺功能不足的临床表现和生物学证据（Cedermark et al., 1981）。考虑到小的肾上腺淋巴瘤也能导致肾上腺功能不足，因此肿瘤大小与功能不足的相关性可能不强（Wang et al., 1998）。原发性肾上腺淋巴瘤相比肾上腺转移瘤，肾上腺功能不足发生率高的原因可能在于细胞因子驱动，淋巴瘤细胞功能性旁分泌影响；而肾上腺转移瘤影响功能可能需要过度增长最后压迫或取代正常的肾上腺组织，或者压迫肾上腺供应血管导致囊性变、坏死和梗死（Rashidi et al., 1992）。

五、检查

1. 实验室检查

肾上腺淋巴瘤的血液检查常提示乳酸脱氢酶（lactic dehydrogenase，LDH）升高，双侧病变较单侧病变升高明显。

2. 超声检查

肾上腺淋巴瘤的影像学检查中，超声检查常作为二线检查。肾上腺淋巴瘤在超声下常表现为低回声，很少表现为均匀的强回声。如肿瘤存在出血和坏死，将导致超声回声不均（Carroll et al., 1980）。

3. CT

肾上腺淋巴瘤在 CT 上表现为肾上腺区边界清楚、密度均匀的软组织影，呈等或稍低密度影。增强扫描为轻度或中度强化，少部分病例呈明显强化（Falchook et al., 1991）。

4. MRI

肾上腺淋巴瘤的 MRI 表现为 T1 低或等信号，T2 为稍高信号。DWI 表现为弥散受限和高信号强度（Guo et al., 2002）。

5. PET/CT

PET 或 PET-CT 检查有助于区分原发性和继发性肾上腺淋巴瘤，淋巴瘤在 PET 上都会有一个高摄取，PET 在监测治疗反应和术后复发同样起重要作用。

六、诊断

在取得病理前，原发性肾上腺淋巴瘤的确诊较困难。原因在于原发性肾上腺淋巴瘤的临床表现多样，但特异性不高，如患者出现肾上腺功能减退表现可提示需进一步行肾上腺相关检查。影像学检查在初步诊断肾上腺淋巴瘤中起重要作用，CT 或 MRI 提示一侧或双侧肾上腺区密度均匀的软组织病变，体积较大，边界清楚，增强后为轻中度强化。原发性肾上腺淋巴瘤的确诊依赖于穿刺活检或手术切除病理，此外还必须明确肾上腺为淋巴瘤的唯一或主导病灶。PET/CT 检查能够明确除了肾上腺外是否存在其他部位病灶，对鉴别是否为原发性肾上腺淋巴瘤起重要作用。

七、鉴别诊断

（一）肾上腺皮质癌

肾上腺皮质癌多为单侧病变，临床上常表现为库欣综合征，内分泌检查提示：低 ACTH、高血皮质醇、地塞米松抑制试验不被抑制；也可为无功能肿瘤。肾上腺皮质癌 CT 表现为肾上腺类圆形占位，同侧及对侧肾上腺组织可见萎缩样改变，增强扫描可见明显强化。功能性肾上腺皮质癌与原发性肾上腺淋巴瘤鉴别较容易，无功能性肾上腺皮质癌鉴别较难，往往依靠穿刺或手术病理。

（二）肾上腺结核

患者常有较长病史，单侧肾上腺结核往往无症状或轻微症状，双侧受累较重时才出现肾上腺皮质功能减退的症状和体征。主要表现为疲乏无力、食欲不振、低血压、皮肤色素沉着，严重时可发生肾上腺皮质危象。临床症状和原发性肾上腺淋巴瘤有重合。典型的肾上腺结核CT显示双侧肾上腺肿块影，可见坏死灶，其内有钙化点，而肾上腺淋巴瘤较少出现钙化。

（三）肾上腺转移瘤

肾上腺转移瘤的症状与原发病变关系密切，发生肾上腺功能不全的概率显著低于原发性肾上腺淋巴瘤。肾上腺转移瘤增强CT多强化明显。肾上腺转移瘤的诊断关键在于原发灶的明确，PET/CT帮助较大。

八、治疗

（一）化疗

化疗是原发性肾上腺淋巴瘤治疗的确切手段，但最优化疗方案目前还不明确，因为缺少大宗对照研究。大部分研究主要应用CHOP方案，但反应性相对较低，持续性缓解并不常见。一项83例患者的回顾研究提示，1年存活率为17.5%，只有3例患者的无病生存期大于24个月，其中2例患者在接受双侧肾上腺切除后联合化疗，缓解期分布达到了52和72个月，还有1例未接受手术治疗，单行化疗后缓解期为48个月（Yamamoto et al., 1999）。其他患者行5～8程CHOP化疗，联合或不联合双侧肾上腺切除，持续缓解期达到23～88个月。

最近的研究发现，老年原发性肾上腺淋巴瘤患者应用利妥昔单抗联合CHOP方案或将传统的3周CHOP方案改成2周能够获益（Pfreundschuh et al., 2001; Mounier et al., 2002）。推荐将利妥昔单抗联合CHOP作为一线化疗方案。

（二）手术

单纯行肾上腺切除治疗对于侵袭性病变来说效果较差，一般建议肾上腺淋巴瘤减瘤术联合化疗，可能对提高生存率有益，但缺乏对照研究。无论是开腹还是腔镜下双侧肾上腺切除术都是能够耐受且安全的，术后保留部分正常肾上腺组织被认为可能对术后避免激素替代治疗有好处（Wu et al., 1999）。

（三）放疗

有研究报道一例手术未完全切除的低级别原发性肾上腺淋巴瘤患者，术后行放疗获得持续缓解（May et al., 1998）。但放疗的确切作用目前暂不明，在对病变进行放疗时可能会影响邻近的部分肾。

九、预后

原发性肾上腺淋巴瘤总体预后较差，Rashidi等人（2013）统计的3个月、6个月、12个月的生存率分别为67%、46%和20%，如伴有中枢神经系统累计，生存率为62%、46%和8%；中枢神经受累并不影响短期生存率，但对长期存活不利。目前并无证据表明原发性肾上腺淋巴瘤患者在化疗前先行手术切除病灶能够获益。

第七节　肾上腺淋巴管瘤

一、概述

肾上腺淋巴管瘤，也称为囊性肾上腺淋巴管瘤，为肾上腺囊性病变的一种。肾上腺囊性病变组织学上分为4类：假性囊肿、上皮囊肿、内皮囊肿和寄生虫性囊肿。肾上腺内皮囊肿细分为淋巴管瘤和血管瘤型囊肿（Longo et al., 2000; Ates et al., 2005）。Erickson等人统计的41例肾上腺囊性病变患者中，8例为内皮性，6例淋巴管瘤，2例血管瘤（Erickson et al., 2004）。肾上腺囊性病变发病率低，普通人群发病率为0.06%，相应的肾上腺淋巴管瘤发病率则更低（Bellantone et al., 1998）。肾上腺淋巴管瘤最早由Plaut（1962）于1962年报道，目前国内外文献报道例数不足60例。

肾上腺淋巴管瘤多无明显临床症状，因此常为影像学检查偶然发现。肾上腺淋巴管瘤的发病年龄常见于30～50岁，40岁左右为高峰，女性发病率高于男性（Erickson et al., 2004; Garcia et al., 2004）。肾上腺淋巴管瘤可表现为双侧或单侧肾上腺病变，右侧病变更为常见（Ellis et al., 2011）。

二、病因及发病机制

淋巴管瘤是淋巴管的良性畸形病变，源自内皮细胞。淋巴管瘤多位于颈部、腋窝和纵隔（95%），剩余的5%位于腹腔，最常见的为肠系膜淋巴管瘤，因此肾上腺淋巴管瘤临床罕见（Poncelet. 1998）。

肾上腺淋巴管瘤的发病机制与其他淋巴管一致，但目前仍不十分明确。较认可的观点为：淋巴系统在发育过程中缺乏正常通信，导致先天性畸形梗阻或淋巴组织发育不全，淋巴管扩张，形成淋巴管瘤；还有学者认为淋巴管为感染后的增生性反应或错构瘤退化后形成（Hoeffel et al., 1999, Kim et al., 2007）。

三、病理

肾上腺淋巴管瘤被覆内皮细胞，被结缔组织分隔，因此呈多房囊性，囊壁可见淋巴细胞聚集，囊液主要为蛋白质（Satou et al., 2003）。肾上腺淋巴管瘤内皮细胞免疫组化染色提示Ⅷ因子抗原、CD31和CD34阳性，而细胞角蛋白阴性，这些都提示病变为淋巴细胞而非间皮细胞（Ates et al., 2005）。

肾上腺淋巴管瘤还表达D2-40阳性。D2-40是相对较新的人平足蛋白单克隆抗体标记物，跨膜黏蛋白，在淋巴内皮细胞表达。与CD32和CD34不同的是，D2-40同时具有血管和淋巴的双重标记，D2-40的免疫反应性受限于淋巴内皮细胞；因此D2-40可作为淋巴系的特殊标记物（Kalof et al., 2009）。D2-40还被发现在精原细胞瘤和上皮样间皮细胞肿瘤中表达（Kalof et al., 2009）。

Ellis对9例行手术切除的肾上腺淋巴管瘤标本进行分析；病变大小平均为4.9 cm（范围2.0～13.5 cm），呈多房囊性，无乳头样赘生物，囊内充满了非黏性清亮黄褐色液体；组织学检查提示所有标本由扁平的内皮细胞构成不规则扩大的空间，未见异形的内皮细胞。囊性管道和空间充满了非细胞、均质的蛋白物质，缺乏红色的血细胞。其中一例病变发现非典型性淋巴球，提示退行性变；9例中有3例发现有钙化；1例同时合并有肾上腺假性囊肿。所有病例未发现有肾上腺皮质增生、肾上腺腺瘤、肾上腺皮质癌和嗜铬细胞瘤。9例病变进行免疫组化分析，CD20、CD79a、CD43和BCL-2均为反应阳性；CD45、CD3、神经内分泌标记物、间皮细胞标记物和生发中心标记物均为阴性。特殊的免疫组化还包括D2-40，9例均为阳性，证实了淋巴特性；AE1/AE3免疫染色均无反应；Ⅷ因子抗原、CD31和CD34均阳性（Ellis et al., 2011）。

四、症状和体征

肾上腺淋巴瘤患者多无明显症状，也缺乏特征性的体征，出现的症状和体征多由于淋巴管瘤不断增大、感染或出血，以及压迫邻近组织和器官。较常见的症状和体征为：腰背痛、腹痛、高血压以及腹部可触及的包块。

Michalopoulos等人（2015）分析了1965年至2014年31篇文献48例肾上腺淋巴管瘤。最常见的症状为疼痛（47.9%），部位分布在背部、胁肋（侧胸）部、腹部；其次为高血压（14.6%），不过高血压与肾上腺淋巴管瘤并无明显相关性；15例患者无任何症状和体征，病变为偶然发现。

五、检查

1. 超声检查

B超检查简便无创，国内常作为腹部查体的常规检查，因此可以作为肾上腺淋巴管瘤初筛的首选检查。肾上腺淋巴管瘤在超声上表现为肾上腺区边界清楚的低至无回声病变，如存在钙化，则表现为带尾影的回声（Longo et al., 2000）。

2. CT检查

肾上腺淋巴管瘤的CT表现与囊肿相符，平扫为边界清楚，CT值与水相同或略高于水的囊性肿物，增强扫描无明显强化（Rozenblit et al., 1996）。

3. MRI

肾上腺淋巴管瘤T1加权像为低信号，T2加权像为高信号，如为复杂囊肿，则T1、T2加权像均为高信号（Elsayes et al., 2004）。

六、诊断

肾上腺淋巴管瘤缺乏特异性的临床表现，且多无明显症状和体征，术前诊断多依靠影像学检查。B超、CT及MRI检查提示肾上腺淋巴管瘤为囊性病变，边界清楚，密度均匀，增强后没有强化。但肾上腺淋巴管瘤术前准备依然较困难，特别和其他类型的肾上腺囊性病变鉴别困难。有学者提出如肿物为无功能性和低度恶性，可以应用穿刺抽吸囊内容物来诊断，同时起治疗作用，不过这个观点未被广泛接受（Ates et al., 2005）。

七、鉴别诊断

（一）肾上腺其他囊性病变

除了肾上腺淋巴管瘤，肾上腺囊性病变还包括：肾上腺假性囊肿（Longo et al., 2000），发生于正常肾上腺或肾上腺肿瘤出血，出血的多是由于创伤、出血性疾病、中毒等引起；肾上腺上皮细胞囊肿（Ates et al., 2005），主要由囊性腺瘤，腺体样或潴留性囊肿构成；肾上腺寄生虫性囊肿（Erickson et al., 2004），为包虫病扩散至肾上腺，临床罕见，主要病症与包虫感染相关，为全身性疾病的局部改变。4 种肾上腺囊性病变从影像学上鉴别较困难，需结合感染、出血、肿瘤等病史来进一步鉴别。

（二）肾上腺皮质癌

肾上腺皮质癌多为单侧病变，临床上常表现为库欣综合征，内分泌检查提示：低 ACTH、高血皮质醇、地塞米松抑制试验不被抑制；也可为无功能肿瘤。肾上腺皮质癌 CT 表现为肾上腺类圆形占位，同侧及对侧肾上腺组织可见萎缩样改变，增强扫描可见明显强化。肾上腺淋巴管瘤为无功能性囊性病变，因此从影像学及内分泌检查均可鉴别。

（三）肾上腺转移瘤

肾上腺转移瘤的症状与原发病变关系密切，如肾上腺破坏严重，可继发肾上腺功能不足，肾上腺转移瘤一般为实性病变，增强 CT 多强化明显，影像学表现区别明显。肾上腺转移瘤的诊断关键在于原发灶的明确，PET/CT 帮助较大。

（四）肾上腺嗜铬细胞瘤

嗜铬细胞瘤临床症状典型，如阵发性高血压、心悸、大汗等；由于肿瘤血供丰富，增强 CT 可见肿瘤明显强化。但少部分嗜铬细胞瘤表现为囊性病变，且临床症状隐匿，因此碰到肾上腺囊性病变患者，即使无明显临床症状也应进一步完善内分泌相关检查。

八、治疗

由于肾上腺淋巴管瘤为良性病变，且多无明显临床症状及体征，因此在治疗选择上偏保守，对于体积较小且无症状的患者可选择定期随访。对以下患者可选择外科干预：①肿瘤体积较大，且产生相应症状；②内分泌检查异常，不除外肿瘤为功能性病变；③影像学表现不能除外恶性，如有明显强化，边界不清等；④近期肿瘤体积明显增大；⑤反复出现囊内出血或感染。

早期由于技术限制，肾上腺淋巴管瘤多行开腹切除，因肾上腺解剖位置在腹膜后，位置较深且肿瘤体积较大，所以切口往往较大，手术创伤大。目前腹腔镜技术成熟，且相比较开放手术具有创伤小、恢复快，住院时间短、解剖层次清楚等优点，建议将腹腔镜肾上腺淋巴管瘤切除作为外科干预首选治疗方案。也有学者建议高龄、手术耐受差的患者行囊肿穿刺抽吸治疗，缓解症状。

九、预后

肾上腺淋巴管瘤作为良性病变，大多预后良好，未见有文献报道行淋巴管瘤切除术后复发病例。

第八节 肾上腺血管瘤

一、概述

血管瘤是来源于间叶组织的良性肿瘤，临床较为常见，可发生于皮肤、肌肉、内脏等部位，多为先天性，发生机制主要为胚胎时期先天性血管发育不良，其中雌激素可参与血管瘤发生。也有学者认为血管瘤发生与创伤可能存在一定关系。病理类型主要包括海绵状血管瘤、毛细血管瘤、蔓状血管瘤、静脉血管瘤等，其中以海绵状血管瘤最为常见，约占 3/4。

肾上腺血管瘤是罕见的肾上腺良性肿瘤。病理类型主要为海绵状血管瘤。自 1955 年 Johnson 及 Jeppesen 首次报道以来，目前全球关于肾上腺海绵状血管瘤的文献报道不足 100 例，国内报道仅 40 例左右。好发于中老年人，男女比例约为 2∶3。肿瘤一般为单侧发生，双侧者罕见。肿瘤大小直径自 2 cm 至 25 cm 不等，通常直径大于 5 cm（王超等，2014; 李才林等，2016）。

二、病理

肉眼观，肾上腺海绵状血管瘤绝大多数包膜完整，质地软或中等，部分因出血、囊性变可有囊性感，切面黄褐色、棕色、暗红色常见，可见出血、钙化、蜂窝样分隔等表现。镜下为增生并扩张的血管。多不规则。管壁薄，常为单层内皮细胞组成。组成形状、大小不一的血窦，有时管壁可有玻璃样变，部分合并钙化、纤维囊壁形成、含铁血黄素沉着等。与海绵状血管瘤不同，毛细血管瘤镜下为增生的毛细血管，内皮细胞肿胀，可放射状排列，蔓状血管瘤的病理特征为可见局部吻合如襻状的血管群。

三、临床表现

绝大多数肾上腺血管瘤是无内分泌功能的肿瘤。当肿瘤较小时，常无不适症状和体征，但当肿块逐渐增大后可对周围组织产生压迫，出现腰腹部疼痛、食欲缺乏、恶心、呕吐、高血压等症状、体征。也有以血管瘤破裂引起腹膜后大出血、休克为表现的病例报道。

目前世界上仅有几例关于肾上腺血管瘤具有内分泌功能的报道。患者分别可表现为亚临床库欣综合征，高血压并血醛固酮水平升高，高醛固酮引起低血钾等表现，具体机制尚不明确（王冰洁等，2013）。

四、影像学表现

由于肾上腺血管瘤患者的症状、体征无特异性，且肿瘤较小时缺乏相应症状、体征，实验室检查常无特殊发现，所以影像学检查为诊断肾上腺血管瘤的重要手段。

1．B 超

B 超表现无特异性，包块多为中低回声或混合性回声，内部可见血流信号。如合并钙化可呈现强回声伴声影表现。

2．动态增强 CT

平扫多表现为低密度灶，囊性或实性，密

度不均，可见散在分布的斑点状钙化灶。增强扫描可见边缘结节状或斑片状强化，并逐渐向中心蔓延，肿瘤可全部被造影剂充填。此种强化模式被认为是肾上腺海绵状血管瘤的典型征象，另一特征性表现是静脉石样钙化，表现为大量钙化斑点，出现率约为66%，这与大量静脉石位于扩张的血管中有关。但并非所有病例均有典型的CT表现（路俊英等，2013）。

3. MRI

平扫T1WI表现为低信号，T2WI以高信号为主，其内及边缘可见斑片状、条索状低信号。增强后表现为边缘条索状、结节状强化，并向中央延伸（董德鑫等，2014）。

五、诊断

因为缺乏特异性的临床表现及实验室检查，诊断主要依靠影像学检查，如增强CT、MRI等。因病例罕见、部分病例缺乏典型的CT、MRI表现，术前容易误诊为其他肾上腺疾病，如嗜铬细胞瘤、肾上腺皮质肿瘤、畸胎瘤等。

六、治疗

肾上腺血管瘤的治疗以手术治疗为主。肿瘤体积较小且无症状时，可以选择等待观察。随着肿瘤体积增大，肿瘤发生出血、血栓形成、囊性变自发破裂的机会增大，应手术治疗（Pang et al., 2015）。对于多大的肿瘤应手术治疗，目前存在争议。有文献认为肿瘤直径大于4 cm应手术治疗。手术方式可选择腹腔镜手术或开放手术切除肿瘤，采用何种方式取决于肿瘤的体积及术者的经验，术中应尽量保留正常的肾上腺组织（Aljabri et al., 2011; Galea et al., 2013; Edwards et al., 2014）。

第九节　肾上腺畸胎瘤

一、概述

畸胎瘤是生殖细胞肿瘤的一种类型，起源于具有多向分化潜能的全能细胞，具有向不同体细胞分化的潜能。大多数畸胎瘤含一个以上的胚胎生殖细胞层，外胚层最多，内胚层最少。因此，畸胎瘤内主要含有皮肤、毛发、牙齿、脑、神经等，其次是脂肪、软骨等。畸胎瘤常发生于新生儿及青少年，女性发病率高于男性。畸胎瘤的常见发生部位为性腺，即男性睾丸及女性卵巢。发生于性腺以外的畸胎瘤称为性腺外畸胎瘤，约占总数的15%。性腺外畸胎瘤多发生于人体中轴线上，如纵隔、骶尾部等。腹膜后畸胎瘤仅占性腺外畸胎瘤的5%～10%。肾上腺来源的畸胎瘤更罕见。过去的十余年间国际上仅有10余例关于原发性肾上腺畸胎瘤的报道。2009－2014年在北京协和医院诊治的3901例原发性肾上腺肿瘤中，仅有5例畸胎瘤，占比为0.13%（Li et al., 2015）。

二、病理

畸胎瘤根据其组织分化程度分为成熟畸胎瘤和不成熟性畸胎瘤。成熟畸胎瘤又称为皮样囊肿，组织分化成熟，肉眼观多呈囊性，内充满皮脂样物质，囊壁可附有头发及牙齿等。镜下可见肿瘤由来自 3 个胚层的各种成熟组织组成。成熟畸胎瘤绝大多数为良性，但少部分有恶性潜能（Scott et al., 2010）。不成熟畸胎瘤组织分化程度低，肉眼观多呈实体分叶状，内可混有未分化成熟的骨性组织。镜下可见未成熟的神经组织组成的原始神经管，偶见神经母细胞成分及未成熟的骨及软骨组织。但囊性、实性与良性、恶性并不等同（Gatcombe et al., 2004）。

三、临床表现

肾上腺畸胎瘤一般无内分泌功能。由于腹膜后间隙代偿空间大，肾上腺畸胎瘤可呈隐匿性生长，早期无症状及体征。通常发现时，肿瘤已较大。当肿瘤体积增大，可压迫周围脏器，出现腹部不适、腹胀、腰痛、背痛、恶心、呕吐、体重减轻、肠梗阻、尿潴留等表现。甚至由于肿瘤阻塞淋巴导致下肢或生殖器肿胀等相应症状，但无特异性。如肿瘤坏死或破裂可突然出现腹痛、腹腔积液、腹膜炎等。部分患者无症状，偶然查体发现。如短期内肿瘤迅速增大，或肿瘤标志物 HCG（人绒毛膜促性腺激素）、CEA（癌胚抗原）、AFP（甲胎蛋白）等升高，出现类癌综合征、男性乳腺发育等则为肿瘤恶变信号（孙承文等，2014）。

四、诊断

由于缺乏特异性的临床表现，实验室检查也常无异常，诊断主要依靠影像学检查。B 超是重要的发现及筛查手段，但定性作用较差。CT 和 MRI 检查具有更高的诊断价值。典型的成熟畸胎瘤的影像学表现包括：① B 超表现为混合回声，含有的脂肪成分表现为高回声，囊性区域则表现为低或无回声，肿瘤边界往往较清楚；② CT 表现为边界清楚的混合密度肿物，内含脂肪、骨骼等密度，并常有钙化。增强扫描肿瘤包膜及分隔有强化，囊性部分无强化；③ MRI 能更好地显示肾上腺畸胎瘤的内部结构，根据瘤内成分不同，表现为囊实性混杂信号，可见不同程度脂肪信号（王亮等，2014；陈华等，2015）。

肾上腺畸胎瘤应与以下疾病鉴别：①肾上腺髓样脂肪瘤：CT 表现为脂肪性低密度肿物，增强扫描肿瘤无强化。脂肪成分常较畸胎瘤多，囊性成分及钙化少见；②脂肪瘤：呈均匀性低密度，无钙化。如为脂肪肉瘤，肿瘤生长快，密度较高，边缘不规则；③腹膜后畸胎瘤：影像学表现类似，前者可见肾上腺受压移位、变形，无肾上腺结构破坏；后者肾上腺结构破坏消失，影像学无法显示正常形态。但肿瘤体积较大时两者常难以鉴别；④血管平滑肌脂肪瘤：CT 表现为脂肪密度为主的混合密度肿物，增强扫描血管成分可有强化。

五、治疗

因成熟畸胎瘤也有恶变的可能，且肿瘤体积过大会压迫周围器官引起相关症状并影响脏器功能，因此，畸胎瘤一经发现应手术切除。对于体积较小的肿瘤，可以采用腹腔镜手术切除，有文献认为 8 cm 以内的肿瘤可以采用腹腔镜手术切除。对于体积较大的肿瘤，由于肿瘤往往对邻近的重要脏器和血管造成挤压，并且手术操作空间有限，一般建议采取开放手术完整切除肿瘤。但采取何种手术方式，应根据肿瘤情况及术者经验个体化决定。一般成熟性畸胎瘤组织分化程度高，完整切除后少有复发、转移，且对放、化疗不敏感，完整切除的成熟畸胎瘤可不必行化疗。定期随访即可。若为不成熟畸胎瘤，则应在完整切除的基础上辅以化疗（McKenney et al., 2007）。

由于肾上腺畸胎瘤病例较少，目前尚无相关流行病学的文献及术后随访和预后的报道。理论上，所有患者术后均建议定期随访，以便早期发现肿瘤复发、恶变或转移的踪迹，并及时予以治疗。

第十节 肾上腺原始神经外胚层肿瘤

一、概述

原始神经外胚层肿瘤（primitive neuroectodermal tumor, PNET）最初由 Stout 发现。1918 年，Stout 教授报告了一种肉眼可见肉瘤特征的尺神经肿瘤，但是该肿瘤由灶性排列成菊形团的小圆形细胞构成；随后这种病变被称为神经上皮瘤，之后又称为 PNET（Jaffe et al., 1984）。

PNET 可分中枢性和外周性两大类。起源于中枢神经系统以外的为外周 PNET。外周 PNET 可发生在几乎所有骨骼或软组织中，但是最常见部位为扁骨或长骨，也见于实质脏器，如肾、肾上腺、胰腺、肺、后纵隔、睾丸、精索、膀胱、前列腺及直肠等部位。外周 PNET 临床少见，发生于肾上腺者罕见（Pirani et al., 2000）。肾上腺原始外胚层肿瘤即为发生在肾上腺的外周 PNET。

二、病因学

尚未发现任何家族性或先天性疾病以及特定的环境暴露为肾上腺原始外胚层肿瘤的危险因素（Buckley et al., 1998）。

三、发病机制

肾上腺原始外胚层肿瘤作为外周 PNET 的一种，存在所有外周 PNET 共有且独特的非随机染色体易位。几乎所有病例都表达几种不同相互易位中的一种，大部分相互易位涉及集中在染色体 22q12 上单基因位点（即 EWRS1 基因）内的断裂点（Zucman et al., 1992）。

正常情况下，EWSR1 基因编码一种广泛表达的蛋白质（EWS 蛋白），其氨基末端结构域与真核 RNA 聚合酶 Ⅱ 有一定的同源性，而羧基末端结构域（被肿瘤特异性易位所取代）含有 RNA 识别基序。EWS 蛋白是高度保守的 RNA 结合蛋白家族的一员，现认为该蛋白家族介导与 RNA 或单链 DNA 的相互作用。

在 85%～90% 的外周 PNET 病例中，频发性染色体易位 [t（11; 22）(q24; q12）] 使 22 号染色体上 EWSR1 基因的 5’ 端与 11 号染色体上 Friend 白血病整合位点 -1（Friend leukemia integration locus-1, FLI1）基因的 3’ 端融合（Zucman et al., 1992）。FLI1 基因编码的 FLI 蛋白是骨髓成红细胞增多症病毒转化序列（erythroblastosis virus-transforming sequence, ETS）转录因子家族成员之一，参与细胞增殖、

发育和肿瘤发生的控制。这种易位可通过荧光原位杂交（fluorescence in situ hybridization，FISH，）检出（图 10-10-1）。

在缺乏 EWSR1-FLI1 易位的病例中，类似易位使 EWSR1 基因与其他与 FLI1 结构同源的 ETS 家族基因（即 ERG、ETV1、ETV4 或 FEV）融合，分别形成 t（21; 22）（q22; q12）、t（7;22）（p22; q12）、t（17; 22）（q12; q12）或 t（2;22）（q35; q12）易位（Urano et al., 1998）。EWSR1-ERG 易位 [t（21; 22）（q22; q12）] 见于 5%～10% 的 EFT 病例。除了以 EWSR1 为基础的易位外，极少数病例存在涉及一种相关基因（FUS，也称 TLS）的易位（Ng et al., 2007）。呈现出 t（16; 21）（p11; q24）或 t（2; 16）（q35; p11）易位的肿瘤分别表达 FUS-ERG 或 FUS-FEV 融合产物，而其他易位不太常见。

除了上述特征性相互易位外，偶尔也发现其他染色体数量和结构畸变。这些畸变包括 1q、2、8 和 12 号染色体上的扩增，9p 和 16q 上的缺失以及非相互易位 t（1; 16）（q12; q11.2）（Savola et al., 2009）。这些发现的生物学意义尚不完全清楚。

四、病理

光学显微镜下，原始外胚层肿瘤的组织病理学特征可能与原始未分化肿瘤或低分化肿瘤的形态学表现相同。在苏木精和伊红染色的组织切片上可见多层形态单一的小圆形蓝色细胞，核深染，胞质少而透明（因为存在大量糖原）（Alava et al., 2000）（图 10-10-2）。通常有广泛坏死，仅在血管周围残留有活的肿瘤细胞。通常不存在核异型、栅栏样，以及 Flexner 型菊形团（肿瘤细胞围绕中心纤维区排列成环，是神经分化的象征）或 Homer-Wright 型假菊形团的形成。肿瘤细胞通常排列为器官样、腺泡状或小叶状。

免疫组织化学检查最主要的一类标记物是 p30/32MIC2，这是由异染色质 MIC2 基因编码的细胞表面糖蛋白，最近称之为 CD99 抗原。MIC2 是位于 X、Y 性染色体上的异染色质基因，基因产物 p30/32MIC2 生物学功能尚不清楚，与菊形团现象有关。CD99 具有较高的特异性和敏感性，在 PNET 肿瘤中阳性率可达到 100%。其他神经分化标记物还包括 NSE、

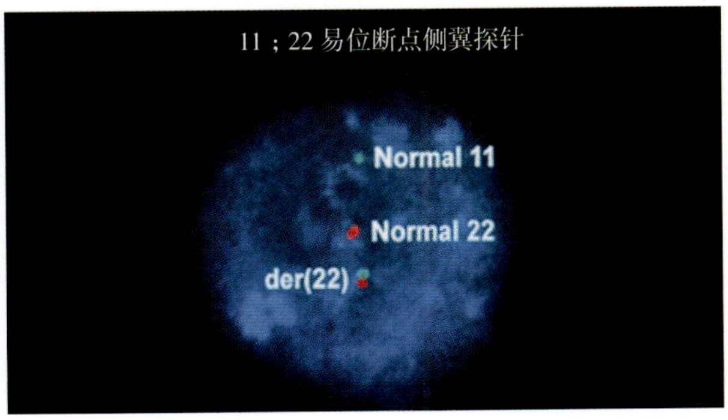

图 10-10-1　FISH 检测验证尤因肉瘤 / 外周 PNET 患者肿瘤细胞中存在 [t（11;22）（q24;q12）] 染色体易位

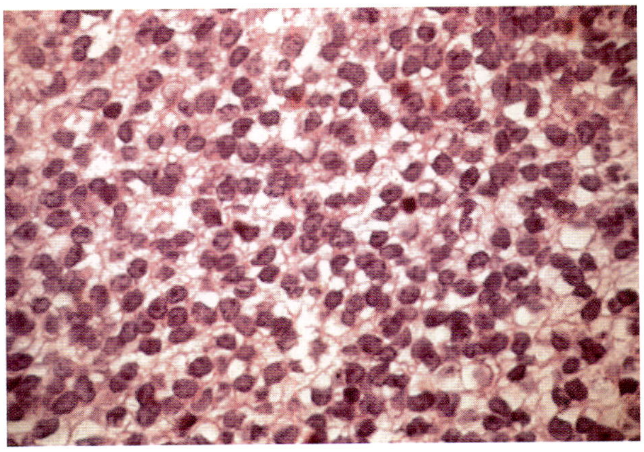

图 10-10-2　外周 PNET 的组织病理学特征

S-100、神经丝、syn、CgA、波形蛋白等，对诊断亦有重要意义（Weidner et al., 1994）。

五、分期

肾上腺原始外胚层肿瘤没有像其他实体肿瘤一样有通用的分期系统。尽管有来自于肌肉骨骼肿瘤学会和美国癌症联合会（American Joint Committee on Cancer, AJCC）/ 国际抗癌联盟（International Union Against Cancer, UICC）的软组织原发性肿瘤的 TNM（tumor, node, metastasis）分期系统可用，但它们并没有广泛应用于外周 PNET。这些分期系统的一个明显缺陷为它们没有详细说明原发部位，而这是最重要的预后因素之一。

六、症状及体征

对于肾上腺原始外胚层肿瘤，最常见的症状是逐渐增大的无痛性肿块。由于无明显临床不适，发现时这些肿块多数相当巨大。一些患者主诉疼痛或与肿块压迫相关的症状，包括感觉异常或肢体水肿。

少数患者就诊时存在全身症状或体征，如发热、乏力、体重减轻或贫血（Rud et al., 1989）。发热（与肿瘤细胞产生的细胞因子有关）连同其他全身症状，与晚期病变有关。

七、检查

肾上腺原始外胚层肿瘤作为外周 PNET 的一种，多数情况下常规实验室检查无明显异常，少数情况下可有乳酸脱氢酶（LDH）升高。

影像学检查方面，相对于 X 线平片摄影，原发部位的计算机断层扫描（computed tomography, CT）可以更好地显示软组织病变的范围。一项包括 387 例儿童和成人患者的多机构研究（Panicek et al., 1997）得出结论，CT 和磁共振成像（magnetic resonance imaging, MRI）在软组织肿瘤的局部分期方面是同样准确的。然而，在大多数情况下优选 MRI，因为它能更好地分辨肿瘤的大小，局部病变的范围，以及筋膜面、血管、神经和器官与肿瘤的关系。

对于怀疑转移的肾上腺原始外胚层肿瘤患者，检测还应包括胸部 CT 扫描以评估胸部是否有转移，同时推荐进行放射性核素骨扫描以评估全身骨骼是否存在多发性病变。

八、诊断

肾上腺原始外胚层肿瘤的诊断完全依赖病理检查。通过 CT 引导空心针穿刺，取病理进行活检来进行诊断。显微镜下特征性的 Flexner 型菊形团，免疫组化 CD99 呈阳性表现，以及特征性的染色体异位，是确诊该病的三个重要依据。

与外周 PNET 肿瘤一样，肾上腺原始外胚层肿瘤特征性的染色体易位是极其敏感且特异的肿瘤标志物，如今已成为该病的确诊标准。采用分子遗传学方法可以识别肿瘤细胞中的融合基因及其融合转录产物。目前应用的两种技术是 FISH 和逆转录酶聚合酶链反应（reverse transcriptase polymerase chain reaction, RT-PCR）。尤其是通过 RT-PCR 检测肿瘤细胞中是否存在融合转录产物，已经成为分子诊断的主要方法（Ladanyi, 1995）。其敏感性和特异性极高，即使在大量正常细胞中也可检出极低水平的肿瘤细胞，为分子学分期和监测治疗效果提供了极其有力的方法。

虽然针对原始外胚层肿瘤相关易位的分子检测非常重要，常可有效辅助诊断性检查，但在大多数情况下，分子病理学实验室并未检测所有“备选的”易位（例如，编码 EWS-ERG、EWS-ETV1、EWS-ETV4、EWS-FEV、FUS-ERG 和 FUS-FEV 的易位）。因此，FISH 或 RT-PCR 结果呈阴性并不一定排除肾上腺原始外胚层肿瘤的诊断。最终，本病的诊断应基于患者临床表现，并结合组织病理学、特殊染色和分子诊断进行综合分析。

九、鉴别诊断

形态学上，肾上腺原始外胚层肿瘤的表现与其他累及骨和软组织的小圆形蓝色细胞肿瘤相似，包括淋巴瘤、小细胞型骨肉瘤、间叶性软骨肉瘤、髓母细胞瘤、去分化型滑膜肉瘤、促结缔组织增生性小圆细胞肿瘤和横纹肌肉瘤。总体而言，仅通过光学显微镜检查常常难以诊断这些肿瘤。

绝大部分原始外胚层肿瘤表达高水平的细胞表面糖蛋白（即 CD99、MIC2 表面抗原或 p30/32MIC2），这是一种敏感的外周 PNET 诊断标志；但是，它缺乏特异性，因为其他肿瘤（如，鉴别诊断中常有的横纹肌肉瘤）和正常组织也会对 MIC2 表面抗原出现免疫反应（Weidner et al., 1994）。

确诊通常需要进行细胞遗传学或分子遗传学检查，寻找特定染色体易位和 / 或其融合转录产物。

十、治疗

由于肾上腺原始神经外胚层肿瘤临床罕见，目前尚无成熟有效的治疗方案。由于大多数 PNET 患者就诊时已发生转移，仅接受局部治疗的患者复发率高（80% ~ 90%）（Obata et al., 2007）。因此，除少数情况外，所有患者均需接受由外科医生、肿瘤内科医生和放射科医生协作进行的全身性联合化疗及确定性局部治疗。

原发肿瘤最常采用手术切除治疗。对于手术无法切除的患者，可考虑先行化疗缩小肿瘤体积。放射治疗（radiation therapy, RT）或放疗联合手术可用于化疗后仍不能实现切缘阴性的病例。在局部治疗后，通常续以持续数月的化疗。

在诊断时即有转移的患者的标准方案选择包括常规剂量的多柔比星加环磷酰胺、VDCA 或 VDC 方案、VDC 与 I/E 交替应用方案、含有高剂量烷化剂的方案以及通常需要造血支持的更强化的多药联合方案。然而因为目前没有直接比较不同方案的随机研究，所以从已发表的文献中几乎不能得出关于这些方案中哪种更优的结论。

十一、预后

该肿瘤具有广泛播散及转移的生物学特性，手术切除不易彻底，肿瘤易复发和转移，死亡率高，预后极差。是否存在转移、原发肿瘤大小、患者年龄、对治疗的反应以及存在某些特定的染色体易位等因素都会对肾上腺 PNET 肿瘤的预后产生巨大影响。这些临床和生物学特征可帮助确定预后及指导治疗的强度。

以 2010 年北京协和医院汇报的 4 例肾上腺原始外胚层肿瘤患者为例：1 例穿刺活检确诊后拒绝治疗，6 个月后死亡；1 例手术探查后行减瘤术，术后 8 个月死亡；行肿瘤根治性切除治疗 2 例，术后 1 个月出现远处转移 1 例，肿瘤局部复发 1 例（张玉石等，2010）。

第十一节　肾上腺间叶组织来源肿瘤

一、概述

间叶组织（mesenchyme）是组织学和病理学的一个术语，是用于指代胚胎发育时由中胚层（mesoderm）间充质分化发育来的组织的统称，包括：结缔组织、脂肪组织、肌肉组织（包括横纹肌和平滑肌组织）、淋巴造血组织、脉管组织、骨及软骨组织、滑膜等。间叶组织来源的肿瘤种类繁多，包括（但不限于）：淋巴管来源肿瘤（例如淋巴管瘤、淋巴管肌瘤等）、血管来源肿瘤（例如血管瘤、血管内皮瘤、上皮样血管内皮瘤、血管肉瘤等）、外膜细胞来源肿瘤（例如血管外皮细胞瘤等）、纤维组织细胞来源肿瘤（例如纤维肉瘤等）、脂肪组织来源肿瘤（例如脂肪瘤、脂肪肉瘤等）、肌肉组织来源肿瘤（例如横纹肌肉瘤、平滑肌肉瘤等）、多能间充质细胞来源肿瘤（例如恶性间叶瘤、滑膜肉瘤等）、骨及软骨来源肿瘤（例如骨肉瘤、软骨肉瘤等）、其他间叶组织来源肿瘤（例如黏液瘤、脊索瘤等）。间叶组织来源的恶性肿瘤属于“肉瘤”（sarcoma）的范畴。出于临床重要性考虑，本章节重点讨论间叶组织来源的恶性肿瘤。

间叶组织来源的肿瘤可以累及身体各个部位，包括头颈部、纵隔、胸壁、腹膜后间隙等。其中，包括肾上腺在内的腹膜后间隙并不是间叶组织来源恶性肿瘤的好发部位（Raut et al., 2006）。以腹膜后肉瘤为例，仅占所有软组织肉瘤的10%～15%（Raut et al., 2006），每百万人中发生率仅2.7例（Porter et al., 2006）。考虑到世界卫生组织（WHO）制定的罕见病定义：患病人数占人口总数0.65‰～1‰以下的疾病。腹膜后间叶组织来源恶性肿瘤的发病率已经极低，而肾上腺作为腹膜后间隙的解剖结构之一，其发生间叶组织来源恶性肿瘤的发病率更低，许多肿瘤在全世界范围内都只有零星报道。即使相对常见的肾上腺平滑肌肉瘤（leiomyosarcoma），目前全世界也仅报道30余例（Zhou et al., 2015）。

由于极为罕见，目前尚无肾上腺间叶组织来源肿瘤组织学类型的详细统计。借鉴腹膜后软组织肉瘤的组织学类型数据，成人最常见的组织学类型为平滑肌肉瘤和脂肪肉瘤。而从文献报道来看，肾上腺平滑肌肉瘤和肾上腺脂肪肉瘤可能也是肾上腺间叶组织来源恶性肿瘤的较常见类型，故重点讨论此两种疾病。

二、肾上腺平滑肌肉瘤

原发肾上腺平滑肌肉瘤（primary adrenal leiomyosarcoma, PAL）是在1981年首次报道的肾上腺罕见疾病。一般认为该肿瘤起源于肾上腺中央静脉极其分支的平滑肌成分。截至2015年，全世界仅报道30余例（Zhou et al., 2015）。汇总这些病例后发现，该病常见于老年人，男女发病率接近，起病时往往肿瘤体积较大，多数患者可有腹痛或腰痛症状，有些患者还可能以下肢水肿起病。似乎左肾上腺和右肾上腺的发病率相当，目前仅有2例患者存在双侧肾上腺同时受累。在为数不多的病例中，伴发人类免疫缺陷病毒（human immunodeficiency virus,

HIV）和 EB 病毒（Epstein-Barr virus, EBV）的比例较高，提示该病可能与病毒感染或者机体免疫缺陷相关。

就目前对该病的了解来看，肾上腺平滑肌肉瘤生长迅速，通常不会产生肾上腺内分泌紊乱。暂缺乏诊断该病的特异性肿瘤标志物或特征性影像学征象，诊断依靠病理。

三、肾上腺脂肪肉瘤

脂肪组织来源的间叶组织肿瘤包括髓样脂肪瘤（myelolipoma），脂肪瘤（lipoma），血管肌脂肪瘤（angiomyolipoma），脂肪肉瘤（liposarcoma）等（Lam et al., 2001）。脂肪肉瘤又可进一步分为分化好（低级别）的脂肪肉瘤和去分化的脂肪肉瘤。病理上，分化好的脂肪肉瘤表现为脂肪细胞背景下散在脂肪母细胞（脂肪母细胞具有单个异形性细胞核，核周围有巨大的包浆内空泡），通常有炎症细胞浸润。此类脂肪肉瘤转移潜能低。去分化脂肪肉瘤在显微镜下能观察到无脂肪生成的肉瘤组织区域，该型脂肪肉瘤的生物学行为更恶性，局部复发率高，转移可能大，死亡率高（是分化好的脂肪肉瘤的 6 倍）。虽然缺乏详细的统计数据，但似乎肾上腺脂肪肉瘤比肾上腺横纹肌肉瘤更加罕见。在中国香港皇家玛丽医院近 30 年的记录中（Lam et al., 2001），仅有 1 例肾上腺脂肪肉瘤。跟肾上腺平滑肌肉瘤一样，目前也没有肾上腺脂肪肉瘤特异性的肿瘤标志物或特征性影像学征象，诊断也依赖病理。

四、临床表现

肾上腺间叶细胞来源肿瘤虽然有多种类型，但症状具有一定的共性。肿瘤的体积、生长速度、是否有远隔转移与患者的临床表现有较大关系。在肿瘤体积增大到压迫或侵犯周围结构之前往往症状极少。由于间叶细胞来源恶性肿瘤的生长速度极快，大部分肿瘤在首次发现时就已经很大了：以肾上腺平滑肌肉瘤为例，诊断时部分患者的肿瘤直径超过 10 cm，在 1 例 73 岁女性患者中，肿瘤直径甚至达到了 27 cm（Zhou et al., 2015）。巨大的肿瘤会产生占位效应，对周围组织造成压迫，产生相应的症状（比如腹部或腰部疼痛）和体征。肿瘤对腹膜后神经血管结构的局部侵袭或压迫可导致下肢水肿，还可导致神经系统或骨骼肌肉系统症状牵涉至下肢。甚至可能出现胃肠道症状（如梗阻等）。部分患者在诊断时既有远处转移（例如肺和肝），会表现出相应的症状。

五、检查

包括腹部超声、CT 在内的影像学检查对肾上腺间叶细胞来源肿瘤有提示意义，以肾上腺血管平滑肌肉瘤为例，超声可以见到近圆形的占位性病变，血流丰富，与周围组织界限不清；增强 CT 可以看到中度强化的病灶。不过前述表现均不具有诊断特异性，确诊依赖病理。值得指出的是，对于恶性间叶组织来源肿瘤，完善全身评估（例如胸部 CT）寻找有无远处转移是必要的。

六、诊断

如前所述，病理是诊断肾上腺间叶细胞来源肿瘤的“金标准”，结合镜下形态及免疫组化染色，有经验的病理科医师能够做出相应诊断。例如，平滑肌肉瘤镜下可见肿瘤细胞呈梭形，胞质丰富，核分裂象易见，免疫组化可有肌动蛋白（actin）和结蛋白（desmin）染色阳性。

七、鉴别诊断

部分病例可能镜下表现不典型，也可能有免疫组化染色不典型的情况（例如，平滑肌肉瘤有 5%～10% 的病例肌动蛋白染色阴性），给病理科医师提出挑战。此外，即使对于分型较为明确的病例，进一步进行亚型分析也可能比较困难。例如脂肪肉瘤，有些细胞成分丰富的分化好的脂肪肉瘤，可能会与去分化型脂肪肉瘤混淆（Evans, 2007）。而虽然均为脂肪肉瘤，两种亚型的预后差异较大，鉴别诊断仍然存在意义。

八、治疗

手术对于肾上腺间叶细胞来源肿瘤非常重要，一方面，手术获得病理是确诊此类疾病的唯一可靠手段；另一方面，手术又是重要的治疗手段，即使对部分间叶细胞来源的恶性肿瘤，完全切除也是有可能治愈疾病的唯一标准治疗方法。不过由于肾上腺所处的腹膜后隙结构复杂且肿瘤体积往往较大，因此手术完全切除有时很困难，切缘阳性时有发生。此时则需要针对肿瘤治疗的多学科团队参与，根据病理选择合理的放疗、化疗等综合治疗手段。由于患者存在远期复发风险，即使对于治疗效果良好的病例，长期（5 年以上）随访也是有必要的。

九、预后

作为一组包含多种亚型的异质性疾病，不同肾上腺间叶细胞来源肿瘤的预后各异。良性肿瘤（例如脂肪瘤等）预后好，本章节重点关注的恶性肿瘤（例如平滑肌肉瘤、脂肪肉瘤等）预后较差。但由于肾上腺间叶细胞来源恶性肿瘤发生率低，尚无各组疾病确切生存率数据。以报道较多的平滑肌肉瘤为例，截至随访时（随访时间各异），有生存信息的 24 例患者，约 1/3 已死亡（Zhou et al., 2015），存活的患者中亦有相当比例已出现复发。

第十二节　肾上腺损伤

一、概述

肾上腺位于腹膜后每侧肾上极的内上方，位置较深且受到周围器官组织及脂肪的紧密保护，故肾上腺损伤十分罕见。根据已有的大规模临床研究，估测在所有外伤患者中，肾上腺损伤的发生率不足 1%：例如，2003 年的一项纳入了 210 508 名外伤患者的研究中（Stawicki et al., 2003），存在肾上腺损伤的患者为 322 人，仅占 0.15%；2016 年的一项纳入了 1 766 606 名外伤患者的研究中（Raup et al., 2016），存在肾上腺损伤的患者为 7791 人，占 0.44%。单纯的肾上腺损伤更为罕见，多数肾上腺损伤病例都合并胸、腹多脏器损伤。大规模研究提示最常合并的损伤部位为肋骨（50.9%），胸部（50.0%）和肝（41.6%）（Raup et al., 2016）。肾上腺损伤以钝性损伤为主，有研究提示（Stawicki et al., 2003）钝性损伤（blunt injury）约占 81.4%，穿通伤（penetrating injury）仅占

18.4%。车祸是西方国家肾上腺损伤最常见的原因（Stawicki et al., 2003），所有肾上腺损伤的患者中，接近一半有车祸史。统计表明，右肾上腺似乎损伤的概率超过左侧（Liao et al., 2015），可能与肾上腺的解剖有关（详见后文）。肾上腺损伤往往较为隐匿，不易被发现，且较少引起持续出血、继发脓肿或肾上腺危象。随着影像学技术的进步，肾上腺损伤的发现率较以往提高（Katherine et al., 2012），可能会成为泌尿外科医师在临床工作中遇到的情况，故在此章节进行简单介绍。

二、发病机制

肾上腺的位置和血供能解释临床研究中观察到的关于肾上腺损伤的部分现象：生理情况下，成人肾上腺的重量仅为 4～6 g，“隐藏”在腹膜后各肾上极的内上方，被肾周筋膜以及前、后、内、外的脂肪良好保护，与肋骨、胸膜反折处、肋下肌、骶棘肌和背阔肌分开。即使是在直接观察腹膜后腔的情况下，肾上腺也不易被观察到，需要仔细解剖并游离毗邻结构和周围脂肪后方能显露。正是由于肾上腺在解剖上的这些特点，肾上腺损伤十分罕见，即使损伤，也常合并其他毗邻脏器的损伤。右肾上腺位于肝和脊柱之间，左肾上腺位于胃（左肾上腺腹侧面与胃后壁关系密切）、胰尾、脾、肾与脊柱之间。推测在受到外界暴力时，由于胃的变形和缓冲能力较好，可以帮助减少左肾上腺损伤几率，故这可能是右肾上腺损伤概率较高的可能解释之一。除双侧肾上腺在前述解剖位置上的差异外，双侧肾上腺在血供方面的区别也可能是损伤发生率差异的原因之一：右侧肾上腺静脉的长度短于 1 cm，且直接汇入下腔静脉后面，当腹部受到外界暴力时，下腔静脉压力可能因受压而突然升高，导致右肾上腺静脉压力突然升高，可能增加右肾上腺损伤和出血的风险。

如上所述，肾上腺解剖能够解释肾上腺损伤罕见和双侧不对称的现象，但难以解释流行病学统计上观察到的肾上腺损伤存在的男女差异问题。几乎所有的大规模临床研究中都发现，肾上腺损伤在男性中更为常见：例如，在一项研究中（Katherine et al., 2012），76.6% 的肾上腺损伤患者为男性；2003 年美国的一项研究中（Stawicki et al., 2003），76.4% 的肾上腺损伤患者为男性。目前上述现象的原因尚不清楚，考虑到大部分肾上腺损伤患者有暴力外伤病史，而男性外伤发生率较高，这也许是上述性别差异的潜在解释。不仅是肾上腺，即使是在眼部损伤的问题上（Zhang et al., 2017）（眼部解剖在性别上的差异较小），也观察到明显的性别差异（男性损伤概率显著大于女性）。

三、损伤分级

根据肾上腺损伤严重程度不同，可以粗略分为肾上腺挫伤（contusion）、肾上腺裂伤（laceration）、肾上腺碎裂伤（destruction）以及肾上腺血管损伤。美国创伤手术协会（American Association for the Surgery of Trauma, AAST）针对肾上腺损伤制定了分级量表，将肾上腺损伤分为Ⅰ至Ⅴ共五级（表 10-12-1）：Ⅰ级为肾上腺挫伤（contusion）；Ⅱ级为仅累及肾上腺皮质（<2 cm）的裂伤（laceration）；Ⅲ级为累及肾上腺髓质（2 cm）的裂伤（laceration）；Ⅳ级 50% 以上肾上腺实质碎裂伤（destruction）；Ⅴ级为肾上腺完全碎裂伤（可有大量的肾上腺实质内出血），肾上腺自供血血管上完全撕脱。前述分级主要针对单侧肾上腺损伤，若为双侧肾上腺损伤，则取病情重的一侧为准，同时增加 1 级（最高仍为Ⅴ级）。

表 10-12-1　美国创伤手术协会 (AAST) 肾上腺损伤分级

分级	具体描述	ICD-9 编码
Ⅰ	挫伤	868.01/.11
Ⅱ	仅累及肾上腺皮质（<2 cm) 的裂伤	868.01/.11
Ⅲ	损伤范围累及肾上腺髓质 (>2 cm）的裂伤	868.01/.11
Ⅳ	50% 以上肾上腺实质碎裂伤	868.01/.11
Ⅴ	肾上腺完全碎裂伤（可有大量的肾上腺实质内出血）肾上腺自供血血管上完全撕脱	868.01/.11

例如，左侧肾上腺损伤为挫伤（Ⅰ级），右侧肾上腺损伤为 <2 cm 的仅累及肾上腺皮质的裂伤（Ⅱ级），则该患者的肾上腺损伤分级为Ⅲ级（取右侧Ⅱ级，再增加 1 级）。

四、临床表现

肾上腺损伤往往较为隐匿，不易被发现。单纯的肾上腺损伤一般不会影响生命体征或生化指标。且由于肾上腺深藏于腹膜后，查体往往也不会有阳性发现。单纯的肾上腺损伤亦较少引起持续出血、继发脓肿或肾上腺危象等情况。不过，单纯的肾上腺损伤相对少见，肾上腺损伤患者往往合并胸、腹多脏器损伤。此时，根据合并损伤部位以及严重程度的不同，可能会出现腹痛、胸痛、腰背部疼痛、呼吸困难等症状，亦可能出现心率增快、血压下降等循环不稳表现。查体可能见到的诸如患侧皮肤挫伤、瘀斑、压痛等表现，也往往反映合并脏器损伤的情况，并非肾上腺损伤的特异表现。总体而言，依赖病史及查体诊断肾上腺损伤往往并不可靠，影像学才是诊断肾上腺损伤可靠的手段。

五、检查

（一）CT

目前认为高分辨的腹部 CT（尤其是增强 CT）对于诊断肾上腺损伤在内的腹膜后损伤患者有重要作用。对于有外伤史提示的患者，若 CT 发现肾上腺区出现肿块或肾上腺结构不完整及消失时，需要考虑肾上腺血肿或损伤。相比于肿瘤，血肿有较为特征性的随时间变化和强化特点，可供鉴别。

（二）MRI

虽然 MRI 检查对于肾上腺血肿及损伤的分辨率优于 CT，但由于时效性较 CT 劣势明显，目前并非腹膜后损伤患者的首选影像学检查。

六、诊断

如前所述，肾上腺损伤的诊断依赖于病史和影像学。高分辨 CT 和 / 或 MRI 检查是在有外伤病史的患者中发现肾上腺损伤的有力手段。可用于诊断及严重程度分级。

七、鉴别诊断

影像学上，外伤后肾上腺血肿需要和肾上腺肿瘤以及肿瘤引起的出血进行鉴别。病史和充分的影像学评估对于鉴别十分重要，例如：增强 CT 上，肾上腺肿瘤可见实性部分且实性部分会有不同程度的强化；MRI 上，由于血肿有较为典型的表现（血肿内有较多去氧血红蛋白，红细胞完整性存在，细胞内/外铁分布不同可在磁场下有典型的表现），肾上腺血肿亦能较为准确的与肿瘤进行鉴别。

八、治疗

手术治疗并非肾上腺损伤的首选：对于单纯肾上腺损伤，往往不需要手术治疗，大多数情况下卧床观察即可；对于合并其他脏器损伤的肾上腺损伤，是否手术的决策也主要取决于所合并其他脏器损伤以及严重程度。在一项纳入了 7791 名肾上腺损伤的大规模临床研究中，仅 80 名（1.0%）患者需要手术治疗。接受手术的患者中，没有一例患者为单纯肾上腺损伤。而且所有的单纯性肾上腺损伤的患者，在没有接受手术治疗的情况下，没有一例死亡。对于有合并损伤的患者，研究发现穿通伤（$P<0.001$）、合并脾损伤（$P<0.001$）、合并小肠损伤（$P=0.018$）是进行肾上腺切除术的预测因素。若因为损伤而需进行肾上腺手术，可先清除血肿，之后针对不同损伤进行相应处理（例如肾上腺血管吻合、裂伤缝合）。若不得不进行肾上腺切除，可考虑保留部分肾上腺组织，一般认为只要保留一侧肾上腺组织的 10%～20%，就能够满足机体的生理需求。

九、预后

单纯性肾上腺损伤患者预后良好，合并其他脏器损伤的患者预后主要取决于合并损伤的情况。对于所有存在肾上腺损伤的患者，死亡率约 9.1%～12.0%（Liao et al., 2015; Raup et al., 2016）。研究认为，患者死亡的预测因素包括：高龄、损伤评分高、慢性肾功能不全、穿通伤、主动脉/腔静脉损伤、胸部损伤、脑/脊髓损伤和腹部多发伤等。

第十三节 肾上腺区域 Castleman 病

一、概述

Castleman 病（Castleman's disease, CD）是由美国病理学家 Benjamin Castleman 等人在 1956 年首次报道的一种比较罕见的淋巴增生性疾病（Castleman et al., 1956），也称巨大淋巴结病或血管滤泡性淋巴结增生症。该病的诊断依赖病理，根据病理表现不同，可以分为透明血管型、浆细胞型和混合型。作为一种罕见疾病，该病发病率仅约为 0.2/10 000，美国每年新增病例约 5600 例，与著名“冰桶挑战”的渐冻人病（肌萎缩侧索硬化）发生率相当。中国暂无明确的发病率数据，若以美国发病率数据推测，估计每年新增病例约 24 000 例，并不是个小数目。临床上可根据肿大淋巴结分布和器官受累的情况不同，将该病分为单中心型 Castleman 病（unicentric CD, UCD）和多中心型 Castleman 病（multicentric CD, MCD）。前者（UCD）发病率相对较高（美国每年新增 CD 病例中，UCD 约占 80%），常发生于 20～30 岁人群，累及单个淋巴结区域（亦包括肾上腺区域），症状较轻，预后较好，大部分患者可通过手术治愈，5 年生存率可高达

97.1%（Zhang et al., 2016）；后者（MCD）发病率相对较低，常发生于 40～60 岁人群，可累及多个淋巴结区域以及肝、肺、肾等重要脏器，多有全身症状，预后差，5 年死亡率高达 35%（Dispenzieri et al., 2012）。近年来随着病因学研究的深入，有学者建议根据人类疱疹病毒 -8（human herpes virus 8, HHV-8）和人类免疫缺陷病毒（human immunodeficiency virus, HIV）的感染情况进一步将 MCD 进一步细分（Fajgenbaum et al., 2014），不过一方面该分类方法在目前临床上尚不常用，另外一方面肾上腺区域 Castleman 病多为 UCD，并不适用此分类方法，故不在此赘述。

肾上腺区域 Castleman 病多为单中心型 Castleman 病（UCD）（石冰冰等，2005；石冰冰等，2006; Otto et al., 2012）。虽然多中心型 Castleman 病（MCD）亦有累及肾上腺可能，但此类患者因有多处淋巴结区域受累，往往可以通过从更容易获取病理的部位（例如浅表淋巴结）获得诊断依据，且 MCD 的治疗并不依赖手术，而是全身治疗（张路等，2017），因此并非泌尿外科医师关注的重点。因此本章讨论的肾上腺区域 Castleman 病重点关注单中心型 Castleman 病。值得指出的是：即使是在单中心型 Castleman 病，肾上腺区域受累也并非常见的表现。例如，北京协和医院 2006 年报道了 17 例单中心型 Castleman 病，其中仅 1 例累及肾上腺区域（石冰冰等，2006）。而更大规模的研究则表明，UCD 最常累及的部位是胸部（24%）、颈部（20%）、腹部（18%），而腹膜后占位（含肾上腺区域）仅占 14%（Talat et al., 2012）。

从目前已有的文献报道来看，与其他 UCD 一样，肾上腺区域 Castleman 病也可以通过手术达到较好的治疗效果，即使对于合并副肿瘤性天疱疮的病例，手术切除似乎仍然有效（石冰冰等，2006）。因此，鉴于手术治疗对于肾上腺区域 Castleman 病的重要作用，以及该病在起病时易与肾上腺肿瘤混淆，泌尿外科医师有必要对该病有一定的认识和了解。

二、发病机制

Castleman 病的发病机制尚不完全清楚，根据目前的研究成果（张路等，2016），白细胞介素 -6（IL-6）和人类疱疹病毒 -8（HHV-8）是该病较为公认的机制。除此之外，推测系统性炎症性疾病、除 IL-6 外的其他细胞因子（包括 IL-1、IL-5、IL-10、肿瘤坏死因子等）以及除 HHV-8 外的其他病毒（EB 病毒等）感染可能与该病相关。

白细胞介素 -6（IL-6）：已有充分的证据表明，无论是 UCD（包括肾上腺 CD）还是 MCD，其发病都与 IL-6 或相关多肽（例如：HHV-8 基因组编码的一段 IL-6 类似物）有明确关系。首先，早期研究发现 CD 患者血清标本和淋巴结标本中 IL-6 表达上调（Leger-Ravet et al., 1991）；其次，UCD 患者通过手术切除病灶后，可观察到 IL-6 水平的显著下降（Fajgenbaum et al., 2014）；第三，MCD 患者采用针对 IL-6 的靶向治疗后，能够获得症状的明显改善。此外，新近的研究还发现，CD 患者存在 IL-6 受体的多态性，且有血清中克隆性 IL-6 受体表达的上调。综上，IL-6 是与 CD 发病关系最为密切的细胞因子之一。目前，临床上已经可以常规开展血清 IL-6 水平的检测，能够为疑似病例提供诊疗依据。

人类疱疹病毒 -8（HHV-8）：又称卡波西肉瘤疱疹病毒（Soulier et al., 1995），最早发现于合并有 HIV 感染的卡波西肉瘤患者。研究者从卡波西肉瘤与多中心型 CD 的临床关联，经过研究发现了 HHV-8 与 CD 发病的相关性。目前认为 HHV-8 感染与 CD 相关的机制可能为：HHV-8 基因组编码一段 IL-6 类似物，继而刺激 B 细胞增殖并抑制凋亡，同时诱导血管内皮生长因子表达，促进血管新生，进一步引起 CD 相关的病理特征。不过 HHV-8 感染存在显著的地区差异，欧美地区 CD 患者的感染率较高，而日本 CD 患者的 HHV-8 感染率则较低。且 HHV-8 阴性的 CD 患者并不罕见，因此 HHV-8 可能也仅是部分 CD 患者发病的病因。

除前述机制外，作为一种罕见疾病，CD 的发病机制还有待于进一步深入研究。

三、病理

CD 的诊断完全依赖病理（图 10-13-1），需要有经验的病理科医师进行判读。该病从病理上可以大致分为透明血管型、浆细胞型和混合型三种类型。

透明血管型：最多见，显微镜下可见异常的淋巴滤泡和萎缩或退化的生发中心，周围可见小淋巴细胞组成的宽阔覆盖区域。可见数根小血管穿入，血管内皮明显肿胀，管壁增厚，后期呈玻璃样改变。血管周围有数量不一的嗜酸性或透明状物质分布。还可见到两个或更多紧密相邻的萎缩生发中心被一个小淋巴细胞组成的覆盖区域包围。退化的生发中心通常呈透明样化，其内的淋巴细胞减少，主要由大量残余的滤泡树突状细胞组成。树突状细胞表达 CD21、CD23、CD35 和表皮生长因子受体。这些滤泡树突状细胞会产生同心圆形排列的呈“洋葱皮样”的典型形态学外观。

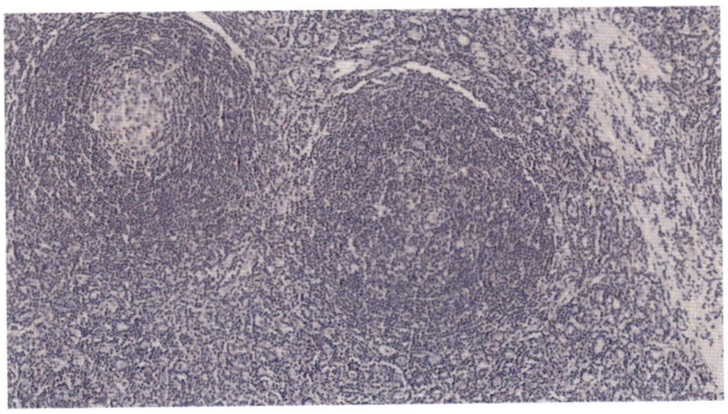

图 10-13-1 Castleman 病的病理学特征

浆细胞型：显微镜下可见增生性 B 细胞滤泡（生发中心），通常也有一些退化的滤泡。滤泡间区富含血供且可见成片的浆细胞。生发中心可见较为典型的反应性特征（核分裂象易见、包含细胞凋亡碎片的巨噬细胞等）。该型一般缺乏前述的“洋葱皮样”典型外观。

混合型：兼具透明血管型和浆细胞型特征的混合组织学外观。

四、症状及体征

单中心型 Castleman 病（UCD）患者通常无症状，往往是通过体格检查或影像学检查发现肿大淋巴结才引起关注。肿大的淋巴结中位直径约 5.5 cm（Talat et al., 2012），常见于胸部、颈部和腹部。少数情况下，病变的卡压和压迫效应（例如压迫邻近血管、气管）所导致的症状可能是患者就诊的主要原因。与大部分 UCD 类似，肾上腺区域 CD 患者也常常是在影像学检查时意外发现病灶（Otto et al., 2012）。不过，在十分罕见的情况下，也有肾上腺区域 CD 患者合并皮疹、天疱疮等情况（石冰冰等，2005）的报道。

多中心型 Castleman 病（MCD）除累及多个淋巴结区域外（可包括肾上腺区域），多数存在发热、盗汗、体重减轻、虚弱或乏力等全身症状，甚至会合并肺、肾等重要脏器受累。由于该型 Castleman 病并非本章关注的重点，在此不再详细展开。

五、检查

肾上腺区域Castleman病大多为UCD，多数情况下常规实验室检查无明显异常，少数情况下可有乳酸脱氢酶（LDH）升高。有时可能会发现贫血、血小板减少、红细胞沉降率增快、低白蛋白血症、多克隆高丙种球蛋白血症、C反应蛋白和IL-6水平升高。

影像学检查方面：CT通常显示为边界清楚的软组织密度影，增强后可见均匀或非均匀强化；PET-CT可提示高摄取（但比典型淋巴瘤摄取低）病灶。值得指出的是，虽然肾上腺区域Castleman病在初步的影像学筛查时会与肾上腺占位（例如肾上腺肿瘤）混淆，但细致的影像学检查会提示病灶与肾上腺的紧密相邻关系（该病多累及肾上腺区域的淋巴结，而非肾上腺本身）（Otto et al., 2012）。

需要强调的是，前述检查均仅有提示意义。正如之前反复提及的那样，此病的确诊需依靠病理。

六、诊断

CD的诊断完全依赖病理，对于临床上怀疑的病例（例如存在淋巴结肿大及前述症状），应进行病灶活检，并由有经验的病理科医师在显微镜下观察，方可确诊。值得注意的是，部分自身免疫性疾病（例如系统性红斑狼疮、类风湿关节炎等）患者也会出现淋巴结肿大，而淋巴结在显微镜下的表现可能类似CD，不过目前一般不将此类患者归入CD范畴。

七、鉴别诊断

临床上，肾上腺区域的Castleman病主要需与肾上腺肿瘤，尤其是肾上腺偶发瘤（adrenal incidentaloma）相鉴别。由于Castleman病病灶往往血供丰富，在CT上可见增强，有时容易与嗜铬细胞瘤混淆。临床上较为实用的鉴别方法为：一方面可以通过细致的影像学手段了解占位与肾上腺的关系（Castleman病累及肾上腺区域的淋巴结，而非肾上腺本身）（不过有时病灶与肾上腺关系十分密切，难于通过此方法鉴别）；另一方面，手术切除病灶后获得病理不仅是最终鉴别的“金标准”，也是治疗该病的重要手段。

需要指出的是，即使临床上获得了手术切除病理，但由于该病为罕见病且部分病例不甚典型，在病理科医师层面，有时还需要与IgG4相关疾病、反应性滤泡增生、淋巴瘤、淋巴结炎等情况进行进一步鉴别。

八、治疗

多中心型Castleman病至今尚缺乏“标准治疗”（张路等，2017），至今仍是临床医师面临的重要挑战。单中心型Castleman病通过手术治疗，效果良好。目前一般认为，对于包括肾上腺区域Castleman病在内的单中心型Castleman病，手术切除都是能够治愈疾病的“金标准”方案。而且，对于那些在术前难以与肾上腺肿瘤鉴别的肾上腺区域Castleman病，手术不仅是治疗手段，也是最重要的确诊途径。具体手术方式可根据病灶的大小、范围、与肾上腺关系等综合决定。对于部分不得不切除肾上腺的患者，术后可能需要激素替代治疗（Otto et al., 2012）。需要指出的是，对于手术难以完整切除病灶的患者，术后放疗可能有一定作用（Chronowski）。而亦有学者认为，对于手术困难病例，不必追求完全切除，部分切除亦有较好疗效（同时可帮助确诊）（Bowne et al., 1999）。对于合并副肿瘤性天疱疮的病例，肿瘤切除后通常会带来天疱疮消退。

九、预后

由于病例数极少，目前尚无专门针对肾上腺区域 Castleman 病预后的准确数据。一般认为可以借鉴单中心型 CD（UCD）的数据：目前最大规模的 CD 回顾性研究表明，大多数 UCD 患者针对病灶进行完全切除后，可获得长期生存，5 年生存率可高达 97.1%（Zhang et al., 2016）。尽管患者预后良好，仍然建议对此类患者进行规律随访：因为 UCD（良性疾病）可能导致患者淋巴瘤（恶性疾病）风险升高。已有文献报道了多例 UCD 发生非霍奇金淋巴瘤的情况（Larroche）：虽然尚不清楚这些淋巴瘤病例是否真由 UCD 转化而来，还是初诊时未能检测到已存在的淋巴瘤，但不论何种情况，进行随诊都是合理的。

（纪志刚）

参考文献

陈华, 王正元, 杨智强, 等. 肾上腺少见肿瘤的CT、MRI表现及其病理基础[J]. 中国CT和MRI杂志. 2015. (1): 48-50.

迟婧, 宋琦, 方文强, 等. 异位ACTH综合征: 岩下窦采血结合综合影像学的诊断价值[J]. 中国医学计算机成像杂志, 2015, 21(1): 16-22.

董德鑫, 李汉忠, 严维刚, 等. 肾上腺海绵状血管瘤一例报告并文献复习[J]. 中华泌尿外科杂志. 2014. (7): 490-492, 493.

樊华, 李汉忠, 徐维锋, 等. 重症异位促肾上腺皮质激素综合征的外科治疗[J]. 中华泌尿外科杂志, 2017, 38(4): 27-30.

胡幼琳, 沈国清. 肾上腺结核的超声诊断[J]. 中国超声医学杂志, 1995, (11): 879-880.

李才林, 刘衡, 吴应行. 肾上腺血管瘤CT表现(附2例报告及文献复习)[J]. 中国临床医学影像杂志. 2016. 27(10): 757-758.

李涛, 何延瑜, 陈梓甫. 异位肾上腺组织及其处理[J]. 临床泌尿外科杂志, 2006, 21(6): 423-425. 2006, 21(6): 423-425.

李新德, 俞世成, 吴海洋, 等. 原发性色素性结节状肾上腺皮质病一例报告并文献复习[J]. 中华泌尿外科杂志, 2008, 29(7): 443-445.

李志龙. 纵隔肿瘤导致异位ACTH综合征的临床病理特点分析与外科治疗研究[J]. 中国医药指南, 2015, 13(8): 94-95.

廖二元, 莫朝晖. 内分泌学[M]. 2版. 北京: 人民卫生出版社, 2007: 809-812.

刘娟, 冯晓峰, 刘秋月, 等. 肾上腺结核合并Addison's病42例临床分析[J]. 中国防痨杂志, 2005, 27(2).

卢琳, 顾锋, 陆召麟. 库欣综合征药物治疗[J]. 中国实用内科杂志, 2013, 07: 504-508.

陆召麟, 郭爱丽, 张洁萍, 等. 20例异位ACTH综合征的诊断和治疗[J]. 中华内分泌代谢杂志, 1999, 15(6): 331-333.

路俊英, 李婧, 邹绍蕾, 等. 肾上腺海绵状血管瘤的CT诊断[J]. 中华放射学杂志. 2013. 47(9): 860-861.

石冰冰, 黄钟明, 李永强, 等. 肾上腺区Castleman肿瘤1例报告及文献复习[J]. 临床泌尿外科杂志. 2005, 20(8): 453-454.

石冰冰, 李汉忠, 荣石, 等. Castleman病的外科诊治[J]. 中华医学杂志. 2006, 86(3): 174-175.

宋琦, 周薇薇, 苏颋为. ACTH非依赖性大结节样肾上腺增生的多层螺旋CT表现. 中华内分泌代谢杂志, 2012, 28(4): 335-339.

隋婧, 郭辉, 施秉银, 等. 异位ACTH综合征的临诊应对[J]. 中华内分泌代谢杂志, 2013, 2(8): 714-718.

孙承文, 孙健, 李光, 等. 肾上腺畸胎瘤1例报告并文献复习[J]. 现代泌尿生殖肿瘤杂志. 2014. (1): 8-10.

王冰洁, 吴红花, 杨建梅, 等. 肾上腺海绵状血管瘤的临诊应对[J]. 中华内分泌代谢杂志. 2013. 29(8): 708-710.

王超, 丰琅, 王磊, 等. 左侧肾上腺巨大血管瘤1例并文献复习[J]. 现代泌尿外科杂志. 2014. 19(3): 180-182.

王亮, 张峰, 汤坤龙, 等. 肾上腺畸胎瘤五例临床分析[J]. 中华全科医师杂志. 2014. 13(11): 902-904.

吴建伟, 高红, 艾书跃, 等. 肺癌PET/CT诊断分析[J]. 南京医科大学学报, 2012, 32(9): 1276-1271.

杨良, 邓震宇, 许林海. 肺癌并发异位ACTH综合征的研究进展[J]. 中国肺癌杂志, 2010, 01: 73-77.

张路, 李剑. Castleman病发病机制研究进展[J]. 中国医学科学院学报. 2016, 38(1): 69-72.

张路, 李剑. 多中心型Castleman病的治疗进展[J]. 国际药学研究杂志. 2017, 44(2): 162-166.

张倩, 窦京涛, 谷伟军, 等. 不同定位方法在异位ACTH综合征诊断中的应用[J]. 军医进修学院学报, 2011, 32(5): 420-422.

张小英, 李红. 库欣综合征与低血钾[J]. 中国实用内科杂志, 2001, 21(9): 518-519.
张学斌, 李汉忠, 黄厚峰, 等. 原发性色素沉着性结节性肾上腺皮质病的临床诊治(附15例报告)[J]. 临床泌尿外科杂志, 2010, 25(5): 371-374.
张学斌、李汉忠. 肾上腺大结节增生的外科治疗. 中华泌尿外科杂志, 2007, 28(2): 80-83.
张玉石, 李汉忠, 刘广华, 等. 肾上腺原始神经外胚层肿瘤临床及病理分析[J]. 中华泌尿外科杂志. 2010, 31(5): 293-295.
Alencar GA, Lerario AM, Nishi MY, et al. ARMC5 mutations are a frequent cause of primary macronodular adrenal hyperplasia[J]. Journal of Clinical Endocrinology and Metabolism. 2014, 99: E1501-E1509.
Aljabri KS, Bokhari SA, Alkeraithi M. Adrenal hemangioma in a 19-year-old female[J]. Ann Saudi Med. 2011. 31(4): 421-423.
Almeida MQ, Harran M, Bimpaki EI, et al. Integrated genomic analysis of nodular tissue in macronodular adrenocortical hyperplasia: progression of tumorigenesis in a disorder associated with multiple benign lesions[J]. Journal of Clinical Endocrinology and Metabolism. 2011, 96: E728-E738.
Amaldi G, Angeli A, Atkinson AB, et al. Diagnosis and complications of Cushing's syndrome: a consensus statement[J]. J Clin Endocrinol Metab, 2003, 88(12): 5593-5602.
Assie G, Louiset E, Sturm N, et al. Systematic analysis of G protein-coupled receptor gene expression in adreno-corticotropin-independent macronodular adrenocortical hyperplasia identifies novel targets for pharmacological control of adrenal Cushing's syndrome[J]. Journal of Clinical Endocrinology and Metabolism. 2010, 95: E253-E262.
Ates LE, Kapran Y, Erbil Y, et al. Cystic lymphangioma of the right adrenal gland[J]. Pathol Oncol Res. 2005, 11: 242-244.
Ayala AR, Basaria S, Udelsman R, et al. Corticotropin-independent Cushing's syndrome caused by an ectopic adrenal adenoma[J]. J Clin Endocrinol Metab, 2000, 85(8): 2903-2906.
Barwick TD, Malhotra A, Webb JA, et al. Embryology of the adrenal glands and its relevance to diagnostic imaging[J]. Clin Radiol, 2005, 60(9): 953-959.
Bellantone R, Ferrante A, Raffaelli M, et al. Adrenal cystic lesions: report of 12 surgically treated cases and review of the literature[J]. J Endocrinol Invest. 1998, 21: 109-114.
Bertherat J, Horvath A, Groussin L, et al. Mutations in regulatory subunit type 1A of cyclic adenosine 5'-monophosphate-dependent protein kinase (PRKAR1A): phenotype analysis in 353 patients and 80 different genotypes[J]. J Clin Endocrinol Metab, 2009, 94: 2085.
Beuschlein F, Fassnacht M, Assié G, et al. Constitutive activation of PKA catalytic subunit in adrenal Cushing's syndrome[J]. N Engl J Med, 2014, 370: 1019.
Beuschlein F, Hammer GD. Ectopic pro-opiomelanocortin syndrome[J]. Endocrinol Metab Clin North Am, 2002, 31(1): 191-234.
Bhansali A, Walia R, Rana SS, et al. Eetopic Cushing's syndrome: experience from n tertiary care centre[J]. Indian J Med Res, 2009, 129(1): 33-41.
Bonelli FS, Huston J 3rd, Carpenter PC, et al. Adrenocorticotropic Hormone-dependent Cushing's syndrome: sensitivity and specificity of inferior petrosal sinus sampling[J]. AJNR Am J Neuroradiol, 2000, 21(4): 690-696.
Bourdeau I, Antonini SR, Lacroix A, et al. Gene array analysis of macronodular adrenal hyperplasia confirms clinical heterogeneity and identifies several candidate genes as molecular mediators[J]. Oncogene. 2004, 23: 1575-1585.
Bourdeau I, D'Amour P, Hamet P, et al. Aberrant membrane hormone receptors in incidentally discovered bilateral macronodular adrenal hyperplasia with subclinical Cushing's syndrome[J]. The Journal of Clinical Endocrinology and Metabolism. 2001, 86: 5534-5540.
Bowne WB, Lewis JJ, Filippa DA, et al. The management of unicentric and multicentric Castleman's disease: a report of 16 cases and a review of the literature[J]. Cancer. 1999, 85(3): 706.
Brown H. A case of pluriglandular syndrome: "Diabetes of dearded Women"[J]. Lancet, 1928, 212(5490): 1022-1023.
Brown RJ, Kelly MH, Collins MT. Cushing syndrome in the McCune-Albright syndrome[J]. Journal of Clinical Endocrinology and Metabolism. 2010, 95: 1508-1515.
Buckley JD, Pendergrass TW, Buckley CM, et al. Epidemiology of osteosarcoma and Ewing's sarcoma in childhood: a study of 305 cases by the Children's Cancer Group[J]. Cancer. 1998; 83(7): 1440-1448.
Burke EF, Gilbert E, Uehling DT. Adrenal rest tumors of the testes[J]. J Urol, 1973, 109(4): 649-652.
Carney JA, Gordon H, Carpenter PC, et al. The complex of myxomas, spotty pigmentation, and endocrine overactivity[J]. Medicine (Baltimore), 1985, 64: 270.
Carney JA, Young WF Jr. Primary pigmented nodular adrenocortical disease and its associated conditions[J]. Endocrinologist, 1992, 2: 6.
Carroll BA, Ta HN. The ultrasonic appearance of extranodal

abdominal lymphoma[J]. Radiology. 1980, 136: 419-425.
Carson DJ, Sloan JM, Cleland J, et al. Cyclical Cushing's syndrome presenting as short stature in a boy with recurrent atrial myxomas and freckled skin pigmentation[J]. Clin Endocrinol (Oxf), 1988, 28: 173.
Cartier D, Lihrmann I, Parmentier F, et al. Overexpression of serotonin4 receptors in cisapride-responsive adrenocortico-tropin-independent bilateral macronodular adrenal hyperplasia causing Cushing's syndrome[J]. The Journal of Clinical Endocrinology and Metabolism. 2003, 88: 248-254.
Cassarino DS, Santi M, Arruda A, et al. Spinal adrenal cortical adenoma with oncocytic features: report of the first intramedullary case and review of the literature[J]. Int J Surg Pathol, 2004, 12(3): 259-264.
Castinetti F, Fassnacht M, Johanssen S, et al. Merits and pitfalls of mifepristone in Cushing's syndrome[J]. Eur J Endocrinol, 2009, 160(6): 1003-1010.
Castleman B, Iverson L, Menendez VP. Localized mediastinal lymphnode hyperplasia resembling thymoma[J]. Cancer. 1956, 9: 822.
Cedermark BJ, Sjöberg HE. The clinical significance of metastases to the adrenal glands[J]. Surg Gynecol Obstet. 1981, 152: 607-610.
Chronowski GM, Ha CS, Wilder RB, et al. Treatment of unicentric and multicentric Castleman disease and the role of radiotherapy[J]. Cancer. 2001, 92(3): 670.
Cina SJ, Gordon BM, Curry NS. Ectopic adrenal myelolipoma presenting as a splenic mass[J]. Arch Pathol Lab Med, 1995, 119(6): 561-563.
Corsi A, Riminucci M, Petrozza V, et al. Incidentally detected giant oncocytoma arising in retroperitoneal heterotopic adrenal tissue[J]. Arch Pathol Lab Med, 2002, 126(9): 1118-1122.
de Alava E, Gerald WL. Molecular biology of the Ewing's sarcoma/primitive neuroectodermal tumor family[J]. J Clin Oncol. 2000, 18(1): 204.
de Brain C, Feelders RA. Lamberts SW. et al. Somatostatin and dopamine receptors as targets for medical treatment of Cushing's Syndrome[J]. Rev Endocr Metab Disord, 2009, 10(2): 91-102.
Delgado V, Biermasz NR, van Thiel SW, et al. Changes in heart valve structure and function in patients treated with dopamine agonists for prolactinomas, a 2-year follow-up study[J]. Clin Endecrinol, 2011, 77(1): 99-105.
Dispenzieri A, Armitage JO, Loe MJ, et al. The clinical spectrum of Castleman's disease[J]. Am J Hematol. 2012, 87(11): 997-1002.
Doi M, Sngiyama T, Izumiyama H, et al. Clinical features and management of ectopic ACTH syndrome at a single institute in Japan[J]. Endocrine Journal, 2010, 57(12): 1061-1069.
Doppman J L, Travis W D, Nieman L, et al. Cushing syndrome due to primary pigmented nodular adrenocortical disease: findings at CT and MR imaging[J]. Radiology, 1989, 172(2): 415-420.
Duan K, Gomez Hernandez K, Mete O. Clinicopathological correlates of adrenal Cushing's syndrome[J]. J clin Pathol, 2015, 68(3): 175-186.
Dutta P, Bhansali A, Venkatesan R. Primary adrenal lymphoma. Endocrinologist. 2005, 15: 340-342.
Edwards JP, Stuart HC, Urbanski SJ, et al. A rare cavernous hemangioma of the adrenal gland[J]. Int J Surg Case Rep. 2014. 5(2): 52-5.
Ejaz S, Vassihpoulou-Sellin R, Bosaidy NL, et al. Cushing syndrome secondary to ectopic adrenocorticotropic hormone secretion: the University of Texas MD Anderson Cancer Center Experience[J]. Cancer, 2011, 117(19): 4381-4389.
Ellis CL, Banerjee P, Carney E, et al. Adrenal lymphangioma: clinicopathologic and immunohistochemical characteristics of a rare lesion[J]. Hum Pathol. 2011, 42: 1013-1018.
Elsayes KM, Mukundan G, Narra VR, et al. Adrenal masses: MR imaging features with pathologic correlation[J]. Radiographics. 2004, 24: S73-S86.
Erickson LA, Lloyd RV, Hartman R, et al. Cystic adrenal neoplasms[J]. Cancer. 2004, 101: 1537–1544.
Evans HL. Atypical lipomatous tumor, its variants, and its combined forms: a study of 61 cases, with a minimum follow-up of 10 years[J]. Am J Surg Pathol. 2007, 31: 1.
Fajgenbaum DC, van Rhee F, Nabel CS. HHV-8-negative, idiopathic multicentric Castleman disease: novel insights into biology, pathogenesis, and therapy[J]. Blood. 2014, 8; 123(19): 2924-2933.
Falchook FS, Allard JC. CT of primary adrenal lymphoma[J]. J Comput Assist Tomogr. 1991, 15: 1048-1050.
Fan ZM, Zeng QY, Huo JW, et al. Macronodular multi-organs tuberculoma: CT and MR appearances[J]. J Gastroenterol, 1998, 33(2): 285-288.
Faucz FR, Zilbermint M, Lodish MB, et al. Macronodular adrenal hyperplasia due to mutations in an armadillo repeat containing 5 (ARMC5) gene: a clinical and genetic investigation[J]. Journal of Clinical Endocrinology and Metabolism. 2014, 99: E1113-E1119.
Feelders RA, Lamberts SW, Hofland LJ, et al. Luteinizing hormone(LH)-responsive Cushing's syndrome: the demonstration of LH receptor messenger ribonucleic acid

in hyper-plastic adrenal cells, which respond to chorionic gonadotropin and serotonin agonists in vitro[J]. Journal of Clinical Endocrinology and Metabolism. 2003, 88: 230-237.

Flanagan MJ, Mcdonald JH. Heterotopic adrenocortical adenoma producing primary aldosteronism[J]. J Urol, 1967, 98(2): 133-133.

Fragoso MC, Domenice S, Latronico AC, et al. Cushing's syndrome secondary to adrenocorticotropin-independent macronodular adrenocortical hyperplasia due to activating mutations of GNAS1 gene[J]. Journal of Clinical Endocrinology and Metabolism. 2003, 88: 2147-2151.

Gagliardi L, Ling KH, Kok CH, et al. Genome-wide gene expression profiling identifies overlap with malignant adrenocortical tumours and novel mechanisms of inefficient steroidogenesis in familial ACTH-independent macronodular adrenal hyperplasia[J]. Endocrine-Related Cancer. 2012, 19: L19-L23.

Galea N, Noce V, Ciolina F, et al. Giant adrenal cavernous hemangioma: a rare abdominal mass[J]. Urology. 2013. 82(1): e3-4.

Garcia M, Louis 4th LB, Vernon S. Cystic adrenal lymphangioma[J]. Arch Pathol Lab Med. 2004, 128: 713-714.

Gatcombe HG, Assikis V, Kooby D, et al. Primary retroperitoneal teratomas: a review of the literature[J]. J Surg Oncol. 2004. 86(2): 107-113.

Goodarzi MO, Dawson DW, Li X, et al. Virilization in bilateral macronodular adrenal hyperplasia controlled by luteinizing hormone[J]. The Journal of Clinical Endocrinology and Metabolism. 2003, 88: 73-77.

Groussin L, Horvath A, Jullian E, et al. A PRKAR1A mutation associated with primary pigmented nodular adrenocortical disease in 12 kindreds[J]. J Clin Endocrinol Metab 2006; 91: 1943.

Groussin L, Kirschner LS, Vincent-Dejean C, et al. Molecular analysis of the cyclic AMP-dependent protein kinase A (PKA) regulatory subunit 1A (PRKAR1A) gene in patients with Carney complex and primary pigmented nodular adrenocortical disease (PPNAD) reveals novel mutations and clues for pathophysiology: augmented PKA signaling is associated with adrenal tumorigenesis in PPNAD[J]. Am J Hum Genet, 2002, 71: 1433.

Gunther DF, Bourdeau I, Matyakhina L, et al. Cyclical Cushing syndrome presenting in infancy: an early form of primary pigmented nodular adrenocortical disease, or a new entity?[J]. J Clin Endocrinol Metab, 2004, 89: 3173.

Guo AC, Cummings TJ, Dash RC, et al. Lymphomas and high-grade astrocytomas: comparison of water diffusibility and histologic characteristics[J]. Radiology. 2002, 224: 177-183.

Hans CP, Weisenburger DD, Greiner TC, et al. Confirmation of the molecular classification of diffuse large B-cell lymphoma by immunohistochemistry using a tissue microarray[J]. Blood. 2004, 103: 275-282.

Hayes JA, Christensen OE. Primary adrenal lymphoma[J]. J Pathol Bacteriol. 1961, 82: 193-194.

Hoeffel CC, Kamoun J, Aubert JP, et al. Bilateral cystic lymphangioma of the adrenal gland[J]. South Med J. 1999, 92: 424-427.

Hofland LJ. vsn der Hoek J, Feelders R, et al. The multi-ligand somatostatin analogue SOM230 inhibits ACTH secretion by cultured human corticotroph adenomas via somatostatin receptor type 5[J]. Eur J Endocrinol, 2005, 152(4): 645-654.

Hong J, Park S, Park J, et al. Evaluation of prognostic values of clinical and histopathologic characteristics in diffuse large B-cell lymphoma treated with rituximab, cyclophosphamide, doxorubicin, vincristine, and prednisolone therapy[J]. Leuk Lymphoma. 2011, 52: 1904-1912.

Horvath A, Bertherat J, Groussin L, et al. Mutations and polymorphisms in the gene encoding regulatory subunit type 1-alpha of protein kinaseA(PRKARIA): an update[J]. HumMutat, 2010, 31: 369-379.

Horvath A, Boikos S, Giatzakis C, et al. A genome-wide scan identifies mutations in the gene encoding phosphodiesterase 11A4 (PDE11A) in individuals with adrenocortical hyperplasia[J]. Nat Genet, 2006, 38: 794.

Horvath A, Giatzakis C, Robinson-White A, et al. Adrenal hyperplasia and adenomas are associated with inhibition of phosphodiesterase 11A in carriers of PDE11A sequence variants that are frequent in the population[J]. Cancer Res, 2006, 66: 11571.

Horvath A, Stratakis C. Primary pigmented nodular adrenocortical disease and Cushing's syndrome[J]. Arq Bras Endocrinol Metabol, 2007, 51(8): 1238-1244.

Hsu TH, Kessler R. Ectopic adrenal tissue as radiographic lymphadenopathy in renal cell carcinoma[J]. Int Urol Nephrol, 2005, 37(1): 25-26.

Ilias I, Torpy DJ, Paeak K, et al.Cushing's syndrome due to ectopic corticotropin secretion: twenty years' experience at the National Institutes of Health[J]. J Clin Endocfinol Metab, 2005, 90(8): 4955-4962.

Jaffe R, Santamaria M, Yunis EJ, et al. The neuroectodermal tumor of bone[J]. Am J Surg Pathol. 1984, 8(12): 885-898.

Johnson TL. Tuberculous Addison's disease[J]. Postgrad

Med, 1991, 90(6): 139-140.

Kalof AN, Cooper K. D2-40 immunohistochemistry-so far![J]. Adv Anat Pathol. 2009, 16: 62-64.

Kamenicky P, Droumaguet C, Salenave S, et al. Mitotane, metyrapone, and ketoconazole combination therapy as an alternative to rescue adrenalectomy for severe ACTH-dependent Cushing's syndrome[J]. J Clin Endocrinol Metab, 2011, 96(9): 2796-2804.

Katherine JT, Vinay AD. Imaging of traumatic adrenal injury[J]. Emerg Radiol. 2012, 19: 499.

Kim JK, Yoo KS, Moon JH. Gallbladder lymphangioma: a case report and review of the literature[J]. World J Gastroenterol. 2007, 13: 320-323.

Kirschner MA, PowellJr RD, Lipsett MB. Cushing's Syndrome: Nodular cortical hyperplasia of adrenal glands with clinical and pathological features suggesting adrenocortical tumor. The Journal of Clinical Endocrinology and Metabolism. 1964, 24: 947-955.

Lacroix A, Baldacchino V, Bourdeau I, et al. Cushing's syndrome variants secondary to aberrant hormone receptors[J]. Trends in Endocrinology and Metabolism. 2004, 15: 375-382.

Lacroix A, Bolte E, Tremblay J, et al. Gastric inhibitory polypeptide-dependent cortisol hypersecretion-a new cause of Cushing's syndrome[J]. New England Journal of Medicine. 1992, 327: 974-980.

Lacroix A, Hamet P, Boutin JM. Leuprolide acetate therapy in luteinizing hormone-dependent Cushing's syndrome[J]. The New England Journal of Medicine. 1999, 341: 1577-1581.

Ladanyi M. The emerging molecular genetics of sarcoma translocations[J]. Diagn Mol Pathol. 1995, 4(3): 162-173.

Lam KY, Lo CY. A critical examination of adrenal tuberculosis and a 28-year autopsy experience of active tuberculosis[J]. Clin Endocrinol (Oxf), 2001, 54(5): 633-639.

Lam KY, Lo CY. Adrenal lipomatous tumours: a 30 year clinicopathological experience at a single institution[J]. J Clin Pathol. 2001, 54(9): 707-712.

Larroche C, Cacoub P, Soulier J, et al. Castleman's disease and lymphoma: report of eight cases in HIV-negative patients and literature review[J]. Am J Hematol 2002, 69: 119.

Lasota J, Hyjek E, Koo CH, et al. Cytokeratin-positive large-cell lymphomas of B-cell lineage: A study of five phenotypically unusual cases verified by polymerase chain reaction[J]. Am J Surg Pathol. 1996, 20: 346-354.

Lebrethon MC, Gressman AB, Mshar F, et al. Linear growth and final height after treatment for Cushing'S disease in childhood[J]. J Clin Endocrinol Metab, 2000, 85: 3262. 3265.

Lee S, Hwang R, Lee J, et al. Ectopic expression of vasopress in V1 band V2 receptors in the adrenal glands of familial ACTH-independent macronodular adrenal hyperplasia[J]. Clinical Endocrinology. 2005, 63: 625-630.

Lefebvre H, Prevost G, Louiset E. Autocrine/paracrine regulatory mechanisms in adrenocortical neoplasms responsible for primary adrenal hypercorticism[J]. European Journal of Endocrinology. 2013, 169: R115-R138.

Leger-Ravet MB, Peuchmaur M, Devergne O, et al. Interleukin-6 gene expression in Castleman's disease[J]. Blood. 1991, 78(11): 2923.

Leibowitz J, Pertsemlidis D, Gabrilove JL. Recurrent Cushing's syndrome due to recurrent adrenocortical tumor-fragmentation or tumor in ectopic adrenal tissue?[J]. J Clin Endocrinol Metab, 1998, 83(11): 3786-3786.

Li S, Li H, Ji Z, et al. Primary adrenal teratoma: Clinical characteristics and retroperitoneal laparoscopic resection in five adults[J]. Oncol Lett. 2015. 10(5): 2865-2870.

Liao CH, Ouyang CH, Fu CY, et al. The current status and management of blunt adrenal gland trauma[J]. Surgery. 2015, 157: 338.

Lieberman SA, Eccleshall TR, Feldman D. ACTH-independent massive bilateral adrenal disease (AIMBAD): a subtype of Cushing's syndrome with major diagnostic and therapeutic implications[J]. European Journal of Endocrinology. 1994, 131: 67-73.

Longo JM, Jafri SZ, Bis KB .Adrenal lymphangioma: a case report[J]. Clin Imaging. 2000, 24: 104-106.

Louiset E, Contesse V, Groussin L, et al. Expression of serotonin7 receptor and coupling of ectopic receptors to protein kinase A and ionic currents in adrenocorticotropin-independent macronodular adrenal hyperplasia causing Cushing's syndrome[J]. The Journal of Clinical Endocrinology and Metabolism. 2006, 91: 4578-4586.

Louiset E, Duparc C, Young J, et al. Intraadrenal corticotropin in bilateral macronodular adrenal hyperplasia[J]. New England Journal of Medicine. 2013, 369: 2115-2125.

Louiset E, Stratakis CA, Perraudin V, et al. The paradoxical increase in cortisol secretion induced by dexamethasone in primary pigmented nodular adrenocortical disease involves a glucocorticoid receptor-mediated effect of dexamethasone on protein kinase A catalytic subunits[J]. J Clin Endocrinol Metab, 2009, 94: 2406.

Maragliano R, Vanoli A, Albarello L. ACTH-secreting pancreatic neoplasms associated with Cushing syndrome:

clinicopathologic study of 11 cases and review of the literature[J]. Am J Surg Pathol, 2015, 39(3): 374-382.

May F, Bachor R, Hack M, et al. Primary adrenal non-Hodgkin's lymphoma[J]. J Urol 1998, 160: 487.

Mazzuco TL, Chabre O, Feige JJ, et al. Aberrant expression of human luteinizing hormone receptor by adrenocortical cells is sufficient to provoke both hyperplasia and Cushing's syndrome features[J]. Journal of Clinical Endocrinology and Metabolism. 2006, 91: 196-203.

McKenney JK, Heerema-McKenney A, Rouse RV. Extragonadal germ cell tumors: a review with emphasis on pathologic features, clinical prognostic variables, and differential diagnostic considerations[J]. Adv Anat Pathol. 2007. 14(2): 69-92.

Meador CK, Liddle GW, Island DP. Cause of Cushing's syndrome in patients with tumors arising from "nonendocrine" tissue[J]. J Clin Endocrinol Metab, 1962, 7(22): 693-703.

Medeiros LJ, Anasti J, Gardner KL, et al. Virilizing adrenal cortical neoplasm arising ectopically in the thorax[J]. J Clin Endocrinol Metab, 1992, 75(6): 1522-1525.

Merklin RJ. Suprarenal gland lymphatic drainage[J]. Am J Anat. 1966, 119: 359-374.

Michalopoulos N, Laskou S, Karayannopoulou G. Adrenal Gland Lymphangiomas[J]. Indian J Surg. 2015, 77: S1334-S1342.

Mircescu H, Jilwan J, N'Diaye N, et al. Are ectopic or abnormal membrane hormone receptors frequently present in adrenal Cushing's syndrome?[J]. The Journal of Clinical Endocrinology and Metabolism. 2000, 85: 3531-3536.

Miyamura N, Tsutsumi A, Senokuchi H, et al. A case of ACTH-independent macronodular adrenal hyperplasia: simultaneous expression of several aberrant hormone receptors in the adrenal gland[J]. Endocrine Journal. 2003, 50: 333-340.

Mounier N, Briere J, Gisselbrecht C, et al. Rituximab plus CHOP (R-CHOP) in the treatment of elderly patients with diffuse large B-cell lymphoma (DLBCL) overcomes Bcl-2 associated chemotherapy resistance[J]. Blood. 2002, 100: 161.

Mullins ME, Chao S, Dong H, et al. Radio-pathologic conferences of the Massachusetts General Hospital. Posttransplantation non-Hodgkin's lymphoma of the adrenal gland. Post transplantation non-Hodgkin's lymphoma of the adrenal gland[J]. AJR Am J Roentgenol. 2001, 177: 336.

Nakatsuka S, Hongyo T, Syaifudin M, et al. Mutations of p53, c-kit, K-ras, and beta-catenin gene in non-Hodgkin's lymphoma of adrenal gland[J]. Jpn J Cancer Res. 2002, 93: 267-274.

Newell-Price J, Bertagna X, Grossman AB, et al. Cushing's syndrome[J]. Lancet. 2006, 367: 1605-1617.

Ng TL, O'Sullivan MJ, Pallen CJ, et al. Ewing sarcoma with novel translocation t(2;16) producing an in-frame fusion of FUS and FEV[J]. J Mol Diagn. 2007, 9(4): 459.

Nieman LK. Medical therapy of Cushing's disease[J]. Pituitary, 2002, 5(2): 77-82.

O'Crowley CR, Martland HS. Adrenal heterotopia, rests and the so called Grawitz tumor[J]. J Urol. 1943.

Obata H, Ueda T, Kawai A, et al. Clinical outcome of patients with Ewing sarcoma family of tumors of bone in Japan: the Japanese Musculoskeletal Oncology Group cooperative study[J]. Cancer. 2007, 109(4): 767-775.

Ohashi A, Yamada Y, Sakaguchi K, et al. A natural history of adrenocorticotropin-independent bilateral adrenal macro- nodular hyperplasia (AIMAH) from preclinical to clinically overt Cushing's syndrome[J]. Endocrine Journal. 2001, 48: 677-683.

Otto M, Wieprzowski L, Dzwonkowski J, et al. Castleman's disease-an unusual indication for laparoscopic adrenalectomy[J]. Wideochir Inne Tech Maloinwazyjne. 2012, 7(1): 50-54.

Paling MR, Williamson BR. Adrenal involvement in non-Hodgkin lymphoma[J]. AJR Am J Roentgenol. 1983, 141: 303-305.

Pang C, Wu P, Zhu G. A Rare Cavernous Hemangioma of the Adrenal Gland[J]. Urol Case Rep. 2015. 3(4): 120-122.

Panicek DM, Gatsonis C, Rosenthal DI, et al. CT and MR imaging in the local staging of primary malignant musculoskeletal neoplasms: Report of the Radiology Diagnostic Oncology Group[J]. Radiology. 1997, 202(1): 237-246.

Pfreundschuh M, Trumper L, Kloess M, et al. 2 weekly CHOP (CHOP-14): The new standard regimen for patients with aggressive non-Hodgkin's lymphoma (NHL) 60 years of age[J]. Blood. 2001, 98: 725a.

Pirani JF, Woolums CS, Dishop MK, et al. Primitive neuo-ectodermal tumor of the adrenal gland[J]. J Urol. 2000, 163(6): 1855-1856.

Plaut A. Locally invasive lymphangioma of adrenal gland[J]. Cancer. 1962, 15: 1165-1169.

Poncelet V. Retroperitoneal cystic lymphangioma[J]. J Belge Radiol. 1998, 81: 245.

Porter GA, Baxter NN, Pisters PW. Retroperitoneal sarcoma: a population-based analysis of epidemiology, surgery, and radiotherapy[J]. Cancer. 2006, 106: 1610.

Powell A C, Stratakis C A, Patronas N J, et al. Operative

management of Cushing syndrome secondary to micronodular adrenal hyperplasia[J]. Surgery, 2008, 143(6): 750-758.

Rashidi A, Fisher SI, Primary adrenal lymphoma: a systematic review[J]. Ann Hematol. 2013, 92(12): 1583-1593.

Raup VT, Eswara JR, Vetter JM, et al. Epidemiology of Traumatic Adrenal Injuries Requiring Surgery[J]. Urology. 2016, 94: 227.

Raut CP, Pisters PW. Retroperitoneal sarcomas: Combined-modality treatment approaches[J]. J Surg Oncol. 2006, 94: 81.

Reddy SV, Prabhudesai S, Gnanasekaran B. Origin of primary adrenal lymphoma and predisposing factors for primary adrenal insufficiency in primary adrenal lymphoma[J]. Indian J Endocrinol Metab. 2011, 15: 350-351.

Redman BG, Pazdur R, Zingas AP, et al. Prospective evaluation of adrenal insufficiency in patients with adrenal metastasis[J]. Cancer. 1987, 60: 103-107.

Rockall AG, Babar SA, Sohaib SA, et al. CT and MR imaging of the adrenal glands in ACTH-independent cushing syndrome[J]. Radiographics, 2004, 24: 435.

Rozenblit A, Morehouse HT, Amis ES. Cystic adrenal lesions: CT features[J]. Radiology. 1996, 201: 541-549.

Rud NP, Reiman HM, Pritchard DJ, et al. Extraosseous Ewing's sarcoma. A study of 42 cases[J]. Cancer. 1989, 64(7): 1548-1553.

Ruder HJ, Loriaux DL, Lipsett MB. Severe osteopenia in young adults associated with Cushing's syndrome due to micronodular adrenal disease[J]. J Clin Endocrinol Metab, 1974, 39: 1138.

Sarlis NJ, Chaneck SJ, Nieman LK. Cortisolemic indices predict severe infections in Cushing syndrome due to ectopic production of adrenocorticotropin[J]. J Clin Endocrinol Metab, 2000, 85(1): 42-47.

Sarlis NJ, Chrousos GP, Doppman JL, et al. Primary pigmented nodular adrenocortical disease: reevaluation of a patient with carney complex 27 years after unilateral adrenalectomy[J]. J Clin Endocrinol Metab, 1997, 82(4): 1274-1278.

Sasano H, Suzuki T, Nagura H. ACTH-independent macronodular adrenocortical hyperplasia: immunohistochemical and in situ hybridization studies of steroidogenic enzymes[J]. Modern Pathology. 1994, 7: 215-219.

Satou T, Uesugi T, Nakai Y, et al. Case of adrenal lymphangioma with atypical lymphocytes in aspirate cytology[J]. Diagn Cytopathol. 2003, 29: 87-90.

Savaş C, Candir O, Bezir M, et al. Ectopic adrenocortical nodules along the spermatic cord of children[J]. Int Urol Nephrol, 2001, 32(4): 681-685.

Savola S, Klami A, Tripathi A, et al. Combined use of expression and CGH arrays pinpoints novel candidate genes in Ewing sarcoma family of tumors[J]. BMC Cancer. 2009, 9(1): 17.

Schteingart DE. Drugs in the medical treatment of Cushing's syndrome[J]. Expert Opin Emerg Drugs, 2009, 14(4): 661-671.

Scott AL, Abbassi-Ghadi N, Archer CM, et al. Neuroendocrine carcinoma arising within a retroperitoneal mature teratoma[J]. Ann R Coll Surg Engl. 2010. 92(6): W5-8.

Scott HW Jr, Liddle GW, Mulherin JL Jr, et al. Surgical experience with Cushing's disease[J]. Ann Surg, 1977, 185(5): 524-534.

Seidenwurm DJ, Elmer EB, Kaplan LM, et al. Metastases to the adrenal glands and the development of Addison's disease[J]. Cancer. 1984, 54: 552-557.

Sharma ST, Nieman LK. Prolonged remission after long-term treatment with steroidogenesis inhibitors in Cushing's syndrome caused by ectopic ACTH secretion[J]. Eur J Endocrinol, 2012, 166(3): 531-536.

Shen WC, Cheng TY, Lee SK, et al. Disseminated tuberculomas in spinal cord and brain demonstrated by MRI with gadolinium-DTPA[J]. Neuroradiology, 1993, 35(3): 213-215.

Shenoy BV, Carpenter PC, Carney JA. Bilateral primary pigmented nodular adrenocortical disease. Rare cause of the Cushing syndrome[J]. Am J Surg Pathol, 1984, 8(5): 335-344.

Soulier J, Grollet L, Oksenhendler E, et al. Kaposi's sarcoma-associated herpesvirus-like DNA sequences in multicentric Castleman's disease[J]. Blood. 1995, 86(4): 1276.

Stawicki SP, Hoey BA, Grossman MD, et al. Adrenal gland trauma is associated with high injury severity and mortality[J]. Curr Surg. 2003, 60: 431.

Stratakis CA, Kirschner LS, Carney JA. Clinical and molecular features of the Carney complex: diagnostic criteria and recommendations for patient evaluation[J]. J Clin Endocrinol Metab, 2001, 86(9): 4041-4046.

Stratakis CA, Sarlis N, Kirschner LS, et al. Paradoxical response to dexamethasone in the diagnosis of primary pigmented nodular adrenocortical disease[J]. Ann Intern Med, 1999, 131: 585.

Sullivan JG, Gohel M, Kinder RB. Ectopic adrenocortical tissue found at groin exploration in children: incidence in relation to diagnosis, age and sex[J]. BJU Int, 2005, 95(3): 407-407.

Swain JM, Grant CS, Schlinkert RT, et al. Corticotropin-independent macronodular adrenal hyperplasia: a clinicopathologic correlation[J]. Archives of Surgery. 1998, 133: 541-546.

Swearingen B, Katznelson L, Miller K, et al. Diagnostic errors after inferior petrosal sinus sampling[J]. J Clin Endocrinol Metab, 2004, 89(8): 3752-3763.

Swords FM, Baig A, Malchoff DM, et al. Impaired desensitization of a mutant adrenocorticotropin receptor associated with apparent constitutive activity[J]. Molecular Endocrinology. 2002, 16: 2746-2753.

Tadjine M, Lampron A, Ouadi L, et al. Detection of somatic beta-catenin mutations in primary pigmented nodular adrenocortical disease (PPNAD)[J]. Clin Endocrinol (Oxf), 2008, 69: 367.

Talat N, Belgaumkar AP, Schulte KM. Surgery in Castleman's disease: a systematic review of 404 published cases[J]. Ann Surg. 2012, 255(4): 677-684.

Upadhyay J, Sudhindra P, Abraham G, et al. Tuberculosis of the Adrenal Gland: A Case Report and Review of the Literature of Infections of the Adrenal Gland[J]. Int J Endocrinol, 2013, 2014: 876037.

Urano F, Umezawa A, Yabe H, et al. Molecular analysis of Ewing's sarcoma: another fusion gene, EWS-E1AF, available for diagnosis[J]. Jpn J Cancer Res. 1998, 89(7): 703-711.

van der Pas R, de Herder WW, Hofland LJ, et al. New developments in the medical treatment of Cushing's syndrome[J]. Endocr Relat Cancer, 2012, 19(6): 205-223.

Veugelers M, Wilkes D, Burton K, et al. Comparative PRKAR1A genotype-phenotype analyses in humans with Carney complex and prkar1a haploinsufficient mice[J]. Proc Natl Acad Sci USA, 2004, 101: 14222.

Vezzosi D, Cartier D, Regnier C, et al. Familial adrenocorticotropin-independent macronodular adrenal hyperplasia with aberrant serotonin and vasopressin adrenal receptors[J]. European Journal of Endocrinology. 2007, 156: 21-31.

Vezzosi D, Cartier D, Regnier C, et al. Familial adrenocorticotropin-independent macronodular adrenal hyperplasia with aberrant serotonin and vasopressin adrenal receptors[J]. European Journal of Endocrinology. 2007, 156: 21-31.

Vita JA, Silverberg SJ, Goland RS, et al. Clinical clues to the cause of Addison's disease[J]. Am J Med, 1985, 78(3): 461-466.

Wajehenberg BL, Mendonca BB, Liberman B, et al. Ectopic adrenocorticotropic hormone syndrome[J]. Endocr Rev, 1994, 15(6): 752-787.

Wang J, Sun NCJ, Renslo R, et al. Clinically silent primary adrenal lymphoma: a case report and review of the literature[J]. Am J Hematol. 1998, 58: 130-136.

Weidner N, Tjoe J. Immunohistochemical profile of monoclonal antibody 013: antibody that recognizes glycoprotein p30/32MIC2 and is useful in diagnosing Ewing's sarcoma and peripheral neuroepithelioma[J]. Am J Surg Pathol. 1994, 18(5): 486-494.

Weinstein LS, Liu J, Sakamoto A, et al. Minireview: GNAS: normal and abnormal functions[J]. Endocrinology. 2004, 145: 5459-5464.

Wild RA, Albert RD, Zaino RJ, et al. Virilizing paraovarian tumors: a consequence of Nelson's syndrome?[J]. Obstetrics & Gynecology, 1988, 71(2): 1053-1056.

Wong A, Eloy JA, Liu JK. The role of bilateral adrenalectomy in the treatment of refractory Cushing's disease[J]. Neurosurg Focus, 201538E9. DOI: 10.3171/2014.10. FOCUS14684.

Wu HC, Shih LY, Chen TC, et al. A patient with bilateral primary adrenal lymphoma, presenting with fever of unknown origin and achieving long- term disease-free survival after resection and chemotherapy[J]. Ann Hematol. 1999, 78: 289-292.

Yamamoto E, Ozaki N, Nakagawa M, et al. Primary bilateral adrenal lymphoma associated with idiopathic thrombocytopenic purpura[J]. Leuk Lymphoma. 1999, 35: 403-408.

Yang ZG, Guo YK, Li Y, et al. Differentiation between tuberculosis and primary tumors in the adrenal gland: evaluation with contrast-enhanced CT[J]. Eur Radiol, 2006, 16(9): 2031-2036.

Young WF Jr, Carney JA, Musa BU, et al. Familial Cushing's syndrome due to primary pigmented nodular adrenocortical disease[J]. Reinvestigation 50 years later. N Engl J Med, 1989, 321: 1659.

Zhang L, Li Z, Cao X, et al. Clinical spectrum and survival analysis of 145 cases of HIV-negative Castleman's disease: renal function is an important prognostic factor[J]. Sci Rep. 2016, 31; 6: 23831.

Zhang X, Liu Y, Ji X, et al. A Retrospective Study on Clinical Features and Visual Outcome of Patients Hospitalized for Ocular Trauma in Cangzhou, China[J]. J Ophthalmol. 2017, 2017: 7694913.

Zhou YH, Tang YX, Tang J, et al. Primary adrenal leiomyosarcoma: a case report and review of literature[J]. Int J Clin Exp Pathol. 2015, 8(4): 4258-4263.

Zucman J, Delattre O, Desmaze C, et al. Cloning and characterization of the Ewing's sarcoma and peripheral neuroepithelioma t(11; 22) translocation breakpoints[J]. Genes Chromosomes Cancer. 1992, 5(4): 271-277.

第三篇

肾

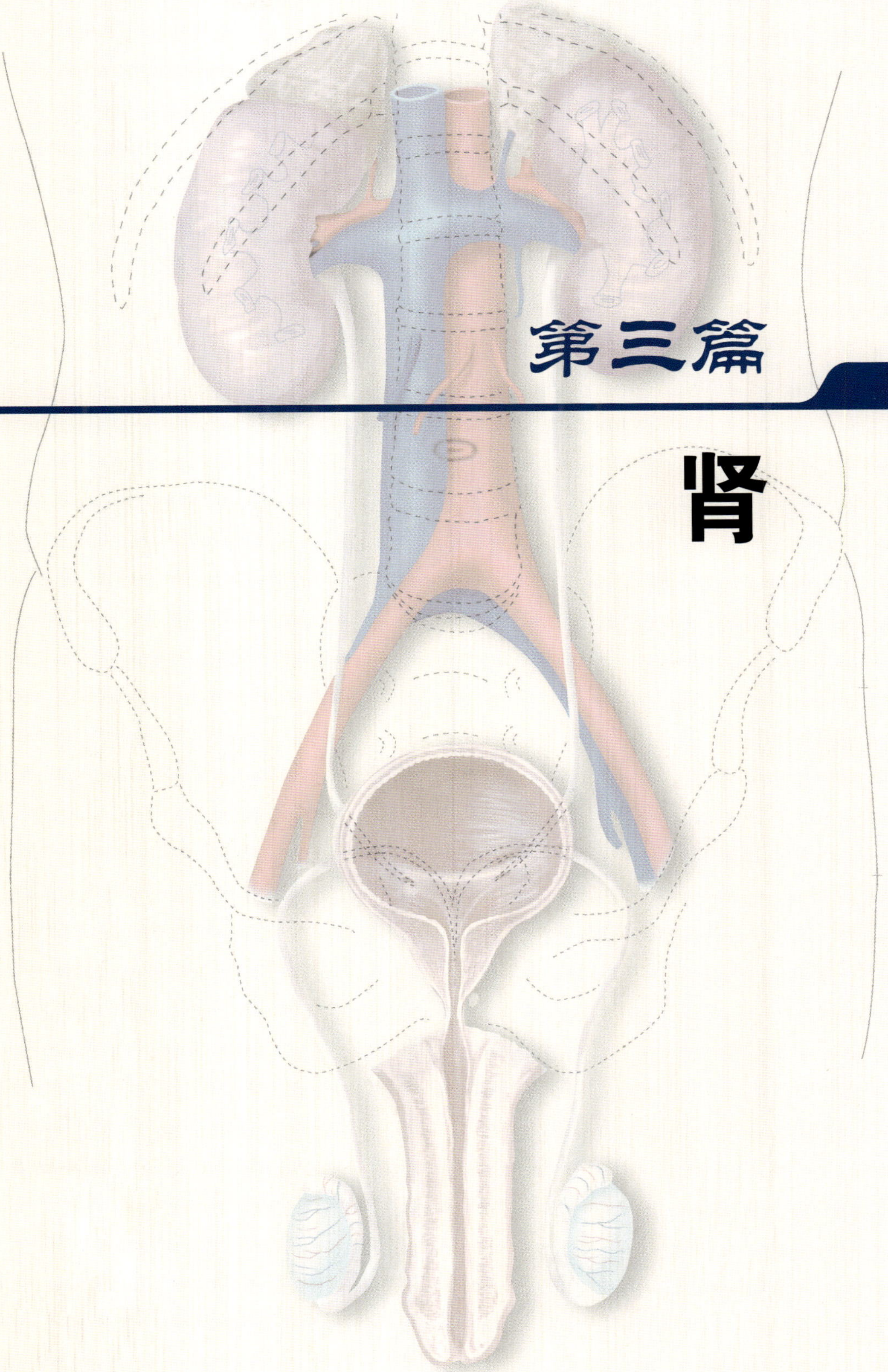

第十一章

肾解剖和生理

第一节　肾　解　剖

一、肾的形态

通常情况下，成人肾为成对的实质性脏器，外形如蚕豆，左右各一，位于腹膜后、腹后壁前方。

肾长 10 ~ 12 cm、宽 4 ~ 6 cm、厚 2 ~ 4 cm、重约 120 g；左肾较右肾稍大，肾纵轴上端向内、下端向外，因此两肾上极相距较近，下极较远，肾纵轴与脊柱所成角度为 30° 左右，因受肝的挤压，右肾低于左肾 1 ~ 2 cm。

肾可分为前、后两面，内、外侧两缘，上、下两端；肾前面前凸，后面平坦；外侧缘隆凸，内侧缘中间凹陷称为肾门，为血管、神经、淋巴管及肾盂出入的门户。这些出入肾门的结构，被结缔组织包裹，合称肾蒂。由肾门凹向肾内，有一个较大的腔，称肾窦。肾窦由肾实质围成，窦内含有肾动脉、肾静脉、淋巴管、肾小盏、肾大盏、肾盂和脂肪组织等。

因下腔静脉靠近右肾，故右肾蒂较左肾蒂短。肾蒂内各结构的排列关系，自前向后顺序为肾静脉、肾动脉和肾盂；自上向下顺序为肾动脉、肾静脉和肾盂。

二、肾的位置及毗邻

（一）肾的位置

肾位于脊柱两侧，紧贴腹后壁，居腹膜后方。左肾上端平第 11 胸椎下缘，下端平第 2 腰椎下缘。右肾比左肾低半个椎体。左侧第 12 肋斜过左肾后面的中部，右侧第 12 肋斜过右肾后面的上部。右肾门针对第 2 腰椎横突，左肾门针对第 1 腰椎横突，由于肝的位置关系使右肾比左肾略低 1 ~ 2 cm。正常肾的上下移动在 1 ~ 2 cm 范围以内。竖脊肌外侧缘与第 12 肋之间的部位，称为肾区（脊肋角），当肾有病变时，触压或叩击该区，常有压痛或叩击痛。

（二）肾的毗邻

肾的上方为肾上腺，由疏松的结缔组织分隔。左肾前上与胃底后面毗邻，中部与胰尾和脾血管接触，下部邻接空肠和结肠左曲。右肾前上部与肝毗邻，下部与结肠右曲相接触，内侧缘与十二指肠降部相邻。两肾后部上 1/3 与膈相邻，下部自内侧向外侧分别与腰大肌、腰方肌及腹横筋膜相毗邻。

三、肾的被膜

肾的被膜由三层组成，由浅向深依次为肾筋膜、脂肪囊和纤维囊。

（一）肾筋膜

即 Gerota 筋膜，质较坚韧，分为前后两层，包绕肾及肾上腺。在肾的外侧缘，前后两层筋膜相互融合，并与腹横筋膜相连接；在肾的内侧，肾前筋膜越过腹主动脉和下腔静脉的前方，与对侧的肾前筋膜相续。肾后筋膜与腰方肌和腰大肌筋膜汇合后，在内侧附于椎体和椎间盘。在肾上方，两层肾筋膜在肾上腺的上方相融合，并与膈下筋膜相延续；在肾的下方，肾前筋膜向下消失于腹膜外筋膜中，肾后筋膜向下至髂嵴与髂筋膜融合（图 11-1-1）。

在进行后腹腔镜肾脏手术时，张旭教授等（2015）将肾筋膜及其延续归纳为三种类型：Ⅰ型为肾前、后筋膜在肾外侧融合成单一的侧锥筋膜，约占 22%；Ⅱ型为肾后筋膜的外侧份分为前、后两层，前层与肾外侧续于肾前筋膜，后层向外延续为侧延锥筋膜，肾前筋膜和侧锥筋膜亦相延续，约占 65%；Ⅲ型为肾前、后筋膜分别经肾前和肾后行向外侧，观察不到侧锥筋膜结构。

（二）脂肪囊

为脂肪组织层，在肾的后面和边缘较为发达，成人可达 2 cm 厚，脂肪囊有支持和保护肾的作用。肾囊封闭时药液即注入此脂肪囊内。由于该层为脂肪组织，易透过 X 线，在 X 线片可见肾的轮廓，对肾疾病的诊断有帮助。

（三）纤维囊

又称纤维膜，为肾的固有膜，由致密结缔组织构成，质薄而坚韧，被覆于肾表面，有保护肾的作用。正常情况下，活体时纤维膜易从肾表面剥离，利用此特点，可将肾固定于第 12 肋或腰大肌上，治疗肾下垂。肾部分切除或肾外伤时，应缝合纤维膜，以防肾实质撕裂。

四、肾的结构

肾的基本组成和功能单位称为肾单位。每个肾单位由肾小体和肾小管组成。肾小体内有一个毛细血管团，称为肾小球，它由肾动脉分

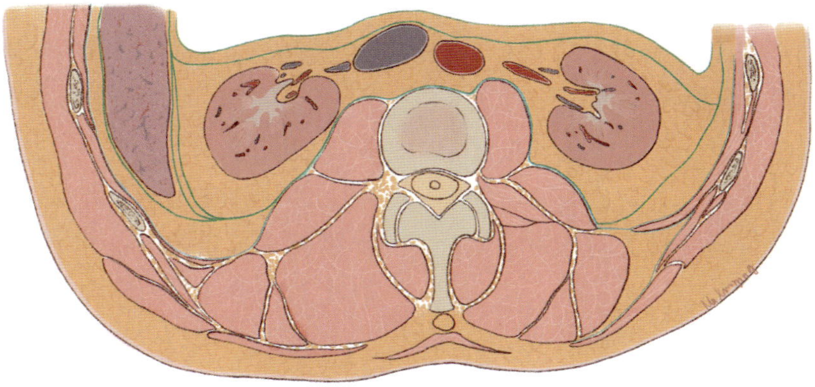

图 11-1-1　肾的被膜

支形成。肾小球外有肾小囊包绕。肾小囊分两层，两层之间有囊腔与肾小管的管腔相通。肾小管汇成集合管。若干集合管汇合成乳头管，尿液由此流入肾小盏。

肾的内部结构可分为肾实质和肾集合系统两部分。在肾纵切面可以看到，肾实质分内外两层：外层为皮质，内层为髓质。肾皮质新鲜时呈红褐色，由肾小球和肾小管所构成，部分皮质伸展至髓质锥体间，称为肾柱。肾髓质新鲜时呈淡红色，由 10～20 个锥体所构成。肾锥体在切面上呈三角形，锥体底部向肾凸面，尖端向肾门，锥体主要组成为集合管，锥体尖端称肾乳头，每一个乳头有 10～20 个乳头管，向肾小盏漏斗部开口。在肾窦内有肾小盏，为漏斗形的膜状小管，围绕肾乳头。肾椎体与肾小盏相连接。每个肾有 10～12 个肾小盏，相邻 2～3 个肾小盏合成一个肾大盏。每个肾有 2～3 个肾大盏，肾大盏汇合成扁漏斗状的肾盂。肾盂出肾门后逐渐缩窄变细，移行为输尿管（图 11-1-2）。

显微镜下，肾集合系统起源于肾皮质的肾小球，此处形成的滤液进入肾小囊。整个肾小球毛细血管网和肾小囊共同组成肾小体。肾小球毛细血管网被覆特殊上皮细胞称为足细胞，沿毛细血管上皮形成原尿可以通过的选择性屏障。最初由肾小囊收集滤液，随后原尿进入近曲小管。近曲小管由立方上皮组成，表面覆盖致密的微绒毛。这些微绒毛大大增加了近曲小管的表面积，使得在这段肾单位中的大部分原尿被重吸收。近曲小管继续深入肾皮质形成髓袢，髓袢进入肾髓质的深度不同。在肾髓质内髓袢逆转方向，又回到肾外周。在它出了肾髓质之后，成为远曲小管。这些小管最终回到邻近其肾小球及近曲小管的发源处。此处远曲小管再次改变方向向肾内侧走行并形成较小的集合管。从多个肾单位来源的肾集合小管汇合形成较大的集合管，进入肾实质，最终汇入髓质锥体的尖端即肾乳头。

肾乳头是肾髓质锥体的顶部，构成肾集合系统的一级大体结构。通常，每个肾有 7～9 个肾乳头，但数目可能亦有变异，范围 4～18 个。肾乳头纵向成两排排列，两排几乎呈 90° 排列。每个肾乳头都被一个肾小盏呈杯形包

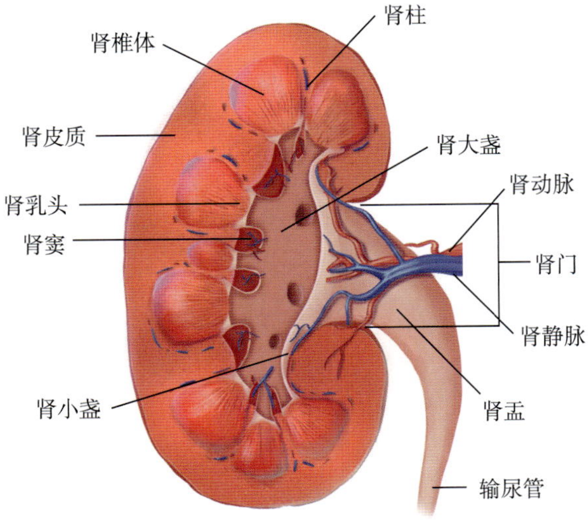

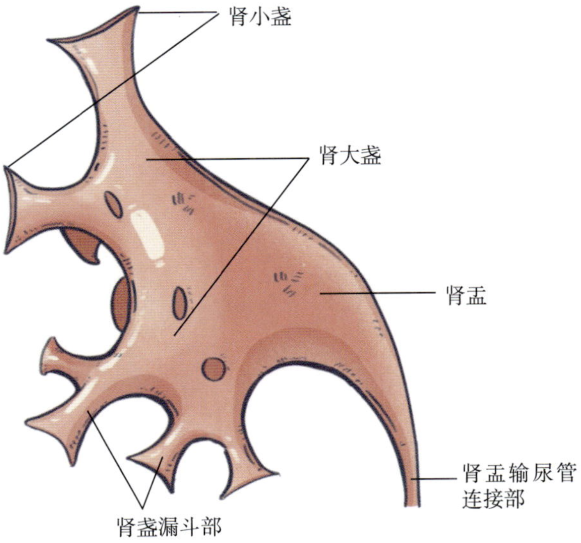

图 11-1-2 肾实质及集合系统结构 AR

绕。在上极和下极，常会出现混合肾盏。这些混合肾盏是肾锥体融合的结果，因为它们的解剖结构使得反流至肾实质更容易。临床上，这些可能导致覆盖于混合肾盏上的肾实质更严重的瘢痕。

每个覆盖于肾乳头上的肾小盏杯口向下变窄形成一个漏斗。因为肾盏的数目变异型较大，所以漏斗的直径和长度也有很大变化。漏斗融合形成两个或三个肾大盏，即上、中、下盏。这些肾盏的排列起来形成肾盂。肾盂的大小变异非常大，从小的肾内型到巨大的突出的肾外型肾盂。最后，肾盂变窄形成肾盂输尿管连接部，从而以移行输尿管。

五、肾集合系统的结构

肾集合系统解剖结构复杂，形态变化较大，在此本文介绍几种常见的集合系统分型。

（一）Sampaio 分型

Sampaio 等根据肾上下极及肾中部肾盏的不同引流情况，将集合系统分成两种类型：A 组，作为肾盂主要部分的两个肾大盏组以及依靠这两个大组引流的中部肾盏组成肾盂肾盏系统，约占 62.2%；B 组除肾上下极肾盏外，还有独立的肾中部肾盏系统进行引流，约占 37.8%。A 组又分为 A-Ⅰ型，肾中部由从属上极肾盏组或下极肾盏组，或由同时从属于两个肾盏组的肾大盏引流；A-Ⅱ型为肾中部有穿过的肾盏引流，其中一个引流上极肾盏组，另一个引流下极肾盏组。B 组也分为两个类型，其中 B-Ⅰ型肾中部由 1 个独立于上下极肾盏组的肾大盏引流；B-Ⅱ型肾中部由 1-4 个独立于上下极肾盏的肾大盏引流入肾盂（Yazici et al., 2013）（图 11-1-3）。

（二）Graves 分型

Graves 利用肾铸型研究将肾集合系统分为四型：

1. A 型

肾盂肾盏呈 Y 形分布，来自肾上下的大盏形成 Y 形臂，肾盂为漏斗形，约占 31.5%。

2. B 型

肾上下的大盏在垂直位置相连，肾盂呈窄漏斗状，垂直位相连的上下大盏与肾盂呈倒 T 形排列，约占 18.75%。

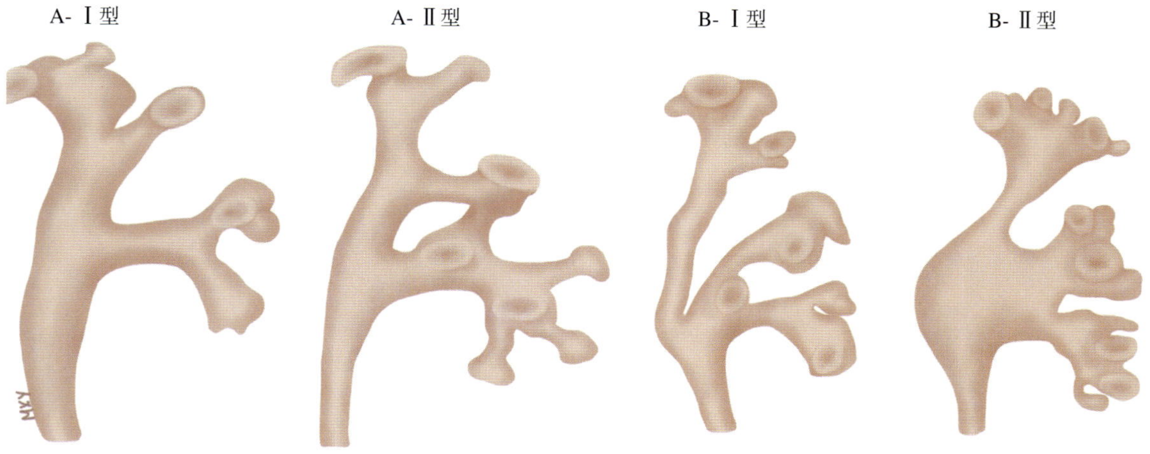

图 11-1-3 肾集合系统结构 Sampaio 分型

3. C 型

来自两极的肾盏多，短而呈杵状，中部肾盏直接进入肾盂，肾盂呈球状，约占 15%。

4. D 型

最为常见，约占 35%，肾盂呈小球形，肾盏呈细长状，其细长干状肾盏是 C、D 两型的显著特点。

（三）Brodel 型和 Hodson 型

Kaye 和 Rineke 研究将肾盏分为两种类型：

1. Brodel 型

此类型多见，肾背侧向外突出明显，后排肾盏结构伸长向外，指向肾侧凸面稍后的位置且肾冠状切面呈 20° 夹角。前排肾盏较短，指向前半部分肾凸面的位置，与肾冠状面所成的角度通常为 70° 夹角。

2. Hodson 型

少见，其前后排肾盏结构及位置与 Brodel 型相反，即前排肾盏结构延长向外，与冠状面呈 20° 夹角；后排肾盏较短，与冠状面呈 70° 夹角。

（四）肾盂形态分型

肾盂的形态也变化多样，根据 X 线片的形态可将肾盂分为以下几种形态：

1. 成熟壶腹型肾盂

约占 83.5%，该类型肾盂肾大盏明显，肾大盏合成壶腹状的肾盂，这种肾盂容易被误认为肾盂积水。

2. 胚胎壶腹型肾盂

约占 11%，无肾大盏，肾小盏直接连接于囊状肾盂。

3. 分支型肾盂

约占 4.5%，肾大盏汇合处不形成膨大的肾盂，而直接移行为输尿管。

六、肾血管

（一）肾动脉

肾动脉左右各一，右肾动脉从腹主动脉分支发起后，尾部向下倾斜，从下腔静脉后方进入右肾；左肾动脉几乎直接向外侧走行进入左肾。由于肾存在一定的旋转角度，双侧肾动脉在进入肾时都会向后侧走行。双侧肾动脉在其走行区域会有相应的分支进入同侧肾上腺、肾盂及输尿管。

在靠近肾时，肾动脉会分成 4 支或更多分支，最常见的是分为 5 支，均称为肾段动脉，每支肾段动脉供应肾一个相应独立的区域，肾段动脉之间没有侧支循环，因此肾段动脉的堵塞或损伤将引起相应肾段的梗死。通常情况下，第一个且最稳定的分支是后段分支，在进入肾门之前已经由肾动脉主干分出。前段有 4 个分支，从上到下依次为上段、上前段、下前段、下段。这些分段动脉之间的关系非常重要，因为后段分支从肾盂的后方进入肾门，其他分支则从肾盂前方通过进入肾门。当后段动脉走行于输尿管前方并引起梗阻时，可以造成肾盂输尿管连接部梗阻。另外，肾前段动脉和后段动脉的分离亦有重要的外科意义，在这些血管之间有一个相对无血管平面称为 Brodel 切线，这个纵向的平面位于肾外侧的后方，在这个平面内的切口比在此平面以外的切口出血明显减少，但这个平面常会有明显的变异，可通过术前造影或肾动脉内注射亚甲蓝的方式进行判断。

肾段的划分为肾局限性疾病的定位以及肾段或肾部分切除术提供了解剖学基础：

1. 肾上段

由肾上段动脉供应，呈帽状区域，占据肾

上端的内侧部，肾前后面的内上部。

2. 肾上前段

由上前段动脉供应，位于肾的前面，包括肾上端外侧和肾中部的一部分。

3. 肾下前段

由下前段动脉供应，占据肾前面的下中部，为上前段和下段之间的区域。

4. 肾下段

位于肾下端，肾前后面的下部。

5. 肾后段

位于肾后面，上下段之间。

进入肾门后，段动脉分支成为叶动脉，在肾实质内进一步分支成为叶间动脉。这些叶间动脉向外周走行进入肾皮质的 Bertin 柱肾柱，这样就避开了肾锥体但仍与肾小盏关系密切。在肾锥体的底部（肾外周缘）叶间动脉分支成为弓状动脉，弓状动脉的走行是平行于肾皮质与髓质交界的边缘，弓状动脉的分支称为小叶间动脉，该动脉向肾边缘呈放射状走行，最后分支成为入球小动脉进入肾小球（图 11-1-4）。

每个肾约包含 200 万个肾小球，肾小球是肾滤过功能的核心。每个肾小球由一支入球小动脉供血，之后血液进入肾小球的毛细血管，滤液离开肾血管被肾小囊收集，而血液通过出球小动脉离开肾小球毛细血管并继续进入以下两处：皮质肾小管周围的次级毛细血管网或作为直小血管下行进入肾髓质，最后合成肾静脉，出肾门入下腔静脉。

（二）肾静脉

肾静脉的回流与肾动脉的血供密切相关，小叶间静脉引流球后毛细血管的血液。小叶间静脉之后，逐渐汇集成弓状静脉、叶间静脉、叶静脉和段静脉，这些静脉均与相应的动脉相伴行。在段静脉之后，静脉汇合成 3～5 支静脉主干，最后合并形成肾静脉主干。与肾动脉不同，肾静脉回流可以通过漏斗周围的静脉环自由交通，为肾的静脉回流提供了广泛的侧支循环。这对于肾外科来讲非常重要，因为与肾动脉血供不同，段静脉分支的堵塞对静脉回流几乎没有影响。

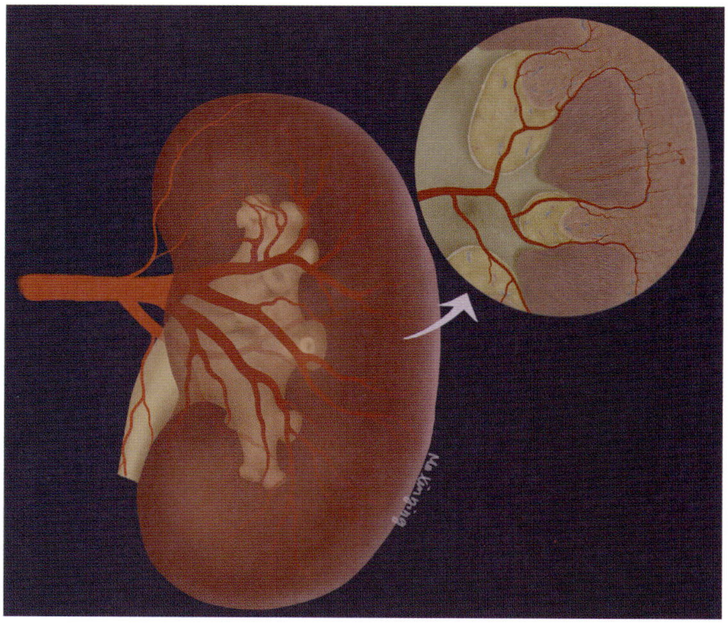

图 11-1-4　肾动脉及其分支 AR

肾静脉位于肾动脉的前方，在头端和尾端相对于动脉可能会偏高 1～2 cm。右肾静脉通常长 2～4 cm，从下腔静脉的右后外侧进入下腔静脉。左侧的肾静脉长 6～10 cm，走行于肠系膜上动脉下方和腹主动脉前方，进入下腔静脉的左侧。相对于右肾静脉，左肾静脉进入下腔静脉更靠近头端，更靠近外侧。另外，左肾静脉从上方接受左肾上腺静脉的回流，后方接受腰静脉的回流，下方接受性腺静脉的回流。而右肾静脉一般不接受任何属支的回流。

（三）肾血管变异

肾血管也常见一些解剖的变异。肾血管解剖变异的发生率是 25%～40%。最常见的变异是副肾动脉，据报道最多的副肾动脉有 5 支。肾动脉的变异更常见于左肾动脉。副肾动脉可以直接或通过肾门进入肾实质。右侧下极动脉倾向于穿过下腔静脉的前方，而双侧下极动脉均可穿过集合系统的前方，引起肾盂输尿管连接部梗阻。当肾异位时变异的肾动脉会更多，这些动脉的来源也会更多，可来源于腹主动脉、肠系膜上动脉或髂动脉等。肾静脉的变异较为少见。最常见的是右肾的重复静脉。两极的肾静脉变异较为罕见。左肾静脉可走行于腹主动脉的后方，或分为两支分别走行于腹主动脉的前方和后方，形成环绕腹主动脉的环形结构。

七、淋巴及神经

（一）肾的淋巴

肾内淋巴管分为浅、深两组，浅组位于肾纤维膜深面，引流肾被膜及肾脂肪囊内的淋巴；深组位于肾内血管周围，引流肾实质内的淋巴。浅、深两组淋巴管相互吻合，在肾蒂处汇合成较粗的淋巴管，最后汇入腰淋巴结。其中右肾前部的集合淋巴管注入腔静脉前淋巴结、主动脉腔静脉间淋巴结及主动脉前淋巴结；右肾后部的集合淋巴管注入腔静脉后淋巴结，左肾前部的集合淋巴管注入主动脉前淋巴结及左肾动脉起始处的主动脉外侧淋巴结；左肾后部的集合淋巴管注入主动脉外侧淋巴结。肾癌时可累及上述淋巴结（图 11-1-5）。

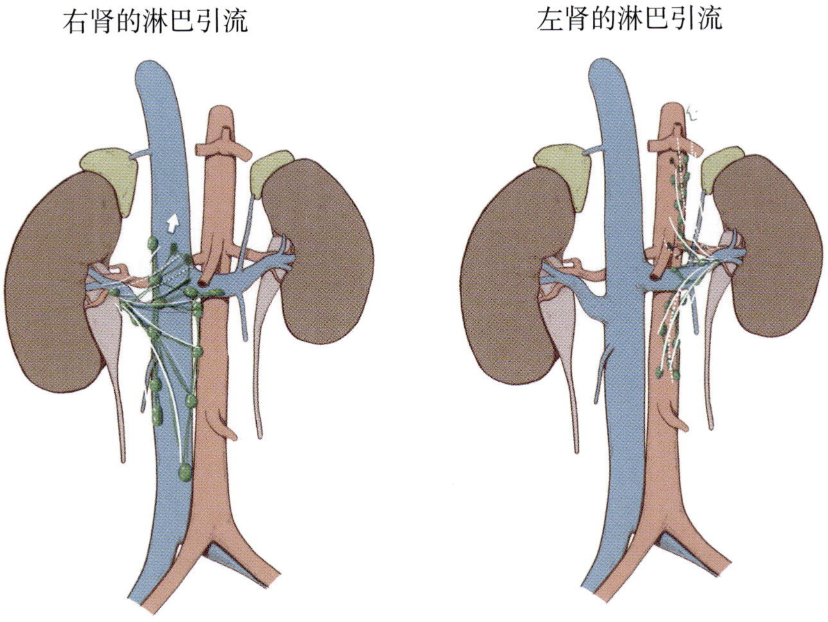

图 11-1-5 肾的淋巴引流

（二）肾的神经支配

肾接受交感神经和副交感神经双重支配，同时有内脏感觉神经。交感神经和副交感神经皆来源于肾丛。一般认为分布于肾内的神经主要是交感神经，副交感神经可能终止于肾盂平滑肌。

第二节 肾生理学

肾的生理学在很多方面对泌尿系统疾病的治疗具有指导意义，包括外科疾病的病理生理学（肾小管酸中毒、恶性副瘤综合征），外科技术的改进（缺氧再灌注损伤、肾内科及肾外科）和医源性并发症（低钠血症和尿流改道引起的代谢性并发症）。熟知肾的生理学知识能为泌尿外科医生在诊断和治疗一些特殊疾病时，提供扎实的理论基础知识。

一、肾血流和肾小球滤过率

（一）肾血流

肾血流受各级动脉（包括出球小动脉）血管阻力的调节，其调节效应通过各种神经激素信号发挥作用。

血液进入肾动脉后进一步流入各级小动脉（叶间动脉、弓形动脉和小叶间动脉），最终通过入球小动脉进入肾小球的毛细血管。进入肾小球的血浆一部分通过肾小球滤过膜滤过，其滤过比例称为滤过分数。血液的剩余部分通过出球小动脉流出肾小球的毛细血管。位于肾皮质的毛细血管环绕在肾小管周围，起到调节溶质和水的重吸收作用。在近髓肾单位，出球小动脉分支为直的小血管并参与逆流机制，通过这一机制，尿液被高度浓缩，使体内的水分得到保存。

在静息状态下，肾血流量占心输出量的20%。在男性与女性之间肾血流量存在差别，女性平均为（982+184）ml/min，男性平均为（1209+256）ml/min。肾血浆流量略小于肾血流量，女性平均为592 ml/min，男性平均为659 ml/min，随血细胞比容的变化，两者的关系符合公式：肾血浆流量 = 肾血流量 ×（1−血细胞比容）。肾血流不是平均分布到肾的每个部分，分布到外层皮质的血流量比分布到内层皮质的血流量大2～3倍，而分布到内层皮质的血流量比分布到肾髓质的血流量大2～4倍。

（二）肾小球滤过率的决定因素

肾小球的滤过作用是肾的重要功能。肾小球滤过膜通过对血浆被动的超滤过程调节身体内的水分含量及电解质的组成并清除蛋白质的代谢废物。

滤过的过程类似于液体通过毛细血管壁的过程，并遵守Starling定律。因此，肾小球滤过取决于肾小球毛细血管与肾小囊之间的静水压、渗透压差和肾小球滤过膜的通透性，并遵循如下公式：

肾小球滤过率 = 肾小球滤过膜面积 × 滤过膜的通透性 −（静水压差 − 渗透压差）

肾单位滤过率又被称为单个肾小球滤过率。与之相对应的是，所有肾小球滤过率的总和被称为肾小球滤过率，用ml/min表示。因此，肾小球滤过率反映了肾小球的总体功能，Starling 定律所涉及的任何方面的变化和肾血浆流量的变化都会引起肾小球滤过率发生变化：

1. 静水压

静水压是决定肾小球滤过率的最重要的因素。肾小球毛细血管位于入球小动脉与出球小动脉之间，尽管全身动脉血压的变化可能影响到静水压，但机体可以通过改变入球小动脉与出球小动脉的状况来调节肾小球毛细血管压力，保持肾小球的毛细血管压力较少受到全身压力改变的影响。在正常情况下，肾小囊（Bowman 囊）内压力为零，当发生尿路梗阻时，肾小囊内的压力上升。

2. 肾血浆流量

肾血浆流量的增加会相应引起肾小球滤过率上升。虽然在正常情况下滤过分数不会超过 20%，但是肾血浆流量的增加可使肾小球滤过率的绝对值增加。

3. 肾小球滤过膜的通透性

肾小球滤过膜的通透性增大不会引起肾小球滤过率上升，这是因为在一般情况下，肾小球及相关溶质的通透性已经达到最大。肾小球滤过膜的通透性增大可引起大分子物质（如白蛋白）滤过率增加，而肾小球滤过膜的通透性降低、滤过膜面积的减少均可导致肾小球滤过率的降低。

4. 胶体渗透压

胶体渗透压是影响肾小球滤过率最小的变量。在正常情况下，血浆蛋白不能通过肾小球滤过膜。因此，肾小囊内的胶体的渗透压基本为零。

（三）肾小球滤过率的调节

在正常情况下，尽管全身血压和肾的血流量会不断发生变化，然而肾小球滤过率总是维持在一个相对稳定的水平。这一过程主要通过自身调节和管球反馈两种机制实现。

1. 自身调节

当平均动脉压升高时，入球小动脉会发生收缩，以尽可能减少肾小球毛细血管内压力的升高。当平均动脉压降低时，入球小动脉舒张，增加肾小球毛细血管内的血流，维持肾小球毛细血管的压力，从而维持肾小球滤过率。肾小球毛细血管内压力自身调节的有效值是平均动脉压 70 mmHg，当平均动脉压小于该值时，肾小球滤过率会伴随平均动脉压的降低而降低，当平均动脉压小于 40 mmHg 时，肾小球滤过会停止。自身调节的机制目前尚不清楚，可能是由于入球动脉壁上的肌牵张感受器受到牵张刺激的结果，可能由 ATP 介导，但是血管紧张素Ⅱ也与该过程有关。

2. 管球反馈

肾小管内超滤液流量受致密斑细胞的调控，当单个肾单位肾小球滤过率增加时，到达远端肾小管的钠离子和氯离子就会相应增加，氯离子的增加会激发致密斑反应，最终引起入球小动脉的收缩从而使肾血浆流量减少，这样单个肾单位的肾小球滤过率就会恢复到正常值。管球反馈机制可以通过调节肾小球滤过率来减少盐和水分的丢失。尽管这一过程的传导介质尚不清楚，但血管紧张素Ⅱ可能在其中发挥重要作用。腺嘌呤核苷和血栓素均可引起入球小动脉收缩，该反应也被认为与管球反馈有关。一氧化氮在氯化钠摄入增加时，对降低管球反馈起重要作用。

在异常情况下，神经激素的调控也发挥重要作用。在机体有效循环血量不足时，去甲肾上腺素和血管紧张素Ⅱ使肾小球动脉收缩以维持肾小球滤过率，但这是以减少肾血浆流量为代价的。值得注意的是，肾内前列腺素和一氧化氮抵消了入球动脉的收缩作用，因此，血管的状态是由各种激素产生的收缩血管与舒张血管综合作用的结果。应用非甾体抗炎药可抑制前列腺素的合成，特别是在血管紧张素Ⅱ水平较高的情况下，容易引起严重的血管收缩和肾小球滤过率的急剧降低。相反，在血容量增加时，去甲肾上腺素和血管紧张素Ⅱ的水平降低。同时，多巴胺和心房钠尿肽的水平升高，引起肾血浆流量和尿钠的排泄量增加，使血容量恢复正常。

（四）肾小球滤过率的临床评价

目前尚不能直接测定肾小球滤过率，但我们可以通过多种方法间接估计肾小球滤过率，其中一些方法还是比较准确的。

1. 肾清除率

该方法测定特定物质从血浆中的清除速率，是评价肾小球滤过率的最佳方法。为使肾清除率更加精确地评估肾小球滤过率，这种物质必须符合以下标准：

（1）能够达到一个稳定的血浆浓度；

（2）能够通过肾小球自由滤过；

（3）在肾小管内不分泌、不重吸收、不合成、不分解；

（4）不受其他从血浆中清除途径的影响。

如果这些标准都满足，则：

滤过的 X= 排泄的 X

这是因为：

滤过的 X= 肾小球滤过率 × 血浆中的 X 的浓度，且：

排泄的 X= 尿液中的 X 的浓度 × 尿量（单位时间的毫升数）。

由以上公式可以得出：

肾小球滤过率 × 血浆中 X 的浓度 = 尿液中 X 的浓度 × 尿量

肾小球滤过率 = 尿液中 X 的浓度 × 尿量 / 血浆中 X 的浓度

因此，该特定物质的清除率，反映了单位时间内，该物质被完全清除的血浆量，有多种物质可在临床中用于评价肾小球滤过率，包括：

（1）菊粉：菊粉是一种多聚果糖，它能满足上述标准并且菊粉的清除率可以较好地评价肾小球滤过率。然而，菊粉要经静脉注射且难于测定，故临床上已很少应用。

（2）放射性标记的复合物：这类物质包括碘酞酸盐和二乙烯基三胺五乙酸，但是费用高以及难以获得制约了它们在临床中的应用。

（3）肌酐：24 小时肌酐清除率（CrCl）是评价肾小球滤过率的最常用指标。该方法利用内源性肌酐在体内以恒定的速度产生，在不同个体之间肌酐产生的速度变异较大，但对于同一个体而言，每日产生的肌酐变化不到 10%，肌酐具有容易获得不需要静脉注射和相对廉价易得等优点。由于一部分肌酐由近端小管分泌到血浆中，因此肌酐清除率高估了实际的肾小球滤过率，高估部分为 10% ~ 20%, 因此，肌酐清除率较菊粉清除率的准确性差，在肾小球滤过率降低时，由于血浆中的肌酐水平升高，肾小管分泌的肌酐会相应增加，当肾小球滤过率只有 40 ~ 80 ml/min 时，通过肾小管分泌的肌酐可以占到肌酐总量的 35%。实际上，肌酐清除率是肾小球滤过率的上限。

2. 血浆标记物

评价肾小球滤过率的更简便的方法是利用测定血浆中替代标志物的水平来评价肾小球滤过率，目前有三种这样的物质在临床中应用并符合前面提到的标准：

（1）血浆肌酐：它是反映肾小球滤过率的最常用标记物，虽然在同一个体中肌酐产生的速率是恒定的，但在不同个体之间肌酐产生的速率却有明显差异。肌酐产生的绝对速率取决于身体的肌肉含量，而肌肉含量又受到个体年龄、性别、体重等因素的影响。因此，没有一个单独的血浆肌酐正常值能够反映人体正常的肾小球滤过率，只能根据不同的个体确定相应的正常值。这个值可以通过数学运算获得。然而，血浆肌酐与肾小球滤过率的关系是相对恒定的。血浆肌酐的变化可以用来预测肾小球滤过率的变化。作为一般规律，肾小球滤过率降低50%时，血浆肌酐水平会升高一倍。在应用血浆肌酐评价肾小球滤过率时还有一些限制：①在肾小球滤过率降低时，由于肾小管分泌肌酐增加，只有在肾小球滤过率发生明显降低时血浆肌酐水平才会有显著升高；②在肌肉分解加快时（例如横纹肌溶解），肌酐的产生速率增加，在摄入蛋白质增加时会导致对肾小球滤过率的过低估计；③在肝硬化时，肌酐产生的速率会降低，从而导致对肾小球滤过率的过高估计。

（2）血浆尿素：它是另一个广泛应用的血浆标志物。尿素产生和分泌的变异很大，影响因素很多，例如脱水、高蛋白饮食和组织分解增加等。因此，尿素作为评价肾小球滤过率的标记物不如血浆肌酐可靠，故不能作为决定性指标。

（3）血浆半胱氨酸蛋白酶抑制剂C：它是一种存在于所有有核细胞中的内源性蛋白，这种蛋白以恒定的速率产生，不受饮食影响，其清除率也不受肾小管功能的影响，这方面的试验目前尚未广泛开展，但这种蛋白的测定有可能取代血浆肌酐测定成为评价肾小球滤过率的标准方法。

3．数学校正

人们总结了很多数学公式以改善用血浆肌酐清除率来评价肾小球滤过率的准确性。目前Cockcroft-Gault公式和肾疾病饮食调整（modified diet in renal disease, MDRD）公式是两个应用最广泛的公式：

（1）Cockcroft-Gault公式：该公式最初来源于从正常人群所收集的数据，它是一个评价肌酐清除率的简化公式，对年龄、性别、体重因素进行了校正（Cockcroft-Gault, 1976）。公式如下：

肌酐清除率 =（140− 年龄）× 理想体重（kg）/[血浆肌酐（mg/dl）×72]×0.85（女性）

该公式的优点是简单，但在肾功能受损时，其准确性较其他公式差。

（2）MDRD公式：该公式的数据来源于有严重肾功能障碍的患者，该公式较之Cockcroft-Gault公式复杂，但准确性更高，最简单的评价肾小球滤过率的公式是四变量（血浆、年龄、性别和种族）公式如下：

肾小球滤过率 =186×（血浆肌酐 −1.154）×（年龄）−0.203×0.742（女性）×1.210

总之，肾小球滤过率能够近似反映肾的功能，总肾小球滤过率是指单个肾小球滤过率的总和，单个肾小球的滤过率由肾小球滤过膜两侧的压力差和滤过膜的通透性构成。对于所有肾功能受损的患者都应对肾小球滤过率进行评价，而不仅仅是测定其血肌酐的水平。在临床上，推荐使用Cockcroft-Gault公式和MDRD公式。

二、激素

（一）肾血管紧张度控制

肾血管紧张度以及血管收缩力和舒张力的平衡是维持肾血流量、肾小球滤过率、肾小管功能和全身血压的关键。多种激素和血管活性物质通过直接或间接的作用参与肾血管的伸缩性控制并形成了一个复杂的网络系统。虽然我们从动物模型中得到了很多单个分子功能的知识，但是人体肾血管的伸缩性控制复杂性使得单个途径所产生的药理作用难以预测。

1．血管收缩剂

（1）血管紧张素Ⅱ：血管紧张素Ⅱ是一种

有效的缩血管激素，在肾中血管紧张素Ⅱ对于入球小动脉的收缩作用被一氧化氮和前列腺素所抑制，血管紧张素Ⅱ对于出球小动脉的收缩作用比入球小动脉更明显。在肾血流量减少时（例如肾动脉狭窄、限制食钠摄入），血管紧张素Ⅱ的水平升高对于维持肾小球滤过率有重要作用。血管紧张素Ⅱ的缩血管、促醛固酮释放以及钠潴留作用是通过AT1受体介导的。AT2受体通路使肾内血管舒张并且对于肾缺血性损伤具有保护作用。

（2）去甲肾上腺素：去甲肾上腺素是通过α_1受体发挥作用，它能使肾的所有主要小动脉发生收缩。对于全身血管扩张的患者，应用去甲肾上腺素抑制血管扩张可以达到保护和提高肾功能的作用。

（3）内皮素：内皮素是目前所发现的最有效的缩血管药物。它有三种同分异构体，其中对ET-1认识的最充分。内皮素前体（39个氨基酸），经存在于内皮细胞膜上的内皮素转化酶裂解为ET-1（21个氨基酸）。内皮素受体分为ET（A）和ET（B），其中ET（A）仅具有缩血管作用。当刺激ET（B）受体产生一氧化氮并从内皮细胞释放后可引起血管舒张。此外，刺激ET（B）受体也能引起血管平滑肌细胞收缩。ET-1的释放受血管紧张素Ⅱ、抗利尿激素、血栓素、细胞因子和活性氧的刺激调节。一氧化氮、前列环素和心房钠尿肽对ET-1的释放起抑制作用。阻断ET（A）受体可以减少肾血管的收缩，多见于尿路梗阻引起肾缺血。

除了能引起血管收缩外，ET-1还有很多其他作用，包括ET-1刺激醛固酮分泌，提高心脏产生正变应力作用，减少肾血流量和肾小球滤过滤以及促进心房钠尿肽的释放。在肾血流量减少时，钠离子的分泌增加，这表明ET在肾素-血管紧张素系统被抑制的情况下仍能维持钠的平衡。在内皮素引起血管收缩时，肾髓质血流仍能保持相对稳定。这表明，对肾小管功能的刺激还存在着其他相关的调节机制。

（4）加压素：加压素通过加压素V1受体直接作用于血管，但在低剂量时并不直接改变肾血流量，加压素对去甲肾上腺素的缩血管作用无协同性，但给予大剂量的加压素可改善肾的缺血情况。在感染中毒性休克时，应用低剂量的加压素对保护肾功能有益。

（5）心房钠尿肽：心房钠尿肽是当心房受到容量扩张刺激时，由心房产生的一种血管活性激素。该血管活性激素对于肾的主要作用是增加肾小球滤过率和尿钠的排泄。心房钠尿肽能够使入球小动脉舒张的同时收缩出球小动脉，从而在不改变肾血流量的情况下提高肾小球滤过率。另外，心房钠尿肽能够降低去甲肾上腺素、血管紧张素Ⅱ和神经垂体加压素的缩血管作用。在双侧尿路存在梗阻性疾病时，心房钠尿肽的产生增加，这一反应可以保持肾小球的有效滤过作用。

心房钠尿肽可增加肾小球滤过率，减少肾素和醛固酮的产生，以增加尿钠的排泄量。在临床上，虽然手术中输入低剂量的心房钠尿肽能增加水和电解质的排泄，但并不引起全身皮质激素、血管紧张素Ⅱ和醛固酮分泌水平的改变。因此，这种方法已在临床用于高危心脏手术，以预防肾缺血性损伤。

2. 血管扩张剂

（1）一氧化氮：一氧化氮是一种化学性质活跃的气体，它参与了人体内很多生理和病理生理的反应。精氨酸、NADPH和氧反应生成的瓜氨酸、NADP、水和一氧化氮。这个反应被由一族被称为一氧化氮合酶（nitric oxide synthase, NOS）的酶催化。虽然该家族的酶能催化相同的反应，但这些酶的分布、表达和刺激物是有区别的。神经型一氧化氮合酶（nNOS）和内皮型一氧化氮合酶（eNOS）是不受生理和酶作用物浓度的限制而快速合成的，而 NOS（NOS-2）则是诱导产生的。存在于血管内皮细胞的 eNOS 通过诱导产生一氧化氮，它在血管舒张和重构中发挥关键作用。酪氨酸蛋白激酶 c-Src、热休克蛋白 90、氧化剂应激、血管介质（如缓激肽、5- 羟色胺、腺嘌呤核苷、ADP/ATP、组胺和血栓素）以及血管壁的剪应力可刺激表达 eNOS。

在血管内皮细胞产生一氧化氮后，弥散到血管平滑肌细胞内并激活可溶性鸟苷酰环化酶（soluble guanylyl cyclase，sGC），产生环鸟苷酸（cyclic guanosine monophosphate，cGMP）。随后，鸟苷酸分别激活环鸟苷酸依赖蛋白激酶（cGMP-dependent protein kinase，PKG）和环腺苷酸依赖蛋白激酶（protein kinase A，PKA），引起平滑肌松弛。当阻断 eNOS 的产生会使肾血管的阻力增高，肾小球的超滤系数降低。一氧化氮也有助于维持血管的完整性，一氧化氮生成增加可以减少血管内膜增生和血管中层增厚。事实上，在环孢素相关的慢性移植物肾病中所出现的退行性改变能够在增加一氧化氮的表达后减轻。增加 eNOS 的活性与保护肾免受缺血再灌注损伤相关。

由 eNOS 引起的局部一氧化氮水平升高对肾功能有益，而炎症细胞诱导的 iNOS 合成和一氧化氮的过表达则是有害的。在炎症部位，当氧自由基存在时，一氧化氮同活性氧反应生成的过氧化亚硝酸盐与蛋白质反应，生成的硝基酪氨酸可引起蛋白质破坏。iNOS 通过生成硝基酪氨酸而引起肾小球疾病和慢性移植物排斥。iNOS 活性增加也对肾有直接的影响，包括提高钠和碳酸氢盐在肾小管的转运。

（2）一氧化碳：一氧化碳是另一种有活性的可弥散气体，它对于机体尤其是肾的作用较多。血红素加氧酶（heme oxygenase，HO）是血红素分解代谢过程中的一种关键酶，它是催化血红素分解代谢的限速酶，该反应生成铁、一氧化碳和胆绿素。胆绿素进一步被胆绿素还原酶转化为胆红素。HO 有两种形式：机体原有的 HO-1 和诱导产生的 HO-2。一氧化碳产生增加能够使肾血管舒张、抵消儿茶酚胺的缩血管作用，尤其是在肾髓质内 HO-1 和 HO-2 都是高表达的，这有助于维持肾髓质的血流量。在肾存在慢性间质炎症时，肾 HO-1 的表达减少与肾功能异常相关。一氧化碳调节钠在髓袢的转运，阻断 HO-2 会抑制钠的排泄，而刺激 HO-2 产生会引起尿钠排泄增加和多尿。

此外，一氧化碳的另一个重要作用是保护肾免受氧化剂损伤。现已证实，一氧化碳具有抗炎、抗氧化和细胞保护作用。事实上，有遗传性 HO-1 缺陷的患者都会发生严重的肾小管和血管上皮的损伤。提高一氧化碳的浓度能保护自体和移植肾的缺血再灌注损伤。通过生物类黄酮诱导 HO-1 产生可以保护肾小管并改善移植肾功能。

（二）红细胞生成

红细胞的产生是一个受到严密调控的过程。红细胞产生的基本速率约为每小时 10 个，但是当存在贫血或者低氧血症时，红细胞产生的速率会大大加快。肾是这个过程中的主要器官，起着监测红细胞水平、产生促红细胞生成素并促进红细胞生成的作用。

1. 红系祖细胞

成熟红细胞是由一小部分具有多种分化功能的红系祖细胞产生的，这部分原始细胞来源于胎儿的肝。最早的红系祖细胞是爆裂型红细胞集落形成单位（erythrocytic burst-forming unit，BFU-E），这些细胞在适当的刺激下分化为红细胞集落形成单位（erythrocytic colony forming unit，CFU-E）并进一步生成原始红细胞、网织红细胞，最终成为成熟红细胞。全部过程大约需要 2 周。

2．促红细胞生成素

红细胞系的祖细胞爆裂型红细胞集落形成单位和祖红细胞集落形成单位的成熟过程需要适当的生长因子作用。促红细胞生成素（erythropoietin，EPO）是最重要的生长因子。90% 的促红细胞生成素是由肾产生的，大约 10% 由肝产生。肾源性促红细胞生成素由间质部分成纤维细胞和近端小管细胞产生的，该过程在氧分压降低时激活。

促红细胞生成素缺乏的小鼠因明显出现红细胞生成减少而致胎死于宫内。另外，一些生长因子如白介素 -3、粒细胞 - 巨噬细胞集落刺激因子、干细胞因子、激活素、胰岛素样生长因子以及肝生长因子与促红细胞生成素在减少细胞凋亡并促进红细胞增殖中起协同作用。

研究显示，促红细胞生成素在骨髓外也能发挥作用。在肾、大脑、视网膜、心脏、骨骼肌和内皮细胞中均发现促红细胞生成素的受体。在动物模型中，应用高剂量促红细胞生成素进行预处理可以减少肾的缺血再灌注损伤，这种结果与促红细胞生成素能够减少细胞的凋亡有关。

3．促红细胞生成素和红细胞生成的调控

促红细胞生成素和红细胞生成的调控与循环中氧分压密切相关。在缺氧情况下，调节蛋白低氧诱导因子（hypoxia-inducible factor 1，HIF-1）的 α 亚单位就会暴露。HIF-1 的 α 亚单位与 HIF-1 的 β 亚单位，肝核因子 4（HNF-4）和 p300 的结合能启动促红细胞生成素的表达。当低氧血症被纠正后，HIF-1 的 α 亚单位被封闭并很快被蛋白酶分解，促红细胞生成素的产生停止。也有体外实验表明，在低氧情况下，HIF-1 引起自分泌因子运动的产生增加，红细胞生成增多和细胞凋亡减少。

在慢性炎症状态时红细胞的生成减少。这是因为在炎症条件下，巨噬细胞产生的肿瘤相关抗原 RCASI 会促使红系祖细胞凋亡。此外，红细胞生成减少在慢性肾衰竭的患者中较为常见，在肾衰竭晚期，贫血是很普遍的。这源自肾中有功能的促红细胞生成素产生细胞数量的减少而导致的促红细胞生成素水平降低。重组人促红细胞生成素（recombinant human erythropoietin，rHUEPO）被认为是治疗这种贫血的有效手段。

（三）骨矿物质调节

维生素 D 和甲状旁腺素（parathyroid hormone，PTH）通过维持血浆中钙和磷的浓度发挥调节骨骼的正常矿化的作用。这两种激素在很大程度上要依赖肾才能发挥作用（图 11-2-1）。

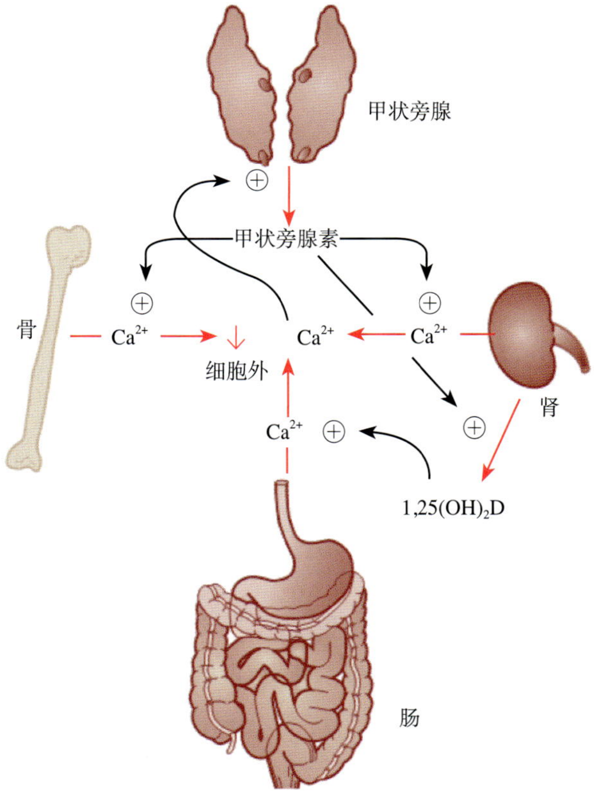

图 11-2-1　维生素 D 和甲状旁腺素在钙代谢中的作用

1. 维生素 D 的调节

肾在调节维生素 D 的活性方面发挥重要作用。维生素 D 的主要来源是皮肤合成的前体复合物维生素 D3 和从食物中摄取的维生素 D3。维生素 D3 的生物活性很小，它需要经过两次羟基化作用才能变成活性形式。第一次羟基化作用发生在肝，由 25- 羟化酶催化生成 25- 羟维生素 D3。25- 羟维生素 D3 分子与维生素结合蛋白结合并转运到肾，滤过的 25- 羟维生素 D3 被肾小管细胞重吸收。25- 羟维生素 D3 在肾小管内发生第二次羟基化作用。由于肾小管细胞中同时存在 1a- 羟化酶和 24a- 羟化酶，25- 羟维生素 D3 发生羟基化作用可以产生两种产物，即不活跃的 24, 25- 二羟基维生素 D3 和性质活跃的 1, 25- 二羟基维生素 D3，后者的生物活性比 25- 羟维生素 D3 强 100 倍。1, 25- 二羟基维生素 D3 的产生受到体内 25- 羟维生素 D3 水平和 1α- 羟化酶水平的调节。而这两者又取决于甲状旁腺素和血浆中磷的水平（或酶的活性增加）和血清中 1, 25- 二羟基维生素 D3 的水平（或降低酶的活性）。然而，在肉芽肿（如结节病和结核病）的巨噬细胞内，在前列腺上皮细胞和肿瘤细胞内，1, 25- 二羟基维生素 D3 发生不受调节的合成。

2. 维生素 D 的活性

1, 25- 二羟基维生素 D3 的功能是通过一个单纯的细胞内维生素 D3 受体（VDR）调节转录。它的主要作用是维持血浆中钙和磷的水平。1, 25- 二羟基维生素 D3 的四个主要作用器官是肠道（增加肠道对钙磷的吸收）、骨骼（调节骨细胞活性，与甲状旁腺共同作用，促成骨细胞激活和骨质再吸收）、肾（增加钙的重吸收）和甲状旁腺（抑制甲状旁腺素的释放）。有证据表明，1, 25- 二羟基维生素 D3 和 25- 羟维生素 D3 可能有抗细胞增殖的作用。维生素 D 受体（VDR）和维生素 D 能够抑制前列腺上皮细胞和肿瘤细胞的生长，特别是两者和雄性激素共同作用时该作用更强。总之，维生素 D 通过增加肠道钙磷的吸收和肾钙的重吸收维持血清钙和磷的水平，从而维持正常的骨骼矿物质含量。

3. 甲状旁腺素的调节

血清钙的水平通过位于甲状腺细胞的钙敏感受体直接影响甲状旁腺素的合成、分泌和降解。当低钙血症时，甲状旁腺素的合成和分泌增加而降解减少；而在高钙血症时则会产生相反作用。另外，1, 25- 二羟基维生素 D3 通过位于甲状旁腺细胞表面的维生素 D3 受体，对甲状旁腺素的合成和甲状旁腺细胞的增殖发挥抑制作用。血清磷增高是直接刺激甲状旁腺素释放的因素，主要发生在肾功能不全时。最后，其他阳离子如镁离子和铝离子对甲状旁腺素也有轻微的刺激作用，这种作用可能也是由钙敏感受体所介导的。

4. 甲状旁腺素的活性

甲状旁腺素主要通过位于肾和骨骼的甲状旁腺素 / 甲状旁腺素相关蛋白（PTHrP）受体发挥作用，主要作用于骨骼和肾。

（1）骨骼：甲状旁腺素对于骨代谢的影响依赖于其调节作用。如果持续给予甲状旁腺素，就会刺激骨骼钙的重吸收并增加血清钙和磷的浓度。如果间断给予甲状旁腺素，就会增加骨的形成和其中矿物质的密度。

（2）肾：甲状旁腺素对于肾的作用有三种，第一，甲状旁腺素可促进远端小管对钙的重吸收；第二，甲状旁腺素通过对磷转运子的作用来降低肾近曲小管（也包括远端小管，但作用较小）对磷的重吸收；第三，甲状旁腺素通过增加 1α- 羟化酶及减少 24α- 羟化酶产生，刺激 1, 25- 二羟基维生素 D3 的分泌。总之，甲状旁腺素的功能是通过增加骨骼钙的重吸收、肾对钙的重吸收和对磷的分泌增加以维持血清正常的钙、磷水平，刺激1、25-二羟基维生素D3的产生。

（四）抗利尿激素

抗利尿激素（antidiuretic hormone，ADH）也称精氨酸加压素，是一种由神经垂体分泌的多肽。它的功能是通过调节肾对自由水的排泄达到维持血清渗透压的容量的作用。

1. 抗利尿激素的作用

抗利尿激素能增加集合管对水的被动吸收。抗利尿激素通过与受体的相互作用，促进水通道蛋白2（AQP-2）插入主细胞膜，使肾小管的水能进入细胞，进而通过肾小管细胞基侧膜扩散进入体循环（Brown et al., 2004）（图11-2-2）。抗利尿激素通过特殊的尿素转运子增加肾髓质集合管对尿素的重吸收，从而维持水的重吸收所需要的间质高渗透压。抗利尿激素通过与受体相互作用提高全身血管阻力，但只具有较小的生理学意义。抗利尿激素的其他作用包括增加钠的重吸收、钾的排泄、前列腺素的合成、促肾上腺皮质激素的分泌、内皮细胞Ⅷ因子和血管性假血友病因子（von Willebrand Factor，vWF）的释放。

2. 抗利尿激素的分泌调节

抗利尿激素的分泌调节受高血浆渗透压和有效血容量（ECV）的减少这两个主要因素控制，还受一些其他不常见的因素调节。

（1）高血浆渗透压状态：细胞外液晶体渗透压主要来源于钠离子，因此，抗利尿激素的释放受血清钠离子浓度改变调控。血清渗透压受下丘脑的渗透压感受器监控，当血清渗透压有1%的改变就可导致抗利尿激素的释放。

（2）有效循环容量减少：循环血量的改变受颈动脉窦压力感受器监控的，当有效循环容量减少时就会刺激抗利尿激素的释放。事实上，压力感受器对诱发抗利尿激素释放远不如渗透压感受器敏感。只有在平均动脉压出现显著下降（血容量丧失10%～15%）和其他血管收缩激素如肾素、去甲肾上腺素被激活时才会引起抗利尿激素的释放。

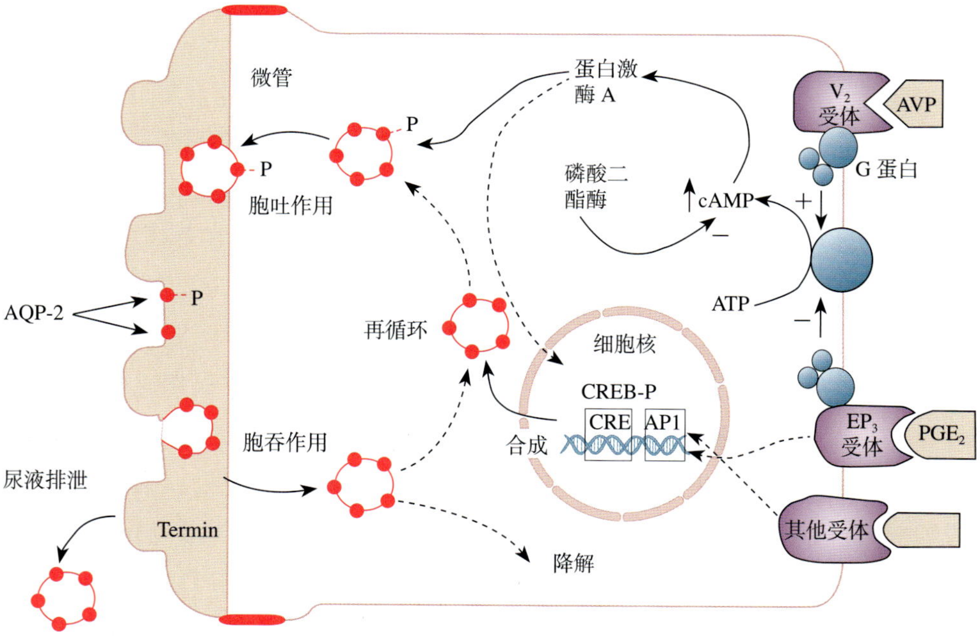

图11-2-2 抗利尿激素对水通道的转运作用

（3）其他因素：有多种其他因素也能增加激素的分泌。恶心和疼痛可能是增加抗利尿激素的分泌与临床关系最密切的两个因素。手术后抗利尿激素的释放过多会引起低钠血症，这种病理生理的改变对患者的生命存在潜在的威胁。

当患者血容量减少和低钠血症同时存在时，压力感受器的作用超越渗透压感受器的调节作用，这在低血钠时机体仍可保持抗利尿激素的分泌作用。在临床上，当患者血容量减少和低钠血症同时出现时（如充血性心力衰竭），抗利尿激素仍会持续分泌，尽管此时存在着严重的低钠血症。

三、肾小管功能

（一）基本功能

肾小管有两个基本功能即重吸收（将物质从管腔转运到血液中）和分泌（将物质从血液转运到管腔内）。转运包括经细胞途径（经过管腔和基侧细胞膜）和经细胞旁两条途径（细胞间途径）（Moe et al., 2004）（图 11-2-3）。每一段肾小管都有对特定物质进行吸收和分泌的不同机制与功能（Knepper et al., 2004）（图 11-2-4）。

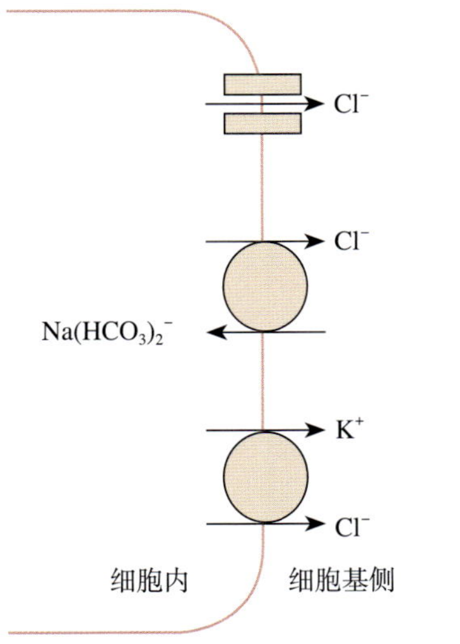

图 11-2-3 肾小管细胞跨膜转运

（二）近曲小管

近曲小管能够重吸收肾小球滤出液的 60%。在正常条件下，近曲小管能重吸收 65% 滤出的钠、钾和钙，80% 滤出的磷、水和碳酸氢盐，其对糖和氨基酸的重吸收达 100%。近曲小管重吸收量的增加或减少取决肾小球滤过率的变化，并通过球管平衡维持恒定的重吸收分数。球管平衡作用主要是肾近曲小管的近段（S1 和 S2）实现的。近曲小管远段（S3）的主要作用是分泌多种大分子物质、蛋白质复合物以及不能从肾小球滤过的药物和毒物。此外，近曲小管还能利用谷氨酸盐产生氮，在尿液酸

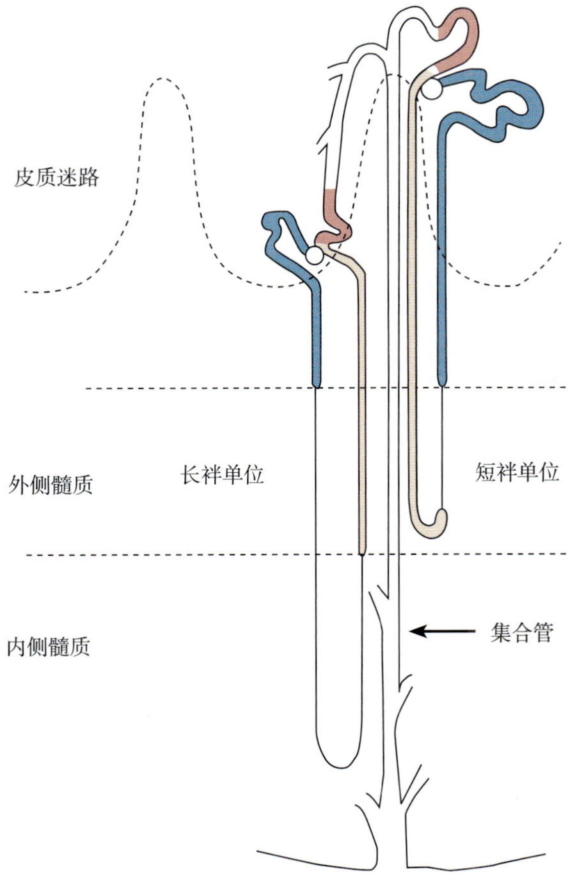

图 11-2-4 肾小管的组织结构

化中起重要的调节作用。

1．钠的重吸收

钠的重吸收主要位于近曲小管（Moe et al., 2004）（图 11-2-5），其主要重吸收方式包括：

（1）继发性主动重吸收：肾小管管腔内钠离子受到管腔和细胞内渗透压和电化学梯度的驱动，被动进入肾小管细胞，这种渗透压和电化学梯度是通过位于细胞基底外侧膜上需要能量的钠钾 ATP 酶建立的。通过 Na^+-K^+-ATP 酶，细胞内的三个钠离子和细胞外的两个钾离子进行钠钾交换，这个过程有利于维持细胞内的低钠浓度和管腔相对带负电荷的状态。生理学上称为继发性被动重吸收。钠离子继而通过与其他溶质结合或通过 Na^+/H^+ 逆向转运子与 H^+ 交换进入细胞内。这种转运子的活性受神经激素的调节，也受血管紧张素Ⅱ、去甲肾上腺素和多巴胺的影响，从而通过增加或减少 Na^+ 的重吸收改变有效循环血量。

（2）被动重吸收：被动重吸收发生在钠离子由细胞旁通路进入细胞间隙的过程中。氯离子通过细胞旁转运到细胞间隙，并由此产生电化学梯度有助于钠离子从小管向细胞间隙运动从而介导一过程。

总之，钠是近曲小管中最重要的溶质，原因有以下三个：

1）它是唯一一种可以主动重吸收的溶质（通过基地外侧膜上的 Na^+-K^+-ATP 酶泵）；

2）其他溶质都要通过和钠离子偶合进行被动重吸收；

3）早期钠（也有其他溶质）的重吸收可形成渗透压梯度，从而有利于水的被动重吸收。

2．钾的重吸收

钾的重吸收主要经旁细胞通路进行。它依赖于钠离子和液体的运动，钾伴随钠和水的运动而被重吸收。

3．碳酸氢盐的重吸收

在近曲小管（90%）滤过的碳酸氢盐被重吸收。碳酸氢盐的重吸收没有上限；在血容量减少和近曲小管对钠的重吸收增加时，碳酸氢盐仍在持续被重吸收，甚至在机体存在明显的碱血症时，对碳酸氢盐的重吸收也不停止。碳酸氢盐不通过近曲小管细胞转运，它的重吸收依赖 Na^+/H^+ 逆向转运子所分泌的氢。在肾小

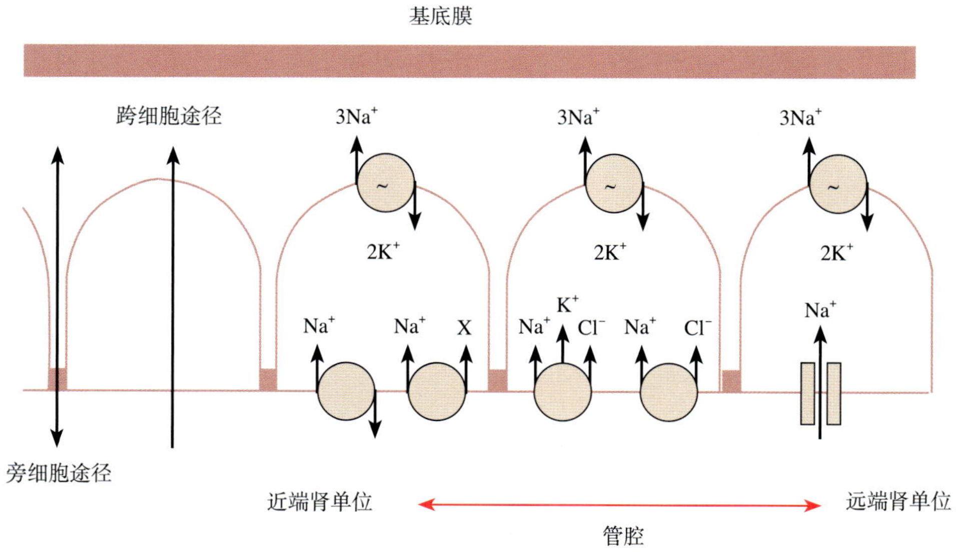

图 11-2-5　近端小管中钠的重吸收机制

管内碳酸氢盐和氢离子的结合生成水和二氧化碳，而后者可扩散进入细胞内并转变为氢离子和碳酸氢盐，继而通过与钠离子结合穿过基侧膜回到血液循环。这些反应都是由碳酸酐酶催化的结果（Hamm, 2004）（图 11-2-6）。

4. 水的重吸收

近曲小管对水的重吸收是一个被动过程，受其他溶质重吸收形成的管腔和细胞内的渗透压梯度所驱动。水的重吸收大部分在近曲小管末段进行，与钠离子的运动相伴随，也可通过细胞旁路重吸收水，细胞途径对水的重吸收占总量的 80%，这一过程是通过水特异性蛋白 -1（AQP-1）通道进行的。细胞旁路对水重吸收仅占总量的 10%，这是通过细胞间的紧密连接进行的。

5. 葡萄糖的重吸收

葡萄糖的重吸收是由钠离子的被动重吸收驱动的。在近曲小管的近端（S1 和 S2），葡萄糖的重吸收通过一个被称为 SGLT-2 的高接受力、低亲和力的钠 / 葡萄糖转运子实现的。在近曲小管的远端，葡萄糖的重吸收通过基侧膜上的辅助转运子 GLUT-2 转运到细胞外。在血糖水平正常时，所有滤过的葡萄糖都会被重吸收。然而，如果血糖超过 200 mg/dl，滤过的葡萄糖就会超过重吸收阈值，尿液中就会出现葡萄糖（Moe et al., 2004）（图 11-2-7）。

6. 蛋白质和氨基酸的重吸收

氨基酸的转运非常复杂。酸性、碱性和中性氨基酸的转运都有各自不同的转运子，其中最多的还是钠依赖性的。有几种氨基酸尤其特殊的转运子，有一些氨基酸不依赖钠的转运。大部分蛋白质通常被刷状缘的肽酶分解成氨基酸后再被重吸收，也有一些蛋白质是通过载体介导的内吞噬作用转运到细胞内。

7. 磷的重吸收

经肾小球滤过的磷中有 85% ~ 90% 被近曲小管重吸收。磷的重吸收主要依赖钠 / 磷同向转运子进行。该转运子的活性同时受到血浆磷的水平和甲状旁腺素水平的调节。

8. 钙离子的重吸收

大部分钙的重吸收是在近曲小管的 S2 和 S3 段进行的，是一个管腔内电势差被动转运过程。钙的转运途径主要是细胞旁路，通过位于紧密连接的特异性钙通道蛋白 claudin2 进行的，其余少量的钙可能是由 S3 段主动重吸收，

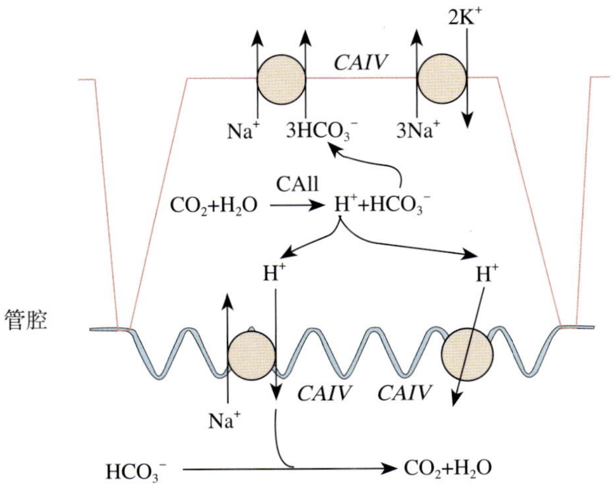

图 11-2-6　肾小管对碳酸氢盐的重吸收

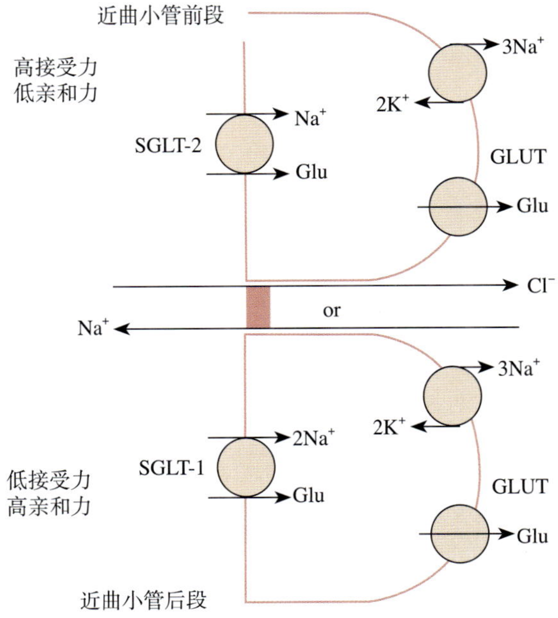

图 11-2-7　肾小管对葡萄糖的吸收

但是这种机制目前尚不清楚。

9．镁的重吸收

经肾小球滤过的镁约有15%在近曲小管被重吸收，但相关机制尚未阐明。

（三）髓袢

包括降支细段、升支细段、髓质升支粗段和皮质升支粗段四段。髓袢负责对未被近曲小管重吸收的40%超滤液进行重吸收。每一段髓袢都有其特殊功能，涉及体液、电解质和酸碱平衡。髓袢作为一个整体，能够重吸收滤过钠的25%～30%，并能在水过量的情况下重吸收氯化钠，从而维持肾髓质间液中的高浓缩状态，在终尿的浓缩过程中起重要作用。髓袢与近曲小管的功能相似，也受球管平衡机制调控，以维持恒定的超滤液传送到集合管。

升支细段起始于髓袢最低点延续至升支粗段起始部。升支细段的长度变异较大，通常皮质肾单位的升支细段较短。升支和降支有相似的功能，对于溶质缺乏主动转运能力。然而与降支细段功能不同的是升支细段缺乏对水分子的通透性，但是对于氯化钠和尿素具有较高的通透性。水通过降支细段是被大量吸收，使降支细段中的氯化钠和尿素浓度大大升高，这表明升支细段对这两种物质的重吸收是依赖渗透压梯度差实现的被动重吸收。

升支粗段对于溶质的重吸收能力明显高于降支和升支细段。然而因升支粗段缺乏水通道转运蛋白，因此对水分子不能通透，故该段对水的重吸收可以忽略不计。

1．钠、钾和氯的重吸收

升支粗段能够重吸肾小球过滤钠的25%～30%。这主要是通过基底膜钠钾泵的作用，保持细胞内浓度低钠和主动转运的结果。Na^+的跨膜转运依赖于细胞膜中的$Na^+/K^+/2Cl^-$（NKCC2）转运子进行跨细胞转运。一旦钠离子进入细胞内，Cl^-通过Cl^-/K^+同向转运子通过基侧膜转运到细胞外，这个过程有助于细胞内的氯离子维持低浓度状态。然而，钾离子的转运是由细胞膜顶部的ROMK钾通道转运钾离子重新进入肾小管。肾小管的钾离子可以再次与NKCC2转运子反应。钾离子这种循环作用是重要的，如果没有这个过程钠离子的重吸收就会受到管腔中钾离子的限制，而肾小管中的钾离子浓度远低于氯和钠的浓度。通过钾离子的循环，使钠离子重吸收不受钾离子浓度的限制，同时这一过程也有助于肾小管腔内正点位差的形成，并辅助多种阳离子经细胞旁途径运输。

升支粗段在重吸收钠离子时并不伴随水的重吸收，这种选择性重吸收对形成间质浓度梯度起到重要作用。浓度梯度对于集合管的尿液浓缩能力十分必要，也使升支粗段的超滤液渗透压逐渐降低，这对于发挥利尿作用十分重要。

2．钙和镁的重吸收

经肾小球过滤的钙约15%在升支粗段被重吸收，钙的重吸收小管腔的正点位和钙通道细胞周质蛋白调控。镁的重吸收（60%～70%）也以类似的方式进行。用袢利尿剂抑制通过NKCC2转运蛋白可导致管腔内正点位差的降低，引起肾钙和镁的丢失。

3．碳酸氢盐的重吸收

髓袢升支粗段也通过使用Na^+/H^+交换分泌H^+和重吸收10%～20%过滤的碳酸氢盐。降支细段对水的重吸收是通过使管腔内的碳酸氢盐浓度增高，使重吸收增加。

4．逆流机制

保存体内的水分是肾的一个重要功能，这一功能的实现主要是从集合管重吸收水分，并排泄相对于血浆的高渗透压尿液。肾能够把尿液浓缩到1200 mOsm/kg，要获得如此高浓度的尿液主要是通过逆流倍增的过程，髓袢可使得髓质外液的渗透压达到 285 mOsm/kg，髓质间液渗透压为 1200 mOsm/kg，逆流倍增原理如下：

（1）氯化钠在髓袢的升支被重吸收，而水分子不会被重吸收，这样就形成了髓质部组织间液的高渗透压。

（2）由于髓袢的发夹样结构和逆流作用，管腔内液的浓度可以成倍增加，最高达 1200 mOsm/kg。这样间质液的渗透压也可以达到相似水平。

（3）抗利尿激素存在时，尿素从髓质集合管向组织间隙扩散，使组织间液的渗透压升高。这有助于增加降支细段对水的重吸收，进而使升支段管腔中钠和氯的浓度升高，并且使第一步更加有效进行。

（4）在抗利尿激素存在时，组织间液的高渗透压使水在髓质集合管被动重吸收。这个过程也能引起间液的稀释。为减少这种影响，肾皮质的集合管会重吸收水分以缩小超滤液的体积。同时，直小血管也会形成类似髓袢的发夹样结构，它可以转移水分而对间液溶质的影响却很小。

在某些临床情况下，这种渗透压梯度会发生改变。在渗透性利尿时，肾髓质血流量的增加使间液中的溶质通过直小血管移除率增加，并导致间质液的渗透压降低。长期应用袢利尿药会抑制髓袢的升支对氯化钠的转运，而氯化钠对于维持组织间液的高渗透压状态发挥重要作用。因此在停用袢利尿药后会出现延迟的利尿作用，直到组织间液的浓度梯度重建完成。

5．Tamm-Horsfall 蛋白

Tamm-Horsfall 蛋白是由髓质小管升支粗段分泌的，该蛋白质具有重要的临床意义，因为它可以形成尿液中所有管型的基质。Tamm-Horsfall 蛋白对于防止尿路感染的发生具有重要作用，并且它还与管型肾病、髓质囊性病和家族性青少年尿酸性肾病的发病机制有关。

（四）远端小管

远端小管的主要功能是进行钠和钙的重吸收。远端小管也具有分泌氢离子和钾离子的能力，但其重要性还不清楚。远端小管又分为远曲小管（DCT）和连接小管两个部分。

1．钠和氯的重吸收

远曲小管可以吸收肾小球滤过钠的 5%～10%，与髓袢的升支粗段功能相似。钠的重吸收受位于基侧膜的 Na^+-K^+-ATP 酶的驱动，而激发主动转运过程，在主动转运过程并不伴有水的重吸收。钠与氯离子的结合是以电中性的形式通过 Na^+/Cl^- 同向转运子将其转入细胞内，但该过程可以被噻嗪类利尿药所抑制。另外，还有一些钠离子的重吸收是通过位于管腔细胞膜的 Na^+/K^+ 交换子进行的。值得注意的是，远曲小管对钠的重吸收受小管腔钠浓度的调节，但不受激素的影响。因此，所有引起远曲小管钠离子增加的因素，都会导致该段小管钠离子的重吸收增加。如果在临床上应用袢利尿药时，就会发生上述情况。通过抑制升支粗段的 NKCC2 转运子，可增加远曲小管的钠离子传送。作为同步效应，远曲小管对于钠离子的重吸收也会明显增加。这样就能显著缩小袢利尿药的利尿作用。如果和噻嗪类利尿药同时使用，就会降低远曲小管的这种作用。连接小管对钠的重吸收受醛固酮的影响，其作用方式与肾皮质集合管的主细胞类似。

2．钙的重吸收

远曲小管重吸收钙的几率为 10%～15%，与近曲小管和髓袢不同的是钙在远曲小管中的重吸收不依赖于钠离子的重吸收。钙离子通过管腔钙通道 ECaC1 与细胞内钙结合蛋白 D28 结合进入细胞内，使细胞内游离钙的浓度能够保持在较低水平，这也有利于钙离子向细胞内流入。钙可以从基侧膜移出细胞外，并通过 Ca^{2+}/H^+（PMCA）或 Na^+/Ca^{2+}（NCX）进行交换。与近曲小管和髓袢相比，钙通过细胞旁路的运动被能够显著降低紧密连接的钙通透性 claudin8 蛋白所抑制。

甲状旁腺素和 1, 25- 二羟基维生素 D3 对远曲小管钙的重吸收均具有调节作用，但 1, 25- 二羟基维生素 D3 仅起次要作用。甲状旁腺素可以促使更多的氯离子从基侧膜流出细胞，从而改变细胞内的电位以增加钙通道 ECaC1 的数量和钙结合蛋白的产生，两者都可以增加钙的重吸收。

3．镁的重吸收

5%～10% 滤过的镁离子通过远端小管细胞旁路被主动重吸收。该过程可能是管腔镁通道 TRPM6 进行的，细胞基侧膜的 Na^+-Mg^{2+} 泵可以建立细胞内外 Mg^+ 的梯度，有助于 Mg^{2+} 向细胞内运动。

四、集合管

集合管由两部分构成，分别是皮质集合管（CCT）和髓质集合管（MCT）。虽然近端肾单位部分能够重吸收大量的滤过液，但是集合管会根据饮食摄入的变化对滤过液的性质进行最后的改变。

（一）皮质集合管

皮质集合管包括两种不同的细胞类型，这两种细胞具有不同的功能。主细胞（65%）主要进行氯化钠的重吸收，闰细胞（35%）主要进行酸的分泌。这两种细胞都参与钾的调节。

1．主细胞功能

（1）钾、钠和氯的重吸收：钠的被动重吸收是通过管腔的钠通道 ENaC 而不是通过同向转运子系统进行的。基侧膜的 Na^+-K^+-ATP 酶能保持细胞内低钠浓度的状态，这有助于钠离子向细胞内运动。钠离子向细胞内运动的同时与其相伴的阴离子没有进入细胞，这样会在管腔内形成负电位差，从而引起氯离子被动地经细胞旁路向管腔外运动或细胞内的钾离子向管腔内分泌，以恢复管腔内的电中性状态。皮质肾单位钠离子的重吸收主要受醛固酮的调节，醛固酮可以使开放的 ENaC 通道数量增加。用利尿药阿米洛利封闭钠通道会引起钠的重吸收和钾的分泌减少，这是由于管腔内外的电势差难以形成，使得钾的分泌缺乏动力所致。前列腺素 E2 似乎也能抑制钠的重吸收，用非甾体抗炎药减少前列腺素 E2 的产生会引起钠潴留。肾皮质集合管对钾的分泌不仅依靠于醛固酮敏感的钠离子向细胞内运动，还依靠管腔内的液流率。当小管内液流率降低时，管腔内局部钾的浓度会升高，这有利于钾分泌电势差减小而减少钾的分泌。抗利尿激素能够部分中和这种作用是因为它能够在管腔细胞膜上插入新的钾通道或增加钠的重吸收，而促进钾的分泌增加。因此，任何原因导致的管腔液流率降低或醛固酮产生增加都会引起钾的排泄减少。

（2）水的重吸收：在基础状态下集合管对水的通透性很低。抗利尿激素出现时，集合管对水的通透性明显提高。这由于管腔细胞膜上预先形成的 AQP-2 水通道的插入的结果。AQP-2 使水被动重吸收并通过基侧膜上的 AQP-3 和 AQP-4 通道与皮质组织间液达到平衡。上述过程对于高度浓缩的尿形成作用甚为重要，因为减少了输送到髓质集合管的滤过液体积，使尿液在髓质集合管能够得到最后的浓缩。

2．闰细胞功能

闰细胞分为 A 型和 B 型，两者功能不同。A 型闰细胞主要分泌氢离子，B 型闰细胞与碳酸氢盐的分泌有关。

（1）分泌氢和碳酸氢盐：两种闰细胞内的水在碳酸氢酐酶的作用下与二氧化碳结合，产生氢离子和碳酸氢根离子。两种类型的细胞通过类似的转运子，分泌氢离子和碳酸氢根离子，但转运子的位置不同。在 A 型闰细胞管腔面的细胞膜上有 H^+-ATP 酶和 H^+-K^+-ATP 酶泵，两者有助于氢离子向管腔分泌。通过细胞基侧面的碳酸氢根离子 / 氯离子转运子将碳酸氢盐转入血液循环。该系统的作用是酸化尿液，提高细胞外液的 pH 值。在酸血症时这一反应过程被激活。醛固酮似乎参与了该过程。该作用可能通过其对 H^+-ATP 酶泵的作用实现，因为在高醛固酮血症时尿 H^+ 的丢失增加而发生碱中毒。B 型闰细胞具有 A 型闰细胞相似的转运子，但是他们的转运子极性相反。就是说，H^+-ATP 酶泵是位于细胞的基侧面，而碳酸氢根离子 / 氯离子转运子则是位于细胞管腔面的细胞膜。该系统的作用是排出碳酸氢盐，降低机体的 pH 值。在碱血症状态下，该过程在减少体内碳酸氢盐作用上是非常必要的。

（2）分泌钾离子：虽然正常情况下皮质集合管能够分泌钾，但是皮质集合管也有通过 H^+-K^+-ATP 酶作用有重吸收钾的潜能。钾的消耗是 H^+-K^+-ATP 酶的活性增加激发这种潜能的重要因素。虽然该过程有助于纠正全身低钾血症，但通常要以增加氢离子分泌为代价，而且可能会导致机体碱中毒。

（二）髓质集合管

髓质集合管分为髓质外带集合管和髓质内带集合管，这两段都包含与皮质集合管的主细胞和闰细胞相似的细胞。因此对钠、钾、氯离子和碳酸氢盐的处理十分相似。两者在功能上最主要的区别是髓质集合管对水和尿素的通透性，它能使尿液浓缩显著高于血浆水平。

1. 对水和尿素的通透性

髓质集合管在基础状态下对水是相对不通透的，但是在抗利尿激素的作用下，通过插入水通道 AQP-2 使得髓质外带集合管和髓质内带集合管对水的通透性明显增加。这样就能使水进入到集合管外高渗透压的间液，使得尿液得到浓缩。与上述过程同等重要的是尿素。髓质外带集合管无论在基础状态下还是在抗利尿激素刺激下对尿素都是相对不通透的。与之相比，由于髓质内带集合管细胞基侧膜上存在特异性尿素转运分子（UT-A1 和 UT-A3）以及髓质内带集合管腔的面也含有少量的尿素转运分子，使得髓质内带集合管在基础状态下对尿素具有很高的通透性。抗利尿激素能够增加尿素转运分子的数目，并使得尿素的通透性提高四倍，从而达到对尿素吸收的短期调节效应。蛋白的摄入可实现对尿素长期的调节。蛋白质的摄入可使组织间液的尿素浓度升高并维持较高的渗透梯度，这对于水的重吸收和尿液的浓缩都有重要的意义。

2. 对钠的通透性

髓质集合管重吸收钠与皮质集合管相似，但在容量扩张时髓质集合管重吸收钠减少。这种结果部分是与心房钠尿肽的作用以及管腔细胞膜上的钠通道开放数量减少有关。

（徐　勇）

参考文献

张旭. 泌尿外科腹腔镜与机器人手术学. 北京: 人民卫生出版社, 2015, 10.

Brown D, Nielsen S, The cell biology of vasopressin action. In Brenner BM[ed]: Brenner and Rector, s The Kidney, 7th ed. Philadelphia, WB Saunders, 2004, 574.

Hamm LL, Renal acidification mechanisms. In Brenner BM[ed]: Brenner and Rector, s The Kidney, 7th ed. Philadelphia, WB Saunders, 2004, 500.

Knepper MA, Gamba F, Urine concentration and dilution. In Brenner BM[ed]: Brenner and Rector, s The Kidney, 7th ed. Philadelphia, WB Saunders, 2004, 601.

Moe OW, Baum M, Berry CA, Rector FC Jr, Renal transport of glucose, amino acids, sodium, chloride, and water. In Brenner BM[ed]: Brenner and Rector, s The Kidney, 7th ed. Philadelphia, WB Saunders, 2004, 414.

Moe OW, Baum M, Berry CA, Rector FC Jr, Renal transport of glucose, amino acids, sodium, chloride, and water. In Brenner BM[ed]: Brenner and Rector, s The Kidney, 7th ed. Philadelphia, WB Saunders, 2004, 417.

Moe OW, Baum M, Berry CA, Rector FC Jr, Renal transport of glucose, amino acids, sodium, chloride, and water. In Brenner BM[ed]: Brenner and Rector, s The Kidney, 7th ed. Philadelphia, WB Saunders, 2004, 425.

Yazici O, Binbay M, Akman T, et al. Is there a difference in percutaneous nephrolithotomy outcomes among various types of pelvicaliceal system? World J Urol. 2013 Oct; 31(5): 1267-1272.

第十二章

肾　畸　形

第一节　发育及数目异常

一、肾发育

哺乳动物胚胎在子宫发育时会形成3个肾。按它们出现的顺序，分别命名为前肾、中肾和后肾。前两者在子宫内退化，而第三个肾即后肾将发育成真正的肾。胚胎学上，三个肾都起源于间介中胚层。

哺乳动物的前肾是类似于原始鱼类肾的一过性无功能肾。在人类，前肾首次出现在妊娠第3周后期，且在妊娠第5周初期完全退化。第二个肾即中肾，也是一过性器官，但哺乳动物在真实肾即后肾开始发育时，它可作为胚胎的排泄器官。直到妊娠第4个月时除了少许中肾组织将参与组成生殖管道外，人类中肾几乎完全退化。

真正的肾即后肾是在骶部区域形成的一对新生物，称为输尿管芽。虽然没有后肾组织不能形成肾，但肾不发育是源于生肾嵴还是输尿管芽的异常发育目前尚不清楚。尽管目前的研究结果在一些程度上互相矛盾，但是大家达成一个共同的学说，即输尿管芽直接刺激肾实质的分化。随着输尿管芽开始分支并分级，每个新的输尿管芽尖端（壶腹）与后肾间叶组织杯状相接，因此导致后肾组织呈现出分叶状外观。此外，输尿管芽和后肾间叶组织之间存在相互的诱导效应。肾单位由肾小球、近端小管、髓袢及远端小管组成，目前研究提示肾单位起源于后肾间叶组织，而由集合管、肾盏、肾盂、输尿管组成的集合系统则由输尿管芽形成。输尿管芽分支后的逐步分支决定了最终的肾盂肾盏构成及相应的肾叶。输尿管芽的初级分级形成肾盂，肾大、小盏及集合管，继而初级集合管形成。当输尿管芽进入后肾间叶组织后，它的尖端扩张呈壶腹状，并最终形成肾盂。直到妊娠第6周，输尿管芽已至少完成4次分支，产生16个支。这些分支汇集成2~4个由肾盂延伸而来的肾大盏。而到妊娠第7周，接下的4次分支也融合形成肾小盏。至妊娠第32周时又经过11次分支形成最终100万到300万个集合管小管。在妊娠第6~9周之间，肾上升至腰部，恰好位于肾上腺之下，但是，肾在体内位置上升的机制目前尚不清楚。随着肾的上升运动，逐渐出现肾的动脉供应血管，最后出现的自腹主动脉发出的一对动脉，成为肾动脉。

二、肾数目异常

（一）双侧肾不发育

双侧肾不发育在临床发病率非常低，1990年Stroup等报道其发病率为3.5/100 000（Stroup

et al., 1990）。1671 年 Wolfstrigel 首次报道该种疾病，目前国际上文献仅存在 500 余例报道。

双侧肾不发育多出现于低体重（1.0～2.5 kg）男性患儿，女性患者少见，患儿多出现特征性面容（如钩状鼻、小下颌、双侧低位耳及耳垂宽阔等）并伴有肺发育不全、钟状胸及四肢发育畸形。患儿皮肤干燥松弛，多与严重脱水和皮下脂肪缺乏有关。此外，患儿手相对较大，呈爪形手，通常认为这些特殊体征为羊水过少所致。

肾超声是最简单的检测方法，双侧肾不发育如超声不能确诊，可行双侧肾 CT 及肾同位素扫描检查。

双肾不发育患儿预后不佳，大约 40% 的患儿是死产，而出生时存活的患儿也因肺发育不全所致呼吸窘迫在 24～48 小时内死亡，活过 48 小时患儿也会因肾衰竭而逐渐死亡，历史上存活时间最长的在患儿出生后 39 天死亡。

（二）单侧肾不发育

单侧肾不发育发病率明显高于双侧肾不发育，800～1000 名新生儿中有 1 例（Kass et al., 1992），男女比例 1.8∶1。单侧肾不发育多因为早期没有明显的临床症状，而漏诊不易被发现。近年来，因产前超声的普及及胎儿 MRI 技术的应用，多数此类患儿可获得产前诊断。

单侧肾不发育多发生于左侧，且具有家族遗传性（图 12-1-1）。女性单肾患者中 25%～50% 合并生殖系统畸形，如单角和双角子宫、双子宫、双阴道，阴道分隔等。男性单肾患者中近 10%～15% 合并生殖系统畸形。10%～17% 患儿没有肾上腺，25% 合并其他畸形，包括心血管系统、胃肠系统及骨骼系统。

单侧肾不发育的诊断，目前，肾核素扫描和肾超声已经取代肾动脉造影作为诊断肾缺如的检查方法，此外，静脉尿路造影（intravenous urography，IVU）、CT 及 MRI 等也可用于诊断单侧肾不发育。

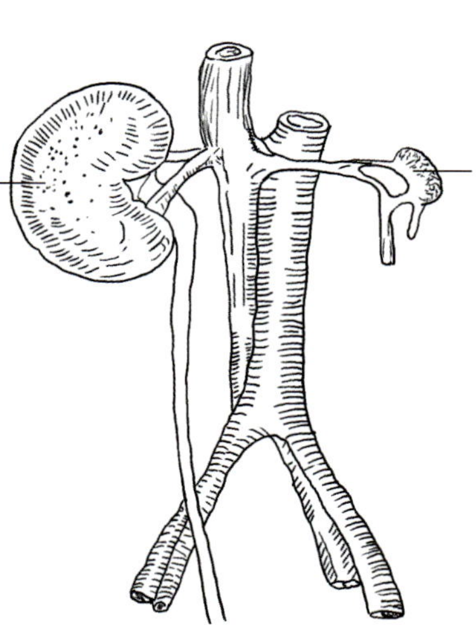

图 12-1-1　单侧肾不发育模式图

单侧肾不发育一般不需治疗，该类患者与正常人相比，患有其他疾病的机会没有明显增加。但是，如果单侧肾不发育患者合并正常发育肾一侧病变，引起肾功能不全患者，可能需要保肾治疗，而如果患者进展到肾衰竭阶段，需要进一步行透析治疗或者肾移植。

（三）重复肾

重复肾畸形是常见的泌尿系统先天畸形，常伴有重复输尿管畸形。重复肾是指患侧肾由两部分组成，即上位肾和下位肾组织结合成一体，有一共同包膜，表面有一浅沟将两者分开。

1. 发病率

重复肾畸形在欧美国家发病率为 2%～3%，多见于儿童，女性多于男性，男女比例多为 1∶2，重复肾可为单侧，亦可发生于双侧，左侧发病率略多于右侧，单侧重复肾畸形约为双侧畸形的 6 倍，目前我国尚无明确的发病率报道。重复肾、重复输尿管多同时存在，重复输尿管可为完全型，亦可为不完全型，可开口于膀胱内，亦可异位开口于尿道、前庭或阴道

(详见重复输尿管部分)。

在人胚胎第 6 周时，中肾管末端通入泄殖腔处形成输尿管芽。输尿管芽顶端被原始生肾组织包围，呈蚕豆状。输尿管芽发育成肾盂，分支形成肾盏、再分支形成肾小盏和集合管。如输尿管芽分支过早，则形成重复的输尿管畸形。分支的高低及多少，可决定形成完全或不完全、双支或多支输尿管畸形。重复输尿管常伴发重复肾。重复肾多数结合成为一体，有一共同被膜，表面有一浅沟，但肾盂输尿管及血管都各自分开。重复肾完全分开者甚为少见。

2. 临床表现

重复肾外观形态可分为三种形态：

(1)发育型：重复肾的肾实质较厚，色正常，除体积小外，其他与下位肾相似；

(2)积水型：重复肾的外形扩大，肾盂内积液，肾实质变薄，积液量不等，少者 100 ml 左右，多者 1000 ~ 3000 ml，常压迫下位肾，使之向下、向外移位，个别患者下位肾可移位至盆腔上口位置；该类型重复肾常常在出现肾盂肾炎、肾结石、结核及肿瘤等并发症而在行泌尿系全面检查时所发现。

(3)发育不良型：重复肾体积明显缩小，肾实质少，有的重复肾呈囊泡状改变，有的呈桑葚状，表面凸凹不平。镜下见肾小球稀少，纤维成分增多。

3. 检查诊断

(1)如无异位开口及并发症，常无症状，不易被发现。

(2)女性尿失禁患者，应仔细观察前庭及阴道内有无小孔喷尿。静注靛胭脂后如喷出蓝色尿液更有助于观察。如能经此孔插管造影，即可显示异位的输尿管及肾盂。如输尿管异位开口于尿道，则需行尿道镜检查。

(3)B 超可显示功能良好的重复肾畸形，但对双输尿管及合并积水的重复肾则显示欠佳且超声难以发现重复输尿管的异位开口位置，且需与肾上极囊肿及双肾盂畸形鉴别。

(4)静脉肾盂造影可清楚显示功能良好的重复肾及双输尿管畸形，如重复肾有功能，造影时可显示两个肾盂肾盏；如重复肾无功能，则仅显示有功能的肾而容易误诊。逆行尿路造影时如插管成功，显影较清晰，更有助于诊断。

(5)CT 检查可清晰显示重复肾畸形及合并积水的双输尿管，能更清楚地显示重复肾，同时 CT 连续层面观察可确定输尿管的异位开口，但对无扩张的重复输尿管显示不够清晰、直观。

4. 治疗

重复肾的治疗选择主要依据重复肾、输尿管病变情况及并发症而采取不同的治疗方式：

(1)如无症状及并发症，可终身不被发现，仅有尿路感染而无解剖异常(肾积水、输尿管口异位)时宜用药物控制感染，无需手术。

(2)有输尿管异位开口者，一般采取输尿管膀胱再植术；当出现重度肾积水和反复发作的泌尿系感染等症状时，可行重复肾及输尿管切除术；若双侧均异位开口可分期行手术治疗。

(3)对于无输尿管异位开口者一般采取保守治疗或行输尿管膀胱再植术，若出现血尿、腰痛、尿路感染反复发作、结石且重复肾重度积水，肾皮质菲薄时可行重复肾及输尿管切除术(图 12-1-2)。

(四)附加肾

附加肾是单独存在的第 3 个或多余的肾实质，比正常肾小，不是常见的重复肾。该类患者两个正常肾的位置、大小及功能均正常，附加肾拥有独立血液供应及相对独立的包膜下肾实质，此外，其一般拥有独立的集合系统，也可通过松弛的网状组织与正常肾相连。附加肾

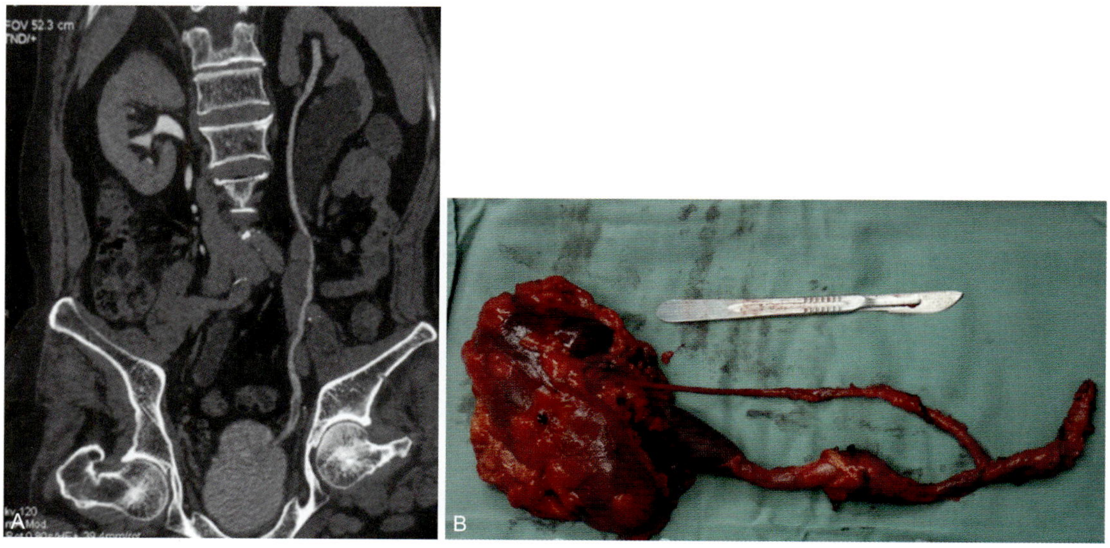

图 12-1-2　重复肾 CT 尿路造影（CTU）图像及手术切除标本。54 岁男性，左肾重复肾，下位肾输尿管肿瘤。A. 重复肾患者 CTU 图片，可见下位肾肾盂扩张，输尿管上段积水，中下段可见输尿管肿物；B. 同一患者行输尿管肿瘤根治性切除术后重复肾、重复输尿管标本

极罕见，目前尚无其发病率报道。

附加肾在新生儿期即已存在，但是一般不产生临床症状，儿童期也很少发现。平均确诊年龄约 36 岁。常以发热、疼痛、腹部肿物就诊，约 50% 的患者并发肾结石及肾积水，也常继发尿路梗阻或感染等并发症。

IVU、超声、强化 CT 以及逆行尿路造影都对附加肾的诊断有帮助，放射性核素显像则可了解附加肾和正常肾的功能。膀胱镜检查可了解输尿管开口情况。

附加肾如无症状无需治疗，如合并有梗阻、感染时一般建议抗炎对症治疗，如肾出现重度积水及肿瘤等并发症时，建议行手术治疗。

第二节　位 置 异 常

正常肾位于腹膜后，脊柱两旁的浅窝中，肾门平对第 1、2 腰椎横突，右侧略低于左侧。肾异位是指肾定位异常。肾源自盆腔，在肾发育过程中可出现位置异常，成熟的肾未能达到正常肾窝的位置，就可称为异位肾。异位肾应该与肾下垂鉴别。肾下垂的患者，肾开始位于正常位置，有正常的血管供应，后来因向下移位造成肾下垂，而异位肾是指先天性肾位置异常。

根据肾异位的位置不同，可分为盆腔异位肾、胸腔异位肾和交叉异位肾。

一、盆腔异位肾

异位肾一般较正常小、因旋转不良肾盂常位于前方，90% 的肾轴倾斜甚至呈水平位，

56% 的患者可出现肾盂积水，多为肾盂输尿管或者输尿管膀胱连接部梗阻造成，也可能与膀胱输尿管反流及肾旋转不良有关。盆腔异位肾输尿管较短或仅轻度弯曲。异位肾动脉多源于主动脉远侧或其分叉处，伴一条或多条迷走血管。尸检发生率为 1/3000 ~ 1/2100，孤立异位肾为 1/22 000，双侧异位肾罕见，男女无差异。但临床上女性多见，可能是女性多因泌尿系感染行检查时检出率高有关，且左侧多于右侧（图 12-2-1）。

临床上 15% ~ 45% 的盆腔异位肾患者合并生殖器畸形，如女性双角子宫、单角子宫并残角子宫、子宫阴道发育不全、双阴道，男性隐睾、双尿道及尿道下裂等。输尿管绞痛为其常见症状，易与急性阑尾炎混淆，可伴有肾积水、结石、肾性高血压等症状。

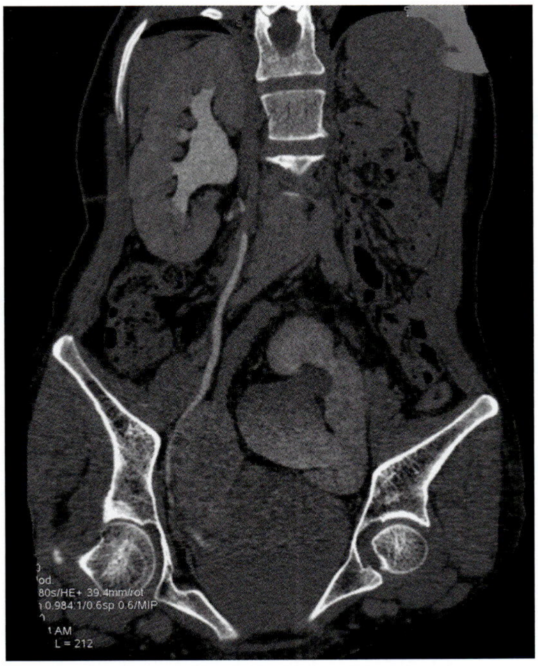

图 12-2-1 患者女性，46 岁，CTU 表现为左侧肾异位于盆腔，左侧肾盂积水

二、胸腔异位肾

胸腔异位肾是指部分或全部肾组织穿过横膈膜进入后纵隔，其发病率仅占所有异位肾的 5%（Campbell, 1930）。左侧多见，左右之比为 1.5 : 1。男女之比约为 3 : 1。胸腔异位肾多位于横膈的侧后方 Bochdalek 孔内，旋转无异常，横膈变薄似包膜包裹肾，故肾不游离于胸腔内（图 12-2-2）。

胸腔异位肾的形态和集合系统正常，肾血管和输尿管通过 Bochdalek 孔，输尿管被拉长但可正常进入膀胱，开口于膀胱位置一般无异常。大多数此类患者无明显临床症状，一般行常规胸部 X 线检查、查体或行胸腔开胸手术时偶然发现。

三、交叉异位肾

交叉异位肾是指一侧肾越过中线至对侧，其输尿管仍开口于膀胱原位置（图 12-2-3）。McDonald 和 McCleelan 于 1957 年报告交叉异

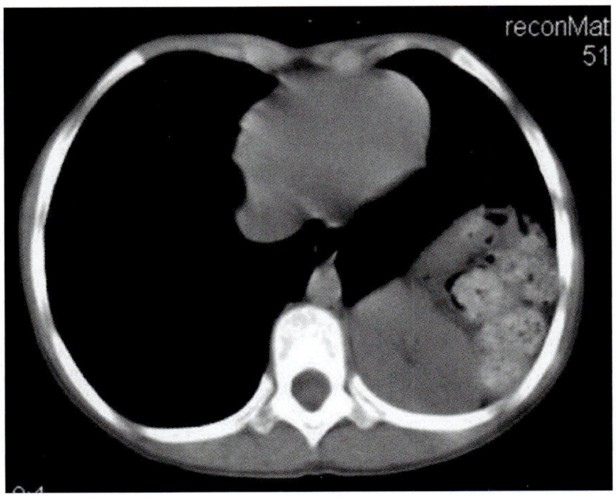

图 12-2-2 患者男性，51 岁，左侧肾异位于胸腔

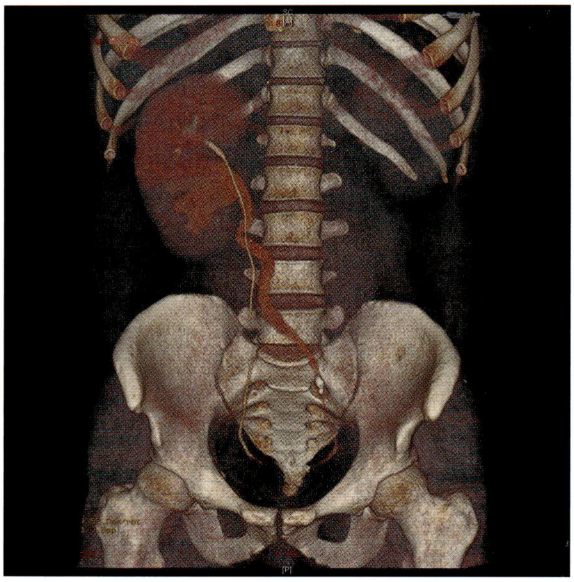

图 12-2-3 患者男性，35 岁，左侧肾越过中线至对侧，其输尿管仍开口于膀胱原位置，异位肾输尿管上段扩张，中下段可见一结石

位肾的类型：①交叉异位伴融合；②交叉异位不伴融合；③孤立交叉性异位肾；④双侧交叉异位肾。90% 的交叉异位肾发生融合，不融合时，非异位肾位置正常，而异位肾位多位于正常肾下方（McDonald et al., 1957）。

交叉异位肾大多数无临床症状，多在尸检或其他原因做腹部超声时发现。有症状则常见于中年，表现为定位不明确的下腹痛、脓尿、血尿和泌尿系感染等，部分学者认为肾位置的异常和异常的肾血管可引起梗阻，出现肾积水和结石。

IVP 或肾超声检查容易明确诊断。此外，放射性核素扫描、逆行造影、CT 及 MRI 常可为诊断提供有用的信息。随着放射影像学、超声、放射性核素扫描等尿路显像技术的应用，无症状的异位肾的诊断得到逐步提高。血管造影检查在了解肾血流状况确定手术方案时有一定帮助，尤其是对单侧异位肾。

异位肾如无明显症状，确诊后患者也无需接受任何治疗。如合并有梗阻、结石及感染时一般建议抗炎对症治疗，如肾重度积水、结石及肿瘤等并发症时，建议行异位肾切除。

第三节 形态异常

肾发育的形态异常往往与其他异常同时存在，常见的形态异常包括肾旋转异常和融合异常，如马蹄形肾、盘形肾和乙状肾等。

一、肾旋转异常

肾旋转异常可发生于正常位置的肾，也可发生于异位肾或融合异常肾，单侧和双侧均可发病。肾发育过程中在上升的同时围绕自身长轴旋转，使肾盏朝向侧面，肾盂朝向中线，如旋转不完全导致肾盂朝向身体前方和内侧之间的位置，也有极为罕见的肾盂朝向身体后方。

在胚胎 6～9 周，肾发育过程中上升的同时发生 90° 旋转，并到达肾窝位置。一般认为，肾旋转是由于前后侧输尿管芽分支不对称所导致，并认为旋转不良存在于整个输尿管芽，后发的输尿管芽可能会插入到不规则的肾胚段减少发育中的肾组织移位。

轻度肾旋转异常多无临床症状而难以发现，所以确切的发病率难以统计，尸检报告其发病率为 1/939～1/390（Smith et al., 1945），男女比例为 2∶1，双侧肾发病率没有明显差异。研究发现特纳综合征（Turner syndrome）患者常伴发肾旋转不良（Gray et al., 1972）。

临床上根据肾盂的指向将肾旋转异常分为四种类型。①腹侧位：最常见，肾盂朝向腹侧，肾盏指向背侧，肾完全没有旋转，偶见肾过度向内侧旋转 360°；②腹中线位：肾盂朝向内前方，肾盏指向后外方；③背侧位：肾旋转 180°，肾盂朝向背侧，肾血管从侧面绕道前方进入肾门，极为罕见；④侧向位：肾旋转超过 180° 但未达到 360°，导致肾盂朝向身体外侧，而肾实质靠近中线位置。根据血管在肾周的走行方向可以判断肾旋转程度。如果血管绕经腹侧到达肾，进入侧面或背面的肾门，提示逆向旋转，而血管从背侧途径到达肾门提示过度腹侧旋转（图 12-3-1）。

旋转异常的肾形态也可能发生异常，呈圆形、长圆形、椭圆形或三角形，前后表面扁平，肾门周围被纤维组织包绕导致肾盂输尿管连接部（ureteropelvic junction，UPJ）扭曲，肾盂被拉长、变窄，肾盏（尤其上部肾盏）被拉伸。血管围绕肾的方向和程度是判断肾旋转类型和程度的依据。

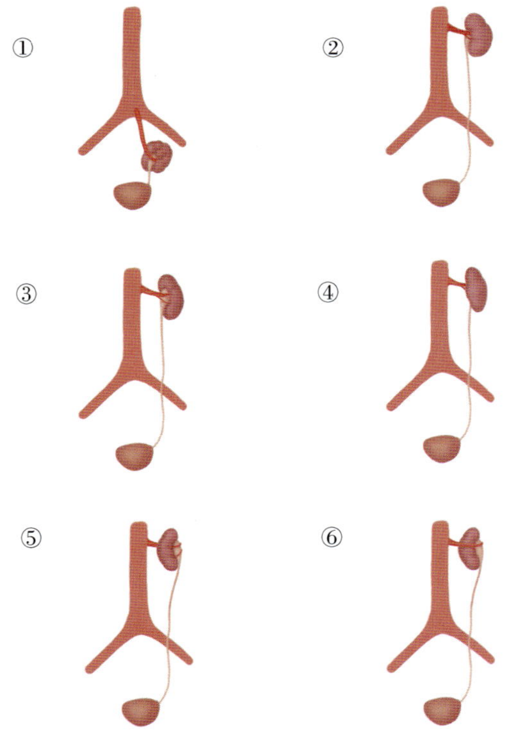

图 12-3-1 肾上升过程中旋转示意图。以左侧肾为例显示正常和异常旋转过程：①胚胎期肾位置，肾门朝前；②正常成人肾的位置，肾门朝向中线；③肾旋转不完全；④肾旋转过度（180°），肾门朝向背侧；⑤肾旋转过度（180°～360°），肾门朝向身体外侧；⑥旋转方向相反，肾门朝向身体外侧

肾旋转异常通常没有特异的临床表现，但过多的纤维组织包绕可导致 UPJ 和上段输尿管狭窄，严重者出现肾盂积水。当尿液生成增加时，出现肾积水和血尿等症状，可继发泌尿系统结石和感染。

临床上患者多因结石，肾盂积水等原因行 B 超和 IVP 等相关检查时发现肾旋转异常。其影像学特征包括肾盂肾盏起源异常、肾盂扁平或被拉伸、上部肾盏被拉伸或部分闭塞、输尿管上 1/3 段向侧面移位。

肾旋转异常通常不会影响肾功能，对患者正常存活没有影响。但如果出现 UPJ 狭窄、肾积水、结石及感染并发症时需要积极干预。

二、肾融合异常

融合肾畸形有多种类型，如马蹄肾、盘形肾和乙状肾等，其中马蹄肾最为常见。马蹄肾（horseshoe kidney）是指两肾下极在腹主动脉和下腔静脉前相互融合，呈马蹄形（图 12-3-2）。

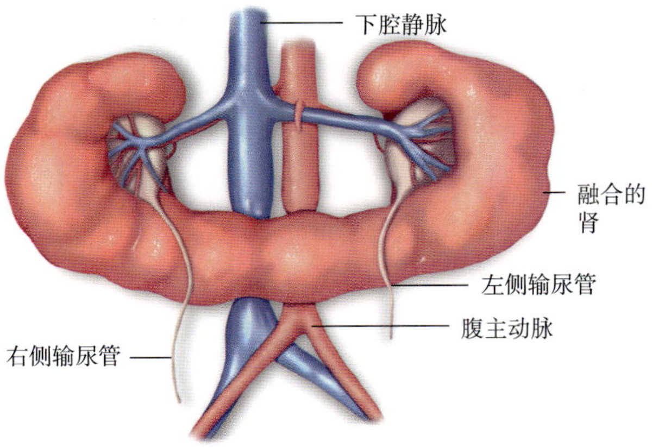

图 12-3-2 马蹄形肾示意图

在胚胎发育 4～6 周，输尿管芽已经插入后肾组织，后肾组织相互靠近，此时多种因素影响可导致其下极相融合形成马蹄肾，如脐动脉或髂动脉的轻微变化可引起正在移行的肾方向改变从而发生两肾的融合，盆腔其他脏器的异常也可引起两侧肾的融合，肾的融合总发生在旋转之前，因此肾和输尿管常朝向前。95% 马蹄肾为下极相连，其峡部可由大块的肾实质组成，存在单独的血供，少数情况峡部由少许纤维组织构成。

（一）发病率

马蹄肾的发病率很低，人群发病率约为 0.25%（Campbell, 1970），且多为男性，男女比例为 2∶1，临床上各年龄阶段患者均有发现，但在尸检中以儿童多见。主要是由于马蹄肾患者多合并其他系统的先天性异常，其中部分缺陷易导致早期死亡。研究表明马蹄肾可能具有较低的外显性家族性遗传倾向。

（二）临床症状

马蹄肾患者多数没有任何临床症状，有临床表现者，可分为 3 类症状：①腰部或脐部疼痛，下腹部肿块；②胃肠道紊乱症状，如腹胀、恶心、呕吐及便秘等；③多合并泌尿系症状，出现尿频、脓尿、血尿等症状，并可出现肾积水、结石等。由于输尿管在肾盂高位开口，并且肾盂受肾融合的限制，不能正常旋转，输尿管越过融合部时向前移位，迷走血管压迫等均可导致尿流不畅等，使 80% 的病例发生肾积水，同时也易导致感染和结石。部分患者易误诊为腹部肿瘤、阑尾炎、胰腺炎、十二指肠溃疡等，或因并发症就诊。

马蹄肾即使没有症状也常因合并其他先天性异常而被发现，但很少成为致死原因。Boatman 等人（1972）统计了 96 例马蹄形肾患者，其中约 1/3 的患者存在至少一个其他系统异常。许多新生儿及稍长的患者合并有多种先天性疾病。尸检结果显示其他系统的异常多发生在新生儿或婴儿，主要的异常包括骨骼系统、心血管系统、中枢神经系统等，肛门直肠的异常也较常见。有研究发现，肾母细胞瘤（Wilms 瘤）在马蹄肾患者中的发病率较正常人高 2 倍。另有报道，肾细胞来源肿瘤好发于峡部，提示可能与肾原细胞异常迁移提高了该部位的肿瘤发生有关。

（三）检查

马蹄肾患者常在行腹部超声或 IVP 时偶然发现。IVP 可见两侧肾盂肾盏位置低，而且两肾下极靠近脊柱，故肾下极的延长线与正常肾盂相反，在尾侧方向交叉。由于旋转不良肾盂肾盏多重叠，甚至肾盏指向内侧，肾盂转到外侧，上段输尿管向外弯曲。有时输尿管受血管、纤维带或峡部压迫可引起肾积水。B 超检查可发现畸形的马蹄肾。肾核素扫描可了解峡部有无肾实质组织。腹主动脉造影对决定手术方式有很大帮助。

（四）鉴别诊断

马蹄肾因其独特的临床特征，多与以下疾病相鉴别。

（1）块状肾：相对少见，可有腰痛和消化道症状。两肾广泛融合成一个不规则的分叶状块，通常上升仅达骶岬水平，许多仍停留在盆腔内。因此，在下腹部或盆腔内可扪及实质性肿块，表面结节状。IVP 示两肾融合成圆形块影，位置较低，肾盂肾盏形态不规则，输尿管变短。B 超示两肾呈块状融合。

（2）盘状肾：两肾的上下极或内侧融合，形成边缘厚、中间薄的盘形肿块，临床表现与马蹄肾相似。但多位于骶岬前或骨盆内。IVP

示肾影呈盘形，肾盂肾盏旋转不良，输尿管行径反常。B 超及 CT 检查显示两肾呈盘形融合的畸形影像。

（3）乙状肾：一侧肾上极与对侧肾下极相融合，可在腹部触及肿块。尿路造影示肾影呈“乙”字形，两肾长轴平行，肾盂肾盏旋转反常，肾盂饱满。B 超和 CT 检查显示两肾呈“乙”字形融合的畸形影像。

（4）腹腔肿瘤：可表现为腹部肿块。但往往有腹痛、腹胀等消化道症状。消化道钡剂造影可见肠道受压变形或充盈缺损；腹部 CT 检查可发现腹腔肿块；而 IVP 显示泌尿系统正常。

（五）治疗

马蹄肾如无临床症状及并发症者一般不需要治疗。有尿路梗阻伴严重腰肋疼痛等症状，影响工作和生活者，可考虑做输尿管松解，峡部切断分离，两肾及肾盂输尿管成形固定术。有并发症者则需要根据具体情况处理，如肾盂输尿管连接部梗阻则做肾盂成形手术，手术一般采用标准的腰部切口，术中应仔细分离，显示肾时勿损伤异常分布的肾血管。常可发现横过肾盂输尿管交界处的肾静脉，应结扎后切断，解除此处的梗阻。输尿管常开口于肾盂的高位，应充分游离暴露。在肾盂输尿管交界处下方行 Y-V 肾盂成形术，使交界处加宽，引流通畅。如有膀胱输尿管反流则行膀胱输尿管再吻合术。目前已很少做单纯峡部切开的手术，因为这对改善引流、矫正肾及输尿管位置的作用不大。马蹄肾合并的肾结石在选择 ESWL 时必须注意观察结石碎片排出的情况，可以嘱患者采用不同的体位促进结石碎片的排出。马蹄肾的患者一般不影响妊娠和分娩，肾衰竭在马蹄肾患者中发生率也不高。

第四节　集合系统异常

一、肾盏憩室

肾盏憩室是肾实质内覆盖移行上皮细胞的囊腔，经狭窄的通道与肾盂或肾盏相通。该病于 1841 年由 Rayer 首次报道，在 IVP 中，其发病率约为 0.45%（Timmons et al., 1975），憩室可发生于任何年龄阶段，儿童和成人的发病率相似，且无性别差异。肾盏憩室可位于双肾的任何部位，为多发性，且多为单侧性，两侧受累数相等，双侧同时存在者约占 3%。肾盏憩室常见有两种类型：Ⅰ型憩室最常见，常位于肾盏的杯口内，与肾小盏相连，多在肾的一极，以肾上极最为常见，通常较小，1 毫米至数厘米不等，偶尔可见较大憩室，无明显临床症状；Ⅱ型憩室与肾盂或邻近的大肾盏相连，多位于肾的中央部位，形状较大，常伴有临床症状。

目前肾盏憩室的病因仍不清楚。多数观点支持胚胎学病因。在胚胎早期，输尿管芽长到 5 mm 时，其第 3 段及第 4 段分支形成，后又有序地退化，若其持续存在成为一个单独的分支则可能形成肾盏憩室。此外，局部皮质脓肿并与肾盏相通，结石继发感染、梗阻，肾损伤及肾失弛缓症等也引起肾盏憩室形成。

单纯性肾盏憩室多无明显临床症状，多在静脉肾盂造影时偶然发现。当憩室继发感染或结石时，可出现腰痛、肉眼血尿、脓尿、发热、尿频、尿急、尿痛等症状。临床症状表现的严重程度与憩室的大小无关，可能与肾盏连接部压力增加或引流不畅相关。由于肾盏憩室通道一般很窄，肾盏憩室结石极少能通过憩室颈排入肾盏，如有排石可出现肾绞痛。此外，憩室合并结石时，憩室表面的肾实质常形成瘢痕或萎缩，而瘢痕的形成常导致憩室通道闭合。憩室通道的关闭还可引起急性感染和肾脓肿。肾上极脓肿常导致有症状的胸腔积液。理论上较大的憩室可出现外伤性破裂。

肾盏憩室的诊断需依赖影像学检查，主要依靠静脉肾盂造影和 CT（图 12-4-1）。延迟显像发现造影剂聚集过有助于诊断。逆行肾盂造影、增强 CT 及 MRI 有时对确定憩室的解剖位置有所帮助。超声检查可发现液性暗区，在位置上肾盏憩室比单纯性肾囊肿更靠近肾集合系统，肾盏憩室合并憩室内结石时，结石可随患者体位改变而移动，因此，超声较容易诊断肾盏憩室。

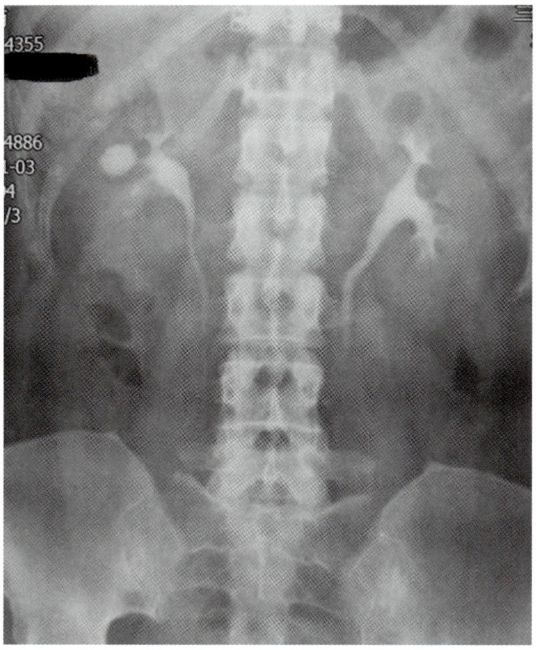

图 12-4-1　患者女性，27 岁，静脉肾盂造影显示右侧肾可见一肾盏憩室

无症状的患者多无需任何治疗。对于持续性疼痛、尿路感染、血尿及结石形成的患者往往需要手术治疗。过去多采用肾部分切除术，近年来，随着外科学技术的发展以及经腹腔镜技术、皮肾穿刺技术、输尿管软镜技术的开展，多种手术方式如经皮肾镜结石取出术、腹腔镜下结石取出术及憩室袋形缝合术、输尿管软镜憩室口扩大及结石取出术等也达到了与肾部分切除相同的治疗效果。

二、肾盏积水

肾盏积水为肾盏内附移行上皮呈囊性扩张状态并与肾盂相连，多由于出口处梗阻造成，临床较少见，具有先天性与获得性之分。与憩室的炎性梗阻机制不同，肾盏积水多无明显的原因。上盏内憩室受血管压迫或结石堵塞导致梗阻，常常引起肾盏积水扩张。感染或外伤继发瘢痕形成也可引起肾盏积水，此外，部分学者认为憩室漏斗入口处环形肌失弛缓可形成功能性梗阻。

肾盏积水最常见的症状是上腹及侧腰部疼痛，偶尔可触及一肿块，阻塞有时可引起血尿及泌尿道感染。因此，肾盏积水应与继发于输尿管梗阻、肾盂肾炎、髓质坏死、肾结核等所致的多肾盏扩张相鉴别。静脉肾盂造影、细菌学检查及组织活检对鉴别有一定帮助（图 12-4-2）。

对于肾盏积水的治疗，继发于出口梗阻的肾盏积水可行漏斗肾盂造瘘术，从而改善引流。对于漏斗内狭窄导致的肾盏积水，可采用插管漏斗切开术或肾部分切除术。若是由于内在结石所致的扩张，只要视情况行肾部分切除，目前经皮途径的手术处理多能达到满意效果。

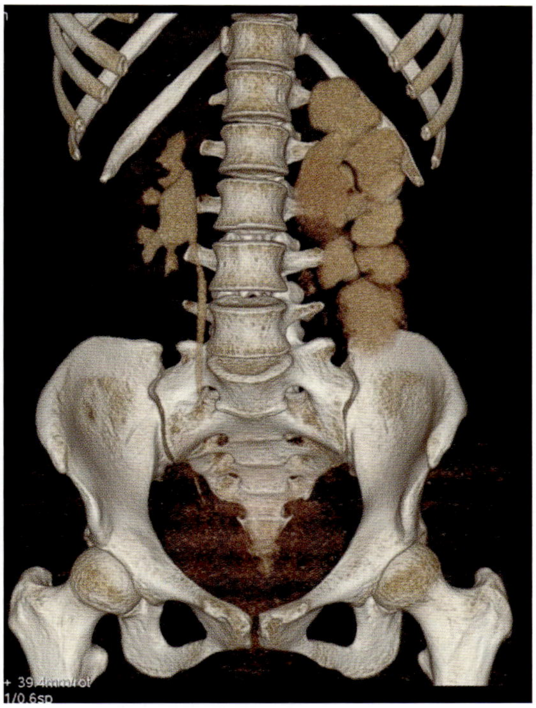

图 12-4-2 患者女性，46 岁，左侧肾盏呈囊性扩张状态

三、巨肾盏症

巨肾盏症是指在没有梗阻的情况下，出现肾盏扩张、变形，该病变由 Puigrert 在 1963 年首先报道（Puigvert, 1963）。巨肾盏症为先天性疾病，产前便可诊断，小儿常表现为尿路感染，而在成人患者中，10%～20% 的患者并发巨输尿管症。巨肾盏症男女发病比例为 6∶1，单侧局灶性发病仅发生在女性，而双肾发病只发生在男性患者，提示该病可能为 X 染色体连锁的性伴遗传疾病。

对于巨肾盏症发病机制的研究，部分学者认为在输尿管芽与后肾胚组织结合后，输尿管会有短暂的不通畅，肾小球分泌的尿液不能排出，导致全部肾盏扩张，数目增加，但是肾盂正常，壁没有增厚，肾盂输尿管连接部没有梗阻。围绕巨肾盏的肾皮质厚度正常，也无瘢痕和慢性炎症征象，但髓质发育不全，不似正常的椎体形而似新月形。集合系统没有扩张，较正常缩短，且多为横向而非垂直。肾的正常功能一般不受影响。

巨肾盏症的诊断需在没有解剖和功能性梗阻时方能诊断。在儿童，通常是因为泌尿系感染行 X 线检查时发现。成人常因结石、血尿行尿路造影检查时确诊，患肾盏扩张，数目增加，肾盂正常，虽然肾盂输尿管连接部没有梗阻，但输尿管远端可发生节段性扩张。行利尿肾扫描显示核素的吸收和排泄图形正常，对患者长期随访发现患肾在解剖和功能损害方面都没有任何进展。

四、肾外型肾盂

肾外型肾盂属于正常肾盂的一种类型，有时并发融合肾、异位肾、孤立肾及旋转不良肾等先天性畸形，引起尿潴留、泌尿系统感染及结石等疾病。

肾外型肾盂即肾盂位于肾窦之外，常规 X 线分型以肾内缘为界，依据肾盂面积计算划分，如 3/4 的肾盂面积超过肾内缘则称肾外型肾盂，肾盂大且伴长的大盏。由于肾外型肾盂没有肾实质限制，形态大小变异较大；缺乏肾实质保护和屏障作用的肾盂，容易受到外界压迫引起阻塞。

超声学检测有利于肾外型肾盂的诊断，于肾下极可见囊性无回声区与肾盂相连，肾盂轮廓饱满，边界清晰。肾外形及肾实质无改变，肾轮廓光带明亮光滑，肾外型肾盂超声检查一般能准确诊断。但若缺乏对本病声像图特征认识或操作疏忽，则往往误把肾外型肾盂认为肾集合系统分离，肾实质不显示，诊断为重度肾积水。再者，肾外型肾盂需与肾盂旁囊肿及肾窦囊肿等鉴别。肾外型肾盂合并输尿管畸形者具有肾外型肾盂及肾积水双重声像图特征。行静脉肾盂造影，如肾实质、肾盂及肾盏显影延迟或不显影，密度变低，肾小盏杯口变钝、扩大即能确诊。此外，CT 及 MRI 检查多有利于该疾病的诊断。

肾外型肾盂多无临床症状，不需要进行治疗。但当因尿液排空不畅滞留伴发肾积水逐步加重，或随年龄增长张力趋弱、反复感染等并发症时，多需行经皮肾穿刺引流或肾盂成形术。

五、异常肾盏（肾假瘤）

异常肾盏又称为肾假瘤，主要表现为上组肾盏和中组肾盏之间漏斗区的局限性肿块，成为肥大 Bertin 柱。体积大时压迫邻近的肾盏和肾盂使之变形，在造影最像中形似肾肿瘤，因而称之为假瘤。与真正肾实质肿瘤的鉴别非常重要，核素扫描假瘤能正常吸收放射性核素，超声检查假瘤的回声与正常肾实质相同，结合肾 CT 平扫及强化检查多可与肾实质肿瘤相鉴别。

（徐　勇）

参考文献

Boatman DL, Kolln CP, Flocks RH. Congenital anomalies associated with horseshoe kidney[J]. J Urol, 1972, 107: 205-207.

Campbell MF. Renal ectopy[J]. J Urol, 1930, 24: 187.

Campbell MF. Anomalies of the kidney. In: Campbell MF, Harrison JH, editors. Urology, vol. 2. 3rd ed. Philadelphia: Saunders; 1970: 1447-1452.

Gray SW, Skandalakis JE. The kidney and ureter. In: Gray SW, Skandalakis JE, editors. Embryology for surgeons. Philadelphia: Saunders; 1972b. p. 480.

Kass EJ, Bloom D. Anomalies of the urinary tract. In: Edelman CM, editor. Pediatric kidney disease. Boston: Little, Brown; 1992: 2023-2035.

McDonald JH, McClellan DS. Crossed renal ectopia[J]. Am J Surg, 1957, 93: 995-1002.

Puigvert A. Megacalicosis: diagnostico diferencial con la hidrocaliectasia[J]. Med Clin (Barc), 1963, 41: 294-302.

Smith EC, Orkin LA. A clinical and statistical study of 471 congenital anomalies of the kidney and ureter[J]. J Urol, 1945, 53: 11.

Stroup NE, Edmonds L, O'Brien TR. Renal agenesis and dysgenesis: are they increasing?[J]. Teratology, 1990, 42: 383-395.

Timmons JW Jr, Malek RS, Hattery RR, et al. Caliceal diverticulum[J]. J Urol, 1975, 114: 6-9.

第十三章

肾 肿 瘤

第一节 肾 癌

一、流行病学

（一）发病率及死亡率

肾癌，又称肾细胞癌，占成人恶性肿瘤的2%～3%。在过去的20年中，全世界肾癌的发病率以每年2%的速度增长。肾癌的发病率在世界各国存在很大差异，西方国家发病率最高，亚洲发病率最低，发病率最高的地区为捷克和北美洲地区。在西方发达国家中，肾癌的年龄标准化发病率为5.8/100 000，死亡率为1.4/100 000（Jemal et al., 2011）。2015年，美国共有38 270名新发男性肾癌患者，占男性新发恶性肿瘤的5%，9070名男性患者因肾癌死亡；共有23 290名新发女性肾癌患者，占女性新发恶性肿瘤的3%（Siegel et al., 2015）。2015年我国预计新发肾癌患者6.68万人，其中男性4.32万人，女性2.36万人，预计总死亡人数达2.34万人，其中男性1.52万人，女性0.82万人（Chen et al., 2015）。在过去的50年中，肾癌的5年生存率由34%上升至73%（Pinto et al., 2001）。尽管肾癌发病率有明显的上升趋势，但是死亡率却没有明显增长，这可能与影像学偶然的肾脏小肿物增多以及治疗水平提高有关。

（二）年龄、性别及种族

大部分肾癌是散发性的，仅有2%～3%的肾癌是家族遗传性的（Lipworth et al., 2006）。肾癌是一种老年性疾病，肾癌的发病高峰年龄为50～70岁（Siegel et al., 2013）。男女的发病比例为1.5∶1。目前认为不同人种的肾癌发病率亦存在差异。在美国，与美国印第安人/阿拉斯加原住民、西班牙裔/拉丁美洲裔、白种人或非洲裔美国人相比，亚裔美国人或太平洋岛民的肾癌发病率最低。

二、病因学

肾癌病因至今尚不完全清楚。既往文献发现了诸多肾癌危险因素，包括吸烟、肥胖、高血压、多囊肾病史、服用止痛药、职业暴露、肾癌家族史等。其中，得到普遍认可的是吸烟、肥胖和高血压。戒烟以及减肥被认为是目前最重要的肾癌预防措施。

（一）吸烟

吸烟会增加罹患肾癌的风险。一项meta分析的结果显示，吸烟者总体患肾癌的相对危险度为1.31，其中已戒烟人群的相对危险度为

1.16，仍在吸烟人群为1.36。另外，有研究认为患者吸烟量越大，就诊时肾癌分期越高。

（二）肥胖

过度肥胖会增加肾癌的风险。体重指数每增长1个单位，发生肾癌的相对危险度便会增加1.07。肥胖导致肾癌的机制可能与胰岛素样生长因子的表达增加、雌激素水平增高、小动脉性肾硬化等相关。

（三）高血压

高血压增加肾癌风险的具体机制尚不清楚，可能与高血压相关肾损伤、肾小管炎症相关，这些机制可能增加了人体对致癌物的易感性。

三、病理

肾癌起源于近曲小管上皮组织，肾左、右侧及上、下极的发病率相当。绝大多数发生于一侧肾，双侧发病仅占散发性肾癌的2%～4%。肾癌常呈球形，大小差别较大，平均直径约7 cm，但也有小于1 cm或大至充满整个后腹腔者。肿瘤起源于肾皮质，有向肾周组织生长的倾向。肿瘤剖面为橙黄色或棕色，可伴有出血、坏死、钙化及囊性变。肿瘤常有假包膜与周围正常组织相隔。10%～25%的肾癌伴有囊性变，其较纯实性的肾癌预后相对较好。肾癌的一个生物学特性是容易侵犯静脉系统，形成癌栓，其发生率为4%～10%。

（一）肾癌的分级

对于肾癌的细胞学分级，以往最常用的是1982年Fuhrman四级分类（表13-1-1）。1997年WHO推荐将Fuhrman分级中的1、2级合并为高分化，Fuhrman 3级为中分化，Fuhrman 4级为低分化或未分化。Fuhrman分级为透明细胞肾细胞癌及乳头状肾细胞癌很好的预后指标（Fuhrman et al., 1982; Sukov et al., 2012），但不能应用于嫌色细胞肾细胞癌及多数新加入的肾癌亚型（Delahunt et al., 2007）。在2016版的WHO肾肿瘤新分类中，Fuhrman分级标准被WHO/国际泌尿病理学会（International Society of Urological Pathology，ISUP）分级系统取代（表13-1-2）。

表13-1-1　肾细胞癌Fuhrman核分级系统

级别	核大小	核形态	核仁
1	10 μm	圆形，均一	消失或不明显
2	15 μm	不规则	微小（放大400倍可见）
3	20 μm	不规则	明显
4	＞20 μm	异常，常多叶	明显、大量团块状染色质

表13-1-2　肾细胞癌WHO/ISUP分级系统

级别	特点
1	400倍光镜下瘤细胞无核仁或核仁不明显
2	400倍光镜下瘤细胞可见清晰核仁，而100倍下核仁不明显或不清晰
3	100倍光镜下可见清晰核仁
4	明显多形性的核、瘤巨细胞、肉瘤样或横纹肌样分化

（二）WHO 肾肿瘤分类

2012年，温哥华国际泌尿病理学会（International Society of Urological Pathology, ISUP）基于文献和会议对肾肿瘤的分类达成新共识。在此基础上，世界卫生组织（WHO）于2016年综合了肾肿瘤最新病理特点、免疫表型、分子遗传学特征，对2004年WHO肾肿瘤分类系统进行了重新修订（表13-1-3）。其中新加入了6种新的肾细胞癌亚型，包括遗传性平滑肌瘤病肾癌综合征相关性肾癌、t（6; 11）肾癌（与Xp11.2易位/TFE3基因融合相关性肾癌一并归入MiT家族易位性肾癌）、琥珀酸脱氢酶缺陷相关性肾癌、管状囊性肾癌、获得性囊性肾疾病相关性肾癌、透明细胞乳头状肾细胞癌。另有4种暂未被充分认识的肿瘤暂定为肾细胞癌亚型。

1．透明细胞癌

透明细胞癌是所有成人散发性肾癌中最常见的亚型，占70%～80%（Deng et al., 2012）。这些肿瘤剖面呈典型的金黄色，并有非常丰富的血管。显微镜下肿瘤细胞由透明细胞、颗粒细胞或混合型细胞组成。透明细胞体积较大，呈圆形或多边形，细胞质丰富，由于细胞质中存在糖原和脂质而使细胞呈透明样，这是肾透明细胞癌的典型组织学特点。肿瘤间质具有丰富的毛细血管和血窦（图13-1-1）。相同分期分级的肾癌患者中，肾透明细胞癌较乳头状肾细胞癌和肾嫌色细胞癌患者预后差（Deng et al., 2012）。90%以上的肾透明细胞癌患者有3号染色体的变异，引起VHL、PBRM1、SETD2、BAP1等基因的突变或失活（CGARN, 2013）。

2．低度恶性潜能的多房囊性肾肿瘤

原名多房囊性肾细胞癌，因其复发和转移的倾向低，故更名为低度恶性潜能的多房囊性肾肿瘤。瘤体全部由多个囊腔构成，分界清，内衬单层肿瘤细胞，细胞核WHO/ISUP 1级或2级。免疫组化及分子病理特点同肾透明细胞

表13-1-3 WHO 肾肿瘤分类（2016版）

肾透明细胞癌
低度恶性潜能的多房囊性肾肿瘤
乳头状肾细胞癌
遗传性平滑肌瘤病肾癌综合征相关性肾癌
肾嫌色细胞癌
集合管癌
肾髓质癌
MiT 家族易位性肾癌
琥珀酸脱氢酶缺陷相关性肾癌
黏液样小管状和梭形细胞癌
管状囊性肾癌
获得性囊性肾疾病相关性肾癌
透明细胞乳头状肾细胞癌
未分类的肾细胞癌
乳头状腺瘤
嗜酸细胞瘤

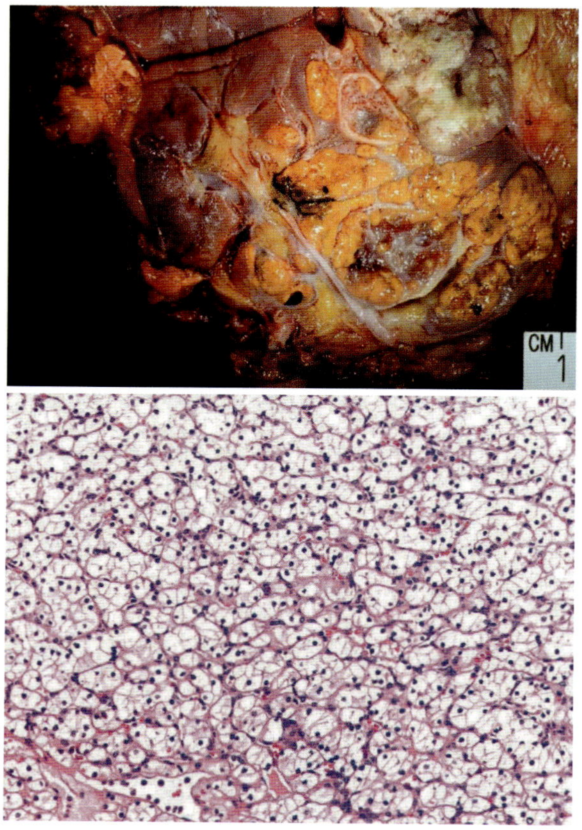

图 13-1-1 上：透明细胞癌大体标本；下：透明细胞癌低倍镜下细胞特点

癌相似。

3．乳头状肾细胞癌

乳头状肾细胞癌也称嗜色细胞癌，占肾癌的 10%～15%，是肾癌中第二常见的亚型（Sukov et al., 2012）。乳头状肾细胞癌一共分两型，Ⅰ型乳头状肾细胞癌更常见，由胞质较少的嗜碱细胞组成，而Ⅱ型乳头状肾细胞癌更具侵袭性，由含丰富胞质的嗜酸细胞构成。乳头状肾细胞癌有多中心性生长的倾向，文献报道约占所有乳头状肾细胞癌的 40%（Deng et al., 2012）。显微镜下肿瘤细胞为立方或矮柱状，并呈乳头状排列。乳头中轴间质内常见砂粒体和泡沫细胞，并可发生水肿（图 13-1-2）。Ⅰ型乳头状肾细胞癌的特征性基因学变异包括染色体 7、17 的三倍体变异及 Y 染色体的缺失（Kovacs et al., 1989）。

4．遗传性平滑肌瘤病肾癌综合征相关性肾癌

遗传性平滑肌瘤病肾癌综合征相关性肾癌是由延胡索酸水合酶胚系基因突变导致的一种罕见遗传性疾病，常伴发一系列肾外平滑肌瘤（皮肤、子宫等）。肾受累表现为早发性肾细胞癌。镜下肿瘤细胞排列成乳头状，胞质丰富，核大且核仁显著，核仁周围可见淡染空晕。肿瘤侵袭性强，预后较差。

5．嫌色细胞癌

肾嫌色细胞癌约占所有肾癌的 5%（Algaba

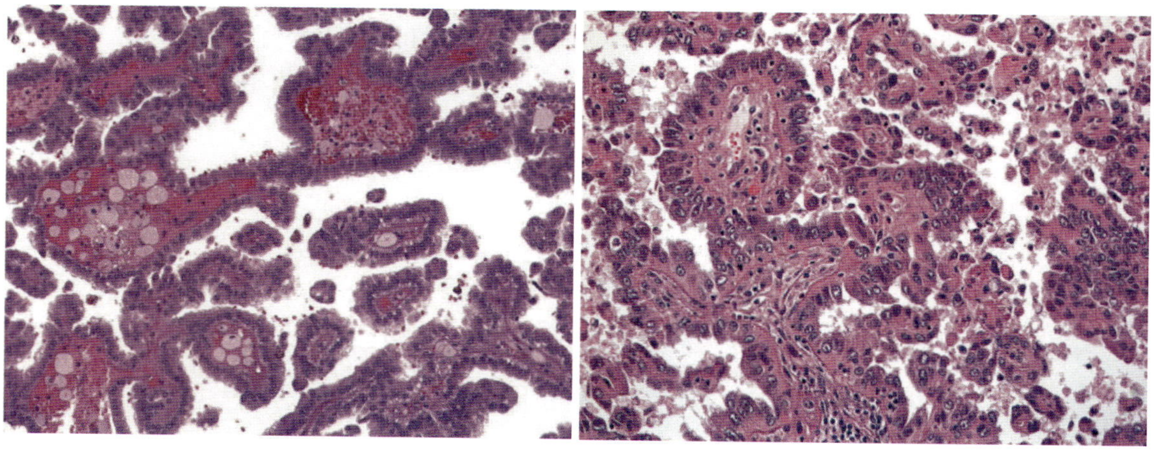

图 13-1-2 左：Ⅰ型乳头状细胞癌；右：Ⅱ型乳头状细胞癌

et al., 2011)。显微镜下肿瘤细胞呈多边形，细胞膜界限清晰，胞质淡染或略嗜酸性，核周常有空晕（图 13-1-3)。苍白的网状结构是源于大量的胞质内陷形成直径 150 ~ 300 nm 的微小囊泡。肾嫌色细胞癌多为散发，也见于 Birt-Hogg-Dubé 综合征患者。肾嫌色细胞癌较肾透明细胞癌预后好，但出现肉瘤样分化及远处转移的患者预后不佳（ Klatte et al., 2008)。

6．集合管癌

集合管癌来源于肾髓质远端肾单位或 Bellini 导管，占所有肾细胞癌的比例不足 1%。显微镜下肿瘤细胞由扩张的管状结构和乳头样结构混合组成，可同时表达低分子量和高分子量的细胞角蛋白。E-cadherin 和 c-KIT 表达阳性可作为与乳头状肾细胞癌鉴别的依据，但不能与尿路上皮癌进行区分（ Kobayashi et al., 2008)。多数集合管癌为高分级和高分期，预后不良。

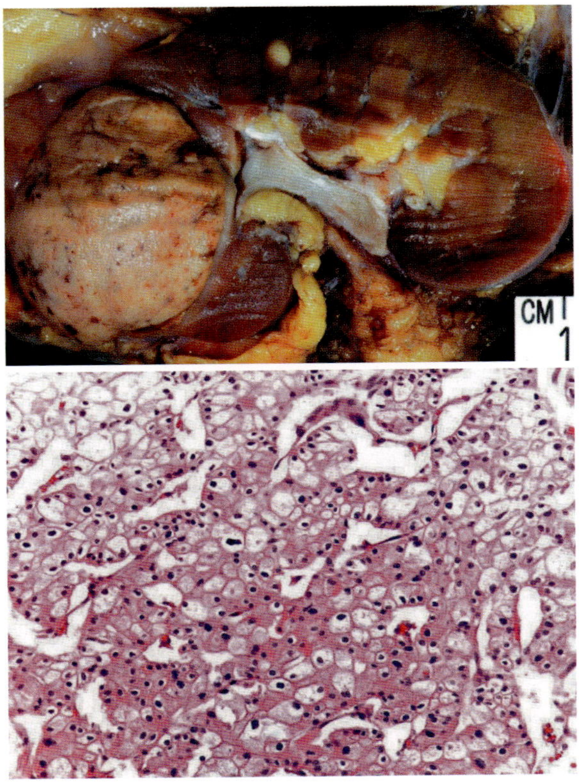

图 13-1-3　上：肾嫌色细胞癌大体标本；下：肾嫌色细胞癌低倍镜下特点

7．肾髓质癌

肾髓质癌多发生于 20 ~ 30 岁的美国黑人中，可在初发时就表现为局部进展和远处转移。绝大多数肾髓质癌患者都有镰状红细胞特征。这类肿瘤特点与集合管癌相似，一些学者认为肾髓质癌与集合管癌的有密切联系，甚至是集合管癌的一个亚型（ Swartz et al., 2002)。

8．MiT 家族易位性肾癌

2016 版 WHO 肾肿瘤分类中新增 t(6; 11 ）肾癌，即肿瘤第 6、11 号染色体易位致 MALAT1 和 TFEB 基因融合，并将其与 Xp11.2 易位 /TFE3 基因融合相关性肾癌一并归入 MiT 家族易位性肾癌。因转录因子易位形成新的融合基因，导致 TFEB 或 TFE3 的过表达，促进了肿瘤的形成。

9．琥珀酸脱氢酶（ SDH ）缺陷相关性肾癌

SDH 缺陷相关性肾癌好发于青壮年，大部分患者有 SDH 基因突变（ Ricketts et al., 2008)。肿瘤呈实性，切面红色或棕色。显微镜下细胞质丰富，轻度嗜酸性但不均匀，存在空泡，免疫组化提示肿瘤细胞 SDHB 基因表达缺失（图 13-1-4)。多数 SDH 缺陷相关性肾癌预后较好，有肉瘤样分化和肿瘤坏死的预后不佳。

10．管状囊性肾癌

管状囊性肾癌占全部肾癌的 1% 以下，多发生于成年男性。肉眼观肿瘤由多个小至中等大小的囊腔组成，切面呈蜂窝状或海绵状，囊壁菲薄，囊液清凉。显微镜下肿瘤细胞质呈嗜酸性，胞核增大，核仁 3 级（ WHO/ISUP 分级)。肿瘤与乳头状肾细胞癌基因学表现相似。肿瘤预后较好，在近 70 例的报道中，仅 4 例出现了远处转移（ Azoulay et al., 2007; Yang et al., 2008; Amin et al., 2009; Zhou et al., 2009)。

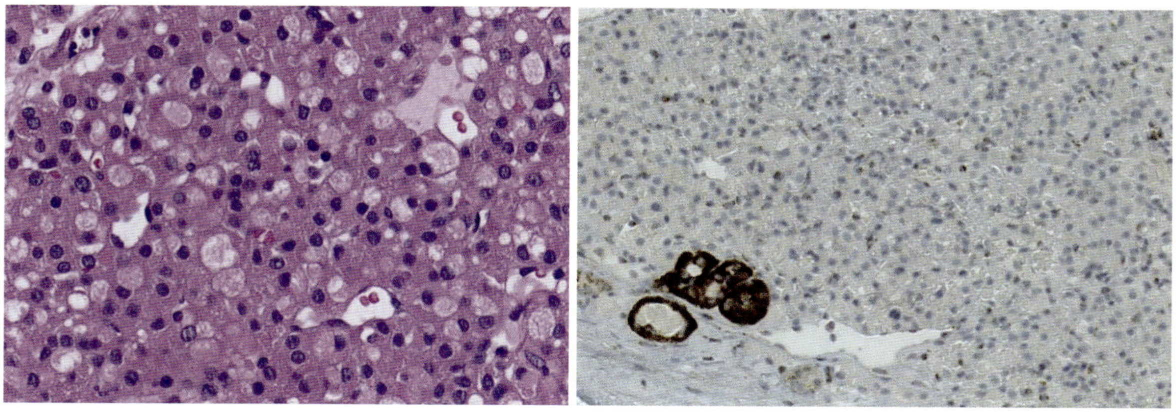

图 13-1-4　左：SDH 缺陷相关性肾癌镜下表现；右：免疫组化提示 SDHB 表达缺失（正常细胞表达阳性）

11. 获得性囊性肾病相关性肾癌

获得性囊性肾病（acquired renal cystic disease, ARCD）相关性肾癌发生于终末期肾病及获得性囊性肾病患者。ARCD 指终末期肾病患者肾内有 4 个以上囊腔形成，同时除外遗传性家族性多囊肾病史。ARCD 相关性肾癌常出现多灶性和双侧病变。肿瘤组织呈筛状、小囊状或网状结构，胞质丰富，呈嗜酸性，核仁明显，肿瘤间质中可见草酸盐结晶沉积。CK7 通常不表达。ARCD 相关性肾癌侵袭性较低。

12. 透明细胞乳头状肾细胞癌

透明细胞乳头状肾细胞癌是由乳头状结构伴透明细胞构成的一种肾癌新类型，以前称为肾血管腺瘤病。肿瘤可以散发，也可发生于终末期肾病或 VHL 综合征（Zhou et al., 2014）。显微镜下肿瘤细胞排列成小管和乳头结构，胞核排列整齐并远离基底膜。免疫组化显示 CK7 呈弥漫性阳性，而 CAIX 呈杯状阳性分布，CD10 阴性或局灶阳性（图 13-1-5）。根据目前报道，透明细胞乳头状肾细胞癌侵袭性较低。

13. 未分类的肾细胞癌

未分类的肾细胞癌占肾癌的一小部分，为 1%～5%，即当肿瘤不能分入现有已知肾癌类型时，称之为未分类的肾细胞癌。在诊断未分类的肾细胞癌之前需排除浸润性尿路上皮癌和转移癌。多数未分类的肾细胞癌表现为

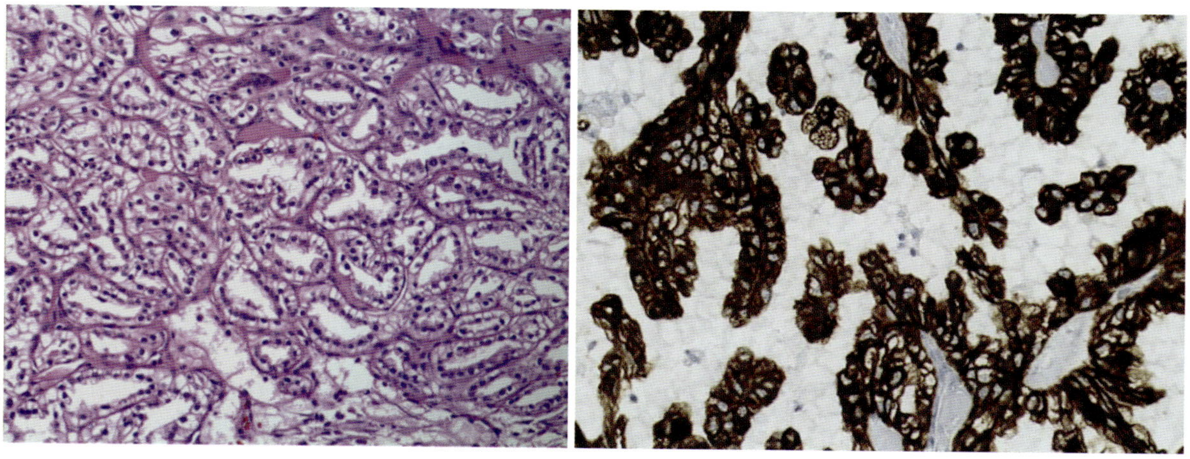

图 13-1-5　左：透明细胞乳头状肾细胞癌镜下特点；右：免疫组化示 CK7 弥漫性阳性

低分化肿瘤，具有很高的侵袭性，预后较差（Karakiewicz et al., 2007）。

14．乳头状腺瘤

肾乳头状腺瘤是一种起源于近曲小管上皮细胞的良性肿瘤，好发于老年人，其发生与血管硬化性疾病密切相关。因直径小于 15 mm 的乳头状腺瘤无远处转移能力。故目前将肾乳头状腺瘤定义为直径不超过 15mm，核分级 WHO/ISUP 1 ~ 2 级的无包膜肿瘤。

（三）WHO 肾肿瘤分类中临时命名的肾肿瘤类型

1．神经母细胞瘤相关性肾癌

神经母细胞瘤相关性肾癌指儿童期患有神经母细胞瘤，经过治疗后长期存活，其后再次罹患肾细胞癌的患者。神经母细胞瘤相关性肾癌的组织学表现与目前所有肾上皮肿瘤均不同，表现为实性或乳头状结构，胞质丰富嗜酸，少数胞质呈网状。在 2004 版 WHO 肾肿瘤分类中为一种独立类型，进一步研究发现，这类肿瘤中一部分属于 MiT 家族易位性肾癌（Argani et al., 2006），而另一部分难以准确分类，故 2016 版 WHO 肾肿瘤分类将其作为一种临时肿瘤类型。

2．甲状腺滤泡样肾癌

目前关于甲状腺滤泡样肾癌的文献报道较少。该肿瘤呈棕褐色，均匀一致，分界清楚。组织学上肿瘤由大小不等的含有嗜酸性浓稠胶样物质的滤泡组成，酷似分化良好的甲状腺滤泡。甲状腺滤泡样肾癌免疫组化 TFE-1 和 TG 均阴性，借此可与甲状腺转移癌鉴别。该肿瘤呈惰性生物学行为，预后较好（Amin et al., 2009）。

3．间变性淋巴瘤激酶基因重组性肾细胞癌

间变性淋巴瘤激酶（anaplastic lymphoma kinase, ALK）基因重组性肿瘤是由于染色体 2p23 位点的 ALK 基因与其他染色体的基因融合而产生的罕见肿瘤。ALK 基因与染色体 10q22 位点的细胞骨架蛋白（vinculin, VCL）基因融合产生 VCL-ALK 易位性肾细胞癌，该肿瘤由多角形、梭形细胞组成，且该病与镰状红细胞有关。

4．肾血管平滑肌脂肪瘤样肿瘤

目前难以确定肾血管平滑肌脂肪瘤样肿瘤是否是透明细胞肾细胞癌或透明细胞乳头状肾细胞癌的变型，故 WHO 将其作为临时命名的肾肿瘤类型。该肿瘤可散发出现，也可伴有结节性硬化症（Yang et al., 2014）。

四、预后因素

研究发现一些因素与肾癌的预后相关。这些预后因素可以分成四类：解剖学因素、组织学因素、临床因素及分子标记物。

（一）解剖学因素

解剖学因素是指能够反映肾癌侵犯范围的因素，具体包括肿瘤较大、静脉受侵、肾包膜受侵、肾上腺受侵、淋巴结转移及远处转移。这些因素最能够反映肾癌的预后，存在以上因素提示肾癌预后不良。临床上常用 TNM 分期来集中呈现这些因素，并据此进行综合分期，分期越高预后越差。

（二）组织学因素

肾癌合并某些组织学特点会提示预后不良，这些组织学因素包括病理类型、病理分级以及肿瘤坏死等。

1．病理类型

不同病理类型的肾癌预后存在差异。一般认为，在最常见的三种肾癌病理类型中，透明细胞癌（5 年生存率为 71%）要比乳头状肾细胞癌（10 年生存率为 91%）和嫌色细胞癌（5 年生存率为 88%）的预后差（Leibovich et al., 2010）。

另外，一些罕见的病理类型，如集合管癌、肾髓质癌以及合并肉瘤样变、横纹肌瘤样变的复杂病理类型，也提示预后较差。乳头状细胞癌分为Ⅰ、Ⅱ两型，其中Ⅱ型的预后很差，存在很高的转移倾向。Xp11.2 易位 /TFE3 基因融合相关性肾癌是一种新的肾癌罕见亚型，预后很差，好发于儿童和青少年。

2. 病理分级

病理分级是肾癌预后的一个独立危险因素，分级越高，预后越差。Fuhrman 分级系统是目前应用最为广泛的肾癌病理分级系统（表 13-1-1）。病理分级 1 级、2 级以及 3～4 级的病变，术后 5 年生存率分别为 89%、65%、46%。

3. 肿瘤坏死

肿瘤坏死是透明细胞癌和嫌色细胞癌的独立危险因素。一般认为，肿瘤存在坏死情况说明肿瘤生长旺盛，肿瘤的营养供应相对不足，提示预后不良。

（三）临床因素

一些临床因素也被认为与肾癌的预后相关。提示预后不良的临床因素包括：较差的一般情况，存在肾癌相关症状（包括副瘤综合征，详见后文）以及肥胖。

（四）分子标记物

一系列的分子标记物被认为与肾癌的预后相关，这其中包括碳酸酐酶Ⅸ（carbonic anhydrase Ⅸ，CA Ⅸ），血管内皮生长因子（VEGF），缺氧诱导因子（HIF），Ki67，p53，p21 等。但是，分子标记物对于预后的预测作用目前尚存争议，分子标记物不建议常规应用于临床决策。目前分子标记物多用于临床。

五、分期系统

（一）TNM 分期

当前国际通用的肾癌分期系统中使用最为广泛的是国际抗癌协会（AJCC）的 TNM 分期，最新版本为第八版 TNM 分期系统（表 13-1-4、表 13-1-5）。

（二）肾癌瘤栓分级

肾癌合并瘤栓占所有肾癌的比例小于 10%。肾癌瘤栓可分为四级（表 13-1-6，图 13-1-6），也有分级将局限于肾静脉内的瘤栓称为 0 级瘤栓。一般认为，分级越高，预后越差。

（三）解剖学评分系统

由于肾癌肾部分切除术的广泛引用，一系列解剖学评分系统被用于术前标准化描述肾肿瘤位置，其中应用最为广泛的是 R.E.N.A.L 评分系统（表 13-1-7）。依据评分系统可以在术前了解肿瘤位置以及肾部分切除手术难度，有助于制订临床决策。

六、诊断及评估

（一）临床表现

肾位于腹膜后间隙，因此许多肾肿瘤在早期往往无症状，直到肿瘤进展才被发现。但随着医学的进步、影像学技术的普及，影像学偶然发现的肾肿瘤越来越多，占 60%～70% 以上。既往典型的肾癌三联征，即血尿、腰痛和肿块，现在临床上比较少见，只有 7%～10% 的患者

表 13-1-4 肾癌 TNM 分期（AJCC 第 8 版，2017 年）

分期		标准
原发肿瘤 (T)		
Tx		原发肿瘤无法评估
T_0		无原发肿瘤的证据
T_1		肿瘤局限于肾，最大径≤7 cm
	T_{1a}	肿瘤局限于肾，肿瘤最大径≤4 cm
	T_{1b}	肿瘤局限于肾，4 cm＜肿瘤最大径≤7 cm
T_2		肿瘤局限于肾，最大径＞7 cm
	T_{2a}	肿瘤局限于肾，7 cm＜肿瘤最大径≤10 cm
	T_{2b}	肿瘤局限于肾，最大径＞10 cm
T_3		肿瘤侵及肾静脉或除同侧肾上腺外的肾周围组织，但未超过肾周围筋膜
	T_{3a}	肿瘤侵及肾静脉或节段静脉，或侵犯肾盂肾盏结构，或侵犯肾周围脂肪和（或）肾窦脂肪，但是未超过肾周围筋膜
	T_{3b}	肿瘤侵及膈下的下腔静脉
	T_{3c}	肿瘤侵及膈上的下腔静脉或侵及下腔静脉壁
T_4		肿瘤侵透肾周筋膜，包括直接侵犯同侧肾上腺
区域淋巴结 (N)		
Nx		区域淋巴结无法评估
N_0		无区域淋巴结转移
N_1		区域淋巴结转移
远处转移 (M)		
M_0		无远处转移
M_1		有远处转移

表 13-1-5 AJCC 肾癌分期（2017）

分期		5 年生存率（%）
Ⅰ期	$T_1N_0M_0$	80.9
Ⅱ期	$T_2N_0M_0$	73.7
Ⅲ期	$T_{1\text{-}2}\ N_1M_0$	53.3
	$T_3N_{0\text{-}1}M_0$	
Ⅳ期	T_4NxM_0	8.2
	$TxNxM_1$	

表现为上述症状，而且一旦出现往往提示肿瘤晚期。

1．肿瘤局部进展所致症状

（1）血尿：血尿是临床上比较常见的症状，肾癌引起的血尿常为间歇性、全程、无痛肉眼血尿。血尿系由肿瘤侵犯肾盂或肾盏黏膜而引起，有时有条状血块，系输尿管管型。血块堵塞输尿管时可引起肾绞痛。血尿间歇时间随病

表 13-1-6　肾癌瘤栓分级

Ⅰ级	癌栓顶端距肾静脉开口处 <2 cm
Ⅱ级	癌栓侵入肝静脉水平以下的下腔静脉内，癌栓顶端距肾静脉开口处≥2 cm
Ⅲ级	癌栓生长达肝内下腔静脉水平，膈肌以下
Ⅳ级	癌栓侵入膈肌以上、下腔静脉，包括进入右心房内

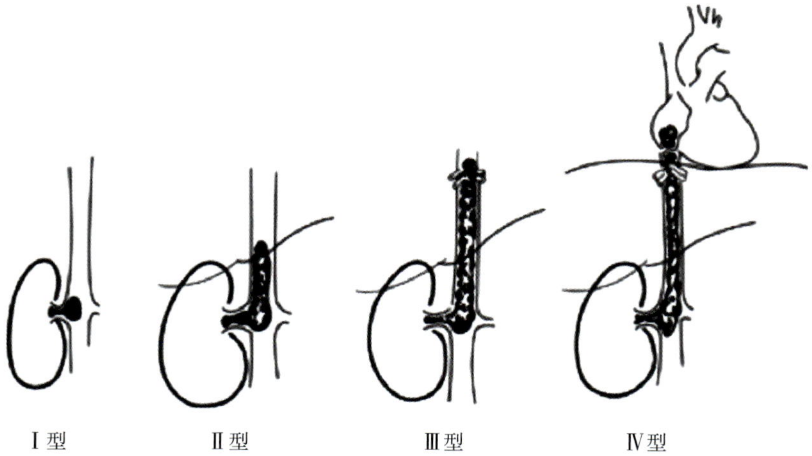

图 13-1-6　肾癌瘤栓分级图示

表 13-1-7　R.E.N.A.L 评分系统

缩写指代	评分		
	1 分	2 分	3 分
(R) 肿瘤大小（cm）	≤4	>4～<7	≥7
(E) 肿瘤外凸率	≥50%	<50%	完全内生肿瘤
(N) 肿瘤距集合系统（mm）	>7	4 ～ 7	<4
(A\P) 肿瘤位于肾腹侧或背侧	A 为腹侧，P 为背侧，X 为位置不明确		
(L) 肿瘤与肾上、下极关系	肿瘤完全位于肾上极或下极	肿瘤大部分位于肾上极或下极	肿瘤 50% 以上穿过肾上极或下极

程延长而缩短，即病程越长血尿间隔越短，甚至出现持续血尿。血尿严重程度与肿瘤大小与分期并不一致。邻近肾盂、肾盏的肿瘤容易穿破肾盂、肾盏，进而出现血尿，向外生长的肿瘤可以达到很大体积而无血尿发生。

（2）腰痛：腰痛的原因除肿瘤生长牵张肾被膜外，还可由肿瘤侵犯周围脏器或腰肌所造成，后一种疼痛往往较重且持久。肿瘤内部出血或尿中血块通过输尿管时，可引起肾绞痛，表现为剧烈腰痛或腹痛。

（3）腹部肿块：肾癌生长较大时可在腹部触及包块，瘦长体型者更易出现，位于上腹部肋弓下，可随呼吸运动而上下移动。检查者所触及的可能是肿瘤本身，也可能是被肿瘤推移的肾下极。如果包块固定不动，说明肿瘤已侵犯肾周围的脏器结构，这种患者的肿瘤切除困难，预后不佳。

（4）肾周血肿：自发性肾周出血是肾癌一个非常少见但又非常重要的临床表现，由于受到肾周血肿的干扰，肾肿瘤容易漏诊。根据文献报道，在原因不明的肾周血肿患者中，超过50%存在隐匿的肾肿瘤，最常见的为肾血管平滑肌脂肪瘤和肾细胞癌。

（5）精索静脉曲张和下肢水肿：精索静脉曲张平卧后不能缓解者，提示肾癌合并肾静脉或下腔静脉瘤栓，或肿瘤巨大压迫生殖血管致静脉回流不畅。下腔静脉受累、侧支循环形成较差者可有明显的下肢水肿。

2. 副瘤综合征

肾既是重要的代谢器官，又是一个内分泌器官，在正常情况下可以合成并分泌前列腺素、1,25-二羟维生素D3、肾素和促红细胞生成素等多种物质。而肾癌可以病态地产生这些物质及一些其他影响机体正常生理的因子，如甲状旁腺素、狼疮抗凝因子、人绒毛膜促性腺激素、胰岛素及各种细胞活性素与炎症介质，这些物质可引起一系列的全身症状。这些症状包括：红细胞沉降率加快、发热、高血压、高血钙、红细胞增多症、肝功能异常、贫血、体重下降、血清碱性磷酸酶升高、淀粉样变及神经病变等。这些症状除高血钙外，其余很难用常规的治疗方法消除，然而在切除原发病灶后，指标多能恢复正常。

3. 转移灶相关症状

20%～35%的肾癌患者在就诊时即已发生了转移，另有6%～15%的患者是因肿瘤转移灶的症状而前来就诊。肾癌最常见的转移部位为肺、淋巴结、骨、肝等，但全身各部位都可发生转移。肾癌的一个重要特点即转移的不确定性和不可预测性。部分肾癌转移发生较早，在原发灶很小时就可出现转移，甚至转移灶症状很严重，而原发灶症状很轻微；分化较好的T_{1a}期患者在术后十余年出现肿瘤转移也并非罕见。肺转移可以引起咳嗽和肺不张，骨转移可以导致骨痛，脑转移可以引起神志障碍和定位体征，淋巴结转移可以引起颈部肿块等。

（二）辅助检查

1. 超声检查

超声检查由于无创、简便易行，发现肾肿瘤的敏感性较高，可以鉴别实性、囊性和混合性肿物，通常作为肾肿瘤筛查的首选检查方法。目前，60%～70%的肾癌是在体检时由超声发现，而临床上无任何症状。肾实质内的等回声或低回声实性占位是超声诊断肾癌的直接征象（图13-1-7）。但应注意，肾癌的B超声像图没有特异性，尤其对肿瘤直径小于2 cm或声像图表现不典型者，诊断有一定的困难。近年来开展的肾超声造影可以在一定程度上提高诊断准确率。

2. 静脉肾盂造影

静脉肾盂造影曾经是泌尿外科使用最为广泛的影像学检查手段，其可以通过肾轮廓改变、钙化、或组织密度改变（直接征象）来发现肿瘤；或通过集合系统形态改变（肿瘤压迫集合系统导致的间接征象）来判断肾肿瘤的存在。但是其敏感性和特异性均较差，对于小的肾肿瘤易于漏诊，目前已不作为常规项目。

3. 增强CT

CT薄层扫描是肾占位最为重要的影像学检查手段，尤其是增强CT对于肿物性质的判断尤为重要，并且能够提供详细的解剖学细节，了解病变的范围及邻近器官有无受累，有助于术前手术方案的制订，其准确性较高，可与术中所见基本符合。肾癌的典型CT表现为：平扫时，肾癌病灶的密度略低于肾实质，但很接近，有时呈等密度肿物；增强扫描时，由于大部分肾癌为透明细胞癌，属于富血供肿瘤，

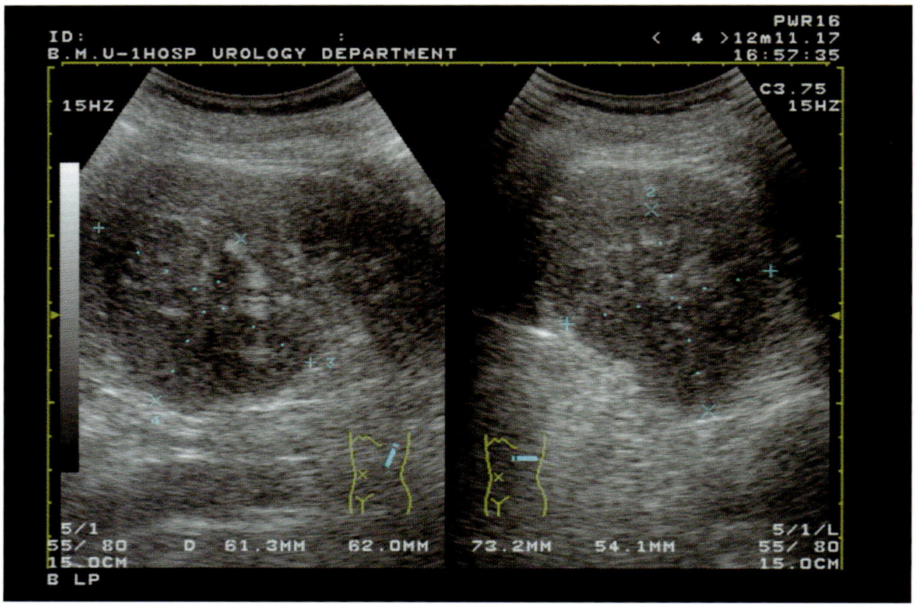

图 13-1-7　左肾低回声占位性病变，肾癌

肿瘤早期即可出现强化，延迟扫描肿瘤内造影剂清除较快，与肾实质相比呈低密度（图 13-1-8），即出现“快进快出”现象。另外，CT 对于检测肾静脉和下腔静脉瘤栓的敏感性分别为 78% 和 96%。CT 可以发现肾蒂、腹主动脉、下腔静脉以及其间的软组织，增强后密度变化不明显，可考虑为淋巴结。CT 还可显示肾癌对其周围组织和器官的侵犯，肿瘤和相邻器官的界限消失，并有邻近器官的形态和密度改变。近年来，CT 肾动脉血管造影及三维重建技术在临床上逐步得到应用，此技术可以直观显示肾血管解剖及其变异情况以及肾肿物空间相对位置，能够为肾手术提供准确的术前解剖学参考。

4．MRI 检查

MRI 无射线，软组织分辨率高，可以进行横断面、冠状位、矢状位成像，无需造影剂即可清晰显示血管，对于静脉瘤栓的诊断有一定优势，可应用于对 CT 造影剂过敏的患者（图 13-1-9），对肾癌的诊断效果与 CT 类似。MRI

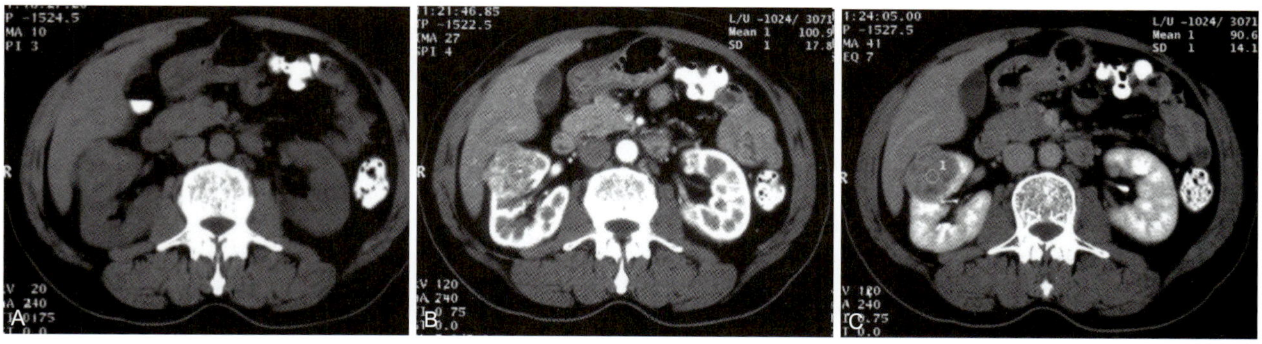

图 13-1-8　右肾癌：A. CT 扫描发现右肾等密度占位性病变；B. 注射造影剂后动脉期肿物迅速强化；C. 分泌期肿物呈低密度

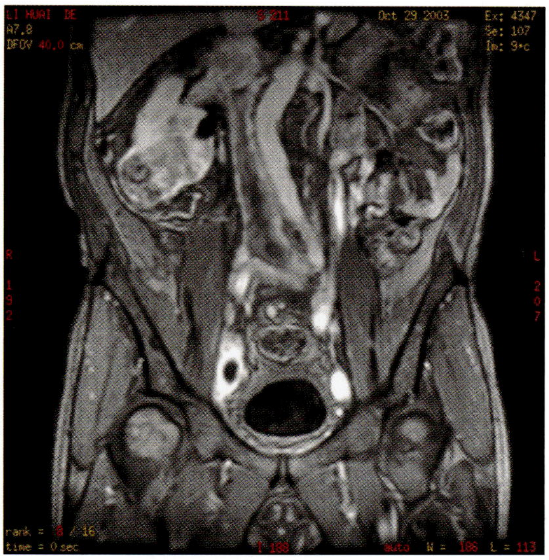

图 13-1-9 MRI 冠状位成像显示右肾肿瘤合并静脉瘤栓，瘤栓自肾静脉延伸进入下腔静脉

在显示静脉瘤栓及有无肿大淋巴结方面优于CT，是下腔静脉瘤栓诊断和分期的首选方法，可明确瘤栓大小、延伸范围及确定静脉壁有无侵犯，并鉴别栓子性质。另外，在鉴别诊断方面，如少脂肪性肾错构瘤以及肾小肿物等，MRI 的诊断价值优于 CT。体内有金属植入物为 MRI 检查禁忌证。

5. 介入肾血管造影

其为非常规性检查，造影可发现肿瘤内血管紊乱、血管湖、动静脉瘘、肿瘤染色等，注射肾上腺素后肿瘤血管不收缩（图 13-1-10）。对于较大肿瘤，术前进行肾动脉栓塞有助于手术，可减少术中出血。另外，对于明确是否合并下腔静脉瘤栓方面存在诊断价值。

6. 核素检查

其为非常规性检查，全身骨扫描有助于发现肾癌骨转移病灶。如果患者合并肾功能不全，术前通过核素肾动态显像可以了解总体肾功能及分肾功能，有助于制订合理的治疗方案。

7. PET-CT

其为非常规性检查，目前 PET-CT 对于肾癌的诊断价值尚有待证实。PET-CT 在判断肾癌患者是否存在全身转移病灶方面具有诊断价值，但高昂的费用限制了 PET-CT 的应用。

8. 肾穿刺活检

肾肿物术前穿刺活检主要用于除外一些不以手术为首选治疗方式的疾病，包括脓肿等感染灶、肾外肿瘤的转移灶以及淋巴瘤，也可用于已经播散转移的肾癌或难以切除的腹

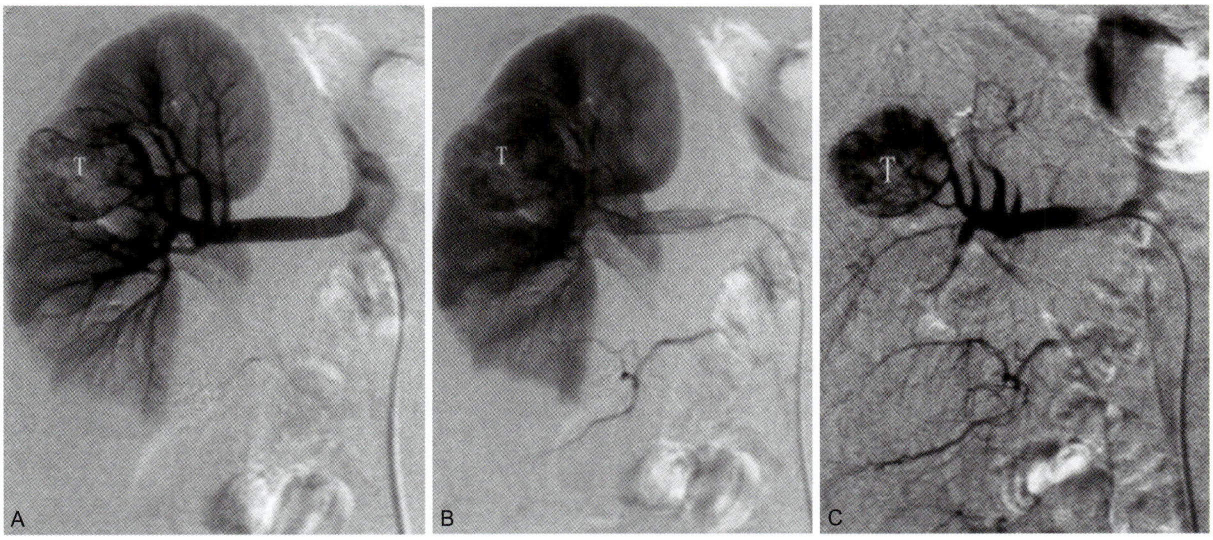

图 13-1-10 肾动脉介入血管造影，显示右肾癌。A. 动脉期；B. 实质期；C. 注射肾上腺素后肿瘤血管不收缩（T：肿瘤）

膜后肿物，明确诊断及组织学分型，以指导系统治疗等。传统观点认为，穿刺活检的假阴性概率过高，所以无法在临床常规应用。过去曾有文献报道，其假阴性率高达18%。但新的研究结果认为，肿物定位不准才是导致假阴性概率高的主要原因，如排除肿瘤定位问题，穿刺活检的假阴性率在2001年之前为4%，而在2001年之后为1%，穿刺活检的总体准确性超过80%，并且对于大部分患者是安全有效的。临床明显的肾周血肿和气胸发生率很低（<1%），而针道转移则更为罕见。基于较高的安全性和可靠性，经皮穿刺活检被更多地纳入临床决策。但是，穿刺活检样本不能像手术标本一样提供完整的病理信息，如肿瘤的分期、细胞分级，对于不同病理亚型间的鉴别有时也容易存在混淆。另外，肾囊性肿物是穿刺活检的禁忌证。

（三）诊断

肾癌早期通常无任何临床症状，或仅表现为副瘤综合征，晚期出现血尿、疼痛、肿物等症状，往往提示预后不良。肾癌的临床诊断主要依靠影像学检查，确诊则需依靠病理学检查。如怀疑合并静脉瘤栓，应做腔静脉造影或MRI检查。有血尿时还应考虑进行膀胱镜检查，以排除尿路上皮肿瘤的可能。对于诊断有困难时，可考虑选择肾穿刺活检。

（四）鉴别诊断

1. 肾癌亚型的鉴别

肾癌的各种亚型有不同的细胞起源，不同的生物学特性，预后也有很大差异。术前一般可通过影像学表现做大致鉴别。肾乳头状细胞癌占肾癌的5%～15%，无典型透明细胞癌的多血管表现，极少有肿瘤侵入毛细血管内和静脉内，肿物绝大部分为Ⅰ期、Ⅱ期，生长缓慢，预后较好。肾嫌色细胞癌是肾癌中少见的一个类型，约占肾癌的5%。临床表现主要是肉眼血尿、腰痛，很少出现晚期肾癌的血尿、腰痛和腹部肿块三联征。确诊时虽然瘤体多数较大，但肿瘤临床分期多为早期。CT检查均表现为单侧、孤立的实性肿块，病灶中心均位于肾实质中部，即典型肾髓质内边界清楚的实质肿瘤，可不同程度地向肾窦及肾皮质膨胀样生长。

2. 肾嗜酸细胞瘤

肾嗜酸细胞瘤临床少见，多发生于50～80岁的患者，男性多于女性（2∶1），单侧发生率约为94%。肿瘤通常无症状，多系偶然发现，少数可有腰痛、血尿或腹部包块，查体多无阳性体征。CT平扫和增强扫描时肿瘤密度均匀一致、界限清晰是该瘤的特征之一。肾嗜酸细胞瘤的CT检查有如下特点：①肿瘤密度多较均匀，呈等密度或稍高密度，增强扫描呈中等强化。②中心星状瘢痕，一般认为瘢痕是由于肿瘤生长缓慢、长期缺血所致，所以肿瘤越大其发生率越高。③有完整包膜，与周围组织分界清楚，很少侵犯肾周脂肪。

3. 肾囊肿

典型的肾囊肿从影像检查上很容易与肾癌相鉴别，但当囊肿内有继发出血或感染时，可被误诊为肿瘤。部分肾透明细胞癌内部均匀，超声上呈很弱的低回声，在体检筛查时易被误诊为肾囊肿。对于不典型肾囊肿，单独应用上述任何一种检查方法进行鉴别都比较困难，常需综合分析。

4. 肾血管平滑肌脂肪瘤

又称肾错构瘤，是最常见的一种肾良性肿瘤，随着影像学检查的普遍开展，越来越多见于临床。典型的错构瘤内由于有脂肪成分的存在，在B超、CT和MRI图像上都可做出定性诊断，肾癌与肾错构瘤的鉴别要点在于肾癌内没有脂肪组织而错构瘤内有脂肪组织。肾错构瘤 B 超示肿块内有中强回声区，CT 示肿块内有 CT 值为负数的区域，增强扫描后仍为负值。肾细胞癌 B 超示肿块为中低回声，肿块的 CT 值低于正常肾实质，增强扫描后 CT 值增加，但不如正常肾组织明显。含脂肪成分少的错构瘤可被误诊为肾癌，对于这种影像表现不典型的肾错构瘤，MRI 的诊断价值要高于 CT，必要时 B 超引导下穿刺病理检查可有助于鉴别诊断。

5．肾淋巴瘤

肾淋巴瘤少见但并不罕见。其中，以非霍奇金淋巴瘤较为多见。肿瘤多经血液播散至肾。肾淋巴瘤通常症状隐匿，可发生血尿、腰痛或进行性肾衰竭，常伴有发热、乏力、消瘦。肾淋巴瘤在影像学上缺乏特点，可表现为单发或多发低血供结节状肿物或肿物弥漫性浸润肾，使肾外形增大，腹膜后淋巴结多受累。肾淋巴瘤常见于应用免疫抑制剂，患有艾滋病、自身免疫病以及有放疗史的患者，如考虑此诊断，必要时可行经皮肾穿刺活检明确。

七、治疗

随着临床研究的深入和相关技术的进步，肾癌治疗理念逐渐发生改变。目前肾癌治疗的总体策略可以概括为：术前综合影像学等结果对肾癌进行临床分期（cTNM 分期），依据 cTNM 分期初步制订治疗策略，如果采用手术治疗，再依据术后病理结果进行病理分期（pTNM 分期），如 pTNM 与 cTNM 分期存在差异，应按照 pTNM 分期再制订术后治疗方案。应落实到个体病例，依据患者的具体情况和客观的治疗条件，制订个体化治疗方案逐渐成为共识。

（一）局限性肾癌的治疗

局限性肾癌指的是临床分期Ⅰ、Ⅱ和Ⅲ期的肾癌。外科手术目前仍是唯一有可能治愈局限性肾癌的治疗方式。手术的目的是在适当范围内切除所有肿瘤组织。可选择的治疗方式包括肾根治性切除术和保留肾单位手术（nephron sparing surgery, NSS），如何选择需要在远期肾功能和长期无病生存之间进行权衡，手术方式包括开放性手术、腹腔镜手术以及机器人手术。

1．根治性肾切除术

根治性肾切除术（radical nephrectomy, RN）需切除患肾、肾周脂肪及肾周筋膜（Gerota 筋膜）。肾癌侵犯肾上腺的概率低（<10%），除非有证据提示同侧肾上腺被肿瘤侵犯时需切除同侧肾上腺，否则同侧肾上腺无需常规切除。当肾癌合并静脉瘤栓，需在完成 RN 的基础上再完整切除瘤栓。

淋巴结清扫术的指征和意义目前尚不明确。随机对照研究和最新的研究（Gershman et al., 2016）结果提示，淋巴结清扫在生存方面没有获益。也有研究认为对于有不良预后特征的肾癌，如肿瘤体积大、分期高（T3～T4）以及存在肉瘤样分化特点，扩大淋巴结清扫有助于延长肿瘤特异性生存（CSS）时间（Capitanioa et al., 2011）。另外，如果术前查体可以触及或者影像学提示存在肿大的肾门淋巴结，NCCN 肾癌专家组推荐对此类肾癌行淋巴结清扫术。

一些复杂的肾癌根治术，例如肿瘤较大、肿瘤血供丰富、合并下腔静脉瘤栓等，术前进行肾动脉栓塞能够降低手术难度，减少游离肿瘤时的出血（Kalman et al., 1999）。但目前有限的回顾性临床研究结果认为肾癌术前栓塞对于肿瘤控制及远期生存无明显帮助（May et al., 2009）。

2．肾部分切除术

肾部分切除术（partial nephrectomy，PN）也称保留肾单位手术（NSS），其目的是在完成肿瘤控制的基础上，尽量保留肾功能。PN手术难度要高于RN。选择PN前应充分考量肿瘤的大小、位置、肿瘤数目、肾功能以及是否存在遗传性肾癌等因素。

PN的适应证包括：肾癌发生于解剖性或功能性的孤立肾，行根治性肾切除术将会导致肾功能不全或尿毒症的患者，如孤立肾、对侧肾功能不全及双侧肾癌等。相对适应证包括：健侧肾存在某些良性疾病或全身性疾病可能导致肾功能恶化的患者。可选择适应证包括：对侧肾功能正常，临床分期T1期（肿瘤≤7 cm）。

传统观点认为，PN肾实质切除范围应距肿瘤边缘0.5～1.0 cm。但目前认为肿瘤以外的切除范围大小并不会对预后产生影响（Sutherland et al., 2002），肿瘤剥除术或剜除术与PN的预后相当（Minervini et al., 2011），所以在切除肿瘤时，肉眼观察切缘有完整正常肾组织或肿瘤包膜包绕即可，术中不必常规对创面基底行冰冻病理检查。在切除肿瘤过程中，可以临时阻断肾动脉以减少出血，阻断时间建议不超过30分钟。如果技术上可行，可以考虑不阻断肾动脉或选择性肾段动脉阻断（例如阻断肾动脉的一个分支）（Funahashi et al., 2009）。

切缘阳性是选择PN的一个顾虑。大约8%的PN会出现切缘阳性（Shah et al., 2016）。虽然切缘阳性并不意味着肿瘤一定会复发，但对于那些病理结果较差（pT2a～pT3a, G3～G4）的患者，切缘阳性确实会增加肿瘤复发的风险（Bensalah et al., 2010; Lopez-Costea et al., 2016; Shah et al., 2016）。术中冰冻病理检查并不能降低切缘阳性发生率（Steinestel et al., 2014）。目前认为，切缘阳性并不代表肿瘤预后更差（Bensalah et al., 2010; Lopez-Costea et al., 2016），它会给患者的远期预后带来何种影响还有待进一步研究明确。

3．肾部分切除手术与肾癌根治术比较

一些回顾性研究（Butler et al., 1995; Gratzke et al., 2009）以及一项前瞻随机对照研究（Van Poppel et al., 2011）认为肾部分切除术和肾癌根治术均取得了近似的CSS，肾部分切除术（3%）的术后局部复发率稍高于肾癌根治术（1%）。目前普遍认可的是两者在肿瘤控制方面效果相当，但是这个结论还有待更多高级别临床研究去证实。

在肾功能保护方面，肾部分切除术无疑更有优势。一些回顾性研究发现，相比于肾部分切除术，肾癌根治术后发生慢性肾功能不全和心血管事件的概率更高（Go et al., 2004; Huang et al., 2006; Thompson et al., 2008），并且在总体生存期（OS）方面存在劣势（Thompson et al., 2008; Weight et al., 2010）。但在前瞻随机对照研究中，两者在OS方面没有差异（Van Poppel et al., 2011）。

在术后并发症方面，肾部分切除术（出血3.1%，尿瘘4.4%）的并发症发生率要高于肾癌根治术（出血1.2%，尿瘘0%），对于因术后并发症需二次手术的发生率，肾部分切除术（4.4%）也更高于肾癌根治术（2.4%）（Van Poppel et al., 2011）。

4．肾癌根治术与肾部分切除术的手术方式

（1）肾癌根治术的手术方式：根治性肾切除术可经开放性手术、腹腔镜以及机器人手术进行。一些回顾性研究认为，腹腔镜肾癌根治术的肿瘤控制效果与开放肾癌根治术相当（Hemal et al., 2007; Gratzke et al., 2009; Brewer et al., 2012）。相比于开放手术，腹腔镜肾癌根治术围术期出血少，术后恢复更快，住院时间短（Hemal et al., 2007; Gratzke et al., 2009）。机器人辅助腹腔镜肾癌根治术与传统腹腔镜肾癌根治术相比，两者的肿瘤控制效果基本相当，但机器人手术耗时更长，费用更高（Hemal et al., 2007）。上述手术的入路可选择经腹或经腰部入路，没有证据表明哪种手术入路更具优势。对体积较大的肾肿瘤、肾蒂局部淋巴结转移、肾癌伴肾静脉或下腔静脉瘤栓的患者一般选择经腹路径，优点在于暴露充分，可以探查腹腔有无转移灶，且可以在尽可能少触及瘤体的情况下接近血管，便于淋巴结清扫和静脉瘤栓的处理。经腰部入路可应用于肿瘤体积较小，影像学检查未发现淋巴结转移或侵犯下腔静脉者，其不足之处在于暴露受限，特别是肿瘤较大或者肾门解剖困难的患者。

（2）肾部分切除术的手术方式：肾部分切除术可经开放性手术、腹腔镜以及机器人手术进行。既往研究曾将腹腔肾部分切除术（LPN）与开放肾部分切除术（OPN）进行比较，结果发现两者在总体生存（OS）（Gong et al., 2008; Marszalek et al., 2009）、疾病无进展生存（PFS）（Gill et al., 2007; Gong et al., 2008; Marszalek et al., 2009; Lane et al., 2010）、围术期并发症（例如下肢深静脉血栓和肺栓塞）（Gong et al., 2008; Muramaki et al., 2012）以及术后发生慢性肾脏病（Marszalek et al., 2009; Muramaki et al., 2012）概率这些方面无明显差异。有差异的方面是LPN出血少（Gill et al., 2007; Gong et al., 2008; Kaneko et al., 2012），OPN的手术时长以及热缺血时间更短（Gill et al., 2007; Gong et al., 2008; Kaneko et al., 2012; Muramaki et al., 2012）。另外，有研究曾比较肾部分切除术和肾肿瘤剔除术，结果发现两者在PFS和CSS上无明显差异（Minervini et al., 2011; Minervini et al., 2012）。关于OPN和机器人辅助腹腔镜肾部分切除术（RPN）的比较，RPN出血更少，术后住院时间更短，而在热缺血时间、围术期并发症以及切缘阳性率方面，两者无明显差异（Masson-Lecomte et al., 2013）。关于LPN和RPN的比较，近期的一项meta分析显示RPN的热缺血时间更短，中转开放手术和根治术的概率更低，术后肾功能改变更小，并且住院日更短，但是两者在并发症、手术时长、出血量以及切缘阳性率这些方面无明显差异（Choi et al., 2015）。

5. 手术治疗的替代方式

（1）主动监测：肾癌的主动监测治疗指的是对一些年老体弱的肾癌患者，暂时先不采取手术，而选择定期行影像学检查（每6个月或者每年一次），监测肿瘤的生长，如果病情出现进展再对患者进行手术等治疗。既往有关肾癌自然病程的研究提示大部分肾癌生长缓慢（最大径生长速度<0.5 cm/年），在主动监测期间发生转移的概率很低（1%～2%）（Jewett et al., 2011; Smaldone et al., 2012）。目前认可的是，对于高龄、并发症多等手术风险高的患者，可以采用主动监测作为初始治疗方案，但主动监测期间决定进行治疗干预的指征和时机还有待进一步研究明确。

（2）消融治疗：消融治疗主要包括射频消融和冷冻消融两种，每种方式均可通过经皮穿刺途径和腹腔镜途径进行操作。消融治疗的理想适应证包括：高龄或有明显并发症而不适合行传统外科手术治疗的患者、保留肾单位手术后局部复发的患者、肿瘤多发且不适合行肾部分切除术的遗传性肾癌患者。最适合进行消融治疗者是肿物最大径<4 cm并且在肾外周生长的肿物。谨慎选择患者后，两种消融方式都是较为安全的，并发症发生率低（8%～29%），并且多数为轻微并发症。但是两种消融方式的长期治疗效果还有进一步证实。目前尚缺乏比较射频消融与冷冻消融的RCT研究以及比较经皮穿刺途径和腹腔镜

途径消融治疗的 RCT 研究。选择何种消融方式及何种途径往往取决于术者的经验和选择倾向。

（二）局部进展性肾癌的治疗

局部进展性肾癌是指伴有区域淋巴结转移或（和）肾静脉瘤栓或（和）下腔静脉瘤栓或（和）肾上腺侵犯，或肿瘤侵及肾周脂肪组织或（和）肾窦脂肪组织（但未超过肾周筋膜），无远处转移的肾癌。局部进展期肾癌首选治疗方法为根治性肾切除术。早期的研究主张做区域或扩大淋巴结清扫术，而最近的研究认为区域或扩大淋巴结清扫只对判定肿瘤分期有实际意义。

1. 肾癌伴静脉瘤栓治疗

静脉系统侵犯是局部进展型肾癌的临床特点之一，包括肾静脉及下腔静脉侵犯，其发生率占所有肾癌患者的 4% ~ 10%（Hatcher et al., 1991）。随着近几十年来外科操作技术以及辅助设备的进步，尤其是体外循环技术的发展，对于没有转移的病例，根治性肾癌切除联合静脉瘤栓取出术已成为此类患者的首选治疗方案，术后 5 年肿瘤特异性生存率为 50% 左右（Tilki et al., 2014; Gu et al., 2017）。但是此类手术难度大，风险高，围术期死亡率较高。

MRI 在显示静脉瘤栓方面优于 CT，是下腔静脉瘤栓诊断和分期的首选方法，在判断瘤栓大小、延伸范围及静脉壁有无侵犯、鉴别栓子性质等方面存在优势。另外，下腔静脉造影在了解瘤栓的静脉阻塞程度、下腔静脉侧支循环形成以及明确下腔静脉是否存在交通支变异等方面存在优势。

根治性肾癌切除联合静脉瘤栓取出术的手术难度大，风险高，围术期死亡率最高接近 10%，需由手术经验丰富的医生团队（如泌尿外科、肝胆外科、血管外科、心外科等）完成此类手术。术前根据瘤栓在下腔静脉中延伸的长度，腔静脉瘤栓可分为 4 级（表 13-1-6）。手术策略和手术范围取决于瘤栓的分级，一般来说，Ⅰ级到Ⅱ级需要牵引肝，Ⅰ级到Ⅲ级需要翻肝、膈下阻断和门静脉阻断，Ⅲ级到Ⅳ级需要体外循环（Neves et al., 1987）。

对于此类手术是否行术前栓塞目前尚存争议。有观点认为，术前栓塞可在一定程度上减少术中出血，降低手术难度（Kalman et al., 1999），也有研究发现常规术前肾动脉栓塞不能有效减少术中出血及术中、术后并发症的发生（Chan et al., 2011）。需要指出的是，术前栓塞会在一定程度上造成患者疼痛及发热，并导致术区水肿。若需进行术前肾动脉栓塞，建议于术前 24h 内或术前即刻进行。

目前尚无有力证据支持术前靶向治疗在肾癌伴静脉瘤栓治疗中的应用。一些回顾研究认为，术前靶向治疗能够使 44% ~ 76% 的瘤栓体积缩小，但仅有约 20% 的瘤栓级别会降低（Cost et al., 2011; Cost et al., 2014; Fukuda et al., 2017）。因此，即使是靶向治疗时代，术前分子靶向药物对于肾癌伴静脉瘤栓患者的术前瘤栓降级作用仍很有限。术前靶向治疗对于肾癌伴静脉瘤栓的作用有待高等级临床研究明确。

2. 局部进展性肾癌的术后辅助治疗

局部进展性肾癌根治性肾切除术后尚无标准辅助治疗方案。局部进展性肾癌的预后较差，仅靠手术治疗的效果不能令人满意。历史上有很多研究来探索局部进展性肾癌术后的辅助治疗方案，这其中包括 α 干扰素（IFN-α），高剂量白细胞介素 -2（IL-2）以及细胞因子，但是这些研究的结果都不能证实辅助治疗能使患者获得生存获益（Smaldone et al., 2011）。在靶向治疗时代，研究重心转移到以靶向治疗作为局部进展性肾癌的辅助治疗方案，这其中有四项重要的研究。第一项是 ASSURE 研究，研究入组了 1943 例分期在 T1b 以上的患者，结果发现相比于安慰剂，以舒尼替尼或索拉菲尼作为肾癌根治术后的辅助治疗方案都没有给患者带来在 DFS 和 OS 方面上的获益（Haas et al., 2016）。第二项是 PROTECT 研究，研究入组了 1538 例行肾癌根治术的高危和局部进展性肾癌的患者，结果提示以培唑帕尼作为辅助治疗方案，相比于安慰剂，患者没有在 DFS 上得到获益（Motzer et al., 2017）。第三项是 ARISER 研究，结果提示 Girentuximab（吉瑞昔单抗，一种结合了碳酸酐酶Ⅸ的嵌合式单克隆抗体）作为术后辅助治疗方案，相比于安慰剂，没有改善患者的无病生存期（DFS）和总生存期（OS）（Chamie et al., 2016）。最后一项是 S-TRAC 研究，这目前唯一提示术后辅助治疗改善肾癌术后 DFS 的研究，研究入组了 615 例局部高危（病理分期在 T3 以上和 / 或 N1）肾透明细胞癌患者，结果发现舒尼替尼相比于安慰剂，能够明显延长患者的 DFS（6.8 年与 5.6 年，P=0.03），但在 OS 上没有体现获益（Ravaud et al., 2016）。作为新型免疫治疗的检查点抑制剂是近年来肿瘤研究的热点，目前有多个正在进行的临床试验旨在探索检查点抑制剂的肾癌术后辅助治疗效果，研究结果值得关注。

（三）转移性肾癌的治疗

由于肾癌早期没有明显临床症状，很多肾癌直到发生转移才得以诊断。在所有初诊肾癌的患者中，约三分之一为转移性肾癌（mRCC），即便初诊是局限性肾癌的患者，术后还会有 20%～40% 的患者最终会发生转移（Rabinovitch et al., 1994; Bukowski et al., 1997）。鉴于手术治疗不再是 mRCC 的治愈性治疗方式，而且肾癌细胞具有多药耐药性导致化疗效果较差，所以目前认为 mRCC 应采用以内科为主的综合治疗方式。在 2005 年之前，细胞因子 IFN 和 IL-2 仍然是少数可用于治疗 mRCC 的药物，当时经常被引用的 mRCC 中位总生存期大约为 12 个月（Motzer et al., 2002）。自 2005 年起，多种靶向药物用于治疗 mRCC，包括血管内皮生长因子（VEGF）抑制剂——舒尼替尼、培唑帕尼、索拉非尼、阿昔替尼以及贝伐单抗 + 哺乳动物雷帕霉素靶蛋白（mTOR）抑制剂——依维莫司和替西罗莫司。现如今，这些药物的发展已将 mRCC 的中位 OS 提高到近 30 个月。另外，近年来一些新型药物如免疫检查点抑制剂的出现给 mRCC 的治疗带来了新的曙光。

1. 转移性肾癌的局部治疗

尽管外科手术不再是 mRCC 的治愈性治疗方式，但其在 mRCC 的治疗中仍然具有重要作用。对于一些寡转移 mRCC，如果能完全切除原发灶和转移灶，患者依然可以通过外科手术而获得长期生存的。

（1）减瘤性肾切除术：对于多数 mRCC，手术不能切除所有病灶，治疗以系统治疗方式为主。但目前认为，通过合理选择患者，在系统治疗前行减瘤性肾切除术能够使患者生存获益。由美国东南肿瘤协作组（Southwest Oncology Group, SWOG）和欧洲癌症研究和治疗组织（European Organisation for Research and Treatment of Cancer, ECOG）开展的两项随机对照研究中，meta 分析结果显示肾切除联合 IFN-α 治疗 mRCC 患者的中位生存时间为 13.6 个月，而单独 IFN-α 治疗组为 7.8 个月，联合治疗使患者生存期平均延长了 5.8 个月，死亡危险性降低 31%（Dabestani et al., 2014）。减瘤性肾切除术后行靶向治疗的效果目前尚存争议，一些回顾性研究支持减瘤性肾切除术后再行靶向治疗，药物包括舒尼替尼和索拉菲尼等（Heng et al., 2014; Hanna et al., 2016）。但在一项Ⅲ期临床研究（CARMENA 研究）中，结果显示单独舒尼替尼的治疗效果并不差于肾切除术后再予舒尼替尼的治疗效果（Méjean et al., 2018）。另外，并不是所有 mRCC 患者都会从减瘤性肾切除术中获益，鉴于手术的风险性和 mRCC 的不良预后，目前推荐对一般情况较好，肿瘤原发灶较大但转移灶病灶较小的患者进行减瘤性肾切除术。

（2）姑息性肾切除术：一部分 mRCC 患者可出现严重局的部症状以及由原发灶引起的全身症状，如血尿、疼痛以及肾癌副瘤综合征等症状。对于此类患者，如果患者一般情况较好，能够耐受肾切除术，可以选择姑息性肾切除术以缓解上述症状，提高生存质量。如果患者不能耐受姑息性肾切除术，可选择肾肿瘤栓塞术及对症治疗来作为替代方案。

（3）转移灶局部治疗：虽然新的针对转移性肾癌的药物治疗手段在不断出现，转移灶切除术仍然是目前唯一可能达到治愈目的的治疗手段。大部分回顾性研究数据显示，对同时发生的转移性肾癌患者进行转移病灶完整手术切除，可改善患者的 OS 或肿瘤特异性生存率（CSS）（Lee et al., 2006; Kwak et al., 2007; Eggener et al., 2008; Alt et al., 2011）。欧洲泌尿外科协会肾细胞癌诊疗指南小组发表的系统性综述中，表明完整切除转移灶相较于不切除或部分切除有更好的生存和症状控制优势（Dabestani et al., 2014）。但这一结论大多来自回顾性研究，存在较高的研究偏倚风险。至今尚缺乏对晚期肾癌患者进行转移灶切除与不切除，或手术切除与其他治疗进行比较的 RCT 研究。

肺是肾癌转移的最常见部位，肾癌术后的患者中有 29%～54% 会发生肺转移（Hafez et al., 1997; Levy et al., 1998; Ljungberg et al., 1999）。由于肺转移患者多于常规复查时发现，一般无明显临床症状，手术耐受性较好。目前倾向于对肾癌手术后肺转移的患者行手术治疗，手术后 5 年生存率为 20%～50%。另外，相比于不能完整切除肺转移灶的患者，完整切除肺转移灶患者的预后会更好（5 年 CSS, 73.6% 与 19%）（Alt et al., 2011）。

骨转移主要引起顽固性疼痛、病理性骨折以及脊髓压迫等并发症。此类患者采用外科治疗的主要作用是缓解骨痛、治疗和预防病理性骨折及缓解脊髓压迫等症状。Fuchs 等报道单发性骨转移者手术后 1 年、3 年和 5 年生存率分别为 83%、45% 和 23%，行扩大性转移病灶切除术或局部固定术患者的生存期显著长于单纯行辅助治疗者，但是行固定术后 15% 的患者会出现局部病变的进展（Fuchs et al., 2005）。对孤立性骨转移患者手术切除转移病灶不仅可以缓解症状，而且可以显著延长部分患者的生存期（Kollender et al., 2000; Yang et al., 2006; Lin et al., 2007; Higuchi et al., 2018）。另外，放疗也可以用于此类患者，特别是立体定向放疗的应用越来越多。相比于手术，放疗同样可以达到局部控制和缓解疼痛的效果。目前欧洲泌尿外科指南推荐对肾癌骨转移患者进行立体定向放疗用以局部控制以及缓解症状。

对脑转移肾癌患者进行转移灶切除主要是为了改善肿瘤的局部控制。最近有系统性综述归纳总结了 16 项对肾癌脑转移患者进行立体定向放疗治疗的研究（Kothari et al., 2015）。该文献共入组了 810 例患者和总计 2433 处脑转移病灶。结果显示患者的肿瘤局部控制情况较为理想（92%），患者 OS 范围为 6.7～25.6 个月，较严重副作用发生的水平较低（0～6%）。虽然所有纳入的研究均为非随机性的，且存在选择偏倚的内在风险，但一定程度上体现了立体定向放疗对肾癌脑转移灶局部控制作用。欧洲泌尿外科指南推荐对脑转移患者进行立体定向放疗以局部控制和缓解症状。

肾癌其他转移部位还有肝、甲状腺、胰腺等，鉴于相关研究数量有限，并且研究均为回顾性研究，证据等级较低，因此对于此类转移灶是否应行手术切除目前尚无定论。但总体来说，对转移性肾癌，是否行转移灶切除主要取决于患者的体能状态、预后危险因素、无瘤生存时间、转移瘤的负荷以及转移病灶的数目、位置。目前认为，完全转移灶切除最适用于肾癌伴发孤立性转移或长时间无瘤生存后出现局部复发的患者人群。短期的无瘤生存、肿瘤高度侵袭性和肾癌伴肉瘤样变是预后的不良因素。回顾性研究缺陷在于并不能排除上述结论实际是受肿瘤生物学特性的影响，而不是由干预方式不同所导致，其证据质量存在较高的混杂偏倚风险。转移灶切除的另一方面优势是可以推迟全身综合治疗的开始时间，并减少肿瘤不良事件的发生。

2. 转移性肾癌的系统治疗

（1）靶向治疗：靶向治疗的发展得益于肾透明细胞癌分子发病机制的深入研究。肾透明细胞癌属于富血管生成性肿瘤，与 VHL 基因关系密切。VHL 基因失活或突变广泛存在于遗传性和散发性肾癌。VHL 基因静默后通过一系列通路，使得血管内皮生长因子（VEGF）等过表达，进而形成一个有利于肿瘤生成的血管性环境，最终导致肾癌的发生。另外，在肾癌中，人第 10 号染色体缺失的磷酸酶及张力蛋白同源基因（PTEN）的失活，可导致雷帕霉素靶蛋白（mTOR）信号通路异常激活，激活的 mTOR 可通过激活下游信号促进细胞的增殖分化和促进血管生成，抑制细胞的凋亡和自噬，进而促进肾癌的发生和发展。基于上述分子发病机制，目前肾透明细胞癌靶向治疗主要是针对两条分子通路，一条通路是血管内皮生长因子（VEGF）通路，另一条是雷帕霉素靶蛋白（mTOR）信号通路。其中，VEGF 通路相关靶向药物又分成酪氨酸激酶抑制剂（TKI）和抗 VEGF 单克隆抗体，TKI 主要作用于 VEGF 受体，抗 VEGF 单克隆抗体作用于 VEGF。而对于非透明型肾细胞癌，靶向治疗尚缺乏高证据等级的研究支持。

1）酪氨酸激酶抑制剂（TKI）：舒尼替尼（sunitinib）是多靶点酪氨酸激酶抑制剂，可抑制多种酪氨酸激酶受体。其抗肿瘤作用的机制包括抗血管生成和抗肿瘤细胞增殖。在一项关于舒尼替尼治疗转移性 ccRCC 的全球多中心随机对照Ⅲ期临床试验中，共入组 750 例患者，以 1:1 随机进入舒尼替尼组和 IFN-α 组，所有患者之前未接受过系统治疗（Motzer et al., 2009）。舒尼替尼组和 IFN-α 组的中位无进展生存期（PFS）分别为 11 个月和 5 个月；客观缓解率（ORR）分别为 47% 和 12%；总体生存期（OS）分别为 26.4 个月和 21.8 个月（其中 IFN-α 组在疾病进展后也接受了靶向药物治疗），舒尼替尼在各项疗效指标上均优于 IFN-α。后期的扩大试验证实了其在脑转移、非透明细胞癌和体能状况差患者亚组中的抗肿瘤作用。常见不良反应包括：白细胞减少、血小板减少、腹泻、手足综合征、高血压、甲状腺功能减退等。鉴于其良好的效果和耐受性，各种指南均将其推荐为转移性、复发性和手术难以切除肾癌的一线治疗。

索拉非尼（sorafenib）能够抑制多种细胞内丝氨酸/苏氨酸激酶、RAF、酪氨酸激酶受体及其亚型。有研究曾比较索拉非尼和 IFN-α，入组的患者之前未接受过系统治疗，结果显示两者在 PFS 上无明显差异，对于之前未行系统治疗的患者，索拉菲尼并不优于 IFN-α（Escudier et al., 2009）。在另外一项比较索拉菲尼和安慰剂的研究中，入组的患者之前曾行细胞因子治疗或不适合细胞因子治疗，结果显示相比于安慰剂，索拉菲尼明显延长患者的 PFS（Escudier et al., 2007）。鉴于以上研究，目前索拉菲尼主要作为二线靶向药物应用于临床。但后续一些研究将索拉菲尼作为对照，分别验证阿西替尼（axitinib），多韦替尼（dovitinib）以及替西罗莫司（temsirolimus）在舒尼替尼治疗失败之后的治疗效果，结果在 OS 方面这些药物均未优于索拉菲尼。另外，国内研究结果显示索拉菲尼在晚期肾癌治疗方面获得了与舒尼替尼相同的效果。

帕唑帕尼（pazopanib）是一种口服的血管生成抑制剂，可以抑制 VEGFR、PDGFR 和 c-KIT。在一项 pazopanib 前瞻性的随机对照研究中，入组的患者既包括初始治疗患者也包括之前曾用过细胞因子治疗的患者，结果显示相对于安慰剂组，帕唑帕尼组能显著提高各组患者 PFS（总体比较，9.2 *vs*. 4.2 个月；初始治疗患者，11.1 *vs*. 2.8 个月；曾用细胞因子患者，7.4 *vs*. 4.2 个月）和肿瘤缓解率（Sternberg et al., 2010）。在另外一项前瞻性研究中，旨在比较帕唑帕尼和舒尼替尼作为一线靶向药物的治疗效果，结果显示在 PFS 和 OS 方面，帕唑帕尼并不劣于舒尼替尼，帕唑帕尼也被推荐作为靶向治疗的一线方案（Motzer et al., 2013）。但是两者的毒副作用有差异，帕唑帕尼的毒副作用要小于舒尼替尼，患者应用帕唑帕尼的生活质量也更好。

阿西替尼（axitinib）是第二代口服的选择性 VEGFR-1、2、3 抑制剂，能够高效阻断 VEGFR 受体而对其他受体无影响。在一项Ⅲ期随机对照试验中（AXIS），阿西替尼和索拉非尼分别应用于细胞因子治疗或靶向治疗失败（主要是舒尼替尼）的患者（Rini et al., 2011）。在这项包括 723 名患者的试验中，阿西替尼组在 PFS 方面显示出优势，特别是在之前用细胞因子治疗无效的患者中，阿西替尼组的无进展生存时间为 4.8 个月，而索拉非尼组为 3.4 个月。在另外一项Ⅲ期随机对照试验中，阿西替尼和索拉菲尼作为一线治疗应用于转移性肾透明细胞癌患者，结果显示两种药物在 PFS 方面无明显差异（Hutson et al., 2013）。

卡博替尼（cabozantinib）是一种口服的酪氨酸激酶抑制剂，能够作用于 VEGF 受体，同时也能抑制 MET 和 AXL 基因表达，而这两个基因与机体对 VEGF 受体靶向药物耐药有关。在Ⅰ期临床试验中，卡博替尼应用于已经对 VEGF 受体靶向药物和 mTOR 抑制剂均耐药的患者，结果显示卡博替尼对此类患者仍有抗肿瘤活性，能够继续维持疾病稳定（Choueiri et al., 2014）在一项Ⅲ期临床试验中（METEOR），卡博替尼和依维莫司应用于曾用过一种或多种 VEGF 受体靶向药物治疗失败的患者，结果显示相比于依维莫司，卡博替尼组患者的 PFS（7.4 *vs*. 3.8 个月）和 OS（21.4 *vs*. 16.5 个月）都更长，同时客观反应率也更高（17% *vs*. 3%）（Choueiri et al., 2015）。鉴于以上结果，目前对于曾应用一种或多种 VEGF 受体靶向药物治疗失败的转移性肾透明细胞癌患者，建议应用卡博替尼。另外卡博替尼可能在治疗骨转移的患者方面存在优势（McKay et al., 2014），在 METEOR 研究的亚组分析中，对于骨转移患者，卡博替尼的治疗效果要优于依维莫司，卡博替尼组患者的 PFS（7.4 *vs*. 2.7 个月）和 OS（20.1 *vs*. 12.1 个月）更长（Escudier et al., 2018）。

乐伐替尼（lenvatinib）是作用于 VEGF 受体、成纤维细胞生长因子受体、血小板衍生生长因子受体、RET 和 KIT 的一种酪氨酸激酶抑制剂。在一项Ⅱ期临床试验中，将乐伐替尼联合依维莫司（everolimus），乐伐替尼单药以及依维莫司单药，三组用药方案用于之前曾行抗血管生成相关靶向治疗后的患者，结果显示，乐伐替尼联合依维莫司在 PFS 方面和乐伐替尼单药无明显差异，但优于依维莫司单药方案（14.6 *vs*. 5.5 个月）（Motzer et al., 2015）。目前认为，乐伐替尼联合依维莫司可作为二线方案，用于曾行抗血管生成靶向治疗失败的患者，这种方案尚未与纳武单抗（nivolumab）卡博替尼以及阿西替尼进行比较。

2）抗 VEGF 单克隆抗体：贝伐珠单抗（bevacizumab）是一种能够结合血液循环中 VEGF 的人源化单克隆抗体，通过与 VEGF 结合阻断 VEGF 与 VEGF 受体进行作用。有两项Ⅲ期临床试验提示贝伐珠单抗联合 IFN-α 作为一线治疗方案优于 IFN-α 单药方案（Escudier et al., 2007; Rini et al., 2010）。一项研究是 AVOREN 试验，结果显示联合方案延长了患者的 PFS（10.2 *vs*. 5.5 个月），联合方案的缓解率为 31%，IFN-α 单药方案的缓解率为 13%，但是对于高危患者联合方案并没有获益；另一项研究是 CALGB90206 试验，同样相比于 IFN-α 单药，联合方案延长 PFS（8.5 *vs*. 5.2 个月），并且联合方案客观缓解率高于 IFN-α 单药方案。由此，贝伐珠单抗联合 IFN-α 被推荐作为 mRCC 治疗的一线方案。目前贝伐珠单抗尚未在我国取得临床适应证。

3）mTOR 抑制剂：替西罗莫司（temsirolimus）是一种 mTOR 抑制剂。在一项纳入高危 mRCC 患者的Ⅲ期临床试验中，治疗方案分成替西罗莫司单药，INF-α 单药以及两药联合方案，结果显示替西罗莫司单药组患者的 OS 要比 IFN-α 单药组更长（10.9 *vs*. 7.3 个月），但两药联合方案组患者的 OS 和 IFN-α 单药组无明显差异（Hudes et al., 2007）。在另外一项Ⅲ期临床研究中（INTORSECT），将替西罗莫司和索拉菲尼应用于舒尼替尼治疗失败的 mRCC 患者，结果显示替西罗莫司的治疗比索拉菲尼的治疗效果差，OS 更短（12.3 *vs*. 16.6 个月）（Hutson et al., 2015）。基于上述研究替西罗莫司被推荐作为高危 mRCC 患者一线治疗方案，不推荐替西罗莫司作为 VEGF 受体靶向治疗方案失败后的二线治疗方案。

依维莫司（everolimus）是一种口服 mTOR 抑制剂，被用于 VEGF 受体靶向药耐药的患者。在 RECORD-1 研究中，依维莫司和安慰剂被随机分配用于治疗之前曾行 VEGF 受体靶向药物治疗失败（或不耐受 VEGF 受体靶向药物）的患者，初步结果显示相比于安慰剂组，依维莫司组患者的 PFS 更长（4.0 *vs*. 1.9 个月）（Motzer et al., 2008），之后终期结果显示依维莫司在 PFS 方面的优势更加明显（4.9 *vs*. 1.9 个月）（Motzer et al., 2010）。另外一项Ⅱ期临床研究（RECORD-3）显示以舒尼替尼为一线，依维莫司为二线的序贯治疗方案，其治疗效果优于以依维莫司为一线，舒尼替尼为二线的序贯治疗方案（Motzer et al., 2013）。有两项临床试验曾比较依维莫司与卡博替尼、纳武单抗（nivolumab），对于之前曾行一种或多种 VEGF 受体靶向治疗的患者，依维莫司比其余两者的治疗效果差（Choueiri et al., 2015; Motzer et al., 2015）。

（2）免疫治疗

1）α 干扰素（IFN-α）：目前认为 IFN-α 单药在治疗 mRCC 效果较差，缓解率在 6%～15%。目前 IFN-α 单药方案已很大程度被靶向治疗和免疫检查点抑制剂取代。IFN-α 联合贝伐珠单抗相比于 IFN-α 单药方案，在缓解率（31% *vs*. 13%）和 PFS（10.2 个月 *vs*. 5.4 个月）方面更有优势，但是对于 MSKCC 评分高危的患者没有见到获益（Escudier et al., 2007）。

2）白细胞介素 -2（IL-2）：IL-2 治疗 mRCC 的缓解率为 7%～27%。由于高剂量 IL-2 方案的缓解率更高（Yang et al., 2003），应用 IL-2 更推荐高剂量方案。但 IL-2 的总体有效率很低，只有小部分患者可能因此获益，并且目前尚不能准确预测何种患者适用于IL-2。另外，高剂量IL-2的毒副作用要比IFN-α更加明显。综上，IL-2已不再是mRCC治疗的首选方案。

3）检查点抑制剂：在过去的十年间，以VEGF和mTOR通路为靶点的靶向治疗极大改善了转移性肾癌患者的预后；尽管生存期得到延长，但几乎所有患者最终均会对VEFR和mTOR为靶点的治疗出现耐药。因此，需要研究新的治疗策略来克服耐药以获得持续疗效。对肿瘤免疫认识的加深促进了免疫治疗药物的发展。程序性死亡受体（programmed death-1, PD-1）/程序性死亡受体配体1（programmed death ligand 1, PD-L1）抑制剂在转移性肾细胞癌的治疗中取得显著疗效。

纳武单抗（nivolumab）是一个针对PD-1的全人源化的IgG4单克隆抗体，Ⅰ期临床试验数据证明了纳武单抗对mRCC患者（之前至少接受过1种系统治疗方案）的治疗效果，其客观缓解率为29%，中位应答持续时间为12.9个月，中位OS为22.4个月（McDermott et al., 2015）。一个Ⅱ期盲法多中心临床随机试验将168名经治的mRCC患者随机分为三组，每3周分别静脉输注0.3 mg/kg、2 mg/kg、10 mg/kg这三种不同剂量的纳武单抗（Motzer et al., 2015）。在0.3 mg/kg、2 mg/kg和10 mg/kg治疗组中，OS中位数分别为18.2个月、25.5个月和24.7个月，迄今为止，这些结果在mRCC的二线治疗药物中是最高的。在纳武单抗与依维莫司对照的Ⅲ期临床试验中，纳武单抗使得经历了一线或二线VEGF受体靶向治疗mRCC患者的OS进一步延长（25.0 *vs*. 19.6个月）（Motzer et al., 2015）。目前纳武单抗已被推荐作为mRCC的二线或三线治疗方案。

由于肿瘤免疫反应复杂多变，联合免疫治疗策略存在合理性。PD-1/PD-L1抑制剂与其他免疫检查点抑制剂或血管生成抑制剂的联合治疗策略的研究也正在进行中。

PD-1/PD-L1阻断联合其他免疫检查点抑制剂是目前一种研究方向。临床前期数据表明PD-1和CTLA-4受体阻断剂联合可增加效应性T细胞、减少调节性T细胞的浸润，增加IFN-γ生成，从而增加抗肿瘤活性（Curran et al., 2010）。近期一项Ⅲ期临床试验，旨在比较纳武单抗联合伊匹单抗（ipilimumab）对比舒尼替尼作为一线方案治疗mRCC的效果，结果显示对于中、高危晚期肾癌患者，纳武单抗联合伊匹单抗能够明显延长患者OS和提高客观缓解率（Powles et al., 2017）。为此欧洲泌尿外科协会更新指南，推荐将纳武单抗联合伊匹单抗作为中、高危mRCC的一线治疗方案。

PD-1/PD-L1阻断联合抗VEGF药物是另外一个研究方向。在一项Ⅲ期临床试验中，915例之前未曾行系统治疗的进展性或转移性肾癌患者被随机分配至阿特朱单抗（atezolizumab）联合贝伐单抗（bevacizumab）治疗组和舒尼替尼治疗组，初步结果显示无论是对于PD-L1阳性的患者还是全体患者，阿特朱单抗联合贝伐单抗相比于舒尼替尼，前者均能明显延长患者PFS（PD-L1阳性，11.2 *vs*. 7.7个月；全体患者，11.2 *vs*. 8.4个月）。另外还有一些Ⅲ期临床试验正在进行，包括Avelumab联合阿西替尼对比舒尼替尼，派姆单抗（pembrolizumab）联合阿西替尼对比舒尼替尼，纳武单抗联合卡博替尼对比舒尼替尼等，试验结果值得关注。

（3）化疗：由于肾癌具有多药耐药性，化疗的总体效果很差。对于透明细胞肾细胞癌，不建议采用化疗作为治疗方案。目前化疗主要应用于肾集合管癌以及存在肉瘤样分化或进展快速的肾癌。与其他类型肾癌不同，肾集合管癌对细胞毒性化疗药物存在反应性，在一项Ⅱ

期临床研究中，共纳入了23例肾集合管癌患者，所有患者均接受了吉西他滨联合顺铂的治疗方案，结果显示缓解率达到26%，患者中位OS为10.5个月（Oudard et al., 2007）。有研究认为吉西他滨联合阿霉素可作为存在肉瘤样分化或快速进展肾癌的治疗方案（Roubaud et al., 2011; Haas et al., 2012）。

（4）非透明细胞肾细胞癌系统治疗：目前尚没有Ⅲ期临床研究来评价非透明细胞肾细胞癌采用靶向治疗药物的治疗效果，例如舒尼替尼、索拉菲尼以及替西罗莫司等。但有一项集合了多项Ⅱ临床研究和回顾性研究的meta分析显示靶向药物对于非透明细胞肾细胞癌的治疗效果，要远差于透明细胞肾细胞癌（Vera-Badillo et al., 2015）。有Ⅱ期临床研究及meta分析提示舒尼替尼和索拉菲尼可作为非透明细胞肾细胞癌的系统治疗方式，并且更推荐舒尼替尼（Motzer et al., 2014; Fernández-Pello et al., 2017）。另有研究显示，MET致癌基因抑制剂对于乳头状肾细胞癌具有治疗作用（Choueiri et al., 2013）。另外上文提到，对于肾集合管癌以及肉瘤样分化肾癌，化疗具有治疗作用。在免疫治疗方面，普遍认为以细胞因子为基础的免疫治疗对非透明细胞肾细胞癌无治疗效果（Motzer et al., 2002; Upton et al., 2005）。对于免疫检查点抑制剂，只有个案报道提示纳武单抗对于伴有肉瘤样分化特点的乳头状肾细胞癌具有治疗作用，但结论尚需进一步研究确认（Geynisman et al., 2015）。

（5）转移性肾癌系统治疗方案选择：很多有关转移性肾癌系统治疗的研究都会对患者的预后进行评估，并据此将患者分成低危、中危以及高危三组，不同组别的患者选择何种治疗方式存在差异。因此，在选择系统治疗方案前，常需要对患者的预后进行评估，常用的预后评估模型为纪念斯隆凯特琳癌症中心（MSKCC）风险模型（表13-1-8）和转移性肾癌数据库联盟（IMDC）风险模型（表13-1-9）。MSKCC

表 13-1-8 纪念斯隆 - 凯特琳癌症中心（MSKCC）风险模型评估表

危险因素	临界值
诊断距离治疗时间	<12个月
Karnofsky 活动状态评分	<80%
乳酸盐脱氢酶（LDH）	>1.5倍上限
血色素	<参考值下限
校正后血清钙	>10.0 mg/dl（2.4 mmol/L）

注：低危，没有危险因素；中危，1或2个危险因素；高危，3个以上危险因素

表 13-1-9 转移性肾癌数据库联盟（IMDC）风险模型评分表

危险因素	临界值
Karnofsky 活动状态评分	<80%
诊断距离治疗时间	<12个月
血色素	<参考值下限
校正后血清钙	>10.0 mg/dl（2.4 mmol/L）
中性粒细胞绝对数	>正常值上限
血小板	>正常值上限

注：低危，没有危险因素；中危，1或2个危险因素；高危：3～6个危险因素

风险模型建立于细胞因子治疗时代，而 IMDC 风险模型是在靶向治疗时代建立的（Harshman et al., 2012）。目前这两种模型应用均较广泛。综合上述各种治疗方案，治疗方案选择总结见表 13-1-10。

（6）靶向治疗以及免疫介导的不良反应

1）靶向药物不良反应及处理原则：靶向药物主要不良反应包括高血压、血液学毒性、手足皮肤反应、消化道反应、甲状腺功能改变、水肿、乏力等。

①手足皮肤反应：最常见的不良反应，发生率为 20%～50%，多见于 TKI 药物，如索拉非尼、舒尼替尼、阿西替尼等。症状可表现为皮肤触痛、感觉异常、红斑、水泡、过度角化等。1～2 级手足皮肤反应可继续治疗，主要采用支持对症治疗，可应用尿素软膏对症处理，一般不需要将靶向药物减量。3 级反应则需要减量或停药，待症状好转将靶向药物减量后再继续治疗。

②高血压及其他心血管不良反应：主要包括高血压、左室射血分数下降，心肌缺血或心肌梗死，QT 间期延长。高血压发生率最高，其他发生率相对较低。发生高血压后，一般常规降血压药物能够控制，难以控制的高血压则需通过靶向药物减量或停药进行控制。应用靶向药物期间需常规检测血压。如果患者既往存在心血管病史，在应用靶向治疗前应充分进行评估。

③骨髓抑制：产生此类不良反应的较为常见药物是舒尼替尼，易于发生血小板降低。接受舒尼替尼治疗期间需检测血常规，一旦出现 3 级血小板减少，应暂停舒尼替尼治疗，待骨髓功能恢复后再考虑继续治疗。出现 4 级血小板减少则需终止治疗。

④间质性肺炎：应用依维莫司可发生此种不良反应，发生率为 14%，可表现为无症状或非特异性呼吸道症状，如咳嗽或呼吸困难，通常程度较轻，严重时可危及生命。一旦出现间质性肺炎，应立即停止依维莫司治疗，并给予糖皮质激素治疗，待好转后可将依维莫司从最低剂量开始复用，如再次此种不良反应，应停用依维莫司。对合并严重慢性阻塞性肺病或严重肺纤维化的患者避免应用依维莫司治疗。

⑤腹泻：如果出现腹泻情况，应嘱患者避免进食含有乳糖和咖啡因等成分的食物。1～2 级腹泻可通过口服补液，应用蒙脱石散、洛哌丁胺等止泻药物控制。3 级腹泻需尽早予止血药物干预，并考虑暂停靶向治疗直至不良反应降至 1 级或症状消失。如需住院输液治疗，再恢复靶向治疗时需考虑减少剂量。出现 4 级反应需终止治疗。

⑥外周水肿：培唑帕尼和舒尼替尼可引起外周水肿表现。多数情况不影响日常生活，可予以观察，必要时予利尿剂脱水治疗，一般不需要药物减量。

⑦肝毒性：出现肝毒性的靶向药物主要有帕唑帕尼和舒尼替尼。在应用靶向治疗前应评估患者的肝功能，治疗期间应定期检测肝功能。如出现 1～2 级肝功能损害，可应用口服或静脉保肝药治疗。出现 3 级肝功能损害时，应考虑暂停应用靶向治疗，同时予保肝治疗。待肝功能恢复至 1 级损害或正常后，再恢复靶向治疗，并考虑药物减量。出现 4 级毒性反应则应终止治疗。

2）免疫介导的不良反应：以纳武单抗为代表的免疫检查点抑制剂应用尚不如靶向治疗广泛，应用此类治疗，可引起多个器官，如皮肤、甲状腺、肺、心肌、肝、肠道、肾等产生自身免疫性反应。早期发现并干预是处理此类不良反应的关键。此类不良反应多数情况下可通过对症治疗和使用糖皮质激素而得到较好控制。轻中度不良反应在恢复后可继续应用同前 PD-1

表 13-1-10 mRCC 系统治疗推荐汇总表

RCC 类型	MSKCC 危险分层	一线治疗	证据等级	抗 VEGF 治疗后的二线治疗	证据等级	三线治疗	证据等级	之后治疗	证据等级
						抗 VEGF 治疗后：		任何靶向治疗药物	4
						纳武单抗	2b		
				基于 OS：		卡博替尼	2b		
透明细胞癌	低、中、高危	舒尼替尼	1b	纳武单抗	2b	依维莫司	2b		
		帕唑帕尼	1b	卡博替尼	2b	抗 VEGF 和 mTOR 治疗后：			
		贝伐单抗 +INF-α（低、中危）	1b	基于 PFS：		索拉非尼	1b		
		伊匹单抗 + 纳武单抗（中、高危）	1b	阿西替尼	2b	抗 VEGF 和纳武单抗治疗后：			
				索拉非尼	2b	卡博替尼	4		
				依维莫司	2b	阿西替尼	4		
						依维莫司	4		
透明细胞癌	高危	替西罗莫司	1b	任何靶向药物					
		舒尼替尼	2b		4				
		帕唑帕尼	2b						
非透明细胞癌	任何分层	舒尼替尼	1b	任何靶向药物	4				

单抗药物治疗。

八、预后

肾癌的预后存在巨大差异，TNM 分期、病理类型、细胞分级是影响预后的主要因素。此外，肿瘤大小、坏死、血管侵犯、体能状况评分、有无症状等因素也对预后产生影响。目前认为，相对于 TMN 分期、Fuhrman 分级等单个因素预测预后，结合多个预测因子建立的多因素预后模型能更好预测患者预后。2001 年，美国加利福尼亚大学洛杉矶分校（university of California Los Angeles，UCLA）的 Zisman 等（2001）对 661 例接受过根治性肾切除术患者的临床资料进行回顾性分析总结，依据于 1997 年肾癌病理分期、病理分级和 ECOG 生活质量评分 3 项指标，将肾癌术后复发或转移的风险分成Ⅰ、Ⅱ、Ⅲ、Ⅳ、Ⅴ组，建立了 UISS（UCLA Integrated Staging System）肾癌预后多因素评分系统（表 13-1-11）。

近年来，转移性肾癌治疗进展明显，上述预后评级体系对于转移性肾癌预后的判断已不再准确。目前对于转移肾癌的预后的评估，主要依据 MSKCC 评分或 IMDC 评分（表 13-1-8，表 13-1-9），依据评分将肾癌分为低危、中危及高危三组。低危组的中位存期为 43.2 个月，2 年生存率为 75%，中危组中位生存期为 22.5 个月，2 年生存率为 53%，而高危组的中位生存期为 7.8 个月，2 年生存率为 7%（Heng et al., 2009）。

表 13-1-11　美国加利福尼亚大学洛杉矶分校肾癌整合分期系统（UISS）预后评估表

UISS 分期	TNM 分期（1997 年）	Fuhrman 分级	ECOG 状态评分	2 年生存率（%）	5 年生存率（%）
Ⅰ	Ⅰ	1, 2	0	96	94
Ⅱ	Ⅰ	1, 2	≥1	89	67
	Ⅰ	3, 4	任何		
	Ⅱ	任何	任何		
	Ⅲ	任何	0		
	Ⅲ	1	≥1		
Ⅲ	Ⅲ	2～4	≥1	66	39
	Ⅳ	1, 2	0		
Ⅳ	Ⅳ	3, 4	0	42	23
		1～3	≥1		
Ⅴ	Ⅳ	4	≥1	9	0

（周利群　龚　侃）

第二节 肾上皮来源良性肿瘤

肾肿物可以为恶性、良性以及炎症性病变；可以来自于肾实质、间质以及混合性起源；可以为原发性，也可为转移性。随着影像检查技术的普及，超过 50% 的肾肿瘤为体检或偶然行影像检查而发现。在实体性肿瘤中，15%～20% 为良性病变，而在<4 cm 的肿瘤中，良性病变的比例更高（Campbell et al., 2009; Bauman et al., 2016）。最常见的良性病变包括嗜酸细胞瘤、血管平滑肌脂肪瘤及复杂性囊肿（Bauman et al., 2016）。而肾上皮来源的良性肿瘤包括：嗜酸细胞瘤、乳头状腺瘤、后肾腺瘤。上皮与间质混合性肿瘤包括：后肾腺纤维瘤与混合性上皮与间质肿瘤（mixed epithelial and stromal tumor, MEST）家族。

一、乳头状腺瘤

乳头状腺瘤是一种没有假包膜的肾良性肿瘤，其具有乳头样或小管样结构，并且根据 WHO/ISUP 病理分级属于低级别。在 2016 年的 WHO 泌尿男生殖系统肿瘤病理分类中将其直径界定为≤15 mm（Eble et al., 2016）。但是基于穿刺活检来诊断该疾病必须谨慎，因为小的包膜结构或病理分级异质性并不能完全被穿刺活检发现。

（一）流行病学

根据尸检肾薄层切片病理结果，在 21～40 岁人群肾腺瘤检出率为 10%，而 70～90 岁人群检出率高达 40%（Snyder et al., 2006; Eble et al., 2016）。在一项样本量为 402 例的非选择性尸检中，76 例（19%）的患者存在乳头状腺瘤；共检出腺瘤 232 个，肿瘤大小为 0.5～5 mm，每例患者 1～35 个，每例中位肿瘤数为 2 个（Calio et al., 2016）。在肾血管疾病患者和长期吸烟的人群中该病更为常见，在长期透析伴有获得性囊性肾疾病的患者中，发生率更是高达 33%（Denton et al., 2002; Ferda et al., 2007）。根据较新的研究，通过免疫组织化学染色对肾腺瘤的特征进一步分析后认为，腺瘤与乳头状肾细胞癌的发生存在相关性，相当于癌前病变（Wang et al., 2007）。该研究在 8 年中对 542 例肾切除标本分析发现，7% 的患者存在肾腺瘤，而腺瘤患者中，47% 的患者存在乳头状细胞癌。在同时存在腺瘤和乳头状肾癌的患者中，82% 存在相似的免疫组化特征，AMACR 染色阳性。

（二）病理学

乳头状腺瘤起源于肾皮质，通常位于肾被膜下，较大的肿瘤呈倒楔形，尖端指向肾窦。少数情况下，肾表面可同时有大量腺瘤分布，称为肾腺瘤病。

乳头状腺瘤存在乳头状、小管状或小管乳头状结构，腺瘤细胞苍白，细胞质稀少（图 13-2-1）。细胞核呈圆形或卵圆形，染色质不同程度浓集。细胞核多形性不明显，核仁不显著，核分裂象少见或没有。可以有泡沫状巨噬细胞和砂粒体。小的腺瘤无包膜包裹，并与周围邻近正常小管上皮混合存在。

乳头状腺瘤经常存在 7 和 17 号染色体三倍体形成以及 Y 染色体缺失（Presti et al., 1998; Brunelli et al., 2003）。

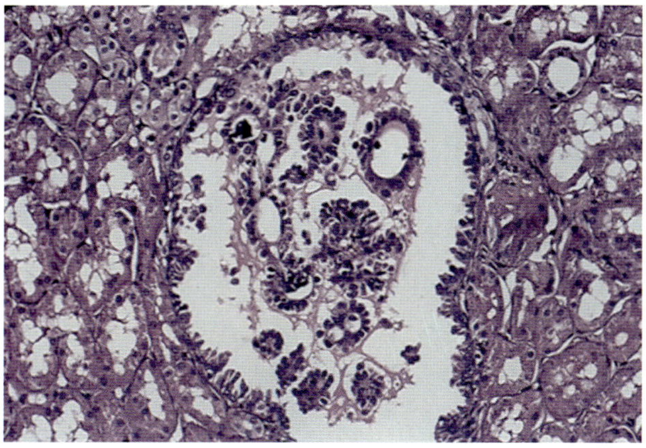

图 13-2-1　肾乳头状腺瘤

（三）临床表现及治疗

绝大部分乳头状腺瘤无任何临床症状，而且因为体积很小很难被影像学检查发现，因此也无需进一步治疗。目前对乳头状腺瘤的诊断仍然存在争议；许多学者认为由于所有肾上皮源性实体肿瘤具有恶性潜能，所以一旦发现都应该进行治疗（Renshaw, 2002）。

（四）预后

相对于正常肾，乳头状腺瘤更常见于乳头状肾细胞癌的患者。影像学检查中偶然发现的腺瘤必须密切随访，进而明确肿瘤是否显著增长。根据当前观点，移植肾存在≤5 mm 的腺瘤并非移植禁忌。

二、嗜酸细胞瘤

嗜酸细胞瘤是肾上皮来源的良性肿瘤，由 Zippel 等在 1942 年进行首次描述（Zippel, 1942）。1976 年，Klein 和 Valensi 发表了嗜酸细胞瘤的系列病例研究，并将其定义为一个独立于肾细胞癌的新的病理类型（Klein et al., 1976）。过去曾被认为是恶性肿瘤而被命名为嗜酸细胞癌，2004 版 WHO 肾细胞癌组织学分类将其移除。

（一）流行病学

嗜酸细胞瘤占实体肾肿瘤的 3%～5%；在≤4 cm 的肿瘤中，其所占比例上升至 18%（Lieber et al., 1981; Perez-Ordonez et al., 1997; Maranchie et al., 2002）。男性多发，男女发病比为 2∶1～3∶1，高峰发年龄为 70 岁左右，常见发病年龄为 24～91 岁（Amin et al., 1997）。95% 的嗜酸细胞瘤为单侧发病，5% 为双侧发病（包括同时发病或先后发病），6%～12% 为多灶性肿瘤（Perez-Ordonez et al., 1997; Dechet et al., 1999）。

（二）病理学

嗜酸细胞瘤起源于肾远端小管上皮，最有可能起源于集合管的闰细胞，与肾嫌色细胞癌起源部位相同（Zerban et al., 1987; Nogueira et al., 1988）。因此，无论是大体标本还是镜下表现，嗜酸细胞瘤与嫌色细胞癌都非常相似，需要进行鉴别。

1. 大体标本

嗜酸细胞瘤位于肾皮质，呈淡棕色、褐色或黄色，质地较均一，有假包膜包裹（图 13-2-2）。较大肿瘤可突入髓质、肾周脂肪、肾窦及静脉系统。该肿瘤生物学行为良性，即使肿瘤体积较大，侵犯肾实质及肾窦的情况也十分罕见，但确实见于文献报道（Davis et al., 1991; Amin et al., 1997; Perez-Ordonez et al., 1997）。肿瘤中央星芒状（过去称为“轮辐状”）瘢痕比较常见，根据文献报道其发生率为 33%～54%（Perez-Ordonez et al., 1997），但其只具有嗜酸细胞瘤诊断的提示意义，而并非嗜酸细胞瘤的特异性表现，在一些生长缓慢的肾恶性肿瘤中也可以有中央瘢痕。20%～30% 的患者存在肿瘤内出血（Amin et al., 1997）。

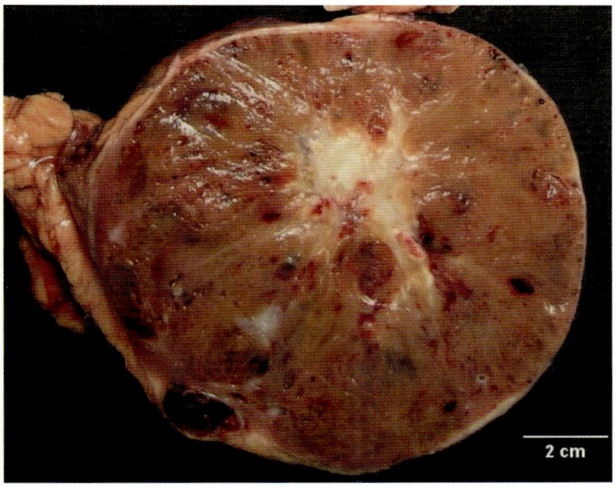

图 13-2-2 嗜酸细胞瘤大体标本，中央瘢痕清晰可见

2. 组织病理学

嗜酸细胞瘤形态学表现多变，其特征性结构包括实性 - 巢样结构以及寡细胞疏松结缔组织内分布的微小嗜酸细胞岛。虽然嗜酸细胞瘤不含有乳头状结构，但少见病例在小管或囊性区域有微小局灶性乳头状突起。基质稀少或丰富的情况都存在。嗜酸细胞瘤由大的、圆形嗜酸性细胞构成，胞质含有丰富的颗粒样结构，细胞核呈圆形、规则，可见细小核仁，核分裂象罕见。双核细胞通常可见，瘢痕和细胞岛边缘可见乏胞质的小细胞群围绕（图 13-2-3）。电镜下，嗜酸细胞瘤胞浆内充满线粒体，而嫌色细胞癌还含有许多其他细胞器。嫌色细胞癌胞质内充满小的囊泡而非线粒体，苏木精 / 伊红（HE）染色浅淡。

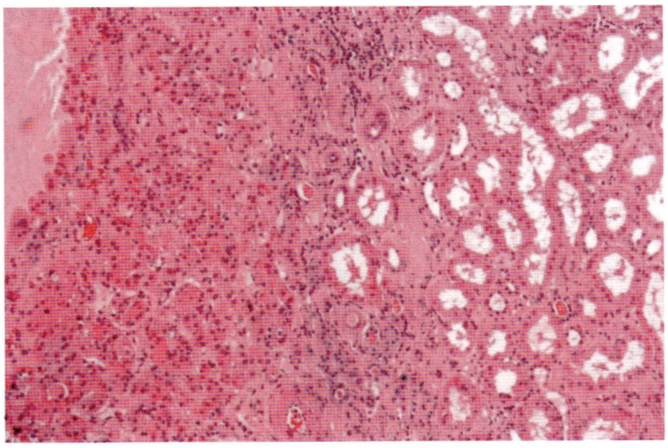

图 13-2-3 嗜酸细胞瘤（HE 染色，20 倍）

嗜酸细胞瘤的免疫组织化学染色特征有一定变数，其典型表现为 KIT、E-cadherin、S100A 和低分子角蛋白阳性。CK7 染色阴性。Vimentin 通常为阴性，但在中央瘢痕、基质周围的嗜酸细胞中可出现局灶性强阳性表达。肾细胞癌抗原、上皮细胞黏附分子、CD10、小清蛋白和消旋酶偶尔阳性表达。因为嗜酸细胞瘤和嫌色细胞癌在形态学特征上存在重叠，所以一般不建议根据针吸活检来确诊。

3. 细胞遗传学

嗜酸细胞瘤遗传特征多变，镶嵌现象非常普遍。常见的分子遗传学异常包括 1 号染色体整体或部分缺失联合 Y 染色体缺失、11q13 重排 [最常见为 t（5; 11）（q35; q13）易位] 及 14 号染色体缺失。然而，具有正常染色体组型的病例也非常常见。除 BHD 综合征外，嗜酸细胞瘤属于散发性，无明确易感基因。而 BHD 综合征为 folliculin（FLCN）基因突变导致的常染色体显性遗传性疾病。

（三）影像学表现

术前如果能够通过影像学检查来鉴别嗜酸细胞瘤与肾癌则具有重要意义，因为这可能改变手术方式，使肾部分切除术成为最佳选择。嗜酸细胞瘤在放射影像上具有一些特征性的表现，但这些表现属于非特异性，不能完全排除肾癌。27% ~ 54% 的肿瘤具有中央低密度的星芒状斑痕（图 13-2-4），但这种中央瘢痕有时易与肾癌的中央坏死混淆，即使 MRI 也难以区分，因为二者均表现为 T1 低信号和 T2 高信号（Wagner, 1997; Pretorius et al., 1999）。有研究指出，在增强 MRI 上，中央瘢痕表现为延迟强化，而中央坏死则不具有该特征（Pedrosa

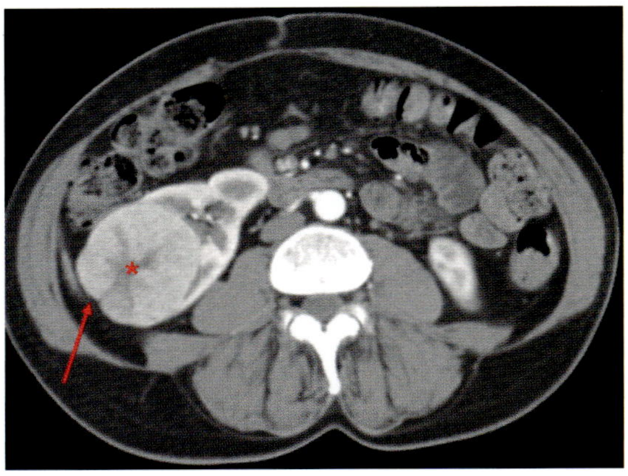

图 13-2-4　增强 CT 动脉期，可见右肾实性占位（红箭头），中央存在星芒状瘢痕（*），术后病理证实为嗜酸细胞瘤

et al., 2008）。40%～45% 的嗜酸细胞瘤能够观察到假包膜，而肾癌中这一比例为 60%（Pretorius et al., 1999）。正是具有这些共性，所以无论 CT 或 MRI 术前均无法准确区分嗜酸细胞瘤和肾细胞癌。

当前，也有将 ^{99m}锝 - 甲氧基异丁基异腈（^{99m}Tc-MIBI）SPECT/CT 用于嗜酸细胞瘤与肾癌鉴别诊断的报道（Groin et al., 2016）。该研究将 50 例 cT_1 期肾实体肿瘤患者纳入研究，所有患者在术前接受 ^{99m}Tc-MIBI SPECT/CT 检查，在双盲条件下由 2 位核医学专家和 2 位泌尿病理专家分别进行判读，并对结果一致性进行比较。最终，^{99m}Tc-MIBI SPECT/CT 对嗜酸细胞瘤及混合型肿瘤（嗜酸细胞瘤与嫌色细胞癌）的诊断敏感性为 87.5%，特异性为 95.2%，提示术前 ^{99m}Tc-MIBI SPECT/CT 有助于肾实体肿瘤的鉴别诊断。但由于样本量较小，数据不充分，有待于进一步研究证实。

（四）临床表现及治疗

绝大部分嗜酸细胞瘤没有任何临床症状，而是通过偶然的影像学检查而发现。个别患者表现为血尿、腰痛、排尿困难、体重下降及腹部肿物。

以往因为取材不足以完成诊断以及假阳性率过高，加之嗜酸细胞瘤与嫌色细胞癌在鉴别上的困境，所以不推荐进行针吸活检或粗针穿刺。然而，由于经皮穿刺诊断准确性的不断改善，尤其是粗针穿刺结合免疫组织化学染色极大地改善了诊断的确定性，目前认为对于术前高度怀疑或诊断不清的患者可以考虑粗针穿刺活检。

针对嗜酸细胞瘤的治疗，根据不同的临床情况可选择观察、能量消融、腹腔镜 / 开放肾部分切除术或根治性肾切除术等方法，但手术仍然是首选。术前确诊嗜酸细胞瘤仍存在困难，而且嗜酸细胞瘤可与肾癌同时存在。另外，嗜酸细胞瘤的自然发生发展过程仍然不清楚，由于临床结局的不确定性，首先不推荐观察等待。如果高度怀疑嗜酸细胞瘤且患者具有外科治疗指征，则首选保留肾单位的手术。因为该肿瘤生物学行为良性，复发几率极低。术中冰冻因为缺乏免疫组化的辅助，无法确切鉴别嗜酸细胞瘤和肾癌，所以不能根据其来制订手术策略，也不推荐进行术中冰冻活检。

（五）混合性肿瘤的问题（嗜酸细胞瘤 – 肾细胞癌）

除了嗜酸细胞瘤与肾嫌色细胞癌在鉴别上存在一定困难，嗜酸细胞瘤与肾细胞癌还可以合并存在。根据文献报道，混合性肿瘤所占比例为 2% 到 32% 不等（Kavoussi et al., 1985; Davis et al., 1991; Licht et al., 1993）。病理类型包括：透明细胞癌、乳头状癌、嫌色细胞癌。在样本量较大的一项研究中，作者对 2004 年至 2008 年所有的单侧肾切除标本进行了回顾分析：在 91 例标本中发现 16 例混合性肿瘤（17.6%），14 例肿瘤为低级别，2 例为高级别，所有患者预后良好（Waldert et al., 2009）。嗜酸细胞瘤和肾细胞癌还可以共存于同一个肿瘤，即真正意义的混合性肿瘤，主要见于个案报道。一项队列研究由 Delongchamps 等报道（Delongchamaps et al., 2009），包含 7 例混合瘤患者，平均年龄为 56 岁，患者没有 BHD 综合征的其他表现，所以被认为属于散发性肿瘤。

此外，嗜酸细胞瘤与肾癌共存是 BHD 综合征的一个特点。BHD 综合征属于常染色体显性遗传性疾病。除了肾脏病变，其他症状还包括：各种类型的皮损、自发性气胸、肺囊肿、结肠肿瘤、脂肪瘤、甲状旁腺腺瘤和腮腺嗜酸细胞瘤。BHD 综合征患者的肾肿瘤往往具有多灶性、双侧发病的特点，肿瘤类型包括：嗜酸细胞瘤、嫌色细胞癌、乳头状肾细胞癌、透明细胞癌。最常见的病理类型（50%）为嗜酸细胞瘤和嫌色细胞癌形成的混合瘤。在同一个家系中甚至同一个患者身上可以多种肿瘤并存，这也是 BHD 综合征区别于其他类型家族遗传性肾癌的一个特征。

（六）预后

嗜酸细胞瘤生物学行为良性，除极少数个案报道，大部分无转移及侵犯能力，因此预后良好。

三、后肾肿瘤

后肾肿瘤包括上皮源性的后肾腺瘤、间质与上皮混合性的后肾腺纤维瘤以及间质源性的后肾间质瘤，在此分别论述。

（一）后肾腺瘤

1995 年，Davis 报道了 50 例新的具有独特组织学特征且临床病程良性的肾肿瘤（Davis et al., 1995）。该队列患者肿瘤平均直径 5.5 cm，最大者直径达到 15 cm，约半数患者存在腰痛、血尿和腹部肿物。此外，还有 6 例具有相似病理特征的病例被报道，这些患者具有红细胞增多症和高钙血症（Kuroda et al., 2003）。随后，学者将其命名为后肾腺瘤，最终在海德堡会议上达成专家共识，确认其病理特征及类型，并归入原发性肾良性肿瘤。后肾腺瘤是由小的、均一的、胚胎细胞样上皮细胞构成的具有丰富细胞的肿瘤。

1．流行病学

当前已经超过 100 例后肾腺瘤的文献报道，从儿童至老年均可发病。患者发病的中位年龄为 50 岁左右，最常见于 50～60 岁。女性患者更为常见，男女发病比为 1∶2。后肾腺瘤是儿童最常见的良性肾上皮肿瘤。

2．病理学

最初后肾腺瘤被认为起源于持续存在的胚芽，亦有观点认为其由成熟的肾母细胞瘤构成。后肾腺瘤的免疫表型也支持了这种理论，其与肾母细胞瘤及肾源性残余的分化平行。

后肾腺瘤体积大小不等，大部分直径为 3～6 cm，直径超过 15 cm 的肿瘤也见于文献报道。肿瘤通常直接突入正常肾组织，对正常组织形成推挤但界限清晰，假包膜非常罕见。多中心性肿瘤罕见，所有文献报道的肿瘤都是单侧发病。肿瘤剖面实性，色泽淡黄至灰色，质地柔软或坚实（图 13-2-5）。肿瘤可有出血和

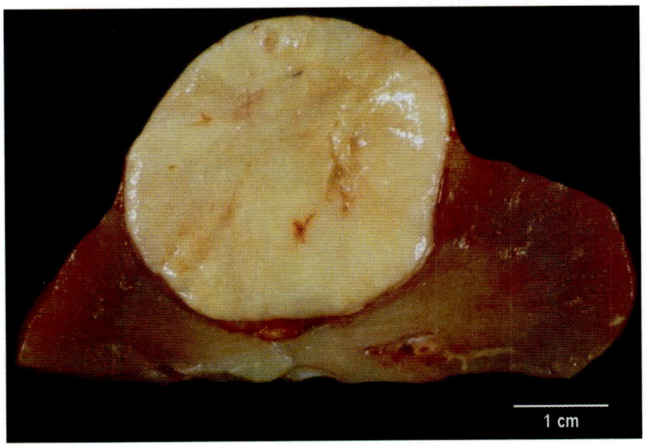

图 13-2-5　后肾腺瘤大体标本

局灶性坏死，这一特征在大肿瘤中更为常见。10% 的病例可伴有囊性变，钙化通常肉眼可见且比较广泛。

典型的后肾腺瘤富含细胞，由紧密压缩分布的均一的、小圆形腺泡构成（图 13-2-6）。由于腺泡及管腔非常细小，在低倍视野下容易误认为实性的细胞带。长的分支及成角的小管样结构比较常见。间质稀薄至疏松，可伴有水肿。约一半的后肾腺瘤存在乳头状结构，大部分病例无血管结构，沙砾体比较常见，而且可以很多。在透明区域可存在营养不良性钙化，肿瘤通常没有假包膜。细胞核圆形或卵圆形，小而均一，仅略大于淋巴细胞，核仁不明显或缺乏，染色质纤细，有丝分裂象罕见。胞质缺乏，色泽呈苍白至淡粉色。后肾腺瘤细胞核在 WT1 染色是呈弥漫性阳性，CD57 染色也常为阳性。Desmin、AMACR、上皮膜抗原染色为阴性。CK7 染色阴性或局灶性阳性反应。角蛋白、AE1/AE3、CAM5.2、CK18 及 vimentin 也可呈阳性反应。AMACR 在乳头状肾细胞癌呈高表达，在后肾腺瘤中阴性表达或弱表达；S100 在后肾腺瘤高表达，在肾母细胞瘤呈弱表达，而在乳头状肾细胞癌中阴性表达。以上免疫组化特点有助于后肾腺瘤、乳头状肾细胞癌及肾母细胞瘤之间的鉴别诊断。

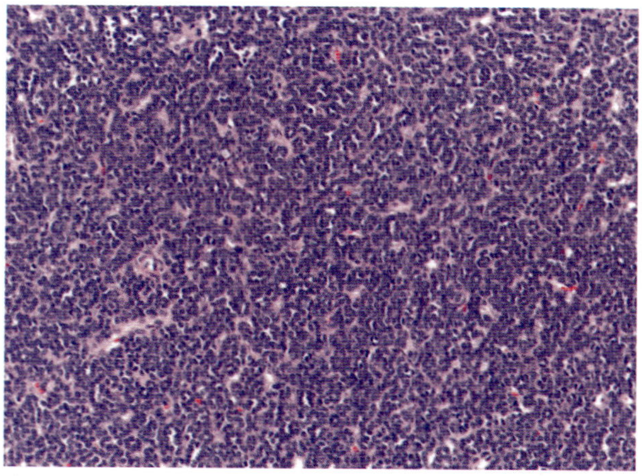

图 13-2-6　后肾腺瘤镜下所见。肿瘤富含细胞，由紧密压缩分布的均一、小圆形腺泡构成

在大多数研究中，后肾腺瘤具有正常的基因型，或无稳定存在的基因表达异常。而在肾母细胞瘤和乳头状肾细胞癌中，7 号和 17 号染色体获得或 Y 染色体缺失属于典型表现。后肾腺瘤中约 90% 的患者存在 BRAF 的 V600E 突变。

3．影像学表现

后肾腺瘤在 CT 平扫上往往表现为等密度或低密度圆形或椭圆形实性占位，肿瘤密度可非均一性，可存在囊性变、坏死及钙化，平扫 CT 值为 27 ~ 45 Hu（Li et al., 2015; Yan et al., 2016）。增强扫描无论皮质期、实质期还是分泌期的强化均弱于正常肾实质，从而易于区分肿瘤与正常组织界限；可表现为皮质期轻度强化，实质期和分泌期进行性增强，也有部分患者在分泌期强化程度减低；也有部分肿瘤在增强扫描时无强化（Li et al., 2015; Yan et al., 2016）（图 13-2-7）。因为后肾腺瘤与肾细胞癌部分亚型影像学特征高度重合，所以单纯通过术前影像学检查难以对二者进行有效鉴别。

4．临床表现及治疗

后肾腺瘤大部分为体检偶然发现，无任何临床症状。但其典型症状为血尿、腰痛、腹部肿块及发热，与晚期肾癌表现相似。约 10% 的患者存在红细胞增多症，可能与肿瘤分泌促红细胞生成素或其他细胞因子有关（Yoshioka et al., 2007; Bastide et al., 2009）。在肿瘤切除后，红细胞增多症多可缓解。

由于后肾腺瘤比较罕见，而且缺乏特异性的影像学或临床表现，所以需要病理检查来明确诊断。如果术前影像学检查怀疑后肾腺瘤，可以通过经皮穿刺活检结合免疫组化来明确诊断。对于这部分患者，首选保留肾单位的手术。

5．预后

后肾腺瘤属于良性疾病，预后良好。虽然

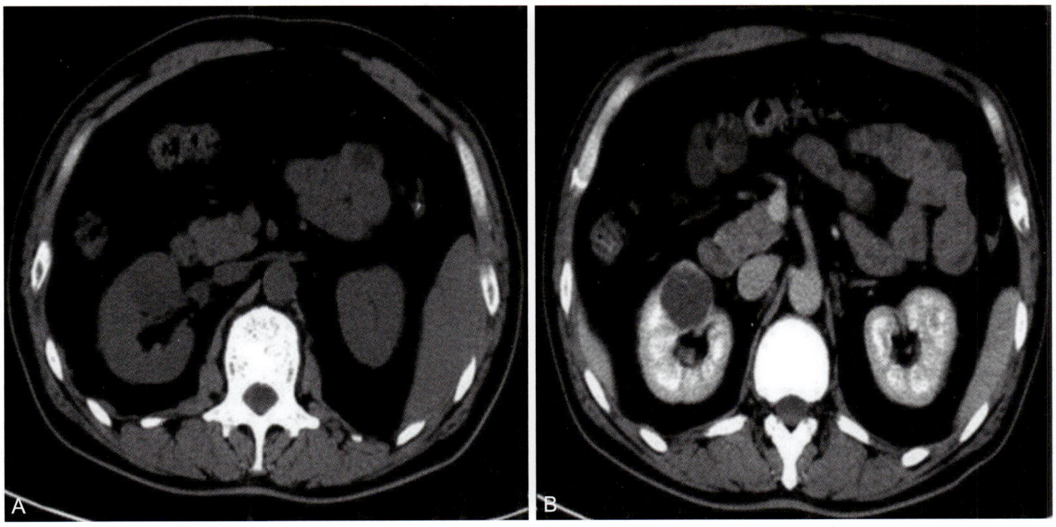

图 13-2-7 后肾腺瘤 CT 检查所见。A. 平扫 CT 提示右肾中部腹侧稍低密度病灶，肾轮廓改变不明显；B. 增强扫描病灶轻度强化

有后肾腺瘤淋巴结转移的个案报道，但至今无一例患者死于该病的报道（Drut et al., 2001）。非典型病理特征以及多中心性发病也见于儿童患者的病例报道（Kohashi et al., 2009）。

（二）后肾腺纤维瘤

后肾腺纤维瘤也称肾源性腺纤维瘤，是一种少见的良性肿瘤，由 Hennigar 和 Beckwith 在 1992 年首先报道（Hennigar et al., 1992）。其属于双源性肿瘤，在形态学上，其梭形细胞成分与后肾间质瘤一致，而上皮成分与后肾腺瘤相同。

其主要发生于儿童及青少年，发病年龄自 13 个月至 36 岁，中位发病年龄为 7 岁。大部分患者无任何临床症状而在检查时偶然发现，部分患者可以表现为肉眼血尿，提示肿瘤突破集合系统；部分患者可以合并红细胞增多症，在肿瘤切除后可以缓解（Hennigar et al., 1992; Arroyo et al., 2001）。如肿瘤生长巨大，则可触及腹部肿块。术前影像学检查难以确定诊断，无法与其他肾肿瘤进行有效鉴别，尤其是儿童期患者，容易误诊为肾母细胞瘤。

典型的后肾腺纤维瘤为单发囊实性肿物，剖面灰白、黄色或褐色，界限不清晰。梭形细胞与上皮细胞在肿瘤中所占比例变化不一，肿瘤与正常肾组织的界限并不规则，梭形细胞成分中可见正常的肾组织结构。后肾腺纤维瘤的间质成分表达有 CD34，而上皮成分的分子标志物与后肾腺瘤一致。上皮核分裂活动、肾母细胞瘤和肾细胞癌的多成分混合性后肾腺纤维瘤也见于报道，其中一例患者混合有未分化肾癌，最终因肿瘤转移在 2 个月后死亡。

后肾腺纤维瘤无法通过术前的影像学检查确诊，也无法将其与其他肾肿瘤充分鉴别。如果术前穿刺活检证实为后肾腺纤维瘤，首选保留肾单位的手术治疗。但如果肿瘤中有丝分裂活跃，或混有肾细胞癌或肾母细胞瘤成分，则应按相应恶性肿瘤的治疗原则进行处理。

（三）后肾间质瘤

后肾间质瘤是一种罕见的起源于肾间质细胞的高度分化的良性肿瘤，由与后肾腺纤维瘤中间质成分相同的梭形细胞构成。其主要发生于婴儿与幼儿，中位发病年龄为 13 个月，平均发病年龄为 24 个月，成人发病更为罕见（Argani et al., 2000）。

后肾间质瘤可表现为腹部肿块，伴或不伴有肉眼血尿，也可伴有肾外血管系统表现，如高血压和出血。

肿瘤位于肾髓质，典型表现为褐色、分叶状纤维性肿物，约一半的病例表现为囊性。后肾间质瘤是由梭形细胞和上皮样细胞构成的无包膜、呈浸润性生长的肿瘤，细胞核纤细且染色质浓集。后肾间质瘤的特征性表现为：肿瘤组织内可见捕获的正常肾小管及血管结构，肿瘤细胞以此为轴心在黏液样背景下形成透明的类似于洋葱皮样的同心圆结构。在该同心圆结构的外围可见细胞较密集、黏液较少的梭形细胞区域，CD34 表达阳性。在大多数病例中，被肿瘤组织俘获的小动脉发育不良，平滑肌细胞出现上皮状转化和黏液样改变。约 1/4 的后肾腺瘤病例中，可见到肿瘤所俘获的肾小球球旁细胞出现增生，这一变化与高血压的发生可能相关。一些肿瘤可以表现为异质性分化，形成软骨、神经胶质和脂肪组织。除 CD34 表达阳性外，vimentin 也呈阳性，而 SMA、desmin、细胞角蛋白和 S100 呈阴性表达。

已报道的后肾间质瘤生物学行为均为良性，未发现转移病例，所以单纯肿瘤切除足以获得良好的预后。

四、混合性上皮与间质肿瘤家族

混合性上皮与间质肿瘤（MEST）是一种罕见的成人肾良性肿瘤，肿瘤由不同比例的上皮成分与间质成分混合而成。MEST 曾被误认为囊性错构瘤而由 Pawade 等（1993）首先报道，而 MEST 的概念由 Michal 和 Syucek（1998）在 1998 年首先提出，并在 2004 年作为一种独立的肿瘤类型纳入 WHO 泌尿系统及男性生殖器官肿瘤病理学和遗传学分类。MEST 性质可几乎完全为囊性病变，也可为不同程度的实性肿瘤，肿瘤同时含有梭形细胞构成的间质以及上皮细胞形成的腺体及囊肿表面被覆上皮。成人囊性肾瘤是一种局限性、界限清晰的多房囊性肿瘤，各囊腔之间互不交通，被覆短柱状、钉状或扁平上皮；间隔由纤维间质构成，其内可见细胞密集区域，类似于卵巢间质细胞。由于组织病理特征高度重叠、免疫组化表达相似、流行特点相似，所以当前将成人囊性肾瘤纳入 MEST 范畴，而儿童囊性肾瘤仍作为一个独立的病理类型存在。

（一）流行病学

MEST 属于罕见肿瘤，在因肾肿瘤行手术治疗的患者中，文献报道的发生率为 0.6%～1.6%。在克利夫兰诊所（Cleveland Clinic）的队列研究发现，在 4532 例行肾切除的患者中，囊性肾瘤有 22 例（0.5%），MEST 有 10 例（0.2%）（Lane et al., 2008）。MEST 典型发病人群为围绝经期女性患者，部分患者有长期雌激素替代史。平均发病年龄为 52 岁，男女发病比为 1∶6～1∶8，主要发生于女性患者（Adsay et al., 2000; Michal, 2000）。男性患者中，部分因前列腺癌而接受内分泌治疗（Adsay et al., 2000; Michal, 2000）。正是因为其与内分泌状况的密切关系，所以推测其发病与激素水平及性激素受体状况有关，而且肿瘤中有雌激素、孕激素受体表达。

（二）病理学

MEST 常为单侧单发肿瘤，常有肾髓质、肾皮髓质受累，或肿瘤呈中心型位于肾盂。肿瘤通常没有包膜或假包膜，而被正常肾组织包绕（图 13-2-8）。肿瘤平均直径为 9 cm，实性与囊性部分的比例因肿瘤而异，但以囊性为

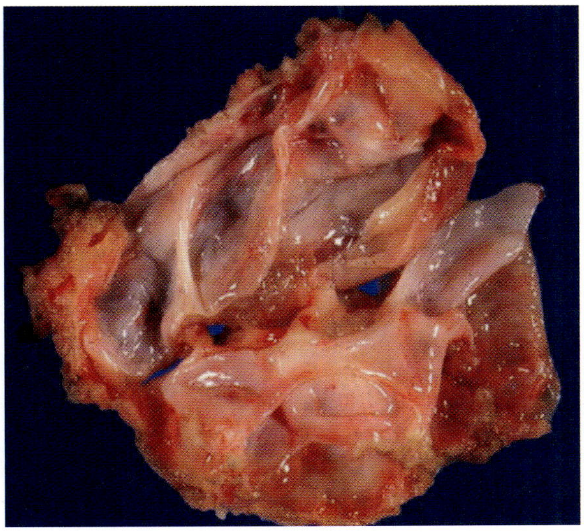

图 13-2-8 混合性上皮与间质肿瘤（MEST）；肿瘤呈多房囊性，被正常肾组织包绕，含有实性组织成分

主。实性部分的切面致密苍白，而囊性肾瘤实性部分所占比例很小，主要为囊性结构（图 13-2-9）。

在低倍视野下，大部分肿瘤由肾组织包绕，其内可见大小不一囊肿以及被间质分隔的腺体。上皮部分由中等大小的囊肿、腺体 / 腺管构成，少数情况下也可由小的或巨大囊肿、叶柄状结构的腺体构成，有时分布紧密而有时

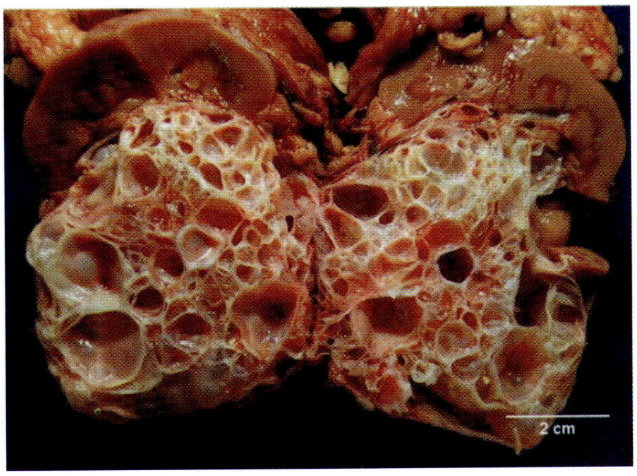

图 13-2-9 囊性肾瘤；肿瘤由大小不一的囊肿构成，实性成分少于 MEST，与正常肾组织界限清晰

疏松（图 13-2-10、图 13-2-11）。其由扁平至立方或钉状上皮覆盖，罕见情况下由柱状上皮覆盖，胞质为嗜酸性或嗜双色性，含有空泡。局部上皮可具有 Müller 类型上皮，包含子宫内膜样或小管样特征；罕见情况下，也可表现出幽门和 / 或肠道、尿路上皮特征。间质中梭形细胞丰富程度不一，间质浓集现象可以在上皮成分周围观察到，可伴有黏液样改变。平滑肌化生非常普遍，有时形成大的结节。卵巢样结构的间质很常见，并可以见到继发性黄体化。在

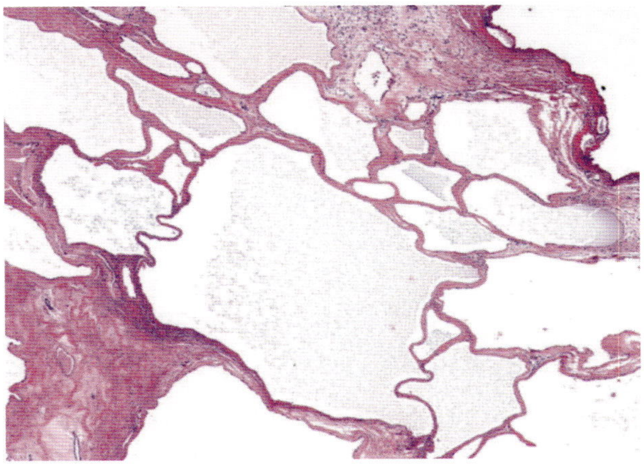

图 13-2-10 囊性肾瘤组织病理切片

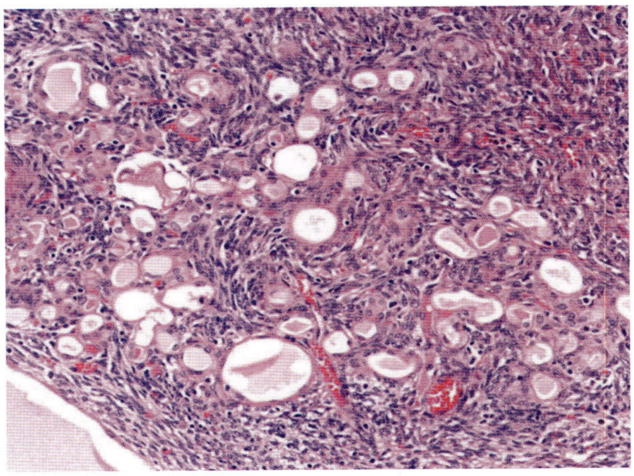

图 13-2-11 混合性上皮与间质肿瘤（MEST）；肿瘤由丰富的腺样 / 囊状结构构成，被覆扁平上皮，其间为卵巢样间质

两种成分中，异型细胞都比较少，核分裂象罕见，出血及坏死也比较罕见。罕见情况下，肿瘤可出现恶性转化，形态学上出现间质肉瘤、癌肉瘤、横纹肌肉瘤、软骨肉瘤或未分化肉瘤表现。典型肿瘤的间质部分，actin、desmin、CD10、雌激素受体及孕激素受体表达阳性。在卵巢样间质部分（特别是黄体化后），抑制素和钙网膜蛋白表达阳性。

（三）影像学检查

MEST 在影像学上表现为复杂性肾囊肿，典型表现为 Bosniak Ⅲ / Ⅳ级病变，与囊性肾癌难以鉴别（Michal, 2000; Sahni et al., 2009）。肿瘤被正常肾组织包绕，呈囊实性，实性成分在增强扫描时强化（图 13-2-12）。肿瘤无肾外侵犯，无区域淋巴结肿大。

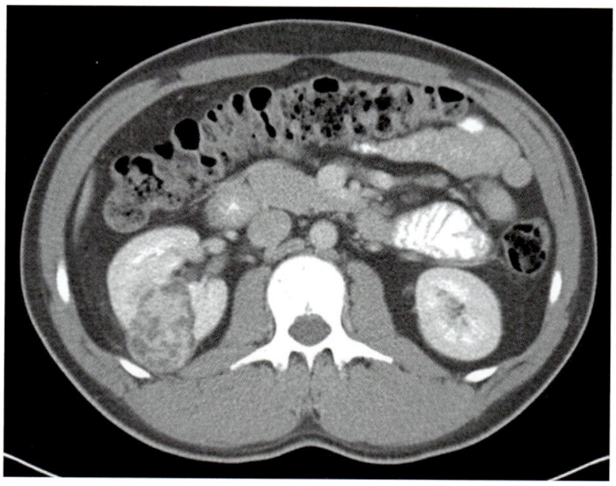

图 13-2-12　右肾中部囊实性肿物，增强扫描可见实性成分强化，术前诊断为 Bosniak Ⅳ级囊肿，术后病理证实为混合性上皮与间质肿瘤（MEST）

（四）临床表现及治疗

可能与肿瘤相关的症状包括血尿、腰痛、腹部肿物、贫血和泌尿系感染，部分患者无任何临床症状，而在体检时偶然发现（Lane et al., 2008）。

对于围绝经期女性，尤其是接受内分泌治疗的患者，影像学检查发现的肾囊实性肿物要考虑 MEST 可能。但是由于通过影像学无法将其与囊性肾癌可靠鉴别，所以应该接受手术治疗。对于适当患者应首选保留肾单位的手术。

（五）预后

MEST 属于肾良性肿瘤，迄今绝大部分病理都表现为良性病程，无复发及转移发生。但在个别报道中，肿瘤出现侵袭性表现，尤其是在具有恶性转化的病例，这部分患者预后不佳（Svec et al., 2001; Bisceglia et al., 2003; Nakagawa et al., 2004; Yap et al., 2004）。

（张崔建　何志嵩）

第三节　肾非上皮来源肿瘤

一、肾血管平滑肌脂肪瘤

（一）概述

1990 年，Grawitz 首次描述了肾血管平滑肌脂肪瘤（angiomyolipoma, AML）。肾血管平滑肌脂肪瘤占所有肾肿瘤中的比例小于 10%，在总体人群中，尸检提示其发病率为 0.3%，而在应用超声筛查的人群中，其发病率为 0.13%。血管平滑肌脂肪瘤是一种良性肿瘤，经典的血管平滑肌脂肪瘤包含 3 种成分：排列紊乱的厚壁血管、平滑肌以及成熟程度不同的脂肪组织。最初普遍认为血管平滑肌脂肪瘤是一种形式的错构瘤，但近期证据表明，血管平滑肌脂肪瘤的肿瘤起源是单克隆来源，而不是最初所认为的多克隆来源。目前认为血管平滑肌脂肪瘤起源于血管周围的上皮样细胞，因此它应该归属于血管周围上皮样细胞肿瘤。肾血管平滑肌脂肪瘤强烈表达雌激素受体 β、黄体酮受体以及雄激素受体，这类肿瘤主要多发于女性，该肿瘤在青春期前非常罕见，这几方面都强烈提示了血管平滑肌脂肪瘤可能和性激素相关。

根据之前的文献报道，AML 主要发生于女性，大约 20% 的患者伴有结节性硬化症（tuberous sclerosis complex, TSC）。TSC 是常染色体显性遗传，通常会有智力发育迟缓、皮质腺瘤、癫痫以及肾的相关表现。一项临床研究表明：①相比于单发 AML，多发 AML 患者通常更年轻、常伴有相应的临床症状、病变相对较大、常伴有 TSC；在影像学诊断方面，单发 AML 影像学诊断率为 66.1%，多发 AML 影像学诊断率为 82.3%；在治疗方面，在单发 AML 中肾部分切除、肾根治性切除更常见，在多发 AML 中介入血管栓塞更常见。②关于淋巴结：在一项研究中，9 例患者切除了淋巴结，其中 3 人的术后病理证实是 AML。伴有肿大淋巴结的 AML 患者更倾向于有临床症状、多发、双侧、伴有 TSC；然而在与肿瘤大小关系方面，没有显著性差异。对于患有 TSC 的患者的基因研究发现了 2 种和血管平滑肌脂肪瘤相关的基因：9 号染色体 q 臂上的 TSC1 基因（编码错构瘤蛋白）和 16 号染色体 p 臂上的 TSC2 基因（编码马铃薯球蛋白）。在散发型的 TSC 患者中，10% 的患者有 TSC1 基因突变，68% 有 TSC2 基因突变，22% 的患者未检测到基因突变。

典型的散发型肾血管平滑肌脂肪瘤常发生于中年女性，肿瘤通常是单发的。散发型血管平滑肌脂肪瘤一般生长比较缓慢，通常是在偶然体检中发现。血管平滑肌脂肪瘤是最常见的会发生自发性肾周出血的肾肿瘤之一，而紧随其后的就是肾细胞肾癌。Skolarus 认为随着年龄的增长，散发型血管平滑肌脂肪瘤的发病率会下降。血管平滑肌脂肪瘤通常是散发的，但也有一部分患者同时合并了常染色体显性遗传的 TSC。有 20% ~ 30% 的血管平滑肌脂肪瘤患者同时合并 TSC，而大约 50% 的 TSC 患者都同时存在血管平滑肌脂肪瘤。TSC 相关的血管平滑肌脂肪瘤和散发型血管平滑肌脂肪瘤存在差异。典型 TSC 相关的血管平滑肌脂肪瘤通常出现在较为年轻的患者中（平均年龄 30 岁）；散发型血管平滑肌脂肪瘤患者的女性和男性人数比为 2 : 1，而在 TSC 相关的血管平滑肌脂肪瘤中这个比值相对较小；典型 TSC 相关血管平滑肌脂肪瘤通常为多发、双侧且有临床症状，而散发型的血管平滑肌脂肪瘤通常是单侧、单发而无任何临床症状。由于 TSC 患者基因突变的多样性，典型的三联征即癫痫、皮脂腺腺瘤及智力发育迟缓可能不会同时出现，因为这种基因突变只存在一小部分患者中。TSC 患者同样容易合并肾囊肿，而 TSC 患者也有更高的肾细胞肾癌的发病率。TSC 患者中淋巴管平滑肌瘤病同样与其肾受累显著相关。

与肾细胞肾癌一样，目前大多数血管平滑肌脂肪瘤通常在体检中被偶然发现。有文献将肿瘤大小与症状相关联，然而，这些研究都是来自 20 世纪，那时大多数血管平滑肌脂肪瘤主要因出现临床症状而被发现。Wunderlich 综合征，也就是严重的腹膜后出血，是肾血管平滑肌脂肪瘤最典型的并发症。有报道显示，大约 10% 的血管平滑肌脂肪瘤患者会出现严重的腹膜后出血，常见的症状和体征包括腰部疼痛、血尿、可触及的肿块和低血容量性休克，而如果没有得到恰当治疗，将导致患者死亡。妊娠是血管平滑肌脂肪瘤发生自发性肾周出血的高危因素，而这也会影响到临床决策。血管平滑肌脂肪瘤还有一些更隐匿的表现，包括贫血和高血压，而现在有超过 50% 的血管平滑肌脂肪瘤是在对各种非特异症状进行腹部超声检查时被无意发现的。

血管平滑肌脂肪瘤最大的风险是并发破裂出血：①肾血管平滑肌脂肪瘤与结节性硬化症有着密切联系，结节性硬化症患者并发肾血管平滑肌脂肪瘤可表现为多中心和双侧性，而且肿瘤生长快，容易破裂出血。其机制与 TSC1 和 TSC2 基因缺失有关。②肿瘤的大小和破裂出血有着密切联系。肾血管平滑肌脂肪瘤并发破裂出血的患者与无症状患者相比，前者肿瘤的体积显著大于后者（肿瘤大小分别是 8.4 cm 与 2.0 cm，$P<0.0001$）。还有相关临床研究发现，肾血管平滑肌脂肪瘤并发破裂出血与肿瘤组织内小动脉瘤的大小呈正相关。③肾血管平滑肌脂肪瘤并发破裂出血后主要表现为腰痛、腹部包块、低血容量、血尿及腹痛等。B 超和 CT 对诊断肾血管平滑肌脂肪瘤并发破裂出血很有价值。肾血管平滑肌脂肪瘤组织中的脂肪在 B 超声像表现为高回声，在 CT 图像显示为低密度占位，其 CT 值为负值。但在并发破裂出血时，B 超多显示杂乱回声，CT 图像可显示密度不一的占位，其中可见负值的占位，肾周有血肿。对于以平滑肌为主、脂肪含量少或不含脂肪组织的肾血管平滑肌脂肪瘤，或者血肿在肿瘤内，CT 可能分辨不出来。④肾血管平滑肌脂肪瘤并发破裂出血常需要急诊处理，包括肾动脉栓塞和手术治疗。选择性肾动脉栓塞可以保留部分肾功能。但是约有 85% 的患者出现栓塞后综合征，如腰痛、发热、白细胞升高及脓肿形成、胸膜渗出等并发症。此外，多项临床研究表明，4% ~ 80% 的患者栓塞后因再次出血需再行栓塞治疗，14% ~ 27% 的患者栓塞后需开放手术治疗。开放手术治疗肾血管平滑肌脂肪瘤并发破裂出血的术式有肿瘤剜除、部分肾切除以及肾切除。术前根据肿瘤、血肿的大小以及对侧肾功能而选择手术入路，对于肿瘤或血肿很大、对侧肾功能良好、估计要切除患肾者，可以选择经腹切口；对于要保留肾单位者，最好经腰切口。术中先控制肾蒂，然后再打开 Gerota 筋膜，清除血块后，如肿瘤小或位于肾的一极，可以行保留肾单位肾切除；若肿瘤太大（如大于 8 cm 或瘤体已破坏肾组织）或术前怀疑为肾癌，术中快速冰冻切片仍未能排除恶性肿瘤而对侧肾功能正常者，可行肾切除术。对于小肿瘤、向外生长而肾实质浸润较浅的肿瘤以及位于肾一极的肿瘤，可行肿瘤剜除；对于较大而位于肾一极的肿瘤，可行保留肾单位肾切除。

虽然肾血管平滑肌脂肪瘤被公认为良性肿瘤，但也有 21 例肾外发生的报告，包括肾门淋巴结、腹膜后腔、肝等处出现病灶或直接扩散至静脉系统甚至形成下腔静脉瘤栓等。这些病例均具有良性临床病程的事实支持了多中心起源学说而非转移。许多肾血管平滑肌脂肪瘤表现为局限的细胞异型，因此要依靠肿瘤中脂肪、血管和平滑肌组织的相对含量来与一些肉瘤亚型相鉴别，如纤维肉瘤、平滑肌肉瘤和脂肪肉瘤。黑色素瘤抗体（HMB-45）是黑色素相关抗原的单克隆抗体，其在 AML 中呈特征性的阳性表达，可以用来与肉瘤相鉴别。然而有 2 例来源于肾血管平滑肌脂肪瘤的高级别平滑肌肉瘤病例报告，患者最终死于平滑肌肉瘤。Christiano 及其同事于 1999 年曾报道 1 例高度异形性的肾血管平滑肌脂肪瘤，出现了多发肺部结节，这些病灶大部分黑色素瘤抗体染色呈阳性，他们认为这个病例是极其罕见的。

像这样恶变的肾血管平滑肌脂肪瘤是非常罕见的，绝大多数病例呈现良性病程。上皮样血管平滑肌脂肪瘤将在后面的章节中专门介绍。

（二）影像学特征

肾血管平滑肌脂肪瘤是唯一容易用 CT 做出诊断的肾良性肿瘤。常用的诊断标准是：在一个肾病灶中出现脂肪密度（在薄层平扫 CT 上 CT 值小于 -20 Hu）的占位性病变。当 CT 在肾病变中扫描到即使极少量脂肪组织时（CT 值为 -20 Hu 或更低），通常情况下就可以排除肾癌的诊断，而考虑为肾血管平滑肌脂肪瘤。肾血管平滑肌脂肪瘤典型的超声特征是边界清楚、后伴声影的高回声病变，但这不能作为特异性诊断。当有声影时多提示为血管平滑肌脂肪瘤，因为肾癌通常为低回声，而且很少伴有声影。当行血管造影检查时，50% 的血管平滑肌脂肪瘤有动脉瘤样扩张，这具有一定的诊断意义。MRI 在肾血管平滑肌脂肪瘤中通常是用来诊断一些较为复杂的病例，例如当病灶的脂肪极少时，或者是用来替代 CT。肾血管平滑肌脂肪瘤在 MRI 中的典型表现是 T1 脂肪抑制序列的低信号。而由于其脂肪成分，肾血管平滑肌脂肪瘤在 T1 和 T2 序列中会表现出高信号。

虽然影像学通常足以诊断肾血管平滑肌脂肪瘤，但在下列 3 种情况下其诊断会变得相对困难：①肾血管平滑肌脂肪瘤的脂肪成分很少时其影像表现和肾癌很类似；②与含有脂肪成分的肾癌鉴别；③容易与淋巴肉瘤混淆。体积很大的肾血管平滑肌脂肪瘤容易与罕见的腹膜后淋巴肉瘤相混淆。然而，高质量的高分辨 CT 通常可以很好地显示肾血管平滑肌脂肪瘤的一些特点。首先，即使肾血管平滑肌脂肪瘤的体积很大，其在肾皮质上也会有小的凹陷，而淋巴肉瘤只会在肾外挤压肾。虽然也有一些含有脂肪密度的肾癌的案例报道，这些非常罕见的案例都可能同时含有钙化，而钙化几乎不会出现在血管平滑肌脂肪瘤中。

乏脂肪肾血管平滑肌脂肪瘤的 CT 表现：典型肾血管平滑肌脂肪瘤在 CT 图像上可见脂肪密度，CT 值为 -20 Hu 以下，但当肾血管平滑肌脂肪瘤的脂肪含量极少且无法在 CT 上检测到时，容易与肾细胞癌（renal cell carcinoma, RCC）相混淆，造成误诊。CT 上未测到脂肪成分的主要原因为：①肿瘤主要有平滑肌和畸形血管组成，脂肪组织很少，脂肪少于 20%；②肿瘤内出血，掩盖脂肪成分；③肿瘤体积小，直径小于 2 cm，由于容积效应，无法测出肿瘤的真实密度。

乏脂肪肾血管平滑肌脂肪瘤的 CT 表现：①平扫以高密度为主，一项临床报道发现 53% 的肾血管平滑肌脂肪瘤平扫呈高密度；②肾血管平滑肌脂肪瘤多呈膨胀性生长，肿块边缘清楚，与正常肾实质及邻近组织结构分界清晰，相关临床报道发现，有 89% 的乏脂肪肾血管平滑肌脂肪瘤边界光整；肿块早期即向肾轮廓外突出；病灶与正常肾实质及邻近组织结构分界清晰，与邻近肾皮质的交角常为双侧钝角或一侧钝角一侧锐角，皮质掀起征是不典型肾血管平滑肌脂肪瘤的一个重要征象，皮质掀起征是指皮质内缓慢膨胀生长的肿瘤向肾外扩张，突破肾皮质并将相邻的皮质掀起，又称“劈裂征”；③增强扫描时肾血管平滑肌脂肪瘤内的肿瘤血管虽然粗大，但其管壁较厚，且扭曲呈血管瘤样改变，对比剂填充缓慢且不易排出，所以呈延迟强化。

乏脂肪肾血管平滑肌脂肪瘤常被误诊为 RCC，而两者治疗手段不同。因此，准确鉴别乏脂肪肾血管平滑肌脂肪瘤与 RCC 具有重要意义：①平扫密度：乏脂肪肾血管平滑肌脂肪瘤多呈高密度，且密度较均匀，钙化罕见；而 RCC 呈不均匀密度，这与其生长快，易出血、囊变、坏死有关，约10%出现钙化。②病灶边缘：乏脂肪肾血管平滑肌脂肪瘤一般无包膜，边缘清晰，无或浅分叶，有的可见皮质掀起征，不侵犯邻近结构，肾盂、肾盏受压；RCC呈侵袭性生长，边缘不清，较大病灶呈分叶状改变，可出现假包膜，肾盂、肾盏受侵破坏。③增强扫描：乏脂肪肾血管平滑肌脂肪瘤均匀强化及延迟强化常见，髓质期强化明显；RCC呈明显且不均匀强化，以皮质期强化最明显，呈快进快出。当乏脂肪肾血管平滑肌脂肪瘤表现为动脉期明显强化，髓质期及肾盂期呈相对低密度影时，其强化模式与肾癌难以鉴别，但其平扫表现为高密度及动脉期均匀强化有可能提示为乏脂肪肾血管平滑肌脂肪瘤。④RCC可伴有腹膜后肿大淋巴结、肾静脉及下腔静脉瘤栓，而乏脂肪肾血管平滑肌脂肪瘤很少出现。总之，CT在诊断乏脂肪肾血管平滑肌脂肪瘤时应该注意其平扫密度、有无钙化、病灶与肾皮质的交角、有无包膜、强化特征及有无伴随的转移征象等。对于不能明确的诊断可在CT或B超定位下行肾穿刺取组织活检，以明确诊断。

（三）治疗原则

1. 积极监测及干预

大多数肾血管平滑肌脂肪瘤（AML）患者并不需要处理，当病灶有增大趋势，或出血、破裂等并发症的风险较高时才考虑予以干预。传统观点认为≥4 cm的AML其出现临床症状的概率及出血的风险均远高于<4 cm的肿瘤，因而目前较公认的指征是：无症状且直径<4 cm的AML可首先考虑积极监测，每6～12个月复查影像学，以观察其生长率及临床症状的变化。一旦确认该AML状态稳定，复查时间间隔或可延长至1～2年。近年来也有观点指出实际上大部分≥4 cm的AML在随访期间其大小及症状并不进展，因而具体手术指征仍然值得商榷。

对于直径≥4 cm，或表现出临床症状，或怀疑恶性可能的AML，应尽早予以处理。如肿瘤内存在>5 mm的动脉瘤，或合并TSC，或患者难以随访、难以获得急诊治疗，也可以作为干预的指征。AML已被证实对激素敏感，因而在孕期具有很高的增大或破裂风险。虽然孕期AML出血相当罕见，仅见于个案报道，但鉴于这一并发症可能为母婴带来致死性的严重后果，因此对于育龄女性AML患者，可考虑予以相对积极的处理。

2. 手术治疗

AML的手术治疗是目前研究最为透彻、效果最为确切的治疗方式。对于需要手术处理的患者，尤其是合并TSC者、双侧多发AML者以及具有潜在肾功能不全风险的患者，应尽量优先选择保留肾单位手术，从而在疗效相同的基础上充分保护患者肾功能，其远期预后优于根治性肾切除术。由开放手术逐渐过渡至腹腔镜或机器人辅助的肾部分切除术等微创手术是近年来的趋势，现有研究表明微创手术的手术时间、术中出血量、热缺血时间、切缘阳性率、并发症率等较之开放手术并无明显差异。手术的主要并发症包括漏尿或尿瘘（4%），出血（3%）及肠梗阻（3%）。对一部分因肿瘤位置、大小等因素而不适于行保留肾单位手术的患者，可以考虑行根治性肾切除术或动脉栓塞治疗。

3. 选择性肾动脉栓塞

选择性肾动脉栓塞（selective arterial embolization, SAE）目前被认为是AML急性出血导致血流动力学不稳对患者造成生命威胁时的一线治疗措施。在这种情况下如行开腹探查术，往往很难保留患肾。SAE术中完全阻断动脉血流的技术成功率超过90%。对31项研究共263例患者的随访结果表明，在SAE术后平均 39 个月间，肿瘤直径平均减小了 3.4 cm（38.3%）。计划外二次手术率约 20%，常见原因包括主要包括：AML 血流阻断失败、术后 AML 再血管化、AML 体积未减少或继续增大、症状未减轻或复发以及急性腹膜后出血等。

SAE 最常见的并发症为栓塞后综合征。栓塞后综合征包括发热、恶心、呕吐和疼痛等症状，伴有白细胞升高，其发生率约为 35.9%，一般为自限性，经对症保守治疗即可好转，提示围术期应常规给予退热镇痛及止吐处理。有文献报道，选择肾动脉栓塞可以降低栓塞后综合征的发病率。其他发生率相对较低的并发症包括出血、局部脓肿形成、肿瘤无菌性液化、非靶器官栓塞、呼吸系统并发症、尿路感染及尿潴留、过敏反应、股动脉损伤和肾动脉痉挛等，可能需要经皮穿刺引流或行二次手术进行处理。暂无 SAE 引起致死性并发症的报道。SAE 后复发率据不同文献报道不同，波动在 11%～40%，显著高于手术治疗。

目前用于 SAE 的材料主要包括无水乙醇、聚乙烯醇颗粒（PVA）、三羟甲基 - 丙烯酸明胶微球、明胶海绵和弹簧圈等，可单用或联用。暂无明确临床证据证明何者效果更佳。有研究认为，先应用微粒栓塞远端血管床避免逆灌注，再用弹簧圈阻断相应动脉血流，可能是一种能够预防出血且栓塞效果更为确切的处理方式。

对于 SAE 术后随访时间暂无一致意见，现有研究随访持续时间均较短，仍有待长期随访进一步明确。随访内容主要包括：检查有无血尿、腹痛等临床症状，进行影像学检查评估患者 AML 大小、血供及动脉瘤的有无。CT 或 MR 血管造影能够有效获得上述信息。超声虽然敏感性不如血管造影，但其作为一项非侵入性的检查，既无电离辐射亦无需应用含碘造影剂，可能更适用于肾功能不全或具潜在肾功能损伤风险的患者，如合并 TSC 的患者。

4．消融术

已有将射频消融、冷冻消融等消融术用于 AML 治疗的尝试。目前多数研究将消融术应用于体积小、无症状的 AML，也有少量报道将之用于体积大、有症状的 AML，亦有个案将消融术作为栓塞术或手术的辅助措施，都得到了比较满意的效果，无需二次手术，随访期间亦未见复发，提示消融术治疗 AML 确有一定效果。但目前病例数较少，随访时间较短，对治疗成功与否暂无明确的评价标准，其适应证、治疗效果及随访时间等仍有待进一步探索。消融术可能更适用于合并 TSC 的多发 AML 患者，或是需外科干预但不适用栓塞术的基础病较多的高龄患者。

5．mTOR 抑制剂

应用 mTOR（哺乳动物雷帕霉素靶蛋白）抑制剂治疗 TSC 相关的 AML 是目前进展较快的领域。对 TSC 患者的研究已经证实，TSC2 突变所致的 TSC2 蛋白缺失与 mTOR 通路的激活之间存在一定联系，抑制 mTOR 通路既可以阻止 AML 进展，也能够促进原有 AML 的消退。已有数个使用西罗莫司（sirolimus，即雷帕霉素 rapamycin）的Ⅱ期临床试验表明该药物对 AML 明确有效，使用 RECIST 部分缓解标准（体积减小 50% 或直径减小 30%）评估其应答率约为 46.8%，且在用药最初 1 年内即可达到最大疗效。西罗莫司的派生物依维莫司（everolimus）的安全及有效性也已经 RCT 验证，在 AML≥3 cm，伴或不伴 TSC 的 118 名患者中部分缓解的应答率可达 42%，且 80% 以上的患者可获至少 30% 的应答。常见副作用主要包括口腔炎（48%）、鼻咽炎（24%）、痤疮样皮肤病变（22%）、头痛（22%）、咳嗽（20%）和高胆固醇血症（20%），但患者最终都能够耐受用药间质性肺炎的发生率虽然较低（5%），但可能引起严重后果，临床应用中需关注。依维莫司目前已获 FDA 批准用于治疗 TSC 相关的 AML，但治疗应答的持续时间，用药疗程以及长期用药潜在的慢性毒性作用仍需进一步评估。

6. 合并 TSC 的 AML 处理

mTOR 通路抑制剂是目前成人 TSC 患者＞3 cm 且为无症状 AML 的一线用药。如果不能应用 mTOR 通路抑制剂，对于体积持续增大的 AML，应当优先采用选择性肾动脉栓塞疗法。鉴于手术具有肾功能损伤的风险，应尽量避免在 TSC 患者中应用。

（四）上皮样肾血管平滑肌脂肪瘤

肾上皮样血管平滑肌脂肪瘤（epithelioid angiomyolipoma，EAML）由 Mai 在 1996 年首次报道，目前世界范围内约报道 200 例。它一度被认为是肾血管平滑肌脂肪瘤（AML）的一种特殊亚型，但 WHO 在 2016 年版肾肿瘤分类中已将之与经典型 AML 并列，同属多见于成人的间叶细胞肿瘤。不同于经典型 AML，EAML 以增生的上皮样细胞成分为主，可表现为恶性行为，而且与结节性硬化之间似乎存在更为密切的联系。半数以上的 EAML 患者有结节性硬化病史，这一比例显著高于经典型 AML。在合并结节性硬化的患者中，EAML 在两性的发病率基本相同，而不合并结节性硬化的 EAML 患者女性可多于男性，其比例为 2∶1～3∶1。诊断的中位年龄为 38 岁。

EAML 临床表现与 AML 同样不特异，患者常无症状，多为体检时发现；结节性硬化的患者可在常规影像学随访中发现。也有少部分患者因肿瘤占位效应或自发破裂而表现为腹痛、腹部肿块、肉眼或镜下血尿、贫血甚至失血性休克等。

病理学方面，EAML 往往体积偏大，平均直径约 7 cm，其外观呈灰褐色、白色或棕色，可伴有出血或血肿、坏死、囊性变等表现。肿瘤多浸润生长，可向肾外生长，或累及肾静脉及下腔静脉。WHO 在 2016 年版肾肿瘤分类中首次规定，上皮样细胞成分在 EAML 中所占的比例至少为 80% 以上。上皮细胞多在血管周围呈袖套状排列，肿瘤细胞可为圆形或多边形，有增大的泡状核，核仁尤为明显。可有增大、多核的神经节样细胞，亦可包含短梭形细胞。细胞内丰富的嗜酸性颗粒样细胞质呈片状排列。肿瘤可有核间变、核分裂象、血管侵犯、坏死以及浸润肾周脂肪，出血往往较为突出。肿瘤有时可见镜下微小经典 AML 灶，有研究认为合并结节性硬化的 EAML 患者微小经典 AML 灶发生率及数量均高于不合并结节性硬化者。

免疫组化对 EAML 的诊断、鉴别及预后判断起到至关重要的作用。EAML 常常表达 HMB-45、HMB-50、Mart-1/Melan-A、MITF 等黑色素细胞标志物，且不同程度地表达 SMA（平滑肌肌动蛋白）、MSA（肌特异性肌动蛋白）等平滑肌标志物，其中 HMB45、melan-A 及 SMA 阳性率最高，目前在本病的病理诊断中最为常用。CK、EMA 等上皮细胞标志物及 S-100、角蛋白等一般呈阴性。有研究发现 EAML 中 p53 蛋白表达高于 AML，因而认为 p53 基因突变与 EAML 的发生发展及不良预后可能具有一定联系，但具体的突变位点尚存争议。Ki-67 在 EAML 中也常呈阳性，据不同报道 Ki-67 阳性细胞比例波动在 1%～50%，而在经典型 AML 中多为阴性，故目前认为 Ki-67 也是一个表明预后不良的指标。

EAML 的影像学表现缺乏特异性，在术前影像学检查中往往被怀疑为乏脂肪经典型血管平滑肌脂肪瘤或肾细胞癌。EAML 在多普勒超声中多表现为低回声或混杂回声实性结节，边界较清，彩色多普勒血流显像（color Doppler flow imaging，CDFI）可见血流信号较丰富，超声造影增强程度等于或高于肾皮质。EAML 在 CT 中表现为体积较大的实性肿物，外凸生长，边界清晰，包膜多完整；破裂出血时可与周围组织界限模糊。平扫示病灶密度往往不均，大部分实性成分密度高于肾实质（CT 值 >45 Hu），此为本病较为特征性的表现；常伴迂曲增粗血管影、囊性、坏死、出血等表现，钙化少见。也有部分病例表现为多房囊性结构，其囊壁和分隔呈高密度，与多房囊性肾癌最主要的区别在于 EAML 出血更为明显。少数病例可见脂肪密度，易与经典 AML 相混淆。增强扫描表现不特异，可表现为"快进慢出"或"快进快出"型不均匀增强。EAML 在 MRI 中一般表现为 T2WI 低信号，可能与其上皮样细胞成分所占高比例有关。

EAML 生物学行为仍未明确。多数病例可表现为良性行为，长时间随访未见复发转移；然而，也已有许多证据表明，部分上皮样血管平滑肌脂肪瘤表现为恶性行为，其比例据目前报道约占 1/3。恶性 EAML 尚无公认的统一诊断标准，目前仍需有复发转移等恶性行为的临床证据方可诊断。表现为可累及肾静脉、下腔静脉，侵犯周围肾上腺、腰大肌等组织器官，导致局部复发、淋巴结转移，甚至转移至肝、肺、脊椎、骨盆、腹腔内及腹膜后等，出现胸腹腔积液，最终导致患者死亡。Brimo 等建立的预后预测模型包含四个条件：①不典型上皮样细胞≥70%；②每 10 个高倍镜视野≥2 个核分裂象；③不典型核分裂象；④肿瘤坏死。符合上述 3 项或 4 项即表明该肿瘤为恶性可能性大。这一模型具有较高的阴性预测价值。其他研究者提出的可能与肿瘤恶性行为及不良预后相关的因素包括：肿瘤体积较大（>7 cm）、上皮样细胞组分所占比例较高、显著的细胞异型性或核异型性、淋巴血管浸润、并发结节性硬化或并发经典型血管平滑肌脂肪瘤、肾外浸润和 / 或累及肾静脉以及癌样生长模式。鉴于本病存在恶性潜能，即便术后病理并未发现其上皮样组分存在上述表现，仍应每 6 个月重复影像学检查，密切随访。

EAML 的治疗暂无统一标准，据目前文献报道手术是唯一确切有效的方式。术式的选择原则与肾细胞癌类似，一般依据肿瘤大小、位置、肾功能、是否为孤立肾及患者一般状况等因素综合考虑，选择开放或腹腔镜或机器人辅助的肾部分切除术或根治性肾切除术。暂无明确证据支持术后辅助放化疗的有效性。鉴于 EAML 属于血管周上皮细胞肿瘤家族（perivascular epithelioid cell tumor, PEComa），可能对化疗敏感，故曾有使用阿霉素、顺铂、环磷酰胺等药物治疗复发或转移性 EAML 的尝试，亦有研究使用多柔比星化疗获得一定疗效。靶向治疗方面，有研究表明 mTOR 通路可促进 EAML 的发生发展，因而认为西罗莫司、坦西莫司、依维莫司等 mTOR 受体阻断剂类靶向药物对复发或转移性 EAML 可能有一定效果。也有少数病例应用舒尼替尼治疗转移性 EAML，其疗效仍有待进一步研究。

二、肾球旁细胞瘤（肾素瘤）

肾素瘤是一种罕见的实体肿瘤，又称血管外皮细胞瘤、肾球旁细胞瘤、原发性肾素症，于 1967 年由 Robertson 等人首先报道，之后 Kihara 又进行了报道，因此也被称为 Robertson-Kihara 综合征。肾素瘤起源于肾小球旁器的血管组织（血管外皮细胞），具有分泌肾素的功能。

肾素瘤属于较为罕见的肾肿瘤，目前相关文献多见于病例报道，已发表的英文文献中肾素瘤病例数总计可达 100 例。总的来说，肾素瘤多见于青年人，好发于女性，发病高峰年龄为 20～30 岁，男女比例 1：2。

典型的肾素瘤表现为顽固性高血压、醛固酮增多、高肾素及低血钾的“三高一低”综合征。肾素瘤患者高血压症状较为明显，血压一般在 170～270/120～180 mmHg。早期血压可呈波动性升高，而后转为持续性。部分患者由于严重高血压可出现头痛、眩晕、呕吐和视物模糊等症状。病程较长者可出现视盘水肿、动脉硬化及左心室肥厚，严重者会引起心力衰竭。高血压症状与肿瘤大小无关。部分降压药如利尿剂、β 受体阻滞剂或钙离子通道阻滞剂等疗效不佳，往往需要以血管紧张素转换酶抑制剂为主的多种降压药联合应用才可取得较好的降压效果。

由于肿瘤释放大量肾素导致显著的继发性高醛固酮血症，醛固酮潴钠排钾引起肾性钾丢失，因此报道中约 2/3 的肾素瘤患者有血钾降低，严重的低血钾患者可有显著的疲乏无力甚至四肢瘫痪、腹胀、夜尿增多及心律失常等。也有部分病例没有高血压、低血钾等典型临床表现。

有研究者根据肾素瘤患者的临床表现将肾素瘤分为 3 型：典型、非典型和静止型。典型者最为常见，以高血压、高肾素、高醛固酮和低血钾为特征；非典型者可出现不同程度的高血压，而血钾正常；静止型很少见，血压及血钾均正常。

肾素瘤的实验室检查特征包括：①高肾素、血管紧张素血症：肾素可作用于血管紧张素原，产生血管紧张素Ⅰ，后者经转换酶作用水解为血管紧张素Ⅱ。肾素瘤患者的血浆肾素及血管紧张素Ⅱ水平明显升高。②高醛固酮血症：肾素瘤患者中近半数检查血或尿醛固酮均明显高于正常值。③低血钾：在正常平衡钠钾饮食且未服用影响钾代谢药物的情况下，血钾低于 3.5 mmol/L。此外，一些特殊的检查手段及实验方法可帮助明确诊断：①分侧肾静脉肾素测定：此方法为经股静脉将导管插入下腔静脉后即采血，然后在 X 线监视下，插入两侧肾静脉分别取样。一般认为，两侧肾静脉肾素活动之比大于 1.5：1，即为增高侧肾受累的特征；②低钠激发试验：高肾素性高血压患者经过摄入低钠激发后，肾血流量减少，球旁细胞感受到血流量变化后反射性地引起肾素大量释放。然而肾素瘤患者的肿瘤细胞不能感受入球小动脉腔内血流量的变化，而且肿瘤外的球旁细胞功能受到异常增高的肾素的抑制，对入球小动脉内的血流量变化反应下降，故在低钠激发时呈低反应性。周围血浆高肾素而对低钠激发呈低反应性是肾素瘤的特征性表现；③卡托普利试验：卡托普利可以抑制血管紧张素转换酶，减少血管紧张素Ⅱ的生成，即使在肾素很高的情况下，也可以抑制醛固酮的分泌。肾素瘤患者服用卡托普利后可出现血压下降、血管紧张素Ⅱ和醛固酮下降，而肾素无明显增加。

肾素瘤的 B 超表现为肾实质内均匀的低回声球形肿块，边界清晰，有包膜，周围可见弱回声声晕，彩色多普勒超声示肿块周围有不完整的细条状彩色血流环绕及内部细条分支状动脉血供。CT 影像上表现为单发类圆形的均匀等密度或稍低密度占位，增强扫描呈轻度渐进性强化。少许肿瘤可发生坏死囊性变或合并出血，CT 可表现为囊实性占位或肿瘤内高密度影。尽管肾素瘤大部分有包膜，但 CT 上很少能清晰看见包膜，且多数肿瘤与正常肾影轮廓分界欠清，因此 CT 平扫容易漏诊，所以建议常规行增强扫描。肾素瘤的强化程度低于正常肾皮质，部分伴囊变或出血的肿瘤，囊性成分或出血灶则无强化。肾素瘤的强化程度较弱，延迟期轻度上升，可能与肾素引起血管收缩以及肿瘤小动脉及微动脉血管内膜增殖使血管腔变窄等导致肿瘤血管腔减少有关。MRI 检查表现类似于 CT，病灶为境界清楚的占位。典型肾素瘤的 MRI 表现有：T2WI 上为等密度或稍高密度，DWI 上为不均匀的高密度，皮髓质阶段强化程度小于 200%。选择性肾动脉造影可发现肾皮质区局限性肾小动脉走向异常，局限血管稀疏，形成相对无血管透明区，并可排除肾动脉狭窄和肾梗死。但由于肾动脉造影属于有创性操作，因此选择该检查手段时应谨慎考虑。

肾素瘤大体病理表现为肾实质内肿瘤，有完整的纤维包膜，质地细腻，切面呈浅褐色或灰白色，瘤内可见小出血灶，质地稍韧。显微镜下肾素瘤细胞呈多角形或梭形，细胞界限清晰，胞质丰富，内含嗜酸性颗粒，PAS 或 Bowie 染色阳性。瘤组织内富有薄壁血管和血窦分布，具有内分泌肿瘤的结构特点，瘤细胞间有丰富的嗜银纤维，且与薄壁血管直接连接。瘤细胞内可见散在小管样结构和肥大细胞浸润，胞核呈圆形或椭圆形，空泡状，具有一定程度的异型性，但缺乏有丝分裂相。细胞内含菱形肾素颗粒或平滑肌微丝。免疫组织化学染色 CD34、Actin、renin 及 Vimentin 阳性。CD34 弥漫阳性表明肿瘤的发生与血管平滑肌有关，Vimentin 阳性是肿瘤间叶源性的免疫表型。

肾素颗粒在形成的各个阶段有不同的超微结构特点，形态上分两型：一种为菱形结晶状颗粒，有界膜包绕，另一种为体积较大的圆形密聚体颗粒。菱形颗粒代表不成熟的前肾素颗粒，具有诊断价值，其先在粗面内质网池及高尔基复合体囊泡内形成，以后逐渐成熟为圆形密聚体颗粒，而密聚体颗粒为成熟肾素的储存形式，无确诊意义。

临床上，肾素瘤需要与其他类似疾病进行鉴别。包括：①原发性醛固酮增多症：患者也有高血压、高醛固酮血症及低血钾的表现，但肾素活性检测低于正常，B 超或 CT 检查可发现肾上腺占位；②肾动脉狭窄：肾动脉狭窄时血浆肾素活性不升高或略微升高，同时血醛固酮升高和血钾降低都比较轻。肾动脉造影检查可明确诊断；③肾细胞癌：部分肾细胞癌也可以分泌肾素，但主要发生于中老年人，30 岁以下少见，典型的症状为腰痛、血尿和腰部包块，CT 表现为肿块增强后略低于肾实质密度，肿瘤内可见出血、坏死、囊性变或钙化，大多数边界不清。

外科手术是目前治疗肾素瘤的最有效方法。确诊为肾素瘤后及早行手术治疗可减少高血压性心脏损害和肾损害的几率。手术方式主要包括肾切除术、肾部分切除术和肿瘤剜除术。保留肾单位手术是较为合理的治疗方式，目前已报道的肾素瘤病例中绝大部分都表现为良性肿瘤特征，复发和转移几率低。一般来说，肾素瘤的体积偏小，对于位置良好的肿瘤可以选择肾部分切除，这样能很好地保留患者肾功能，进而提高生存率。而对于体积较大、位置不佳的肿瘤，完整肾切除也是可选择的手术方式。随着腹腔镜技术的改良和经验的积累，腹腔镜肾部分切除已成为肾素瘤的标准治疗手段。腹腔镜手术具有创伤小、出血少和恢复快、住院时间短等优点。国内外均有人报道了腹腔镜保留肾单位手术治疗肾素瘤的病例，肿瘤均完整切除，术后随访显示患者血压恢复正常、术前症状明显缓解，且未发现有血压波动、肿瘤复发的征象。同其他肾肿瘤腹腔镜手术一样，肾素瘤行肾部分切除术包括经腹和经腹膜后这两种入路。

肾素瘤的围术期护理中需要密切注意维持血压稳定及血钾平衡。术前控制血压可采取以血管紧张素转换酶抑制剂为主的多种降压药联合作用的方法，因为有少部分肾素瘤患者在肿瘤切除后仍有血压高的表现，术后应根据血压情况调整降压药种类及剂量直至完全停用药物。对于典型的高血压、低血钾的患者，可给予醛固酮拮抗剂减少血钾排出，同时可根据血钾水平酌情予静脉或口服补充钾。

一般认为肾素瘤属于良性肿瘤，经手术完整切除能够治愈，肿瘤无复发或转移，但也有脉管浸润和肺转移的个案报道，因此有学者认为肾素瘤应视为一种恶性潜能未定肿瘤。提示恶性潜能的临床指标主要包括组织学、血管、包膜浸润、肿瘤体积大及核分裂数等。

三、肾肉瘤

肾肉瘤是一种较为罕见的肾恶性肿瘤，起源于肾的间叶组织，在泌尿生殖系统肉瘤中次于睾丸旁肉瘤位居第二位，占成人所有肾恶性肿瘤的 1%～2%。其发病高峰在 50 岁以后。尽管肾肉瘤并不常见，但较其他泌尿生殖系统肉瘤更加致命。

肾肉瘤可以表现为多种不同的病理类型：①平滑肌肉瘤起源于肾包膜、肾实质、肾静脉及肾盂的平滑肌细胞，是肾肉瘤中最常见的组织学亚型，占所有肾肉瘤的 50%～60%，患者女性居多，发病年龄多在 40～60 岁。平滑肌肉瘤大体呈灰白色，多有清楚的边界及包膜，90% 以上的肿瘤内含坏死组织。免疫组化 SMA、desmin、calponin、h-caldesmon 阳性，cytokeratin、HMB45、S100 多呈阴性；②脂肪肉瘤为肾肉瘤中第二常见的组织学亚型，起源于肾窦脂肪及肾包膜，好发于 40～60 岁人群。典型的脂肪肉瘤往往体积巨大，呈结节状或分叶状，肿瘤内可见坏死、出血及囊变。镜下肿瘤主要由成熟的脂肪细胞组成，并有纤维组织隔成大小不等的小叶；③骨肉瘤是肾肉瘤的一种罕见特殊类型，发病年龄在 50～90 岁，肿瘤内存在钙化是其典型表现。骨肉瘤肉眼呈灰白、灰红或者棕色，质易碎，肿瘤内可伴出血、坏死及骨性硬化区。镜下肿瘤有多形性梭形细胞及纤维基质组成，可见类骨质形成及破骨样巨细胞，有丝分裂多见，局部可有不典型软骨形成；④肾滑膜肉瘤发病年龄在 20～61 岁之间，男性略多于女性。肿瘤往往巨大，直径在 5～20 cm 不等，质软或质韧，切面色斑驳，出血和坏死常见，部分伴有囊性变。肾滑膜肉瘤镜下由单一形态的梭形细胞组成，通常浸润周围正常肾实质。免疫组化下 vimentin、bcl-2 和 CD99 阳性，cytokeratin 及 EMA 常呈局灶阳性。Desmin 及 actin 阴性。多数肾滑膜肉瘤存在 SYT-SSX2 基因融合；⑤透明细胞肉瘤主要见于儿童时期，占所有儿童肾肿瘤的 3%～5%，主要发病年龄为 2～3 岁，男女比例 2∶1。肾透明细胞肉瘤一般与周围肾组织界限清楚，切面灰褐色，质软，多有囊性变，出血和坏死也较常见。免疫组化 VIM、Bcl-2 阳性而 S-100、SMA、Desmin、CK、EMA 阴性；⑥其他的组织学亚型还包括横纹肌肉瘤、纤维肉瘤、癌肉瘤、恶性纤维组织细胞瘤、血管肉瘤及恶性血管外皮细胞瘤等。

原发性肾肉瘤临床表现缺乏特异性，成人肾肉瘤的常见症状和体征包括可触及的肿块，腹部或胁腰部疼痛及血尿，有的可伴发热、消瘦等全身表现，与许多生长迅速的肾癌类似。肾肉瘤一般呈膨胀性生长，生长迅速，直径较大，刺激神经丛而致腹部或胁腰部疼痛，肉眼血尿少见，只有肿瘤侵犯肾集合系统才会出现血尿。

肾肉瘤无特征性的影像学表现，腹部 CT 扫描的典型表现是包裹于或肾内长出的有坏死的巨大不均质软组织肿块，肾肉瘤常有向外生长、肾移位、扭曲、肿瘤压迫而不侵犯肾实质等特点。肾肉瘤内血供丰富程度不一，有学者认为发生于肾实质的肉瘤常有丰富的血供，同肾癌一样增强扫描后常有不均质强化，二者难以鉴别。有负 CT 值的低密度脂肪区时提示为脂肪肉瘤，含有广泛钙化时则提示为骨肉瘤，二者均为乏血供肿瘤，而恶性血管外皮细胞瘤则为富血供肿瘤。肾肉瘤肿瘤内出血常见，可表现为大小不等的片状高密度灶。肾肉瘤也可伴有肾静脉或下腔静脉侵犯，但发生率较低。另外肾肉瘤可能出现远处转移而无淋巴结转移征象。

肾肉瘤的治疗主要依赖手术切除，连同毗邻器官整块切除的根治性肾切除术是可行手术方案。虽然肾肉瘤通常具有容易辨认的假包膜，但因其恶性程度高，容易发生周围侵犯，假包膜常常不能作为手术切除的边缘，因此术中判断切缘状态并行广泛切除是其手术治疗目标。肾肉瘤源自间质细胞成分，具有独特的生物学特性，肿瘤细胞可以自由通过能限制其他肿瘤的天然屏障进行扩散，浸润其他周围组织中，因此肉瘤局部复发常见，甚至广泛切除后也容易复发。

肾肉瘤预后很差，文献报道的 1 年生存率在 86%～100%，3 年生存率在 41%～42.9%，5 年生存率在 0～25%。手术切除及病理级别可能是肾肉瘤重要的预后因素。美国梅奥诊所（Mayo Clinic）的一项迄今对肾肉瘤最大的系列报道表明，无论转移与否，根治性肾切除术后的患者比非手术治疗患者都有更高的肿瘤特异性生存（CSS）。一项纳入 41 例肾肉瘤患者的回顾性研究表明手术切除是获取长期生存率的唯一独立预后指标，进行手术的患者中 64.7% 达到切缘阴性，他们的中位总生存（OS）较切缘阳性者更佳，但无统计学意义。在另一项研究中，21 例原发肾肉瘤患者中有 6 例在单纯手术后长期存活，取得良好疗效的原因可能是这些肿瘤大部分属于低级别肉瘤。Deyrup 等人研究了 10 例原发性肾肉瘤，1 例 G1 期肿瘤患者长期无瘤生存，5 例 G2 期肉瘤患者中 2 人死于肿瘤进展，1 人无瘤生存，1 人带瘤生存，所有病理为 G3 期的患者均死于肿瘤。Mondaini 等人的研究也表明低级别的肉瘤有更好的总体生存率。另外，转移性肾肉瘤、肿瘤体积较大、发病年龄较大以及白种人等因素均会导致较高的死亡风险。

高级别肉瘤常常发生远处转移，肺是其转移的第一好发器官，其次是肝和骨，一旦发生转移则预后更差，很多患者在数月后即死于肿瘤进展。有研究报道 14.6%～15% 的肾肉瘤患者在诊断时即已发生远处转移。因此一旦诊断肾肉瘤，应行详细的全身检查以明确有无全身转移。对转移性肉瘤有作用的化疗药物包括多西环素和异环磷酰胺，但效果却并不尽如人意。对于肾肉瘤术辅助治疗目前尚无定论，但考虑肾肉瘤恶性程度高，在身体条件允许的情况下仍常常采用多种辅助治疗方法。肾肉瘤术后辅助放化疗的治疗效果文献报道不一。有研究对 15 例进行根治性肾切除术后的肾肉瘤患者中的 5 例采取辅助放化疗，但无明显效果。有研究者认为肾肉瘤对放化疗不敏感，在临床决策中应仔细权衡，他们倾向于对肿瘤直径大于 10 cm 或完整切除后的患者进行辅助性放化疗，对于某些肿瘤如横纹肌肉瘤和尤因肉瘤进行化疗可能会改善预后，以阿霉素或异环磷酰胺为基础的化疗方案也似乎对肾肉瘤患者有益。有报道滑膜肉瘤行根治性肾切除术前给予异环磷酰胺和多柔比星化疗 4 周，肿瘤体积减小 50%，术后随访 1 年未见复发。有报道对 1 例原发性肾滑膜肉瘤术后予异环磷酰胺、多柔比星化疗，术后随访 14 个月未见肿瘤复发及转移。在一项报道中，一例平滑肌肉瘤患者接受根治性肾切除术，术后出现多发转移，采用VCR+CTX+THP+DTCC化疗及介入化疗，患者生存达132个月。

四、肾淋巴瘤

恶性淋巴瘤是发生于淋巴结或身体其他淋巴组织的恶性肿瘤，原发于淋巴结内最多见，但在淋巴结外淋巴网状组织或非淋巴网状组织也可发生原发性恶性淋巴瘤，即原发性结外淋巴瘤。原发性结外淋巴瘤最多见于胃肠道，其次为口咽淋巴结环、肝、脾、鼻腔、皮肤、中枢神经系统、骨骼、扁桃体和甲状腺等。

血液系统恶性肿瘤累及肾较常见，包括各种淋巴瘤和白血病，在对死于恶性淋巴瘤和白血病的患者尸解时约有34%的发生率，但临床实践中很少被发现，原因是这种情况通常症状隐匿，而且多是系统疾病晚期表现。由于肾内无淋巴组织，故原发性肾淋巴瘤的发病率极低，且发病机制尚不明确，可能与以下因素有关：①肾内慢性炎症，使淋巴细胞向肾实质浸润，此时存在某些致癌因素，引起淋巴瘤的发生；②肾包膜及肾周脂肪组织富含淋巴管，可能此处淋巴细胞的过度增生产生肿瘤，侵及肾实质后形成肾淋巴瘤。移植肾的原发性淋巴瘤多为EB病毒相关的单形性或多形性B细胞增生性淋巴瘤，可能与应用免疫抑制剂有关，曾有1例报道发生于艾滋病患者。

淋巴瘤累及肾最常见的形式为血液播散，目前认为90%的病例是这种情况，其余为由腹膜后淋巴结直接蔓延。Hartman及其同事（1982）将病理与影像学表现联系起来，提出了肾受累的最常见表现形式，即肾淋巴瘤最容易在各个肾单位之间形成多个肾小结节。最终，这些小结节融合形成了影像学上可以观察到的团块。在极端情况下，它们能取代整个肾实质，从而导致肾衰竭。

原发性肾淋巴瘤早期即可出现明显临床症状，多以腰痛为首发症状，常伴有发热、消瘦及乏力。体格检查通常无浅表淋巴结肿大及肝脾大等表现，易与肾实质感染性疾病相混淆。肾淋巴瘤和白血病通常症状隐匿，但可能发生血尿、腰痛或进行性肾衰竭。发热、体重减轻和疲乏这些所谓的淋巴瘤B症候群则很常见。肾衰竭可能由功能性肾实质广泛被取代或由腹膜后巨大淋巴结（在淋巴瘤很常见）致双侧输尿管梗阻引起。实际上，这些患者的肾衰竭还常与内分泌因素相关，如高钙血症或尿酸性肾病，这些因素可见于晚期肿瘤的全身治疗期间。与淋巴瘤或白血病取代肾实质有关的肾衰竭诊断需要除外可能引起肾衰竭的其他相关因素。

肾的非霍奇金淋巴瘤比霍奇金淋巴瘤更多见，与多数淋巴结外发生的非霍奇金淋巴瘤一样，组织学上弥漫型比结节型多见。白血病累及肾在儿童更常见，这与白血病在人群中的流行病学调查结果相一致，而且淋巴细胞白血病比髓系白血病常见。白血病累及肾的典型表现为弥漫性浸润，而且常在系统性疾病的晚期出现。与肾淋巴瘤相似，可以观察到许多影像学变化。

通常淋巴瘤更常见于医源性免疫抑制、AIDS、自身免疫性疾病、移植物抗宿主反应性疾病和有放疗病史的人群中。这些临床相关因素也能增加全身性淋巴瘤的诊断依据。

原发性肾淋巴瘤诊断的关键是要区分淋巴瘤是原发于肾，还是全身疾病累及肾。Stallone等提出，要区分是原发性肾淋巴瘤而非淋巴瘤累及肾，必须满足以下三点：①淋巴瘤对肾组织浸润；②单侧或双侧肾无梗阻性增大；③诊断时无其他结外部位受累。有研究者根据上述三条标准重新查阅文献报道的淋巴瘤，发现60

例文献报道的淋巴瘤中，只有 28 例是真正的原发性肾淋巴瘤。这 28 例中 10 例为弥漫大 B 细胞淋巴瘤。有研究者分析了 28 例最初诊断为原发性肾淋巴瘤的尸检结果，显示其中有 17 例有肾外部位的淋巴瘤病灶存在。尽管这些资料是在 1987 年总结的，当时还没有把 CT 检查作为淋巴瘤分期的常规检查。从这些资料可以得出两个结论：①原发性肾淋巴瘤是一种侵袭性非常高的疾病，在疾病的较早期就会发生扩散；②严格按照上述三条标准来诊断，由于在诊断时同时存在肾以外部位的受累，可能会漏诊某些原发性肾淋巴瘤。有研究报道了 4 例原发性肾淋巴瘤，如果根据上述标准，仅 3 例可诊为原发性肾淋巴瘤。对肾淋巴瘤最大宗的总结是 2001 年 Daas 等发表的文献，他们对 700 例已报道的肾淋巴瘤的临床表现进行了回顾性的总结，发现原发性肾淋巴瘤的诊断很难有统一的标准，一般来说需要满足以下标准：①肾衰竭作为首发表现，且缺乏其他引起肾衰竭的原因；②在治疗后肾功能很快改善；③单侧或双侧肾增大，但无任何尿道梗阻的情况；④诊断时无其他淋巴结或结外部位的累及；⑤确诊需肾病理活检证实。

影像学检查有助于鉴别肾的实体肿瘤，对于肾肿块的发现大多依赖于 CT 和超声等影像检查。B 超常为肾肿瘤的初筛手段，肾淋巴瘤在超声上具有一定的特点。肾淋巴瘤以低回声为主，B 超特点与其病理学基础密切相关。肾淋巴瘤以继发性多见，常为血行播散，其次是腹膜后淋巴瘤直接侵犯，瘤细胞在肾内可局部成团生长，也可沿肾间质浸润性生长。由上可见，肾淋巴瘤易双肾受累，在血循环丰富的肾皮质和髓质区生长为局灶性或浸润性病灶，若浸润性病灶广泛生长，则可累及全肾甚至肾周脂肪囊。此外，肾外病灶如腹膜后的肿大淋巴结也成为辅助征象。

肾淋巴瘤和肾细胞癌虽同属恶性肿瘤，但两者声像图表现明显不同：①肾透明细胞癌是起源于肾小管上皮细胞的恶性肿瘤，故病灶主体位于肾皮质，且以局灶性生长为主；②肾透明细胞癌易发生变性、出血和坏死，组织学成分复杂，声学界面多，导致病灶回声较肾淋巴瘤高；③肾透明细胞癌属富血供恶性肿瘤。既往文献报道，肾细胞癌在增强 CT/MRI 上强化明显，而肾淋巴瘤表现相反；④由于继发性肾淋巴瘤多见，故肾外病灶或腹膜后肿大淋巴结较多见，但对于早、中期肾细胞癌则少见。

肾淋巴瘤与肾错构瘤的超声表现各有异同：①肾错构瘤为良性肾肿瘤，主要起源于血管和脂肪组织丰富的肾皮质和肾窦区，呈膨胀性生长，未见有浸润性生长方式。当瘤体较大并向肾外突出，因其内部血管丰富且血管壁薄弱，易破裂出血导致肾周血肿发生。同时缺乏肾淋巴瘤腹膜后淋巴结肿大等恶性征象；②肾错构瘤由成熟的脂肪组织、平滑肌和血管等按不同比例构成，导致病灶表现为多种回声或多发病灶回声不一致；③有文献指出，肾错构瘤的血供丰富程度与其内部成分相关，以脂肪成分为主、血管成分少者血供相对稀少，反之则血供丰富。

CT 扫描是诊断肾淋巴瘤和监测治疗效果的影像学方法。当患者出现巨大的腹膜后淋巴结、脾大、身体其他部位或后腹腔非典型部位出现肿大淋巴结时，应怀疑患有肾淋巴瘤。肾癌淋巴结转移的主要区域为：右肾癌在主动脉和腔静脉之间的区域，而左肾癌在主动脉旁区域，肿大淋巴结的中心区在这些区域之外的患者应怀疑淋巴瘤可能。任何既往有淋巴瘤病史并且出现肾肿块的患者应该考虑为肾淋巴瘤复发可能，而不是肾癌。

在 CT 上，肾淋巴瘤有各种各样的表现，最常见的 CT 征象是多发性软组织密度小结节，侵及一侧或双侧肾。一半以上病例呈双侧侵犯。当出现多发性小结节时，肾常增大，但也可正常大小。由于肾常保持光滑的轮廓，尽管有多发小结节实质侵犯，如果不行增强检查，肾的病变容易被忽略。来自邻近腹膜后淋巴结肿块的直接侵犯是淋巴瘤侵及肾的第二个最常见类型。在这种病例中，肾常因淋巴瘤浸润而增大或扭曲变形，但偶尔可见淋巴瘤浸润肾周间隙，完全包绕肾，此时影像学可表现为正常肾。少数患者单个肿块使肾轮廓变形，此表现与原发性肾肿瘤类似。肾淋巴瘤的增强 CT 扫描多为低密度，与平扫时正常肾实质密度接近。

肾淋巴瘤的 CT 所见常常是特征性的，但不是特异性的。多发分立的实质小结节可见于转移性肾疾患而罕见于多发性血管平滑肌瘤。肾淋巴瘤表现为孤立性肾肿块，可类似肾细胞癌、肾感染、转移性疾病与少见的移行细胞癌的表现。从腹膜后淋巴瘤直接侵犯肾可能出现类似腹膜后其他肿瘤侵犯肾的表现。肾周的所见也是非特异性的，可见于肾细胞癌和侵犯腹膜后的非肿瘤性病变。

同样对于肾淋巴瘤的超声所见，虽有特征却不是特异的。孤立性低回声或无回声肿块的鉴别诊断包括单纯囊肿、坏死性肿瘤、脓肿、错构瘤和肾动脉动脉瘤或动静脉畸形，此种多发小结节状表现偶尔可误认为成人多囊肾疾患。肾淋巴瘤一般能与单纯囊肿或与成人多囊肾疾患相鉴别，因为淋巴瘤性肿块通常含有一些低的内回声，缺乏锐利边界，显示少或无声的增强。在指示肿块的非囊肿性与肿块的对比增强性质上，CT 能有帮助。

尽管单独的 CT 征象与超声所见是非特异性的，但 CT 与超声所见的结合可高度提示为肾淋巴瘤。还有伴发的异常如腹膜后淋巴结病变与脾大亦支持此诊断。已诊断淋巴瘤的患者，化疗后肾病变缩小或消失可证实肾淋巴瘤的诊断。当还未怀疑淋巴瘤时，患者可行 CT 或超声做进一步检查。肾淋巴瘤 CT 与超声特征的联合征象可提高肾淋巴瘤的诊断率，从而使患者更早地行经皮肾穿刺活检术明确病理诊断，以免去可能进行的肾切除手术。

目前国内外关于肾淋巴瘤的大样本量的报道还很少，多家报道中肾淋巴瘤的 MRI 表现类型多样，弥漫浸润型及肾内结节 / 肿块型边界不清，肾周型及肾盂型肿块呈新月形或不规则形包绕肾周围，像外套一层不完整的盔甲，无论是何种类型，肾形态基本保持正常，具有一定的特征。有国内文献报道，原发性肾淋巴瘤 MRI 图像上可显示出均匀等或稍长 T1，等或稍长 T2 信号，坏死、囊变及钙化少见，DWI 呈较均匀高信号，具有典型特征，这与原发性肾淋巴瘤肿瘤细胞核仁较大，富含液体的胞质较少，肿瘤细胞密实，同时瘤细胞间排列密集，肿瘤血管及间质成分相对较少密切相关。

原发性肾淋巴瘤的确诊仍需依赖病理活检证实。原发性肾淋巴瘤大多为高度恶性淋巴瘤，最常见的类型为 B 细胞型，其中弥漫大 B 细胞性最多见。其他报道的类型包括小 B 细胞性、外周 T 细胞性和间变大细胞性等。

尸检表明，在死于淋巴瘤患者中肾侵犯占 1/3 ~ 1/2。有研究者调查了 696 例有淋巴瘤患者的尸检材料，发现肾受侵犯者占 33.5%（其中 48% 的患者曾患非霍奇金淋巴瘤，13% 曾患霍奇金淋巴瘤），有淋巴瘤侵犯的肾 61% 有多发小结节。受侵的其他病理表现有从腹膜后侵犯（11%），小的孤立性实质结节（7%），巨大单个肿瘤（6%），弥漫性浸润（6%）与显微镜下查出的病变（7%），侵犯为双侧性者占 74%。

Hartman 等叙述了肾淋巴瘤有肾实质内肿瘤生长的病理改变。其大体形态及其影像学表现取决于肾侵犯的机制与肾内肿瘤生长模式及速度。正常时，因肾不含淋巴组织，故肾原发性淋巴瘤极为罕见。肾淋巴瘤几乎都是由于血行播散或从邻近腹膜后淋巴结病变直接漫延所致。血行播散常导致多发小结节，开始限于肾皮质内。腹膜后淋巴瘤可通过局部浸润经肾包囊进入肾皮质或通过围绕输尿管及肾盂生长进入肾窦与髓质而直接侵犯肾。一旦进入肾内，肿瘤增生开始于间质而实质小叶结构保存。在此早期阶段，CT 或超声所见很少。当肿瘤细胞破坏实质的支持组织结构，则肿瘤呈膨胀性生长。若生长缓慢且均匀一致，肾增大但保持肾外形轮廓。然而当膨胀生长不均匀一致或生长迅速时，其肿块使肾轮廓扭曲变形，产生类似原发性肾肿瘤的表现。

在原发性肾淋巴瘤中有一种极为少见的病理类型——血管内大 B 细胞淋巴瘤（intravascular large B-cell lymphoma, IVLBCL），近年来也有报道。它是弥漫大 B 细胞淋巴瘤的一种亚型，其主要特征是血管腔内的淋巴瘤细胞在血管内增殖。这些肿瘤细胞可以发生在多种器官包括中枢神经系统、皮肤、骨髓、脾和肝等。IVLBCL 患者的临床表现多种多样，主要与其受累的器官有关。由于 IVLBCL 的临床表现各异，且疾病早期肿瘤细胞极少出现在外周血和骨髓涂片中，导致诊断非常困难。D'Agati 等报道了第一例经肾活检证实的 IVLBCL。Murase 等总结了 81 例 IVLBCL 患者，其中原发于肾的 IVLBCL 约占 2%。到目前为止，文献报道经肾组织活检证实的 IVLBCL 共有 14 例患者。患者的中位年龄为 60 岁（35～85 岁），男女比例为 1∶1。报道的 14 例患者中有 13 例表现为肾衰竭，8 例伴有蛋白尿。肾衰竭可能与肾淋巴瘤细胞浸润导致肾小球滤过受阻有关。IVLBCL 患者病理的共同特点是淋巴瘤细胞只存在于肾小球的毛细血管腔内。

由于原发性肾淋巴瘤的发病率极低，目前尚无比较不同治疗方法的临床研究的文献报道。通常的治疗方法是全身性化疗或化疗联合放疗，单侧肾受累的患者可选择手术切除。双侧肾淋巴瘤通常选择化疗作为一线治疗。化疗通常能够使肾功能获得改善甚至恢复，但有文献报道，由于疾病很快复发，或因粒细胞缺乏引起感染并发症，原发肾淋巴瘤的死亡率较高。有研究对 1946 — 2002 年文献报道的双肾受累的原发性肾淋巴瘤资料进行总结，34 例患者中只有 11 例得到缓解，缓解时间为 1～36 个月不等。主要的治疗策略为不同药物组合的联合化疗方案，但无一例患者接受手术治疗。同样在这篇文献中，作者报道了一例双肾受累的原发性肾淋巴瘤患者接受手术切除肿瘤组织，并联合化疗后获得较好的预后。该患者为一名 46 岁男性，病理类型为 CD20 阳性弥漫大 B 细胞淋巴瘤，该患者在接受手术后 67 个月，化疗结束后 36 个月进行随访时仍无疾病进展生存。双肾受累者不能进行手术，主要是因为手术切除肾后导致患者需进行透析治疗。这一患者在手术切除淋巴瘤肿块后仍残留了 1/4 的肾组织，使患者避免了透析治疗。因此，双肾受累的患者是否选择手术治疗取决于诊断是否明确、慢性肾衰竭的程度以及肿块的大小和位置。手术治疗使肿瘤负荷明显减少，增加了强力联合化疗成功的可能性。由此可见，在某些双肾受累的病例中有选择地进行手术联合化疗，同时保留一定量的肾组织功能，可能会提高一部分双肾受累患者的预后。对于 CD20 阳性 B 细胞淋巴瘤可考虑利妥昔单抗联合化疗。

原发性肾淋巴瘤的预后很差。一方面，原发性肾淋巴瘤的病理通常为侵袭性 B 细胞性；另一方面，由于诊断困难，导致大多数患者需进行肾切除治疗，延误了诊断时间。原发肾淋巴瘤的预后相关因素目前尚无明确报道，主要还是根据 Ann Arbor 分期和国际预后指数

（IPI）。文献报道其中位生存期小于1年。尽管如此，在进行外科手术切除联合化疗后，单侧原发性肾淋巴瘤患者获得长期生存也偶有报道。双肾受累或有淋巴瘤肿块残留的患者预后更差。

五、肾混合性上皮间质瘤

1973年，肾混合性上皮和间叶细胞肿瘤被第一次描述。在2004年世界卫生组织的肾肿瘤分型中，肾混合性上皮和间质细胞肿瘤家族（mixed epithelial and stromal tumor family）包括囊性肾瘤与肾混合性上皮间质肿瘤，两者都属于少见的良性肾肿瘤。两类肿瘤在临床表现、形态学特征、免疫组化方面都有重叠，且在基因表达谱上也有高度重合。肾混合性上皮和间质细胞肿瘤好发于女性及使用雌、孕激素治疗的男性患者，同时肿瘤组织也高表达雌激素和孕激素受体，可能提示性激素在此类肿瘤发生发展上起着一定作用。

在最新的世界卫生组织肾肿瘤分型中（2016年），成人囊性肾瘤及肾混合性上皮间质瘤因其相似的好发年龄区间及性别分布、类似的免疫组化表现及组织病理学特征，被归为肾混合性上皮和间质细胞肿瘤家族，并将儿童囊性肾瘤单独归为好发于儿童的囊性肾肿瘤一类。目前研究表明，成人囊性肾瘤与儿童囊性肾瘤在形态学、免疫组织化学及遗传学方面均有所区别。在ICD-O编码中，上述3种肿瘤的编码一致（8959/0）。

（一）囊性肾瘤

囊性肾瘤（cystic nephroma）的发病年龄有着典型的双峰分布特点，诊断年龄主要集中在2～3岁的小男孩以及40～50岁成年人。在患病的成年人中，女性与男性的比例为8∶1。文献中也曾报道几个家族性囊性肾瘤的病例。

囊性肾瘤的临床表现主要包括腹部肿块、腰部疼痛、血尿及泌尿系统感染。但临床上多数囊性肾瘤均为体检发现，而无明显症状。

在影像学表现上，大多数囊性肾瘤是单发的，表现为中央型肾肿瘤，瘤体内通常伴有钙化带（约70%）及分隔，且肿瘤的一部分突出到肾集合系统中。肿瘤大小的变异范围大，平均直径为9 cm。因此，单从影像学角度鉴别成人囊性肾瘤与囊性肾透明细胞癌（cystic RCC），以及鉴别儿童囊性肾瘤与肾母细胞瘤是极为困难的。

组织学上，囊性肾瘤外包裹有一层较厚的纤维性假包膜；囊与囊之间的分隔由上皮细胞构成。间质成分的构成可以是乏细胞的浓稠的胶原蛋白，也可以是成束的梭状细胞。行免疫组化可见上皮成分高表达角蛋白，间质成分则通常为CD10阳性，钙结合蛋白、雌激素受体及孕激素受体阳性。相较于成人囊性肾瘤，在儿童囊性肾瘤中间质细胞结构更多地包含炎症细胞。此外，虽然儿童囊性肾瘤与成人囊性肾瘤均包含雌激素受体，但在最新的报道中，约83%的成人囊性肾瘤抑制素阳性，而未见于儿童囊性肾瘤。成人囊性肾瘤在间质成分中多见波浪形的黏稠胶原蛋白，这区别于儿童囊性肾瘤。在基因方面，DICER1的突变多见于儿童囊性肾瘤病例。

鉴于囊性肾瘤在影像学上难以与其他恶性肿瘤鉴别，术前通常难以明确诊断。对于大多数可能为囊性肾瘤的儿童患者，因难以与肾母细胞瘤鉴别，临床上通常行患侧根治性肾切除术。对于成年患者则尽可能考虑行肾部分切除术，更能让患者获益。

一般来说，囊性肾瘤多表现为一个良性的疾病进程，但一些文献也报道了由囊性肾瘤进展为肉瘤和透明细胞癌的病例，然而这些报道的科学性有待商榷。

（二）肾混合性上皮间质瘤

肾混合性上皮间质瘤（mixed epithelial and stromal tumors of kidney, MESTs）是由上皮组织和间质组织构成的一种少见的成人良性肾肿瘤。以往曾被归为先天性中胚层来源的肾瘤、肾平滑肌错构瘤、囊实性肿瘤、囊性错构瘤、单发复杂囊肿或成人后肾间质瘤等。与囊性肾瘤相似，肾混合性上皮间质瘤表现为女性多发的特点，发病年龄集中于 40 ~ 50 岁，平均发病年龄为 46 岁。患此类肿瘤的女性患者多有雌激素替代治疗的既往史，对于男性患者，只有患体积较大的肾混合性上皮间质瘤，才会有既往长期化学去势治疗的病史，比如前列腺癌术后雄激素抑制治疗的患者。

肾混合性上皮间质瘤的临床表现及症状与囊性肾瘤相似，可表现为明显的腹部或侧腹部肿物，伴有腰侧疼痛、血尿或泌尿系统感染症状，但大多数患者仍为体检发现。术前诊断肾混合性上皮间质瘤，应考虑到患者是否为正接受激素治疗的围绝经期女性。一般不建议行术前穿刺活检，因为穿刺活检可能导致囊肿的破裂，增加局部复发的风险。

在影像学上，肾混合性上皮间质瘤表现为肾单发的复杂囊性占位，典型的肾混合性上皮间质瘤通常在术前被考虑为 Bosniak Ⅲ或Ⅳ级的囊肿，其大小在 2 ~ 24 cm 范围内变化，平均为 6 cm，肿物通常邻近肾门并压迫肾盂肾盏，但尚未见肿物向邻近的肾实质组织侵犯。在增强 CT 检查中，肾实质期可有肿瘤实性成分的延迟强化，而关于延迟强化的原因，可能是因为这些实性成分中存在的多细胞形态及结构的梭形细胞。同样，肾混合性上皮间质瘤与囊性肾透明细胞癌在术前较难鉴别。

因为术前影像学上很难将肾混合性上皮间质瘤与肾细胞癌确切区分，因此治疗上通常选择手术治疗，行肾部分切除术或根治性肾切除术。在分析患者行肾部分切除术可行性的前提下，推荐行保留肾单位的肾部分切除术并保证肿瘤的完整切除。

肾混合性上皮间质瘤的术中标本表现为包裹大小不一囊肿的边界清晰的肿块，这些囊肿由较厚的白色中隔分开。镜下囊壁内层为梭形细胞及其基质构成，间质成分以梭形细胞为特征，类似卵巢组织基质，并有不同程度的平滑肌细胞、成纤维细胞或肌成纤维细胞分化，其间分布有胶原蛋白束。少细胞的纤维间质成分及脂肪组织在较大的肿瘤中更常见，而多细胞的梭形细胞间质在较小的肿瘤中更多见，据报道，更多的肿瘤（大于 50%）包含大于 4 种类型的间质成分。上皮成分可以是普通管状结构或是伴有囊状扩张的复杂管状乳头状结构，内衬伴透明细胞改变的立方扁平上皮。与囊性肾瘤类似，肾混合性上皮间质瘤的上皮成分免疫组化提示角蛋白阳性，并可在大多数肾混合性上皮间质瘤的间质成分中检测到雌激素受体与孕激素受体。区别于先天性中胚层细胞肾瘤，肾混合性上皮间质瘤在染色体 8、11、17 上没有异常。

鉴于肾混合性上皮间质肿瘤的少见性及术前诊断的困难性，关于肾混合性上皮间质肿瘤的临床预后缺乏临床证据，不能排除其远期恶性可能。典型的肾混合性上皮间质瘤表现为良性肿瘤的临床特点，但目前也有关于肾混合性上皮间质瘤恶性转化为肉瘤样癌的个案报道，还有报道称肾混合性上皮间质瘤在根治性切除后在局部复发，表现为恶性间质瘤。有研究报道肾混合性上皮间质瘤在未行彻底切除的情况下更可能复发，可出现腹腔种植转移。同样，无法在影像学表现上区别肾混合性上皮间质瘤的良恶性，在行肾部分切除术中行冰冻切片检查仅能用来排除阳性切缘可能，并不能确定肿瘤良恶性。但对于术后切缘阳性或者术中肿瘤外溢的患者，将面对更大的局部复发可能。若术前能有较多临床证据考虑肾混合性上皮间质瘤的诊断，对于行手术治疗有较大风险的患者，予长期随访可能是一种可供选择的方案；若发生恶性转化，肾混合性上皮间质瘤的预后通常是较差的。因此，对于术后诊断为肾混合性上皮间质瘤的患者，建议长期随访，定期复查。化疗可能对部分恶性病例有效。

综上所述，囊性肾瘤和肾混合性上皮间质瘤在临床表现、组织形态学及免疫组化等方面都具有相似特征，可能是相同生物学改变下的不同结果。在女性人群中多发，若男性患者起病，可能伴有雄激素抑制治疗的既往史。肿瘤组织免疫组化长提示雌激素及孕激素受体阳性，因此在病因学上，可能与患者体内激素不平衡或其他激素相关因素有关。因为术前无法将两者与肾细胞癌或囊性肾母细胞瘤相鉴别，所以治疗上通常优先考虑保留肾单位的肾部分切除术，为保证肿瘤的完整切除，可行根治性肾切除术。

六、肾平滑肌瘤

肾平滑肌瘤是一种罕见的生长缓慢的肾良性间质细胞肿瘤，肿瘤多起源于肾内含有平滑肌细胞的部位，如肾包膜、肾盂和肾血管管壁，其中以肾包膜最为常见，大多为实性，也可为囊性或囊实性。肾平滑肌瘤约占肾肿瘤的0.29%，占肾良性肿瘤的1.5%。但是该病的实际发病率并不低，可能由于该肿瘤发病初期体积小，生长缓慢，临床症状不明显，因此大多无法被发现。国外研究发现，在尸检报告中肾平滑肌瘤的发生率约为5%，占肾皮质结节的14%。肾平滑肌瘤好发于女性患者，尤其以白种女性多见，年龄在20～60岁之间。

肿瘤多生长于肾的两极、肾包膜下，可单发或多发，局限性生长，肿瘤切面为灰白色螺纹状，较少有组织出血及坏死；镜下多表现为广泛成束的梭形平滑肌细胞，细胞核呈雪茄状，无核多型性及有丝分裂现象，嗜酸性胞质染色，不含上皮细胞，免疫组化检测有结蛋白和肌动蛋白表达。

目前对肾平滑肌瘤的分类标准尚无明确指标，文献报道根据患者临床表现及肿瘤大小等将肾平滑肌瘤主要分为三大类：第一类无临床症状，多发生于偶然的尸检过程，肿瘤体积非常小（小于5 mm）；第二类无临床症状，多发生于肾皮质，可单发或多发，仅放射学及影像学检查时发现病变，肿瘤大小为直径<2 cm，最为常见；第三类较少见，肿瘤体积较大，多单发，患者有明显的临床症状，多数以腹部肿块和腰痛为主要症状，在肾切除术后病理检查得以证实。

目前有关肾平滑肌瘤发病机制及其相关的危险因素尚不明确，仅有部分研究报道指出其可能的发病原因及危险因素，其中包括：遗传因素的异常改变，研究发现在肾平滑肌瘤患者中12号染色体q13-15区域出现断点；另有研究报道指出肾平滑肌瘤与结节状硬化相关；此外，免疫功能不全的患者感染EB病毒（Epstein-Barr virus，EBV）后，肾平滑肌瘤的发病率增加。

肾平滑肌瘤早期多无临床表现，当肿瘤体积过大、出血或者肿瘤发生囊性或者肉瘤样变时，可表现为腹部肿块、腰痛、腰胀等。当肿瘤侵及肾盂肾盏可出现肉眼或镜下肉眼血尿，部分患者也可有发热、体重减轻等全身症状。因此目前对肾平滑肌瘤的诊断主要依赖于影像学及组织病理检查。

彩色多普勒超声检查多表现为不均匀的低回声实性肿块，边界清楚，无或较少的彩色血流信号。目前 CT 对该疾病诊断价值相对较大，主要表现为以下特征：①病变组织与周围组织界限清楚，大多表现为类圆形软组织，有时可以表现为囊性、实性或囊实混合性，偶有钙化，肿瘤实体部分平扫密度均较高，稍高于肾，与肌肉密度相似，增强扫描皮髓期呈轻中度强化，强化程度低于其周围肾实质；②病变组织无侵及周围组织或转移的征象；③病变常位于肾包膜、包膜下或肾盂。必要时可行 CT 三维重建。因此，一旦临床上发现肾实体肿瘤，尤其在超声及 CT 检查结果后发现肿瘤包膜比较光滑，且界限清楚，医务人员应当考虑肾平滑肌瘤的可能。但是 CT 的这种表现并不统一，有研究报道指出，个别病例的超声诊断结果界限清楚，但是 CT 检查却未见明显的轮廓，这可能是由于肿瘤某些部分的退化或坏死所致。MRI 平扫 T1WI 为均匀等信号或低信号，T2WI 以不均匀的低信号为主，增强扫描呈中度持续性较均匀强化，血管造影表现为肿瘤血供不丰富。需要注意的是，影像学检查上，血管平滑肌脂肪瘤多普勒超声提示肿瘤多为强回声改变，CT 显示肿瘤内有脂肪成分，CT 值多为负值；肾细胞癌常有假包膜，CT 增强扫描多可见明显不均匀强化，多普勒超声显示血流丰富，肿瘤较大时多见液化坏死及肿瘤内部出血。通过上述几点特征，可以将肾平滑肌瘤与血管平滑肌脂肪瘤和肾透明细胞癌进行大致区分。

肾平滑肌瘤的确诊主要依靠影像学引导下经皮肾细针穿刺组织活检。需要特殊注意的是与肾平滑肌肉瘤的鉴别，肾平滑肌肉瘤常常具有以下几项值得关注的体征：①肿瘤体积较大（平均直径 8 cm）；②边界不清楚；③切面不隆起，黄色，质软无弹性，无旋涡结构；④病变组织中有出血和坏死。镜下表现为明显的有丝分裂，细胞的多型性及色素沉积。免疫组化显示明显增高的 Ki-67 标记指数（该指数反应增高的有丝分裂活性）。目前对于是否采用经皮细针穿刺活检还存在一定的争议，但已经达成共识的是，当患者具有典型临床表现及明确的影像学诊断提示是肾平滑肌瘤而不是肾细胞癌时，即可以行经皮肾细针穿刺活检。

综上所述，仅凭影像学确诊肾平滑肌瘤较为困难，必要时需穿刺活检或通过术后病理证实。病理镜下可见由具有棒状核而互相交织的平滑肌纤维组成，并可见灶性钙化及其他改变。若核分裂象每 10 个 400 倍镜视野在 5 个以上，考虑有恶性可能，但也需与细胞有无浸润、异形改变以及是否有坏死相结合来判断。

肾平滑肌瘤是肾良性肿瘤，若肿瘤体积较小，则可选择保守疗法结合影像学监测。若患者出现明显的临床症状，例如体重减轻、贫血、肿瘤体积增大或者怀疑有恶变倾向者应积极采取手术治疗。由于肾平滑肌瘤一般为囊性生长或者被膜下的外生性生长，因此大多选择腹腔镜肾部分切除术，即使肿瘤直径大于 4 cm。一般不推荐采用肾根治手术，除非术前不易诊断，且有恶变可能，因此主张采取积极的手术治疗，术中可以行冰冻切片病理检测，若为平滑肌瘤则行肿瘤剜除，若肿瘤较大或者发生恶变，则行根治性切除。目前，手术仍然是治疗肾平滑肌瘤的主要手段。一般来说，肾平滑肌瘤进展缓慢，一般手术切除后均可以达到治愈的效果。

七、其他少见肾非上皮来源肿瘤

（一）肾血管瘤

肾血管瘤是一种少见的性先天性肿瘤，可发生于任何年龄，从婴儿到 80 岁均可发生，但多发生于中青年，以30～40岁多见，85%的患者发生于40岁之前。性别无明显差异，男女均等。肾血管瘤以单侧多见，双侧者仅占12%，多数发生于髓质黏膜下，肾盏和肾盂最常受累，罕见发生于肾皮质和肾被膜。往往伴有其他部位血管瘤，如脑、骨、肝或大肠等，与种族和肾位置无关。

肾血管瘤在组织学上分为海绵状血管瘤、毛细血管状血管瘤和混合型血管瘤，其中以肾海绵状血管瘤最多见。肿瘤大小不同，小的如针尖，大的直径可达10 cm以上，通常直径为1～2 cm。大体标本为海绵状、暗红色的质软肿块，没有明显包膜；镜下可见大量上皮细胞组成的各种形状的空腔，腔隙内可见充满红细胞及小栓子。肾血管瘤很可能起源于胚胎时期未发育成正常的残余血管细胞，是由病变部位血管或淋巴管聚集增生而形成的肿瘤样结构，可以压迫周围组织，不侵犯邻近组织，但不与周围血管相通，因此不会像恶性肿瘤样侵犯周围组织，一般无完整的供血动脉和引流静脉，属于良性肿瘤。

血管瘤小者，临床常无明显异常症状，大者可引起血尿甚至大出血，血尿为大量全程肉眼血尿，可为持续性，大多数为间歇性，持续与间隔时间无一定规律。当血块堵塞输尿管或者间质出血导致压力增高时，可有侧腹痛表现。肾血管瘤通常为散发性的，也可伴发一些综合征：Klippel-Trenaunay综合征、斯德奇-韦伯综合征（Sturge-Weber syndrome）、系统性血管瘤病等。

B超可作为肾血管瘤首选的初筛检查方式，可了解瘤体内的血流分布情况，小的可无阳性发现，大于1.0 cm者主要表现为边界不清、回声不均匀的团块，呈中低回声或中高回声，但是超声检查无特异性，难以与肾细胞癌和肾盂移形细胞癌区分。CT平扫通常显示为软组织密度肿块，增强扫描显示为不均质实体肿块，与肾癌肿块相似，当肿瘤内出血时，增强扫描并不显著增强。在MRI检查中可表现为T1加权成像呈低信号，T2加权成像呈高信号。肾动脉造影对肾血管瘤的定性诊断具有重要价值，肾动脉造影中血管瘤可表现为动脉期快速充盈，血管扭曲、变形成团，无明显占位效应；静脉期病变染色较深，造影剂排泄较缓慢，静脉后期病灶明显。

1964年Anderson等首先采用血管造影诊断肾血管瘤，表现为团块状、致密血管影或扭曲的细小血管分支。对于肾血管瘤，肾动脉血管造影检查的特征性表现为：早期造影剂向静脉分流，表现为低血管区，也可表现为肾动脉分支增粗、拉长、分散，毛细血管期显示为团状扩张，毛细动脉网则表现为斑点状、卷发状分布，在动脉期造影剂充盈迅速，血管迂曲成团，占位效应不明显，静脉期病变染色深，且对比剂排泄缓慢，静脉后期病灶更显而易见。

肾血管瘤术前确诊较为困难，因此有学者认为有以下征象者应考虑为肾血管瘤的可能：①间歇性血尿间隔时间长，多为大量全程肉眼血尿者；②出血期间膀胱镜检查发现单侧输尿管口喷血者；③泌尿系造影提示肾轮廓不大，可排除恶性病变者；④CT平扫呈等密度，增强扫描病灶呈结节状团块强化者；⑤血管造影表现为扭曲重叠的细小血管分支或团块致密血管影者；⑥皮肤或黏膜同时有血管瘤病变者。

肾血管瘤是极少见的良性肿瘤，往往缺乏特异的临床、影像学表现，在术前依靠CT无法明显诊断，常误诊为肾盂癌等恶性肿瘤。一般认为与其他肿瘤的常见鉴别要点包括：①肾盂癌：好发于40岁以后，平扫呈肾盂内软组织等密度肿块，增强扫描肿块强化不明显或轻度强化；②乳头状肾细胞癌：常见于长期血液透析和获得性肾囊性疾病的患者，好发于50岁左右，40%为多中心病灶，CT平扫病灶表现为形态不规则的稍低密度软组织肿块，钙化较常见，属于乏血供肿瘤，增强扫描后无强化或轻度强化；③乏脂肪型肾血管平滑肌脂肪瘤：女性多见，平扫呈高或等密度，形态不规则，密度较均匀，边缘清楚，常见劈裂征或杯口征；增强呈均匀强化和持续性强化是其特征；④嫌色细胞癌：好发于60岁左右，多位于髓质，乏血供肿瘤，多数轻度均匀强化，50%有包膜。

手术切除是治疗肾血管瘤最有效的方法，可根据血管瘤的部位、范围、大小选用不同的治疗方式，对体积较小而局限的肾血管瘤可进行选择性或超选择性介入栓塞术。

（二）肾纤维瘤

肾纤维瘤是一种少见的肾良性肿瘤，一般甚小，亦有文献报道直径为8 cm的肾纤维瘤。多数发生于肾髓质，少数发生于肾皮质，单发多见，偶为多发且累及双肾。

肾纤维瘤包括肾皮质纤维瘤、肾髓质纤维瘤和肾髓质间质细胞纤维瘤。肾纤维瘤可发生在肾实质、包膜和肾周围组织内。

肾纤维瘤多数临床没有明显症状，偶可出现血尿，少数可因肿瘤巨大而出现临床症状。肾纤维瘤多具有完整包膜，镜下肿瘤细胞形态多变，由梭形细胞组成，以纤维或致密纤维基质分隔，肿瘤内细胞数较少，纤维化明显并伴有程度不等的硬化。亦有报道瘤体内可有钙化及骨化结构。免疫组化示肿瘤细胞波形蛋白和人骨髓祖细胞抗原CD34阳性，结蛋白阴性为其特征。

肾纤维瘤为无血管性肿块，CT无特殊表现，但是，Cormier曾对肾纤维瘤的MRI表现作过描述：无论是T1WI或T2WI图像上均表现为低信号，并认为这与瘤体内含有较多的胶原成分及细胞数较少有关。

（三）肾脂肪瘤

肾脂肪瘤常见于中年女性，十分罕见，到目前为止只报道过20多例（原发性肾脂肪瘤）。可发生于肾实质内，最常见于肾皮质，亦可起源于肾周围组织，多在体积大时被发现，亦可出现血尿。B超和CT扫描可明确诊断，需与平滑肌脂肪瘤、肾脂肪肉瘤鉴别。

肾脂肪瘤病因不清楚，可能起源于原始间充质细胞的脂肪瘤分化或胚胎期肾残余的脂肪组织。小的肿块无临床症状，但是较大的肿块会引起侧腹部疼痛、钝痛或肾绞痛，很少出现血尿。组织学上，肾脂肪瘤由成熟的脂肪组织构成。虽然CT平扫以局限性的完全为脂肪成分的低密度肿块为特征，但是极少数能够在术前即明确做出该诊断，因为肾最常见的包含脂肪的肿瘤为血管平滑肌脂肪瘤（AML）。当肿瘤内检测到脂肪时，也会考虑为肾母细胞瘤、脂肪肉瘤或者肾癌等。

肾脂肪瘤一般需与血管平滑肌脂肪瘤和分化良好的脂肪肉瘤相鉴别。AML是肾最常见的间质肿瘤，往往含有不同比例的成熟脂肪组织、畸形血管和平滑肌；分化良好的脂肪肉瘤则以成脂肪细胞和大量的丛状毛细血管为特点。可根据上述特征进行区分鉴别。

手术切除是治疗肾脂肪瘤首选方案。一般首选肾部分切除术，预后良好。

（张　骞）

第四节　肾囊性疾病

一、概论

肾是人体内最容易产生囊肿的器官之一。肾囊性疾病（renal cystic disease）是指一侧或双侧肾存在囊肿的一类疾病，分为遗传性和非遗传性两类（Bisceglia et al., 2006）（表 13-4-1）。这些疾病需要多学科的评估和治疗。

肾囊肿是来源于肾小管和集合管的囊腔，由一层部分去分化的上皮细胞包裹成腔，内部充填液体或者半固体物质。肾囊肿可以发生在从肾小囊（Bowman 囊）到肾乳头中的任何一段管腔，主要取决于管壁细胞突变发生的部位。一部分囊肿呈现囊型或梭型憩室样结构。另一部分囊肿可以与肾小球、肾小管、集合管或者肾盏相通，但其后也可以发生分离而独立。多囊性肾发育不全是一个例外，本病发生在肾单位形成之前，可能起源于后肾结构发育异常、肾胚芽结构异常或者肾发育早期梗阻。另一个例外是良性多房性肾囊肿，它属于肿瘤性病变。

肾囊肿的形成和进展主要包含以下几种基本过程：①某段肾小管或集合管的管壁上皮细胞增生；②在扩张段的小管内液体逐渐积聚；③细胞外基质的结构和代谢紊乱。

在增生的上皮细胞中，分泌功能和重吸收功能的紊乱，导致原本正常的肾小管或集合管发生液体积聚。最近研究显示，除了髓袢，管壁细胞分泌电解质和液体的能力来源于细胞内 cAMP 的刺激。而管壁细胞顶部的钠离子通道通过重吸收 Na^+ 来对抗分泌过程。一旦 Na^+ 在某些情况下重吸收减少，那么电解质和液体的积聚便发生了。

在所有肾囊性疾病中，肾囊肿周围的细胞外基质均存在异常。在肾囊肿形成早期，胶原蛋白 Ⅰ 和Ⅳ、基质金属蛋白酶激动剂和抑制剂、整合素和 β 联蛋白等成分的表达均可发生改变，细胞外基质的重塑在肾囊肿病生理机制

表 13-4-1　肾囊性疾病的分类

遗传性	非遗传性
常染色体隐性遗传多囊肾（婴儿型）	多发性肾囊肿（发育不良性多发性肾囊肿）
常染色体显性遗传多囊肾（成人型）	良性多房性肾囊肿（囊性肾瘤）
青少年肾消耗病 / 肾髓质囊性病综合征	单纯性肾囊肿
青少年肾消耗病（常染色体隐性遗传）	髓质海绵肾
肾髓质囊性病（常染色体显性遗传）	散发性肾小球囊性病
先天性肾病（家族性肾病综合征）（常染色体隐性遗传）	获得性肾囊性疾病
家族性发育不全性肾小球囊性病（常染色体显性遗传）	肾盏憩室（肾盂囊肿）
伴发肾囊肿的多发畸形综合征（如结节性硬化、VHL 病）	

中可能起到关键作用。最近发现，小鼠层黏连蛋白（laminin）α5 基因的亚等位基因突变可引起多囊肾的发生。

直到目前，形成肾囊肿的上皮细胞的具体功能仍不清楚，分化形成不同肾囊性疾病的具体机制也有待研究。有证据显示，长期未被重视的初级纤毛在维持上皮细胞的分化中起到重要作用。有研究证实，在人类和啮齿类动物中，肾小管或集合管上皮细胞顶端初级纤毛的结构和功能缺陷在囊肿形成和疾病分化中起到重要作用。

不同病因引起的肾囊性疾病可能在形态学上表现一致，然而相同的病因也可引起不同的肾囊性疾病。例如，在常染色体显性遗传多囊肾、结节性硬化症、VHL 病和获得性肾囊性疾病中，囊肿可以有增生的内衬，有时可以合并凸向腔内的增生结节或息肉样结节。然而，每种肾囊性疾病的增生状况均不同。另外在常染色体隐性遗传多囊肾和髓质海绵肾中也存在相似点，这两类肾囊性疾病中均可见集合管扩张。

二、遗传性肾囊性疾病

遗传性肾囊性疾病可以按照遗传方式分为：常染色体显性遗传、常染色体隐性遗传和伴 X 染色体遗传等。这些疾病可以由单基因缺陷、X 连锁基因缺陷或染色体缺陷引起（表 13-4-2）。

表 13-4-2 遗传性肾囊性疾病的特征

疾病	染色体缺陷	肾表现	肾外表现
常染色体隐性遗传多囊肾	6 号染色体	新生儿肾增大、均质、回声增强	先天性肝纤维化；胆道发育不全
常染色体显性遗传多囊肾	PKD1：16 号染色体 PDK2：4 号染色体 PKD3：未定位	肾囊肿散乱遍布于肾实质，肾增大	憩室炎；肝、脾、胰腺囊肿；二尖瓣脱垂；颅内（囊状）动脉瘤
青少年肾消耗病 / 肾髓质囊性病综合征	2 号染色体：未定位		
青少年肾消耗病（常染色体隐性遗传）		皮髓质交界处囊肿；早发肾功能衰竭；管壁基底膜增厚	色素视网膜炎（16%；Senior-Loken 综合征）；少见骨骼畸形、肝纤维化、Bardet-Biedl 综合征、眼运动失用和其他神经缺陷
肾髓质囊性病（常染色体显性遗传）		皮髓质交界处囊肿；晚发肾功能衰竭；管壁基底膜不一定增厚	无
结节性硬化症（常染色体显性遗传）	TSC1：9 号染色体 TSC2：16 号染色体	肾囊肿和血管平滑肌脂肪瘤散在分布于肾；囊肿可发生在子宫；肾癌发生率 3%	癫痫；智力迟钝；颅内肿瘤；皮肤血管纤维瘤等
VHL 病（常染色体显性遗传）	3 号染色体	囊肿、腺瘤和肾透明细胞癌（35%~38%）	小脑成血管细胞瘤；视网膜血管瘤；嗜铬细胞瘤；胰腺和附睾囊肿

（一）常染色体隐性遗传多囊肾病（婴儿型）

常染色体隐性遗传多囊肾病（autosomal recessive polycystic kidney disease，ARPKD）是以继发于集合管囊肿形成而造成婴儿双肾快速、均匀增大为特点的疾病，它总是合并不同程度的先天性肝纤维化。ARPKD 也可在成人和青年人中发生，但发生几率显著降低。ARPKD 的严重程度差异较大，最严重者表现为在生命早期发病。如果出生时未发病，那么疾病会在儿童期发生（可以到 13 岁，很少到 20 岁）。

ARPKD 在新生儿中的发病率为 0.2/10 000 ~ 1/10 000。然而，有 50% 罹患此病的新生儿会在出生后几天内死亡，因此，在生存至少一年的儿童中，ARPKD 的发生率显著降低。对于那些度过新生儿期的患儿，将近 50% 的患儿可存活至 10 岁。

1. 遗传学

一旦强烈怀疑诊断 ARPKD，必须进行适当的遗传学评估和咨询。需要至少了解患者家中三代人的详细病史。因为本病是常染色体隐性遗传，兄弟姐妹中无论性别如何，都有 25% 的患病率。

尽管 ARPKD 的临床表现多种多样，但它仅由一个基因突变引起，这个基因是 PKHD1，位于 6 号染色体（6p12），基因产物是 fibrocystin/polyductin 蛋白（Al-Bhalal et al.，2008）。这个蛋白属于一个大的蛋白家族，作用是调控细胞增殖和细胞的黏附和排斥。

2. 临床表现

患儿的典型表现是在子宫内发现增大的、回声增强的肾。由于胎儿的尿液产生不足，会出现羊水过少的问题。新生儿常表现为 Potter 面容、四肢畸形以及肺部发育不全而引起呼吸窘迫。这些新生儿腹部常有巨大光滑的肾形肿物，肿物坚硬、不透光。在一些病例中，因为肾过于巨大而无法分娩。这些新生儿的血清肌酐和尿素氮（blood urea nitrogen，BUN）在出生时和母亲一致，但随后开始上升。30% ~ 50% 的患儿在出生后很短时间内因为尿毒症或者呼吸衰竭而死亡。疾病越早被发现，其严重程度就越重。无论肾疾病的严重程度如何，所有 ARPKD 患者的肝均受累形成先天性肝纤维化，表现为不同程度的胆管扩张和门静脉周围纤维化。

能够顺利度过新生儿期的患儿，疾病的程度较轻，可能生存至成人期。在新生儿期诊断的患儿，在出现肾衰竭前，可以生存超过 3 ~ 4 岁。存活患儿的主要临床表现是高血压和肾功能不全，而肝疾病在更大的患儿中表现更多见。

对于疾病出现更晚的患儿，发生肾衰竭和高血压的过程更慢。对于这些患儿，他们的肝疾病要比肾疾病更严重，表现为肝纤维化导致的门静脉高压、食管静脉曲张和肝脾大。肝细胞功能很少存在异常，所以肝酶水平多数维持正常。这些患儿的肾表现常为正常，目前没有和 ARPKD 相关的肾肿瘤报道。

3. 组织病理学

肾均匀增大（可增至正常大小的 20 倍左右），并维持肾形态。将肾沿纵轴切开，看到从髓质到皮质的集合管呈梭形扩张，表现为肾实质内小的被膜下囊肿。在重症病例中几乎全部集合管均受累。肾皮质充满了微小囊肿。肾蒂和肾盂、输尿管是正常状态。

ARPKD 中肾和肝的病变程度近乎成反比，本病可以看作从严重肾疾病合并轻度肝改变到轻度肾损害合并严重肝疾病的范围变化。严重肾疾病的类型是最常见的，主要在出生时见到。对于肾疾病较轻而肝损害严重的类型，主要见于年龄较大的患者。所有 ARPKD 的患儿均存在肝门静脉的病变。

4. 诊断

产前超声检查时可能怀疑本病，由于尿量减少，羊水减少可能也与本病有关。在胎儿和新生儿，超声可以发现双侧巨大的、弥漫性回声增强的肾，尤其与肝回声对比后更明显。回声增强主要由于存在无数的小囊肿（由扩张的集合管紧密挤压而成），构成了无数的接触面。与新生儿的正常肾相比，ARPKD 患儿的肾锥体回声增强，因为它们与其余肾组织混杂，肾呈均质表现。如果 ADPKD 发生在新生儿，超声表现为弥漫性增大、回声增强的肾，但肾囊肿大小不一，肾形态改变。超声诊断也可用于鉴别一些新生儿肾疾病：严重的双肾积水（肾增大但伴随低回声、扩张的肾盂肾盏）、多发性肾囊肿（在非肾形态肿物中存在低回声囊肿，其中有很少量肾实质）、散发性肾小球囊性病、双侧中胚层肾瘤、肾母细胞瘤和双侧肾静脉血栓形成。如果超声诊断存在疑问，推荐使用 CT 检查，它对于腹部不均质结构以及肿瘤具有较高的敏感性。

需要考虑到 ADPKD 和 ARPKD 在临床表现和影像学检查可能存在重复。少数情况下，新生儿严重的 ADPKD 也可能表现为增大的、回声增强的均质肾脏。发病年龄对于两种疾病也可能存在重复。ADPKD 如果在出生时发病，在超声下囊肿是可以显现出来的。但在 ARPKD 患儿刚出生时，很少发现大的囊肿，但随着年龄增长，有时也会出现类似于 ADPKD 的囊肿表现。但 ARPKD 的囊肿多小于 1 cm，很少有大囊肿出现。ADPKD 很少出现肝纤维化，同样，ARPKD 很少出现脑动脉瘤。准确诊断 ARPKD 需要依靠整体临床数据评估：具有隐性遗传的家族史，肝活检异常，如果缺乏肾外畸形，需要考虑其他肾囊性疾病。

5. 治疗

目前还没有方法治愈 ARPKD。呼吸支持可以延长患儿的生命。病情严重的新生儿可能需要单侧或双侧肾切除，以保护呼吸功能和改善营养损害。存活下来的患儿需要治疗高血压、充血性心力衰竭和肝肾功能衰竭。门静脉高压可以通过分流手术来改善，如脾肾分流术。食管静脉曲张可通过胃切除再吻合术使其至少在一段时间内得到控制。内镜下食管静脉曲张硬化术被广泛用于儿童和成人食管出血的治疗。对于一些患者，最终必须考虑采取血液透析和肾移植。

（二）常染色体显性遗传多囊肾病（成人型）

常染色体显性遗传多囊肾病（autosomal dominant polycystic kidney disease，ADPKD）是目前最常见的遗传性肾囊性疾病，在新生儿中的发病率为 1/1000 ~ 2.5/1000。它是肾衰竭的重要病因之一，接受血液透析的患者中有 7% ~ 15% 是 ADPKD。理论上，这个疾病通过常染色体显性遗传，100% 外显，因此，患者的后代有 50% 的概率会发生此病。虽然阳性家族史是诊断 ADPKD 的主要关键因素，但有 10% 的病例是散发的。96% 的患者将在 90 岁之前表现出临床症状。

虽然大部分患者在 40 到 50 岁被诊断此病，但是也有报道在新生儿和婴儿中发现此病。如果患者存活时间足够长，所有患者均可以出现临床表现（但不一定有主观症状），除非患者在婴儿时期发病，否则在 40 岁之前很少出现肾功能不全。

ADPKD 存在一些常见的肾外表现，包括：肝、胰腺、脾和肺囊肿，Willis 环动脉瘤（囊状动脉瘤），结肠憩室，主动脉瘤和二尖瓣脱垂。以下是 ARPKD 和 ADPKD 的比较（表 13-4-3）。

表 13-4-3 ARPKD 和 ADPKD 的比较

	ARPKD	ADPKD
基因缺陷	6 号染色体	4 号和 16 号染色体
发生率	1∶40 000～1∶5000	1∶1100～1∶500
发病年龄	围产期	30～50 岁
典型肾超声表现	均匀增大，均质性，回声增强	增大，囊性，有时不匀称
组织学	集合管扩张，囊肿主要来源于集合管	小至大囊肿全部来源于肾单位
肝情况	伴发先天性肝纤维化，但严重程度不同	肝囊肿，大部分在成人发生
其他器官情况	无	颅内（囊状）动脉瘤，结肠憩室，二尖瓣脱垂，其他器官囊肿（精囊、蛛网膜、胰腺）

1. 遗传学

ADPKD 存在两种主要遗传形式，由 PKD1 和 PKD2 两种基因突变引起。PKD1 位于 16 号染色体短臂，主要基因产物为 polycystin-1 蛋白（PC1）。85% 的 ADPKD 患者是由于 PKD1 基因突变引起。这些患者疾病进展较快，囊肿在 20 岁前开始发展（64% 发生在 10 岁前，90% 在 20 岁前发病），终末期肾病发生在 50 岁前。PKD2 基因位于 4 号染色体长臂，它编码 polycystin-2 蛋白（PC2）。PKD2 基因突变发生在 15% 的 ADPKD 患者中，这些患者的疾病进展相对缓慢，终末期肾病一般在 70 岁前不发病。在既不是 PKD1，也不是 PKD2 基因缺陷的一小类 ADPKD 患者中，目前认为存在第三个基因位点 PKD3 的可能。当 PKD1 或 PKD2 任一基因发生异常时，肾囊肿便会发生。因 PKD1 和 PKD2 基因突变引起的临床表现相似，所以考虑两个基因的产物是通过相同的通路引起病变，任一产物的异常引起的疾病的临床表现相似。

所有肾单位和集合管的细胞均存在 PKD1 或 PKD2 基因突变，但只有 1%～2% 的肾小球单位会发生囊性变。只有等位基因发生二次损伤的肾小球，才出现囊肿增大的表现。这就是 Knudson 的“二次打击”理论，可以用来解释囊肿病变的特点。

偶然情况下，典型的 ADPKD 表型会合并结节性硬化症。这种现象是“相邻基因综合征”的典型表现，是指相邻的基因大片段缺失导致的疾病，特点是出现多种明显不相关的临床症状。因为 PKD1 基因紧邻 TSC2 基因（结节性硬化症中最重要的基因），都位于 16 号染色体，这个区域的大段缺失会影响到 PKD1 和 TSC2 两个基因。因此，患者存在典型结节性硬化症的同时，还有 ADPKD 的肾囊肿表现。

2. 发病机制

PC1 和 PC2 蛋白均是跨膜蛋白，可能形成功能性复合体。正常状态下，PC1 和 PC2 通过多条通路抑制细胞增殖。PC1 的功能单位是位于肾小管和集合管的管壁细胞初级纤毛上的机械感受器。这些纤毛从细胞表面向管腔内放射。基因突变导致纤毛装配过程中断，是许多肾囊性疾病的病因。ADPKD、ARPKD 和肾消耗病的基因产物都部分位于这些初级纤毛上。PC1 与 PC2 连接，包含一个 Ca^{2+} 通道。当 PC1 上的机械感受器被含钙尿液流动刺激后，PC2 上的钙通道打开，允许钙进入细胞内。这个过程通过许多信号通路（cAMP、细胞外调节激酶、mTOR 等）调节肾小管和集合管细胞增殖状态。纤毛对于这一信号传导起到组织中心的作用（Nagao et al., 2006）。

在 ADPKD 患者中，polycystin 的作用出现异常，增殖通路不受控制，逐渐形成多种多样的囊肿。cAMP 水平的升高在多种 ADPKD 的动物模型中被发现，而且通过调整 cAMP 水平，可以影响肾脏囊肿的出现和大小。例如，cAMP 可以被磷酸二酯酶降解，甲基黄嘌呤（如咖啡因和茶碱）可以干扰磷酸二酯酶活性，从而增加培养的 ADPKD 患者上皮细胞内的 cAMP 含量，在 ADPKD 犬肾细胞培养中可以增加囊肿的形成。上调血管加压素 V2 受体也可以增加 cAMP 水平，血管加压素受体的拮抗剂可以降低 cAMP 和细胞外调节激酶，从而预防或减少肾囊肿，保护肾功能（Wang et al., 2005）。

3. 临床症状

ADPKD 的遗传表型存在很大的差异。根据肾病的严重程度不同，患者可表现为死胎、新生儿死亡或直到老年时肾功能依然完好。肝疾病和肾外表现的特征也存在很大差异。PKD1 和 PKD2 基因突变是疾病发生的关键，但是家族内的差异也提示基因背景和环境因素是最终影响疾病临床表现的因素。

典型患者的临床症状多发生在 30 ~ 50 岁，包括镜下和肉眼血尿、腰腹痛、胃肠症状（可能继发于肾增大或者结肠憩室）、肾绞痛（继发于血块或结石）和高血压。镜下或肉眼血尿出现在 50% 的患者中，有 19% ~ 35% 的患者症状是短暂出现的。因为 ADPKD 患者的肾体积增大，促红细胞生成素的水平也较高，即使出现终末期肾病，患者也很少有贫血。

腰腹部疼痛是成人患者最常见的症状。这个症状与多种因素有关：占位效应（囊肿与腹壁或邻近器官的撞击）、囊内出血、泌尿系感染（包括囊内感染）和肾结石。20% ~ 30% 的 ADPKD 患者会出现结石，如果可以多采用保守方式治疗（例如：碱化尿液、自发排石通道和体外冲击波碎石）。尿酸结石和草酸钙结石的发病率相同。对于 ADPKD 患者，因为大量肾囊肿的遮盖，肾积水对结石的提示作用并不大。尿路感染在女性患者中的发生率较高。对于怀疑囊肿感染的患者，需考虑进行囊肿抽吸术以便诊断或治疗。

因为血压筛查的普遍开展，高血压成为了一个非常普遍的症状。在 20 ~ 35 岁肾功能正常的 ADPKD 患者中，大约有 50% 的患者有高血压。事实上，100% 的终末期肾病 ADPKD 患者会出现高血压。高血压可能是由肾素介导的，由于肾囊肿导致肾内血管拉长造成远处缺血而引起。高血压的诊断和治疗是延缓肾功能衰竭的关键，也是降低心血管疾病和脑动脉瘤发病率和死亡率的关键。

肾功能恶化的发展程度差异很大。在 40 ~ 60 岁前，尽管肾囊肿生长速度很快，肾功能多可以维持正常。早期发生终末期肾病的危险因素包括：PKD1 基因突变、男性、30 岁前出现血尿、35 岁前出现高血压、高脂血症和镰状细胞贫血。肾功能衰竭的程度与肾大小和囊肿数量呈强相关。当肾囊肿和肾逐渐变大，肾功能也成比例下降。高血压和囊肿扩张引起的血管重塑也是肾功能衰竭进展的因素。

（1）肾外表现：肝囊肿多数是在超声检查时偶然发现，是 ADPKD 患者最常见的肾外表现。这些囊肿和 PKD1 以及非 PKD1 基因型相关，在儿童中非常罕见，而随着年龄增加，出现肝囊肿的几率增加。到 50 岁时，所有 ADPKD 患者均存在肝囊肿。在女性患者中肝囊肿更普遍，而且囊肿体积也更大。一些研究提示雌激素在肝囊肿的生长中起到促进作用。

肝囊肿多数是没有症状的，但偶尔也会因为占位效应或感染、出血等并发症而引起症状。有罕见病例报道，增大的肝囊肿导致门静脉高压，引起食管静脉曲张。当出现继发性门静脉高压时，很难区分 ADPKD 和 ARPKD。在 ARPKD 患者中，门静脉高压十分常见，常继发于先天性肝纤维化。在非常罕见的病例中，ADPKD 也会伴发先天性肝纤维化，尤其是新生儿 ADPKD 患者。

颅内动脉瘤，主要是 Willis 环动脉瘤（颅内囊状动脉瘤），发生率为 10%～30%，而且 9% 的患者会因为蛛网膜下腔出血而死亡。蛛网膜下腔出血的最常见症状是突然发生的严重头痛，常伴发恶心、呕吐。当出现这些症状时，需立即进行医学评估。动脉瘤的发病率和死亡率与阳性家族史和 PKD1 基因型呈强相关性。随着 MRI 技术的应用，即使小囊状动脉瘤也可以发现。这些动脉瘤在诊断时的平均直径仅 6.1 mm。尽管这种小动脉瘤（1 cm 以内）的破裂风险较低，但是如果存在颅内动脉瘤破裂的家族史或者存在 ADPKD，则其破裂的风险很高。控制血压是降低动脉瘤破裂的重要因素。在一些 ADPKD 患者中，颅内出血来源于大脑内动脉的破裂，与非 ADPKD 高血压患者的颅内出血相同。

ADPKD 可以发生精囊（40%）、蛛网膜（8%）和胰腺（5%）囊肿。精囊囊肿很少引起不育；但是这些男性多存在精子活动力差的问题。蛛网膜和胰腺囊肿通常是无症状的。其他 ADPKD 的肾外表现包括二尖瓣脱垂和结肠憩室。对于那些存在憩室的 ADPKD 患者，常伴发肝囊肿和有症状的囊状动脉瘤。

（2）与肾细胞癌的相关性：在 ADPKD 患者中，肾腺瘤的发生率也较高，如同终末期肾病相关的获得性肾囊性疾病（每 4～5 人中有 1 人存在肾腺瘤）。尽管终末期肾病患者发生肾细胞癌的几率增加，尤其是获得性肾囊性疾病的患者（高于正常人 3～6 倍），但是对于 ADPKD 的患者肾细胞癌的发生率并没有普通人群高。然而研究发现，ADPKD 患者较普通人群存在发生肾细胞癌的特殊倾向性。例如，ADPKD 患者发生肾细胞癌多在年轻时，常为双侧发病（ADPKD 为 12%，普通人群为 1%～5%），且为多中心发病（ADPKD 为 28%，普通人群为 6%），以肉瘤样癌多见（ADPKD 为 33%，普通人群为 1%～5%）。对于 ADPKD 患者，诊断肾细胞癌非常困难，因为肿瘤被肾内的复杂囊肿所遮盖。另外，囊内出血、血块机化、蛋白质碎片以及感染都会影响诊断。

4．组织病理学

ADPKD 常可保持肾形态，大小从发病早期的轻度增大，到较晚期的巨大肾。两侧肾常对称增大，囊肿直径从几微米到数厘米，囊肿散在分布于肾皮质到肾髓质的整个肾中。囊肿开始表现为局灶小管的膨隆，然后不断增大，最后脱离了原小管位置。最先的胎儿期病理表现是局灶小管扩张，可以发生在肾单位的任何部位。囊肿壁的上皮细胞增生或者腺瘤生成很常见，而且囊壁的基底膜也会增厚。动脉粥样硬化发生在超过 70% 的终末期肾衰竭患者中，而且间质纤维化伴或不伴炎性浸润也很常见。这种纤维化可能继发于感染或者囊肿自发破裂引起的炎性反应。

5．诊断

诊断需要明确患者至少三代的家族史。需要询问肾疾病、高血压和卒中病史。在进行影像学或其他检查前，患者及其家人均需要进行问诊。当影像学结果存在疑问时，可以应用基因检测明确诊断。基因检测带来的益处除了明确诊断以外，还可以改善生育计划，早期发现和治疗相关并发症，并且从遗传学选择未受影响的家族成员进行亲属供肾移植。检测的缺点包括对阳性诊断者的保险和雇佣方面的歧视问题和面对即将发生的器官衰竭的心理压力。

腹部超声检查可以发现肾囊肿和其他器官囊肿。超声诊断标准是，对于 50% 存在疾病风险的个体，小于 30 岁的年轻患者存在两个单侧或双侧肾囊肿，对于 30 ~ 59 岁的患者每侧肾存在两个囊肿，对于 60 岁以上的患者每侧肾存在四个囊肿。这个诊断标准对于 30 岁以上的患者以及存在 PKD1 基因突变的年轻患者的敏感性是 100%，但对于存在 PKD2 基因突变的年轻患者的敏感性只有 67%。对于存在双肾囊肿的患者，如果没有家族史，需要以下两个或更多的症状来诊断 ADPKD：双肾增大、三个以上肝囊肿、颅内动脉瘤和单独的蛛网膜囊肿、松果体囊肿、胰腺囊肿或脾囊肿。

CT 或 MRI 对于某些病例有帮助，而且在其他非肾器官囊肿的检出方面常优于超声。CT 有助于囊内出血的诊断。多数急性出血比陈旧出血的密度高（50 ~ 90 Hu）。由于 MRI 无需造影剂，因而对肾功能受损的患者益处更大（Bae et al., 2006）（图 13-4-1）。

如果 ADPKD 发生在胎儿或新生儿，50% 的患儿的肾增大呈巨大囊状。然而，肾的表现也可能会与 ARPKD 相似，没有明显的巨大囊肿，仅呈现增大和均质高回声状态。在这种情况下，必须找到患儿父母中的一人存在 ADPKD 以明确诊断。随着时间进展，大多数儿童囊肿常会增大超过 1 cm。

6. 治疗

目前对本病的治疗目标是降低 ADPKD 的并发症发生率，延缓终末期肾病的发生。目前尚无治愈本病的方法。对于尚未出现肾功能损害的 ADPKD 患者，有 60% 会发生高血压，会使肾功能恶化，引起心脏疾病，诱发患者颅内出血。因此，控制好 ADPKD 患者的血压，可以显著降低并发症发生率。目前没有明确推荐的降压药，但是从理论上 ACEI 类或者 ARB 类降压药应该作为首选。

慢性疼痛必须进行评估，并针对可能病因进行治疗，如感染、结石和肿瘤。一定要避免使用慢性肾毒性止痛药（如非甾体抗炎药）。麻醉性镇痛药限制用于急性疼痛患者，因为这类患者容易对麻醉性镇痛药产生依赖。当保守治疗无效时，需要考虑手术治疗。经超声引导或 CT 引导囊肿抽吸是一项简单的治疗措施，既可以诊断，也可以治疗。采用多个囊肿或巨大

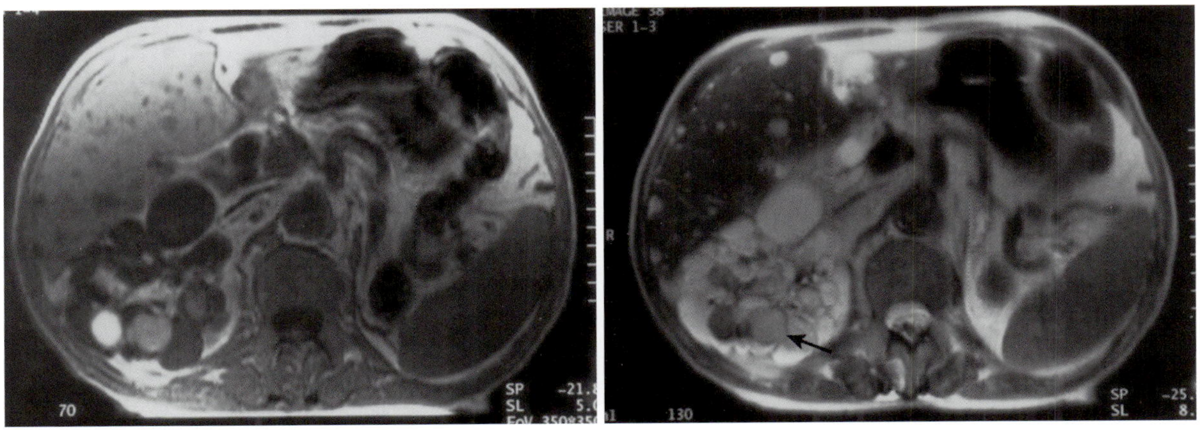

图 13-4-1 左：MRI 平扫 T1 相位；右：MRI 平扫 T2 相位（箭头指示为出血囊肿）

囊肿去顶术也可以缓解疼痛症状，可以通过腹腔镜或者经腹或经腰开放手术。对于ADPKD伴发高血压的患者，腹腔镜肾囊肿去顶的治疗效果差异很大。手术干预可能只能改善主观症状，但不会加速肾功能衰竭的进展，也不能延缓肾功能的减退。对于已到达终末期肾病的患者，如果存在症状，可以考虑肾切除。

上尿路感染在ADPKD患者，尤其是女性患者中非常常见，必须采取合理治疗。对于怀疑为肾盂肾炎的患者，如果对抗生素治疗无反应，需要考虑感染可能存在于不相通的囊肿内。真正的囊内感染非常难处理，因为许多抗生素无法穿透囊肿。亲脂性抗生素是最好的选择，如复方新诺明、氯霉素和氟喹诺酮。如果抗生素治疗无效，可以采用经皮肾囊肿穿刺或手术引流感染囊肿。必须排除其他合并因素，如尿路梗阻、肾或肾周脓肿、泌尿系结石。

无症状的颅内囊状动脉瘤筛查目前并不推荐，但是存在以下几种情况时需要进行筛查：有颅内动脉瘤或者蛛网膜下腔出血家族史、既往动脉瘤破裂、需要行大的择期手术前的筛查准备、高危职业（如飞行员）或者对颅内动脉瘤高度焦虑的患者。CT和MRI血管成像是可选择的影像学检查方法，但是前者需要静脉内注射造影剂。动脉瘤破裂最常发生在有较大动脉瘤和/或高血压控制不佳的患者。对于低危患者，不推荐筛查颅内动脉瘤，因为这类人群的发生率很低，而且动脉瘤破裂的风险也很低。对于筛查发现的无症状的小动脉瘤（<7 mm），常推荐保守治疗。对于较大的动脉瘤（7～10 mm），破裂的风险更高（达到每年2%）。对于较大的脑动脉瘤和有症状的动脉瘤，可以采用开放手术夹闭或者采用血管内手术，在动脉瘤内放金属圈。不引起症状的小动脉瘤破裂风险很小，不需要手术纠正，但如果存在动脉瘤出血病史，则需要积极治疗。

7. 新兴治疗方式

新兴的研究方向是探索抑制肾素、血管紧张素系统对于ADPKD患者的治疗作用。另一个治疗措施是通过降低ADPKD患者肾内的cAMP水平来治疗本病（Braun, 2009）。

（三）青少年肾消耗病/肾髓质囊性病综合征

青少年肾消耗病（nephronophthisis, NPH）（首次由Fanconi等于1951年报道）和肾髓质囊性病（medullary cystic kidney disease, MCKD）（首次由Smith和Graham于1945年报道）描述了一组含有相似症状和各自独特特点的遗传性疾病。相似性包括肾大体和组织病理学上的表现，以间质纤维化为特点。差别特征包含遗传方式、终末期肾病的发病年龄以及肾外器官的受累情况。青少年肾消耗病很常见，10%～20%的肾功能衰竭患儿是因为此病，1%～5%的透析或肾移植患者也是由于此病。

虽然两种疾病均可以出现散发情况，但是青少年肾消耗病常表现为常染色体隐性遗传方式（Ala-Mello et al., 1998）。NPH存在遗传多态性，对于各种类型的NPH，发现了6种基因。多数患者都是纯合子NPHP1基因缺失。NPHP1、NPHP4、NPHP5和NPHP6基因突变与Senior-Loken综合征（又称家族性肾视网膜营养不良，同时存在NPH和色素性视网膜炎）相关。MCKD多为常染色体显性遗传（50%的后代会得此病），由MCKD1或MCKD2基因突变引起。

青少年肾消耗病和肾髓质囊性病在80%的病例中都会出现烦渴和多尿表现，但是未达到糖尿病尿崩症患者的程度。多尿是由于肾小管对尿液的浓缩功能丧失，导致钠盐丢失而引起，这种情况对血管加压素治疗无反应。因此，患者需频繁摄入大量盐分。两类疾病最主要的不同点在于高血压。青少年肾消耗病患者没有高血压症状，而肾髓质囊性病患者有显著的高血压。肾功能衰竭常在发病后 5 ~ 10 年出现。两类疾病另外一个重要的不同点是，NPH 患者在 13 岁左右出现肾功能衰竭，多数都早于 25 岁，而 MCKD 在成年较早期时表现较轻，终末期肾病发生在 30 ~ 40 岁，多数在 50 岁前均出现肾功能衰竭。

20% 的青少年肾消耗病家系存在肾外表现，而 MCKD 通常仅累及肾。60% 的青少年肾消耗病患者合并存在色素性视网膜炎。当两种疾病同时存在时，我们称之为 Senior-Loken 综合征或肾 - 视网膜综合征。

从病理上，NPH 和 MCKD 很相似。大体上，肾可较小或至正常大小，在皮髓质交界处有大量的囊肿。组织学上存在三联征：①肾小管基底膜不规则增厚和分解；②显著的肾小管萎缩伴囊肿形成；③间质细胞浸润伴发纤维化。

1. 诊断

在疾病发生早期，NPH/MCKD 的诊断非常困难，主要是因为症状相对模糊和非特异，因此需要高度怀疑此病。由于囊肿太小，排泄性尿路造影和超声检查常无法探及囊肿，除非囊肿增大到足以被影像学识别，但在疾病早期，囊肿通常是不可见的。肾实质也表现为强回声，继发于小管间质的纤维化。增强 CT 和 MRI 检查对于探查小的皮髓质和髓质囊肿更敏感，但是如果未发现囊肿，也不能排除诊断。

2. 治疗

对于 NPH 可采用支持治疗。因为存在钠盐丢失、容量减少和肾氮质血症期的趋势，所以在疾病早期就需要进行钠盐补充治疗，而且不需要控制盐分摄入，避免使用利尿剂。晚期患者需要考虑透析和肾移植治疗。

（四）伴发肾囊肿的多重畸形综合征

肾囊肿是多重畸形综合征的临床表现。结节性硬化症和 VHL 病是常染色体显性遗传疾病，也是泌尿外科医生最常遇到的疾病。Meckel（梅克尔）综合征、Jeune 综合征（窒息性胸廓发育不良）和 Zellweger 综合征（脑肝肾综合征）是较常见的常染色体隐性遗传病。这些疾病可能会出现肾小球囊肿和肾囊性发育不良的特征。

1. 结节性硬化症

Bourneville 于 1880 年首次描述了结节性硬化症（tuberous sclerosis complex, TSC），它是常染色体显性遗传的神经表皮性疾病，发病率为 1/6000。它是以良性生长的错构瘤为特征，可以在机体内任一器官生长。

典型的结节性硬化症包含以下三联征：Bourneville 斑痣性错构瘤病（癫痫症）（占 80% 的病例）、智力迟钝（占 60% 的病例）和皮脂腺腺瘤（面部血管纤维瘤）（占 75% 的病例）。皮脂腺腺瘤是实性、分散的、红色或棕色的毛细血管扩张丘疹，主要位于鼻唇沟皱褶、下颌和面颊部。多数患者在 2 岁开始出现症状，随着时间延长症状逐渐显著，而且伴随终生。早期皮肤损害表现为白色丘疹，形同“白蜡树叶”，有时可以被认出。如果采用紫外线灯光检查皮肤，可以发现早期的皮肤病损，可以作为诊断的证据。

结节性硬化的诊断已经不再依靠三联征，而是依靠主要和次要临床特征。TSC 的诊断需要两个主要临床特征（肾血管平滑肌脂肪瘤、面部血管纤维瘤或前额斑块、非创伤性指甲或甲周纤维瘤、三个或更多的色素脱失斑、鲨革斑、视网膜结节状错构瘤、脑皮质结节、室管膜下结节、室管膜下巨细胞星形细胞瘤、心脏横纹肌瘤和淋巴管平滑肌瘤病）或一个主要临床特征加两个次要临床特征（多发肾囊肿、非肾脏错构瘤、直肠息肉样错构瘤、视网膜色素缺失斑、脑白质放射移行线、骨囊肿、牙齿纤维瘤、斑驳样皮肤病损和多发牙釉质凹点）。这些患者的肾可能没有病损，也可以存在囊肿和/或血管平滑肌脂肪瘤。

2. VHL 病

在 1904 年，一位德国眼科医生 Eugene von Hippel 首次报道了视网膜血管瘤病，是指视网膜发生血管瘤病损，导致失明，并发小脑血管瘤。在 1921 年，他的患者中有一例报道发生了肾细胞癌。在 1926 年，一位瑞典病理学家报道了一系列患者伴发视网膜肿瘤和小脑肿瘤，其中四例存在肾囊肿和肾细胞癌。他由此认为这些病变存在同一遗传基础的疾病。

VHL 病是一种常染色体显性遗传疾病，表现为小脑和视网膜成血管细胞瘤，胰腺、肾和附睾囊肿，附睾囊腺瘤，嗜铬细胞瘤和肾透明细胞癌。本病在所有种族都会发病，没有性别差异，发病率为 0.2/10 000～0.33/10 000。在患者 65 岁前疾病的外显率达 95%。因为存在共同的遗传特性和肿瘤形成的倾向，本病与斑痣病（Sturge-Webber-Krabbe 综合征、TSC 和多发性神经纤维瘤）归为一组（Clark et al., 2008）。

三、非遗传性肾囊性疾病

非遗传性肾囊性疾病的肾及肾外表现如下（表 13-4-4）。

（一）多囊性肾发育不良

多囊性肾发育不良（multicystic dysplastic kidney, MCDK）是由于发育异常而导致的多发、大小不一的肾囊肿，没有正常的肾形态。这些肾多数没有功能，而对侧肾多正常，表现为代偿性肥大。仅单侧发病患者，可以正常生活。患肾多不存在肾正常形态，而且存在输尿管闭锁、肾小球和肾盏间无管道连接。典型的肾形如“一串葡萄”，囊肿间只存在少量间质。肾大小也差别很大，可从很小的小块组织到非常大的肿块充满整个腹腔。事实上，MCDK 是继肾积水后，新生儿期腹部肿块的第二个主要原因。

MCDK 有两种类型：一类是肾盂漏斗型，此型患者的肾盂和输尿管均发生闭锁，另一类较少见的是肾积水型，此型只有上段输尿管的闭锁。在两类病例中，输尿管都是缺如或闭锁的，而且肾血管发育不全。MCDK 偶尔也会继发于输尿管疝，后者引起了完全性梗阻。它偶尔也会发生在重复肾的半肾上（常发生在上半肾伴发异位输尿管）或者在其他肾畸形上（如

表 13-4-4 非遗传性肾囊性疾病的特征

疾病	肾脏表现	肾外表现
多囊性肾发育不良	肾发育不良，伴弥漫性肾囊肿和残存的早期后肾；最低的肾单位发育；新生儿最常见的肾囊性疾病	很少
良性多房性肾囊肿	良性肾囊性肿瘤；残存的肾脏有正常的肾单位，但可能被生长的肿物侵害；在男性多发生在 4 岁前，在女性多大于 30 岁	无
单纯性肾囊肿	单个或多个肾囊肿；整个肾都有正常肾单位；随着年龄增长，正常肾内非常常见	无
髓质海绵肾	集合管扩张；肾单位多正常	无
获得性肾囊性疾病	弥漫性囊肿；腺瘤；偶尔为肾细胞癌；随着终末期肾病持续时间延长而增加	无

马蹄肾）。

1. 病因学

多种理论用于解释 MCDK 的病因，显然问题出在肾的发育过程中。有些学者推测多发性肾囊肿是梗阻性积水的极端情况，继发于输尿管或肾盂闭塞。同时，由于左侧肾多易受累，也支持这一观点，因为左侧肾更易发生原发性梗阻性巨输尿管和肾盂输尿管连接部梗阻。许多研究尝试结扎不同孕期动物输尿管以制作 MCDK 的模型，发现在孕中期或晚期结扎并没有效果，在孕早期结扎可以产生肾发育不良，但不会出现多发性肾囊肿。目前其他研究已经可诱发出发育不良的肾，但是依然不能诱发出发育不良性多发性肾囊肿（Hains et al., 2009）。

另一个理论是来源于 Mackie 和 Stephens 于 1975 年提出的“输尿管芽理论”。这个理论假设 MCDK 的原因是输尿管芽和后肾基质的连接出现了异常。基因 EYA1、SIX1、WNT、WT-1、GNF、AT2 和 PAX2 的突变在输尿管芽的发育中起重要作用，在多种合并肾发育不良的综合征中被发现。这些研究证实基因突变与肾发育不全相关，支持输尿管芽理论在 MCDK 中的作用，可能也能解释发生其他尿路畸形的频率。Hildebrandt 于 1894 年认为输尿管芽和后肾基质连接的失败可以导致后者囊肿的扩张，与梗阻理论类似，由于输尿管闭塞的发生率高，支持输尿管芽的假设。虽然输尿管芽理论和梗阻理论在一定程度上是并行的，但毋庸置疑，有许多基因介导的通路出现了问题，致使肾发育异常而出现 MCDK。这些基因和产物蛋白质是目前可能的治疗靶点以及阐明 MCDK 机制的研究基础。

2. 临床症状

MCDK 是肾囊性疾病中最常见的类型，也是婴儿腹部肿块第二常见原因。在这个时代，大多数病例是通过产前超声检查发现的，新生儿发生率在 0.25/1000 ~ 1/1000。男性发生率高（55% ~ 70%），但对于 MCDK 常见于左侧还是右侧仍存在争议。

对侧泌尿系统也常有问题，例如，在 MCDK 婴儿，对侧发生肾盂输尿管连接部梗阻的比例为 3% ~ 12%，输尿管膀胱反流的比例为 18% ~ 43%。

MCDK 是良性病，并发症的发生率极低，将近 40% 的 MCDK 将会自发消退。虽然有许多个案报道，但是大量数据表明，MCDK 并发高血压或肿瘤的风险并不高。虽然 MCDK 并发高血压罕见，但也需要谨慎随访患者，预防远期高血压的发生。对于发育不良性多发性肾囊肿的患者，需要积极监测患者血压、腹部肿块和尿路感染的发生。

3. 组织病理学

多发性肾囊肿如果伴发较大的囊肿，那么其他囊肿会倾向于更大、间质更少；但如果伴发囊肿较小，那么其他囊肿也会更小，实性成分更多。同样，肾的血供系统也差异很大，有些是有肾蒂的小血管，有些没有肾蒂。输尿管常常是部分或全部闭塞，肾盂可能不存在。Griscom 等于 1975 年将没有肾盂的类型命名为“漏斗形肾盂闭锁”，而且发现与囊肿间没有沟通。但是，有学者发现造影剂通过连接小管弥散分布于肾囊肿中。显微镜下，囊肿被覆矮立方上皮细胞，周围环绕以梭型细胞，其内充填蛋白质样或血性液。囊肿间由薄层纤维组织隔开，也存在一些发育不良组织，尤其是原始肾小管。常见有不成熟的软骨样组织。此外，也可见不成熟的肾小球组织，偶尔还有部分成熟肾小球。

4. 诊断

MCDK 常常通过产前超声检查被发现，在新生儿，常需要重复超声检查（产后数天和一个月）明确诊断以及评估对侧肾和膀胱情况。

在一些病例中，很难区分多发性肾囊肿和严重肾积水。一般情况下，多发性肾囊肿存在杂乱无章分布的大小不一的囊肿，并不是中心型的大囊肿，也不存在囊肿间的交通。经常在较大的囊肿间存在很小的囊肿。相比之下，对于肾盂输尿管连接部梗阻的患者，囊肿或扩张的肾盏是位于肾边缘的，周边的囊肿和中心的囊肿/扩张的肾盂是相通的，而且也不存在大囊之间存在小囊的表现。

在这些疑难的病例中，放射性同位素扫描可以有帮助。肾积水在 DMSA 或 ^{99m}Tc MAG3 扫描中常表现为有一定肾功能，然而在多发性肾囊肿中几乎没有造影剂摄取。血管造影显示在多发性肾囊肿中肾动脉缺如或很细，但这个检查不能用于确诊本病。膀胱镜检查可以表现为仅有半个三角区，MCDK 患侧输尿管口缺如，然而更多时候是输尿管依然存在，但是逆行造影显示输尿管闭塞。如前所述，排泄性膀胱尿道造影是更常应用的一项检查，因为对侧正常功能的肾常出现反流的情况。然而，一些学者也开始提倡，如果可以连续进行高质量的B超检查，明确 MCDK 的诊断，证实膀胱和对侧肾正常，那么排泄性尿路造影也可以不进行，除非在疾病后期临床需要时再考虑使用。

5. 治疗

除非多发性肾囊肿的体积过大，否则可以不用治疗，但重点需要关注对侧尿路系统是否有异常存在。如果 MCDK 过大，会因为占位效应而影响呼吸和消化系统，这种情况下需要对这个肿物进行干预治疗。对于 MCDK，肾切除治疗也需要考虑用于治疗高血压或者肾囊肿自发或创伤性破裂，以缓解疼痛或出血。

一个无功能积水肾很容易被误认为是 MCDK，但是在核医学检查时，由肾盂输尿管连接部梗阻而引起的无功能肾其实并非完全无功能。幸运的是，即使诊断存在差错，但疾病预后不会有太大差异，因为无功能积水肾很少能恢复功能，而且除了易发感染和高血压外，并没有其他的并发症发生。

对于恶性转化的可能性极低，有些研究认为并不存在恶性变的可能。仅有少于 15 例的报道显示 MCDK 患者存在肾恶性变。大于一半被发现是肾细胞癌，一半是肾母细胞瘤，有一例报道是肾间皮瘤。评估肿瘤风险的推荐策略大不相同，从早期切除 MCDK 到仅做简单的腹部检查随访，不需要进行影像学检查。有些小儿泌尿外科医生采用超声每 3～12 个月进行随访监测，但是目前没有证据表明这种方式存在优势。

关于 MCDK 是否会引起高血压，目前仍存在很大争议。不同的病例报道和小样本研究依然给出的是有冲突的数据结论。同时，MCDK 患者对侧的泌尿系统也可能存在肾盂输尿管连接部梗阻和输尿管反流畸形，给这一问题又新添了混杂因素。因此，很难确定高血压到底是和 MCDK 有关还是和对侧泌尿系畸形有关。一些小样本研究证实，切除 MCDK 后，患者血压恢复正常。虽然这些报道证实高血压可以和 MCDK 共存，但是更大型的研究支持在 MCDK 患者中高血压的发生率较低（低于 1%）。值得一提的是，随着监测密度的增加，高血压发病率会增高，因而需要重视。

（二）良性多房性肾囊肿

良性多房性肾囊肿（多房囊性肾瘤）是一系列肾多房囊性肿瘤，包括良性多房性肾囊肿、多房性囊肿伴发部分肾母细胞瘤恶变、多房性肾囊肿伴发结节状肾母细胞瘤或者囊性肾母细胞瘤。这四种病损构成了这个疾病的谱系，以良性多房性肾囊肿为良性度最好的代表，以囊性肾母细胞瘤为恶性度最高的代表。也有争论关于是否这些疾病都起源于同一个共同的病因。

多房性肾囊肿并非是某一肾段发生多发性肾囊肿，它的情况复杂，通过临床表现、组织学情况及影像学情况不同来区分。然而，关于多房性肾囊肿是否由于节段性肾发育不良或肿瘤性病变引起，目前仍存在争议。这种混乱的病因也与组织学多样有关：原始肾基质的表现不同、肾小管的成熟度不同、偶尔是肾小管肌层成分不同以及上皮细胞异型性不同，这些不同不单纯存在于人与人之间，也存在于同一样本不同部位间。

1. 临床症状

大部分患者（95%）在 4 岁前或 30 岁后发病。如果在 4 岁前发病，男性几率是女性的 2 倍。如果在 30 岁后发病，女性几率是男性的 8 倍。

根据发病年龄不同，患者症状和体征不同。在儿童，无症状腹部肿块是最常见的临床表现，但大部分成年人表现为腹部肿块、腹痛或血尿。出血的原因可能继发于囊肿穿透移行上皮疝入肾盂内。

有报道 7 例出现双侧良性多房性肾囊肿，而且术后复发的情况也有少量报道。目前也至少有两例患者，之前肾脏检查正常，突然出现多房性肾囊肿。这些病例都支持肾脏病变可能是恶性肿瘤的理论。

2. 组织病理学

这些病变体积都很庞大，而且由厚的被膜包裹。紧邻病变周围的正常肾实质常被挤压。病变组织可能延伸出肾被膜，到肾周或者到肾盂内。肾囊肿的大小可从几毫米到几厘米不等，它们之间并不相互沟通。囊液呈现清亮、淡黄色或黄色，囊皮被覆立方上皮或矮柱状上皮细胞。有时，嗜酸性立方上皮向囊腔内突出，形成钉状改变。良性多房性囊肿的间隔是由纤维组织形成的，内含分化良好的肾小管细胞，不存在分化较差的肾小管细胞和胚胎细胞。

在儿童，本病存在连续变化的四种类型，从良性的多房性肾囊肿到囊性肾母细胞瘤，虽然他们的来源可能是相似的细胞或组织，但是目前没有证据表明各种类型之间可以相互转化。而且，没有与肾母细胞瘤相关的遗传性疾病（如偏身肥大症或无虹膜症）伴发良性多房性肾囊肿。

在成人，本病的连续化类型依然存在，从良性多房性肾囊肿到肾囊性恶性肿瘤，如多房性肾囊性肾细胞癌、囊性肾癌、囊性嗜酸细胞瘤或肾盂囊性错构瘤。这种肾恶性肿瘤中的囊性成分，无论在儿童还是成人，都会改善这种恶性病变的预后。但是，无论在成人还是儿童，一种类型病变都没有证据会变为另一种。

3. 诊断

许多检查项目均对诊断有帮助，包括：超声检查、CT、MRI、囊肿穿刺抽液和双重对比囊肿造影以及动脉造影显像。超声和 CT 可以区分多发性肾囊肿和多房性肾囊肿，但是在鉴别多房性肾囊肿、伴发局灶肾母细胞瘤或腺癌的多房性肾囊肿、中胚层肾瘤、囊性肾母细胞瘤和透明细胞肉瘤方面并不可靠。典型的超声表现为囊肿间隔呈高回声，囊腔呈透回声，但是，如果囊内存在分隔或碎片，那么会表现得更实一些。在 CT 表现中，囊肿间隔要比正常实质更薄，对于儿童，钙化相对少见。

4. 治疗

对于任何类型的多房性肾囊肿病变，即使是良性病变，也需要肾切除术。如果病变足够局限，而且存在可保留的正常组织，也可以考虑肾部分切除。对于多房性肾囊肿伴发肾母细胞瘤结节或者囊性肾母细胞瘤的患儿，应按照肾母细胞瘤的治疗原则来处理，但需要认识到其预后相对较好。同样，对于囊性肾癌的成年患者，需要按照恶性肿瘤原则来处理，但也需要认识到其预后良好。对于成人，良性多房性肾囊肿常有大量正常的肾组织，这也使得肾部分切除成为可能。

如果选择肿瘤剜除或者肾部分切除，则存在复发可能。然而即使恶性肿瘤位于病灶的核心，也有较多的肾母细胞瘤采用部分切除术，对于这类患者一定要做好 B 超和 CT 的严密随访。通过对比研究发现，如果在肿瘤内发现透明细胞肉瘤的成分，需要将同侧残余肾组织全部切除，因为这类肿瘤的侵袭性很强。如果多房性肾囊肿复发，但并不存在恶性病变，提示第一次切除病变不充分。

（三）单纯性肾囊肿

单纯性肾囊肿是人类最常见的囊性疾病。这些囊肿通常是卵圆形或者圆形，可能单发或多发，也可单侧或双侧，可能充填血浆样清亮液体或者淡黄色液体。囊肿与其他肾单位并不连通，但它可能原发于某一个肾单位。

单纯性肾囊肿可以在胎儿宫内任何时期出现，可以早在孕 14 周时被诊断。超声检查 29 984 例胎儿，发现 0.09% 的患儿存在肾囊肿。从出生后至 18 岁，单纯肾囊肿的发生率比较稳定，在 0.1% ~ 0.45%。然而，成人肾囊肿的发生率随着年龄增长而增加，40 岁时为 20%，60 岁时达到 50%。多数报道并未发现性别之间的差异，但有两篇文献提示，男性较女性更易罹患单纯性肾囊肿。

1. 临床症状

无论在成人和儿童，囊肿都很少有症状。多数是通过超声、CT 或尿路造影发现的。但是，囊肿也可以引起腹部包块或疼痛、继发囊肿破入肾盂肾盏而引起血尿，以及继发节段性缺血而导致高血压。囊肿也可以导致肾盂或肾盏梗阻。囊肿的体积可能会随时间进展而增大。

囊肿可以破入肾盂肾盏系统，保持交通，从而变成假性肾盏憩室。相反的过程也可以发生，即肾盏憩室与肾盏的交通发生封闭，从而变成单纯性肾囊肿。这两种疾病的鉴别只能依靠组织学检查。理论上，肾盏憩室应该被覆移行上皮，而单纯囊肿应该被覆一层扁平上皮或立方上皮。

2. 诊断

多数单纯性肾囊肿是偶然发现的。超声诊断典型的良性单纯性肾囊肿需要以下几个要素：①内部无回声；②外观边界清晰，壁薄，囊壁光滑；③透声良好伴后方回声增强；④球型或者略呈卵圆形。如果这些条件都满足，那么病变并无恶性可能。

如果不满足其中的任一条件（例如：有分隔、边缘不规整、钙化或者存在可疑区域），需要进一步采用 CT 或细针穿刺抽吸或 MRI 来评估。如果有一簇囊肿时，也需要进一步评估，以防止隐藏小的肾癌。CT 在识别这类伪装病变的作用要优于超声。肾盂旁囊肿常需要 CT 确认，因为这些囊肿常位于集合系统和肾门之间，会造成伪影，被误认为肾积水。

对于 CT 判断是否单纯性肾囊肿的标准与超声类似：①外观边界清晰，壁薄，囊壁光滑；②球型或卵圆形外观；③均一内容物。当这些条件都满足时，采用 CT 诊断单纯性囊肿的准确率达 100%。囊液密度从 -10 ~ 20 Hu，与水的密度相似，而且在增强扫描中不会强化。

如果囊液表现为高密度（20 ~ 90 Hu），并且没有增强，同时其他几个要素依然符合的话，那依然考虑是单纯性囊肿。高密度囊肿必须用窄窗设定来评估是否为均一性囊肿。其他要素必须同时满足才可以避免进一步的医学评估，包括囊肿大小（≤3 cm）和囊肿位置（囊肿的 1/4 周径需要外露于肾轮廓，以评估囊肿的光滑性）。因为囊肿没有血管，而且与肾单位也没有直接沟通，所以应该无强化。如果有强化，证明病变内存在血管，因此需要考虑排除肿瘤的可能。

如果超声或 CT 检查结果均不符合上述标准，必须要考虑单纯性肾囊肿以外的其他情况，例如复杂囊肿（含血液、脓液或钙化）和囊性肿瘤。囊肿穿刺抽吸联合造影剂注射在以前应用很广泛，但随着影像技术的进展，现在几乎不需要囊肿穿刺。目前还有可能的穿刺指征是：①怀疑囊肿感染，穿刺可以起到诊断和治疗的作用；②超声显示低回声但 CT 提示典型囊肿；③囊肿处在手术边缘，但身体状况不适合手术。

2% 的单纯囊肿和 10% 的肾细胞癌含有钙化灶，但是单纯囊肿的钙化灶多在周边，然而肿瘤的钙化多位于中心。如果囊肿是多发而且双侧发生，而且也没有出现肝囊肿，那么与 ADPKD 的鉴别存在困难。对于可疑病例一定要避免过早做出 ADPKD 的诊断，只有对于有明确常染色体显性遗传家族史的患者或者基因检测确定的患者，才可以进行诊断。

MRI 所能提供的信息其实并不比超声和 CT 多，但是它可以很灵敏地判定囊液的特性。Marotti 等于 1987 年提出，如果囊液在 T1 加权像显示低信号强度（类似尿液），即使囊壁较厚或存在分隔，那么囊肿也是良性。如果其他检查存在疑问，可以采用 MRI 明确哪些可疑囊肿为良性，哪些囊肿需要进一步探查。T2 加权像对于血性液显示为极其亮的表现。

3. 分类

为了更好地区分肾囊肿是否需要手术，Bosniak 在 1986 年提出了分类方法，在 1997 年得到进一步阐释，并于 2003 年由 Israel 和 Bosniak 共同修改（表 13-4-5）。

Ⅰ级囊肿是典型的良性囊肿（图 13-4-2）。Ⅱ级囊肿是良性囊性病变，但含有少量复杂成分，如分隔、少量钙化、感染或高密度囊液，但不需要手术治疗（图 13-4-3）。例如，当所有单纯性囊肿的条件满足，但在囊壁或分隔上存在线样钙化或者短段略增厚的钙化，就要考虑病变为良性囊肿，无需进一步手术探查。另外，如果囊肿包含贯穿的线样分隔，提示可能

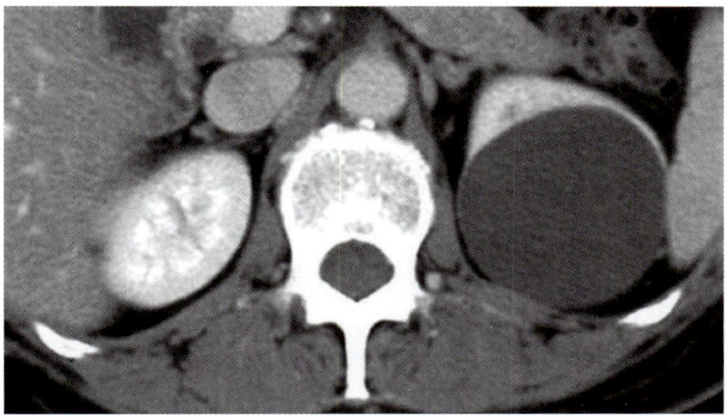

图 13-4-2 肾Ⅰ级囊肿

表 13-4-5 Bosniak's 分级及癌变率

Ⅰ级	单纯性良性肾囊肿：①透声良好，后方回声增强；②囊内无回声；③边界清晰，壁光滑；无需手术治疗。	1.7%
Ⅱ级	影像学表现符合良性囊肿，包含分隔、小钙化和囊液高密度，无需手术治疗。	18.5%
ⅡF级	虽然囊壁钙化比Ⅱ级囊肿更厚或更像结节，分隔有轻度强化，尤其是伴钙化的分隔，但也无需手术治疗。	18.5%
Ⅲ级	囊肿更复杂，不能完全排除恶性，含有更多钙化、更显著增厚的分隔；但良性可能性比恶性更大；需要手术探查和/或切除。	33%
Ⅳ级	明确是恶性病变，伴有较大的囊性成分，边缘不规则，实性含血管成分，需要手术切除。	92.5%

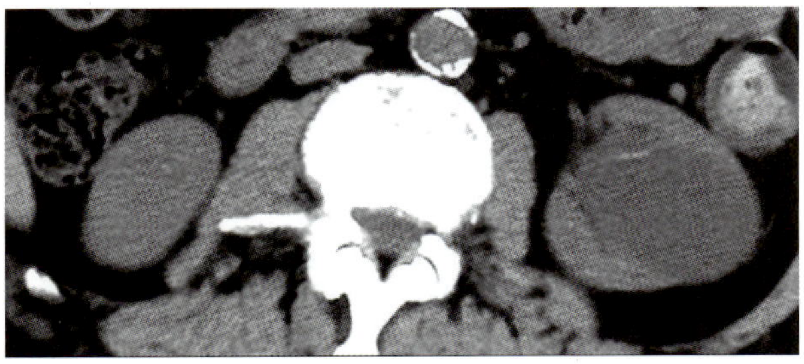

图 13-4-3　肾Ⅱ级囊肿

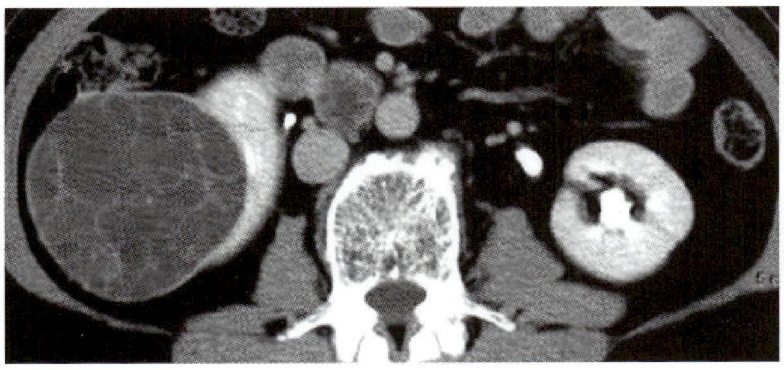

图 13-4-5　肾Ⅲ级囊肿

存在钙化。这类囊肿也是不需要手术探查的，除非分隔数量多、不规则或增厚。

ⅡF级囊肿是不能分类到Ⅱ级或Ⅲ级的复杂囊肿。这些病变包含更多的钙化，这些钙化更厚并呈结节状，虽然囊肿间隔可以轻度强化，但是伴发钙化的间隔不会强化（图 13-4-4）。钙化对于病灶恶性程度的判断并无太大的作用，而重点是在于软组织的增强程度。如果钙化增多，并不考虑恶性，但如果囊壁或囊肿间隔增厚或不规则，则恶性可能性增加。ⅡF级囊肿不需要手术探查。

Ⅲ级囊肿是更复杂的囊性病变，从影像学特征上可能为恶性（图 13-4-5）。例如囊肿有更多钙化，囊壁则表现为不规则。其他Ⅲ级囊肿伴多发分隔，呈多房囊性病变，或者厚壁囊肿伴发感染。这些囊肿需要个体化处理，某些需要外科处理。在一些病例中，可能考虑采用外科手术的方式，切开 Gerota 筋膜，暴露肾，检查病变或进行肾部分切除。

Ⅳ级囊肿是囊性肾癌，可以考虑手术治疗，例如肾根治性切除术（图 13-4-6）。

4. 治疗

一旦排除恶性肿瘤，手术治疗无症状囊肿是没有适应证的。大的肾囊肿可以引起胁腹疼痛，但这种疼痛多由并发的情况引起（如肾结石），而且需要排除其他脏器引起的疼痛。疼痛也可以由囊内出血或者肾盂肾盏被囊肿压迫梗阻引起。在很少的病例中，可以出现高血压，可能由于囊肿压迫导致囊肿周围节段肾缺血所致。囊内感染是一种比较少见，但是很严重的并发症，患者会出现发热、腹痛以及可能出现胸腔积液。这些患者多为女性，致病菌为大肠埃希氏菌，而且尿液培养多为阴性。

因此，对于单纯性肾囊肿，治疗的原则是

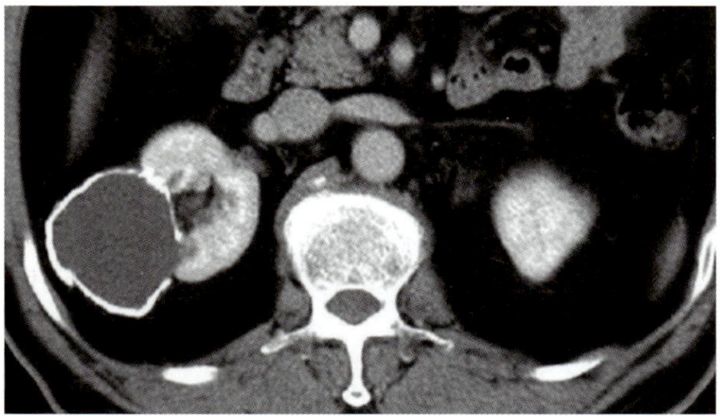

图 13-4-4　肾ⅡF级囊肿

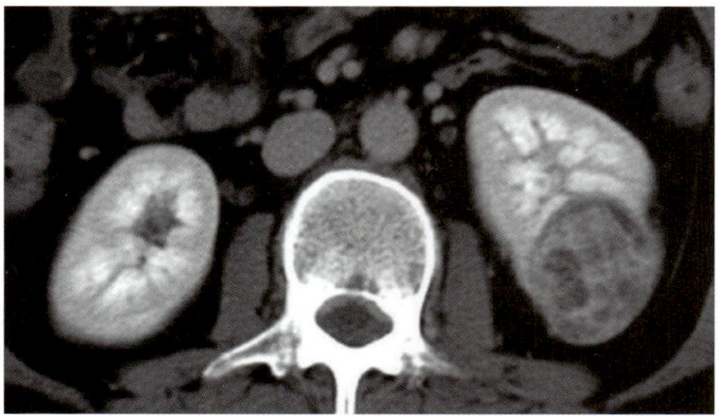

图 13-4-6　肾Ⅳ级囊肿

对症治疗。当良性单纯性肾囊肿引起肾盂肾盏梗阻或高血压时，可以通过手术方式进行囊肿去顶治疗，也可以通过经皮穿刺吸液的方式治疗，对于抽吸后复发的患者建议注入硬化剂。临床上有多种硬化剂，包括葡萄糖、苯酚、碘苯酯、磷酸铋和无水酒精，但没有一种可以在临床中获得满意效果。感染性囊肿必须引流，并且适当给予抗生素治疗。经皮穿刺肾囊肿肾内引流以及腹腔镜囊肿去顶（经腹或经后腹腔）对于有症状的单纯性肾囊肿都是合理的治疗措施。

单侧肾囊性疾病是以单侧、多发、大小不一、并排排列的肾囊肿为特点，常位于肾的一极。除了单侧发病、没有肾外囊肿形成、基因背景以及肾功能进行性恶化外，肉眼和组织学都很难与无症状 ADPKD 鉴别。不要过度诊断单侧肾囊性疾病，因为这类疾病非常罕见，而且发现本病时首要考虑的还是单侧无症状的 ADPKD。目前，ADPKD、结节性硬化症和 VHL 病的基因诊断都已可行，单侧肾囊性疾病的诊断也会更明确。

（四）髓质海绵肾

髓质海绵肾（也叫肾盏前小管扩张）是由 Beitzke 于 1908 年发现，影像学特征则由 Lenarduzzi 于 1939 年描述。这个疾病的命名源于 1949 年 Cacchi 和 Ricci 发表的文章。本病以集合管远端的肾小管扩张为特点，伴发许多的小囊肿和憩室，严格局限在肾髓质锥体内。扩张的肾小管呈现毛刷样表现，由于肾小管扩张明显和充满钙化灶，影像学表现呈“花束样”改变。

1. 临床症状

髓质海绵肾常呈现良性过程，患者可能终生没有症状，不被发现。临床表现常出现在 20 岁，最常见的表现是肾结石（50%～60%），继发泌尿系感染（20%～33%）和肉眼血尿（10%～18%）。在肾结石患者中髓质海绵肾的发生率差别很大，报道为 2.6%～21%，在女性患者中的发病率更高。女性髓质海绵肾患者的泌尿系感染发生率更高。

1/3～1/2 的髓质海绵肾患者存在高钙尿症。不完全性远端肾小管酸中毒可发生于 30%～40% 的患者。在没有合并感染的髓质海绵肾患者中，结石成分多为草酸钙成分或者与磷酸钙合并存在。髓质海绵肾也与许多罕见的遗传性疾病相关，例如偏身肥大症、Beckwith-Wiedemann 综合征（巨舌畸形、脐疝和巨人症）、Ehler-Danlos 综合征、先天性无齿症以及 Caroli 病（先天性肝内胆管囊性扩张症）。

2. 临床诊断

一般情况下，采用静脉尿路造影对于轻度髓质海绵肾患者的敏感性要优于 CT，其影像学特征是：①肾增大，偶尔伴钙化，尤其是肾乳头钙化；②肾乳头小管或囊腔被拉长，内部充填造影剂；③肾乳头造影剂填充和持续性髓质浑浊。肾小管内的钙质沉积可以表现为肾结石或肾钙化灶。

3. 治疗

结石形成和感染是髓质海绵肾的并发症，需要积极治疗。除了大量水分摄入，噻嗪类利尿药是有效的，可以减少高钙尿症，限制结石的形成。如果不能使用噻嗪类利尿药，可以采用无机磷酸盐，但如果患者存在泌尿系感染，则不能采用，因为有形成尿粪石的风险。对于已经存在肾结石的患者，噻嗪类利尿药是必须使用的，无论患者是否存在高钙尿症。

因为髓质海绵肾的患者尿路感染的发生率很高，尤其是在并发结石的患者中，因此需要经常进行尿液培养，在某些病例中需要进行长期药物预防。凝固酶阳性葡萄球菌的感染在合并结石的患者中很常见，即使细菌培养的菌落数低于 100 000/ml，也需要治疗。应该避免对于血尿的反复检查。对于需要手术的结石患者，标准的治疗方案即可，体外碎石和经皮肾镜碎石取石术都是可行的方案。

（五）获得性肾囊肿病

获得性肾囊肿病（acquired renal cystic disease，ARCD）是指在终末期肾病患者的双肾发生的肾囊性疾病，并非先天遗传而来。每个肾上至少有 3 个囊肿作为诊断标准。这个疾病最早于 1977 年在一个血液透析的患者身上发现的，但随后发现，这个疾病在终末期肾病透析患者中很常见。目前认识到，透析并非 ARCD 的先决条件，在尿毒症状态下肾的病生理改变就已经出现，只是透析延长了患者的生存期，使肾的囊性变有时间出现。

本病的发生率和严重程度随着氮质血症和透析时间的延长而增加。获得性肾囊肿在透析前的终末期肾病患者中的发生率大约为 10%。在开始透析后，3 年的发生率增加到 44%，5 年的发生率增加到 60%，10 年以上的发生率为 90% 以上。ARCD 在男性中的发病率为女性的 3 倍，但与年龄和肾衰竭的原发疾病无关。非洲裔美国人和日本裔美国人较欧洲裔美国人更易发生本病。ARCD 也可以发生在儿童（发生率约为 23%）。原本认为肾移植后可以延缓或者逆转获得性肾囊肿，但是最近的证据并不支持这个观点。

1．病因学

有许多关于 ARCD 的病因理论，但确切机制仍然不清楚。一种理论认为是由于纤维化、草酸钙结晶、血管堵塞或者缺血引起的肾小管堵塞，从而引起肾囊肿形成。还有一些研究发现了体内毒素的作用。首先，肾囊肿、腺瘤以及癌症都是多发和双侧发病，在实验小鼠身上采用毒素可以诱导肾癌的形成。其次，通过肾移植后，肾囊肿均可以改善，考虑是肾移植后，一些诱导囊肿形成或癌变的毒素被清除而引起。第三，如果肾移植失败，重新开始透析以及发生慢性排斥的移植肾均会发生肾囊肿。另一个假说认为，肾衰竭状态下，生长因子的积聚以及刺激性化学物质的积聚，可导致囊肿的形成。还有一个理论认为，失活的肾组织诱导了肾再生介质的生成，导致肾小球增生、囊肿形成以及肾肿瘤的发生。

2．临床症状

大多数 ARCD 患者没有症状。大多数症状来源于一个或多个囊肿的自发出血，导致患者出现腰痛、血尿等症状。血尿发生在 50% 的患者。当出血量较大时，可以出现被膜下或腹膜后血肿，可能来源于肾囊肿或肾细胞癌。这种出血可能是由于凝血功能障碍引起，包括尿毒素引起的凝血异常或透析时肝素化的影响。另外其他较少见的并发症包括囊肿感染、尿路结石和血细胞比容增加，后者可能与肾促红细胞生成素的增加有关。

在慢性血液透析患者中，肾肿瘤（主要是腺瘤）的发生率为 10%，但当存在 ARCD 时，肾肿瘤的发生率增加至 20%～25%。在血液透析人群中肾细胞癌的发生率接近 1%。在 ARCD 的患者中，肾细胞癌的发生率是正常人群的 3 倍，伴发肾大囊肿的患者肾细胞癌的发生率是小囊肿患者的 6 倍。总体来说，在透析患者中，肾恶性肿瘤的发生率是正常人群的 5～50 倍。

与散发性肾细胞癌相比，ARCD 伴发的肾细胞癌具有以下特点：患者年龄较小、以男性为主、常为多中心和双侧发病、侵袭性较小。ARCD 相关性肾癌的转移概率为 20%，散发性肾癌为 50%。肿瘤发展的危险因素包括：男性、透析时长以及肾肿瘤，但与透析类型无关。透析儿童也可以发展为肾细胞癌，但通常健康儿童罹患肾癌的几率很小。大多数肿瘤（86%）是无症状的，有症状的肿瘤多数与肿瘤出血相关。绝大多数临床表现为持续性血尿。对于肿瘤大于 3 cm，或者体积较小但合并持续性血尿的患者，或者肿瘤生长速度较快的患者，根治性肾切除术是推荐的治疗措施。

3．组织病理学

双侧肾均较正常偏小，囊肿表现为多发和双侧发病。囊肿主要发生在肾皮质，肾髓质也可受累，尤其在疾病进程后期出现。囊肿平均直径为 0.5～1.0 cm，但也有报道超过 5.0 cm 的囊肿。ADPKD 的一个常见特征是囊肿偏大，可作为鉴别点。囊肿多为单房，包含透明、淡黄色或者胶冻样液体，常伴发出血和/或恶性肿瘤转化。

多数囊肿被覆单层上皮，由扁平细胞组成，细胞内含丰富胞质和透明小滴，有些存在立方上皮，与远曲小管或集合管类似。囊肿常存在继发改变，包括腔内陈旧血液沉积、含铁血黄素及钙质结晶沉积。这些上皮细胞的细胞核均为规则圆形，没有核仁存在。

完全区分肾肿瘤为腺瘤和癌症比较困难。大多数情况下，当肾脏结节小于 1 cm 时，考虑是腺瘤，大于 3 cm 时考虑是肾癌。对介于 1～3 cm 之间的肿物需要做进一步评估。对于是否存在腺瘤向肾癌的转化，仍存在疑问。非典型上皮增生被认为在肾囊肿形成之前就存在，这些病变可以是非典型囊肿和腺瘤的前期病变。因此，增生囊肿或者腺瘤均可能发展为肾细胞癌，故对于肾移植后原肾的病变不容忽视。增生囊肿上皮也被认为是其他肾囊性疾病（VHL 病和结节性硬化症）中发生肾细胞癌的前期病变（Doublet et al., 1997）。

4．诊断

超声检查是诊断和检测 ARCD 患者的最常用方法。CT 和 MRI 可以发现更多的囊肿，而且 MRI 对于肾内小病变的诊断价值更高。超声通常显示较小的高回声肾脏，伴发大小不一的肾囊肿。囊壁钙化有时在超声中也可以观察到，但是在 CT 中更常见。增强 CT 对于区分肾复杂囊肿帮助很大，是探查肿瘤病变的最好方式（图 13-4-7）。但是对于没有透析的终末期肾病患者，增强 CT 是不可以进行的，以避免对肾功能造成进一步损伤。因此，与增强 CT 相比，超声和 MRI 增强更为恰当。终末期肾病患者如果注射钆造影剂做增强 MRI，则存在发生肾性全身性纤维化的风险，虽然发生率极低，但是会危及患者生命。因此，对于肾功能不全的人群采用 MRI 增强检查时都需要告知此风险。

对于终末期肾病出现发热的患者，需要考虑到获得性肾囊肿的诊断，并考虑到囊肿感染的可能。如果超声检查提示内部回声不均或囊壁增厚，需考虑囊肿感染可能。囊肿穿刺可以用于明确诊断，并且明确感染的病原菌。在囊肿感染患者中，CT 检查也会发现囊壁增厚。

对于获得性肾囊肿的鉴别诊断，肾衰竭的病因必须考虑在内，尤其是 ADPKD 的可能。通常情况下，ARCD 的肾较小，囊肿也较小，也没有 ADPKD 的肾外表现。在接受透析的患

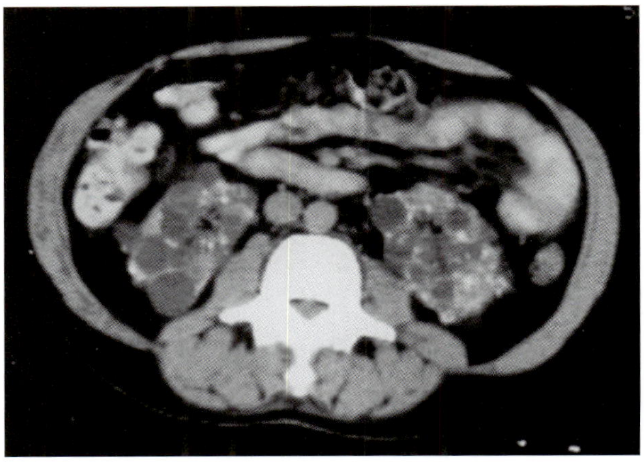

图 13-4-7　获得性肾囊肿

者中，ARCD 患者的肾小于 300 g，而 ADPKD 患者的肾多大于 800 g。

5. 治疗

对于出血症状的治疗，多数是卧床休息和对症处理。持续出血和疼痛可能需要肾切除或肾栓塞。如果血液透析的肝素与出血相关，可以考虑腹膜透析。因为对于腹膜后出血的患者，隐匿性肾细胞癌的发生率很高，因此对于不能排除肿瘤的患者建议行肾切除术。如果某些较大的囊肿引起腹痛，可以采用经皮囊肿穿刺抽吸治疗，同时做细胞学检查，因为 ARCD 在肾移植后可以得到改善，因此，穿刺抽吸也是可考虑的治疗措施。感染性囊肿采用穿刺引流是有效的，如果不能采用此方法，可采用手术引流或肾切除术。

虽然小肾癌也可以发生转移，但是多数情况下小于 3 cm 的肿瘤不会转移。因此对于 ARCD 患者，如果有超过 3 cm 的肾肿物，建议手术切除。对于小于 3 cm 的肿瘤，如果患者可接受手术，建议手术切除，否则建议每年做 CT 评估，如果肿瘤增大，则手术治疗（Ghasemian et al., 2005）。

对于血液透析超过 3 年的患者，建议采用 B 超和 CT 筛查，如果没有肾囊肿或肿瘤存在，建议每半年采用超声随访检查，如果存在小于 2 cm 的囊肿或肿物，建议每半年采用超声和 CT 共同随访检查。

许多研究发现在肾移植后 ARCD 会改善。因此，考虑肾移植后肾细胞癌的发生率也会下降。但 18% 的患者在肾移植后依然会出现新的囊肿，在肾移植后 3～8 年也会发生肾细胞癌。因此，肾移植后 ARCD 的恶性倾向依然会持续数年，尤其是老年移植患者和男性。最后，仍需考虑的是免疫抑制状态，它会使患者更易发生肿瘤。对于肾移植受者，原肾恶性肿瘤的发生率为 4.5%。

（六）肾盏憩室（肾盂源性囊肿）

肾盏憩室是集合系统向肾皮髓质区域的扩张，常来源于肾盏的穹窿部。它由移行上皮被覆，囊壁平滑，球型囊腔与肾盂肾盏通过较细的通道或颈口连接，多数位于肾的上极或下极，有时被称为肾盂源性囊肿，尤其是对起源于肾盂者。这种病变的大小可以从几毫米到数厘米不等。这些憩室大部分被认为是先天的，但是相似的病变也会发生在钝性肾外伤或者肾盏漏斗的梗阻。肾盏憩室多无症状，但偶尔也会产生结石。结石可以体积较大，也可能是多发细小结石。偶尔也会出现钙乳症。结石通过狭长的通道时可能会引起腰痛和血尿。

在影像学中，静脉肾盂造影可见造影剂充填的球形囊性病变，紧邻肾乳头，然而有时因通道过窄而无法出现此现象。在直立状态，尿液和造影剂形成了一个液平面。肾盏憩室也可在 CT、MRI 和超声中显现，但平扫很难区分梗阻性肾盏和肾囊肿，所以都需要增强扫描。

（七）肾盂旁囊肿和肾窦囊肿

肾盂旁囊肿、肾窦囊肿、肾盂囊肿、肾盂旁淋巴囊肿、肾门囊肿和肾盂旁淋巴管扩张症都是对肾盂附近或肾门内囊性病变的描述。虽然多数肾盂旁囊肿都是来源于肾实质的单纯囊肿，而且对肾盂有挤压效应，但真正来源于肾窦的囊肿与肾实质无关。因此，肾盂旁这个词更多用来描述肾实质囊肿的位置，而肾窦囊肿则更适合描述位于肾门的、并非肾实质来源的囊性病变，可以来源于肾窦内的动脉、淋巴管和脂肪。这些都是良性病变，可在 2%～15% 的尸检中发现。现代影像技术可以很容易区分肾窦囊肿和更严重的肾盂或肾实质病变（图 13-4-8）。

肾窦囊肿的主要类型是淋巴管扩张，但是

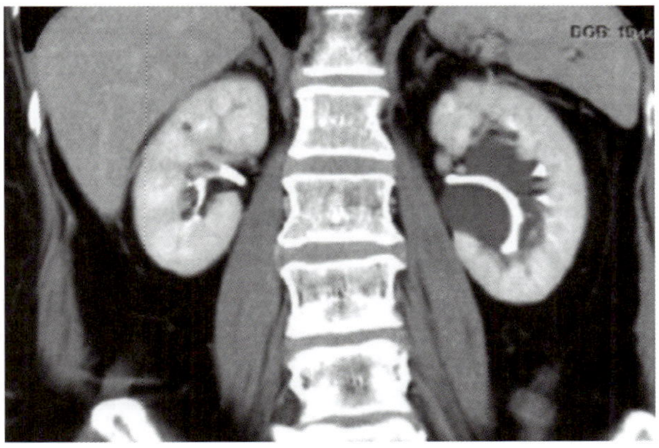

图 13-4-8 肾盂旁囊肿

这类病变的发病机制仍不清楚。这类囊肿多为多发、双侧。其他肾窦囊肿是由于肾局部血管病变和萎缩导致肾窦脂肪组织被液体替代引起。

患者多在 50～60 岁发病，常无症状。这些囊肿常在评估其他疾病时被偶然发现，例如：泌尿系感染、泌尿系结石、高血压和前列腺疾病。这些囊肿很少引起集合系统梗阻。超声显示肾窦区域多发无回声区域，很难与肾盂积水区分。肾盂积水的诊断只有在看到扩张的肾盏与扩张的肾盂存在沟通时才能明确。在 CT 上，肾窦囊肿的 CT 值比水低，位于肾窦内，将肾盏挤到周围。在平扫中，多发肾窦囊肿与扩张的肾盂很类似。鉴别诊断包括：肾窦脂肪增多症、脂肪瘤、出血和尿液囊肿。对于肾窦囊肿的治疗主要是保守治疗。

（马潞林　毕　海）

第五节　肾母细胞瘤

一、概述

肾母细胞瘤（nephroblastoma）又称肾胚胎瘤（renal embryoma），也称 Wilms 瘤（Wilms tumor），是小儿最常见的原发于肾的恶性肿瘤。国外文献报告 15 岁以下小儿肾母细胞瘤的发病率为 0.7/10 万 ～1/10 万，占小儿恶性肿瘤的 6%～7%。男女性别之比约为 1.1∶1。约 75% 的患者年龄在 5 岁以下，发病年龄平均为 3.5 岁，新生儿患病罕见。家族性肾母细胞瘤、双侧病变发病更早（黄澄如等，2006; Louis et al., 2015）。

二、病因学

关于肾母细胞瘤病因的假说，有“肾源性剩余”（nephrogenic rest）和“二次突变学说”（two-hit model）两种。前者认为肿瘤可能起源于肾源性残余，即突变导致出生后肾内仍有胚胎肾细胞的异常持续存在。超过 1/3 的肾母细胞瘤中存在肾源性残余。在新生儿尸解中，肾源性剩余发现率为 1%，大部分在幼童时期即退化或分化，部分可持续存在至儿童期。肾源性残余被认为是肾母细胞瘤的前体，若发生进一步的突变，可转变为肾母细胞瘤。“二次突变学说”被用来解释遗传性和非遗传性病例的发病机制。第一步突变发生在胚细胞期（合子形成前），合子形成后所有体细胞就带有突变所产生的基因，若在体细胞期发生第二步突变就会导致肿瘤产生，具有遗传性。若第一步突变发生在体细胞期，第二步突变后形成的肿瘤不具遗传性（黄澄如等，2006）。

以上关于肾母细胞瘤病因的假说，都具有

自身适用的局限性。肾母细胞瘤发生的基因基础目前是人们研究的热点。

三、发病机制

肾母细胞瘤患者中有 1%～2% 具有家族遗传性，肿瘤发生得更早，更易为双侧及多中心性。与家族性肾母细胞瘤相关的两个基因已被定位：位于 17q12～q21 的 FWT1 基因和位于 19q13 的 FWT2 基因。所有双侧肾母细胞瘤及 15%～20% 的单侧病变与遗传有关。

接近 10% 的肾母细胞瘤患儿合并有先天畸形和综合症状，这些综合征可以分为非过度生长型和过度生长型两类（表 13-5-1）。常见的非过度生长型综合征有 WAGR 综合征（表现为肾母细胞瘤、无虹膜症、泌尿生殖系统发育异常和智力障碍）和 Denys-Drash 综合征。过度生长型综合征中多见的包括 Beckwithe-Wiedemann 综合征（Beckwith–Wiedemann syndrome，BWS）和单纯偏身肥大（isolated hemihypertrophy）（黄澄如等，2006; Edmund et al., 2009; Jeffrey et al., 2013; Louis et al., 2015）。

WT1 基因是一个公认的与肾母细胞瘤直接相关的抑癌基因，有 10%～15% 的患者存在该基因突变。WT1 基因对正常的肾发育和生殖腺发育非常重要，其突变可同时导致肾肿瘤和肾小球疾病（Haruo, 2010）。

非过度生长型综合征中，WAGR 综合征（肾母细胞瘤、无虹膜症、泌尿生殖系统发育异常和智力障碍）是由 11p13 染色体的缺失所致，涉及的基因包括 PAX6 基因和 WT1 基因（Fischbach et al., 2005）。PAX6 基因与 WT1 基因毗邻，与肾、泌尿生殖系及眼的发育相关，该基因缺失可导致虹膜缺失。伴有 WT1 基因缺失的虹膜缺失患者中，有 40%～50% 将形成肾母细胞瘤，相反 WT1 基因正常的虹膜缺失患者则不形成肾母细胞瘤。

Denys-Drash 综合征（Denys-Drash syndrome，DDS），包括由弥散性系膜硬化引起的早期肾衰竭、假两性畸性和肾母细胞瘤倾向，这类患者几乎都存在 WTl 基因锌指区的点突变引起的错义突变。不同的 WTl 突变可引起不同的 DDS 表现型，如泌尿系统畸形、肾病理改变和肾母细胞瘤的倾向。该病患者较 WAGR 患者发生肾功能衰竭的年龄更早。美国国立肾母细胞瘤研究组（National Wilm's Tumor Study Group, NWTSG）公布的数据显示，DDS 患者在确诊 20 年后发生肾衰竭的累积发病率为 70%（Buyukpamukcu et al., 1992）。

WAGR 综合征和 DDS 患者更多表现为早

表 13-5-1 肾母细胞瘤：综合征和基因位点

综合征	基因	基因位点
Denys-Drash	WT1	11p13
WAGR	WT1	11p13
Beckwithe-Wiedemann	WT2	IGF2, H19, p57, KIp2
Bloom	BLM	15q26
Li-Fraumeni	p53	17q13
Neurofibromatosis	NF1	17q11
Simpson-Golabi-Behmel	GPC3	Xq26
Sotos	NSD1	5q35

期发病年龄和双侧肿瘤，有较高的肾功能不全风险，这与 WT1 基因突变相关。大量与肾小球系膜硬化相关的肾病表现，均被认为是由 WT1 基因的异常所致。有研究表明，DDS 和 WAGR 综合征患者的肾小球较正常同龄人小，这可能是造成该类患者更容易发生肾衰竭的原因（Buyukpamukcu et al., 1992; Fischbach et al., 2005）。

在不伴有任何综合征表现的肾母细胞瘤患儿中，WT1 基因的突变率大约为 2%。尽管这些患者的表型没有明显区别，但他们都有较早的发病年龄和以间质为主的组织学改变。

合并有 WT1 基因突变的肾母细胞瘤患者，半数以上同时有 β-catenin 基因突变（beta-catenin gene，CTNNB1），与其相关的 Wnt/beta-catenin 信号通路可能与肿瘤发生相关。β-catenin 定位于人染色体 3p21.3-22，是细胞黏合素家族中成员之一，主要参与细胞间的黏附，是 Wnt/beta-catenin 信号通路中的重要组成部分。研究表明，β-catenin 突变与 WTl 之间有明显的相关性，两种基因突变致癌的方式各异，但这种相关性表明可能二者协同参与了肾细胞瘤（或某个亚型）的发生。另外，β-catenin 的突变也提示肿瘤具有高浸润性（Koesters et al., 1999）。

许多过度生长型的综合征都存在发展为肾母细胞瘤的风险，包括偏身肥大、Beckwith-Wiedemann 综合征（BWS）、Perlman 综合征、Sotos 综合征以及 Simpson-Golabi-Behmel 综合征。BWS 和偏身肥大患者中，有 4% ~ 10% 可发展为肾母细胞瘤，且 21% 为单侧肿瘤。肾肥大的患者风险最高（Niemitz et al., 2005）。

WT2 基因与 BWS 相关，该基因位于 11p15，同时伴随有该基因位点的一系列杂合子丢失。WT2 基因位点被广泛地研究，大量的基因已被识别，包括 H19 和 IGF2。IGF2 基因可诱发细胞生长，其过表达可导致肾母细胞瘤和 BWS。来自父系等位基因的复制或是来自母系等位基因的印记缺失（loss of imprinting, LOI）可导致 IGF2 基因的过表达。存在 IGF2 印记缺失的肾母细胞瘤患儿发病年龄通常较大。

最近的研究表明，另一个之前未被确认的抑癌基因，即位于 X 染色体上的肾母细胞瘤基因（Wilms tumor gene on the X chromosome），或被称作“WTX”，被证实在 1/3 的肾母细胞瘤患者体内被灭活。WTX 基因位于男性患者 X 染色体上，在女性患者，则位于有活性的 X 染色体上，出现频率无明显性别差异。具有 WTX 基因突变的肿瘤缺乏 WT1 基因突变（Cristy et al., 2008）。

p53 基因是一种公认的抑癌基因。在肾母细胞瘤患者中，肿瘤病理组织类型为组织分化良好型的 p53 突变率非常低，而组织分化不良的间变型肾母细胞瘤中突变率达到 75%，因而认为 p53 与肾母细胞瘤组织间变成分的发生有关。p53 突变与肾母细胞瘤产生的关系目前尚不明确，主要是与治疗及预后相关。p53 突变与组织分化良好型的病理分期无关，而与肾母细胞瘤分化不良型的分期有相关性。治疗前肿瘤组织 p53 阳性表明其对化疗敏感，如经过标准治疗后，肿瘤标本 p53 阳性则提示患者预后不良，但在分化良好型中不具有这样的特点（Bardeesy et al., 1994）。

另外，约 20% 肾母细胞瘤患者存在 16q 染色体杂合子丢失，10% 的病例存在 1p 染色体杂合体丢失。16q 和 1p 染色体的杂合子丢失被认为与肿瘤复发和死亡风险相关。NWTS-5 研究结果表明，Ⅰ ~ Ⅱ期组织学预后好的肿瘤患者中，存在 1p 或 16q 杂合子丢失的患者具有相对更高的复发和死亡风险。在Ⅲ ~ Ⅳ期组织学预后好的肿瘤患者中，仅同时存在 1p 和 16q 杂合子丢失的患者具有相对更高的复发和死亡风险（表 13-5-2）。目前，美国儿童肿瘤协作组（Children's Oncology Group，COG）进行的临床试验中，强化了对肿瘤中存在 1p 或 / 和 16q 杂合子丢失患者的治疗（Grundy et al., 2005; Ali et al., 2008; Jeffrey et al., 2013）。

根据 NWTS 资料，肾母细胞瘤的发生和马蹄肾有关。患有马蹄肾的患者患肾母细胞瘤的危险性是正常人的 7 倍。亦有报道称肾母细胞瘤发生于多囊肾和发育异常的肾，但目前尚无充足的证据能证明这两种异常肾母细胞瘤的发生率高于正常肾。患肾母细胞瘤的女性患者，其米勒管异常的危险性增大。约 10% 的女性患儿会有米勒管异常，例如双宫颈、双子宫或者子宫双角畸形等。

四、病理

肾母细胞瘤是边界清晰，有包膜的实体瘤，可发生于肾的任何部位。肿瘤剖面呈鱼肉样膨出，灰白色，常有出血及坏死呈黄色及棕色，可有囊腔形成（图 13-5-1）。约 5% 的病例合并钙化，多位于既往坏死区，呈线状位于周缘被膜区域，这与神经母细胞瘤的分散点状钙化不同。肿瘤突破包膜后，可广泛浸润周围组织及器官。肿瘤经淋巴转移可至肾门及主动脉旁淋巴结，也可形成瘤栓沿肾静脉延伸入下腔静脉，甚至右心房，亦可进入输尿管（图 13-5-2）。血行转移可至全身各部位，以肺转移最常

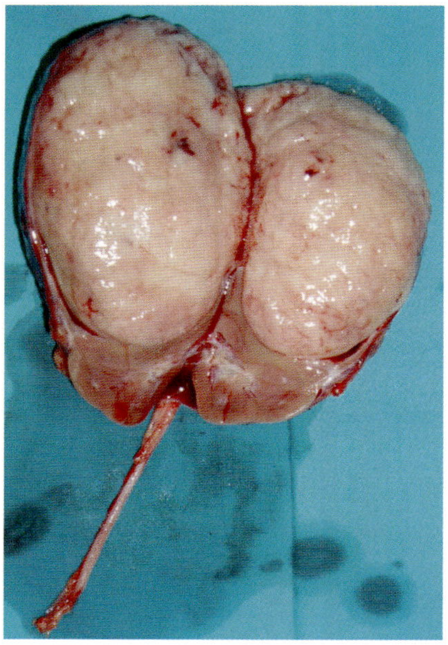

图 13-5-1　肾母细胞瘤剖面

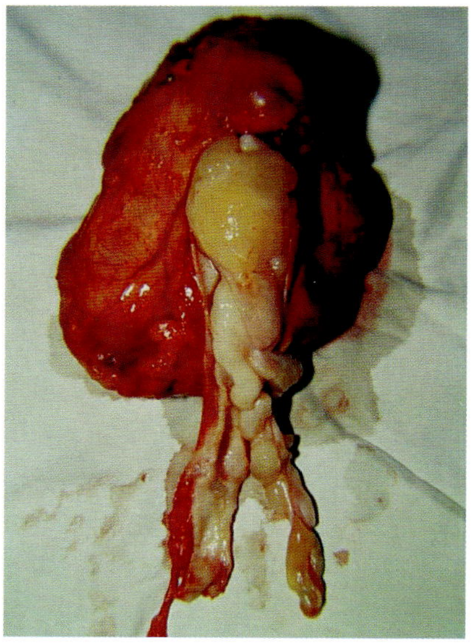

图 13-5-2　肾母细胞瘤合并输尿管瘤栓

表 13-5-2　存在 1p 和 16q 杂合子缺失的 FH 型肾母细胞瘤患者预后的显著性（NWTS-5）

分期	杂合子缺失状态（1p，16q）	无瘤生存率（RFS）			总存活率（OS）		
		4 年（RFS）%	RR	P 值	4 年（OS）%	RR	P 值
Ⅰ或Ⅱ	均无	91.2	—	—	98.4	—	—
Ⅰ或Ⅱ	均有	74.9	2.88	0.001	90.5	4.25	0.01
Ⅲ或Ⅳ	均无	83.0	—	—	91.9	—	—
Ⅲ或Ⅳ	均有	65.9	2.41	0.01	77.5	2.66	0.04

注：RR=相对风险；— 对照组

见，其次为肝转移。若为双侧病变而又无他处转移，则可认为双侧原发性，虽然双侧不对称，但在绝大多数病例两侧肿瘤系同时发生。多数单侧肾母细胞瘤是单中心发生，约 7% 是多中心发生。

显微镜下可见肿瘤由胚芽、间叶和上皮三种成分构成（图 13-5-3）。胚芽成分为成巢状分布的中等大小的幼稚细胞，细胞核圆形或卵圆形，核仁不明显，胞质中等量，核染色质深染并可见核分裂。上皮成分是与胚芽幼稚细胞形态相似的肿瘤细胞，排列成原始肾小管形态。间叶成分肿瘤细胞呈梭形，其长宽之比大于 3 : 1，细胞成分较胚芽型略少，其内可见骨骼肌、软骨或较成熟的结缔组织。

通常认为肾母细胞瘤起始于肾源性剩余。根据在肾叶的分布位置，肾源性剩余被分为两类：叶内型和叶周型（Beckwith et al., 1990）。叶内型肾源性剩余多以胚芽为主，与 WT1 基因和 CTNNB1 基因突变相关，在虹膜缺失、WAGR、DDS 及 WT1 基因突变的患者中多见。叶周型肾源性剩余具有以间叶为主的典型组织学特征，多与 11p15 和 IGF2 杂合子缺失相关，在 BWS 患者中多见（Beckwith, 1998）。

肾母细胞瘤病指的是多发的肾源性剩余。弥散增生的叶周型肾源性剩余形成一个厚厚的外壳挤压正常的肾组织。这类患者容易发展成肾母细胞瘤，且多为双侧病变，化疗后以间变型为主。

如果肾源性剩余在一侧肾存在，对侧肾多同时存在。所以在术后需定期监测对侧肾情况。1 岁以下，具有叶周型肾源性剩余的肾母细胞瘤患者术后对侧肾出现肿瘤的风险明显升高。

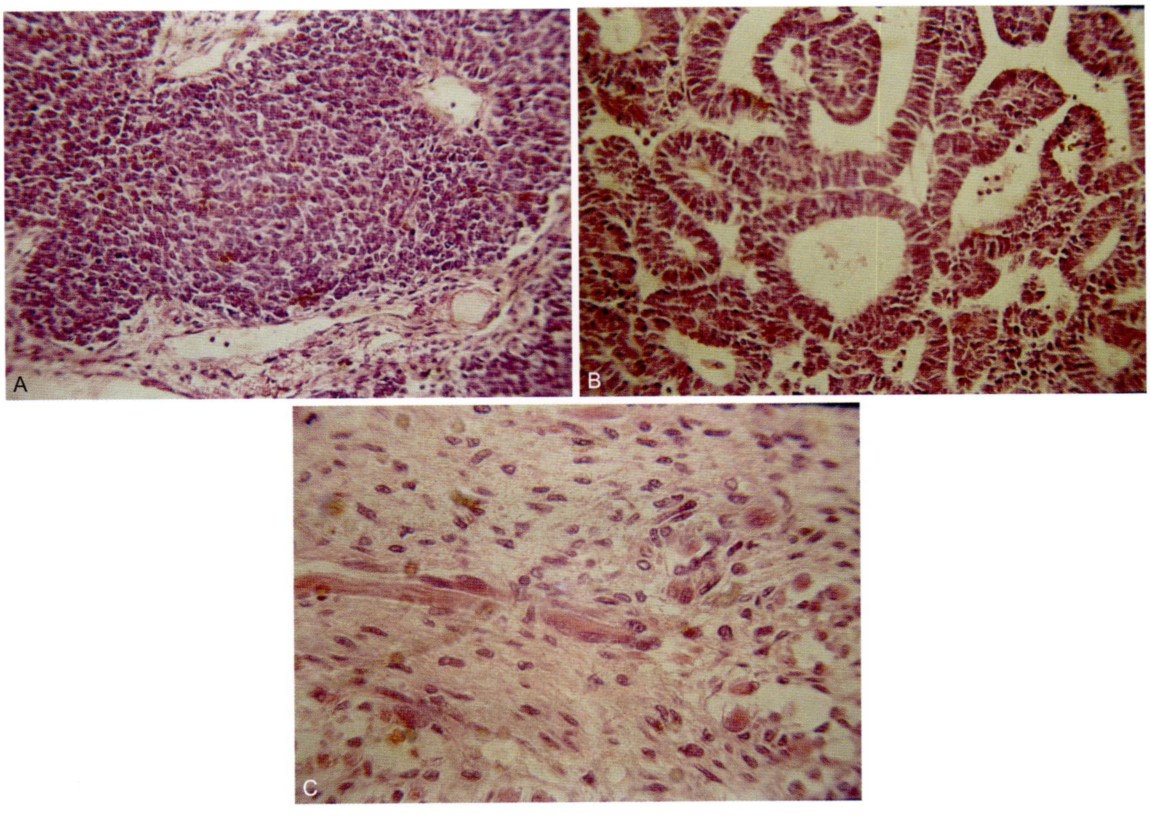

图 13-5-3 肾母细胞瘤镜下三种细胞成分；A. 胚芽；B. 上皮；C. 间叶。肾母细胞瘤镜下均可见原始肾胚芽、上皮（肾小球和肾小管）和间叶组织（纤维、横纹肌、脂肪、软骨、平滑肌、神经、骨组织等）

肾母细胞瘤多有由受压萎缩的肾组织组成的假包膜，而肾源性剩余则缺乏这种假包膜，与周围正常肾组织无明显界限，两者可以鉴别。

NWTS-1（1978）提出肾母细胞瘤以上皮、间叶、胚芽三种基本组织成分及细胞未分化或间变程度为基础的组织学分类方案。肿瘤组织中三种基本组织成分之一占 65% 以上则分别定为上皮型、间叶型和胚芽型；如三种成分均未达 65% 则定为混合型。从以上各型中检出肿瘤具有间变者归入间变型或称未分化型（anaplasia）。肿瘤细胞间变诊断须具备下述三条标准：①间变肿瘤细胞核的直径至少大于相邻同类肿瘤细胞核的 3 倍。②这些大细胞核染色质明显增多。③有多极核分裂象。间变型约占肾母细胞瘤的 5%，在 2 岁以下小儿很少见，但 5 岁以上间变型占到肾母细胞瘤的 13%。间变型诊断应慎重，要求取材广泛，有研究者认为应按肿瘤长轴每 1 cm 取材一块（图 13-5-4）。

WTS-4 根据组织分型与预后的关系将肾母细胞瘤分为二大类：

1. 预后好的组织结构（favorable histology, FH） 上皮型、间叶型、胚芽型和混合型。

2. 预后差的组织结构（unfavorable histology, UH） 间变型。

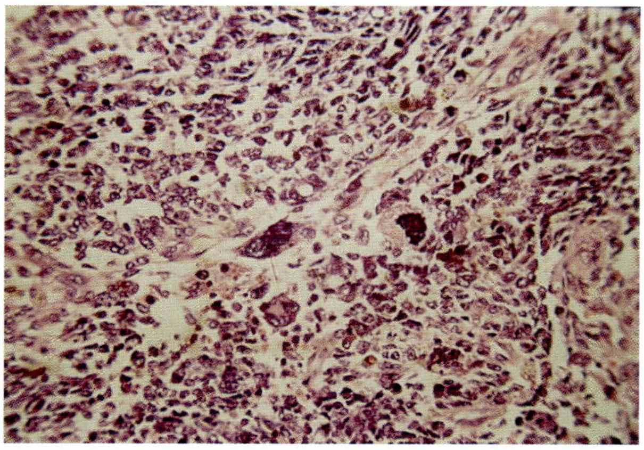

图 13-5-4　肾母细胞瘤间变型细胞形态

五、分期

目前美国儿童肿瘤协作组（Children's Oncology Group, COG）采用的肾母细胞瘤分期是以外科手术及组织病理为基础（表 13-5-3）。国际儿科肿瘤协会（International Society of Paediatric Oncology，SIOP）则是在术前化疗后对肿瘤进行分期（表 13-5-4）。

根据美国儿童肾母细胞瘤协作组（National Wilms Tumor Study Group，NWTSG）的研究结果，活检或是术中肿瘤溢出可增加局部肿瘤的复发率，所以在 COG 的肾母细胞瘤分期中，严格将活检或是术中溢出的肿瘤列为Ⅲ期肿瘤

表 13-5-3　美国儿童肿瘤协作组（COG）肾母细胞瘤分期系统

COG 肾母细胞瘤分期系统	
Ⅰ期	肿瘤限于肾内，肾包膜完整，完整切除切缘无肿瘤残存；肿瘤可能浸及肾静脉，但尚未侵犯肾窦；切除前无活检或破溃
Ⅱ期	肿瘤局限于肾内或侵犯肾被膜，但是完整切除无残存；周围毗邻组织受侵，或瘤栓进入下腔静脉，但肿瘤及瘤栓能够整体切除且切缘干净；没有肿瘤破溃或溢出；没有任何形式的活检
Ⅲ期	有以下一项或多项：肉眼或镜下切除边缘有肿瘤残存；1 个或多个局域淋巴结阳性；肿瘤在术前或术中破裂，包括肿瘤溢出导致侧腹膜局限性污染或腹膜广泛污染以及已经存在的腹膜种植；瘤栓分块取出；术前任何形式的肿瘤活检
Ⅳ期	肿瘤有血源性转移，如肺、肝、骨、脑；或腹腔、盆腔以外的远处淋巴结转移，如胸腔。
Ⅴ期	双侧肾母细胞瘤

表 13-5-4 国际儿科肿瘤协会（SIOP）肾母细胞瘤分期系统

SIOP 肾母细胞瘤分期系统	
Ⅰ期	肿瘤限于肾内，如果肿瘤范围超过肾轮廓，肿瘤有假包膜包绕，并完整切除；肿瘤已侵犯肾静脉，但未侵犯肾窦血管；或瘤体为软组织结构；已进行经皮针吸穿刺活检；如果肿瘤没有到达切缘，即便在肾窦或是肾周脂肪发现存在坏死的肿瘤组织，亦不归入Ⅱ期
Ⅱ期	肿瘤扩展超出肾脏或是肾周假包膜，但完整切除；肿瘤在肾实质外侵犯肾窦、血管、淋巴管，但完整切除；肿瘤侵犯局部毗邻组织或是下腔静脉，但肿瘤及瘤栓整体一并完整切除且切缘干净
Ⅲ期	有以下一项或几项：肿瘤不完整切除，肉眼或镜下残留；腹腔、盆腔淋巴结阳性；术前或术中肿瘤破溃，包括广泛腹膜污染或种植；血管内瘤栓分块取出；术前或化疗前开腹活检
Ⅳ期	血源性转移；腹腔、盆腔外淋巴结转移
Ⅴ期	双侧肾母细胞瘤

（Elwira et al., 2014）。

六、症状

1. 腹部肿块或腹大

此为最常见症状。多在给小儿洗澡或更衣时偶然发现。肿瘤较小时不影响患儿营养发育及健康状态，亦无其他症状。少数巨大肿瘤可引起慢性肠梗阻，还可伴有气促、食欲减退、消瘦，甚至贫血和恶病质。

2. 血尿

30% 左右的患儿有血尿，其中 10%～15% 为肉眼血尿。血尿出现与肿瘤侵入肾盂有关，与临床分期及预后并无直接关系。

3. 发热、腹痛

偶有低热及腹痛，但多不严重，高热罕见。

4. 其他

个别肿瘤自发破溃可有严重腹痛及休克症状以急腹症就诊。下腔静脉有瘤栓梗阻时可有腹壁静脉曲张及腹水，但绝大多数病例并无栓塞表现。脑转移可出现颅内压增高症状，如头痛、喷射性呕吐，偶有以此为首发症状就诊者。骨转移可有局部隆起及疼痛。

七、体征

1. 超过 90% 的病例在首次就诊时可触及肿块，一般位于上季肋部一侧，表面光滑，中等硬度，无压痛，一般不越过中线，早期肿块可有一定活动性。少数巨大肿瘤可越过中线，活动度消失，引起慢性肠梗阻时可有相应体征。

2. 部分患儿可有高血压，可能与肾血管受压缺血，肾素分泌增加或肿瘤细胞分泌肾素有关，切除肿瘤后血压可恢复正常。

3. 肿瘤自发破溃、瘤栓栓塞、肿瘤转移时有相应体征。

八、检查

1. 泌尿系平片

可见患侧肾区软组织密度影，偶可见钙化。

2. 静脉尿路造影

静脉尿路造影约 2/3 的患儿显示肾盂肾盏受压、被拉长、移位、变形。约 1/3 的患儿因肾被严重压迫，肾盂被肿瘤充满或肾血管闭塞而不显影，如静脉尿路造影不显影，必要时可经膀胱逆行插管造影。

3. 超声

超声检查可分辨肿块为囊性或实性，肿块大小，了解有无腹膜后肿大淋巴结，还可检出肾静脉、下腔静脉瘤栓及确定瘤栓范围。

4. CT

可进一步确定肿瘤浸润范围，肿瘤与周围脏器的关系，有无转移及腔静脉瘤栓。平扫与增强扫描的 CT 值变化有助于区别肾错构瘤。

经上述检查基本可与肾外伤血肿、肾囊肿、肾周感染及其他腹膜后肿块鉴别。

5. 胸部 X 线检查

肺为肾母细胞瘤最常见的转移部位，胸部 X 线检查应为常规检查。

6. 骨 X 线或骨扫描检查

疑有骨转移时可行相应检查，必要时局部穿刺活体组织检查。

7. 尿 VMA（3 甲氧 -4 羟苦杏仁酸）检查和骨髓穿刺

有助于与神经母细胞瘤鉴别。

8. 染色体检查

肾母细胞瘤合并先天畸形时可行染色体检查。

九、诊断

临床诊断的主要依据是影像学检查，包括腹部超声、CT、静脉肾盂造影和 MRI 等。其中最简单的检查方法是腹部超声，可以分辨是实质性与囊性肿块，也可检出下腔静脉是否合并瘤栓。腹部增强 CT 扫描是最重要的检查项目，诊断肾母细胞瘤的准确性高达 95% 以上。一旦临床怀疑该诊断，便要进一步明确其局部及远处受累的范围，需注意肺、肝等常见转移部位是否有转移灶。

十、鉴别诊断

肾母细胞瘤需与腹膜后常见肿物如肾积水、畸胎瘤及神经母细胞瘤等相鉴别（表 13-5-5）。

如患儿来自牧区，尚需考虑包囊虫病：肿物囊性，卡索尼（Casoni）试验阳性。罕见的小儿肾肿瘤如肾癌以及炎症引起的肾肿物等需依靠病理组织检查来确定。

表 13-5-5 肾母细胞瘤与腹膜后肿物鉴别

疾病名称	肾积水	畸胎瘤	神经母细胞瘤	肾母细胞瘤
病程	长，肿物可间歇出现，可有腹痛，并发感染时有发热、脓尿	长	短	短
肿物特点	光滑，囊性，透光（+）	光滑，部分囊性	坚实，大结节状，多越过中线，较固定	光滑，实性中等硬，一般不过中线
常见转移部位	—	多为良性，如恶性，多转移至肺	骨髓、肝、骨、肾、眼眶，原发瘤可很小就有转移	肺
腹部 X 线片	无钙化	骨骼或牙齿影	多见分散钙化点	罕见钙化
静脉尿路造影	肾盂肾盏扩大或不显影	肾受压移位	肾受压移位	肾内占位性病变或不显影
超声检查	囊性	大部分囊性	实质性	实质性
尿 VMA	—	—	+	—

十一、治疗

肾母细胞瘤需采取综合治疗，包括手术、化疗，必要时加用放射治疗。

术前需对患儿进行仔细的问诊和查体，问诊的内容除腹部包块外，需注意患儿有无合并肉眼血尿、发热和腹痛等。查体时大部分患儿可触及一个光滑的腹部包块。如肿瘤破裂出血可导致急腹症。如果肿瘤压迫或侵犯邻近结构，可导致非典型症状。肿瘤合并肾静脉及下腔静脉瘤栓时，少数患儿可能会出现静脉曲张、肝大、腹水和充血性心力衰竭等。因血浆中肾素水平升高，约 25% 的患者存在高血压。另外还需要注意识别肾母细胞瘤伴随的症状，如虹膜缺失、偏侧肥大和生殖系统异常等。

实验室检查应包括外周血细胞计数、肾功能及肝功能检测、血钙水平和尿常规检查。有研究发现在诊断为肾母细胞瘤的患者中，8% 的患儿被发现患有获得性血管性血友病（von Willebrand 病）。尿蛋白异常的患者需除外合并有肾病综合征，Denys-Drash 综合征虽然少见，但近年亦有报道。

相关的影像学检查包括腹部超声、腹部增强 CT、肺部 CT 以及磁共振检查等。通过影像学检查虽然不能得到明确的诊断，但能够帮助医生对肿瘤进行良好地评估，对手术难度进行预判，并对患儿的分期亦有帮助。

1. 单侧肾母细胞瘤的治疗

（1）手术治疗：患侧上腹横切口，必要时可过中线。切开后腹膜，游离瘤肾，如有可能先结扎肾蒂血管，肿瘤较大时可使解剖关系改变，注意勿伤腹主动脉、下腔静脉、对侧肾血管和肠系膜血管。肿瘤内坏死区域较软，易于破溃，要求操作轻柔。同时注意保护周围组织，避免全腹腔污染。若术中肿瘤破溃将使术后腹腔种植或局部复发机会增加 6 倍。若术前影像学检查未提示肝及对侧肾病变，肝及对侧肾探查不是必须，疑有肿瘤时需探查并取活检。注意肾蒂及腹主动脉旁淋巴结有无肿瘤转移，术中应取活检。切除转移淋巴结并不能改善预后，但有助于判定肿瘤临床分期，决定术后化疗及放疗方案。各种术前影像学检查对于腹膜后淋巴结转移诊断的假阳性和假阴性率分别达 18% 和 31%，这也充分显示术中取淋巴结活检的重要性。如肾外肾静脉或下腔静脉内肝静脉水平以下有瘤栓，则需游离下腔静脉，远近端分别阻断，切开下腔静脉，取出瘤栓，缝合下腔静脉。以左侧肾母细胞瘤为例，手术步骤见下方示意图（图 13-5-5 ~ 图 13-5-9）。一般瘤栓与腔静脉壁无粘连，较易取出。如果瘤栓与腔静脉壁有粘连，可经腔静脉切口向近心端插入气囊导管，使气囊超越瘤栓上极，适当充盈气囊，向下轻柔牵引有助于取出瘤栓。如瘤栓延伸至肝静脉水平以上则需术前化疗，使肿瘤和瘤栓缩小，方有可能取出瘤栓。如肿瘤巨大

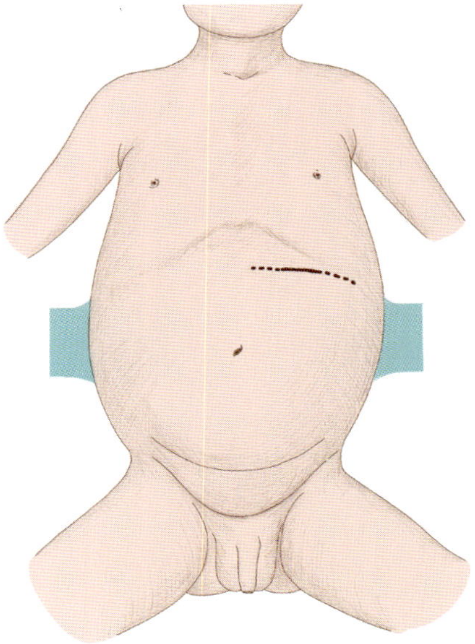

图 13-5-5　肾母细胞瘤采用经腹入路。术中最好将患儿腹部垫高。取腹部横切口，保证切口足够大以利于将瘤肾取出。逐层切开皮肤、皮下、腹外斜肌和腹横肌

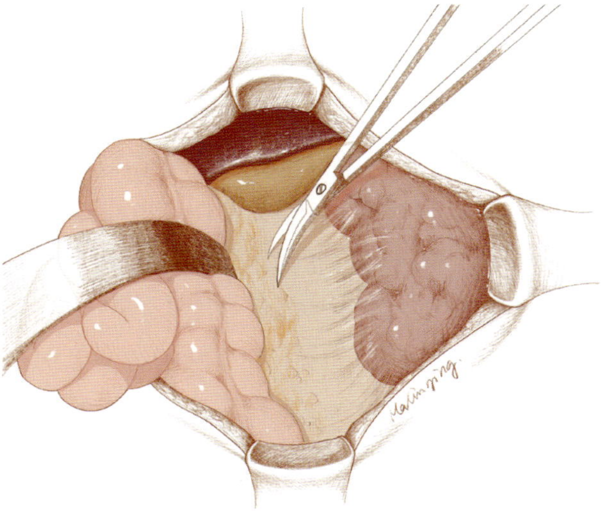

图 13-5-6　切开腹膜，注意观察腹腔渗液是否为血性。暴露并探查肿瘤，注意肿瘤与周围脏器关系，淋巴结有无肿大，血管、输尿管内有无瘤栓，必要时需探查对侧肾

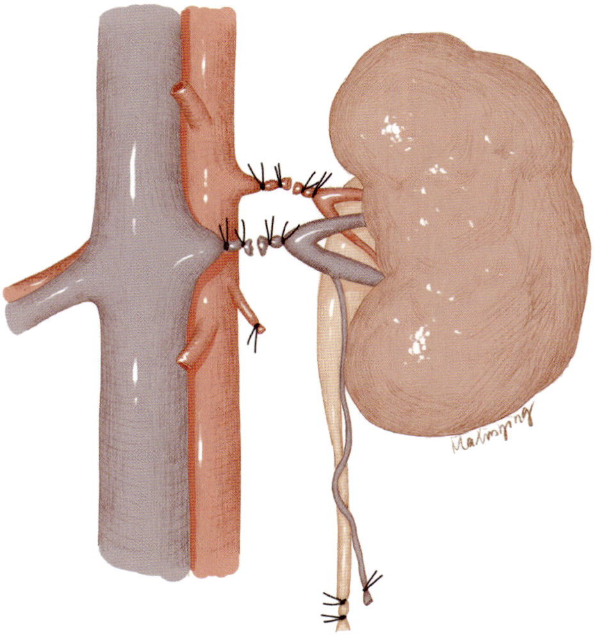

图 13-5-8　若肿瘤未累及血管，先切断肾动脉，并用丝线缝扎 2 道，可以防止肿瘤过度充血，然后将肾静脉游离并用丝线结扎 2 道。如术中肾动静脉不好暴露区分，先后顺序可不做要求。主动脉旁淋巴结如有肿大，需活检送病理。游离输尿管，尽可能低位切断并结扎

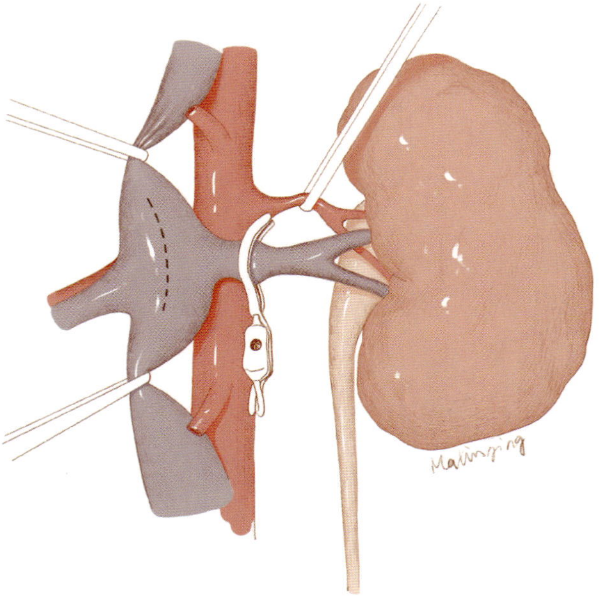

图 13-5-7　如在肾静脉发现瘤栓或瘤栓延伸至下腔静脉，需用带子将肾静脉及下腔静脉阻断，切开血管壁，将瘤栓取出，然后用 5-0 可吸收线连续缝合静脉血管壁

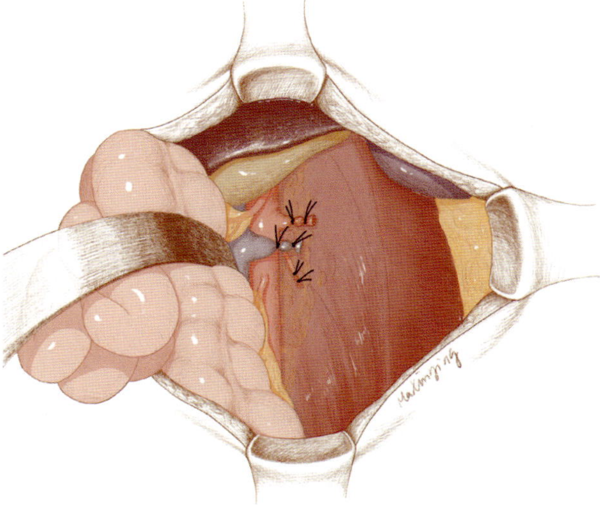

图 13-5-9　从腹膜后间隙完全游离肾。如肿瘤侵犯腹后壁或膈肌，需一并切除受损部分。肿瘤标本取出腹腔后，需对瘤床进行仔细止血并检查有无肿瘤残留。关闭后腹膜，逐层缝合腹部切口

或浸润重要脏器，如十二指肠、胰头、肠系膜根部，不能完全切除肿瘤时，不可强行手术。放置银夹标记肿瘤范围，经化疗、放疗 3～6 个月后肿瘤缩小再行二次手术切除。对于巨大肿瘤、超越中线或术前检查发现已侵及周围重要脏器，或下腔静脉内长段瘤栓，预计手术困难或危险较大者，需有计划地进行术前化疗，时间为 2～3 个月，如效果不显著可加术前放疗。经术前化疗肿瘤缩小后手术，可减少手术危险，减少术中破溃，提高完整切除率。由于单侧肾母细胞瘤约 7% 是多中心发生，而且大宗病例报道单侧肾母细胞瘤行患肾切除术后罕有肾功能不全者，多数学者认为对于单侧病变没有必要保留患肾（黄澄如等，2006; Farhat et al., 2000）（图 13-5-10）。目前有学者对肾母细胞瘤患者实行单侧部分肾切除术或是腹腔镜

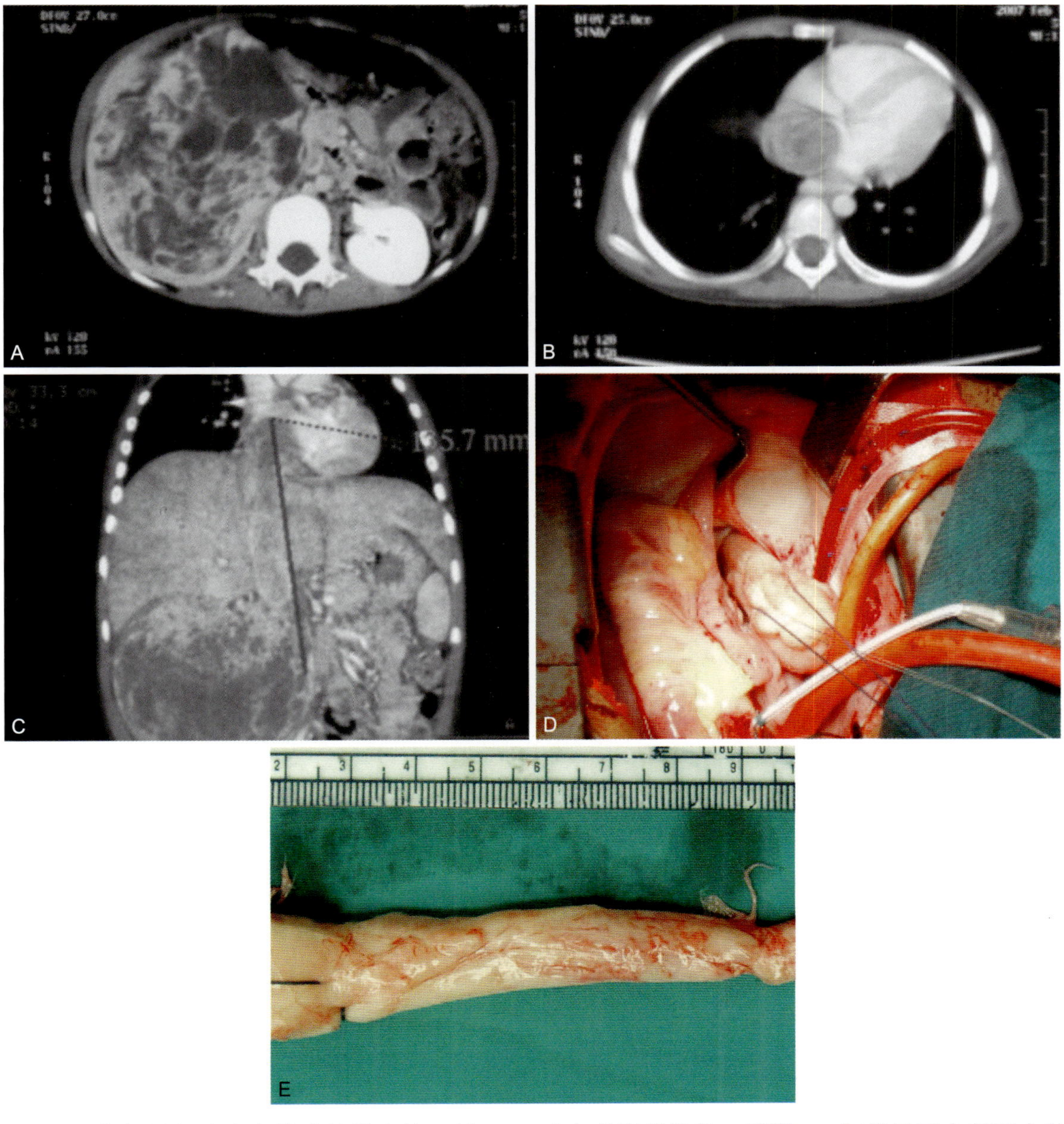

图 13-5-10　右肾母细胞瘤合并腔静脉瘤栓一例；A.5 岁女童腹部肿物，增强 CT 扫描显示右肾巨大肿瘤；B.腔静脉瘤栓长入右心房瘤栓；C.瘤栓长约 13 cm，上端粗大位于右心房；D.体外循环下打开右心房取瘤栓；E. 取出瘤栓，左侧膨大端位于右心房内

肾切除术，特别是在对患者实施术前化疗的欧洲，此类病例数目较多，但这些手术方式是否适当尚不确定，目前尚未被 COG 所推荐（Jeffrey et al., 2013）。

（2）化疗：应用联合化疗使肾母细胞瘤患儿的生存率大为提高，是近 50 年来治疗学上重要的进展。

肾母细胞瘤的首选药物有长春新碱、放线菌素 D，可用于肾母细胞瘤各型各期。其他可选用的药物有多柔比星、顺铂、依托泊苷等。

1）长春新碱（vincristine，VCR）：1 ~ 2 mg/m^2 体表面积。其中，体表面积（m^2）= 体重（kg）×0.035 + 0.1。每毫克长春新碱溶于 20 ml 生理盐水，静脉注射。每周 1 次，连用 10 周后改为每 2 周一次，作为维持量可用至完成化疗全程。单次剂量上限为 2 mg。1 岁以内剂量减半（1 mg/m^2）。副作用包括便秘和神经炎。

2）放线菌素 D（actinomycin D, ACTD）：每疗程量为 80 μg/kg 体重，分 5 天。即 16 μg/kg ×5 天，静脉注射。第一疗程与第二疗程间隔 1 个半月，以后每 3 个月一疗程。单次剂量上限为 400 μg。1 岁以下剂量减半，8 μg/kg × 5 天。副作用有恶心、呕吐、脱发、口腔炎和骨髓抑制。

3）多柔比星（adriamycin, ADR）：每疗程量为 40 ~ 60 mg/m^2，分 2 ~ 3 天静脉注射。每疗程间隔 1 个月以上，累积量 5 岁以下不超过 300 mg/m^2，5 岁以上不超过 400 mg/m^2。2 岁以下小儿慎用。副作用包括脱发、口腔溃疡和骨髓抑制，累积量超过 500 mg/m^2 可能导致不可逆的心力衰竭。阿霉素与长春新碱、放线菌素养 D 配合用于预后好的组织结构Ⅲ期、Ⅳ期和预后差的组织结构Ⅱ ~ Ⅳ期。

4）顺铂（cisplatin，CDDP）：每疗程量为 80 ~ 100 mg/m^2，分 4 ~ 5 天溶于生理盐水 200 ml 静脉滴注，一个月后可重复。副作用有恶心、呕吐、骨髓抑制、肾功能损害、听神经障碍。肾功能不全时禁用。一般用于复发瘤或转移瘤的治疗。

5）依托泊苷（etoposide, VP-16）：又称足叶乙甙，50 mg/m^2 连用 5 天溶于生理盐水 200 mg 静脉滴注，不能与葡萄糖溶液混合，滴注速度不少于半小时，速度过快可致血压下降。副作用包括恶心、呕吐、口腔炎、脱发和骨髓抑制。用于复发瘤或转移瘤的治疗。

可选用药物还有卡铂（carboplatin）、替尼泊苷（teniposide, VM-26）、表柔比星（epirubicin）、环磷酰胺（cyclophosphamide）和异环磷酰胺（ifosfamide）。

（3）术后化疗：北京儿童医院目前对肾母细胞瘤术后化疗及放疗方案如下（表 13-5-6）。

（4）术前化疗：尽管术前化疗可使肿瘤缩小，包膜增厚，减小手术危险，避免肿瘤破溃扩散，提高完整切除率已得到公认，但在使用适应证上尚不统一。国际儿科肿瘤协会认为在临床诊断基础上即可对大于 6 月龄患儿进行术前化疗 4 周或 8 周，不必等待病理组织学结果。而美国儿童肾母细胞瘤协作组的研究者认为术前化疗可能干扰病理组织分型，影响间变型检出率，降低临床分期，还可能使某些双侧肾母细胞瘤漏诊。因而强调在病理组织学诊断基础上只对手术不能切除的巨大肿瘤、双侧肾母细胞瘤、腔静脉瘤栓达肝静脉以上者进行术前化疗（黄澄如等，2006；Aliet al., 2008; Edmund et al., 2009; Jeffrey et al., 2013）。

（5）放疗：术前放疗适用于曾用化疗而疗效不明显的巨大肾母细胞瘤。6 ~ 8 天内给予 800 ~ 1200 cGy。2 周内可见肿瘤缩小，后再行手术。术后放疗用于 FH Ⅲ期、Ⅳ期及 UH 即间变型Ⅱ ~ Ⅳ期（表 13-5-6）。术后 48 小时与术后 10 天开始放疗相比疗效无明显差异。早期给予放疗并不影响伤口愈合。但术后放疗不宜

表 13-5-6 北京儿童医院肾母细胞瘤术后化疗、放疗方案

组织学类型	分期	化疗方案	放疗
FH	Ⅰ期	VCR + ACTD 6 个月	无
	Ⅱ期	VCR + ACTD 15 个月	无
	Ⅲ期	VCR + ACTD + ADR 15 个月 ACTD 与 ADR 用药间隔 1 个半月	有
	Ⅳ期	VCR + ACTD + ADR + CDDP 15 个月 ACTD、ADR 和 CDDP 三种药每月用一种，顺序轮换	有
UH（间变型）	Ⅰ期	VCR + ACTD 15 个月	无
	Ⅱ ~ Ⅳ期	VCR + ACTD + ADR + CDDP 15 个月 VCR 以外的三种药每月用一种，顺序轮换	有

晚于手术后 10 天，否则会增加局部复发机会。NWTS-3 研究结果显示，FH Ⅲ期接受放疗剂量 1000 cGy 与 2000 cGy 效果相同。

（6）肾母细胞瘤研究组织：美国儿童肾母细胞瘤协作组（National Wilms Tumor Study Group, NWTSG）是美国各组专业人员按共同拟订的方案对肾母细胞瘤进行研究的联合组织，从 1969 年开始分阶段对肾母细胞瘤进行研究。第一阶段 NWTS-1（1969—1973 年）和第二阶段 NWTS-2（1974—1978 年）研究显示Ⅰ期患者无需放疗，长春新碱和放线菌素 D 联合应用较单用一种效果好，长春新碱和放线菌素 D 联合应用基础上加用多柔比星可明显提高Ⅲ期、Ⅳ期患者存活率，研究还界定了一些预后不良肿瘤的组织学特征并发现淋巴结转移明显影响预后，此后有淋巴结转移归入Ⅲ期病变，需加用腹部放疗。第三阶段 NWTS-3（1979—1986 年）对 FH Ⅰ期长春新碱和放线菌素 D 联合化疗 10 或 18 周，缩短疗程和减少化疗总剂量同样取得良好效果，4 年存活率达 95.6%。FH Ⅱ期不做放疗，长春新碱和放线菌素 D 联合应用，结果与加用多柔比星或加放疗相同，4 年存活率达 91.1%。FH Ⅲ期腹部放疗剂量 10.8 Gy 与 20 Gy 效果无明显差异，但需加用多柔比星，4 年存活率达 90%。FH Ⅳ期腹部放疗加两肺放疗 12 Gy，长春新碱、放线菌素 D 和多柔比星素联合应用，4 年存活率 80.9%，在此基础上再加用环磷酰胺并不能进一步改进疗效。第四阶段 NWTS-4（1986 — 1994 年）开始了脉冲加强化疗（pulse-intensive chemotherapy），将放线菌素 D 和多柔比星改为单次给药，目的在于缩短疗程、减少就诊次数、减少化疗药物总剂量、减少毒副作用、节约费用。FH 肾母细胞瘤脉冲加强化疗 6 个月与传统常规化疗结果基本相同，4 年存活率仍为 90%。根据 NWTS-3 和 NWTS-4 资料显示局灶间变型在长春新碱、放线菌素 D 和多柔比星联合化疗基础上再加用环磷酰胺未能进一步提高疗效，而弥漫间变型Ⅱ ~ Ⅳ期加用环磷酰胺可明显提高疗效。NWTS-5 开始于 1995 年，目的在于进一步减少化疗、放疗的累积量和缩短疗程。其治疗方案如下（Aliet al., 2008; Edmund et al., 2009; Jeffrey et al., 2013）(表 13-5-7)。

方案 EE-4A：长春新碱、放线菌素 D 脉冲强化，化疗 18 周。

VCR 术后 1 ~ 10 周，每周 1 次，用量 0.05 mg/kg 静脉注射，术后 12、15、18 周用量为 0.067 mg/kg 静脉注射，即每 3 周 1 次，共 3 次。

表 13-5-7 NWTS-5 肾母细胞瘤治疗方案

分期 / 组织学类型	放疗	化疗
FH Ⅰ ～ Ⅱ期，UH Ⅰ期	无	方案 EE-4A
FH Ⅲ ～ Ⅳ期，UH Ⅱ ～ Ⅳ期（局灶型）	有	方案 DD-4A
UH Ⅱ ～ Ⅳ期（弥漫型）	有	方案Ⅰ

方案 DD-4A：长春新碱、放线菌素 D、多柔比星脉冲强化，化疗 24 周。

VCR 术后每周 1 次，共 10 次，0.05 mg/kg 静脉注射。术后 12 周开始每 3 周 1 次，共 5 次，0.067 mg/kg 静脉注射。

ACTD 与 ADR 术后 1 周内开始每 3 周用一种药，2 种药交替，先用 ACTD。

ACTD 用量每次 45 μg/kg，静脉注射共 5 疗程或 5 次。

ADR 共 4 个疗程，前 2 疗程为 1.5 mg/kg，后 2 疗程为 1 mg/kg。

方案Ⅰ：长春新碱、放线菌素 D、多柔比星、环磷酰胺、依托泊苷化疗 24 周。

NWTS-5 用于广泛间变型Ⅱ ～ Ⅳ的治疗方案：化疗 + 放疗。

化疗剂量：

C—CTX：14.7 mg/(kg · d) × 5 天，静脉注射；V—VCR：0.05 mg/kg 静脉注射；

C*—CTX：14.7 mg/(kg · d) × 3 天，静脉注射；V*—VCR：0.067 mg/kg 静脉注射；

E—VP-16：3.3 mg/(kg · d) × 5 天，静脉注射；D—ADR：1.5 mg/kg 静脉注射。

NWTS-5 资料显示，FH Ⅰ ～ Ⅳ期肾母细胞瘤患者仍然有很好的结果，小于 12 个月的幼儿，长春新碱与放线菌素 D 的剂量应减半，以避免毒副作用。对Ⅰ期 UH 肿瘤患者推荐使用长春新碱联合放线菌素 D 的化疗方案。Ⅱ ～ Ⅲ期局灶 UH 肾母细胞瘤患者使用长春新碱、放线菌素 D、多柔比星联合化疗效果较为理想，但Ⅳ期局灶 UH 肾母细胞瘤患者使用该化疗方案效果有待进一步考量。Ⅱ ～ Ⅳ期弥漫 UH 肿瘤患者使用长春新碱、多柔比星、环磷酰胺和依托泊苷联合化疗，并加用放疗。试验结果较早期对照试验结果有一定进步，但是 UH 肾母细胞瘤患者无瘤生存率和总存活率仍然落后于 FH 肿瘤患者（Dome et al., 2006）。

NWTS-5 对 1p 和 16q 染色体杂合子缺失在推测 FH 肾母细胞瘤预后中的意义进行了评估。其资料显示同时具有 1p 和 16q 染色体杂合子缺失的患者，与无染色体杂合子缺失、或仅存在 1 条染色体杂合子缺失的患者相比，其复发率和死亡率是后者的 2 ~ 4 倍（表 13-5-8）。目前进行的 COG 研究根据杂合子缺失的状态对患者进行了分层，接受不同治疗方案，对同时具有 1p 和 16q 染色体杂合子缺失的患者采取了强化治疗（Grundy et al., 2005）。

NWTS-5 开始时曾对年龄小于 2 岁，肿瘤重量小于 550 克，FH Ⅰ期的患儿术后不做化疗，密切随访，由于发现一定数量的患者肿瘤复发，此方案于 1998 年停止。这组患者 2 年复发率为 13.5%，包括部分患者为对侧复发。值得注意的是，肿瘤复发的患者在 3 年后即该试验结束结果公开时仍然存活。Green 等对该队列病例进行了长期随访，发现两组患者 5 年生存率无明显差异，单纯接受手术治疗的患者无瘤存活率为 84%。目前进行的 COG 临床试验将继续对这类患者进行研究（Green et al., 2001）。

2000 年，美国儿童癌症研究组织（Children's Cancer Study Group, CCG）、美

表 13-5-8 NWTS-5 临床试验 4 年结果

分期 / 病理 / 肿瘤质量（g）	病例数［年龄（月）］	化疗	4 年无复发率 (%)[FH] 或 4 年无瘤存活率 (%) [FA/DA]	4 年总存活率 (%)
Ⅰ FH＜550	75(＜24)	无（仅行瘤肾切除）	86.5	100.0
Ⅰ FH＜550	97(＜24)	VCR，AMD	97.9	99.0
Ⅰ FH≥550	248(≥24)	VCR，AMD	93.8	97.0
Ⅱ FH	555	VCR，AMD	84.4	97.2
Ⅲ FH	488	VCR，AMD，DOX	86.5	94.4
Ⅳ FH	198	VCR，AMD，DOX	75.1	85.2
Ⅴ FH	68	VCR，AMD，DOX	66.4	87.7
Ⅰ FH+DA	29	VCR，AMD	69.5	82.6
Ⅱ DA	23	VCR，DOX，CTX，ETOP	82.6	81.5
Ⅲ DA	43	VCR，DOX，CTX，ETOP	64.7	66.7
Ⅳ DA	15	VCR，DOX，CTX，ETOP	33.3	33.3
Ⅴ DA	20	VCR，DOX，CTX，ETOP	25.1	41.6

注：AMD：放线菌素D；CTX：环磷酰胺；DA：弥漫间变型；DOX：多柔比星；ETOP：依托泊苷；FA：局灶间变型；FH：组织学预后好的类型；VCR：长春新碱

国儿童肿瘤协作组（Pediatric Oncology Group, POG）、美国横纹肌肉瘤研究协作组（Intergroup Rhabdomyosarcoma Study Group, IRS）及美国儿童肾母细胞瘤协作组（National Wilms' Tumor Study Group, NWTSG）四个独立的研究组合并为美国儿童肿瘤协作组（Children's Oncology Group, COG），自 2006 年开始，在世界范围内进行关于肾母细胞瘤的临床试验。目前正在进行的临床试验如下（Eric et al., 2008; Andrew et al., 2009; Leah et al., 2010）（表 13-5-9）。

COG 目前对肾母细胞瘤的治疗计划如下（表 13-5-10）。

国际儿科肿瘤协会（SIOP）自 1971 年起开始研究肾母细胞瘤术前治疗。其研究目的是寻求最小的毒副作用、达到最大的治疗效果。SIOP1 比较了术前放疗与直接手术的效果，发现两组患者的总存活率相同。SIOP2 研究发现术前治疗能够降低肿瘤破裂的比率。在 SIOP5 的研究中，术前化疗取代了术前放疗。SIOP6（1980—1986 年）的资料表明，Ⅰ期患者行 17 周化疗的效果与 38 周化疗效果相同；未接受放疗的Ⅱ期、淋巴结阴性患者肿瘤复发率增高。在这一组患者的化疗方案中加入了表柔比星，且放疗剂量由 30 Gy 降至 15 Gy。SIOP9（1987 — 1993 年）试验的目的是确定能够提高生存率的术前化疗时间。研究发现术前 4 周和 8 周的化疗对生存率的影响没有差别。SIOP93-01 研究的目的是减少化疗的时间。Ⅰ期患者术后使用长春新碱和放线菌素 D 化疗 4 周，与化疗 8 周相比，对肿瘤的分期及Ⅰ ～ Ⅲ期肿瘤的萎缩程度有近似效果。同时，他们还对术前化疗后肿瘤组织学的改变进行了研究，这些研究结果更加强调了肿瘤的临床分期反映的是肿瘤对化疗的反应，而不是肿瘤的浸润性。经术前化疗的肾母细胞瘤组织学亚型的比率与直接行手术切除的肿瘤不同，经过术前化疗后，间叶和上皮为主型更为常见，这两种类型肿瘤易于耐药但却因肿瘤持续存在而易于诊断。胚芽为主型的肿瘤化疗后胚芽比率下降，表明其对

表 13-5-9　COG 目前正在进行的临床试验

AREN 0532：极低危 / 中危 FH 肾母细胞瘤	
1	极低危患者（Ⅰ期 FH 肿瘤＜550 g；＜2 岁）仅行瘤肾切除术，目标是达到 4 年无瘤生存
2	不够资格仅行肾切除术的低危患者（Ⅰ或Ⅱ期 FH 肿瘤＞550 g；＞2 岁）将接受 18 周放线菌素 D 和长春新碱的化疗（EE-4A 方案）
3	Ⅲ期 FH 肾母细胞瘤，且不具有 1p 和 16q 染色体杂合子缺失的患者，接受长春新碱、放线菌素 D、阿霉素化疗 (DD-4A 方案)，并加用放疗。目标是 4 年无瘤存活率≥85%，4 年总存活率≥95%
4	Ⅰ或Ⅱ期 FH 肾母细胞瘤，且具有 1p 和 16q 染色体杂合子缺失的患者，接受 DD-4A 方案化疗但不加用放疗。目标是提高目前的 4 年无瘤生存率
AREN 0533：高危 FH 肾母细胞瘤	
1	Ⅳ 期 FH 肾母细胞瘤患者，接受 DD-4A 方案化疗。若 6 周后肺转移灶消失，则不接受放疗。目标是不接受全肺放疗，4 年无瘤存活率达到 85%
2	Ⅳ 期 FH 肾母细胞瘤患者，接受 DD-4A 方案化疗。若 6 周后肺转移灶不消失，则在 DD-4A 方案基础上加用环磷酰胺与足叶乙苷化疗。目标是 4 年无瘤存活率达到 85%
3	Ⅲ或Ⅳ期 FH 肾母细胞瘤，且具有 1p 和 16q 染色体杂合子缺失的患者，在 DD-4A 方案基础上加用环磷酰胺与足叶乙苷化疗，同时加用放疗。目标是将 4 年无瘤存活率提升至 75%
AREN 0321：高危肾肿瘤	
1	Ⅰ期弥漫间变型或Ⅰ ～ Ⅲ期局灶间变型肾母细胞瘤患者，接受 DD-4A 方案化疗，加用放疗
2	Ⅰ期肾透明细胞肉瘤患者接受长春新碱、放线菌素 D、阿霉素 (DD-4A 方案)，不加用放疗
3	Ⅳ期局灶间变型，Ⅱ ～ Ⅲ期弥漫间变型肾母细胞瘤，Ⅳ期肾透明细胞肉瘤，或是Ⅰ ～ Ⅳ期肾恶性横纹肌瘤患者接受新化疗方案尝试提高生存率
AREN 0534：双侧、多中心或是具有发展为双侧肾母细胞瘤的易感性	
1	双侧肾母细胞瘤患者接受 6～12 周长春新碱、放线菌素 D 和阿霉素化疗。手术不晚于 12 周。目标是提高 4 年无瘤生存率至 73%
2	弥漫增生叶周型肾源性残余（diffuse hyperplastic perilobar nephrogenic rests）患者接受 18 周长春新碱和放线菌素 D 化疗。目标是评估化疗在肾母细胞瘤患儿保留肾单位和预防肾母细胞瘤进展中的有效性
3	单侧肾肿瘤和虹膜缺失患者、BWS、偏身肥大或是其他过度生长综合征患者，行肾切除术前接受 6 周长春新碱和放线菌素 D 化疗。目标是在争取 25% 的患儿可以实行肾部分切除术

化疗较为敏感。但是在 SIOP9 中，胚芽为主型患者肿瘤复发率达 31%。SIOP9 中，接近 10% 的肿瘤在化疗后完全坏死而完整切除。这部分患者中，5 年无瘤存活率达到 98%。SIOP 将化疗后完全坏死的肿瘤归类为低危，弥漫间变型及化疗后的胚芽为主型归类为高危，其余归类为中危（Tournade et al., 2001）。

在 SIOP93-01 和 SIOP2001 中，Ⅰ期低危患儿在化疗后的肾切除术后不再接受化疗。SIOP93-01 研究表明，Ⅰ期中危及间变型肾母细胞瘤术后化疗可由 18 周减为 4 周（deKraker et al., 2004）。

目前正在进行的 SIOP2001 以确定Ⅱ、Ⅲ期中危患者是否可以不接受阿霉素化疗作为主要研究目的，而高危患儿则接受强化的术后化疗，包括环磷酰胺、卡铂、依托泊苷以及多柔比星的联合化疗。SIOP93-01 与 NWTSG 临床试验并发症发生率比较如下（Ali, 2008; Jeffrey et al., 2013）（表 13-5-11）。

（7）支持治疗：肾母细胞瘤患儿由于恶性肿瘤消耗和化疗、放疗副作用，放化疗期间支持治疗很重要。应有均衡的营养供应，必

表 13-5-10 COG 目前对肾母细胞瘤的治疗计划

分期 / 病理	放疗	化疗
Ⅰ期 FH 肾母细胞瘤<2 岁且<550 g	无	无
Ⅰ期 FH 肾母细胞瘤>2 岁或>550 g	无	方案 EE-4A
Ⅱ期 FH 肾母细胞瘤	无	方案 EE-4A
Ⅰ、Ⅱ期 FH 肾母细胞瘤，有 1 p，16 q 杂合子缺失	无	方案 DD-4A
Ⅲ期 FH 肾母细胞瘤，无 1 p，16 q 杂合子缺失	有	方案 DD-4A
Ⅰ ~ Ⅲ期局灶 UH 肾母细胞瘤	有	方案 DD-4A
Ⅰ期弥漫 UH 肾母细胞瘤	有	方案 DD-4A
Ⅲ、Ⅳ期 FH 肾母细胞瘤，有 1 p，16 q 杂合子缺失	有	方案 M
Ⅳ期 FH 肾母细胞瘤		
确诊时肺转移灶切除	有	方案 DD-4A
化疗 6 周后肺转移灶消失	无	方案 DD-4A
化疗 6 周后肺转移灶未消失	有	方案 M
Ⅳ期 FH 肾母细胞瘤，确诊时无肺转移	有	方案 M
Ⅱ、Ⅲ期弥漫 UH 肾母细胞瘤	有	方案 UH-1
Ⅳ期弥漫 UH 肾母细胞瘤（病灶无法测量）	有	方案 UH-1
Ⅳ期局灶 UH 肾母细胞瘤	有	方案 UH-1
Ⅰ期透明细胞肉瘤	无	方案 I
Ⅱ、Ⅲ期透明细胞肉瘤	有	方案 I
Ⅳ期透明细胞肉瘤	有	方案 UH-1
Ⅰ - Ⅲ期恶性横纹肌样瘤	有	方案 UH-1
Ⅳ期恶性横纹肌样瘤	有	方案 UH-2
Ⅳ期 UH 肾母细胞瘤（病灶可测量）	有	方案 UH-2

注：方案EE-4A：长春新碱、放线菌素D脉冲强化化疗18周；方案DD-4A：长春新碱、放线菌素D、多柔比星脉冲强化化疗24周；方案M：长春新碱，放线菌素D、多柔比星，交替联合环磷酰胺和依托泊苷化疗24周；方案UH-1：环磷酰胺，卡铂，依托泊苷与长春新碱、放线菌素D、多柔比星交替化疗30周；方案I：长春新碱、多柔比星、环磷酰胺交替联合环磷酰胺、依托泊苷化疗24周；方案UH-2：长春新碱、多柔比星、环磷酰胺交替联合环磷酰胺、卡铂、依托泊苷、长春新碱、伊立替康化疗30周；FH：组织学预后好的；UH：组织学预后不好的（间变型）

表 13-5-11 SIOP 与 NWTSG 临床试验并发症发生率比较

比较	SIOP93-01	NWTS-5
病例数	360	326
并发症发生率	6.4%	9.8%（P=0.12）
术中肿瘤溢出	2.2%	15.3%（P<0.001）
小肠梗阻	1.1%	4.3%（P=0.002）
Ⅲ期肿瘤	14.2%	30.4%（P<0.001）
其他器官切除	6.9%	15.0%（P<0.001）

要时给予葡萄糖、复方氨基酸、脂肪乳剂、多种维生素和微量元素。骨髓抑制所致严重贫血患儿可输注新鲜血。中性粒细胞计数低于 0.5×10^9/L（白细胞计数低于 1×10^9/L），可用粒细胞集落刺激因子（granulocyte colony stimulating factor, G-CSF）3～5 μg/kg，皮下注射至中性粒细胞计数大于 1.5×10^9/L（白细胞计数大于 3×10^9/L）后可观察停用。严重消化道反应可口服或静脉注射 5- 羟色胺 -3 受体拮抗剂昂丹司琼 2～4 mg，每日 2 次，可明显缓解症状。恩丹西酮与昂丹司琼作用相同。

2．双侧肾母细胞瘤治疗

根据 NWTS-1、2 资料，1547 例肾母细胞瘤中有同时发生的双侧肾母细胞瘤 74 例（4.8%）。双侧肾母细胞瘤发病年龄平均约 15 月龄，较单侧病变年龄小。患儿母亲年龄平均为 34 岁，合并其他先天性畸形的机会较单侧病变多 10 倍。双侧病变中预后差的组织结构约占 12%（内含间变型、透明细胞肉瘤、恶性横纹肌样瘤），其中 50% 预后差的组织结构只在一侧。文献报告 CT 和 MR 诊断双侧病变优于超声。尽管如此根据 NWTS-4 资料仍有 7% 双侧肾母细胞瘤术前影像学检查漏诊。由于双侧病变发病率较高，术前影像学检查有假阴性可能，对于一侧肾发现肾肿瘤应仔细评估对侧。

双侧肾母细胞瘤患者治疗后 15 年肾衰竭的发生率接近 15%，所以手术原则是尽可能保留肾组织。建议术前化疗，使肿瘤缩小，便于分清肿瘤与正常肾组织的界限。目前 COG 提出的针对双侧肾母细胞瘤患者的治疗方案，推荐术前进行 6 周长春新碱、放线菌素 D、多柔比星化疗，6 周后可行 CT 或核磁了解肿瘤对化疗的反应。若化疗反应不佳，可行活检术确定肿瘤性质，根据活检结果决定是否继续化疗。SIOP 曾报道对化疗反应不佳的双侧肾母细胞瘤预后较差。不管肿瘤对化疗的反应如何，化疗 12 周内，患者必须接受肾手术。12 周以后的持续化疗对减少肿瘤负荷没有意义。

首先选取肿瘤负荷低的一侧肾进行手术。如果该侧肾肿瘤完整切除，且肾功能良好，对侧肿瘤广泛侵犯的肾可行肾切除术。只有在肿瘤切除术不能进行，但能够保证切缘干净的情况下，可实施部分肾切除术或肿瘤楔形切除术。肿瘤剜除术在某些情况下可以考虑替代常规的部分肾切除术，比如位于肾中心的巨大肿瘤，如果移除大量的肾组织将会危及肾血供时。即便术前化疗后双侧仍有巨大肿瘤残留，多数患者能够成功地接受保留肾单位手术（nephron-sparing surgery, NSS）。双侧肾切除及肾移植罕有需要，如拟行肾移植，宜待 2 年后无肿瘤复发时进行。对于那些有双侧肾母细胞瘤高风险或是肾衰竭高风险的患者，COG 制订了保留肾单位治疗计划。如果肿瘤能够被完整切除且保证切缘干净，可仅行肾部分切除术。只有化疗后仍为高危组织学类型的患者才接受肾切除术。双侧肾母细胞瘤患者预后较单侧病变者差，NWTS-5 68 例 FH 双侧病变患者 4 年无瘤存活率为 66.7%，20 例间变型双侧病变患者 4 年无瘤存活率仅为 25.1%（Osama et al., 2010）。

3．转移与复发瘤治疗

肾母细胞瘤远处转移的最好发部位是肺。接近 12% 的肾母细胞瘤患者在确诊时已有血行转移，其中 80% 是肺转移。据 NWTS-1 结果分析，经治疗 15 个月以后才发生转移的患儿再经综合治疗，约 90% 可获存活，而治疗后 6 个月以内发生转移者仅 28% 可望存活。Ⅳ期组织学预后好的肿瘤患者仍然有较好的预后，但间变型肿瘤患者及伴有转移的复发瘤患者预后不佳。伴有肺转移的患者需化、放疗联合治疗。因转移灶对化疗敏感，所以多不需行肺切除术。在 COG 的 AREN0533 临床试验中，针对Ⅳ期患者采用了以治疗反应为基础的新的治疗方案。采用 DD-4A 方案化疗 6 周后，影像学检查肺转移灶完全消失的患者，或者是残余淋巴结活检未见到肿瘤细胞的患者，将继续采用 DD-4A 方案化疗，而不接受放疗。肺转移灶未完全消失的患者将转而采用 M 方案化疗，并加用全肺野放疗。那些在确诊时即有肺转移灶并接受了转移灶切除的患者，因为在化疗中不能观察到转移灶对化疗的反应，而将接受 DD-4A 方案化疗及全肺野放疗。所以，医生在诊断时需对是否切除肺内病灶进行权衡。若肺内病灶为良性病变，患者将不需要接受多柔比星化疗（如果肾病变为Ⅰ ~ Ⅱ期）以及放疗；若肺内病变为肾母细胞瘤转移灶，对转移灶的切除则可导致失去判断患者对化疗是否敏感的机会而需接受全肺野放疗。

肾母细胞瘤患者经历肿瘤复发的比率不高。部分复发瘤预后较乐观（低危复发），包括组织学预后好、原发瘤Ⅰ期或Ⅱ期，最早仅接受长春新碱和放线菌素 D 化疗，复发前未接受放疗，确诊 12 个月之后复发。组织学预后好的肿瘤患者复发时若不能严格达到上述全部标准，也将被列为高危复发。间变型、多处复发或是放疗野出现复发灶的肿瘤患者被认为是极高危复发，预后差。根据以上的定义，NWTSG 采用了以危险度为基础的肾母细胞瘤复发瘤治疗方案。在 NWTS-5R（NWTS-5 relapse study）中，58 名低危复发患者接受了长春新碱、多柔比星、环磷酰胺和依托泊苷化疗，为期 24 周。4 年无复发生存率为 71%，总存活率为 82%。复发灶可行手术切除或放疗（Malogolowkin et al., 2008）。

全部符合低危复发标准的患者可接受标准化疗方案。对高危复发患者，NWTS-5R 采用了 CCE 方案，即环磷酰胺加依托泊苷、卡铂加依托泊苷交替化疗 90 周。60 例患者无瘤存活率为 42%，总存活率为 48%。异环磷酰胺、卡铂和依托泊苷在单药或双药化疗时各有不同的反应率，但在一个小样本试验中，异环磷酰胺、卡铂和依托泊苷（ICE）联合化疗可以达到 100% 的反应率或是 70% ~ 82% 的部分反应率。CCE 和 ICE 方案可用于肾母细胞瘤高危复发瘤患者，但最适当的化疗周期现在仍未得到确认。对高危复发但组织学预后好型的肿瘤患者，以及极高危复发瘤患者，可使用高剂量化疗加自体干细胞移植（HDC/ASCR）治疗。一些小样本试验（患者数目 1 ~ 28 名）报道，无瘤存活率可达到 36% ~ 61% 不等。在 COG 联合 SIOP 即将开展的 AREN0631 临床试验中，将组织学预后好的高危复发瘤患者作为研究对象，使用 ICE 方案与托泊替康交替化疗 2 周。随后患者被随机分组，一组继续接受 ICE 方案和托泊替康化疗，另外一组接受 HDC/ASCR（Andrew, 2009; Leah et al., 2010）。有研究报道组织学预后好型肾母细胞瘤复发患者对托泊替康的反应率可达 48%。对于间变型肾母细胞瘤复发瘤患者，常规化疗仅能提供极小的希望。新的治疗药物及方法有待进一步的研究。

4. 先天性肾母细胞瘤

新生儿肾母细胞瘤极为罕见而且预后很差。根据回顾文献至 1984 年 5 例新生儿肾母细胞瘤仅 1 例存活，3 例在诊断时已有转移。

5. 肾外肾母细胞瘤

发生于肾外的肾母细胞瘤极为少见。可能来源于畸胎瘤，亦可能来源于遗留的胚胎性肾组织。常表现为腹膜后肿块，也可位于肾盂内或位于腹股沟区及后纵隔。治疗同肾母细胞瘤。因其极罕见，难于评价治疗效果。

6. 囊性部分分化性肾母细胞瘤

囊性部分分化性肾母细胞瘤（cystic

partially differentiated nephroblastoma, CPDN）与典型的肾母细胞瘤相同，来自后肾胚芽组织，属肾母细胞瘤的一种少见特殊亚型。本病多发生在 1 岁以内。其临床表现与多房性囊性肾瘤（multilocular cystic nephroma）相似，均表现为偶然发现腹部肾区无痛性肿物，不伴有血尿和高血压。术前影像学检查及 B 超示肾多囊性占位，可有少量的肾皮质，术前难确诊。1998 年 Eble 等提出了较完善的诊断方案：①患儿多为 2 岁以内的幼儿；②肿块由纤维假被膜环绕；③瘤体全部由囊及间隔构成，间隔内无膨胀性实性结节；④囊内衬扁平、立方及鞋钉样上皮细胞；⑤间隔内含有类似于肾小管的上皮结构；⑥间隔内含芽基，胚胎的间质及上皮成分，这是诊断的关键，也是与囊性肾瘤区别的要点（Eble et al., 1998）。有学者认为肾母细胞瘤、部分分化的囊性肾母细胞瘤和囊性肾瘤可能为同一类肿瘤分化发育的相互关联的不同阶段。对于 CPDN 的治疗，目前多数学者认为 CPDN 为肾母细胞瘤的一种特殊类型，如Ⅰ期，年龄小于 6 个月，肿瘤重量少于 550 g，一般不伴有微小转移灶，只行单纯肾切除术，不行化疗，术后需密切随访，如有残留应按肾母细胞瘤预后好的组织结构化疗。如术中与其他囊性肾肿瘤较难区别，应行术中冰冻切片，如诊断为 CN 或 CHRP，可仅行肿瘤切除，保留部分肾实质，可避免全肾切除（Luithle et al., 2007）。

十二、预后

影响肾母细胞瘤患儿预后的因素包括以下几个方面：

（一）合理治疗

肾母细胞瘤需要手术、化疗、放疗等一系列综合治疗措施。对化疗的反应是否敏感是判断肿瘤预后的因素之一。

（二）病理组织类型、临床分期

间变型肾母细胞瘤预后差，其中局灶间变型较弥散者预后好。对于巨大肿瘤，手术切除困难者，术前化疗 1～3 个月，可降低分期（down-staging），减少术中破溃，增加完整切除机会，改善预后。

（三）染色体异常

NWTSG 的研究发现，肾母细胞瘤患者染色体 16 q 的杂合子缺失发生率为 20%。染色体 16 q 有肿瘤特异性杂合子缺失的患者与没有此特征的患者相比，其 2 年复发率及总体存活率均较后者差，这种差异一直持续至组织学和病程分期的调整。NWTS-5 的研究已证实染色体 1 p 和 16 q 杂合子缺失可帮助判断患者的复发和死亡危险度。染色体 1p 和 16 q 有杂合子缺失的 FH Ⅰ期和Ⅱ期患者中，其复发和死亡相对危险度较无杂合子缺失的增高。而Ⅲ期或Ⅳ期的 FH 肿瘤患者中，如染色体 1 p 和 16 q 均出现杂合子缺失，其复发和死亡危险度才升高。这些结果表明，染色体出现杂合子缺失的患者需要强化治疗（Grundy et al., 2005; Ali et al., 2008; Jeffrey et al., 2013）。

另外目前 COG 正在进行的一项研究发现 1 q 染色体获得可能将成为 FH 型肾母细胞瘤新的风险判断因子。对 NWTS-4 中 226 例肿瘤标本的检测表明，1 q 染色体获得在 FH 肾母细胞瘤中发生频率很高，约 25%，与复发高度相关。1 q 染色体获得在临床上可以快速检测，如果阳性，则可以精准地预测有 40% 的复发几率，而目前 1 p 和 16 q 染色体缺失检测阳性仅能提示有 9% 的复发几率。目前对 1700 例 NWTS-5 样本的研究正在进行，如果 1 q 染色体获得的诊断特异性能够被确认，那么它将成为 FH 型肾母细胞瘤新的风险判断因子（Jeffrey et al., 2013）。

另一个潜在的标志物是端粒酶，它是在复制过程中能补偿 DNA 丢失以维持染色体末端完整性的一种逆转录酶。在多种肿瘤中已证实，高端粒酶活性是一种不良的预后特征。这个在细胞永生化中起重要作用的酶，最少包含有一个催化亚基（TERT）和一个 RNA 亚基（TERC/hTR），它能为核酸的复制提供模板。在 78 例 FH 肿瘤患者的队列研究中，TERT 的 mRNA 水平与肿瘤的发生率相关，即使在肿瘤分期作了调整后，仍有相关关系。296 例患者的随访研究证实 TERT 的表达与肿瘤发生的相关关系，但 RERC 是更有力的预后指标。今后的研究将寻求评价如何应用端粒酶的表达与其他预后指标（如染色体 16 q 和 1 q 的杂合子缺失）相联系的方法，以便将患者分到与其危险度相对应的不同治疗组中。

（四）细胞因子

实性肿瘤的生长客观上依赖于由血管源性细胞因子所诱导的新生血管。血管内皮生长因子（VEGF）是一种血管源性细胞因子，在肾母细胞瘤样本的临床和试验中都发现其数量和频率增高。在动物模型中发现 VEGF 阳性的肿瘤可发生肺转移。抗 VEGF 疗法能够抑制老鼠肿瘤细胞的生长，并能预防肿瘤的转移。肾切除后血清 VEGF 水平下降。VEGF 水平升高是预后不良的因素。抗血管形成疗法对于肾母细胞瘤是一个非常有前景的辅助治疗法。

（五）其他因素

其他可供参考的因素有年龄及肿瘤体积，即诊断时年龄小于 2 岁及肿瘤重量低于 550 g 者预后好。此外尚有流式细胞计，可用于测定肿瘤细胞 DNA 含量，Ka-plan-Meier 等人曾分析一组病例，认为肿瘤 DNA 含量高的患者存活率低。有一组报告既往未曾治疗的肾母细胞瘤，83 例预后好的组织结构中只有 3 例 DNA 指数大于 1.5，而 11 例预后差的组织结构中 10 例 DNA 指数大于 1.5。

（六）生存质量

近期对 NWTSG 登记患者的队列死亡率的研究表明，总的 5 年标准化死亡率是 6.0，第一个 5 年是 24.3，第二个 5 年是 12.6，之后是 3.0。在死亡的 978 名肾母细胞瘤患儿中，8.6% 是死于治疗引起的并发症。随着肾母细胞瘤患儿存活率的提高，化疗与放疗的并发症日益引起重视。近期并发症包括：继发感染、中毒性反应、骨髓抑制、放射性肺炎、放射性肠炎等。远期并发症有骨骼肌肉畸形、继发性第二恶性肿瘤、生殖功能障碍等。NWTSG 研究发现肾母细胞瘤长期存活者 15 年后第二恶性肿瘤发生率为 1.6%，包括白血病、淋巴瘤、骨及软骨肉瘤等，是正常人群的 8 倍。8 年以内以白血病和淋巴瘤居多，以后实体瘤比例逐渐增加。多柔比星和放疗进一步增加第二恶性肿瘤危险。在对 NWTS1、2、3、4 患者的初步回顾研究发现：多柔比星的心肌毒性与累积量有关。接受多柔比星治疗，并把该药作为首选化疗药的患者发生充血性心力衰竭的发病率是 4.4%，若同时加用全肺野放疗则风险将进一步增加。化疗和放疗还可导致性腺损伤。环磷酰胺可引起男性无精。性腺放射治疗能导致男性患儿性腺功能减退和暂时性的无精症。接受腹部放疗的女性患儿有 12% 的卵巢发育不全。接受放疗治疗的患者，其后代出现低体重、早产儿和先天畸形的几率增高。包括骨盆的放疗和超过 20 Gy 剂量的放疗方案能够增加孕妇流产的危险性。NWTSG 报告 5823 例肾母细胞瘤中有451例为双侧肾母细胞瘤患者，长期随访有55例发生肾功能不全，主要是继发于双侧病变。北京儿童医院长期存活病例中有2例出现脊柱侧弯。如何使用损害最小的治疗获得最佳的结果，同时进一步提高存活病例的生存质量，是今后肾母细胞瘤治疗的努力方向。

（孙　宁　王冠男）

第六节　肾盂及输尿管肿瘤

一、概述

肾盂及输尿管肿瘤现在一般统称为上尿路尿路上皮癌（upper tract urothelial carcinoma, UTUC）。上尿路肿瘤可定义为累及肾盏至远端输尿管之间尿路的任何肿瘤新生物。这些肿瘤的生物学行为与生长在膀胱的肿瘤相似，但又具有许多与后者不同的特性。例如，与膀胱上皮肿瘤不同，上尿路肿瘤相对少见，并与几个家族性综合征有关。上尿路肿瘤不易直接观察，很难进行局部治疗，由于上尿路和下尿路在肌肉厚度和其他方面存在解剖结构差别，故这些肿瘤的预后不同。

肾盂癌占全部肾肿瘤的5%～7%，约占全部尿路上皮肿瘤的5%。因为肾盂肿瘤通常不单独报告，全球范围内各国间的统计结果存在本质差异，且不准确。上尿路肿瘤的最高发病率为每年10/100 000，从美国SEER（Surveillance，Epidemiology and End Results）数据库的数据显示，1973年至1996年上尿路尿路上皮肿瘤患者有9072例，其中5379例为肾盂肿瘤，3678例为输尿管肿瘤。

UTUC患者通常比膀胱肿瘤患者的年龄大。UTUC在40岁以前很少见，平均发病年龄为65岁。对年龄调整后的年发病率进行比较，输尿管肿瘤的发病率为每年0.69/100 000～0.73/100 000，肾盂肿瘤的发生率没有明显变化。但原位肿瘤的发病率从7.2%升至23.1%。

UTUC的流行病学存在种族、地区和性别的差异。白人发生UTUC的可能性是美国黑人的2倍。SEER数据提示黑人男性的疾病特异死亡率是白人男性的2倍（7.4%与4.9%）。目前巴尔干国家的发病率似乎最高，尿路上皮癌约占全部肾癌的40%。中国人群由于大量服用含有马兜铃酸的中草药，亦被认为可能是UTUC高发人群，但目前还缺乏全国性的数据。对于UTUC起病的性别差异，目前报道的差异较大。目前在西方报道中多认为男性发病率比女性更高（而女性疾病特异性死亡率更高），但目前的我国报道发现女性的UTUC患者数目远多于男性患者（而男性患者的疾病恶性度更高、预后更差）（Chen et al., 2013; Xiong et al., 2015）。

二、病因学

（一）吸烟

吸烟是影响上尿路上皮癌发展的重要因素之一，UTUC的发生与患者吸烟时间、吸烟总量和吸烟深度等呈剂量反应正相关。研究表明，非吸烟者发生上尿路上皮癌的相对风险度仅为2.5，吸烟者则会升至7，而控制吸烟后，风险度可降低。即使是已经戒烟的既往吸烟者，其发生 UTUC 的风险度也高于无吸烟史者。

（二）职业

通常来说，从事化工、煤炭等行业的职员有更大可能性发生 UTUC，这与他们长期接触、暴露于致癌性芳香胺有着直接关系，例如苯胺、β 萘胺和联苯胺等。引起这种职业性 UTUC 的暴露时间平均约为 7 年，并且终止暴露后，仍具有长达 20 年的潜伏期。从 20 世纪 60 年代大部分工业国家对致癌性芳香胺颁布禁令开始，职业性保护的日益完善和芳香胺类物质的逐步禁用，这种职业性 UTUC 的发生率正在逐年下降。

（三）镇痛药

滥用镇痛药已经证实是发生 UTUC 的相关危险因素。研究表明，具有长期过量服用镇痛药史的患者可能会出现镇痛药肾病。镇痛药肾病主要指由非甾体抗炎镇痛药所引起的各类肾脏病变。非那西汀被明确发现可以引起镇痛药肾病，而之后也有研究发现咖啡因、阿司匹林等镇痛药过量使用也会引起镇痛药肾病，主要发生于欧美国家。镇痛药肾病晚期常可发生泌尿系移行上皮癌，提示镇痛药滥用与 UTUC 的发生具有紧密关系。

（四）巴尔干肾病

巴尔干肾病是一种缓慢进展的小管间质性肾病，发生于欧洲的巴尔干地区，具有流行性和家族发病的特征，受累家族上尿路移行细胞癌的发生率明显增高，常出现肾盂输尿管上皮非典型化生，在流行地区巴尔干肾病患者 UTUC 发病率远远高于未受累人群。巴尔干肾病虽为家族性，但内部遗传性并不明显，可能为外部环境因素所致，有研究表明其与马兜铃酸接触有关，但具体病因还有待探究。

（五）慢性炎症、感染或使用化疗药

研究表明，鳞状细胞癌（少数情况下的腺癌）的发生与尿路结石和梗阻相关的慢性细菌感染有关，反复发作上尿路结石的患者存在较高的鳞癌风险。此外，使用环磷酰胺（一种烷化剂）也被认为可导致肿瘤的发生风险增高。

（六）遗传

有几种家族性综合征与上尿路移行细胞癌的发生有关。例如，Lynch 综合征 Ⅱ 型以早期发生结肠肿瘤（不包括息肉）和肠外肿瘤为特征，肠外肿瘤即包括上尿路肿瘤、子宫内膜癌等。与其他非遗传性癌症不同，这些患者通常较为年轻（平均 55 岁），女性更易发生。

（七）马兜铃酸

马兜铃酸是一类广泛存在于马兜铃属和细辛属植物中的有机化合物。研究表明，马兜铃酸具有一定的致癌潜力，它可以和 DNA 片段特异性结合，随后会形成马兜铃酸 -DNA 加合物，引起 p53 基因的 139 号密码子的突变而导致肿瘤的发生。病理检查发现，在急性马兜铃酸肾病患者中，可出现广泛的肾盂输尿管上皮轻到中度非典型变性和非典型化生，提示马兜铃酸是 UTUC 的重要病因。就中国人群而言，UTUC 的发生主要同含有马兜铃酸类中草药的使用相关。我国多项临床研究均证实，在肾功能不全患者特别是马兜铃酸肾病患者中 UTUC 发病率明显增高；并且此类患者双侧同时起病、一侧根治术后对侧新发 UTUC 的风险均增高（Chen et al., 2013; Fang et al., 2014）。

三、发病机制

（一）染色体畸变

9号染色体异常在UTUC的发生和发展中扮演重要角色，9q缺失可见于约50%的病例。目前研究表明，9号染色体上至少存在5个候选区域，其中的肿瘤抑制基因与人类尿路上皮癌变相关，分别为9p22p23、9p11p13、9q12-q13、9q21-q22和9q34。上尿路上皮癌的遗传改变与膀胱尿路上皮癌存在很多相似之处。有研究发现二者在2q、8p、9q、11p、13q、17p和18q的缺失以及1q、6p、8q和17q的增添上具有高度一致性，此外也有研究认为7、15、19号染色体变异可能为上尿路上皮癌所特有。

（二）微卫星不稳定性

人们在研究遗传性非息肉病性结直肠癌（hereditary nonpolyposis colorectal cancer，HNPCC）时，在上尿路上皮癌的发生机制方面取得了重要进展。HNPCC为常染色体显性遗传疾病，该病患者UTUC的发生率是普通人群的14～22倍，发病中位年龄提前10～15年。HNPCC的分子生物学特点即微卫星不稳定性，后者继发于错配修复系统的失活或表观遗传突变。

微卫星序列是均匀分布于真核生物基因组中的简单重复序列，易发生突变。而错配修复系统负责监视并修正微卫星序列中的错误，由蛋白hMLH1、hPMS1、hPMS2、hMSH2、hMLH3和hMSH6组成。微卫星不稳定造成的编码区移码突变使癌症基因通路发生改变，促使细胞癌变。也有研究发现散发上尿路上皮癌中有10%的病例发生了hMLH1启动子甲基化，高度微卫星不稳定（2个及以上位点）的发生率为13%，而膀胱癌中高度微卫星不稳定的发生率仅为1%。高度微卫星不稳定性上尿路上皮癌常见于青年女性患者，好发于输尿管，预后优于微卫星序列稳定的病例。

（三）分子生物学机制

1．细胞信号通路

PI3K/AKT信号通路在UTUC的发生发展过程中具有重要意义。此外，FGFR3基因突变（其肿瘤生物学行为较好）、核芳香烃受体表达、COX2与前列腺素E2受体4共表达、HER2/neu过表达均见于上尿路上皮肿瘤。

2．细胞周期调控

肿瘤抑制基因启动子区内的CpG岛甲基化会阻止基因正常转录。有研究发现UTUC中94%存在肿瘤抑制基因启动子甲基化，甲基化程度越高，肿瘤分级越高，预后越差。研究表明RASSF1A和DAPK基因的甲基化与疾病进展相关。除此之外，p27、NF-κB、Aurora-A激酶、Stathmin、Caveolin-1、survivin、Ki67及Prothymosin-a（PTMA）均与UTUC进展和预后相关。

3．细胞传输

研究显示UTUC的发生伴随钙激活氯离子通道的表达升高。LAT1/4F2hc共表达及GRP78高表达均影响肿瘤的进展和预后。

4．新血管形成、细胞黏附及上皮-间质转化

此过程与缺氧诱导因子1（hypoxia inducible factor-1，HIF-1）、E-cadherin、Parvin-b（ParvB）、基质金属蛋白酶（matrix metalloprotein，MMP）、Uroplakins等的表达相关。

（四）马兜铃酸与上尿路上皮癌

马兜铃酸（aristolochic acid，AA）是一类广泛存在于马兜铃属和细辛属植物中的有机化合物，广义指马兜铃酸Ⅰ及其去甲基化产物马

兜铃酸Ⅱ，前者与泌尿系统疾病关系密切。长期接触AA的人群，发生尿路上皮肿瘤，尤其是上尿路上皮癌的风险明显升高（Chen et al., 2013）。简要来讲，马兜铃酸的代谢产物马兜铃内酰胺与DNA的A、G碱基形成加合物，使p53基因第5外显子中的第139密码子发生T与A颠换，导致p53抑癌基因突变失活，从而促使肿瘤发生。p53基因中的这一突变常见于巴尔干地方性肾病及中草药肾病患者，普通人群中罕见。

四、病理

上尿路上皮肿瘤组织病理与膀胱尿路上皮癌病理相似，大概可分为良性及恶性两类，以恶性为主。良性肿瘤中以上皮性乳头状瘤最常见，约占75%，其中内翻性乳头状瘤常与恶性肿瘤并发，另一良性肿瘤为纤维上皮息肉。上尿路上皮恶性肿瘤在组织学类型上与膀胱癌相似，可分为移行细胞癌、鳞状细胞癌及腺癌，且其中以移行细胞癌最常见，其多数呈乳头状肿瘤，少数为实性结节性肿瘤。鳞状细胞癌及腺癌较少见。

（一）良性肿瘤

良性肿瘤包括内翻性乳头状瘤、纤维上皮息肉、纤维瘤、脂肪瘤、囊性错构瘤等。

1. 内翻性乳头状瘤

内翻乳头状瘤为良性肿瘤，最多侵犯固有层，Potts等人1963年首次发现该肿瘤，其占尿路上皮肿瘤2.2%。Kunze等认为内翻性乳头状瘤根据生长方式及细胞分化方式可分为小梁型及腺体型。小梁型内翻性乳头状瘤由表面覆盖的尿路上皮增生而来，其表浅部位为不规则的尿路上皮条索，而腺体型内翻乳头状瘤则为囊性腺体及假腺体复合物与表层上皮细胞相连接而成。内翻性乳头状瘤常与恶性肿瘤并发，研究表明，18%的恶性肿瘤与输尿管内翻性乳头状瘤有关。泌尿系存在两种类型的内翻乳头状瘤，其中1型呈现良性特征，2型有恶性倾向。由于目前无法区分这两种类型肿瘤，建议在最初确诊后，对全部内翻乳头状瘤患者连续随访至少2年。因此，在诊断内翻乳头状瘤时应排除恶性肿瘤诊断。

2. 纤维上皮息肉

上尿路纤维上皮息肉是临床常见病变，是源自上尿路上皮中胚层的良性肿瘤。其主要由水肿的纤维血管核外被覆良性移行上皮组织，是输尿管组织错构性增生。目前纤维上皮息肉病因尚不明确，可能与肾盂、输尿管先天发育不良有关，部分既往研究报道其息肉多为结石继发改变。该病发病年龄主要集中在30～40岁，儿童患病也有报道，男性患者占70%以上，主要发病部位为输尿管，单侧多见，左侧发病率是右侧的2倍。息肉可以生长在上尿路的任何位置，但以输尿管上1/3段更为常见。

（二）恶性肿瘤

恶性肿瘤包括移行细胞癌、鳞状细胞癌、腺癌、平滑肌肉瘤、纤维肉瘤等。

1. 移行细胞癌

移行细胞癌占UTUC的90%以上，好发于中老年人，可单发或多发。其生长方式一般可分为乳头状型（papillary）及平坦型（sessile，也可称无蒂或广基底型）。前者多质脆，有宽窄不同的蒂，多数标本可融合成直径>1 cm大小、表面细颗粒状或绒毛状，多个小肿瘤可融合成直径>2 cm的较大肿瘤，呈菜花状，常形成弧形较清楚的边界；后者局部黏膜增厚、粗糙、灰白色，病变处由于纤维组织增生、炎性细胞浸润，可导致局部增厚、僵硬。由于肾盂、输尿管壁很薄，又有非常丰富的淋巴细管，肿瘤很容易向远处转移或者局部浸润。此外，上尿路的原位癌与膀胱尿路上皮原位癌相似，肉眼难以辨别，类似于黏膜白斑、上皮过度增生、或黏膜下血管增生所致的柔软红色斑块等。由于其发病率相对最高，在部分病例中可能合并鳞状分化、肉瘤样分化或腺样分化（Tang et al.，2016）。

2．鳞状细胞癌

上尿路上皮鳞状细胞癌占上尿路上皮恶性肿瘤 6%～15%，其中 70% 为男性，主要部位为肾盂。Stewart 等研究表明鳞状细胞癌通常与慢性炎症、感染或滥用镇痛药有关。鳞癌发展迅速，无蒂，多呈外生性生长，易浸润周围组织形成包块，诊断时常常已经是晚期，其分化程度通常为中度至分化差。

3．腺癌

上尿路上皮腺癌是由尿路上皮化生为腺上皮后形成的恶性肿瘤，占该部位所有恶性肿瘤的比例不到 1%。既往研究表明原发性输尿管腺癌发病年龄多见于 60～70 岁，45% 发生在输尿管下段。上尿路上皮腺癌通常与长期梗阻、炎症或尿路结石有关，主要原因可能为慢性炎症刺激尿路上皮腺样化生，从而导致上皮癌变。此病发现时通常为晚期，因此其预后往往较差。

五、肿瘤特点及分期分级

（一）肿瘤的浸润、扩散及转移

上尿路移行细胞癌可经几种不同方式扩散，包括直接浸润、种植转移、淋巴转移及血行转移等。

1．直接浸润

约 60% 的上尿路上皮癌确诊时已发生肌层浸润。肿瘤的级别越高，浸润倾向越高。从发生浸润的时间上来看，上尿路上皮癌发展为浸润性癌的时间早于膀胱癌，这可能与肾盂和输尿管壁的肌层较薄有关。输尿管癌浸润周围组织是肿瘤早期扩散的危险因素。对于肾盂癌，肾实质浸润是肿瘤发生转移最重要的预测因素（95%），其次为血行转移（83%）和淋巴转移（77%）。

2．淋巴转移

淋巴转移取决于原发肿瘤的位置及浸润深度。肿瘤可沿淋巴扩散至主动脉周围淋巴结、下腔静脉周围淋巴结、同侧髂总淋巴结和盆腔淋巴结。

3．血行转移

血行转移最常见的位置是肝、肺和骨。肾盂癌可直接侵入肾静脉和腔静脉，但非常罕见。

4．种植转移

尿路上皮肿瘤可以种植于尿路上皮组织，种植转移的方式可为顺行或逆行，前者更为常见。有关种植转移的详细理论和临床观察结果在本章后文“膀胱复发”一部分详细介绍。

（二）肿瘤的定位和分布

上尿路上皮癌中肾盂癌的发病率约为输尿管癌的 4 倍。对于输尿管肿瘤，约 70% 发生于下 1/3 段输尿管，25% 发生在中段输尿管，近端输尿管发生率仅为 5%，这一现象可能与肿瘤向输尿管下游种植有关。

双侧同时起病的 UTUC 发生率相对较低，占所有 UTUC 人群的 1.6%～4.37%，并且此类患者多有肾功能不全、既往膀胱癌病史以及马兜铃酸服用史或含有非那西汀的镇痛药物服用史（Fang et al., 2015）。整体来看散发性上尿路移行细胞癌累及双侧（同时发或不同时发生）的发生率为 1.6%～6.9%（Fang et al., 2014）。

（三）上尿路上皮癌与膀胱癌

在 UTUC 起病时有 7%～17% 的患者被发现同时患有膀胱癌。这也是一种尿路上皮肿瘤多中心起病的表现。多数合并的膀胱肿瘤为非肌层浸润型，主要分布位置为输尿管口附近的侧壁或膀胱颈，一般均可采用经尿道切除手术治疗。此类患者在术后的膀胱复发几率高于单纯 UTUC 患者，但是否会影响术后生存目前仍无共识（Fang et al., 2015）。

既往多项研究报告提示发生上尿路上皮癌后发生膀胱癌的比例为 20%～50%，是临床十分常见的术后随访事件，常需要经尿道电切治疗。有关 UTUC 术后发生膀胱癌的问题将在本章后文详细探讨。

膀胱癌后出现上尿路上皮癌的发生率则相对较低。既往报道膀胱癌患者有 2%～4% 发生上尿路癌症，平均复发间隔时间为 17～170 个月。膀胱癌后发生上尿路上皮癌症的危险因素包括膀胱癌分期、分级、存在输尿管反流、卡介苗（BCG）治疗后膀胱原位癌灶复发，膀胱内多个原位癌灶以及膀胱癌靠近输尿管口生长。曾有两项长期随访系列研究提示膀胱癌确诊后上尿路癌症的复发率高达 20%～25%。这种现象可能系患者选择所致，据报告入选这些研究的患者肿瘤分级和恶性程度较高。根据 SEER 统计数据，在 91 245 例膀胱癌患者中有 657 例发生上尿路癌症，白种人男性和女性诊断膀胱癌后发生上尿路肿瘤的相对危险度在 2 年或 2 年以内分别为 64.2% 和 75.4%，2～5 年分别为 44.3% 和 40.5%，5～10 年分别为 50.8% 和 42.1%，10 年以上分别为 43.2% 和 22.2%，这些数据提示上尿路癌症的发生率保持平稳，因此必须严密监测上尿路肿瘤的发生情况，监测时间要延长。

膀胱癌后的上尿路上皮癌更常见于输尿管，发生间隔时间为 40 个月，而肾盂复发的间隔时间为 67 个月。在采用 BCG 治疗的膀胱原位癌患者中，上尿路癌更常发生（约为 30%），且常发生在输尿管远端（输尿管下段、近膀胱段和壁内段），特别是那些因 BCG 难治性膀胱原位癌而行膀胱切除术的患者。有研究认为大多数复发为浅表性（Ta、T1、Tis）且仅发生在远端输尿管（47%），但亦有研究认为复发肿瘤亦可能为浸润性并且可能导致患者死亡。

同时性或先后出现的累积双侧上尿路及下尿路（膀胱）的尿路上皮癌称为全尿路上皮癌（Pan-Urothelial carcinoma）（Fang et al., 2015）。其发病率很低，但目前尚无明确方法进行危险度分层和早期识别与诊断。此类患者在进行保留器官的手术后容易出现反复尿路上皮内复发。

（四）分期和分级

1. 肿瘤分期

上尿路上皮肿瘤病理分期是根据肿瘤浸润的最深处决定，表明肿瘤处于发展的不同阶段。TNM 分期系统是最常用的分期系统（表 13-6-1、表 13-6-2）。

2. 肿瘤分级

膀胱癌采用的传统分级系统也适用于上尿路肿瘤。最早均采用 WHO1973 分级方法，根据高分化、中分化、低分化分别用 G1、G2、G3 来表示。后来 WHO/ISUP1998 改良了尿路上皮癌新分类法，并且 2004 年 WHO 正式公布了此方法，将尿路上皮肿瘤分为低度恶性倾向尿路上皮乳头状肿瘤（papillary urothelical neoplasms of low malignant potential, PUNLMP）、低级别肿瘤和高级别肿瘤。PUNLMP 在 UTUC 中很少见；低级别和高级别肿瘤的区分是基于光镜下的显微组织特征、相关形态特征的细胞类型和组织类型。目前国内外多数中心倾向于采用 WHO2004 分级法，但尚无充分证据证实其较 WHO1973 分级法的优越性，两种分类方法均可采用。

六、症状

患者起病症状一般认为分三类：无症状、局部症状、全身症状。

无症状即患者无相关症状，包括完全无任何症状、单纯依靠检查发现以及在就诊其他不相关疾病过程中靠检查发现。随着影像技术的提高和健康查体的普及，无症状患者的比例逐步增高；对于靠健康查体能否更早期发现疾病并显著改善预后目前尚无共识。

局部症状中最常见的为血尿及腰痛。血尿是最常见的症状，可为肉眼或镜下血尿，其发生率为 70%～80%。腰痛见于 20%～40% 的患者。由于梗阻的不断加重导致肾盂积水牵张肾被膜，腰痛通常表现为钝痛。在某些病例中，如血块流经集合系统导致急性梗阻，可表现为疼痛急性发作，类似肾绞痛。由于腰痛的存在往往提示肾积水，有研究认为以腰痛起病的患者预后相对较差。需注意血尿和腰痛两者可同时发生。此外，10%～20% 的患者会出现腰部肿块，还有部分患者以膀胱刺激征或其他下尿路症状起病。

一部分患者可出现肿瘤晚期全身症状，如厌食、体重减轻、夜间盗汗、乏力和骨痛等，普遍认为以全身症状起病的患者多已处于疾病进展期，预后差（Raman et al., 2011）。几乎所有的上尿路肿瘤均在患者存活时即被确诊，因此上尿路尿路上皮癌很少作为尸检诊断。

表 13-6-1　上尿路尿路上皮癌 TNM 分期（AJCC 第 8 版，2017 年）

分期	标准
原发肿瘤 (T)	
Tx	原发肿瘤无法评估
T0	无原发肿瘤的证据
Ta	非浸润性乳头状癌
Tis	原位癌
T1	肿瘤浸润至上皮下结缔组织
T2	肿瘤浸润至肌层
T3	[仅适用于肾盂肿瘤] 肿瘤浸润超过肌层至肾盂周围脂肪组织或肾实质 [仅适用于输尿管肿瘤] 肿瘤浸润超过肌层至输尿管周围脂肪组织
T4	肿瘤浸润至邻近脏器，或穿透肾浸润至肾周脂肪组织
区域淋巴结（N）	
Nx	区域淋巴结无法评估
N0	无区域淋巴结转移
N1	单个淋巴结转移，最大直径≤2 cm
N2	单个淋巴结转移，最大直径>2 cm；或多个淋巴结转移
远处转移（M）	
M0	无远处转移
M1	有远处转移

表 13-6-2 上尿路尿路上皮癌预后分期分组（AJCC 第 8 版，2017 年）

T	N	M	预后分期分组
Ta	N0	M0	0a
Tis	N0	M0	0is
T1	N0	M0	Ⅰ
T2	N0	M0	Ⅱ
T3	N0	M0	Ⅲ
T4	N0	M0	Ⅳ
任何 T	N1	M0	Ⅳ
任何 T	N2	M0	Ⅳ
任何	任何 N	M1	Ⅳ

七、体征

查体常无明显异常发现，少数病例可能会触及腰腹部的肿块，肿块可能来源于肿瘤本身或梗阻继发形成的肾积水。

八、检查

（一）超声检查

超声可以筛查肾积水，但单独应用的临床价值有限，因其对肿瘤的定性难以令人满意。超声检查除了可发现肾积水，也可发现部分肾盂内的占位病变；但由于肾窦回声混杂，肾盂肾盏肿瘤若不同时存在积水，病灶难以显示；若肿瘤累及肾实质，则占位效应不明显。而对于输尿管癌，由于输尿管位置深且受肠气干扰，病灶不易被发现，仅能发现肾积水及梗阻部位以上输尿管扩张。对于超声检查提示肾积水的患者，临床有待于进一步检查明确。但由于其无创、简便易行且费用较低，因此已较多应用于各类体检项目中。临床中有大量的无症状性 UTUC 患者为常规体检中超声检查发现，有利于疾病的早期诊断（图 13-6-1）。

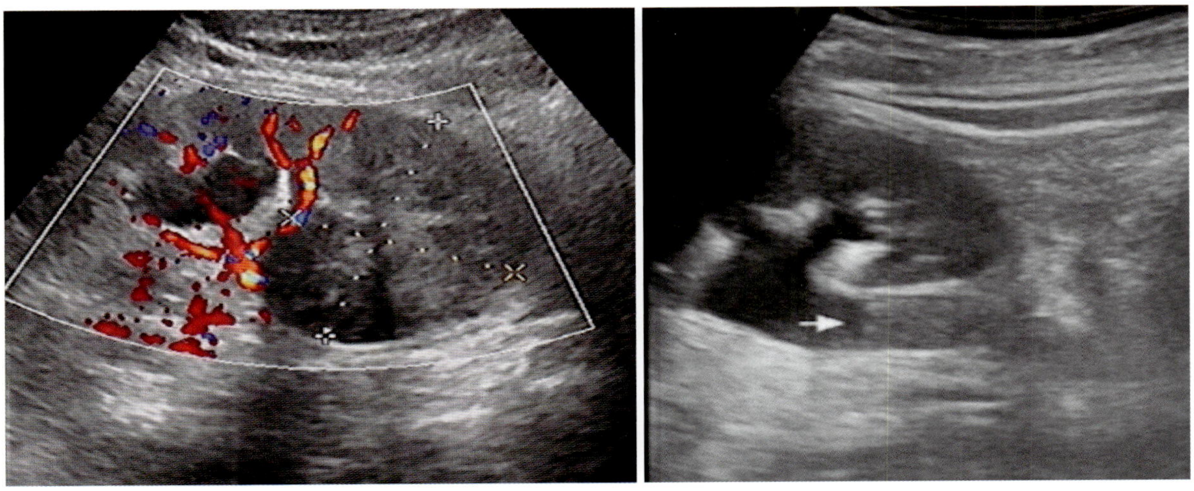

图 13-6-1 超声下 UTUC 表现，可见积水和异常回声（箭头）

（二）尿细胞学和免疫荧光检查

与膀胱癌类似，尿细胞学检查是一项相对简便而具有特异性的技术，特别是对于高级别肿瘤及原位癌。细胞体积增大、核多形性、核深染和核仁突起是一些特征性改变。但单纯尿细胞学的诊断敏感性较低，尿细胞学的阴性不能除外尿路上皮癌的可能。除了患者自身排尿所收集尿液外，可于膀胱镜下行逆行插管留取肾盂尿液，但需注意这存在被膀胱尿液污染的风险，需综合判断恶性肿瘤细胞来源的位置。此外，近年来越来越多的中心开展多色荧光原位杂交（fluorescence in situ hybridization，FISH）检查，监测尿脱落细胞的染色体异常，与尿细胞学检查结合可以大大提高诊断敏感性。该方法近年来推广较快，前景较好。但需要注意的是，阳性结果并不能提示病变是位于上尿路还是膀胱。

（三）X线检查及静脉尿路造影

单纯X线静脉尿路造影（intravenous urogram，IVU）检查对诊断UTUC提供的信息相对有限。但排泄性尿路造影可以发现肾盂或输尿管内的充盈缺损，可以有效提示肿瘤的位置和形态。据报道50%～70%的UTUC可以发现不规则的充盈缺损，部分与集合系统管壁相连。原则上检查UTUC需同时留意双侧病变。需注意当肿瘤存在浸润时可能因为梗阻造成集合系统不显影。该检查受患者肾功能限制，对于肾功能不全的患者不宜开展此检查（必要时建议行逆行造影），因此在临床中的应用受到一定限制，并且肾功能不佳的患者其显影亦受到影响。

（四）膀胱镜及逆行造影

UTUC常合并膀胱肿瘤发生，因此所有UTUC病例均应在术前行膀胱镜检查以排除合并的膀胱肿瘤，并观察输尿管膀胱入口处情况。膀胱镜检查为EAU推荐中UTUC患者必做的检查之一。输尿管口是否喷血可以辅助诊断。

膀胱镜下逆行插管造影可以很好地了解肿瘤的位置和形态，对于肾功能不全的患者同样适用，因此在临床上应用较广泛，其表现包括充盈缺损、可发现肾积水等。其主要不足为容易受肠气干扰，对于小病灶的敏感性不高（图13-6-2）。在CT检查越来越普及的情况下，其临床应用较前减少。

（五）增强CT

据报道，UTUC在CT平扫下平均密度为46 Hu，范围为10～70 Hu。实质期肿瘤可能呈现轻中度强化；排泄期的影像可提供的信息最多，上尿路某一部分出现充盈缺损、梗阻或充盈缺损，以及集合系统不显影是UTUC的典型表现。此外还可以显示淋巴结转移情况、其他脏器受累情况（包括是否合并膀胱肿瘤）、肾血管情况等。此外，由于现阶段的CT多可实现薄层扫描、三维重建，空间分辨率好，因此其已成为临床工作中判断UTUC的主要影像学手段，也是EAU指南推荐患者必行的三项检查之一（另两项为膀胱镜检查、尿细胞学检查）（Roupret et al., 2018），其诊断的敏感性为67%～100%；特异性为93%～99%。CT在识别平坦型病灶方面仍存在不足，当原位癌不呈现大量浸润表现时其无法识别。增强扫描可以有助于了解肿瘤血供情况，并有助于鉴别肿瘤性质；但由于部分UTUC患者合并肾功能不全，因此必要时往需借助MRI或逆行造影来辅助诊断（图13-6-3）。

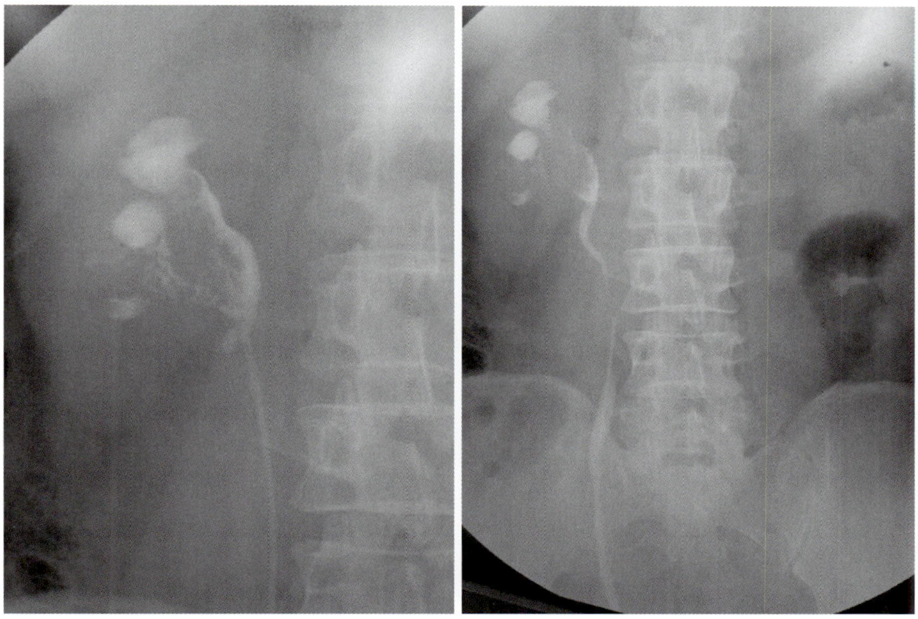

图 13-6-2 逆行插管造影下右侧肾盂癌。可见明显的位于肾盂内的充盈缺损

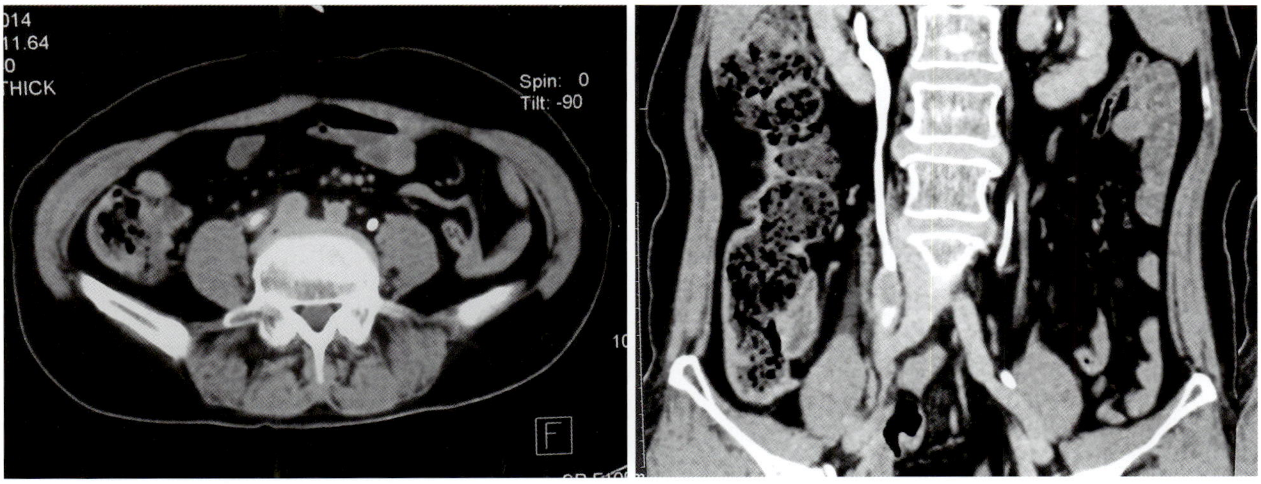

图 13-6-3 排泄期可见右输尿管下段管腔环形增厚；CT 重建可见右输尿管下段占位

（六）MRI

对于无法行增强 CT 检查的患者，可以考虑行 MRI 水成像（MRU）来代替尿路造影，其可以很好地辅助提示尿路内肿瘤及侵袭情况。MRI 优点是软组织分辨率高，有助于发现肿瘤是否侵入周围软组织器官以及淋巴结，有助于肿瘤的术前分期。其不足在于当肾积水或输尿管扩张不明显时，体积小的肿瘤不易观察到。有报道对于小于 2 cm 的肿瘤，MRU 的诊断敏感性为 75%（图 13-6-4）。

（七）输尿管镜

对于难以明确诊断的病例可行输尿管镜观察病灶，并可必要时采用活检钳取病理活检。临床上对于尿细胞学 /FISH 检查异常而 CT/ 逆

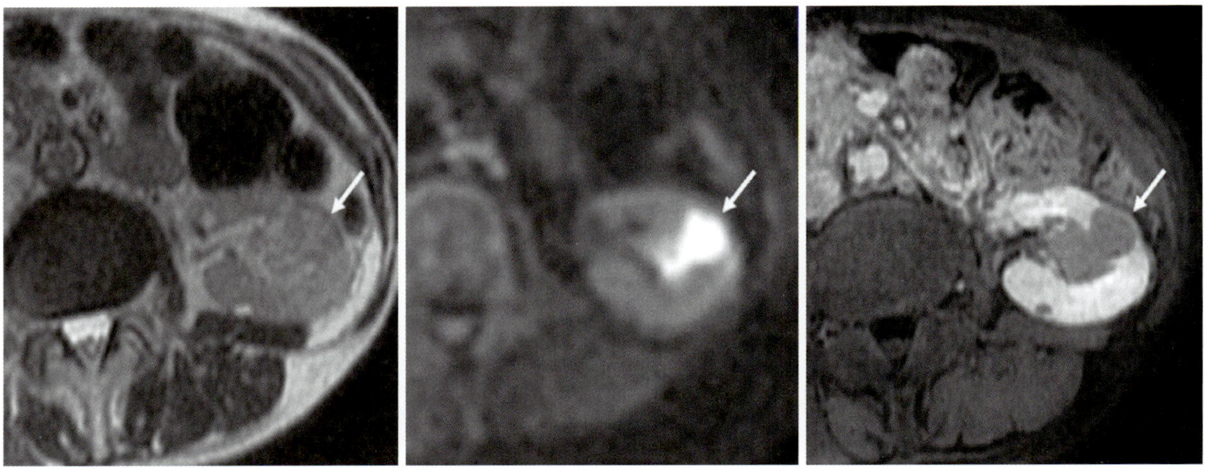

图 13-6-4 MRI 提示左侧肾盂癌，伴肾实质受侵（T3），T2WI 病变形态欠规则，呈混杂稍高信号，边界欠清；DWI 序列病灶呈显著高信号；T1WI 增强扫描序列可见轻度强化

行造影及膀胱镜检查均正常的患者，可以考虑行输尿管镜检查。对于输尿管镜活检标本与最终病理的组织学分级是否一致的问题存在一定的争议。而由于所能获取的组织较少，肿瘤分期需要联合影像学检查来判断。需注意该操作存在输尿管损伤、尿外渗等风险，并且已有多篇文章认为输尿管镜检查会增加根治术后膀胱复发的风险，因此应谨慎评估适应证。一般情况下，仅根据影像学、细胞学等检查后仍难以决定治疗方案而需了解组织学结果时，或可能采用内镜下治疗（见治疗部分）时才需要行输尿管镜检查（Liu et al., 2016）（图 13-6-5）。

（八）其他检查

1. 介入肾血管造影

非常规性检查，造影可发现肾和肿瘤血管

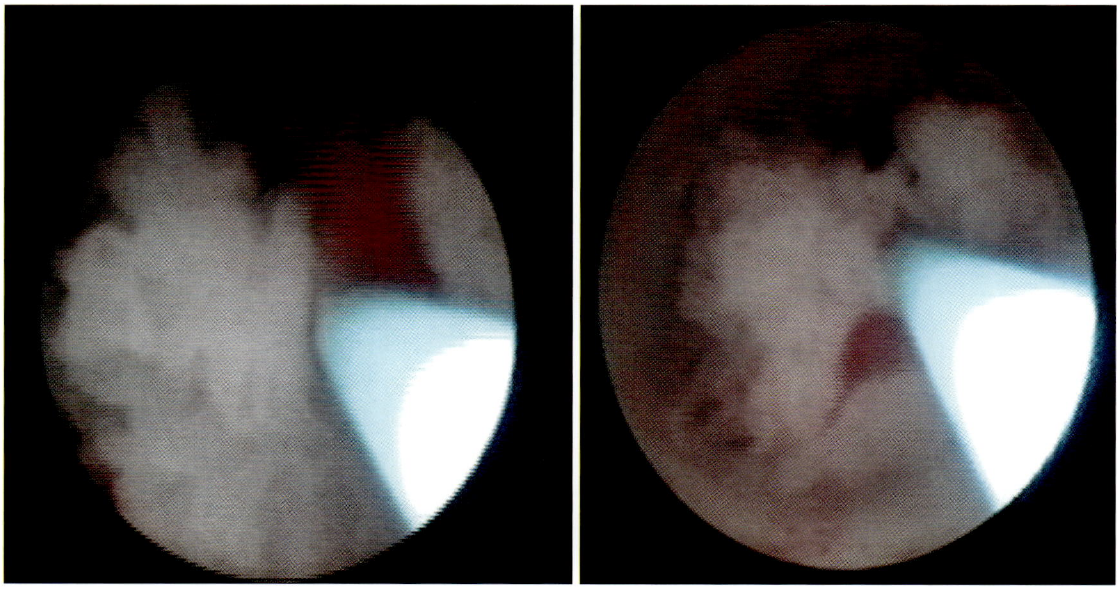

图 13-6-5 输尿管镜下可见输尿管内乳头样占位

以及血供情况。可必要时用于复杂病例术前肾动脉栓塞。

2. 核素检查

全身骨扫描可协助明确是否存在骨转移病灶，PET-CT 检查可明确是否存在全身各器官及淋巴结的转移；肾动态有助于了解分肾功能，预测术后肾功能情况。

3. 穿刺活检

并不常规使用，主要用于针对难以切除或已经明显转移的腹膜后肿物，以获取病理信息来指导化疗。可以采取超声引导或 CT 引导的方式开展，转移、气胸、严重出血等并发症相对少见。

九、诊断及鉴别诊断

肾盂癌及输尿管癌患者多数由血尿起病，表现为类似于膀胱癌的间歇全程无痛肉眼血尿，严重者可伴血块。部分患者因腰部疼痛就诊，多为慢性反复发作性或持续性钝痛。此外有不少病例无自觉不适症状，因体检中超声等检查发现肾积水而就诊。凡因全身系统性症状就诊的患者（如厌食、贫血、消瘦、恶病质等）多被认为预后不佳。尿细胞学或 FISH 检查可以有效判断肿物性质。超声检查可用来观察肾积水情况并初步明确病灶位置。CT（特别是增强 CT）可以明确肿瘤位置及血供情况，并且可了解肾血管、淋巴结转移、周围器官等情况。当性质难以明确或患者肾功能不全时可考虑逆行造影及 MRI。应行膀胱镜检查排除合并膀胱肿瘤，输尿管镜可视情况开展。当影像学、细胞学检查比较明确时不必在术前取得病理学诊断。需注意，对于 UTUC 的检查和诊断中应时刻留意整个尿路上皮，包括膀胱及对侧上尿路。

UTUC 多可靠影像学或细胞学检查明确，当难以确诊时亦可靠内镜观察及活检通过病理诊断明确。主要需鉴别肾癌、其他性质的输尿管占位等。

1. 肾癌

当肾盂肿瘤侵及肾实质时，难以同原发性肾细胞癌鉴别。影像学可协助观察肿瘤在集合系统内的形态；细胞学检查可有助于明确是否为尿路上皮来源。尽管如此，仍有部分病例直至手术都难以鉴别。对于术前诊断肾癌、存在明显集合系统侵犯的患者在不能除外肾盂癌时应谨慎开展保留肾单位的手术。

2. 输尿管息肉

输尿管息肉是一种输尿管原发的良性病变，肉眼呈灰白色，多发生于输尿管上段，中下段相对较少，静脉肾盂造影及 CT 通常表现为输尿管内境界清楚、边缘光滑的条状充盈缺损。大多可通过影像学和细胞学鉴别，必要时可借助输尿管镜。

3. 其他输尿管肿瘤

包括输尿管乳头状瘤、输尿管炎性假瘤等，此类肿瘤亦可在输尿管内造成梗阻并可能出现血尿症状。影像学检查往往很难完全除外。必要时考虑输尿管镜或节段性输尿管切除术明确。

此外，如果患者以血尿或腰痛起病，需留意其他原因所致血尿（如感染、结核等）或其他原因所致腰痛（如腰椎疾病、胰腺疾病等）。

十、治疗

目前 UTUC 治疗的金标准仍然是根治性肾输尿管切除术（radical nephroureterectomy，RNU）加膀胱袖状切除术。手术方式可以选择开放手术或腹腔镜手术，输尿管末段及膀胱入口的切除亦存在多种方式。对于部分病例可以选择保留肾单位的手术方式。化疗、放疗等非手术治疗技术在 UTUC 的治疗领域也取得了一定的进展（图 13-6-6）。

（一）手术治疗

1. 肾输尿管切除术

（1）手术指征和范围：目前根治性肾输尿管切除术及膀胱袖状切除术仍然是上尿路肿瘤治疗的“金标准”。由于尿路上皮癌容易多灶性起病、容易沿尿路上皮播散，因此完整切除从肾盂到膀胱入口的尿路上皮能达到从肿瘤控制角度最好的效果。即便是在各种保留肾手术日渐发展的今天，仍应肯定根治性手术的地位，尤其对于影像学提示浸润性疾病、高级别肿瘤（尿细胞学）、体积大的肿瘤（1 cm 以上）、多灶性起病的肿瘤更应考虑根治性切除；同时在保留肾手术后发现不良病理的患者、术后复发的患者也应考虑根治性切除。相对于输尿管下段肿瘤，肾盂和输尿管中上段肿瘤多倾向于采用根治性切除。此外，虽然器官局限性肿瘤患者的肿瘤特异性生存率高、而局部进展性肿瘤患者（T3～T4 或 N+）的预后相对较差，但一般认为采用根治性肾输尿管切除加淋巴结清扫也使这些患者获益。对于已经发生远隔转移的患者多应优先考虑采用药物治疗。

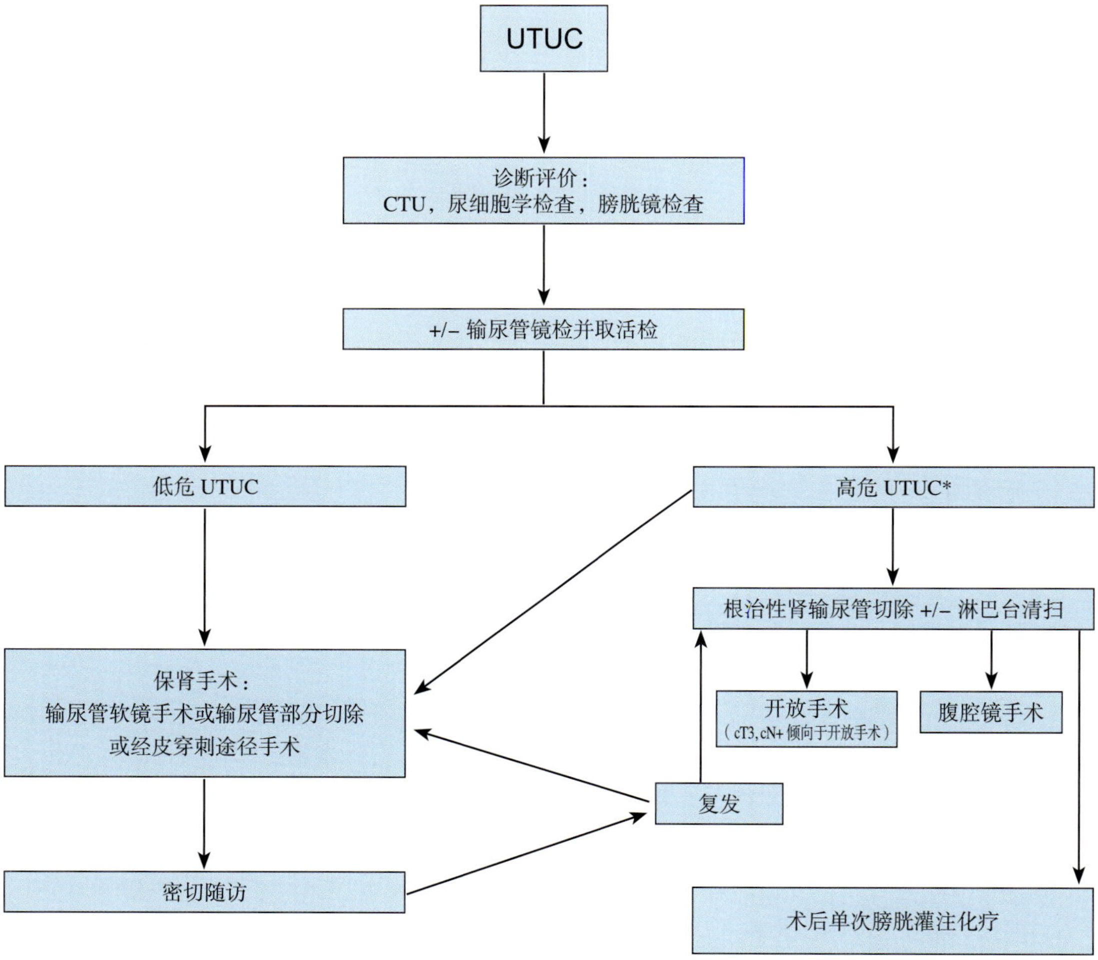

UTUC=上尿路尿路上皮癌；CTU =计算机断层摄影尿路成像
*对于孤立肾的患者，考虑相对更保守的方法

图 13-6-6 欧洲泌尿外科学会（EAU）指南中 UTUC 患者诊疗流程（Roupret 2015）

手术的切除范围应包括病变侧肾、Gerota筋膜及肾脂肪囊、输尿管全程（包括膀胱入口处）。尤其注意应完成输尿管膀胱壁内部分和输尿管口的切除。应尽量做到标本完整切除，术中保证尿路的完整性，若出现尿液外渗（如输尿管断开）则存在肿瘤细胞外溢的风险。传统认为，手术切除范围应该包括同侧肾上腺，但是很少有证据显示切除肾上腺可带来益处，并且 UTUC 很少发生肾上腺转移：所以当肿瘤局限于肾盂而且术前影像学及术中均未发现肾上腺异常时，无需常规切除肾上腺。

（2）手术方式（特别是肾切除的方式）：可以包括开放或腹腔镜以及机器人辅助下腹腔镜手术。有部分报道认为腹腔镜手术可能带来较高的术后膀胱复发率，但多数文章认为两者在肿瘤控制效果上没有区别（Roupretet al., 2018），切口种植率并不高；且随着手术技术和设备的改进，腹腔镜手术的适应证会越来越广，对于肿瘤分期（目前 EAU 指南认为 T1/2 N0 的疾病两种方式效果一样）、是否存在淋巴结转移、肿瘤大小等方面的限制会越来越少。手术入路可以包括经腹腔或经腹膜后腔，两者在肿瘤控制效果上没有明显区别，手术医师可根据患者条件和自身习惯来灵活选择。

开放手术可以选择经腹腔或经腹膜后途径。前者一般采用侧卧位，取类似于根治性肾切除术的切口和入路。亦可采用平卧位，可患侧垫高，注意由于此时往往需要在一个切口下完成肾切除和输尿管下段切除，因此在切口设计时需要注意下段向盆腔、膀胱附近延伸。后者一般取平卧位，可采用正中切口、经腹直肌切口等，同样一般在一个切口下完成肾切除和输尿管下段切除。

根治性肾切除的方法见相关章节。在根治性肾输尿管全长切除术中的肾切除部分基本类似，注意尽可能早地在肿瘤远端输尿管予以阻断（结扎或以 Hem-o-lok 钳夹，但注意不要切断），减少肿瘤在尿路上皮内播散。对于肾积水的患者局部往往存在粘连，需要进行小心分离。

由于大多数上尿路上皮性肿瘤体积并不大，因此，腹腔镜手术比较理想，可在根治性肾输尿管切除术时用腹腔镜切除肾。可采用开放手术和腹腔镜等多种方法切除下段输尿管。目前国内大多数情况下采用腹腔镜进行肾和输尿管切除术，远端输尿管和膀胱袖状切除术通过开放手术进行。腹腔镜肾输尿管切除术的手术指征和开放手术基本相同。有经腹腔、腹膜后和手助腹腔镜三种方式（国内第三种应用较少）。对合适的患者而言，腹腔镜手术与开放手术相比，可显著降低手术并发症。腹腔镜手术也要注意要完整取出标本，避免肿瘤种植。

国内应用较多的是经腹膜后腹腔镜手术，多采用类似腹腔镜根治性肾切除术的体位和入路，患者取侧卧位，腰部垫高。注意应尽早在肿瘤远端采用 Hem-o-lok 钳夹输尿管减少术中肿瘤转移，将肾完整切除后不要切断输尿管，将标本放置于盆腔方向。关闭切口后改为平卧位，再行输尿管下段及膀胱袖状切除。采用经腹腔入路手术多采用平卧位、患侧垫高，对于 Trocar 位置的选择不同单位、不同医师之间变化较大，由于一般可同一切口完成输尿管下段切除，因此和根治性肾切除术相比，在 Trocar 位置选择上需要考虑适合向盆腔分离或在靠下方方便增加 Trocar（如必要时可在脐和耻骨联合之间增加 Trocar）。切开结肠旁沟、游离肾、处理肾蒂的过程基本上等同于肾切除术（详见相关章节），钳夹输尿管后沿输尿管向盆腔分离，准备完成下段切除。若改平卧位取 Pfannenstiel（耻骨上横切口）或 Gibson 切口开放切除下段亦可。需注意移行细胞癌亦可在非尿路上皮处种植，所以要使肿瘤在“封闭状态”

下手术，以免发生肿瘤种植。

（3）淋巴结清扫：在肾输尿管切除术中淋巴结清扫的意义一直存在争议。既往认为如果存在淋巴结转移往往存在远处转移，因此清扫的价值往往有限，并且多年来一般认为在 RNU 术中不常规进行淋巴结清扫。但近年来已有诸多研究认为淋巴结清扫可以改善患者生存，通过进一步明确患者肿瘤分期来指导术后辅助治疗。EAU 指南中认为对于浸润性疾病推荐行淋巴结清扫（Roupret et al., 2018）。清扫范围亦存在争议，目前的报道认为肾盂肿瘤及输尿管上段肿瘤应考虑清扫同侧肾门淋巴结、主动脉旁淋巴结或腔静脉旁淋巴结，而输尿管下段肿瘤则考虑清扫同侧髂血管淋巴结（Matin et al., 2015）；亦有研究发现淋巴结清扫是否完整比单纯清扫数目更重要，也有研究发现对于淋巴结阴性的患者，淋巴结清扫的数目与 CSS 相关。因此可以认为，对于局部进展期 UTUC 在进行 RNU 时均应考虑行淋巴结清扫。此外，对于局限性淋巴结转移的患者行 LND 可以达到根治性切除，故应对临床评估为淋巴结阳性、无远处转移的患者开展 LND。然而仍需要更好的前瞻性随机对照试验来确定 LND 的适应证及肿瘤位置与 LND 的关系。

（4）输尿管末段的切除：输尿管末段的切除是非常重要的。全长输尿管包括膀胱壁内部分和输尿管口均应该切除。如切除不彻底，输尿管残端肿瘤复发的风险为 33%～75%。完整的标本包括肾和输尿管，应尽量做到全部整块切除。一旦发生输尿管断裂则有肿瘤细胞外溢的可能，应该采取合适的措施使这种可能降到最小。

传统做法为下腹部 Gibson 切口开放手术（即便采用腹腔镜完成了肾切除术），并且在开放手术下也存在膀胱外切除、经膀胱切除或两种途径联合的方法。其他处理方法包括：经尿道内镜下切除输尿管开口、输尿管剥脱术、Pluck 法、膀胱镜“去顶”联合 EndoGIA、套叠法等。有报道认为输尿管剥脱术、经尿道内镜下切除术术后的膀胱复发率较高，EAU 指南中认为除了剥脱术之外各种方法都是可以接受的（C 级证据）。近年来在输尿管末段处理方式上创新手术技术较多，包括腔镜下缝合、采用 EndoGIA 处理等，已经有报道进行完全腹腔镜下切除（Liu et al., 2016; Yao et al., 2016），有望在将来进行推广。

1）开放输尿管下段切除：多采用 Gibson 切口，亦可采用下腹正中切口或 Pfannenstiel（耻骨上弧形横切口）切口。可分为经膀胱切除或膀胱外切除。经膀胱切除需首先切开膀胱前壁，切除输尿管开口周围 1～2 cm 的膀胱黏膜。用可吸收线缝合切除输尿管处的膀胱肌层，再以可吸收线缝合关闭膀胱前壁切口，均建议双层缝合。经膀胱切除的方法可以确保输尿管完全切除，但术中存在尿液外渗。膀胱外切除的方法可以避免尿液术中播散，但需留意避免过度牵拉损伤对侧输尿管。分离暴露患侧输尿管下段后，提起输尿管（使输尿管开口向膀胱外翻），以弯钳钳夹，将输尿管末段连同周围部分膀胱壁一同切除，切除后采用可吸收线双层缝合膀胱壁。

2）经尿道内镜下切除输尿管开口：患者先取截石位，经尿道切开输尿管开口及壁段输尿管周围的膀胱直至膀胱外脂肪。然后更改体位，进行肾及输尿管切除，向下方分离输尿管直至膀胱外脂肪，可将标本完全切除、直接取出。这种方法有可能使肿瘤污染尿路上皮以外的组织，造成肿瘤种植。

3）输尿管剥脱术：留置输尿管导管后行肾输尿管切除术，切除输尿管的位置要尽可能向下，将输尿管导管和输尿管残端结扎，使其与下段输尿管的近端牢固固定。肾输尿管切除术完成后改截石位，牵拉输尿管导管，使输尿管下段套入膀胱，用经尿道的电切镜进行输尿管开口周围的膀胱袖状切除并使其从膀胱壁上游离出来。该方法有输尿管断裂的风险，并且也可能造成尿液播散。

4）腹腔镜切除下段输尿管：近年来创新方法较多，可以采用经腹腔或经腹膜后腔的方式来完成。均可以采用腔镜下直线切割缝合器或腔镜下缝合来处理。

经腹腔途径可以在下腹正中增加一个Trocar（图 13-6-7B 中 E 点），采用下方的三个 Trocar 完成手术（图 13-6-7B 中 B、C、E 三点）。可以采用改良的肾部分切手术中应用的 Bulldog 阻断钳辅助，暴露出输尿管近膀胱入口处膨大后钳夹并切断，腔镜下进行缝合，模拟开放手术的膀胱外途径（Liu et al., 2016）（图 13-6-8）。

经腹膜外途径则可在腰部的腹侧方向新增加一个 Trocar（注意避免误伤腹腔内器官），术者面朝患者足侧方向站立（图 13-6-9），在腹膜后间隙沿着输尿管向盆腔进行分离，至输尿管末段后将输尿管向外牵拉，可以直接采用腔镜下直线切割缝合器在尽可能远的地方结扎切断输尿管开口（图 13-6-10），最大程度地发挥腹膜后途径入路快、创伤相对小的优势。血管切割缝合器可在切割的同时封闭膀胱和输尿管，在“封闭”状态下切除输尿管，但存在形成膀胱结石的风险。若术者有较好的腹腔镜下缝合的技术，则更推荐在切开膀胱壁后进行缝合。

（5）术后管理和效果：由于各种方法均针对膀胱进行了修补、理论上存在膀胱破裂及尿外渗的风险，因此均建议局部放置引流管，尿

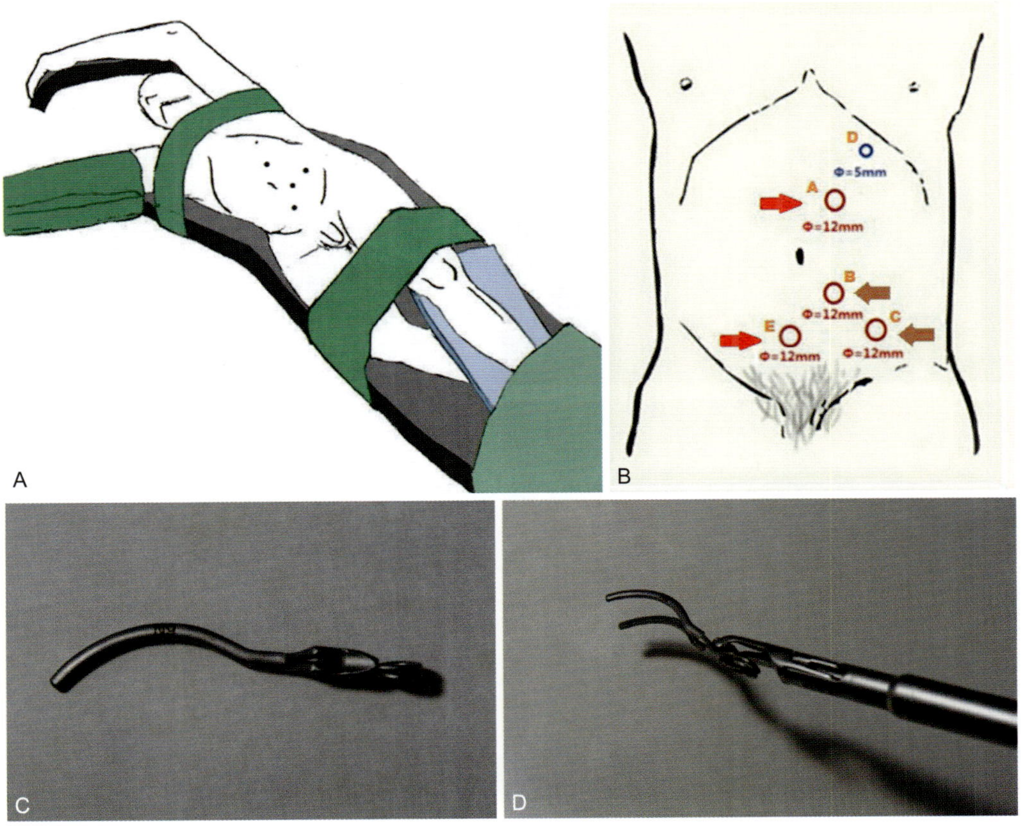

图 13-6-7 经腹腹腔镜开展肾输尿管切除术的体位（A）、套管位置（B）和器械（C、D）

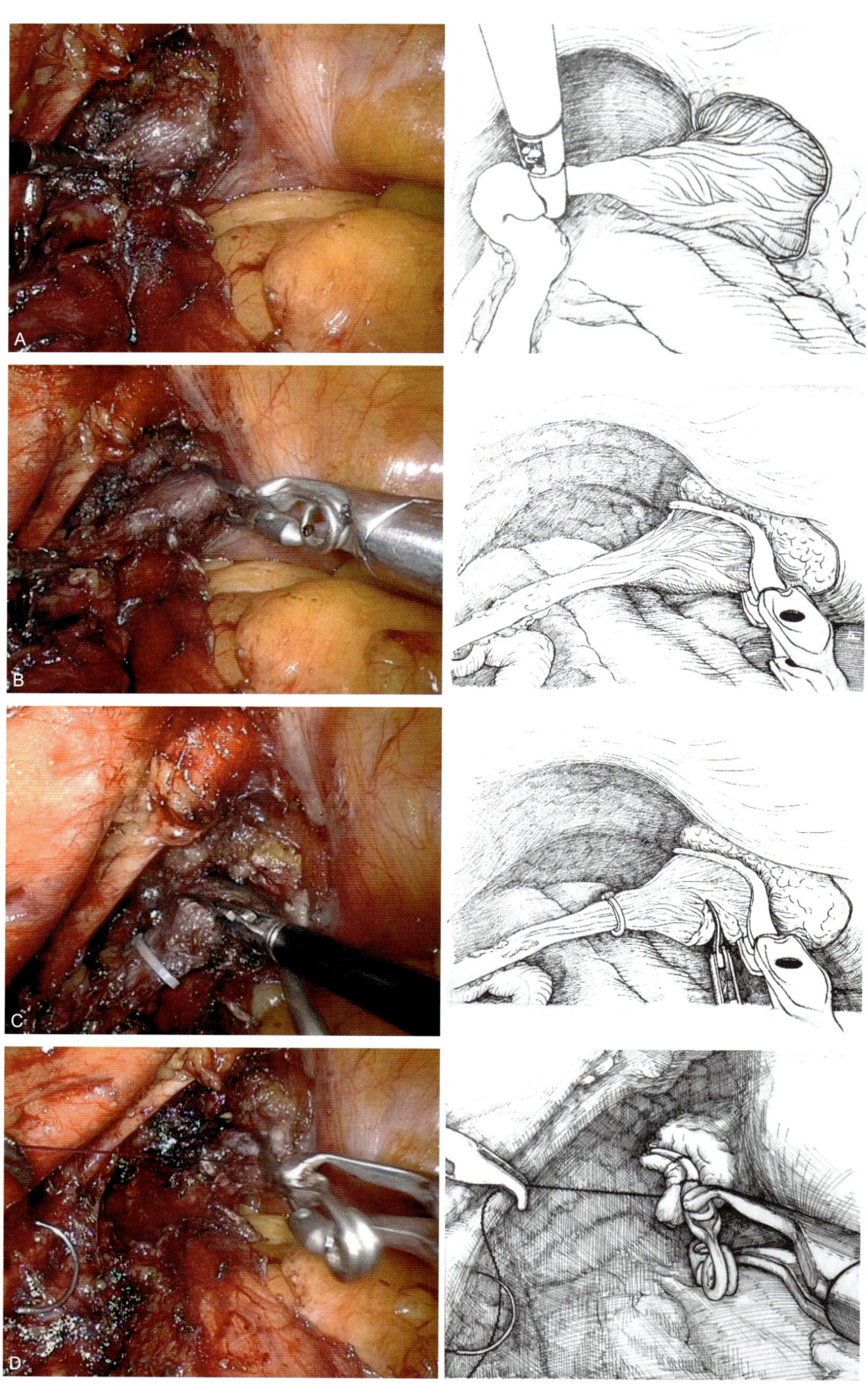

图 13-6-8　经腹腹腔镜开展肾输尿管切除术的过程：A. 牵拉末段输尿管；B. 用 Bulldog 钳夹末段输尿管；C. 切断末段输尿管；D. 腔镜下缝合膀胱

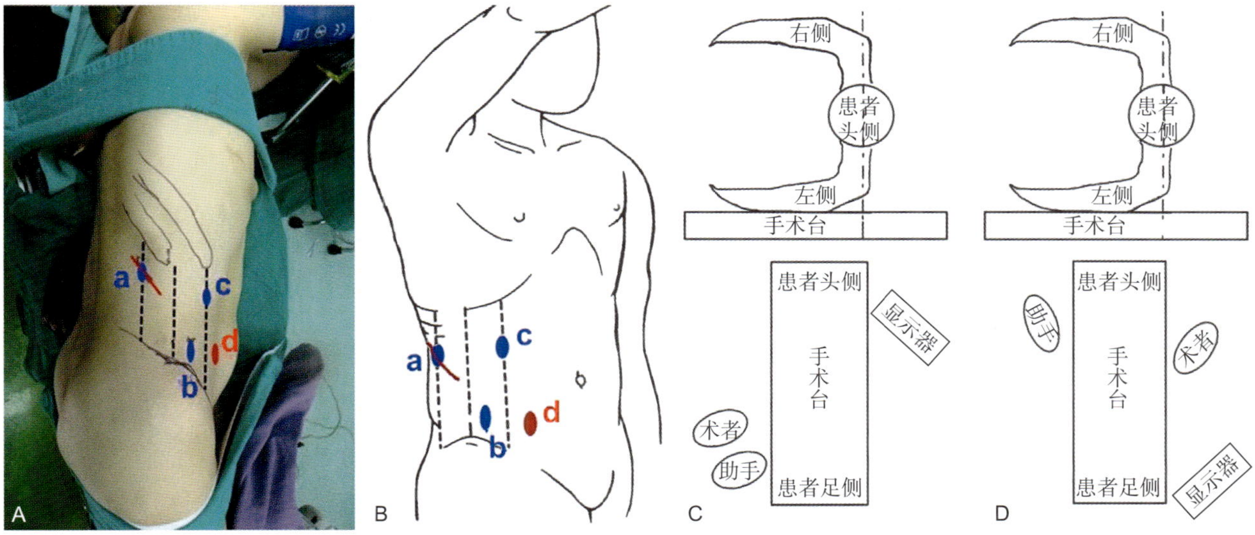

图 13-6-9 腹膜后腹腔镜肾输尿管切除术的 Trocar 位置（A、B）和体位变化（由 C 变为 D）。（a\b\c：肾切除术时的 Trocar 位置；d：进行输尿管下段切除术时的 Trocar 位置）

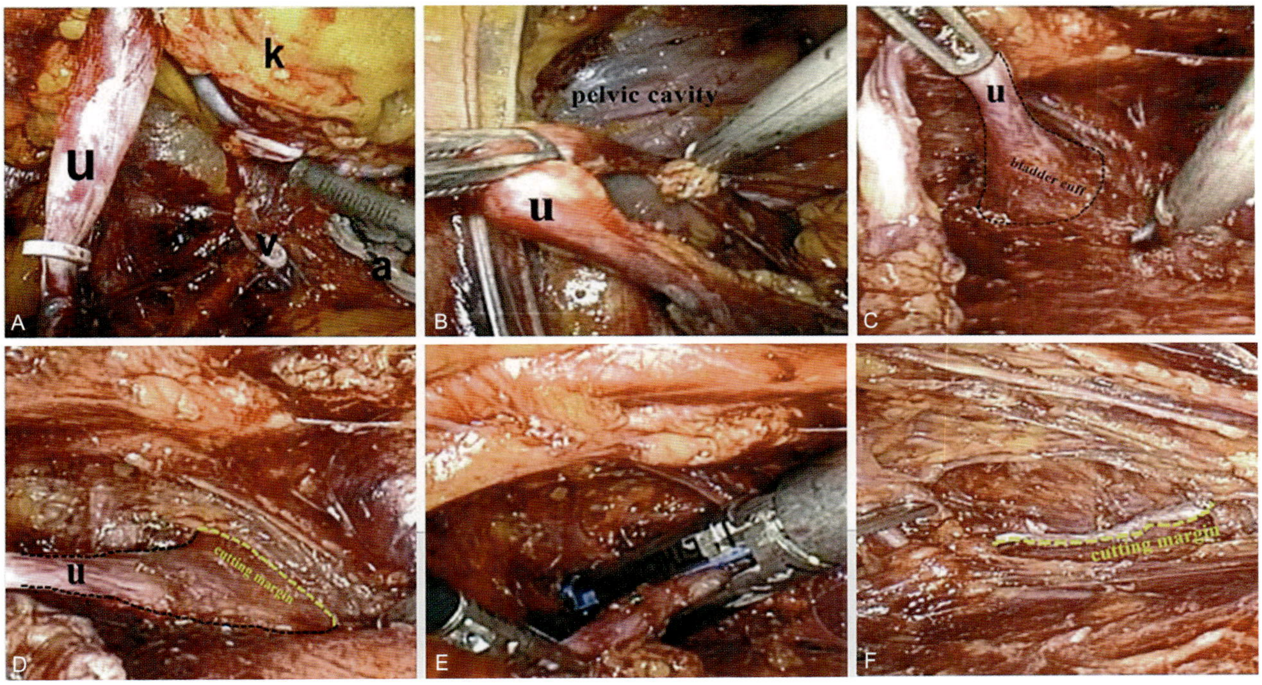

图 13-6-10 腹膜后腹腔镜肾输尿管切除术的术中操作：A. 切除肾；B. 向下分离输尿管；C、D. 分离膀胱入口处输尿管；E. 采用 ETS 进行切割；F. 切割后创面（u：输尿管；k：肾；pelvic cavity：肾盂；bladder cuff：膀胱袖状切除范围；cutting margin：切缘）

管留置 5～7 天。术后恢复进食时间、恢复下地活动时间可根据患者体质、既往并发症、PS 评分等决定，现在多主张快速恢复，若无胃肠道并发症可以考虑术后 6 小时逐步恢复进水、进流食，术后 24 小时逐步恢复下地活动，减少术后液体输注。切口若采用不可吸收线缝合，一般可在术后 7 日拆除缝线。

作为目前治疗的金标准，目前的针对 UTUC 术后生存、预后危险因素和随访措施的研究大多都针对于进行了 RNU 治疗的患者（详见后文）。腹腔镜和开放手术在术后随访、预后因素等方面没有差别。

2. 保留肾手术

除了孤立肾、双侧上尿路同时病变、肾功能不全、严重并发症的患者之外，对于健侧肾正常的患者，也可以根据患者病变情况选择是否可以开展保留肾的手术，主要适应证为低分级、非肌层浸润性疾病、直径小于 2 cm、单发肿瘤。术后必须严密随访（Roupret et al., 2018）。肾盂肾盏的肿瘤切除比输尿管肿瘤在技术上更难，并且复发率更高。手术方式包括：

（1）输尿管节段切除再吻合、输尿管末段切除膀胱再植：针对位于输尿管的体积较小的单发肿瘤可以考虑行输尿管节段切除，视肿瘤位置行输尿管吻合或输尿管膀胱再植。

EAU 指南中对于输尿管中上段肿瘤的手术指征界定为：中上段非浸润、低级别的内镜下无法切除的肿瘤，当需要保留肾功能时也可考虑针对高级别或浸润期疾病开展；对于输尿管下段的手术指征界定为：下段非浸润、低级别的内镜下无法切除的肿瘤，以及局限的高级别浸润期肿瘤。《坎贝尔泌尿外科学》对于手术指征的界定是：（中上段）部分输尿管切除术加输尿管端端吻合术适用于中上段输尿管的不能经内镜切除的非浸润性 G1、G2 肿瘤以及 G3 或浸润性肿瘤但需要保留肾者；（下段）不能经腔内处理的远端输尿管肿瘤可行完整远端输尿管切除术，主要适用于肿瘤体积大、分化差、局限于输尿管内、浸润性的肿瘤。此外，多发的输尿管肿瘤，如果肿瘤的分级分期允许，或对侧肾功能差需要保留患肾时，可考虑行输尿管次全切除。

在目前实际工作中，大多针对位于输尿管下段的肿瘤开展输尿管下段切除、膀胱再植术；而针对于输尿管中上段肿瘤仍倾向于根治性切除。综合目前指南和所发表文献来看，对于合理选择的输尿管中上段肿瘤，亦可以考虑开展输尿管节段切除吻合术，不过理论上远端输尿管确实存在相对较高的复发风险，EAU 指南也指出远端输尿管肿瘤切除的成功率更高。

术中需保留足够边缘，原则上应术中标本送冰冻病理以确定诊断及肿瘤分级、分期、切缘有无肿瘤。术后常规留置输尿管支架管、术野区域留置引流管，注意引流管不要压迫吻合口。具体手术方法包括：

1）输尿管部分切除术加输尿管端端吻合术：上段输尿管肿瘤采用侧卧位，中段输尿管肿瘤采用平卧位，垫高患侧腰部。选用由 12 肋尖至盆腔的腰部腹膜外切口可很好地显露中段输尿管。分离输尿管，阻断远端和近端输尿管，根据术前影像学资料和输尿管镜结果找到肿瘤，触摸肿瘤，在距肿瘤上下 1 ~ 2 cm 处结扎切断输尿管。松解上下端输尿管，无张力状态下吻合输尿管，必要时可游离肾下移以方便输尿管的吻合。游离输尿管时要注意保护其血供。纵行劈开输尿管断端，4-0 可吸收线间断吻合断端。留置输尿管支架管，腹膜后间隙留置引流管，注意引流管不要压迫吻合口。

2）远端输尿管切除加输尿管再植术、输尿管膀胱再植加腰大肌悬吊或管状膀胱瓣（Boari 瓣）输尿管吻合术：患者取平卧位，可取 Gibson, Pfannenstiel 或下腹正中切口以充分显露远端输尿管和膀胱，远端输尿管切除方法同根治性肾输尿管切除术，要注意避免肿瘤污染伤口。是否采用抗反流的吻合方法现在还有争议。抗反流吻合术可预防来自膀胱的上尿路感染和肿瘤种植，非抗反流的吻合术有利于术后随访时行影像学检查和输尿管镜检查。

邻近膀胱或膀胱壁段输尿管的范围较小的肿瘤切除后可直接行输尿管膀胱再植术。如果切除输尿管较长而吻合困难时则需要一些辅助措施：首先可考虑将膀胱悬吊于腰大肌。游离对侧膀胱顶部，切开膀胱前壁，用一排肠线间断缝合，将膀胱向上悬吊超过髂血管髂嵴水平的腰大肌，注意避免损伤生殖股神经。劈开输尿管下段，和膀胱最高点吻合；若输尿管长度允许则将输尿管下段置于膀胱黏膜隧道内。可吸收线双层缝合关闭膀胱前壁切口。

若输尿管切除段比较长，可用膀胱前壁行管状膀胱瓣（Boari 瓣）输尿管吻合术加腰大肌悬吊，吻合可高达近端输尿管水平（图 13-6-11）。在切开膀胱及与腰大肌缝合前设计 Boari 瓣的切口位置。劈开输尿管下段和管状膀胱瓣近端吻合，吻合方法同前。

3）输尿管次全切除或全输尿管切除术：一般采用平卧位，可患侧垫高，可采用经腹腔或腹膜后途径。一般情况下分离暴露输尿管难度均不大，远端可采用类似肾输尿管全长切除术中的切除方法，近端切除后需考虑尿流改道，国外有报道采用回肠代输尿管术（详见相关章节）、髂窝内自体肾移植术和肾盂膀胱吻合术，国内多采用永久经皮肾造瘘术。

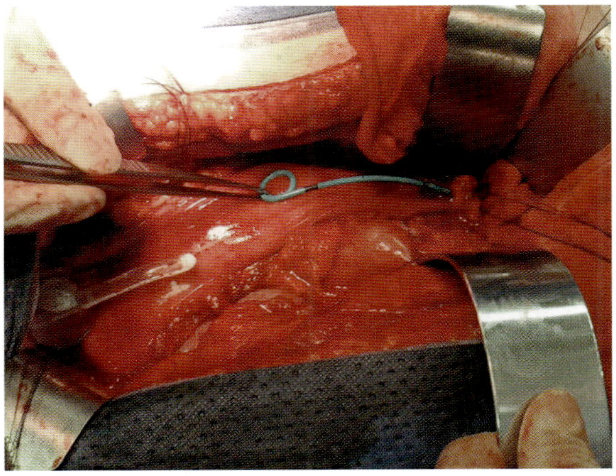

图 13-6-11 Boari 瓣

UTUC 的主要预后因素仍然是肿瘤分期和分级，目前以上输尿管部分切除术仍主要针对低分期（未达肌层浸润）、低分级的患者开展。早年报道 T1 期肿瘤患者 5 年生存率约为 65%，T2 期约为 50%。目前报道的输尿管部分切除术大多数 5 年肿瘤特异性生存率都在 70% 以上，膀胱无复发生存率大多也都在 50% ~ 60% 以上（Fang et al., 2016）。局部复发率早年报道达 33% ~ 55%，并且大多数的复发出现在原发灶的远端；但近年来的报道已经大多在 15% 以下。已经有多篇应用在较高分期、高级别肿瘤的报道，并且多数国外报道证实两者在术后生存、膀胱癌复发几率方面结果类似。但这些文章多数存在入组病例不够匹配（患者的肿瘤分期、分级、多灶性等）的问题（Fang et al., 2016），因此对于高级别、分期较高的患者仍需谨慎开展。

（2）输尿管镜下治疗：输尿管镜下治疗通常适用于早期、体积较小的输尿管和肾盂肿瘤。随着小口径输尿管硬镜和可弯性输尿管镜的应用，肿瘤的位置已经不像过去那样限制输尿管镜的应用了。输尿管镜没有切口，不会出现肿瘤伤口种植，并且比经皮肾镜和开放手术的并发症要少。

输尿管镜的最大缺点是视野和操作通道小，这限制了切除较大的肿瘤，也限制了深部组织活检从而影响准确判断病理分期。已行尿流改道的患者行输尿管镜也比较困难。再者，可弯曲输尿管镜也不易达到肾的某些部位，如肾下盏，肾下盏与肾盂的交角限制了输尿管镜的使用，大多数位于输尿管中下段的肿瘤都可以采用硬镜处理，随着可弯输尿管镜的应用和推广，输尿管镜治疗 UTUC 的范围也越来越宽，输尿管上段和肾盂肿瘤也可以采用输尿管镜治疗。

手术中先行膀胱镜检查膀胱内情况。找到

输尿管口，观察有无喷血。小口径的输尿管镜可直接进入输尿管口，亦可在导丝引导下置入输尿管镜。如果输尿管镜不能插入时则需要先行扩张输尿管，在开展软镜前可以预先留置双J管扩张输尿管。观察全部尿路上皮，当发现可疑病变时，在活检和治疗前应先用生理盐水冲刷病灶。建议先活检取病理再进行切除。

具体切除手段可以采用钳取、电灼、激光等。也可以采用活检钳抓取肿瘤或金属网篮套取肿瘤。由于输尿管腔隙较窄且输尿管镜孔径较小，采用电切不太容易控制电切穿透的深度而存在输尿管穿孔的风险；现在实际工作中多采用激光切除，并且EAU指南也推荐采用激光。切除之后应电凝创面，应避免对肿瘤组织进行环状烧灼以免造成输尿管狭窄。

激光光纤可弯而且很细（200 μm或365 μm），可通过小口径可弯曲输尿管镜的操作通道，而不影响视野和液体灌注，并且比较容易掌握能量大小和组织的穿透深度。目前最常用的激光为钬激光、绿激光等。钬激光在结石手术中应用较多，其波长为2.1 μm，穿透深度<0.5 mm，可有效切除肿瘤且不易造成损伤，能量设置一般0.6～1.2 J/8～10 Hz；绿激光在前列腺微创手术中应用较多，其波长为532 nm，穿透深度0.8 mm，可以通过使肿瘤气化坏死的方法达到治疗目的。

切除输尿管肿瘤时只切除腔内的肿瘤，不要切除深部组织（超过固有层），否则很容易造成穿孔，中上段输尿管管壁很薄，这一点尤其要注意。术后可留置输尿管支架管（双J管），无异常则可术后1个月拔除（图13-6-12）。

若输尿管镜探查中发现肿瘤浸润较深、无法完整切除，切不可勉强1期完全切除，应考虑根治性肾输尿管切除术。需要注意的是输尿管镜活检可能无法准确体现肿瘤的分期和分级，因此应综合看待输尿管镜的病理结果。

输尿管的并发症并不常见，常与患者自身条件有关。输尿管镜直接引起的并发症有输尿管穿孔和狭窄。可留置输尿管支架治疗输尿管穿孔。输尿管狭窄的发生率早期报道为5%～13%，随着技术和设备的改进有所下降。

目前大多数文献表明经输尿管镜治疗上尿路移行细胞癌是安全有效的，对于合理选择适应证的患者，术后总生存和肿瘤特异性生存与根治性手术没有明显差异，不过存在局部复发率。对于对侧肾功能正常的患者应慎重考虑是否行输尿管镜治疗，一定要明确告知患者术后需终生随访，并且可能需要治疗肿瘤同侧的复发。此外，输尿管镜术后根治性手术的患者膀胱复发率增高是近年来一个大家关注的问题。已经比较明确的研究，在多因素分析后，患者在根治性全长切除之前接受输尿管镜手术，术后膀胱复发的风险较直接进行根治性全长的患者有所增加（Liu et al., 2016），可能与术中尿液的播散转移有关。如果术前认为患者诊断已经比较明确、并且很难在输尿管镜下完成完整切除，则建议尽量选择直接根治性手术。

（3）经皮肾镜：经皮肾镜下治疗适用于肾盂和上段输尿管的较大的肿瘤，其优点是操作通道宽，可进入较大的器械，切除肾集合系统内任何位置的较大的肿瘤。因可以进行组织深部活检，所以有可能得到较准确的肿瘤分级、分期。再者，经皮肾镜可以处理可弯曲输尿管镜难以处理的肿瘤，如肾下盏肿瘤。对于尿流改道术后（如回肠膀胱术后）的上尿路肿瘤，经皮肾镜可以避开改道的输尿管下段开口，具有很大优势。术后可经肾造瘘管再次行肾镜检查和局部灌注药物。

经皮肾镜的主要缺点是比输尿管镜并发症高，存在类似于PCNL的出血、损伤等并发症。由于肾造瘘术破坏了尿路上皮的完整性，因而有可能出现肿瘤伤口种植。其具体的指征尚存

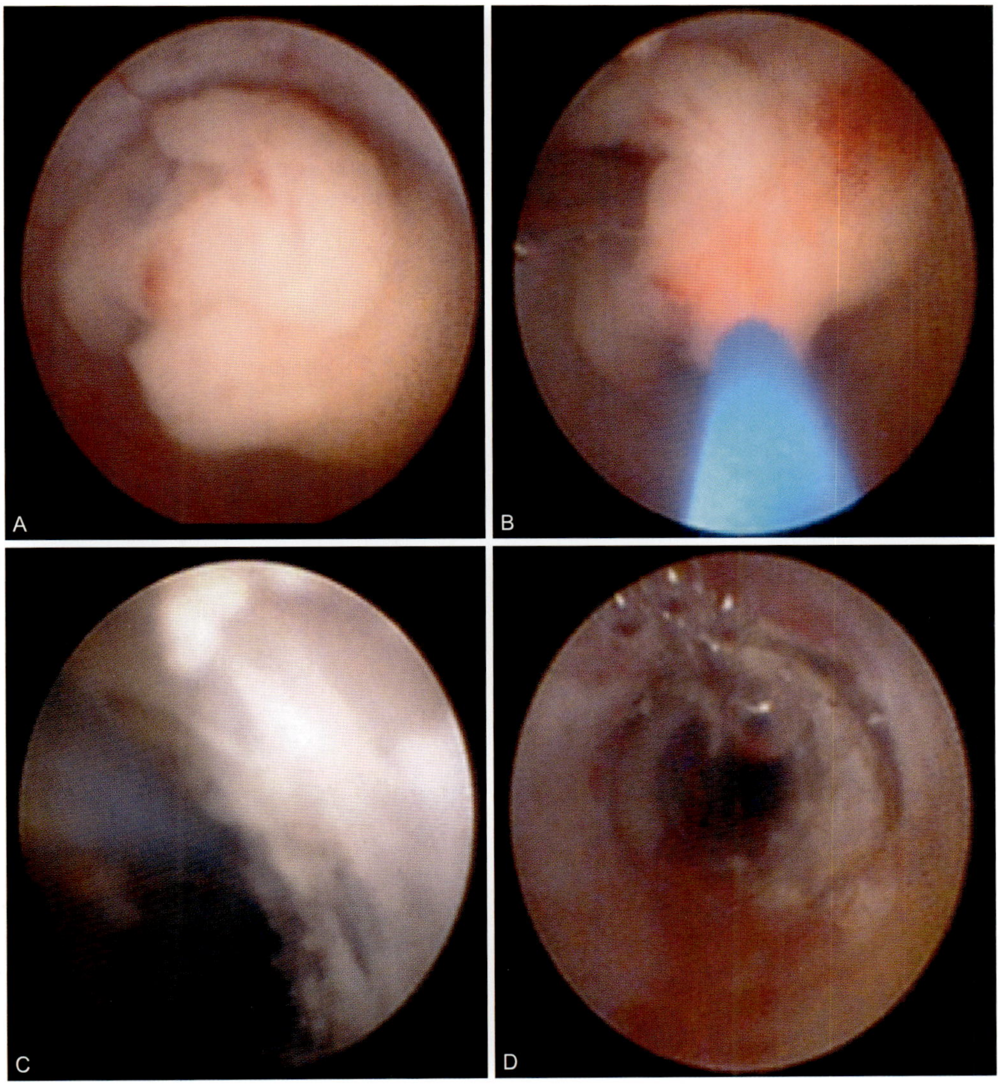

图 13-6-12 输尿管镜下治疗 UTUC：A. 发现输尿管内肿瘤；B. 激光切除；C. 电凝创面；D. 切除后创面

在一定的争议。

肾造瘘穿刺对于手术成功起着关键作用，建议有一定 PCNL 经验的医师来开展。肿瘤位于肾盏时，可以直接穿刺该肾盏。肾盂和上段输尿管的肿瘤可经上组或中组肾盏穿刺，可较容易进入肾盂并通过肾盂输尿管连接部。扩张造瘘口后建立通道，经肾造瘘置入肾镜。

确定肿瘤后，可以采取下列三种方式切除肿瘤：第一，用活检钳经肾镜操作通道分次抓取肿瘤直至肿瘤基底部，基底部另送病理以便肿瘤分期，然后电灼肿瘤基底部；第二，用标准电切镜的电切环电切肿瘤至基底部（同样基底部也要送病理以进行肿瘤分期评估），此法适用于体积较大的广基肿瘤；第三，经硬性或可弯曲内镜，在取活检后，应用钬激光或其他激光切除肿瘤（图 13-6-13）。实际工作中，应用较多的是激光消融、止血，配合电极电切。

不管哪种方法，均应留置肾造瘘管以便再次肾镜随访观察肿瘤是否切除彻底。术后可通过肾造瘘进行长期随访和局部灌注药物。如

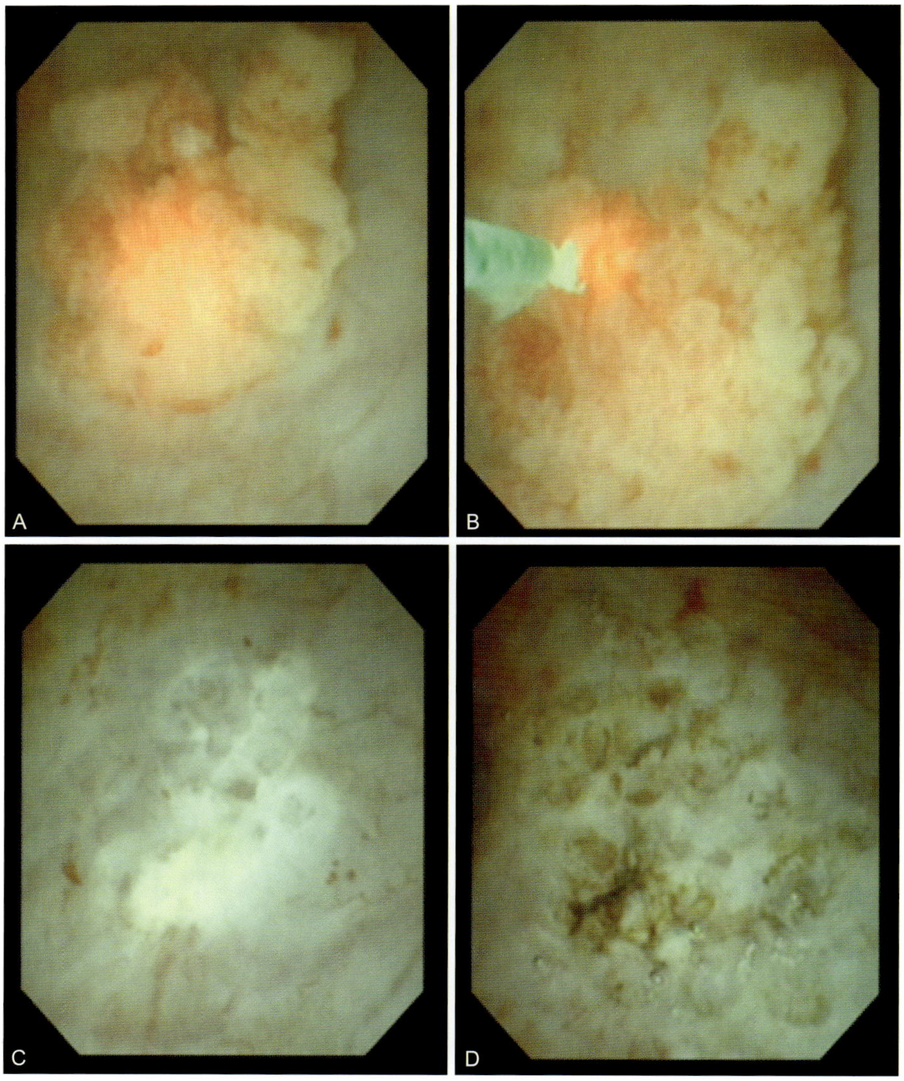

图 13-6-13　经皮肾镜治疗 UTUC：A. 发现肾盂肿瘤；B. 激光切除；C. 电凝创面；D. 切除后创面

果术后病理不佳（低分化、浸润性、未完全切除），则建议行肾输尿管根治性切除术。

经皮肾镜治疗肿瘤的并发症和治疗良性疾病的并发症相同，有出血、集合系统穿孔、继发肾盂输尿管连接部狭窄等。在切除低分化肿瘤时，并发症的发生率和严重程度增加。这可能与更广泛取材以进行病理检查和追求彻底根治肿瘤有关。与输尿管镜手术不同，经皮肾镜可以进行肿瘤分期，肿瘤的分期随分级增加而增加。肿瘤种植到尿路上皮之外是经皮肾镜的一个令人担忧的风险，虽然有一定的肾造瘘伤口肿瘤种植的报道，但整体来看发生率并不高。

（4）经皮肾镜和输尿管镜治疗的联合治疗及共同问题：EAU 指南中对于经皮肾镜和输尿管镜两者共同的主要适应证是：单发，肿瘤直径小于 1 cm，低级别肿瘤，CT 未发现明显浸润，能够坚持随访。两者的具体选择在肿瘤位置、肿瘤大小上有一定区别。

对于某些病例，存在需要同时经皮肾镜 + 输尿管镜的顺行逆行同期治疗，也可能存在肿瘤复发后需要更改手术入路的治疗。两者的配合可以最大程度上保证视野的全面，尽量做到将肿瘤完整切除，而减少不必要的创伤（图 13-6-14 ~ 图 13-6-17）。

目前针对内镜下治疗（输尿管镜 + 经皮肾镜）与根治性手术的比较已经有多篇国外文章，主要为 3b 级证据等级的研究，Yakoubi 等人于 2014 年发表的 meta 分析中纳入了 1002 例患者，之后发现根治性手术与内镜下治疗在总生存（HR=1.47，P=0.31）和肿瘤特异性生存方面（HR=0.96，P=0.91）无明显差异，但这些文章在一定程度上存在入组标准不匹配的问题（Yakoubi et al., 2014）。在 2016 年发表的 EAU 指南编写组对于该问题的论述中，指出从肿瘤控制角度上，内镜下治疗的主要问题是可能（尤其是高级别肿瘤）有相对高的局部复发率（Seisen et al., 2016），需要在术后随访中注意。其复发率高可能与术前诊断分期存在误差有关，也可能存在内镜操作切除不够彻底的因素。

尽管如此，必须认识到内镜下操作有一定难度，软镜不容易精细操作，经皮肾镜和输尿管软镜在观察的角度上都有一定的局限性，并且由于激光纤维角度固定，存在可能处理不到的死角，在发生出血时视野不清，处理较大的肿瘤比较困难，内镜下切除的深度也很难把握。

（5）开放肾盂肿瘤切除术：针对于发生在肾盂的体积较大的肿瘤，当需要保留肾的时候（如孤立肾或双侧病变）可以考虑行开放的肾盂切开及肿瘤切除术。

可采用类似肾盂切开取石的手术体位和入路（详见相关章节），打开切口及 Gerota 筋膜，然后游离肾，显露肾蒂和输尿管。分离肾门肾窦处脂肪，暴露肾盂和主要的肾盏。取弧形切口切开肾盂，切除肿瘤，烧灼肿瘤及底部，用可吸收线缝合肾盂。常规留置肾周引流管。除非缝合集合系统较困难，否则一般无需放置输尿管支架管。

该手术局部复发率亦较高，可能与局部难以完全切除有关；存在肿瘤细胞溢出和播散的风险，且创伤较大。随着内镜技术的发展，该手术已很少开展。

（6）双侧同时起病 UTUC 或孤立肾 UTUC 的治疗选择：保留肾单位的手术最初是针对于孤立肾、肾功能不全、双侧 UTUC 等可能在根

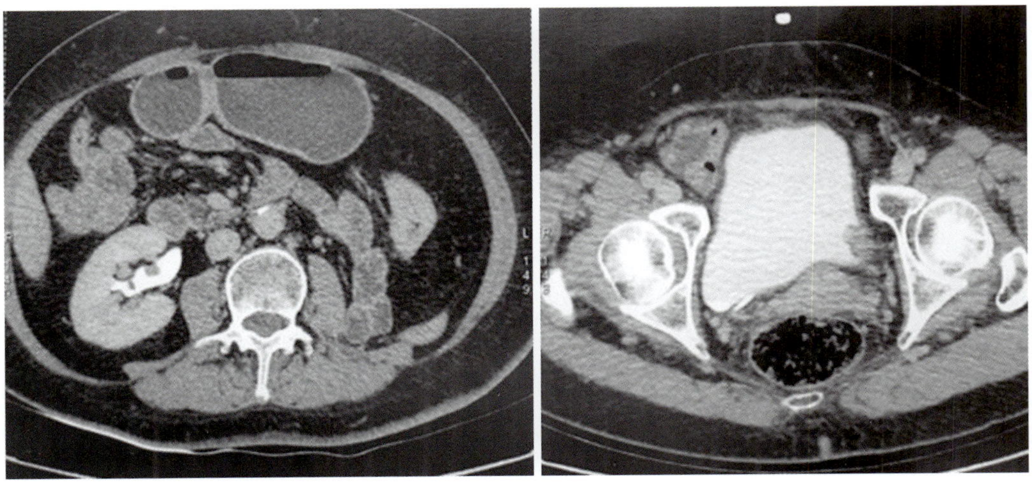

图 13-6-14 67 岁男性，右孤立肾，发现右肾盂肿瘤、膀胱肿瘤

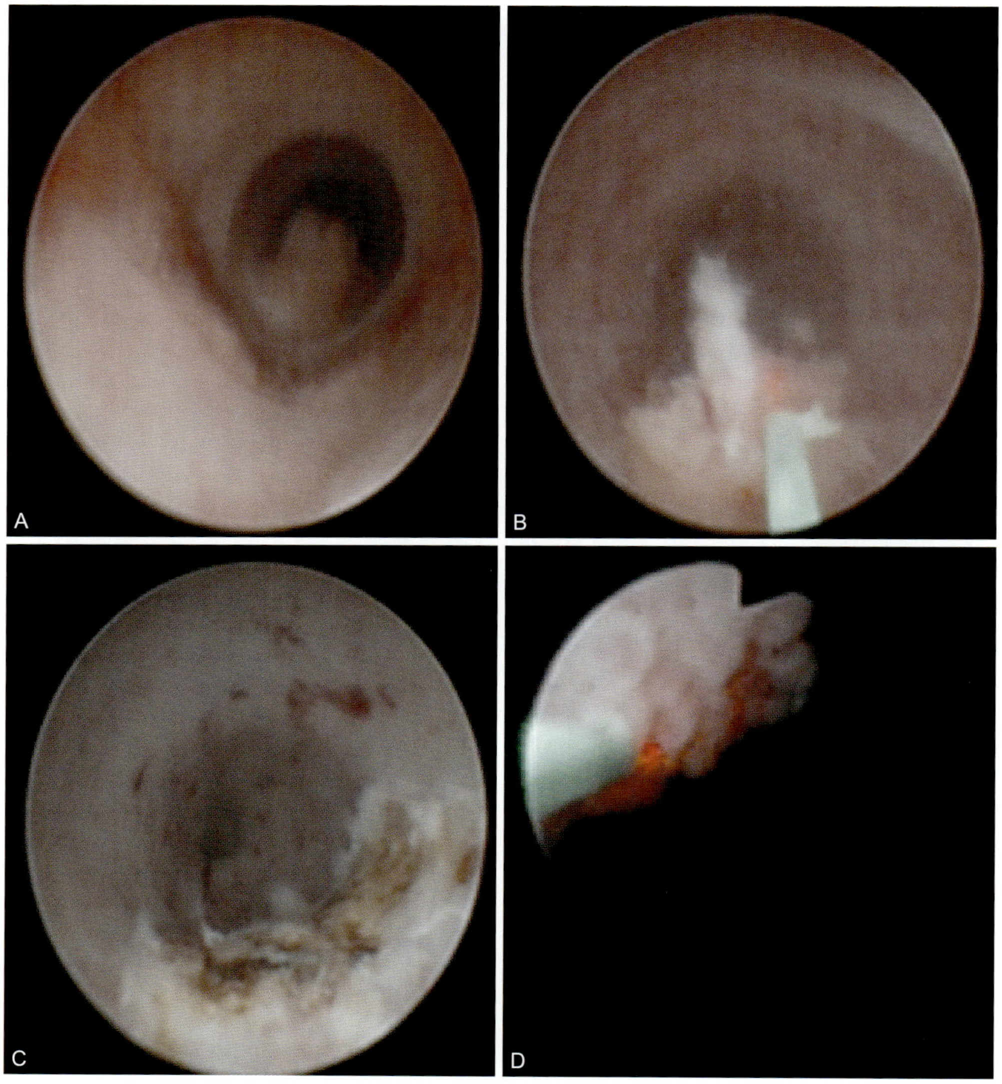

图 13-6-15　输尿管镜治疗：A. 发现输尿管肿瘤；B. 进行激光 + 电凝；C. 肿瘤切除后创面；D. 肾盂肿瘤切除

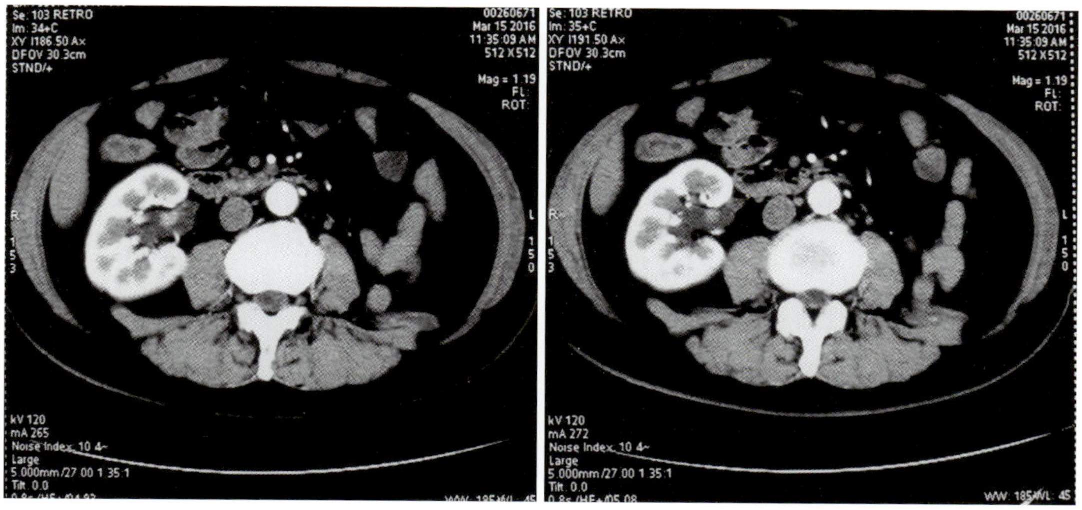

图 13-6-16　术后 13 个月肾盂肿瘤复发

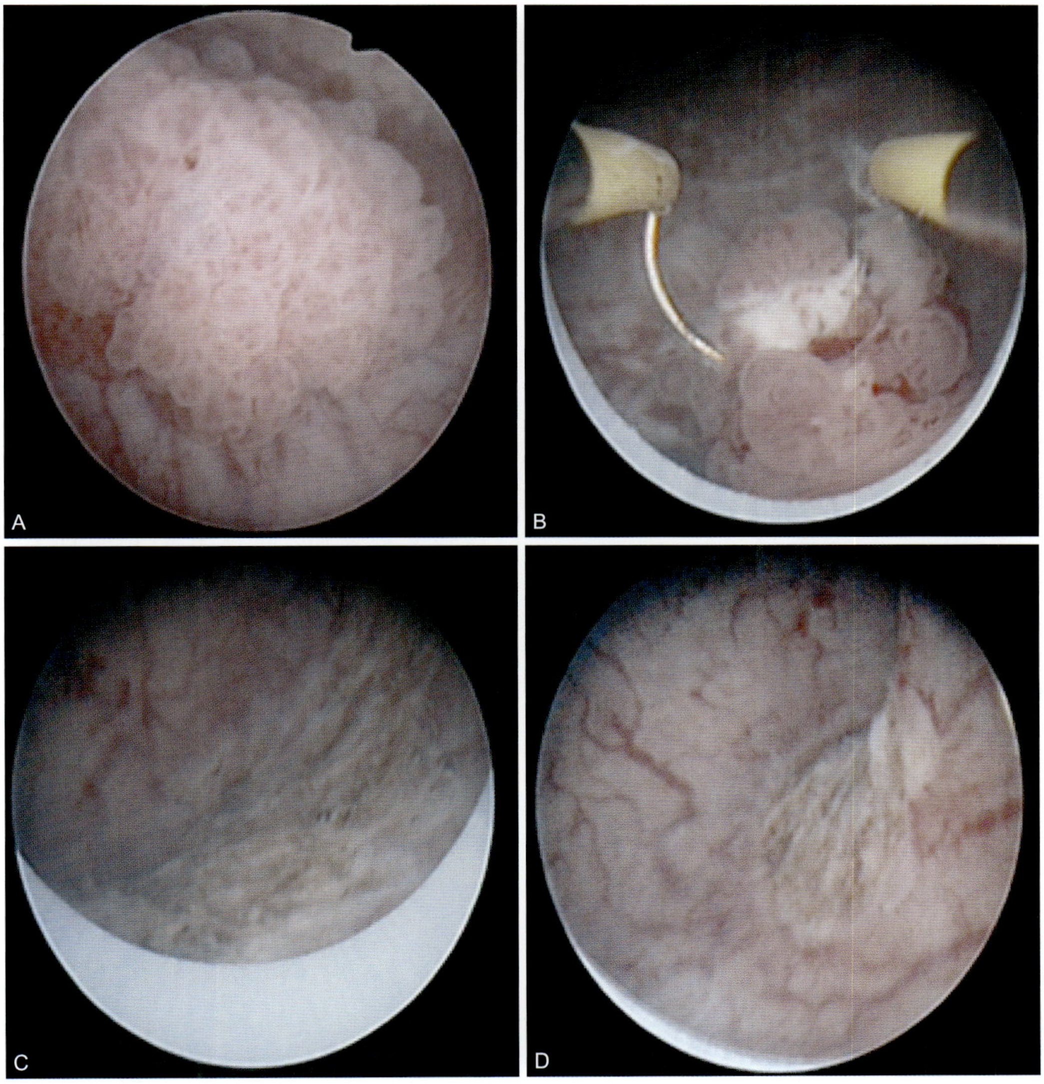

图 13-6-17 经皮肾镜治疗：A. 发现肾盂肿瘤；B. 进行电切；C、D. 切除后的创面

治性全长后出现严重肾功能衰竭的患者而开展的。随着透析技术的成熟，即便双肾切除的患者也有可能获得较长时间的生存，因此对于此类患者，亦需要权衡肿瘤控制与肾功能保护间的利弊。

对于孤立肾、双侧同时起病的 UTUC 患者，由于发病率较低，目前全世界大宗病例的报道并不多，多数仅仅为个案报道。目前发表的针对中国人群的研究中，当面对双侧同时起病的 UTUC 患者时，对于术前肾功能较差的患者（$P<0.001$）及肿瘤体积较大的患者（$P=0.039$）多采用双侧根治性手术治疗，开展最多的手术方式是一侧根治性手术 + 对侧保留肾单位手术治疗（67.6%），并且多针对肿瘤位于输尿管的一侧（$P=0.003$）及体积较小的一侧（$P=0.005$）开展保留肾单位的手术，并且生存分析提示手术方式不是预后的独立危险因素（Fang et al., 2015）。而面对例孤立肾 UTUC 患者时，针对年龄大（$P=0.002$）、肿瘤直径小（$P=0.013$）、未接受肾移植（$P=0.007$）、肾功

能较好（P=0.002）的患者开展了保留肾单位手术，两种手术方式的预后无统计学差异，并且保留肾单位手术组中仅 3 例需要术后透析治疗（Su et al., 2016）。

综上，对于可能术后肾功能不全的患者，在权衡是否开展保留肾单位手术前，应考虑：①肾功能方面，若患者肾功能已经很差、已经需要透析或既往曾经行肾移植术，则患肾没有保留的价值建议切除；②肿瘤控制方面，若肿瘤分期分级难以精确判断，可主要通过肿瘤大小、多灶性和位置来判断肿瘤控制的难度。

（二）非手术治疗

1．化疗

局部晚期肿瘤患者长期存活不高的主要原因是远处转移，因此在证实患者出现远处转移时，采用全身的新辅助和术后辅助化疗都是合理的，有关化疗用于 UTUC 的治疗尚无明确循证医学证据。由于 UTUC 患者普遍肾功能较差，而在根治术后肾功能会进一步恶化，因此很多患者没有机会接受以铂类为基础的化疗（Fang et al., 2014; Xiong et al., 2014），而新辅助化疗可以在患者肾功能最好的时候开展合适剂量的化疗。有研究指出在 UTUC 高危患者中开展新辅助化疗可以显著降期甚至部分患者可以达到完全缓解。Youssef 等人指出新辅助化疗可以使有局部淋巴结转移的 UTUC 患者受益（Youssef et al., 2013），更加支持在局部进展期患者应开展新辅助化疗。但整体来看目前针对辅助化疗和新辅助化疗开展的临床研究都比较少，大多以回顾性研究为主，NCCN 指南中认为分期为 T2、T3、T4 或淋巴结转移的患者应该接受辅助化疗，至于新辅助化疗，特定的患者人群或许能够获益（National comprehensive cancer guidelines）。根据最近发表的 meta 分析，在已经发表的 3 篇以顺铂为基础的辅助化疗研究证实其可以改善患者总生存（HR 0.43，95%CI 0.24～0.99，P=0.023）和无病生存（HR 0.49, 95%CI 0.24～0.99, P=0.048）；非顺铂的辅助化疗则没有给患者带来明显获益；对于新辅助化疗，2 项临床试验证实其有降低分期的作用，2 项回顾性研究发现其可以改善疾病特异性生存（HR 0.41, 95% CI 0.22～0.76, P=0.005）（Leow et al., 2014）。

一般而言，辅助化疗优先推荐以顺铂为基础的化疗方案；对于晚期 UTUC，目前的治疗与膀胱癌类似，联合方案化疗是主要治疗手段，一线治疗方式为 ddMVAC 方案或 GC 方案，后者耐受性更佳。若肾功能不佳时，可以考虑紫杉醇或吉西他滨的化疗。完全反应率非常低，反应时间和生存率并不比 MVAC 高。整体来讲，化疗可能会改善 UTUC 患者的肿瘤控制结局，但是目前的证据较少，有待于进一步证实。

2．放疗

目前对于 UTUC 的研究多仍然为小样本量回顾性研究，主要的放疗指征一般认为是术后病理 T3～T4 期 / 存在淋巴结转移，或存在残存病灶。一般剂量为 37～60 Gy，亦有研究认为放疗剂量在 50 Gy 以上优于 50 Gy 之下，并且对于高级别浸润性肿瘤辅助放疗优于挽救放疗。有少量研究发现放疗可降低局部肿瘤复发率、改善患者总生存，但几项相对较大规模的研究认为放疗可能对局部复发率有一定的改善，但是往往此类患者可能存在潜在的远处转移，辅助放疗无法降低转移的几率、对生存没有改善，研究者对此的评价是根治性切除已经达到较高局部肿瘤控制。分期高的肿瘤行局部放疗不能减少局部复发和远处转移。整体来讲目前治疗带来的获益非常少，EAU 指南并未针对放疗的应用给出明确推荐（Roupret et al.,

2018），因此还有待于进一步的研究来明确其意义和指征。

3. 预防膀胱肿瘤复发的预防性灌注化疗

因 UTUC 术后（即便是根治性肾输尿管切除术后）经常出现膀胱肿瘤复发，而原发性膀胱癌术后可以采用膀胱灌注来降低复发风险，因此在 UTUC 根治术后也有可能采用膀胱灌注来降低复发率。目前两项最大的前瞻性研究分别来自英国和日本：O'Brien 等采用在尿管拔除前进行丝裂霉素 C 40 mg 灌注，最终灌注组和未灌注组的复发率分别为 16% 和 27%（P=0.03）（O'Brien et al., 2011）；而 Ito 等在术后 48 小时进行 THP 30 mg 灌注，灌注组与未灌注组的 1 年和 2 年的复发率比分别为 16.9% 与 31.8% 及 16.9% 与 42.2%（P=0.025）（Ito et al., 2013）。meta 分析发现，行膀胱灌注改善膀胱复发率的 OR 值为 0.48（95%CI 0.33～0.69, P=0.0001），绝对危险度下降值为 15%，意味着平均灌注不到 7 例患者即可预防 1 例复发（Fang et al., 2013）。在 2017 年 EAU 指南中，已经明确提出推荐术后单次预防性膀胱灌注（证据等级 B 级）（Rouppret et al., 2018）。

灌注药物可以选择丝裂霉素、吡柔比星、表柔比星等，用量和方法类似于原发性膀胱肿瘤的术后灌注。疗程多为在术后 1～2 周左右单次灌注，通过尿管注入膀胱内；虽然有研究采用了术后一段时间的持续灌注治疗，但目前没有足够的证据支持。灌注的副作用类似于原发性膀胱肿瘤的术后灌注，多数仅为短暂的膀胱刺激征，目前的报道中几乎没有尿漏、膀胱破裂、灌注药物外渗的病例（Fang et al., 2013）。

4. 保留肾单位的手术后的辅助灌注化疗

当对患者实施了保留肾的手术后，可通过向保留的患者尿路上皮内灌注药物的方法来降低复发的风险。有几种灌注途径：经肾造瘘管灌注；经输尿管导管逆行灌注；经保留的输尿管支架管或利用人为形成膀胱输尿管反流进行药物灌注，早年也有利用留置于耻骨上的输尿管导管进行灌注的报道。无论哪种方法都应该在没有活动性感染条件下，进行低压灌注，以减少菌血症和药物的全身吸收。

治疗上尿路肿瘤的药物和治疗膀胱肿瘤的药物一样。许多小样本无对照研究回顾性分析了灌注噻替派、丝裂霉素、BCG 治疗 UTUC。但由于药物在上尿路之内停留时间较短，因此疗效尚不确切，目前没有特别让人满意的报道。随着目前保留肾手术的治疗越来越引起人们的关注，这一辅助治疗方式有望通过更多的研究来予以革新。

灌注治疗最常见的并发症是菌血症，为减少菌血症每次灌注前都要评估患者是否存在活动性感染，而且必须行低压灌注。此外也有一些其他并发症报道，如药物吸收引起的是肾肉芽肿性改变、合并膀胱输尿管反流的患者出现的肾功能下降等。

5. 保留肾治疗后的近距离放疗

早期曾有报道针对保留肾的手术并且留置肾造瘘的患者采用具有放射性的铱丝或其他放射源插入肾造口内进行近距离放疗，据报道可以降低局部复发几率，但存在皮肤窦道形成的并发症。该方式近年来已鲜有报道。

十一、预后

（一）肿瘤的播散和转移及肿瘤相关性死亡

UTUC 的预后相较于膀胱癌而言更差。早期曾有报道 19% 的上尿路移行上皮癌的患者在最初诊断时就已经发生转移。对于 UTUC 患者术前进行危险度分层是非常重要的。很大程度上由于发病率较低，目前的报道多为单中心、小样本量的数据，迄今为止尚无足够的高级别证据。已有一些单中心和多中心的数据来评估影响预后的因素，进而能指导进行治疗方案和随访方案的选择。肿瘤分期和分级是最有力的预后指标，一些分子标志物正在被研究，其预后意义有待进一步证实。已开发出部分预后模型来对于预后进行较为精确的预测。治疗方式对于预后的影响已在治疗部分探讨。

此外，传统上讲临床医师主要依靠个人经验来预测患者的危险度分级。然而由于各种主观或客观的原因，个人的预测经常存在偏倚；并且，除明显进展期疾病外，现有的影像学手段评估分期的能力均较差，因此预测工具的存在可以有助于综合各种临床信息以辅助医师对患者进行较为准确的评估。近年来许多研究采用列线图等方式分别建立了针对临床分期、术后生存的预测模型，并且针对中国人群的预测模型也已经发表（Chen et al., 2013; Xiong et al., 2015），可以有效地辅助临床医师进行评估和决策。

1. 术前因素/临床因素

（1）性别：UTUC在不同地区存在很大差异。目前中国人群中女性的发病率明显高于男性，而女性的病理结局和预后远较男性为好（Chen et al., 2013; Xiong et al., 2015）。在国际报道中性别对预后的影响则存在争议，西方有报道认为女性预后更差（Lughezzani, 2010），整体来讲性别对预后的影响与种族和发病因素相关。

（2）年龄：有多篇研究观察到高龄是肿瘤特异性生存（CSS）的独立预测因素。高龄患者CSS及总生存期（OS）均较低。这可能是由于肿瘤的生物学行为发生改变，高龄患者中UTUC更具侵袭性，且治疗方式亦存在区别（更不情愿接受根治性手术）。根据以上结果，高龄应被认为是疾病进展性强和治疗结果较差的预测因子。需要注意的是年龄不应被认为是根治性治疗的排除标准，目前高龄患者越来越多，而目前手术创伤、围术期并发症均在逐步降低，对于高龄患者的治疗策略需要综合考虑。

（3）吸烟：吸烟是患UTUC的危险因素之一，也有越来越多的研究发现吸烟的患者肿瘤相关死亡率更高，且膀胱复发率更高，并且已经开始有研究着眼于戒烟后可以一定程度上降低患病风险。

（4）肿瘤位置：肾实质可能对于肾盂肿瘤有保护作用，多数研究认为输尿管癌预后比肾盂癌差。目前存在争议的问题是一些大的多中心研究未能发现肿瘤位置对预后有影响，指出在参考了多项临床和病理指标后，肿瘤位置对于无复发生存率（RFS）和CSS无显著影响。应该认为目前的回顾性研究多倾向于认为输尿管癌预后相对更差，但是还难以做出有关肿瘤位置对于预后影响的肯定性结论。

（5）肾积水：近年来已经有多篇文章着眼于肾积水与病理分期和CSS的关系，绝大多数都认为肾积水的存在提示术后病理结局较差、转移风险较高，并且肾积水是术后肿瘤特异性生存的独立危险因素（Zhang et al., 2015）。有研究认为肾积水可能在此病理生理学过程中发挥着除梗阻之外的作用。肾积水是一种对于疾病分期和预后生存很有价值的影响因素，由于其很容易在术前影像检查中识别，因此是一个非常有用的进行危险度分层的临床指标。

（6）症状：有部分研究认为存在全身症状（如体重下降、恶心呕吐、骨痛等）意味着肿瘤分期更晚、级别更高，可能与较差的预后相关（Raman et al., 2011）。但是目前支持的证据太少，还有待于进一步的多中心研究来证实其对于肿瘤控制结果的预测作用。值得注意的是，最常见的症状血尿与预后没有明显关联。

2．术后因素 / 病理学因素

（1）肿瘤 T 分期：病理学 T 分期代表了 UTUC 术后预后评估的基石。与其他肿瘤类似，高分期的肿瘤患者预后较差，转移风险较高。至今为止，已有多个单中心或多中心的研究证实了病理分期对预后的预测作用，指出 pTa/pT1 的患者 5 年的肿瘤相关生存率为 90%，而 pT4 的患者则降至 20%。综上，临床 T 分期是公认的最佳预测指标。

（2）肿瘤分级：肿瘤分级是很重要的肿瘤相关的预测指标，因其与肿瘤进展性和分期直接相关，应在术前和术后评估中给予充分重视。有大量研究肯定了肿瘤分级对于预后的预测价值，并且与肿瘤分期一样，肿瘤分级也是可否开展保留肾单位手术的很重要的参考指标（Roupret et al., 2018）。对于 WHO1973 和 WHO/ISUP 哪项更有价值目前尚无定论。

（3）淋巴结受侵：淋巴结受侵（lymph node invasion, LNI）是重要的预后因素，其代表了肿瘤的局部淋巴结转移。根据分期的不同，20%～40% 的患者会发生淋巴结转移。一些研究分析了淋巴结转移对预后的提示意义，指出 LNI 是影响 CSS 的重要危险因素，有淋巴结转移的患者 5 年生存率为 30%；Bolenz 等人指出在膀胱癌患者中淋巴结密度可以协助对有淋巴结转移的患者进行危险度分层，淋巴结密度在 30% 以上的患者有较高的复发转移的风险。LNI 是重要的影响预后的因素，虽然淋巴结清扫的指征和范围有待进一步的研究来阐明。

（4）脉管淋巴浸润：脉管淋巴浸润（lymph-vascular invasion，LVI）是肿瘤细胞全身播散的第一步，提示存在着微转移，因此 LVI 的存在有利于识别淋巴结阴性的患者中根治性手术之后肿瘤复发和死亡率较高的患者，已经有不少研究指出 LVI 与肿瘤高分期和高分级有关，并且大多也证实 LVI 是影响 RFS 和 CSS 的独立因素。已有报道提出应在 RNU 术后病理中应常规报道 LVI 情况，并且在以后的 TNM 分期中应加入 LVI 的因素。

（5）肿瘤生长方式：与膀胱癌一样，UTUC 患者的预后可能也与肿瘤浸润方式有关。有一些研究分析了肿瘤生长方式（浸润性 / 乳头样）与预后的关系。最早有研究指出浸润性生长的肿瘤术后容易发生转移；三篇大的多中心研究肯定了浸润性生长多提示疾病为进展期，并且是 RFS 和 CSS 的独立预测因素。以上发现提示在内镜活检和术后病理学检查中都应当重视肿瘤的生长方式。

（6）肿瘤多灶性：据报道肿瘤多灶性存在于超过 30% 的 UTUC 患者。多灶性是比较明确的影响肿瘤复发的因素，也有研究发现多发性肿瘤的患者肿瘤相关死亡率是非多发性患者的三倍，法国和日本的多中心研究也均肯定了肿瘤多灶性是影响 CSS 的危险因素。术后病理学应常规检查并报告是否存在肿瘤多灶性。

（7）肿瘤大小：肿瘤大小在多种疾病中是肿瘤控制结果的预后因素，在 UTUC 中由于标准不够统一，目前的研究分别曾采用 3 cm、4 cm、5 cm 等作为划分标准，因此研究结果很难统一，多数研究认为肿瘤长径较大的患者出现不良病理结局、发生转移的几率较高，虽然对于是否影响肿瘤特异性生存还缺乏足够的证据。

3．分子标志物

（1）组织相关标记物：近年来针对 UTUC 肿瘤组织中的分子标志物与预后的关系研究较多，目前已经囊括的分子标志物包括 p53、Ki-67、EGFR、一些细胞凋亡相关因子（survivin 和 Bcl-2）、参与细胞黏附的分子（E-cadherin 和 beta-catenin）等，近来的大样本量研究基因甲基化状态（Xiong et al., 2015）可以有效辅助推测术后病理和生存。多数针对以上分子标志物的研究均认为这些标志物的表达状态与肿瘤的进展性以及患者预后相关，虽然现有试验多数为回顾性研究，还有待大规模的多中心研究来验证。

（2）血清学标志物：血清学标志物的研究近几年进展较快，多集中在患者术前的血红蛋白含量、中性粒细胞/淋巴细胞比值、白蛋白含量、碱性磷酸酶水平等，且多数相关研究多有阳性发现，虽然尚有待于多中心研究来验证，但目前的结论已经越来越支持可以根据患者术前的血清学化验值来推测术后的病理和预后。截至目前尚没有比较有效的尿路上皮癌比较特异的血清学标志物。

（3）尿液检查：虽然有研究认为尿细胞学结果与肌层浸润性和非器官局限性 UTUC 或复发相关，但是由于尿细胞学检查的敏感性较低，实际工作中的价值有限。而 FISH 检查除了能够辅助诊断 UTUC 之外，也被发现与术后的肿瘤分期、分级相关，相信随着进一步随访结果的完善，FISH 有望作为有效的评估工具。

（二）术后膀胱肿瘤复发

UTUC 术后发作膀胱肿瘤的几率很高，国外文献均用“intravesical recurrence”来描述该现象，本书为表达方便均采用“膀胱复发”来表示。

1. 膀胱复发的机制

由于表面均被覆移行上皮并且联系密切，目前针对于 UTUC 术后膀胱复发机制的研究更全面地讲是针对同时发生或先后出现的多发性尿路上皮癌的研究，UTUC 术后的膀胱复发被认为是尿路上皮癌多发性的一种表现。经过长期的临床实践后演化出两种学说，分别为多中心癌野理论（field cancerization）和播种理论（seeding theory）。多中心癌野理论认为不同的肿瘤病灶来源于不同的细胞克隆，其源于不同部位的正常细胞在局部致癌因素的作用下发生染色体缺失或基因突变，形成各自独立的细胞克隆，并逐步发展为尿路上皮癌。而播种理论认为所有多发性肿瘤（包括术后复发尿路上皮癌）均由同一原发变异细胞播散形成，包括腔内播种（intraluminal dissemination）和上皮内迁移（intraepithelial extension）。

既往报道的临床观察结果表明两种学说均存在其可能性。在原发肿瘤附近或远隔部位常出现的不典型增生或原位癌支持多中心癌野理论。相较而言大多数的临床观察似乎更支持播种理论：原发性 UTUC 继发膀胱癌的比例较高，而对侧复发比例则较低，并且多数在对侧复发前已出现膀胱复发膀胱癌术后继发 UTUC 的比例远低于 UTUC 术后膀胱复发，为 0.7%～4%，但国外既往报道指出如果患者合并膀胱输尿管反流则风险会大大上升。膀胱复发肿瘤的位置多出现在原发 UTUC 的一侧。以上临床观察结果均提示可能继发的肿瘤为单一来源肿瘤沿尿流方向播散形成。

由于两种学说的主要区别为多个肿瘤之间是否为同一克隆来源，因此通过分子标记检验克隆来源的方法可以从分子生物学水平研究其复发的机制。所采用的标记物检验方法包括：① X 染色体失活。Sidransky 等最早针对多发膀胱癌中的 X 染色体失活进行研究，发现所研究的 4 例患者中每例患者的多发性肿瘤均出现同样的 X 染色体失活，强烈支持多发肿瘤为同一细胞克隆来源的理论。② P53 基因突变。Habuchi 等人为了证实尿路上皮癌（UC）的克隆来源，研究了 3 例 UTUC 术后膀胱复发的患者和 1 例膀胱癌术后继发输尿管癌的患者，每例患者的原发肿瘤和复发肿瘤都存在相同的 p53 基因的变异，从而证实了 UC 中原发肿瘤腔内种植造成异位复发，支持多灶性 UC 肿瘤为单一克隆来源。运用聚合酶链反应 - 单链构象多态性分析法（PCR-SSCP），Vriesema 等人分析了原发浅表性和继发浸润性尿路上皮癌，均发现了同样的 p53 变异。③微卫星变异（microsatellite alteration, MSA），包括杂合性缺失（loss of heterozygosity, LOH）和微卫星不稳定性（microsatellite instability, MSI）等，该领域研究较多。Takahashi 等研究了 29 例同时发现或先后出现多处肿瘤的尿路上皮癌患者，采用微卫星标记分析 8 条染色体上 20 个位点的基因变化。通过检测基因变异性缺失和微卫星偏移或部分染色体的缺失，发现至少 80% 的患者可以发现多发肿瘤起源于同一变形的启动细胞。在 2001 年 Takahashi 等发表了进一步的研究结果，他们同法检测了 13 例原发 UTUC 并且出现膀胱肿瘤的患者和 22 例复发性膀胱癌患者，发现 7 例 UTUC 患者和 16 例膀胱癌患者存在肿瘤单一克隆来源。Catto 等研究了 9 例患者多发性肿瘤的患者，通过检测微卫星不稳定性来检验肿瘤的克隆相关性，发现 7 例患者中多个尿路上皮肿瘤的表达高度类似，认为多灶性的尿路上皮癌起源于同一克隆来源，并且认为术后残留的肿瘤细胞可以导致复发。Hafner 等也采用类似方法，通过检测杂合性缺失、微卫星不稳定和 p53 基因的方法证实多发尿路上皮癌为单一克隆来源。以上诸多分子生物学研究病例数均较少，且均不能充分肯定复发肿瘤和原发肿瘤是否同一克隆来源，目前的结果只能说明至少部分患者中存在多个肿瘤同一克隆来源的现象，两种机制可能并存，播种理论可能相对占优，具体两种机制间的关系尚有待于大规模分子生物学研究。

2. 膀胱复发的发生率和时间特征

UTUC 根治术后膀胱复发几率较高，这已经得到了国际广泛认可。就近 15 年的国内外文献报道而言，多数均在 20% ~ 50%。术后 5 年膀胱无复发生存率为 40.5% ~ 65%。就目前报道而言，UTUC 术后膀胱复发的时间高峰多被认为是术后 2 年内。有多篇文章指出，发生在术后 2 年之内的膀胱复发患者的比例高达 80% 之上，多数文献中高峰期为 6 ~ 12 个月，此后复发的风险逐渐降低，但会持续很长时间（Fang et al., 2014）。

此外，国内外均有报道指出，膀胱复发可能可以分为早期复发及晚期复发，并且术后复发的时间可能与机制相关，术后早期复发可能与播种理论有关，而术后长时间后的复发可能与多中心癌野理论有关（Fang et al., 2014）。需要引起注意的是，原发性膀胱癌行经尿道膀胱肿瘤切除术（transurethral resection of the bladder tumors, TURBT）后复发的两个高峰期为 100 ~ 200 天及 500 ~ 600 天。UTUC 术后的膀胱复发与 TURBT 术后的复发是否在机制上存在共通之处有待进一步确定。

3. 膀胱复发的危险因素

目前尚无确定公认的有关 UTUC 术后膀胱复发的危险因素。近 15 年来已有多篇文章针对该问题进行探讨，但多数均存在病例数较少、入选和排除标准不统一等问题，文章结论难以统一。Azémar 等的综述认为目前没有预测膀胱复发的可靠因素，只有肿瘤多灶性、既往膀胱癌病史在较多报道中与膀胱复发相关。Seisen 等的综述中也提到其他一些危险因素包括肿瘤位置、肾功能不全、腹腔镜手术、输尿管末端处理方式等（Seisen et al., 2015）。目前也有文章依据检出的危险因素提出了预测复发风险分层的公式，尚有待于进一步外部验证和推广。

肿瘤多灶性是目前报道最多的与膀胱复发相关的因素。并且由于表面均被覆移行上皮并且联系密切，UTUC 术后的膀胱复发被认为是尿路上皮癌多发性的一种表现，因此肿瘤多发的患者容易出现术后膀胱复发在机制上也是容易解释的。在 Matsui 等的研究中，单因素和多因素分析均显示肿瘤多灶性是显著影响膀胱复发的危险因素（*P* 值分别为 0.0023 和 0.0075），并且在单因素分析中为唯一影响因素，然而在多因素研究中肿瘤 T 分期、肿瘤体积、手术方式也表现出对于膀胱复发的影响。Terakawa 等的研究中，12 例多发性肿瘤患者中有 8 例出现了术后膀胱复发，而 165 例单发肿瘤患者中仅 55 例出现复发，在单因素和多因素分析中肿瘤多发均为显著影响膀胱复发的危险因素。Kang 等人经过在排除了双侧 UTUC 后分析的 189 例患者发现肿瘤多灶性是唯一的影响膀胱复发的因素，相对危险度为 2.9，即肿瘤多发的患者术后膀胱复发的风险是单发肿瘤患者的近 3 倍。Hisataki 的研究中 8 名多发肿瘤患者中有 6 名术后出现了膀胱复发，而 61 名单发肿瘤患者仅 16 人出现复发。在 Xylinas 发表的 UTUC 合作组（UTUCC）的多中心研究中，不管是否纳入既往膀胱癌病史的患者，肿瘤多灶性在单因素和多因素分析中均为显著影响膀胱复发的危险因素。综合上述研究，结合对于膀胱复发机制的讨论，可见肿瘤多灶性与术后膀胱复发之间存在较为明显的关联性，应对多发肿瘤的患者在术后随访中给予高度重视。

由于术后的膀胱复发容易被认为是继发于膀胱癌而不是 UTUC，因此许多中心在研究时排除了既往膀胱癌病史 / 合并膀胱癌的患者。在纳入了此类患者的研究中，多数均发现此类 UTUC 患者术后膀胱复发的比例较高。Raman 等针对 103 例患者的研究中通过单因素分析发现患者年龄、肿瘤大小、既往膀胱癌病史等多种因素均影响术后膀胱复发，但通过多因素分析仅既往膀胱癌病史为唯一的危险因素，其中 21 例既往曾患膀胱癌的患者在进行 UTUC 手术后有 15 例（71%）出现了膀胱复发，而 82 例原发 UTUC 术后仅 36 例（44%）出现复发。既往膀胱癌病史也是 Novara 等人研究中多因素分析得出的唯一影响因素，两组人群的复发率分别为 63.5% 和 35.6%。Mullerad 等的研究中选取了 67 名原发 UTUC 患者和 62 名既往膀胱癌 / 合并膀胱癌患者，是目前纳入该类患者比例最多的研究；结果发现对于表浅期的 UTUC 患者，膀胱癌病史影响术后膀胱复发，对于进展期 UTUC 患者未达到显著差异。同样在 Xylinas 的大规模多中心研究中，既往膀胱癌也在单因素及多因素中均为独立影响因素，并且排除掉此类患者后并不影响其他危险因素的统计学意义。综合上述研究，虽然既往发生过膀胱癌 / 合并膀胱癌的患者与仅原发 UTUC 的患者复发机制是否一致尚存探讨，是否术后复发主要为膀胱癌复发而非继发于 UTUC 尚无法确定，但多数研究中均证实既往膀胱癌病史 / 合并膀胱癌的患者在 UTUC 术后膀胱复发的风险较高。

在部分研究中，肿瘤位于输尿管被认为是影响术后膀胱复发的因素。Zigeuner 的研究中发现肿瘤位于输尿管的患者膀胱复发率高达 40%，而肿瘤位于肾盂的患者仅为 20%。作者认为是距离原因使输尿管肿瘤更容易播散至膀胱，并将其解释为尿流率较高、腔内压力较大而导致的机械性应激造成肿瘤细胞容易发生转移。Chung 等在发现肿瘤位于输尿管的患者膀胱复发率较高的基础上进一步发现相对于上、中段输尿管，肿瘤位于下段输尿管的患者更容易出现膀胱复发。Novara 等人将随访中发生了膀胱复发的患者单独进行生存分析，发现肿瘤位于输尿管的患者膀胱无复发生存率更低，即复发更早。Kobayashi 和 Fang 的研究中在单因素分析中输尿管下段受累的患者术后膀胱复发率较高。综合上述研究，位于输尿管的肿瘤距离膀胱较近，可能容易发生肿瘤细胞向膀胱扩散，目前部分研究也证实位于输尿管的肿瘤更容易膀胱复发，但由于支持的文献较少（可能因采用“肿瘤位于肾盂 / 输尿管”进行分类比较而未突出输尿管下段这一具体位置），其结论尚有待进一步认证。

肿瘤分期（T stage）是一个显著影响 UTUC 患者生存的指标，但其对于术后膀胱的影响尚存在争议。虽然在单因素分析中未达到统计学差异，Hisataki 经过多因素分析认为 pTa～pT1 的患者膀胱无复发生存率更高；而在 Pieras 和 Novara 的研究中，高分期在单因素分析中体现出对于膀胱复发的不良影响，然而在多因素分析中未达到显著差异。作者未能针对此现象提供相关解释。与此相反，有不少研究认为低分期肿瘤患者更容易出现膀胱复发。Matsui 的研究中发现低分期肿瘤的患者（Ta/Tis/T1）相较于高分期肿瘤患者更容易出现膀胱复发，作者解释为可能高分期肿瘤患者容易在膀胱复发前死亡，并认为两者复发机制不同，低分期肿瘤可能主要由于多中心癌野原因而复发，而高分期肿瘤由于播种原因而复发。作者的解释相对欠缺说服力。在 Terakawa 的研究中同样发现分期为 T1 及以下的患者相较于分期为 T2 或以上的患者更容易发生膀胱复发，作者除高分期肿瘤患者易早期死亡外并未提供其他解释。Takaoka 和 Zigeuner 的研究中也体现出了低分期患者更容易出现膀胱复发，但未达到显著差异。与之类似的现象出现在肿瘤分级对于膀胱复发影响的研究中。多数研究未发现两者有显著相关性，只有 Zigeuner 和 Huang 的研究中发现高分级患者容易发生复发。两篇文章均存在手术方式不统一、入组标准不明确等问题；而 Fang 及较早期 Bloom 等人发现低分级的肿瘤更容易发生膀胱复发。综合上述分析，肿瘤分期和分级是较为公认的影响患者生存的因素，但其与术后膀胱复发的关系尚不明确。

此外，一些别的因素在既往的研究中也曾被认为与膀胱复发相关，包括肿瘤体积、性别、术前肾功能不全、合并原位癌、尿细胞学、肿瘤坏死、切缘阳性等。与 UTUC 术后膀胱复发相关的分子标志物研究开展不多，E- 钙黏蛋白和基因甲基化状态与被发现与术后膀胱复发存在关联。综合上述研究，肿瘤多灶性和既往膀胱癌病史 / 合并膀胱癌是目前相对较为可靠的影响 UTUC 术后膀胱复发的因素，其他因素对于膀胱复发亦有一定的影响，尚有待于进一步明确，需要大规模的临床试验和分子生物学研究来证实以上结论。

4. 膀胱复发的病理、治疗和预后

在大多数研究中，UTUC 术后复发的膀胱癌多为非肌层浸润性（Ta/Tis/T1），肌层浸润性（T2 及以上）仅为 10%～15%；复发的膀胱肿瘤多灶性发病者居多，因此，UTUC 术后复发的膀胱肿瘤具有低分期、多灶性的特点，多数患者可通过 TURBT 治疗。目前的研究多认为发生了膀胱复发并不提示预后差；患者生存率不受膀胱复发的影响，但复发的膀胱癌可能会在 TURBT 术后反复发作，甚至可能最终需行膀胱全切术，既往研究中均有患者是在随访过程中因反复多次发作或再次发作为肌层浸润性疾病等原因最终需切除膀胱。以上表现均和原发性早期膀胱癌类似。

（三）对侧新发 UTUC

在一侧 UTUC 术后，有 2%～7% 的几率会在对侧上尿路再次发生尿路上皮癌（Fang et al., 2014）。肾功能不全的患者、既往曾经行肾移植的患者以及服用马兜铃酸相关草药的患者为高危人群。其对侧 UTUC 多数可造成血尿症状，可能伴随或不伴随膀胱肿瘤，因此需要在术后随访中严密监测。对于此类患者的治疗应充分考虑患者的肿瘤特征和肾功能情况，对于已经依靠肾替代治疗（已经需要透析或既往已行肾移植病史）由于已无保留肾单位的必要，推荐尽早行对侧切除；如果患者肾功能尚可，由于目前对于术前分期分级的不确定性，肿瘤单发且体积较小时可以考虑保留肾单位的手术（Fang et al., 2014），针对此类患者采用各种预测模型或输尿管镜结果来辅助抉择手术方式的研究目前正在开展中。

此外，有部分患者可能会发生全尿路上皮癌，即同时或先后发作的双侧 UTUC 及膀胱癌，该类患者的主要危险因素亦为肾功能不全及既往服用马兜铃酸相关中草药。这种发病特点考虑与此类患者全尿路上皮都处在致癌因素的作用下有关，容易形成同时或先后发生的多部位病变（Fang et al., 2015）。对于该类患者应在充分沟通的前提下尽量考虑根治性切除手术，避免肿瘤的复发和进展（Fang et al., 2015）。

十二、随访

上尿路肿瘤多中心性复发和转移并伴肿瘤恶性程度增加的特点使随诊变得复杂。术后随访除了常规的问诊和体格检查外，需留意：

1. 局部复发

对于根治性切除手术，国内多采用超声而国外多采用 CT 检查来评估患侧肾床组织和局部淋巴结有无局部复发。

2. 膀胱复发

膀胱是最常见的肿瘤复发部位，膀胱镜应作为最有必要开展的随访措施（即便对于分期较早分化较好的患者），如果患者需要输尿管镜或经皮肾镜检查上尿路，则可以同时检查膀胱。尿常规、尿细胞学以及 FISH 检查亦有助于通过尿液来识别复发。

3. 对侧复发

可以采用静脉尿路造影的方法，但由于患者经常存在肾功能不全，因此目前主要靠超声、CT、MR 来随访。可以考虑在复查膀胱镜时采用逆行造影来检查。

4. 保留肾单位手术后的同侧上尿路复发

除了常规影像学检查之外，可以采用输尿管镜或经皮肾镜（当留置肾造瘘时）来进行观察。

5. 远隔转移

可根据肿瘤的自然病史和转移途径选择胸部 X 线、肝功能检查、CT、骨扫描等进行随访。

此外，除了肿瘤控制结局外，需留意患者肾功能的变化，及时识别肾功能不全并予以干预。随诊的具体方案应根据术后时间、手术方法（保留肾或根治性手术）和远处转移的风险来制订。由于术后 2 ~ 3 年内是复发的高峰，因此建议此期间可每 3 ~ 6 个月复查一次（特别是第一年，建议每 3 个月检查一次），此后可逐步过渡到每年一次。《坎贝尔泌尿外科学》及 EAU 指南推荐的随访方案如下（表 13-6-3、表 13-6-4）。

表 13-6-3 《坎贝尔泌尿外科学》推荐的 UTUC 术后随访方案

体检、尿细胞学（仅针对低分化肿瘤）和膀胱镜
术后第一年：每 3 个月一次
术后 2～3 年：每 6 个月一次
此后每年一次
检查对侧上尿路（静脉肾盂造影或逆行造影）
每年一次
患侧内镜检查（保留肾脏手术的患者）
术后前几年：每 6 个月一次
此后每年一次
远处转移的检查：所有肿瘤进展风险高的患者（如低分化或浸润性肿瘤）均需行此检查
体格检查、胸部 X 线、肝功能检查
术后第一年：每 3 个月一次
术后 2～3 年：每 6 个月一次
术后 4～5 年：每年一次
5 年后：仅检查泌尿系统
腹部和盆腔的 CT 或 MRI 检查
术后 1～2 年：每 6 个月一次
术后 3～5 年：每年一次
在碱性磷酸酶升高或有骨痛症状时行骨扫描

表 13-6-4 EAU 指南推荐的 UTUC 术后随访方案

根治性术后，≥5 年	推荐等级
非浸润性肿瘤	
3 个月时候做膀胱镜和脱落细胞学检查，随后每年一次	C
每年做 CTU	C
浸润性肿瘤	
3 个月时候做膀胱镜和脱落细胞学检查，随后每年一次	C
每 6 个月检查 CTU 持续 2 年，随后每年一次	C
保留肾的手术，≥5 年	
3 个月和 6 个月做脱落细胞学检查和 CTU，随后每年做一次	C
3 个月和 6 个月时做膀胱镜，输尿管镜和细胞血检查，随后每 6 个月一次，2 年后每年做一次	C

（方　冬　张　雷　李学松）

参考文献

黄澄如，孙宁，张潍平. 实用小儿泌尿外科学. 人民卫生出版社，2006.

Adsay NV, Eble JN, Srigley JR, et al. Mixed epithelial and stromal tumor of the kidney. Am J Surg Pathol 2000; 24: 958-970.

Ala-Mello S, Sankila EM, Koshimies O, et al. Molecular studies in Finnish patients with familial juvenile nephronophthisis exclude a founder effect and support a common mutation causing mechanism. J Med Genet, 1998, 35: 279-283.

Al-Bhalal L, Akhatar M. Molecular basis of autosomal recessive polycystic kidney disease (ARPKD). Adv Anat Pathol, 2008: 54-58.

Algaba F, Akaza H, Lopez-Beltran A, et al. Current pathology keys of renal cell carcinoma. Eur Urol 2011; 60: 6344-43.

Ali Varan. Wilms' Tumor in Children: An Overview. Nephron Clin Pract, 2008; 108: c83-c90.

Alt AL, Boorjian SA, Ms CML, et al. Survival after complete surgical resection of multiple metastases from renal cell carcinoma[J]. Cancer, 2011, 117(13): 2873-2882.

Amin MB, Crotty TB, Tickoo SK, et al. Renal oncocytoma: A reappraisal of morphologic features with clinicopathologic findings in 80 cases. Am J Surg Pathol 1997; 21: 1-12.

Amin MB, Gupta R, Ondrej H, et al. Primary thyroid-like follicular carcinoma of the kidney: report of 6 cases of a histologically distinctive adult renal epithelial neoplasm. Am J Surg Pathol 2009; 33: 393-400.

Amin MB, MacLennan GT, Gupta R, et al. Tubulocystic carcinoma of the kidney: clinicopathologic analysis of 31 cases of a distinctive rare subtype of renal cell carcinoma. Am J Surg Pathol 2009; 33: 384-92.

Andrew MD. WILMS TUMOR. Pediatr. 2009 June; 21(3): 357-364.

Argani P, Beckwith JB. Metanephric stromal tumor: Report of 31 cases of a distinctive pediatric renal neoplasm. Am J Surg Pathol 2000; 24: 917-26.

Argani P, Lae M, Ballard ET, et al. Translocation carcinomas of the kidney after chemotherapy in childhood. J Clin Oncol 2006; 24: 1529-34.

Arroyo MR, Green DM, Perlman EJ, et al. The spectrum of metanephric adenofibroma and related lesions: clinicopathologic study of 25 cases from the National Wilms Tumor Study Group Pathology Center. Am J Surg Pathol. 2001; 25: 433-444.

Azoulay S, Vieillefond A, Paraf F, et al. Tubulocystic carcinoma of the kidney: a new entity among renal tumors. Virchows Arch 2007; 451: 905-9.

Bae KT, Zhu F, Chapman AB, et al. Magnetic resonance imaging evaluation of hepatic cysts in early autosomal-dominant polycystic kidney disease. Clin J Am Soc Nephrol, 2006, 1: 64-69.

Bardeesy N, Falkoff D, Petruzzi MJ, et al. Anaplastic Wilms'tumor, a subtype displaying poor prognosis, harbours p53 gene mutations. Nat Genet, 1994; 7: 91-97.

Bastide C, Rambeaud JJ, Bach AM, et al. Metanephric adenoma of the kidney: clinical and radiological study of nine cases. BJU Int 2009; 103(11): 1544-1548.

Bauman TM, Potretzke A, Wright AJ, et al. Partial Nephrectomy for presumed renal cell carcinoma: incidence, predictors, and perioperative outcomes of benign lesions. J Endourol 2017; doi: 10.1089/end.2016.0667.

Beckwith JB, Kiviat NB, Bonadio JF. Nephrogenic rests, nephroblastomatosis, and the pathogenesis of Wilms' tumor. Pediatr Pathol, 1990; 10: 1-6.

Beckwith JB. Nephrogenic rests and the pathogenesis of Wilms' tumor: Developmental and clinical considerations. Am J Med Genet, 1998; 79: 268-273.

Bensalah K, Pantuck AJ, Rioux-Leclercq N, et al. Positive surgical margin appears to have negligible impact on survival of renal cell carcinomas treated by nephron-sparing surgery. Eur Urol, 2010. 57: 466.

Bigot P, Fardoun T, Bernhard J C, et al. Neoadjuvant targeted molecular therapies in patients undergoing nephrectomy and inferior vena cava thrombectomy: is it useful?[J]. World Journal of Urology, 2014, 32(1): 109-114.

Bisceglia M, Bacchi CE. Mixed epithelial-stromal tumor of the kidney in adults: two cases from the arkadi M. rywlin slide seminars. Adv Anat Pathol 2003; 10: 223-233.

Bisceglia M, Galliana CA, Senger C, et al. Renal cystic diseases: a review. Adv Anat Pathol, 2006, 13: 26-56.

Braun WE. Autosomal dominant polycystic kidney disease: emerging concepts of pathogenesis and new treatments. Cleve Clin J Med, 2009, 76: 97-104.

Brewer K, O'Malley RL, Hayn M, et al. Perioperative and renal function outcomes of minimally invasive partial nephrectomy for T1b and T2a kidney tumors. J Endourol, 2012. 26: 244.

Brunelli M, Eble JN, Zhang S, et al. Gains of chromosomes 7, 17, 12, 16, and 20 and loss of Y occur early in the evolution of papillary renal cell neoplasia: a fluorescent in situ hybridization study. Mod Pathol 2003a; 16(10): 1053-1059.

Bukowski R M. Natural history and therapy of metastatic

renal cell carcinoma[J]. Cancer, 1997, 80(7): 1198-1220.

Butlser BP, Novick AC, Miller DP, et al. Management of small unilateral renal cell carcinomas: radical versus nephron-sparing surgery[J]. Urology, 1995, 45(1): 34-40.

Buyukpamukcu M, Kutluk T, Buyukpamukcu N, et al. Renal tumors with pseudohermaphroditism and glomerular disease. Acta Oncol, 1992; 31: 745-748.

Calio A, Warfel KA, Eble JN. Papillary adenoma of the kidney. Virchows Arch 2016; 469 (Suppl 1): S1-S346.

Campbell SC, Novick AC, Belldegrun A, et al. Guideline for management of the clinical T1 renal mass. J Urol 2009; 182: 1271-1279.

Cancer Genome Atlas Research Network. Comprehensive molecular characterization of clear cell renal cell carcinoma. Nature, 2013; 499: 43-9.

Capitanioa U, Blute M L, Mulders P, et al. Lymph Node Dissection in Renal Cell Carcinoma[J]. European Urology, 2011, 60(6): 1212-1220.

Chamie K, Donin NM, Klöpfer P, et al. Adjuvant Weekly Girentuximab Following Nephrectomy for High-Risk Renal Cell Carcinoma: The ARISER Randomized Clinical Trial[J]. Jama Oncol, 2016, 3(7): 913-920.

Chan AA, Abel E J, Carrasco A, et al. Impact of preoperative renal artery embolization on surgical outcomes and overall survival in patients with renal cell carcinoma and inferior vena cava thrombus[J]. J Urol, 2011, 185(4): e707-e708.

Chen CH, Dickman KG, Huang CY, et al. Aristolochic acid-induced upper tract urothelial carcinoma in Taiwan: clinical characteristics and outcomes. Int J Cancer. 2013, 133 (1): 14-20.

Chen W, Zheng R, Baade PD, et al. Cancer statistics in China, 2015.[J]. Ca Cancer J Clin, 2016, 66(2): 115-132.

Chen XP, Xiong GY, Li XS, et al. Predictive factors for worse pathological outcomes of upper tract urothelial carcinoma: experience from a nationwide high-volume centre in China. BJU Int. 2013 Nov; 112(7): 917-24.

Choi JE, You JH, Kim DK, et al. Comparison of Perioperative Outcomes Between Robotic and Laparoscopic Partial Nephrectomy: A Systematic Review and Meta-analysis[J]. European Urology, 2015, 67(5): 891-901.

Choueiri TK, Escudier B, Powles T, et al. Cabozantinib versus Everolimus in Advanced Renal-Cell Carcinoma. N Engl J Med 2015; 373: 1814-1823.

Choueiri TK, Pal SK, McDermott DF, et al. A phase I study of cabozantinib (XL184) in patients with renal cell cancer. Ann Oncol 2014; 25: 1603-1608.

Choueiri TK, Vaishampayan U, Rosenberg JE, et al. Phase II and biomarker study of the dual MET/VEGFR2 inhibitor foretinib in patients with papillary renal cell carcinoma. J Clin Oncol, 2013; 31: 181-186.

Clark PE, Cookson MS. The von Hippel-Lindau gene: turning discovery into therapy. Cancer, 2008, 113(7): 1768-1778.

Cost NG, Jr DS, Sleeper JP, et al. The impact of targeted molecular therapies on the level of renal cell carcinoma vena caval tumor thrombus[J]. European Urology, 2011, 59(6): 912-918.

Curran MA, Montalvo W, Yagita H, et al. PD-1 and CTLA-4 combination blockade expands infiltrating T cells and reduces regulatory T and myeloid cells within B16 melanoma tumors[J]. Proc Natl Acad Sci USA, 2010, 107(9): 4275-4280.

Dabestani S, Marconi L, Hofmann F, et al. Local treatments for metastases of renal cell carcinoma: a systematic review[J]. Lancet Oncology, 2014, 15(12): e549-e561.

Davis CJ Jr, Barton JH, Sesterhenn IA, et al. Metanephric adenoma. Clinicopathological study of fifty patients. Am J Surg Path 1995; 10(10): 1101-1104.

Davis CJ, Mostofi FK, Sesterhenn IA, et al. Renal oncocytoma: Clinicopathologic study in 166 patients. J Urogen Pathol 1991; 1: 41-52.

Dechet CB, Bostwick DG, Blute ML, et al. Renal oncocytoma: Multifocality, bilateralism, metachronous tumor development, and coexistent renal cell carcinoma. J Urol 1999; 162: 40-42.

deKraker J, Graf N, van Tinteren H, et al. Reduction of postoperative chemotherapy in children with stage I intermediate-risk and anaplastic Wilms' tumour (SIOP 93-01 trial): A randomised controlled trial. Lancet, 2004; 364: 1229-1235.

Delahunt B, Sika-Paotonu D, Bethwaite PB, et al. Fuhrman grading is not appropriate for chromophobe renal cell carcinoma. Am J Surg Pathol 2007; 31: 957-60.

Delongchamaps NB, Galmiche L, Eiss D, et al. Hybrid tumour 'oncocytoma-chromophobe renal cell carcinoma' of the kidney: A report of seven sporadic cases. BJUI 2009; 103: 1381-1384.

Deng FM, Melamed J. Histologic variants of renal cell carcinoma: does tumor type influence outcome? Urol Clin North Am 2012; 39: 119-32.

Denton MD, Magee CC, Ovuworie C, et al. Prevalence of renal cell carcinoma in patients with ESRD pre-transplantation: a pathologic analysis. Kidney Int 2002; 61(6): 2201-2209.

Dome JS, Cotton CA, Perlman EJ, et al. Treatment of anaplastic histology Wilms' tumor: results from the Fifth National Wilms' Tumor Study. J Clin Oncol, 2006, 20; 24(15): 2352-2358.

Doublet J, Peraldi M, Gattegno B, et al. Renal cell carcinoma of native kidneys: prospective study of 129 renal transplant patients. J Urol, 1997, 158: 42-44.

Drut R, Drut RM, Ortolani C. Metastatic metanephric adenoma with foci of papillary carcinoma in a child: a combined histologic, immunohistochemical, and FISH study. Int J Surg Pathol 2001; 9(3): 241-247.

E. Cristy Ruteshouser, Stephen M. Robinson, Vicki Huff. Wilms Tumor Genetics: Mutations in WT1, WTX, and CTNNB1 Account for Only About One-Third of Tumors. Genes Chromosomes Cancer. 2008 Jun; 47(6): 461-470.

Eble J, Delahunt B, Moch H, et al. Papillary adenoma. WHO classification of tumours of the urinary system and male genital organs, V2016; p42-43.

Eble JN, Bonsib SM. Extensively cystic renal neoplasms: cystic nephroma, cystic partially differentiated nephroblastoma, multilocular cystic renal cell carcinoma, and cystic hamartoma of renal pelvis. Semin Diagn Pathol. 1998 Feb; 15(1): 2-20.

Edmund YK, Michael LR. Current management of Wilms' tumor in children. Journal of Pediatric Urology, 2009, 5: 56-65.

Eggener SE, Yossepowitch O, Kundu S, et al. Risk Score and Metastasectomy Independently Impact Prognosis of Patients With Recurrent Renal Cell Carcinoma[J]. J Urol , 2008, 180(3): 873-878.

Elwira Szychot, John Apps, Kathy Pritchard-Jones. Wilms'tumor: biology, diagnosis and treatment. Transl Pediatr, 2014; 3(1): 12-24.

Eric JG, Jeffrey SD. Current and Emerging Chemotherapy Treatment. Pediatr Drugs, 2008; 10(2): 115-124.

Escudier B, Eisen T, Stadler WM, et al. Sorafenib in advanced clear-cell renal-cell carcinoma[J]. N Engl J Med, 2007, 356(2): 125-134.

Escudier B, Pluzanska A, Koralewski P, et al. Bevacizumab plus interferon alfa-2a for treatment of metastatic renal cell carcinoma: a randomised, double-blind phase III trial. Lancet, 2007. 370: 2103-2111.

Escudier B, Powles T, Motzer RJ, et al. Cabozantinib, a New Standard of Care for Patients With Advanced Renal Cell Carcinoma and Bone Metastases? Subgroup Analysis of the METEOR Trial. J Clin Oncol, 2018; 36: 765-772.

Escudier B, Szczylik C, Hutson TE, et al. Randomized phase II trial of first-line treatment with sorafenib versus interferon Alfa-2a in patients with metastatic renal cell carcinoma. J Clin Oncol, 2009; 27: 1280-1289.

Fang D, Li XS, Xiong GY. Prophylactic intravesical chemotherapy to prevent bladder tumors after nephroureterectomy for primary upper tract urothelial carcinomas: a systematic review and Meta-analysis. Urol Int, 2013; 91(3): 291-6.

Fang D, Liu P, Li X, et al. Characteristics and treatment outcomes of pan-urothelial cell carcinoma: a descriptive analysis of 45 patients. Sci Rep. 2015 5: 18014.

Fang D, Seisen T, Yang K, Liu P, Fan X, Singla N, Xiong G, Zhang L, Li X, Zhou L. A systematic review and meta-analysis of oncological and renal function outcomes obtained after segmental ureterectomy versus radical nephroureterectomy for upper tract urothelial carcinoma. Eur J Surg Oncol. 2016 Aug 25. [Epub ahead of print].

Fang D, Xiong G, Li X, et al. Incidence, characteristics, treatment strategies and oncologic outcomes of synchronous bilateral upper tract urothelial carcinoma in the Chinese population. Urol Oncol. 2015 Feb; 33(2): 66. e1-11.

Fang D, Xiong GY, Li XS, et al. Pattern and risk factors of intravesical recurrence after nephroureterectomy for upper tract urothelial carcinoma : a large Chinese center experience. J Formos Med Assoc. 2014 Nov; 113(11): 820-7.

Fang D, Zhang L, Li X, et al. Presence of concomitant non-muscle-invasive bladder cancer in Chinese patients with upper tract urothelial carcinoma: risk factors, characteristics and predictive value. Ann Surg Oncol. 2015 Aug; 22(8): 2789-98.

Fang D, Zhang L, Li X, et al. Risk factors and treatment outcomes of new contralateral upper urinary urothelial carcinoma after nephroureterectomy: The experiences of a large Chinese center. J Cancer Res Clin Oncol. 2014; 140(3): 477-85.

Fang D, Zhang Q, Li X, et al. Nomogram predicting renal insufficiency after nephroureterectomy for upper tract urothelial carcinoma in the Chinese population: exclusion of ineligible candidates for adjuvant chemotherapy[J]. BioMed research international, 2014, 2014: 529186.

Farhat W, McLorie G, Capolicchio G. Wilms'tumor-Surgical considerations and controversies. Urol Clin North Am, 2000, 27: 455-460.

Ferda J, Hora M, Hes O, et al. Computed tomography of renal cell carcinoma in patients with terminal renal impairment. Eur J Radiol 2007; 63(2): 295-301.

Fernández-Pello S, Hofmann F, Tahbaz R, et al. A Systematic Review and Meta-analysis Comparing the Effectiveness and Adverse Effects of Different Systemic Treatments for Nonclear Cell Renal Cell Carcinoma. Eur Urol, 2017. 71: 426-436.

Fischbach BV, Trout KL, Lewis J, et al. M: WAGR syndrome: a clinical review of 54 cases. Pediatrics, 2005; 116: 984-

988.

Fuchs B, Trousdale RT, Rock MG. Solitary bony metastasis from renal cell carcinoma: significance of surgical treatment[J]. Clin Orthop Relat Res, 2005, 431(431): 187-192.

Fuhrman SA, Lasky LC, Limas C. Prognostic significance of morphologic parameters in renal cell carcinoma. Am J Surg Pathol 1982; 6: 655-63.

Fukuda H, Kondo T, Takagi T, et al. Limited benefit of targeted molecular therapy for inferior vena cava thrombus associated with renal cell carcinoma[J]. Int J Clin Oncol, 2017, 22(6): 1-7.

Funahashi Y, Hattori R, Yamamoto T, et al. Ischemic renal damage after nephron-sparing surgery in patients with normal contralateral kidney. Eur Urol, 2009; 55: 209-215.

Gershman B, Thompson RH, Moreira DM, et al. Radical nephrectomy with or without lymph node dissection for nonmetastatic renal cell carcinoma: a propensity score-based analysis. Eur Urol 2016; 16: 30641-8.

Geynisman DM. Anti-programmed Cell Death Protein 1 (PD-1) Antibody Nivolumab Leads to a Dramatic and Rapid Response in Papillary Renal Cell Carcinoma with Sarcomatoid and Rhabdoid Features. Eur Urol 2015; 68: 912-914.

Ghasemian SR, Pedraza R, Sasaki KA, et al. Bilateral laparoscopic radical nephrectomy for renal tumors in patients with acquired cystic kidney disease. J Laparoendos Adv Surg Tech A, 2005, 15: 606-610.

Gill IS, Kavoussi LR, Lane BR, et al. Comparison of 1,800 laparoscopic and open partial nephrectomies for single renal tumors. [J]. Journal of Urology, 2007, 178(1): 41-46.

Go AS, Chertow GM, Fan D, et al. Chronic kidney disease and the risks of death, cardiovascular events, and hospitalization. N Engl J Med, 2004; 351: 1296-1305.

Gong EM, Orvieto MA, Zorn KC, et al. Comparison of laparoscopic and open partial nephrectomy in clinical T1a renal tumors.[J]. Journal of Endourology, 2008, 22(5): 953-957.

Gratzke C, Seitz M, Bayrle F, et al. Quality of life and perioperative outcomes after retroperitoneoscopic radical nephrectomy (RN), open RN and nephron-sparing surgery in patients with renal cell carcinoma[J]. Bju International, 2009, 104(4): 470-475.

Green DM, Breslow NE, Beckwith JB, et al. Treatment with nephrectomy only for 11-4 small, stage I/favorable histology Wilms' tumor: a report from the National Wilms' Tumor Study Group. J Clin Oncol, 2001, 1; 19(17): 3719-3724.

Groin MA, Rowe SP, Baras AS, et al. Prospective Evaluation of 99mTc-sestamibi SPECT/CT for the Diagnosis of Renal Oncocytomas and Hybrid Oncocytic/Chromophobe Tumors. Eur Urol 2016; 69: 413-416.

Grundy PE, Breslow NE, Li S, et al. Loss of heterozygosity for chromosomes 1p and 16q is an adverse prognostic factor in favorable histology wilms tumor: a report from the National Wilms Tumor Study Group. J Clin Oncol, 2005 Oct 10.

Grundy PE, Breslow NE, Li S, et al. Loss of heterozygosity for chromosomes 1p community, the future for Wilms tumor treatment seems very and 16q is an adverse prognostic factor in favorable histology wilms tumor: a hopeful indeed. report from the National Wilms Tumor Study Group. J Clin Oncol, 2005, 23(29): 7312-7321.

Gu L, Wang Z, Chen L, et al. A proposal of post-operative nomogram for overall survival in patients with renal cell carcinoma and venous tumor thrombus[J]. Journal of Surgical Oncology, 2017, 115(7).

Haas NB, Lin X, Manola J, et al. A phase II trial of doxorubicin and gemcitabine in renal cell carcinoma with sarcomatoid features: ECOG 8802[J]. Medical Oncology, 2012, 29(2): 761-767.

Haas NB, Manola J, Uzzo RG, et al. Adjuvant sunitinib or sorafenib for high-risk, non-metastatic renal-cell carcinoma (ECOG-ACRIN E2805): a double-blind, placebo-controlled, randomised, phase 3 trial. [J]. Lancet, 2016, 387(10032): 2008-2016.

Hafez KS, Novick AC, Campbell SC. Patterns of tumor recurrence and guidelines for followup after nephron sparing surgery for sporadic renal cell carcinoma. J Urol 1997; 157: 2067-2070.

Hains DS, Bates CM, Ingram S, et al. Management and etiology of the unilateral multicystic dysplastic kidney. Pediatr Nephrol, 2009, 42: 233-241.

Hanna N, Sun M, Meyer CP, et al. Survival Analyses of Metastatic Renal Cancer Patients Treated With Targeted Therapy With or Without Cytoreductive Nephrectomy: A National Cancer Data Base Study[J]. J Clin Oncol, 2016, 34(27): 3267.

Harshman LC, Xie W, Bjarnason GA, et al. Conditional survival of patients with metastatic renal-cell carcinoma treated with VEGF-targeted therapy: a population-based study. Lancet Oncol, 2012. 13: 927-935.

Haruo S. WT1 (Wilms' Tumor Gene 1): Biology and Cancer Immunotherapy.Jpn J Clin Oncol 2010; 40(5): 377-387.

Hatcher PA, Anderson EE, Paulson DF, et al. Surgical management and prognosis of renal cell carcinoma invading the vena cava. J Urol. 1991 Jan; 145(1): 20-23.

Hemal AK, Kumar A, Kumar R, et al. Laparoscopic versus open radical nephrectomy for large renal tumors: a long-term prospective comparison.[J]. World J Urol, 2007, 177(3): 862- 866.

Hemal AK, Kumar A, Kumar R, et al. Laparoscopic versus open radical nephrectomy for large renal tumors: a long-term prospective comparison[J]. J Urol, 2007, 177(3): 862-866.

Heng DY, Wells JC, Rini BI, et al. Cytoreductive nephrectomy in patients with synchronous metastases from renal cell carcinoma: results from the International Metastatic Renal Cell Carcinoma Database Consortium[J]. Eur Urol, 2014, 66(4): 704-710.

Heng DY, Xie W, Regan MM, et al. Prognostic factors for overall survival in patients with metastatic renal cell carcinoma treated with vascular endothelial growth factor-targeted agents: results from a large, multicenter study. J Clin Oncol, 2009. 27: 5794-5799.

Hennigar RA, Beckwith JB. Nephrogenic adenofibroma. A novel kidney tumor of young people. Am J Surg Pathol. 1992; 16: 325-334.

Higuchi T, Yamamoto N, Hayashi K, et al. Long-term patient survival after the surgical treatment of bone and soft-tissue metastases from renal cell carcinoma. Bone Joint J 2018; 100-B: 1241-1248.

Huang WC, Levey AS, Serio AM, et al. Chronic kidney disease after nephrectomy in patients with renal cortical tumours: a retrospective cohort study. Lancet Oncol, 2006; 7: 735-740.

Hudes G, Carducci M, Tomczak P, et al. Temsirolimus, interferon alfa, or both for advanced renal-cell carcinoma. N Engl J Med, 2007; 356: 2271-2281.

Hutson TE, Escudier B, Esteban E, et al. Randomized phase III trial of temsirolimus versus sorafenib as second-line therapy after sunitinib in patients with metastatic renal cell carcinoma. J Clin Oncol, 2014; 32: 760-767.

Hutson TE, Lesovoy V, Al-Shukri S, et al. Axitinib versus sorafenib as first-line therapy in patients with metastatic renal-cell carcinoma: a randomised open-label phase 3 trial[J]. Lancet Oncol, 2013, 14(13): 1287-94.

Ito A, Shintaku I, Satoh M, et al. Prospective randomized phase II trial of a single early intravesical instillation of pirarubicin (THP) in the prevention of bladder recurrence after nephroureterectomy for upper urinary tract urothelial carcinoma: the THP Monotherapy Study Group Trial[J]. Journal of clinical oncology : official journal of the American Society of Clinical Oncology, 2013, 31(11): 1422-7.

Jeffrey SD, Conrad VF, Elizabeth AM, et al. Perlman on behalf of the COG Renal Tumors Committee.Children's Oncology Group's 2013 Blueprint for Research: Renal Tumors.Pediatr Blood Cancer. 2013 June; 60(6): 994-1000.

Jemal A, Bray F, Center MM, et al. Global cancer statistics. CA. Cancer J Clin[J]. Ca A Cancer Journal for Clinicians, 2011, 61(2): 69-90.

Jewett MA, Mattar K, Basiuk J, et al. Active surveillance of small renal masses: progression patterns of early stage kidney cancer[J]. European Urology, 2011, 60(1): 39-44.

Kalman D, Varenhorst E. The Role of Arterial Embolization in Renal Cell Carcinoma[J]. Scandinavian Journal of Urology & Nephrology, 1999, 33(3): 162-170.

Kaneko G, Miyajima A, Tanaka N, et al. The benefit of laparoscopic partial nephrectomy in high body mass index patients[J]. European Urology Supplements, 2012, 11(1): 619-624.

Karakiewicz PI, Hutterer GC, Trinh QD, et al. Unclassified renal cell carcinoma: an analysis of 85 cases. BJU Int 2007b; 100: 802-8.

Kavoussi LR, Torrence RJ, Catalona WJ. Renal oncocytoma with synchronous contralateral renal cell carcinoma. J Urol 1985; 134: 1193-1196.

kidney: an immunohistochemical evaluation of the use of antibodies for differential diagnosis. Hum Pathol 2008; 39: 1350-9.

Klatte T, Han KR, Said JW, et al. Pathobiology and prognosis of chromophobe

Klein MJ, Valensi QJ. Proximal tubular adenoma of kidney with so called oncocytic features. A clinicopathologic study of 13 cases of a rarely reported neoplasm. Cancer 1976; 38: 40-42.

Koesters R, Ridder R, Kopp-Schneider A, et al. Mutational activation of the beta-catenin proto-oncogene is a common event in the development of Wilms' tumors. Cancer Res, 1999; 59: 3880-3882.

Kohashi K, Oda Y, Nakamori M, et al. Multifocal metanephric adenoma in childhood. Pathol Int 2009; 59(1): 49-52.

Kollender Y, Bickels J, Price WM, et al. Metastatic renal cell carcinoma of bone: indications and technique of surgical intervention. J Urol 2000; 164: 1505-1508.

Kothari G, Foroudi F, Gill S, et al. Outcomes of stereotactic radiotherapy for cranial and extracranial metastatic renal cell carcinoma: a systematic review [J]. Acta Oncol, 2015, 54(2): 148-157.

Kovacs G, Wilkens L, Papp T, et al. Differentiation between papillary and nonpapillary renal cell carcinomas by DNA analysis. J Natl Cancer Inst 1989b; 81: 527-30.

Kuroda N, Toi M, Hiroi M, et al. Review of metanephric

adenoma of the kidney with focus on clinical and pathobiological aspects. Histol Histopathol 2003a; 18(1): 253-257.

Kwak C, Park YH, Jeong CW, et al. Metastasectomy without systemic therapy in metastatic renal cell carcinoma: comparison with conservative treatment[J]. Urol Int, 2007, 79(2): 145-151.

Lane BR, Campbell SC, Remer EM, et al. Adult Cystic Nephroma and Mixed Epithelial and Stromal Tumor of the Kidney: Clinical, Radiographic, and Pathologic Characteristics. UROL 2008; 71: 1142-1148.

Lane BR, Gill IS. 7-year oncological outcomes after laparoscopic and open partial nephrectomy[J]. Journal of Urology, 2010, 183(2): 473-479.

Leah Nakamura, Michael Ritchey. Current Management of Wilms' Tumor.Curr Urol Rep, 2010, 11: 58-65.

Lee SE, Kwak C, Byun SS, et al. Metastatectomy prior to immunochemotherapy for metastatic renal cell carcinoma. Urol Int, 2006, 76(3): 256-263.

Leibovich BC, Lohse CM, Crispen PL, et al. Histological subtype is an independent predictor of outcome for patients with renal cell carcinoma. [J]. Journal of Urology, 2010, 183(4): 1309-1315.

Leow JJ, Martin-Doyle W, Fay AP, et al. A systematic review and meta-analysis of adjuvant and neoadjuvant chemotherapy for upper tract urothelial carcinoma[J]. Eur Urol, 2014, 66(3): 529-41.

Levy DA, Slaton JW, Swanson DA, et al. Stage specific guidelines for surveillance after radical nephrectomy for local renal cell carcinoma. J Urol 1998; 159: 1163-1167.

Li G, Fu F, Song H, et al. CT imaging spectrum and the histopathological features of adult metanephric adenoma. Br J Radiol 2015; 88(1051): 20140807. doi: 10.1259/bjr. 20140807.

Licht MR, Novick AC, Tubbs RR, et al. Renal oncocytoma: Clinical and biological correlates. J Urol 1993; 150: 1380-1383.

Lieber MM, Tomera KM, Farrow GM. Renal oncocytoma. J Urol 1981; 125: 481-485.

Lin PP, Mirza AN, Lewis VO, et al. Patient survival after surgery for osseous metastases from renal cell carcinoma. J Bone Joint Surg Am, 2007; 89: 1794-1801.

Lipworth L, Tarone RE, McLaughlin JK. The epidemiology of renal cell carcinoma. J Urol 2006; 176: 2353-8.

Liu P, Fang D, Xiong G, et al. A Novel and Simple Modification for Management of Distal Ureter during Laparoscopic Nephroureterectomy without Patient Repositioning: A Bulldog Clamp Technique and Description of Modified Port Placement. J Endourol. 2016; 30(2): 195-200.

Liu P, Su XH, Xiong GY, et al. Diagnostic Ureteroscopy for Upper Tract Urothelial Carcinoma is Independently Associated with Intravesical Recurrence after Radical Nephroureterectomy. Int Braz J Urol. 2016 Aug 10.

Ljungberg B, Alamdari FI, Rasmuson T, et al. Follow-up guidelines for nonmetastatic renal cell carcinoma based on the occurrence of metastases after radical nephrectomy. BJU Int 1999; 84: 405-411.

Lopez-Costea MA, Bonet X, Pérez-Reggeti, et al. Oncological outcomes and prognostic factors after nephron-sparing surgery in renal cell carcinoma. Int Urol Nephrol, 2016. 48: 681.

Louis RK, Alan WP, Andrew CN, et al. Campbell-Walsh Urology, 11th Edition, 2015.

Luithle T, Szavay P, Furtwängler R, et al. SIOP/GPOH Study Group. Treatment of cystic nephroma and cystic partially differentiated nephroblastoma--a report from the SIOP/GPOH study group. J Urol. 2007 Jan; 177(1): 294-296.

Malogolowkin MH, Cotton CA, Green DM, et al. Treatment of Wilms tumor relapsing after initial treatment with vincristine, actinomycin D, and doxo-rubicin: a report from the National Wilms Tumor study (NWTS) group. Pediatric Blood Cancer. 2008 Feb; 50 (2): 236-241.

Maranchie JK, Linehan WM. Hereditary renal cell carcinoma and the von Hippel-Lindau gene, chapter 11, Belldegrin A, Ritchie AWS, Figlin RA, et al, editors. Renal and adrenal tumors, Oxford University press, 2002. p.99.

Marszalek M, Meixl H, Polajnar M, et al. Laparoscopic and open partial nephrectomy: a matched-pair comparison of 200 patients. [J]. European Urology, 2009, 55(5): 1171-1178.

Masson-Lecomte A, Yates DR, Hupertan V, et al. A prospective comparison of the pathologic and surgical outcomes obtained after elective treatment of renal cell carcinoma by open or robot-assisted partial nephrectomy[J]. Urol Oncol, 2013, 31(6): 924-929.

Matin SF, Sfakianos JP, Espiritu PN, et al. Patterns of Lymphatic Metastases in Upper Tract Urothelial Carcinoma and Proposed Dissection Templates. J Urol. 2015 Dec; 194(6): 1567-74.

May M, Brookmanamissah S, Pflanz S, et al. Pre-operative renal arterial embolisation does not provide survival benefit in patients with radical nephrectomy for renal cell carcinoma. [J]. Br J Radiol, 2009, 82(981): 724-731.

McDermott DF, Drake CG, Sznol M, et al. Survival, durable response, and long-term safety in patients with previously treated advanced renal cell carcinoma receiving nivolumab. J Clin Oncol, 2015; 33: 2013-2020.

McKay RR, Kroeger N, Xie W, et al. Impact of bone and liver metastases on patients with renal cell carcinoma treated with targeted therapy. Eur Urol, 2014; 65: 577-584.
Méjean A, Ravaud A, Thezenas S, et al. Sunitinib Alone or after Nephrectomy in Metastatic Renal-Cell Carcinoma[J]. N Engl J Med, 2018, 379(5).
Michal M, Syrucek M. Benign mixed epithelial and stromal tumor of the kidney. Pathol Res Pract 1998; 194: 445-448.
Michal M. Benign mixed epithelial and stromal tumor of the kidney. Pathol Res Pract 2000; 196: 275-276.
Minervini A, Ficarra V, Rocco F, et al. Simple Enucleation is Equivalent to Traditional Partial Nephrectomy for Renal Cell Carcinoma: Results of a Nonrandomized, Retrospective, Comparative Study[J]. Journal of Urology, 2011, 185(5): 1604-1610.
Minervini A, Serni S, Tuccio A, et al. Simple enucleation versus radical nephrectomy in the treatment of pT1a and pT1b renal cell carcinoma.[J]. Annals of Surgical Oncology, 2012, 19(2): 694-700.
Motzer R J, Haas NB, Donskov F, et al. Randomized Phase III Trial of Adjuvant Pazopanib Versus Placebo After Nephrectomy in Patients With Localized or Locally Advanced Renal Cell Carcinoma[J]. J Clin Oncol, 2017, 35(35): 3916.
Motzer RJ, Bacik J, Mariani T, et al. Treatment outcome and survival associated with metastatic renal cell carcinoma of non-clear-cell histology. J Clin Oncol, 2002; 20: 2376-2381.
Motzer RJ, Bacik J, Murphy BA, et al. Interferon-alfa as a comparative treatment for clinical trials of new therapies against advanced renal cell carcinoma. J Clin Oncol, 2002; 20: 289-296.
Motzer RJ, Barrios CH, Kim TM, et al. Record-3: Phase II randomized trial comparing sequential first-line everolimus (EVE) and second-line sunitinib (SUN) versus first-line SUN and second-line EVE in patients with metastatic renal cell carcinoma (mRCC). J Clin Oncol, 2013, 31: 4504.
Motzer RJ, Barrios H, Kim TM, et al. Phase II randomized trial comparing sequential first-line everolimus and second-line sunitinib versus first-line sunitinib and second-line everolimus in patients with metastatic renal cell carcinoma. [J]. J Clin Oncol 2014, 32(25): 2765-2772.
Motzer RJ, Escudier B, McDermott DF, et al. Nivolumab versus Everolimus in Advanced Renal-Cell Carcinoma. N Engl J Med, 2015; 373: 1803-1813.
Motzer RJ, Escudier B, Oudard S, et al. Efficacy of everolimus in advanced renal cell carcinoma: a double-blind, randomised, placebo-controlled phase III trial. Lancet, 2008; 372: 449-456.
Motzer RJ, Escudier B, Oudard S, et al. Phase 3 trial of everolimus for metastatic renal cell carcinoma: final results and analysis of prognostic factors. Cancer, 2010; 116: 4256-4265.
Motzer RJ, Hutson TE, Glen H, et al. Lenvatinib, everolimus, and the combination in patients with metastatic renal cell carcinoma: a randomised, phase 2, open-label, multicentre trial. [J]. Lancet Oncol, 2015, 16(15): 1473-1482.
Motzer RJ, Hutson TE, Tomczak P, et al. Overall Survival and Updated Results for Sunitinib Compared With Interferon Alfa in Patients With Metastatic Renal Cell Carcinoma[J]. Journal of Clinical Oncology, 2009, 27(22): 3584-3590.
Motzer RJ, Rini BI, McDermott DF, et al. Nivolumab for metastatic renal cell carcinoma: results of a randomized phase II trial. J Clin Oncol 2015; 33: 1430-1437.
Muramaki M, Miyake H, Sakai I, et al. Prognostic Factors Influencing Postoperative Development of Chronic Kidney Disease in Patients with Small Renal Tumors who Underwent Partial Nephrectomy[J]. Current Urology, 2012, 6(3): 129-135.
Nagao S, Nishi K, Katsuvama M, et al. Increased water intake decreases progression of polycystic kidney disease in the PCK rat. J Am Soc Nephrol, 2006, 17: 2220-2227.
Nakagawa T, Kanai Y, Fujimoto H, et al: Malignant mixed epithelial and stromal tumours of the kidney: a report of the first two cases with a fatal clinical outcome. Histopathology 2004; 44: 302-304.
Neves RJ, Zincke H. Surgical treatment of renal cancer with vena cava extension[J]. British Journal of Urology, 1987, 59(5): 390-395.
Niemitz EL, Feinberg AP, Brandenburg SA, et al. Children with idiopathic hemihypertrophy and Beckwith-Wiedemann syndrome have different constitutional epigenotypes associated with Wilms'tumor. Am J Hum Genet, 2005; 77: 887-891.
Nogueira E, Bannasch P. Cellular origin of rat renal oncocytoma. Lab Invest 1988; 59: 337-43.
O'Brien T, Ray E, Singh R, et al. Prevention of bladder tumours after nephroureterectomy for primary upper urinary tract urothelial carcinoma: a prospective, multicentre, randomised clinical trial of a single postoperative intravesical dose of mitomycin C (the ODMIT-C Trial)[J]. Eur Urol, 2011, 60(4): 703-10.
Osama M. Sarhan, Mahmoud El-Baz, Mohamed M. Sarhan, et al. Bilateral Wilms' Tumors: Single-center Experience With 22 Cases. UROLOGY, 2010, 76 (4): 946-951.
Oudard S, Banu E, Vieillefond A, et al. Prospective

multicenter phase II study of gemcitabine plus platinum salt for metastatic collecting duct carcinoma: results of a GETUG (Groupe d'Etudes des Tumeurs Uro-Génitales) study. J Urol 2007; 177: 1698-1702.

pathologic, immunohistochemical, and genetic analysis with pathogenetic implications. Urology 2002; 60: 1083-9.

Pawade J, Soosay GN, Delprado W,et al. Cystic hamartoma of the renal pelvis. Am J Surg Pathol 1993; 17: 1169-1175.

Pedrosa I, Sun MR, Spencer M, et al. MR imaging of renal masses: Correlation with findings at surgery and pathologic analysis. Radiographics 2008; 28: 985-1003.

Perez-Ordonez B, Hamed G, Campbell S, et al. Renal oncocytoma: A clinicopathologic study of 70 cases. Am J Surg Pathol 1997; 21: 871-883.

Pinto JA. The changing natural history of renal cell carcinoma. [J]. Journal of Urology, 2001, 166(5): 1611-1623.

Powles T, Albiges L, Staehler M, et al. Updated European Association of Urology Guidelines Recommendations for the Treatment of First-line Metastatic Clear Cell Renal Cancer. Eur Urol, 2017.

Presti JC Jr, Moch H, Gelb AB, et al. Initiating genetic events in small renal neoplasms detected by comparative genomic hybridization. J Urol 1998; 160(4): 1557-1561.

Pretorius ES, Siegelman ES, Ramchandani P, et al. Renal neoplasms amenable to partial nephrectomy: MR imaging. Radiology 1999; 212: 28-34.

Rabinovitch RA, Zelefsky MJ, Gaynor JJ, et al. Patterns of failure following surgical resection of renal cell carcinoma: implications for adjuvant local and systemic therapy.[J]. J Clin Oncol, 1994, 12(1): 206-212.

Raman JD, Shariat SF, Karakiewicz PI, et al. Does preoperative symptom classification impact prognosis in patients with clinically localized upper-tract urothelial carcinoma managed by radical nephroureterectomy?[J]. Urol Oncol, 2011, 29(6): 716-23.

Ravaud A, Motzer R J, Pandha H S, et al. Adjuvant Sunitinib in High-Risk Renal-Cell Carcinoma after Nephrectomy[J]. N Engl J Med, 2016, 375(23): 2246-2254.

Renal cell carcinoma. Urol Oncol 2008; 26: 604-9.

Renshaw A. Subclassification of renal cell neoplasms: an update for the practicing pathologist. Histopathology 2002; 41(4): 283-300.

Ricketts C, Woodward ER, Killick P, et al. Germline SDHB mutations and familial renal cell carcinoma. J Natl Cancer Inst 2008; 100: 1260-2.

Rini BI, Escudier B, Tomczak P, et al. Comparative effectiveness of axitinib versus sorafenib in advanced renal cell carcinoma (AXIS): a randomised phase 3 trial[J]. Lancet, 2011, 378(9807): 1931-1939.

Rini BI, Halabi S, Rosenberg JE, et al. Phase III trial of bevacizumab plus interferon alfa versus interferon alfa monotherapy in patients with metastatic renal cell carcinoma: final results of CALGB 90206.[J]. J Clin Oncol, 2010, 28(13): 2137-2143.

Roubaud G, Grossgoupil M, Wallerand H, et al. Combination of gemcitabine and doxorubicin in rapidly progressive metastatic renal cell carcinoma and/or sarcomatoid renal cell carcinoma.[J]. Oncology, 2011, 80(3-4): 214-218.

Rouprêt M, Babjuk M, Compérat E, et al. European Association of Urology Guidelines on Upper Urinary Tract Urothelial Carcinoma: 2017 Update. Eur Urol. 2018 Jan; 73(1): 111-122.

Sahni VA, Mortele KJ, Glickman J, et al. Mixed epithelial and stromal tumour of the kidney: imaging features. BJUI 2009; 105: 932-939.

Seisen T, Granger B, Colin P, et al. A Systematic Review and Meta-analysis of Clinicopathologic Factors Linked to Intravesical Recurrence After Radical Nephroureterectomy to Treat Upper Tract Urothelial Carcinoma. Eur Urol. 2015 J; 67(6): 1122-33.

Seisen T, Peyronnet B, Dominguez-Escrig JL, et al. Oncologic Outcomes of Kidney-sparing Surgery Versus Radical Nephroureterectomy for Upper Tract Urothelial Carcinoma: A Systematic Review by the EAU Non-muscle Invasive Bladder Cancer Guidelines Panel. Eur Urol. 2016 Jul 28.

Shah PH, Moreira DM, Okhunov Z, et al. Positive Surgical Margins Increase Risk of Recurrence after Partial Nephrectomy for High Risk Renal Tumors[J]. Journal of Urology, 2016, 196(2): 327-334.

Siegel R, Naishadham D, Jemal A. Cancer statistics[J]. Ca A Cancer Journal for Clinicians, 2013, 63(1): 11.

Siegel RL, Miller KD, Jemal A. Cancer statistics[J]. Ca A Cancer Journal for Clinicians, 2015, 65(1): 5-29.

Smaldone MC, Fung C, Uzzo RG, et al. Adjuvant and neoadjuvant therapies in high-risk renal cell carcinoma[J]. Hematol Oncol Clin North Am, 2011, 25(4): 765-791.

Smaldone MC, Kutikov A, Egleston BL, et al. Small renal masses progressing to metastases under active surveillance: a systematic review and pooled analysis[J]. Cancer, 2012, 118(4): 997-1006.

Snyder ME, Bach A, Kattan MW, et al. Incidence of benign lesions for clinically localized renal masses smaller than 7 cm in radiological diameter: influence of sex. J Urol 2006; 176(6 Pt 1): 2391-5, discussion 2395-2396.

Steinestel J, Steffens S, Steinestel K, et al. Positive surgical margins in nephron-sparing surgery: risk factors and therapeutic consequences[J]. World Journal of Surgical Oncology, 2014, 12(1): 252.

Sternberg CN, Davis ID, Mardiak J, et al. Pazopanib in locally advanced or metastatic renal cell carcinoma: results of a randomized phase III trial. J Clin Oncol 2010; 28: 1061-1068.

Su X, Fang D, Zhang L, et al. Treatment strategies for upper tract urothelial carcinoma (UTUC) of a solitary kidney: a single-institutional analysis of 61 cases. Int Urol Nephrol. 2016 Jul 4. [Epub ahead of print].

Sukov WR, Lohse CM, Leibovich BC, et al. Clinical and pathological features associated with prognosis in patients with papillary renal cell carcinoma. J Urol 2012; 187: 54-9.

Sutherland SE, Resnick MI, Maclennan GT, et al. Does the size of the surgical margin in partial nephrectomy for renal cell cancer really matter?[J]. J Urol, 2002, 167(1): 61-64.

Svec A, Hes O, Michal M, et al. Malignant mixed epithelial and stromal tumor of the kidney. Virchows Arch 2001; 439: 700-702. Swartz MA, Karth J, Schneider DT, et al. Renal medullary carcinoma: clinical,

Tang Q, Xiong G, Li X, et al. The prognostic impact of squamous and glandular differentiation for upper tract urothelial carcinoma patients after radical nephroureterectomy. World J Urol. 2016 Jun; 34(6): 871-7.

Thompson RH, Boorjian SA, Lohse CM, et al. Radical nephrectomy for pT1a renal masses may be associated with decreased overall survival compared with partial nephrectomy. J Urol, 2008; 179: 468-473.

Tilki D, Nguyen HG, Dall' Era MA, et al. Impact of histologic subtype on cancer-specific survival in patients with renal cell carcinoma and tumor thrombus[J]. European Urology, 2014, 66(3): 577-583.

Tournade MF, Com-Nogoue, deKraker J, et al. Optimal duration of preoperative chemotherapy in unilateral and nonmetastatic Wilms' tumor in children over 6 months of age: Result of the 9th SIOP Wilms' tumor trial and study. J Clin Oncol, 2001; 19: 488-500.

Upton MP, Parker RA, Youmans A, et al. Histologic predictors of renal cell carcinoma response to interleukin-2-based therapy. J Immunother, 2005; 28: 488-495.

Van Poppel H, Da Pozzo L, Albrecht W, et al. A prospective, randomised EORTC intergroup phase 3 study comparing the oncologic outcome of elective nephron-sparing surgery and radical nephrectomy for low-stage renal cell carcinoma. Eur Urol, 2011. 59: 543-552.

Vera-Badillo FE, Templeton AJ, Duran I, et al. Systemic therapy for non-clear cell renal cell carcinomas: a systematic review and meta-analysis. Eur Urol, 2015; 67: 740-749.

Wagner BJ. The kidney. Radiologic-pathologic correlation. Magn Reson Imaging Clin N Am 1997; 5: 13-28.

Waldert M, Klatte M, Haitel A, et al. Hybrid renal cell carcinomas containing histopathologic features of chromophobe renal cell carcinomas and oncocytomas have excellent oncologic outcome. Eur Urol 2009; 57(4): 661-665.

Wang KL, Weinrach DM, Luan C, et al. Renal papillary adenoma-a putative precursor of papillary renal cell carcinoma. Hum Pathol 2007; 38(2): 239-246.

Wang X, Gattone V, Harris PC, et al. Effectiveness of vasopressin V2 receptor antagonists OPC-31260 and OPC-41061 on polycystic kidney disease development in the PCK rat. J Am Soc Nephrol, 2005, 16: 846-851.

Weight CJ, Larson BT, Gao T, et al. Elective partial nephrectomy in patients with clinical T1b renal tumors is associated with improved overall survival. Urology, 2010; 76: 631-637.

Xiong G, Chen X, Li X, et al. Prevalence and factors associated with baseline chronic kidney disease in China: a 10-year study of 785 upper urinary tract urothelial carcinoma patients[J]. Journal of the Formosan Medical Association = Taiwan yi zhi, 2014, 113(8): 521-6.

Xiong GY, Liu J, Tang Q, et al. Prognostic and predictive value of epigenetic biomarkers and clinical factors in upper tract urothelial carcinoma. Epigenomics. 2015 Apr 27: 1-12.

Yakoubi R, Colin P, Seisen T, et al. Radical nephroureterectomy versus endoscopic procedures for the treatment of localised upper tract urothelial carcinoma: A meta-analysis and a systematic review of current evidence from comparative studies. Eur J Surg Oncol. 2014; 40(12): 1629-34.

Yan J, Cheng JL, Li CF, et al. The findings of CT and MRI in patients with metanephric adenoma. Diagnostic Pathology (2016) 11: 104, DOI 10.1186/s13000-016-0535-x.

Yang JC, Sherry RM, Steinberg SM, et al. Randomized study of high-dose and low-dose interleukin-2 in patients with metastatic renal cancer. J Clin Oncol, 2003. 21: 3127-3132.

Yang JC, Abad J, Sherry R. Treatment of oligometastases after successful immunotherapy. Semin Radiat Oncol 2006; 16: 131-135.

Yang P, Cornejo KM, Sadow PM, et al. Renal cell carcinoma in tuberous sclerosis complex. Am J Surg Pathol 2014; 38: 895-909.

Yang XJ, Zhou M, Hes O, et al. Tubulocystic carcinoma of the kidney: clinicopathologic and molecular characterization. Am J Surg Pathol 2008; 32: 177-87.

Yao L, Yang K, Li X, et al. Comparison between completely and traditionally retroperitoneoscopic nephroureterectomy for upper tract urothelial cancer. World J Surg Oncol. 2016; 14(1): 171.

Yap YS, Coleman M, Olver I. Aggressive mixed epithelialstromal tumour of the kidney treated with chemotherapy and radiotherapy. Lancet Oncol 2004; 5: 747-749.

Yoshioka K, Miyakawa A, Ohno Y, et al. Production of erythropoietin and multiple cytokines by metanephric adenoma results in erythrocytosis. Pathol Int 2007; 57(8): 529-36.

Youssef RF, Lotan Y, Sagalowsky AI, et al. Radical nephroureterectomy for pathologic T4 upper tract urothelial cancer: can oncologic outcomes be improved with multimodality therapy?Int Braz J Urol. 2013 Sep-Oct; 39(5): 614-21. doi: 10.1590/S1677-5538. IBJU. 2013.05.02.

Zerban H, Nogueira E, Riedasch G, et al. Renal oncocytoma: Origin from the collecting duct. Virchows Arch B Cell Pathol Incl Mol Pathol 1987; 52: 375-387.

Zhang Z, Fang D, Chen X, et al. Predictive role of preoperative hydronephrosis on poor pathological outcomes and prognosis in upper tract urothelial carcinoma patients: Experience from a nationwide high-volume center in China. Oncol Lett. 2015 Nov; 10(5): 3113-3122.

Zhou H, Zheng S, Truong LD, et al. Clear cell papillary renal cell carcinoma is the fourth most common histologic type of renal cell carcinoma in 290 consecutive nephrectomies for renal cell carcinoma. Hum Pathol 2014; 45: 59-64.

Zhou M, Yang XJ, Lopez JI, et al. Renal tubulocystic carcinoma is closely related to papillary renal cell carcinoma: implications for pathologic classification. Am J Surg Pathol 2009; 33: 1840-9.

Zippel L. Zur Kenntinis der Oncocyten. Virchow Arch Path Anat 1942; 308: 360-382.

Zisman A, Pantuck AJ, Dorey F, et al: Improved prognostication of renal cell carcinoma using an integrated staging system. J Clin Oncol, 2001, 19: 1649-1657.

肾感染性疾病

第一节　肾非特异性感染

根据不同的感染途径、细菌和病变部位，肾非特异性感染可分为肾盂肾炎、肾积脓、肾皮质脓肿、肾周围炎与肾周围脓肿等。

一、肾盂肾炎

肾盂肾炎（pyelonephritis）是一种累及肾盂和肾实质的细菌性炎症，在尿路感染中最为常见。其主要感染途径有四种：①上行感染，是最主要的感染途径，来自下尿路的细菌可通过输尿管进入肾盂，再感染肾实质；②血行性感染，细菌从体内其他感染灶侵入血流，随血液直接到达肾盂和肾实质；③淋巴性感染，邻近器官的细菌可通过淋巴管直接蔓延到肾盂、肾实质，从而引起感染；④直接蔓延，肾邻近器官感染直接蔓延至肾，导致肾盂肾炎。即使不同的感染途径使得炎症的首发部位不同，但都先后导致了肾盂和肾实质的炎症，因此统称为肾盂肾炎。单纯性肾盂肾炎在临床上很罕见（吴阶平，2005）。

肾盂肾炎可分为急性肾盂肾炎和慢性肾盂肾炎，急性肾盂肾炎多与下尿路感染有关，慢性肾盂肾炎的发病机制较为复杂，但细菌感染在发病中起重要的作用。另外还有其他特殊类型的肾盂肾炎，如气肿性肾盂肾炎和黄色肉芽肿性肾盂肾炎等。

（一）急性肾盂肾炎

急性肾盂肾炎（acute pyelonephritis）是致病菌感染引起的一种累及肾盂及肾实质的急性化脓性炎症。

1. 流行病学

急性肾盂肾炎好发于女性，女性的患病率约为男性的 10 倍，其中育龄期女性、女幼婴和老年女性患病率更高。研究证实，急性肾盂肾炎死亡率可达 10%～20%（Chung et al., 2014）。

急性肾盂肾炎是妊娠期常见的并发症，发病率为 1%～2%，在过去的几十年里，妊娠合并急性肾盂肾炎在发达国家的发病率已经大幅度下降，但在发展中国家仍然比较常见。Wing 等的研究发现，黑种人、西班牙裔、受教育程度较低、初次生育、产前护理开始晚、孕期吸烟的孕妇患急性肾盂肾炎的几率更大。患有急性肾盂肾炎的孕妇相较于健康孕妇更容易并发贫血、败血症、严重肺功能不全、急性肾功能障碍或自发早产等疾病（Wing et al., 2014）。

2. 病因与发病机制

肾盂肾炎的病原菌主要为革兰氏阴性杆菌，其中以大肠埃希氏菌最为多见，占社区获得性感染的 85% 和院内感染的 50%。社区获得性感染的病原体其次为变形杆菌、克雷伯杆菌等革兰氏阴性杆菌及粪肠球菌和腐生葡萄球菌等革兰氏阳性细菌。院内感染的病原菌除大肠埃希氏菌外，还有克雷伯菌、肠杆菌、柠檬酸杆菌、黏质沙雷菌、铜绿假单胞菌、普罗威登斯菌、粪肠球菌和表皮葡萄球菌等。95% 以上的肾盂肾炎由单一细菌引起，长期应用抗菌药物、长期留置导尿管的患者可出现混合感染（Wein et al., 2012）。

上行感染致肾盂肾炎通常是多种易感因素作用的结果：

（1）上行感染：起始于细菌在尿道末端或女性阴道口黏膜定植。女性泌尿道较短，括约肌作用弱，使细菌容易侵入；女性激素水平的变化有利于细菌的黏附，使女性更易发生尿路感染。细菌的黏附作用取决于细菌及尿路上皮的表面结构，以大肠埃希氏菌为例，其表面的 P 菌毛上的黏附素可以与尿路上皮的受体相互作用而定植。

（2）泌尿道梗阻：任何解剖位置的尿路梗阻，如尿道狭窄、结石、前列腺增生、肿瘤或妊娠期子宫压迫等，都会增加宿主对尿路感染的易感性。梗阻导致尿液淤滞，会促进细菌在尿液中生长，增加其黏附尿路上皮的机会。

（3）膀胱输尿管反流：当存在输尿管括约肌损伤、膀胱输尿管移行部抗反流功能丧失时，膀胱内压力的升高会导致尿液反流入肾盂。含菌的尿液反流入肾盂和肾实质，引起肾盂肾炎。

（4）医源性因素：导尿、留置导尿管、膀胱镜检查等可导致尿路黏膜的损伤，并可能带入细菌，引发感染。

另外，慢性消耗性疾病、长期使用激素和免疫抑制剂等因素会使机体抵抗力下降，均会增加感染几率。

3. 病理

上行感染引起的病变可为单侧 ntg，也可为双侧性；血源性感染的病变则多为双侧性。肉眼观肾体积增大，表面充血，黏膜下有散在、稍隆起的黄白色脓肿，周围见紫红色充血带。病灶可弥漫分布，也可局限于某一区域。多个病灶可相互融合，形成大脓肿。肾切面髓质内见黄色条纹，并向皮质延伸。肾盂黏膜充血，组织水肿，表面有脓性分泌物，严重时，肾盂内有脓汁蓄积。

镜下可见，上行感染引起的病变首先累及肾盂，组织水肿、大量中性粒细胞浸润和小脓肿形成。早期中性粒细胞局限于肾间质，随后累及肾小管，小管上皮肿胀、坏死、脱落。肾小管为炎症扩散的通道，管腔内可出现中性粒细胞管型。炎症严重时可有广泛性出血。

血源性感染引起的肾盂肾炎先累及皮质，病变发生于肾小球及其周围的肾间质，逐渐扩展，破坏邻近组织，并向肾盂蔓延。

急性期后中性粒细胞数量减少，巨噬细胞、淋巴细胞及浆细胞增多。较大的炎症病灶愈合后可留下瘢痕。合并尿路梗阻者，炎症范围多较为广泛。

4. 临床表现

（1）一般症状：急性肾盂肾炎起病急，多以发热、畏寒为首发症状，体温上升可达 39℃以上，并伴有乏力、食欲下降、恶心呕吐、腹痛、腹胀和腹泻等全身症状。血液播散患者常突然起病，伴有多种全身症状，随后出现尿路刺激症状。

（2）上尿路感染症状：患侧或双侧腰痛，多为胀痛，体格检查表现为肋脊角压痛与叩击痛。

（3）膀胱刺激症状：包括尿频、尿急、尿痛及排尿困难等症状。下尿路感染上行所致的肾盂肾炎患者一般先出现膀胱刺激症状，随后出现发热等全身症状。

急性肾盂肾炎的临床表现与感染的严重程

度有关，严重感染的患者可能会出现尿外观浑浊，呈脓尿、血尿，甚至会出现菌血症及感染性休克，或引起死亡。但也有部分患者临床表现不典型，呈隐性起病。

5. 诊断

急性肾盂肾炎的诊断主要依据病史和症状体征，但是明确诊断仍需根据以下检查。

（1）病原学检查：取患者中段尿培养可见病原菌；用碱性染料如稀释的甲苯胺或 KOVA 对尿沉渣进行染色，可以更清楚显示管型中的细菌。血培养可能呈阳性。

（2）实验室检查

1）血、尿常规：血常规可能出现以中性粒细胞为主的白细胞增多。尿常规可见到大量的白细胞或细菌，尿沉渣内含有大量的颗粒管型或白细胞管型。尿液检查有可能会出现假阴性或假阳性的情况。尿路感染患者早期，细菌和白细胞的数量较少，或液体摄入增加导致尿液稀释可能导致尿液检查为假阴性。而收集尿液时标本的污染很容易导致假阳性结果，其中自行排尿留取标本使尿液污染的可能最大，导尿过程中也可能导致尿液污染，耻骨上穿刺抽取膀胱中的尿液受污染的几率最小，因此这种方法可以得到最准确的尿液检查结果。

2）血液生化检查：可有红细胞沉降率加快、C 反应蛋白（C-reactive protein, CRP）及降钙素原（procalcitonin, PCT）升高。Leroy 等研究表明，PCT 在急性肾盂肾炎诊断中具有较高的敏感性，可以作为儿童急性肾盂肾炎疾病早期诊断的方法（Leroy et al., 2013）。

3）尿生化检查：尿蛋白、Tamm-Horsfall 蛋白（Tamm-Horsfall protein, THP）、尿 N- 乙酰 - 氨基葡萄糖苷酶（NAG）、尿 α_1 微球蛋白（α_1-mG）、尿 β_2 微球蛋白（β_2-mG）、尿 IgA 等检查可作为上下尿路感染鉴别的指标，可代替传统的输尿管插管分段取尿液的定位方法。

4）肾功能检查：若伴有肾衰竭可出现肌酐水平升高及肌酐清除率下降。

（3）影像学检查

1）X 线检查：腹部平片有时可发现尿路结石。静脉尿路造影由于炎症引起的肾皮质血管收缩可能引起肾灌注减少，出现造影延迟和肾盂显影减弱。急性肾盂肾炎期间还可以见到扩张的肾盂和肾盏。急性肾盂肾炎期间忌使用逆行尿路造影，以免造成炎症扩散。

2）B 超检查：行尿路超声检查，可了解是否合并有尿路梗阻或肾结石。B 超可显示患肾增大，皮质髓质界限不清，并有低回声区域。

3）当患者在治疗 72 小时后仍然保持发热应考虑行 CT 检查。由于急性肾盂肾炎导致广泛肾水肿，影像可显示肾增大。对于孕妇则首选超声或 MRI，以避免对胎儿的辐射。

6. 鉴别诊断

急性肾盂肾炎需要和急性膀胱炎、肾皮质脓肿、肾周围炎、急性胰腺炎、急性胆囊炎、肺底部炎症等相鉴别。胰腺炎患者血淀粉酶升高，尿中不含脓细胞。肺底部炎症刺激胸膜引起肋缘下疼痛，与急性肾盂肾炎的区别可以通过胸部 X 线片明确诊断。急性胆囊炎时疼痛在腹部，伴有右上腹部肌肉紧张和反跳痛，尿中无脓细胞。

7. 治疗

在治疗方面，急性肾盂肾炎可分为以下三类：①无需住院治疗的单纯性感染；②患者尿路正常的单纯性感染，但是需要住院静脉给药治疗；③与住院、导尿、泌尿外科手术或尿路畸形有关的复杂性感染。

明确患者是单纯性还是复杂性的感染对治疗方法的选择以及患者预后有很大意义。并发尿路梗阻时，肾浓缩和分泌抗生素的功能下降，并且容易导致脓肿和肾盂积脓的发生，继而破坏肾实质，甚至引起死亡。因此伴有严重梗阻的患者应先解除梗阻。病情较轻的患者在排除了尿路梗阻等情况后，可以在门诊治疗。

（1）一般治疗：卧床休息，督促患者多饮水，维持24小时尿量在2 L以上，以冲洗尿道，有利于炎症细胞、病原体和代谢产物的排出。对于全身症状严重的患者可采取对症治疗。

（2）抗菌治疗

1）治疗原则：急性肾盂肾炎病情急，所以在培养和敏感试验的结果出来之前，应采用广谱抗生素治疗。尿沉渣革兰氏染色对广谱治疗使用的抗生素具有很大的指导意义，如为革兰氏阳性细菌，可选用万古霉素，如为革兰氏阴性细菌，则可选用头孢菌素、广谱青霉素、氨基糖苷类抗生素或复方新诺明、喹诺酮类药物等。所选取的抗生素除可以杀灭病原菌外，还应能在肾组织及尿路中达到有效的杀菌浓度。

轻症患者一般采取单一口服给药，而重症患者宜采用静脉给药，必要时可联合用药，应避免使用肾毒性药物。抗菌药物用至症状消失、尿常规转为阴性和尿培养连续三次阴性后3～5日为止，一般疗程为2周；如疗程结束后5～7日发现尿培养仍阳性，应换药再治疗两周。治疗结束后，当连续2周、每周2次尿细菌检查阴性，6周后复查1次仍为阴性时，为临床痊愈。

2）抗生素的选择

①磺胺类药物：甲氧苄啶-磺胺甲噁唑（复方新诺明，TMP-SMZ）是目前治疗急性尿路感染的常用药物，其抗菌谱广，并可以抑制细菌耐药性的产生。但不良反应较常见，如皮疹和胃肠道反应。

②β-内酰胺类抗生素：革兰氏阳性细菌对青霉素类药物很敏感，其中广谱青霉素类药物如氨苄西林、羧苄西林等，对大肠埃希氏菌、变形杆菌和肠球菌作用较强，哌拉西林等作用比氨苄西林强，且毒性较氨基糖苷类低，主要用于铜绿假单胞菌感染；第二、三代头孢类药物对严重革兰氏阴性杆菌感染作用显著，可与氨基糖苷类药物合用，头孢哌酮、头孢拉啶等对于铜绿假单胞菌及其他假单胞菌等感染有效。

③氨基糖苷类抗生素：氨基糖苷类抗生素与TMP-SMZ或头孢类药物联用，是治疗伴有发热的尿路感染的首选，但应注意给药方式防止药物浓度过高引发肾损害。

④喹诺酮类药物：抗菌谱广、作用强、毒性小，临床已广泛使用，但由于越来越多的氟喹诺酮耐药类大肠埃希氏菌的发现，氟喹诺酮的药效受到限制，另外，喹诺酮类药物不宜用于儿童、孕妇及肾功能不全者。

（3）膀胱刺激症状的治疗：应用碱性药物如碳酸氢钠、枸橼酸钾等可碱化尿液，降低酸性尿液对膀胱的刺激，以缓解膀胱刺激症状。使用钙离子通道拮抗剂、M受体阻断剂等可解除膀胱痉挛，缓解症状。

8．预后

严重的急性肾盂肾炎患者出现菌血症及感染性休克的概率相对较高，高龄（65岁以上）、男性、肾功能受损以及弥散性血管内凝血（disseminated intravascular coagulation, DIC）均可能增加患者的死亡几率（Tambl et al., 2014）。研究证实，导致急性肾盂肾炎预后较差的危险因素包括尿路异常、机体虚弱以及病原体的性质（如毒力和耐药性等）。如果能及早发现尿路梗阻、及时进行引流并给予充分的治疗，急性肾盂肾炎患者的预后普遍比较理想。

（二）慢性肾盂肾炎

慢性肾盂肾炎（chronic pyelonephritis, CPN）为累及肾盂、肾实质的慢性炎症，常由于急性感染治疗不当或治疗不彻底而转入慢性。其病变特点为患肾的慢性间质性炎症、纤维化和瘢痕形成，常伴有肾盂和肾盏的纤维化和变形。慢性肾盂肾炎是慢性肾衰竭的常见原因之一。

1．流行病学

慢性肾盂肾炎多发于女性。在终末期肾病患者中，其发病率约13%。来自欧洲透析和移植协会的数据表明，22%的成人终末期肾病患者患有慢性肾盂肾炎，但未说明其具体诊断标准。Kincaid-Smith在147个移植前肾切除的肾标本中发现，30例（20%）患者患有慢性肾盂肾炎，这些患者中约50%有肾反流，其余50%中有15.3%的患者肾有反流性肾病的临床和影像学特征（Kincaid-Smith, 1977）。

2．病因与发病机制

慢性肾盂肾炎的病原菌同急性肾盂肾炎。在没有肾或尿路结构性或功能性疾病的患者中，继发于尿路感染的慢性肾盂肾炎很少见，导致慢性肾衰竭更是罕见；但在具有潜在的功能性或结构性尿路异常的患者中，慢性感染可以导致显著的肾损害。

慢性肾盂肾炎根据发病机制可分为：

（1）反流性肾病（reflux nephropathy）：又称慢性反流性肾盂肾炎（chronic reflux-associated pyelonephritis），为常见的类型。先天性膀胱输尿管反流或肾内反流的患者容易反复发生感染。多于儿童期发病，病变可为单侧性或双侧性。

（2）慢性阻塞性肾盂肾炎（chronic obstructive pyelonephritis）：各种原因引起的尿路阻塞导致尿液潴留，使感染反复发作，并有大量瘢痕形成。因阻塞部位的不同，病变可呈单侧性或双侧性。

（3）特发性慢性肾盂肾炎（idiopathic chronic pyelonephritis）：占少数。

实验证实，炎症过程中多形核白细胞在感染部位的浸润及超氧化物的释放参与了慢性肾盂肾炎病理改变的形成，应用抗氧化剂能够有效抑制这种由氧自由基介导的小管损伤（Gupta et al., 1997）。

细菌感染诱导的自体免疫机制的产生可能是清除感染后肾进一步损伤的原因，黏膜免疫状态在肾盂肾炎中的意义正逐渐得到重视，黏膜屏障的破坏，黏膜免疫功能的紊乱，是导致肾盂肾炎反复发作的重要原因。

3．病理

慢性肾盂肾炎大体改变以一侧或双侧的肾体积缩小为特征，并形成不规则的瘢痕。若病变累及双侧肾，则双侧改变不对称。肾包膜苍白不易剥脱，肾表面因瘢痕受损而凹凸不平，呈大小不一的结节状；肾漏斗处瘢痕收缩，肾盏呈钝性扩张，肾盂黏膜粗糙；切面观：肾实质萎缩，皮质与髓质界限不清。肾瘢痕数量多少不等，分布不均，多见于肾的上、下极。

慢性肾盂肾炎镜下表现为肾小管和肾间质的慢性非特异性炎症，组织学表现为局灶性的淋巴细胞、浆细胞浸润，部分肾间质被纤维组织代替。部分区域的肾小管出现萎缩，而有部分区域肾小管扩张。扩张的肾小管腔内可出现均质红染的胶样管型，形似甲状腺滤泡。肾盂和肾盏黏膜及黏膜下组织出现慢性炎细胞浸润和纤维化。肾内细动脉和小动脉因继发性高血压发生玻璃样变和硬化。早期肾小球很少受累，肾球囊周围可发生纤维化。后期部分肾小球发生玻璃样变和纤维化。慢性肾盂肾炎急性发作时出现大量中性粒细胞，并有小脓肿形成。

4．临床表现

慢性肾盂肾炎的临床表现根据肾实质的损坏和肾功能的减弱程度而有所不同，肾的病理改变是呈进行性发展的，从而使慢性肾盂肾炎的临床表现复杂。半数以上患者有急性肾盂肾炎病史。炎症静止期症状不明显，但是有持续性的菌尿，偶有低热，伴肾区的轻微不适感，或轻度膀胱刺激征，依据连续两次尿细菌阳性可作出诊断。当出现反复发作的急性炎症时，可有局部肾区疼痛、畏寒、发热和膀胱刺激症状。病变侵犯双侧肾时，疾病后期可出现肾小管功能障碍，使肾浓缩功能下降导致夜尿增多、尿比重降低。亦可继发肾小管性酸中毒，可表现为慢性肾衰竭症状，如高血压，面部、眼睑等处水肿，恶心，呕吐和贫血等，最终可发展为尿毒症。

5．诊断

急、慢性肾炎的鉴别诊断并不以病程的长短为依据。影像学检查发现肾皮质瘢痕和肾盂肾盏变形，同时有肾功能检查的异常，且通过病史或尿细菌学检查有尿路感染证据者，可下本病诊断。如无上述改变，尿路感染病史虽长亦不能诊断为慢性肾盂肾炎。

对慢性肾盂肾炎的检查应全面，以明确：①致病菌；②单侧或双侧感染；③原发病灶；④肾实质损害范围及肾功能损害程度；⑤有无尿路梗阻。

（1）病原学检查：取中段尿行尿液细菌培养及抗生素敏感试验，当菌落计数超过 10^5/ml 时可确定感染。

（2）实验室检查

1）血、尿常规：慢性肾盂肾炎患者往往有贫血，血常规白细胞一般正常，但急性发作时有白细胞计数的升高。尿常规检查可有间断性脓尿或血尿，急性发作时与急性肾盂肾炎的表现相同。可利用输尿管导尿法收集肾盂尿液，以查明病变为单侧或双侧。

2）尿生化检查：尿酶检查，如 N- 乙酰 -β-D- 氨基葡萄糖苷酶（NAG），及小管性标志物检测，如 β_2 微球蛋白（β_2-mG）、α_1 微球蛋白（α_1-mG）和视黄醇结合蛋白（retinol-binding protein, RBP）等，在判定慢性肾盂肾炎小管功能损伤方面具有重要意义，具有较高的敏感性。

3）肾功能检查：当出现肌酐水平升高及肌酐清除率下降时，提示肾功能衰竭。

（3）影像学检查

1）X 线检查：腹部平片可见一侧或双侧肾影较正常缩小，同时可以发现有无尿路结石。静脉尿路造影可见肾实质变薄，有时显影较差，同时有肾盂及输尿管扩张。

2）超声检查：超声检查对瘢痕的诊断敏感度较高，但 Christian MT 等认为，单纯依靠超声检查，有大约 11% 的瘢痕会被漏诊，因而仍不能作为诊断金标准。

3）CT：CT 能清晰地显示肾实质、肾盂肾盏的结构，并可以显示肾脓肿的情况，一定程度地反映肾功能、判定慢性肾盂肾炎所造成的肾损害程度，从而指导治疗及评估预后，可作为肾瘢痕诊断的金标准（Prieto-Gorzález et al., 2014）。

4）放射性核素扫描：近年来常用 ^{99m}TC-DMSA 的静态显像，通过观察与肾皮质结合的放射性显像剂在肾皮质内的分布，以发现肾盂肾炎病灶和肾瘢痕。肾瘢痕常表现为肾皮质的收缩和楔形缺损，敏感且可靠。

（4）病理学检查：可行肾穿刺组织活检，观察到典型病理改变，可明确诊断。

6．鉴别诊断

有些肾盂肾炎患者的临床表现与膀胱炎相似，仅凭临床表现很难鉴别，需进一步做定位检查方能确诊。

慢性肾盂肾炎与泌尿系结核，临床症状有相似之处。在结核患者中，尿液可发现抗酸杆菌，结核菌培养可确诊。静脉尿路造影可发现典型的一侧肾肾小盏边缘如虫蛀状，有时出现空洞和钙化。

当慢性肾小球肾炎无明显水肿、蛋白尿、

高血压时，其临床表现与全身感染症状和尿路刺激症状不明显的不典型慢性肾盂肾炎相似，尤其当慢性肾小球肾炎患者并发尿路感染，或晚期两者均出现慢性肾功能减退时，鉴别更难。当患者有全身水肿病史，尿蛋白以中分子以上为主且细胞少，肾小球滤过功能受损早于肾小管功能受损且更重，以及影像学检查示两肾对称性缩小，外形光整，无肾盂肾盏变形等则支持慢性肾小球肾炎。若病程中尿路刺激症状明显，尿常规以白细胞为主，尿蛋白以小分子为主、尿细菌培养阳性，肾小管功能损害早于且重于肾小球功能损害，影像学示两肾大小不等，外形不平，肾盂肾盏变形等则支持慢性肾盂肾炎。

以血尿、高血压为首发症状的慢性肾盂肾炎患者或症状隐匿患者，应分别与其他可引起血尿的疾病、高血压和无症状菌尿等鉴别。可通过详细询问病史，寻找特异性的症状、体征，多次行尿常规、细胞和细菌学检查以及影像学检查等来鉴别。

7．治疗

（1）一般治疗：积极寻找并去除导致慢性肾盂肾炎发病的易感因素，解除尿路梗阻，纠正尿路畸形，提高机体免疫功能。对于已有肾功能损害的患者，要注意维持水电解质平衡。有高血压的患者，可进行降压治疗。

（2）抗菌治疗：慢性肾盂肾炎急性发作期的用药与急性肾盂肾炎一致。应根据尿液细菌和抗生素敏感试验结果，给予有效和毒性小的抗生素治疗。不伴有症状的慢性菌尿患者也建议使用抗生素治疗，减少并发症的发生（Herding et al., 2002）。

（3）糖皮质激素和非甾体抗炎药：关于慢性肾盂肾炎应用糖皮质激素及非甾体抗炎药治疗效果的研究一直未曾停止，现在能够明确的是，皮质醇和非甾体抗炎药确能减轻感染导致的肾皮质瘢痕的产生。

（4）外科治疗：若尿路感染药物治疗效果不佳，应行外科手术纠正尿路梗阻或畸形。术前应使用抗生素控制菌尿，术后应继续使用抗菌药物，避免败血症的发生。

8．预后

对于慢性肾盂肾炎的患者，应进行适当的治疗并积极随访，以改善预后。慢性肾盂肾炎的预后与患者自身存在的易感因素及是否得到及时、有效地治疗有关。若无明显的易感因素，急性期易被治愈，且慢性期不易再发，预后良好；如有明显的易感因素，急性期则难以治愈，慢性期疗效更差，且常容易再发，影响肾功能而预后不良。

（三）黄色肉芽肿性肾盂肾炎

黄色肉芽肿性肾盂肾炎（xanthogranulomatous pyelonephritis, XGP）是一类临床上罕见的慢性、感染性肾疾病，可造成肾髓质的弥漫性病变并伴有不同程度的功能损害甚至肾衰竭。该病最早在1916年由病理学家Schlagenhaufer报道，并指出这种肾盂肾炎的特征性病变是在病变肾实质中发现胞质富含脂质的泡沫细胞（由巨噬细胞吞噬大量脂质所形成）。

黄色肉芽肿性肾盂肾炎过去的确诊主要依赖于肾手术后的病理活检，由于其临床表现、影像学改变与肾肿瘤、肾结核、肾结石等疾病十分相似，临床上极其容易被误诊为其他肾疾病。现如今随着影像技术的进步以及临床上对于该疾病认识的提高，约90%的患者可以通过CT、B超引导下的肾穿刺等进行术前确诊。

1．流行病学

黄色肉芽肿性肾盂肾炎可于全年龄段发病，尤其好发于45～70岁的中老年人，女性与男性患者的比例约为2∶1，女性患者较多的原因可能为女性泌尿道较短，更易发生尿路感染。本病的发病率较低，有报道认为其发病人数约占慢性细菌性肾盂肾炎患者的 0.6%，发病率无地域差异。但随着近年来诊断水平的提高，此病的报道呈逐年增多的趋势（Bourm et al., 2017）。

2．病因

黄色肉芽肿性肾盂肾炎的具体病因至今仍不明确，现在普遍认为其病因主要包括肾的基础病变、免疫及脂质代谢紊乱、病原微生物的侵袭作用三大方面（Wein et al., 2009）。

（1）肾基础病变：在黄色肉芽肿性肾盂肾炎的患者中，多数伴有尿路梗阻致肾盂积水、肾血管狭窄、贫血、结石、淋巴管堵塞等基础疾病或者危险因素，从而导致肾供血不足，使其更易发生感染且感染后不易自行修复。

（2）免疫及脂质代谢紊乱：多数患者在发生该病前有胆囊炎、糖尿病、肾结石等慢性病史，免疫功能处在相对较低的水平。此外病理结果发现，大量胆固醇等酯类物质被巨噬细胞吞噬，胞内脂质聚积，所形成的泡沫细胞广泛地分布于肾盏以及肾脓肿周围，伴有淋巴细胞、浆细胞的浸润。

（3）病原微生物：长期、慢性的细菌感染迁延不愈，肾组织在坏死、增生、巨噬细胞吞噬的不断循环中形成特征性的黄色肉芽组织。黄色肉芽肿性肾盂肾炎的致病菌大多毒性不强，因为患者很少会因为该病发生菌血症或败血症。

3．发病机制

现在普遍认为黄色肉芽肿性肾盂肾炎的发病机制主要包括泌尿系统结石、梗阻（肾性、肾后性）以及继发感染。临床研究发现，有超过 80% 的患者合并有泌尿系结石，且其中 1/3～1/2 的结石为鹿角形结石。而发生了泌尿系梗阻的患者增加了大肠埃希氏菌等机会性致病菌的感染几率，同时这种感染的特征性病理改变即为巨噬细胞吞噬脂质的现象。此外，还有观点认为，黄色肉芽肿性肾盂肾炎的发病可能与致病菌的毒力低、免疫细胞对细菌的不完全降解以及宿主免疫反应不强相关，这一系列因素导致缺血、病变、免疫功能减退的肾表现出一种不典型的炎症反应（Iumanue et al., 2016）。

4．病理

黄色肉芽肿性肾盂肾炎通常因肾实质的梗阻、积水等出现肾体积增大，但其外表轮廓大都正常，无包块、囊肿等改变。黄色肉芽肿性肾盂肾炎的基本病理表现为肾正常组织的破坏、炎症细胞大量趋附并浸润病灶、结缔组织的代偿增生。其病理类型可分为弥漫型和局灶型两种。患者中约有 80% 表现为弥漫型的病变，即整个肾实质受累。肾皮质由黄色肉芽肿所替代，表现为肾皮质变薄以及肾被膜逐渐增厚，从而使得脓液更易扩散至肾周甚至邻近的器官组织发生感染。余下约 20% 的患者表现为局灶型的病变，即仅有一个或数个肾盏、集合管边缘的实质受累，影像学改变类似于肾癌，肾功能的丧失时间较弥漫型晚。在组织学病理检查中，患者的肾通常表现为肾结石、肾盂周边组织的纤维增生，故虽然肾盏由于感染、梗阻等原因化脓积水，但增生的纤维结缔组织可以将这些脓液包裹起来避免其向外扩展。肾实质内充满大量的脓液且细分为数个小的囊腔，囊腔之间通过黄色的结缔组织彼此相连。

此外，根据病情的进展程度，还可在上述两型的基础上将病理结果分为三期，即Ⅰ期（肾内期）：此期病变未突破肾实质，仅表现为一或多个肾盏的损害；Ⅱ期（肾周期）：此期病变已突破肾皮质，表现为多个肾盏及肾实质的损害，同时伴有肾周脂肪组织的浸润；Ⅲ期（肾旁期）：肾几乎全部被病变所侵袭，同时伴有肾周组织以及邻近的器官组织（后腹膜等）的侵犯（Wang et al., 2016）。

在黄色肉芽肿性肾盂肾炎中可发现泡沫细胞（巨噬细胞吞噬脂质而成），其大量聚集在囊腔周围的黄色结缔组织中，伴有浆细胞和其他淋巴细胞等的浸润。这种泡沫细胞的特征为小而浓缩的细胞核以及相对大而透明的胞质（图 14-1-1）。值得注意的是，泡沫细胞并非黄色肉芽肿性肾盂肾炎的标志性细胞，在其余梗阻或有炎性改变的疾病中也可见到，现在通常认为泡沫细胞是机体在应激状态时发生的一种改变。

5. 临床表现

患者的临床症状无特异性，难以与其他疾病相鉴别。患者多以单侧腰痛（伴有肾区叩痛）、腹部包块、发热、寒战、菌尿、体重下降等症状和体征起病，左右肾的发病率无差别。同时还伴随一些不典型症状如乏力、厌食、便秘和全身不适等。多数患者有尿路感染及侵入性尿路检查史，患侧肾体积增大并伴有不同程度的肾功能丧失，约 30% 的患者伴有泌尿系结石及肾积水，但患者的临床表现难以仅用以上两种病因解释。

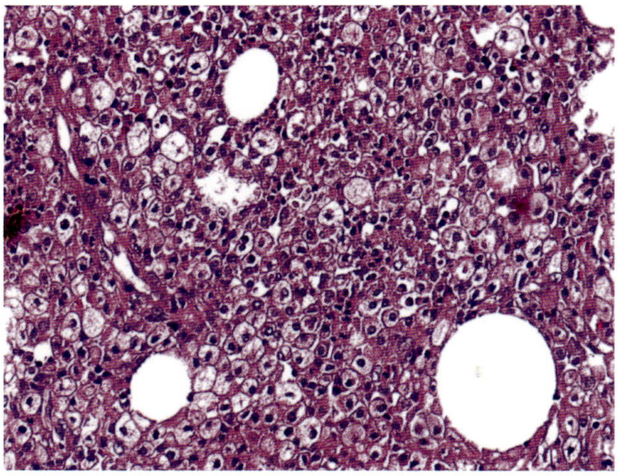

图 14-1-1 黄色肉芽肿性肾盂肾炎病理图片（HE × 400），可见由泡沫细胞、组织细胞和淋巴细胞组成

患者尿常规显示尿白细胞升高，尿培养结果多为阳性，病原体以变形杆菌、大肠埃希氏菌等条件致病菌为主，抗生素治疗显效缓慢，血常规示白细胞升高、贫血，其他血液检查示 C 反应蛋白、降钙素原及红细胞沉降率等炎性指标的升高，偶可出现肝肿大、高血压及血尿等症状。部分患者伴有糖尿病等基础疾病。

6. 诊断

（1）病原学诊断：多数患者中段尿培养可见变形杆菌或大肠埃希氏菌，此外偶可见到厌氧菌的生长。尿培养结果的阴性并不能否认无细菌感染，因多数患者在就诊或确诊前就已服用了抗生素从而影响了培养结果（Bansal et al., 2015）。

（2）实验室诊断

1）血、尿常规：患者的血、尿常规可见白细胞计数增高、血红蛋白减少。

2）血生化检查：示 C 反应蛋白、降钙素原及红细胞沉降率等炎性指标升高。

3）肝功能检查：示 α 球蛋白升高，A/G 比例倒置，碱性磷酸酶升高，这种肾源性肝损伤是黄色肉芽肿性肾盂肾炎的特征性损害。

4）肾功能检查：通常示血肌酐、尿素氮的含量正常，因仅有单侧肾病变而对侧肾功能正常。

5）尿液泡沫细胞检查：如在尿液中找到泡沫细胞，可确诊该病，但国内外对此检查方法的阳性率报道不一。

（3）影像学检查

1）CT：是最有助于确诊黄色肉芽肿性肾盂肾炎的影像学方法（图 14-1-2）。局灶型黄色肉芽肿性肾盂肾炎表现为在肾实质中出现囊肿，囊肿多为单发且局限于肾实质中，增强 CT 可见中心部位无强化或强化不明显，外周的肾盂或肾盏被囊肿压迫发生移位，即环形强化；弥漫型黄色肉芽肿性肾盂肾炎患者 CT 平

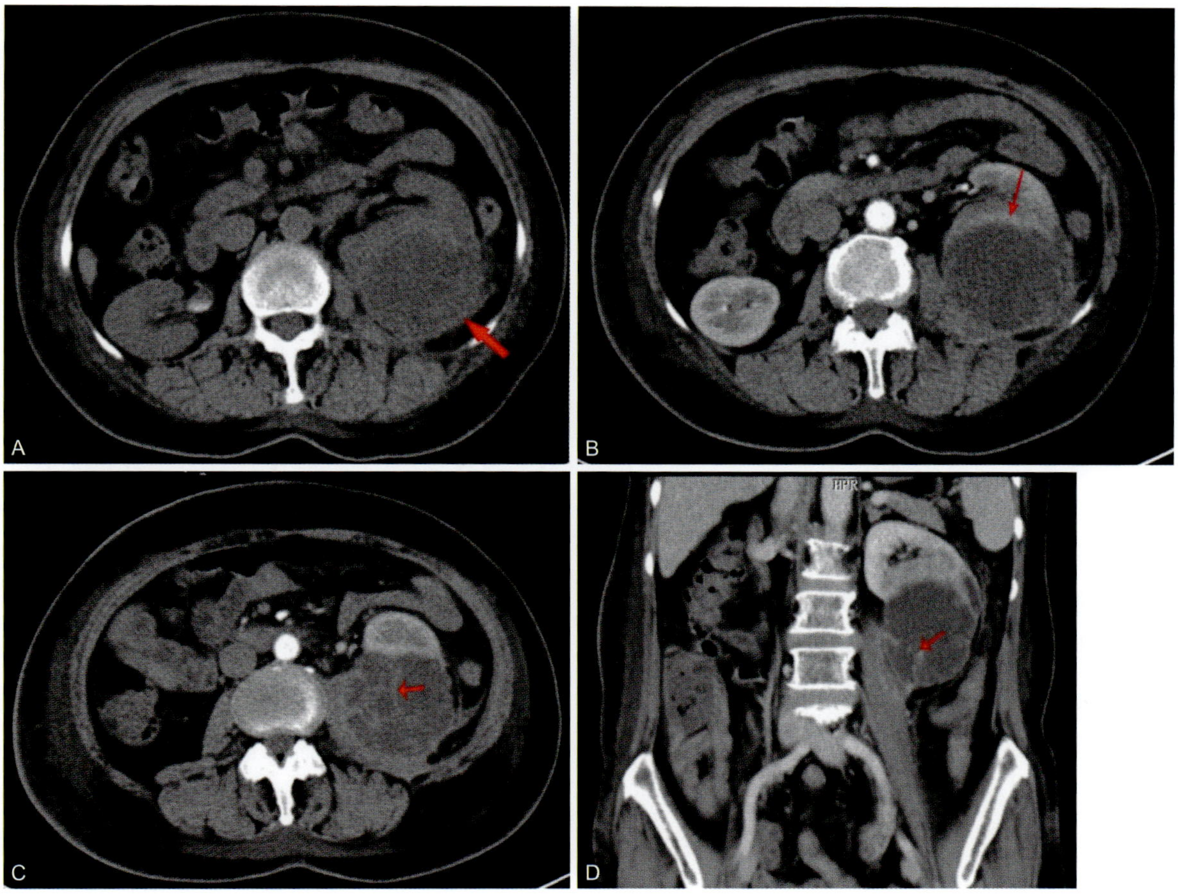

图 14-1-2　黄色肉芽肿性肾盂肾炎 CT 影像学特征。患者女性，64 岁，左腰痛 1 年就诊。CT 平扫示左肾实质内可见团状密度稍低病灶（A 箭头所示），其内可见少许条索灶，CT 值为 12～30 Hu，并可见小点状更低密度灶，平扫 CT 值约为 -62 Hu；增强后囊壁（B 箭头所示）及其内条索灶明显强化（C、D 箭头所示），余未见明显强化；病灶与腰大肌分界欠清（C、D）

扫可显示肾体积增大、肾盂紧密包裹着位于其中心部位的结石，但不伴随肾盂的扩张。由于病变的组织中含有数目较多的泡沫细胞，故 CT 值多为负值。肾实质被大量低密度的物质所占据，为充满脓液的囊腔。在增强 CT 中，由于囊腔的肉芽组织壁中含有大量的血管从而被强化。但囊腔自身不被强化，强化的是肿瘤或炎症组织。此外，CT 还有助于判断肾病变的程度以及肾周器官组织和腹膜的受累情况。

2）B 超：超声检查不具有特异性，仅可见到体积增大的肾，肾内正常组织由大量低回声的液性块状物质所替代，这些低回声区多为被破坏的肾实质以及扩张的肾盏。此外，患肾常可探及结石声影。

3）MRI：在对肾的炎症判断方面不如 CT，但可用于评估炎症在肾外的扩散情况。

4）B 超引导下肾穿刺活检：为诊断的金标准，可明确病理类型，为随后的治疗提供依据。

5）放射性核素扫描：^{99m}Tc-DMSA 可用于评估患侧肾功能的情况。

6）肾动脉造影：可显示黄色肉芽肿性肾盂肾炎囊腔中的血管增多区，但不具有特征性的意义。

7）静脉肾盂造影：弥漫型的患者可表现为肾盂积水，肾显影较差甚至无显影；局限型的患者表现为肾盏有不同程度的充盈缺损且缺损面不平整。

7. 鉴别诊断

本病需与肾积水并感染、肾癌、肾结核、肾盂积脓、单纯性肾盂肾炎、肾脓肿、肾周脓肿、肾结石、肾淋巴瘤等相鉴别。此外还有黄色肉芽肿性肾盂肾炎临床表现为肾母细胞瘤的报道。鉴别手段主要依靠B超、CT以及肾穿刺活检等。

8. 治疗

（1）手术治疗：为首选的治疗手段，早期大多学者主张对于黄色肉芽肿性肾盂肾炎的患肾行肾全切。但随着腹腔镜手术的进步和CT早期诊断黄色肉芽肿性肾盂肾炎能力的增强，越来越多的学者倾向于保留部分患肾组织功能的肾切除。手术范围主要与病理类型和分期相关。对于Ⅰ、Ⅱ期的患者可行部分肾切除术，而对于Ⅲ期的患者，由于此时几乎全部肾均被病变所侵袭，同时伴有肾周组织以及邻近的器官组织（后腹膜等）的侵犯，故应行全肾及肾周病变组织切除术，以避免不完全切除造成炎症扩散甚至发生肾皮肤瘘。若合并肾癌，则应行患侧肾全切除术。

（2）抗生素治疗：应与手术治疗同步进行，有研究表明，单纯行抗生素治疗疗效不佳且抗生素应用周期长。选用的抗生素应根据尿培养的结果选用高效、敏感的药物，治疗期间应严密监测患者的病情变化。

（3）对症支持治疗：若疼痛剧烈、发热体温较高者可适当给予非甾体类解热镇痛药，因患者大都有消耗表现，应注意充足、全面的营养支持。

9. 预后

黄色肉芽肿性肾盂肾炎的患者经手术治疗预后良好，术后患者的临床症状大多能得到改善，且随访发现患侧肾及对侧肾少有疾病复发。

（四）气肿性肾盂肾炎

气肿性肾盂肾炎（emphysematous pyelonephritis，EPN）是一种由产气细菌感染肾实质、累及肾周围组织的急性坏死性感染性肾疾病，以肾实质以及肾周围组织积气为主要特征。该疾病易继发感染性休克，病情凶险，伴有肾实质的快速破坏，临床死亡率较高，根据不同研究的结果，为19%~43%（Asreda et al., 2014）。

该疾病症状特异性低，确诊主要依赖于CT等影像学资料。一经确诊，需立即进行扩容、复苏、控制血糖等内科治疗，并根据病情进行引流、肾切除术等外科干预。

1. 流行病学

气肿性肾盂肾炎属于罕见病。该疾病多发于中老年女性，尤其是糖尿病患者，也多发于泌尿系统梗阻以及免疫功能减退的患者。最近Yu等人进行的一项meta分析汇总了自1980年至2013年的628项病例（平均年龄56.6岁，范围33.8～79.9岁），其中女性患者有462名，男女比例约为1∶2.8。85%的患者有糖尿病史。该病以单次病变为主，有5%~7%累及双肾（Yu et al., 2016）。

2. 病因及发病机制

气肿性肾盂肾炎的病因尚不明确。其可能的致病因素包括以下方面：

（1）产气细菌的感染及酵解。

（2）有助于细菌繁殖的高葡萄糖内环境。

（3）肾血流灌注缺乏，肾缺血。

（4）绝经期妇女或免疫力较低的患者。

（5）患有多囊肾、尿路梗阻等其他肾基础疾病。

（6）肾移植术后。

之所以糖尿病患者更易患气肿性肾盂肾炎，是因为葡萄糖比其他有机物更有利于产气菌的发酵，产气菌快速分解酵解葡萄糖，产生乳酸和大量二氧化碳、氢气等气体，造成肾实质组织内外大量坏死及积气。但也有一部分患者并未患糖尿病，发酵底物被认为是患者尿中的蛋白质等有机物。另外有文献报道有 23 例肾移植患者术后发生气肿性肾盂肾炎的案例，因此肾移植术也被认为与气肿性肾盂肾炎的发病有关（Hirose et al., 2016）。

3. 临床表现

该病临床特征特异性低，主要临床表现与肾盂肾炎相近，为急性或慢性感染后急性发作的发热、呕吐、脓尿、腰痛或者季肋部疼痛、寒战等。几乎所有患者都会出现发热、呕吐和腰痛的症状，因此也被称为 EPN 三联征。也有 meta 分析统计表明，发热、脓尿和疼痛为最常见的症状，其发生的频率约为 74.7%、78.2% 和 70.4%（Asreda et al., 2014）。

该疾病也可导致泌尿系统梗阻，如肾盂积水和输尿管积水。部分病情严重的患者，细菌产生的气体不局限于集合系统与肾实质内，可扩散到肾周围组织甚至纵隔、阴囊和硬膜外间隙等，可能会引起心搏骤停等严重并发症。

4. 诊断

（1）病原学诊断：尿液培养结果绝大多数呈阳性，几乎均为革兰氏阴性菌，部分患者的血培养也呈阳性（Peng et al., 2017）。其中多为大肠埃希氏菌感染，也有少量肺炎克雷伯菌和变形杆菌感染。据报道分别有 61%、76% 和 47% 的患者可通过血液、尿液及肾穿刺引流液培养出大肠埃希氏菌。但即使在临床上尿液培养结果阴性，也要考虑前期抗菌治疗使尿培养结果暂时转阴的可能性（Yamaguchi et al., 2017）。

（2）实验室诊断：可表现为镜下血尿、血小板减少、肾功能不全和血象升高等。由于 EPN 临床特点及实验室诊断结果不够典型，所以对于相对易感人群，如血糖控制不理想且有发热、呕吐、腰痛等症状的女性糖尿病患者，或者反复泌尿系感染不愈怀疑免疫功能较差的患者，应警惕此病。

（3）影像学检查：EPN 的特征表现为肾或者肾周积气，但无特征性临床表现与实验室检查指标，所以在诊断气肿性肾盂肾炎时必须要有影像学证据。

1）平片：在腹部平片中可见肾上极附近出现的斑点状或新月状气体影，在诊断时需与肠内气体进行鉴别。

2）CT：CT 被认为是诊断该疾病的首选检测手段，它可以明确气肿的范围，并且对进一步治疗有着较大的指导意义。在 CT 影像中可见条纹状、斑片状的气体，伴有或不伴有气泡状或空腔状的气体（图 14-1-3），需要与肠气进行鉴别（张伯会，1998）。

Huang 等人根据 CT 结果将 EPN 分为四型：Ⅰ型：气体主要在肾集合系统；Ⅱ型：气体分布在肾盂和肾实质内，没有突破肾被膜；ⅢA，气体或脓肿扩散至肾周间隙；ⅢB，气体或脓肿扩散至肾旁间隙；Ⅳ型：双侧气肿性肾盂肾炎或孤立肾气肿性肾盂肾炎。对于Ⅲ、Ⅳ型患者、血小板减少症、急性肾衰竭、意识障碍及休克等因素均为患者死亡或者预后差的相关危险因素（Huang et al., 2000）。

3）其他影像学手段：排泄性尿路造影对于肾功能异常的糖尿病患者风险较大，诊断意义不明确，不推荐进行。核素扫描也有助于评估肾功能损伤与对侧肾的状况。B 超结果也可提示气体的存在，但准确度较 CT 低，可作为辅助的检查手段。

5. 治疗

气肿性肾盂肾炎属于外科急症，治疗方案

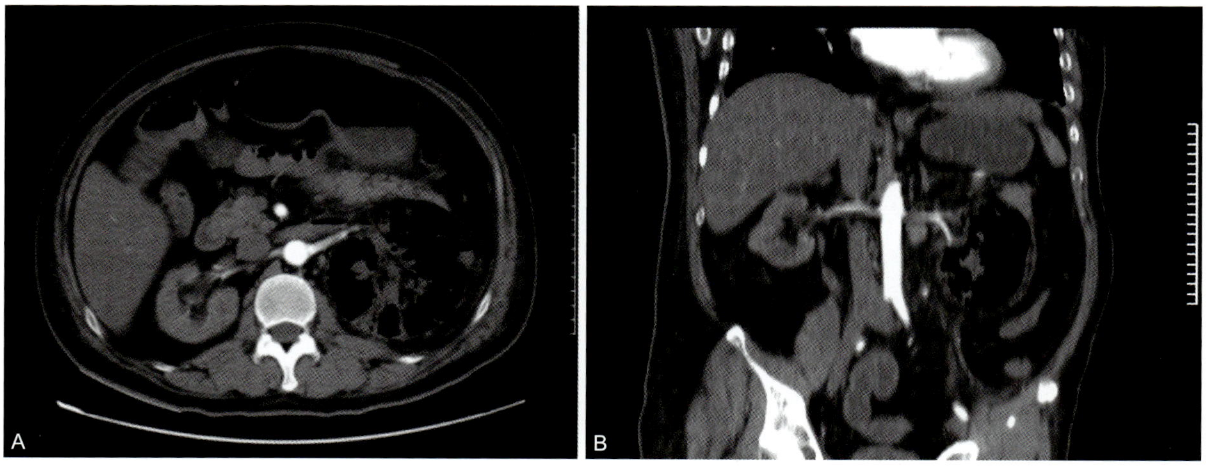

图 14-1-3 气肿性肾盂肾炎 CT 影像学特征。患者男性，39 岁，以左腰部疼痛伴头晕 1 天入院，既往有糖尿病及左输尿管上段结石病史。CT 检查可见左肾几乎被气体填充，气肿性肾盂肾炎诊断明确，予抗感染、补液及急诊开腹肾造瘘引流等处理后顺利出院

的选择仍未完全达成共识，但主要包括肾切除、经皮引流、内科治疗等方式。

绝大多数患者伴有脓毒症，因此液体复苏与广谱抗菌治疗是必需的。如果肾仍有部分功能，则先考虑以内科治疗为主的治疗方案。若病情在数日内无明显改善，应立即进行肾切除术。若肾已无功能，则亟需进行肾切除术，因为此时单纯的内科治疗会使病情加剧，甚至导致患者死亡。另外如果肾有梗阻，则需要尽早实行引流。如果患者经内科治疗及引流后病情明显改善，也可以延缓肾切除术的进行。

Huang 等人认为，可以根据气肿性肾盂肾炎的 CT 分型选择不同的治疗方案。针对 CT 分型Ⅰ型和Ⅱ型患者，在内科治疗的基础上，可以行输尿管内支架引流或经皮肾穿刺引流术。对于Ⅲ型患者，若危险因素小于 2 个，则经皮肾穿刺引流术联合内科治疗有效；若危险因素等于或大于 2 个，患者病死率高达 92%，须立即进行肾切除术。Ⅳ型患者在尽量保留肾的原则下，应先尝试引流，并随时做好肾切除术的准备（Huaug et al., 2007）。

6. 预后

由于该疾病预后差，死亡率高达 19%～43%，因此对怀疑可能患有气肿性肾盂肾炎的患者需要及时通过影像学检查确诊，并根据其病情选择合适的治疗手段。

二、肾皮质脓肿

发生在肾皮质的脓肿称为肾皮质脓肿（renal carbuncle；renal cortical abscess）。作为一种肾感染，肾皮质脓肿的发病率和死亡率曾居高不下（Spence et al., 1939），随着抗生素的应用，肾皮质脓肿的死亡率明显减少，但是其发病率并未如前者一般显著减少，且肾皮质脓肿的病因也越来越多样化；而在诊断方面，肾皮质脓肿由于和占位性病变具有一定的相似性而使医生在进行决策时存在困难，近年来，医疗科技技术突飞猛进，更多的技术被应用于肾皮质脓肿的诊断和鉴别诊断；肾皮质脓肿的治疗相对简洁明了，即外科引流与药物的合理应用，但是病原体的耐药性一直是困扰外科医生

的难题。

(一)流行病学

肾皮质脓肿的发病年龄平均为53.5岁(Lim et al., 2011)。对于成年肾皮质脓肿患者而言,女性的发病率较高(Liu et al., 2016),这可能是与女性患者较为短宽且平直的尿路解剖学结构相关(易于产生上行感染)。肾皮质脓肿与人种相关的流行病学因素目前尚无明确结论。伴有糖尿病的患者以及患有非梗阻性肾结石的患者占据了极大的比重。糖尿病是否是肾皮质脓肿的病因之一尚不明确。有新近的研究表明,糖尿病对于肾皮质脓肿的形成、预后与死亡率并无显著相关性,但是,糖尿病与肾皮质脓肿患者的住院时间有较为密切的联系(糖尿病患者住院时间平均要高出对照组3.38天),表明糖尿病会在脓肿发病时或之后延长疾病的病程(Koetal, 2013)。

肾皮质脓肿的其他相关高危因素还有:妊娠、高血压、急性肾功能损伤以及白细胞数量高于20×10^9/L,但是这些因素和脓肿形成的关系还有待进一步研究阐明。

(二)病因

在抗生素问世之前,肾皮质脓肿主要是由血源性播散的葡萄球菌引起,其中,多数为金黄色葡萄球菌和表皮葡萄球菌。随着抗生素的出现和广泛应用,由革兰氏阳性球菌引发脓肿的比例下降十分明显。

而在1970年之后,革兰氏阴性菌逐渐成为引起肾皮质脓肿的主要原因,静脉留置导管和创伤使革兰氏阴性菌有机会通过血源性途径引起肾皮质脓肿。但是更多研究表明,伴有肾小管阻塞的上行感染可能是革兰氏阴性菌引起肾皮质脓肿的主要原因,相当一部分患有肾皮质脓肿的患者伴有肾结石和肾损伤因输尿管反流引起的肾盂肾炎导致的肾皮质脓肿乃至皮髓质混合性脓肿的患者数目也有上升趋势(Peces et al., 2009)。

小儿患者可在其免疫功能尚未建立完全时发生霉菌性或真菌性肾皮质脓肿,发生在他们身上的膀胱输尿管反流现象与经典的肾皮质脓肿患者十分相似。同理,免疫缺陷(尤其是艾滋病患者)、免疫抑制或患有恶性肿瘤的患者患有肾皮质脓肿的风险也相应增加,且病原体也更加多样化,如发生于全脾脏切除术后的患者,可因免疫功能下降继发病原微生物感染,从而导致肾皮质脓肿;如前所述,这些患者对病原微生物的抵抗力降低,后者侵入机体后,经血液循环即可在全身各处形成脓肿,也包括在肾皮质处形成脓肿。

医源性感染导致的肾脓肿主要是由铜绿假单胞菌感染引起,这是目前外科手术污染引起的主要感染之一(Bampala et al., 2013)。

(三)病理

病变早期仅局限于肾皮质,表现为间质水肿、充血以及程度不等的炎细胞浸润;随着病情的进展,可表现出经典的脓肿特征——局限、单个或多发、病变组织坏死液化并伴有多少不等的脓液形成;多个局部的小脓肿可以集合形成多灶性脓肿,亦可互相融合形成较大的脓肿,即肾痈,大的脓肿如经久不愈可形成慢性肾皮质脓肿,周围可见纤维性包裹的脓肿壁;少数患者脓肿穿入集合系统,产生脓尿或菌尿;极少数患者甚至脓肿可以穿破肾被膜形成肾周脓肿,但大多数患者由于早期及时干预而痊愈,病变愈合后局部可形成瘢痕。

(四)临床表现

肾皮质脓肿作为化脓性炎的经典类型之一,最典型的症状是:发热、寒战、腹痛、腰痛或肋下（季肋区）疼痛，偶尔可能伴有体重减轻与乏力——这种情况常常会被误认为是肿瘤形成的先兆，少部分患者由于病灶侵犯集合系统而出现肉眼血尿、脓尿和菌尿等现象，由于尿液中病原微生物的存在，还可导致患者产生膀胱刺激征，极少部分患者由于多发脓肿灶或伴有肾功能障碍而出现少尿、无尿。

但是，上述症状往往并不明确且复杂多样，尤其是出现在小儿身上的症状更为棘手，为医生做出诊断带来了一定困难，因此，医生需要更加谨慎地对患者进行检查并详尽地回顾患者病史。往往在回顾过程中就可以发现，患者在出现泌尿系统症状的几周前曾有过革兰氏阳性菌的感染史（如皮肤多发痈、静脉留置导管、口腔、咽部以及肺等部位的感染等），亦或患者在此前有结石病史、处于妊娠期、患有神经源性膀胱以及糖尿病等这些都可以在一定程度上为医生提供诊断思路。

（五）诊断

1．实验室检查

肾皮质脓肿患者最为典型的实验室检查结果表现为白细胞数目增多。过去典型患者的血培养结果通常为革兰氏阳性菌（以葡萄球菌为主）阳性，而尿液培养则很少有阳性结果，即使培养出病原菌，也少有与穿刺引流液培养得到的结果相同者，这是因为革兰氏阳性菌通常是通过血源播散这一途径导致肾皮质脓肿的。而近来的研究表明，革兰氏阴性菌导致的脓肿则恰恰相反，血培养和尿液培养通常可以得到相同的结果，二者的关系可以通过之前提及的上行感染这一理论很好地加以解释。常见的革兰氏阴性菌引起的肾皮质脓肿培养结果有：大肠埃希氏菌、克雷伯菌、变形杆菌以及铜绿假单胞菌，这四种病原菌是目前肾皮质脓肿感染病原微生物的前 4 位，曾经的主要病原菌金黄色葡萄球菌排在第五位（Yen et al., 1999）。

2．超声检查

超声检查可以较为容易地将脓肿与其他肾炎性疾病甚至某些非炎性疾病区分开来。单发肾皮质脓肿于超声检查中的影像表现为一个低回声或者是无回声的区域，急性期时可有边界模糊的表现，这实际上是周围肾实质的水肿；急性期过后，脓肿病灶的轮廓趋于清晰化，外形也更加易于描述，其内部结构则较为多变，可以是回声较为丰富的实质性回声，亦可以是充斥着大量液态物质的低回声团块，更多见的情况则是介于二者之间。而且，伴有气体的脓肿形成可以使得强回声区出现阴影而使强度弱化。但是，正是由于这一不确定性，单独使用超声有时很难鉴别肾肿瘤与肾脓肿，且转移性肾皮质脓肿可以表现出如恶性肿瘤一般的生物学行为（如脓栓栓塞组织导致相应的功能障碍，甚至在较为极端的情况下，原发或伴发病灶可被误诊为肿瘤转移），这为医生做出正确诊断带来了很大困难。

3．CT 检查

CT 对肾脓肿有着很高的诊断价值，可以清晰显示出病灶范围及其特点，而且不论是否有造影剂的增强，脓肿都可以特征性地被显示出来。一般而言，肾皮质脓肿的病灶在 CT 上表现为一个或多个低密度影，在较早的阶段会伴有肾肿大（图 14-1-4）；随着病情的进展，由于纤维组织的增生，病灶会被一个较厚的纤维性壁包裹，而由于组织的液化坏死，病灶的强度可能会进一步减弱；在慢性肾皮质脓肿中，慢性肾脓肿表现为肾筋膜增厚，且由于迁延不愈的病灶对周围组织的侵犯，CT 上病灶周围可形成一个炎性的环状高密度影，呈典型的壳状。增强之后更为明显，而这种现象是由于脓肿壁的血管增生所致。如果是伴有气体产生的脓肿，在 CT 上可以显示为一个清晰且

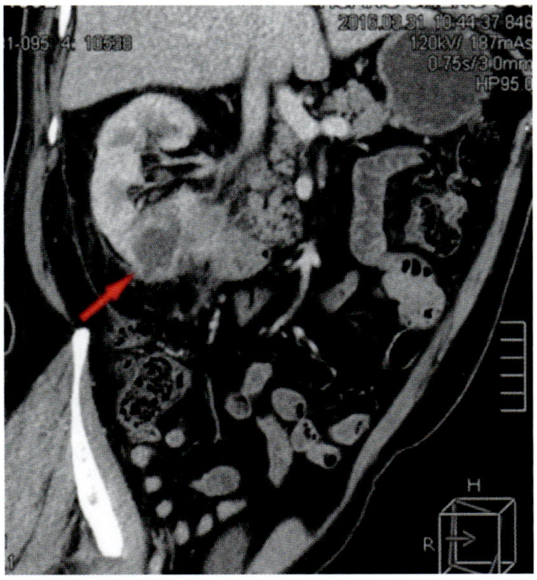

图 14-1-4 肾皮质脓肿的 CT 影像学表现。患者男性，61 岁，因右侧腰痛伴间断发热 1 个月就诊，有糖尿病病史，查体右肾区叩痛明显，CT 示右肾下极见低密度灶（箭头所示）

界限较为清楚的液 - 气平面，这一平面无论是在腹部平片还是 CT 上都比较具有特征性，若气体产生较多，则肾会明显地扩张，脓肿亦可穿破周围组织，进入肾周隙并影响到周围的器官。

4. 其他影像学诊断方法

MRI 由于特殊的成像原理使其在临床相关领域的应用中越来越普遍。其中，肾皮质脓肿与肾细胞癌的鉴别诊断即可以通过 MRI 表观系数弥散加权的方式加以鉴别，血管造影可以通过与螺旋 CT、三维 CT 等方式结合显示病灶的血管影像，将脓肿和其他疾病相鉴别，尤其是血管生长丰富的肿瘤（Toprak et al., 2005）。

但是，某些肾皮质脓肿由于其影像学特点可与肾肿瘤十分相似，且有部分肾皮质脓肿其临床表现并不典型，因此，新近的病例报告中，将肾皮质脓肿与肾肿瘤混淆的情况亦较为常见。其原因分析如下：

（1）人群的抵抗力普遍提高；

（2）抗生素滥用导致细菌耐药性发生改变进而导致疾病进程的变化；

（3）发生于肾周围皮质的脓肿易穿破入邻近组织形成肾周脓肿，影响对病灶的观察；

（4）转移性脓肿形成可能与肿瘤转移这一生物学行为造成的后果（如脓栓 / 癌栓栓塞）十分相似等，诊断时则更加困难，必须将患者的病史、临床表现、实验室相关指标检查以及影像学检查结合加以判断。

（六）鉴别诊断

本病应与急性肾盂肾炎、急性胆囊炎、肾肿瘤等相鉴别。肾皮质脓肿与急性肾盂肾炎临床表现相似，临床上有时难以鉴别，通过影像学方法可以较为清晰地将二者进行区分。肾盂肾炎在超声、CT 中很少累及肾实质，而尿路造影则可以通过肾盂肾盏的形态，判断肾盂肾盏是否受压，一般情况下肾盂肾炎不会有此改变。

急性胆囊炎患者尿常规正常，右上腹可触及有压痛的胆囊，胆囊造影和尿路造影可助鉴别。

前文已有提及，部分肾肿瘤与肾皮质脓肿十分相似，常难以区分，二者都有发热、尿液改变、栓塞等临床症状，影像学均可表现为肾皮质内的占位性病变。但这两者仍有各自的特点，比如上述影像学诊断方法中增强 CT 可以将占位性病变的部分特征展现出来，肾皮质脓肿的脓肿壁呈环状增强区域，而肾肿瘤则少有此类表现；由于肿瘤的生长多伴有丰富的血管生成，而脓肿腔中由于细胞组织坏死而少有血管，因此血管造影在二者的区分中也占有相当重要的地位；此外，经验性抗感染治疗之后，肾皮质脓肿在影像学上可见到病灶缩小，亦可将二者鉴别开来。

（七）治疗

肾皮质脓肿的经典治疗手段是经皮穿刺或开放引流，多较满意。但是抗生素的出现及其优越的治疗效果使得后者在肾皮质脓肿的治疗中被迅速地投入广泛应用。许多研究表明，在直径为 3 cm 以下的小脓肿中，若早期应用合适的抗生素，可以获得极佳的疗效，甚至有相当一部分患者可以免除外科手术治疗。

因为脓肿的形成状况和预后与个体因素、诊断时机以及治疗方法相关，所以较早开始治疗并采用合适的处理方法可以改善患者预后，降低死亡率。但是，仍有研究表明，即便在早期发现脓肿形成并给予相应治疗，仍有患者因发生急性肾衰竭而死亡，表明个体因素是在拟订处置方案时不可或缺的考虑因素（Yamamichi et al., 2017），这提醒我们，即便是如肾皮质脓肿一般常见的疾病，亦应制订个体化的治疗方案。

血培养和药敏试验可以使得抗生素的使用更加具有针对性，但是在二者结果检出之前，医生应根据临床经验对患者情况加以判断并早期给予抗生素治疗，常见的病原菌如大肠埃希氏菌、克雷伯杆菌、铜绿假单胞菌、金黄色葡萄球菌等均可通过症状结合患者病史加以判断，最近的研究表明，亚胺培南、环丙沙星、复方新诺明、庆大霉素等抗生素对于患者仍具有较好的疗效（Lee et al., 2008），在影像学动态监测的条件下，应用上述抗菌药物后如病灶缩小或消失，表明治疗是有效的。

近年来，抗生素耐药的问题日益严重，氨苄西林、头孢噻吩等早期应用于肾皮质脓肿的治疗药物如今药敏试验阳性率却十分低下；滥用抗生素造成的后果还不仅仅如此，药物对细菌的选择作用使得医生不能够准确地通过经验学判断病原菌对哪种药物较为敏感。这种情形造成的直接后果就是患者的病情被延误，而且在此基础上，由于病情的进展得不到控制甚至恶化，可能就又会导致广谱抗生素疗法的应用，如此往复，形成恶性循环。

此外，尚有一些患者采用抗生素疗法并无效果，或者是免疫功能减退，即便是直径在 3 ~ 5 cm 甚至更小的较小脓肿亦需要手术引流（Fowler et al., 1994）；而对于脓肿病灶更大（>5 cm）的患者，最佳的治疗手段仍然是外科手术，表明对于肾皮质脓肿而言，尚无更佳的治疗方案能完全替代外科手术治疗。

（八）预后

大多数患者由于早期外科手术及抗生素治疗干预，预后良好；少数患者由于未能获得及时治疗而转为慢性脓肿；罕见因感染扩散而转为脓毒症死亡的病例，这种情形多见于小儿、免疫抑制及恶性肿瘤等免疫功能减退的患者。

三、肾积脓

肾积脓（pyonephrosis）也称脓肾，是肾实质感染所致广泛的化脓性病变或尿路梗阻后肾盂肾盏积水、感染而形成一个积聚脓液的囊腔。

（一）病因与发病机制

肾积脓常继发于上尿路梗阻所致的肾积水，常见引起上尿路梗阻的原因有：①肾盂、输尿管结石；②肾和输尿管畸形；③肿瘤；④非特异性感染或医源性因素所致输尿管狭窄。肾积脓多为结石性梗阻所引起的，其中输尿管结石居多，占梗阻性肾积脓的 60.5%。主要致病菌为革兰氏阴性菌。有糖尿病或贫血等基础疾病者更容易发生肾积脓。肾积脓亦可继发于肾盂肾炎。

上尿路发生梗阻后，使梗阻段以上尿路、肾盂压力增加，导致肾积水、肾盂扩张和肾皮质变薄。由于尿液在肾盂内的长期积聚，导致肾盂感染，使肾积脓，严重者细菌入血可致菌血症，出现全身感染中毒症状。

（二）临床表现

肾积脓的临床表现有两种类型。急性发作时症状较重，可表现为全身感染中毒症状，如畏寒、高热、腰部疼痛等，可伴有肿块。而慢性肾积脓患者因病程较长，可有消瘦、贫血和反复尿路感染。当尿路不完全梗阻时，脓液可沿输尿管排入膀胱而出现膀胱炎的症状。然而由于卫生条件改善和广谱抗生素的应用，有时候临床表现并不典型，症状体征可较轻。

（三）诊断

急性期有全身感染症状，诊断较容易，但慢性感染局部炎症反应较轻，容易漏诊。当尿路不完全梗阻时，膀胱镜检可见患侧输尿管口喷脓尿，尿液检查可见大量脓细胞。当尿路完全梗阻时，尿液检查可完全正常。C 反应蛋白（CRP）作为炎症反应因子在协助诊断全身感染症状不明显的病例上有一定的优势，CRP 水平与感染程度呈正相关。肾积脓的 B 超检查特点为肾盂或肾囊内密度不同的低回声像，与肾积水的图像相似但较肾积水模糊，如果脓液较为黏稠，则会呈现脓液沉积在下而尿液在上的分层现象。B 超结合尿路平片和静脉尿路造影检查可了解结石梗阻状况。CT 对肾积脓有较大的诊断意义，CT 表现同肾积水，均为肾盂肾盏扩张，但肾盂内容物的 CT 值高于肾积水，肾盂壁增厚，CT 值为 30 ~ 70 Hu（徐文坚，2003）。此外放射性核素肾图和磁共振等检查也有助于了解尿路梗阻的部位及程度和患侧肾功能情况。肾穿刺造瘘是明确诊断肾积脓的方法，但为有创操作，且有出血、感染扩散等风险，除非有明确指征，不应作为首选方法。

（四）鉴别诊断

急性发作时需与急性肾盂肾炎、阑尾炎、肠梗阻及胆石症等鉴别，慢性病程患者需与肾结核、肾积水及肾肿瘤等鉴别。

（五）治疗与预后

一旦确诊为肾积脓，就应当选用合适的抗生素进行治疗并对感染的肾盂进行引流，同时注意加强营养，纠正水电解质平衡紊乱。待感染控制后，针对病因进行治疗。如患肾功能已经丧失，而对侧肾功能正常，可做患肾切除术。直到 20 世纪 80 年代，肾切除术仍是肾积脓的主要治疗方法，围术期并发症多，特别是手术容易引发感染扩散，甚至出现败血症，致死率高。随着抗生素的不断更新，更重要的是经皮肾穿刺造瘘引流术的应用以及腔内泌尿外科技术的广泛应用，肾积脓的手术并发症明显减少，致死率明显降低，患肾切除率亦明显降低。

四、肾周围炎与肾周围脓肿

肾周围炎是肾周围组织的化脓性炎症，发生在肾包膜与肾周筋膜之间的脂肪组织中，若形成脓肿则称为肾周围脓肿。从病因、流行病学、临床表现、诊断和治疗等方面来看，其与肾周围脓肿密不可分，只是临床阶段不同，因此本节就两者共性书写，差异之处单独描述。

（一）病因

1．致病菌

肾周围炎、肾周围脓肿可由多种致病菌引起，近年来由于广泛应用广谱抗生素，血行感染日趋减少，主要致病菌由金黄色葡萄球菌为主转为大肠埃希氏菌及变形杆菌为主，金黄色葡萄球菌次之。其他致病菌如克雷伯菌属、肠杆菌属、沙雷菌属、枸橼酸杆菌属、铜绿假单胞菌、梭状芽孢杆菌、拟杆菌属、放线菌属、假丝酵母属都是引起肾周围脓肿的常见微生物，其中包括了厌氧菌属（Gardiner et al., 2011）。此外，结核分枝杆菌也是不可忽视的致病菌之一，需要引起临床工作者的重视。

2. 感染途径

根据经典的感染途径分类，肾周围炎及脓肿主要有三种感染途径：血源性、淋巴性及肾性，其中血源性感染途径是主要来源。

（1）血源性肾周围炎及脓肿：血源性感染途径为肾以外的感染病灶血行传播至肾周围脂肪囊而致病。常见的有上呼吸道感染和皮肤感染。

（2）淋巴性肾周围炎及脓肿：主要经腹膜后淋巴系统入侵。来自膀胱、精囊、前列腺、直肠周围、输卵管后及其他盆腔组织的感染，由淋巴管上升到达肾周围。

（3）肾性肾周围炎及脓肿：肾性来源主要是肾皮质化脓性感染、肾实质脓肿、慢性或者复发性肾盂肾炎（存在尿路梗阻）和少见的黄色肉芽肿性肾盂肾炎。其途径为肾内感染蔓延至肾周围间隙。

（4）其他肾周围炎及脓肿：来自肾邻近组织的感染如肝、胆、胰及高位盲肠后阑尾炎等。邻近的肋骨和椎骨骨髓炎，肾外伤以及肾、肾上腺术后感染也属于此类。

（二）流行病学

肾周围脓肿的发病率为1/10 000~ 10/10 000。研究显示，血源性感染以儿童、青少年以及老年发病多见。男女之间发病率没有差异（Gardiner et al., 2011）。糖尿病患者也是肾周围炎的主要来源，约有 1/3的肾周围脓肿患者有糖尿病史。糖尿病合并肾周围炎病情较重，可能还会合并有其他器官的潜在感染。

（三）临床表现

临床症状主要表现为腰部压痛、明显的脊柱侧弯、发热、寒战、盗汗、恶心和呕吐等。但大多数患者症状并不明显，只有形成大量脓肿坏死物的患者才能感受到局部硬结与明显的饱胀感，除此之外，消瘦的患者也可触及腰部肿块。

大多数患者在发生肾周围炎和肾周围脓肿的前五天里并不能觉察出明显的症状，而 90%的肾盂肾炎患者都有明显的症状。这体现出肾周围炎或肾周围脓肿发病具有隐匿性。

急性发病的患者通常是由别处转移，症状也更为显著。患者通常出现发热、寒战，有不同程度的不适，询问病史可发现存在近期皮肤破裂感染。腰大肌被侵及的患者通常有明显的脊柱侧弯。患者长期发热伴有腰腹痛，尤其是梗阻或存在结石时应考虑本病的可能，应重点行体格检查。

（四）诊断

肾周围炎的诊断除根据病史和体征外，还应进行实验室和影像学检查。

1. 实验室检查

实验室检查的主要结果为贫血、白细胞总数和分叶核细胞升高。

血源性传播的病原菌为葡萄球菌；淋巴感染和直接蔓延者多为大肠埃希氏菌、变形杆菌。迁延不愈的肾周围感染，尿液培养结果为阳性要考虑变形杆菌感染。进一步发展为肠道感染、克罗恩病以及胸腰椎脊髓炎的患者也需要考虑为肾周围炎。最主要的感染细菌是大肠埃希氏菌、变形杆菌以及金黄色葡萄球菌，其中金黄色葡萄球菌感染现在临床上已经得到了有效控制。因血运扩散，尿中可检测不到金黄色葡萄球菌，但如果继发于肾本身的感染则可以在尿中找到脓细胞和细菌，血培养有细菌生长。上文提及厌氧菌属的梭状芽孢杆菌还有拟杆菌属、放线菌属、假丝酵母属在进行细菌常规培养的时候显示阴性结果，对确诊和治疗带来了一定困难。

75% 的肾周围脓肿患者可出现血白细胞增高，部分可出现血浆肌酐升高以及脓尿。实验室检查显示，37% 的尿培养结果为真阳性，42% 的血培养结果为真阳性，两者均未超过50%，说明肾周围脓肿的患者，仅做尿培养与血培养很难确诊。有时需要通过病灶穿刺才能确诊，但穿刺时可能损伤胸膜腔、结肠、肝、脾等邻近器官需引起注意。

2. 超声检查

肾周围炎的超声探测可见杂乱波形，呈现微波状。肾周围脓肿时可见液性区，且能够确定脓腔的范围与大小，此时肾周围是低回声肿块，境界不规则，但当感染来源是产气荚膜杆菌时显示肾周围为强回声。当脓液中混杂有坏死组织时，液性区中也会出现杂乱波形。超声检查显示的是肾筋膜内有回声的脂肪组织到无回声组织，偶尔也会在筋膜外腹膜后位或者纵隔下的肾周围脂肪中发现病灶。根据超声检测结果，可以试行穿刺，帮助诊断肾周围脓肿。肾筋膜外的脓肿采用超声与 CT 的方式也有较好的显现，不仅可以明确诊断，而且可定位。B 超加 CT 诊断肾周围脓肿可免除放射性核素镓 -67 扫描和诊断微小肾周围脓肿的肾动脉造影，减少对患者的损伤。

3. X 线检查

X 线同样有助于肾周围疾病的诊断，可见到膈肌升高，患肾轮廓不清，腰大肌轮廓消失，脊柱侧弯等改变，此时询问病史需考虑到此病的可能。摄片时可令患者做吸气运动，患侧肾因固定而显影无影响，健侧肾自由活动而显影模糊。X 线透视偶尔可见横膈抬高、活动受限，胸腔积液及肺底部炎症，显示脓肿的位置较高。全尿路平片需与静脉尿路造影术相结合，静脉尿路造影术常提示肾显影差或不显影，有包块，肾、肾盂及输尿管移位；肾盏扩张。此时诊断肾周围脓肿的可能性高达 85%。

4. CT 检查

CT 是肾周围疾病的首选检查方法（图 14-1-5）。CT 扫描可见到肾移位、肾周围低密度肿块与密度稍高的炎性壁、患肾增大、患肾周围筋膜增厚等改变 CT，在肾周围脓肿的诊断中有很大的价值，其可以发现侵及腹壁及腰肌的肾周围脓肿，明确脓肿部位与脓肿形成或分隔的程度，精细地显示出脓肿传播到周围组织的路径。这有助于确定外科手术入路。

5. MRI 检查

MRI 与 CT 在肾周围脓肿的诊断上没有太大差别，但 MRI 判断脓肿与周围脏器界限敏感性高，因此对于造影剂过敏或肾功能不全而不能做增强 CT 检查的患者，MRI 有一定优势。

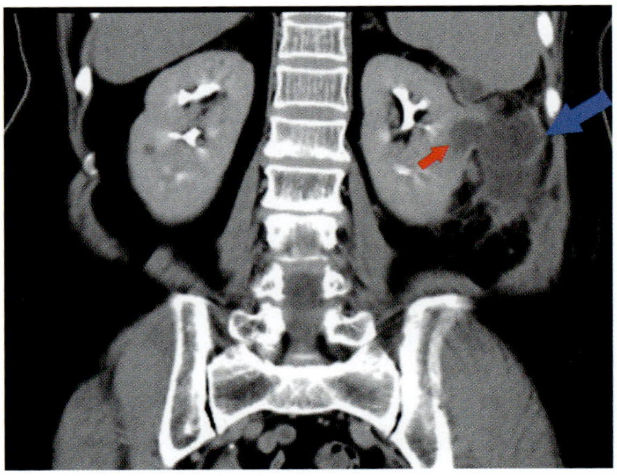

图 14-1-5 肾周脓肿 CT 表现。患者女性，68 岁，因左腰痛 1 个月，加重伴发热半月余入院。CT 示左肾周低密度影（蓝色箭头所示），增强后边缘轻度强化，边界不清，可见肾周脓肿由肾内感染（红色箭头所示）蔓延所致

（五）鉴别诊断

肾周围炎、肾周围脓肿的鉴别诊断需要考虑如下几个方面：①患者临床表现与肾盂肾炎相似，但只有三分之二的患者有明显的炎症发热症状；②两周后当肾周围脓肿开始形成时，患者多伴有不同程度的发热及畏寒和寒战；③疼痛部位分布不规律，上腹部以及下腹部均可能有表现，发生在右下腹时容易误诊为急性阑尾炎，发生在右上腹时容易误诊为胆囊炎；④较高位的脓肿刺激横膈和胸膜，易误诊为胸膜炎、膈下脓肿或胆囊炎；⑤较低位的脓肿刺激髂腹下、髂腹股沟或股皮神经，导致腹膜刺激征时常误诊为阑尾周围脓肿；⑥向后可刺激腰大肌，刺激腰大肌使得身体向患侧弯曲并造成大腿屈曲，伸展时会有明显疼痛，易误诊为髋骨骨髓炎、腰肌脓肿或泌尿道结石。

（六）治疗

对于早期肾周围炎在脓肿尚未形成前，若能及时应用合适的抗生素和局部理疗，炎症可以吸收。一旦脓肿形成，极少有不进行切开或者穿刺引流仅仅进行药物治疗就能痊愈的患者（Herlitz et al., 1981）。因此，肾周围脓肿最好的治疗手段应当是切开或者穿刺引流。当症状好转，患者体温和血液中白细胞逐渐下降至正常范围，引流管内无分泌物，复查B超和CT扫描证明脓肿消失，可作为拔除引流管的适应证。

肾周围炎或肾周围脓肿的治疗过程中，针对潜在危险因素及病因的治疗非常重要。如积极治疗糖尿病，处理泌尿系梗阻等。

肾周围脓肿若继发于尿路结石而引发脓肾，或者继发于感染的肾积水，患肾肾功能严重损害，则应考虑做肾切除术。肾周引流和肾切除术是同时进行，还是分期进行，应根据病情决定。如果患者情况良好，肾切除和肾周围脓肿的引流可同时进行。如果患者情况不佳，则应先引流肾周脓液，当患者情况改善后再纠正潜在的问题或进行肾切除术。

此外，随访工作对于肾周围疾病的治疗开展同样重要。一方面是因为需要根据患者情况变化调整抗生素的使用，另一方面是因为疾病复发频繁。出院患者需要定期做生化检查、细菌学检查以及超声检查。

（齐　琳）

第二节　肾特异性感染

肾的特异性感染以结核分枝杆菌感染最为常见，关于这部分内容，有单独的章节进行论述，请详见本书泌尿生殖系结核部分（第66章）。肾的其他特异性感染临床上较为罕见，如肾放线菌病（actinomycosis），肾包虫病（echinococcosis），肾真菌感染等。下面将逐一进行介绍。

一、肾放线菌病

肾放线菌病临床极其罕见。该病由放线菌（actinomyces）感染引起，其中最常见的是衣氏放线菌（actinomyces israelii）。衣氏放线菌为革兰氏阳性厌氧菌，正常情况下可存在于人体口腔、扁桃腺隐窝、胃肠道以及泌尿生殖道内。致病菌可以穿透宿主的黏膜屏障，并可进一步侵犯周围组织。一般多为直接播散，可伴有脓肿形成，局部可见肉芽肿性炎症反应，部分患者脓肿多发，伴窦道形成，并从窦道内排出带有硫磺样颗粒的脓液。

放线菌病可发生于头颈部、胸部以及盆腹部。其中盆、腹腔放线菌病仅占全部放线菌病病例的 10％ ～20%（Wagenlehner et al., 2003）。泌尿及生殖系统发病者更为少见（Lee et al., 2001），目前文献检索多为个案报道，其中累及肾者罕见，在这些病例中，患者多以肾或肾周的肿物为首要表现就诊（Chia et al., 2012）。放线菌病常见于免疫功能减退人群，但在免疫力正常人群当中也常见发生。

原发性肾放线菌病的患者，致病菌在肾内生长，肾病变为全身唯一病灶。目前国外文献报道男性发病率略高于女性（1.6：1）（Chia et al., 2012），各年龄段均可发病（16～68 岁）。左右侧发病比例相同。

（一）临床表现

肾放线菌病多为慢性病程。早期症状缺乏特异性，可类似淋巴瘤的 B 症状。最常见的症状是腰腹部疼痛（69%）。其他常见症状包括体重减轻（61.5%），发热（53.8%），乏力（30.8%），盗汗（15.4%）。血尿并不常见。该病患者也可同时合并有下尿路症状。放线菌病可呈侵袭性生长，可以侵犯周围器官。随着病变发展，可以见到窦道或瘘管形成。

（二）诊断

静脉肾盂造影、B 超以及肾血管造影都难以对该病做出诊断。如果疑诊该病，推荐进行 CT 检查，虽然 CT 改变缺乏特异性，且随疾病发展程度不同而异，但仍具有一定的诊断价值。CT 扫描可以较清晰地显示病变部位及范围，对制订临床治疗方案能够提供较大帮助。多数患者在 CT 检查中表现为肾实性或囊实性肿物，并可有不同程度的强化，囊性病变者，多伴有增厚的囊壁，并呈浸润性生长。肾周围结构（如腹膜、腰大肌）可见较重的炎症反应。

仅凭影像学检查对该病做出诊断极其困难，患者常被误诊为肾恶性淋巴瘤或其他肾恶性肿瘤。肾放线菌病经淋巴或血行途径扩散者少见，因此在肾周很少见到肿大的淋巴结。

有学者认为 MRI 在该病的诊断准确性上优于 CT 检查，可有效鉴别肾放线菌病与肾淋巴瘤（Horino et al., 2004）。肾放线菌病病灶在 T1 像上呈低信号或等信号改变，在 T2 像上呈低信号改变。而肾淋巴瘤在 T2 像上呈等信号或高信号改变。

该病需要通过穿刺活检和 / 或病原菌培养才能确诊。穿刺见到放线菌肉芽肿形成或放线菌培养阳性，可对该病做出诊断。因此，对于疑诊该病者，可在 B 超引导下行病变穿刺活检。

（三）治疗

对于病变较轻微，范围局限者，可以选择药物保守治疗（Khalaff et al., 1995）。治疗药物可以选择高剂量青霉素或氨苄西林。（青霉素 G 每日 1000 万～2400 万单位，静脉输注，2～6 周，之后口服青霉素 V，2～4 g/d，6～12 个月；或静脉输注氨苄西林，每日 50 mg/kg，2～6 周，之后口服阿莫西林，1.5 g/d，6～12 个月）（Gorbach et al., 2001）。但对于病变范围广泛、药物控制效果不佳，或无法除外肾肿瘤者，需行肾切除。国外文献中，69.2% 的患者最终行肾切除（Chia et al., 2012）。

总结：肾放线菌病临床诊断较为困难，主

要因该病临床表现和影像学表现均缺乏特异性。对于不明原因的腰腹痛、发热、体重减轻的患者，如有典型的 CT 改变，需考虑该病的可能。MRI 在一定程度上有助于该病的诊断。诊断困难者可考虑行 B 超引导下穿刺活检。治疗以青霉素类药物为主，病变范围广泛或药物治疗效果不佳者，可考虑行患肾切除。该病整体预后较好。

二、肾包虫病

包虫病又称棘球蚴病，是人类感染细粒棘球蚴（Echinococcus granulosus）后导致的寄生虫病。包虫病多见于以畜牧业为主的地区，在中国新疆、内蒙古、西藏等地区有较高的流行率（Li et al., 2011）。包虫病最常见的受累器官是肝，肝包虫病占全部包虫病的 75%；其次是肺包虫病，占全部包虫病的 15%（Pedrosa et al., 2000）。泌尿系统包虫病相对罕见，仅占全部包虫病的 2% 到 4%（Kilciler et al., 2006）。在泌尿系统包虫病内，肾是最常见的受累器官（Gogus et al., 2003），肾包虫病包囊多为单发，位于肾皮质内。包虫病累及膀胱、前列腺、精囊也偶有报道。

（一）致病过程

包虫病由细粒棘球蚴的幼虫致病。犬类是细粒棘球蚴的终宿主。其成虫长 3～9 mm，成虫位于受感染犬类的小肠内。虫卵经犬粪排出，污染草地，继而可被牛、羊等食入而感染，成为细粒棘球蚴的中间宿主。人类也是细粒棘球蚴的中间宿主。食入被感染犬类粪便污染的食物是导致包虫病的重要原因。幼虫孵化之后，进入十二指肠肠壁的小静脉之内，之后随血流进入肝，少部分可经过肝进一步进入肺部。仅 3% 可越过肝和肺进入体循环，感染肾。幼虫在感染部位形成小囊泡，然后包囊缓慢生长，生长速度约每年 1 cm。因此，这类患者病程多较长，临床就诊者多有 5 至 10 年的病史。这类患者可有全身多器官病变，但肾也可以作为唯一受累器官。

（二）病理改变

肾包虫病的囊壁可分为三层：最外层为纤维层，成为囊壁的外膜，可有钙化形成；中层为一透明层；最内层为生发层（germinal layer），由一层成核上皮细胞组成。生发层与囊内幼虫的营养、增殖密切相关。囊内充满囊液。

（三）临床表现

肾包虫病多为隐匿起病。多数患者早期无症状，部分患者临床症状类似肾肿瘤，可表现为腰部钝痛，腰腹部肿块以及血尿。因病变多局限，因此患肾功能多数不受影响。在极罕见情况下，包囊可以穿透集合系统，患者可以排出典型的“粉皮”样异物，排出过程中可有肾绞痛发生。也有病变破入腹腔的报道（Hartman et al., 1985）。囊液具有极强的抗原性，可引起严重的过敏反应。部分病例病变可呈侵袭性生长。

（四）实验室检查

如果囊肿已穿透集合系统，可在患者尿液中检出子囊或可见特征性的多层囊壁结构。不到一半的患者血常规检查可见嗜酸性粒细胞升高。较为可靠的实验室检查为血清免疫学检测。其他检查包括补体结合试验、血球凝集试验、Casoni 皮内试验，联合使用可获得更高的诊断准确率（90%）（Sparks et al, 1976）。

（五）影像学检查

常规 KUB 检查对该病诊断价值有限，如果合并钙化，则在常规 X 线检查中可以见到周边有钙化的占位性病变。排泄性尿路造影多无特异性，如果包囊已经破溃进入集合系统，静脉肾盂造影可见到肾盂内单发或多发的不规则充盈缺损（子囊）。偶尔也可见到造影剂直接进入包囊囊腔。

B 超和 CT 对该病的诊断价值较高。在 B 超上，肾包虫病可表现为单发或多发的多房囊性肿物，而且检查时如果嘱患者快速变化体位，可以见到囊内回声改变。CT 检查准确性较高，病变在 CT 影像中呈囊性肿物，囊腔内可以见到圆形的子囊，囊壁厚，可以伴有强化。其中囊腔内子囊为该病的特异性改变，有助于与其他肾囊性疾病的鉴别（图 14-2-1）。

一般不推荐常规进行诊断性穿刺，因为有可能造成包囊破裂，包囊内容物有极强的过敏原型，如果不慎外溢，可以引起致命的过敏反应。

如果患者早期发现，该病预后往往较好。药物治疗可以选择苯并咪唑类药物，如甲苯咪唑或阿苯达唑，但单纯药物治疗往往效果有限，且副作用较多。手术仍是肾包虫病的主要治疗手段。根据病变范围和部位不同，手术方式可以选择：单纯内囊切除术，单纯内囊切除 + 部分外囊切除术，完全外囊切除术，肾部分切除术以及根治性肾切除术等。总的治疗原则是：在保证病灶完整切除的前提下，尽可能保留患者的肾功能。无论采取何种术式，术中分离要注意动作尽量轻柔，且需使用纱垫保护周围组织，避免污染，最大程度减少术中播散种植的风险；同时应尽可能保证囊壁完整，切勿使囊壁破裂，以免囊液外溢发生过敏反应，危及生命。Huang 等人总结了 19 例肾包虫病接受治疗的患者，其中 15 例行单纯内囊切除术，行单纯行内囊切除的患者，术后有较高的尿漏发生率（6/15，40%），但经通畅引流以及双 J 管置入之后多可自愈（Huang et al., 2012）。有学者主张术前使用苯并咪唑类药物，可以减小包囊的张力，便于手术；术后再辅助使用苯并咪唑类药物可以减少疾病复发。对于包虫病灶的清除，目前多数学者仍推荐使用传统开放手术。不推荐使用腹腔镜手术或机器人手术。

总结：对于在该疾病的高流行区或者是近

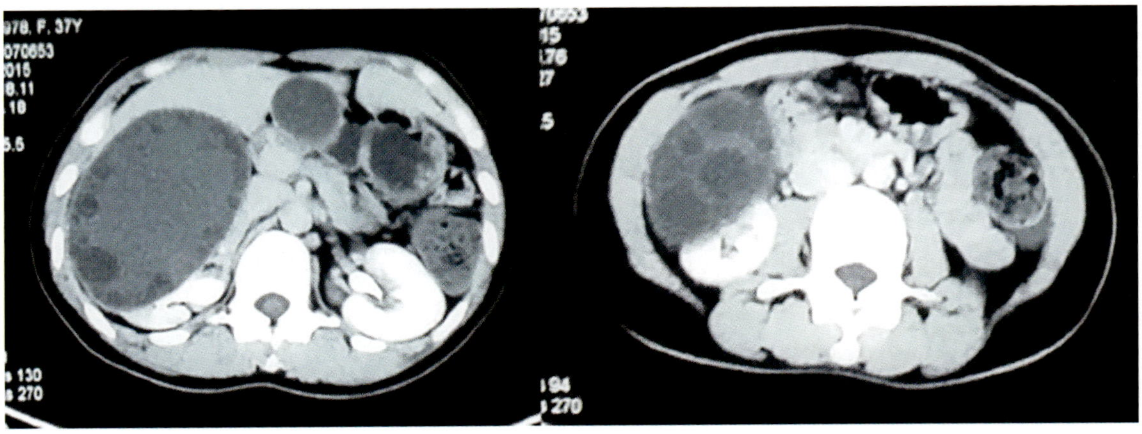

图 14-2-1 患者女性，37 岁，藏族，长期居住于牧区。首诊为“肝包虫”病收入普通外科，术中探查时发现病变来源于右肾。术后病理证实为原发性右肾包虫病

期曾在疫区停留过的患者，结合典型的影像学表现，做出该病的诊断并不困难。需要注意的是包虫病在生物学特点上具有一定的侵袭性，对于病变严重且药物治疗无效者，建议手术治疗。

三、肾真菌感染

肾真菌感染多见于住院患者。其发生率较低，但一旦发生，往往难以治愈。其中最常见的是白假丝酵母菌（candida albicans，临床工作中多称为白念珠菌）感染，其他真菌感染也偶可见到，但极其罕见，如：曲霉菌感染、镰刀菌感染、毛孢子菌感染、新型隐球菌感染等。以下主要论述最常见的白念珠菌感染。

（一）致病过程

肾可通过两种途径感染白念珠菌：①继发于下尿路感染之后的上行感染；②直接经血行途径感染。

通过对动物模型的研究发现，在肾念珠菌感染的过程中，致病菌首先黏附到内皮表面，之后再逐步穿透进入组织内。因为人体对念珠菌有较强的清除作用，致病菌只有穿透毛细血管壁并侵入间质组织内才能避免清除。念珠菌通过黏附机制而黏附到毛细血管壁可加速侵入过程。

膀胱发生念珠菌感染之后，如果存在膀胱输尿管反流，则受感染的尿液很容易引起肾的感染。长期留置尿管的患者，因导尿管表面可形成一层生物膜，念珠菌感染风险更高（Negri et al., 2011）。肾逆行念珠菌感染在合并尿路梗阻或其他尿路异常时往往更容易发生。近期接受过尿路手术者也为念珠菌感染的高危人群（Beck et al., 2008）。

（二）念珠菌定植

实际上，念珠菌尿症在临床上并不少见，且多见于住院患者。许多无任何症状的患者在常规尿液检查中即可发现念珠菌存在。需要强调一点，这类患者多数不属于念珠菌感染，而仅为念珠菌在尿路当中定植，不具备特殊的临床意义。

在欧洲的一项观察研究中发现，在住院患者当中，念珠菌居于住院患者尿路定植菌的第三位（Bouza et al., 2001）。其中主要的危险因素包括：接受过抗生素治疗（90%），留置导尿管或膀胱造瘘管（83%），糖尿病（39%），泌尿系统本身存在异常（38%），恶性肿瘤（22%）。泌尿系念珠菌定植在重症监护病房（intensive care units, ICU）发生率更高（Bougnoux et al., 2008）。但多数仅有念珠菌定植的患者并没有临床症状，往往是在尿液检查中偶然发现，一般无实际临床意义。

（三）临床表现

肾念珠菌感染可继发于下尿路逆行感染，也可由全身念珠菌血症经血行传播受累。两种感染方式不同，临床表现差异很大。

（1）逆行感染：肾念珠菌逆行感染的患者发病多较缓慢，呈亚急性或慢性病程。多数患者首先肾盂受累，之后逐步累及肾髓质，肾皮质受累者少见。多数为单侧发病，其他器官同时受累者罕见。偶尔可见真菌菌球形成，部分患者可继发肾周脓肿。极少数患者可发生气肿性肾盂肾炎。

发生肾逆行感染者多见于合并有糖尿病或尿路本身存在异常的患者，常见的尿路异常包括：尿路结石合并梗阻，近期做过输尿管镜或经皮肾镜手术，保留有肾造瘘管，前列腺增生合并排尿梗阻，神经源性膀胱，长期留置尿管等。

患者临床症状多不典型，症状可持续数日至数周不等，可表现为腰部不适，肋脊角压痛。多数患者没有发热等全身感染症状。

（2）血行感染：在念珠菌菌血症的患者当中，肾受累较为常见。而且在这类患者当中，肾往往双侧受累，且在皮、髓质可见多发微脓肿形成（Lehner, 1964）。肾念珠菌感染的常见临床表现有：腰、腹部疼痛，肋脊角压痛，腹部压痛；成人患者肾功能多数不受影响，但在新生儿当中，因机体清除真菌能力较差，可以形成大量真菌菌球，进而引起尿路梗阻，造成肾功能受损（Vázquez-Tsuji et al., 2005）。该病偶尔也可引起肾乳头坏死，虽然肾念珠菌感染多数不影响肾的血管系统，但也有该病引起肾梗死的报道。

（四）诊断

在住院患者的尿液检测中，尤其是长期留置尿管的患者，经常可以检出念珠菌；这些患者多数为无症状的念珠菌定植，因此在尿液中即便检出阳性念珠菌，多数临床意义有限，常常无法对本病做出特异性诊断。因此，尿常规白细胞阳性和尿念珠菌阳性并不足以诊断本病，而且也无法鉴别上尿路念珠菌感染和下尿路念珠菌感染。如果能在尿中检出真菌管型，过碘酸-Schiff染色或银染染色阳性，对本病的诊断意义较大（Argyle et al., 1984）。因多数患者为膀胱逆行感染所致，血培养结果大多为阴性。

对于反复尿念珠菌阳性的患者，尤其是合并有糖尿病者，建议行影像学检查。B超和CT检查为首选。影像学可见到诸如肾积水、真菌菌球或肾周脓肿等改变。如果患者合并有较严重的全身症状，多数合并有全身念珠菌菌血症，建议行血培养检查。

（五）治疗

（1）无症状念珠菌尿：对于无临床症状，仅在尿检中偶然发现念珠菌阳性的患者，多数不需要常规抗真菌治疗。仅在少数高危人群中可给予抗真菌药物，如免疫功能减退人群、中性粒细胞减少症的患者、极低体重新生儿（<1500 g）或需要行尿路手术者。

对于多数无症状尿念珠菌阳性的患者，常规抗真菌治疗并不一定给患者带来临床获益，而且有极高的复发率。对于合并有高危因素的患者，可以尝试去除危险因素，比如对于留有尿管或输尿管支架管的患者，如情况允许，可尝试尽早拔除尿管或输尿管支架管，长期使用抗生素的患者尽量减少或停用抗生素。对于需要长期留置导管无法拔除的患者，应注意定期更换或可以尝试间歇导尿的方式，尽量减少念珠菌定植。

（2）念珠菌肾盂肾炎：对于合并有念珠菌肾盂肾炎者，治疗可以选用氟康唑每日200～400 mg（3～6 mg/kg），口服。治疗应持续14天。氟康唑经尿液排泄，在尿中可以达到较高的浓度，足以杀灭多数念珠菌种。对于肾功能不全者建议酌情减量。多数患者对氟康唑治疗反应较好，但停止治疗后有较高的复发率（Sobel et al., 2000）。如果发生氟康唑耐药，可以静脉使用两性霉素B-去氧胆酸盐（每日0.3～0.6 mg/kg），持续1至7天，该药可以与5-氟胞嘧啶联用（25 mg/kg，每日4次），肾功能不全者需减量，使用14天，应用时需警惕血液学毒性和肝毒性）。不推荐使用两性霉素B脂质体，因为这种剂型无法穿透肾，在尿液中达不到需要的药物浓度（Pappas et al., 2016）。

（3）肾周脓肿形成：对于肾周脓肿形成的患者，多数需要外科引流，首选的方法为经皮穿刺置管。但脓肿内容物往往黏稠不易流出，需使用管径较粗的导管引流，必要时甚至需要进行冲洗。对于脓肿多发或已经合并瘘管形成者，可能需要切开引流。引流期间需要同时使用抗真菌药物。

（4）真菌菌球形成：伴有真菌菌球（fungus balls）的患者多数需要外科引流联合药物治疗。药物可以选用氟康唑，或两性霉素 B- 去氧胆酸盐联合 5- 氟尿嘧啶。需要手术治疗者术前必须预防性应用抗真菌药物，以避免术中的真菌全身播散。目前推荐术前留置肾造瘘管或置入双 J 管，以充分引流病变区域，并可通过肾造瘘管直接灌注两性霉素 B- 去氧胆酸盐溶液（25 ~ 50 mg，溶于 200 ~ 500 ml 灭菌用水中），对于部分患者，肾造瘘 + 局部抗真菌药物灌注治疗，可以实现治愈（Irby et al., 1990）。但对于病变广泛，上述治疗方法效果欠佳者，或合并其他泌尿系统异常如泌尿系梗阻或结石者，可能需要手术治疗。手术可以选择开放手术或内镜下手术，目前均有成功治疗类似患者的报道（Valentin, et al., 2014）。对于合并输尿管炎症瘢痕继发梗阻者，可以使用球囊扩张的手段。

总结：肾真菌感染当中最常见的是白念珠菌感染，多发生于长期留有尿管和 / 或合并有糖尿病及其他尿路异常的患者。该病可以逆行感染，也可以经过血性途径感染。对于诊断该病的患者，选用敏感的抗真菌药物治疗，对于合并肾周脓肿或真菌菌球者，多数需要联合外科治疗。

（郝　瀚）

参考文献

Argyle C, Schumann GB, Genack L, et al. Identification of fungal casts in a patient with renal candidiasis. Hum Pathol, 1984; 15: 480.

Beck SM, Finley DS, Deane LA. Fungal urosepsis after ureteroscopy in cirrhotic patients: a word of caution. Urology, 2008; 72: 291.

Bougnoux ME, Kac G, Aegerter P, et al. Candidemia and candiduria in critically ill patients admitted to intensive care units in France: incidence, molecular diversity, management and outcome. Intensive Care Med, 2008; 34: 292.

Bouza E, San Juan R, Muñoz P, et al. A European perspective on nosocomial urinary tract infections I. Report on the microbiology workload, etiology and antimicrobial susceptibility (ESGNI-003 study). European Study Group on Nosocomial Infections. Clin Microbiol Infect, 2001; 7: 523.

Chia-Da Lin, Huai-Ching Tai, Chia-Chi Wang, et al. Renal actinomycosisdAn unusual cause of a renal abscess. Urological Science, 23 (2012) 129-132.

Gogus C, Safak M, Baltaci S, et al. Isolated renal hydatidosis: experience with 20 cases. J Urol. 2003; 169: 186-189.

Gorbach S, Falagas M, Mylonakis E, et al. 5-Minute infectious diseases consult. 1st ed. Philadelphia: Lippincott Williams & Wilkins; 2001.

Hartman DS. Radiologic pathologic correlation of the infectious granulomatous diseases of the kidney. III and IV. Monogr Urol, 1985; 6: 26.

Horino T, Yamamoto M, Morita M, et al. Renal actinomycosis mimicking renal tumor: case report. South Med J, 2004; 97: 316-8.

Irby PB, Stoller ML, McAninch JW. Fungal bezoars of the upper urinary tract. J Urol, 1990; 143: 447.

Khalaff H, Srigley JR, Klotz LH. Recognition of renal actinomycosis: nephrectomy can be avoided. Report of a case. Can J Surg, 1995; 38: 77-9.

Kilciler M, Bedir S, Erdemir F, et al. Isolated unilocular renal hydatid cyst: a rare diagnostic difficulty with simple cyst. Urol Int. 2006; 77: 371-4.

Lee IJ, Ha HK, Park CM, et al. Abdominopelvic actinomycosis involving the gastrointestinal tract: CT features. Radiology, 2001; 220: 76-80.

Lehner T. systemic candidiasis and renal involvement. Lancet, 1964; 2: 1414.

Li T, Ito A, Pengcuo R, et al. Post-treatment follow-up study of abdominal cystic echinococcosis in tibetan communities of northwest Sichuan Province, China. PLoS Negl Trop Dis. 2011; 5: e1364.

Mou Huang, Hong Zheng. Clinical and demographic characteristics of patients with urinary tract hydatid disease. PLOS ONE, 2012, Vol 7(11): e47667.

Negri M, Silva S, Henriques M, et al. Candida tropicalis biofilms: artificial urine, urinary catheters and flow model. Med Mycol, 2011; 49: 739.

Pappas PG, Kauffman CA, Andes DR, et al. Clinical Practice Guideline for the Management of Candidiasis: 2016 Update by the Infectious Diseases Society of America. Clin Infect Dis, 2016; 62: e1.

Pedrosa I, Saiz A, Arrazola J, et al. Hydatid disease: radiologic and pathologic features and complications. Radiographics, 2000; 20: 795–817.

Sobel JD, Kauffman CA, McKinsey D, et al. Candiduria: a randomized, double-blind study of treatment with fluconazole and placebo. The National Institute of Allergy and Infectious Diseases (NIAID) Mycoses Study Group. Clin Infect Dis, 2000; 30: 19.

Sparks A, Connor D, Neafie R. Echinococcosis. In: Binford C, Connor D, editors. Pathology of tropical and extraordinary diseases. Washington (DC): Armed Forces Institute of Pathology; 1976: 530-3.

Valentin P, Rodolfo B, Florian M, et al. Fungus ball in the urinary tract: A rare entity. Can Urol Assoc J, 2014; 8(1-2): e118-20.

Vázquez-Tsuji O, Campos-Rivera T, Ahumada-Mendoza H, et al. Renal ultrasonography and detection of pseudomycelium in urine as means of diagnosis of renal fungus balls in neonates. Mycopathologia, 2005; 159: 331.

Wagenlehner FM, Mohren B, Naber KG, et al. Abdominal actinomycosis. Clin Microbiol Infect, 2003; 9: 881e5.

第十五章

泌尿系统损伤

泌尿系统损伤是指在力的作用下造成泌尿系统脏器本身解剖结构被破坏，继而引发出一系列的临床表现。以男性尿道损伤最多见，肾、膀胱次之。输尿管损伤多见于医源性损伤。泌尿系统损伤大多是胸、腹、腰部或骨盆严重损伤的合并伤。因此，当有上述部位损伤时，应注意有无泌尿系统损伤；确诊泌尿系统损伤时，也要注意有无合并其他脏器损伤。

泌尿系统损伤的主要表现为出血和尿外渗。大出血可引起休克，血肿和尿外渗可继发感染，严重时导致脓毒症、周围脓肿、尿瘘或尿道狭窄。尽早确定诊断，正确合理的初期处理对泌尿系统损伤的预后极为重要。

第一节　肾　损　伤

肾损伤（renal injuries）常为严重多发性损伤的一部分。肾损伤的发生率在上升，其原因有交通事故、剧烈的竞技运动和暴力性犯罪增加等。肾损伤多见于成年男性。

一、病因

按损伤病因的不同，可分为开放性损伤、闭合性损伤和医源性损伤。

（一）开放性损伤

因弹片、枪弹、刀刃等锐器致伤，损伤复杂而严重，常伴有胸部、腹部等其他组织器官损伤。

（二）闭合性损伤

因直接暴力（如撞击、跌打、挤压、肋骨或横突骨折等）或间接暴力（如对冲伤、突然暴力扭转等）所致。

（三）医源性损伤

体外冲击波碎石、经皮肾穿刺活检、肾造瘘、经皮肾镜碎石术等医疗操作有可能造成不同程度的肾损伤。

体外冲击波碎石术操作时正常能量冲击波所致的肾损伤较轻微，损伤多发于肾皮质、髓质交界处，常为小血管破裂出血，一般不会造成严重后果。肾损伤程度与冲击次数、频率成正相关，低冲击次数和频率可有效减轻肾损伤。多次、高频的体外冲击波碎石术可引起较为严重的肾损伤，如肾周及腹膜后血肿的形成。

肾出血为经皮肾镜碎石术及肾造瘘的常见并发症，主要包括静脉性肾出血、动脉性肾出血、肾周血肿，罕见的为肾破裂及肾蒂血管损伤，多发生在反复多次穿刺、靠近中线及异常解剖部位穿刺后。出血量较多，应及时采取有效措施。结石复杂或者操作幅度较大可造成肾集合系统损伤，如肾脏集合系统穿孔引起的尿外渗、肾周尿性囊肿及肾周脓肿。

此外，肾本身病变时，如肾积水、肾肿瘤、肾结核或肾囊性疾病等更易受损伤，有时极轻微的创伤，也可造成严重的“自发性”肾破裂。

二、病理

肾损伤有多种分类方法，临床就诊时最多见为闭合性肾损伤，由于损伤的病因和程度不同，有时多种类型的肾损伤同时存在，为了便于早期明确诊断与选择正确的治疗方法，现根据其损伤的程度将闭合性损伤主要分为以下病理类型：

（一）肾挫伤

损伤仅局限于部分肾实质，形成肾瘀斑和（或）包膜下血肿，肾包膜及肾盏肾盂黏膜完整。损伤涉及肾集合系统可有少量血尿（图 15-1-1）。

（二）肾部分裂伤

肾近包膜部位裂伤伴有肾包膜破裂，可致肾周血肿。若肾近集合系统部位裂伤伴有肾盏肾盂黏膜破裂，则可有明显血尿（图 15-1-2）。

（三）肾全层裂伤

肾实质深度裂伤，外及肾包膜，内达肾盏肾盂黏膜，此时常引起广泛的肾周血肿、血尿和尿外渗。肾横断或碎裂时，可导致部分肾组织缺血（图 15-1-3）。

（四）肾蒂血管损伤

肾蒂血管损伤比较少见。损伤时可引起大出血、休克（图 15-1-4）。

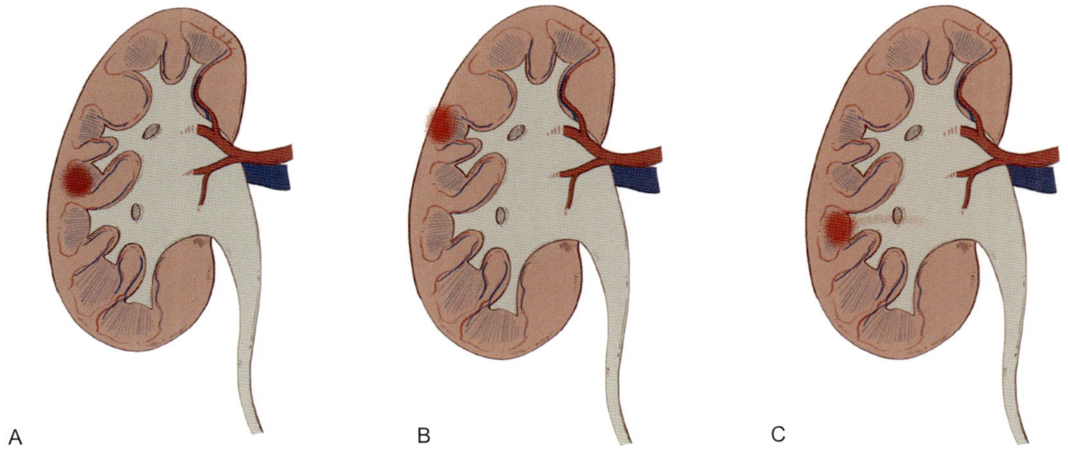

图 15-1-1　肾挫伤。A. 单纯肾瘀斑；B. 肾瘀斑和包膜下血肿；C. 肾瘀斑和肾集合系统轻微受损：少量血尿

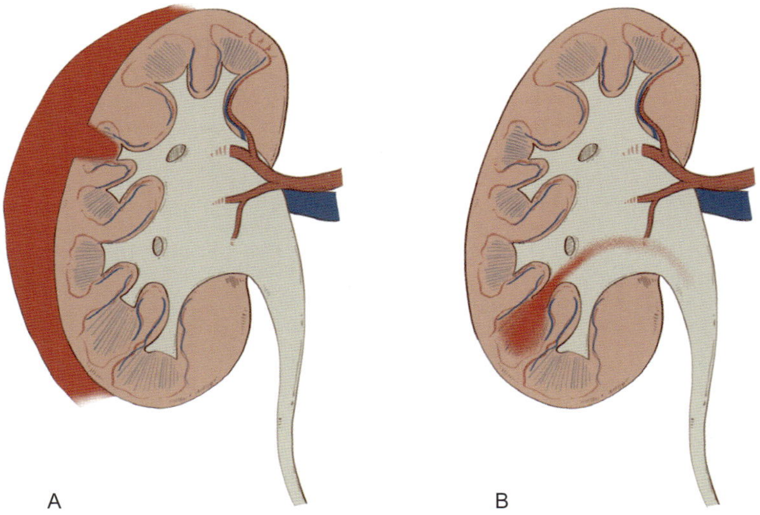

图 15-1-2　肾部分裂伤。A. 肾近包膜部位裂伤伴有肾包膜破裂：肾周血肿；B. 肾近集合系统部位裂伤伴肾盂肾盏黏膜破裂：肉眼血尿

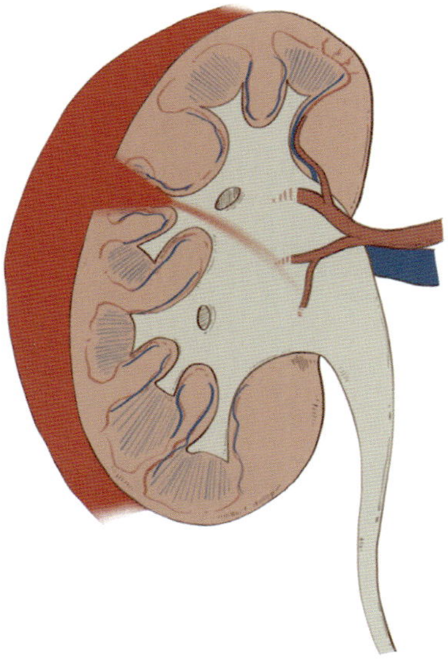

图 15-1-3　肾全层裂伤：肾周血肿、肉眼血尿及尿外渗

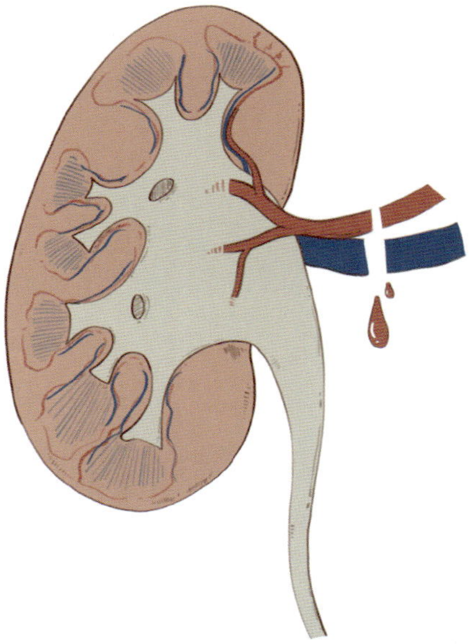

图 15-1-4　肾蒂血管损伤

三、临床表现

肾损伤的临床表现与损伤程度和类型有关，常不相同，有时同一肾可同时存在多种病理类型损伤。在合并其他器官损伤时，肾损伤的症状有时不易被察觉。

（一）休克

严重肾裂伤、肾蒂血管损伤或合并其他脏器损伤时，因损伤和失血常发生休克，可危及生命。

（二）血尿

患者大多有血尿，肾挫伤累及肾集合系统时可出现镜下血尿或轻度肉眼血尿。若肾近集合系统部位裂伤伴有肾盏肾盂黏膜破裂，则可有明显的血尿。肾全层裂伤则呈大量全程肉眼血尿。有时血尿与损伤程度并不一致，如血块阻塞尿路或肾蒂断裂、肾动脉血栓形成、肾盂、输尿管断裂等情况可能只有轻微血尿或无血尿。血尿时间延长常与继发感染有关。

（三）疼痛

肾包膜下血肿、肾周围软组织损伤、出血或尿外渗可引起患侧腰、腹部疼痛。血液、尿液进入腹腔或合并腹内脏器损伤时，可出现全腹疼痛和腹膜刺激症状。血块通过输尿管时易发生肾绞痛。

（四）腰腹部肿块

血液、尿液进入肾周围组织可使局部肿胀，形成肿块，有明显触痛和肌强直。开放性肾损伤时应注意伤口位置及深度。

（五）发热

肾损伤导致的肾周血肿、尿外渗易继发感染，甚至导致肾周脓肿或化脓性腹膜炎及全身中毒症状。

四、诊断

（一）病史与体格检查

任何腹部、背部、下胸部外伤或受对冲力损伤的患者，无论是否有典型的腰腹部疼痛、肿块、血尿等，均要注意有无肾损伤。有时症状与肾损伤的严重程度并不一致。

（二）实验室检查

血尿是泌尿系统创伤最重要的表现。尿中含多量红细胞。血红蛋白和血细胞比容持续降低可提示有活动性出血。严重的胸部、腹部损伤时，往往容易忽视肾损伤的临床表现，应尽早做尿常规检查，以免延误诊断。

（三）特殊检查

根据损伤病史及临床表现，诊断肾损伤并不困难。早期积极的影像学检查可以发现肾损伤部位、程度、有无尿外渗以及对侧肾情况。根据病情轻重，有选择地进行以下检查：

1. B 超

临床上应用最多，对于重症患者，为减少因患者搬动造成的出血加重，可行床旁 B 超检查，了解肾损伤的部位和程度，并注意肾蒂血管情况等。

2. CT

为进一步了解肾损伤程度，在保证生命体征平稳的情况下，可进行 CT 检查。CT 可清晰显示肾实质裂伤程度、尿外渗和血肿范围以及肾组织有无活力，并可了解与其他脏器的关系。CT 尿路成像（computed tomography urography，CTU）可发现患肾造影剂排泄减少，造影剂外渗等，可评价肾损伤的范围和程度。CT 血管成像（computed tomographic angiography，CTA）可显示肾动脉和肾实质损伤情况，也可了解有无肾动静脉瘘或创伤性肾动脉瘤，若伤侧肾动脉完全梗阻，表示为外伤性血栓形成。

3. 其他检查

MRI 诊断肾损伤的作用与 CT 类似，但对血肿的显示比 CT 更具特征性。除上述检查外，传统的静脉尿路造影（intravenous urogram，IVU）、逆行肾盂造影（retrograde pyelography，RP）和动脉造影等检查也可发现肾有无损伤，但临床上一般不作为首选。

五、治疗

肾损伤的处理与损伤程度直接相关。轻微肾挫伤一般症状轻微，经短期休息可以康复，大多数患者属于此类损伤。多数肾部分裂伤可行保守治疗，仅少数需手术治疗。

（一）紧急治疗

有大出血、休克的患者需迅速给予抢救措施，观察生命体征，进行输血、补液等抗休克治疗，同时明确有无合并其他器官损伤，作好手术探查的准备。

（二）保守治疗

1. 绝对卧床休息2～4周，待病情稳定、血尿消失后才可以允许患者离床活动。通常损伤后4～6周肾部分裂伤才趋于愈合，过早过多离床活动，有可能再度出血。恢复后2～3个月内不宜参加体力劳动或竞技运动。

2. 密切观察

定时测量血压、脉搏、呼吸、体温，注意腰、腹部肿块范围有无增大。观察每次排出的尿液颜色深浅的变化。定期检测血红蛋白和血细胞比容。

3. 及时补充血容量和热量，维持水、电解质平衡，保持足够尿量，必要时输血。

4. 早期合理应用抗生素预防感染。

5. 适量使用止痛、镇静药和止血药物。

（三）手术治疗

1. 开放性肾损伤

几乎所有这类损伤的患者都要施行手术探查，特别是枪伤或从前面腹壁进入的锐器伤，需经腹部切口进行手术并探查腹部脏器有无损伤。

2. 闭合性肾损伤

一旦确定为严重肾部分裂伤、肾全层裂伤及肾蒂血管损伤需尽早经腹进行手术。若肾损伤患者在保守治疗期间发生以下情况，则需施行手术治疗：①经积极抗休克后生命体征仍未见改善，提示有内出血；②血尿逐渐加重，血红蛋白和红细胞压积继续降低；③腰、腹部肿块明显增大；④怀疑有腹腔脏器损伤。

3. 医源性肾损伤

应根据损伤程度及时在原有手术基础上改变手术方式，如经皮肾镜手术穿刺出血损伤时，可根据病情改变穿刺部位，再继续手术或改为其他手术方法。如取石过程中造成肾盏颈部撕裂引起的大出血患者应另建通道来处理，或者采用其他方法如软镜、术后体外碎石等进行辅助操作；如出血量较多并且出血不止，应终止手术放置肾造瘘管并牵拉止血，或行选择性动脉栓塞治疗肾动脉出血。

手术方法：经腹部切口施行手术，先探查并处理腹腔损伤脏器，再切开后腹膜，显露并阻断肾蒂血管，而后切开肾筋膜和脂肪囊，探查伤侧肾，快速清除血肿，依具体情况选择做肾修补术或肾部分切除术甚至肾切除。必须注意的是，在未控制肾动脉之前切开肾筋膜往往难以控制出血。只有在严重肾全层裂伤或肾蒂血管损伤无法修复，而对侧肾功能良好时，才可施行患肾切除。

（四）并发症处理

腹膜后尿囊肿或肾周脓肿要切开引流。输尿管狭窄、肾积水需施行成形术或肾切除术。恶性高血压要作血管修复或肾切除术。动静脉瘘和假性肾动脉瘤应予以修补，如在肾实质内则可行部分肾切除术。持久性血尿可施行选择性肾动脉栓塞术。

第二节 输尿管损伤

输尿管损伤分为外伤性和医源性损伤两大类。由于输尿管位于腹膜后、具有一定活动度，且有肌肉、骨骼及腹腔脏器保护，因此外界暴力所致的输尿管损伤(ureteral injuries)很少见。而妇产科、腹部外科及泌尿外科手术造成的医源性损伤则相对多见。随着腹部及盆腔肿瘤手术的增多、腹腔镜在妇科及普外科的应用及腔内泌尿外科的广泛开展，医源性输尿管损伤的发生率明显增高，可表现为挫伤或钳夹伤、结扎伤、断裂或切开伤、穿孔伤、扭曲、缺血性坏死等。输尿管损伤后易被忽视，多在出现症状时才被发现，往往延误诊治。

一、病因

(一)医源性损伤

1. 输尿管腔内器械损伤

膀胱镜下输尿管插管、扩张等可致输尿管穿孔。输尿管镜下操作及碎石过程中可发生输尿管黏膜挫伤、输尿管穿孔、输尿管口撕裂、输尿管断裂、输尿管黏膜撕脱甚至输尿管全层撕脱。这种损伤与手术操作有密切关系。强行操作、盲目抽插导管、碎石器械操作不慎等容易造成输尿管损伤，技术不熟练尤其容易发生。当输尿管有狭窄、扭曲、粘连或炎症时损伤更易发生，务必慎重处理。

2. 输尿管腔外手术损伤

常发生在盆腔、腹膜后的开放及腹腔镜手术时，如结肠、直肠、子宫切除术以及周围大血管手术。妇科及腹部外科的腹腔镜手术造成输尿管损伤的主要原因有：输尿管受盆腔肿瘤推移变位、肿瘤浸润、子宫内膜异位症或炎症粘连导致解剖关系不清，尤其是子宫内膜异位症患者往往合并输尿管子宫下段中线移位更易造成损伤；宫颈肌瘤，子宫下段膨大其边缘接近输尿管，手术易损伤输尿管；术中发生大出血等意外时盲目钳夹或缝扎止血时易损伤输尿管；术中大段游离输尿管损伤输尿管的鞘膜，引起输尿管缺血坏死而形成瘘管或手术剥离时损伤输尿管的神经，使输尿管蠕动无力，管腔扩张，内压增大导致缺血而形成尿瘘；腹腔镜手术中常采用电凝、电切割方法处理血管及组织，为了防止电凝不彻底导致的切割出血，术者常行电凝时间过长或采用功率过大，热能传导可引起输尿管血供损伤、导致输尿管瘘。此外，过度的体外冲击波碎石术亦可导致输尿管尿外渗、尿性囊肿等。

3. 放射性损伤

见于宫颈癌、膀胱癌、前列腺癌等放疗后，使输尿管管壁水肿、出血、坏死、形成尿瘘或纤维瘢痕组织形成，造成输尿管梗阻。

(二)外伤性损伤

外界暴力引起输尿管损伤多见于枪击伤所致，偶见于锐器刺伤，另外交通事故、从高处坠落也可引起输尿管撕裂。输尿管外伤性损伤常伴有大血管或腹腔内脏器损伤。

二、病理

依损伤类型、处理时间不同而异，可有挫伤、穿孔、结扎、钳夹、切断或切开、撕裂、扭曲、外膜剥离后缺血、坏死等。输尿管轻微的挫伤均能自愈，一般不会造成输尿管狭窄。输尿管被切断或管壁裂伤后可出现腹膜后尿外渗或腹膜炎，感染后有脓毒症的危险。输尿管被结扎可致该侧肾积水，若不及早解除梗阻，会造成肾萎缩。双侧均被结扎，则表现为无尿。输尿管被钳夹、外膜广泛剥离或被缝在阴道残端时，损伤处输尿管则可发生缺血性坏死，一般在1～2周内形成尿外渗或尿瘘，伴输尿管狭窄者可致患侧肾积水。

三、临床表现

根据损伤的性质和类型，其临床表现不尽相同，如有其他重要脏器同时损伤，常可掩盖输尿管损伤的症状。

（一）血尿

常见于器械损伤输尿管黏膜，一般血尿会自身缓解和消失。输尿管完全断离者，不一定有血尿出现。血尿有无或轻重并不与输尿管损伤程度一致。

（二）尿外渗

可发生于损伤时或数日后，尿液由输尿管损伤处渗入后腹膜间隙，引起腰痛、腹痛、腹胀、局部肿胀、包块及触痛。如腹膜破裂，尿液漏入腹腔，则会产生腹膜刺激症状。一旦继发感染，可出现脓毒症。

（三）尿瘘

如尿液与腹壁创口或与阴道、肠道创口相通，形成尿瘘，经久不愈。

（四）梗阻

输尿管被缝扎、结扎后可引起完全性梗阻，因肾盂压力增高，可有患侧腰部胀痛、腰肌紧张、肾区叩痛及发热等。如孤立肾或双侧输尿管被结扎，则可发生无尿。输尿管狭窄者可致不完全性梗阻，也会产生腰部胀痛及发热等症状。

四、诊断和鉴别诊断

输尿管损伤的早期诊断十分重要，在处理外伤或施行腹部、盆腔手术时，应注意检查输尿管行径、手术野有无渗尿，输尿管有无损伤等情况。及时明确诊断并作正确处理，预后多良好。

静脉尿路造影（intravenous urogram，IVU）、逆行肾盂造影（retrograde pyelography，RP）。

1. 静脉注射靛胭脂检查

手术中怀疑输尿管有损伤时，由静脉注射靛胭脂，如有裂口则可见蓝色尿液从损伤处流出。术中或术后可选择膀胱镜检查，如输尿管被结扎或裂口较大甚至断裂，则伤侧输尿管口无蓝色尿液喷出。

2. 静脉尿路造影（intravenous urogram，IVU）

可显示输尿管损伤处的尿外渗、尿漏或有无梗阻。

3. 逆行肾盂造影（retrograde pyelography，RP）

输尿管插管至损伤部位有受阻感，逆行肾盂造影显示梗阻或造影剂外溢。

4. B超

可发现尿外渗和梗阻所致的肾积水。

5. 双肾功能动态显像

可显示伤侧上尿路有无梗阻。

6. CT检查

单纯CT检查不能直接显示输尿管有无损

伤，但可显示损伤区域的变化，如尿液囊肿、输尿管周围脓肿、肾积水及尿瘘。CTU 可见损伤部位输尿管是否通畅或有无造影剂外渗。

输尿管阴道瘘应与膀胱阴道瘘鉴别。经导尿管注入亚甲蓝溶液至膀胱，膀胱阴道瘘时，阴道内有蓝色液流出；输尿管阴道瘘时，阴道内流出液仍为澄清的。

五、治疗

(一)早期治疗

外伤性输尿管损伤的处理原则应先抗休克，处理其他严重的合并损伤，而后处理输尿管损伤。只要病情允许，输尿管损伤应尽早修复，以利尿液通畅，保护肾功能。尿外渗应彻底引流，避免继发感染。

1. 输尿管逆行插管所致的黏膜损伤出血

通常不作特殊处理。但若输尿管镜检查或治疗时引起输尿管黏膜损伤面积较广或合并黏膜下损伤较深，则宜置入输尿管内双 J 形输尿管支架管，引流约 10 天后再拔除。

2. 输尿管钳夹伤或轻度裂伤

宜从输尿管切口置入双 J 管，留置 2 周后拔除。

3. 输尿管被误扎

术中发现误扎，应立即松解，如该处缺血坏死，则需切除该处输尿管缺血段，作端端吻合，并留置双 J 管 3～4 周。

4. 输尿管断离、部分缺损

若输尿管断离部位较高，两断端对合后无张力者可施行端端吻合术。下 1/3 段损伤，部分缺损宜作输尿管膀胱吻合术或膀胱瓣输尿管下段成形术。若输尿管缺损过多，按具体情况选做输尿管皮肤造口术或自体肾移植术甚至回肠代输尿管术。

(二)晚期并发症治疗

1. 输尿管狭窄

可试行输尿管插管、扩张或留置双 J 管，依不同情况决定留置时间长短。狭窄严重或置管不成功，应视具体病情决定下一步手术，即进行输尿管周围粘连松解术或狭窄段切除端端吻合术。

2. 尿瘘

输尿管皮肤瘘或输尿管阴道瘘多发生在伤后 3 个月左右，待伤口水肿、尿外渗及感染所致炎性反应消退后应进行输尿管修复或与膀胱吻合。

3. 输尿管完全梗阻

对输尿管损伤所致完全性梗阻暂不能解除时，可先行肾造瘘术，3 个月后再行输尿管修复。

4. 肾功能重度损害或丧失

对损伤性输尿管狭窄所致严重肾积水或感染，肾功能重度损害或丧失者，若对侧肾正常，可施行患侧肾切除术。

第三节 膀胱损伤

空虚时的膀胱位于骨盆深处，受到周围筋膜、肌肉、骨盆及其他软组织的保护，除贯通伤或骨盆骨折外，一般不易发生膀胱损伤（bladder injuries）。膀胱充盈时膀胱壁紧张而且变薄，高出耻骨联合伸展至下腹部，易遭受损伤。

一、病因

（一）开放性损伤

由弹片、子弹或锐器贯通所致，常合并其他脏器损伤，如直肠、阴道损伤，形成腹壁尿瘘、膀胱直肠瘘或膀胱阴道瘘。

（二）闭合性损伤

当膀胱充盈时，若下腹部遭撞击、挤压极易发生膀胱损伤。多见于酒后膀胱过度充盈，受力后膀胱破裂。有时骨盆骨折后骨片会直接刺破膀胱壁。产程过长，膀胱壁被压在胎头与耻骨联合之间也易引起缺血性坏死，可致膀胱阴道瘘。

（三）医源性损伤

医源性膀胱损伤最常见为膀胱撕裂和膀胱阴道瘘，少见膀胱腹腔瘘及膀胱直肠瘘。任何盆腔、下腹部以及阴道手术均可引起医源性膀胱损伤。常见原因：手术瘢痕、炎症、恶性肿瘤、粘连、孕妇子宫挤压膀胱底部位置偏移、术中大出血使手术视野不清、术中膀胱充盈顶部升高、手术中对解剖不熟等。外科腹股沟斜疝修补常误将膀胱损伤，泌尿外科膀胱镜检、尿道扩张、经尿道膀胱肿瘤电切、电灼、碎石及前列腺电切也常造成膀胱损伤甚至膀胱直肠瘘。压力性尿失禁行经阴道无张力尿道中段悬吊术（tension-free vaginal tape, TVT）手术时也有发生膀胱损伤的可能。

（四）自发性破裂

有病变的膀胱（如膀胱结核、长期接受放射治疗）过度膨胀，在无外力作用时发生破裂，称为自发性破裂。

二、病理

（一）挫伤

膀胱挫伤是指仅伤及膀胱黏膜或浅肌层，膀胱壁未穿破，无尿外渗，可发生血尿。

（二）膀胱破裂

膀胱破裂（bladder rupture）可分为腹膜外型与腹膜内型两类。

1. 腹膜外型

单纯膀胱壁破裂，而腹膜完整，尿液极易外渗入膀胱周围组织及耻骨后间隙，沿骨盆筋膜到盆底，或沿输尿管周围疏松组织蔓延到肾区。大多由膀胱前壁破裂引起，常伴有骨盆骨折（图 15-3-1 ①）。

2. 腹膜内型

膀胱壁破裂伴腹膜破裂，多见于膀胱后壁和顶部损伤，裂口与腹腔相通，尿液流入腹腔，可引起腹膜炎（图 15-3-1 ②）。

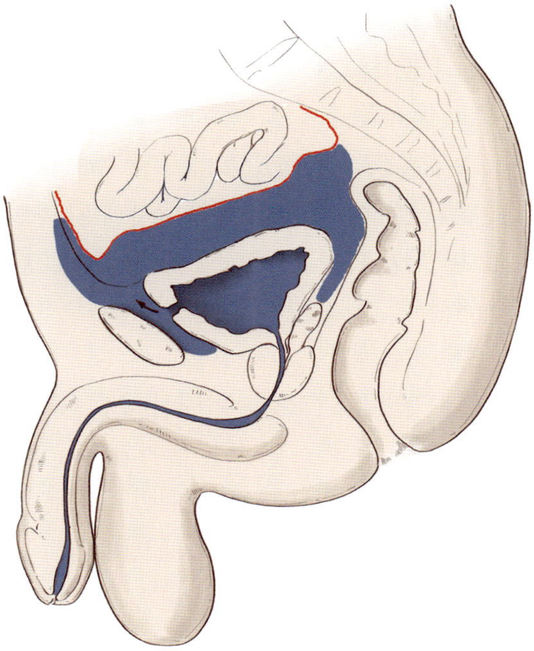

①

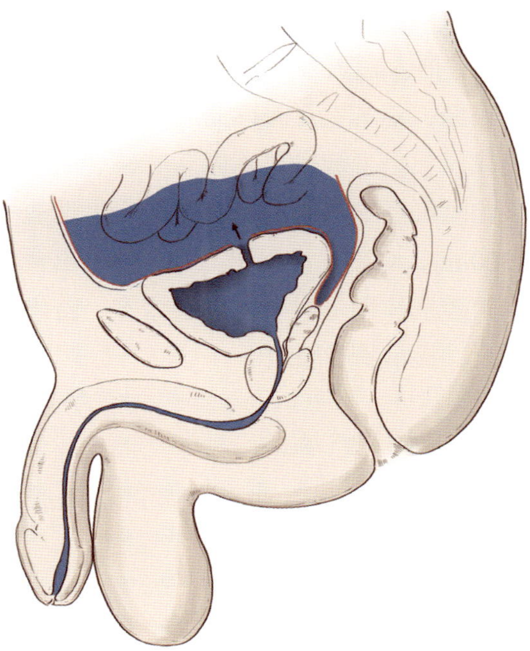

②

图 15-3-1 膀胱损伤。①腹膜外型；②腹膜内型

三、临床表现

膀胱壁轻度挫伤仅有下腹部疼痛和少量终末血尿，短期内可自行消失。膀胱全层破裂时症状明显，依腹膜外型或腹膜内型的破裂不同而有其特殊的表现。

1. 休克

骨盆骨折所致剧痛、大出血常发生休克。

2. 腹痛

腹膜外破裂时，尿外渗及血肿可引起下腹部疼痛、压痛及肌紧张，直肠指检可触及直肠前壁饱满并有触痛。腹膜内破裂时，尿液可流入腹腔常引起急性腹膜炎症状，如果腹腔内尿液较多，有移动性浊音。

3. 排尿困难和血尿

膀胱破裂后，尿液流入腹腔或膀胱周围时，病人有尿意，但不能排出尿液或仅排出少量血尿。

4. 局部肿胀、皮肤瘀斑

闭合性损伤时，体表皮肤常有肿胀、血肿和皮肤瘀斑。

5. 尿瘘

开放性损伤可有体表伤口漏尿；如与直肠、阴道相通，则经肛门、阴道有漏尿。闭合性损伤在尿外渗感染后破溃，可形成尿瘘。

四、诊断

（一）病史和体格检查

患者下腹部或骨盆受外界暴力后，出现腹痛、血尿及排尿困难，体检发现耻骨上区压痛，直肠指检触及直肠前壁有饱满感，提示腹膜外膀胱破裂。全腹剧痛、腹肌紧张、压痛及反跳痛，并有移动性浊音，提示腹膜内膀胱破裂。

（二）导尿试验

导尿管插入膀胱后，如引流出 300 ml 以上的清亮尿液，基本上可排除膀胱破裂；如无尿液导出或仅导出少量血尿，则膀胱破裂的可能性大。此时可经导尿管向膀胱内注入生理盐水 200 ~ 300 ml，片刻后再引出。外漏时引出量会减少，腹腔液体回流时引出量会增多。若出入量差异大，提示膀胱破裂。

（三）X 线腹部平片检查

如有骨盆骨折，腹部平片可以显示骨折状况。

（四）膀胱造影

自导尿管向膀胱内注入 15% 泛影葡胺 300 ml，拍摄前后位片，抽出造影剂后再摄片，如膀胱破裂，可发现造影剂漏至膀胱外，排液后的照片更能显示遗留于膀胱外的造影剂。

（五）增强 CT

可显示膀胱壁不连续，造影剂外渗。

五、治疗

应根据损伤的类型和程度进行相应处理。

1. 紧急处理

抗休克治疗，如输液、输血、止痛及镇静。尽早合理使用抗生素预防感染。

2. 保守治疗

膀胱挫伤或膀胱造影显示仅有少量尿外渗且症状较轻者，可从尿道插入导尿管持续引流尿液 10 天左右，并保持通畅，同时使用抗生素预防感染，破裂多可自愈。

3. 手术治疗

膀胱破裂伴有出血和尿外渗，病情严重，应尽早施行手术。如为腹膜外破裂，做下腹部正中切口，腹膜外显露并切开膀胱，清除外渗尿液，修补膀胱裂口。如为腹膜内破裂，应行剖腹探查，了解其他脏器有无损伤，并做相应处理。吸尽腹腔内液体，分层修补腹膜与膀胱壁。也可行腹腔镜膀胱修补术，由于腹腔镜具有创伤小等特点，利用孔道即可观察上腹部其他脏器有无损伤。若发生膀胱颈撕裂，需用可吸收缝线准确修复，以免术后发生尿失禁。

4. 并发症处理

早期正确的手术治疗以及抗生素的应用减少了并发症的发生。盆腔血肿宜尽量避免切开，以免发生大出血并招致感染。若出血不止，用纱布填塞止血，24 小时后再取出。

第四节　尿道损伤

尿道损伤（urethral injury）是泌尿系统最常见的损伤，可分为开放性、闭合性和医源性损伤三类。开放性损伤多因弹片、锐器伤所致，常伴有阴囊、阴茎或会阴部贯通伤。闭合性损伤为挫伤、撕裂伤。医源性损伤是多由尿道腔内器械不当操作所致。如气囊导尿管损伤，在生理弯曲或狭窄部位因导尿管压迫易发生局部缺血坏死、尿管过粗过硬及留置时间过长损害更易发生；尿道扩张损伤，若不了解狭窄的病因、部位、程度、长度，盲目扩张尿道很容易加重原有处损伤甚至造成假道；膀胱镜损伤，操作时应使患者摆好正确截石体位，充分麻醉和润滑尿道，降低刺激、放松会阴部肌肉，入镜时靠镜体重量自然滑入尿道球部，压镜体尖端自然滑入膀胱，切不可盲目强行暴力推进，以免尿道膜部撕裂、穿孔、断裂甚至直肠穿孔；化学性损伤，膀胱灌注化疗药时注意勿擦伤尿道黏膜，治疗结束后边冲洗尿道边拔管，另外切勿直接从尿道注入化疗药，逆行尿道造影时造影剂浓度不宜过高，选用吸收快水溶性好造影剂，否则可有膀胱灌注化疗药物导致全尿道损伤狭窄、逆行尿道造影导致尿道原有狭窄加重等化学性损伤的发生。

尿道损伤多见于男性。在解剖上男性尿道以尿生殖膈为界，分为前、后两段。前尿道包括球部和阴茎部，后尿道包括前列腺部和膜部。球部和膜部损伤最为多见。

男性尿道损伤是泌尿外科常见的急症，早期处理不当，会产生尿道狭窄、尿瘘等并发症。前、后尿道损伤各有其特点。

一、前尿道损伤

男性前尿道损伤多发生于球部，这段尿道固定在会阴部。会阴部骑跨伤时，将尿道挤向耻骨联合下方，引起尿道球部损伤。

（一）病因与病理

最常见的原因是骑跨所致的会阴部闭合性损伤。系由高处跌下或摔倒时，会阴部骑跨于硬物上，尿道被挤压于硬物与耻骨联合下缘之间所致。反复插导尿管、进行尿道膀胱镜检查也可引起前尿道损伤。

根据尿道损伤程度可分为挫伤、裂伤和断裂。尿道挫伤时仅有局部水肿和出血，愈合后一般不发生尿道狭窄；尿道裂伤时尚有部分尿道壁完整，但愈合后往往有瘢痕性尿道狭窄；尿道断裂时伤处完全离断，断端退缩、分离，血肿较大时可发生尿潴留，用力排尿则发生尿外渗。

尿道球部裂伤或断裂时，血液及尿液渗入会阴浅筋膜包绕的会阴浅袋，使会阴、阴囊、阴茎肿胀，有时向上扩展至腹壁。因为会阴浅筋膜的远侧附着于腹股沟部，近侧与腹壁浅筋膜深层相连续，后方附着于尿生殖膈，尿液不会外渗到两侧股部（图 15-4-1）。尿道阴茎部损伤时，如阴茎筋膜完整，血液及尿液渗入局限于阴茎筋膜内，表现为阴茎肿胀；如阴茎筋膜亦破裂，尿外渗范围扩大，与尿道球部损伤相同。

（二）临床表现

1. 尿道出血

损伤后即有鲜血自尿道外口滴出或溢出，为前尿道损伤最常见的症状。

2. 局部血肿及瘀斑

尿道骑跨伤可引起会阴部血肿及瘀斑，造成阴囊及会阴部肿胀。

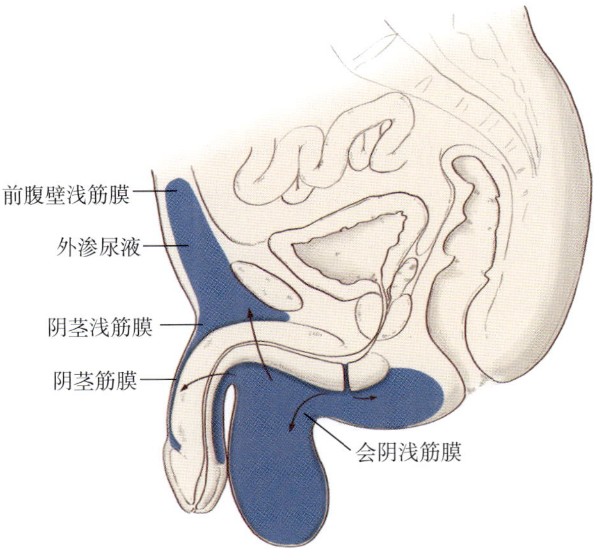

图 15-4-1 尿道球部破裂的尿外渗范围

3. 疼痛

局部常有疼痛及压痛，也常见排尿痛，并向阴茎头部及会阴部放射。

4. 排尿困难

尿道裂伤或断裂时，可引起排尿困难或尿潴留。疼痛所致括约肌痉挛也可引起排尿困难。

5. 尿外渗

尿道裂伤或断裂后，尿液可从裂口处渗入周围组织，如不及时处理，可发生广泛皮肤及皮下组织坏死、感染及脓毒血症。开放性损伤，则尿液可从皮肤、肠道或阴道创伤口流出，最终形成尿瘘。

（三）诊断

1. 病史和体格检查

球部尿道损伤常有骑跨伤史或会阴部外伤史，医源性尿道损伤多有经尿道治疗史。根据病史、典型症状及血肿、尿外渗分布的区域可确定诊断。

2. 诊断性导尿

可了解尿道的完整性和连续性。如一次导尿成功，提示尿道损伤不严重，可保留导尿管引流尿液并支撑尿道，应注意固定好导尿管。如果导尿管滑脱，第二次再插有失败的可能。如一次插入困难，说明可能有尿道裂伤或断裂伤。

3. 逆行尿道造影

逆行尿道造影可显示尿道损伤部位及程度。尿道挫伤无造影剂外溢；如有外溢则提示部分裂伤；如造影剂未进入后尿道而大量外溢，提示尿道有严重裂伤或断裂。

（四）治疗

1. 紧急处理

尿道球部海绵体严重出血可致休克，应进行抗休克治疗，宜尽早施行手术。

2. 尿道挫伤

因尿道连续性尚存在，不需特殊治疗，可止血、止痛，同时应用抗生素预防感染，必要时插入导尿管引流尿液 1 周。

3. 尿道裂伤

如导尿管插入顺利，可留置导尿管引流 2 周左右。如插入失败，可能有尿道部分裂伤，应立即行清创、止血，用可吸收缝线缝合尿道裂口，留置导尿管 2～3 周。

4. 尿道断裂

球部远端和阴茎部的尿道完全性断裂，会阴、阴茎、阴囊内会形成大血肿，应及时经会阴部切口给予清除，然后直接行尿道端端吻合，留置导尿管 3 周左右。

5. 并发症处理

（1）尿外渗：应尽早在尿外渗的部位行多处切开，置多孔引流管作皮下引流。必要时做耻骨上膀胱造瘘，3 个月后再修补尿道。

（2）尿道狭窄：对于晚期发生尿道狭窄，可根据狭窄程度及部位不同选择不同的方法治疗。狭窄轻者定期尿道扩张即可。尿道外口狭窄应行尿道外口切开术。如狭窄严重引起排尿困难、尿流变细，可行内镜下尿道内冷刀切开，对瘢痕严重者再辅以电切、激光等手术治疗。如狭窄严重引起尿道闭锁，经会阴切除狭窄段、行尿道端端吻合术常可取得满意的疗效。

（3）尿瘘：如果尿外渗未及时得到引流，感染后可形成尿道周围脓肿，脓肿破溃可形成尿瘘，狭窄时尿流不畅也可引起尿瘘。前尿道狭窄所致尿瘘多发生于会阴部或阴囊部，应在解除狭窄的同时切除或清理瘘道。

二、后尿道损伤

膜部尿道穿过尿生殖膈，当骨盆骨折时，附着于耻骨下支的尿生殖膈突然移位，产生剪切样暴力，使薄弱的膜部尿道撕裂，甚至在前列腺尖处撕断。耻骨前列腺韧带撕裂致前列腺向后上方移位。骨折及盆腔血管丛损伤可引起大量出血，在前列腺和膀胱周围形成大的血肿。当后尿道断裂后，尿液沿前列腺尖处可外渗到耻骨后间隙和膀胱周围（图 15-4-2）。

（一）临床表现

1. 休克

骨盆骨折所致后尿道损伤，一般较严重，常因合并大出血引起创伤性、失血性休克。

2. 疼痛

下腹部痛，局部肌紧张并有压痛。随着病情发展，会出现腹胀及肠鸣音减弱。

3. 排尿困难

尿道撕裂或断裂后，尿道的连续性中断或血块堵塞，常引起排尿困难和尿潴留。

4. 尿道出血

尿道外口无流血或仅有少量血液流出。

5. 尿外渗及血肿

一般后尿道损伤尿外渗进入到耻骨后间隙和膀胱周围，只有当尿生殖膈撕裂时，会阴、阴囊部才会出现血肿及尿外渗。

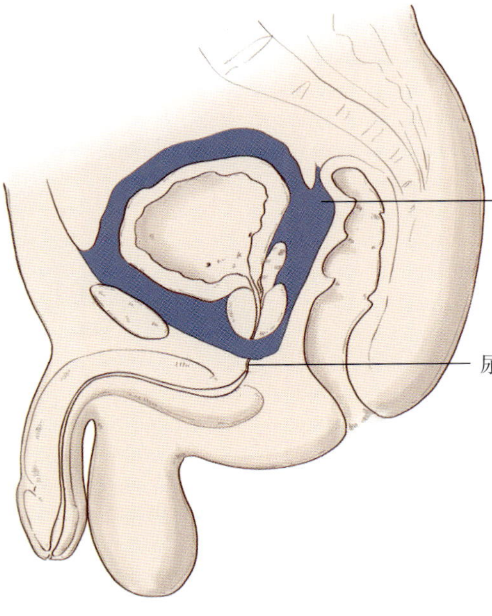

图 15-4-2 后尿道损伤的尿外渗范围

（二）诊断

1. 病史和体检

骨盆挤压伤若出现尿潴留，应考虑有后尿道损伤。直肠指检可触及直肠前方有柔软的血肿并有压痛，前列腺尖端可浮动。若指套染有血液，提示合并直肠损伤。

2. X 线检查

大部分后尿道损伤由骨盆骨折引起。如有骨盆骨折，骨盆前后位片可以显示骨折状况。

3. 诊断性导尿

因后尿道损伤多为尿道完全性断裂，试插导尿管一般不能进入膀胱。

（三）治疗

1. 抗休克

骨盆骨折患者须平卧，勿随意搬动，以免加重损伤。损伤严重伴大出血可致休克，须抗休克治疗。

2. 插导尿管

对于损伤轻，后尿道破口较小或仅有部分破裂的患者可试插导尿管，如顺利进入膀胱，应留置导尿 2 周左右。尿道不完全性撕裂一般会在 3 周内愈合，恢复排尿。

3. 膀胱造瘘

如试插导尿管失败，通常在病情稳定后，局部麻醉下做耻骨上高位膀胱穿刺造瘘。经膀胱尿道造影明确尿道无狭窄及尿外渗后，才可拔除膀胱造瘘管。若不能恢复排尿，造瘘后 3 个月再行尿道瘢痕切除及尿道端端吻合术。

4. 尿道会师复位术

为早期恢复尿道的连续性，避免尿道断端远离形成瘢痕假道，一部分患者被采用尿道会师复位术，而休克严重者在抢救期间不宜作此手术，只做高位膀胱造瘘。

手术方法：下腹部纵行切口，清除耻骨后血肿，切开膀胱，用示指从膀胱颈伸入后尿道（图 15-4-3A），将从尿道外口插入的尿道探子引入膀胱，在尿道探子尖部套上一根普通导尿管，跟随探子引出尿道外口（图 15-4-3B），然后用线将它与一根三腔水囊尿管的尖端连在一起，将其拉入膀胱。再选一条膀胱造瘘管，一端与三腔水囊尿管顶端缝连在一起，防止术后水囊破裂致尿管脱落，另一端引出膀胱做膀胱造瘘。然后充起三腔尿管水囊，向尿道外口方向牵拉使断裂的尿道尽量对接，再将三腔尿管用胶布固定于股内侧做皮肤牵引（图 15-4-3C）。2 周左右松开牵引继续留置导尿管 1～2 周，若经过顺利，患者排尿通畅，则可避免二期尿道吻合术。

5. 并发症处理

后尿道损伤常并发尿道狭窄。为预防尿道狭窄，去除导尿管后先每周 1 次尿道扩张，持续 1 个月以后仍需定期施行尿道扩张术。对于膀胱造瘘患者，3 个月后若发生尿道狭窄或闭锁，行二期手术治疗，经尿道切开或切除狭窄部的瘢痕组织，或经会阴部切口切除尿道瘢痕组织，做尿道端端吻合术，现在多采用激光尿道狭窄切除术。对于尿道长度不足者，可切除耻骨联合，缩短尿道断端距离，吻合尿道。

后尿道若合并直肠损伤，早期应立即修补，并暂时行结肠造瘘。尿道直肠瘘需要等待 3～6 个月后再施行修补手术。

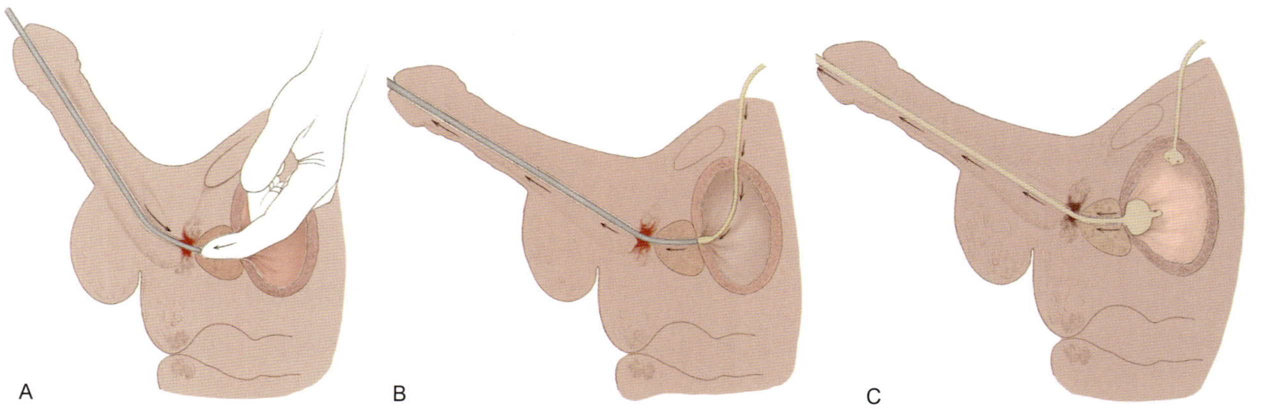

图 15-4-3 尿道会师复位术

（金讯波 熊 晖）

第十六章

肾 结 石

泌尿系统内的结石称为泌尿系统结石，又称尿石症（urolithiasis），由于泌尿系统结石的病因复杂、症状多样，是一类疾病的最终结果，国内学者又称之为泌尿系统结石病。肾盂和肾盏内的结石称为肾结石（nephrolithiasis）。肾结石的病因及形成过程与社会环境、自然环境、种族遗传、饮食习惯、代谢异常、疾病、用药、泌尿系统梗阻、感染、异物、肾的损害及尿液变化等因素有关。结石的研究涉及遗传学、分子生物学、生物化学、物理化学和胶体化学等专业领域。尿液中能够形成结石的盐类物质的代谢、结石的成分分析、结石核心的研究以及结石基质的研究已经比较成熟，结石的抑制物、促进物和复合物也逐渐被人们所认识。由于结石可能损害肾功能和合并感染，长期存在的结石刺激还可能引起尿路上皮肿瘤，因此多数肾结石需要进行治疗。排石治疗主要针对比较小的结石，溶石治疗主要针对特定结石成分的结石。比较大的结石常常需要手术治疗。随着微创外科的发展，包括输尿管镜（ureteroscope）手术、输尿管软镜（flexible ureteroscope）手术、经皮肾镜（percutaneous nephroscope）手术、体外冲击波碎石（extracorporeal shock wave lithotripsy, ESWL）和腹腔镜（laparoscope）手术的广泛应用，使大多数患者不需要传统的开放手术即可治疗结石。肾结石患病率和治疗以后的复发率都很高，因此，有关肾结石预防的研究，还有很多工作需要做。

第一节 结石的理化性质

泌尿系统结石由晶体及基质两种成分组成。形成结石的晶体成分很多，比较常见的泌尿系统结石有 4 种：含钙结石、感染性结石、尿酸结石及胱氨酸结石，每一种又有多种不同成分（曹履诚等，1990）（表 16-1-1）。

含钙结石比较常见的是草酸钙结石及含钙的磷酸盐结石，感染结石常见的是各种磷酸镁铵结石。二水草酸铁、六水磷酸锌、黄嘌呤、二羟腺嘌呤、二氧化硅等成分的结石比较少见（曹履诚等，1990）。如果结石中某种成分含量达到 95%，称为纯结石，纯结石比较少见，多以混合形式出现，但往往以一种晶体成分为主。尿路结石以含钙结石最常见，90% 左右的结石含有草酸钙，其次常见的成分为磷酸钙，20%～30% 的结石中含有磷酸钙成分；尿酸及其盐类存在于 10%～30% 的结石之中，磷

表 16-1-1 泌尿系统结石的晶体成分

结石成分	矿物学名称	分子式
草酸	oxalate	
一水草酸钙	whewellite	$CaC_2O_4 \cdot H_2O$
二水草酸钙	weddellite	$CaC_2O_4 \cdot 2H_2O$
二水草酸铁	humboldtine	$FeC_2O_4 \cdot 2H_2O$
磷酸盐	phosphates	
羟基磷灰石	hydroxyapatite	$Ca_{10}(PO_4)_6(OH)_2$
碳酸磷灰石	carbonate-apatite	$Ca_{10}(PO_4, CO_3,OH)_6(OH)_2$
磷酸氢钙	monetite	$CaHPO_4$
二水磷酸氢钙	brushite	$CaHPO_4 \cdot 2H_2O$
磷酸三钙	whitlockite	$Ca_3(PO4)_2$
磷酸八钙	octacalcium phosphate	$Ca_4H(PO_4)_3 \cdot 2 \cdot 5H_2O$
磷酸二铵钙		$Ca_2(NH_4)_2(PO4)_2$
六水磷酸镁铵	struvite	$MgNH_4PO_4 \cdot 6H_2O$
一水磷酸镁铵	dittmdrit	$MgNH_4PO_4 \cdot H_2O$
八水磷酸三镁铵	hannayite	$Mg_3(NH_4)_2H_4(PO_4)_4 \cdot 8H_2O$
八水磷酸镁	bobierite	$Mg_3(PO_4)_2 \cdot 8H_2O$
二十二水磷酸镁		$Mg_3(PO_4)_2 \cdot 22H_2O$
五水磷酸镁	cupric sulfate magnesium	$Mg_3(PO_4)_2 \cdot 5H_2O$
三水磷酸氢镁	newberylite	$MgHPO_4 \cdot 3H_2O$
六水磷酸锌	hopeite	$Zn_3(PO_4)_2 \cdot 6H_2O$
尿酸	uric acid	
无水尿酸	anhydrous uric acid	$C_5H_4N_4O_3$
二水尿酸	uric acid dihydrate	$C_5H_4N_4O_3 \cdot 2H_2O$
尿酸盐	urates	
尿酸铵	ammonium acid urate	$C_5H_3N_4O_3NH_4$
一水尿酸钠	sodium acid urate monohydrate	$C_5H_3N_4O_3Na \cdot H_2O$
尿酸钾	kalium urate	$K\ C_5H_3N_4O_3$
尿酸钙	calcium urate	$Ca\ C_5H_3N_4O_3$
胱氨酸	cystine	$C_6H_{12}N_2O_4S_2$
左旋胱氨酸	L-cystine	$C_6H_{12}N_2O_4S_2$
碳酸钙	calcite, vaterite	$CaCO_3$
一水碳酸钙	monohydroxycalcite	$CaCO_3 \cdot H_2O$
黄嘌呤	xanthine	$C_5H_4N_4O_2$
二羟腺嘌呤	dihydroxyadenine	$C_5H_5N_5O_2$
二水硫酸钙	gypsum	$CaSO_4 \cdot 2H_2O$
二氧化硅	opal, trydimite	SiO_2

酸镁铵则一般存在于合并感染的结石中，约占10%；胱氨酸及黄嘌呤结石只见于有相应代谢障碍的患者，其成分多较纯，比较少见，占尿石症患者总数的不到1%（张德元，1992）；偶见结石大部分成分为基质，称基质结石。

基质是结石中另一重要的组成成分，在结石形成过程中，基质发挥了很重要的作用，基质在各种成分的结石中，所占比例不同，在草酸钙和磷酸钙结石中约占2.5%，尿酸结石中约占2%，感染石中约占1%，胱氨酸结石中所占比例较大，约占9%。基质中含蛋白质65%，碳水化合物15%，无机矿物10%，另外含10%的水。结石中基质的元素组成比较恒定：含氮10%、硫1%、碳58%、氢7%、氧24%，基质的主要成分包括：①基质蛋白：基质物质A、尿类黏蛋白（TH蛋白）、白蛋白、血清α或β球蛋白、γ羟基谷氨酸。②葡萄糖胺聚糖类，又名酸性黏多糖，其基本单位为己糖醛酸和己糖胺组成的二糖。主要包括肝素、硫酸类肝素、软骨素A、软骨素C、硫酸软骨素B、透明质酸和硫酸角质素。③碳水化合物：主要是已糖和已糖胺（张德元，1992）。己糖主要包括：乳糖、葡萄糖、甘露糖、鼠李糖和岩藻糖，已糖胺主要为葡萄糖胺，其次为乳糖胺，尿酸结石中己糖胺的含量比较低。

结石中无机元素含量≥1%的有钙、磷、钠、镁，含量≥0.01%的有锌、铁、铝、钡、锶、钾，含量<0.01%的有铅、铜、镓、钼、锰、铬、镍、钴、钒、钛、银、钇、锡、镧、铍和钪（章咏裳，1983）。

结石的外观多种多样，草酸钙或草酸钙磷酸钙混合结石表面呈桑葚状，或有突起的晶体呈毛刺状，也可以是光滑的类圆形结石，质地坚硬，多被血染成褐色。磷酸镁铵磷酸钙混合结石呈灰白色，表面粗糙易碎，常为鹿角形。尿酸结石表面光滑或粗糙，呈黄色或红棕色。胱氨酸结石表面光滑呈黄蜡样。

结石的硬度从高到低的顺序为：磷灰石→二水草酸钙→一水草酸钙→尿酸→胱氨酸、磷酸镁铵。结石各种成分在X线片上的致密度从高到低为：草酸钙→磷酸钙→磷酸镁铵、胱氨酸→尿酸，用结石与附近的骨质相比，骨皮质致密度约相似于磷酸钙的致密度，尿酸结石吸收X线的程度近似于软组织，在X线片上不显影，称阴性结石；胱氨酸结石影像光滑质地均匀，呈毛玻璃样。草酸钙结石密度最高，大致分为光滑和不光滑的两种，结石密度不均，有些表现为空心或环纹状是由于混有尿酸、尿酸盐。

胱氨酸结石在酸性尿中形成，磷酸盐、碳酸盐结石在碱性尿中形成，草酸钙结石在生理性尿pH值中形成，无感染时，最常见的是草酸盐结石，其次是尿酸盐结石，感染时所形成的结石多为磷酸盐结石。

第二节　结石的流行病学

影响结石发病和患病的因素包括年龄、性别、种族、遗传和环境因素。

一、发病率和患病率

肾结石在发达国家的年发病率为0.04%～0.30%，人群患病率为4%～20%（Scott, 1985; Ljunghall, 1987），呈逐年上升的趋势。中国成年人尿石症的患病率为6.5%（曾国华等，2015）。

（一）地区特征

地区差异很大，与种族、饮食习惯和气候条件关系较大，某一地区随着经济条件的变化，结石的发病情况也有所变化。结石在热带和亚热带比较多发。我国受地域、自然环境影响，结石的发病南北差异较大，南方地区包括江西、贵州、广西、广东、海南一带结石发病率很高，结石患者占泌尿外科住院患者的30%以上，有些地方例如广东，可以达到半数；北方诸省包括黑龙江、内蒙古、山西、宁夏、甘肃、青海等地，结石患者占泌尿外科住院患者的11%以下；中部各省在二者之间（顾方六，1978）。我国尿石症的发生南方明显高于北方，南方结石患病率为8.9%，北方患病率为2.9%（曾国华等，2015），提示气候条件在结石的形成过程中起到一定的作用。

（二）性别与年龄

30～50岁是上尿路结石发病的高峰年龄，含钙结石男女比例约为2∶1，女性以磷酸镁铵结石较多，男性患尿酸结石、胱氨酸结石和混合结石多于女性（Trinchieri et al., 1996）。男性比女性发病率高的原因是由于男性尿钙、草酸和尿酸的排泄比女性多，女性尿道较宽、较短，不易发生尿滞留，另一方面雌激素能增加尿中枸橼酸排泄，而枸橼酸与钙容易形成可溶性络合物，增加钙盐的溶解度，减少结石形成的机会。男性上尿路结石出现的高峰年龄为30～35岁，而女性出现两个高峰年龄，第一个高峰年龄为25～40岁，第二个高峰年龄为50～65岁，女性出现第二个年龄高峰主要是由于绝经后雌激素减少，导致骨骼重吸收增加引起尿钙增高，同时尿枸橼酸排泄减少造成的（Blacklock, 1990）。近年来，男女发病率的差距在逐渐缩小。

（三）好发部位

大多数结石为单侧单发结石，占61.4%，同一器官内多个结石占20.8%，尿路多处多个结石占17.8%，左右两侧结石的发病率相同（吴阶平等，1980）。

二、自然环境

自然环境对泌尿系统结石的影响，主要表现为气候、季节和饮水对结石的影响。

（一）气候和季节

干热缺水的气候可以引起脱水、尿量减少，尿量减少能够增加尿中形成结石的盐类和酸的浓度，使尿液过饱和，结石盐容易结晶、沉淀、析出而形成结石。季节的变化对结石的形成也有较大影响，结石在夏秋季节发病出现肾绞痛的多，冬春季发病少；由于夏季温度高，容易出汗，体液散失多，导致尿液减少，尿液浓缩，不仅导致尿液中结石盐过饱和，还可以引起尿中结石形成的促进物聚合，向结石的基质转变，使尿液中大晶体物质增多，容易产生结石。

（二）地理环境

山区、沙漠地区或热带地区尿路结石的发病率比较高。热带地区和夏季日照时间长的地区，体内维生素 D 活性增强，促使胃肠道对钙质的吸收增多，钙质在肠道内的浓度相对较低，与肠道内的草酸结合相对就比较少，易吸收的草酸盐浓度相对就比较高，而导致草酸的吸收增加，因此钙和草酸的吸收都增加，经尿液排出增加，容易形成草酸钙结石。有些国家或地区结石发病率比较高，例如北欧国家、地中海国家、印度北部、巴基斯坦、澳大利亚北部、欧洲中部、马来半岛的部分地区、大不列颠群岛和美国，中国也是结石发病的高发地区；而中南美洲、非洲的大部分、澳大利亚土著居民结石发病率比较低。另外不同地区结石的成分也有差别，英国、苏格兰和苏丹等地结石成分以草酸钙和磷酸钙混合结石为主，而以色列地区上尿路结石以尿酸最常见。

（三）饮水

饮水量的多少对结石的形成起着非常重要的作用，饮水量多，尿量就多，尿内能够形成结石的物质被稀释，不容易结晶沉淀聚集成结石，虽然结石形成的抑制物也同时被稀释，但相对于结石盐的稀释来说，抑制物稀释所造成的影响比较小，因此多饮水能够减少结石的形成；水质对结石的影响目前意见不统一，一般来说，水质的软硬及其所含微量元素的多少，除个别突出的地区外，对结石的形成没有太大的影响。自然环境还可以通过食物间接影响结石的发病，地区不同，饮食结构不同，所摄入的各种成分也不同，尿内排出各种成分的浓度也必然不同，因此形成结石的机会也不同（Trinchieri et al., 2003）。在所有影响结石的因素中，目前能够改变的因素并不多。虽然目前有一些预防结石的药物，但是很难要求患者长期坚持服药。因此鼓励患者大量饮水，是预防结石的最有效方法。

三、社会环境

若经济条件好、生活水平高，则上尿路结石较多；反之，下尿路结石较多。在欧美等社会经济水平较高的国家，尿石症的发病率在经济富裕的阶层比经济较不富裕的阶层高；生活在城市中结石的发病率较高。社会环境也与结石的发病有关，每当出现战争、瘟疫流行时，经常会出现下尿路结石发病率的上升。在发展中国家或社会经济水平较低的国家，随着社会的进步及经济的发展，尿石症的发病率也在逐渐增加。在新中国成立以前，小儿膀胱结石比较多见，后来随着生活水平的提高，膀胱结石发病率逐渐减少，而成人上尿路结石逐渐增加。在一些偏远山区，生活条件差的地区，膀胱结石依然很多，说明经济发展的不平衡，也会对结石的形成及发病率产生一定影响。

四、种族遗传因素

（一）与其他遗传疾病伴发

泌尿系统结石合并典型的遗传性疾病的只占少数，包括 Dent’s disease（染色体定位 Xp11.22, X 连锁隐性遗传）、Lesch-Nyhan syndrome（染色体定位 Xq26-27.2，X 连锁隐性遗传）和家族性肾小管酸中毒等。

（二）由于基因变异造成代谢异常

包括家族性特发性高钙尿症（染色体定位 Xq33-qter, 常染色体显性遗传）、特发性草酸钙结石（染色体定位不清，多基因常染色体显性遗传）、磷酸核糖焦磷酸盐合成酶 1 活性过强（phosphoribosylpyrophosphate synthetase 1 superactivity）（染色体定位 Xq22-24，X 连锁隐性遗传）、黄嘌呤尿症（染色体定位 2p22.3-p22.2，常染色体隐性遗传）、腺嘌呤磷酸核糖转移酶缺乏症（adenine phosphoribosyltransferase deficiency）（染色体定位 16q22.2-p23.2，常染色体显性遗传）、1 型胱氨酸尿症（染色体定位 2p16.3，常染色体隐性遗传）、3 型胱氨酸尿症（染色体定位 19q13.1，常染色体隐性遗传）和原发性高草酸尿症等。

原发性高草酸尿症分Ⅰ型、Ⅱ型和Ⅲ型，Ⅰ型是由于基因产物丙氨酸乙醛酸转氨酶缺乏引起，该基因位于 2q37.3，有 11 外显子约 10 kb，欧洲和北美洲最常见的突变甘氨酸 170 精氨酸等位基因频率 30%，与常见的多形性脯氨酸 11 亮氨酸相加有 50% 的等位基因频率。Ⅰ型原发性高草酸尿症患者，由于缺乏丙氨酸乙醛酸转氨酶，乙醛酸不能转化为氨基乙酸，而在过氧化物酶体内的羟乙酸氧化酶的作用下转化为草酸，或在胞质中乳酸脱氢酶的作用下转化为草酸，另有部分乙醛酸在乙醛酸还原酶的作用下，在胞质中被还原为乙醇酸，患者表现为高草酸、乙醛酸和乙醇酸尿症，由于草酸钙在肾内的沉积，患者在婴幼儿期即出现症状，如果不治疗，通常在 20 岁以前死于肾功能衰竭，有少部分患者丙氨酸乙醛酸转氨酶活性没有完全丧失，可以出现不典型症状或终生无症状。原发性高草酸尿症Ⅱ型是由于乙醛酸还原酶缺乏，该基因位于染色体 9q11，有 8 个外显子约 8.5 kb，目前只发现一个突变。Ⅱ型原发性高草酸尿症患者，缺乏乙醛酸还原酶，乙醛酸不能被还原为乙醇酸，而被氧化为草酸，另外乙醛酸还原酶还可以还原羟基丙酮酸为 D- 甘油酸，乙醛酸缺乏羟基丙酮酸转化为 L- 甘油酸，患者表现为高草酸、高 L- 甘油酸尿症，患者症状比Ⅰ型要轻，尿路结石常见，肾钙化少（Danpure, 2000）。原发性高草酸尿Ⅲ型是由于线粒体内 4- 羟 -2 酮戊二酸醛缩酶基因（HOGA1）变异，基因定位于 10q24.1（Belostotsky et al., 2010; Williams et al., 2012），4- 羟 -2 酮戊二酸醛缩酶将羟脯氨酸代谢为丙酮酸和乙醛酸 (Riedel et al. 2012)，患者尿液、血清和肝中 4- 羟 -2 酮戊二酸增高。研究发现特发性草酸钙结石患者存在 4- 羟 -2 酮戊二酸醛缩酶基因的杂合突变，高草酸尿症常合并高钙尿症（Riedel et al., 2012）。患儿很早（平均年龄 2 岁）就出现反复发作的泌尿系统结石，常出现血尿、疼痛和泌尿系统感染。但是 6 岁以后会明显好转，一般不会出现肾功能衰竭（Beck et al., 2013）。

（三）种族相关

种族的不同，尿石症的患病率也有一定的差异。南非当地的白人群体中，患泌尿系结石的人很多，而班图人极少患泌尿系结石。在泰国的泌尿系结石高发地区，华裔居民肾结石的发病率明显高于当地居民。一般认为黑人较少患尿石症，有人认为黑色皮肤可以保护人体少受紫外线的照射而减少维生素 D 的生成，也有人注意到黑人的尿钙和尿磷都比较低、尿黏蛋白浓度很低甚至缺乏，可能是结石患病率低的原因。但是黑人泌尿系结石发病率偏低并不是绝对的，当他们的生活环境和生活条件变化的时候，发病率也会发生变化。

（四）家族遗传相关

有家族史的尿石症患者比没有家族史的尿石症患者结石的发病率及复发率都高。有特发性高尿钙症的患者，其父母和其他血亲也可能有钙代谢的异常。但除外有关结石形成的种族、家族性问题，不能忽视生活条件对其结石患病的影响，在一些尿石症患者中，其没有血缘关系的配偶患病率也高，这一现象提示种族家庭中结石发病率的差异可能与饮食、生活习惯和环境因素有关。

五、饮食营养

饮食结构是决定一个地区尿石症发病率的基础，种族、职业、经济条件对结石形成的影响，都离不开生活方式和饮食结构的影响。

（一）蛋白质

流行病学调查证明动物蛋白和精制糖摄入过多，富含纤维素的食物摄食过少与肾结石的发生有关。过多食用动物蛋白能使尿中钙、尿酸和草酸的排泄量增加，尿 pH 值和尿枸橼酸下降（Breslau et al., 1988; Curhan et al., 1993）。当动物蛋白摄入减少时，尿中钙、尿酸和草酸的排泄量减少，结石形成的危险性也降低。

（二）碳水化合物

口服糖类，尤其是单糖和乳糖都可能促进肠道内钙的吸收（Nguyen et al., 1986; Wood et al., 1987），继而引起草酸的吸收增加，增加尿内草酸钙结晶的危险因素，过多地摄入蔗糖还可能对肾小管细胞造成损害，导致结石患病风险提高。

（三）纤维素

食物中纤维素含量过少，使食物在肠道中停留的时间长，增加了食物中各种物质的吸收量。蔬菜中菠菜、扁豆、西红柿、芹菜、豆腐、巧克力、浓茶中草酸含量较高，豆制品、糖、肉类中钙含量较高，动物内脏、肉类中嘌呤成分较多，摄入过多可产生大量尿酸。过多食入上述食物，结石的危险性都会增加。同时某些食物中可能含有抑制结石形成的物质，如米糠中含有籽酸，可以与钙结合减少肠道内钙的吸收，但是要注意它可能引起草酸的吸收增加。素食者上尿路结石的发病率较低，可能与植物纤维摄入多能够增加枸橼酸分泌有关（Kelsay et al., 1983; Jahnen et al., 1992）。

（四）脂肪

脂肪的消化不良可导致草酸盐的吸收增多，可能是由于未消化吸收的脂肪从结肠排出过程中与钙离子结合，阻碍了钙与草酸的结合，肠腔内可溶性的草酸盐增加，草酸盐的吸收也随之增加，过量吸收的草酸盐从尿中排出，增大了草酸盐结石形成的危险。胆固醇能够促进二水草酸钙的成核过程，高胆固醇饮食能够促进实验动物肾脏形成磷酸钙结石。富含二十碳五烯酸（eicosapentaenoic acid）的脂肪，例如鱼油能够降低结石形成的危险性（Kelsay et al., 1983; Jahnen et al., 1992）。

（五）嘌呤类

动物内脏、海产品、花生等食物中富含嘌呤类物质，嘌呤代谢的最终产物是尿酸，经尿液排泄，过多地摄入上述物质使尿中尿酸增加，增加了尿酸结石形成的危险性，同时高尿酸尿可以促进尿中草酸盐的浓缩，加速草酸钙结石的形成。维生素 C 是体内内源性草酸的主要来源，当大剂量服用（每天 4 克以上）时，尿草酸浓度上升，形成草酸结石的可能性增大，同时可能引起尿酸排泄增加，有形成尿酸结石的危险（Urivetzky et al., 1992; Auer et al., 1998）。

（六）维生素

食物中的维生素 D 通过肝肾中羟化酶的作用，转化为 1, 25-$(OH)_2$-D3，能够促进肠道对钙的吸收，当摄入过多时，可导致高尿钙甚至高血钙，易导致结石的形成。维生素 B6 为草酸代谢中不可缺少的辅酶，维生素 B6 的缺乏，可以形成草酸钙结石（Mitwalli et al., 1988; Tully et al., 1994）。

（七）矿物质

饮食中矿物质的摄入也与结石有较密切的关系，钙质饮食摄入过多，可能导致钙吸收过多，钙排泄增加，引起高尿钙，但是过度限制饮食中的钙，会使草酸的吸收增加，形成结石的危险性更高（Bataille et al., 1991; Hess et al., 1998）。而镁在尿液中能增加钙、磷酸盐及草酸盐的溶解度，有阻止草酸结石形成的作用（Tiselius et al., 1982; Lindberg et al., 1990）。一些微量元素，如锌、锶、锰、锡在体外能抑制有机物的钙化，而硅有促进钙化的作用（Churchill et al., 1978）。

（八）酒精

嗜酒者尿钙排泄高，因此含钙结石患者宜忌酒（Vahlensieck, 1986）。

营养、食物对结石的影响与摄入的食物种类、量有关。多饮水、少食刺激性食物及调味品是尿石症患者应遵循的原则。

六、职业

泌尿系统结石与所从事的职业有一定的关系，不同的职业肾结石的发病率不同，在高温环境下工作容易患结石病，如厨师，其原因可能与环境温度高、出汗多，导致尿液浓缩有关。矿工、采石工人、办公室工作人员和交通通讯人员患病率高，农民、渔民、伐木工人、商人、手工艺者和服务行业人员患病率低（Yoshida et al., 1990）。室内工作人员比体力劳动者易患尿石症，可能因为体力劳动过少，影响尿液的引流，尿液在体内停留的时间过长，同时脑力劳动者一般收入较高，饮食习惯与生活习惯明显不同有关。飞行员因高空飞行脱水及饮食方面的原因，也易患结石（Scott, 1985）。与铍和镉接触的某些特殊职业，可引起肾损害而增加肾结石形成的危险 (Scott et al., 1981)。医务人员结石的发病率相对较高，尤其是在手术室工作的医生，由于饮水量少，精神压力大，结石患病率最高（Linder et al., 2013）。司机及地质工作者由于饮水不便或出汗较多，也是容易发生尿石症的职业。

第三节 结石的病因

结石的病因是指结石在尿液中形成的机制，所有影响结石的因素，最终都反映在尿液成分的改变。有些尿中的盐类物质可促进结石的形成，有些则抑制结石形成。各种盐类的作用达到一定的临界点以后，才会出现结石形成盐的沉淀，形成结石。上述各种影响结石形成的因素，都不是结石形成的单一因素。结石的病因比较复杂，单一因素都无法完全解释。目前认为结石是由多种致病因素共同作用的结果，不同成分的结石，其病因不同。各种致病因素，会引起尿液的改变，如果泌尿系统存在一些局部致病因素，包括尿路的梗阻、感染和尿路黏膜表面有损伤，或尿路中有异物存在，最终将可能导致结石形成。

一、代谢异常

（一）尿液酸碱度

正常尿液偏酸性，氢离子浓度 0.1 ~ 10 umol/L，pH 值为 5.0 ~ 7.0，尿液的酸碱度与饮食有密切关系，肉食较多尿液偏酸性，素食者尿液中性，甚至偏碱性。不同的结石在不同的酸碱环境中形成，含钙结石在正常尿液中即较易形成，感染性结石在碱性尿液中较易形成，尿酸结石、胱氨酸结石则是在酸性尿液中较易形成。不同的尿液酸碱度对形成结石的盐类的溶解度影响很大，尿酸和胱氨酸的溶解度如下（Burns et al. 1986）（表 16-3-1）。

正常尿液中，尿酸含量为 400 ~ 700 mg/d，胱氨酸含量为 10 ~ 100 mg/d，排除其他因素对尿石形成的影响，单从尿液的酸碱度来考虑，如果一个正常人每日尿量为 2000 ml，当尿液 pH 值为 5 时，尿酸的溶解度为 60 mg/L，胱氨酸的溶解度为 250 mg/L，因此正常人每日的尿酸排泄，尿酸在尿液中已经过饱和，在其他一些不利因素的影响下，尿酸盐就很容易从尿中结晶出来。而由于胱氨酸溶解度比正常人排出量高，因此正常人不易形成胱氨酸结石。但是，正常尿液中除酸碱度会影响结石形成外，还有很多其他因素对结石的形成有影响，是否形成结石将取决于多种因素综合作用的结果。

（二）高钙血症

引起高钙血症（hypercalcemia）的原因较多，多数情况下会合并尿钙增高，从而增加尿路中形成含钙肾结石的机会，部分还可致肾钙化。

1. 甲状旁腺功能亢进

甲状旁腺功能亢进的主要病理生理变化是甲状旁腺激素（parathyroid hormone，PTH）分泌过多，PTH 对钙磷的调节主要是通过骨骼、肾和肠道。PTH 可以促进骨组织中破骨细胞

表 16-3-1 尿酸和胱氨酸的溶解度

pH 值	5	6	7	8
尿酸（mg/L）	60	200	1580	–
胱氨酸（mg/L）	250	–	400	1000

活性，促进骨钙溶解吸收，使血钙升高。同时PTH能抑制肾小管磷的再吸收，使尿磷排出量增多，血磷降低。PTH可抑制肾小管重吸收碳酸氢盐，使尿pH值升高。PTH还能促进肾合成1, 25-$(OH)_2$-D_3，小肠在1, 25-$(OH)_2$-D_3的作用下，钙的吸收增加。尽管PTH使肾小管钙重吸收增加，但由于血液中钙的增加，使肾滤过钙亦增加，最终导致高钙尿。骨基质分解的同时，其代谢产物如蛋白质、羟脯氨酸等在尿中也增多。甲状旁腺功能亢进患者的血碱性磷酸酶（alkaline phosphatase，ALP）升高，其原因是因为破骨细胞活动的同时成骨细胞活动也随之增强。甲状旁腺功能亢进大多数是由于甲状旁腺腺瘤引起，甲状旁腺增生也较常见，甲状旁腺癌引起者最少见。原发性甲状旁腺功能亢进主要有四个方面的表现：①肾型：约占80%，主要表现为尿路结石；②骨型：主要表现为骨骼脱钙，甚至发生病理性骨折；③胃肠型：主要表现为胃、十二指肠溃疡，部分患者可合并胰腺炎，可能与胰石有关；④早期轻型病例：只有激素和生化变化而没有自觉症状。由于甲状旁腺功能亢进患者血钙升高、尿钙升高、尿磷升高，造成患者尿中草酸钙、磷酸钙过饱和，容易产生肾结石，结石成分多数为草酸钙和/或磷酸钙。一般认为肾结石的2%～4%由甲状旁腺功能亢进引起。甲状旁腺腺瘤切除后，尿钙水平降至正常，结石有可能自行消失（曹履诚等，1990）。

2. 乳碱综合征（milk-alkali syndrome）

又称Burnett综合征，溃疡病时大量饮用牛奶及服用碱性药，引起碱性尿、高血钙和高尿钙，钙盐沉积在肾集合管内，可继发肾结石，以磷酸钙结石多见。本病常合并碱中毒和肾功能受损，停药或减少饮奶后，症状减轻，血钙可以恢复正常。慢性期软组织钙质沉着广泛，肾功能不全不能完全恢复。

3. 结节病或类肉瘤病（sarcoidosis）

很多肉芽肿性疾病，包括类肉瘤病、结核、组织胞浆菌病、球孢子菌病、麻风病和硅肺病，可以有高血钙和高尿钙（Coe et al., 1988）。类肉瘤病即使采用正常饮食，仍然可以出现血钙和尿钙的增高，还可以同时合并高尿酸尿症和高草酸尿症（Breslau et al., 1982）。

4. 维生素D中毒

维生素D中毒可以导致血钙和尿钙增高。

5. 恶性肿瘤

恶性肿瘤骨转移或由于恶性肿瘤分泌类甲状旁腺激素样物质，可以引起高血钙和高尿钙。

6. 皮质醇增多

内生性或外源性的肾上腺皮质激素增多，可以引起骨骼脱钙，出现高血钙和高尿钙。

7. 甲状腺功能亢进

5%～10%的病例可以发生骨骼脱钙形成高血钙，但肾钙化和肾结石不常见（Menon, 1986）。

8. 嗜铬细胞瘤

常见于多发性内分泌腺瘤2型（multiple endocrine neoplasm type 2, MEN2）(Drezner et al., 1978)，由于肿瘤分泌物的作用，引起高血钙。

9. 其他原因

肾上腺功能不全、服用噻嗪类利尿剂、急性肾小管坏死恢复期、广泛骨膜炎、甲状腺功能减退、1型多发性内分泌腺瘤和维生素A中毒，可能出现高血钙。

（三）高钙尿症

高钙尿症（hypercalciuria）是钙性尿石患者最常见的代谢异常（张德元，1992），约占含钙结石患者的30%～60%。如果正常人每日限制摄入量为钙400 mg、钠100 mg，则 24 小时尿钙排泄为 100 mg。如果持续此饮食一周，24 小时尿钙仍大于 200 mg，称为高钙尿症；如果正常饮食，24 小时尿钙排泄大于 4 mg/kg 体重，或 24 小时尿钙排泄男性大于 300 mg（7 mmol），女性大于 250 mg（6 mmol），称高钙尿症（Parks et al., 1986）。

原发性高钙尿症分三型：吸收性高钙尿症、肾性高钙尿症和重吸收性高钙尿症（Coe et al., 1992）。

1. 吸收性高钙尿症

原因在于肠钙吸收增加，此型占高钙尿症的 50%～60%。肠钙吸收的增加，使血钙有增加的趋势，这种增高的趋势使肾小球钙的滤过增加，同时抑制甲状旁腺激素的释放，使肾小管重吸收减少，通过这一过程，血钙维持稳定，尿钙增加。吸收性高尿钙又分三型（Coe et al., 1992）：①Ⅰ型：在正常钙及限钙饮食时，尿钙大于 200 mg，此型患者肠钙吸收最高，即使低钙饮食时仍有高尿钙，占钙石患者的 10%～30%，可以服用磷酸纤维素钠来结合肠内钙离子以减少吸收。②Ⅱ型：是最常见的一型，20%～40% 的钙石患者有此代谢异常，此型患者肠钙吸收增高仅见于高钙和正常饮食时，限钙饮食时，尿钙正常。此型患者单纯控制钙盐摄入即可降低尿钙的排泄。③Ⅲ型：比较少见，又称低磷血症性吸收性高钙尿症，继发于肾小管重吸收障碍，磷的重吸收减少，使血磷下降，刺激 1, 25-$(OH)_2$-D_3 合成，而提高肠钙吸收及肾钙排泄。由于此型患者主要病因在于低血磷，因此，可以口服补磷以提高血磷，使 1, 25-$(OH)_2$-D_3 恢复正常，降低尿钙，常用药物为正磷酸盐。

2. 肾性高钙尿症（Menon et al., 1983）

由于近曲小管功能缺陷，引起尿钙排泄增加，称肾性高钙尿症。由于尿钙排泄增加，使血钙水平有降低趋势，刺激甲状旁腺激素增高，导致 1, 25-$(OH)_2$-D_3 上升，刺激肠钙吸收增加而维持血钙水平正常，肾性高钙尿症与吸收性高钙尿症不同，肾性高钙尿症患者血清甲状旁腺激素水平上升，并且在低钙饮食下尿钙依然增高。肾性高钙尿症见于 10%～20% 的钙性结石患者，治疗选用噻嗪类利尿剂，可以增加钙的重吸收，降低尿钙。

3. 重吸收性高钙尿症

其原因是原发性甲状旁腺功能亢进，占钙性尿石患者的 2%～4%。由于原发性甲状旁腺功能亢进，血甲状旁腺激素水平升高，骨钙重吸收增多，同时甲状旁腺激素还刺激肾脏合成 1, 25-$(OH)_2$-D_3，增加了肠钙吸收，使血钙和尿钙水平都增高，由于骨钙动员，常合并有骨质疏松。并非所有甲状旁腺功能亢进的患者都患尿钙性结石，患者尿液中其他成分的变化及抑制物和促进物的活性可能影响结石的形成。原发性甲状旁腺功能亢进患者以手术治疗为主。

其他一些病因明确的代谢性疾病也能引起继发性高钙尿症及尿钙性结石，例如远端肾小管性酸中毒、结节病、长期卧床、佩吉特病、糖皮质激素过多、甲状腺功能亢进和高维生素 D 等，钙性结石患者患远端肾小管性酸中毒的占 0.5%～3%（Caruana et al., 1988），其他很少见。

（四）高草酸尿症

正常人 24 小时尿液内的草酸排泄量多在 40 mg 以下，如果大于 40 mg，即可疑有高草酸尿症（hyperoxaluria），如果 24 小时尿草酸排泄大于 50 mg，则可诊断为高草酸尿症。尿草酸主要来源有三：大约有 50% 来源于肝代谢，40% 来源于维生素 C 的转化，其他来源于饮食中所摄入的草酸及其前体物质。轻度的高草酸尿见于 25%～50% 的钙性结石患者。常见的高草酸尿症分为原发性高草酸尿症和继发性高草酸尿症。

原发性高草酸尿症很少见，是一种常染色体隐性遗传病，分三种类型，Ⅰ型为乙醇酸尿症（glycolicaciduria），由于缺少丙氨酸乙醛酸转氨酶（alanine-glyoxylate aminotransferase），尿中排出大量乙醇酸和草酸（Danpure et al., 1986）。患者因缺乏草酸代谢所需要的酶，使草酸在肾及组织内沉淀，易发生肾功能衰竭而死亡，原发性高草酸尿症的治疗需采用肝移植或肝肾联合移植（Watts et al., 1991）。Ⅱ型为甘油酸尿症（glycericaciduria），由于缺少脱氢酶，尿中排出大量L-甘油酸和草酸（Chlebeck et al., 1994）。Ⅲ型是由于线粒体内4-羟-2酮戊二酸醛缩酶基因（HOGA1）变异，不能将羟脯氨酸代谢为丙酮酸和乙醛酸（Riedel et al., 2012），患者尿液、血清和肝中4-羟-2酮戊二酸增高。

继发性高草酸尿症的原因包括维生素C过量摄入、饮食中草酸及前体物的过量摄入、饮食中钙摄入减少、肠源性高草酸尿症和维生素B6缺乏。常见的尿草酸增加主要是由肠源性的草酸及前体物的吸收增加引起，小肠切除或短路手术后、脂肪痢或克罗恩病时，可以出现与胆酸代谢紊乱和水分丢失过多有关的高草酸尿症。治疗目的主要在于减少肠内草酸的吸收，钙剂和考来烯胺（cholestyramine）能够减少草酸吸收，可用于治疗肠源性高草酸尿症。镁剂可以减少草酸的吸收，一般与维生素B6一起应用。有人认为高草酸尿症患者肠道内嗜草酸杆菌减少（Kleischmidt et al., 1995），草酸经肠道吸收增加，可以引起高草酸尿症。

（五）高尿酸尿症

男性24小时尿排出尿酸大于800 mg、女性大于750 mg或三次24小时尿中的两次尿酸大于600 mg，称高尿酸尿症（hyperuricosuria）。高尿酸尿症是尿酸结石的主要病因，钙性结石患者中约15%是由单纯高尿酸尿症引起的，另外有12%是由高尿酸尿症合并其他因素共同作用的结果（Deganello et al. 1984; Harvey et al., 1990）。高尿酸尿症为体内嘌呤代谢紊乱所致，摄入高嘌呤类物质（如动物内脏、肉类等）、短时间内大量细胞破坏、分解（如挤压伤、烧伤和肿瘤化疗等）、遗传性酶失常及服用治疗痛风症的增加尿酸排泄的药物都可能造成尿中尿酸增高。还有约30%的高尿酸尿患者，尽管无上述原因，仍持续有高尿酸尿，称特发性高尿酸尿症，可能与肾小球的滤过增加有关。

（六）胱氨酸尿症

胱氨酸尿症（cystinuria）是常染色体隐性遗传病（Sakhaee et al., 1989），由于肾小管对四种二碱基氨基酸包括胱氨酸、鸟氨酸、赖氨酸和精氨酸再吸收障碍，使这四种氨基酸大量排于尿中，而胱氨酸的溶解度最低，因此容易析出形成结石。24小时尿胱氨酸排泄量大于300 mg，称纯合子胱氨酸尿症，是胱氨酸结石的主要病因。24小时尿胱氨酸排泄量100～300 mg，称异合子胱氨酸尿症，能够提高草酸钙结石的形成率。口服D-青霉胺、α-巯丙酰甘氨酸（Pak et al., 1991），碱化尿液可以增加尿内胱氨酸的溶解度（Freed, 1975）。

（七）低枸橼酸尿症

24小时尿枸橼酸排泄量小于320 mg，称低枸橼酸尿症（hypocitraturia）。枸橼酸是含钙结石晶体生长和聚集的抑制物，在尿液中可以与钙离子形成螯合物，而降低钙的饱和度。15%～63%的结石患者尿的枸橼酸分泌量明显低于正常（Menon et al., 1983; Pak, 1987），即使在没有其他代谢异常的结石患者中，也有

48% 尿中枸橼酸偏低，说明由于肾性或其他原因所致的低枸橼酸尿是形成结石的原因之一。影响枸橼酸分泌的因素很多，碱血症、甲状旁腺激素和维生素 D 能够增加尿枸橼酸的分泌；而酸血症、低钾和尿路感染能够降低枸橼酸的排泄。酸碱平衡对尿枸橼酸排泄影响最大，酸中毒时，通过增加尿枸橼酸的再吸收及减少枸橼酸的体内合成而降低尿枸橼酸，这一机制可以解释肾小管酸中毒、肠源性高草酸尿症、低钾血症及高动物蛋白摄入时的低枸橼酸尿症。对于低枸橼酸尿或低枸橼酸尿合并其他代谢改变导致的结石，可以用枸橼酸钾联合其他药物治疗。

(八)低镁尿症(hypomagnesuria)

镁可以与草酸形成可溶性的复合物，减少草酸钙的晶体形成和生长。长期应用镁剂可以通过抑制肾小管重吸收枸橼酸，而提高尿枸橼酸浓度，增加尿对结石形成的抑制活性(Preminger et al. 1989)。低镁能促进草酸钙结石形成，但也有学者认为主要是镁 / 钙比值的降低，促进了结石的形成，对于低镁尿症或尿镁 / 钙比值降低的钙石患者，可给予镁剂治疗(Lindberg et al., 1990; Lindberg et al., 1990)。

二、局部病因

尿路梗阻、感染和尿路中存在异物是结石形成的主要局部因素，对结石的复发也起很大作用。三者之间可相互作用：梗阻可导致感染、结石形成；结石本身是尿路中的异物，因此又加重梗阻与感染。

(一)尿路梗阻

在一般情况下，尿中不断有晶体、微结石形成，如果没有尿路梗阻，这些晶体物质可以顺利地被尿液冲走，从尿中排出，而尿路有梗阻时，尿液滞留，尿液流动缓慢，为尿内结石盐的结晶、沉淀、析出提供了时间，同时尿滞留往往伴有尿路感染和尿液酸碱度的变化，因此能够促进结石的形成。梗阻可以是机械性的，最常见的是肾盂输尿管连接部狭窄和膀胱颈部梗阻，其他如肾盂积水、髓质海绵肾、肾输尿管畸形、输尿管口膨出、肾囊肿压迫等也常见。肾内型肾盂利于结石的形成，按照中国人体解剖统计肾内型肾盂约占 27.5%。长期卧床虽然无明显尿路梗阻，但同样可引起尿液滞留，同时长期卧床可导致骨质脱钙，使血钙和尿钙增加，因此也易形成结石。有时梗阻可能是功能性的，如神经源性膀胱，也可造成尿液的滞留，促进结石的形成。

(二)感染

尿路感染可以形成特殊成分的结石，其成分主要是磷酸镁铵、碳酸磷灰石及尿酸铵，称为感染性结石。炎症产生的有机物、细菌感染产生的结石基质、脓块及坏死组织可以作为结石核心，形成含钙结石。造成感染性结石的主要危险因素是铵的存在和尿液 pH 值≥7.2(Nemoy et al., 1971)。泌尿系统感染的病原体常为各型变形杆菌、某些肺炎杆菌、铜绿假单胞菌、沙雷菌属、产气肠杆菌、葡萄球菌、普罗菲登斯菌(providencia)以及尿素支原体，这些病原体能够产生尿素酶，将尿液中的尿素分解为氨和二氧化碳，氨与水结合形成氢氧根离子和铵离子，明显增加尿 pH 值，铵与尿中的镁和磷酸根结合，形成磷酸镁铵，当感染持续存在，磷酸镁铵浓度逐渐增加，呈高度过饱和，析出即形成结石；另外在碱性条件下，尿中的钙和磷酸根可以结合形成磷灰石，浓度高时析出形成结石；在尿氨和碱性环境下，尿黏蛋白形成基质网架，使析出的结石盐易于附着、沉淀形成结石，因此感染容易导致结石。大肠埃希氏菌感染通过降低尿激酶活性和增加唾液酸酶活性，也能增加结石的发生率（Dutoit et al., 1992）。感染与泌尿系统其他因素一起还能够促进其他成分结石的形成。

（三）异物

各种异物滞留于尿路内部可产生结石，最常见的是膀胱内异物结石。异物引起结石的原因主要是由于尿路内异物的存在打破了尿液的平衡，同时异物表面电荷的不同及异物表面相对粗糙面，为结石形成盐的附着提供了条件。异物作为结石的核心，往往先被尿中的黏蛋白附着，然后结石盐逐渐沉积形成结石。异物还易继发感染而诱发结石。进入尿路的各种物质都可能导致结石，常见的异物有塑料管、导线、草秆、缝针、发卡、蜡烛等。医用的导尿管、缝线、纱布等也是常见的异物。外伤时碎骨片、弹片等进入尿路也可以形成异物。

三、药物相关因素

药物引起的肾结石占所有结石的1%～2%，分为两大类：一类为溶解度比较低，在尿液中分泌又比较高的药物，药物成分就是结石成分，包括氨苯蝶啶、磺胺嘧啶、治疗HIV感染的药物（如茚地那韦）和头孢曲松钠等。服用硅酸镁可形成硅酸盐结石。磺胺类药物的酰化物由肾排泄，在酸性尿中溶解度低，可析出结晶形成结石。儿童使用头孢曲松钠治疗感染性疾病，可能引起泌尿系统或胆道结石。另一类为能够诱发结石的药物，受药物代谢影响而形成其他成分的结石（Daudon et al., 2004）。例如溃疡病时大量饮用牛奶及服用碱性药，引起碱性尿和高血钙，钙盐沉积在肾集合管内，可继发肾结石，发生乳碱综合征。治疗青光眼的药物乙酰唑胺能干扰尿在近曲小管内的酸化，使尿呈过分碱化，易形成磷酸钙结石。大量服用维生素D、维生素C、皮质激素等亦可发生结石。1, 25-$(OH)_2$-D_3主要作用于肠黏膜，促进小肠黏膜钙结合蛋白合成，使肠钙吸收增加，过量的肠钙吸收是高尿钙的原因之一，因而大量摄入维生素D有形成含钙结石的危险。食物中鱼、肝、蛋及奶油中维生素D含量较多。奶粉中违法添加三聚氰胺，能够引起儿童尤其是以奶粉为主食的婴幼儿形成泌尿系统结石。结石成分以尿酸盐为主，可能混有微量的三聚氰胺和三聚氰酸。

第四节　泌尿系统结石形成的解剖部位及其病理生理

一、解剖部位

上尿路结石一般在肾内形成，输尿管结石大多数也是在肾内形成后，随着尿液流动移至输尿管中，有些输尿管结石是由于输尿管梗阻引起。结石在肾内何处形成目前尚无定论，有几种理论试图解释肾结石形成的原始部位，包括肾乳头钙斑学说（Randall, 1937; 1940）、肾淋巴管内结石形成学说（Carr, 1954）、肾内结石病学说（Oliver, 1966）、尿液过饱和结晶学说、抑制物缺乏学说及综合因素学说等，都能够解释部分结石形成的原因和部位，但对结石形成过程的很多方面仍然不是很清楚，不能解释所有上尿路结石的原因和部位。目前认为，尿路结石主要由于尿内形成异常的晶体及晶体聚集物所引起，与尿中形成结石的盐类晶体浓度的过饱和、抑制物缺乏及促进物的增多有关。结石基质物质、尿液中的某些大分子和尿路上皮脱落的组织、细胞等，为结石晶体的形成和生长提供支撑，形成结石的骨架。同时肾内管道系统黏膜的病变，有利于晶体的附着而形成结石，因此结石病是一种代谢性疾病，尿内晶体由于代谢障碍，可以形成肾损害，促使肾产生结石基质物质，尿内晶体沉积于基质上，逐渐生长而形成结石。结石形成后，多停留在解剖狭窄部位及尿液产生湍流的部位，如肾盏内，由于盏颈出口狭窄，在狭窄近端形成湍流，有利于结石的停留，同样肾盂与输尿管连接部比较狭窄，也有利于结石的形成与停留。

二、泌尿系统结石的病理生理

肾结石的原发病理改变与结石发生的原因有关，在成石因素作用下，可以发现不同程度的肾小管的微绒毛脱落，肾小管上皮细胞坏死，细胞碎片阻塞肾小管腔，肾小管上皮细胞质内、细胞核、肾间质和小静脉出现钙化，同时可以看到被破坏的肾小管上皮释放出基质物质，肾乳头部有结晶形成。高血钙的患者，钙质可能在肾组织内沉着，称为肾钙质沉积症（nephrocalcinosis），钙质主要沉淀于髓质内，尤其是集合管和髓袢，严重时全部肾实质都有钙沉着，导致肾间质、肾小球纤维化和肾小管萎缩。

肾结石还可以引起泌尿系统的直接损伤、肾功能损害、尿路感染和尿路上皮的恶性变。尿路结石在停留的部位能够造成局部黏膜的移行上皮增生，在结石刺激以及结石引起的感染刺激下，尿路黏膜出现不同程度的不典型增生，并且造成上皮的鳞状上皮化生，长时间刺激可能使局部上皮癌变。结石引起的癌变比较少见，多为鳞状细胞癌。结石的存在还可以造成黏膜损伤和溃疡，引起血尿，并诱发急性或慢性感染，显微镜下可见肾间质炎症细胞浸润和纤维化，肾小管内可见中性粒细胞和上皮细胞，炎症后期可见肾小管萎缩和肾小球硬化。当结石引起梗阻时，可能造成梗阻以上尿路积水，由于尿液引流不畅，尿路内压力增高，造成肾功能损害。梗阻容易引起感染，梗阻和感染相互加重，导致肾盂或肾盏的积液或积脓，继而肾实质感染、肾周感染，引起肾实质的纤维化、肾萎缩和肾功能损害，严重时肾功能全部丧失。

第五节 临床表现

肾结石的临床表现个体差异很大，症状是由结石本身所产生的局部刺激、梗阻、继发感染和肾功能障碍所引起，症状的严重程度与结石的部位、数目、大小、活动情况、有无并发症及其程度有关，最常见的症状是疼痛和血尿，也有些患者可能没有症状而在体检时发现结石。

一、疼痛

肾绞痛是上尿路结石最常见的表现，疼痛的位置多位于脊肋角、腰部和腹部，表现为痉挛样疼痛，剧烈难忍，呈阵发性，发作时患者辗转不安、面色苍白、全身冷汗，常伴有恶心、呕吐和腹胀。疼痛部位和放射的范围与结石的位置有关，肾或输尿管上段结石，疼痛位于腰或上腹部，并沿输尿管走行方向，放射至同侧睾丸或阴唇和大腿内侧；输尿管中段结石，疼痛放射至中下腹；输尿管末段结石，常伴有膀胱刺激症状。疼痛时血压下降、脉搏细速、腹肌紧张，结石部位有深压痛。经对症治疗疼痛可以缓解或自行停止，缓解后患者常很疲倦，并伴有多尿，腰部隐痛可以持续数天。肾绞痛见于约 40% 的肾结石患者以及 60% 左右的输尿管结石患者。肾绞痛的原因可能有两个：一个是肾或输尿管结石突然阻塞肾盂或输尿管引起梗阻上方尿路扩张，刺激疼痛感受器引起疼痛；另一个是结石对输尿管或肾盂壁的局部刺激引起输尿管和肾盂平滑肌痉挛或疼痛介质的释放。有些患者仅表现为肾区或上腹部钝痛，这些患者的结石一般比较固定，移动不大，体力活动可使疼痛加重。

二、血尿

血尿是肾和输尿管结石的另一个常见症状，可以是肉眼血尿或镜下血尿，约 80% 的上尿路结石患者有血尿，其中 2/3 是镜下血尿，1/3 是肉眼血尿，血尿与结石在尿路内移动的刺激和黏膜损伤有关，肾绞痛伴血尿是上尿路结石的典型表现。

三、排石

肾结石患者可能有从尿中排出砂石的病史，特别是在疼痛和血尿发作时或稍后。排出结石时，患者有排出异物感或刺痛感，排出的结石要注意收集，进行结石分析。

四、上尿路结石伴感染

急性或慢性上尿路感染常有腰痛、发热、寒战和脓尿，尿常规检查尿中白细胞增多。

五、无尿

无尿比较少见，原因可能有以下几种情况：双侧上尿路完全梗阻；孤立肾上尿路完全梗阻；一侧肾无功能，另一侧上尿路完全梗阻；一侧上尿路完全梗阻，另一侧正常肾反射性尿闭。出现无尿一般在一周以内积极处理，肾功能可以恢复。

六、肾功能不全症状

双侧上尿路结石导致的梗阻和感染，可以造成肾功能衰竭，出现一系列肾功能不全的表现。

第六节 诊断与鉴别诊断

一、诊断

(一)病史

肾绞痛合并血尿或与活动有关的血尿和腰痛，应该考虑为上尿路结石。病史中注意与结石有关的手术史、有无长期卧床病史、患者的职业、饮食习惯和有无大量应用某种药物的病史，有些结石有家族性或遗传性，因此要了解家族中有无结石患者。

(二)体格检查

无肾绞痛发作时，局部常无特殊体征，部分患者可以有患侧脊肋角的叩击痛。肾绞痛发作时患侧有叩压痛，有肾积水时，肾区可以触及积水的肾，当合并感染时，压痛、叩击痛更明显。输尿管下段结石，有时男性可以经直肠指检、已婚女性可以经阴道指检触及。有肾功能不全的患者，常有贫血、水肿、血压增高及代谢性酸中毒的表现。

(三)实验室检查

1. 尿常规检查

多数患者有镜下血尿，合并感染时尿中白细胞增多。新鲜尿液尿沉渣检查有时可以发现草酸钙、磷酸钙、尿酸或胱氨酸结晶。尿 pH 值与结石的成分有关，远端肾小管酸中毒，尿 pH 值通常大于 6.0。

2. 尿细菌培养及药敏实验

对结石成分的判断有帮助，并且对治疗有指导意义。

3. 24 小时尿液检查

测定尿钙、尿磷、尿酸、尿草酸、尿胱氨酸、尿镁和尿枸橼酸能够发现患者有无代谢异常。

4. 血液检查

患甲状旁腺功能亢进的患者，血钙高于 2.75 mmol/L（11 mg/dl）。高尿酸血症的患者，血尿酸男性≥420 μmol/L，女性≥360 μmol/L。肾功能不全患者血尿素氮和肌酐高于正常，血钾不同程度增高，同时有肾性酸中毒。肾小管酸中毒时可以出现低血钾和高血氯性酸中毒。

5. 甲状旁腺功能

亢进患者血甲状旁腺激素增高，甲状旁腺功能亢进合并骨病时，血清碱性磷酸酶升高，骨密度测定可以发现有不同程度的降低。

6. 氯化铵负荷试验

怀疑远端肾小管酸中毒的患者可以进行氯化铵负荷试验，每公斤体重口服氯化铵 100 mg，30 分钟服入，正常人尿 pH 值应该降至 5.5 以下，而远端肾小管酸中毒患者则不能，已经有酸中毒症状的患者，不可进行本项试验。

(四)影像学检查

1. 泌尿系统平片（KUB）

90% 的结石能够在 X 线平片中发现，能够了解结石的位置、大小、数目和可能的成分，在选择治疗方法上起着一定的作用，治疗过程中可以了解结石是否取尽，治疗后是否有残留结石，有无结石的复发。平片上结石要与肾内钙化、肋软骨钙化、骨岛、腹腔淋巴结钙化、盆腔静脉石和髂血管钙化相鉴别。

2. 静脉尿路造影（intravenous urography, IVU）

又称排泄性尿路造影，能够显示肾结构和功能的改变，有无引起结石的泌尿系统的形态异常。尿酸结石在造影片上表现为充盈缺损，要注意与泌尿系统肿瘤引起的充盈缺损相鉴别。近年逐渐被CT平扫和增强所取代。

3. 逆行尿路造影

通过膀胱镜向患侧输尿管插入输尿管导管，拍腹部平片，以确定致密影是否在输尿管内，注入造影剂，可以了解肾盏、肾盂和输尿管的情况。此项检查由于要做膀胱镜，在操作过程中患者有一定的痛苦，同时要进行输尿管内插管，有逆行感染的危险，所以不是常规检查，主要用于静脉尿路造影和CT检查无法明确输尿管是否有梗阻，尤其是在需要了解输尿管结石下方有无狭窄的情况下应用。逆行造影后，如果有需要可以逆行插入双J管，引流肾盂尿液。

4. 顺行尿路造影

当其他检查都不能了解清楚患侧集合系统情况的时候，可以进行肾穿刺尿路造影，目前很少用于诊断。因输尿管梗阻或狭窄，已行肾造瘘引流，或经皮肾镜手术之后，可以经肾造瘘管造影，了解集合系统情况、残余结石部位以及狭窄部位。

5. B超检查

结石的超声图像为强回声伴声影，B超能够发现X线不能显示的小结石和阴性结石，可以作为普查手段，或用于不适宜作静脉尿路造影的患者，手术中残留结石的定位也可以采用B超检查。B超对于诊断输尿管中下段结石有时比较困难，需要一定的临床经验、较好的B超检查设备和足够的耐心。

6. CT

非增强CT不受结石成分、肾功能、呼吸运动的影响，无需肠道准备，还能同时对所获图像进行二维及三维重建，发现结石的敏感性比尿路平片及静脉尿路造影高，尤其适合急性肾绞痛患者的诊断，可以作为首选。CT值对结石成分及脆性可进行初步评估，对选择治疗方法提供帮助。增强螺旋CT可以了解肾盏的形态和肾功能，并进行血管和集合系统重建，同时能够发现肾实质的病变。增强CT延迟扫描尿路重建得到CT尿路造影（CT urography, CTU），可以代替IVU。

7. 输尿管肾镜检查

对于上述检查不能确诊的患者，可以采用输尿管肾镜检查，如果发现结石，可以应用取石篮或碎石设备将结石取出或击碎。

8. 其他检查

肾图检查可以了解分肾功能情况及有无尿路的梗阻；磁共振可以了解肾盂肾盏输尿管的积水情况，而不需要注入造影剂，对于肾功能不全的患者，可以了解集合系统的形态改变；骨密度测定和骨平片常用于甲状旁腺功能亢进患者。

二、鉴别诊断

（一）急性阑尾炎

右侧输尿管结石注意与急性阑尾炎相鉴别，急性阑尾炎表现为转移性右下腹痛，呈持续性疼痛，常伴有发热；输尿管下段结石呈阵发性绞痛，其程度一般比阑尾炎重；阑尾炎有反跳痛、肌紧张，而输尿管结石一般无肌紧张及反跳痛，后位阑尾炎尿中可有红细胞，但量少、较少见，CT检查可以明确诊断。

（二）输尿管肿瘤

X线检查发现的输尿管阴性结石需与输尿管肿瘤相鉴别，输尿管肿瘤以无痛性全程肉眼血尿为主，患者多以血尿就诊，尿脱落细胞学检查可以找到瘤细胞，输尿管结石以疼痛为特点，均为绞痛，肉眼血尿少见，多为镜下血尿。增强 CT 检查可以区别。

（三）胆囊炎、胆石症

右肾结石注意与胆囊炎、胆石症相鉴别，胆囊炎、胆石症主要表现为右上腹疼痛，放射至右肩背部，疼痛可以很剧烈，胆囊点压痛、反跳痛明显，有腹肌紧张。右肾结石疼痛主要沿输尿管走行向下，可放射至右下腹、大腿内侧，胆囊点无压痛。传统观点认为，拍摄侧位片肾结石位于椎体前缘之后，而胆结石位于椎体前方。通过 B 超或 CT 容易鉴别。

（四）卵巢囊肿扭转及异位妊娠

卵巢囊肿扭转疼痛与输尿管结石疼痛有时容易混淆，卵巢囊肿扭转双合诊检查能够触及肿瘤，B 超检查能够证实诊断；异位妊娠有停经史，尿妊娠试验阳性。

第七节 治　　疗

肾结石的治疗目的是减轻患者的痛苦，保护肾功能，并且尽量去除结石。泌尿系结石常用的治疗方法包括排石、溶石、腔内取石术（膀胱镜、输尿管镜和肾镜）、体外冲击波碎石术（ESWL）、腹腔镜取石术以及开放手术等。这些治疗方法都可供临床选择使用，但是对于患者来说，应该根据结石的具体位置，选择损伤相对更小、并发症发生率更低的治疗方式。

近 20 多年来，腔内泌尿外科和 ESWL 发展迅速，已经能够治疗大多数的结石。有些结石治疗中心基本已经没有单纯针对结石的开放手术。目前开放性手术仅适用于一些特殊病例，例如需要同时进行解剖重建的结石患者。腹腔镜取石手术在减轻手术损伤程度方面具有一定的优势，但也仅适用于需要开放手术的患者。

ESWL 具有创伤小、并发症少、无需麻醉等优点，是治疗直径≤20 mm 或表面积≤300 mm^2 的肾结石的标准方法。如果 ESWL 效果不好，可以选择软性输尿管镜或经皮肾镜治疗。对于体积较大的结石，ESWL 和软性输尿管镜虽然也能够成功碎石，但是需要反复多次的治疗，治疗后容易发生结石碎片的残留或形成“石街”，因此要根据条件慎重选用。经皮肾镜取石术（percutaneous nephrolithotomy，PNL）能够更快更有效地碎石和取石，因此对于比较大的肾和输尿管上段结石，如果技术和设备条件具备，一般选择 PNL 治疗。对于 ESWL 和输尿管镜碎石取石术（ureteroscopic lithotripsy），哪种方法治疗输尿管结石的效果更好一直存在争论。尽管相对于输尿管镜而言，ESWL 再次治疗的可能性较大，但无需麻醉，即使加上各种辅助治疗措施，ESWL 仍然是创伤最小的治疗方法，因此输尿管结石的治疗应该首选 ESWL。选择何种诊疗方法最合适取决于泌尿外科医生的经验、所拥有的设备及治疗环境。目前各种有关泌尿系结石的指南，在治疗输尿管结石时，无论结石处于输尿管的哪段，都应把 ESWL 和输尿管镜碎石术并列作为第一选择。

经皮穿刺行灌注溶石治疗可以清除结石的残留碎片，降低结石复发的危险性。胱氨酸结石可以用溶石的方法作为辅助治疗手段。对于尿酸结石，口服溶石效果良好，口服药物溶石是首选的治疗措施。碎石后再行溶石治疗可以提高溶石的速度，适用于较大的尿酸结石患者。但需要注意溶石治疗对于纯结石效果比较好，而对于混合结石效果比较差。

一、对症排石治疗

（一）肾绞痛的治疗

肾绞痛发作时的治疗，主要是解除患者痛苦。首选双氯芬酸口服或栓剂，可以选择注射解痉止痛药物，常用的有山莨菪碱或阿托品加哌替啶或吗啡，必要时可以重复使用。有报告使用吲哚美辛、硝苯地平、黄体酮和α受体阻滞剂等药物治疗肾绞痛有一定的疗效。输液对缓解肾绞痛也有帮助，恶心呕吐严重的患者可以适当补充液体和电解质，酸碱平衡失调需予以纠正。

（二）排石治疗

小于0.5 cm的结石，90%可以通过大量饮水、适当活动并辅助用一些排石药物将结石排出。饮水的量要求能够使每日尿量达到2500 ml以上，每日饮水要均匀，夜间饮水非常重要，肾绞痛常在夜间发作，与夜间尿量少，尿液浓缩，尿流缓慢有关。利用体位的变化，对于不同肾盏的肾结石，可能有促进结石排出的作用；下盏结石可以采取倒立、膝胸卧位或健侧卧位，中盏结石可以采用健侧卧位，上盏结石可采用直立体位，配合腰部振动，能够促进结石的排出。夜间肾结石的排出，也可能由于体位的关系，造成直立体位无法排出的结石，在卧位时排出，引起夜间的肾绞痛。活动有利于尿液在上尿路的引流，适当的活动如跑步、跳绳等，能够促进结石的排出，尤其是肾上盏的结石和输尿管的结石，下盏结石由于位置关系，很难在直立位时排出；辅助的排石药物目前国际公认有效的药物为α受体阻滞剂，例如坦索罗辛等。中成药有金钱草冲剂、排石冲剂和八正散等，另外一些尿路平滑肌的松弛剂，例如黄酮哌酯、钙阻滞剂等可能对结石的排出有帮助。1.0 cm以上的结石排石的可能性小于10%，治疗多采用手术疗法。

二、溶石疗法

（一）溶石简介

溶石治疗是通过化学的方法溶解结石或结石碎片，以达到完全清除结石的目的，是一种有效的辅助治疗方式，常作为体外冲击波碎石、经皮肾镜取石、输尿管镜碎石及开放手术取石后的辅助治疗，被击碎成小块的结石由于结石表面积增加，溶石效果比大块结石好。目前可以化学溶解的结石包括尿酸结石、胱氨酸结石和感染石，而对于草酸钙和磷酸钙结石，药物溶石还处于探索阶段。

常用的溶石方法包括口服药物溶石、静脉输液溶石和局部灌注药物溶石。口服药物溶石包括多饮水、口服减少结石盐形成和增加结石盐溶解度的药物。常用于尿酸结石和胱氨酸结石的溶石治疗。静脉输液溶石包括、静脉输液碱化尿液，同时可以辅助口服药物，用于尿酸结石和胱氨酸结石的溶石治疗，由于静脉输液对人体代谢影响比较大，目前应用比较少。局部灌注药物溶石采用经皮肾内灌注溶石药物，一般需要建立至少两条通道，可以减低肾盂内压力，减少药物流入膀胱内。如果治疗大结石，需置入双J管保护输尿管。局部灌注药物也可以用输尿管导管插入肾盂进行溶石或单一肾造瘘加输尿管导管进行溶石，但是需要严格控制进水压力和流量（每小时70~120 ml，压力≤30 cmH_2O）。局部灌注药物溶石常用于感染结石、尿酸结石和胱氨酸结石的溶石治疗。根据结石成分不同灌注的药物溶液也不同。

(二)不同成分结石的溶石方法

1. 感染性结石

溶石治疗很少单独用于感染结石的治疗。感染结石的主要成分为磷酸镁铵和碳酸磷灰石，多采用局部灌注药物溶石，常用药物为10%的肾溶石酸素(renacidin，pH值为3.5～4的酸性溶液)及Suby液(包括Suby G和Suby M，pH值为4.0和4.6)。溶石时间的长短取决于结石的大小，完全性鹿角型结石往往需要比较长的时间才能被溶解，一般很少单独应用于溶石治疗。冲击波碎石或PNL术后残余结石的表面积增加或者形成结石残片，增加了结石和溶石药物的接触面积，有利于结石的溶解。局部灌注药物溶石不需麻醉即可实施，可以作为高危病例或者不宜施行麻醉和手术的患者的治疗方法。

口服药物溶石：①抗生素治疗；②氯化铵1 g，每日2～3次，或甲硫氨酸500 mg，每日2～3次，以酸化尿液；③对于严重感染者，使用尿酶抑制剂，例如乙酰羟肟酸和羟基脲等；建议乙酰羟肟酸的首剂为250 mg，每日2次，服用3～4周，如果患者能耐受，则可将剂量增加到250 mg，每日3次。口服药物溶解感染性结石效果有限，但是对预防感染性结石的复发和生长有一定的疗效。

2. 胱氨酸结石

胱氨酸在碱性环境中可溶解。多采用口服药物溶石，多饮水、保持每日尿量在3000 ml以上，注意保持夜间尿量要多。口服枸橼酸盐或碳酸氢钠片碱化尿液，使尿液pH值在7.5以上。尿液胱氨酸的排泄高于3 mmol/24h时，可以用抗胱氨酸药物D-青霉胺、乙酰半胱氨酸、α-巯丙酰甘氨酸(α-MPG)和巯甲丙脯氨酸等，这些药物全部属于硫醇类，可以使难溶的胱氨酸转变为水溶性的二硫化物衍生物，在尿液中的溶解度要高得多。D-青霉胺因副作用较多，使用时需要特别注意；α-MPG是比较合适的药物，每日口服0.5～2 g，一般从低剂量开始，逐渐增加直到尿液胱氨酸水平低于200 mg/L。

局部灌注药物溶石可以用0.3 mol/L或0.6 mol/L的三羟甲氨基甲烷(THAM，pH值8.5～9.0)或用THAM-E(pH值10.5)。THAM-E溶石的效果更好。另外可以用硫醇类药物青霉胺、α-MPG或乙酰半胱氨酸局部灌注。两类药物可以联合使用。

3. 尿酸结石

纯尿酸结石口服药物溶石效果良好，一般选择口服溶石。要求大量摄入液体、口服别嘌呤醇及使用碱性药物以提高尿液的pH值。①大量饮水使24小时尿量达到2000～2500 ml以上；②口服别嘌呤醇100 mg，2～3次/天，降低血尿酸、减少尿液中尿酸的排泄，使24小时的尿酸排泄总量低于4 mmol；③使用枸橼酸盐以碱化尿液，使尿液的pH值保持在6.5～7.0之间。枸橼酸钾是临床常用碱化尿液的药物，同时枸橼酸钾还是尿液中结石形成的抑制物，一般剂量2 g，每日3次。或应用枸橼酸氢钾钠，每次2.5 g，每日3～4次。

三、手术疗法

(一)体外冲击波碎石术(extracorporeal shock-wave lithotripsy, ESWL)

ESWL是结石治疗的首选方法，ESWL是依靠液电、压电晶体或电磁产生的冲击波聚焦于结石上，将结石击碎。由于冲击波在水中传播能量消耗最少，因此冲击波的发生和聚焦都在水中进行，软组织含水量很大，冲击波通过时能量变化很小，对正常组织没有明显损害。

早期行 ESWL 时，患者必须置于水槽中，新体外冲击波碎石机以水囊代替，与水槽碎石效果基本相同。理论上所有的上尿路结石都可以采用 ESWL，但是结石过大，击碎后排出困难，反而造成肾功能的损害，因此一般碎石选择 2 cm 以下的为好，但也与医务人员的水平和患者的具体情况有关。

1. 适应证

（1）单个结石≤2 cm。

（2）结石 2～3 cm，碎石前可留置双 J 管。

（3）铸型或多发结石，一般选择综合治疗，先行 PNL 治疗，残余结石再行 ESWL。

（4）下盏结石、马蹄肾、异位肾和移植肾结石等肾集合系统形态不利于排石的患者，碎石后可以选择体位排石，或选择其他方法治疗。

（5）难碎结石（胱氨酸、一水草酸钙结石）如果试行碎石 2～3 次，结石无变化或变化很小，应该换用其他方法治疗。

（6）孤立肾结石＞1.5 cm，术前放置双 J 管。

2. 禁忌证

（1）绝对禁忌证：结石远端尿路梗阻，基质结石和肾盏憩室结石。

（2）相对禁忌证：①肥胖者（体重超过标准体重一倍以上）冲击波能量衰减明显或定位困难。②脊椎畸形或肢体挛缩不能按要求摆体位者。③伴有不能治愈的出血性疾病、心功能与肝功能严重不全、血肌酐≥正常值的 2 倍以上、传染性疾病活动期和糖尿病未控制的患者。④孕妇。⑤未育女性输尿管下段结石，注意避免损伤卵巢和输卵管。

3. 操作注意事项

（1）术前准备：①术前明确诊断。常规行腹平片（KUB）和静脉尿路造影（IVP）检查，必要时做逆行造影协助诊断，阴性结石加做 CT 检查。②常规术前检查包括血常规、尿常规、尿培养、血电解质、血糖、凝血功能以及心、肺、肝、肾功能检查。有条件的单位做 24 小时尿钙、磷、尿酸、草酸、胱氨酸、枸橼酸、镁、钾和肌酐检查，血钙、磷、尿酸和甲状旁腺激素检查，查找结石的病因。患者如果排出过结石，做结石分析。③术前一日肠道准备，术前禁食水。

（2）麻醉：一般不需要麻醉，可以适量使用镇痛药物。必要时可以使用连续硬膜外麻醉或蛛网膜下腔麻醉。小儿患者可以使用全身麻醉。

（3）体位：取仰卧位。

（4）定位：阳性结石采用 X 线或 B 超定位，阴性结石采用 B 超定位。

（5）工作电位及轰击次数：根据机器的波源、型号和结石的部位、大小、数目成分等情况综合决定。一般电压 8～14KV，或选择更小的工作电压，轰击次数＜3000 次。

（6）注意事项：①间断采用 X 线或 B 超观察结石粉碎情况。②术中监测生命体征，观察患者反应，并及时做出相应的处理。③感染性结石或合并尿路感染先控制感染再碎石。④双侧肾结石，分期分侧行 ESWL。⑤一个位置的结石 ESWL 治疗次数不超过 2～3 次，如果碎石后结石没有变化，应该选择其他治疗方法。治疗的间隔时间目前无确定的标准，多数的学者认为间隔的时间以 10～14 天为宜。⑥比较大的结石，需要分次进行治疗，可以在治疗前留置输尿管支架管，引流尿液，保护肾功能，待结石基本排净后再拔除。

（7）术后处理：使用抗生素、解痉药，多饮水，口服预防结石复发药物。收集排出的结石作结石分析，制订预防复发方案。定期复查，直至结石排空。

4. 并发症

（1）血尿：几乎所有患者碎石后都有轻重

不同的血尿，通常无需处理。严重时，避免剧烈活动，多饮水。

（2）肾绞痛：对症处理，解痉，止痛。

（3）发热：静脉使用抗生素，注意解除尿路梗阻。较大结石碎石前，可以先留置双 J 管。

（4）石街形成：需要积极处理，包括行石街的 ESWL、输尿管镜取石术、PNL 等，解除梗阻，保护肾功能。

（5）急性肾损伤：包括严重血尿、肾包膜下血肿、肾周血肿、肾挫裂伤等，需严密监测生命体征，明确诊断，积极处理。必要时可以行肾动脉造影栓塞治疗或手术治疗。

（6）消化道出血、穿孔、咯血、腹主动脉瘤破裂：目前已经很少见，需针对具体情况处理。

（7）其他：皮肤瘀斑、尿潴留等，对症处理。远期并发症包括肾萎缩、高血压，由于目前使用的碎石机的能量比较低，冲击次数有比较严格的掌握，发生率比较低。如果出现以保守治疗为主。

5. 术后随访

随访 2～12 周，进行 KUB、B 超和 CT 检查。结石排净后每年至少检查一次。

（二）输尿管镜取石术（ureteroscopic lithotripsy, URL）

输尿管镜包括输尿管硬镜、半硬镜和输尿管软镜，输尿管硬镜已经很少应用，输尿管半硬镜通常用于输尿管结石的治疗，输尿管软镜通常用于输尿管上段结石和肾结石的治疗。小结石可以在直视下取出或用套石篮直接套出，取出困难的结石，用超声、激光或气压弹道碎石机碎石后取出，成功率在 90% 以上。近年来由于科学技术的发展，输尿管软镜直径越来越细，碎石和取石的辅助设备逐渐完善，输尿管软镜配合钬激光治疗输尿管上段及肾结石取代了部分 ESWL 和经皮肾镜取石术，操作简便，成功率高，并发症少。

1. 适应证

肾结石，输尿管镜治疗肾结石以输尿管软镜为主，输尿管软镜配合钬激光可以治疗肾结石（<2 cm）和肾盏憩室结石。

2. 禁忌证

（1）全身性出血性疾病未控制、重要脏器严重疾病不适合手术和传染性疾病活动期的患者。

（2）结石远端输尿管狭窄，无法用输尿管镜同时解决。

（3）尿道狭窄行尿道扩张不成功。

（4）泌尿系统急性感染性疾病，需先行控制。

（5）身体严重畸形，不能摆截石位；前列腺增生硬镜无法观察到输尿管口，可以考虑用软性输尿管镜。

（6）女性月经期。

3. 操作注意事项

（1）术前准备：①术前明确诊断。常规行泌尿系统平片（KUB）和静脉尿路造影（IVU）检查，必要时作逆行造影协助诊断，阴性结石加做 CT 检查。②常规术前检查包括血常规、尿常规、尿培养、血电解质、血糖、凝血功能以及心、肺、肝、肾功能检查。有条件的单位行 24 小时尿液的钙、磷、尿酸、草酸、胱氨酸、枸橼酸、镁、钾和肌酐检查，血钙、磷、尿酸和甲状旁腺激素检查，查找结石的病因。患者如果排出过结石，做结石分析。③术前一日肠道准备。术前禁食水。

（2）麻醉：常用蛛网膜下腔麻醉或连续硬膜外麻醉。效果不好或不适合采用上述麻醉，可以考虑全身麻醉。

（3）体位：常用截石位。采用低车截石位，使输尿管口与尿道外口处在一条直线上。

（4）硬性或半硬性输尿管镜手术步骤

1）常规会阴部消毒铺巾，0.3% 稀释碘伏冲洗尿道，经尿道放入膀胱镜或直接放入输尿管镜，找到输尿管开口，逆行插入导丝或输尿管导管，注意不要太深，以免推走结石。输尿管口如果比较紧，可以用金属橄榄头扩张器或用气囊导管先行扩张，从 6Fr 扩张到 12Fr；也可以先行留置输尿管导管或双 J 管，1 周后再行输尿管镜操作。由于现在应用的输尿管镜头端为 8Fr 或者更细，常常不需要扩张，即可直接放镜。

2）将输尿管镜沿导丝或导管贴近输尿管开口，灌注泵稍微加大压力，冲开输尿管口，用镜尖挑起导丝或沿导丝表面滑入输尿管口。输尿管口有时比较紧，可以沿导丝稍微用力或旋转镜体使输尿管镜进入输尿管。旋转镜体 180°，使输尿管镜的视角朝向上前方（常用输尿管镜有 5°～10° 的视角），通常更容易进镜。

3）在放输尿管镜过程中，导丝要始终在视野中，输尿管管腔要尽量在视野中央。输尿管镜进入输尿管后，尽量减低灌注泵的注水压力，以免将结石冲走。进镜要慢，有时镜体将黏膜搓起，放镜时阻力增大，可以稍微退镜并轻摆镜体，然后再进镜。盆腔段输尿管由于骶骨作用，放镜时有“爬坡”的感觉，男性患者由于骶骨岬更向前突，“爬坡”更明显，可以下压镜体逐渐进入。跨越髂血管处可见输尿管随着血管的搏动而搏动。

4）沿导丝找到结石，小结石可以用取石钳或套石篮直接取出，大结石需要用气压弹道碎石机、超声碎石机或钬激光将结石击碎，如果结石上方输尿管扩张明显，可以使用阻石工具，例如阻石网或锥型导丝。3 mm 以下的结石碎屑可以待其自行排出，大结石可以用取石钳取出，应该尽量减少进出输尿管的次数。结石远端有增生的肉芽组织时无法观察结石，可以先用钬激光将其切除，或直接击打结石使其向上方稍移位，以便于操作。如果输尿管镜放入困难，不要勉强，尽早结束手术，改用其他方法处理结石。

5）结石处理完毕后，退出输尿管镜，直视下沿导丝放入双 J 管，2～4 周后拔除。如果输尿管损伤很轻微，也可以留置输尿管导管 3～7 天后拔除。

（5）软性输尿管镜手术步骤

1）常规会阴部消毒铺巾，0.3% 稀释碘伏冲洗尿道，在 X 线监视下，使用膀胱镜或输尿管硬镜向输尿管内插入两根导丝至肾盂，一根作为工作导丝可置入输尿管软镜或软镜输送鞘；另一根为安全导丝，术中全程留置于肾盂内，一旦出现肾盂穿孔、出血等严重并发症时可沿安全导丝置入双 J 管，随时终止手术。在置入输尿管软镜以前，可以先沿导丝置入输尿管硬镜，观察输尿管条件，有无狭窄和弯曲。

2）置入输尿管软镜，观察到结石后，可以直接通过软镜钬激光碎石。输尿管结石也可以先用输尿管硬镜碎石或者在硬镜下将结石推回至肾，然后再用软镜处理。

3）对于体积较小的结石或输尿管内径较小的患者，可以不用软镜鞘，直接沿着工作导丝进镜至输尿管结石或者肾，然后碎石，需要注意肾盂的压力不能太高。另外，由于灌注液的流量和肾盂压力的影响，获得比较清晰的视野需要相对比较长的时间。对于体积较大的结石或输尿管内径较粗的患者，可以先置入软镜输送鞘，然后在鞘内进镜，寻找结石并碎石取石。软镜输送鞘的置入可以在 X 线的监视下沿工作导丝置入，头端位于结石下方或者肾盂输尿管交界处远端 1～2 cm。

4）目前认为软镜鞘的使用存在如下优势：①可降低软镜手术操作难度，同时减少镜身的轴向阻力，降低软镜损耗；②可保持灌洗液的进出通畅，利于保持视野清晰，同时可避免肾盂内压力过高；③对需要镜体多次进出或需要取石的病例，软镜鞘的保护可以减少输尿管的损伤。若不能置入输尿管软镜或者软镜鞘，可以先放置双 J 管行被动扩张，1～2 周后再软镜碎石。

5）选用 200 μm 或 365 μm 钬激光光纤碎石，术中使用 0.9% 氯化钠溶液作为灌洗液，灌洗方式可采用压力泵或注射器人工灌注。在保持视野清晰前提下，需注意控制肾盂内压力，避免长时间压力过高。碎石方法，可根据结石的大小、硬度，采用"粉末化"或"碎块化"。钬激光参数设置为低能、高频、长脉宽，可以达到"粉末化"效果。反之，高能、低频、短脉宽，可以达到"碎块化"效果。术中注意避免激光误伤输尿管壁或肾盂壁。对于体积偏大的结石，碎石后可以用套石篮将比较大的碎块取出。手术结束前，不仅要检查输尿管，还要检查肾集合系统有无大的碎石块残留，按照肾盂、上盏、中盏、下盏、输尿管的顺序进行检查。根据手术情况决定是否留置双 J 管。

6）术后处理：术中和术后使用抗生素 3～5 天，肠蠕动恢复后恢复饮食。KUB 检查有无残留结石，双 J 管 2～4 周后拔除，导尿管和输尿管导管 1～3 天后拔除。

4. 并发症

（1）输尿管黏膜损伤：一般较轻，有少量出血，可以继续处理结石，术后留置导管后可以很快愈合，一般不造成输尿管狭窄。输尿管镜操作时要注意动作轻柔，尽量减少损伤。

（2）输尿管穿孔：常由于用力插导管或导丝引起，当输尿管镜视野中没有管腔和导丝时，强行放镜也容易造成输尿管穿孔。术中发现输尿管穿孔后，尽量减少注水冲洗，尽快结束手术，一般术后留置双 J 管 2～4 周。

（3）输尿管黏膜撕脱或输尿管断裂：是输尿管镜手术最严重的并发症，小的黏膜撕脱（小于 5 mm）可以先留置导管观察，否则需立即开放手术，视损伤部位和长度采用输尿管膀胱吻合术、肠代输尿管或自体肾移植术。损伤一般出现在试图钳夹或套石篮套较大结石时，因此较大结石应该先碎石。

（4）术后发热和感染：输尿管镜术后发热较常见，对症处理后可缓解。但有输尿管梗阻并感染或肾积脓时，术中冲水压力大或手术时间长，可以引起感染中毒性休克和尿源性败血症。如果术前有感染，应尽量控制后再行输尿管镜手术，必要时可先行肾造瘘。术中和术后注意使用敏感的抗生素。

（5）术后肾绞痛：由于术中冲水压力过大尿液外渗、输尿管水肿、血块阻塞输尿管或肾被膜下血肿所致，对症处理。

（6）输尿管狭窄或闭锁：主要由于输尿管壁的损伤造成，术中应该尽量避免输尿管损伤。

（7）膀胱输尿管反流：偶有发生，如果不伴有尿路感染无需处理。

5. 术后随访 随访 2～12 周，进行 KUB、B 超或 CT 检查。结石排净后每年至少检查一次。

（三）经皮肾镜取石术

1. 适应证

（1）所有不能排出的肾结石都是 PNL 的适应证。由于体外冲击波碎石（ESWL）和软性输尿管镜的广泛应用，目前 PNL 主要用于 ESWL 或软性输尿管镜不适合应用或疗效不好的结石。

（2）铸型结石或多发结石，可以先行 PNL，残余结石再行 ESWL。

（3）开放手术取石术后残余结石，手术中可以留置肾造瘘管，术后经造瘘进行二期 PNL 碎石取石术。

（4）孤立肾、马蹄肾和移植肾结石，有经验的操作者可以行 PNL。

（5）有症状的肾盏憩室内结石、基质结石和胱氨酸结石。

（6）肾结石合并肾盂输尿管连接部狭窄，可以碎石取石与肾盂输尿管连接部内切开同时进行。

2. 禁忌证

（1）全身性出血性疾病未控制、重要脏器严重疾病不适合手术和传染性疾病活动期的患者。

（2）身体严重畸形，不能保持 PNL 体位。

（3）过度肥胖，皮肤到肾的距离超过穿刺扩张器的长度。

（4）肾内或肾周围急性感染未能有效控制或合并有肾结核。

（5）脾或肝过度肿大，穿刺建立通道过程中有可能引起损伤的患者。

（6）糖尿病或高血压未纠正。

3. 操作注意事项

（1）术前准备

1）术前明确诊断。常规行泌尿系统平片（KUB）和静脉尿路造影（IVU）检查，CT 是必要检查。

2）常规术前检查包括血常规、尿常规、尿培养、血电解质、血糖、凝血功能以及心、肺、肝、肾功能检查。有条件的单位行 24 小时尿钙、磷、尿酸、草酸、胱氨酸、枸橼酸、镁、钾和肌酐检查，血钙、磷、尿酸和甲状旁腺激素检查，查找结石的病因。患者如果排出过结石，做结石分析。

3）术前交叉配血并备血 2 个单位。术前一日肠道准备，常规备皮。术前禁食水。

（2）麻醉：常用连续硬膜外麻醉，如果术中要进行输尿管插管，加用蛛网膜下腔麻醉。麻醉效果不好或不适合采用上述麻醉，可以考虑全身麻醉。

（3）体位

1）常用俯卧位，腹部垫高使腰背成一水平面。

2）也可以选择侧卧位或斜仰卧截石位等不同的体位，根据操作者的操作习惯决定。

（4）手术步骤

1）首先采用截石位，用膀胱镜向患侧输尿管内插入输尿管导管，将导管固定在导尿管上，改俯卧位。

2）选择腋后线到肩胛线之间肋缘下或 11 肋间隙为穿刺点，在 C 形臂 X 线机或 B 超的引导下，用 18G 肾盂穿刺针穿刺，穿刺方向沿肾盏轴线方向进入肾盏，与水平面成 30°～60°，进入肾盏后，拔除针芯，可见尿液流出，如果采用 C 形臂 X 线机定位，可以经输尿管导管注入 20% 复方泛影葡胺，方便穿刺并证实穿刺针在集合系统内，同时可以观察结石和集合系统的位置关系。

3）通过穿刺针鞘放入导丝，最好能够进入输尿管腔内。如果插入肾盂或肾盏内，至少放入 5～10 cm。用小尖刀沿穿刺针切开皮肤和筋膜，退出针鞘留下导丝。

4）沿导丝用扩张器进行扩张，注意保持导丝拉直有一定的张力，可以选用筋膜扩张器、金属同轴扩张器和球囊扩张器。由 Fr8 开始，逐渐扩张每次增加 2～3 号，保持每次扩张深度相同，可以在 X 线透视下了解扩张器的深度。传统 PNL 需要扩张至 24～34 Fr，目前常用微造瘘 PNL，扩张至 14～18 Fr 即可。最后把操作鞘扩入肾盂。留置导丝，并由助手专门固定操作鞘，以免术中导丝或操作鞘脱出。

5）经操作鞘放入相应型号的肾镜（微造瘘可以选用输尿管镜），灌注泵持续灌洗，流量 200～350 ml/min，压力≤30 cmH_2O，操作鞘出水通畅时，流量和压力稍有增加视野更清晰，但要注意水吸收过多或外渗。观察到结石后，使用气压弹道碎石机、钬激光或超声碎石机进行碎石，将结石碎成小块随灌洗液冲出，稍大结石用取石钳取出。如果使用超声碎石机或超声联合气压弹道碎石，可以把结石直接吸出来，减少取出结石时间，取石比较干净，术中肾盂压力比较低。根据术前造影显示的肾盏情况，配合X线或B超详细检查各肾盏。如无结石残留，经操作鞘放入比操作鞘小2号或相同号的肾造瘘管，缝合固定。如取石彻底，穿刺通道无明显出血，也可不留肾造瘘。

6）术中如果有较多出血时，应该及时终止手术，留置肾造瘘管，待3～7天后再行二期手术。肾镜无法达到的肾盏有残余结石时，不必勉强取，可以1～2周后ESWL处理或用软性肾镜进行取石碎石术，也可以另外建立通道取石。术中如果操作鞘脱出，可沿导丝放入肾镜，或镜下寻找原通道放入肾镜，不成功则需重新造瘘。

（5）术后处理

1）术中和术后使用抗生素3～5天，根据情况可以使用1～3天止血药物（多数不用），如果术后出现发热，注意及时退热、保持肾造瘘管的通畅。肠蠕动恢复后恢复饮食。

2）术后3天减少活动，如KUB或B超显示无残留结石，可以拔除导尿管、输尿管导管和肾造瘘管，2周内尽量减少活动。

4. 并发症

（1）术中出血：术中出血影响操作时，可以暂停手术，封闭操作鞘，使用止血药物，必要时输血，10～20 min后再行手术。如果出血不能停止，应该终止手术，留置肾造瘘管，并夹闭30～60 min，待二期再行PNL。

（2）肾集合系统损伤：肾盂和肾盏的黏膜损伤一般不严重，出血多能自行停止，在肾穿刺扩张时，注意宁浅勿深，碎石时要视野清晰，与黏膜始终保持一定的距离，肾盏结石不易暴露时，不必勉强，以免损伤肾盏颈部血管。

（3）感染：由于结石合并感染，灌注液压力高造成细菌或毒素进入血液，引起菌血症或毒血症，导致患者出现寒战。注意术中应用抗生素，灌洗液压力不要过大，操作鞘出水要时刻保持通畅，定期取出肾镜放水，一旦出现寒战，可以静脉推注10～20 mg地塞米松。注意灌洗液的加温和手术室保暖。术后注意感染性休克的发生。术后2小时内查血常规降钙素原PCT、血生化等检查，观察呼吸、血压、心律、神志等。如血WBC低于2.85×10^9/L、PCT升高，要按尿原性脓毒症处理。

（4）术中邻近脏器损伤：术中胸膜损伤可能与穿刺点选择过高有关，穿刺时注意不要过高，在呼气末屏气后进针，能够减少胸膜损伤的机会，如果出现气液胸，需要放置胸腔闭式引流。肝、脾和结肠损伤出现机会不大，术前注意有无肝脾大，手术操作时注意穿刺和扩张不要太深，必要时辅助X线或B超，避免肝、脾、结肠的损伤，一旦出现损伤，可以先行保守治疗，如果出血比较多或保守治疗无效，需开放手术。

（5）术后出血：少量出血多数是由于输尿管导管和肾造瘘管刺激或术中的轻微损伤造成的，无需处理。大量出血可能由于小动脉损伤、假性动脉瘤或动静脉瘘形成，应及早放射介入作高选择性肾动脉分支栓塞止血。

（6）肾盂输尿管连接部狭窄：手术中如果损伤肾盂输尿管连接部，术后可能引起狭窄，如果出现损伤，应留置双J管，定期复查，如果出现狭窄，可以行肾盂输尿管内切开。

5. 术后随访

随访2～12周，进行KUB、B超和CT检查。结石排净后每年至少检查一次。观察有无肾功能丧失、肾周积液、复发性尿路感染、集合系统狭窄、输尿管狭窄和结石复发等。

（四）开放手术

随着体外冲击波碎石和腔内泌尿外科技术的发展，特别是经皮肾镜和输尿管镜碎石取石术的应用，开放性手术在结石治疗中的运用已经显著减少，仅占1%～5.4%。但是，开放性手术取石在某些情况下仍具有极其重要的临床应用价值。

1. 适应证

（1）应用ESWL、输尿管镜取石术和PNL进行治疗存在困难，例如无相应的器械、经济原因。

（2）ESWL、PNL和输尿管镜取石术治疗失败，或上述治疗方式出现并发症需开放手术处理。

（3）存在同时需要开放手术处理的疾病，例如肾内集合系统解剖异常、漏斗部狭窄、肾盂输尿管连接部梗阻或狭窄、肾下垂伴旋转不良等。

（4）伴行其他外科手术；肾下极无功能或萎缩肾，需要肾部分或全切；移植肾结石和异位肾结石。

2. 禁忌证

（1）全身性出血性疾病未控制、重要脏器严重疾病不适合手术和传染性疾病活动期的患者。

（2）身体严重畸形，不能保持手术体位。

（3）肾内或肾周围急性感染未能有效控制。

（4）糖尿病或高血压未纠正。

3. 注意事项

（1）术前准备

1）术前明确诊断。常规行泌尿系统平片（KUB）和静脉尿路造影（IVU）检查，CT检查。

2）常规术前检查包括血常规，尿常规，尿培养，血电解质，血糖，凝血功能和心、肺、肝、肾功能检查。有条件的单位作24小时尿液的钙、磷、尿酸、草酸、胱氨酸、枸橼酸、镁、钾和肌酐检查，血钙、磷、尿酸和甲状旁腺激素检查，查找结石的病因。患者如果排出过结石，作结石分析。

3）如果需要术前交叉配血并备血2个单位。术前一日肠道准备，常规备皮。术前禁食水。

（2）麻醉：常用连续硬膜外麻醉或全身麻醉。

（3）体位：常用健侧卧位，腰部垫高。

（4）双侧上尿路结石的治疗原则：①双侧输尿管结石，如果总肾功能正常或处于肾功能不全代偿期，先处理梗阻严重一侧的结石；如果总肾功能较差，处于氮质血症或尿毒症期，先治疗肾功能较好一侧的结石，条件允许，可同时行对侧经皮肾穿刺造瘘，或同时处理双侧结石。②双侧输尿管结石的客观情况相似，先处理主观症状较重或技术上容易处理的一侧结石。③一侧输尿管结石，另一侧肾结石，先处理输尿管结石。处理过程中建议参考总肾功能、分肾功能与患者一般情况。④双侧肾结石，一般先治疗容易处理且安全的一侧，如果肾功能处于氮质血症或尿毒症期，梗阻严重，建议先行经皮肾穿刺造瘘，待肾功能和与患者一般情况改善后再处理结石。⑤孤立肾上尿路结石或双侧上尿路结石致急性梗阻性无尿，只要患者情况许可，应及时外科处理，如果不能耐受手术，应积极试行输尿管逆行插管或经皮肾穿刺造瘘术，待患者一般情况好转后再选择适当治疗方法。⑥对于肾功能处于尿毒症期，并有水电解质和酸碱平衡紊乱的患者，建议先行血液透析，尽快纠正其内环境紊乱，并同时行输尿管逆行插管或经皮肾穿刺造瘘术，引流肾脏，待病情稳定后再处理结石。

4. 手术方法

（1）肾盂或经肾窦肾盂切开取石术；

（2）非萎缩性肾实质切开取石术；

（3）输尿管切开取石术；

（4）肾盂成形术；

（5）肾部分和全切术。

5. 并发症

可能的并发症包括出血、气胸、周围脏器损伤、残留结石、肾盂输尿管严重撕裂和肾功能衰竭。

6. 术后随访

随访 2～12 周，进行 KUB、B 超和 / 或 CT 检查。观察有无漏尿、输尿管梗阻、肾萎缩、结石复发和反复发作的尿路感染等。结石取净后每年至少检查一次，观察有无漏尿、输尿管梗阻、肾萎缩、结石复发和反复发作的尿路感染等（那彦群等，2013）。

第八节　肾结石的复发及预防

结石的复发率很高，平均每年复发率为 7%，有 50% 患者治疗后 10 年内会复发（Menon et al., 1997）。因此治疗后，预防很重要。由于尿路结石与尿量及尿石晶体的排出有密切关系，饮水不足或进食含成石物质的食物过多，对尿路结石的形成都具有十分重要的作用，因此对一般人来讲，饮食的控制是预防结石的一个重要步骤。主要环节包括：①液体的摄入：饮水量应该保证每日尿量在 2~ 2.5 L，一天中饮水量要平均分配，尤其要注意夜间饮水，饮水主要包括自来水、水果、草本饮料，尽量戒除咖啡、茶和酒。②食物：正常混合食物或素食，每天动物蛋白不超过 100 g，减少脂肪和糖的摄入，每天食盐总量不超过 5 g。③生活方式：少吃多餐，尽可能不用泻药，要有足够的运动与睡眠。

常见的尿路结石成分主要有 4 种：含钙结石、感染结石、尿酸结石和胱氨酸结石。各种结石的病因不同，其预防和治疗方法也不完全相同。通过结石标本分析及空腹血生化检查及 24 小时尿液分析，其中 80%～90% 能发现不同的代谢异常，可以有针对性地进行治疗。

一、草酸钙结石

适当增加液体摄入，多饮自来水、草本饮料及果汁，但是牛奶、含钙量在 4.5 mmol/L（100 mg/L）以上的矿泉水，总量不能超过 300 ml，尽可能少饮黑葡萄果汁、咖啡、浓茶和酒精饮料。奶酪、菠菜不超过 50 g。有代谢异常的含钙结石患者可根据病因选择用药：吸收性高钙尿 Ⅰ 型：口服噻嗪类利尿药 + 枸橼酸钾。吸收性高钙尿 Ⅱ 型：限钙饮食。吸收性高钙尿 Ⅲ 型：口服正磷酸盐。肾性高尿钙：口服噻嗪类利尿药 + 枸橼酸钾。高尿酸尿性钙结石：口服别嘌呤醇 + 枸橼酸钾。肠源性高草酸尿：限制草酸摄入 + 口服枸橼酸钾，钙或镁制剂 + 高液体入量。低枸橼酸尿钙结石：口服枸橼酸钾。远端肾小管酸中毒：口服枸橼酸钾，甲状旁腺功能亢进：手术切除腺瘤或增生组织。

二、感染性结石

感染性结石的主要成分为磷酸镁铵和磷酸钙。增加液体摄入，多饮自来水、草本饮料和苹果汁，尽可能避免柑橘类果汁（橘、柑、葡萄、柚和柠檬等）以及咖啡、茶和酒精饮料。奶酪 50 g 以下。根据尿培养结果选择适当的抗生素根治感染。氯化铵 1 ~ 3 g，每日 3 次，或孟德立胺（Mandelamine）1 g 每日四次酸化尿液。异羟肟酸是有效的尿素酶抑制剂，但在体内代谢很快，从尿中排出很少，效力低，临床上常选用异羟肟酸类衍生物，例如乙酰异羟肟酸、甲氧马尿异羟肟酸、新戊酰甘胺酸异羟肟酸、丙酰基异羟肟酸作为抗尿素酶药物，一般选用乙酰异羟肟酸 0.25 g，每日 3 次，预防感染性结石的复发。

三、尿酸结石

增加液体摄入，多饮自来水、泉水或矿物水、草本饮料和果汁，尽可能避免咖啡、茶和酒精饮料，每日尿量要求达到 2 L ~ 3 L，每日不超过 100 g 鱼和肉，尤其忌食动物内脏及沙丁鱼等。尿酸结石患者，通过饮食控制，一般可以使血液及尿液中尿酸降低，如果饮食控制不满意，则需要口服别嘌呤醇治疗，剂量为 100 mg，每日 3 次。碱化尿液是预防和治疗尿酸结石的关键，尿液的 pH 值决定尿酸在尿液中的溶解度，尿液碱化时，不易溶解的尿酸，可转变为易溶解的尿酸阴离子，当尿 pH 值为 6.5 ~ 7 时，不仅能够预防结石的复发，还可以溶解尿酸结石。碱化尿液理想的尿 pH 值应该保持在 6.5 ~ 7，不要过度碱化，否则可能在尿酸结石表面形成磷酸盐外壳，阻止其进一步溶解。临床上常用的碱化尿液药物为碳酸氢钠 2 g，每日 4 次，可辅助乙酰唑胺 250 mg，每日 2 ~ 3 次，能够减少碳酸氢钠的用量。枸橼酸钾也是临床常用的碱化尿液药物，同时枸橼酸钾还是尿液中结石形成的抑制物，一般剂量 2 g，每日 3 次。

四、胱氨酸结石

饮食控制与尿酸结石患者类似，一般不过分限制蛋白质入量，每天摄入蛋白质 20 g 时，尿胱氨酸水平可以降低，但会影响儿童的大脑发育和身体生长。大量饮水增加尿量，可以降低尿胱氨酸浓度，每日尿量应该大于 4 L。维持稀释的碱性尿是治疗和预防胱氨酸结石的基础，胱氨酸的溶解度明显依赖于尿 pH 值，保持尿液 pH 值在 7.5 ~ 8.0，就可以预防新结石的形成，也可以使已经形成的结石溶解，常用的碱化尿液的药物有碳酸氢钠、枸橼酸盐，枸橼酸钾应用较多。常用的抗胱氨酸药物有 D-青霉胺、乙酰半胱氨酸、α- 巯丙酰甘氨酸（硫普罗宁）和巯甲丙脯氨酸等，这些药物全部属于硫醇类，可以使难溶的胱氨酸转变为水溶性的二硫化物衍生物，溶解度要高得多。D- 青霉胺因副作用较多，使用时需要特别注意；α- 巯丙酰甘氨酸是比较合适的药物，每日口服 0.5 ~ 2 g，一般从低剂量开始，逐渐增加直到尿液胱氨酸水平低于 200 mg/L（那彦群等，2013）。

（张晓春）

参考文献

曹履诚, 章绍舜. 尿石症基础与临床研究. 山东: 山东科学技术出版社, 1990, 16-22; 122-126.

曾国华, 麦赞林, 夏术阶, 等. 中国成年人群尿石症患病率横断面调查[J]. 中华泌尿外科杂志, 2015, 36: 528-532.
顾方六. 地理环境与尿石症. 中华外科杂志, 1978, 16: 323.
那彦群, 叶章群, 孙颖浩, 等. 中国泌尿外科疾病诊断治疗指南. 2014版. 北京: 人民卫生出版社. 2013: 184-213.
吴阶平, 顾方六. 中国的尿石症. 中华泌尿外科杂志, 1980, 1: 1.
吴阶平. 吴阶平泌尿外科学. 山东: 山东科学技术出版社. 1993, 588-592.
张德元. 尿石症. 北京: 中国科学技术出版社, 1992, 38-45; 103-109.
章咏裳. 化学物理方法分析和研究尿石. 中华泌尿外科杂志, 1983, 6: 354.
Breslau NA, Brinkley L, Hill KD, et al. Relationship of animal protein-rich diet to kidney stone formation and calcium metabolism. J Clin Endocrinol metab, 1988, 66: 140-146.
Auer BL, Auer D, Rodgers AL. Relative hyperoxaluria, crystalluria and haematuria after megadose ingestion of vitamin C. Eur J Clin Invest, 1998 Sep, 28(9): 695-700.
Baggio B, Gambaro G, Zambon S, et al.Anomalous phospholipid n-6 polyunsaturated fatty acid composition in idiopathic calcium nephrolithiasis. J Am Soc Nephrol. 1996, 7(4): 613-620.
Bataille P, Achard JM, Fournier A, et al. Diet, vitamin D and vertebral mineral density in hypercalciuric calcium stone formers. Kidney Int. 1991, 39(6): 1193-1205.
Beck BB, Baasner A, Buescher A, et al. Novel findings in patients with primary hyperoxaluria type III and implications for advanced molecular testing strategies. Eur J Hum Genet 2013; 21: 162.
Belostotsky R, Seboun E, Idelson GH, et al. Mutations in DHDPSL are responsible for primary hyperoxaluria type III. Am J Hum Genet 2010; 87: 392.
Blacklock NJ. Urolithiasis: Epidemiology. In: Chisbolm GD, Fair WR. Scientific Foundations of Urology. Third edition. Heinemann Medical Books. Oxford. 1990, 170-175.
Breslau NA, Zerwekh JE, Nicar MJ, et al. Effects of short-term glucocorticoid administration in primary hyperparathyroidism: Comparison to sarcoidosis. J Clin Endocrinol Metab, 1982, 54: 824-830.
Buck AC, Davies RL, Harrison T. The protective role of eicosapentaenoic acid [EPA] in the pathogenesis of nephrolithiasis. J Urol, 1991, 146(1): 188-194.
Burns JR, Hamrick LC. In vitro dissolution of cystine urinary calculi. J Urol. 1986, 136(4): 850-852.
Carr RJ. A new theory on the formation of renal calculi. Brit J Urol. 1954, 26: 105.
Caruana RJ, Buckalew VM. The syndrome of distal (type 1) renal tubular acidosis. Clinical and laboratory findings in 58 cases. Medicine-(Baltimore). 1988 Mar, 67(2): 84-99.
Chlebeck PT, Milliner DS, Smith LH. Long-term prognosis in primary hyperoxaluria type II (L-glyceric aciduria). Am-J-Kidney-Dis. 1994, 23(2): 255-259.
Churchill D, Bryant D, Fodor G, et al. Drinking water hardness and urolithiasis. Ann Intern Med. 1978, 88(4): 513-514.
Coe FL, Parks JH, Asplin JR. The pathogenesis and treatment of kidney stones. N Engl J Med. 1992, 327(16): 1141-1152.
Coe FL, Parks JH. Neprolithiasis: Pathogenesis and Treatment. Year Book Medical Publishers. Chicago. 1988, 85.
Curhan GC, Willett WC, Rimm EB, et al. A prospective study of dietary calcium and other nutrients and the risk of symptomatic kidney stones. N Engl J Med, 1993, 328: 833-838.
Danpure CJ. Genetic disorders and urolithiasis. Urol Clin North Am, 2000, 27(2): 287-299.
DanpureCJ,Jennings PR. Peroxisomal alanine: glyoxylate aminotransferase deficiency in primary hyperoxaluria type I. FEBS Lett. 1986, 201(1): 20-24.
Daudon M, Jungers P. Drug-induced renal calculi-Epidemiology, prevention and management. DRUGS, 2004, 64 (3): 245-275.
Deganello S, Chou C. The uric acid-whewellite association in human kidney stones. Scan Electron Microsc. 1984, (Pt 2): 927-33.
Drezner MK, Lebovitz HE. Primary hyperparathyroidism in paraneoplastic hypercalcaemia. Lancet. 1978, 1(8072): 1004-1006.
Dutoit PJ, Van Aswegen CH, Steyn PL, et al. Effects of bacteria involved with the pathogenesis of infection induced urolithiaisis on the urokinase and sialidase (neuraminidase) activity. Urol Res. 1992, 20: 393-397.
Freed SZ. The alternating use of an alkalizing salt and acetazolamide in the management of cystine and uric acid stones. J-Urol. 1975, 113(1): 96-99.
Harvey JA, Hill KD, Pak CY. Similarity of urinary risk factors among stone-forming patients in five regions of the United States. J Lithotr Stone Dis. 1990, 2(2): 124-32.
Hess B, Jost C, Zipperle L, et al. High-calcium intake abolishes hyperoxaluria and reduces urinary crystallization during a 20-fold normal oxalate load in humans. Nephrol-Dial-Transplant. 1998, 13(9): 2241-2247.
Jahnen A, Heynck H, Gertz B, et al. Dietary fibre: the effectiveness of a high bran intake in reducing renal calcium excretion. Urol Res, 1992, 20(1): 3-6.

Kelsay JL, Prather ES. Mineral balances of human subjects consuming spinach in a low-fiber diet and in a diet containing fruits and vegetables. Am J Clin Nutr, 1983 Jul, 38(1): 12-19.

Kleischmidt K, Mahlmann A and Hautmann RE. Intestinal oxalate degrading bacteria decrease urinary oxalate in stone formers: Proceedings of AUA(Abstract 791). J Urol. 1995, 151: 425a.

Lindberg J, Harvey J, Pak CY. Effect of magnesium citrate and magnesium oxide on the crystallization of calcium salts in urine: changes produced by food-magnesium interaction. J Urol. 1990, 143(2): 248-51.

Lindberg J, Harvey J, Pak CY. Effect of magnesium citrate and magnesium oxide on the crystallization of calcium salts in urine: changes produced by food-magnesium interaction. J Urol. 1990, 143: 248-251.

Lindberg J, Zobitz MM, Poindexter, et al. Magnesium bioavailability from magnesium citrate and magnesium oxide. J Am Coll Nutr. 1990, 9: 48-55.

Linder BJ, Rangel LJ, Krambeck AE.The effect of work location on urolithiasis in health care professionals. Urolithiasis. 2013, 41(4): 327-31.

Ljunghall S. Incidence of upper urinary stones. Mineral Electrolyte Metab. 1987, 13: 220-227.

Menon M, Krishnan CS. Evaluation and medical management of the patient with calcium stone disease. Urol Clin North Am. 1983, 10(4): 595-615.

Menon M, Mahhle CJ. Prevalence of hyperoxaluria in “idiopathic” calcium oxalate urolithiasis: Relationship to other metabolic abnormalities(Abstract 458). Presented at American Urological Association, Las Vegas, 1983.

Menon M, Parulkar BG, Drach GW. Urinary lithiasis: etiology, diagnosis,and medical management. In: Walsh PC, Retic AB, Vaughan ED, et al. Campbell’s Urology. Vol 3, 7th ed, Philadelphia, Saunders, 1997, 2661-2732.

Menon M. Calcium oxalate renal lithiasis: Endocrinology and metabolism. In Rajfer J, ed: Urologic Endocrinology. W. B. Saunders. Philadelphia, 1986, 386-407.

Mitwalli A, Ayiomamitis A, Grass L, et al. Control of hyperoxaluria with large doses of pyridoxine in patients with kidney stones. Int Urol Nephrol. 1988, 20(4): 353-359.

Monico CG, Rossetti S, Belostotsky R, et al. Primary hyperoxaluria type III gene HOGA1 (formerly DHDPSL) as a possible risk factor for idiopathic calcium oxalate urolithiasis. Clin J Am Soc Nephrol 2011; 6: 2289.

Nemoy NJ, Stamey TA. Surgical, bacteriological and biochemical management of “infection stones”. JAMA, 1971, 215: 1470-1476.

Nguyen NU, Dumoulin G, Wolf PJ, et al. Urinary calcium and oxalate excretion in response to oral glucose load in man. Horm Metab Res, 1986, 18: 869-870.

Oliver J. The renal lesions of electrolyte inbalance. IV. The intranephronic calculosis of experimental magnesium depletion. J Exper Med. 1966, 124: 263.

Pak CY. Citrate and renal calculi. Miner Electrolyt eMetab. 1987, 13(4): 257-266.

Pak CY. Etiology and treatment of urolithiasis. Am J Kidney Dis. 1991, 18(6): 624-637.

Parks JH, Coe FL. A urinary calcium-citrate index for the evaluation of nephrolithiasis. Kidney Int. 1986, 30(1): 85-90.

Preminger GM, Baker S, Peterson R. Hypomagnesiuric hypocitraturia: An apparent new entity for calcium nephrolithiasis. J Lith Stone Dis. 1989, 1: 22-25.

Randall A. Origin and growth of renal caculi. Annals of surgery. 1937, 105: 1009.

Randall A. Papillary pathology as a precursor of primary renal calculous. J Urol. 1940, 44: 580.

Riedel TJ, Knight J, Murray MS, et al. 4-Hydroxy-2-oxoglutarate aldolase inactivity in primary hyperoxaluria type 3 and glyoxylate reductase inhibition. Biochim Biophys Acta 2012; 1822: 1544.

Sakhaee K, Poindexter JR, Pak CY. The spectrum of metabolic abnormalities in patients with cystine nephrolithiasis. J Urol. 1989, 141(4): 819-821.

Scott R, Fitzgerald-Finch OP, Cunnigham C, et al. The importance of chronic cadmium poisoning in renal stone formation. A five year study. In Smith FH, Robertson G, Finlayson B (ed). Urolithiasis. Clinical and basic research, Plenum Press, New York. 1981: 353.

Scott R. Epidemiology of stone disease. Br J Urol. 1985, 57: 491-497.

Tiselius HG. An improved method for the routine biochemical evaluation of patients with recurrent calcium oxalate stone disease. Clin Chim Acta. 1982, 122(3): 409-418.

Trinchieri A, Curhan G, Karlsen S, et al. Epidemiology. In: Segura J, Conort P, Khoury S, et al. Stone Disease. Health Publications. Paris. 2003, 13-25.

Trinchieri A, Rovera F, Nespoli R, et al. Clinical observations on 2086 patients with upper urinary tract stone. Arch It Urol, 1996, 68: 251-261.

Tully DB, Allgood VE, Cidlowski JA. Modulation of steroid receptor-mediated gene expression by vitamin B6. FASEB J. 1994, 8(3): 343-349.

Urivetzky M, Kessaris D, Smith AD. Ascorbic acid overdosing: a risk factor for calcium oxalate nephrolithiasis. J Urol. 1992, 147(5): 1215-1218.

Vahlensieck W. The importance of diet in urinary stones. Urol Res. 1986, 14(6): 283-288.

Watts RW, Danpure CJ, De Pauw L, et al. Combined liver-kidney and isolated liver transplantations for primary hyperoxaluria type 1: the European experience. The European Study Group on Transplantation in Hyperoxaluria Type 1. Nephrol Dial Transplant. 1991, 6(7): 502-511.

Williams EL, Bockenhauer D, van't Hoff WG, et al. The enzyme 4-hydroxy-2-oxoglutarate aldolase is deficient in primary hyperoxaluria type 3. Nephrol Dial Transplant 2012; 27: 3191.

Wood RJ, Gerhardt A and Rosenberg JH: Effects of glucose and glucose polymers on calcium absorption in healthy subjects. Am J Clin Nutr, 1987, 46: 699-701.

Yoshida O, Okada Y. Epidemiology of urolithiasis in Japan: a chronological and geographical study. Urol Int, 1990, 45: 104-111.

第十七章

肾功能异常

第一节　急性肾损伤/急性肾衰竭

急性肾衰竭(acute kidney failure, AKF)是临床的危重症之一，是指由不同原因引起肾滤过功能短期内(数小时至数天内)急性减退或丧失导致的临床综合征(王海燕，2008; Anderson et al., 2001; Brady et al., 2012)，AKF 导致机体代谢废物的蓄积以及水、电解质及酸碱平衡的失调，可累及消化道、心脏、呼吸系统等多个肾以外的器官系统，并导致相应的临床表现。在早期轻症阶段，很多患者可以没有症状，随着疾病严重度的加剧而逐渐出现容量超负荷、心力衰竭、呼吸衰竭、胃肠功能紊乱、高钾血症、代谢性酸中毒等表现，严重时需要透析治疗。2005 年以来，肾病专业及急症医学专业提出急性肾损伤(acute kidney injury, AKI)的概念(Molitoris et al., 2007)，代表肾滤过功能从急性轻度减退至完全丧失的全部范围及过程，其核心是为了早期诊断、早期治疗急性肾损伤。根据近年来的国际普遍观点(Brady et al., 2012)，本篇以 AKI 作为肾功能急性减退全部疾病谱的代名词，而 ARF(急性肾衰竭，acute renal failure)则特指发生了肾功能衰竭需要透析治疗的严重 AKI。

一、急性肾损伤的定义和分期

急性肾损伤(AKI)的判定依赖于肾滤过功能指标的变化，目前通用采用血清肌酐(serum creatinine, Scr)和尿量的变化加以判断。以往急性肾衰竭(ARF)的临床诊断标准非常不统一，2004 年急性透析治疗建议(ADQI)第二次共识会议提出了急性肾衰竭分层诊断标准(RIFLE 标准：Risk 风险；Injury 损伤；Failure 衰竭；Loss 丧失；End Stage Renal Disease 终末期肾病，表 17-1-1)(Bellomo et al., 2002)。在对 RIFLE 标准临床验证的研究过程中发现，血清肌酐的急性轻度上升(≥26.5 μmol/L)，即可显著增

表 17-1-1　急性肾衰竭分层诊断 RIFLE 标准

分级	肾小球滤过功能指标	尿量
高危阶段(Risk)	Scr ↑ ×1.5 倍或 GFR ↓ >25%	<0.5 ml/(kg · h)× 6 小时
损伤阶段(Injury)	Scr ↑ ×2 倍或 GFR ↓ >50%	<0.5 ml/(kg · h) × 12 小时
衰竭阶段(Failure)	Scr ↑ ×3 倍或 >4 mg/dl 或 GFR ↓ >75%	<0.3 ml/(kg · h) 或无尿 12 小时
丢失阶段(Loss)	肾功能丧失持续 4 周以上	
终末期肾病(ESRD)	肾功能丧失持续 3 个月以上	

加患者的住院死亡率（Weisbord et al., 2006），表明早期发现和干预急性肾衰竭的重要性。因此，2005 年全球急性肾损伤专家组（AKIN）会议建议将 ARF 更名为 AKI，并提出了 AKI 的定义为（Molitoris et al., 2007）：48 小时内血清肌酐上升≥0.3 mg/dl（26.5 μmol/L）或较原有水平升高 50%；和（或）尿量持续减少至 <0.5 ml/(kg · h) 超过 6 小时（排除梗阻性肾病或脱水状态）。AKI 的分级标准见表 17-1-2。

在此后的大量研究证实，RIFLE 和 AKIN 标准均可以有效识别住院患者的死亡和 / 或需要肾替代治疗的风险（Ostermann et al., 2007; Bagshaw et al., 2008; Joannidis et al., 2009; Thakar et al., 2009）。然而，Joannidis 等（Joannidis et al., 2009）在同一患者群中分别应用 RIFLE 和 AKIN 标准诊断 AKI 并进行分期，结果发现应用 RIFLE 标准未能识别 9% 的 AKIN-AKI 病例；而 AKIN 标准漏诊了 26.9% 的 RIFLE-AKI 病例。其中，被 RIFLE 标准漏诊的 AKIN-AKI 病例几乎全部（90.7%）为 1 期，而被 AKIN 标准漏诊的 RIFLE-AKI 病例 30% 为 RIFLE-I，18% 为 RIFLE-F，这些被一种诊断标准漏诊的病例与同时符合两种诊断标准的病例相比，住院死亡率相近。以上结果强烈提示，应该同时应用 RIFLE 和 AKIN 标准识别患者的 AKI。在此基础上，2012 年 3 月，提高肾脏病整体预后工作组（KDIGO）发布《KDIGO 急性肾损伤临床实践指南》（Aspelin et al., 2012）整合了 RIFLE 和 AKIN 标准，将 AKI 定义为：血清肌酐在 48 小时内上升≥0.3 mg/dl（26.5 μmol/L）；或 7 天内升至≥1.5 倍基线值；或连续 6 小时尿量 <0.5 ml/（kg · h）。其 AKI 的分级标准见表 17-1-3。由于 2012 年 KDIGO 指南中的 AKI 定义和分期标准为目前国际公认的统一标准，因此本篇中涉及的 AKI 诊断和分期均以本标准为依据。

AKI 诊断与分期标准的局限性：

1．AKI 诊断的局限性

现有的 AKI 诊断依赖于血肌酐短期内的变化，然而对于 AKI 的早期诊断具有明确的局限性。首先，血清肌酐水平不仅仅受尿液排出的影响，还受产生速度和分布状态的影响；其次，AKI 是一个不稳定状态，血清肌酐通常在肾受到损伤 48 ~ 72 小时后，才会明显升高，因此不能快速准确、实时地反映肾小球滤过水

表 17-1-2　AKI 的 AKIN 分级标准

分级	血清肌酐	尿量
I	↑≥0.3 mg/dl 或增至基础值≥150% ~ 200%	<0.5 ml/（kg · h）×6 小时
II	增至基础值 >200% ~ 300%	<0.5 ml/（kg · h）×12 小时
III	增至基础值 >300% 或≥4.0 mg/dl	<0.3 ml/（kg · h）×24 小时或无尿 12 小时

表 17-1-3　AKI 的 KDIGO 分期标准

分期	血清肌酐	尿量
1	升高达基础值的 1.5 ~ 1.9 倍；或升高达≥0.3 mg/dl（>26.5 μmol/l）	<0.5 ml/(kg · h)，持续 6 ~ 12 小时
2	升高达基础值的 2.0 ~ 2.9 倍	<0.5 ml/(kg · h)，持续≥12 小时
3	升高达基础值的 3.0 倍；或升高达≥4.0 mg/dl（>353.6 μmol/l）；或开始肾脏替代治疗；或年龄<18 岁的患者，eGFR 下降达<35 ml/min/1.73m^2	<0.3 ml/(kg · h)，持续≥24 小时；或无尿≥12 小时

平的变化。此外，由于正常肾的储备功能存在很大的个体差异，因此在储备功能好的患者，即使在 AKI 较早期出现了显著的肾组织破坏，水平仍可能正常或仅轻度升高。最后，由于不同实验室检测方法的不同，采用血清肌酐水平来正确评估肾功能常常受到限制。

2. AKI 疾病谱的局限性

ADQI 共识会议在发布 RIFLE 诊断标准时明确指出，这一分层定义仅适合于急性肾小管坏死（acute tubular necrosis, ATN），而不适用于肾小球疾病引起的急性肾衰竭。AKIN 和 KDIGO 的 AKI 定义亦具有同样的问题。有鉴于此，2012 年《KDIGO 急性肾损伤临床实践指南》提出急性肾脏病（acute kidney disease, AKD）的概念，其范围包括：AKI；或 3 个月内发生的肾小球滤过率（glomerular filtration rate，GFR）下降 <60 ml/min；或 3 个月内发生的 GFR 下降≥35% 或升高 >50%（Aspelin et al., 2012）。一项临近的验证研究发现（Chu et al., 2014），在具有不同弥漫性急性肾实质损伤的肾活检患者中，只有 65% 的患者临床经过符合 KDIGO-AKI 诊断标准，而 90% 的患者符合 AKD 标准。其中，急性肾小管坏死组、急性肾小管间质疾病组、新月体性肾小球肾炎组、急性血栓性微血管病组分别有 79%、57%、64%、50% 的患者临床符合 AKI 诊断；95%、93%、89% 和 68% 的患者符合 AKD 诊断。此结果进一步证实现有的 AKI 诊断标准不适用于除急性肾小管坏死以外的其他急性肾实质性损伤。

3. 特殊患者群体的限制

在具有慢性肾脏疾病（chronic kidney disease，CKD）基础的患者，应用绝对变化值容易误诊 AKI；而应用变化百分比容易漏诊 AKI。在老年患者，机体代谢基础水平较低，而低值的肌酐检测本身具有明显的不稳定性，容易达到 AKI 诊断标准的变化幅度，因此容易高估 AKI 的发生。另一方面，老年 AKI 患者由于伴有相对低的血清肌酐水平而容易低估疾病的严重程度，例如对于 Scr 为 265 μmol/L（3.0 mg/dl），在一名 75 岁的老年女性可能反映其 GFR 已降至 15 ml/min，而在 25 岁的青年男性则反映其 GFR 可能为 28 ml/min。此外，在水肿患者，包括肾病、肺源性、心源性、肝病、甲状腺功能减退等水肿患者，受体液分布的影响，在 GFR 减低时相应变化幅度小，因此容易漏诊 AKI。

可见应用上述标准诊断 AKI 仍然存在诊断延迟和漏诊的问题。因此，近些年来开发了多种 AKI 诊断相关的标志物。主要分为两大类：①病生理指标（Okusa et al., 2013）：包括检测肾血流灌注（微泡对比剂超声）（Göcze et al., 2015）、氧合状态（Bold-MRI）（Pohlmann et al., 2016）、肾小球滤过率（荧光实时 GFR 检测技术（Wang et al., 2012）、血清胱抑素 C）、尿流率等新技术和新方法；②结构损伤指标（Cruz et al., 2013; Wasung et al., 2015）：包括反映肾小管结构损伤指标（例如肾损伤分子 -1，KIM-1；中性粒细胞明胶酶相关蛋白，NGAL）、免疫炎症指标（如 IL-18，IL-18）、氧化应激指标、细胞代谢异常指标等，如对尿液或血液中相关蛋白、酶、核酸、沉渣等的检测。这些指标的目的为辅助 AKI 风险评价、早期诊断，以及对病因、病程进展和预后的判断。目前这些生物标志物在临床的应用价值仍在评估中。

二、急性肾损伤的流行病学

既往由于急性肾衰竭的诊断标准不一，因此各组报告的急性肾衰竭发病情况差别很大。2004 年以来，倾向于应用统一标准（RIFLE/

AKIN/KDIGO）诊断 AKI，并且随着肾病学界、重症医学界等对于 AKI 的认识和重视，AKI 发病和预后相关的报告迅速增多。

以社区为基础的 AKI 研究很少。英国于 20 世纪 90 年代初报告，≥500 μmol/L 的 ARF 发病率为 1.4/1 000 000（Kellun et al., 2002），苏格兰部分地区在 21 世纪初的人群调查发现，需要进行肾替代治疗的 ARF 发病率为 2.03/1 000 000（Metcalfe et al., 2002）。在 2007 年的两项报告中，苏格兰地区 AKI（RIFLE 标准）的年人群发病率为 2147/1 000 000（Hsu et al., 2007），美国加利福尼亚地区 AKI 的年人群发病率为 3841/1 000 000（Ali et al., 2007）。我国目前尚缺乏人调查资料，如果根据以上数据粗略估计，我国每年 AKI 的发病人数为 290 万 ~516 万。

医院获得性 AKI 可以见于各临床科室的住院患者。根据 2004 年以来基于 RIFLE/AKIN/KDIGO 诊断标准的研究报告，发达国家中综合医院住院患者 AKI 的发病率为 6.4%~18.5%（Chertow et al., 2005; Uchino et al., 2006; Thomas et al., 2011）。在 2013 年发表的一项 meta 分析中（Susantitaphong et al., 2013），纳入了全球自 2004 年以来共 154 个 AKI 队列研究，涉及的住院人群共计 3 585 911 人。meta 分析结果显示，在这些住院人群中总体 AKI 发病率为 23.2%（95% 置信区间：21.0%；25.7%），其中高危人群的 AKI 发病率分别为：ICU 31.7%（28.6%；35%）；心力衰竭 32.4%（29.0%；36.0%）；心脏外科术后 24.3%（20.4%；28.8%）；血液系统疾病 / 肿瘤 21.3%（7.5%；47.6%）；创伤 19.9%（13.6%；28.2%）。值得关注的是，AKI 发病率具有显著的地域差异性：南美洲高于北美洲（29.6% *vs*. 24.5%）；欧洲南部高于欧洲北部（31.5% *vs*. 14.7%）；亚洲南部高于亚洲西部和东部（23.7% *vs*. 16.7% *vs*. 14.7%）；澳大利亚和新西兰亦具有较高的发病率（25.6%）。此外，国家 GDP 用于全部卫生花费的比例每升高 1%，AKI 的发病率增高 0.54%，但是 AKI 病例的死亡率却降低 1.36%。以上结果提示政府对于医疗卫生的投入力度对 AKI 诊断和治疗水平的提高非常重要。

AKI 是临床常见的肾急危重症，院内病死率高，医疗资源消耗大，并且存活患者远期死亡率和慢性肾病发生率都显著增高（Chawla et al., 2011; Lameire et al., 2013; Li et al., 2013）。在纳入 meta 分析的 110 个研究中，429 535 例 AKI 患者的全因死亡率为 23%，并且随 AKI 的临床分期增加死亡率明显升高：1 期为 15%；2 期为 29%；3 期为 48%，其中需要肾替代治疗者死亡率为 49%，即使存活下来，亦有 40% 的 AKI 患者遗留慢性肾损害、10%~20% 需持续性透析，远期病死率 31% ~58%（Lewington et al., 2013）。由此可见，AKI 已经成为一个全球性的公共卫生问题。有鉴于此，国际肾脏病学会（International Society of Nephrology, ISN）在 2013 年提出“ISN-AKF 0 by 25 计划”，号召全球肾脏科医生高度重视 AKI/AKF，倡议在全球特别是发展中国家大力开展相关工作，力争到 2025 年，全部急性肾衰竭（acute kidney failure, AKF）病例均能得到合理的诊断和治疗（Remuzzi et al., 2013; Mehta et al., 2015）。

近年来，我国也陆续开展了住院患者 AKI 发病情况的调查研究。单中心报道的综合医院住院患者 AKI 发病率为 2.4%~3.2%（陆任华等，2012; Fang et al., 2010）。中国急性肾损伤临床研究协作组（ISN AKF 0 by 25 China Consortium）调查了 2013 年度全国 22 个省、自治区、直辖市的 44 家省级和区县级医院共计 220 余万例成年住院患者的 AKI 发病情况，总检出率为 2.03%，院内死亡率为 12.4%，放弃治疗率为 16.5%。由于调查的住院人群中只有 25.3% 的患者具有重复检测的记录，而目前 AKI 的诊断标准依赖于检验指标的动态变化，因此，调查结果很可能低估了 AKI 患者的发病率。即便如此，根据调查获得的检出率估计，我国 2013 年约有 290 万成年住院患者罹患 AKI，其中约 70 万患者死亡；AKI 患者总体住院医疗费用高达 1300 万美元。此外，存活的 AKI 患者中 67.5% 在出院时肾功能未恢复或仅部分恢复，从而可能发生长期慢性损伤。在全部 AKI 患者中，74% 被临床主管医师漏诊，在被诊断的患者中延误诊断率为 18%。仅有 16.7% 的 AKI 患者可通过 ICD 编码进行查询。并且具有透析指征的 AKI 患者中，仅 60% 接受了透析治疗 (Yang et al., 2015)。由此可见，AKI 已经对我国造成了严重的医疗、社会和经济负担，并且在临床工作中存在严重的诊断和治疗不足问题。在另一项来自中国 7 个省市 9 家大型医院 2013 年度住院人群的 AKI 流行病学多中心调查研究中，重复检测率同样很低（ 29.8% ），其 AKI 患者的检出率为 2.2%，经过数学模型计算校正后估计这 9 家大型医院 2013 年成年住院患者的 AKI 发病率为 11.6%，AKI 患者的住院死亡率为 9%（ Xu et al., 2015 ）。一项来自全国 20 家 ICU 中心的前瞻性调查研究显示，我国 ICU 的 AKI 发病率为 31.6%，死亡率为 35.9%（ Wen et al., 2013 ）。在另一项对我国西南地区 3 家 ICU 中心的调查中，AKI 的发病率为 37.8%，死亡率为 51.8%（ Zhou et al., 2016 ）。来自 27 家儿科中心的研究显示，我国儿科住院患者中 AKI 的检出率仅为 0.32%，死亡率为 3.4%（ Cao et al., 2013 ）。其他高危病人群的 AKI 发病率亦有报道，但多为单中心数据，并且局限于大型城市医院，具有选择偏倚：心脏外科术后 31.1%（ Che et al., 2011 ），造血干细胞移植术后 29%（ Liu et al., 2010 ），肝移植术后 32.4%（ Xu et al., 2010 ），颅脑外伤后 23%（ Li et al., 2011 ），高龄患者 14.8%（ Wen et al., 2012 ）。从各研究的结果来看，我国 AKI 患者临床诊疗缺乏规范，迫切需要各级和各学科医师的重视与协作。

三、急性肾损伤的病因分类

急性肾损伤的病因分为肾前性、肾性和肾后性三大类。在不同地区、不同患病人群，AKI 的病因分类比例有所差异。总体而言，肾前性 AKI 最为常见，其次为肾性，肾后性 AKI 相对较少。

（一）肾前性急性肾损伤

又称肾前性氮质血症，或功能性急性肾损伤，是由于有效血容量不足、肾血管收缩等原因导致的肾血流灌注减少所引起的肾小球滤过功能急性下降，占全部 AKI 病例的 40% ~ 55%，是最常见的 AKI 类型（ Nash et al., 2002; Wonnacott et al., 2014; Yang et al., 2015; Mesropian et al., 2016 ）。

常见肾前性 AKI 的病因包括：血容量不足，如失血、腹泻、利尿等导致细胞外液丢失过多以及肝硬化、肾病综合征等导致的细胞外液重新分布；各种原因导致的心输出量减少；脓毒症等引起外周血管扩张；药物（包括 NSAIDs、ACEI、ARB 等）等导致的肾血管收缩、扩张失衡和外伤等导致的肾动脉机械性阻塞（表 17-1-4 ）。肾前性 AKI 未发生肾实质组织破坏，改善血流灌注可使肾功能快速恢复。但是如果不及时去除病因，造成严重或持续的肾血流低灌注，则会引起急性肾小管上皮细胞坏死（ ATN ），从而发生肾性 AKI。通过补充血容量可以快速纠正的肾功能减退又称容量反

表 17-1-4 肾前性急性肾损伤的病因

血容量不足
细胞外液丢失
出血：创伤、手术、分娩、消化道
消化道体液丢失：腹泻、呕吐、胃管引流
肾丢失：利尿剂、渗透性利尿、尿崩症
皮肤黏膜丢失：烧伤、高热
细胞外液重新分布：肾病综合征、肝硬化、营养不良、毛细血管渗漏
心输出量减少
心源性休克
心包疾病：缩窄性心包炎、限制性心包炎、心包填塞
充血性心力衰竭
心脏瓣膜病
肺病：肺动脉高压、肺栓塞、肺心病
脓毒症
周围血管扩张
脓毒症
肝硬化
过敏
药物：抗高血压药物、麻醉药
肾血管收缩
脓毒症早期
肝肾综合征
急性高钙血症
药物：去甲肾上腺素、血管加压素、α 肾上腺受体拮抗剂、NSAIDs、ACEI、钙调素抑制剂、碘对比剂
肾血管机械性梗阻
动脉夹层形成
外伤：血管创伤、血肿压迫
腹腔内压增高

应性肾前性 AKI，例如各种原因导致的细胞外液丢失。而扩容治疗不能纠正的非容量反应性肾前性 AKI，如充血性心力衰竭、脓毒症等严重疾病状态，需要全面评估患者的有效血容量、心输出量、外周血管阻力以及肾局部循环状态，制订合理的综合治疗方案。

正常情况下，肾局部的血管收缩和扩张具有精细的自身调节（autoregulation），因此对于肾血流量在一定程度内的下降可以维持稳定的肾小球滤过率。肾小球的血流量和滤过压受入球小动脉和出球小动脉二者间的血流量与压力差控制。肾低灌注时，局部血管紧张素Ⅱ活性增强，引起以出球小动脉为主的血管阻力升高，从而增加肾小球滤过压，维持正常的 GFR。另一方面，局部扩血管物质合成增加，包括前列腺素、胰舒血管素、一氧化氮等，作用于入球小动脉，增加肾小球血流量和滤过压。因此，在肾低灌注的患者应用血管紧张素抑制药物（包括血管紧张素转换酶抑制剂和血管紧张素受体Ⅰ阻断剂），会干扰血管紧张素Ⅱ对于局部血管的调节作用，引起 GFR 下降，发生肾前性 AKI。这种影响在原有疾病存在高肾素、高血管紧张素状态（如充血性心力衰竭、双侧肾动脉狭窄）时更为突出。非甾体抗炎药（NSAIDs）可以选择性地阻断花生四烯酸的合成，导致具有扩血管活性的前列腺素合成减少，从而抑制入球小动脉扩张，引起 GFR 下降，发生肾前性 AKI。当患者存在容量不足（特别是强利尿后）、低蛋白血症水肿、NSAIDs 与 ACE 抑制剂合用以及老龄时，更容易发生。

肾血管病变、高血压肾硬化症、糖尿病肾病以及老年患者的肾自身调节能力下降，在相对较轻的肾低灌注状态即易发生肾前性 AKI（Denic et al., 2016）。另一方面，处于肾前性 AKI 状态的肾对于缺血和肾毒素耐受性差，临床患者在外科手术、麻醉状态和使用血管内造影剂、潜在肾毒性药物时更容易发生缺血性或者肾毒性肾小管结构损伤。因此及时发现和纠正肾前性 AKI 对于临床防止发生缺血性以及肾毒性 AKI 至关重要。

（二）肾性急性肾损伤

又称肾实质性 AKI，是由于肾实质结构发生急性病变所导致的急性肾功能减退，占 AKI 的 28%～50%（Nash et al., 2002; Wonnacott et al., 2014; Yang et al., 2015; Mesropian et al., 2016）。依据病变部位的不同，分为：①肾小球疾病：包括各种急进性肾炎、急性感染后肾小球肾炎。②肾小管坏死：常见原因为缺血性、肾毒性（药物、造影剂等）和色素尿（血红蛋白尿、肌红蛋白尿）。③肾间质疾病：常见原因为药物、感染、自身免疫性疾病、肿瘤细胞浸润等。④肾血管疾病：包括小血管炎、血栓性微血管病、肾梗死等。其中以 ATN 最为常见。各种不同原因的肾实质性疾病引起的急性肾损伤治疗方法和强度不同，例如 ATN 以去除病因和支持治疗为主，而急进性肾炎常常需要强化免疫抑制治疗，因此谨慎地鉴别诊断、及时进行肾活检十分重要。

（三）肾后性急性肾损伤

是由于尿路梗阻导致的急性肾功能减退，占 AKI 的 5%～10%（Yang et al., 2015）。最常见的梗阻部位为膀胱颈部，可由前列腺疾病引起机械性梗阻或者由于抗胆碱能药物、神经源性膀胱导致功能性梗阻。双侧输尿管梗阻、孤立肾患者或者慢性肾衰竭患者发生的单侧输尿管梗阻均可引起 GFR 急性下降，发生肾后性 AKI。输尿管梗阻的原因可来自管腔内（例如输尿管纤维化狭窄、结石、肿瘤、血块、脱落组织块），亦可由管腔外病变压迫导致梗阻（包括腹腔肿瘤、肿大淋巴结、腹膜后纤维化）。大部分肾后性梗阻经过干预后可以永久或暂时解除，从而使肾功能好转。因此及早明确诊断非常重要，以避免长时间梗阻导致肾实质损伤。尿路梗阻多有典型的影像学（如 B 超、CT、MRI 等）所见，诊断比较容易。因此临床上对于 AKI 患者应该进行常规排查。需要注意的是，在少见情况下，如果尿路梗阻的患者同时存在肾前性 AKI 或者肾性 AKI，则其 GFR 明显降低，B 超检查时肾积水征象可能并不明显，容易漏诊，条件允许时可以进行肾动态检查同时了解双侧肾血流灌注及尿液排泌的状态，有助于分析与鉴别。

除了传统的尿路梗阻外，一些内源性或外源性物质在肾小管腔内形成结晶或者管型，导致肾内梗阻，常见有：①尿酸盐结晶：痛风、肿瘤（如白血病、淋巴瘤、恶性实体肿瘤等）化疗后发生的溶瘤综合征，肾小管液中尿酸浓度升高，在酸性环境中形成结晶堵塞肾小管管腔。②钙盐结晶：高钙血症、磷酸盐摄入过多（如肠道准备、特殊饮食习惯等）、草酸盐摄入增多时，尿液中形成磷酸钙、草酸钙结晶。③药物：氨甲蝶呤、磺胺、阿昔洛韦、印地那韦、喹诺酮类、万古霉素等，药物代谢物或原型在肾小管中沉积形成结晶。④轻链蛋白：多发性骨髓瘤患者尿中排出大量轻链蛋白，在脱水、应用利尿剂等情况下形成黏稠的蛋白管型，引起肾小管腔内梗阻。肾内梗阻通常不能通过影像学进行诊断。对于临床上的可疑患者，应在尿沉渣中仔细检查结晶成分。肾活检时如发现广泛肾小管内结晶或蛋白管型沉着，可进一步通过特殊染色明确诊断。对于临床上容易发生肾内梗阻的高危患者，应充分水化，并且根据结晶成分的化学特性调整适宜的尿液 pH 值，以利于增加溶解度，避免结晶形成。

四、急性肾损伤的诊断思路和方法

急性肾损伤是一组以肾功能急性减退、血肌酐短期内迅速升高为共同表现的临床综合征，具有病因多样、病变复杂和病情严重的特点，治疗方式因病因而不同。多种 AKI 如能及早确诊、正确治疗可以治愈或者使肾功能改善或稳定，因此 AKI 的诊断贵在早期正确的病因判断。

（一）鉴别是 AKI 还是 CRF

鉴别急性还是慢性肾损害决定了患者的肾功能是否具有可逆性、除替代治疗外是否需要针对病因的治疗以及治疗强度。临床工作中切忌武断地将患者诊断为“慢性肾衰竭（CRF）”或者“尿毒症”。对于任何肾功能不全的患者都应该坚持判别是否为急性损伤或者是否具有导致肾损害急性加重的因素，切勿放松对 AKI 病因诊断的追索，力争为患者肾功能的恢复赢得宝贵时机。AKI 与慢性肾衰竭的鉴别要点包括：

1. 病史

已知明确的肾病史（尤其血清肌酐升高）或者夜尿增多历史提示慢性肾衰竭，但应注意慢性肾衰竭基础上发生 AKI 的可能性；如果有明确可以导致 AKI 的病因，短期内迅速进展达到诊断标准，或者出现少尿、无尿，则可确立 AKI 的诊断。

2. 肾体积

肾体积缩小或肾实质变薄可确诊为慢性肾衰竭；肾体积增大多为 AKI，但需要除外糖尿病肾病、淀粉样变性病、IgG4 相关肾病、淋巴瘤、多囊肾等可以引起肾体积增大的特殊慢性肾脏病；体积在正常范围则难以辨别。

3. 指甲肌酐

血液的各种生化成分（包括肌酐）参与了指甲的生长过程。指甲由甲根部生长至顶端甲缘大约需要 3 个半月，慢性肾衰竭患者指甲的生长周期也与此相似（李惊子等，1992）。通过甲缘肌酐值可以估算 3～4 个月前的水平，因此如果指甲肌酐升高则支持慢性肾衰竭的诊断（李惊子等，1992）。

4. 其他参考的化验指标

慢性肾衰竭多表现为贫血、高磷和低钙血症，但是 AKI 发生后也可以较快出现上述改变，因此上述指标的检验对于 AKI 和 CRF 的鉴别并不可靠。如果患者在未接受纠正贫血和钙磷代谢紊乱治疗的情况下没有出现上述改变，则提示为 AKI。

5. 肾活检

肾活检是鉴别 AKI 与慢性肾衰竭的金标准。肾前性 AKI、肾后性 AKI 和临床表现典型的 ATN 以及药物过敏性急性间质性肾炎

（AIN）引起的 AKI，一般不需要肾活检病理诊断。AKI 时的肾活检指征包括：①临床怀疑重症肾小球疾病导致 AKI；②临床表现符合 ATN，但是少尿期超过 2 周；③怀疑药物过敏性急性间质性肾炎（AIN），但临床证据不充分；④在慢性肾疾病基础上肾功能突然恶化；⑤ AKI 原因不明；⑥临床上无法用单一疾病解释 AKI 原因。AKI 患者的肾活检标本在进行全面病理检查之前应立即做冰冻切片苏木素-伊红染色，可在肾穿当天即初步辨别新月体肾炎、AIN 及 ATN，从而尽快选择或者调整恰当的治疗方案。

（二）AKI 的病因学及肾脏病变的定位诊断

诊断 AKI 后要尽快明确病因。首先要考虑并除外肾前性以及肾后性 AKI，因为二者是可逆的，如果及时去除致病因素，可以避免发生肾性 AKI 以至不可逆的损伤。肾前性 AKI 需要与缺血导致的 ATN 相鉴别，因为二者的病因学相同，不同之处在于是否发生肾脏的器质性损伤。鉴别要点为判断肾小管上皮细胞的功能与结构是否正常（表 17-1-5）。肾后性 AKI 可以有前列腺增大、盆腔脏器肿瘤、尿路结石等病史或手术史等，常常表现为突发无尿或者有尿与无尿交替出现，也有表现尿量正常者，可以伴有肾绞痛。尿液检查一般没有明显异常或者表现为新鲜正常形态红细胞尿，影像学检查可能发现单侧或双侧肾盂、输尿管扩张。需要注意的是，即使是已经发生了肾实质损伤的 AKI，仍然可能合并存在肾低血流灌注或者尿路梗阻的因素，加重 GFR 下降并导致组织进一步损伤。因此所有 AKI 患者都应首先评估肾的灌注状态以及尿路情况，一定要除外了导致 GFR 下降的肾前性与肾后性因素，才可以考虑单纯肾性 AKI 的诊断。

对于肾性 AKI，需要进一步判断病变部位为肾小球、肾小管、肾间质或者肾血管。肾小球性或小血管性 AKI 临床表现为急性肾炎综合征，尿检表现为显著的变形红细胞尿和肾小球源性蛋白尿。ATN 和 AIN 往往有明确的诱因，尿液检查多无明显蛋白尿以及红细胞尿，而表现为明显的肾小管功能受损，包括低比重尿、肾性糖尿、氨基酸尿、肾小管源性蛋白尿、尿酶升高以及肾小管酸化功能异常。在判断肾病变部位的同时必须对导致肾损伤的具体疾病作出诊断，例如感染后肾炎、系统性红斑狼疮、

表 17-1-5　ATN 和肾前性 AKI 的鉴别诊断

	ATN	肾前性 AKI
尿常规	少量尿蛋白，尿沉渣可见肾小管上皮细胞、管型	正常
尿比重	<1.010	>1.020
尿渗透压 [mOsm/（kg · H_2O）]	<350	>500
尿肌酐（mg/dl）/ 血肌酐（mg/dl）	<20	>40
血尿素氮 / 血肌酐	<10 ~ 15	>20
尿钠（mmol/L）	>40	<20
尿钠排泄分数（FeNa，%）	>2	<1
肾衰竭指数（mmol/L）	>1	<2
尿低分子量蛋白	升高	不升高
尿酶	升高	不升高

注：钠排泄分数（%）=（尿钠 × 血肌酐）/（血钠 × 尿肌酐）；肾衰竭指数=尿钠/（尿肌酐/血肌酐）

ANCA 相关性小血管炎、药物过敏性 AIN、血栓性微血管病等，需要结合临床（病史、症状、体检、尿液检查、特殊化验和检查）与肾病理并经过综合分析进行判断。正确的疾病诊断是正确治疗并改善患者预后的保证。

（三）慢性肾脏病基础上的 AKI

慢性肾脏病是发生 AKI 的独立危险因素（Thakar et al., 2005; James et al., 2010），其易感性主要与慢性肾脏病时血流动力学不稳定、肾自我调节机制受损、肾对于缺血和毒素损伤更为敏感以及肾功能已经发生损害的情况下更易发生 GFR 的下降有关（Daugherty et al., 2008; Bidani et al., 2009; Venkatachalam et al., 2010）。根据我国多中心 AKI 调查结果显示，在慢性肾脏病基础上发生的 AKI（Acute Kidney Injury on Chronic Kidney Disease, A on C）占全部 AKI 病例的 24.3%（Yang et al., 2015）。CKD 基础上发生 AKI 的常见原因包括：①药物：慢性肾脏病患者为常用药物人群，又因为其药物代谢排泄能力下降、肾组织对药物损伤敏感性增加，因此容易发生肾毒性 ATN 或者过敏性 AIN，常见如血管内成像使用造影剂、抗生素、非甾体抗炎药等；②肾低灌注：如大型手术，严重脱水，应用 ACEI、ARB 类药物，伴有毒血症、休克和心搏量下降等；③恶性高血压，常见于 IgA 肾病、狼疮性肾炎等；④原有肾病变加重或病变活动（如狼疮性肾炎、小血管炎肾损害等）。⑤其他：偶有膜性肾病伴发双侧肾静脉血栓导致 AKI。因此，临床上对于 CKD 患者如果进行创伤性检查或治疗，或者应用潜在肾毒性药物时，要特别注意保证肾的有效血流灌注、尽量选择肾毒性轻的药物并根据 GFR 调整药物用量，以期减少 AKI 的发生。

CKD 基础上发生的 AKI 导致原有的组织缺血和损伤进一步加重，加剧肾功能的下降。Ishani 等报告，在老年（≥67 岁）住院患者中，CKD 患者 2 年后发生 ESRD 的风险比无基础肾病的患者增加 8.4 倍；而在 CKD 基础上发生了 AKI 的患者，2 年后进入 ESRD 的风险增加 41.2 倍（Ishani et al., 2009）。另一方面，发生 AKI 后如果经过合理的治疗，有 60%～70% 的 CKD 患者肾功能可以完全或者部分恢复（Ali et al., 2007; Lakhmir et al., 2012）。因此临床上对于慢性肾脏病患者发生的肾功能不全应仔细辨别，遇到以下情况时需要警惕 AKI 的发生：①肾功能进展速度与原有 CKD 的发展规律不符；②病史中有可疑加速肾功能恶化的因素，如应用肾毒性药物；③有慢性肾病史的患者出现肾功能不全而 B 超检查肾没有出现萎缩。对于 CKD 基础上发生的 AKI 要及早做出病因学诊断，及时干预和去除诱因，如肾功能损害持续快速进展或未能恢复，在条件允许下应及时行肾穿刺病理检查。

五、急性肾损伤的预防与治疗

急性肾损伤的治疗需要强调防治一体、系统综合的分级治疗策略，既要挽救患者生命，又要注意肾保护，期望能够改善整体生存和肾预后。主要包括四个环节：① AKI 的一级预防：尽可能控制 AKI 的损伤原因和易感因素，即在急性肾损伤的高风险人群中采取预防措施，对高危人群力争预防 AKI 发生，对 AKI 患者则避免发生持续性损伤，并贯穿在 AKI 防治的全过程；② AKI 的早期发现和支持治疗；③ AKI 的病因治疗；④ AKI 的远期随访与一体化治疗。

AKI 的高风险包括两层含义：①致 AKI 的损伤原因：包括可导致 AKI 的疾病状态、接受可导致 AKI 的检查或治疗。例如败血症、失血、脱水、循环障碍、手术、创伤、烧伤、造影剂、潜在肾毒性药物等。以上各种因素常常共同存在而致病；②患者具有AKI的易感因素：例如高龄、贫血、营养不良、肿瘤、慢性肾脏病、慢性心、肺、肝脏疾病、糖尿病等（National et al., 2012）。此外，特定损伤还具有特殊的风险指标。现有的临床研究已经对心脏手术、血管手术、普通外科手术、应用造影剂以及创伤等不同AKI高危病人群体建立了AKI的风险评分系统（Mehran et al., 2004; Thakar et al., 2005; Palomba et al., 2007; Brown et al., 2008; Kheterpal et al., 2009）。例如，在心脏手术时，合并外周血管或脑血管病变、主动脉内球囊反博、搭桥术合并瓣膜手术、心肺旁路持续时间、主动脉夹闭时间以及溶血等均为发生AKI的高风险指标（Thakar et al., 2005）。识别AKI高风险人群有利于早期开展有针对性的预防和保护措施。AKI的高风险评分可以提高临床医生的警戒性，尽可能纠正可逆性或可控性的危险因素，例如纠正低血容量、贫血和低蛋白血症以及选择低风险的检查和治疗手段。对于AKI的高风险人群需要加强肾功能监测力度，严密监测相关指标的动态改变和尿量变化，以利于早期发现AKI。

在AKI的防治中，诊断时机是关键的环节。然而在临床工作中AKI的诊断时机延误问题很严重。在全国多中心住院患者的AKI调查结果显示，我国的AKI临床漏误诊现象严重（Yang et al., 2015）。很多临床医生，特别是非肾脏专科医生，还延用急性肾衰竭的概念，没有意识到血清肌酐轻度升高即具有重要的临床意义，仅当患者出现持续少尿或者成倍升高甚至需要肾脏替代治疗时方予以关注，因此大大延误了AKI的治疗时机。另一方面，临床工作中对于AKI高危群体的监测力度不够，对于手术患者、应用潜在肾毒性药物患者、存在低血容量风险的患者没有及时复查，因此未能早期发现AKI并且去除致病因素，导致肾损伤的持续进展。由于AKI广泛存在于临床各个科室，大多数主管医生缺乏肾脏专科培训背景，因此，要实现AKI的早发现、早诊断，首先要开展针对非肾脏专科专业、特别是AKI高发学科的医师培训，普及和提高对AKI的认知水平。此外需要建立AKI的预警系统，建立高危人群的AKI监测机制，制定合理的检测频度和尿量观察标准。

由于目前尚缺乏促进肾组织修复的治疗手段，因此对于AKI的治疗从疾病的高风险阶段就应开始，并且应该随时评估和调整，避免肾组织的进一步损伤。AKI患者往往病情复杂，合并多种器官系统疾病，其处理需要多学科的医生密切合作，制订综合的诊疗策略，主要包括：血容量和肾灌注压的监测与维护、肾功能监测、治疗药物种类与剂量的调整、合理的营养支持、血糖和电解质酸碱平衡的管理、控制感染以及适时开始肾替代治疗。与此同时要积极辨别AKI的病因并开展针对病因的治疗。在AKI的诊断和治疗过程中，肾脏专科会诊对于改善疾病预后非常重要。来自美国ICU的研究资料显示，肾脏专科会诊不及时与AKI的病死率和透析需要率成正比，每延误2天，死亡风险增加2倍，而造成延误肾脏专科会诊的主要原因为尿量不减少以及未及时检查（Mehta et al., 2002）。来自我国多中心住院患者的AKI调查结果显示，7604例AKI患者中仅有21.4%经由肾脏专科会诊，而肾内科会诊/就诊是患者院内死亡的独立保护性因素（Yang et al., 2015）。因此，我们提出应该重建AKI临床诊疗机制，组建肾脏专科的AKI诊治小分队，对医院各科AKI患者主动采取相应措施，与主管科室医生共同讨论患者的诊治。

AKI一方面给国家、社会、患者及家庭造成巨大的医疗经济负担，是重要的公共卫生问题；另一方面，AKI可防、可治、可恢复，因此，值得花大力气开展防治工作。AKI 的预防和早期诊断是决定预后的关键，但是其病因复杂、可在社区人群中发生、医院内各学科广泛分布，因此，需要开展面向社会、基层医院和非肾专科医师的教育和培训，加强对 AKI 的认识和应对能力，并且开展多学科协作，及时获得有效的肾专业支持。我国目前非常缺乏 AKI 的临床研究，对于 AKI 的发病、诊断和治疗现状缺乏了解，临床诊治有很大提升空间。

第二节 慢性肾脏病和肾脏替代治疗

一、慢性肾脏病概述

（一）定义

KDOQI（2013）提出的慢性肾脏病（CKD）定义：各种原因引起的持续超过 3 个月的肾损害和/或肾功能障碍（表 17-2-1）。肾损害包括肾组织结构异常、肾影像学检查异常或肾损害导致的血液或尿液成分异常等；肾功能障碍是指 GFR 下降至 <60 ml/min。并根据 GFR 分为 G1 到 G5、根据尿蛋白/肌酐比值分为 A1 到 A3，两者组合对 CKD 进行分期诊断（表 17-2-1）。

随着尿蛋白定量和 CKD 分期增加，CKD 患者全因死亡率、心血管死亡率、肾衰竭的风险、急性肾损伤的风险和 CKD 进展的风险均明显增加。低 GFR 与高白蛋白尿者风险更高，尤其是在年轻的 CKD 患者中。

（二）慢性肾脏病的病因

CKD 并不是一个特定疾病的诊断，而是有相似临床表现的一组临床疾病，必须尽量找出其病因。据粗略估计，当前我国成年人口 CKD 患病率为 10.8%。根据我国北京、上海的局部资料和全国性资料，慢性肾炎占据了需要血液净化治疗患者的全部病因的首位，其次为糖尿病和高血压导致的肾损害，其他病因包括系统性疾病肾损害、慢性间质性肾炎、梗阻性肾病、遗传性肾病、肾动脉狭窄等。由急性肾损伤引起的慢性肾脏病也不容忽视。

另外一个需要关注的问题是，在当前医疗技术水平下，CKD 是一种不可治愈的临床状态，

表 17-2-1 KDOQI 对 CKD 分期标准

		尿蛋白尿/肌酐（mg/g）		
分期	GFR(ml/min)	A1 <30	A2 30～300	A3 >300
1	>90			
2	60～89			
3a	30～45			
3b	15～29			
4	15～29			
5	<15 或透析			

有的患者或医师追求疾病痊愈是不切实际的。过分积极治疗可能导致严重的并发症，可加速肾功能恶化速度，有时甚至会导致患者死亡。

（三）慢性肾脏病的临床表现

1. 症状和体征

慢性肾脏病的症状和体征较少。可表现为水肿、肾小球源性血尿、腰痛、排尿异常等；继发性肾脏病，可有原发病的表现；当出现肾功能减退后，可出现与毒素潴留导致的内环境紊乱有关的表现以及肾内分泌功能缺失导致的症状和体征（例如贫血）。

由于早期 CKD 患者症状少、无体征，建议定期进行健康检查，以早期发现、早期处理，从而延缓肾病进展速度和并发症的发生。

2. 实验室检查

发生肾损伤时，大多数尿液检查可发现蛋白尿和 / 或血尿；尿路感染者可发现白细胞尿。与导致肾损伤病因有关，可发现相应的组织性蛋白尿或溢出性蛋白尿。

血液检查可发现导致肾损伤的系统性疾病的证据、肾功能下降的证据。

3. 影像学检查

二维超声是最常用的肾影像学检查手段。肾大小和实质厚度对鉴别急性和慢性肾衰竭有帮助；集合系统扩张对诊断梗阻性肾病有帮助。核素肾动态扫描有利于了解分肾功能。

4. 肾组织病理检查

肾组织病理检查对确定肾实质的病变性质很有帮助，有助于制订治疗方案和预判患者对治疗的反应与肾病的进展速度。

5. CKD 持续进展的机制

当前对 CKD 持续进展的机制研究尚未完全明确，相关学说包括高灌注学说、高代谢学说、残余肾单位学说、矫枉失衡学说等。当导致肾损伤的原发病未得到控制时，肾病进展速度也会加快。

另外，在 CKD 基础上，当使用了不当的药物或在其他诱因作用下（例如全身感染、容量不足、糖尿病或高血压控制不良），极容易发生肾功能的急剧恶化。

（四）慢性肾脏病的管理

1. 概述

任何原因引起的慢性肾脏病，均会向损害肾功能的方向发展。部分患者肾功能持续下降，最终导致终末期肾衰竭。因此，对肾病的治疗的重点也由疾病的诊断及肾病的特殊治疗阶段向干预疾病进展、有效预防并发症的方向发展。也就是说对 CKD 的治疗更强调对疾病有一个合理、有效的整体计划，从患者教育、疾病的早期诊断、积极有效地治疗原发病到预防和治疗并发症，强调慢性肾脏病的一体化防治和管理。

CKD 患者必须主动参与到疾病管理过程中来：①主动根据疾病修正自己的生活规律；②了解自己的情况，包括身高、体重、血压、尿量、尿蛋白、肾功能和一些重要的化验检查。如果病史较长，建议将这些检查结果制成表格，方便就诊时医师查看；③遵从医嘱，定期检查，按时服药。

CKD 的治疗目标是：治疗原发病、延缓 CKD 进展速度、预防心脑血管并发症、治疗慢性肾脏病并发症、适时开始肾脏替代治疗。

不同 CKD 阶段的治疗目标侧重点不同：针对早期 CKD，其管理重点是治疗原发病和延缓肾病进展速度。当肾功能下降到一定程度，开始出现各种并发症，这时除了治疗原发病、延缓肾病进展速度之外，治疗 CKD 的并发症也应作为重点。进入晚期的 CKD，除了上述治疗，预防心脑血管并发症变得十分重要，同时应引导患者在身体上和心理上做好肾替代治疗的准备。

2. 饮食和生活方式调整（life style adjustment）

不同病因的 CKD，对饮食的要求也不同：①大量蛋白尿患者，需要适当摄入高效价蛋白，以补充尿液中的流失，以维持营养状况；②对于非肾病综合征患者，可能需要适度限制蛋白入量，以降低肾的工作负荷，延缓肾病进展速度；③对于较晚期 CKD 患者，需要适当限制饮食中磷、嘌呤和钾的摄入量，以避免高磷血症，并降低磷负荷，避免高尿酸血症和高钾血症。实际临床工作中对饮食的调整可能会更复杂，要综合考虑患者的全身状况和当前的主要问题来确定饮食调整策略。

几乎没有某种肾病是需要完全卧床静止休息的。因为 CKD 是慢性疾病，并不可恢复，长期卧床会降低全身肌肉力量。除非重要脏器功能不足以支持日常活动，否则 CKD 患者均适合适度的主动锻炼。过度锻炼会产生大量的代谢废物，增加肾工作负荷，应该避免。

3. 导致肾损伤的原发病管理

在我国，尽管糖尿病和高血压的比例有逐年增高的趋势，但肾小球疾病目前仍占慢性肾衰竭病因的半数左右。成人肾小球疾病分为原发性和继发性，临床上首先需要通过一些化验检查排除继发性肾小球疾病，如狼疮性肾炎、乙肝相关性肾炎、过敏性紫癜性肾炎等。如患者尿蛋白量较大（>1 g/d），肾功能正常或轻度下降，在无禁忌证时，通常需进行肾穿刺活检，通过病理检查明确病理类型。最终需综合考虑患者的全身状况、病因、病理类型、尿蛋白定量、肾功能等情况决定是否需使用免疫抑制剂。如果需要使用，应结合患者肝功能、血糖等指标选择适合的免疫抑制方案。对于新发现的肾小球疾病患者，如有肾活检指征，应尽快转诊至肾专科医生处就诊。如果暂时不需要使用免疫抑制治疗，可根据尿蛋白情况及血压酌情使用 ACEI/ARB 类药物降低尿蛋白。对于单纯肾小球源性镜下血尿的患者，无需特殊治疗，嘱患者定期复查，避免劳累、感染及应用肾毒性药物。

4. 延缓肾病进展速度

延缓肾病进展的一般措施包括：健康饮食、适当运动、戒烟限酒、控制体重等良好的生活方式；避免劳累、感染及滥用药物。

控制血压、血糖、血脂、血尿酸等对于延缓肾脏病进展也非常重要。

还应纠正可能导致 CKD 快速进展的其他一些可逆因素，包括原发病未得到有效控制或加重、血容量不足、心力衰竭或严重心律失常、严重感染、败血症、肾毒性药物、尿路梗阻、严重贫血、电解质紊乱、创伤、过度劳累等。

5. 治疗肾病的并发症（KDIGO, 2012; 2017）

进入 CKD 3 期以后，逐渐开始出现肾性贫血（renal anemia）、钙磷代谢紊乱、继发性甲状旁腺功能亢进、电解质紊乱等并发症。

对于出现贫血的患者，应根据患者血红蛋白、铁蛋白、转铁蛋白饱和度（TSAT）、叶酸、维生素 B12 水平给予铁剂、促红细胞生成素等治疗（王伊娜等，2015）。

出现低钙血症的患者可口服补充钙剂。

出现高磷血症的患者，如同时合并低钙血症或血钙正常，应给予碳酸钙或醋酸钙随三餐嚼服以减少磷的吸收；而血钙、血磷均高的患者应服用碳酸镧、司维拉姆等不含钙的磷结合剂。

对于继发性甲状旁腺功能亢进的患者，在控制磷摄入量并纠正钙磷代谢紊乱的基础上，可酌情使用活性维生素 D 或西那卡塞。

出现高钾血症的患者除需注意低钾饮食之外，可口服排钾利尿剂、聚苯乙烯磺酸钙等药物，严重的高钾血症还需静脉使用一些药物，如葡萄糖 + 胰岛素、葡萄糖酸钙、排钾利尿剂、碳酸氢钠等。

出现代谢性酸中毒的患者可酌情口服或静点碳酸氢钠纠正酸中毒。

6. 预防和治疗心脑血管疾病

对于 CKD 早期的患者，主要通过控制传统的心血管疾病危险因素及 CKD 相关的心血管疾病危险因素来预防心脑血管并发症。这些危险因素包括：高血压、糖尿病、高脂血症、吸烟、体力活动过少、蛋白尿、氧化应激、微炎症、营养不良、高同型半胱氨酸血症、容量负荷过、高凝状态、RAS 激活等。应合理控制传统的心血管疾病危险因素。

对于中晚期 CKD 患者，由于开始出现各种 CKD 相关的并发症，其心脑血管并发症的危险因素更多，包括：高血压、糖尿病、高脂血症、吸烟、体力活动过少、蛋白尿、贫血、钙磷代谢紊乱、氧化应激、微炎症、营养不良、高同型半胱氨酸血症、容量负荷过大、高凝状态、RAS 激活、电解质紊乱等。应合理控制这些 CKD 相关的心血管疾病危险因素。

7. 慢性肾病时的药物剂量调整（Matzke et al., 2011）

肾既是药物代谢及排泄的场所，又是药物发挥作用或产生毒性反应的器官。肾在药物的代谢和清除中起着重要作用。药物在肾的清除方式包括肾小球滤过、肾小管分泌和肾小管重吸收。

肾病患者的药物代谢动力学与正常人不同，主要表现在以下几个方面：①药物吸收：肾病患者由于氨的含量增多而使胃内 pH 值升高，影响药物吸收，从而改变其生物利用度。②药物分布：肾脏疾病可引起蛋白自尿中丢失导致蛋白结合药物丢失和血浆蛋白水平下降；或尿毒症毒素导致蛋白结构改变而改变药物与蛋白的亲和力；加之尿毒症毒素和酸中毒的影响，从而影响药物的分布和血浆游离药物浓度。③药物的分解代谢：肾病患者氧化速度加快，还原、水解过程减慢，乙酰化过程正常或减慢。④药物排泄：随着肾功能减退，药物排泄速度减慢，半衰期延长。所以，慢性肾脏病患者用药应根据肾功能减退的严重程度来调整给药剂量及给药间隔。否则，按照常规剂量给药会导致药物蓄积而中毒。

老年患者合理用药包括以下几个方面：①避免滥用药物，应根据病情变化及时调整药物，将老年患者的用药种类减低到最低水平，并避免使用肾毒性药物。②对主要经肝代谢的药物应将剂量减少至常规成人剂量的 1/2 或 1/3；③对主要经肾排泄的药物根据 eGFR 水平减量或延长给药间歇；④对用药者应定期细致观察，监测其临床表现，肾功能及有关生化指标，必要时监测血药浓度，一旦出现毒副作用，立即给予及时处理。

8. 定期监测

一般监测项目：所有 CKD 患者应常规监测血压、心率、体重、尿量等。对于无特殊并发症、严重并发症的 CKD 患者，应按下表（表 17-2-2）频率进行门诊随访，各随访项目的随访频率见表 17-2-3。

二、血液透析

（一）血液净化概述（左力等，2016）

1. 尿毒症毒素 (uremic toxins）

尿毒症毒素可以是内源性的，也可以是外源性的。但当没有特意注明，尿毒症毒素特指机体自身代谢产生的无用物质。尿毒症毒素大部分来源于机体细胞的代谢，也可来源于黏膜的寄生菌，尤其是胃肠道细菌。在日常生活中，经过摄食、呼吸或皮肤吸收进入体内的必须经

表 17-2-2 CKD 患者门诊随访频率样表

分期	GFR (ml/min)	CKD 门诊随访频率	备注
1	≥90	1～6 个月	高血压和糖尿病肾病 3～6 个月，需用免疫抑制治疗的 CKD 患者酌情
2	60～89	1～6 个月	同 CKD1 期
3	30～59	1～3 个月	
4	15～29	1～3 个月	
5	<15		
	非透析患者	1 个月	
	血液透析	2～3 天	
	腹膜透析	1 个月	

表 17-2-3 建议的 CKD 患者门诊随访项目和随访频率表

随访项目	CKD 1 期	CKD 2 期	CKD 3 期	CKD 4 期	CKD 5 期
血常规	1～6 个月	1～6 个月	1～3 个月	1～3 个月	1 个月
尿常规	1～3 个月	1～3 个月	1～3 个月	1～3 个月	必要时
24 小时尿蛋白定量	1～3 个月	1～3 个月	1～3 个月	1～3 个月	必要时
肝肾功能、电解质、血糖	1～3 个月	1～3 个月	1～3 个月	1～3 个月	1 个月
血脂	6 个月	6 个月	6 个月	6 个月	6 个月
Alc（糖尿病者）	3 个月	3 个月	3 个月	3 个月	3 个月
铁三项及铁蛋白（贫血患者）	6 个月	6 个月	6 个月	3～6 个月	3～6 个月
PTH	6 个月	6 个月	6 个月	6 个月	3～6 个月
CXR	6～12 个月	6～12 个月	6～12 个月	6～12 个月	3～12 个月
ECG, UCG	12 个月	12 个月	12 个月	12 个月	12 个月
乙肝五项	12 个月	12 个月	12 个月	12 个月	12 个月
Anti-HCV	12 个月	12 个月	12 个月	12 个月	12 个月
ANA, C3/C4	必要时	必要时	必要时	必要时	必要时
KT/V, Ccr, PCR					1～3 个月
饮食记录	门诊	门诊	门诊	门诊	门诊

肾脏排泄的有害物质，在尿毒症时会逐渐蓄积。另外，外源性毒素也可以是医源性的，例如为了治疗肺炎而使用的抗生素，若未经剂量调整，其原型或代谢产物可在体内潴留导致毒性反应。

原本血清中存在的生理性物质，在某些情况下极度升高也可成为毒素，例如甲状旁腺激素、血脂等。广义地讲，自身免疫性疾病时机体产生的自身抗体也是一种毒素，例如抗肾小球基底膜抗体、抗中性粒细胞胞质抗体。另外，有些疾病虽然病因未明，但是可以确定其血浆中存在某种致病物质，这种不明的致病物质也是毒素。

按照尿毒症毒素的分子结构，可将其分为核苷类（如甲基腺苷）、胍类（如不对称二甲基精氨酸、肌酸、肌酐）、多元醇类（如赤藓糖醇、阿糖醇）、肽类（如视黄醇结合蛋白、肾上腺髓质素）、嘌呤类（如尿酸）、嘧啶类（如腐胺、尿苷）、酚类（如甲酚、对苯二酚）、糖基化终末产物类（如果糖赖氨酸、乙二醛）、吲哚类（如褪黑激素、犬尿酸、犬尿素）、马尿酸类（如马尿酸、P-OH 马尿酸）、多胺类（如腐胺、亚精胺、精胺）、细胞因子类（如 IL-1、IL-6）等。

按照尿毒症毒素的相对分子量，可将其分为小分子毒素、中分子毒素和大分子毒素。一般将相对分子量小于 500 道尔顿的毒素归为小分子毒素，如尿素、肌酐、尿酸、草酸盐、胍类、酚类等；500～12 000 道尔顿的毒素归为中分子毒素，如 β2 微球蛋白、胱抑素 C、肾上腺髓质素等；大于 12 000 道尔顿的毒素归为大分子毒素，如瘦素、视黄醇结合蛋白、补体因子 D、透明质酸、免疫球蛋白轻链等。另外，IL-1 和 IL-6 也属于大分子蛋白质。分子量超过白蛋白的物质，机体自身的肾小球不能滤过，一般不列入尿毒症毒素。

按照尿毒症毒素的蛋白结合率，将其分为蛋白结合毒素和非蛋白结合毒素。蛋白结合毒素如马尿酸、同型半胱氨酸、甲酚、乙二醛等；非蛋白结合毒素如精氨酸、肌酐、尿素、尿酸、甲基胍、不对称二甲基精氨酸等。

正常人体肾小球滤过率为 100 ml/min 左右，每周可将体液清理 20 余次，可将分子量小于白蛋白的非蛋白结合物质清除。当 GFR 下降到 10 ml/min 左右时，肾每周仅能清理体液 2 次左右。随着肾清除代谢废物能力的下降，逐渐出现内环境紊乱。当药物治疗不能维持内环境稳定，患者症状不能纠正时，需要开始肾替代治疗。

2．血液透析原理概述

（1）毒素清除原理：体外血液净化治疗利用弥散、对流、吸附和置换的原理来清除体内毒素并补充机体所需要的物质。①弥散是溶质通过半透膜从浓度高的一侧到浓度低的一侧的运动。常规低通量透析利用的即是弥散原理。②对流是溶质随着液体从半透膜一侧进入另一侧的过程。利用对流原理的典型例子是血液滤过。③吸附是溶质随液体流经吸附装置时停留在吸附装置表面的过程，常常用来吸附大分子或蛋白结合毒素。④置换一般配合对流来实现，血液滤过也是一种置换。

弥散、对流、吸附和置换几种血液净化方式是密不可分的。普通的低通量血液透析主要靠弥散原理，当同时有脱水治疗时就伴随对流发生。普通的高通量透析，因为有脱水和反超滤的存在，也同时伴随对流的发生。而血液透析滤过同时使用了置换液和透析液，通过对流清除掉与置换液等量的液体，溶质伴随对流被清除；同时血液与透析液通过半透膜进行溶质的弥散交换。另外，有些透析膜本身有吸附作用，可吸附血液中的某些毒素。

透析器有一个重要参数叫筛分系数（sieving coefficient），筛分系数代表了溶质通过透析膜的能力。对于非蛋白结合溶质，溶质的相对分子质量越大筛分系数越小，当相对分子质量超过一定数值后则不能通过特定的透析器。因此特定的透析器对某溶质的清除效果与该溶质的筛分系数有关；影响溶质的弥散清除的另一个重要因素是透析过程中血液侧和透析液侧的溶质浓度梯度；影响溶质的对流的另一个重要因素是透析过程中的对流量。

通过体外血液净化不但可清除血液中的毒素，还能补充机体缺乏的物质，例如血液透析、血液滤过和血液透析滤过时可补充碳酸氢根。体外血液净化同时也会清除血液中有用的小分子水溶性物质，例如维生素 C、肉碱、氨基酸、葡萄糖等。

（2）水清除原理：水的清除是通过超滤来

完成的。当半透膜的两侧存在静水压和/或渗透压产生的压力梯度时，水分子会随着压力梯度方向发生跨膜移动，这个过程就是超滤。血液透析对水的清除主要靠静水压。透析器一个重要参数是超滤系数（ultrafiltration coefficient，K_{uf}），即单位压力和时间内的脱水量。在血液透析中，压力梯度是由血液侧与透析液侧的静水压力差形成，叫跨膜压（transmembrane pressure，TMP）。对一个特定的透析器来说，跨膜压越大脱水速率（$UFR=K_{uf}\times TMP$）越快。当前通过两种方式控制脱水速率，①压力控制：由工作人员设定固定的TMP，但因为K_{uf}的标称变异度和透析过程中的变化导致K_{uf}的不确定，导致的直接后果是UFR的变异，此种脱水控制方式已经不常用。②容量控制：由工作人员设定固定的脱水目标，机器根据脱水目标、透析时长和透析过程中当前K_{uf}自动调整TMP，保持UFR稳定，此控制方式可导致透析过程中TMP变化，需要设定TMP高限报警以预防TMP过高导致的透析膜破裂。

（3）总结：虽然全球数百万尿毒症患者依赖血液透析存活，但当前的常规血液透析技术存在一定的不可克服的缺陷，因此依赖血液透析的患者的死亡率远远高于普通人群。其缺陷包括：①当用尿素计算时，标准的血液透析方案每周只能清理体液大概2次左右，远远低于健康肾；②血液透析治疗是一种间断治疗，治疗过程导致内环境的剧烈波动，而治疗间期代谢废物逐步蓄积；③透析治疗过程中可发生各种急性并发症和意外；④透析治疗不能替代健康肾的内分泌功能，必须靠药物补充，例如促红细胞生成素；⑤透析导致水溶性有用物质丢失。

（二）血液透析装置和透析用水

1. 血液透析装置

（1）水处理系统和水路：市政水进入透析室后，依次通过砂滤去除悬浮物质、树脂罐去除硬度、活性炭去除消毒剂和有机物，最后进入反渗透装置。反渗透装置的输出为反渗水，通过供水管道供应到每一台透析机。按照厂商建议，必要时需要对水处理系统和水路进行消毒，消毒前要保证消毒剂浓度有效，消毒后要对系统进行充分冲洗并保证消毒剂残留在安全范围内。

（2）透析机（dialysis machine）：透析机提供了以下的工作单元：①水路的功能是将反渗水与透析液浓缩物A和B按照一定的比例进行混合，产生透析液，供应到透析器。②血泵的功能是驱动来自体内的血液流经体外循环。③肝素泵的功能是持续向体外循环管路中注入肝素，避免体外循环凝血的发生。④脱水控制单元。⑤监测装置的功能是对透析过程各项参数进行实时监测保证透析安全，这包括透析液电导度监测、动脉压监测、静脉压监测、透析液温度监测、透析充分性监测、无创上臂血压监测、透析器破膜和漏血监测、静脉管路的空气监测等。

（3）透析器（dialyzer）：透析器是血液透析的主要部件，是血液透析过程中脱水和溶质交换的唯一场所。根据不同非蛋白结合物质的筛分系数和K_{uf}，将透析器人为划分为低通量透析器、高通量透析器、中截留量透析器和高截留量透析器。一般来说，K_{uf}越大的透析器，其对溶质的截断相对分子质量越高、对中大分子的通过能力越强，因此，当临床需要清除中大分子时，需要选用K_{uf}较大的透析器。但由于透析器内中空纤维丝的侧孔大小并不一致，随着溶质分子量的增大，一个特定透析器对它的筛分系数是逐渐减小的，并不是从1突然下降到0。这样，中截留和高截留透析器就有一定量的白蛋白丢失。

（4）体外循环（extra-corporal circulation）：

从患者的血液透析通路引出血液（使用动脉-静脉内瘘时，引出的是动脉血，使用中心静脉双腔置管时引出的是静脉血），由透析机提供的血泵驱动顺体外循环的动脉线流入透析器的血液入口，血液自透析器流出后进入静脉线，自静脉线返回血液透析通路。

在体外循环管路上有几个重要的接口：动脉压监测、静脉压监测、动脉线空气捕捉器、静脉线空气捕捉器、静脉线空气监测器等。

2. 透析用水和透析液（左力，2009; 2017）

（1）透析用水：随着科学技术的发展和使用污染透析液对患者产生不良影响的深入研究，以及许多治疗新方法的应用（在线血滤和高通量透析）等，世界各国均制定了相关的透析用水和透析液的国家或行业标准，主要从理化和微生物两大方面对水质进行规范。例如美国 AAMI、加拿大 Z364.2.2、国际标准 ISO13959 等，我国也于 2005 年正式发布了行业标准 YY0572-2005（表 17-2-4 和表 17-2-5），并于 2017 年 1 月 1 日正式开始实施。在供水系统消毒后，还要保证消毒剂残留在安全范围。

当透析用水的细菌或内毒素水平超过干预水平时，应对系统进行消毒，而不要等到超过最大允许水平。

（2）透析液（dialysate）：透析液是一类有多种离子和非离子物质的溶液，具有一定的渗透压。关于透析液，国家发布了两个医药标准：YY0572 透析用水和 YY0598 血液透析及相关治疗用浓缩物。透析用水的相关化学污染物检测和生物学污染检测，适用于对透析液进行检测。

透析液是由透析机水路的配比系统把透析液浓缩物 A 和 B 与反渗水按一定比例混合的产

表 17-2-4　反渗水所含化学污染物最大容许量

污染物	最大允许量（ml/L）	污染物	最大允许量（ml/L）
铝	0.01	镁	4（0.16 mmol/L）
砷	0.005	汞	0.0002
钡	0.1	硝酸盐（氮）	2
镉	0.001	钾	8（0.2 mmol/L）
钙	2（0.05 mmol/L）	硒	0.09
氯胺	0.1	银	0.005
氯	0.5	钠	70（2.8 mmol/L）
铬	0.014	硫酸盐	100
铜	0.1	锡	0.1
氟化物	0.2	锌	0.1
铅	0.005		

表 17-2-5　反渗水所含生物污染物最大容许量和干预水平

项目	最大允许值	干预水平
细菌	100 CFU / ml	50 CFU/ml
内毒素	0.25 EU/ml	0.125 EU/ml

物。A 和 B 浓缩物可以为粉剂或液体。A 浓缩物的主要成分为钠离子、钾离子、钙离子、镁离子、氯离子、醋酸根离子和葡萄糖，B 浓缩物的主要成分为碳酸氢钠。不同厂商提供的 A 浓缩物的浓度不一样，需要调整透析机的配比系统产生出进入透析器的透析液。透析液的钠离子、钙离子和镁离子浓度与血清的生理浓度接近；由于透析患者往往伴有高钾血症和代谢性酸中毒，透析液的钾离子浓度要低于血清浓度，而碳酸氢根浓度一般高于血清浓度。醋酸根用于调整 A 液的 pH 值；葡萄糖可预防透析过程中血清葡萄糖的丢失，从而预防透析过程中的低血糖。

当进行普通的低通量透析时，透析液品质要达到 YY0572-2015 的要求。当进行高通量透析时，透析液品质要达到超纯透析的要求。当进行血液透析滤过时，置换液要达到静脉输液品质（表 17-2-6）。

（三）血液透析的实施

1．开始透析时机和目的

（1）血液透析时机：随着肾单位数量的减少，肾清理毒素的能力逐渐衰退，逐渐出现各种并发症，这包括高血压、贫血、酸中毒、高磷血症、低钙血症、高钾血症、水负荷过重、营养不良等，并增加心脑血管并发症的风险。大多数情况下，即便是在肾功能衰退的较晚的时期，配合饮食调整和药物治疗，上述大多数异常是可以控制的，没有必要开始透析治疗。这是因为当前的透析过程一直是非生理的，可出现各种急性和慢性并发症甚至意外。血液透析导致的经济负担、生活和工作的不便，也会导致患者生活质量的下降。在决定开始透析治疗前需综合评估尿毒症本身对患者生活质量和生命周期的影响、开始透析治疗对患者的益处和风险，做出对患者最有利的选择：①对于危及生命的高钾血症、代谢性酸中毒和水负荷过重，紧急透析是合理的；②对于大多数稳定的慢性肾脏病患者，择期开始透析治疗是可行的。

很长时间以来，临床医师依据肾小球滤过率（glomerular filtration rate，GFR）决定开始透析时机，但由于越来越多的证据表明 GFR 作为开始透析治疗的指征是有问题的。最近的指南建议，对于在肾内科规律随访的尿毒症患者，可以在密切监测下推迟透析治疗的开始实施；但也不建议 GFR<2 ml/min 时仍不开始透析。这是因为 GFR 过低时患者发生突发事件的风险和需要紧急透析的风险都明显增加。虽然尚无过硬的循证医学证据，但目前大多数血液净化领域专家建议：开始透析治疗的时机主要参考尿毒症相关的症状、内环境和营养状况靠药物是否可控制，同时适当参考 GFR。

要做到择期开始透析治疗，透析通路的择期建立又是一个问题。腹膜透析导管植入后短期内即可使用，但用于血液透析的动静脉内瘘（AVF）在建立后需要一段时间成熟后才可穿刺，且患者间身体状况的差异导致所需成熟时间不同，一般需要 1 个月或更长的时间。可根

表 17-2-6　不同透析模式对透析液品质的要求

	微生物含量（CFU/ml）	细菌内毒素（IU/ml）
普通透析	＜100（50）	＜1（0.25 E）
高通量透析	＜0.1	＜0.03（0.001 J）
血液（透析）滤过	$<10^{-6}$	静脉输液标准

据既往患者 GFR 下降速度预判患者 GFR 下降到 5 ml/min 所需要的时间长度来确定 AVF 手术时机。这么做可能有两个问题：①可能因为急性事件导致 GFR 快速下降，从而出现紧急透析指征，导致错过建立 AVF 的最佳时机或导致择期透析的计划失败。② AVF 成熟后，GFR 未下降到 5 ml/min，或虽然 GFR 已经下降到 <5 ml/min，但患者无症状、内环境稳定、营养状况佳，此时仍可考虑靠药物维持而不急于开始透析。

（2）血液透析目的：①清除过多的水分，使高容量负荷正常化；②清除尿毒症毒素、纠正电解质紊乱及代谢性酸中毒；③减少心血管并发症及死亡率；④改善患者生活质量。

2．透析通路

当前普遍采用的血管通路为动静脉内瘘（arteriovenous fistula）、中心静脉导管。其中动静脉内瘘又包括自体动静脉内瘘和移植物内瘘。由于自体动静脉内瘘创建容易、花费低、维护容易、并发症少，是学界公认的维持性透析患者的首选通路，次选为移植物动静脉内瘘，当动静脉内瘘无法建立时才选择中心静脉导管。《中国血液透析用血管通路专家共识》（2014 年第 1 版）建议我国血管通路的目标应该是自体动静脉内瘘 >80%，移植物内瘘 >10%，中心静脉导管 <10%。

（1）自体动静脉内瘘：自体动静脉内瘘是在皮下将动脉和邻近的表浅静脉进行吻合。动脉血流经吻合口直接进入静脉，经过至少 4 ~ 6 周成熟期后，动静脉内瘘血流量增加、管腔扩张、管壁增厚，可直接穿刺静脉行血液透析治疗。

GFR<30 ml/min 的患者应开始考虑肾替代治疗方式的选择。预计将要行血液透析的患者，应至少 6 个月前自体动静脉内瘘手术，以预留充分内瘘成熟的时间以及针对成熟不良原因的纠正的时间，避免需要透析时不得不行深静脉置管。因内瘘会导致心脏负荷增加，因此术前要对患者心功能进行评估；还要对拟手术部位血管情况进行评估，避免手术失败。

非优势侧腕部桡动脉 - 头静脉（Brescia-Cimino 内瘘）是首选的手术部位。其次可以选择鼻咽窝、尺动脉 - 贵要静脉等前臂血管。如果前臂血管条件太差，可以选择肘部肱动脉 - 头静脉或转置的肱动脉 - 贵要静脉。术后需经过一段时间内瘘成熟后方可穿刺使用。内瘘成熟的标准：静脉内径 >5 mm；静脉距皮肤深度 <6 mm；穿刺部位血流速 >500 ml/min。

动静脉内瘘的穿刺要严格执行无菌操作。动脉穿刺针距吻合口 >3 cm，可采取顺血流或逆血流的方向，当可用的穿刺点离吻合口较近时，顺血流方向穿刺是较好的选择。动静脉穿刺针间距 >5 cm，以减少血液再循环。静脉穿刺针应顺血流方向。不同的穿刺方法影响动静脉内瘘的使用寿命。常见的穿刺方法包括：阶梯式（绳梯式）和纽扣式（扣眼式）。但近期的研究发现，采用纽扣孔穿刺法的患者并发菌血症的风险增加，并不适合广泛采用。透析结束、拔除穿刺针后，最好的止血方法是手指在穿刺点部位直接压迫止血，所施加压力要适当，以达到止血目的且不阻断内瘘血流为原则，一般需要压迫 10 min。20 min 后仍有出血提示可能存在静脉流出道狭窄或全身凝血功能障碍。

内瘘常见并发症包括：感染、狭窄、血栓形成、血管瘤形成、肢端缺血综合征等。肢端缺血综合征是指内瘘建立后局部血流动力学发生变化，造成远端肢体供血减少、出现缺血性改变的一组临床症状综合征，主要表现有肢体发凉、苍白、麻木、疼痛等症状，严重者可出现坏死。

（2）移植物动脉静脉内瘘：根据患者的血管条件并遵循尽可能先远后近的原则，在前臂选尺、桡动脉或肘部的肱动脉做人造血管的动脉流入道与人造血管行端侧吻合。静脉流出道可选择头静脉、贵要静脉或腋静脉等。手术可在局部麻醉下进行，术前可以预防性使用抗生素。

术后 2～3 周，手术范围内皮肤及皮下组织无明显水肿或红肿，人造血管可清晰触及的内瘘可以试行穿刺透析。穿刺人造血管动静脉内瘘必须充分了解手术吻合血管部位，避免动静脉穿刺部位颠倒。近年来，有一种带硅胶层的人造血管问世，可以在建立后数小时至一天左右进行穿刺。

感染发生率比自体内瘘高，下肢的人造血管内瘘更易感染。在进行某些容易感染的手术操作如拔牙、泌尿生殖系统检查治疗时应预防性使用抗生素。人造血管局部感染可经抗生素治疗或局部切除感染血管得以治愈，感染范围较大的人造血管往往需要全部切除。

移植物内瘘发生血栓、狭窄的机会也大于自体内瘘。

（3）无袖套无隧道中心静脉双腔导管：多用于以下患者的紧急血管通路：①急性肾衰竭等需要行持续肾替代治疗；②药物过量或中毒需行血液透析或血液灌流；③终末期肾病患者需紧急透析但没有成熟的长期透析通路；④维持性透析患者长期透析通路出现并发症，预计短期内可以解决；⑤预计后续不需要维持性透析治疗的血浆置换；⑥腹膜透析患者，新置入的腹膜透析管尚不能使用或并发腹膜炎需行血液透析；⑦肾移植患者因严重的排异反应需临时血液透析。

右侧颈内静脉是首选的插管部位。锁骨下静脉插管易出现气胸、血胸、穿刺锁骨下动脉、臂丛神经损伤和中心静脉狭窄等并发症，应尽量避免。肾替代治疗时间短（<1 周）、合并心力衰竭、肺水肿的患者，可首选股静脉临时插管。因有可能损伤髂静脉，对有肾移植预期的患者，应权衡选择该部位的利弊。置管过程应在超声引导和心电监护下进行。

透析前后将透析管与透析管路连接或分离过程中，应遵循无菌操作的原则。操作人员和患者均应戴口罩和帽子，充分消毒操作区域皮肤及透析导管，导管外口始终应有肝素帽或注射器封堵，不应将外口直接暴露空气中。透析间期禁止经透析管输液治疗。透析结束后，使用干燥的无菌敷料覆盖。干燥的敷料较不透气的透明敷料能减少外口感染的发生率。

一般透析结束后用肝素盐水封管，封管溶液量等于导管的标称容量。由于导管尖端侧孔的存在，封管液注入后即刻即可漏出，漏出量可达封管液量的 1/3。对于有出血风险的患者，应减低封管液的肝素浓度，同时缩短更换封管液的间隔时间，以避免导管失功能。

导管相关的常见并发症包括血栓形成、纤维鞘形成、感染、中心静脉狭窄等。

（4）带袖套带隧道中心静脉双腔导管：动静脉内瘘透析通路不能有效建立的患者，使用深静脉置管作为长期血液透析通路。这类患者包括：儿童；糖尿病患者伴有严重的外周血管病变；过度肥胖的患者；因多次建立动静脉通路已经没有可供使用的动静脉血管资源；严重心功能不全不能耐受外周动静脉通路带来的心脏负荷的增加；预期生命有限的患者及短期内可以进行肾移植的患者；《中国血液透析用血管通路专家共识》（2014 年第一版）明确指出，在动静脉内瘘成熟期内，应使用带袖套带隧道中心静脉导管。

带袖套带隧道导管的置管和使用原则与无袖套无隧道导管类似，其感染发生率相对较低。轻症病例表现为发热或寒战，而重症病例会出现血流动力学不稳定。为减少抗生素耐药菌株的出现，应尽早根据血培养的结果调整抗生素的使用。导管相关血流感染血培养阳性标准：①同时有≥5∶1的定量血培养结果（中心静脉导管比外周静脉）；②阳性时间差：中心静脉导管血培养阳性比外周静脉血培养阳性至少早2小时。

早期出现的导管功能不良多是由于位置不良、弯折或导管腔内血栓形成。纤维鞘和附壁血栓是晚期导管功能不良的主要原因。

3. 透析方式选择

可根据所使用的透析器的筛分系数和K_{uf}将血液透析方式大致分为低通量透析、高通量透析、中截留量透析、高截留量透析等。一般认为，$K_{uf}<10$ ml/（h·mmHg）者称为低通量透析器，$K_{uf}>20$ ml/（h·mmHg）者称为高通量透析器。但上述四种透析方式并不存在一个严格的划分界限，均采用弥散原理实现血液与透析液间的溶质交换。

（1）低通量透析：使用低通量透析器进行的普通透析是当前我国常用的血液透析手段。主要清除水分、低分子非蛋白结合代谢废物，并调整电解质和酸碱平衡。常用尿素清除指数（Kt/V_{urea}）评价透析充分性。

（2）高通量透析：使用高通量透析器进行的普通透析，主要清除水分、低分子和中分子非蛋白结合代谢废物，并调整电解质和酸碱平衡。常用尿素清除指数（Kt/V_{urea}）评价小分子的透析充分性，当前还无公认的计算中分子清除充分性的方法。

高通量滤器在增加溶质通透性的同时，也增加了反超滤的机会，所以高通量透析是通过弥散和对流两种方式清除溶质的。因反超滤的存在，对透析液品质要求更高。若透析用水中的化学污染物和/或微生物检测超标，则可通过透析膜进入血液，造成患者产生致热源反应、各种急、慢性并发症，从而影响患者的透析质量和生活质量。

（3）中截留量透析：使用中截留量透析器进行的普通透析，中截留量透析器对相对分子质量在4万左右的溶质有一定的筛分系数，可清除相对分子质量在此范围的溶质。用Kt/V_{urea}评价小分子的透析充分性，但当前还无公认的计算中分子清除充分性的方法。中截留量透析可导致一定量的白蛋白丢失。

（4）高截留量透析：使用高截留量透析器进行的普通透析，比中截留量透析器的截断相对分子质量更大，因此对中分子的清除能力更强。可用Kt/V_{urea}评价小分子的透析充分性，当前尚无公认计算中分子清除充分性的方法。高截留量透析可导致较多的白蛋白丢失。

（5）血液滤过液吸附后再输入：该技术串联高截留量血液滤过器和血液透析器，用特制的树脂罐吸附血液滤过液中的无用成分，而将白蛋白重新输入体内。这一技术避免了高截留量透析导致的白蛋白丢失问题。

（6）血液滤过（hemofiltration）：血液滤过是使用高通量血液滤过器通过对流方式清除溶质，不使用透析液。血液滤过过程中经静脉管路（后稀释）或动脉管路（前稀释）输入大量符合静脉输液标准的置换液，再通过超滤将液体和溶质同时带走。由于使用通透性强、K_{uf}高的滤过器，可清除相当量的中大分子物质，因此对稳定和维持心血管系统的稳定性，纠正或减轻心功能不全，纠正酸碱平衡失调等方面均优于普通的低通量透析。

前稀释法（pre-dilution）是在透析器前输入置换液，由于进入滤器前血液被稀释，因此清除率显著降低，需要使用更大量的置换液才能达到后稀释同样的溶质清除效果。后稀释法是在透析器后输入置换液，置换液用量小，但血液易被浓缩，透析器凝血发生率高，因此需要较大剂量的抗凝剂。

血液滤过需要使用静脉输液品质的置换液。与低通量透析相比，虽然血液滤过增加了中分子物质的清除。但受到对流量的限制，其毒素清除能力是有限的。例如对于一个体液量为 40 L 的患者，如果后稀释补液量为 20 L，其达到的 Kt/V_{urea} 只有 0.5 左右。如果采用前稀释治疗模式，毒素清除能力就更弱了，这是因为进入滤器的血液被稀释。因此当前临床已经不再常用此治疗方式。对于需要床旁紧急治疗的危重症患者，如果患者为高分解状态，也不建议选择此治疗模式。

（7）血液透析滤过（hemodiafiltration）：血液透析滤过是综合了血液透析和血液滤过两种模式，既可通过弥散清除溶质（包括小分子和中分子溶质），又可通过对流清除中大分子物质。对患者改善高血压、贫血，增进食欲，改善体力，减轻皮肤瘙痒等方面具有良好效果，提高透析患者的生活质量。近期的随机对照试验也证明其可降低患者死亡率。

血液透析滤过过程中通过前稀释或后稀释方式补充大量的达到静脉输液品质的置换液。

血液透析滤过是当前常用的透析模式中对溶质清除效果最强的模式。

（8）单纯超滤（isolated ultrafiltration）：超滤是指排除尿毒症患者体内多余的水分，这是透析疗法的主要功能之一。超滤可以与透析分开进行，称为“单纯超滤”。单纯超滤常应用于临床上水负荷过多，透析易出现低血压的患者，以及伴有明显腹水、胸水和心包积液、慢性心力衰竭、肝硬化或肾病综合征并对利尿剂不敏感的患者。

应当注意，单纯超滤时溶质的清除仅仅靠随超滤液对流，发生的溶质交换很少，所以如果患者毒素水平较高，则不适宜单纯超滤，尤其是当存在危及生命的高钾血症、代谢性酸中毒时。

（9）诱导透析：血液透析过程可导致内环境的剧烈波动。对于新进入透析的患者，需要进行几次低效率透析，使患者适应血液透析过程，并逐渐过渡到常规透析，这个使患者适应的低效率透析称为诱导透析，这个时期称为诱导期。不同患者的适应期长短不一样。大多数患者经数次透析即可适应，个别患者需要数月。

诱导应包括：①使用小面积低效率透析器：使用面积为 0.7～0.8 m^2 空心纤维透析器，血流量 100～150 ml/min，也可适当减少透析液流量；②多次短时透析：首次透析最好 2 小时，次日再透析 3 小时，逐渐过渡到规律透析；③增加血浆渗透压：透析中由于尿素等溶质的排除导致血浆渗透压下降，可在透析过程中输入对人体无害的渗透性物质，补偿尿素下降造成的渗透下降；④选择适当的血液净化方法：对氮质血症显著和病情严重的患者，或心血管功能不稳定的老年患者，对血液透析难以耐受者，可以考虑用血液滤过或腹膜透析作为过渡，病情稳定后再转为常规血液透析。

4. 抗凝方案

血液透析中如果不使用抗凝剂或抗凝剂量不足，会导致透析不能按计划顺利进行及血液损失。而抗凝过量可能在部分患者发生出血并发症，甚至危及生命。高凝或有出血风险的患者，抗凝剂种类及剂量需要做相应调整。因此针对不同患者病情采用适宜抗凝是保证透析安全的重要环节。

（1）非裂解肝素：通常采用透析前给予负荷量首剂，透析中持续注射追加的方法。

由于肝素的抗凝作用存在很大个体差异，初进入透析的患者，需要在透析中监测 ACT 或 APTT 来进行个体化剂量调整。肝素抗凝目标是使 APTT 或 ACT 在血液透析中维持于基础值增加 80% 左右水平，透析结束时增加 30% ～40%。

一般来说，对于低出血风险的患者，按体重可以给予肝素首剂 25～50 IU/kg。肝素用盐水稀释后，从穿刺针或透析导管推入静脉，等待 3 ~ 5 分钟使全身肝素化后再连接透析管路开始透析。透析中维持剂量一般为 10 ~ 20 IU/(kg · h)，通过透析机的肝素泵持续泵入透析管路中。

对于大多数稳定的透析患者，抗凝方案确定后可在相对较长一段时间内维持不变。但当患者发生感染、血色素升高或下降、营养状况变化等情况时，也需要相应调整其抗凝方案。

非裂解肝素的副作用包括：出血风险、骨质疏松、肝素诱导的血小板减少症（heparin induced thrombocytopenia，HIT）、脂代谢紊乱、瘙痒和高钾血症。

（2）裂解肝素：又称低分子量肝素，是从肝素裂解而得。抗Ⅹa/ 抗Ⅱa 活性为 2 ~ 4：1。其抗凝作用不能通过 APTT 监测，需要检测抗Ⅹa 活性。相对于肝素来说，可以减少长期使用肝素导致的骨质疏松、脂质代谢紊乱、高血钾这些不良反应。

半衰期较非裂解肝素长，常规透析仅需要给予首次剂量，不需要进行追加。通常剂量为抗Ⅹa 125 ~ 250 IU/kg，可以达到抗Ⅹa 活性 0.4 ~ 0.6 IU/ml。对于出血风险轻度增高的患者，可以给予较低剂量 125 IU/kg。

虽然裂解肝素诱导发生抗体的几率低于非裂解肝素，但与 HIT 抗体有交叉反应，因此发生 HIT 抗体者也不适用裂解肝素。

虽然裂解肝素导致出血风险比非裂解肝素低，但是对出血高风险的患者即使用低剂量仍然导致全身抗凝而增加出血风险。

（3）肝素类似物：达那肝素是裂解肝素的类似物。通过与抗凝血酶及肝素辅因子Ⅱ结合发挥抗凝作用，主要抑制Ⅹa 活性，对Ⅹa 及Ⅱ因子抑制比例达到 22：1，远高于裂解肝素。通过监测抗Ⅹa 活性反映抗凝效果，APTT 无帮助。达那肝素与 HIT 抗体有低水平的交叉反应，使用时应该注意监测血小板计数。因相对分子质量小，产生抗体的几率小于裂解及非裂解肝素，可用于 HIT 的患者的抗凝治疗。

磺达肝素是天然戊糖的甲基衍生物，半衰期 17 小时。通过抑制Ⅹa 发挥抗凝作用。由于分子量小，不发生 HIT。可用于 HIT 患者的抗凝治疗。

（4）凝血酶抑制剂（direct thrombin inhibitor）：阿加曲班是人工合成的精氨酸衍生物，为凝血酶直接抑制物，作用快速、可逆，抗凝活性可通过 APTT 及 ACT 监测。其半衰期为 18 ~ 40 min，停用后迅速代谢，迟发性出血风险低。与 HIT 抗体无交叉反应，是 HIT 患者抗凝治疗的首选药物。

其他凝血酶抑制剂包括重组水蛭素和水蛭素的衍生物片段。

（5）蛋白酶抑制剂（protease inhibitor）：可抑制Ⅱa 因子、Ⅹa 因子、Ⅺa 因子等丝氨酸蛋白酶类凝血因子。半衰期只有几分钟，出血风险小于非裂解和裂解肝素。

（6）无抗凝透析：无抗凝技术适用于以下人群：①存在凝血机制障碍；②存在出血风险，例如活动性消化性溃疡、新近手术、外伤后等；③ HIT 而缺乏其他无肝素透析技术。

以下措施有助于无抗凝技术的成功：提高血流速、定期冲洗透析器、采用前稀释方法的血液滤过和血液透析滤过。

（7）局部抗凝：利用鱼精蛋白（protamine）结合肝素后使其抗凝作用失活的特点，通过在血液通路的动脉端持续输注肝素，在静脉端持续输注鱼精蛋白进行中和，可达到体外循环的局部抗凝，避免体外循环凝血。对肝素及鱼精蛋白输注速度进行调整，使透析器中血液的 ACT 比基线延长 80%，而回流至体内的血液 ACT 恢复到基线值。中和肝素所需要的鱼精蛋白量可以通过鱼精蛋白滴定法确定。肝素局部抗凝法目前已很少使用，除了技术难度大外，其最大的缺点是由于网状内皮系统会将肝素从肝素 - 鱼精蛋白复合物中释放出来，在透析结束后 2 ~ 4 小时血液中发生肝素浓度反弹而引起出血。目前对于出血高风险患者更多采用安全有效的无肝素透析法或局部枸橼酸抗凝法。

钙离子是凝血途径中的重要因子，当血离子钙浓度低于 0.35 mmol/L 时血液凝血受抑制。枸橼酸局部抗凝方法是通过向体外循环中输注枸橼酸溶液来结合血液中的钙离子、使血液中的钙离子浓度降低，从而达到体外局部抗凝作用。局部枸橼酸抗凝方法与低剂量肝素抗凝法比，明显降低出血风险。其优点有：安全性高，对体内凝血没有影响，不会增加高危患者的出血风险；抗凝效果好，体外循环中很少发生凝血，透析器使用寿命延长；血流量不需要特别高。其缺点有操作复杂，需要同时使用输液泵注入枸橼酸与钙；需要经常监测血液钙离子浓度避免低钙血症或高钙血症；枸橼酸盐在体内代谢物为碳酸氢盐，使用时间长容易发生代谢性碱中毒；枸橼酸三钠输入可导致高钠血症。

前列环素是血管扩张剂，并具有抑制血小板聚集的作用。其体外半衰期仅 3 ~ 5 分钟。以每分钟 4 ~ 8 ng/kg 的浓度输注入透析管路动脉端可以起局部抗凝作用。副作用是血管扩张导致的头痛、头晕、面部潮红、低血压。因价格昂贵及低血压不良反应限制了其广泛使用。

透析膜表面覆盖的聚乙烯亚胺可以结合肝素并使肝素在透析中不会脱落进入体内。肝素涂层透析膜抑制透析膜表面的凝血作用，降低透析器局部的凝血，但是对全身凝血无影响，适用于出血高风险患者。与局部枸橼酸盐抗凝方法比较，其透析器凝血发生率更高，且价格昂贵。

5. 干体重（ dry weight ）确定

透析后患者体内多余的水分被充分清除，此时如果达到体内既没有水分潴留，也不存在脱水表现时，称为干体重。干体重的确定不仅可以减少透析中及透析间期的不良事件，还与血液透析患者的心血管疾病发病率及死亡率密切相关。如干体重设置高于实际值，则使患者长期处容量高负荷状态，会导致高血压、左心室肥厚、心力衰竭、慢性炎症状态、营养不良，这些直接引起生活质量的下降及死亡率增加；而干体重设置过低，容易发生透析中低血压、心脑血管血栓栓塞、血管通路闭塞、大脑损伤等严重事件，也会增加死亡率。

临床最常用的确定干体重的方法是试错法。临床医生根据透析前后患者是否存在水肿、高血压、肺水肿体征，是否存在心力衰竭症状等，来判断目前设定的干体重是否过高而导致容量高负荷，或根据透析中或透析后是否有低血压、脱水等症状 / 体征来判断干体重是否设定过低而带来的容量过低状态。随后根据判断尝试调整透析后的目标体重，直至症状体征消失，如果此过程中发生与原来容量负荷状态相反的症状体征，可以把目标体重回调至新出现的临床表现消失。通常可以认为此时的透析后体重为干体重。

除此外，体格检查发现的颈静脉充盈、心界扩大、肺部啰音、肝颈静脉回流征、下肢水肿等体征表示容量负荷可能过重。也可以结合其他客观检查指标来辅助干体重的制定，包括 X 线胸片的心胸比、下腔静脉塌陷指数、血清心房利钠肽水平、透析中血容量变化、体表生物电阻抗等方法。其中生物电阻抗方法相对较准确，其他方法则敏感性及特异性较差。

确定了患者干体重，根据透析间期体重增长量即可确定单次透析的脱水量。

透析患者的干体重需要定期重新评估。对于发生急性并发症的患者，应随时关注其干体重的调整。

6. 透析液成分的选择

标准碳酸盐透析液中含有 HCO_3^- 为 31 mmol/L，醋酸根离子 4 mmol/L。血液透析中可以根据需要上下调节碳酸氢根的浓度，从而使患者的酸中毒得到纠正，并结合透析间期口服碳酸氢钠，使透析前的碳酸氢根浓度维持在 20～23 mmol/L。同时应该避免透析液碳酸氢根浓度过高，导致透析后期发生代谢性碱中毒和血清钾的快速下降。碱血症可以增加钙磷沉积，引起低氧血症、恶心、意识障碍等症状，并可能导致心律失常。血清钾快速下降可导致心律失常。

由于大多数尿毒症患者存在高钾血症，透析液钾浓度通常设置为 2.0～2.5 mmol/L。对于尿量比较多的患者或长期摄入差、营养不良的患者，以及发生急性并发症导致饮食明显减少、呕吐腹泻者，通常透析前血钾水平会比一般患者低，此时应该根据透析前的血钾水平适当增加透析液的钾浓度。通常如果透析前血钾 <4.5 mmol/L，应该使用含钾 3.0 mmol/L 的透析液，以避免透析结束时血钾过低发生心律失常。长期服用洋地黄类药物的患者为避免低钾血症的发生，也应该采用含钾 3.0 mmol/L 的透析液，并通过饮食控制或聚磺苯乙烯钠来避免透析间期发生高钾血症。对于个别透析前血钾 < 3.5 mmol/L 的患者，可以提供含钾 4.0 mmol/L 的透析液来纠正低钾血症。总之，原则是避免低钾血症和血清钾下降过快。

透析液钙离子浓度通常有 1.25 mmol/L、1.50 mmol/L 和 1.75 mmol/L 三种浓度，较高的钙浓度可增加机体的钙负荷，加重软组织钙化和动脉中层钙化，当前学界普遍认为 1.25～1.5 mmol/L 的透析液钙浓度适合大多数透析患者。

透析液中可以选择不添加葡萄糖或添加葡萄糖。使用不添加葡萄糖的透析液的患者在透析中更容易发生低血糖，尤其是进食差或糖尿病患者。透析液中添加葡萄糖的浓度通常为 4.5～11 mmol/L。使用含葡萄糖的透析液不仅可以避免低血糖的发生，还可以减少因血浆渗透性过快下降导致的失衡、肌肉痉挛、低血压等表现，减少透析后疲乏感。

7. 透析液流速和血流速的确定

由于弥散跟浓度梯度有关，因此透析液流速和血流速越快，溶质弥散速度越快。常规透析时透析液的标准流速是 500 ml/min，可以满足血流速 <400 ml/min 时的小分子清除效率需求。当血流速 >400 ml/min，或用高效透析器进行透析时，将透析液流速增高至 800 ml/ min 可以使透析器的 K 值增加约 10%，从而进一步提高透析小分子毒素的清除效率。

8. 透析液温度

血液透析中随着超滤增加，身体核心温度也随之增加。机制可能是超滤导致机体会产生过多的热，以及容量下降导致外周血管收缩、机体散热减少。因此透析液温度常设置在 36～36.5 ℃，以避免透析中体温升高，减少透析中低血压的发生。研究证实透析液温度对溶质清除没有影响，此温度适合大多数患者。

透析液温度 35～35.5 ℃的低温透析可以增加血管反应性，增加心肌收缩力，有利于维持患者透析中外周血管阻力及心血管稳定性，减少因超滤而发生的透析中低血压事件，并可以减轻部分患者透析后乏力感。适用于伴有大量超滤的透析以及反复发生透析相关低血压的患者。

提高透析液温度有利于透析中高血压的控制。

如果拟调整透析液温度，应避免设置过低或过高的透析液温度，以免导致患者不适，甚至可能引发严重并发症。

9. 透析充分性（dialysis adequacy）计算方法

以尿素为代表的小分子的透析充分性（尿素清除指数，Kt/V_{urea}）与患者预后之间的直接关系得到学界的公认，其计算方法以基于可变体积单室尿素动力学模型的 Daugirdas 公式为代表，在临床上广泛使用。

当前还无公认的评价中大分子溶质清除充分性的指标。当进行血液透析滤过时，一般用后置换的补液量粗略估计中分子的清除效率，根据最新的观点，一般建议与后稀释相关的对流量超过 20 L。

（1）时间平均尿素浓度：时间平均尿素浓度（time averaged urea concentration，TAC）是用透析后与下次透析前的血尿素浓度的曲线下面积除以时间得到，在血液透析开展的早期曾被用于判断透析效率。但是其同时受透析对尿素清除与体内尿素生成速率的影响。

（2）尿素下降率（urea reduction rate）：尿素下降率是血液透析尿素清除效率的一个重要指标，其为透析前后血尿素浓度下降值与透析前浓度的比值。常用于计算 Kt/V_{urea}，但受到透析过程中尿素产生的影响，由于尿素产生，观察到的透析后浓度高于预期浓度。

（3）尿素清除指数（urea clearance index，$spKt/V_{urea}$）：虽然 Kt/V 中的 K、t 和 V 分别指尿素清除率、透析时长和尿素分布容积，含义很明确，但因为透析过程中三者都在发生不确定的变化，所以用透析器标称的 K、设定的透析时间和计算的尿素分布容积来简单计算 $spKt/V_{urea}$ 是不可行的。目前公认用单室可变体积尿素动力学模型计算单次透析的 $spKt/V_{urea}$：

$$spKt/V_{urea}=-\ln(R-G\times T)+(4-3.5\times R)\times 0.55\times UF/V \quad (公式 17\text{-}2\text{-}1)$$

上式中，ln 表示自然对数，R 是透析后与透析前血清尿素比值，G 是尿素产生系数（表 17-2-7），T 为透析时长（分钟），UF 为本次透析的脱水量，V 为达到干体重时的尿素分布容积。

（4）用 $spKt/V_{urea}$ 估计平衡状态 Kt/V_{urea}（eKt/V_{urea}）：$spKt/V_{urea}$ 的计算需要透析前和透析后分别采血。当减慢血流速并停止透析液流动后 15 秒采血时，可有效避免通路再循环对 R 值的影响。但因为体内尿素的分布并非单室，透析后可观察到尿素从周围室快速进入中央室，称为尿素反跳。为较好反应透析过程对尿素的清除，最佳的做法是待尿素反跳完成后才收集透析后血样，所计算的尿素清除指数被

表 17-2-7 尿素产生系数的取值表

每周透析次数	透析间期天数			
	1	2	3	4
2			0.0055	0.0045
3		0.0080	0.0060	
4	0.0155	0.0090		
5	0.0175	0.0095		
6	0.0175	0.0095		
7	0.0175	0.0175		

注：对于透析间期天数为1~2天者，如果透析时长超过300分钟，将表中数据增加0.0010得到的$spKt/V$更准确

称为平衡状态的尿素清除指数（eKt/V_{urea}），但这增加了实际操作的困难。因为尿素反跳有一定的规律性，实际上可以用 spKt/V_{urea} 来估计 eKt/V_{urea}。

在使用动静脉内瘘的患者，心肺再循环需要 2～3 分钟才能完成，所以心肺再循环对透析后所采血样存在稀释，导致透析结束后的起始阶段尿素反跳较快。因此，使用下列两个公式计算 eKt/V_{urea}：

当使用动静脉内瘘，存在心肺再循环时：

$$eKt/V_{urea}= spKt/V_{urea} - 0.6 \times （spKt/V_{urea}）/t+ 0.03 \qquad （公式 17-2-2）$$

当使用中心静脉导管，不存在心肺再循环时：

$$eKt/V_{urea} = spKt/V_{urea} - 0.47 \times （spKt/V_{urea}）/t + 0.02 \qquad （公式 17-2-3）$$

（5）标准化尿素清除指数（stdKt/V_{urea}）：eKt/V_{urea} 仍只代表单次透析的尿素清除效率。一般认为每周的 Kt/V_{urea} 达到至少 2.0 才认为以尿素为代表的小分子溶质清除充分。由于透析过程的不连续性，不能把单次透析达到的 spKt/V_{urea} 或 eKt/V_{urea} 简单相加得到 stdKt/V_{urea}。例如对于每周透析三次的患者，如果每次透析 spKt/V_{urea} 达到 1.2，stdKt/V_{urea} 不是等于 3.6，而是远远低于 3.6，近似 2.0。

对于稳定的尿毒症患者，一周来通过透析清除的尿素量与机体产生的尿素量相等，如下式所示：

$$K \times t \times TAC_{urea}=G \times t \qquad （公式 17-2-4）$$

将上述公式变换为：

$$K \times t /V=G \times t/（V \times TAC_{urea}） \qquad （公式 17-2-5）$$

上述两个公式中，K 表示由透析和残余肾功能组成的一周的平均尿素清除率；t 代表一周所经历的时间长度；TAC_{urea} 代表一周来尿素在血清中的平均浓度；G 代表尿素产生率；V 代表尿素分别容积。

但上述计算过程十分复杂，且需要对患者多次采血。实际上，由于尿素产生和单次透析对尿素清除的规律性，可以通过 eKt/V_{urea} 来计算 stdKt/V_{urea}，计算公式如下：

$$stdKt/V= \frac{10080 \quad \frac{1-e^{-eKt/V}}{t}}{\frac{1-e^{-eKt/V}}{spKt/V} + \frac{10080}{Nt} -1} \qquad （公式 17-2-6）$$

N 为每周透析次数；

t 为每次透析的时间长度（分钟）；

eKt/V 根据 spKt/V 通过公式 17-2-2 或公式 17-2-3 计算得到。

（6）spKt/V_{urea} 的连续监测：当前有几种方法在透析过程中可以做到连续监测 spKt/V_{urea}，其机制分别是监测钠透析率或监测废透析液中的尿素的下降率。

当给透析液侧一个钠脉冲时，钠按一定的“清除率”弥散进入血液侧，此“清除率”称为钠透析率，与尿素清除率（K）相等。将透析过程分为若干个时段，通过监测每一个时段的 K，结合时段长度和当时的 V，可计算出一系列的 spKt/V_{urea}，将这些 spKt/V_{urea} 累加所得值即为某时间点所达到的 spKt/V_{urea}。

尿素有吸收紫外线的特性，如果连续监测

废透析液对紫外线的通透性，即可计算任意时刻的尿素的下降率，即公式 17-2-1 中的 R，结合当时的透析时间、脱水量和 V，带入公式 17-2-1 即可计算当时所达到的 spKt/V_{urea}。

10. 透析过程中监测

（1）生命体征：维持性血液透析患者在治疗过程中应当监测生命体征，主要包括血压、心率、呼吸、体温的变化。对于危重患者要给予持续心电监护监测透析患者的血压、心率、血氧饱和度、心律的变化。

（2）患者症状：透析过程中对各种症状的监测有利于及时发现透析并发症，做好预防及治疗。

1）恶心、呕吐：在透析中恶心、呕吐比较多见，发生率 10%~15%，可由多种因素导致，但有时找不到原因。低血压早期、失衡综合征、致热源反应、高血压、心力衰竭、硬水综合征、酸碱度的急剧变化、对醋酸盐不耐受、透析水质不纯、胃肠疾病及某些药物等均可导致恶心、呕吐。恶心、呕吐往往也是脑出血、蛛网膜下腔出血的先兆症状。

2）头痛：在透析中头痛发生率为 5%，但是大多数原因不明确。常见原因可能为高血压、神经性头痛。有偏头痛史者，在透析中头痛症状可能出现或加重。失衡综合征反应和醋酸盐的作用等可加重头痛。也有可能由脑出血、蛛网膜下腔出血所致。

3）发热：在透析当中或结束后发热，原因有感染、致热源反应、输血反应、高温透析，还有不明原因的发热。怀疑与感染有关系时，可做血培养。

4）肌肉痉挛：透析过程中会部分患者会发生肌肉痉挛，发生率约 20%，特别容易发生于除水较多和老年患者，多出现在透析的中后期，以下肢多发，也可发生在腹部。产生肌肉痉挛的原因还不清楚，最重要的诱因是低血压、低血容量、高超滤率、应用低钠透析液。在透析时间上，肌肉痉挛往往在透析第一个月更常见。另外血清肌酸磷酸激酶升高、低镁血症、低钙血症、低钾血症等也是引起肌肉痉挛的原因。

5）胸痛和背痛：考虑与透析间期心绞痛发生有关。

6）瘙痒：当瘙痒仅在透析过程中出现，并伴有其他轻微过敏反应症状时，提示可能是对透析器或者血液循环中某种物质轻度过敏。

（3）透析机参数：动脉压通过连接在透析体外循环的动脉端血管通路中的压力监测器对动脉端的血路压力进行测量，通常在血泵前测量。由于血泵的驱动，泵前的动脉压通常为负压，正常范围在 -280~60 mmHg。影响动脉压的因素包括血泵速度、血管通路有效血流速及动脉穿刺针的内径、在血管内的位置、长度。

静脉压的压力检测器在血管通路的静脉端，因位于血泵后，因此为正压，正常范围是 10~200 mmHg。静脉压大小受血泵速度、静脉穿刺针的位置、血液回路阻力等因素的影响。静脉压力降低提示动脉血流减少、中断或静脉针脱落；升高提示静脉回路凝血或狭窄。

跨膜压是用压力传感器测得的透析膜两侧，即血液侧与透析液侧的压力差。影响跨膜压的因素包括透析器的性质（超滤系数）、单位时间超滤量、静脉压、是否发生透析器内凝血等。在其他条件相同时，透析器的超滤系数越大、跨膜压越小；单位时间内超滤量越大，跨膜压越大。跨膜压通常应该小于 300 mmHg。过高的跨膜压可能有破膜的危险。

透析液的导电能力与其离子浓度相关。通过电导度传感器对透析液的电导度进行测定，可以间接地反映透析液的离子浓度，防止浓度错误的透析液进入透析器。

用光电传感器检测透析废液中有无血液成

分。其原理是用光束透过废液管路照射到光敏管上。如果透析器破膜或血液溶血，导致血液或血红蛋白进入透析液，废液中的血液使监测器的透光率降低触发报警，同时透析机自动关闭血泵及透析液。严重黄疸的患者血液中的胆红素进入透析液也可以发生假性漏血报警。此外，废液中有空气、废液管路污染、传感器故障等原因也会导致假性报警，需要工作人员鉴别。

空气报警装置是安装在静脉回路上的超声气泡监测装置。当装置检测到管路中有气泡经过时，静脉夹自动夹闭管路、血泵停止、同时发出警报音等待处理，防止空气进入人体发生空气栓塞。

血流速是通过血泵转速计算得到，并不等于血泵速。动脉压越低，实际有效的血流速越低。

透析液流速通常使用 500 ml/min。特殊情况下可以选择更高或更低的流速。

透析液温度通常可以在 35～39 ℃之间设置。透析机通过加热器使透析液加温，并用温度传感器使之保持恒温。

超滤及超滤曲线：透析中的超滤总目标、已完成超滤量、实时超滤速度都可在显示器上读出。具有可调超滤曲线、钠曲线功能的透析机能显示所选择的曲线模式及实施超滤量及超滤率。

（4）脱水量：应使用具有精确超滤控制的透析机，每次透析前都应该认真评估患者的干体重、测量体重以精准计算出超滤目标，透析过程中监测患者生命体征及各种症状的发生，以防止脱水量过多或不足。

（四）血液透析过程中的急性并发症（acute complication）

1. 低血压（hypotension）

发生率为 25%～55%。目前常用的诊断标准为：平均动脉压较透析前下降 30 mmHg（4 kPa）以上或收缩压下降至 90 mmHg（12 kPa）以下。

常见原因为脱水量过大导致血容量急剧下降、醋酸或低钙透析液导致的心脏收缩力下降、脓毒血症导致的血管张力下降、消化道出血。

2. 肌肉痉挛（muscle spasm）

发生率为 5%～20%。

发生原因包括：①透析中低血压；②超滤过快，脱水过多致低血容量；③脱水量设置低于患者实际干体重；④低钠、低钙、低镁、低钾透析液；⑤组织缺氧；⑥肉碱缺乏；⑦环境温度过低等。

3. 头痛（headache）

发生率约为 6%。与透析时没有发生头痛的透析患者相比，透析开始后即发生头痛的患者血糖浓度较低，血磷和血清白蛋白水平较高，收缩压较高，而舒张压没有差异。

发生原因包括：①亚临床失衡综合征；②喝咖啡的患者血液透析清除了咖啡因，可能造成头痛；③神经系统疾病（血液透析抗凝治疗导致脑出血，蛛网膜下腔出血）；④少见原因：垂体泌乳素腺瘤。

4. 瘙痒（pruritus）

90% 的透析患者透析过程中发生过瘙痒。原因不十分清楚，近年来随着生物相容性改善，瘙痒的发生率亦有下降趋势。当前比较明确的是，尿毒症患者皮肤内存在高浓度的钙离子、镁离子，并有较高的磷含量，推测瘙痒与发生在皮肤的软组织钙化有关。另外也可能与皮肤干燥、甲状旁腺素激素水平升高、高尿酸血症、高钙血症、高磷血症、肝素使用、血液透析管路的增塑剂、消毒透析器及血路的环氧乙烷、贫血等有关。

5. 发热（fever）

透析过程中发热的原因包括：复用的透析

器及管路消毒不充分、水处理系统没有定期消毒、执行无菌操作不严格等使细菌或内毒素进入人体内而引起致热源反应。还可见于中心静脉插管时导管感染，血液透析时细菌及内毒素入血。

6. 高血压（hypertension）

血液透析过程中，随着脱水和血容量减少，血压应当相应下降，但部分患者出现矛盾性血压升高。

发生透析中高血压考虑与如下因素有关：①失衡综合征，往往出现于透析后半程或透析刚刚结束后；②脱水导致血液中某些缩血管活性物质浓度增加，如肾素血管紧张素系统、交感神经系统等，引起血管收缩、血压升高；③高钙透析液，不仅增加动脉血管张力，还能增加心肌收缩力，导致血压升高；④低钾或无钾透析液，可直接引起血管张力增加，或通过引起肾素活性增加导致血管张力增加；⑤降压药物的清除。正在使用可被透析清除的降压药物的患者，随着透析的进行、药物的清除，可出现血压升高。

7. 失衡综合征（disequilibrium syndrome）

透析过程中或透析结束后不久出现神经、精神系统症状为主要临床症候群，常持续数小时至24小时内消失。

常见于肾衰竭患者尿素氮、肌酐等毒素水平很高，尿毒症症状明显的患者，尤其见于首次透析或透析诱导期患者，对使用大面积透析或高效透析器或超滤脱水过多的患者也可引起失衡，维持性血液透析患者停顿一段较长时间后再重新透析时也易发生透析失衡。引起失衡的原理是血液与脑组织的渗透梯度，称为脑型透析失衡综合征。

大多数失衡综合征出现在首次透析或透析诱导期，脑型透析失衡综合征的脑电图是正常α波消失。轻度失衡表现为透析后头痛、乏力、倦怠、烦躁、恶心、呕吐、血压升高、视力模糊、睡眠障碍。中度失衡的表现除有上述症状，还有扑翼样震颤、定向力障碍、嗜睡、心律失常。重度失衡表现为精神异常、惊厥、癫痫发作、木僵、昏迷甚至死亡。

8. 透析器反应（dialyzer reaction）

生物不相容是指血液和透析膜接触产生的一种特殊反应，也有作者称为“炎症反应”。常表现为补体激活、细胞因子的释放、凝血、β_2微球蛋白的沉积、血细胞的活化以及其他方面的变化。

临床表现为过敏反应，是一组复杂的综合征，包括低氧血症、透析器反应［A型主要与环氧乙烷（ethylene oxide，ETO）有关，B型与多种因素有关，其中主要因素与补体活化有关］、透析后疲乏综合征。

A型透析器反应多在透析开始20～30 min，尤其是在透析开始后5 min内。表现为呼吸困难、灼烧感、瘙痒发热感、血管神经性水肿、荨麻疹、流涕、流泪、腹部痉挛。A型透析器反应表现快速危重，甚至可危及患者生命。充分冲洗体外循环管路可能能减轻反应。一旦发生需暂停血液透析，血液不要回输给患者，使用肾上腺素、抗组胺药、糖皮质激素。

B型透析器反应多发生在透析1小时内，表现为胸痛和背痛。原因不清，可能与补体激活有关。一般经吸氧和抗过敏治疗等对症支持可好转，可继续透析。

9. 心律失常（arrhythmia）

常见原因包括：①本身心腔结构的异常如左室肥厚、心脏（心房和心室）扩大、瓣膜功能异常；②血清电解质浓度如钾、钙、镁浓度的异常和血液透析过程造成的快速波动，酸碱平衡紊乱，低氧血症，低碳酸血症，低血压及药物；③缺血性心脏病。

临床可表现为：①心动过缓和房室传导

阻滞；②室上性心动过速；③室性心律失常；④猝死。

10．溶血（hemolysis）

血泵或管道内表面对红细胞的机械破坏，高温透析，透析液配制不当，或血透透析液比例泵配比不当导致低渗，消毒剂残留，输血意外（血型错误导致异型输血），血流速设置过高而穿刺针过小，回输血液时止血钳多次夹闭血管路等因素造成红细胞破裂而发生溶血。血管道内呈淡红色，患者表现为胸闷、心绞痛、腹痛、寒战、低血压，严重者昏迷。

紧急处理包括：①立即停止血泵，夹住血路管道；②发生溶血的血液中有很高的钾含量不能回输应丢弃；③对症治疗高钾血症、低血压、脑水肿等并发症；④给予氧气吸入；⑤贫血较重者给予输新鲜血液；⑥明确溶血原因后尽快恢复透析。

11．空气栓塞（air embolism）

因为技术操作及机械装置失误所致，如血液管路安装错误，衔接部位漏气，空气探测器报警失灵，血液透析时在动脉端血泵前输液时液体走空致大量空气进入，回血操作失误等。

临床可突然惊叫伴有呼吸困难、咳嗽、胸部发紧、气喘，发绀严重者昏迷和死亡。

紧急处理包括：①应立刻夹住静脉管道关闭血泵；②置患者头低左侧卧位使空气积存在右心房的顶端，切忌按摩心脏；③当进入右心室空气量较多时，在心前区能听到气泡形成的冲刷声，应行右心室穿刺抽气；④给患者吸纯氧或放在高压氧舱内加压给氧；⑤静脉注射地塞米松减少脑水肿，低分子右旋糖酐静点改善微循环。

12．听力和视力下降

透析时血液和眼球中液体渗透压梯度的差异可以导致青光眼患者短暂失明；前庭系统感受器功能的变化，可以造成听力丧失。

另外，由于透析时肝素的使用，导致内耳、玻璃体和或视网膜出血，也可以出现听力和视力的下降。

13．低氧血症（hypoxia）

低氧血症的定义是血液透析时动脉血氧分压下降 5～30 mmHg。低氧血症的原因包括：①肺部低通气，其原因一是醋酸盐透析，二是碳酸氢盐透析时碳酸氢盐浓度过高致代谢性碱中毒，导致低通气；②肺内弥散受阻。

14．透析液相关的急性并发症

透析液相关的急性并发症包括致热源反应、溶血、化学污染物超标、消毒剂残留等引起的临床表现。

三、腹膜透析

（一）腹膜透析的原理

1．腹膜结构和功能

腹腔是从胸底的横隔膜直到骨盆的真假骨盆界限之间的部分，其边界是腹腔壁。腹膜为覆盖于腹、盆腔壁内和腹、盆腔脏器表面的一层薄而光滑的浆膜，由间皮和少量结缔组织构成，呈半透明状。衬于腹、盆腔壁的腹膜称为壁腹膜，由壁腹膜反折并覆盖于腹、盆腔脏器表面的腹膜称为脏腹膜。壁腹膜和脏腹膜互相延续、移行，共同围成不规则的潜在性腔隙，称为腹膜腔。腹膜具有分泌、吸收、保护、支持、修复等功能，是天然半透膜。腹膜腔和腹膜是实施腹膜透析的基础。

2．腹膜转运模型

腹膜的超微结构复杂，溶质通过腹膜在血浆和透析液之间进行交换时，主要有以下几层屏障：毛细血管内表面的液体滞留层、毛细血管壁、毛细血管基底膜、腹膜间质、浆膜、浆膜表面液体滞留层。

目前临床上应用最广泛的描述溶质跨腹膜

转运过程的数学模型是三孔模型，该理论由Rippe于1992年提出。三孔模型认为，在溶质跨腹膜转运过程中，主要有三种大小不同的孔道供物质通过，分别是超微孔道、小孔道和大孔道（图17-2-1）。超微孔道的本质是水通道蛋白，分子量为28 kD，孔径为0.3～0.5 nm，仅供水分子通过而完全截留溶质分子。小孔道的解剖基础为上皮细胞间隙，有效孔径为4～6 nm，水和分子直径小于30Å的溶质都可通过，而直径大于50 Å的大分子溶质和蛋白质则被完全截留。大孔道的解剖基础是细胞间裂隙或者是由质膜囊泡融合形成的跨细胞通道，其有效通透孔径为20 nm，是大分子溶质和蛋白质跨膜转运的主要通道。腹膜间质和间皮对溶质转运的阻碍作用在经典的三孔模型中被忽略不计（Rippe, 1993）。

3．腹膜转运生理

腹膜转运过程包含弥散、对流和重吸收。

（1）弥散

1）定义：小分子物质通过分子运动从浓度高的一侧经过腹膜到达浓度低的一侧，最后在膜的两侧达到平衡，该过程称为弥散。例如，血中的尿素氮、肌酐、钾、磷、氢离子等物质经过腹膜向透析液侧扩散而被清除，而透析液中的碳酸氢根、钙等离子经过腹膜到达血液侧。

2）影响弥散运动的因素包括：

①浓度梯度：在腹透过程初始，尿素在腹透液中浓度为0而在血液中浓度处于最高峰，二者之间的浓度差随着腹透的进行逐渐下降。增加交换频率或灌入液量可以对抗浓度梯度下降导致的弥散减少。

②有效腹膜面积：增加灌入液量可以增加有效腹膜面积，从而增加弥散运动。

③内在腹膜阻力：与参与腹透交换的毛细血管单位面积上的孔数量有关，弥散距离（腹膜毛细血管至间皮细胞的距离）也构成了内在腹膜阻力的一部分。

④参与交换的溶质的分子量：分子量越低弥散速度越快，例如尿素（分子量60）比肌酐（分子量113）弥散快，肌酐比白蛋白（分子量69 000）弥散快。

溶质转运面积系数（mass transfer area coefficient，MTAC）可反映上述因素的综合效果。对于某种溶质，其MTAC等于透析液流速无限大时单位时间的弥散清除率。

腹膜血流通常不影响弥散过程，因为腹膜毛细血管50～100 ml/min的血流速度已经远远超过小分子物质弥散所需要的血流速度。血管活性药物和腹膜炎对弥散的影响并非是由于使毛细血管血流速度提高，而是因为使有效腹膜面积扩大。

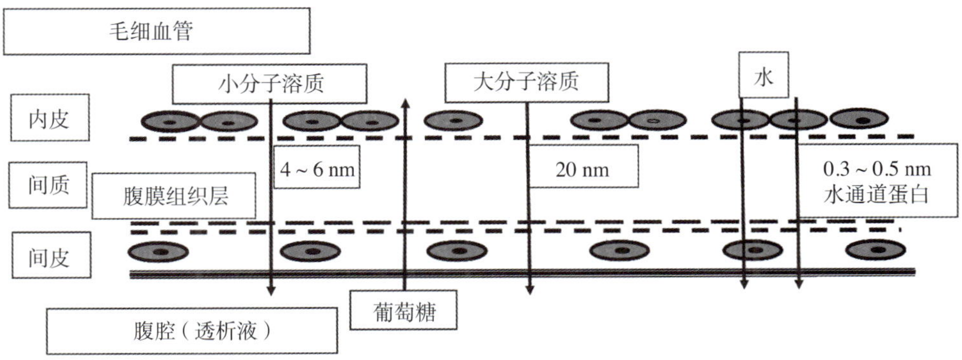

图17-2-1　腹膜的三孔模型

（2）对流

1）定义：腹膜两侧渗透压梯度的作用下，水分子的跨膜移动和血液中的中大分子物质随着水分子的跨膜移动进入到透析液中的过程称为对流（Planas, 2012）。

2）影响对流的因素包括：

①渗透剂浓度梯度：目前所使用渗透剂通常为葡萄糖。提高腹透液糖浓度，增加交换频率或使用新型渗透剂如 Icodextrin 可以使渗透剂浓度梯度达到最大化。

②有效腹膜面积：增加灌入液量可以增加有效腹膜面积，从而增加对流。

③腹膜对水的通透性：由于患者腹膜结构差异（例如毛细血管的分布以及毛细血管小孔与超微孔的密度），腹膜对水的通透性存在个体差异。

④渗透剂的反射系数：是反映渗透剂从透析液弥散进入血循环的一项指标。介于 0 ~ 1 之间，值越低，说明渗透剂向血循环弥散越快，超滤越不容易维持。葡萄糖的反射系数约为 0.03，所以称不上是一个理想的渗透剂。多糖制剂葡聚糖反射系数接近 1。

⑤静水压梯度：通常毛细血管静水压（20 mmHg 左右）大于腹腔内静水压（7 mmHg 左右），有利于超滤。水负荷过重患者静水压梯度更大，脱水状态的患者静水压梯度较低。腹腔内液体量过大或患者取坐位或立位时，腹腔内压力增高。

⑥胶体渗透压梯度：胶体渗透压驱使水保存在血循环内。低白蛋白血症患者胶体渗透压下降，超滤增加。

在溶质和水转运过程中，有一种特殊的现象，称为筛现象，即在对流过程中，溶质伴随水分子跨半透膜转运时，部分溶质的转运受阻或滞后。腹膜的超微孔仅允许水分子通过，从而导致筛现象的产生。

（3）重吸收：腹腔内液体回流到血液主要通过两条途径，跨毛细血管重吸收及淋巴回流。腹腔回流液体中少部分经隔下腹膜上的终末淋巴管开口回流入体循环，多数回吸收进入腹膜局部淋巴系统和毛细血管。小分子溶质主要通过弥散和对流进行双向转运，但大分子溶质（分子量 >20 kD）从腹膜微循环转运到腹腔后，很少被毛细血管重吸收，大部分以对流方式进人淋巴管，然后再回到静脉循环。影响回吸收的因素包括腹腔内静水压和淋巴回吸收的效率。

4．腹膜转运评估

腹膜平衡试验：不同患者的腹膜结构存在差异，这必然导致其腹膜转运功能存在差异，而同一个体的腹膜转运功能在腹透的不同阶段也会发生改变。腹膜平衡试验（peritoneal equilibration test, PET）是用于评估腹膜透析患者腹膜转运功能的一种半定量评估方法，最早由 Twardowski 提出，并得到临床广泛应用（Twardowski et al., 1987）。PET 主要测定在某特定时间点时某一溶质在透析液中的浓度（D）与血浆中该溶质的浓度（P）的比值，即 D/P。PET 检测可用来了解腹膜功能状态，制订和调整透析处方，诊断溶质清除不足和超滤不足的原因。PET 的方法很多，包括标准腹膜平衡试验（Pannekeet et al., 1995）、快速腹膜平衡试验（Adcock et al., 1992）、改良腹膜平衡试验（La Milia et al., 2010）、Mini-PET（La Milia et al., 2005）、Double Mini-PET（La Milia et al., 2007）以及联合腹膜平衡试验（Combined-PET）（Cnossen et al., 2009）。

根据标准 PET 得出 4 小时肌酐 D/P, 可将腹膜转运特性分为四种类型（Twardowski et al., 1987）：高转运、高平均转运、低平均转运和低转运。高平均转运（肌酐 D/P=0.65 ~ 0.81）或低平均转运（肌酐 D/

P=0.5～0.65）为绝大多数情况，肌酐 D/P 值高于 0.81 的为高转运类型。一般认为，溶质转运能力越强，葡萄糖浓度梯度 x 下降越快，超滤量越少，临床上需要根据患者腹膜转运特点进行透析处方调整。

（二）腹膜透析的适应证和禁忌证

腹膜透析作为一种简便、经济、有效的肾替代治疗方式，正在被越来越多的终末期肾病患者应用。在急性肾衰竭患者中，腹膜透析的优势也开始被大家所认识，尤其在偏远的经济不发达地区。

1. 适应证

（1）慢性肾衰竭

1）初始选择：腹透透析是治疗终末期肾病的主要透析方式，排除绝对/相对禁忌证的患者均可将腹膜透析作为首要选择。腹膜透析和血透透析的疗效和远期生存率不分高下，近年来美国、加拿大、欧洲的国家透析/移植注册登记资料均证实了这一点（Mehrotra, 2011; van de Luijtgaarden et al., 2011; Yeates et al., 2012）。此外，腹膜透析还具有以下优势：①简便：家庭化治疗，无需每周往返医院；②自由：治疗方案和时间可根据自身的工作和生活规律进行调整，对儿童、青少年、具有工作能力的患者应首选；③腹透治疗不接触血液，无血源性疾病传播风险；④血流动力学稳定，可更好地保护残余肾功能，贫血和高血压的控制也较好。

2）血透失败后转为腹透治疗：对于初始选择血液透析的患者，当出现以下情况时，可考虑转为腹透治疗：①血管通路问题：动静脉瘘出现感染，血栓栓塞，瘘口血流速过低，短期或长期深静脉置管失败或合并感染等并发症，全身广泛的血管病变难以建立新的血管通路；②有出血倾向或明显出血；③心脏情况不能耐受血液透析，如严重充血性心力衰竭、缺血性心脏病、持续或血液透析中反复出现顽固性低血压；④因自身或家庭因素不能往返医院接受血透治疗。

3）慢性肾衰竭作为腹透治疗适应证的最新研究：

①紧急腹透：紧急腹透（即腹透置管术后 2 周内开始腹透）被证明为切实有效的方式，我国因透析时机偏晚，在紧急腹透领域有较为丰富的实施经验（Jin et al., 2016; Xu et al., 2017，以美国为主的西方国家也正在大力提倡紧急腹透以节约医疗花费（Arramreddy et al., 2014; Mahnensmith, 2014）。

②糖尿病、心血管病和老年人群：腹透治疗无需血管通路，血流动力学稳定，一直被认为这些人群罹患肾衰竭时的更优之选，在我国尤其突出。然而，近年来美国、加拿大、欧洲的国家透析/移植注册登记资料却显示，虽然腹透患者的总体生存率并不差于血透，但在年老、糖尿病或合并心血管疾病等多个并发症的患者中腹透生存率差于血透（Mehrotra, 2011; Yeates et al., 2012）。可能与这一人群自我管理差，治疗依从性差，家庭支持差不足，以及社会经济因素有关。这提示我们应综合考虑患者社会经济状况、自我管理能力及家庭支持情况，坚持探索个体化选择透析模式的科学方法。

（2）急性肾衰竭

1）历史和变迁：腹透治疗急性肾衰竭始于 20 世纪 70 年代，2008 年以后不同国家和地区对自动化腹透方案进行多样化尝试（Gabriel et al., 2008; Gabriel et al., 2009; Ponce et al., 2012），将腹透治疗急性肾衰竭推向了复兴时期（Blake, 2012）。

2）疗效和优势：腹透治疗急性肾衰竭适用于血流动力学不稳定、严重出凝血障碍，难治性心力衰竭，难于建立血管通路，或无其他透析方式供选择的情况下（Burdmann et al., 2011）。在发展中国家、经济不发达地区或医疗资源紧缺及自然灾害等情况下，腹透甚至成为救治急性肾衰竭的唯一之选。常用的腹透方式包括慢性平衡式腹透，高容量自动化腹透，潮式自动化腹透和持续流式腹透（Burdmann et al., 2011）。

3）目前存在问题和改进方向：腹透治疗急性肾衰竭还有一些问题亟待解决：不同疾病和严重度患者腹透治疗的目标剂量（Cullis et al., 2014），严重容量负荷、合并肺水肿或脑水肿时如何达到足够的水分清除量，腹透治疗急性肾衰竭的透析充分性目标值等。

腹膜透析在中毒性疾病、充血性心力衰竭、急慢性肝衰竭、急性胰腺炎等方面的应用不在此赘述。

2．禁忌证

（1）绝对禁忌证：在临床实践中，仅有<1% 的终末期肾病患者可能存在腹透的绝对禁忌证。

1）已证实的腹膜功能丧失或广泛的腹部粘连。 因腹腔感染或腹腔内肿瘤广泛腹膜转移，或既往反复多次的腹盆腔手术史，可导致广泛的腹部粘连或腹膜纤维化，限制腹膜透析液的流量，从而导致腹膜透析不充分和腹膜透析技术失败。

2）不可修补的腹部机械缺损：腹部存在腹股沟斜疝或直疝、脐疝、腹壁疝、膈疝、胸腹漏、膀胱外翻等情况，可在外科修补同时置入腹透管。但若无法修补或多次修补后复发，不再建议腹透治疗。

3）腹壁皮肤广泛感染、严重烧伤或其他皮肤病急性期：不建议手术，除非经治疗后病情好转或痊愈，再择期行腹透置管术。

4）严重的精神障碍和认知功能障碍、失明、上肢残障等：除非有家属或照顾者负责长期腹透操作，否则不建议腹透治疗。

（2）相对禁忌证

1）已有突破的相对禁忌证

①腹腔手术史：传统观念认为，腹盆腔手术史可能导致腹腔存在不同程度的粘连（67%～97%）。而根据我国台湾以及墨西哥和泰国的队列资料提示，仅采取开腹置管术，有腹腔手术史的患者其置管后近期和远期导管生存率及导管功能不良发生率均无差异（Chen et al., 2007; Chuengsaman et al., 2011; Martnez et al., 2012）。

②多囊肾：传统观念认为，多囊肾因腹腔容积减少而降低腹膜有效表面积，且可能合并结肠憩室和疝气，被认为可能存在透析不充分、技术失败率和腹膜炎的高风险（Gabow, 1993）。而近来世界各国的资料显示，多囊肾患者总体生存率和技术生存率与非多囊肾患者接近，其发生腹透相关腹膜炎的风险并未增高。这些结果提示我们多囊肾并非是腹透的禁忌证。

但是，多囊肾患者可能发生渗漏和疝气的几率较高（De et al., 2002; Li et al., 2011），渗漏后导致永久转为血透治疗的风险更高。提示我们应该在置管后采取小量多次灌入的方式，或自动化腹透治疗，避免腹腔压力增高相关并发症的出现。

③身材和体表面积限制：传统的持续不卧床腹膜透析对于身型和体表面积较小或过大的患者具有一定的局限性，但临床实践证实，调整透析方式（如自动化腹透）或透析方案可以解决提高透析流量带来的腹腔压力过大，以及大体型者透析不充分的诸多问题。

2）尚待攻克的相对禁忌证：需结合患者全身疾病和合并症综合考虑，首选血液透析治疗；若同时存在血液透析禁忌证，需反复权衡利弊，选择相对适当的透析方式。

①腹腔内有局限性病灶或腹部大手术 3 日内。

②阻塞性肺病导致严重的低氧血症或复发性气胸，严重的腰骶椎间盘疾患，难以提高对腹膜透析液量的耐受能力。

③炎症性或缺血性肠病或反复发作的憩室炎：肠道微生物穿过黏膜发生腹膜炎的危险性增加。

④严重的全身性血管病变：多发性血管炎、硬皮病等由于弥漫血管病变，腹膜透析可能效能下降。

⑤晚期妊娠、腹腔内巨大肿瘤：由于腹腔容积明显缩小，透析效果不好。

（三）腹膜透析通路

1. 腹膜透析管路

建立良好的腹膜透析管路是进行腹膜透析治疗的首要基础条件。腹膜透析管路通常可以分为急性管路和慢性管路两种。

（1）急性腹膜透析管：急性腹膜透析管的设计基本一致，管路呈直式或微曲，相对较硬，在腹腔内一侧具有一定数量的侧口；在硬质的金属导针或具有一定柔韧性的导丝的辅助下，可以将腹膜透析管置入腹腔内。急性腹膜透析管主要应用于无法接受常规手术置管，且需要在床旁置管的急性肾衰竭患者中。

（2）慢性腹膜透析管路：慢性腹膜导管的材料为硅胶或聚氨酯，在其上通常有两个涤纶（聚酯）材料的涤纶套，在其腹内段具有一定数量的侧口，腹膜透析管的基本结构如图 17-2-2 所示。

标准的腹膜透析管为 Tenckhoff 管，为典型的直式双涤纶套的腹膜透析管。涤纶套可以引起局部周围组织的炎性反应，在腹膜透析管置入 1 个月后形成纤维肉芽组织，与周围结缔组织相结合，起到固定涤纶套和腹膜透析管的作用，防止细菌从皮肤表面或从腹腔内迁移至皮下隧道内，而导致局部感染的发生。当置入人体后，腹膜透析管的各个结构与腹壁之间的位置关系可以如图 17-2-3 所示。

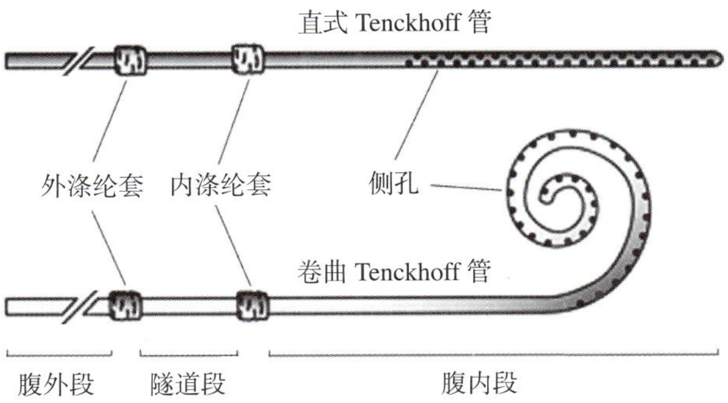

图 17-2-2 腹膜透析管基本结构的模式图

标准的腹膜透析管通常可以满足腹膜透析液注入和引流的要求。特定情况下，当引流进入末期时，大网膜和肠管贴近腹膜透析管的末端及侧口，可以导致引流困难。为了避免腹膜透析液的引流障碍，设计了多种腹膜透析管，包括卷曲 Tenckhoff 腹膜透析管、鹅颈（Swan-neck）状腹膜透析管即 Missouri 管、Toronto-Western 腹膜透析管、Adventage 腹膜透析管等。到目前为止，标准的直式 Tenckhoff 和卷曲 Tenckhoff 管在临床上被广泛使用，尚未出现较其功能更佳的腹膜透析管（Strippoli et al., 2004; Dell et al., 2007; Hagen et al., 2014）。

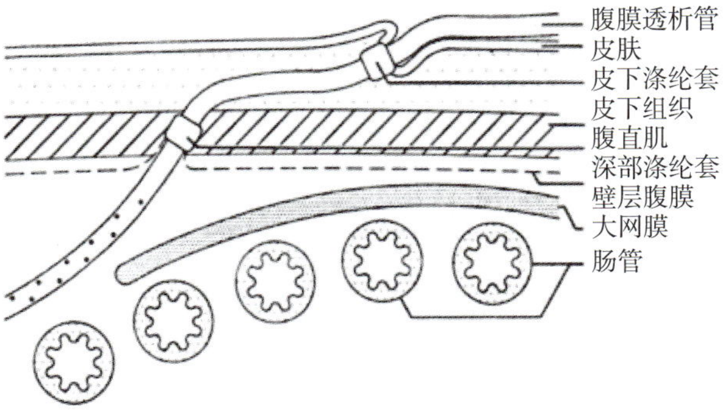

图 17-2-3 直式 Tenckhoff 腹膜透析管与周围组织关系的模式图

2. 腹膜透析置管术

（1）急性腹膜透析管路的置入：急性腹膜透析管是通过盲穿的方法将腹膜透析管置入腹腔内。由于急性腹腔置管存在发生多种并发症的可能，因此对于既往曾发生肠梗阻和腹腔粘连、曾多次行急诊腹膜透析管置管以及神志不清或不能配合的患者不宜使用此方法置管。

急性腹膜透析管置管前应仔细检查置管部位是否存在肿大的肝、脾、膀胱或其他器官，包括其他病变组织（例如腹膜的肿瘤扩散），也可以考虑通过超声检查协助确定置管部位。术前需排空膀胱。操作步骤略去。

急性腹膜透析置管需要注意导管或穿刺针误入腹膜前间隙，损伤腹膜或大网膜血管，穿入膀胱或肠管等并发症。必要时需要外科进行修补手术。

（2）慢性腹膜透析管路的置入：慢性腹膜透析管的置入有三种方法：手术切开置管、导丝引导下盲穿置管以及经腹腔镜置管，包括使用微型套管针置管。

手术切开置管的优点在于手术过程直接可见。缺点是切口较其他方法较大，腹膜透析管周围的损伤较大，术后伤口愈合缓慢，且出血增加。

导丝引导下盲穿置管的优点是可以由肾内科医师进行（Ozener et al., 2001），所需设备相当简单。缺点是如果将腹膜透析管置入肠管之间而不是游离的腹腔内，导致引流障碍，另外约有 1% 的患者有导致肠穿孔或血管损伤的风险。

微套管 / 腹腔镜（YTEC）技术的优点是可以直视 Tenckhoff 腹膜透析管末端在腹腔内的情况，特别是在腹腔内存在粘连情况时，置管的成功率明显提高（Xie et al., 2012; Hwang et al., 2013）。由于使用直径较小的微套管，减少了腹膜透析液渗漏的可能。缺点是通常需要全身麻醉和人工气腹，费用也较高。

根据不同术式，慢性腹膜透析管路也有相应的并发症，但相较急性腹膜透析管路而言更为安全。

3. 腹膜透析置管术的围术期处理

（1）腹膜透析置管后的处理：急性腹膜透析管路置入腹腔后可以立即使用。例如每天进行 4 至 8 次的交换，每次透析液剂量从 500 ml 开始，逐渐增至 1000 ml，最后为 2000 ml。

腹腔置管术后立即将 2 L 含 1000 单位肝素的 1.5% 的腹膜透析液注入腹腔，然后立即引流。在围手术期内，每周一至三次使用含 1000 单位肝素 1.5% 腹膜透析液注入和引流，以避免纤维蛋白或血凝块阻塞腹膜透析管，并减少大网膜粘连的可能。适度限制患者的运动量，以降低腹膜内压力，并指导患者在围术期避免导致腹壁紧张的动作，如咳嗽等，以减少渗漏的可能。

在紧急情况下，围术期内腹膜透析的方案取决于患者的临床状况。在最开始的 4 个循环中，可以将腹膜透析液的剂量控制在 500 ml，以后的 4 个循环增加至 1000 ml，其后在患者可以耐受的前提下，逐渐将腹膜透析液的剂量提升至期望水平。由于患者往往处于卧床状态，腹膜透析所导致的腹内压的增高也可以有所限制，腹膜透析液渗漏的情况并不常见。

慢性腹膜透析管路置入后，通常需要在置管两周后开始腹膜透析治疗。如需提前开始透析，需要根据患者腹壁解剖结构状况和术者的经验而定。应尽可能避免使用过高浓度的腹膜透析液以导致大量的超滤而增加腹压，同时每日应给予患者充足的暂停腹膜透析时间，以保障患者在腹腔内压较低的情况下促进伤口的愈合。每次交换的腹膜透析液剂量可以从小剂量开始，逐渐增加至治疗的期望水平，同时保证患者可以耐受。可以采用自动化腹膜透析治疗，通常为夜间间断式腹膜透析（NIPD）的模式，在夜间的 8 个小时内进行 3 至 5 次交换，晨起将透析液引流并保持日间干腹状态。

（2）腹膜透析管的护理：腹膜透析置管术后外口及切口的护理基本遵循外科术后护理常规。在术后的 1～2 周内，外口及切口需用敷料覆盖，敷料被血液或渗出物污染时应予以更换，否则应避免不必要的更换。不能使用密闭的、不能透气的材料覆盖伤口，伤口局部也不能使用各种软膏。应教育患者尽可能地避免腹膜透析管在外口部位发生移动，以避免伤口预后延迟或合并感染。应在腹膜透析管近外口处，用蝶形胶布将腹膜透析管与皮肤固定。6 个月后患者可以不必使用敷料，但应每日更换内衣。

当外口充分愈合后，可开始常规的外口护理。外口护理可以使用无菌的水、抗菌肥皂以及多种消毒剂，后者包括 0.001% 碘伏和 0.005% 氯己定，应注意消毒剂的浓度不能过高，否则会产生毒性。在培训患者时，应强调患者洗手的正确方法。如果患者存在鼻腔内金黄色葡萄球菌，则可能与外口相同细菌的感染相关，可以在鼻腔内使用莫匹罗星控制细菌，并由此预防腹膜透析管路的相应感染。培训时还应强调患者应定期观察外口及隧道是否有感染的迹象。如果伤口和外口愈合良好，腹膜透析患者可以在术后数周后开始淋浴。在淋浴后应立即将外口部位擦干。通常不推荐患者游泳，如果泳池内的水细菌计数较高时，可以增加外口感染的机会。

4. 腹膜透析管拔除和重置

（1）急性腹膜透析管：急性无涤纶套的腹膜透析管需要在使用 3 至 4 天内予以拔除。在腹腔内的液体被引流后，拆除缝线，采用轻柔的方式将腹膜透析管拔除。在重新植入新的腹膜透析管前应尽量保证腹腔休息数日。重新植入的腹膜透析管在位置上应与原置管位置至少旁开 2～3 cm，最好交替使用腹正中置管位置和侧腹置管位置。

（2）慢性腹膜透析管：在某些特定的情况下，需要拔除腹膜透析管，如难治性腹膜透析相关性腹膜炎、复发性腹膜炎、真菌性腹膜炎和难治性腹膜透析导管炎，以及肾功能恢复正常或转入血液透析或肾移植等。

对于腹膜透析管的拔除，首先应确定手术属清洁手术或污染手术，对于污染手术应根据患者感染的性质和程度充分使用抗生素控制感染，非感染的患者在围术期内也应常规使用抗生素预防感染。

当腹膜透析患者的外口损伤或感染且药物治疗无效，或外涤纶套脱出等情况时，如果腹膜透析管周围的隧道并没有被病变波及，可以考虑皮下隧道再造术。切开皮肤及皮下组织，暴露腹膜透析管的皮下段，剪断腹膜透析管，拔出其远端部分，将一根新的腹膜透析管在相同的位置剪断，将其远端部分与患者存留的腹膜透析管用双向接头相连接，并形成新的外口。

（四）腹膜透析液

1. 腹膜透析液的主要成分

腹膜透析液（peritoneal dialysis fluids）是腹膜透析的重要组成部分。腹膜透析液的主要作用是：清除体内毒素，排出过多的水分，补充体内所需要的物质，平衡体内外紊乱的物质。

腹膜透析液由水、渗透剂、缓冲剂和电解质组成，有时还需要加入不同的成分（Teitelbaum et al., 2003; Mcintyre, 2007）。理想的腹膜透析液应该具备以下要求（Vanholder et al., 1996）：能够具有持续、可预测性的溶质清除，而渗透剂很少被吸收；提供患者缺乏的电解质和营养物质；能纠正酸中毒，且不与透析液中的其他成分相互作用；无菌、无致热源；不含有毒的金属；对腹膜无害；符合人体的生理特点，具有良好的生物相容性；配方易于调整，允许加入适当的药物以适用不同患者病情的需要。

（1）渗透剂：液体清除是腹膜透析的主要目的之一。应用高渗性渗透剂，通过改变透析液和血浆之间的渗透压梯度，达到清除水分的目的。理想的渗透剂应该易于代谢，产生无毒性的降解产物；不易被吸收；对于腹膜无毒性、无损伤；价格便宜；低浓度时即有效；吸收后无代谢后果；如果被吸收具有营养价值；易于生产；不应抑制腹膜防御功能。

按分子量大小，渗透剂可分为低分子渗透剂和高分子渗透剂。低分子渗透剂有葡萄糖、氨基酸、木糖醇、甘油，分子量 90 ~ 200 道尔顿，其中以葡萄糖最为常用。高分子渗透剂有葡聚糖、多肽、明胶以及多聚阳离子，分子量 20 000 ~ 350 000 道尔顿。目前，葡萄糖、氨基酸、葡聚糖腹透液已商业化，并在临床应用，其中以葡萄糖为渗透剂的腹膜透析液仍然是目前最常用、最经济的透析液。

（2）缓冲剂：已有三种不同的缓冲剂用于控制腹透患者的酸中毒，分别是醋酸盐、乳酸盐和碳酸氢盐（Feriani et al., 1996）。目前，以乳酸盐、碳酸氢盐为缓冲剂的透析液均在临床应用。尽管发达国家已经开始应用碳酸氢盐或碳酸氢盐 / 乳酸盐混合的透析液，但是在我国仍以乳酸盐透析液为主。

（3）电解质组成：商用透析液中的电解质包括：钠、钙、镁以及氯离子。在当前的腹膜透析液中，上述离子浓度均与血浆浓度相近。

1）钠：腹膜透析液中的钠离子浓度一般为 130 ~ 137 mmol/L。常用的透析液钠浓度一般为 132 mmol/L。当患者存在明显的低钠血症时，可以通过在透析液中加入适当剂量的 10% 氯化钠来有效纠正低钠血症。

2）钙：常用的腹膜透析液中钙离子的浓度有两种：1.25 mmol/l 和 1.75 mmol/l。选择不同钙离子浓度透析液是纠正钙平衡的重要措施之一。KDIGO 在关于慢性肾脏病 - 矿物质和骨代谢紊乱（CKD-MBD）的临床指南中建议：使用钙离子浓度为 1.25 ~ 1.50 mmol/L 的透析液（KDIGO CKD-MBD Work Group, 2009）。Ca^{2+} 浓度 1.75 mmol/L 的腹膜透析液是一种高钙透析液，适合低血钙的患者。长期使用高钙透析液将会导致机体正钙平衡，加重钙负荷，促进低转运骨病的发生（Andress, 2008）。钙浓度 1.25 mmol/L 的透析液适用于高血钙或血钙在正常值高限的患者，或血钙虽然正常但需要应用含钙的磷结合剂或活性维生素 D 的患者。在应用过程中应该监测钙磷代谢指标，调整透析液钙离子浓度，以维持钙磷代谢指标在目标值范围（赵慧萍等，2011）。

3）镁：当前腹透液中常用的镁浓度为 0.25 ~ 0.75 mmo/L。研究发现，使用镁浓度 0.75 mmo/L 的腹膜透析液会导致高镁血症，因此为使血镁水平最适化，镁浓度 0.25 mmo/L 的透析液更为常用。需要经常监测血清镁，因为低镁血症容易引起心律失常。

2. 几种常见的腹膜透析液

（1）葡萄糖乳酸盐透析液：是目前最常用的透析液，具有不同容量、不同葡萄糖浓度、不同配方，也是国内唯一可用的透析液。葡萄糖是腹透最常用的渗透剂，分子量 180 道尔顿。目前有三种不同一水葡萄糖（Glucose · H_2O）浓度的透析液：1.5%，2.5%，4.25%，其对应的无水葡萄糖浓度分别为 1.38%、2.27%、3.86%，这些透析液的渗透压分别是 346 mOsmol/L、396 mOsmol/L、485 mOsmol/L。为合理控制腹透患者的容量状态，需要选择不同葡萄糖浓度的透析液，以达到干体重及控制血压。

葡萄糖并非理想的渗透剂，因为容易被吸收，导致超滤时间较短。葡萄糖吸收还会导致代谢性并发症，如高胰岛素血症、高血糖、高脂血症以及体重增加。而且，其中的高葡萄糖浓度、低 pH 值、葡萄糖降解产物（GDPs），由于部分或全部生物不相容性，通过抑制吞噬作用和杀菌活性，能够影响腹膜的宿主防御机制（Sitter et al., 2005）。

葡萄糖作为渗透剂的主要益处是价格便宜、安全、易于得到。而且葡萄糖腹透液投放市场已久，被肾病学家广为接受。

乳酸盐是腹膜透析液中最常用的缓冲剂，纠正酸中毒效果好，安全性较好，有时会引起灌液时疼痛（Williams et al., 2004）。由于乳酸盐需要在体内经肝代谢为碳酸氢盐而发挥缓冲作用，因此不适合应用于肝功能障碍、乳酸酸中毒的患者。

（2）葡聚糖透析液（艾考糊精透析液，Icodextrin）：葡聚糖是不同长度寡核苷酸 / 多糖链组成的葡萄糖聚合物，平均分子量约 17 000 道尔顿。常用的葡聚糖透析液浓度为 7.5%，与葡萄糖透析液具有基本相同的电解质成分，渗透压与正常血浆渗透压范围相同或稍低。与葡萄糖透析液相比，葡聚糖透析液中大分子的存在，使其在存腹 8 ~ 12 小时后，仍然可以持续超滤。因此，葡聚糖透析液适于长时存腹，对于腹膜高转运以及糖尿病患者，可应用葡聚糖透析液存腹过夜，增加超滤（Finkelstein et al., 2005）。由于碳水化合物的负荷减少，葡聚糖透析液也具有一些长期的代谢益处，如有利于糖尿病患者血糖控制、改善胰岛素抵抗、改善脂质代谢紊乱等（Philip et al., 2013）。

有报道，葡聚糖透析液引起皮肤反应的发生率相对较高，约 15%（Diaz et al., 2001）。关于其是否引起腹膜炎风险增加的报道不一（Cho et al., 2013）。此外，艾考糊精和麦芽糖能够干扰或导致血糖结果假性升高，带来不当的治疗（Flore et al., 2009）。因此，葡聚糖透析液的标签上提醒“必须使用葡萄糖特异性的方法监测血糖以避免麦芽糖干扰”。

（3）氨基酸透析液：腹透患者的透析液中容易丢失大量蛋白质，每天多达 15 g，丢失氨基酸 2 ~ 4 g，因此通过氨基酸从腹透液中被吸收，氨基酸透析液可能有助于改善腹透患者的营养状态（Jones et al., 1998）。研究发现 1.1% 的氨基酸透析液与 1.36% 的葡萄糖透析液具有同样的渗透压，一样有效（Kopple et al., 1995; Garosi et al., 1998）。常见的副作用包括：酸中毒加重、BUN 升高。

（4）碳酸氢盐透析液：与其他缓冲剂相比，碳酸氢盐能在更为生理性的条件下控制酸中毒，是一种理想的缓冲剂。然而它与含钙、含镁的透析液不相容，尤其在储存期间，碳酸氢盐与钙可能形成沉淀。通过应用多室腹透液系统，不但避免了碳酸氢盐与钙的沉淀反应，而且有效减少了 GDPs 含量，加之中性 pH 值，因而是生物相容性较好的腹膜透析液（Mactier et al., 1998; Williams et al., 2004），较常规透析液具有一定的生存益处，患者耐受性较好，对腹膜的结构和功能亦有改善。但是，操作过程有些麻烦，且费用较高，尚未广泛应用。

3. 腹膜透析液中其他成分的添加

某些临床情况下，一些其他成分可以被添加至腹透液中。常用的添加成分有：钾、肝素、胰岛素以及抗生素等。加药过程必须遵守无菌原则。

（1）钾：商用的腹膜透析液中通常不加钾。10% ~ 36% 的患者由于食欲下降、钾摄入减少，或由于其他原因导致钾排出增加，会发生低钾血症（Zanger, 2010），可通过向透析液中加入

3～4 mmol/L 的钾予以纠正，同时强烈推荐患者口服补钾。

（2）肝素：肝素经常被加至透析液中，用于预防和治疗腹透液中纤维蛋白形成。当在腹透液中见到纤维蛋白丝或凝块时，可以向透析液中加入肝素 200～500 U/L。

（3）胰岛素：由于葡萄糖透析液最为常用，因此，糖尿病腹透患者需要应用胰岛素来抵消腹腔的高葡萄糖负荷，控制高血糖。腹透液中加入胰岛素与皮下注射胰岛素同样有效。但由于长期向腹透液中加入胰岛素来控制血糖可能使患者发生腹膜炎的风险增加，因此笔者并不推荐。但是应用自动腹膜透析机或某些特殊情况下，可以将胰岛素加入腹透液中控制血糖，但需要监测血糖。随着葡萄糖浓度增加，透析液中的胰岛素剂量也要增加。

（4）抗生素：多种抗生素常被加到腹透液中治疗腹膜炎。2010 年国际腹膜透析协会关于腹膜透析相关感染的建议中明确指出（Piraino et al., 2010）：治疗腹膜炎时，腹腔内应用抗生素优于同样剂量的静脉用药。因为经腹腔使用可在局部达到较高的药物浓度。

（五）腹膜透析处方的制定和充分透析

1. 腹膜透析方式

（1）分类

1）根据是否依靠机器操作，所有需要依靠腹膜透析机进行操作的腹膜透析统称为自动化腹膜透析（automated peritoneal dialysis, APD），与 APD 相对应的则是手工操作的腹膜透析。

2）根据治疗是否持续，腹膜透析可 24 小时持续进行，包括手工的持续不卧床腹膜透析（continuous ambulatory peritoneal dialysis，CAPD），和夜间依靠机器腹透而白天保持存腹状态的持续循环式腹膜透析（continuous cyclic peritoneal dialysis, CCPD）。

腹膜透析也可间断进行，称为间断腹膜透析（intermittent peritoneal dialysis，IPD），手工或机器操作均可。夜间依靠机器腹透而白天干腹称为夜间间断腹膜透析（nocturnal intermittent peritoneal dialysis, NIPD），反之为白天间断腹膜透析（daytime intermittent peritoneal dialysis，DIPD）。

3）其他特殊类型：APD 中的潮式腹透（tidal peritoneal dialysis，TPD），持续流式腹透（continuous flow peritoneal dialysis，CFPD）。

（2）常见腹膜透析方式的特点

1）手工 IPD

①特点：手工 IPD 可根据患者病情及生活习惯，设定每日透析总量、换液次数、存腹时间和透析液葡萄糖浓度。

②适应证

i）有残余肾功能，不需要 24 小时持续腹透治疗；采用 IPD 方案可达到透析充分性。

ii）腹透置管术后，作为 CAPD 治疗的过渡方式。

iii）因腹膜高转运而夜间存腹负超的患者，可行 IPD，保持夜间干腹。

iv）因患者自身情况，如疝气、胸腹漏、心力衰竭等，白天或夜间不能耐受持续存腹，或因经济原因不能接受持续透析者。

③注意事项

i）需要定期评估临床症状和透析充分性指标，调整透析处方。

ii）个别患者放空腹透液有轻微不适，可少量透析液留腹。

2）CAPD

①特点：CAPD 为 24 小时持续治疗，接近正常肾生理特点，每日对中小分子物质及水钠清除总量均优于 IPD，是维持腹透患者、尤其是残余肾功能丢失者首选的治疗方式。

②适应证：除一些仅能采用 IPD 的病例外，

CAPD 几乎适用于所有维持腹透患者。

③注意事项

i）CAPD 是一种灵活而符合人性的治疗方式，可个体化制订处方，每日腹透液灌入总量及每袋存腹时间可有较大差异。同样需要定期评估临床症状和透析充分性指标，调整透析处方。

ii）个别患者接受 CAPD 有不适主诉，如腹胀、食欲不佳、反酸、夜眠差等，需具体分析，查明原因。一旦怀疑与透析液灌入量大有关，或腹透液长存腹时负超明显，需要改变腹透方式或调整处方。

3）APD

①特点：相较 CAPD 而言，APD 在降低腹透操作污染、调整腹透交换时间和透析量的灵活性、提高生活质量方面具有潜在优势，因而在发达国家得到较广泛的应用。在总的患者生存率和技术生存率方面，两种方式并无差异。

②分类：间歇性腹膜透析（IPD）又分为夜间间歇性腹膜透析（NIPD），日间间隙性腹膜透析（DIPD）。和 CAPD 相比，虽然 IPD 可达到满意的水分清除，但对小分子和中分子溶质的清除分别减少 20% 和 50%。适用于腹膜高转运或腹腔内压力增大致并发症的患者。

持续循环式腹膜透析（CCPD）与 CAPD 相反，CCPD 短期交换在夜间自动进行，而在白天进行留腹透析。自动透析机每晚做 3～5 次循环，每次 2～3 小时，在最后一次循环时，透析机程序可设定末袋透析液留腹。CCPD 适用于依靠 CAPD 溶质清除不能达标的腹膜低转运者。

潮式腹膜透析（TPD）：综合了间歇及持续腹透的特点，即通过腹腔保存一定的透析液残余量而产生不间断的溶质清除，第一次灌入患者腹腔内的透析液容量称为总灌入量，超滤的准确预测对确保腹腔内的残存量很重要。

③适应证：理论上所有 CAPD 患者均可行 APD 治疗，以下患者更应该首选 APD：需要坚持学习和工作的腹透患者，不能自行手工腹透者；常规 CAPD 不能满足溶质和水分清除者；腹腔容积小或耐受压力有限，或为预防腹腔压力增高并发症。

2．充分透析

（1）充分透析的概念：绝对“充分透析”在理论上并不存在，现有的血液或腹膜透析技术均不能达到正常或接近正常肾功能完成的生理功能。相对“充分透析”，是指在满足患者基本营养需求的前提下，机体内环境适应一定毒素水平而达到的“相对稳态”。临床上，达到相对稳态、透析充分性好的患者可表现为（但不仅限于）以下方面：

1）无尿毒症临床症状（恶心、呕吐、乏力、纳差、皮肤瘙痒、失眠等）。但要注意，有时临床症状并不一定和尿毒症相关，还要仔细查找病因；此外，尿毒症症状轻重和个体敏感性有关，不一定和病情严重程度成正比。

2）食欲和营养状态良好，体力如常。

3）容量负荷、贫血、高血压控制佳。

4）无代谢性酸中毒和钙磷代谢失衡。

5）心血管病等慢性并发症减少或消失。

6）生活质量好，能通过维持透析达到长期生存。

（2）充分透析目标值

1）溶质清除

①小分子溶质清除：小分子溶质清除的绝对值常常用来反映透析充分性，尽管这种评估方法并不理想，但较为实用，仍然被广泛采用。尿素和肌酐就是代表性的小分子溶质，每周尿素清除指数（Kt/V）和校正肌酐清除率（Ccr）是最常用的透析充分性指标。

检测透析充分性应该在患者处于稳定的临床状态下进行，有腹膜炎者需在腹膜炎治愈 4

周后进行。目前指南建议腹透开始后在第一个月应检测一次透析充分性，此后至少每 4 个月应检测一次。

②*KT/V* 和 *C*cr 目标值的界定：有两项分别在墨西哥和我国香港进行的随机对照研究提供的 A 级证据，成为一系列指南的基础，包括 2006 年国际腹膜透析学会（ISPD）关于溶质和水分清除指南（Lo et al., 2006），2011 年加拿大腹透充分性指南的重要依据（Blake et al., 2011），即推荐腹透患者的 *Kt/V* 至少应达到 1.7，不论残余肾功能水平。目前提出的目标值还有很多不足之处，值得进一步探讨（Blake et al., 2011）。

③如何达到 *KT/V* 和 Ccr 目标值：腹透处方的调整：不同个体具有不同腹膜表面积和腹膜转运功能，需要设定不同的透析处方；同一个体随着透析时间延长，腹膜转运功能也会发生变化，应不断调整透析处方。当腹膜溶质转运面积系数和血流速度一定时，决定小分子溶质清除量的因素，也即调整透析处方的参数为透析次数、透析液量、透析时间及透析方式。

残余肾功能的保护：残余肾功能对小分子溶质清除有重要的贡献，残肾 GFR 为 1 ml/min 约等于每周肌酐清除率 10 L。CANUSA 研究的再次分析也显示，患者的生存在很大程度上取决于残余肾功能而不是单纯腹膜的清除（Bargman et al., 2001）。

保护残余肾功能的措施包括（Perl et al., 2009; Tam, 2009）：避免过多使用高糖透析液，超滤过多导致低血压，避免肾毒性药物的应用，谨慎使用造影剂，使用 ACEI 类药物，预防腹膜透析相关的腹膜炎。

2）液体清除：充分透析的目的是维持机体的容量平衡，液体清除的绝对值并不能反映容量平衡。临床研究提示，容量负荷是透析患者心血管事件、总体死亡和心血管死亡的独立的预测因子（Kalantar et al., 2009），应将容量控制作为透析充分性目标。2006 年 ISPD 指南（Lo et al., 2006），不再界定水清除的目标值，而只强调了容量平衡。

（六）腹膜透析的容量问题

1. 前言

容量问题是透析患者管理中至关重要的一环。容量负荷可伴发高血压、心肌肥厚、动脉粥样硬化、营养不良及慢性炎症状态等，而这些问题反过来加重患者的容量负荷，最终导致患者死亡率和住院率增加，技术生存率和生活质量下降（Stenvinkel et al., 2000; Dong et al., 2006; Tan et al., 2010; Wang et al., 2015）（图 17-2-4）。

2. 容量状况的评估

国际腹膜透析协会在 2000 年提出，对腹透患者应摒弃干体重的概念，而代之以目标体重或理想体重，即处于容量适中状态的体重（Mujais et al., 2000）。容量适中状态的体重实则为一个范围。水负荷增加到一定程度超过上

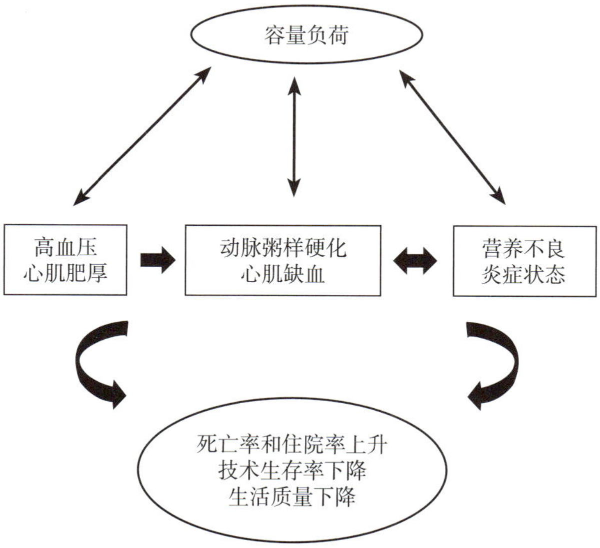

图 17-2-4 容量负荷导致腹膜透析患者总体预后不良

限，患者会出现水肿，而降低到一定程度低于下限会出现低血压。在出现水肿与低血压之间的中间状态就是容量适中状态的体重。无论是上限还是下限，都不是固定不变的，都会随着营养状态、自主神经功能、RAS 系统活性、心功能状态等发生动态演变。

评价容量状态的金标准是同位素水稀释法，但费时、昂贵，难以在临床中普及应用。一般我们采取以下方法：

（1）体检：肾内科医生需要使用一些临床手段尽可能准确地评价容量状态。最简单常用的指标包括水肿、体重、血压。这些数据不用额外的特殊检查，而且易于理解，但和容量负荷的关系错综复杂，难以作为直接证据。

（2）辅助检查：胸部 X 线的心胸比可评估容量状态，但目前缺乏正常参考值。

生物电阻抗是另一个有用的工具，便携、无创，采用细胞外液量、细胞外液和总体水的比值等可以反映患者的水负荷状态（Davies et al., 2003; Lindley et al., 2005; Chan et al., 2009），但是，这种方法也存在一定局限性（Davies et al., 2014），特别在严重体液超负荷或不足的患者评估可能不准确。我们建议将生物电阻抗用于同一个体随访中的动态评估。

其他方法还有中心静脉压、超声多普勒血流成像测定下腔静脉直径，B 超测定双肺水肿（Nicolò et al., 2017）等均可作为参考。

（3）生物学标记物：生物学标记物（如脑钠肽 BNP 和心房钠尿肽 ANP）为评估患者容量负荷提供了一个简单准确的工具（Plum et al., 1991; Suresh et al., 2005; Wang et al., 2007），但 BNP 和 ANP 同样也作为心室肥厚的标记物（Enia et al., 2001; Locatelli et al., 2010），所以在一定程度上可能影响对于患者的容量判断。既往研究关于这些生物标记物和容量负荷的关联并不一致（Davies et al., 2008; Davenport, 2012; Papakrivopoulou et al., 2012; Crepaldi et al., 2014）。此外，由于 ESRD 患者肾清除减少，目前缺乏 ESRD 患者的 BNP 和 ANP 的正常参考值（Kim et al., 2017）。

总体来看，目前我们可能需要综合多种手段来评估容量状态（Agarwal et al., 2013）。而在目前没有一个公认的容量评价指标之前，还要注意患者的以下表现（Falkenhain, 2004），高度警惕容量负荷增加：体表水肿加重或新出现的体腔积液（排除淋巴管堵塞和血白蛋白下降）；体重在短期内突然增加（>0.25 kg/d）；新发高血压或原有降压药不足以控制血压；出现一些非特异症状如乏力、恶心、憋气等。

3. 容量控制

（1）水盐平衡

1）水盐限制：对慢性肾脏病包括透析患者来说，水盐摄入的控制是教育和培训重中之重，它涉及患者的饮食模式和行为改变。

腹透患者对水盐控制的依从性可通过强化教育获得改善（Tony et al., 2008）。在水盐教育基础上加强密切随访可以更有效保持患者的容量平衡（Quan et al., 2012）。适度原则是指对于那些盐摄入较少的患者，需要注意他们可能会伴有营养素摄入的减少。北京大学第一医院腹透中心的研究发现盐摄入较少的一组患者各项营养指标均最差，而能量摄入和营养素摄入也最低，预后也最差（Dong et al., 2010）。

2）增加水盐的排出

①增加尿量：对于有一定残肾功能的患者可以通过利尿剂以增加水钠的排出，但也要注意大量持续适用利尿剂带来的副作用。一项来自英国的随机对照研究发现，每天给予 250 mg 呋塞米相比于不使用利尿剂的患者，在 1 年的随访中，虽然不能改变残肾功能的下降趋势，但尿量保持得更好，尿钠排出更多（Medcalf et al., 2001）。

②调整透析方案：例如增加浓度或频次，自动腹膜透析（APD），使用艾考糊精透析液，还有正在试验中的低钠透析液（Leypoldt et al., 1995）。

③递增超滤透析策略：即开始透析时剂量和超滤量均较低，随着残肾功能逐渐降低和尿量下降，逐渐增加透析剂量和超滤量，从而保证患者的总水清除量稳定。北大一院腹透中心的数据显示，与另一个采用传统透析模式的中心相比，对超滤量进行及时调整的递增型超滤使患者的水负荷更低，预后更好（Chen et al., 2008）。

（2）保护残余肾功能

1）残余肾功能的重要性：透析患者残肾功能的下降必然导致水钠清除减少，与此同时伴随一系列病生理的改变，加重容量负荷、心肌肥厚、动脉粥样硬化、瓣膜钙化、营养不良等，最终导致患者生活质量下降，死亡率增加（Wang, 2007; Tan et al., 2010）。

2）保护残余肾功能

①避免超滤过多：通过控制水盐摄入降低患者的容量负荷，可以减少对腹透超滤的依赖，从而最大限度地减少对残肾功能的不良影响。

②避免肾毒性药物的使用和并发症：注意避免肾毒性药物如氨基糖苷类抗生素、非甾体抗炎药、造影剂等的使用。并发症如感染、急性心血管事件、手术或创伤等可能加速肾功能的丢失。

③血管紧张素系统抑制剂 RASI（血管紧张素转换酶抑制剂或血管紧张素受体拮抗剂）的使用对于残肾功能也可能存在保护作用。近来的 meta 分析显示，RASI 的使用对保护残余肾功能有一定益处。

（3）腹膜功能保护

1）减少腹膜的糖暴露量：糖暴露量与腹膜损伤之间存在明确的相关性（Garcia et al., 2012），通过以下措施可以尽可能地减少腹膜的糖暴露水平：加强水盐教育；体力允许的情况下增加活动促进水分从体表蒸发；给予个体化的腹透处方；采用递增型腹膜透析模式；积极纠正高血糖从而减轻口渴感；尿量减少的患者可应用利尿药物。

2）控制腹膜炎造成的损害：严格腹透无菌操作，减少腹膜炎的发生；腹膜炎发生后，给予及时有效的治疗；简化腹腔抗生素的给药方式，提高患者用药的依从性；应用生物相容性好的腹透液可减轻腹膜炎引起的长期炎症反应；对积极治疗反应不佳的患者，及时拔管。

3）及时调整腹透处方：对于腹膜高转运而超滤失败的患者，可采用生物相容性好的透析液，如多聚葡萄糖腹透液，既能维持有效的超滤，又可最大限度减少对腹膜的刺激；或采用 APD 增加超滤；各种处理措施效果不佳的患者，可考虑联合使用血液透析和腹膜透析或果断转换为血液透析治疗。

4）腹膜休息：Rodrigues 等报道，11 例 1 型超滤衰竭的患者停止腹透数周后，有 8 例患者恢复腹膜的超滤效能（Rodrigues et al., 2002）。所以对于腹膜功能下降的患者可以考虑停止腹透数周以期腹膜获得一定程度的修复。

5）新型透析液：新型的透析液以碳酸氢盐、碳酸氢盐 / 乳酸盐的混合物作为缓冲剂取代了乳酸盐，通过应用多室腹透液系统，有效减少葡萄糖降解产物（GDPs），而且避免了碳酸氢盐与钙的沉淀反应，具有中性 PH 值、低浓度 GDPs、生物相容性更好等优势。

（七）腹膜透析感染性并发症

腹膜透析（腹透）感染性并发症包括导管相关感染及腹透相关腹膜炎。这一部分内容将以指南（Li et al. 2016; Szeto et al., 2017）为基础并结合临床经验进行阐述。

1. 腹透导管相关感染

腹透导管相关感染包括外口感染和隧道感染。外口感染临床表现为外口处脓性分泌物，伴或不伴皮肤红斑。隧道感染表现为隧道部位红肿、硬结、疼痛，往往临床表现隐匿，需要通过超声检查发现。二者可同时或分别出现。

预防腹透导管相关感染应从置管开始贯穿整个腹透治疗始终。于置管前预防使用抗生素，选择适当的手术切口及外口设计，由有经验的腹透护士对患者进行适当的换药培训，每日使用莫匹罗星霜 / 软膏，并于淋浴后进行外口换药，注意血糖监控，成立腹透导管持续质量改进小组均有利于导管相关感染的预防。

一旦发生可疑感染，应及时行外口的临床评估，并行分泌物的涂片、革兰氏染色和病原体培养以及药敏检查。B 超检查对诊断隧道感染具有较强的特异性。

从经验治疗上，除非有假单胞菌感染或定植的既往史或证据，否则应首选覆盖金黄色葡萄球菌的广谱抗生素，如口服抗青霉素酶或广谱青霉素或第一代头孢菌素，不常规使用万古霉素，疗程至少 2 周。同时应加强外口护理，每日至少 1 次。外口局部可以使用抗生素霜 / 软膏。然后根据细菌培养和药敏结果调整用药。

抗生素合理治疗 3 周以上仍无效，诊断为难治性外口感染或隧道感染，需要拔除腹透导管，重新置管方式取决于是否合并腹膜炎。建议在拔管后继续应用抗生素，疗程及方案酌情而定。

2. 腹透相关腹膜炎

从中心管理的角度，至少每年应汇总腹膜炎和特定病原腹膜炎发生率。腹膜炎发生率的计算方法为特定观察时间内，发生腹膜炎的次数除以所观察患者的随访时间（年）总和。每个腹透中心腹膜炎发生率不应超过 0.5 例次 / 风险年。应从置管开始，多环节管理，以预防腹膜炎的发生。

（1）诊断及预防：腹透相关腹膜炎的诊断标准包括临床表现（发热、腹透液浑浊、消化道症状）、腹透液常规异常（腹透液有核细胞数大于 100/μl，多形核细胞大于 50%）、病原学检查（腹透液涂片或培养）3 方面，满足 2 方面可确诊。

需注意，送检腹水常规的腹透液需存腹至少 2 小时。应采集于 EDTA 管，标本应尽快送检，若无法及时送检，可低温（4 ℃）保存。此外，病原体培养和抗生素敏感试验有助于针对性的抗生素用药和寻找腹膜炎的可能病因。当疑诊腹膜炎时，用药前应使用血培养瓶同时送检需氧和厌氧培养，送检时间不应超过 6 个小时；若无法及时送检，应将留存于培养瓶的标本保存在 37℃的环境。通常要求细菌培养阴性率不超过 15%～20%。

病史采集时需重点关注有无近期管路污染、内镜或妇科检查、腹泻便秘经过及抗生素用药。回顾既往外口、隧道感染和腹膜炎。体格检查时，注意压痛、反跳痛、肌紧张的部位。部位局限者，应警惕外科疾病，如阑尾炎等。同时应行外口和隧道检查。

若同时出现外口分泌物，应与腹透液同期行病原学检查。除凝固酶阴性葡萄球菌外，若分泌物和腹透液培养为同一致病菌，则考虑腹膜炎继发于导管相关感染。

（2）初始治疗：一旦疑诊腹膜炎就应立即开始抗生素治疗。在腹膜炎早期，由于缺乏确定的病原学结果，需经验性选择抗生素，即根据患者和腹透中心既往腹膜炎致病菌的药敏结果，选择覆盖革兰氏阳性菌和革兰氏阴性菌的抗生素。针对革兰氏阳性菌，可以选择第一代头孢菌素或万古霉素。针对革兰氏阴性菌，可以选择氨基糖苷类或第三代头孢菌素。如果患者对头孢菌素过敏，可以使用氨曲南替代。

通常采用经腹腔给药的方式，其疗效高于静脉给药。可以在每袋腹透液中加入抗生素，即持续用药；或仅每日一次在腹透液中加入抗生素，即间断用药，抗生素在腹腔内的保留时间至少应 6 小时。

另外，万古霉素、氨基糖苷类和头孢他啶可以在 1L 以上的腹膜透析液内配伍，但必须使用不同的注射器加入两种药物。

（3）后续治疗及辅助治疗：若初始治疗持续 72 小时后仍无病原体培养结果，应对临床状况进行评估：①若腹膜炎已控制，可继续使用原方案，或针对细菌培养和药敏结果使用窄谱抗生素治疗，疗程 14～21 天。②若腹膜炎未控制，根据临床实际情况更改方案，如换用万古霉素和碳青霉烯类。

难治性腹膜炎指的是经适当的抗生素治疗 5 天腹透液不能清亮的状况。此种情况应考虑腹透管拔管，除非患者一般状况无法耐受手术。若患者整体情况尚好，也可慎重考虑暂不拔管。

腹膜炎可以反复发作，其中包括：①再发性腹膜炎，即腹膜炎治愈 4 周后由不同的致病菌导致的腹膜炎；②复发性腹膜炎，即腹膜炎治愈后 4 周内由相同的致病菌或未能确定的致病菌导致的腹膜炎；③重现性腹膜炎，腹膜炎治愈 4 周后由相同的致病菌导致的腹膜炎。三者临床预后不尽相同，特别是再发性腹膜炎一般预后不良，一旦发生建议适时腹透管拔管。而对复发性和重现性腹膜炎，则考虑生物膜形成导致腹膜炎的发作，常见致病菌有表皮葡萄球菌和大肠埃希氏菌。应在腹透液清亮后更换腹透管。

难治性腹膜炎、反复发作的腹膜炎、真菌性腹膜炎和多种肠道菌感染的腹膜炎需拔除腹透管。另外，导管相关腹膜炎，即由相同的致病菌所致的外口或隧道感染与腹膜炎，也应考虑拔管。腹膜炎治疗的初衷应当是给予适当的治疗以保护腹膜，而不是保护腹透管。上述情况拔管后重置腹透管的时间尚未明了，最短时间为 2～3 周，真菌性腹膜炎可能需要更长时间。但部分患者在严重的腹膜炎后可能因腹膜粘连或腹膜功能衰竭而无法恢复腹膜透析治疗。拔管后相应抗感染药物治疗至少需 2 周。

辅助治疗包括应用肝素预防导管堵塞，使用肠道益生菌，根据患者容量及超滤状况调整腹透方案。尚需关注患者的营养支持。

大多数腹膜炎患者可于门诊治疗，症状重、生命体征不稳定或腹膜炎治疗效果差者需要考虑住院治疗。

（八）腹膜透析的非感染导管相关并发症

腹膜透析的非感染导管并发症虽然较感染并发症发生率低，仍然是导致腹透技术失败的原因之一，主要分为导管功能障碍、腹腔压力增高并发症以及其他相对少见情况。以下主要介绍前两种并发症的发生机制、临床表现及处理原则。

1. 导管功能障碍

2010 年国际腹透学会关于腹透通路的指南提出，要求 80% 以上的导管在 1 年后仍然功能良好（Figueiredo et al., 2010）。而国内大多数技术娴熟的中心均能将导管移位率控制在 5% 以内，早期导管失功率在 10% 以内。

腹膜液的引流主要靠重力作用。一般来说，一袋 2000 ml 的透析液需要 10～15 分钟完成引流，引流量至少应达到灌入量的 90%～95% 以上。引流障碍是指透析的引流量明显少于灌入量，或速度明显减慢。引流障碍多发生在腹透置管后 1 个月，尤其在 2 周内，也可发生在腹透长程治疗的任何时刻。快速交换试验是发现引流障碍的好方法。常见导致引流障碍的原因详述如下，参见表 17-2-8。

表 17-2-8 引流障碍的常见原因及处理措施

原因	处理
管路弯折	松解
尿潴留	导尿
便秘	通便
管内堵塞	肝素，抗凝剂
导管移位	导丝复位，腹腔镜下复位或再次置管
大网膜包裹	松解，或再次置管

2. 腹腔压力增高的相关并发症

腹透液灌入腹腔将直接导致腹腔内压力的升高，其所导致的并发症也称为腹腔压力增高的相关并发症，包括渗漏、胸腔积液、疝气等。发生这些并发症的患者常有先天或后天的腹膜组织缺损或薄弱，后天因素包括近期腹部手术，年老，肥胖，营养不良（Del et al., 2003）等。在以下诱发因素作用下发病：①灌入量越多压力越大，早期开始腹透时透析剂量的增加过快；②咳嗽、弯腰和用力排便等动作均可以使腹腔内压力短时快速升高。

关于腹透置管后开透时间和腹腔压力并发症的风险还存有争议。虽然 2010 年国际腹透学腹透通路的指南建议腹透置管术后 2 周以上开始腹透（Figueiredo et al., 2010）。但近年来，实施紧急透析（即 2 周内）也取得了显著的成效（Arramreddy et al., 2014; Mahnensmith et al., 2014），并未显示明显增加腹腔压力并发症的风险（Xu et al., 2017）。

（1）渗漏：腹腔置管术后患者灌入腹透液后出现渗漏，包括腹壁皮肤或腹透管周围渗液，阴囊水肿，胸腔积液等。除了渗漏发生部位的相关表现外，均可有超滤量减少，体重增加等。因此，容易和导管引流障碍、腹膜超滤功能下降相混淆。临床实践中，导致超滤量减少原因的鉴别思路如图 17-2-5。一旦怀疑渗漏发生，根据具体部位采取相应措施。

1）腹壁或腹透管周围渗液：可能和腹透置管术者操作不细致有关，尤其是腹透管周渗液，一些病例也可在腹透一段时间后发生腹壁渗液。

明显的渗液可从腹壁皮肤限局或弥散性水肿，腹透管周见清亮腹透液流出（糖浓度高）来判断。需要更细致地观察，如发现腹部不对称隆起（站位或坐位），皮肤呈橘皮样改变或压痕，也应怀疑渗液的存在。注意腹透管周围渗液要和外出口及皮下隧道感染相鉴别，后者往往合并红肿、疼痛及局部脓性分泌物。

影像学检查如 B 超、CT 腹膜成像和放射性核素检查均可协助诊断。

尽管腹壁或腹透管周围渗液和手术技巧有关，术后原部位加强缝合却不是首选方案，除非有明确的较大的缝合缺陷，否则这样做只会增加患者痛苦，还不能保证手术一定成功。我们建议停止腹透和腹透液的灌入 3 ~ 7 天，最长可达 2 ~ 4 周，以促进局部缺损部位自行修复，在此期间酌情卧位自动腹透机治疗，甚至血透过渡。

2）胸腔积液：腹腔压力增高相关的胸腔积液，其发生机制为先天或后天膈肌缺陷，在上

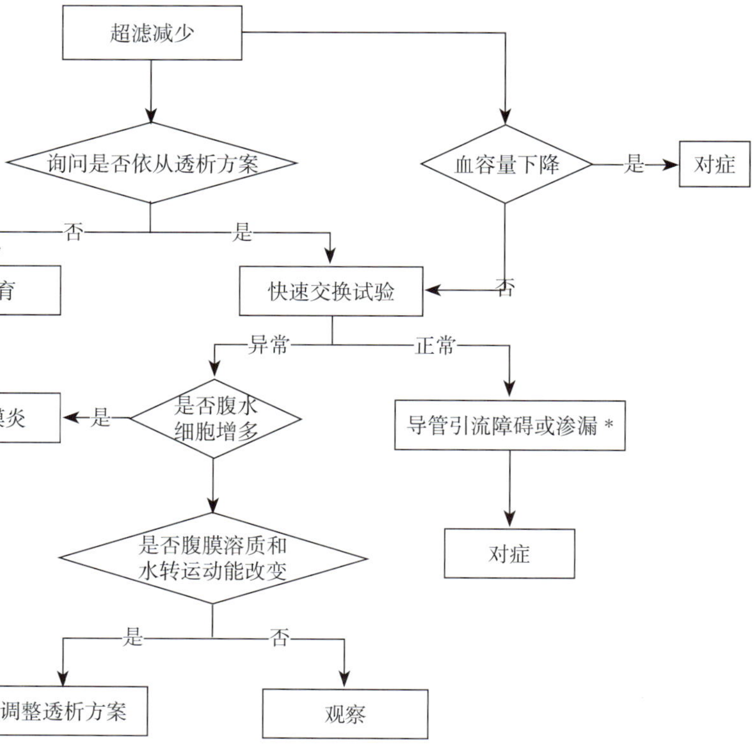

图 17-2-5　超滤减少的临床路径

述诱因下发生。和腹壁及腹透管周渗液不同的是，胸腔积液完全可以发生于长程腹透治疗的任何时期。多数发生在右侧，可能与左侧膈肌为心脏和心包所包绕有关。腹腔压力增高相关的胸腔积液，其症状可急可缓，与膈肌缺陷范围大小有关。但多数病例都会感到突然胸憋和气短。

鉴别是否为腹透相关的胸腔积液：①胸水性质常为漏出液，白细胞数和蛋白量均不高。因腹透液葡萄糖浓度较高，检测胸水的葡萄糖浓度可作为鉴别依据之一，但可靠性却不好，与胸水产生和存留的时间有关。②影像学检查 CT 腹膜成像和放射性同位素检查，可协助诊断。

一旦确诊，根据患者病情轻重采取相应措施（Szeto et al., 2004）。轻者症状不明显，可减少每次灌入量，并在腹透液存腹期间尽量采取坐位，个别病例可能自愈（后天性膈肌缺损）。而有明显症状的患者应立即停止腹透，必要时胸腔穿刺放液以缓解症状；同时，明确缺损部位后行膈肌异常通道修补术，或胸膜固定术（滑石粉、土霉素、自体同源血液和抑肽酶纤维蛋白胶等），期间血透过渡。

3）生殖器水肿：腹透液可以通过睾丸鞘膜突进入阴囊，或通过腹壁的薄弱部位（先天性或后天手术损伤）进入外阴部位，导致阴囊积液和阴囊周围组织的水肿。主要需要和全身水肿及腹股沟斜疝鉴别，影像学检查如 B 超、CT 腹膜成像和放射性核素检查均可协助诊断。

和其他部位漏液的处理原则一样。后天手术损伤者可减少每次灌入量，抬高阴囊以缓解症状，并在腹透液存腹期间尽量采取卧位，或完全停止腹透，可能自愈。而先天性缺损则可经影像学检查后针对缺损部位行修补术。

（2）疝气：在长程腹透中可发生多部位疝气，包括腹股沟疝（直疝和斜疝）、脐疝、腹壁疝、腹透管周围疝，股疝、半月线疝、肠壁嵌顿疝、大网膜疝、膀胱膨出、子宫脱垂、阴道后穹疝等。其中，脐疝和腹股沟斜疝最为常见（Garcia et al., 2006），且多为男性。

不同部位的疝气需要和相关部位的疾病相鉴别，如脐疝和腹壁疝均表现为腹壁局部膨出，需要和腹壁或腹腔内包块鉴别。这些部位的疝气通常在站立或腹内压增高时更加突出，腹腔内包块则相反，而和腹壁包块的区别可借助B超。腹股沟斜疝则需要和睾丸鞘膜积液及其他睾丸疾病鉴别，同样可借助B超。和渗漏一样，CT腹膜成像同样对腹股沟疝气的确诊有帮助，可区别究竟是肠内容物还是腹透液进入阴囊。

疝气的处理原则：①尽量避免腹内压增高的因素；②疝囊带有助于减轻疝气程度，用于轻度的脐疝、腹壁疝和腹股沟疝等。③减少每次灌入量，腹透液存留期间尽量卧位，可采取自动化腹透机；④择期行疝气修补术，尤其对疝口小的患者尽早安排。对所有患者，一旦发生疝嵌顿应急诊手术。

建议疝气修补术内1周停止腹透，或酌情血透过渡。1周后腹透液从低剂量开始，2～3周内逐渐增量至恢复原透析方案。

第三节 肾 移 植

一、肾移植历史

肾移植的研究始于20世纪初，回顾其近一百年的发展历程，可大致分为以下几个阶段：①肾移植的探索阶段；②肾移植与移植免疫学的交互发展阶段；③肾移植的成熟阶段。

（一）肾移植的探索阶段

1902年，维也纳的Ullman首次进行犬肾的自体移植并取得成功，此后他还进行了同种异体和异种肾移植的动物试验。同年，Decastello进行了犬的同种异体和异种移植试验。1902—1912年，法国的Alexis Carrel发明了血管吻合技术，为器官移植的发展奠定了基础。通过大量犬和猫的肾移植试验，他提出了器官移植失败的原因并非手术因素，而是某些生物因素作用的结果。

1905年，Princeteau将兔肾的碎片埋藏于患者的肾包膜下，1906年，Jaboulay将猪及山羊的肾移植于患者的肘窝内，Ungar（1909年）和Schönstadt（1913年）也分别将猿肾和猴肾做了同样的试验，均未获成功。此后，在法国、德国等地应用猪、绵羊、山羊及灵长类动物的肾对人类患者进行了尝试，但所有移植肾均未存活。1936年，苏联学者Yoronoy施行了首例人类同种异体肾移植，至1949年共实施6例同种异体肾移植术，但移植肾均无功能。

在此阶段人们还对肾移植的手术方法与策略进行了探索。1945年，Hume、Hufnagel和Landsteiner等将肾移植到患者的手臂上，1950年，Lawler等则对患者进行了肾切除及原位肾移植，效果均不理想。1951年，巴黎的Küss、Servelle和Dobost等首次把移植的部位选在髂窝，移植肾血管与受者髂血管相吻合，从而确立了肾移植的基本手术方法并沿用至今。

1952年，巴黎的Michon和Hamburger进

行了世界上第一例母子间亲属活体肾移植，术后移植肾功能维持长达 23 天，后因突发急性排斥反应而丧失功能。1951—1952 年间，波士顿的 Hume、Merrill、Miller 和 Thorn 等进行了 9 例肾移植，其中 8 例移植于患者大腿上，1 例为原位移植，部分患者应用了激素作为免疫抑制剂，结果 4 例移植肾有功能，其中 3 例肾功能足以维持生命，最长的 1 例移植肾存活 5 个半月。

1954 年 12 月 23 日，Murray 和 Merrill 进行了世界上首例同卵双生子间的肾移植，术后移植肾很快恢复功能并长期存活，该名受者于术后 25 年死于冠心病。该例手术的成功对肾移植的临床发展及移植免疫学的发展具有重要意义，表明在没有排斥反应的情况下，移植肾可恢复正常生理功能并获得长期存活。

总之，此阶段最主要的成就是在大量动物试验和人类实践的基础上，不仅确立了临床上肾移植手术的可行性及基本的手术方法，同时还认识到进一步发展肾移植的关键是解决移植后排斥问题。

（二）肾移植与移植免疫学的交互发展阶段

在早期移植试验的基础上，移植免疫学于 20 世纪 40 年代逐渐发展起来。至 20 世纪 50 年代，人们对排斥反应的免疫学本质已经有了一定认识，并由此出现了通过抑制宿主免疫系统的方法来保护移植物的设想，并在一些动物的皮肤移植试验中得到论证。因此，自 20 世纪 50 年代末开始肾移植进入了免疫抑制时代。

1. 放射法清除受者体内淋巴细胞

基于对嵌合和新生期耐受等问题的研究，1959 年有研究报道了 1 例用模拟获得新生期耐受的方法进行的犬肾移植。首先用超致死剂量全身放疗（TBI）摧毁受者免疫系统，然后进行同种骨髓移植（产生嵌合体），最后进行与骨髓同源的肾移植。最终受者移植肾功能维持 73 天后死于肺炎。但是，在其他类似的试验中，结局却是出现移植物抗宿主病（GVHD）或排斥反应。大量研究表明：只有供受者间的组织相容性障碍较小时才能避免致命的 GVHD。

1958—1962 年波士顿的 Murray 进行了一系列以放射治疗为基础的临床肾移植，其中 2 例采用上述类似方案，10 例采用亚致死剂量的 TBI 而不预先移植骨髓。其中 11 例在 0 ~ 28 天内死亡，唯一幸存的 1 例（未移植骨髓）是在 1959 年实施，由其非同卵的孪生兄弟供肾，结果移植肾功能良好并存活长达 20 年，开创了世界上非同卵孪生者间肾移植成功的先例。5 个月后，巴黎的 Hamburger 采用相同方案也获得了 1 例异卵孪生兄弟间肾移植的成功，受者存活 26 年后死于肿瘤。1960—1962 年间，巴黎的 Hamburger 和 Kuss 成功进行了 4 例非孪生子间的肾移植，这些患者的存活期均超过 1 年，而且有 2 例是在无关系的供受者之间进行的。

放射治疗虽然使临床肾移植的预后和可控性达到了前所未有的水平，但过高的风险很快使临床医生放弃了对它的使用。

2. 药物免疫抑制

认识到 TBI 可使移植肾存活延长后，人们想到应用具有骨髓毒性的药物进行免疫抑制从而模拟放射的效果。1960 年，Willard Goodwin 应用氨甲蝶呤和环磷酰胺在一对兄妹间肾移植的受者中产生出严重的骨髓抑制，其后随着骨髓功能的恢复产生了多次排斥反应，应用泼尼松可使排斥短时逆转，但受者最终还是在术后 143 天死亡。这是首例单独应用药物治疗使人类移植肾存活得到延长的病例。

1959 年 Schwarz 和 Dameschek 发现 6- 巯基嘌呤在亚骨髓毒性的剂量下有免疫抑制的效果。数月后，他们和 Meeker 表明 6- 巯基嘌呤在免的皮肤移植中可引起剂量依赖性的移植物存活时间的延长。根据这些结果，1960 年伦敦的 Calne 和里士满的 Zukoski 证实 6- 巯基嘌呤可以确保接受肾移植的狗存活数月。1961 年 Calne 开始将 6- 巯基嘌呤的类似物硫唑嘌呤用于试验研究。虽然在此后的一些动物试验中约有 95% 的应用 6- 巯基嘌呤或硫唑嘌呤治疗的犬肾移植由于排斥或感染在 100 天内死亡，但仍有一些移植肾在 4 ~ 12 个月的非连续性的免疫抑制治疗后，出现被宿主长期或似乎是永久性接纳的情况。尽管数量很少，但已远远超过了应用 TBI 时所能达到的水平。

人们开始意识到在寻求免疫抑制效果的同时应尽量避免骨髓抑制，而不是有意造成骨髓抑制。在动物试验的基础上，1962—1963 年 Murray 和 Calne 开始在波士顿进行 6- 巯基嘌呤和硫唑嘌呤的临床移植研究，着重寻求有效的联合治疗方案，以减轻单独应用这些药物的毒性作用，但在最初的 10 例移植受者中仅有 1 例存活超过 6 个月。1963 年 Starzl 等人在科罗拉多大学的研究中发现，在以硫唑嘌呤为基础进行免疫抑制治疗的犬及人的肾移植中，短期应用大剂量的泼尼松（200 mg/d）可以逆转排斥反应。该项研究同时表明，活体供肾在免疫抑制下可自身诱导耐受，绝大多数的受者对免疫抑制药物剂量的要求逐渐减少，通常可减少到原来不能预防排斥的剂量。在该项研究最初的 10 例肾移植受者中有 9 例获得了移植肾的长期存活，其中 2 例移植肾存活时间超过 35 年并已停用免疫抑制药物。Starzl 的两联用药很快成为肾移植的标准免疫治疗方案，并首次将患者术后 1 年的存活率提高到近 60%。

3. 移植器官保存技术的开展

这一阶段的另一个重要成就是移植器官的处理与保存技术的开展。这一时期人们开始认识到保护离体器官的活性对于移植成功的重要意义，并进行了活体器官供者的全身低温或将移植物直接放置于冰盐水中浸浴的尝试。1960 年 Starzl 等人开始在肝移植的动物试验中对移植物进行经门脉的低温液体灌注，使移植效果取得了突破性的进展。1963 年他开始在取肾后立即对肾进行林格氏液或低分子右旋糖酐的肾动脉灌注，使临床肾移植取得了良好效果。自此确立了移植脏器的低温灌注原则。

综上所述，这一阶段通过临床实践与移植免疫学的相互促进，到 1963 年底临床肾移植的实际框架已基本建立。虽然当时人们尚不清楚正常免疫反应的本质，也不知道器官移植与移植后免疫反应是如何被改变的，但已认识到利用免疫抑制药物可改变机体的免疫反应。随着当时已经发展起来并基本沿用至今的外科操作和器官保存的技术应用，临床肾移植作为终末期肾病的一种治疗方案已经具备了切实的可行性。

（三）肾移植的成熟阶段

这一阶段人们不仅继续探索更为有效的方法以改善由硫唑嘌呤和泼尼松进行免疫抑制的治疗方案，而且逐渐研究发展出较为完善的免疫配型技术和离体肾的安全保存技术，使现代肾移植逐渐成熟，并成为终末期肾病的首选治疗方案。

1. 免疫抑制药物的发展

（1）抗淋巴血清和抗体的应用：1963—1979 年，临床移植免疫最重要的进展是抗淋巴细胞球蛋白的应用。早在 1899 年，Ilya Metchnikoff 就提出了应用异源性抗体来减轻细胞免疫的方案。20 世纪 60 年代初人们开始认识到这一方案在移植中的作用并在动物试验中取得成功。1966 年，Starzl 首次应用抗淋巴细胞球蛋白进行临床移植试验，在持续性应用硫唑嘌呤和泼尼松的基础上，移植后 1 ~ 4 周应用抗淋巴细胞球蛋白作为辅助治疗，效果良好。但直到20世纪80年代初期，抗淋巴细胞球蛋白在肾移植中的应用并不广泛，主要被用于诱导阶段的治疗或治疗激素不敏感的排斥反应。

此后，随着Kohler和Milstein发展出杂交瘤技术，人们开始将单克隆抗体用于器官移植。OKT_3是第一代单克隆抗体，作用于全部T细胞，它不仅可以有效逆转对激素不敏感的排斥反应，而且术后早期将其作为诱导治疗，可改善移植物的存活。但总体来说，并未显示出明显优于多克隆抗体的疗效，反而因其较严重的首剂效应限制了其临床应用。

在此阶段人们还尝试通过胸导管引流（TDD）或全身淋巴照射（TIL）的方法清除淋巴细胞。还有人将环磷酰胺作为硫唑嘌呤的替代药物应用于器官移植，但终因其效能、副作用或实用性等问题而被放弃。

（2）环孢素A（CsA）时代的到来：CsA是一种真菌提取物，1976年由Borel等人通过包括皮肤移植在内的一系列试验证明了其免疫抑制作用。该药可同时抑制细胞与体液免疫，其对T细胞的抑制作用快速而可逆，而且没有硫唑嘌呤或泼尼松所造成的骨髓抑制作用。在随后的一系列器官移植的动物试验中，CsA显示出显著的预防和延缓排斥反应的作用。1978—1979年Calne开始将CsA用于人类器官移植的临床试验（主要是肾移植），无论其单独应用或与其他骨髓毒性药物合用，都取得了空前良好的效果。但是大剂量的CsA也带来了多种副作用，如肾毒性、神经毒性、血糖升高及躯体改变（齿龈增生、多毛等）等。1980年，Starzl等将较低剂量的CsA与泼尼松合用，使尸体肾移植的预后得到改善。自20世纪80年代初CsA广泛应用于临床以来，移植物的1年存活率提高了15%以上，并在此后的近10年间，成为器官移植的免疫抑制治疗方案中不可替代的基础药物。而人们在临床实践中逐渐摸索出以CsA为基础的三联或四联用药方案，使CsA的副作用得到一定控制。近年来一种新的微乳剂型的CsA（Neoral）开始用于临床，由于其微乳化的结构使其更利于吸收和维持稳定的血药浓度，使该药的可控性得到提高。

（3）新型免疫抑制剂的发展

1）他克莫司（Tacrolimus）的应用：Tacrolimus是由Kino和Goto等人于1987年发现的一种链霉素提取物，并在1987—1989年的多项器官移植的动物试验中，作为免疫抑制治疗药物获得成功。1989年Starzl将其用于临床肝移植，以替代CsA治疗顽固性排斥，取得了显著效果。此后，Tacrolimus被广泛用于器官移植，使大约75%的顽固性排斥得到逆转，并由此开始了将Tacrolimus作为CsA的替代药物的临床研究。与CsA相比，Tacrolimus具有剂量小以及对排斥反应治疗有效的优点。但总的来说，Tacrolimus与CsA移植免疫反应的机制类似，同属钙调磷酸酶抑制剂。目前它与CsA共同成为有效的可供选择的免疫抑制治疗的基础药物。

2）第三代、第四代免疫抑制剂的开发与应用：进入20世纪90年代后，人们研制出了以西罗莫司（RPM）、霉酚酸酯（MMF）为代表的第三代免疫抑制剂和以抗IL-2R单克隆抗体（basiliximab）、FTY720为代表的第四代免疫抑制剂。这些新型免疫抑制剂的作用机理与第一代、第二代免疫抑制剂不同，其免疫抑制作用的选择性与特异性更强，可与当前的基础免疫抑制药物协同作用。这些药物在预防和治疗急性排斥、减少副作用等方面均取得了较好的结果。

2. 肾移植相关技术的发展

（1）器官保存技术的发展：尸体肾是临床

供肾的一个重要来源，由于运送和免疫配型的要求，在移植器官切取后的即时降温处理后需要有一段相当时间的安全保存期。这一问题的解决经历了两个阶段。

早期是模仿体内的生理状况，在体外对切取的器官进行持续性灌注。这一设想最初由Alexis Carrel在1938年提出。1966年Ackerman和Barnard开始应用一套持续低流量肾动脉灌流装置保存切除的肾，灌注液主要是血液并应用一个低压氧室进行氧化。这套装置的复杂性限制了其临床应用。1967年Belzer等用去除血红蛋白和低压氧室的类似装置使离体肾的保存期达到2～3天，但其效果不如后来发展起来的一次性灌注，因而几乎不被采用。

第二个阶段是1968年由Schalm、Collins等提出所谓“静态”的一次性灌注的方法，即在器官切除后用不同渗透压、张力和电解质成分的溶液灌注移植物，随后将其置入低温容器保存。用此简便方法可使肾安全保存1～2天，足以进行组织配型并在一个较大地域内进行器官共享。而由Collins等设计的模仿细胞内电解质成分的灌注液及由其衍生出的类似物随后被广泛应用达20年之久。到1988年，威斯康星大学研制出UW灌注液，又使移植物的保存期延长了2～3倍，使得在全国乃至世界范围内器官共享成为可能。

（2）组织配型的发展：1948年George Snell通过小鼠试验发现了由遗传决定的主要组织相容性复合体（MHC）对于同种移植免疫的关键作用，但这一发现尚无法直接应用于临床。1958年Dausset发现了人类的第一个HLA抗原。但在20世纪60年代以前，临床器官移植中尚未能进行供受者之间的免疫学组织配型。1964年Starzl等在ABO血型不相容的肾移植中观察到超急性排斥反应的发生，由此人们认识到避免血型不相容的器官移植。此后，Rapaport等证实抗移植物抗体是引起超急性排斥反应的原因。1965年Terasaki报告了首例在ABO血型相容的肾移植供受者之间发生的超急性排斥反应，他观察到受者的血清中存在预先形成的抗移植物的淋巴细胞毒性抗体，这一观察被随后的其他研究所证实。此后由Terasaki所发明的淋巴细胞毒性交叉配型试验开始广泛应用于器官移植，并一直沿用至今。通过供受者之间ABO血型相容的原则和常规进行的淋巴细胞毒性交叉试验，使肾移植超急性排斥反应的发生率明显降低。这是移植前配型技术取得的最重要的成果。随着Terasaki发明的微量淋巴细胞毒性试验对HLA血清学分型的进一步深入研究，人们逐渐认识到HLA配型对移植物存活的重要意义，虽然目前对此尚有争论，但良好的HLA配型有利于移植物的长期存活已被公认。20世纪90年代以来应用分子生物学技术进行的HLA基因分型使其结果更为可靠，耗时明显缩短，加上器官保存技术的发展和器官共享的实现，HLA配型已被绝大多数移植中心作为术前筛选供受者的常规手段。

综上所述，肾移植在经历了近百年的发展后，如今已成为临床中治疗终末期肾病的一种常规成熟的手段。截至20世纪末，全世界数百个肾移植中心累计实施的肾移植数量已达40余万例，移植肾1年存活率达90%，5年存活率达60%，10年存活率达40%，大量移植患者存活超过20年以上。肾移植使绝大多数终末期肾病患者重获新生，成为20世纪医学界的奇迹之一。

（四）我国肾移植发展历程

我国肾移植起步较晚，1956年开始肾移植的动物试验研究。1960年初，吴阶平等人完成了最初2例肾移植，术后移植肾恢复泌尿功能，但因缺乏有效免疫抑制剂治疗，未能长期存活。1972 年，广州中山医院的梅骅教授和北京友谊医院于惠元教授、侯宗昌教授联合在广州中山医学院实施了我国首例亲属活体肾移植，受者存活 1 年以上，后死于肝病变。自 20 世纪 70 年代中后期肾移植开始在我国一些主要医学中心相继开展，至 1984 年共实施 1301 例次，1 年存活率为 50%。此后肾移植数量逐年增加，1989 年以后每年超过 2000 例次。随着 80 年代 CsA 应用于临床，移植肾的 1 年存活率达到 80% 左右。1993 年我国开始引入新一代的 CsA——新山地明（Neoral），此后骁悉、普乐可复、布累迪宁、赛尼哌与舒莱、雷帕鸣等药物相继进入中国，并开始用于临床。截至目前，我国肾移植数量累积达十余万例，移植肾 1 年存活率达 90% 左右，5 年存活率达 70% 左右，在数量和效果上已跨入世界先进行列。

在大量开展临床肾移植的同时，我国还研制出了 HC-A、WHO-1 等器官保存液，广泛开展了术前 HLA 配型工作，实现了对各种口服免疫抑制剂和单克隆抗体、多克隆抗体等药物的国产化。并开展了传统中药（雷公藤多苷、百令胶囊等）用于肾移植免疫抑制方面的研究，并开展了胰肾联合移植、肝肾联合移植、心肾联合移植等多器官移植，对肾移植的临床工作积累了广泛的经验。同时在移植排斥的机制及免疫耐受的诱导等基础研究领域也开展了卓有成效的工作。

自 2015 年 1 月 1 日起，我国全面停止使用死囚器官作为移植供者来源，公民逝世后自愿器官捐献成为了尸体器官移植使用的唯一途径，这是我国器官移植史上的一大突破，从此开启了我国器官移植的新时代。

二、移植免疫学

20 世纪初，法国的 Carrel 突破血管吻合技术从而推动了器官移植试验，至今器官移植已经成为纠正多种不可逆器官损害的重要临床治疗手段。但是，除非供、受者的免疫遗传背景完全一致，否则移植物抗原将启动受者体内的排斥反应，导致移植物丧失功能，因此排斥反应是器官移植成功的主要障碍。1945 年，Medawar 通过皮肤移植试验探讨了排斥反应的机制，提出了体液免疫和细胞免疫的概念，为开展移植免疫的研究奠定了基础。近 100 年来，随着免疫学基础研究的不断发展和深入，人们对移植排斥发生机制的认识不断加深。

（一）移植的基本概念

移植的定义是通过手术或其他方法将一个个体的器官、组织或细胞移到自己体内或另一个体的某一个部位。被移植的器官、组织或细胞称为移植物。提供移植物的个体称为供者或供体。接受移植物的个体称为受者或宿主。根据供者器官的来源不同，可将器官移植分为以下几种：

1. 自体移植（autologous transplantation）

一个个体自身的组织或器官移植到自身的其他部位，称为自体移植或自身移植，如自体皮肤移植、自体骨髓移植、自体肾移植等。同卵双生的个体之间的器官移植，虽然供、受者不是同一个人，但由于二者遗传背景完全相同，所以在本质上也与自身移植相同。自身移植不会发生移植排斥反应。由于培育出一系列纯系小鼠株，这些纯系小鼠之间的遗传背景是相同的，这种移植又称同系移植（syngeneic transplantation），同性纯系小鼠间组织器官移植一般不会发生排斥反应。

2. 同质移植（syngeneic transplantation）

两个基因组完全一致的个体间进行的器官或组织移植称为同质移植，如在同卵双生的个体之间进行的组织或器官移植，虽然供、受者不是同一个体，但由于供、受两者的遗传背景完全相同，他们之间的移植为同质移植，移植后不发生任何排斥反应，纯系小鼠间的移植也为同质移植。

3. 同种异体移植（allogeneic transplantation）

也可称为“同种异基因移植”，即在同种的不同个体之间进行移植称为同种异体移植。

由于主要组织相容性复合体（MHC）的多态性，在无关人群中，遗传背景完全相同的个体是极其罕见的，同胞兄弟姐妹间 MHC 完全相同的几率占 1/4，但其他次要组织相容性抗原系统也不可能完全一致，所以同种异体器官移植总是会发生移植排斥反应，只是根据组织相容性位点差异的大小使移植排斥反应的强度有所不同而已。

4. 异种移植（xenogenic transplantation）

即在不同种属之间进行的组织或器官移植。异种移植又分为一致性（concordant）和非一致性（disconcordant）两种。如大鼠与小鼠、狼与狗、猩猩与人之间的异种移植为“一致性”，它们之间的异种排斥反应相对较弱；由于它们体内不存在对方组织细胞的天然抗体，所以不会发生超急性排斥反应。再如人与猪、猩猩与猪、大鼠与豚鼠之间的异种移植为“非一致性”，它们的体内都存在针对对方组织细胞的天然抗体，所以血管接通后，会立即发生超急性排斥反应。

（二）主要组织相容性复合体与器官移植

1. 主要组织相容性复合体（MHC）

（1）MHC 的概念：移植物是否能够被移植受体接受或出现排斥是由其遗传特性决定的。在细胞表面有一族遗传的蛋白质与移植物的排斥有关。现已明确，由组织相容性基因来编码这些蛋白分子。这些组织相容性基因被称为主要组织相容性复合体，它负责机体识别移植物的来源，即是自身的，还是外来的。在人类，MHC 基因位于第 6 号染色体的短臂上，长约 3500kb，至少包括 66 个基因座位和 278 个已命名的等位基因。编码的一组细胞表面分子被称为人类白细胞抗原（HLA），它们在同种移植排异反应中发挥关键作用。

根据 HLA 区域内基因位点的多态性程度和其编码分子的分布和功能，将 HLA 基因区域分为 3 个部位，即Ⅰ类、Ⅱ类和Ⅲ类区。其编码的相应蛋白分子称为 HLA Ⅰ类抗原、Ⅱ类抗原和Ⅲ类抗原。HLA Ⅰ类基因是指最早发现的 3 个功能位点基因，即 HLA-A、HLA-B、HLA-C 基因。HLA Ⅱ类基因主要包括 HLA-DR、HLA-DQ 和 HLA-DP 基因。HLA- Ⅲ类基因区主要包括：补体基因 C_2、B 因子和 C_4；21- 羟化酶基因；肿瘤坏死基因；热休克蛋白基因等。一般与移植相关的 MHC 主要是Ⅰ类 HLA-A、B、C 和Ⅱ类 HLA-DR、DP、DQ 基因。

（2）MHC 抗原分子结构和组织细胞分布：Ⅰ、Ⅱ类分子都是跨膜糖蛋白，由两条不同的肽链非共价结合组成二聚体；Ⅰ、Ⅱ类分子有四个细胞膜外区，其中两个细胞膜近区具有典型的免疫球蛋白样结构（Ig 样区）、两个细胞膜远区有独特的适合分子功能的结构 - 肽结合区。Ⅰ类分子几乎分布在所有有核细胞表面，但不同组织细胞的表达差异很大：淋巴细胞表面Ⅰ类抗原密度最高，肾、肝、肺、心及皮肤次之，肌肉、神经组织和内分泌细胞表面抗原最少，而成熟红细胞、胎盘滋养层细胞上未能检出，血清、尿液及初乳等体液中也有可溶性形式存在的Ⅰ类抗原。Ⅱ类分子表达于 B 细胞、单核 - 巨噬细胞、树突状细胞、胸腺上皮细胞和激活的 T 细胞中。

（3）MHC 分子的特点和功能：MHC 分子首先具有多样性，这是由 MHC 的多基因性和多态性所决定的。MHC 分子的多样性使在无关人群中找到所有 MHC 基因座位都相同的供者几率很低或几乎不可能；其次，MHC 分子经过实验证明还具有同种抗原性，其分子基础在于 MHC 分子的多态性。同种抗原性的发现让我们能够通过构象表位的配合使移植物长期存在。

MHC 分子的功能在于抗原呈递，抗原的加工和呈递受控于 MHC 系统：

1）MHC 分子及相关蛋白参与抗原酶解、多肽转运；

2）MHC 分子与抗原肽结合并表达于细胞表面；

3）MHC 分子对抗原肽结合与呈递具有选择性；

4）MHC 分子限定 T 细胞受体对抗原识别，Ⅰ、Ⅱ类分子的呈递途径分别成为Ⅰ类和Ⅱ类抗原呈递途径。

2. 器官移植免疫排斥反应发生机制

无论同种或异种免疫排斥反应，都涉及免疫反应的两部分，包括：①移植抗原的呈递和 T 细胞的识别；②免疫介质对移植物的破坏。移植排斥反应与一般免疫应答相同，分为 T 细胞的识别相、活化相和效应相三部分（图 17-3-1）。

（1）识别相：移植免疫应答的识别阶段是指成熟淋巴细胞上的特异性抗原受体与抗原结合的过程。无论细胞免疫或体液免疫都是从识别外源性抗原开始的。

1）移植抗原：移植抗原包括三种：主要组织相容性抗原（MHC）、次要组织相容性抗原和其他相容性抗原，在移植中最重要的是主要组织相容性抗原。

①主要组织相容性抗原（MHC）

②次要组织相容性抗原

在供、受者 MHC 抗原相配时引起排异的抗原为次要组织相容性抗原（mH 抗原），它们也具有多态性，其功能同 MHC 一样具有抗原呈递作用，对 mH 抗原发生反应的细胞主要是 CD8+T 细胞。

③其他相容性抗原

包括组织特异性抗原、血型抗原、种属特异性抗原和其他内皮抗原，这些抗原的存在使我们对免疫排斥的研究及防治变得更加复杂。

2）抗原的呈递：细胞免疫应答时，环境中可溶性外来抗原并不能直接触发 T 细胞，而是通过抗原呈递细胞（antigen presenting cells, APCs）以特定的方式呈递给 T 细胞。这种特定的呈递方式就是以外来抗原在 APCs 中降解为多肽，后者再与细胞表面的 MHC 分子连接成复合物，然后 T 细胞表面的特定受体（TCR）与此 MHC 多肽复合物相互作用。因此在免疫

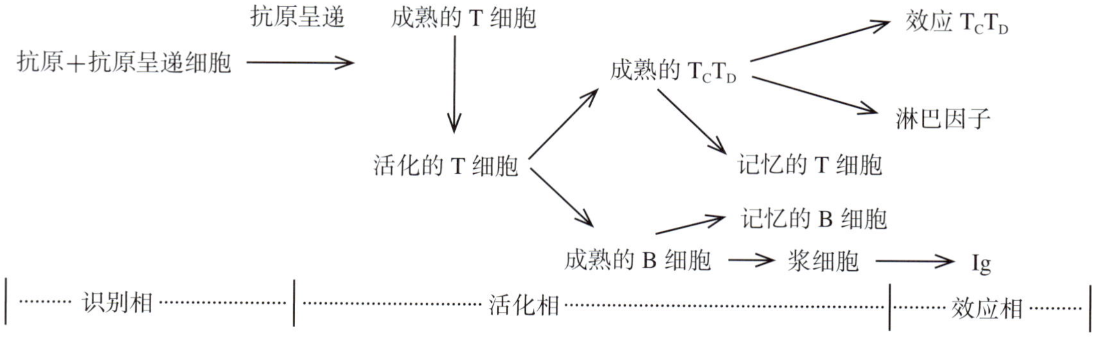

图 17-3-1　免疫应答三时相

应答中 APCs 既能加工呈递外来抗原又能活化 T 细胞。

APCs 的类型包括具有吞噬功能的单核巨噬细胞和无吞噬功能的树突状细胞（dendric cells, DC）。二者都来自骨髓，其中 DC 是最强的 T 细胞刺激成分。另外一些细胞如骨髓衍生细胞 B 细胞、郎格汉斯细胞以及内皮细胞也具有抗原呈递作用。

APCs 的功能：①摄取、加工、处理抗原，以 MHC- 多肽的形式呈递抗原，包括 MHC Ⅰ类抗原和 MHC Ⅱ类抗原呈递两种形式。尽管它们的细胞内过程不同，但二者都包括抗原的酶解、多肽的移位、MHC 分子组装以及多肽与 MHC 的结合、胞内运输等过程，最终都以 MHC- 多肽的形式呈递抗原；②作为外来抗原载体在加工抗原后 APCs 以 MHC- 抗原肽复合物形式将抗原转运至外来抗原密集分布区域，这样 T 细胞不需周身游走便可捕捉到外来抗原；③提供连接分子吸引和黏着 T 细胞，使 T 细胞与抗原充分接触。抗原通过表达多种黏附分子来完成这项功能，在 T 细胞表面有这些黏附分子的相应受体。ICAM-1 是最明确分布在 APCs 表面的黏附分子，T 细胞表面的 LFA-1 分子是其受体，ICAM-2 和 ICAM-3 与 ICAM-1 功能相似，另外 APCs 表面 LFA-3 与 T 细胞表面 CD2 相互作用也能增加 T 细胞同 APCs 的黏附；④为 T 细胞活化提供必需的系列信号。APCs 与 T 细胞的作用是双向的，即 APCs 向 T 细胞提供活化所必需的信号；反过来，T 细胞通过释放淋巴因子（如 IFN-γ）影响 APCs，APCs 可通过释放淋巴因子（如 IL-1）和细胞表面分子间相互作用。B_7/BB1 是最明确的细胞表面分子，它能与 T 细胞表面 CD28 分子结合，后者在 T 细胞活化中具有重要的信号传导功能，现被称为第二信号系统。它与第一信号系统 TCR/CD3 通路不同，诸如此类的细胞表面分子成为“共受体”（coreceptor）。APCs 在与 T 细胞抗原特异受体结合的同时也要结合共受体，二者对于 T 细胞活化缺一不可。

3）抗原的识别：抗原经过 APCs 加工处理后，以 APCs- 多肽复合物形式呈递给免疫应答细胞即 T 细胞产生特异免疫应答。T 细胞对抗原的识别是通过 T 细胞抗原受体及附属分子发生的活化反应。

① T 细胞抗原受体

T 细胞抗原受体（T cell receptor，TCR）：T 细胞识别呈递抗原是通过 T 细胞受体完成的，这种抗原识别具有 MHC 限制性。TCR 有两条跨膜多肽链（α 链和 β 链或 γ 链和 δ 链）组成，在其 N 端是抗原肽结合部位，具有高度多样性；TCR 的四条链都属于免疫球蛋白基因超家族成员，具有可变区和恒定区；编码这四条链的基因经过重排产生不同结构的 TCR 分子，数量可达 10^{15} 以上，从而形成 T 细胞抗原受体谱。TCR 在抗原识别过程中表现出对各种抗原肽和 MHC 分子识别的高度特异性，这种特异性是抗原的 T 细胞表位驱动的，因此它表现了抗原对 TCR 基因表达的“偏爱”，抗原 T 细胞表位越多，取用的 TCR 种类就越多，获得扩增的 T 细胞克隆种类也越多，表现出抗原特异性 T 细胞群异质性就越大，反之就越小。抗原特异性 T 细胞对抗原的识别，是通过 TCR 与抗原肽和 MHC 形成能产生活化信息的三分子复合体实现的，即 TCR 不但要识别抗原多肽还要识别 MHC，这种双识别现象称为抗原识别的 MHC 限制性。TCR/CD3 受体复合物：TCR 能够识别结合 MHC 分子相关抗原，但无论 α、β 或 γ、δ 链均没有明显胞质区来传递活化信息，传递信息是由 CD3 完成的。CD3 分布在成熟 T 细胞表面，由 γ、δ、ε、ξ、η 五条多肽链组成，与 TCR 形成紧密 TCR/CD3 复合物。CD3 有明显的胞浆区，这就形成了传递信息的分子基础，与免疫球蛋白同源的CD γ、δ、ε 胞内区具有特殊结构使他们与胞质内酪氨酸激酶（SCR 家族，PTK、$P59^{fyn}$）相连；另外的 ξ、η 以 ξ：ξ（80%）或 ξ：η（20%）的形式存在，已知 ξ 链是一种受体激活的 PTK 底物，在 $P56^{LCK}$ 和 $P59^{fyn}$ 催化下很快发生 Tyr 磷酸化参与淋巴细胞活化信号的传递。

② T 细胞的附属分子

i）CD4 和 CD8：二者都属于免疫球蛋白超家族，它们的表达使 T 淋巴细胞分为 CD4+T 细胞和 CD8+T 细胞两个亚群。前者与Ⅱ类 MHC 分子结合，后者与Ⅰ类 MHC 分子结合。在活化过程中，CD4 或 CD8 与 TCR 共同结合同一 MHC 分子称为共受体，因此这种关系使 T 细胞活化信息传递十分重要。CD4 和 CD8 胞质区与酪氨酸激酶 $P56^{LCK}$ 结合，把 $P56^{LCK}$ 带至 TCR 复合体附近，协助抗原活化信息传递；另外 CD4 和 CD8 还分别是 Th 细胞和 CTL 的表面标志，CD4 参与 Th 和 APCs 作用，CD8 参与 CTL 与靶细胞的作用。

ii）CD45：其胞质区具有酪氨酸激酶活性，是 TCR 传递信息所必需的。TCR 与其酪氨酸激酶偶联需要 CD45，缺乏 CD45 的 T 细胞即使表达 TCR 也不会对抗原刺激发生反应。

iii）CD28：是传递第二信号的表面分子，CD28 传递第二信号与 TCR 传递的信号共同使 T 细胞活化，否则只有 TCR 的 T 细胞不会活化。几乎所有 CD4+T 细胞和 50% 的 CD8+T 细胞表达 CD28，其配体为 B7 家族，CD28/B7 相互作用为 TCR 刺激 T 细胞活化提供必需信息，阻断 B_7 与 CD_{28} 的相互作用能导致同种移植物存活时间延长。

iv）其他附属分子（表 17-3-1）。

4）同种抗原识别的机制

目前研究指出：T 细胞通过两种不同的途

表 17-3-1　T 细胞表面附属分子

分子名称	基因家族	细胞分布	配体	细胞黏附作用	细胞信息传递作用
CD4	Ig 基因超家族	TCRα/β Ⅱ类 MHC 限制性 T 细胞；巨噬细胞	Ⅱ类 MHC 分子	+	+
CD8	Ig 基因超家族	TCRα/β Ⅰ类 MHC 限制性 T 细胞	Ⅰ类 MHC 分子	+	+
CD11aCD18	整合素基因家族	所有骨髓来源细胞	ICAM-1 ICAM-2	+	+
CD49CD29	整合素基因家族	白细胞；其他细胞	外介质分子，ICAM-1	+	+
CD28	Ig 基因超家族	所有 CD4+T 细胞；50%+T 细胞	B7 家族	?	+
CD2	Ig 基因超家族	>90% 成熟 T 细胞；>70% 胸腺细胞	LFA-3	+	+
CD45R	?	各种白细胞	?	+	+
CD5	-	所有 T 细胞和胸腺细胞	?	?	+
CD44	软骨连接蛋白	胸腺细胞；T 细胞；粒细胞；巨噬细胞；红细胞；成纤维细胞	胶原；纤维连接蛋白；磷酸软骨素	+	?

径识别外来 MHC 抗原：直接识别途径（direct pathway）和间接识别途径（indirect pathway）。

直接识别途径是指 TCR 识别由供者 APC 呈递的完整的同种异体 MHC 分子。目前认为：因为外来 MHC 分子能够被 T 细胞识别的决定簇在三维结构上与自身 MHC 加外源肽相似，致使 T 细胞对外来 MHC 分子的识别实质上是正常 T 细胞的交叉反应，即：同种异体 MHC= 自身 MHC+ 外来肽。在这种模式中并非同种 MHC 不结合肽，只是这种模式可以不依赖外加的肽，而且目前已明确大多数 T 细胞识别完整的同种 MHC+ 肽，只有少数识别未结合肽的完整同种 MHC 分子。具体识别机制有肽主导结合和 MHC 主导结合两种模式。这样同种 MHC 分子的多个氨基酸残基各自或相互结合可产生相互差别的 T 细胞表位，从而激活不同 T 细胞克隆。T 细胞的细胞毒作用主要通过这种途径产生，它在急性或早期的同种移植排斥中起重要作用，对免疫抑制剂 CsA 的作用敏感。

间接识别途径是指受者 TCR 识别经过受者 APC 呈递的 MHC 分子。它的基本过程与正牌抗原识别相似，供者的同种抗原从移植物脱落被受者 APC 摄取、加工，最后由受者 APC 的 MHC 分子呈递给 TCR。间接活化的 CD4+Th 细胞通过分泌细胞因子为细胞毒 T 细胞及 B 细胞的增殖成熟提供信息从而导致排斥的发生。这种反应途径引起的排斥反应较弱，可能与慢性排斥有关，对免疫抑制剂 CsA 的作用敏感性较弱。

同种抗原识别的机制同种抗原识别经过体外混合白细胞反应证实：CD8+T 细胞识别表达于移植物全部有核细胞上的Ⅰ类 MHC 分子，CD4+T 细胞识别Ⅱ类 MHC 分子，而被Ⅰ类 MHC 分子激活的 CTL 充分活化依赖活化的 CD4+T 细胞。一般来说凡引起强烈排斥反应的移植物均含有大量携带错配的Ⅱ类 MHC 分子的 APCs，为此人们提出针对同种抗原的免疫反应的过客白细胞学说：①携带同种Ⅱ类 MHC 分子的外来细胞激活 CD4+Th 细胞，后者分泌细胞因子辅助 CD8+T 细胞生长活化，从而引起排斥；②移植物中的过客白细胞具有 APC 的功能，能够激活 CD4+T 细胞；③因此，去除过客白细胞可以减少 CD4+T h 细胞活化，减少排斥的发生。在人类，血管内皮细胞携带的Ⅱ类 MHC 分子也可以激活 CD4+Th 细胞。

目前普遍认为同种 MHC 分子的同种抗体产生机理与外来抗原特异性 B 细胞激活机制相似。

（2）活化相：T 细胞在识别抗原后产生 T 细胞增殖、分化并发生 T 细胞效应功能，从抗原识别到生物学效应的产生是一个复杂的细胞分子过程，这个过程称为 T 细胞活化，它包括：①早期信息传导事件；②各种基因转录性活化；③新的细胞表面分子的表达；④效应细胞的分泌及 / 或细胞毒功能的执行；⑤有丝分裂活动。在 T 细胞活化过程中，T 细胞增殖是重要的生物学效应，它是通过分泌支持自身生长的生长因子（主要为 IL-2，有的 T 细胞为 IL-4）和增加相应的生长因子受体表达来实现的。

T 细胞活化的经典途径是通过磷脂酰肌醇代谢，将抗原信息转变为第二信号传递到细胞内，这个过程由 Ca^{2+}、磷脂依赖性 PKL 和钙 - 钙调蛋白（calcineurin）协调作用发生。具体过程：TCR 识别并结合抗原后激活一系列 PTKs，包括 TCR 相连的 $P59^{fyn}$、CD54/ CD8 相连的 $P56^{LCK}$ 以及其他 Scr 相连的 PTKs，随后引起包括 CD3 ξ 链、PLC γ_1 和原癌基因产物 Vav 在内的多种底物磷酸化，参与活化信号的传递；同时 TCR/ CD3 受体的构型发生变化，使膜磷脂成分磷脂酰肌醇二磷酸（PIP2）向 PLC 靠拢，受体可以通过G蛋白的偶联作用使PLC活化，PIP2水解为DG和IP3，后两者作为第二信使发生不同的反应：① IP3刺激内皮网膜上相应受体导致 Ca^{2+} 释放胞质内游离 Ca^{2+} 浓度升高，随之 Ca^{2+} 与钙调蛋白（calmodulin）结合并活化calcineurin，后者进而活化T细胞核因子（NF-AT）与B细胞κ轻链核因子（NF-κB），DNA复制，同时升高的 Ca^{2+} 浓度有助于活化PKC；② DG作为第二信使结合于胞质内非活化型PKC使PKC对 Ca^{2+} 亲和力显著提高。PKC活化后能够催化多种重要蛋白质的Ser/Thr磷酸化，其中 Na^+/H^+ 泵蛋白质的磷酸化使 Na^+ 入胞 H^+ 出胞，胞内pH值升高，胞质碱性化可以进一步使某些pH敏感性蛋白磷酸化，有助于活化核内基因如IL-2基因、IL-2R基因等。IL-2可维持和升高细胞内PKC活性并使原癌基因如C-myc、C-fos等活化，mRNA转录增加，这些基因编码产物对DNA合成起重要作用。

从经典途径可以看出，T细胞活化中重要的细胞内事件包括：①膜和胞质蛋白的酪氨酸磷酸化；②细胞膜肌醇磷酸酯脱水；③胞内钙离子水平升高；④蛋白激酶C的活性增加。T细胞活化是一个复杂的级连过程，目前有些过程尚不清楚，与此有关的有丝分裂原活化激酶（MAP激酶）、ref raf蛋白和rasGTP结合蛋白正在研究。

除经典途径外，近年来研究发现还有其他的旁路活化途径：① CD2介导信号途径：它与经典途径大致相同，都依赖IL-2最终通过IL-2调节T细胞增殖；但是CD2途径是非MHC依赖性的；② CD28途径：T细胞表面CD28与APCs的B7结合产生共刺激信号从而激活T细胞。

（3）效应相：同种抗原排斥反应的效应相是指B淋巴细胞、CD4+T细胞、CD8+T细胞和激活的巨噬细胞与它们产生的各种产物一同攻击移植物的过程。其机制包括三类：

1）CD4+T细胞介导的机制：CD4+T细胞活化和动员巨噬细胞通过迟发超敏反应（DTH）引发排斥反应，CD4+T细胞活化后分为Th1和Th2两类，Th1分泌IL-2、INFγ和TNF-α介导细胞性排斥，Th2分泌IL-4、IL-5、IL-6和IL-10介导体液免疫反应。CD4+T细胞介导慢性炎性排斥反应机制可能在慢性排斥反应中发挥作用。

2）CD8+T细胞介导的机制：CD8+T细胞介导的机制是急性细胞性排斥反应的重要机制。其效应机制主要为细胞毒效应：CD8+T细胞通过分泌颗粒酶和穿孔素直接溶解内皮细胞和实质细胞；另外CD8+CTL分泌INFγ活化巨噬细胞并诱导靶细胞表达MHC分子，引起排斥反应。

3）抗体介导的机制：这是超急性排斥反应的主要机制，ABO血型抗体、抗MHC抗体、抗异种内皮抗原抗体以及抗供者诱生抗体可以与移植物血管内皮结合激活补体系统和凝血系统，从而导致移植物水肿、出血和血管内凝血，数分钟内将移植物破坏。

3. 肾移植供、受者间组织配型

（1）供、受者间ABO血型的选择：ABO血型系统由A、B和O三个基因所控制，它们在染色体中处于同一个基因位点上，所以ABO基因是复等位基因。就是说，在染色体的这一点上可能是O型基因，也可能是A或B基因，三者必居其一。在这一系统中，红细胞含有两种不同的凝集原，分别称为A和B凝集原。血清中含有两种凝集素，分别称为抗A和抗B凝集素。ABO血型系统的分型是以红细胞所含的凝集原为依据的，可分为A、B、AB和O四种血型。在肾移植中，一般均选择与ABO血型相配合的同型供体。在无相同的血型供者的情况下，也可使用交叉配型阴性 O 型血供者肾，即 O 型供者的肾给 A 型、B 型和 AB 型受者；A 型和 B 型供者的肾也可以给 AB 型受者。

（2）供、受者间 HLA 分型的选择：HLA 的概念：人类白细胞抗原（human leucocyte antigen，HLA）系统就是人的主要组织相容性系统（major histocompatibility system，MHS）。20 世纪初的实验研究发现，在不同种属或不同系别的动物个体间进行正常的组织或肿瘤移植会出现排斥反应，这一供、受者组织不相容引起的反应，其后证实是一种免疫反应，它是由细胞表面同种异型抗原诱导的，这种代表个体特异性的同种抗原称移植抗原（transplantation antigen）或组织相容性抗原（histocompatibility antigen）。由于该抗原首先在白细胞表面被发现，故人类主要组织相容性抗原又称为人类白细胞抗原（HLA）。人类的 MHC 即编码 HLA 的基因群，称为 HLA 复合物。HLA 位于第 6 号染色体短臂远端。

HLA 的基本类型：

1）HLA 因子命名：目前，世界卫生组织（WHO）HLA 因子命名委员会已对 HLA 作了统一命名。HLA 代表一段遗传区域。HLA-I 类基因座位以 A、B、C 等大写字母表示。HLA-II 类基因座位以 D、DR、DQ 等大写字母为前缀，后接字母 A、B 表示所编码的 α 和 β 链。每一个 HLA 等位基因的名称，依次由座位名字、星号以及代表等位基因的 4 个数字组成。例如 A*0101 代表 HLA-A 座位上的一个等位基因；DRB1*0101 代表 HLA-DRB 座位上的一个等位基因；DQB1*0301 是 HLA-DQB 座位上的一个等位基因；DQA1*0601 是 HLA-DQA 座位上的一个等位基因。在代表等位基因的 4 个数字中，前两个数字通常对应血清学特异性，后两个数字表示该等位基因被发现的先后次序。

不同等位基因编码不同顺序的蛋白质。等位基因顺序的改变，可以改变蛋白质顺序，也可能不改变蛋白质顺序。一个例子是 DRB1*11011 和 DRB1*11012，两者编码相同顺序的蛋白质，但 DNA 顺序不同，故又称为 DNA 沉默取代。WHO 命名规定，第 5 到第 7 位数字用来表示沉默取代，字母 N 用来表示无效或不表达的等位基因（如 DRB4*01012N）。

2）HLA-I 类基因：HLA-I 类基因近染色体顶端。A、B、C 基因具有类似的结构，长度为 4 到 5kb，含有 7 到 8 个外显子。如 HLA-A 基因含 8 个外显子，第 1 外显子编码前导区；第 2、3、4 外显子分别编码 HLA 分子细胞外的 3 个活性区，它们决定 HLA 血清学特异性。

在 I 类等位基因中，编码重链第 1 和第 2 活性区的第 2 和第 3 外显子，含有大部分等位基因差异，这些顺序可用来鉴定同一座位上的不同等位基因。其他可用来鉴别 A、B 和 C 座位的顺序，位于第 1 外显子（编码前导区），3 外显子（编码穿越细胞膜区和细胞质区），以及隔离外显子的内含子区域。HLA-I 类区还有大量高度同源性的基因，包括假基因、断裂基因以及基因片段，它们与 ABC 基因有许多相同的顺序，这造成 HLA-ABC 基因分型的困难。

3）HLA-II 类基因：HLA-II 类基因靠近染色体着丝点，α 和 β 基因相连。α 基因和 β 基因编码的多相关，组成 HLA-II 类分子。α 和 β 链多通常不单独存在，而是组成 αβ 复合物。每个座位上的基因结构高度类似。所有的 α 基因含有 5 个外显子，所有的 β 基因含有 6 个外显子。DR、DQ、DP 的 HLA 特异性由 β 基因所决定。

不同个体的染色体所带有的 DR 基因数目不等，但都带有单独一个 DQA1、DQB1、DPA1 和 DPB1 基因，因此只编码一个单独的 DQ 和一个单独的 DP 分子。DQA1 和 DQB1 座位编码的分子，带有 DQ 血清学特异性；

DPA1 和 DPB1 座位编码的分子，带有 DP 血清学特异性。

HLA-II 类基因的第 1 外显子编码前导区和第 1 活性区最初的几个氨基酸。第 1 活性区的其余氨基酸由第 2 外显子编码。第 3 外显子编码第 2 活性区。其余外显子编码穿越细胞膜区和细胞质区。第 2 外显子含有大部分等位基因差异，HLA 分型通常集中在这个区域。某些 HLA-II 类基因是假基因（如 DRB2），它们具有某些缺陷而无基因产物。对其他 DM、DO、DN 等基因的研究尚不充分，它们在移植配型中作用不大。

某些染色体只带有一个表达的 DRβ 基因编码一条多肽。而有些染色体带有两个表达的 DRβ 基因座位。一个座位是 DRB1，另一个是 DRB3、DRB4 或 DRB5。DRB 座位（DRB1、DRB3、DRB4、DRB5）的名称源自假设这些基因在进化上起源于共同的 DRB 基因，通过基因重复、删除以及多样化等机制进化产生这些基因。因此如一个个体的单体型带有两个 DRβ 座位，将表达两个不同的 DR 分子。

4）HLA 单体型：常见的 DR 单体型有 5 种，它们带有不同数量的 DR 基因。它们都带有 DRB1 和 DRA 座位。DRB3 和 DRB5 座位存在于不同的单体型上。DRA 座位的基因产物和 DRB1、DRB3、DRB4 中任一基因产物组合成 DR 分子，则表现出 DR 血清学特异性。如被 DRA 和 DRB1 座位编码的分子，带有 DR1、DR15、R16、DR3、DR4、DR11、DR12、DR13、DR14、DR7、DR8、DR9、DR10 等血清学特异性；被 DRA 和 DRB3 座位编码的分子具有 DR52 的血清学特异性；DRA 和 DRB4 座位编码 DR53 血清学特异性；DRA 和 DRB5 座位编码 DR51 血清学特异性。

如果单体型带有两个 DRβ 基因，将表达两个不同的 DR 分子。由于单体型的遗传座位的组成一般是固定的，所以可以预测基因型：①表达 DR4 分子的个体一般也表达 DR53 分子，他们带有一个 DR4β 键等位基因（如 DRB1*0402）和一个 DR53β 键等位基因（DRB4*0101）。DR7、DR9 和 DR4 的 情况一样；②表达 DR3 分子的个体一般也表达 DR52 分子，他们带有一个 DR3β 键等位基因（如 DRB1*0301）和一个 DR52β 键等位基因（DRB3*0101）。DR11、DR12、DR13、DR14 和 DR3 的情况一样；③表达 DR15 分子的个体一般也表达 DR51 分子，他们带有一个 DR15β 键等位基因（如 DRB1*1501）和一个 DR51β 键等位基因（DRB5*0101）DR16 和 DR15 的情况一样；④在上述的关联中存在例外。比如某些 DR7 单体型带有一个 DRB4 等位基因，但其细胞表面不表达 DR53 分子，这是由于该基因存在缺陷。对这种无效基因的命名用 N 来标记（如 DRB4*0101102N）。

HLA 的遗传：HLA 的遗传区位于第 6 号染色体短臂，包含大约 4 百万个碱基，已检出 80 多个座位，其中 37 个座位与 HLA 有关，已被 WHO 命名。一些主要座位的排列如图 29-2-1 所示，它们被分为Ⅰ、Ⅱ和Ⅲ等 3 个区。

HLA 的多态性：HLA 基因具有高度的多态性，即存在很多 DNA 顺序不同的 HLA 基因，因此在随机人群中很难找到 HLA 型完全相同的两个个体。每个不同的 DNA 顺序被称为等位基因，他们产生不同的蛋白质分子。每个 HLA 座位上的等位基因数不同。某些座位有很多等位基因，如 DRB1 座位上有 160 多个等位基因，而 DRA 座位上只有两个等位基因。HLA 遗传区中的不同座位组合成单体型，实际上是带有不同 HLA 基因的染色体。HLA 单体型的组成和在群体中的分布因种族而异。

HLA 的遗传方式：HLA 表现出共显性等位基因的遗传方式，即在一个细胞中两个拷贝编码的蛋白质都得到表达。每个人会得到来自母亲的一条带有 HLA 基因复合物的第六号染色体，另一条则来自父亲。因此每个人带有两条 HLA 单体型。父母和孩子之间总是共有一条 HLA 单体型。同胞之间有四分之一的机会得到两条相同的单体型，被称为 HLA 全相同；有四分之一的机会得到两条不相同的单体型，而成为 HLA 全不相同；还有二分之一的机会得到一条相同的 HLA 单体型而成为 HLA 半相同。

习惯上来自父亲的染色体用 a 和 b 表示；来自母亲的染色体用 c 和 d 表示。如某一个体的某座位上带有两个相同的等位基因，被称为纯合子；如带有两个不相同的等位基因，被称为杂合子。有时带有 HLA 基因的第 6 号染色体之间会交换一些片段，造成 HLA 座位之间的重组。如果重组作用发生在生殖细胞中，其子女有可能遗传到这个新的重组体。

HLA 的连锁不平衡：不同座位上的等位基因之间存在连锁不平衡，是 HLA 系统的一个重要遗传学特点。连锁不平衡是指实际上观察到的两个基因出现在同一条单体型上的频率与预期值有显性差异，即它们倾向于组合在一起。不同种族中的连锁不平衡格局不尽相同。DR 和 DQ 座位之间存在很强的连锁不平衡，因此有时可以根据 DR 分型结果来预测 DQ 型。

HLA 抗原：包括 HLA- Ⅰ类抗原和 HLA- Ⅱ类抗原。

① HLA- Ⅰ类抗原：至少有 A、B、C 等三类不同的Ⅰ类分子，它们的结构非常类似，存在于人体所有的有核细胞表面。一个细胞的表面上有 50 万到 100 万个Ⅰ类分子。从生物学功能上分类，HLA- Ⅰ类分子是组织相容性抗原或移植抗原。它由一个细胞膜糖蛋白（分子量 44K，重链）和一个 β_2 微球蛋白通过共价键连接组成。编码重链和 β_2 微球蛋白的基因分别在第 6 和第 15 号染色体上。每条重链可分为细胞外活性区，穿越细胞膜区（TM）和细胞质尾巴（CYT）等三个部分。细胞外的部分又分为 α_1、α_2 和 α_3 等三个活性区。每个活性区的长度约为 100 个氨基酸。每条重链从其氨基终端的前导肽开始合成，在运送到细胞表面后该前导肽被去除，因此在成熟的蛋白质上并不表现。

其他Ⅰ类分子（如 HLA-E 和 HLA-G）只在特别时间且在特别的组织中表达。例如 HLA-G 在母亲和胎儿交界面表达。过去认为这些分子的多态性低于 HLA-ABC 基因，对 HLA 配型作用不大。但是近年来通过大样本的临床回顾性研究，在明确经典的 HLA Ⅰ类分子和 HLA Ⅱ类分子是导致排斥反应发生的关键因素后，同时也发现非经典 HLA Ⅰ类分子 HLA-G 具有诱导免疫耐受的生物学特性；其基因多态性少，限制性组织分布及特殊的表达形式，因此逐渐成为多种学科领域关注的热点。目前可以确认的是肾移植受者外周血血浆中存在外泌体，并且其外泌体表达 HLA-G 分子，但是 HLA-G 分子如何实现其免疫抑制功能有待揭示。

② HLA- Ⅱ类抗原：HLA- Ⅱ类分子存在于 B 细胞、巨噬细胞等免疫细胞的表面。在细胞激素或细胞因子的作用下，其他类型的细胞也可能表达这些分子。它们的主要生物学功能是参与免疫反应。每个人的免疫细胞都表达 DR、DQ、DP 等 3 类不同的Ⅱ类分子。这些分子结构非常类似，一个细胞的表面上有 50 万到 100 万个。

Ⅱ类分子是膜糖蛋白，由一条多肽链（分子量 34K）和一条 β 多肽链（分子量 28K）通过共价键连接组成。α 和 β 链又可分为若干区域：两个细胞外活性区（长度约为 100 个氨基酸），穿越细胞膜区和细胞质尾巴等三个部分。每条链从其氨基终端的前导肽开始合成，在运送到细胞表面后该前导肽被去除，因此在成熟的蛋白质上并不表现。

HLA 配型与肾移植的关系：

① HLA 配型：HLA-I 类抗原在肾的所有组织上均有表达，而 HLA-II 类抗原只在肾小球、肾小管、内皮等部分组织表达。早在 20 世纪 60 年代就发现 HLA-A、HLA-B 相合的肾移植存活率高，而且 HLA-B 比 HLA-A 更重要。20 世纪 70 年代中期 HLA-D 及 HLA-DR 位点被发现，针对 HLA-D 和 HLA-DR 与肾移植效果的研究备受青睐。欧洲移植组（1995 年）对一组病例的两年存活率分析显示，DR 和 A、B 位点均相合者，移植肾两年存活率为 82%；DR 抗原不符，A、B 抗原相符者为 72%；DR、A、B 抗原均不合者为 57%。在移植协作组（1987 年）5574 例肾移植中，DR、A、B 抗原相符者 163 例，1 年存活率为 80%，比 5～6 个抗原不合组高 20%。英国移植中心把 DR、A、B 抗原均相合和仅一个 A 抗原或一个 B 抗原不相合的肾移植称为低危险组，移植有功能一年存活率为 93%。并且发现受者若具有 HLA-DR6 抗原，移植物易被排斥。

从 20 世纪 80 年代初开始，随着 CsA 于肾移植中的广泛应用，CsA、硫唑嘌呤、泼尼松三联用药成为肾移植的常规预防排斥方案，HLA 对肾移植的影响相对减小。然而由于大量的经验积累以及大量长期存活患者的出现，回顾性调查和前瞻性的研究重新肯定了 HLA 配型在尸体供肾的肾移植中的重要性，尤其是对移植肾长期存活的重要性。

1993 年 Opelz 总结国际移植协作组近 10 年的资料，提示 HLA 配型的符合程度与移植肾存活率的关系有极明显的统计学意义，HLA 相符的程度越高，其肾移植后移植肾的存活率越高，而且随着存活期的延长，这种差异有上升趋势，越是高水平的移植中心，这种差异越明显。

目前由全美器官分配系统（United Network for Organ Sharing, UNOS）倡导的 HLA-A、B、DR 等 6 个抗原配型方案逐渐在世界范围内被接受，施行无 A、B、DR 位点错配的肾移植（0 ABDR mismatched transplant）是全球范围内致力于肾移植人士的努力方向。6 位点均符的肾移植其长期存活率明显升高，慢性排斥反应率也明显降低，1～2 个位点（包括 1 个 DR 位点）不符的其移植肾存活率及急、慢性排斥反应率相仿，超过 2 个位点不符的其急性排斥和慢性排斥的发生率明显地增加。此外，研究发现在长期存活的肾移植患者中，HLA-A、HLA-DR 位点相符的，移植后易于诱发受者对移植肾特异性的免疫耐受。HLA-DRB1 是所有位点中影响移植肾存活的最关键位点，如何发现并快速配型与长期存活最为相关的位点及其等位基因是现代肾移植 HLA 配型急待解决的课题。

② HLA 交叉反应组配型：在国内的肾移植中，一些移植单位由于供、受者群较小，选择 HLA 配型较好的受者很难。可以采取折中方法，运用 HLA 抗原交叉反应组配型。目前，临床 HLA 配型常规检测的 HLA 抗原有 100 种左右。在这 100 种抗原中，有许多 HLA 抗原在分子结构上具有相同部分，称为公共抗原决定族。即某些抗原因为分子结构接近，而发生与某一抗体的交叉反应。这些抗原被称为交叉反应组（Cross Reactive Group，CREG）。

大量临床数据表明，在同一交叉反应组中，即便供者和受者的抗原不同，其发生移植后免疫排斥的几率明显低于非同一交叉反应组中的 HLA 抗原错配。而器官移植存活率也明显高于随机 HLA 抗原错配的患者。因此，有人称此为可接受错配。例如，供者的 HLA-A 位点的抗原为 A3，受者 HLA-A 位点的抗原为 A11。由于 A3 和 A11 均属于交叉反应组分类中的A01C，所以供者对受者无异体的CREG。其移植存活率虽不如A3与A3，或A11与A11的配型关系，但可明显高于非同一交叉反应组的错配。

研究者据此又提出了氨基酸残基、可容许错配等新的配型策略和理论，其中氨基酸残基配型（Res M配型）策略最为推崇。抗原进入体内，经抗原提呈细胞处理，真正被受者细胞识别的抗原决定簇是8～11个氨基酸的肽片段，即决定HLA分子免疫原性的关键是由特定部位的氨基酸残基所决定的。Res M配型策略的根本出发点是大幅度提高供、受者相配的几率。按照Res M标准的HLA抗原频率分布更均衡，可以让少数种群拥有平等的获取肾的机会。因此，美国器官资源共享网络（UNOS）从1999年起即采用Res M配型策略。随后，在世界各大移植中心相继进行了Res M配型策略的尝试。国内谭建明教授总结了中国汉族人群5.6万份样本的HLA分型结果，提出了适合国人的HLA I类、Ⅱ类Res M配型标准。十几年的临床实践和研究结果表明，Res M配型比六抗原配型具有更好的科学性和操作性。它的优势表现在以下几个方面：①大幅度提高供、受者相配的几率，从而提高移植肾存活率；②可以显著降低肾移植术后的致敏性；③相对于六抗原配型标准，致敏的患者通过Res M配型标准寻找到匹配供者的机会更大。结合抗体表位和脱氧核糖核酸（DNA）方法确定等位基因的同时，增加更多的有免疫学效应的CREG，如HLA-C、DQ。

③可被接受的与具免疫原性的抗原在配型中的应用：为了减少术后排异反应的发生，在供-受者间HLA配型不佳时，供-受者间尽量采用可接受抗原组的移植，避免具免疫原性抗原组的移植。如：受者具A1抗原，可接受供者组的可接受抗原组A2、3、28、B7、8、15、16、35、40、DR2、4的移植，另外要避免供者组的具免疫原性抗原组A9、10、DR5的移植。即使供-受者间HLA配型较好时，也应尽量减少供者组的具免疫原性抗原组的移植，以提高移植的成功率。

HLA血清学方法是Terasaki教授发明的简便易行、敏感性高、重复性好的微量淋巴细胞毒试验，得到广泛应用。HLA血清学方法的缺陷在于限制特异性高抗体的获得，出现较多的交叉反应，进而影响到了分型结果的准确性。HLA高分辨基因分型技术具有方法准确、灵敏、分辨率高的特点，能够检测出血清学方法无法检出的基因型别。HLA高分辨基因分型技术与过去的低分辨基因型技术相比，前者配型速度更快、更精确，可降低移植排斥反应的发生率，提高患者术后存活率。对每例供者进行HLA高分辨基因分型检测，可精确了解HLA-A、HLA-B、HLA-C、HLA-DP、HLA-DR、HLA-DQ的基因型结果，增加了更多具有免疫学效应的CREG，使Res M配型标准更准确和有效，更具应用前景。

4. 供、受者间淋巴细胞毒配型

淋巴细胞毒试验即补体依赖性细胞毒试验（CDC），用于器官移植前判断受者对供者有无预存抗体。同一般补体结合试验的差别是作为抗原的淋巴细胞又是指示细胞。判断结果的方法不是细胞溶解，而是在补体存在下，受抗体的作用使淋巴细胞膜失去屏障作用，细胞膜的通透性增加，锥蓝或伊红通过受损的细胞膜而着色。试验结果以计数着色细胞的百分率表示。

在器官移植前检查受者是否具有抗供者抗原的预成抗体（多由于输血、妊娠和既往移植病史）。如果有细胞毒抗体，能引起受者的超急排斥反应，造成移植失败。因此，在移植前检查受者血清中有无抗供者淋巴细胞的抗体是预防超急排斥反应必需的试验。目前，国际上通用的标准为着色细胞（即死细胞）在 15% 以上为阳性，不能进行肾移植。

常用交叉配型的方法有 NIH-CDC（national institute of health complement-dependent cytotoxicity）和流式细胞交叉配型技术（flow cytometry cmssmatch，FCXM）。NIH-CDC 技术现仍是各组织相容性实验室所采用的标准技术。但由于 NIH-CDC 方法存在着一些无可避免的缺点，例如同时检测出 IgG 类抗体和 IgM 类抗体，淋巴细胞活性会导致假阳性结果从而影响试验的准确性；此外由于需肉眼观察结果，使得结果的判断存在着差异性。而 FCXM 以荧光标记的抗人 IgG 单克隆抗体特异性识别抗供者 HLA-IgG 抗体，但是却不能区别补体结合抗体和非补体结合抗体。因此，为了解决 NIH-CDC 试验所存在的不足，目前建立了流式补体依赖淋巴细胞交叉配型（flow cytometry complement dependent crossmatch，Flow CDC）试验。Flow-CDC 方法克服了 NIH-CDC 和 FCXM 方法存在的缺点，可准确地识别补体依赖的抗供者 HLA-IgG 抗体。Flow CDC 方法具有灵敏度高、客观准确、易标准化等优点，对于致敏患者选择合适的供者更有临床相关性，可能成为 NIH-CDC 的补充或替代技术。

5. 群体反应性抗体（panel reactive antibody，PRA）的检测

目前，在国内外的临床器官移植工作中，对移植患者体内抗体的筛选越来越受到临床的广泛的重视。检测患者体内是否存在 HLA 抗体以及该抗体的致敏程度，对于是否发生移植排斥反应、移植存活率的高低以及移植后的器官功能都有着不可忽视的重要作用。

患者体内 HLA 抗体水平增高，则提示移植术后很可能发生超急或急性排斥反应。同时，对体内抗体性质的确定也可为临床医师选择合适的供体提供参考。对体内抗体水平的监测，有助于临床医师在移植术后调整治疗方案及指导免疫抑制剂的应用：①移植前患者体内 HLA 抗体增高，则提示可能发生超急排斥或急性排斥反应。在这种情况下，应通过适当的治疗方法来改善机体的免疫状态，待机体抗体水平降低时再考虑移植手术。②对体内抗体性质的确定可为临床医师选择合适的供者提供参考，这样可避免应用具有相应抗原的供者器官。例如，移植受者体内存在的抗体为 HLA-A2 时，提示临床医师应避免选择具有 HLA-A2 抗原的供者。③对体内抗体水平的监测即判断机体的免疫状态，有助于在移植术后，帮助临床医师调整治疗方案并指导免疫抑制剂的应用，减少肾移植的排斥反应，提高人、肾的存活率。

PRA 检测实际上是检测移植受者体内预存的抗淋巴细胞抗体。此抗体的产生一般是由移植受者术前多次输血、妇女妊娠和移植失败等造成的。移植受者体内如预存具有针对移植供者的抗淋巴细胞抗体，将在移植术中发生超急排斥反应。PRA 的检测将能提前预知移植受者体内抗 HLA 抗体的特性，以避免接受具有相应抗原的供者，达到移植手术的成功。也就是说，即使供 - 受者 HLA 配型中的抗原位点大部分相配，如 HLA-A、B、DR 三个位点 6 个抗原中的 5 个抗原相配，只有一个抗原错配；而且，移植受者体内存在错配抗原的抗体，则也不能达到移植手术的成功。同时 PRA 可作为移植术后检测移植排斥的指标，即术后是否产生针对移植供者的抗体，达到及早发现，及时治疗。因此，PRA 的研究在器官移植领域具有良好的发展趋势，并可带动其他相关领域的发展，如研究系统性红斑狼疮、各种型别的肾炎等与 PRA 的关系，PRA 阳性与阴性患者治疗效果的差异等。

目前主要从三个方面进行研究：①移植受

者体内是否存在 HLA 抗体；②该抗体的性质即特异性；③该抗体的水平即 PRA 值的测定。PRA 值增高则需通过不同的治疗方法降低患者的 HLA 抗体水平。HLA 抗体的检测还可以用来动态监测机体的 HLA 抗体水平。PRA 值也是判断机体免疫状态即抗体水平常用的动态指标。

PRA 值的意义：

PRA＜10%，为无致敏；

PRA = 10%～50%，为轻度致敏；

PRA = 50%～80%，为中度致敏；

PRA＞80%，为高度致敏。

轻度至高度致敏的患者，器官功能延迟恢复的发生率明显高于无致敏患者。高度致敏者，移植存活率明显低于轻度致敏者。HLA 组织配型可以克服致敏对移植存活率的影响。

PRA 的检测目前在肾移植术前已得到充分的认识，PRA 对预测肾移植患者体内预存抗 HLA 抗体，避免肾移植术后发生超急和急性排斥反应具有重要意义，而且 PRA 对移植肾存活同样有重要作用。长期以来，细胞免疫被认为在移植排斥反应的机制中扮演着重要的角色。近年来，越来越多的证据表明体液免疫（抗 HLA 抗体）在一些移植排斥反应中起主要作用，移植前 PRA 水平较高预示着移植术后排斥反应风险亦较高。相近年来，越来越多的研究发现供者特异性抗体（donor specific antibodies，DSA）是影响移植效果的重要免疫因素之一。移植前较高的 PRA 水平预示着移植术后较高的排斥反应风险。DSA 是指受者接受器官/组织移植后体内产生的针对供者组织抗原的特异性抗体，主要包括 HLA 抗体和非 HLA 抗体（如抗内皮细胞抗体、抗波形蛋白抗体、抗 MICA 抗体和抗 MICB 抗体等）。相关报道指出，54%发生肾移植排斥反应的受者血清中可检测出 HLA 抗体。Morris 和 Jeannet 等相继在 20 世纪 70 年代初发现导致排斥反应的抗体为 DSA。随着抗体检测技术的进一步提高，Hammr 等应用流式细胞技术发现 95%发生排斥反应的受者体内存在 DSA。血清中 DSA 水平与受者免疫状态相关，能更为准确地预测排斥反应的发生及治疗效果。Mohamedl 在研究中发现，DSA 抗体 MFI 最大值在 1 周内上升超过 500 是发生抗体介导排斥反应（antibody-mediated rejection，AMR）的独立危险因素。HLA 错配、依从性差、免疫抑制不足以及术后发生急性排斥反应（AR）等是 dnDSA（新生 DSA）形成的风险因素。移植术后随访中应重视 dnDSA 的检测，明确 dnDSA 形成的风险因素，采取合理的免疫抑制方案以减少 dnDSA 的形成。

总之，重视 ABO 血型配合、PRA 筛查、交叉配型、HLA 配型及移植后 DSA 监测的组织配型体系，以国际标准和科学的方法，遵循组织配型少错配的原则，对器官移植术后患者长期进行 DSA 检测，及时清除 DSA，对预测排斥反应的发生、指导免疫抑制治疗、有效预防和及时诊治排斥反应、提高移植效果具有非常重要的意义。

三、肾移植病理

肾移植是世界上最常用的实体器官移植，随着移植技术的进步和免疫学的发展，移植肾的存活率也在不断提高。临床上，导致移植肾功能不全的原因包含很多因素，不仅仅受到免疫抑制程度的影响，还有很多其他影响因素，包括主要组织相容性复合物、供受间匹配情况、器官来源、供体年龄、药物毒性、新发肾病和复发肾病等。因此，移植肾活组织检查对于优化治疗方案起到了至关重要的作用。

（一）核心穿刺活检

1．适应证和技术

临床上针对移植肾功能不全的治疗需要丰富的专业知识，血清肌酐和尿素氮水平、血尿、蛋白尿等临床指标常常不完全地反映了移植肾的病理改变。为了明确诊断并给予有效治疗，移植肾的活组织检查通常被作为诊断的金标准。研究表明，移植肾活组织检查修正了27%～46%临床诊断的病例，改变了42%～83%患者的治疗方案，可见其重要的临床价值。目前，随着亲属活体供肾移植和公民死亡捐献供肾移植的开展，活组织检查也被用于判断供肾质量及有无预存病变，尤其是针对老年供肾。

在超声没有广泛应用于临床的年代，移植肾穿刺定位常常需要通过触诊确定，虽然移植肾位置表浅，但是仍缺乏准确性。随着超声的发展，目前开展最广泛的移植肾活组织检查是在超声引导下完成定位的，它能更准确地显示出移植肾的位置和穿刺深度，减少取材不当、反复穿刺的几率。此外，超声还可发现移植肾周积液和肾积水，因其会导致穿刺处皮肤不能满意愈合，故要尽量避免经积液区穿刺活检。由于显著肾积水可造成移植肾功能障碍，所以在活检前应予以排除。

因具有自动弹射装置的穿刺针（通常是18号）对肾的损伤更小，所以其已基本取代传统的14号Vim-Silverman穿刺针。穿刺针在超声引导下进入一定深度或在感觉到穿刺针与肾接触而致阻力增加时为止。为避免穿刺过深，自动活检针可在取样前略微后撤。

由于移植肾穿刺活组织检查是临床上采用的一种侵袭性操作，因此在取到足够组织样本（一般需要2～3条1～1.5 cm的组织条）的前提下，应尽可能减少重复穿刺。北卡罗来纳大学给出的足以诊断的标本量标准（表17-3-2）如下：①至少2条活组织检查组织可用于标准光学显微镜检查；②可见到至少12个肾小球（位于深部皮质）；③取到至少2个大的小叶间动脉/弓形动脉的分支（至少有2～3层中膜平滑肌细胞）；④包含髓质部分。用于免疫荧光显微镜检查的组织可以从1条新鲜的组织条上切取1/2（大约7 mm），并且在立体显微镜的监测下进行以取得肾皮质。

退出穿刺针后，应立即用手或沙袋压迫止血。穿刺后2小时内，每15分钟观察一次生命体征，此后改为每小时一次，观察数小时。穿刺后6小时内绝对卧床，给予制动。

2．并发症

核心穿刺活检是一种侵入性检查方法，并不是毫无风险。应在其风险和活检所获取的资料价值之间加以衡量。每次对患者进行活检之前，都应对活检的作用和可能的风险进行仔细评估。

穿刺后的并发症主要表现为肾周或尿路出血。短暂的肉眼血尿比较常见，临床意义不大。约3%的患者在穿刺后出现肉眼血尿，这可能

表17-3-2 “北卡罗来纳大学”标准

1	至少2条活组织检查组织可用于标准光学显微镜检查
2	≥12个肾小球（位于深部皮质）
3	≥2个大的小叶间动脉/弓形动脉的分支（至少有2～3层中膜平滑肌细胞）
4	包含髓质部分

会延长住院时间、导致输血或留置尿管。偶尔可出现输尿管梗阻，需行经皮肾穿刺造瘘。大量出血需进行外科探查，移植肾切除或血管栓塞的情况很少见。多普勒超声有时能发现穿刺后的动静脉瘘，治疗上则视病情发展而定。偶尔需要行血管栓塞，也曾有移植肾切除的报道。

（二）排斥反应

1. 排斥反应的诊断分类

排斥反应的传统分类方法主要依据手术后排斥反应的发生时间，包括超急性或急性加速性排斥、急性排斥和慢性排斥。其中，超急性或急性加速性排斥反应是指在术后 48 小时内或 3～5 天发生的排斥反应，急性排斥反应是指在 6 天以后出现的排斥反应，慢性排斥反应是指移植后 3 个月以上出现的排斥反应。然而，这些笼统的定义并不确切，没有将排斥反应引起的移植肾损伤和组织重建分类，无法指导治疗，也无法判断预后。

其他常见的分类方法还包括细胞介导的排斥反应和体液 / 抗体介导的排斥反应，当然，这种分类方法也存在问题，随着近年来 C4d 染色在活检中的应用，在移植肾损伤和排斥反应中，抗体所起的作用更加频繁，因此将细胞介导和体液介导的排斥反应完全分开并不合适。

临床上，血清肌酐和尿素氮水平并不能准确反映移植肾改变。移植肾损伤包括排斥反应发生时，可以没有明显的肾功能不全，即亚临床排斥反应，反之亦然，血清肌酐的升高也不代表一定存在排斥反应。

普遍认为，移植肾穿刺活检是评估临床或亚临床移植肾损伤的金标准，也是排斥反应分类和分型的金标准。Banff 和 CCTT 两个分类体系结合了排斥反应的组织学、临床和病理生理学改变，并且定义了明确的病变分类。

自从 1991 年制定的标准化国际肾移植病理 Banff 分类方案以来，已先后进行了多次修改。1997 年提出了抗体介导的排斥反应。2005 年不仅废弃了“慢性移植肾肾病”这一诊断，而且根据排斥反应的发生机制进行分类，更具有临床指导意义。2007 年更新了 C4d 评分。2013 年则修订了肾小球炎和移植性肾小球病的定义和量化评分，并增加了 C4d 阴性的抗体介导的排斥反应以及抗体相关的动脉损伤（表 17-3-3、表 17-3-4）。

目前，Banff 分类方案已被人们接受并用于临床诊断和治疗，但是该方法较为复杂，因此由 NIH 资助，肾病理学家参与，八个中心共同合作提出了对急性排斥反应诊断更为简单的分类方法，即 NIH-CCTT 分类方案（表 17-3-5），它对急性排斥反应诊断的符合率达 90%，较 Banff 分类方案更为实用。

总之，无论是 Banff 分类，还是 NIH-CCTT 分类，抑或是其他分类方案，肾移植病理分类不断变化、更新，但是直至目前为止，并没有统一的移植肾活检病理分类。

2. 肾小管 - 间质排斥反应

临床上又称为急性细胞性排斥反应（Banff 分类：4 类 1 型；NIH-CCTT 分类：1 型），常见于肾移植 6 天后，由细胞免疫介导的组织损伤。

（1）大体标本：早期肾充血和水肿明显，肾实质切面呈灰白色，又称“大白肾”，一般不发生梗死。

（2）组织学改变：以间质炎症细胞浸润（主要是单个核细胞）同时伴有水肿和肾小管炎为主要特征。皮质区炎症细胞浸润较髓质常见，呈局灶性或弥漫性，一般只有在严重的排斥反应时才会累及髓质。浸润的炎症细胞主要是活化的 T 淋巴细胞（CD3、CD4、CD8 均阳性），大量的有时占主要成分的巨噬细胞 / 组织细胞（CD68 阳性），还有数量不等的浆细胞

表 17-3-3　移植肾病变量化评分表

C4d 评分（统计活检组织中或 5 个高倍视野下 C4d 阳性区域）	0：阴性 1：轻微，1%～10% 区域 C4d 阳性 2：局灶阳性，10%～50% 区域 C4d 阳性 3：弥漫阳性，>50% 区域 C4d 阳性
肾小球炎（g）	0：无 1：<25% 肾小球有炎症细胞浸润 2：26%～50% 肾小球有炎症细胞浸润 3：>50% 肾小球有炎症细胞浸润
肾小球系膜基质增生（mm）	0：无 1：25% 非硬化肾小球出现系膜基质增生（至少为中度增生） 2：26%～50% 非硬化肾小球出现系膜基质增生（至少为中度增生） 3：50% 以上非硬化肾小球出现系膜基质增生（至少为中度增生）
移植性肾小球病（cg）	0：光镜 / 电镜下均无肾小球毛细血管基膜双轨化 1a：光镜下无肾小球基膜双轨化，但电镜下≥3 个毛细血管袢 GBM 部分或完全双轨化，并伴有内皮细胞肿胀和（或）内皮下电子沉积物 1b：光镜下≥1 个毛细血管袢基膜双轨化，必要时需电镜进行确认 2：肾小球外周毛细血管基膜双轨化区域 26%～50% 3：肾小球外周毛细血管基膜双轨化区域 >50%
管周毛细血管炎（ptc）	0：无明显皮质管周毛细血管炎，或<10% 皮质管周毛细血管有毛细血管炎 1：≥10% 皮质管周毛细血管有毛细血管炎，毛细血管腔内最多 3～4 个炎性细胞 2：≥10% 皮质管周毛细血管有毛细血管炎，毛细血管腔内最多 5～10 个炎性细胞 3：≥10% 皮质管周毛细血管有毛细血管炎，毛细血管腔内炎性细胞 >10 个
肾小管炎（t）	0：肾小管正常，小管上皮内无单个核细胞浸润 1：个别肾小管内或者 10 个肾小管上皮细胞内有 1～4 个炎性细胞浸润 2：个别肾小管内或者 10 个肾小管上皮细胞内有 5～10 个炎性细胞浸润 3：个别肾小管内有 >10 个炎性细胞浸润，或者出现至少 2 个肾小管基膜损伤并伴有 i2/i3 和 t2
肾小管萎缩（ct）	0：无 1：皮质肾小管萎缩区域≤25% 2：皮质肾小管萎缩区域 26%～50% 3：皮质肾小管萎缩区域 >50%
肾间质单个核细胞炎症（ti）	0：无或肾间质炎性浸润区域 <10% 1：肾间质炎性浸润区域 10%～25% 2：肾间质炎性浸润区域 26%～50% 3：肾间质炎性浸润区域 >50% （注：炎性细胞中出现嗜酸性粒细胞、中性粒细胞或浆细胞，且超过浸润细胞总数的 10%，均应注明）
肾皮质纤维化（ci）	0：肾皮质纤维化区域≤5% 1：肾皮质纤维化区域 6%～25% 2：肾皮质纤维化区域 26%～50% 3：肾皮质纤维化区域 >50%
肾动脉炎（v）	0：无 1：至少 1 支动脉分支横截面内可见轻至中度动脉内膜炎 2：至少 1 支动脉分支横截面内有严重动脉内膜炎，因内膜水肿增厚导致至少 25% 的动脉管腔狭窄 3：透壁性动脉炎，中膜平滑肌层坏死，或动脉管壁纤维素样坏死 （注：注明活检组织内小动脉的数量、病变动脉的数量以及有无梗死或出血）

表 17-3-3 （续）

慢性移植肾动脉病变（cv）	0：无慢性动脉内膜病变 1：慢性动脉内膜增生导致管腔狭窄≤25%，或伴有动脉内弹力膜损伤、内膜泡沫细胞形成及炎性细胞浸润 2：慢性动脉内膜增生导致管腔狭窄 26%～50% 3：慢性动脉内膜增生导致管腔狭窄 >50%
小动脉透明变性硬化（aah）	0：无典型的小动脉平滑肌退变及透明变性增厚 1：仅 1 支小动脉平滑肌退变及透明变性增厚，不伴有周围组织损伤 2：>1 支小动脉平滑肌退变及透明变性增厚，不伴有周围组织损伤 3：小动脉平滑肌退变及透明变性增厚，伴有周围组织损伤，不计动脉的数量

表 17-3-4 2013 年 Banff 分类方案

一类	正常
二类	抗体介导的改变（可与三、四、五和六类同时存在） （一）急性/活动性抗体介导排斥反应（需具备以下三个条件） 1. 急性组织损伤的组织学证据（包括以下 1 个或多个） （1）微血管炎症（g>0 和/或 ptc>0） （2）内膜或透壁性动脉炎（v>0） （3）急性微血栓性血管病，无其他病因存在 （4）急性肾小管损伤，无其他病因存在 2. 当前/近期存在抗体与血管内皮细胞相互作用的证据（包括以下至少一种：C4d 沉积仅作为其中 1 个） （1）管周毛细血管 C4d 呈线性沉积（冷冻切片免疫荧光染色 C4d2/C4d3 阳性，或石蜡切片免疫组化染色 C4d 阳性） （2）中度以上微血管炎症（g+ptc≥2） （3）内皮细胞相关转录因子表达增加 3. 供体特异性抗体的血清学证据（HLA 或其他抗原） （二）慢性/活动性抗体介导排斥反应（需具备以下三个条件） 1. 慢性组织损伤的形态学证据（包括以下 1 个或多个） （1）移植肾小球病（cg>0），无慢性血栓性微血管病 （2）管周毛细血管基膜多层化（需电镜诊断） （3）排除其他原因引起的动脉内膜纤维化 2. 当前/近期抗体与血管内皮相互作用（包括以下至少 1 点） （1）管周毛细血管 C4d 呈线性沉积（冷冻切片免疫荧光染色 C4d2/C4d3 阳性，或石蜡切片免疫组化染色 C4d 阳性） （2）中度以上微血管炎症（g+ptc≥2） （3）内皮细胞相关转录因子表达增加 3. 供体特异性抗体的血清学证据（HLA 或其他抗原） （三）无排斥反应证据的 C4d 沉积（包括以下 3 个特点） 1. 肾小管周围毛细血管 C4d 线性沉积（冷冻切片免疫荧光染色 C4d2/C4d3 阳性，或石蜡切片免疫组化染色 C4d 阳性） 2. g=0，ptc=0，cg=0（光镜和电镜），v=0；无血栓性微血管病，无肾小管周围毛细血管基膜多层化，无肾小管急性损伤（无其他病因存在） 3. 无 T 细胞介导的急性排斥反应（Banff 分级 IA 及以上）或者交界性改变
三类	临界病变，指“可疑”T 细胞介导的急性排斥反应（可与二、五和六类同时存在） 无动脉内膜炎（v0），但有灶性肾小管炎（t1、t2 或 t3）伴轻度间质炎（i0 或 i1），或者间质炎（i2 或 i3）伴轻度肾小管炎（t1）

表 17-3-4 （续）

四类	T 细胞介导排斥反应（可与二、五和六类同时存在） （一）T 细胞介导的急性 / 活动性排斥反应（类型 / 级别） IA：间质显著炎性浸润（>25% 肾皮质区域，i2 或 i3），灶性中度肾小管炎（t2） IB：间质显著炎性浸润（>25% 肾皮质区域，i2 或 i3），灶性重度肾小管炎（t3） IIA：轻 - 中度动脉内膜炎（v1） IIB：重度动脉内膜炎（v2） III："透壁性"动脉炎和 / 或动脉纤维素样变性及中膜平滑肌坏死伴淋巴细胞浸润（v3） （二）T 细胞介导的慢性活动性排斥反应 慢性移植物动脉病变（动脉内膜纤维化伴单核细胞浸润，新生内膜形成）
五类	肾小管萎缩 - 间质纤维化（无任何特异性病因证据），可包括非特异性血管硬化和肾小球硬化，但仅根据肾小管 - 间质病变程度进行分级 Ⅰ级：轻度肾小管萎缩 - 间质纤维化（<25% 肾皮质） Ⅱ级：中度肾小管萎缩 - 间质纤维化（26-50% 肾皮质） Ⅲ级：重度肾小管萎缩 - 间质纤维化（>50% 肾皮质）
六类	其他：与急性和 / 或慢性排斥反应无关的病变，单独出现 g、cg 或 cv 病变，或与二、三、四和五类同时存在

表 17-3-5 急性排斥反应的 NIH-CCTT 分类

类型	病理表现
Ⅰ型	50% 以上的肾皮质单个核细胞浸润，病变最严重的区域观察 10 个高倍视野时至少 3 个小管存在"小管炎"，并伴以下任意两种病变：水肿、活化的淋巴细胞、小管损害
Ⅱ型	动脉或小动脉内皮细胞炎症，有 / 无Ⅰ型病变
Ⅲ型	动脉纤维素样坏死或透壁性炎细胞浸润，有 / 无栓塞，肾实质坏死或出血

（CD138 阳性）。另外，也可见 CD20+B 细胞、嗜酸性粒细胞、中性粒细胞。非萎缩性肾小管炎，以肾小管远段最常见，往往是局灶性的，弥漫性少见。其特征是单个核细胞位于基底膜内、上皮细胞下方或上皮细胞之间，PAS 染色显示浸润的 T 淋巴细胞的细胞核染色非常深且有核周空晕。另一重要特征是没有重度肾小管破坏，这也解释了此种排斥反应的可逆性。

在不伴有血管或肾小球排斥反应的单纯性肾小管 - 间质排斥反应中，除了肾小球内的循环血中的单个核细胞成分数量增加之外，肾小球和血管没有改变。肾小球 - 间质排斥反应也可伴有其他组织的排斥反应，最常见的是移植性动脉内膜炎。

（3）免疫组织化学：肾小管基膜有时可见补体因子 C3 和 C4d 沉积，免疫组化方法检测到肾小管上皮细胞中"活动性"标志物 HLA-DR 和 ICAM-1 有助于证实排斥反应的诊断。部分病例出现沿管周毛细血管沉积的 C4d，说明可能同时存在抗体介导的排斥反应（Banff 分类：4 类 1 型合并 2 类排斥反应），这种混合性排斥反应在临床上往往更严重，更易导致移植肾功能衰竭，需要更积极的治疗。

（4）鉴别诊断：主要与药物诱导的过敏性间质性肾炎相鉴别，该病可出现相同的组织学改变，常常在皮质与髓质交界区最明显且以 C4d 阴性为特征，但是有时难以与"肾小管 - 间质排斥反应"明确区分。

3. 动脉 / 血管排斥反应

显著的动脉排斥反应通常伴有血液供应异常，并导致不同程度的缺血性损伤，主要影响肾小管 - 间质，出现如缺血性损伤、肾小管上皮细胞胞质内蛋白质重吸收小滴、明显的间质水肿及间质内嗜酸性粒细胞增多等，偶可出现肾小球结构皱缩、局灶塌陷，这些均是诊断动脉排斥反应的有力依据。

（1）移植性肾动脉血管病伴巨大血栓形成：临床上又称为移植性超急性排斥反应（Banff 分类：2 类急性抗体介导排斥反应），是指移植肾与受者血管接通后数分钟至 48 小时内发生的排斥反应，会出现尿液突然减少甚至无尿，同时由于急性炎症和肾肿大，可伴有腹膜刺激症状，移植肾胀痛甚至破裂。病情进展迅速，大多数不可逆，需切除移植肾。

超急性排斥反应属于急性抗体介导的排斥反应，即受者体内预存的针对移植物内皮细胞的抗体引起即刻发生的超急性排斥反应。如果移植前交叉配型结果阴性，超急性排斥反应并不多见。

1）大体标本：通常在术中发现移植肾肿胀，呈花纹或青紫色，形成梗死。

2）组织学改变：快速大范围血栓形成是其特点，主要影响大、小口径动脉和肾小球毛细血管，通常在动脉栓子中可发现多形核白细胞。除了血栓形成，血管壁通常保持存活，即使在梗死区域。血栓形成导致严重的急性缺血性损伤、局部出血、多形核白细胞浸润，严重者可出现明显梗死。多形核白细胞可出现在间质内，或存活组织与梗死区域之间的分界面，或严重的缺血性损伤的肾小管附近。

3）免疫组织化学：排斥反应早期，可见 IgM、IgG 和补体因子（包括 C4d）弥漫分布于肾小球毛细血管袢，IgM 最为常见。管周毛细血管 C4d 染色一般呈阳性，部分阴性结果可能与早期 C4d 产生不足有关，这部分患者常于重复活检时呈阳性。

4）鉴别诊断：超急性排斥反应需与其他伴有大范围血栓形成的病变鉴别。包括机械性灌注相关的血管内皮损伤和潜在的凝血病。两者 C4d 均呈阴性，且主要局限于吻合口部位附近的动静脉，而超急性排斥反应常影响整个血管树，包括肾门部大血管和肾小球毛细血管，并且可见 C4d 沉积。

（2）坏死性移植性肾动脉血管病：临床上又称为加速性急性排斥反应（Banff 分类：4 类 3 型，或 2 类急性抗体介导排斥反应；NIH-CCTT 分类：3 型），通常发生在移植后 3～5 天，病理改变类似超急性排斥反应。

1）大体标本：通常出现移植肾肿胀，出血性区域和梗死区域相间分布，颜色斑驳，严重者可呈现暗红色。

2）组织学改变：动脉病变通常呈局灶性，仅累及血管树的部分节段。纤维素样动脉壁坏死可表现为透壁性或者壁内性，可累及血管一周或者仅累及部分血管。动脉坏死通常伴不同程度的血管内膜炎或透壁性炎症。血管内膜可有小灶纤维素或血小板聚集，少见闭塞性血栓形成。间质表现为水肿和局灶性肾小管炎，严重者可出现出血或梗死。肾小球可能表现正常或出现毛细血管塌陷，或出现纤维素血栓，或表现为排斥反应诱发的肾小球炎。同时发生的移植性动脉内膜炎也很常见。

3）免疫组织化学：纤维素可见于坏死性动脉壁、水肿的间质和局灶的出血区，约半数病例可出现 C4d 沿肾小管周围毛细血管沉积。

4）鉴别诊断：主要与血栓性微血管病同时伴有显著动脉壁坏死相鉴别，显著的血管壁炎症、累及大口径动脉、排斥反应诱发的肾小管间质或肾小球改变以及 C4d 沉积有助于与血栓性微血管病鉴别。

（3）移植性动脉内膜炎：移植性动脉内膜炎（Banff 分类：4 类 2 型；NIH-CCTT 分类：2 型），定义为所有口径的动脉发生血管内皮下或血管内膜炎症，不伴有血栓形成，不伴有新形成内膜硬化，中膜平滑肌层无改变。

1）大体标本：可表现为小灶缺血性梗死，局灶性出血，通常伴有肾实质纤维化。

2）组织学改变：动脉内膜炎可能影响所有口径的动脉，包括肾内和肾外血管，受累动脉呈环周性或节段性，优先累及血管分支处。弓形血管常常是病变的好发部位。该病通常合并有肾小管 - 间质排斥反应。

根据移植性动脉内膜炎的发展可将病程分为浸润性和增殖性阶段。早期浸润性阶段可见血管内皮细胞活化，包括核增大、细胞质膨胀和空泡化，进而促进了淋巴细胞和巨噬细胞迁移。在炎症持续期间，组织细胞可能转化为泡沫细胞。增殖阶段则可见内皮下单个核细胞成分数量增多的同时，肌纤维母细胞数量也增多，并且 Ki-67/MIB-1 表达呈高增殖活性。泡沫细胞持续存在。

3）免疫组织化学：动脉内膜内可检测到 CD68 阳性单核细胞 / 巨噬细胞，以及 T 淋巴细胞，CD8 细胞多于 CD4 细胞。在早期浸润性阶段，已经可以检测到散在的 α 平滑肌特异性肌动蛋白（αSMA）阳性的肌成纤维细胞，它们于增殖性阶段在内弹性膜附近成簇分布。内膜炎症性病变通常缺乏 B 细胞成分。活化的内皮细胞和浸润性单个核细胞可上调主要组织相容性复合物Ⅱ类抗原（人类白细胞抗原 -DR）和黏附分子，例如细胞间细胞黏附分子（ICAM）或者血管细胞黏附分子（VCAM）。根据统计，很大比例的伴有移植性动脉内膜炎的排斥反应可以检测到 C4d 沿肾小管周围毛细血管沉积，即同时伴有抗体介导的排斥反应（Banff 分类：4 类 2 型合并 2 类排斥反应）。

4）鉴别诊断：移植性动脉内膜炎高度提示排斥反应诱发的移植肾损伤。该病应与其他类型血管炎相鉴别，如狼疮性肾炎，后者通常伴有肾小球肾炎或者显著的免疫复合物沉积。如果内膜层存在大量 B 细胞，应考虑移植后淋巴组织增殖性疾病。

（4）硬化性移植性动脉内膜炎：临床上又称为慢性血管性排斥反应（Banff 分类：2 类慢性活动性抗体介导排斥反应或 4 类 T 细胞介导的慢性活动性排斥反应），是由于新形成的Ⅰ型和Ⅲ型胶原沉积，导致排斥反应诱发的动脉内膜增厚，同时伴发不同程度的动脉内膜炎症，无弹性组织变性。该病通常伴有移植性肾小球病和肾小球炎，即兼有肾小球排斥反应和肾小管 - 间质排斥反应的表现。

1）大体标本：肾体积正常或偏小，可见小灶出血性梗死，衰竭的移植肾通常萎缩和瘢痕化，又称“瘢痕肾”。

2）组织学改变：由移植性动脉内膜炎诱发的内膜瘢痕形成，通常在动脉分支部位最明显。组织特征包括：①不同程度的内膜硬化伴Ⅰ型和Ⅲ型纤维胶原沉积；②没有显著的内膜纤维弹性组织变性；③不同数量的核增大的肌纤维母细胞；④散在或形成小簇的单个核细胞；⑤偶尔可见泡沫细胞；⑥少数病例内皮下层可见新的中膜形成；⑦增大和深染的内皮细胞。

3）免疫组织化学：部分病例动脉壁可见沉积的 IgM、补体因子 C3、C4d 等，无特异性。

4）鉴别诊断：该病主要与高血压引起的动脉性硬化相鉴别，包括：①后者存在明显的纤维弹性组织变性；②泡沫细胞聚集或新的中膜形成不是动脉性硬化的特征，而是排斥反应的特征；③当然，该病也可能与先前存在的动脉性硬化叠加。

4．肾小球排斥反应

“肾小球排斥反应”是描述性的术语，定义为肾小球相关的排斥反应，不具有特异性。2013年Banff会议对移植性肾小球炎和移植性肾小球病的定义和量化评分进行了修订，使其与临床表现、分子病理学和血清学检测的数据相对应。前者主要见于急性抗体介导的排斥反应，而后者则主要见于慢性抗体介导的排斥反应。

（1）移植性肾小球炎：移植性肾小球炎定义为肾小球毛细血管内皮细胞肿胀伴炎症细胞浸润，并导致毛细血管管腔部分或完全阻塞。

1）组织学改变：通常呈局灶性或节段性影响毛细血管丛，受累的肾小球环通常扩张和闭塞，有3个或更多活化和有时核分裂活跃的单个核细胞，偶尔也可见多形核白细胞。可以发现微小纤维素聚集灶或者微小血栓，特别是在C4d阳性的活组织检查伴抗体介导性移植肾损伤的病例。偶尔可表现为节段性肾小球膜溶解，尤其是严重病例。除了肾小球炎症表现，通常没有纤维素样丛状坏死、毛细血管外新月体形成、肾小球系膜增殖和肾小球基底膜旁结构不规则，如果出现基底膜双轨征，则提示移植性肾小球病。绝大多数移植性肾小球炎与肾小管-间质排斥反应和血管排斥反应同时发生。

2）免疫组织化学：肾小球内常见C4d、IgM和补体因子C3沉积，少见纤维素和其他免疫球蛋白沉积。免疫荧光染色通常没有诊断意义。

3）鉴别诊断：该病需与多种类型的复发性或新形成免疫复合物介导的肾小球肾炎鉴别，后者荧光显微镜和电子显微镜通常表现为活动性尿沉渣（血尿、蛋白尿）、弥漫性和广泛性系膜增殖、毛细血管内增殖和显著的免疫复合物沉积。

（2）移植性肾小球病：移植性肾小球病定义为轻微到显著的肾小球基底膜双轨征，并与供者特异性抗体（DSA）和内皮细胞相关转录因子（ENDATs）有关。

1）组织学改变：移植性肾小球病是移植性肾小球炎诱发的毛细血管壁重建。PAS染色、三色染色或银染色切片中，外围的基底膜片段特征性增厚伴双轨征，范围从局灶性、节段性轻微改变到广泛性、弥漫性显著改变。一般没有肾小球系膜细胞插入。由于基质沉积，导致系膜区扩大。最终，毛细血管丛重建和损伤导致节段性肾小球硬化，即继发性局灶性和节段性肾小球硬化、广泛的肾小球消失和肾单位消失。

电子显微镜可以发现移植性肾小球病伴内皮细胞活化的最早期改变，包括细胞核向外围毛细血管壁转位、窗孔消失和轻微增宽的内层板，这些早期改变是可逆的。持续存在的内皮细胞活化和损伤，会导致血管内皮下基底膜/致密板样物质沉积和基底膜双轨征。由于内皮细胞经历活化阶段后进入休止期，血管内皮下聚集的新生致密板样物质可能偶尔呈波浪状，具有模糊的分层表现。肾小球系膜或者沿着内层板可见散在分布的、小的、界限不清的、排列疏松的电子致密沉积物，通常伴有插入的小的内皮细胞突起。值得注意的是，2013年Banff会议强调了电镜观察的重要性，提倡用电镜对早期移植性肾小球病进行诊断。有文献报道，患者移植术后3个月即可用电镜检测肾小球毛细血管内皮和GBM的病变，如果观察到内皮细胞肿胀，内皮下有电子致密物沉积及早期GBM双轨化，则提示移植性肾小球病。

2）免疫组织化学：不同的肾小球之间和不同的肾小球节段之间免疫组化表现变化很大。最常见的抗原是C4d、IgM和补体因子C3，其次是非常少见的IgG或维生素。C4d局限于肾小球，不在肾小管周围沉积，通常呈中等至强阳性染色，沿着双轨征和严重改变的肾小球毛细血管壁外围分布。另外，约半数的活组织检查显示C4d聚集，沿肾小管周围毛细血管分布。

3）鉴别诊断：移植性肾小球病的鉴别诊断包括多种疾病和病因，该病不是由单一致病因素导致的。基底膜双轨征是由不同的血栓性微血管病样损伤诱发多种形式的内皮细胞损伤导致，其中细胞和抗体介导的排斥反应是最常见原因。为明确病因，需要进行如下评估：移植性肾小球炎或动脉内膜炎、C4d沿肾小管周围毛细血管沉积、在入球小动脉的钙神经素抑制剂诱发的毒性或者在尿沉渣异常情况下显著的免疫复合物沉积。如果溶血性尿毒症综合征/血栓性血小板减少性紫癜是原发病，则考虑原发肾病复发。

5. 抗体介导的排斥反应和C4d染色

C4d是补体经典途径中活化补体C4的降解产物，共价结合于基底膜和血管内皮细胞表面而获得稳定，可以被免疫组化检测及电镜检测等所发现。在正常肾中，C4d主要存在于肾小球的系膜区和血管极以及动脉内膜和肾小管基膜中。1993年，Feucht等首先发现，PTC部位C4d沉积同严重的移植肾排斥及不良预后有关，提示体液性排斥的参与，提出C4d在PTC部位沉积本身即是移植肾预后不良的独立风险因素。认识C4d染色的重要性，是对于理解抗体在排斥反应中所起作用的重要一步。因此C4d被称为是体液排斥反应的印迹（footprint）。

抗体介导的排斥反应是以微血管损害和炎症为特征，炎症细胞聚集在管周毛细血管、肾小球毛细血管、血栓微血管病变区域，少数病例中可聚集在动脉或者小动脉纤维素坏死部位。但这些形态学变化并不特异。免疫组化染色C4d沿管周毛细血管壁沉积，一般具有特异性的诊断价值。C4d也可沉积于其他部位，包括小动脉硬化的血管、萎缩的肾小管基底膜、大动脉内皮细胞表面和肾小球基底膜，目前认为这些部位均无诊断意义。

2001年Banff会议对抗体介导的排斥反应诊断标准为：C4d在管周毛细血管弥漫沉积以及血清学证据和形态学证据。2007年Banff会议将抗体介导的排斥反应分为：C4d阳性不伴形态学改变、急性和慢性抗体介导的排斥反应三类；急性和慢性抗体介导的排斥反应的诊断标准均包括病理学、免疫组化和血清学，并强调C4d在管周毛细血管壁弥漫性沉积诊断中的重要作用。但过去几年里认识到以上诊断的局限性，通过形态学和分子病理学方法的研究，现已证实存在C4d阴性或可疑阳性的抗体介导的排斥反应病例。2013年Banff会议指出，有明确病因的急性微血管损伤（MVI）和DSA病例中，约20%移植肾活检C4d染色呈阴性，因此把C4d阴性抗体介导的排斥反应纳入Banff分类。内皮细胞相关转录因子（ENDATs）作为抗体介导的排斥反应的分子病理学标志物，使其病理诊断单纯依赖C4d的局面得以改善，Banff分类与分子病理学的联系更加密切。

（三）钙调神经磷酸酶抑制剂的肾毒性

环孢素和他克莫司对肾结构和功能都有类似影响，病理科医生难以区分这两种药物所致的肾毒性改变。

1. 急性中毒

急性钙调神经磷酸酶抑制剂中毒时很少出现结构异常，肾功能不全极可能与钙调神经磷酸酶抑制剂所致的肾血流改变有关。可出现肾小管扩张、肾小管细胞变平和偶尔出现的个别细胞坏死，很少或没有间质水肿和炎症。有时出现巨大线粒体和局部肾小管钙化。与急性排斥病变不同，如有淋巴细胞，通常仅局限于肾小管周毛细血管和间质中的小病灶。它们很少出现于肾小管和其他血管部位。均质、透明和等大的小泡可见于数目不等的近端肾小管细胞中，常只涉及少量肾小管截面的细胞。

钙调神经磷酸酶抑制剂可引起许多血管结构性的病变。动脉病变包括各种不同的，分别或同时发生的异常。偶尔可出现肌细胞的坏死，经常伴随着大量血浆蛋白的沉积；这些典型的玻璃样变主要表现于小动脉壁外膜上。而在高血压和糖尿病所致病变中，玻璃样变主要出现在内皮细胞下和肌层中。对于部分患者，停止或减少环孢素的使用后，这些动脉病变就可缓解或消失。

血栓性微血管病变（TMA）是服用钙调神经磷酸酶抑制剂后一种少见而容易诊断的并发症。程度最轻的一种表现是小动脉和肾小球毛细血管中有中量的血栓形成。这种病变很少扩散或引起大范围的组织坏死。如果病变严重或持续发展，TMA 可导致更严重的动脉和小动脉病变，从而引起与严重的血栓性血小板减少性紫癜（TTP）类似的广泛皮质坏死。如原发病变是血栓性血小板减少性紫癜的肾功能衰竭患者，则很难区分这两种病变。在血栓性血小板减少性紫癜中可见叶间动脉的显著病变（洋葱皮样变）并不总出现于钙调神经磷酸酶抑制剂所引起的相关病变中。丙型肝炎病毒感染与抗心磷脂抗体有关，后者可引起移植肾受者发生 TMA。

2. 慢性中毒

慢性钙调神经磷酸酶抑制剂中毒的病变类似慢性肾缺血的改变。最典型的形式是局部纤维化，或条带状的间质纤维化和不伴有炎症的肾小管萎缩。间质可有Ⅲ型和Ⅳ型胶原的增加以及Ⅰ型胶原的少量增加。可出现肾小球缺血性萎缩或完全硬化。因为动脉病变并不显著，所以这些病变非肾内动脉狭窄的结果。因此，若动脉正常且伴有间质纤维化则高度提示慢性钙调神经磷酸酶抑制剂中毒。球旁细胞器同时可伴有明显增生。

（四）复发性病变

1. 肾小球病变

虽然许多肾小球肾炎在肾移植后复发，但这种复发的免疫病理意义似更大于临床意义，且不影响移植肾的存活和功能。这些病变包括：IgA 肾病、Ⅱ型膜增生性肾小球肾炎（强沉积性疾病）和少见的膜性肾小球肾炎。局灶性和节段性肾小球硬化可在移植后早期复发，是最易导致移植肾丢失的复发性病变。抗肾小球基底膜疾病很少复发，但当一正常肾植入 Alport 综合征患者时则可出现。血管炎也可在肾移植后复发。

2. 其他病变

淀粉样变性、多发性骨髓瘤、轻链沉积病、纤维原性肾病和草酸盐沉积病可复发，并可导致移植肾功能不全。移植后常有糖尿病肾病样的病变复发，但很少引起移植肾丢失。结节状肾小球硬化和小动脉玻璃样变是该复发病变的主要形态表现。

（五）感染

1. 多瘤 BK 病毒性肾病

人类多瘤 BK 病毒作为免疫抑制患者的感染源已日益受到人们的重视。临床上表现为血肌酐水平增加，类似于经活检证实的严重急性排斥反应。若诊断不明确而加大免疫抑制剂用量，会使肾功能进一步恶化。此外，多瘤病毒感染也可引起输尿管狭窄。

BK 病毒潜伏在供肾内，在长期和强烈的免疫抑制治疗后，病毒被再次激活，从而引起肾移植后多瘤 BK 病毒性肾病。BK 病毒的激活多呈短暂性、大多数情况下无症状且呈自限性的过程。尤其是尿路上皮，43% 的普通人群隐藏着潜伏的 BK 病毒感染。这种激活的特点是在尿中能检测到游离病毒颗粒（电子显微镜或 PCR）以及在尿细胞学标本中检出含有病毒包涵体的脱落尿路上皮细胞，即 Decoy 细胞，又称为诱饵细胞。短暂的、无症状的病毒激活偶尔可在血清标本中通过 PCR 检测到，这种 BK 病毒激活通常没有肾移植后多瘤 BK 病毒性肾病。

肾移植后多瘤病毒性肾病定义为多瘤病毒感染累及肾髓质和/或肾皮质，并有病毒复制的光学显微镜下和/或免疫组织化学证据或者原位杂交证据，以及不同程度的肾实质损伤，范围从轻微到显著不等。

多瘤病毒性肾病的明确诊断需要移植肾活组织检查并且检测到特征性组织学改变。移植肾一般轻微变小，表面平滑或呈颗粒状，皮-髓质交界处边界不清，皮质变薄、硬化。组织学改变的特征是衬覆于集合管、肾小管和肾小囊（Bowman 囊）的上皮细胞改变。病毒复制和子系病毒体组装，导致形成细胞核内包涵体、细胞损伤和溶解。细胞核改变包括 4 种类型：1 型（最常见）——无定形的、嗜碱性的毛玻璃样包涵体；2 型——细胞核中央的、嗜酸性的、颗粒状包涵体，周围围绕一圈通常不完整的透明空晕（巨细胞病毒样）；3 型——纤细的颗粒状变异型，没有空晕；4 型——空泡状变异型伴有粗块状、不规则的染色质和大的病毒聚集物；可以见到核仁。肾移植后多瘤病毒性肾病通常局灶性累及肾小管和集合管。在严重损伤的肾小管内，含有许多病毒包涵体的细胞通常与正常导管相邻。尤其在早期阶段，病毒包涵体通常在肾的髓质内最为丰富。

电子显微镜检查，多瘤病毒表现为直径 30～50 nm 的病毒颗粒，偶尔形成晶体聚合物。超微结构下，多瘤病毒是通过其大小和二十面体病毒衣壳构造而识别的。病毒体主要见于细胞核内，很少见于细胞质内。

肾移植后多瘤病毒性肾病的形态学分期共分为 4 个阶段：早期；充分形成期；纤维化期；耗竭期（表 17-3-6）。

表 17-3-6 肾移植后多瘤病毒性肾病分期

A 期（早期阶段）	在皮质和/或髓质发现病毒激活，伴细胞核内包涵体，和/或阳性免疫组织化学或者原位杂交信号 没有或仅有轻微的肾小管上皮细胞坏死/溶解 没有或仅有轻微的肾小管基底膜剥离 没有或仅有轻微的间质性炎症，位于病毒激活的病灶 没有或仅有轻微肾小管萎缩和间质纤维化（<10%）
B 期（充分形成阶段）	在皮质和/或髓质发现明显的病毒激活 明显的病毒诱发肾小管上皮细胞溶解 肾小管基底膜剥离 间质性炎症（轻微到显著） 间质纤维化和肾小管萎缩 B1 期：<25% 的标本被累及 B2 期：25%～50% 的标本被累及 B3 期：>50% 的标本被累及（和 <60% 纤维化）
C 期（纤维化阶段）	在皮质和/或髓质发现病毒激活（轻微到显著） 范围：间质纤维化和肾小管萎缩 >50% 的标本 肾小管上皮细胞溶解和基底膜剥离（轻微到显著） 间质性炎症（轻微到显著）
D 期（耗竭阶段）	没有病毒复制（光学显微镜、免疫组织化学、原位杂交） 不同程度间质纤维化和肾小管萎缩（轻微到显著）

2. 腺病毒

肾移植后腺病毒感染较为罕见，形态学改变主要包括：①上皮细胞的细胞核内病毒包涵体；②严重的肾小管破坏伴基底膜破裂和局灶性坏死；③明显的间质性炎症；④局灶性间质出血和肾小管内红细胞管型。复制腺病毒诱发病变细胞的细胞核内改变，主要累及肾小管细胞，偶尔也累及 Bowman 囊的腔壁上皮细胞，大部分呈毛玻璃样包涵体。罕见情况下，病毒包涵体周围围绕一圈透明空晕。在明显的病毒复制区域，可见结节性和肉芽肿性炎症细胞浸润，它们主要由单个核细胞和浆细胞组成。坏死和肾小管破裂的区域显示丰富的多形核白细胞。常用的辅助诊断技术包括免疫组织化学和电子显微镜检查。免疫组化使用直接针对病毒外部抗原的抗体，上皮细胞的细胞核显示强烈染色和细胞质较弱染色。超微结构显示病毒体直径 75 ~ 80 nm，见于细胞核和细胞质。

3. 巨细胞病毒

巨细胞病毒是一种疱疹病毒，是肾移植后常见的病原体之一。该病毒在肾内复制，诱发的细胞病变通常较为局限，常见于肾小管上皮细胞的细胞核和细胞质，有时见于血管内皮细胞，偶尔见于单个核细胞。受染细胞发生巨细胞样变后具有以下特点：①细胞体积显著增大；②细胞核增大，胞质则显得相对较少，胞质及胞核内均可出现包涵体。胞核内可见嗜酸性包涵体，呈红色，周围绕一圈透明空晕，与核膜分开，使其外观呈“猫头鹰眼”。在肾小管区域，巨细胞病毒复制可能伴结节性或肉芽肿性单个核细胞浸润。

4. 移植后淋巴细胞增殖性疾病（PTLD）

PTLD 是实质脏器和干细胞移植受者常见疾病，多与 EBV 感染有关。该病通常发生在移植后的最初 6 个月，在 EBV 特异性的 CTL 相关应答尚未重建之前。其临床表现多样，缺乏特异性，主要与发病部位及病变的严重程度有关，一般症状包括抗生素难以控制的高热、贫血、中性粒细胞减少、食欲减退、腹泻及腹痛等。实验室检查和影像学检查也缺乏特异性。最终确诊需依靠病理学检查。

PTLD 的发病与 EB 病毒感染及 EBV 特异 T 细胞介导的免疫功能损伤密切相关。WHO 于 2008 年将 PTLD 分为 4 种：①浆细胞增生或传染性单核细胞增多症；②多形性 PTLD；③单形性 PTLD；④霍奇金病样病变。

累及肾的 PTLD 需与急性排斥反应相鉴别，两者均表现为单个核细胞具有增大的细胞核伴核仁，且均可显示有丝分裂活性，但有丝分裂象更多见于 PTLD。另外，PTLD 可见肾小管炎和动脉内膜炎，而急性排斥反应则以间质病变为主。大多数 PTLD 为 B 细胞异常增生所致，通常 CD20 阳性，而急性排斥反应则以 CD3 和 CD68 为主。EBV 阳性也是 PTLD 重要的诊断依据。

四、供者的选择与准备

第一部分 活体供肾

（一）有血缘关系的活体供者

有血缘关系的活体供肾是指有血缘关系的亲属捐献一侧的肾给患者，是目前中国最常见的活体供肾类型。使用亲属活体供肾的主要优点是：①免疫遗传学的一致性，由于亲属间 HLA 可能相同或错配较少，可以减少急性排斥反应发生的次数及强度，提高移植物的存活率；②亲属肾移植可以择期手术，为供、受者提供充分的时间作术前准备；③可以明显缩短冷、热缺血时间，有利于移植术后肾功能的快速恢复；④移植前可以特异性地输供者血，可能提高移植肾的长期存活率。

（二）非血缘关系的活体供者

非亲属活体供者是指无血缘关系的活体供者将某一器官捐献给患者，临床上最常见的非亲属活体供者主要是配偶及朋友。非亲属活体供者与受者之间虽然无免疫遗传学上的关系，但此种手术是择期手术，可以为供、受者提供充分的时间作术前准备，可以明显缩短冷、热缺血时间，有利于移植术后肾功能的快速恢复；可以作为尸体供肾不足的补充。目前中国法律相关规定非血缘关系的活体肾移植仅允许配偶进行肾捐献。而在国外某些国家，朋友可以作为活体肾移植的捐献者。

（三）捐献器官对活体供者的风险

捐献器官对活体供者的风险可以分为早期风险（与取肾手术有关）和晚期风险（与供者单肾长期存活有关）。由于缺乏对供者长期随访的资料，目前捐献一侧肾对供者的影响尚无统一的认识，但大多数学者认为，如果供者身体一般状况良好，无心血管等系统的并发症，单肾存活对供者的影响非常小。

1．活体供者手术过程中的死亡原因

各家移植中心对活体供肾手术死亡率的报道各不相同，美国一项大规模的调查研究显示，在 10 000 例次以上的活体供肾手术中，死亡率为 0.03%，而其他一些大的移植中心的结果是 0.06%。主要的死亡原因是肺动脉栓塞、急性重型肝炎及心血管意外（心肌梗死或心律失常）。

2．活体供者手术的并发症

由于各家移植中心对活体供者手术并发症的诊断标准不同，因此，对活体供者手术并发症的发病率并无统一的标准。

过去供者手术采用开放手术方式，大多数外科医生采用腰部切口，一些医师习惯用经腹膜方式取肾，无论何种切口方式，术后伤口疼痛是大多数供者所关注的问题。Cosimi 等报道术后切口延期疼痛的发病率是 3.2%。

随着医学的发展，腹腔镜、手辅助腹腔镜、机器人辅助腹腔镜等新的技术不断出现，供肾手术的并发症类型及发病率有所变化。目前多数中心以腹腔镜手术为首选术式，国外多采用经腹腔入路，而国内则以经后腹腔入路为主。Treat 等人对 1300 余例供肾切除手术进行分析，前 5 种并发症分别为：①伤口感染；②皮下积液；③血肿；④阴囊疼痛；⑤并列为：恶心呕吐、急性尿潴留、非特异性疼痛。

3．活体供者术后晚期出现的并发症

尽管目前缺乏活体供者单侧肾切除后长期随访观察结果，但从目前已有的资料显示，供者单侧肾切除术后出现长期并发症的比例非常小。Stockholm 的一家移植中心在对 459 名活体供者的 20 年随访中发现，活体肾移植供者术后的存活率与同期自然人口的存活率基本一致，供者的死亡原因与自然人口的死亡原因相似，主要死于心血管系统疾病及肿瘤。

肾移植供者术后高血压、蛋白尿及肾功能损坏的发病率是否增加是临床医师及供者所共同关注的问题。目前并没有充分的证据证实单侧肾切除术后患者出现高血压的比例明显增加。单侧肾切除患者或肾移植供者临床上出现无症状性蛋白尿的比例增加，Najarian 等报道，三分之一的单侧肾切除患者术后可以出现无症状性蛋白尿，但是仅表现为轻度蛋白尿（≤0.5 g/24 h），病变不继续发展，对患者的身体健康并无影响。有作者通过测定血清中肌酐的水平作为鉴定肾功能的指标，发现单侧肾切除前后患者或供者的肌酐并无明显变化，但 Talseth 等发现单侧肾切除术后患者或肾移植供者的肌酐清除率是术前的 78%。有报道单侧肾切除术后患者或供者可以出现肾功能衰竭，尽管术前肾功能良好。北美 ASTP 的资料显示，15 名供者术后出现肾功能损坏，11 名供者已开始血透析治疗，此 15 名供者捐肾之前并未发现有肾病，大部分病变是肾小球肾炎。但是，总体上，移植供者群中出现肾功能衰竭的比例小于自然人口中的发病率。

（四）活体移植供者的选择

活体供肾的前提是供者必须是自愿的，供者必须要意识到捐献器官时可能存在的风险及术后由于丧失某一器官而可能造成的后果，因此，可能的供者应经过心理学检查，证实供者捐献器官是完全自愿的。供者还应了解捐献器官可能带来的经济负担，如住院费用及出院后等待身体康复时不能工作而带来的经济负担。初步检查应包括确定供者是否适合捐献肾（是否存在禁忌证），肾移植供者的禁忌证详见表 17-3-7。

如果初步确定供者适合捐献肾，一般还需要进行以下检查。

1. ABO 血型测定、淋巴细胞交叉配型及 HLA 分型

人类的红细胞血型有多种，其中以 ABO 血型最为重要，ABO 血型抗原是一类糖蛋白，遗传上受第 9 对染色体控制。选择供者时，首先应考虑 ABO 血型。近些年，随着人们对移

表 17-3-7 活体肾移植供者的禁忌证

绝对禁忌证	相对禁忌证
1. 严重认知障碍不能了解供肾的危险性	1.ABO 血型不符
2. 有明显的精神疾患者	2. 年龄 <18 或 >65 岁
3. 吸毒和酗酒者	3. 过度肥胖（特别是 BMI>35）
4. 明显肾疾病（肾小球滤过率低，蛋白尿，不明原因血尿或脓尿）	4. 轻度或中度的高血压
5. 严重肾动脉畸形	5. 尿路结石症状发作一次
6. 复发性尿石症或双侧肾结石	6. 轻度尿路畸形
7. 胶原血管病	7. 年轻供者其一级亲属中有多人患糖尿病或有家族性肾病史
8. 糖尿病	8. 有妊娠期糖尿病病史
9. 高血压（单一降压药物控制不理想）	9. 吸烟
10. 曾患有心肌梗死或经治疗的冠状动脉疾病者	10. 基督教徒
11. 中到重度肺疾患	
12. 目前患有肿瘤（不包括：原位非黑色素性皮肤癌、宫颈或结肠肿瘤）	
13. 有癌症家族史（如肺、乳腺、肾或泌尿系统、黑素瘤、消化系统、血液系统）	
14. 肾细胞癌家族史	
15. 活动性感染	
16. 慢性活动性病毒感染（乙型或丙型肝炎、HIV、HTLV）	
17. 明显慢性肝病	
18. 明显神经系统疾病	
19. 需要抗凝治疗的疾病	
20. 妊娠	
21. 有血栓病史，未来存在危险因素（例如：抗心磷脂抗体，因子 V 莱顿变异）	

植免疫的认识以及免疫抑制剂的发展，ABO血型不相容已不再是肾移植的禁忌证，部分中心已成功开展ABO血型不相容肾移植，效果良好。

供、受者间的淋巴细胞毒试验是决定是否适合移植最初的重要检查之一，换言之，该检查可在移植术前明确受者是否存在与供者发生强烈急性排斥反应的抗体，只有阴性者（一般应 <10%）才能进行移植手术。理想的淋巴细胞毒交叉试验，应具有特异性强、敏感度高、操作简便、迅速得到结果。目前临床上广泛采用的微量淋巴细胞毒实验基本上能满足以上这些要求，但对于高敏感患者或再次肾移植患者，一般建议用流式细胞仪技术测定淋巴细胞毒实验。

供、受者之间应进行HLA分型，主要考虑供者与受者之间HLA-A、-B、-DR、-DQ位点相配合的情况，目前主要采用血清学法和聚合酶链式反应—序列特异性引物（PCR-SSP）方法分别测定HLA-Ⅰ类抗原及Ⅱ类抗原。绝大多数学者认为HLA分型对肾移植术后移植肾的存活率有十分重要的影响。

2. 完整的内科系统检查

首先，应详细询问病史（表17-3-8），特别是供者是否患有可以传染给受者的疾病（表17-3-9）。供者应接受详细的呼吸系统及心血管系统的检查，还应包括表17-3-10的检查项目。在获得供者完整的病史及全身检查后，临床上应开始实验室检查（表17-3-11）。

3. 肾解剖学检查

供者术前应确定双肾大小正常，不存在异常的解剖问题，如双集合系统、肾积水、肾盂输尿管部狭窄、肾、输尿管结石等。目前多采用CT检查，因为CT可以更准确地反应肾与输尿管的结构，但并不能准确地反映肾的排泄功能。

表17-3-8 肾移植供者有关病史资料的调查

血尿/蛋白尿/水肿/泌尿系统感染
尿石症
痛风
缺血性心脏病
心血管系统的高危发病因素
高血压
糖尿病
是否有黄疸病史
血栓性疾病
是否有肿瘤病史
慢性感染病，如结核病
全身系统性疾病已侵犯肾
肾状态的家族史，如是否有遗传性肾病家族史
是否有糖尿病家族史
吸烟
是否是毒品用药者或酒精成瘾者
是否有精神异常史
妊娠史

表 17-3-9 供者可以传染给受者的感染病史调查

既往史
黄疸
结核病或不典型的分枝杆菌感染
疟疾
是否有家族性结核病史
是否具有特殊的地域性的危险因素
真菌及寄生虫
结核病
肝炎
Kaposi 肉瘤
是否具有 HIV、HTLV1、HTLV2 感染的危险因素
毒品用药者
毒品用药者的性伙伴
HIV 阳性者的性伙伴
性关系紊乱者
同性恋者

表 17-3-10 肾移植供者的某些特殊检查

体重指数
血压测定（10 分钟内测量 3 次）
呼吸系统及心血管系统的检查
是否有腹部包块或疝气
是否有淋巴结病
乳腺检查
睾丸检查

4．肾功能检查

供者肾功能的检查既可确定供者有良好的肾功能，也可保证受者移植此肾后可以获得良好的肾功能。临床上经常检测的血肌酐水平以及根据肌酐的数值计算出的血肌酐清除率并不能真实反映供者肾功能及分肾功能，所以，单纯血肌酐正常绝不是供者肾功能正常的指标。

供者应检查肾小球滤过率（GFR）。放射性同位素法是测定 GFR 可靠的方法，并且放射性同位素检查还可以分别测定两个肾的功能，双侧分肾功能正常，才是供者捐献肾的基础。如果两个肾功能均正常，但是之间存在有显著性差异，应给供者保留功能较好一侧的肾，而功能相对较差一侧的肾用于移植。

Davies 等通过总结不同年龄组供者的血肌酐清除率，发现其均值及下限值（均值 -2 标准差）随年龄的不同而差别较大（表 17-3-12）。

目前对于供者 GFR 的下限值尚无统一认识，但大多数学者认为，供者的 GFR 至少应大于 70 ml/min，这样受者在肾移植术后，可

表 17-3-11　肾移植供者的常规实验室检查

尿液检查
尿试纸检查尿中的蛋白质、血细胞、葡萄糖
尿微量蛋白
24 小时尿蛋白定量
血液检查
血常规检查
血细胞计数及血红蛋白
生化检查
肌酐、尿素氮、电解质
肝功能（包括白蛋白）
空腹血糖
糖耐量试验（如果空腹血糖在 6 ~ 7 mmol/L ）
尿酸
甲状腺功能检查（如有家族史）
妊娠试验（如高度怀疑）
抗凝血系统监测（PT 及 APTT）
病毒及感染监测
HBV、HCV
梅毒、HIV
HTLV
巨细胞病毒
弓形虫
EB 病毒
HHV8
呼吸、消化、心血管系统
胸部 X 线片
心电图
腹部 B 超

如果供者所居住的地方为疾病流行地区，术前应检查这些致病菌，如疟原虫、粪类原线虫、血吸虫等

表 17-3-12　不同年龄组的肾功能状况（通过血肌酐清除率计算）

供者年龄范围（岁）	供者人数	平均肌酐清除率（ml/min）	标准差	均值 -2 标准差（下限）
17 ~ 24	10	140	11.7	117
25 ~ 34	73	140	21.4	97
35 ~ 44	122	133	20.0	93
45 ~ 54	152	127	17.3	93
55 ~ 64	94	120	16.5	87
65 ~ 74	68	109	16.5	76

以耐受 GFR 随年龄增加而减少的趋势。一般情况下，正常人如果年龄超过 40 岁，其后平均每 10 年 GFR 会降低 10 ml/min，供者单侧肾切除术后，GFR 可以恢复至器官捐献前的 75% 左右。

5. 肾血管解剖学检查

肾血管造影是评估肾血管解剖的金标准，但是因为是有创性检查，目前临床更多采用多层螺旋 CT 肾动脉重建，该检查可以在无创条件下正确评价供肾血管的解剖形态，但是需要注意的是 CT 后处理技术的水平可能会影响到评估的准确性。目前多数中心采用腹腔镜切取供肾，由于右肾静脉非常短，腹腔镜下处理腔静脉较复杂，因此应尽可能选取左肾，但是随着腹腔镜外科技术的发展和手术技巧的日益娴熟，腹腔镜下右肾摘取术对于有经验的外科医生来说也不是问题。此外，一般应选择供者单支动脉侧进行肾移植，如均为双支则选左侧。如果供者肾是多支动脉（≥3 支），则应尽量避免选择该侧肾。

（五）活体肾移植供者选择时的一些注意事项

1. 活体肾移植供者年龄的选择

供者年龄过大会增加围术期的风险，大多数移植中心都有一个供者年龄上限，超过此标准的人不能成为供者，但各中心标准相差很大。据 UNOS 统计有资质的移植中心报告：27% 的移植中心无年龄限制，6% 以 55 岁为上限，13% 以 60 为上限，70% 以 70 岁为年龄上限，3% 以 75～80 岁为上限。使用这些年龄较大供者的肾其远期效果要比那些年轻供者的肾效果差。目前更多移植中心的是以供者肾功能情况来决定能否捐献，而不是单纯的年龄标准。

2. 肥胖型活体供者对供肾的影响

随着人类生活水平的提高及生活习惯的改变，成年人中肥胖的发生率明显提高，一般如果体重指数（BMI）≥30 kg/m^2，则可以定义为肥胖。多数学者认为肥胖是肾移植活体供者的相对禁忌证，因为，肥胖是导致心血管系统疾病、呼吸功能不全及糖尿病的高危因素。肥胖供者取肾手术过程中及术后并发症的发病率明显增加，特别是出现肺动脉栓塞、呼吸系统并发症及伤口感染等的比例明显增加。最近的一项调查显示，肥胖型供者（BMI＞27 kg/m^2）供肾术后的并发症发生率为 17%，而非肥胖型供者（BMI≤27kg/m^2）供肾术后的并发症发生率仅为 3%，具有显著性差异。肥胖型供者供肾术后长期并发症，如高血压、糖尿病的发病率也明显增加。

第二部分　尸体供肾

（一）供者的选择

大多数实体器官来自心脏仍在跳动的脑死亡患者，通常为颅脑创伤、致命的血管损伤、大脑缺氧和无转移的脑瘤。这些患者是最好的移植供者，但要除外一些禁忌证（表 17-3-13）。

（二）小儿供肾

因器官来源短缺，目前对传统供者年龄的限制有所放宽。使用小于 5 岁儿童的肾进行移植手术其手术风险及术后发生移植物功能不全的可能都将增加。有文献报道将儿童的两个肾一起移植到较粗的血管，即所谓的双肾整体肾移植，取得了较满意的结果。移植一个肾还是将两个肾一起移植取决于儿童的年龄、体重和肾体积。随着免疫抑制剂的进步，儿童肾移植的成功率不断提高。若能避免排斥反应，儿童肾将在第一年内长到接近于成人肾体积。

表 17-3-13 尸体供肾的禁忌证

绝对禁忌证	相对禁忌证
慢性肾病	年龄大于 60 岁
年龄大于 70 岁	年龄小于 5 岁
有转移的恶性疾病	供者患有内科性疾病（糖尿病，系统性红斑狼疮）
严重高血压	轻度高血压
未治愈的细菌性败血症	已治愈的感染性疾病
最近有静脉注射吸毒者	高度危险行为者
乙型肝炎活动期	B 和 C 型肝炎血清学阳性
HIV 阳性者	小肠穿孔合并肠内容物外溢
热缺血时间过长	无少尿期的急性肾小管坏死
急性肾衰竭少尿期	

第三部分　老年供肾 / 边缘供肾 / 扩大标准供肾

目前使用老年供肾是一种趋势，2002 年，年龄大于 50 岁的供者占所有供肾者的 1/3，供者年龄是决定移植物长期功能的重要指标。临床中应用老年供肾者，其移植物远期存活率将降低。若老年人死亡的原因是血管性疾病而不是创伤，若供者有高血压病史，若死亡时肾功能受损，则老年供肾的远期存活率将更低。老年供肾更容易出现移植肾功能恢复延迟，特别在冷缺血时间过长时。

边缘供肾是指那些有一种或多种影响移植物功能因素的肾，例如年龄过大，冷、热缺血时间过长，肾摘取时肾功能受损等。扩大标准供肾（ECD）一词来自美国，特指为了增加肾来源，努力消除或减少冷缺血时间，否则应丢弃的一部分肾。ECD 肾是由供者本身特点决定的，同正常供者相比，其移植后两年内移植物失功的风险高 70%。表 17-3-14 显示了决定 ECD 供肾的因素。所有年龄大于 60 岁供者的

表 17-3-14 扩大标准供者定义

供者条件	年龄 50～59 岁	供者 60 岁或更大
CVA＋HTN＋Creat>1.5 mg/dl	是	是
CVA＋HTN	是	是
CVA＋Creat>1.5 mg/dl	是	是
HTN＋Creat>1.5 mg/dl	是	是
CVA	否	是
HTN	否	是
Creat>1.5 mg/dl	否	是
无	否	是

注：CAV：脑血管意外（cerebral vascular accident）；HTN：高血压（hypertension）
Creat：肌酐（creatinine）

肾脏经定义均为 ECD 肾。50～60 岁的供肾若存在其他因素也被定为 ECD 肾。应注意 ECD 肾的定义是基于获取肾时的标准。

扩大标准供者的定义意味着同正常供者相比，肾丢失的风险加大，其远期疗效差强人意。即使肾丢失的相对风险升高约 70%，但仍有较高的存活率。例如，理想供者术后两年肾存活率为 90%，ECD 肾也接近于 80%。值得注意的是同维持透析者比，接受 ECD 供肾的受者，其死亡率较高。

五、受者的选择和准备

（一）肾移植手术适应证

肾移植手术是慢性肾功能不全尿毒症期患者的有效治疗措施，原则上任何肾疾病引起的不可逆的肾功能衰竭，经一般治疗无效，需依靠透析治疗来维持生命的患者，均是肾移植的适应证。但由于原发病、患者年龄、伴随疾病等均直接影响移植的效果，所以并不是所有尿毒症患者均适宜接受肾移植手术。严格选择合适的肾移植受者是提高肾移植质量和移植肾患者长期存活的关键。

1. 原发疾病的种类

随着移植技术的发展，新型免疫抑制药物的不断开发、免疫抑制治疗方案的不断改进以及术后监护措施的不断完善等，选择受者原发疾病的范围不断扩大。原发疾病的种类繁多，最常见的是慢性肾小球肾炎，其次是慢性肾盂肾炎、间质性肾炎、遗传性疾病、血管性疾病、代谢性疾病、自身免疫性疾病等（表 17-3-15）。

对于一些移植后有复发倾向的肾疾病，多数学者主张延缓移植。如抗肾小球基底膜病变（anti-GBM），应在 anti-GBM 抗体转阴后 6～12 个月再考虑移植。局灶性肾小球硬化、IgA 肾病、膜增殖性肾小球肾炎等，应在病情稳定的非活动期做肾移植。

肾盂肾炎患者，移植前必须彻底控制感染，当感染反复发作不易控制时，应考虑在移植前切除无功能的双肾。

药物过敏、毒性物质损害、缺血、代谢异常、物理损伤、尿路梗阻等原因引起的间质性肾炎，移植前也应控制病因，否则移植肾易发生间质性肾炎。药物中毒所致肾功能衰竭患者接受肾移植手术治疗的效果较差，原因尚不清。

遗传性疾病中的遗传性肾炎患者，移植后效果较好，而多囊肾患者的移植效果不理想，可能与多囊肾患者年龄多偏大有关，对于是否存在其他的原因，目前尚不清。

长期随访发现，高血压肾硬化患者，移植后复发者并不多见。

自身免疫性疾病如狼疮性肾炎所致肾功能衰竭患者，术后复发者也不多见，可能与原发病的治疗与移植后的抗排斥反应治疗一致有关。

直到 20 世纪 60 年代，人们仍然认为糖尿病肾病属于肾移植手术的高危人群，将其列为肾移植的禁忌证。1968 年，明尼苏达大学首先以肾移植治疗糖尿病终末期肾病，效果较好。随后被许多移植中心接受。1992 年国外报道糖尿病肾病患者已占全部肾移植病例的 38%。多中心的研究证明，接受肾移植的糖尿病肾病患者明显较接受血液透析患者存活时间长，说明肾移植是糖尿病终末期肾病患者的一个理想的治疗选择。

2. 年龄

肾移植受者的年龄范围也在不断扩大，最低和最高年龄已没有一个绝对的界限。4～15 岁儿童肾移植后的存活率与年轻受者相似，但药物对儿童的影响不容忽视。目前认为，12～50 岁患者接受肾移植手术治疗的效果

表 17-3-15 肾移植的适应证

1. 肾小球肾炎 特发性及感染后新月体肾炎 膜性肾炎 系膜毛细血管性肾小球肾炎（Ⅰ型） 系膜毛细血管性肾小球肾炎（Ⅱ型） IgA 肾病 抗肾小球基底膜性肾炎 局灶性肾小球硬化病 过敏性紫癜性肾小球肾炎
2. 肾感染性疾病 慢性肾盂肾炎 双肾结核
3. 遗传性疾病 先天性多囊肾 肾髓质囊性变（家族性青少年痨） 遗传性肾炎（Alport 综合征，家族性良性血尿等）
4. 代谢性疾病 糖尿病肾病 草酸血症性肾病 胱氨酸过多症 弥漫性体血管角质瘤 肾淀粉样变 尿酸性肾病
5. 尿路梗阻性疾病 双肾多发结石 先天性后尿道瓣膜 神经源性膀胱等
6. 中毒性疾病 镇痛剂肾病 重金属中毒性肾损害
7. 系统性疾病 系统性红斑狼疮性肾炎 多动脉炎肾损害 进行性系统硬化病
8. 溶血性尿毒症综合征
9. 肿瘤 肾胚胎瘤 肾细胞瘤 骨髓瘤
10. 先天性畸形 先天性肾发育不全 马蹄肾
11. 急性不可逆性肾功能衰竭 双侧肾皮质坏死 急性肾小管坏死
12. 肾外伤

最佳。

(二)肾移植手术的禁忌证

1. 绝对禁忌证

为避免患者移植术中、术后出现严重的并发症，影响患者生命及移植肾存活，以下情况被视为肾移植手术的绝对禁忌证。

(1)有全身散在性恶性肿瘤；

(2)顽固性心力衰竭；

(3)慢性呼吸衰竭；

(4)严重血管病变，如：结节性动脉周围炎、弥漫性血管炎等；

(5)进行性肝疾病；

(6)严重泌尿系先天性畸形；

(7)全身严重感染、活动性结核病患者；

(8)凝血机制紊乱；

(9)精神病。

2. 相对禁忌证

(1)乙型肝炎病毒表面抗原(HBsAg)阳性：血液中 HBsAg 阳性是乙型肝炎病毒感染的证据，如患者仅仅携带乙型肝炎病毒，而肝功能正常，超声检查不提示肝病变，则不是肾移植的绝对禁忌证，活动性肝炎则是手术的绝对禁忌证。对于术前 HBV-DNA 复制伴有肝功能异常的患者，需要给予抗病毒治疗，病情稳定后方可考虑移植，术后应密切监测 HBV-DNA 复制和血清学指标，调整治疗方案。如术前检查发现肝功能异常，手术及手术时机的选择应该慎重。

(2)消化道溃疡：肾移植手术后需常规使用肾上腺糖皮质激素，可能引起溃疡病加重、复发，甚至消化道出血。因此若手术前有溃疡病史，尤其有消化道出血病史者，手术前应积极治疗溃疡病，待病情稳定 6 个月以上，才可考虑肾移植。手术后早期预防性应用质子泵拮抗剂。

(3)结核病：对于非活动性结核病，病情需稳定 6 个月以上，虽不列为手术禁忌，但陈旧性结核病灶，移植后易激活，应慎重决定是否进行移植手术。手术后早期应预防应用抗结核药 3～6 个月，以后每间隔半年左右时间，预防应用抗结核药物 1 个月。

(4)心肌梗死和急性左心衰竭：急性心肌梗死发病 6 个月内，或手术前 6 个月内出现过急性左心衰竭的患者不宜进行肾移植手术。病情稳定 6 个月后，可考虑手术，手术中及手术后应注意患者的血压、情绪，防止便秘等。

(5)慢性心功能不全：慢性心功能不全可能是长期高血压、水钠潴留等的并发症，因此，成功的肾移植手术可能有助于心功能的恢复。但手术前需保证充分的透析，手术中严密监护，手术后合理应用强心及其他心血管药物。

(三)移植前受者的准备

1. 充分透析

透析治疗的种类不同并不影响肾移植的效果，目前多数患者移植前采用血液透析治疗，其次为连续性非卧床腹膜透析(CAPD)。术前透析的目的是纠正体内水潴留和各种电解质、酸碱平衡紊乱，控制心力衰竭，使血压趋于平稳，一方面使患者生活可以自理，另一方面为肾移植手术创造条件，因此，手术前应保证充分透析。

目前一般认为，手术前要求患者充分透析替代治疗。有高血压伴心室壁肥厚者，易出现心力衰竭，除限制水、钠的摄入和使用降压药物外，还可进行体外超滤去除体内过多的水分，迅速控制心力衰竭。大多专家认为血液透析患者肾移植前 24 小时内应增加透析 1 次，但也有文章报道不建议肾移植前 24 小时内增加一次血液透析，其理由包括透析后患者内环境稳定需要一定时间，透析使用抗凝剂导致凝血功能异常等。腹膜透析患者，应持续透析至手术前。

2．纠正贫血

尿毒症患者多伴有贫血，目前由于促红细胞生成素等药物的使用肾移植手术前患者的血红蛋白多能维持于 90～120 g/L。患者需使用促红细胞生成素纠正贫血，但存在起效慢及可使进一步血压增高等问题，重度贫血的患者可能短期能不能达到目标血红蛋白标准。输血虽能较快纠正贫血，但目前对手术前输血问题的争议较大。

3．移植前手术

（1）维持透析用血管通道的建立及腹膜透析管置入术：为保证透析的有效性、连续性及预防感染，长期性透析用通道的建立十分必要，它不仅为等待移植期间患者的治疗提供了保证，也为术后移植肾功能的恢复创造了条件。

（2）患肾切除

1）双肾恶性肿瘤是行双肾切除的绝对指征。双肾肾盂肾炎，尤其伴梗阻、反流、结石等，虽经反复治疗，尿培养始终不能转阴者，应行双肾切除；

2）多囊肾体积巨大妨碍移植手术是切除肾的适应证，但往往只需切除一侧肾，一般选择有出血或胀痛明显的一侧，如无出血或其他局部症状，一般切除右侧肾；

3）对于经有效透析和降压药物治疗不能控制的持续性高血压，严重蛋白尿和抗肾小球基底膜抗体阳性的患者是否需要切除病肾，目前争论较大，多数学者认为没有切除病肾的必要。

（3）其他手术：移植前有下尿路梗阻疾病患者，必须首先解除尿路梗阻，如尿道狭窄切除成形术、前列腺切除术、后尿道瓣膜切除术等。

虽然过去有报道移植前进行脾切除可以提高移植肾的存活率，但由于败血症的死亡率明显增高，进入 CsA 时代后，脾切除的意义已不明显。

4．组织配型

移植前通过组织配型选择供者和受者的目的是为了避免超急排斥反应的发生，同时又希望能够选择与受者组织相容性抗原最接近的供者，尽量减少急性排斥反应的发生和减轻排斥反应的严重程度，使移植物存活期尽量延长并保持良好的功能状态。

5．心理准备

多数尿毒症患者长期患病，体质虚弱，从而对治疗缺乏信心，对移植手术怀有恐惧心理或过高的期盼。医护人员应积极鼓励患者，针对患者的心理活动细心地做好解释、咨询工作，增强患者对治疗的信心。同时，应向患者说明移植术后其情绪、性格改变与供者的性格、意志、思维等无关。

六、肾移植手术学

第一部分　取肾术

（一）活体供肾切取术

活体供肾切取术除了要考虑肾移植手术的需要外，首先应考虑的是供者的健康及安全。因此，术前应对供者做全面的身体检查，仔细了解双侧肾的功能状态、肾血管的解剖情况，确认供者适合捐献一侧肾后才可以取肾。活体肾移植供者取肾手术的方法，各移植中心可能略有不同。但总的原则是：①取肾静脉长的一侧肾；②取单支肾动脉的肾；③按照人类的生活规律取供者以后可能出现问题的一侧肾，如年轻妇女，右肾在妊娠时容易出现积水；④手术切口暴露应理想，分离肾蒂处血管时操作应轻柔，避免损伤周围组织及引起肾血管痉挛；

⑤保护肾门周围及输尿管周围的脂肪组织，保证输尿管有充足的血液供应，避免术后出现输尿管坏死；⑥取肾过程中应保持肾处于利尿状态，便于移植术后肾功能快速恢复。综合以上条件，一般临床上取左侧肾最为多见。

随着医学技术的发展，目前绝大多数移植中心采用腹腔镜技术切取供肾，腹腔镜手术与传统开放手术的优缺点见表 17-3-16、表 17-3-17。两种手术方式肾远期存活率无差异。Fonouni 等人对两种术式进行了比较，腹腔镜组的热缺血时间和手术时间均大于开放组，而手术出血、术后疼痛和住院时间小于开放组。随着临床医师腹腔镜操作的不断熟练，热缺血时间和手术时间都在逐渐缩短。

1. 开放手术

传统供肾切除采用开放术式改良肋腹切口。多数医生均采用第 12 肋下或 11 肋间、胸膜外、腹膜外手术切口。需仔细分离肾，保护所有肾动脉、静脉及输尿管周围血管。避免过多牵拉血管以防止血管痉挛。供者必须水化良好，术中给予利尿剂保证利尿。当肾血管安全结扎切断后，将肾取出并置于冰水混合物中以降低肾代谢，立即进行肾灌注。

2. 腹腔镜下活体供肾切取术

许多移植中心不仅对选择性的复杂供肾手术或肥胖者优先使用腹腔镜或内镜协助下肾切除术，而且有些中心切除右肾也采用此术式。应用腹腔镜切除肾时，供者侧卧位，二氧化碳气形成气腹。通过腹壁小切口建立四个通道，成像及其他设备通过这些通道摆放，通过外接监视器观看手术全过程。第一步：将结肠向中间反折，以便同肾和肾筋膜分开。第二步：将

表 17-3-16 开放肾切除术的优缺点

优点	缺点
世界公认的安全性	术后疼痛，有时为持续性
不需复杂器械	术后需 6 ~ 8 周康复才能返回工作
腹膜后入路减少了对腹腔内脏器并发症的发生	较长的手术斑痕易导致疝或腹壁不对称
手术时间短	
供肾热缺血时间短	
早期移植肾功能好	

表 17-3-17 腹腔镜肾切除的优缺点

优点	缺点
术后疼痛轻	早期移植肾功能有损害
手术瘢痕小	在学习期有肾丢失或损伤的危险
能更快地恢复并工作（大约 4 周）	气腹会影响肾血流
住院周期缩短	手术时间长
肾血管辨识更清楚	血管长度保留不够
	使用特殊仪器使手术费用增加
	供者死亡率轻微增加

脾（对于左肾切除）或肝（对于右肾切除）游离并推开以暴露肾上极。游离肾周组织和输尿管。确切辨认肾动脉和肾静脉并分别游离。所有周边组织全部结扎。输尿管，肾动脉，肾静脉分别用血管吻合器切断，将供肾置于塑料袋内。取 Pfannenstiel 式或脐下正中切口，要能将肾和袋一同取出。肾取出后放入生理盐水的冰水混合物中，取下血管吻合器，同开放手术一样，立即进行肾灌注。

手辅助腹腔镜技术需在腹壁上做一个能放入手的小切口，辅助腹腔镜手术进行，以确保缩短手术时间、无损伤地取出肾。在遇到不易控制的大出血和意外的解剖畸形时，腹腔镜手术可快速转为开放手术。

我国各移植中心多采用经腹膜后入路，供者侧卧位，二氧化碳形成气腹。建立腹腔镜通道，各穿刺套管置入分别位于腋中线髂棘上 2 横指，腋后线肋缘下，腋前线肋缘下及腋前线髂棘上水平，经腹膜后间隙进行手术。

（二）尸体供肾切取术

器官的摘取原则与器官的切除基本相同。首先要充分暴露手术野，手术中最为重要的是解剖分离出完整的血管。肾门内的组织不要分离，以免损伤血管而致血管痉挛，从而导致移植肾功能延迟恢复。原位灌注的方法是在主动脉内放入套管，并开始灌注。器官摘取要有一定顺序。肾整块切取需带一部分主动脉和下腔静脉（图 17-3-2），若需同时摘取多个器官，应首先摘取心和肺，其次是肝和胰腺，肾的摘取应放在最后。原位灌注对肾缺血的损伤是一种保护，一般可允许有 10 ~ 15 min 的时间去摘取其他器官。

这种技术的关键是快速放置主动脉内套管进行灌注，夹闭主动脉，并完全在冷灌注下整块切取器官。这种技术首先应用于血流动力学不稳定的供者。

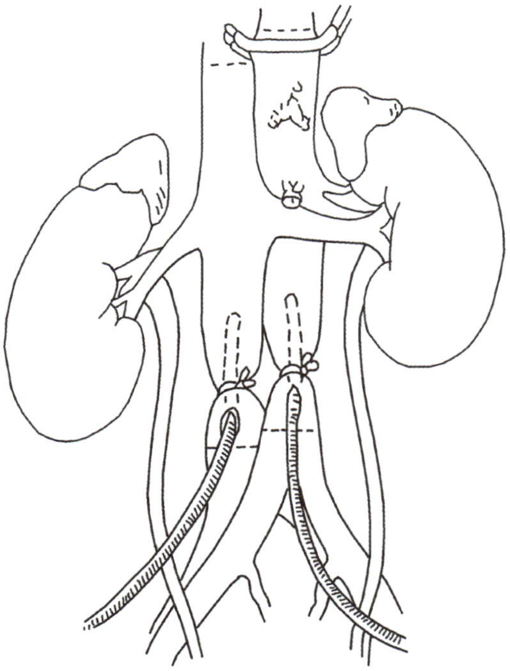

图 17-3-2　尸体肾在摘取之前行原位灌注，肾门和输尿管的脂肪以后再分离

尸体肾供者应在血循环未停止前 2 ~ 3 小时内，静脉注射肝素，剂量为 100 ~ 200 mg。临床病理证实，不注射肝素的肾可以出现微血栓，灌注时十分困难。

1．单纯摘取肾手术

在所有尸体供肾中单纯摘取肾的手术不足 5 %。单纯摘取肾的手术可选择剑突下到耻骨联合的正中切口或大“十”字切口。游离右半结肠和十二指肠，暴露大血管。主动脉要游离至髂血管分叉处。肠系膜下动脉和静脉要结扎，主动脉在出胸腔的那一段进行钳夹阻断，暴露出肝门并进行结扎，进一步暴露肠系膜上动脉和腹腔动脉。主动脉的控制是在左侧胸腔内心脏的后方，即胸主动脉进入腹腔之前的那一段进行。输尿管向下分离达盆腔水平，保留足够的长度和周围的脂肪。于髂血管分叉处向主动脉内插入灌注管，主动脉近心端钳夹阻断后灌注开始。进一步游离肾，连同肾周筋膜和脂肪完整地摘除，并连带一部分腹主动脉和下腔静脉。

如果心和肾需要同时摘取，其肾摘取的操作与前述基本相同，但首先由心外科医生在钳夹主动脉前先游离心脏，取出心脏之后，再行肾的摘取操作。摘出的肾立即放入盛有半冻融状态的保护液容器中，分肾时将一片下腔静脉留给左肾，其余大片下腔静脉留给右肾静脉。主动脉从正中切开，两侧肾动脉均保留一小片腹主动脉。

2. 肾与腹腔其他器官的摘取

在肾、肝和胰腺都要摘取的情况下，应先取肝和胰。从解剖上看两者静脉的位置是在肾静脉进入下腔静脉入口处的上方，两者动脉的位置是在肠系膜上动脉的下方。腹腔器官取出后，腹部的解剖标志就会变得不清楚。肾整块摘取，如同上文所述的单纯摘取肾的过程，肾的游离要多带一些周围的脂肪，以免损伤肾和肾门的结构。

（三）供肾工作台手术

取尸体供肾时，由于没有充分的时间及条件，肾周及肾门处多余的脂肪组织未能清理干净，肾周围的无关血管也未能仔细结扎。整块取肾时，双肾尚连在一起，因此需要将双肾分开并游离出供移植手术吻合用的肾动、静脉，清除肾周围多余的组织，结扎无关血管。如果肾灌注不满意，还应再灌注肾，这一过程称为修肾，也称为供肾工作台手术。修肾术是在手术室内进行，通常于肾移植手术前 20 ~ 30 min 开始。整个修肾术过程应该在冷保存液中进行，尽可能减少热缺血对肾的损伤。修肾时应仔细观察肾颜色、质地，观察肾血管、输尿管是否有损伤，确认供肾质量满意后，方可开始肾移植手术。近年来，随着心脏死亡器官捐献供肾和边缘供肾的利用增加，供肾质量成为移植医生关注的焦点，目前低温机械灌注仪器的应用，有效改善了供肾质量，并提高了供肾的利用率。

1. 供肾的再灌注

初次灌注时往往因条件限制或肾血管痉挛等因素，供肾在修整前均需要再次灌注。另外，供肾小血管内仍存有少量残留血液和破碎的抗原，必须经过再次灌注方能清除。在初次灌注的基础上，再次灌注量一般在 200 ~ 300 ml 即可。

2. 供肾的分离与修剪

（1）供肾的分离：将双肾、输尿管平铺在盛有冰水的容器中，用大平镊等钝性器械插入整段腹主动脉内，证实上方无静脉横穿后，纵向剪开腹主动脉后壁，即可观察到腹主动脉内两侧的肾动脉开口。检查肾动脉周围是否有其他血管存在，周围有血管时可顺入口处插入细的硅胶管，判断其走向是否进入肾门，如血管进入肾门则表示肾具有多支血管。将两个肾一同前后颠倒，用动脉分离方法剪开下腔静脉前壁，然后将左右肾的动脉、静脉及输尿管向两侧拉开，从中间区域剪开，使两侧肾完全分离。

（2）供肾的修剪：在持续低温下剪除肾周多余的脂肪结缔组织。修剪时应注意保护肾动、静脉血管及输尿管，以免损伤。肾门、肾盂、肾下极内侧和输尿管周围要适量保留部分脂肪组织，避免损伤肾盂及输尿管血运。肾门处的小血管分支要仔细结扎。修剪肾动、静脉时，其周围组织尽量修剪干净，仔细结扎其分支血管，修剪后最好保留肾动、静脉在腹主动脉和下腔静脉开口处的血管壁，以便于血管吻合时使用。在修剪供肾时，一定要注意检查有无多支血管及输尿管畸形，如有畸形存在，可根据具体情况进行整形。

3. 供肾血管异常的处理

（1）多支供肾动脉的处理：据国内外文献报道，肾血管异常发生率占25%以上，特别是副肾动脉发生率较高。肾动脉是终末动脉，在肾内相互之间没有交通，分支动脉损伤结扎后，侧支循环需6周以上才能建立。在此时间内易发生肾局部节段性坏死，在排异情况下容易诱发肾破裂。多支供肾动脉的处理原则是：

1）供肾动脉两根以上且距离较近时，可以利用主动脉瓣与受者髂内动脉作端端吻合，或与受者髂外动脉行端侧吻合；

2）2支肾动脉粗细类似，但距离较远时，可将两根血管开口修剪缝合建立成一个开口，或分别与髂外动脉端侧吻合；

3）肾动脉一粗一细时，将细的动脉端-侧吻合于粗的动脉上，利用粗的动脉开口作移植吻合用；

4）肾上极或下极直径<2 mm的迷走动脉，如吻合极为困难时，可以灌注后结扎；

5）由于血管吻合技术的娴熟，对于多支动脉，有医生采用自体血管移植后再吻合，如取自体髂内动脉后，利用髂内动脉各个分支分别与供肾动脉多支动脉吻合，再利用髂内动脉主干于髂外动脉进行端侧吻合。

（2）供肾静脉异常的处理：肾静脉畸形较肾动脉略少，由于肾内静脉有广泛的交通支，对主干静脉无损伤的直径<0.5 cm的分支静脉可以结扎。如为两根肾静脉口径相同位置相近时，可采用腔静脉片成形延长术，或分别修剪吻合。如两根静脉直径不同也可以采用细支静脉与粗支静脉作端侧吻合方法。

（3）右肾静脉延长术：正常情况下，右侧供肾静脉较短，在手术时，静脉血管吻合较为困难，肾在髂窝的摆放位置有限，特别是肥胖受者的手术更为艰难。尸体供肾可利用腔静脉进行右肾静脉延长，因此在取肾或修肾时应注意保留下腔静脉壁，利用其与肾静脉开口相连的条件进行修剪、延长。常用方法有：

1）修剪右肾静脉时，保留肾静脉开口上、下方的下腔静脉壁各3～5 cm，将上下两片下腔静脉壁相对固定，连续外翻缝合形成管状（图17-3-3）。

2）缝合下腔静脉主干延长右肾静脉：采用Barry氏技术剪裁下腔静脉，分别缝合下腔静脉上下两端，左肾静脉起始部即可作为成形后的右肾静脉开口，从而延长右肾静脉（图17-3-4）。也可采用Chin等介绍的方法，即在修肾时保留肾静脉开口上下方下腔静脉壁2～3 cm沿右肾静脉下缘和右肾静脉上缘连线进行斜形剪裁下腔静脉主干，分别缝合两个切口，即可分别获得延长的右肾静脉和左肾静脉（图17-3-5）。

3）下腔静脉壁替代成形：用修剪肾时剩余的下腔静脉壁缝合成与肾静脉管腔相似的静脉管，一端与右肾静脉端口吻合，另一端作为延长后的右肾静脉开口。

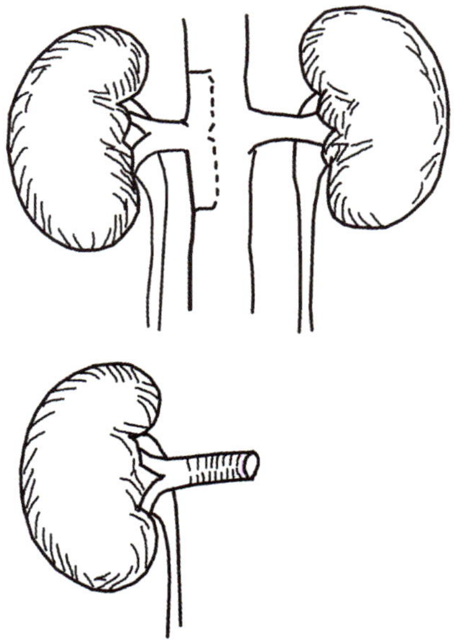

图17-3-3 将肾静脉开口上、下方的两片下腔静脉壁连续外翻缝合形成管状以延长右肾静脉

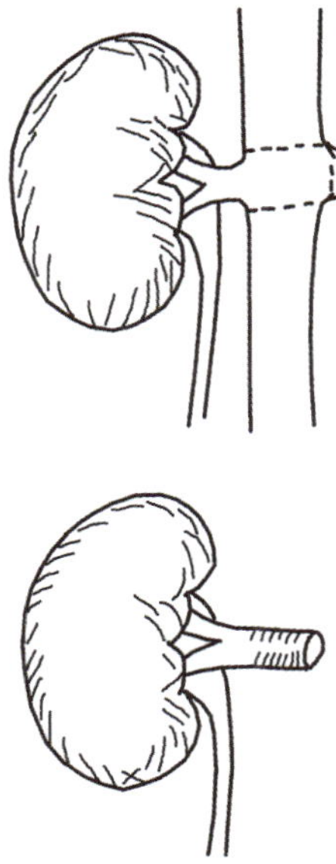

图 17-3-4 分别缝合下腔静脉上下两端，左肾静脉起始部即可作为成形后的右肾静脉开口，从而延长右肾静脉

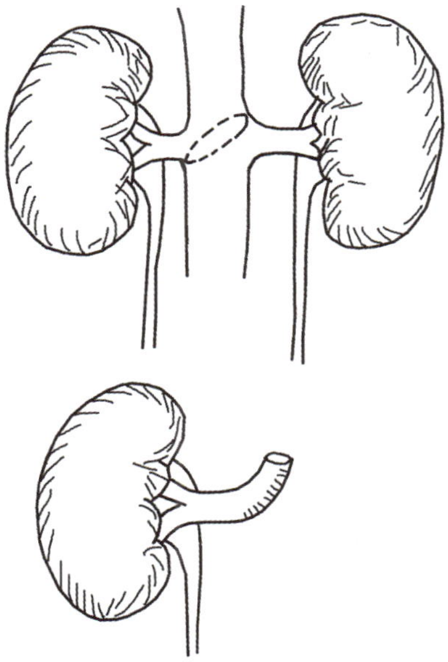

图 17-3-5 沿右肾静脉下缘和右肾静脉上缘连线进行斜形剪裁下腔静脉主干，分别缝合两个切口，即可分别获得延长的右肾静脉和左肾静脉

第二部分 肾移植手术

肾移植手术包括受者血管的准备，移植肾血液供应系统的重建和恢复尿路的连续性三个方面。因受者为慢性肾功能衰竭尿毒症晚期的患者，病程较长，全身情况极差，机体抵抗力和组织愈合力都很差，因此，防止手术并发症的发生极为重要。手术中各个环节都应注意严格的无菌操作。另外，由于尿毒症患者的凝血机制障碍，许多患者都具有出血倾向，手术实施过程自始至终都应采取严密的止血措施。

(一)移植部位

1. 左肾窝原位移植

在肾移植手术开展初期，均采用原位肾窝移植的手术方法。通常选用左侧，先切除受者左肾，在同一切口利用受者自身留下的肾动、静脉和输尿管残端分别与供肾动脉、静脉及输尿管做端端吻合，使移植肾位于正常解剖部位。这种手术方法，在理论上容易被人们所接受，但实际手术过程要先切除一个肾，因而会增加受者的负担。同时原位肾窝移植位置较深，手术操作不易，更重要的是术后对移植肾观察困难。因此目前很少采用原位肾窝移植手术。

2. 左、右髂窝部位移植

1951 年 Kuss 首先改变原位肾窝移植方法，将供肾移植于右髂窝获得成功。延续至今仍是肾移植手术的首选部位。因为髂窝部位表浅，血管解剖显露清楚，手术操作简便易行，减轻了移植肾手术的难度。同时移植肾处于表浅位置，便于术后触诊以观察肾局部变化，也利于各种影像学检查，必要时进行经皮肾穿刺活检也较为方便。一旦术后发生局部并发症需再次手术或移植肾丧失功能后切除肾，也便于进行手术。

左、右髂窝部位移植具有同样的优点，在一般情况下左侧供肾植于右髂窝，右侧供肾植于左髂窝。采用这种方式移植肾，使供肾血管与受者血管吻合的位置较为适宜。

移植肾植于髂窝部位优点很多，但髂窝位置表浅，移植肾易受外伤，故术后应注意保护以免发生意外。

（二）肾移植手术操作

肾移植手术主要分三个步骤：移植部位和吻合血管的显露，移植肾血液供应系统的建立以及恢复尿路的连续性。以选择右髂窝部位的肾移植手术操作为例。

1．切口及血管显露

（1）切口采用右下腹弧形切口，上自髂前上棘内侧3 cm，下至耻骨结节右侧。切开皮肤、皮下组织，充分结扎止血。切开腹外斜肌腱膜，腹内斜肌、腹横肌。结扎切断腹壁下动、静脉，游离精索，必要时亦可切断。向内上推开腹膜，注意防止撕破。

（2）髂窝血管的显露向上推开腹膜至髂总血管部位，先游离髂外静脉（游离至上心耳钳后血管能提起活动），再游离髂内动脉（不少于3 cm），分支予以结扎切断。在分离血管周围结缔组织时，必须逐步钳夹、切断，连同切断的淋巴管一起结扎，以免术后发生淋巴液渗漏或形成淋巴囊肿压迫血管和输尿管。

2．血管吻合

将灌注修整好的移植肾放入制好的纱布肾袋中，肾袋夹层放入冰屑加以冷冻保护，肾蒂血管从肾袋中部剪孔处拉出，以便吻合。在正常情况下先行肾静脉与髂外静脉端侧吻合，再行肾动脉与髂内动脉端端吻合。

（1）静脉吻合方法：在髂外静脉血管前壁偏外侧用心耳钳夹住血管壁部分阻断其血流。用血管剪刀参照供肾静脉直径的长度，剪除一条髂外静脉管壁作为吻合口。用肝素盐水冲洗出阻断血管腔内残留血液。用5-0血管缝合线将肾静脉口与髂外静脉口作两点式固定（图17-3-6）。然后采用连续外翻缝合两侧管壁，在吻合

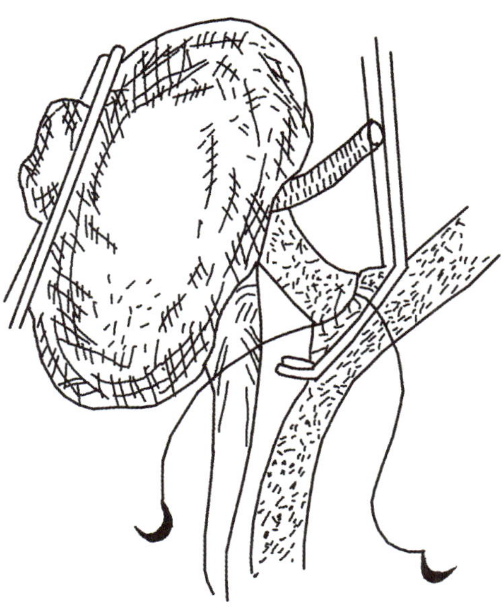

图17-3-6　用5-0血管缝合线将肾静脉口与髂外静脉端侧吻合

接近完毕时，向吻合口内注入肝素盐水，冲洗出管腔内的气泡，缝线与侧角固定线打结。

（2）动脉吻合方法：在髂内动脉起始处用血管夹阻断血流，于其末端钳夹切断，远端结扎。修剪髂内动脉开口，使之与肾动脉口径一致。同样用5-0血管缝合针线在吻合口两端作两点固定，先连续缝合外半侧，然后交换固定线，再缝合内半侧（图17-3-7）。缝合时应注意，血管之间对合严密，要全层缝合，针距不宜过宽，防止吻合发生狭窄。在吻合完毕之前仍需要向吻合口内注入肝素盐水，以排除气泡。如果术中发现髂内动脉明显硬化，管壁动脉斑块造成管腔狭窄或闭塞时，应改行肾动脉与髂外动脉端侧吻合，吻合方法与肾静脉髂外静脉端侧吻合方法相同。吻合动脉时，应注意避免血管扭曲、折角。

（3）恢复肾血液循环：在动静脉血管吻合完毕，检查吻合口无漏血后，剪除肾袋，控制血压至合适水平，先开放静脉血流，再开放动脉血流。移植肾血液循环恢复后，立即呈现色泽红润、肾实质张力饱满。若开放循环后，肾

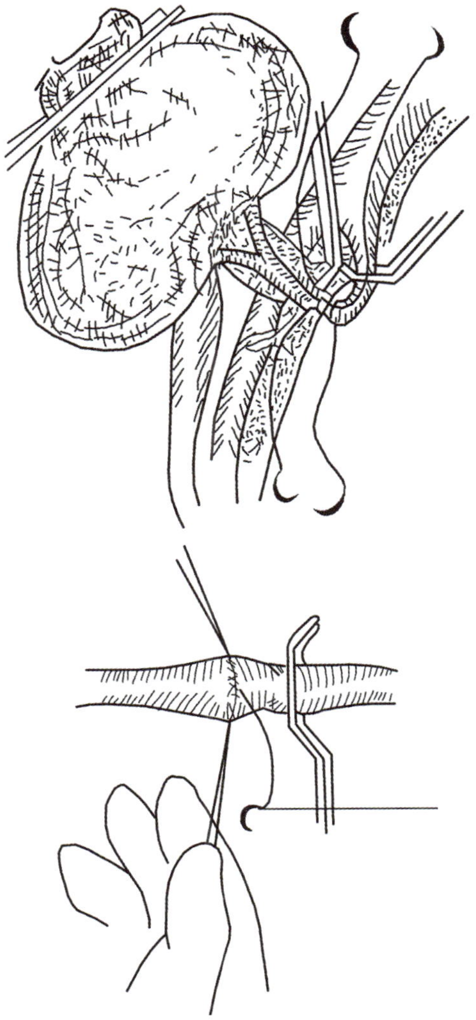

图 17-3-7 用 5-0 血管缝合线将肾动脉与髂内动脉端端吻合。先连续缝合外半侧，然后交换固定线，再缝合内半侧

的颜色及张力未能恢复正常，应再次检查有无动脉吻合口狭窄、血管扭曲成角现象。如为肾动脉血管痉挛所致，可于肾动脉内注射血管解痉药物。如移植肾张力过高，色泽较深则需检查静脉回流是否受阻。对于由受者血压下降引起的肾颜色、张力不佳，可采用静脉小剂量应用升压药物来提高血压。对术中发生低血压者禁用麻黄碱类血管收缩药物，以免引起肾血管收缩而造成肾血流量减少。移植肾恢复血液循环后，一般几分钟后输尿管即开始蠕动并有尿液排出。如尿少或无尿者，可再适当给予利尿剂观察。

3．移植肾的尿路重建

（1）移植肾输尿管与膀胱吻合：这是目前最常用的手术方法，可分膀胱内输尿管膀胱吻合法和膀胱外输尿管膀胱吻合方法。膀胱内输尿管膀胱吻合方法手术比较复杂，需切开膀胱壁，组织损伤大，渗血较多，手术时间长，目前很少采用。John 提出移植肾输尿管植入膀胱术，采用隧道式方法，手术在膀胱外进行，操作简便，吻合牢靠，被广泛采用。方法如下：在膀胱右侧壁处，钳夹提起膀胱壁，鱼尾状切开膀胱浆肌层 3 cm。分离、显露出膀胱黏膜，将黏膜剪一个与输尿管口径大小相似的孔，用 4-0 肠线将输尿管全层与膀胱黏膜间断或连续吻合，再用细丝线间断缝合膀胱浆肌层，使输尿管远端在膀胱黏膜与浆肌层之间潜行 2 cm，具有抗反流作用。缝合浆肌层时不宜过紧，防止输尿管远端血液供应不良发生坏死。

（2）输尿管与输尿管端端吻合：供肾输尿管在取肾时损伤或因其他原因引起输尿管长度不够时，需将移植肾输尿管与受者输尿管做端端吻合。其方法是将受者输尿管游离（注意保护血运），在髂内动脉下方切断，将其近端结扎。供肾输尿管在肾盂和输尿管连接部下方 2～3 cm 处切断。将两根输尿管断端均剪成斜面，管腔内留置支架管，用 4-0 肠线间断全层吻合两输尿管断端。支架管末端放入膀胱内，术后可通过膀胱镜取出。这种手术方法操作简便，可利用受者自身输尿管下段的抗反流作用，减少术后尿路上行感染。其缺点是吻合口血流供应欠佳时容易发生坏死、漏尿或吻合狭窄等并发症。在切断结扎受者输尿管后，如同侧原肾无尿可不予切除，但对于有尿者需同时切除肾。

4．其他

（1）肾包膜切开：在移植肾外侧缘两极之

间行包膜切开，可减轻移植肾包膜内张力，防止移植肾肿胀时包膜内压力过大而引起移植肾破裂。但由于切开肾包膜时易造成肾损伤，所以肾包膜切开术尚未被广泛采用。

（2）移植肾的放置和切口的引流：将移植肾放置于髂窝时，要注意肾动、静脉血管的位置，避免扭曲、折角，以保证血流通畅。同时注意输尿管的走行，不应有张力。因尿毒症受者多存在凝血功能障碍，故伤口渗血较多；又因为伤口有组织液及淋巴液渗出，必须保持充分引流，防止肾周血肿和术后伤口感染。通常放置胶管引流，并于引流量减少到 10 ml/24 h 左右时拔除。

（3）导尿管的处理：一般在术前插入尿管，术后留置 5～7 天，不宜保留过长时间，否则增加尿路感染机会。如怀疑输尿管 - 膀胱吻合口漏尿或小膀胱者，可适当延长留置尿管时间。

第三部分　移植肾切除术

肾移植术后，由于各种类型的排异反应，内、外科并发症及其他原因造成移植肾丧失功能，且移植肾对患者产生危害时，需要切除移植肾。少数患者由于慢性排异反应或血管栓塞等原因致使肾无功能，移植肾逐渐发生萎缩，停用免疫抑制剂后，移植肾局部无不适反应，患者体温正常，可继续保留移植肾而不予切除。

（一）移植肾切除指征

1. 超急性排斥反应

在肾移植手术中，开放肾血液循环后，移植肾表现为无尿或有少量呈暗紫色血尿及肾无张力；或在术后 48 小时内突然出现少尿、无尿或血尿，肾区剧烈疼痛伴有高热、血压升高，明确诊断为超急性排斥反应者，应立即切除移植肾，以免患者发生中毒症状。

2. 急性排斥反应

术后发生的急性排斥反应，包括加速性排斥反应，经大量应用各种免疫抑制剂冲击治疗后移植肾功能未能逆转，化验指标持续升高，在发热、少尿或无尿的基础上患者继而出现高热、血压急剧升高，移植肾明显增大且质地变硬，提示移植肾有坏死性改变，应及时切除。当移植肾受者发生急性排斥反应，经肾穿刺活检病理报告证实为不可逆的排斥反应时，应停止保守治疗，及早切除移植肾，防止使用更多的免疫抑制剂造成不良后果。

3. 慢性排斥反应

慢性排斥反应的病程进行缓慢，在移植肾无功能后，可酌情减少免疫抑制剂的剂量。如患者持续有高血压、蛋白尿，肾无明显萎缩，或当出现急性排斥反应的表现，如发热、肾肿大、疼痛、血尿等症状时，应切除移植肾。

4. 其他

移植肾破裂无法修补、动脉栓塞等亦为切除移植肾指征。另外，移植肾及其输尿管肿瘤，应考虑切除移植肾。

（二）移植肾切除术

经过长期反复多次排异反应或炎症侵袭的移植肾，局部粘连严重，切除手术操作较难，需由有经验、技术熟练的移植医生负责手术。

切口为原移植切口，常规在腹膜外进行手术。

肾移植术后时间较短者（如在术后一个月内失去功能的肾），局部粘连较轻，可以在肾被膜外分离肾，肾蒂也易于游离和显露，可分别结扎、切断肾动、静脉，切除肾。

肾移植术后时间较长者，移植肾因反复多次发生排斥反应，肾明显肿大且伴有坏死，肾被膜与周围组织严重粘连者，只能从肾被膜内剥离肾，并在肾蒂四周切开肾被膜，于被膜外分离肾动、静脉和输尿管，分别予以结扎、缝扎，再切除移植肾。对输尿管应尽可能分离至膀胱壁，将其全长切除；膀胱壁吻合口处用肠线缝合修补，并用丝线作外层包埋缝合，以防止术后漏尿。

对于体积明显增大、质地脆的坏死移植肾，因髂窝部术野较小，而且在肾被膜内进行手术，游离及处理肾动、静脉血管较困难；而坏死、肿大的移植肾的小血管大部分栓塞、闭死，可采用丝线结扎切割法切除，其具体方法是：用 10 号线分别将肾上下两极部分结扎、切割，对剩下的肾中段部分再充分游离肾蒂，这样可明显减轻手术操作难度。如果肾蒂处粘连严重，分别处理肾动、静脉有困难时，可先保留肾蒂大块组织，结扎、切除肾，然后分离血管断端，游离出肾动、静脉，切除多余的周围组织，重新缝扎肾蒂血管，以防结扎线松动或滑脱引起大出血。

由于患者凝血机制异常，切口内剥离创面较大，有广泛的渗血现象，因此在整个手术过程中应予仔细止血。移植肾摘除后，应在伤口内放置烟卷引流或胶管引流，以利于术后对伤口出血情况的观察，防止肾窝内积血而造成伤口感染。

移植肾切除术后，应加强对患者的护理，密切观察病情的变化，注意伤口渗血情况。对于无尿及少尿的患者，要严格控制液体的摄入量，适当的使用抗生素，防治感染。对术后患者进行血液透析时，应使用无肝素透析器或采用体外肝素化的方法，以减少伤口渗血；血液透析时间最好安排在移植肾切除术后第二天进行。

七、免疫抑制剂

免疫抑制剂在临床器官移植的发展中占有非常重要的地位。免疫抑制剂的发展极大地推动了临床器官移植的发展和进步。自 20 世纪 50 年代末至 80 年代初，临床上一直沿用抗淋巴细胞血清（ALS）或抗淋巴细胞球蛋白（ALG）以及皮质类固醇和硫唑嘌呤等传统的免疫抑制剂，几十年中几乎没有新的免疫抑制剂问世。从 20 世纪 80 年代初开始，环孢素 A（CsA）被广泛用于临床，使移植器官的成活率大幅度提高，也使沉寂了近 30 年的免疫抑制剂的研制工作得到了迅速发展，此后许多新药相继面世并应用于临床，器官移植工作取得了进一步发展。在目前和今后相当长的时期内，免疫抑制治疗仍是器官移植成功与否的关键环节之一。

第一部分　临床应用的免疫抑制剂

对于目前临床正在应用的免疫抑制剂，根据它们的作用机制和主要功能基本上可分为以下四大类：即皮质类固醇、DNA 合成抑制剂、细胞因子抑制剂和抗淋巴细胞抗体。

（一）皮质类固醇

皮质类固醇是一种广泛应用的抗炎症药物，用于器官移植亦有近 40 年的历史，被誉为预防和治疗器官移植急性排斥反应的关键药物，虽其在应用的同时具有一定的，且不可避免的毒副作用，但到目前为止，尚无任何一种免疫抑制药物可以完全代替它。

1. 作用机制

大部分哺乳动物组织的胞质内都有糖皮质激素受体，故类固醇具有广泛的、非特异性的免疫抑制作用。其特异性免疫抑制作用是通过抑制 IL-1、IL-2、IL-3、IL-4、IL-6、干扰素和肿瘤坏死因子的基因表达，使 T 细胞活化的各个阶段都受到抑制来实现的。其非特异性抑制作用包括：抑制单核细胞移动，抑制趋化因子、血管扩张因子等的合成、释放和作用。应用类固醇以后，淋巴细胞重新分布，部分淋巴细胞转移到网状内皮系统内，周围血淋巴细胞减少，但白细胞总数却明显升高，整个免疫和炎症系统被抑制。

2．临床应用

在临床肾移植中，皮质类固醇可用于诱导期、维持性治疗期和抗急性排斥的冲击治疗。目前最常用的皮质类固醇药物有泼尼松、泼尼松龙和甲泼尼龙。甲泼尼龙是最常用的皮质类固醇静脉注射制剂，其半衰期仅数小时，但其抑制淋巴因子的产生可持续 24 小时，故每日用 1 次即足够。它一般仅用于诱导期和抗急性排斥的治疗。口服制剂泼尼松和泼尼松龙只用于长期维持性治疗，但有时口服大剂量的泼尼松也可作为抗急性排斥的治疗方法。

3．副作用

皮质类固醇是在肝被微粒酶系统代谢、灭活，其 90% 的代谢产物经肾排出。在终末期肾病时其半衰期延长一倍以上，但不致产生临床表现。有些药物如苯妥英、巴比妥类药物和利福平可降低类固醇的血浆水平，而口服避孕药或酮康唑则增加其血浆浓度。但目前尚无可应用于临床的测定泼尼松血浆浓度的方法。肾移植初期，肾移植受者往往需要使用大剂量的类固醇，之后也需要长期维持使用。因此，其副作用是难于避免的，只是每个患者的反应和发生副作用的程度有差异而已，这可能是表明不同患者对类固醇的代谢不同，或不同患者其组织所含的类固醇受体的浓度不同。皮质类固醇的副作用可见于机体的各个系统。急性副作用包括：中枢神经系统改变，如抑郁或躁狂、睡眠障碍等；诱发和加重胰岛细胞功能的损害、高血压、高血脂。长期用药会产生库欣综合征、多毛、痤疮、白内障、骨及肌肉病变、儿童发育迟缓、感染几率增加等。

（二）DNA 合成抑制剂

这一组药物包括硫唑嘌呤（azathioprine，Aza）、咪唑立宾（mizoribin，MZR）、霉酚酸（mycophenolicacid，MPA）和布喹那（brequinarsodium，BQR）。这一类免疫抑制剂的作用机制，均是通过抑制核苷酸的生物合成而使 T 细胞和 B 细胞增殖受到抑制，但并不影响细胞因子的表达，也不阻断淋巴细胞从 G 到 S 相的过度。

1．硫唑嘌呤（Aza）

此药在 20 世纪 40 年代由诺贝尔奖获得者 Elion 和 Hitchings 合成。它是一种咪唑类抗代谢免疫抑制剂。1961 年第一次被应用于肾移植患者。在环孢素 A 出现之前，它是最重要的免疫抑制药物。Aza 在肝迅速转化为 6- 巯嘌呤，但 Aza 并非单纯 6- 巯嘌呤的前身，6- 巯嘌呤是次黄嘌呤的硫酸衍生物，而 Aza 是 6- 巯嘌呤硝基咪唑衍生物。虽然两者都有非特异性抑制免疫的作用，但在临床上 6- 巯嘌呤不能完全代替 Aza。

（1）作用机制：由于 Aza 是嘌呤类似物，它掺入细胞 DNA 中，抑制嘌呤核苷酸的合成，干扰 RNA 的合成和代谢。Aza 不抑制基因的活化，但抑制基因的复制，从而抑制 T 细胞的活化。Aza 也抑制骨髓幼粒细胞的增殖，能使分化为巨噬细胞的单核细胞减少。因此 Aza 能抑制原发的免疫反应，避免急性排斥发生，但对已发生的急性排斥无治疗作用。Aza 分解代谢途径为，经黄嘌呤氧化酶作用后氧化代谢及巯基化后氧化代谢，失活代谢物由尿中排泄。

（2）剂量与用法：口服硫唑嘌呤能够吸收 50%，故静脉应用时剂量要减半。硫唑嘌呤的血药浓度意义不大，因其临床效果与血药浓度无明显相关关系。国外使用 Aza 的剂量较国内大，若把 Aza 作为主要免疫抑制剂（不与环孢素 A 联用），对 HLA 匹配相当好的活体肾移植，每日 4 mg/kg，待移植肾功能趋于正常后减为每日 3 mg/kg，维持量每日 1.5～3.0 mg/kg。若与环孢素 A 联用，上述每日的剂量分别为 3～3.5 mg/kg，2～2.5 mg/kg 和 1～2 mg/kg。

（3）副作用：Aza 的主要毒副作用表现在骨髓造血系统、消化系统等。

1）骨髓抑制：Aza 多引起白细胞减少，有时也可引起全骨髓抑制，包括血小板减少和红细胞再生障碍。骨髓抑制的出现往往较迟，若每日剂量 >2 mg/kg，每周至少检查 1 次血象，与环孢素 A 联用最为安全，不仅可减少这两种药的剂量，而且在出现骨髓抑制时可完全停用 Aza。药物剂量调节主要依据外周血白细胞计数：当计数 $<4\times10^9$/L 时应减量，$<3\times10^9$/L 时应停用。

2）肝的影响：Aza 可引起肝功能损害，甚至导致死亡，其机制尚未明确。停药后转氨酶、胆红素、碱性磷酸酶等可恢复正常，但如果原来有慢性肝病的患者，即使停用 Aza，肝细胞损害仍可呈进行性发展趋势，转氨酶又会升高。在有急性或慢性肝疾患时很容易引起骨髓抑制。因此曾患有肝病的患者，最好避免应用 Aza。

3）痛风：患者由于别嘌呤醇能够抑制黄嘌呤氧化酶，而 Aza 转为无活性 6- 硫尿酸需要黄嘌呤氧化酶，该酶被抑制后加大了 Aza 的毒性，所以服用别嘌呤醇的患者不宜应用 Aza，若非用别嘌呤醇不可时，必须把 Aza 减至原来剂量的 25%～50%。

2. 咪唑立宾

咪唑立宾（Mizoribine，MZR）又称布累迪宁（bredinin），也是咪唑核苷酸类抗生素。与 Aza 不同之处在于咪唑立宾能够更选择性地抑制 DNA 的合成，即只阻断嘌呤合成从头途径（de novo pathway）而非补救途径（salvage pathway）。MZR 的主要作用是抑制次黄苷 - 磷酸（IMP）脱氢酶和鸟苷 - 磷酸（GMP）合成酶，优先抑制 T 和 B 细胞，而对非淋巴细胞的抑制作用弱。MZR 亦抑制骨髓，但比 Aza 轻。MZR 不在肝代谢，对肝没有毒性。MZR 与环孢素 A 联用时可减少类固醇的用量。MZR 尚可用于治疗急性排斥反应。

3. 霉酚酸酯（MMF）

霉酚酸酯是霉酚酸（MPA）的前体，霉酚酸是嘌呤合成途径限速酶——单磷酸次黄嘌呤脱氢酶的可逆、非竞争性抑制剂。MMF 也是一种抗代谢免疫抑制剂，近些年来，它防治各类实体器官移植急性排斥的疗效得到广泛认同，MMF 越来越广泛地被用来替代硫唑嘌呤（Aza），而与环孢素 A 和皮质激素联合应用作为移植术后免疫抑制治疗。

（1）作用机制：次黄嘌呤脱氢酶（IMPDH）是鸟嘌呤核酸合成途径的限速酶，对于淋巴细胞，这种途径是 DNA 合成所必需的。IMPDH 受抑制，淋巴细胞的增殖被阻断在细胞周期的 S 期。其他细胞由于存在补救合成途径基本不受 MPA 活性影响。体内研究指出，MPA 可抑制细胞毒 T 淋巴细胞的产生。

MMF 口服吸收后，迅速、完全地被转换为具有活性的 MPA，血浆中不能检测到 MMF。肾移植患者中，MPA 口服的平均生物利用度接近 94%，24h-AUC（平均曲线下面积）与 MMF 口服剂量相关。随着服药时间的延长，血浆 MPA 浓度增加（稳定血药浓度比移植术后服药早期的浓度高），但长期（超过 2 年）服药后可再次下降。MPA 在肝被代谢成无活性的 MPA 葡萄糖醛酸苷（MPAG）。MPAG 没有药物活性，通过肾排泄。MPAG 被分泌入胆汁，肠道菌群的葡萄糖苷酶能将 MPAG 转化成

MPA，MPA 再次被吸收，完成再循环。MMF 单次口服后，MPA 的半衰期将近 15 小时。如果按体重调整服药剂量，MPA 的 AUC 在儿童患者中比成人患者低。如果按体表面积调整服药剂量，儿童患者 MPA 的 AUC 接近成人患者的值。在肾移植患者，单次或多次服用 MMF 不影响环孢素 A 或 FK506 的药代动力学特性。但在接受 MMF 和泼尼松治疗的肾移植患者中，环孢素 A 治疗可降低 MPA 的谷值。MMF 与 FK506 联合治疗，和 MMF 与环孢素 A 联合治疗相比，前者 MPA 代谢显著减慢，MPAG 浓度显著降低。

（2）临床疗效：MMF 预防肾、心、肝、肺和胰腺移植急性排斥的疗效得到广泛好评。MMF 治疗各类移植器官急性和慢性排斥的疗效也得到肯定。另外 MMF 与其他免疫抑制剂（环孢素 A 或 FK506、皮质激素）联合应用时能减少其剂量。有报道在出现慢性环孢素 A 肾毒性患者中，服用 MMF，并减少或撤除环孢素 A，肾功能有改善趋势。

对于早期急性移植肾排斥，MMF 与 Aza 相比，有更好的逆转疗效，可以减少抗淋巴细胞抗体制剂的应用。接受 MMF 治疗的患者与接受 Aza 治疗的患者相比，较少发生治疗失败（包括：排斥进展、移植物丢失或死亡）：对于持续排斥或难治性排斥，MMF 的逆转疗效优于大剂量静脉应用皮质激素。慢性排斥不能被 MMF 完全逆转，但是在某些患者中应用 MMF，肾功能得到稳定和改善。

（3）副作用：口服 MMF 的主要不良反应包括：胃肠道反应、骨髓抑制、某些感染性疾病。小剂量（2 g/d）的耐受性好于较高剂量（3 g/d），目前国内普遍应用的剂量为 1.5 g/d。

MMF 所导致的胃肠道反应主要表现为恶心、呕吐、胃炎、厌食、腹泻，严重者可出现消化道出血。在许多临床试验中发现采用 MMF 每日 2 g 治疗的患者，19% 出现白细胞减少症，而在采用 MMF 每日 3 g 的患者中为 30%～35%，而 Aza 组有 30%～39%。MMF 和 Aza 与低白细胞血症具有剂量相关性。

MMF 和其他免疫抑制剂联合应用时，可能引发机会性感染。临床试验显示：采用 MMF 每日 3 g 与 Aza 或安慰剂相比，可使病毒感染率增加。这可能说明患者处于过度免疫抑制状态，因此减少环孢素 A 或皮质激素剂量可减少感染机会。MMF 治疗引发致死性感染或败血症的机会不足 2%。

免疫抑制治疗可增加患者罹患淋巴瘤或其他恶性肿瘤的机会，但是在一个 491 名肾移植患者参加的临床试验发现：与安慰剂相比，MMF 治疗不增加恶性肿瘤发生率。

上述 3 种免疫抑制剂均可抑制核苷酸的合成，对骨髓都有毒性，不能同时应用。后 2 种可代替 Aza，与环孢素 A 或 FK506 联用，可减少环孢素 A 或 FK506 和类固醇的剂量。由于 MZR 以及 MPA 抑制的嘌呤合成途径的酶能迅速恢复，需要设计给药剂量和方法，以保证血中活性药物浓度有足够的抑制免疫的作用，目前已有测定这些药物血浓度的方法。

（三）细胞因子抑制剂

目前此种类型的免疫抑制剂正在临床应用中的有 3 种，即环孢素 A、FK506 和西罗莫司（Sirolimus）。

1. 环孢素 A

环孢素 A（cyclosporine A, CsA），是从多孢木霉菌（Tolypocladium inflaturn Cams）中提取的不溶于水的环状十一肽，具有抗真菌作用。其分子量为 1202.64 道尔顿，分子式为 $C_{62}H_{111}N_{11}O_{12}$，呈中性，不溶于水但可溶于有机溶剂和脂质。结构和功能的关系显示，位于

11、1、2 和 3 的氨基酸具有免疫抑制活性，其环状结构是免疫抑制所必需的，11 位氨基酸同分异构后可以导致分子结构改变以及免疫抑制活性的丧失。

（1）作用机制：CsA 具有选择性的免疫抑制作用，不同于 Aza 等和皮质类固醇类药物，它是通过干扰淋巴细胞活性、阻断参与排斥反应的体液和细胞效应机制，从而达到防治排斥反应的效应。如 CsA 通过抑制白细胞介素 -2（IL-2）的产生来阻止活化的 T 细胞增殖。CsA 抑制 IL-2 的分子水平机制目前研究得已相当深入。这过程依赖于对免疫抑制剂有高度亲和力的蛋白。哺乳动物细胞内有一种蛋白叫做免疫嗜蛋白（immunophilin），同 CsA 结合的为环嗜蛋白（cyclophilin, CyP）。CyP 大量存在于原核和真核细胞，目前已有 4 种 CyP 被发现，人类 CyP 的主要类型含有 165 个氨基酸，其分子量为 17737 道尔顿。当 CsA 被转运进入细胞内后，在胞质内，同 CyP 结合后形成的 CsA-CyP 复合物能够抑制钙神经蛋白。目前已知，钙神经蛋白是一种胞质酶，其功能是移除蛋白的磷酸，并激活已经活化的 T 细胞核因子（nuclear factor activated T cell, NFAT），脱去磷酸后核因子穿过核膜而激活 RNA 聚合酶，并调节 IL-2 和其他细胞因子的转录。钙神经蛋白对免疫嗜蛋白 - 免疫抑制剂复合体具有亲和力，但对免疫嗜蛋白本身或对免疫抑制剂本身没有亲和力。钙神经蛋白被抑制后不能发挥移除蛋白磷酸的作用，即阻止 NFAT 进入核内，从而阻断 IL-2 基因的转录，最终阻止 T 细胞的活化和增殖。CsA 不抑制中性粒细胞，也不抑制骨髓的造血功能。

（2）CsA 的代谢：口服后的吸收部位主要在回肠上段，在结肠不吸收。当胃排空减慢、胆瘘、腹泻以及胆汁外分泌减少时 CsA 的吸收减少。CsA 的生物利用度有明显差异，为 5%～90%，平均为 50%。平均达峰时间为 3.8 小时。CsA 进入血循环后，1/3 是与血浆中的脂蛋白结合，其余的与红细胞结合。故全血的药物浓度约为血浆药物浓度的 3 倍。CsA 在组织中的分布不均匀，其中肝、脂肪层和胰腺的浓度较高。CsA 是通过肝的细胞色素 P450 3A 微粒体酶系统代谢，代谢变成约近 15 种代谢产物，部分代谢产物具有抑制免疫和毒性作用，其中最重要的代谢产物是 M17，其血浆浓度接近药物原形的浓度。CsA 几乎全部经胆道内胆汁从粪便排泄，经肾排泄者甚微，约为 6%。CsA 的清除率有明显的个体差异，清除半衰期（$T_{1/2}$）为口服用药 5.8～24.8 小时，静脉用药 5.3～9.0 小时。肾功能不全时不需要调整剂量，CsA 也不为透析所清除。小儿对 CsA 清除率约高出 40%，需加大剂量，缩短给药间隔时间，而老年人或肝病患者则要延长给药间隔时间。多种药物可以影响 CsA 的吸收和代谢。如影响肝细胞色素 P450 3A 微粒体酶活性的抗真菌药物酮康唑、红霉素、西咪替丁等可使 CsA 血浓度增加，而增强肝细胞色素 P450 3A 微粒体酶活性的一些药物如苯妥英钠、利福平等可以降低 CsA 的血浓度。

（3）副作用：虽然 CsA 在器官移植中发挥了重要的作用，但其毒性作用亦越来越受到人们的关注。其副作用主要有以下几个方面：

1）肾毒性：肾毒性是 CsA 最为重要的毒副作用，其表现多样，可表现为短时性、功能性和急性器质性病变，在临床上表现为慢性非进行性或慢性进行性肾功能不全。

①肾动脉收缩：CsA 能够引起可逆性的肾血管收缩，特别影响入球小动脉和毛细血管丛的收缩，其作用与药物剂量相关。到目前为止，机制尚未明确。据动物试验的观察，用CsA后，入球动脉的肾素明显升高。其原因可能与花生四烯酸代谢的改变、内皮素的释放等有关，导

致肾血流量和滤过率下降所致。另有一种假说认为 CsA 能够改变前列腺素与血栓素 A_2 的平衡，使血栓素 A_2 血中水平增高从而引起肾血管的收缩。也有学者认为 CsA 的应用增强了血管收缩的诱导激素，跨膜钙离子的内流可引起小动脉平滑肌和系膜细胞过度的收缩作用，在临床上应用钙通道组滞剂能够在一定程度上改善 CsA 的肾毒性支持这一学说。CsA 肾毒性在临床上表现为肾功能不全，移植后移植肾功能延迟出现。这一副作用可以是一过性的、同剂量相关的。但是若缺血时间过长则可影响肾功能的完全恢复，需要与急性肾小管坏死或排斥反应鉴别。以下方法可防止其发生：移植后几天内采用免疫诱导疗法，即应用单克隆或多克隆抗淋巴细胞抗体而不用 CsA，待血肌酐接近正常后才开始应用 CsA；移植后数天内用多巴胺或给予受者维拉帕米或硫氮草酮以增加肾血流量和肾小球滤过率。

②急性微血管病变：急性微血管病变是由 CsA 对血管内皮的直接毒性作用造成，比较少见。其机制可能是由于前列环素产生减少，引起的血小板聚集增加，血栓素 A_2 释放，Ⅶ因子活化而使血液出现高凝状态进而引起小动脉血栓形成。其表现类似溶血性尿毒症综合征。这种并发症可影响移植肾的存活，而且在临床上常与急性血管性排斥难于区别，穿刺活检也不易鉴别。

③慢性肾间质性纤维化：此为 CsA 的慢性肾毒性所致，机制不清。主要病理改变是肾间质呈斑状或条状纤维化并伴有肾小球动脉的损害。临床表现为持续性蛋白尿、血肌酐缓慢升高，常伴有高血压，与慢性排斥和原发疾病的复发难以鉴别。但移植肾尚可维持较长时间的功能。有人主张用 Aza 或 MMF 替换 CsA，或增加 MMF 的剂量，同时减少 CsA 的剂量以减少 CsA 的慢性肾毒性。但目前许多学者仍主张即使采用低剂量也必须长期使用 CsA，以防止慢性排斥。

2）肝毒性：CsA 可引起轻度肝功能损害，多无明显临床表现，仅表现为亚临床性、轻微的、自限性的血清转氨酶升高或高胆红素血症。肝功能损害的程度同 CsA 剂量有关，减量或停药后可恢复正常。若同时有病毒性肝炎或同时服用 Aza，肝功能损害较重。高胆红素血症可能因胆汁排出受阻所引起。由于含有 CsA 的胆汁增多，胆囊结石的发生率增高。

3）神经毒性：CsA 可对神经系统产生毒性，最常见的是不自主的震颤，发生率约为 22%，常是 CsA 过量的表现。当服用 1 年后剂量减到每日 5 mg/kg 以下，症状可自行消失。1% ~ 2% 的患者有癫痫发作，但这不能排除由皮质类固醇或低镁血症或高血压所致。少见并发症尚有手掌或足底烧灼感。一些肾移植患者常在服用 CsA 后 1 ~ 2 小时，即血药浓度达到高峰时出现头痛，少数患者还可能出现骨痛及游走性关节痛。

4）电解质异常：主要包括高钾血症、高氯血症、低镁血症和钠排减少等。其原因主要是由于 CsA 对肾小管的毒性引起。高钾血症多为轻度，若肾功能良好，多不需要特别处理。但若患者同时服用 β 受体阻滞剂或血管紧张素转换酶抑制剂治疗高血压时，可加重高钾血症。高钾血症常伴有高氯性肾小管酸中毒，类似Ⅳ型肾小管酸中毒。肾移植患者低镁血症的发生率较低，而肝移植患者低镁血症的发生率相对较高。

5）其他应用：CsA 还可以引发高血压、高脂血症、高尿酸血症及多毛症。另外牙龈增生的出现率较高。CsA 引起的免疫功能减退使感染的发生率增高。有资料表明肾移植后恶性肿瘤的发生率上升，而且与 CsA 的应用有相关关系。

（4）CsA 血浓度的测定：对肾移植患者定期进行 CsA 血药浓度测定是非常必要的。由于个体差异使不同的患者甚至同一个患者在不同时间，CsA 的代谢都可以不同。对个体而言，一定范围内的 CsA 血药浓度大致可以反映当时 CsA 吸收和剂量的关系以及病情和 CsA 中毒的情况。可以根据患者的具体情况以及 CsA 血药浓度对 CsA 剂量作相应的增减。目前临床上主要检测 CsA 的最低血药浓度即谷值（C-0），因为 C-0 的稳定时间长，与药物的毒性作用密切相关。近年来的研究表明，服药后 2 小时的血药浓度（C-2）与移植后排斥反应的相关性优于 C-0，其优点主要有：它可以准确监测最大药物吸收变异产生的时期，而这个时期的变异性能够很好地预测临床结果；可预测 CsA 吸收不良者不发生排斥反应的概率，其临床意义逐渐为人们所重视。最为准确的监测方式是测定 AUC，但因其繁琐且费用昂贵而不能广泛应用。目前常用的 CsA 血药浓度检测方法有以下数种：高效液相色谱法（HPLC）、单克隆抗体放射免疫法（RIA）及单克隆抗体免疫荧光偏振法（TDX）。

2. 他克莫司

他克莫司（Tacrolimus，普乐可复，FK506）是日本藤择公司在 1984 年从土壤微生物培养基中分离出来的一种大环内酯类抗生素，后发现其具有极强的免疫抑制作用，其免疫抑制作用是环孢素 A（CsA）的 50 ~ 100 倍。实验室命名为 FK506，注册商品名为 Prograf（普乐可复），现正式命名为他克莫司。自从 1989 年首先成功应用于肝移植排斥反应的防治之后，现已被较为广泛地应用于肝、肾、心等实体器官移植。在肾移植，目前已知 FK506 不仅作为基础免疫抑制剂用于排斥反应的预防，而且对耐激素性排斥反应、难治性排斥反应也具有治疗作用，并可替代 CsA 用于 CsA 中毒病例。自 1993 年来，先后在日本、美国、英国、德国、法国和中国等国家上市。

（1）作用机制：虽然 FK506 与 CsA 的化学结构不同，但两者的免疫作用机制有相似之处，它们都是主要作用在 T 淋巴细胞激活的早期阶段，都是通过与 T 淋巴细胞表面的受体结合，通过阻断钙离子依赖的信号传导通路，进而抑制辅助性 T 淋巴细胞的活化过程。不同的是：①二者细胞内的受体不同，FK506 是与细胞内的 FK506 结合蛋白结合，CsA 是与细胞内的钙神经蛋白（Cyclophilin）结合；② FK506 抑制白细胞介素 -2（IL-2）的产生、T 淋巴细胞增生以及其他一些具有促进生长作用的细胞因子的作用强于 CsA，为 CsA 的 10 ~ 100 倍；在抑制 T 淋巴细胞依赖性抗体的生成、移植物抗宿主反应以及迟发型过敏反应的作用 FK506 也强于 CsA，约是 CsA 的 10 倍；③现已明确，转化生长因子 β_1（TGF-β_1）与纤维化过程密切相关，FK506 可干扰 TGF-β_1 的表达，相反 CsA 可使 TGF-β_1 表达增加，因此，有报道将 FK506 试用于肾移植慢性移植肾病的治疗。临床效果显示，FK506 不仅可作为基础免疫抑制剂用于急性排斥反应的预防，而且对耐激素型排斥反应、难治性排斥反应也有一定的疗效。

（2）药理学特性：FK506 难溶于水，不易通过胃肠道吸收。为了增加吸收，常用羟脯氨酸甲基纤维素（hydroxypropyl methylcellulose）将其制备成固体分散状而应用于临床。机体对 FK506 的主要吸收部位是在空肠和回肠上段。肾移植患者一次口服 FK506 0.15 mg/kg 后，血浆浓度在 0.7 ~ 6 小时达到高峰。大多数患者口服用药后，三天内血药浓度可以达到稳定状态。口服生物利用度约为 21%。胆汁不影响机体对 FK506 的吸收。为了尽可能最大程度地被吸收，临床上应嘱患者在空腹或至少在进食前 1 小时，或进食后 2 ~ 3 小时服药。由于个体间对 FK506 的生物利用度存在差异，故临床上应监测全血药物浓度，以调整最佳用药剂量。

FK506 吸收后可在组织中广泛分布，其 75%～80% 的药物分布在红细胞内。全血的药物浓度明显高于血浆药物浓度。FK506 在血浆中与蛋白结合，主要是白蛋白和 α_1 糖蛋白，结合率约为 98%。口服后，大部分药物在肝中代谢分解，不到 1% 未代谢的药物从胆汁、尿、大便中排泄。肾移植患者口服后药物半衰期为 15.6 小时。FK506 在肝中的代谢主要是通过细胞色素 P450 3A 酶系统。因为肾对 FK506 的清除率很低（少于 1 ml/min），故根据药物代谢分析，对已有肾功能不全的患者不必调整 FK506 的用药剂量。但对于已有严重肝功能障碍的患者，因药物半衰期延长，血药浓度升高，加之药物清除率降低，在临床上应相应调整用药剂量。

由于 FK506 在肝通过细胞色素 P450 3A 酶系统进行代谢，所以当 FK506 与抑制或诱导细胞色素 P450 3A 酶的药物联合应用时，将影响其代谢过程，使 FK506 的血药浓度增加或降低。需要特别指出的是，因为 FK506 会使 CsA 半衰期延长，毒性作用增加，故临床上 FK506 不能与 CsA 合用。

（3）临床疗效：多中心研究表明以 FK506 为基础的免疫抑制方案，在减少急性排斥和难治性排斥的发生率方面，显著优于以 CsA 为基础的免疫抑制方案。FK506 比 CsA 能更有效地控制高血脂及高血压等心血管并发症的危险因素。故将以 FK506 为基础的免疫抑制方案用于预防排斥反应治疗时，激素的用量减少、合用抗高血压药物较少、胆固醇水平较低。

（4）用于 CsA 的转换治疗：FK506 可用于挽救 CsA 中毒的肾移植病例，包括 CsA 诱导的肾毒性和溶血性尿毒症综合征。CsA 转换为 FK506 后，肾功能可好转，并不发生继发排斥。FK506 是 CsA 中毒时治疗上有效的选择之一。因 CsA 毒性切换为 FK506 治疗之前，应监测 CsA 的血药浓度。一般在 CsA 最后一个剂量的 12～24 小时后进行切换。开始 FK506 治疗的时间应根据 CsA 的血药浓度和患者的临床状况确定。在转换后，由于 CsA 的清除可能会受影响，因而应持续进行浓度监测。

现已知慢性移植肾肾病是移植肾丢失的另一个重要原因。目前除控制高血压和控制蛋白饮食外，尚无有效的治疗手段。多项试验性研究显示，慢性移植肾肾病患者在转换为 FK506 治疗后，多数超过了预期移植物衰竭和恢复血液透析治疗的时间，甚至不需透析治疗。

越来越多的证据表明，TGF-β_1 对慢性损害的发展具有重要作用。对使用 CsA 和 FK506 的肾、心、肺移植患者测定血浆 TGF-β_1 水平时发现，CsA 组的 TGF-β_1 水平大幅升高。相反，在 FK506 组并未发现 TGF-β_1 水平升高。可能将 CsA 转换为 FK506 后，TGF-β_1 值降低，此作用可能与 FK506 改善移植物长期存活有关。

（5）副作用：FK506 的肾毒性比 CsA 低，引起高血压的程度较 CsA 轻，未有引起高脂血症和高尿酸血症的报道。其主要的副作用为对中枢神经系统的毒性作用和对胰岛功能的毒性作用。

3. 西罗莫司

西罗莫司（Sirolimus，RPM）又称 Rapamycin，是加拿大 Ayerst 研究所于 20 世纪的 70 年代初从 Esster 土壤放线菌 Streptomyces hygrocopious 的培养液中分离出的一种大环内酯类抗生素，后发现其具有免疫抑制作用。

（1）作用机制：如上所述，CsA 与 FK506 的免疫抑制作用是作用在 T 细胞活化的早期阶段，而西罗莫司虽与 FK506 在结构上相似，且两者均与 FKBP 结合，但抑制 T 细胞活化的机制不同。西罗莫司不阻断IL-2基因的转录，而是抑制T细胞对IL-2的反应。西罗莫司的免疫抑制作用是在T细胞活化的后期，即西罗莫司阻断后期淋巴因子受体（lymphokine receptor，LKR）信息途径。例如西罗莫司能抑制IL-2诱发的细胞增殖，而CsA或FKS06则不能。由于西罗莫司是作用在T细胞活化后期，故西罗莫司亦能抑制非钙依赖途径的T细胞的活化，也就是说细胞因子基因可以不依赖转录活化因子而被转录，这种T细胞经过替代途径的活化，只能由西罗莫司抑制，而CsA或FKS06则不能阻断这一过程。尽管RPM同FK506一样同FKBP结合而形成RPM-FKBP复合体，但这一复合体的靶分子尚未清楚。比较明确的是，RPM-FKBP不同钙神经蛋白结合，也不抑制其活性。

（2）药理学特性：西罗莫司是一种白色固体结晶，熔点为183～185℃。通过溶化提取法从吸水性链球菌菌丝体中取出，能自由溶于甲醇、乙醇、丙酮、氯仿以及硫氧化物中，基本上不溶于水。西罗莫司油剂口服液的生物利用度约为15%，吸收快。肾移植患者在肾功能稳定时，服药后0.8～3小时全血浓度达峰值。体内半衰期可达57～63小时，与服药剂量无关。由于半衰期长，移植患者每日可只口服一次。西罗莫司在组织内分布广泛，主要分布于心、小肠、肾、肝、肺、肌肉等组织内。入血后约有95%的药物进入红细胞，血浆中药物的40%与脂蛋白结合，其余60%为游离状态。西罗莫司在体内的代谢依赖于肝的细胞色素P450 3A微粒体酶，影响此系统酶的制剂能够影响西罗莫司在体内的代谢过程，影响其血药浓度，如维拉帕米、地尔硫革、红霉素以及其他大环内酯类抗生素能够增加西罗莫司的血药浓度，而卡马西平、苯巴比妥、利福平等可使血药浓度降低。

（3）临床疗效：西罗莫司与CsA、皮质激素联合应用能够使肾移植的急性排斥反应发生率显著下降，移植后9个月的急性排斥反应发生率只有7.0%。

（4）副作用：西罗莫司的毒副作用有疲乏、头晕、血压升高、血清胆固醇和三酰甘油升高、血小板减少等；西罗莫司对肝、肾功能几乎无影响。

（四）抗淋巴细胞抗体

1. 多克隆抗体

（1）多克隆抗体的制备：应用人的淋巴组织和细胞，如胸腺淋巴细胞、淋巴结淋巴细胞、脾淋巴细胞作为免疫原免疫动物后，获取其血清或免疫球蛋白从而来制备多克隆抗淋巴细胞抗体。所用动物最初为兔子，而后用大动物如马或山羊生产更多的血清。最初，因此种方法得到的血清纯度不高，故常在临床上导致严重的副作用。随后采用吸附等方法清除血清中抗血小板抗体、抗白细胞抗体等，使血清纯化。目前临床上应用较为广泛的是抗胸腺细胞球蛋白（ATG）。由于制备ATG所用免疫原为胸腺细胞，主要是不同发育阶段的T细胞，因此，ATG作用的靶细胞主要为T细胞，相对抗淋巴细胞球蛋白（ALG）的作用更具针对性。

（2）作用机制：多克隆抗体可与T细胞、B细胞、单核细胞和颗粒细胞发生反应，对淋巴细胞亚群没有特异性，其确切的作用机制尚难以断定。应用多克隆抗体后，血循环中的淋巴细胞迅速减少，其原因可能是：①通过激活补体系统使淋巴细胞溶解；②通过免疫调节作用促进淋巴细胞转移到网状内皮系统，进行吞噬破坏。另外多克隆抗体中的一些成分如抗CD25抗体等，能够封闭淋巴细胞表面的一些功能性分子，使淋巴细胞不能活化。

（3）剂量和用法：多克隆抗体可作为预防

性用药，如在免疫诱导疗法中应用，也可作为治疗急性排斥反应第一线和第二线药，特别是对皮质类固醇无效的顽固性急性排斥反应，应用 ALG/ATG 后可出现逆转。剂量一般按每日 10～20 mg/kg，缓慢静脉滴注（8～12 小时），连续 10～14 天。但不同品种多克隆抗体的使用剂量不同，如目前国内使用德国生产 ATG 的剂量约 2 mg/kg。也有人主张在多克隆抗体使用期间，进行外周血T淋巴细胞水平的监测，使外周血 T 淋巴细胞水平减少至治疗前的 10% 左右是多克隆抗体较为合适的剂量。

（4）副作用：由于多克隆抗体是异源性蛋白，进入体内时可引起宿主针对外来蛋白的免疫反应。发生率为 15%～20%，临床表现为：轻者出现荨麻疹，重者可出现喉头水肿、呼吸困难、过敏性休克。应用多克隆抗体时应同时准备急救复苏设备。由于多克隆抗体可同人体其他组织、内皮细胞、脏器细胞等发生交叉反应，使用时患者可出现白细胞减少症、血小板减少症、内皮炎等。多克隆抗体最常见的副作用是发热和寒战，常发生于给药的早期。其原因可能是淋巴细胞溶解后释放出的内源性致热因子所至。用退热剂及抗组织胺药物可控制症状的发生。另外，用多克隆抗体诱发感染的发生率明显增高，尤其巨细胞病毒和真菌感染的发生率比不用者高 30%～50%。因此，应用期间注意密切观察，若同时应用 CsA 和硫唑嘌呤，应减少剂量。

2. 单克隆抗体

（1）单克隆抗体的种类：目前已研制出来的单克隆抗体约 10 余种，但在临床上实际应用的有两种，一种为 OKT3，另一种为抗 CD25 抗体。它们自有不同的作用环节。

（2）单克隆抗体的制备：目前临床使用的单克隆抗体是采用杂交瘤技术制备的。此技术是由 Kohler 和 Milstein 在 1975 年创建。其方法是首先用胸腺、T 细胞等免疫原免疫动物，然后取出被免疫动物体内已活化的 B 淋巴细胞，在体外进行培养并与骨髓细胞进行融合从而形成杂交瘤细胞。在杂交瘤细胞长期生长的过程中对其进行多次随机克隆，将筛选出的克隆杂交瘤细胞注入小鼠腹腔内，在其腹水中提取高滴度的已预知的特异性单克隆抗体。已克隆的杂交瘤细胞系能被冻存，可用于特异性单克隆抗体的反复制备。

（3）OKT3（CD3McAb）：OKT3 是抗 CD3 分子的单克隆抗体。是目前临床上应用时间最长、最为广泛的单克隆抗体。CD3 是成熟 T 淋巴细胞的共同分化抗原，在胸腺、淋巴结内及全部外周血中的 T 细胞均表达 CD3 分子，而激活后的 T 细胞也多表达 CD3 分子。OKT3 能够作用于全部成熟 T 细胞，通过阻断机体的细胞免疫途径来发挥免疫抑制作用。

1）作用机制：①调节或吞噬作用：同 OKT3 结合的淋巴细胞被肝和脾单核吞噬细胞清除，注射 OKT3 后 T 细胞从循环中消失。②细胞毒作用或细胞溶解：抗体通过它的 Fc 受体同效应细胞（NK 细胞）连接而溶解靶细胞，或通过抗体依赖性细胞毒溶解细胞。这种溶解机制不需要补体，但条件是抗体必须能够结合人的单核细胞 Fc 受体。③阻断或灭活有功能的细胞表面分子：OKT3 的靶分子是 TCR 复合体中的 CD3，它能将靶分子 CD3 连同 TCR 在细胞内活化。

2）临床应用：①治疗难治性急性排斥：应用 OKT3 治疗对皮质类固醇或 ALG/ATG 治疗不敏感的急性排斥，成功率可达 85%。尤其在移植后用 3 个月内的挽救成功率更高。②用于诱导期治疗：即在肾移植后的早期，在移植肾功能恢复之前暂不用 CsA，而用 OKT3 或 ALG/ATG 替代，一般给予 7～14 天。因 OKT3 和 ALG/ATG 可调节过路白细胞，使之被巨噬细胞摄取而不致激活局部淋巴组织的免疫细胞，采用免疫诱导治疗的移植患者，术后 2 周内急性排斥的发生率仅为 3%～11%。③治疗首次急性排斥反应：OKT3 作为治疗首次急性排斥效果极佳，比类固醇好。但总体来说，用单克隆抗体治疗尸体肾移植的第一次排斥反应的患者，移植肾 1 年存活率高于用类固醇者。

3）用法和剂量：目前常规应用的 OKT3 标准剂量为每日 5 mg。一些国家推荐用静脉快速推注的方法给药，但多数患者难以耐受，故在国内采用 250 ml 生理盐水稀释，由静脉快速滴注的给药方法，7～14 天为一个疗程。因 OKT3 的半衰期为 18 小时，故每日给药 1 次。

应用 OKT3 注意事项：①用药前通过胸部 X 线和一周来的体重变化对患者的体液负荷情况进行评估，用血液透析或血液滤过进行脱水，使干体重降低 3% 左右。②配备心肺复苏设备，在首剂治疗后的 48 小时内进行监护。③为减轻首剂反应在第 1～2 剂用药前 15～30 分钟，治疗后 30 分钟给予甲泼尼龙 250 mg。④停用或减少 CsA 的剂量，疗程完成前 2 天再使用足量 CsA。⑤因故在治疗期间停用 OKT3 超过 1 天以上而又重新使用者，应按首剂应用时的要求进行。

4）副作用：应用 OKT3 后，由于 T 细胞和单核细胞的破坏，释放出大量的细胞因子进入到血液循环中，包括释放肿瘤坏死因子、IL-2、干扰素等，从而引发细胞因子释放综合征（cytokine release syndrome, CRS）。临床上表现为高热、寒战、恶心、呕吐、头痛、食欲不振、肺水肿、休克、中枢神经系统表现等，有时可导致死亡。①寒战、高热：为首剂治疗后的最常见副反应，多发生于首剂给药后的 45～60 分钟内。在第 2、3 剂以后此现象可不出现。OKT3 的使用可引发巨细胞病毒感染，故如果在治疗中出现退热后体温又升高，应警惕感染的可能性。②肺水肿：OKT3 最重要的毒副作用，细胞因子大量释放后引起毛细血管渗漏综合征，从而导致非心源性急性肺水肿，也易发生在首剂使用时，尤其当患者体液负荷过重时更容易发生肺水肿。③心血管系统并发症：临床表现为周围血管阻力降低、血压下降、心率增快、心肌收缩力减弱。若同时有肺水肿需进行脱水时，要密切注意血压的变化，防止低血压发生。④中枢神经系统并发症的临床表现有噩梦、幻觉、头痛、呕吐、癫痫发作、脑膜炎、脑病、昏迷等，甚至发生突然死亡。移植肾无功能的患者用 OKT3 作为预防性治疗时，发生严重神经系统并发症的几率增高，1%～5% 发生严重脑病甚至突然死亡。无菌性脑膜炎是 OKT3 的晚期毒副作用。⑤肾毒性：OKT3 所致的肾功能损害可表现为短暂的血肌酐上升，及随之而来的大量利尿。肾功能下降可能是由于细胞因子释放引起的血流动力学的改变所致。⑥感染：使用 OKT3 后感染的发生率升高尤其是在使用 OKT3 的后期。在所发生的感染中以巨细胞病毒（cytomegalovirus, CMV）的感染最常见。目前对 CMV 阳性的移植受者在给予 OKT3 的同时给予抗病毒预防性治疗。抗病毒药物可以应用更昔洛韦 250 mg 静脉滴注，每日两次。⑦恶性肿瘤的发生率升高：资料显示，接受过 OKT3 治疗，尤其是多次使用 OKT3 的移植受者，恶性肿瘤的发生率升高。其中恶性淋巴瘤的发生最为常见。

5）重复使用问题：对肾移植患者发生的第 2、3 次急性排斥，可重复使用 OKT3。但由于 OKT3 是异种蛋白，故首次使用后可在体内产生抗 OKT3 抗体，使其效果不如第 1 次应用好。若首次使用 10～14 天的 OKT3，50%～70% 的患者产生抗 OKT3 抗体，如不同时给予其他免疫抑制剂，将有 100% 的患者产生抗体。同时联用其他免疫移植剂可使抗体的产生率下降。在再次使用前，如抗 OKT3 抗体的滴定度超过 1∶1000，则不宜重复使用，抗体滴定低于1∶100，可重复使用第 2 次。如果 T 细胞的 CD3 表达又复出现，OKT3 的剂量需要相应加倍。慢性排斥时不宜使用 OKT3 抗体，否则会影响第 2 次肾移植时应用单克隆抗体的疗效。

（4）抗 IL-2 受体的单克隆抗体（抗 CD25 抗体）

目前已在临床上应用的此类产品有两个，其一是赛尼哌（Zenapax，Dacliumab），另一个是舒莱（Simulect，Basiliximab）。

1）性质和作用机制：赛尼哌是一种重组并人源化的抗 TAC（CD25）单克隆抗体。舒莱是一种嵌合体性（人 - 鼠）抗 TAC（CD25）单克隆抗体。现已知一般的小鼠单克隆抗体在人体的应用常受到限制，大约 80% 的受者体内能够产生抗异种小鼠免疫球蛋白的中和抗体。而嵌合性和人源化的小鼠单克隆抗体具有小鼠的可变区和人源性的恒定区，克服了异种蛋白的限制性。从理论上讲，人源化的小鼠单克隆抗体应较嵌合体性单克隆抗体的免疫原性低，但几乎没有实验证据支持这种观点。赛尼哌和舒莱都类似于白细胞介素 -2（IL-2）受体拮抗剂。其作用是与 IL-2 受体复合物（在激活的下细胞表面表达）的 a- 亚单位或称为 TAC 亚单位高特异性、高亲和力结合，干扰 IL-2 与 T 细胞结合，抑制 IL-2 介导的淋巴细胞激活，也使 T 淋巴细胞的快速增殖受阻，从而抑制了移植排斥过程中细胞免疫反应的关键通道。采用推荐剂量时，赛尼哌可使 TAC 受体饱和约 120 天。除了预期的暂时性 TAC 阳性细胞减少外，采用荧光活化细胞分检器（FACS）尚未观察到循环淋巴细胞总数或细胞表型的变化。

2）临床应用：临床试验显示，赛尼哌在降低由活检证实的移植后 6 个月内的急性排斥发生率方面明显优于安慰剂，具有统计学意义。在临床研究中观察到赛尼哌组病人的移植后 6 个月和 12 个月的存活率比安慰剂组显著增高，具有统计学意义。在移植后 6 个月时，以肾小球滤过率来评价肾功能，赛尼哌治疗组的肾功能明显优于安慰剂组。赛尼哌组接受抗淋巴细胞抗体治疗急性排斥反应的患者少于安慰剂组。同样舒莱的临床应用也取得了令人满意的效果。资料显示使用舒莱后，移植后早期急性排斥的发生率显著降低；耐激素性排斥反应明显低于对照组；皮质激素的用量明显降低。

3）用法和用量：赛尼哌首次给药应在移植前的 24 小时内，其后每 14 天给药一次，共 5 次，剂量为 1 mg/kg。推荐的给药方案保证了在移植后 3 个月内维持血清受体饱和浓度，这 3 个月也正是移植后最关键的时期。但目前的资料表明，采用两剂赛尼哌的给药方案也取得了满意的临床效果，即移植后的急性排斥发生率明显下降。目前国内的一些临床专家正在试验应用一剂赛尼哌的免疫抑制方案，其效果尚需进一步观察。赛尼哌的半衰期在异体肾移植患者中为 270 ~ 919 小时（平均 480 小时），而人体 IgG 的半衰期为 432 ~ 552 小时（平均 480 小时），两者基本相同。这充分说明了赛尼哌的人源化蛋白质特征。舒莱的推荐剂量为 40 mg，分两次给药。首次给药是在移植前的两小时，第二次给药是在移植后的第四天。此用法能够提供 4 ~ 6 周的免疫抑制期。

4）适应证：赛尼哌和舒莱均适用于预防肾移植后急性排斥反应的发生，它可与环孢素和皮质类固醇激素的免疫抑制方案一起使用。

5）副作用：临床试验结果表明，抗 CD25 单克隆抗体的用药安全性好，药物耐受良好，不增加感染的发生率。另外，尚未见有发生细胞因子释放综合征的文献报道。

（五）其他免疫抑制剂

1. 环磷酰胺

环磷酰胺是一种氮芥类烷基化抗肿瘤药物。关于其发挥免疫抑制作用的机制，可能是由于环磷酰胺在体内经肝细胞色素 P450 微粒酶代谢形成的活性物质具有干涉正常细胞有丝分裂过程所致。环磷酰胺能够使细胞分裂终止于 G_2 期，从而抑制了 T 细胞和 B 细胞的增殖和分化；抑制抗体的产生。由于环磷酰胺具有明显的骨髓抑制作用和对性腺及膀胱的毒性作用，目前已不作为器官移植后的常用药物。由于其无肝毒性，所以在应用硫唑嘌呤而发生肝毒性时，可用其作为短期的替代治疗。有报道在移植前，如受体体内预存有抗移植物抗体，或在移植后发生了体液介导的排斥反应，则可以应用环磷酰胺进行治疗。

2. 雷公藤多苷

雷公藤是属于卫矛科雷公藤属木质藤本植物。我国早在几百年前就发现其具有药用价值。1962 年福建省的古田麻风病防治院，用其煎剂治疗麻风反应取得了良好的疗效。1990 年后我国学者又将其应用于肾移植后的免疫抑制治疗，并取得了一定的临床效果。目前已从雷公藤中分离出 70 余种化学成分，主要为生物碱、卫矛醇、萜类、糖类等。雷公藤多苷是雷公藤生药的水 - 氯仿提取物，其特点是去除了毒性成分，但保留了生药的免疫抑制作用。目前的研究表明，雷公藤多苷具有抑制细胞免疫和体液免疫的作用。如实验显示雷公藤多苷能够抑制有丝分裂原刺激的 T 淋巴母细胞转化或增殖；抑制玫瑰花结形成的能力。另外，雷公藤多苷不仅能够抑制 IL-2 的产生，还能够抑制 T 淋巴细胞增殖早期 IL-2 受体的表达。雷公藤多苷能够抑制特异性产生的 IgM 和 IgG 抗体，而且也能够作用于早期未分化的免疫球蛋白，抑制抗体的产生。

动物实验表明，雷公藤多苷能够明显延长小鼠皮肤、心脏移植物的生存期，而且与 CsA 具有协同作用。肾移植的临床研究表明，将雷公藤多苷、CsA、皮质激素三联免疫抑制方案与硫唑嘌呤、CsA、皮质激素三联免疫抑制方案相比，其移植肾 1、2 年的生存率明显提高，移植后感染的发生率下降。

雷公藤多苷的主要毒副作用为胃肠道反应，骨髓抑制和肝毒性。另外对生殖系统亦有一定的影响。

3. 百令胶囊

百令胶囊是由杭州华东制药厂用人工虫草生产的冬虫夏草粉，具有天然冬虫夏草相似的功效，即具有补虚损、益精气、保肺益肝、止咳化痰和收敛安神等作用。冬虫夏草含有多种化学成分，如：腺嘌呤、尿嘧啶、甘露醇、麦角甾醇和硬脂酸等。实验发现人工虫草具有明显的免疫抑制作用，包括：人工虫草能够显著抑制 T 细胞 E- 花环的形成；对人类淋巴细胞转化率有显著的抑制作用；对小鼠的胸腺有明显的抑制作用。动物试验表明，人工虫草能够显著延长大鼠移植肾的生存期、降低移植后急性排斥反应的发生率。作者单位在动物试验研究的基础上，将人工虫草制成的胶囊应用于临床，替代硫唑嘌呤。试验结果显示，应用人工虫草胶囊的 16 例患者的一年人 / 肾存活率为 100% 和 85.7%，对照组为 100% 和 83.3%。两组之间无显著性差异。

目前百令胶囊作为人工虫草的成品药已在临床上广泛应用，主要用于肾移植后应用硫唑嘌呤或吗替麦考酚酯出现骨髓抑制后替代前两种药物，其临床疗效已得到肯定。其临床作用主要表现百令胶囊能够有效降低急性排斥的发生率；减轻急性排斥的严重程度；能够减缓慢性排斥反应的进展；在一定程度上能够减轻患者的蛋白尿；有利于受者肝损害的恢复。尚未发现百令胶囊对肝、肾功能具有毒副作用。

第二部分　实验中的免疫抑制剂

（一）15- 脱氧精胍素

15- 脱氧精胍素（15-deoxyspergualin，DSG）也是一种抗肿瘤药物。在 1981 年 Spergualin 作为一种天然的抗生素在日本被发现，1985 年发现其衍生物 15- 脱氧精胍素（DSG）具有抑制免疫的效用。目前在日本 15- 脱氧精胍素已被批准用于器官移植后急性排斥反应的治疗。

1. 药理机制

虽然知道其抑制免疫的机制同其抗肿瘤的机制不同，但确切的机制尚未明确。DSG 既不抑制细胞因子的表达，也没有抑制细胞因子的作用，亦不抑制 DNA 的合成。DSG 的作用可能是在 T 细胞和 B 细胞活化的后期，特别能抑制抗体的产生。实验显示 DSG 能抑制继发性的体液反应，如在人体能够抑制抗单克隆抗体的产生。DSG 对细胞介导的免疫抑制作用表现为：能抑制混合淋巴细胞反应；抑制有丝分裂原和同种抗原诱导的淋巴细胞增殖；干扰单核细胞 / 巨噬细胞等抗原呈递细胞的功能。

2. 吸收与代谢

该药胃肠道吸收差，动物试验中口服的生物利用度小于 5%。主要采用静脉给药途径。静脉给药后血浆血药浓度峰值和 AUC 值与药物剂量呈正比例。在血浆中，DSG 血浆蛋白结合率为 15%～30%，与药物剂量无关。DSG 的代谢与肝的细胞色素 P450 微粒体酶无关。

3. 临床应用

在多项临床实验中，应用 DSG 能够有效降低急性排斥反应的发生率，而且由于同时减低了 CsA 的用量，使 CsA 的肾毒性明显下降。另外 DSG 的应用还能明显降低移植肾的加速排斥反应的发生率。个别报道 DSG 加皮质激素能够逆转移植肾的急性排斥。DSG 的常规用法为 5 mg/（kg·d），5～14 天为一个疗程，可从复使用。

4. 副作用

DSG 的毒副作用较轻微，多表现在消化道症状，如恶心、呕吐、厌食等。部分患者可出现白细胞及血小板下降，停药后可恢复正常。

（二）FTY720

FTY720 是一种 Integrin（整合素）抑制剂。作用机制尚不清楚，Suzuki 等在 1996 年首先观察到 FTY720 能够降低周围血中的淋巴细胞，但对粒细胞和单核细胞并无作用。他假设淋巴细胞的消除是由于 FTY720 能够诱导淋巴细胞凋亡所致。体外试验也证实这一假设，即在细胞培养物中加入 FTY720 能使细胞的 DNA 断裂。而动物试验发现应用 FTY720（每日 1 mg/kg）能够降低小鼠体内脾和淋巴结内的细胞结构；降低能够自发形成自身免疫性疾病的 lpr 小鼠体内的抗凋亡因子 Bcl-2 的含量。FTY720 具有改变淋巴细胞的再循环，使淋巴细胞“归巢”药物作用，即使在移植物中的淋巴细胞进入到肠道集合淋巴结内。有报道显示 FTY720 将周围血中至少 80% 的淋巴细胞“归巢”到淋巴组织中。

移植动物试验模型显示，FTY720 能够延长移植物的生存期，而且在降低急性排斥发生率方面比 CsA 强 10～100 倍。在鼠移植动物模型中，FTY720 与 CsA 或具有协同作用，而在狗和灵长类移植动物模型试验中，FTY720 与 CsA 或至少具有相加作用。应用 FTY720 治疗后周围血淋巴细胞达到最低所需时间为 6～12 小时，而淋巴细胞恢复到正常的时间为 48～72 小时。在一项临床试验中，32 名应用 CsA 和激素二联治疗，且肾功能稳定的肾移植患者接受3.5 mg一个剂量的FTY720治疗，周围血淋巴细胞降至基础水平的27%。虽无严重的毒副作用发生，但有7名用FTY720之前心率在60次以下的患者出现了心率减慢，另外其他3名患者也出现类似的症状。

（三）其他

1．来氟米特（Leflunomide）

来氟米特是由德国研制的一种用于治疗类风湿的药物，后发现具有强烈的免疫抑制作用。起作用机制主要是能够抑制嘧啶的合成，从而干扰T、B细胞的增殖。多个动物移植模型显示，来氟米特能够显著减低移植物的急性排斥发生率，并可在一定程度上逆转慢性排斥反应的病理变化。另外来氟米特也可延长异种移植物的生存期。目前，来氟米特正在国内进行移植适应证的临床试验。此药物的毒副作用主要表现为贫血、腹泻以及对肝的毒性作用。

2．CTLA4Ig

1991年由Linsley等发现，是一种热融合蛋白，它与B7的亲和力远大于B7与其配体CD28的亲和力，所以它能够阻断B7和CD28的相互作用，即阻断了T细胞激活的第二信号系统，干扰了T细胞的激活过程。目前已有多项体内试验的结果显示CTLA4Ig能够有效延长移植动物模型中移植物的生存期，而且作为目前免疫抑制剂研究的重点备受人们重视。在灵长类的移植动物模型中，应用CTLA4Ig加抗CD40配体的抗体已能成功诱导免疫耐受。CTLA4Ig在国外已进入Ⅱ期临床试验。

3．布喹那（Brequinarsodium，BQR）

是新近研制的抗代谢类免疫抑制剂，最初用于治疗肿瘤，于1992年开始试用于器官移植。在作用机制上，BQR与MZR和MPA不同，BQR不抑制嘌呤的合成，而抑制嘧啶核苷酸的合成。BQR的免疫抑制作用极强，为MPA的100倍。动物试验表明，BQR可逆转动物心脏移植的严重排斥反应。BQR与环孢素A能产生真正抑制免疫的协同作用。

八、肾移植并发症及处理

第一部分　外科并发症

按出现时间不同可将外科并发症大致分为早期并发症与晚期并发症，部分并发症早期、晚期均可出现。早期并发症主要包括移植肾动静脉栓塞、移植肾破裂、出血等，晚期并发症主要有肾动脉狭窄、输尿管狭窄、移植肾动静脉瘘等。

（一）早期并发症

肾移植术后早期并发症一般是指术后数日或1个月内出现的并发症。

1．出血

（1）术后即刻出血：大多出现在手术后的24～48小时内。

主要出血原因：①凝血功能障碍；②肾动、静脉吻合口出血；③血管破裂出血；④细小血管漏扎出血；⑤输尿管断端出血或膀胱切口出血；⑥血压过高导致移植肾破裂出血（多见于儿童供肾）；⑦肌层小动脉出血。

临床症状：①大量活动性出血，患者可出现冷汗、面色苍白、脉快弱、血压下降等急性失血性休克症状；②移植肾区肿胀、有压痛，并可出现腹膜刺激症状；③输尿管断端或膀胱切口出血，可引起血尿、尿路刺激症状，严重时出现血块凝集，引起少尿、无尿或急性尿潴留。大量活动性出血时，可危及患者生命。

临床处理：①监测生命体征，观察伤口敷料渗出情况和引流液的性质及量；②应用B

超、CT 及膀胱造影检查可以鉴别膀胱及移植肾周围是否有出血和血肿压迫，膀胱镜检查可以明确膀胱内有无血块、输尿管膀胱吻合口处有无活动性出血；对于术后急性出血，床旁 B 超可能是最简易的诊断方式。③肌层小动脉出血可尝试局部压迫止血保守治疗，尽可能避免二次手术；④一旦出现大量活动性出血且压迫止血无效，或生命体征无法维持，应立即手术探查、止血；⑤彻底清除血块，以免引起继发性感染或血肿机化后压迫移植肾血管及肾实质从而影响移植肾功能；⑥止血同时改善凝血功能。

预防措施：①供肾摘取、修肾及移植手术过程中仔细结扎细小血管；②术中维持血容量稳定，保持血压正常，及时发现并处理潜在的出血点，避免术后出现血肿及深部感染；③吻合血管前设计好移植肾的最佳摆放位置，避免血管牵拉或带张力吻合；④术中尽量避免反复挪动移植肾；⑤术后早期卧床。

（2）术后延迟性出血：大多出现在手术后的数天或数月内。

主要出血原因：①感染，霉菌性动脉瘤破裂出血；②吻合口渗血；③移植肾破裂出血。随着外科手术技巧的改进和供体来源（以尸体捐献为主要来源）的改变，感染尤其是霉菌性感染导致动脉瘤破裂出血是术后延迟出血的最常见原因。

临床症状与早期出血症状相似，一旦怀疑有活动性出血，应立即手术探查、止血。

需要特别注意的是移植肾破裂，多发生于移植术后 1 个月内，其中 80% 发生于术后 2 周内，其主要原因是：①严重的急性排斥反应或反复出现排斥反应导致肾实质严重水肿；②移植肾活检时导致肾实质损伤；③结扎细小侧支动脉出现移植肾局限性缺血坏死；④术后腹压突然升高，如剧烈咳嗽、震动或排便时用力过度等。破裂部位多见于移植肾游离缘及肾两极弯曲张力最大的部位。

防止移植肾破裂的方法有：①积极预防术后急性排斥反应的发生；②有的作者认为术中应避免肾被膜撕脱，因为肾被膜撕脱后如果移植肾出现排斥反应，极易出现肾破裂，但也有的作者主张肾移植术后作肾被膜切开，当出现急性排斥时肿胀的肾实质有缓冲的余地；③保持术后导尿管通畅；④避免便秘。移植肾破裂后应立即手术探查，清除血块，如果肾破裂不严重，可以缝合裂口，严重肾破裂无法缝合止血时，应切除移植肾。

2. 血管并发症

（1）肾动脉或肾静脉破裂：多发生于移植术后 2～3 周，文献报道发生率为 1.8%～4.2%，后果严重。引起肾动脉及肾静脉破裂的主要原因是感染，多为细菌或真菌感染，包括一些需氧的革兰氏阳性和阴性菌、曲霉菌属、毛霉菌属真菌、厌氧菌等。术后激素冲击、抗排斥、多次排斥反应、抗生素滥用、移植肾功能延迟恢复、合并糖尿病等均可导致上述条件致病菌感染。另外，移植肾供体感染、供肾在摘取及保存过程的污染以及受者内源性感染均可导致移植肾动脉或静脉破裂。主要临床症状包括移植肾区疼痛，可以表现为局部疼痛，也可以放射至背部、肛门及外生殖器等部位，并可出现急性失血性休克症状，如冷汗、面色苍白、脉快弱、血压下降等。处理方法是立即手术探查，争取修补破裂处，或采用搭桥、覆膜支架等方式，但如果血管破裂是由于感染导致，单纯修补术后再次破裂出血的风险极大，处理应慎重，必要时应果断切除移植肾，确保患者生命安全。预防原则：提高血管吻合技术水平，积极预防感染。

（2）移植肾动脉血栓：多发生于移植术后 1～2 周，4 周后较少出现。文献报道发生率为

1%～2%。引起移植肾动脉血栓的主要原因包括：①修肾时损伤肾动脉内膜；②移植肾动脉吻合技术因素；③移植肾动脉有多支；④移植肾动脉或髂内、外动脉内膜有动脉粥样硬化斑块，或手术过程中行动脉粥样硬化斑块切除或剥脱；⑤吻合的两动脉粗细相差悬殊；⑥急性排斥反应；⑦受者处于高凝状态；⑧感染。

若移植肾动脉主干栓塞，可以表现为突然无尿，特别是在移植术后恢复排尿功能后突然出现无尿；患者移植肾体积缩小、质地变软，同时伴有肾功能变化。静脉肾盂造影时移植肾不显影，多普勒超声检查移植肾内无血流出现，放射性同位素肾图检查示移植肾无功能。

一旦出现移植肾动脉栓塞，应立即手术治疗。如果是栓塞早期，可将肾动脉切开，取出血栓，用冷肝素溶液冲洗后再行肾动脉吻合手术，尚有可能挽救移植肾，但是目前大家公认的是移植肾功能恢复机会极低，多主张切除移植肾；如果肾动脉主干栓塞时间较长，已出现肾组织大片梗死、坏死，应立即切除移植肾；如果是肾动脉分支栓塞，肾实质缺血、坏死范围小且界限清楚，可以行移植肾部分切除术。

（3）移植肾静脉栓塞：文献报道，移植肾静脉栓塞的发生率为4%，主要原因包括：①血管吻合技术因素；②静脉端侧吻合口处扭曲或成角；③继发于其他并发症，如肾周感染或血肿压迫；④受者处于高凝状态；⑤急性排斥反应。

临床症状：①移植肾恢复功能后突发少尿或无尿；②移植肾区疼痛；③血尿或蛋白尿；④移植肾明显肿大，有压痛，严重时可以出现移植肾破裂；⑤血肌酐升高等。彩色多普勒超声检查及 CT 检查有助于诊断。

一旦出现移植肾静脉栓塞，应立即手术治疗。移植肾静脉栓塞的主要危险是引起移植肾功能丧失，并可导致肺梗死。移植肾静脉栓塞会导致移植肾动脉出现血栓、栓塞。因此，早期诊断、早期手术治疗是挽救移植肾的关键。如果移植肾静脉早期出现栓塞，切开血管取出血栓，用冷肝素溶液冲洗后再作肾静脉吻合手术；如果肾静脉部分栓塞，可以采用抗凝及溶栓药物治疗（如肝素或尿激酶等）；如果栓塞时间较长，肾内已出现广泛梗死时，应立即切除移植肾。

3. 泌尿系统并发症

肾移植术后泌尿系统并发症的出现率较高，文献报道发病率是4%～30%。此类并发症不仅会影响移植肾功能及移植肾的存活率，并且有一定的危险性，应引起临床医师的重视。早期泌尿系统并发症主要有尿瘘、感染等。

（1）尿瘘：肾移植术后尿瘘是较严重的并发症，如果治疗不及时，会继发感染，从而导致移植肾功能减退甚至衰竭。有文献报道发生尿瘘时，约1/2的患者会出现继发性感染。

1）输尿管-膀胱吻合口瘘及输尿管瘘：引起输尿管-膀胱吻合口瘘或输尿管瘘的主要原因包括：①吻合技术因素；②供肾输尿管远端缺血性坏死。移植肾输尿管的血供仅来自肾动脉分支，途经肾门及输尿管近端，即所谓的“金三角”区（图17-3-8），如果在取肾或修肾过程中损伤此部位可以影响输尿管血供；③急性排斥反应导致输尿管-膀胱吻合口坏死；④导尿管引流不畅；⑤引流管压迫输尿管导致输尿管坏死；⑥严重感染。

临床症状：①不明原因发热；②局部皮肤水肿，甚至累及阴囊或大阴唇，必要时可静脉注射或膀胱内注射显影剂（如美兰等）明确诊断。

治疗原则：①如果漏尿量较少（小于24小时总尿量的1/5），临床上一般可以先采取保守治疗，保持引流管、导尿管通畅，同时加强抗生素治疗，预防感染；如果症状长期不缓解，

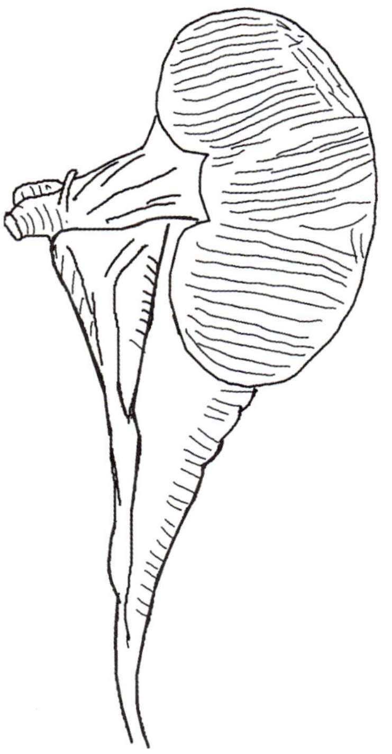

图 17-3-8 肾“金三角”区

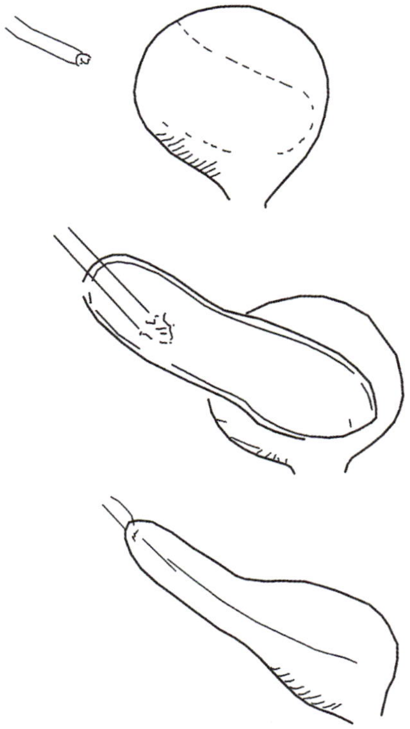

图 17-3-9 膀胱瓣成形术的基本步骤

应考虑手术修补；②如果出现输尿管远端坏死，应切除坏死部分，再进行输尿管 - 膀胱再吻合手术；当移植肾输尿管长度不够时，可以采用移植肾输尿管与自体输尿管吻合手术，或采用标准的膀胱瓣成形术（图 17-3-9），但此法的缺点是修补术后易出现膀胱输尿管反流或吻合口狭窄，也可以采用标准的腰大肌固定术（图 17-3-10）；③再吻合术后，支架管应保留较长时间；④如果输尿管全长坏死，应设法恢复尿路的连续性或行尿流改道术，可以采用以下方法：一是可以将患者自体输尿管与移植肾肾盂进行吻合；二是用膀胱瓣成形与移植肾肾盂吻合；三是移植肾输尿管皮肤造瘘术；四是回肠代输尿管术；五是经皮肾穿刺造瘘术。总之，应根据患者具体情况决定手术方式；⑤尿瘘严重已无法修补，且合并严重感染时，应果断切除移植肾，确保患者的生命安全。

预防措施：①取肾及修肾过程中应注意保

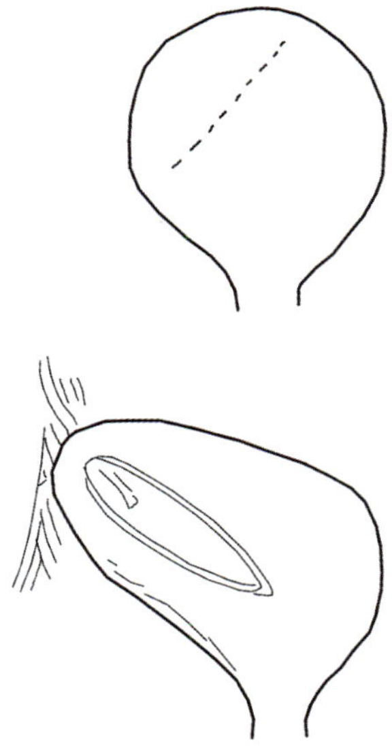

图 17-3-10 腰大肌固定术，用于移植肾输尿管较短时

护输尿管的血液供应，尽量保留输尿管系膜；②输尿管长度应合适，避免输尿管过短引起吻合口张力过大；③放置引流管时务必不要压迫

输尿管；④术后早期必须保持导尿管通畅。

2）膀胱皮肤瘘：多见于膀胱切开或耻骨上膀胱造瘘处，主要发病原因是膀胱壁切口缝合不严。其临床症状与输尿管-膀胱吻合口瘘及输尿管瘘基本相似。诊断可通过引流液进行化验分析，如肌酐及钠浓度符合尿液成分，即可确定引流液为尿液，也可以经尿道注射显影剂以确诊。如果伤口已愈合且引流管已去除，但临床怀疑膀胱瘘时，可行超声检查，探查膀胱周围有无积液，或行膀胱造影术，观察有无造影剂外泄现象。如果漏尿量较少（小于24小时总尿量的1/5），可采取保守治疗，保持引流管、导尿管通畅；如果漏尿量较多，应立即手术探查修补，加固缝合膀胱肌层，防止再次裂开漏尿，充分引流，预防感染。

3）肾盏瘘：肾移植术后肾盏瘘极为罕见，主要发病原因是修肾过程中误扎供肾极动脉，引起移植肾局部坏死。临床上可以表现为发热、腹胀、腹痛等，也可以出现阴囊或大阴唇水肿。静脉肾盂造影或逆行造影可以确诊，应根据病情采取肾造瘘或移植肾切除手术。

（2）急性上尿路梗阻：肾移植术后早期出现此症主要是指肾盂或输尿管通路受阻而引起的无尿，临床上并不多见。其主要发病原因包括：①输尿管远端坏死或纤维化；②移植肾位置摆放不当，输尿管受压迫；③输尿管过长扭曲，或肾盂输尿管扭曲；④吻合口狭窄；⑤脓肿、血肿或淋巴囊肿等压迫输尿管；⑥输尿管内血块堵塞等。

临床症状：可表现为突发无尿、移植肾区疼痛，合并感染时可伴有发热。诊断主要通过病史、体征和超声检查等。

治疗原则：如果是由于输尿管狭窄或吻合口狭窄所致，应立即手术，将狭窄段切除后行输尿管膀胱再吻合；如果是由于脓肿、血肿或淋巴囊肿等压迫输尿管，应手术清除。

预防措施：①供肾输尿管长度合适，移植肾摆放位置恰当；②术中止血完善，术后引流通畅；③完善吻合技术，防止输尿管-膀胱吻合口狭窄；④术后应用抗生素预防感染。

（3）血尿：肾移植术后3天内可以出现肉眼血尿，其后尿液会逐渐变清，但术后1～2周内可以存在镜下血尿。如果肉眼血尿持续存在，且颜色逐渐加深，应考虑存在尿路出血。肾移植术后血尿的主要原因包括：①输尿管断端管壁滋养血管漏扎；②输尿管-膀胱吻合口出血；③膀胱壁切口出血；④支架管膀胱出口处出血。

临床上可以表现为持续肉眼血尿，出血量较大时，可伴有血压下降。如果出血量不大，可以保守治疗，稳定患者血压，保持导尿管通畅，防止血块堵塞导尿管，一般可以自愈。如果出血量较大，影响血压及尿量，应立即手术探查，彻底止血，清除血块，重点检查输尿管-膀胱吻合口或膀胱壁切口处。预防术后血尿的主要方法是：术中彻底止血，特别是注意结扎输尿管断端处血管及缝扎支架管膀胱出口；膀胱壁切口严密缝合。

4. 淋巴系统并发症

淋巴系统并发症中最常见的是淋巴囊肿，文献报道其发病率为2%～18%。主要病因是术中游离髂血管时，髂血管旁淋巴管或淋巴结未结扎，引起淋巴瘘。少量淋巴液外漏可自行吸收，量大时可形成淋巴囊肿。

临床症状：①可以出现伤口渗出增多，液体一般呈淡黄色，透明；②移植肾区可出现疼痛，并可触及囊性肿块；③淋巴囊肿如压迫髂血管，可引起手术切口同侧下肢水肿；④如压迫输尿管，可引起少尿、无尿；⑤如压迫膀胱，可引起尿路刺激症状；⑥合并感染时可出现发热。

诊断依据：囊性肿物穿刺液分析，液体乳

糜试验阳性，镜检有大量的脂肪颗粒；超声、CT检查可以发现移植肾区局限性积液；静脉肾盂造影显示移植肾积水或压迫移位等现象。

治疗原则：小淋巴囊肿可以自行吸收；如淋巴囊肿较大时，需要手术切开引流，防止出现继发感染，影响切口愈合。部分移植中心采用腹膜开窗，将淋巴液内引流至腹腔内吸收，但此种方法有合并弥漫性腹膜炎的危险；也有部分移植中心采用反复穿刺抽液的方法，但应注意预防感染。

预防措施：游离髂血管时尽量减少周围组织损伤，仔细结扎淋巴管，结扎24小时后淋巴侧支开放，不会引起淋巴聚集。

5．其他

（1）阴囊内并发症：肾移植术后可以出现急性附睾炎、鞘膜积液、睾丸萎缩及阴囊水肿等阴囊内并发症。急性附睾炎的发生与留置导尿管有关，因此导尿管留置时间不宜过长，当出现急性附睾炎时，应提高阴囊，应用抗生素，严重者可以考虑行附睾切除术以防出现败血症；阴囊水肿与髂静脉回流障碍有关，可由于静脉周围水肿、淋巴囊肿或血肿压迫静脉淋巴回流，出现后应积极寻找病因，针对病因加以治疗，并抬高阴囊；术中如果结扎精索，则容易产生鞘膜积液及睾丸萎缩，因此除非术中手术视野暴露障碍时必须结扎精索，一般主张保留精索。过去出现鞘膜积液时曾经采用一次或多次抽吸积液，但容易发生预防感染且效果欠佳，如鞘膜积液较严重，建议手术治疗。

（2）手术侧股神经损伤：临床上该并发症并不常见，主要是由于术中深部位拉钩牵拉等造成，也可由于移植肾局部降温时的冰水侵犯股神经，使其受到损伤。临床上主要表现为：手术侧下肢皮肤感觉障碍、麻木；下肢或下肢关节无力，活动受限；同侧小腿伸直障碍。主要预防措施是术中注意对股神经的保护，一旦出现，一般2周左右可以自愈，无需特殊治疗。

（二）晚期并发症

肾移植术后晚期并发症可于术后数月或数年后出现。

1．血管并发症

（1）移植肾动脉狭窄：文献中报道，肾移植术后肾动脉狭窄的发病率为3%～16%，主要发病原因包括：①灌注肾时损伤肾动脉内膜；②取肾过程中过度牵拉，造成肾动脉撕裂伤或肾动脉挫伤；③动脉吻合技术因素；④受者肾动脉过长与供肾动脉成角，阻碍血流，或肾动脉过短，张力过大；⑤严重或频繁发作的急性排斥反应损伤肾动脉内膜；⑥供肾动脉或髂血管动脉粥样硬化斑块形成。

临床症状：①出现渐进性、难治性高血压，伴随肾功能进行性减退；②移植肾局部可闻及血管杂音。临床诊断结合病史及临床表现，彩色多普勒超声是首选检查，肾动脉造影是主要依据，并且可以判断狭窄的部位、程度及范围（图17-3-11）。

治疗方法：肾动脉狭窄有三种治疗方法，即保守治疗（降压药物）、血管腔内成形术及外科手术治疗。①保守治疗：如果肾动脉狭窄范围较小，通过合理的降压药物治疗后血压能够控制，血肌酐能维持在200 μmol/L时，可以采用保守治疗。②血管腔内成形术：严重的肾动脉狭窄对药物治疗反应极差，可以考虑血管腔内成形术。目前多数学者认为，该术式主要适用于肾主动脉干局限性狭窄而狭窄部位远离吻合口（与吻合口距离在1 cm以上），手术成功率高；而肾动脉狭窄出现在吻合口处时，则该手术失败率高，术后并发症（如吻合口破裂等）的比例大大增加。如果动脉狭窄范围较大，特别是已延伸到肾动脉分支时，此种情况也不适合血管腔内成形术。需要强调的是，由于血管

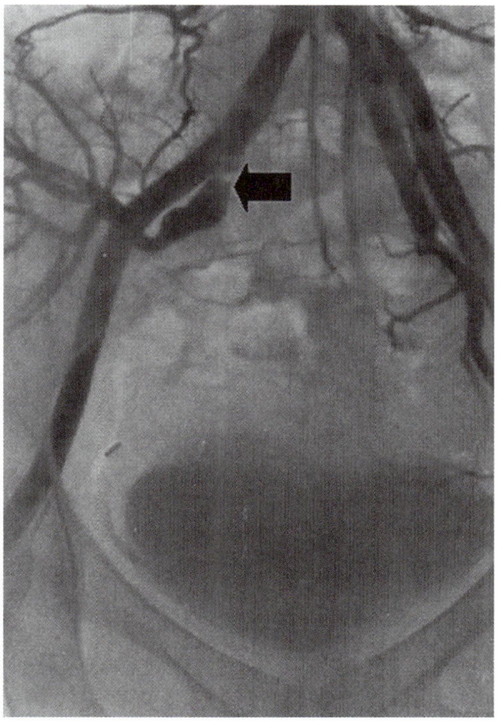

图 17-3-11 肾移植术后移植肾动脉狭窄（图中箭头所指是狭窄部位）

腔内成形术可能导致肾动脉吻合口破裂或肾动脉栓塞等并发症，因此需要有外科支持，如出现严重的并发症需紧急手术，抢救患者生命。③外科手术：可以治疗严重肾动脉狭窄，但由于肾动脉狭窄的患者一般肾移植术后时间较长，移植肾区组织粘连严重，手术难度极大。手术方式可以采用切除狭窄部位，血管重新吻合。但手术过程中移植肾无法低温保存，只能尽量缩短吻合时间，因此不可避免地对移植肾造成损伤或导致移植肾功能丧失，所以，外科手术纠正肾动脉狭窄的危险性大，只有在保守治疗及血管腔内成形术失败后才能考虑外科手术治疗。

如果保守治疗、血管腔内成形术及外科手术治疗都不能治疗肾动脉狭窄，患者血压仍难以控制，可以考虑再次肾移植手术，但不必切除首次移植肾。

预防措施：①完善外科手术技术，避免吻合动脉扭曲成角；②避免血管损伤，不能过分剥离血管壁。

（2）肾动脉栓塞：肾移植术后晚期也可以出现肾动脉栓塞，其主要发病原因是排斥反应，尤其是慢性排斥反应，导致肾内动脉或小动脉为主的动脉内膜损伤，造成移植肾功能减退，预防措施主要是预防急性及慢性排斥反应。临床症状、诊断方法及治疗措施与早期肾动脉栓塞相似。

（3）肾动脉瘤及动静脉瘘：肾移植术后出现的动脉瘤大部分是由于动脉吻合口部分裂开而引起的假性动脉瘤，也有部分病例是由于局部感染导致的，特别是真菌感染。临床上也偶尔见到由于创伤而导致肾实质内出现动静脉瘘，例如由反复肾穿刺活检损伤血管壁所导致。

一般患者出现肾动脉瘤或肾内动静脉瘘，临床上可无症状，当动脉瘤增大或破裂时可出现局部疼痛、肿胀，部分患者也可出现高血压、移植肾功能减退等，一般患者移植肾区有血管杂音，有时局部可触及震颤。肾内动静脉瘘很少出现进行性增大，这可能是由于肾周围纤维化，限制了其增大。彩色多普勒超声检查可以发现肾动脉血管瘤或肾内动静脉瘘，血管造影可以进一步明确动脉瘤的位置及大小。

如果发现肾动脉瘤，可以进行血管修补，但手术难度较大；如果肾动脉瘤是由真菌感染导致，应切除移植肾，防止吻合口反复感染破裂；如果发现肾内动静脉瘘，大部分可以采取保守治疗方案，但如果患者合并有严重的血尿，可以采取选择性肾内动脉栓塞或进行手术修补，结扎动静脉瘘，也可以行肾部分切除术。

2. 泌尿系统并发症

（1）泌尿系统梗阻及上尿路扩张积水：主要病因：①输尿管远端纤维化（慢性缺血引

起）导致输尿管进行性狭窄；②肾盂、输尿管扭曲；③肾盂、输尿管受到外来压迫，如受到血肿、脓肿或淋巴囊肿压迫；④尿路结石；⑤感染后组织粘连、腹膜后纤维化使输尿管扭曲受压；⑥前列腺增生或膀胱颈硬化。

临床症状：部分患者可以无临床症状，部分患者可有不同程度的排尿困难，严重的泌尿系统梗阻可伴随肾功能的进行性减退，甚至移植肾功能衰竭。超声检查可以发现肾盂、输尿管扩张积水；同位素肾图检查可以出现上尿路排泄延缓，并可有肾功能减退；静脉肾盂造影显示肾盏、肾盂或输尿管扩张积水。

如果输尿管远端纤维化导致泌尿系统梗阻，可以手术治疗，切除远端坏死部分，将其近端与膀胱行再吻合手术，如果输尿管过短，可用患者自身输尿管与移植肾肾盂进行吻合；或用膀胱瓣成形与移植肾肾盂吻合；如果由于前列腺增生导致泌尿系统梗阻，可采用TURP；如果患者患有膀胱颈硬化，可采用经尿道电切或扩张术，但较长的尿道狭窄以扩张术为宜。

（2）尿路结石：肾移植术后尿路结石并不多见，文献报道，其发病率为1%～2%。其主要发病原因是：①供肾结石未被发现；②移植术后持续高尿酸血症；③反复发作的泌尿系感染；④手术缝线未吸收而形成异物。

由于移植肾已去神经化，因此患者并无临床症状，如肾绞痛等，但患者可以出现镜下血尿；如伴有急性尿路梗阻，可出现少尿或无尿；如伴有泌尿系感染，可出现发热等感染症状。超声检查显示梗阻以上部位出现尿路扩张积水；由于盆腔骨骼的影响，多数腹部平片不能显示结石的部位，有时应用超声波体外碎石机有助于结石定位；静脉肾盂造影、CT检查也可帮助诊断。

肾移植术后合并尿路结石很少需要外科手术治疗。由于移植肾放置于髂窝，因此体外冲击波碎石治疗较困难，碎石后应防止结石导致的输尿管梗阻，可于碎石前在移植肾肾盂及输尿管内放置输尿管支架管；经皮肾穿刺取石是最直接的方法，由于移植肾位置表浅，手术操作较容易，输尿管结石可采用顺行性经皮肾穿刺方法取石，如果输尿管结石位于输尿管远端，顺行及逆行方式均难以成功，可采取外科手术治疗，切除有结石的部分输尿管，将输尿管近端与自体输尿管吻合。

第二部分　肾移植术后感染

（一）概论

1. 发病率

各移植中心肾移植术后感染的发病率各不相同，Peterson等报道在肾移植术后1年内，32%的患者出现感染，7%的患者由于感染而死亡，由于轻度感染不需住院的患者未包括在内，因此实际感染比例更高。Morris等报道在肾移植术后6个月内，58%的患者出现感染。感染是引起患者死亡及移植物丧失的主要原因。一项调查显示，如果患者肾移植术后出现感染，其移植物3年存活率可从81%降至76%。

肾移植术后感染可以按照致病菌种类、全身感染部位、移植术后感染出现的时间进行分类。细菌感染出现较早，一般在肾移植术后1个月内，主要常见感染部位为泌尿系统、呼吸系统、伤口及血管穿刺部位，易引起败血症。罕见的细菌感染通常出现较晚。病毒感染中，单纯疱疹病毒感染出现较早，而巨细胞病毒感染（CMV）通常出现于肾移植手术1个月后，带状疱疹病毒可在肾移植术后任何时间发病。真菌感染一般出现在肾移植术后早期。放线菌感染、原虫感染、蠕虫感染相对少见，一般出现在术后早期。总之，大约50%的感染是由于病毒所致，30% 感染由于细菌所致，5% 的感染由于真菌所致，15% 的感染是混合感染。

2. 发病因素

肾移植术后易出现感染，主要原因是：①感染可以直接通过移植物传染给移植受者，表 17-3-18 中列出了常见的可以通过移植物传染给受者的致病菌；②在取肾过程中，移植肾有可能被感染；肾移植手术过程中需要介入血管系统及泌尿系统；手术需要进行输尿管插管及中心静脉插管；③尿毒症患者免疫功能减退，常伴有血红蛋白降低、低蛋白血症和凝血功能障碍；④术后患者需服用免疫抑制药物，会对免疫防御功能造成广泛损坏。免疫抑制药物可作用于特异性及非特异性防御机制，另外激素具有抗炎作用，并可引起伤口延迟愈合。其他危险因素还有：儿童（患机会性感染的比例明显增加）、糖尿病、移植肾功能不全、白细胞减少、肝炎、脾切除等。

3. 临床症状

感染是肾移植患者发热的最重要原因。Rubin 等人按肾移植术后感染出现的时间的不同将感染分为 3 阶段，第一阶段：移植术后 0～6 周；第二阶段：移植术后 6 周 ～6 个月；第三阶段：移植术后 6 个月以后。在第一阶段内，大多数感染是由于外科手术操作不当导致，伤口及泌尿系统感染是最常见的感染部位，葡萄球菌（S.aureus）及大肠埃希氏菌（E.coli）是最常见的致病菌。在第二阶段内，主要是机会性感染，如结核病、李斯特菌病（Listeriosis）、非伤寒沙门氏菌病（nontypoid Salmonella）、隐球菌感染（cryptococcal）或其他真菌感染、卡氏肺孢子虫肺炎，原发性或继发性 CMV 感染也主要出现在此阶段。由于肾移植术后 6 个月后，免疫抑制药物大幅度减少，因此在第三阶段，主要是社区获得性感染，如肺炎球菌性肺炎或病毒性感冒。

对于肾移植术后发热的患者，在考虑感染的同时，还应考虑非感染因素，如移植肾排斥反应、出血、肺血管或周围血管栓塞等，应予以排除。

如果高度怀疑患者发热是由于感染所引起，需进一步检查以确定感染种类，并应初步估计病变发展的速度。血培养对确定致病菌及其相关的药物敏感试验有很好的临床价值，对于白细胞减少的患者，革兰氏阴性菌通常会威胁其生命，传统的治疗方案为哌

表 17-3-18 可通过移植物传染给移植受者的菌群

病毒	细菌	真菌	寄生虫
HIV 病毒	需氧菌（G^+）	白念珠菌	疟疾弓形体病
巨细胞病毒	需氧菌（G^-）	荚膜组织胞浆菌	锥虫病
单纯疱疹病毒	厌氧菌	新型隐球菌	类圆线虫病
EB 病毒	分枝杆菌		
B 型肝炎病毒	结核分枝杆菌		
C 型肝炎病毒	不典型分枝杆菌		
D 型肝炎病毒?			
G 型肝炎病毒			
腺病毒？微小病毒?			
乳头状瘤病毒 狂犬病毒			
海绵状病毒			

拉西林（piperacillin）加氨基糖苷类抗生素（aminoglycoside）联合应用，同时可使用氟氯西林（flucloxacillin）治疗葡萄球菌感染。目前头孢菌素应用较多，因为此类药物肾毒性较少，而氨基糖苷类抗生素具有较强的肾毒性，并且头孢菌素对大肠埃希氏菌感染的疗效较好，但有时对葡萄球菌的疗效欠佳。对于白细胞减少患者的感染，还可采用头孢他啶（ceftazidime）加万古霉素联合治疗。对于非白细胞减少的患者，还可采用亚胺培南（imipenem）治疗。

4．诊断方法

治疗感染最主要的问题是如何早期准确诊断，放射影像学、病理学及微生物学是最重要的感染诊断手段。

（1）影像学诊断：放射影像学是诊断移植术后胸部及中枢神经系统感染的最重要的手段。

1）胸部检查：目前，胸部X线仍是检查肺部感染的首选方法。临床上，我们首先根据患者胸部X线片形态学的改变和起病速度的不同初步确定引起患者发病的可能致病菌（表17-3-19）。由于CT具有更准确及更敏感的解剖定位性，对于胸部X线片不能明确诊断的感染病变，特别是机会性感染（如曲霉菌、新型隐球菌等）和临床上死亡率较高的卡氏肺孢子虫感染（通常在起病时胸部X线片很少出现异常表现），CT具有较高的临床诊断价值。另外，胸部CT在以下情况中尤为重要。

①尽管胸部X线片出现异常表现时可以诊断肺部感染，但其对于病变的进展程度不能进行准确估计，尤其是真菌及放线菌感染，并且不能较好地评价疗效，而CT在此方面有较大的优势。

② CT能够帮助鉴别诊断患者患有何种机会性感染。如CT出现空洞性病变则提示感染可能是由于放线菌、隐球菌或曲霉菌所致；肺中叶外部出现混浊则提示轻度肺栓塞，如果出现空洞，则提示曲霉菌性肺栓塞；肺部出现高密度阴影或肺实变，则高度提示细菌性肺炎。

③由于双重感染或继发性感染在肾移植术后患者中通常是由一种以上的致病菌引起，如

表 17-3-19　根据移植受者肺部X线片的病理改变不同及发病速度不同而初步确定不同的感染

胸部X线	病程	
	急性	亚急性或慢性
实变	细菌 肺栓塞 肺出血 （肺水肿）	真菌 放线菌 结核 （病毒，肺水肿）
支气管血管周围性病变	肺水肿 白细胞凝集素反应 （细菌）	病毒 卡氏肺孢子虫 （真菌，放线菌，结核）
结节性渗出	（细菌）	真菌 放线菌 结核 肿瘤 （卡氏肺孢子虫）

果患者对适当的抗生素治疗反应较慢或无反应，应考虑行CT检查，以明确患者是否合并其他感染。

④CT对于移植术后感染是否需要介入性手段进行诊断具有一定的帮助，并能对哪种感染需要进行组织活检提供可靠的依据。CT能提供细针穿刺活检的准确部位，CT还是提示支气管镜检查能否明确某一特殊感染的最好方法。例如，对肺结节病患者，CT可以显示与病变部位相关的支气管，则再行支气管镜检查所得到诊断的准确性为60%，如果未行CT，则支气管镜检查所得到的诊断的准确性小于30%。如果CT显示肺中心性渗出性阴影，则支气管镜检查是明确诊断的可靠手段。

2）中枢系统检查：头颅CT及磁共振（MRI）对诊断移植术后患者脑实质感染起重要作用。移植术后患者中枢神经系统（CNS）感染的发病率约为5%（包括脑实质感染及脑膜炎），由于移植术后患者服用免疫抑制剂，患者的抗炎反应能力受损，CNS感染的临床症状可以非常不典型，不明原因的发热及头痛可能是CNS感染的最主要的临床症状，其他临床症状包括震颤、意识状态的改变、局部神经病变及个性改变。一旦移植患者出现以上临床症状，应高度怀疑是否存在脑部病变，并进行必要的检查，包括脑部影像学检查及腰穿检查。总之，CT可作为监测手段，如果CT未能显示出异常改变，而患者神经系统症状持续存在，则应考虑MRI。MRI比CT更加敏感，但是MRI的特异性较差，有时会对临床诊断造成影响。CNS影像学检查在下列情况中尤为适用。

①某一特殊感染，特别是曲霉菌感染、新型隐球菌感染是引起移植术后患者CNS感染的最主要致病菌，它们容易播散至脑部引起脑部感染。如果出现脑实质的病变，则对患者的预后及临床治疗时间都具有很大的影响。因此我们建议，如果患者出现曲霉菌、新型隐球菌感染，即使患者并无CNS症状，也应常规行脑部CT检查。

②对于大多数患者，CNS感染的诊断是根据颅外感染病灶穿刺活检而证实的（例如肺、皮肤等）并且根据CNS系统影像学检查来确定的，只有极少数患者需要进行脑部穿刺活检。如果患者必须通过脑部活检穿刺明确感染诊断，则CT引导下的脑穿刺是目前最常用的手段。

（2）病理诊断：由于以下原因，移植术后感染的病理特异性诊断十分重要。

①与其他免疫功能受损患者不同（如AIDS），移植术后患者出现感染，如果能够早期诊断及早期治疗，预后一般较好。

②有许多抗生素对环孢素A（CsA）及他克莫司（FK506）的血药浓度水平有影响，而CsA及FK506又是移植术后患者最常用的两种免疫抑制药物，因此病理特异性诊断避免了多种抗生素联合治疗。

③许多机会致病菌，特别是真菌及厌氧菌，临床上很难得到阳性培养结果，因此这类致病菌感染的形态学改变比微生物学培养结果更敏感，能更迅速得到准确的诊断。

目前常用的病理学诊断方法主要有：常规病理切片染色、特殊染色（如银染、黏蛋白胭脂红染色、革兰氏染色等）、免疫生化技术（应用特殊抗体）及DNA杂交技术。

（3）微生物学诊断：移植术后感染患者的微生物学检查主要包括：病变组织标本微生物的分离及培养、免疫学方法、微生物的抗原测定、应用PCR方法检测微生物的DNA。病变组织标本微生物的分离及培养仍是诊断感染的最佳方法，这不仅是由于此方法可以为感染提供可靠的诊断依据，同时能进行抗生素敏感试验，为选择合适的抗生素提供最可靠的依据。

长期以来临床上采用免疫学技术评价感染患者对感染的反应能力，常用的方法有：皮肤试验用于检查细胞免疫对某一致病菌的反应能力（如结核菌素试验）及血清学检查（循环中特殊抗体的存在或升高）。但是移植患者采用这些方法诊断感染，敏感性较差。

但是免疫学检查在下列情况出现是具有较大的临床诊断价值及治疗价值，如CMV抗体阴性患者移植术后出现CMV感染，与移植术前CMV抗体阳性的患者相比，CMV感染的程度较重，所需治疗时间较长，治疗后复发的比例较大；同样，移植术前EB病毒抗体阴性的患者与抗体阳性的患者相比，术后原发性EB病毒感染的比例增加，则移植术后淋巴细胞增殖性疾病的发病率明显增加。

近年来，微生物的抗原学检查已在移植受者中广泛应用，如检测血中或脑脊液中新型隐球菌的多糖包膜可以为播散性隐球菌感染患者的诊断提供可靠的依据。同时由于抗原的数量可以测定（梯度水平），则可以用半量法测定微生物的负荷量，是对患者感染程度及预后进行评估的一项可靠指标，并可通过观察抗原梯度水平的变化来评价患者治疗的疗效。

同样，半量法检测血中CMV抗原（pp65）也是诊断CMV感染的一种很好的方法，通过检测病毒的负荷量，可以对治疗起指导作用。但抗原检测方法也有它的局限性，一旦采集到标本，必须立即进行检查；目前各个实验室之间并无统一的标准评价检测结果；有时患者有明显的胃肠道或某一局部的CMV感染，但血中可能检测不出抗原。

应用PCR检测微生物致病菌是微生物学诊断方法的一大进步，目前，此方法主要应用于移植术后感染疱疹病毒感染，特别是巨细胞病毒（CMV）感染、人类疱疹病毒-6（HHV-6）感染、EB病毒感染及丙型肝炎病毒感染。如果临床上怀疑患者有以上病毒感染，而PCR检测未发现患者血中存在有相应的致病菌，则能排除患此种感染的可能性。PCR技术的定量法能确定致病菌的数量，并能为临床医师观察患者对治疗的反应提供可靠的依据。由于PCR技术的广泛应用，现在，我们可以应用PCR监测致病菌，如果患者体内某一致病菌的数量达到阈值，则可采取最佳的预防治疗手段。

5. 预防

（1）肾移植术前：肾移植术前患者最常见的感染部位为胸部及泌尿系统。支气管扩张患者移植术后早期易引起肺部感染，但对此类患者不提倡术前长期抗生素治疗，因为疗效不稳定，并且容易导致细菌耐药，如患者出现急性发作，可采用常规治疗手段。支气管扩张患者接种肺炎球菌疫苗安全、可靠，尤其适用于脾切除患者，但对于免疫功能减退患者或尿毒症患者，疗效欠佳。如果患者有结核病史，应接受预防治疗。对于慢性或反复发作的泌尿系统感染，应积极治疗，如有可能，彻底根除；必要时可考虑双肾切除术，但此治疗手段对于慢性透析患者有一定的危险性。如果患者有接触乙型肝炎病毒、单纯疱疹病毒、EB病毒、CMV、带状疱疹病毒、人类免疫缺陷性病毒（HIV）的病史，术前应进行血清学检查，每6个月复查一次（表17-3-20）。

所有的器官移植供者，包括活体供者及尸体供者，移植术前均应仔细检查是否为乙型肝炎病毒、丙型肝炎病毒、CMV、HIV感染者，因为这些病毒可以直接通过供者器官传染给受者。另外还有一些病菌可以通过器官传染给受者，如厌氧菌、真菌、弓形体病、疟疾及锥虫病等。此外，一些少见的传染病如狂犬病毒也可通过器官传染给受者。

（2）肾移植术中：大多数肾移植术后早期的感染是由于手术本身所引起，外科技术操作

表 17-3-20 移植术前患者需进行的致病菌血清学检查

病毒	术前治疗对移植术后治疗的影响
单纯疱疹病毒 1、2 型	如阳性，移植术后早期阿昔洛韦、泛昔洛韦、更昔洛韦预防治疗
EB 病毒	如阳性，术后更昔洛韦预防治疗。供者阳性，术后易出现原发性感染，导致移植术后淋巴细胞增殖病
水痘带状疱疹病毒	如阴性，疫苗接种；如有临床接触史，阿昔洛韦预防治疗
巨细胞病毒	如供者阳性或受者阳性，术后抗病毒预防治疗
乙型肝炎病毒抗原	如阳性，检查核心抗原及乙型肝炎病毒 DNA，并行肝活检；如乙型肝炎病毒 DNA 阳性，如活检证实需要，术前可进行干扰素或抗病毒治疗；并与肝病医师联系确定进一步治疗方案
丙型肝炎病毒	如阳性，检测 HCV-RNA；如阳性，如活检证实需要，术前干扰素或抗病毒治疗
人类免疫缺陷病毒	如阳性，慎重考虑是否需要移植

不当是引起术后出血、输尿管瘘及淋巴瘘的最重要原因。目前普遍认为手术期间预防性应用抗生素对于减少术后伤口感染很有必要，治疗方案应根据当地细菌流行情况而定，但一般应包括预防葡萄球菌及大肠埃希氏菌感染。

（3）肾移植术后：除少数病例外，大多数肾移植术后感染是由于：①患者体内原致病菌的激活。②未采用适当的预防手段及交叉感染。如果患者中性粒细胞少于 0.5×10^9/L，则此类患者需要隔离，同时建议给此类患者口服抗感染药物，如复方新诺明（co-trimoxazole）、抗真菌药物，如制霉菌素（nystatin）或两性霉素 B（amphotericin B）等。

肾移植术后结核病感染的发病率各移植中心的数据各不相同，但是高危人群的发病率可高达 5% 以上，并且发病时症状并不典型，死亡率较高。可对于过去曾有结核病史或肾移植术前有明确结核接触史的患者，采用药物预防治疗。如有明确的接触史，可口服异烟肼及利福平，特别需要注意的是利福平可以降低 CsA 的血药浓度，因此服用利福平期间，CsA 的剂量必须酌情增加，以减少急性排斥的发生。目前对于预防治疗的疗程长短尚无统一的标准，有的中心建议服用异烟肼及利福平 8～12 个月，原则是足疗程。

肾移植术后早期患者最容易患泌尿系统感染，治疗不当可引起菌血症。泌尿系统感染可引起移植肾排斥反应的发生。Tolkoff-Rubin 等报道术后撤除输尿管导管后，如患者服用复方新诺明可以明显降低严重泌尿系统感染的发病率，且复方新诺明还可以明显降低卡氏肺孢子虫肺炎的发病率。也有人报道复方新诺明可引起白细胞减少，并可增加真菌感染的发病率，但证据并不充分。

肾移植术后患者的随诊十分重要，尤其是肾移植术后 6 个月内。嘱患者如出现感染应立即到医院就诊，以免延误病情。

6. 治疗

治疗移植术后患者感染有以下几个特殊的问题需要临床医师高度重视。

（1）临床上常用的抗感染药物与 CsA 及 FK506 有明显的相互作用，而 CsA 与 FK506 又是移植患者最常用的免疫抑制剂。抗生素主要影响 CsA 或 FK506 的代谢，并能加重 CsA 及 FK506 的肾毒性作用。抗生素影响 CsA 及 FK506 的代谢主要是通过诱导或抑制肝酶系统 CYP3A（细胞色素 P450 3A），增加其代谢速度或降低其代谢速度，则在抗生素治疗期间引起 CsA 或 FK506 的血药浓度水平升高或降低，可造成患者免疫抑制作用不足导致移植肾排斥反应；或过度免疫抑制作用，增加感染的危险性。表 17-3-21 列出了常见的抗生素与 CsA 及 FK506 之间的药物相互作用，及与 CsA 或 FK506 联合应用时的肾毒性作用。

（2）目前抗生素在临床的应用主要有以下 3 种途径：①治疗手段：对已确定的感染进行治疗。②预防手段：对于有可能出现的感染，进行预防性治疗。③最佳治疗手段：某些患者其临床流行病学特点或实验室结果证实是某种感染的高危人群，则对于这些患者在感染出现之前给予抗生素预防性治疗（表 17-3-22）。

（3）采用何种抗感染治疗手段，应与患者

表 17-3-21 抗生素与 CsA 及 FK506 之间的相互作用

药物	对 CsA/FK506 血药浓度的影响	联合用药时的肾毒性
抗真菌药物		
两性霉素 B		↑↑
克霉唑	↑↑	↑
酮康唑	↑↑	
灰黄霉素	↓	
抗生素		
克拉霉素	↑	↑
多西环素	↑	
红霉素	↑↑	
庆大霉素		↑
新青霉素Ⅲ	↓	
利福平	↓↓	
利福布汀	↓↓	
磺胺甲基异恶唑	↓	↑
替卡西林	↑	
抗结核药物		
异胭肼	↓	
吡嗪酰胺	↓	
抗寄生虫药物		
氯喹	↑	

表 17-3-22 预防治疗及最佳治疗在移植患者中的应用

预防治疗	低剂量磺胺甲噁唑：预防卡氏肺囊虫感染、李斯特菌感染及弓形虫感染
	手术期间外科预防感染：预防伤口感染
	口服更昔洛韦、阿昔洛韦：有效预防 CMV 病
最佳治疗	外科操作累及某一感染部位，需要适当给予抗细菌及抗真菌治疗：预防全身播散性感染
	氟康唑或低剂量的两性霉素 B+ 氟胞吡啶治疗尿路念珠菌感染：预防真菌球堵塞及引起上行感染
	CMV 阳性患者需抗淋巴细胞球蛋白时，静脉注射更昔洛韦后口服更昔洛韦：预防全身性 CMV 病
	监测血 CMV，一旦病毒水平达到阈值时，更昔洛韦治疗：预防全身 CMV 病

已接受的免疫抑制治疗方案紧密结合。因此，抗感染治疗的方法应个体化，治疗应彻底，应做到：①临床症状消失；②化验结果显示活动性感染已得到彻底治疗；③免疫抑制治疗方案不能引起感染的复发。这里我们要注意两点：①患者的治疗方案应包括两方面内容，应用免疫抑制剂预防及治疗排斥反应；抗感染治疗应保证患者能够耐受免疫抑制治疗。②要了解感染患者微生物的负荷量，负荷量越大，抗感染治疗的周期及强度越大，越需要有力的实验室证据证实患者已得到适当的治疗。

（4）由于先天解剖的异常或由于手术操作失误所造成的感染，抗感染治疗的首要问题是通过外科手段治疗引起感染的病变，否则感染不可能得到彻底根治。

（5）由于移植患者感染所具有的特殊性，尽可能采用预防感染治疗及最佳治疗方案。

（二）常见部位感染的诊治

1. 肺部感染

（1）概况：肾移植术后患者与正常人群相比，呼吸道感染的发病率高，特别是患者肾移植术后需服用免疫抑制剂，导致细胞免疫缺损，导致移植患者易患机会性感染。肺炎是引起肾移植患者发病及死亡的主要原因之一。

机会性感染包括原发性真菌感染（特别是卡氏肺孢子虫及曲霉菌）、分枝杆菌感染及巨细胞病毒感染。分子遗传学证实卡氏肺孢子虫是真菌的一种，免疫功能减退的患者由于此类病菌所导致的机会性肺炎一般为原发性。卡氏肺孢子虫肺炎的特点为渗出性肺炎，主要临床特点是呼吸困难及低氧血症。早期正确诊断对于此病的预后十分重要，80% 的患者早期治疗效果较好。由于卡氏肺孢子虫肺炎在移植术后患者中发病率较高，多数移植中心术后常规采用药物预防治疗。

曲霉菌感染是通过呼吸道传播的，因此肺部成为原发感染部位，通过血行感染可到脑部，引起更为严重的并发症。患者全身免疫功能正常时，曲霉菌可以作为寄生菌寄生于患者原肺部病变的部位，例如分枝杆菌可寄生于陈旧性肺结核的空洞内。只有在患者免疫功能减退时，曲霉菌才成为致病菌，通过血行传染引起肺炎。星形诺卡菌（nocardia asteroides）是革兰氏阳性丝状分枝菌属，通常寄生于土壤中，通过呼吸道传染，健康人群极少发病，免疫抑制患者中较常见，肺部是原发感染部位，但通常可播散至脑部，死亡率较高。结核分枝杆菌（mycobacterium tuberculosis）并不是机会致病菌，但 T 细胞的免疫功能状态对此病的发作极为重要。结核病可出现在全身任何部位，但肺部感染最常见，感染部位标本的组织学检查及微生物学检查可提供可靠的诊断依据。

（2）临床症状：有些患者，特别是支气管哮喘患者及有吸烟史的患者，移植术后可出现急性气管炎，主要临床症状是咳嗽，感冒后可出现脓痰，肺部无明显病变，胸部 X 线片无明显异常改变。肾移植术后有很多感染因素及非感染因素可引起患者发热，肺部感染患者胸部 X 线片可显示肺部阴影。移植术后长期存活的患者，可以出现肺部淋巴瘤。细菌及真菌感染患者如出现白细胞减少症，则说明感染程度较重。

若患者出现发热的同时合并有寒战，则应高度怀疑感染性疾病；胸膜炎可以合并胸痛及胸膜摩擦音，而卡氏肺孢子虫感染、心源性肺水肿及肺泡出血不可能出现此症状；心源性肺水肿的典型特征是端坐呼吸，出现奔马律，颈静脉怒张，周围水肿，体重增加，胸部 X 线片显示心脏增大、肺静脉增宽；肺部感染时患者可以出现咯血，但肺栓塞及肺出血患者也可出现此症状；卡氏肺孢子虫感染患者的发热及呼吸困难的程度通常与胸部X线片异常表现一致，最终出现双侧肺部渗出性病变，但临床肺部病理体征并不明显；CMV肺炎的预后较好，但诊断较为困难，通常合并有继发性感染，如卡氏肺孢子虫感染或真菌感染。

（3）诊断与治疗：如果肾移植术后患者出现咳嗽、咳痰，无发热，胸部X线无肺实变的表现，此类患者很有可能是气管炎，应立即进行痰涂片及痰找细菌培养，抗生素可选用氨苄西林（ampicillin）、复方新诺明（co-trimoxazole）或红霉素（erythromycin），因为以上抗生素对常见致病菌如肺炎链球菌及流感嗜血杆菌疗效较好，但应注意复方新诺明及红霉素可以影响CsA的药物浓度。

如果患者出现发热，胸部X线显示肺部有阴影，应进一步检查。如果患者突然出现发热，胸部X线显示肺部局部或某一肺叶出现阴影，则应高度怀疑细菌性肺炎。在对血、尿、痰及胸膜积液检查后应尽早开始抗生素治疗，肺炎球菌仍然是引起肺炎的最常见的致病菌，但在移植患者中，军团菌（legionella）及革兰氏阴性菌感染所造成的危险性极大，因此对于病情严重的患者，早期即应采用广谱抗生素治疗，尤其是军团菌感染时，患者可无任何临床症状；如果患者胸部X线片显示空洞性病变，则高度怀疑葡萄球菌感染，可采用多种抗生素联合治疗。

如果患者是亚急性发病，则引起此种感染的致病菌种类较多，因此，确定致病菌对于明确诊断是十分关键的。由于此类患者可以无痰，或者由于咽喉部细菌污染痰标本，造成痰培养的准确性较差。非侵入性诊断方法对于此类患者特别是机会性感染患者的敏感性较差，目前已采用脱氧核糖核酸扩增法（聚合酶链反应）确定特异性RNA核糖体片断，用于诊断卡氏肺孢子虫感染，临床诊断的敏感性及特异性均达到95%以上。介入性诊断方法主要有经皮细针穿刺活检、支气管镜下肺泡冲洗液检查或经支气管穿刺活检，但是介入性诊断方法需要一定的经验及技术。

2. 伤口感染

移植术后出现伤口感染的原因主要有以下几点：①尿毒症患者血红蛋白低，血浆中白蛋白水平低，伤口本身愈合能力差；②移植术后近期大剂量应用免疫抑制剂，特别是激素会降低患者对感染的防御能力，增加易感性，再次移植患者术前曾进行过免疫抑制治疗，伤口愈合能力更差；③手术创伤、血肿、漏尿等手术并发症可以导致伤口感染；④取肾及运输过程中污染肾，术后可引起深部感染。

伤口感染的主要致病菌是革兰氏阴性菌，大肠埃希氏菌最为多见，其他致病菌还有葡萄球菌及肠球菌等。临床表现：①移植肾区可出现红、肿、热、痛等急性炎性反应症状；②伤口引流液增多，液体色浊或出现脓性引流液；③出现发热及畏寒；④继发性尿路感染时可出现尿路刺激症状及尿液检查结果异常。

一旦出现伤口感染，应立即进行分泌物培养，并行B超检查、必要时行CT检查伤口下方的组织。

表面的伤口感染需要进行彻底的外科清创，深部感染如果危及患者生命安全，应果断切除移植肾。

3. 泌尿系统感染

有文献报道肾移植术后泌尿系统感染的发病率可高达75%，其主要发病原因是：①肾移植患者本身免疫功能减退，术后服用大剂量的免疫抑制剂，抗感染能力下降；②患者原肾存在有感染病灶，如慢性肾盂肾炎、多囊肾等，移植术后由于抗感染能力下降，潜伏的感染灶复发；③供肾原有感染灶或由于取肾过程中污染供肾；④输尿管-膀胱吻合口的逆流性感染；

⑤术后导尿管引流时间过长。肾移植术后合并泌尿系感染可以直接影响患者的移植肾功能，因此应引起临床医师的高度重视。

主要临床症状是发热、尿路刺激症状，女性的发病率高于男性。如果感染程度较轻，临床上可无症状，所以定期尿液常规检查非常必要。出现泌尿系统感染时，尿液检查可以发现尿中有红细胞、白细胞或脓细胞，尿液培养阳性。检查尿中的细菌数量是直接可靠的方法，中段尿细菌培养，细菌计数＞10^5/ml 或更高时，则证实患者有泌尿系感染；但对于肾移植患者，如果细菌计数＜10^5/ml，并不能完全排除泌尿系感染的可能，因为有时感染灶在尿道、前列腺，或者肾移植术后早期高尿量导致细菌被稀释。

尿路感染的致病菌多为大肠埃希氏菌、产气杆菌、金黄色葡萄球菌、白色葡萄球菌、铜绿假单胞菌等，临床上常见两种以上致病菌的混合感染，如果确诊患者患有泌尿系感染，在尿培养结果未出来之前可以选用较广谱的抗生素，然后再根据尿液细菌药敏试验确定合适的抗生素。

(三)病毒感染的诊治

移植术后患者病毒感染的发病率较高，对移植患者影响较大的病毒有疱疹病毒、肝炎病毒及社区获得性呼吸道病毒，我们这里所要讨论的主要病毒有 CMV、EBV、人类疱疹病毒 6 型及 8 型(HHV-6 及 HHV-8)、HBV、HCV、HGV、人类免疫缺陷性病毒(HIV)。

病毒的主要致病作用表现在以下几个方面：①潜伏性：一旦感染某类病毒，患者将终身携带病毒，此感染在一定的情况下可以再次激活；②只与细胞免疫有关，体液免疫并不参与抗炎性免疫反应，若患者接受抗排斥反应治疗，则反映宿主主要抗炎性反应能力的细胞毒 T 细胞(MHC 限制性的、病毒特异性的细胞毒 T 细胞)的防御能力明显受到抑制；③潜在的致癌作用。

1．CMV 感染

CMV 是引起移植术后感染的最重要的致病菌，CMV 在移植患者中的病毒复制比例可达 50%～75%。CMV 感染在不同的器官移植中，其主要临床表现基本相似，即包括直接临床表现及间接临床表现(表 17-3-23)，但是最显著的区别是移植器官的感染程度比患者自身器官的感染程度更加严重。例如，肝移植患者如术后出现 CMV 感染，则 CMV 肝炎是临床上最早出现的症状；CMV 感染的心脏移植受者，其最早表现为心肌炎；肺移植受者的最早临床表现为 CMV 性肺炎。

移植术后患者出现 CMV 感染的危险因素主要有：①移植供者及移植受者血清学状态(是否为病毒携带者)；②免疫抑制治疗的方

表 17-3-23 移植患者 CMV 感染的直接临床表现及间接临床表现

直接临床表现	单核细胞增多症
	白细胞减少症 / 血小板减少症
	侵犯组织及器官
	小肠结肠炎、肺炎、肝炎、心肌炎、脉络膜视网膜炎、脑膜炎、胰腺炎
间接临床表现	抑制移植受者的机体防御能力，机会性感染的发病率增加
	移植物损伤
	增加移植术后淋巴细胞增多症(PTLD)的发病率 7～10 倍

案。表 17-3-24 列举了引起移植受者出现 CMV 感染的直接临床症状的危险因素。激活患者潜在的 CMV 病毒而引起临床 CMV 感染的信号传导途径主要有 3 条：①最主要的传导途径是激活肿瘤坏死因子（TNF），TNF 与潜在的感染细胞上的 TNF 受体结合，导致细胞核转录因子（NF-κB）的增加，而 NF-κB 可以引起病毒的复制；②激活腺苷酸环化酶，引起病毒的复制；③某种炎性因子前体前列腺素的聚积导致病毒的复制。总之，任何炎性反应过程或是应激反应，如败血症、抗淋巴细胞球蛋白抗体、同种异体移植物排斥反应均能引起潜在的 CMV 激活。CsA、FK506 或激素冲击治疗均能增加患者目前病毒存在数目，因此，临床上是否出现 CMV 感染是由病毒负荷量与移植宿主防御能力的相互作用而决定的。

CMV 感染可以通过以下方面影响移植物：①大约 2% 的肾移植患者术后出现严重的播散性 CMV 感染，这些患者的体液免疫及细胞免疫能力受到过度抑制，尸检时移植肾未发现有排斥反应现象。②出现较轻的 CMV 感染时，患者的体液免疫功能正常，目前已明确 CMV 感染可以升高移植肾急性排斥反应的发生率，同时，如果患者患有原发性 CMV 感染，则急性排斥反应的发生率更高，部分原因是由于治疗 CMV 感染时需要减少免疫抑制剂的用量。③ Richardson 等报道 CMV 病毒血症可导致肾小球病变，引起暂时性的血清肌酐水平升高，血循环出现抗体后可立即出现肾功能减退，提示免疫复合物可引起肾小球毛细血管的损伤。而 Herrera 等发现 CMV 感染时，移植肾穿刺活检并未发现肾小管、肾血管及肾间质有排斥反应的表现，提示这种病理改变可能是一种急性血管性排斥反应。④ CMV 可以影响免疫功能。有作者报道，CMV 感染可引起白介素 -1（IL-1）减少，TH 淋巴细胞（CD4/CD8）的比例失调，因此，机会性感染（特别是真菌感染）的危险性增加，加重对患者的损伤。CMV 感染还可提高细胞表面抗原分子的表达水平，主要组织相容性复合物（MHC）Ⅱ类抗原在 CD4 表面、MHC Ⅰ类抗原在移植肾细胞表面的表达均增加，而抗原分子在移植肾细胞表面的表达增加可以导致排斥反应。由于 CMV 同时具有免疫抑制作用及免疫调节作用，因此很难确定 CMV 对移植物的准确作用。

CMV 感染及 CMV 病的诊断应根据临床表现及实验室检查（表 17-3-25）。

由于继发性 CMV 感染一般病变比较轻，并且是自限性的，多数患者并不需要特殊的治疗，但原发性 CMV 感染病变严重，早期诊断及早期治疗十分重要。如果患者出现严重的白细胞减少或 / 和血小板减少，应暂时减少免疫

表 17-3-24　引起移植患者 CMV 感染的危险因素

血清学状态		免疫抑制剂方案	症状性 CMV 感染的发病率 (%)
供者	受者		
+	-	传统三联免疫抑制剂联合用药*	50～70
?	+	传统三联免疫抑制剂联合用药*	10～15
?	+	ALA** 诱导 + 传统三联免疫抑制剂联合用药	25～30
?	+	ALA** 抗排斥治疗 + 传统三联免疫抑制剂联合用药	65～75
-	-	任何治疗方案	<15

*传统的三联免疫抑制剂方案是CsA/FK506+硫唑嘌呤/霉酚酸酯+激素

** ALA-抗淋巴细胞治疗，包括多克隆抗体（如抗T淋巴细胞球蛋白抗体）、单克隆抗体（OKT3）

表 17-3-25 CMV 感染及 CMV 病的实验室检查手段

抗体水平测定	出现抗 CMV-IgM 抗体，IgG 抗体滴度增加 4 倍以上
CMV 培养	A：标准的单层成纤维细胞培养，试验结果 6 周以上 B：病毒包涵体培养：通过单克隆抗体法检测 CMV 感染早期蛋白 72 kD，但此方法容易出现假阴性结果或假阳性结果，16 ~ 36 小时可以得到试验结果
其他	A：抗原法：不需要培养标本，4 ~ 6 小时可以得到试验结果。有作者怀疑有些阳性结果并不是由于病毒在白细胞内复制而产生，而是由于外源性的内皮细胞感染而造成。各实验中心判断阳性结果（即临床可出现症状性 CMV 感染时病毒的数量）的标准各不相同，但一般情况下，如果 10 个阳性细胞 /10^5 白细胞，患者大约 1 周左右可出现临床症状 B：PCR 法：检测全血或血清中 CMV-DNA，结果的特异性及敏感性需根据各实验室而定

抑制剂的用量，当然这可能对移植肾有一定的影响。CMV 感染患者同时容易合并有细菌、真菌及寄生虫感染，因此，临床医师应重视患者出现多重感染的可能性。如果 CMV 感染患者同时出现移植肾排斥现象，我们建议不要采用抗淋巴细胞球蛋白治疗排斥反应，以保证患者生命。

更昔洛韦在结构上类似鸟嘌呤，通过细胞酶磷酸化成为具有活性的三磷酸结构，在体外可以抑制病毒复制。更昔洛韦可以引起白细胞减少或 / 和血小板减少，停药后可恢复。更昔洛韦需要从肾排泄，因此药物的剂量必须根据肾功能状态进行调整。一般采用静脉注射更昔洛韦治疗症状性 CMV 感染 [5 mg/（kg · d），每日两次，药物剂量需要根据肾功能调整]，疗程应根据患者的病情变化而定，一般 2 ~ 4 周。但 CMV 感染的复发仍是临床上难以解决的问题，我们认为在治疗期间，应采用抗原法或 PCR 法定期监测患者血中病毒抗原数量的变化，直到血中病毒完全清除，才能停止更昔洛韦治疗。特别是对于原发性 CMV 感染患者（供者血 CMV 抗体阳性而受者血 CMV 抗体阴性），我们建议在停止静脉注射更昔洛韦后，应继续口服更昔洛韦（1 g，2 ~ 3 次 / 日），以降低 CMV 感染的复发率。更昔洛韦口服药剂的主要问题是其生物利用度≤10%（与口服阿昔洛韦相似），造成血中药物浓度低，不能达到有效治疗剂量从而完全抑制病毒的复制。通常，如果活动性 CMV 感染初期即采用口服更昔洛韦治疗，很有可能导致更昔洛韦耐药性 CMV 感染。更昔洛韦耐药性 CMV 感染主要是由于 CMV 的 UL97 基因变异而造成，UL97 作用于更昔洛韦磷酸化过程，在细胞激酶的作用下，抑制 CMV-DNA 多聚酶的形成；少数更昔洛韦耐药性 CMV 感染是由于 CMV-DNA 多聚酶的变异而造成。当患者出现更昔洛韦耐药性 CMV 感染时，应采用膦甲酸治疗，膦甲酸可以有效地抑制所有的疱疹病毒，包括 CMV。此药可以非特异性地抑制疱疹病毒 DNA 多聚酶，但应注意它的肾毒性。膦甲酸可引起血肌酐升高，肾排泄钙离子及镁离子过多，因此肾功能不全患者应慎用，有作者报道，肾功能不全患者患更昔洛韦耐药性 CMV 感染时，可采用低剂量的膦甲酸加更昔洛韦治疗，部分患者疗效满意。

目前临床上有不同的预防 CMV 感染及 CMV 病的方案，表 17-3-26 简单概括了笔者所在医院预防 CMV 病的基本方案。

2. EB 病毒感染

EB 病毒感染表达 CD21 受体分子的细胞，CD21 受体同时也是补体片断 -C3d 受体的结合部位，可以在 B 细胞、子宫颈上皮细胞、咽喉

表 17-3-26 预防 CMV 病的基本方案*

高敏感患者	A：供者血清 CMV 抗体阳性，受者 CMV 抗体阴性：静脉注射更昔洛韦［5 mg/(kg · d)，2 次 / 日，根据肾功能调整剂量］，2 周；再口服更昔洛韦（1 g，2 ~ 3 次 / 日），1 ~ 2 个月 B：受者血清 CMV 抗体阳性，且需要接受抗淋巴细胞球蛋白抗排斥：静脉更昔洛韦［5 mg/(kg · d)，2 次 / 日，根据肾功能调整剂量］，2 周；再口服更昔洛韦（1 g，2 ~ 3 次 / 日），3 个月
低敏感患者	受者血 CMV 抗体阳性，未接受抗淋巴细胞球蛋白抗排斥治疗 （1）不接受抗 CMV 预防性治疗，但需定期监测 CMV 数量（抗原法或 PCR 法），如有阳性结果，采用最佳治疗方案 （2）口服更昔洛韦（1 g，2 次 / 日），共 3 个月
未致敏患者	供者及受者血 CMV 抗体均阴性 不接受抗 CMV 预防性治疗，可口服阿昔洛韦预防单纯疱疹感染

*所有移植受者只接受CMV抗体阴性的血制品

部上皮细胞中表达。器官移植术后经常出现EB病毒复制，特别是出现在大剂量的免疫抑制剂治疗后。EB 病毒复制引起不同的临床结果，如：①单核细胞增生症（与正常宿主的传染性单核细胞增生症相比，移植患者通常只有极少的非典型的淋巴细胞）；②脑膜脑炎；③口腔黏膜白斑病；④某些肿瘤，最主要的是移植术后淋巴细胞增殖性疾病（PTLD），还可在儿童中出现平滑肌瘤及某些 T 细胞淋巴瘤，PTLD 是器官移植患者 EB 病毒感染后最常见的临床表现，全身各个部位均可受累，但最常见的感染部位是牙龈、肺部、腹部及中枢神经系统，应引起足够的重视。

目前的资料显示，大约 80% 的 PTLD 是由于 EB 病毒感染的 B 淋巴细胞增殖而造成的，另外大约 20% 的病例病因不明，只有极少数的 T 细胞淋巴瘤是由于 EB 病毒感染而造成的。大多数原发性 EB 病毒感染出现于移植术后 3 ~ 4 个月，原发性 EB 病毒感染并不多见，这是由于大多数患者移植术前已感染过此种病毒，病毒感染的途径主要是通过移植物。如果血清阴性患者出现原发性 EB 病毒感染，临床症状通常不典型，只有极少数患者突然出现高热，全身器官受到感染，导致死亡。

血清学阳性的移植受者可于移植术后数月出现 EB 病毒激活，EB 病毒可在咽喉部上皮细胞中复制，并可分泌病毒至喉部，因此，50% ~ 60% 的免疫抑制患者喉部冲洗液中可以培养出 EB 病毒，而正常 EB 病毒血清患者的病毒培养阳性率仅有 10% ~ 20%，EB 病毒的激活并不影响移植肾功能。

EB 病毒感染时，病毒在感染细胞内以两种类型存在。对于大多数的感染细胞，病毒以潜伏的附着体形式存在，而少数的感染细胞中，病毒以复制的形式存在，这种现象对于治疗非常有意义，因为只有能够复制的病毒才对抗病毒药物有反应，而抗病毒药物对潜伏的病毒无效。由于 PTLD 患者中的大多数 EB 病毒是以潜伏的形式存在，因此单独的抗病毒治疗效果极差，但也有的作者认为，辅助性抗病毒治疗可以抑制新感染的 B 细胞增殖。

宿主免疫监测系统的状态也对 PTLD 的发病起着重要的作用。MHC 限制性的、EB 病毒特异性的细胞毒 T 淋巴细胞对控制 EB 病毒感染的 B 淋巴细胞的增殖起着至关重要的作用。病毒负荷量、原发性 EB 病毒感染及大剂量抗淋巴细胞球蛋白的应用、大剂量 CsA/FK506 的应用、大剂量激素冲击治疗是引起 PTLD 的高危因素，其他还可以引起 PTLD 的因素有移植类型（如肾移植的 PTLD 发病率为 1%，肝移植为 2.2%，心脏移植为 3.5%，肺移植为 7.9%，心 - 肺联合移植为 9.4%，小肠移植为 28.5%）以及 CMV 感染。

由于 PTLD 的临床表现的多相性，因此治疗 PTLD 的方法也有所不同。但所有患者都应该较大幅度地减少免疫抑制剂的用量；多数移植中心还主张静脉注射阿昔洛韦或更昔洛韦；外科切除病灶和 / 或局部病灶放射治疗能有效地治疗 PTLD。但是如何治疗对以上治疗手段反应欠佳的 PTLD 患者，仍是临床上难以解决的问题。目前对此类患者可以采取的治疗手段有：干扰素 α 治疗、静脉注射免疫球蛋白、单克隆抗 B 淋巴细胞球蛋白抗体治疗、获得性免疫治疗 - 抗 EB 病毒性细胞毒 T 细胞治疗及化疗等。

临床医师应高度重视预防 EB 病毒感染的重要性，我们认为，对于移植术后高危患者，应监测 EB 病毒的负荷量，如果患者的病毒负荷量达到某一阈值，应立即减少患者的免疫抑制剂的用量和 / 或开始抗病毒治疗，并注意选择抗排斥反应的用药方案（如避免使用抗淋巴细胞球蛋白抗体等）。

3. 人类疱疹病毒 -6（HHV-6）

HHV-6 是一种 β- 疱疹病毒（类似于 CMV，HHV-6 基因的某些片断与 CMV 出现重合），潜伏于单核 - 巨噬细胞系统。人类发现此种病毒的时间并不长（1986 年），因此，HHV-6 对于人类所造成的影响仍在进一步的研究中。

血清学调查研究显示，HHV 感染通常是在出生后 1 年出现，75% 的婴儿 1 岁时，其血中出现抗 HHV 抗体。大多数的 HHV 感染在临床上无症状，但可出现婴儿玫瑰糠疹。感染后，病毒可在患者血中持续存在，通常是在唾液中。儿童或成年人的原发性感染可出现类似传染性单核细胞增多症的感染及肝病。

30% ~ 50% 的移植受者血中可存在 HHV-6，通常与 CMV 病毒血症同时存在。目前，临床上已有的资料提示，HHV 在以下几个方面影响器官移植受者：①单核细胞增多症；②移植物功能减退；③由于患者出现发热或移植肾功能不全导致住院时间延长；④可能会出现间质性肺炎；⑤脑膜炎。如果临床上 HHV-6 与 CMV 感染同时出现，危险性比单独感染高。目前，如何更好地预防及治疗 HHV-6 感染仍在进一步研究中，但由于 HHV-6 对更昔洛韦敏感，因此，目前多数移植中心 HHV-6 感染的治疗方案与 CMV 感染的治疗方案基本相似。

4. 人类疱疹病毒 -8（HHV-8）

HHV-8 是引起 Kaposi 肉瘤（卡波西肉瘤）的致病菌。有报道移植术后患者卡波西肉瘤的发病率是 0.5%，明显高于免疫功能正常的患者。卡波西肉瘤的典型临床表现是患者皮肤某一局部出现无痛性紫色斑块，多出现于移植术后数月至数年，病变逐渐发展可以累及其他部位皮肤或内脏，通常移植患者可以出现内脏的病变，病变发展迅速，恶性程度高。HHV-8 与其他疱疹病毒相似，受免疫系统的调节作用影响。抗病毒感染可能有某些预防作用，但一旦患者出现病变，则抗病毒治疗无效。如果减少免疫抑制剂的用量，大约 50% 的卡波西肉瘤会出现退化，但如果减少免疫抑制剂用量后，患者的病变仍持续发展，应考虑外科手术治疗、局部放射治疗、干扰素治疗等治疗措施，如果以上疗效都不满意，应考虑化疗。

5. 肝炎病毒

（1）乙型肝炎病毒（HBV）：尿毒症患者的 HBsAg 阳性率明显高于正常人群，一项流行病学调查显示，尿毒症患者 HBV 的感染率为 68.67%。HBsAg 阳性的尿毒症患者血液透析时，由于其免疫功能减退，临床上通常无症状。既往有HBV感染史或目前存在HBV感染的患者（即移植手术时血清学检查证实），移植术后数月后血中可以出现HBV-DNA阳性，提示患者存在活动性病毒感染。因此，目前对于HBsAg阳性的尿毒症患者是否应接受肾移植手术尚有争议。Harnett等追踪随访31名HBsAg阳性接受血透析治疗的尿毒症患者及22名HBsAg阳性接受肾移植手术的尿毒症患者，观察其两组患者的生存率，他们发现两组患者的10年生存率并无明显差异，当然也有部分移植中心报道HBsAg阳性患者肾移植术后患者的生存率明显降低。然而，移植术前HBsAg、HBeAg及HBV-DNA均阳性的患者移植术后死于肝功能衰竭的比例明显增加。对于肾移植术前已存在HBV病毒感染的患者，移植术后引起死亡的主要原因是感染及肝功能衰竭，而HBV阴性的患者移植术后死亡的首要原因是心血管系统疾病。Fornairon等对131名肾移植术前HBsAg阳性患者术中行肝穿刺及术后平均6个月再行肝穿刺，再次肝活检时发现85.3%的患者出现组织病理学恶化。因此，我们建议HBsAg阳性的移植受者术前最好行肝穿刺活检，如果肝穿刺证实肝形态学未出现明显异常，则可以考虑对患者进行肾移植手术；如果患者肝形态学已出现明显异常，或患者同时存在HBeAg及HBV-DNA阳性，这类患者最好采用血液透析维持治疗。

乙型肝炎病毒可以通过血及血制品在透析患者中传播，或通过移植物传染给移植受者。因此，应有单独的透析中心接受HBsAg阳性患者；HBsAg阴性患者应预防接种乙型肝炎疫苗，60%的血液透析患者接种乙型肝炎疫苗后可以产生抗HBV抗体，而只有40%的移植术后患者可以产生此种抗体，因此，HBsAg阴性患者最好在开始血液透析时立即接种乙型肝炎疫苗，检查患者对疫苗的反应，如果对疫苗反应良好，应每5年再接种乙型肝炎疫苗增强剂。由于移植术后乙型肝炎患者接受干扰素治疗后可出现急性肾功能衰竭或急性排斥，因此不提倡对移植术后患者应用干扰素治疗。

（2）丙型肝炎病毒（HCV）：HCV与HBV一样，主要传播途径是血液传播，并且可通过接受的移植器官感染。如果供者抗HCV抗体阳性，50%移植受者术后可传染HCV；如果PCR法检测出供者血中有HCV，则100%移植受者术后出现HCV感染。因此，除非是高敏感患者且此患者与HCV阳性供者的组织配型非常满意，此种情况下可以考虑接受HCV阳性供者的肾，一般情况下不主张接受HCV阳性供者的器官。

HCV感染在血液透析患者中的发病率明显高于普通人群的发病率，一项流行病学调查显示，尿毒症患者HCV的感染率为34.67%。HCV患者是否应该接受肾移植手术，目前尚有争议。但多数学者认为HCV患者肾移植术后其患者生存率高于同期维持性血透析的HCV患者。HCV患者术前肝穿刺通常显示组织学轻微病变或慢性持续性肝炎，但目前尚无足够的证据说明移植术后HCV病变发展的过程，肝酶水平的变化并不能预测组织学的变化及临床预后。移植术前HCV阳性患者移植术后引起死亡的主要原因是感染。术后患者接受干扰素治疗可引起严重的急性肾功能衰竭及排斥反应，并且除少数患者外，一般干扰素治疗停止后（停药指征是患者血中HCV消失），病毒复发率极高。近年来，抗HCV的直接抗病毒药物（DAAs）的出现，开创了丙肝治疗的新时代，也给接受移植的丙肝患者提供了新的治疗策略。

（3）庚型肝炎病毒（HGV）：HGV属于RNA病毒，主要传播途径是血液传播，但是否通过器官传染目前尚无定论。有作者报道，健康人群中HGV的感染率是1.7%，慢性血液透析患者中的感染率可为3.1%～55%。HGV感染患者肾移植术后并不加重肝病变，也不增加患者的死亡率，移植术后其患者存活率及移植肾存活率与HGV非感染患者相比并无显著差异。

6. 人类免疫缺陷病毒（HIV）

HIV是一种逆转录病毒，感染表达CD4抗原的细胞，如T淋巴细胞、巨噬细胞及中枢神经系统的小神经胶质细胞，人类一旦感染此种病毒，将终身携带。HIV的不断复制将破坏患者的免疫系统，可以导致继发性感染（如：卡氏肺囊虫感染、组织胞浆菌病、念珠菌病、分枝杆菌病、HSV、CMV等）或恶性肿瘤（如：卡波西肉瘤、淋巴瘤等），病毒感染中枢神经系统的小神经胶质细胞，可引起不同的神经系统异常症状。如果患者HIV抗体阳性，而血中CD4细胞数目＜200/μl，则可以诊断患者患有AIDS。

HIV病毒可以通过血、血制品及器官传染。L'Age-Stehr等报道4名肾移植患者，其肾来源于长期使用静脉毒品用药的供者，此4名患者术后2～7周后反复或持续出现发热、白细胞减少及淋巴细胞减少，术后8个月时血HIV抗体均为阳性。Pittsburgh的一项调查显示，11名移植术前HIV阳性患者，平均随访时间为3.3年，5名患者死于AIDS；14名移植术后感染HIV的患者，平均随访时间为4.8年，7名患者已经死亡。就目前仅有的一些临床资料来看，移植术前HIV感染患者与移植术后HIV感染患者，其移植术后的结果并无太大差别。25%患者死于移植术后6个月内，特别是在抗排斥治疗后；另有25%的患者移植术后效果较好；而另50%患者移植术后3～3.5年可以出现AIDS，出现AIDS后平均3个月内死亡。另有资料显示，CMV及其他感染可以刺激HIV的增殖，影响临床结果。

目前，HIV感染患者是否应接受移植手术，尚无统一的认识。一般来说，HIV阳性患者必须达到以下标准才有可能考虑移植手术：①HIV阳性移植受者至少在移植术后2年内不应出现机会性感染；②移植受者已经接受系统的抗HIV病毒治疗，耐受性较好；③在抗HIV的药物治疗下，HIV病毒负荷量在血中检测不到，CD4稳定在较理想的水平；④HIV移植受者不应有其他并发症。

（四）神经系统感染的诊治

有研究对20世纪70年代移植受者进行10年追踪随访，发现7%的移植患者会出现神经系统感染性疾病，其中大约50%的患者死于此种并发症，本项调查中90%的神经系统感染致病菌是曲霉菌及李斯特菌。自CsA广泛应用于临床后，多数医师认为引起神经系统感染的致病菌范围扩大，目前由于放线菌及弓形虫感染而导致神经系统感染的比例明显增加。

如果移植术后患者出现头痛、发热、意识障碍、局部神经系统症状及癫痫发作，应怀疑是否有神经系统感染，诊断依据主要是脑部CT或MRI等影像学检查及脑部活检病理检查。如果CT或MRI提示不能进行脑部活检，应进行脑脊液细胞学检查，必要时可反复进行以明确致病菌，并根据病原菌培养结果采用特异性的抗感染治疗。

1. 李斯特菌感染

李斯特菌主要可以引起脑膜炎，少数情况下还可以引起脑膜脑炎或脑局部感染。李斯特菌感染可以在移植术后任何时间发病，但很少出现在移植术后第一个月内。临床上主要表现是发热、头痛、局部神经系统异常症状、意识不清，仅有50%的患者可以出现脑膜炎的临床表现。李斯特菌感染时脑脊液中白细胞数量经常增加至数百个 /mm^3，但也有的患者脑脊液中白细胞数量仅为 10/mm^3 左右，而有的患者脑脊液中白细胞数量可高达数千个 /mm^3 左右，主要是多型性白细胞及淋巴细胞。脑脊液中糖的浓度一般减少一半。如果患者临床上表现出脑膜炎的症状，则血培养或脑脊液培养的阳性结果率极高，因此诊断较为容易；但如果患者仅有局部神经系统异常表现，则诊断较为困难，如果患者出现脑干异常的临床表现，并且脑脊液细胞学检查异常，应高度怀疑李斯特菌感染。临床上一般采用氨苄西林与庆大霉素联合用药，治疗效果较好，还可以采用磺胺增效剂（trimethoprim）加磺胺甲噁唑（sulfamethoxazole）联合治疗。大约有 1/4 的李斯特菌感染患者死于此病。

2. 新型隐球菌感染

新型隐球菌感染一般出现于移植术后 6 个月后，临床上主要表现为无痛性的慢性淋巴细胞性脑炎。头痛、发热是其主要症状，且程度较轻，很少出现局部神经系统异常症状及意识障碍。脑脊液压力一般升高，淋巴细胞数量可以达到 500/mm^3，糖浓度较低。脑脊液培养早期阳性率较低，我们建议采用免疫检测方法检测脑脊液中是否存在新型隐球菌抗原，此种方法可靠、准确、迅速。抗真菌感染治疗一般采用静脉注射两性霉素 B 和 / 或氟康唑，疗效较好，大多数患者可以治愈，一般不需要减少免疫抑制药物的用量。

3. 曲霉菌感染

曲霉菌感染一般出现在移植术后前几个月内，大多数患者突然出现局部神经系统症状或突然出现癫痫发作，同时出现发热，一般同时合并有肺部感染。脑 CT 扫描可以发现局部病变。脑脊液检查时发现淋巴细胞含量增加，但糖浓度一般正常。如果患者脑卒中发作，则说明真菌感染已侵犯脑血管，导致远端血管栓塞。脑部病变可以呈多发性，也可以仅表现出单纯的脑膜炎症状，但脑膜炎一般是由于脑部脓肿破裂，真菌进入蛛网膜下腔而引起的。确诊需要对肺部或脑部病变进行活检。患者病情发展迅速，如果曲霉菌感染侵犯患者脑部，则患者预后极差，多数患者死亡。

4. 放线菌感染

移植术后患者出现放线菌感染，一般会导致脑部脓肿，通常是由于肺部感染扩散至脑部。病变通常侵犯大脑半球，导致失语症、偏侧不全麻痹、视野丧失及意识丧失，同时合并有发热及头痛。同时，患者还有可能出现脑干或脊髓病变。如果患者出现相应的皮肤病变，则很容易在皮肤病变部位进行穿刺活检检查。CT 或 MRI 扫描可以发现神经系统异常改变。治疗方法主要是抽取脑脓肿中的积液，并对抽取液进行培养，明确诊断，一般还采用大剂量的磺胺药物联合治疗。

第三部分　心血管系统并发症

心血管疾病（cardiovascular disease，CVD）是肾移植术后受者带肾功能死亡的主要原因，也是影响受者长期生存的重要因素。据统计，40%的肾移植受者在术后 3 年内出现过心血管事件，其发生率以每年 3.5% ~ 5%的速度递增。CVD 已成为肾移植受者带功死亡的重要原因。有作者报道肾移植术前患者缺血性心脏病的发病率是 9.5%，脑血管疾病的发病率是 3.7%，但是终末期肾病患者出现 CVD 时大多是无症状的，因此，常规术前体检有时不能发现潜在的 CVD。通过针对高危因素而提高对肾移植受者 CVD 的认识，有助于提高肾移植受者的生活质量，延长人 / 肾存活率。

肾移植术后 CVD 的高危因素大致包括传

统意义上的危险因素、移植相关的危险因素和新近发现的危险因素。传统的危险因素包括高血压、糖尿病、脂代谢紊乱、肥胖和吸烟等；与移植相关的危险因素有免疫抑制药物、蛋白尿、贫血等；新近发现的危险因素主要有高同型半胱氨酸血症、炎症、氧化应激、淋巴细胞减少和巨细胞病毒（CMV）感染等。

肾移植术后 CVD 的高危因素造成了肾移植受者的 CVD 发病率和死亡率增高，因此对肾移植受者 CVD 的防治非常重要。其主要措施主要集中在术前针对危险因素的处理上。首先是要尽早纠正术前存在的 CVD 危险因素，例如：①慢性肾病状态；②血脂、血糖异常；③钙、磷代谢紊乱继发性甲状旁腺功能紊乱；④难以纠正的高血压和贫血；⑤血液透析或腹膜透析患者，容量控制不佳等。这些导致 CVD 的危险因素，随着等待移植时间的延长，对患者的心血管系统损害呈现累加的过程，甚至引起心血管系统不可逆的结构损伤，从而加重移植后 CVD 的发生。因此，必须在移植前尽早对患者存在的 CVD 危险因素进行评估，并给予针对性的干预措施来降低移植后 CVD 发生率。其次术后是要尽量避免新增的 CVD 危险因素。例如：①提倡规范化、个体化的免疫抑制剂方案，减少免疫抑制剂造成血压、血脂、血糖等代谢紊乱。②纠正全身异常状况，如积极控制血压、血脂、血糖，纠正贫血和钙磷代谢紊乱等。③治疗全身炎症反应性疾病，如各种感染性疾病和排斥反应等。

（一）移植前受者心血管系统状态

移植术前 CVD 是引起移植术后出现 CVD 的重要因素之一。有作者报道，移植术前患者缺血性心脏病的发病率是 9.5%，脑血管疾病的发病率是 3.7%。但由于终末期肾功能衰竭患者出现 CVD 时通常是无症状性的，因此，常规体检有时并不能发现潜在的 CVD。例如，糖尿病患者出现终末期肾功能衰竭时常已合并有 CVD，但有的患者体检及心电图检查并不能发现 CVD。一项调查研究显示，对糖尿病尿毒症患者肾移植术前常规进行冠状动脉血管造影术，发现有的患者虽然临床上无症状，但冠状动脉血管造影显示已有一根或多根冠状动脉堵塞 70% 以上。此类患者移植术前进行冠状动脉血管成形术或冠状动脉血管搭桥术，则移植术后出现缺血性心脏病的比例明显减少。此项研究提示，某些高危患者移植术前治疗高危因素，移植术后仍可以得到较好的临床效果。

但目前绝大多数移植中心并未采用冠状动脉血管造影术常规监测高危患者，因为冠状动脉血管造影术是有创性手术，并且价格昂贵，因此，目前大多数移植中心对无症状的高危患者（例如糖尿病患者、老年患者等）采用无创性的心功能加强试验。

（二）高血压

大量的自然人口资料显示，高血压会升高 CVD 的发病率，并且经有效地控制高血压后，可以降低 CVD 的发病率。肾移植术后高血压是肾移植受者最常见的并发症，60% ~ 70% 的受者术后合并高血压或高于基础血压，有报道甚至提示肾移植受者高血压的发病率可高达约 100%。肾移植受者术后与高血压相关的 CVD 发生率约 41%，是移植肾自身因素以外移植肾丢失和患者死亡及移植肾带功死亡的最主要原因，此外，高血压还是移植肾功能不全的独立危险因素。

导致移植术后高血压的因素较多，如：CNI（钙调磷酸酶抑制药）类药物及糖皮质激素是目前最常用的免疫抑制药物，它们均可以引起血压升高；患者原肾疾病可以引起高血压；术后移植肾动脉狭窄可以导致高血压；移植肾慢性肾功能不全可以导致高血压，上述这些原因是临床上最常见的发病因素；此外，肾移植术前透析治疗期间出现高血压的患者，移植术后发生高血压的比例较移植术前血压正常者为多；不同来源的供肾对术后血压影响不同，尸体肾移植术后患者出现高血压的比例高于活体肾移植患者；不同原发病对术后血压影响不同，有研究提示糖尿病导致慢性肾功能衰竭的患者移植术后出现高血压的比例高于慢性肾炎、多囊肾，而以肾小管间质性疾病为病因的患者移植术后出现高血压的比例最低。相反，与原发性高血压发生有关的某些高危因素如年龄、性别、种族等对移植术后高血压则无显著影响。

肾移植术后需长期监测患者血压变化，即使肾功能正常，长期存活患者仍需每周测量血压。大多数高血压诊疗指南将 140/90 mmHg（1 mmHg= 0.133 kPa）定义为高血压并需给予医疗干预。血压在 130～139/80～90 mmHg 视为高血压前期，应立即开始严格的生活方式改变。由于肾移植受者是高血压高危人群，英国高血压指南中规定成年肾移植患者血压应控制在 125/80 mmHg 以下。根据欧洲肾病调查中心结果显示，最佳血压应＜120/80 mmHg，治疗高血压的目标是将血压控制在 140/90 mmHg 以下，如果患者可以耐受，可以将血压控制在 120/80 mmHg 以下。但临床实际中相当部分患者不能达到这一标准。单纯收缩压或舒张压高也归类于高血压。在围术期内，有学者认为为保证移植肾灌注的特殊要求，血压通常以偏高为宜。术后 2 周之内应保持在 140～160/90 mmHg 的偏高血压，过低会导致肾灌注不足。

根据 2005 年《中国高血压防治指南》，肾移植患者的高血压风险分层为：①低危：1 级高血压，无其他危险因素。②中危：1 级高血压，具备 1～2 个危险因素；2 级高血压，无其他危险因素；2 级高血压，具备 1～2 个危险因素。③高危：1 级高血压，≥3 个危险因素或糖尿病或靶器官损害；2 级高血压，≥3 个危险因素或糖尿病或靶器官损害；3 级高血压，无其他危险因素。④极高危：1 级高血压并存临床问题；2 级高血压并存临床问题；3 级高血压，具备 1～2 个危险因素；3 级高血压，≥3 个危险因素或糖尿病或靶器官损害；3 级高血压并存临床问题。

根据肾移植患者的病史、全身体检及肾移植相关检查、常规化验、高血压相关特殊检查等可明确肾移植后高血压诊断。病史中应强调有无家族性高血压、高血脂、糖尿病史，三代血亲中有无早发（男性＜55 岁，女性＜55 岁）心、脑血管疾病及死亡病例。肾移植相关检查应注意筛查是否存在排斥反应和高血压的外科因素。必要时应对继发高血压进行相关检查，包括：血浆肾素活性，血、尿醛固酮，儿茶酚胺，动脉造影，肾和肾上腺超声，CT 或磁共振血管成像、动脉造影。

肾移植后高血压患者应根据极高危、高危、中危和低危进行不同层次和阶段的治疗，同时考虑其肾功能状态。原则上肾移植患者发现高血压后均应给予药物治疗，其中极高危和高危患者的治疗原则是必须立即开始有效的药物治疗。维持期肾功能正常患者高血压的治疗目标是将血压控制在 130/90 mmHg 以下，有移植肾功能减退、蛋白尿、糖尿病和其他靶器官损伤患者高血压的治疗目标是将血压控制在 125/75 mmHg 以下。

非药物疗法和药物治疗的辅助措施主要为改变不良生活方式和习惯，提倡健康生活方式，包括：戒烟、适当体力活动、限制脂肪和钠摄入、节制饮酒和保持心理健康。肥胖和超重者需减轻体重，并保持血脂和体重在正常范围。我国成人标准体重指数是≤24 kg/m^2。研究证实血脂代谢异常与高血压密切相关，因此降脂治疗是降压治疗的组成部分。如果确定高血压的发生与免疫抑制剂相关，则需要权衡利弊，并在必要时更换免疫抑制剂。

外科治疗主要针对继发于外科血管性因素和自然肾因素的高血压。局灶性狭窄患者主要选择经皮经可扩张性支架血管成形术（静脉介入疗法）。对于有外科高危情况和血肌酐正常、易于药物控制血压的患者，应首先采取保守治疗。出现极高危情况不能保守治疗和经皮管腔支架血管成形术时，选择手术解除狭窄。高血压与原肾有直接因果关系时，应行双侧原肾切除术。

药物治疗的原则为：①开始为低剂量、单品种，疗效欠佳时逐渐增加剂量和用药频率。②为防止对移植肾的影响，尤其是对肾血流灌注的影响，应保持血压 24h 平稳，降压不宜过低、过强、过快，应分次、均匀给药。③移植肾功能不全后，需按肌酐清除率计算所选药物使用剂量。④提倡联合用药、优势互补、减少药物副作用。⑤提倡个体化治疗方案，选择降压药前详细了解患者继往高血压用药史和疗效。⑥应尽量避免对免疫抑制剂浓度的影响，减少药物间相互作用。

目前各类高血压指南中推荐的降压药主要有以下几类：钙离子拮抗剂、血管紧张素转换酶抑制剂、血管紧张素Ⅱ受体阻断剂、β 受体阻断剂、α 受体阻断剂和利尿剂。肾移植患者应首选具有肾保护作用的降压药。有蛋白尿时应同时兼顾肾功能和降低尿蛋白。由于多数肾移植患者存在多种危险因素，如糖尿病、高血脂、胰岛素抵抗、肥胖、左室肥厚和 / 或心脏缺血，选择降压药时对已经存在的其他危险因素也要考虑。在肾移植患者中开始应用或加用一种未曾使用的降压药时，应全面考虑药物的禁忌证、副作用和药物相互作用。为减少各种药物毒、副作用，提倡联合用药。肾移植特殊性决定患者普遍存在多种高血压危险因素，许多病例需联合 3～ 4 种药物。联合用药有两种方式：①按各种药物所需剂量配比处方，根据临床需要的品种和剂量调整；②固定配比复方，易于服用和提高依从性。

高血压出现的时间对诊断及鉴别诊断具有一定的意义。移植术后数天内出现的高血压，首先应考虑患者是否与移植肾功能有关，同时是否存在移植肾动脉狭窄；当移植肾功能恢复后再出现的高血压或是原有的高血压加重，应考虑患者是否存在急性排斥反应等因素；在移植术后最初 3 个月内，由于急性排斥反应在此期间出现的比例最高，而 CNI 的用量也较大，因此这时出现的高血压应考虑是否存在 CNI 导致的相关高血压；移植术后 6 个月后出现的高血压主要应考虑是否存在慢性 CNI 中毒或慢性排斥反应，晚期移植肾动脉狭窄也可以引起高血压，血管造影可以明确诊断患者是否存在移植肾动脉狭窄，目前通过移植肾血管多普勒超声可以明确是否存在移植肾动脉狭窄，而之前针对移植肾动脉狭窄采用的卡托普利试验不再建议。移植肾功能诊断主要包括测定血肌酐（Scr）、肌酐清除率（Ccr）、肾小球滤过率（GFR）、24 小时尿蛋白定量，同时应监测血 CNI 浓度，如果患者已出现移植肾功能减退，在排除移植肾动脉狭窄等外科并发症之后最好做肾活检，明确诊断。

（三）高脂血症

与普通人群一样，肾移植受者高脂血症也是导致心血管疾病的主要危险因素之一，加之其对移植肾的存活和功能的发挥以及受者的存活均可产生不良影响，因此需要对肾移植术后高脂血症的防治给予足够的重视。

当血浆脂质浓度超过正常高限时称为高脂

血症。高脂血症一般分为以下几种类型：Ⅰ型，三酰甘油（TG）特别高，胆固醇（CH）正常，此型罕见。Ⅱa型，CH显著增高，TG正常，较多见。Ⅱb型，CH显著增高，TG稍高，较多见。Ⅲ型，CH和TG均明显升高，少见。Ⅳ型，TG显著升高，CH正常或稍高，又称内源性高TG血症，较多见。Ⅴ型，TG很高，CH稍高，又称混合型高TG血症，少见。上述类型中，以Ⅱa、Ⅱb、Ⅳ三型较多见。

高脂血症的主要危害在于血管增生性病变，这对于肾移植术后心血管并发症的发生有重要影响。心血管疾病是影响肾移植受者生存的重要因素，对于受者的长期存活和生活质量均有不利影响。血液中过高的胆固醇使大量胆固醇沉积于动脉内膜，导致动脉硬化，血液黏稠度增高，进一步促进动脉硬化的发生以及血栓形成。有研究证实移植后1年时的血清总胆固醇（TC）水平是移植肾失功和受者存活的独立的预示指标。高脂血症还可以促进移植肾慢性排斥反应的发生。发生慢性血管性排斥反应的受者血清低密度脂蛋白胆固醇（LDL-C）、TC、极低密度脂蛋白的水平均显著升高。

美国国家肾基金会制订的关于肾病患者血脂异常的临床治疗指南中将肾移植受者与慢性肾病患者一并列入发生高脂血症的高危人群。该指南建议，当肾移植受者的血清LDL-C水平≥ 2.60 mmol/L时就应进行干预。移植界公认的观点是，对任何有血清LDL-C水平升高的肾移植受者均应进行生活方式干预，必要时加用药物。应当注意在对高脂血症采取治疗措施之前或者期间，应该首先去除各种可能的影响因素，包括减少糖皮质激素、CNI以及西罗莫司的用量，使用血管紧张素转换酶抑制剂和/或血管紧张素Ⅱ受体拮抗剂控制蛋白尿等。

饮食治疗是高脂血症治疗的基础，无论是否采取药物治疗，都必须进行饮食控制。在服用抗高血脂药物期间也应注意饮食调节，这可以增强药物的疗效。对于肾移植受者饮食治疗的原则包括下述要点：①适当强调低脂饮食，限制胆固醇的摄入量，但是最新的研究提示单纯高胆固醇血症与饮食因素关系不大。②保证充足的蛋白质供应。③适当减少碳水化合物的摄入量。不要过多地吃糖和甜食，因为糖可转变为三酰甘油。适当增加小米、燕麦、豆类等富含纤维素且具有降低血脂作用的食物比例。④多吃鲜果和蔬菜等富含维生素、无机盐和纤维素的食物，可以降低三酰甘油水平、促进胆固醇排泄。⑤尽管对适量饮酒的意义尚存在争议，但应该积极地建议受者戒烟已经得到一致的公认。同样更多的研究建议适当的运动有助于高脂血症的防治。

药物治疗：对TC增高者，选择如洛伐他汀、辛伐他汀、氟伐他汀、瑞舒伐他汀等他汀类药物治疗。对TG增高者，选择非诺贝特、氯贝丁酯等治疗。环孢素能升高他汀类药物的血清浓度，合用环孢素与他汀类药物的患者发生横纹肌溶解的风险增加，所有他汀类药物都会受到影响，尤其是辛伐他汀，但似乎氟伐他汀发生这种药物相互作用的风险最小。研究显示，阿托伐他汀和辛伐他汀对环孢素的血浓度也有一定影响。开始他汀类药物治疗时，应给予最小剂量，并密切监测药物毒性的表现。

心血管疾病是肾移植受者常见并且危及生命的并发症，因此，对于作为导致心血管疾病主要危险因素之一的高脂血症应该予以足够的重视和良好的控制。除了常规的危险因素之外，肾移植受者还具有一些导致高脂血症的特殊危险因素，尤其是免疫抑制剂的不良影响。对于发生高脂血症的肾移植受者，首先需要进行生活方式干预，必要时再加用抗高血脂药物进行治疗。期待将来开发出能够替代激素和钙调神经蛋白抑制剂的高效、低毒的免疫抑制剂，以降低高脂血症和发生心血管疾病的风险。

(四)糖尿病

众所周知，糖尿病是导致移植终末期肾病的常见原因，并且是移植后CVD最重要的危险因素。1型和2型糖尿病都会大大增加缺血性心脏病、脑血管病和周围血管病的风险。糖尿病的控制在移植后变得更加困难。2型糖尿病的患者常变为胰岛素依赖型。糖尿病患者CVD的发病率远远高于非糖尿病患者，一项多危险因素调查结果显示，移植术后糖尿病患者缺血性心脏病的发病率高于非糖尿病患者3倍，脑血管疾病的发病率也高出3倍，而周围血管系统疾病的发病率高出28倍。

在20世纪60年代，Starzl医生首次将糖尿病报道为肾移植术后并发症。经过近半个世纪的研究，人们逐渐认识到在所有实体器官移植中，移植术后新发糖尿病都可以促进心血管疾病的发生，导致移植物衰竭和患者死亡。移植术后糖尿病(post-transplantation diabetes mellitus，PTDM)是移植术后常见并发症之一。目前国际上更多采用“new-onset diabetes after transplantation(NODAT)”替代了“PTDM”用于区别移植前存在的糖尿病。NODAT指患者在器官移植前无糖尿病，术后出现糖代谢紊乱、空腹血糖受损(impaired fasting glucose，IFG)、糖耐量减低甚至发生糖尿病。NODAT可导致术后反复感染、移植物失去功能，增加心脑血管疾病发生率，严重影响患者的生活质量和长期存活率。移植术后糖尿病是移植物功能丧失、增加移植患者病死率的独立危险因素。因此，NODAT带来的慢性大血管并发症和微血管并发症，严重威胁患者的远期生存率和生活质量，使得NODAT越来越受到关注，如何预防NODAT、减少NODAT并发症，是器官移植术后面临的主要问题。

1. 流行情况和发病机制

NODAT大多发生在移植术后早期，由于缺乏统一的诊断标准，统计NODAT的发病率存在一定困难。Montori等对19项研究进行meta分析显示，移植术后1年的发病率范围为2%到50%。目前绝大多数NODAT的资料来自肾移植受者，肾移植术后1年发病率为13%～24%，肝移植术后1年发病率为2.5%～38%，心脏移植术后1年发病率为13%左右，肺移植术后1年发病率为6%左右。随着越来越多的高龄和肥胖患者成为移植受者，NODAT的发病率呈逐步升高趋势。

大量临床数据显示NODAT的危险因素有：种族、糖尿病家族史、年龄(超过40岁)、肥胖、丙型肝炎病毒感染、巨细胞病毒感染及免疫抑制药的应用等。①种族：黑种人比白种人在移植后有更高的糖尿病发病率。免疫抑制药在不同种族的药物代谢动力学的差异及不同种族的糖尿病风险的差异，可能是不同种族发生NODAT风险差异的原因。②体重指数：NODAT的发病率随着体重指数(body mass index，BMI)的增加而增加。③年龄：普通人群中2型糖尿病的发病率随年龄的增长而增长，由此推测年龄可能是NODAT的风险因素。有研究显示年龄超过50岁的移植患者中有15%发展成为NODAT。④病毒感染：有研究提示巨细胞病毒隐性感染者发生NODAT的风险是未感染者的4倍。丙型肝炎病毒感染者发生NODAT的风险远远高于未感染者。⑤免疫抑制药研究证实，糖皮质激素可以诱发并加重糖尿病。另一类诱发糖尿病的免疫抑制药是钙调磷酸酶抑制药(CNI)，代表药物有他克莫司和环孢素A(他克莫司更加严重)。其他包括西罗莫司等药物也可以引起血糖增高。

2. 免疫抑制药诱发高血糖的机制

糖皮质激素类药物通过加重胰岛素的抵抗

引起血糖升高。糖皮质激素增强肝组织的糖异生作用，抑制外周组织对葡萄糖的摄取和利用，对生长激素、肾上腺素、胰高血糖素的升血糖效应具有“允许”和“协同”作用。“二次打击学说”认为，如果患者在接受移植之前已经存在胰岛素抵抗，那么移植后糖皮质激素的应用则会导致胰岛素抵抗进一步加重。

目前认为钙调磷酸酶抑制药通过以下几方面导致高血糖：①损伤胰岛B细胞。钙调磷酸酶抑制药损伤胰岛B细胞动物试验发现，他克莫司能够使胰腺导管退化，B细胞数量减少，胞质肿胀、空泡形成及细胞凋亡，电镜下看到B细胞的内分泌颗粒减少或完全消失，凋亡小体增加。有研究发现CsA和他克莫司在抑制钙调神经磷酸酶的过程中导致胰岛B细胞的凋亡。通过肾移植术后患者的胰腺活检标本，发现环孢素治疗组患者的胰岛细胞存在轻度的中心空泡化和分泌颗粒减少，这些改变是可逆的，且呈剂量依赖性。与环孢素相比，使用他克莫司治疗患者的胰岛细胞损害类似，但更常见且更严重。②抑制胰岛素的分泌。有研究发现CsA或他克莫司对于高血糖刺激的胰岛素基因表达具有抑制作用，抑制程度可达70%。他克莫司通过与FKBP结合发挥作用。研究证实胰岛B细胞内含有大量他克莫司的胞质受体-FKBP-12，高浓度的FKBP-12促使他克莫司在β细胞聚集并结合成FK506-FKBP-12复合物，该复合物在抑制钙调磷酸酶活性的同时，抑制葡萄糖和胞外K^+对胰岛素基因启动子的激活作用，导致胰岛素mRNA无法被转录，使胰岛素分泌减少。③增加胰岛素抵抗。用放射免疫受体测定方法观察他克莫司对大鼠肝细胞膜胰岛素受体的作用，发现高浓度他克莫司改变胰岛素受体的结合容量，使总的受体结合位点降低，而胰岛素数量并不缺乏，致胰岛素受体处于饱和状态，使部分高亲和力受体转变为低亲和力形式，因此高亲和力受体结合减少，低亲和力受体结合无明显变化，从而出现胰岛素抵抗。此变化仅出现在高剂量他克莫司组大鼠中，说明该作用与他克莫司剂量有相关性。④低镁血症是移植术后的常见问题，而且低镁血症的发生与钙调蛋白抑制剂的使用密切相关。研究发现，低镁血症会降低胰岛素敏感性，而增加镁摄入能够降低糖耐量减低的风险。因此钙调蛋白抑制剂的致糖尿病效应至少在一定程度上与低镁血症有关，增加镁的摄入有望成为NODAT的预防手段。

既往认为其他类型免疫抑制药如目前临床应用的西罗莫司、巴利昔单抗无确切证据表明它们与NODAT之间存在明显关系。但现今已有文献证实应用西罗莫司会增加NODAT的发生率。西罗莫司能够损害胰岛素对肝糖原合成的调控，通过三酰甘油的异位蓄积或是对B细胞的直接毒性作用造成胰岛素抵抗，诱发NODAT。巴利昔单抗为IL-2受体的抗体，主要用于器官移植的诱导治疗。有研究发现，应用巴利昔单抗诱导治疗的肾移植受者NODAT的发生率显著升高，但是其发病机制尚不明确。

3．诊断

目前绝大多数专家建议依据美国糖尿病协会（ADA）2015年制订的糖尿病诊断标准诊断。NODAT定义为：①糖化血红蛋白≥6.5%，或②空腹血糖≥7 mmol/L，或③口服糖耐量试验中（OGTT）口服75 g葡萄糖后2小时血糖≥11.1 mmol/L，或④典型高血糖症状或高血糖危象，合并随机血糖≥11.1 mmol/L。空腹血糖介于6.1～6.9 mmol/L定义为空腹血糖受损，餐后或口服糖耐量试验2小时血糖介于7.8～11.1 mmol/L定义为糖耐量异常。空腹血糖受损和糖耐量异常都是进展为临床糖尿病的预示因素，也是出现大血管和微血管病变的危险因素。

近年来人们越来越倾向将糖化血红蛋白作为筛查糖尿病高危人群和诊断糖尿病的一种方法。糖化血红蛋白（HbA1c）较 OGTT 简便易行，结果稳定，不受进食时间及短期生活方式改变的影响。在 2010 年 ADA 指南已将 HbA1c≥6.5% 作为糖尿病诊断标准之一。对于器官移植受者，同样也可以用 HbA1c 筛查和监测 NODAT。但是，鉴于 HbA1c 检测在我国尚不普遍，中国人群中 HbA1c 诊断糖尿病的切点是否与国际上一致尚待研究证实。

密切随访对于早期诊断 NODAT 具有重要意义，在术后 1 个月内应每周随访一次，术后 1 年内每 3 个月随访一次，随后可以每年随访一次。随访内容以询问病史、体格检查和空腹血糖检测为主，必要时进行糖耐量检测和 HbA1c 测定。

4. 防治策略

对于 NODAT 的治疗包括移植前识别高危患者、移植后规律筛查、合理选择免疫治疗方案以及治疗糖尿病。治疗目标是预防高血糖引起的症状和糖尿病的血管并发症。自我监测血糖、饮食控制、合理使用降糖药和胰岛素是治疗 NODAT 的基本措施。2013 年在维也纳召开了一项旨在解决 NODAT 诊断与治疗难题的国际会议，专家组建议对于 NODAT 的预防与治疗，应在调节免疫抑制方案的基础上，遵循调整生活方式、口服降糖药物、胰岛素治疗的阶梯治疗方案。

移植前风险评估及预防 NODAT 危险因素的筛查作为移植术前糖尿病风险评估的一个重要部分，用于指导制订个体化的免疫抑制方案。

（1）修改免疫抑制治疗方案。对于 NODAT 高风险的患者应尽可能快地减少糖皮质激素的剂量，但是这个措施会相应增加移植器官排异反应的风险，需要慎重决定。糖皮质激素可增加外周胰岛素抵抗、促进肝合成葡萄糖、阻止胰岛素分泌，进而引起 NODAT。而停用激素后，更易控制血糖。对于肾移植受者而言，减少或避免使用激素非常必要：①完全或部分避免激素应用；②应用毒副作用小的激素替代药物；③调整激素应用方案。地夫可特是一种泼尼松的甲基恶唑啉衍生物，其应用可减轻肾移植术后糖代谢紊乱，降低体重增加、库欣样貌及额外骨量丢失的风险。但该药也可影响糖皮质激素储存调节功能，且尚无大型临床实验证实其免疫抑制作用。

（2）采用与 T2DM 相似的降糖模式，首先推荐治疗方案为生活方式干预即加强锻炼、减轻体重。在此基础上血糖控制不满意者需要使用口服降糖药物。大多专家均推荐应用口服降糖药物作为 NODAT 的一线用药，但是在选择药物时，需要考虑降糖药物对免疫抑制药物、肾小球滤过率以及移植相关骨质疏松的影响。对于肾功能受损的移植患者，应慎重使用二甲双胍。虽然肾功能异常患者使用二甲双胍存在发生乳酸酸中毒的可能，但是应用二甲双胍治疗有益于防治糖尿病的大血管并发症，因此，对于能够规律随访的肌酐清除率大于 45 ml/min 的患者，仍可以应用二甲双胍。在肾功能受损的患者，使用磺脲类药物时，应首选格列吡嗪、格列苯脲和格列齐特，次选格列苯脲和一代磺脲类药物。那格列奈和瑞格列奈等氯茴苯酸类药物可以用于肾衰竭和肝衰患者，并且不引起不良的药物相互作用。但是环孢素会升高瑞格列奈的药物浓度，增强降血糖作用，增加低血糖风险。阿卡波糖等 α 葡萄糖苷酶抑制剂既能抑制碳水化合物吸收，又能降低餐后血糖，但是其降糖作用比较弱，低血糖风险和药物相互作用较轻。噻唑烷二酮类药物为过氧化物酶体增殖物激活受体激动剂，能够促进外周组织摄取葡萄糖，抑制肝糖合成。目前尚未发现钙调蛋白抑制剂与罗格列酮或吡格列酮存在相互作用。但是这类药物容易引发水肿，因此不适用于左室射血功能减低者。此外噻唑烷二酮类药物可引起骨密度降低，增加骨折风险。因此，移植患者应慎重使用此类药物。艾塞那肽是胰高血糖素样肽1类似物，皮下注射给药，被美国食品药品监督管理局批准用于口服药物无法控制的2型糖尿病患者，但尚未在移植受者中进行研究。二肽基肽酶-4抑制剂也可用于治疗糖尿病，但是同样在移植受者尚无用药经验。有关胰岛素的使用：口服降糖药物血糖控制不满意或者因为口服药物的副作用，许多患者最终需要应用胰岛素治疗。早晨给予中效胰岛素尤其适用于傍晚前后血糖升高的患者。如果单纯给予中效胰岛素无法控制餐后血糖，应加用短效胰岛素。如果空腹血糖升高，应于晚间给予中效胰岛素。

也有专家认为NODAT应该首先选择胰岛素作为降血糖治疗药物，不宜早期使用促进胰岛素分泌的药物，如磺脲类、苯甲酸衍生物和苯丙氨酸衍化物等，避免胰岛B细胞功能耗竭造成不可逆转的糖尿病，等血糖稳定1～2个月后可考虑选择其他口服降血糖药物来控制血糖。

（3）糖尿病慢性并发症的预防。对于移植术后患者，应积极控制高血压和血脂异常等心血管疾病的高危因素。但是，仅有少数随机对照研究在移植受者中观察了降低心血管疾病治疗策略的安全性和有效性，并且尚不明确内科医师是否会将普通人群的治疗指南用于移植受者。虽然在移植受者中，服用阿司匹林的获益大于风险的证据尚不充分，但是由于移植术后新发糖尿病患者心血管疾病风险增加，应给予阿司匹林进行心血管疾病的初级预防和二级预防。NODAT患者应在确诊后3～5年内进行微血管并发症的筛查。每年检测血肌酐、尿蛋白/尿肌酐生成率，检查眼底，评估足部的神经病变。应对NODAT患者的心血管疾病风险进行评估和管理。NODAT患者的理想血压应低于130/80 mmHg，低密度脂蛋白胆固醇应低于2.6 mmol/L。阿司匹林治疗作为心血管风险增加的患者的一级预防措施，是患有心血管疾病的患者的二级预防措施。建议所有NODAT患者戒烟。

5. 其他

（1）吸烟：大量研究显示，普通人群中，吸烟易导致CVD。有作者报道吸烟与移植术后CVD的发病率及患者的存活率有关，Kasiske BL等通过对大量肾移植患者进行追踪随访发现，肾移植患者术前吸烟是导致术后出现CVD的一个独立致病因素。

目前，尚无确凿的证据证实移植患者戒烟可以降低CVD的发病率，但是通过对大量普通人群的调查及对有限的肾移植术后患者调查，结果显示吸烟与CVD的发病有关，因此可以推断，戒烟可以降低移植术后患者出现CVD的危险性。

（2）高半胱氨酸症：遗传性或后天获得性因素，包括叶酸、维生素B_6、维生素B_{12}缺乏等因素可以导致血中总半胱氨酸（tHcy）浓度升高。目前，越来越多的学者认为tHcy浓度的升高是导致CVD的一个危险因素。每天服用0.5～5.0 mg叶酸及0.5 mg维生素B_{12}可以有效地降低血中tHcy浓度的1/3以上。但目前尚无确凿的证据证实tHcy浓度的降低亦可减少CVD的发病率。

血液透析患者空腹tHcy浓度升高，肾移植术后空腹tHcy浓度降低，但空腹tHcy浓度仍高于正常水平。当血中tHcy浓度升高时，则叶酸浓度下降，还可以引起肾小球滤过率

（GFR）的减少。另外，服用 CsA 的患者也可以出现 tHcy 浓度升高，这可能部分由于服用 CsA 的患者 GFR 一般减少，导致 tHcy 浓度升高。有作者发现，肾移植术后出现 CVD 的患者 tHcy 浓度高于未出现 CVD 的患者。

有作者报道，如果肾移植术后患者服用叶酸（5.0 mg/d）、维生素 B_6（50 mg/d）及维生素 B_{12}（0.4 mg/d）可以降低血中 tHcy 浓度的 25%；另有作者报道，移植术后患者服用大剂量的叶酸可以减少血中 tHcy 浓度。服用大剂量的叶酸并未发现患者出现任何不良反应。

（3）凝血性疾病：目前，越来越多的学者认识到，在普通人群中，凝血反应异常可以导致 CVD 的发病。有作者发现，动脉粥样硬化患者的纤溶酶原活化因子抑制剂 -1（PAI-1）、组织纤溶酶原活化因子抗原（TPA）及 D- 二聚体的水平高于正常人群。同样，有研究发现炎性反应在 CVD 的发病过程中也起到一定的作用，例如，C 反应蛋白的出现是预测缺血性心脏病的指标之一，因此，目前临床上常用阿司匹林预防 CVD。大量临床资料显示，低剂量的阿司匹林（例如 75 mg/d）可以预防非移植患者的 CVD 发病，但是阿司匹林可以引起出血性疾病。最近一项大规模的调查结果显示，阿司匹林可以有效预防心肌梗死及脑卒中，其利远远大于弊。

有资料显示，肾移植术后患者凝血系统异常的发病率明显增加，并且移植术后 CVD 患者出现凝血系统异常的比例明显高于对照组，虽然目前尚无确凿的证据证实阿司匹林对移植术后患者的疗效，但多数专家建议对移植术后 CVD 高危患者采用阿司匹林预防治疗。

（4）急性排斥反应及炎性反应作用：通过对大量的肾移植术后患者追踪调查显示，急性排斥反应是引起肾移植术后缺血性心脏病及脑血管病变的独立致病因素之一。例如，患者出现急性排斥反应，需要大剂量激素冲击治疗，因此可以加重导致 CVD 的高危因素的作用；急性排斥反应出现时，患者可以出现不同程度的肾功能减退，本身也可以加重导致 CVD 的高危因素的作用；另外，与急性排斥反应相关出现的炎性反应对 CVD 的发病也有直接与间接的作用。

大量的调查研究显示，低蛋白血症与移植术后脑血管并发症及周围血管并发症有直接的关系。目前已知低蛋白血症不仅表示患者营养不良，还代表慢性炎性反应，慢性炎性反应可以导致 CVD 的发病，而慢性炎性反应与急性排斥反应、低蛋白血症有关，因此，此类患者服用小剂量阿司匹林会有益处。

（5）红细胞增多症：血细胞比容的升高可以导致血液黏稠度的增加，导致血栓性疾病。大量研究显示，非移植患者患有真红细胞增多症后 CVD 的发病率增加，降低血细胞比容数值后，真红细胞增多症患者 CVD 的发病率降低。

如果肾移植术后血细胞比容>51% ~52%，则诊断患者患有红细胞增多症。肾移植术后患者红细胞增多症的发病率为 10% ~20%。有些作者报道，肾移植术后血细胞比容数值增加，血栓性疾病的发病率也增加，但也有学者提出反对意见。

目前，对于血细胞比容数值到达何种程度需要开始治疗尚无统一的认识。但大多数学者认为，如果移植术后患者血细胞比容数值持续高于 60%，则应引起临床医师的高度重视。治疗方案应相对安全及有效。例如，血管紧张素转换酶抑制剂可以有效降低血细胞比容数值，特别是移植术后合并红细胞增多症的患者一般还合并有高血压，血管紧张素转换酶抑制剂还可以有效地降低血压。茶碱类药物对移植术后红细胞增多症也有效，但一般用于患者不能耐受血管紧张素转换酶抑制剂时。如果以上疗效较差，患者血细胞比容数值持续升高，有时也可采用放血疗法，个别病例需要双原肾切除手术。

总之，由于肾移植患者是CVD的高危人群，因此术后患者应常规检查空腹血脂浓度；定期监测血压、血糖，合理饮食；严密检测患者是否出现冠状动脉、脑血管及周围血管狭窄的可能性；建议患者采取低脂饮食、控制肥胖、戒烟、控制血压。

第四部分　移植后肿瘤

同种异体肾移植是终末期肾病的一种治疗手段，与透析相比，肾移植可以显著提高患者的生存质量和预期寿命。目前随着新型免疫抑制剂的出现，移植肾的1年存活率已达到95%，越来越多的肾移植受者得以长期带肾功能存活，然而，肾移植同时可能伴随有各种并发症的发生，例如恶性肿瘤、心血管疾病、感染等，如今恶性肿瘤已超越心血管疾病成为导致肾移植受者带肾死亡的最重要的因素。因此，肾移植术后肿瘤应当引起人们高度重视。

（一）肾移植术后肿瘤的流行病学情况

肾移植术后恶性肿瘤的发病率各移植中心报道不同，且国内外差别较大。西方国家报道的肾移植术后肿瘤发病率相对较高，总体发病率为2.7%～19.7%，发生肿瘤的风险是一般人群的2～10倍，而对于一些特定肿瘤类型甚至可达到100倍。亚洲国家报道的发病率总体低于西方国家，为2.19%～6.7%。

西方国家报道肾移植术后最常见的肿瘤类型是皮肤癌。第二常见的肿瘤是PTLD（post-transplantation lymphoproliferative disorders，移植后淋巴增殖性疾病）。东亚国家报道的常见肿瘤类型不同于西方国家，以消化道肿瘤和泌尿系肿瘤为最常见。

国内报道肾移植术后肿瘤的发病率低于西方国家，与日本、韩国两个亚洲国家报道相似。田野等人对国内公开报道的肾移植术后肿瘤文献进行了总结分析，肿瘤总体发病率约为2.19%，各中心报道的发病率差别较大，为0.6%～5.17%。前5位最常见的肿瘤部位是泌尿系统、消化系统、血液系统、呼吸系统和皮肤。前10位最常见的肿瘤类型是尿路上皮细胞癌、肝细胞癌、胃肠道肿瘤、肾细胞癌、淋巴瘤、肺癌、乳腺癌、皮肤癌、卡波西肉瘤和宫颈癌。

（二）肾移植术后肿瘤的预后情况

肾移植术后新发恶性肿瘤的风险明显增加，而确诊癌症的移植受者，其预后远差于单独肾移植或癌症的患者。Apel等人的研究结果显示，在所有非皮肤癌患者中，71.2%死于肿瘤，肿瘤相关生存率1年为75.9%，3年为66.9%，5年为61.3%，10年为52.8%。来源于ANZDATA的资料显示，接受移植的乳腺癌女性患者死亡率超过普通乳腺癌女性患者至少40%。Webster和Wong将结直肠癌的肾移植患者预后与普通结直肠癌患者的预后进行了比较，发现肾移植人群中结直肠癌患者的总体5年生存率仅为27%，相反，一般人群中结直肠癌患者的5年生存率可达75%。

荷兰学者对肾移植人群诊断肿瘤后的生存情况进行统计分析，结果发现，肾移植术后肿瘤患者的中位生存时间只有2.7年，而无肿瘤受者的平均生存时间为8.3年（$P<0.0001$）。移植受者发生的肿瘤与一般人群肿瘤相比侵袭性更强，而且分期相对更晚。来自IPITTR的数据显示，对于一些特定肿瘤类型，如结肠癌、肺癌、乳腺癌、前列腺癌和膀胱癌，在各个分

期中，移植人群与分期对应的一般人群相比，其生存率明显低于一般人群。

相反，美国肾数据系统（United States Renal Data System，USRDS）的数据显示，只有年轻且没有心血管危险因素（比如糖尿病等）的移植受者才具有更高的癌症标准化死亡率，而患有糖尿病、心脏病和中风病史的老年移植受者，其总体癌症标准化死亡率远低于年龄与性别对应的一般人群，原因是在老年移植受者中，心血管疾病所带来的死亡风险的相对增加使得免疫抑制对肿瘤的作用相对减少。

目前导致肾移植受者中肿瘤预后较差的原因尚不明确。之前的研究显示，患有慢性肾病的患者与未患肾病者相比，由于自我感觉肿瘤筛查对其生存期无明显帮助而很少进行肿瘤筛查，结果导致诊断肿瘤时肿瘤已经侵犯或进展而具有更高的分期，从而导致预后更差。也有学者认为，由于担心排斥和潜在的移植肾丢失可能，会阻碍免疫治疗的加入和免疫抑制剂的撤除或减量。

（三）肾移植术后新发肿瘤的危险因素

肾移植术后新发恶性肿瘤是由多种因素共同作用导致的，包括免疫抑制导致肿瘤细胞逃脱免疫系统的监视和攻击，免疫抑制药物的致癌作用，潜伏的病毒再激活，或抗病毒免疫活动减少导致的获得性病毒感染以及其他遗传和环境等因素。

1. 免疫抑制药物

（1）细胞因子合成抑制剂：环孢素与他克莫司是钙调磷酸酶抑制剂（calcineurin inhibitors，CNIs）。环孢素与亲环素A结合抑制钙调磷酸酶，阻断活化T细胞核因子进入细胞核，同时增强转化生长因子β（TGF-β）抑制白细胞介素-2（IL-2）刺激下的T细胞增殖。最初认为，环孢素的致癌作用是由于T淋巴细胞介导的免疫抑制监视，即环孢素增加TGF-β表达，TGF-β可促进肿瘤细胞的浸润和转移。然而，有研究评估了环孢素对体外上皮细胞系的直接影响，证明环孢素通过TGF-β依赖机制诱导腺癌细胞的侵袭，这意味着环孢素有直接致癌作用。在严重的免疫缺陷的大鼠中，环孢素可促进肿瘤生长，这证实环孢素的致癌作用与宿主的免疫力无明显相关性。同样，他克莫司也可增强免疫活性及免疫缺陷大鼠体外及体内TGF-β的表达，从而促进肾癌细胞向肺部转移，增加人类肝癌细胞增殖率。此外，应用大鼠模型的体内研究表明，环孢素还通过促进血管生成，增加血管内皮生长因子（vascular endothelial growth factor，VEGF）的表达，从而促进结肠腺癌的生长。Shihab等人研究证实环孢素可在体内上调VEGF的表达，而且还可以上调IL-6的表达。IL-6可刺激T细胞、B细胞、杂交瘤细胞增殖，促进B细胞产生免疫球蛋白，促进细胞毒性T细胞和巨核细胞分化，这可能与PTLD的发展相关。由此看来，环孢素可通过直接和间接的机制促进肿瘤生长。

（2）皮质类固醇类药物：皮质类固醇是肾上腺皮质激素的一种，具有免疫抑制作用，是临床使用最早的免疫抑制药物，与其他免疫抑制药物合用于实体器官移植有40多年的历史，对于皮质类固醇与肿瘤的数据资料很少。有研究表明未接受移植手术的患者，不使用免疫抑制药物，单独使用皮质类固醇药物，会增加患恶性肿瘤的发生风险，特别是增加皮肤癌的发病风险。因此，皮质类固醇类药物可能与肾移植术后恶性肿瘤发病率升高有关。

（3）抗代谢制剂：硫唑嘌呤是一种嘌呤类似物，可通过竞争性反馈抑制嘌呤合成酶，进而抑制嘌呤核苷酸的生物合成，干扰DNA和RNA的合成，最终抑制淋巴细胞的活化与增殖。Swann等人认为，硫唑嘌呤在阻断淋巴细胞前体细胞增殖的同时，通过对有缺陷的DNA修复而促进肿瘤发生及发展。目前还没有硫唑嘌呤促进肿瘤生成的流行病学证据。当硫唑嘌呤单一用于治疗自身免疫性疾病时，与淋巴瘤的发病风险增加有关，并且和很多实体肿瘤的发病风险增加有关，包括鳞癌、膀胱尿路上皮肿瘤、乳腺癌和脑肿瘤等。但是，在器官移植受者中，比较不同的免疫抑制方案，应用硫唑嘌呤与未应用硫唑嘌呤，肿瘤的发病率无明显差异。

吗替麦考酚酯是霉酚酸的前体药物，是一种强效的免疫抑制抗代谢药物。其作用机制是通过非竞争性可逆性地抑制次黄嘌呤单核苷酸脱氢酶，从而抑制T和B淋巴细胞中嘌呤的从头合成途径，导致DNA合成受阻，使细胞停留于S期而不能分化、增殖。吗替麦考酚酯既有抗癌也有致癌的相关报道。一些数据表明吗替麦考酚酯可能增加肿瘤细胞的侵袭力，而也有数据表明吗替麦考酚酯可能会阻止黏附受体依赖性肿瘤的进展。目前还没有流行病学研究证实吗替麦考酚酯是否能够增加或降低恶性肿瘤的发病风险。

（4）生物免疫抑制剂：淋巴细胞多克隆抗体可增加恶性肿瘤的发病风险，具体来说，可导致PTLD和皮肤癌的发病风险增加。Ducloux等人进行的一项单中心回顾性研究结果显示，应用抗人T细胞兔免疫球蛋白的肾移植受者发生恶性肿瘤的风险更高，而抗CD25单克隆抗体不会增加恶性肿瘤的发生风险。Opelz等人的研究结果也显示，抗胸腺细胞免疫球蛋白可以增加早期EBV相关PTLD的发病风险。

（5）细胞因子作用抑制剂：西罗莫司是一种哺乳动物西罗莫司靶蛋白抑制剂（mammalian target of rapamycin inhibitor，mTORi）。一方面，西罗莫司通过抑制mTOR，将免疫细胞（T细胞和B细胞）滞留于G1/S期，阻止免疫细胞进入S期及抑制DNA的合成，从而抑制免疫细胞的生长、增殖。同时，西罗莫司抑制细胞从G1到S期的细胞周期的转换，将细胞滞留于G1期，使细胞不能进行DNA复制，不能进行正常的细胞分裂。另一方面，西罗莫司可调控肿瘤细胞自噬并改变肿瘤生长的微环境，进而诱导肿瘤细胞凋亡。另外，西罗莫司能够抑制新生血管生成，抑制VEGF诱导的血管内皮增殖，从而抑制肿瘤发展和侵袭。

高剂量的西罗莫司在小鼠模型中具有抗癌活性以及免疫抑制效应，这些效应都不利于抗感染，但是对器官移植有利。西罗莫司可针对性减少促进肿瘤细胞因子TGF-β和VEGF-A，从而表现出抗肿瘤疗效。即使给予环孢素诱导，西罗莫司仍可抑制肿瘤的生长和转移，延长小鼠生存期。与环孢素相比，西罗莫司具有抗血管生成的作用，可通过下调VEGF以及抗血管生成效应，间接产生抗肿瘤作用，对异常活动的上游分子也有抑制效果。在小鼠移植后肿瘤模型中，免疫剂量的西罗莫司可有效预防移植物排斥和抑制肿瘤的生长，抑制环孢素的肿瘤增强效果。相比之下，采用环孢素治疗可导致移植器官功能正常情况下，小鼠因肿瘤恶化而死亡。

最近的研究显示，mTOR信号通路调控失常与白血病发病存在相关性，在多种白血病中有PI3K/Akt/mTOR信号通路激活，其过度活化已成为大部分AML（acute myelocytic leukemia，急性髓细胞性白血病）原始细胞存活的必需条件，其余在CML（chronic myelocytic leukemia，慢性粒细胞白血病）细胞、B-ALL（B acute lymphoblastic leukemia，B淋巴细胞白血病）细胞中也均呈现PI3K/Akt/mTOR信号通路过度活化。目前，西罗莫司在白血病中的抗肿瘤作用已被证实。近些年，西罗莫司在卵巢癌、乳腺癌、胰腺癌、前列腺癌、膀胱癌、胃癌等多种肿瘤细胞中的抗肿瘤效应被逐渐发现，并进行相关临床试验证实。Rizell 等人选取了 21 例肝细胞癌患者和 9 例胆管细胞癌患者，每天予西罗莫司单药治疗，控制血药浓度在 4～15 ng/ml，治疗后用影像学评估效果，结果肝细胞癌患者中 1 例获得部分缓解，5 例获得 3 个月稳定期，中位生存时间延长至 6.5 个月，胆管细胞癌患者中 3 例获得疾病稳定，中位生存时间达到 7 个月，这也证实了西罗莫司的抗肿瘤作用。

应用 mTORi 的免疫抑制方案可保护移植器官，同时解决此类人群癌症高风险问题，但在使用 mTORi 时应制定个体化治疗方案。移植后新生恶性肿瘤患者使用 mTORi 应遵循如下步骤，第一步是区分实体器官癌症、PTLD、皮肤癌和卡波西肉瘤。对于实体器官癌症或 PTLD 患者，必须综合患者的预后和由 CNIs 转化为 mTORi 方案的风险来决定，转换的主要限制因素是肾小球滤过率过低（<40 ml/min）和存在明显的蛋白尿（0.8 g/24h），而对于其他患者，应在手术后几周内从 CNIs 转换为 mTORi。而对于皮肤癌患者，则应考虑首先使用 mTORi。另外，卡波西肉瘤也对 mTORi 最为敏感。此外，应在不增加排斥风险的情况下尽量减少其他免疫抑制药物，如吗替麦考酚酯等。对于顽固性皮肤病变或内脏卡波西肉瘤患者，应增加 mTORi 的剂量以增加疗效。

2. 病毒感染

机体免疫力降低且受到如辐射、有毒物质和病毒感染等外界刺激时，肿瘤基因有可能被激活，进而导致转化蛋白的大量表达，促使正常细胞转化为肿瘤细胞，其中病毒是导致肿瘤发生和扩散的一个关键因素。肿瘤病毒包括 DNA 病毒和 RNA 病毒，前者包括乙型肝炎病毒（hepatitis B virus, HBV）、丙型肝炎病毒（hepatitis C virus, HCV）和人乳头瘤病毒（human papillomavirus, HPV）等，后者则包括人体 T 细胞白血病病毒（human T-cell leukemia virus, HTLV）、人类免疫缺陷病毒（human immuno-deficiency virus, HIV）和 EB 病毒（Epstein-Barr virus, EBV）等。虽然不同肿瘤病毒在结构和生物学特性上有所不同，但是其转化正常细胞并导致细胞恶变的机制却是一样的。病毒感染宿主细胞后，病毒抗原和病毒基因组被释放于宿主细胞内或是全部整合于正常细胞基因组中，促使宿主 DNA 序列发生改变，进而恶变。此外，还有一些肿瘤病毒的基因和宿主癌基因序列同源，一旦进入宿主细胞，就会表达癌蛋白包括核蛋白、核受体或转录因子等产物，影响正常细胞的转录与代谢，促使细胞过度增殖，最终导致肿瘤发生。

肾移植术后患者由于长期服用免疫抑制药物而处于低免疫状态，此时患者容易受到病毒感染或潜伏感染再次激活，从而导致宿主细胞发生癌变。一些肿瘤在移植术后发生很快，这与病毒的致癌性有关，而初始的免疫抑制治疗可能促进了病毒无限制的复制。有研究发现，在移植受者中，因移植肾衰竭而减少或停用免疫抑制药物后，病毒相关恶性肿瘤的发病风险降至与移植前透析患者一样的水平。

（1）HPV 与肿瘤：HPV 持续感染是引起宫颈恶变的最根本原因，大量研究表明，宫颈癌细胞以及宫颈癌组织中 HPV 感染率高达 90% 以上，甚至可达 100%。目前，从宫颈癌组织中已分离出 100 余种 HPV-DNA，其中 30 余种与宫颈感染和病变有关，根据其致病力大小分为高危型和低危型两种。HPV-6、HPV-11、HPV-40、HPV-42、HPV-43、HPV-44、HPV-54、HPV-61、HPV-70、HPV-72 和 HPV-81 等归为低危型，主要引起生殖道、肛周皮肤和阴道下部的外生性湿疣类病变、扁平湿疣类病变和低度子宫颈上皮内瘤样变Ⅰ级（CIN Ⅰ级）；

HPV-16、HPV-18、HPV-26、HPV-31、HPV-33、HPV-35、HPV-39和HPV-45等归为高危型，主要导致CIN Ⅱ级、CIN Ⅲ级病变和宫颈癌的发生。

（2）EBV与肿瘤：EBV与霍奇金淋巴瘤、非霍奇金淋巴瘤和PTLD的其他临床类型有关，同时也与鼻咽癌和平滑肌肉瘤有关。EBV在一般人群中很常见，根据血清学调查，全世界大部分地区90%的成年人具有EBV暴露史。随着人们对PTLD的逐渐了解，其分类也发生了变化。

EBV与鼻咽癌的发生关系密切，在大多数亚洲患者和75%白种人患者体内可以检测出EBV-DNA。虽然EBV导致鼻咽癌的机制尚未明确，但是可以利用EBV病毒抗体对鼻咽癌进行早期的检测和诊断。此外，目前研究发现，EBV还与胃癌的发生有关。

（3）HHV与肿瘤：人类疱疹病毒8型（human herpsevirus-8，HHV-8）感染与卡波西肉瘤有关，同时也与原发性渗出性淋巴瘤以及多发性骨髓瘤有关。

（4）HBV/HCV与肿瘤：众所周知，HBV和HCV病毒可引起人类急性肝炎、慢性肝炎、肝硬化和肝癌，根据目前统计，全球约80%的肝癌患者是由HBV和HCV两种病毒的长期感染引起的，其中HBV所占比例更大。

（5）其他病毒与肿瘤：梅克尔细胞癌常见于移植受者人群和HIV感染人群，在一般人群中极少见，是一种具有侵袭性的、主要发生于皮内的神经内分泌恶性肿瘤，局部复发和淋巴结转移较常见。

3. 马兜铃酸与肿瘤

马兜铃酸（aristolochic acid，AA）具有抗感染、利尿、祛痰等药理作用，曾在中医临床上广泛应用。然而，1993年比利时学者Vanherweghem等人发现一些服用相同减肥药物的比利时女性出现快速进展性肾小管间质性肾病，从而引起了各国学者的广泛关注。经研究发现，导致此类肾病的药物中含有AA，这可能是由于其中一种中药成分“汉防己”被“广防己”替代导致。AA具有致癌作用，长期服用含有AA的药物可导致肿瘤，泌尿系统肿瘤如膀胱、肾盂及输尿管移行细胞癌，消化道肿瘤以结肠腺癌和肝细胞癌为主，乳腺癌以浸润性导管癌为主。

AA与DNA片段特异性结合后会形成AA-DNA加合物，它可以在AAN（Aristolochic acid nephropathy，马兜铃酸肾病）患者尿路上皮组织中检测到。该加合物可引起p53基因139号密码子的突变而导致肿瘤的发生。在服用AA的转基因小鼠和大鼠中，可以检测到腺嘌呤（A）和胸腺嘧啶（T）的转换突变，这也是主要的突变类型。

4. 环境因素

累积的阳光暴露量导致肾移植术后皮肤癌的发病率增加。皮肤癌更好发于身体的暴露在光照下的部分。在某些地区比如澳大利亚由于臭氧层空洞以及增加的阳光暴露量导致这些地区的皮肤癌发病率高于其他地区。

5. HLA与肿瘤

决定人类遗传性状的基因大多数位于人类白细胞相关抗原（human leukocyte antigen，HLA）基因上。HLA基因位于第6号染色体短臂6P21.31，DNA片断长度约为3600 kb，虽仅占人类基因组的1/3000，但在机体的免疫应答中起关键作用。研究发现，人类很多肿瘤的发生及发展与机体的免疫遗传基因有关，HLA参与肿瘤细胞逃避机体免疫监视，从而导致肿瘤的发生与发展。

6. 其他遗传因素

有报道，Von Hippel-Lindau病、Wiskott-Aldrich综合征或Drash综合征会增加肾癌的发

病风险。而年龄、男性、白人和吸烟因素与肾移植术后肿瘤有关。

（四）肾移植术后肿瘤的筛查

由于肾移植术后肿瘤具有发病率高、进展迅速以及预后差等临床特点，早期发现并治疗在减少肿瘤发展、改善患者预后以及提高患者生存率方面起到了重要作用，因此推荐所有移植患者常规进行肿瘤筛查。

1. 宫颈癌的筛查

女性肾移植患者宫颈癌的总体发病率比同年龄性别的一般人群至少高 2～3 倍，尽管对移植人群的肿瘤筛查尚无循证医学证据，目前推荐更加频繁的筛查，即每年一次细胞学筛查，因为在免疫抑制状态下，癌前病变可能会进展更加迅速。

2. 乳腺癌的筛查

美国移植学会和欧洲最佳实践指南推荐所有 50～69 岁的女性移植患者进行乳腺癌筛查。而对于 40～49 岁女性移植患者，仍推荐进行每年一次或每两年一次的乳腺癌筛查。然而，对于这些推荐目前尚无询证医学证据支持。

3. 肠道肿瘤的筛查

肾移植术后结直肠癌的发病风险至少增加 2～3 倍，虽然不同中心的研究结果一致，但是对于结直肠癌的筛查推荐却不相同。美国移植学会推荐每年进行便潜血试验，每 5 年进行可弯曲式乙状结肠镜检查。而在澳大利亚，则推荐每两年进行定量免疫化学法的便潜血试验。在欧洲，推荐每年进行定量免疫化学法的便潜血试验，所有阳性患者需进一步行诊断性结肠镜检查。

4. 尿路上皮肿瘤的筛查

B 超检查对尿路上皮细胞肿瘤的筛查十分有用，尤其是对既往服用过含有马兜铃酸的药物或镇痛药物的高危人群。一旦出现血尿或发现原肾积水，应进一步行增强 CT 或逆行肾盂造影等检查，必要时行膀胱镜或输尿管镜检查除外肿瘤。

（五）肾移植术后肿瘤的治疗

对于移植患者，大部分早期和局部浸润性肿瘤仍以外科手术治疗为主要治疗手段，同时可辅以放化疗，而血液系统肿瘤则多首选化疗。由于有些肿瘤的发生与病毒感染密切相关，因此治疗肿瘤的同时还需抗病毒治疗。此外，在确保移植肾功能不受影响的情况下，可根据病情适当减少免疫抑制药物剂量，尤其是对患有高级别且进展迅速肿瘤的患者。

1. 尿路上皮肿瘤的治疗

肾移植术后尿路上皮肿瘤呈多中心性生长，对于膀胱癌诊断明确的患者，需根据其病理分期及分级情况采取膀胱肿瘤电切、膀胱部分切除或膀胱全切手术，而对于上尿路上皮肿瘤诊断明确的患者，在进行肾输尿管全长切除 + 膀胱袖状切除术后，应密切监测对侧原肾情况。田野等人回顾性分析了 12 例肾移植术后发生单侧上尿路上皮肿瘤患者，在首次术后 1～3 个月，所有患者均预防性行对侧肾输尿管全长切除术，结果 5 例术后病理提示尿路上皮细胞癌，该研究结果说明了一侧发生尿路上皮肿瘤时，对侧肾及输尿管预防性切除的必要性，尤其是在对侧原肾积水的情况下。对于术后病理为肌层浸润性尿路上皮肿瘤的患者，还应根据一般状况，辅以全身化疗。

2. 免疫抑制药物的调整

大量研究证实，mTORi 在移植中具有双重作用：免疫抑制作用和抗肿瘤作用。Alberú 等人在一项多中心随机对照研究中共入组 830 例患者，其中 555 例患者由 CNIs 方案转换为西罗莫司方案，275 例患者维持 CNIs 方案，随访 2 年时间，结果发现西罗莫司组患者肿瘤发病率明显低于 CNIs 组（$P<0.001$）。另外，有研究表明，将 CNIs 转换为 mTORi 后，肿瘤的复发率降低。因此，肾移植术后肿瘤患者可以根据情况更换 mTORi 方案，但需密切监测患者移植肾功能及尿蛋白情况。

综上所述，肾移植术后肿瘤发病率高，且不同地区发病类型有所区别。肿瘤由多因素共同作用导致，具有侵袭性强、复发转移率高等特点，预后较差。对于肾移植术后患者，应严密监测并筛查肿瘤，早诊断、早治疗是提高患者生存率的关键。

第五部分　神经系统并发症

移植术后神经系统并发症是移植术后的主要并发症之一，可直接影响患者的长期存活率。神经系统并发症可于移植术后数月至数年出现，有时临床症状并不典型。移植术后患者可以出现各种各样的神经系统并发症，并且特殊类型的神经系统疾病的发生率明显增加，如脑部淋巴瘤、卒中、感染及药物副作用等。早期诊断及早期治疗是提高患者存活率的重要因素。但由于尿毒症患者移植术前经常合并有神经系统症状，移植术后又有多种因素可以造成神经系统损害，如移植术后服用大剂量的免疫抑制剂导致患者正常机体防御功能破坏，某些导致肾功能衰竭的原发病，如系统性红斑狼疮、多发性系统性血管炎及糖尿病等可直接损害神经系统，以上因素均给诊断带来困难。

（一）弥漫性脑病

移植术后患者出现弥漫性脑病的临床症状及严重程度并不相同，轻度患者仅出现嗜睡或轻度意识障碍，重度患者可以出现意识完全丧失。根据引起脑病的不同病因，患者可以出现头痛、假性脑膜炎或癫痫发作等症状。CsA 弥漫性脑病最常出现于移植术后前 3 个月内，可引起各种类型的脑部症状，如震颤、癫痫发作及视力异常等。感染性脑膜脑炎是引起弥漫性脑病的主要原因之一，但要特别注意，免疫功能抑制的患者，其脑膜病变的临床表现并不典型，有时病变早期并不出现临床症状。传染性单核细胞增多症（李斯特菌感染）可导致脑膜脑炎，常于移植术后数天内发病，并经常合并有脑干病变症状，如眼球运动异常或语言障碍等。新型隐球菌性脑膜炎一般出现于移植术后 6 个月后，一般发病隐匿，全身性感染可以转移至脑部，出现感染性脑病，患者可出现癫痫发作或局部脑部病变症状。排斥反应性脑病一般出现在急性排斥反应期间，特别好发于年轻患者，患者可经常出现惊厥、头痛及精神错乱。高血压脑病经常合并视网膜病变及视盘水肿。移植术后低钠血症可以导致癫痫发作，但此种并发症在肝移植患者中较常见，肾移植患者相对较少出现。

早期正确诊断是治疗此并发症的关键。CT 检查及磁共振检查（MRI）能准确诊断弥漫性脑病，特别是多发性脑淋巴瘤。当脑部 CT 及 MRI 正常时，应检查患者的脑脊液，并对脑脊液进行培养，通常检查患者是否患有结核、真菌及普通细菌感染。如果实验室检查阴性，应比较血糖及脑脊液糖的浓度，如果血糖 / 脑脊液糖的浓度比值大于 2/1，则高度怀疑脑膜感染或恶性脑膜炎。CsA 性弥漫性脑病、高血压脑病及低钠血症性脑病患者的临床症状及实验室结果并不典型，CsA 性弥漫性脑病早期 CsA 浓度经常在正常范围内。

（二）局灶性脑神经病变

移植术后患者可以出现局灶性脑神经病变，主要临床表现为：偏侧不全麻痹、语言障碍、对称性视野丧失，并可出现记忆力丧失、定向力障碍，有时不易与渗出性脑病相鉴别。缺血性卒中是移植术后长期存活患者的主要并发症之一，患者可以突然出现脑神经异常症状，但头痛一般较少出现。

移植患者术后原发性脑淋巴瘤的发病率明显增加，脑淋巴瘤确诊后数周或数月，患者可以逐渐出现脑部异常症状，但头痛一般较晚出现。脑部淋巴瘤可以是多发性的，有时容易误诊为弥漫性脑病。

局灶性脑部感染一般是由于曲霉菌感染引起，少数患者是由于弓形虫感染或念珠菌感染而引起。曲霉菌感染一般于移植术后 6 个月内发病，发热及头痛并不是诊断的可靠指标。

中枢脑桥脱髓鞘病变患者发病数小时至数日后通常会出现四肢轻瘫，如果颅内肌肉组织也受到侵犯，患者会丧失语言功能，并可出现“木僵状态”。中枢脑桥脱髓鞘病变一般多见于肝移植术后患者，而肾移植患者相对较少出现此病变。此种病变一般于移植术后数日内出现，主要是由于移植术后快速纠正患者的慢性低钠血症而造成。

移植术后患者出现局灶性脑神经病变，应立即进行脑 CT 检查或 MRI 检查，出现缺血性卒中 48 小时内 CT 检查一般未出现异常表现，因此需要进行脑外科活检，对标本进行病理检查及微生物学检查。

（三）癫痫发作

癫痫发作是移植术后常见的并发症，CsA 可以降低癫痫发作出现的阈值。癫痫发作最常见于术后低镁血症同时服用 CsA 的患者，同时多种因素可以相互作用导致移植术后患者出现癫痫发作。此类患者应进行 CT 或 MRI，检查患者是否患有脑局部病变，例如脑淋巴瘤、脑部感染或脑梗死。还应检查患者血 CsA、血钠及血镁浓度，同时应考虑患者是否有脑膜炎、全身性感染、移植物排斥反应等疾病，糖尿病患者应检查是否出现低血糖。

（四）周围神经系统疾病

肾移植患者术后较少出现周围神经系统疾病。周围神经系统疾病通常是由于手术过程中对腰骶部神经丛损伤造成。股神经损伤通常是由于术中放置自动拉钩压迫股神经而造成，临床上表现为术后双侧膝关节无力，膑骨反射消失，大腿前侧及腓肠肌中部感觉异常，一般当患者术后可以活动时才注意此种异常表现。因此，在手术过程中，放置自动拉钩后，外科医师应检查股动脉的搏动情况。股神经损伤一般在数月后自动恢复，但部分患者不能完全恢复。

糖尿病性尿毒症患者接受肾移植手术时，如果采用髂内动脉进行吻合，则术后容易出现腰骶部神经丛缺血性病变。临床上可以出现臀部肌肉疼痛及膝关节以下肌肉无力。患者一般可以自行恢复，但通常恢复不完全。如果糖尿病患者服用 CsA，经常会出现感觉异常，但 CsA 一般不会引起多发性神经病变。

肾移植术后患者出现原发性或继发性 CMV 感染时，可以出现吉兰 - 巴雷（Guillain-Barre）综合征，临床上表现为亚急性发作的四肢麻痹。

（五）脑淋巴瘤

移植术后患者淋巴细胞增殖性疾病的发病率明显增加，这主要是由于中枢神经系统淋巴瘤的发病率明显增加。移植术后患者出现的中枢神经系统淋巴瘤主要是原发性肿瘤，全身系统性淋巴瘤转移至中枢神经系统的患者非常少。原发性中枢神经系统淋巴瘤主要是非霍奇金单克隆 B 淋巴细胞增生，多数学者认为 EB 病毒感染对中枢神经系统淋巴瘤的发病起着重要的作用，此类患者血清抗体反应阳性，通过对病理标本进行免疫染色及DNA杂交试验均能发现EB病毒。早期临床观察显示原发性中枢神经系统淋巴瘤的发病时间在5.5～46个月，平均发病时间是9个月，目前对于CsA是否提高原发性中枢神经系统淋巴瘤的发病率，尚有争议。

2/3患者原发性中枢神经系统淋巴瘤均表现为单一局限性病变，一般多侵犯大脑半球，较少侵犯脑干及小脑；1/3患者脑淋巴瘤表现为多发性。脑淋巴瘤可以侵犯脑膜，但恶性脑膜炎一般是原发性全身感染转移至脑膜而引起的。患者发病数周至数月后可出现神经系统损坏，局部症状及体征包括轻度偏瘫、失语症、偏盲、小脑共济失调。有些患者，特别是多发性脑淋巴瘤患者，可以表现为弥漫性脑病的症状，如个性改变或癫痫发作。头痛一般是晚期临床症状，通常由于颅内压升高或病变侵犯脑膜所致。淋巴瘤较少出现的临床症状主要是恶性脑膜炎、病变侵犯硬膜内导致脊髓病变、病变侵犯眼部导致视力损坏。

CT或MRI脑部扫描一般可以发现原发性颅内淋巴瘤，CT增强扫描可以提高诊断的敏感性，特别适用于多发性小病灶。颅内淋巴瘤好发于脑室周围，周围很少出现水肿。MRI增强扫描是诊断颅内淋巴瘤最敏感的方法。弥漫性淋巴瘤病变如果侵犯脑膜，可以引起脊髓内细胞成分的改变，淋巴瘤性脑膜炎患者的脊髓液中糖的浓度通常降低。

如果高度怀疑患者患有原发性脑淋巴瘤，而CT、MRI及脑脊髓细胞学检查均不能确诊，则应立即进行神经外科活检穿刺做病理检查。在获得病理标本之前应避免大剂量的激素治疗，地塞米松可以在数天内缩小脑淋巴瘤，直接影响病理诊断的可靠性。

目前各移植中心治疗脑淋巴瘤的方法并不完全相同。有作者报道，激素治疗联合颅内照射治疗脑淋巴瘤的早期疗效较好，治疗后脑部肿瘤缩小，临床症状改进，但患者的长期存活率极低，平均存活时间仅为10～18个月。有报道大剂量的阿糖胞苷及鞘内注射氨甲蝶呤可以将患者的平均存活率提高到42个月，有研究者认为化疗应早于放疗，这样临床疗效最好。

（六）脑血管疾病

移植术后脑卒中是移植患者常见的并发症之一，可以出现于移植术后早期或晚期。有作者对移植患者进行10年追踪随访，发现脑卒中占死亡总数的12%，8.5%的长期存活患者可以出现一过性脑卒中，而蛛网膜下腔出血则较少见，即使是多囊肾患者，虽然此类患者脑内动脉瘤的发病率较高，但也较少出现蛛网膜下腔出血。

多种危险因素可以导致移植术后卒中，40岁以上的受者发病的比例明显增加；有作者报道，对于原发病是高血压的患者，其移植术后卒中的发病率明显增加，多囊肾患者及糖尿病患者移植术后卒中的发病率升高。移植术前及术后患者经常出现高脂血症，加重动脉硬化，并且长期的激素治疗也可加重动脉硬化，由于CsA广泛应用于临床后，激素的用量明显减少，因此激素的副作用明显降低。

缺血性卒中通常突然发病，出现神经系统损坏，例如偏瘫、语言障碍、偏盲等症状，头痛也经常出现但并不严重。脑卒中后24～48小时内CT并不能出现异常改变。如果患者的神经系统症状在24小时内恢复正常，则仅是暂时性脑缺血病变，并不是完全性脑卒中。如果患者出现暂时性脑缺血发作，应长期给予小剂量的阿司匹林口服，预防再次发作。

容易引起脑卒中的危险因素主要包括高血

压、吸烟、糖尿病、红细胞增多症、血小板增多症等，但可以通过有效的治疗手段减少以上危险因素的程度。如果患者反复出现脑卒中，同时合并发热，脑卒中发作前有持续性头痛，脑脊液中淋巴细胞明显增加，则应高度怀疑此患者患有感染或脑血管炎。真菌感染，如隐球菌感染，侵犯脑动脉引起远端动脉栓塞，可以导致脑卒中。

如果患者出现脑卒中，应考虑是否由于颈内动脉粥样硬化导致动脉狭窄而引起。多数患者通过颈部多普勒超声即可明确诊断，如果多普勒超声不能肯定患者是否存在颈内动脉狭窄，应慎重考虑采用血管造影方法，因为血管造影本身可以引起脑卒中。普通人群中，75%的脑卒中患者均合并有颈内动脉狭窄，少数患者颈动脉内膜切除术后疗效显著，患者长期存活，未再出现脑卒中发作。但此种方法是否适用于移植术后患者，目前尚有争议。

（七）排斥反应性脑病

有研究者首先提出了排斥反应性脑病的理论，他们发现有些患者肾移植术后出现严重急性排斥反应的同时，会出现可逆性的急性神经系统综合征。年轻的移植患者（年龄 <20 岁）更易出现此种病变。此类患者可以出现各种类型的意识模糊、头痛、精神错乱、定向力障碍等神经系统异常表现，有些患者还可出现视盘水肿。患者出现急性排斥反应时，移植肾肿大、质地较硬，同时合并有发热、体重增加及高血压。急性排斥反应合并脑病的患者，血压增高的程度与未合并脑病的急性排斥反应患者相比并无明显差异，仅有 1 名患者术后服用 CsA，因此可以排除 CsA 引起此类患者的脑病。

急性排斥反应合并脑病的患者与未合并脑病的患者相比，其血生化指标并无明显差异，但合并脑病的患者血清肌酐水平可能较高。CT 扫描可能显示脑白质水肿，脊髓液压力普遍升高，但脑脊液成分基本正常。脑电图未有特异性改变。

有研究者强调，治疗此种脑病的根本方法是使用强效的免疫抑制剂，积极控制急性排斥反应。目前尚不清楚这种排斥性脑病的出现是严重急性排斥反应的临床症状之一，还是由于急性排斥反应导致代谢产物积聚及神经系统损伤所造成。当然，如果患者在出现急性排斥反应的同时合并有脑病，还应考虑是否存在 CsA 毒性作用、电解质紊乱、体液负荷量过大、严重氮质血症、全身性感染败血症及恶性高血压等因素，如果此种脑病持续存在数周，应考虑是否存在神经系统感染或脑淋巴瘤。

（八）免疫抑制药物的副作用

目前对 CsA 的神经毒性作用已有广泛的认识，CsA 神经毒性作用可以引起不同的神经系统异常症状，如震颤、癫痫发作、麻痹及严重的脑白质病，下面将详细讨论 CsA 的神经毒性作用。大剂量的激素治疗可以导致患者情绪的改变，少数情况下患者可以出现精神异常，需要服用镇静药物。目前由于临床上广泛应用 CsA 或 FK506，激素的长期用量已明显减少，因此激素介导的脊髓病变已非常少见。

1. OKT_3 单克隆抗体的神经毒性作用

患者接受 OKT_3 单克隆抗体治疗急性排斥反应 2～7 天后可以出现无菌性脑膜炎，一般发病率为 14%。患者可以出现不同程度的发热、畏光及头痛，同时脑脊液检查发现无菌性淋巴细胞增多。以上症状即使在患者仍在继续接受 OKT_3 单克隆抗体治疗时，均可自行缓解。

2. CsA 神经毒性作用

20% 服用 CsA 的患者可以出现神经系统并发症，肝移植术后服用 CsA 的患者患有 CsA 神经毒性并发症的发病率高于肾移植术后患者，这可能是由于肝移植术后患者低蛋白血症及低钠血症的发病率较高。四肢震颤是最常见的并发症，高达20%的患者会出现此种并发症，尤其在移植术后前三个月内表现明显。有许多报道证实服用CsA的患者会出现四肢烧灼感，但临床上及实验室检查通常并不能诊断患者患有周围神经系统病变。如果此类患者确实存在周围神经系统病变，一般也是由于移植术前长期的尿毒症或其他原因而造成的。目前对于移植术后患者周围神经系统的病变是直接由CsA的神经毒性作用而导致的理论尚有争议。如果血中CsA浓度过高，患者可以出现视幻觉。有时服用CsA的患者还会出现情绪低落、嗜睡及其他精神异常症状。震颤、感觉异常及视幻觉等临床异常表现一般与服用CsA的剂量有关，如果降低CsA的剂量，患者的临床异常症状会有所缓解，甚至完全消失。一般情况下，患者出现震颤及感觉异常等症状时并不需要停止或大幅度减少CsA的用量。

临床上由于CsA的毒性作用而导致脑白质病的病例报道极少，但此种并发症非常严重，一般骨髓移植患者及肝移植患者的发病率较高。肾移植患者一般情况下血中胆固醇的含量相对较高，因此出现脑白质病的几率较低。但如果肾移植患者出现低胆固醇血症，则预示患者有可能出现脑白质病。患者可以出现意识混乱、昏迷、小脑异常综合征、偏瘫、四肢麻痹等，一般移植术后前三个月内发病率高。发病时患者血中CsA浓度升高，但一般还保持在正常范围。CT或MRI显示弥漫性脑白质病变。脑脊液检查有时发现蛋白含量增加。如果患者发病时血中CsA浓度极高，则停止CsA用药或大幅度减少CsA剂量后，患者的神经系统异常症状可以缓解。

CsA可以导致有些患者突然出现癫痫发作，特别好发于低镁血症患者。其他因素如低钠血症、移植物排斥、高血压及大剂量的激素治疗均可影响癫痫发作的发病率。Sandoz公司提供的数据显示，1.5%服用CsA的患者会出现癫痫发作。因此，患者开始CsA治疗之前，应尽量纠正患者体内存在的可能引起癫痫发作的危险因素，定期监测血中CsA的浓度，如果血CsA浓度高于正常范围，应减少其用量。如果采取以上治疗方案后，患者的癫痫发作仍持续存在，则应选择适当的抗癫痫药物，但多种抗癫痫药物可与CsA发生药物之间的相互作用，影响CsA的血药浓度，如果患者仍在服用CsA，一般临床上常用丙戊酸钠（valproate sodium）治疗癫痫发作。

（左　力　董　捷　苏　涛　田　野）

参考文献

李惊子, 韩进, 王海燕, 等. 指甲肌酐测定在鉴别急性和慢性肾功能衰竭的临床价值. 中华内科杂志, 1992, 31: 11-14.

陆任华, 方燕, 高嘉元, 等. 住院患者急性肾损伤的发病及预后相关危险因素分析. 中华肾脏病杂志, 2012; 28(3): 194-200.

王海燕. 急性肾衰竭(急性肾损伤)//王海燕.肾脏病学, 第3版. 北京: 人民卫生出版社, 2008年: 826-934.

王伊娜, 左力. 从指南更新看红细胞生成素的合理使用. 中国血液净化. 2015. 14(3): 130-133.

赵慧萍, 王梅. 不同钙离子浓度透析液在腹膜透析患者中的应用. 中华肾脏病杂志, 2011. 27(10): 791-793.

中国血液透析用血管通路专家共识(第1版).中国血液净化. 2014, 13(8): 549-558.

左力, 陈育青, 程叙扬, 等. 血液净化手册. 北京:人民卫生出版社. 2016: 1-473.

左力. 水和透析液质量管理指导. 北京: 北京大学医学出版社. 2017: 1-231.

左力. 透析用水和患者安全. 中国血液净化. 2009. 8(1): 1-4.

Adcock A, Fox K, Walker P, et al. Clinical experience and comparative analysis of the standard and fast peritoneal equilibration tests (PET). Adv Perit Dial, 1992. 8: 59-61.

Agarwal R. Volume overload in dialysis: the elephant in the room, no one can see. Am J Nephrol, 2013. 38(1): 75-7.

Ali T, Khan I, Simpson W, et al. Incidence and outcomes in acute kidney injury: a comprehensive population-based study. J Am Soc Nephrol 2007; 18: 1292.

Ali T, Khan I, Simpson W, et al. Incidence and outcomes in acute kidney injury: a comprehensive population-based study. J Am Soc Nephrol 2007; 18: 1292-1298.

Anderson RJ, Shrier R. Acute renal failure//Schrier RW. Diseases of The Kidney and Urinary Tract, 7th ed. Philadelphia: A Wolters Kluwer Company, 2001: 1093-1136.

Andress DL. Adynamic bone in patients with chronic kidney disease. Kidney International, 2008. 73(12): 1345-1354.

Arramreddy R, Zheng S, Saxena AB, et al. Urgent-start peritoneal dialysis: a chance for a new beginning. Am J Kidney Dis, 2014. 63(3): 390-5.

Aspelin P, Barsoum R, Burdmann E, et al. KDIGO Clinical Practice Guideline for Acute Kidney Injury. Kidney Int Suppl. 2012; 2(1): 8.

Bagshaw SM, George C, Dinu I, et al. A multi-centre evaluation of the RIFLE criteria for early acute kidney injury in critically ill patients. Nephrol Dial Transplant 2008; 23: 1203-1210.

Bargman JM, Thorpe KE, Churchill DN, et al. Relative contribution of residual renal function and peritoneal clearance to adequacy of dialysis: a reanalysis of the CANUSA study. J Am Soc Nephrol, 2001. 12(10): 2158-62.

Bellomo R, Kellum JA, Mehta R, et al. The acute Dialysis Quality Initiative II: The Vicenza conference. Adv Ren Replace Ther 2002, 9: 290-293.

Bidani AK, Griffin KA, Williamson G, et al. Protective importance of the myogenic response in the renal circulation. Hypertension 2009; 54: 58. 393–398.

Blake PG, Bargman JM, Brimble KS, et al. Clinical Practice Guidelines and Recommendations on Peritoneal Dialysis Adequacy 2011. Perit Dial Int, 2011. 31(2): 218-39.

Blake PG. A renaissance for PD in acute kidney injury. Perit Dial Int, 2012. 32(3): 237.

Brady HR, Clarkson MR, Lieberthal W. Acute renal failure. In: Brenner BM. The Kidney, 9th ed. Saunders. An Imprint of Elsevier, 2012: 1044.

Brown JR, DeVries JT, Piper WD, et al. Serious renal dysfunction after percutaneous coronary interventions can be predicted. American Heart Journal, 2008; 155: 260-266.

Burdmann EA, Chakravarthi R. Peritoneal dialysis in acute kidney injury: lessons learned and applied. Semin Dial, 2011. 24(2): 149-56.

Cao Y, Yi ZW, Zhang H, et al. Etiology and outcomes of acute kidney injury in Chinese children: a prospective multicentre investigation. BMC Urol. 2013 21; 13: 41.

Chan C, McIntyre C, Smith D, et al. Combining near-subject absolute and relative measures of longitudinal hydration in hemodialysis. Clin J Am Soc Nephrol, 2009. 4(11): 1791-8.

Chawla LS, Amdur RL, Amodeo S. et al. The severity of acute kidney injury predicts progression to chronic kidney disease. Kidney Int, 2011, 79: 1361, 1369.

Che M, Li Y, Liang X, et al. Prevalence of acute kidney injury following cardiac surgery and related risk factors in Chinese patients. Nephron Clin Pract. 2011; 117(4): c305-11.

Chen SY, Chen TW, Lin SH, et al. Does previous abdominal surgery increase postoperative complication rates in continuous ambulatory peritoneal dialysis? Perit Dial Int, 2007. 27(5): 557-9.

Chen W, Gu Y, Han QF, et al. Contrasting clinical outcomes between different modes of peritoneal dialysis regimens: two center experiences in China. Kidney Int Suppl, 2008(108): S56-62.

Chertow GM, Burdick E, Honour M, et al. Acute kidney injury, mortality, length of stay, and costs in hospitalized patients. J Am Soc Nephrol 2005; 16: 3365-3370.

Cho, Yeoungjee, Johnson, et al. Impact of icodextrin on clinical outcomes in peritoneal dialysis: a systematic review of randomized controlled trials. Nephrology, dialysis, transplantation : official publication of the European Dialysis and Transplant Association-European Renal Association, 2013. 28(7): 1899.

Chu R, Li C, Wang S, et al. Assessment of KDIGO definitions in patients with histopathologic evidence of acute renal disease. Clin J Am Soc Nephrol, 2014; 9(7): 1175-1182.

Chuengsaman P, Panomrerngsak A, Sriudom K. Does previous abdominal operation affect peritoneal dialysis complications and outcomes? J Med Assoc Thai, 2011. 94 Suppl 4: p. S64-70.

Cnossen TT, Smit W, Konings CJ, et al. Quantification of free water transport during the peritoneal equilibration test. Perit Dial Int, 2009. 29(5): 523-7.

Crepaldi C, Rosner M, Teixeira C, et al. Is brain natriuretic peptide a reliable biomarker of hydration status in all peritoneal dialysis patients? Blood Purif, 2014. 37(3): 238-42.

Cruz DN, Bagshaw SM, Maisel A, et al. Use of biomarkers to assess prognosis and guide management of patients with acute kidney injury. Contrib Nephrol. 2013; 182: 45-64.

Cullis B, Abdelraheem M, Abrahams G, et al. Peritoneal dialysis for acute kidney injury. Perit Dial Int, 2014.

34(5): 494-517.

Daugherty SL, Ho PM, Spertus JA et al. Association of early follow-up after acute myocardial infarction with higher rates of medication use. Arch Intern Med 2008; 168: 485-491, 492.

Davenport A. Changes in N-terminal pro-brain natriuretic peptide correlate with fluid volume changes assessed by bioimpedance in peritoneal dialysis patients. Am J Nephrol, 2012. 36(4): 371-6.

Davies SJ, Davenport A. The role of bioimpedance and biomarkers in helping to aid clinical decision-making of volume assessments in dialysis patients. Kidney Int, 2014. 86(3): 489-96.

Davies SJ, Graham W, Kieron D, et al. Icodextrin improves the fluid status of peritoneal dialysis patients: results of a double-blind randomized controlled trial. J Am Soc Nephrol, 2003. 14(9): 2338-44.

Davies SJ, Lopez EG, Woodrow G, et al. Longitudinal relationships between fluid status, inflammation, urine volume and plasma metabolites of icodextrin in patients randomized to glucose or icodextrin for the long exchange. Nephrol Dial Transplant, 2008. 23(9): 2982-8.

Del Peso G, Bajo MA, Costero O, et al. Risk factors for abdominal wall complications in peritoneal dialysis patients. Perit Dial Int, 2003. 23(3): 249-54.

Dell Aquila R, Chiaramonte S, Rodighiero MP, et al. Rational choice of peritoneal dialysis catheter. Peritoneal Dialysis International Journal of the International Society for Peritoneal Dialysis, 2007. 27 Suppl 2(2): S119-25.

Denic A, Glassock RJ, Rule AD. Structural and Functional Changes With the Aging Kidney. Adv Chronic Kidney Dis. 2016; 23(1): 19-28.

Der Mesropian P, Othersen J, Mason D, et al. Community acquired acute kidney injury: A challenge and opportunity for primary care in kidney health. Nephrology (Carlton). 2016, 2: 17.

Diaz-Buxo JA, Passlick-Deetjen J, Gotloib L. Potential hazards of polyglucose. Asaio Journal, 2001. 47(6): 602.

Dong J, Wang T, Wang HY. The Impact of New Comorbidities on Nutritional Status in Continuous Ambulatory Peritoneal Dialysis Patients. Blood Purification, 2006, 24(5-6): 517.

Dong J, Li YJ, Yang ZK, et al. Low dietary sodium intake increases the death risk in peritoneal dialysis. Clin J Am Soc Nephrol, 2010. 5(2): 240-7.

Enia G, Mallamaci F, Benedetto FA, et al. Long-term CAPD patients are volume expanded and display more severe left ventricular hypertrophy than haemodialysis patients. Nephrol Dial Transplant, 2001. 16(7): 1459-64.

Falkenhain ME, Hartman JA, Hebert L, Nutritional management of water, sodium, potassium, chloride, and magnesium in renal disease and renal failure//Kopple JD, Massry SG. Nutritional management of renal disease. Second ed. Philadelphia, PA, USA: Lippincott Williams & Wilkins. 2004; 287-299.

Fang Y, Ding X, Zhong Y, et al. Acute kidney injury in a Chinese hospitalized population. Blood Purif. 2010; 30(2): 120-6.

Feriani M. Buffers: bicarbonate, lactate and pyruvate. Kidney International Supplement, 1996. 56(56): S75.

Figueiredo A, Goh BL, Jenkins S, et al. Clinical practice guidelines for peritoneal access. Perit Dial Int, 2010. 30(4): 424-9.

Finkelstein F, Healy H, Abu-Alfa A, et al. Superiority of icodextrin compared with 4.25% dextrose for peritoneal ultrafiltration. Journal of the American Society of Nephrology Jasn, 2005. 16(2): 546.

Flore KM, Delanghe JR. Analytical interferences in point-of-care testing glucometers by icodextrin and its metabolites: an overview. Peritoneal Dialysis International Journal of the International Society for Peritoneal Dialysis, 2009. 29(4): 377.

Gabow PA. Autosomal dominant polycystic kidney disease. N Engl J Med, 1993. 329(5): 332-42.

Gabriel DP, Caramori JT, Martim LC, et al. High volume peritoneal dialysis vs. daily hemodialysis: a randomized, controlled trial in patients with acute kidney injury. Kidney Int Suppl, 2008(108): S87-93.

Gabriel DP, Caramori JT, Martin LC, et al. Continuous peritoneal dialysis compared with daily hemodialysis in patients with acute kidney injury. Perit Dial Int, 2009. 29 Suppl 2: S62-71.

García-López E, Lindholm B, Davies S. An update on peritoneal dialysis solutions. Nat Rev Nephrol, 2012. 8(4): 224-33.

Garcia-Urena MA, Rodríguez CR, Vega RV, et al. Prevalence and management of hernias in peritoneal dialysis patients. Perit Dial Int, 2006. 26(2): 198-202.

Garosi G, Gaggiotti E, Monaci G, et al. Biocompatibility of a peritoneal dialysis solution with amino acids: histological evaluation in the rabbit. Peritoneal Dialysis International Journal of the International Society for Peritoneal Dialysis, 1998. 18(6): 610.

Göcze I1, Renner P, Graf BM, et al. Simplified approach for the assessment of kidney perfusion and acute kidney injury at the bedside using contrast-enhanced ultrasound. Intensive Care Med. 2015 Feb; 41(2): 362-3.

Hagen SM, et al. A systematic review and meta-analysis

of the influence of peritoneal dialysis catheter type on complication rate and catheter survival. Kidney Int, 2014. 85(4): 920-32.

Hoste EA, Clermont G, Kersten A, et al. RIFLE criteria for acute kidney injury are associated with hospital mortality in critically ill patients: a cohort analysis. Crit Care 2006; 10: R73.

Hsu CY, McCulloch CE, Fan D, et al. Community-based incidence of acute renal failure. Kidney Int 2007; 72: 208.

Hwang C, et al. Peritoneal dialysis access: open versus laparoscopic surgical techniques. J Vasc Access, 2013. 14(4): 307-17.

Ishani A, Xue JL, Himmelfarb J, et al. Acute kidney injury increases risk of ESRD among elderly. J Am Soc Nephrol 2009; 20: 223-228.

James MT, Hemmelgarn BR, Wiebe N, et al. Glomerular filtration rate, proteinuria, and the incidence and consequences of acute kidney injury: a cohort study. Lancet 2010; 376: 2096-2103.

Jin H, Fang W, Zhu M, et al. Urgent-Start Peritoneal Dialysis and Hemodialysis in ESRD Patients: Complications and Outcomes. PLoS One, 2016. 11(11): e0166181.

Joannidis M, Metnitz B, Bauer P, et al. Acute kidney injury in critically ill patients classified by AKIN versus RIFLE using the SAPS 3 database. Intensive Care Med 2009; 35: 1692-1702.

Jones MR, Gehr TW, Burkart JM, et al. Replacement of amino acid and protein losses with 1.1% amino acid peritoneal dialysis solution. Perit Dial Int, 1998. 18(2): 210-216.

Kalantar ZK, Deborah LR, Csaba P, et al. Fluid retention is associated with cardiovascular mortality in patients undergoing long-term hemodialysis. Circulation, 2009. 119(5): 671-9.

KDIGO CKD-MBD Work Group. KDIGO clinical practice guideline for the diagnosis, evaluation, prevention, and treatment of Chronic Kidney Disease-Mineral and Bone Disorder (CKD-MBD). Kidney International Supplement, 2009. Suppl 113(113): S1.

Kellum JA, Levin N, Bouman C, et al. Developing a consensus classification system for acute renal failure. Curr Opin Crit Care 2002, 8: 509-514.

Kheterpal S, Tremper KK, Heung M, et al. Development and validation of an acute kidney injury risk index for patients undergoing general surgery: results from a national data set. Anesthesiology, 2009; 110: 505-515.

Kim YL, Biesen WV. Fluid Overload in Peritoneal Dialysis Patients. Seminars in Nephrology, 2017. 37(1): 43.

Kopple JD, Bernard D, Messana J, et al. Treatment of malnourished CAPD patients with an amino acid based dialysate. Kidney International, 1995. 47(4):1148.

La Milia V, Di Filippo S, Crepaldi M, et al. Mini-peritoneal equilibration test: A simple and fast method to assess free water and small solute transport across the peritoneal membrane. Kidney Int, 2005. 68(2): 840-6.

La Milia V, Limardo M, Virga G, et al. Simultaneous measurement of peritoneal glucose and free water osmotic conductances. Kidney Int, 2007. 72(5): 643-50.

La Milia V. Peritoneal transport testing. J Nephrol, 2010. 23(6): 633-47.

Lakhmir SC, Paul Lk. Acute kidney injury and chronic kidney disease: an integrated clinical syndrome. Kidney International, 2012; 82: 516-524.

Lameire NH, Bagga A, Cruz D. et al. Acute kidney injury: an increasing global concern. Lancet, 2013, 382(9887): 170-179.

Lewington AJ, Cerdá J, Mehta RL. Raising awareness of acute kidney injury: a global perspective of a silent killer. Kidney Int, 2013, 84(3): 457-467.

Leypoldt JK, David IC, Alfred KC, et al. Ultrafiltration and solute kinetics using low sodium peritoneal dialysate. Kidney Int, 1995. 48(6): 1959-66.

Li L, Szeto CC, Kwan BC, et al. Peritoneal dialysis as the first-line renal replacement therapy in patients with autosomal dominant polycystic kidney disease. Am J Kidney Dis, 2011. 57(6): 903-7.

Li N, Zhao WG, Zhang WF. Acute kidney injury in patients with severe traumatic brain injury: implementation of the acute kidney injury network stage system. Neurocrit Care. 2011; 14(3): 377-381.

Li PK, Burdmann EA, Mehta RL, et al. Acute kidney injury: global health alert. Transplantation, 2013, 95(5): 653-657.

Li PK, Szeto CC, Piraino B, et al. ISPD Peritonitis Recommendations: 2016 Update on Prevention and Treatment. Peritoneal Dialysis International Journal of the International Society for Peritoneal Dialysis, 2016. 36(5): 481.

Lindley E, Devine Y, Hallet L, et al. A ward-based procedure for assessment of fluid status in peritoneal dialysis patients using bioimpedance spectroscopy. Perit Dial Int, 2005. 25 Suppl 3: S46-8.

Liu H, Li YF, Liu BC, et al. A multicenter, retrospective study of acute kidney injury in adult patients with nonmyeloablative hematopoietic SCT. Bone Marrow Transplant. 2010 Jan; 45(1): 153-158.

Lo WK, Bargman JM, Burkart J, et al. Guideline on targets for solute and fluid removal in adult patients on chronic peritoneal dialysis. Perit Dial Int, 2006. 26(5): 520-2.

Locatelli F, Vigano S. Are natriuretic peptides a reliable

marker for mortality in ESRD patients? Nephrol Dial Transplant, 2010. 25(2): 347-9.

Mactier RA, Sprosen TS, Gokal R, et al. Bicarbonate and bicarbonate/lactate peritoneal dialysis solutions for the treatment of infusion pain. Kidney International, 1998. 53(4): 1061-1067.

Mahnensmith RL. Urgent-start peritoneal dialysis: what are the problems and their solutions? Semin Dial, 2014. 27(3): 291-4.

Martínez Mier, Gustavo, Luna Castillo, et al. Factors associated with early peritoneal dialysis catheter replacement in Veracruz, Mexico. Nefrologia, 2012. 32(3): 353-8.

Mcintyre CW. Update on peritoneal dialysis solutions. Kidney International, 2007. 71(6): 486-90.

Medcalf JF, Kevin PG Harris, John Walls. Role of diuretics in the preservation of residual renal function in patients on continuous ambulatory peritoneal dialysis. Kidney Int, 2001. 59(3): 1128-33.

Mehran R, Aymong ED, Nikolsky E, et al. A simple risk score for prediction of contrast-induced nephropathy after percutaneous coronary intervention: development and initial validation. Journal of the American College of Cardiology, 2004; 44: 1393-1399.

Mehrotra, R. Similar outcomes with hemodialysis and peritoneal dialysis in patients with end-stage renal disease. Arch Intern Med, 2011. 171(2): 110-8.

Mehta RL, Cerdá J, Burdmann EA, et al. International Society of Nephrology&apos's 0by25 initiative for acute kidney injury (zero preventable deaths by 2025): a human rights case for nephrology. Lancet 2015; 385(9987): 2616-2643.

Mehta RL, McDonald B, Gabbai F, et al. Nephrology consultation in acute renal failure: does timing matter? A m J Med, 2002, 113: 456-461.

Metcalfe W, Simpson M, Khan IH, et al. Acute renal failure requiring renal replacement therapy: Incidence and outcome. QJM 2002,95: 579-583.

Molitoris BA, Levin A, Warnock DG, et al. Improving outcomes from acute kidney injury. J Am Soc Nephrol, 2007; 18: 1992-1994.

Mujais S, Nolph K, Gokal R, et al. Evaluation and management of ultrafiltration problems in peritoneal dialysis. International Society for Peritoneal Dialysis Ad Hoc Committee on Ultrafiltration Management in Peritoneal Dialysis. Perit Dial Int, 2000. 20 Suppl 4: S5-21.

Nash K, Hafeez A, Hou S. Hospital-acquired renal insufficiency. Am J Kidney Dis. 2002; 39: 930-936.

Nicolò PD, Magnoni G, Granata A. Lung Ultrasound in Hemodialysis: A Card to be Played? Blood Purification, 2017. 44(1):1.

Okusa MD, Jaber BL, Doran P, et al. Physiological biomarkers of acute kidney injury: a conceptual approach to improving outcomes. Contrib Nephrol. 2013; 182: 65-81.

Ostermann M, Chang RW. Acute kidney injury in the intensive care unit according to RIFLE. Crit Care Med 2007; 35: 1837-1843; 1852.

Ozener C, Bihorac A, Akoglu E. Technical survival of CAPD catheters: comparison between percutaneous and conventional surgical placement techniques. Nephrol Dial Transplant, 2001. 16(9): 1893-9.

Palomba H, de Castro I, Neto AL, et al. Acute kidney injury prediction following elective cardiac surgery: AKICS Score. Kidney international, 2007; 72: 624-631.

Pannekeet MM, Alexander LT, Dick GS, et al. The standard peritoneal permeability analysis: a tool for the assessment of peritoneal permeability characteristics in CAPD patients. Kidney Int, 1995. 48(3): 866-75.

Papakrivopoulou ES, Lillywhite S, Davenport A. Is N-terminal probrain-type natriuretic peptide a clinically useful biomarker of volume overload in peritoneal dialysis patients? Nephrol Dial Transplant, 2012. 27(1): 396-401.

Perl J, Bargman JM. The importance of residual kidney function for patients on dialysis: a critical review. Am J Kidney Dis, 2009. 53(6): 1068-81.

Philip KT Li, Bruce FC, Amaury Ariza., et al. Randomized, controlled trial of glucose-sparing peritoneal dialysis in diabetic patients. Journal of the American Society of Nephrology Jasn, 2013. 24(11): 1889.

Piraino B, Bailie GR, Bernardini J, et al. Peritoneal dialysis-related infections recommendations: 2005 update. Peritoneal Dialysis International Journal of the International Society for Peritoneal Dialysis, 2010. 30(4): 393.

Planas JT. Fluid transport and homeostasis in peritoneal dialysis. Contrib Nephrol, 2012. 178: 169-73.

Plum J, Grabensee B. Atrial natriuretic peptide in dialysis patients under various conditions of volume homeostasis. J Intern Med, 1991. 229(3):209-16.

Pohlmann A, Arakelyan K, Seeliger E, et al. Magnetic Resonance Imaging (MRI) Analysis of Ischemia/Reperfusion in Experimental Acute Renal Injury. Methods Mol Biol. 2016; 1397: 113-127.

Ponce D, Berbel MN, Regina de Goes C, et al. High-volume peritoneal dialysis in acute kidney injury: indications and limitations. Clin J Am Soc Nephrol, 2012. 7(6):887-94.

Quan L, Dong J, Li YJ, et al. The effectiveness of intensive nursing care on seasonal variation of blood pressure in patients on peritoneal dialysis. J Adv Nurs, 2012. 68(6):1267-75.

Remuzzi G, Horton R. Acute renal failure: an unacceptable death sentence globally. Lancet 2013; 382: 2041-2042.

Rippe B. A three-pore model of peritoneal transport. Perit Dial Int, 1993. 13 Suppl 2: S35-8.

Rodrigues A, Cabrita A, Maia P, et al. Peritoneal rest may successfully recover ultrafiltration in patients who develop peritoneal hyperpermeability with time on continuous ambulatory peritoneal dialysis. Adv Perit Dial, 2002. 18:78-80.

Sitter T, Sauter M. Impact of glucose in peritoneal dialysis: saint or sinner? Peritoneal Dialysis International Journal of the International Society for Peritoneal Dialysis, 2005. 25(5):415.

Stenvinkel P, Heinburger O, Lindholm B, et al. Are there two types of malnutrition in chronic renal failure? Evidence for relationships between malnutrition, inflammation and atherosclerosis (MIA syndrome). Nephrol Dial Transplant, 2000. 15(7):953-60.

Strippoli GF, Tong A, Johnson D, et al. Catheter type, placement and insertion techniques for preventing peritonitis in peritoneal dialysis patients. Cochrane Database of Systematic Reviews, 2004. 213(4): CD004680.

Suresh M, Farrington K. Natriuretic peptides and the dialysis patient. Semin Dial, 2005. 18(5): 409-19.

Susantitaphong P, Cruz DN, Cerda J. et al. Acute Kidney Injury Advisory Group of the American Society of Nephrology. World incidence of AKI: a meta-analysis. Clin J Am Soc Nephrol 2013; 8: 1482 1493.

Szeto CC, Chow KM. Pathogenesis and management of hydrothorax complicating peritoneal dialysis. Curr Opin Pulm Med, 2004. 10(4):315-9.

Szeto CC, Li PK, Johnson DW. ISPD Catheter-Related Infection Recommendations: 2017 Update. Peritoneal Dialysis International Journal of the International Society for Peritoneal Dialysis, 2017. 37(2):141.

Tam P. Peritoneal dialysis and preservation of residual renal function. Perit Dial Int, 2009. 29 Suppl 2:S108-10.

Tan BK, Chan C, Davies SJ. Achieving euvolemia in peritoneal dialysis patients: a surprisingly difficult proposition. Seminars in Dialysis, 2010. 23(5):456.

Tan BK, Chan C, Davies SJ. Achieving euvolemia in peritoneal dialysis patients: a surprisingly difficult proposition. Semin Dial, 2010. 23(5):456-61.

Teitelbaum I, Burkart J. Peritoneal dialysis. American Journal of Kidney Diseases, 2003. 42(5):1082-1096.

Thakar CV, Arrigain S, Worley S, et al. A clinical score to predict acute renal failure after cardiac surgery. J Am Soc Nephrol 2005; 16: 162-168. 56.

Thakar CV, Arrigain S, Worley S, et al. A clinical score to predict acute renal failure after cardiac surgery. J Am Soc Nephrol, 2005; 16: 162-168.

Thakar CV, Christianson A, Freyberg R, et al. Incidence and outcomes of acute kidney injury in intensive care units: a Veterans Administration study. Crit Care Med 2009; 37: 2552-2558.

Thomas M, Sitch A, Dowswell G. The initial development and assessment of an automatic alert warning of acute kidney injury. Nephrol Dial Transplant 2011; 26: 2161 2168.

Tony Barnett, Tang Li Yoong, Jaya Pinikahana. Fluid compliance among patients having haemodialysis: can an educational programme make a difference. Journal of Advanced Nursing, 2008. 61(3):300-306.

Twardowski ZJ, Khanna R. Peritoneal equilibration test. Perit Dial Bull, 1987. 7: 138-147.

Uchino S, Bellomo R, Goldsmith D et al. An assessment of the RIFLE criteria for acute renal failure in hospitalized patients. Crit Care Med 2006; 34: 1913, 1917.

V De, Scalamogna A, Scanzianiet R, et al. Polycystic kidney disease and late peritoneal leakage in CAPD: are they related? Perit Dial Int, 2002. 22(1):82-4.

van de Luijtgaarden MW, Noordzij M, Stel Vs., et al. Effects of comorbid and demographic factors on dialysis modality choice and related patient survival in Europe. Nephrol Dial Transplant, 2011. 26(9):2940-7.

Vanholder RC, Lameire NH. Osmotic agents in peritoneal dialysis. Contributions to Nephrology, 1996. 85(85):126-133.

Venkatachalam MA, Griffin KA, Lan R, et al. Acute kidney injury: a springboard for progression in chronic kidney disease. Am J Physiol Renal Physiol 2010; 298: F1078–F1094.

Wang AY, Lam CW, Yu CM, et al. N-terminal pro-brain natriuretic peptide: an independent risk predictor of cardiovascular congestion, mortality, and adverse cardiovascular outcomes in chronic peritoneal dialysis patients. J Am Soc Nephrol, 2007. 18(1):321-30.

Wang AY, Brimble KS, Brunier G, et al. ISPD Cardiovascular and Metabolic Guidelines in Adult Peritoneal Dialysis Patients Part II – Management of Various Cardiovascular Complications. Peritoneal Dialysis International Journal of the International Society for Peritoneal Dialysis, 2015. 35(4): 388-396.

Wang AY. The John F. Maher Award Recipient Lecture 2006.

The “heart” of peritoneal dialysis: residual renal function. Perit Dial Int, 2007. 27(2):116-24.

Wang E, Meier DJ, Sandoval RM, et al. A portable fiberoptic ratiometric fluorescence analyzer provides rapid point-of-care determination of glomerular filtration rate in large animals. Kidney Int. 2012 Jan; 81(1): 112-117.

Wasung ME, Chawla LS, Madero M. Biomarkers of renal function, which and when? Clin Chim Acta. 2015; 438: 350-357.

Weisbord SD, Chen H, Stone RA, et al. Associations of increases in serum creatinine with mortality and length of hospital stay after coronary angiography. J Am Soc Nephrol. 2006; 17(10): 2871-2877.

Wen J, Cheng Q, Zhao J, et al. Hospital- acquired acute kidney injury in Chinese very elderly persons. J Nephrol. 2012: 26(3): 572-529.

Wen Y, Jiang L, Xu Y, et al. Prevalence, risk factors, clinical course, and outcome of acute kidney injury in Chinese intensive care units: a prospective cohort study. Chin Med J (Engl) 2013; 126(23): 4409-4416.

Williams JD, Topley N, Craig KJ, et al. The Euro-Balance Trial: the effect of a new biocompatible peritoneal dialysis fluid (balance) on the peritoneal membrane. Kidney International, 2004. 66(1): 408-18.

Wonnacott A, Meran S, Amphlett B, et al. Epidemiology and outcomes in community-acquired versus hospital-acquired AKI. Clin J Am Soc Nephrol. 2014; 9(6): 1007-1014.

Xie Haiying, Zhang Wei, Cheng Jun, et al. Laparoscopic versus open catheter placement in peritoneal dialysis patients: a systematic review and meta-analysis. BMC Nephrol, 2012. 13: 69.

Xu D, Liu T, Dong J. Urgent-Start Peritoneal Dialysis Complications: Prevalence and Risk Factors. Am J Kidney Dis, 2017. 70(1):102-110.

Xu D, Liu T, Dong J. Urgent-Start Peritoneal Dialysis Complications: Prevalence and Risk Factors. American Journal of Kidney Diseases the Official Journal of the National Kidney Foundation, 2017. 70(1):102-110.

Xu X, Ling Q, Wei Q, et al. An effective model for predicting acute kidney injury after liver transplantation. Hepatobiliary Pancreat Dis Int. 2010; 9(3): 259-63.

Xu X, Nie S, Liu Z, et al. Epidemiology and Clinical Correlates of AKI in Chinese Hospitalized Adults. Clin J Am Soc Nephrol 2015; 10: 1510-18.

Yang L, Xing G, Wang L, et al. Acute kidney injury in China: a cross-sectional survey. Lancet. 2015; 386 (10002): 1465-1471.

Yeates K, Zhu N, Vonesh E, et al. Hemodialysis and peritoneal dialysis are associated with similar outcomes for end-stage renal disease treatment in Canada. Nephrol Dial Transplant, 2012. 27(9):3568-75.

Zanger, R. Hyponatremia and Hypokalemia in Patients on Peritoneal Dialysis. Seminars in Dialysis, 2010. 23(6): 575.

Zhou J, Liu Y, Tang Y, et al. A comparison of RIFLE, AKIN, KDIGO, and Cys-C criteria for the definition of acute kidney injury in critically ill patients. Int Urol Nephrol. 2016; 48(1): 125-32.

第十八章

肾血管性疾病

肾血管性疾病是由先天发育异常、疾病进展和其他继发原因导致肾动脉和/或静脉结构和功能性变化，导致肾血流动力学、代谢及神经内分泌功能异常，出现临床症状和/或伴随相关风险的一类疾病的总称。其中包括肾动脉管腔狭窄导致肾动脉性高血压，肾动脉异常扩张所致动脉瘤以及动静脉异常沟通所致动静脉瘘等。本章将就临床中发病率相对较高的几种肾血管性疾病进行阐述。

第一节　肾血管性高血压

肾血管性高血压是由肾动脉狭窄造成的继发性高血压。肾动脉主干或其主要分支狭窄大于50%，可以诊断为肾动脉狭窄（Rundback et al., 2002）。肾动脉狭窄可发生于单侧、双侧、孤立肾动脉或移植肾动脉。肾动脉狭窄可以导致患者高血压、缺血性肾病（Bianchi et al., 1970; Vensel et al., 1986; Textor et al., 1994; Krzesinski, 2002; Petersson et al., 2002）。1978年Gruntzig等（1978）报道了第1例通过球囊扩张治疗肾动脉狭窄。由于介入治疗具有微创、可重复等优势，从20世纪90年代开始，介入治疗逐渐代替外科手术成为治疗肾动脉狭窄的首选方法。

肾动脉狭窄并不罕见，据统计在高血压总体人群中其患病率为1%～5%，是导致继发性高血压最常见的原因之一。而在某些类型的亚组高血压人群中，肾动脉狭窄的患病率更高。如在重症高血压的患者（即收缩压高于180 mmHg和/或舒张压高于100 mmHg）、年轻高血压患者以及同时患有糖尿病的患者中，肾动脉狭窄的患病率可达20%～80%。在合并其他心血管疾病（如冠心病、充血性心力衰竭或外周血管病）的患者中，其患病率可以达到30%～40%（Gruntzig et al., 2009）。

一、病因

肾动脉狭窄的首要病因为动脉粥样硬化，占全部患者的90%。其他病因主要有纤维肌发育不良（fibromuscular dysplasia, FMD）和多发性大动脉炎，另外少见病因有主动脉夹层、神经纤维瘤病、动脉受压及放射损伤等。动脉粥样硬化主要累及大、中动脉，病变基础是动脉内膜的脂质沉积、内膜纤维化、粥样斑块形成，致血管壁变硬、管腔变窄，并引起一系列继发性病变。FMD是一种非动脉粥样硬化性、非炎症性动脉壁结构性疾病，可累及几乎全身血管床，常累及肾动脉和颈动脉。多发性大动脉炎是一种慢性非特异性炎性疾病，主要累及主动脉及其主要分支，其中以弓上动脉、肾动脉、胸腹主动脉为好发部位，常呈多发性，因病变动脉不同而临床表现各异。据文献报道，在西方人群中动脉粥样硬化是肾动脉狭窄的首要原因，约占90%，其次是FMD，约占10%，多发性大动脉炎相对少见（Prisant et al., 2006）。在东方人群中，多发性大动脉炎的发病率相对较高，可占到全球病例数的60%。从性别构成来看，动脉粥样硬化中男性患者明显多于女性患者，多发性大动脉炎患者中女性患者更多（Chaudhry et al., 2013）。

二、病理生理

肾动脉性高血压的病理生理机制十分复杂，涉及诸多因素。近几十年来，研究者不断探寻其病理生理机制，但其具体的形成机制尚未能完全充分阐明。但是此前的诸多研究指出高血压的产生与肾和心血管系统之间存在着十分密切的联系。一方面，血压水平与心血管疾病相关。随着患者血压升高，心脑血管事件的发生风险倍增。对于我国高血压人群研究数据显示，因心脑血管疾病死亡的人数占总人数的40%以上，其中至少一半与高血压相关。随着血压升高，患者的心、肾、大脑及视网膜动脉等靶器官均受到严重的损害。另一方面，某些心血管疾病，如肾动脉狭窄、主动脉狭窄的动脉疾病也可以引起高血压。任何组织器官的正常运转都离不开动脉血流灌注。动脉血压就是保证各器官组织血流供应的主要动力。器官血流量的调节是通过该脏器末梢小动脉的收缩来实现的。动脉血流量不能满足器官的正常需要时，机体就会通过升高血压来保证器官的血流供应。这种调节是通过复杂的神经体液方式实现的。但是这种旨在保证局部缺血组织器官灌注的调节方式，也存在负面效应。在长期的慢性高血压状态下，由于部分调节方式是全身性的，因此也会造成其他组织器官产生高血压相关损伤。高血压和肾疾病存在着密切关系。高血压可引起肾损伤，后者又加剧血压进一步升高。反过来部分肾疾病进展过程中可导致高血压，后者又可加剧肾病变，形成恶性循环。所以肾动脉狭窄造成的高血压，是继发性高血压疾病中重要的组成部分。

继发性高血压是有明确病因的高血压，在有效去除或控制继发性高血压的病因后，作为继发症状的高血压大多可以得到控制或改善。尽管继发性高血压在高血压人群中所占比例远远低于原发性高血压，但是由于此类患者血压不易控制，其发生心血管疾病和肾功能障碍的风险更高、预后更差。肾动脉性高血压是一种由肾动脉狭窄引起的继发性高血压。肾动脉狭窄会造成肾灌注压下降、肾缺血，肾自身维持及排泌功能减弱。为提高肾灌注压，改善缺血状况，机体会通过血压调节使肾灌注压升高，即全身处于相对高血压状态。因此，研究肾血管性高血压的发病机制，可以提高对继发性高血压的认识。

机体调节血压方式主要包括神经调节和激素调节。其中肾素-血管紧张素系统（renin-angiotensin system，RAS）在肾动脉性高血压的发病机制中起着十分重要的作用。肾素分泌异常是肾动脉性高血压的主要特征之一。作为常用的降压药物，血管紧张素转换酶抑制剂和血管紧张素Ⅱ受体拮抗剂通过阻断循环肾素-血管紧张素系统，可以实现控制血压的作用。这些都说明了肾素-血管紧张素系统对肾动脉性高血压的重要性，研究肾素-血管紧张素系统如何作用于肾动脉性高血压，对高血压的诊断和治疗都会有很大帮助。

肾是富动脉血供器官，在静息状态下，肾血流量约占心输出量的20%。肾如此高的血流量需求是与其调节血容量和调控血压、维持电解质和酸碱平衡、分泌多种活性物质等功能密切相关的。肾循环系统具有独特的两级毛细血管网络，除了与正常血管相同的参与组织交换的毛细血管网之外，还具有肾小球毛细血管网。肾小球毛细血管的特殊结构使得肾小球内具有高压力、高灌注及高通透性，是肾过滤作用的基础。入球小动脉比出球小动脉管径大，从而使肾小球内保持较高的灌注压。这一压力可以将血浆及小分子滤入肾小囊（也称鲍曼囊），但这种过滤是具有选择性的。血液从肾小球毛细血管进入肾小囊需要经过由内皮细胞、基底膜和足细胞组成的生物膜性结构，构成肾小球特有的滤过屏障，这是原尿生成的重要结构。肾小球滤过液体的总量是用肾小球滤过率来体现的。肾小球滤过率是反映肾功能的指标，是指单位时间内肾小球滤过液体的总量。促进物质从肾小球毛细血管滤入鲍曼囊（Bowman's capsule）的动力，来源于毛细血管内与鲍曼囊之间压力差。这种压力差由毛细血管和鲍曼囊内静水压和胶体渗透压的差异共同决定，称为静滤过压。肾小球滤过率除了取决于静滤过压之外，还与肾小球滤过面积及滤过屏障的通透性有关。影响静滤过压和滤过面积及屏障的任何因素都可能影响肾小球滤过率。肾的另一个功能是分泌活性物质，实现该功能最重要的结构是肾小球旁器。肾小球旁器由球旁细胞、致密斑和球外系膜细胞组成。球旁细胞又称为颗粒细胞，主要位于入球小动脉两侧，具有血管平滑肌细胞和分泌性上皮细胞的双重特性，能够分泌肾素，是肾素 - 血管紧张素系统的起始环节。致密斑是靠近肾小球血管极侧的肾小管远曲小管起始处的管壁细胞，分化形成结构复杂、高而窄的椭圆盘状细胞聚集区，能够感知肾小管内的钠离子浓度的变化，并将信息传递给颗粒细胞，进而调节肾素分泌。

动脉血压是由心输出量和血管外周阻力决定的。动脉血压的调节方式包括神经系统、肾素 - 血管紧张素系统和肾体液调节机制，通过影响心输出量或外周阻力来调节动脉血压。并不是所有的肾动脉狭窄都会对血压造成影响。对于轻、中度的肾动脉狭窄，肾血流量变化不明显，无需通过神经及体液调节调控血压改善肾灌注。当肾动脉狭窄到一定的严重程度，才可能影响肾血流量及其灌注压，并引起肾小球旁器肾素的释放，导致肾素 - 血管紧张素系统的活化。在肾动脉狭窄动物模型中，若在钳夹一侧肾动脉开始即给予血管紧张素转换酶抑制剂（angiotensin converting enzyme inhibitor, ACEI）便可阻断高血压的发生，而停用ACEI后血压立即上升，证明肾素 - 血管紧张素系统的激活是肾血管性高血压发生的始动机制。而一侧肾动脉狭窄至50%时局部会产生压力阶差。当肾动脉狭窄至70%～80%时压力阶差的增大超出机体代偿能力，出现狭窄后灌注压的急剧下降（DeForrest et al., 1982）。当肾灌注压降至70 mmHg时，压力感受器受体激活，刺激球旁细胞释放肾素，进而将血管紧张素原转换为血管紧张素Ⅰ（angiotensin Ⅰ, AT Ⅰ），后者在肺及外周的血管紧张素转换酶（angiotensin converting enzyme，ACE）的作用下生成血管紧张素Ⅱ。血管紧张素Ⅱ是目前已知最强的血管收缩物质之一，其与血管平滑肌细胞膜上的特异性受体结合，激活一系列细胞内传导通路的级联反应，最终作用于细胞内磷酸肌醇 - 钙离子 - 蛋白肌酶C效应系统，使细胞外的钙离子在三磷酸肌醇的作用下内流，引起平滑肌细胞的快速收缩。除了直接收缩外周血管外，血管紧张素Ⅱ还可与肾上腺皮质的血管紧张素受体结合使皮质酮转换为醛固酮。醛固酮可使远曲小管和集合管对于水、钠的重吸收增多。水钠潴留与增高的外周血管阻力一同参与肾动脉高压的形成。

对侧肾动脉正常，仅单侧肾动脉狭窄时，由于前述机制，机体相对处于高血压状态。这一状态使对侧肾的灌注压相对升高，通过反馈机制使肾髓质血流量增加及肾小管重吸收钠减少。肾髓质血流量的增加使肾间质的静水压增加，导致肾小管周围的正常渗透梯度破坏，产生利尿作用。尽管对侧肾产生的利尿、利钠对高血压有一定缓解作用，但同时也会加重狭窄侧肾的灌注不足，使肾素 - 血管紧张素系统持续活化。与单侧肾动脉狭窄不同的是，双侧肾动脉或孤立肾肾动脉狭窄时，正常侧或非狭窄侧肾客观上不存在对机体系统性高血压的反应，因而出现钠潴留和容量的扩张。这实际上是抑制肾素 - 血管紧张素系统的反馈效应，因而此时发生的高血压不是肾素依赖的。

Murphy 采用测量肌肉交感神经活性（muscle sympathetic nerve activity, MSNA）的方法发现肾血管性高血压患者的交感神经活性较原发性高血压患者及正常对照升高，在接受腔内成形术（percutaneous transluminal renal angioplasty，PTRA）后 4～10 天可降至正常（Murphy et al., 2002）。关于交感神经系统活性升高机制的研究发现，肾损伤或缺血后肾的传入神经在增加交感神经活性方面发挥重要作用，其可将损伤或缺血的信号传导至中枢神经系统，然后通过传出神经介导外周交感活性增强。增加的交感神经系统活性可刺激肾素的释放，活化肾素 - 血管紧张素系统，还通过促进钠的重吸收，导致容量潴留。反之，血管紧张素Ⅱ又可通过中枢以及促进交感神经末梢肾上腺素能神经递质，刺激交感神经的活性，促进高血压的进展（Dendorfer et al., 2002）。

三、临床表现

如前所述，肾动脉轻中度狭窄时，患者可以没有明显临床症状，部分患者仅在查体或其他疾病检查时偶然发现。随诊肾动脉狭窄程度逐渐加重，患者可以出现以下临床症状。

（一）高血压

高血压是肾动脉狭窄患者最主要也是最常见的临床表现。从血压升高的程度来看，原发性高血压与其他继发性高血压相比较，肾动脉狭窄所致的高血压以舒张压明显升高和难治性高血压为特点。部分患者舒张压可以超过 120 mmHg。在肾动脉重度狭窄的情况下，部分患者口服 3 种以上的降压药物仍然难以控制血压。从血压升高的规律来看，肾动脉狭窄所致高血压具有新发性、进展性的特点。所谓新发性是指患者既往无明确高血压病史而在近 3 个月内出现的高血压。也可以表现为既往存在高血压病史，通过口服降压药物可以较好地控制血压，但近期口服同样降压情况下，血压控制明显不佳。除高血压外，患者还可以出现因为血压升高而出现的其他症状，如头晕、头痛等。

（二）肾功能受损

肾动脉狭窄进展到重度狭窄时，随着患病时间的延长，患者肾功能受到影响。这种影响包括缺血性肾损伤以及由于血压控制不佳所致的高血压性肾损伤。由于肾动脉狭窄患者主观不适较少，在疾病的初期，多数患者得不到准确诊断和治疗，患者的肾功能表现为进行性受损。尽管有研究报道了部分肾动脉狭窄患者接受血运重建治疗后，肾功能有所改善。但这些报道以小样本或个案报道为主，更多的肾动脉狭窄患者肾功能下降呈现不可逆性。

(三)心功能不全及肺水肿

机体在高血压状态下，心脏后负荷增加，左心功能不全，肺部的血液进入心脏受阻，造成肺水肿。患者不能平卧和呼吸困难，由于前向性排血减少，出现四肢无力、头晕、活动后心悸、气促等。此外患者肾功能下降，机体水负荷过重，前负荷也明显增加。患者出现右心功能不全，表现为双下肢肿胀、腹胀、肝脾淤血肿大，甚至出现胸腔积液和腹水。

四、体征

肾动脉狭窄患者在腹部可闻及收缩期吹风样杂音，主要位于脐周，是由狭窄病变局部不规则血流所产生。但受到血管走行及腹部脏器影响，并非所有患者都可以闻及血管杂音。腹部其他血管疾病如腹主动脉瘤、腹主动脉狭窄患者也可以在腹部闻及杂音。此外杂音的强度与肾动脉的狭窄程度并无绝对相关性。患者心功能不全时，可以出现静脉怒张、肝大。胸腔积液时，患者肺下部叩诊浊音，肺底活动度下降。腹腔积液时，患者移动性浊音阳性。肾功能不全时，患者水负荷重，眼睑及肢体水肿。

五、检查

由于肾动脉狭窄症状不典型，诸如高血压、心功能不全、肺水肿等都与其他疾病有很多重叠。表 18-1-1 列出了美国心脏病学学会(ACC)/美国心脏协会(AHA)的指南，该指南有助于决定哪些人应该进行肾动脉狭窄筛查(Hirsch et al., 2006)。

目前对于肾动脉狭窄的诊断主要还是依赖于影像学检查。动脉造影是诊断肾动脉狭窄的金标准。近年来随着超声、CTA(CT 血管成

表 18-1-1 ACC/AHA 对于 RAS 筛查指征的临床指南

临床表现	等级	证据水平
高血压特点		
发病年龄<30 岁(FMD)或>55 岁(ARAS)	Ⅰ	B
快速进展性、顽固性或恶性高血压	Ⅰ	C
肾方面特点		
服用 ACEI 或 ARB 类药物引起的急性肾损伤	Ⅰ	B
其他原因难以解释的肾萎缩或双侧肾长轴相差>1.5 cm	Ⅰ	B
其他原因难以解释的 CKD，包括开始肾替代治疗的患者(透析或移植)	Ⅱa	B
心血管方面特点		
其他原因难以解释的肺水肿	Ⅰ	B
冠脉多支病变或周围血管病	Ⅱb	B
其他原因难以解释的 CHF 或顽固性心绞痛	Ⅱb	C

像）、MRA（磁共振血管成像）技术的逐步发展，其诊断的准确性已经接近动脉造影。并且由于无创、经济等特点，在临床中广泛用于筛查、术前诊断和术后随访（Nelemans et al., 1998; Dowling et al., 1999; Carman et al., 2000）。而核医学检查对于患者肾功能的评价十分重要，下文将逐一介绍。卡托普利核素肾动态、选择性肾静脉采血、血浆肾素活性测定及卡托普利刺激肾素分泌试验推荐等级较低，在此不进行详述（表 18-1-2）。

表 18-1-2 ACA/AHA 对于 RAS 筛查手段的指南

筛查手段	等级	证据水平
超声，MRA，CTA	Ⅰ	B
无创影像学检查不能确定时，可行介入血管造影	Ⅰ	B
卡托普利核素肾动态	Ⅲ	C
选择性肾静脉采血，血浆肾素活性测定或卡托普利刺激肾素分泌试验	Ⅲ	B

（一）超声

肾动脉狭窄发病早期隐匿，在相当长时间内只有血流动力学的变化而没有临床症状，所以影像学检查在诊断中起着重要的作用。自1981 年 Greene 首次将多普勒超声用于检测肾动脉狭窄以来，多普勒超声因其便捷、无创、廉价、无辐射、无对比剂肾毒性损害，且实时反映血流动力学状况等优点，已被认为是肾动脉狭窄患者的首选筛查工具。同时也是接受肾动脉血运重建患者复查的主要检查手段。

综合来说超声诊断指标可分为直接与间接指标两大类。直接指标反映狭窄区域的血流改变，主要包括狭窄处杂色血流信号、峰值流速（peak systolic velocity, PSV）、舒张期末流速（end-diastolic velocity, EDV）、肾动脉与腹主动脉峰值流速比值（renal-aortic ratio, RAR）、肾动脉与段动脉峰值流速比值（renal-segmental ratio, RSR）和肾动脉与叶间动脉峰值流速比值（renal-interlobar ratio，RIR）。间接指标是从狭窄下游的肾内动脉血流频谱获取，包括频谱形态、加速时间（acceleration time, AT）、加速度（acceleration, AC）、阻力指数（resistance index, RI）等。需要指出的是，超声诊断肾动脉狭窄具有明显的操作者依赖性，存在主观性误差，使得该项技术的推广应用存在一定困难。应综合分析前述指标并考虑各种主要影响因素，才能做出更可靠诊断。

杂色血流信号：多普勒超声显示肾动脉狭窄段及周边呈现杂色血流信号，呈现明亮杂乱、范围广的特点。这是由于狭窄病变局部血流方向不规则、速度变化所致。但这种依据杂色血流不能对肾动脉狭窄程度做出判断。杂色血流还受到肾动脉走行及肾动脉开口水平腹主动脉斑块等影响。对于接受腔内成形术血运重建的患者，支架也有可能造成一定的杂色血流。

1. 直接指标

直接指标是通过多普勒超声直接对肾动脉及其相邻动脉进行观察、测量、测速，从而判断肾动脉血流的检测指标。

（1）峰值流速（PSV）：通常肾动脉主干峰值流速 <100 cm/s。当肾动脉内径减少超过 50% 时，肾动脉峰值流速明显增高。诊断肾动脉狭窄的峰值流速指标并不统一，多数研究将肾动脉狭窄处 PSV>150 cm/s 和 >180 cm/s，分别作为诊断内径减少超过 50% 和 60% 的标准（Spyridopoulos et al., 2010）。需要注意的是，声束与血流方向夹角过大、肾动脉走行弯曲、部分年轻患者、肾动脉开口水平或邻近上方的腹主动脉狭窄均有可能测得流速较高，而得出假阳性结果。而严重狭窄、弥漫性多节段狭窄、伴有肾内动脉狭窄、所测肾肾萎缩等可以测得流速较低，得出假阴性结果。

（2）舒张期末流速（EDV）：Olin 等研究指出在肾实质基本正常的情况下，阻力指数 RI<0.7，EDV>150 cm/s 提示肾动脉狭窄 >80%（Olin et al., 1995）。

（3）肾动脉峰值流速与腹主动脉流速比值（RAR）、肾动脉和段动脉峰值流速比值（RSR）、肾动脉和叶间动脉峰值流速比值（RIR）：是将肾动脉主干流速分别与腹主动脉流速、段动脉流速以及叶间动脉流速的比值作为指标，判断肾动脉主干的狭窄程度。RAR、RSR 及 RIR 诊断肾动脉中重度狭窄的参考数值分别为 3.5、5 和 5。这种比值测量的方式优势在于减少了机体代谢状态以及近端血流速度的影响，但同时如果患者合并相应部分的复杂、多发病变也会影响诊断效力。

2. 间接指标

间接指标是通过观察肾内动脉的流速曲线形态改变，并进行相关参数的测量来判断肾血流情况。通常肾内动脉流速曲线为低阻型，收缩早期流速曲线上升陡直，而后缓慢下降。当肾动脉主干发生明显狭窄时，肾内动脉的血流动力学发生改变，流速曲线因而也发生变化。

（1）频谱形态：当肾动脉存在狭窄时，肾内动脉流速曲线表现为小慢波。其特征为：收缩早期流速曲线连续相对均匀地倾斜，倾斜方式可为直线或抛物线样；收缩早期波峰消失。目前多认为小慢波是由狭窄引起的远端灌注压下降及狭窄远端动脉的良好顺应性所致。

（2）加速时间（AT）、加速度（AC）：两者测量是从收缩期流速曲线起始处至收缩早期波峰的顶点处或收缩早期波峰消失处，但当这些特征不能辨认时，测量终止点选择流速曲线最高点。在流速曲线的定量分析研究中，AT 和 AC 是诊断肾动脉狭窄重要的间接指标。由于流速曲线的测量方法不一致，不同研究诊断标准不同。目前对于狭窄超过 70% 的肾动脉狭窄，多数研究倾向于将 AT 值界定为 0.07 s，加速度值界定为 3 m/s^2（Granata et al., 2009）。

（3）阻力指数（RI）：肾动脉主干狭窄后肾内动脉的小慢波改变可以引起 RI 的降低。目前多以 RI<0.5 作为肾动脉狭窄的诊断标准。目前认为虽然 RI 的测量较 AT、AC 更为规范、一致，但对肾动脉狭窄的诊断价值有限，因为肾内动脉的 RI 值与患者的年龄、心率、主动脉瓣膜功能及肾实质本身病变等因素都有关系，具有明显的个体差异（图 18-1-1）。

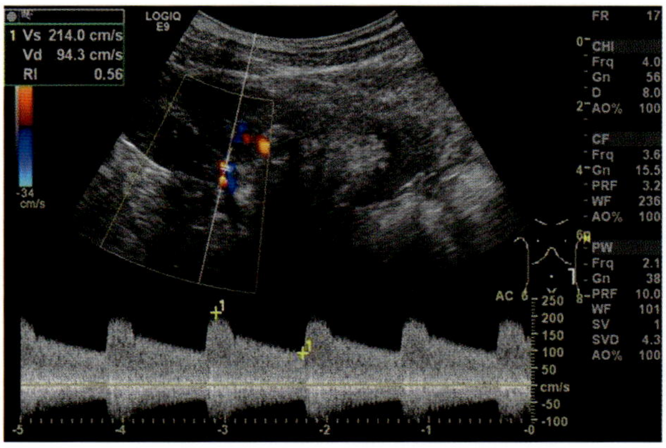

图 18-1-1 多普勒超声血流显像：左肾动脉主干狭窄，血流速度增快，PSV 为 214cm/s，RI 为 0.56

多普勒超声血流显像除了前述提到的优势外，还可以同时测量肾长径、实质厚度、观察肾实质回声情况，对于肾本身情况提供更多诊疗信息。但超声受到成像手段和检查方式所限，也存在不足。例如：受操作者主观性影响，检查比较费时，受肠道气体、肥胖、肾萎缩及患者呼吸配合不满意等因素的影响，诊断标准统一性低。此外超声探测副肾动脉有一定困难，对肾动脉分支狭窄的诊断敏感度低。

（二）计算机断层扫描

计算机断层扫描（computed tomography，CT）是使用X线对人体一定厚度机体的层面进行扫描，由探测器接收透过该层面的X线，经由光电转换变为电信号，再经模拟/数字转换器转为数字信息，输入计算机处理。增强CT扫描可以在CT平扫基础上，对发现的可疑部位在静脉注射造影剂后分期、分时进行扫描，从而多时相观察病变，可以提高诊断准确率。在肾动脉狭窄的诊断中，肾动脉CTA是最主要的检查方式。近年来我国医疗机构CT设备更新较快，已基本达到国际先进水平，256排CT、甚至320排CT越来越多地应用于临床。CT扫描速度越来越快，呼吸及动脉搏动对扫描影像的影响越来越小，CTA对血管的显示越来越清晰。CT能同时显示肾动脉管腔、管壁及肾实质的改变，还可以显示管壁钙化及血栓，并通过局部CT值分析肾动脉内斑块的性质。

扫描完成后，医生可以获得原始断层数据。这些原始数据通过工作站后处理、重建，可以转换为直观的肾动脉血管图像。临床中常用的重建方式包括：多平面重组（multiplanar reconstruction, MPR）、最大密度投影（maximum intensity projection, MIP）、遮盖表面显示（shaded surface display, SSD）及容积再现（volume rendering, VR）。在多种影像中，原始断层影像是所有后处理图像的基础，是最可靠图像，但不能很好地显示动脉的连续性，无法在同一断层内直观显示肾动脉整体影像。MPR可通过工作站对影像进行旋转多角度地显示肾动脉同腹主动脉之间的角度、肾动脉主干的走行，并可以更充分、准确显示狭窄。但肾动脉走行迂曲时，也无法在同一影像显示肾动脉整体走行。MIP比较真实地反映肾动脉的走行分支以及血管内支架的形态，不足在于细小分支动脉内造影剂浓度低、肾皮质增强干扰而显影不佳。SSD对血管结构的三维空间关系显示较好，但对细小分支血管的显影及血管狭窄程度的评估较差。VR可直观显示肾动脉与周围脏器的立体空间关系，涵盖SSD的功能，三维容积再现技术使图像有很强的立体感，可直接观察各组织间的空间关系，利于非影像科医生了解病变，但是对血管腔内情况显示欠佳。总体来说，CT具有快速扫描、无创、操作简单、客观全面获取病变信息、无动脉损伤等风险。在邻近肾动脉的其他动脉存在病变时，无需增加造影剂剂量，即可同时获得该扫描区域全部动脉病变信息，从而为整体手术规划提供更好的术前影响资料。而CT的多时相扫描方式可以提供局部动脉管壁平扫、动脉期及延迟扫描动脉管壁的影像。根据测得动脉管壁CT值不同，医生可以判断患者动脉壁有无强化。这在动脉炎病变的诊断、治疗中十分重要（图18-1-2）。

需要指出的是，CT诊断肾动脉狭窄也存在一定局限性。对轻度狭窄病变诊断准确性相对较低。有国内学者基于9篇肾动脉CTA与DSA（数字减影血管造影）对比研究的meta分析显示，对于轻度狭窄（狭窄程度小于50%）CTA诊断的准确性为64.6%，11.1%的病变狭窄程度被高估，4.4%的病变狭窄程度被低估。相比之下，对于重度狭窄（狭窄程度超

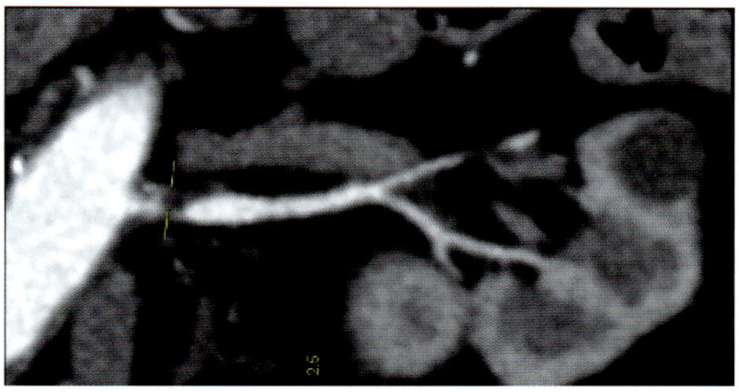

图 18-1-2 CTA：血管重建后充分显示左肾动脉起始段偏心性重度狭窄

过 50%）及闭塞病变，CTA 诊断的准确性为 96.0% 及 96.4%。除此之外，CTA 存在放射性损伤、造影剂损伤等风险。对于特定人群，如孕妇、儿童、肾功能不全的患者使用存在相对禁忌。此外，CT 对于局部钙化程度较重的病变，诊断准确性也不甚理想。

除使用 CTA 诊断肾动脉狭窄外，也可通过 CT 血流灌注参数研究肾动脉狭窄患者的肾血流状况。有研究者对总计 36 名高血压患者中的肾动脉狭窄组（24 人）和对照组（12 人）分别进行肾 CT 电影扫描获得动态序列图像。通过影像工作站计算肾皮质血流灌注参数，分析肾皮质血流灌注与肾动脉狭窄的关系。结果显示，肾动脉狭窄组（>75%）肾皮质单位体积血流量（189.9 ± 102.3 ml/100 g/min）明显低于对照组（308.4 ± 99.9 ml/100 g/min）。

（三）MR

随着 MR 设备发展、新的采集技术及扫描序列的使用，MR 图像的空间分辨率不断提高，使 MR 对血管病变的准确诊断成为可能。同 DSA 和 CTA 相比较，MR 避免了含碘类造影剂和辐射，是其不同成像原理带来的优势。从肾动脉狭窄的诊断方面来说，目前临床使用的 MR 诊断技术主要是增强磁共振血管造影（contrast enhanced magnetic resonance angiography，CE-MRA）。

磁共振血管造影（magnetic resonance angiography, MRA）：传统 MRA 不用经静脉注射对比剂，利用血液流动与静止的血管壁及周围组织形成对比而直接显示血管。因受到饱和效应、失相位效应等影响，当动脉血流流速缓慢时，远端动脉显示不佳，信号减低甚至消失。此外当狭窄病变局部血流不规则出现湍流时，相应血流信号也会受到影响。而较长的扫描时间也是传统 MRA 的劣势之一。CE-MRA 需要静脉注入 MR 造影剂，如顺磁性钆类造影剂。这种造影剂注射后可以缩短血液的纵向弛豫时间（T1），所以动脉成像取决于血管内钆类造影剂本身特性，而不是血流的流动效应。当充足的造影剂填充于扫描区血管内，进行信号采集，可以获得优于传统 MRA 的影像。与传统 MRA 相比较，饱和效应和失相位伪影对 CE-MRA 影响不明显。此外 CE-MRA 的扫描时间大大缩短，且信噪比较高，对于远端动脉分支显示也较传统 MRA 清晰。有研究显示，CE-MRA 诊断中重度肾动脉狭窄（狭窄程度不低于 50%）的敏感性、特异性分别为 95.0% 和 94.4%。需要指出的是，CE-MRA 的空间分辨率仍较低，并且对肾段动脉及其远端分支的显示同 DSA 相比较仍有较大差距。对于肾功能不全患者钆类造影剂有一定的肾源性系统纤维化风险，可以使皮肤、肌肉和内脏的功能减弱甚至引起致命性疾病。

非对比剂增强的磁共振血管成像（NCE-MRA）不经静脉注入造影剂，而是通过不同扫描序列、技术获取病变信号图像的检查方式。时间飞跃法（TOF）和相位对比法（phase contrast，PC）是较早应用于临床的扫描方式。对于老年患者，尤其是肾功能不全不能行 CTA 检查的患者，是较为可行的检查手段。但由于人体组织的天然对比度相对较差，而且磁共振技术本身对钙化不敏感，加上呼吸运动干扰及扫描时间过长，在一定程度上影响了对肾动脉狭窄病变的诊断。真实稳态进动快速成像（true fast imaging with steady-state precession, True FISP）技术作为最近几年发展起来的一种新的MR脉冲三维梯度回波序列，已逐渐被应用于腹部大血管显像的研究工作中。有研究者运用True FISP技术进行肾动脉血管成像，以CTA作为对照，诊断肾动脉狭窄病变的敏感性、特异性、阳性预测值、阴性预测值分别为100.0%、99.0%、92.0%及100.0%。

需要指出的是，幽闭恐惧症患者、机械瓣换瓣患者、心脏起搏器植入术后患者是MR扫描的禁忌。而MR扫描通常较超声和CT更为费时，加之扫描间的强磁场环境，对于需要较多监护设备的患者，MR检查也存在一定的不便利性。

（四）核素

核素扫描是利用放射性核素作为示踪剂，通过显像仪器显示和拍摄进入人体内的放射性核素的分布、代谢，以分析机体相应功能或诊断某些疾病的一种同位素检查方法。它被广泛用于中枢神经、心血管、消化、泌尿系统等许多脏器的检查。在肾功能评估中，肾小球滤过率（GFR）是衡量肾功能的重要指标，定义为单位时间内肾小球滤过的血浆量。临床上目前并不能直接测得肾小球滤过率，大多是通过检测肾小球特定滤过的标志物（如肌酐等）来计算。比较常用的是肌酐清除率，操作方法简便，干扰因素少，敏感性高。但是此类方法不能为临床提供患者单独一侧肾的肾小球滤过率。核素扫描可以弥补这一不足，也是临床中最为广泛使用的评估分肾肾小球滤过率的检查方法。

肾动态显像法历经不断地优化，目前较多使用的是 ^{99m}Tc-二亚乙基三胺五乙酸（^{99m}Tc-DTPA）。^{99m}Tc-DTPA是肾小球滤过型显像剂，主要经肾小球滤过进入肾内，不被肾小管重吸收，然后很快随尿排出。肾动态显像（renal dynamic imaging）包括反映肾血流的肾动脉灌注显像（renal artery perfusion imaging）和反映肾功能、上尿路引流的肾动态显像。静脉注射能为肾实质摄取且迅速随尿液排出的显像剂 ^{99m}Tc-DTPA，用 γ 照相机快速动态采集双肾的放射性影像，可以依次观察到肾动脉灌注影像和肾实质影像，之后显像剂随肾产生尿液流经肾盏、肾盂和输尿管而到达膀胱，这些部位依序显影。

操作：受试者饮食如常，显像前30分钟饮水300 ml，排尿后取坐位，背靠 γ 照相机探头采集肾后位影像，视野包括双肾和部分膀胱。"弹丸"式注射显像剂后立即以每帧1～2秒的速度动态采集30～60秒，得到肾动脉灌注显像；紧接着以每帧1分钟的速度采集20～30分钟，得到肾动态显像。

正常情况下，动态影像呈现变化过程。肾血流灌注影像：腹主动脉上段显影后2秒左右，双肾影依稀可见，随之出现明显肾影，双肾影形态完整，放射性分布基本均匀。两侧肾影出现的时间差<2秒，峰值差<30%。肾动态影像：静脉注射显像剂后第1分钟双肾已显影，2～4分钟时双肾影最浓聚，影像完整清晰，放射性分布均匀，为肾实质影像。3～5分钟后，可见肾盏、肾盂内放射性逐渐浓聚。随着肾盂放射性浓聚，肾皮质影像逐渐减淡，随后膀胱影像逐渐明显。至注射显像剂20分钟后肾影基本消退，大部分显像剂集中在膀胱内。肾图包括三段：a段为放射性急剧上升段，其高度在一定程度上反应肾动脉灌注情况；b段为放射性聚集段，主要反映肾功能和肾血流量；c段为达到峰值后的下降段，反映显影剂流出肾区的情况，与尿流量和尿路通畅程度

有关，在尿路通畅的情况下也反映肾功能。通过工作站匹配系统计算可以获取患者分肾功能情况，其原理依据放射性核素显像法，应用 Gates 公式计算 GFR，其所得 GFR 值与内源性肌酐清除法测定所得结果具有良好的相关性。主要指标包括：峰值时间（t_0）：肾血流灌注相从注射到上升到高峰的时间。反映肾血流灌注情况。半排时间（$T_{1/2}$）：肾功能动态曲线从高峰下降到峰值一半的时间。反映了肾排泄功能情况。20 分钟残留率（C_{20}）是指注射药物 20 分钟时的肾内计数率占高峰时肾内计数率的百分比（图 18-1-3）。

当肾功能受损时，GFR、C_{20} 值下降；肾动态显像肾显影浅淡，显影和消退延迟；肾图表现为 a 段低，b 段上升缓慢，峰时后延，峰值减低，c 段下降延迟。肾功能严重受损时，肾动态显像出现时相颠倒，即最初肾影浅淡，此后逐渐增浓；肾图无明显 b、c 段，呈低水平延长线。当一侧肾无功能、异位或缺如时，“肾区”无明确肾影。肾血管性高血压患者肾功能受损。肾功能的下降具有隐匿性，在疾病早期常无临床表现，给早期诊断带来一定的难度。血清尿素氮和肌酐是临床评价肾功能最直观和最常用的指标，由于肾有强大的代偿功能，肾损伤不严重时，血肌酐一般不会发生变化。GFR 测定是评价肾小球功能有利的指标，对于早期肾功能下降具有较高的敏感性。

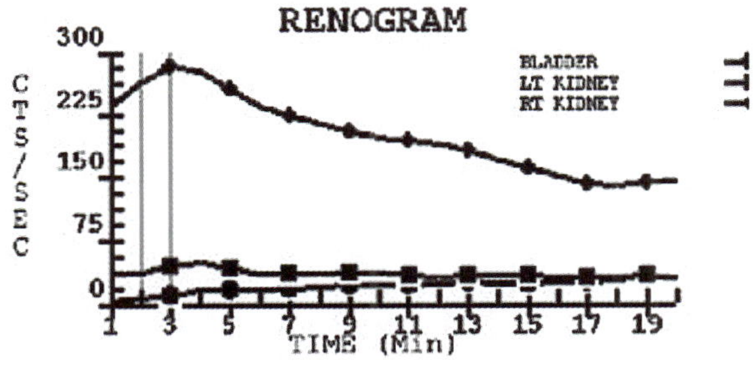

		LEFT	RIGHT
Peak Time (Min)	:	4.00	3.00
1/2 Peak Time (Min)	:	0.00	14.00
Depth (cm)	:	5.90	5.94
Uptake (%)	:	11.80	88.20
GFR (ml/min)	:	7.24	54.16
Total GFR (ml/min)	:	61.40	
Normalized GFR (ml/min)	:	62.83	

图 18-1-3　肾图：左肾图：a 段减低，未见明显 b 段，曲线呈低水平缓慢下降型；右肾图：a、b、c 三段均正常。GFR 值（ml/min）：左：7；右：55；总：62（总参考值≥68）。结论：左肾血流灌注减低，功能受损；右肾血流灌注和功能正常

如前所述，肾核素扫描除可以为临床提供肾灌注显像和肾动脉显像外，还可以提供单侧肾功能信息，是临床工作中最为广泛使用的一种评估分肾功能的检查方式，对于肾动脉血运重建有着重要的参考意义。患者患侧肾功能基本正常，肾影大小正常，肾动态显像各时段基本正常，说明肾动脉狭窄尚未造成患侧肾功能受损，肾功能尚处于稳定状态。患侧肾功能明显低于健侧肾功能，肾影大小正常，但显影浅淡，肾图表现为 a 段低，b 段上升缓慢，峰时后延，峰值减低等，说明肾动脉狭窄已经造影肾功能受损，如及时接受血运重建治疗，可以较好地延缓肾功能进一步下降，甚至肾功能有所恢复。如果患者肾功能明显减低，而肾影明显减小，显影浅淡，肾图表现基本同前，说明肾功能受损明显，肾萎缩。此时接受血运重建治疗，患者肾功能恢复可能性相对较低，但可能在一定程度上延缓患侧肾功能的进一步下降。当患侧肾不显影，肾图各段无法区分而呈近似低平直线时，说明肾近似无功能，从改善肾功能角度考虑，患者接受血运重建治疗获益不明显。

核素扫描检查所使用的显影剂具有一定放射性，对于儿童、孕妇等特殊患者相对禁忌。而显影剂的运输、保存以及患者排泄物的管理也必须符合相关法规和操作规范。

如上所述，对于肾血管性高血压，超声、CT、MR 及核素有着各自的优势和不足。多种

影像学检查手段相结合，才能提高肾动脉病变检出率及准确率，为临床治疗方式的选择提供更为全面有效的信息。

（五）动脉造影

作为诊断肾动脉狭窄的金标准，动脉造影可以提供最直接的影像学结果。动脉造影是通过直接在动脉内注射X线显像造影剂（含碘类造影剂），将其在动脉管腔内填充，使动脉系统显影的检查方法。目前临床基本已全部使用数字减影血管造影（digital subtraction angiography，DSA），它是通过电子计算机工作站进行辅助成像的血管造影方式。其影像是应用计算机工作站程序进行两次成像完成的。在注入造影剂之前，首先进行第一次成像，计算机将图像转换成数字信号储存起来。注入造影剂后，再次成像并将第二次获取图像转换成数字信号。两次数字信号相减，即数字减影，可以消除相同的信号，包括肌肉、骨骼、胸腹部脏器等。从而得到只有造影剂的血管影像。这种影像处理方式较以往所用的血管造影所显示的图像更清晰和直观，为诊断提供更精确的影像信息，而所需造影剂剂量也较前减少。

造影方法：通常选用股动脉作为穿刺入路。穿刺点局部麻醉后，以改良Seldinger's法穿刺股动脉，成功后引入导丝，沿导丝引入动脉鞘（单纯造影可使用4～5Fr动脉鞘）。之后引入超滑导丝及猪尾导管（pig tail catheter），置于T12～L1水平，手推少量造影剂，确认导管位置无误，双侧肾动脉均可显影。连接高压注射器，设置造影条件，以10～20 ml/s，总量25～30 ml造影剂，行腹主动脉造影。显示腹主动脉及双侧肾动脉情况，包括起源异常、多支肾动脉等少见情况。此后在导丝配合下，撤除猪尾导管。选用Cobra导管、SOS导管等选择目标肾动脉，行肾动脉造影。以4～7 ml/s注射造影剂，注射时间2秒。对于多支肾动脉情况，要逐一选择。需要注意的是，操作时动脉导管尽可能置于肾动脉起始段，不宜过深，以保证部分造影剂可以反流入腹主动脉，充分显示肾动脉开口有无狭窄。必要时多方向调整角度，充分显示肾动脉病变。造影结束后，拔除动脉鞘管，穿刺点压迫止血并加压包扎。穿刺侧下肢制动24小时，避免髋关节屈曲。

通过动脉造影可以获取肾动脉狭窄的直接影像，从而判断狭窄程度。此外动脉造影还可以较清晰地观察肾动脉狭窄的具体形态。不同病因所致的肾动脉狭窄其造影表现也各不相同。具体情况如下：

动脉粥样硬化：从病变本身来看，动脉硬化斑块主要位于内膜和内膜下。典型病变累及肾动脉主干开口及近段1/3。伴有不同程度的动脉粥样斑块形成及钙化，狭窄病变多呈偏心性，病变局部轮廓欠光整、毛糙，部分患者狭窄后方可有动脉的扩张。由于动脉粥样硬化会不同程度地累及全身动脉血管，所以在肾动脉相邻水平的腹主动脉、腹腔动脉及肠系膜动脉等可以观察到沿动脉管壁的斑块、狭窄、闭塞以及动脉瘤样病变。部分患者可以出现明显的动脉走行迂曲（图18-1-4）。

纤维肌发育不良（FMD）：病理特点为血管壁的增生性纤维结构不良，造成血管的局限性狭窄。临床分为三型：①外膜型：相对少见，病变没有特殊性；②中膜型：可占全部病例的90%，肾动脉狭窄呈现“串珠样”改变，病变边缘光整，通常累及肾动脉主干中远段及一级分支，这也是被最多论述和广泛认知的典型“纤维肌发育不良”病变特点；③内膜型：在全部病例中不足10%，病变表现为局限性狭窄（Garnier, 2013; Kelle et al., 2013; Mousa et al., 2013）（图18-1-5）。

大动脉炎（Takayasu's arteritis, TA）：从主

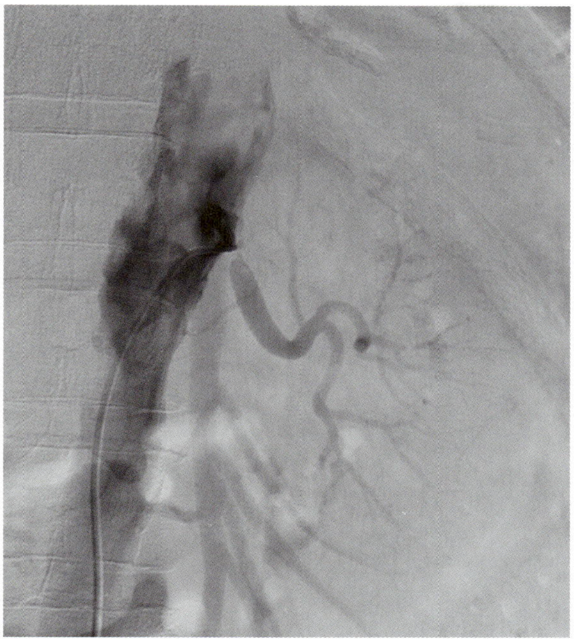

图 18-1-4 动脉硬化肾动脉造影：左肾动脉开口重度狭窄，腹主动脉可见多发溃疡斑块

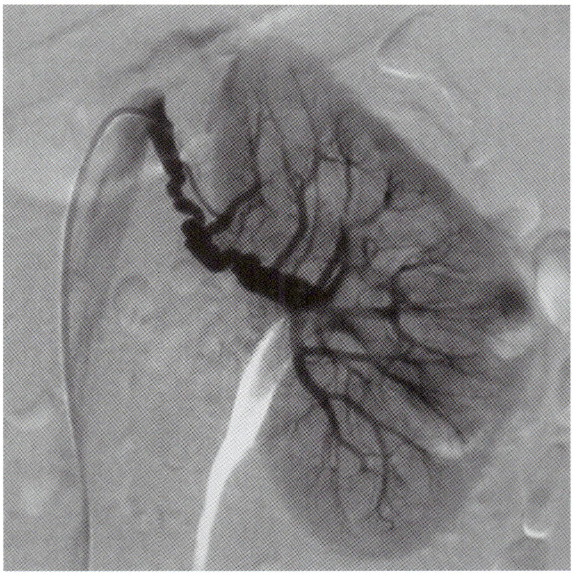

图 18-1-5 FMD（中膜型）肾动脉造影：左肾动脉串珠样狭窄

动脉近端（包括冠状动脉）至髂动脉及其分支均可受累。其受累动脉的好发部位依次为：锁骨下动脉、降主动脉、肾动脉、颈动脉、升主动脉等。造影形态变化较多，可见节段性动脉管腔狭窄后扩张，狭窄段管壁相对较光滑，向心性狭窄相对较多见。病变累及范围较广泛、多发为动脉炎性病变特点（Numano et al., 2002; Mason et al., 2010; Alibaz-Oner et al., 2013; Chaudhry et al., 2013）（图 18-1-6）。

六、诊断

作为以影像学标准作为诊断依据的肾动脉狭窄病变，根据影像学检查结果即可做出诊断。而病因的诊断还需要根据更多临床证据综合判断。

动脉粥样硬化疾病患者以中老年为主，高血压、糖尿病、高脂血症、吸烟以及冠心病、脑梗死等动脉粥样硬化相关疾病及高危因素均有助于动脉硬化性肾动脉狭窄的诊断。

大动脉炎患者以年轻患者为主，女性较多。在炎症活动期，患者实验室检查可表现为红细胞沉降率及 C 反应蛋白升高，增强 CT 及 MR

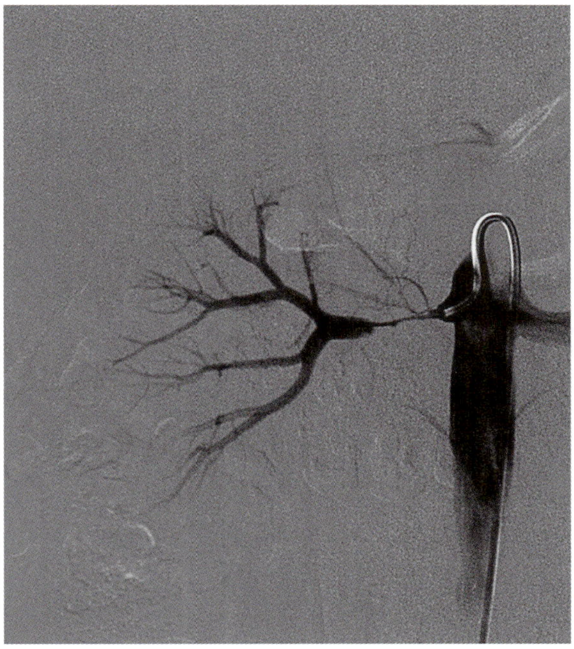

图 18-1-6 大动脉炎肾动脉造影：右肾动脉近中段狭窄 90%

可以在平扫期和增强期表现为管壁厚度轻度增高或正常，且在延迟期无环形低密度影的出现。Khandelwal 对 15 例大动脉炎患者进行增强 CT 检查，发现主动脉壁增厚达 93%，弓上动脉（头臂干、左颈总动脉和左锁骨下动脉）、腹腔干动脉、肠系膜上动脉管壁增厚分别达到 73%、91% 和 64%。同时该研究对 9 例主动脉壁增厚的患者进行了血液炎性指标检查，发现如果单纯以炎性指标升高作为标准，动脉炎活动期的患者仅有 66.7% 符合。研究提示增强 CT 不仅可以发现动脉炎累及血管的早期病变，并且在评估患者动脉病变是否处于活动期可能比血清学检查更敏感（Khandelwal et al., 2011）。F^{18}-FDG-PET 通过细胞对氟脱氧葡萄糖（FDG）的摄取能力来反映组织的代谢状态。在大动脉炎患者中，动脉壁内聚集的炎性细胞大量摄取 FDG，扫描时可发现病变的位置并估计炎症的活动强度。在炎症非活动期，除影像学结果外，血管炎性指标可以表现正常。目前临床诊断大动脉炎仍沿用 1990 年美国风湿病协会制订的标准：①发病年龄≤40 岁；②患肢间歇性运动乏力；③一侧或双侧肱动脉搏动减弱；④双上肢收缩压差 >10 mmHg；⑤锁骨下动脉或主动脉杂音；⑥主动脉及一级分支或上下肢近端的大动脉狭窄或闭塞，病变常为局灶或节段性，且不是由动脉粥样硬化、纤维肌发育不良或其他原因引起。符合上述 6 项中的 3 项者可诊断本病。但该标准敏感性不够，对一些非典型病例，如大动脉炎超早期，只有动脉壁炎症肿胀，而血流动力学变化不明显，或只累及腹主动脉分支或肺动脉等，这一标准并不能做出大动脉炎的诊断。所以必须结合临床和其他影像学检查综合诊断。

纤维肌发育不良患者年龄也相对较低，5～50 岁的育龄女性多见，不具备明显的动脉硬化基础。纤维肌发育不良患者血液学检查并无明显特殊性，需除外动脉粥样硬化、大动脉炎、神经纤维瘤病并根据影像学检查结果综合诊断。

这几类相对常见的造成肾动脉狭窄的疾病，无论从临床可实现性还是伦理角度，患者较难直接获取病变动脉的病理结果，所以诊断以综合性诊断为主。

七、治疗

肾动脉狭窄性高血压的治疗包括针对病因的防治、控制血压和肾血运重建治疗。

（一）病因防治

1. 动脉粥样硬化

《中国高血压防治指南》对于动脉硬化性高血压患者的综合治疗分为非药物治疗和药物治疗。

（1）非药物治疗：主要指生活方式干预，即去除不利于身体和心理健康的行为和习惯。不仅可以预防或延迟高血压的发生，对延缓和控制动脉硬化进展也有很大帮助。

1）控制体重：超重和肥胖是动脉粥样硬化的重要危险因素，而以腹部脂肪堆积为典型特征的中心性肥胖还会进一步增加高血压等心血管与代谢性疾病的风险，适当降低体重，减少体内脂肪含量，可显著降低血压。最有效的减重措施是控制能量摄入和增加体力活动。在饮食方面要遵循平衡膳食的原则，控制高热量食物（高脂肪食物、含糖饮料及酒类等）的摄入，适当控制主食（碳水化合物）用量。在运动方面，规律的、中等强度的有氧运动是控制体重的有效方法。减重的速度因人而异，通常以每周减重 0.5～1.0 kg 为宜。对于非药物措施减重效果不理想的重度肥胖患者，应在医生指导下，使用减肥药物控制体重。

2）戒烟：吸烟是一种不健康行为，是心血管疾病和癌症的主要危险因素之一。被动吸烟也会显著增加心血管疾病危险。吸烟可导致血管内皮损害，显著增加高血压患者发生动脉粥样硬化性疾病的风险。戒烟的益处十分肯定，而且在任何年龄戒烟均能获益。烟草依赖是一种慢性成瘾性疾病，不仅戒断困难，复吸率也很高。因此，医生应强烈建议并督促高血压患者戒烟，并指导患者寻求药物辅助戒烟（使用尼古丁替代品、安非他酮缓释片和伐尼克兰等），同时也应对戒烟成功者进行随访和监督，避免复吸。

3）限制饮酒：长期大量饮酒可导致血压升高，限制饮酒量则可显著降低高血压的发病风险。我国男性长期大量饮酒者较多。所有患者均应控制饮酒量，每日酒精摄入量男性不应超过 25 g，女性不应超过 15 g。不提倡高血压患者饮酒，如饮酒应注意控制总量。

4）体育锻炼：一般的体力活动可增加能量消耗，对健康十分有益。而定期的体育锻炼则可产生重要的治疗作用，可降低血压、改善糖代谢等。因此，建议每天应进行适当的体力活动（每天 30 分钟左右）；而每周则应有 3 次以上的有氧体育锻炼。运动的形式和运动量均应根据个人的兴趣、身体状况而定。

5）减轻精神压力，保持心理平衡：心理或精神压力引起心理应激（反应），即人体对环境中心理和生理因素的刺激作出的反应。长期、过度的心理反应，尤其是负性的心理反应会显著增加心血管风险。精神压力增加的主要原因包括过度的工作和生活压力以及病态心理，包括抑郁症、焦虑症、A 型性格（一种以敌意、好胜和妒忌心理及时间紧迫感为特征的性格）、社会孤立和缺乏社会支持等。应采取各种措施，帮助患者预防和缓解精神压力以及纠正和治疗病态心理，必要时建议患者寻求专业心理辅导或治疗。

（2）药物治疗：主要是指对于动脉粥样硬化高危因素、疾病的药物控制和治疗，是肾动脉狭窄性高血压治疗的基石。

1）血糖控制：高血压伴糖尿病患者心血管疾病发生危险更高。高于正常的空腹血糖或糖化血红蛋白（HbAlc）与心血管危险增高具有相关性。UKPDS（英国糖尿病前瞻性研究）提示强化血糖控制与常规血糖控制相比，预防大血管事件的效果并不显著，但可明显降低微血管并发症（Adler et al., 2000）。

2）调脂治疗：血脂异常是动脉粥样硬化性疾病的重要危险因素，高血压伴有血脂异常显著增加心血管病危险，高血压对我国人群的致病作用明显强于其他心血管疾病危险因素。中国成人血脂异常防治指南强调了在中国人群中高血压对血脂异常患者心血管综合危险分层的重要性。ALLHAT 和 ASCOT 试验评估了合用他汀类药物治疗高血压患者的疗效（Sever et al., 2003）。ASCOT 试验结果显示，调脂治疗是有益的，作为一级预防和二级预防分别使脑卒中风险降低 15% 和 30%。国际上完成的一系列他汀类治疗冠心病试验和我国完成的血脂康研究结果表明，对冠心病合并高血压患者的二级预防能显著获益。他汀类药物调脂治疗对高血压或非高血压者预防心脑血管事件的效果相似，均能有效降低心脑血管事件；小剂量他汀用于高血压合并血脂异常患者的一级预防安全有效（Sever et al., 2003）。作为一级预防，并非所有的高血压患者都需他汀类药物治疗。他汀类药物调脂治疗对心血管疾病危险分层为中、高危者可带来显著临床获益但低危人群未见获益（Ridker et al., 2010, Taylor et al., 2011）。

对高血压合并血脂异常的患者，应同时采取积极的降压治疗以及适度的调脂治疗。首先应强调治疗性生活方式改变。当严格实施治疗性生活方式 3～4 个月后，血脂水平不能达到目标值，则考虑药物治疗，首选他汀类药物。他汀类药物应用过程中应注意肝功能异常和肌肉疼痛等不良反应，需定期检测血常规、转氨酶（ALT 和 AST）和肌酸激酶（CK）。

3）抗血小板治疗：阿司匹林在心脑血管疾病二级预防中的作用有大量临床研究证据支持，且已得到广泛认可，可有效降低严重心血管事件风险 19%～25%，其中非致死性心肌梗死下降 1/3，非致死性脑卒中下降 1/4，致死性血管事件下降 1/6（Baigent et al., 2009）。

高血压患者长期应用阿司匹林应注意：需在血压控制稳定（<150/90 mmHg）后开始应用，对于未能良好控制的高血压患者，阿司匹林可能增加脑出血风险；服用前应筛查有无发生消化道出血的高危因素，如患有消化道疾病（溃疡病及其并发症史），年龄在 65 岁以上，同时服用皮质类固醇、其他抗凝药或非甾体抗炎药等。如果有高危因素应采取预防措施，包括筛查与治疗幽门螺杆菌感染，预防性应用质子泵抑制剂，以及采用合理联合抗栓药物的方案等；合并活动性胃溃疡、严重肝病、出血性疾病者需慎用或停用阿司匹林（Wolff et al., 2009）。

4）降低同型半胱氨酸：高同型半胱氨酸血症是指血浆或血清中游离及与蛋白结合的同型半胱氨酸和混硫化物含量增高，由甲硫氨酸代谢障碍引起。同型半胱氨酸（HCY）是心血管疾病发病的一个重要危险因素。血液中增高的 HCY 因为刺激血管壁引起动脉血管的损伤，导致炎症和管壁的斑块形成，最终引起心脏血流受阻。高同型半胱氨酸血症与脑卒中发生危险有关，而补充叶酸降低血同型半胱氨酸可降低脑卒中发生危险。因此，对伴有血同型半胱氨酸升高的高血压人群，降压同时补充叶酸也是综合干预的措施之一。

2. 大动脉炎

部分大动脉炎呈自限性，这一比例约为 20%。对于这类患者，在发现时动脉炎已相对稳定，若无并发症可随访观察。部分患者发病早期有上呼吸道、肺部或其他脏器感染因素，对于此类患者，有效地控制感染对防止病情发展可能有一定意义。高度怀疑有结核分枝杆菌感染者，应同时抗结核治疗。常用的药物有糖皮质激素和免疫抑制药，新近开发的生物制剂如肿瘤坏死因子抑制药英夫利昔单抗和抗白细胞介素 -6 受体抗体托西珠单抗可能有助于炎症的控制（Nishimoto et al., 2008; Nunes et al., 2010）。另外，扩血管、抗血小板药物亦可在一定程度上改善大动脉炎患者的器官缺血，减少缺血事件的发生。

（1）糖皮质激素：它是目前控制大动脉炎活动期的一线药物，是大动脉炎治疗的核心药物，及时用药可有效改善症状，缓解病情。2008 欧洲抗风湿联盟指南建议尽早开始应用大剂量糖皮质激素作为大动脉炎的诱导缓解治疗（Mukhtyar et al., 2009）。一般口服泼尼松（每日 1 mg/kg），早晨顿服或分次服用，维持 3～4 周后逐渐减量，每 10～15 天减总量的 5%～10%。通常以红细胞沉降率和 C 反应蛋白下降趋于正常为减量的指标，剂量减至每日 5～10 mg 时，应长期维持一段时间。如用常规剂量泼尼松无效，可改用其他剂型，危重者可大剂量甲泼尼龙静脉冲击治疗。在糖皮质激素治疗的初期，多数大动脉炎患者的炎症可得到有效控制，但减药的过程中常复发，维持缓解的时间亦较短。有研究显示，仅 29% 的大动脉炎患者在泼尼松减量至每天小于 10 mg 时病情可长时间（≥6 个月）维持缓解，复发时患者服用泼尼松的平均剂量为每天 13 mg（Maksimowicz-McKinnon et al., 2007）。因此为了更好地控制炎症和减少高剂量糖皮质激素相关的不良反应，部分患者需联合使用糖皮质激素和免疫抑制剂治疗。糖皮质激素常见的不良反包括库欣综合征、诱发和加重感染、继发高血压、糖尿病、精神症状和胃肠道出血等。另外，长期使用亦可引起糖皮质激素性骨质疏松症，故长期或大剂量应用糖皮质激素者应定期进行放射学检查，一旦发现有骨质疏松即应停药或配合补钙、维生素 D 等治疗。近来研究发现二膦酸盐如阿仑膦酸盐、利塞膦酸盐和唑来膦酸盐等具有预防和治疗糖皮质激素性骨质疏松的双重作用且不良反应较少（Reid et al., 2007）。

（2）免疫抑制剂：有研究表明，29%~ 73% 的大动脉炎患者需联合应用免疫抑制剂和糖皮质激素来诱导和维持炎症的缓解（Borg et al., 2009）。因此，2008 欧洲抗风湿联盟指南建议大动脉炎患者应考虑应用免疫抑制剂作为辅佐治疗（Mukhtyar et al., 2009）。最常用的免疫抑制剂为甲氨蝶呤、硫唑嘌呤和环磷酰胺等。新一代的免疫抑制剂，如环孢素、麦考酚吗乙酯、来氟米特等仅见于个案报道，其疗效有待进一步研究证实。虽然免疫抑制剂对大动脉炎患者的炎症控制有一定效果，但是病情复发亦很常见。研究表明，3 年随访期内有 96% 病情一度缓解的大动脉炎患者出现复发（平均每例复发 2.83 次）；在 54 例次的复发中，63% 为联合应用免疫抑制剂和糖皮质激素的患者（Maksimowicz-McKinnon et al., 2007）。在免疫抑制剂使用过程中应定期监测血、尿常规和肝肾功能，以防止不良反应的发生。

（3）生物制剂：糖皮质激素和免疫抑制药在控制大动脉炎临床症状和病变进展上的效果较好。但如前所述，这些药物在使用过程中均可能出现明显的不良反应，长期应用会严重影响患者的生活质量。近年来，一些新开发的生物制剂尝试应用于大动脉炎患者的治疗取得了不错的效果。Nunes 等（2010）进行的研究中对 15 例活动期大动脉炎患者的治疗进行随访，所有患者均应用糖皮质激素，其中 12 例患者因糖皮质激素抵抗或减量而出现炎症复发，加用了免疫抑制剂。有 3 例加用免疫抑制剂后炎症仍无法控制，随后加用了肿瘤坏死因子拮抗药英夫利昔单抗治疗 6 个月。糖皮质激素减至每天 10 mg，停用免疫抑制剂，大动脉炎的活动性仍可得到很好控制。Molloy（2008）等研究发现肿瘤坏死因子抑制药治疗难治性大动脉炎的有效性可达 88%。

（4）扩血管、抗血小板药物：并没有充足证据显示使用此类药物可以控制炎症活动。但使用扩血管、抗血小板药物治疗可以部分改善血管狭窄引起的临床症状。常用药物包括：阿司匹林、氯吡格雷、双嘧达莫等。有研究表明机体高凝状态可能是大动脉炎患者受累血管狭窄或闭塞的重要原因，长期抗血小板治疗可以减少患者器官缺血事件的发生。de Souza（2010）等研究分析了 48 例大动脉炎患者，其中 62.5% 应用抗血小板治疗，12.5% 应用抗凝治疗。研究发现缺血事件患者中抗血小板治疗应用率显著低于无缺血事件患者，但两组患者抗凝治疗的应用率无显著性差异。多元回归分析发现仅长期应用抗血小板药和缺血事件的降低显著相关。

3．纤维肌发育不良

由于纤维肌发育不良的具体病因尚不明确，目前没有针对该疾病病因的治疗。鲜有研究或者指南提出对纤维肌发育不良规范的治疗方式。一些研究提及的抗血小板和 / 或抗凝治疗也更多是借鉴动脉粥样硬化的治疗。2013 年美国对于颅外颈动脉、椎动脉治疗的指南中提及对于累及颈部动脉的纤维肌发育不良给予抗血小板治疗，推荐证据等级为Ⅱ a。但并未明确给出抗血小板药物选择和剂量推荐方案。目前多数专家建议对于此类患者给予 81 ~ 325 mg 阿司匹林治疗。而对于氯吡格雷和华法林的使用，没有充分证据支持。对于累及内脏动脉，包括肾动脉的纤维肌发育不良病变，临床中多给予阿司匹林抗血小板治疗。但这种治疗方式目前尚缺乏临床证据支持（Brott et al., 2013）。

（二）控制血压

作为肾动脉狭窄最重要的临床表现，高血压的治疗是肾动脉狭窄性高血压疾病治疗的核心。在治疗原则、控制血压的目标和降压药物使用方面，肾动脉狭窄性高血压总体上与其他高血压疾病大致相仿。药物选用尽可能遵循以下四个原则：小剂量起始，优先使用长效制剂药物，联合用药及个体化治疗。

1. 小剂量起始

初始治疗时通常应采用较小的有效治疗剂量，并根据血压控制实际情况与目标血压差距，逐步增加药物剂量。

2. 优先使用长效制剂药物

为减少血压波动，维持血压相对平稳。选择降压药物时尽可能使用每日服用一次，而有持续 24 小时降压作用的长效药物，以有效控制夜间血压与晨起血压，并有效预防心脑血管并发症发生。如使用中、短效制剂，则需具体剂型每天 2 ~ 3 次给药，以达到平稳控制血压。

3. 联合用药

当低剂量单药治疗血压控制不满意时，在可增加降压效果又不明显增加不良反应前提下，可以采用 2 种或多种降压药物联合治疗。实际工作中，2 级以上高血压为达到目标血压常需联合治疗。对血压≥160/100 mmHg，高于目标血压 20/10 mmHg 或高危及以上患者，起始即可采用小剂量 2 种药物联合治疗，或用固定配比复方制剂（Wald et al., 2009; Brown et al., 2011）。

4. 个体化治疗

根据患者具体情况、耐受性、个人意愿或长期承受能力，选择适合患者的降压药物。

治疗药物的选择：常用降压药物包括钙离子拮抗剂（calcium channel blocker，CCB）、血管紧张素转换酶抑制剂（angiotensin converting enzyme inhibitors，ACEI）、血管紧张素Ⅱ受体拮抗剂（angiotensin Ⅱ receptor antagonist，ARB）、利尿剂和 β 受体阻滞剂五类，以及由上述药物组成的固定配比复方制剂。五类降压药物均可作为初始和维持用药，应根据患者的危险因素、亚临床靶器官损害以及合并临床疾病情况合理使用药物。

（1）钙离子拮抗剂：主要通过阻断血管平滑肌细胞上的钙离子通道发挥扩张血管、降低血压的作用。包括二氢吡啶类 CCB 和非二氢吡啶类 CCB。此类药物可与其他四类药联合应用，尤其适用于老年高血压、单纯收缩期高血压伴稳定性心绞痛、冠状动脉或颈动脉粥样硬化及周围血管病患者。常见不良反应包括反射性交感神经激活导致心跳加快、面部潮红、足踝部水肿、牙龈增生等。二氢吡啶类 CCB 没有绝对禁忌证，但心动过速与心力衰竭患者应慎用。急性冠状动脉综合征患者一般不推荐使用短效 CCB。临床上常用的非二氢吡啶类 CCB，也可用于降压治疗，常见不良反应包括抑制心脏收缩功能和传导功能，有时也会出现牙龈增生。二至三度房室传导阻滞、心力衰竭患者禁忌使用。因此，在使用非二氢吡啶类 CCB 前应详细询问病史，应进行心电图检查，并在用药 2 ~ 6 周内复查（Mancia et al., 2011; Wang et al., 2011）。

（2）血管紧张素转换酶抑制剂（ACEI）：该类药物作用机制是抑制血管紧张素转换酶阻断肾素 - 血管紧张素系统发挥降血压作用。在此前针对欧美国家人群大规模临床试验的结果显示，此类药物对于高血压患者具有良好的靶器官保护和心血管终点事件预防作用（Fox, 2003）。血管紧张素转换酶抑制剂降血压作用明确，对糖、脂代谢无不良影响。限制盐类摄入或加用利尿药物可增加血管紧张素转换酶抑制剂的降压效应。尤其适用于伴慢性心力衰竭、心肌梗死后伴心功能不全、心房颤动预防、糖尿病肾病、非糖尿病肾病、代谢综合征、蛋白尿或微量白蛋白尿患者。最常见不良反应为持续性干咳，多见于用药初期，症状较轻者可坚持服药，不能耐受者可改用血管紧张素Ⅱ受体拮抗剂。其他不良反应有低血压、皮疹，偶见血管神经性水肿及味觉障碍。双肾动脉狭窄、孤立肾动脉狭窄是此类药物使用的相对禁忌，应定期监测血钾和血肌酐水平。

（3）血管紧张素Ⅱ受体拮抗剂（ARB）：作用机制是阻断血管紧张素Ⅲ型受体发挥降血压作用。此前欧美国家进行的大规模的临床试验研究显示，血管紧张素Ⅱ受体拮抗剂可降低有心血管病史（冠心病、脑卒中、外周动脉病）患者心血管并发症的发生率和高血压患者心血管事件危险（Yusuf et al., 2008），并有助于降低糖尿病或肾病患者的蛋白尿及微量白蛋白尿（Bramlage et al., 2009）。尤其适用于伴左心室肥厚、心力衰竭、心房颤动预防、糖尿病肾病、冠心病、代谢综合征、微量白蛋白尿或蛋白尿患者以及不能耐受 ACEI 的患者（Coyle et al., 2007; Group et al., 2010）。其不良反应少见，偶有腹泻。同 ACEI 类药物相仿，对双肾动脉狭窄、孤立肾动脉狭窄相对禁忌。

（4）利尿剂：主要通过利钠排尿、降低高血容量负荷发挥降压作用。用于控制血压的利尿剂主要是噻嗪类利尿剂。在我国，常用的噻嗪类利尿剂主要是氢氯噻嗪和吲哒帕胺。此前 PATS 研究显示吲哒帕胺治疗可明显减少脑卒中再发危险（Group, 1995）。小剂量噻嗪类利尿剂（如氢氯噻嗪 6.25 ~ 25 mg）对代谢影响很小，并且与其他降压药（尤其是 ACEI 或 ARB）合用可显著增加后者的降压作用。此类药物尤其适用于老年和高龄老年高血压、单纯收缩期高血压或伴心力衰竭患者，也是治疗难治性高血压的基础药物之一（Al Badarin et al., 2011）。其不良反应与剂量密切相关，所以严格控制药物剂量至关重要。噻嗪类利尿剂可引起低血钾，长期应用者应定期监测血钾，并适量补钾，痛风者禁用。对高尿酸血症以及明显肾功能不全者慎用，后者如需使用利尿剂，应使用袢利尿剂，如呋塞米等。保钾利尿剂如阿米洛利及醛固酮受体拮抗剂如螺内酯等也可用于控制血压。在利钠排尿的同时不增加钾的排出，所以临床有时与前述的排钾利尿剂合并使用。需要指出的是，这类药物在与其他具有保钾作用的降压药如 ACEI 或 ARB 合用时应注意发生高钾血症的危险。此外螺内酯长期应用有可能导致男性乳房发育等不良反应。

（5）β 受体阻滞剂：主要通过抑制过度激活的交感神经活性、抑制心肌收缩力、减慢心率发挥降压作用。高选择性 $β_1$ 受体阻滞剂对 $β_1$ 受体有较高选择性，因而对于阻断 $β_2$ 受体而产生的不良反应较少，既可降低血压，也可保护靶器官、降低心血管事件风险（Bangalore et al., 2008）。β 受体阻滞剂尤其适用于伴快速性心律失常、冠心病、慢性心力衰竭、交感神经活性增高以及高动力状态的高血压患者（Castagno et al., 2010）。常见的不良反应有疲乏、肢体冷感、激动不安、胃肠不适等，还可能影响糖、脂代谢。二、三度心脏传导阻滞、哮喘患者禁用。慢性阻塞型肺病、运动员、周围血管病或糖耐量异常者慎用。糖脂代谢异常时一般不首选 β 受体阻滞剂，必要时也可慎重选用高选择性 β 受体阻滞剂。长期应用者突然停药可发生反跳现象，即原有的症状加重或出现新的表现，较常见有血压反跳性升高，伴头痛、焦虑等，称之为撤药综合征。因而在调整药物剂量时应注意采取渐进的方式，避免突然停药。

（6）其他降压药物：除了前述五类经典、常用降压药物以外。临床还有一些药物选择性应用于控制血压。α受体阻滞剂适用于高血压伴前列腺增生患者，也用于难治性高血压患者的治疗。在老年男性患者中部分使用。由于该类药物可能造成直立性低血压，因此开始给药应在入睡前，以预防直立性低血压发生，使用中注意测量坐、立位血压，最好使用控释制剂。直立性低血压者禁用。心力衰竭者慎用。近年来，肾素抑制剂（renin inhibitor，RI）是高血压药物一研究热点，肾素为肾素-血管紧张素-醛固酮系统中一级频率限制酶，仅对底物血管紧张素原（Ang G）有显著的特异性，其主要作用为控制血压和血容量。肾素抑制剂的病理生理结果为血浆肾素活性、血管紧张素Ⅰ、血管紧张素Ⅱ和醛固酮水平下降，而对Ang G、血管紧张素转化酶活性、血管紧张素受体Ⅰ、Ⅱ、缓激肽和P物质没有明显影响，肾素抑制剂将不会产生ACEI和ARB类药物的诸多不良反应（Cheng et al., 2006）。因此，肾素抑制剂理论上可能具有超过ACEI或ARB的潜在获益。肾素抑制剂与ACEI或ARB的主要生化差别为前者显著抑制肾素活性而不改变Ang G表达，使血管紧张素Ⅰ和血管紧张素Ⅱ均明显减少，已被认为系另一类新的抗高血压药物。目前研究较多并被美国食品药品监督管理局（Food and Drug Administration，FDA）批准上市的此类药物为阿利吉仑（Aliskiren）。研究表明，轻至中度高血压短期临床试验单剂口服阿利吉仑150～300 mg可明显降低收缩压和舒张压，类似于ACEI和ARB。主要不良反应包括疲乏、衰弱、胃肠道不适或头痛。耐受性与安慰剂相等，没有心率增快和耐受性差的证据，似乎可作为轻至中度高血压患者有效的治疗选择（Van Tassell et al., 2007）。但是要在传统标准治疗基础上增加新类型治疗药物选择，需要有发病率和死亡率获益的证据。此外，对于特殊患病人群，如肾功能不全高危患者、高龄人群等均需长期评价。

联合用药：临床工作中，出于控制血压的需要，为达到目标血压水平，许多高血压患者需要应用两种或两种以上降压药物。联合应用降压药物已成为降压治疗的基本方法。

对于2级高血压、高于目标血压20/10 mmHg和/或伴有多种危险因素、靶器官损害或临床疾患的高危人群，往往初始治疗即需要应用2种小剂量降压药物，如仍不能达到目标血压，可在原剂量药物基础上加量或必要时继续增加药物种类。2种降压药物联合使用时，降压作用机制应具有互补性，同时具有相加的降压作用，并可互相抵消、减轻或至少不明显增加不良反应。例如，在应用ACEI或ARB基础上加用小剂量噻嗪类利尿剂，降压效果可以达到甚至超过将原有的ACEI或ARB剂量倍增的降压幅度。同样加用二氢吡啶类CCB也有相似效果。常见的联合降压药物方案包括：①ACEI或ARB+噻嗪类利尿剂：ACEI和ARB可使血钾水平略有上升，能拮抗噻嗪类利尿剂长期应用所致的低血钾等不良反应。ACEI或ARB+噻嗪类利尿剂合用有协同作用，有利于改善降压效果。②二氢吡啶类CCB+ACEI或ARB：CCB具有直接扩张动脉的作用，ACEI或ARB既扩张动脉、又扩张静脉，故两药合用有协同降压作用。二氢吡啶类CCB常见的不良反应为踝部水肿，可被ACEI或ARB抵消。CHIEF研究显示小剂量长效二氢吡啶类CCB+ARB初始治疗高血压患者，可明显提高血压控制率（Liu et al., 2005）。此外，ACEI 或 ARB 也可部分阻断 CCB 所致反射性交感神经张力增加和心率加快的不良反应。③ CCB+ 噻嗪类利尿剂：FEVER 研究证实二氢吡啶类 CCB+ 噻嗪类利尿剂治疗可降低高血压患者脑卒中发生的风险（Ma et al., 2012）。④二氢吡啶类 CCB+β 受体阻滞剂：CCB 具有的扩张血管和轻度增加心率的作用，恰好抵消 β 受体阻滞剂的缩血管及减慢心率的作用。两药联合可使不良反应减轻。

我国临床主要推荐应用的优化联合治疗方案是：二氢吡啶类 CCB+ARB；二氢吡啶类 CCB+ACEI；ARB+ 噻嗪类利尿剂；ACEI+ 噻嗪类利尿剂；二氢吡啶类 CCB+ 噻嗪类利尿剂；二氢吡啶类 CCB+β 受体阻滞剂。次要推荐使用的联合治疗方案是：利尿剂 +β 受体阻滞剂；α 受体阻滞剂 +β 受体阻滞剂；二氢吡啶类 CCB+ 保钾利尿剂；噻嗪类利尿剂 + 保钾利尿剂。不常规推荐但必要时可慎用的联合治疗方案是：ACEI+β 受体阻滞剂；ARB+β 受体阻滞剂；ACEI+ARB；中枢作用药 +β 受体阻滞剂。

肾动脉狭窄可以造成患者血压升高及缺血性肾损伤，而高血压又可以加剧肾功能受损。高血压患者如出现肾功能损害的早期表现，如微量白蛋白尿或肌酐水平轻度升高，应积极控制血压。可在患者能够耐受的情况下，将血压降至 <130/80 mmHg，必要时可联合应用 2～3 种降压药物，其中应包括一种 RAS 阻滞剂（ACEI 或 ARB）。对于高血压伴慢性肾病的患者，饮食及血压控制最为重要。严格控制血压是延缓肾的进展，预防心血管事件发生的关键。目标血压可控制在 130/80 mmHg 以下。ACEI 或 ARB 既有降压，又有降低蛋白尿的作用。因此对于高血压伴肾病患者，尤其有蛋白尿患者应作为首选；而这两类药物联合对于减少蛋白尿可能有益，但尚缺乏足够循证依据。如使用 ACEI 或 ARB 类药物患者血压不能达标，可加用长效 CCB 和 / 或利尿剂。若肾功能显著受损，如血肌酐 >3 mg/dl，或肾小球滤过率低于 30 ml/min 或有大量蛋白尿，此时宜首先用二氢吡啶类 CCB；噻嗪类利尿剂可改用袢利尿剂（如呋塞米）。对于终末期慢性肾病患者，未透析者一般不用 ACEI 或 ARB 及噻嗪类利尿剂；可用 CCB、袢利尿剂等降压治疗。对肾透析患者，应密切监测血钾和肌酐水平，降压目标为 <140/90 mmHg。

（三）肾动脉狭窄的血运重建治疗

血管重建治疗的合理性：肾动脉重建治疗可以恢复正常肾动脉血流、改善肾缺血、减轻肾素 - 血管紧张素 - 醛固酮系统激活及其所产生的连锁反应。肾动脉重建治疗的目的是改善血压控制、维持肾功能稳定或延缓肾功能下降、防治心功能紊乱综合征，并且在药物治疗的基础上进一步降低心血管事件的风险。对于哪些患者可以从血管重建治疗中获益，有以下几点需要考虑：首先，必须评价解剖学上的狭窄是否具有血流动力学意义，即是否会影响肾灌注；其次，肾动脉狭窄患者的高血压可能还有其他原因，并且肾病变也可能由非血管因素引起；最后，肾动脉狭窄导致高血压和肾病变的情况在不同患者之间有较大差异。即使肾动脉狭窄是引起肾病变的主要原因，在血运重建治疗后，不同患者肾病变的改善情况也不尽相同。因此，在术前需要对肾动脉狭窄患者进行仔细评估，选出最有可能获益的患者进行血运重建治疗。

2009 年，Safian 和 Madder 根据肾病变和肾缺血的有无及其程度提出了一种新的分类系统来帮助医生选择合适的病例进行血运重建治疗（Safian et al., 2009）。其理论基础为肾病变表明已经出现了严重肾损害，这类患者可能不会获益；而存在肾缺血的患者则有行血运重建治疗的必要性（图 18-1-7）。这一分类直观地表明无肾缺血患者（1A 和 2A）不应接受血管重建治疗；那些存在肾缺血且没有肾病变或病变较轻的患者（1B）最有可能获益；而那些肾病变较重的患者（2B）获益的可能性较小。并且提出可以通过肾血流来间接评价有无肾缺血（表 18-1-3），这些方法可以确定狭窄病变是否具有血流动力学意义或肾血流灌注是否正常。

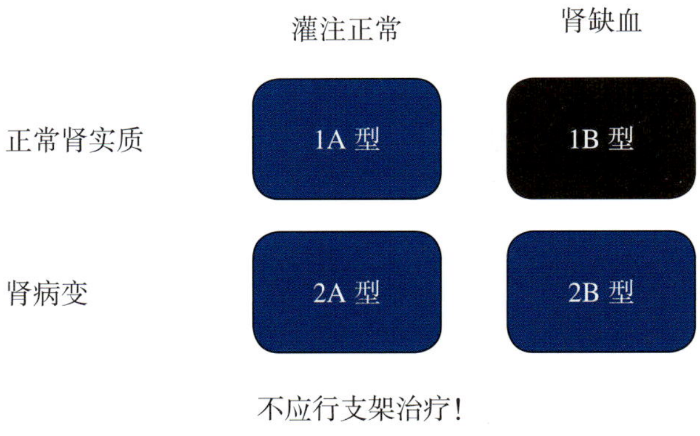

图 18-1-7　Safian 和 Madder 根据有无肾缺血及肾病变来对肾动脉狭窄进行的分类

表 18-1-3　肾缺血的生理学评价方法

评价方法
无创方法
多普勒超声（评价阻力指数）
核素肾动态（^{99m}Tc-DTPA）
有创方法
静息和应用扩血管药物后跨狭窄病变的压力差＞20 mmHg
肾血流储备分数（＜0.8）和静息跨狭窄病变压力比值（P_d/P_a＜0.9）
肾动脉造影帧数和肾染色评分

肾缺血还可以通过有创的血流动力学测算来进行评价，指南推荐静息收缩期压力差≥20 mmHg（或平均压力梯度≥10 mmHg）可以证明该狭窄病变具有血流动力学意义（Safian et al., 2009）。最好使用 0.014 英寸（约为 0.356 mm）的测压导丝，因为使用导管测压会阻塞本已狭窄的血管腔，从而高估了狭窄程度（Colyer et al., 2003）。Leesar 进行一项的 62 例前瞻性研究表明，向肾动脉内注入罂粟碱，人为造成肾动脉扩张充血后测得的收缩期压力差（HSG）≥21 mmHg 对于预测支架术后血压改善的准确性最高，其要高于静息收缩期压力差、血管内超声及血管造影预测的准确性。在 12 个月的随访中，HSG≥21 mmHg 的患者（36 例），84% 血压得到改善；而 HSG＜21 mmHg 的患者（26 例）只有 36% 血压得到改善（P＜0.01）（Leesar, 2009）。RAS 病变近远端的充血压力差还可以通过肾血流储备分数（FFR）来测定。Mitchell 等人进行的一项研究（17 例 RAS 患者）表明，FFR＜0.8 的患者支架术后血压明显改善（Mitchell et al., 2007）。de Bruyne 等人在 15 名患者的肾动脉支架内使用球囊造成肾动脉不同程度的狭窄，在狭窄远端使用压力导丝测量静息压（P_d），在主动脉内使用导管测量主动脉压（P_a）。当 P_d/P_a＜0.9 时，肾素分泌（肾血流灌注减低的最早期病理生理反应）明显增加。这就意味着当 P_d/P_a＜0.9 时，肾动脉狭窄具有血流动力学意义（De Bruyne et al., 2006）。

尽管根据肾缺血和肾病变来选择治疗患者的设想是合理的，但尚缺乏广泛的研究和客观的数据来肯定目前用于评价肾缺血和肾病变指标的预测价值。这些指标需要进一步改进，并在前瞻性研究中得到验证。

2005 年，ACC/AHA 发布的指南中也涉及肾动脉狭窄治疗的适应证（表 18-1-4）。

此后不同学会发表的指南中提及的适应证与表 18-1-4 中的有所不同。而几个 RCT 研究结果的发布也对血运重建的适应证有一定影响，这些都会在后续段落中述及。

表 18-1-4　ACC/AHA 曾推荐 RAS 血管重建治疗的指征 (Hirsch et al. 2006)

指征	等级	证据水平
无症状的单侧、双侧或孤立肾 RAS	Ⅱ b	C
RAS 患者及具有评价 RAS 的 I 级临床指征	I	B
双侧或孤立肾 RAS 合并进展性 CKD	Ⅱ a	B
单侧 RAS 合并进展性 CKD	Ⅱ b	C
RAS 合并无法解释的肺水肿或反复发作 CHF	I	B
RAS 合并不稳定型心绞痛	Ⅱ a	B

ACC/AHA，American College of Cardiology/ American Heart Association，美国心脏病学会/美国心脏学会

RAS，renal artery stenosis，肾动脉狭窄

CKD，chronic kidney disease，慢性肾疾病

CHF，chronic heart failure，慢性心功能不全

（四）腔内血管成形术

肾动脉腔内成形术已经普遍应用于临床，外科肾动脉血运重建手术越来越少。之前的研究表明，肾动脉球囊扩张术与外科手术具有相似的血管通畅率、血压和肾功能改善率，并且肾动脉球囊扩张术的并发症更少，费用更低（Weibull et al., 1993; Xue et al., 1999）。

越来越多的肾动脉狭窄患者接受肾动脉腔内成形术，但预后却有所不同。部分患者血压改善、部分患者肾功能改善，也有部分患者获益不明显，甚至少部分患者接受腔内治疗后肾功能有所下降。由此也引发了医学学术界的困惑和争议。

20 世纪 90 年代的 3 个随机对照研究（RCT）比较了 RAS 患者的单纯药物治疗与药物联合球囊扩张治疗对患者血压和肾功能的疗效。在 Plouin 等研究中 49 名舒张压 >95 mmHg、肌酐清除率（CrCl）>50 ml/min 且单侧 RAS>60% 的患者被随机分为单纯药物治疗组和药物联合球囊扩张治疗组。6 个月后，两组患者的血压和 CrCl 没有统计学差异。然而，药物联合球囊扩张治疗组患者的降压药物为单纯药物治疗组的一半。此外，有 27% 的原本被分到单纯药物治疗组的患者由于顽固性高血压而接受了球囊扩张治疗（Plouin et al., 1998）。在 Webster 等研究中 55 名舒张压 >95 mmHg（服用 2 种及以上的降压药）且 RAS>50% 的患者（单侧 RAS 27 例，双侧 RAS 28 例）被随机分为单纯药物治疗组和药物联合球囊扩张治疗组。6 个月后随访发现，从双侧 RAS 患者的血压来看，药物联合球囊扩张治疗组的下降程度大于单纯药物治疗组。对于全体患者而言，两组间的血压及血肌酐则无统计学差异（Webster et al., 1998）。荷兰肾动脉狭窄介入治疗合作试验（DRASTIC）将 106 例舒张压 >95 mmHg（服用 2 种及以上的降压药）、轻度肾功能不全（Cr<200 μmol/L）且

RAS＞50% 的患者随机分为单纯药物治疗组和药物联合球囊扩张治疗组。术后 3 个月和 12 个月随访，两组患者的收缩压和舒张压以及 CrCl 无统计学差异，但药物联合球囊扩张治疗组的降压药物减少。单纯药物治疗组中，16% 的患者 RAS 进展为完全闭塞。在此试验中，44% 的原本被分到单纯药物治疗组的患者由于高血压难以控制或肾功能持续恶化而接受了球囊扩张治疗。DRASTIC 试验的数据是根据最终接受的治疗方案来进行分析的，因此这种跨组治疗的影响并未排除在外（van Jaarsveld et al., 2000）。

由于药物治疗和介入技术（包括支架）都在不断发展进步，这些试验已不能完全反映当前的最新进展。这些试验还存在着严重的局限性，如：病例数少，试验时间跨度过长，非盲分析，以及只考虑了 RAS 的解剖因素而没有评价其血流动力学意义。这些试验中 30% 的患者 RAS＜70%，这就使许多患者的获益预期降低。此外，由于存在很高的跨组治疗情况（从单纯药物治疗组到药物联合球囊扩张治疗组），使得球囊扩张治疗获益的可能性大大降低。三个试验的结果也因此受到广泛质疑。尽管如此，这 3 个试验的 meta 分析结果表明，对于降低患者血压，药物联合球囊扩张治疗比单纯药物治疗更有效（尽管有 29% 的患者跨组治疗）（Nordmann et al., 2003）。

2009-2014 年间，共发表了 3 项大型多中心随机对照研究结果，包括：STAR、ASTRAL 和 CORAL 试验。

2009 年发表的“粥样硬化性肾动脉开口狭窄（STAR）”试验是一项前瞻性非盲随机多中心研究。这项研究纳入了 140 例患者，这些患者的 RAS＞50%，CrCl＜80 ml/min，血压控制在＜140/90 mmHg。患有肺水肿、恶性高血压或 3 个月内有心肌缺血病史的患者被排除。所有患者都接受了药物治疗（降压药、阿司匹林、他汀类药物），64 例患者被随机分入支架治疗组。然而，这 64 例患者中只有 46 例接受了支架治疗。试验结果根据患者最终所接受的治疗方案进行分析。在支架治疗组，有 10 例患者（16%）CrCl 下降程度＞20%；在单纯药物治疗组有 16 例患者（22%）CrCl 下降程度＞20%（危险比 0.73；95% 置信区间 0.33 ~ 1.61）。2 例患者（3%）死于手术相关并发症。1 例患者死于血肿感染，1 例患者因胆固醇结晶栓塞而需要透析治疗。两组间心血管终点事件无显著差异。该研究得出的结论是：与单纯药物治疗相比，药物联合支架治疗并无更多的获益。然而，由于此研究明显的局限性，其结论的有效性受到驳斥。在支架联合药物治疗组中，有近 2/3 的患者在术前就被认为获益期望比较低。其中 18 例患者未行支架治疗（12 例患者狭窄程度＜50%），22 例患者的狭窄程度仅有 50% ~ 70%（可能并无血流动力学意义）。此外，病例入选标准要求控制血压＜140/90 mmHg，将最有可能从支架治疗中获益的抵抗性高血压患者排除在外。同样，单纯药物治疗组中患者的肾功能也不会快速恶化。因此，大部分医生认为，该试验纳入的部分患者在实际临床工作中可能根本就不会考虑行肾动脉支架治疗。手术并发症也高于目前标准（4.7% 死亡率，3% 肾穿孔），使得术者的技术水平受到质疑。因此 STAR 试验的结论也值得商榷（Bax et al., 2009）。

同年发表于新英格兰杂志的“肾动脉狭窄的血管腔内成形和支架术（ASTRAL）”研究中，共选入 806 例动脉硬化性肾动脉狭窄患者，受试者随机分为单纯药物治疗和药物治疗加肾动脉支架植入治疗 2 组。入选标准为：动脉粥样硬化所致的至少 1 条肾动脉明显狭窄的患者以及医生不确定是否会从支架治疗中获益的患者。药物治疗包括：阿司匹林、他汀类药物、降压药。试验终点为血肌酐的倒数与 CrCl 具有线性关系。在 5 年的随访中，支架联合药物治疗组患者的肾功能恶化速度［ -0.07×10^{-3} L/(μmol · 年）］低于单侧药物治疗组［ -0.13×10^{-3} L/(μmol · 年）；P=0.06；95% 置信区间 −0.002 ~ 0.13 ］。两组间在血压及肾、心血管事件发生时间的获益方面没有差异。随机分入单纯药物治疗组的患者中，有 6% 进行了支架治疗。这是当时最大规模的评价肾动脉支架疗效的随机试验。然而，这一试验的设计同样存在问题，使得其结论的有效性降低。首先，病例入组的患者为医生不能够确定其是否会从支架治疗中获益，而那些确定能够从支架治疗中获益的患者（如：肺水肿、肾功能快速进行性恶化或血压控制不佳）则被排除在外。其次，与 STAR 研究类似，此试验并没有评价狭窄病变的血流动力学意义。仅有 59% 的患者肾动脉狭窄＞70%，41% 的患者肾动脉狭窄＜70%，还有 6 例患者的肾动脉狭窄＜50%，可能只有一半的患者 RAS 病变具有血流动力学意义。此外，40% 的患者血肌酐＜150 μmol/L，25% 的患者 GFR＞50 ml/min。这些患者肾功能不全的进展速度本身就比以往试验预计的要低，这也会使本试验的肾功能获益率降低。还需要强调的一点是在随机分入支架联合药物治疗组的 403 例患者中，有 68 例并未行支架术，其中包括血管造影示轻度狭窄的 33 例患者。最后，403 例肾动脉腔内成形术由 58 个医学中心花费 6 年时间完成，且支架组只有 76% 的病例完成支架置入术，平均每个中心每年施行的肾动脉支架置入术不足 1 例。此试验总体技术成功率低（82%），并发症率高（9%）。暴露出该研究中部分中心明显缺乏介入治疗经验，使此试验中术者的技术水平受到质疑。鉴于以上原因，对 ASTRAL 试验的结果需要谨慎考虑（Wheatley et al., 2009）。

STAR 和 ASTRAL 研究尽管存在不足，但也极大说明了非选择的 RAS 患者（狭窄程度＜70%，血压控制好，肾功能正常）不会从支架治疗中获益。这两个试验将具有高风险的患者（血管重建治疗的Ⅰ级和Ⅱ a 级指征）排除在外，因此其结果并不适用于此类患者，这些患者是可以从支架治疗中获益的。

2014 年发表的“肾动脉粥样硬化病变的心血管事件结果研究（CORAL）”研究在 ASTRAL 研究的基础上进行了完善，入选标准也更为严格。共入选了 947 名 ARAS 患者，其中 459 例患者行肾动脉支架植入术，472 例单纯药物治疗作为对照组。中位随访时间为 43 个月。结果显示，支架治疗组收缩压较单纯药物治疗组下降了 2.3 mmHg，但其主要终点：心血管及肾不良事件的发生率两组间无统计学差异（Cooper et al., 2014）（图 18-1-8）。当然该研究也有一定的局限性。首先，在研究的医疗机构中，符合研究入选条件的患者最终是否入选都是由主治医生来判断的。也就是说符合入选条件的患者因为医生认为需要直接行支架治疗就没有进入随机研究。此研究中有一部分符合入选标准的患者最终并未纳入研究，其中

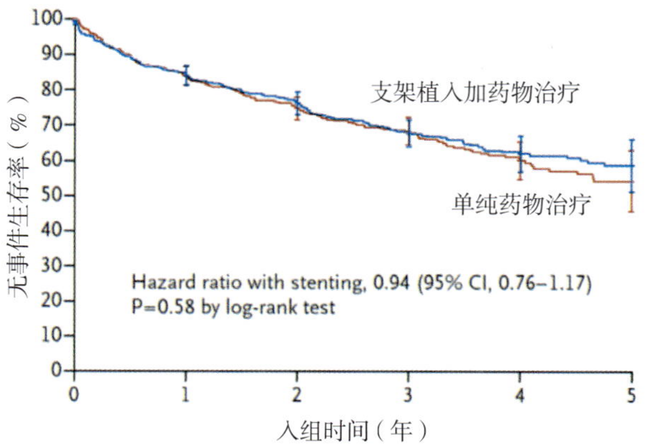

图 18-1-8　CORAL 研究结果主要终点：心血管及肾不良事件的发生率两组间无统计学差异

有210例因为医生意愿被剔除，而这些患者可能是医生确信支架术可以为其带来临床获益而直接接受了肾动脉支架治疗。医生根据现有的指南和经验判断患者接受支架治疗是必要的，就不可能违反伦理让患者进入研究随机治疗。而这一部分患者是以往被认为最有可能从支架治疗中获益的。最终使得支架术在该研究中获益降低。其次，患侧肾动脉狭窄导致肾小球滤过率下降时，健侧GFR会代偿性升高，血肌酐和肾小球滤过率估计值（estimated glomerular filtration rate，eGFR）不会有显著变化。介入治疗后，患侧肾GFR可以上升，健侧肾结束或减少超负荷，GFR下降，而血肌酐和eGFR也没有显著变化。所以单纯通过血肌酐和eGFR评估肾功能有无改善是欠妥当的。此外，入选患者已有严重的动脉粥样硬化，有过多的临床并发症：心肌梗死、心力衰竭、慢性肾病3期以上的患者。以至于3～5年内心血管事件及死亡率过高等也受到质疑。

所以，依据目前几个临床试验的结果不能否定肾动脉介入治疗的临床意义。关键问题是如何筛选出哪类患者更可能从介入治疗中获益。这也是2014年以后肾动脉治疗研究的方向和讨论的重点。

根据肾动脉狭窄患者不同的临床状态，可以分为两类：一类是单纯药物或无需使用药物即可控制症状且肾功能稳定的普危患者；另一类是通过药物无法控制症状和/或肾功能进行性下降的高危患者。其中第一类患者药物治疗包括：严格控制血压，降血脂，控制血糖和抗血小板治疗。

2014年发表的一篇回顾性研究总结了总计8个RCT研究的总计2222例肾动脉狭窄患者的资料，对肾动脉腔内成形术（包括球囊扩张和支架植入）和单纯药物治疗效果进行比较。患者肾动脉狭窄程度超过50%，随访时间超过6个月。其中4个RCT研究显示患者术后收缩压有轻度下降（MD-2.00 mmHg; 95% CI -3.72～-0.27），其他研究结果显示收缩压改善无统计学差异。而患者肾功能获益不明确（MD -7.99 mmol/L; 95% CI -22.6～6.62）。3个RCT研究结果显示接受腔内治疗组的患者术后降压药物有所减少（MD -0.18; 95% CI -0.34～-0.03）。7个RCT研究提出腔内成形术和单纯物治疗组比较心血管事件和肾功能恶化无显著差异。研究结论是基于目前的临床证据，对于动脉硬化性肾动脉狭窄患者，腔内治疗并不明显优于单纯药物治疗（Jenks et al., 2014）。

这说明对于相当比例的肾动脉狭窄患者，接受腔内成形术获益不明显。此类患者应当首选药物治疗的方式，并定期复查肾动脉及肾功能情况，密切随访。另一方面，临床工作中通过腔内成形术获益的患者是现实存在的。这就需要更严格地把握腔内成形术的适应证，筛选出高危患者，进行手术前后的评估、比较。

Ritchie等在回顾性研究中对肾动脉狭窄高危患者进行分析。肾动脉狭窄高危患者是指狭窄≥50%，临床伴有肺水肿、肾功能进行性下降和难以控制的高血压。总计467例患者中，其中高危患者237例，包括肺水肿37例（7.8%），难以控制的高血压116例（24.3%），肾功能快速下降46例（9.7%）。而低危患者总计230例（49%），即不存在前述三种临床情况。对腔内成形术和单纯药物治疗效果进行比较。平均随访时间3.8年，55%患者死亡，33%出现心血管事件，18%达到终末期肾疾病诊断标准。对于肺水肿患者，同单纯药物治疗组相比较，腔内治疗可以减少患者死亡率（HR, 0.4；95% CI, 0.2～0.9；P=0.01）。对于肾功能快速下降合并难以控制的高血压患者，同单纯药物治疗组相比较，腔内治疗可以减少患者死亡率（HR, 0.15, 95% CI, 0.02～0.9;

P= 0.04）和心血管事件（HR, 0.23; 95% CI, 0.1～0.6; *P*=0.02）。其结论是肺水肿、肾功能快速下降合并难以控制的高血压这两类肾动脉狭窄患者更可能从腔内治疗中获益（Ritchie et al., 2014）。

Davies 等进行的回顾性研究中，对于血压控制不佳（3 种口服降压药物舒张压仍高于 90 mmHg）和/或血肌酐升高（Cr≥1.5 mg/dl）的 73 例孤立肾动脉狭窄患者与 242 例单侧肾动脉狭窄、对侧肾和肾动脉均正常的患者进行对比分析。长期生存率两组相仿，孤立肾动脉狭窄组腔内成形术后 82% 的患者肾功能稳定或改善。这也在一定程度上说明孤立肾动脉狭窄患者更可能通过腔内治疗获益（Davies et al., 2009）。

目前基于“高危”肾动脉狭窄的研究仍以单中心、回顾性为主，并且病例数较少。对于此类患者接受腔内治疗的优势还缺乏大规模多中心的 RCT 研究结果支持。但就已有的研究来看，在严格掌握适应证的前提下，腔内成形术使“高危”患者在减少心血管事件方面获益几率更大。对于孤立肾动脉狭窄患者，同对侧肾和肾动脉均正常的患者比较，缺乏对侧代偿。当此类患者孤立肾功能受影响时，对整个机体的影响也相应增大。因而孤立肾动脉狭窄的潜在风险威胁更高。在选择治疗方式时，或许应选择更加积极的治疗措施。这也需要更多的临床证据支持。

（五）腔内治疗具体操作及相关事项

1. 术前准备

术前常规检查，充分评估患者基本情况。如果患者没有明确禁忌，术前三天开始口服双联抗血小板药物，通常为阿司匹林 100 mg，每日一次；氯吡格雷 75 mg，每日一次。如果患者无法术前三天口服抗血小板药物。可以术前一天给予患者负荷剂量抗血小板药物，即 300 mg 阿司匹林及 300 mg 氯吡格雷。术日再口服阿司匹林 100 mg，每日一次；氯吡格雷 75 mg，每日一次。术前 4 小时禁食水，腹股沟区备皮。

2. 术中操作

双侧腹股沟区消毒铺巾，穿刺点 2% 利多卡因局部麻醉后使用改良 Seldinger's 法穿刺股动脉（常规选择右侧股动脉。动脉走行迂曲时，多数情况选择同侧股动脉入路）。

动脉造影：按前述行腹主动脉和肾动脉造影，明确肾动脉狭窄程度，具有腔内治疗指征后行腔内治疗。

腔内治疗：明确手术指征后，给予静脉 3000～5000 U 肝素。条件允许时，查活化凝血时间（activated clotting time, ACT），根据手术时长补充肝素剂量，是 ACT 维持于 200～300 s。交换并引入 7 Fr 动脉鞘及导引导管（或直接使用 6 Fr 动脉长鞘），选至患侧肾动脉开口，使用 0.014 英寸（约 0.356 mm）导丝通过肾动脉狭窄病变至远端分支。造影确认位置无误，引入 3～4 mm 直径球囊导管，对病变行预扩张。之后根据狭窄近远端直径、病变长度选择支架规格，常用直径 5～7 mm，长度 15～19 mm，以充分覆盖病变为原则（图 18-1-9）。

3. 术后处理

术后常规进行心电监护，继续前述双联抗血小板治疗 6 个月，此后根据复查情况，酌情调整为单联抗血小板治疗。术后 1、3、6 个月定期复查肾动脉多普勒超声、肾动态、肾功能等检查。

4. 注意事项

（1）长鞘或导引导管的使用需要根据腹主动脉及髂动脉迂曲程度、肾动脉开口角度等综合考虑。

（2）入路选择：多数情况下，狭窄肾动脉

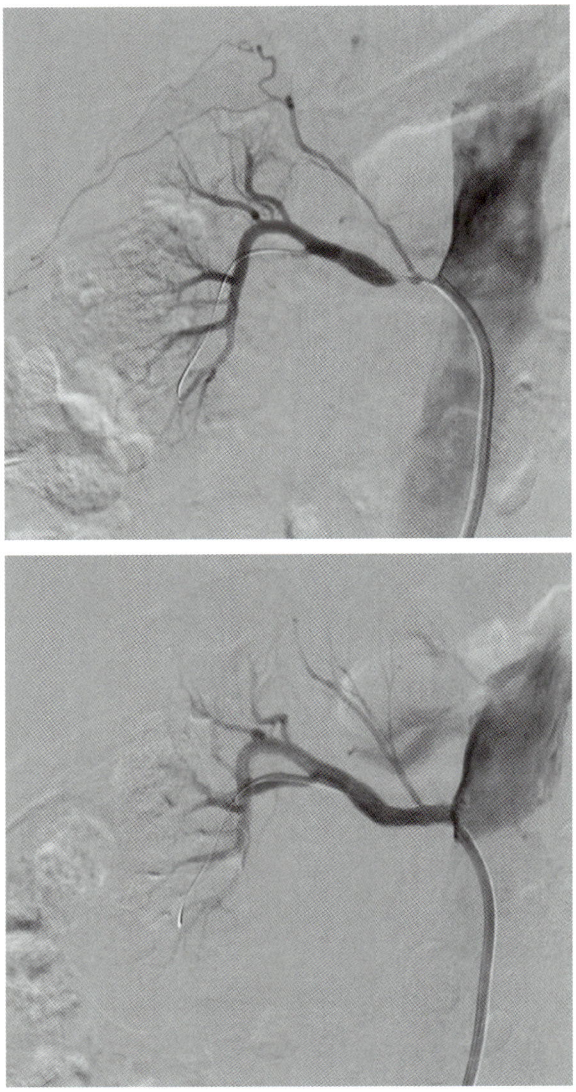

图 18-1-9　肾动脉狭窄腔内治疗。术前造影：右肾动脉起始段重度狭窄。术后造影：腔内成形术后，右肾动脉血流通畅，未见残余狭窄

的患侧股动脉入路优先考虑。动脉走行重度迂曲的情况下，可考虑肱动脉入路。

（3）尽管临床工作中可选用自膨式支架和球囊扩张式支架，但由于后者具有定位准确的特点，而更为广泛地应用于临床工作中。

（4）1999 年，Feldman 曾提出避免导引导管或长鞘触碰腹主动脉壁，以减少内膜损伤及胆固醇结晶栓塞（Feldman et al., 1999）。近年来，no-touch 技术被重新提起。但目前尚缺乏更多的临床研究证实这一技术的优势。

5. 并发症及处理

（1）穿刺点并发症：由于肾动脉腔内治疗过程中，为满足球囊及支架推送系统进出的需要，所使用动脉鞘较粗，加之抗血小板及抗凝药物使用。穿刺点血肿几率随之增加。这就需要术者在穿刺时尽可能使穿刺针进入股动脉的位置位于股骨头上方，便于术后以股骨头作为支撑压迫止血。如果操作经验不足，可以通过透视定位确定穿刺点位置。皮肤皱褶个体差异较大，笔者不建议通过皮肤皱褶选择穿刺点。另外，穿刺点局部动静脉瘘及假性动脉瘤是较为少见并发症，多数情况可通过局部压迫、超声引导下压迫控制。对于压迫仍不能封闭瘘口的动静脉瘘和假性动脉瘤也可选用覆膜支架封堵瘘口。对于瘘口较大的假性动脉瘤可以采取以下方式：手法压迫瘘口，超声确认瘤腔内无明确活动血流，在超声监测下，注入少量凝血酶。超声可以直接观察到瘤腔血栓化过程。

（2）急性肾动脉血栓、闭塞：肾动脉治疗过程中，支撑导管接触肾动脉开口、导丝通过病变等操作过程中，均有可能损伤肾动脉内膜，造成动脉夹层，导致肾动脉血栓或闭塞。处理的要点在于恢复动脉血供。急性动脉血栓形成可采取溶栓的方式，如将尿激酶 25 万单位稀释后于肾动脉开口缓慢推注。肾动脉闭塞时应尽可能以导丝选回至远端真腔，采取球囊扩张、支架植入的方式恢复肾动脉血流。

（3）出血：部分患者肾动脉硬化明显，导丝通过狭窄病变后，头端接触动脉壁造成损伤出血。患者可以出现患侧腰部疼痛、恶心、呕吐等症状。此时应当及时行动脉造影，查找出血动脉行栓塞止血治疗。对于动脉造影无法显示的较小的出血，当出血达到一定量时，可以局部对出血动脉形成压迫，自行止血，大多可以经保守治疗缓解。

6. 腔内成形术禁忌证

作为相对较新的治疗方式，介入治疗无绝对禁忌证。相对禁忌证可概括为：

（1）动脉穿刺禁忌证：如全身状态不稳定，有严重心、脑、肝等重要器官功能障碍；凝血机制异常，明显出血倾向；感染状态或大动脉炎活动期等等。以上病情一旦经治疗好转或恢复正常，仍可进行肾动脉成形术治疗。

（2）肾动脉狭窄不适合介入治疗情况：包括狭窄段广泛、累及肾动脉全长或狭窄累及肾内动脉分支；严重肾萎缩，肾功能完全丧失；肾动脉内新鲜血栓，应先溶栓后行血管成形治疗。

本节讲述了肾血管性高血压相关的流行病学、病理生理、症状、诊断及治疗等方面的相关内容。最后谈几点肾动脉狭窄治疗中可能出现的疑问、顾虑及误区。

①对合并肾功能不全患者开展腔内治疗过于谨慎

合并肾功能不全特别是肾功能严重受损的患者，如慢性肾疾病（chronic kidney disease, CKD）3 期以上，接受肾动脉腔内治疗是否可能从中获益，目前仍存在争议。很多医师担心肾动脉腔内治疗的风险，特别是肾功能恶化的风险，而不愿对这些患者进行手术。这种肾功能的恶化可能的原因包括：造影剂肾损伤、斑块脱落所致肾实质栓塞等。通过术前给予患者充分水化可以减少患者造影剂肾损伤的几率。选择恰当的导管、导管以 no-touch 技术谨慎通过病变可以减少斑块脱落所致肾实质栓塞。临床经验表明，CKD3 期以上的肾动脉狭窄患者大部分仍可以安全地耐受肾动脉腔内治疗，且符合上述适应证的重度狭窄患者仍可能从腔内手术中获益。国外的相关研究也表明，CKD4 ~ 5 期患者仍可能从肾动脉成形术中获益（Kalra et al., 2010）。因此，对重度肾动脉狭窄患者，即便存在重度肾功能不全，在适应证明确的情况下，仍可行肾动脉腔内成形术。但要严格规范围术期管理，包括水化、造影剂的选择、短期肾替代治疗等相关措施。

②腔内治疗操作

i. 只选择股动脉入路。同多数腔内治疗一样，股动脉入路是肾动脉腔内成形术中最常用的入路选择，也是目前并发症较少、安全可靠的选择。特别是右侧股动脉入路，由于右侧股动脉穿刺点更接近术者，操作上存在便利性，因而被临床作为首选入路。但对于部分肾动脉狭窄合并肾动脉水平以下腹主动脉重度迂曲者，导引导管或长鞘常常不能稳定选择或无法选择至患侧肾动脉开口，进而导致手术失败。部分情况可尝试使用肱动脉入路甚至桡动脉入路，来避开迂曲的腹主动脉。同时要注意常规的 RDC 导引导管并不适用于上肢入路的肾动脉支架手术，主要原因一是长度不够（只有 55 cm），二是头端形状不适用。

建议使用 100 cm 长的 MPA 形状的导引导管（神经介入常用），或考虑 100 cm 长的冠状动脉 JR 导引导管，也可使用 100 cm 长鞘。此外，还要注意各种器材的配合，因肱动脉入路时使用的导引导管多数为 6 Fr，要查阅不同品牌产品的内径和拟植入支架的最小适配内径，必须匹配才能使用。值得指出的是，部分品牌 7 mm 直径的支架并不适用于 6 Fr 的导引导管，临床需加以注意。

ii. 一味追求减少造影剂使用而省略部分造影。对于术前检查提示肾功能不佳的患者，特别是 CKD3 期及以上的患者，临床医师多忌讳对其使用多量造影剂。这种初衷本身是正确的，但应该在保证诊断的前提下，而不是为了减少造影剂用量而盲目减少造影。有些术者甚至主张省略腹主动脉造影，而直接选择肾动脉造影。笔者并不同意这种做法，除非术前有 CTA 或 MRA 等较为详尽的影像资料可充分显示肾动脉解剖，否则不应省略腹主动脉造影。这主要是因肾动脉变异较为常见，其中一侧两支肾动脉的变异也很多见，而且两支肾动脉可以距离较远，不进行腹主动脉造影难及时发现变异。进而在腔内治疗过程中选取肾动脉时造成不便，需要不断手推造影剂寻找肾动脉开口，既没有达到节省造影剂的目的，也增加了斑块脱落的风险。

iii. 支架规格选择不当。肾动脉狭窄目前一般选择球囊扩张式支架，但在支架规格选择上应注意所选择支架的长度应大于肾动脉斑块的长度，宽度应不小于远端正常肾动脉的宽度。支架植入时定位应该充分覆盖斑块，开口病变近端支架应进入主动脉腔内 1 ~ 2 mm。部分医师喜欢在植入肾动脉支架时追求支架不突出肾动脉开口，正好与之平齐。其实多数肾动脉开口部的斑块常常累及肾动脉开口部相邻的腹主动脉壁，少量突出的支架可防止主动脉壁的斑块移位，减少再狭窄的发生。支架长度的选择应以覆盖斑块越短越好，因肾动脉球囊扩张式支架柔顺性较差，远端易与肾动脉自然弯曲部形成夹角，加大对内膜的刺激，从而增加再狭窄的风险。

③围术期预防造影剂肾病治疗误区

造影剂肾病目前已得到多数医师的重视，特别是常见的导致造影剂肾病的危险因素（如糖尿病、基础肾功能不全、造影剂用量等）已被广为认知，但围术期预防造影剂肾病的治疗措施仍然存在一些误区。目前公认的预防造影剂肾病的有效措施仍然是水化治疗，通过水化的作用加速造影剂的排泄，从而减少造影剂对肾的损伤。但仍有部分医师临床上应用利尿剂增加尿量以加速造影剂排泄。早期的研究已证实，不论是何种利尿剂均不能减少造影剂肾病的发生，甚至可能导致肾损害。分析原因可能是由于利尿剂减少细胞外液容量后，反而减少了肾的灌注，因此并不能起到预防造影剂肾病的作用。新近的一些研究则通过改良利尿剂的应用方法取得了一定疗效，但多数缺乏更大规模的研究支持，目前还不能得到临床推广（Marenzi et al., 2012）。对此笔者建议临床上应尽量避免使用利尿剂来预防造影剂肾病。

综上所述，肾动脉狭窄狭窄性高血压是以药物治疗为基础的综合性治疗。腔内成形术从技术上来讲已经十分成熟。尽管此前一些随机对照研究显示的结果不让人满意。但如果严格把握适应证，选择出最可能获益的患者，肾动脉腔内成形术的治疗效果是积极的。这也是目前和今后一段时间研究的重点。从临床医师的角度，除把握适应证外，细化腔内技术操作及避免围术期用药等方面常见的误区，尽可能减少并发症，提高手术安全性和疗效，使更多肾动脉狭窄患者通过腔内治疗获益。

第二节　肾动脉瘤

肾动脉瘤是肾动脉主干和/或其主要分支局限性扩张的一类疾病的总称，通常以扩张部位最大直径大于相应节段正常肾动脉两倍作为标准，是相对少见的疾病。1770 年，Rouppe 首次描述了一名水手右腹部外伤后死亡，尸检发现其死亡原因为右肾动脉瘤破裂出血。由于该疾病发病率较低，此后报道也多以个案报道为主。近 20 年来由于多普勒超声、CT、MR

在临床中越来越广泛的应用，针对肾动脉瘤研究报道逐渐增多。

一、流行病学特点

肾动脉瘤的实际发病率难以评估，目前报道的大多数尸检发现率为 0.3%～0.7%。然而有研究显示通过动脉造影及断层影像学检查手段来估算，肾动脉瘤的实际发病率较既往报道高出许多。Tham 等研究显示 8525 名接受肾动脉造影检查的人群，83 名患有肾动脉瘤，即发病率约 1%（Tham et al., 1983）。Zhang 等统计了共 862 名患者的增强 CT，肾动脉瘤的发病率约 0.7%（Zhang et al., 2007）。造成尸检和影像学检查发病率明显区别的原因在于大多肾动脉瘤较小、部分位于肾内，常规的尸检有一定的漏检率。文献报道肾动脉瘤多见于女性，累及右肾动脉多于左肾动脉，常为单发，双侧多发少见（Lumsden et al., 1996）。

二、病因学

如前所述，肾动脉瘤是一组导致肾动脉局部扩张的疾病总称。病因不同所导致病变的形态和位置也不相同。

真性动脉瘤通常包括动脉全层，多为遗传性、先天性疾病。以梭形动脉瘤和囊状动脉瘤常见，90% 以上位于肾外（Lumsden et al., 1996）。主要病因包括纤维肌发育不良、Ehlers-Danlos 综合征。

Ehlers-Danlos 综合征又称先天性结缔组织发育不全综合征，是由 Ehlers（1901 年）与 Danlos（1908 年）提出，是指有皮肤和血管脆弱，皮肤先天性结缔组织发育不全的综合征。本症的病因目前尚不十分清楚。一般认为是在胚胎期，由于中胚层细胞发育不全而引起。因多有血缘婚姻史，故认为是一种显性遗传性疾病。病理证实皮肤组织中的真皮层结缔组织增加，胶原纤维的走行不规则并发生断裂。近代研究已查明本征患者由于体内缺乏必要酶和黏多糖代谢异常，使结缔组织中胶原分子有明显的缺陷。因免疫系统的网状内皮细胞也来自中胚层组织因而有不同程度的免疫功能减退。临床主要有三大表现：皮肤及血管脆弱；皮肤弹性过强，可牵引出很长的皮襞，皮肤变薄；关节活动度过大，可做自动、被动的关节过度伸屈。其中血管脆弱与本节所述肾动脉瘤相关。

假性动脉瘤通常不包括动脉全层，多为获得性。形态以囊状为主，可以位于肾外，也可以位于肾内。主要病因包括：腹部创伤、手术吻合口相关、腔内手术相关、自发性、动脉夹层、霉菌性、川崎病。

动脉夹层是指动脉腔内的血液从动脉内膜撕裂口进入动脉壁内，使动脉壁中层形成夹层。由于夹层局部动脉壁不完整，局部管壁薄弱而形成动脉瘤。霉菌性动脉瘤是由动脉或其相邻组织感染侵蚀动脉管壁，导致动脉管壁薄弱而形成的动脉瘤。川崎病即小儿皮肤黏膜淋巴结综合征（mucocutaneous lymph node syndrome, MCLS），是由 1967 年日本川崎富作医师首先报道，并以他的名字命名的疾病。本病是一种以全身血管炎为主要病变的急性发热出疹性小儿疾病。本病的发病原因至今未明。根据以往数次小流行中，曾有家庭发病情况，临床上又有许多表现酷似急性感染，提示似有病原体存在。临床中除发热外，还可有黏膜充血、淋巴结肿大等。冠状动脉和外周动脉均可以受累，可以表现为动脉瘤或血栓、闭塞等。

肾内动脉瘤既可以是真性动脉瘤，也可以是假性动脉瘤，在全部肾动脉瘤中不足 10%。肾内动脉瘤分型对于治疗方式的选择很重要。

主要病因包括：结节性多动脉炎、结核和神经纤维瘤病。

三、发病机制

真性动脉瘤包含动脉管壁的全部三层结构，随动脉瘤扩张，管壁逐渐变薄。这类病变大多是源于动脉中膜功能不全，最常见的组织病理学发现是平滑肌的减少和内弹性层缺乏或碎片化。这种异常是先天性的，并在一定程度上受其他获得性因素的强化（Lawrie et al., 1989）。弹性纤维和动脉中膜结构变性导致了血管壁强度的下降。动脉管腔由于管腔内高压逐渐扩张。Henke 等研究回顾性分析了该中心 35 年总计 168 名患者的 252 处肾动脉瘤。其中纤维肌发育不良是导致肾动脉瘤的最重要病因（Henke et al., 2001）。由于人群中动脉粥样硬化发病率较高，其与肾动脉瘤的相关性也常被述及。但 Stanley 等（1975）研究指出，与原发性动脉粥样硬化的病程进展不同，很多动脉瘤相邻动脉往往缺乏典型动脉硬化改变，因此局部出现的动脉硬化斑块更可能是一种继发性表现。妊娠相关的激素和代谢的变化可以导致血流量增加和血管壁的改变，也是肾动脉瘤发生和进展的原因。尽管相对少见，先天性综合征、结缔组织疾病也可以导致肾动脉瘤。

相反，肾动脉假性动脉瘤瘤体管壁除动脉壁以外，通常还由血管周围组织构成。假性动脉瘤通常是由于动脉壁的撕裂和动脉周围血肿所致（Nosher et al., 2006）。局部动脉单层或全层的破坏导致局部薄弱区形成外翻性囊状改变。腹部钝性损伤或穿透性创伤、动脉壁或邻近组织（其中侵蚀到动脉）感染性或免疫性炎症、医源性损伤（继发于手术、内镜和腔内治疗等）均可以导致肾动脉局部管壁薄弱，从而发展为肾动脉瘤。

四、分型

肾动脉瘤可以根据动脉瘤形态和瘤体部位进行分类。根据动脉瘤特点，Rundback 等提出将肾动脉瘤分为三型。不同类别的肾动脉瘤对于治疗的选择有指导意义。1 型：肾动脉瘤是瘤体位于肾动脉主干或主要分支的囊状动脉瘤；2 型：肾动脉瘤呈梭形；3 型：肾动脉瘤位于叶间动脉（Rundback et al., 2000）（图 18-2-1）。

五、自然病程及临床表现

肾动脉瘤患者自然病程和临床表现差异较大。从目前已有研究来看大多数肾动脉瘤患者是无症状的，也较少导致其他临床情况，多是通过查体或在其他疾病诊疗时发现。大约 30% 患者存在临床症状，包括难以控制的高血压、休克、腹痛、血栓及血尿等（Henriksson et al., 1984）。

（一）高血压

高血压是肾动脉瘤患者最主要的临床表现

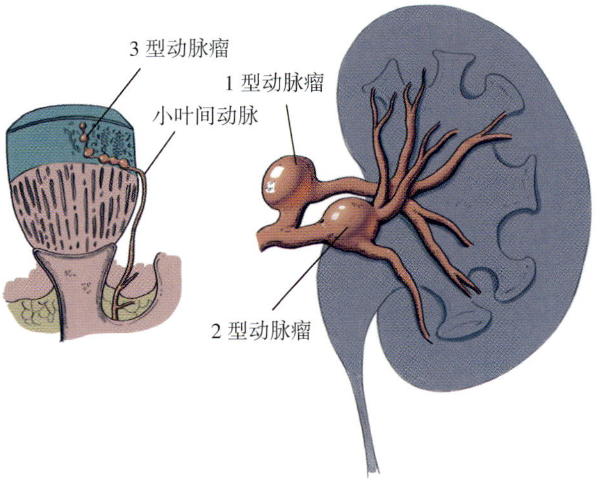

图 18-2-1 Rundback 提出肾动脉瘤分型

（Bulbul et al., 1992）。然而肾动脉瘤是高血压产生的原因，还是说肾动脉瘤是长期高血压产生的结果，目前尚无明确的结论。

如前文所述，纤维肌发育不良是肾动脉瘤的常见病因之一。纤维肌发育不良患者可以同时合并肾动脉瘤和肾动脉狭窄，其高血压的原因可能与其他类型肾动脉瘤患者不同。这类患者往往年龄相对较轻，无明显动脉硬化基础，典型动脉造影为“串珠样”改变，动脉瘤可以发生于肾动脉分叉部。这类患者高血压的原因主要与肾动脉狭窄相关，造成肾素 - 血管紧张素系统活化，最终血管紧张素Ⅱ使血管收缩，醛固酮导致体液潴留。这一具体病理生理过程已在肾血管性高血压一节中阐述。

相反，对于其他病因所致的肾动脉瘤，往往无明确的肾动脉狭窄，其高血压的病理生理过程尚未被明确阐述。其可能原因为肾动脉瘤造成肾动脉机械性扭曲、节段性肾实质缺血、动脉瘤内湍流引发的血流动力学变化。但这些大多限于理论阶段。不同研究对于高血压与肾动脉瘤的关系及治疗效果的阐述并不一致。

Cummings 等对肾动脉瘤合并具有血流动力学意义的肾动脉狭窄患者进行研究，经肾静脉肾素研究证实了机体肾素 - 血管紧张素系统活化。此类患者的高血压可以通过外科手术改善。而那些单纯肾动脉瘤的患者，经肾静脉肾素研究证实无肾素 - 血管紧张素系统活化，此类患者血压的改善不明确。并指出合并肾动脉狭窄的肾动脉瘤患者，从控制血压角度看，手术的指征更应该着眼于肾动脉狭窄（Cummings et al., 1973）。而 Chandra 等回顾性分析了 14 名肾动脉瘤患者的临床资料，并无明确肾动脉狭窄，结果显示通过外科手术的方式，患者术后服用降压药物的种类较术前减少，由术前的 2.7 种降到术后的 1.6 种（Chandra et al., 2010）。

（二）肾动脉瘤破裂

肾动脉瘤急性破裂可以导致腹腔出血、失血性休克，危及生命。早期的研究中述及的肾动脉瘤破裂几率较高。Ippolito 报道了一组 169 例非钙化肾动脉瘤病例，24 例破裂（Ippolito et al., 1960）。Cerny 提及 30% 的肾内肾动脉瘤最终以破裂为结局（Cerny et al., 1968）。近年来，随着影像学检查手段的进步，临床医生对于肾动脉瘤的认识不断深入，能更好地进行干预和随访。肾动脉瘤报道中鲜有破裂病例，破裂病例仅以个案报道为主（Dzsinich et al., 1993; Zhou et al., 2014）。因此与其他内脏动脉瘤相比，肾动脉瘤破裂几率较低。肾动脉瘤破裂患者临床死亡率约为 10%，伴随肾功能受损（Stanley et al., 1975）。

研究显示，直径小于 1.5 cm、环壁钙化且无症状的肾动脉瘤，破裂几率较小（Stanley et al., 1975; Dzsinich et al., 1993）。相对应的，肾动脉瘤呈非钙化性伴高血压患者，动脉瘤破裂风险大于 20%（Martin et al., 1989）。需要重点指出的是，患有非钙化性肾动脉瘤孕妇（特别是妊娠最后 3 个月），肾动脉瘤是危及生命的疾病。一旦肾动脉瘤发生破裂，孕妇死亡率可达 50%，胎儿死亡率可达 80%（Whiteley et al., 1994）。

（三）其他症状

疼痛是肾动脉瘤患者就诊于急诊的主要症状。患者表现为患侧腰背部疼痛。不同研究报道肾动脉瘤患者腹痛的发生率为 8%～25%（Hubert et al., 1980; Dzsinich et al., 1993; Lumsden et al., 1996）。疼痛的性质往往同病因相关。对于动脉夹层患者，疼痛是由于动脉内膜撕裂引起。疼痛较为剧烈，患者常常使用类似“撕裂样”疼痛来描述。其他的病因引起的肾动脉瘤，疼痛主要是由动脉瘤体的扩张引起。从病理生理角度看，同其他腹部动脉瘤一样，肾动脉瘤相关的疼痛一定程度上体现了动脉瘤的迅速进展并预示着动脉瘤的破裂。但是由于肾动脉瘤发病率较低，目前尚无文献就疼痛与动脉瘤破裂的相关性进行更详尽的分析、阐述。

肾动脉瘤瘤体局部血流不规律。正常情况下，肾动脉管腔呈近似管状结构。动脉血流基本以层流为主。肾动脉瘤形成后，瘤体局部扩张，血流不再呈层流形式，而是以湍流等不规律血流为主。局部形成血栓、栓塞的风险增加，可以阻塞肾动脉分支，造成肾实质梗死。

对于肾内肾动脉瘤，动脉瘤还可以破入集合系统。临床中患者可以表现为全程肉眼血尿，伴或不伴疼痛。疼痛程度与血尿的程度无关。当失血量较大时，患者可以出现失血性休克。而部分患者动脉血进入集合系统后逐渐形成血栓，表现为尿路梗阻。

六、诊断

目前肾动脉瘤的诊断基本依赖于影像学检查结果。如前所述，近年来随着影像学手段的进步，更多的肾动脉瘤被识别和诊断出来。大部分情况下，肾动脉瘤是在患者体检或检查其他疾病时被偶然发现。Hupp 等一项总计 23 例肾动脉瘤的研究中，35% 的患者因诊治肾相关高血压时发现肾动脉瘤，26% 的患者因其他原因行肾动脉造影时发现（Hupp et al., 1992）。

临床中超声、增强 CT、增强核磁和动脉造影均可以诊断肾动脉瘤。

临床中相当比例的患者在体检时通过超声诊断出肾动脉瘤。超声可以直接观察到肾动脉瘤局部扩张，多普勒超声显示瘤体内不规则五彩样血流。超声对于瘤体动脉壁的钙化也较为敏感。对于暂无手术指征或因各种原因拒绝手术的肾动脉瘤患者，多普勒超声因便捷、经济、无创等优势，成为易于接受的随访检查方式。但是超声也存在不足：①主观操作误差。由于与腹主动脉、颈动脉相比，肾动脉直径较细。操作者测量瘤体直径时主观误差的相对影响较大，特别是对肾动脉分支位置的动脉瘤更为明显；②对于特殊位置的动脉瘤不能直观提供肾动脉瘤解剖情况。尽管目前超声设备具有图像拼接技术，可以将多次扫及图像进行融合。肾动脉瘤位于肾动脉分叉部时，超声难以显示包括瘤体、瘤颈、载瘤动脉及相邻动脉分支的全部解剖情况；③对于多发肾动脉瘤易漏诊。由于超声是操作者多次于多个平面进行扫描进行分析诊断的检查方式。对于多发肾内肾动脉瘤，超声存在扫描不全或肾本身病变影响导致漏诊的可能；④误诊为肾内其他病变、结构。受到患者肠道、肾内病变等影响，超声存在将肾动脉瘤误诊为肾囊肿、扩张集合系统及肾静脉的可能（Chadha et al., 2009）。

增强 CT 是诊断和评估肾动脉瘤最重要的影像学检查。CT 影像中肾动脉瘤的典型表现是肾动脉的局限性扩张，伴或不伴动脉管壁钙化。CT 也可以显示动脉附壁血栓。通过多时相扫描，CT 可以显示患侧肾灌注情况、有无动静脉瘘、动脉瘤是否破入集合系统、集合系统有无扩张。目前临床使用的 CT 影像工作站都可以对获取的 CT 影像进行三维重建，最直观地显示包括瘤体、瘤颈、载瘤动脉及相邻动脉分支的全部解剖情况。这些都为总体评估肾动脉瘤病情提供更为全面的信息，对于治疗方式、具体术式的选择有重要意义。此外，对于不同病因导致的肾动脉瘤 CT 也有其他优势。例如：动脉夹层所致肾动脉瘤，增强 CT 可以直接显示内膜片、破口、夹层内血流等情况。大动脉炎所致肾动脉瘤，增强 CT 有时可以观察到动脉管壁增厚以及延迟期动脉壁强化。对于动脉瘤破裂或先兆破裂的急诊患者，增强CT可以在很短时间内完成检查，应该作为这类患者急诊首选检查方式。其局限性在于放射性损伤、造影剂损伤、钙化影响等，这已在肾血管相关高血压一节中述及（图18-2-2）。

磁共振也可以应用于肾动脉瘤的诊断。同增强CT相仿，也可以提供较为完整的解剖学信息，并可以进行图像重建。但是由于成像原理不同，当肾动脉瘤伴有多量附壁血栓、远端分支纤细或血流速度明显减慢时，磁共振对于瘤体及远端分支的显示存在一定的误差。磁共振对于瘤壁钙化也不敏感。同CT比较，磁共振检查更为费时，这也极大地限制了其在急诊中的应用。

动脉造影仍是动脉瘤诊断的金标准，可以直接显示瘤体扩张、远端分支、有无动静脉瘘等情况。由于肾动脉瘤患者动脉走行迂曲，笔者建议造影时选择旋转造影的方式，这样可以多角度观察动脉瘤、载瘤动脉、瘤体本身及远端动脉分支的情况。部分血管造影机工作站可以进行三维重建，除提供动脉瘤全部解剖信息外，还可以为腔内治疗确定适宜观察病变的角度。此外，动脉造影时还可以通过微导管技术

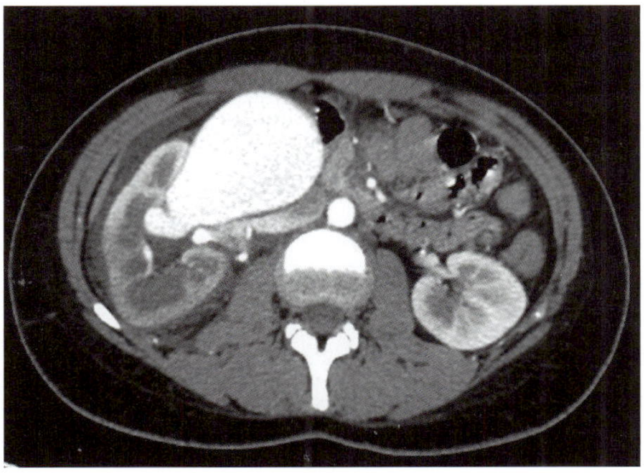

图18-2-2 增强CT：右肾巨大动脉瘤，外凸于肾轮廓外

超选至载瘤动脉、非载瘤动脉，甚至是载瘤动脉远端分支进行造影，这对术前评估动脉瘤血供、影响血流范围以及腔内治疗后可能损失的肾情况进行充分评估，为制订手术方案、术前向患者分析讲解病情及并发症等有着十分重要的意义。

通过影像学检查作出肾动脉瘤的诊断并不困难。由于手术适应证和治疗选择不同，临床工作中区分真性动脉瘤和假性动脉瘤也有着十分重要的意义。两者的区别主要在于后者动脉壁不完整可以伴随血管周围炎症改变。

七、治疗

肾动脉瘤的治疗分为非手术治疗和手术治疗。

（一）非手术治疗

非手术治疗包括针对病因治疗和针对症状治疗。

从病因的角度来看，对于动脉粥样硬化患者，主要是控制血压、血脂、血糖，戒烟限酒等。这同肾动脉狭窄患者的治疗相近，详见本章第一节，在此不再详述。对于动脉夹层的患者保守治疗还应更加强调对于血压的控制。对于大动脉炎的患者需要根据临床和血液学检查，判断疾病是否处于活动期，必要时使用药物控制动脉炎症。

从症状的角度来看，主要是通过药物控制血压、缓解疼痛，通过输血、扩容纠正休克。降压药物的使用并无特殊，方案选择可以参照本章第一节。

（二）手术治疗

1. 手术适应证

肾动脉瘤的手术适应证还存在争议。从治

疗的原则和目标来说，肾动脉瘤手术旨在避免或减少破裂、控制或缓解症状以及最大限度保留肾功能。

肾动脉瘤破裂的危险因素可能与患者的年龄、性别及动脉瘤的形态、组织学特点有关。有学者认为梭形或瘤壁有钙化的动脉瘤不易破裂。动脉瘤的大小也是其破裂风险的预测因素，瘤体越大破裂风险越大。一般认为，如动脉瘤直径≥2 cm则需要干预。此外，育龄期女性发生动脉瘤破裂的几率明显增高，而男性及绝经后女性动脉瘤破裂风险相对较低。肾动脉瘤的治疗指征需要综合考虑患者的年龄、性别、有无症状、血压、肾功能、动脉瘤大小及治疗的复杂性等几个方面。目前临床中应用相对较多的肾动脉瘤治疗指征是前述提及的Henke等人在35年里对168名患者总计252处肾动脉瘤跟踪随访而得出的。他们的研究提出肾动脉瘤手术治疗指征包括：①肾动脉瘤＞1 cm，且合并有药物难以控制的高血压患者或育龄期女性；②肾动脉瘤≥2 cm；③有临床症状的肾动脉瘤患者；④所有假性动脉瘤。这一适应证也存在不足和值得推敲细化的方面。首先，单纯从动脉瘤的直径评估破裂风险，而没有结合动脉瘤的具体解剖位置进行综合分析，这种评估方式本身就存在片面性。肾动脉主干、分叉部和肾内动脉分支的动脉直径有着较大区别。同样大小的动脉瘤处于不同的解剖位置，局部动脉管壁的薄弱性不同，破裂的风险也不同。其次，不同病因的肾动脉瘤动脉壁的薄弱性不同。前文提到，动脉瘤壁伴钙化的动脉瘤破裂风险相对较低。而对于大动脉炎患者，动脉炎处于活动期和非活动期，动脉壁的情况也会有明显区别。再次，肾动脉瘤患者临床症状如：高血压、腰痛等，均为不典型、非特异性症状。临床很难确定这类症状是由肾动脉瘤所致，还是仅为肾动脉瘤患者的伴随症状。这也是一部分肾动脉瘤患者手术后症状改善不明显的原因之一。最后，如前文所述，肾动脉瘤大多是在患者体检或检查其他疾病时被偶然发现。单纯一次影像学检查就对肾动脉瘤的稳定性作出判断显然是有失偏颇的。总之肾动脉瘤由于病因多样性和解剖部位的复杂性，目前尚无较为理想、被广泛接受的手术治疗适应证。前述的Henke提出的标准仅作参考。

肾动脉瘤传统治疗方法为外科手术，包括动脉瘤切除术，载瘤动脉结扎＋血流重建，动脉瘤体外修复＋移植等方法。具体方法的选择需根据术者的经验及动脉瘤的解剖特点决定，应尽可能保留肾的血供，以最大限度保留肾功能。如动脉瘤结构极其复杂，或出现动脉瘤破裂需要紧急止血抢救生命时，可行患侧肾切除术（Kibbe et al., 2004）。由于肾动脉瘤多发生于肾动脉分叉部，容易同时累及多条分支。并且由于肾远端分支缺少侧枝沟通，循环条件差，一旦肾动脉分支闭塞容易导致肾梗死。过去腔内治疗的器械和技术手段相对有限，治疗难度较大。近年来，腔内技术及各种介入器材的快速发展，过去很多只能通过外科手术治疗的肾动脉瘤病变现在通过腔内治疗也能获得很好的治疗效果，腔内治疗逐渐取代外科手术成为肾动脉瘤的首选治疗方式。

曾有研究提出按照Rundback分型治疗方式的选择方案：1型即位于肾动脉主干或主要分支的囊状动脉瘤，可以选择腔内治疗和外科手术治疗；2型即梭形动脉瘤，外科手术治疗为主；3型即位于叶间动脉的动脉瘤，可以选择腔内治疗和外科手术治疗（Gonzalez et al., 2014）。这种治疗方案的选择并非绝对，病变特点才是决定治疗方案的关键。根据肾动脉瘤的形态特点和病变位置，腔内成形术的治疗方式可以大致概括为：动脉瘤腔填塞术，覆膜支架修复术，载瘤动脉栓塞术，支架辅助动脉瘤栓塞术。

（1）动脉瘤腔填塞术：对于窄瘤颈囊状肾动脉瘤，单纯使用栓塞材料进行填塞通常可以达到治疗目的。临床中最常使用的栓塞器械是弹簧圈。部分品牌弹簧圈附有尼龙纤毛，即使瘤腔未能完全充分填塞，由于弹簧圈及纤毛的促血栓形成作用也可使残腔血栓化而达到完全闭塞瘤腔的效果。如残腔过大或残腔难以再行弹簧圈填塞，则可以选择其他栓塞材料、器械，包括：明胶海绵颗粒、聚乙烯醇颗粒（polyvinyl alcohol，PVA）、组织胶（NBCA，Histoacryl, Braun, Germany; Onyx, EV3, Irvine, California, USA）等进行填塞。需要指出的是，这一方法不适用于假性动脉瘤。由于假性动脉瘤没有相对完整、稳固的动脉壁包裹，周围仅存在“假壁”，其承受力有限。当填塞一定量的栓塞材料后，随着动脉血流的冲击，相对薄弱的瘤壁存在破裂风险。填塞材料自然也不能稳定在局部的位置，失去了栓塞的意义。为了减少弹簧圈脱略、移位的风险，可以采用直径较大的可解脱（可控）弹簧圈，在调整结构“呈篮”后，再进行栓塞（图 18-2-3）。

（2）覆膜支架修复术：这一方法是肾动脉瘤腔内治疗的相对疗效确切的一种方法。通过覆膜支架直接覆盖封闭动脉瘤口，既可以完全将瘤体从循环中隔绝，也可以最大限度地保留载瘤动脉的通畅，而且远期疗效也很肯定。由于操作快捷，它亦可以用于破裂动脉瘤的即刻止血（Bloemsma et al., 2012）。前文曾述及，与主动脉瘤或其他部位动脉瘤不同，由于肾动脉为终末供血动脉，不存在明显的侧支血管，因此覆膜支架修复肾动脉瘤一般不必担心Ⅱ型内瘘的发生。然而，同金属裸支架相比较，覆膜支架较粗较硬，柔顺性及跟进性较差。支架的直径、长度种类有限，有时难以选择一款理想支架既能充分覆盖病变，又能最大限度保留相邻分支。此外，覆膜支架的修复原理需要瘤颈局部具有一定长度的正常动脉作为锚定区。这些都限制了其在小管径及迂曲血管中的应用。因此，覆膜支架修复术目前大多用于肾动脉主干及粗大分支动脉瘤的治疗（图 18-2-4）。

（3）载瘤动脉栓塞术：根据超选择动脉造影，如果载瘤动脉供血的肾组织较少，残余肾实质功能足够满足机体需要时，可直接行载

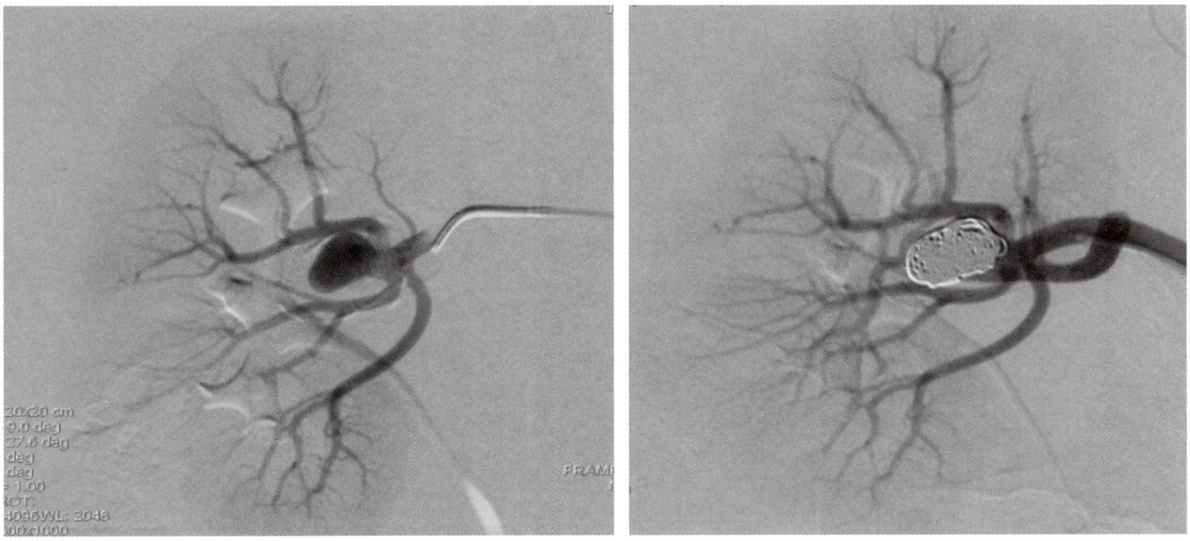

图 18-2-3 肾动脉瘤腔内修复术（瘤体填塞）。术前造影：右肾动脉分叉部囊性动脉瘤。术后造影：弹簧圈致密填塞，动脉瘤腔内无血流进入，分叉部动脉血流未受影响

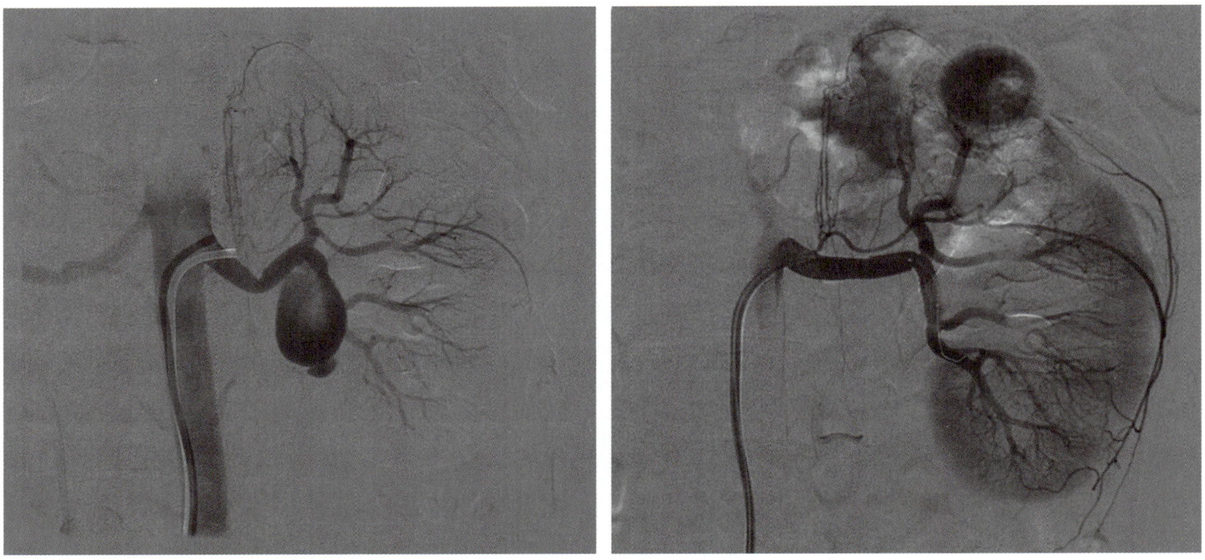

图 18-2-4 肾动脉瘤腔内修复术（覆膜支架）。术前造影：左肾前下段动脉宽颈囊状动脉瘤。术后造影：该动脉分支植入覆膜支架，覆盖瘤颈。动脉瘤未见显影，完好保留了该动脉分支

瘤动脉栓塞。如果动脉瘤腔大，完全填塞瘤腔的费用过高、金属负荷过重，也可行载瘤动脉栓塞。对于假性动脉瘤或动脉瘤破裂出血的患者，载瘤动脉栓塞甚至肾动脉主干栓塞具有良好的疗效，可以挽救生命，但会对肾功能产生影响。对于合并高血流量肾动静脉瘘的动脉瘤患者，载瘤动脉栓塞存在弹簧圈移位风险。移位的弹簧圈经静脉回流至右心房、右心室，进一步栓塞至肺动脉，可以造成肺栓塞，危及患者生命。对于这类患者可应用球囊辅助栓塞。球囊导管（Forgaty 球囊导管，Edwards Lifesciences, Irvine, CA, USA），于载瘤动脉近端充盈球囊阻断血流后经球囊导管释放弹簧圈。待栓塞充分后，缓慢抽瘪球囊，观察弹簧圈有无移位及栓塞是否充分。如弹簧圈位置不稳定或栓塞不充分，可再次充盈球囊，行弹簧圈栓塞，直至效果满意为止，以减少弹簧圈移位。另外部分品牌推出可解脱、可控弹簧圈，栓塞时尝试推出弹簧圈，弹簧圈形态良好、填塞稳定后再进行解脱。如果弹簧圈已经发生移位，在未解脱状态下，还可以回撤调整。这类弹簧圈的可控释放方式，避免了移位的发生。此外封堵器也是可供临床选择的栓塞器械，具有脱落几率小，可控释放的优点（图 18-2-5）。

（4）支架辅助动脉瘤栓塞术：如前文所述，窄瘤颈肾动脉瘤可以通过填塞瘤腔的方式获得很好的治疗效果。但是宽瘤颈动脉瘤或梭形动脉瘤不适于这种治疗方式。在载瘤动脉走行迂曲，或入瘤动脉和出瘤动脉直径区别较大的情况下，也无法采用覆膜支架修复术治疗。此时，可以应用支架辅助弹簧圈栓塞术，这一技术此前常用于颅内动脉瘤的治疗。这种治疗方式是通过金属裸支架释放于载瘤动脉，充分保护和维持载瘤动脉通畅，在支架外瘤腔内进行填塞的治疗方式。支架辅助弹簧圈栓塞有两种方法：一种先在瘤颈处释放金属裸支架，之后使用微导管通过支架网眼选至瘤腔内，通过微导管行弹簧圈填塞。这种方法的优点在于支架可以防止弹簧圈突入载瘤动脉引起栓塞，其缺点在于在填塞过程中，随着微导管的后撤，其形态和位置相对不稳定，从而难以完全充分填塞支架表面的瘤腔。为解决这一问题，在填充

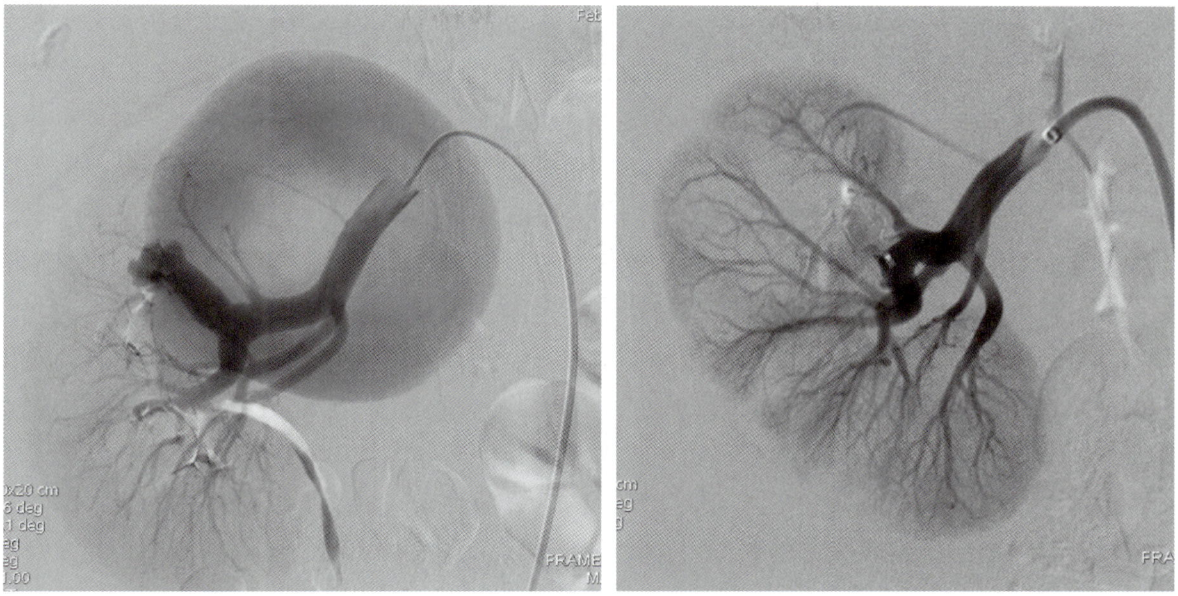

图 18-2-5 肾动脉瘤腔内修复术（载瘤动脉栓塞）。术前造影：右肾巨大动脉瘤，载瘤动脉为后支分支。术后造影：使用 Amplatzer Plug 封堵器栓塞载瘤动脉，动脉瘤不显影，余肾内分支显影良好

弹簧圈之前，可将微导管于瘤腔内盘绕数圈，这样可以充分填塞瘤体而不会使微导管脱出瘤腔。另一种支架辅助弹簧圈栓塞的方法是先将微导管盘于瘤腔内，再于瘤颈处释放裸支架，将微导管压在支架与血管壁之间，从而起到“固定”微导管的作用。弹簧圈充分填塞后，微导管再撤出瘤腔。目前临床所使用金属裸支架的柔顺性、跟进性明显优于覆膜支架，这种腔内治疗方式较覆膜支架有着更广泛的临床适应证（图 18-2-6）。

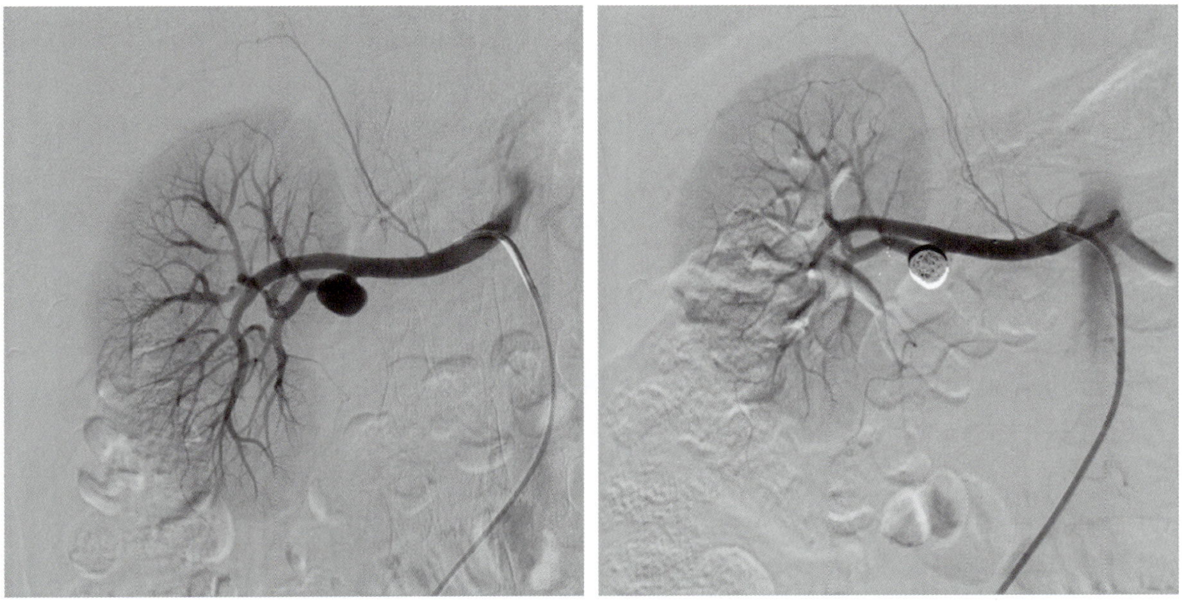

图 18-2-6 肾动脉瘤腔内修复术（支架辅助栓塞）：术前造影：右肾动脉前支动脉瘤。术后造影：支架保留前支动脉，弹簧圈充分填塞动脉瘤体

2. 并发症

（1）动脉瘤破裂：同其他部位动脉瘤一致，肾动脉瘤栓塞过程中存在动脉瘤破裂风险。这主要是填塞过程中栓塞材料、器械对于扩张的动脉瘤薄弱的动脉壁产生的压力超过了动脉瘤壁本身的承受力。同颅内动脉瘤不同，肾动脉瘤栓塞时可以使用附有纤毛的弹簧圈，具有局部促凝作用。支架辅助栓塞术中使用的密网支架，也具有一定的血流导向作用。这些器械、材料的使用都允许我们在治疗肾动脉瘤时不必要进行绝对的致密填塞，达到近致密填塞即可。随着时间的推移，局部逐渐血栓化，也可以获得很好的治疗效果。一旦腔内治疗过程中突发肾动脉瘤破裂，如果血管条件允许，可以使用覆膜支架修复术。如果血管条件不允许，为了急诊止血、挽救生命，可以直接栓塞载瘤动脉。

（2）动脉夹层：肾动脉瘤腔内治疗过程中动脉夹层主要出现于覆膜支架修复术中。如前所述，由于临床中覆膜支架的型号相对有限，加之柔顺性和跟进性欠佳。释放过程中，可能使用到加硬导丝作为支撑。加硬导丝和相对较硬的覆膜支架均可能造成动脉夹层，特别是瘤体远端动脉的夹层。为避免这种情况发生，需要选择合适直径的支架，减少对远端动脉的过扩张。跟进支架过程中，注意保持加硬导丝的稳定性。切忌粗暴跟进。一旦出现动脉夹层，可以选择对局部夹层进行球囊扩张。远端分支良好的血流是维系载瘤动脉通畅的关键。

（3）弹簧圈移位、远端栓塞：如果弹簧圈移位发生在栓塞载瘤动脉过程中，移位的弹簧圈仅会对远端肾实质造成栓塞，并不会造成额外的肾功能损失。如果这种移位发生于瘤腔填塞术或支架辅助栓塞术，移位的弹簧圈则会阻塞远端动脉或动脉分支，造成计划外肾功能损失，其范围与栓塞动脉供血区一致。最严重的弹簧圈移位，主要是指治疗远端伴有动静脉瘘的动脉瘤病变时，弹簧圈向动静脉瘘的静脉端移位，存在肺栓塞的风险。为避免这一风险，应如前述选择可控、可解脱弹簧圈进行栓塞。在“呈篮”稳定后，再进行解脱。对于移位于静脉端的弹簧圈，血管条件允许时可使用抓捕器或使用0.014英寸（约0.356 mm）导丝配合导管进行抓捕。

最后提及一点，接受肾动脉瘤腔内治疗的患者，特别是术中使用了大量金属弹簧圈的患者，术后随访可选择超声、CT、MR（目前大多数弹簧圈可行核磁扫描）进行随访。但受到金属伪影影响，影像学资料只能提供动脉瘤外壁、轮廓的信息，较难判断瘤腔内的真实情况。动脉造影可以更为清晰显示栓塞瘤腔的情况。

综上所述，对于肾动脉瘤，腔内治疗安全有效。根据不同的动脉瘤特点，选择不同的治疗策略和器械是治疗成功的关键。

第三节　肾动静脉瘘

肾动静脉瘘（renal arteriovenous fistula，RAVF）是肾动脉与静脉的直接相通，是一种较为少见的疾病。1923年Vorela首次对肾动静脉瘘疾病进行了病例报道。由于大多数肾动静脉瘘患者临床症状不明显，早期该类疾病报道较少，以个案报道为主。随着人们医疗保健意识的提高和影像学检查的发展和普及，近年来，对于该病的文献报告有逐年上升的趋势。

一、行病学及分类

肾动静脉瘘的发病率为0.04%~0.06%（Crotty et al., 1993; Khawaja et al., 2004）。病变多发于右肾，女性多发，好发于30~40岁，儿童患者极少（Cho et al., 1978）。由于此类患者症状隐匿、不典型。实际临床发病率更高。Kessaris等在一项总计2200例经皮肾手术后出血患者中发现9例肾动静脉瘘，发生率为0.44%，患者均有出血症状（Kessaris et al., 1995）。Ekelund等研究中对经皮肾穿刺活检的患者行肾动脉造影，发现15%的患者有肾动静脉瘘，但大多数无症状（Ekelund et al., 1971）。Merkus等对100例经皮肾穿刺活检的患者术后1-14天行彩色超声多普勒检查，发现10%的患者有肾动静脉瘘（Merkus et al., 1993）。

肾动静脉瘘可以分为两类：获得性动静脉瘘和非获得性动静脉瘘。其中约70%为获得性，病因包括创伤、肾部分切除、经皮肾镜、肾穿刺活检等。另约30%为非获得性，包括先天性及特发性（Crotty et al., 1993; Khawaja et al., 2004）。对于非获得性动静脉瘘各文献分类方式尚不统一，有作者将非获得性动静脉瘘均称为先天性动静脉瘘，包括蔓状和瘤样两类（An et al., 2009）。也有作者将非获得性动静脉瘘分为蔓状（先天性）和瘤样（特发性）两类（邹强等，1999；赵中伟等，2013；Boijsen et al., 1962; Kearse et al., 1994）。不同的分类方式对于治疗方式的选择影响不大。

二、病因

先天性和特发性肾动脉瘘病因尚不明确。有学者提出可能为机体在胚胎发育期出现异常所致，但目前无明确证据证实。

获得性肾动静脉瘘病因包括创伤、肾部分切除、经皮肾镜、肾穿刺活检、肿瘤等。肾动静脉瘘的本质是动脉和静脉的异常沟通，所以腹部钝性伤、刀扎伤和医源性损伤都可以造成肾动静脉瘘。对肿瘤病变来说，同根治性肾切除术相比，部分切除术可以减少肾功能不全发生率，伴随而来的是可能发生肾动静脉瘘（McKiernan et al., 2002, Huang et al., 2006）。经皮肾镜、肾穿刺活检都是医用诊疗器械在操作中损伤了肾动脉和静脉（及其分支），造成两者之间异常沟通所致。而肿瘤病变本身就可以因为侵及血管造成动静脉瘘。结节性多动脉炎也是病因之一，相对罕见。主要侵犯中小肌性动脉，损害呈节段性分布，病理可见坏死性病变和增生性修复共存。病因不明，可能与感染、药物及免疫异常等有关。多发性小动脉瘤是结节性多动脉炎特异的临床表现，与节段性动脉中层溶解有关。有个案报道该类疾病可同时伴有动静脉瘘（Rumboldt et al., 2003）。

三、临床表现

大多肾动静脉瘘患者，瘘口较小，临床症状不明显。此类患者也可以出现高血压、心功能不全、血尿和疼痛等临床表现。其他少见的临床表现还包括：肾功能下降、肺栓塞等。

1. 高血压

Mahgoub等研究指出肾动静脉瘘引起高血压的机制可能是：肾动静脉之间形成异常通道后，大部分动脉血流经瘘口注入静脉，瘘远端肾组织相对缺血，致使肾素分泌增加（Mahgoub et al., 1999）。根据这一理论，肾动静脉瘘患者高血压的发生及严重程度与瘘口相关。

2. 心功能不全

由于动脉与静脉异常直接相通，较高压力

和流速的动脉血流不经过肾循环直接灌注入静脉。静脉回心血量增加，心率加快，心肌收缩力代偿性加强，尤以左心代偿增加明显，收缩压因代偿增高；心脏负荷日益加重，最终导致充血性心力衰竭。这一症状与瘘口大小及血流量相关，瘘口较小时，异常分流量小，不会出现明显症状。瘘口较大或逐渐扩张，异常分流量也逐渐增加，患者即出现心功能不全症状。

3. 血尿

肾动静脉瘘的患者血尿的形成与血流破入集合系统有关，往往是此类患者就诊的首要临床表现。病理生理基础决定了该类患者血尿的特点：无明显诱因、突然发作、血尿表现为无痛性、全程肉眼血尿。出血量较大较快，可出现肾盂、输尿管内、膀胱腔内血块填塞。凝血块填塞于肾盂、输尿管内，可引起肾绞痛及胃肠道症状，如恶心、呕吐。如血块填塞于膀胱，可引起排尿困难、排尿中断及尿潴留。随着失血量增加，患者相继出现贫血、休克等临床表现。

4. 疼痛

主要位于腰背部，患者大多可以表述患侧腰痛。疼痛程度同夹层比较相对较轻，可表现为腰部隐痛、坠胀或是外伤后患侧腰部疼痛“迁延不愈”等。

5. 肾功能下降

动脉血流未经过肾实质直接回流至静脉，相应供血区肾缺血，类似“窃血”表现。该部分肾实质无法正常进行肾代谢功能。动静脉瘘流量较小时，患侧肾其余部分及对侧肾可以部分代偿，患者临床肾功能下降不明显。当瘘口较大、动静脉瘘流量较大时，肾受影响范围较广泛，对肾功能的影响也体现出来。

6. 肺栓塞

同其他体循环动静脉瘘相仿。肾动脉近心端、肾动脉主干、病变动脉管壁或腔内的斑块及血栓均有脱落，并随着动脉血流通过瘘口经肾静脉回流入下腔静脉、右心房、心室，增加肺栓塞的风险。

需要指出的是获得性肾动静脉瘘患者，出现症状或就诊时间可能距离当时创伤或医源性损伤的发生时间间隔较久。Lesaux 等报道过一例枪伤 28 年后就诊发现肾动静脉瘘合并肾动脉瘤的个案（Lesaux et al., 2005）。这需要临床医生采集病史时注意对患者相关情况询问及提示。

四、诊断

同肾动脉瘤一样，肾动静脉瘘的诊断也基本依赖于影像学检查。患者可能因体检或其他疾病就诊时偶然发现肾动静脉瘘，也可以因前述高血压、血尿等临床症状就诊。

1. 超声

超声是最便捷、应用最广泛的检查手段。大多数患者经过超声检查首诊为肾动静脉瘘。在不同模式下表现如下：

二维声像图：不同大小瘘口的肾动静脉瘘在声像图下可以有几种表现：①瘘口短径< 5 mm，难以分辨，患侧肾声像图无异常；②中等大小瘘口，短径 5 ~ 10 mm，声像图上表现为不能完全确定的低回声或无回声的囊性结构；③瘘口较大者，短径 >10 mm，声像图表现为类似囊肿样的无回声结构，病灶邻近集合系统，但缺乏清晰的囊壁、后方回声增强等肾囊肿典型表现。患侧肾静脉呈囊状扩张，形似肾盂积水。

彩色多普勒超声血流（CDFI）：①组织振动彩色伪像（tissue vibration artifact，TVA），在 CDFI（color doppler flow imaging）模式下患侧肾出现范围较广、境界不清的五彩镶嵌的彩色信号，覆盖肾内正常的血管树；②花色团块（mosaic mass）。上调脉冲重复频率和壁滤波值至肾段、叶间动脉信号消失时，在肾的某处仍然存在一明亮的五彩镶嵌的彩色团块状信号；③存在动静脉瘘的动脉分支，与同级动脉相比其内血流流速增快，信号明亮。

脉冲多普勒频谱：①瘘口花色团块处取样，频谱特征是频谱边缘不光滑，呈毛刺状。频谱窗布满信号，失去正常动脉层流窗体。舒张期频潜抬高，而收缩峰峰值低于相邻叶间动脉，甚至与舒张期相近，成为较平坦的形态；②瘘口后扩张的肾静脉取样，随着与瘘口距离增加，收缩峰减弱或消失，频谱逐渐低平，频谱边缘恢复光滑。

超声存在操作者主观影响，存在漏诊可能。对肾动静脉瘘意识不强是漏诊的主要原因，特别是在面对血尿患者时，习惯将主要精力放在寻找结石、肿瘤和炎症上，而对肾血管异常缺少认识和警惕，即便是找不到以上病因也很少想到该疾病。在建立客观、全面的诊断思路意识后，综合使用二维声像图、彩色多普勒超声血流、脉冲多普勒频谱，甚至是增强超声等手段，可以最大限度提高诊断的准确性。

2. 增强 CT

增强 CT 是肾动静脉瘘患者最重要的影像学检查手段，几乎是目前该类患者术前必备的影像学检查，是制订手术方案的重要依据。

扫描时动脉期肾静脉早期显影是肾动静脉瘘最直接、最确切的诊断依据。肾动脉内造影剂直接进入相应静脉内，静脉内可见高浓度造影剂。而此时同级别肾静脉及对侧肾静脉均为增强。单一瘘口病变或瘘口直径较大时，可以直接观察到瘘口所在位置及大小。

如前所述，患者动静脉瘘所累及动脉的相应供血区因“窃血”，动脉血流明显减少。同相邻肾实质比较，该供血区肾实质灌注不佳，呈“楔形”相对低强化表现。对于位于一侧肾动脉主干的病变，患侧肾较健侧肾明显低强化。由于来自肾动脉的高压、高速血流直接进入肾静脉内，瘘口局部肾静脉可以出现瘤样扩张。这在瘘口狭窄的病变中体现的尤为明显，可能与局部压力较动脉侧减低，动脉血流对局部静脉壁各方向反复冲击有关。此外由于肾静脉回流压力较大，可以向下腔静脉精索静脉和肾上腺静脉引流，引流静脉明显扩张。

血管重建技术可以把病变局部动脉端、瘘口、静脉端及远端分支均显示清楚。通过多角度旋转可以为治疗方案的制定提供最直接的影像。术前对局部血管及瘘口进行测量，对于手术风险的评估和治疗方案、器械的选择也十分重要（图 18-3-1）。

增强 CT 扫描时间短，对于急诊患者可以作为首选检查方式。

3. 增强 MR

尽管增强 MR 也可以像增强 CT 一样，观察到静脉早显、静脉端扩张等影像信息，并可以进行多角度扫描、测量、重建。但总体上来说，受到扫描范围、扫描时间及较低的空间分辨率影响，作为临床中该类疾病的术前测量的效果不如增强 CT，并且对于小的供应血管显

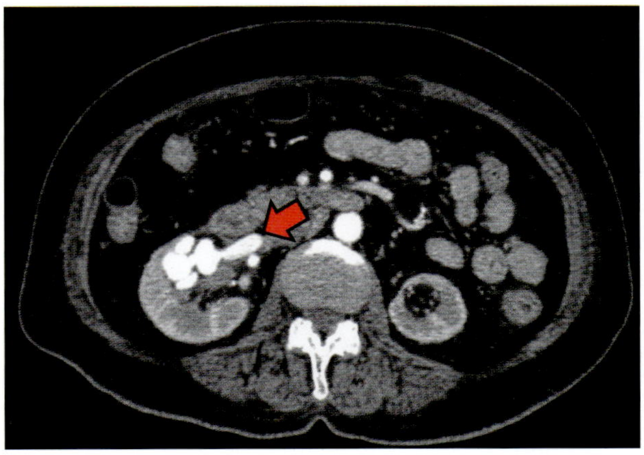

图 18-3-1 老年女性，突发全程肉眼血尿。增强 CT：右肾内多发动脉瘤，右肾静脉早显（红色箭头）。提示肾动静脉瘘

示不清。

磁共振可以对肾功能进行评估。通过核磁检查，既能准确显示肾形态学改变，又能提供功能信息，同时避免了放射损伤，在肾功能评估方面有其独到优势。评估方式包括：动脉自旋标记（arterial spin labeling，ASL）、血氧水平依赖成像（blood oxygen level dependent，BOLD）、表观扩散系数（apparent diffusion coefficient，ADC）、用氧摄取指数（oxygen extraction fraction，OEF）。这种评估肾功能的方式可以反应单侧肾或者肾部分缺血。

4. 核素扫描

核素扫描也可以评估肾功能情况，具体详见本章第一节相关内容。对于肾动静脉瘘患者，病变动脉相应供血区肾局部功能下降。

5. 动脉造影

同其他血管疾病一样，动脉造影是诊断肾动静脉瘘的金标准。动脉导管选至肾动脉，造影可见如下表现：①静脉早期显影。动脉造影可以观察到造影剂经肾动脉通过瘘口进入肾静脉的整个动态过程；②由于“窃血”作用，动静脉瘘所累及病变动脉血流明显增加、增快。按照正常肾动脉造影设置造影条件，可见肾实质期局限性的楔形低染色或无染色区。由动静脉瘘分流量大，肾段血流灌注不足所造成，提示分流的存在。

目前多数血管造影剂具备旋转造影功能。对病变动脉进行超选择旋转造影，可以充分显示病变动脉端 - 瘘口 - 静脉端以及周围分支情况。同 CT、MR 相比较，动脉造影可以观察病变动态显影全过程，有助于评估瘘口血流速度，对治疗方案的选择十分重要。部分肾动静脉瘘病变，瘘口局限、相邻血管走行迂曲，CT、MR 受扫描层厚影响，不能充分显示和评估瘘口情况。动脉造影对这类病变评估的优势尤为明显。动脉造影过程中，还可以使用微导管超选择至病变动脉以外的其他动脉分支进行造影，评价正常供血区肾比例及功能情况，明确其他动脉分支有无参与病变供血。这对于全面了解病变、合理制订治疗方案、预估风险十分重要，特别是对于有多支动脉分支参与病变供血的损伤性病变尤为关键。另外，肾动脉主干或大分支间动静脉短路易于显示。对于仅有小分支间短路的病变，肾动脉主干造影常不易显示而导致遗漏，超选择肾段动脉造影对此类瘘的显示十分重要。肾动脉干造影阴性时，作超选择动脉造影有助于检出病变。此类病变肾动脉分支常无明显异常变化，当导管深入病变分支后，行动脉造影即可显示瘘口对应的肾静脉分支早显。这种超选择造影以增加检查敏感性的优势，也是其他影像学检查所不具备的。

不同类型动静脉瘘在动脉造影下表现有所不同。先天性肾动静脉瘘：①局部成团的迂曲、延长、环圈状扩张血管，无肿瘤血管染色像；②动静脉瘘的供血动脉常迂曲扩张；③有不同程度的肾静脉早期显影，通常可提前 10～20 s，部分病变可见下腔静脉在动脉期显影；④常有多支动静脉间交通支呈曲张改变。特发性肾动静脉瘘：①单支供血动脉和单支 / 多支引流静脉；②单一的动静脉瘘；③瘘口局部异常瘤样扩张血管。创伤性动静脉瘘：由于创伤原因及部位的复杂性，不同方式创伤造成的动静脉瘘形态、病变动脉数目、瘘口大小存在比较明显差别。如刀扎伤形成的动静脉瘘，瘘口相对较大、流速较快；坠落伤、撞伤形成的动静脉瘘，瘘口有时相对较小。外科手术或经皮肾镜等损伤往往造成多发病变，累及多支动脉。肾穿刺活检时，由于穿刺针较细（目前多使用 14～16 g 穿刺针），损伤较小，病变动脉以肾外围动脉分支、单一病变多见。由于国内肾穿刺活检部位多选择右肾下极，该区域病变也相应常见，是动脉造影关注的重点。

五、治疗

肾动静脉瘘的治疗包括非手术治疗和动静脉瘘的修复。

对于获得性肾动静脉瘘患者，病因是明确相关的创伤、损伤和其他疾病。治疗基础是尽可能少或避免再次损伤，控制原发疾病。对于结节性多动脉炎，皮质类固醇是治疗的首选药物，未经治疗者预后较差，及早使用可改善预后。病情较轻，无严重内脏损害者，以糖皮质激素单独治疗。如病情重，激素治疗一月效果不佳，可联合选用细胞毒药物，如环磷酰胺、硫唑嘌呤、甲氨蝶呤等。对于非获得性肾动静脉瘘患者，病因不明，规律而密切的随访复查，使用降压药物积极控制血压十分重要。患者出现血尿时，监测血红蛋白的变化，必要时扩容、输血。

肾动静脉瘘手术治疗原则是在解除症状和血管畸形导致的血流动力学异常的同时，尽可能保留有功能的肾单位。手术治疗的适应证为：①症状性肾动静脉瘘，包括复发或持续性肉眼血尿、疼痛、高血压及心功能不全；②进行性增大的动静脉瘘（Osawa et al., 2006; An et al., 2009）。

外科手术曾是肾动静脉瘘治疗的金标准，包括结扎动静脉瘘口、肾部分切除术、肾全切术、深部肾动静脉瘘体外修补术等（Riley, 1965; Sher, 1969; Leiter et al., 1972）。但开放式手术治疗都不可避免地损失部分正常肾组织，特别是对于肾内动静脉瘘，肾损失相对更明显。此外肾部分切除有漏尿和继发大出血可能，还有导致新发动静脉瘘的风险。而先天性肾动静脉瘘因病变范围有时肉眼难以判断，因此不适合做肾部分切除术。

1973 年，Bookstein 首先报道了使用人工血栓经动脉栓塞治疗肾穿刺活检术后血尿的患者获得成功（Bookstein et al., 1973）。腔内治疗创伤较小，麻醉要求较低，局部麻醉即可完成。患者麻醉风险小、恢复块。并且腔内治疗针对病变累及动脉进行治疗，减少了操作中对其他正常血管影响，从而避免了二次损伤，最大限度地保留了患者的肾功能。腔内治疗还具有可重复性强、术后恢复快、并发症发生率低等优势。Mishina 等认为栓塞治疗能减少肾的创伤和保存肾功能，是肾动静脉瘘的首选治疗方法（Mishina et al., 1991）。越来越多的肾动静脉瘘患者通过腔内治疗获益。牛国晨等回顾性分析 13 例接受腔内治疗的患者资料。术后血尿的缓解率为 100%（11/11），腰部疼痛缓解率为 85.71%（6/7），高血压缓解率为 100%（3/3）。术前血肌酐平均值 [（94.50 ± 29.82）μmol/L] 与术后血肌酐平均值 [（94.25 ± 28.85）μmol/L] 差异无统计学意义。

目前腔内治疗肾动静脉瘘仍是以栓塞为核心的多种治疗策略。同肾动脉瘤的腔内治疗相比较，有类似之处，又有其特殊之处。

1. 栓塞动静脉瘘

栓塞是肾动静脉瘘腔内治疗的核心。使用栓塞材料、器械通过病变所累及的动脉将瘘口闭合，是最为常用，也是最为切实的治疗方式。这种腔内治疗方式多用于位于外周的动静脉瘘。由于病变累所及动脉位于远端分支，栓塞后所导致的肾功能的损失较小、通常不会造成患者肾功能不全。

腔内治疗肾动静脉瘘所使用的器械、栓塞材料根据病变特点有所区别。金属弹簧圈是较为广泛使用的栓塞材料。如前所述，动静脉瘘形成原因不同，病变形态、累及动脉等有各自特点，栓塞操作也不相同。治疗先天性和特发性动静脉瘘时，有时术前造影仅显示部分病变动脉。使用弹簧圈栓塞后，再次造影，可能显示出此前造影未显示的具有潜在沟通支的病变动脉。只有充分全面地将所有病变动脉栓塞彻底，才能获得良好的治疗效果。创伤或手术所致动静脉瘘，如果累及肾动脉分支时，也可以使用栓塞瘘口的方式。后者累及动脉数目相对较多，需要使用微导管逐一选择栓塞。肾穿刺活检造成的肾动静脉瘘，多位于单支周围动脉，通常使用微弹簧圈即可栓塞病变（图 18-3-2）。

2. 辅助栓塞动静脉瘘

前述单纯使用弹簧圈栓塞的治疗方式，对于窄瘘口动静脉瘘效果较好。但对于宽瘘口病变，这种治疗方式存在弹簧圈脱落的风险。这时可以使用阻塞球囊栓塞、球囊辅助弹簧圈栓塞或可解脱弹簧圈栓塞，以减少弹簧圈移位几率（Mansueto et al., 2001; Sendi et al., 2005; Altit et al., 2009）。栓塞操作中，第一枚弹簧圈位置及形态十分重要。后续弹簧圈都是在第一枚弹簧圈“呈篮”的基础上进行栓塞。因此笔者建议，在条件允许时，第一枚选择可控式弹簧圈，可以在充分调整其形态、位置直至满意后再进行解脱，之后再使用普通弹簧圈进行栓塞。这样既减少了弹簧圈脱落的风险，也兼顾了治疗的经济性（图 18-3-3）。

3. 其他腔内治疗方式、方法

有些病变流速较快，单纯使用弹簧圈栓塞瘘口至近致密状态仍不能完全阻断瘘口血流。此时可以结合其他栓塞材料、器械。Onyx 胶作为一种胶状的栓塞剂，具有很好的流动性、填塞性，在已有的个案报道中用于发生于终末分支的瘘口较窄的动静脉瘘，也获得满意的栓塞效果（Zelenak et al., 2009）。Amplatzer 封堵器已广泛应用于房间隔缺损的封堵（Huang et al., 2008），也有越来越多的学者将此应用于瘘口较宽的动静脉瘘治疗中（殷恒讳等，2015; Campbell et al., 2009; Shih et al., 2010; Kayser et al., 2013; Perkov et al., 2013）。对于病变动脉走行平直、直径较大的病变，也可以使用覆膜支架进行治疗（王茂强等，2004; Areste et al., 2005）。

妊娠期肾动静脉瘘患者出现血尿是相对特殊的一种情况，临床较为罕见。妊娠期的高动

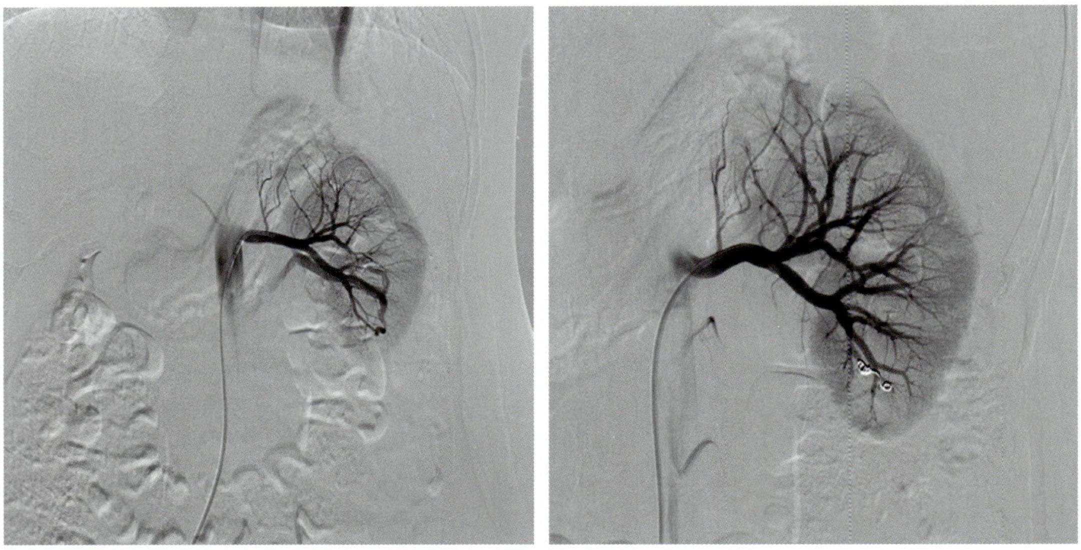

图 18-3-2 肾动静脉瘘栓塞。左肾穿刺活检后，血尿。术前造影可见左肾下极动脉分支动静脉瘘，静脉早显。术后造影：弹簧圈栓塞该动脉分支，闭塞动静脉瘘。余肾内分支显影良好

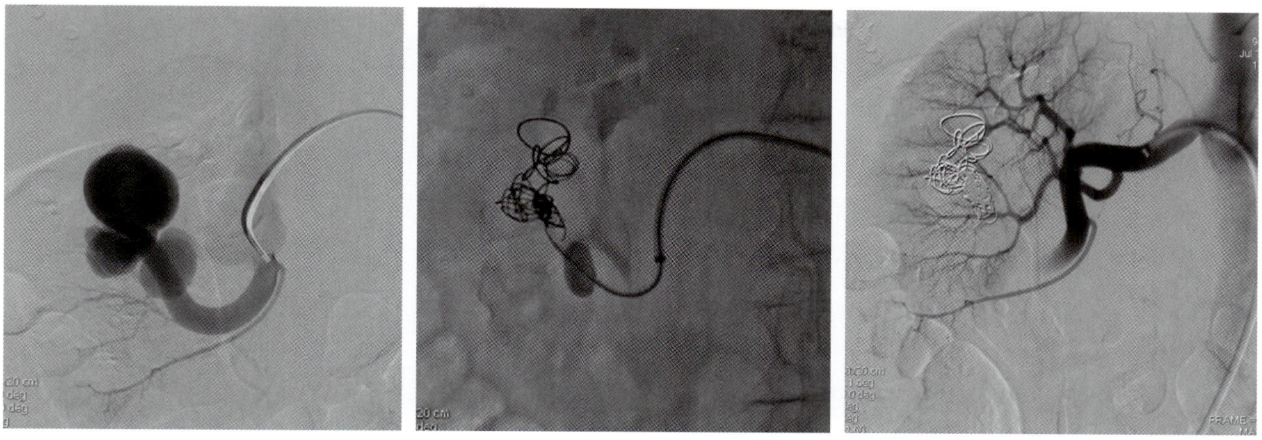

图 18-3-3 肾动静脉瘘球囊辅助栓塞：术前造影可见右肾前支多发动脉瘤伴动静脉瘘。球囊阻断病变动脉，弹簧圈栓塞载瘤动脉。术后造影动脉瘤及动静脉瘘均未显影，余分支显影良好

力循环状态使先天性或特发性病变血管易于破裂，导致血尿。由于妊娠期患者特殊性，维持良好、充足的循环血量至关重要。此时采取何种治疗方式目前尚无定论。尽管腔内治疗存在放射性损伤风险，但是在失血量大，需要抢救生命时，仍可以作为临床治疗手段之一。

4. 并发症

（1）弹簧圈移位：弹簧圈移位是腔内治疗肾动静脉瘘风险最高的并发症。早期腔内治疗所使用的弹簧圈以非可控型为主。这类弹簧圈栓塞时存在随动脉血流移位风险。如果移位的弹簧圈直径明显大于瘘口，弹簧圈脱落风险较小。如果所选择的弹簧圈直径与瘘口接近或病变瘘口较宽大，弹簧圈可能通过瘘口经静脉回流至右心房，再经右心室泵入肺动脉内，造成肺栓塞。肺动脉主干栓塞是致命性并发症。此类并发症重在预防，选择合适直径的栓塞材料十分重要。如前文所述，在条件允许时，选择可控式弹簧圈充分呈篮可以最大限度避免弹簧圈移位。球囊辅助栓塞也是可行策略，但需要在回吸球囊前尽可能致密栓塞病变，减慢血流。先少量回吸球囊，确认弹簧圈无明显移位时再完全回吸。一旦出现肺动脉栓塞，根据栓塞位置、受影响肺组织范围可以采取不同的处理方式。栓塞肺动脉为肺段或段以下分支时，通常不会对机体血氧交换造成明显影响，可以采取保守治疗方式，如抗凝治疗等。如果造成肺叶动脉栓塞，甚至是单侧肺动脉栓塞时。可使用抓捕器取出移位弹簧圈。王茂强等对 8 例创伤性肾动静脉瘘患者腔内治疗资料进行回顾性分析，2 例患者术中出现弹簧圈经瘘口游走至肺内。其中 1 例用导管圈套器取出。另 1 例弹簧圈栓塞于肺动脉亚段以远分支，未予处理，无严重后果（王茂强等，2004）。

（2）栓塞后综合征：栓塞后综合征指肿瘤和器官动脉栓塞后，因组织缺血坏死引起的恶心、呕吐、局部疼痛、发热、反射性肠淤胀或麻痹性肠梗阻、食欲下降等症状。肾动静脉瘘栓塞后相应肾组织缺血、萎缩，导致患者出现前述症状。腔内治疗采用超选择栓塞的治疗策略，肾缺血的范围有限，一般经过 3 ~ 5 天对症处理后可逐步缓解（Crotty et al., 1993）。

（3）肾功能不全：理论上部分肾栓塞后会缺血、逐渐萎缩，并失去功能。但腔内治疗肾受影响范围相对有限，并且经过治疗的患侧肾去除了动静脉瘘本身“窃血”影响。患者肾功

能下降并不明显，鲜有术后造成肾功能不全的报道。造影剂肾损伤也可以通过术前充分水化预防。

（4）静脉血栓：动静脉瘘栓塞后，静脉侧血流明显减低，存在静脉血栓风险。此外由于患者术后卧床制动，也存在下肢静脉血栓、肺栓塞风险（Ghoneim et al., 2011）。通过规范抗凝治疗多数预后良好。

腔内治疗肾动静脉瘘，安全有效，并且可以最大限度保留患者肾功能。应作为此类疾病的首选治疗方式。

第四节　肾动脉栓塞性疾病

肾动脉栓塞性疾病是肾动脉主干或分支由于血管壁或血液因素导致肾血管管腔突然发生闭塞，引起局灶或整体肾功能损害、高血压、肾区疼痛及肾组织缺血萎缩等临床症状的一类疾病总称。本节将从肾梗死和胆固醇结晶栓塞两部分进行讲述。

一、肾梗死

肾梗死是患侧肾整体或局部由于血管突发阻塞、血流停止导致缺氧、甚至坏死。本文述及肾动脉栓塞所致肾梗死。此类疾病大多与动脉粥样硬化或栓塞类疾病相关。早在1856年就有学者报道了第一例肾动脉栓塞。此后随着检查手段的不断完善、更新，人们对此类疾病的认识逐渐深入、相关报道也逐渐增多。

（一）流行病学

由于患者症状的非特异性，临床中肾梗死常被漏诊或误诊，所以其真实发病率仍不得而知。Korzets等36个月的观察结果显示，肾梗死的发病率为0.007%（Korzets et al., 2002）。Domanovits等总结了在急诊科45个月共248 842例行增强CT的患者中，肾梗死患者17例，发病率为0.007 %（Domanovits et al., 1999）。Huang等一项基于12年的单中心回顾性研究中，急诊肾梗死的发病率为0.004%，多发于年龄大于50岁人群，男性为主（Huang et al., 2007）。Gasparini等研究指出左侧肾梗死的发生率较右侧高，这可能是因为按照腹主动脉血流方向，受角度影响，斑块或栓子更容易进入左肾动脉（Gasparini et al., 1992）。

（二）病因

肾梗死的病因大致可以分为以下几类：①由身体其他脏器的血管内栓子转移至肾动脉者，最常见的栓子来源是心脏；②肾动脉或相邻腹主动脉近端斑块脱落；③基础疾病或药物导致机体高凝状态，血栓形成；④肾动脉或分支急性损伤。

1．心房颤动

心房颤动（简称房颤）是指规则有序的心房电活动丧失，代之以快速无序的房颤波，是严重的心房电活动紊乱，也是常见的快速性心律失常之一。心房由于颤动失去了有效的收缩与舒张，进而导致泵血功能下降或丧失；加之房室结对心房激动的递减传导，可致心室律（率）极不规则。心室律（率）紊乱、心功能受损和心房附壁血栓形成是房颤患者的主要病理生理特点（Go et al., 2001）。房颤是肾动脉栓塞的最主要病因。Frost等对近3万例房颤患者13年的随访资料进行统计分析。其中男性患者14 917例，女性患者14 945例，年龄50~89岁。肾动脉栓塞的发病率为2%，远高于总体人群（Frost et al., 2001）。随着年龄增长房颤的发病率不断增加，对于75岁以上人群可达10%。房颤时心房激动的频率达300~600次/分，心率往往快且不规则，有时候可达100~160次/分。房颤患病率还与冠心病、高血压和心力衰竭等疾病有密切关系。房颤时心房内的附壁血栓存在脱落风险，随动脉血流可以造成脏器、组织栓塞，包括脑、肢体、内脏等，产生相应的临床症状。这种栓塞的病理生理过程可以发生于新发房颤、持续房颤或房颤转复过程中（Kalcik et al., 2014）。

2. 心脏瓣膜疾病、感染性心内膜炎

心脏瓣膜疾病是一种非常普遍的心脏结构性疾患。轻度瓣膜病危害较少，患者临床症状较轻。重度瓣膜病可以导致严重的血流动力学紊乱，患者出现严重的临床症状。风湿热导致的瓣膜损害是最为常见原因之一。随着人口老龄化加重，老年性瓣膜病以及冠心病心肌梗死后引起的瓣膜病变也越来越常见。伴随严重血流动力学紊乱的瓣膜疾病，容易形成血栓、栓子。因此，周围动脉栓塞是心脏瓣膜疾病重要表现之一。

感染性心内膜炎（infective endocarditis）指因细菌、真菌和其他微生物（如病毒、立克次体、衣原体、螺旋体等）直接感染而产生心脏瓣膜或心室壁内膜的炎症，有别于风湿热、类风湿、系统性红斑性狼疮等所致的非感染性心内膜炎。心脏瓣膜疾病术后患者也有发生感染性心内膜炎可能。栓塞症状视栓塞部位的不同而出现不同的临床表现，一般发生于病程后期，但约1/3的患者为首发症状。除了肾以外，还可以出现其他内脏栓塞。栓塞至皮肤可见散在的小瘀点，指趾屈面可有隆起的紫红色小结节，略有触痛，即Osler结节。病理变化为在心脏瓣膜表面附着由血小板、纤维蛋白、红细胞、白细胞和感染病原体沉着而组成的赘生物。后者可延伸至腱索、乳头肌和室壁内膜。感染性心内膜炎赘生物较风湿性心内膜炎所产生者较大而脆，容易碎落成感染栓子，随大循环血流播散到身体各部产生栓塞，尤以脑、脾、肾和肢体动脉为多，引起相应脏器的梗死或脓肿。栓塞阻碍血流，或使血管壁破坏，管壁囊性扩张形成细菌性动脉瘤，常为致命的并发症（Yang et al., 2016）。

3. 动脉粥样硬化

动脉粥样硬化类疾病是目前影响我国居民身体健康的重要疾病。脑梗死、冠心病等严重心脑血管疾病最主要的病因都是动脉粥样硬化。动脉硬化斑块主要位于内膜表面和内膜下，造成管腔狭窄。部分斑块结构不稳定，表面破损，斑块部分脱落，沿动脉血流栓塞于肾动脉。这种动脉-动脉栓塞可以自发出现，也可以继发于手术操作的医源性损伤。

4. 机体高凝状态

血液中促聚集和促凝因子增加，而抗聚集、抗凝和纤溶机制受损机体都可以造成机体高凝状态。这种状态下机体的血液易于凝固而形成血栓。临床中易发生血栓的常见疾病包括：肾病综合征、肿瘤、自身免疫疾病等，目前文献以病例报道为主（Varalaxmi et al., 2015; Ito et al., 2016; Yang et al., 2016）。此外，也有类固醇、皮质醇等激素类药物以及毒品滥用造成肾梗死的个案报道（Ammatuna et al., 2014; Hirachan et al., 2015）。

5. 动脉损伤

肾动脉或分支损伤可以直接导致动脉管腔闭塞。不同于其他腹部脏器，肾血供单一、侧支循环较少。动脉管腔闭塞后，相应供血区肾急性缺血。此外血管损伤又不仅限于肾动脉，同时损伤静脉导致静脉血栓也会极大影响肾的血流动力学状态。外伤是肾动脉损伤的重要原因，也是肾梗死的重要病因。Bourgault 等回顾性分析了 22 年中总计 94 名患者的临床资料，30.8% 肾梗死由创伤所致（Bourgault et al., 2013）。从损伤的部位、范围来看，创伤性肾梗死包括节段性血管损伤引起的局灶性即部分性梗死以及肾蒂损伤所致全肾梗死。局灶性梗死可单发或多发，伴或不伴肾裂伤。Tsai 等研究表明，肾蒂损伤在所有肾损伤的比例可达 5%（Tsai et al., 2007）。医源性损伤是肾动脉损伤的另一原因。外科手术过程中，针对肾病变操作或是对相邻脏器手术均有造成动脉损伤风险。近年来，随着腔内治疗普遍开展，肾动脉腔内成形术中动脉夹层的形成和腹主动脉瘤腔内修复术过程中肾动脉闭塞均会导致肾缺血、肾梗死。

6. 其他病因

除前述较常见病因外，还有其他少见病因造成肾梗死的个案报道。Kefeli 等报道了一例嗜酸性粒细胞胃肠炎造成肾梗死病例。Saarinen 等报道一例纤维肌发育不良患者急性腹痛、肾梗死病例。

（三）临床表现

肾梗死的临床表现可以分为缺血相关症状和肾受损症状。

缺血相关症状主要包括：疼痛、发热、恶心、呕吐等。

肾梗死患者的疼痛部位主要位于腰背部、肾区。肾区即脊肋角，在竖脊肌外侧缘与第 12 肋的夹角区域称肾区。其深面为肾门和肾的内侧缘。疼痛可以位于下腰部、相对居中或靠外侧。患者多可以明确表述出疼痛位于患侧。可以伴有压痛、叩击痛等。

发热是患者局部肾缺血的炎性反应所致。发病早期无明显白细胞上升，随病程进展，白细胞及中性粒细胞比值逐渐高于正常。除非伴随脓肿形成，肾梗死患者较少出现高热。

恶心、呕吐、反射性肠淤胀或麻痹性肠梗阻、食欲下降等症状一方面与患者疼痛有关，另一方面也与局部渗出炎性反应有关。随着病情好转，该类症状也会逐渐缓解。

肾受损症状主要包括：高血压及肾功能下降。

肾动脉栓塞后该动脉远端肾组织相对缺血，致使肾素分泌增加，肾素 - 血管紧张素系统激活，造成患者高血压。但并不是所有肾梗死患者均会出现高血压，血压升高的程度与肾梗死也无明确相关。

对于栓塞位于肾动脉分支的患者，仅该动脉相应供血区肾梗死。加之人体肾功能存在一定储备。因此患者肾功能下降不明显。而对于肾动脉主干损伤或栓塞的患者来说，患侧肾基本失去动脉血供，无法完成肾功能，出现肾功能下降。

部分创伤肾梗死患者还可出现血尿，与同时伴发集合系统损伤有关。

（四）检查

肾栓塞疾病的影像学检查包括：超声、增强 CT 及 MR。其他检查包括血、尿常规、凝血功能及生化检查。

1. 超声

超声检查具有费用低、操作方便、无创伤等优点，可以作为肾梗死患者初步检查手段。病理上肾梗死为凝固性坏死灶，坏死组织较干燥，质地坚实，出血很少。肾动脉呈锥形分支，因此梗死灶也呈锥体形，切面上呈三角形。二维图像病变区域共同特征是：切面呈三角形，其底边在肾表面，尖端指向集合系统。根据发病时间不同，回声呈动态变化。在肾梗死早期，此时梗死灶刚形成时，病灶周围扩张充血，并有白细胞和巨噬细胞渗出，超声图像表现为边界不清的偏低回声；随时间推移，肉芽组织开始从周围长入梗死灶内，梗死灶逐渐被肉芽组织所取代，转变为疤痕，超声图像表现为边界清楚的强回声区。多普勒超声显示栓塞动脉内无动脉血流信号。此后超声可以观察到梗死局部肾体积缩小，部分病例可出现肾周积液。超声还可以同时对患侧静脉进行检查。

2. 增强 CT

增强 CT 具有空间分辨率较高、扫描时间短等优点，并可以同时提供腹部脏器、动静脉血管的相关情况，在急诊患者诊断中起到越来越重要的作用。CT 是确诊肾血管栓塞的主要方法。平扫可见肾梗死区域呈略低密度改变。增强 CT 具有特征性的改变：肾动脉分支闭塞时，该动脉内可见充盈缺损，远端动脉无造影剂，相应供血区呈尖端指向肾门的楔形低密度区。肾动脉主干闭塞时整个肾低强化至无强化，无明显占位效应。多期增强病灶的皮质可见强化带，即“皮质边缘征”。增强的皮质缘可能是来自肾包膜、肾盂周围和输尿管周围的侧支循环。造影剂从梗死病灶的肾小球外渗而形成延迟增强现象（Vilbert et al., 2009）。长延迟扫描患侧肾内无或少量造影剂进入集合系统。CT 可区分脓肿、囊肿、肿瘤或肾邻近其他器官的损害，并可以直接除外肾外原因造成的腹痛，包括胰腺炎、主动脉夹层、胆道疾病、憩室炎和妇科疾病等（图 18-4-1）。

除肾动脉栓塞外，CT 对于肾动脉损伤的情况还可以提供更多信息。肾动脉损伤的位置、狭窄或闭塞的程度均可以通过 CT 判断。此外 CT 还可以显示肾周渗出的情况，包括积液、血肿等。通过 CT 也可以同时观察周围脏器、血管以及骨骼情况，为创伤患者提供了最全面的诊断，是此类患者首选的检查方式。

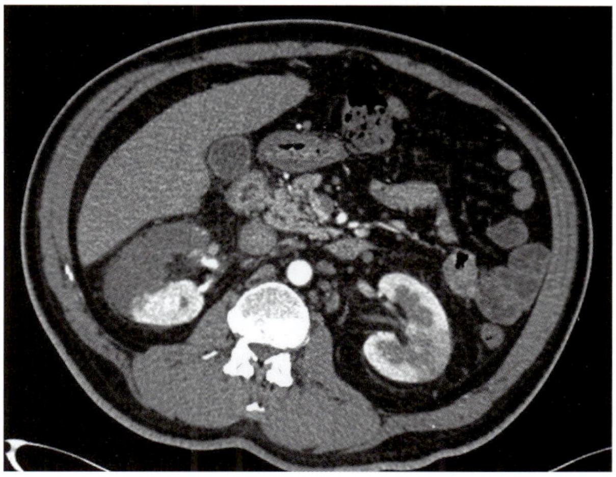

图 18-4-1 患者房颤病史。增强 CT：右肾可见片状、左肾可见楔形密度减低区。考虑双肾多发梗死

多期多时相 CT 增强扫描可以较好的反应栓塞累及的肾实质缺血范围，以及其他部分肾情况。这对于总体评估患者肾损失、判断预后有着重要意义。

3. MR

尽管 MR 可以像 CT 一样，对肾梗死的部分、范围以及血管情况提供有效的诊断信息。但受较低的空间分辨率影响，MR 对于肾动脉分支栓塞的血管情况显示不如 CT。MR 扫描范围受使用线圈的影响，常规情况下不易在一次扫描时包括全部腹盆腔脏器，对于周围脏器的扫查不及 CT 全面。再有就是 MR 扫描时间长，基本不应用于急诊此类患者的诊断。

但 MR 也有自身的优势。从检查原理来说，MR 避免了放射损伤和含碘类造影剂损伤。对于肾肿瘤病变引起的栓塞，可以为原发肾病灶提供更多诊断信息。再有对于肾动脉主干栓塞的病例，有时 MR 可以对栓子的成分进行判别，这也是 CT 检查难以做到的。

血管造影是诊断金标准，可以直接显示肾动脉闭塞或动脉腔内充盈缺损提示存在肾梗死。即使是分支动脉栓塞，也可以通过造影明确显示。肾动脉造影也可了解肾动脉的侧支循环和动脉的粥样硬化情况及对侧肾功能，但应注意有创肾动脉造影本身有引起医源性梗死的危险。目前对于肾动脉栓塞类疾病，除拟同时行动脉取栓或溶栓外，临床上已被增强 CT 取代。肾同位素扫描也是无创、简单和安全的检查手段，可在随访过程中可用于评价肾功能。但受其核素药物安全特殊性，无法在急诊科开展。

4．理化检查

对肾动脉栓塞患者进行血常规检查可以对其机体感染情况、有无贫血等情况进行总体判断。监测血常规可以动态反应患者疾病状况及治疗的效果，也为下一步治疗提供依据。蛋白尿、血尿是肾栓塞患者常见的异常检验结果。理论上，蛋白尿和血尿是由于肾小球损害引起的。急性肾梗死导致组织坏死累及肾小球产生蛋白尿和血尿。然而，因肾结构的损害数小时才发生，因此，最初缺少蛋白尿和血尿并不能排除肾梗死，也需动态监测尿液。凝血功能以及血栓相关血液学检查，对于临床可疑血栓性疾病患者有着十分重要的意义。凝血功能检查也是部分患者此后抗凝治疗的主要监测和依据指标。

需要特别指出的是血清乳酸脱氢酶（lactate dehydrogenase，LDH）是肾梗死实验室检查的重要指标。乳酸脱氢酶存在于机体所有组织细胞的胞质内，其中以肾含量较高。血乳酸脱氢酶是组织细胞损伤和坏死的特征性标志。前述 Domanovits 等研究中的 17 例肾梗死患者中，多数患者入院即刻检测乳酸脱氢酶水平不高，24 小时后升高，并指出对该指标需动态监测（Domanovits et al., 1999）。虽然该指标升高对急性肾梗死的诊断具有高度敏感性，但缺乏特异性，其他疾病包括肠系膜缺血、溶血、腹腔内感染、心肌梗死和肿瘤等乳酸脱氢酶水平均可升高，因此，需要仔细排除这些疾病。

（五）诊断

通过影像学检查，作出肾动脉栓塞、肾梗死诊断并不困难。但目前临床中，肾梗死的漏诊、误诊率仍然很高。前文述及肾梗死表现包括疼痛，伴恶心、呕吐和发热。然而，这些症状是非特异性的，也可见于尿路结石、下尿路感染、肾盂肾炎、肿瘤以及非肾源性疾病如心肌梗死、急腹症、胆囊炎胆石症。因此，易造成漏诊和误诊。Hazanov 等 18 年的回顾性研究中，44 例肾栓塞患者中有 60% 早期误诊，其中 20% 误诊为尿路结石、16% 误诊为肠系膜动脉栓塞，9% 误诊为肾盂肾炎，还有胆道疾病和原因不明的急腹症等（Hazanov et al., 2004）。而前文所述的少见病因所致肾梗死，临床诊断率更低。

误诊、漏诊的主要原因是对肾梗死认识不足，将突发症状与基础情况分隔，忽视了既往病史和详细检查。对于有突发腰腹部疼痛的患者，结合有房颤等易栓塞的病史或血栓高凝状态，需要完善相关理化检查，并动态监测。如能排除易混淆的其他疾病，则应考虑存在肾梗死的可能。多普勒超声和 CT 对于肾梗死患者诊断准确率高，建立全面、合理的诊断思路，辅以影像学检查，可以大大提高该疾病的诊断率。

（六）治疗

近几十年来，肾栓塞类疾病的治疗有了很大转变。20 世纪 50 至 60 年代，治疗的目标以重建肾动脉血供为主，治疗的主要方式包括取栓、主动脉 - 肾动脉搭桥、脾动脉 - 肾动脉搭桥等。60 年代后期，人们意识到外科手术有着较高的肾损失和死亡率，并且对于改善肾远期预后方面也并不理想，因此开始对此类疾病应用抗凝治疗。

同其他疾病一样，肾栓塞、肾梗死患者的治疗也分为针对基础疾病、病因的治疗和针对肾梗死的治疗。

房颤是肾动脉栓塞的最主要病因。对于房颤患者，应考虑是否符合转复指征。对符合指征的患者应积极考虑转复，恢复窦性心律是最理想的治疗效果。对于不适合转复的患者，药物治疗是治疗的核心，包括：①预防血栓栓塞；②控制心室率；③转复房颤并维持窦性心律；④预防新发房颤或房颤复发的上游治疗，即针对房颤患者常见基础疾病，如高血压、冠心病、心力衰竭及高胆固醇血症等，在治疗中，选择血管紧张素转换酶抑制剂（ACEI）或血管紧张素受体拮抗剂（ARB），β 受体阻滞剂及他汀类药物等可有助于预防患有这些基础疾病的患者新发房颤或房颤复发（Ehrlich et al., 2006; Fauchier et al., 2008）。

对于患有心脏结构性疾病的患者，接受手术治疗改善结构性异常是有效减少栓子形成的手段。抗血小板治疗结合对血压、血脂、血糖更好地控制，可以延缓动脉粥样硬化的进展。对于存在血液高凝状态的患者，在针对原发疾病的治疗基础上，配合抗凝治疗，可以减少血栓事件。而无论是外科手术还是腔内治疗，规范而谨慎的操作对减少肾动脉损伤是必要的。

目前对于肾梗死的治疗尚无明确规范。正常生理条件下，肾缺血的耐受时间为 60 ~ 90 分钟。因此，尽早诊断和治疗十分重要。如前文所述，临床工作中所见的肾梗死往往发生于肾局部而非全肾，由于肾储备及代偿机制的存在，多数患者肾梗死后血肌酐上升并不明显，甚至无升高。这说明只从血肌酐的角度评价肾功能获益或受损存在局限性。另外，如何权衡挽救肾功能对患者的可能获益与手术或腔内治疗可能带来的风险也是临床中值得思考的问题。本文仅就治疗现状及方法作表述。

1973 年 Moyer 等就比较手术治疗和药物治疗的疗效，发现手术治疗较药物治疗的病死率（18% 与 0%）和肾损失率（56% 与 23%）高，特别是对一侧肾梗死而对侧肾正常患者。手术治疗对双侧肾梗死、孤立肾的梗死或用药物治疗数周后血栓仍未溶解者有一定作用（Moyer et al., 1973）。Morris 等就曾报道 1 例双肾梗死患者，无尿时间达 30 小时。通过手术取栓后肾功能恢复（Morris et al., 1993）。局灶性肾梗死行手术治疗对肾功能的改善意义不明确，目前不主张用手术治疗。

腔内治疗较外科手术有着创伤小、恢复快的优势。动脉导管直接选择患侧肾动脉主干、甚至病变动脉分支，予以动脉溶栓治疗，是目前最主要的腔内治疗方式。

临床中所使用的溶栓药物主要是尿激酶和重组组织型纤溶酶原激活剂（recombinant tissue plasminogen activator, rt-PA）。尿激酶是从健康人尿中分离获得的一种酶蛋白。可以直接作用于内源性纤维蛋白溶解系统，能催化裂解纤溶酶原成纤溶酶。后者不仅能降解纤维蛋白凝块，亦能降解血循环中的纤维蛋白原、凝血因子 V 和凝血因子 Ⅷ 等，从而发挥溶栓作用。尿激酶对新形成的血栓起效快、效果好。1988 年 Taniguchi 报道了 1 例成功使用尿激酶治疗肾栓塞病例，使动脉再通（Taniguchi et al., 1988）。Lang 等报道 1 例感染性心内膜炎患者，右肾动脉多分支栓塞并出现血尿、疼痛症状。使用尿激酶溶栓后，该患者右侧大部分支再通，患者血尿及疼痛缓解（Lang et al., 2006）。重组组织型纤溶酶原激活剂是一种糖蛋白，可激活纤溶酶原成为纤溶酶。当静脉使用时，该药在循环系统中只有与其纤维蛋白结合后才表现出活性，其纤维蛋白亲和性很高。当和纤维蛋白结合后，该药被激活，诱导纤溶酶原成为纤溶酶，溶解血栓，对机体整体凝血系统的总体影响相对轻微。1990 年 Mugge 等报道了对 1 例肾栓塞 2 小时的患者应用 rt-PA 治疗的成功病例（Mugge et al., 1990）。除动脉导管内溶栓外，rt-PA 也可以应用于静脉溶栓治疗，如果静脉使用效果不佳，还可以再进行动脉溶栓。Cheng 等报道了一例肾栓塞病例，静脉溶栓效果不佳，转而使用动脉溶栓后改善症状（Cheng et al., 2003）。目前尚无大规模临床研究针对肾栓塞比较两者优劣性，rt-PA 价格高于尿激酶。

溶栓这种治疗方式对于新发栓塞病变起效迅速，特别对发病早期患者疗效更佳。对于肾动脉栓塞溶栓的时间窗，目前尚无统一标准。一般认为，血栓栓塞发生后 6 小时内接受溶栓治疗，血管的复通率高。但许多研究中所涉及病例栓塞时间远远超过 6 小时，仍可以通过溶栓治疗获益。Brummer 等对 14 例肾动脉栓塞的患者使用 rt-PA 溶栓治疗，其中不乏有栓塞时间长达 8 天的患者，也通过溶栓治疗获益（Brummer et al., 2001）。实际工作中，对于 72 小时内的新发肾栓塞、肾梗死可考虑溶栓治疗，包括静脉或动脉溶栓。特别是对于栓塞面积较广、可能存在肾功能不全等不良预后的患者，可考虑动脉溶栓治疗，旨在最大限度挽回肾功能。对于 72 小时以上的肾栓塞，溶栓效果有限，多采用抗凝治疗（图 18-4-2）。

腔内溶栓也存在相对不足：①由于肾栓塞部分栓子相对陈旧，一定程度上影响了溶栓效果。特别是对动脉硬化斑块造成的栓塞，溶栓效果相对不佳；②如果患者心脏存在血栓，溶栓过程中存在栓子脱落风险。因此，患者溶栓前应完善超声心动检查，一旦明确心脏存在血栓，应考虑手术治疗；③同所有其他疾病的溶栓治疗一样，该治疗方式存在出血风险。

近年来临床出现了血栓抽吸、机械碎栓、取栓等较新的腔内治疗器械，已有应用于下肢动脉病变的研究报道，取得了较好的治疗效果。但这类器械用于肾动脉栓塞的研究很少，这可能与肾动脉走行迂曲、动脉管径较小、近/远端动脉直径区别较大等因素有关。随着腔内

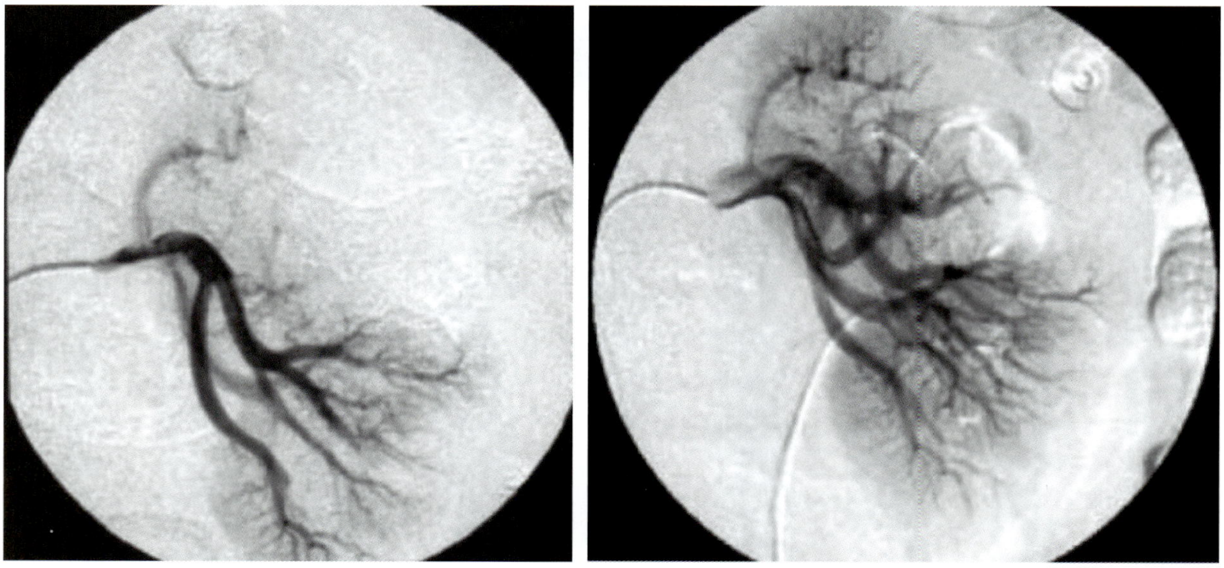

图 18-4-2　左肾动脉栓塞溶栓。术前造影：左肾下极显影尚可，余肾内分支显影浅淡，可见充盈缺损，肾实质染色差。术后造影：使用尿激酶 50 万单位溶栓治疗后，左肾上极及中段显影明显改善

器械的发展、完善和细化，未来可能出现适合应用于肾动脉栓塞治疗新型器械。

抗凝治疗：抗凝治疗是肾血管栓塞疾病治疗的核心，应贯穿于该类疾病治疗始终。抗凝治疗可以减低在肾栓塞基础上继发血栓的风险，从而减少肾缺血的范围，降低栓塞的影响。前述 Hazanov 等报道的 44 例患者中，14% 患者既往存在动脉栓塞病史。可见对于此类患者，再发生栓塞事件的几率远远高于正常人群。该类人群接受抗凝治疗是十分必要的（Hazanov et al., 2004）。房颤是肾栓塞的最主要病因之一，此类患者本身就需要接受抗凝治疗。

华法林是临床中广泛使用的抗凝药物，是香豆素类抗凝剂的一种，在体内有对抗维生素 K 的作用。可以抑制维生素 K 参与的凝血因子包括Ⅱ、Ⅶ、Ⅸ、Ⅹ在肝的合成。对血液中已经生成的凝血因子并无抵抗作用。因此，不能作为体外抗凝药使用，体内抗凝也须在有活性的凝血因子消耗后才能有效，起效后作用和维持时间亦较长。目前尚缺乏针对周围动脉栓塞的大规模抗凝研究，抗凝治疗的方案仍更多依据和参考房颤的抗凝方案。华法林抗凝治疗的效益和安全性取决于抗凝治疗的强度和稳定性，临床证据以欧美研究为主。监测国际标准化比值（international normalized ratio, INR），在服用华法林抗凝治疗过程中十分重要。INR 是从凝血酶原时间（PT）和测定试剂的国际敏感指数（ISI）推算出来的。采用 INR 使不同实验室和不同试剂测定的 PT 具有可比性，便于统一用药标准。临床试验证实抗凝强度在 INR 为 2.0 ~ 3.0 时，可以有效预防脑卒中事件，并不明显增加脑出血的风险（Hart et al., 2007; Olesen et al., 2011）。当 INR 低于 2.0 时，出血并发症少，但预防血栓形成的作用显著减弱；当 INR 高于 4.0 时，出血并发症显著增多，进一步降低周围动脉栓塞事件的作用有限。因此在应用华法林治疗过程中，应定期监测 INR 并据此调整华法林剂量。虽然上述 INR 的目标值主要来自欧美国家的临床研究结果，但目前并无证据显示中国患者需要采用较低的 INR 目标值。华法林抗凝治疗的稳定性常用 INR 在治疗目标范围内的时间百分比（time within therapeutic range，TTR）表示，INR 在治疗目标范围内的时间越长，华法林抗凝治疗的稳定性也越好。Gallagher 等研究中分析了近四万例 40 岁以上房颤患者临床资料，结果表明 TTR 超过 70% 时，患者周围动脉栓塞显著下降，可以获得满意的抗凝疗效（Gallagher et al., 2011）。

临床中需要注意的是华法林的抗凝作用并不是在口服后马上起效的。华法林的抗凝作用有赖于凝血酶原（Ⅱ因子）的明显下降，其半衰期约为 72 小时，因此口服华法林真正起作用至少需要 3 天。应首先使用低分子肝素，两者重叠使用至少 3 日后才可停用肝素类（最好维持 INR 于治疗范围两日以上），以便停肝素后华法林能达到有效抗凝水平。

利伐沙班是近年来出现的、被广泛使用的另一种抗凝药物，作为Ⅹa 因子抑制剂，通过抑制因子Ⅹa 可以中断凝血瀑布的内源性和外源性途径，抑制凝血酶的产生和血栓形成。利伐沙班并不抑制凝血酶（活化因子Ⅱ），也并未证明其对于血小板有影响。利伐沙班对凝血酶原时间（PT）的影响具有量效关系。ROCKET-AF 是一项随机双盲多中心病例对照研究，旨在比较华法林与利伐沙班治疗非瓣膜性心脏病患者有效性及安全性。主要终点事件是脑卒中和栓塞，安全终点事件为大出血和临床相关非大出血。利伐沙班对于主要终点事件的预防作用并不优于华法林，但其出血事件发生率降低。由于 INR 仅对香豆素类进行了校准和验证，不能用于其他抗凝药，临床中不使用常规凝血功能检查监测利伐沙班对Xa因子影响。利伐沙班吸收迅速，服用后2～4小时达到最大浓度，不需要与低分子肝素重叠使用。

综上所述，肾血管栓塞疾病、肾梗死的治疗关键是尽早识别和正确诊断，抗凝是全部治疗的基础。对于栓塞早期、抗凝效果不佳、栓塞范围较大患者，可考虑行溶栓治疗。肾部分栓塞患者多可以通过抗凝治疗控制疾病进展、缓解症状、降低再栓塞风险。

二、胆固醇结晶栓塞

胆固醇结晶栓塞（cholesterol crystal embolism, CCE）是由于动脉粥样斑块破裂，导致其中的胆固醇结晶剥离，随血流栓塞至外周远端血管所引起的综合征。由于发病机制、临床表现及治疗方式等均与前述经典的肾动脉栓塞类疾病不同，故此单独讲述。

1862年Panum在对丹麦雕刻家Thorwaldsen的尸检报告中首次描述了胆固醇结晶栓塞的表现。1945年Flory首先描述了的基本病理生理特点，即动脉粥样硬化斑块破裂产生的胆固醇结晶造成各下游小动脉的栓塞。1987年Fine等研究指出胆固醇结晶栓塞患者中35%具有典型皮肤表现，使临床诊断该类疾病成为可能（Fine et al., 1987）。随着血管相关手术的开展以及抗凝、抗血小板治疗的广泛应用。胆固醇结晶栓塞的发病率也逐渐上升，临床需要引起足够认识。

（一）流行病学

胆固醇结晶栓塞发病率有着明显的种族差异。白种人的发病率明显高于黑种人，这也可能与黑种人相对较难发现青斑，影响该疾病的诊断有关（Saklayen, 1989）。大部分胆固醇结晶栓塞发生于50岁以上人群。Moolenaar等总结了荷兰国立病理信息系统发现胆固醇结晶栓塞在荷兰总人群中发生率为6.2/10万，而尸检结果中发生率为0.31%（Moolenaar, 1996）。前述Fine的研究显示，该疾病男女发病率之比为3.4：1，发病年龄平均66岁（Fine et al., 1987）。作为动脉粥样硬化的并发症之一，除高龄和男性外，高血压、高脂血症、吸烟、糖尿病及动脉硬化家族史等也是危险因素。

（二）病因

胆固醇结晶栓塞是动脉粥样斑块破裂所致，通常分为两类：医源性和自发性。医源性有明显的诱因（如抗凝或血管相关操作）。虽然胆固醇结晶可以从动脉自发脱落，但多数报道胆固醇结晶栓塞与有创性或介入性心血管诊治技术关系密切，其中包括主动脉和心脏手术、主动脉造影、冠状动脉造影、经皮冠状动脉或肾动脉成形术，此外还有主动脉内球囊反搏、心肺复苏术或主动脉钝挫伤等。另外，抗凝或溶栓治疗会使溃疡斑块上形成的小量血栓的保护作用消失，也是诱因（Belenfant et al., 1999）。Scolari等单中心6年总计95例胆固醇结晶栓塞的研究中，87%的病例源于医源性损伤（Scolari et al., 2003）。自发性胆固醇结晶栓塞是由于剪切力等影响使斑块自行破溃。Meyrier研究中认为自发性胆固醇结晶栓塞约为2%。这与Cross等研究结果接近（Cross, 1991）。

（三）病理生理

动脉粥样硬化斑块的形成是相对缓慢的过程，并在形成后很多年保持稳定。随着动脉硬化程度逐渐进展，部分斑块推移逐渐变大、变得不稳定且容易破裂。斑块是否破裂，首先取决于斑块的结构。容易破裂的斑块是不稳定斑块，其形态特点是：斑块内有大而柔软的脂核，薄的纤维帽中胶原和血管平滑肌细胞较少，而炎症反应活跃，有较多炎性细胞、巨噬细胞和淋巴细胞浸润。再有就是斑块的外力，如血流剪切力等。这种外力可以造成或加速斑块纤维帽的破损。

同传统的动脉栓塞不同，胆固醇结晶栓塞存在自身特点。从栓塞物的成分来说，胆固醇结晶没有明显的血栓成分（如血小板和纤维蛋白等），这与血栓栓塞不同，也与动脉斑块栓塞不同。从栓塞物大小来说，血栓或斑块栓子更大，阻塞直径更大的血管。而胆固醇结晶直径多在 100 ~ 200 μm 范围内，往往栓塞更为末梢的动脉。从病理生理过程来说，动脉栓塞主要表现为动脉闭塞，相应供血区域缺血。而胆固醇结晶栓塞除小动脉闭塞外，还有着更为明显的炎性反应过程。胆固醇结晶移位栓塞至动脉末梢后，引起急性炎症反应，此后是异物反应伴随血管内血栓形成。之后是血管内皮增生，最终导致纤维化，导致血管管腔的阻塞。栓塞发生后 24 小时，急性炎症反应表现为栓塞局部多核细胞和嗜酸性粒细胞浸润。随时间推移，单核细胞迁移至病变处，部分形成巨噬细胞吞噬胆固醇结晶。此后微血栓形成伴随内皮增殖和内膜纤维化。胆固醇结晶对巨噬细胞的降解作用非常耐受，它可在小动脉内持续存在达数月之久。

（四）临床表现

根据胆固醇结晶栓塞部位的不同，其临床表现也多种多样，可表现为消化道出血、肾功能衰竭、精神异常、贫血、坏疽、胰腺炎、黑蒙、高血压、发热、体重下降、腹痛、眼底视网膜血管病变或其他多种症状、体征，但最常受累的是皮肤、肾和消化系统。各器官、脏器发病率与其血流量相关。

1. 皮肤受累最为常见，且为胆固醇结晶栓塞的特征性改变。1986 年 Falanga 等研究中 223 例患者中 78 例（35%）有皮肤表现，包括肢端坏疽、网状青斑和紫癜，几乎所有病例都累及下肢，多数病例下肢皮肤改变是双侧的，可伴有局部疼痛和压痛（Falanga et al., 1986）。脚趾皮肤的蓝紫色斑点，又称“蓝趾综合征”，是胆固醇结晶栓塞较为特异的临床表现，但也可见于其他疾病造成的微动脉栓塞。由于栓塞发生在小动脉至微动脉水平，所以患者的外周血管搏动通常是正常的（图 18-4-3）。

2. 肾受累是胆固醇结晶栓塞的另一重要表现。肾功能受损也是影响此类患者远期预后最重要的因素。考虑到肾血流占心搏出量的 1/5 ~ 1/4，肾胆固醇结晶栓塞的高发率容易理解。

前述 Fine 等对 221 例胆固醇结晶栓塞的回顾性研究中，根据临床诊断，26.7% 病例累及消化道，22.7% 病例累及肾，1.33% 病

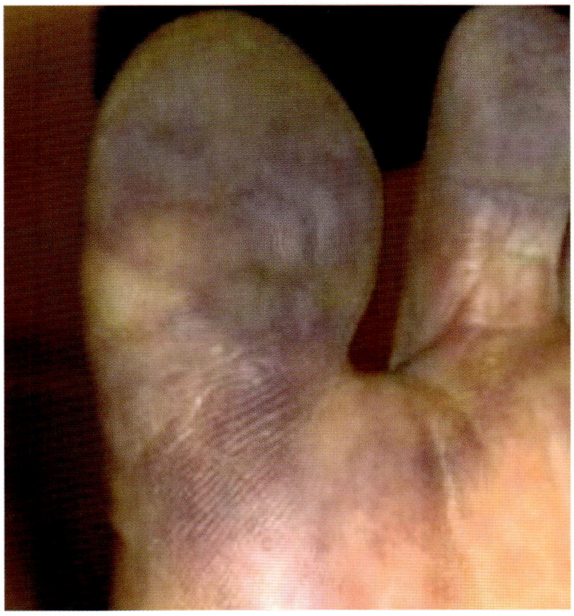

图 18-4-3 胆固醇结晶栓塞皮肤改变，表现为“蓝趾”，即足趾皮肤可见青斑

例累及脾、肝及肾上腺（Fine et al., 1987）。Meyrier 等研究 36 例中有 10 例发生肾胆固醇结晶栓塞（Meyrier et al., 1988）。肾受累包括急性、亚急性及慢性肾功能不全三个阶段。急性肾功能不全发生于栓塞后七天内，临床中约有 1/3 的患者存在这一急性表现。这一阶段往往呈爆发性，伴随大量胆固醇结晶释放、移位，肾很少是唯一受累器官。这种多器官受累的发病方式明显不同于造影剂肾损伤。患者可以出现无尿或少尿，同时伴随严重高血压。Lye 等研究中 129 例患者约一半出现高血压，并且多为严重高血压（Lye et al., 1993）。同经典动脉肾动脉栓塞不同，此类患者大多无明显腰痛及血尿。相反，腹痛和腹部不适较为常见，可能与胰腺缺血有关。亚急性肾损伤发生于栓塞后的数周或数月，具有特殊性和迷惑性。Frock 等报道中 17 例胆固醇结晶栓塞患者肾功能不全发生时间为造影后 5.3 ± 0.9 周（Frock et al., 1994）。肾功能不全也在随后几周逐渐进展。在这一阶段再次接受造影、动脉手术和 / 或抗凝治疗都可能会再引发大量固醇结晶释放，加速疾病进展。大多情况下胆固醇结晶栓塞患者的蛋白尿并不明显，然而也有部分患者可以达到肾性蛋白尿的标准。Greenberg 等研究中 24 例局灶性节段性肾小球硬化症的胆固醇结晶患者中 10 例蛋白尿达到肾病标准（Greenberg et al., 1997）。两者之间的具体相关性尚不明确，其他的肾小球疾病如糖尿病肾小球病变等并不能除外。此外恶性高血压也可以造成明显的蛋白尿。胆固醇结晶栓塞患者中很多合并肾动脉狭窄，也可以导致局灶性节段性肾小球硬化和大量蛋白尿。慢性肾功能不全发生几率较高。考虑到这类患者动脉硬化的程度和基础肾情况，这点不难理解。这一过程表现为患者肾功能的逐渐下降。动脉硬化进展、高血压、肾动脉狭窄以及胆固醇结晶栓塞都可能参与这一进程。

3. 消化系统受累表现包括吸收障碍、消化液分泌过多、腹泻、腹痛及消化道出血等。腹部症状可以反映胆固醇结晶栓塞造成的胃肠道、脾和肝的病变，如胃或十二指肠溃疡，肠道缺血、梗死或穿孔，肠道出血、狭窄或梗阻，甚至还有胰腺炎或胆囊炎（Moolenaar et al., 1996a）。同其他血管疾病相关消化道出血相比较，胆固醇结晶栓塞患者胃肠道症状更为隐匿，更多表现为整体功能性下降，造成肠道缺血节段性坏死相对少见。慢性消化道出血由黏膜溃疡造成，由于病变微小且愈合迅速，内镜检查多无阳性发现而致诊断困难，这也不同于其他溃疡性疾病包括炎症性肠病（Moolenaar et al., 1996b）。

4. 全身症状包括发热、体重下降、肌痛和贫血。这些可能与局部组织栓塞有关，也可能与炎症反应相关。

（五）检查

同经典的血管性栓塞疾病不同，影像学检查检查对于胆固醇结晶栓塞的诊断意义不大。如前文所述胆固醇结晶直径为 100 ~ 200 μm，栓塞于动脉末梢，已经超出了常规影像学检查限度。作为有创性检查，动脉造影会增加胆固醇结晶再脱落的风险。

患者实验室检查可以出现多项异常，这其中包括栓塞脏器受损所致和炎症反应结果。患者肾受损可以出现血肌酐、尿素氮升高，部分出现尿蛋白、血尿等。肝受损可以出现肝酶升高。消化道受累可以出现便血。胰腺受累可以出现淀粉酶升高等。炎性反应也表现为多项检查结果异常，包括嗜酸性粒细胞、红细胞沉降率及 C 反应蛋白升高等。但单独来看这些检验结果都不具备特异性，无法根据其中一项结果的异常作出胆固醇结晶栓塞的诊断。而是应该将患者多系统受累和炎症反应结果结合后总体考虑。炎症指标下降可以作为病情平稳至缓解的标志。

(六)诊断

当患者接受血管外科手术、造影或腔内成形术等血管操作后数天内，出现以肾功能下降为主的多脏器受累，伴有网状青斑或蓝趾，临床医生作出胆固醇结晶栓塞的诊断并不困难。但对于栓塞急性期以后出现的肾功能不全或恶化，容易误诊，特别是临床医生不知晓或没有意识到胆固醇结晶栓塞的情况下，作出正确的诊断就更加困难。对于有危险因素的动脉粥样硬化患者行血管相关操作或手术后，若出现网状青斑、肾损害、嗜酸粒细胞升高等表现时，应高度怀疑此类疾病。胆固醇结晶栓塞的靶器官损害常由多发微血管栓塞造成，临床可见的皮肤病变仅为“冰山一角”，更为严重的肾功能受损可以延迟出现，这就需要临床医生更全面地采集病史和提高对此类疾病意识。有研究者提出诊断的临床三联征：①诱因；②急性肾功能衰竭(并结合临床排除由造影剂肾病、急性间质性肾炎等其他原因引起的急性肾功能衰竭；③皮肤或视网膜表现(Belenfant et al., 1999)。

组织病理学活检被认为是唯一可确诊此类疾病的手段(Jucgla et al., 2006)。受累器官行常规活检，可见胆固醇结晶被有机溶剂溶解所遗留特征性的针状或半月状空隙。非肾组织学活检是首选，对 80% 的病例可以做出胆固醇结晶栓塞的诊断，取材部位包括肢端皮肤、网状青斑皮肤、肌肉、骨髓等。剩下的 20% 病例需要依靠肾活检确诊(图 18-4-4)。

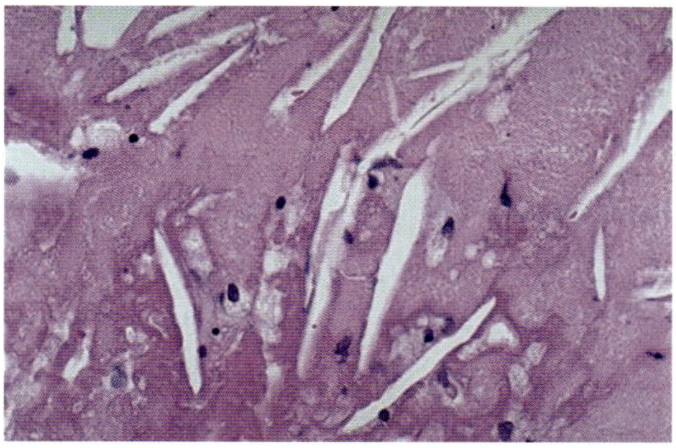

图 18-4-4 胆固醇结晶栓塞皮肤病理：胆固醇结晶被有机溶剂溶解所遗留特征性的针状裂隙

(七)治疗

由于胆固醇结晶栓塞的发病机制、病理生理基础等均与经典的动脉栓塞不同，治疗方案也有极大区别。如前文所述，对于动脉栓塞来说，抗凝治疗是基础，部分病例可以选择外科手术或腔内治疗的方式。但是对于胆固醇结晶栓塞的患者，这样的治疗方式都存在胆固醇结晶继续脱落，加重病情的风险。因而对此类患者正确及时的诊断本身就是治疗的第一步，也是治疗的关键。一旦误诊，采取了错误的治疗措施，对于患者的预后会产生极为不利的影响。

尽管胆固醇结晶栓塞的诊疗研究已有数十年历史，但总体上来说诊断正确率仍较低，至今没有直接针对微动脉栓塞的切实有效的治疗方式。首先，从栓塞角度来说，一方面胆固醇结晶直径较小，栓塞至末梢动脉后，不容易形成侧支循环；另一方面，胆固醇结晶脱落呈现“爆发性”“瀑布样”，不会只累及单一动脉或局部动脉血管，而是造成广泛区域、脏器动脉末梢栓塞，这也是诸多常用的改善循环治疗方式无效的原因所在。其次，从炎症反应角度来说，复杂而严重的炎性反应是此类疾病与经典动脉栓塞疾病的主要区别。如何减轻炎症反应，也是治疗的重点。

强化降脂治疗是目前最为普遍使用的治疗

方式。目前研究最多的主要是低密度脂蛋白（LDL）。血浆中LDL是沉积在动脉壁粥样硬化斑块的主要脂质成分。血管壁内和动脉粥样硬化损伤处的所有主要细胞都能氧化低密度脂蛋白，产生氧化型LDL，后者在引起单核细胞聚集方面具有启动因子的作用。巨噬细胞吞噬了大量的氧化型LDL后可衍变成泡沫细胞。而巨噬细胞或泡沫细胞内的脂质饱和后，可释放大量的活性物质，加速病变的进展。泡沫细胞逐渐增多并融合，形成脂质条纹，继而发展为成熟的粥样斑块。他汀类药物（statins）是羟甲基戊二酰辅酶A（HMG-CoA）还原酶抑制剂，此类药物通过竞争性抑制内源性胆固醇合成限速酶（HMG-CoA）还原酶，使细胞内胆固醇合成减少，从而反馈性刺激细胞膜表面低密度脂蛋白受体数量和活性增加、使血清胆固醇清除增加、水平降低。包括冠状动脉疾病在内的大规模临床试验中积极应用阿托伐他汀治疗的患者缺血事件发生率较对照组明显减少（Pitt et al., 1999）。这说明他汀类药物具有稳定斑块的作用。前述Scolari的研究显示，他汀类药物可以改善胆固醇结晶患者发展为终末期肾病的几率（Scolari et al., 2003）。这可能与使用该类药物后，胆固醇结晶脱落减少有关。

适量使用糖皮质激素可以减少机体炎症反应。糖皮质激素是由肾上腺皮质中束状带分泌的一类甾体激素，主要为皮质醇，具有调节糖、脂肪和蛋白质的生物合成和代谢的作用，还具有抑制免疫应答、抗炎、抗休克作用。糖皮质激素能够抑制毛细血管扩张，减轻渗出和水肿，又抑制白血细胞的浸润和吞噬，从而减轻炎症症状。Belenfant等进行的前瞻性研究中就对一般情况不佳、实验室检查有炎症或胆固醇结晶栓塞复发证据的患者使用糖皮质激素治疗，结合支持治疗取得不错的结果（Belenfant et al., 1999）。而Nakayama等对51例胆固醇结晶患者的回顾性研究显示接受糖皮质激素治疗的患者4周时肾功能优于非激素治疗患者，但远期优势不明显（Nakayama et al., 2011）。因此糖皮质激素对于此类患者治疗的有效性尚需更多的临床证据证实。

日本学者研究报道使用低密度脂蛋白分离（low-density lipoprotein apheresis，LDL-A）治疗胆固醇结晶栓塞。其机制可能为：首先LDL-A直接降低血脂水平，包括LDL和极低密度脂蛋白（VLDL）以及氧化型LDL，能降低循环炎症细胞因子和趋化因子水平，改善内皮功能；同时LDL-A还可能吸附一些凝血因子，从而改善高凝状态，改善血管床的高张力性。Hirai等（2015）回顾性研究了12例胆固醇结晶栓塞患者资料，使用LDL-A治疗后2/3的患者肾功能稳定。Ishiyama等（2015）回顾分析了49例患者资料，其中25例接受LDL-A治疗。至随访24周，接受LDL-A治疗的患者维持透析率（8%）明显低于非LDL-A治疗患者（33%）。

此外综合支持治疗也是胆固醇结晶栓塞患者治疗的重要组成部分。综合治疗包括：①对于肾功能不全患者及时进行血液透析治疗。由于肾是此类患者最易受累的脏器之一，相当比例的患者将发展为肾功能不全。及时和规范的血液透析治疗可以有效减少患者机体水潴留，减低心脏负担；②使用ACEI或ARB等药物积极控制血压。前文已述及严重高血压是胆固醇结晶患者重要临床表现之一。通过口服药物、必要时使用静脉降压药物积极控制血压有利于降低心脏负荷，降低心脑血管并发症；③停用抗凝药物、避免再次血管操作以减少胆固醇结晶再次脱落。对于局部皮肤、肢端破溃，应予局部换药。对肢端感染严重患者，综合评估风险后，可考虑截肢，避免感染加重；④积极治疗代谢紊乱，积极维持患者的营养状况，包括肠内和肠外营养。Belenfant 等（1999）研究显示 67 例患者接受综合治疗后，1 年生存率为 87%，另有 Scolari 等（2000）研究显示 52 例患者的 1 年生存率为 69%。

综上所述，随着动脉相关诊疗操作的日益增加，作为动脉粥样硬化性疾病，胆固醇结晶栓塞应引起临床医生的足够重视。尽早识别、准确诊断是治疗的关键。目前尚无针对胆固醇结晶栓塞的有效治疗方式，以强化降脂治疗为重点的综合治疗可以改善预后。

（邹英华）

参考文献

王茂强, 李生, 谢春明, 等.创伤性肾动静脉瘘的介入治疗. 中华创伤杂志. 2004(05): 20-23.

殷恒讳, 常光其, 王冕, 等. 动脉导管未闭封堵器治疗肾切除术后肾动静脉瘘的疗效观察(附2例报告). 中国血管外科杂志(电子版). 2015(02): 95-8.

赵中伟, 纪建松, 涂建飞, 等. 特发性肾动静脉瘘影像学特征与介入栓塞治疗四例. 介入放射学杂志. 2013(12): 1045-8.

邹强, 袁建华, 俞文强. 先天性肾动静脉瘘的DSA诊断与治疗. 中华泌尿外科杂志. 1999(03): 21-3.

Adler AI, Stratton IM, Neil HA, et al. Association of systolic blood pressure with macrovascular and microvascular complications of type 2 diabetes (UKPDS 36): prospective observational study. Bmj. 2000; 321(7258): 412-9.

Al Badarin FJ, Abuannadi MA, Lavie CJ, et al. Evidence-based diuretic therapy for improving cardiovascular prognosis in systemic hypertension. The American journal of cardiology. 2011; 107(8): 1178-84.

Alibaz-Oner F, Aydin SZ, Direskeneli H. Advances in the diagnosis, assessment and outcome of Takayasu's arteritis. Clinical rheumatology. 2013; 32(5): 541-6.

Altit R, Brown DB, Gardiner GA. Renal artery aneurysm and arteriovenous fistula associated with fibromuscular dysplasia: successful treatment with detachable coils. Journal of vascular and interventional radiology: JVIR. 2009; 20(8): 1083-6.

Ammatuna E, Nijziel MR. Polycythemia and renal infarction in a bodybuilder. QJM: monthly journal of the Association of Physicians. 2014; 107(8): 661-2.

An HS, Kang TG, Yun HJ, et al. Hypertension caused by renal arteriovenous fistula. Korean circulation journal. 2009; 39(12): 548-50.

Areste N, Moyano MJ, Naranjo D, et al. Endovascular treatment with "covered stent" of arteriovenous fistula secondary to percutaneous renal biopsy. Nefrologia: publicacion oficial de la Sociedad Espanola Nefrologia. 2005; 25(4): 449-450.

Baigent C, Blackwell L, Collins R, et al. Aspirin in the primary and secondary prevention of vascular disease: collaborative meta-analysis of individual participant data from randomised trials. Lancet. 2009; 373(9678): 1849-60.

Bangalore S, Sawhney S, Messerli FH. Relation of beta-blocker-induced heart rate lowering and cardioprotection in hypertension. Journal of the American College of Cardiology. 2008; 52(18): 1482-9.

Bax L, Woittiez AJ, Kouwenberg HJ, et al. Stent placement in patients with atherosclerotic renal artery stenosis and impaired renal function: a randomized trial. Annals of internal medicine. 2009; 150(12): 840-8, W150-1.

Belenfant X, Meyrier A, Jacquot C. Supportive treatment improves survival in multivisceral cholesterol crystal embolism. American journal of kidney diseases: the official journal of the National Kidney Foundation. 1999; 33(5): 840-850.

Bianchi G, Campolo L, Vegeto A, et al. The value of plasma renin concentration per se, and in relation to plasma and extracellular fluid volume in diagnosis and prognosis of human renovascular hypertension. Clinical science. 1970; 39(5): 559-76.

Bloemsma GC, van Oostayen JA, Reijnen MM. Endovascular repair of a ruptured type II renal artery aneurysm using an endograft. Annals of vascular surgery. 2012; 26(7): 1011 e11-3.

Boijsen E, Kohler R. Renal arteriovenous fistulae. Acta radiologica. 1962; 57: 433-45.

Bookstein JJ, Goldstein HM. Successful management of postbiopsy arteriovenous fistula with selective arterial embolization. Radiology. 1973; 109(3): 535-6.

Borg FA, Dasgupta B. Treatment and outcomes of large vessel arteritis. Best practice & research Clinical rheumatology. 2009; 23(3): 325-37.

Bourgault M, Grimbert P, Verret C, et al. Acute renal infarction: a case series. Clinical journal of the American Society of Nephrology : CJASN. 2013; 8(3): 392-398.

Bramlage P, Hasford J. Blood pressure reduction, persistence and costs in the evaluation of antihypertensive drug treatment-a review. Cardiovascular diabetology. 2009; 8: 18.

Brott TG, Halperin JL, Abbara S, et al. 2011 ASA/ACCF/AHA/AANN/AANS/ACR/ASNR/CNS/SAIP/SCAI/SIR/SNIS/SVM/SVS guideline on the management of patients with extracranial carotid and vertebral artery disease: executive summary: a report of the American College of Cardiology Foundation/American Heart Association Task Force on Practice Guidelines, and the American Stroke Association, American Association of Neuroscience Nurses, American Association of Neurological Surgeons, American College of Radiology, American Society of Neuroradiology, Congress of Neurological Surgeons, Society of Atherosclerosis Imaging and Prevention, Society for Cardiovascular Angiography and Interventions, Society of Interventional Radiology, Society of NeuroInterventional Surgery, Society for Vascular Medicine, and Society for Vascular Surgery. Developed in collaboration with the American Academy of Neurology and Society of Cardiovascular Computed Tomography. Catheterization and cardiovascular interventions: official journal of the Society for Cardiac Angiography & Interventions. 2013; 81(1): E76-123.

Brown MJ, McInnes GT, Papst CC, et al. Aliskiren and the calcium channel blocker amlodipine combination as an initial treatment strategy for hypertension control (ACCELERATE): a randomised, parallel-group trial. Lancet. 2011; 377(9762): 312-20.

Brummer U, Bonomini M. Successful treatment by recombinant tissue plasminogen activator of a renal infarction complicating percutaneous transluminal renal angioplasty. Nephrology, dialysis, transplantation: official publication of the European Dialysis and Transplant Association-European Renal Association. 2001; 16(2): 427-428.

Bulbul MA, Farrow GA. Renal artery aneurysms. Urology. 1992; 40(2): 124-6.

Campbell JE, Davis C, Defade BP, et al. Use of an amplatzer vascular plug for transcatheter embolization of a renal arteriovenous fistula. Vascular. 2009; 17(1): 40-3.

Carman TL, Olin JW. Diagnosis of Renal Artery Stenosis: What is the Optimal Diagnostic Test? Current interventional cardiology reports. 2000; 2(2): 111-8.

Castagno D, Jhund PS, McMurray JJ, et al. Improved survival with bisoprolol in patients with heart failure and renal impairment: an analysis of the cardiac insufficiency bisoprolol study II (CIBIS-II) trial. European journal of heart failure. 2010; 12(6): 607-16.

Cerny JC, Chang CY, Fry WJ. Renal artery aneurysms. Archives of surgery. 1968; 96(4): 653-663.

Chadha M, Ahuja C. Visceral artery aneurysms: diagnosis and percutaneous management. Seminars in interventional radiology. 2009; 26(3): 196-206.

Chandra A, O'Connell JB, Quinones-Baldrich WJ, et al. Aneurysmectomy with arterial reconstruction of renal artery aneurysms in the endovascular era: a safe, effective treatment for both aneurysm and associated hypertension. Annals of vascular surgery. 2010; 24(4): 503-10.

Chaudhry MA, Latif F. Takayasu's arteritis and its role in causing renal artery stenosis. The American journal of the medical sciences. 2013; 346(4): 314-8.

Cheng BC, Ko SF, Chuang FR, et al. Successful management of acute renal artery thromboembolism by intra-arterial thrombolytic therapy with recombinant tissue plasminogen activator. Renal failure. 2003; 25(4): 665-70.

Cheng H, Harris RC. Potential side effects of renin inhibitors-mechanisms based on comparison with other renin-angiotensin blockers. Expert opinion on drug safety. 2006; 5(5): 631-41.

Cho KJ, Stanley JC. Non-neoplastic congenital and acquired renal arteriovenous malformations and fistulas. Radiology. 1978; 129(2): 333-43.

Colyer WR, Cooper CJ, Burket MW, et al. Utility of a 0.014" pressure-sensing guidewire to assess renal artery translesional systolic pressure gradients. Catheterization and cardiovascular interventions: official journal of the Society for Cardiac Angiography & Interventions. 2003; 59(3): 372-7.

Cooper CJ, Murphy TP, Cutlip DE, et al. Stenting and medical therapy for atherosclerotic renal-artery stenosis. The New England journal of medicine. 2014; 370(1): 13-22.

Coyle D, Rodby R, Soroka S, et al. Cost-effectiveness of irbesartan 300 mg given early versus late in patients with hypertension and a history of type 2 diabetes and renal disease: a Canadian perspective. Clinical therapeutics. 2007; 29(7): 1508-23.

Cross SS. How common is cholesterol embolism? Journal of clinical pathology. 1991; 44(10): 859-61.

Crotty KL, Orihuela E, Warren MM. Recent advances in the diagnosis and treatment of renal arteriovenous malformations and fistulas. The Journal of urology. 1993; 150(5 Pt 1): 1355-9.

Cummings KB, Lecky JW, Kaufman JJ. Renal artery aneurysms and hypertension. The Journal of urology. 1973; 109(2): 144-148.

Davies MG, Saad WE, Bismuth JX, et al. Endovascular revascularization of renal artery stenosis in the solitary functioning kidney. Journal of vascular surgery. 2009; 49(4): 953-60.

De Bruyne B, Manoharan G, Pijls NH, et al. Assessment

of renal artery stenosis severity by pressure gradient measurements. Journal of the American College of Cardiology. 2006; 48(9): 1851-5.

de Mast Q, Beutler JJ. The prevalence of atherosclerotic renal artery stenosis in risk groups: a.

de Souza AW, Machado NP, Pereira VM, Arraes AE, Reis Neto ET, Mariz HA, et al. Antiplatelet therapy for the prevention of arterial ischemic events in takayasu arteritis. Circulation journal: official journal of the Japanese Circulation Society. 2010; 74(6): 1236-41.

DeForrest JM, Knappenberger RC, Antonaccio MJ, et al. Angiotensin II is a necessary component for the development of hypertension in the two kidney, one clip rat. The American journal of cardiology. 1982; 49(6): 1515-7.

Dendorfer A, Thornagel A, Raasch W, et al. Angiotensin II induces catecholamine release by direct ganglionic excitation. Hypertension. 2002; 40(3): 348-54.

Domanovits H, Paulis M, Nikfardjam M, et al. Acute renal infarction. Clinical characteristics of 17 patients. Medicine. 1999; 78(6): 386-394.

Dowling RJ, Laing AD, Vincent JM. Imaging and stenting for renal artery stenosis. Hospital medicine. 1999; 60(5): 329-36.

Dzsinich C, Gloviczki P, McKusick MA, et al. Surgical management of renal artery aneurysm. Cardiovascular surgery. 1993; 1(3): 243-247.

Ehrlich JR, Hohnloser SH, Nattel S. Role of angiotensin system and effects of its inhibition in atrial fibrillation: clinical and experimental evidence. European heart journal. 2006; 27(5): 512-518.

Ekelund L, Lindholm T. Arteriovenous fistulae following percutaneous renal biopsy. Acta radiologica: diagnosis. 1971; 11(1): 38-48.

Falanga V, Fine MJ, Kapoor WN. The cutaneous manifestations of cholesterol crystal embolization. Archives of dermatology. 1986; 122(10): 1194-8.

Fauchier L, Pierre B, de Labriolle A, et al. Antiarrhythmic effect of statin therapy and atrial fibrillation a meta-analysis of randomized controlled trials. Journal of the American College of Cardiology. 2008; 51(8): 828-835.

Feldman RL, Wargovich TJ, Bittl JA. No-touch technique for reducing aortic wall trauma during renal artery stenting. Catheterization and cardiovascular interventions: official journal of the Society for Cardiac Angiography & Interventions. 1999; 46(2): 245-248.

Fine MJ, Kapoor W, Falanga V. Cholesterol crystal embolization: a review of 221 cases in the English literature. Angiology. 1987; 38(10): 769-784.

Fox KM. Efficacy of perindopril in reduction of cardiovascular events among patients with stable coronary artery disease: randomised, double-blind, placebo-controlled, multicentre trial (the EUROPA study). Lancet. 2003; 362(9386): 782-8.

Frock J, Bierman M, Hammeke M, et al. Atheroembolic renal disease: experience with 22 patients. The Nebraska medical journal. 1994; 79(9): 317-321.

Frost L, Engholm G, Johnsen S, et al. Incident thromboembolism in the aorta and the renal, mesenteric, pelvic, and extremity arteries after discharge from the hospital with a diagnosis of atrial fibrillation. Archives of internal medicine. 2001; 161(2): 272-6.

Gallagher AM, Setakis E, Plumb JM, et al. Risks of stroke and mortality associated with suboptimal anticoagulation in atrial fibrillation patients. Thrombosis and haemostasis. 2011; 106(5): 968-977.

Garnier P. Fibromuscular dysplasia of arteries. La Revue du praticien. 2013; 63(7): 941-2.

Gasparini M, Hofmann R, Stoller M. Renal artery embolism: clinical features and therapeutic options. The Journal of urology. 1992; 147(3): 567-72.

Ghoneim TP, Thornton RH, Solomon SB, et al. Selective arterial embolization for pseudoaneurysms and arteriovenous fistula of renal artery branches following partial nephrectomy. The Journal of urology. 2011; 185(6): 2061-2065.

Go AS, Hylek EM, Phillips KA, et al. Prevalence of diagnosed atrial fibrillation in adults: national implications for rhythm management and stroke prevention: the AnTicoagulation and Risk Factors in Atrial Fibrillation (ATRIA) Study. JAMA : the journal of the American Medical Association. 2001; 285(18): 2370-2375.

Gonzalez J, Esteban M, Andres G, et al. Renal artery aneurysms. Current urology reports. 2014; 15(1): 376.

Granata A, Fiorini F, Andrulli S, et al. Doppler ultrasound and renal artery stenosis: An overview. Journal of ultrasound. 2009; 12(4): 133-43.

Greenberg A, Bastacky SI, Iqbal A, et al. Focal segmental glomerulosclerosis associated with nephrotic syndrome in cholesterol atheroembolism: clinicopathological correlations. American journal of kidney diseases: the official journal of the National Kidney Foundation. 1997; 29(3): 334-344.

Group NS, McMurray JJ, Holman RR, et al. Effect of valsartan on the incidence of diabetes and cardiovascular events. The New England journal of medicine. 2010; 362(16): 1477-90.

Group PC. Post-stroke antihypertensive treatment study. A

preliminary result. Chinese medical journal. 1995; 108(9): 710-7.

Gruntzig A, Kuhlmann U, Vetter W, et al. Treatment of renovascular hypertension with percutaneous transluminal dilatation of a renal-artery stenosis. Lancet. 1978; 1(8068): 801-2.

Hart RG, Pearce LA, Aguilar MI. Meta-analysis: antithrombotic therapy to prevent stroke in patients who have nonvalvular atrial fibrillation. Annals of internal medicine. 2007; 146(12): 857-867.

Hazanov N, Somin M, Attali M, et al. Acute renal embolism. Forty-four cases of renal infarction in patients with atrial fibrillation. Medicine. 2004; 83(5): 292-299.

Henke PK, Cardneau JD, Welling TH 3rd, et al. Renal artery aneurysms: a 35-year clinical experience with 252 aneurysms in 168 patients. Annals of surgery. 2001; 234(4): 454-62; discussion 62-63.

Henriksson C, Lukes P, Nilson AE, et al. Angiographically discovered, non-operated renal artery aneurysms. Scandinavian journal of urology and nephrology. 1984; 18(1): 59-62.

Hirachan P, Agarwal R, Wagner B. Cocaine: A Rare Cause of Left-Sided Renal Infarction. Journal of investigative medicine high impact case reports. 2015; 3(1): 2324709615574907.

Hirai K, Ookawara S, Miyazawa H, et al. Low-density lipoprotein apheresis ameliorates monthly estimated glomerular filtration rate declines in patients with renal cholesterol crystal embolism. Journal of artificial organs : the official journal of the Japanese Society for Artificial Organs. 2015; 18(1): 72-78.

Hirsch AT, Haskal ZJ, Hertzer NR, et al. ACC/AHA 2005 guidelines for the management of patients with peripheral arterial disease (lower extremity, renal, mesenteric, and abdominal aortic): executive summary a collaborative report from the American Association for Vascular Surgery/Society for Vascular Surgery, Society for Cardiovascular Angiography and Interventions, Society for Vascular Medicine and Biology, Society of Interventional Radiology, and the ACC/AHA Task Force on Practice Guidelines (Writing Committee to Develop Guidelines for the Management of Patients With Peripheral Arterial Disease) endorsed by the American Association of Cardiovascular and Pulmonary Rehabilitation; National Heart, Lung, and Blood Institute; Society for Vascular Nursing; TransAtlantic Inter-Society Consensus; and Vascular Disease Foundation. Journal of the American College of Cardiology. 2006; 47(6): 1239-312.

Huang CC, Lo HC, Huang HH, et al. ED presentations of acute renal infarction. The American journal of emergency medicine. 2007; 25(2): 164-169.

Huang TC, Hsieh KS, Lin CC, et al. Clinical results of percutaneous closure of large secundum atrial septal defects in children using the Amplatzer septal occluder. Heart and vessels. 2008; 23(3): 187-92.

Huang WC, Levey AS, Serio AM, et al. Chronic kidney disease after nephrectomy in patients with renal cortical tumours: a retrospective cohort study. The Lancet Oncology. 2006; 7(9): 735-40.

Hubert JP Jr, Pairolero PC, Kazmier FJ. Solitary renal artery aneurysm. Surgery. 1980; 88(4): 557-565.

Hupp T, Allenberg JR, Post K, et al. Renal artery aneurysm: surgical indications and results. European journal of vascular surgery. 1992; 6(5): 477-486.

Ippolito JJ, Leveen HH. Treatment of renal artery aneurysms. The Journal of urology. 1960; 83: 10-16.

Ishiyama K, Sato T, Taguma Y. Low-Density Lipoprotein Apheresis Ameliorates Renal Prognosis of Cholesterol Crystal Embolism. Therapeutic apheresis and dialysis: official peer-reviewed journal of the International Society for Apheresis, the Japanese Society for Apheresis, the Japanese Society for Dialysis Therapy. 2015; 19(4): 355-360.

Ito K, Ookawara S, Ueda Y, et al. Bilateral renal infarction mimicking rapidly progressive glomerulonephritis. Renal failure. 2016; 38(3): 484-485.

Jenks S, Yeoh SE, Conway BR. Balloon angioplasty, with and without stenting, versus medical therapy for hypertensive patients with renal artery stenosis. The Cochrane database of systematic reviews. 2014(12): CD002944.

Jucgla A, Moreso F, Muniesa C, et al. Cholesterol embolism: still an unrecognized entity with a high mortality rate. Journal of the American Academy of Dermatology. 2006; 55(5): 786-93.

Kalcik M, Yesin M, Ocal L, et al. A Case Of Acute Thromboembolic Renal Infarction Associated with Paroxysmal Atrial Fibrillation. Journal of atrial fibrillation. 2014; 7(1): 1020.

Kalra PA, Chrysochou C, Green D, et al. The benefit of renal artery stenting in patients with atheromatous renovascular disease and advanced chronic kidney disease. Catheterization and cardiovascular interventions : official journal of the Society for Cardiac Angiography & Interventions. 2010; 75(1): 1-10.

Kayser O, Schafer P. Transcatheter Amplatzer vascular plug-embolization of a giant postnephrectomy arteriovenous fistula combined with an aneurysm of the renal pedicle

by through-and-through, arteriovenous access. German medical science : GMS e-journal. 2013; 11: Doc01.
Kearse WS Jr, Joseph AE, Sabanegh ES Jr. Transcatheter embolization of large idiopathic renal arteriovenous fistula. The Journal of urology. 1994; 151(4): 967-9.
Kelle S, Teller DC, Fleck E, et al. Renal denervation in fibromuscular dysplasia. BMJ case reports. 2013; 2013.
Kessaris DN, Bellman GC, Pardalidis NP, et al. Management of hemorrhage after percutaneous renal surgery. The Journal of urology. 1995; 153(3 Pt 1): 604-8.
Khandelwal N, Kalra N, Garg MK, et al. Multidetector CT angiography in Takayasu arteritis. European journal of radiology. 2011; 77(2): 369-74.
Khawaja AT, McLean GK, Srinivasan V. Successful intervention for high-output cardiac failure caused by massive renal arteriovenous fistula-a case report. Angiology. 2004; 55(2): 205-8.
Kibbe MR, Eskandari MK. Renal artery aneurysm. Journal of the American College of Surgeons. 2004; 198(6): 1024-1025.
Korzets Z, Plotkin E, Bernheim J, et al. The clinical spectrum of acute renal infarction. The Israel Medical Association journal: IMAJ. 2002; 4(10): 781-4.
Krzesinski JM. Renal artery stenosis: acute congestive heart failure as a possible cause. Revue medicale de Liege. 2002; 57(5): 253-7.
Lang EK, Macchia R, Thomas R, et al. Renal artery embolus treated with urokinase perfusion. The Journal of urology. 2006; 176(3): 1189.
Lawrie GM, Morris GC, Glaeser DH, et al. Renovascular reconstruction: factors affecting long-term prognosis in 919 patients followed up to 31 years. The American journal of cardiology. 1989; 63(15): 1085-1092.
Leesar MA. Baseline fractional flow reserve and stent diameter predict event rates after stenting: a further step, but still much to learn. JACC Cardiovascular interventions. 2009; 2(4): 364-5.
Leiter E, Gribetz D, Cohen S. Arteriovenous fistula after percutaneous needle biopsy-surgical repair with preservation of renal function. The New England journal of medicine. 1972; 287(19): 971-2.
Lesaux N, Paulhac P, Bouillet P, et al. Post-traumatic renal arteriovenous fistula discovered after 28 years. Progres en urologie : journal de l'Association francaise d'urologie et de la Societe francaise d'urologie. 2005; 15(2): 306-8.
Liu L, Zhang Y, Liu G, et al. The Felodipine Event Reduction (FEVER) Study: a randomized long-term placebo-controlled trial in Chinese hypertensive patients. Journal of hypertension. 2005; 23(12): 2157-72.
Lumsden AB, Salam TA, Walton KG. Renal artery aneurysm: a report of 28 cases. Cardiovascular surgery. 1996; 4(2): 185-189.
Lye WC, Cheah JS, Sinniah R. Renal cholesterol embolic disease. Case report and review of the literature. American journal of nephrology. 1993; 13(6): 489-493.
Ma L, Wang W, Zhao Y, et al. Combination of amlodipine plus angiotensin receptor blocker or diuretics in high-risk hypertensive patients: a 96-week efficacy and safety study. American journal of cardiovascular drugs : drugs, devices, and other interventions. 2012; 12(2): 137-42.
Mahgoub MA, Guo JH, Gao SP, et al. Hyperdynamic circulation of arteriovenous fistula preconditions the heart and limits infarct size. The Annals of thoracic surgery. 1999; 68(1): 22-8.
Maksimowicz-McKinnon K, Clark TM, Hoffman GS. Limitations of therapy and a guarded prognosis in an American cohort of Takayasu arteritis patients. Arthritis and rheumatism. 2007; 56(3): 1000-9.
Mancia G, Parati G, Bilo G, et al. Blood pressure control by the nifedipine GITS-telmisartan combination in patients at high cardiovascular risk: the TALENT study. Journal of hypertension. 2011; 29(3): 600-9.
Mansueto G, D'Onofrio M, Minniti S, et al. Therapeutic embolization of idiopathic renal arteriovenous fistula using the "stop-flow" technique. Journal of endovascular therapy : an official journal of the International Society of Endovascular Specialists. 2001; 8(2): 210-5.
Marenzi G, Ferrari C, Marana I, et al. Prevention of contrast nephropathy by furosemide with matched hydration: the MYTHOS (Induced Diuresis With Matched Hydration Compared to Standard Hydration for Contrast Induced Nephropathy Prevention) trial. JACC Cardiovascular interventions. 2012; 5(1): 90-97.
Martin RS 3rd, Meacham PW, Ditesheim JA, et al. Renal artery aneurysm: selective treatment for hypertension and prevention of rupture. Journal of vascular surgery. 1989; 9(1): 26-34.
Mason JC. Takayasu arteritis-advances in diagnosis and management. Nature reviews Rheumatology. 2010; 6(7): 406-15.
McKiernan J, Simmons R, Katz J, et al. Natural history of chronic renal insufficiency after partial and radical nephrectomy. Urology. 2002; 59(6): 816-20.
Merkus JW, Zeebregts CJ, Hoitsma AJ, et al. High incidence of arteriovenous fistula after biopsy of kidney allografts. The British journal of surgery. 1993; 80(3): 310-2.
Meyrier A, Buchet P, Simon P, et al. Atheromatous renal disease. The American journal of medicine. 1988; 85(2):

139-146.

Mishina M, Segawa T, Kakehi Y, et al. [Transcatheter embolization of huge renal arteriovenous aneurysm: a case report-review of 270 cases of renal arteriovenous fistula reported in Japan]. Hinyokika kiyo Acta urologica Japonica. 1991; 37(3): 273-7.

Mitchell JA, Subramanian R, White CJ, et al. Predicting blood pressure improvement in hypertensive patients after renal artery stent placement: renal fractional flow reserve. Catheterization and cardiovascular interventions: official journal of the Society for Cardiac Angiography & Interventions. 2007; 69(5): 685-9.

Molloy ES, Langford CA, Clark TM, Gota CE, Hoffman GS. Anti-tumour necrosis factor therapy in patients with refractory Takayasu arteritis: long-term follow-up. Annals of the rheumatic diseases. 2008; 67(11): 1567-9.

Moolenaar W, Lamers CB. Cholesterol crystal embolisation to the alimentary tract. Gut. 1996b; 38(2): 196-200.

Moolenaar W, Lamers CB. Cholesterol crystal embolization in the Netherlands. Archives of internal medicine. 1996; 156(6): 653-657.

Moolenaar W, Lamers CB. Cholesterol crystal embolization to liver, gallbladder, and pancreas. Digestive diseases and sciences. 1996a; 41(9): 1819-22.

Morris D, Kisly A, Stoyka CG, Provenzano R. Spontaneous bilateral renal artery occlusion associated with chronic atrial fibrillation. Clinical nephrology. 1993; 39(5): 257-259.

Mousa AY, Gill G. Renal fibromuscular dysplasia. Seminars in vascular surgery. 2013; 26(4): 213-8.

Moyer JD, Rao CN, Widrich WC, et al. Conservative management of renal artery embolus. The Journal of urology. 1973; 109(2): 138-143.

Mugge A, Gulba DC, Frei U, et al. Renal artery embolism: thrombolysis with recombinant tissue-type plasminogen activator. Journal of internal medicine. 1990; 228(3): 279-86.

Mukhtyar C, Guillevin L, Cid MC, et al. EULAR recommendations for the management of large vessel vasculitis. Annals of the rheumatic diseases. 2009; 68(3): 318-23.

Murphy TP, Rundback JH, Cooper C, et al. Chronic renal ischemia: implications for cardiovascular disease risk. Journal of vascular and interventional radiology: JVIR. 2002; 13(12): 1187-98.

Nakayama M, Izumaru K, Nagata M, et al. The effect of low-dose corticosteroids on short-and long-term renal outcome in patients with cholesterol crystal embolism. Renal failure. 2011; 33(3): 298-306.

Nelemans PJ, Kessels AG, De Leeuw P, et al. The cost-effectiveness of the diagnosis of renal artery stenosis. European journal of radiology. 1998; 27(2): 95-107.

Nishimoto N, Nakahara H, Yoshio-Hoshino N, et al. Successful treatment of a patient with Takayasu arteritis using a humanized anti-interleukin-6 receptor antibody. Arthritis and rheumatism. 2008; 58(4): 1197-200.

Nordmann AJ, Woo K, Parkes R, et al. Balloon angioplasty or medical therapy for hypertensive patients with atherosclerotic renal artery stenosis? A meta-analysis of randomized controlled trials. The American journal of medicine. 2003; 114(1): 44-50.

Nosher JL, Chung J, Brevetti LS, et al. Visceral and renal artery aneurysms: a pictorial essay on endovascular therapy. Radiographics: a review publication of the Radiological Society of North America, Inc. 2006; 26(6): 1687-1704.

Numano F. Contribution of Japanese researchers to progress in the study of allergy and collagen disease in the last 100 years: Takayasu's arteritis. Nihon Naika Gakkai zasshi The Journal of the Japanese Society of Internal Medicine. 2002; 91(9): 2616-20.

Nunes G, Neves FS, Melo FM, et al. Takayasu arteritis: anti-TNF therapy in a Brazilian setting. Revista brasileira de reumatologia. 2010; 50(3): 291-8.

Olesen JB, Lip GY, Lindhardsen J, Lane DA, Ahlehoff O, Hansen ML, et al. Risks of thromboembolism and bleeding with thromboprophylaxis in patients with atrial fibrillation: A net clinical benefit analysis using a 'real world' nationwide cohort study. Thrombosis and haemostasis. 2011; 106(4): 739-749.

Olin JW, Piedmonte MR, Young JR, et al. The utility of duplex ultrasound scanning of the renal arteries for diagnosing significant renal artery stenosis. Annals of internal medicine. 1995; 122(11): 833-8.

Osawa T, Watarai Y, Morita K, et al. Surgery for giant high-flow renal arteriovenous fistula: experience in one institution. BJU international. 2006; 97(4): 794-8.

Perkov D, Novacic K, Novosel L, et al. Percutaneous embolization of idiopathic renal arteriovenous fistula using Amplatzer vascular plug II. International urology and nephrology. 2013; 45(1): 61-8.

Petersson MJ, Rundqvist B, Johansson M, et al. Increased cardiac sympathetic drive in renovascular hypertension. Journal of hypertension. 2002; 20(6): 1181-7.

Pitt B, Waters D, Brown WV, et al. Aggressive lipid-lowering therapy compared with angioplasty in stable coronary artery disease. Atorvastatin versus Revascularization Treatment Investigators. The New England journal of medicine. 1999; 341(2): 70-6.

Plouin PF, Chatellier G, Darne B, et al. Blood pressure outcome of angioplasty in atherosclerotic renal artery stenosis: a randomized trial. Essai Multicentrique Medicaments vs Angioplastie (EMMA) Study Group. Hypertension. 1998; 31(3): 823-9.

Prisant LM, Szerlip HM, Mulloy LL. Fibromuscular dysplasia: an uncommon cause of secondary hypertension. Journal of clinical hypertension. 2006; 8(12): 894-8.

Reid DM, Devogelaer JP, Saag K, et al. Zoledronic acid and risedronate in the prevention and treatment of glucocorticoid-induced osteoporosis (HORIZON): a multicentre, double-blind, double-dummy, randomised controlled trial. Lancet. 2009; 373(9671): 1253-63.

Ridker PM, Macfadyen JG, Nordestgaard BG, et al. Rosuvastatin for primary prevention among individuals with elevated high-sensitivity c-reactive protein and 5% to 10% and 10% to 20% 10-year risk. Implications of the Justification for Use of Statins in Prevention: an Intervention Trial Evaluating Rosuvastatin (JUPITER) trial for “intermediate risk”. Circulation Cardiovascular quality and outcomes. 2010; 3(5): 447-52.

Riley JM. Renal Arteriovenous Fistula: A Complication Of Percutaneous Renal Biopsy. The Journal of urology. 1965; 93: 333-5.

Ritchie J, Green D, Chrysochou C, et al. High-risk clinical presentations in atherosclerotic renovascular disease: prognosis and response to renal artery revascularization. American journal of kidney diseases : the official journal of the National Kidney Foundation. 2014; 63(2): 186-97.

Rumboldt Z, Beros V, Klanfar Z. Multiple cerebral aneurysms and a dural arteriovenous fistula in a patient with polyarteritis nodosa. Case illustration. Journal of neurosurgery. 2003; 98(2): 434.

Rundback JH, Rizvi A, Rozenblit GN, et al. Percutaneous stent-graft management of renal artery aneurysms. Journal of vascular and interventional radiology: JVIR. 2000; 11(9): 1189-1193.

Rundback JH, Sacks D, Kent KC, et al. Guidelines for the reporting of renal artery revascularization in clinical trials. American Heart Association. Circulation. 2002; 106(12): 1572-85.

Safian RD, Madder RD. Refining the approach to renal artery revascularization. JACC Cardiovascular interventions. 2009; 2(3): 161-74.

Saklayen MG. Atheroembolic renal disease: preferential occurrence in whites only. American journal of nephrology. 1989; 9(1): 87-88.

Scolari F, Ravani P, Pola A, et al. Predictors of renal and patient outcomes in atheroembolic renal disease: a prospective study. Journal of the American Society of Nephrology: JASN. 2003; 14(6): 1584-1590.

Scolari F, Tardanico R, Zani R, et al. Cholesterol crystal embolism: A recognizable cause of renal disease. American journal of kidney diseases: the official journal of the National Kidney Foundation. 2000; 36(6): 1089.

Sendi P, Toia D, Nussbaumer P. Percutaneous embolization of renal arteriovenous fistula. VASA Zeitschrift fur Gefasskrankheiten. 2005; 34(3): 207-10.

Sever PS, Dahlof B, Poulter NR, et al. Prevention of coronary and stroke events with atorvastatin in hypertensive patients who have average or lower-than-average cholesterol concentrations, in the Anglo-Scandinavian Cardiac Outcomes Trial-Lipid Lowering Arm (ASCOT-LLA): a multicentre randomised controlled trial. Lancet. 2003; 361(9364): 1149-58.

Sher MH. Intrarenal arteriovenous fistula: a complication of needle biopsy. The American surgeon. 1969; 35(6): 433-4.

Shih CH, Liang PC, Chiang FT, et al. Transcatheter embolization of a huge renal arteriovenous fistula with Amplatzer Vascular Plug. Heart and vessels. 2010; 25(4): 356-8.

Spyridopoulos TN, Kaziani K, Balanika AP, et al. Ultrasound as a first line screening tool for the detection of renal artery stenosis: a comprehensive review. Medical ultrasonography. 2010; 12(3): 228-32.

Stanley JC, Rhodes EL, Gewertz BL, et al. Renal artery aneurysms. Significance of macroaneurysms exclusive of dissections and fibrodysplastic mural dilations. Archives of surgery. 1975; 110(11): 1327-1333.

Taniguchi T, Hashimoto K, Ogawa O, et al. A case of renal artery embolism treated with urokinase. Hinyokika kiyo Acta urologica Japonica. 1988; 34(2): 318-321.

Taylor F, Ward K, Moore TH, et al. Statins for the primary prevention of cardiovascular disease. The Cochrane database of systematic reviews. 2011(1): CD004816.

Textor SC. Pathophysiology of renal failure in renovascular disease. American journal of kidney diseases : the official journal of the National Kidney Foundation. 1994; 24(4): 642-51.

Tham G, Ekelund L, Herrlin K, et al. Renal artery aneurysms. Natural history and prognosis. Annals of surgery. 1983; 197(3): 348-52.

Tsai SH, Chu SJ, Chen SJ, et al. Acute renal infarction: a 10-year experience. International journal of clinical practice. 2007; 61(1): 62-67.

van Jaarsveld BC, Krijnen P, Pieterman H, et al. The effect of balloon angioplasty on hypertension in atherosclerotic renal-artery stenosis. Dutch Renal Artery Stenosis Intervention Cooperative Study Group. The New England journal of medicine. 2000; 342(14): 1007-14.

Van Tassell BW, Munger MA. Aliskiren for renin inhibition: a new class of antihypertensives. The Annals of pharmacotherapy. 2007; 41(3): 456-64.

Varalaxmi B, Sandeep P, Sridhar AV, et al. Renal infarction due to lupus vasculopathy. Lupus. 2015; 24(9): 985-9.

Vensel LA, Devereux RB, Pickering TG, et al. Cardiac structure and function in renovascular hypertension produced by unilateral and bilateral renal artery stenosis. The American journal of cardiology. 1986; 58(7): 575-82.

Vilbert EM, Franciosa SV. Acute Renal Infarction With Heritable Coagulopathy and Patent Foramen Ovale. Radiology case reports. 2009; 4(2): 260.

Wald DS, Law M, Morris JK, et al. Combination therapy versus monotherapy in reducing blood pressure: meta-analysis on 11,000 participants from 42 trials. The American journal of medicine. 2009; 122(3): 290-300.

Wang JG, Kario K, Lau T, et al. Use of dihydropyridine calcium channel blockers in the management of hypertension in Eastern Asians: a scientific statement from the Asian Pacific Heart Association. Hypertension research: official journal of the Japanese Society of Hypertension. 2011; 34(4): 423-30.

Webster J, Marshall F, Abdalla M, et al. Randomised comparison of percutaneous angioplasty vs continued medical therapy for hypertensive patients with atheromatous renal artery stenosis. Scottish and Newcastle Renal Artery Stenosis Collaborative Group. Journal of human hypertension. 1998; 12(5): 329-35.

Weibull H, Bergqvist D, Bergentz SE, et al. Percutaneous transluminal renal angioplasty versus surgical reconstruction of atherosclerotic renal artery stenosis: a prospective randomized study. Journal of vascular surgery. 1993; 18(5): 841-50; discussion 50-2.

Wheatley K, Ives N, Gray R, et al. Revascularization versus medical therapy for renal-artery stenosis. The New England journal of medicine. 2009; 361(20): 1953-62.

Whiteley MS, Katoch R, Kennedy RH, et al. Ruptured renal artery aneurysm in the first trimester of pregnancy. European journal of vascular surgery. 1994; 8(2): 238-239.

Wolff T, Miller T, Ko S. Aspirin for the primary prevention of cardiovascular events: an update of the evidence for the U.S. Preventive Services Task Force. Annals of internal medicine. 2009; 150(6): 405-10.

Xue F, Bettmann MA, Langdon DR, et al. Outcome and cost comparison of percutaneous transluminal renal angioplasty, renal arterial stent placement, and renal arterial bypass grafting. Radiology. 1999; 212(2): 378-84.

Yang J, Lee JY, Na YJ, et al. Risk factors and outcomes of acute renal infarction. Kidney research and clinical practice. 2016; 35(2): 90-95.

Yusuf S, Teo KK, Pogue J, et al. Telmisartan, ramipril, or both in patients at high risk for vascular events. The New England journal of medicine. 2008; 358(15): 1547-59.

Zelenak K, Sopilko I, Svihra J, et al. Successful embolization of a renal artery pseudoaneurysm with arteriovenous fistula and extravasations using Onyx after partial nephrectomy for renal cell carcinoma. Cardiovascular and interventional radiology. 2009; 32(1): 163-5.

Zhang LJ, Yang GF, Qi J, et al. Renal artery aneurysm: diagnosis and surveillance with multidetector-row computed tomography. Acta radiologica. 2007; 48(3): 274-279.

Zhou H, Yin W, Yan Y, et al. Rupture of renal artery aneurysm: a rare urologic emergency entity. Urology. 2014; 84(6): e25-26.

第十九章

乳 糜 尿

一、定义及病因

淋巴管扩张破裂，与尿路任何部位形成瘘管，导致淋巴液漏出与尿液汇合，称为乳糜尿（chyluria）。膳食中的脂肪有80%～90%经肠道吸收后形成乳糜微粒进入淋巴系统，乳糜微粒呈乳白色牛奶状，因此淋巴液以及混有淋巴液的尿液外观也呈牛奶状。这种脂蛋白在肠黏膜内合成，将肠道吸收的脂肪运送到乳糜池，再经胸导管抵达右心房，从而进入血液系统。

乳糜尿通常分为寄生虫性和非寄生虫性两类。寄生虫性乳糜尿主要由淋巴丝虫病导致。该病为一种地方性寄生虫病，累及超过80个国家近1亿人口（Michael et al., 1996）。

无论是在丝虫病流行地区还是非流行地区，均难以明确乳糜尿的流行病学现状。但目前已知它在温带地区并不常见。乳糜尿的其他病因包括是肿瘤、慢性炎症（例如结核）以及外伤（尤其是腹部外伤）导致的淋巴管梗阻。淋巴系统发育畸形可导致婴儿阶段出现乳糜尿，往往预后不良。目前还发现，具有某些危险因素的患者可因怀孕导致乳糜尿。肠道寄生虫异位也是导致乳糜尿的罕见病因（表19-1）。

在乳糜尿患者中，导致淋巴转运障碍的原因并非梗阻，而是淋巴系统功能不全，乳糜池内的乳糜颗粒反流进入淋巴系统（Dreyer et al., 2000）。当摄入高脂饮食后，淋巴管扩张且淋巴管内压力升高，会导致淋巴管破裂，淋巴液进入泌尿系统。除丝虫病性以及获得性淋巴系统畸形外，导致乳糜尿也可直接或间接由炎症、梗阻和/或机械性因素所致。

二、临床表现

寄生虫性乳糜尿在流行区没有年龄差别，但15岁以下儿童非常罕见。迄今为止，尚缺乏适当研究来确定该疾病在流行地区是否存在

表19-1　乳糜尿的常见病因

寄生虫性	非寄生虫性
淋巴丝虫病	创伤（包括手术创伤）
猪囊虫病	肿瘤
包虫病	畸形（淋巴管瘤）
蛔虫病	妊娠
疟疾	主动脉瘤
	肉芽肿性炎

性别优势。乳糜尿的另一个显著特点是其无论由哪种病因导致，均表现为间歇性，且时间间隔非常多变，这主要受饮食和淋巴管损伤严重程度的影响。在流行地区，部分患者一生中可能仅有一次尿液呈乳白色，临床更多表现为因尿蛋白丢失导致的无力和消瘦，这种尿蛋白丢失每 24 小时可高达 40 g 以上。在尿中大量排出的主要是纤维蛋白原以及小部分免疫球蛋白。因此这种蛋白丢失不会导致全身性水肿，这与肾病综合征等疾病不同，后者的蛋白尿以白蛋白为主要成分。此外，只有在极少数情况下，尿液中免疫球蛋白以及淋巴细胞的丢失会导致患者免疫功能受损。当液体摄入不足时，纤维蛋白原可在膀胱内形成沉积物，导致排尿困难，特别是若老年男性患者合并有良性前列腺增生，甚至可出现急性尿滞留，需要留置尿管。乳糜尿本身的并不会引起发热。部分患者发热可能是由于基础疾病，例如结核病或乳糜尿的其他并发症所导致。同样，乳糜尿本身并不容易诱发尿路感染，如果合并尿路感染，应该进一步寻找其病因。

乳糜尿可能伴有镜下或肉眼血尿，这取决于出血的多少以及患者的尿量。这种出血是由与淋巴管伴行的淋巴管壁滋养血管在瘘口处与淋巴管同时发生破裂所致。若乳糜尿合并肉眼血尿则称为血性乳糜尿。腰部不适甚至发作性肾绞痛是乳糜尿发作期间的另一常见症状，迄今尚无对该症状的合理解释。

三、乳糜尿特点

乳糜尿具有与牛奶相同的外观，为乳白色或略呈糊状，这取决于乳糜微粒和蛋白质含量与尿量的比例。在某些情况下，在收集的尿液中可以看到悬浮着一层浅浅的脂肪层。乳糜尿可与脓尿和磷酸盐尿等相混淆，上述两种尿液也可呈现乳白色或云雾状的外观。鉴别诊断可通过将尿液放置于透明容器中进行观察来完成。将新收集的尿液放置几分钟，乳糜尿无沉淀出现，无正常尿液的上清液形成，而脓尿如磷酸盐尿则会出现正常尿上清液和白色的沉积物。当患者由于摄入液体过少而长时间不排尿时，可以在体内特别是膀胱内形成白色透明或不透明的蛋白质凝块，并且可以含有红细胞释出的血红蛋白。如果血尿量较大可表现为肉眼血尿，乳糜尿的白色的外观可以被掩盖。但是如果没有显著溶血，还是可以看出乳糜血尿的成分。无论为何种病因，通过识别并证实乳糜尿内的淋巴细胞而非脂质可做出诊断，因为含脂尿可以具有其他病因，如肾病综合征。需要注意的是，根据淋巴细胞在体外降解的程度，它有可能被误认为是脓细胞，从而易误诊为特异性或非特异性感染，如泌尿系统结核。

四、实验室及影像学检查

与诊断血尿相同，在发作期进行尿常规检查是乳糜尿非常重要的筛查试验，可发现大量单核细胞和持续的尿蛋白。为了证实单核细胞（淋巴细胞）的存在，应对新鲜采集的尿液样本进行尿沉渣分析，以及相关染色试验。

在无临床表现的间歇期，淋巴瘘口会被蛋白质凝块临时填塞，此时尿中淋巴细胞可为阴性。因此，建议筛检尿液淋巴细胞应在患者具有乳糜尿症状期间进行。24 小时尿蛋白定量是一个重要的补充检查，它不仅可以测定蛋白质流失量，由于相对容易测量，且与淋巴瘘严重程度相关，可作为对脂肪饮食进行监测的指标。同样，监测乳糜尿患者病情的进展也非常重要。尽管乳糜尿往往并不伴有肾功能损害，但肌酐清除率应包含在监测指标内。如果发现肌酐清除率下降，应该考虑是否合并其他疾病并做进一步的检查。

腹部超声也应该作为乳糜尿患者常规筛查的一部分。其他检查取决于流行病学、临床病史和体格检查的结果。针对某些可疑病因或是血性乳糜尿患者，可能有必要行其他影像学检查或内镜检查。在疾病流行地区，所有患者均具有进行阴囊内容物超声检查的指征，特别是那些微丝蚴检查和循环抗原检测呈阴性的患者。超声检查是诊断丝虫病感染的重要检查手段，超声可看到活动微丝蚴成虫，其超声表现为“丝虫舞蹈征”(Amaral et al., 1994)。乳糜尿患者行影像学检查（腹部平片及 CT）可见到肾区或盆腔多发细小钙化灶，钙化灶呈淋巴管或血管样分布，是丝虫成虫死亡后钙化所致(Figueredo-Silva et al., 2002)(图 19-1、图 19-2)。此外，膀胱镜检查有助于判断乳糜尿来源于哪侧肾 (图 19-3)。

在不同的疾病流行地区，乳糜尿患者中丝虫感染的确切患病率仍是个未知数。相反，对于缺乏诊断丝虫感染的证据或没有寄生虫病史的患者，并不能排除乳糜尿的可能。乳糜尿可出现在寄生虫治愈多年以后。

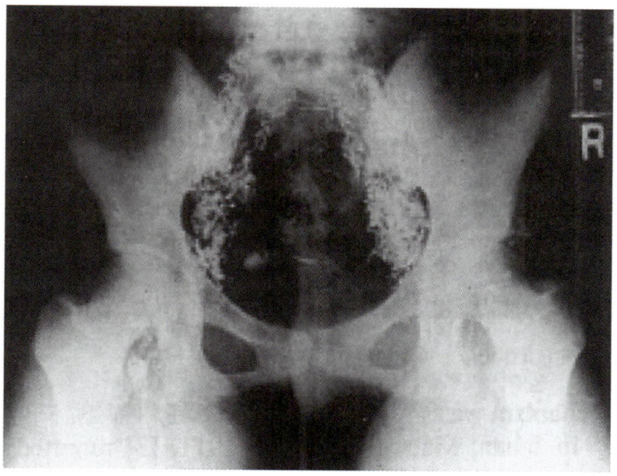

图 19-1 腹部平片（KUB）可见盆腔扩张的淋巴管及钙化

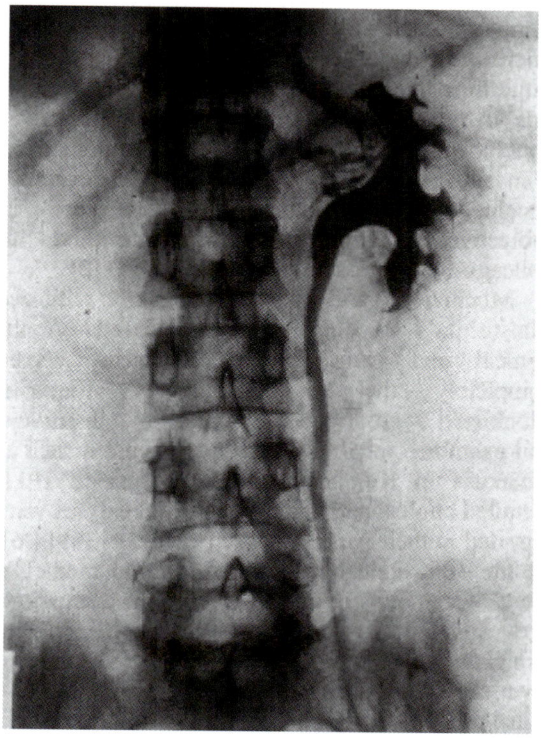

图 19-2 乳糜尿患者逆行造影可见肾盏淋巴反流

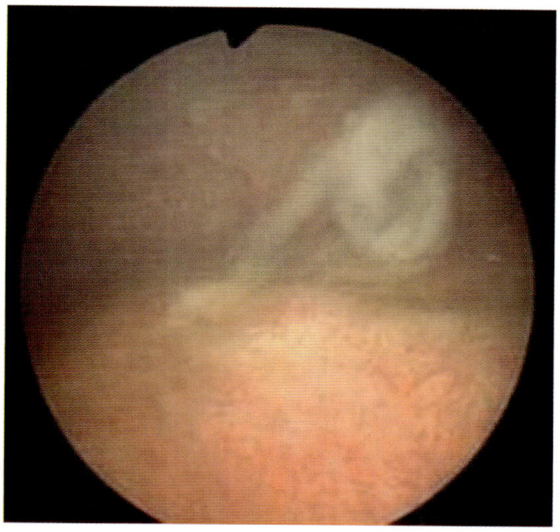

图 19-3 膀胱镜下观察右侧输尿管口可见乳糜尿喷出

五、治疗

对于大多数患者，无论何种病因，临床治疗乳糜尿的基本原则是相同的，包括低脂饮食、高蛋白膳食和大量液体摄入。饮食治疗是必不可少的，尤其是对于发作期患者病情的缓解，在发作间期应该继续限制脂肪摄入，可根据乳糜尿发作的频率、24 小时蛋白尿定量进行评估和调整。在合并严重淋巴瘘的情况下，24 小时蛋白尿可能大于 10 g 以上，对这部分患者可能需要长期甚至终身维持低脂肪饮食。在这样的情况下，理想的膳食结构应尽量仅含有或主要为中链脂肪酸，因为中链脂肪酸在门静脉系统吸收，而不通过小肠淋巴吸收（Hashim et al., 1964）。乳糜尿发作期间应进行水化，以减少淋巴漏出液对尿路上皮，特别是膀胱尿路上皮的刺激作用，从而减少膀胱刺激症状，同时也能减少蛋白质栓形成，降低急性尿潴留的风险（Sherman et al., 1987）。根据尿红细胞的数量，患者可能会出现慢性缺铁性贫血，因此需要补充铁剂。极少数情况下，患者会因血尿造成急性失血而需要输血治疗。

对于丝虫病导致的乳糜尿患者，饮食治疗通常是有效的，除非患者不遵守饮食指导，才有可能发展为罕见的难治性重症病例。因此，临床很少需要外科手术进行干预，对拟行手术治疗的患者，应谨慎评估，权衡利弊。如果患者处于丝虫感染的活动期，虽然治疗丝虫病并不能对淋巴瘘的修复起到帮助，但仍应加用乙胺等药物进行抗丝虫病治疗。对于非丝虫病导致的乳糜尿，治疗效果在很大程度上取决于是否能治愈导致乳糜尿的原发疾病。

当患者出现营养不良、免疫功能下降等严重临床症状，且保守治疗难以缓解时，应考虑采用外科治疗。外科微创治疗包括腔内治疗及手术治疗。肾盂肾盏硬化剂注射（如硝酸银等）具有相对较高的成功率，是临床较常采用的方法（Dhabalia et al., 2010）。但这种方法也存在乳糜尿复发，肾乳头坏死，肝、肾功能衰竭，坏死性输尿管炎等严重并发症，有些并发症甚至是致命的。另一种腔内替代治疗方案是局部采用输尿管镜下钬激光（Lenggenhager et al., 2007）。手术治疗多采用肾蒂淋巴管离断，该手术可开放或在腹腔镜下进行，腹腔镜能够取得与传统开放手术相同的疗效。

传统的开放手术多采用肾周淋巴管离断术。1995 年及 1998 年，经腹腔途径及经后腹腔途径的腔镜下淋巴管离断术先后被首次报道（Chiu et al., 1995; Gomella et al., 1998）。腹腔镜手术与开放手术相比更为微创，而且具有术后恢复快、住院时间短等优点。除此之外，腹腔镜对局部术野的放大作用使得淋巴管离断更为彻底可靠。其中，后腹腔镜具有直接抵达肾门血管的优势，避免了对腹腔内脏器的干扰，术中误损伤腹腔内脏器的风险亦明显降低。因此，腹膜后途径更适用于乳糜尿的腔镜手术治疗。手术中应注意完全离断或凝闭淋巴管与尿路的交通支。对于离断淋巴管所需的范围，部分学者认为应包括整个肾周（Hemal et al., 2002）；但也有学者认为仅需离断肾门区域包括肾蒂血管及输尿管周围的淋巴管，因为此处即为淋巴液反流进入尿路的区域（Tomisaki et al., 2016）（图 19-4）。

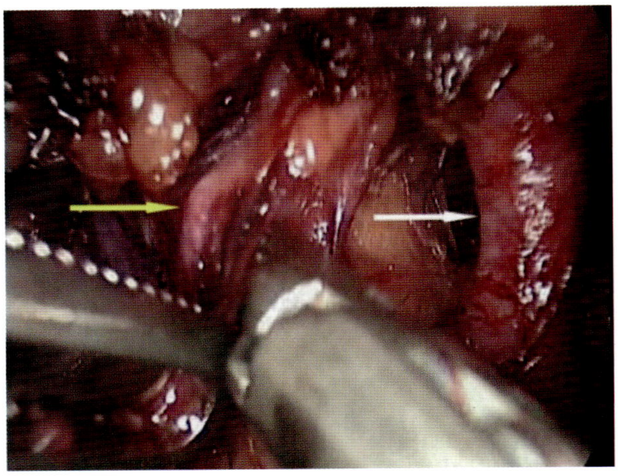

图 19-4　后腹腔镜下肾蒂淋巴管结扎术，可见扩张的淋巴管（黄色箭头）及肾动脉（白色箭头）

（马潞林　刘　可）

参考文献

Amaral F, Dreyer G, Figueredo-Silva J, et al. Live adult worms detected by ultrasonography in human bancroftian filariasis. Am J Trop Med Hyg. 1994; 50: 753-757.

Chiu AW, Chen MT, Chang LS. Laparoscopic nephrolysis for chyluria: Case report of long-term success. J Endourol, 1995; 9: 319-322.

Dhabalia JV, Pujari NR, Kumar V, et al. Silver nitrate sclerotherapy for chyluria: evaluation of the optimal instillation regimen. Urol Int, 2010; 85: 56-59.

Dreyer G, Norões J, Figueredo-Silva J, et al. Pathogenesis of lymphatic disease in bancroftian filariasis: a clinical perspective. Parasitol Today. 2000; 16: 544-548.

Figueredo-Silva J, Noroes J, Cedenho A, et al. Histopathology of bancroftian filariasis revisited: the role of the adult worm in the lymphatic vessel disease. Ann Trop Med Parasitol. 2002; 96: 531-541.

Gomella LG, Shenot P, Abdel-Meguid TA. Extraperitoneal laparoscopic nephrolysis for the treatment of chyluria. Br J Urol, 1998; 81: 320-321.

Hashim SA, Roholt HB, Babayan VK, et al. Treatment of chyluria and chylotorax with medium-chain triglyceride. N Engl J Med. 1964; 270: 756-761.

Hemal AK, Gupta NP. Retroperitoneoscopic lymphatic management of intractable chyluria. J Urol, 2002; 167: 2473-2476.

Lenggenhager C, Warzinek T, Wüthrich RP, et al. Nonparasitic chyluria treated by laser. Urologe, 2007; 46: 1715-1717.

Michael E, Bundy DAP, Grenfell BT. Re-assessing the global prevalence and distribution of lymphatic filariasis. Parasitology. 1996; 112: 409-428.

Sherman RH, Goldman LB, White RWV. Filarial chyluria as a cause of acute urinary retention. Urology. 1987; 29: 642-645.

Tomisaki I, Hamasuna R, Fujimoto N. An effective case for chyluria by retroperitoneoscopic lymphatic disconnection. J Endourol Case Rep, 2016; 2: 78-80.

索 引

E

F

G

H

J

K

L

M

N

P

Q

R

S

T

W

X

Y

Z

国家出版基金项目
NATIONAL PUBLICATION FOUNDATION

“十二五”国家重点图书

泌尿外科学
Urology

国家出版基金项目
NATIONAL PUBLICATION FOUNDATION

“十二五”国家重点图书

泌尿外科学
Urology

（中卷）

主　　编　郭应禄　周利群　金　杰
　　　　　孙颖浩　何志嵩　杨　勇
主编助理　李学松　郝　瀚

北京大学医学出版社

MINIAO WAIKEXUE

图书在版编目（CIP）数据

泌尿外科学: 上、中、下卷 / 郭应禄等主编. –
北京: 北京大学医学出版社, 2019.9
ISBN 978-7-5659-2049-3

Ⅰ. ①泌… Ⅱ. ①郭… Ⅲ. ①泌尿外科学 Ⅳ. ①R69

中国版本图书馆CIP数据核字(2019)第172260号

泌尿外科学（中卷）

主　　编：郭应禄　周利群　金　杰　孙颖浩　何志嵩　杨　勇
出版发行：北京大学医学出版社
地　　址：（100191）北京市海淀区学院路38号　北京大学医学部院内
电　　话：发行部 010-82802230；图书邮购 010-82802495
网　　址：http://www.pumpress.com.cn
E-mail：booksale@bjmu.edu.cn
印　　刷：北京强华印刷厂
经　　销：新华书店
策划编辑：白　玲　暴海燕　张其鹏　罗德刚
责任编辑：罗德刚　张其鹏　王　楠　**责任校对**：靳新强　**责任印制**：李　啸
开　　本：889 mm × 1194 mm　1/16　**印张**：149.25　**字数**：4750千字
版　　次：2019年9月第1版　2019年9月第1次印刷
书　　号：ISBN 978-7-5659-2049-3
定　　价：1500.00元（上中下卷）

主编简介

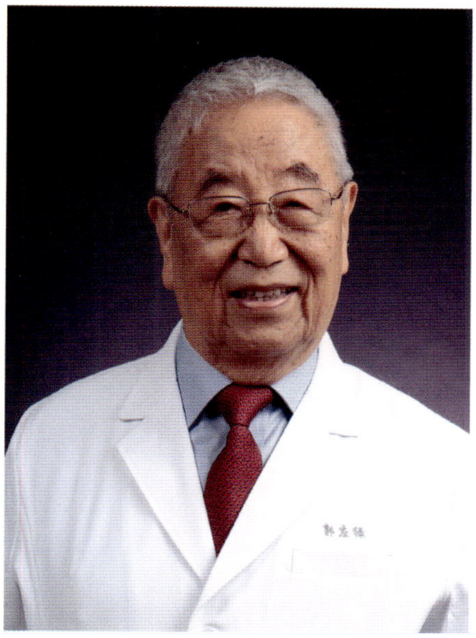

郭应禄，主任医师，教授，博士生导师，中国工程院院士；北京大学泌尿外科医师培训学院院长，北京大学男科病防治中心主任，北京大学第一临床医学院名誉院长，北京大学泌尿外科研究所名誉所长，中国医师协会常务理事，中国医师协会泌尿外科医师分会终身名誉会长，中国医学科学院学部委员，北京郭应禄泌尿外科发展基金会名誉理事长，原卫生部国家医师考试委员会委员，原卫生部临床重点学科评审委员会第一届专家组成员，中央保健委第一届和第二届专家顾问组成员。

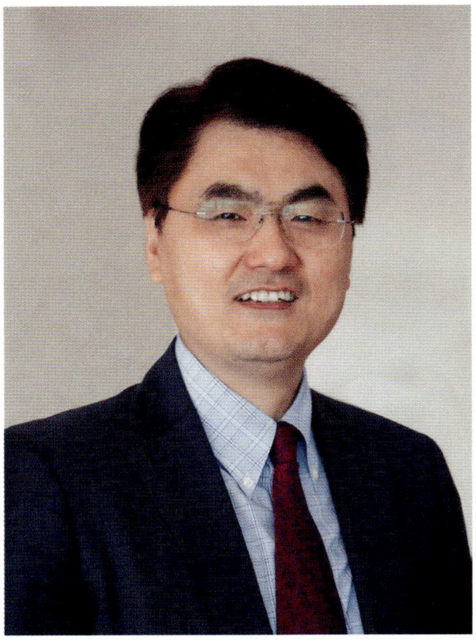

周利群，医学博士，教授，主任医师，博士生导师，北京大学第一医院泌尿外科及北京大学泌尿外科研究所负责人，长期致力于泌尿外科的临床及科研工作，擅长复杂性泌尿生殖系统肿瘤的治疗及腹腔镜技术在泌尿外科的应用；承担多项国家及省部级课题，包括卫健委重大课题、“863”及科委重大课题子课题、多个国家自然科学基金项目、首发及首特重点项目等；以第一完成人获得教育部科技进步奖二等奖及华夏医学奖二等奖等五项国家及省部级奖项，共获得十项国家及省部级奖项；曾荣获中国医师奖、吴阶平泌尿外科医学奖、世界华人泌尿外科学会杰出贡献奖及中华医学会泌尿外科学分会微创学组金膀胱镜奖、恩德思医学科学技术奖（International Endoscopic Award）等。发表文章300余篇，其中SCI文章100余篇；主编著作7部，副主编3部，主译2部。获国家实用新型专利2项。

学术兼职：中国医师学会泌尿外科医师分会会长，中华医学会泌尿外科学分会常委，中华医学会北京泌尿外科学分会副主任委员，中国医师协会泌尿外科医师分会青年委员会主任委员，中国医师协会肿瘤专业委员会主任委员，全国泌尿外科医师定期考核编委会主任委员，中国泌尿生殖产业技术创新战略联盟理事长，中国研究型医院学会泌尿外科学专业委员会副主任委员，中国医疗保健国际交流促进会泌尿生殖医学专业委员会副主任委员委，中国医师协会住院医师规范化培训专家委员会泌尿外科专委会副主任委员，CUDA UTUC协作组组长，*Current Opinion of Urology* 中文版主编，《中华泌尿外科杂志》副主编，《中华腔镜泌尿外科杂志》电子版副主编，《现代泌尿外科杂志》副主编，*The Journal of Urology* 杂志国际编委。

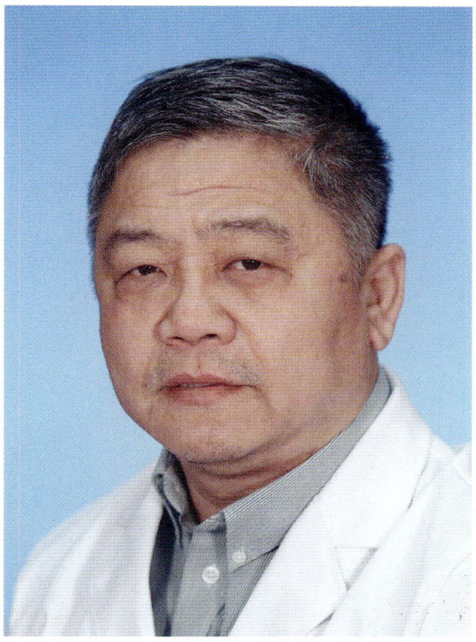

金杰，主任医师，教授，博士生导师，北京大学泌尿外科研究所所长，北京大学第一医院泌尿外科副主任，培养博士研究生50余名；多次获得国家自然科学基金；以责任作者发表SCI论文40篇；主编《泌尿外科学》《男性生殖医学》（第2版）、《前列腺外科学》等3部专著及研究生教材《泌尿外科学》（第3版）。

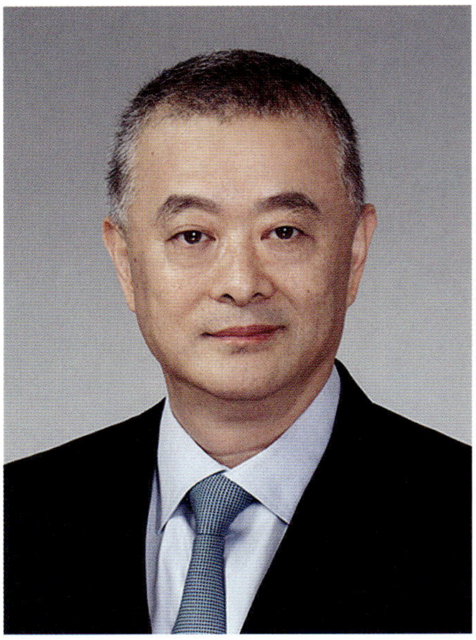

孙颖浩，教授，博士生导师，中国工程院院士。海军军医大学校长和全军前列腺疾病研究所所长。擅长泌尿系肿瘤（尤其是前列腺癌）和结石的临床诊治和基础研究，以及微创泌尿外科技术的应用与研发。以第一完成人获国家科技进步奖一等奖 1 项、二等奖 2 项及省部级科技成果奖 9 项。主持国家重点基础研究发展计划（973 计划）、国家杰出青年科学基金等科研项目 28 项；获国家发明和实用新型专利 51 项。以第一或通讯作者在 *Nature Genetics*, *Molecular Cell* 等 SCI 收录期刊上发表论文 174 篇。主编出版 *The Training Courses of Urological Laparoscopy*、《机器人泌尿外科手术学》《中国腔道泌尿外科手术视频图谱》等 20 部专著。曾获国际泌尿外科学会“卓越成就奖”、国际抗癌联盟“Alexander Savchuk 肿瘤研究奖”、吴阶平医药创新奖、何梁何利基金会医学药学奖等多项荣誉。

学术兼职：亚洲泌尿外科学会前任主席、中国医师协会副会长，中华医学会常务理事，中华医学会泌尿外科学分会主任委员，中国医师协会泌尿外科医师分会候任会长，中国医师协会医学机器人医师分会候任会长，全军泌尿外科学会主任委员，上海市医学会副会长，上海市科学技术协会副主席等。担任《中华泌尿外科杂志》主编，创办 *Asian Journal of Urology* 杂志。

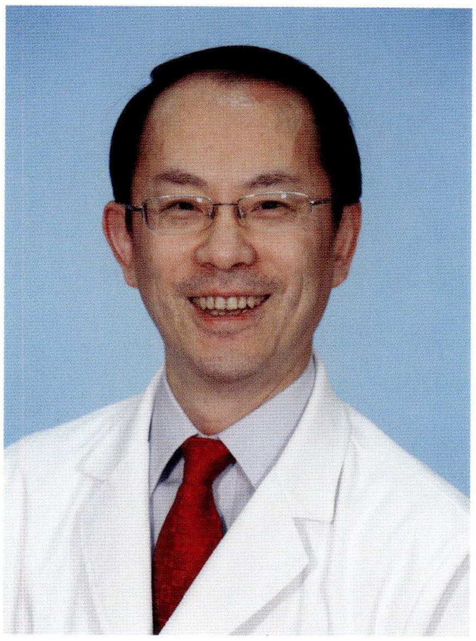

何志嵩，主任医师，教授，博士生导师，北京大学第一医院泌尿外科主任。

学术兼职：中国医师协会泌尿外科分会副秘书长，中华医学会泌尿外科分会肿瘤学组委员，中国抗癌协会泌尿外科专业委员会委员，北京医学会泌尿外科分会委员，中国医师协会内镜医师分会内镜与微创专业委员会常务理事，郭应禄泌尿外科发展基金会理事长，中国老年保健协会抗衰老专业委员会委员；《中华外科杂志》编委，《现代泌尿外科杂志》编委，《中华医学杂志》特邀审稿专家，《中华临床医师杂志》特邀审稿专家。

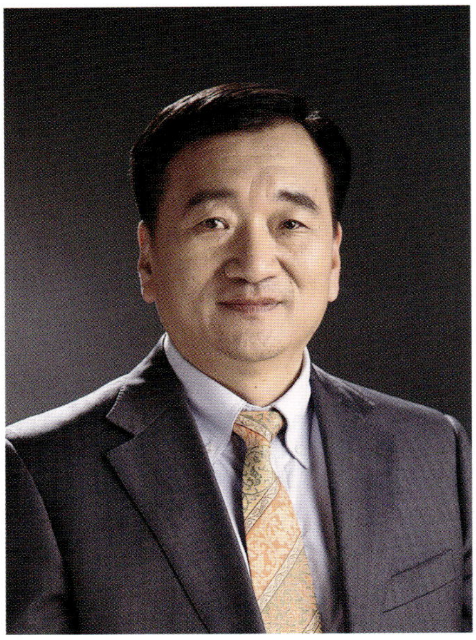

杨勇，主任医师，教授，博士生导师，北京大学肿瘤医院泌尿外科主任，专业主攻泌尿系肿瘤及膀胱尿道功能障碍。

学术兼职：中国医师协会泌尿外科分会副会长，中国抗癌协会泌尿外科分会委员，北京抗癌协会泌尿外科分会常委，北京医学会泌尿外科分会常委。第一作者 SCI 文章 12 篇，主编著作 7 部。

编委名单

（按姓氏汉语拼音排序）

徐　勇　天津医科大学第二医院
许传亮　上海长海医院
许克新　北京大学人民医院
杨　洋　首都医科大学附属北京儿童医院
杨　勇　北京大学肿瘤医院
叶定伟　复旦大学附属肿瘤医院
虞　巍　北京大学第一医院
袁亦铭　北京大学第一医院
张崔建　北京大学第一医院
张火俊　上海长海医院
张　骞　北京大学第一医院
张　凯　北京大学第一医院
张潍平　首都医科大学附属北京儿童医院
张　伟　北京医院
张晓春　北京大学第一医院
张　旭　中国人民解放军总医院
张学斌　北京协和医院
张　勇　首都医科大学附属北京天坛医院
张　争　北京大学第一医院
张志超　北京大学第一医院
张卓莉　北京大学第一医院
周利群　北京大学第一医院
邹英华　北京大学第一医院
左　力　北京大学人民医院

医学绘图　马新颖　张志明

参编人员名单

（按姓氏汉语拼音排序）

鲍　慧　中国人民解放军中部战区总医院
毕　海　北京大学第三医院
曹德宏　四川大学华西医院
曹洋森　上海长海医院
董　捷　北京大学第一医院
范　宇　北京大学第一医院
方　冬　北京大学第一医院
傅　深　上海长海医院
郭　刚　中国人民解放军总医院
韩文文　首都医科大学附属北京儿童医院
蒋　渊　中国人民解放军中部战区总医院
居小萍　上海长海医院
李功成　中国人民解放军中部战区总医院
李辉喜　北京大学第一医院
李建兴　北京清华长庚医院
李振华　中国医科大学附属第一医院
梁海燕　首都医科大学附属北京儿童医院
廖邦华　四川大学华西医院
林德富　首都医科大学附属北京儿童医院
刘　超　首都医科大学附属北京儿童医院
刘春雨　天津医科大学第二医院
刘俊涛　北京大学人民医院
刘　可　北京大学第三医院
刘　伟　北京大学第一医院
刘小梅　首都医科大学附属北京儿童医院
柳良仁　四川大学华西医院
孟　晋　上海长海医院
孟一森　北京大学第一医院
米　悦　北京大学第一医院
钱　萍　华中科技大学同济医学院附属协和医院
屈彦超　首都医科大学附属北京儿童医院
沈钰新　上海长海医院
苏　涛　北京大学第一医院
唐　琦　北京大学第一医院
唐　渊　北京大学第一医院
田　军　首都医科大学附属北京儿童医院
王冠男　首都医科大学附属北京儿童医院
王建龙　北京医院
王　杰　北京大学第一医院
王　敏　中国人民解放军中部战区总医院
王文杰　首都医科大学附属北京儿童医院
王晓雁　首都医科大学附属北京天坛医院
王　鑫　北京医院
王　萱　北京医院
魏　东　北京医院
吴煮镗　北京医院
熊耕砚　北京大学第一医院
杨昆霖　北京大学第一医院
杨　洋　北京大学第一医院
张　雷　北京大学第一医院
张晓威　北京大学人民医院
张亚群　北京医院
张喆楠　北京大学第一医院
张中元　北京大学第一医院
赵亮宇　上海市第一人民医院

序

适逢中华人民共和国70周年大庆之际，国家出版基金资助项目《泌尿外科学》终于要与读者见面了。本书集结了全国老中青几代专家，经过四年多的精心编写而成。衷心感谢所有为此做出贡献的编写者！

这部泌尿外科学专著，既囊括了泌尿外科的知识体系及进展，也体现了我国泌尿外科从无到有、从小到大、从弱到强的发展历程，以及在几代人的团结努力下所取得的成就，尤其是21世纪以来，泌尿外科的新进展、新观念、新技术。本书的读者对象包括从事泌尿外科专业的医生、研究人员，以及住院医师、研究生和正在接受泌尿外科专科培训的医师们。

我国泌尿外科事业从新中国成立之初百废待兴的艰苦环境下起步，在改革开放后进入快速发展时期。近年来，虽然在大城市、大医院，部分泌尿外科已经达到了国际先进水平，但我国幅员辽阔，经济发展不平衡，部分边远地区还缺医少药，更谈不上国际水平。中国泌尿外科的发展依然需要我们传播新知识，培训新一代，以补齐短板；并开展原始创新，特别是颠覆式的创新，以实现科教兴国、健康中国的国家战略。

在过去二十年，我们用“走出去、请进来”的方式培养了一批批全国的泌尿外科学科带头人，使我国的泌尿外科实现了跨越式发展。现在，结合我国国情，当务之急是开展泌尿外科专科医师培训，使全国的泌尿外科医师在从事本专业之初能够具备基本相同的专业技术和学术水平，从而促进我国的泌尿外科事业更快、更均衡地发展，更好、更快地实现使我国的泌尿外科亚洲领先，世界一流的目标。

习近平提出了“实现中华民族伟大复兴是近代以来中华民族最伟大的梦想”，并指出“没有全民健康就没有全面小康”。保证14亿人的身体健康，是我们医务工作者的首要任务；而帮助两亿五千万老年人愉快健康地度过晚年，治愈泌尿外科相关疾病如肿瘤、结石及良性前列腺增生等，则是我们泌尿外科医生义不容辞的责任。让我们携起手来共同努力，继续推动我国泌尿外科事业蓬勃发展！

郭应禄

2019年5月

前　言

《泌尿外科学》——这部“十二五”国家重点图书，是国家出版基金资助的“泌尿外科学跨媒体出版工程”项目中的扛鼎之作，是由郭应禄院士、孙颖浩院士和周利群教授带领的北京大学泌尿外科研究所牵头，集全国泌尿外科精英共同编写的上、中、下三卷本配以6000余分钟手术视频的大型学术融媒体专著。全书历经四年多的编写，现在即将付梓面世。回首编写过程，酸甜苦辣，感慨良多。

本书不仅是泌尿外科医师及相关领域专家工作中的参考书，更是泌尿外科住院医师规范化培训、专科医师规范化培训的教科书。本书章节结构划分方式以泌尿系统器官为主，共分十三篇七十章，没有采用国内外同类专著常用的划分方式，力图在形式上更有利于读者阅读。本书除了介绍泌尿生殖系统常见及罕见疾病外，涵盖了当今泌尿外科领域的新概念、新技术和新方法，包括医学机器人技术等。

本书通过使用二维码、增强现实（augmented reality，AR）等技术将大量精彩的手术视频及三维互动立体解剖图与图书文字内容有机地结合起来，读者在阅读文字的同时，可以观看国内泌尿外科顶尖专家的手术视频及三维解剖图，使其能更为立体直观地了解相关检查及手术操作。

完成这部融媒体巨著实属不易，大家的辛勤付出成就了这部专著的出版。在此要衷心感谢已是耄耋之年的郭应禄院士——我们尊敬的恩师，严谨的学术大家，他亲自撰写了“泌尿外科学的范畴”“前列腺柱状水囊扩裂术”“微能量医学”等章节，并亲自参加本书编写启动、定稿及审稿等各种重要会议，指导图书创作，事必躬亲，为我们树立了最好的榜样，使我们这些学生、后辈不敢懈怠，使本书得以顺利完成；衷心感谢孙颖浩院士对本书的大力支持、关怀与厚爱，他亲自撰写“前列腺的解剖及生理”“前列腺癌”等章节；衷心感谢金杰教授、何志嵩教授及杨勇教授对本书的支持与辛苦付出；衷心感谢参与本书创作与审校的北京大学泌尿外科研究所的同事们；衷心感谢参与本书编写的全国泌尿外科同道们；衷心感谢北京大学医学出版社白玲总编辑及编辑团队；衷心感谢国家出版基金对本出版项目的支持与帮助。

上百名的编写者，历时四年多的创作、编撰，打造了这部融媒体巨著。但当今学术的发展一日千里，很多新知识、新概念在不断发展、更新，本书内容或有不妥之处，敬请读者批评斧正。

周利群

2019年6月

目　录

上　卷

第一篇　总论

第二篇　肾上腺

第三篇 肾

中 卷

第四篇 输尿管

第五篇　膀胱

第六篇 前列腺

下 卷

第七篇 精囊

第八篇 尿道

第九篇 阴茎

第十篇 阴囊及输精管

第十一篇　学科进展

第十二篇　泌尿生殖系结核、儿童性别异常及性传播疾病

第十三篇 男性生殖医学

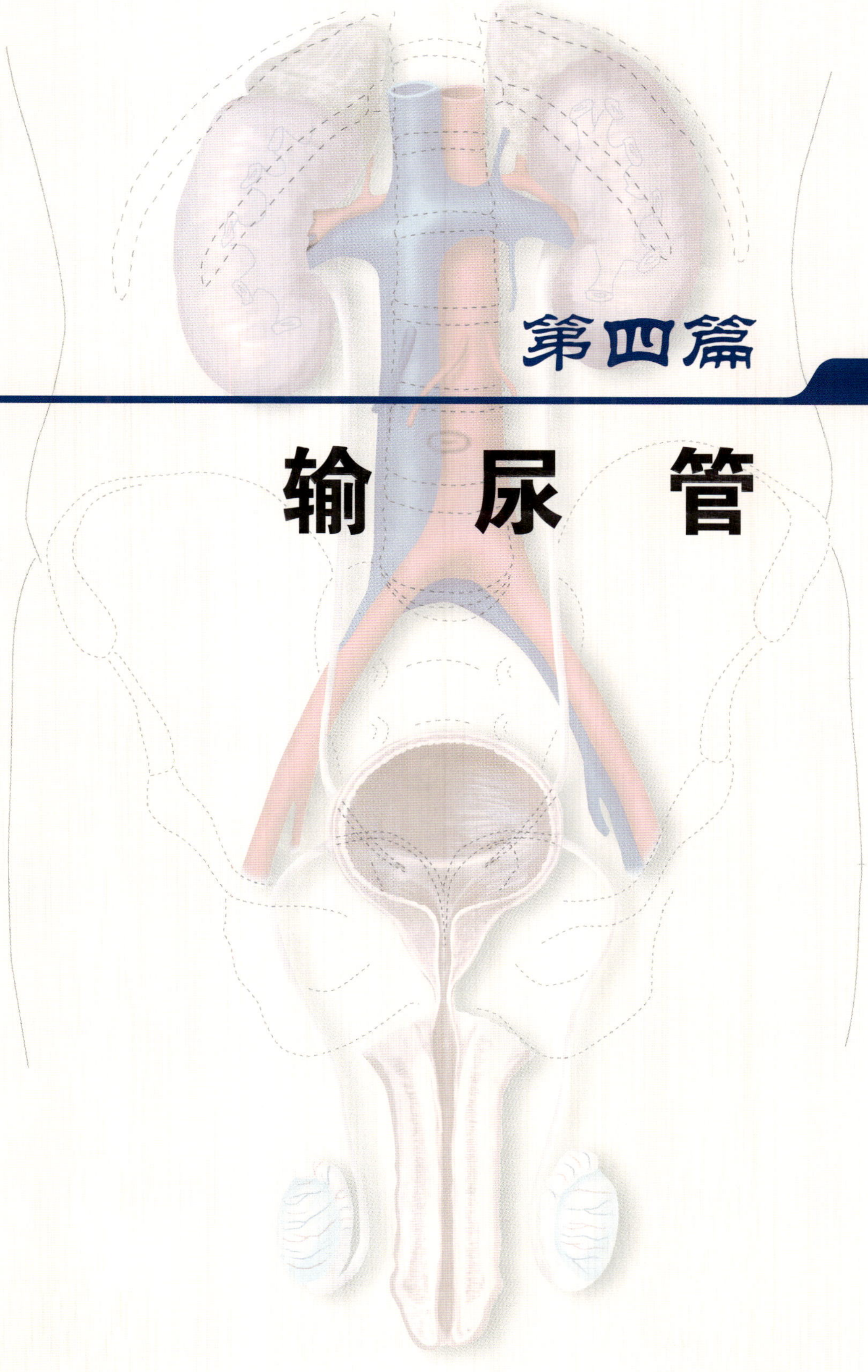

第四篇

输 尿 管

第二十章

输尿管解剖和生理

第一节　正常输尿管芽的胚胎发育

输尿管芽（ureteric bud）是中肾管末端近泄殖腔处向背外侧长出的一个盲管。在胚胎的第 4 周，输尿管芽从中肾管的肘部（弯曲处）发出，向胚体背、颅侧方向延伸，穿入后肾胚基，长入中肾嵴尾端的中胚层组织中（图 20-1-1）。输尿管芽反复分支达 12 级以上，在第 5

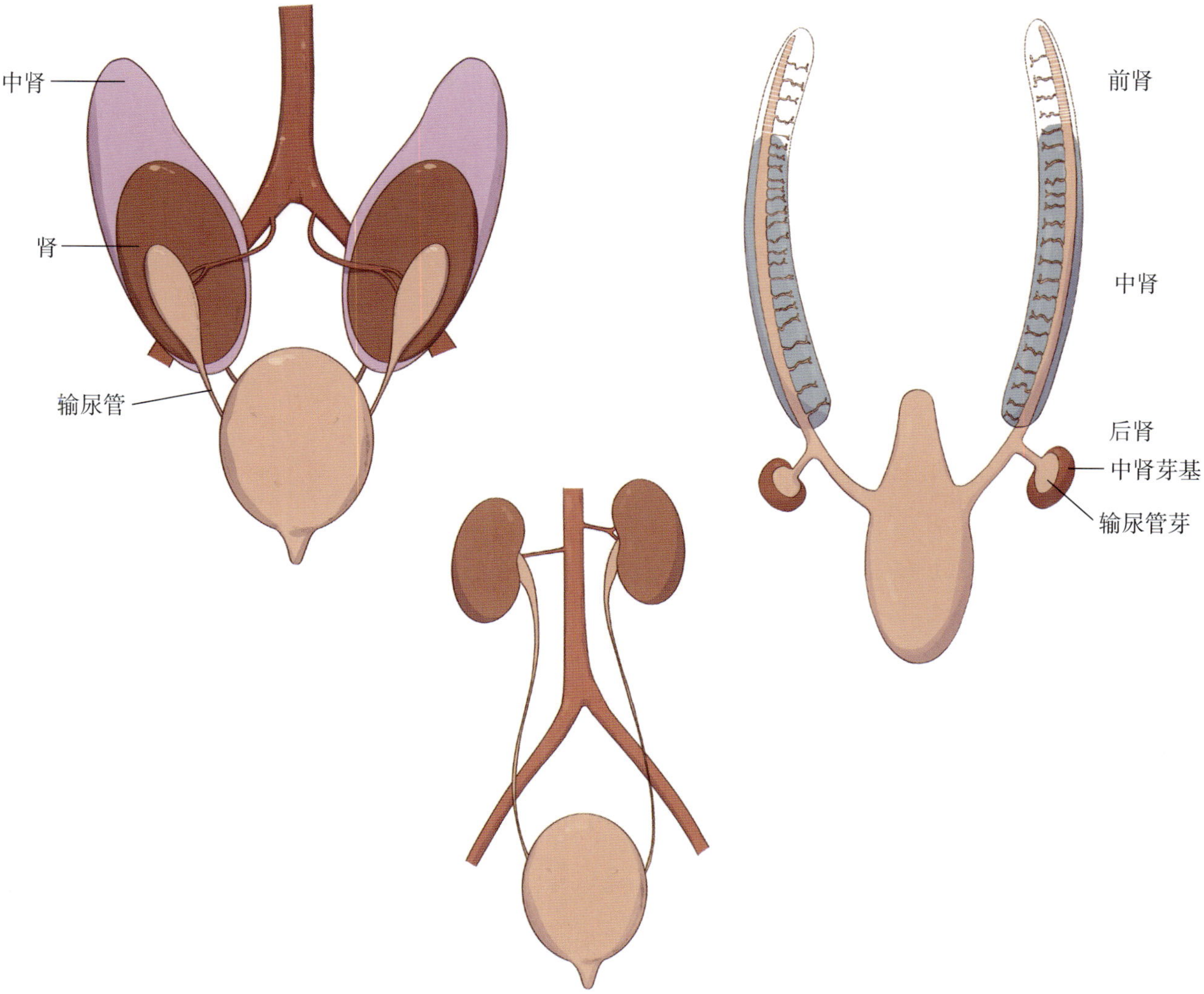

图 20-1-1　输尿管芽的胚胎发育 AR

周形成肾盂的锥形，逐渐演变为输尿管、肾盂、肾盏和集合小管。输尿管芽的起始两级分支扩大合并为肾盂，第 3～4 级分支扩大为肾盏，其余的分支为集合小管。集合小管的末端呈“T”形分支，它的弓形盲端诱导邻近的后肾原基分化为肾单位。

中肾管肘部是发生输尿管芽、中肾管向中前方与泄殖腔汇合的地方。其远端为共同的排泄管道，该部于第 8 周逐步吸收成泄殖腔的一部分，而后形成尿生殖窦。输尿管及中肾管分别与尿生殖窦相连。输尿管芽在中肾管的下方靠近中线，二者相距很近。在发育过程中，输尿管芽与中肾管交换位置。由于后肾向上迁移，输尿管口向头外侧迁移，而中肾管则移至远端中线方向，形成含有精阜的后尿道进入膀胱的入口。中肾管退化演变成附睾、输精管、精囊。胚胎第 12 周，输尿管口及中肾等完成了演变，形成最后位置。由于输尿管口与中肾管的相对迁移，因此输精管于输尿管的前上方通过。

正常的胚胎发育中，中肾管与尿生殖窦相连接处为将来膀胱颈的位置，而共同排泄管与尿生殖窦汇合后形成膀胱三角区。在输尿管芽与中肾管迁移完成后，射精管口与输尿管口的最后位置与膀胱颈基本等距。

第二节　输尿管的解剖及生理

输尿管位于腹膜后，为一肌肉黏膜所组成的管状结构，左右各一，管径 0.5～0.7 cm，上起自肾盂，下终止于膀胱三角。男性管长为 27～30 cm，平均为 28 cm；女性管长为 25～28 cm，平均为 26 cm。右侧短于左侧约 1 cm。

输尿管起自肾血管水平且位于其后方，在腹膜后沿腰大肌前方向下穿行，达小骨盆入口处。左、右输尿管分别越过左髂总动脉末端和右髂动脉起始部的前面，此段称为腹段。右侧输尿管腹段，在腹膜后沿腰大肌前面下降，然后通过肠系膜根部及回肠末端进入盆腔，其开始部分，位于十二指肠下降部及横部后方，在十二指肠和空回肠系膜之间。这一段输尿管，有精索、右半结肠及回结肠血管在其前面越过，在髂窝中则与阑尾相近。因此，盲肠后位的阑尾炎，常引起右输尿管炎，在尿中可出现红细胞及脓细胞。

输尿管盆段及膀胱段占据整个输尿管全长的一半。输尿管从髂血管入盆腔，先沿盆侧壁向下向后，越过盆壁血管神经的表面，约在坐骨棘水平转向前内侧穿入膀胱底的外上角，这一段称为盆段。在女性，输尿管经过子宫颈的外侧，阴道穹侧部的上方，距子宫颈 1.5～2 cm，此处有子宫动脉横过其前上方；在男性有输精管越过输尿管下端的前方。

输尿管自膀胱底的外上角，向内下斜穿膀胱壁，在膀胱三角区，输尿管间嵴外侧端开口，此部称为壁内段，长 1.5～2.0 cm。输尿管膀胱段在进入膀胱时和膀胱成钝角，左右两个管口彼此相距约 2.5 cm。输尿管黏膜和膀胱黏膜是彼此相连的，输尿管纵行肌与膀胱三角区肌亦是相连的。当膀胱充盈时，膀胱内压增高，将壁内段压扁，管腔闭合，可防止膀胱中的尿液反流入输尿管。由于输尿管的蠕动波使尿液仍可不断进入膀胱。若壁内段过短或其周围的肌组织发育不良时，也可出现尿反流现象。

输尿管有三处狭窄部：①肾盂与输尿管移行处；②与髂血管交叉处；③壁内段。这些狭窄处常是输尿管结石滞留的部位。结肠、血管和妇科手术易损伤输尿管。左侧输尿管前面为左半结肠动脉，左精索内动脉和乙状结肠系膜所穿过，肠系膜下动脉则在其内侧与之平行降入盆腔。女性输尿管的路径和男性相同，不过其毗邻组织有所不同。女性输尿管在跨过髂动脉后，从盆腔边缘沿着卵巢动脉内侧进入盆腔，在盆腔内再由髂内动脉前面、卵巢动脉下面、闭孔动脉、膀胱动脉内侧走向中线，再沿着阔韧带基底部、子宫动脉内侧及下面进入膀胱。在实行盆腔手术或做子宫切除、结扎卵巢动脉或子宫动脉时，最容易误伤该段输尿管。

输尿管管壁为三层组织所构成。最外系筋膜组织，包围着整个肾盂和输尿管。其中有丰富的血管和神经纤维；中间为三层肌肉，其内外层为纵行肌，中层为环形肌；最里为黏膜层，与肾盂及膀胱黏膜是连贯的。黏膜下层有丰富的网状淋巴管，是肾向下、膀胱向上感染的途径之一。上 1/3 输尿管由肾动脉分支供应，中 1/3 由腹主动脉、髂总动脉、精索内动脉或子宫动脉供应，下 1/3 由膀胱输尿管下动脉供应。这些分支到达输尿管后，分布在筋膜层并上下沟通，形成动脉网，然后再散布到其他各层。因此做输尿管移植时，切断下 1/3 血流，对移植部分血液供应影响并不甚大。输尿管静脉是随着动脉回流的。静脉通过黏膜下层回到筋膜层后由肾、髂、精索、子宫、膀胱静脉等回流。

输尿管各层内均有淋巴管且互相交通吻合成较粗的集合淋巴管进入淋巴结。输尿管淋巴管与肾盂淋巴管相通，在肾窦内又与深层淋巴管吻合，向下与膀胱精囊的淋巴管吻合。左右输尿管淋巴管分别进入主动脉及腔静脉外侧淋巴结及主动脉前淋巴结。在输尿管下段还注入髂总淋巴结、髂外淋巴结、髂内淋巴结与髂前淋巴结。

输尿管神经为自主神经，来自肾及腹下神经丛，网状分布于输尿管结缔组织中，然后再进入肌肉层。神经节细胞大多数在输尿管下段，少数在上段，中段则极少。由于输尿管的蠕动，可由类似交感神经、副交感神经控制，所以这些神经即使受损伤，输尿管的蠕动也不受影响。

输尿管为细长的肌性管道，管壁平滑肌层的节律性蠕动使尿液不断流入膀胱。输尿管膀胱段长约 2 cm，具有瓣膜的作用，当膀胱充盈时，膀胱内压升高，压扁斜穿的壁内段，尿液不至反流。而当输尿管的蠕动波到达时，壁内段入口开放，尿液仍可不断流入膀胱。

（孙　宁　张潍平）

第二十一章

输尿管畸形

第一节　输尿管数目异常

一、输尿管未发育

输尿管未发育（ureteral agenesis）说明输尿管芽未发育，并伴同侧肾未发育。双侧者小儿不能存活，单侧者伴同侧膀胱三角区缺如，是因没有中肾管或输尿管芽胚基被吸收入尿生殖窦。如患侧三角区略有发育，则可有输尿管发育不良或闭锁。

二、双输尿管

双输尿管（duplication of the ureter）常引流重肾，偶见引流一附加肾者。双输尿管可分为完全性与不完全性者（Y形），前者的另一输尿管开口于膀胱、尿道或其他部位。双输尿管是输尿管畸形中最常见的，约125人中有一例，单侧较双侧者多6倍。双输尿管畸形并不引起功能紊乱，很多是被偶然发现，但在尿路感染中被检出的双输尿管要比想象中多。有重肾、双输尿管时，下输尿管口靠头侧及外侧，而上输尿管口靠内、下即符合Meyer-Weigert定律（1877年由Meyer最初描述，其后1946年由Weigert进行了改进），在临床上引起症状的主要是上输尿管的异位输尿管口及异位输尿管膨出；下肾部及相应输尿管易有反流积水。双输尿管也常伴其他畸形及尿路感染。罕见上输尿口位于内上侧，Stephens曾收集文献上有4例，加上他自己的7例，该上输尿管位于下输尿管之前，两者不交叉。Stephens认为上输尿口位于头端内侧不符合Meyer-Weigert定律，是因为上输尿管起源于相邻接的输尿管芽，即刻分为两个，而不是发生于第二个输尿管芽。

肾实质的1/3由上部集合系统引流。肾单一系统引流者平均有9.4个肾小盏，重肾有11.3个肾小盏，平均上肾部有3.7个肾小盏，下肾部有7.6个肾小盏（Privett等）。他们注意到单一系统引流的肾经影像学检查97%都正常，而有重复畸形者中29%有瘢痕或和扩张。如做排尿期膀胱尿道造影（voiding cystourethrography，VCUG）检查，重复畸形者中反流率可高达42%，而无重复畸形者仅为12%。患者常因下肾部并发反流而有积水，但也有下肾部并发肾盂输尿管连接部梗阻者。

重肾双输尿管畸形常并发其他泌尿系畸形，包括肾发育不全和肾发育不良以及各种输尿管异常。

不完全性双输尿管（Y形输尿管）在临床上常不重要，但因尿淤滞易导致肾盂肾炎。Y形输尿管汇合支的横断面积一般小于两分支面积的总和，故下流至此处的尿液易于发生淤滞，并出现尿液往返流动于两根输尿管之间，且多流向较宽的一根。当输尿管汇合处越靠远端，或汇合处较宽，则尿淤滞的后果就更明显。若同时有膀胱输尿管反流，则加重上述两输尿管间的回流，可发生腰痛。此时，如两输尿管间的接口近膀胱壁，可切除该 Y 形连接部，分别做两根输尿管与膀胱的再吻合。反之，若反流严重，而 Y 接口较高，则做接口以下输尿管与膀胱再吻合。如无膀胱输尿管反流，两输尿管间的往返回流重，当有症状时，可做输尿管肾盂吻合或肾盂与肾盂吻合，同时切除上输尿管。

三、盲端输尿管

偶见双输尿管之一呈盲端并未与肾相连。目前已报告的不到 70 例，实际数字可能要高。多数盲端输尿管是 Y 形输尿管的一根，而 Y 形结合部位在中或下 1/3 段。本症多见于女性，女性比男性多 3 倍，右侧比左侧多 2 倍。也有报告发生于孪生或同胞姐妹之间。

多数盲端输尿管并不引起不良后果，但可并发感染或结石。本文作者曾遇一 9 岁男孩因尿路感染进行检查，IVP 示右单肾，右肾、输尿管积水并输尿管口异位，手术所见为 Y 形输尿管，连接点在输尿管下段，上输尿管是一盲端。因 IVP 盲端输尿管常不显影，故需逆行肾盂造影。有时因两输尿管间的往返回流及淤滞，可引起输尿管扩张及疼痛。

盲端输尿管的胚胎发生与双输尿管相似，只是相应的输尿管芽发育不全，未能与后肾相连。盲端输尿管的组织结构与正常输尿管相同，大体上输尿管盲端呈球形扩大。多数病例在输尿管盲端周围没有肾组织，少数病例输尿管盲端呈索状闭锁并通入发育不良的肾组织。盲端输尿管可以很短，也可很长，直达肾窝。如需切除盲端输尿管，应注意保护正常输尿管，因此建议保留一段与正常输尿管相接的部位。

输尿管中段或远段憩室的胚胎发生与盲端输尿管相同。一些作者认为输尿管憩室与盲端输尿管只是形态上不同，典型盲端输尿管与正常输尿管相接部为锐角即 Y 形，并向上行，平行于正常输尿管，长度至少为宽度的 2 倍。输尿管憩室呈球形，它们的组织结构及胚胎发生相似。

四、倒Y形双输尿管

倒 Y 形双输尿管（inverted Y ureteral duplication）是输尿管分支畸形中最罕见的，即输尿管远端分为 2 支，近端则汇合成 1 支引流肾。多见于女性，其中 1 根常呈异位开口。本文作者曾见一 2 岁男孩有排尿困难及阴囊滴尿，其孪生兄弟完全正常，经影像学检查及手术证实患儿有多发尿路畸形，包括前尿道瓣膜、重复膀胱、左侧倒 Y 形双输尿管，其中之一开口于阴囊。

倒 Y 形双输尿管的胚胎发生被认为是双输尿管芽的顶端接近，并在进入后肾前融合成 1 根。

远端输尿管口如有异位及引起症状时，应采取手术切除。

（杨　洋　张潍平）

第二节　输尿管位置异常

有些血管发育上的异常可造成输尿管位置异常及输尿管梗阻，虽然少见，却有临床意义。

一、下腔静脉后输尿管

下腔静脉后输尿管（retrocaval ureter）是由于胚胎期腔静脉发生反常，输尿管不在腔静脉的外侧，而从下腔静脉的后面绕过，再回到正常路线，因腔静脉与输尿管交叉（L3～L4 水平）导致尿流通过障碍，故其近侧发生肾、输尿管积水。因本症是由于胚胎期腔静脉发生反常，故有人称为输尿管前下腔静脉（preureteral vena cava）。当右肾及右上 1/3 段输尿管积水应考虑下腔静脉后输尿管。

临床上，下腔静脉后输尿管可分 2 型：较常见的Ⅰ型有肾积水及典型梗阻征象；Ⅱ型没有肾积水或仅有轻度肾积水。此型输尿管在更高位置走向下腔静脉之后，肾盂及输尿管几乎呈水平位，无扭曲，如有梗阻、是因位于下腔静脉侧壁的输尿管受椎旁组织的压迫所致。Ⅰ型梗阻部位在髂腰肌缘，该点是输尿管先走向头侧，再转向下腔静脉后侧。

1. 胚胎学

下腔静脉从胎儿静脉丛发生，在胚胎时期有 3 对静脉与下腔静脉的发生有关，即后主静脉、下主静脉及上主静脉。3 对静脉的分支互相吻合，在两侧形成静脉环。胚胎第 12 周时，后肾从骨盆上升，穿越静脉环达腰部，故此环称为肾环。肾环分前、后 2 部分，输尿管从中经过。当后主静脉萎缩时，其血液循环由上、下主静脉及其分支承担，下腔静脉由肾环后部组成，因此输尿管应在下腔静脉的前面。如后主静脉不萎缩，肾环前部组成下腔静脉，则输尿管位于下腔静脉之后，即腔静脉后输尿管。如静脉环的腹侧不消失，因为有右下主静脉在背侧及腹侧，故形成双下腔静脉，导致右输尿管位于双下腔静脉之间。

2. 发病率

约 1500 例尸检中有 1 例，在尸检中男性是女性的 3～4 倍。在临床上男性是女性是 2.8 倍。

3. 其他伴发畸形

有些病例并发马蹄肾、左侧肾未发育、肾积水、旋转不全及发育不全。

4. 症状

由于输尿管受压造成尿液引流不畅，患者可有腰或腹部钝痛，甚至绞痛。血尿是常见症状之一，也可伴尿路感染或及结石。

5. 诊断

静脉或逆行肾盂造影可显示输尿管呈典型 S 形或镰刀形弯曲，肾盂及上 1/3 段输尿管积水。超声、CT、MRI 均可协助诊断。

6. 治疗

若仅有轻度肾积水又无临床症状，可随诊观察。如有症状则行输尿管复位术，即切断输尿管做肾盂输尿管再吻合术或输尿管与输尿管再吻合术。如输尿管与腔静脉粘连紧密，不易分离，而输尿管又较充裕，可旷置一段输尿管，使够长的两断端做端端吻合。

二、髂动脉后输尿管

髂动脉后输尿管（retroiliac ureter）或称输尿管前髂动脉（preureteral iliac artery），罕见，可位于任何一侧，也曾有双侧的报道。由于受动脉压迫，梗阻位于 L5 或 S1 水平，常并发其他畸形。

正常情况下，脐动脉的原始腹支，被位于主动脉及脐动脉远端间的背侧枝所替代。如腹支不消失，而背支未形成则造成输尿管位于其后，常有输尿管口或中肾管口异位。

（杨　洋　张潍平）

第三节　输尿管异位开口

正常输尿管口位于膀胱三角区两上侧角，若开口于其他部位，则称为输尿管异位开口（ectopic ureter）。

输尿管异位开口可位于泌尿系或生殖管道，如开口异位于三角区与膀胱颈间则不产生症状；如开口于膀胱颈远侧，可致梗阻、反流，在女性可有尿失禁。女性尿道可分为上部尿道内括约肌带及下部尿道外括约肌带。如开口于内括约肌带区，则可能有梗阻但无尿失禁。如开口于尿道远段，可能有梗阻，但患儿以尿失禁为主要症状。

女性输尿管口异位于前庭的尿道口附近者约占 1/3，位于阴道者占 25%，罕见开口于子宫颈及子宫。这是由于 Gartner 管破入发育中的输尿管、阴道共同管壁的某些部位上。

曾有报告异位输尿管口在前庭或远段尿道而无尿失禁者。有些病例从未发生尿失禁，只因尿路梗阻或腰痛进行检查时被诊断，有些直到青春期或妊娠时才出现尿失禁。推测这些病例的异位输尿管口，经过一部分尿道外括约肌，只当排尿时才有输尿管的尿液流出。至青春期或妊娠时，这些括约肌的肌力减弱，故迟发尿失禁。

男性异位输尿管口位于前列腺尿道者占半数，在外括约肌近侧，故无尿失禁。位于精囊者约 1/3，其他可位于输精管或射精管、附睾，输尿管口异位于直肠是很罕见的。

一、发病率

异位输尿管口的发病率难以估计，因为很多病例没有症状。Campbell（1970）报告 19 046 例小儿尸检中有 10 例异位输尿管口，即约 1900 例小儿中有 1 例。约 80% 异位输尿管口病例，并发于重肾双输尿管的上输尿管。在女性异位输尿管口病例中，80% 以上为双输尿管，而男性多为单一输尿管。

输尿管口异位多见于女性，女性较男性多 2.9 倍。双侧输尿管口异位占 7.5%～17%，有些是单肾并输尿管口异位；一侧输尿管口异位，对侧是重复畸形并不少见。

二、合并上尿路畸形

异位输尿管口距正常位置越远，相应肾发育也越不正常。在重肾中，则上肾发育不全或不良。有报道 160 例中有 97 例为一侧异位输尿管口并发同侧重肾双输尿管，97 例均来自上肾部，该肾部为发育不良的肾组织；有42例的一侧单一异位输尿管口，其中34例患侧肾发育不全及发育不良；8例有患侧肾积水；13例有双侧单一异位输尿管口；此外也可并发马蹄肾、盆腔肾等。

三、临床表现

男性常无症状，除非有梗阻或感染，由于持续有小量尿流入后尿道，可能有尿频、尿急。如输尿管口异位于生殖道，可有前列腺炎、精囊炎、附睾炎。如系单一输尿管，膀胱镜检查可见患侧三角区不发育，膀胱底后外侧被其下扩张的输尿管抬高，而其内扩大膨出的输尿管酷似异位输尿管膨出。

女性约半数有尿失禁，表现为正常分次排尿及持续滴尿。如尿储存于扩大的输尿管中，则患者于仰卧时不遗尿，但站立时则有尿失禁。女性有尿失禁是因异位输尿管口位于括约肌的远侧。输尿管口位置越高，尿失禁越轻，但常有梗阻，这是由于输尿管跨过膀胱颈的肌肉受挤压所致。较高位的异位输尿管口中75%有膀胱输尿管反流，也就是既反流又梗阻，常并发感染，多见于幼儿。小婴儿也可因梗阻出现腹部肿物。

四、诊断

诊断女性输尿管异位开口有时很容易，有时却很困难。如并发重肾双输尿管，静脉尿路造影时功能良好的下半肾常显示向下外侧移位（图21-3-1）。

仔细检查女性外阴，有时可在尿道口附近找到间断滴尿的异位输尿管口，自此插入导管做逆行造影可确诊。但造影常有困难，一方面由于管口难找，其次导管难以插入狭窄的开

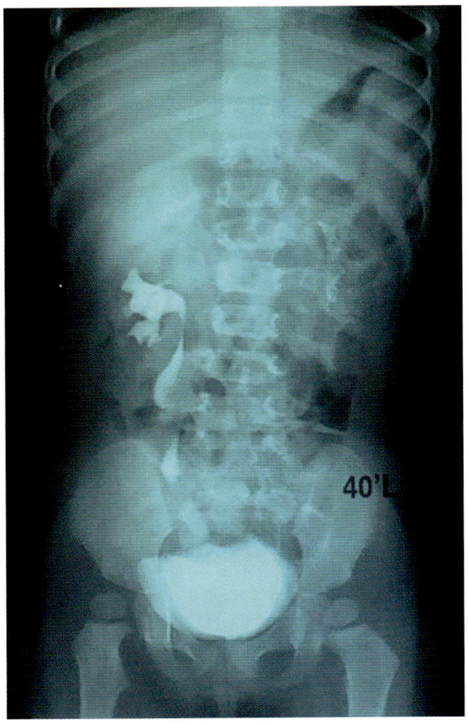

图21-3-1 右侧重肾双输尿管，右上半肾输尿管扩张积水，压迫右侧下半肾向下外侧移位，下肾输尿管亦有积水

口。假如是单一输尿管，病肾常无功能，尤以异位肾或交叉异位及融合肾时诊断困难，应用超声检查在膀胱后寻找扩大的输尿管可有帮助。膀胱镜及阴道镜有时可协助寻找异位输尿管口。

螺旋CT及磁共振成像（MRI）可清晰显示整个扩张的尿路形态，而发育不全合并发育不良的小肾及其相连的细输尿管可能经腹腔镜检出，并同期做小肾及其相连的细输尿管切除。

五、治疗

应根据相应的肾功能决定治疗方法。如单一输尿管开口于生殖系，肾功能常严重丧失，则行肾、输尿管切除。如异位开口于膀胱颈或

尿道，肾功能常较好，则行输尿管膀胱再吻合术。如并发重肾，上肾部功能丧失，则做上半肾切除。罕见的情况是上半肾尚有功能，则做上输尿管与下肾盂吻合或将上输尿管与下输尿管吻合（图 21-3-2）。

双侧单一输尿管开口异位，如输尿管开口位于尿道，则膀胱三角区及膀胱颈均发育差。多见于女性，患者有完全性尿失禁。静脉尿路造影及排尿期膀胱尿道造影可以诊断。可试做重建手术，包括输尿管膀胱再吻合，用肠管扩大膀胱及 Young-Dees-Leadbetter 膀胱颈重建术。如仍不能控制排尿，可考虑做以阑尾为输出道的可控性尿路改流术（Mitrofanoff 术）。

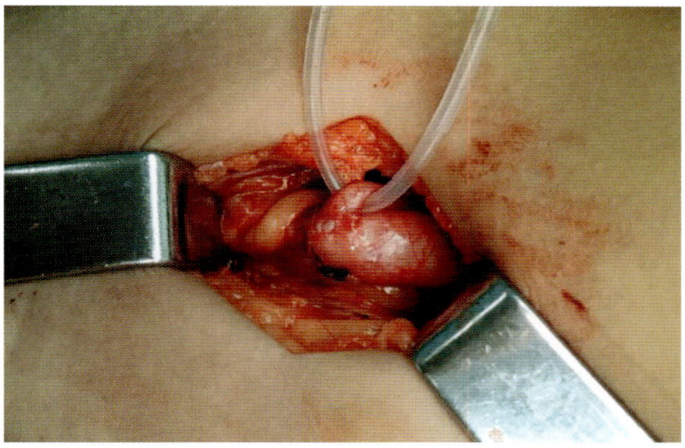

图 21-3-2 上方导尿管牵拉者为正常管径的下输尿管，下方增粗者为上输尿，将增粗的上输尿管与下输尿管做端侧吻合

（杨 洋 张潍平）

第四节 肾盂输尿管连接部梗阻

肾盂输尿管连接部梗阻（ureteropelvic junction obstruction，UPJO）是小儿肾积水的常见原因。先天性肾积水可经产前 B 超检出，有些患儿在出生后很长时间才出现症状。由于肾盂输尿管连接部梗阻妨碍了肾盂内尿液顺利排入输尿管，使肾盂排空发生障碍，从而导致肾的集合系统扩张。起初，肾盂平滑肌逐渐增生，蠕动加强，试图通过远端的梗阻排出尿液；当不断增加的蠕动力量无法克服梗阻时，就会导致肾实质萎缩和肾功能受损。

一、发病率

先天性肾盂输尿管连接部梗阻所致肾积水的发生率为 1/800～1/600。本症可见于胎儿至出生后各年龄组，约 25% 见于 1 岁以内。事实上，胎儿肾集合管系统扩张中的绝大多数（可高达 80%）源于肾盂输尿管连接部梗阻，比多房性肾囊性变更多见。少数病例在青少年或成人期才获诊断。本症多见于男性，左侧多见。有报告在新生儿中约 2/3 病变在左侧，而双侧病变发生率为 10%～40%。Cohen 等报道在一些家族中的一代以上成员，患单侧或及双侧肾盂输尿管连接部梗阻可能有显性遗传，但未被证实，故对患肾盂输尿管连接部梗阻的子代应强调胎儿的超声检查。

二、病因

尽管在胚胎学、解剖学、组织学等不同角度有深入的研究，但肾盂输尿管连接部梗阻的确切病因尚不十分明确。引起肾盂输尿管连接部梗阻的病因甚多，通过肉眼和光镜观察可将病因归纳为 3 类。

（一）管腔内在因素

管腔内在因素主要有肾盂输尿管连接部狭窄、瓣膜、息肉和高位输尿管开口。其中，狭窄是肾盂输尿管连接部梗阻的常见原因（占87.2%），狭窄段一般长约2 cm，断面直径仅为1～2 mm，常伴有高位输尿管开口。病理所见为肾盂输尿管连接部及输尿管上端肌层增厚和纤维组织增生。光镜下见局部平滑肌细胞增生、排列紊乱，肌细胞间有少量炎性细胞浸润。少数患儿有多处输尿管狭窄，甚至全长输尿管狭窄。肾盂输尿管连接部瓣膜为一先天性皱襞，可含有肌肉。4月龄以上胎儿输尿管上段常见先天性皱襞，可一直持续到新生儿期。先天皱襞发育停滞，造成输尿管最近端的黏膜、肌肉折叠形成瓣膜。Leiter（1979）认为该皱襞并不引起梗阻，并随小儿生长而消失。其后Maizels及Stephens（1980）称胎儿皱襞持续存在且可含肌肉，又恰位于肾盂输尿管连接部，可造成梗阻。息肉多呈葵花样，位于输尿管上端造成梗阻。息肉表面为移行上皮，上皮下为增生的纤维层。

（二）管腔外在因素

最常见原因为来自肾动脉主干或腹主动脉供应肾下极的迷走血管或副血管，跨越肾盂输尿管连接部使之受压，并使输尿管或肾盂悬挂在血管之上。Stephens（1982）认为，超过1/3的先天性肾盂输尿管连接部梗阻病例存在动脉血管直接进入肾下极现象。这些肾下极的血管被称为迷走血管。事实上，这些血管或直接起自腹主动脉，或起自肾主干动脉的分支，通常属于正常解剖变异。当迷走血管或副血管到达肾下极，输尿管位于其后且与血管紧密粘连，输尿管可有两处成角，即肾盂输尿管连接部，以及肾盂前垂时输尿管悬挂于血管之上。肾盂输尿管连接部成角的输尿管被粘连固定于肾盂上，而被挂在血管上的输尿管形成扭折，产生两处梗阻。

迷走血管造成肾盂输尿管连接部梗阻的病因尚存在争论。Hanna（1978）认为迷走血管不是造成原发性梗阻的原因，只是在内因存在情况下加重梗阻。当输尿管近端和肾盂呈球囊形扩张时越过肾下极血管使输尿管扭曲，加重梗阻，这就可以解释单纯解除血管压迫并不能解除梗阻。

此外，还有纤维索带压迫或粘连等致使肾盂输尿管连接部纠结扭曲或高位附着。Johnston等（1977）报道了松解输尿管近端粘连，可以恢复尿流通畅而不用做肾盂成形术。但在大多数病例中，输尿管外部粘连是伴随输尿管内部狭窄存在的，所以应做离断性肾盂成形手术。这些瓣膜、索带、粘连还造成肾盂输尿管连接部的近侧扩张，特别是肾盂前下方扩张，使输尿管进入肾盂上端，出现高位输尿管口，加重原发性梗阻。

（三）功能性梗阻

表现为肾盂输尿管连接部动力性功能失调。其特点为肾盂输尿管连接部无明显的腔内狭窄及腔外压迫因素，逆行尿路造影时输尿管导管能顺利通过，但却有明显的肾积水。Foote（1970）及Hanna（1976）等认为多数病例的梗阻原因是肾盂输尿管连接部及输尿管上段缺乏蠕动，类似原发性梗阻性巨输尿管症。Notely（1968）及Hanna（1976）指出，在正常情况下肾盂输尿管的平滑肌细胞排列成束，紧密相接（肌细胞有两层胞膜：内层浆膜，外层基底膜，前者包绕整个细胞）。肌细胞接触处称为中间接点（intermediate junction），通过中间接点受尿液刺激而产生的电活动在肾盏、肾盂的肌细胞从上而下传递，引起肾盂及输尿管蠕动，将尿液向下输送。能接受尿液刺激而产生电活动的是一种特殊的平滑肌细胞，称为“起搏细胞（pace-maker cells）”，位于肾盏、肾盂。肾盂输尿管连接部狭窄段的电镜检查显示肾盂输尿管连接部及输尿管上段平滑肌细胞异常，螺旋状排列的肌肉被不正常的纵形排列的肌束和纤维组织替代。大量胶原纤维沉积于狭窄段，将平滑肌分离，失去正常的排列，阻断了肌细胞间电活动的传递，导致自肾盂至输尿管的正常蠕动波消失。这一观点对肾盂输尿管连接部梗阻具有重要临床意义，偶见外科手术时，输尿管外观正常，可以通过粗的导尿管，但尿液却不易下流，它奠定了切除肾盂输尿管连接部的必要性。早期认为这种胶原纤维及平滑肌细胞的异常只存在于肾盂输尿管连接部，但随后有研究发现（Goslling et al., 1982）其也存在于扩张的肾盂壁上，提示手术中要切除过多的肾盂壁。

三、病理

小儿肾盂容量随年龄而异。1 岁婴儿肾盂容量为 1～1.5 ml。5 岁以内小儿肾盂容量随年龄而增加，约为 1 ml/ 岁，5 岁以上为 5～7 ml。肾积水时的容量可达数百甚至数千毫升。肾积水容量超过患者 24 小时尿量时称巨大肾积水，此时肾实质菲薄呈一囊袋样。在梗阻的基础上可继发感染与结石，加重了肾的破坏。

肾集合系统的扩张可造成肾髓质血管的伸长和肾实质受压缺血，肾组织逐渐萎缩与硬化以致不可完全逆转。髓质血管的过度伸长可引起断裂，是肾积水发生血尿原因之一，当然更多见的是并发结石所引起的血尿。

肾外型肾盂的被动扩张能代偿一部分腔内压力的增高，因此肾实质的损害较轻，发展亦较慢。肾内型肾盂的病理进程则不同，肾实质受压力损害较重，肾实质萎缩及肾功能减退均较严重。

对于双侧肾积水或单肾并发肾积水，梗阻解除后多有尿量显著增多以及排钠、利尿现象。单侧肾积水者尿量大致正常。

四、合并畸形

肾盂输尿管连接部梗阻常合并其他泌尿系畸形，有报告可达 50%，尤其多见于对侧肾。如孤立肾、马蹄肾、对侧肾积水及多房性肾囊性变。因此在处理过程中不能只满足于肾积水的诊断，还要注意其他并存的畸形，若将其忽视就会影响治疗效果。

五、临床表现

肾盂输尿管连接部梗阻性肾积水，症状出现的早晚与梗阻程度成正比，梗阻越严重，症状出现越早。近年来由于孕妇产前 B 超的广泛应用，肾积水能于产前检出，使无症状的病例显著增加。

1．腹部肿块

在新生儿及婴儿约半数以上因腹部肿块就诊，更有表现为腹部膨隆者，75% 的患儿在患侧腹部能触及肿块，多呈中度紧张的囊性感。少数质地柔软，偶有波动感，表面光滑而无压痛。少数病例在病史中，肿块有大小的变化，如突然发作腹痛同时出现腹部肿块，当大量排尿后肿块缩小甚至消失，这是一个重要的诊断依据。

2．腰腹部间歇性疼痛

除婴幼儿外，绝大多数患儿均能陈述上腹部或脐周部痛。年龄较大的儿童可明确指出疼痛来自患侧腰部。由于疼痛发作时可伴恶心、呕吐，故常被误认为胃肠道疾病。大量饮水后出现腰痛是本病的一大特点，是因肾盂突然扩张而引起的疼痛。另外还可因合并的结石活动或血块堵塞而引起绞痛。

3. 血尿

血尿发生率为10%～30%，可发生于腹部轻微外伤后，或因肾盂内压力增高，肾髓质血管断裂所致，也可能因尿路感染或并发结石引起。

4. 尿路感染

发生率低于5%，若一旦出现均较严重，常伴全身中毒症状如高热、寒战和败血症。

5. 高血压

无论小儿或成人均可有高血压，可能因扩张的肾集合系统压迫肾内血管，引起肾供血减少，产生肾素之故。

6. 肾破裂

肾积水患儿受到直接暴力或跌倒时与硬物相撞，易于破裂，常导致急性腹膜炎表现。

7. 尿毒症

双侧肾积水或单肾并发肾积水的晚期可有肾功能不全表现。患儿生长发育迟滞，或出现喂养困难、厌食等消化道紊乱症状。

六、诊断

目前在我国大中城市中，产前超声检查已经相当普及，先天性肾盂输尿管连接部梗阻患儿中，有超过50%可以于产前检查发现。产前诊断肾积水的意义在于指导父母了解孩子是否需要做肾盂成形术，或者警惕泌尿系统感染以及肾功能损害。如产前超声检出胎儿有肾积水，应于小儿出生后1～3周复查。因胎儿及新生儿的肾发育不成熟，肾锥体及髓质在超声检查上是透明的，可能被误认为肾积水图像，如仍怀疑有肾积水，可用静脉尿路造影或（和）肾核素扫描进一步证实。

静脉尿路造影可见肾盂肾盏扩张，造影剂突然终止于肾盂输尿管连接部（图21-4-1），输尿管不显影。延缓摄片很重要，如注射造影剂后除在10 min、20 min及30 min摄片外，还应延缓至60 min、120 min甚至180 min，如有输尿管扩张，则说明病变部位不在肾盂输尿管连接部。

如患侧不显影或未见到造影剂突然终止于肾盂输尿管连接部，超声检查就很重要，如超声检查有肾积水征象而无输尿管扩张，即可诊断为肾盂输尿管连接部梗阻。

如超声显示输尿管扩张则提示输尿管远端病变（反流或狭窄或两者兼有）。反流可通过排尿期膀胱尿道造影证实，并可了解下尿路的解剖形态，如无反流再行经皮肾穿刺造影或（和）逆行肾盂造影，以确定输尿管上、下端并存的梗阻。

Cartwright（1992）认为肾小球滤过率、分

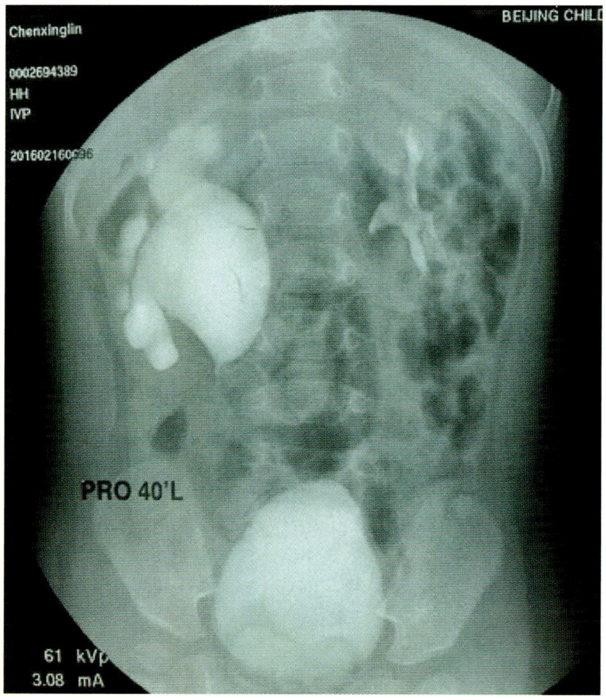

图 21-4-1 静脉肾盂造影显示左侧肾盂肾盏扩张，造影剂终止于肾盂输尿管连接部，输尿管不显影

肾功能检查非常必要。分肾功能检查显示 35% 的肾单位丢失是肾积水的安全警戒线。无症状患儿生后 2 年内应每半年检查一次。Uiman（2000）提出对于新生儿单侧肾积水，行随诊监测时应每 3 个月做一次分肾功能检查。

偶有肾盂输尿管连接部间歇性梗阻的患者，在无症状时静脉尿路造影正常。若在做静脉尿路造影或肾核素扫描时给予呋塞米（1 mg/kg 静脉滴注），可以了解肾盂排空效果，呋塞米的利尿作用可诱发腹痛。

近年来磁共振成像（MRI）已被广泛应用于尿流梗阻性疾病的诊断。尤其是磁共振尿路成像（MR urography, MRU）对梗阻的定位及定性诊断很有帮助，其影像与尿路造影相似。由于 MRU 无需使用含碘造影剂和插管技术就可显示尿路情况，患者安全、无创伤、无并发症，尤其是在肾功能严重破坏并有尿路梗阻时更为适合。

此外尚有肾盂测压试验（Whitaker, 1973; Krueger, 1980），即分别放置两根导管至肾盂及膀胱，通过经皮肾造瘘管以 10 ml/s 的速度注入造影剂，在荧光屏下记录灌注造影剂时肾盂内压力变化。测定肾盂及膀胱的压力差作为肾梗阻的指标。此方法对判断肾盂输尿管连接部是否存在梗阻有一定帮助，但较复杂且有创伤性，临床上较少应用。

七、治疗与预后

肾盂输尿管连接部梗阻治疗的主要目的是解除梗阻、保护患肾功能。其治疗方法主要包括开放性手术和腔内手术两大类。前者主要有离断性肾盂成形术（Anderson-Hynes 术），Y-V 成形术（Foley 术）和肾盂瓣肾盂成形术（Culp 术）等；而后者则包括腹腔镜肾盂成形术、经皮肾穿刺肾盂内切开术（percutaneous renoparacentetic pyelotomy）和输尿管镜肾盂内切开术（ureteroscopepyelotomy）、气囊扩张术（ballon dilation）等。具体方法的选择应根据患者的年龄、肾盂输尿管连接部梗阻的原因和长度、肾实质的厚度、肾盂扩张的程度、是否合并其他畸形等因素以及是否具备腔内手术条件等情况来决定。对伴有轻微肾积水，肾盏无明显扩张者，暂无需手术，只需控制或预防感染发生，并定期随访观察。如果一味地采用手术治疗，反而会带来新的问题，如吻合口局部瘢痕狭窄、继发感染等，效果反而不好。选择手术治疗的指征是：临床症状明显，梗阻极为清楚，患肾功能有所损害，并发结石、感染、高血压等。选择患肾切除的手术应慎之又慎，只有在肾皮质厚度<2 mm，发射型计算机断层成像（ECT）分肾功能检查提示患肾功能小于总肾功能的 1/10，而对侧肾功能又正常者方可考虑。

围产期经超声检出的肾积水，如不合并羊水量少，则于出生后 1～3 周行超声复查及静脉尿路造影检查。轻度的肾盂肾盏扩张，可用超声随诊观察。Ransley（1990）对中等度梗阻非手术观察 5～7 年，肾功能受损程度不大，当然这些小儿如有腹痛或继发感染、结石时需考虑手术治疗。Koff 和 Campbell（1994）对 104 例患单侧先天性肾盂输尿管连接部梗阻的新生儿随访 5 年（平均 21 个月），只有 7% 患儿（分肾功能 <40%，平均 <26%）需行肾盂成形术，术后患儿分肾功能均好转。Dhillon（1998）对 100 例产前检出的先天性肾盂输尿管连接部梗阻的新生儿行随诊监测，48 例需做肾盂成形术。52 例可保守监测，观察期 27% 患儿梗阻明显缓解，56% 梗阻存在但是肾功能无进行性损害，17% 患儿因肾功能进行性损害 行肾盂成形术，术后肾功能很快改善。Subramaniam（1999）研究显示，对肾功能进行性损害患儿早期（平均 4.8 个

月）行肾盂成形术，有利于术后肾功能改善。对晚期（平均26.4个月）行肾盂成形术的患儿来说，肾盂前后径与肾功能损害有相关关系。一般生后3～6个月期间，肾盂前后径<20 mm时，很少出现肾功能损害；肾盂前后径<30 mm时，肾功能损害<60%。因此，当肾盂前后径<30 mm或肾核素扫描示分肾功能>40%时，应该保守观察。当出现进行性肾盂扩张（肾盂前后径>30 mm）或肾核素扫描示分肾功能<40%时，证明患儿出现明显的肾功能损害，需及时手术干预。总之，观察期出现下列情况需行肾盂成形术：①肾功能损害：分肾功能降至35%～40%以下；②肾盂进行性扩张；③虽无肾功能进行性损害，但是梗阻持续4～5年不缓解。

Thomgs（1997）报道，妊娠期肾积水持续时间与生后肾功能损害呈正相关关系。Dhillon（1998）对胎儿肾积水肾盂前后径与生后肾功能损害程度的研究显示：当胎儿或生后肾盂前后径>30 mm时，肾功能损害>60%，当肾盂前后径>50 mm时，肾功能损害可达100%。因此，早期手术恢复尿流通畅对于新生儿、婴儿或儿童患者非常重要，可以解除梗阻，缓解症状，保护或改善肾功能。

有些患儿延误至儿童期甚至青春期才获正确诊断。有些因慢性严重梗阻已导致肾功能进行性损害，或在尿滞留的基础上并发结石、感染，或因梗阻导致肾缺血而并发高血压。这些患儿绝大多数都可做肾盂成形术。如有肾浓缩功能不良而肾不显影时，可做^{99m}Tc-DMSA（^{99m}Tc-二巯基丁二酸）核素扫描检测分肾功能，一般患肾功能在10%以上，需保留患肾，梗阻解除后，肾功能可望改善。

候英等对48侧肾积水进行术前、术后定期超声检查，并对12例单侧肾积水患儿术后3～9月用核素肾显像检测患肾功能。结果表明肾积水术后、肾实质厚度和面积均可逐渐恢复、增长，以3～6个月增加最明显，以后增长缓慢。

八、新生儿肾积水的治疗

对先天性肾盂输尿管连接部梗阻造成单侧肾积水的新生儿行外科矫治的时机尚有争议。

国外一些学者认为先天性肾盂输尿管连接部梗阻引起的肾积水，可以在年长患儿或成人中存在数年到数十年。患侧肾功能受损时，对侧肾可以完全代偿，60%患儿通过对侧肾代偿性肥大使患侧肾避免手术，并逐步恢复正常肾功能或是肾积水明显改善。但是胎儿以及新生儿肾积水不同于年长儿或成人病例，当有梗阻时，血管活性肽使胎儿肾血管舒张，胎肾血流增加，收集系统负担过重、进而造成扩张。正常情况下胎儿以及新生儿对肾血流急骤变化自动调节能力差，宫内尿路梗阻引起肾积水，可以使患儿发育迟缓。新生儿期行肾盂成形术的危险与其他年龄组没有显著差异，手术可以解除梗阻，保护肾实质免于受损，避免肾功能丢失，故一旦确诊先天性肾盂输尿管连接部梗阻造成单侧肾积水，需尽早手术。

但是，更多学者认为：

1. 新生儿单侧肾积水是良性疾病，而真性肾盂输尿管连接部梗阻的发生率低于15%。

2. 新生儿单侧肾积水有自行改善的可能，80%以上的新生儿单侧肾积水保留了35%以上的肾功能，而且肾积水不继续加重，肾功能不继续受损，因此绝大多数患儿不需要手术治疗。

3. 即使少数需要手术治疗的患儿，在手术后肾积水也会明显改善或者消失，肾功能也会明显恢复甚至正常。一旦梗阻解除，对侧肾将不再受刺激而出现代偿性肥大。

4. 对于新生儿单侧肾积水首先要确定是否有梗阻。因此，利用B超和利尿性肾图随访非常重要，能够及时准确评价肾功能。Stephen（1998）认为按照积水肾的分肾功能决定复查间隔时间：如果分肾功能大于40%或者逐渐改善，超声证实肾积水没有进行性加重，对侧肾没有迅速出现代偿性肥大，说明没有梗阻迹象，可以继续保守治疗，每3个月复查肾核素扫描。反之，如分肾功能降低则缩短检查的间隔时间，必要时行肾盂成形术。

总之，新生儿单侧肾积水具有特殊性，如果对胎儿肾积水病理生理和发展规律不清楚，错误诊断为先天性肾盂输尿管连接部梗阻，将会对这些无真性肾盂输尿管连接部梗阻的肾积水患儿进行不必要的手术治疗。

新生儿双侧肾积水也存在自行改善的可能性，大多数患儿只需保守治疗。可利用B超和肾核素扫描，对新生儿双侧肾积水进行长期随访。有报道先天性肾盂输尿管连接部梗阻引起双侧肾积水19例（38侧），随访14～187个月（平均54个月）。根据胎儿泌尿外科学会（SFU）围产期肾积水分级，0～2级21侧，3级4侧，共25侧肾积水行保守观察；0～2级9侧、3级4侧，共13侧患儿出现进行性肾功能损害或积水加重行肾盂成形术。因此只有35%双侧肾积水患儿需要在生后2年内手术解除梗阻，避免肾功能损害。有研究对16例（32侧）产前诊断的双侧中、重度肾积水的新生儿进行随访（平均36个月），结论是对先天性肾盂输尿管连接部梗阻导致双侧中、重度肾积水的新生儿进行保守观察是安全的。78%的患儿肾积水有改善，10%的患儿肾积水无变化，仅有12%的肾积水加重或出现症状需要手术治疗。

国外学者对新生儿肾积水手术时机观点相同，Dhillon（1998）推荐生后3个月内手术。上述两个研究组的手术平均年龄分别为6.5个月和27个月，但一致原则是避免出现进行性肾功能损害或积水加重。

九、双侧肾盂输尿管连接部梗阻性肾积水

近20年来本文作者组一期完成双侧离断性肾盂成形术逾百例，缩短了病程，减少患儿两次手术之苦，并未增加致病率。双侧肾积水常是一轻一重，可能一侧在检查时未有明显的影像显示，医生若考虑不周随即切除一侧积水肾，是无法补救的遗憾。

十、先天性肾积水合并输尿管远端病变

即肾盂输尿管交界部梗阻合并严重的膀胱输尿管反流或（和）输尿管远端狭窄，则先做离断性肾盂成形术，保留肾盂造瘘管10～14天后再做抗反流的输尿管膀胱再吻合术。

十一、手术方法

（一）开放性肾盂输尿管成形术

通常情况下，采用的治疗方法大多为离断性肾盂成形术。由于该手术能切除病变的肾盂输尿管连接部以及多余的肾盂壁，建立漏斗状肾盂和输尿管连接，恢复肌源性的蠕动，且疗效显著，手术成功率高达85%～90%。因此，被誉为是肾盂输尿管连接部梗阻治疗的“金标准”。而其他类型的开放手术如Y-V成形术和肾盂瓣肾盂成形术等，则已较少被采用。离断性肾盂成形术的要点及注意事项有：

1. 肾盂输尿管连接部梗阻所致的肾积水，除非肾积水量很多或反复合并感染，一般周围很少有组织粘连，容易分离。所以采用较小的

切口即可施行手术。

2．不能仅单纯解除迷走血管、纤维索带等机械性压迫，而应进一步切除遭到破坏的部分肾盂以及肾盂输尿管连接部，重建漏斗状肾盂，以提高一次手术的成功率。

3．为防止裁剪和缝合肾盂壁时切口发生错位，影响蠕动波的传递，可在肾盂暴露后，用圆针丝线预先在肾盂切缘的上、中、下三点，前后贯穿肾盂壁缝3针标志线；并在狭窄远端的输尿管壁上也缝1针标志线。

4．距肾实质1～2 cm处切除多余的肾盂，尽量缩小肾盂容量。再于狭窄下方斜形切断输尿管，于输尿管外侧面纵形剪开输尿管壁1～1.5 cm。将肾盂下方V形尖端与输尿管剪开处下端用5-0 Dexon线全层间断缝合，针距2 mm。缝合时要求对合准确，少缝黏膜，多缝肌层和外膜。

5．伴巨大肾积水者，由于肾盏扩张，残腔较大，易造成尿液引流不畅，导致感染。所以，应在肾盂成形时加做肾折叠术以缩小肾盂内腔，改善其尿液排空能力，有助于肾功能恢复。

6．放置输尿管支架管并行肾盂造瘘作暂时性尿液转流，可预防尿外渗、尿液囊肿及瘢痕组织的形成，减少继发性狭窄的发生；另外，还可防止术后早期输尿管扭曲引起的再梗阻。目前，多采用输尿管内放置双J管引流替代传统的肾盂造瘘和外置输尿管支架管。双J管内引流者，术后留置导尿5～7天，以保持膀胱内低压，避免尿液反流而影响吻合口的愈合。术后4～6周拔除双J管，3～6个月行影像学复查。

（二）腔内肾盂输尿管成形术

随着腔内手术器械和手术方法的改进，腔内手术治疗肾盂输尿管连接部梗阻的成功率已逐渐接近开放手术。腔内手术具有创伤小、恢复快、并发症少等优点，有望成为治疗成人肾盂输尿管连接部梗阻的首选方法，尤其适合于体弱不能耐受开放手术者。常见的腔内手术有腹腔镜肾盂成形术、经皮肾穿刺肾盂内切开术和输尿管镜肾盂内切开术等。但术前明确狭窄段长度超过2 cm或有异位血管者不宜行腔镜下的肾盂内切开术。

1．腹腔镜肾盂裁剪成形术

腹腔镜肾盂成形术是1993年起开展的一项治疗肾盂输尿管连接部梗阻的新技术。可采用经腹途径或经腹膜外途径；镜下操作方法与开放手术基本相同。在腹腔镜下能准确地切除多余的肾盂壁，完成肾盂下部与输尿管的吻合，并能处理横跨的迷走血管以及行肾固定术等；手术成功率高达97%。尤其对内腔镜肾盂内切开术失败的患者更为适合。

2．经皮肾穿刺肾盂内切开术

又称顺行腔内肾盂内切开术。操作方法为，经膀胱镜逆行插入导丝到肾盂，然后在X线监视或B超引导下行经皮肾穿刺造瘘，通过造瘘口置入经皮肾镜，直视下找到肾盂输尿管开口。在导丝引导下，用冷刀、电刀或钬激光等器械在输尿管后外侧壁上纵向切开肾盂输尿管连接部狭窄段全层，直至见到脂肪组织。术后沿导丝顺行放入双J管至膀胱，同时留置肾造瘘管。肾造瘘管一般于术后1～3天拔除，而双J管则需留置3～8周。

3．输尿管镜肾盂内切开术

又称为逆行腔内肾盂内切开术。操作方法为，经尿道插入输尿管镜，再通过输尿管口上行至肾盂输尿管连接部狭窄处。在直视下用冷刀、电刀或钬激光等器械于输尿管外侧壁纵向切开肾盂输尿管连接部狭窄段全层，直至见到脂肪组织。术后输尿管内放置双J管内引流3～8周。在行输尿管镜肾盂内切开术时，还可行腔内影像学检查以判定肾盂输尿管连接部的解剖情况，例如迷走血管横跨及输尿管高位连接等，以指导腔内准确切开，减少损伤邻近血管的危险。

4. 气囊扩张术

多在顺行或逆行腔内肾盂内切开术的同时进行操作。经皮肾穿刺途径或经输尿管镜向管腔内插入导丝并留置，在X线定位下，沿导丝将不透X线标记的气囊导管插至狭窄段，注入造影剂使气囊膨胀，扩张狭窄段并维持大约3 min；拔出气囊导管，常规放置双J管。

（三）术后疗效判断

试验表明，肾盂输尿管吻合后平滑肌细胞间互相沟通即细胞桥的重新建立需在术后4~6周才能完成。因此，肾盂成形术后疗效至少应在6周以后才能判断手术的成功或失败。一般说来，肾盂成形术后，肾盂输尿管连接部梗阻的临床症状如腰胀、腹痛、肿块、发热等消失，即可认为治愈。至于术后影像学检查显示扩张的肾盂、肾盏未明显缩小，多属正常现象；慢性梗阻性肾积水行肾盂成形术后，肾盂、肾盏的扩张虽有所好转，但难以完全消失。因此，不要急于下结论，更不要盲目决定采取第2次手术治疗。总之，一定要根据临床症状的变化以及定期的尿路造影检查或压力-流速试验来进一步判断。如无腰胀、腹痛、肿块、发热等症状出现，且反复排泄性尿路造影检查均显示引流通畅，肾盂肾盏扩张未加重，即可确认为手术成功。必要时，可行利尿肾图检查来判断肾盂输尿管连接部的通畅情况。

（四）肾盂成形术后梗阻的治疗

北京儿童医院2009—2015年共收治肾盂成形术失败导致肾盂输尿管连接部持续梗阻的患儿22例，开腹肾盂成形术20例，肾盂切开造瘘术1例，肾穿刺造瘘术1例。20例患儿术中所见首次术后梗阻病因：肾盂输尿管连接部狭窄16例（80%），肾盂输尿管连接部高位7例（35%），合并输尿管远端狭窄2例（10%）。术后拔肾造瘘管出院11例，暂带肾造瘘管出院7例，6例返院拔除，1例随访至今仍留置（2015年2月手术）。2例合并输尿管远端狭窄，返院再次手术，后拔除肾造瘘管。来院与首次手术间隔时间为3个月～4年，平均14个月。

肾盂成形术后肾盂输尿管连接部持续梗阻的原因为瘢痕增生造成肾盂输尿管连接部吻合口狭窄或闭锁。而尿外渗是造成瘢痕组织形成的主要原因。大量的外渗尿液，易诱发术后局部组织感染，进一步加重组织炎性反应的程度，促进了炎性肉芽肿及瘢痕组织的形成。因此，手术时应注意吻合严密，肾盂不要残留过多，输尿管应与肾盂下极做斜面吻合，保证尿液引流通畅。其次，有4例的原吻合线为刺激性大且不易吸收的丝线，造成组织肉芽肿形成，应采用刺激性小，可吸收的合成线，如Dexon线（聚乙二醇酸线）作为缝线，即使在感染的情况下也具有很强的耐受性。另外，肾盂输尿管连接部周围粘连严重，造成输尿管上段扭曲高位7例；

对于梗阻不严重的病例可放置双J管3~6个月，若梗阻解除，部分患者可免除再次手术之苦。

近年来，采用经皮肾盂镜或用输尿管镜逆行做肾盂内切开治疗肾盂成形术后肾盂输尿管连接部持续梗阻的患儿。Capolicchio（1997）用肾盂内切开术治疗29例年龄小于14岁的肾盂成形术失败的患儿，成功率达89.7%。内切开术对于因异位血管压迫造成的肾盂输尿管连接部梗阻、重度肾积水、肾盂较大和狭窄段较长的病例效果不好。

肾盂成形术后失败的病例再次手术时若发现肾盂为肾内型肾盂，可以用肾下盏与输尿管吻合。对于输尿管过短，无法与肾盂重新吻合时，可以根据情况行肾盂瓣缝成管状代输尿管、带蒂的膀胱前壁肌肉黏膜瓣缝成管状代输尿管或回肠代输尿管。

（杨　洋　张潍平）

第五节　原发性巨输尿管

原发性巨输尿管又称输尿管末端功能性梗阻，而有别于继发性输尿管扩张。本病与巨结肠发病相似，系输尿管末端副交感神经节细胞减少或缺如，使输尿管失去正常蠕动，引起尿流受阻，输尿管压力性扩张日趋加重，以至整个输尿管扩张。

Caulk（1923）描述一位 32 岁女性存在几乎全长扩张的输尿管，而与之相连肾的肾盂、肾盏接近正常，二者不成比例。多数典型巨输尿管症的输尿管没有或仅有轻度迂曲，虽源于远端梗阻，却无明显的解剖梗阻，故曾被称为失驰张性输尿管、原发性梗阻性巨输尿管、无蠕动远段输尿管及功能性梗阻性巨输尿管。对名称及形态观察的解释在文献上引起混淆。研究输尿管的结构及超微结构，才使人们对巨输尿管症的病理生理及临床表现有了正确的理解。

扩张的输尿管由于管壁缺乏有效的蠕动功能及远端梗阻，造成上尿路尿液引流不畅，泌尿系感染、结石，最终损害肾实质，导致肾功能衰竭。不同原因的巨输尿管症的预后不尽相同，而且适当的治疗可防止肾功能恶化。

研究人员通过测量妊娠 30 周至 12 岁正常婴儿及儿童的输尿管直径指出，任何输尿管只要管径超过正常值上限即可被认为是巨输尿管。一般认为小儿输尿管直径大于 0.7 cm 是巨输尿管。但实际上，巨输尿管症的泌尿系造影、超声所显示的输尿管扩张、迂曲都很典型，一望而知，没有必要进行数据测量。输尿管扩张的患者可合并肾盂、肾盏扩张，如果肾盂内压过高，肾内反流可造成肾瘢痕。至今巨输尿管症仍然是泌尿外科医生很重视、有时需要讨论争论的疾病。对于很多巨输尿管症，过去认为应该手术处理，而今只要对肾功能无损害、无症状，只需随诊观察，如产前超声诊断的巨输尿管症、后尿道瓣膜症解决后的上尿路扩张等。当然，对巨输尿管症的长期随访十分重要。

巨输尿管一词现已越来越广泛地被用于原发性及继发性病变。根据 1976 年国际小儿泌尿外科会议（美国费城），将巨输尿管症分为反流性、梗阻性、非反流非梗阻性三类。

一、巨输尿管症分类方法

（一）反流性巨输尿管

1. 原发性

先天性反流，如大部分 prune-belly 综合征（又称梨状腹综合征，prune belly syndrome，PBS）。

2. 继发性

下尿路梗阻，如尿道瓣膜症、神经性膀胱等；膀胱功能异常。

（二）梗阻性巨输尿管

1．原发性

先天性输尿管远端狭窄、无功能段输尿管等。

2．继发性

膀胱内高压，如肿瘤、尿道瓣膜症、神经性膀胱等；腹膜后肿物压迫输尿管。

（三）非反流非梗阻性巨输尿管

1．原发性

原发性巨输尿管，如新生儿巨输尿管症。

2．继发性

糖尿病、尿崩症、巨输尿管手术后残留的输尿管扩张；部分 prune-belly 综合征。

上述分类虽尚有缺点，但目前还是比较合理和全面的。另外，有研究者又增加了反流合并梗阻性巨输尿管。在反流的巨输尿管中有2%合并输尿管远端狭窄。这种输尿管的远端管壁发育不良，失去正常防反流隧道的结构，而且同时还有输尿管的蠕动异常，造成尿液排出梗阻。这种诊断非常重要，因为单纯的反流与反流合并梗阻性巨输尿管的治疗不同。

有时需根据治疗的情况进行明确分类。如诊断的后尿道瓣膜症引起的继发性梗阻性巨输尿管，在经尿道电灼瓣膜后，输尿管扩张好转，可诊断为非梗阻非反流性巨输尿管。

二、临床表现

尿路感染是最常见的症状。另外也可见血尿、腹痛、腰痛、腹部肿块、呕吐、生长发育迟缓、尿失禁等。有时做腹部手术或腹部疾病检查时发现巨输尿管。继发性巨输尿管症往往是在检查原发病时被发现。

三、诊断

根据症状、体征，怀疑为巨输尿管症后做进一步检查。

（一）静脉尿路造影（IVU）

静脉尿路造影是最常用也是必做的一项检查。了解肾功能及上尿路形态。大部分巨输尿管可被发现，输尿管膨出、异位输尿管口可被初步诊断。但是依靠 IVU 准确判断肾功能较困难，尤其是新生儿期的肾浓缩功能差，效果不佳。

（二）排尿期膀胱尿道造影（VCU）

可发现反流性巨输尿管及继发性输尿管反流的原发病，如尿道瓣膜症、神经性膀胱。了解输尿管反流的程度及有无肾瘢痕。

（三）B 超

随着检查技术的提高，B 超逐渐成为发现、诊断巨输尿管的首要手段，而且可以进一步随访。在 B 超检查中不易发现正常的输尿管，而扩张的输尿管可被检出。北京儿童医院利用 B 超代替经皮肾穿刺造影及 VCU 筛选有无巨输尿管取得良好效果。

（四）经皮肾穿刺造影

常用于诊断梗阻性巨输尿管。经皮穿刺肾盂注入造影剂，15 min 后拍片，了解造影剂的排出情况。正常情况下，注入造影剂 15 min 内可排至膀胱，如排出延迟或未排出应考虑梗阻性巨输尿管，同时应注意梗阻部位。

（五）膀胱镜检查及逆行肾盂造影

膀胱尿道镜直接观察有无尿道瓣膜症、尿

道狭窄，了解膀胱内有无肿块及膀胱黏膜的情况，观察输尿管口位置。输尿管插管行逆行肾盂造影，可帮助了解有无梗阻性巨输尿管及梗阻部位。

通过上述几种方法基本可明确巨输尿管症的病因。当区分梗阻性与非梗阻非反流性巨输尿管困难或需确切诊断梗阻性输尿管时，可行利尿性肾图检查。

（六）利尿性肾图

通过静脉注射呋塞米辅助核素扫描了解上尿路的排泄情况。注射 ^{99m}Tc-DTPA，早期记录肾血流的动脉相，3～4 min 后记录肾的灌注情况，了解肾功能。然后记录肾图曲线，肾集合系统充盈后，可静脉注射呋塞米（1 mg/kg）。图像应包括肾及整个输尿管。注射呋塞米后，半程清除率应在 15 min 内完成，如大于 20 min 可确诊为梗阻，15～20 min 为可疑梗阻。肾图分类：①正常形态不受呋塞米影响而自然排泄；②输尿管扩张但无梗阻，注射呋塞米后显示核素逐渐堆积，但很快排泄；③梗阻性巨输尿管，在注射呋塞米后未见核素清除，进一步堆积增加；④在可疑梗阻的肾图中，可见核素排泄增加，但慢于正常。

核素扫描可帮助诊断输尿管梗阻的部位，其最大的优点是可以判断肾功能和分肾功能。有些因素影响肾图的准确性，如肾发育不全、肾功能不全时影响检查结果。该项检查最好用于 3～4 个月龄以上、肾功能较好的小儿。

（七）磁共振尿路成像（MRU）

MRU 可清晰显示整个尿路形态，对明确诊断巨输尿管、梗阻部位有很大帮助（图 21-5-1）。

四、反流性巨输尿管症

（一）原发性反流性巨输尿管症

本症无明确的梗阻部位，由于膀胱壁内输尿管太短、输尿管开口位置异常、先天性输尿管旁憩室或其他输尿管膀胱连接部紊乱所致。

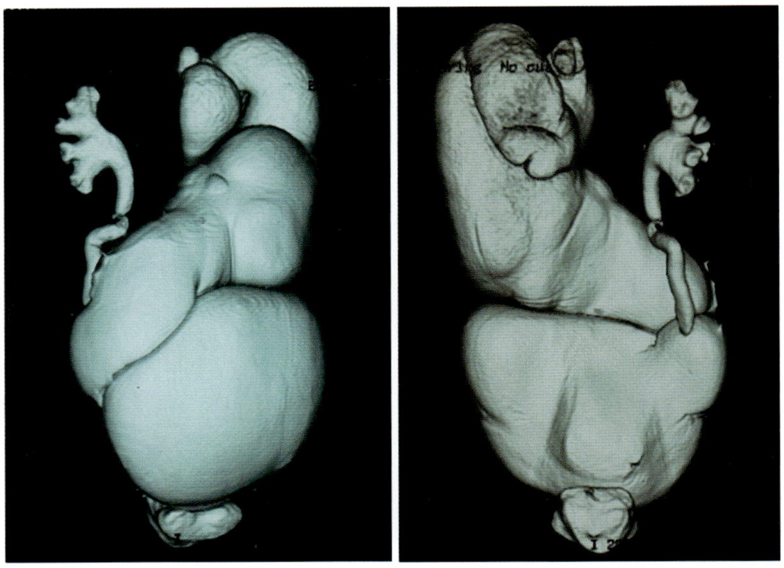

图 21-5-1　磁共振尿路成像（MRU）检查

（二）继发性反流性巨输尿管症

指继发于下尿路梗阻的输尿管反流。常见的原发病有：尿道瓣膜症、神经性膀胱、外伤性尿道狭窄，其他如输尿管膨出、肿瘤，放射性膀胱炎等。这类巨输尿管的治疗应先处理原发病。如后尿道瓣膜症患者有 40% ~ 60% 存在输尿管反流。

电灼瓣膜后，反流有 1/3 缓解，1/3 可被药物控制，1/3 需手术。通常因为输尿管口解剖异常（如输尿管周围憩室），而行手术治疗。后尿道瓣膜电灼术后，反流持续存在的同侧肾脏通常无功能，在做肾核素扫描后，可根据肾功能情况决定做肾切除或输尿管再植。但应注意的是，一侧输尿管反流由于缓解了膀胱内压，反而对另一侧肾功能有保护作用。所以如有反流的无功能的对侧肾、输尿管也需手术时，可先做对侧手术，当其成功后再做无功能肾切除，有助于对侧肾手术后的恢复。

神经性膀胱合并输尿管反流在控制原发病如清洁间歇导尿后大部分可停止进展，需手术的占少数。

（三）输尿管反流合并狭窄

少部分输尿管反流，同时合并狭窄。该类病多可归类于原发狭窄继发反流。梗阻是由输尿管壁肌肉被破坏、输尿管口憩室等造成。输尿管反流往往是轻度的，且随年龄增长可自愈，但输尿管狭窄仍存在，对肾功能有危害。

五、梗阻性巨输尿管症

（一）原发性梗阻性巨输尿管症

包括输尿管膀胱连接部以上部位的梗阻，输尿管狭窄、瓣膜、闭锁、异位输尿管开口及远端无蠕动功能输尿管等。

1. 先天性输尿管狭窄

狭窄可发生在输尿管的任何部位，狭窄段长短不一，最常见的部位是输尿管膀胱连接部。大体观察见输尿管解剖狭窄，镜下可见管壁肌肉大体正常，可有近端肌细胞肥大及数目相对增多，狭窄段有胶原组织增生。病因可能是胚胎 11 ~ 12 周输尿管发生过程中假性肌肉增生或血管压迫。

2. 输尿管瓣膜

输尿管瓣膜很少见，为含有平滑肌纤维的横向黏膜皱褶呈瓣膜样造成梗阻，多发生在上、下段输尿管。病因不明，可能是胚胎期输尿管腔内正常多发横向皱褶的残留。另有如心脏瓣膜、帆布样瓣膜发生在远端输尿管。

3. 远端无动力性输尿管

所致梗阻位于输尿管远端，梗阻段长 3~4 cm。管腔无解剖狭窄，只是无蠕动功能，近端输尿管扩张。此病较多见于男性，左侧较右侧多，25% 是双侧病变，1 岁以内双侧病变更常见。约 10% 有对侧肾发育不良。曾有人认为病因同先天性巨结肠，但无确切证据。病理组织学可见病变输尿管内胶原纤维增加，肌肉相对缺乏，环形肌肉增生等。电镜观察肌肉细胞之间的胶原纤维增生，干扰了细胞之间的紧密连接，阻止正常电传导及蠕动。未发现肌细胞超微结构异常。有人认为远端输尿管鞘增厚也是梗阻的原因。胚胎学认为远端输尿管发育不良，输尿管远端发育最晚，而环行肌肉发育早。无动力性输尿管近端扩张程度不等，有时合并肾盂肾盏扩张。

临床上真正的先天性输尿管狭窄并不多见，更多的是无输尿管解剖狭窄而尿液排出困难，与输尿管蠕动功能异常有关的梗阻。

治疗应根据临床表现，对于仅远端输尿管扩张的患者可随诊观察，如症状不缓解、肾积水加重或合并结石需手术。手术应切除无功能段输尿管然后做输尿管再植。

（二）继发性梗阻性巨输尿管症

多见于尿道瓣膜症、神经性膀胱、肿瘤、输尿管膨出等下尿路梗阻引起的膀胱内压增高。一般膀胱内压高于 40 cmH_2O，肾内尿液排出困难。也有膀胱壁或输尿管远端纤维化形成狭窄。

后尿道瓣膜症是最常见的原因。在电灼瓣膜后，膀胱压力降低，巨输尿管好转，如无好转应怀疑该病。发病机制可能是膀胱功能异常、输尿管口或周围憩室纤维化，引起膀胱输尿管连接部梗阻。

输尿管膨出继发输尿管扩张的原因多为输尿管口狭窄，也有的膨出造成对侧输尿管扩张。

有的巨输尿管继发于腹膜后肿块或血管压迫。

（三）医源性梗阻性巨输尿管症

最常见的是继发于输尿管再植术后，输尿管狭窄，也有外伤致输尿管狭窄。有的输尿管再植后狭窄，为一过性，可以恢复。有的与输尿管蠕动功能有关，在输尿管皮肤造口或肾造瘘术后，经休息一段时期，输尿管功能可恢复。

六、非梗阻非反流性巨输尿管症

（一）原发性非梗阻非反流性巨输尿管症

表现为全长输尿管扩张，但无迂曲。病因不清，无解剖狭窄，亦无反流。可能输尿管发育中的异常或输尿管梗阻解除后残留输尿管扩张。对于是否应早期手术尚有争论。大多数人认为，如巨输尿管属轻、中度，肾功能无恶化，无泌尿系感染者可以随诊观察。该类巨输尿管往往在产前 B 超检查时被发现。有研究随诊 23 例巨输尿管症的患者，发现 15 例好转。如随诊发现患者肾功能恶化则需手术治疗。

（二）继发性非梗阻非反流性巨输尿管症

输尿管扩张可继发于多尿，如糖尿病、尿崩症及强迫性多饮患者。反复泌尿系感染时细菌毒素也可影响输尿管肌肉蠕动功能，此类患者抗感染后大部分可好转。其他如后尿道瓣膜电灼术后巨输尿管、输尿管再植术后输尿管扩张，这类输尿管扩张属原发病已愈，输尿管本身不需处理，但需要随诊，注意肾功能有无恶化及梗阻症状。

若患者输尿管无蠕动功能或行输尿管再植术后无效，则需考虑手术治疗，如回肠代输尿管。

七、巨输尿管症手术治疗

（一）手术适应证

临床症状反复发作，肾积水、输尿管扩张加重，肾功能恶化，明确有输尿管梗阻。

对于产前、新生儿期发现的巨输尿管，在明确诊断后的处理与一般患儿不同。对大部分产前 B 超发现的巨输尿管不需处理。有研究者对 17 例患者（累及 23 根输尿管）进行长期随访，其中 20 根输尿管（87%）经过 7 年观察无临床症状、肾功能好转，未经处理。产前 B 超发现的巨输尿管的自然好转率比肾盂输尿管连接部梗阻高 50%。

对于重度新生儿原发输尿管反流不主张立即手术，如无症状可以观察，如感染症状严重，可以先做膀胱皮肤造口引流。同样对小婴儿的巨输尿管手术也应慎重。曾有报道一组小于 8 月龄的婴幼儿巨输尿管再植术，因并发症再次手术率达 12%，较年龄大的患儿高。所以如感染症状严重、肾功能恶化，对小婴儿的巨输尿管应该先做输尿管皮肤造口或肾造瘘，待 1 岁以后手术。

（二）手术目的

抗输尿管反流，切除梗阻段输尿管。

（三）手术方法

应用最多的是 Cohen 手术，即横向膀胱黏膜下隧道输尿管膀胱再吻合术。手术时应切除病变段输尿管，松解输尿管迂曲，恢复输尿管正常蠕动。如输尿管过度扩张，需缩小输尿管口径。通常只裁剪远端输尿管，因上段输尿管迂曲扩张可随梗阻解除而缓解。只有当梗阻加重，肾功能恶化时，才裁剪上段输尿管。缩小输尿管口径方法有两种：①切除过多的输尿管后缝合，保留适当的管腔；②做扩张的输尿管折叠。

该方法优点是保留了输尿管血供，但有可能造成输尿管壁膨出，而且如输尿管过宽、管壁过厚，通过膀胱黏膜下隧道较困难。裁剪输尿管时应注意保护血供。有报道当输尿管直径超过 1.75 cm 时，做输尿管折叠的手术后并发症较高。

目前，输尿管膀胱再吻合术的成功率很高，达到 90%~95%。通常输尿管狭窄的术后并发症高于输尿管反流，原因是输尿管反流的感染使输尿管管壁肌纤维异常，或输尿管、膀胱功能异常。对于失败的输尿管再植术的再次手术很困难，手术中应切除原瘢痕输尿管，做膀胱黏膜下隧道时尽量长。有报道输尿管的直径与膀胱黏膜下隧道的比例应为 1∶5。

如巨输尿管侧肾已无功能或存在无法控制的重度感染，则需行肾输尿管切除术。

（杨　洋　张潍平）

第六节　原发性膀胱输尿管反流

一、概述

膀胱输尿管交界处异常，尿液自膀胱反流入肾，这种异常的现象叫原发性膀胱输尿管反流（Nickel, 2005）。发病率是 1%，30% ~ 45% 的膀胱输尿管反流可并发泌尿系感染（Wang et al., 2015），现今的治疗主要以防止泌尿系感染、防止肾损害、肾瘢痕为主。泌尿系感染需及时抗生素治疗，泌尿系感染可能造成肾瘢痕，而肾瘢痕无法治愈，慢慢造成肾损害、肾性高血压、蛋白尿甚至肾衰竭（Wang et al., 2015）。虽然膀胱输尿管反流存在危害，但其诊断及治疗方法仍存在争议，下面将详细介绍膀胱输尿管反流的诊断及治疗进展。

二、病因学及发病机制

诊断的主要目的是在首次泌尿系感染中诊断出膀胱输尿管反流，防止泌尿系感染再出现，同时降低对肾的损害程度。

膀胱输尿管反流可分为原发性反流与继发性反流。

1．原发性反流

是由于输尿管膀胱壁内段在膀胱收缩时，靠膀胱内压力无法完全关闭。正常情况下靠膀胱内压力及输尿管周围逼尿肌可完全关闭。原发反流中抗反流失败的原因使膀胱壁内段输尿管太短，膀胱输尿管反流有家族遗传性。随着年龄增加膀胱输尿管反流可好转，可能与输尿管膀胱壁内段长度变长有关（Ramage et al., 1999）。图 21-6-1 显示各种反流的输尿管膀胱壁内段埋植变短情况。

2. 继发性反流

继发性反流是由于膀胱内压力较高，使输尿管膀胱壁内段关闭障碍，继发于后尿道瓣膜、神经源性膀胱等，也可继发于其他疾病（Willemsen et al., 2000）（表 21-6-1）。

诊断原发性膀胱输尿管反流需排除上述继发性反流。

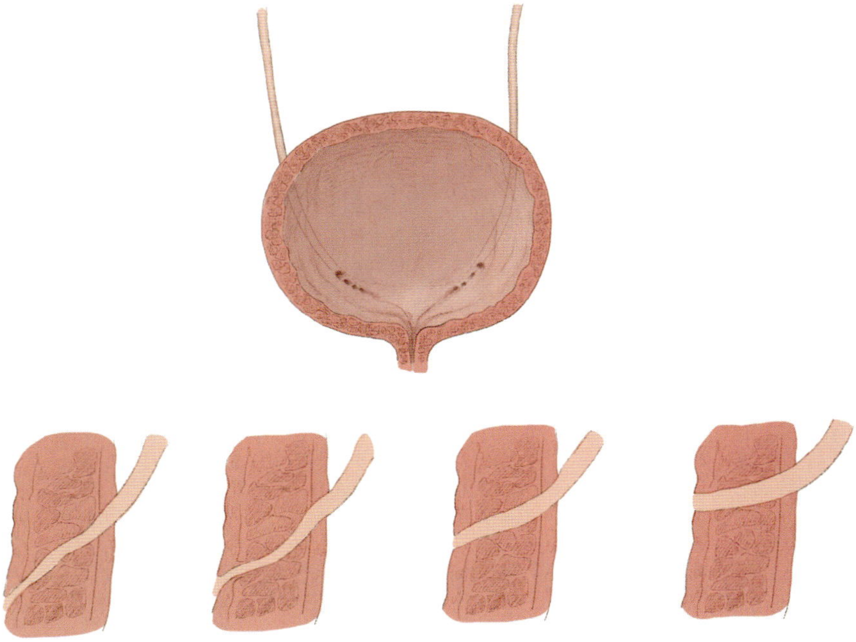

图 21-6-1 输尿管膀胱壁内段各种埋植较短情况

表 21-6-1 膀胱输尿管反流分类

类型	原因
原发	输尿管膀胱段闭合障碍
输尿管膀胱交界处其他畸形	输尿管囊肿 输尿管重复畸形 输尿管异位 膀胱憩室
继发于膀胱内高压	神经源性膀胱 非神经源性功能障碍性膀胱 膀胱出口梗阻（尿道瓣膜）
继发于炎症	细菌性膀胱炎 异物 膀胱结石
继发于医源性	外科手术

原发性膀胱输尿管反流可以分为五度。Ⅰ度：反流达输尿管；Ⅱ度：反流至肾盂肾盏，但无扩张；Ⅲ度：输尿管轻度扩张或迂曲，肾盂轻度扩张和穹窿轻度变钝；Ⅳ度：输尿管中度扩张和迂曲，肾盂肾盏中度扩张，单多数肾盏仍为乳头形态；Ⅴ度：输尿管严重扩张迂曲，肾盂肾盏严重扩张，多数肾盏乳头形态消失（Teixeira et al., 2014）。度数越高反流的危害性越大，反流可造成肾瘢痕、肾损害、肾性高血压（Greenfield et al., 2012; Metcalfe et al., 2012）（图 21-6-2）。其中 1/3 膀胱输尿管反流是Ⅰ~Ⅱ度，1/3 膀胱输尿管反流是Ⅲ度，1/3 膀胱输尿管反流是Ⅳ~Ⅴ度。

根据其严重程度可分为三级：

（1）轻度：Ⅰ度及Ⅱ度；

（2）中度：Ⅲ度；

（3）重度：Ⅳ度及Ⅴ度。

膀胱输尿管反流的风险还与患儿的种族、性别、年龄有关。

（1）种族：白人患膀胱输尿管反流的几率是黑人的三倍。

（2）性别：女孩患病率是男孩的 2 倍（Montini et al., 2008; Roussey-Kesler et al., 2008）。

（3）年龄：年龄越小越容易出现膀胱输尿管反流。

三、临床表现

膀胱输尿管反流临床表现为反复尿路感染、脓尿、尿液浑浊、尿液白细胞阳性。主要表现为：

1．发热

重者可伴嗜睡、无力、厌食、恶心、呕吐。90% 体温高于 38.5℃，在无反流的小儿中仅 40% 有同样体征。

2．疼痛

在婴幼儿无菌反流可表现为肾绞痛，年龄较大儿童可明确指出在膀胱充盈或排尿时有肋部疼痛，年长儿在并发急性肾盂肾炎时也有肋部疼痛和触痛。

3．年长儿因反流造成肾瘢痕，可引起高血压、蛋白尿和慢性肾衰竭及生长发育迟滞。

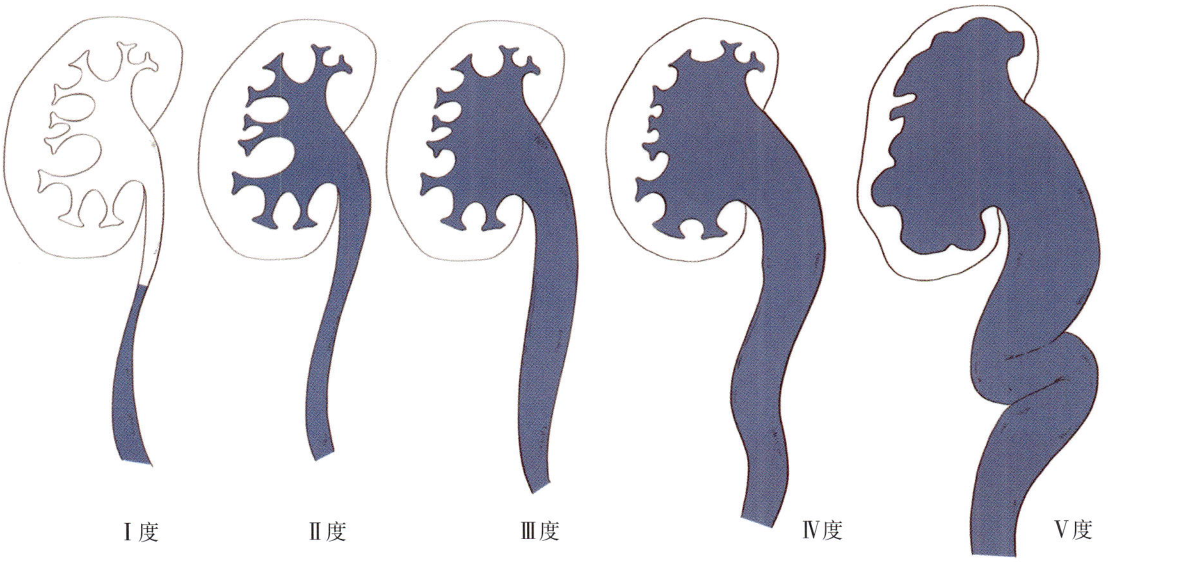

图 21-6-2 膀胱输尿管反流分度

四、诊断

1．在泌尿系感染患儿中诊断膀胱输尿管反流

主要包括仔细地查体，记录身高、体重、血压及血肌酐（肾功能不全者可造成肾小球率过滤下降）。尿常规检查查看有无蛋白尿及细菌尿，如果发热必须做尿培养查看对何种抗生素敏感。最近研究发现，血浆的降钙素原水平能反应急性肾盂肾炎引起的肾损害，作用与锝 99 m（DMSA）扫描肾功能及红细胞沉降率、C 反应蛋白类似，有些学者认为降钙素原能更好地反映膀胱输尿管反流的程度及肾损害程度，从而可减少排尿期膀胱尿道造影的检查（Kotoula et al., 2009; Nanda et al., 2009; Mahyar et al., 2014）。膀胱功能异常可表现为膀胱过度活动，尿频、尿急、膀胱无收缩或者排尿障碍。膀胱功能异常也可引起膀胱输尿管反流。膀胱输尿管反流与膀胱功能异常之间是否存在关系，以什么样的方式联系至今还不是很明确，但是膀胱输尿管反流引起的肾损害已经很明确。有些报道称口服预防量抗生素可以减少泌尿系感染次数，防止肾损害，口服预防量抗生素可以治疗 31% 膀胱功能异常的膀胱输尿管反流患儿，以及 61% 不伴膀胱功能异常的膀胱输尿管反流患儿。在反流中用生物胶注射方法可以治疗 50% 的膀胱功能异常的膀胱输尿管反流患儿，89% 不伴膀胱功能异常的膀胱输尿管反流患儿。但有学者报道膀胱功能异常不影响手术的成功率，生物胶注射方法成功率仍达 97%（Kim et al., 2013）。

欧洲泌尿外科学会认为膀胱输尿管反流的首选检查是泌尿系超声、排尿期膀胱尿道造影。美国儿科学会则认为泌尿系超声可以筛选膀胱输尿管反流、肾脏异常，而排尿期膀胱尿道造影用于出现反复泌尿系感染或输尿管扩张的患儿。在许多研究中发现 88% 的发热性泌尿系感染超声检查是正常的。DMSA 可用于反流度数高、血肌酐值高、反复泌尿系感染的患儿，超声和 DMSA 可以检查到肾发育不良及肾瘢痕。如果牵涉到肾病变，排尿期膀胱尿道造影检查还是很必要的。上述检查过程是为了让患儿在少插尿管、少受辐射情况下诊断出膀胱输尿管反流。但是检查费用却很高（Treves et al., 2008）。另外有研究表明尿系增强核磁也能反应肾输尿管积水情况。

2．在泌尿系感染患儿的兄弟姐妹或子女中的诊断评估

膀胱输尿管反流是多基因常染色体家族性疾病，它的发病率只有 1%，但在膀胱输尿管反流患儿的后代中发病率达 27%，兄弟姐妹中达 36%。因为反流有潜在的肾损害危险，欧洲小儿泌尿外科学会及美国小儿泌尿外科学会建议对患儿的兄弟姐妹及后代常规超声筛查，排除这种疾病（Coulthard, 2008）。对于反对检查者，应告知其危害性以及可能出现的泌尿系感染等症状。没必要在兄弟姐妹及后代中常规行排尿期膀胱尿道造影，但如果超声检查异常，仍应如前所述进行检查。

膀胱输尿管反流的基因位点还未知，有学者猜测基因与膀胱内输尿管长度有关，虽然用了许多方法寻找基因位点，但最终都失败了，还有学者猜测肾瘢痕与遗传性有关，因为瘢痕具有一定特异性，但还是基于理论上的猜测（Kaefer et al., 2000; Cordell et al., 2010; Skoog et al., 2010）。

3．产前诊断评估肾积水

膀胱输尿管反流在孕期表现为肾积水，双侧、高度反流在男孩中更多见，但是产前肾积水患儿无法弄清是否反流及其程度，同样也建议产前超声筛查患儿及其他孕期的兄弟姐妹及

子女。产前超声发现肾输尿管积水提示膀胱输尿管反流的可能性较大，但无法确诊膀胱输尿管反流，在生后超声也只能查出 15.2% 的中重度肾积水（van Eerde et al., 2007; Skoog et al., 2010）。美国泌尿外科学会及新生儿泌尿外科协会检查方案是：当膀胱功能或解剖结构异常时需行排尿期膀胱尿道造影，其余均可以通过超声随访（Nguyen et al., 2010）。

4. 产后诊断评估肾积水

产后肾积水往往是由于出现泌尿系感染才诊断的，很少由常规筛查发现。产后泌尿系感染应高度怀疑泌尿生殖道的异常，包括膀胱输尿管反流及尿路梗阻。通过超声或 VCUG 就能诊断明确，首次发生泌尿系感染的患儿中有 95% 都是轻中度的反流，因此超声可能无法确诊，这种情况下 VCUG 检查也是必要的，当然得在感染控制后进行。

产前诊断出肾积水，产后肾积水是否需要行常规检查仍存在争议，以下是两个产后肾积水检查方案，但可能都为阴性。

五、检查

1. 产后超声及排尿期膀胱尿道造影（VCUG）（Gill et al., 2001; Riquelme et al., 2006），其中对是否需要行常规 VCUG 检查存在一定争议，因为产前肾积水的患儿不一定是反流，且 VCU 是有创检查，需插尿管并且为放射性检查，插尿管也可导致泌尿系感染。

2. 产后只需行泌尿系超声，对超声发现肾解剖结构异常的患儿，针对性地行 VCUG 检查（Skoog et al., 2010），如肾盂输尿管交界处狭窄、输尿管重复畸形、膀胱憩室、肾发育不全、多囊肾（Guarino et al., 2005; van Eerde et al., 2007）。唯一缺陷便是超声有时无法观察到膀胱输尿管反流。

3. 肾瘢痕评估

虽然大多数人认为产前肾功能下降是由于肾瘢痕引起的。研究发现在泌尿系感染患儿中，膀胱输尿管反流患儿肾瘢痕形成明显增高。随着反流度数增高瘢痕也明显增多（Dinckan et al., 2013）。

4. 获得性肾瘢痕

一般认为细菌性尿液反流进入肾盂，引起肾实质瘢痕，肾实质变薄。膀胱输尿管反流引起的肾瘢痕，可造成慢性肾病，如高血压、蛋白尿、局灶性节段性肾小球硬化（Wang et al., 2015）。如果双侧反流，可造成肾衰竭（Lahdes-Vasama et al., 2006）。因此建议尽量避免感染性尿液反流。DMSA 扫描可以看到随着反流肾瘢痕逐渐增加，这就可以证明肾瘢痕是由反流引起的。泌尿系感染早诊断早治疗可减少肾瘢痕产生。

5. 先天性肾瘢痕

如果产前诊断膀胱输尿管反流，有人认为孕期对肾实质无损伤，且不产生肾瘢痕。但有些膀胱输尿管反流的患儿从未发生过泌尿系感染，却发现"肾瘢痕形成"（Patterson et al., 2000; Wennerström et al., 2000; Marra et al., 2004）。影像学提示这种肾瘢痕为肾发育不良。研究认为有些基因片段管理输尿管及肾发育，如果基因突变可造成反流肾发育畸形（Murawski et al., 2006）。

六、治疗

膀胱输尿管反流的治疗原则是防止泌尿系感染、肾损害及其他伴随的并发症发生。因此治疗必须根据患儿的性别、年龄、反流的严重程度、泌尿系感染的病史、肾功能状况、膀胱功能而定，另外家长的意见也是非常重要的（Smellie et al., 1992）。治疗主要包括两大类：

保守治疗与手术治疗。

1．自发性消退

大多数原发性膀胱输尿管反流无需治疗便可自愈，对于1岁以内诊断反流、反流度数低、孕期存在肾积水及单侧反流的患儿，自愈可能性较大（Sjöström et al., 2010; Tse et al., 2014）。

有学者通过对1987例患儿的研究发现：

（1）Ⅰ、Ⅱ度反流：5岁前80%可自发性消退，与年龄及单双侧无关。

（2）Ⅲ度反流：与年龄及单双侧有关，年龄越小的单侧反流有自愈可能性，但较低（70%以下）。

（3）Ⅳ度反流：单侧者60%以下可自发消退，双侧者10%以下可自发消退。

（4）Ⅴ度反流：自发消退很少，男婴在1岁内有消退可能（Sjöström et al., 2004; Batinic et al., 2013）。

2．抗生素预防性治疗

抗生素预防性治疗最早开始应用于膀胱输尿管反流，并且现在成为治疗膀胱输尿管反流首选方案（Nickel, 2005）。研究表明在度数较低的膀胱输尿管反流中，不存在急性肾盂肾炎、肾瘢痕形成的风险，而且大多数患儿都可以自愈（Nagler et al., 2011）。而预防性抗生素治疗方法可以降低泌尿系感染的风险，而且大多数家长无法接受低度反流不采取任何治疗措施（Garin et al., 2006; Conway et al., 2007; Montini et al., 2008）。然而，长期服用抗生素可能产生耐药性。为此许多学者进行研究，Craig将576例膀胱输尿管反流患儿分成口服预防量抗生素组及安慰剂组，研究发现口服预防量抗生素组6%的患儿出现泌尿系感染，而安慰剂组有19%，差异没有统计学意义，因此觉得口服预防量抗生素作用很小（Craig et al., 2009）。

Swedish把203个患儿随机分成三组，一组口服预防量抗生素组，一组安慰剂组，一组生物胶注射组，结果发现所有的膀胱输尿管反流度数都降低了，其中13%口服抗生素组患儿反流消失，38%生物胶注射组患儿反流消失，15%安慰剂组患儿反流消失。口服预防量抗生素组与安慰剂组没有明显差别。然而在1～2岁Ⅲ～Ⅳ度反流的患儿中，口服预防量抗生素组患儿泌尿系感染明显降低，在女孩患儿中更为明显。口服预防量抗生素组女孩的泌尿系感染数量远远低于安慰剂组，而在男孩中无任何差别（Brandstrom et al., 2010）。

3．生物胶注射法

生物胶注射疗法最早由Matouschek在1981年提出（Herbst et al., 2014），被Puri推广应用（Yucel et al., 2010），聚四氟乙烯最早当做介质注射于输尿管开口旁，然后又有许多介质被用于注射，包括聚二甲硅氧烷、牛胶原蛋白、羟基磷灰石钙、聚丙烯酸酯-多元醇共聚体、聚糖酐酸（Dx/HA），2001年开始推广应用Dx/HA，他的应用甚至超过了抗生素及开放手术。然而有些地方仍倾向于应用再植术。生物胶注射最早的方法是在膀胱镜下在输尿管开口下离膀胱输尿管交界处2～3 mm处，针管插入黏膜下注射，形成一丘状突起压迫输尿管开口处，以此起到抗反流作用，即STING（Herbst et al., 2014）。按上述方法在输尿管口注射生物胶困难时，Kirsch改进了这种方法，通过HIT方法，在输尿管壁内注射生物胶使输尿管壁充盈扩张以达到抗反流作用（Kirsch et al., 2004）。在高度反流中，治愈率可提高达92%，而最初方法只有79%。最近又发现在输尿管黏膜下段的输尿管壁内远近端各注射生物胶的双HIT方法。这种方法第一针打在输尿管黏膜下段输尿管壁的中间，第二针打在输尿管口附近的输尿管壁内（Kalisvaart et al., 2012），如果这种方法作用小，可以再追加使用STING法，Kirsch

等证实这种方法成功率达 96%，并且一年内无复发。Lorenzo 发现注射技术水平与治愈率关系很大，水平越高，治愈率也就越高，生物胶注射的并发症是对侧出现反流及膀胱输尿管交界处的狭窄（少见）及炎性肉芽肿钙化。钙化在行 X 线平片时往往易误诊为输尿管结石或肿瘤（Yucel et al., 2007）。

有学者通过 meta 分析 8101 例 Dx/HA 生物胶注射法治疗反流发现，首次成功率在Ⅰ度与Ⅱ度为 78.5%。Ⅲ度为 72%，Ⅳ度为 63%，Ⅴ度为 51%。在失败患者中，第二次注射成功率为 68%，第三次注射为 34%。而在输尿管重复畸形、膀胱功能异常的患儿中成功率较低（分别是 50%～73%，62%～74%）。20%～30% 的患儿在注射生物胶 3 个月后发现反流复发。虽然报道近期（4～6 周内）成功率达 90% 以上，但长期随访并不乐观。比如在 Swedish 试验中，初期成功率达 86%，而随访两年后发现成功率只达到 20%。在口服预防量抗生素与生物胶注射的患者中，泌尿系感染发生率并无明显差异（19% *vs*. 23%），另外肾瘢痕的也没有明显区别。总之，生物胶注射虽然无需手术，但远期的效果还是需要进一步随访观察（Karabacak et al., 2014）。

4．开放手术

开放性膀胱输尿管再植术几乎可用于所有的反流术，甚至可用于神经源性膀胱、尿道瓣膜、输尿管重复畸形、输尿管囊肿、巨输尿管。治疗膀胱输尿管反流的金标准仍为开放性手术，它手术成功率高达 95%～98%（Yucel et al., 2007），可降低 57% 的伴发热的泌尿系感染。在提高手术成功率同时，许多学者还在研究如何降低术前、术后泌尿系感染的发病率以及术后止痛、减少手术创口、减少尿管的使用等。无论采用何种方法，开放性手术的手术原则是通过延长膀胱黏膜下输尿管，以期达到通畅引流尿液同时防止膀胱输尿管反流。常见抗反流术式包括 Cohen 法（横跨三角区隧道式输尿管膀胱吻合术）、Politano-Leadbetter 法（隧道式输尿管膀胱吻合术）、Lich-Gregoir 法（膀胱外输尿管隧道延长术）、Glenn-Anderson 法（Baek et al., 2013）。Bovee 在 20 世纪初提出开放性膀胱输尿管再植术，但患者是一名妇产科手术后输尿管损伤的患者（Hoberman et al., 2003）。直到 1952 年 Hutch 提出用输尿管再植来治疗膀胱输尿管反流。自从那之后，各种输尿管再植技术开始不断涌现（Minevich et al., 2002）。

（1）Politano-Leadbetter 法（隧道式输尿管膀胱吻合术）：1958 年 Politano 和 Leadbetter 发明一种独特的输尿管再植术：将输尿管在膀胱内分离切断，在原输尿管口上方做膀胱开口并穿入输尿管，朝原输尿管口方向在膀胱黏膜下走行，最后把输尿管开口固定在原输尿管口，这种方法输尿管开口仍未改变，并且可以在黏膜下走行一段起到抗反流作用。但有输尿管扭转梗阻及肠道损伤的可能性。

手术方法：膀胱内输尿管松解后，在原输尿管开口上方，相当于做隧道长度处切开。用牵引线牵拉开膀胱后壁，在直视下分离，输尿管从原开口退出再通过新切口进入膀胱。从新的切口和原开口之间建立黏膜下隧道。隧道长度也取决于输尿管直径，保证 5∶1 比例（长∶宽）。隧道需要足够的容积来保护输尿管的收缩。牵拉输尿管通过隧道至原开口固定。一定要做斜面吻合，避免狭窄。并且插 6 Fr 导管通过输尿管，确认输尿管没有扭曲。输尿管再植无梗阻最直接的证据是在输尿管开口看到喷尿。

（2）Lich-Gregoir 法（膀胱外输尿管隧道延长术）：1961 年及 1964 年 Lich 和 Gregoir 发明另一种新的方法，输尿管在膀胱外分离，不破坏逼尿肌内段的输尿管，在输尿管走行方向切开逼尿肌直至黏膜层，然后把输尿管埋植进入缝合，制作一段黏膜下隧道。这种手术方法不需要打开膀胱，但是由于损伤盆腔神经丛，可能造成术后的尿潴留。

手术方法：输尿管从髂内动脉发出闭塞的脐动脉处穿过，这是识别输尿管的一个很好的解剖标志。结扎闭塞动脉，下方就是输尿管。在输尿管进入膀胱处周围分离输尿管。从膀胱输尿管连接部向上切开膀胱肌层达膀胱黏膜，建立包埋输尿管的切口。将输尿管紧贴膀胱黏膜，从远端向近端缝合肌层，包埋输尿管。逼尿肌的关闭建立了黏膜下隧道。黏膜下隧道的长度根据输尿管直径掌握，也按照 5∶1 比例建立隧道。

（3）Glenn-Anderson 法：1967 年 Glenn 和 Anderson 又发明一种新方法。这种方法黏膜下隧道是从原输尿管开口至膀胱颈处。这种方法好处在于输尿管无扭曲，按其走行方向埋植，但是因膀胱颈处操作空间小，手术难度较大，且埋植的黏膜长度受到限制。1978 年他们改进了这种方法，他们把输尿管开口近端逼尿肌切开，简化了黏膜下隧道的埋植。

（4）Cohen 法（横跨三角区隧道式输尿管膀胱吻合术）：1975 年 Cohen 发明了一种输尿管横向埋植的手术方法，这种方法可以使原来的输尿管开口位于对侧输尿管开口位置附近，这种方法操作容易，且能保证足够长的黏膜下隧道，这是现在最为常用的一种手术方法，唯一的缺点就是术中需留置支架管、尿管等，术后会出现膀胱刺激症状，另外就是如果在输尿管出现结石则很难处理，因为经输尿管开口插入输尿管支架管或输尿管镜非常困难。

手术方法：用组织剪沿输尿管开口在三角区上方做横向推进黏膜下隧道，隧道长度与输尿管直径比例是 5∶1。当只有一个输尿管再植时，隧道指向对侧输尿管开口上方。当两侧输尿管都再植时，可以在三角区上方做一个隧道供两条输尿管穿过，也可以做两个隧道。如果隧道长度短，可以将输尿管向输尿管开口外上方移位，远离三角区，获得更大的扩展黏膜下隧道空间。也可以裁剪或者折叠输尿管，减小直径，缩短隧道长度。在隧道的起始部，要适当切开膀胱肌层，以免造成输尿管折角梗阻。输尿管黏膜袖口可以保留，并吻合到光滑的膀胱黏膜上。其中输尿管口一定要与膀胱肌层固定一针，防止输尿管回缩。开口应能容纳直角钳头部以免狭窄。Cohen 手术简单，效果良好，成功率高达 95% 以上，已经成为经膀胱内入路最常用的手术。

5. 腹腔镜手术

Lakshmanan 和 Fung 在 2000 年首先报道了腹腔镜输尿管再植术，用的是膀胱外输尿管再植的方法，47 个患儿中，术后没发现任何并发症，但他们认为在 4 岁以下患儿手术空间小，操作困难，Riquelme 报道（2006）15 例双侧重复输尿管再植手术成功率为 94.7%。2005 年 Yeung 报道腹腔镜 Cohen 术，腹腔镜 Cohen 术由于需进入膀胱内操作，戳卡插入困难且膀胱操作空间小，再耻骨上置入两个戳卡，然后再放入膀胱镜作为视野。手术成功率、住院时间与开放手术相似，但是手术时间相对较长。膀胱内充满二氧化碳气体后，按 Cohen 手术操作方法进行，避免损伤胃肠道，同时也可避免出现膀胱痉挛的症状（Gill et al., 2001）。最开始应用于膀胱输尿管反流，随着技术水平的进步慢慢应用于输尿管的裁剪再植等手术，如输尿管远端梗阻。

6. 机器人手术

机器人手术可以降低患儿的疼痛，并且比腹腔镜容易掌握，操作性很强。机器人手术最先开始的术式也是膀胱外输尿管再植，由于膀胱外再植，尤其在双侧再植术后易出现尿潴留等问题。2004 年 Peters 用机器人手术对 17 侧行膀胱外再植，3 例双侧膀胱内再植，成功率达 89%，其中并发膀胱瘘 2 例，梗阻 1 例，而且没有尿频、排尿困难、尿液潴留等并发症（Peters, 2004）。2008 年 Casale 等报道机器人膀胱外输尿管再植 41 例，并保留盆腔神经丛，手术成功率达 97.6%。在手术成功的患儿中随访未见尿潴留等任何并发症，平均手术时间为 2.33 小时。他的研究也说明膀胱内双侧输尿管再植可以避免出现排尿异常的并发症（Casale et al., 2008）。最近又有人对比机器人手术及开放手术（膀胱内、膀胱外）。膀胱内手术方法：机器人组手术时间明显长于开放手术，但机器人手术的膀胱痉挛及血尿明显少于开放手术。疼痛方面无明显差别。住院时间机器人手术明显缩短。膀胱外手术方法：两组没有明显差别。最终两个手术方法成功率均无差别（Marchini et al., 2011）。

七、预后

根据美国小儿泌尿协会报道，开放性手术治疗Ⅰ度～Ⅴ度膀胱输尿管反流的成功率分别为 99.1%、99%、98.3%、98.5%、80.7%。总的手术成功率为 95.1%，按输尿管条数计算为 95.9%（Elder et al., 1997）。除非膀胱功能异常，这些手术成功患儿也再无复发。现在有人报道生物胶注射手术成功率与开放手术相似，但生物胶注射需要一定技术，并且还不能在全球推广应用，在中国尚未应用生物胶。对Ⅱ度～Ⅴ度反流采用生物胶注射成功率分别为 79%、72%、63%、51%，并且作用不是持久性的（Elder et al., 2006）。Lackgren 在长期随访中发现 13% 的患儿反流复发。生物胶注射后不常规行排尿期膀胱尿道造影，除非患儿出现高热等症状（Lackgren et al., 2001）。Lee 等在随访 1 年后发现 26% 的患儿复发反流，因此建议生物胶注射后需长期随访（Lee et al., 2009）。腹腔镜或机器人输尿管再植手术成功率为 95%～99%（Marchini et al., 2011; Smith et al., 2011; Bayne et al., 2012）。但是学习曲线很长，机器人费用比较昂贵。

膀胱输尿管再植术后会出现血尿、膀胱痉挛、尿频、排尿困难等症状。随着手术水平的不断进步、麻醉技术的提高，为避免这些症状出现，现已逐渐不使用膀胱造瘘、输尿管支架管、尿管等。McCool 报道可以在再植术后 2～4 天内出院（McCool et al., 1995）。有些甚至报道可以门诊手术。膀胱外输尿管再植术通过小切口可以在术后 24 小时内出院。已经有报道通过这些改进后，术后出血及膀胱痉挛症状明显改善（Putman et al., 2005）。开放手术不可避免地存在手术伤口，对于膀胱内再植术的下腹部腹横纹切口，穿裤子后可遮住（Wiygul et al., 2011），而膀胱外输尿管再植术的伤口小于 2 cm，也可以盖住。

通过对膀胱输尿管反流的治疗研究进行分析发现，采用何种方法降低泌尿系感染、减少肾瘢痕、降低耐药性、提高患儿生活质量，仍存在争论。这在将来也是一个难题。最近正在研发无创性微波诊断膀胱输尿管反流，通过类固醇炎性指标诊断泌尿系感染、肾盂肾炎等，以此来随时监测肾功能（Snow, 2011）。患儿的年龄、性别、反流的度数、泌尿系感染情况、肾瘢痕、膀胱功能可作为选择治疗的参考因素（Ragnarsdottir et al., 2011）。但最终的治疗目标是保护肾脏，防止肾瘢痕及泌尿系感染。

（韩文文　张潍平）

第七节　其他畸形

一、输尿管狭窄

输尿管狭窄指输尿管先天性解剖性狭窄或输尿管壁发生组织学病变引起的狭窄。Cussen（1971）在147例输尿管病变研究中发现81例（55%）输尿管狭窄，狭窄段管壁在组织病理学上可见正常的移行上皮，平滑肌虽形态正常，但是数量减少，狭窄处未见明显纤维增生。

先天性输尿管狭窄的病因尚不明确，可能与胚胎11～12周时输尿管间充质发育紊乱导致肌层发育不良有关。输尿管狭窄的好发部位最常见为肾盂输尿管连接部，其次为输尿管膀胱连接部外的远端输尿管，相对罕见的部位为骨盆入口水平的中段输尿管。胚胎发育时，如整条输尿管芽发生异常可导致输尿管多发狭窄，表现为相邻狭窄段之间输尿管扩张。

轻度输尿管狭窄，肾积水程度轻，肾功能良好者可密切随诊观察。肾盂输尿管连接部狭窄的临床表现和治疗方法同肾盂输尿管连接部梗阻（UPJO）。如输尿管远端、中段发生梗阻性狭窄引起肾功能下降者，需行狭窄段切除和输尿管再植、输尿管端端吻合等手术治疗。

二、输尿管瓣膜

输尿管瓣膜由含有平滑肌的黏膜皱襞组成，呈环形或隔膜形，多为单发，并有针尖样狭窄开口，是引起输尿管梗阻的罕见病因之一。病变近端输尿管扩张，远端管径正常（图21-7-1）。在回顾性分析40例先天性输尿

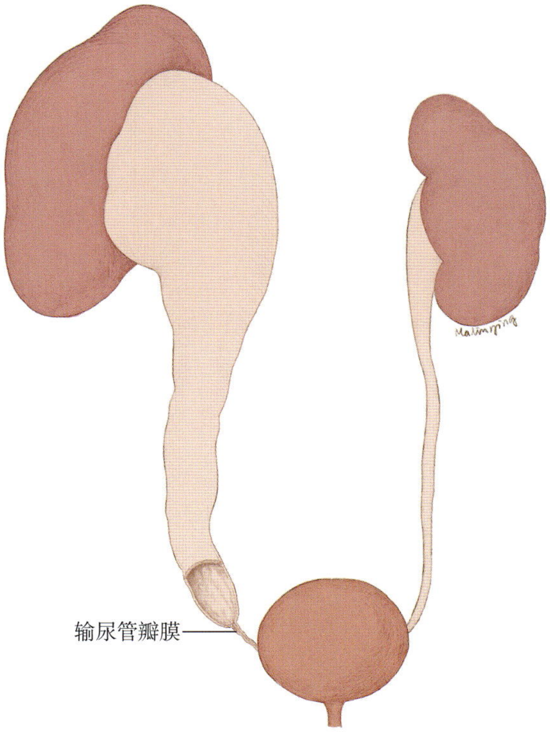

图21-7-1　右侧中下端输尿管瓣膜导致近端输尿管及肾扩张

管瓣膜的患者中，瓣膜位置可遍布所有输尿管区域，但是中段和肾盂输尿管连接部最少见（Dajani et al, 1982）。临床表现有：侧腹痛、尿路感染、尿失禁、高血压和血尿。男女发病率相似，左右侧无明显差异。

环形隔膜样输尿管瓣膜发病率很低，但是均可引起输尿管梗阻。成角型或皱褶状瓣膜远端输尿管多伴有解剖性或功能性梗阻，瓣膜由拉长或扭转的扩张输尿管继发形成。大约5%的新生儿可发生宫内一过性输尿管瓣膜，易引起产后轻度肾积水，此类瓣膜具有非梗阻性和自限性等特点（Wall et al., 1952）。如果怀疑输

尿管梗阻性瓣膜，需要行静脉肾盂造影和逆行输尿管造影，以全面了解输尿管的解剖结构。手术治疗的方法为切除病变，行输尿管端端吻合，大多可获得满意效果。如果相应肾功能丧失或严重减退，需行肾输尿管切除术。

三、输尿管螺旋状扭转和输尿管皱褶

Campbell（1970）在 12 080 例尸检中只发现 2 例输尿管发生螺旋状扭转，他认为此病症是由于发育过程中输尿管未伴随肾旋转引起的。此观点可能过于简单，因为临床有发生多周数扭转的病例。输尿管螺旋状扭转可发生上尿路梗阻，表现为肾输尿管积水。组织病理学上输尿管的胚胎发育正常，但可表现为黏膜赘余、输尿管褶皱和旋转等。在非常偶然的情况下，输尿管的扭转可表现为肾盂输尿管连接部梗阻。

输尿管皱褶在输尿管瓣膜中已有提及。在上尿路正常的情况下，影像学发现的孤立单一输尿管皱褶或弯曲多为继发形成，具有非梗阻性和可逆性，伴随着输尿管远端梗阻或反流呈急性或间断性发作。Campbell 认为先天性孤立的输尿管皱褶或弯曲非常罕见，但是他认为上述病变是肾盂输尿管连接部梗阻外层纤维条索增生的表现之一。

四、输尿管憩室

输尿管憩室（ureteral diverticula）分为三类（Cray et al., 1972）：①发育不全的输尿管重复畸形，表现为盲端分支形输尿管；②真性先天性憩室，包含正常输尿管全层结构；③继发性憩室，表现为黏膜层疝出。先天性憩室很少见，可起源于输尿管膀胱连接部之上的远段输尿管、输尿管中段及肾盂输尿管连接部。憩室可很大并继发肾积水。

患儿可表现为腹痛、泌尿系感染、肾绞痛等，憩室较大者可触及囊性肿块，即使是小型憩室也可能引起临床症状。由于憩室和输尿管相连，当输尿管压力升高时可发生由输尿管向憩室的尿液反流。

真性输尿管憩室形成的胚胎学：肾盂输尿管连接部以下的输尿管憩室是由未成熟的输尿管芽分裂形成，发育不良的分支最终形成憩室；肾盂输尿管连接部憩室由原始肾盏形成，发育不良的原始肾盏不能和后肾胚基汇合，从而形成憩室样盲端结构。

单一继发性憩室可并发于输尿管狭窄、结石或外伤后；多发小型憩室（小于 5 mm）可能是慢性炎症的结果。Norman 和 Dubowy（1966）报道了两例输尿管肾盂逆行造影发现的输尿管憩室，多发小憩室只在压力增高时出现，提示可能存在先天性的输尿管壁异常而非获得性感染或创伤引起。但是目前的文献报道均缺乏组织病理的证实。

小型憩室如无症状可随诊观察，大型憩室可手术切除以保留肾功能，当肾有不可逆性炎症反应时需行肾切除术。

五、输尿管膨出

（一）概述

输尿管膨出（ureterocele）又称输尿管囊肿，是指输尿管在膀胱黏膜下形成的囊状扩张。膨出的外层为膀胱黏膜，内层为输尿管黏膜，两者之间为菲薄的输尿管肌层。按发生的部位可分为完全位于膀胱的膀胱内型（单纯型输尿管膨出）和位于膀胱颈或尿道的膀胱外型（异位输尿管膨出）。因部分输尿管膨出缺乏临床症状，故发病率报道高低不一，Campbell 报道尸检儿童中检出率为 1/4000（0.025%），

Uson 报道为 1/500（0.2%）。输尿管膨出好发于白人，黑人最少见。女孩相对好发，男女比例为 1∶4～1∶7。文献报道左侧比右侧稍多，约 10% 双侧发病。有报告输尿管膨出有家族性，如发生于母女两代。

60%～80% 的输尿管膨出伴有输尿管开口异位，原位输尿管膨出相对少见。大约 80% 的输尿管膨出和重肾的上半肾输尿管相联系。单纯型输尿管膨出发生于单一输尿管，膨出较小，多见于成人，又称成人型，对上尿路影响较小，此型在儿童中罕见且男孩相对较多，常常伴有心脏和生殖系统畸形。输尿管膨出常伴随的泌尿系畸形包括融合肾和肾异位。当输尿管膨出来源于重肾的上半肾时，约有 2/3 的上半肾伴有发育不良。

（二）胚胎学

输尿管膨出的胚胎学不能被一种机制解释。Chwalla 提出输尿管芽从中肾管发生时，在输尿管和尿生殖窦之间形成双层细胞的膜状结构。正常情况下此膜状结构在发育过程中自行退化，如退化过程不完全，则形成梗阻性输尿管开口，导致输尿管末端扩张形成输尿管膨出（Chwalla, 1927）。但该机制不能解释伴有较大输尿管开口的输尿管膨出病例。Tanagho 提出远端输尿管可能诱发尿生殖窦膨大形成膀胱，当输尿管芽太靠近头端，输尿管从中肾管分离延迟并发生输尿管开口异位，远端输尿管诱发膨大的机制未发生在尿生殖窦，而是作用于输尿管末端，致其膨大形成输尿管膨出。但是临床中不是所有输尿管开口异位患者均伴有输尿管膨出，因此该机制仍不能完全解释输尿管膨出的原因。Tokunaka（1981）等用光镜及电镜检查输尿管膨出，其组织结构与近端输尿管相比，输尿管膨出顶部缺乏肌束，且肌细胞小；在膨出的肌肉中没有厚肌原纤维；输尿管膨出周围膀胱肌层发育不良，支持功能下降。他们认为，这些发现说明多数输尿管远端有节断性胚胎停滞，这在输尿管膨出形成中有一定作用。

（三）分型

Stephens 对异位输尿管膨出的分型如下：

1．狭窄异位型，约占 40%，狭窄口位于膨出尖端或其上下面。

2．括约异位型，约占 40%，膨出终止于内括约肌之内，开口于男性后尿道或女性外括约肌远侧，开口正常或增大。

3．括约狭窄异位型，占 5%，开口于后尿道或更远处。

4．盲端型，小于 5%，膨出如舌状或盲肠样伸入尿道黏膜之下，开口在囊腔之上（膀胱内），口大而功能不全。

5．盲端异位型，小于 5%，膨出为盲端。

6．无梗阻异位型，小于 5%，输尿管末端膨大，有一大孔位于膀胱内。

（四）临床表现

输尿管膨出多因产前常规检查发现，表现为肾积水和膀胱内囊性扩张性肿物，生后则多因泌尿系统感染就诊而被发现。如输尿管膨出引起严重的尿路梗阻，可在患儿腹部触及扩张的膀胱或积水的肾，但此症状相对罕见。当输尿管膨出脱垂入尿道时会在膀胱颈部形成富有张力的“球形阀门”结构，是引起女孩下尿路梗阻最常见的病因。女孩的输尿管膨出可间歇地从尿道脱出，但是很少引起尿潴留。在排尿时大多数输尿管膨出是可压缩的，因此即使是异位输尿管膨出也很少引起下尿路梗阻。个别较大输尿管膨出伴有膀胱颈松弛的病例会引起尿失禁，尽管手术修复后尿失禁仍不能改善。当输尿管膨出合并结石时，会有血尿症状。

（五）辅助检查

1．超声

过去静脉肾盂造影是诊断输尿管膨出最常用的方法，近些年超声逐步取代其地位。超声可显示膀胱内典型的沿后壁生长的囊性肿物。但是超声诊断输尿管膨出需要有经验的医生进行操作，因为一些假象容易引起误诊，如当膀胱充盈时，在压力的作用下输尿管膨出易被压缩而漏诊；膀胱后扩张的输尿管易与异位输尿管或原发性梗阻性巨输尿管混淆等。超声另一个优势是可评估肾实质厚度和重复肾等情况。

2．静脉肾盂造影（IVP）

当输尿管膨出相应侧的肾功能良好时，含有造影剂的尿液可填充输尿管末端的囊肿，囊肿壁形成透光的环形结构，在 IVP 中表现为典型的“眼镜蛇头征”。上述征象在肾功能良好的膀胱内型单纯性输尿管膨出多见。74%～90% 的异位输尿管膨出伴有重复肾的上半肾发育不良，X 线下输尿管远端囊肿呈阴性改变，但是在 IVP 中可发现上半肾积水，下半肾向外、下移位形成“垂百合征”等间接征象。因上、下半输尿管共同走行，下半输尿管可因上半输尿管积水而迂曲、外移（图 21-7-2）。

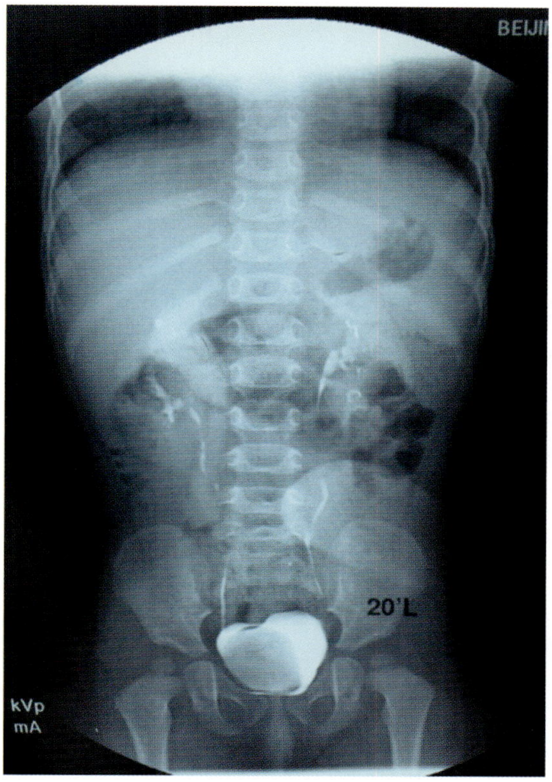

图 21-7-2 患儿女，1 岁，产前发现右侧重复肾输尿管畸形，右侧输尿管膨出，因反复泌尿系感染就诊，静脉肾盂造影提示膀胱内囊性充盈缺损，右侧上半肾输尿管积水，下半肾受压向外、向下移位，肾盂肾盏下垂呈现“垂百合征”

3．排尿期膀胱尿路造影（VCUG）

是诊断输尿管膨出的重要检查。在伴有重复肾的输尿管膨出中，大约 50% 病例发生同侧下半输尿管反流，25% 发生对侧反流，10% 发生输尿管膨出自身输尿管反流。单纯型输尿管膨出也可发生输尿管反流，但是发病率很低。VCUG 可明确输尿管膨出周围逼尿肌支持情况，如逼尿肌支持力下降，在排尿时囊肿结构可通过薄弱处脱垂出膀胱，形成类似膀胱憩室样改变。偶尔囊肿也可能脱垂入与其相应的扩张输尿管或者输尿管周围的薄弱间隙。当输尿管膨出张力高时可引起同侧下半输尿管、对侧输尿管或膀胱出口梗阻。在非常罕见的情况下，男孩异位输尿管膨出脱垂入后尿道会产生类似后尿道瓣膜的征象。

4．膀胱镜探查

膀胱镜下输尿管膨出可有多种表现且诊断相对困难。当输尿管膨出较小时，病变可能只会在输尿管蠕动或按压侧腹部时出现。当输尿管膨出较大时或巨大输尿管膨出继发双侧输尿管梗阻时，很难区别病变来源于哪侧输尿管，在这种情况下可应用膀胱镜引导下囊肿穿刺，同时行术中造影以了解具体病变情况。也可用腰穿针经腹膀胱穿刺，在膀胱镜直视下穿刺入囊肿造影。当膀胱充盈时，输尿管膨出被压缩表现为一层黏膜皱襞而不易被发现，因此需要在膀胱空虚时仔细观察，当见到囊肿充盈时可确诊。当输尿管膨出周围括约肌支持力下降引起其向膀胱外脱垂时，易误诊为膀胱憩室，膀胱空虚时按压侧腹部使输尿管末端囊性扩张，有助于输尿管膨出的诊断。另外在伴有肾盂肾炎时，按压侧腹部可见到囊肿开口处脓液流出。

（六）治疗

治疗输尿管膨出的原则是：控制感染，保护肾功能，治疗膀胱输尿管反流，减少手术损伤，保持排尿功能等。治疗方法包括膀胱镜下囊肿开窗减压术等术式。输尿管膨出是儿童泌尿外科较复杂的疾病之一，选择何种治疗方案需要综合患儿个体化情况考虑，目前没有一种治疗方法可以应用于所有患者。在个体化治疗中需要注意以下因素：

1．年龄

因为对无症状输尿管膨出患者的病史了解不全面，所以评估这些患者的任何治疗效果均十分局限。建议产前发现的输尿管膨出患者生后即口服预防量的抗生素，此方案可减少泌尿系感染的发病率。产前发现的输尿管膨出患者在新生儿期行膀胱镜输尿管膨出开窗减压术，此方法操作简单、减压效果明显。Great Ormond Street 医院一项系列报道提出减压后未发现泌尿系感染病例。相对于复杂的上半肾切除而言，新生儿可以耐受时间更短、操作更简单的膀胱镜治疗，即使日后需要进一步行输尿管膨出切除术，之前膀胱镜治疗会使后续的操作简单化。

2．功能性肾实质的数量

相对于已形成瘢痕的肾而言，从未发生过泌尿系感染的肾可保留更多的肾功能。重复肾上半肾的肾功能低于全部的 1/3，几乎所有的上半肾病理均表现为纤维化、肾小管萎缩、慢性炎性反应、肾小球硬化、肾小球发育不良等改变，其中 2/3 呈中度至重度组织损伤。如输尿管膨出行膀胱镜减压术后，发育不良的上半肾不合并输尿管反流，则不做上半肾切除。Chertin 等对膀胱镜减压术后，上半肾发育不良或无功能的病例进行随访发现：6% 术后发生泌尿系感染，只有 4% 因反复泌尿系感染需要行肾切除或肾部分切除。

3．孤立肾、重复肾

相对重复肾而言，单纯型输尿管膨出肾功能良好，肾积水程度轻，且大部分位于膀胱内。治疗单纯型输尿管膨出，膀胱镜减压更有优势，可避免切开膀胱手术，减少副损伤，即使日后产生膀胱输尿管反流，输尿管减压后管径减小，可降低输尿管膀胱手术难度。而伴有重复肾的输尿管膨出治疗更加复杂，将在下文提及。

4．膀胱内型、膀胱外型（异位开口）

输尿管膨出的位置与治疗关系密切，因为膀胱内型和膀胱外型异位在内镜和开放手术治疗中均存在显著差异。Blyth 等在为期一年的随访中发现，大于 90% 的膀胱内型输尿管膨出患者行膀胱镜减压后不需要后续手术治疗，但是 50% 的异位型输尿管膨出患者效果不佳且需要后续手术治疗。上述随访至平均年限为 7 年时，有 18% 的膀胱内型和 64% 的异位型输尿管膨出需要进一步手术治疗。

5．逼尿肌支持

逼尿肌的支持作用是一项重要的考虑因素。如果其作用薄弱，在排尿时输尿管膨出会出现类似膀胱憩室样外翻性囊肿结构。相对于逼尿肌支持作用良好的病例而言，作用弱者需要行膀胱三角区修复手术的可能性更高。但是在一部分输尿管囊肿膀胱镜减压术后的患者中，逼尿肌功能可自行提高，因此逼尿肌支持减弱不是后续膀胱开放手术的绝对指征。

6．输尿管扩张程度

偶尔被误诊为原发性输尿管反流的患者在行输尿管再植术时，会发现较小的输尿管膨出及相应小输尿管，将包含发育不良的上半输尿管和反流的下半输尿管的共同鞘进行再植可达到良好的治疗效果。但是在多数情况下，输尿管膨出相应输尿管扩张明显，如进行再植手术则并发症较多。既往行膀胱镜输尿管膨出开窗减压手术的患者，输尿管扩张程度有可能明显减小，此情况下可提高输尿管再植的成功率。

7．膀胱输尿管反流

输尿管膨出引起的膀胱输尿管反流是开放手术最重要的手术指征。如果输尿管膨出引起严重反流，先行膀胱镜开窗减压术，可易化下一步膀胱水平的开放手术难度。如果输尿管膨出未引起输尿管反流，可行重复肾上半肾部分切除术，输尿管膨出及残端输尿管很少引起反流。与单纯性输尿管膨出不同，大部分异位型输尿管膨出可引起输尿管反流。Husmann 等总结输尿管反流是异位输尿管膨出行重复肾上半肾切除术后，进一步手术治疗的主要病因。如果没有反流，则不需要治疗；如果合并一条输尿管Ⅰ度或Ⅱ度反流，40% 的患者需要进一步手术治疗；如果反流程度更重或伴有两条输尿管反流，则需要进一步治疗的可能性为 96%。

一些作者提出在一些特定的选择病例中可采取非手术治疗，如产前发现的输尿管膨出但不合并输尿管反流且相应肾存在多囊性发育不良的病例。Han 等应用 MAG-3 核素扫描识别 13 名非梗阻性输尿管膨出或上半肾无功能的病例，均未行手术治疗，中位随访年限为 3.4 年，后续需要手术者占 31%（其中 1 例发生了进行性加重的梗阻，3 例发生了泌尿系感染），目前需要行进一步随访，以便为非手术治疗的效果提供更多的指导。

综上所述，输尿管膨出症的治疗需根据下述情况决定：

（1）小年龄及一般情况弱，如小婴儿有严重尿路感染，药物未能控制：

1）经尿道，用相当于 3Fr 电极戳穿输尿管膨出下缘减压，10～14 天后超声复查及 3 个月后做 VCUG 复查，如有反流，用预防性抗感染治疗，待小儿 6～12 月龄后再手术。

2）经皮肾穿刺造瘘，操作简单，缓解肾盂及输尿管压力，保护肾功能。

（2）输尿管膨出并发于重肾双输尿管畸形：

1）上肾部功能丧失：

①上半肾部分切除及相应扩张的大部分输尿管切除，输尿管膨出可自行萎瘪，从而解除下尿路梗阻及继发的泌尿系感染，如术前无输尿管反流，上尿路入路的再手术率为 20%。

②上半肾及相应扩张输尿管、输尿管膨出切除，同期行下输尿管再植术。因上、下尿路同期手术操作多，增加术后恢复时间，而且多数病例并不必要，故不作为常规手术。

③经尿道戳穿输尿管膨出：20 世纪 80 年代，一般都先做输尿管膨出开窗或同期切除上半肾。但部分患儿因输尿管膨出开窗术后，导致膀胱输尿管反流，从而加重尿路感染，故目前此手术只用于伴有严重尿路感染，且药物控制不理想的婴儿。

2）上肾部功能良好：

①上输尿管与下肾盂吻合或上输尿管与下输尿管吻合；

②输尿管膨出切除，及上、下输尿管再植；

③经尿道戳穿输尿管膨出。

（3）单一系统输尿管膨出：

1）肾功能丧失：行肾及扩张输尿管切除切术。

2）肾功能良好：

①如无症状，可以随诊观察，门诊定期复查超声；

②经尿道戳穿输尿管膨出，本术式是肾功能良好的单一系统输尿管膨出的首选术式，可以达到减压效果及避免不必要的第二次手术；

③输尿管膨出切除及输尿管再植术。因经尿道戳穿输尿管膨出更为简单，故本法不作为首选术式，当输尿管膨出开窗术后继发感染时，可考虑行输尿管膨出切除及输尿管再植。

上半肾部分切除及相应扩张的大部分输尿管切除示意图如下（图 21-7-3）。

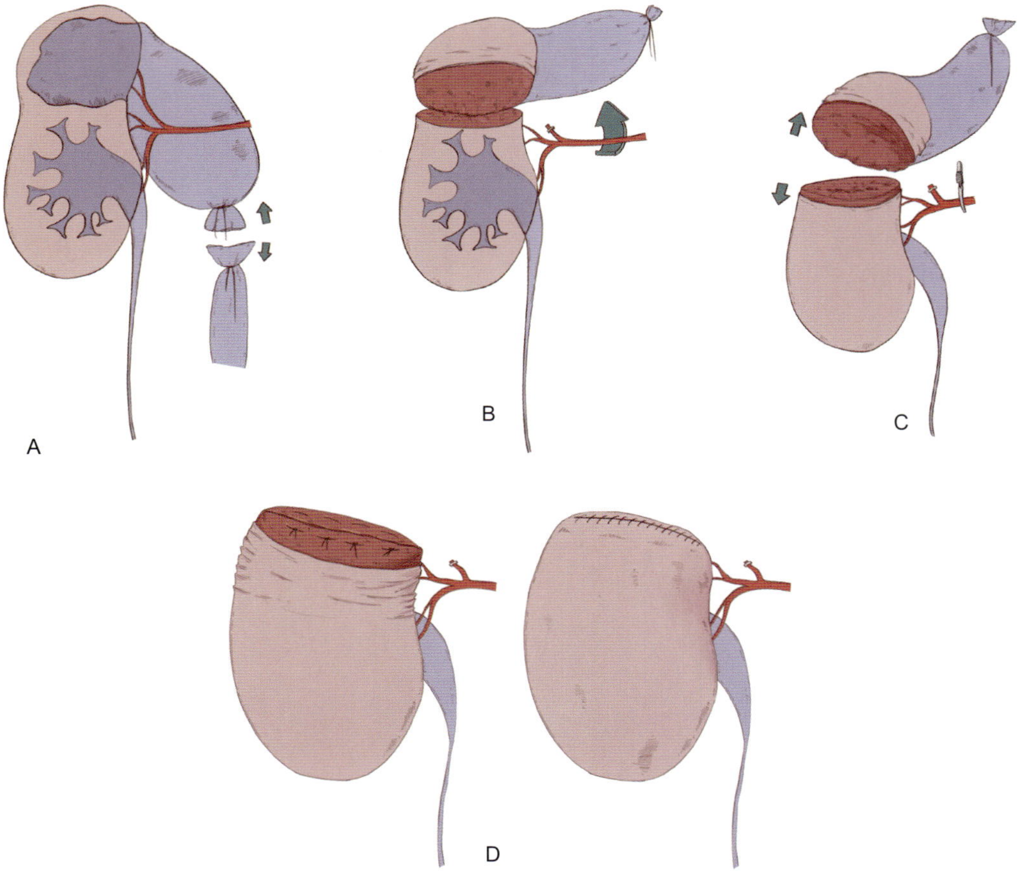

图 21-7-3　A. 上输尿管扩张、迂曲，因此可较容易地在下半肾内侧辨别，将上输尿管与下输尿管分离后，进行结扎并切断。B. 通过肾蒂下侧将上输尿管向头侧牵拉，结扎供应上半肾的小血管。钝性分离上半肾包膜，暴露质地相对粗糙的上半肾实质，此时可辨别出质地相对光滑的下半肾。多数情况下，上下半肾之间会有界限。C. 向下牵拉下输尿管，应用电刀切除上半肾。如出血可应用阻断钳临时阻断下半肾血管。D. 水平褥式缝合创面后用肾包膜覆盖

（林德富　张潍平）

参考文献

Baek M, Kim KD. Current surgical management of vesicoureteral reflux. Korean J Urol. 2013 Nov; 54(11): 732-737.

Batinic D, Miloševic D, Topalovic-Grkovic M, et al.Vesicoureteral reflux and urodynamic dysfunction. Urol Int. 2013; 90(4): 480-483.

Bayne AP, Shoss JM, Starke NR, et al. Single-center experience with pediatric laparoscopic extravesical reimplantation: safe and effective in simple and complex anatomy. J Laparoendosc Adv Surg Tech A 2012; 22: 102-106.

Brandstrom P, Esbjorner E, Herthelius M, et al. The Swedish reflux trial in children: III. Urinary tract infection pattern. J Urol.2010; 184(1): 286-291.

Casale P, Patel RP, Kolon TF. Nerve sparing robotic extravesical ureteral reimplantation. J Urol. 2008; 179(5): 1987-1989.

Conway PH, Cnaan A, Zaoutis T, et al. Recurrent urinary tract infections in children: risk factors and association with prophylactic antimicrobials. JAMA. 2007; 298(2): 179-186.

Cordell HJ, Darlay R, Charoen P, et al. Whole-genome linkage and association scan in primary, nonsyndromic vesicoureteric reflux. J Am Soc Nephrol 2010; 21: 113.

Coulthard MG. Is reflux nephropathy preventable, and will the NICE childhood UTI guidelines help? Arch Dis Child. 2008; 93(3): 196-199.

Craig JC, Simpson JM, Williams GJ, et al. Antibiotic prophylaxis and recurrent urinary tract infection in children. N Engl J Med. 2009; 361(18): 1748-1759.

Dinckan A, Aliosmanoglu I, Kocak H, et al. Surgical correction of vesico-ureteric reflux for recurrent febrile urinary tract infections after kidney transplantation. BJU Int. 2013; 112(4): E366-371.

Elder JS, Diaz M, Caldamone AA, et al. Endoscopic therapy for vesicoureteral reflux: a meta-analysis. I. Reflux resolution and urinary tract infection. J Urol 2006; 175: 716-722.

Elder JS, Peters CA, Arant BS Jr, et al. Pediatric Vesicoureteral Reflux Guidelines Panel summary report on the management of primary vesicoureteral reflux in children. J Urol 1997; 157: 1846-1851.

Garin EH, Olavarria F, Garcia Nieto V, et al. Clinical significance of primary vesicoureteral reflux and urinary antibiotic prophylaxis after acute pyelonephritis: a multicenter, randomized, controlled study. Pediatrics. 2006; 117(3): 626-632.

Gill IS, Ponsky LE, Desai M, et al. Laparoscopic cross-trigonal Cohen ureteroneocystostomy: novel technique. J Urol. 2001; 166(5): 1811-1814.

Greenfield SP, Carpenter MA, Chesney RW, et al. The RIVUR voiding cystourethrogram pilot study: experience with radiologic reading concordance. J Urol 2012; 188: 1608.

Guarino N, Casamassima MG, Tadini B, et al. Natural history of vesicoureteral reflux associated with kidney anomalies. Urology 2005; 65: 1208.

Herbst KW, Corbett ST, Lendvay TS,et al. Recent trends in the surgical management of primary vesicoureteral reflux in the era of dextranomer/hyaluronicacid. J Urol. 2014 May; 191(5 Suppl): 1628-1633.

Hoberman A, Charron M, Hickey RW, et al. Imaging studies after a first febrile urinary tract infection in young children. N Engl J Med. 2003; 348(3): 195-202.

Kaefer M, Curran M, Treves ST, et al. Sibling vesicoureteral reflux in multiple gestation births. Pediatrics 2000; 105: 800.

Kalisvaart JF, Scherz HC, Cuda S, et al. Intermediate to long-term follow-up indicates low risk of recurrence after Double HIT endoscopic treatment for primary vesico-ureteral reflux. J Pediatr Urol 2012; 8: 359-365.

Karabacak OR, Yalçınkaya F, Altuğ U, et al. Does the Modıfıed STING Method Increase the Success Rate in the Management of Moderate or Hıgh-Grade Reflux? Korean J Urol. 2014 Sep; 55(9): 615-619.

Kim KH, Lee YS, Im J. A modified technique for ureteral reimplantation: intravesical detrusorrhaphy. J Pediatr Surg. 2013 Aug; 48(8): 1813-1818.

Kirsch AJ, Perez-Brayfield M, Smith EA, et al. The modified sting procedure to correct vesicoureteral reflux: improved results with submucosal implantation within the intramural ureter. J Urol 2004; 171(6 Pt 1): 2413-2416.

Kotoula A, Gardikis S, Tsalkidis A, et al. Procalcitonin for the early prediction of renal parenchymal involvement in children with UTI: preliminary results. Int Urol Nephrol. 2009; 41(2): 393-399.

Lackgren G, Wahlin N, Skoldenberg E, et al. Long-term followup of children treated with dextranomer/hyaluronic acid copolymer for vesicoureteral reflux. J Urol 2001; 166: 1887-1892.

Lahdes-Vasama T, Niskanen K, Rönnholm K. Outcome of kidneys in patients treated for vesicoureteral reflux (VUR) during childhood. Nephrol Dial Transplant 2006; 21: 2491.

Lee EK, Gatti JM, Demarco RT, et al. Long-term followup of dextranomer/hyaluronic acid injection for vesicoureteral reflux: late failure warrants continued followup. J Urol 2009; 181: 1869-1874.

Mahyar A, Ayazi P, Mavadati S, et al. Are clinical, laboratory, and imaging markers suitable predictors of vesicoureteral reflux in children with their first febrile urinary tract infection? Korean J Urol. 2014 Aug; 55(8): 536-541.

Marchini GS, Hong YK, Minnillo BJ, et al. Robotic assisted laparoscopic ureteral reimplantation in children: case matched comparative study with open surgical approach. J Urol. 2011; 185(5): 1870-1875.

Marchini GS, Hong YK, Minnillo BJ, et al. Robotic assisted laparoscopic ureteral reimplantation in children: case matched comparative study with open surgical approach. J Urol 2011; 185: 1870-1875.

Marra G, Oppezzo C, Ardissino G, et al. Severe vesicoureteral reflux and chronic renal failure: a condition peculiar to male gender? Data from the ItalKid Project. J Pediatr 2004; 144: 677.

McCool AC, Joseph DB. Postoperative hospitalization of children undergoing cross-trigonal ureteroneocystostomy. J Urol 1995; 154(2 Pt 2): 794-796.

Metcalfe CB, Macneily AE, Afshar K. Reliability assessment of international grading system for vesicoureteral reflux. J Urol 2012; 188: 1490.

Minevich E, Tackett L, Wacksman J, et al. Extravesical common sheath detrusorrhaphy (ureteroneocystotomy) and reflux in duplicated collecting systems. J Urol. 2002; 167(1): 288-290.

Montini G, Rigon L, Zucchetta P, et al. Prophylaxis after first febrile urinary tract infection in children? A multicenter, randomized, controlled, noninferiority trial. Pediatrics 2008; 122: 1064.

Montini G, Rigon L, Zucchetta P, et al. Prophylaxis after first febrile urinary tract infection in children? A multicenter, randomized, controlled, noninferiority trial. Pediatrics. 2008; 122(5): 1064-1071.

Murawski IJ, Gupta IR. Vesicoureteric reflux and renal malformations: a developmental problem. Clin Genet 2006; 69: 105.

Nagler EV, Williams G, Hodson EM, et al. Interventions for primary vesicoureteric reflux. Cochrane Database Syst Rev. 2011; (6): CD001532.

Nanda N, Juthani-Mehta M. Novel biomarkers for the diagnosis of urinary tract infection-a systematic review. Biomark Insights. 2009; 4: 111-121.

Nguyen HT, Herndon CD, Cooper C, et al. The Society for Fetal Urology consensus statement on the evaluation and management of antenatal hydronephrosis. J Pediatr Urol. 2010; 6(3): 212-231.

Nickel JC. Management of urinary tract infections: historical perspective and current strategies: Part 1--Before antibiotics. J Urol. 2005; 173(1): 21-26.

Nickel JC. Management of urinary tract infections: historical perspective and current strategies: Part 2--Modern management. J Urol. 2005; 173(1): 27-32.

Patterson LT, Strife CF. Acquired versus congenital renal scarring after childhood urinary tract infection. J Pediatr 2000; 136: 2.

Peters CA. Robotically assisted surgery in pediatric urology. Urol Clin North Am.2004; 31(4): 743-752.

Putman S, Wicher C, Wayment R, et al. Unilateral extravesical ureteral reimplantation in children performed on an outpatient basis. J Urol 2005; 174: 1987-1989.

Ragnarsdottir B, Lutay N, Gronberg-Hernandez J, et al. Genetics of innate immunity and UTI susceptibility. Nat Rev Urol. 2011; 8(8): 449-468.

Ramage IJ, Schuckett B, McLorie GA, et al. Primary vesicoureteric reflux diagnosed in the 1st month of life. Pediatr Nephrol 1999; 13: 716.

Riquelme M, Aranda A, Rodriguez C. Laparoscopic extravesical transperitoneal approach for vesicoureteral reflux. J Laparoendosc Adv Surg Tech A.2006; 16(3): 312-316.

Roussey-Kesler G, Gadjos V, Idres N, et al. Antibiotic prophylaxis for the prevention of recurrent urinary tract infection in children with low grade vesicoureteral reflux: results from a prospective randomized study. J Urol 2008; 179: 674.

Sjöström S, Sillén U, Bachelard M, et al. Spontaneous resolution of high grade infantile vesicoureteral reflux. J Urol 2004; 172: 694.

Sjöström S, Sillén U, Jodal U, et al. Predictive factors for resolution of congenital high grade vesicoureteral reflux in infants: results of univariate and multivariate analyses. J Urol 2010; 183: 1177.

Skoog SJ, Peters CA, Arant BS Jr, et al. Pediatric Vesicoureteral Reflux Guidelines Panel Summary Report: Clinical Practice Guidelines for Screening Siblings of Children With Vesicoureteral Reflux and Neonates/Infants With Prenatal Hydronephrosis. J Urol 2010; 184: 1145.

Smellie JM, Tamminen-Mobius T, Olbing H, et al. Five-year study of medical or surgical treatment in children with severe reflux: radiological renal findings. The International Reflux Study in Children. Pediatr Nephrol. 1992; 6(3): 223-230.

Smith RP, Oliver JL, Peters CA.Pediatric robotic extravesical ureteral reimplantation: comparison with open surgery. J Urol 2011; 185: 1876-1881.

Snow BW. New noninvasive methods to diagnose vesicoureteral reflux. Curr Opin Urol. 2011; 21(4): 339-342.

Teixeira CB, Cançado MA, Carvalhaes JT. Primary vesicoureteral reflux: conservative therapy or surgical intervention. J Bras Nefrol. 2014 Jan-Mar; 36(1): 10-17.

Treves ST, Davis RT, Fahey FH. Administered radiopharmaceutical doses in children: a survey of 13 pediatric hospitals in North America. J Nucl Med.2008; 49(6): 1024-1027.

Tse KS, Wong LS, Lau HY, et al. Paediatric vesicoureteric reflux imaging: where are we? Novel ultrasound-based voiding urosonography. Hong Kong Med J. 2014 Oct; 20(5): 437-443.

van Eerde AM, Meutgeert MH, de Jong TP, et al. Vesico-ureteral reflux in children with prenatally detected hydronephrosis: a systematic review. Ultrasound Obstet Gynecol 2007; 29: 463.

Wang HH, Gbadegesin RA, Foreman JW, et al. Efficacy of antibiotic prophylaxis in children with vesicoureteral reflux: systematic review and meta-analysis.J Urol. 2015 Mar; 193(3): 963-969.

Wennerström M, Hansson S, Jodal U, et al. Primary and acquired renal scarring in boys and girls with urinary tract infection. J Pediatr 2000; 136: 30.

Willemsen J, Nijman RJ. Vesicoureteral reflux and videourodynamic studies: results of a prospective study. Urology 2000; 55: 939.

Wiygul J, Palmer LS. The inguinal approachto extravesical ureteral reimplantation is safe, effective, and efficient. J Pediatr Urol 2011; 7: 257-260.

Yucel S, Akin Y, Celik O, et al. Endoscopic vesicoureteral reflux correction in transplanted kidneys: does injection technique matter? J Endourol. 2010; 24(10): 1661-1664.

Yucel S, Gupta A, Snodgrass W. Multivariate analysis of factors predicting success with dextranomer/hyaluronic acid injection for vesicoureteral reflux. J Urol.2007; 177(4): 1505-1509.

Yucel S, Tarcan T, Simsek F. Durability of a single successful endoscopic polytetrafluoroethylene injection for primary vesicoureteral reflux: 14-year followup results. J Urol. 2007; 178(1): 265-268.

输尿管肿瘤

第一节 输尿管癌

（见肾盂和输尿管肿瘤）

第二节 其他输尿管肿瘤

输尿管肿瘤主要以来源尿路上皮的输尿管癌多见，另外，还有一些少见的良性和恶性的输尿管肿瘤，上皮源性或非上皮源性，来自输尿管本身或其他转移至输尿管的恶性肿瘤，包括输尿管息肉、输尿管淋巴瘤、输尿管腺癌、输尿管平滑肌肉瘤、输尿管肉瘤样癌、输尿管神经内分泌肿瘤、输尿管黑色素瘤等（Dogra et al., 2013）（表 22-2-1）。

表 22-2-1 输尿管肿瘤的大致病理分类

	良性肿瘤	恶性肿瘤
上皮肿瘤	尿路上皮乳头状瘤 尿路上皮内翻性乳头状瘤 鳞状上皮乳头状瘤 绒毛样腺瘤	尿路上皮癌 乳头状癌 腺癌
非上皮肿瘤	纤维上皮息肉 平滑肌瘤 神经纤维瘤 血管瘤 输尿管周围脂肪瘤	恶性间质肿瘤（肉瘤） 平滑肌肉瘤 横纹肌肉瘤 骨肉瘤 纤维肉瘤 血管肉瘤 恶性神经鞘瘤 Ewing 肉瘤
混杂性肿瘤		转移瘤 淋巴瘤 神经内分泌肿瘤 恶性黑色素瘤 类癌

一、输尿管息肉

(一)病因及流行病学特点

输尿管息肉是非尿路上皮来源的良性肿瘤，发病原因不详，多与炎症、感染、超敏反应、创伤等因素有关。输尿管息肉源于中胚层，主要由较厚的纤维结缔组织构成，富含平滑肌、血管及胶原。输尿管息肉可发生于整段输尿管，但约 62% 的输尿管息肉生长于肾盂输尿管连接部或上段输尿管，大部分输尿管息肉为单发，一般不超过 5 cm，少部分为多发或长条状。该病可发生于任何年龄，但多见于青春期年龄，男性多于女性，左侧多于右侧（Bian, 2011）。

(二)临床表现

最常见症状为血尿、腰胀等。因输尿管息肉会堵塞输尿管管腔，也有少部分患者为体检发现肾积水后查出，但输尿管息肉生长较为缓慢，从息肉发生到引起肾积水的过程通常也比较缓慢。偶有息肉或血块堵塞输尿管出现肾绞痛，也有部分儿童患者表现为腹痛。

(三)诊断

常用的诊断手段包括静脉尿路造影 IVP、逆行尿路造影、CTU、MRU、膀胱镜及输尿管镜检查（郑加贺等，2006）。IVP 下通常可见不规则的条状充盈缺损，边缘光滑，邻近输尿管管壁完整，梗阻段以上输尿管扩张，堵塞较严重者，患侧肾及输尿管不显影。逆行尿路造影可见梗阻段输尿管管腔内不规则充盈缺损（图 22-2-1），梗阻段以上输尿管扩张，X 线透视下可见蚯蚓状充盈缺损随输尿管蠕动而发生变化（陆毅群等，2009）。CTU 表现为患侧肾积水合并输尿管扩张，病变处输尿管管壁增厚，管腔内可见等密度结节，增强后可见输尿管管腔低密度充盈缺损（图 22-2-2）。MRU 下通常表现为低信号的充盈缺损及蚯蚓状改变。膀胱镜下有时可见患侧输尿管开口处有血性尿液流出，输尿管镜下可直接观察梗阻部位，并取组织进行病理活检，是诊断的金标准，对于较小的息肉，在检查时可直接在输尿管镜下进行治疗。

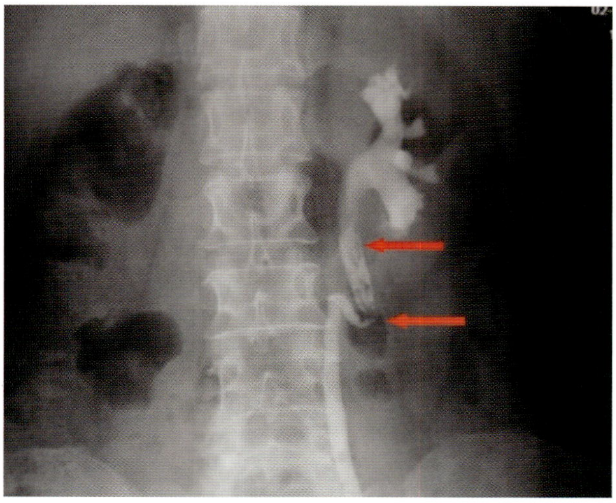

图 22-2-1 尿路逆行造影可见输尿管管腔内不规则充盈缺损（红色箭头所指）

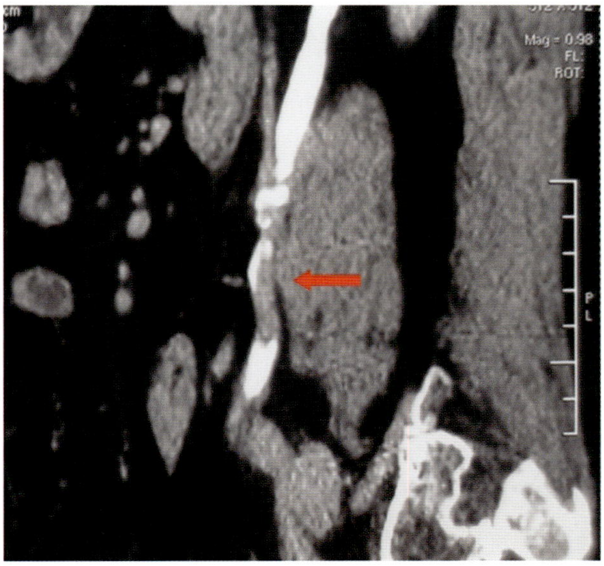

图 22-2-2 增强 CT 检查造影剂分泌期可见输尿管管腔内低密度充盈缺损（红色箭头所指）

有时，为了进一步排除输尿管癌，还可完善尿细胞学检查、尿液荧光原位杂交试验（FISH）检查。

（四）治疗

输尿管息肉为良性病变，治疗的目的为解除息肉导致的梗阻，保护肾功能。对于较小的息肉，没有肾积水或肾积水轻微，可建议暂时观察，定期行泌尿B超检查并医院随访，若息肉增大、积水加重，再考虑手术治疗。手术应以保护肾为目的。手术方式包括内镜下治疗、腹腔镜手术治疗（包括机器人辅助腹腔镜手术）、开放手术治疗。

内镜下手术通常指输尿管镜下对息肉进行激光烧灼、电烧灼等，将息肉摘除，由于输尿管管壁较薄，烧灼容易引起输尿管管壁损伤或穿孔，远期会造成瘢痕性狭窄，存在输尿管再狭窄的风险，一旦出现瘢痕性梗阻，需行手术切除狭窄梗阻段（王少刚等，2007）。

对于无法内镜下治疗，需手术切除者，在腔镜技术普及前，大多行开放手术切除梗阻狭窄段。随着器械的进步，腹腔镜手术已很成熟，对于此类患者，可行经腹腹腔镜下的输尿管息肉切除术（图22-2-3）。在有机器人系统的单位，也可行机器人辅助腹腔镜的息肉切除术。对于息肉位于肾盂输尿管连接部的患者，常合并肾盂输尿管连接部狭窄，单纯的息肉切除术往往无法完全解决梗阻的问题，需同时行肾盂成形术；而息肉位于输尿管中段者，可行单纯息肉段切除加输尿管端端吻合术。对于合并输尿管结石或肾结石的患者，有时还需要同时兼顾处理结石。极少患者可能因长期刺激导致恶变可能，高度怀疑存在恶变者，需送术中冰冻病理检查，若确为恶性者，需改行患侧肾输尿管全长切除术。

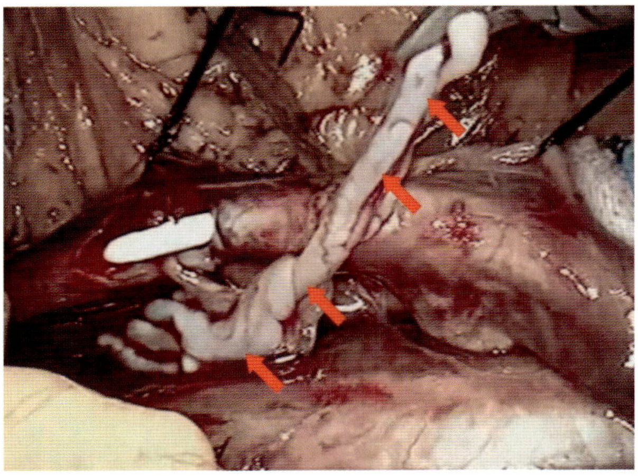

图 22-2-3 经腹腹腔镜下的输尿管息肉切除术，红色箭头所指为白色息肉

目前，对于需手术治疗的输尿管息肉患者，经典的手术方式为经腹腹腔镜输尿管息肉切除术，即经腹腹腔镜下切除输尿管息肉后再行输尿管吻合术。在北京大学第一医院泌尿外科，该术式因其具有创伤小、恢复快等优点已成为常规术式（详细手术细节见手术视频）。

（五）预后

由于输尿管息肉为良性疾病，患者术后预后较好。但因术后存在输尿管再狭窄的风险，患者需定期复诊检查。部分患者术后反复出现输尿管梗阻，同时合并梗阻所致的积水和感染，可能需长期放置输尿管支架管引流尿液以保护肾功能，而后适时拔除支架管，必要时需再次手术切除梗阻段。

（六）随访

实施经腹腹腔镜输尿管息肉切除的患者，术后2～3个月拔除输尿管支架时应行IVP检查（图22-2-4），术后1年内每3个月复查泌尿系B超，若再次出现腰痛等肾积水所致的症状，必要时需行CTU检查，若仍存在梗阻，可能需行输尿管支架管置入引流尿液，对于积水严重者则先行肾造瘘引流尿液保护肾功

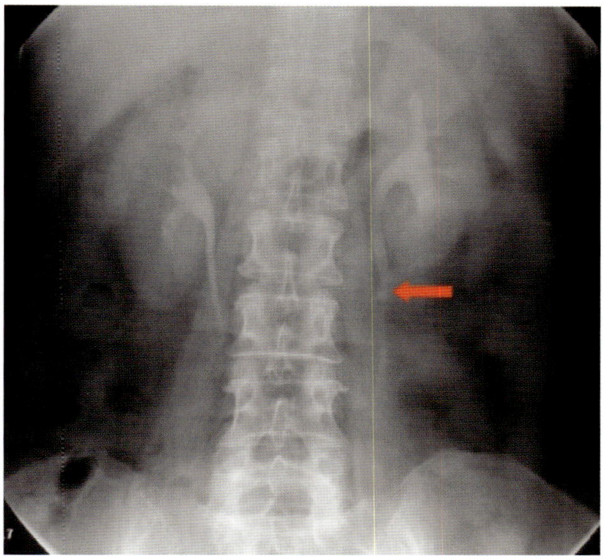

图 22-2-4 术后 3 个月 IVP 检查，对比图 22-2-1 可见左侧输尿管管腔通畅（红色箭头所指）

能。若保守观察或内镜下治疗后的患者，需定期（每隔半年或 1 年）检查泌尿系 B 超，查看输尿管息肉的生长情况，并注意是否存在肾积水。

二、罕见的输尿管恶性肿瘤

一些输尿管恶性肿瘤较为罕见，因发病率低，临床表现不典型，极易造成误诊，绝大部分需术后病理才能明确，有时需多学科联合会诊进行综合治疗。

（一）输尿管淋巴瘤

一般来说，泌尿生殖系统的淋巴瘤发生在肾的概率最高，其次是膀胱、前列腺、睾丸、输尿管及阴茎。输尿管淋巴瘤的具体发病原因不详，有观点认为与输尿管管壁淋巴细胞基因癌变有关，也有观点认为可能是来源于其他部位的淋巴瘤细胞血性播散至输尿管，最终导致输尿管淋巴瘤（袁刚军等，2014）。病变可发生在输尿管全程，其中发生在肾盂输尿管连接部最常见，其次是输尿管末段，因病变位于输尿管管壁，输尿管管壁炎性增生会导致输尿管管腔渐进性狭窄，进而引起肾积水。

患者早期多无明显症状，部分患者合并不明原因的腰部不适、腹痛，也有患者出现不明原因的体重下降、食欲减低，还有患者出现无痛性肉眼血尿或长期不明原因的镜下血尿，绝大部分患者只有当输尿管管壁炎性增生所致管腔狭窄加重，引起肾积水和输尿管扩张并出现身体不适后才会就诊。

输尿管淋巴瘤的诊断需要与造成输尿管狭窄的疾病相鉴别，如输尿管尿路上皮癌、输尿管炎症等。需行 IVP 和 CTU 检查，通常可见输尿管管壁局部增厚伴狭窄段以上积水、扩张。增强 MRI 检查可见肿瘤在 T1 加权像为等信号，在 T2 加权像为低信号。但影像学检查结果均不特异，无法最终确诊。

病理学证据仍是诊断输尿管淋巴瘤的金标准。输尿管淋巴瘤以非霍奇金淋巴瘤为主。高度怀疑输尿管淋巴瘤时需术前行输尿管镜活检病理，或腹腔镜术中取输尿管组织行冰冻病理进一步明确。同时，需要请影像科、血液科及相关科室联合会诊明确是否存在其他部位淋巴瘤的可能，为后续制订合理的治疗方案提供参考。

输尿管淋巴瘤的治疗、预后及随访情况报道不一。单纯手术切除、手术切除联合术后放化疗、单纯化疗、放疗联合化疗的治疗方法均有报道。曾有报道采用化疗联合放疗的方法治疗输尿管淋巴瘤，4 个疗程后复查输尿管镜取活检，活检病理未再发现肿瘤组织（袁刚军等，2014）。输尿管淋巴瘤的治疗还需要进一步研究探索，但如果输尿管狭窄严重，还是优先手术处理，解除梗阻后再考虑后续的治疗方案。因此，一般建议泌尿外科联合血液科、化疗科等多科室进行综合评估后，与患者及家属沟通详细的后续治疗方案。接受手术的患者，术后复查时需关注是否存在其他部位的淋巴瘤，建议行全面检查排除这种可能。

（二）输尿管腺癌

泌尿生殖系统的腺癌相对少见，其由尿路上皮化生为腺上皮后恶变而成，多发于尿道和膀胱，发生在输尿管的腺癌更为罕见，截至目前，既往文献报道不足10例（倪永梁等，2016）。

输尿管腺癌的临床特征不典型，表现各异，如腹部钝痛、腹部肿块、肉眼血尿，因肿物导致输尿管梗阻引起患侧肾积水、肾结石及肾积脓等，有时影像学检查和内镜检查均无法查见肿瘤和结石，需注意与输尿管结核等相鉴别。患者若已有其他部位腺癌转移，亦会出现相应受累器官的症状或全身症状，比如肝转移引起肝功能异常，肺转移会引起咳嗽、咯血以及全身消瘦、体重减轻、食欲减退等全身症状（Terada, 2016）。

泌尿系增强CT可发现患侧积水，受累输尿管管腔变窄或堵塞。尿脱落细胞学检查可发现腺癌细胞，但检出率低。输尿管镜检查和活检病理仍是诊断的金标准。对怀疑转移部位的肿物进行组织穿刺病理也有助于判断肿物是否来源于尿路上皮。对于透明细胞型腺癌，患者血清中可检测到CEA和CA-199水平升高，可作为诊断和预后监测的指标之一（Terada, 2016）。

输尿管腺癌的治疗包括了手术、放疗、化疗和中医治疗在内的综合治疗。手术方式为肾输尿管全切除术，化疗方案参考腺癌相关的化疗方案。因输尿管腺癌发现时多为中晚期，总体预后较差。

（三）输尿管平滑肌肉瘤

输尿管平滑肌肉瘤十分罕见，截至目前，全世界报道不到20例（Lv et al., 2008）。平滑肌肉瘤在软组织肉瘤里占比10%～20%。中年人多见，女性多于男性。

临床症状常不典型，主要表现为患侧腰部不适，或因输尿管堵塞导致肾积水进而出现腰部胀痛，有时也合并肉眼血尿和膀胱刺激征（韩伟等，2015）。

输尿管平滑肌肉瘤的诊断多依赖于病理诊断。需与输尿管纤维肉瘤、横纹肌肉瘤、腹膜后恶性间叶性肿瘤侵犯输尿管相鉴别（Lv et al., 2008）。

输尿管平滑肌肉瘤的治疗以肾输尿管全长切除术为主，放疗、化疗、免疫治疗的效果均不理想，靶向治疗也尚不成熟。与其他肉瘤疾病类似，该病易复发和远处转移，预后较差（韩伟等，2015）。

（四）输尿管肉瘤样癌

肉瘤样癌指癌细胞为上皮组织来源，形态上存在上皮和间叶两种细胞形式，其中的肉瘤样成分本质上仍是上皮癌细胞肉瘤样形态分化所致。具体病因学不详，可能来源于具有上皮和间叶成分的单克隆肿瘤细胞（付伟金等，2013）。

输尿管肉瘤样癌多发生在输尿管远端，临床表现有肾积水、腰部酸胀不适、腰痛、肉眼血尿、肾盂肾炎等。

本病确诊需依靠病理检查。肾输尿管全长切除术是首选治疗方法，术中需彻底切除肿瘤及受累的邻近组织。术后辅助化疗和放疗，但疗效有限。针对输尿管肉瘤样癌的靶向治疗可能在未来能给该病的治疗带来希望（Wen et al., 2012）。

原发性输尿管肉瘤样癌恶性程度高，预后差，易发生远处转移。患者术后需密切随访，以便及时发现复发和转移。

（五）原发性输尿管上皮样血管肉瘤

血管肉瘤是一种十分罕见的血管源性的恶性肿瘤，平均一年生存率仅为50%（Padaki et al., 2016）。血管肉瘤多发生远处转移，常见于肺部、淋巴结和软组织。患者临床表现常以受累部位症状起病，但仍有25%～45%的患者就诊时已出现远处转移。原发于输尿管的血管肉瘤极为罕见，目前仅有两例报道，患者症状均不典型，术前均考虑为输尿管尿路上皮癌，术后病理确诊为原发性输尿管上皮样血管肉瘤。

因肉瘤易转移的特性，此类患者术后需注意复查肺部及腹部，以尽早发现复发及转移的征象。

（六）输尿管胆脂瘤

发生在泌尿系的胆脂瘤极为罕见，最多见于膀胱，其次是肾盂，输尿管胆脂瘤就更为少见。泌尿系的胆脂瘤为角蛋白肿物，附着或游离于肾盂、膀胱或输尿管内，由移行上皮鳞状上皮化生后产生角蛋白，最终角蛋白聚集形成胆脂瘤。泌尿系胆脂瘤主要由慢性感染、结石、尿路梗阻、维生素A缺乏和辐射等所引起。多发生于30～60岁之间，男女发生比例为3：2，左侧比右侧略多发（Sugamoto et al., 1997）。

临床表现多样，常见症状为不明原因腰痛、腹痛、血尿、尿液中排出角质化的碎片等。辅助检查、IVP检查可见不规则的层状“洋葱皮”样充盈缺损，CT扫描可见胆脂瘤有高密度区域（CT值109～120 Hu），因胆脂瘤存在钙化，这是区别于尿路上皮肿瘤的一个特征，因为尿路上皮肿瘤的CT值大多小于30 Hu，且尿路上皮肿瘤很少存在钙化。另外，输尿管镜是诊断输尿管胆脂瘤的重要手段，如果尿液分析或活检组织中检测到鳞状上皮或角蛋白聚集物，胆脂瘤基本可以确诊（Tamura et al., 2005）。

输尿管胆脂瘤为良性肿物，目前的文献并无输尿管胆脂瘤存在恶变的报道。

部分患者因术前误诊或无法明确而实施患侧肾输尿管全长切除术，术后病理才最终确诊，而术前确诊为输尿管胆脂瘤的患者推荐输尿管镜下治疗，对于实施输尿管镜下治疗的患者，术后需定期随访，因为输尿管胆脂瘤虽为良性，但已有复发的报道，需警惕复发可能。

（七）输尿管软化斑

软化斑（malacoplakia）是一种非典型的炎症性疾病，最早发现于膀胱，后发现可累及生殖道、消化道、皮肤、肺、骨及肠系膜淋巴结。组织病理可见质软、黄褐色的肉芽组织。产生软化斑的机制不清，一般认为与机体应对细菌感染（多为大肠埃希氏菌）时巨噬细胞功能异常有关（Koroku et al., 2005）。

软化斑多依靠病理结果确诊，其中，软化斑中的巨噬细胞含有大量α1抗胰蛋白酶，α1抗胰蛋白酶的免疫组化染色有助于将软化斑区别于其他病变（Koroku et al., 2005）。

泌尿系的软化斑多发于50岁以上人群，男女比例为1：4。此类患者多为免疫抑制状态、疲劳状态，或患有其他慢性疾病。发生在输尿管的软化斑，随着软化斑增大会引起输尿管管腔狭窄，引起肾积水，部分患者还会出现血尿，IVP检查可见输尿管管腔充盈缺损。

对于大肠埃希氏菌所致反复泌尿系感染的女性患者以及泌尿系感染的肾移植患者，在合理抗生素治疗下若仍不见好转，医生要考虑到软化斑的可能。该病的治疗以控制感染为目的，主要的治疗药物有磺胺类、利福平、多西环素、甲氧苄啶类、氟喹诺酮等。

（八）输尿管神经内分泌肿瘤

众所周知，小细胞神经内分泌肿瘤恶性度极高，最多发于肺部，发生在身体肺部以外的，如发生在食管、宫颈、腮腺、前列腺及膀胱的也有报道。神经内分泌肿瘤约占整个泌尿系恶性肿瘤的0.05%，大多发生于肾盂、膀胱，输尿管神经内分泌肿瘤极为少见，其病理机制不清，有观点认为可能是尿路上皮起源、神经内分泌分化产生，也有观点认为可能是来源于肾盂的神经内分泌细胞恶性分化所致，还有学者认为可能是胚胎发育过程中来源于肾的神经嵴细胞分化而成。因输尿管本身缺乏神经内分泌细胞，形态学上看，输尿管神经内分泌肿瘤细胞多为典型的神经内分泌细胞，免疫组化染色突触素、嗜铬粒蛋白A及CD56提示为阳性，病理上需与恶性淋巴瘤、淋巴上皮样癌、分化较差的尿路上皮癌、神经外胚层肿瘤等相鉴别（Banerji et al., 2008; Acosta et al., 2016）。

输尿管神经内分泌肿瘤的临床表现基本和其他输尿管肿瘤类似。诊断多依赖于输尿管镜活检病理或术后病理最终结果。治疗上，因肿瘤会堵塞输尿管管腔，通常需实施患侧肾输尿管全长切除术，手术并不能完全根治该病，因神经内分泌肿瘤对化疗敏感，多学科的治疗（包括化疗和新辅助化疗）是必要的。此病预后较差，有报道发生在膀胱的神经内分泌肿瘤总生存率只有8%，该病理类型多发生淋巴转移和骨转移。

（九）输尿管黑色素瘤

恶性黑色素瘤多发生于皮肤，发生在泌尿系的黑色素瘤极少见，多为原发灶远处转移所致。患者临床表现常不典型，包括血尿、腰痛、不明原因的发热、肝酶升高等，但大多有皮肤黑色素瘤的既往病史，这对于该病的诊断极为重要。

输尿管镜下可见肿物为棕色的肿物，活检病理免疫组化染色S100、MelanA、HMB45阳性即可提示为恶性黑色素肿瘤。输尿管黑色素瘤的治疗目前暂无统一标准，输尿管节段切除再吻合术以及患侧肾输尿管全长切除术是较常见的方法，内镜下激光切除也有报道，但存在肿瘤细胞播散的风险，而对于肾功能不全或年龄较大无法耐受较大手术的患者，内镜下治疗仍为一种合理的选择（Khan et al., 2016）。

此类患者通常需皮肤科定期就诊，注意原发部位的检查，以确定是否复发，另外还需定期行肺部及腹部的检查以除外可疑的转移。总体而言，输尿管恶性黑色素瘤的预后相对较差，与患者身体状态、是否合并脏器转移等关系密切。

（十）输尿管内翻性乳头状瘤

内翻性乳头状瘤是良性的尿路上皮肿瘤，占尿路上皮肿瘤的1%～2.2%，绝大部分为良性，少数有恶变可能。在泌尿系内翻性乳头状瘤中，80%～90%发生在膀胱，7%发生在上尿路，其余发生在尿道。在上尿路中，12%的内翻性乳头状瘤为输尿管内翻性乳头状瘤（Lopez-Fontana et al., 2012）。

输尿管内翻性乳头状瘤多发生在中下段输尿管，95%为单发。组织病理可见移行上皮细胞聚集生长形成内翻性的细胞团或巢状结构，多为良性，但也有报道48例上尿路内翻性乳头状瘤患者中，发现5例合并尿路上皮癌，7%的患者出现复发（Lopez-Fontana et al., 2012; Mertziotis et al., 2012）。

因输尿管内翻性乳头状瘤多发生于输尿管中下段，且良性居多，治疗上多以输尿管节段切除端端吻合术或输尿管末端切除膀胱再植术为主，也有术者采用内镜下治疗，长期效果暂不详。术前输尿管镜检查取活检病理有助于术前制订合理的手术方案。

（十一）其他恶性肿瘤

尚有一些少见的输尿管恶性肿瘤，比如输尿管恶性转移瘤、输尿管纤维肉瘤、横纹肌肉瘤等，因临床表现不典型，诊断上仍需依赖病理进行最终诊断，临床医师需注意。

（杨昆霖　李学松）

参考文献

付伟金, 吴潇芸, 刘德云, 等. 原发性输尿管肉瘤样癌二例报告[J]. 中华泌尿外科杂志, 2013, 34(8): 637.

韩伟, 魏利军, 杨云莉, 等. 输尿管平滑肌肉瘤1例报道[J]. 现代医药卫生, 2015(11): 1756-1757.

陆毅群, 阮双岁, 毕允力, 等. 小儿输尿管息肉诊治13例[J]. 临床小儿外科杂志, 2009, 8(1): 49-50.

倪永梁, 许艳, 王海新. 右输尿管晚期腺癌1例报告[J]. 现代泌尿外科杂志, 2016, 21(1): 79-80.

王少刚, 席启林, 叶章群, 等. 腔内钬激光治疗输尿管息肉101例报告[J]. 中华泌尿外科杂志, 2007, 28(8): 526-528.

袁刚军, 赵亚昆, 王海平, 等. 原发性输尿管淋巴瘤一例并文献复习[J]. 肿瘤研究与临床, 2014, 26(3): 204-205, 215.

郑加贺, 郭启勇, 刘兆玉, 等. 小儿输尿管息肉的IVP及CT影像分析[J]. 中国医学影像技术, 2006, 22(5): 761-762.

Acosta A M, Kajdacsy-Balla A. Primary Neuroendocrine Tumors of the Ureter: A Short Review[J]. Arch Pathol Lab Med, 2016, 140(7): 714-717.

Banerji J S, Korula A, Panicker J B. Multicentric small cell neuroendocrine neoplasm of the renal pelvis and ureter with concomitant focal high-grade urothelial carcinoma of the ureter: A case report[J]. Indian J Urol, 2008, 24(4): 571-574.

Bian Z, Liu X, Hua Y, et al. Laparoscopic Management of Multiple Ureteral Polyps in Children[J]. The Journal of Urology, 2011, 186(4): 1444-1449.

Dogra V S, Maclennan G T, D. M S I M, et al. Neoplasms of the Renal Pelvis and Ureter; Neoplasms of the Renal Pelvis and Ureter[M] Dogra V S, Maclennan G T, 2013, 239-267.

Khan M, O'Kane D, Du Plessis J, et al. Primary malignant melanoma of the urinary bladder and ureter[J]. Can J Urol, 2016, 23(1): 8171-8175.

Koroku M, Tanda H, Katoh S, et al. [Malacoplakia in the ureter and bladder][J]. Hinyokika Kiyo, 2005, 51(3):183-185.

Lopez-Fontana G, Alvarez-Ossorio J L, Ramos J I, et al. Ureteral inverted papilloma: laparoscopic distal ureterectomy and boari flap[J]. Arch Esp Urol, 2012, 65(8): 759-761.

Lopez-Fontana G, Alvarez-Ossorio J L, Ramos J I, et al. Ureteral inverted papilloma: laparoscopic distal ureterectomy and boari flap[J]. Arch Esp Urol, 2012, 65(8): 759-761.

Lv C, Chen N, Zhu X, et al. Primary Leiomyosarcoma of the Ureter[J]. Asian Journal of Surgery, 2008, 31(4): 191-194.

Mertziotis N, Kozyrakis D, Petrolekas A, et al. Inverted papilloma of the ureter: study of a rare case with emphasis on clinicopathologic implications[J]. Can Urol Assoc J, 2012, 6(6): E274-E276.

Padaki P, Hutton R, Amer T, et al. A rare case of primary epithelioid angiosarcoma of the ureter[J]. Ann R Coll Surg Engl, 2016, 98(8): e184-e185.

Sugamoto T, Yokoyama M, Nishio S, et al. Cholesteatoma of the ureter: a case report[J]. Int J Urol, 1997, 4(6): 621-622.

Tamura Y, Yumura Y, Senga Y, et al. [A case report of cholesteatoma of the ureter difficult to distinguish from malignant ureter tumor][J]. Hinyokika Kiyo, 2005, 51(5): 331-333.

Terada T. Clear cell adenocarcinoma of ureter: A case report with immunohistochemical study[J]. Human Pathology: Case Reports, 2016, 3: 32-36.

Wen S, Shen J, Jang M, et al. Lymphoepithelioma-like carcinoma of ureter—A rare case report and review of the literature[J]. The Kaohsiung Journal of Medical Sciences, 2012, 28(9): 509-513.

输尿管非特异性感染

一、急性非特异性输尿管炎

急性非特异性输尿管炎分为原发性和继发性两大类，到目前为止，原发性非特异性输尿管炎较为罕见。其病因迄今尚不明确。非特异性输尿管炎是非特异性细菌感染引起的输尿管炎性病变，输尿管黏膜遭受反复炎症损害，导致管壁变厚、变硬，管腔狭窄。急性原发性非特异性输尿管炎少见报道，可能与逆行感染有关。主要发生于输尿管中下段，以女性患者多见。

（一）病理

急性非特异性输尿管炎时输尿管肿大、水肿，表面有点状出血，管壁僵硬，周围组织无明显病变。显微镜下可见输尿管内腔无黏膜上皮组织，肌层内有大量中性粒细胞和少量淋巴细胞，伴出血。病灶愈合后形成纤维化瘢痕，导致输尿管狭窄至闭锁（O'Flynn et al., 1963）。

（二）临床表现

1. 发热

突然发热，以大量饮水及输液后明显，输液前后体温之差可达 2℃以上、体温最高可达 39℃以上，伴头痛、恶心、呕吐等不适，大汗淋漓后体温可下降，以后又上升、持续 4～6 天。

2. 腰痛

起病初期以腰部酸痛为主，之后逐渐加重，患侧腰痛明显，大量饮水及输液后明显，伴发热，应用地塞米松等激素治疗后体温可下降，但腰痛不缓解。患侧肾区叩痛明显。

3. 膀胱刺激征

一般起病后即出现尿频、尿急、尿痛，肉眼血尿不多见。

（三）诊断

临床表现为腰痛伴发热，激素治疗后体温可下降但腰痛不缓解。血白细胞计数正常或轻微升高。静脉尿路造影（IVU）可见患侧肾积水，输尿管上段扩张，中下段输尿管均不显影，延迟 2 小时摄片示输尿管有造影剂残留。KUB 未见结石影。输尿管逆行插管造影时导管插入患侧输尿管数厘米后受阻。当患者具备以上特征时可考虑本病，但最后诊断尚需依赖手术探查和病理学检查。

（四）治疗

1. 全身治疗

卧床休息，输液，多饮水，每日维持尿量在 1500 ml 以上。进食易消化、富含热量及维生素的食物。

2. 积极采用抗生素及激素抗感染治疗

消除输尿管水肿。急性非特异性输尿管炎同时合并感染，因此有必要使用抗生素，可考虑喹诺酮类药物，此药物抗菌谱广，作用强，毒性少，除不宜用于儿童及孕妇外，临床可广泛使用。如使用激素可考虑地塞米松。

3．手术治疗

若治疗 1～2 天症状无好转，为保护患肾功能，应积极采取手术治疗。应尽早保护患肾功能，解除梗阻，患侧留置双 J 管引流并辅以抗感染治疗。如留置双 J 管困难可行经皮肾造瘘引流辅以抗感染治疗。如以上效果不佳可切除病变段输尿管，行输尿管端端吻合或输尿管移植于膀胱、皮肤。术后加强利尿，以利于患肾功能恢复。

二、慢性非特异性输尿管炎

输尿管非特异性输尿管炎（以下简称输尿管炎症）可分为原发性和继发性两种。原发性输尿管炎是一种原因不明的节段性或局限性的非特异性炎症。多发生在输尿管的中段和下段，上段少见。根据肉眼所见，可将病变分为 3 种类型：①带蒂或无蒂的炎症组织突入输尿管腔内；②管壁出现结节状肿块；③管壁弥漫性浸润，其长度为 2.5～13 cm。以上 3 种类型中以第 2 型最多见。继发性多为梗阻的后果，称为梗阻性非特异性输尿管炎（Mininberg et al., 1967）。常继发于输尿管结石、肾输尿管既往手术、放射治疗、腹腔炎症以及严重的肾感染等。这种输尿管的壁薄、扩张、变长，呈螺旋样扭曲，黏膜充血，有时出现溃疡；也可表现为输尿管短而直、管腔狭窄、管壁僵硬，输尿管四周组织增厚，并与邻近的组织粘连，肌层显示一定程度的纤维性退行性变，最后出现环形狭窄，甚至管腔被堵塞成为一纤维束条。输尿管非特异性炎症十分少见，发病年龄多在 30～70 岁，男性多于女性。组织学上表现为电子显微镜下输尿管壁呈现深浅不一的炎性细胞浸润，以淋巴细胞、组织细胞、成纤维细胞为主，毛细血管分布丰富，也可发生钙化，病变有时呈肉芽肿性变，因此又称为肉芽肿性输尿管炎。

（一）输尿管非特异性炎症的病因

原发性输尿管炎的病因可能与多次反复的下尿路感染或前列腺炎症有关。现已证实输尿管与膀胱的黏膜下组织是相连的，使细菌易于由膀胱侵入输尿管，从而导致输尿管炎。另一方面可能与机体的免疫功能减退有关。继发性输尿管炎多由于内源性或外源性梗阻所造成，常继发于输尿管结石、肾输尿管以前的手术、放射治疗、腹腔炎症以及严重的肾感染等。

本病可能病因有：①继发于泌尿系非特异性急性感染，未治愈迁延至慢性增生性炎性病变；②与输尿管损伤有关，如尿路结石长期刺激、多次行体外冲击波碎石术（ESWL）治疗等；③机体的免疫功能改变，免疫性疾病。本病好发于输尿管中、下段，病变范围为 2～15 cm。

（二）病理

慢性非特异性输尿管炎大都发生在输尿管的中段和下段，呈节段性或局限性表现。肉眼观察病变分为三种类型：①带蒂或无蒂的炎症组织突入输尿管腔内；②管腔内呈现出结节状肿块；③管壁出现弥漫性炎性浸润。显微镜下观察输尿管壁可见炎性细胞浸润，以淋巴细胞、成纤维细胞为主；毛细血管丰富，黏膜常充血或溃疡；还可有黏膜上皮增生或非典型增生，Brunn 巢形成，平滑肌、血管、纤维组织增生。病变早期即可在黏膜下层、平滑肌层和输尿管周围出现钙化。根据慢性炎细胞浸润和增生特点可划分出几个特殊类型：①囊性输尿管炎；②滤泡性输尿管炎；③肉芽肿性输尿管炎；④腺性输尿管炎。

（三）临床表现

非特异性输尿管炎临床无特异性表现。可有尿频、尿急、尿痛，伴有腰酸、腰痛等临床症状。因此临床极易误诊。严重时还可有血尿、脓尿、发热等症状。其中腰腹部疼痛及血尿较为常见，检查多有输尿管梗阻。如合并严重的肾积水，体格检查可触及肿大的肾。肾积水合并感染时肾区可有叩击痛。

（四）诊断

非特异性输尿管炎缺乏典型的临床表现，主要表现为上尿路梗阻症状。诊断主要依靠影像学和内镜检查。B 超常只能显示肾、输尿管扩张积水，梗阻病变部位一般显示不清。多数患者行 IVU 时肾、输尿管不显影；患肾功能良好时，也只能显示肾、输尿管扩张积水，常无法显示梗阻部位的病变情况，但 IVU 能了解对侧肾功能情况，对决定治疗方式有帮助。作为 IVU 不显影补充检查方法的逆行造影和 MRU，部分患者梗阻部位显示较规则的节段性狭窄，一般无充盈缺损（Blandino et al., 2002）。CT 诊断价值较小，但对排除输尿管周围病变导致的梗阻有帮助。无法明确诊断时，可行输尿管镜检查及活检以明确诊断。另外可行实验室检查，尿常规检查可见白细胞，尿培养可见有致病菌生长。尿细胞学检查对判断梗阻病变的性质有重要价值。

（五）鉴别诊断

1. 输尿管结核

常与肾结核并存，KUB 和 IVU 可见钙化，肾盂、肾盏显示破坏性改变。此外，尿沉渣找结核分枝杆菌、尿 PCR-TB、PPD 结核试验等有助于诊断。结核性输尿管炎累及输尿管全层，致使输尿管增粗、变韧，形成僵直的索条状改变，此系输尿管结核的特征。

2. 输尿管结石嵌顿

输尿管结石嵌顿可致近端输尿管扩张及肾积水，KUB、CT 等检查常可确诊。对输尿管阴性结石引起的梗阻，应在充分的肠道准备后行 B 超检查，有助于诊断。

3. 输尿管癌

输尿管癌的病程较短，发展快，早期症状多为无痛性间歇性肉眼血尿，出现持续性腰痛时多已侵及邻近器官或组织而产生放射性疼痛。IVU 显示输尿管癌呈结节状或毛刷状等不规则充盈缺损，病变处输尿管边缘模糊、消失，肿瘤下方输尿管呈杯口状扩张。尿脱落细胞学检查可找到肿瘤细胞。

（六）治疗

非特异性输尿管炎虽属炎症，但黏膜上皮增生、化生致尿路梗阻的特点决定了其治疗不同于普通尿路感染，应尽可能早期保护患肾功能，尽量避免行肾输尿管切除。病变轻者，输尿管尚未失去弹性和收缩力，可留置输尿管导管引流，并通过导管注入抗生素和糜蛋白酶。对于狭窄段 <3 cm、梗阻轻、患肾功能正常者，可行输尿管镜治疗。输尿管腔内气囊扩张及放置双 J 管也是治疗方法之一（Soria et al., 2005），但腔内处理存在病变不易根治、容易复发等缺点，尤其是腔内气囊扩张及放置双 J 管的治疗效果有待进一步观察。对于狭窄段 <5 cm、梗阻重、患肾功能不良者，可行狭窄段切除、输尿管端端吻合、输尿管膀胱吻合、膀胱肌瓣代输尿管吻合术等，如输尿管吻合不够长，行输尿管替代手术（膀胱瓣输尿管再植术或肠代输尿管术等）。对于位置较高、狭窄段 >5 cm 者，可考虑用阑尾、小肠替代治疗；至于病变累及全长者，也可长期留置双 J 管，定期更换，辅以抗感染、激素治疗，效果也不错，必要时可考虑终身肾造瘘。对于梗阻很重、患肾功能丧失者，可行患肾、输尿管切除，范围包括输尿管病变部位以明确性质。

（王东文）

参考文献

Blandino A, Gaeta M, Minutoli F, et al. MR urography of the ureter [J]. AJR American journal of roentgenology, 2002, 179(5): 1307-14.

Mininberg DT, Andronaco J, Nesbit RM, et al. Non-specific regional ureteritis [J]. The Journal of urology, 1967, 98(6): 664-8.

O'Flynn WR, Sandrey JG. Non-Specific Granulomata of the Ureter and Bladder [J]. British journal of urology, 1963, 35:267-76.

Soria F, Sanchez FM, Sun F, et al. Comparative study of ureteral stents following endoureterotomy in the porcine model: 3 vs 6 weeks and 7F vs 14F [J]. Cardiovascular and interventional radiology, 2005, 28(6): 773-8.

第二十四章

输尿管损伤

一、概述

输尿管是连接肾盂和膀胱的细长管状的尿液引流器官。其全长隐蔽在腹膜后的间隙内，受到脊柱、椎旁肌肉、腰部肌肉、腹前壁及邻近腹腔脏器等保护，再加上输尿管本身有一定的活动度，因此，受到外界贯穿性或非贯穿性暴力打击时，不易受到损伤。但临床上因腹部、盆腔手术、妇科及泌尿外科手术或内镜检查或手术及其他输尿管本身的手术而造成的输尿管各种损伤却常有发生。若未及时发现或处理不当，近期可引起漏尿、感染、腹膜炎、脓毒血症等；晚期可产生输尿管瘘、狭窄、梗阻、失肾、甚至死亡的严重后果。因此，外源性损伤较少，但医源性损伤较为常见，值得高度重视。

按照发病原因，输尿管损伤可分为外源性损伤及医源性损伤两大类。外源性输尿管损伤少见，仅占所有泌尿生殖系损伤的 1% ~ 3%。2001 年版《坎贝尔泌尿外科学》报道第二次世界大战期间，美国军人战伤所致的单纯输尿管损伤仅 24 例。国内《人民军医》1980 年报道，外伤性输尿管损伤占全部泌尿系损伤的 9.7% 左右。医源性输尿管损伤较多见，其中盆腔手术所致的输尿管损伤发病率为 0.1% ~ 1.0%（St Lezin et al., 1991），而 50% 以上因妇产科手术造成。妇产科手术中因子宫颈癌做根治性子宫切除术时损伤输尿管最多见，可达 13.4% ~ 36%（Ghali et al., 1999）。损伤率的高低与肿瘤的早晚期成正比，单侧与双侧输尿管损伤的比例为 6∶1；腹式子宫切除造成的输尿管损伤的发生率是阴式子宫切除术的 6 倍。近 20 余年来，随着妇产科、泌尿外科内镜技术的开展，器械损伤的发生率有所增加，如泌尿外科的输尿管镜检查或取石、碎石手术；输尿管狭窄扩张、切开等，其输尿管损伤率可达 18%，其中穿孔率达 4% ~ 6%（Schuster et al., 2001），继发性输尿管狭窄率达 1.4% ~ 2.3% 。

二、病因

（一）外伤性损伤

外力所致的输尿管创伤非常罕见，其在贯通伤中的发生率不到 4%，在钝性伤中的发生率低于 1%。

外伤性输尿管损伤以枪伤和刀刺伤多见，占外伤性损伤的 81% 和 16%，多合并有腹腔脏器或全身多发性器官、组织损伤，输尿管损伤症状常被其他损伤脏器的症状所掩盖，有的病例在受伤一定时期后才表现出输尿管损伤症状（Brandes et al., 1994），也有在施行其他脏器损伤手术探查时才被发现。

外伤性输尿管损伤包括输尿管部分或完全切割、切断伤，撕脱伤，碎裂伤，输尿管穿孔等。枪弹或弹片瞬时空化作用所致。爆炸效应除可直接造成输尿管损伤外，也可因其速度及热力造成输尿管灼伤及周围组织内小血管内膜破坏、血栓形成或缺血，最终导致输尿管坏死。

子弹损伤输尿管的机制被认为与损伤血管相关，也就是说子弹不仅直接导致输尿管创伤，而且引起血供异常从而继发输尿管坏死。在实验模型中，子弹对于微血管的创伤可以扩大到切割点周围 2 cm 的范围（Amato et al., 1970）。这项发现支持子弹创伤后清创输尿管至边缘出血的范围，以尽可能清除不可见的微血管创伤组织。

与贯通伤主要损伤小区域（如子弹的走行过程）不同，外伤性输尿管钝性挫伤相对少见，仅占输尿管外伤的 8% 左右，导致输尿管创伤的钝性外伤通常是患者整个身体受到外力打击。如突发减速伤（坠落、车祸），胸腰椎过度侧曲、伸展牵拉，尤其是儿童，脊柱活动度较大，更易导致输尿管在第 12 肋及腰椎横突上过度牵拉和撕扯而损伤，且多为肾盂输尿管连接处撕脱伤。这种大能量的暴力创伤常伴其他少见的创伤，诸如腰椎断裂或者腰椎脱位（Evans et al., 1976）。所以，伴有这些创伤的钝性伤患者要高度怀疑输尿管创伤的可能。且 50% 以上的肾盂输尿管连接部损伤的最终诊断往往都延迟达 36 小时以上。

伴有任何程度的血尿或泌尿生殖系统损伤的贯通伤患者需进行影像学检查。钝性外伤后出现肉眼血尿或镜下血尿并伴有持续低血压或其他严重创伤的患者应进行影像学检查。这种由钝性外伤导致的极少见的肾盂输尿管连接部破裂容易被漏诊，因为这些患者通常没有血尿，而且这种创伤很难在术中被发现。因此，推荐应行腹部增强 CT 及延迟显像检查（Kawashima et al., 2001）。如果时间不允许，术中采取单次摄片 IVP 也是必要的（2 mg/kg 的造影剂在腹部平片拍摄前 10 分钟静脉注入）。肾盂输尿管连接部破裂时的典型表现是造影剂外漏或“肾周”造影剂外渗（Kenney et al., 1987）。

（二）手术损伤

手术损伤多见于盆腔及下腹部开放及腹腔镜手术。各段输尿管均有受到损伤的可能，但多见于输尿管下段，如根治性或次全子宫切除术、巨大卵巢囊肿手术、盆腔肿瘤切除术、结肠或直肠癌根治术等。另外，剖宫产以及髂血管、腰交感神经、肾输尿管、膀胱及前列腺手术有时也有输尿管损伤的报道。特别是输尿管有移位、畸形、广泛粘连、显露不良、出血等情况时更易发生损伤。

手术时造成的输尿管损伤大致可分为结扎、钳夹伤、切开或切断、扭曲、剥离输尿管外周血管引起的缺血性坏死以及输尿管镜手术引起的穿孔、撕裂等。

（1）结扎，单侧完全性结扎，如对侧肾正常，可无症状。即使有腰部胀痛，往往不为患者及医生所重视。双侧输尿管被完全性结扎，就会出现无尿症状。

（2）钳夹伤，轻者一般无不良后果。严重者可导致输尿管狭窄、肾积水。如发生输尿管坏死，还会形成输尿管瘘。

（3）切开或切断，如在手术时及时被发现，立即施行修补或吻合，一般不会遗留后遗症。否则尿液就会流入腹腔，并导致尿性腹膜炎。严重者还会导致中毒性休克，甚至死亡。

（4）扭曲，这是由于在缝扎附近组织时牵连输尿管壁而引起的，输尿管周围炎性粘连或瘢痕收缩也可引起输尿管扭曲。最终可导致患侧肾积水，也可合并尿路结石或感染。

（5）缺血性坏死，由于在做盆腔清扫时，损坏了输尿管的鞘膜，影响了血液循环，最终会造成输尿管的坏死。

（6）穿孔、撕裂，穿孔是输尿管镜手术中

常见的并发症。导致穿孔的主要原因有：①盲目套取嵌顿结石；②长时间使用超声碎石或不正确使用激光；③强行扩张或通过狭窄段输尿管；④输尿管黏膜下假道未被发现，而进一步扩大损伤。撕裂是输尿管镜手术中最严重的并发症，发生原因与穿孔相似，只不过损伤的程度更严重。

根据发现输尿管损伤的时间，可分为及时发现及延迟发现，有文献报道，70% 的医源性输尿管损伤为延迟发现。

1．子宫切除术

根治性子宫切除术中损伤输尿管的发生率在 13.4%～36%，多在术中处理子宫动脉时误伤输尿管，因此，必须熟悉子宫与输尿管之间的正常解剖关系。

女性输尿管在横跨髂血管后，沿盆侧壁向后下行，在坐骨棘附近转向前内侧，经骶子宫韧带外侧近子宫阔韧带底部，并在距子宫颈外侧 2 cm 处横经子宫动脉后下方，经阴道穹侧部绕向前方，穿过膀胱宫颈韧带达膀胱底部的外上角，移行入膀胱壁，开口于膀胱三角。在此行程中，输尿管与位于髂血管附近的卵巢悬韧带、骶子宫韧带和子宫动脉（宫颈外侧 2 cm 处）几乎紧贴。因此，输尿管很容易于术中在与髂血管交界处、与卵巢交汇处、与子宫动脉交叉处、子宫颈旁进入膀胱处受到损伤（Grainger et al., 1990）。有时在处理阴道时也可损伤输尿管。

另外，有时术中未见直接损伤输尿管，但由于种种原因破坏了输尿管血供，也会导致输尿管节段性缺血、坏死及穿孔。其病理变化为：①输尿管下段的主要血供来源于子宫动脉分支，它通过输尿管、阴道、子宫颈和膀胱的动脉分支到达下段输尿管，若术中从根部将子宫动脉结扎，则阻断了输尿管下段的血液供应；②术中过分游离输尿管或大面积剥脱输尿管外膜鞘，破坏过多或切断输尿管系膜，致使输尿管远端失去支撑而向下悬垂成角、扭曲，这种病理表现的输尿管下段也易发生缺血坏死，且极易发生输尿管阴道瘘。这种损伤的病理转归为 2～3 周。

除子宫切除外，其他妇科手术，如尿失禁手术、巨大膀胱膨出的盆底修复术、骶棘韧带固定的子宫脱垂手术等也可导致输尿管损伤。

2．直肠癌根治术

发生于结肠、直肠切除手术中的输尿管损伤约占 15%。中下段输尿管在腹膜后，沿腰大肌前面向下移行，前方为结肠系膜，左侧输尿管前面为左结肠动脉，在左精索内血管和乙状结肠系膜间越过，肠系膜下动脉在输尿管内侧平行下行入盆腔。左侧输尿管进入盆腔后，紧贴直肠侧韧带下行，成钝角进入膀胱，开口于膀胱三角区。在行直肠癌根治术中，在切断、结扎输尿管内侧与之平行下降入盆腔的肠系膜下动脉时，可能误伤输尿管；在处理乙状结肠系膜及侧腹膜时，可能误伤输尿管；在分离、切开两侧直肠侧韧带时，可能将输尿管一并钳夹切断；直肠癌转移或局部浸润波及输尿管或包绕输尿管，解剖关系不清晰，强行分离可损伤输尿管或破坏输尿管的血供，有些晚期肿瘤，甚至不可避免地需要连同直肠、肿块和部分输尿管一并切除。

（三）器械损伤

1．输尿管的器械损伤

多为泌尿外科本身的医疗器械操作不当所造成，占医源性输尿管损伤的 89.4%，偶见于妇科腹腔镜电凝伤及分离骶子宫韧带时损伤到邻近伴行的输尿管。除输尿管本身的某些病变、管径较狭小、血管脆性较大外，输尿管器械伤多与使用器械不配套及操作粗暴有关。较常见的输尿管器械损伤有输尿管插管、置管损伤：在诊断某些上尿路疾病时，往往需在膀胱镜下逆行插管造影，在插管的操作过程中，输尿管导管可引起输尿管黏膜浅表损伤，表现为轻微血尿、疼痛或短时间发热，数日后可缓解。若选用的输尿管导管过硬、型号不符或者输尿管本身存在病变，如输尿管结石、狭窄等，操作者力图强行暴力通过，则可引起输尿管穿孔，偶尔也见于正常输尿管，多为暴力所致。某些病例在检查或治疗结束后，往往需置入双J管支撑输尿管及引流尿液，此时的输尿管多已充血、水肿，脆性增加，置管不当时也可致输尿管穿孔。

2．输尿管套石损伤

在超声气压弹道、激光碎石等问世以前，流行用套石的方法治疗输尿管结石（Chang et al., 1987）。一般采用 Dormia 套石篮或自制尼龙绳套石篮。这些套石器头端一般都较大，很难越过输尿管结石的梗阻部位，或因套石器偏硬，或使用暴力操作，轻者损伤输尿管黏膜，引起血尿、疼痛，重者可穿通输尿管，更严重者在套住结石或网篮不能回缩而强力牵拉时，将输尿管全部撕脱拉断，造成严重不良后果。也有套拉结石后或套石篮不能回缩而致使套石器嵌顿在输尿管腔内，进退两难，甚至需开放手术处理。随着腔道设备和技术的不断进步，用套石设备取石的使用率有减少趋势。

3．输尿管镜检查或治疗损伤

近二十余年来，上尿路的微创检查和治疗已日臻完善并得到普及。运用不同型号、硬或软输尿管镜，配合气压弹道、钬激光、绿激光、铥激光、冷刀等对上尿路进行检查或治疗某些输尿管疾病也广泛开展。因此，随之而来的各种并发症也相继出现。输尿管镜的检查、治疗可引起输尿管黏膜的挫伤、灼伤，输尿管穿孔、撕脱、镜鞘嵌顿等，其发病率占全部输尿管损伤的 3.1%～4.7%。主要原因如同上述输尿管逆行插管、置管、套石、取石等，由于设备型号选择不当、操作失误或过度治疗引起。另外，输尿管镜下行输尿管狭窄、息肉的冷刀切开、激光切除等也可致输尿管穿孔、断裂等。

4．输尿管球囊扩张

损伤运用输尿管球囊扩张法治疗输尿管管腔内的良性狭窄有一定的效果，只要置管的球囊位置正确，囊内充气压力适当，留置扩张时间准确，大多可以收到良好效果。反之，则可能发生输尿管裂开、压迫后的延迟局部缺血、坏死等。

（四）放射性损伤

输尿管放射性损伤不多见，发生率仅为 0.04%。多见于盆腔脏器肿瘤利用高强度放射性物质照射后，如子宫颈癌、膀胱癌、前列腺癌或其他盆腔新生物利用深部 X 线外照射、^{60}Co 外照射、镭内照射等。输尿管放射性损伤的主要表现为近膀胱段输尿管及周围组织充血水肿，输尿管局限性瘢痕纤维化、硬化、狭窄、闭锁等，也有的病例可引起广泛性输尿管盆腔段狭窄及广泛性输尿管壁放射性硬化。95% 的患者可因肿瘤的复发加上输尿管放射性病变而引起输尿管梗阻，导致肾积水、肾功能损害、肾功能丧失。因此在盆腔肿瘤施行放射性治疗时及治疗后，应定期做泌尿系相关检查。

（五）自发性输尿管破裂

较为罕见，多与输尿管本身疾病有关。

三、输尿管损伤的分类

对输尿管损伤进行分类有助于对损伤的诊断和治疗。

（1）根据输尿管损伤发生的机制可将输尿管损伤分为钝伤、贯穿伤。对于枪伤引起的输尿管损伤，可能存在因爆炸作用而合并其他器官的损伤。

（2）根据输尿管损伤发生的部位可将输尿管损伤分为上、中、下 3 种。其中，中 1/3 段输尿管损伤时最易伤及血管。医源性损伤则最可能发生在骨盆缘、输尿管跨过髂动脉处；与阔韧带、卵巢血管交叉处。损伤的后期会出现输尿管阴道瘘等。

（3）根据输尿管损伤后就诊的时间可将输尿管损伤分为即刻性或延缓性。应尽可能在发现输尿管损伤后立即进行检查和治疗。如果在发生尿外渗并引起肾周感染乃至脓肿形成前发现，可立即施行输尿管修复。若一旦出现腹痛、发热、肠梗阻等并发症，则需要引流，甚至做近段尿路的转流。延误诊治可出现肾积水、肾功能丧失。

（4）根据输尿管损伤后有无合并损伤，要分别给予适当处理。单纯的输尿管损伤一般比较好处理。如合并有其他器官的损伤，则一定要判明是否同时存在威胁患者生命的损伤，并分清轻重缓急，分别予以处理。力争在保证患者安全的前提下，一期处理成功。

四、输尿管损伤的症状

如前所述，由于输尿管在身体内的位置比较深，不易受到损伤。然而，一旦受伤也不易被及时发现。除了枪击引起的贯穿伤和手术时引起的损伤比较单纯外，一般都合并其他损伤，这些损伤有时甚至会威胁到患者的生命。在抢救患者时往往顾不到输尿管的损伤，等到患者转危为安时才发现有输尿管的损伤。

输尿管损伤时的症状主要有血尿、腰痛、腹部疼痛、恶心、呕吐、伤口局部漏尿或出现输尿管阴道瘘等（Adams et al., 1992）。

输尿管贯通伤的患者中，70%～90% 有血尿症状，而手术损伤时只有大约 10% 的患者有血尿症状。但是，没有血尿并不能排除输尿管损伤的可能性（Palmer et al., 1999）。

输尿管损伤后常有尿液从输尿管漏出。局部可以出现腰、腹部压痛或腹膜刺激症状。如尿液积聚在体内，就会形成“尿囊肿”，局部可见膨隆、肿胀。手术时引起的输尿管损伤，有的可从切口处漏出尿液，也可形成输尿管阴道瘘（一般在术后 2～3 周发生），尿液从阴道流出。患者可以是持续性漏尿，即尿液不断地经阴道流出。患者有的于术后当天即出现阴道流尿而明确诊断；有的则于术后 2～3 天出现高热，数日后阴道流出大量尿液、退热而被发现。此外，外阴、大腿内侧、肛门等部位因长期的尿液刺激而引起局部皮肤的湿疹或糜烂。

输尿管在手术过程中被误结扎的患者，在麻醉清醒后会出现剧烈的输尿管绞痛症状。如果双侧输尿管都被结扎，还会出现无尿及急性肾功能不全的症状，但需要与急性肾功能衰竭时的无尿相鉴别。

如输尿管组织发生坏死、形成尿瘘，就会出现感染的症状。表现为体温升高、腰痛、局部压痛等全身或局部症状。如尿液漏入腹腔，还会出现腹膜炎的症状，如腹痛、腹部压痛等全身及局部症状。

五、诊断

血尿的发生率为 25%～45%，暴力后输尿管损伤的患者可以没有血尿。当患者发生腹部贯通伤时，应高度怀疑输尿管创伤的可能性。注意子弹或刀的走行方向，综合应用各种影像学检查可以减少这些创伤的延误诊断。

术中鉴别：有分析 93% 的输尿管创伤患者能够被及时诊断，其中包括 57% 的患者能够在术中诊断。Brandes 等学者在剖腹探查中，尝试各种方法诊断输尿管创伤。剖腹探察术对于80%～100%怀疑有输尿管创伤的患者是必要的。当高度怀疑输尿管创伤时才能手术探查，对输尿管创伤保持高度警惕可以降低漏诊的发生率（McGinty et al., 1977）。术中应仔细探查刀或子弹的轨迹，所有可能有输尿管创伤的患者均应探查。术前大量应用辅助检查（尿液分析、IVP、CT），即使不完善，也是有帮助的。

因缺乏症状和体征而漏诊的输尿管创伤患者，应警惕创伤晚期的临床表现。发热、白细胞增多及局部腹膜刺激征是最常见的表现。如患者出现这些症状和体征，应立即行增强CT检查。与急性输尿管创伤比较，创伤48小时后发现的漏诊创伤行逆行造影显影更清楚。

如果术中怀疑肾盂或输尿管创伤，可用将1～2 ml亚甲蓝注入肾盂内以明确诊断。注意不能注射过多，能够溢出于漏尿部位而明确诊断即可。

常用的影像学检查包括：

1．排泄性尿路造影术

外部暴力所致输尿管创伤应用常规检查手段（术前尿检、术中IVP、CT）很难明确，这一点与肾创伤不同。IVP经常是无意义的，研究证明33%～100% IVP无诊断价值（Azimuddin et al.,1998）。然而，在缺乏更好的检查手段时，我们仍推荐术中单次摄片顺行造影并探查输尿管。当IVP发现异常时，有时会观察到明显增强的尿外渗。但IVP的结果缺乏特异性，例如延迟肾功能、尿路扩张或肾盂移位。这些常用的检查手段的不敏感性是造成输尿管创伤患者探查延迟的重要原因，其探查延迟率高达所有病例的8%～20%。

2．CT

目前，CT已经越来越多地用于创伤患者的检查。尽管在诊断输尿管创伤方面可能有意义，但迄今为止，并没有公开的报道评价其准确性。已报道的输尿管创伤患者中，应用CT来诊断的仅限于少数。输尿管创伤很难通过CT诊断。如果输尿管创伤后尿外渗积聚于Gerota筋膜内，其范围就会很小，以致诊断不明确。另外，创伤的输尿管经常表现为在延迟显像时缺乏造影剂。当检查双侧全长输尿管以评价输尿管创伤时，CT的应用就缺乏必要性。现在的螺旋CT在静脉造影剂滤过到尿液前也能获得影像，因此必须延迟显像（造影剂注射后5～20分钟）以使造影剂从创伤的集合系统、肾盂或输尿管外渗。因为输尿管创伤经常在晚期才被检查，输尿管周尿囊肿可在CT显示并有诊断价值。

在一些报道中，所有严重输尿管撕裂的患者，CT表现中度的尿外渗或者同侧输尿管不显影。这些表现都应怀疑输尿管创伤。

3．逆行输尿管造影术

在一些医学中心，逆行造影常被用作急性输尿管创伤的主要的诊断技术（Campbell et al., 1992）。但我们倾向于应用非侵袭性的检查手段如单次摄片IVP、CT或术中诊断。然而，如果CT或IVP显示输尿管创伤还需进一步检查，可行逆行造影明确创伤的范围。逆行造影最常用于漏诊的输尿管创伤的诊断，而且条件允许时，应放置输尿管支架管。

4．顺行输尿管造影术

临床上较少应用顺行输尿管造影术。在输尿管创伤患者中，最常应用逆行性输尿管造影并放置输尿管支架管或手术修补。如果逆行放置输尿管支架管失败（常常因为输尿管断端之间距离较远），则会在经皮肾穿刺造瘘时顺行造影并放置支架管（Toporoff et al., 1992）。

5．输尿管镜检术

对于高度怀疑输尿管部分损伤的患者可在麻醉下行输尿管镜检术以明确病因，如条件允许可留置输尿管支架管起到治疗的作用。但应注意，对于输尿管完全离断的患者，镜检时只需明确诊断即可，切忌反复操作加大损伤和液体外渗。

六、输尿管损伤的治疗

输尿管损伤的治疗要达到两个目的：①恢复正常的排尿道或建立新的尿液引流通道；②保护患侧肾功能。由于输尿管损伤发生的原因、性质、程度、损伤后发现的时间及是否有合并伤等不同情况，病情复杂多变，因而不可能有完整的固定模式的治疗方案。

（一）治疗原则

1．首先要判断患者全身情况

判断患者是否处于呼吸循环衰竭、失血、昏迷、休克状态；判断是否有多发性脏器损伤或其他病变，如有严重的头部创伤、胸腹部脏器伤，应优先处理。

2．判断患者泌尿系统状况

及时判断输尿管损伤的侧别为单侧或双侧、损伤部位、性质、程度等。如术中发生并及时发现，若创面清洁无污染，可立即进行适当的修复处理。对于延迟诊断的输尿管损伤，组织充血、水肿，伤口污染明显，或已出现了输尿管梗阻、狭窄、瘘管形成等，在修复的时机上有不同的看法：主张早期修复者认为，延迟手术存在进一步引流不畅或形成完全性的输尿管梗阻、导致肾功能丧失的危险，且早期修复与延迟修复的成功率几乎相等，也不会增加术后并发症的发生率（Lang, 1984），且分期手术的并发症可达 14.2%。不主张立即手术者认为，早期修复手术可能会遇到输尿管损伤部位及周围组织的充血水肿或因尿外渗所致的炎症反应，组织脆性较大，侧支循环尚未建立，修复能力差，易导致手术修复失败，失败率可达 33.3%。因此，大多数学者主张，损伤超过 24 小时的患者，可先行肾造瘘，3 个月后再行修复处理，若合并有休克、全身条件差或有其他重要脏器损伤时，先行肾造瘘是必要的，而不应进行长时间的输尿管损伤的清创、修复手术。

3．彻底扩创

对受损输尿管段应彻底扩创，穿孔严重者、撕裂较大而未完全断裂者也应完全切除受损段，直至输尿管两断端有明显渗血、组织新鲜为止，以避免因局部组织缺血、失活而导致术后吻合口破溃、漏尿。扩创时应注意不能过多破坏输尿管鞘膜及周围组织。

4．修复、吻合、重建

若输尿管损伤范围不超过 2 cm，创面清洁，可行输尿管损伤段切除，后在无张力的情况下行输尿管直接端端吻合；若输尿管损伤段超过 2 cm，清创后输尿管段缺失较长，应行输尿管转流术，如输尿管肾盂吻合术、输尿管膀胱吻合术或膀胱瓣成形术、患侧输尿管与对侧输尿管 Y 形端侧吻合术、回肠代输尿管术、自体肾移植术等。

5．留置支架管

对于所有修复或成形术，术中都应留置支架管，以保证输尿管引流通畅、修复部位有足够的内径，避免后期修复部位的狭窄。

6．术后留置引流

在输尿管损伤的修复成形术中及术后，都难免有不等量的尿液渗漏至周围组织间隙，如不及时引流或引流不畅，可造成尿液积聚，导致感染。故术后应留置手术创面引流管。

（二）治疗方法

如果术中发现上段输尿管扩张且有囊性感，要考虑输尿管被误扎或缝扎，应立即寻找结扎部位，拆除结扎或缝扎线，并严密观察输尿管蠕动及排空情况，观察局部有无尿外渗情况。如发现输尿管穿孔或严重损伤，可采用下述方法处理：

1. 输尿管插管法

因行输尿管逆行插管、置管或行输尿管镜手术所致的输尿管穿孔，如及时发现且穿孔不大，可立即插入输尿管导管或双 J 管并越过瘘孔上方至肾盂，保留 4～6 周，创口大多可以自行修复愈合。因手术分离缝合输尿管周围组织引起输尿管成角、扭曲、不完全性梗阻时，也可经尿道膀胱镜行输尿管插管或置入双 J 管治疗。在行某些较大盆腔手术时，为防止术中误伤输尿管，也可于术前留置输尿管支架管，便于术中触摸识别，预防手术损伤。但该方法不一定完全可靠，不能作常规使用。

2. 支架管法

术中发现输尿管破裂、部分断裂或长轴方向管壁缺损，但不足管径的 1/3，血液循环未受到影响，经局部清创后可于输尿管腔内留置双 J 管即可，也可用多孔硅胶管做腔内支架管，经肾造瘘引出。以往的输尿管 T 管引流即经吻合口上端（或下端）输尿管造口引流，现已很少采用。

3. 经皮肾穿刺造瘘

目前多采用肾微造瘘术（mini-PCN），除全身出血性疾病及严重心、肺功能不全外，无明显绝对禁忌证。手术方法不复杂，可作为暂时性尿流改道，穿刺成功后可立即控制输尿管梗阻及漏尿，保护患侧肾功能。

4. 内镜治疗

适用于非完全性输尿管梗阻、狭窄形成小于 3 个月、狭窄段小于 2 cm 的患者。可行输尿管插管扩张、球囊扩张、输尿管冷刀内切开、激光刀内切开、并置入内支架管。

5. 吻合法

在彻底清创及无张力的情况下进行。吻合口宜大，一般有斜形、匙形及圆形三种吻合法。

（1）上段输尿管损伤：采用输尿管端端吻合或肾盂输尿管吻合。若上段输尿管缺失段较长，勉强缝合张力太大，可将肾下移，再行输尿管修复术。若肾盂积水扩大，可行肾盂瓣管状成形，与输尿管做端端吻合。

（2）中段输尿管损伤：若输尿管损伤段不长，多数病例可在充分游离受损处上、下两端输尿管后，无张力地行输尿管端端吻合，也可将肾游离下移。若中段输尿管受损严重，缺失段超过 9 cm，可于两断端间置入一段回肠（Verduyckt et al., 2002），行回肠代输尿管术。

（3）下段输尿管损伤：输尿管下段损伤，尤其是延迟发现的输尿管下段损伤，其远心段多有血循环破坏，最终将可能发生失用性萎缩，因此不宜采用困难的输尿管直接端端吻合。若输尿管下段仅限于近膀胱段的 3～5 cm 范围内，可行输尿管膀胱直接吻合，要求行抗逆流式吻合法。当下段输尿管缺失段较长，可将远端输尿管结扎，将近端输尿管游离后在脊柱前方拉向对侧，与对侧输尿管行端侧吻合，吻合口不可有张力。该方法临床上已很少采用。也可将近端输尿管部分游离下拉，在膀胱前做一基底朝向伤侧的弧形切口，用两手指于膀胱腔内将膀胱向上顶起形成膀胱角，将输尿管采用抗逆流法与膀胱角吻合。若估计有一定张力，可事先游离、结扎对侧的膀胱蒂，此方法可治疗输尿管全长 1/5～1/2 的下段缺损。

如果输尿管远端缺失超过全长的 1/2 以上，可行膀胱瓣输尿管下段成形术。先行 Boari 膀胱翻瓣术，再行输尿管膀胱瓣吻合术（Benson et al., 1990），可替代 7～8 cm 长的输尿管缺损段。

如果输尿管下段损伤严重或双侧输尿管下段都严重受损，上述手术方法无法实施时，也可考虑用回肠代下段输尿管。游离一段已做好肠道准备、代蒂的回肠，上端与输尿管吻合，下端种植于膀胱。

（4）全段输尿管损伤：当输尿管损伤段过长，几乎完全失活时，应先行肾造瘘术，做二期手术准备。一般可选用回肠代输尿管术，将已做好充分肠道清洁准备的带蒂游离回肠肠段，近端与肾盂或肾盏吻合，下端与膀胱吻合；双侧全段输尿管损伤的患者，可采用同一肠段施行双侧回肠代输尿管术。

6．自体肾移植

输尿管广泛创伤已无生机，但肾功能良好，上述修复成形手术不能实施，可考虑自体肾移植术。自体肾移植术应严格按照活体供肾术的原则进行，将肾移植到髂窝处（Meng et al., 2003）。

7．肾切除术

肾切除必须慎重。必须注意：当输尿管完全性梗阻发生后，由于肾盏、肾盂的反流再吸收作用，尿液的生成及排泄可维持正常，2～3个月内肾功能不会完全丧失，解除梗阻后，肾功能有望恢复。因此，在这段相对的安全期内应尽快解除梗阻或转流尿液，保护肾功能。肾切除的适应证为：①肾功能已严重丧失或完全丧失，已无恢复的可能；②长期尿瘘等因素致使肾严重感染，已无法控制；③因各种原因已无法手术或经多次手术失败者。

8．输尿管阴道瘘的修复

对阴道有漏尿者应行全面检查，确诊为输尿管阴道瘘后择期治疗。对于早期尿瘘者，可留置导尿管10～14天，持续开放，充分引流尿液。对于形成不久的输尿管阴道瘘，可尝试在膀胱镜下将输尿管导管插入患侧输尿管损伤部位以上，保留2周后瘘口有望自愈。如保守治疗无效应手术治疗，视瘘管部位及程度选择上述各种成形修复术。一般多采用输尿管膀胱吻合成形术。不必关闭阴道瘘口，但如果输尿管阴道瘘累及膀胱，则需用可吸收线双层缝合阴道瘘口。

七、输尿管损伤的预防

对于外伤引起的输尿管损伤，一般无从预防。我们所说的预防，主要是针对医源性损伤而言的。换话说，医生在进行盆腔手术（特别是估计有一定难度的手术）时，应考虑到有输尿管损伤的可能，要熟悉输尿管盆段的解剖结构，并采取相应的措施来预防。在进行膀胱镜检查及逆行插管时，一定要相当谨慎。在施行盆腔大手术时（尤其是盆腔肿瘤的手术时），一定要充分估计到肿瘤与输尿管的关系，在遇到大出血的情况时，切忌盲目钳夹，应尽可能避免损伤输尿管，做到既切除肿瘤又不损伤输尿管。必要时可在手术前放置输尿管导管，以便于手术中辨认输尿管。在进行输尿管镜手术前要仔细了解输尿管走行方向，置入输尿管镜时动作要轻柔，遇到阻力时切忌盲目用力，正确使用各种碎石和取石装置。对需要进行放疗的患者，治疗前设计放疗方案时应掌握好照射的部位及剂量，尽可能避免对输尿管的放射性损伤。

（王东文）

参考文献

Adams JR, Mata JA, Culkin DJ, et al. Ureteral injury in abdominal vascular reconstructive surgery [J]. Urology, 1992, 39(1): 77-81.

Amato JJ, Billy LJ, Gruber RP, et al. Vascular injuries. An experimental study of high and low velocity missile wounds [J]. Archives of surgery, 1970, 101(2): 167-74.

Azimuddin K, Milanesa D, Ivatury R, et al. Penetrating ureteric injuries [J]. Injury, 1998, 29(5): 363-7.

Benson MC, Ring KS, Olsson CA. Ureteral reconstruction

and bypass: experience with ileal interposition, the Boari flap-psoas hitch and renal autotransplantation [J]. The Journal of urology, 1990, 143(1): 20-3.

Brandes SB, Chelsky MJ, Buckman RF, et al. Ureteral injuries from penetrating trauma [J]. The Journal of trauma, 1994, 36(6): 766-9.

Campbell EW, Jr., Filderman PS, Jacobs SC. Ureteral injury due to blunt and penetrating trauma [J]. Urology, 1992, 40(3): 216-20.

Chang R, Marshall FF. Management of ureteroscopic injuries [J]. The Journal of urology, 1987, 137(6): 1132-5.

Evans RA, Smith MJ. Violent injuries to the upper ureter [J]. The Journal of trauma, 1976, 16(7): 558-61.

Ghali AM, El Malik EM, Ibrahim AI, et al. Ureteric injuries: diagnosis, management, and outcome [J]. The Journal of trauma, 1999, 46(1): 150-8.

Grainger DA, Soderstrom RM, Schiff SF, et al. Ureteral injuries at laparoscopy: insights into diagnosis, management, and prevention [J]. Obstetrics and gynecology, 1990, 75(5): 839-43.

Kawashima A, Sandler CM, Corl FM, et al. Imaging of renal trauma: a comprehensive review [J]. Radiographics : a review publication of the Radiological Society of North America, Inc, 2001, 21(3): 557-74.

Kenney PJ, Panicek DM, Witanowski L S. Computed tomography of ureteral disruption [J]. Journal of computer assisted tomography, 1987, 11(3): 480-4.

Lang EK. Antegrade ureteral stenting for dehiscence, strictures, and fistulae [J]. AJR American journal of roentgenology, 1984, 143(4): 795-801.

McGinty DM, Mendez R. Traumatic ureteral injuries with delayed recognition [J]. Urology, 1977, 10(2): 115-7.

Meng MV, Freise CE, Stoller ML. Expanded experience with laparoscopic nephrectomy and autotransplantation for severe ureteral injury [J]. The Journal of urology, 2003, 169(4): 1363-7.

Palmer LS, Rosenbaum RR, Gershbaum MD, et al. Penetrating ureteral trauma at an urban trauma center: 10-year experience [J]. Urology, 1999, 54(1): 34-6.

Schuster TG, Hollenbeck BK, Faerber GJ, et al. Complications of ureteroscopy: analysis of predictive factors [J]. The Journal of urology, 2001, 166(2): 538-40.

St Lezin MA, Stoller ML. Surgical ureteral injuries [J]. Urology, 1991, 38(6): 497-506.

Toporoff B, Sclafani S, Scalea T, et al. Percutaneous antegrade ureteral stenting as an adjunct for treatment of complicated ureteral injuries [J]. The Journal of trauma, 1992, 32(4): 534-8.

Verduyckt FJ, Heesakkers JP, Debruyne FM. Long-term results of ileum interposition for ureteral obstruction [J]. European urology, 2002, 42(2): 181-7.

第二十五章

输尿管结石

一、概述

输尿管结石是泌尿系统结石中较为常见的疾病，占泌尿系结石的33%～54%（Gettman et al., 2005）。输尿管结石也是临床最常见的急症之一，在急腹症中占较大比例。输尿管结石在全世界不同国家发病率有所不同。总体来说，男性高于女性。男女发病比例为3∶1。绝大多数的输尿管结石是在肾内形成后降入输尿管，其成分同肾结石。输尿管存在3个自然狭窄段，包括肾盂输尿管连接部、跨越髂血管处以及膀胱壁内段，在肾内形成的结石降入输尿管后易嵌顿于上述三处。原发于输尿管的结石较少见，通常合并输尿管梗阻、憩室等病变。双侧输尿管结石约占输尿管结石的5%（Rai et al., 2016）。影响结石形成的因素很多，年龄、性别、种族、遗传、环境因素、饮食习惯和职业等对结石的形成影响很大。身体的代谢异常、尿路梗阻、感染、泌尿系统的畸形、异物和某些药物的使用都是结石形成的常见病因。

输尿管结石的典型表现为绞痛与血尿，在结石引起症状以前，患者往往没有任何感觉，由于某种诱因，如剧烈运动、乘车等，突然出现一侧腰部剧烈的绞痛，并向下腹及会阴部放射，可合并有恶心呕吐、冷汗、面色苍白、腹胀、呼吸急促等症状。严重时输尿管结石完全堵塞输尿管可导致尿路梗阻，造成肾积水、泌尿系感染等情况。双侧输尿管结石或孤立肾的输尿管结石可以导致急性肾功能不全，患者出现少尿或无尿，引起急性肾衰竭。

输尿管结石的处理主要包括保守治疗及手术治疗，应依据患者结石大小、位置及其患者自身条件综合考虑后选择治疗方式。直径小于5 mm的输尿管结石可能会自行排出，患者可以通过大量饮水或静脉输液增加尿量，促进结石排出，联合解痉药物或排石中药，增加运动量，排出结石；结石大于5 mm或其他情况下结石难以排出时应选择主动治疗方式，包括体外冲击波碎石术、输尿管镜碎石术、经皮肾镜取石术和腹腔镜输尿管切开取石术等。体外冲击波碎石的适应证逐渐扩大，不影响碎石后结石排出的均为其适应证。在输尿管镜下激光碎石、弹道碎石、超声碎石也被广泛应用，使用最多的是经尿道输尿管镜钬激光碎石。随着技术的进步，尤其是输尿管半硬镜和软镜的设计，制造工艺的不断改进以及碎石设备的发展，目前的微创治疗已成为输尿管结石治疗的主要方式，开放手术已很少应用。

二、输尿管结石的分类

（一）输尿管的分段

确定输尿管的分段有助于输尿管结石的定位，从而指导选择最佳的治疗方法。

1. 解剖学分段

解剖学上输尿管的三个狭窄部分别为肾盂输尿管连接部、输尿管与髂血管交叉处以及输尿管的膀胱壁内段。这三处为结石常停留的部位，依照这三处狭窄，可将输尿管分为腹段、盆段及膀胱段。腹段：自肾盂输尿管连接部至跨髂血管处；盆段：自跨髂血管处至膀胱壁；膀胱段：自膀胱内斜行至输尿管开口。除此之外，输尿管与男性输精管或女性子宫阔韧带底部交叉处以及输尿管与膀胱外侧缘交界处管径较狭窄，也容易造成结石停留。

2. 影像学分段

在临床上难以将输尿管结石行解剖学分段，推荐根据影像学将输尿管分为三段。第一段称为上段输尿管，自肾盂输尿管连接部至骶髂关节上缘；第二段即中段输尿管，自骶髂关节上缘至骶髂关节下缘；第三段为下段输尿管，自骶髂关节下缘至输尿管开口。其中初诊患者 70% 为输尿管下段结石，其次为输尿管中段结石及上段结石。

(二)输尿管结石的大小

输尿管结石的大小是制订治疗方案的重要依据之一，因此有必要根据结石的大小将结石分类。但目前对输尿管结石大小的分类尚没有统一的标准。美国泌尿外科学会（AUA）将输尿管结石分为两类：<10 mm 结石及>10 mm 结石。结合我国特点，本书将输尿管结石分为三类：直径<5 mm 结石，直径介于 5 ~ 10 mm 的结石以及>10 mm 结石。

(三)X 线平片上的结石影像

一般分为 X 线阳性结石和阴性结石。所谓阳性结石指的是在 X 线平片上可以观察到的结石，占总数的 90% 以上。阴性结石是指在 X 线片上观察不到的结石，包括纯尿酸结石、黄嘌呤结石、次黄嘌呤结石、基质结石以及部分小结石，占总数的 10% 以下。

三、临床症状和诊断

(一)症状

1. 疼痛

疼痛是因结石在输尿管内移动所致，是多数输尿管结石患者输尿管梗阻的主要症状，也是引起很多并发症的根源。由于输尿管对梗阻可反应性释放前列腺素，从而引起输尿管绞痛。前列腺素能起到增加输尿管蠕动的作用以帮助结石排出，也能增加伤害感受器对刺激（如可引起疼痛或恶心呕吐等器官反应的缓激肽）的敏感性。患者疼痛常剧烈难忍、辗转不安，多为阵发性疼痛，伴有大汗、恶心、呕吐。应用前列腺素抑制剂（吲哚美辛和酮咯酸等）能有效缓解输尿管梗阻引起的绞痛和胃肠道反应。然而，肾功能不全患者应谨慎应用前列腺素抑制剂，以防止药物蓄积毒性。

在中上段输尿管结石中，结石停留在一个区域而无移动时，常引起输尿管完全或不完全性的梗阻，尿液排出延迟引起肾积水，出现腰部胀痛、压痛及叩痛。结石随输尿管蠕动和尿流影响发生移动时，则表现为典型的输尿管绞痛。

上段输尿管结石一般表现为腰区或胁腹部突发锐利的疼痛，并可放射到相应的皮肤区及脊神经支配区，如同侧下腹部、阴囊或大阴唇。

中段输尿管结石表现为中、下腹部的剧烈疼痛，这需与腹部其他急症（如阑尾炎等）相鉴别。

下段输尿管结石常引起下腹部疼痛，并向同侧腹股沟放射。当结石位于输尿管膀胱连接部时，表现为耻骨上区的绞痛，伴有尿频、尿急、尿痛等膀胱刺激征，排尿困难。在男性还可放射至阴茎头。因此在排除泌尿系统感染等疾病后，男性需要与睾丸扭转或睾丸炎相鉴别。女性则需要与卵巢疾病相鉴别。

2. 血尿

结石进入输尿管引起输尿管黏膜受损出血，从而产生肉眼或镜下血尿，以后者更为常见，有时活动后镜下血尿是上尿路结石的唯一临床表现。一般认为，先出现输尿管绞痛而后出现血尿的患者应首先考虑输尿管结石；而当先出现大量肉眼血尿，排出条索状或者蚯蚓状血块，再表现为输尿管绞痛的患者则可能是由于梗阻上端来源的大量血液排入输尿管后未及时排出，凝固形成血块引起绞痛，需要首先排出肾出血性疾病，例如肾盂恶性肿瘤等疾病。

3. 感染

与结石相关的感染或梗阻性肾盂肾炎并非少见，有时甚至可能是致命的泌尿外科急症。典型的这类患者有畏寒、寒战、高热，可伴有尿频、尿急、尿痛等尿路刺激症状，严重者表现为感染性休克症状，如低血压、心率加快、尿量减少以及呼吸困难等。取自梗阻侧尿液的尿培养有助于指导抗生素治疗，但许多情况下，在解除梗阻以前，患者的发热不能得到有效改善。

有时感染症状为尿路结石的唯一表现，特别是儿童上尿路结石，大多数表现为尿路感染，应值得注意。

4. 无尿

双侧上尿路结石引起双侧完全性梗阻或孤立肾输尿管结石完全性梗阻时，可导致无尿。急性尿路梗阻发生后，体内代谢产物排泄障碍，可迅速出现水、电解质和酸碱平衡紊乱，氮质血症及全身各种症状，急性梗阻性肾衰竭患者的肾功能大部分是可逆的，梗阻时间长短及治疗是否及时得当与肾功能的恢复密切相关。患者一般全身情况较差，病情重，部分患者存在出血倾向，在解决输尿管结石致急性肾衰竭患者时，应尽早解除梗阻，最大限度地保护肾功能，同时有效防止感染等并发症。

5. 妊娠期结石

妊娠后子宫增大，压迫输尿管，导致尿液排出受阻可并发结石，以妊娠中、晚期合并泌尿系结石较多见。临床表现为腰腹部疼痛、恶心呕吐、膀胱刺激征、肉眼血尿和发热等。需要与妇产科急症相鉴别。

（二）体征

输尿管上段结石常可表现为肾区、胁腹部的压痛和叩击痛。输尿管走行区域可有深压痛，但除非伴有尿液外渗，否则无腹膜刺激征，需要与腹膜腔内的脏器穿孔、感染鉴别。

（三）实验室检查

1. 尿液检查

输尿管结石患者尿中红细胞常见，是诊断结石的重要依据；结晶尿多见于肾绞痛发作期，通过观察结晶形态可以推测结石成分；尿 pH 值常因结石成分不同而异，尿液 pH 值可为分析结石成分提供初步依据。持续酸性尿（pH 值 <6.0）提示尿酸结石，相反，持续碱性尿（pH 值 >7.2）提示磷酸镁铵结石；细菌培养可以指明病原菌种类，结合大量脓细胞出现，有助于确定感染与结石的因果关系，也可为选用抗生素提供参考。如尿常规提示白细胞数量升高或伴有发热等感染症状时，应行尿培养检查，可指导抗生素的使用。另外，24 小时尿定量分析是一种代谢评估技术，具体检测项目有：尿量、pH 值、钙、钠、镁、磷、尿酸、草酸、枸橼酸、胱氨酸等。临床上许多结石病因的诊断标准就是根据 24 小时尿定量分析这一指标指定的。

2. 血液检查

肾绞痛发作时，可导致交感神经兴奋，血白细胞可轻微升高，通常为机体的应激反应；当白细胞 $>13\times10^9/L$ 则表示存在尿路感染。标准生化七项是代谢评估的重要指标，例如：血钙升高、血磷降低、PTH 升高是甲状旁腺功能亢进的定性诊断标准；血氯升高、血钾和二氧化碳结合力降低提示肾小管酸中毒；血尿酸升高可见于痛风并发尿酸结石；尿素氮和肌酐是临床上评估总肾功能的惯用指标。为寻找结石病因，可以了解代谢状态，判断有无内分泌紊乱，是否存在高血钙、高血尿酸、低血磷、高尿钙、高尿酸等。可以测定血钙、磷、肌酐、碱性磷酸酶、尿酸和蛋白以及 24 小时尿的尿钙、尿酸、肌酐及草酸含量；必要时行钙负荷试验。当由于输尿管梗阻导致肾积水、肾功能损害时，常需要结合血电解质、尿素氮和肌酐水平制订诊疗方案。

3. 结石分析

结石成分分析相当于结石的“病理”，是确定结石性质的方法。它不仅是诊断结石病因的核心技术，而且也是选择溶石和防石的重要依据。在对输尿管结石患者的评估中，结石成分分析起到了重要作用。结石成分分析可对泌尿系结石患者进行基础代谢评估，并依据分析结果制订预防结石复发的预防方案，指导患者调整饮食方案，能够在某种程度上起到预防尿石形成的作用。

另外，结石成分分析也可为溶石治疗提供重要依据，从而进行针对性较强的个体化治疗。目前，结石分析的主要方法分为物理方法和化学方法两类，包括化学定性分析、原子吸收光谱技术、偏光显微镜、X 线衍射、热分析、发射光谱、红外吸收光谱、扫描或透射电镜等技术手段。化学分析法主要是定性和定量分析，价格较低廉，主要缺点是所需标本量较多，而且分析结果准确性不高。物理分析法不但能够测定结石的晶体成分，还能了解结石晶体形态和结构，可帮助泌尿外科医务工作者对泌尿系结石的组成成分进行系统而全面的分析。

（四）影像学检查

1. B 超

超声检查快速、简便、经济、无创伤，是一种最广泛的输尿管结石的筛查方法。它可以发现直径 2 mm 以上的输尿管结石（包括阴性结石），了解结石的位置、大小、集合系统的扩张程度、肾皮质的厚度等，为治疗方法的选择提供参考。因此，可以作为输尿管结石的常规检查方法。输尿管壁薄，缺乏一个良好的“声窗”衬托结石的背景，因此输尿管结石检出率较肾结石低。不过一旦输尿管结石引起上尿路积水，则可沿积水扩张的输尿管下行，找到输尿管上段的结石或提示梗阻的部位（图 25-1）。由于受肠道及内容物的影响，超声检查诊断输尿管中下段结石或较小的结石较困难。采用经直肠或阴道的腔内超声，对诊断输尿管下段结石的敏感性和特异性几乎达到 100%。采用充盈尿液的膀胱作为“声窗”，则能发现输尿管末端的结石。对于大于 5 mm 的输尿管结石，超声诊断的敏感性约为 96%，特异性接近 100%，

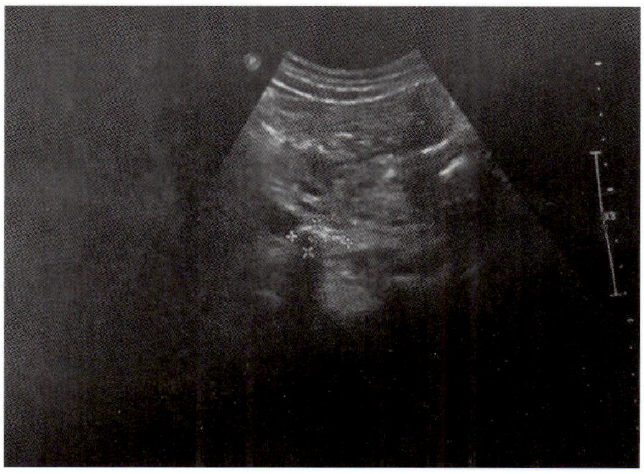

图 25-1　B 超下输尿管结石影像

而对于所有部位的结石，其敏感性约为78%，特异性降为31%，因此结合病史及其他检查方法非常必要。尽管超声检查存在一定的缺陷，但其仍是泌尿系结石的常规检查方法，尤其是在肾绞痛时可作为首选方法之一，在妊娠期妇女合并输尿管结石的诊断中，B超为最常用的辅助检查。对于小儿而言，首选B超检查既能发现结石，又能了解尿路有无梗阻性病变。在诊断肾积水时不受肾功能的影响，而且也不用造影剂。还能够很好地诊断不透X线的阴性结石，对肾积水的敏感性较高。B超检查具有简便、经济、无创伤、可重复、无辐射的特点，是小儿尿路结石安全、理想的选检查方式。

2. 尿路平片（KUB平片）

尿路平片可以发现非X线透光结石（图25-2），能够大致地确定结石的位置、形态、大小和数量，并且通过结石影的明暗初步提示结石的化学性质。因此，可以作为结石检查的常规方法。在尿路平片上，不同成分的结石显影程度依次为：草酸钙、磷酸钙和磷酸镁铵、胱氨酸、含尿酸盐结石。单纯性尿酸结石和黄嘌呤结石、次黄嘌呤结石以及基质结石能够透过X线。但是临床上单一成分的结石很少见，多数是以某一种成分为主的混合型结石。因此，KUB上结石的密度并不一定均匀一致。

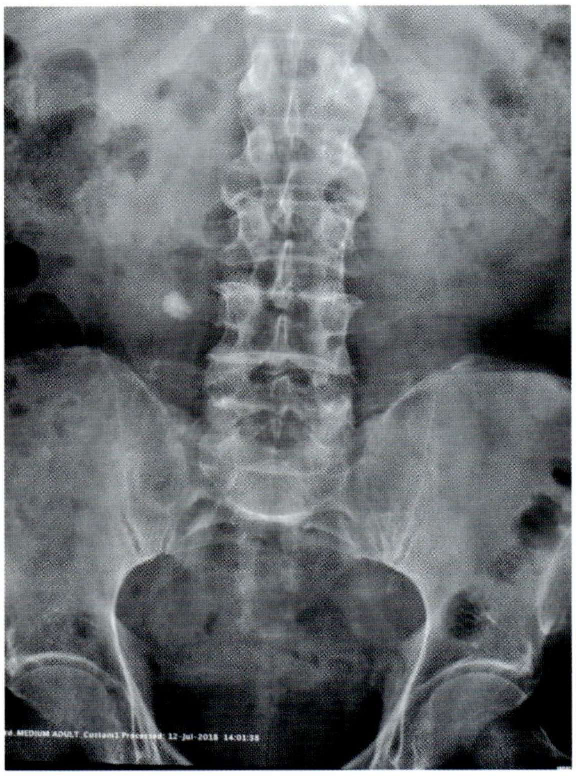

图25-2 X线下输尿管结石影像

与肾或膀胱结石相比，输尿管结石体积较小，同时输尿管的走行区域有脊椎横突及骨盆组织重叠，肠道内容物、软组织钙化、结石X线阻光性差以及患者过度肥胖等因素，常常会影响KUB对输尿管结石诊断的准确性。因此即使采用质量优良的KUB平片，尽管沿输尿管走行区域仔细寻找可能增加结石检出的几率，但总体而言，KUB对泌尿系结石的敏感性和特异性分别为44%～77%和80%～87%，明显低于CT。

KUB上的高密度影需与腹腔内的一些钙化影如胆囊结石、肠系膜淋巴结钙化以及血管钙化等相鉴别。腹部侧位片有助于鉴别，输尿管结石位于脊柱的前缘之后。其他高密度影多位于脊柱的前方。此外，静脉肾盂造影以及CT有助于鉴别。

3. 静脉尿路造影（IVU）

静脉尿路造影应该在尿路平片的基础上进行，其优点在于能了解尿路解剖，发现有无尿路发育异常，如输尿管狭窄、输尿管膨出、输尿管瓣膜等。此外，还可以初步了解分侧肾的功能，确定肾积水程度。在一侧肾功能严重受损或者使用普通剂量造影剂而肾不显影的情况下，采用加大造影剂剂量或者延迟拍片的方法往往可以达到肾显影的目的。

IVU的禁忌证主要包括：①对碘剂过敏、总肾功能严重受损、妊娠早期（3个月内）、全身状况衰竭者为IVU绝对禁忌证；②肝功能不全、心功能不全，活动性肺结核、甲状腺功能亢进、有哮喘史及其他药物过敏史者慎用；③总肾功能中度受损者、糖尿病、多发性骨髓瘤的患者肾功能不全时避免使用。如必须使用，应充分水化减少肾功能损害。

4．非增强 CT 扫描

越来越多的复杂性泌尿系统结石需要做CT扫描以明确诊断。CT 扫描不受肠道内气体感染，不受结石成分、肾功能和呼吸运动的影响，而且螺旋 CT 还能够对所获取的图像进行二维及三维重建，获得矢状或冠状位成像，因此，能够检出其他常规影像学检查中容易遗漏的微小结石（＞1 mm）以及阴性结石。CT 片中，输尿管结石表现为结石高密度影及其周围水肿的输尿管壁形成的“框边”现象（图 25-3）。此外，结石的成分及脆性可以通过不同的 CT 值（Hu 单位）改变进行初步评估，从而对治疗方法的选择提供参考。

以前采用的单层螺旋 CT 诊断结石的敏感性和特异性分别达到 96% 和 92%，对于微小结石容易出现漏诊。多层图像质量优于单层 CT 相同扫描层厚的图像，16 层螺旋 CT 行 5 mm 层厚扫描相当于直接薄层 0.625 mm 的扫描效果，对结石诊断特异性及敏感性接近 100%。

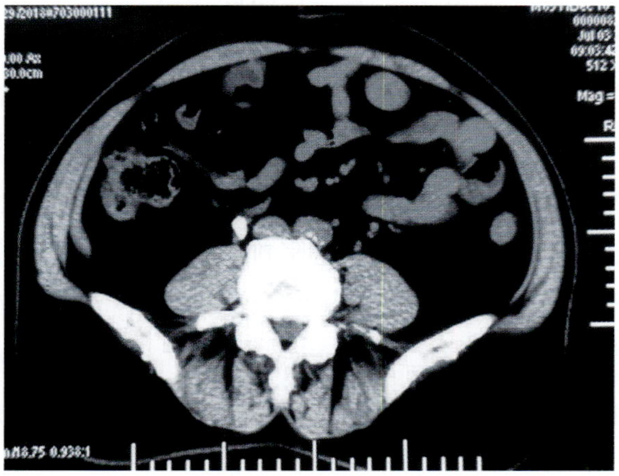

图 25-3　CT 显示输尿管结石和肾结石影像

目前，512 层宝石能谱 CT 机已应用于临床，可用于疑难病例的诊断。此外，螺旋 CT 进行三维重建可以更准确的估计出结石体积，术前准确判断结石负荷对治疗方法的选择提供重要的依据。

由于 CT 检查不需要做肠道准备，不受肾功能限制，检查所需时间短，对结石的显示非常敏感，可以明确梗阻部位及梗阻原因，对肾绞痛的病因诊断具有重要的意义，因此，目前对于肾绞痛患者首选 CT 扫描，再依据 CT 结果适当选择其他影像学检查，以提高诊断准确率。

5．逆行或经皮肾穿刺造影

逆行或经皮肾穿刺造影属于有创性的检查方法，不推荐作为常规检查，仅在静脉尿路造影不显影或显影不良，需要做进一步鉴别诊断时应用。逆行性尿路造影的适应证包括：①碘过敏无法施行IVU；②IVU检查显影效果不佳，影响结石诊断；③怀疑结石远端梗阻；④需经输尿管导管注入空气作为对比剂，通过提高影像反差显示 X 线透光结石。

6．增强 CT+ 三维重建（CTU）

CTU 可以准确判断输尿管结石的有无及其大小、多少、部位以及梗阻、积水的情况。对于输尿管结石合并有肾结石并且需要同时治疗的患者，可行 CTU 检查评估肾情况，可以作为 IVU 的替代检查。由于造影剂的存在会影响结石的观察，因此，一般情况下不应该把强化作为常规检查。此外，CTU 价格较高，比 IVU 需要接受更高的放射剂量。

7．磁共振水成像（MRU）

磁共振水成像（MRU）难以直接显示结石，但可以了解上尿路梗阻的情况，而且不需要造影剂即可获得与静脉尿路造影同样的效果，不受肾功能改变的影响。因此，对于不适合做静脉尿路造影的患者（例如碘造影剂过敏、严重肾功能损害、儿童和妊娠妇女等）可考虑采用。

8．放射性核素显像

放射性核素检查不能直接显示泌尿系结石，但是，它可以显示泌尿系统的形态，提供肾血流灌注、肾功能及尿路梗阻情况等信息，因此对手术方案的选择以及手术疗效的评价具有一定价值。

9．输尿管镜检查

输尿管镜检查一般需在硬膜外或全身麻醉下进行，属于有创检查，仅在其他检查方法不能确诊的情况下采用。检查时如发现结石可立即行碎石或取石。

四、治疗

输尿管结石的治疗原则是最大限度地去除结石，恢复输尿管腔尿液引流的通畅性，缓解肾绞痛，控制尿路感染，保护肾功能。输尿管结石发病起始常有肾绞痛症状，发病急剧，为及时有效地缓解肾绞痛，首先采取的治疗措施是解痉和止痛。绝大部分直径小于 5 mm 的结石可以自行排出，因此对于这类结石的患者，可以采取观察结石自行排出，同时鼓励患者多饮水并适当增加活动。待患者疼痛症状消失后，需行泌尿系超声、腹部平片乃至腹盆部 CT 平扫证实，确保结石排出输尿管。

对于直径大于 5 mm 的输尿管结石，一般应进行积极治疗，目前治疗输尿管结石的方法主要包括药物排石治疗（medical expulsive therapy，MET）、体外冲击波碎石（shock wave lithotripsy，SWL）、经尿道输尿管镜碎石术（ureteroscopic lithotripsy，URL）、经皮肾镜取石术（percutaneous nephrolithotomy，PCNL）、腹腔镜输尿管切开取石术和开放手术。外科处理输尿管结石的目的是在尽可能少引起并发症的情况下完全清除结石。任何大小的结石均可能引起肾积水，无论患者选择观察等待或采取更积极的治疗，需谨慎观察以防止肾不可逆损害。

（一）药物治疗

药物治疗输尿管结石主要包括西药、中药、化学溶石药等。止痛药物有曲马多、派替啶等，黄体酮、莨菪碱等具有解除输尿管痉挛，使输尿管平滑肌松弛，输尿管肌纤维张力降低，协同止痛和排石作用。疼痛缓解和控制后可给予利尿剂促使结石排出。α1 受体阻滞剂（坦索罗辛和西洛多辛）也被一些临床试验证实具有加快输尿管结石排出的作用（Kumar et al., 2015）。一些中药和中医针灸也可以作为输尿管结石的辅助治疗，具有清利湿热、通淋化石功效的中药排石汤也是有效的方法（Lin et al., 2016）。在治疗期间需利用 B 超、X 线等跟踪观察结石和肾积水的变化。若存在以下情况：①结石自发排出的可能性极低；②镇痛治疗后仍有持续性疼痛；③持续的梗阻；④肾功能不全，应进行更加积极的治疗方式，如体外冲击波碎石、输尿管镜碎石等（Turk et al., 2016）。

（二）体外冲击波碎石

体外冲击波碎石是利用冲击波在组织和结石两种声阻抗不同的传播介质的界面产生压应力（结石前界面）和拉应力（结石后界面），使结石从表面逐渐剥脱破碎，将不能自行排出的大结石破碎成能够自行排出的碎块，然后随尿液通过泌尿系的管腔系统排出体外的一种治疗泌尿系结石的方法。体外冲击波碎石技术在 20 世纪 80 年代由德国医生最早应用于临床，在治疗肾结石方面取得了良好效果（Chaussy et al., 1982）。冲击波的发生是通过高压电、大电流、瞬间直流放电来实现的。瞬间放电时放电通道急剧膨胀，在水介质中形成的压力脉冲称为冲击波，利用特殊的反射体将冲击波聚焦，可使焦点处的能量增大200~300倍，将结石置于该处便可达到击碎结石的目的。冲击波的传播特性接近于声波，各种不同介质由于其密度不同，声阻抗有很大差异。水的声阻抗比空气大得多，所以水中的冲击波在水与空气的界面上几乎完全反射。人体组织含水量较多，声阻抗接近于水，所以水中冲击波传入人体时几乎没有反射，能量损耗少，这就是为什么在行体外冲击波碎石时人体需完全浸泡于水中或利用水囊作为传播介质的原理，这样既可以减少能量损耗，也避免了冲击波在通过人体与空气界面时对人体的损伤。由于结石的声阻抗为水的5~10倍，所以冲击波在组织与结石界面也会有反射，同时由于声阻抗不同产生应力使结石裂碎。体外冲击波碎石治疗后，结石粉碎的物理过程随着结石的大小、成分、结构的差异有所不同。实验证实，结石的破坏有三种截然不同的方式，即结石前面冲击波位置处的剥落性破坏、结石后面冲击波位置处的剥落性破坏以及结石内部相邻层面的层状剥离性破坏。

体外冲击波碎石技术是一种非侵入性、无痛苦的治疗技术，它既能是粉碎结石、又不会对人体造成不可逆转的损伤，是一种对人体比较安全的治疗手段。由于其无创性和良好的治疗结果，在没有治疗禁忌证时，体外冲击波碎石被推荐为泌尿系结石的一线治疗方法。体外冲击波碎石技术自从1985在我国开展以来，应用越来越多，尤其是随着相关的技术、设备日趋成熟，目前80%~90%输尿管结石可以通过体外冲击波碎石技术或体外冲击波碎石技术与腔道泌尿技术联合治疗，并取得了满意的效果。髂骨缘以上的输尿管结石采用仰卧位治疗，髂骨缘以下的输尿管结石采用俯卧位治疗，使得输尿管各部位结石均可行体外冲击波碎石治疗。

影响体外冲击波碎石疗效的主要因素有以下几点：①本结石较大和结石存留时间过长的情况下，体外冲击波碎石的疗效可能不佳。小结石疗效要优于大结石，结石体积越大，停留于输尿管内时间就越长，自行排出体外的机会及治疗的成功率也越小。直径较大的结石很容易造成患侧尿路梗阻，甚至使肾功能受损并逐渐加重，减弱了自体排石的动力；②输尿管结石的位置，通常情况下，体外冲击波碎石治疗下段输尿管结石的成功率明显高于上段输尿管结石，其原因除下段输尿管结石更接近膀胱而易排出外，还与下段输尿管结石在呼吸时移动度不大，冲击波焦点易聚集有关。若上段输尿管结石伴有肾盂积水，不宜采用体外冲击波碎石；③经体外冲击波碎石治疗1~2次无效者，或虽有少量碎石排出，但仍显示有结石，尽管结石已碎，但继续行体外冲击波碎石效果往往不佳，应改用输尿管镜碎石，以防发生输尿管严重纤维化及严重粘连。

由于患者输尿管结石的大小、位置、在输尿管内的存留时间及输尿管梗阻程度的不同，体外冲击波碎石的疗效也不同。尽管体外冲击波碎石可以安全有效地治疗大部分输尿管结石，但有部分患者体外冲击波碎石后结石未能有效排出，需行其他外科治疗取出结石。因此，在体外冲击波碎石治疗前应仔细询问病史，了解结石的位置、大小、存留时间及肾积水情况，以决定具体的治疗方法。对病程长、结石大、结石位置高以及并发梗阻的输尿管结石患者，体外冲击波碎石的疗效可能欠佳，因此治疗次数不应超过2次。若体外冲击波碎石治疗1~2次仍无效果，应考虑结石周围的输尿管有病变，改用其他方法治疗。

体外冲击波碎石的禁忌证包括：妊娠、凝血障碍或抗凝治疗期间、未控制的下尿路感染、严重的骨骼畸形或肥胖导致无法定位结石、结石周围动脉瘤、结石输尿管远端梗阻等。

（三）输尿管镜碎石术

与体外冲击波碎石相比，输尿管镜碎石术很大程度上避免了反复多次碎石、长时间等待排石以及碎石效果的不确定性等问题；而与开放手术和腹腔镜手术相比，输尿管镜碎石术具有创伤小、术后恢复快的优点，因此目前对于大部分的输尿管结石，输尿管镜碎石术是一线的推荐治疗方法（Turk et al., 2016）。随着近年来科学技术的发展，输尿管镜由硬性输尿管镜到半硬性、软性输尿管镜，镜体越来越细，可操作性越来越强；而数字化成像技术的发展也使得术中画面更加清晰；另外，钬激光、气压弹道等多种碎石设备的发展也使得碎石效率越来越高。

输尿管镜碎石的方式主要包括钬激光碎石、气压弹道和超声碎石，其中钬激光碎石和气压弹道碎石是目前最有效、应用最多的经尿道输尿管镜碎石方法（Garg et al., 2009; Turk et al., 2016）。钬激光碎石术是外科手术中的一种新型固态脉冲激光术，钬激光主要以钇铝石榴石作为载体，传导脉冲激发产能，激光产生的光热效应，引起瞬间高能量被结石吸收，同时能量使局部递质产生气泡冲击结石，再加上结石表面温度变化和高温引起结石化学反应，从而击打结石至粉碎。钬激光碎石术在进行结石的粉碎过程中，用水来进行大量的能力吸收，从而避免周围的组织受到损伤。钬激光具有以下特点：①钬激光进入组织后在浅层即被吸收，具有理想的切割、汽化组织作用，可同时处理结石合并息肉、狭窄；而且钬激光具有凝固止血效果，同时可在术中处理出血点，保持视野清楚，避免在视野不清楚的情况下操作引起的并发症。②钬激光通过低水含量的石英纤维进行传导，可以进行精细的腔内操作，能粉碎任何部位、任何成分、任何大小的输尿管结石。③钬激光能量的95%被周围5 mm的水介质吸收，从而减少了对周围组织的热损伤，不易引起输尿管或膀胱穿孔、输尿管狭窄等并发症（Alexander et al., 2015）。钬激光碎石术具有效率高、并发症发生率低、损伤小、结石清除率高等优点，目前逐渐成为输尿管结石治疗中首选的碎石设备。气压弹道碎石术是20世纪90年代开始应用于输尿管结石的临床治疗（Kostakopoulos et al., 1995）。输尿管镜气压弹道碎石是通过尿道将输尿管镜直接插入到结石处，利用气压弹道碎石机将结石击碎，然后利用特殊的钳子将碎石取出。气压弹道的工作原理是应用压缩气体产生的能量驱动碎石手柄内的子弹体，通过碎石杆将能量传递到结石，以脉冲方式冲击结石，由于结石质硬不易变形，当能量传至结石时导致结石解体而达到碎石效果。与液电、超声、激光碎石相比，气压弹道碎石对组织几乎没有损伤，且具有技术设备简单、治疗费用低廉等优点，是目前治疗输尿管结石的主要方法之一。

1. 经尿道输尿管镜碎石术

经尿道输尿管镜碎石术是利用人体天然的泌尿系统腔道，配合碎石、取石器械进行碎石、取石，可同时处理输尿管多发结石、双侧输尿管结石、重复输尿管畸形合并输尿管结石。随着输尿管镜器械的改进及外科医师技术的进步与创新，尤其是随着输尿管软镜的发展，经尿道输尿管镜碎石术的应用范围越来越来越广。目前经尿道输尿管镜碎石术的适应证主要包括：①输尿管中下段结石；②体外冲击波碎石治疗失败的上段输尿管结石；③体外冲击波碎石治疗后形成的“石街”；④结石合并可疑的泌尿系上皮性肿瘤；⑤X线检查无法显示的输尿管结石；⑥滞留时间较长的嵌顿性结石。输尿管硬镜碎石术适用于输尿管中下段结石，而对于输尿管近端结石、因输尿管扭曲使硬镜不能到达结石部位的患者来说，输尿管软镜是最佳选择。

当结石位于上段靠近肾盂，且结石上方输尿管明显扩张时，进镜或灌注液体的冲力容易使结石或结石碎片上移入肾内。另外钬激光或等气压弹道碎石时对结石的反作用力也是导致结石进入肾内的原因。预防结石上行进入肾内的措施主要包括：①取头高臀低位，减少结石自身的重力作用；②接近结石时减小或关闭水流灌注压，并保持视野清晰；③减小碎石器的碎石功率，减小反作用力；④结合应用套石篮阻石篮固定结石，或将导丝通过结石压住结石后再碎石。如结石上移入肾盂可更换软输尿管镜碎石。经尿道输尿管镜碎石术后需常规在患侧置入一根双 J 管，充分引流尿液，并使结石碎片排出。

进镜困难是经尿道输尿管镜碎石失败的常见原因，可能的因素有：①输尿管口因膀胱嵴梁化明显、增生的前列腺或膀胱肿瘤遮掩、输尿管移位等原因致患侧输尿管口寻找困难；②先天性或因膀胱挛缩等导致输尿管口小；③结石远段输尿管扭曲、狭窄、息肉堵塞等导致输尿管镜上行困难或无法上行。当输尿管口太窄不宜进入输尿管镜时，可先插入导丝，用输尿管球囊扩张器或输尿管镜本身在水扩张下予以扩张；输尿管镜上行过程中，若有输尿管狭窄，可沿导丝方向直接用输尿管镜扩张，必要时亦可应用输尿管球囊扩张器给予扩张；若存在输尿管息肉，可使用钬激光直接切除。

2. 经皮肾顺行输尿管镜碎石术

在远端输尿管狭窄、扭曲的情况下，体外冲击波碎石和经尿道输尿管镜碎石都难以达到有效处理结石的效果，这种情况下可以采用经皮肾顺行输尿管镜碎石的方法。经皮肾顺行输尿管镜碎石在处理复杂性、嵌顿性上段输尿管结石方面具有明显优势。经皮肾顺行输尿管镜碎石术不但解决了经尿道输尿管镜进镜困难的问题，而且避免了开放性手术切口大、创伤大、并发症多且重的问题。它具有创伤小、结石清除率高、术后恢复较快等优点，但并发症发生率较高、手术时间较长，且费用较高。随着技术的不断发展，近年来微通道经皮肾镜碎石术治疗输尿管上段结石的应用越来越多（Ferakis et al., 2015）。

经皮肾顺行输尿管镜碎石术的适应证包括：①第 4 腰椎横突平面以上的上段输尿管结石；②体外冲击波碎石无效或经尿道输尿管镜碎石失败的上段输尿管结石，包括尿流改道患者；③结石长径大于 10 mm，有息肉包裹、梗阻较重的输尿管结石；④合并肾结石、肾盂输尿管连接部梗阻等需要顺行经皮穿刺肾造瘘一并处理者。但若结石近端的输尿管严重扭曲，则不宜行经皮肾顺行输尿管镜碎石术。

影响经皮肾顺行输尿管镜碎石术能否成功的关键因素是选择穿刺点及建立穿刺通道。上段输尿管结石引起上尿路梗阻，输尿管上段以及肾集合系统扩张积水，利于经皮肾穿刺。术前检查应完善，充分了解结石位置、肾周血管分布及各肾盏的角度等，并需在超声或 X 线引导下选择穿刺点。经皮肾镜手术最主要的并发症是术中和术后出血，出血可发生在术中穿刺肾盏、建立通道、超声或气压弹道碎石等环节，也可在术后早期自行发生或因活动量大而发生，甚至在拔除肾造瘘管后仍可发生。严重出血时可尝试放置适当口径的肾造瘘管并将其关闭，大多数即可止血；如果无法控制，则可行肾动脉造影，明确出血动脉，可行选择性肾动脉栓塞术。此外，还可能发生术中肾盂、输尿管穿孔或术后感染致发热甚至感染性休克等并发症。

输尿管镜碎石术手术并发症：输尿管穿孔是输尿管手术最常见的并发症，常见原因是输尿管结石体积过大、存留时间较长，肾积水严重，输尿管结石肉芽包裹，炎症水肿以及输尿管过于迂曲，导致导丝插入受阻，多次盲目进镜过程中发生输尿管穿孔。因此使用输尿管镜检查时，动作要轻柔，细心认真，循序渐进。若出现穿孔较小，放置双J管2～4周可自愈。如穿孔严重，需立即中转开放手术。输尿管撕脱、断裂是输尿管镜检查术中最严重的并发症，主要是由于输尿管伴有狭窄、暴力操作、强行进出镜、反复套取结石或套取结石较大等所导致，如有撕脱、断裂则应停止操作，改行开放手术治疗。

发热和尿路感染也是输尿管镜手术后常见的并发症，经输尿管镜碎石手术击打结石过程中会有不同程度的黏膜损伤，在高压灌注生理盐水时，输尿管内部分尿液外渗，部分病原菌于高压下入血造成感染。若结石为感染性结石或堵塞输尿管，肾积水时间较长，形成了脓性积水，术中术后非常容易引起感染性休克，可在术前预防应用抗生素，术中术后严密监测病情。

总之，在输尿管镜术前应充分与患者家属沟通、充分术前准备，积极预防并发症。在进行输尿管镜操作时应动作轻柔，碎石时低压水灌注，适宜的能量及方向击打结石。输尿管手术术后一般常规留置双J管，有利于结石排出，防止损伤的黏膜恢复后瘢痕形成致输尿管狭窄，防止碎石再次阻塞输尿管以及水肿或息肉导致输尿管不畅引起的肾功能受损。但也有个别研究认为，输尿管镜碎石后置入双J管并没有使患者获益（Pengfei et al., 2011）。

（四）腹腔镜输尿管切开取石术

腹腔镜输尿管切开取石术较开放手术具有切口小、出血少、创伤小、术中风险小、术后痛苦轻、住院时间短、并发症少等优点，是治疗输尿管结石有效、可行的微创技术。在20世纪70年代末，Wickham报道了世界上第1例腹腔镜输尿管切开取石术，但受到当时腹腔镜及相关技术水平的限制，存在手术腔间隙小、操作难度大等明显的不足，因此没有得到推广使用（Gaur et al., 2002）。1992年Raboy等首次开展经腹腔镜输尿管切开取石术（Raboy et al., 1992）。近几年来，随着腹腔镜技术的发展进步以及机器人等技术的发展，经腹腔镜进行输尿管切开取石术得到广泛应用，临床效果显著（Borofsky et al., 2015）。如果能够熟练掌握腹腔镜手术的操作技术，腹腔镜输尿管切开取石术的效果明显优于开放手术，可以减少手术后止痛药及抗生素的使用量，有效预防术后各类并发症的发生，减轻开放手术给患者带来的痛苦，加快手术后患者的康复进度。

腹腔镜输尿管切开取石术中的临床适应证主要包括：①经过输尿管镜碎石或者体外冲击波碎石等手术治疗方式无效或失败的输尿管结石患者；②患者不仅存在输尿管结石症状，并且同时合并有肾盂输尿管病变症状需要同时进行治疗的患者；③适合行体外冲击波碎石或输尿管镜者（如结石较大、多发或质硬、嵌顿时间长、炎性息肉包裹、几乎完全梗阻）均适宜行腹腔镜输尿管切开取石术；④输尿管结石的横径>2 cm，质地硬且停留时间较长，甚至已经发现炎性息肉包裹的患者；

腹腔镜输尿管切开取石术的手术入路共有经腹腔和经腹膜后两种途径。两种入路方式均有各自的优缺点（Khalil et al., 2015）。经腹腔入路需要打开侧腹膜方可暴露腹膜后间隙，这种手术途径手术空间大，手术标记较为清楚，且腹膜的反光性较强，手术视野清晰，容易辨认组织，尤其是对于中下段嵌顿性输尿管结石，经腹腔入路优于经腹膜后入路。但是腹腔内并发症的发生率高于经腹膜后入路，而且一旦发生漏尿，后果较为严重。经腹膜后途径操作空间相对较小，但手术不污染腹腔，避免了腹腔脏器的干扰，对胃肠道功能等干扰小，减少腹腔器官的损伤，防止术后尿液外渗入腹腔，术后不发生腹腔粘连，即使术后漏尿，也不流入腹腔，避免了尿性腹膜炎等并发症；另外后腹腔手术目标与手术径路相距较近，能较快地找到结石，同时以肾下极及腰大肌作为寻找输尿管的解剖标志，能快速简捷地寻找到上段输尿管，在治疗输尿管上段嵌顿性结石方面有明显的优势（Fan et al., 2009）。

在腹腔镜输尿管切开取石术中，寻找结石段输尿管、置入双 J 管和输尿管切口缝合是三个关键点和难点。随着肥胖患者的不断增多，腹腔镜手术的难度也不断加大，如果术中不能迅速而准确地寻找到结石并正确处理，将导致手术时间延长、中转开放手术率增加以及发生邻近脏器血管损伤等情况。术前应详细观察 B 超、KUB 或 CT 片，准确定位结石，提高手术的成功率。另外，双 J 管的放置及熟练的缝合技术也是影响其能否成功的重要环节。正确放置双 J 管及完整缝合输尿管壁的切口，可有效防止漏尿的发生，同时可促进切口早期愈合，从而防止发生术后输尿管狭窄。根据欧洲泌尿外科学会指南手术难度分级评估，腹腔镜输尿管切开取石术被划分为轻度 / 相当难度的手术操作，该手术有一学习曲线过程，初学者通常需要进行 50 例该手术的学习，才能熟练掌握该手术的技术操作（Bove et al., 2009）。

（五）开放手术

随着腔内泌尿外科学的发展，开放手术治疗输尿管结石已不作为治疗输尿管结石首选方法。临床所占比率越来越低，通常只用于治疗输尿管结石术中和术后各种复杂的疑难性并发症或治疗输尿管结石同时要开放手术治疗其他疾病时。

（六）影响治疗决策的因素

处理输尿管结石的指征受到微创治疗疗效提高和发病率低的影响。目前现有的技术可以把几乎所有有症状的输尿管结石患者作为适合取石的患者群。结石相关因素（位置、大小、成分、滞留时间），临床因素（梗阻、患者的期望值、是否为孤立肾、输尿管解剖是否异常等）以及技术因素（现有的设备和费用）这三大因素可能会改变治疗，在确定治疗方案时存在或缺乏以上所提到的某些因素可能会改变治疗方案。

1. 结石因素

（1）结石大小：在无输尿管压迫或狭窄时，结石的大小是影响结石是否排出的主要因素。已有多个研究证实大于 8 mm 的输尿管结石很难自行排出，结石小于 5 mm 的排出率为 76% ～100%，且结石的平均排出时间约为 2.09 天（Saenz et al., 2010; Ueno et al., 1977）。2/3 的输尿管结石均在一次症状发作的四周之内排出。但是平片上测量结石的大小会有误差，59% 的输尿管结石大小被估大，而 15% 被估小，只有 26% 的输尿管结石大小估计较为准确。对小于 5 mm 的输尿管结石患者而言应该考虑保守治疗，由于更大的结石其自行排出率明显下降，倾向于干预治疗。

（2）结石位置：输尿管结石受阻的位置是影响结石是否能自行排出的重要因素，也是决定治疗选择和成功率的因素。统计学上结石自行排出的可能性直接与结石需移动的距离和结石大小呈负相关。输尿管结石通常可受阻于输尿管近段和远段两段，这种分段的依据是经髂血管处的输尿管有相对狭窄段。结石的解剖位置明显影响治疗的结石清除率。近段输尿管结石的外科治疗选择包括体外冲击波碎石、输尿管镜、经皮肾镜碎石，少数情况下可能需要腹腔镜或开放手术。尽管切开取石术的结石清除率为97%，但由于住院时间的延长和术后并发症的增加，因此并不推荐为一线治疗。由于体外冲击波碎石具有更好的疗效和更低的并发症发生率，体外冲击波碎石应该作为小于1 cm近端输尿管结石的首选治疗。如结果直径大于1 cm，体外冲击波碎石、经皮肾镜及输尿管镜均为可接受的选择。目前输尿管软镜的放置技术明显改进，无需扩张输尿管口即可将输尿管软镜置入结石附近，并且钬激光在临床逐步得到普及，平均结石清除率为95%，并发症小于1%。某些输尿管近段结石可以选择经皮肾镜碎石。近段输尿管扩张有助于较粗直径的肾镜进入输尿管近段粉碎和取出近段输尿管结石。尽管经皮肾镜能快速清除结石，但该术式需要全身麻醉且并发症较多。因此，经皮肾镜通常适用于复杂及近段的输尿管结石，尤其适合的患者包括嵌顿性结石其他治疗失败者、近段输尿管肾盂扩张者、较大的结石和远段输尿管狭窄者。

远段输尿管结石取石的治疗方案仍有争议，体外冲击波碎石及输尿管镜均为可选择的方法。欧洲泌尿外科协会输尿管结石临床指南小组专家基于结石清除率、并发症及再次治疗率等指标提出对于远段输尿管结石，体外冲击波及输尿管镜均为理想的治疗选择（Turk et al., 2016）。

（3）结石成分：大多数结石药物治疗无效，但对症状较轻或无症状且结石仅造成输尿管部分梗阻的尿酸结石，尿pH值的控制应是保守治疗的一部分。对尿酸结石患者，如不愿意行手术治疗，或对麻醉药过敏而不能麻醉或镇痛而无法行手术治疗时，也应考虑尿pH值控制。

（4）结石滞留时间：输尿管结石患者的处理受到结石滞留时间或症状出现时间的影响。结石存留时间与肾功能不可逆丢失有明显的相关性。然而，即使输尿管完全梗阻，肾功能的不可逆损害也是出现在大约2周以后，但6周后可能会导致肾功能的完全消失。因此除非能密切观察肾功能的情况，否则任何引起输尿管梗阻的患者均应考虑干预治疗。

2. 临床因素

（1）梗阻：输尿管梗阻的处理应根据症状持续的时间决定处理方法。当输尿管结石引起药物不可控制的顽固性严重症状时，可能需要即刻进行有效的治疗措施。

（2）患者的期望：对于自行排出可能小的输尿管结石，患者必须被告知现有的治疗手段，其中包括这些治疗手段的相对益处和危险性。尽管输尿管镜比体外冲击波碎石更具侵袭性，但单次手术后结石即刻清除率较高。虽然体外冲击波碎石创伤更小，但患者在碎石后需要较长时间的随访以了解碎石是否排尽。反之，患者在可能对输尿管镜所需的麻醉或术后留置输尿管导管产生不安而不愿接受该术式。

（3）孤立肾：无论是外科性或功能性孤立肾，一旦发生输尿管结石，治疗原则需要调整。孤立肾输尿管结石引起的梗阻需要即刻治疗，通常采用内引流或其他确切的治疗措施（如急诊体外冲击波碎石或输尿管镜取石）。

（4）解剖异常：如异位输尿管、输尿管膨出或巨输尿管症等解剖异常的输尿管出现结石时，由于存在输尿管梗阻或功能障碍，所以采用体外冲击波碎石等治疗的疗效不如正常输尿管解剖的患者。需要纠正解剖的异常才能妥善治疗输尿管结石。例如，输尿管膨出患者结石造成膨出部梗阻时应该同时治疗输尿管膨出（行经尿道膨出切开术或行开放输尿管膀胱再植术）。

3．技术因素

输尿管结石的治疗取决于多种外科技术以及可供治疗选择的设备。有症状的输尿管结石患者有无即刻进行体外冲击波碎石治疗的条件，有以下几种选择：①必要的止痛、止吐治疗后临床随访；②可以留置输尿管内支架以缓解肾绞痛（但可能会出现与支架相关的并发症）；③腔镜设备完善的条件下行输尿管镜取石术。

五、特殊类型输尿管结石及其诊断、治疗

（一）妊娠合并输尿管结石

妊娠期输尿管结石是指从妊娠开始到分娩结束期间妊娠妇女发生的输尿管结石。妊娠期输尿管结石的发生率约为 0.52%，占妊娠期上尿路结石的 2/3。4.32% ~ 26% 的病例孕前有尿路结石病史。妊娠期输尿管结石大多发生在妊娠中晚期（14 ~ 40 周），左侧、右侧及双侧结石发病率分别为 35.19%、41.36% 及 23.46%，结石位于输尿管中上段约占 58%，输尿管下段者约占 42%。目前研究认为，导致妊娠泌尿系结石形成的因素有如下几个方面：①妊娠期生理性肾积水：生理性肾积水是孕妇常见的临床表现，最早可发生于妊娠第 6 周，大多发生于妊娠 28 周（约占 90%），具体原因尚不清楚（Lewis et al., 2003）；②孕激素作用：妊娠期孕激素水平明显升高，由于孕激素的平滑肌舒张作用，引起输尿管扩张、积水；③妊娠期水、电解质代谢改变：孕妇心输出量的增加以及肾血管阻力的降低（刘国庆，2011）显著增加了肾小球滤过率与肾血流量，导致血液中血肌酐及尿素水平下降，与此同时，结石形成物如糖、钠、钙、尿酸以及结石形成抑制物如柠檬酸、镁、葡萄糖胺聚糖的排泄率也显著增加；④妊娠期钙离子代谢变化：妊娠期高尿钙症也是促使妊娠期泌尿系结石形成的重要原因（Ishii et al., 2014）。

妊娠期输尿管结石的主要临床症状包括患侧腰腹部疼痛、恶心呕吐、发热以及镜下血尿或肉眼血尿等。选择诊断输尿管结石的方法必须同时考虑对孕妇及胎儿的安全性。超声检查仍是诊断输尿管结石的一线检查方法。但普通超声对妊娠期输尿管结石的诊断准确率较低，其原因主要是由于超声难于准确鉴别输尿管生理性与病理性梗阻之间的区别，对盆腔段输尿管结石的诊断准确率较低。随着超声诊断技术与方法的不断改进，多普勒超声诊断妊娠泌尿系结石的技术水平有了明显的改善。由于放射线对胎儿发育存在较明确的损害，因此 CT、KUB、IVU 不建议作为妊娠期泌尿系结石的常规诊断技术。磁共振尿路成像技术对妊娠合并尿路结石有较高的诊断准确率，且未发现电磁波对胎儿发育有确切的损害，因此，MRU 可作为明确妊娠合并输尿管结石的有效检查方法。但也有学者认为，MRI 在诊断妊娠合并输尿管结石方面并无优势，因为 MRI 只能根据输尿管扩张情况鉴别输尿管梗阻部位，不能确认是否是结石梗阻所致，而且价格昂贵、诊断依赖于间接证据（Spencer et al., 2000）。

大多数症状性妊娠输尿管结石通过解痉、镇痛、抗感染治疗可得到缓解，大部分妊娠期输尿管结石可自行排出，保守观察治疗是妊娠输尿管结石的一线推荐治疗方式（Turk et al., 2016）。阿片类制剂以及间苯三酚、黄体酮等药物应用于妊娠期输尿管结石是有效的。间苯三酚具有高选择性缓解痉挛段平滑肌作用，可较为安全地应用于妊娠期输尿管结石所致肾绞痛的治疗。但这些药物也有一定风险，在妊娠期应用非甾体抗炎药（NSAIDs）可能导致羊水减少、早产、流产并存在导致胎儿心脏畸形的

危险，在妊娠早期应用黄体酮可明显增加胎儿泌尿生殖器畸形的发生率。在妊娠早期应用吗啡、哌替啶等镇痛药可导致胎儿发育迟缓或早产，使用非甾体抗炎药可引起胎儿动脉导管提早关闭、阿司匹林可增加孕妇产前及产后出血风险，而在妊娠早期对孕妇实施麻醉诱发胎儿畸形的危险率增加 0.5%。

对于保守治疗效果不满意的患者，选择输尿管双 J 管置入引流，可以有效解除输尿管的梗阻，迅速缓解肾绞痛。

输尿管镜取石技术可作为妊娠症状性输尿管结石备选治疗方案（Ishii et al., 2014）。输尿管镜技术可适用于妊娠任何时期、任何部位的输尿管结石治疗，取石成功率较高，输尿管损伤、尿路感染、流产等病例报道较少见。术后留置输尿管导管至少 72 小时，有利于缓解输尿管结石梗阻所致疼痛、发热等症状。对于病情较复杂的妊娠输尿管结石，如输尿管置双 J 管失败，经皮穿刺肾造瘘引流是比较稳妥的治疗方法。体外冲击波碎石、腹腔镜输尿管切开取石术和开放手术等技术不推荐在妊娠合并输尿管结石处理中使用。

（二）儿童输尿管结石

儿童尿路结石症的发病率低于成人，在尿路结石患者中，儿童占 2%～3%（Lu et al., 2015），目前儿童人口中泌尿系结石的发病率有升高的趋势（VanDervoort et al., 2007）。儿童泌尿系结石主要与代谢异常、尿路感染、泌尿道解剖异常有关，儿童特发性高钙尿症和低枸橼酸尿症是儿童泌尿系结石常见原因。结石主要成分为草酸钙。尿酸铵、草酸钙、碳酸磷灰石、磷酸镁铵等是小儿泌尿系结石主要的核心成分。尿路梗阻的继发结石，一般在 5 岁以前发病。营养状况、生活方式、地理环境等多种因素又能影响尿路结石的成分及部位（Alexander et al., 2015），如贫困地区及营养不良儿童易发生以尿酸盐为主要成分的结石。泰国及我国广西山区，婴儿过早食用糊状的大米粥，其中含有较高的草酸盐，加以婴儿摄入水分不足，尿量减少，尿中草酸盐含量增高，易形成以草酸盐为主要成分的结石。

儿童输尿管结石的典型症状是腰腹部疼痛，可伴有血尿，约一半的患儿可表现为再发性腹痛或腰痛，14% 的患儿可见肉眼血尿，20% 的患儿因尿路感染就医，尿急、尿失禁亦是小儿尿路结石的常见症状（Sternberg et al., 2005）。总的来说小儿泌尿系结石的三大主要表现以腰腹痛、血尿、尿路刺激征为主要表现，这与成人泌尿系结石有相似性。但由于小儿的特殊性，其泌尿系结石的临床表现亦可与成人有所差异，不少患儿可表现为哭吵、拒食、生长缓慢、精神反应欠佳、烦躁等不典型表现，有些无症状的静止结石，可经 B 超或泌尿系 X 线检查而被发现。肾积水、肾功能衰竭是小儿泌尿系结石的主要并发症。结石移动时，婴幼儿可表现为哭吵不安、呕吐、面色苍白、出冷汗等；年长儿可表现为上腹部疼痛、胃区不适、腰背部胀痛、会阴部疼痛等。有些患儿可能长期无明确症状，常以尿路感染、肾积水、肾功能障碍就医。

对于儿童输尿管结石，根据典型的临床表现如疼痛、血尿、反复尿路感染等，诊断并不困难，但需确切地询问病史，包含家族史、代谢疾病史、生长发育情况、饮食习惯、排尿情况等。同时应做一系列的检查，包含实验室检查、影像学检查等，通过相应检查了解结石分布部位、结石大小、数目、肾功能、有无并发畸形等各种资料（陈孝平，2010）。超声检查是儿童泌尿系结石最重要的检查手段，对于直径大于 3 mm 的尿路结石，B 超诊断准确率可达 98%，但由于骨骼及周围组织的干扰，超声诊断符合率可能降低。尿酸结石在常规 X 线平片不显影，在排泄性尿路造影或逆行尿路造影上显示为负影。无增强螺旋 CT 是诊断小儿输尿管结石的首选检查方法，可检出直径大于 2 mm 的尿酸结石。小儿尿路结石较少考虑采取侵入性检查手段。

儿童输尿管结石的治疗，首先应对患儿全身代谢状况有一个详细的代谢评价，并对可能存在的泌尿系先天性畸形进行充分评估。儿童泌尿系结石的治疗目的是彻底清除结石、治疗尿路感染、保护肾功能和预防结石复发。患有高钙尿症的患儿可通过饮食调节与药物干预防止结石形成：包括增加液体摄入量、限制盐与动物性蛋白质摄入和维护正常的钙摄入；噻嗪类利尿剂已被证明能有效地减少尿钙排泄，防止钙结石形成；增加尿液枸橼酸浓度有利于预防泌尿系结石；减少尿中草酸的排泄量对预防结石的形成尤为重要。直径小于 3 mm 的儿童远端输尿管结石大多数可自行排出体外，直径大于 4 mm 的远端输尿管结石可能需要体外冲击波或腔镜治疗。儿童身体组织薄，含水量丰富，冲击波易传导，能量衰减少，加之结石形成较快，结构疏松，易碎裂，故治疗电压、冲击波次数可降低。由于儿童输尿管弹性好加之活动量大，排石较成人快。因此体外冲击波碎石已成为小儿上尿路结石微创治疗的首选方法，特别是直径≤15 mm 的上段输尿管结石（Aydogdu et al., 2014）。输尿管镜对直径在 4～15 mm 的输尿管结石治愈率较高。随着输尿管镜相关技术的发展，大量研究已经证实输尿管镜治疗儿童尿路结石是安全有效的（Tejwani et al., 2016），造成输尿管镜治疗失败的主要原因是结石移位。输尿管镜碎石的并发症发生率约为 10% 左右，早期并发症主要是血尿、肾绞痛，严重并发症是输尿管黏膜撕脱、输尿管穿孔、尿外渗和输尿管狭窄。经皮肾穿刺取石术较少用于儿童输尿管结石治疗。对于结石大于 25 mm，输尿管镜取石失败又拒绝开放手术、保留有肾造瘘管的输尿管残余结石患者，经皮肾穿刺取石术是可以选择的治疗方法（Penbegul et al., 2012; Veeratterapillay et al., 2012）。对于输尿管结石较大，体外冲击波碎石或输尿管镜碎石治疗失败的患儿，采取腹腔镜技术或开放手术取石仍是一种治疗选择，随着微创技术的不断发展与成熟，开放手术治疗上尿路结石的病例越来越少，但对于因为泌尿系先天性畸形梗阻所致尿路结石，首选开放手术（或腹腔镜手术）矫正尿路畸形。

（三）尿流改道后的输尿管结石

上尿路结石形成是尿流改道手术后众所周知的并发症。一些解剖学和代谢因素在结石的形成和复发中起到了重要的作用（El-Assmy et al., 2007）。尿流改道后输尿管结石的发生率在 1% 到 11% 之间，根据随访时间、手术方式、输尿管肠道吻合方式的不同而不同（Turk et al., 1999）。可控性尿流改道与上尿路结石的形成关系密切。在接受尿流改道手术患者中，结石形成的危险因素很多，包括尿路感染、代谢性酸中毒、电解质紊乱、肠代膀胱黏液的分泌。新膀胱形的形成意味着原有的解剖结构消失，可控性膀胱依靠间歇导尿完成排尿，加重了感染和尿潴留的发生，从而增加了结石形成的风险（Badalato et al., 2011）。储尿囊如何构建以及术后管理都会影响这类患者结石的形成。例如，避免使用聚丙烯线，而使用可吸收的缝线，可降低结石形成中的异物反应。另外，高氯性代谢性酸中毒会促进草酸钙、磷酸钙结石的形成，碱性尿会提高尿液中磷酸盐、硫酸盐、镁的含量，降低柠檬酸盐的含量，这也可能与结石形成有关。肠管腺体黏液可作为慢性细菌感染的病灶，也可作为结石形成的初始核心，影响储尿囊的排空，进而加重尿潴留和尿路感染（Van et al., 2011）。对于门诊患者，合理应用抗生素也可以降低感染因素在结石形成中的作用。

解剖结构的改变，结石的大小、位置，肾盂肾盏的结构等的不同，对尿流改道术后上尿路结石的治疗提出了一个巨大的挑战。尿流改道后的输尿管结石临床症状与普通输尿管结石相似，处理原则也一致，包括体外冲击波碎石、输尿管镜、经皮肾镜和开放手术等，具体治疗方法需根据患者的不同情况单独或联合应用（Delvecchio et al., 2000; El-Assmy et al., 2005; el-Nahas et al., 2006）。随着泌尿外科内镜器械的发展和泌尿外科医师技术的提高，微创手术在治疗此类患者上尿路结石中得到了更多的应用。尿流改道后输尿管结石的处理原则与普通输尿管结石相似。但由于手术对于输尿管解剖结构的改变、手术造成的组织粘连以及患者身体状况较差等因素，加大了尿流改道后结石的治疗难度。开放手术效果目前应用较少，虽然其疗效可能比较确切，但再次手术的可能、并发症的风险也不容忽略，应根据患者结石的情况综合考虑。微创治疗成为泌尿外科医师在治疗此类结石中的首选。

对于尿流改道后的输尿管结石，当患者结石较小（<2 cm）时，体外冲击波碎石可单独应用。当患者结石负荷较大或者在其他治疗后需要清除残余结石时，体外冲击波碎石可作为一种补充和替代治疗方法。但对于 X 线可透过的或输尿管远端结石，体外冲击波碎石不能作为首选（Cardinaux et al., 2009）。输尿管镜治疗可用于体外冲击波碎石治疗失败、肥胖和肾盂肾盏解剖异常的患者；顺行或逆行途径的选择，应根据结石的位置等情况决定（Abreu et al., 2013; Lackmichi et al., 2006）。经皮肾镜和顺行输尿管镜的结石清除率较高，对于希望最大清石效果的患者是首选（El-Nahas et al., 2010）。顺行输尿管镜对处理尿流改道后上尿路结石具有安全性高、手术成功率高、结石清除率高、复发率低、并发症少等优点，是一种安全有效的方法，顺行途径是内镜治疗尿流改道输尿管结石中最常用的方法。手术主要的并发症包括出血、尿外渗和集合系统损伤。

尿流改道手术后，潜在的肠管皱褶导致输尿管开后难以寻找定位和输尿管肠管吻合口穿入的困难，逆行输尿管碎石手术比较复杂。当合并存在输尿管狭窄时，逆行输尿管镜碎石的难度更大，手术失败率也较高（Hyams et al., 2009）。相对于顺行途径，除了建立手术操作通道的困难外，手术的安全性也是限制其应用的一个重要原因，因此逆行输尿管镜碎石术的应用受限。

（四）孤立肾输尿管结石

孤立肾是指由于各种原因造成一侧肾功能丧失，仅靠对侧肾维持生理功能的状态，根据是肾缺如还是肾功能丧失，可以将孤立肾分为解剖性孤立肾和功能性孤立肾两大类。解剖性孤立肾包含先天性孤立肾及由于各种原因后天病侧肾切除所致的孤立肾。先天性孤立肾是先天性肾及尿路畸形常见的表型之一。在胚胎发育学上认为这种畸形是由输尿管芽和后肾间充质之间的相互诱导缺陷所致（Schedl et al., 2007）。功能性孤立肾指对侧由于萎缩等相关原因完全丧失功能所致的孤立肾。孤立肾负担着调节水、电解质和酸碱平衡以及维持机体内环境相对稳定的功能，以满足人体正常生理需要，而使个体正常生活不受影响。

腰腹部绞痛伴血尿是输尿管结石的特征性表现。但是孤立肾患者可由于输尿管完全梗阻而无血尿。孤立肾输尿管结石可因输尿管不完全梗阻或完全梗阻表现为少尿或无尿。由于孤立肾输尿管结石较一般患者更易引起肾功能不全，甚至是尿毒症，其更易表现为急性肾后性肾衰竭的表现，如乏力、食欲减退、瘙痒、腹胀、腹泻，水钠潴留所致高血压、心力衰竭，尿毒症脑病症状，出血倾向或贫血，水、电解质和酸碱平衡紊乱等表现。病情危急需紧急处理。

孤立肾输尿管结石可根据典型临床表现及相关检查可做出诊断。孤立肾并发肾结石和输尿管结石，其实验室检查与影像学检查与一般结石相同。为保护肾功能，在诊断上常以非侵入性检查为主。超声检查可作为首选，在阴性结石、肾积水及肾形态判断上具有优势；CT 平扫对全泌尿系统结石都能够准确诊断；KUB 能够诊断 3 mm 以上的 X 线阳性结石，可以初步了解结石形态及位置；因肾衰竭影响肾小球滤过率，一般不选择 IVU 检查；输尿管逆行插管造影也是有效手段，但因对患者存在创伤，易导致逆行感染，仅在其他方法无法实行或不能明确诊断时选择应用。

孤立肾上尿路结石可能导致上尿路梗阻，造成不同程度的肾积水，代谢产物排出障碍，可在较短时间内对肾功能产生严重影响，出现氮质血症，水、电解质和酸碱平衡紊乱，甚至尿毒症，危及生命。因此，孤立肾急性梗阻性肾衰竭的治疗原则是尽早解除梗阻，最大限度地保护肾功能，同时有效防治感染等并发症，促进机体恢复。早期诊断、早期处理是治疗孤立肾上尿路结石并发急性肾衰竭的基本原则。孤立肾肾功能代偿能力差，需尽可能采取简单、对机体损害小而又快速的治疗方法。此外，孤立肾发生急性肾衰竭时代偿能力差，全身情况复杂，除应强调早期诊断外，同时应重视围术期处理。首先应注意全身情况的检查，明确有无肾本身或其他脏器的基础疾病，对手术耐受力及术后肾功能恢复程度做一初步评估。病情危重又无法及时解除梗阻的患者可先行血液透析治疗，有利于清除有毒代谢产物，保护肾功能，为手术创造条件。在梗阻未解除前切勿滥用利尿剂，以免加重肾功能损害；围术期应重视防治感染，及时纠正酸中毒及水电解质失衡，维持内环境稳定，最大限度地保护肾功能，促进机体康复。

目前孤立肾输尿管结石主要治疗方法有逆行插管、经皮肾穿刺引流、体外冲击波碎石术、经皮肾镜取石术、输尿管镜碎石术、腹腔镜切开取石术及开放手术等。对于孤立肾合并输尿管结石的治疗要充分结合患者肾功能、结石大小、结石位置及其对肾功能的损害进行选择。一方面是积极引流尿液，恢复肾功能。对于不能耐受手术的患者要及时进行尿液引流；使用逆行输尿管置管引流尿液简单、可靠，可以为二期处理结石创造条件。B 超引导下肾造瘘也是引流尿液的可靠方法，成功率高，而且不影响二期手术入路，并可经造瘘管行顺行造影明确诊断。一期手术的患者留置双 J 管可发挥内支架和内引流的双重作用，保证尿液引流通畅，防止残余结石引起再次梗阻，配合抗生素的合理使用，可减少术后输尿管感染、狭窄的发生率。孤立肾输尿管结石的治疗另一方面要去除结石，解除梗阻。在患者全身情况及医疗条件允许时，尽量行一期手术处理原发病，恢复尿路通畅。孤立肾急性肾衰竭时病情往往危重复杂，患者全身情况较差，可先采取措施引流尿液，改善全身情况，为二期手术赢得时机。对该类患者应尽量选择简单、有效、创伤小的术式和引流方式。

常规输尿管结石体外冲击波碎石术前不推荐放置双 J 管，但对于孤立肾输尿管结石患者体外冲击波碎石术前可放置双 J 管（Ghoneim et al., 2010; Sfoungaristos et al., 2012; ），双 J 管可以减少肾绞痛及梗阻的风险。对于孤立肾输尿管结石，体外冲击波治疗时应遵循低能量、小剂量和次数尽可能少的原则，以减少肾功能的损伤。治疗中尽量将结石颗粒碎至 2 mm 以下，两次治疗间隔时间应大于 10 天。

应用输尿管镜技术治疗具有较高的成功率，是孤立肾输尿管结石首选的治疗方法。孤立肾输尿管结石行输尿管镜的手术适应证包括：患者一般情况良好，可耐受手术，结石位于输尿管中下段或位置相对较低的上段，小于 1.5 cm；输尿管多段结石；体外冲击波碎石定位困难或治疗失败者。孤立肾输尿管结石患者一般状况较差，对损伤因素更加敏感，尿外渗、输尿管内压高、感染等容易导致输尿管水肿，易出血，操作时易损伤输尿管。术中应操作轻柔，控制冲水量，以避免结石冲走和坠入肾内，加重肾积液和损害。应用钬激光碎石时，如病情允许，可应用取石钳取石，留置双 J 管，充分保护肾功能。

经皮肾镜碎石术既可以处理输尿管上段的结石，同时可以处理肾盂、输尿管腔内的疾病。对于各种原因无法行输尿管镜取石术或治疗失败的输尿管上段结石，可考虑经皮肾镜取石术。经皮肾镜取石术处理孤立肾输尿管上段结石应注意下列问题：①穿刺点尽量选择中盏或上盏，目的是使输尿管镜能直接到达肾盂，通过肾盂输尿管连接部到达输尿管。②穿刺点应准确，由于孤立肾情况下健侧肾代偿性增生，肾血流量增大，出血较多，手术操作要轻柔，以免撕裂肾盏，导致术中出血。③术中若出血严重无法进行手术时，为确保安全，应及时终止手术，放置造瘘管，等待二期手术。

对于各种原因无法行输尿管镜取石术或治疗失败的肾外型肾盂结石及中上段较硬或嵌顿时间长的输尿管结石，同时需处理输尿管腔外疾病时，可利用腹腔镜输尿管切开取石术，由于后腹腔镜游离腹膜后隙，只需暴露输尿管上段或肾盂，对肾组织及肾血管的影响较小，而且术中不需灌注，不增加肾内压力，减少感染扩散的几率，对合并有感染的孤肾输尿管结石更有治疗意义。但是后腹腔镜术最大的难点在于输尿管结石的寻找、放置双 J 管及缝合技巧，这需要有腹腔镜操作经验的医师完成。目前，开放手术已不再作为一种常规的治疗泌尿系结石的手段，但是对于孤立肾输尿管结石的患者来说，开放手术具有能够迅速解除梗阻、尽可能挽救肾功能的优点，因此仍然是临床可以选择应用的方法。

（五）输尿管胱氨酸结石

临床上胱氨酸结石少见，多见于儿童，胱氨酸结石占成人尿路结石的 1%～2%，占儿童尿路结石的 6%～8%，输尿管的胱氨酸结石是由肾胱氨酸结石引起，胱氨酸尿是其唯一的病因，胱氨酸尿是一种罕见的常染色体隐性或部分隐性遗传病，为先天性肾小管缺陷性所致，10%～20% 胱氨酸尿症的患者会发生泌尿系结石（Knoll et al., 2005）。患者常在年轻时就存在泌尿系结石，且有复发倾向，每年复发次数远高于其他各种成分的结石，常反复接受手术治疗，对于每年复发 1 次以上的结石，应首先考虑为胱氨酸结石。胱氨酸尿症的患者出现肾功能不全的风险随时间迁移会逐渐升高。对于形成胱氨酸结石而言，胱氨酸尿的定义是成人患者尿中胱氨酸排泄量大于 250 mg/d，儿童患者尿中胱氨酸排泄量至少为 75 mg/d。

输尿管的胱氨酸结石诊断上主要根据肾胱氨酸结石病史，同时出现输尿管结石一般症状。尿液分析往往可以进一步发现胱氨酸尿。胱氨酸结石的确诊依赖于结石成分分析。在结石成分分析缺失的情况下，24 小时尿胱氨酸定量检测可起到替代作用。胱氨酸的正常范围应在 30 mg/d 以下。影像学检查如 B 超、KUB、

IVU 和 CT 等有助于结石的发现。胱氨酸结石的密度比较低，因此在尿路平片上的显影比较淡。胱氨酸结石在 X 线平片上呈均匀的不透光阴影，典型者呈均匀的“磨砂玻璃状”影像。有些胱氨酸结石因混有草酸钙，故可表现为高度不透光的结石影像。

输尿管胱氨酸结石治疗上主要有药物治疗和腔内碎石治疗。胱氨酸结石成分特殊，推荐采用排石疗法。排石方法主要包括：①每日饮水 4000~ 5000 ml，保持昼夜均匀，保证成人一天的尿量 >3.5 L，儿童一天的尿量 >1.5 L/m^2。②双氯芬酸钠栓剂肛塞：双氯芬酸钠能够减轻输尿管水肿，减少疼痛发作风险，促进结石排出，推荐应用于输尿管结石，但对于有哮喘及肝肾功能严重损害的患者应禁用或慎用。③口服 α 受体阻滞剂（如坦索罗辛）或钙离子通道拮抗剂。坦索罗辛是一种高选择性 α 肾上腺素受体阻滞剂，使输尿管下段平滑肌松弛，尤其可促进输尿管下段结石的排出。④中医中药：治疗以清热利湿、通淋排石为主，佐以理气活血、软坚散结。常用的成药有尿石通等。针灸疗法无循证医学的证据，可以作为辅助疗法，包括体针、电针、穴位注射等。常用穴位有肾俞、中腕、京门、三阴交和足三里等。⑤适度运动：根据结石部位的不同选择体位排石。

溶石治疗可用于结石的治疗或作为体外冲击波碎石、输尿管镜碎石等方法的辅助治疗。胱氨酸结石只能部分药物溶解，口服药物常不能完全溶解胱氨酸结石。主要治疗方式包括：①口服枸橼酸氢钾钠或碳酸氢钠片，可以碱化尿液，将维持尿液 pH 值在 7.5 以上，胱氨酸浓度降低，能有效辅助胱氨酸结石的手术及其他药物治疗，减少其复发（Tekin et al., 2001）。服用枸橼酸钾后可有轻微的胃肠道症状，包括恶心、呕吐、消化不良、腹泻等，但极少有因不能耐受而无法继续服用者。然而对于患有慢性胃炎、消化性溃疡的患者不建议使用。由于枸橼酸钾可增加血钾浓度，诸如大面积烧伤、挤压伤、严重感染、溶血、肾功能不全等会引起高钾血症的情况也不宜服用枸橼酸钾。此外，与氯化钾相似，枸橼酸钾也具有降低血压的作用，血压过低者服用时需谨慎。治疗无效者，应用青霉胺，但应注意药物副作用（Spivacow et al., 2010）。②游离胱氨酸的浓度可以通过还原物降低，其机制是将半胱氨酸的二硫化物键分开。硫普罗宁是目前降低胱氨酸的首选药物。然而其带来的并发症往往导致治疗的终止，如肾病综合征，在长期使用时依从性不足也是需要解决的问题。在仔细评估其早期快速耐受，即脱敏的风险，长期使用后造成的剂量逃逸现象，以及复发风险的前提下，硫普罗宁的适应人群为胱氨酸分泌量 >3.0 mmol/d、复发结石形成和不耐受其他预防措施的患者。③经肾插管冲洗的药物溶石效果较好。胱氨酸结石能在碱性环境中溶解。在强调碱化尿液的同时，可采用 0.3 mol/L 或 0.6 mol/L 氨基丁三醇溶液和（或）乙酰半胱氨酸进行局部灌注溶石治疗，将难溶的胱氨酸转变成水溶性的二硫化物的衍生物。经皮行介入溶石治疗配合其他碎石手段也可达到较满意的结石清除效果。

目前输尿管胱氨酸结石外科碎石治疗以输尿管腔内碎石技术为主，包括钬激光碎石、超声碎石、气压弹道碎石等方法。胱氨酸结石在 X 线下通常表现为弱显影，因此，需要借助 X 线定位结石的体外冲击波碎石较难进行。

输尿管胱氨酸结石的预防非常重要，大量、均匀的饮水、碱化尿液和限制蛋氨酸的摄入是治疗和预防胱氨酸结石的有效方法。大量排尿是很重要的，每 24 小时尿量应保持在 3 L 以上（Saravakos et al., 2014）。液体的摄入安排应均匀分配到一天之内的各个时段。限食富含蛋氨酸的食物，包括蛋、奶、肉、花生和小麦等。由于蛋氨酸是胱氨酸代谢过程的前体物质，限食这类食品在理论上有助于控制胱氨酸结石的生长和复发，然而在实际操作中患者很难服从这一建议。低钠饮食同样有预防作用，患者应每天摄入不超过 2 g 的钠。柑橘类水果富含枸橼酸钾，作为一种碱性食品，每 900 ml 鲜橘汁可提高尿 pH 值 0.5 个单位，对于溶解和预防尿酸结石和胱氨酸结石都有一定的作用。同时服用抗胱氨酸药物如 α- 巯丙酰甘氨酸、青霉胺、乙酰半胱氨酸等在一定程度上也可预防胱氨酸结石的形成。

（史本康）

参考文献

陈孝平. 外科学(第2版). 北京, 人民卫生出版社; 2010, 8.

郭应禄, 董诚, 周四维. 输尿管外科学. 北京: 北京大学医学出版社.

刘国庆. 妇幼泌尿外科学. 北京, 人民卫生出版社; 2011. 3.

Abreu LA, Lara C, Dionisio MA, et al. Endoscopic management of ureteral calculus in a patient with ureterosigmoidostomy diversion. Int Braz J Urol 2013; 39: 593-596.

Alexander B, Fishman AI, Grasso M. Ureteroscopy and laser lithotripsy: technologic advancements. World J Urol 2015; 33: 247-256.

Aydogdu O, Karakose A, Celik O, et al. Recent management of urinary stone disease in a pediatric population. World J Clin Pediatr 2014; 3: 1-5.

Badalato GM, Cortes JA, Gupta M. Treatment of upper urinary lithiasis in patients who have undergone urinary diversion. Curr Urol Rep 2011; 12: 121-125.

Borofsky MS, Lingeman JE. The role of open and laparoscopic stone surgery in the modern era of endourology. Nat Rev Urol 2015; 12: 392-400.

Bove P, Micali S, Miano R, et al. Laparoscopic ureterolithotomy: a comparison between the transperitoneal and the retroperitoneal approach during the learning curve. J Endourol 2009; 23: 953-957.

Cardinaux C, Tawadros T, Praz V, et al. Ischemic cecal perforation secondary to ESWL of junctional stone in ureterosigmoidostomy (Mainz Pouch II). Urology 2009; 73: 1423 e1421-1422.

Chaussy C, Schmiedt E, Jocham D, et al. First clinical experience with extracorporeally induced destruction of kidney stones by shock waves. J Urol 1982; 127: 417-420.

Delvecchio FC, Kuo RL, Iselin CE, et al. Combined antegrade and retrograde endoscopic approach for the management of urinary diversion-associated pathology. J Endourol 2000; 14: 251-256.

El-Assmy A, El-Nahas AR, Mohsen T, et al. Extracorporeal shock wave lithotripsy of upper urinary tract calculi in patients with cystectomy and urinary diversion. Urology 2005; 66: 510-513.

El-Assmy AM, Shokeir AA, Mohsen T, et al. Renal access by urologist or radiologist for percutaneous nephrolithotomy-is it still an issue? J Urol 2007; 178: 916-920; discussion 920.

El-Nahas AR, Eraky I, el-Assmy AM, et al. Percutaneous treatment of large upper tract stones after urinary diversion. Urology 2006; 68: 500-504.

El-Nahas AR, Shokeir AA. Endourological treatment of nonmalignant upper urinary tract complications after urinary diversion. Urology 2010; 76: 1302-1308.

Fan T, Xian P, Yang L, et al. Experience and learning curve of retroperitoneal laparoscopic ureterolithotomy for upper ureteral calculi. J Endourol 2009; 23: 1867-1870.

Ferakis N, Stavropoulos M. Mini percutaneous nephrolithotomy in the treatment of renal and upper ureteral stones: Lessons learned from a review of the literature. Urol Ann 2015; 7: 141-148.

Garg S, Mandal AK, Singh SK, et al. Ureteroscopic laser lithotripsy versus ballistic lithotripsy for treatment of ureteric stones: a prospective comparative study. Urol Int 2009; 82: 341-345.

Gaur DD, Trivedi S, Prabhudesai MR, et al. Laparoscopic ureterolithotomy: technical considerations and long-term follow-up. BJU Int 2002; 89: 339-343.

Gettman MT, Segura JW. Management of ureteric stones: issues and controversies. BJU Int 2005; 95 Suppl 2: 85-93.

Ghoneim IA, El-Ghoneimy MN, El-Naggar AE, et al. Extracorporeal shock wave lithotripsy in impacted upper ureteral stones: a prospective randomized comparison between stented and non-stented techniques. Urology 2010; 75: 45-50.

Hyams ES, Winer AG, Shah O. Retrograde ureteral and renal access in patients with urinary diversion. Urology 2009; 74: 47-50.

Ishii H, Aboumarzouk OM, Somani BK. Current status of

ureteroscopy for stone disease in pregnancy. Urolithiasis 2014; 42: 1-7.

Khalil M, Omar R, Abdel-Baky S, et al. Laparoscopic ureterolithotomy; which is better: Transperitoneal or retroperitoneal approach? Turk J Urol 2015; 41: 185-190.

Knoll T, Zollner A, Wendt-Nordahl G, et al. Cystinuria in childhood and adolescence: recommendations for diagnosis, treatment, and follow-up. Pediatr Nephrol 2005; 20: 19-24.

Kostakopoulos A, Stavropoulos NJ, Picramenos D, et al. The Swiss lithoclast: an ideal intracorporeal lithotripter. Urol Int 1995; 55: 19-20.

Kumar S, Jayant K, Agrawal MM, et al. Role of tamsulosin, tadalafil, and silodosin as the medical expulsive therapy in lower ureteric stone: a randomized trial (a pilot study). Urology 2015; 85: 59-63.

Lackmichi MA, Niang L, Labou I, et al. [Anterograde flexible ureteroscopy for stones of the uretero-sigmoid junction of a Mainz II pouch]. Prog Urol 2006; 16: 505-507.

Lewis DF, Robichaux AG, 3rd, Jaekle RK, et al. Urolithiasis in pregnancy. Diagnosis, management and pregnancy outcome. J Reprod Med 2003; 48: 28-32.

Lin PH, Lin SK, Hsu RJ, et al. The Use and the Prescription Pattern of Traditional Chinese Medicine Among Urolithiasis Patients in Taiwan: A Population-Based Study. J Altern Complement Med 2016; 22: 88-95.

Lu P, Wang Z, Song R, et al. The clinical efficacy of extracorporeal shock wave lithotripsy in pediatric urolithiasis: a systematic review and meta-analysis. Urolithiasis 2015; 43: 199-206.

Penbegul N, Tepeler A, Sancaktutar AA, et al. Safety and efficacy of ultrasound-guided percutaneous nephrolithotomy for treatment of urinary stone disease in children. Urology 2012; 79: 1015-1019.

Pengfei S, Yutao L, Jie Y, et al. The results of ureteral stenting after ureteroscopic lithotripsy for ureteral calculi: a systematic review and meta-analysis. J Urol 2011; 186: 1904-1909.

Raboy A, Ferzli GS, Ioffreda R, et al. Laparoscopic ureterolithotomy. Urology 1992; 39: 223-225.

Rai BP, Ishii H, Jones P, et al. Bilateral simultaneous ureteroscopy for bilateral stone disease: a systematic review. Can J Urol 2016; 23: 8220-8226.

Saenz Medina J, Alarcon Parra RO, Redondo Gonzalez E, et al. Prognostic factors of spontaneous expulsion in ureteral lithiasis. Actas Urol Esp 2010; 34: 882-887.

Saravakos P, Kokkinou V, Giannatos E. Cystinuria: current diagnosis and management. Urology 2014; 83: 693-699.

Schedl A. Renal abnormalities and their developmental origin. Nat Rev Genet 2007; 8: 791-802.

Sfoungaristos S, Polimeros N, Kavouras A, et al. Stenting or not prior to extracorporeal shockwave lithotripsy for ureteral stones? Results of a prospective randomized study. Int Urol Nephrol 2012; 44: 731-737.

Spencer JA, Tomlinson AJ, Weston MJ, et al. Early report: comparison of breath-hold MR excretory urography, Doppler ultrasound and isotope renography in evaluation of symptomatic hydronephrosis in pregnancy. Clin Radiol 2000; 55: 446-453.

Spivacow FR, Negri AL, Polonsky A, et al. Long-term treatment of renal lithiasis with potassium citrate. Urology 2010; 76: 1346-1349.

Sternberg K, Greenfield SP, Williot P, et al. Pediatric stone disease: an evolving experience. J Urol 2005; 174: 1711-1714; discussion 1714.

Tejwani R, Wang HS, Wolf S, et al. Outcomes of Shock Wave Lithotripsy and Ureteroscopy for Treatment of Pediatric Urolithiasis. J Urol 2016.

Tekin A, Tekgul S, Atsu N, et al. Cystine calculi in children: the results of a metabolic evaluation and response to medical therapy. J Urol 2001; 165: 2328-2330.

Turk C, Petrik A, Sarica K, et al. EAU Guidelines on Interventional Treatment for Urolithiasis. Eur Urol 2016; 69: 475-482.

Turk TM, Koleski FC, Albala DM. Incidence of urolithiasis in cystectomy patients after intestinal conduit or continent urinary diversion. World J Urol 1999; 17: 305-307.

Ueno A, Kawamura T, Ogawa A, et al. Relation of spontaneous passage of ureteral calculi to size. Urology 1977; 10: 544-546.

Van der Aa F, Joniau S, Van Den Branden M, et al. Metabolic changes after urinary diversion. Adv Urol 2011; 2011: 764325.

Van Dervoort K, Wiesen J, Frank R, et al. Urolithiasis in pediatric patients: a single center study of incidence, clinical presentation and outcome. J Urol 2007; 177: 2300-2305.

Veeratterapillay R, Shaw MB, Williams R, et al. Safety and efficacy of percutaneous nephrolithotomy for the treatment of paediatric urolithiasis. Ann R Coll Surg Engl 2012; 94: 588-592.

第二十六章

慢性主动脉周围炎

慢性主动脉周围炎（chronic periaortitis）是一组自身炎症性特发性疾病的总称，以腹膜后组织慢性炎症和纤维化为特征，表现为炎症-纤维化组织沿腹膜后主动脉周围发展浸润，扩展到腹膜后，并常常包绕邻近的组织器官，如输尿管、下腔静脉、腹主动脉、髂动脉等，从而引起的一系列临床表现。慢性主动脉周围炎包括特发性腹膜后纤维化（idiopathic retroperitoneal fibrosis，IPF）、炎症性腹主动脉瘤（inflammatory abdominal aortic aneurysms，IAAAs）以及二者的组合，即动脉瘤周围腹膜后纤维化（perianeurysmal retroperitoneal fibrosis）。炎症性腹主动脉瘤表现为腹主动脉扩张，纤维组织沿扩张的动脉生长；特发性腹膜后纤维化是腹膜后纤维组织沿动脉周围增生、包绕输尿管等周围组织，从而引起相应临床症状；动脉瘤周围腹膜后纤维化是炎症性腹主动脉瘤周围的炎性纤维组织包绕了周围器官。这三者都有相似的组织学特点：动脉内膜粥样变性，中膜变薄，外膜炎症（淋巴细胞和浆细胞浸润），程度不同的动脉外膜和动脉周围纤维化。基于三者有共同的临床和病理过程，分别代表了同一疾病的不同表现形式，因此被归为一个疾病谱，即慢性主动脉周围炎。

1905年法国泌尿外科医生Albarran首次描述了腹膜后纤维化（retroperitoneal fibrosis，RPF）可导致输尿管梗阻，1948年Ormond医生报道了2例RPF，人们才开始逐渐认识本病，故又称Ormond's病（Ormond, 1948）。直至1996年Gilkeson等详细描述了RPF本质上是一种自身免疫病。RPF可分为特发性腹膜后纤维化（idiopathic RPF，iRPF）和继发性腹膜后纤维化（secondary RPF，sRPF），sRPF多继发于肿瘤、药物、手术、放疗、感染、其他自身免疫病等，约占RPF的30%，而iRPF则病因不明。

慢性主动脉周围炎过去常常被认为是一种罕见性疾病。近年来，作为系统性自身免疫病的观点越来越受到人们重视，同时学者们对发病机制的深入探讨也为有效治疗提供了重要线索。

一、流行病学特点

慢性主动脉周围炎是一种相对少见的疾病，关于其发病率尚不确切。由于疾病概念的演变，既往的研究多集中在腹膜后纤维化方面，而对于炎症性腹主动脉瘤的研究还比较少。来自芬兰的文献报道显示：腹膜后纤维化的年发病率为0.1 /10万，在所调查区域其患病率为1.38/10万（Uibu et al., 2004）。而最近的研究发现本病的发病率高出此前报道的13倍（1.3 /10万）（van et al., 2009）。可能是由于人们对该病认识的提高以及检测手段的进步，使更多的病例得到了诊断。男女比例为2：1～3：1，发病年龄多为50～60岁，偶尔有儿童发病。本病没有种族倾向，也没有家族聚集现象。

二、病因和发病机制

慢性主动脉周围炎的病因不明，目前认为是遗传和自身免疫等多种发病机制所导致的结果。而特发性与继发性主动脉周围炎的发病机制有所不同。

（一）特发性动脉周围炎

1. 遗传

多项研究显示，慢性主动脉周围炎可能与遗传因素有关，虽然没有家族聚集倾向，但有双胞胎或兄妹发病的病例报道。一些研究着眼于基因是否在慢性主动脉周围炎的发病中起了作用。一项对炎症性腹主动脉瘤病例和健康人的对照研究表明，炎症性腹主动脉瘤的遗传决定位点在组织相容性白细胞抗原 HLA-DRB1 区，而提示遗传因素参与了本病的发病机制。研究表明，腹膜后纤维化与 HLA-DRB1*3 有关（Martorana et al., 2006），而 HLA-DRB1*3 与 1 型糖尿病、重症肌无力、系统性红斑狼疮等自身免疫性疾病都有相关性，这也提示了腹膜后纤维化的自身免疫性背景。有报道，腹膜后纤维化与强直性脊柱炎伴发可见于 HLA-B27 阳性的患者。目前认为 HLA 基因不仅与腹膜后纤维化的发病有关，而且与疾病的严重程度相关。

2. 免疫异常

有些学者认为慢性主动脉周围炎与动脉粥样硬化有关。在动脉粥样硬化斑块内存在一种氧化低密度脂蛋白和蜡样质的混合物，病理状态下蜡样质从破裂的斑块逸出，经主动脉或髂总动脉变薄的动脉壁进入主动脉周围组织，作为一种抗原被巨噬细胞呈递给 T、B 淋巴细胞，由淋巴细胞识别并产生抗体，过度的局部免疫反应引起慢性主动脉周围炎。这个假设的论据有：主动脉周围和主动脉壁的动脉粥样斑块内有 IgG 沉积；在血管外蜡样质附近检测到免疫球蛋白；慢性主动脉周围炎患者存在以蜡样质为抗原的血清抗体。T 细胞与 B 细胞在动脉外膜活化、增殖，并表达基因转录因子，如 IL-1、IL-2、IL-2R 及 IL-4 等，而 IL-4 在动脉壁高表达。因此，慢性主动脉周围炎患者常合并有全身症状，急性期反应物升高，自身抗体阳性（Parums, 1990; Parums et al., 1990）。

也有人认为慢性主动脉周围炎起源于主动脉炎，后者导致了腹膜后纤维组织的炎症，从而造成慢性主动脉周围炎。其证据是，二者在病理上有类似之处。均可见大血管滋养血管的血管炎及生发中心的淋巴滤泡结构，且均累及大动脉外膜（Salvarani et al., 2005; Vaglio et al., 2011）。

（二）继发性腹主动脉周围炎

1. 药物

曾报道可能与发病有关的药物包括：麦角碱衍生物（如麦角胺、麦角新碱）、多巴胺受体激动剂（培高利特、溴隐亭、卡麦角林）、β 受体阻滞剂（普萘洛尔、索地洛尔、美托洛尔、阿替洛尔）、肼屈嗪、止痛药（阿司匹林、非那西汀、对乙酰氨基酚）等。药物导致本病的机制尚不明确（Alberti, 2015）。

2. 感染

慢性主动脉周围炎可能继发于多种感染，如组织胞浆菌病、放射菌病、邻近感染灶的局部蔓延如脊椎结核或脊柱旁结核性冷脓肿（Amis et al., 1991）。

3. 恶性肿瘤

继发于恶性肿瘤的慢性主动脉周围炎占所有病例的 8% ~ 10%，可以是肿瘤周围反应性增生的纤维组织，也可能是恶性肿瘤本身。本病可继发于多种恶性肿瘤，可以是转移癌，如前列腺癌、乳腺癌、胃癌、肺癌、肾癌、淋巴瘤等的腹膜后转移；也可以是腹膜后原发性肿瘤，如淋巴瘤或各种类型的肉瘤、类癌等（Vivas et al., 2000; Corradi et al., 2007; Surcel et al., 2015）。

4. 腹腔手术

如淋巴切除术、结肠切除术、子宫切除术、主动脉动脉瘤切除术、腹部放疗及创伤等。

5. 其他

动脉周围血肿、石棉接触、吸烟等可能增加患病的风险（Goldoni et al., 2014）。

三、病理表现

典型慢性腹主动脉周围炎的病理表现为淡灰色物质浸润腹膜后组织，包绕腹主动脉和髂动脉，通常从肾门水平至骨盆入口。胸主动脉受累不常见，少见的不典型病变包括十二指肠周围、胰腺周围及盆腔器官受累。

本病的病理表现以慢性炎症性病变为特点。显微镜下检查可见为纤维硬化组织增生及大量炎症细胞的浸润（图 26-1）。浸润的炎症细胞包括 T/B 淋巴细胞、单核细胞、成纤维细胞、巨噬细胞及浆细胞、嗜酸性粒细胞、细胞外基质等（Hughes et al., 1993）。B 细胞聚集可形成滤泡，滤泡中心有生发中心样结构（图 26-2）。纤维硬化组织成分包括细胞外基质和梭形的成纤维细胞 / 肌纤维细胞。细胞外基质为增厚的 I 型胶原纤维束，沿受累部位不规则排列，而在血管周围，纤维束呈规律的圆周样排列（图 26-3）。硬化组织中的细胞成分有时局部呈席纹状排列（图 26-4）。闭塞性静脉炎（图 26-5）和嗜酸粒细胞浸润是本病常见的组织学特点。受累动脉的动脉壁的病理特点是：

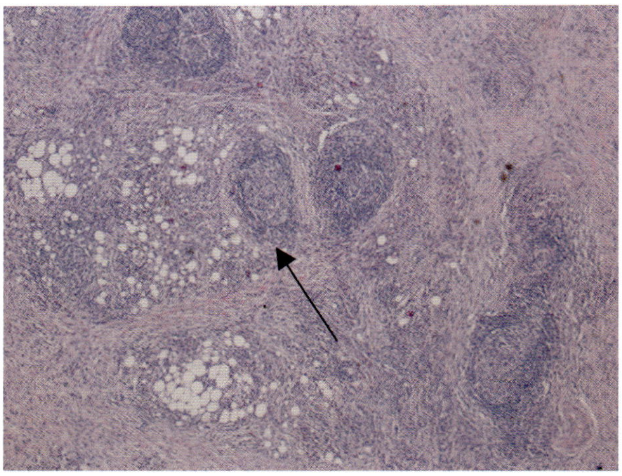

图 26-2 淋巴滤泡形成（×100）

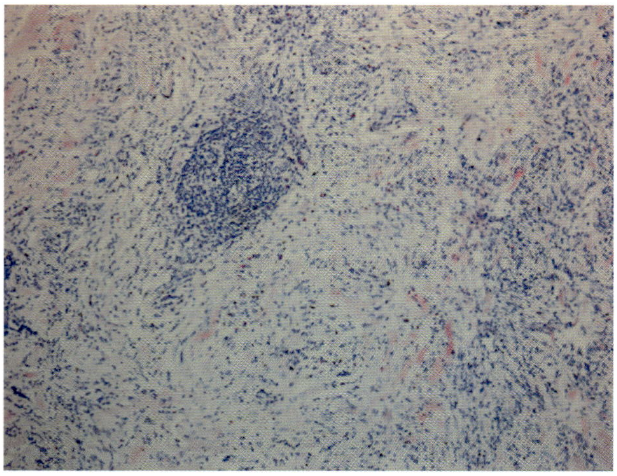

图 26-1 纤维炎症组织（×100）

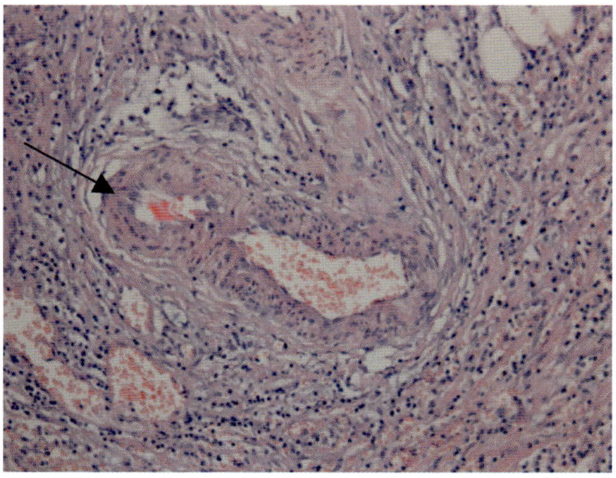

图 26-3 血管周围的纤维束（×200）

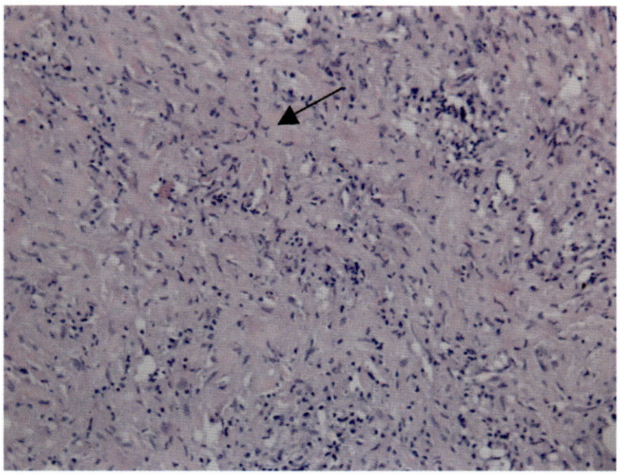

图 26-4 席纹状排列的成纤维细胞 / 肌成纤维细胞（×100）

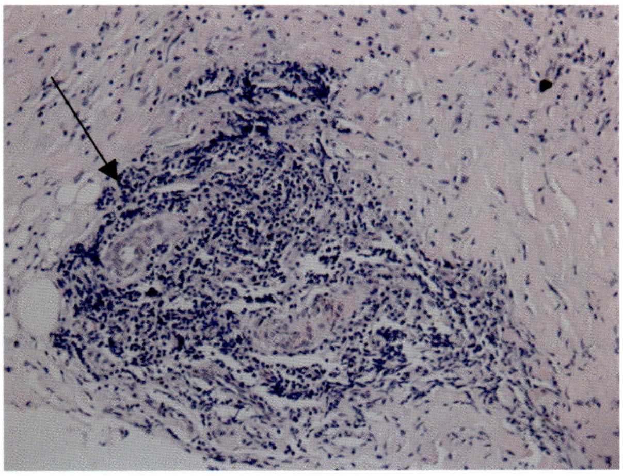

图 26-5 炎细胞浸润血管（×200）

动脉外膜显著的炎症和纤维化，伴有中膜变薄和内膜粥样硬化（Uibu et al., 2004）。近几年研究发现，一部分慢性主动脉周围炎患者的病变组织中有高比例的 IgG4 阳性浆细胞浸润（图 26-6），属于 IgG4 相关性疾病的一种（Brito-Zerón et al., 2014）。

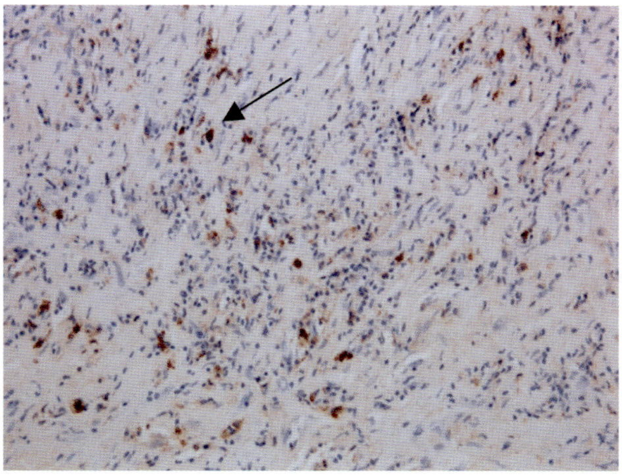

图 26-6 IgG4+ 浆细胞（×400）

四、临床表现

总的来说，慢性腹主动脉周围炎的临床表现是非特异的，早期症状常较轻微，不易引起重视。

早期症状包括腹部或腰部不适，多表现为腰背痛或下腹痛、背部疼痛，可放射至会阴部，全身不适、食欲缺乏、体重减轻、乏力等全身症状，病程中常有低热。

典型症状包括：

1. 若包绕压迫输尿管可导致输尿管梗阻、无尿、少尿、血尿、尿频、肾盂积水进而肾功能衰竭，最终因输尿管完全梗阻闭塞而无尿。少数情况下可能包绕肾周围导致肾萎缩等。随诊中发现，肾的并发症最普遍，包括肾实质受损（如膜性、膜增殖性、急进性肾小球肾炎）、肾血管狭窄和持续肾盂积水。50% 患者出现高血压，40% ~ 50% 出现肾功能损害。该病病程隐匿，症状不典型，极易造成临床误诊。

2. 当纤维化病变累及下腔静脉或髂静脉时，可出现下肢水肿或不适（淋巴管闭塞）、会阴水肿、继发下肢静脉血栓形成或静脉曲张。

3. 当累及腹主动脉或髂总动脉时，可出现间歇性跛行、勃起功能障碍、下肢动脉搏动减弱等。

4. 当肠系膜上动脉受累时可能出现肠缺

血表现，如腹痛等。

5．当纤维化组织延伸至小肠、结肠、肠系膜和主胆管时，造成相应的消化系统症状，如肠梗阻、大便习惯改变、胆汁淤积等。

慢性腹主动脉周围炎可合并自身免疫病，包括自身免疫性胰腺炎、硬化性胆管炎、强直性脊柱炎、系统性红斑狼疮、桥本甲状腺炎、克罗恩病、原发性胆管硬化等其他自身免疫性疾病。

五、实验室检查

慢性腹主动脉周围炎并无特异的实验室检查指标。80%～90% 的患者可出现红细胞沉降率和/或 C 反应蛋白水平的升高，这两个炎症指标亦可用来监测疾病的临床病程。但研究表明，有时炎症指标与影像学表现并不完全匹配（Warnatz, 2005）。而肾功能的变化与输尿管受累程度相关。当肾受累时可能出现镜下或肉眼血尿。在慢性肾功能不全时经常发生正色素正细胞性贫血。部分腹主动脉周围炎患者可能会出现白细胞计数升高，嗜酸粒细胞增多及多克隆的高丙球蛋白血症。若出现高丙球蛋白血症，应检测血清中免疫球蛋白水平，尤其是 IgG 的水平。合并 IgG4 相关的硬化性疾病的慢性腹主动脉周围炎患者的血清中，IgG4 水平可以升高。

文献报道，超过 60% 的腹主动脉周围炎患者可出现抗核抗体、抗平滑肌细胞抗体、类风湿因子、抗双链 DNA 抗体、ENA 抗体谱、抗中性粒细胞胞浆抗体等自身免疫指标的阳性。虽然这些自身抗体滴度较低、特异性不高，但自身抗体阳性提示部分腹主动脉周围炎患者可能合并结缔组织病或其他自身免疫性疾病。当腹主动脉周围炎患者合并自身免疫性甲状腺炎时，抗甲状腺微粒体抗体以及抗甲状腺球蛋白抗体通常阳性。

六、影像学表现

影像学检查对于慢性主动脉周围炎的诊断至关重要，由于病变部位的特殊性，病理取材往往比较困难，所以其诊断主要依赖于影像学检查。其中最常用的技术是 CT（computed tomography）和磁共振技术（magnetic resonance imaging, MRI）。慢性主动脉周围炎的主要表现为腹膜后或腹腔器官周围的软组织包块。最常见于腹主动脉、髂动脉、输尿管、下腔静脉、胰腺周围，也可包绕压迫下腔静脉、肠道等，伴或不伴输尿管、肾盂扩张及积水。CT 和 MRI 可以全面评估病变的形态、位置、范围以及邻近器官、血管有无受累。

CT 平扫时，腹主动脉周围炎病变组织呈现与肌肉密度相当的同质组织，不易区别病变组织与正常组织。相比 CT 平扫而言，增强 CT 更容易明确病变的形态、范围，并协助对疾病的活动情况作出判断。因此，增强 CT 成为诊断本病最重要、应用最广泛的影像学手段。在疾病早期阶段，尤其是炎症活动期，病变组织可在增强 CT 上出现强化，注射对比剂后的强化程度取决于病变的活动性程度。而疾病同晚期、非炎性活动期不会强化。因此，增强 CT 可用来评价疾病的活动程度及治疗效果（Caiafa et al., 2013）。高兰等人发现治疗前 CT 的 Hounsfield units（Hu）值和纤维化组织的横径是肾功能预后的预测因素（Gao et al., 2015）。

MRI 因避免了放射线及造影剂毒性而成为诊断腹主动脉周围炎的重要手段。MRI 相对于 CT 的主要优势在于其对比分辨率更高，除能显示 CT 所见外，MRI 还能区别不同活动程度的病变。在疾病早期及活动期，由于炎性水肿，病变在 T1 加权像呈现低信号，在 T2 加权像为高信号。而后期由于病变组织的纤维化，病变在 T2 加权像显示为低信号。病变不同时期的表现可以协助评估药物的疗效。

超声对于检测腹主动脉周围炎的敏感性和特异性均较低，由于肠袢内充满气体、液体，超声很难发现腹主动脉周围炎早期细微的变化。当输尿管受累时，腹部超声可以发现肾盂积水或输尿管积水。超声还可以发现与腹主动脉周围炎相关的一些并发症，如由硬化性胆管炎导致的原发性胆汁性肝硬化、胆管扩张等。

18F-FDG- 正电子发射型计算机断层显像（positron emission computed tomography, PET）和 PET/CT 最初用于评估肿瘤性和感染性疾病，而后发现其在多种炎症性疾病的诊断中发挥重要作用。PET/CT 对于评估主动脉周围炎症的代谢活性有较高的敏感性，可以发现并量化病变的代谢活性。同时可以发现全身各部位的纤维硬化性病灶，除外肿瘤、感染等继发因素，并能显示全身大血管影像。因此，在全身病变的筛查，病变活动程度的评价以及疗效监测等方面，PET-CT 有很高的应用价值（图 26-7）。PET/CT 对于评价已缓解的 RPF 的残余肿物的代谢活性具有很高的敏感性（Vaglio et al., 2005）。对于指导药物的减量或停用，拔除 DJ 管的时机都能起到很重要的指导作用。从而避免长时间带管或用药，减少治疗带来的不良反应，改善患者生活质量（Piccoli et al., 2010）。由于 18F-FDG 显像的空间分辨率差，很难清晰地描绘腹膜后纤维化病变的轮廓，在此方面和增强 CT 相结合，能达到更好的评价效果。另外，PET/CT 在区分病变的良恶性方面也缺乏特异性。所以，它并不作为腹主动脉周围炎的诊断方法（Giorgio, 2013）。

上述影像学手段对于区别病变的良恶性都没有很好的准确性。一般情况下，腹主动脉周围炎的病变组织包绕腹主动脉的前面和侧面，在胸主动脉水平则呈类圆形或不规则性包绕，病变相对局限在大血管周围，较少侵袭相邻组织。被包绕的大血管（主动脉和下腔静脉）很少被推移。相对而言，腹膜后恶性肿瘤体积较大，常呈分叶状，或多个肿物的融合，侵袭性强，在病变组织作用下，大血管或输尿管常发

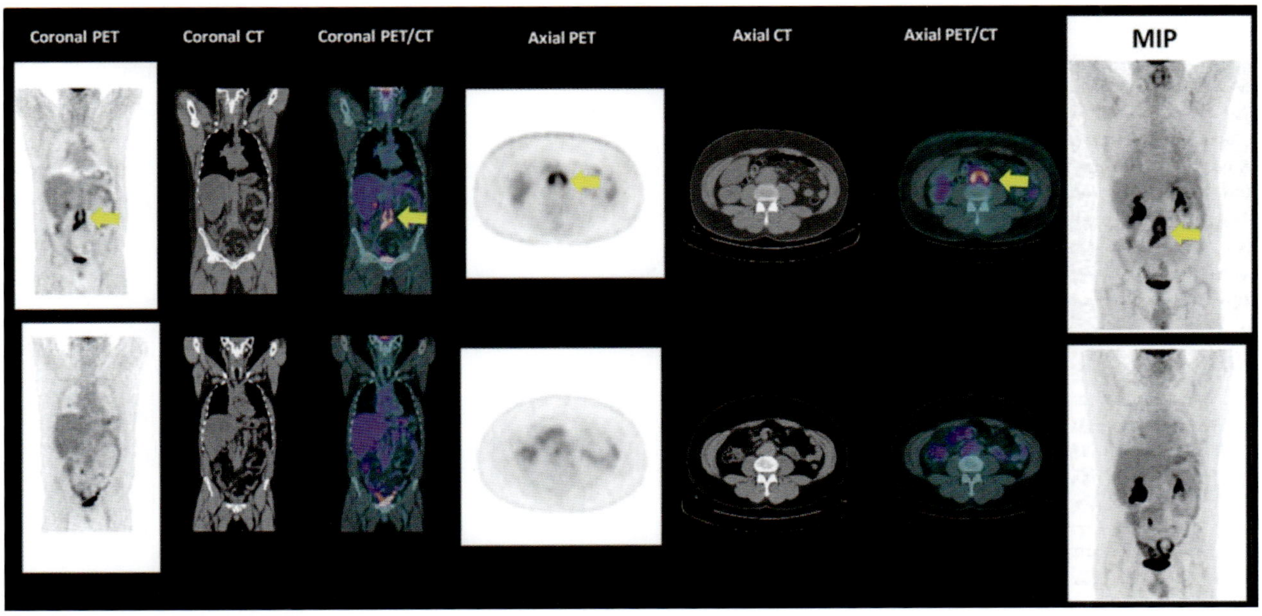

图 26-7　RPF 患者治疗前（上排）和治疗后（下排）PET/CT 比较。SUVmax 由 8.0 降至 2.3

生移位。病变组织在增强 CT 或 MRI T2 加权像上有时出现不均匀的密度或信号，当病变组织浸入肌肉或骨骼时要高度怀疑恶性病变的可能。但这些指征并不绝对，良恶性肿物在影像学表现上常有重叠交叉，所以要密切结合临床及实验室检查指标，必要时行肿物活检以明确诊断。

七、诊断与鉴别诊断

（一）诊断

腹部超声可作为本病初诊的筛查手段。超声下见到腹主动脉周围无回声或等回声边界清楚的不规则占位，需要考虑本病。病变累及输尿管者，可见输尿管肾盂积水，但超声的敏感性较低，仅约为 25%（Cronin et al., 2008）。

静脉肾盂造影可以发现输尿管梗阻的部位及狭窄程度，曾用于本病的诊断，但由于其敏感性及特异性均较低，难以判断肿物的范围及形态，在诊断中的价值有限，现已较少使用。

目前用于腹主动脉周围炎诊断的主要影像学手段是腹部增强 CT 及 MRI。在 CT 或 MRI 中看到脊柱旁包绕腹主动脉、边界清楚的与腰大肌等密度的不规则占位，可以疑诊本病。典型病变的位置位于 L4～L5 腰椎水平，向上可延伸至肾门水平，少数情况下可向下延伸，累及盆腔器官。通常包绕腹主动脉、下腔静脉、输尿管及腰部的肌肉。

近年来，FDG-PET 及 PET/CT 也越来越多地被用于本病的诊断、活动度及疗效的评价。但由于其昂贵的价格，在临床中的使用受到限制。

由于腹主动脉周围炎的症状和实验室检查无特异性，目前的影像学技术在区分良性病变与恶性肿瘤方面也存在很大局限性，因此，病理学检查是诊断 RPF 的最可靠方法。但由于目前尚无统一的腹主动脉周围炎病理学诊断标准，加之活检操作的困难性，病理在其诊断中也存在一定的局限性，难以普及。组织活检是否能够成功取决于肿物的位置、大小、引导活检的手段（CT 或超声）、操作者的经验以及患者的配合程度等。目前可选择的活检方式包括开放性/腹腔镜/机器人自动活检，CT 引导性经下腔静脉腹膜后活检，针吸细胞学活检等多种活检方式，其诊断价值各不相同。其中经皮穿刺针吸细胞学活检获取组织量少，价值有限。外科性活检可以取到深部的组织，且活检组织量多，而恶性肿瘤继发的腹膜后纤维化，肿瘤细胞的分别较分散，位置较深，因此外科性活检被认为是诊断本病的金标准。接受活检的患者多为症状或影像学表现不典型或治疗效果不佳者。基于以上原因，本病目前仍有较高的误诊率（Management, 2015）。

（二）鉴别诊断

1. 腹膜后恶性肿瘤

原发性腹主动脉周围炎往往需要和腹膜后恶性肿瘤相鉴别。腹膜后恶性肿瘤发生率相对较低，占全身恶性肿瘤的 0.1%～0.2%，但一旦发现腹膜后肿物，恶性肿瘤的比例较高，占全部腹膜后占位性病变的 70%～80%。而且种类繁多。包括淋巴瘤、恶性神经纤维瘤、未分化脂肪肉瘤、横纹肌肉瘤、转移瘤等。而转移瘤可能来自于膀胱癌、胃癌、胰腺癌等多种盆腹腔内恶性肿瘤的转移。腹膜后恶性肿瘤的早期症状与腹膜后纤维化相似，影像学表现有重叠之处，常常不易鉴别。但腹膜后恶性肿瘤病情进展较快，临床表现重，患者常有消耗症状。在影像学上，肿块通常巨大，呈分叶状，注射对比剂后强化不均匀，可见局部坏死。另外，腹膜后恶性肿瘤往往包绕腹主动脉的四周，将腹主动脉抬高，离开脊柱，这与腹膜后纤维化多分布在腹主动脉前方，并不抬高腹主动脉的特点有所不同。上述影像学特点可作为鉴别良恶性腹膜后占位的依据。

2. IgG4 相关性主动脉周围炎

IgG4 相关性疾病是近年来发现的以组织器官的纤维性炎症为特点的一组疾病。该病具有很高的异质性，可能累及淋巴结、胰腺、唾液腺、胆管、肾、肺等多个器官系统。通常以单个或多个器官肿大起病，有特征性的组织病理表现，伴或不伴有血清 IgG4 升高。

IgG4 相关疾病的典型组织学表现为明显的纤维化和淋巴细胞、浆细胞、巨噬细胞等炎症细胞浸润具有和慢性主动脉周围炎相似的病理特征：大量淋巴细胞、浆细胞浸润，席状纤维化和闭塞性静脉炎。免疫组织化学检查则有其特征性表现：IgG4 阳性浆细胞与 IgG 阳性浆细胞的比例＞40%，且 IgG4 阳性浆细胞＞10 个 / 高倍视野。若同时符合 IgG4 相关性疾病和腹主动脉周围炎的标准，则可诊断为 IgG4 相关性腹主动脉周围炎。在实际临床工作中，腹主动脉周围炎患者较少接受组织活检或手术切除，故较难获取其组织标本，确诊病例也相应较少，诊断多基于血清 IgG4 水平和合并疾病（AIP、IgG4 相关肾病变、垂体病变等）。

大约 10% 的 IgG4 相关性疾病患者合并腹主动脉周围炎，20% ~ 56% 的慢性腹主动脉周围炎患者同时为 IgG4 相关性疾病（Zen et al., 2009; Ebbo et al., 2012; Lin et al., 2015）。IgG4 相关性及非 IgG4 相关性 RPF 在年龄、性别、实验室检查（除血清 IgG4 浓度外）和影像学表现上并无明显差别（Khosroshahi et al., 2013）。46% ~ 50% 的 IgG4 相关性腹膜后纤维化患者有腹膜后器官以外的其他器官的受累（Zen et al., 2009; Khosroshahi et al., 2013），这一点可能有助于二者的鉴别。有人认为 IgG4 相关性腹主动脉周围炎更容易复发，所以可能需要更强的免疫抑制治疗以及更长的疗程（Koo et al., 2014）。

3. 感染

最常见的腹膜后感染性病变是腹腔结核。结核的慢性炎症也可表现为包绕腹主动脉的包块，多数情况下可出现发热、乏力、体重下降的结核中毒症状，与腹主动脉周围炎的非特异症状不易鉴别。需要通过组织活检最终确诊。

八、治疗

主动脉周围炎为慢性炎症性疾病，尽管发病机制尚不完全清楚，治疗方案不成熟，但是近年来已取得一定的突破，经过积极规范的治疗，患者总体愈后良好。腹主动脉周围炎的治疗目的主要是改善原发病带来的相关症状如腰痛、腹痛、体重减轻、乏力等，以及解除输尿管梗阻、保护肾功能，防止病情继续恶化。无论是否与 IgG4 相关，治疗原则类似。治疗方法主要分为药物治疗以及外科治疗两部分：

（一）药物治疗

作为自身炎症性疾病，慢性主动脉周围炎的治疗以药物为基础。

1. 糖皮质激素

1958 年，Cosbie 和 Tinckler 首次报道使用糖皮质激素治疗腹膜后纤维化（Cosbie et al., 1958）。至今，糖皮质激素仍是治疗本病的首选药物。可选择的药物有泼尼松（龙）、甲泼尼龙等，可以单独使用，也可以联合其他免疫抑制剂。最常用的方案是泼尼松（龙）40 ~ 60 mg/d 起始，在 2 ~ 3 个月内减量至 10 mg/d。之后缓慢减量，逐渐停药，总疗程维持 12 ~ 24 个月。糖皮质激素可大大提高治疗的效果，改善预后。糖皮质激素是目前认为治疗腹主动脉周围炎最有效的药物之一，若用药不规律或早期停药可出现疾病复发；van Bommel 等人进行的纳入 147 例 RPF 患者的大宗观察性研究发现，糖皮质激素治疗本病的有效率可达 83%，但停药后的复发率可达 16%（Van et al., 2002）。

2．枸橼酸他莫昔芬（Tamoxifen）

枸橼酸他莫昔芬是一种非激素类的雌激素受体调节剂，治疗本病的具体机制不详。尽管至今并未发现腹膜后纤维化的病变组织中有雌激素受体的分布，但仍然证明该药对于治疗腹膜后纤维化有肯定疗效。他莫昔芬可单独使用，也可与糖皮质激素联用。用量为 10～40 mg/d，连续使用 6 个月到 3 年。有小规模临床研究表明，他莫昔芬单独使用也可达到一定的有效率，但总体有效率低于激素，且复发率较高，18 个月的复发率可达 50%，远高于激素的 17%，但其副作用远少于激素（Vaglio et al., 2011）。尽管如此，他莫昔芬仍然被认为是一种治疗腹膜后纤维化的安全有效的药物。但在使用期间，要充分考虑其血栓风险以及导致卵巢肿瘤的风险。

3．免疫抑制剂

免疫制剂与激素联合使用可帮助激素减量，并在此过程中防止疾病复发。常用的免疫抑制剂包括硫唑嘌呤（azathioprine，AZA）、吗替麦考酚酯（mycophenolate mofetil，MMF），氨甲蝶呤（methotrexate，MTX），环磷酰胺（cyclophosphamide，CTX），环孢素 A（cyclosporine A，CsA）等。有小规模的临床研究发现这些免疫抑制剂联合激素治疗可以取得较好的效果，减少复发率（Marzano et al., 2001; Adler et al., 2006; Moroni et al., 2006）。但过去几十年，尚未发现可以“治愈”本病的药物。由于对治疗反应缺乏统一的定义，无统一标准对“临床缓解”或“影像学缓解”进行定义，无指导停药的客观指标，因此目前尚无关于治疗的大规模随机对照临床试验。所以对于腹膜后纤维化的治疗方案仍缺乏有力证据。关于药物种类的选择、用法用量、疗程等，尚需进一步的研究提供证据。

4．生物制剂

有使用美罗华或 TNF-α 拮抗剂治疗慢性主动脉的个案报道，但其疗效并不肯定。

（二）外科治疗

由于主动脉周围炎主要表现为包绕腹主动脉和髂血管的腹膜后肿块，患者最常发现的异常往往是输尿管和肾积水，因此患者最多首诊于泌尿外科。外科手术可解除梗阻，改善器官受压迫症状，还有助于腹主动脉周围炎的最终诊断，多用于梗阻症状严重或药物治疗效果不佳的患者。手术方式包括开腹探查术、输尿管松解术、输尿管切除狭窄再吻合术、输尿管双 J 管置入术、经皮肾造瘘等。但是手术并不能阻止疾病进展，改善疾病造成的全身症状或防止复发。术后仍需积极配合药物治疗，否则极易复发。

双 J 管置入是最常用的外科手段。急性梗阻性肾功能不全时，需要在受累侧置入内置输尿管支架即双 J 管。双 J 管置入失败的患者可进行肾造瘘，以期尽快缓解肾积水，迅速恢复受损的肾功能。但关于双 J 管的置入仍然存在一些问题。例如，关于双 J 管的硬度、材质和耐受性，置管的并发症，双 J 管与经皮肾造瘘的优劣等方面，目前并无相关证据。通常在药物或手术治疗 3～6 个月后，待药物治疗患者总体情况改善，腹膜后肿块缩小后可拔除，但关于具体的置管适应证及拔管的时机，目前还缺乏有力证据。

开腹肿物切除术及输尿管内置术曾被认为是有效的治疗措施。输尿管松解，在大网膜包裹下腹腔内置可以对输尿管梗阻及其造成的肾功能衰竭带来很好的疗效。常常需要同时进行膀胱输尿管成形术。近年来，开腹手术逐渐被微创手术所替代。腹腔镜下输尿管松解术是近年常用的手术方式之一，自 1992 年被首次报道以来，有多项研究评价其安全性及有效性。其有效性及并发症的发生率与开腹手术相当。自 2006 年以来，人们开始尝试机器人辅助下的腹腔镜输尿管松解术，并逐渐发现其优势，包括可以对术野进行三维成像，更快地松解输尿管周围的纤维组织，使患者术后恢复更好等。微创手术有很多优势，但更适用于单侧病变或病变范围较局限的病例。无论是开腹还是微创手术，都可能造成并发症。手术并发症包括输尿管断裂 / 撕裂、输尿管狭窄、输尿管渗漏、输尿管瘘等，但其中大多数都能得到控制（Seixas-Mikelus et al., 2010）。

近年来，激素及免疫抑制等药物治疗在本病中应用日益广泛，并且带来了良好疗效，外科手术用于治疗本病已经越来越少。

九、预后

不经治疗的腹主动脉周围炎一般不会自然缓解。恶性肿瘤继发的腹主动脉周围炎预后差，平均生存时间为 3 ~ 6 个月。但特发性主动脉周围炎总体预后较好。一项回顾性研究显示：151 名得到长期随访（随访期限 2.1 ~ 6.7 年）的腹主动脉周围炎患者在接受治疗后，102 名患者（68%）肾功能正常，且无人发展为肾衰竭；77 名患者（77/143, 54%）影像学病变缩小，48 名患者（48 /143, 34%）影像学病变保持稳定（Cronin et al., 2008）。主动脉周围炎有较高的复发率，治疗过程中或停药后的复发是目前面临的主要问题。报道的复发率可达 12% ~ 72%，多在停用激素之后发生。复发时间长短不一，多在停药后的 1 ~ 2 年之内，但也有关于随访 16 年后仍复发的病例报道（Cronin et al., 2008）。

但关于预后的评价仍然存在一些问题：首先，目前用来评价预后的最常用的指标是肾功能，但它是否能充分反映本病的全身情况？其次，如果用影像学指标反映治疗效果，是否需要把肿物完全消失作为治疗目标？既然手术不能完全清除纤维化的组织，那么如何定义手术是否成功？另外，至今仍无很好的指标可以预测药物或手术治疗的效果。

（张卓莉）

参考文献

Adler S, Lodermeyer S, Gaa J, et al. Successful mycophenolate mofetil therapy in nine patients with idiopathic retroperitoneal fibrosis. Rheumatology (Oxford), 2006, 47: 1535–1538.

Alberti C. Drug-induced retroperitoneal fibrosis: short aetiopathogenetic note, from the past times of ergot-derivatives large use to currently applied bio-pharmacology. G Chir, 2015; 36: 187-191.

Amis ES. Retroperitoneal fibrosis. AJR Am J Roentgenol, 1991; 157: 321-329.

Brito-Zerón P, Ramos-Casals M, Bosch X, et al. The clinical spectrum of IgG4-related disease. Autoimmun Rev. 2014; 13: 1203-10.

Caiafa RO, Vinuesa AS, Izquierdo RS, et al. Retroperitoneal fibrosis: role of imaging in diagnosis and follow-up. Radiographics, 2013; 33: 535-552.

Corradi D, Maestri R, Palmisano A, et al. Idiopathic retroperitoneal fibrosis: clinicopathologic features and differential diagnosis. Kidney Int, 2007; 72: 742-753.

Cosbie R, Tinckler L. Renal failure due to peri-ureteric fibrosis. Br J Surg, 1958; 46: 58–62.

Cronin CG, Lohan DG, Blake MA, et al. Retroperitoneal fibrosis: A review of clinical features and imaging findings. Am J Roentgenol, 2008; 191: 423-431.

Cronin C, Lohan D, Blake M, et al. Retroperitoneal fibrosis: a review of clinical features and imaging findings. AJR Am J Roentgenol, 2008; 191: 423-431.

Ebbo M, Daniel L, Pavic M, et al. IgG4-Related systemic disease. Medicine (Baltimore), 2012; 91: 49-56.

Gao L, Wang H, Xu Y, et al. Computed tomography

parameters can be used as predictive markers for the improvement of renal function in patients with retroperitoneal fibrosis. Clin Exp Rheumatol, 2015; 33: 871-876.

Giorgio T, Maria V M, Francesco B, et al. Emerging role of Fluorine-18-fluorodeoxyglucose positron emission tomography in patients with retroperitoneal fibrosis: a systematic review. Rheumatol Int, 2013; 33: 549–555.

Goldoni M, Bonini S, Urban ML, et al. Asbestos and smoking as risk factors for idiopathic retroperitoneal fibrosis: A case-control study. Ann Intern Med, 2014; 161: 181-188.

Hughes D, Buckley PJ. Idiopathic retroperitoneal fibrosis is a macrophage-rich process. Implications for its pathogenesis and treatment. Am J Surg Pathol, 1993; 17: 482–490.

Khosroshahi A, Carruthers MN, Stone JH, et al. Rethinking Ormond's disease. Medicine (Baltimore), 2013; 92: 82-91.

Koo BS, Koh YW, Hong S, et al. Clinicopathologic characteristics of IgG4-related retroperitoneal fibrosis among patients initially diagnosed as having idiopathic retroperitoneal fibrosis. Mod Rheumatol, 2014; 7595: 1-5.

Lin W, Lu S, Chen H, et al. Clinical characteristics of immunoglobulin G4-related disease: A prospective study of 118 Chinese patients. Rheumatol (United Kingdom), 2015; 54: 1982-1990.

Management of idiopathic retroperitoneal fibrosis from the urologist's perspective Surcel Cristian, Mirvald Cristian, Pavelescu Cristian, Gingu Constantin, Carmen Savu, Emre Huri and Ioanel Sinescu Ther Adv Urol 2015, Vol. 7(2) 85–99.

Martorana D, Vaglio A, Greco P, et al. Chronic periaortitis and HLA-DRB1*03: Another clue to an autoimmune origin. Arthritis Care Res, 2006; 55: 126-130.

Marzano A, Trapani A, Leone N, et al. Treatment of idiopathic retroperitoneal fibrosis using cyclosporin. Ann Rheum Dis, 2001; 60: 427–428.

Moroni G, Gallelli B, Banfi G, et al. Long-term outcome of idiopathic retroperitoneal fibrosis treated with surgical and/or medical approaches. Nephrol Dial Transplant, 2006, 21(9): 2485–2490.

Ormond JK. Bilateral ureteral obstruction due to envelopment and compression by an inflammatory retroperitoneal process. J Urol, 1948; 59: 1072-1079.

Parums DV, Brown DL, Mitchinson MJ. Serum antibodies to oxidized low-density lipoprotein and ceroid in chronic periaortitis.Arch Pathol Lab Med, 1990; 114: 383-387.

Parums DV. The spectrum of chronic periaortitis. Histopathology, 1990; 16: 423-431.

Piccoli GB, Consiglio V, Arena V, et al. Positron emission tomography as a tool for the 'tailored' management of retroperitoneal fibrosis: a nephro-urological experience. Nephrol Dial Transplant, 2010; 25: 2603–2610.

Salvarani C, Pipitone N, Versari A, et al. Positron emission tomography (PET): evaluation of chronic periaortitis. Arthritis Rheum, 2005; 53: 298-303.

Seixas-Mikelus S, Marshall S, Stephens D, et al. Robot-assisted laparoscopic ureterolysis: case report and literature review of the minimally invasive surgical approach. JSLS, 2010; 14: 313–319.

Surcel C, Mirvald C, Pavelescu C, et al. Management of idiopathic retroperitoneal fibrosis from the urologist's perspective. Ther Adv Urol, 2015; 7: 85–99.

Uibu T, Oksa P, Auvinen A, et al. Asbestos exposure as a risk factor for retroperitoneal fibrosis. Lancet, 2004; 363: 1422-1426.

Vaglio A, Greco P, Versari A, et al. Post-treatment residual tissue in.idiopathic retroperitoneal fibrosis: active residual disease or silent. "scar"? A study using. 8F-fluorodeoxyglucose positron emission tomography. Clin Exp Rheumatol, 2005; 23: 231-234.

Vaglio A, Pipitone N, Salvarani C. Chronic periaortitis: a large-vessel vasculitis? Curr Opin Rheumatol, 2011; 23: 1-6.

Vaglio A, Palmisano A, Alberici F, et al. Prednisone versus tamoxifen in patients with idiopathic retroperitoneal fibrosis: an open-label randomised controlled trial. Lancet, 2011, 378: 338–346.

van Bommel EFH, Jansen I, Hendriksz TR, et al. Idiopathic retroperitoneal fibrosis: prospective evaluation of incidence and clinicoradiologic presentation. Medicine (Baltimore), 2009; 88: 193-201.

Van Bommel, E. Retroperitoneal fibrosis. Neth J Med, 2002; 60: 231–242.

Vivas I, Nicolás AI, Velázquez P, et al. Retroperitoneal fibrosis: Typical and atypical manifestations. Br J Radiol, 2000; 73: 214-222.

Warnatz K. Immunosuppressive treatment of chronic periaortitis: a retrospective study of 20 patients with chronic periaortitis and a review of the literature. Ann Rheum Dis, 2005; 64: 828-833.

Zen Y, Onodera M, Inoue D, et al. Retroperitoneal fibrosis: a clinicopathologic study with respect to immunoglobulin G4. Am J Surg Pathol, 2009; 33: 1833-1839.

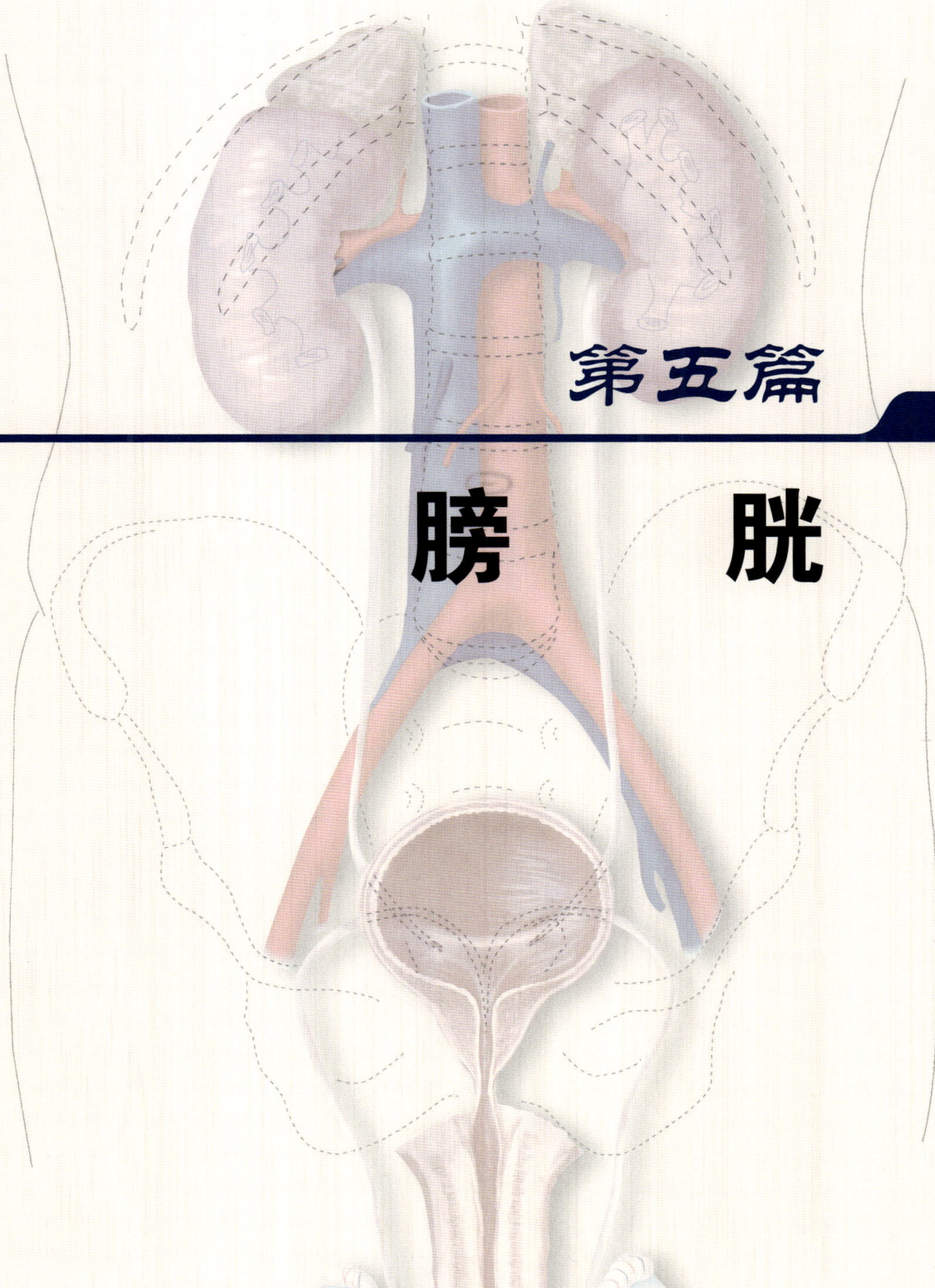

第五篇

膀　胱

第二十七章

膀胱解剖和生理

膀胱是储存尿液的肌性囊状器官，其形状、大小、位置和壁的厚度随尿液充盈程度而异。一般正常成年人的膀胱容量为350～500 ml，最大容量为800 ml，女性的容量小于男性。儿童的膀胱容量约为成人的十分之一。老年人因膀胱肌张力低而容量增大。

第一节　膀胱解剖

一、膀胱的形态

空虚的膀胱呈三棱锥体形，分尖、体、底和颈部。各部之间无明显分界线。膀胱尖朝向前上方，由此沿腹前壁至脐之间有一皱襞为脐正中韧带。膀胱的后面朝向后下方，呈三角形，为膀胱底。膀胱尖与底之间为膀胱体，膀胱的最下部称膀胱颈，是膀胱的最低点，有尿道内口与尿道相通。同时与前列腺底（男性）和盆膈（女性）相接（图 27-1-1）。

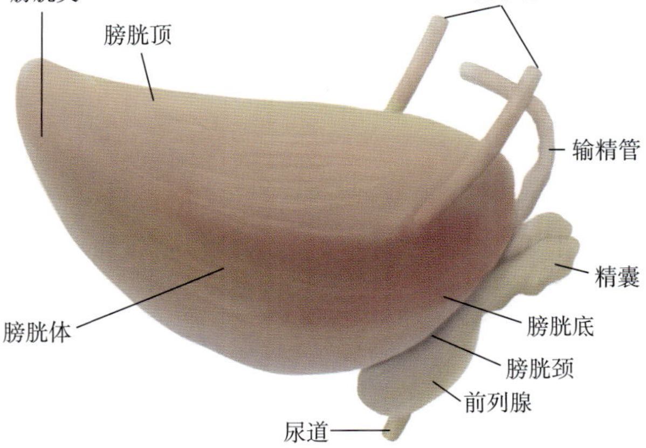

图 27-1-1　男性膀胱侧面观

二、膀胱的结构

膀胱壁从内向外由黏膜、黏膜下层、肌层和浆膜层构成。

（一）黏膜和黏膜下层

膀胱内面被覆黏膜，由移行上皮组织和黏膜固有层形成，膀胱空虚时较厚，充盈时变薄。膀胱壁收缩时，黏膜聚集成皱襞称膀胱襞。充盈后皱襞消失。而在膀胱底内面，有一个三角形的区域，位于左、右输尿管口和尿道内口之间，此处膀胱黏膜与肌层紧密连接，缺少黏膜下层组织，无论膀胱扩张或收缩，始终保持平衡，这部分黏膜是光滑的，称膀胱三角，膀胱三角是肿瘤、结核和炎症的好发部位，膀胱镜检查时应特别注意。两个输尿管口之间的皱襞称输尿管间襞，膀胱镜下所见为一苍白带，是临床寻找输尿管口的标志。在男性尿道内口后方的膀胱三角处，受前列腺中叶推挤形成膀胱垂（图 27-1-2）。

（二）膀胱肌层

膀胱肌肉由平滑肌组成，膀胱肌层根据其功能、结构及胚胎发育的不同，分为逼尿肌和三角区肌两个部分。

1．逼尿肌

通常被描述由三层肌肉构成，即内纵行肌、中环形肌和外纵行肌。但在膀胱体部各层之间有方向不同和程度不同的肌束互相交错，失去正常层次，交织成网状。肌束之间疏松，其间有纤维组织，仅在膀胱底部的肌纤维可辨明三层关系。膀胱逼尿肌具有复杂的结构，由平滑肌纤维和弹性结缔组织组成，使膀胱具有良好的顺应性和收缩力。因此，它可以保持膀胱低压储尿的生理状态。低顺应性的膀胱与正常膀胱相比，其逼尿肌的结缔组织与平滑肌含量的比例明显增高。

2．膀胱三角区

位于膀胱后壁的基底部，其上界为两侧输尿管开口，下界为膀胱出口，通过膀胱颈口进入尿道。三角区肌束较细，富有致密的胶原纤维，主要由输尿管末段肌纤维及部分逼尿肌中层肌纤维组成，膀胱三角区肌通常分为深浅两层，它们走向一致，浅层肌肉是由膀胱壁段输尿管纵行肌向下延伸，并在输尿管口处呈扇

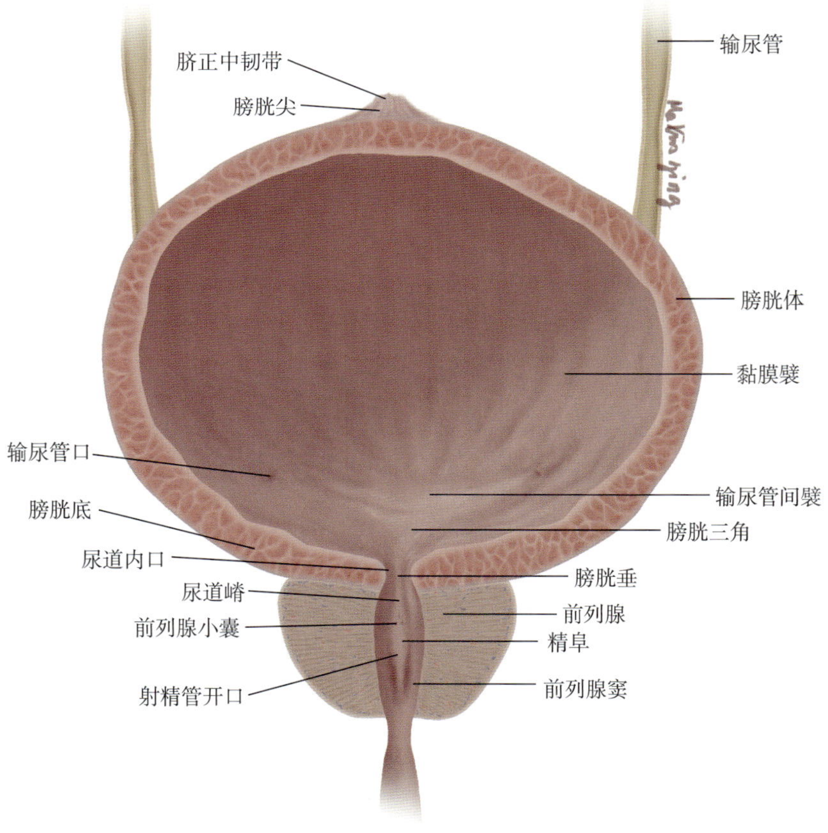

图 27-1-2　膀胱前面观（男性）

形展开至膀胱基底部。部分肌纤维在左右侧输尿管口之间交织融合在一起，即形成输尿管间嵴，构成三角区的上界。另一部分肌纤维向尿道内口聚集，形成三角区侧缘。该肌越过膀胱后唇，男性止于精阜，女性止于尿道外 1/3 处，称为 Bell 肌。浅层肌肉之下是三角区深层肌肉，起源于输尿管 Waldeyer 鞘的肌纤维，肌肉在此处变平，肌纤维更加紧密地融合在一起，呈扇形，不间断地连续下行至膀胱底部形成三角深层。尖端止于尿道内口，构成膀胱颈后唇。深浅两层之间易于分离，两侧肌纤维致密，其间也有纤维组织。

3. 膀胱三角的形成

直到妊娠第 33 天，共同排泄管（午式管中远离输尿管芽起源的部分）扩张吸收进入泌尿生殖窦。左右的共同排泄管与中线融合形成一个三角区域，即原始的膀胱三角。输尿管口在妊娠第 37 天外翻并进入膀胱，在膀胱底向头端和侧方移位。在这一过程中，午式管口偏离输尿管口，在泌尿生殖窦水平侧对中肾旁管（米勒管）向尾侧移行。此部位以后在男性是精阜的位置，在女性则为阴道腔。

4. 膀胱颈

膀胱与尿道交接部称为膀胱颈。膀胱颈部的肌肉是逼尿肌的延续而形成的特殊平滑肌结构。逼尿肌中层环肌于膀胱基底部显著增厚，至膀胱颈部时与外层纵肌部分纤维形成肌束和肌性悬带，呈环形包绕膀胱颈部的前面和两侧部，此环称为 Heiss 环。在 Heiss 环后方的游离缘与三角区深层肌肉相互融合，形成一完整结构，Hutch 将此结构称为基底盘，基底盘具有生理性括约肌的功能，但不存在解剖学环形括约肌的结构。

（三）浆膜层

浆膜仅覆盖膀胱上壁与外侧壁的上部，其余各部无浆膜层，而是覆盖以薄层结缔组织的纤维膜。

三、膀胱的位置与毗邻

（一）位置

膀胱空虚时位于小骨盆腔内，系腹膜外器官。位于耻骨联合与耻骨支的后方，故耻骨骨折易损伤膀胱。膀胱位置可因年龄和充盈程度而不同。充盈时则上升至耻骨联合上缘以上，这时腹前壁反折向膀胱的腹膜也随之上移，膀胱的下外侧面直接与腹前壁相贴。临床上常利用这种解剖关系，在耻骨联合上缘之上进行膀胱穿刺或手术切口，以避免伤及腹膜。儿童膀胱位置较高，空虚时可达耻骨联合上缘以上。6 岁左右逐渐降至盆腔；老年人膀胱位置较低，落至耻骨联合上缘平面以下。膀胱与耻骨联合二者之间称膀胱前隙（Retzius 间隙或耻骨后间隙），此间隙内男性有耻骨前列腺韧带；女性有耻骨膀胱韧带，该韧带是女性在耻骨后面和盆筋膜腱弓前部与膀胱颈之间相连的两条结缔组织索，此外，间隙中还有丰富的结缔组织和静脉丛。在男性，膀胱的后方与精囊、输精管壶腹相毗邻；在女性，膀胱的后方与子宫和阴道相邻接。男性两侧输精管壶腹间区称输精管壶腹三角，借结缔组织连接直肠壶腹，称直肠膀胱筋膜。空虚时膀胱全部位于盆腔内，充盈时膀胱腹膜反折线可上移至耻骨联合上方，此时，可在耻骨联合上方行穿刺术，不会伤及腹膜和污染腹膜腔。新生儿膀胱的位置高于成年人，尿道内口在耻骨联合上缘水平，随着年龄的增长和骨盆的发育逐渐下降，至青春期达成人的位置。老年人因盆底肌松弛，膀胱位置相对较低。耻骨前列腺韧带和耻骨膀胱韧带以及脐正中襞与脐外侧襞等结构将膀胱固定于盆腔。这些结构的发育不良是膀胱脱垂与女性尿失禁的重要原因（王怀经等，2010）（图 27-1-3，图 27-1-4）。

（二）毗邻

膀胱的前面与耻骨联合和耻骨支接触，其间为耻骨后隙，间隙内充填疏松结缔组织及脂肪，并有静脉丛。膀胱下外侧面与肛提肌、闭孔内肌及筋膜相邻，其间充满结缔组织，称膀胱旁组织，其中有至膀胱的动脉、神经以及输尿管盆部穿行。

在男性，膀胱上面和底的上部有腹膜覆盖，底部紧邻精囊、输精管壶腹部和直肠。腹膜在直肠、膀胱底部之间反折形成直肠膀胱陷凹；在腹膜反折线以下膀胱底与输精管壶腹和精囊相邻。膀胱上面与小肠袢相邻。膀胱的两侧有输精管通过，与肛提肌、闭孔内肌相邻。前列腺位于膀胱颈下方。膀胱颈借尿道内口与尿道相通。

在女性，膀胱底后面有子宫颈及阴道前壁，其间隔以膀胱阴道隔。膀胱上面与子宫为

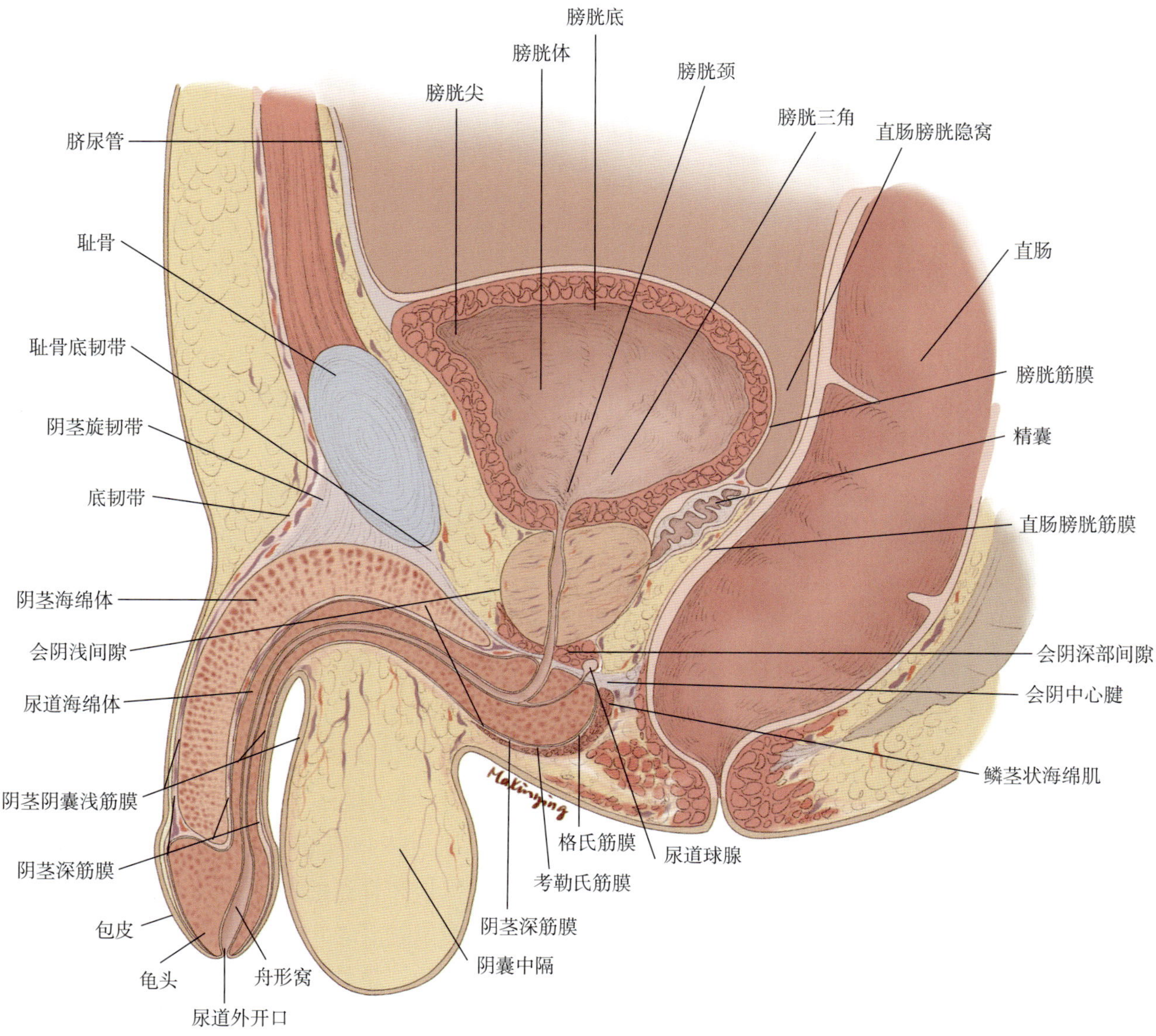

图 27-1-3　男性侧面观

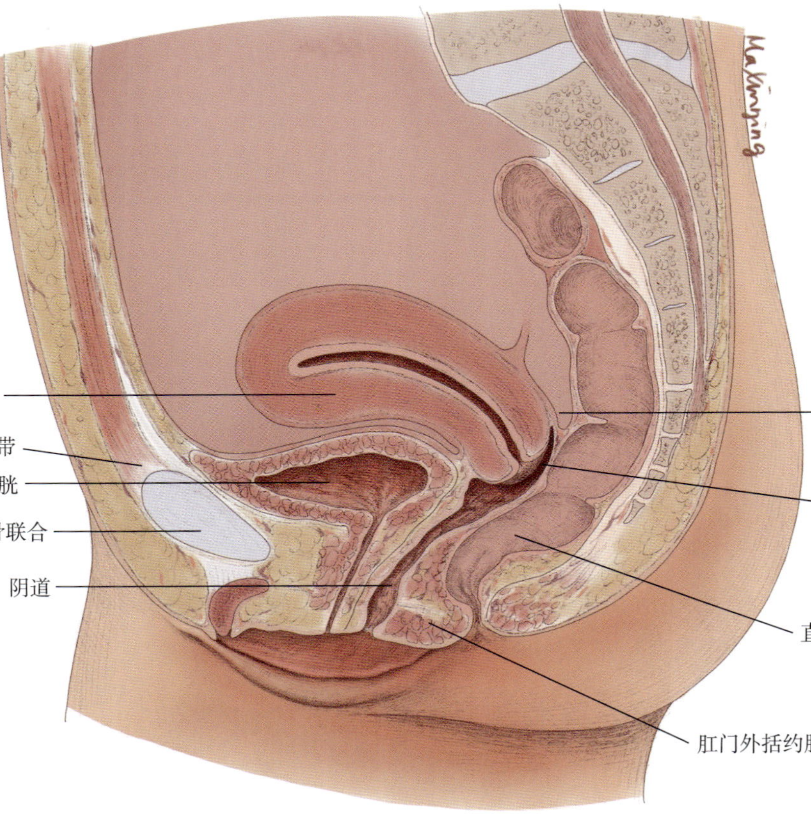

图 27-1-4 女性侧面观

邻。女性膀胱颈则直接与尿生殖膈接触，故尿道内口较男性者低。

膀胱空虚时为腹膜外位器官，充盈时则成为腹膜间位器官，盖于其上面的腹膜反折线也随之上移，以致无腹膜覆盖的膀胱高出于耻骨联合上缘以上，而与腹前外侧壁相贴。膀胱膨胀时，腹前外侧壁与膀胱之间的腹膜反折线移至耻骨联合以上，故沿耻骨上缘穿刺膀胱可不经腹膜腔。

(三)血液供应、淋巴引流和神经支配

1. 动脉

膀胱血供非常丰富。

（1）膀胱上动脉发自脐动脉近侧段，分布于膀胱上、中部；

（2）膀胱下动脉发自髂内动脉，分布于膀胱底、精囊及输尿管盆部下份等处。

（3）还有直肠中动脉、子宫动脉、闭孔动脉、阴部内动脉等侧支循环供应。

2. 静脉

膀胱的静脉在膀胱和前列腺两侧形成膀胱静脉丛，汇入膀胱静脉，注入髂内静脉。

3. 淋巴引流

膀胱前部的淋巴注入髂内淋巴结：膀胱三角和膀胱后部的淋巴大部注入髂外淋巴结，少数沿膀胱血管注入髂内淋巴结。

4. 神经支配

储尿和排尿活动是在中枢神经、外周神经系统调控下完成的。大脑皮质存在着与排尿功能有关的两个中枢，逼尿肌运动中枢和尿道外括约肌运动中枢。其中大脑额叶上部的逼尿肌运动中枢接受来自逼尿肌的传入冲动，并

传出冲动至脑干排尿中枢参与膀胱尿道功能的调节。脊髓排尿中枢位于两个部位，胸腰段交感神经元和骶髓。胸腰段交感神经元分布于T10～L1的脊髓侧角。其传出神经支配逼尿肌及尿道平滑肌。骶髓内有两组神经元调控排尿活动。一组是逼尿肌神经元，位于S2～S4灰质的中间外侧柱中，脑干的下行通路与之相连（网状脊髓索）。另外一组控制阴部神经，即尿道横纹肌神经元，位于S1～S3，其传出神经构成阴部神经的运动神经纤维，还接受三部分神经纤维：脑干网状结构下行神经通路；逼尿肌感觉纤维、横纹肌感觉纤维。

与排尿活动有关的外周神经有自主神经、盆神经节及躯体神经。支配膀胱、后尿道的自主神经包括交感神经和副交感神经。

分布于膀胱及尿道的交感神经起于脊髓T10～L2水平，通过交感神经干到达肠系膜下神经节，再通过下腹神经丛融入盆神经丛，最后分布于盆腔脏器支配膀胱。

副交感神经来自脊髓S2～S4的盆内脏神经，压力感受器位于壁内神经节和盆丛。在支配膀胱之前先融入盆神经，组成盆神经丛和内脏神经丛。支配膀胱逼尿肌，抑制尿道内括约肌，与排尿有关。

盆神经节存在于膀胱壁内和盆腔结缔组织内。有的呈神经节，有的为分散的神经元。这些神经节及神经元沿着神经干分布。盆神经节内胆碱能细胞、肾上腺素能细胞及中间型细胞与交感神经和副交感神经相互连接，接受副交感节前纤维兴奋性冲动和交感纤维抑制性冲动，起到调节逼尿肌的作用。

躯体神经（阴部神经）运动神经元位于S1～S3，支配尿道外括约肌和盆底肌，控制肌肉收缩，受意识支配。

膀胱排尿反射通过盆内脏神经传入；膀胱的痛觉随盆丛的交感神经纤维传入，而膀胱三角部位的痛觉则随盆内脏神经传入脊髓（柏树令，2010）。

四、儿童膀胱解剖结构特点

由于小儿盆腔狭小，膀胱充盈时易于在腹部触诊到。膀胱壁分为三层：黏膜、逼尿肌和浆膜。逼尿肌是由平滑肌纤维交织成网构成，形成一个功能整体，肌纤维在一定长度范围内形成几乎最大的有效张力，这就使得膀胱可在低压状态下充盈。膀胱的储尿能力取决于两个方面：逼尿肌整体功能和膀胱出口流出道的情况（包括膀胱颈、近段尿道和盆底横纹肌）。

尿道括约肌（包括内、外括约肌）起关闭膀胱颈和近段尿道的作用。外括约肌有一个圆筒状的结构，该结构在尿道前方增强，在后方较薄弱或缺如，于冠状面上形成马蹄铁或“Ω”的形状。此结构的内、外层分别由平滑肌和横纹肌构成，在男性起于前列腺尖部，覆盖膜部尿道全长；在女性此结构发育较差，起于膀胱颈，止于中段尿道。尿道内括约肌的解剖研究不甚清楚，一般的观点是内括约肌由平滑肌构成，起于膀胱底部和横行穿过膀胱颈下方的三角区肌纤维，向近段尿道延伸。这个结构可通过影像学和尿道压力测定认识到。在排尿期，膀胱底、膀胱颈和近段尿道可作为一个功能整体同时舒张，呈漏斗形，打开膀胱流出道。

我们对括约肌的结构、功能的自然发育、成熟过程了解不多。研究显示在小儿1～2岁时，由于逼尿肌–括约肌协调性发育不成熟，导致了不同程度的功能性膀胱出口梗阻，表现为逼尿肌收缩过强和断续排尿。Kokoua等对人类胚胎和婴幼儿尸体的外括约肌进行了个体发生学研究，发现与成人相比，小儿的外括约肌组织结构与年龄明显相关。横纹肌纤维出现于孕 20 周，然后向心发育成环状，后侧闭合形成一指向会阴体的尾状结构。小儿 1 岁时，横纹肌性外括约肌的后端离断，顺序是起于尾侧，再向头侧发展，同期尾状结构渐渐被吸收，最终发育成熟为“Ω”形。由于超过 40% 的小儿横纹肌性外括约肌的完整环状结构可于 1 岁前持续存在，推测这与婴儿的膀胱高压和断续排尿有关（Abrams et al., 2002; 2003）。

第二节 膀 胱 生 理

一、膀胱发育和尿控机制的形成

直到妊娠第 10 周，膀胱仍为单层立方上皮排列的圆管状结构。圆管的尖端逐渐变细形成脐尿管，与尿囊相延续。到妊娠第 12 周时脐尿管退化成一纤维索状结构变成内侧脐韧带。在妊娠第 7～12 周，膀胱上皮由双层立方状细胞组成。妊娠第 13～17 周它开始具有成熟尿路上皮的特性。妊娠第 21 周，它的厚度变为 4 或 5 层细胞，表现为类似于分化完全的尿路上皮的结构状态。周边的结缔组织在第 7～12 周时变得致密，此时平滑肌纤维首先在膀胱顶出现，随后出现于周围膀胱壁并朝膀胱底发展。胶原纤维最初出现于固有层，随之延伸至膀胱壁肌纤维的深层。胚胎学上，膀胱由两个区域组成：三角区和膀胱体。膀胱体起源于内胚层的膀胱尿道管及其周边的间叶组织。膀胱三角则有不同的组织胚胎学起源（内胚层），因为它源于共同排泄管（位于输尿管芽起点尾侧的午式管部分）与膀胱底的合并部分。

膀胱的发育过程中其顺应性发生了改变。当对羊胚胎的膀胱进行标本制作的时候发现妊娠初期膀胱顺应性很低，但随着时间逐步增加。膀胱顺应性改变的机制仍然不明，但可能与平滑肌纤维直径和结缔组织成分的改变有关。这种现象也被发现存在于人类膀胱。妊娠时膀胱壁肌肉增厚且胶原纤维相对减少，然而弹力纤维的数量增加。膀胱顺应性的改变也与胚胎尿液产生的时间一致，提示存在机械扩张的作用。将小鼠胚胎膀胱移出后进行实验发现，相对于松弛的膀胱，扩张的膀胱能促进固有层内胶原纤维束的进一步生长。这一实验结果提示尿液积累的机械扩张可能在膀胱发育中发挥了一定作用。

和其他器官发育一样，膀胱的正常发育和进一步分化需要上皮—间叶细胞间的相互诱导作用。改良后的 Grobstein 技术被用来研究膀胱平滑肌细胞的分化机制。在膀胱平滑肌细胞分化前将未分化的鼠膀胱上皮和间叶细胞分离出来并在免疫缺陷宿主体内（无胸腺的裸鼠）进行重组生长。在存在上皮细胞的情况下，间叶细胞分化形成平滑肌细胞，继而表达出相应标记物；然而若没有上皮细胞，它们将退化直至细胞凋亡。

没有相关的功能研究去评价胎儿尿控机制。只有少量用于描述该内容的人类个体发育资料提供了理论基础。泄殖腔分离和泄殖腔膜破裂后，在泌尿生殖窦的尾侧形成了致密的间叶细胞。横纹肌纤维在妊娠第 15 周时可清晰见到。此时，在膀胱颈水平的平滑肌层增厚并形成尿道肌肉的内份。由中心平滑肌纤维和四周横纹肌纤维组成的尿道括约肌在尿道的前壁形成。尿道括约肌纤维向尿道后壁延伸。在男性，这些纤维伸入前列腺的后壁，而女性此纤维贴附于阴道侧壁。

二、膀胱的神经支配与调控

储尿和排尿活动是在神经系统调控下完成的，中枢神经、外周神经、神经递质及受体均参与调控。

（1）大脑皮质存在两个重要中枢：位于额叶上部的逼尿肌运动中枢和位于感觉运动皮质区的尿道外括约肌的运动中枢。这两个中枢接受来自逼尿肌和括约肌的传入冲动和位于脑干排尿中枢传来的冲动，并传出至脑干排尿中枢参与膀胱尿道的功能调节。

（2）脑桥：存在排尿中枢（M区）和储尿中枢（L区），M区直接兴奋膀胱运动神经元，并通过脊髓中抑制性神经元，间接抑制尿道外括约肌运动神经元；L区则直接控制包括尿道外括约肌在内的盆底肌群的运动神经元；中脑导水管周围皮质区接受膀胱上传的感觉冲动，再传递至M区和L区，可能参与传递膀胱充盈程度的信息。

（3）脊髓：排尿中枢位于两个部位：①胸腰段交感神经元，分布于T10～L1的脊髓侧角。其传出神经支配逼尿肌及尿道平滑肌。②骶髓，内有两组神经元调控排尿活动。一组是逼尿肌神经元，位于S2～S4的灰质的中间外侧柱中，脑干的下行通路与之相连。另外一组控制阴部神经，即尿道横纹肌神经元，位于S1～S3，其传出神经构成阴部神经的运动神经纤维，还接受三部分神经纤维：脑干网状结构下行神经通路、逼尿肌感觉纤维和横纹肌感觉纤维。

传达膀胱和尿道感觉的上行通路行走于脊髓后束，膀胱和尿道的非本体感觉性冲动，如痛觉、温觉、触觉引起的冲动，进入脊髓并在Lissauer束内前行经脊髓丘脑进入丘脑核后发生突触联系，再发出上行支到达大脑皮质。另外，排尿感觉、尿急、痛觉、温度觉、性刺激感觉的传导走行于脊髓中前外侧束的感觉传导通路；膀胱充盈膨胀感、排尿进行感、触觉感等本体感觉走行于脊髓中后束，经脑干的楔束核、薄束核换元后，与丘脑腹外侧核发生突触联系，最后发出神经纤维至大脑皮质。下行通路走行在脊髓丘脑侧束中激发排尿。

（4）外周神经：与排尿活动有关的外周神经有自主神经、盆神经节和躯体神经。支配膀胱的自主神经包括交感和副交感神经。分布于膀胱的副交感神经节前神经元位于骶髓中间柱的骶副交感神经核。副交感神经节前神经元发出的轴突经前根到达周围神经节并释放兴奋性神经递质乙酰胆碱。副交感神经压力感受器位于壁内神经节和盆丛。分布于膀胱的交感神经含有传入和传出纤维，其脊髓中枢位于T10～L1。其神经纤维先通过交感神经干神经节到达肠系膜下神经节，然后经下腹丛到达盆神经节，最后分布于盆腔脏器。分布于膀胱的交感神经纤维没有副交感神经那样均匀，在膀胱颈和底部分布较多。盆神经节存在于盆腔结缔组织内及膀胱壁内盆神经节内胆碱能细胞、肾上腺素能细胞及中间型细胞与交感神经和副交感神经相互连接，接受副交感神经节前纤维兴奋性冲动和交感神经纤维抑制性冲动，起到调节逼尿肌的作用。当排尿阈值的冲动到达时，被增强放大后下传，使膀胱达到完全收缩。

（5）神经递质：协调排尿主要有四种神经递质：谷氨酸（Glu）、5-羟色胺（5-HT）、去甲肾上腺素（NA）、乙酰胆碱（Ach）。分别作用于排尿相关的中枢神经中的相应受体。作用于外周时，乙酰胆碱发挥着最重要的作用。储尿期，下腹丛释放去甲肾上腺素，通过作用于膀胱壁β3肾上腺素受体松弛膀胱体部逼尿肌；通过作用于α1肾上腺素受体是膀胱颈收缩，膀胱流出道关闭。同时作用于副交感神经末梢，抑制其释放递质，避免膀胱收缩。而在中枢作用时，储尿期脊髓下神经纤维作用于脊髓中间抑制性神经元，释放抑制性神经递质γ-氨基丁酸（GABA）来抑制骶髓副交感神经元，从而抑制副交感神经，使膀胱逼尿肌松弛。而排尿期神经递质作用相反，使逼尿肌收缩，启动排尿。

（6）神经受体：①胆碱能受体：乙酰胆碱是交感和副交感神经节、副交感神经-效应器接头的神经递质。胆碱能受体分为毒蕈碱型受体（M受体）和烟碱型受体（N受体）。M受体分为五种（M1～M5），其中M2和M3受体主要位于膀胱逼尿肌，其中M2受体在膀胱逼尿肌中分布数量最多，但M3受体才是主要介导胆碱能从而引起收缩作用的受体。乙酰胆碱激活M3受体导致肌醇三磷酸的水解，内质网释放 Ca^{2+}，同时激活L型 Ca^{2+} 通道的开放，使细胞外 Ca^{2+} 内流，平滑肌细胞膜除极，膀胱逼尿肌收缩。M3受体不仅存在于膀胱平滑肌，也存在于唾液腺，故组织选择性比受体亚型选择性更为重要。目前认为索利那新有较高的膀胱选择性。②肾上腺素受体：α受体主要分布于膀胱底、膀胱颈、三角区及近段尿道，β受体主要分布于膀胱体、膀胱颈。分布于膀胱的β受体主要是β3受体，因为选择性β3肾上腺素受体阻滞药可阻断β肾上腺素受体介导的人类逼尿肌松弛，因为肾上腺素能神经刺激介导的人类逼尿肌平滑肌松弛主要是β3受体的激活。

三、人体的排尿和控尿生理

人体的排尿和控尿是一个极为复杂的过程，涉及全身多个系统、组织与器官，它们的正常与协调工作是完成正常排尿与控尿生理的基础。膀胱和尿道特有的结构和功能是构成储尿和排尿机制的基础。同时储尿和排尿过程又被社会和行为因素所调节，共同构成了复杂的储尿和排尿的生理过程。

（一）储尿与排尿的基本机制

1. 膀胱和尿道的固有特性

膀胱和尿道独特的结构和功能是构成储尿与排尿机制的基础。其中膀胱机制包括良好的膀胱顺应性和完整的神经支配。

2. 膀胱的特性

膀胱的生理特点：膀胱解剖学的特殊性和神经系统的调节，使其具有功能上的特点，在储尿过程中，在一定容量范围内具有伸展性而膀胱压力不增高，膀胱压低于15 cmH_2O。当尿液储存到一定容量产生尿意主动排尿时，膀胱内压升高，同时膀胱出口阻力降低，完成排尿活动，无尿液残留。

凭借膀胱壁组织成分的弹性和黏弹性特征，膀胱能够容纳不断增加的尿量而膀胱腔内压却无明显增高，保持膀胱低压的基本因素是膀胱壁的弹性和黏弹特性。

膀胱充盈少量尿液使膀胱壁由塌陷状态变得完全伸展开，而膀胱壁肌纤维却无任何伸张。一旦膀胱壁开始伸张，其弹性和黏弹性立即发挥作用。

（1）膀胱壁的弹性特征：这一特性允许在正常膀胱及在中低速度膀胱充盈过程中，膀胱壁舒张到一定程度时不会出现随膀胱容量增加膀胱压力升高的现象。但在膀胱壁纤维化（胶原纤维增加或/和弹性纤维减少）或膀胱周围组织纤维化限制膀胱扩张时，膀胱壁弹性特性减弱，即随膀胱容量增加压力呈同步增加，即低顺应性膀胱。

（2）膀胱壁黏弹性特性：排空的膀胱极像

一个倒空的口袋，在膀胱充盈使膀胱黏膜皱褶变平以前，膀胱壁几乎不受明显的牵拉，只需能克服膀胱壁惯性使其移位的力即可使膀胱逐渐充盈，此时膀胱内压并无明显升高。此后随着膀胱充盈，膀胱壁受到的牵拉将逐渐增加，此时膀胱壁的黏弹特性是影响膀胱内压的最重要的因素。正常膀胱壁的黏弹特性使其在自然膀胱充盈条件下能产生良好的应力舒张，即膀胱受牵拉后产生的张力将随时间的推移而逐渐下降。由于黏弹特性的存在，膀胱在一定的充盈速度时，在未达到最大容量前，膀胱内压不会出现明显的升高。

弹性特征可使膀胱壁伸张到一定程度而张力无任何增加；黏弹性特征则是在膀胱充盈速度减慢或停止时，使膀胱壁伸张产生的张力逐渐减弱，这种减弱也可称为压力释放。膀胱壁的弹性使得膀胱腔内压在充盈过程中无论充盈速度如何均保持不变，而黏弹性则在膀胱壁伸张速度超过压力释放速度时允许膀胱腔内压有一定增高。

尿液由输尿管进入膀胱，膀胱逐渐充盈，膀胱平滑肌具有和其他平滑肌相同的特性，当被牵拉时，起初平滑肌的张力很大，但随后平滑肌松弛，张力恢复到原先水平。因此，当平滑肌被尿液充盈时，膀胱内压起初有所升高，其升高的程度取决于膀胱的充盈程度，即膀胱的容积；但经过一定时间后，膀胱壁的平滑肌松弛，张力降低，膀胱内压也回降。在人体，可以将导尿管插入膀胱内，测定膀胱容量与膀胱内压的关系。膀胱内的尿液被完全排空时，膀胱内压为零。在正常人，当膀胱内液体的容积达到 30 ~ 50 ml 时，膀胱内压开始升高；膀胱内液体容积增加至 200 ~ 300 ml 时，由于膀胱特性，膀胱内压升高但不明显，当膀胱容量达到 300 ~ 400 ml 后，膀胱内压会明显升高（图 27-2-1）。

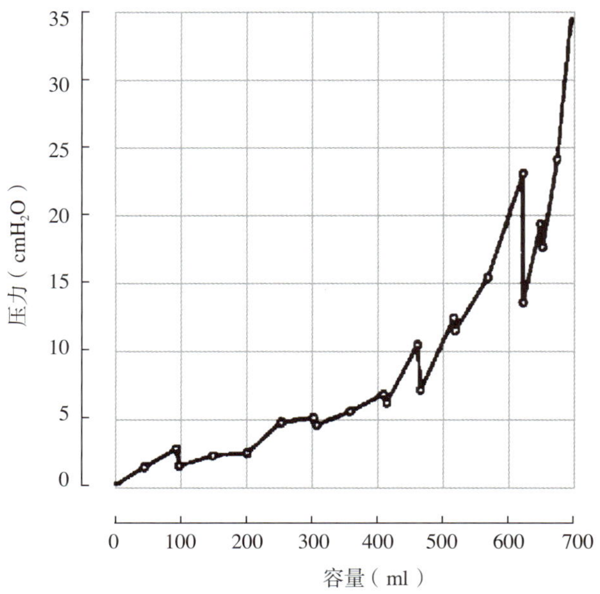

图 27-2-1　压力 - 容积关系图

3．膀胱顺应性

膀胱腔内容积的改变与压力改变之比称为顺应性。膀胱顺应性是非常高的，在很慢的充盈速度下可以接近无限大；因此膀胱充盈过程中可以得出平坦的压力曲线。膀胱顺应性可被多种因素与途径改变，如改变膀胱壁的黏弹性（膀胱壁的主要物理特性）、膀胱充盈超过其膨胀极限、膀胱充盈速度超过其压力释放速度等情况下，膀胱顺应性均可发生变化。研究表明膀胱低压储尿的过程由三个物理因素所决定：膀胱壁的伸展性、黏弹性和弹性。有临床研究表明人体内神经因素在决定膀胱顺应性中具有与那些物理因素同等重要的作用，但该结果及其机制有待进一步阐明。

膀胱顺应性反映了膀胱低压储尿的能力，正常情况下随着尿液的增加，膀胱腔内的压力无显著增加。膀胱顺应性是膀胱容积变化与逼尿肌压力变化的比值，单位为 ml/cmH_2O。正常充盈过程中膀胱保持低压状态，对尿液的传输以及确保控尿非常重要。研究发现，膀胱的顺应性并不受急性神经损伤或胆碱能神经激动药或拮抗药的影响。膀胱壁由大量的平滑肌细胞组成，中间以胶原纤维相隔，使其具有良好的顺应性。膀胱顺应性下降后，膀胱充盈时表现为明显的逼尿肌压力急剧升高，当膀胱压力高于尿道压力时，就表现为尿液不自主漏出。

（二）储尿与排尿基本过程的神经生理

1．排尿感觉

正常情况下，输尿管以大约 1 ml/min 的速度充盈膀胱。在充盈开始时并无任何充盈感觉。随着膀胱充盈的进展，一种在盆腔或会阴部的容易被忽略的模糊感觉被逐渐加深，为初始排尿感；随着膀胱继续充盈，这种感觉变得更加明显，且不容易被忽略，达到此时排尿可以自然开始，称为正常排尿感，这种感觉的传入神经纤维起源于逼尿肌内的牵张感受器，并在盆腔内行走，然后到达脊髓的外侧；如果膀胱进一步充盈，可出现一种下腹部膨胀的感觉，称强烈排尿感，这种感觉的传入通路可能起源于膀胱三角区的牵张感受器，在交感神经内走行，再到达脊髓外侧；此时膀胱继续充盈，就会出现主观的急迫排尿感，这种感觉的传入神经起源于尿道内或尿道周围的横纹肌内，并在阴部神经内行走，然后到达脊髓的背侧。上述感觉都有不同的神经通路，感觉的刺激信号均是膀胱膨胀。

2．储尿期

神经机制使膀胱能够保持储尿，直至膀胱膨胀到一个能够使传入神经冲动达到某特定水平的程度。

保持节后副交感神经元处于静息状态直至传入冲动达到一特定水平的神经机制涉及三个因素。第一，由脊髓灰质中间外侧柱内的抑制性中间神经元可产生一种对节前神经元的回返性抑制，其在膀胱低容量时活动，而在逼尿肌排尿收缩时被抑制。第二，副交感神经节起着过滤器的作用：当节前的神经冲动较弱时，这些冲动就不能被传递；这种过滤效应在排尿期正好相反。第三，对副交感神经节内神经传递的交感抑制作用。交感抑制是由多突触的脊髓反射所介导的，反射弧的传入纤维行走于盆神经内，而传出纤维则走于下腹神经内。这种反射在膀胱充盈期处于活动状态，而在排尿期则可能受到来自脊髓上中枢的抑制。

3．储尿反射

在膀胱空虚尚未达到排尿阈值时，来自膀胱少量的感觉传入引发两个主要储尿反射，一是以交感神经传出活动为主的储尿反射抑制膀胱逼尿肌的收缩，二是以阴部神经的传出活动为主的储尿反射使尿道外括约肌收缩。这两个储尿反射有利于尿液的储存以避免漏尿。

储尿期神经反射中枢位于腰骶髓。交感神经兴奋产生排尿抑制的机制：膀胱膨胀兴奋冲动沿盆神经纤维传入，并经中间神经元上行至胸腰段的交感神经节前神经元。兴奋后的交感神经传出冲动经腹下丛可至：①膀胱壁，兴奋 β3 受体，松弛膀胱，使膀胱保持低压；②膀胱颈和后尿道，兴奋 α1 受体，增强膀胱出口阻力以控制尿液外溢；③盆神经节，抑制盆神经节对副交感神经传出的传导，使排尿阈值以下副交感神经的兴奋性传出被阻滞。

4．排尿期

排尿开始时，膀胱内压升高，尿道压力同步降低，增高的膀胱压维持至膀胱排空；随着膀胱排空，膀胱压降至静息水平，而尿道压力也恢复到排尿前水平。准确来说，排尿过程最先发生的事件是尿道压力下降，比膀胱压升高早几秒。当膀胱压升高超过某一水平，膀胱颈开放，开始排尿。排尿完毕，远端尿道外括约肌区域尿道闭合，后逐渐达到膀胱颈闭合。

5. 排尿过程

（1）排尿的启动：排尿被启动，排尿前尿道压力下降原因尚不明确。当尿道压力自主地、非随意地下降，急迫排尿感随即产生。

（2）排尿：引起排尿的逼尿肌收缩是由节后副交感神经传出冲动的发放所致。由于脊髓上抑制冲动的去除使节前的副交感活动达到一特定频率，这种频率可以破坏副交感神经节的过滤作用。神经递质发生突触前释放，并被激活。节前冲动的发放被传递到节后神经元，在此处神经末梢曲张体内的囊泡释放乙酰胆碱，最终导致逼尿肌收缩。

（3）膀胱颈开放：对于逼尿肌收缩的同时膀胱颈开放的机制尚不清楚。第一种理论认为膀胱与膀胱颈交互神经支配，使膀胱收缩与膀胱颈松弛相关；第二种认为膀胱颈开放需要从逼尿肌向尿道纵向延伸、并跨越膀胱颈的平滑肌肌束。这些肌束收缩，向下到达尿道固定于生殖膈水平，似弓弦，使近端尿道缩短变宽，进而使膀胱颈主动开放。第三种认为膀胱颈及近端尿道的逼尿肌平滑肌纤维的排列使逼尿肌收缩时膀胱颈形成漏斗状，进一步开放。

（4）排尿反射：在膀胱充盈过程中，脑干、导水管周围灰质及脑桥排尿中枢等部位神经活动信号增强。储尿期膀胱容量逐渐增加，膀胱尿道的传入信号通过脊髓传导至中脑及导水管周围灰质的神经元，当容量达到一定水平时，导水管周围灰质下行的兴奋信号通过脑桥排尿中枢激活位于骶髓的副交感神经中枢，激活支配膀胱逼尿肌及尿道的副交感神经，引发尿道括约肌舒张及逼尿肌收缩，膀胱内压增高，利于尿液的排出。在排尿过程中，通过激活尿道副交感神经通路，抑制交感储尿反射，触发抑制性物质一氧化氮的释放并阻断尿道兴奋性，从而导致尿道平滑肌的松弛，促进膀胱排空（姚泰，2010）。

（三）中枢调控排尿：膀胱受复杂的神经网络控制，中枢、自主及外周神经系统均参与控尿过程。

1. 脑干

（1）导水管周围灰质在膀胱功能自主控制中起重要作用。其接受骶髓的膀胱初级传入信号并发送至大脑中枢，并投射至更高级大脑区域，同时控制脑桥排尿中枢的初级信号。在膀胱充盈期，导水管周围灰质可抑制位于皮质的高级大脑中枢下行兴奋性信号，进而防止尿失禁发生。

（2）脑桥排尿中枢位于被盖尾部背侧，邻近蓝斑，与导水管周围灰质一起，脑桥排尿中枢在协调逼尿肌及尿道外括约肌中起到重要作用。膀胱传入信号间接通过腹外侧导水管周围灰质兴奋脑桥排尿中枢。之后脑桥排尿中枢发送下行氨基酸能信号至骶髓，进而激活骶髓节前神经元，引发逼尿肌收缩。同时，通过中间神经元可抑制胸腰部的交感神经信号及支配尿道外括约肌的 Onuf 核运动神经元，引发括约肌松弛，导致排尿。

（3）脑桥 L 区位于脑桥排尿中枢的腹外侧，传递兴奋信号至 Onuf 核，引起盆底肌群收缩达到控尿。

2. 皮质和皮质下结构

（1）右前岛叶参与膀胱感觉信号的投射，并使信号可被更高位皮质区域所处理，这样人体就能感知膀胱的感觉（意识或本体感觉）。

（2）扣带前回（背侧及腹侧）是围绕在胼胝体前部的皮质扣带区域。此区域影响膀胱控尿。

（3）额叶皮质负责启动和（或）抑制排尿反射。

3. 大脑控制膀胱工作模式

在膀胱的充盈期和排尿期，大脑的多个区

域激活，形成了膀胱大脑控制的神经网络循环。通常传入神经信号传导至导水管周围灰质并在投射至右侧脑岛。多数情况下，信号被自动处理并被位于腹内侧前额叶皮质所抑制。当达到一定强度阈值时，传入信号即传入更高的认知中枢。如果此时决定启动排尿，导水管周围皮质 / 脑桥排尿中枢发放自主性去抑制信号，允许启动排尿反射并在适宜的环境下排尿（廖利民等，2012）。

四、儿童生理学特点

正常小儿的尿动力学研究表明，小儿的膀胱功能与成人大不相同。在 2～3 岁期间，小儿的排尿会从不受控制的婴幼儿排尿模式发育成有意识的、与社会行为相符的成人排尿模式。这需要一个主动的学习过程。膀胱功能的正常发育需要完整的神经系统和至少三个条件：①膀胱容量的增长；②对尿道横纹括约肌的主动控制发育完善，这可能是最重要的条件；③对膀胱及其括约肌的直接主动控制，这样小儿才可随意启动和抑制排尿。小儿在接受排尿训练时，这个学习过程还可受到家庭与社会规则的影响。

（一）膀胱功能参数的变化

1．排尿频率

在妊娠的最后三个月，胎儿每 24 小时排尿约 30 次。在出生后几天内排尿次数骤减，一周后又开始增加，到 2～4 周时最多，平均每小时 1 次。随后排尿次数又开始减少，到 6～12 个月时每天 10～15 次，到 2～3 岁时，每天 8～10 次。小儿出生后几年排尿次数减少的原因主要与膀胱容量增加有关，这与身体成长平行；尽管同时尿量也在增加，但前者增加的幅度更加大。12 岁小儿排尿次数与成人接近，通常一天 4～6 次。

2．膀胱容量、排尿量和膀胱排空效率

膀胱容量的增加是小儿膀胱功能和控尿能力发育的重要步骤。只有足够大的膀胱容量才能满足一个生长发育小儿的产尿量增加、排尿次数减少的需要。

若干研究表明某年龄段小儿的功能性膀胱容量可根据其年龄较准确地估计，并且无性别差异。婴儿可表达如下：膀胱容量（ml）＝ 38 ＋2.5× 年龄（月）；对于年龄较大的小儿，一般可通过 Koff 公式或 Hjalma 公式计算得出：

膀胱容量（ml）＝ [年龄（年）＋2]×30

膀胱容量（ml）＝ 30＋[年龄（年）×30]

小儿每次排尿量随着年龄的增长而增加，并与膀胱容量的增加相平行。尿动力学研究显示尽管逼尿肌—括约肌协调机制发育不完善，但大部分小于 1 岁的小儿仍可令人满意地排空膀胱（超过 80% 的排空效率）。

3．排尿期逼尿肌压

关于正常婴幼儿排尿期逼尿肌压的研究为数不多，这是因为对婴幼儿进行尿动力学检查较困难并且涉及伦理学问题。有学者曾做过正常下尿路婴幼儿的自然灌注尿动力学研究（利用自身分泌的尿液充盈膀胱），研究对象是由于肾盂输尿管交接部狭窄行离断式肾盂成形术或肾发育不良行肾切除术的患儿，结果发现小儿的排尿期最大逼尿肌压比正常成人高很多。另外还发现男性婴幼儿的排尿期逼尿肌压力比女性婴幼儿高（分别为 118 cmH_2O 和 75 cmH_2O，$P<0.03$）。

研究还发现排尿期逼尿肌高压主要发生在出生后 1 岁以内的婴儿，随着年龄增长，压力逐渐下降。此外，还有超过一半以上患儿表现为排尿中断或是断续排尿。这在尿动力学检查时就表现为排尿期逼尿肌压力曲线达最高峰时出现波动，同时尿流减少甚至暂停；而后逼尿肌压力突降后尿流又恢复。这种排尿期逼尿肌高压被认为是幼儿在出生后 1～2 年内膀胱逼尿肌与尿道括约肌协调性的成熟过程中的个体变化。

有人利用自然灌注影像尿动力和肌电图（EMG）研究伴有尿路感染病史的婴幼儿，进一步证明小儿的逼尿肌—括约肌不协调现象。在排尿期，会阴区及括约肌肌电活动增加时，尿流率骤然降低，同时逼尿肌反射压力升高达高峰值；相反，当尿道外括约肌松弛，尿流恢复，逼尿肌反射压力降低。另外，排尿期初期的逼尿肌压明显低于中期最大逼尿肌压，而婴幼儿的最大逼尿肌压要明显高于正常成人（廖利民，2012）。

（二）正常控尿的发育

传统观念认为新生儿的排尿是在膀胱充盈后，通过简单的脊髓反射自发启动排尿，高级神经中枢没有或很少介入，随着生长发育逐渐形成有意识的控尿。控尿能力的延迟发育会导致某些疾病，如夜间遗尿，既往有些学者认为所有的遗尿患儿随着年龄的增长会自行缓解。但是，近年来的研究证明新生儿甚至足月胎儿的排尿，高级神经中枢都参与了调节。有学者研究证明胎儿在宫内排尿几乎都发生于觉醒时，并不是随意地不分睡眠和觉醒随时排尿。并且还证明足月胎儿的排尿可被声振刺激试验诱发。以上这些都表明接近分娩期胎儿的排尿反射是受高级神经中枢控制的，而进一步的神经调节是在生后完成。

动态尿动力学研究证明新生儿的排尿并没有发生于睡眠时。在睡眠过程中逼尿肌稳定，没有收缩，而当新生儿觉醒时被观察到出现逼尿肌过度活动。在睡眠中当膀胱充盈膨胀、将要排尿时，脑电图显示大脑皮层会出现觉醒或者唤醒的反射波形。但是这段觉醒时间通常是短暂的，只在小儿啼闹、排尿时出现，然后又转入睡眠，小儿不易被唤醒。由于膀胱充盈膨胀引起的觉醒反射或许涉及复杂的神经通路和更高级神经中枢，目前尚不能明确解释。

这些研究结果也得到了动物试验的证实，表明在出生时神经中枢和通路之间就有着复杂的联系和整合，在出生后又重新调整。有学者通过大量的动物试验作出结论，认为出生后膀胱功能的发育完善需要三个阶段：①逼尿肌本身的变化；②膀胱周围神经组织的变化；③中枢神经突触通路的改变和膀胱副交感神经反射通路的重新塑形。动物试验还证明幼鼠的膀胱平滑肌较大鼠有更多的自发活动，更大的收缩波幅，这提示在发育过程中，逼尿肌平滑肌细胞间联系减少，自发活动由此减少，从而可以更有效地储尿；同期，中枢和外周神经系统也发生广泛的变化。在猫和某些动物中，新生期幼仔的排尿是依赖外界的躯体-膀胱反射触发，如母猫舔小猫的会阴部会引起排尿，这种躯体-膀胱反射发生于骶髓。当动物成年后，这种反射消失，而当脊髓损伤时又会再次出现。还有更多的神经解剖学研究证明，脊髓-膀胱反射是通过中间神经元与神经节前神经元的直接接触和突触连接调节的。中间神经元与神经节前神经元的突触传导在刚出生时数目很多，在随后三周内迅速下降，此时脊髓上反射开始出现。若脊髓横断后这种下降受到抑制，表明更高级的神经中枢在突触重塑方面发挥着重要作用，促进出生后排尿反射的发育（廖利民等，2012）。

在 2～3 岁期间，小儿排尿模式会向着与社会规则相符的、更有意识控制的成人模式发育。此时小儿对膀胱充盈和尿急感更加敏感，会对尿失禁所带来的尴尬而觉羞愧。通过一段主动学习的过程，小儿获得了有意识抑制和延迟排尿的能力，直到周围环境允许时，甚在膀胱不是很充盈时主动地排空膀胱。这种控尿机制的自然发育过程需要完整的神经通路，需要有对社会规则的认识等。其他重要因素还有逐渐增长的膀胱容量，逼尿肌 - 括约肌协调性的成熟发育和对盆底肌 - 括约肌的主动控制能力。通常到小儿 3～4 岁时整体过程可以完成。这个过程同时也会受到行为学习和排尿训练的影响。

有多个神经中枢对排尿的进行控制，包括骶髓排尿中枢、脑桥中枢、小脑、基底节、边缘系统、下丘脑和大脑皮质。膀胱与其他内脏器官不同之处就是膀胱接受体神经和自主神经的双重支配。神经递质除了乙酰胆碱、去甲肾上腺素外，还有前列腺素物质 P、阿片肽、血管活性肠肽和神经肽 Y。仅阻断肾上腺素能或胆碱能受体只能部分影响神经系统对膀胱的支配作用，这就可以解释为什么常用的受体阻断剂并不能达到所期待的临床疗效。

婴幼儿一过性逼尿肌 - 括约肌协同失调：研究表明，小儿的排尿模式在从婴幼儿向成人模式转变的过程中，所有的小儿会表现不同程度的逼尿肌 - 括约肌功能障碍。例如，有很大一部分 1～2 岁的小儿有明显的逼尿肌 - 括约肌协同失调和断续排尿，可以表现为尿流不连续，甚至尿流完全中断 1～2 分钟后再次少量排尿，一次排尿过程当中可有多次排尿。尿动力学检查表明高压排尿与不连续排尿有关，但总体来说对膀胱的排空没有太大影响。这种异常排尿会随着排尿训练的进行而缓解，仅仅是一过性的。因此，医生在对有断续排尿的婴幼儿进行诊断、评估时，需要将此因素考虑在内。但是如果小儿经过了排尿训练，断续排尿仍然持续存在，特别是当出现并发症时，如反复尿路感染，医生则需要考虑小儿是否存在泌尿系统解剖异常或神经系统疾病（张玉海，2000）。

（焦丽丽 孙 宁）

参考文献

廖利民. 付光. 尿失禁诊断治疗学. 北京: 人民军医出版社, 2012: 11-63.

廖利民. 尿动力学. 北京: 人民军医出版社, 2012: 6-22.

张玉海. 膀胱排尿功能障碍. 北京: 人民卫生出版社, 2000: 19-71.

柏树令. 系统解剖学. 北京: 人民卫生出版出版社, 2010: 164-165.

王怀经, 张绍祥. 局部解剖学. 北京: 人民卫生出版社, 2010: 248-249.

姚泰. 生理学. 北京: 人民卫生出版社, 2010: 361-362.

Abrams P, Cardozo L, Fall M, et al. The standardisation of terminology in lower urinary tract function. Neurourol Urodyn, 2002, 21: 167-178.

Abrams P, Cardozo L, Fall M, et al. The standardisation of terminology in lower urinary tract function: Report from the Standardisation Sub-committee of the International Continence Society. Urology, 2003, 61: 37-49.

第二十八章

膀胱畸形

第一节 脐尿管异常

一、概述

胚胎发育至40～50 mm时，泌尿生殖窦分为两部分：上方演化为膀胱，下方形成尿道。膀胱顶部扩展到脐部，与脐部固定，随着胚胎的逐渐长大，膀胱沿前腹壁下降，在下降过程中自脐部有一细管即脐尿管与膀胱相连。脐尿管由三层组织组成，内层为移行上皮或立方上皮，由一层结缔组织包绕，最外层为肌层，参与膀胱逼尿肌组成。脐尿管以后退化形成一条索状物，即脐正中韧带。

如脐尿管仅在脐部未闭则形成脐窦；若脐尿管近膀胱处未闭则形成膀胱顶部憩室；脐尿管两端闭锁，中段有管腔残存则形成脐尿管囊肿；若脐尿管完全不闭锁，则脐部有管道与膀胱相通，称脐尿管瘘。综合多篇文献报道以上四种病理改变所占比例分别为：脐尿管瘘（50%），脐尿管囊肿（30%），脐尿管窦道（15%），脐尿管憩室（3%～5%）。

既往文献报道约30万出生儿中有1例脐尿管异常，多见于男性。随着影像技术的发展，脐尿管异常的发病率有升高趋势。Gleason等（2015）报道自2000至2012年间18岁以下行腹部影像检查患儿64 803例，检出脐尿管异常721例（占1.11%），无临床症状影像偶然发现667例，其中脐尿管瘘640例（占89%），脐尿管囊肿66例（占9%），脐尿管窦道11例（占1.5%），脐尿管憩室4例（0.6%）。

二、临床表现

脐尿管异常可无临床症状。

脐尿管瘘表现为脐部有液体漏出，其程度视瘘管大小而定。瘘管大者脐部不断有液体流出，甚至在哭、笑、咳嗽、腹压增加时漏出更多的尿液。瘘管细小时脐部仅有潮湿。脐部瘘口由皮肤或黏膜覆盖，经瘘口注入泛影葡胺造影剂或进行排尿期膀胱尿道影可显示瘘管。

脐尿管囊肿位于脐下正中腹壁深处，介于腹横筋膜和腹膜间。囊肿内液体为囊壁上皮的渗出物。囊肿大小不等，多无症状。大者下腹部正中可触及囊性肿块。囊肿如发生感染，则有腹痛、发热和局部压痛，囊肿可向脐部或膀胱穿破。

脐尿管窦道多无临床表现，继发感染表现为脐部反复感染甚至流脓。

脐尿管憩室多表现为无症状或仅在行其他放射造影时发现。膀胱梗阻时憩室可扩大，本症极少有临床症状，因为憩室与膀胱相通，可良好引流。有报道结石形成及泌尿系感染，特别在憩室颈狭窄时，往往需要外科干预。

三、诊断及鉴别诊断

（一）诊断

超声无创、易行，为首选检查方法，Gleason 等（2015）报道 667 例脐尿管异常通过超声发现 665 例，占 92%。国内胡艳秀等（2011）报道 59 例儿童脐尿管异常的超声表现如下：脐尿管囊肿的典型表现为腹壁内囊性包块，由于就诊时多已合并感染，故囊壁增厚，可达 4～9 mm。囊内可有多发分隔，囊液浑浊，有絮状坏死物，囊肿大小由数毫升至数百毫升不等。均有周围软组织肿胀粘连，可一端与膀胱相通或与脐部相通。脐尿管瘘或窦道表现为管道状，有清晰的管腔及管壁结构，在判断与脐部及膀胱的相通情况时，由于有部分病例在脐端或膀胱端存在粘连而显示不清，从而造成瘘道与窦道二者之间的鉴别困难。当超声仅表现为条状低回声时，存在脐尿管瘘或窦道及脐尿管残迹感染可能，超声判断困难。

对于超声诊断困难者，经脐孔注入亚甲蓝是否有蓝色尿液排出或膀胱内注入亚甲蓝观察脐孔是否蓝染；经脐孔瘘管注入造影剂和膀胱造影行 X 线检查，可有助脐尿管瘘及窦道的鉴别。CT 及 MRI 斜位及侧位片可明确窦道及瘘管位置。

（二）鉴别诊断：

下腹部中线深部肿块应考虑脐尿管囊肿，需与卵巢囊肿、阑尾脓肿、卵黄管囊肿鉴别。B 型超声检查可以协助诊断。

小婴儿脐尿管疾病需与新生儿脐炎及卵黄管未闭鉴别。新生儿脐炎是由于断脐后，消毒处理不严，护理不当造成的细菌污染，引起脐部发炎，早期表现为脐带根部发红，或脱落后伤口感染、伤口不愈合，脐窝湿润、流水。以后脐周围皮肤发生红肿，脐窝有浆液脓性分泌物，带臭味，脐周皮肤红肿加重，或形成局部脓肿、败血症。

卵黄管未闭是胚胎发育过程中卵黄管存留，管腔开放，远端管口由脐根部向外开放，近端向肠腔开口，新生儿脐带脱落后脐孔创面不愈合，呈鲜红色隆起的黏膜面，经常有黏稠的分泌物由此溢出，因瘘管与小肠相通，故分泌物中含有肠内容物，CT 及 MRI 等可明确诊断。

四、治疗

多数学者认为由于残留的脐尿管任何部分均有癌变可能（Naiditch et al., 2013; Mercedes et al., 2014; Gleason et al., 2015; Stopak et al., 2015），因此各种类型的先天性脐尿管疾病一旦确诊，在积极控制感染后均应尽早完整切除，即便儿童期无临床症状，影像偶然发现，仍建议行手术切除（Gleason et al., 2015）。随着微创外科的发展，腹腔镜或机器人辅助腹腔镜手术因其创伤小、视野清晰、伤口美观、恢复快等优点越来越多地被广泛应用（Rivera et al., 2015）。

第二节 重复膀胱

一、概述

重复膀胱临床少见，全世界仅报道 100 余例（Pirincci et al., 2013）。该病可分很多临床亚型，大致包括完全型和不完全型、矢状位和冠状位内分隔、多囊状膀胱、葫芦状（砂钟样）膀胱等。其中最为典型的是完全型重复膀胱，其特点为双侧膀胱互不相通，均有发育良好的肌层和黏膜，中间为不同程度的腹膜反折和疏松的结缔组织，并有各自的输尿管和尿道与其相连。其余类型膀胱内均存在分隔，形成相通或不相通的两个或多个膀胱腔（Parente et al., 2013）。

二、发病机制

重复膀胱的胚胎发生机制亦不十分清楚，目前存在多种假说。其中尿生殖膈发育异常学说和胚胎尾端部分重复学说得到多数学者的认可。尿生殖膈发育异常学说认为在胚胎发育过程中，正常的尿生殖膈前方出现另一异常尿生殖膈，导致膀胱以及尿道的完全或部分重复现象。胚胎尾端部分重复学说则认为胚胎发育过程中，尾端出现一个异常的隔膜，使胚胎尾端部分重复，从而导致泄殖腔发生了重复。膀胱尿道始基位于泄殖腔前部，也随之发生重复畸形。但这两种理论不能解释所有病例的解剖学异常。Miscault 等认为重复膀胱的发生可能是因为胚胎发育过程中封闭输尿管口的瓣膜没有完全消退，有些重复膀胱实际就是巨大的输尿管囊肿。除以上解释以外，还有胚胎时期内外胚层生长不平衡、膀胱始基发育过度的发生机制。但目前尚未有一种学说可以完全解释所有病例的解剖学异常，任何一个病例都可能是多种机制共同作用的结果（Pirincci et al., 2013）。

三、合并畸形

重复膀胱畸形很少单独存在，常合并泌尿生殖系统和消化系统的一些先天性异常。就泌尿系统而言，几乎可合并肾、输尿管和尿道的所有畸形，包括发育不良、缺如、重复和异位等。对于生殖系统则可累及子宫、阴道、附件和外阴，包括重复、囊肿和闭锁等。除了累及以上 3 个系统外，膀胱重复偶可合并脊柱畸形以及其他骨骼畸形，如脊髓脊膜膨出、尾骨重复、半椎体等。Kossow 等总结 40 例完全性重复膀胱病例，其中 90% 伴有重复的外生殖器，42% 合并肠道重复畸形。因此，若发现患者存在上述某一系统畸形时，应重视可能存在的多系统畸形。

四、临床表现

重复膀胱患者因合并其他不同器官畸形，临床表现也有很大差别。轻微者可无任何症状，也可因合并其他尿路畸形继发感染和结石；畸形严重者可导致死产。

五、影像检查

超声检查方便易行，对发现各种类型的重

复膀胱畸形均有帮助。2004 年，Vijayaraghavan 等（2004）报道一名孕妇，妊娠 29 周时行产前超声检查怀疑胎儿有不完全性重复膀胱，产后得到了证实。但也有学者认为超声检查虽能发现膀胱发育异常，可是显示范围小，图像整体性差，容易误诊，螺旋 CT 三维重建有良好的整体感和立体感，效果优于超声检查。重复膀胱合并其他器官畸形有时比较复杂，单一的影像学检查很难明确诊断，联合进行 CT、MRU、逆行膀胱造影及 IVU 基本可明确泌尿生殖系统及伴有的其他系统畸形。如有条件，行膀胱镜检查很有必要。逆行膀胱造影能发现连于尿道的泌尿系畸形，并可进一步明确有无膀胱输尿管反流的存在和尿道、膀胱的位置及数目。

六、治疗

对于下尿路重复畸形的治疗，仍然应该遵循整复外科的基本原则：做到形态与功能的双重修复（Coker et al., 2008），对下尿路重复畸形来说，治疗的目标应该是恢复膀胱、尿道的正常解剖及正常的储尿和排尿功能。因此，手术是唯一的治疗方法，具体手术方法视具体的畸形类别而定，可以行膀胱间隔切除或重复膀胱切除 - 输尿管再植术、副尿道切除或旷置或不予处理（Onofre et al., 2013）。一般来说对无症状、不影响生活和功能者可不治疗；出现临床症状、影响患者生活和功能者需要手术治疗。

第三节 膀 胱 外 翻

一、概述

Scheuke von Grafenberg 于 1597 年首先描述了膀胱外翻的临床所见，1780 年，Chaussier 始用膀胱外翻一词（exstrophy of bladder）。Syme 于 1852 年做了首例输尿管乙状结肠移植术，但 9 月后患者死于肾盂肾炎。Nyman 于 1885 年成功闭合 5 日龄新生儿膀胱外翻。Trendelenberg 于 1942 年试用截骨术使耻骨靠近。Mickuliez 于 1897 年关闭膀胱外翻时用回肠扩大膀胱。Young 和 Michon 分别于 1942 年和 1948 年报道了首例女性及男性膀胱外翻关闭术后能控制排尿。Lepor 和 Jeffs 于 1983 年报道了 22 例经手术修复后有 19 例（86%）能控制排尿。

二、发病率及遗传特性

膀胱外翻在存活的新生儿中的发病率大概在 0.2/10 000 到 1/10 000 之间。然而，来自国际情报交换所新生儿缺陷监测系统（the International Clearinghouse for Birth Defects monitoring system）的数据显示，膀胱外翻在存活新生儿中的发病率估计为 3.3/100 000。膀胱外翻及其衍生的一些复杂畸形中，男女患病比例为 2.3∶1。另两项研究显示，其男女发病比例为 5∶1 到 6∶1。膀胱外翻在任意一个家庭中的复发率大约为 1/100。Shapiro 及其合作者对北美洲及欧洲的小儿泌尿外科医生进行的问卷调查结果显示，2500 例膀胱外翻及尿道上裂的先证者家庭中仅有 9 例复发。Lattimer

和 Smith 于 1966 年报道一对同卵双胞胎都存在膀胱外翻现象，而另一对同卵双胞胎仅有一人存在膀胱外翻现象。Shapiro 的一系列研究发现：五对男女异卵双胞胎中各有一人有外翻异常；五对男同卵双胞胎都有外翻异常；一对男同卵双胞胎中只有一人有外翻异常；四对女同卵双胞胎中各只有一人有外翻异常。Reutter 及其同事报道了 6 个出现两个膀胱外翻尿道上裂综合征的家庭中，其中一例是近亲结婚引起的，还有 4 例是存在缺陷的双胞胎。同时，Boyadjiev 等在 151 个存在膀胱外翻-尿道上裂复合畸形的家庭中，发现了 4 个比较复杂的家庭（2.7%）。3 个家庭是双胞胎，其中两家是同卵双生，并且只有一家两个小孩都同时患有该症。有一家是存在近亲结婚现象。有关膀胱外翻的遗传形式，有相关文献发现，在 45 个患有膀胱外翻的女性所生的 49 个后代中，没有一人出现该症。直到 19 世纪 80 年代，才有了膀胱外翻尿道上裂复合畸形由父母遗传给子女的报道。Shapiro 等于 1984 年描述了两个完全尿道上裂的女性所生的男孩也存在膀胱外翻的病例。他们还报道了另一个患有膀胱外翻的女性生下的儿子也存在膀胱外翻现象。他们在对该病患者的 225 个后代进行了鉴定，仅以上 3 例出现了遗传现象。Shapiro 等判定膀胱外翻尿道上裂复合畸形患者存活后代出现该症的风险为 1：70，是普通人群发病率的 500 倍。Boyajiev 研究了 200 个存在该症的家庭中兄弟姐妹的资料，除了患有尿道上裂先症者外其余 259 名儿童未受影响。26 个先症者除有膀胱外翻尿道上裂症状外，还患有不同程度的先天异常，其中以中线缺陷和唇腭裂为主。4 个先症者所生的 7 个小孩均未受影响。一项对多个国家尿道上裂患者进行的回顾研究发现了两个有趣的趋势：①膀胱外翻倾向于发生在年轻妈妈的小孩中；②较高的胎次会增加膀胱外翻的风险，但不会增加尿道上裂的风险。Boyajiev 的结果与以上趋势不同，他指出患者母亲平均年龄为 34 岁，父亲的平均年龄为 32 岁。另外，49% 的先证者是初次妊娠。这一变化可能正好代表了这 20 年间社会所产生的变化，主要表现在母亲初次妊娠年龄的提高及越来越多辅助生育技术在初次妊娠中的运用。

三、病因

膀胱外翻尿道上裂综合征的可能病因目前仍在探寻中。以色列的一份报告显示，在妊娠期前三个月早期接受过大剂量黄体酮的母亲生出患有膀胱外翻新生儿的风险上升了 10 倍。有报道发现很大一部分患有膀胱外翻症的儿童都是应用辅助生育技术致孕的。采用体外受精技术将使其发病率增加 7.5 倍。这两个报告揭示了内分泌因素的变化在本症发病过程中起着重要的作用。关于本症在基因组中的定位研究目前正在进行中。Boyadjiev 等报道了位于第 9 号染色体的 CASPR3 基因的 5’ 端存在一个断裂点。这一发现第一次提出了有关本症发病可能的遗传学基础。

四、膀胱外翻胚胎发生

胚胎 3 周时后肠末端和尿囊基部的扩大部分称为泄殖腔。泄殖腔末端有一层由内、外胚层组成的薄膜与羊膜腔分隔，称为泄殖腔膜。胚胎第 4～7 周泄殖腔被尿生殖膈分为背侧的直肠与腹侧的生殖窦。尿直肠隔与泄殖腔膜会合处形成会阴体。胚胎 4～10 周时泄殖腔膜内、外胚层之间的间充质向内生长，发育成下腹部的肌肉和耻骨，构成脐以下的腹壁。泄殖腔膜发育不正常将阻碍间充质组织的移行，影响下腹壁发育。泄殖腔膜破溃的位置和时间的异常决定了膀胱外翻、尿道上裂系列的各种类型，如膀胱外翻、泄殖腔外翻和尿道上裂等（Massani et al., 2013; Stewart et al., 2015）。

其中典型膀外翻占 50%～60%，尿道上裂约占 30%，其他 10% 为泄殖腔外翻及其他畸形如膀胱上裂合并重复膀胱等。

五、临床表现

经典的膀胱外翻通常表现为下腹壁、膀胱、外生殖器、骨盆骨骼、直肠和肛门的缺陷（Inouye et al., 2014）。由于该缺陷的性质比较复杂，在这我们将按照各个受影响的系统来描述这些异常现象。

（一）骨骼缺陷

以前，典型的膀胱外翻被认为仅仅表现为由两侧骶髂关节各个无名骨在矢状面方面上的旋转不良到导致的特征性的耻骨联合增宽。最近，Sponseller 等通过对盆骨进行 CT 三维重建，进一步描绘了与膀胱外翻和尿道上裂相关骨骼缺陷的特性。通过利用盆腔 CT 扫描检查比较大量膀胱外翻患者及年龄匹配的正常人，有研究发现典型膀胱外翻患者骨盆后方两侧的骨骼平均外旋 12°，髋臼后倾，骨盆前方骨骼平均外旋 18°，耻骨支缩短了 30%，同时还伴有前面所描述的耻骨联合分离。一项长期随访发现在幼童时期患者出现一个外旋 20°～30° 的足部级数角，超出了正常的上限，但是会随着年龄的增大而好转。同样，泄殖腔外翻的患者不仅存在更严重的骨盆畸形，同时骨盆的以上参数还出现了两侧不对称现象，骶髂关节畸形，偶尔还存在髋关节脱位。Stec 等利用 CT 三维重建技术，对患有典型膀胱外翻患者儿童骨骼缺陷有了进一步的认识。对照正常同龄儿童，外翻骨盆的骶髂关节角（闭合前）比正常的要大 10°，相对矢状面更接近冠状面 10° 以上。另外，外翻患者骨化的骨盆比正常患者要下旋 14.7° 以上。最后外翻患者的骶骨比对照组体积大 42.6%，表面积大 23.5%。这些新发现将有助于优化骨切开术，同时还有利于更好地矫正耻骨的分离程度及耻骨长时间的向下生长。这些骨盆骨骼结构的旋转不良导致了膀胱外翻患者阴茎的短小和摆动。无名骨的外旋和侧向移位可以解释这些患儿髋关节间距增宽，鸭步态和下肢外旋，但是这些改变很少导致残疾，并且随着时间的推移通常可以恢复到正常的角度。有资料显示，对于外翻闭合术中未行截骨术的成年患者，早发性骨性关节炎发病率明显增高。虽然这些发现并不关系到功能，但是患者成年后仍要坚持对盆骨和腰骶部骨骼进行定期影像学评估。泄殖腔外翻的患儿常被发现存在脊椎的异常，但在膀胱外翻患儿中的发病率还没有报道。一项纳入 299 名膀胱外翻儿童的研究表明，没有临床意义的脊柱改变（如隐性脊柱裂、腰椎化或椎体融合）占 11%，不复杂的脊椎侧凸占 2.7%，脊柱裂（包括脊髓脊膜突出、脂性脑膜膨出、半月形骶骨、半椎体）占 4%，但只有 1 人显示有神经系统障碍。因此，症状性脊柱畸形虽然在典型膀胱外翻患者中存在但很少出现。

（二）骨盆底缺陷

利用 CT 三维重建技术发现患有典型膀胱外翻的儿童耻骨直肠韧带支撑的体腔区域比同龄正常儿童多两倍。外翻患者的肛提肌群的位置较正常人的靠后，68% 位于直肠后，32% 位于直肠前（正常人 52% 位于直肠后，48% 位于直肠前）。另外肛提肌外旋 15.5°，并且在冠状面上较正常人要平 31.7°。这些改变使得外翻患者耻骨直肠韧带比正常人在冠状面上要更平些。在肌肉的长度和厚度上，这两类人没有显著差异。这些新的发现进一步阐明了整个外翻的缺陷，尤其在骨盆的重构方面。为了使患者在接受一期闭合后能有较好的控尿能力，就必须进一步研究盆底的解剖情况。盆底肌肉系统在解剖和方向上的差异将直接影响闭合手术后的尿流控制情况。由于三维 MRI 在肛门直肠异常中的成功应用，现在也开始用于外翻患者盆底肌肉解剖检查。利用三维 MRI 比较行闭合手术前外翻患者和正常对照组发现，外翻患者的肛提肌的形态欠圆顶形并且排列不规则。同时，耻骨分离距离与肛提肌曲率的不均匀程度没有联系。另外，Halachmi 等报道了外翻患者术后盆底肌群的三维 MRI 形态。其中两个患者术后有一定程度的控尿能力，他们联合间距最短，肛提肌倾斜角度最大，膀胱颈在盆腔位置最深。对于一些手术前后都进行 MRI 检查的患者，部分术后能恢复干燥间隔的患者的耻骨直肠肌角较术前要减小。这两项研究与较早前的一项研究一致，术后能恢复控尿能力的患者耻骨直肠肌角要小于 65°。这些材料强调了进一步解剖、后置后尿道和膀胱及截骨术、骨盆修复的必要性。

（三）腹壁缺陷

异常泄殖腔膜的早期破裂引起的三角缺陷被外翻的膀胱和后尿道占据。尿生殖膈发散形成的联合间带限制了下方筋膜的缺陷。解剖学表明该带将膀胱颈和后尿道连接到了耻骨支。直肌前鞘呈扇样扩展，在尿道和膀胱的后方插入联合间带。进一步研究直肌和连到尿生殖膈筋膜的关系发现，没有纹状括约肌存在的肉眼和组织学证据。但是，发现膀胱肌肉延伸到了耻骨侧面并与直肌发出的纤维交织形成了纤维化的尿生殖膈。在一些手术失败患者再次手术时发现，这些纤维在很多的患者中仍完整保留着。三角形纤维缺损的上端是脐。在膀胱外翻的患者中，脐与肛门的距离通常是向前缩短的。因为脐正常是位于髂嵴水平的下方，此处连续腹部皮肤围绕其展开。虽然脐疝经常发生，但是通常程度比较轻微。脐疝在行第一次外翻闭合术时就可以被修复。脐突出通常在泄殖腔外翻比较多见，而在膀胱外翻患者中很少能见到。典型膀胱外翻尿道上裂综合征伴发的脐疝通常比较小，可以在行膀胱闭合术的同时将其关闭。鞘突存留，扩大的腹股沟内外环和腹股沟管缺乏倾斜度导致了经常发生腹股沟斜疝。有研究发现在 181 例膀胱外翻儿童中，男孩患腹股沟疝的比例为 81.8%，女孩的比例为 10.5%。在行膀胱外翻闭合术时，这些疝必须修复，具体方法：切除疝囊，修补缺损的腹横筋膜和肌肉，这样可以防止复发及腹股沟直疝的发生。术中也需要查看一下对侧的情况，因为两侧同时或先后发生疝的几率很高。

（四）直肠肛门缺陷

会阴区短而宽，肛门就位于尿生殖膈的后方；它的位置向前移位，与三角筋膜缺陷后限相对。肛门括约肌结构也向前移位，以后行后尿路转移手术时应该保持其结构完整。由于肛提肌和耻骨直肠肌的分散和外括约肌结构的扭曲导致了不同程度的肛门失禁和直肠脱垂。肛门控制能力很早就会出现问题。在少部分患者中，他们的直肠括约肌结构可能不能很好地控制肠道中的液体成分。直肠脱垂经常出现在一些没有经过治疗的耻骨联合分开较大的外翻患者中。但通常比较短暂并且比较容易回复。在行膀胱闭合术或膀胱切除加尿流改道术后，脱垂现象就会消失。婴儿时期出现直肠脱垂是进行外翻膀胱定形治疗的指征。如果直肠脱垂出现在闭合手术后，就要高度怀疑后尿道 / 膀胱输出道的梗阻，必须立刻行膀胱镜检查评估输出道情况。

(五)男性生殖道缺陷

男性生殖道缺陷很严重，可能是手术重建(不管是现代分阶段闭合术，联合闭合术，还是尿流改道术)中最麻烦的问题。以前人们认为外翻患者阴茎海绵体管径正常，但是由于阴茎脚附着处分得较开表现的比较短，背侧明显，并且尿生殖沟缩短。然而，Silver 等于 1997 年第一次比较清楚地描述了膀胱外翻患者生殖道的缺陷。他们利用 MRI 来比较患有膀胱外翻的成人和年龄种族相匹配的正常对照组成人，发现外翻患者前段海绵体长度比正常组短了 50%左右。但是，虽然海绵体后端长度和正常对照相当，但其直径明显要大于正常对照。MRI 同时显示了耻骨联合分离增加了联合间和海绵体间的距离，但是由于海绵体体是平行分开的，所以海绵体间角度是不变的。因此，阴茎表现得短不仅仅是以前所认为的耻骨联合的分开的原因，还包括了前端海绵体组织显著的先天缺陷。

通过松解背侧条索，延长尿生殖沟并且将阴茎脚向中线靠拢，才能使得阴茎既有功能又美观。如果患者阴茎很小或者发育不良，只有在告知患者家长其他可选方式及影响后，才考虑进行变性手术。在一项研究中，采用盆腔 MRI 来评估 13 个患有膀胱外翻的成年男性前列腺和生殖附属器官的大小和结构。发现患者前列腺的体积、重量和最大横截面都在文献记载的正常范围内。但是，没有一个患者的前列腺包绕在尿道周围，他们的尿道都在前列腺的前方。除此以外，目前没有关于外翻患者前列腺功能的报道。假如没有受到医源性损害，外翻患者的输精管和射精管应该正常。另外，患者精囊的平均长度也应该在正常范围内。关于耻骨直肠肌群的评估目前仍未见报道。这些肌肉分得较开，对于那些先前做过髂骨截骨术并能达到尿流控制的患者，通过减小耻骨直肠肌角度可以对前列腺提供横向的支持力。海绵体受到海绵体神经发出的自主神经支配。这些自主神经在外翻患者中向两边移位。在那些手术后保留性功能的外翻患者中，这些神经几乎都保留了下来。在进行过膀胱闭合和后来的膀胱颈重建手术后，可能会发生逆向射精。关于大量外翻患者青春期后睾丸功能情况尚无研究报道，但是一般认为睾丸功能障碍通常不会影响生育功能。睾丸常常停留在分开较大的耻骨结节和宽阔平坦的阴囊间不下降。大多数睾丸能伸缩自如，精索如有足够的长度，不需要行睾丸固定术就能到达阴囊。

(六)女性生殖缺陷

女性外生殖器的重建没有男性患者那样复杂。表现为阴道短，通常达不到 6 cm，但是管径正常。阴道口通常较窄，向前移位，阴蒂分叉，阴唇、阴阜和阴蒂也是分开的。子宫明显进入阴道，子宫颈位于阴道前壁。输卵管和卵巢正常。在初次行闭合术时，要将两边的阴蒂连接起来，同时将两侧小阴唇的末端做成阴唇系带。在成年女性，为了获得满意的性交可能需要进行阴道扩张术和外阴切开术。盆底缺陷使得成年女性患者容易发生子宫脱垂，有必要进行子宫悬吊手术。脱垂多见于产后，但也可以发生在尚未生育的患者。在一项对大量成年女性患者进行的研究中，56 个患者中的 10 个人出现子宫脱垂，平均年龄为 16 岁。6 个患者进行了包括后方髂骨切除术在内的重建手术。行截骨术的平均年龄为 2.1 岁。早期采用现代联合前方无名骨和顶部髂骨切除术可以降低后期子宫脱垂的发病率。

(七)尿道缺陷

出生时，膀胱黏膜可能表现正常，但膀胱

表面可能出现异位的肠黏膜或离体肠袢，也可能出现错构瘤性的息肉。如果在行闭合术前不常用生理盐水冲洗和用保护膜防止表面创伤，膀胱黏膜表面可能会出现囊性变或化生。外翻膀胱的大小、顺应性，神经肌肉功能和膀胱肌肉黏附的三角筋膜缺失的大小将影响修复方式的决定。在过去的几年里有很多基础研究进一步描述了新生儿发生外翻膀胱的确切本质。Shapiro 等于 1985 年发表的描述膀胱神经肌肉功能的文章是其中最早之一。他们检测了典型膀胱外翻患者和正常对照的 M 型胆碱能受体的密度和亲和力，发现两者相似。因此作者认为在外翻发生过程中，外翻膀胱的神经生理组成不会有显著的改变。有研究探讨了新生儿外翻膀胱的神经支配和肌肉及胶原成分。Lee 等查看了 12 位膀胱外翻新生儿的膀胱活检结果，经与正常对照比较发现外翻膀胱的胶原和肌肉的比值增高。此外，他们利用抗胶原抗体检测了那些膀胱中的各种胶原。与正常对照组相比，行初次膀胱闭合术的新生儿膀胱中 1 型胶原的含量没有差异，而 3 型胶原增加了 3 倍。有研究发现在进行过成功的闭合手术、无继发感染并且获得足够膀胱容量并等待随后的膀胱颈再造术的患者中，胶原与肌肉的比值明显下降。另有报道具有相似的发现，但他们测量了平滑肌和胶原的比例发现，在顺利进行闭合手术后平滑肌和胶原的比值增加。在一项扩展研究中，Mathews 等查看了外翻患者及正常对照的膀胱一定区域内的有髓鞘神经数目，发现外翻患者的数目明显下降，有统计学意义。神经数目的减少可能是由于小神经纤维数目的减少，而较大的神经纤维得以保存。鉴于以上的发现，我们相信新生儿外翻可能代表了膀胱发育的一个早期阶段。在德国的一项大规模研究中，多种免疫细胞和组织化学标记用于检查尿道上裂或典型膀胱外翻患者。这些研究包括肠血管活性多肽、神经肽 Y、P 物质、降钙素基因相关蛋白、蛋白基因产物 9.5、烟酰胺腺嘌呤二核苷酸磷酸黄递酶的间接免疫化学。没有证据证明在任何一例典型膀胱外翻患者中存在膀胱肌肉神经调控的紊乱。重建手术失败的患者存在肌肉神经支配的缺陷，而增加了上皮下和上皮内的神经支配。因此，尽管患有膀胱外翻的新生儿可能存在膀胱发育成熟延迟，但是当成功完成闭合手术后这些膀胱还有好转的潜力。当膀胱很小、发生纤维化、缺乏弹性、长满息肉时，很难再进行功能修复。有报道研究了这些小膀胱息肉的病理表现及恶变潜能。共发现了两种类型，相互之间有所交叉的息肉：纤维性和水肿性。在近 50% 的患者中，这两种息肉表面被覆鳞状上皮的化生。还表现出不同程度的 von Brunn 巢，膀胱黏膜囊肿和腺性膀胱炎。腺性膀胱炎在二期闭合手术中有较高的发生率。因为腺性膀胱炎有发展成腺癌的风险，所以术后推荐要持续监测患者的尿脱落细胞并进行膀胱镜检查直到患者成年。那些正常的膀胱或仅从小的筋膜缺损中膨出，都提示在成功进行完一期闭合手术后，膀胱容量可能会恢复到令人满意的程度。另外只有在麻醉情况下才能正确评估真实的缺陷水平，因为在护理过程中有很大一部分膀胱会退回到筋膜缺陷内而表现得比较小。婴儿只有在麻醉后完全放松的情况下，我们才能很好地估计膀胱退缩的具体深度。人们对一组有正常反射膀胱并能控制尿流的外翻患者进行了评估。其中 70%～90% 的患者膀胱内压正常。有报道研究了处于重建不同阶段的 30 名膀胱外翻患者，发现 80% 的患者在膀胱颈重建前膀胱的顺应性和稳定性都比较好。膀胱颈重建手术后，近一半患者能维持正常的顺应性。作者认为膀胱颈重建手术将损害膀胱的顺应性和稳定性，25%的外翻患者重建后能保持正常的逼尿功能。较早前的一份文献中，膀胱颈重建手术前 21 个患者有 13 例表现出不自主收缩，只有 4 例表现膀胱稳定。7 例患者膀胱内压大于 10 cmH_2O，说明顺应性降低了。这些不同的尿流动力学发现很难从实验角度来解释。但是，膀胱颈的重建手术没有标准的方法，这些不同反应在这两组患者膀胱颈重建术后尿流动力学的不同。有研究通过重建各个阶段（新生儿膀胱闭合术，膀胱颈重建手术，膀胱扩大成形术）获得的膀胱外翻儿童的膀胱标本，发现了外翻膀胱的一些值得关注的微结构信息。其中在细胞层面有着很重要的不同。膜性小腔是负责细胞间通讯的一个重要的细胞内结构。在闭合手术成功、膀胱容量显著改善的患者中，膜性小腔数量正常；而在那些最终需要行膀胱扩大成形术的患者中，膜性小腔比较缺乏。另外，闭合手术失败的患者细胞的纤维结构也不正常。尿路一般是正常的，但发育异常也有发生。这些患者中，经常能见到马蹄肾、骨盆肾、肾发育不全、孤立肾和肾发育不良并发巨输尿管症。输尿管末端径路常常会有异常。直肠和膀胱间的道格拉斯腔显著扩大并加深，使得输尿管经过小骨盆的径路向下及两侧偏离。输尿管远端径路在输尿管膀胱内开口的侧下方进入膀胱，进入膀胱没有或仅有很小的倾斜度。因此，所有外翻膀胱闭合后都会发生输尿管反流，通常在进行膀胱颈重建手术时一并处理。如果在首次闭合术或联合膀胱外翻尿道上裂闭合术后输尿管输出道出现严重的梗阻，导致经常性的感染，就算是用抗生素治疗也不能解决问题时，必须在膀胱颈重建手术前行输尿管再植术。初步闭合术后末端输尿管产生的水肿、感染和纤维化常常导致远端输尿管的扩张，通过超声及静脉肾盂造影能清晰显示。

六、治疗

手术治疗目的是修复腹壁和外翻膀胱，使患者能控制排尿、保护肾功能以及为男性重建外观接近正常并有性功能的阴茎（Chalmers et al., 2011; Inouye et al., 2013; Gupta et al., 2014; Stewart et al., 2015）。手术方式一类为功能性膀胱修复，另一类为膀胱切除，尿流改道。功能性膀胱修复应为首选。Lepor 和 Jeffs 以及 Connor、Henslet 和 Lattimer 分别于 1983 年和 1989 年报告 2 组病例，膀胱功能修复后能控制排尿者占 80% 以上，国内张风翔等报告为 57.6%（38 例 /66 例）。

（一）功能性膀胱修复

一般说来在生后 72 小时以内做膀胱内翻缝合，不需做截骨术。3 ~ 4 岁时做抗反流输尿管移植、尿道延长、膀胱颈紧缩成形术。两期手术之间修复尿道上裂。尿道上裂修复术前可试用睾酮肌内注射（25 mg/ 次），每月一次，共 3 次，促进阴茎发育，便于手术。也有作者主张在 8 月龄 ~18 月龄时做双侧髂骨截骨及膀胱内翻缝合。也可一期完成髂骨截骨、膀胱内翻缝合、抗反流输尿管移植、膀胱颈紧缩成形和尿道上裂修复术。

1. 髂骨截骨术

取俯卧位，骶髂关节外纵切口，达髂骨翼。上起髂后上棘下至坐骨切迹，全层凿开髂骨翼骨质，保存前侧骨膜使耻骨联合能在中线对合或仅余 1 cm 以内间隙。

术后双下肢悬吊牵引加用宽带将骨盆向上悬吊，亦有作者用外固定架固定骨盆。髂骨截骨术可与膀胱内翻缝合同期进行或于数日前进行。双侧髂骨截骨术的优点如下：①耻骨联合对合可减小闭合腹壁缺损的张力；②把膀胱放入骨盆环内可减小输尿管膀胱角及重建膀胱颈后便于悬吊尿道；③使尿生殖膈及肛提肌靠拢，协助排尿控制。

2. 膀胱内翻缝合术

取仰卧位，沿外翻膀胱边缘切口，头侧向上延长包绕脐部，在精阜远侧横断尿道板，后尿道和膀胱下缘两侧皮肤做矩形皮瓣。沿两侧脐动脉在腹膜外游离膀胱到骨盆底部膀胱颈水平。游离两侧皮瓣，在精阜远端完全切断尿道板，显露耻骨间束。局部注射 1∶200 000 肾上腺素可减少出血。将尿道板近端、前列腺与海绵体分离使膀胱能复位到骨盆内。显露海绵体组织，从耻骨支上游离两侧海绵体并于中线缝合以延长阴茎及矫正上弯。两侧皮瓣用 6-0 Dexon 线或其他可以吸收线做 Y 形缝合，用以修复尿道板缺损和加宽后尿道。可吸收线缝合膀胱，留置双侧输尿管支架管。缝合膀胱颈和后尿道，尿道内留置导尿管，必要时膀胱内置蕈状管造瘘。从两侧耻骨上分离耻骨间束。缝合耻骨间束包绕前列腺部尿道。缝合腹横筋膜，强力线（用 Maxon 线或粗丝线）褥式缝合耻骨联合，防止缝线嵌伤尿道。逐层缝合腹壁各层，脐带置于切口上端或结扎切除。

多数作者主张在生后 72 小时内做膀胱内翻缝合。手术时需注意新生儿特点，保温，减少出血及补充失血量。生后 72 小时内关闭膀胱优点为：①膀胱壁柔软易于复位。尽早使膀胱黏膜不受外界刺激，避免一系列继发改变和废用性膀胱萎缩。③不必做髂骨截骨。④有助于排尿控制。生后 72 小时以后手术需做髂骨截骨方能关闭骨盆环，术后牵引或外固定 3～4 周使之有牢固的纤维性愈合。双侧输尿管支架管留置 1～2 周，尿道支架管留置 2～3 周。

3. 膀胱颈重建、抗反流输尿管膀胱吻合及悬吊膀胱颈

原下腹正中纵切口或下腹横纹切口，腹膜外显露膀胱前壁纵行切开。双侧输尿管口插入支架管作标记。Cohen 法从膀胱内游离下段输尿管，在黏膜下横行隧道内向对侧推进 2.5～3 cm，做输尿管膀胱再吻合。或从膀胱外侧找到输尿管，在入膀胱处切断，远端结扎，近端引入膀胱经黏膜下隧道做吻合。其目的在于抗反流和便于裁剪膀胱三角区重建膀胱颈。裁剪三角区中部宽 1.5 cm 的矩形黏膜缝合成管长约 3 cm，并将两侧去黏膜，形成 2 个三角形肌层瓣。新膀胱颈应能通过 10～12 Fr 支架管。重叠缝合三角区肌层瓣紧缩膀胱颈，即 Young-Dees-Leadbetter 术式。为使膀胱颈与尿道间形成一定角度，增加尿道阻力，用 Marshall-Marchetti 手术或带蒂腹直肌及筋膜鞘悬吊新膀胱颈。手术后留置双侧输尿管支架管 1～2 周，膀胱造瘘管 2～3 周。有研究报告剪裁三角区形成横向和纵向两侧肌层瓣，分别包绕尿道和膀胱颈。同样使膀胱与尿道间形成一定角度，术后 60% 患儿可控制排尿。有部分患儿需一段时间清洁间歇导尿，不宜短期内评价手术效果或决定再次手术。

术后需定期复查静脉尿路造影、B 型超声、排尿期膀胱尿道造影，了解上尿路情况及有无膀胱输尿管反流。如膀胱容量过小，可考虑用肠管扩大膀胱。膀胱功能性修复患者中约 10% 因尿失禁而做尿流改道。有研究者认为尿道间接闭合压力高于 5.88 kPa 才能有控制排尿。排尿控制与膀胱容量、顺应性，肌肉弹性等多因素有关。男性青春期前列腺发育，排尿控制可有显著改善。经膀胱功能性修复的女性患者妊娠后宜行剖宫产，以防产后尿失禁及子宫脱垂。已行尿流改道者，宜经阴道分娩，以免产

生腹腔并发症。部分女性患者成年后性活动前可能需做阴道成形术。

(二)尿流改道

膀胱功能性修复后仍不能控制排尿或仍有反复严重尿路感染及肾输尿管积水可考虑尿流改道手术(Chalmers et al., 2011)。Syme 于 1852 年首先用输尿管乙状结肠移植治疗膀胱外翻，9 个月后患者死于感染。虽然吻合方法曾作了多种改进，包括黏膜下隧道防止输尿管反流，但尿路感染、肾积水、肾功能损害及高氯血症酸中毒等并发症仍较高，近年已不采用。目前常用方法有回肠膀胱术、乙状结肠膀胱或回盲肠膀胱术。Cock 于 1982 年报告可控性回肠膀胱，受到广泛重视。其手术要点是将旷置肠管对系膜缘剖开并重建，形成容量大、压力低的贮尿囊。选择回肠或阑尾做流出道，并做隧道或内翻乳头增加阻力，使流出道内压力峰值高于贮尿囊内的压力峰值，达到可控目的，1986 年报告的 Mainz 袋手术和 1990 年 Wenderoth 等报告的回肠新膀胱术较 Cock 手术简单，效果也很好。尿流改道术后同样需要定期行静脉尿路造影、B 型超声、血生化检查，结肠膀胱患者还需定期做内窥镜检查，以期尽早发现可能的肿瘤。

第四节　膀 胱 憩 室

一、概述

膀胱憩室系指膀胱黏膜自逼尿肌纤维之间向外凸出而成，小儿膀胱憩室发病率约为 1.7%，分为原发(先天性)和继发两种。先天性膀胱憩室膀胱壁肌层薄弱而无膀胱出口梗阻的证据，多为单发且体积较大，主要表现反复发作的排尿困难及尿路感染，多数病例合并上尿路损害，病情多较重，继发性膀胱憩室是继发于尿道瓣膜、神经源性膀胱、感染或医源性原因等引起膀胱出口梗阻所致。先天性憩室壁有肌纤维，后天性憩室壁不含肌纤维(Psutka et al., 2013)。

二、临床表现

大的膀胱憩室在尿液充盈时可达膀胱的数倍，压迫膀胱出口引起梗阻致排尿困难，压迫输尿管可致输尿管梗阻和移位，甚至会造成急性尿潴留，膀胱排空后憩室内尿液再流入膀胱产生“二次排尿症状”。Celebi 等(2015)认为憩室大于 3 cm 可引起膀胱容量减小、膀胱出口梗阻、膀胱压力增加等。膀胱憩室可并发感染而有尿液浑浊，所伴发的膀胱输尿管反流和上尿路扩张积水是尿路感染的主要原因，宋宏程等(2007)曾报道 22 例先天性膀胱憩室中并发膀胱输尿管反流者 18 例，发生率 81.8%，其中 10 例有反复尿路感染史，2 例术中见输尿管内排出脓性尿液。婴儿膀胱的巨大憩室可在下腹部扪及囊性包块。Evangelidis(2005)报道 21 例先天性膀胱憩室患儿，表现为排尿困难 12 例(57.1%)，并发膀胱输尿管反流 15 例(71.4%)，表现为泌尿系感染 19 例(90.5%)。

三、诊断

斜位或侧位排尿期膀胱尿道造影（VCUG）是本病最有效的诊断方法。VCUG斜位或侧位片可清楚显示膀胱后方大小不等、边缘光滑、圆形或椭圆形的憩室影（图28-4-1），VCUG正位片应包括肾和输尿管，以了解输尿管反流情况，膀胱区正位片也可看到憩室和膀胱相互重叠的影像。透视下可看到排尿时膀胱缩小，憩室增大，膀胱排空后憩室内造影剂缓缓流入膀胱，使膀胱再充盈的影像。

静脉肾盂造影（IVU）主要了解上尿路病变，双肾功能良好时，膀胱显影良好，正位片可看到憩室与膀胱相重叠的影像，侧位片可看到膀胱后憩室影，双肾功能不良者，膀胱显影浅淡对诊断无帮助。膀胱镜可观察到憩室开口并能将膀胱镜放入憩室内，并可了解膀胱黏膜有无成小梁，尿道内有无梗阻病变。B超检查膀胱充盈期可显示膀胱后的憩室。

先天性膀胱憩室主要应与继发性膀胱憩室和重复膀胱鉴别，继发性膀胱憩室继发于尿道瓣膜、神经源性膀胱、感染或医源性等引起下尿路梗阻，VCUG可见膀胱呈竖立状、边缘不光滑成小梁改变和多发性小的假性憩室（图28-4-2），病理检查憩室壁不含肌纤维，而先天性膀胱憩室是由于先天性膀胱壁肌层薄弱而无下尿路梗阻，病理检查憩室壁含发育不完善或排列紊乱的肌纤维。重复膀胱中两个膀胱的收缩与扩张应该是同步的，即膨胀时同时膨胀，排尿时同时收缩，而膀胱憩室则与膀胱收缩、扩张成剪性运动。

四、治疗

对于小的膀胱憩室，无症状者不需手术，凡有尿路梗阻或尿路感染等临床症状者均需手术治疗。手术方式包括憩室切除、膀胱缺损修复，有输尿管反流者需同期行膀胱输尿管再吻合术（Silay et al., 2015）。对年龄小且病情严重的婴儿应先做膀胱造口术，待年龄长大、病

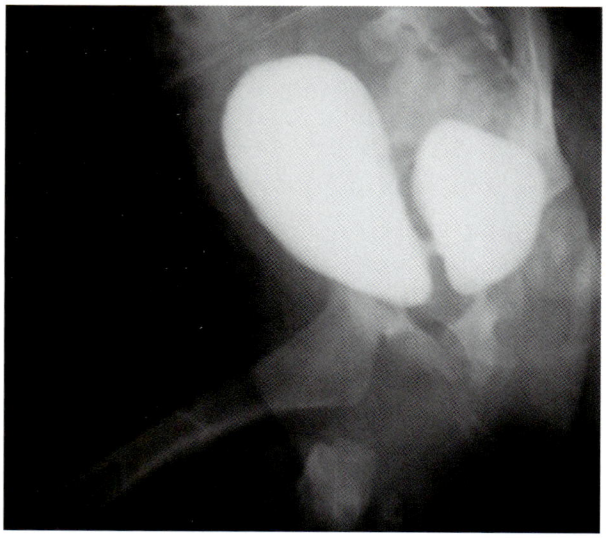

图 28-4-1　VCU 可见膀胱后方憩室

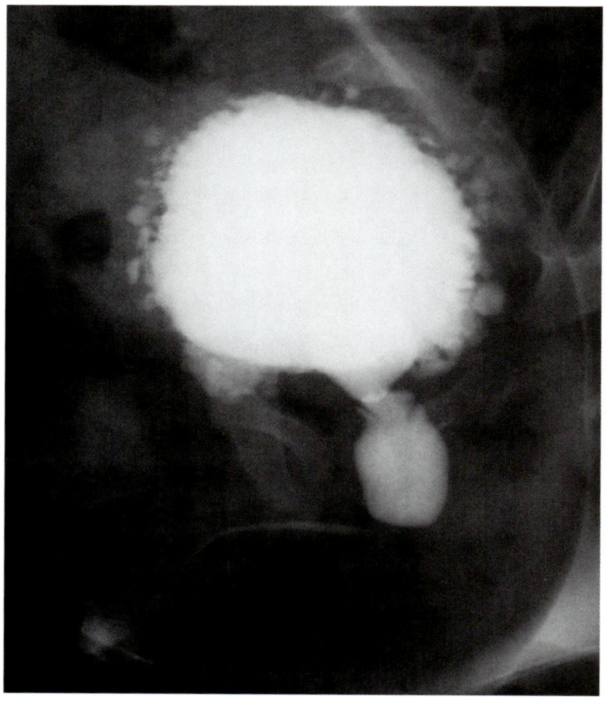

图 28-4-2　继发后尿道瓣膜多发憩室

情好转后再进一步治疗。膀胱憩室切除可有效缓解排尿困难、泌尿系感染等临床症状，但严重的上尿路损害是不可逆转的，宋宏程等（2007）报道在术前上尿路积水患儿中，术后12例复查IVU，上尿路积水好转7例，积水无变化3例，2例左肾不显影者术后仍不显影。因此术后随诊时应观察上尿路病变恢复情况，根据上尿路的病变做相应的治疗。

（宋宏程　孙　宁）

参考文献

胡艳秀，贾立群，王晓曼. 超声在儿童先天性脐尿管畸形诊断中的应用价值，中华医学超声杂志电子版. 2011, 8(5): 1075-1081.

宋宏程，白继武，孙宁，等. 小儿先天性膀胱憩室. 中华泌尿外科杂志，2007, 28(12): 816-818.

Celebi S, Sander S, Kuzdan O, et al. Current diagnosis and management of primary Isolated bladder diverticula in chi ldren. J Pediatr Urol, 2015, 11(2): e1-5.

Chalmers D, Ferrer F. Continety Urinary diversion in the epispadias-exstrophy complex. Semin Pediatr Surg, 2011, 20(2): 102-108.

Coker AM, Allshouse MJ, Koyle MA. Complete duplication of bladder and urethra in a sagittal plane in a male infant: case report and literature review. J Pediatr Urol. 2008, 4(4): 255-259.

Evangelidis A, Castle EP, Ostlie DJ, et al. Surgical management of primary bladder diverticula in children.J Pediatr Surg, 2005, 40: 701-703.

Gleason JM, Bowlin PR, Bagli DJ, et al. A Comprehensive Review of Pediatric Urachal Anomalies and Predictive Analysis for Adult Urachal Adenocarcinoma. J Urol, 2015, 193(2): 632-636.

Gupta AD, Goel SK, Woodhouse CR, et al. Examining long-term outcomes of bladder exstrophy: a 20-years follow-up. BJU Int, 2014, 113(1): 137-141.

Inouye BM, Massanyi EZ, Dicarlo H, et al. Modern management of bladder exstrophy repair. Curr Urol Rep, 2013, 14(4): 359-365.

Inouye BM, Shah BB, Massanyi EZ, et al. Urologic complications of major genitourinary reconstruction in the extrophy-epispadias complex. J Pediatr Urol, 2014, 10(4): 680-687.

Massanyi EZ, Gearhart JP, Kost-Byerly S. Perioperative management of classic bladder exstrophy. Res Rep Urol, 2013, 5: 67-75.

Mercedes NO, Rocio RB, Jose UF, et al. Urachal anomalies in children: Surgical or conservative treatment? J Pediatr Urol, 2014, 10(3): 522-526.

Naiditch A, Radhakrishnan J, Chin AC. Current diagnosis and management of urachal remnants. J Pediatr Surg, 2013, 48(10): 2148-2152.

Onofre LS, Gomes AL, Leao JQ, et al. Urethral duplication-a wide spectrum of anomalies. J Pediatr Urol, 2013, 9(6PtB): 1064-1071.

Parente A, Angulo JM, Romero R, et al. Endourological management in a newborn with incomplete bladder duplication. J Pediatr Urol, 2013, 9(1): e19-e21.

Pirincci N, Gecit I, Gunes M, et al. Complete duplication of the bladder and urethra in the coronal plane: case report with review of the literature. Urol Int, 2013, 90(1): 118-120.

Psutka SP, Cendron M. Bladder diverticula in children. J Pediatr Urol, 2013(9): 129-138.

Rivera M, Granberg CF, Tollefson MK. Robotic-assisted laparoscopic surgery of urachal anomalies: a single-center experience. J Laparoendosc Adv Surg Tech A. 2015; 25(4): 291-294.

Silay MS, Koh CJ. Management of the Bladder and Calyceal Diverticulum: Options in the Age of Minimally Invasive Surgery. Urologic Clinics of North America, 2015, 42(1): 77-87.

Stewart D, Inouye BM, Goldstein SD, et al. Pediatric surgical complications of major genitourinary reconstruction in the exstrophy-epispadias complex. J Pediatr Surg, 2015, 50(1): 167-170.

Stopak JK, Azarow KS, Abdessalam SF, et al. Trends in surgical management of urachal anomalies. J Pediatr Surg, 2015, 50(8): 1334-1337.

Vijayaraghavan SB, Nirmala AB. Complete duplication of urinary bladder and urethra: prenatal sonographic features. Ultrasound Obstet Gynecol, 2004, 24: 464-466.

第二十九章

膀胱肿瘤

第一节 膀胱癌

一、概述

（一）流行病学

膀胱癌发病率在全世界男性恶性肿瘤中排名第 7 位，而如果同时考虑两种性别，膀胱癌发病率则居第 11 位。世界范围的年龄标准化发病率（每 10 万人 / 年）男性为 9.0，女性为 2.2（Ferlay et al., 2012）。由于危险因素、检测、诊断以及治疗方面的差异，不同地区的膀胱癌的发病率和死亡率也有所不同。欧洲、北美洲、亚洲西部和非洲北部的发病率最高，而非洲东部、中部和西部最低。其中的一些膀胱癌发病率的地理变异是由于低级别肿瘤报告的差异所导致的（例如使用内镜检查非侵入性的病变）（Torre et al., 2015）。而男性膀胱癌死亡率最高的国家则是比利时（Ferlay et al., 2012）。

在欧美地区，膀胱癌发病率居男性恶性肿瘤的第四位，位列前列腺癌、肺癌和结肠癌之后，在女性恶性肿瘤亦排在十位以后（Torre et al., 2015）。2012 年世界发达地区膀胱癌年龄标准化发病率男性为 16.9/10 万，女性为 3.7/10 万，年龄标准化死亡率男性为 4.5/10 万，女性为 1.1/10 万，而在世界欠发达地区上述数据则分别为5.3/10万，1.5/10万，2.6/10万，0.7/10万（Torre et al., 2015）。可见男性及女性膀胱癌在世界发达地区的发病率及死亡率均高于世界欠发达地区。2009 — 2013 年美国男性膀胱癌发病率为 36.2/10 万，女性为 8.9 /10 万，男性膀胱癌死亡率为 7.7/10 万人，女性为 2.2/10 万人。美国癌症协会预测的 2013 年美国膀胱癌新发病例数为 79 030 例（男性 60 490 例，女性 18 540 例），死亡病例数为 16 870 例（男性 12 240 例，女性 4630 例）（Siegel et al., 2017）。

在我国，根据 2011年全国肿瘤登记中心的数据，膀胱癌的发病率为 7.68/10万，其中男性膀胱癌发病率位居全身恶性肿瘤的地位已由 2009年的第七位上升到第六位，女性依然排在第十位以后，发病率远低于西方国家。按地区统计，城市地区膀胱癌发病率（9.36/10万）是中国农村人口膀胱癌发病率（5.49/10万）的 1.7倍(陈万青等，2011)。2011年我国膀胱癌死亡率水平在全国肿瘤登记处的合计为 1.99/10万。按性别统计，男、女性膀胱癌的死亡率分别为 3.03/10万和 0.88/10万，男、女性之比为 3.44∶1。城市地区膀胱癌死亡率（3.43/10万）明显高于农村地区(2.62/10万)（Pang et al., 2016）。

（二）危险因素

吸烟是膀胱癌最常见的危险因素，50%～65%的男性病例和 20%～30%的女性病例与吸烟相关（Freedman et al., 2011）。在尽可能缩减偏倚与混杂因素的影响下，吸烟与膀胱癌之间的因果关系已经在研究中被证实（Hackshaw, 2004）。膀胱癌的发生率与吸烟的持续时间和每天吸烟的数量直接相关（Brennan et al., 2000）。一项 meta 分析研究了从 1961 年到 2003 年的 216 项关于吸烟和膀胱癌的观察性研究，这些研究显示出膀胱癌的预计合并风险与近期和既往吸烟史均有显著相关性（Gandini et al., 2008）。最近已有研究描述，相对于从不吸烟者，近期吸烟者的风险估计增加，这可能是由于香烟组成的变化而引起的（Freedman et al., 2011）。在停止吸烟的人中观察到膀胱癌的风险立即降低。戒烟 1～4 年后膀胱癌的估计风险减少约 40%，戒烟 25 年后减少 60%（Brennan et al., 2000）。鼓励人们戒烟可以使男性和女性的膀胱癌发病率获得同等比例的下降。

职业暴露是膀胱癌的第二个最重要的风险因素。在一些研究中，工作相关病例的比例可以占到所有膀胱癌病例的 20%～25%。涉及化学暴露的物质包括苯衍生物和芳基胺（2- 萘胺，4-ABP，4, 4'- 亚甲基二苯胺和邻甲苯胺），当从事某些可能接触染料、橡胶、纺织品、油漆、皮革和相关化学品的职业时，职业暴露就有可能发生（Pashos et al., 2002）。由于职业暴露接触致癌芳香胺而出现膀胱癌的风险会在暴露 10 年或更长时间后明显增大，职业暴露平均潜伏期通常超过 30 年（Harling et al., 2010; Weistenhofer et al., 2008）。在一些西方国家，由于严格的法规，职业暴露导致的膀胱癌发病率在目前的总体膀胱癌发病率中占比最低。近年来，由于防范意识的提高，更多的安全措施导致职业暴露的程度和模式发生改变，人群研究发现目前男性膀胱癌的职业归因为 7.1%，而女性没有这样的归因（Rushton et al., 2010; Burger et al., 2013）。

已经有研究报道在妇科恶性肿瘤的外束放射治疗（EBRT）后，继发性膀胱肿瘤的发生率增加，相对风险为 2～4（Chrouser et al., 2005）。在一项基于群体的队列研究中，相比于美国总体人群，行前列腺癌根治术（RP）、EBRT、近距离放射治疗（BT）和 EBRT-BT 后的人群膀胱癌标准化发病率比分别为 0.99、1.42、1.10 和 1.39（Nieder et al., 2008）。最近已经提出，接受新型放疗模式例如调强适形放射治疗（IMRT）的前列腺癌患者可能具有较低的继发性膀胱和直肠恶性肿瘤发生率（Zelefsky et al., 2012）。然而，由于缺乏长期的随访数据，并且由于膀胱癌需要长时间的发展，相比于其他人，接受放射治疗和具有较长预期寿命的患者发生膀胱癌的风险较高（Zelefsky et al., 2012）。

几种饮食因素被认为与膀胱癌相关，然而，其中的相关性仍然存在争议。欧洲癌症和营养的前瞻性调查（EPIC）研究是一项正在进行的多中心队列研究，旨在探讨饮食、生活方式、环境因素和癌症之间的关系。他们发现膀胱癌和饮水及摄入红肉、蔬菜和水果之间没有联系，只是最近他们发现了饮食摄入黄酮醇和木脂素与膀胱癌发生风险呈负相关，尤其是侵袭性膀胱癌（Zamora-Ros et al., 2014）。

膀胱血吸虫病是除了疟疾之外的最常见的寄生虫感染，约有 6 亿人在非洲、亚洲、南美洲和加勒比地区受到感染（IARC, 1994）。感染血吸虫可以导致膀胱尿路上皮癌甚至可以发展成膀胱鳞状细胞癌（SCC），在血吸虫流行的地区如埃及，控制血吸虫的感染可以降低膀胱鳞状细胞癌的发病率（Gouda et al. 2007; Salem et al., 2012）。同样，侵入性膀胱鳞状细胞癌与慢性尿路感染（UTI）的存在相关。在一些病例对照研究中，膀胱癌与慢性尿路感染之间存在直接关联，有研究报道患有复发性慢性尿路感染的患者膀胱癌的风险较正常人增加两倍。然而这些结果可能存在回忆偏倚（Pelucchi et al., 2006）。

男性膀胱癌发病率往往高于女性，这不能完全解释为吸烟习惯和职业因素，性激素可能是导致这一结果的重要原因（Cantor et al., 1992; Reid et al., 1984），目前有研究认为女性分娩对膀胱癌可能存在一定保护作用（Weibull et al. 2013）。虽然男性比女性更容易发生膀胱癌，但是女性膀胱癌发现时往往更加晚期，并且具有更低的存活率。一项总样本接近 28 000 例患者的 meta 分析显示，在根治性膀胱切除术后，相比于男性，女性显示出更差的生存结果（HR：1.20；95 % CI：1.09 ~ 1.32）（Liu et al., 2015）。来自 MarketScan 数据库的基于人群的研究表明，女性在膀胱癌的诊断上所花费的时间比男性更多，这是因为一些女性膀胱癌的鉴别诊断比膀胱癌更加常见（Cohn et al., 2014）。

越来越多的证据表明遗传易感因素可能影响膀胱癌的发病率。一项西班牙膀胱癌研究发现一级亲属的癌症家族史与膀胱癌的风险增加相关，这种关联在年轻患者中更强，其中共同的环境暴露被认为是潜在的混杂因素（Murta-Nascimento et al., 2007）。膀胱癌的全基因组关联研究（GWAS）确定了几个与膀胱癌风险相关的易感基因位点，例如染色体 3q28、4p16.3、8q24.21 及 8q24.3 等区域被认为与膀胱癌的发病风险相关联（Rothman et al., 2010）。

二、组织病理学

（一）膀胱癌组织学类型

膀胱癌在组织学上有多种病理类型，根据 2016 年 WHO 泌尿系统肿瘤分类主要分为以下类型：尿路上皮癌，鳞状细胞癌，腺癌，脐尿管癌，苗勒型肿瘤，神经内分泌肿瘤，黑色素细胞肿瘤，间叶肿瘤，造血与淋巴组织肿瘤，Skene、Cowper 和 Littre 腺癌，转移性肿瘤。

1. 尿路上皮癌

尿路上皮癌是膀胱癌中最常见的病理类型，为膀胱癌的 80% ~ 90%。它可分为浸润性尿路上皮癌及非浸润性尿路上皮癌。

（1）浸润性尿路上皮癌：主要根据镜下观察肿瘤突破基底膜确诊，且其具有明显的异向性分化倾向。

根据镜下尿路上皮癌的变异成分主要分为以下类型：尿路上皮癌伴鳞状、腺性、小细胞或滋养细胞分化，巢状尿路上皮癌，微囊性尿路上皮癌，微乳头状尿路上皮癌，淋巴上皮瘤样尿路上皮癌（浆细胞样 / 印戒细胞 / 弥漫性），肉瘤样尿路上皮癌，巨细胞尿路上皮癌，富脂质尿路上皮癌及透明细胞尿路上皮癌。

鳞状分化是尿路上皮癌异向分化最常见的类型，约 40% 的浸润性尿路上皮癌出现此分化，根治性膀胱切除术标本出现鳞状分化并未提示更高的肿瘤特异性死亡率，有研究报道鳞状分化预示对放化疗的部分抵抗。腺性分化约在 18% 的浸润性尿路上皮癌中出现，腺性分化的预后意义目前仍存疑。滋养细胞分化非常罕见，主要通过镜下绒毛膜癌样组织诊断，而行免疫组化可发现 β-hCG 可以在形态学上排除滋养细胞分化的尿路上皮癌中表达，β-hCG 与肿瘤分期分级呈正相关，有研究还表明 20% ~ 76% 转移性尿路上皮癌患者出现血浆 β-hCG 升高。

巢状尿路上皮癌在高分期膀胱癌中更常出现，但与同分期尿路上皮癌生存率对比无明显差异。微囊性尿路上皮癌亦在高分期膀胱癌中更常被发现，其在镜下常呈现假良性病变外观，因此需避免误以为良性病变改变，如囊性膀胱炎。微乳头状尿路上皮癌在 0.6%～2.2% 尿路上皮癌中出现，有性别差异，男 / 女约为 3：1，在约 50% 的微乳头状尿路上皮癌中可发现原位癌，且脉管浸润在此类别中很常见。淋巴上皮瘤样尿路上皮癌更常在男性及老年患者中出现，且大多数患者已表现为 T2～T3 期。约 0.6% 的膀胱癌表现出肉瘤样尿路上皮癌，存在性别差异，男 / 女约为 3：1，放疗及环磷酰胺治疗是此类别发生的风险因素，淋巴结转移及器官转移常在诊治时已存在，行根治性膀胱切除术后 5 年肿瘤特异性生存率约为 20%。巨细胞尿路上皮癌非常罕见，表现为高恶性度，预后差。仅有 37 例富脂质尿路上皮癌在文献中有所报道，更易于高分期肿瘤中发现，预后不良。不超过 25 例透明细胞尿路上皮癌在文献中报道，预后意义目前不明。

（2）非浸润性尿路上皮癌：初诊膀胱癌中非浸润性膀胱癌占大多数，主要分为以下两个种类：乳头状及扁平状，可单独或同时出现。扁平状尿路上皮癌称为原位癌（高级别）。膀胱内乳头状病变可分为反应性增生、乳头状瘤、低度恶性潜能尿路上皮乳头状瘤、低级别尿路上皮癌及高级别尿路上皮癌。而扁平病变表现为不确定恶性潜能的尿路上皮增殖、反应性非典型增生、异型增生及恶性原位癌。

非浸润性乳头状尿路上皮癌指镜下乳头状尿路上皮恶性病变（细胞及结构异型），但肿瘤未突破基底膜。有 70%～75% 的新发尿路上皮癌为非浸润性，男 / 女约为 3：1，其有较高复发风险，但不到15% 的病例进展为浸润性尿路上皮癌。

原位癌指镜下扁平样尿路上皮恶性病变，单纯性原位癌仅在 1%～3% 的初诊膀胱癌患者中发现，但其在高级别乳头状尿路上皮癌病变周围常见，在 45%～65% 的浸润性尿路上皮癌病变有原位癌共存。原位癌在膀胱镜下难以区分，可无明显改变，或为红斑、出血、糜烂表现。镜下主要表现为高度异型细胞，核大深染，明显病理性核分裂象，极向消失，排列不规则、拥挤。

2. 鳞状细胞癌

相对于尿路上皮癌少见，仅占膀胱肿瘤的 3%，占男性膀胱癌的 1.3%，占女性膀胱癌的 3.4%。而吸烟、化学物暴露史、感染（血吸虫感染为主要风险因素）等均为鳞状细胞癌的危险因素。大体上大部分均为体积大、息肉样、实性伴坏死肿块。发现时通常已为较晚期病变，即为肌层浸润性膀胱癌。

3. 腺癌

腺癌是指起源于尿路上皮，组织学为单一腺体表型的恶性肿瘤。其为少见的恶性肿瘤，占膀胱癌的 0.5%～2%。多数腺癌与长期尿路上皮肠上皮化生有关，可发生于膀胱外翻、慢性刺激和梗阻如无功能膀胱、感染等。盆腔脂肪增多症也被认为是危险因素。大体上呈外生性、乳头状肿物，有时也可表现为凝胶样外观。预后与 TNM 分期密切相关。总体预后较差。

4. 脐尿管癌

脐尿管癌是指起源于脐尿管残余的恶性肿瘤，大多数脐尿管癌为腺癌。脐尿管腺癌少于非脐尿管腺癌，男性多于女性，为 2：1～3：1。大体上多发于膀胱顶壁，可累及脐尿管残余的部位，形成相对较大肿块，甚至浸润至前腹壁脐部。其多侵犯肌层，TNM 分期不甚适用，其预后预测主要根据 Sheldon 分期系统。

5. 苗勒型肿瘤

此型较罕见，为苗勒氏管起源，镜下与女性生殖系统苗勒氏管起源的透明细胞或内膜样癌相似，大体上透明细胞癌通常表现为息肉或乳头状单发肿物，内膜样癌较少累及黏膜下层，而透明细胞癌常侵及黏膜下层及肌层之间。透明细胞癌通常被认为与肿瘤高恶性度相关，但目前缺乏长期随访资料。而内膜样癌预后意义未明。

6. 神经内分泌肿瘤

神经内分泌肿瘤是起源于尿路上皮的恶性神经内分泌肿瘤，可分为小细胞癌、大细胞癌及副神经节瘤等。此类肿瘤罕见，大体上可表现实性、孤立性、息肉或结节状肿物伴/不伴溃疡。小细胞癌及大细胞癌均为高度恶性肿瘤，常在就诊时已处于晚期，常伴转移。副神经节瘤恶性度与浸润深度相关，通常T1/2期表现为低度恶性，而T3/4期存在高复发及转移风险。

7. 黑色素细胞肿瘤

黑色素细胞肿瘤是指原发于膀胱的黑色素细胞来源恶性肿瘤，文献报道原发黑色素细胞瘤仅有27例，男女比例相似，均为成年人。大体上表现为暗色息肉样实性肿物。组织学上表现为经典型黑色素瘤，具有多形性胞核，梭形或多角形瘤细胞，可有黑色素颗粒。预后差，接近2/3患者在确诊后三年内死亡。

8. 间叶肿瘤

间叶肿瘤是指发生于膀胱的间叶来源肿瘤，主要分为横纹肌肉瘤、平滑肌肉瘤、恶性血管内皮细胞瘤、炎性肌纤维母细胞瘤、血管周上皮样肿瘤、孤立性纤维瘤、平滑肌瘤、血管瘤、颗粒细胞瘤、神经纤维瘤及其他恶性间叶肿瘤。横纹肌肉瘤为表现骨骼肌分化的恶性间叶肿瘤，膀胱横纹肌肉瘤是儿童最常见的肉瘤类型。在儿童中，5年总体生存率为73%，与不良预后相关的因素包括腺泡型、PAXFOXO1融合表型、出现转移及浸润性生长。成人横纹肌肉瘤表现为高度恶性，预后不良。平滑肌肉瘤来源于膀胱平滑肌或表现为平滑肌分化，约占膀胱恶性肿瘤的1%，有男性好发倾向并与既往环磷酰胺治疗史相关，预后不良。恶性血管内皮细胞瘤罕见，表现为血管内皮分化，目前文献报道的例数不超过25例，多数存在既往盆腔放疗史。氯乙烯暴露史与肿瘤发生相关，其为高度恶性肿瘤，预后极差。炎性肌纤维母细胞瘤可发生于各个年龄段，主要发生于儿童及青少年，行肿瘤切除术后约25%的患者出现复发，但极少出现转移，主要治疗方式为经尿道膀胱肿瘤电切术或膀胱部分切除术，术后应严密随访。血管周上皮样细胞肿瘤起源于血管周上皮样细胞，表现为黑色细胞或平滑肌分化，目前文献仅报告14例，大多数为良性表现，但病例较少且随访期短，一例患者出现转移。孤立性纤维瘤为有恶性潜能的成纤维细胞来源间叶肿瘤，存在特异的NAB2-STAT6基因融合并过表达STAT6，大多数为良性肿瘤表现。平滑肌瘤是平滑肌来源良性肿瘤，主要治疗方式为经尿道膀胱肿瘤电切术或膀胱部分切除术，复发主要发生于初次切除不完全患者。膀胱血管瘤为良性肿瘤，可并发于血管瘤病。颗粒细胞瘤来源于施万（Schwann）细胞，由大多角细胞构成，胞质内包含丰富颗粒（溶酶体积聚），绝大多数表现为良性病变，切除术后复发率低，目前文献报道了两例膀胱恶性颗粒细胞瘤。神经纤维瘤为罕见良性周围神经鞘瘤。其他恶性间叶肿瘤包括恶性周围神经鞘瘤、脂肪肉瘤、软骨肉瘤、骨肉瘤等均有报道。

9. 造血与淋巴组织肿瘤

主要包括淋巴瘤及浆细胞瘤。淋巴瘤是指恶性淋巴组织肿瘤，原发于泌尿道的淋巴瘤占结外淋巴瘤不足5%的比例，原发性黏膜淋巴组织来源（MALT）淋巴瘤行局部切除术预后好，而其他类型淋巴瘤预后不良，MALT淋巴瘤中位生存时间为9年，而其他非局限性淋巴瘤、继发或复发淋巴瘤中位生存时间不足1年。浆细胞瘤罕见，在浆细胞肿瘤占比小于5%，均为成年患者，男 / 女发病率比为 2∶1，一般来说，早期手术结合放疗能较好改善预后，放疗后局部复发率 <5%。

10. Skene、Cowper 和 Littre 腺癌

此类腺癌是指起源于女性的 Skene 腺及男性的 Cowper、Littre 腺的恶性腺癌，极为罕见，病理分期于预后密切相关，而 PSA 可作为 Skene 腺癌治疗疗效的重要标志物。

11. 转移性肿瘤

转移性肿瘤是指直接侵犯或转移至泌尿道的非泌尿道恶性肿瘤，直接侵犯膀胱的恶性肿瘤可来源于结直肠、前列腺或子宫颈，血行转移至膀胱的恶性肿瘤来源于胃、皮肤（黑色素瘤）、乳腺、肾及肺。

（二）膀胱癌组织学分级

2016 年 WHO 泌尿系统肿瘤分类中对膀胱癌采用了 2004 年膀胱尿路上皮恶性程度分级系统，即分为低度恶性潜能尿路上皮乳头状瘤、低级别乳头状尿路上皮癌及高级别乳头状尿路上皮癌（表 29-1-1）。高级别病变与浸润性尿路上皮癌相关，且在浸润性尿路上皮癌中，高级别病变更为常见。目前并未发现浸润性的低度恶性潜能尿路上皮乳头状瘤，但一部分低度恶性潜能尿路上皮乳头状瘤复发时出现分级升高及浸润表现。

表 29-1-1 病理分级

1973 年膀胱尿路上皮癌恶性程度分级系统
乳头状瘤
尿路上皮癌 1 级，分化良好
尿路上皮癌 2 级，中等分化
尿路上皮癌 3 级，分化不良
2004 年膀胱尿路上皮癌恶性程度分级系统
乳头状瘤
低度恶性潜能尿路上皮乳头状瘤
乳头状尿路上皮癌，低级别
乳头状尿路上皮癌，高级别

低度恶性潜能尿路上皮乳头状瘤是指轻度异型性的乳头状尿路上皮肿瘤，细胞增生更为显著，超过正常尿路上皮厚度。膀胱镜检查可见单个或多个的外生性乳头状肿物。组织学上由不相融合的纤细乳头组成，细胞排列多层，较正常上皮密度明显增加，极向保存完好，分裂象极为罕见且限于基底层。

低级别乳头状尿路上皮癌由纤细、多分支乳头组成，低倍镜下看到相对规则排列，极向较好，但在高倍镜视野下容易看到部分区域极向消失，细胞核呈不规则增大，核分裂象少见，但可出现在上皮全层。

高级别乳头状尿路上皮癌由融合分支状乳头构成，大体上常表现为实性外生性肿物。在低倍镜即可发现较明显细胞极向消失，出现多形细胞核，核仁明显，核分裂象常见，并可在上皮全层出现。

（三）膀胱癌 TNM 分期（表 29-1-2，表 29-1-3）

近年来一些回顾性队列研究提出 T1 期亚分类有明显预后差异，如根据浸润深度是否突破黏膜下肌层分为 T1a 及 T1b，而浸润突破黏膜下静脉丛为 T1c，T1a 及 T1b 的 5 年生存率

表 29-1-2 膀胱癌 TNM 分期（AJCC 第 8 版，2017 年）

T 分期（原发肿瘤）	
Tx	原发肿瘤无法评估
T0	无原发肿瘤证据
Ta	非浸润性乳头状癌
Tis	尿路上皮原位癌（扁平癌）
T1	肿瘤侵入上皮下结缔组织
T2	肿瘤侵犯肌层
pT2a	肿瘤侵犯浅肌层（内 1/2）
pT2b	肿瘤侵犯深肌层（外 1/2）
T3	肿瘤侵犯膀胱周围软组织
pT3a	显微镜下发现肿瘤侵犯膀胱周围软组织
pT3b	肉眼可见肿瘤侵犯膀胱周围软组织（膀胱外肿块）
T4	肿瘤侵犯以下任一器官或组织，如前列腺、精囊、子宫、阴道、盆壁、腹壁
T4a	肿瘤侵犯前列腺、子宫或阴道
T4b	肿瘤侵犯盆壁或腹壁
N 分期（区域淋巴结）	
Nx	区域淋巴结无法评估
N0	无区域淋巴结转移
N1	真骨盆区（膀胱周围、闭孔、髂内、髂外或骶前）单个淋巴结转移
N2	真骨盆区（膀胱周围、闭孔、髂内、髂外或骶前）多个淋巴结转移
N3	髂总淋巴结转移
M 分期（远处转移）	
M0	无远处转移
M1	远处转移
M1a	髂总淋巴结以外的远处淋巴结转移
M1b	非淋巴结的远处转移

表 29-1-3 膀胱癌预后分期编组（AJCC 第 8 版，2017 年）

T	N	M	预后分期编组
Ta	N0	M0	0a
Tis	N0	M0	0is
T1	N0	M0	Ⅰ
T2a	N0	M0	Ⅱ
T2b	N0	M0	Ⅱ
T3a,T3b,T4a	N0	M0	ⅢA
T1~T4a	N1	M0	ⅢA
T1~T4a	N2,N3	M0	ⅢB
T4b	N0	M0	ⅣA
任何 T	任何 N	M1a	ⅣA
任何 T	任何 N	M1b	ⅣB

与 T1c 相比有较明显差异。WHO 膀胱癌分期目前并未采用，但推荐应对 T1 期肿瘤浸润黏膜下层的深度进行描述。

在组织病理学层面，膀胱尿路上皮癌根据是否突破基底膜分为非浸润性乳头状尿路上皮癌及浸润性乳头状尿路上皮癌。而在临床实践中，根据治疗方式的不同分为肌层浸润性膀胱癌及肌层浸润性膀胱癌。其中非肌层浸润性膀胱癌包括 Ta，T1 及 Tis，治疗方式主要为经尿道膀胱肿瘤电切术 + 膀胱灌注治疗。肌层浸润性膀胱癌浸润膀胱固有肌层，其标准治疗方式为根治性膀胱切除术。

原位癌为高级别病变，其与 T1 期均表现为高度恶性潜能，约有 54% 未进行治疗的原位癌患者将进展为肌层浸润性膀胱癌。对 BCG 灌注治疗或灌注化疗的反应是其进展及死亡的重要预测指标，灌注治疗有效患者有 10% ~ 20% 进展为肌层浸润性膀胱癌，而灌注治疗无效患者约 66% 进展为肌层浸润性膀胱癌，因此对灌注治疗无效的患者应考虑行根治性膀胱切除术。

三、临床表现

随着影像学技术的普及，由于超声检查价格低廉，许多无临床表现的膀胱癌患者可在体检中诊断。肉眼血尿是膀胱癌最常见、也最典型的症状（Edmondson et al., 2017），可间歇性出现，也偶发于类似 Vasalva 动作腹腔压力增高后；为全程无痛血尿，强调是全程血尿，而非初段或终末血尿。血尿出现的时间及出血量与肿瘤恶性程度、分期、大小数目、形态并不一致。因此血尿可以间歇性出现或加重，容易给患者造成偶尔治愈的错觉，也因此而延误了诊断和治疗时机。值得注意的是，一项研究指出在膀胱癌的发现诊断中存在性别差异。27% 的女性需要通过 3 次或更多次就诊咨询最后被诊断为膀胱癌，高于男性（11%）（Lyratzopoulos et al., 2013）。同样以血尿主诉就诊的女性膀胱癌患者更不利于获得及时诊断，因此延误治疗使得预后也较男性患者差。80% ~ 90% 的患者就诊时就主诉出现血尿。血尿分为肉眼血尿或镜下血尿，据相关报道，17% ~ 18.9% 的膀胱癌患者表现为严重的肉眼血尿（Datta et al., 2002），4.8% ~ 6% 的膀胱癌患者则表现为镜下血尿。而除了乳头状良性肿瘤外，膀胱尿路上皮肿瘤的患者几乎都有血尿，或者是镜下血尿，原位癌常仅表现为镜下血尿。AUA 指南认为对于镜下血尿患者应进行膀胱镜、尿脱落细胞及影像学检查，以期筛查可能的尿路肿瘤，并对这些患者每 6 个月随访一次。在临床工作中，主诉有肉眼血尿的患者有 1/3 ~ 1/2 最终诊断为膀胱癌。亦有相关统计显示，如果患者发现血尿立即就医与血尿 1 个月后就诊，浸润性癌的 3 年生存率由 60% 下降至 25%。

亦有膀胱癌患者起始症状即表现为膀胱刺激征即尿频、尿急、尿痛，一项研究（Dobbs et al., 2014）对 340 名确诊膀胱癌患者进行统计，有 14 名患者仅出现下尿路症状，占 4.1%，研究认为对于未找到明确病因的下尿路症状患者，应该进行膀胱癌的筛查或严格随访。另一项研究（Keller et al., 2013）认为长期具有膀胱刺激症状的患者随后患膀胱癌的风险比正常人高。一般认为具有尿频、尿急、尿痛症状的膀胱癌患者，其病变可能集中在膀胱三角区，或广泛的原位癌或浸润性癌。亦有患者首诊主诉为盆腔疼痛，此为膀胱癌另一类常见的症状，往往提示为弥漫性原位癌或晚期浸润性膀胱癌，一般预后不良，而 Ta、Tl 期肿瘤常无此类症状。

其他症状还可能合并膀胱癌侵犯输尿管口

导致输尿管梗阻所致肾积水，腰胁部疼痛、下肢水肿、盆腔包块、尿潴留、贫血（Kawada, 1966）等。有些晚期患者就诊时的症状还包括肾功能不全、体重减轻、腹痛或骨痛等，也有甚至因为晚期膀胱癌导致膀胱破裂和继发性骨盆骨折的报道（Oray et al., 2014）。更有报道因原发膀胱癌出现 hCG、雌激素升高而导致男性乳房发育为主诉就诊的膀胱癌男性患者（Ahmed et al., 2015）。体检触及盆腔包块是局部进展性肿瘤的证据。体检还包括经直肠、经阴道指检和麻醉下腹部双合诊等，但体格检查在 Ta、T1 期膀胱癌中的诊断价值有限。

四、膀胱癌影像学检查

（一）超声检查

膀胱癌的早期诊断及分期对临床制订治疗方案有非常重要的意义（Karahan OIet al., 2004）。虽然膀胱镜可以于术前即获得肿瘤的病理诊断，但不能观察肿瘤浸润膀胱壁的程度及转移情况，且此为有创检查。随着高分辨率超声探头的出现，超声检查膀胱和上尿路的影像水平不断提高，且不需要使用造影剂，且因为其无创、检查方便、重复性好、价格低廉等特点，超声作为一线检查方法在诊断泌尿系统疾病方面应用越来越广泛。

超声检查可通过三种途径（经腹、经直肠、经尿道）进行，可同时检查肾、膀胱。超声检查不能发现原位癌和 <5 mm 的肿瘤。只要肿瘤 >5 mm，尿细胞学检查阳性，超声检查即可确诊，减少术前膀胱镜等有创检查。

据报道，经腹部超声诊断膀胱癌的敏感性为 63%～98%（Herranz-Amo et al., 1999），特异性为 99%。可以同时检查肾、输尿管和腹部其他脏器。经直肠超声显示膀胱三角区、膀胱颈和前列腺较清楚。经尿道膀胱内超声检查需要麻醉，但影像清晰，分期准确性较高。国外报道经尿道膀胱内超声判定肿瘤分期并与病理分期比较，结果显示非肌层浸润性肿瘤准确率为 94%～100%，肌层浸润性肿瘤准确率为 63%～96.8%。认为经尿道膀胱内超声有以下优势：探头分辨率增加，更利于显示膀胱结构，利于准确分期；经尿道探头直接置于膀胱内，能覆盖常规超声对膀胱肿瘤探查的盲区。因此认为经尿道膀胱内超声较常规超声更为精准，能提供更多的信息。和其他影像学检查一样，超声检查无法诊断膀胱原位癌。

超声检查对于无症状患者的早期发现，可以帮助确定膀胱癌的分期，并了解局部淋巴结有无转移，是否侵犯相邻器官如前列腺、子宫、阴道和盆壁。必要时可在超声引导下穿刺活检。

（二）泌尿系统平片和静脉尿路造影（KUB+IVU）

泌尿系平片及造影检查一直被视为膀胱癌患者的常规检查，以期发现并存的上尿路肿瘤。尿路上皮肿瘤少有钙化影。而肿瘤钙化主要是坏死、出血、囊肿退行性变或感染。静脉尿路造影在膀胱充盈时一些较大的肿瘤可发现充盈缺损，但绝大多数小肿瘤和原位癌造影时不能发现。但是 IVU 可以同时了解有无肾积水征象。因为其获得的重要信息量较少（Raman et al., 2017），初步诊断时此项检查的必要性目前受到质疑。在对 B 超提示存在肾积水的膀胱癌患者可选择性行 IVU 检查。

（三）CT

CT 在诊断膀胱肿瘤和评估膀胱癌浸润范围（特别是显示膀胱外肿瘤浸润）方面有很高的价值。CT 不仅对膀胱癌有很高的检出率（de Leon et al., 2016），而且还能观察肿瘤侵犯膀胱的范围和程度并显示病变对邻近器官的侵犯，以及有无淋巴结或远处转移。近年来，多排（64～128 排）螺旋 CT 分辨率大大提高，可以发现较小肿瘤（1～5 mm），但是原位癌仍不能被发现。

在 CT 上的膀胱癌表现为自膀胱壁向腔内突入的软组织影，形状不规则，更多表现为广基底，少数呈菜花状，有的呈局限性膀胱壁增厚。膀胱癌一定要行增强检查，增强后病灶一般呈中等度均匀强化，在延迟相可以见到充盈缺损。CT 不仅显示膀胱的形态，还可以测量壁的厚度，对膀胱与邻近脏器的界限显示较好。

但 CT 不能很好地了解输尿管情况，不能区分肿大淋巴结是转移还是炎症，需要配合病理学检查才能下诊断。此外，不能准确区分非肌层浸润膀胱癌（Ta、Tl）和 T2 期膀胱癌，既往有肿瘤切除史者可因局部炎症反应所致的假象而造成分期过高。如果不考虑更多的射线暴露量，CTU（CT 尿路造影）可替代传统 IVU 检查，可提供更多的检查信息。CT 仿真膀胱镜不能完全替代膀胱镜，但有其应用价值，是膀胱镜禁忌患者的替代和补充方法，如患者同时存在尿道狭窄或膀胱有活动性出血不能进行膀胱镜检查，可选择行 CT 检查或 CT 仿真膀胱镜，但其临床实用性还有待于进一步评估。采用 CT 仿真膀胱镜检查准确率为 88%，对 >5 mm 的肿块能准确识别，并可以显示小至 2 mm 的黏膜异常。

（四）MRI

MRI 具有软组织分辨率高、安全、多方位及功能成像、多参数等优势，在膀胱癌术前分期诊断方面具有较大优势，较高的诊断准确率（Sonni I, 2016）。MRI 检查膀胱癌显示肿瘤呈乳头状或菜花状，腔内型表现为 T1 加权像（T1WI）等信号，T2WI 高信号，尿液呈极低信号，膀胱壁为低至中等信号，而膀胱周围脂肪为高信号。T1 加权像有助于检查扩散至邻近脂肪的肿瘤、淋巴结转移以及骨转移情况，甚至可评价除前列腺以外的邻近器官受侵犯情况。浸润性癌表现为局限性增厚，T1 上可见清晰病灶，T2 膀胱低信号带中断（正常膀胱壁在 T2 上有完整低信号环）。因此，MRI 有助于肿瘤分期。动态增强 MRI 在显示是否有尿路上皮癌存在以及肌层浸润深度方面准确性高于 CT 或非增强 MRI。MRI 平扫联合增强扫描有助于小病灶的检出，也可发现正常大小淋巴结有无转移征象。由于膀胱肿瘤的平均表观弥散系数（ADC）较周围组织低，弥散加权成像（DWI）可能在评估肿瘤侵犯周围组织中有价值。在 DWI 中，非肌层浸润性膀胱癌基底部呈等成低信号，与高信号肿瘤间分界明确。并且，在 DWI 上炎性和纤维化成分表现为低信号，和膀胱癌高信号之间形成对比。

对造影剂过敏的或肾功能不全的患者可行磁共振水成像（MRU）以了解上尿路情况。在诊断较小肿瘤方面，应用 MRI 仿真膀胱镜诊断肿瘤效果较好。膀胱癌患者行 MRI 膀胱造影，以术中或膀胱镜结果作为参考标准，仿真膀胱镜重建与多维重建的敏感性和特异性较高，但其在临床的实用性也有待进一步评估。在检测有无骨转移时 MRI 敏感性远高于 CT，甚至高于核素骨扫描。

（五）正电子发射断层扫描（PET）

PET 一般很少用于膀胱癌诊断。由于 PET 使用的示踪剂 FDG（氟脱氧葡萄糖）主要经泌尿系统排泄，膀胱内滞留的失踪剂会影响对已经摄取示踪剂肿瘤的判断。但也有报道采用排空膀胱并用 50～100 ml 生理盐水冲洗后显像或者利尿后延迟显像的方法可以减少膀胱内示踪剂的影响。因此口服或注射呋塞米＋水化来促进示踪剂从尿液中排出应作为常规手段。

目前已有使用新型示踪剂（如胆碱、蛋氨酸、乙酸）的报道，11C- 胆碱和 11C- 乙酸均不经泌尿系统排泄，因此有效地避免了对膀胱肿瘤显像的干扰。有限的数据显示 11C- 胆碱和 11C- 乙酸可能是检测淋巴结转移的一种很有应用前景的示踪剂，但还需进一步证实。

对比研究以及 meta 分析显示，PET/CT 诊断盆腔淋巴结转移的准确率优于 CT 和 MRI。因此 PET/CT 在术前淋巴结转移以及软组织肿块的鉴别尤其是术后随访方面有一定优势，可选择性使用。

（六）骨扫描

膀胱癌起病隐匿，早期诊断率低。骨转移也是膀胱癌常见的转移部位之一，骨转移的分期诊断对临床的治疗及预后判断非常重要。在浸润性肿瘤患者出现骨痛或碱性磷酸酶增高时，或拟行根治性膀胱切除的患者怀疑有骨转移时也应选择骨扫描检查。

（七）胸部 X 线与 CT

对膀胱癌患者来说，远处转移的出现是影响预后的关键因素。术前行胸部 X 线检查可了解有无肺部转移，而胸部 CT 是确诊有无肺部转移最敏感的检查方法。

五、尿细胞学及肿瘤标志物

（一）尿液细胞学检查

尿细胞学检查是膀胱癌诊断和术后随诊的主要方法之一。尿标本的采集一般是通过自然排尿，也可以通过膀胱冲洗，这样能得到更多的癌细胞，利于提高诊断率。尿标本应尽量采用新鲜尿液，但晨起第一次尿中细胞溶解比率高，不适合进行尿细胞学的检查，因而多采用第二次尿。尿细胞学阳性提示包括肾盏、肾盂、输尿管、膀胱和尿道的泌尿系中可能存在尿路上皮癌。尿细胞学检查包括传统尿细胞学（conventional cytology, CC）和尿液基细胞学检测（liquid-based cytology, LBC）技术（van Rhijn et al., 2005; Vrooman et al., 2008）。

1．传统尿细胞学

尿液标本放在阴凉处静置 5 min，轻轻倒去一半，保留 50 ml 左右分别置于两个容量为 50 ml 塑料离心管中，平衡后以 2000 转 / 分钟的速度离心 5 min，用吸管尿沉渣，均匀涂抹在玻片上，稍置片刻，于 95% 乙醇固定 15 ~ 20 min，苏木精 - 伊红染色，在无水乙醇中脱水 10 min，再依次在二甲苯中透明各 1 min，树脂胶封固涂片后显微镜阅片（叶见波等，2010；张进生等，2011）。

2．尿液基细胞学检测

尿液标本放在阴凉处静置 5 min，轻轻倒去一半，保留 50 ml 左右分别置于两个容量为 50 ml 塑料离心管中，平衡后以 2000 转 / 分钟的速度离心 5 min，用吸管尿沉渣，将标本按 1∶4 的体积比例加入保存液，振荡混匀后静置 15 min，2000 转 / 分钟的速度离心 5 min，倒掉上清后加缓冲液，重新振荡混匀后倒入离心管，2000 转 / 分钟的速度离心 5 min。离心后倒掉上清液，振荡离心管，放在自动液基细胞制片机上，自动涂片，苏木精 - 伊红染色，在无水乙醇中脱水 10 min，再依次在二甲苯中透明各 1 min，树脂胶封固涂片后显微镜阅片（叶见波等，2010；张进生等，2011）。

根据文献报道，尿细胞学检测膀胱癌的敏感性为 34% ~ 72%，特异性为 85% ~ 99%（van Rhijn et al., 2005; Vrooman et al., 2008）。尿液基细胞学总体诊断膀胱癌比传统涂片敏感性高 5% ~ 8%，尤其是在低分级的非浸润性膀胱癌中，但在高级别的膀胱癌中没有明显差异，两者的特异性上也相当（叶见波等，2010；张进生等，2011）。液基细胞学比传统涂片敏感度高的主要原因为：①细胞收集方式：液基细胞学经离心沉淀后置于专用保存液中，使细胞几乎 100% 保留，同时也避免了普通制片过程中引起的细胞过度干燥所造成的假象，很好地保护了细胞的原有形态；②在细胞保存液中含有固定剂、分离提取剂等成分，它可以除去尿中的大部分血细胞、炎性细胞等非诊断杂质，并及时固定及保持尿中细胞的原始形态结构；③在制片过程中采用标准化的操作，避免手工操作的随意性，离心过程中病变细胞比正常细胞比重大，沉降速度快，提高了对病变细胞的捕获能力，靠细胞表面的张力均匀分布，使细胞单层排列，与玻片形成稳固的结合，防止脱片；④传统涂片观察细胞量大，易形成视力疲劳，易漏掉有意义的细胞，液基细胞学制片使细胞固定在较小的范围内，便于阅片者观察，不易形成视力疲劳（叶见波等，2010；张进生等，2011）。

目前国内外研究表明，尿液细胞学检查的敏感性与癌细胞恶性分级密切相关，分级低的膀胱癌检测敏感性较低，一方面是由于肿瘤细胞分化较好，其特征与正常细胞相似，不易鉴别，另一方面由于癌细胞之间连结相对紧密，没有足够多的癌细胞脱落到尿中而被检测到，所以尿细胞学阴性并不能排除低级别尿路上皮癌的存在；相反，分级高的膀胱癌或原位癌，检测敏感性和特异性均较高（Grégoire et al., 1997; Kannan et al., 1993）。尿标本中癌细胞数量少、细胞的不典型或退行性变、泌尿系感染、结石、膀胱灌注治疗和检查者的技术差异等因素均会影响尿细胞学检查结果（Roy et al., 1992; Raitanen et al., 2002）。

（二）尿液中膀胱癌标志物检查

1. 核基质蛋白 22（nuclear matrix protein 22, NMP22）

NMP22 是核基质蛋白家族的一员，为细胞核的结构成分，在核形态维持、DNA 重组、转录、复制以及 RNA 的加工中具有重要作用。当细胞恶变时，核内遗传物质在分裂末期分配极度异常，NMP22 合成激增。国内外研究报道 NMP22 诊断膀胱癌的敏感性是 55%～73%，特异性是 40%～87%。NMP22 检测具有简便、快速、费用低等优点，有助于膀胱癌的诊断和术后监测。美国食品和药品监督管理局（FDA）已经批准 NMP22 作为早期诊断和术后随诊的方法（Vrooman et al., 2008; Schmitz-Dräger et al., 2015）。但在膀胱癌术后患者的监测中，NMP22 水平易受到泌尿系统一些良性病变（如泌尿系感染、尿路结石、血尿等）的影响而增高，导致 NMP22 检测结果假阳性（Villicana et al., 2009）。

2. 膀胱肿瘤抗原（bladder tumor antigen, BTA）

补体因子 H 是 BTA 的具体成分，是由膀胱肿瘤细胞和巨噬细胞产生的。补体因子 H 的产生赋予体内肿瘤细胞一种选择性生长优势，让细胞逃逸宿主免疫系统监视，帮助肿瘤细胞逃脱人体内在调控，避免凋亡。当尿液 BTA 水平较高时，常提示膀胱肿瘤的发生。目前常用的 BTA 检测方法有 2 种：BTA Stat 和 BTA Trak，这两种方法是通过单克隆抗体检测尿液中 BTA 水平来诊断膀胱癌。BTA Stat 属于快速定性试验，其总体的诊断敏感性为 57%～79%，特异性为 48%～95%（Gutiérrez Baños et al., 2001; Vrooman et al., 2008）。BTA Trak 是酶联免疫定量试验，其总体敏感性为 24%～89%，特异性为 52%～93%（Gutiérrez Baños et al., 2001;

Vrooman et al., 2008）。两种诊断方法的敏感性均随肿瘤分期和分级上升而提高。而 Guo 等研究认为，BTA 检测的敏感性高于尿脱落细胞学检查，而特异性不如尿脱落细胞学检查（Guo et al., 2014）。虽然 BTA 检测假阳性率高，不能单独用于高危人群的筛查以及膀胱癌的诊断，但是其试剂盒检测速度快、使用方法简单、敏感性相对较高，FDA 批准其可用于膀胱癌的初步筛查和术后复发监测。

3. 尿液脱落细胞荧光原位杂交（fluorescence in situ hybridization，FISH）

FISH 是一项用荧光染料标记的特异单链核苷酸为探针，探测尿脱落细胞的第 3、7、17 号染色体的数目异常和（或）9 号染色体短臂缺失（9p21）的畸变，即膀胱癌相关的非整倍性。阳性结果的标准是非整倍性细胞超过一定百分比，通常采用 10%～15%（Laudadio et al., 2005）。因为 FISH 既可以检测细胞染色体的异常，同时也可以观察细胞形态学的改变。膀胱肿瘤的分期及分级越高，FISH 敏感性越高，对于 T2 及 G3 期肿瘤甚至可达 100%。国内外研究表明 FISH 总体的诊断敏感性为 69%～97%，特异性为 89%～96%（Vrooman et al., 2008）。虽然 FISH 检测膀胱癌的敏感性优于传统尿细胞学，但由于假阳性率较高，检测费用亦较高，因而制约了其在临床早期诊断中的推广使用。对于尿细胞学检测难以确诊的患者辅用 FISH 技术检测，可有效提高膀胱癌的诊断率。

4. 端粒酶（telomerase）

端粒酶是在细胞中负责端粒延长的一种酶，是基本的核蛋白逆转录酶，可将端粒 DNA 加至真核细胞染色体末端。端粒对于保持染色体稳定性和细胞活性有重要作用，端粒酶能延长缩短的端粒（缩短的端粒其细胞复制能力受限），从而增强体外细胞的增殖能力。端粒酶在正常组织中的活性被抑制，在肿瘤中被重新激活，维持端粒长度及细胞分裂的能力，从而使细胞进入永生状态。有文献报道，端粒酶的活性可作为膀胱癌诊断的有效手段，总体的诊断敏感性为 70%～100%，特异性为 60%～70%（Vrooman et al., 2008）。即使在低级别的膀胱癌，端粒酶的敏感性亦可达到 90% 以上，明显高于膀胱镜（Chang et al., 2012）。虽然端粒酶活性测定相比尿细胞学检测具有更高的敏感性，但端粒酶活性检测假阳性率亦较高，故尚需进一步研究来提高检测的敏感性和特异性，或与其他方法结合应用以便对膀胱癌进行早期诊断。

5. 膀胱癌特异性核基质蛋白 4（bladder cancerspecific nuclear matrix protein 4，BLCA-4）

BLCA-4 特异表达于所有膀胱癌患者的肿瘤组织，在正常人膀胱组织以及肾癌、前列腺癌、肝癌、结肠癌等多种肿瘤中均未见表达。Feng 等（Feng et al., 2011）用间接酶联免疫吸附测定法检测了 79 例膀胱癌患者、31 例尿路感染者和 29 例健康人尿液标本中的 BLCA-4，结果显示尿液 BLCA-4 水平在膀胱癌中显著表达，其敏感性、特异性分别高达 97% 和 100%，肌层浸润性膀胱癌敏感性和特异性则更高。国内外研究表明 BLCA-4 总体的诊断敏感性为 89%～97%，特异性为 95%～96%（Vrooman et al., 2008）。最近一项研究表明 BLCA-4 高表达的膀胱癌患者预后较差（Zhao et al., 2012）。在膀胱癌的诊断和术后监测中 BLCA-4 的敏感性和特异性均较高，有较高的临床应用价值。

6. 透明质酸（hyaluronic acid, HA）及透明质酸酶（hyaluronidase, HAase）

HA 是广泛分布于人体结缔组织、上皮组织、神经组织的一种葡萄糖氨基酸聚糖，参与调节某些正常的生理功能。在病理条件下，HA可通过调节内皮细胞功能来促进肿瘤血管的形成，加剧肿瘤细胞的迁移、黏附和增殖。而HAase是一种内源性透明质酸裂解酶，其作用在于将HA降解为小片段，进而促进肿瘤的侵袭。Jamshidian等（Jamshidian et al., 2014）运用ELISA技术检测膀胱癌患者尿液中HAase的表达，发现膀胱癌患者的尿液中HAase水平增高，其敏感性为89%，特异性为83%，且对于高分级的膀胱癌具有更高的诊断准确率，但其检测低级别膀胱癌的特异性低于传统尿细胞学检查。近年有研究人员用纳米金（AuNP）比色实验和酶谱分析法对40例膀胱癌患者、11例膀胱良性病变者和15例健康人尿液中的HAase进行定性检测，其敏感性分别为82.5%和65%，特异性均为96.1%；用纳米金比色实验进行定量检测时，敏感性可达90%，特异性达80.8%（Nossier et al., 2014）。尿液HA及HAase检测敏感性和特异性较高、经济、无创，对膀胱癌早期诊断具有潜在临床应用价值，如何提高其对低级别膀胱癌的特异性有待深入的研究（表29-1-4）。

六、膀胱癌内镜检查

膀胱镜（cystoscopy）作为泌尿外科最常用的检查手段之一，在膀胱癌的早期诊断和治疗中具有重要意义，膀胱镜检加活检是诊断膀胱癌的最可靠方法。从19世纪末期第一台膀胱镜在德国问世以来，随着腔内泌尿外科的发展，膀胱镜在外形、光源等方面进行了大量的改进，在膀胱镜的视野清晰度和范围以及患者舒适度方面取得了巨大进步。

普通膀胱镜即白光膀胱镜，因为其方便、经济等优点在临床中应用最为广泛。通过普通膀胱镜检查可以明确膀胱肿瘤的数目、大小、形态（乳头状或广基）、部位以及周围膀胱黏膜的异常情况，同时可以对肿瘤和可疑病变进行活检以明确病理诊断。如有条件，建议使用软性膀胱镜检查，与硬性膀胱镜相比，该方法具有损伤小、视野无盲区、相对舒适等优点。

膀胱肿瘤可以是多灶性的，非肌层浸润性膀胱癌可以伴有原位癌或发育不良，表现为类似炎症的淡红色绒毛样的黏膜改变，也可以表

表 29-1-4 膀胱癌尿液诊断标志物的敏感性、特异性、优点和缺点

标志物	敏感性	特异性	优点	缺点	FDA 批准
尿细胞学	34%～72%	85%～99%	特异性较高，价廉	敏感性低，尤其是低级别肿瘤	无
NMP22	55%～73%	40%～87%	能检出低级别肿瘤，不受BCG影响	良性疾病中有假阳性	诊断、随访
BTA Stat	57%～79%	48%～95%	敏感性高，方法简便	特异性较低，良性疾病中有假阳性	诊断、随访
BTA Trak	24%～89%	52%～93%			
FISH	69%～97%	89%～96%	敏感性和特异性高	技术复杂、成本贵	诊断、随访
telomerase	70%～100%	60%～70%	敏感性高	易受年龄和炎症影响	无
BLCA-4	89%～97%	95%～96%	敏感性和特异性高	缺乏临床大样本验证	无
HA HAase	83%～94%	77%～96%	敏感性和特异性高	缺乏临床大样本验证	无

现为完全正常膀胱黏膜。临床上不建议对非肌层浸润性膀胱癌的正常膀胱黏膜进行常规随机活检或选择性活检，因为发现原位癌的可能性很低（小于2%），特别是对于低危的膀胱癌。但当尿脱落细胞学检查阳性或膀胱黏膜表现异常时，建议行选择性活检（selected biopsy），以明确诊断和了解肿瘤范围。在尿细胞学检查阳性而膀胱黏膜表现为正常、怀疑有原位癌存在时，应考虑行随机活检。如果膀胱肿瘤为原位癌、多发性癌或者肿瘤位于膀胱三角区或颈部时，并发前列腺部尿道癌的危险性增加，建议行前列腺部尿道活检，此外，尿细胞学阳性或前列腺部尿道黏膜表现异常时也应行该部位的活检。

（一）荧光膀胱镜检查

荧光膀胱镜（fluorescence cystoscopy）是在光动力诊断发展基础上出现的一种膀胱检查设备，也被称为蓝光膀胱镜。其工作的主要原理是通过向膀胱内灌注光敏剂，产生的荧光物质能高选择性积累在新生的膀胱黏膜组织中，在激光激发下病灶部位显示为红色荧光，与正常膀胱黏膜的蓝色荧光形成鲜明对比，能够发现普通膀胱镜难以发现的小肿瘤或原位癌。荧光膀胱镜最早出现于20世纪70年代，当时使用的光敏剂主要是血卟啉衍生物，由于患者注射后易导致过敏，且在强光照射下可以起皮肤光敏反应，因此难以推广。随着光敏剂研究的进展，直到20世纪90年代，5-氨基酮戊酸（5-ALA）、Hexaminolaevulinate（HAL）及Hypericin的开发应用，荧光膀胱镜才得到广泛的临床应用。除上述主要的几种光敏剂外，也有研究发现吡柔比星可以作为一种荧光染色剂，在荧光下可提高对膀胱内微小病变和扁平病变尤其是原位癌的检出率。

在怀疑有膀胱原位癌或尿细胞学检查阳性而普通膀胱镜检查正常时，应该考虑使用荧光膀胱镜做进一步检查。多中心研究表明，荧光膀胱镜诊断膀胱肿瘤的敏感性为82%～97%（平均93%），显著高于常规白光膀胱镜的62%～84%（平均73%）。此外，还可以进行荧光辅助引导下的经尿道切除术，效果优于常规TURBT，术后随访24个月，常规TURBT复发率为40%～88%，而用荧光膀胱镜手术为28%～64%。但Patel等对604例患者研究发现荧光膀胱镜TURBT的肿瘤残留率为29.0%，常规TURBT为29.2%，两者间差异无统计学意义（$P>0.05$）。因此，荧光膀胱镜究竟能否降低肿瘤的术后复发率仍未有定论，对肿瘤的进展率和患者生存率的影响还有待做进一步的临床研究。荧光膀胱镜的不足主要体现在对膀胱癌诊断的特异性较白光膀胱镜低，炎症、近期膀胱肿瘤电切术、膀胱灌注治疗甚至某些正常的膀胱黏膜内因为含有微量内源性卟啉Ⅸ均会导致假阳性荧光成像。

（二）窄带成像膀胱镜

窄带成像（narrow band imaging，NBI）膀胱镜的原理是通过滤光器过滤掉普通内镜氙灯光源所发出红、蓝、绿中的宽带光谱，选择415 nm、540 nm的窄带光。其显示黏膜表面微细结构和黏膜下血管较传统的白光模式内镜更清楚，立体感更强，有助于微小病灶的早期发现与诊断。文献报道白光和NBI膀胱镜对膀胱肿瘤诊断的敏感性、特异性和准确率分别为77.7%和92.9%、82.7%和73.5%、79.3%和86.7%，两者对膀胱原位癌诊断的敏感性、特异性和准确率分别为68.3%和87.8%、82.9%和77.1%、75%和82.9%。当同时使用两者进行检查时，仅能通过NBI发现而不能通过白光发现的肿瘤占17.1%，反之仅占1.9%。有42%尿细胞学阳性而白光膀胱镜检阴性患者在接受

NBI 膀胱镜检查时发现膀胱肿瘤。在 NBI 指示下进行膀胱肿瘤电切手术，与白光下电切术相比，术后 1 年复发率至少能够降低 10%。

(三)诊断性经尿道电切术

诊断性经尿道电切术(transurethral resection，TUR)：如果影像学检查发现膀胱内有肿瘤样病变，可以省略膀胱镜检查，直接行诊断性 TUR，这样可以达到两个目的，一是切除肿瘤，二是明确肿瘤的病理诊断和分级、分期，为进一步治疗以及判断预后提供依据。

TUR 方法：如果肿瘤较小(小于 1 cm)，可以将肿瘤与其基底的部分膀胱壁一起切除送病理检查；如果肿瘤较大，则行分步骤切除，先将肿瘤的突起部分切除，然后切除肿瘤的基底部分，基底部分应包含膀胱壁肌层，最后切除肿瘤的周边区域，将这三部分标本分别送病理检查。TUR 时尽量避免烧灼，以减少对标本组织的破坏。

(四)其他最新的检查技术

随着新技术的不断涌现，越来越多的内镜检查项目应用于膀胱癌的早期诊断中，主要包括光学相干成像(optical coherence tomography, OCT)、共聚焦激光显微内镜成像(confocal laser endomicroscopy, CLE)、拉曼光谱(Raman spectroscopy)等。

光学相干成像内镜是利用近红外线及光学干涉原理对生物组织进行成像，其分辨力轴向达 10 μm，横向为 3 μm，深度为 1～2 mm，类似组织病理学检查。OCT 的成像原理是将光源发出的光线分成两束，一束发射到被测物体(血管组织)，另一束发射到参照反光镜，将从组织和反光镜反射回来的两束光信号叠加，可以得到不同深度组织的信号，这些光信号经过计算机处理即可得到组织断层图像。膀胱黏膜成像时能够早期发现膀胱移行上皮和结缔组织的改变，能够区别良、恶性组织，准确区分 T0、T1、T2 期肿瘤。OCT 作为一种微创技术诊断膀胱癌具有很高的敏感性，能够区分肿瘤是否浸润超过膀胱黏膜固有层，但特异性低、学习曲线较长、分辨率较低和可视化深度有限，还需要进一步技术改进。

共聚焦激光显微内镜成像是在内镜物镜端整合一个共聚焦激光探头发射激光，形成人体局部组织的放大图像，获得横向分辨率为 0.7 μm、放大 1000 倍的横断面图像，能够观察黏膜和黏膜下 250 nm 的结构。Sonn 等对 27 例患者进行 CLE 检查，检查前膀胱内灌注 0.1% 荧光素钠生理盐水或静脉注射 1 ml 10% 荧光素钠，使用 21 Fr 硬性膀胱镜和 26 Fr 电切镜，CLE 导光束通过电切镜的标准工作通道进入膀胱，导光束直径为 2.6 mm，激光波长 488 nm，同时对正常和异常黏膜进行白光和共聚焦激光成像，并与常规组织病理学检查结果对比，8 例未发现肿瘤，9 例为低级别肿瘤，9 例为高级别肿瘤，1 例为低级别有高分化倾向肿瘤，认为 CLE 图像清晰，能够区分正常黏膜、低级别和高级别肿瘤。还有学者研究了一种与 CLE 类似的膀胱镜——高倍放大膀胱镜，这种膀胱镜放大倍率为 30～650 倍，最小视野达 600 μm，分辨率是 2.5 μm，能够依据膀胱壁血管形态实时鉴别良性和恶性膀胱肿瘤。

1928 年拉曼发现当光穿过透明介质时，被分子散射的光发生频率变化的现象，被称为拉曼散射效应。在组织分析中，组织构成的分子不同就会形成不同的拉曼光谱，组织结构改变就会发生分子成分的改变，因此拉曼光谱就能提供一个与病理诊断相符的光学信息。但目前拉曼光谱还在实验研究阶段，虽然有通过硬性或软性膀胱镜的通道将光纤探头置入膀胱进行诊断的研究，但还有许多技术障碍。拉曼光谱的优势是能够提供一个非侵入、实时、客观的病理学诊断信息。由于1个病灶获得光谱的时间是10～20 s，在内镜中容易操作，但如果检查整个膀胱就很耗费时间，所以拉曼光谱检查是对其他检查方法不能确诊病灶的补充。

七、非肌层浸润性膀胱尿路上皮癌治疗

（一）经尿道膀胱肿瘤电切术

1．概述

在我国，膀胱尿路上皮癌是泌尿系统最常见的恶性肿瘤，其中非肌层浸润性膀胱尿路上皮癌（NMIBC）占75%～80%。目前，治疗非肌层浸润性膀胱尿路上皮癌多采用经尿道膀胱肿瘤电切术（transurethral resection of bladder tumor，TURBT），具有创伤小、术后恢复快的特点，反复手术也不增加再次手术的难度。TURBT既是非肌层浸润性膀胱癌的一种治疗方法，也是膀胱肿瘤重要的诊断方法。在治疗方面，TURBT可将肉眼可见的非肌层浸润性膀胱肿瘤全部切除；在诊断方面，TURBT则可以获得肿瘤标本，从而进行组织学检查以判断肿瘤类型及病变发展的程度，膀胱肿瘤的病理分级、分期往往都需要根据首次TURBT后的病理结果确定。

在非肌层浸润性膀胱癌患者治疗中的关键环节依然是彻底的、高质量的膀胱肿瘤电切，因为错误地低分期、漏诊、肿瘤切除不完全、过分依赖术后膀胱内灌注治疗将导致这些患者治疗效果不佳以及治疗费用的增加。

1910年Beer首次成功通过膀胱镜应用高频电流电极灼烧膀胱乳头状肿瘤。1932年McCarthy制造了一种电切镜，该电切镜备有Bakelite鞘作为绝缘装置，其纤维光导系统提供了一个很好的手术视野，而且该电切镜可使观察物放大，一些细小的膀胱肿瘤在开放手术时不容易看到，而在该镜下能被清楚地看见。1935年Greenberg首先应用电切镜经尿道切除了较小的膀胱肿瘤。1938年Ballenger报道对大到已经侵犯到膀胱外的膀胱肿瘤也可采用TURBT进行姑息性治疗。近年来，激光技术得到了迅速发展并广泛应用于TURBT。钬：钇铝石榴石激光穿透深度为0.3～0.4 mm，适用于TURBT。钬激光在术中并发症、术后尿管留置时间、住院时间方面更具优势。钬激光切除的主要优点是止血效果好、减少尿管留置时间、可以使用盐水作为冲洗液、能实施整块切除并提供足够的标本进行病理分期。

传统的普通膀胱镜下电切术只能切除肉眼可见的肿瘤，有38%～63%的患者术后发现残余肿瘤。这可能与术者在第一次切除肿瘤时未发现微小病变、手术时膀胱肿瘤细胞种植、肿瘤切除不完全和多发膀胱肿瘤等因素有关。早在20世纪80年代初，荧光膀胱镜技术就开始应用于泌尿外科，旨在提高膀胱肿瘤早期诊断率和手术彻底治疗。其原理是利用光敏剂在特定波长的光照射下能够发出荧光的特点，由于肿瘤组织和正常组织的不同生化代谢特点，肿瘤组织能选择性地吸收、潴留光敏剂，在特定波长的激光照射下，光敏剂发生一系列光化学反应和光生物学反应，发射出特定波长的荧光，在荧光膀胱镜下，将肿瘤和正常组织区分开来，从而使肿瘤得到早期发现和诊断。

对于非肌层浸润性膀胱癌，尤其是低分级肿瘤，TURBT辅以术后膀胱灌注化疗，治愈率可达80%以上。如术后复发，若为单发性肿瘤，分级仍为低级别者，可考虑行二次TURBT。非肌层浸润性膀胱癌的临床分期被低估的风险是显著的，二次TURBT时有30%的患者分期上升为T2。由于部分T1期肿瘤在行二次TURBT时趋于进展，二次TURBT可

有助于更好地选择根治性膀胱全切术或者膀胱内灌注治疗。有一些学者建议，对非肌层浸润性膀胱癌在首次电切术后短期内进行二次TURBT，特别是对那些高风险的T1期膀胱癌患者，可以降低术后肿瘤的复发率和进展率，并且可以获得更准确的肿瘤病理分期。文献报道，二次TURBT可以使T1期膀胱癌患者术后的肿瘤复发率由63.24%降到25.68%，肿瘤的进展率由11.76%降到4.05%。故二次TURBT可提高非肌层浸润性膀胱癌患者的预后。

TURBT是泌尿外科医生必须熟练掌握的技能。近10年来技术设备的进步和循证医学证据，极大地提高了TURBT的安全性。随着经尿道电切技术及器械的不断改进与完善，TURBT因具有手术创伤小，术后恢复快，避免开放手术腹壁种植的危险等优势，已经成为治疗非肌层浸润性膀胱肿瘤的金标准。

2. 适应证

膀胱癌治疗方法的选择、治疗效果与其临床分期和病理分级密切相关。一般认为NMIBC采用经尿道电切，其治疗效果及预后均较为满意。原则上对膀胱镜能够到达的低分级、低分期的表浅性膀胱肿瘤都适合采用经尿道膀胱肿瘤电切术。除了紧靠膀胱颈的前壁肿瘤，膀胱内其余部位电切镜均可到达并切除肿瘤，其中膀胱前壁及膀胱顶部可在助手的帮助下，对腹部相应位置施压，亦可经尿道切除。低分期指的是Tis、Ta、T1期的肿瘤。膀胱内非上皮性肿瘤，如病理检查为良性、单发且体积较小，可考虑采用TURBT，但需密切随访。

如肿瘤体积较大、恶性程度较高或中晚期（T2以上），而患者一般情况较差或合并有严重的内科疾病，不适合施行传统的根治性膀胱切除时，也可选择经尿道电切。对于此类患者，该方法为姑息治疗，仅能达到减少肿瘤出血、缓解病情的目的。若瘤体过大，基底较宽，估计术中出血较多，可先行选择性膀胱动脉栓塞，再行TURBT。

对于高分级、高分期的膀胱癌患者而言，施行不完全的经尿道切除术不仅不能达到完全切除肿瘤、治愈疾病的目的，反而可能导致膀胱肿瘤的迅速扩散和复发。T2b期（瘤体浸润膀胱深肌层）以上的移行细胞癌容易发生膀胱壁内血管、淋巴管浸润和转移，因此不宜采用TURBT。鳞癌、腺癌以及其他非上皮性恶性肿瘤也不宜采用。

3. 术前准备与评估

（1）全面了解患者病史及进行体格检查。病史包括患者吸烟情况、职业化学物质接触史、盆腔放射性治疗病史等。术前应进行双合诊检查，检查内容包括是否有可触及的包块，包块大小及活动性，以初步判断肿瘤的侵犯程度。

（2）行经尿道膀胱镜检查及活检，了解肿瘤大小、部位、数量、形态以及肿瘤距膀胱颈与输尿管口的距离，活检了解肿瘤的分级和侵犯程度，初步判断手术的方式以及难易程度。

（3）行盆腔CT或MRI检查，了解肿瘤的大小及浸润深度，了解是否侵犯周围器官及侵犯程度，了解是否发生盆腔淋巴结转移，以决定手术方式。

（4）行胸部X线、肝肾B超和静脉尿路造影（IVU）检查，了解是否存在远处转移情况，并排除上尿路肿瘤。

（5）术前需进行尿培养确认尿液无菌。常规检查全血细胞计数、血清电解质（如肌酐及凝血指标等），并及时纠正存在的紊乱。

4. 手术步骤及技巧

（1）手术器械：电切镜是经尿道手术的常用器械，主要应用于经尿道切除膀胱肿瘤和经尿道切除前列腺等。不同厂家生产的电切镜在结构上大同小异，主要由带有冷光光导纤维的窥镜、切除镜鞘、闭孔器、电切环以及可安装电切环的操作把手构成。

1）窥镜：根据观察部位和切除的需要，有0°、12°、30° 等不同的型号，后端接有光源接口。

2）镜鞘：其结构与膀胱镜鞘相似，是由一圆筒形金属管制成，靠镜鞘远端的喙部连接一小段耐高温的绝缘材料，现多用陶瓷材料制成。镜鞘是操作把手以及窥镜的支架，我国常用型号为 24～26 Fr。经尿道手术时，灌注液经镜鞘后端的灌注接口灌入膀胱。根据是否有灌注液同步排出孔道，分为连续灌注式和间断灌注式两种。TURBT 常选择连续灌注式，其优点是手术中灌洗液可不停地流入膀胱，然后由内、外鞘之间的空隙排出体外。术中可以不间断地排出灌洗液，使膀胱内压保持在较低水平，这样可以加快手术速度，缩短手术时间，减少失血。

3）闭孔器：闭孔器能闭合镜鞘，使其前端变平滑而易于插入尿道，并减轻尿道黏膜损伤。有直型、远端可动弯曲型以及可用于观察用的安全型三种。

4）电切环：电切环是电切的必要器械，是由特殊金属丝制成，粗细介于 0.3～0.4 mm 之间，用于切割组织和电凝止血。根据治疗目的和原理的不同，有不同类型和角度的电切环。如环形、球形、环片形、针形等。切除膀胱肿瘤时多采用环形电切环。

5）操作把手：操作把手是控制电切环活动的装置。其上有插入窥镜的孔道，操纵电切环活动的装置上有电源接口，把手的手持部分为弹性结构。电极固定在操作把手上，通过操作把手的推拉、旋转、移动控制电极移动，通过脚踏开关控制切割。根据操作方式的不同，可将操作把手分为被动式、主动式、齿条和齿轮式三种类型。

① 被动式：被动式的弹簧在把手的后部，未操作时，弹簧张开使电极的前端缩在镜鞘内，电切时先压缩弹簧将电极推出置于切除目标的前方，然后松手通过弹簧的张力使电极回缩进行切割。

② 主动式：主动式是靠弹簧的力量将切割环外伸，用示指和中指压缩弹簧切割环退回镜鞘进行切割。静止状态下切割环在镜鞘外，术者应注意这一点，避免切割环外伸时意外踩下脚踏开关造成不必要的意外损伤。因此，初学者选用被动式电切镜较为安全。

③ 齿条和齿轮型：依靠操作把手上齿条与齿轮来回移动，调节电切环伸出与回缩，完成切割操作，国内较少用。

（2）麻醉方式及体位：可选择全身麻醉、硬膜外阻滞或蛛网膜下腔阻滞。患者取截石位，注意防止腘窝部位过度受压。处理位于膀胱侧壁的肿瘤，电切时可能会刺激闭孔神经而导致膀胱意外穿孔，这种情况下应用肌松药为首选方法。另外，麻醉时应用闭孔神经阻滞也可使闭孔神经反射减少。

（3）电切基本方法：

1）顺行切除法：电切环回缩时切除肿瘤组织的方法。切割前将电切环跨过肿瘤组织并勾住肿瘤组织的远端，将肿瘤置于电切环以及镜鞘之间，脚踩启动切割电流开关，同时回缩电切环并切除肿瘤组织。

2）逆行切除法：电切环前推时切除肿瘤组织的方法。切割前将电切环置于肿瘤组织近端，脚踩启动切割电流开关，前推切除肿瘤组织。因较难掌握且容易造成膀胱穿孔，现较少使用。主要用于因肿瘤遮盖，基底部暴露困难的肿瘤。

3）垂直切除法：依靠电切镜由上至下或左右摆动切除肿瘤组织的方法。主要用于膀胱顶部肿瘤的切除，也可用于低平、蒂粗、固定且体积较大的肿瘤。

4）弧形切除法：在顺行切除的基础上依靠摆动电切镜切除肿瘤组织的方法。主要用于有弧度的膀胱壁上肿瘤的切除。

（4）不同肿瘤的术式选择：

1）若瘤体较小、有蒂、基底较窄，则采用顺行切除法。可将电切环伸至蒂部下方，从基底部切除肿瘤。电切范围应包括肿瘤全部及其基底部的肌肉层，切除后予以电灼止血。

2）若瘤体较大、蒂粗、基底较宽，则不宜直接从基底部切除肿瘤，避免过早切穿膀胱被迫结束手术。应从肿瘤顶部依次切除，再切除基底部直至深肌层。若判断肿瘤血供丰富，可先切除肿瘤边缘基底部，阻断肿瘤血供，再从肿瘤顶部依次切除直至深肌层，避免应肿瘤表面出血过多影响手术视野。瘤体较大时，即使蒂细小，也不宜从基底部切除，以免过早膀胱穿孔而影响肿瘤切除。电切时也应从肿瘤顶部开始，然后再电切基底部，直至深肌层。

3）对于膀胱前壁肿瘤，可用手在耻骨联合上方的腹部下压膀胱，使膀胱前壁的肿瘤受压下移以便切除。同时调节手术台高低及前后倾斜度，并及时排除膀胱内气泡。

4）对于输尿管口附近肿瘤，可切除肿瘤及输尿管壁内段。切除的长度不得超过输尿管壁内段总长度的1/3，尽量避免烧灼，以免引起输尿管狭窄。

5）对于膀胱顶部肿瘤，可先将电切环变成钝角，将电极伸出一定长度后采用上下或侧向移动的方式进行切割。切割时移动方向应与膀胱顶部轮廓相适应。

6）对于膀胱多发肿瘤，应先小后大，先难后易。侧壁肿瘤留至手术快结束时切除，若先切除两侧壁肿瘤，可能会因闭孔神经反射而引起膀胱穿孔进而影响其他部位肿瘤的切除。

（5）手术过程

1）首先应仔细检查整个膀胱，确定肿瘤的位置、大小、数量、形态（是否有蒂，是否有坏死、钙化灶等）。根据观察结果初步了解膀胱肿瘤的分期和分级情况。

2）一般情况下，从肿瘤的表面开始切除，逐渐将肿瘤切除。对于较小的有蒂肿瘤可以从根部直接切除。对于有细蒂的大肿瘤，虽然可以做根部的直接切除，但切下的整个肿瘤漂浮在膀胱腔内往往难以取出，反而延长了手术时间。

3）术中出血多不严重，对于不影响手术操作的静脉出血可不急于处理，但当切到肿瘤的基底部时常遇到动脉出血，需即刻止血。

4）将突入膀胱腔内的肿瘤完全切除，收集切除下的肿瘤标本。

5）继续切除肿瘤基底部，深度约为半个电切环厚度。对于有经验的术者，做更深层的切除也是可行的。向膀胱壁内切除时应避免膀胱过度充盈，否则很浅的切除也可以造成膀胱穿孔。一般保持黏膜皱襞刚刚消失即可，将这部分肿瘤标本收集，另送病理，判断病理分期。

6）切除肿瘤周围部分正常黏膜，根据肿瘤的大小，范围为1～2个电切环的宽度。

7）仔细电灼整个切除面，这时适当充盈膀胱有利于电灼的进行，可以超出切除范围1～2个电切环的宽度。

8）收集切除下的肿瘤标本，检查无活动出血后，退出电切镜。

9）尿道内放置三腔 Foley 尿管，止血满意者可无需持续冲洗膀胱，如切除范围较大，可接生理盐水冲洗。

（6）注意事项及技巧

1）膀胱内灌注液量宜保持稳定，液量保持在150～200 ml。电切的过程中宜选择连续冲洗，一方面可避免因灌注液量的改变引起肿瘤位置的变化，另一方面膀胱壁厚度不会发生太大变化从而降低穿孔的危险。应适当充盈膀胱，直至自身皱襞消失，但不能过度充盈，以膀胱黏膜皱襞刚刚展开为最佳。

2）电切应按一定顺序进行，从肿瘤的一侧至另一侧，整个一片片切除，避免无规律、深浅不一地切除。待切除瘤体后，从其基底部再切一层，有利于判断肿瘤浸润深度。电切完毕后可看见逼尿肌的肌纤维代替了肿瘤的颗粒状外观。

3）电切时应将肿瘤连同其基底部一起切除，包括周边 1～2 cm 范围的正常膀胱组织，深度达肌层。除了覆盖有腹膜和靠近腹膜的膀胱顶部、后壁，以及与顶部和后壁相邻的部分前壁及左右侧壁外，其余部位最好切除全部肌层以达到切除彻底，减少复发，提高患者生存率。应避免电灼肿瘤组织，电灼后的碳化层可保护肿瘤根部不受损害，术后恶性程度可加剧，加速肿瘤恶化、转移。

4）对于怀疑有多发性肿瘤、原位癌或高级别肿瘤患者，推荐采用荧光引导下的电切术，该方法能更好地增强富含血管的肿瘤组织与正常膀胱组织之间的对比度，可以更好地显示膀胱内原位癌等微小病变和手术中边缘切除的彻底性，提高肿瘤的发现率及根除率。

5）当发生膀胱穿孔时，出血多不严重。如果进入的是腹膜外间隙，一般不会造成严重后果。若手术尚未完成，在后面的切除过程中应注意避免膀胱过度充盈。少数情况下，冲洗液外渗严重时，患者会有耻骨上区的疼痛和胀满感，这时应立即进行引流：在耻骨上区做小切口，切开腹直肌前鞘，钝性分开膀胱前间隙，放置引流管。腹腔内的穿孔并不常见，如果是脊椎麻醉，患者会立即感到膈下疼痛，这时应立即进行开腹探查，引流腹腔并修补膀胱穿孔部位。如尚有肿瘤残留，可做膀胱部分切除术。

5. 术后处理

（1）膀胱引流：术后常规留置三腔导尿管引流膀胱 2～7 天，一般无需持续膀胱冲洗。全身使用抗生素预防感染，酌情使用止血药。若术中发现有膀胱穿孔，则膀胱引流时间应适当延长，一般留置导尿管 7～10 天。

（2）膀胱灌注：为预防肿瘤复发，膀胱灌注一般于术后 24 小时内行即刻膀胱灌注一次，然后开始规律性膀胱灌注。术中膀胱穿孔者不可行术后即刻膀胱灌注。可应用化疗药物或卡介苗（BCG）等进行灌注。由于多数化疗药物对细胞周期有特异，故重复灌注优于单次灌注。膀胱灌注前应尽量少饮水，减少尿液对灌注药物的稀释。膀胱灌注化疗的副作用主要是血尿及化学性膀胱炎，严重程度与灌注剂量及频率相关，停止灌注后多数副作用可自行改善。

1）吡柔比星膀胱灌注：此外本药在生理盐水中溶解度较小，容易出现沉淀。膀胱灌注时，一般将 30～50 mg 吡柔比星溶于 30～50 ml 注射用水或 5% 葡萄糖液中，经尿道灌注入膀胱内，保留 40～60 min 再去排尿以保证化疗时间，但不要超过 2 小时。灌注后，患者应时常变换体位，以保证膀胱黏膜能最大面积地接触药物。为了避免药物被尿液不适当地稀释，应告知患者灌注前 12 小时不要饮用任何液体。从第 1 个月开始，每周灌注 1 次，持续灌注 8 次；以后改为每个月灌注 1 次，持续灌注 1～2 年。膀胱灌注期间，应每 3 个月行尿道膀胱镜检查 1 次，若发现复发或新发病灶，则再次使用电切予以切除并评估进一步治疗方案。

2）表柔比星膀胱灌注：表柔比星常规使用剂量 50 mg 溶于 25～50 ml 生理盐水中，应用导管灌注并应在膀胱内保持一小时左右。对于出现化学性膀胱炎的病例，可将每次剂量减少至 30 mg。其余注意事项参考吡柔比星。

3）卡介苗（BCG）膀胱灌注：BCG是目前NMIBC最有效的免疫治疗方法，其确切作用机制尚不清楚，细胞介导的细胞毒效应可能起重要作用。其绝对适应证包括高危非肌层浸润性膀胱癌及膀胱原位癌，中危非肌层浸润性膀胱癌为相对适应证，低危非肌层浸润性膀胱癌则不推荐BCG膀胱灌注治疗。BCG膀胱灌注免疫治疗的最佳剂量目前同样尚无定论，常用剂量为81～150 mg，治疗高危非肌层浸润性膀胱癌推荐使用标准剂量，治疗中危非肌层浸润性膀胱癌建议使用1/3标准剂量。BCG膀胱灌注免疫治疗的最佳疗程目前同样尚无定论。由于TURBT术后膀胱黏膜有开放创面，即刻灌注易引起严重的副作用，通常在术后2周时开始第一次膀胱灌注。BCG治疗一般采用6周灌注诱导免疫应答，再加3周的灌注强化以维持良好的免疫反应。BCG需要维持灌注1年以上方能得到临床获益，肿瘤进展的概率可降低37%。BCG膀胱灌注治疗的不良反应主要有膀胱刺激症状、血尿和全身流感样症状。结核性败血症、前列腺炎、附睾睾丸炎、肝炎等不良反应比较少见。

（3）随访：膀胱镜检查是非肌层浸润性膀胱癌术后随访的金标准，镜检过程中发现异常均应该行活检及病理检查。一般术后3个月进行第一次膀胱镜检查，根据膀胱癌的危险程度决定之后的随访方案。高危患者前2年每3个月行一次膀胱镜检查，第3年开始每半年一次，第5年开始每年1次直至终身；低危患者于第一次膀胱镜检查后，每年检查1次；中危患者介于高危、低危二者之间。超声检查、尿脱落细胞学、尿脱落细胞免疫荧光技术（FISH）检查、IVU等检查也有一定的价值，尤其尿脱落细胞学与FISH检查因其无创性、特异性高值得在膀胱癌随访中进一步推广，而FISH技术的敏感性高于尿细胞学检查。

6. 并发症与防治

（1）出血：电切肿瘤组织时，一般出血不多。若瘤体较小，可待完全切除肿瘤后再进行止血。若瘤体较大，可更换用气化切割电极（铲状电极）电切，并减慢切割环的速度，通过调节灌注液的流量及电切镜的位置，直视下使用电凝止血，或尽快切除肿瘤至基底部止血。需注意过度电凝止血形成的焦痂在术后容易脱落，从而导致再次出血。多发性肿瘤电切时，切除一处后应先完全止血，再行下一处切除。不宜在未彻底止血的情况下，急于切除下一处，避免多处同时出血影响手术视野。

（2）穿孔：膀胱穿孔是TURBT主要的并发症之一。过度切除是造成膀胱穿孔的主要原因。术前应完善CT等影像学检查，了解肿瘤的浸润深度以及基底的大小。术中膀胱灌入液容量不宜过多，应保持在150～200 ml，保持流量稳定，避免因膀胱过度膨胀使得膀胱壁过薄而增加穿孔的发生率。闭孔神经反射是膀胱穿孔的另一个重要原因。电切膀胱侧壁肿瘤时易发生闭孔神经反射，在膀胱胀满时尤甚。其主要原因是切割电流较大，刺激闭孔神经，引起股内收肌突然强烈收缩，进而造成膀胱穿孔。

为预防膀胱穿孔，术中应注意：防止膀胱过度充盈；有序地切除膀胱肿瘤，并注意彻底止血，保持手术视野清晰；切除膀胱侧壁肿瘤时，可将电极板贴在对侧大腿上，降低电流强度，并且可进行同侧闭孔神经封闭或采用全身麻醉的方式来避免闭孔神经反射。

术者在术中应仔细辨认结构，一旦切除组织底部见到脂肪组织，说明已经穿孔，应立即停止该区域的电切。若穿孔时，肿瘤已经切除干净，且穿孔较小，确认无肠道损伤时，可立即停止手术，留置粗口径的导尿管，充分引流，一般可自行愈合；若发生穿孔时，膀胱肿瘤并未切除干净，应同时将肿瘤予以切除；若电切镜进入腹腔，并见到肠管，应立即停止手术，改为开放性手术，打开腹膜，吸净腹腔内液体并冲洗干净腹腔，然后缝合修补膀胱缺口，同时检查是否有肠道损伤。

（3）闭孔神经反射：膀胱侧壁是膀胱肿瘤的好发部位。闭孔神经经过盆腔时与盆腔侧壁相连，在骨盆上口边缘处从腰大肌内侧缘穿出，沿盆腔侧壁行向前下，穿闭膜管出闭孔后分成前、后2支，分别位于短收肌的前方和后方，支配骨盆、大腿内侧区域。电切膀胱侧壁肿瘤时，因电切电流较大，易刺激闭孔神经，引起股内肌收缩，导致同侧大腿突然内收、内旋，从而造成膀胱穿孔。一般TURBT手术采取的脊椎麻醉或硬膜外麻醉不能防止闭孔神经反射的发生。这种闭孔神经反射可由麻醉师静脉注射琥珀胆碱予以消除。同时，局部封闭也能阻断闭孔神经反射。

闭孔神经封闭法：

① 经闭孔法：患者取膀胱截石位，采用7号10 cm注射针头或腰麻针穿刺，在患侧耻骨结节外侧2 cm耻骨水平支下缘斜向患侧盆壁处缓慢进针，待针尖碰到盆壁后回抽无血即可注入局部麻醉药。

② 经腹壁法：在耻骨结节外上方2～2.5 cm处，耻骨水平支上缘向患侧盆壁处缓慢进针，待针尖碰到盆壁后回抽无血即可注入局部麻醉药。一般选用利多卡因，将1%～2%的利多卡因10～15 ml注入局部。也可在针头刺入后接通电流，诱导闭孔神经反射，如同侧下肢出现抽动，表明针刺点准确，否则重新调整穿刺方向。此法因进针方向与闭孔神经走行方向垂直而较难准确定位，效果较差，临床上较少使用。

③ 膀胱内直接注射法：该方法需有专用的注射针头，或自制一个能在膀胱镜下使用的注射针头，在肿瘤附近或旁侧壁刺入针头0.5～0.8 cm，或碰到骨头时，回抽无血即可注入麻醉药。

（4）损伤输尿管开口：如果肿瘤位于输尿管口附近，容易损伤输尿管开口，应尽量避免烧灼，否则会导致输尿管开口处狭窄。如果切得太深，也容易引起穿孔。若术中发生输尿管开口损伤，可放置输尿管导管或双J管引流，避免输尿管开口狭窄而引起梗阻及肾积水。如在术前放置双J管，则手术更安全。如电切后放置双J管困难，可静脉注射呋塞米，观察喷尿有助于寻找输尿管开口。

7. 二次电切的时机和指征

经尿道膀胱肿瘤电切术对于膀胱癌患者来说兼顾诊断、治疗和判断预后三方面的作用，但遗憾的是其也有自身的局限性。

首先，首次电切存在膀胱癌病理被低估的问题，多项研究表明首次TURBT术后有34%～62%的患者术后分期被低估。目前普遍认为其主要原因是电切的病理标本缺乏膀胱肌层，有报道发现首次电切后组织标本中仅47%含有肌层组织。造成肌层缺失的原因可能与肿瘤位置密切相关。位于侧壁的≥3 cm肿瘤邻近输尿管口或闭孔神经，术中因怕损伤输尿管口及引起闭孔神经反射而不敢切除太深，导致切除组织过少；而当肿瘤位于顶前壁时，因电切角度较大而担心膀胱穿孔，致使切除不连续，甚至未切除肿瘤基底肌层或肌层组织电灼伤。分期错误率还极可能与术前分期有一定关系。Mersdorf等报道首次电切后，14%的Ta期和24%的T1期肿瘤的分期上升。另外术者熟练程度以及病理医生的个人经验也对病理分期的准确性有着重大影响。

此外，早期复发是非肌层浸润性膀胱癌电切后的一个常见特点，并且是影响其预后的重要因素。然而，大多数所谓的早期复发实际上是首次电切肿瘤残留，并非真正的复发。目前研究表明首次电切后的肿瘤残留率为 4%～55%。引起肿瘤残留主要与肿瘤侵犯深度、肿瘤数目相关。T1 期肿瘤术后的残留率为 33%～55%，而 Ta 期肿瘤仅为 6%。由此可见 T1 期肿瘤残留率显著高于 Ta 期。在一项欧洲癌症研究与治疗组织（EORTC）研究中发现，单发膀胱肿瘤残留率仅为 7%，而肿瘤数目超过 5 个的患者其残留率高达 27%～40%。

在非肌层浸润性膀胱癌的治疗中，大家达成了一致共识：首先，所有可见肿瘤，尤其是 T1 期肿瘤必须被完全切除，后续的膀胱灌注治疗在肿瘤完全切除后最为有效。但是术后 3 个月膀胱镜检查经常能发现肿瘤持续存在，说明首次电切肿瘤切除并不完全。Zurkirchen 等研究成果显示，经再次电切发现的肿瘤残存率在初学者为 37%，而在经验丰富的医生为 26%。可见即使是经验丰富的泌尿外科专家，在首次行 TURBT 术后仍有一定的肿瘤残留率。

正因为以上原因，有学者在临床实践中提出了“二次电切”的概念，二次电切是指在首次电切手术后 2～6 周内再次行电切，其手术范围更广泛，更深层地切除病灶的基底部，并且电灼所有可疑病灶。其在提高病理分期及诊断的准确性、提高治疗效果、减少术后肿瘤复发及延缓进展方面非常重要。另外，二次电切可更为准确地预测患者预后情况。

（1）二次电切可提高诊断及病理分期的准确性。

二次电切可诊断出首次电切遗漏的病灶，研究发现二次电切可发现 33.8%～36% 的初次电切后残余肿瘤。同样，二次电切对于准确的病理分期也有着重要意义。在高级别的膀胱癌中，15% 的首次诊断为 Ta 期的患者病理分期在二次电切后上升。而 T1 期的患者中有 30% 在二次电切后诊断为浸润性膀胱癌。因此，首次诊断分期越高的患者在二次电切后分期更可能上升。同时，如果首次电切标本中不包括肌层，那么二次电切诊断为肌层浸润性膀胱癌的概率更是高达 45%。

（2）二次电切可提高治疗效果、降低术后肿瘤复发率及进展率。

首先，二次电切可改善 NMIBC 患者的预后。一项随机对照研究发现接受二次电切的患者 8 年无复发生存率为 52%，而仅接受首次电切的患者却只有 21%。同样的，二次电切患者的 8 年无进展生存率也显著高于初次电切患者（93% *vs*. 76%）。另外，二次电切可降低肿瘤负荷进而提高 BCG 治疗效果，一项前瞻性研究对比了首次电切和二次电切在 3 个月及 12 个月的肿瘤复发率。行二次电切的患者复发率明显低于单次电切。（3 个月复发率分别为 9.6% *vs*. 43%，12 个月复发率为 16% *vs*. 59%）。同时研究还发现，一次电切后 5 年进展率为 32%，而二次电切后仅有 7% 的患者进展。

（3）二次电切可发现并清除残留的肿瘤。如前文所说，首次电切后膀胱肿瘤的残留率较高，二次电切可有效地切除残余肿瘤以改善患者预后。

（4）二次电切可用于部分肌层浸润性膀胱癌的治疗。

对于首次电切诊断为肌层浸润性膀胱癌但不能耐受全膀胱切除术或肿瘤较小且数目较少的患者，二次电切可作为一种可行的手术方式。在一项纳入 133 例 T2 期膀胱癌患者的前瞻性研究中发现，行二次电切结合术后患者 5 年的无疾病生存率高达 45.8%，10 年生存率高达 35.6%。

正因为以上特点，2016 年 EAU 非肌层浸润性膀胱癌指南中指出二次电切的指征有以下几点：

（1）首次电切后肿瘤切除不完全。

对于此类患者，二次电切可清除残余肿瘤，减少肿瘤的进展。

（2）首次电切标本中不含有肌层，除非为TaG1期或者原发性原位癌。

因为首次电切标本中如果不含有肌层，肿瘤分期极有可能被低估，因此，如果组织中不含肌层需要行二次电切以明确病理分期，避免分期错误。

（3）所有T1期肿瘤。

对于分期越高的患者，首次电切的分期越可能被低估，因此推荐对T1期肿瘤均行二次电切。

（4）所有高级别肿瘤，除非为原发性原位癌。高级别的膀胱肿瘤复发率高，而二次电切可显著降低其复发率。

当然，也有学者主张对所有非肌层浸润性膀胱癌行二次电切。因为一项前瞻性研究发现对非肌层浸润性膀胱癌患者常规行二次电切的5年无瘤存活率约为63%，明显高于未行再次电切者（40%）。

二次电切的时机尚无定论，目前大多数学者认为首次电切后2～6周是二次电切的较好时机，因为2周后首次电切导致的炎症已消退，避免了炎症与可疑病灶的混淆，而如果间隔时间太长将影响膀胱灌注等后续治疗。我国指南推荐4～6周行二次电切，也有少数学者认为不必等到2周以上，大家公认的二次电切切除的范围应包括首次电切部位、膀胱内可见的残余或复发肿瘤，如可见可疑病变区域或尿脱落细胞学阳性，需行随机活检。

影响二次电切阳性率的因素包括有肿瘤侵犯深度、肿瘤数目、肿瘤分级及分化程序、肿瘤大小，两次电切间的间隔时间，既往是否有肿瘤复发病史以及手术医师的操作等。

（二）经尿道膀胱肿瘤激光切除手术

近年来，随着各种新型医疗设备和材料的不断研发，如窄谱膀胱镜（narrow-band imaging cystoscopy，NBI）、荧光膀胱镜（fluorescence cystoscopy）、激光材料等，还有新型诊断和治疗技术不断涌现，膀胱癌诊断的准确性和治疗效果得到了显著的提高，有效减少了膀胱癌术后复发，延缓了肿瘤进展。特别是新型激光手术凭借其安全性高、微创的优势，取得了较好的治疗效果，也得到了广泛认可。

激光对活体组织的作用较为复杂，它不仅受激光参数（功率密度、脉冲宽度、光斑大小和波长）的影响，也取决于组织的特性。通常激光对组织的作用可分为光切除、光化学、光机械与光热作用。激光治疗非肌层浸润性膀胱肿瘤可用凝固、切割，也可用汽化。激光作用于组织时，被组织吸收、传递、反射和驱散，其对组织的效应取决于组织内由光能转变成热能的强度。各种不同波长的激光具有不同的组织效应，一般来说，随着波长的增长，组织的汽化效果逐渐减弱，而凝固效果逐渐加强。

到目前为止，钕（Nd：YAG）激光、钬（Ho：YAG）激光、铥（Tm：YAG）激光、绿激光、氩激光、CO_2激光等多种激光均先后被应用于NMIBC的治疗中，并取得了不错的治疗效果。与传统的经尿道膀胱肿瘤电切术（TURBT）相比，激光手术的主要优点在于：组织穿透深度小于0.5 mm，无电切时的闭孔神经反射，避免了膀胱穿孔等损伤；由于激光纤维柔软、纤细，配合膀胱镜上转向器的控制或使用软性内窥镜处理膀胱肿瘤几无盲区，适应证扩大；出血少，视野清晰，邻近组织损伤轻微，术后创面愈合快，留置导尿管时间短，手术甚至可以在门诊完成；无碳化组织脱落过程，术后出血极少，一般2～3天后即无明显肉眼血尿；在切割汽化肿瘤的同时，可以封闭肿瘤蒂部周围的淋巴管、血管，从而减少或避免癌细胞的扩散；破坏脱落的癌细胞，并将创面周围的癌细胞完全破坏，同时避免了种植和转移；年老体弱、有凝血机制障碍、安装心脏起搏器的患者也可耐受该手术。这些特点使激光技术治疗 NMIBC 具有特殊的优越性。

德国人在 1976 年首次报道了钕（Nd：YAG）激光在 NMIBC 中的应用。钕激光代表性特征是波长较长，达 1064 nm，穿透深度 0.4～1.8 mm。因此，该激光早期特别适合用于可视化激光治疗前列腺增生手术中的止血和凝血。该技术原理应用于膀胱手术主要是对浅表乳头状瘤的凝固汽化，被汽化的组织表现为苍白、疏松、容易脱落，但是术后缺乏组织学标本进行病理学鉴定。除此之外，钕激光还可用于晚期膀胱癌的辅助性电灼切除，其原理是全层灼烧凝固，不会有肿瘤组织残留。但钕激光较强的组织穿透能力限制了其在薄壁组织的应用，特别是在膀胱组织的后壁及顶壁。因此，钕激光目前已很少用于膀胱肿瘤的治疗。

绿激光（KTP/Nd：YAG laser）是一种新型 KTP 激光，绿激光波长为 532 nm，穿透深度约 1 mm，汽化作用强。新型的 PVP 手术系统称作 Green Light PV™ 系统，其使用一种专门设计的高功率（平均为 80 W）绿激光。其工作原理是利用磷酸钛氧钾晶体将 1064 nm Nd：YAG 激光转换为 532 nm 的可见绿光（又称为绿激光或倍频激光），特点是几乎不被水吸收，但易为氧化血红蛋白吸收，是在水环境下对软组织进行汽化切除的最理想工具之一。绿激光渗透组织深度仅 800 μm，使热能被限制在表浅组织中很小的范围内，组织汽化效果确切（组织温度达 100 ℃时，其内部会形成小气泡，气泡膨胀使组织基质分裂）。除汽化作用，激光束在留下的组织上产生一层薄的凝固带，深 1～2 mm，可限制热能向深层组织扩散，防止损伤深层组织。绿激光对组织的汽化切割、切开、止血同时完成，可达到非常精确的解剖层次。因为绿激光光束是侧向发射的，只要旋转光纤就可以做到使激光从组织上扫过，因此创面或周围无焦灼样外观，创面新鲜，无意外损伤。

钬（Ho：YAG）激光是一种固态化、脉冲式激光，是泌尿系结石治疗中最常用的一种激光。在波长 2100 nm 时，其辐射可被水分子显著吸收而迅速衰减，因此其组织穿透深度仅为 400 μm。钬激光的能量易被人体组织吸收，能产生切割和消融作用。钬激光对组织的作用不随组织成分的改变而改变，手术效果可靠。钬激光进入组织后在浅层即被吸收，穿透深度仅为 0.4 mm，热损伤深度 0.5～1.0 mm，组织的凝固与坏死局限于 3～4 mm，同时具有理想的切割、汽化组织和凝固止血效果。钬激光的能量是通过石英光纤进行传输的。每个裸光纤的外部都有保护包膜，该包膜只增加微小的外部尺寸。因这种包膜呈光亮的蓝色，故在内镜下清楚可见。光纤既有一次性使用的，也有重复使用的。因为钬激光可以将足够的能量压缩至极细的光纤中，并通过较小的工作腔道应用于输尿管镜和肾镜中，其激发后的辐射被结石吸收后产生瞬间的高压可导致结石碎裂，因此被广泛应用于激光碎石术中，特别是 ESWL 碎石失败、结石合并息肉包裹及结石远端腔道狭窄的患者。此外，激光脉冲产生的蒸汽气泡可以快速将组织撕开，而被应用于前列腺钬激光剜除术。已有大量研究将钬激光用于膀胱肿瘤的治疗，并证实了其较好的安全性和有效性。与经典的 TURBT 相比，钬激光膀胱肿瘤整块切除术（HoLRBT）的围术期并发症，如闭孔神经反射、膀胱穿孔、出血及术后膀胱刺激症状较传统电切显著减少，虽然手术时间稍长，但术后留置尿管和住院时间显著缩短，最重要的是两者无复发生存率相当。但不可回避的是，由于钬激光为脉冲式激光，手术中处理膀胱肿瘤时缺乏稳定性，较难操作。此外，激光工作时产生的大量气泡也会干扰手术者的操作。

铥（Tm：YAG）激光又称 2 μm 激光，其波长 1.75～2.22 μm，于 2005 年首次应用于临床、2008 年首次应用于膀胱肿瘤的治疗。其连续的作业模式、高效快捷的切割能力、锋利的切口、损伤小、较好的止血效果得到大家的广泛认可。同样已有大量研究将铥激光用于膀胱肿瘤的治疗，并证实了其较好的安全性和有效性。2 μm 激光与电切相比具有如下优点：操作简单，容易掌握，学习周期短，适用于初学者；2 μm 激光波长为 2.01 μm，接近于高温中组织水分对激光的吸收峰值（1.92 μm），故其对周围组织造成的热损伤小；2 μm 激光的工作范围仅限于光纤头部 2 mm 以内，距离光纤头部 2 mm 以外的范围几乎没有任何组织损伤，因此术中汽化、切割组织精确，同时，激光在汽化时可在组织表面形成一厚度约为 1 mm 的凝固层，阻断了激光对周围正常组织的损伤；2 μm 光在组织中的穿透深度仅有 0.3 mm，在膀胱适度充盈状态下可以精细切割至膀胱壁肌肉层，或者全层切除膀胱肌层而不损伤浆膜层，为病理诊断提供充分有效的组织标本；2 μm 微米激光在操作中无电流产生，更加适合用于安装心脏起搏器或支架植入的患者，另外，无电流产生有效避免了闭孔神经反射的发生，且组织穿透深度较浅，降低了膀胱穿孔的风险。铥激光相比其他激光最有意义的优势在于：铥激光可以产生有效的组织凝固和汽化及良好的止血效果。由于其良好的止血作用，外科操作几乎在无血视野下进行。同时，由于其能量可以大量被水吸收，热损伤主要在表层组织中产生，从而限制了组织穿透深度，故可对组织进行精确汽化切割。但存在的问题是，铥激光在切割过程中可能产生焦痂影响术中的视野，对于体积较小的肿瘤难以获得术后病理。

氩激光（波长 488 nm 及 514 nm，光点直径 0.15 mm），波长与 KTP 激光相近，因而也有相似的生物学效应，但血红蛋白对它的吸收比 KTP 激光低。氩激光对组织的穿透力极难预测，极大地受到组织内血管和血红蛋白多少的影响。只有详细了解组织中的血管分布密度及血红蛋白的多少，才有可能预测激光束可穿透的深度，对于黏膜而言，其损伤深度为 CO_2 激光的 10 倍，可达 1～2 mm。氩激光和 KTP 激光都可通过光导纤维传导，在能量较大时可使组织汽化，能量较小时使组织凝固。

CO_2 激光，是波长为 10 600 nm 的激光，主要起切割作用，易被水吸收，消融组织深度仅 0.05 mm，可进行精确切割，热损伤范围小，但在血管丰富区余热穿透深度不足以凝固止血。CO_2 激光应在空气环境中操作，但由于目前传输波长＞2400 nm 的光导纤维尚未研制成功，故 CO_2 激光不能经光纤传导，临床极少用于内窥镜下膀胱肿瘤治疗。

半导体激光，它的工作递质为砷化镓铝，波长为 805 nm，穿透深度约 3 mm，汽化和凝固效应均较强。半导体激光设计精巧，安装方便，无需特殊的动力设备，应用前景较好。

准确把握各种激光的理化特性，巧妙地将激光和各种手术技巧结合起来开展手术，将显著提高患者临床分期判断的准确性，从而指导临床医师更为恰当地选择后续治疗方案，以帮助降低术后肿瘤复发率和进展率。同时尽早发现肌层浸润性膀胱肿瘤，及时行根治性膀胱全切，以提高患者生存率。此外，激光手术的高安全性已被广大泌尿外科医师所认可，也预示着未来 NMIBC 手术治疗将走向“门诊化手术”的趋势，甚至可能替代经典的 TURBT 成为 NMIBC 治疗的新标准。

1．适应证

（1）表浅性尿路上皮肿瘤（Ta、T1 及 Tis

期）。

（2）分化良好（G1）的 T2a 尿路上皮肿瘤。

2. 禁忌证

（1）尿道狭窄，膀胱镜难以插入。

（2）膀胱挛缩，无法充盈。

（3）非尿路上皮肿瘤，如腺癌或鳞癌。

（4）凝血功能明显异常，经规范治疗后无法纠正。

（5）脊柱或骨盆畸形不能平卧。

（6）患有严重的心脑血管疾病。

（7）急性膀胱炎。

3. 术前准备与评估

患者入院后详细了解患者既往史、服药史，手术前需加强对并发症的监测及控制。高血压及心脏病：患者术前监测血压，按时服用降压药和心血管类药物。糖尿病：术前监测空腹血糖和餐后 2h 血糖，予以糖尿病饮食，必要时遵医嘱使用胰岛素。支气管疾病：术前常规戒烟，控制肺部感染。

术前心理护理：非肌层浸润性膀胱肿瘤是一种复发率较高的恶性肿瘤，出院后患者仍需长期膀胱灌注及复查。因经尿道激光手术是一项新技术，患者可能缺乏了解，从而产生恐惧心理。术前与患者充分沟通，增加其治疗的信心及对医护人员的充分信任。

术前常规：常规辅助检查，常规行尿道膀胱镜检查，记录肿瘤的部位、数量、大小、是否带蒂等，以及肿瘤与输尿管开口和膀胱颈口的距离，初步判断肿瘤浸润深度及手术的难易程度。完善泌尿系统超声及 CTU 或静脉尿路造影（IVU）等检查，评估是否有远处转移和肾积水，排除上尿路上皮源性肿瘤。行盆腔 CT 检查以了解肿瘤的大小，是否浸润膀胱壁及浸润深度，以及是否浸润邻近器官和有无盆腔淋巴结转移，排除肌层浸润性膀胱肿瘤可能。

4. 手术专用设备及器械的准备

（1）经尿道钬激光切除术专用设备及器械：经尿道钬激光切除术基本设备和器械有多家公司生产，本书以美国科医人公司的 VersaPluse PowerSuite Holmium 100 Wplus 钬激光机为例介绍经尿道膀胱肿瘤钬激光切除技术的基本设备及器械。

这些基本设备包括 550 μm 侧射和直射式钬激光光纤；具有连续灌洗功能的钬激光切除镜；经尿道组织粉碎器（Versa cut tissue morcellator）；摄像系统；彩色监视器。冲洗液使用生理盐水。

钬激光外科手术系统配备一个显示及控制面板，它呈现出进行激光手术所需要的各种参数。能量水平和频率可以通过敏感的触摸屏幕进行调节。在随时可用状态（ready）/ 准备状态（stand-by）模式间选择也是相似的控制方式。真正激活激光是通过脚踏开关进行控制。

激光的功能与其输出的功率相关。前列腺切除术要求更高的能量水平，而切除膀胱肿瘤的激光功率为 10 ~ 19.6 W（功率 = 输出能量 × 频率）。

（2）2 μm 激光手术专用设备及器械：由激光发生器、激光传导纤维和激光专用膀胱镜组成。

目前市场上泌尿外科用 2 μm 激光主要产品是德国卡特伦堡（Katlenburg）的 LISA 激光公司生产的 RevoLixTM Thulium/YAG 2 μm 70 瓦连续波激光系统。RevoLix^{TM} Thulium/YAG 2 μm 70 W 连续波激光系统由激光发生器和传导激光的光纤组成。膀胱肿瘤切除手术中功率可选择在 10 W ~ 50 W。

传导光纤有多种规格，经常使用的是芯径为 550 μm 直射激光光纤（RigiFib^{TM}，德国卡特伦堡的 LISA 激光公司）。该光纤可多次使用，每次只需要将损耗的光纤头部用特殊的工具修平即可再次使用。因此每位患者的光纤费用较低。

常见故障排除：

1）激光发生器报误。如果激光发生器开机后系统报误，可能是机器系统内部出现了问题，可以尝试在关机后 10 min 再开机。如果依然不能通过机器的自检，就需要请供应商派工程师协助检查处理。

2）随着手术的进行，术者有时会感觉到切割或汽化的效率降低了，这时需要检查光纤前端出光口是否需要修剪（在镜下是否非常红，且光的发散角比较大）。若需要，则将光纤取出，用专用光纤修剪器将光纤前端剪掉 2～3 mm 并修平。

3）操作镜上光纤通道前端被激光烧毁。这是因为术者在收回光纤至光纤通道口时还在发射激光（脚踏还在踩下状态），导致激光发出的能量都作用在激光通道前端的金属上，致使光纤通道前端被烧毁。如果发生光纤通道前端被烧毁的情况，建议请专业工程师协助修理，或更换新的操作镜。为避免出现此类问题，应确保激光出光时光纤前端始终保持在视野内，即留在光纤通道外面。在光纤被拉进光纤通道内前，必须停止发射激光。

4）激光不发射。如果激光发生器无系统报误，可能是光纤连接有问题。注意将光纤插头插入激光输出口底部，并将固定螺丝帽拧紧，以保证光纤与激光光源有良好的接触。激光专用膀胱镜操作过程中使用“激光专用操作膀胱镜　”（Stoze 26 Fr、Wolf 24.5 Fr、Olympus 均可）。包括：内鞘、外鞘、激光光纤通道、12°镜，可视闭孔器、组织冲洗器。

（3）绿激光膀胱肿瘤汽化术专用设备及器械

1）激光发生器：绿激光的学名是 KTP 激光或倍频激光，是氖氩激光穿过 KTP 晶体（磷化钠钛晶体）后产生的，这一过程使激光的频率加倍，波长缩短 50%，约为 532 nm，在可见光谱中是绿光，故称为“绿激光”。绿激光的特点是几乎不被水所吸收，但易被氧化血红蛋白吸收。目前主要用于前列腺汽化术。

光纤是绿激光设备在进行治疗时的传输装置，是消毒过的一次性器材。光纤直径为 600 μm，顶端用一个直径为 1.8 mm 的石英帽予以保护。绿激光的光纤为 Laserscope 公司所专有的连接器。该连接器允许激光能够识别传输装置，并激活软件。激光束以 70° 的角度从光纤手柄的顶端侧向输出，左右偏斜角度为 15°。侧向输出的激光束作用于液体环境，使得组织产生凝固或蒸发。光纤可以选择“接触”或“非接触”两种模式，并可旋转 360°，从多个平面进入组织。包装时，每一根光纤都会附带一张光纤卡，为了激活该激光设备，光纤卡需要插入位于控制面板右方的读卡器内，并且整个治疗过程必须保证光纤卡在读卡器内。对于每一根光纤来说，光纤卡都是必备的。

绿激光的光纤是一项精密的外科设备器材，如果使用不当，将会导致严重的后果。

使用光纤时的注意事项如下：

①开启指示光时，请仔细检查光纤是否有裂隙或缺损。

②整个治疗过程都要确保光纤两端同时提起，不可将光纤置于地上或者一端落在地上。保证光纤的连接端清洁干净，不能沾有任何碎屑或液体。

③如果光纤顶端没有超过膀胱镜，则不能发射激光。

④当发出激光能量时，必须时刻注意激光束的方向。

⑤不要将光纤顶端插入组织内，因为光纤在“接触”模式下的工作时间非常短。

⑥切勿直接用光纤在组织中探测或抽回。

⑦在使用光纤上的控制旋钮调整光纤位置和方向时，不要成锐角弯曲光纤，否则会使光纤折断。

⑧因光纤是由玻璃构成的，并不是普通的机械配件，故不能将光纤置于强大的机械压力下。

⑨一旦通过适当的观察镜看到光纤顶端有断裂，应该用镊子将其夹出，然后再用冲洗液将该区域残留的光纤碎屑及其他物质冲洗干净。

⑩有很小一部分激光从光纤的另一端发出，即背离主光束的方向。这部分反方向光束足以使得组织凝固或汽化。光纤的背面不能靠近敏感的组织，如精阜等。膀胱镜的喙状突能够阻止背面发出的光束损伤到这些敏感的组织。

2）膀胱镜：在进行绿激光手术时，需要使用直径为 22～23 Fr 的连续冲洗膀胱镜。直径过小的膀胱镜不能为手术提供有效的冲洗和抽吸。手术中需要使用 30° 的膀胱镜，以便于观察和操作一些脆弱的组织区域，比如膀胱三角区、膀胱底、输尿口等。为了更安全地进行绿激光手术，保持膀胱颈区域的良好可视性是十分重要的。30° 的膀胱镜充分暴露了膀胱颈，这是激光汽化的最佳路径。需要格外注意的是，不要将光纤插得过深，以免无意中损伤膀胱三角区或膀胱底，从而导致一些不必要的副作用。当汽化膀胱颈时，必须牢记激光束是轻微前倾发射的（呈 70°）。30° 的膀胱镜视角便于医生控制激光能刚好照射在膀胱颈上。小于 30° 的膀胱镜视角不能有效地进行膀胱颈的激光汽化。

3）眼镜：为了阻挡从光纤散射出的绿激光对眼球的刺激，专门设计了供手术室医护人员和患者配戴的防护眼镜。在进行绿激光操作时，必须使用专用的光学密度为 5、过滤波长为 532 nm 的眼镜或眼罩。对于每个激光系统，Lasercope 公司都会提供合适的防护眼镜。

4）摄像头滤光片：当摄像头与内窥镜连接在一起时，专用滤光片的作用是保护可视摄像头，避免激光照射。滤光片位于膀胱镜目镜与摄像头之间，以过滤高强度的激光。在对手术区域进行汽化时，滤光片会选择性地吸收特定波长的激光。每台绿激光都会配备一套滤光片。

5. 手术步骤与技巧

下面介绍几种常用的尿道激光手术及技巧：

（1）钬激光：患者麻醉，取截石位。置入内腔镜，在监视器下观察膀胱内的形态、肿瘤位置、数目、大小。用接触式光纤将激光由内腔镜导入膀胱内，对肿瘤进行照射切除。一般功率为 20～30 W，每次照射持续时间为 5～30 s，对小肿瘤可直接照射瘤体及基底部，将其汽化切除，大肿瘤可先照射瘤体表面及两侧，使瘤体内血管闭塞，组织凝固，肿瘤缩小，再照射肿瘤基底将其切除。对于膀胱颈内侧及前壁的肿瘤，应用接触式光纤照射困难，可采用 90° 侧照非接触式光纤将瘤体照射汽化切除，并由助手在耻骨联合上压迫膀胱以利照射。肿瘤切除后，再将肿瘤基底周围 1～2 cm 范围的膀胱黏膜照射汽化达肌层，以免肿瘤组织残留。术中应避免膀胱过度充盈，并均匀照射，以防膀胱穿孔。

（2）铥激光：患者麻醉，取截石位，经尿道置入操作镜。观察肿瘤大小、数目、形态、位置，术中以生理盐水充盈膀胱。将内置铥激光光纤的输尿管导管靠近肿瘤，光纤略推出导管 0.5～1 cm，激光对准肿瘤及其周围范围的膀胱黏膜，以 16～30 W 的功率（参数为 0.8～1.5 J，15～20 Hz）进行汽化、切割，直至膀胱壁可见清晰肌纤维，使肿瘤孤立化，以阻断肿瘤淋巴管、血管，避免肿瘤细胞局部扩散。然后从外周黏膜下由外向内切至瘤体中央，将瘤体及其周围膀胱黏膜完整切下。对细蒂肿瘤可直接照射肿瘤基底部，将其汽化切除。对粗蒂肿瘤可先照射瘤体表面，使瘤体内血管闭塞，组织汽化，肿瘤缩小，再照射基底部将其去除。切除肿瘤后，再将肿瘤基底及周围的膀胱黏膜照射汽化达深肌层。术后均无需行膀胱冲洗，留置导尿管 1～3 天。

适应证同 TURBT，即 T1 期以内的非肌层浸润性膀胱肿瘤。在钬激光切除肿瘤瘤体之前，可先以钬激光在肿瘤周围进行标记，以明确切除范围，同时对于较大的血管可以预先凝固，减少切除时出血。对于体积较小有蒂的肿瘤，在连续冲洗下，使瘤蒂易于显露。对于有蒂而体积较大的肿瘤，可先汽化切割近操作镜的瘤体，待清楚显露瘤蒂后，再于蒂根处切断瘤蒂。对于无蒂浅表性膀胱癌，可从瘤体表面开始反复激发，逐层汽化直达基底。操作时，以输尿管导管作为钬激光光纤外套管，可以使光纤定位更准确，并明显减少术中光纤振动，使汽化切割更精确。对于无蒂膀胱肿瘤逐层汽化切除肿瘤前，如无病理结果应先取活检。对于较大的肿瘤切除速度比 TURBT 慢，可结合电切的方式进行治疗。

（3）铥激光：患者取截石位，麻醉成功后，采用铥激光系统，连续波长模式，550 nm 末端出光纤维（RigiFib™，德国），Storz 26 Fr 激光膀胱镜，设定汽化功率 40 W，0.9% 氯化钠溶液间断冲洗，激光末端无需与肿瘤瘤体接触，先用激光切断肿瘤周围 2 cm 范围膀胱黏膜及其滋养血管，逐步汽化、切割肿瘤。根据不同大小及部位的肿瘤可采用不同的激光切割方法，主要有激光汽化和激光切除两种。对于小于 1 cm 的肿瘤，先于肿瘤的周围组织开始汽化，暴露基底部后，逐渐向基底部深层切割汽化，直至肿瘤与膀胱离断，对于较大肿瘤，先汽化切割肿瘤基底上方的瘤体，以便暴露基底部，以环状附件推开肿瘤基底部表面附着的焦痂及纤维状组织，暴露基底部肌层后，换用常规膀胱镜对肌层进行活检并送病理。切除完毕后，对肿瘤周边 1～2 cm 的正常黏膜区域进行激光汽化。如遇较大血管出血，把光纤对准血管稍离开后，连击来止血。术后连续膀胱腔内注射用水灌注，持续膀胱冲洗 12 小时。

（4）绿激光：患者麻醉，取截石位，经尿道入插连续冲洗膀胱镜（23 Fr，30°），确定肿瘤的位置，术中以生理盐水充盈、冲洗膀胱。由膀胱镜操作孔导入光纤，调整功率为 80 W。在激光探头末端红色标识光引导下，先以 KTP 激光汽化并深层凝固肿瘤外周 2 cm 的膀胱壁组织，使肿瘤孤立化，以阻断肿瘤淋巴管、血管，避免肿瘤细胞局部扩散。然后对瘤体进行汽化，对细蒂肿瘤可直接照射肿瘤基底部，将其汽化切除。对粗蒂肿瘤可先照射瘤体表面，使瘤体内血管闭塞，组织汽化，肿瘤缩小，再照射基底部将其去除。切除肿瘤后，再将肿瘤基底及周围的膀胱黏膜照射汽化达深肌层，以免肿瘤组织残留。在汽化过程中，还应防止膀胱过度充盈，并进行均匀照射，以避免发生膀胱穿孔。

严格掌握手术适应证，选择 T1 期以内的浅表性膀胱肿瘤。汽化肿瘤时光纤探头应接近组织，一般距离在 0.5 mm 左右，有出血时可将探头距离调至 2 mm 左右，达到凝固止血作用。汽化前如无病理应先取活检，否则因激光对肿瘤进行汽化，无术后供病理学检查的组织。由于膀胱顶部的肿瘤，汽化产生的气泡会影响视野，因此多用于较小的膀胱肿瘤，较大肿瘤应考虑其他手术方式。

6. 术中操作注意事项

先排空膀胱，再插入光纤。为了避免损伤镜片，在发射激光前，请确保通过膀胱镜可以清楚地看到指示光和光纤顶端，并且指示光一定要指向病变组织的所在位置。如有需要可以调整指示光的亮度。当没有看到指示光时，不要发射激光。当光纤不在膀胱镜里面时，不能踩脚踏来检查指示光的质量，否则会导致元器件的严重损坏。

在整个治疗过程中，光纤与组织的距离直接决定了汽化效果。光纤与组织的距离应该保持大约为 0.5 mm，以避免光纤顶端受到污染。0.5 mm 的工作距离大约是光纤帽直径的 1/3。汽化效果可以通过观察组织的去除速度和小气泡的形成速度来衡量。如果没有观察到组织汽化，激光产生的热量将会残留在组织内，导致深层组织凝固，增加术后水肿和出血的危险。

必要时光纤可以短时间接触组织，但不应超过 2 s。长时间的接触会使组织粘连到光纤顶端，损坏光纤。当光纤顶端有组织粘连时，应该用消毒过的湿纱布将其擦净。若激光束以发散的形式从粗糙的光纤帽表面发出，则该光纤已经不能再使用了。检查激光束质量的方法是：将其指示光照在布或纸上，然后将设备处于预备状态。指示光应该显示出统一的圆形光斑。

在使用激光任何装置的操作过程中，其安全原则是最重要的，操作者必须经过特殊严格的培训以适应激光的操作环境后才能操作激光装置设置。在激光使用过程中存在的潜在危险包括电休克、起火、眼部损伤、皮肤损伤、烟或化学毒性。

1）电休克。当机器插上电源后，在任何时间里都可发生电休克。故应用干燥的手接触电线，脚踏板必须用金属支架罩起来而不能使用电线，并且应保证所有的电线不漏电。使用激光时造成的大多数损伤都是与电有关的损伤，只有经过培训的有资格的人才能进行激光的操作和校准。激光工作完毕后必须拔去电源插头，应特别注意的是在激光器的盖子上不能留有任何液体，特别是激光运行当中，漏水能引起激光设备的损伤和人员的伤亡。

2）起火。一般有三种类型的起火能影响到激光器。第一种起火是电起火。当激光漏电时能引起电起火，一旦发生，必须首先切断电源将火熄灭。第二种起火的可能是外科病房或者是治疗单的点燃。激光对准靶组织后将开始繁忙的工作，在操作过程中，应将毛巾、纱布、棉球所有的材料覆盖在靶组织的周围，并且保持它们是潮湿的。第三种起火可能是因为激光能量的暴露而引起光纤的起火，在操作过程中要使用抗燃性的光纤，同时应与制造商核对特殊波长的抗燃性质。激光不能使用易燃性的原材料，如麻醉剂、易溶解的制剂和乙醇等。操作室的器械应该是不光滑的或者是表面经过阳极处理的，否则会引起带电。器械也同样要进行热处理，否则热的器械会烫伤操作者。

3）眼部损伤。眼部是最容易受到激光刺激伤害的部位，激光对眼部的损伤是非常严重的，它会对角膜和视网膜产生强烈损伤，故在操作过程中所有的人必须配戴防护眼镜。眼部损伤和波长是有关系的，如 CO_2 激光能大量吸收水，可对角膜造成损伤。因为 KTP、氩激光和 Nd：YAG 是不吸收水的，并且能穿透视网膜，其波长能损伤视网膜黄斑，故所有人包括患者应戴眼镜给予保护，以避免受到损伤。激光的防护眼罩是不能互换的，它们对抵抗不同波长的伤害有特殊效果。防护眼镜必须有标签，标签上应注明波长和视觉密度信息（即 ANSI 美国国家标准化协会设置的标准）。必须经常检查眼镜是否破裂、变色或有无污渍。在操作过程中患者同样必须配戴合适的眼镜来保护眼睛，可使用有湿纱布、湿毛巾或者特殊波长的防护眼镜。所有操作系统必须是隐蔽的，要隔离光束。当使用内镜或视频录像时，必须使用保护眼睛安全的滤光器。

4）皮肤损伤。当正常组织受到激光照射时，无论是对患者还是对术者，皮肤都会因此而造成损伤，如当外科医生的手在使用操纵器时会被烫伤，因此只有在激光瞄准靶组织后才能进行发射。

5）化学毒性。化学毒性是由于染料激光和稀有气体激光的副反应而产生的，应遵守使用制造商制定的原料使用规则，滤毒罐的使用必须是一次性的。

7. 术后处理

严密观察病情变化，注意术后患者血压、心率、呼吸常出现变化。术后生命体征平稳后鼓励患者早期下床活动，促进肠功能恢复和膀胱功能的恢复。

留置导尿管的护理：在留置尿管护理中，妥善固定导尿管并保持导尿管通畅，避免受压、折叠、阻塞。每天更换一次性引流袋，定时放出引流袋中的尿液；一般留置尿管时间为24小时，如出现血尿颜色加深，可适当延长拔管时间。

预防感染：手术后6小时鼓励患者多饮水，保持尿量 >3000 ml/d，可以减少尿路感染的机会；严密观察尿液颜色及腹部体征。

持续膀胱冲洗：术后患者绝大多数需要进行预防性持续膀胱冲洗，应注意保持尿管通畅，定时挤压尿管，随时观察并记录冲洗液的颜色、性质和量。严格按要求调节冲洗速度，冲洗速度应随着冲洗液颜色的深浅来调整。激光手术因其精细的汽化、切割及组织表面形成的凝固层，术后局部组织出血极少。

8. 并发症及其防治

（1）输尿管损伤：当肿瘤较大、基底部延伸至输尿管开口附近时，肿瘤可能覆盖住输尿管，这种情况下可能会切到输尿管口，应先切肿瘤顶部，边切边电凝止血，保持视野清晰，切至基底部位时，辨清肿瘤与输尿管口的关系，避免误切输尿管口，否则可导致输尿管部分或完全梗阻。位于膀胱颈前方和后壁的肿瘤，是比较难于处理的，助手可加压耻骨上区，使前方的肿瘤下垂而易于切除；将手伸入直肠或阴道将后壁肿瘤托起以利于切除。术后应严密观察，以便早期发现有无损伤引起的尿外渗。

（2）逆行感染：与经腔道手术操作或留置双J管、导尿管有关。术后要注意观察患者体温变化，有无持续存在膀胱刺激征或突发腰痛、寒战、高热等症状。保持尿道口清洁，术后每日用0.5%碘伏棉球擦洗龟头、尿道及周围污物2次，避免发生泌尿系感染。

（3）出血：术中出血多不严重，不影响视野的静脉出血可不处理，乳头状肿瘤内的动脉常不易止血，需将出血来源的肿瘤部分切到膀胱壁，并在该处止血。对于一些病变较广泛、切除面积较大及浸润性肿瘤患者，应做到边切边止血，在清晰的视野下进行切割。如果出血较多，止血困难，可尽快切除至蒂部，多数情况下可使出血消失。术后出血的处理首先是彻底清除膀胱内的凝血块，并行快速的膀胱冲洗及药物止血治疗，必要时输血。多发肿瘤应遵循先小后大、先易后难的原则。手术临近结束时应降低膀胱灌注压力，使活动性出血能及时被发现并彻底止血。

（4）膀胱痉挛：患者术后行持续膀胱冲洗，应用大量的冲洗液可引起患者生理性干扰，膀胱痉挛是主要并发症之一。膀胱痉挛的发生不仅增加患者痛苦，而且易继发出血、漏尿、泌尿系感染，从而延长术后膀胱冲洗及留置尿管的时间，不利于患者的恢复。患者因个体差异痉挛的程度轻重不一。痉挛发生时，护士除遵医嘱应用解痉药物外还应做好患者的心理疏导，事先讲解冲洗过程中有可能发生的痉挛症状及应对措施，使患者做好心理准备，避免患者出现恐慌心理。冲洗液温度不可过高，因血管受热扩张会加重出血。但行激光手术的患者因膀胱冲洗的比例相对电切低，故膀胱痉挛的发生率也降低。

（5）膀胱穿孔：多由于膀胱过度充盈、膀胱壁变薄或切除过深等引起，切除前壁、侧壁的肿瘤时容易发生。为避免膀胱穿孔，术者应谨慎仔细，应注意以下几点：术前评估患者膀胱容量，冲洗液量限制在 150～200 ml，以刚舒展开膀胱黏膜为宜；切除时速度不可过快；切除前壁肿瘤时，可适当用手在患者下腹部加压以显露肿瘤，方便手术操作。若发生小的膀胱穿孔，术后应保持尿液通畅引流，2 周内穿孔可愈合。约 10% 的膀胱穿孔应开放行膀胱修补治疗。

（三）经尿道膀胱肿瘤整块切除术

膀胱肿瘤发病率高，其治疗方式以及预后与肿瘤的浸润深度、病理分级与分期密切相关。到目前为止，传统的 TURBT 仍然是治疗低度恶性、非肌层浸润性膀胱肿瘤的首选方法，但在实际临床应用中该术式存在一些亟需解决的关键问题，如围术期并发症、术后准确的肿瘤病理分期以及肿瘤的复发与进展等，具体如下：

肿瘤细胞残留、扩散和种植：TURBT 的手术原理是通过物理电热效应分块切除肿瘤，由于创面形成焦痂，难以准确判断肿瘤边界，影响术者对肿瘤切除范围的准确判断，从而导致基底部肿瘤残留。切除肿瘤过程中产生大量的肿瘤碎块，这与传统肿瘤外科治疗的“无瘤原则”相违背，增加了肿瘤细胞腔内播散的机会，而不断地切开肿瘤血管也可能增加肿瘤转移的可能。另外在对侧壁等部位的肿瘤进行经尿道切除时，可能产生闭孔神经反射，严重时可引起膀胱穿孔，从而导致肿瘤细胞的播散种植。术者为了避免这些并发症的发生，主观上往往“刻意”切除过浅，从而又增加了肿瘤基底部残留和复发的机会。

影响肿瘤的病理精确诊断：准确的病理学检查需要完整的肿瘤标本及基底部。而传统 TURBT 术将肿瘤分别切割成小块，再将其一同冲洗出体外并送病理学检查。由于无法判断碎片组织的原有空间层次关系，且在切割过程中会有不同程度的焦痂形成，因此难以准确判断肿瘤浸润深度、病理分期。有报道 TURBT 患者中约有 30% 术后病理分期被低估，这对患者预后判断，后续的随访、治疗方案的制订及优化产生了不利影响。

并发症相对较多：对于传统 TURBT，电切环在使用过程中会产生电流刺激膀胱逼尿肌，诱发闭孔神经反射，严重时可导致膀胱穿孔，从而导致尿外渗、大出血等并发症。

如何更彻底地切除膀胱肿瘤，减少肿瘤细胞播散，提高术后病理分期、分级的准确性以及有效避免闭孔神经反射等成为泌尿外科医生面对的问题。经尿道膀胱肿瘤整块切除术在此背景下应运而生，开始成为 NMIBC 手术的新趋势。这种手术方法的原理是将膀胱肿瘤、肿瘤基底以及部分逼尿肌组织整体切除下来，并经特制的标本袋取出体外。这一手术方法能更彻底地切除肿瘤基底部；有效减少了术中肿瘤播散，降低了术后复发的可能性；避免了二次 TURBT；而且能获得完整的病理标本，这对于术后患者的后续治疗、随访方案选择以及预后判断都提供了更可靠的依据。目前可用于经尿道膀胱肿瘤切除的手段很多，主要包括电切除和激光切除，介绍如下：

1. 双极等离子针状电极

双极等离子针状电极肿瘤整块切除术具有以下优势：

（1）预先环形封闭肿瘤周围血管的优势：该步骤的目的：①减少操作中挤压肿瘤时导致

的肿瘤转移；②阻断肿瘤血供，减少术中出血；③标记下一步切除范围，以达到完整切除肿瘤、避免不必要的膀胱黏膜损伤的目的。

有研究表明 TURBT 手术过程中可以导致肿瘤细胞向静脉血中释放，因此术中通过针状电极提前环形封闭肿瘤周围的血管，可有效阻断肿瘤组织的大部分血供，进而最大限度地减少 TURBT 术中肿瘤细胞入血的可能，从而降低肿瘤细胞通过周围血管以及淋巴管转移的潜在风险。

传统的 TURBT 从肿瘤顶部开始逐层切除，直至基底部，在不同层面的同一条血管常被数次反复切割，不断出血，需要反复止血。针状电极首先从肿瘤的基底部 0.5 cm 外环形向深层切割阻断肿瘤的大部分血供，从而大大减少了整个术中的出血。保持清晰、无出血的术野，一方面减少冲洗液量，更重要的是减少损伤，并提高精确切除肿瘤几率。

标记肿瘤切除范围，可完整切除肿瘤，同时最大限度地保留正常的膀胱黏膜，术后膀胱痉挛等并发症明显减少，有利于术后膀胱功能迅速恢复。

（2）肿瘤整块切除的优势：在内侧肌层和类似纤维结缔组织的膀胱最外侧肌层之间的间隙，采用逆行推刀进行钝性剥离，在标记范围内以此层面逐渐向近端推移，完整切除肿瘤。该操作的优势有：①可及时观察肿瘤的浸润深度，若术中发现肿瘤侵犯膀胱深肌层，甚至膀胱壁外，应及时调整术式，做好行根治性膀胱切除术的准备。②可获取完整的肿瘤标本，完整的肿瘤及清晰的黏膜、固有层、肌层等层次，有利于准确无误地判断肿瘤浸润深度并进行病理分期。③最大限度地减少碎裂的肿瘤组织随着冲洗液在膀胱内漂浮，减少潜在的创面肿瘤种植的可能。

（3）使用针状电极的优势：①针状电极具有纤细的特点，切割精准，在切割时一般对周围组织的损伤较小，尤其在处理输尿管口周围等关键部位时，仔细操作有利于防止损伤输尿管口，并且基本上创面无焦痂。②针状电极比较灵活，可以使用多种动作，如“推”“挑”“剥”“转”“钩”等，有助于处理膀胱内不同部位的肿瘤，尤其是膀胱后侧壁的肿瘤。③可减少闭孔神经反射的发生。闭孔神经反射是 TURBT 的术中并发症之一，可引起膀胱穿孔、盆腔血管损伤、肠管损伤等严重并发症。有学者尝试通过闭孔神经阻断技术来减少闭孔神经反射的发生，并取得了一定的效果。但闭孔神经走行常存在解剖变异，众多的闭孔神经阻断技术仍不能完全避免闭孔神经反射的发生。虽然在处理膀胱侧壁肿瘤时，等离子针状电极不能完全避免引起闭孔神经反射，但针状电极尖端产生的等离子体电刺激较弱，闭孔神经反射一般也较弱。另外，在处理侧壁肿瘤时，为避免引发闭孔神经反射，可以多采用物理钝性分离，处理底部肌纤维时，可用针状电极尖端“挑”“钩”等动作将肌纤维拉离膀胱壁后再行切割。

2．激光

正是由于传统 TURBT 在临床实践应用中暴露出各种问题，随着医疗器械工具的不断革新和医疗技术的不断提升，行内学者不断尝试寻求一种更加合理有效，同时减少甚至避免上述问题发生的新技术、新手段。在此背景下，激光手术切除凭借其手术时间短、围术期并发症少、术中出血少、保持肿瘤相对完整等优点而受到关注。

1976 年德国学者首次将钕激光（Nd：YAG laser）用于 NMIBC 的治疗。到目前为止，钬激光（Ho：YAG laser）、绿激光（KTP/Nd：YAGlaser）、2 μm 激光（Thulium laser）、钕激光（Nd：YAG laser）和铥激光（Tm：YAG laser）等多种激光均先后被应用于 NMIBC 的治疗。经尿道膀胱肿瘤整块激光切除术具有以下优势：

1）具有较低的肿瘤复发率：有研究指出，激光手术中由于封闭了血管和淋巴管，避免了癌细胞的转移，且激光往往以非接触方式破坏肿瘤，减少了术中肿瘤种植播散的机会，另外经尿道激光手术可以在逼尿肌与外层结缔组织之间的疏松间隙进行精确剥离，因此可完整切除肿瘤及其所在区域的膀胱逼尿肌全层组织，从而可有效减少膀胱肿瘤的术后复发：雷普等对 271 例 NMIBC 患者分别接受经尿道钬激光膀胱肿瘤切除术（holmium laser resection of bladder tumors，HoLRBT）或经尿道膀胱肿瘤电切术（TURBT），通过比较两种术式发现，HoLRBT 组复发率明显低于 TURBT 组，其 2 年累积复发率分别为 8% 和 16.67%；有研究对 2 μm 激光膀胱肿瘤切除术和 TURBT 两种术式的疗效进行比较，2 μm 激光组 32 例，TURBT 组 30 例，两组均有 3 例复发，复发率分别为 9.4% 和 10%。有研究分别对 51 例接受传统 TURBT 手术和 64 例 HoLRBT 手术的 NMIBC 患者进行比较，HoLRBT 组的两年肿瘤复发率明显低于 TURBT 组，结果分别为 31.7% 和 45.1%；另有研究则对传统 TURBT、2 μm 激光手术或 HoLRBT 的 97 例 NMIBC 患者的临床资料进行统计分析发现，传统术式的两年肿瘤复发率高于其他两组激光术式，三种术式的两年肿瘤复发率分别为 30.95%、26.67% 和 24%。

2）标本具有相对完整性：用激光切除肿瘤时一般从肿瘤基底一侧开始，呈扇形切开，已切开的肿瘤组织可凭借水流被向上方冲起，在良好的视野暴露下逐步向肌层扩大切除范围及深度，完整切除肿瘤，亦可找到肌层与外层结缔组织之间的疏松间隙，在此间隙内完整剥离肿瘤。这种术式术后可提供相对完整的标本，层次结构清楚，方便病理切片，可准确评估肿瘤的浸润深度，有利于准确进行病理分级及分期，确保术后得以实施精准治疗。

3）并发症相对较少：与传统的 TURBT 相比，激光能量没有电场效应，不刺激闭孔神经，且组织穿透深度较浅，可完全避免闭孔神经反射，因此很适合应用于膀胱侧壁肿瘤的切除；应用激光切除具有手术时间短、术中出血少、损伤小等优点，术后留置尿管时间短，术后并发症少；另外与 TURBT 相比，经尿道激光手术通过比电切镜口径更小的膀胱镜实现，有效避免了因电切镜绝缘不好而导致的尿道外口灼伤，术后尿道狭窄及尿道外口狭窄的发生率明显降低，越来越受到泌尿外科医生的青睐。有学者对近年来国际上公开发表的 14 项有关膀胱肿瘤腔内激光手术临床研究的数据进行 meta 分析，结果发现这 14 项研究中一共纳入 459 例患者，仅有 4 例患者出现了术后并发症，并发症总体发生率仅为 0.7%。同时，与 TURBT 相比，膀胱穿孔等并发症明显减少，肿瘤的转移及进展也有所下降。

4）经尿道激光膀胱肿瘤整块切除术的现状：完整的组织标本对临床分期的判定、预后的评估以及后续方案的制订至关重要。膀胱肿瘤复发大多数发生在肿瘤整块切除以外的部位。因此，学者们不仅逐渐对肿瘤组织标本的保护愈加关注，更在手术的细节方式上，由肿瘤标本的分层切除，进一步强调“整块切除”的必要性。也正因如此，汽化术因为在术后无法提供足够的组织标本，而逐渐淡出学者们的视野。

5）经尿道膀胱肿瘤激光整块切除术的优势：多位学者研究证实，与 TURBT 相比，经尿道膀胱肿瘤激光整块切除术不仅在术中并发症（闭孔神经反射、膀胱穿孔、出血等）、术后膀胱冲洗时间、导尿管留置时间、平均住院时间等方面具有优势，具有可能替代 TURBT 治疗膀胱肿瘤的潜能，而且更为重要的是，膀胱肿瘤整块切除能够提供充足的病理标本，最大化地保有了肿瘤标本及黏膜层、黏膜下层、肌层的立体层次，从而保障精确病理诊断的实现。

但在实际应用中，选择合理、适宜的激光工作功率，熟练掌握切除深度、角度及范围是整块切除术成功实施的关键因素。如何能够在切除的深度与范围，和过深后导致膀胱穿孔等一系列并发症中寻找一个适宜的平衡点是至关重要的。这不仅有赖于术者前期积累的 TURBT 手术技巧，还与术者在实践中获得的对激光特性的把握程度有着不可忽视的关系。

6）经尿道膀胱肿瘤激光整块切除术的劣势：尽管激光具有上述优势，但使用激光进行膀胱肿瘤整块切除术仍存在一些劣势：① 2 μm 连续激光或绿激光等在对肿瘤切割过程中对一部分组织均有一定的汽化，甚至比电切对膀胱肿瘤病理组织的破坏能力更大，切除表面容易形成焦痂，因此获取的并不是绝对完整的肿瘤，这会影响术后标本的病理检测，不能更加准确无误地判定切割的边缘以及肿瘤浸润的深度，导致肿瘤的分级分期不够准确，对术后膀胱灌注方案的选择、预后的判断以及优化制订随访方案均有不同程度的影响。②实际上有时候在使用激光切除肿瘤的过程中很难把握肿瘤基底部的切除深度，在对肿瘤基底部进行切割时层次不太容易掌握，切除深度不一，容易导致膀胱穿孔。③直射激光不能得心应手地完成“推”“挑”“剥”“转”“钩”等各种动作，在处理膀胱后侧壁或顶壁靠近膀胱颈部的肿瘤时有一定的操作难度。

3．水电混合切割系统——海博刀

德国爱尔博（ERBE）公司的水电混合切割系统海博刀（BT-ESD）实现了两种功能：通过可控精细水束选择性穿透膀胱壁黏膜层，在黏膜下层积聚饱满“水垫”，使黏膜层及黏膜下层充分隆起，在黏膜下血管及固有肌层前形成一层保护屏障，抬举黏膜连同肿瘤，肿瘤以隆起的状态位于水垫上方，然后通过高频电刀将其与健康组织完整分离，可以有效预防术中血管、肌层的损伤，减少闭孔神经反射与膀胱穿孔的发生率。而且该系统电切电凝模式交替输出，切割的同时能提供最佳止血效果，提高手术精度，减少术后肿瘤残留风险，缩短手术时间。输尿管开口附近的肿瘤行 BT-ESD 手术，可有效保护输尿管壁内段肌层，防止术后尿液反流，减少输尿管狭窄、闭锁的发生。因此，海博刀可精确和完整地切除膀胱肿瘤，甚至更大的肿瘤都可以作为整体被清晰地切除，同时保持肿瘤细胞的播散最小。

4．适应证和禁忌证

（1）适应证：原则上为低分级、低分期且膀胱镜能够到达的浅表性肿瘤，B 超、膀胱镜、CT 检查提示膀胱肿瘤且无淋巴结或远处转移，肿瘤≤3 cm，数目≤3 个，乳头状，带蒂。对于膀胱前壁和顶部的肿瘤，需助手协助压迫相应部位才能行肿瘤整块切除术。

（2）禁忌证：肿瘤直径＞3 cm；临床分期 T2b 及以上的尿路上皮癌容易发生膀胱壁内血管、淋巴管浸润或转移，不宜行膀胱肿瘤整块切除术；膀胱内紧靠膀胱颈的前壁肿瘤；鳞癌、腺癌和其他非上皮性恶性肿瘤也不宜行经尿道手术；身体条件不能耐受腔内手术，主要指严重心血管肺部疾病、严重凝血功能障碍；拒绝接受手术治疗。

（3）术前准备与评估

1）术前完善全身系统检查，了解心、肺、肝、肾、凝血功能等，行胸部 X 线片、肝肾 B 超和 CTU 或静脉尿路造影检查，了解有无远处转移和肾积水，并排除上尿路肿瘤。

2）常规行泌尿系 B 超、膀胱镜检查了解膀胱肿瘤的大小、数目、位置、基底部情况、与输尿管口的关系等，活检了解肿瘤的分级和浸润的深度，初步判断肿瘤浸润深度和手术难易程度。

3）盆腔 CT 或 MRI 有助于了解膀胱肿瘤的大小、浸润深度及是否侵犯邻近器官或有无淋巴结转移。

4）术前 12 小时禁食、4 小时禁饮。

5）备膀胱灌注化疗药物，术后即刻灌注用。

5. 手术步骤与技巧

（1）经尿道双极等离子针状电极膀胱肿瘤整块切除术

1）脊椎麻醉、硬膜外麻醉或全身麻醉，患者取膀胱截石位。

2）使用双极等离子电切系统，电切功率 280～310 W，电凝功率 90～110 W。

3）以生理盐水作为冲洗液，电视影像系统直视下进行操作。进入膀胱后，先观察膀胱内肿瘤的大小、形态、数目、位置、基底部情况、与输尿管口的关系等。

4）安装针状电极，距肿瘤基底部约 0.5 cm 处开始环形切开膀胱黏膜，采用点切、切凝结合的方式，至深肌层，封闭膀胱肿瘤周围血管，同时可作为腔内肿瘤整块切除范围的标志（图 29-1-1A）。然后在内侧肌层和类似纤维结缔组织的膀胱最外侧肌层之间的间隙，由近到远逆行推刀，进行钝性剥离，在标记范围内以此层面逐渐推移，完整切除肿瘤及周围部分正常膀胱黏膜组织（图 29-1-1B）。若见交叉连接的肌纤维，采取切凝结合方式切断（图 29-1-1C）。若底部见肿瘤血供，采取电凝处理，直至整个肿瘤被完整切除，显露肿瘤基底部、膀胱壁最外层纤维结缔组织样肌层纤维（图 29-1-1D），必要时可深切至膀胱外层脂肪。对于多发肿瘤，按照先易后难、先小后大的原则整块切除。较小肿瘤可用冲洗器吸出，或用针状电极自操作通道内钩出，较大肿瘤可采用电切镜下异物钳取出。

（2）经尿道铥激光膀胱肿瘤整块切除术

1）麻醉，取截石位。

2）使用铥激光（科医人 PowerSuite Dual 80/100 W 系统，美国 Lumenis 公司，波长 2100 nm），铥激光设置能量 1.5～2.0 J，频率 20～30 Hz，功率 30～60 W。

3）生理盐水作为冲洗液，直视下置入操作镜，观察膀胱肿瘤大小、数目、形态、位置、基底部情况及双侧输尿管口位置。

4）在距离膀胱肿瘤基底 0.5 cm 处环形标记。环行切开黏膜，黏膜下层及浅肌层，直至看到清晰的深肌层纤维，从肿瘤基底部一侧开始扇形切割，凭借水流冲力将已切开的肿瘤组织向上方冲起，充分暴露操作部位，在浅深肌层之间用铥激光的爆震效应进行分离，最后将肿瘤、基底部、部分逼尿肌浅层以及周围黏膜一并完整切除，最后将创缘周围黏膜予以汽化。术中如有出血，用激光纤维对准出血点进行点凝止血，用 Nd：YAG 激光止血效果更佳。对于特殊位置肿瘤如顶壁或顶前壁交界处肿瘤，可减少膀胱冲洗液灌注量，助手协助按压耻骨上区，然后按上述方法整块切除肿瘤。肿瘤切除后，常规于基底部位以活检钳随机点状钳取 2～3 块基底部标本送活检，使用冲洗器冲出切除的整块肿瘤组织，对于较大的肿瘤，用特制的标本袋经尿道取出，也在基底离断前，使用激光将其纵行切成两块或者数块，使用冲洗器冲出或负压吸引器吸出膀胱肿瘤组织。留置 22 Fr 三腔气囊导尿管，视膀胱出血情况接膀胱冲洗。

（3）经尿道绿激光膀胱肿瘤整块切除术

1）采取硬膜外麻醉、脊椎麻醉或全身麻

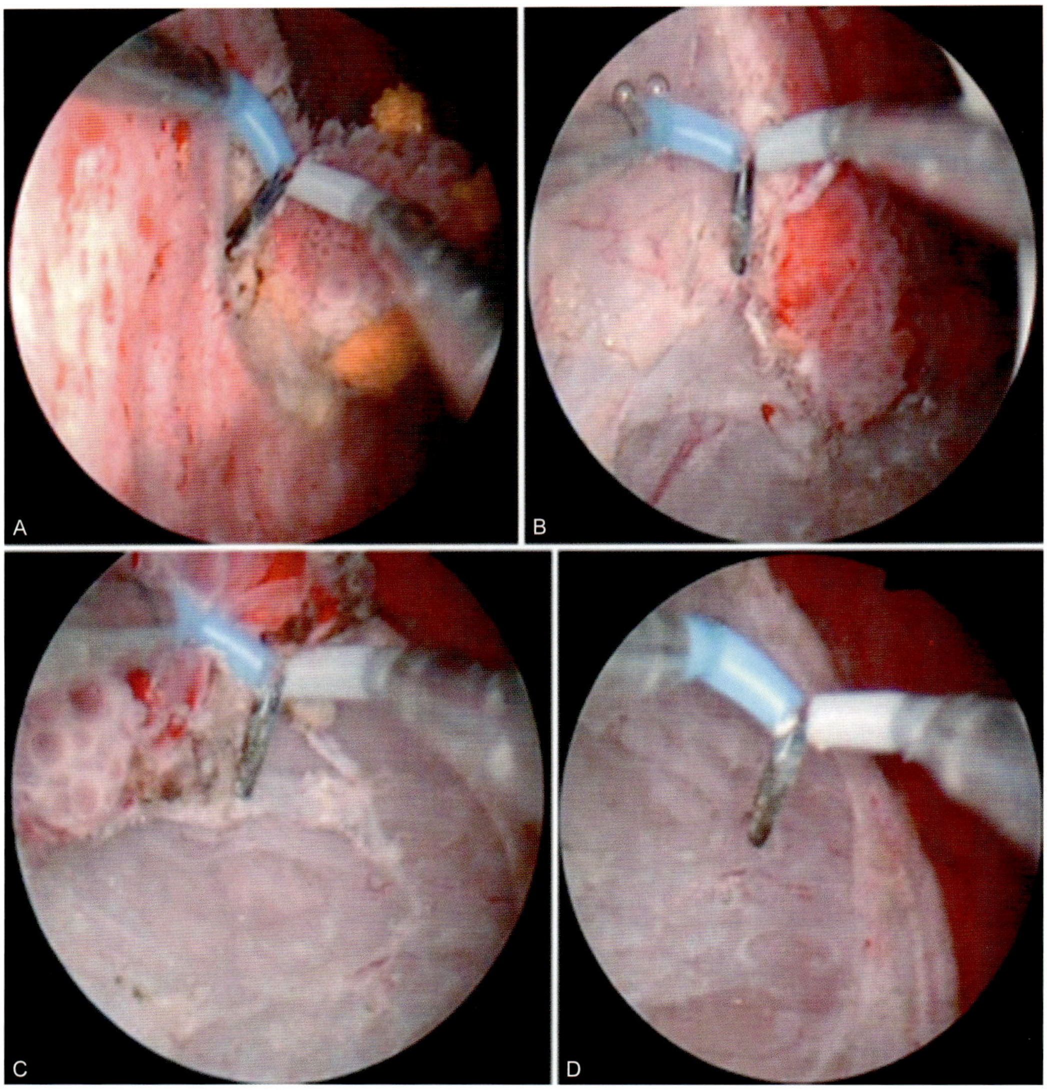

图 29-1-1　经尿道双极等离子针状电极膀胱肿瘤整块切除术步骤

醉，取截石位。

2）绿激光的汽化功率根据具体情况调节，一般在 80 ~ 160 W 之间调节，止血功率设置为 20 W。

3）术中以生理盐水作冲洗液。置入激光切割镜后先观察肿瘤的大小、数目、形态、位置、与输尿管口的关系等。通过激光切割镜的操作通道将光纤探头送达膀胱内，开机后调整绿激光光斑位置。

4）首先在距肿瘤基底周边 0.5 ~ 1.0 cm 环形标记，依次汽化切割膀胱正常黏膜、黏膜下层、肌层直至膀胱外层纤维结缔组织，切开后可以明显看到肌层与结缔组织的分界，肌层与结缔组织之间可见一疏松间隙，肉眼可见肌层呈焦黄色，结缔组织呈灰白色。沿该疏松间隙利用激光切割镜的尖端进行钝性剥离。若遇到较难或不能分离的纤维带，利用激光进行汽化切割，通过如此操作全部游离出直至整个肿瘤及其基底部。若肿瘤较大剥离困难时，可以先纵行切开肿瘤，将肿瘤及基底部位膀胱壁分解为两块或数块，然后再剥离肿瘤。术后使用负压吸引器将切除的标本经由切割镜鞘直接吸出，即可获取含有全肌层的完整肿瘤。汽化切除完成后，于创面基底部随机取组织活检。创面若有渗血，用激光光斑对准创面出血点予以喷射状止血。

5）退出光纤，再次入镜检查手术创面及其余膀胱各壁情况，确认无肿瘤残留或遗漏、无活动性出血或渗血后，插入 22 Fr 三腔硅胶导尿管，术后根据创面大小留置尿管 1～3 天，无需膀胱冲洗。

（4）经尿道 2 μm 激光膀胱肿瘤整块切除术

1）应用德国 LISA 公司生产的 RevoLix 2 μm 连续波医用激光手术治疗系统，激光波长 2.013 μm，通过 550 μm 的光纤传输能量，术中选取功率 40～50 W。激光切割镜使用德国 wolf 公司生产，26.5 Fr、角度 30° 核对。手术操作在电视监视系统下进行。

2）麻醉，取截石位。术中以 30 g : 2000 ml 浓度的甘氨酸溶液作冲洗液。

3）置入激光切割镜后检查膀胱，先观察肿瘤大小、数目、形态、位置。

4）光纤探头通过激光切割镜的操作通道，送到膀胱内，开机后调整红色激光光斑位置。

5）首先在距肿瘤基底周边 0.5～1.0 cm 左右环形汽化切割膀胱正常黏膜、黏膜下层、肌层直至膀胱外层纤维结缔组织，切开后可以明显看到焦黄色肌层与灰白色结缔组织层的分界。若肿瘤较小，则可以直接剥离：利用激光切割镜的尖端沿肌层与结缔组织层之间的疏松间隙进行钝性剥离。若遇到不能分离的纤维带，可以用激光进行汽化切割，如此操作直至整个肿瘤及其基底部位全部被游离。若肿瘤较大，剥离操作困难，则可以纵行或十字切开肿瘤，使肿瘤及基底部位膀胱壁被分解为两块或数块，然后再进行剥离。术后肿块使用负压吸引器经由切割镜鞘直接吸出，即可获得完整的肿瘤及全肌层的标本。标本术后送病理检查。肿瘤切除后，创面若有渗血，用激光光斑对准出血点进行喷射状止血。

6）术后据创面大小留置尿管 7～9 天，无需行膀胱冲洗。根据肿瘤大小及切除范围，选择手术当天或 1 周后行膀胱内灌注化疗。术后 3 个月行膀胱镜检查。

（5）经尿道微拉激光膀胱肿瘤整块切除术

1）麻醉，取截石位。

2）使用微拉激光（vela XL，德国 Starmedtec 公司，波长 1.9 μm）进行手术。微拉激光设置为连续波工作模式，功率 40～50 W。

3）生理盐水作为冲洗液，直视下置入操作镜，观察膀胱肿瘤大小、数目、形态、位置、基底部情况及双侧输尿管口位置。

4）在距离膀胱肿瘤基底 0.5 cm 处环形标记。从肿瘤基底部一侧开始扇形切割，凭借水流冲力将已切开的肿瘤组织向上方冲起，充分暴露使操作部位，逐步向肌层方向扩大切除范围及深度，直至看到清晰的深肌层纤维，从而完整切除膀胱肿瘤，同时肿瘤基底部周围 2.0 cm 组织予以汽化。术中如有出血，用激光纤维对准出血点进行点凝止血。对于特殊位置肿瘤如顶壁或顶前壁交界处肿瘤，可减少膀胱冲洗液灌注量，助手协助按压耻骨上区，然后按上述方法整块切除肿瘤。肿瘤切除后，常规于基底部位以活检钳随机点状钳取 2～3 块基底部标本送活检，使用冲洗器冲出或负压吸引器吸出切除的整块肿瘤组织，对于较大的肿瘤，在基底离断前，使用激光将其纵行切成两块或者数块，使用冲洗器冲出或负压吸引器吸出膀胱肿瘤组织。留置 22 Fr 三腔气囊导尿管，视膀胱出血情况接膀胱冲洗。

（6）经尿道直出绿激光膀胱肿瘤整块切除术

1）麻醉及体位：采用硬膜外麻醉、脊椎麻醉或全身麻醉，取截石位。

2）Ⅲ型安尔碘消毒会阴部，铺无菌巾单，常规置入 26 Fr 号电切镜，连接视频监视系统及 Realton 激光工作平台（功率 30 W），接生理盐水持续膀胱冲洗。

3）进入膀胱后仔细检查膀胱内各壁，明确肿瘤数目、大小及位置，辨认双侧输尿管口。

4）标记：距肿瘤基底部约 1 cm 处标记剜除范围，如伴有卫星灶可扩大标记范围。

5）“掘地式”切割：沿标记“掘地式”连续切割，深达肌层。形成切面，边切边推，逐步汇合。

6）完整剜除：各向汇集连根拔起，完整剜除肿瘤组织。

7）检查创面，烧灼周边黏膜：使用 ELLIK 冲出或以电切环于外鞘内钩出瘤体，再次进镜检查创面，扩大灼烧创面周边。

（7）经尿道海博刀膀胱肿瘤整块切除术（BT-ESD）

1）距离肿瘤基底 0.5 cm 处在黏膜上以电凝做环形标记（图 29-1-2A）。

2）用海博刀的水刀以大约 35 bar 的压力作用于膀胱黏膜，在黏膜下、逼尿肌浅层形成“水垫”，抬举黏膜连同肿瘤（图 29-1-2B）

3）根据标记环行切开黏膜，黏膜下层及浅肌层，在浅深肌层之间用海博刀做锐性分离，分离过程中可继续水压注射，以形成扩大的疏松手术间隙，最后将肿瘤、基底部、部分逼尿肌浅层以及周围黏膜一并完整切除（图 29-1-2C）。

4）电凝肿瘤基底部出血点（图 29-1-2D）。

5）其他步骤同针状电极、激光膀胱肿瘤整块切除术。

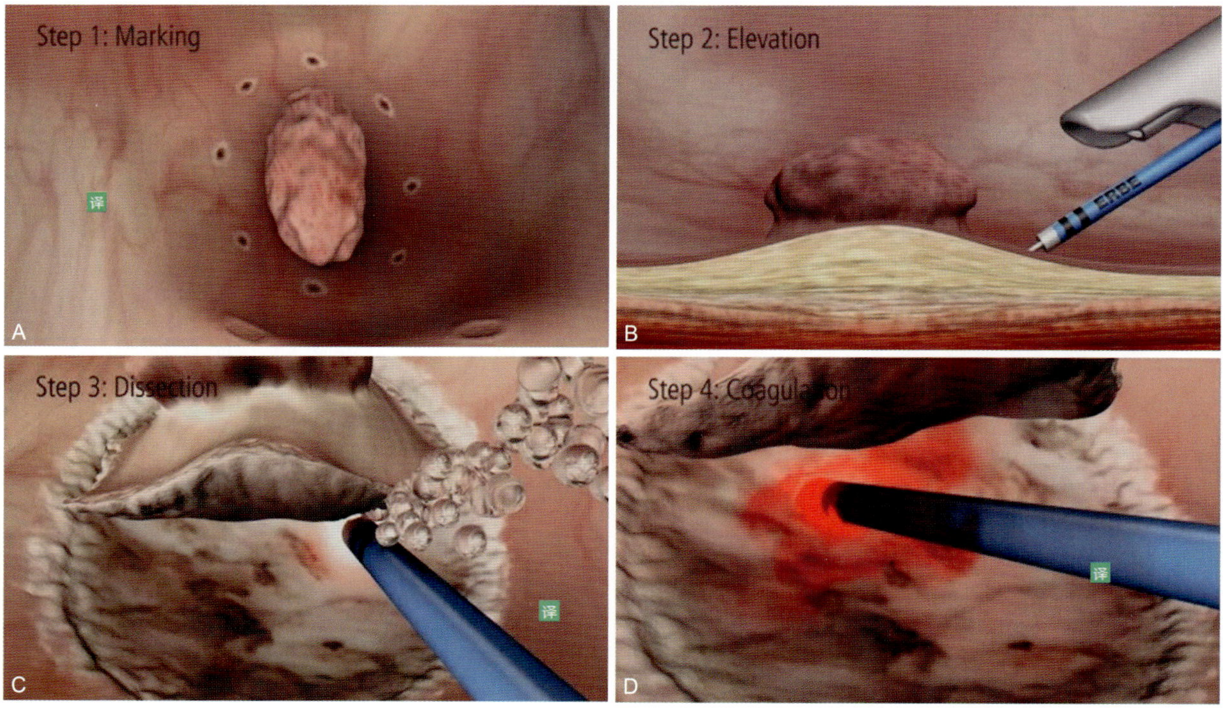

图 29-1-2　经尿道海博刀膀胱肿瘤整块切除术

6. 术后处理

（1）根据病情灌注化疗药物或免疫药物，一般术后每周膀胱灌注 1 次，连续 8 次，然后改为每个月 1 次，连续 1～2 年。

（2）常规留置尿管引流尿液，一般不需膀胱冲洗，若术中无穿孔或无继发出血，可术后第 1～2 天拔除尿管；若术中发现膀胱穿孔，应延长膀胱引流的时间，一般留置导尿管 10 天左右。

（3）膀胱痉挛症状明显的可予解痉治疗。

（4）预防用抗生素 2～3 天。

（5）定期复查，一般 1 年内每 3 个月复查一次膀胱镜，如无复发，改为每半年 1 次，持续 3 年，以后每年复查 1 次，复查期间如果出现血尿，随时就诊除外复发。

7. 并发症及其防治

1）膀胱穿孔：术中持续膀胱灌注时要特别注意流出道通畅及膀胱压力，流出道不畅会导致膀胱内压力不断升高，膀胱过度充盈，膀胱壁变薄，容易导致膀胱穿孔。膀胱内灌注液量维持在 150～200 ml，膀胱内压力维持在较低的状态，以膀胱壁黏膜皱襞刚刚展开最好。另外在切除肿瘤时应避免过深。膀胱穿孔分为腹膜内穿孔和腹膜外穿孔两种类型，腹膜内穿孔多在处理膀胱顶壁肿瘤切除过深时发生。一旦发生穿孔，若肿瘤已切除干净，穿孔较小，无肠道损伤，立即停止手术，留置口径粗的尿管，充分低压引流 10～14 天，一般可自行愈合。若镜体可毫无阻力进入腹腔，可清晰看到肠管，说明穿孔较大，容易导致尿外渗、感染，应立即中转改开放手术，打开腹膜，吸净腹腔内液体，由于有尿外渗，冲洗腹腔防止感染；同时为了防止肿瘤种植，可予化疗药物灌洗。找到膀胱破孔，若膀胱肿瘤尚未切除或未切干净，先切除肿瘤，再予以修补，同时检查有无肠管损伤。对于腹膜外穿孔，一般留置口径粗的导尿管充分引流即可。

2）出血：浅表的单发肿瘤一般血供不丰富，若膀胱灌注液不多，膀胱内压力不高，手术时间短，一般不会出血。对于大的宽基底的肿瘤，血供往往较丰富，在切除肿瘤过程中有时会出血较多，会遇到静脉出血或动脉喷血，术中首先环形阻断肿瘤周围的血管，并采取切凝结合的方式可有效避免出血。术后应保持尿管通畅，避免膀胱痉挛加重出血，若出现膀胱填塞，及时清除血块。

3）膀胱痉挛：可予解痉对症处理。

4）损伤输尿管口：在处理输尿管口周围的肿瘤时有时不可避免会损伤到输尿管口，应避免电凝，否则会导致输尿管口狭窄、肾积水，如切得过深可导致穿孔。为预防损伤输尿管口，可首先留置输尿管导管或双 J 管，如果没损伤，可在切除肿瘤后拔除，若发生损伤，则留置双 J 管，可避免输尿管口狭窄，导致上尿管梗阻、肾积水。

（四）光动力学治疗

1. 概述

膀胱肿瘤是泌尿外科最常见的恶性肿瘤，目前对早中期浅表性膀胱肿瘤多采用经尿道膀胱肿瘤电切或整块切除等，术后配合免疫治疗或膀胱灌注化疗，疗效较好，但容易复发，并且对于原位癌，肉眼很难识别，诊疗难度较大。

在临床上，光动力学主要应用有两种，光动力学诊断（photodynamic diagnosis，PDD）和光动力学治疗（photodynamic therapy，PDT），其在皮肤、消化道、神经和妇产科等疾病的诊疗中应用较广泛。光动力学治疗自 20 世纪 70 年代应用于泌尿外科以来，经过不断发展，逐渐成为继手术、放疗、化疗及免疫等肿瘤传统疗法以外的又一种新的肿瘤防治技术和疗法。近二十年来，光动力学治疗（PDT）已成为国际肿瘤防治领域最新的研究热点之一，譬如在欧美日等许多发达国家，政府主管机构已经批准将光动力学治疗作为一种治疗肿瘤的新技术，并广泛应用于临床。

（1）光动力学治疗肿瘤的基本原理：光动力学治疗一般分为两个步骤，首先将一种光敏药物，或称光敏剂给予机体。肿瘤细胞可特异性吸收光敏剂，然后选择特定的波长进行光照，当光敏剂分子的外层电子在吸收特定波长的光子后，表现为高能状态，且其状态不稳定，部分外层电子在由不稳定的高能状态恢复到中间能量状态时，其一，可释放二级光子进而产生荧光，其二组织内的氧可被转化为单肽氧、过氧化物和羟基团，进而破坏细胞、组织或诱导破坏细胞内的线粒体、溶酶体以及细胞膜，然后启动蛋白激酶瀑布式反应，最终导致细胞的凋亡或坏死。前者被称之为PDD，用于对肿瘤灶的显影；后者被称为PDT，用于肿瘤灶的治疗，（图 29-1-3，图 29-1-4）。

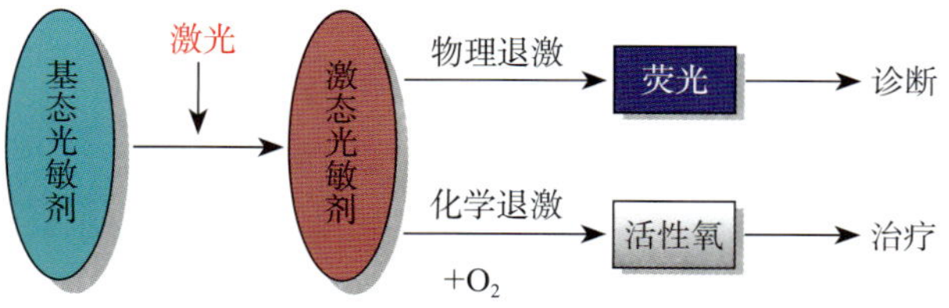

图 29-1-3　PDD 和 PDT 原理

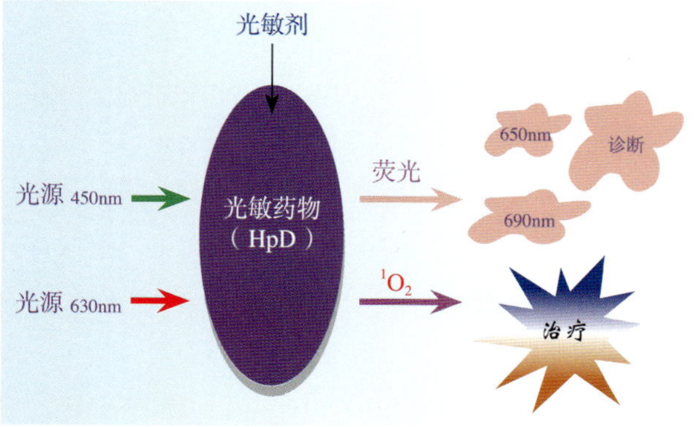

图 29-1-4　PDD 和 PDT 概念示意图

（2）光敏剂：光动力学疗法具有三个必不或缺的条件：光敏剂、光和氧。其中光敏剂是最重要的条件，是进行 PDT 的基础，也是制约光动力学发展的重要因素。用于光动力学诊断和治疗的光敏剂必须能够在肿瘤组织中特异性地蓄积，而在正常组织中不蓄积或少蓄积，从而能够将肿瘤和正常组织区分开来。理想的光敏剂应该满足以下几个条件：①在可见光的红光区（波长大于 630 nm）有强吸收峰；②三重态量子产生率高；③单重态氧的量子产生率高；④低暗毒性；⑤在癌组织中选择性地潴留，对于健康组织特别是皮肤，应不吸收或少吸收；⑥容易大量合成，配方简单，且容易保存；⑦根据药代动力学要求，多余的药物能够很快从体内排泄出去。

到目前为止已经研究了上千种不同类型的光敏剂，虽然很多物质可以作为光敏剂，而且不断有新的光敏剂被发现，但是能够应用到临床的很少，被开发为商品的就更少。目前光敏剂研究主要经历了三代：第一代光敏剂为血卟啉衍生物（如 HpD、Porphines 等），需经静脉或口服给药，靶向性较差，排泄较慢，易发生光毒反应，用药后需长时间避光，已基本淘汰不用。20 世纪 80 年代以后，第二代光敏剂的开发研究发展迅速，在光敏活性、吸收光谱和组织选择性方面比第一代光敏剂有很大改进。第二代光敏剂为卟啉类化合物衍生物，如苯卟啉衍生物单环酸 A（BPD-MA）、竹红菌素（Hypocrellin）、金丝桃蒽醌（Hypericin）、5-氨基乙酰丙酸（5-ALA）等。5-ALA 膀胱灌注虽然可以避免皮肤光敏反应等副作用的出现，但仍存在靶向性差、细胞摄取慢等缺点，药物需与膀胱黏膜作用 4 小时以上才能产生治疗效果。而且 BPD-MA 和 5-ALA 的合成过程比较复杂，产量低，成本高，故价格昂贵。叶绿素类光敏剂属于新型光敏剂，在国内外均未上市。有研究机构使用叶绿素衍生物（中药蚕砂提取物）口服给药进行 PDT 治疗的临床和基础研究，获得一定的疗效，且皮肤光毒性较小。第三代为连接单克隆抗体或反义寡核苷酸的药物，属于“生物导弹”型药物，具有更高的选择性和特异性，尚处于实验室设计研发阶段。

曾经临床上应用最广泛的光动力治癌药物是血卟啉衍生物（HpD）和其分离组分卟非姆钠（porfimer sodium，商品名 Photofrin）。由加拿大 QLT 公司生产的 Photofrin 先后于 1994 年至 1997 年在欧美地区及日本等发达国家注册上市。从 20 世纪 70 年代末开始各国将 HpD 作为光动力治癌药物，但是在国外一直没有正式将其作为新药注册。在 20 世纪 80 年代我国先后作为过渡临床使用的有癌卟啉（HpD，北京）、光卟啉（HpD，扬州）和癌光啉（PSD-007，上海）散装混合卟啉制剂。其中获得国家新药批准文号的是北京 HpD（后转让给重庆华鼎药业，商品名为喜泊芬）。1983 年解放军总后勤部卫生部将 PSD-007 批准为过渡临床试用。目前临床上研究应用较多的是以 5- 氨基乙酰丙酸（5-aminolevulinicacid，5-ALA）为代表的第二代光敏剂，应根据不同疾病的特点选择相应的光敏剂，并找到最佳的光照条件以便达到最优的诊疗效果。

（3）光源：最初采用普通的非相干光，其光的方向性和单色性差，强度低，能量不足，治疗效果差。现采用激光作光源，避免了这些缺点。一般采用光敏剂吸收峰附近谱长的光源，同时要考虑所选激光的组织穿透性。一般来说，光的组织穿透深度与其波长成正比。红光在常用的光敏剂的最低能量激发波段，而且内源性色基（黑色素和血红蛋白）对这段波长范围的光吸收很少。临床常选用发射红光（波长 630 nm）的激光，它的组织穿透深度可达 1 cm。红光和更长波长的激光可以考虑用来对膀胱多发性乳头状癌或晚期膀胱癌进行姑息性治疗。而绿光波长较短（540 nm 左右），组织穿透性差，只有 3 ~ 5 mm，适于治疗膀胱原位癌。

用于临床的激光有氩离子泵浦染料激光、金蒸气激光、铜蒸气激光、倍频 YAG 泵浦染料激光、He-Ne 激光等。这些激光器体积大，需要高压电源和冷却装置，设备复杂、昂贵、笨重，在推广上有困难。现在应用半导体激光，体积小，重量轻，使用市电，可以空气冷却，而且波长范围 630 ~ 690 nm，为激光医学的发展开辟了新纪元。

（4）光动力治疗肿瘤的治疗特点

1）高选择性杀伤作用：光动力疗法具有其他治疗手段难以实现的高选择性杀伤作用，其主要靶标是光照区的病变组织，而对病灶周边的正常组织损伤轻微。

2）微创性：治疗上仅仅需通过内镜或其他介入技术，将激光导入到体内深部进行治疗，治疗时间短，有效避免了手术导致的创伤和痛苦。

3）疗效显著：肿瘤细胞和癌变细胞可以特异性地吸收光敏剂，具有较强的药物定位效应，并且能够同时增强机体的免疫系统对肿瘤的抵抗，因此治疗相对比较彻底、复发率较低，对于多数较早期的癌症而言，可以达到根治的目的。

4）毒副作用甚微：在治疗过程中可产生光毒反应，但可以预防，对机体造血、免疫和各脏器功能几乎无影响。

5）适用广泛：适用范围较广泛，其对不同细胞类型的癌组织都有一定的疗效，而放疗、化疗有一定的局限性，不同细胞类型的癌组织对放疗、化疗的敏感性差异较大，应用受到限制。

6）无耐药性：癌细胞对光敏药物无耐药性，并且多次光动力也不会增加患者的毒性反应，可以重复治疗，安全性好。

7）可用于姑息治疗：对于晚期肿瘤患者，或因高龄，心、肺、肝、肾功能不全，血友病而不能耐受手术的肿瘤患者，光动力疗法可以作为一种能有效减轻痛苦、提高生活质量、延长生命的姑息性治疗方法。

8）跟手术具有协同效果：对于某些肿瘤，可先行外科切除，再配合光动力治疗，可进一步消灭残存的癌细胞，有效减少复发几率，协同提高手术疗效；对另外一些肿瘤，条件允许可先做光动力治疗，待肿瘤缩小后再手术切除，扩大了手术适应证，提高了手术成功率。

9）可消灭隐性肿瘤病灶：临床上有些肿瘤，如膀胱尿路上皮癌，在主病灶外可能有个别散在的肉眼难以看见的微小病灶，通常通过常规治疗手段较难处理，但采用光动力疗法通过全膀胱充盈后表面照射的方法，消灭可能存在的一些微小病变，从而大大减少肿瘤复发的机会。

（5）PDD 和膀胱癌的诊断：诊断膀胱癌最可靠的方法是膀胱镜检查 + 活检。自 20 世纪 30 年代以来，白色光膀胱镜（white light cystoscopy，WLC）已成为膀胱癌术前检查、术中电切、术后复查的标准方法。但是对于一些微小病灶或者原位癌，在 WLC 下发现较难，因此，如何提高膀胱镜下对微小病变或原位癌的诊断率成为重要的研究目标之一。

1975 年，Kelly 等首先报道在膀胱癌细胞中血卟啉衍生物（hematoporphyrin derivative，HPD）能够特异性富集。但血卟啉等第一代光敏剂缺点较多，譬如光毒性、过敏反应、显像时间过短等，因此并未大规模应用于临床。1994 年，Kriegair 等首次利用 5-ALA 作为荧光标记来对膀胱肿瘤进行定位。5-ALA 作为一种前体药物，能特异性富集于恶性肿瘤组织，并且在细胞内被转化为活化的光敏剂原卟啉Ⅸ。与第一代光敏剂相比，作为第二代光敏剂的 5-ALA 具有更高的安全性。Kriegair 运用 5-ALA 介导的 PDD（5-ALA-PDD）检测膀胱肿瘤，敏感性高达 100%，特异性为 68%。多项多中心随机试验也表明，ALA-PDD 对 Ta、T1 及 Tis 期膀胱癌的诊断率较 WLC 高 10% ~32%。但是由于 5-ALA 也具有一定的缺点，其脂溶性低且发出荧光时间短，因此在膀胱镜检查前数小时就经膀胱灌注高浓度的 5-ALA，并且 5-ALA 并不均匀分布于在膀胱壁。最近一项随机双盲多中心临床Ⅱ/Ⅲ期试验，通过口服 ALA 介导的 PDD 用于检测膀胱癌。研究表明，口服 5-ALA 是安全的，并且与普通白色光膀胱镜相比，荧光膀胱镜对初发或复发的膀胱癌、乳头状瘤或扁平病变的敏感度都明显升高。同样近年来，作为第二代光敏剂的氨基酮戊酸己酯（hexaminolevulinate acid，HAL）也被广泛用于临床研究。HAL 与 5-ALA 相比具有更好的脂溶性和稳定性，发出荧光的时间也更长。尽管与 5-ALA 相比，HAL 对于膀胱癌的诊断率并未表现出明显优势，但大量研究表明，基于 HAL 的荧光膀胱镜比 WLC 能更加有效地诊断膀胱癌。通过静脉给药后，同样作为第二代光敏剂的金丝桃素（hypericin）荧光显示时间更长，但溶解度较低。与 5-ALA 与 HAL 相比，金丝桃素有敏感性及特异性更高。有研究显示金丝桃素诊断原位癌（carcinoma in situ，CIS）的敏感性和特异性分别为 94% 和 95%。由于金丝桃素溶解度较低，有学者研发出一种聚氯乙烯吡咯烷酮与金丝桃素的化合物（PVP-hypericin）来增加其水溶解度，多项研究发现在诊断非肌层浸润性膀胱癌（non muscle invasive bladder cancer，NMIBC）方面，PVP-hypericin 的敏感性明显高于 WLC。除了 NMIBC，对肌层浸润性膀胱癌（muscle invasive bladder cancer, MIBC）、行二次 TUR 或者行卡介苗

（bacillus calmette-guerin, BCG）灌注治疗失败的患者，PDD 介导的 TUR 下取活检诊断膀胱肿瘤有较高的敏感性。

近年来更为新型的利用 PDD 进行膀胱癌诊断的技术陆续被报道，光敏剂有可能作为体外非侵入性的诊断膀胱癌的标记物。Nakai 等通过分光光度计检测由 5-ALA 孵化过的患者尿脱落细胞内的原卟啉Ⅸ含量，结果表明患膀胱癌组原卟啉Ⅸ含量明显高于对照组，且高级别的膀胱癌患者尿液细胞内的原卟啉Ⅸ含量显著高于低级别膀胱癌患者。Miyake 等利用一种称之为“细胞荧光分析单位”（cellular fluorescence analysis unit，CFAU）的红色荧光定量分析系统，对 5-ALA 孵化过的膀胱癌患者尿液中原卟啉Ⅸ的含量进行定量分析，发现基于 ALA 的 CFAU 检测低级别和低分期膀胱癌的敏感性达 68%～80%，而传统尿脱落细胞学的敏感性只有 8%～20%。

（6）PDD 和经尿道膀胱肿瘤电切术：近年来，PDD 由于对膀胱肿瘤的显影被用于 TUR（PDD-TUR），一项包含 102 例膀胱癌患者的随机对照研究表明，PDD-TUR 术后 5 年的肿瘤复发率明显低于 WLC 组，分别为 16% 和 41%，并认为 PDD 组之所以具有较低的复发率是因为 PDD 明显提升了初次膀胱肿瘤电切的可视化，从而可以更加完整地切除肿瘤。有等报道将 301 例膀胱肿瘤患者随机分为接受单纯 WLC 下的 TUR 组和联合 5-ALA-PDD 介导的 TUR 组。术后 6 周再次行 TUR 并送病理，发现 PDD 组的肿瘤残余率（4.5%）明显低于 WLC 组单纯 WLC 组（25.2%）。之后经过长达 8 年的随访，发现 PDD 组的无复发生存率（84%）明显高于单纯 WLC 组（64%）。有学者对 808 例低中危 NMIBC 患者电切术后随访发现，HAL 介导的 PDD-TUR 相比高质量的 WLC 介导的 TUR 术后早期复发率明显降低。不同的光敏剂对 PDD-TUR 术后肿瘤复发的影响也不尽不同。有研究者通过对近期多篇随机对照试验进行 meta 分析，认为与 HAL 介导的 PDD-TUR 相比，5-ALA 介导的 PDD-TUR 表现出更低的复发率。虽然大多数研究表明 PDD 对膀胱肿瘤诊断以及辅助 TUR 有价值，但仍有部分研究对 PDD 的价值存有争议，认为其有一定的局限性，与传统 WL 相比，PDD 的诊断率对于高风险的膀胱癌患者没有差别。另外，PDD 介导的膀胱镜检与传统膀胱镜检相比，对更高级别的膀胱癌进展并没有更多的优势。

（7）PDT 和膀胱癌：膀胱是空腔脏器，大多数膀胱肿瘤尤其是 NMIBC 属浅表性肿瘤，用 PDT 治疗非常适合。1976 年，Kelly 等将 PDT 用于一例膀胱癌电切术后、膀胱内放化疗后广泛复发的患者，发现具有良好的治疗效果。此后尽管有较多的 PDT 临床试验，但是 HpD 的副作用较多、较大，如局部红斑、水肿、坏死、膀胱挛缩等，因此 PDT 未能大规模应用于临床。随着光敏剂研究技术的革新与突破，第二代光敏剂具有成分单纯、靶组织选择性高、激发后活性氧含量高、体内清除率高、毒副作用小等良好的性质和特点，使得 PDT 治疗膀胱癌的研究发展迅速。

5-ALA 介导的 PDT（ALA-PDT）和己基氨基酮戊酸（hexaminolevulinate，HAL）作为常用光敏剂广泛用于膀胱癌的治疗研究。多项研究表明 ALA-PDT 的有效率达到 40% 以上。有研究者将 HAL-PDT 作为中高危 NMIBC 患者 TUR 术后的辅助治疗，通过Ⅰ期临床研究发现一半多的患者无瘤生存率为 6 个月，23% 的患者为 9 个月，11.8%的患者为 21 个月。对于膀胱原位癌、控制膀胱出血、肿瘤多次复发、不能耐受手术治疗等患者可以选择此法。

近年来，开发新型光敏剂和以新技术优化原有光敏剂的疗效成为研究重点。第二代光敏剂最适激活光照波长较短，对组织的穿透性不强，无法对表浅区域以外的癌灶产生作用，从而限制了 PDT 的应用。一种新型光敏剂替莫泊芬（四间羟基二氢卟吩，mTHPTS，Foscan）的最适激活光照的波长为 760 nm，其接近红外区，可穿透大于 15 mm 的组织。有研究者通过构建小鼠膀胱癌模型，证实了 mTHPTS 用于 PDT 的安全性及疗效，从而有可能治疗更深层的癌灶，甚至 MIBC。有研究者研发出一种新型的光敏剂叶绿酸 e4（chlorophyllin e4），其机制是可诱导凋亡和细胞自噬，从而杀伤膀胱癌细胞株。通过体外细胞试验研究发现，水飞蓟素（silybin）可以增强 ALA-PDT 诱导的膀胱癌细胞凋亡作用，并可能在一定程度上削弱其侵袭能力。为减少 PDT 治疗后出现的膀胱刺激症，有研究者通过分析不同激光照射注量率的影响，发现低注量率的红光可以最大程度地减少膀胱壁局部炎症反应，而对治疗效果没有影响。但这些结论大多仅限于基础研究，尚需要临床研究进一步确认。

（8）纳米修饰技术与光动力学作用

1）纳米技术与纳米医学：PDT 治疗膀胱癌的效果显然与所使用的光敏剂有关。只有当光敏剂高效率地、靶向性地浓集于膀胱癌细胞内，才能产生所期待的肿瘤杀伤作用。目前制约 PDT 临床应用的重要因素就是缺乏理想的光敏剂。纳米技术的飞速发展为解决上述难题提供了思路。长度仅为 1 ~ 100 nm 的纳米装置能够自由进出人体细胞，与以往的诊断和治疗相比具有体积小、生物相容性好和器官靶向能力强等优势。利用纳米技术在医学研究和临床实践的概念被称为纳米医学，这个概念首次由著名的诺贝尔奖获得者理查德费曼提出。微小的纳米机器人和纳米装置可以用来提供更快更准确可靠的诊断和治疗方法。载有抗体、胶原蛋白及微分子的纳米颗粒已被用于肿瘤的早期诊断。此外，纳米包裹抗肿瘤药物或基因药物还可用于靶向性抗肿瘤治疗，并减轻药物的毒副作用。

2）纳米修饰与药物靶向性作用：传统的口服和注射给药途径改变了药代动力学参数，且无法靶向给药。此外，遗传多态性，超过外排泵和药物耐药，会降低药物的疗效。利用纳米技术介导的药物输送可克服这些缺点，且可实现靶向给药，从而降低药物的毒副作用。用于药物输送的纳米粒子，包括脂质体、金纳米粒子、磁性纳米颗粒和碳纳米管等。靶向药物、核酸和其他利用纳米粒子合成的分子是当前研究和开发的重点。多种纳米粒子可实现肿瘤靶向给药。肿瘤组织不同于正常组织，其内皮细胞孔径可达 200 nm ~ 1.2 μm，纳米粒子通过大的孔径并蓄积于肿瘤组织。含有药物的纳米微球经过表面修饰，结合长循环时间的静脉给药，使得水溶性生物大分子药物的透黏膜输送以及对特定组织或细胞的靶向给药可能成为现实。肿瘤部位的血管系统具有比正常部位更高的通透性（EPR 效应），有了长循环时间的保证，纳米药物载体便可以充分利用上述效应，在肿瘤部位富集，达到“被动靶向”药物输送的效果，既提高了药物的肿瘤靶向性和细胞摄取率，又能降低其系统毒性。有研究利用纳米微球包裹紫杉醇，在体外杀伤 HepG2 细胞，显示微球具有更好的药物摄取率及细胞杀伤作用。

3）纳米修饰的光敏剂——光敏感纳米微球

采用纳米技术修饰光敏剂，合成光敏感纳米微球（photosensitized nanoparticles）是光敏剂发展的新方向。2007 年 Vargas 等人采用纳米微球包埋光敏剂 porphyrin，在体外试验中初步显示出较好的细胞摄取率和光动力杀伤作用。目前国际上关于“光敏感纳米微球用于肿瘤的光动力学治疗”的研究处于萌芽阶段。有学者预言：纳米技术将掀起光动力学治疗研究的新热潮，光敏感纳米微球将最有前途应用于临床。

2．适应证和禁忌证

（1）适应证：光动力学疗法治疗膀胱癌目前尚处于临床试验阶段，多用于常规治疗失败的浅表性膀胱癌患者。对于采用经尿道膀胱肿瘤切除（transurethal resection of bladder tumor，TURBT）治疗后快速复发、化疗药物或卡介苗（BCG）灌注无效、多发病灶及难治性膀胱癌而患者又不愿意行膀胱全切，PDT 可作为膀胱全切的替代治疗。另有部分晚期膀胱癌患者，经放射治疗或化疗无效，也采用 PDT 或 PDT 和放疗或化疗联合应用。联合治疗的研究表明，放疗或化疗在 PDT 前数小时到 24 小时应用才能发生协同作用，至于二者发生协同作用的机制目前尚不清楚。

（2）禁忌证

1）实验室肝功能检查值超过正常值上限的 120%；

2）血肌酐在正常值范围之外；

3）有皮肤病史，特别是过敏性皮肤病的患者；

4）膀胱肿瘤巨大，膀胱镜下估计浸润深度超过 T2 期的患者；

5）肿瘤广泛，估计照射点无法定位从而影响疗效判断；

6）可能对光敏剂过敏的患者。

3．术前准备与评估

（1）膀胱癌光动力学诊断系统

1）光敏剂；

2）激发光源系统（D-Light 系统）；

3）荧光膀胱镜；

4）CCD 成像系统；

5）摄像系统及监视器（图 29-1-5）。

（2）光动力学治疗设备

1）膀胱镜；

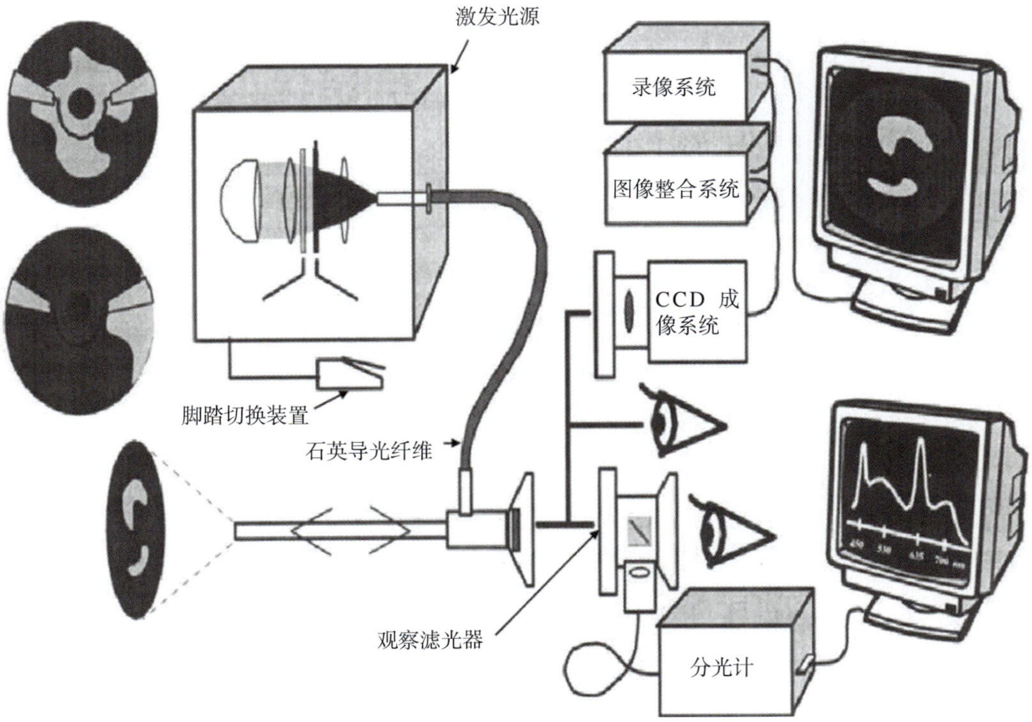

图 29-1-5 PPD 系统模式图

2）激光导光纤维及光纤的固定装置；

3）激光强度测量器；

4）充盈膀胱的化学介质；

5）激光发生器（铜蒸汽泵燃料激光、YAG蒸汽泵激光、半导体激光等）。

（3）患者术前检查

1）术前完善全身系统检查，了解心、肺、肝、肾及凝血功能等，行胸部X线片、肝肾B超和CTU或静脉尿路造影检查，了解有无远处转移和肾积水，并排除上尿路肿瘤。

2）常规行泌尿系B超、膀胱镜检查了解膀胱肿瘤的大小、数目、位置、基底部情况、与输尿管口的关系等，活检了解肿瘤的分级和浸润的深度，初步判断肿瘤浸润程度。

3）盆腔CT或MRI有助于了解膀胱肿瘤的大小、浸润深度及是否侵犯邻近器官或有无淋巴结转移。

4. 手术步骤与技巧

（1）膀胱肿瘤光动力学诊断

1）操作步骤：膀胱灌注5-ALA缓冲液2～3小时后，在局部麻醉或硬膜外麻醉下进行荧光膀胱镜检查：灌洗液充盈膀胱，当膀胱壁无皱褶时，变换白光及蓝光近距离垂直位观察膀胱壁，在蓝光下发现的红色区域即为荧光阳性，可进行活检，并在荧光指导下对肿瘤进行电切。

2）技巧及注意事项（图29-1-6）：

①灌注应保留至少30 min，必要时可用解

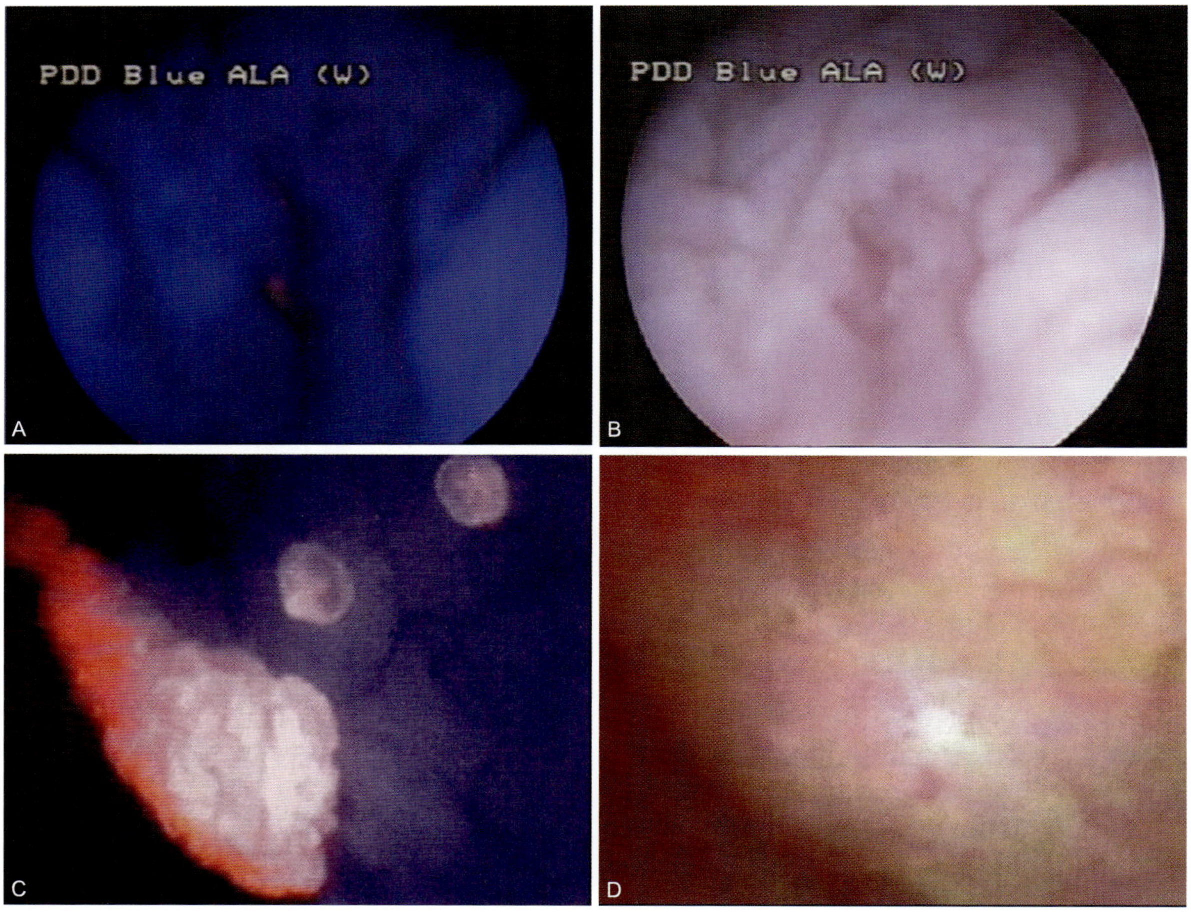

图29-1-6　荧光膀胱镜检查。A. 膀胱原位癌蓝光下表现；B. 膀胱原位癌白光下表现；C. 膀胱肿瘤旁卫星灶蓝光下表现；D. 膀胱肿瘤旁卫星灶白光下表现

痉剂，药物保留不足 15 min 或超过 5 个小时，应重复灌注。

②观察最佳时间是灌注后 2～3 小时。

③观察时应注意膀胱黏膜要充分展开，否则可能出现荧光假阳性表现。

④荧光强度与照射距离呈负相关，应近距离观察，图像才清晰明亮。

⑤尿液及出血也可导致视野模糊不清，充分引流尿液、止血并保持术中灌流。

⑥为防止照射后图像脱色，操作荧光膀胱镜检查应快速，尽早切换到紫蓝光模式，所有在白光实施的操作应该在最低可见的光强度，当检查必须中断时则应暂时关闭 D-LIGHT。

⑦由于 PpIX 荧光会有光漂白，对病变区域观察后应立即行活检、切除或凝固等。

（2）膀胱肿瘤光动力学治疗

进行 PDT 前，患者需行光敏剂皮肤划痕过敏试验，皮试阴性方可进行治疗。然后将光敏剂以葡萄糖溶液或生理盐水稀释后经静脉注射或经导尿管局部灌注膀胱内。光敏剂的量因其种类而异，大多在 1.5～5.0 mg/kg。不同的光敏剂在组织的分布峰值因其药代动力学不同而异，大多在用药后 5～7 小时，通常在用药后 2～3 天行激光照射。此时正常组织内的光敏剂已绝大部分被清除，肿瘤组织中仍有较高浓度，肿瘤组织与正常组织的光敏剂浓度之比较高，既保证疗效又可减少副作用。

为了使膀胱内照射时激光剂量均一以及减少患者的痛苦，通常在全身麻醉或脊椎麻醉后进行激光照射。有研究者在局部麻醉下进行了 19 例浅表性膀胱癌的 PDT 治疗，患者完全可以耐受，安全可行。可在门诊进行 PDT 治疗。

早期 PDT 治疗膀胱癌仅对膀胱肿瘤局部进行激光照射，后来大多数学者认为膀胱癌常为多发性病灶，而且有的病变在膀胱镜下难于发现，尤其是膀胱原位癌，膀胱癌的生物学行为多变，易发生远处转移，目前均主张行全膀胱激光照射，以最大程度破坏未发现的细微病变和潜在的癌前病变。激光照射能量密度大多为 15～50 J/cm^2，照射时间 10～30 min。

PDT 后通常留置 Foley 尿管数天，使膀胱松弛休息。出现膀胱激惹症状使用解痉药或局部麻醉药对症处理即可缓解症状。术后两个月内最好避免日光照射，但现在随着新型光敏剂的应用及膀胱内局部应用光敏剂，对此要求已不再严格。术后随访同浅表性膀胱癌的常规治疗。

1）光敏剂给药途径

光敏剂的注入分为静脉给药和膀胱灌注，有研究表明用 Photofrin 和 5-ALA 不同的给药途径来治疗膀胱肿瘤，得出膀胱灌注能取得与全身静脉给药同样的治疗效果且有更少的毒副作用。

静脉给药：静脉注射 HPD（5 mg/kg）后常规 36 小时、60 小时、84 小时行 3 次照射，经尿道置入柱状或球形激光光纤，激光功率设置为 2.0 W，以波长为 633 nm 激光行全膀胱内照射 30～60 min。

膀胱灌注给药：将浓度为 3% 的 5-ALA 缓冲溶液 50 ml 经尿管注入膀胱，尽量保留较长时间（至少 30 min），经尿道置入柱状或球形激光光纤，激光功率设置为 2.0～3.9 W，以波长为 633 nm 激光行全膀胱内照射 30～60 min，术后可不避光。

2）注意事项

①静脉注射 HpD 应避光 1～4 周。

②照射过程中应保持膀胱容量的恒定及避免膀胱出血，否则容量改变及血液吸收激光均对照射量产生影响。在照射时可用激光测量器测量光的强度，总光量应为直射光量的 5 倍。

5. 术后处理

膀胱照射后通常留置 Foley 导尿管，使膀胱松弛，有膀胱痉挛者可使用解痉药物。

6．并发症及其防治

PDT尽管疗效显著，但是并发症也不少。即使应用最低有效剂量的光敏剂和最小的有效光剂量，也会出现膀胱激惹症状，如尿频、尿急、尿痛，几乎所有的患者都会出现镜下血尿，当然不能完全排除膀胱镜造成的损伤。早期使用卟吩姆钠的部分患者出现皮肤光毒性反应。为避免光敏性皮炎的发生，PDT后需避光8周，限制了患者的活动，也极大地限制了PDT的推广应用。最严重的并发症是出现膀胱挛缩（膀胱容量减少50%以上），其原因可能与PDT损伤膀胱肌层导致膀胱壁纤维化有关。有报道膀胱挛缩在曾行放疗的患者中发生概率高，故认为曾行放疗者应慎行PDT。曾有报道20例接受PDT的膀胱癌患者中，有2例出现膀胱钙化。但到目前为止，尚未见PDT引起死亡的报道。PDT治疗膀胱癌的并发症较多，有人认为与其作为二线疗法，患者年龄较高有一定的关系。

随着第二代新型光敏剂的应用，以及由全身应用改为膀胱内局部应用，PDT治疗膀胱癌的并发症已大大减少。有研究采用膀胱内局部灌注5-ALA行PDT，术后无需避光，无皮肤光毒反应和膀胱挛缩的发生。国内研究者采用国产光敏剂CDHS801膀胱内局部灌注行PDT，术后也无需避光，也无上述并发症的发生。

（五）膀胱灌注治疗

1．术后膀胱灌注化疗

（1）TURBT术后即刻膀胱灌注化疗：手术切除肿瘤后，肿瘤细胞种植于切口或其他膀胱壁被认为是肿瘤早期复发的原因，也可解释为什么大多数原发肿瘤都发生在膀胱底部和侧壁，而复发肿瘤多发生在膀胱顶部（Heney et al., 1981）。因此，人们应用膀胱灌注化疗杀死肿瘤细胞，防止其种植（Zincke et al., 1983; Klan et al., 1991）。丝裂霉素C（MMC）是最常见的围术期辅助膀胱内灌注的化疗药物。根据MMC防止肿瘤细胞种植的机制，手术切除6小时内使用单次剂量灌注可减少肿瘤的复发率，24小时后再灌注则不再有效果（Isaka et al., 1992; Sekine et al., 1994; Solsona et al., 1999; Duque et al., 2000），即使持续使用也不能进一步降低危险度。无论如何，循证医学的数据证实手术切除后应立即给予单次剂量的MMC膀胱内灌注。

Oosterlinck等（1993）称，单次灌注表柔比星80 mg与生理盐水相对照可减少肿瘤复发率50%。在一个对452名患者的研究中，将患者被分成3组，分别为单独行TUR；TUR后立即行单次MMC膀胱内灌注；TUR后行单次MMC灌注后再每3个月灌注1次，连续5次。比较结果发现，TUR后立即MMC灌注减少了大约50%的肿瘤复发率，延长了肿瘤再发的间隔时间；增加MMC的灌注次数后取得的效果很小（Tolley et al., 1996）。一个meta分析发现，低危险度患者，中位随访时间为3～4年，应用MMC可降低约39%的再发率（36%～47%）；对多发性肿瘤患者可降低56%的再发率。MMC、表柔比星和吡柔比星都能明显降低单个或多发膀胱肿瘤的复发率。塞替派被发现有类似疗效，但数据有限，有些试验浓度太低（Sylvester et al., 2004）。

手术后行膀胱灌注化疗常常仅出现局部刺激症状，但也曾发生过严重的并发症甚至死亡，尤其是切除肿瘤时发生过膀胱穿孔的患者。

术后立即膀胱灌注卡介苗是危险的，因为发生脓毒血症和死亡的风险很高。对于切除面积广泛和疑有膀胱穿孔的患者应暂缓化疗。

（2）术后早期膀胱灌注化疗及维持膀胱灌注化疗：如前所述，诱导疗法用化学治疗剂在经尿道膀胱肿瘤切除后的 6 小时内灌注证明可明显降低复发率。但化学疗法作为辅助治疗的作用仍不清楚。多项报告显示其可降低肿瘤再发并且对原位癌有效，但有研究将阿霉素和卡介苗对比发现，使用卡介苗的患者有 15% 的进展率，而化疗的患者则有 37% 的进展率（Lamm et al., 1991）。然而卡介苗感染性并发症的风险在化疗中并不存在，因而它获得了很多欧洲国家的青睐。

（3）膀胱灌注化疗的药物

①丝裂霉素 C：丝裂霉素 C（MMC）是一种抑制 DNA 合成的 334 kD 烷基化剂。此药通常是每周灌注 1 次，共灌注 6～8 周。其剂量范围为 20～60 mg。9 项临床试验的 meta 分析对照了它和卡介苗的疗效。26 个月的中位追踪观察，BCG 组中 7.67% 的患者和 MMC 组中 9.44% 的患者肿瘤生长进展（Bohle，2004）。另一个观察发现，使用 MMC 后肿瘤复发率下降了 38%。虽然 MMC 不如卡介苗有效，但由于副作用很小，使应用 MMC 成为较好的选择，尤其是当存在败血症的风险时（Huncharek et al., 2001）。

在有些研究中，MMC 应用最多可使复发率下降一半。通过排出膀胱内残余尿，禁食一夜，用碳酸氢钠使药物减少降解可达到此目标，且可增加浓度到 40 mg/20 ml（Auetal et al., 2001）。在多中心试验中，用局部微波疗法联合使用 MMC，20 mg/50 ml，能使复发率从 57.5% 降到 17.1%。一项试验用微波疗法加较大剂量 40～80 mg 共用 6～8 周治疗高度恶性膀胱癌，发现 2 年的无复发率为 75%（Gofrit et al., 2004; van der Heijden et al., 2004）。

电动力膀胱内给药 MMC 可促进药物进入膀胱组织内。据 DiStasi 等（2003）报道，复发率可从 58% 下降到 31%。而应用卡介苗的患者中有 64% 的复发率。MMC 血浆峰值在电动力组中明显偏高，这种现象支持了它的作用机制。

②阿霉素及其衍生物：阿霉索（多柔比星）是一种 580 kD 的蒽环类抗生素，它通过结合 DNA 的碱基对而起作用，从而抑制蛋白质合成。在一项观察中，发现阿霉素相较于经尿道切除（TUR）的病变其复发率有 13%～17% 的改善，但在预防肿瘤进展上并无优势（15.2% *vs*. 12.6%）（Kurtheth et al., 1997）。膀胱内灌注阿霉素所产生的主要副作用是化学性膀胱炎，且有半数患者出现。另有几组患者膀胱容量出现减少的报道（Thrasher et al., 1992）。

与单用经尿道切除术相比，阿霉素的衍生物表柔比星降低复发率（从 15% 下降到 12%）（Oosterlinck et al., 1993）。这证明在手术期间立即予一个单独剂量的表柔比星时，其与 8 周的膀胱内疗法效果是一样的。

戊柔比星是半合成的阿霉素类似物，且已被食品药品管理局认证，可用于治疗那些对卡介苗过敏或无效而又不能耐受根治性膀胱切除术的患者。在一组（90 例）对卡介苗无效的膀胱原位癌患者中，21%（19/90）的患者证明有效（Steinberg et al., 2000）。

③塞替派：塞替派是唯一被 FDA 认可的化学治疗剂，尤其适用于乳头状膀胱癌的膀胱内治疗。它是烷化剂而并非专门针对细胞周期。在一项对照临床研究中（950 例患者）发现肿瘤复发率显著降低。11 项研究中有 6 项下降率达到 41%（平均下降 16%）。由于它的低分子量（189 kD）导致一半的药物被吸收，因而引起全身性副作用（Thrasher et al., 1992）。现临床已很少应用。

④新型药物：吉西他滨、紫杉醇（paclitaxel）和多西他赛（docetaxel）被证明能对抗转移的膀胱癌细胞（Calabm et al., 2002）。膀胱内灌注吉西他滨 1 周 1 次或 2 周 1 次是安

全的，共 6～8 个疗程。通过膀胱灌注只有很少程度的全身吸收。一些小样本的Ⅰ期和Ⅱ期研究证明复发率从 70% 降低到 39%。包括曾对卡介苗不敏感的患者亦有一定效果（Maymi et al., 2004; O'Dormell, 2005）。紫杉醇类药物已成为有效的膀胱内治疗手段，但是临床试验研究数据认为其疗效有限。

大多数基因治疗研究属临床前或早期Ⅰ期探索研究（Siemensetal, 2000）。对 P53 和 RB 改变策略是主要关注点。新型载体例如痘病毒和自杀基因策略同样为研究内容（Gomella et al., 1997; Sutton et al., 1997）。在体外和动物试验中反义技术显示了希望（So et al., 2005）。

（4）联合治疗：将不同作用机制的药物联合进行治疗，在逻辑和实际应用中都常常能增加全身治疗的有效率。但是目前研究尚未完全证实膀胱内联合用药治疗能否显著提高疗效。例如 Fukui 等（1992）的研究：每周第一天给予 MMC（20 mg），第二天给予多柔比星（40 mg），每周重复 1 次，连续治疗 5 周。他们用该方法共治疗了 101 个患者，其中 51 人疗效显著。又进一步将这 51 人随机分为维持治疗组和非维持治疗组。结果，半数患者的局部副作用明显，但维持治疗组的 CIS 患者复发率更低。其他的研究结果亦与此相似。总的结论是，联合治疗增加了局部副作用，似对疗效有一定程度的提高（Isaka et al., 1992; Sekine et al., 1994）。

若干前瞻性试验研究评估了联合化疗和 BCG 的疗效。据 EORTC 报道，对不愿行膀胱切除的单一肿瘤的患者，连续交替给予 MMC 和 BCG 治疗，结果疗效显著者有 46%（van der Meijden et al., 1996）。另一项对 188 例 Ta 和 T1 期肿瘤患者的研究显示，联合应用 MMC 和 BCG 治疗与单用 MMC 治疗的患者相比，在复发率、进展及副作用方面并无差异。在另一组对 314 例患者的研究中发现，在单独用 BCG 组中，有 55% 的患者无复发生存期明显延长，而在联合用药组只有 45%（Solsona et al., 2002; Malmstrom et al., 1999）。因此，连续交替治疗、联合化疗和应用 BCG 加化疗等各方法间均无明显优劣之分（Rintala et al., 1995, 1996; Witjeset al., 1998a; Niederet al., 2005）。

2. 术后膀胱灌注免疫治疗

膀胱内的免疫治疗产生大量局部免疫反应，其特征是细胞因子在尿液和膀胱壁的诱导表达以及粒细胞和单核细胞的大量聚集。关于其机制已有大量研究。第一步是纤维连接蛋白在膀胱壁内的直接结合，随后引发直接的细胞基础上的免疫应答。对于用膀胱内 BCG（卡介苗）治疗的患者，在其尿液中发现了多种细胞因子参与了炎症过程，包括 TNF-α、GM-CSF、IFN-γ 以 及 IL-1、IL-2、IL-5、IL-6、IL-8、IL-10、IL-12 和 IL-18。先被观察到的细胞因子诱导的 IFN-γ、IL-2 的上调反映了 Th1 的应答。该免疫应答激活了细胞介导的细胞毒性，该机制就是 BCG 预防肿瘤复发和发展的甚础（Bohle et al., 2003）。

（1）卡介苗（BCG）：卡介苗是从减毒的分枝杆菌发展起来的预防结核的疫苗，在一些肿瘤（如膀胱癌）中的应用已经证实了其抗肿瘤的作用。Morales 等曾描述已经停止使用的包括经皮用药剂量等最初的给药方式（Morales et al., 1976），Brosman（1982）描述了类似膀胱内给药的成功给药方式。

卡介苗应冷藏保存，使用时需将冻干的粉末重新恢复其原来浓度。疫苗需溶解在 50 ml 生理盐水中，通过导尿管在重力引流下进行灌注，此后就会发生聚集反应（Ratliff et al., 1994）。灌注治疗一般在切除肿瘤 2～4 周后进行。在 2～4 周内，表皮细胞再生，使活菌内渗的可能性降到最低（Lamm, 1992）。当插入导尿管发生损伤时，应将灌注治疗推迟几天。在缓慢灌注后，灌注液必须留置在患者体内 2 小时。一些临床医生主张患者在灌注后进行不断翻身以使灌注液与膀胱上皮充分接触，然而并无科学证据支持该法有效。建议限制液体、利尿剂以及咖啡因摄入，可防止药物稀释，并可保证药物在体内保留 2 小时。同时建议在灌注前 1 小时口服去氨加压素 200 μg（Cliff et al., 2000）。此外，要求患者用漂白剂清洗卫生间，然而并无证据证明存在直接接触传染的危险性。

①卡介苗治疗膀胱原位癌：卡介苗已经被美国 FDA 批准使用。最初的肿瘤清除应答率高达 80%（Brosman, 1982; Dejager et al., 1991; Lamm 1992a, 1992b; Hudson et al., 1995）。大约 50% 的患者经历了一个平均 4 年的耐受期。但在 10 年中，仍有约 30% 的患者出现肿瘤进展或复发，因此必须随访。上述患者多数发生在开始的 5 年内（Herr et al., 1992）。Herr（1989）报告在 5 年内，在开始有效者中有 19% 的出现肿瘤进展。其他研究者发现无效者有 95% 出现肿瘤进展（Coplen et al., 1990; Harland et al., 1992）。美国泌尿外科学会指南支持卡介苗作为治疗原位癌的首选（Smith et al., 1999）。

卡介苗与膀胱内灌注化疗相比，其在北美获得了卓越的疗效。在超过 600 例患者中，卡介苗的完全有效率达到了 68%，而化疗的完全有效率仅为 49%。在有效的患者中，68% 的患者使用卡介苗后保持无瘤，使用化疗者有 47% 保持无瘤状态，平均随访的时间为 3.75 年。其总体疾病清除率分别为 51% 和 27%（Sylvester et al., 2005）。

②卡介苗治疗残余肿瘤：膀胱内灌注卡介苗能有效地治疗残余乳头状突起病损，但并不能代替外科切除术。研究证实，单独使用膀胱内卡介苗治疗残余瘤的有效率约为 60%（Brosman, 1983; Schcllhammer et al., 1986; Coplen et al., 1990）。

③预防性使用卡介苗预防肿瘤复发：早期的单中心研究证实，在经尿道膀胱肿瘤切除术后使用卡介苗治疗 6 周的优点在于其使肿瘤的复发率降低了约 30%（Brosman, 1982; Morales et al., 1992）。在大样本的研究中，经尿道膀胱肿瘤切除术后肿瘤的复发率减少了 20% ~ 65%，平均约为 40%（Fagano et al., 1991; Herr et al., 1992; Melekos et al., 1993; Krege et al., 1996）。

在高危的 T1 期乳头状瘤经尿道膀胱肿瘤切除术后使用 BCG 与单纯的切除术比较，经过大样本的研究证实其确实有效。两种处理方法的肿瘤复发率分别为 16% 和 40%，肿瘤的进展率分别为 4.4% 和 40%（Cookson et al., 1992; Pansadoro et al., 1995; Herr, 1997; Jimenez-Cruz et al., 1997; Gohji et al., 1999）。肿瘤的多样性以及伴随的原位癌增加了肿瘤进展的危险性。根据镜下观察黏膜肌层是否受到侵犯，将 49 例膀胱癌患者分组，结果并不能更好地预测卡介苗治疗后的肿瘤复发率（69% *vs.* 65%）和进展率（22% *vs.* 29%）（Kondylis et al, 2000）。

④卡介苗对肿瘤进展的影响：尽管报告卡介苗对肿瘤复发的影响重大，但从提高生存率的角度考虑，卡介苗的大量使用成为影响患者肿瘤的潜在因素。在 403 例原位癌的患者中，与膀胱内灌注化疗相比，使用卡介苗使肿瘤的进展率降低了 35%（Sylvester et al., 2005）。

在随机的 86 例高危表浅性肿瘤患者中，Herr 等（1998）证实，使用 BCG 治疗与单纯的经尿道切除术对比，其大大延长了肿瘤进展的间期。另外，对于原位癌的患者，使用 BCG 治疗与对照组比较，其明显降低了膀胱切除率（实验组与对照组分别为 11% 和 55%）。然而，在 10 ~ 15 年的随访中，仅有 27% 的患者存活并具有完整的膀胱功能，因此这种优点在很多病例中只是暂时的（Cookson et al., 1997）。有效的数据证实，卡介苗可推迟高危肿瘤的进展，然而这种治疗的远期疗效还未进行恰当评价。

两个单独的meta分析得出的结论是卡介苗降低了肿瘤进展的危险性。在一个平均随访2.5年的研究中，肿瘤进展率减少了27%（卡介苗治疗组肿瘤进展率为9.8%，无卡介苗治疗组为13.8%）（Sylvester et al., 2005）。在另一个平均随访期为26个月的研究中，肿瘤进展率减少了23%（卡介苗治疗组和丝裂霉素C治疗肿瘤的进展率分别为7.7%和9.4%）（Bohle et al., 2004）。在两者的研究中，显效的病例仅出现在持续灌注卡介苗治疗者中。

在卡介苗治疗前，核内的P53过度表达不能表明治疗的预期反应。然而，在治疗后，P53的过度表达则是肿瘤进展的一个独立指标（Lancome et al., 1996; Lebret et al., 1998）。

最佳的卡介苗治疗疗程和剂量尚未被确定。事实上，一些研究认为，在很多患者中单纯6周的诱导期对期望获得最佳效果是不够的。

西南肿瘤学组（SWOG）报告了维持治疗的显著效果。患者接受6周的诱导期治疗后，接下来的第3个月、第6个月，然后每隔6个月进行1周3次灌注，共持续3年。在持续灌注组，估计无肿瘤复发的平均中期存活时间为76.8个月，对照组的平均存活时间为35.7个月（P=0.001）。在对照组中，平均无肿瘤复发的存活时间为111.5个月，在持续治疗组中无法估计（P=0.04）。在对照组中，总的5年存活率为78%，而持续治疗组中为83%。只有16%的患者耐受了全部的给药方案。2/3的患者在开始的6个月内就因出现副作用以致错过最佳的治疗时间而停止了卡介苗治疗，这表明副作用并非因附加治疗时间增加而增加。一种解释就是大部分患者由于副作用并未完成预期的全程治疗。尽管大多数患者并未完成全程治疗，但治疗组的进展仍然很顺利，在短时间内取得了较大的疗效，在较短的持续治疗疗程内获得了同样好的效果，且毒性较小（Lamm et al., 2006）。

以往许多研究力图阐明维持疗法的优点（Badalament et al., 1987），多数研究者认为维持疗法合适的治疗时间至少应在1年以上。西南肿瘤学组报告的治疗方案表与每月灌注1次的治疗方案相比，哪种是最佳的治疗方案现在还未确定（Lamm et al., 2000; O'Donnell, 2005）。

一些研究者评估了降低BCG剂量的可能性（Morales et al., 1992; Melekos et al., 1993; Martinez- pineiro et al., 1995; Pagano et al., 1995）。一般而言，足量BCG治疗多病灶或高度恶性肿瘤效果可能更好（Martinez-Pineiro et al., 2002）。但有报道显示，BCG剂量减少后，其毒性作用减少，但疗效并未出现统计学差异（Pagano et al., 1991; Mack et al., 1995; Hurle et al., 1996）。延长灌注药物间隔期可减少副反应但不影响疗效（Bassi et al., 2000）。在欧洲接种BCG的结核患者比北美洲更为普遍，其一项研究表明BCG剂量减半是安全的（Martinez Pineiro et al., 2002）。北美原住民对上述措施引起的免疫应答率有何差异尚不清楚，但Morales等（1992）发现，BCG剂量减少后其应答率明显下降（67%降到37%），特别是对患有原位癌合并乳头状瘤的患者。

抗生素疗法在BCG治疗过程中对治疗和预防全身副反应有效，然而如果常规应用抗生素预防泌尿系感染，可能会抑制BCG的治疗效果（Durek et al., 1999）。特别是喹诺酮类抗生素可能会影响BCG的活力，故在BCG治疗过程中应尽量避免。相反，体外研究数据表明，当用阿霉素等药物行膀胱内化疗时，喹诺酮类抗生素疗法却可增加其疗效，因为它们都是拓扑异构酶 II 抑制剂（Kamat et al., 1999）。

3. 免疫调节剂

① 干扰素（IFN）：干扰素是由抗原刺激应答而产生的糖蛋白。它有多种抗肿瘤活性，包括抑制核苷酸合成、上调肿瘤抗原、抑制血管形成、刺激增强 T 细胞和 B 细胞活性的细胞因子释放、增强 NK 细胞的活性等（Naitoh et al., 1999）。在它的亚型中，以对 IFN-α 的研究最为深入。尽管最佳剂量及用药方案尚未确定，但已知在剂量最少为 100 万单位时其活性最佳（Bdldegmn et al., 1998; Torti et al., 1988）。

作为一种单药，在治疗膀胱乳头状瘤术后残留和预防复发以及治疗原位癌时，干扰素显得要比卡介苗或膀胱内灌注化疗疗效低且价格昂贵（只有 20% ~ 43% 完全有效）。对原位癌的长期有效率低于 15%（Belldgrun et al., 1998）。一项多中心随机试验表明，对原位癌的有效率从小剂最（10 万单位）的 5% 至大剂量（100 万单位）的 43%（Torti et al., 1988）。作为一种预防用药，仅用干扰素治疗后的复发率要普遍高于仅用卡介苗治疗（16% ~ 60%）（Glashan, 1990; Kalble et al., 1994）。研究还显示干扰素在治疗 T1 期肿瘤方面作用有限。然而，在某些卡介苗治疗无效的患者中干扰素治疗有时有效（15% ~ 20% 的完全有效率）。

关于 IFN-α 与化疗或卡介苗联合治疗的研究（Bercovich et al., 1995; Strieker et al., 1996）结果表明，其与表柔比星或丝裂霉素联合治疗时有相加作用。一些试验研究将干扰素与卡介苗联合治疗后结果显示，联合治疗有潜在优势并可减少卡介苗的剂量，这就减少了其所引起的副作用。然而，没有初始就使用干扰素与卡介苗联合治疗以及与单独应用卡介苗治疗的效果进行对比的数据。因此，卡介苗治疗仍为目前高危患者标准的一线治疗用药。

②免疫治疗剂的研究：钥孔虫戚血蓝素（KLH）是一种从钥孔虫（Megathura crenulata）血淋巴中提取的含铜的抗原蛋白。1974 年由 Olsson 等偶然间发现及鉴定认为，它是一种单通道电位效应的非特异性免疫刺激物。

1989 年 Jurincic 等报告它可能比小剂量的丝裂霉素更为有效。尽管它的疗效比卡介苗低，但钥孔虫戚血蓝素的毒性明显较低，而且它有可能作为备选的生物反应调节剂。一项多中心的试验表明，其对 50% 原位癌、20% 的残余乳头状瘤及 33% 的原位癌合并 Ta、T1 期患者有效（Lamm et al., 2003）。

溴匹立明是一种口服并经尿排泄的抗肿瘤药。 它是一种宿主干扰素的诱导剂，能诱导自然杀伤细 胞及肿瘤坏死因子。研究表明，其对 23% ~ 55% 的原位癌患者有效，但 SWOG 的研究没有发现它对卡介苗有增强作用（Sarosdy et al., 1992, 1996, 1998，2005）。

分枝杆菌细胞壁 DNA 提取物含有细胞壁抗原的免疫刺激物 DNA 混合物。Ⅱ期试验表明，其效果低于卡介苗疗效。但在灌注于崩解的膀胱上皮中其具有更好的组织相溶性及安全性（Morales et al., 2001）。

在以往的研究中显示大蒜的硫代亚磺酸盐提取物具有阻止肿瘤生长的作用，同时还有免疫刺激作用（Rigges et al., 1997; Lamm et al., 2001）。白介素 -12 在用卡介苗治疗后出现高表达是 Thl 免疫反应的结果。临床应用前的实验数据显示，它具有低毒性等潜在优势（Horinaga et al., 2005）。有研究表明，槲寄生提取物具有免疫刺激活性（Elsasserbiele et al., 2005）。

4. 复发肿瘤的灌注治疗

膀胱肿瘤复发后，一般建议再次 TURBT 治疗，依照 TURBT 术后分级及分期按上述方案重新进行膀胱灌注治疗，对频繁复发和多发者建议术后行 BCG 灌注治疗。

5. 膀胱原位癌的治疗

膀胱内灌注疗法是原位癌最佳治疗手段。在一组 86 例 Ta、T1 期肿瘤患者中，半数以上患者有多发原位癌，分为 TUR 组和 TUR+BCG 灌注组，随访 >10 年，发现术后继发肌层浸润的发病率，后者远低于前者，说明 BCG 能够有效地对抗原位癌。比较不同药物的灌注效果，发现阿霉素或丝裂霉素五年无瘤生存率为 34%～42%。随访 4 年以上用塞替哌治疗的 49 例原位癌患者，膀胱内长期无瘤生存率仅为 22%。而 BCG 膀胱内灌注治疗总体完全反应率高达 70% 到 100%。随访 >5 年，患者无瘤生存率达到 64%。因此，BCG 被推荐为治疗原位癌的一线用药。

应用 BCG 灌注 3 个月治疗失败的高危患者可选择以下几种方法治疗：①干扰素膀胱内灌注。有报告 IFN-α2b 膀胱内灌注可使 40% 的 BCG 耐受的膀胱原位癌获得完全反应，但干扰素的价格较昂贵且有一定的不良反应。②口服免疫调节剂 bropirimine，3 g/d，每周连续 3 天，持续 1 年，对膀胱原位癌有肯定疗效。在欧美和日本进行的Ⅱ期临床试验表明膀胱原位癌对此药的完全反应率为 60% 左右，对 BCG 不能耐受或无效者的完全反应率达 32% ～46%。③光动力治疗（PDT）。光敏剂 photofrin 经静脉注射在肿瘤组织内高吸收，再予波长 630 nm 的红色激光照射肿瘤部位使癌细胞死亡。④膀胱全切。对一种以上药物膀胱灌注治疗失败的患者应行膀胱全切。在原位癌发生浸润前，全膀胱切除术的结果良好。

八、肌层浸润性膀胱癌的治疗

（一）应用解剖概述

膀胱是一个储尿器官，新生儿膀胱容量为 50 ml 左右，成人男性容量为 350～750 ml，女性为 250～550 ml。婴儿时期膀胱较高，位于腹部，其颈部接近耻骨联合上缘，到 20 岁左右，由于耻骨扩张，骶骨角度的改变，伴同骨盆的倾斜及深阔，膀胱即逐渐降至骨盆内。膀胱内容量的多少和邻近器官状态的不同都会影响膀胱的大小、形状、位置和毗邻关系。

膀胱位置、形态和壁的厚度因充盈程度而改变，空虚时膀胱呈锥体形，膀胱位于盆腔内，充盈时可上移至耻骨联合上方，伸入腹前壁腹膜与腹横筋膜之间，充满时形状变为卵圆形，顶部可高出耻骨上缘。成人膀胱呈四面椎体形，分为底部、体部、尖部及颈部以及一个下后面（即膀胱底）、一个上面和两个下外侧面，但各部分无明显界限。膀胱底（fundus of bladder）为三角形朝向后下方。女性膀胱底紧贴阴道前壁，男性膀胱底上部间隔着直肠膀胱陷凹，下部有精囊腺和射精管壶腹与直肠相邻。在输尿管、膀胱、精囊和直肠之间的三角区仅有直肠膀胱筋膜相隔（即 Denonvilliers 筋膜，狄氏筋膜）。Denonvilliers 筋膜从直肠膀胱陷凹向下延伸到盆底，分为前后两层，前层覆盖在前列腺、精囊、输尿管和膀胱底后方，后层覆盖在直肠前方。术中可经过 Denonvilliers 筋膜前后层之间的间隙将前列腺、精囊、膀胱与直肠分离。膀胱尖（apex of bladder）朝向耻骨联合上部，由脐正中韧带与脐相连。膀胱体（body of bladder）上面呈三角形，前角为膀胱尖。后方两角为输尿管进入膀胱部，两侧边缘有脐外侧韧带。位置最低的膀胱颈（neck of bladder）位于耻骨联合下部后方 3～4 cm 处，也是最固定的部位，位于骨盆下口稍上方水平，其间有尿道内口穿过。男性膀胱颈依附在前列腺底上方，女性膀胱颈与围绕尿道上部的盆底筋膜相隔。膀胱的上面呈三角形。三角形的外侧缘为膀胱尖到输尿管入口的连线，其后缘为两侧输尿管口的连线。男性膀胱的上面完全被腹膜覆盖，腹膜从膀胱上面移行到膀胱底并向后移行至直肠膀胱陷凹，向外侧到膀胱旁窝，向前移行为脐正中襞。膀胱的上面与乙状结肠和回肠的末端相接触。女性膀胱上面的前部被腹膜覆盖，膀胱上面的后部没有腹膜，借纤维性蜂窝组织与子宫颈阴道上部相隔，腹膜从膀胱反折到子宫上形成膀胱子宫陷凹。在腹部或盆部膀胱因损伤而破裂时，尿液可流入腹膜外间隙内。如果膀胱上部破裂是伴有腹膜撕裂，尿液可进入腹腔内，引起腹膜炎。男性膀胱下外侧面的前方借耻骨后脂肪垫与耻骨和耻骨膀胱韧带分开，在后方借筋膜与肛提肌和闭孔内肌分开。膀胱的下外侧面不被腹膜覆盖。

膀胱充盈时腹膜壁层从腹前壁的耻骨上区移开，膀胱下外侧面直接贴附在腹壁上，因此耻骨联合的上方有段距离没有腹膜，约为 5 cm（随着膀胱膨胀程度而变化）。临床上常利用这种解剖关系，在耻骨联合上缘之上进行膀胱穿刺或做手术切口，可不伤及腹膜。

膀胱主要固定部分为前面、两侧和底部。膀胱颈前方至耻骨有一对由胶原纤维和平滑肌构成的结缔组织束，男性称耻骨前列腺韧带（anterior puboprostatic ligament），女性称耻骨膀胱韧带（anterior pubovesical ligament）。膀胱前面借该韧带固定于前列腺和耻骨后面。此韧带上方附着在耻骨联合两侧的耻骨背侧骨膜上，向后下行走与膀胱前列腺结合处连接（女性为膀胱尿道结合处）。两条韧带间有一中线裂孔，有数支小静脉通过。该裂孔的宽度，成人男性为 1～2 mm，女性可达 15 mm，可能与女性分娩有关。

膀胱侧面由肛提肌反折所组成的侧韧带固定于盆腔边缘。脐尿管近端为管状组织，远端为筋膜结构，共分为三个韧带。脐正中韧带连接膀胱尖与脐，脐尿管近端的腔可终身保留与膀胱相通。若脐尿管近端闭锁，而中部的空腔保留，则形成脐尿管囊肿。两条侧韧带则与其动脉残支相连。脐尿管是腹膜外游离膀胱时首先遇到的一个障碍组织。

膀胱底外侧缘，由前向后分别为膀胱静脉丛、膀胱下动脉、膀胱神经丛，被周围的一束纤维蜂窝组织所包裹，形成膀胱后韧带（posterior ligament of bladder）。在膀胱外侧面的腹膜下结缔组织中有膀胱外侧韧带，由膀胱基底部向外跨过盆底，延伸至盆侧壁，内含膀胱血管和神经丛、输尿管下端和射精管。这些韧带有助于固定膀胱。

腹膜在膀胱的上面形成多条皱襞，称为膀胱假韧带（false ligaments），对固定膀胱所起的作用不大。在前面行有三条，即在中线膀胱尖的腹正中襞（mediam umbilical fold）和两侧的腹内侧襞（medial umbilical fold），前者内有脐正中韧带，后者内有闭锁的脐动脉。三条皱襞之间的凹陷为膀胱上窝（supravesical fossa）。腹膜自膀胱向内侧反折至盆壁形成假外侧韧带（lateral false ligament）。膀胱筋膜由盆腔脏器筋膜包绕膀胱而形成，筋膜中脂肪含量在不同部位多寡不一。

膀胱前方为耻骨联合，其间为膀胱前间隙，内有固定膀胱和前列腺的两条耻骨前列腺韧带（女性为耻骨膀胱韧带）以及丰富的结缔组织与静脉丛，手术后如果引流不畅，常易在这一间隙中引起感染。膀胱两侧面和肛提肌、闭孔内肌、壁层盆筋膜、膀胱前列腺静脉丛等组织相连，其间充满疏松结缔组织等，称之为膀胱旁组织，内有输尿管盆部穿行。男性膀胱后下方有直肠、精囊、输精管的壶腹部及直肠膀胱筋膜。腹膜覆盖在膀胱顶及后上部，向直肠反折成直肠膀胱陷凹。女性盆腔结构与男性有很大差异，女性膀胱的后下方紧贴于阴道上部和子宫颈，中间有腹膜覆盖，形成膀胱子宫陷凹，下端接阴道，两侧有输卵管和卵巢。在输尿管外侧，膀胱与前层阔韧带相连，子宫体和底位于膀胱之上。膀胱空虚时，子宫呈轻度前倾前屈位，由盆底肌和韧带维持其正常位置。膀胱的下部即膀胱颈，下接尿道，男性邻贴前列腺，女性与尿生殖膈相邻。

Denonvilliers 筋膜位于直肠和膀胱、精囊及前列腺之间，上起自腹膜，下则围绕着精囊和前列腺。它分为前后两叶，其间有一个间隙。前叶紧贴着前列腺，也就是前列腺囊的组成部分，后叶实际上是直肠膀胱膈，位于前列腺、精囊之后。做膀胱全切术分离精囊及前列腺时，如错误地进入直肠和膀胱间隙之后，也就是说进入了 Denonvilliers 筋膜后叶和直肠之间，就会损伤直肠，引起粪瘘。

有腹膜覆盖的膀胱壁处可分为五层，由内至外分别由黏膜层、黏膜下层、肌层、浆膜下层和浆膜层构成。无腹膜覆盖处仅由疏松结缔组织组成的外膜层，膀胱三角区的黏膜层由于紧密地和下层肌肉连合，缺少黏膜下层，所以非常光滑，因而三角区相对固定。但在其他区域则具有显著的皱襞，膀胱充盈时，皱襞即消失。

1. 黏膜层

为极薄的一层尿路上皮组织，布满整个膀胱的最里面层。向上与输尿管黏膜，向下与尿道黏膜彼此连贯。膀胱黏膜由移行上皮及具有支持作用的固有层构成，而固有层有疏松的纤维弹性结缔组织构成，固有层内有少许细小的平滑肌束，形成不完整且发育不全的黏膜肌层。固有层还广泛存在血管网，更增加了固有层的厚度。在膀胱底和侧下方的固有层厚度为 500 μm，在膀胱三角区为 100 μm。

膀胱三角区的移行上皮由 2～3 层细胞构成，其他部位可多达 6 层。膀胱充盈时，三角区的移行上皮层数不变，而其他部位的移行上皮则因挤压、牵拉而变成 2～3 层。非膀胱三角区的移行上皮细胞有三种类型：高度分化的表层细胞或腔面细胞，一层或多层较小的中间细胞及一层未分化的基底细胞。人类膀胱颈及三角区除具上述 3 种细胞外，还混杂烧瓶状细胞，具有储存胺的功能，可能属于胺前体摄取及脱羧细胞系列。

正常膀胱黏膜也会出现某些变异，不属于病理状态，如最常见的 Brunn 巢。膀胱黏膜化生多发生于膀胱三角区上方，常见于成年女性，男性及儿童偶见。膀胱肿瘤多在膀胱黏膜层内形成。

2. 黏膜下层

为黏膜和肌层间的疏松组织，具有丰富血管。除三角区以外的其他区域，黏膜具有显著的皱襞，以适应膀胱的收缩及膨胀，当在膀胱充盈时，皱襞即消失。黏膜下层有腺组织，特别是在膀胱颈部及三角区。

3. 肌层

由不同方向斜行或环形走行的平滑肌束构成，呈复杂的网状结构，称为逼尿肌。肌层按肌纤维走行方向大致分为三层，内、外层为纵行肌，中层为环形肌，但界限并不分明，相互延续并彼此交错，混合成网状。环状肌最厚，坚强有力。逼尿肌收缩可使膀胱内压升高，压迫尿液由尿道排出。在膀胱与尿道交界处有较厚的环形肌，形成尿道内括约肌。括约肌收缩能关闭尿道内口，防止尿液自膀胱漏出。三角区肌是膀胱壁层以外的肌肉组织，起自输尿管纵肌纤维，向内、向下、向前扇状展开。向内伸展部分，和对侧肌彼此联合成为输尿管间嵴，向下、向前伸展至后尿道部分，为贝氏（Bell）肌，另有一组左右肌纤维在三角区中心交叉成为三角区底面肌肉。

4. 浆膜下层

由浆膜下厚薄不一的疏松结缔组织延续组

成。膀胱顶部浆膜下层较致密且薄，不易分离。膀胱两侧及膀胱尖部的浆膜下层较厚且较疏松，易于分离。

5. 浆膜层

即腹膜，仅限于膀胱顶部，在男性还包括部分背侧表面，以此层将膀胱与腹腔隔开，使膀胱成为腹膜外器官。

膀胱内面观与充盈程度有关，空虚的膀胱黏膜皱褶，当充盈时黏膜光滑并可见粗细不等、分布不均的鲜红色血管。膀胱内部分为三角区、三角后区、颈部、两侧壁及前壁。膀胱三角区为一光滑的三角形结构，为膀胱内较重要的部分，大部分膀胱内病变均发生在此区域。两侧输尿管口至膀胱颈之连接线为三角区两侧缘，两输尿管口之间连接线（输尿管间嵴）为三角底线。输尿管间嵴由两侧输尿管来源的纵行肌纤维交织而成，在膀胱镜下输尿管间嵴为一白色堤坝状隆起，是寻找输尿管口的重要标志。膀胱空虚时，两输尿管口之间的距离约 2.5 cm，膨胀时可达 5 cm。输尿管口一般为斜行裂隙状，也可能为卵圆形或圆形。若管口过度向中心倾斜，接近平线，则输尿管插管就比较困难，可使用端部弯曲的输尿管导管。自膀胱三角底线左、右角朝上，朝外条状隆起组织为黏膜下输尿管。尿道内口通常呈新月状，成年男性尤其是中年以后，尿道内口的后方有一前列腺中叶形成的隆起，称为膀胱垂。膀胱三角的两侧缘为三角区和膀胱两侧壁的分界线，三角底线以外区域为三角后区，其他部分为膀胱前壁。做膀胱镜检查时必须熟悉这些解剖位置，方能明确病变部位。

膀胱的血供主要来自膀胱上、中和下动脉。膀胱上动脉由髂内动脉的前支发出，向内下方走行，供应膀胱的顶部和侧面上部。膀胱中动脉常有变异，可能起自膀胱上动脉或髂内动脉，可缺如。膀胱下动脉来自髂内动脉，沿盆侧壁行向内下，分为若干支，支配膀胱侧面下部、底部、精囊、前列腺和后尿道，与痔中动脉间可有吻合支。另外，还有一些小动脉来自直肠中动脉和闭孔动脉。女性膀胱的血液供应主要来自髂内动脉，也有一些小动脉来自阴道和子宫动脉。

膀胱静脉不与动脉伴行，呈网状分布于膀胱壁，并在膀胱底部集中形成静脉丛，汇入膀胱下静脉。男性膀胱静脉与前列腺、精囊的静脉相沟通，构成膀胱前列腺丛。此静脉丛向后与直肠丛吻合，并向前与膀胱间隙内的静脉丛吻合。最后汇集成与动脉同名的静脉，再汇入髂内静脉。

膀胱的淋巴管始于黏膜下层，在膀胱肌层汇合为较大淋巴管，随静脉走行，淋巴管可回流到髂内、髂外淋巴结，骶前淋巴结，髂内、外和骶前淋巴结汇集至髂总淋巴结并进一步向上引流。

膀胱的神经支配包括交感神经、副交感神经及内脏感觉神经。自主神经和体神经共同参与膀胱和尿道的排尿功能。这两个神经系统，均包含着感觉和运动神经。其中交感神经来自第 11、12 胸节和第 1、2 腰节，经上腹下丛和骶交感干发出分支，加入盆丛，随血管分布至膀胱壁，使膀胱平滑肌松弛，尿道内括约肌收缩而储尿。副交感神经为来自脊髓第 2～4 骶节的盆内脏神经，穿出骶前孔后形成盆内脏神经（勃起神经），该神经发出分支加入盆丛，支配膀胱逼尿肌，抑制尿道括约肌，是与排尿有关的主要神经。膀胱排尿反射的传入纤维，也是通过盆内脏神经传入。盆丛位于直肠两侧，在矢状面形成一个长 4～5 cm 的长方形网格结构，它的中点位于精囊的后外侧，因此精囊是寻找盆丛的重要标志。许多供应直肠、膀胱、精囊、前列腺的血管在盆丛穿过，因此切断这些血管可能会损伤盆丛神经。盆丛的前部发出分支支配膀胱后、侧韧带到达并支配膀胱。体神经来自第二、三、四骶髓段，以外阴神经为代表，其分支分别支配膀胱、前列腺、会阴及尿道外括约肌；在女性则支配膀胱、尿道及阴道。

膀胱的感觉传入神经包括交感神经和副交感神经，其中交感神经传导膀胱痛觉，副交感神经传导膀胱的牵张感觉和膀胱颈的痛觉。

（二）开放性手术

一般采用下腹部正中切口，体型肥胖者可采用下腹部弧形切口。偶尔为引流目的而用会阴部入路。膀胱阴道瘘手术亦可经阴道途径进行修补。经尿道手术主要用于膀胱肿瘤电切术、膀胱碎石术及前列腺电切术等。原则上应在腹膜外施行手术，如有必要进入腹腔，术毕应将腹膜切口缝合。膀胱切开或切除手术后，伤口必须放置引流物，一般使用胶管引流，如果估计有较多尿液或分泌物漏出，需放置双腔管作负压引流。

1. 下腹部正中切口

体位：平卧位，臀部垫枕或将头部降低。

手术步骤：

（1）皮肤切口由耻骨联合上缘沿下腹中线向上，达所需要的长度，切开皮肤及皮下组织。

（2）切开腹白线，于中线钝性分开两侧的腹直肌及锥状肌。用拉钩将切口向两侧牵开，显露膀胱前脂肪组织及腹膜。

（3）以湿纱布包缠手指，轻轻将脂肪组织和膀胱顶部的腹膜反折向上推开，显露膀胱前壁。

2. 下腹部弧形切口

体位：平卧位，臀部垫枕或将头部降低。

手术步骤：

（1）于离耻骨联合上缘 2 cm 处做下腹部弧形切口。切口两端达腹直肌外缘，必要时可适当延长。切开皮肤、皮下组织及腹直肌前鞘。

（2）将腹直肌前鞘及锥状肌从腹膜表面向上、下方做潜行剥离，将创缘向上、下方牵开。

（3）于中线钝性分开两侧的腹直肌，直达其附着于耻骨联合处，用拉钩牵开两侧创缘，显露膀胱前脂肪组织及腹膜。

（4）需经腹腔进行膀胱手术时，可于中线切开腹膜，进入腹腔。

（三）腹腔镜手术

腹腔镜膀胱根治性手术采用经腹腔前位入路。患者平卧位或双侧髋关节稍外展，臀部垫高 10 cm，头低脚高位。

在经腹腔途径，首先需建立气腹，可采用闭合技术或者开放技术。

闭合技术指通过向腹腔盲性穿刺气腹针，然后通过气腹针（Veress needle）向腹腔灌注 CO_2 而建立气腹。需检查气腹针并确保其弹簧保护装置的正常功能，以避免损伤腹腔脏器或血管。需认真视诊及触诊腹部的疤痕、肿块、脏器肿大以及任何异常搏动。在脐或脐旁做一切口，用于置入穿刺针及首根穿刺套管（trocar）。首选脐部，因为壁层腹膜紧贴腹前壁，不会损伤腹壁血管，且为腹部中央部位能观察整个腹腔。如发现肠道与前腹壁粘连，穿刺需要在脐的上外侧进行穿刺，左右侧都可。当脐疝或门脉高压时，穿刺针及套管亦应避免从脐部进入。

开放技术是在脐上做一小切口（1.5～2 cm），切开腹直肌前鞘，分离腹直肌并打开腹膜。手指进入腹腔确保腹前壁与肠道或大网膜无粘连。一钝头 Hasson 套管置入腹腔，然后缝合切口两侧确保套管周围封闭不漏气。接气腹机注入 CO_2，再依次放置其他套管。这种开放性技术用于既往有腹部手术史或腹腔炎症而疑有腹内严重粘连者或用于小儿，因腹前壁与腹内脏器之间的距离相对较短。该技术具有良好的安全性。

目前对于腹腔镜下行膀胱手术的方式主要有 5 孔穿刺法和 3 孔穿刺法。

5 孔穿刺法：

（1）麻醉与体位：静吸复合气管插管全身麻醉，仰卧位，臀部垫高 10 cm，呈少许反弓张状，头低 15°～20°。上肢内收于躯体两侧，肩部置于挡板和软垫，髋部和大腿约束带固定。术区消毒，铺无菌单，中心静脉压和桡动脉压监测，及时动脉血气分析，防止 CO_2 蓄积。

（2）建立气腹空间：脐缘皮肤切口 1.2 cm，气腹针穿刺建立气腹空间，置入 10 mm Trocar 为腹腔镜通道。窥镜检视下于左、右腹直肌旁脐下 3 cm 分别切口 1.5 cm 置入 12 mm Trocar，于左、右髂前上棘内 3 cm 分别切 0.5 cm 置入 5 mm Trocar。术者在患者左侧操作，第一助手在头侧扶镜，第二、三助手分别在左右两侧。腹腔镜探查有无脏器损伤，有无腹水和肿瘤转移征象。Trocar 的具体位置可根据患者体型、身高及术者习惯加以调整。

3 孔穿刺法：

气腹建立和放置套管：在脐缘做皮肤切口 1 cm，用布巾钳提起腹直肌前鞘，气腹针穿刺建立气腹空间，注入 CO_2 至腹腔压力为 12～15 mmHg。置入 10 mm Trocar 为腹腔镜通道。窥镜检视下于左麦氏点放置 10 mm Trocar，右麦氏点与脐之间放置 5 mm Trocar。

根治性膀胱切除术不仅要切除整个膀胱，而且还包括盆部腹膜、男性前列腺、精囊腺及女性的尿道、子宫、阔韧带和阴道前壁的 1/3，同时还需行盆腔淋巴结的清扫。并且膀胱全切除术后还需要尿道改道，因而手术时间长，术中和术后可能产生各种并发症。术后并发症与病例选择、手术方式的选择等因素有关，如患者的肾功能情况、膀胱、输尿管抗反流功能状况以及对新储尿系统的适应性等。其并发症可归纳为两大类：①与手术有关的并发症如大出血、切口裂开、肠吻合口漏、输尿管吻合口漏、新膀胱漏、新膀胱尿道吻合口漏、尿道新膀胱吻合口狭窄、输尿管吻合口狭窄、输尿管反流、尿失禁和新膀胱排空障碍、上尿路扩张肾积水和肾功能损害等。②与肠道新膀胱重吸收有关的代谢方面的并发症如低钾血症、高氯性酸中毒、骨代谢障碍和尿路感染等。根据并发症出现的时间则可分成近期（或围术期）并发症和远期并发症，前者包括大出血、切口裂开、各种吻合口漏；后者则包括各种吻合口狭窄和代谢障碍、尿失禁、膀胱排空障碍、输尿管反流、尿路感染、上尿路扩张肾积水和肾功能损害等。在这里主要介绍几种常见的并发症。

（1）切口感染：术后伤口的感染多发在术后的 2～3 天，患者术后 1 周仍感受切口疼痛，体温再度或继续升高不降，切口及周围组织红、肿、热、痛，有脓性分泌物流出。浅层感染是最常见的切口感染，以肠道厌氧菌最多见，位于皮下，可局限于部分切口，也可波及整个切口。深层切口的感染可无明显的红肿，患者体温再度或继续升高不降要考虑有无深层的感染。必要时可行 B 超检查或在伤口压痛最明显的部位用针抽吸，检查筋膜下肌肉切口间隙有无积脓。并发耻骨炎时患者感耻骨联合部位疼痛并有低热，大腿内收时疼痛加重，患者低热不退者，应行 X 线或 CT 检查。

浅层感染切口下有分泌物自切口缝隙流出，可用镊子轻轻分开后放置纱布引流。深层感染可在抽出的脓液部位拆除 1～2 个缝线，撑开切口引流脓液，并做细菌涂片和培养，每天更换敷料。厌氧菌感染需要过氧化氢溶液冲洗伤口，根据细菌培养结果选择敏感抗生素。术中处理肠道时，要防止肠道内容物污染，术前要准备肠道，术后应用抗厌氧菌的药物如甲硝唑等。

（2）切口裂开：主要发生在营养不良的患者，腹部切口裂开一般发生在术后5天至术后3周，多见于1周左右拆线前后。浅层裂开是指切口皮肤和脂肪层的裂开，深层的裂开时可达肌层，常合并感染，伤口内有大量脓液渗出。切口裂开诊断不困难，应正确诊断切口裂开的深度和是否合并感染。切口裂开仅限于皮肤和皮下组织，伤口内干净，肉芽组织新鲜者，可用呋喃西林冲洗切口，再用粗丝线缝合。合并感染者的切口一期缝合难以愈合，应敞开伤口用呋喃西林或过氧化氢换药，待创面干净，长出新鲜肉芽组织后二期缝合，缝合应在肌肉松弛较好的麻醉状态下进行，采用粗丝线全层间断缝合或间断全层减张缝合。术前纠正营养状况，术后加强支持疗法如高营养、输血等措施，可防止或减少伤口裂开。术后切口裂开约60%由切口感染引起，围术期应选用敏感的抗生素控制和预防感染。

（3）肠瘘：较少见，是术后最严重的并发症，多是术中损伤肠管未被发现，或修补处感染而溃破，也可能发生于肠道断端吻合处破裂而形成。发生肠瘘最可能的部位是吻合口的肠系膜缘处，在切断肠管之前过多剥离肠系膜会使吻合口处缺血从而导致肠瘘或吻合口裂开。直肠瘘可表现为直肠腹壁瘘、直肠会阴瘘或直肠尿道瘘。如瘘口很小，患者排便正常。部分患者由于渗出物稠厚多表现为直肠周围感染症状及下腹痛、脓血便、发热等症状。可行B超引导下脓肿穿刺检查，或口服稀钡或泛影葡胺造影以了解瘘的部位、大小，对已形成瘘管的肠外瘘可采用瘘管造影了解瘘管的形态及长度。

直肠损伤较小的渗漏，全身症状较轻，有可能瘘口自愈。否则应行结肠暂时造口术，促进瘘口的愈合。肠瘘的患者因长期消耗和感染、电解质紊乱，常可导致患者死亡。对于无脓毒血症或急腹症表现，且肠瘘已得到基本控制的患者，可行胃肠减压并经鼻饲或静脉途径加强患者营养，局部伤口引流通畅，可应用有效抗生素控制感染。保守治疗失败者需手术治疗，可依术中所见决定手术方式。

（4）盆腔脓肿：较少见，主要原因是局部积血积液所引起。盆腔感染时患者全身症状经而局部症状相对明显，体温一般在38.5 ℃左右，发热不退或体温下降后再度升高，有明显的下腹部坠胀、里急后重、便意频数等症状。肠袢间脓肿多表现为低热、腹部压痛，较大的脓肿可扪及痛性包块，全身中毒症状相对较重。对于盆腔脓肿，在加强抗生素等全身支持治疗，促进伤口愈合的同时，可在B超引导下穿刺置管引流或经直肠前壁切开引流。肠袢间脓肿经抗生素治疗常可自行吸收，较大脓肿则需切开引流。术中止血要彻底，术后引流保证通畅，并应用有效的广谱抗生素，可预防脓肿形成。

（5）尿瘘：多发生输尿管与肠道储尿囊吻合处。主要与吻合技术、吻合口血运和肠腔内压力有关，因此准备肠段时一定要注意血运，血运不良的边缘要去除，吻合不能有张力，术后充分胃肠减压和抑制消化液分泌。发生漏尿后不必急于手术探查，保持新膀胱引流通畅，并于漏尿处插入引流管持续引流，同时加强抗感染及支持治疗，一般可使漏尿停止。预防措施主要是选择循环良好的肠段与输尿管末端吻合，吻合口不应存在张力，吻合口宜置于肠段后方并固定肠袢上端。

（6）性功能障碍：因手术损伤了支配阴茎勃起的神经和血管，男性患者术后丧失勃起功能。女性患者，因术后阴道容量变小和阴道狭窄也会造成性交疼痛、性交困难。外周神经损伤时患者肛门反射、海绵体肌反射减弱或消失，通过神经电生理测试、药物性阴茎双功能超声检查（PPDU）、海绵体造影可进一步鉴别诊断。女性患者可通过测试生殖道血流、阴道 pH 值、阴道顺应程度，以及患者生殖器官对震动知觉等方法来判断术后性功能障碍。对勃起功能障碍的患者，可给予 PDE5 抑制剂、海绵体内血管性活性药物注射、阴茎假体植等治疗。女性患者可补充雌激素，因术后容量变小、阴道狭窄造成性交困难的，可进行阴道扩张治疗。

（四）男性腹腔镜根治性膀胱切除术

在没有转移的情况下，根治性膀胱切除术是肌层浸润性膀胱癌的标准术式，标准的根治性膀胱切除术包括双侧盆腔淋巴结切除术，对男性患者要整块切除膀胱与前列腺。在不违背肿瘤治疗原则，不增加局部复发率的前提下，保留阴茎海绵体的自主神经支配，使患者术后保留勃起功能，这对年轻患者尤为重要。行保留神经的膀胱前列腺切除术中需要遵循的一项重要的技术原则是，要结扎前列腺血管蒂，这样才可以保留邻近精囊尖部的软组织，从而保留由此位置向盆丛走行的血管神经束。

腹腔镜下切除膀胱和前列腺，有助于细致、精确地处理盆底深部的重要结构，术中出血较少；尿道括约肌损伤几率较小，也有助于保留神经血管；手术创伤减少，术后恢复较快。近来研究发现腹腔镜下手术比开放手术更能保护身体的免疫机制，可减少术后感染并发症。虽然腹腔镜手术时间长，但是随着器械的改进与技术的不断熟练，手术时间将逐渐缩短，做一小切口同时取出膀胱和前列腺，可大大缩短手术时间。

1. 手术适应证

腹腔镜下膀胱全切除的手术适应证与开放性手术基本相同：

（1）T2 ~ T4a，Nx ~ N0，M0 浸润性膀胱癌；

（2）高危非肌层浸润性膀胱癌 T1G3（高级别）肿瘤；

（3）BCG 治疗无效的 CIS；

（4）反复复发的非肌层浸润性膀胱癌；

（5）TUR 和膀胱灌注治疗无法控制的广泛乳头状病变及膀胱非尿路上皮癌等。

挽救性膀胱切除术的指征包括：非手术治疗无效、保留膀胱治疗后肿瘤复发。除有严重并发症（心、肺、肝、脑、肾等疾病）不能耐受手术外，有以上指征者，推荐根治性膀胱切除术。

2. 术前准备

术前包括内科和泌尿外科方面的评估是非常重要的。影响手术的一些内科问题需要进行仔细地评估，以减少术前的并发疾病。患者术前应停用阿司匹林 2 周。为尽量增加恢复期的肺功能，强烈建议患者术前停止吸烟。

在泌尿外科方面，一般根据尿道膀胱肿瘤电切及多处膀胱尿道的活检结果对患者进行分期。如果在前列腺或者前列腺尿道任何一处发现移行细胞癌，应同时考虑行尿道切除。

术前应掌握完整的病史和进行全面的查体。腹部仔细的触诊可以发现较大的肿块。直肠指检和双合诊可能对诊断肿瘤的活动度和分期有更大的帮助。

影像学评估主要包括盆腔和腹部的 MR 或 CT 检查，有时也推荐进行胸部的 CT 扫描，但一般常规的正侧位胸部 X 线片就足够了。实验室检查包括全血细胞计数、血清电解质测定以及肝功能检查。如果碱性磷酸酶正常并且没有任何症状，骨扫描不是必需的，因为骨转移的可能性比较低。对于原来有胃肠疾病的患者，推荐其进行全面的胃肠检查，包括钡灌肠和结肠镜检查，因为这些疾病可能会影响尿流改道方式的选择。如果术前膀胱活检发现是腺癌，那么应该考虑膀胱以外部位如结肠的情况。

肠道准备非常重要，特别是在可控尿流改道需要很长的肠管时。术前 2～3 天做肠道准备，从低渣半流到全流，口服肠道抗生素，如新霉素、链霉素等，补充维生素 K，术前当晚及术日早晨清洁灌肠。术前停留胃管及导尿管，术前 1 小时静脉给予抗生素。

3. 手术器械

腹腔镜器械包括：12 mm 套管 3 个，5 mm 套管 2 个，弯钳 3 把，无创抓钳 2 把，连发止血夹（Hemolock）钳 1 把，冲洗吸引器 1 个，电凝钩 1 把，持针器 1 把，剪刀 1 把，超声刀 1 把，“结扎速”血管闭合系统（LigaSure™ Vessel Sealing System）1 套，双极电凝止血钳 1 把。

常规开放手术器械 1 套，包括高频电刀 1 套，肠切除吻合器械或肠吻合器 1 套（根据尿流改道方式使用）。

4. 手术步骤及手术技巧

（1）麻醉、体位和套管穿刺位置：气管内麻醉，患者仰卧位，臀部垫高 10 cm，呈少许反弓张状，于大腿部及肩部固定，头部降低 15°。采用五点穿刺法：第一穿刺点（A），脐下或脐上边缘，切开法进入腹腔，插入直径 12 mm 套管，充入 CO_2，放置 30° 腹腔镜，在直视下放置其他 4 个套管。第二（B）、三（C）穿刺点分别在左右腹直肌旁、脐下 2～3 cm 位置，第四（D）、五（E）穿刺点在左右髂前上棘上内 2～3 cm 处。第二、三穿刺点插入 12 mm 套管，其余的为 5 mm 套管。手术者经左侧第二、四套管操作，第一助手经第三、五套管操作，第二助手扶镜。

（2）游离输尿管中下段：腹腔镜下探查腹腔，检查有无损伤，有无腹腔内转移。将视野转向右侧骨盆入口处，将回肠及乙状结肠向左上方牵开后可见搏动的右侧髂外动脉，在髂内动脉分叉附近找到输尿管，沿输尿管行程向下剪开腹膜，用无创抓钳将输尿管提起并向下游离至膀胱壁外，暂不切断以减少尿路梗阻时间。左侧输尿管常常被乙状结肠覆盖，先游离乙状结肠外侧的粘连，将其推向内侧显露乙状结肠系膜根部才能找到输尿管，用与右侧相同的方法游离至膀胱壁外。一般应在完成右侧盆腔淋巴结清扫后，再将视野转向左侧，游离左侧输尿管并同时行左侧淋巴结清扫。

（3）盆腔淋巴结清扫：沿髂外动脉表面剪开腹膜及髂血管鞘，远端至血管穿出腹壁处，近端至左右髂总动脉分叉位置。用超声刀切断跨过髂外动脉位置的输精管，自远端至近端清除髂外动脉前面及上外后方的淋巴组织，同时在髂外动脉的内下方找到髂外静脉。沿髂外静脉内下缘小心游离找到骨盆内侧壁，用吸引器钝性分离，找到闭孔神经及闭孔动脉、静脉。用 LigaSure 切断闭孔静脉，注意保护闭孔神经，沿髂内动脉向下游离，找到脐动脉，用 LigaSure 切断脐动脉，用超声刀分离髂内外血管分叉处及闭孔神经周围淋巴脂肪组织。继续沿右髂总动脉向上游离至左右髂总动脉分叉处，清除右髂总血管周围及分叉下方的淋巴组织。用相同的方法行左侧盆腔淋巴结清扫。

（4）游离输精管、精囊及前列腺后面：将肠管推向头侧，第二助手用抓钳将直肠向上牵引，显露直肠膀胱陷凹，此时可见膀胱后面有上下两道弓状隆起。第二道弓状隆起为输精管壶腹部及精囊位置标志，用电凝钩横行切开弓状隆起处腹膜，使腹膜开口与两侧已切开的腹膜相连。游离输精管后切断，在输精管外下方侧分离找到精囊，紧贴精囊外下方游离至前列腺基底部外侧，精囊底部外侧有精囊动脉，需电凝或超声凝固后切断。将左右输精管、精囊向前牵引，在其下方 2～3 cm 处横行切开狄氏

（Denonvilliers）筋膜，钝性分离前列腺后方至直肠尿道肌。

（5）游离膀胱前壁：将腹腔镜视野移至前腹壁，可见脐正中韧带及旁正中韧带，如经导管注入生理盐水充盈膀胱，可帮助判断膀胱轮廓及其前方的腹膜反折。切断脐正中韧带、旁正中韧带及腹膜反折，与两侧已切开的腹膜汇合。向下钝性分离膀胱前间隙，显露耻骨前列腺韧带及盆筋膜反折。

（6）缝扎阴茎背深静脉复合体：用电凝钩或超声刀切开两侧盆筋膜反折和耻骨前列腺韧带，暴露前列腺尖部两侧，用 2-0 Dexon 线由右向左缝扎阴茎背深静脉复合体。

（7）游离膀胱侧韧带及前列腺侧韧带：将输尿管下段提起，在膀胱壁外位置上钛夹后切断或用 LigaSure 电凝后切断。提起膀胱顶部，用超声刀或 LigaSure 分离膀胱侧韧带，到达前列腺基底部时将精囊提起帮助定位，紧贴前列腺分离前列腺侧韧带。

（8）离断尿道，切除膀胱前列腺：在缝扎线的近端切断阴茎背深静脉复合体，向下分离至前列腺尖部。紧贴前列腺尖部剪开尿道前壁，将导尿管拉起，用钳夹紧贴导尿管，在钳的远端剪断后向上牵引，剪断尿道后壁。将前列腺尖部翻起，显露其后方的尿道直肠肌，紧贴前列腺将其剪断，将膀胱前列腺完全游离。或者将前列腺尖部尿道游离，退出导尿管，用 Hemolock 阻断尿道，用剪刀紧贴前列腺尖部切断尿道，将膀胱前列腺完整切除。创面彻底止血，经尿道重新插入 22 Fr Foley 导尿管，气囊注水 20 ml，用纱布压迫创面，牵拉 Foley 导尿管，以减少创面渗血。

（9）尿流改道：根据患者具体情况选择合适的尿流改道方式，详见后续章节描述。

5. 术中注意事项

（1）套管位置选择应根据患者高矮适当调整。体型矮小者，第一个套管应定脐部以上，其他套管也应相对上移，以免操作通道靠得太近而影响操作。体型高大者则应在脐下置入第一个套管，其他套管要适当下移，避免因位置太高使器械不能到达前列腺尖部。

（2）手术者与第一助手各使用一侧的操作通道，可使术者及助手都在舒适的体位下操作，还可坐在凳子上手术，方便手术的配合，增加操作的精确性及稳定性。

（3）分离膀胱前列腺后面，要先认真辨认两个弓状隆起的位置，准确的定位对找到输精管及精囊非常重要。注意精囊外侧的精囊动脉，剪开狄氏筋膜时注意避免损伤后方的直肠。

（4）分离膀胱前间隙时，应认真辨认前腹壁与膀胱交界处的腹膜反折位置，如不能确定可充盈膀胱以帮助定位，避免切口太低，游离时切开膀胱壁导致肿瘤细胞外溢种植。

（5）处理阴茎背深静脉复合体时，应先剪开盆侧筋膜反折及耻骨前列腺韧带，显露前列腺尖部两侧，便于结扎。如发生明显出血时可牵拉 Foley 导尿管，借助气囊压迫止血，待膀胱侧韧带、前列腺侧韧带全部分离后，再处理背深静脉可减少出血。

（6）尿道切断位置应尽量靠近前列腺尖部，断端尽可能整齐。

6. 术中意外及处理

（1）出血

1）处理膀胱侧韧带和前列腺血管蒂时，可能会因为血管滑脱而发生大出血，显露不好，若用钳子盲目钳夹会导致更大的损伤。应立即用纱布压迫止血，充分显露后取出纱布，准确钳夹出血部位，做 8 字缝合。盆壁静脉出血则将周围组织缝合，覆盖出血点。

2）Santorinis 静脉丛损伤出血时，应注意避免盲目缝扎而损伤海绵体神经血管束，此时应切开盆内筋膜，切断耻骨前列腺韧带，将一缝线跨过静脉束，不切断此束进行缝扎，即可止血。

（2）直肠损伤：直肠与前列腺尖未完全分离，即用剪刀盲目剪断前列腺，或分离直肠与前列腺尖时，未贴紧前列腺进行分离，则有可能损伤直肠前壁。术前已作肠道准备者，可用可吸收缝线双层间断缝合损伤的直肠裂口，并做会阴部引流。术毕用手指扩张肛门括约肌，并留置肛管减压。

（3）海绵体神经、血管的损伤

1）以下几个步骤易造成海绵体神经血管束的损伤：①分离前列腺与直肠时，术中沿输尿管近端向下分离，于狄氏筋膜前后层面的平面钝性将前列腺与直肠分开，出血少，可避免神经损伤；②分离和切断前列腺尖部时；③分离结扎后蒂时。对于后两种情况，在结扎后蒂时只结扎其血管分支，并靠近精囊侧方分次小捆分离、结扎，于前列腺尖部切断尿道。

2）盲目结扎尿道球动脉，可能会造成阴部内动脉损伤，导致术后血管性勃起功能障碍。

3）切除膜部尿道时，过多分离切除膜部尿道外侧及后外侧的组织，可能会损伤海绵体神经。

（4）闭孔神经损伤：在清除盆腔淋巴组织时，可能切断或结扎闭孔神经。当闭孔淋巴结受侵犯而与神经粘连时，可将该侧闭孔神经切除。一侧损伤尚无严重后果，双侧闭孔神经损伤可导致行走困难。术中应注意辨认和保护闭孔神经，如发现闭孔神经被切断，应进行一期修复。

7. 术后处理

一般术后3～4天肠蠕动开始恢复，肛门排气排便后开始进食。如果采用快速康复方案，术后6小时麻醉反应消失后，可以让患者进食少量流质，尽快下床活动，逐渐增量，如无肠道梗阻表现，3～5天过渡到普通饮食。术后注意保持引流管通畅，每天行新膀胱冲洗2～3次，避免肠道黏液堵塞尿管。如新膀胱尿道吻合口有张力或缝合不够理想，可于术后1～2天做导尿管牵引，但牵引力不能过大，一般用300～500 g重物即可。Foley导尿管及输尿管支架管在术后2周左右拔除。如有尿失禁，嘱患者行盆底肌锻炼，一般在1～2个月可恢复。术后1个月左右进行B超或IVU及新膀胱造影检查以了解双肾有无积液、有无输尿管反流等。

8. 并发症及防治

手术的并发症包括死亡和各种并发症。根治性膀胱切除术的死亡率为1%～2%。与此手术相关的并发症分为三大类：①与患者原有的或合并疾病相关的并发症；②切除膀胱及邻近结构导致的并发症；③根治性膀胱切除术后采用节段胃肠道行尿路重建或改道导致的并发症。当然，还包括腹腔镜相关并发症，在此不做讨论。

浸润性膀胱癌患者心肺并发症相对多见。围术期心搏骤停导致死亡并不多见，但术前有心脏病症状、体征或有心脏病史的患者应该进行全面术前检查。术后肺栓塞少见。术后早下床活动，围术期适时正确使用抗凝药物可减少致命并发症的发生。在膀胱切除术中可能会发生致命性出血，但是发生率很低。即使术前没有准备自体供血，现代血库的建立及血源性病原体的筛查也使多数患者得以安全输血。膀胱前列腺切除术中直肠损伤发生率小于1%。大血管损伤也很少见。尿道改道或重建可采用小肠或结肠，肠梗阻是潜在风险因素。4%～10%的患者出现术后肠梗阻，其中需要外科处理的不到10%。

在没有抗反流的输尿管肠道吻合方式中，吻合口狭窄很少见，但是在抗反流的吻合方式中，吻合口狭窄较常见。膀胱切除后依据不同重建术式，可发生不同程度的代谢紊乱、维生素缺乏、慢性尿路感染以及肾结石。

（五）女性腹腔镜根治性膀胱切除术

根治性膀胱切除术是治疗浸润性膀胱癌最有效的方法，自 1987 年实施女性新膀胱术首次获得成功后，女性浸润性膀胱癌患者行膀胱切除术是可行的，但女性浸润性膀胱癌患者做腹腔镜下膀胱根治性切除术效果如何目前仍然存在争议。腹腔镜膀胱前列腺全切除 - 原位新膀胱术已在男性浸润性膀胱癌的治疗中被证实安全可行，符合肿瘤根治原则，并充分显示其具有创伤小、康复快等优越性；在女性浸润性膀胱癌的治疗方面，现在随着腹腔镜技术的提高及设备的更新，腹腔镜膀胱根治性切除术日益成熟，越来越多的国内外专家已报道证实腹腔镜下女性膀胱根治性切除术的可行性及围术期治疗效果，不管在术后并发症、淋巴结清扫效果，还是在远期生存及预后方面都与开放手术相近，无明显劣势。相反，腹腔镜下膀胱根治性切除术不但手术切口小，术中出血少，患者术后疼痛减轻，恢复较快，而且能细致、精确地处理盆底深部重要结构，有利于避免血管神经的损伤，彻底清除淋巴组织，减少尿道括约肌损伤（Yuh et al., 2012），与开放手术相比，其优势非常明显，但要求施术者不仅熟悉解剖径路，操作熟练，而且要有较强的处理术中各种并发症的能力。

早期的观点认为女性浸润性膀胱癌需要做前盆腔脏器切除（包括阴道和尿道）。若浸润性肿瘤位于膀胱后壁，需要采用经典的扩大手术，并认为女性尿道不适合原位可控新膀胱。随着现代泌尿外科医生手术技术的探索与发展，女性浸润性膀胱癌的尿道和阴道保留手术方式已逐步能够实现并被大家逐渐接受。而且现在有研究发现女性浸润性膀胱癌患者肿瘤更多地表现为局部病灶，浸润并不广泛，因此可进行保留尿道和部分阴道的膀胱根治性切除。有对照研究显示女性患者若采用原位新膀胱术，可以有意识地排尿，同时能够保留患者的性功能，维持性生活，大大提高了患者的生存质量，而且有着较高的术后评价反馈。当然原位新膀胱术的运用会使手术范围扩大，加大术中的损伤，发生围术期并发症的可能会增加，但是随着施术者对解剖径路的熟悉，操作技术不断熟练，术中并发症问题得到较好地解决，越来越多的患者更倾向于选择原位新膀胱术。

选择原位新膀胱术意味着要保护女性尿道。不同于男性较长的尿道，女性尿道短且较直，对于保留尿道是否会增加肿瘤残余的风险，有多个研究结论显示如果尿道近端切缘冰冻病理为阴性且原发肿瘤不位于膀胱颈，保留部分尿道以进行下尿路重建不增加尿道肿瘤侵犯的风险。膀胱颈的肿瘤是尿道受侵犯的最危险因素，在女性浸润性膀胱癌患者中，膀胱颈受侵犯是尿道受侵犯的敏感性和特异性指标，对决定能否进行原位膀胱手术有重要影响。术中对远端尿道进行冰冻病理检查是决定女性患者能否进行原位新膀胱的较好方法。

女性新膀胱术的广泛应用还归功于对女性尿道括约肌及其神经支配有较深入的了解。女性患者控尿主要是通过位于尿道中外 1/3 段的横纹外括约肌来实现的，近端尿道被切除后患者仍能进行储尿，仍能随意地排空膀胱。女性尿道括约肌受盆丛和阴部神经的双重支配，尿道近端的平滑肌受盆丛的自主神经支配，而尿道远端外括约肌则受阴部神经的躯体神经支配，阴部神经分支均位于盆腔外。相比于开放手术，在腹腔镜下行膀胱根治性切除术，术中视野更宽阔，盆底各脏器结构均能清晰地显露。这有利于手术精细操作和盆底结构损伤的减少，更有助于患者术后获得良好的控尿功能，避免血管神经受损，从而减少尿道括约肌损伤，其手术效果大大提高。相比于开放手术局限的视野，腹腔镜手术开阔的视野及操作空间也为新膀胱术的开展带来了便利，也影响着根治性切除术的手术范围及标准的调整。

因此，2014 年中国泌尿外科诊治指南就建议，腹腔镜女性膀胱根治术的手术范围包括：膀胱及周围脂肪组织、输尿管远端，并行盆腔淋巴结清扫术；女性应包括子宫、部分阴道前壁、附件。如果肿瘤侵犯尿道、女性膀胱颈或术中冰冻病理发现切缘阳性，则需全尿道切除。对于选择原位新膀胱作为尿流改道方式的患者，尽可能保留支配尿道的自主神经可以改善术后尿控。没有被肿瘤侵犯的阴道前壁可予以保留。这些保留功能的术式在技术成熟的条件下可在器官局限性肿瘤患者中应用。当然，术中还应以保证肿瘤根治效果为前提。

总之，女性腹腔镜下膀胱根治性切除术是一种安全、可靠、创伤性小的手术方式，是治疗女性浸润性膀胱癌患者较理想的方法。与开放性手术相比，腹腔镜施行女性膀胱癌根治术具有以下优点：①术中视野宽阔，盆底各脏器结构均能清晰地显露，有利于精细的操作，盆底结构损伤减少对于术后良好控尿很重要，可大大减少神经、肌肉等结构的损伤；②术中每一切割分离的操作均在良好止血的前提下完成，术中失血少，且气腹的压力还能使创面小静脉渗血减少，减少了手术的术中出血量，减少了输血的可能，减少术中并发症；③术中仅在体外构建储尿囊时才暴露部分肠管于外界，手术对肠道干扰小，有助于术后肠道功能更快恢复，肠道相关并发症少。当然，这种手术目前还存在尿路重建难度大、手术时间较长、肿瘤疗效不高等问题。但我们相信，随着手术操作技术的不断提高，该术式将会进一步得到完善。

1．适应证

对于女性患者而言，腹腔镜根治性膀胱切除术的适应证与开放手术基本相同。前入路是经典手术的首选方式。腹腔镜根治性膀胱切除术的基本手术指征：① T2～T4a，N0～ N x，M0 浸润性膀胱癌；②高危非肌层浸润性膀胱癌 T1G3（高级别）肿瘤；③ BCG 治疗无效的 Tis；④反复发作的非肌层浸润性膀胱癌；⑤ TUR 和膀胱灌注治疗无法控制的广泛乳头状病变及膀胱非尿路上皮癌等；⑥女性尿道癌侵犯尿道后段及膀胱颈；⑦膀胱尿道腺癌、鳞癌。挽救性膀胱切除术的手术指征包括：非手术治疗无效、保留膀胱治疗后肿瘤复发。除外有严重并发症（心、肺、脑、肝、肾、内分泌等疾病）不能耐受手术者外，有以上手术指征，推荐腹腔镜根治性膀胱切除术。

在行腹腔镜女性膀胱根治性切除后，选择何种方式的尿流改道，应根据患者具体情况而定；如行新膀胱术，应满足以下条件：①尿道断端 2 cm 内无肿瘤，即女性膀胱三角区以下无肿瘤；②术前腹内压测定大于 60 cmH_2O，无膈肌裂孔疝、腹壁疝、腹壁肌肉松弛、盆底肌肉松弛等影响腹压的病变；③无前尿道的先天性狭窄，无陈旧性的尿路损伤疤痕，无其他病变导致的尿路梗阻等；④尿道括约肌功能良好，无萎缩、损伤及其他影响收缩的病变；⑤无明显肠道病变，无大范围肠切除史；⑥肾脏功能良好；⑦术中做冰冻病理切片检查，证实尿道远侧断端无肿瘤。

2．禁忌证

对于女性患者而言，腹腔镜根治性膀胱切除术的禁忌证与开放手术有所区别，虽然腹腔镜手术创伤小，术后恢复快，但其手术时间长，且对肌松要求高，有腹腔充气需要，与开放手术相比，禁忌证有所增加，主要有以下方面：

（1）有严重的梗阻性肺心病和（或）心肺

功能不全者，由于其不能有效地排出腹膜吸收的CO_2。容易形成碳酸集聚，造成高碳酸血症，影响代谢，应慎重选择。

（2）伴有严重出血性疾病、腹膜炎或内脏炎性病变急性期为手术禁忌证；

（3）腹部有广泛粘连和多发性、包裹性积液、中等量以上腹水的患者最好不要行经腹途径手术。

（4）并发急性尿路感染者，应先抗感染治疗，待感染控制后再择期行手术。

3. 术前准备

术前实验室检查除了要进行三大常规、凝血常规、肝肾功能检查外，还需行静脉肾盂造影及尿动力学检查。影像学检查常规包括胸部X线片、心电图、腹部和盆腔的CT或MRI检查，还有最重要也是必需的膀胱镜检查，以了解有无肿瘤向尿道侵犯，肿瘤是否位于三角区以下，这对手术的范围以及尿路改道方式有着重要的指导意义。如果患者碱性磷酸酶正常，肿瘤较小，无骨转移症状时，骨扫描为非常规检查，若非以上情况，建议常规行骨扫描检查，有条件者可行PET-CT检查了解有无其他全身转移灶。

4. 患者的评估准备

所有患者术前都应该由医生行详尽的医学评估和并发症的评估，评估麻醉的风险。详细了解现病史、既往史、个人史也有助于术前评估。体格检查包括详细的双合诊检查，用于帮助判断肿瘤的大小及其位置范围，尤其在影像学资料提示骨盆壁和阴道可能受侵犯的情况下。

膀胱癌多见于老年人群，超过65岁患者的内科评估尤为重要。影响手术的一些内科问题需要进行仔细地评价，以减少术前并发疾病，完成对患者术前风险的评估，并对患者进行相对应的充足术前准备，使之能够耐受本手术。

（1）一般准备：术前应停用一切影响手术的药物，特别是阿司匹林等抗凝药，建议2周以上；既往有吸烟史的患者应建议术前停止吸烟2周以上；向患者解释术后饮食、体位、导尿、各种引流以及可能出现的疼痛等其他不适，必要时予心理辅导，消除恐惧心理。

（2）改善全身状况：纠正贫血，补充血容量，维持水、电解质及酸碱平衡，改善营养状况和低蛋白血症，维持重要器官功能。

（3）术者应该提前进入手术室，检查影像学资料，再次确认肿瘤具体位置、患者体位的选择以及trocar位置的选择等。

（4）术前若患者出现体温升高、呼吸道感染、手术区皮疹、月经来潮及手术切口周围感染，应先处理感染，再择期手术。

（5）特殊情况下的术前准备

1）心脏疾病：伴有心脏疾病的患者不能耐受手术，需与内科、麻醉科共同研究，做好术前准备。准备要点：①纠正水、电解质紊乱，特别是低钠低钾血症，术中易发生心率失常及休克，术前应以纠正。②纠正贫血。③控制心律失常。④对心肌梗死患者，手术应推迟至6个月后。⑤高危患者需在术前常规行心肌酶测定、超声心动图等检查，必要时应用洋地黄药物。

2）肝疾病：肝功能损害常降低手术耐受力，增加手术风险。准备要点：①行各种检查来评估肝功能损害程度。②给予高糖、高蛋白饮食，以改善全身状况，增加肝糖原储备，必要时输入浓缩白蛋白以提高血浆蛋白量。③少量多次输入新鲜血浆及纠正贫血及增加凝血因子。④补充B族维生素及维生素C、K。⑤给予护肝药物改善肝功能，减轻黄疸。

3）肾疾病：肾功能损害影响手术耐受力，增加手术风险。准备要点：①术前检查各项肾功能，以了解肾功能损害程度。②及时纠正水、电解质酸碱平衡紊乱，补充血容量。③避免使用肾功能损害的药物。④避免使用能降低肾血流灌注的升压药物。慢性肾衰竭引起水、电解质紊乱及酸中毒者，术前应透析治疗，纠正高钾、低钠以及酸中毒情况，注意透析时使用无肝素透析，以免术中出现严重的出血。

4）糖尿病：糖尿病患者手术耐受力差，未控制之前，显著增加手术危险性。准备要点：①术前详细询问病史并进行体格检查及相关实验室检查，确定糖尿病程度。②饮食疗法控制血糖正常水平，尿糖在 + ~ ++。必要时口服降糖药或注射胰岛素。③纠正水、电解质平衡失调。④术日晨起空腹血糖测定：禁食，静脉滴注 5% ~ 10% 葡萄糖注射液 1000 ml，以防止因饥饿所致酮中毒。

5. 术前护理准备

（1）术前 3 天 200 ppm 碘伏溶液冲洗阴道，每天 1 ~ 2 次。

（2）肠道准备：术前 2 ~ 3 天做肠道准备，从低渣半流到全流，口服肠道抗生素，如新霉素、链霉素等，补充维生素 K，手术前晚及术日早晨清洁灌肠。

（3）术前留置导尿管，术前 1h 静脉给予抗生素。

6. 麻醉

采用气管插管全身麻醉。

7. 器械准备

12 mm 套管 3 个，5 mm 套管 2 个，弯钳 3 把，无创抓钳 2 把，连发止血夹 1 把，冲洗吸引器 1 个，电凝钩 1 把，持针器 1 把，剪刀 1 把，超声刀 1 套，智能“结扎速”血管闭合系统（LigaSure Vessel Sealing System）1 套，取出标本需用标本袋 1 个。

8. 手术步骤

（1）体位及套管穿刺位置：患者仰卧位，臀部垫高 10 cm，呈稍反弓张状，屈膝并外展髋关节，于大腿部及肩部固定，头部降低 15°。套管穿刺位置同男性膀胱全切术。采用五点穿刺法：第一穿刺点位于脐上边缘，穿刺法或切开法进入腹腔，插入直径 12 mm 套管，充入 CO_2，放置 30° 腹腔镜，在腹腔镜监视下穿入其他 4 个套管。第二、三穿刺点分别在左右腹直肌旁、脐下 2 ~ 3 cm 处，插入 12 mm 套管；第四、五穿刺点在左右髂前上棘上内 2 ~ 3 cm 处。穿入 5 mm 套管。手术者经左侧第二、四套管操作。第一助手经第三、五套管操作，第二助手扶镜。

（2）游离输尿管：插入腹腔镜后先探查腹腔，检查腹腔内脏器有无损伤，肿瘤有无腹腔内转移。将视野转向右侧骨盆入口处，将回肠及乙状结肠向左上方牵开后可见搏动的右侧髂外动脉，辨认清楚输尿管的走行后，在髂总动脉分叉处提起覆盖在输尿管表面的腹膜，用剪刀剪开腹膜，然后用无创伤抓钳将输尿管提起，向下分离至膀胱壁外，注意保留输尿管血供，暂不切断输尿管以减少尿路梗阻时间。左侧输尿管常常被乙状结肠覆盖，需游离乙状结肠外侧的粘连，将其推向内侧显露乙状结肠系膜根部才能找到，用与右侧相同的方法游离至膀胱壁外。一般应在完成右侧盆腔淋巴结清扫后，再将视野转向左侧，游离左侧输尿管并同时行左侧淋巴结清扫。

（3）双侧盆腔淋巴结清扫：沿右髂血管表面剪开腹膜及髂血管鞘，远端至血管穿出腹壁处，近端至左右髂总动脉分叉位置。自远端至近端清除髂外动脉前面及上后方的淋巴组织，同时在髂外动脉的内下方找到髂外静脉。沿着髂外静脉内下缘小心游离找到骨盆内侧壁，用吸引器钝性分离找到闭孔神经及闭孔动脉、静脉。用 LigaSure 切断闭孔动脉和闭孔静脉，注意保护闭孔神经，沿着髂内动脉向下游离，沿髂内动脉找到膀胱上动脉，用 LigaSure 或钛夹钳夹后切断，可以充分显露盆侧间隙，用超声刀分离髂内、外血管分叉处及闭孔神经周围淋巴脂肪组织。继续沿右髂总动脉向上游离至左右髂总动脉分叉处，清除右髂总血管周围及分叉下方的淋巴组织。用同样的方法行左侧盆腔淋巴结清扫。清扫范围同男性。

（4）游离输卵管、卵巢、子宫：用抓钳提起子宫角，在输卵管伞及卵巢外侧切开卵巢韧带。如需保留卵巢，则在卵巢的内侧游离阔韧带，并保留卵巢的血供。沿盆壁向下游离子宫阔韧带及子宫圆韧带，注意显露卵巢血管，用双极电凝或超声刀凝固后切断。继续向下离断骨盆漏斗韧带。游离左侧时如乙状结肠与腹壁有粘连应先做松解。在子宫颈两侧游离子宫动脉，可见该动脉横跨输尿管前方，凝固后切断。

用抓钳将两侧的阔韧带、输卵管和卵巢一起拉向前上方，显露子宫后方空间。于阔韧带基底部切开腹膜，切口横过子宫直肠陷凹底部腹膜反折，游离直肠前壁与子宫颈后面。将子宫拉向对侧，在靠近盆壁部位由电凝或超声刀切断主韧带（将子宫移向前方以暴露骶韧带，凝固后切断，此时子宫基本与盆壁完全分离。辨认子宫颈位置，用电凝钩切开阴道后穹。阴道内塞入一块湿纱布以协助识别阴道、避免 CO_2 流失，维持气腹。环绕子宫颈横断阴道。

（5）游离膀胱前壁：与男性膀胱全切术相同，将腹腔镜视野移至前腹壁，可见脐正中韧带及其两 侧的旁正中韧带，经导尿管注入生理盐水可帮助判断膀胱轮廓及其前方的腹膜反折。切断脐正中韧带、旁正中韧带及腹膜反折，与两侧已切开的腹膜汇合。向下钝性分离膀胱前间隙，显露盆筋膜反折。

（6）游离膀胱侧血管蒂：将输尿管下段提起，在膀胱壁外位置上止血夹后切断或用 LigaSure 电凝后切断。将膀胱拉向对侧，显露膀胱侧血管蒂，用超声刀或 LigaSure 分离至膀胱颈部两侧。

（7）离断膀胱颈：牵拉气囊导尿管、判断膀胱颈位置，用超声刀切开膀胱颈前壁，将导尿管拉出，用抓钳钳夹后剪断，利用气囊牵引显露膀胱颈后壁，用电凝钩或超声刀切断。继续向上游离膀胱后壁，将膀胱、子宫及附件一并切除。如肿瘤位于膀胱三角区，应将阴道前壁同时切除。

如肿瘤浸润尿道应提起膀胱颈、继续向下游离尿道，再尽可能低位切断尿道。

（8）缝合阴道断端：用 3-0 Dexon 线缝合阴道开口。需保存性功能的患者，宜尽可能缩小阴道壁切除范围，必要时将部分阴道前壁从膀胱后壁分离，用 3-0 Dexon 线将阴道壁纵行缝合。肿瘤浸润膀胱三角区或尿道，需广泛切除阴道前壁者，将阴道后壁向前反折，与阴道口前缘缝合，并将两侧壁靠拢缝合，形成短腔阴道。

（9）取出膀胱与子宫：将标本从盆底分离，创面彻底止血，经尿道重新插入 20 Fr Foley 导尿管，气囊注水 20 ml，用纱布压迫创面，牵拉 Foley 导尿管，以减少创面渗血。在腹部脐下做一 5 cm 切口，将标本取出或将标本在缝合阴道切开前从阴道取出。用生理盐水冲洗创面。

（10）行膀胱重建手术：如能保留尿道，可行原位回肠新膀胱术，手术方法如下（同男性）：

1）形成贮尿囊：在下腹正中线上做 5～6 cm 切口，取出标本。将左右输尿管下段从切口引出，插入 8 Fr 硅胶管引流尿液。将回肠拉至切口外，在距回盲肠交界 15 cm 的近侧，隔离 40 cm 回肠段，纵行剖开后“M”形折叠，用 3-0 Dexon 线做连续内翻缝合，形成储尿囊。

2）输尿管再植：在储尿囊后顶部两侧各戳一小口，将输尿管末段 1 cm 纵行切开，外翻缝合形成半乳头，将乳头插入储尿囊内，用 4-0 Dexon 线缝合 5～6 针固定输尿管外膜肌层及储尿囊开口全层。输尿管支架引流由储尿囊前壁穿出。

3）储尿囊 - 尿道吻合：于储尿囊底部切开约 0.8 cm 的小孔，将可吸收的尿道吻合线缝合固定于吻合口右侧 3 点处，将储尿囊放入腹腔，缝合腹壁切口，再次气腹，腹腔镜下用连续吻合法行储尿囊尿道吻合，从 3 点开始，顺时针方向，先吻合后壁，将导尿管插入储尿囊再缝合前壁。检查无渗漏后放置盆腔引流。

以上介绍的是经典的腹腔镜女性膀胱根治性切除术（切除包括子宫、卵巢、输卵管、阴道），但是传统经典手术操作难度大，切除范围广泛，包括了大部分生殖器官，创伤大，术后恢复慢，术后并发症较多，患者生活质量差。有研究认为女性膀胱癌患者如果肿瘤组织没有侵犯周围组织子宫、附件，那么手术中内生殖器官不应该切除，如果内生殖器受到浸润则需要手术切除内生殖器。另外认为膀胱全切术如果保留了正常的内生殖器，患者有可能保留正常的性功能，从而提高患者的生活质量。因此有必要在下面介绍全部或者部分保留子宫、输卵管及卵巢的膀胱切除术。

保留子宫、输卵管及卵巢的膀胱切除术：对于经选择的、有性能力、较年轻，且肿瘤体积小、局限于膀胱而未侵犯膀胱周围的女性患者，可采用保留子宫、输卵管、卵巢及阴道的保留神经的腹腔镜膀胱根治性切除术。而对于女性患者施行保留内生殖器的膀胱全切原位回肠新膀胱尿流改道术的手术适应证为：①患者年龄＜70 岁；②肿瘤距膀胱颈≥ 2 cm；③术前严格影像学评估，肿瘤未侵犯子宫、附件及阴道且无其他病变；④尿道切缘病理活检阴性；⑤三角区及膀胱颈经膀胱镜活检阴性；⑥尿道无狭窄、无尿失禁；⑦无肠道病变，全身情况良好。

保留内生殖器组的改进手术步骤：①腹腔镜下找到输尿管，在髂血管分叉处剪开腹膜，将输尿管向下游离至膀胱壁外；将骨盆漏斗韧带游离后不切断，以保留卵巢血供，将子宫阔韧带游离后推向内侧。②行标准盆腔淋巴结清扫。③沿膀胱子宫陷凹剪开腹膜，沿子宫体、子宫颈前面向下游离至阴道前壁。④切开膀胱与前腹壁的腹膜反折，游离膀胱前间隙。⑤用"结扎速"在膀胱壁外切断输尿管，继续向下离断膀胱侧血管蒂至膀胱颈两侧。⑥在膀胱颈下方 0.5 cm 处切开尿道前壁，在尿道口外结扎导尿管后剪断，保持气囊充盈状态，然后将导尿管断端从尿道前壁切口拉出，切断尿道后壁。⑦牵拉导尿管，将膀胱颈向上翻起，分离膀胱后壁，不切开阴道，在子宫阴道前面将膀胱切除。

单独保留卵巢的膀胱子宫附件切除术：剪开腹膜游离输尿管，游离卵巢及骨盆漏斗韧带，将卵巢暂时放置在髂窝上，避免损伤。然后进行盆腔淋巴结及膀胱全切除，余方法同经典的腹腔镜女性膀胱根治性切除术。

保留生殖器官的膀胱根治性切除手术的关键还在于：充分游离膀胱前间隙，注意保护尿道耻骨韧带，不分离卵巢、输卵管。紧贴膀胱颈分离，于膀胱颈水平离断尿道，尿道远端不做分离；尽量保持阴道前壁的完整性，保护盆底和尿道周围支持结构；阴道侧壁的周围组织也尽量不做游离，以保留自主神经。这样也能更好地保护控尿机制。

近来的研究表明，女性控制排尿主要有两种机制：①膀胱颈及尿道近段受盆神经丛支配，盆神经丛靠近膀胱颈和阴道侧壁，易在根治性膀胱切除时被切断。这种神经因素的控尿机制对女性患者较为重要，但不是必需的。②女性尿道中下 1/3 有自主神经支配的平滑肌和阴部神经支配的横纹肌组织构成的所谓尿道横纹括约肌复合体，是女性重要的控尿机制。纹状横纹括约肌由两部分组成：横纹括约肌和尿道阴道括约肌、尿道压迫肌，后二者合称尿道远端括约肌。横纹括约肌为独立的形态学单位，与盆底其他肌肉不相连，在女性分布于尿道全长，在中 1/3 最厚并环绕全尿道，在尿道远、近端腹侧则缺如，在横截面上呈“Ψ”形状，而不是圆形。其肌纤维由慢反应纤维和快反应纤维共同组成，尿道不同部位其比例不同；前者保持尿道收缩张力，后者则可产生尿道关闭压。在尿道中 1/3 可见平滑肌纤维与纹状肌纤维交错移行，远侧则主要是纹状括约肌。

基于上述解剖学基础，可见腹腔镜女性膀胱癌根治术中保护控尿机制的关键在于：①完整保留尿道外括约肌，保护尿道横纹括约肌复合体。推荐女性尿道切缘的位置应位于膀胱颈的远端邻近耻骨尿道韧带的部位；Hautmann 等（2012）认为女性新膀胱术中切除近端 1 cm 的尿道或整个尿道长度的 1/5，既可以保留足够的尿道外括约肌，又不至于术后发生控尿过度。②保护盆丛及阴部神经。

完整保留尿道外括约肌：关键是分离膀胱颈时紧贴膀胱壁，横断尿道时尽量靠近膀胱颈，切断后紧贴膀胱分离膀胱与阴道前壁，尽量保留阴道两侧的组织，对阴道前壁的出血点尽可能采用压迫止血，避免电灼和大块结扎。对于不保留自主神经者，由于尿道横纹括约肌复合体位于尿道的中 1/3 及以下尿道，所支配的神经位于盆底的阴部神经，因此二者手术时均不易损伤，能够完整保留。需要注意的是应保护耻骨尿道韧带以及自阴道前壁发出包绕并支持尿道的结缔组织，一方面有助于术后控尿，另一方面可保护尿道横纹括约肌复合体以免手术时受损。尿道横纹括约肌复合体的完整保留，是女性原位尿流改道术后控尿所必需。

还应注意以下方面：①将带血管蒂的大网膜移至新膀胱与阴道之间，这样既可以增加新膀胱尿道的角度，又可以减少新膀胱术后尿道阴道瘘的发生率；②将邻近膀胱尿道吻合口部位的新膀胱壁缝合到邻近的盆底组织上；③在不违背肿瘤切除的原则下，尽可能保留阴道，亦可增加对新膀胱的支持；④保留耻骨尿道韧带。

保护盆丛及阴部神经：保护神经的膀胱全切术可采取顺行与逆行相结合的切除方法。手术步骤如下：分离膀胱脐韧带、卵巢和输卵管，更年期前女性保留一侧或双侧卵巢，游离并于近膀胱处切断双侧输尿管，双侧输尿管残端取材送冰冻病理检查。将膀胱牵向内侧，显露膀胱外侧及膀胱血管蒂，向前游离膀胱至膀胱阴道交界处，由于自主神经于阴道侧壁发出纤维支配膀胱颈及后尿道平滑肌，因此游离时在阴道和膀胱尿道之间紧贴膀胱进行，尽量保留阴道前壁两侧组织。切断并结扎膀胱外侧和背侧的血管神经束，保留耻骨尿道韧带。钳夹膀胱颈，剪断尿道。紧贴膀胱逆行钝、锐性分离膀胱与阴道层面，至子宫颈阴道交界和主韧带处，切断结扎主韧带。于阴道穹部横断，缝合阴道断端。取出标本连同尿道残端送冰冻病理检查。术前常规置气囊导尿管以帮助辨认膀胱颈和尿道、阴道之间的正确层面，锐性与钝性分离相结合，至膀胱尿道连接部远端不超过 1 cm 处为止。在此横断尿道，横断时剪刀与尿道垂直，保留的尿道尽可能不要钳夹、挤压，保护神经的同时也可以保护尿道横纹括约肌复合体。

女性膀胱癌患者行腹腔镜下根治性膀胱切除术时，可以根据患者年龄、性功能及肿瘤位置、范围不同，采用膀胱根治性切除加子宫、卵巢切除，膀胱根治性切除加子宫切除和单纯膀胱根治性切除3种不同术式。在保证肿瘤根治效果的基础上，为部分女性患者保留了性功能及生育能力，大大提高了术后生活质量。当然，保留生殖器官的根治性切除术除了应考虑术后排尿功能和生活质量等方面外，其他潜在好处、不利方面和长远影响也必须纳入到考虑范围。在根治性膀胱切除术中保护神经系统以及生殖器官对原位膀胱替代后的一系列功能恢复很重要。但是为进一步证明妇科器官保留的重要性，仍需要长期的临床数据和长期随访以及进一步前瞻性随机对照研究。

9. 术后处理

保护术后引流管道及输尿管支架，密切观察引流量及性质；安排合适体位；定时测量体温、血压、脉搏等生命体征；监测血生化及电解质；记出入量；吸氧、心电监护等；一般术后3～4天肠道功能恢复，待肠道蠕动恢复，肛门排气排便后开始进食。禁食期间静脉补充水分及营养。补液量＝生理需要量＋已丧失量＋额外丢失量。慢性肾功能不全者，需注意维持尿量的平衡和水、电解质平衡，防止酸中毒及尿毒症。对于术后患者，原则上建议早期下床活动，预防下肢静脉栓塞和肺部感染等术后一般并发症的发生。对于不能离床活动的患者，活动应由轻到重，由少到多。除先在床上活动四肢外，还应鼓励和协助患者定时翻身和咳嗽。

注意密切观察伤口渗血、渗液情况，及时发现脂肪液化或者伤口感染并积极处理，保持伤口敷料干洁，及时更换纱布，拟一周左右拆线。本手术较大，尽管为腹腔镜微创手术，一般还是建议留置镇痛泵，若仍有伤口疼痛，可酌情使用止痛药；若为肠道代新膀胱者，注意肠瘘、肠梗阻引起的腹痛可能。本手术建议术后3～5天常规应用抗生素。引流注意保持引流管通畅，定期行新膀胱冲洗，避免黏液堵塞，如新膀胱尿道吻合口有张力或缝合不够理想，可于术后1～2天做导尿管牵引，但牵引力不宜过大，一般用250 g～500 g重物即可。Foley导尿管及输尿管支架管在术后2周左右拔除。如有尿失禁，嘱患者行盆底肌锻炼。一般在1～2个月可恢复。术后1个月左右行B超或IVU及新膀胱造影检查了解双肾有无积液，有无输尿管反流及新膀胱尿瘘等。

10. 术中注意事项

（1）套管位置选择应根据患者高矮适当调整。体型矮小者，第一个套管应定脐部以上，其他套管也应相对上移，以免操作通道靠得太近而影响操作。体型高大者则应在脐下置入第一个套管，其他套管要适当下移，避免因位置太高使器械不能到达膀胱尿道部。

（2）手术者与第一助手各使用一侧的操作通道，可使术者及助手都在舒适的体位下操作，还可坐在凳子上手术，方便手脚的配合，增加操作的精确性及稳定性。

（3）尽可能保持阴道前壁的完整性，保护盆底和尿道周围支持结构；阴道侧壁的周围组织也尽量不做游离，以保留自主神经。剪开狄氏筋膜时注意避免损伤后方的直肠。

（4）分离膀胱前间隙时，应认真辨认前腹壁与膀胱交界处的腹膜反折位置，如不能确定可充盈膀胱帮助定位。

（5）术前留置导尿管以帮助辨认膀胱颈，避免反复电凝止血及视野不清晰时大块缝合结扎，不要在膀胱颈以下水平游离，尿道残端不可用力挤压及钳夹，以避免损伤尿道横纹括约肌复合体。

（6）在膀胱颈平面小心离断尿道，尿道远端不做分离，尿道切断位置应尽量靠近膀胱尿道连接部远端不超过1 cm处为止，断端尽可能整齐。

11. 术中并发症及处理

腹腔镜女性膀胱根治性切除术与开放手术相比，手术创伤小，但是也有腹腔镜特有的术中并发症，在此特别列出说明。

12. 与手术入路相关的并发症

本腹腔镜手术是通过穿入腹壁的套管来完成的，采用五点穿刺法。置入第一根套管时最容易引起并发症，主要是由于盲穿气腹针及第一套管引起。其中血管损伤发生最常见，常见损伤血管有腹壁下血管、腹壁浅血管及旋髂浅血管等。肠道损伤也时有发生，若患者有腹部手术史，则其大网膜或脏器与腹壁可能存在粘连，穿刺损伤的可能性就更大。另外，经腹入路手术时，穿刺太浅可能形成腹膜前气肿，穿刺太深则可能形成腹膜后气肿。

（1）预防措施

1）术前充分了解患者的病史，有腹部正中切口手术史者，有25%在脐部有明显粘连，而左上腹部少有粘连。可选择该部位为第一点穿刺。

2）体型肥胖者穿刺较困难，往往容易把气腹针穿至腹膜外间隙，消瘦者腹壁距离血管更近，容易发生腹腔内大血管损伤。

3）术前应做肠道准备，预留胃管、导尿管，可减少空腔脏器的损伤。

4）第一套管穿刺时，先切开皮肤及腱膜，皮肤切口应稍微大于穿刺套管的周径，腹压在15 mmHg以上。术者和助手提起两侧腹壁，穿刺时要缓力推进，注意体会突破感，一般有两次突破感及弹响声。

5）套管穿入后马上进镜观察，了解有无腹腔脏器损伤。

6）对腹腔内有粘连者，可用切开法置入第一套管，逐层切开腹壁进入腹腔，直接将套管置入腹腔或腹膜后腔。切开法可减少穿刺并发症。

7）术后应仔细检查，及时发现可能的血管或脏器损伤，这些并发症可能会带来严重后果。降低腹内压至5 mmHg后观察，有助于发现静脉出血。

（2）处理

1）腹壁血管损伤，一般出血量较小，并能自行停止，如出血量较大，可利用套管本身向一侧倾斜对腹壁出血处进行压迫，多能止血；对表浅的出血，可用大三角针缝扎止血，对深部的出血可在腹腔镜监视下电凝止血，或用直针从腹壁穿入腹腔，再从腹腔内跨过出血部位穿出，然后在腹壁外结扎止血。如手术结束，拔除套管针后出血仍未停止，可从穿刺通道置入一条Foley尿管至腹腔，充胀气囊，向外牵拉尿管，可起到压迫止血的作用。

2）气腹针引起的肠管损伤，一般可不做修补，套管引起的较大的伤口，可在腹腔镜下修补。

（3）腹腔内大血管损伤，出血严重时，应压迫出血部位，立即中转开放手术止血。

13. 与气腹相关并发症

（1）皮下气肿：皮下气肿多发于手术时间长、气腹压过高手术，因为腹腔镜女性膀胱根治性切除术操作较为复杂，手术时间偏长，因此也需注意。

预防措施：①保持足够肌松，防止腹压过高；②提高手术技巧，缩短手术时间；处理：心肺功能正常，轻度的皮下气肿，多不需处理。严重的皮下气肿，患者表现为心动过速、高血压及高碳酸血症，应停止气腹，取出工作套管，用手挤压腹壁使气体由穿刺孔排出。同时，使用呼吸机加压给氧、过度换气、监测氧分压及二氧化碳分压，必要时中转手术。

（2）CO_2积蓄（高碳酸血症和酸中毒）：

因气腹压力过高、时间过久使横膈抬高，肺底部受压，活动受限，肺顺应性降低，造成换气不良而发生高碳酸血症并代谢性酸中毒。

处理：应立即停止手术，放气降压，并立即过度换气和静脉滴注 $NaHCO_3$。另外，全身麻醉下气腹压力过大可使中心静脉压轻度升高，急性心肺功能障碍。

（3）气胸：气腹后气胸是少见而严重的并发症，有因此而致死的报道。处理：①如果手术中发现气胸，若肺压缩较少，患者的血流动力学无明显改变，而手术时间又较短的情况下可继续手术。②如果气胸发生于手术开始或在手术的中途，症状、体征明显，应解除气腹，行患侧胸腔穿刺抽气或行胸腔闭式引流。③如果术中发现气胸，解除气腹后，胸腔内的二氧化碳很快吸收，可严密观察，不做胸腔闭式引流。④如果肺压缩明显或为张力性气胸，应马上解除气腹，行胸腔闭式引流。

（4）心律失常：心律失常多发生于充气开始时，与充气过快有关。预防的方法是先以低流量充气，待机体适应后再逐渐加大充气量，尤其对于老龄、心肺功能差者。心律失常发生后只要解除气腹即可使症状得到改善。

（5）胃内容物反流：腹腔镜手术时常采用头低脚高位，而且腹压增高，可引起胃内压上升。麻醉状态下，贲门括约肌调整能力下降，如果患者代偿能力减退或术前未严格禁食等，会增加胃内容物反流的几率。术前应留置胃管，如果术中发生反流，应立即将患者改置平卧位，头偏向一侧，吸出反流物。

（6）下肢深静脉淤血和血栓形成

1）原因：腹腔镜手术时建立的气腹使腹内压超过下肢静脉血回流的压力，从而导致静脉血流动力学发生改变，其特点是下肢静脉扩张、血流减慢、血管内压力增高。静脉淤滞使血流缓慢，血液黏度增高，凝固性增加，成为静脉血栓形成的危险因素。静脉内压力增高使血管内皮发生微撕裂（microtears），胶原纤维暴露，从而诱发凝血过程。

2）预防与处理：①物理方法：腹部手术中应用下肢加压装置预防术后血栓形成是一个有效的措施。这种装置可周期性压迫患者的小腿和股部，促进下肢静脉的排空，防止静脉扩张；同时还能激活纤溶酶原系统。②药物方法：常规使用肝素可以减少静脉血栓的发生。

14．与操作有关的并发症

（1）腹腔脏器损伤：腹腔镜手术在影像放大下进行，而且操作精细，相对损伤较少，多为拉钩、电凝等误伤所致，大多为腹腔内空腔脏器损伤，少数为实质性脏器损伤。虽然发生率不高，但因为术者不重视及术中不易被发现，而往往导致严重后果。在腹腔镜女性膀胱根治性手术中，常见的损伤器官一般是毗邻器官：结直肠、小肠、阴道、输尿管等。

1）原因：①气腹针和工作套管穿刺不当的损伤。②术中拉钩用力过度或时间过长或牵引钳牵拉不当，用力牵引导致组织的撕脱伤或惯性力致其他组织的戳伤。③带电器械误触拉钩或直接误触组织时电灼伤。电凝器使用不当或用力过度接触腹内金属器物，如已夹闭的钛夹或操作杆。④电极绝缘失败后的误伤。⑤高频电刀在密闭腔体内的“趋肤效应”致组织的延迟性坏死及破裂。⑥尖锐器械未在腹腔镜的监视下盲目进入腹腔达到手术野。

2）预防与处理：①严格训练，熟练掌握电分离器的使用。同时术前注意常规检查器械。②器械放入腹腔应在直视下操作。③从思想上重视腹腔镜手术的风险，每一步操作都认真仔细，每一个手术步骤都要在清晰的直视下进行操作，以减少侥幸盲目操作所致的其他损伤。④手术结束后，应常规仔细检查手术野以及可能损伤的部位，尽早发现内脏损伤并及时处理。对手术创面大、时间长或疑有内脏损伤的患者，还要在手术结束前放置腹腔引流管，以便术后观察。⑤充分做好术前准备，术前清洁肠道，减少损伤机会。术毕，在腹腔镜直视下逐一拔除工作套管，发现穿刺孔有出血的，可电凝止血。⑥实质脏器或腹壁等损伤，如果损伤范围小、出血少，应尽可能在腹腔镜下电凝止血；对非视野内的不明出血，应及时找到出血点并进行相应处理。如果术中出现不明原因的休克，应立即停止手术，寻找出血源，必要时开腹探查。⑦空腔脏器损伤，主要是结直肠、小肠、阴道等，在根治切除过程中，一旦发现，及时用缝线行修补术，保证脏器完整。

（2）血管损伤：腹腔镜女性膀胱根治切除范围大，特别在淋巴清扫时，血管损伤较为常见。主要是由于使用器械不当或对组织辨认不清等技术性因素引起腹腔内较大血管被刺破、撕裂、灼伤或误切等损伤。这种损伤是术中即刻开腹和术后再次开腹止血的重要原因。其发生率并无准确统计，差别很大，平均在0.1%左右。常见的损伤血管有腹主动脉，下腔静脉，髂动、静脉，闭孔动、静脉，肠系膜和网膜血管，子宫及卵巢供支血管。

1）原因：①局部粘连、手术解剖不清。②血管变异。③手术技术不熟练或粗暴操作，撕裂血管。④对血管辨认不清，误伤血管。

2）预防：①加强腹腔镜手术基本功训练，熟悉镜下解剖尤其是血管解剖知识。②术中要保持手术野清晰，仔细分离、解剖各组织，避免损伤血管。发现出血，要及时、彻底止血；对电凝等产生的烟雾，也要及时吸出，避免影响手术视野的清晰度。

3）处理：①损伤较轻或手术临结束时可经腹腔镜进行修补。发现血管损伤时，要沉着、冷静，可用吸引器边吸边寻找出血点，找准后再处理。必要时还可先经工作套管放入一根纱条压迫出血点，待思考后再开始处理。处理时可先吸净手术野的出血，然后反复冲洗吸引直至手术野清晰，便于操作为止。②对于腹膜后大血管损伤，出血量大、速度快，由于手术野不清，盲目进行镜下止血不仅效果差，而且往往还会导致更严重的损伤。应当机立断，及时转为开放手术。

15. 术后并发症及处理

（1）肠道并发症：由于术中隔离肠管后，重新进行肠吻合，可能发生肠瘘、吻合口狭窄、粘连性肠梗阻等并发症，同时应注意回肠穿过输尿管与新膀胱之间的间隙所引起的内疝。如发生肠瘘应引流盆腔及腹腔，3～4周不能自行愈合者，应再次手术修补。不完全性肠梗阻可先行胃肠减压的保守性治疗，如不能缓解则需手术松解。内疝可同时引起肠梗阻及输尿管梗阻，应及时进行再次手术复位。

（2）新膀胱并发症：新膀胱可发生尿瘘、尿失禁、排尿困难、尿潴留等并发症。术后早期如发生新膀胱渗漏，盆腔引流液多，可牵引气囊导尿管，保证通畅引流新膀胱，多可自行愈合。拔除导尿管后应严密观察患者排尿情况，如有尿失禁应指导患者进行盆底肌训练，即反复收缩及松弛包括括约肌在内的盆底肌，达到增强外括约肌收缩力，紧闭尿道的目的。经数月的训练多数患者能恢复控尿。如术后发生排尿困难，残余尿量逐渐增多应进行膀胱尿道造影及膀胱尿道镜检查，如发现有膀胱尿道吻合口疤痕狭窄，可行内切开术，如因腹肌无力引起的残余尿增多，可采用定期自我导尿。

（3）输尿管并发症：输尿管新膀胱吻合可能发生梗阻、尿瘘及反流等并发症，如支架引流管过早脱落后继发梗阻，可行经皮肾穿刺重新置入引流管。轻度膀胱输尿管反流不需特殊处理，如因反流导致反复尿路感染，肾盂输尿管扩张积液，应再次行抗反流输尿管吻合。

（4）术后继发出血：术后因剧烈咳嗽、逆嗝等可导致钛夹脱落或组织渗血。若出血量少，生命体征稳定，可保守治疗。若短期内有大量鲜血自引流管引出，且出现休克征象时，则应及时开放手术，探查止血。

（5）切口感染：戳孔感染后应及时充分引流，并拆除原缝线，给予抗生素。

（6）戳孔疝

1）原因：肥胖患者切口难以缝合；戳孔处腹壁薄弱；腹压升高；缝合不良。

2）预防：10 mm 工作套管置入处缝合深筋膜，或全层缝合。

3）处理：发现后应及时还纳，3 天内发现者可拆除缝线再缝合腹壁深筋膜。

（7）腹腔内感染：

1）原因：手术中未及时发现肠损伤；手术中的污染物未冲洗干净；出血淤积导致感染；

2）处理：除严重的感染需要手术探查外，多可保守治疗。

（8）淋巴囊肿：因为本手术需行淋巴结清扫，且范围较大，会较广泛地损伤淋巴系统，造成淋巴回流障碍而导致淋巴囊肿。小的囊肿可观察治疗，大的囊肿可经腹腔镜或开腹行切除手术。

以上各种并发症都是可以预防的，为了减少并发症的发生，对于开展腹腔镜外科的医师，应经过严格、系统的培训，必须熟悉腹腔镜的仪器性能及优缺点，有高度负责的工作作风，熟悉局部解剖，掌握各种并发症的防治方法，在实践中不断总结经验，提高技术水平。

（六）机器人辅助腹腔镜根治性膀胱切除术

1. 概述

（1）机器人手术常用器械介绍：目前机器人辅助腹腔镜根治性膀胱切除术（RALRC）主要通过达芬奇机器人系统进行。达芬奇机器人系统主要由三大部分构成：外科操控台、外科车以及视频影像系统。根据不同型号，外科车可以有 3 个（Da Vinci S 系统）或者 4 个（Da Vinci Si 系统）。机器人手术常用器械包括了操作通道专用的 8 mm 工作套管，单极电剪、双极马里兰钳、双极窗钳、专业抓钳、大持针器，还可以使用超声刀、Hem-o-lok 施夹器等。

（2）患者体位和麻醉：取膀胱截石位。采用气管内麻醉（可联合硬脊膜外麻醉）。

（3）手术入路的建立：首先留置导尿管，充盈球囊 20 ~ 30 ml。通常经脐部置入气腹针最安全。通常在脐部上方切一个小切口，用巾钳提起脐周皮肤，手持 Veress 气腹针垂直皮肤穿刺腹腔，进入腹腔时会有明显的突破感，进入腹腔后内芯钝针会自动弹出避免损伤。充入 CO_2 并保持腹腔内压力在 15 mmHg。

套管的分布与置入：在脐部上方约 2 cm 处做 10 mm 切口，置入 10 mm 套管作为镜头套管。置入镜头后，观察有无腹腔脏器损伤，并在监视下置入其他操作套管。两个机械操作臂套管位于平脐水平，距离脐部 8 ~ 10 cm（右侧 1 号臂、左侧 2 号臂），在 1 号臂和 2 号臂操作通道外侧 8 ~ 10 cm，各置入 12 cm 套管作为辅助通道，必要时可以在镜头通道和 1 或 2 号臂通道之间增加一个 5 mm 套管作为辅助通道。若采用 Si 系统，可以利用第 3 操作臂套管（8 mm）取代其中一个外侧辅助通道。

2. 机器人根治性膀胱切除术

（1）适应证和禁忌证：机器人根治性膀胱切除术（RARC）的适应证与禁忌证与腹腔镜下根治性膀胱切除术类似，但同时也有自己的特点。适应证：①高危的 T1 期肿瘤（高级别、原位癌、多发、肿瘤大于 3 cm 等）；②膀胱灌注治疗无效的 T1 期肿瘤；③肌层浸润性膀胱癌：T2 ~ T 4a，N0 ~ N x，M0；④反复复发的非肌层浸润性膀胱癌等。禁忌证：①有严重并发症（心、肺、肝、脑等疾病）不能耐受手术为绝对禁忌证；②相对禁忌证有 BMI>30、非局限性膀胱癌、盆腔放疗史、盆腔外伤史、既往血管手术史等。随着机器人辅助手术的普及以及外科医生手术水平的提升，手术的禁忌证将进一步减少。

（2）术前准备：术前进行全身和泌尿系统的检查评估，即对患者的心、肺、肝、肾功能进行评估，了解各重要脏器的功能状况及肿瘤的临床分期，有无全身或局部的转移。对年龄大于 50 岁的患者，最好术前常规进行超声心动图检查、肺功能检查、动脉血气分析检查以了解呼吸、循环系统功能。

目前认为，采用回肠作为尿流改道方式的患者术前无需接受严格的肠道准备及常规留置胃肠减压管。采用结肠作为尿流改道方式的患者可以在术前予以适当的肠道准备。术前应常规备血。若患者术前无明确感染证据，应在术前 30 min 至 2 小时预防性应用抗生素。

（3）手术步骤

1）探查腹腔及游离粘连肠管：利用 30° 腹腔镜向下观察。首先探查腹腔，了解有无肠粘连及腹腔内转移，将回肠向头侧牵引以充分暴露盆腔，乙状结肠处常与壁层腹膜粘连，影响左侧输尿管暴露，应予松解。

2）游离输尿管：在左侧髂总动脉分叉水平处可以透过腹膜看到输尿管蠕动，找到输尿管后，沿输尿管走行向远端切开腹膜，将输尿管游离至近膀胱壁外，注意保护输尿管周围血供，避免直接钳夹输尿管，游离后暂不离断输尿管以缩短梗阻时间。同法游离右侧输尿管。

3）盆腔淋巴清扫术：在左侧髂总动脉分叉水平切开血管鞘，并沿髂外动脉外侧向远端游离至内环口处，向内侧游离，显露耻骨后沿耻骨向近端游离闭孔区淋巴脂肪组织，小心找到闭孔神经，完整游离，避免损伤。在髂总动脉分叉水平向远端游离髂外动脉，找到脐动脉，助手向右侧牵拉脐动脉以协助显露，将脐动脉外侧的闭孔、髂内动脉区域淋巴脂肪组织整块切除。在内环口处向近端游离髂外动脉外侧淋巴脂肪组织（外界为生殖股神经），至输尿管跨过髂血管处，将淋巴脂肪组织整块切除。助手向右侧游离牵引髂外动脉，暴露髂外动脉后方淋巴脂肪组织，将其完整切除。同法清扫右侧盆腔淋巴结。若患者需接受扩大盆腔淋巴结清扫，应同时清扫髂总血管周围、骶前区以及下腔静脉与腹主动脉周围淋巴结（至肠系膜下动脉处）。

4）游离输精管、精囊及前列腺后壁：将膀胱向腹侧牵引，显示直肠膀胱陷凹，识别解剖标志，通常在此陷凹内可见两处横行的腹膜反折弓，较浅的腹膜反折下方为输尿管，而较深者下方为输精管和精囊。超声刀切开较深处的腹膜反折线，找到输精管后，在外侧切断输精管，游离输精管及精囊至前列腺处。将已经游离的输精管和精囊向上牵拉，使狄氏（Denovilliers）筋膜保持一定张力。于前列腺和精囊汇合处横向切开狄氏筋膜，当看到直肠周围的脂肪组织时则表明进入了正确的间隙，沿此间隙可一直分离至前列腺尖部，使前列腺与直肠前壁完整分离。若拟行筋膜内切除前列腺，可以在狄氏筋膜与前列腺之间利用吸引器协助进行钝性分离。在游离此间隙时，利用 0° 腹腔镜或者 30° 腹腔镜向上观察有助于获得更好的视野。

5）游离耻骨后间隙及膀胱前壁：利用 30° 腹腔镜向上观察，于脐正中襞及两侧脐内侧襞做倒 U 形腹膜高位切口，注意不要损伤膀胱。分离耻骨后间隙（Retzius 间隙）时应沿膀胱周围脂肪分离此间隙，先沿中线向远侧分离，显露并离断耻骨前列腺韧带和阴茎背深静脉浅支。此时可改用 30° 腹腔镜向下观察，分离前列腺两侧，显露盆内筋膜，在其反折线处切开，显露肛提肌，再向中线分离显露前列腺尖部。

6）缝扎并离断背深静脉复合体：可利用 30° 腹腔镜向下或改用 0° 腹腔镜观察，用 2-0 可吸收缝线行 8 字缝合缝扎背深静脉复合体。

7）离断膀胱及前列腺侧血管蒂：利用 30° 腹腔镜向下观察，在脐动脉根部夹闭并离断脐动脉，向左侧牵引膀胱。用超声刀、直线切割器或 LigaSure 游离并切断右侧膀胱侧血管蒂，亦可使用 Hem-o-lok 及剪刀切断膀胱侧血管蒂。到达前列腺部时，向左侧牵拉输精管和精囊向前牵拉，紧贴前列腺包膜切断血管蒂直至前列腺尖部。若需保留控尿及性功能，应尽量少用能量器械，以免损伤性神经血管束。处理完膀胱侧血管蒂后，在膀胱壁外上用 Hem-o-lok 夹闭输尿管后并离断。同法处理左侧膀胱及前列腺侧血管蒂。

8）离断尿道：用电剪在缝扎线近端靠近前列腺尖部离断已缝扎的背深静脉复合体，向下分离至前列腺尖部，充分游离尿道后紧贴尖部用 Hem-o-lok 夹闭尿道，并在远端离断尿道。亦可在切开尿道前壁后将导尿管拉起，用 Hem-o-lok 夹闭导尿管后在其远端剪断，保持球囊充盈做牵引及堵塞尿道开口避免尿液外渗。紧贴前列腺切断尚未离断的尿道直肠肌。至此将膀胱及前列腺完整游离，完成根治性膀胱切除术。

9）尿流改道术：机器人辅助腹腔镜技术可以完成完全腔镜下尿流改道术。

（4）术后处理

1）饮食与体位：麻醉清醒后，生命体征稳定，则取头高脚低位，以利引流。视尿流改道方式及术中情况，一般肛门排气后即可进食。利用原位新膀胱作为改道方式的患者，术后应对新膀胱行低压冲洗，2～4 次 / 天，防止肠黏液堵塞尿管。

2）引流管的拔除：术后腹腔引流管待引流液基本消失即可拔除。术后若有持续的吻合口漏尿则应待漏口愈合后再拔管。输尿管支架管可在 1～2 周后拔除。利用原位新膀胱作为改道方式的患者，术后 2 周膀胱造影无明显渗漏可拔除尿管，嘱患者定时排尿。术后短期内通常会有轻度尿失禁，可嘱患者进行盆底肌锻炼。

（5）并发症及其防治：研究中通常将机器人辅助腹腔镜根治性膀胱切除术（RALRC）相关的并发症与开放性手术进行比较。在一项纳入 939 例患者的多中心研究当中，术后 30 天内及 90 天内的并发症发生率分别为 41% 及 48%。19% 的患者发生严重并发症（3～5 级）。最常见的并发症为感染、胃肠道及泌尿生殖系并发症。术后 30 天内及 90 天内的死亡率分别为 1.3% 及 4.2%（Johar et al., 2013）。也有研究报道，机器人辅助根治性膀胱切除术（RARC）术后 90 天内并发症发生率高达 80%，其中 35% 为主要并发症。伴随疾病、血细胞容积及原位尿流改道等因素与严重并发症密切相关（Yuh BE et al., 2012）。多项前瞻性随机对照研究报道，RARC 的术后并发症发生率与开放性手术无明显差异（Nix et al., 2010; Parekh et al., 2013）。同时有研究报道，相对于开放性手术，接受 RARC 的患者的并发症发生率和死亡率更低（Kader et al., 2013; Yu et al., 2012）。

（6）RALRC 相关的肿瘤病理及预后情况：RALRC 相关的肿瘤病理及预后数据也在不断积累。在一项纳入 513 台 RARC 手术的研究中，所有患者的阳性切缘率为 6.8%，pT2 患者为 1.5%，pT3 患者为 8.8%，pT4 患者为 39%（Hellenthal et al., 2010）。有研究表明，RALRC 的阳性切缘率及淋巴清扫结果与开放性手术无明显差异（Kader et al., 2013）。同时，相对于开放手术，RALRC 可以清扫出更多的淋巴结，因此手术医生更倾向于采取 RALRC 进行扩大淋巴结清扫术（Nix et al., 2010）。多项研究表明，接受 RARC 的患者总体生存率、疾病特异性生存期、无疾病生存期与接受开放性手术的患者无明显差异（Khan et al., 2013; Snow-Lisy et al., 2014）。

九、尿流改道及膀胱替代术

（一）概述

尿流改道术是指因患尿路疾病或施行尿路手术而暂时或永久性改变尿流排出的通道。根治性膀胱切除术后施行的尿流改道术属于永久性尿流改道。根据其控尿功能分为：可控尿流改道（continent diversion）、不可控尿流改道（noncontinent diversion）等。根据其术式，大致分为以下几类：

（1）尿路造口术：输尿管皮肤造口、膀胱造口、腹壁尿道术、尿道造口。

（2）肠管腹壁造口术：回肠膀胱术、结肠膀胱术等。

（3）尿粪合流术：输尿管乙状结肠吻合术、输尿管结肠直肠吻合术等。

（4）尿粪分流术：直肠膀胱—结肠皮肤造口术等。

（5）膀胱重建术：原位回肠新膀胱术、回结肠和结肠新膀胱术。

尿流改道术的选择原则：

根治性膀胱切除术后的尿流改道尚无标准治疗方案。术式的选择需要根据患者的具体情况，如年龄、伴随疾病、预期寿命、盆腔手术及放疗史等，并结合患者的要求及术者的经验慎重选择。医生术前应与患者充分沟通，告知患者尿流改道的各种手术方式及其优缺点，共同决定尿流改道方式。保护肾功能、提高患者生活质量是治疗的最终目标。神经衰弱、精神病、预期寿命短、肝或肾功能受损的患者不宜采用复杂性尿流改道术。

随着腹腔镜技术的进步，目前多种尿流改道手术可通过腹腔镜手术或机器人辅助腹腔镜手术完成。国内外有报道完全腹腔镜下完成根治性膀胱切除及尿流改道手术，但手术时间长，并发症多，在目前技术条件下是否有必要通过完全腹腔镜下完成手术尚有争议。目前多通过小切口在腹腔外完成尿流改道术。腹腔镜下尿流改道方式选择原则与开放手术基本相同。以下介绍几种常用的尿流改道术式及其选择原则。

1. 原位新膀胱术（orthotopic neobladder）

接受原位新膀胱术的患者由于不需要腹壁造口，保持了生活质量和自身形象，已逐渐被各大医疗中心作为根治性膀胱切除术后尿流改道的主要手术方式之一，男性和女性患者均可采用。首选末段回肠去管化制作的回肠新膀胱，如 Studer 膀胱、M 形回肠膀胱等。去带乙状结肠新膀胱亦有较好疗效，升结肠、盲肠、胃应用相对较少。缺点是可能出现尿失禁和排尿困难，部分患者需要长期导尿或间歇性自我导尿。另一缺点是存在尿道肿瘤复发的风险，建议术前男性患者行尿道前列腺部可疑组织活检，女性行膀胱颈活检，或者术中行冷冻切片检查，术后应定期行尿道镜检和尿脱落细胞学检查。

采用原位新膀胱作为尿流改道方式应满足以下条件：①尿道完整无损和外括约肌功能良好；②术中尿道切缘肿瘤阴性；③肾功能良好可保证电解质平衡及废物排泄；④肠道无明显病变。原位新膀胱术的禁忌证包括：术前膀胱尿道镜检查明确肿瘤侵犯尿道、膀胱多发原位癌、盆腔淋巴结转移、估计肿瘤不能根治、术后盆腔局部复发可能性大、高剂量术前放疗、复杂的尿道狭窄以及生活不能自理者，女性患者肿瘤侵犯膀胱颈、阴道前壁亦为手术禁忌。在严格掌握适应证情况下，原位新膀胱术不影响肿瘤治疗效果。

2. 回肠膀胱术（Bricker 术）

回肠膀胱术是不可控尿流改道的首选术式，该术式简单、安全、有效，是目前最常用的尿流改道方式之一。其主要缺点是需腹壁造口、终身带集尿袋。各种形式的肠道尿流改道中，回肠膀胱术的晚期并发症要少于可控贮尿囊或原位新膀胱。伴有短肠综合征、炎症性肠病或回肠受到广泛射线照射的患者不适于此术式。

3. 输尿管皮肤造口术（cutaneous ureterostomy）

输尿管皮肤造口术是一种简单、安全的术式。适用于预期寿命短、有远处转移、姑息性膀胱切除、肠道疾患无法利用肠管进行尿流改道或全身状态不能耐受手术者。由于输尿管直径小，皮肤造口狭窄发生率较高。尿流改道相关的并发症发生率方面，输尿管皮肤造口术要明显低于回、结肠通道。但是输尿管皮肤造口术后出现造口狭窄和逆行泌尿系感染的风险比回肠膀胱术高。

4. 其他尿流改道方法

（1）经皮可控尿流改道术（continent cutaneous urinary diversion）：经皮可控尿流改道术，是 20 世纪 80 年代兴起的一种术式，以 Kock Pouch 和 Indiana Pouch 为代表，由肠道去管重建的低压储尿囊，抗反流输尿管吻合和可控尿的腹壁造口组成，患者术后需间歇性自行插管导尿。由于该术式并发症发生率高，目前已趋于淘汰。

（2）利用肛门控尿术式：利用肛门括约肌控制尿液的术式包括：①尿粪合流术，如输尿管乙状结肠吻合术；②尿粪分流术，如直肠膀胱术（直肠膀胱—结肠皮肤造口术）。输尿管乙状结肠吻合术由于易出现逆行感染、高氯性酸中毒、肾功能受损和恶变等并发症，现已很少用，但这种术式的改良（如 Mainz II 术式）可以减少并发症的发生，所以还被一些治疗中心选择应用。

总之，无论采用何种尿流改道方式，患者术后应定期复查，了解是否存在上尿路梗阻、感染以及结石情况，及时治疗以保护肾功能。接受原位新膀胱手术的患者需要更密切的随访。

（二）输尿管肠道吻合方法

输尿管可以采用反流或抗反流吻合的方式与结肠或小肠吻合，尿流改道手术中使用何种方式存在广泛争议。有报道称 10%～60% 的回肠和结肠膀胱患者出现上尿路功能减退。在一组病例中，49% 的上尿路功能在尿流改道发生变化，16% 的患者血尿素氮升高 10 mg/dl 以上。上尿路功能受损的原因通常是输尿管活动性缺乏、感染，少数是输尿管肠吻合口梗阻所致。由于几乎所有的新膀胱中都有菌尿，并且肠管可能促进细菌生长，所以很多人提出抗反流吻合术可以最大程度减少肾功能减退。

事实上，输出道压力似乎并未传到肾盂。反流性尿流改道的肾盂内压并未高出正常水平，且与所用的肠段无关。输尿管的蠕动收缩显然阻碍了压力从肠管向肾盂传导，这证明了正常输尿管在尿流改道中的重要性。此外，构建抗反流吻合也并不能阻止肾盂内细菌繁殖。对于有尿路上皮恶变倾向的患者，反流性吻合术的一个明确的优点是可以定期向输出道内注入造影剂观察上尿路情况。由此看出，当输尿管蠕动不良时，反流可能导致肾功能减退。但尚未证实在输尿管正常且无梗阻的情况下反流会造成肾的损害。

虽然输尿管肠吻合的手术方式多种多样，但有一些基本手术原则适用于所有的吻合方法：①必须按照手术需要游离适当长度的输尿管，避免出现输尿管过长或吻合口张力过大。②游离时不能剥脱输尿管外膜周围组织，以免破坏输尿管血供。只能在拟行输尿管肠黏膜吻合的最远端处剥离 2 ~ 3 mm 的输尿管外膜组织。③必须用较细的可吸收缝线进行吻合，使其具有好的水密性。④应该把肠管拉到输尿管处缝合，避免过度牵拉输尿管。完成吻合后，肠管应被固定到腹腔，最好固定于接近吻合口的位置。如果可能的话，吻合口应该置于腹膜后。

这些原则适用于所有输尿管肠吻合技术。然而每种吻合方法都有其独特的技术要点。以下将讨论一些常用的吻合方法。

1. Bricker 吻合法

Bricker 吻合法是反流性输尿管端侧吻合术，简单易行，并发症少，适用于任何肠管的吻合。输尿管外膜与肠管浆膜层缝合，切开浆膜和黏膜，切除一小块黏膜，用较细的可吸收线将输尿管全层缝到肠管黏膜上。然后用丝线将输尿管外膜前层与肠管浆膜间断缝合。更为简单的方法是切除一小块圆形的肠管浆肌层组织和黏膜，输尿管剖开 0.5 cm，用 5-0 可吸收线间断或连续缝合输尿管全层和肠管全层（即黏膜层和浆肌层与输尿管壁缝合在一起）。吻合口用软硅胶管支撑。

这种吻合术的狭窄率在 4% ~ 22%（平均 6%）。在没有支架管的情况下，尿漏发生率约为 3%。

2. Wallace 吻合法

Wallace 法是一种常用的吻合技术，肠管末端与输尿管末端缝合在一起，是一种反流性吻合术，使用的肠管可以是小肠或结肠。有三种基本吻合方式：

（1）一个输尿管末端与另一个输尿管末端缝合，复合的吻合口与肠管末端缝合。

（2）建造一个 Y 形的输尿管吻合口，将其缝合到肠管末端。

（3）做成一个首尾式输尿管吻合口，然后将其缝合到肠管末端。

对于第一种吻合法，用细线在每个输尿管的尖端缝合，在外面打结。输尿管后内侧壁缝在一起，用 5-0 可吸收线将前外侧壁直接与肠管间断缝合。在输尿管末端的缝合线进入肠管的地方进行水平褥式缝合，使吻合口不渗漏。如果要做 Y 形吻合，如前面所述将输尿管后壁缝合在一起后将输尿管前壁缝合在一起，然后将复合的吻合口末端与肠管缝合。输尿管缝合线接触肠管的地方也要进行水平褥式缝合。首尾式吻合是将一个输尿管的末端与另一个输尿管尖端缝合。缝合两个输尿管的后内侧壁，前外侧壁与肠管缝合。

在所有的输尿管肠道吻合术中 Wallace 吻合法的并发症发生率最低，狭窄形成约 3%，上尿路功能减退约 4%，漏尿约 2%。对于广泛性原位癌或输尿管肿瘤复发可能性大的患者不推荐使用 Wallace 法，因为在吻合线处一侧输尿管内的肿瘤复发会堵塞双侧输尿管，进而可由于双侧输尿管梗阻而导致尿毒症。

3. 末端切开的乳头吻合法

该方法通过采用一个乳头状结构进行抗反流吻合，小肠或大肠均适用。在输尿管上做一 0.5 cm 长的纵向切口，输尿管壁自身反折，制作一个长度至少为输尿管两倍宽度的乳头。在输尿管反折处缝合固定输尿管袖套。在肠管上切除一个圆形的浆肌层和黏膜组织，将输尿管置入肠管，使其突出于黏膜。紧靠输尿管和自身缝合处的外膜用 5-0 可吸收线与肠壁全层间断缝合。吻合口放置支架管。

该吻合法抗反流有效率可达到 50% ~ 80%，

且狭窄率较低，约为7%。

4. Le Duc 吻合法

这种方法是把输尿管置于肠壁内面上进行抗反流吻合，输尿管再上皮化时最终形成一个黏膜下隧道。由于需要充分显露，需要沿对系膜缘切开长约5 cm的小肠。距离肠管切缘2 cm处开始切开3 cm长的黏膜。最重要的是在远离肠管切缘处开始做黏膜隧道，保留足够的远端肠管用于闭合，而不损害输尿管的入口。然后牵拉输尿管，在黏膜槽的最远端穿过浆膜层，将输尿管置于黏膜槽中，剖开输尿管，用5-0可吸收线将黏膜槽近端与输尿管壁全层间断缝合，将输尿管固定在肠管肌层和黏膜层上。然后将肠管切口处黏膜与输尿管外膜缝合。考虑黏膜最终会在输尿管顶部生长，肠黏膜不应该缝在输尿管上方，而要缝在输尿管侧壁。在输尿管进入小肠处，用4-0丝线将其外膜与肠管浆膜层缝合。输尿管中留置支架管，确保支架管顺利通过，不会成角。应在输尿管种植处附近将肠管固定于腹壁，使输尿管不会成角。

此方法并发症发生率相对较低，抗反流保持率为87%，狭窄率为5%，尿漏发生率为2%。由于长期随访资料显示狭窄率达15%，改良法大大降低了狭窄率，主要通过构建一个3 cm长的黏膜槽，深达黏膜下层。将输尿管跨壁拉入黏膜槽近端，在外面将其固定在浆膜。输尿管剖开1.5 cm，剖开部分与肠管肌层缝合。近端腔内的输尿管不要固定在肠管上。

5. 其他吻合法

（1）隧道法小肠吻合：该方法通过制作一个黏膜下隧道建立抗反流吻合。在对系膜缘的浆膜相距2.5 cm做两个0.5 cm的切口，与肠管长轴垂直。用止血钳轻轻将肌层与黏膜层钝性分开。经一个切口拉入输尿管，切除另一个切口中的一块圆形黏膜，剖开输尿管，用5-0可吸收线间断缝合输尿管与肠黏膜。用4-0丝线间断缝合关闭浆膜，再通过肠管黏膜的入口处将输尿管外膜与浆膜缝合。

（2）吊床吻合法：这个方法将输尿管连接在一起，将其以抗反流的方式置入小肠。在近端关闭小肠，经浆肌层至黏膜层做三条长10 cm，间距1～2 cm的纵切口，这些切口用多条切口交叉，作为一个吊床结构。用Wallace法连接两条输尿管，将其与肠黏膜缝合。用聚乙醇酸缝线在输尿管顶部做浆肌层缝合闭合肠壁，包埋输尿管。

（3）采用输尿管壁外浆膜压迫抗反流吻合法：这个方法主要用于采用去管状化小肠的抗反流吻合。需要排列在一起的两段小肠。输尿管置于两段小肠的浆膜面之间，浆膜在前方和后方与输尿管壁外部分缝合。壁外隧道的后壁由3-0丝线缝合在一起的两段小肠构成。沿对系膜缘将两段小肠切开，剖开输尿管，用5-0可吸收线将输尿管缝合到黏膜-浆肌层。用可吸收线在输尿管上缝合切开的小肠边缘，做一个4 cm长的浆膜隧道。当肠管紧张时会对壁外输尿管加压，从而防止反流。平均3年随访显示吻合口狭窄率为4%，抗反流有效率达97%。

（4）Leadbetter 和 Clarke 法：这种方法采用黏膜下隧道建立一个抗反流的输尿管结肠吻合，将Nesbit结肠输尿管吻合法（反流的椭圆形输尿管肠吻合）与Coffey隧道法结合在一起。尽可能贴近系膜缘斜行切开前壁结肠带2.5～3 cm，沿着切口全长将黏膜和肌层分离。在结肠带切口远端，用细弯钳提起黏膜后切掉一小块圆形黏膜。输尿管剖开5～7 mm以便做一个椭圆形吻合。用5-0可吸收线黏膜对黏膜间断缝合外侧打结或连续缝合输尿管与结肠。如果要连续缝合，最好从输尿管尖端开始缝合。缝线打结，后面连续缝合到输尿管最远端，随后打结。第二层为连续缝合。将结肠的浆肌层宽松地缝合在输尿管上，使输尿管像吊床一样位于肠管中而不会受压。肠管应固定于腹膜，而使输尿管无张力。

（5）Goodwin 经结肠法：这种方法经过建立黏膜下隧道完成抗反流输尿管结肠吻合，吻合从肠管内进行。在肠管前壁做一垂直切口，确定输尿管进入肠管的预定位置。在后壁黏膜做一 0.5 cm 的切口，用弯止血钳从内向外斜行将黏膜层和黏膜下层分开。止血钳在黏膜下穿行 3～4 cm 后穿出浆膜。然后用止血钳夹住缝合在输尿管上的牵引线，将输尿管拉入结肠。缝合前先将双侧输尿管均拉入肠管，应确保输尿管无张力不成角。用 5 号导管穿过输尿管，确保通过肠壁时没有扭曲。切除多余的输尿管，剖开其末端，用 5-0 可吸收线将其与黏膜间断缝合，缝合黏膜时注意带一些肌肉，使输尿管可以在适当位置确切固定。在两侧输尿管内放置硅胶支架管。因为输尿管通过肠管浆膜，要将输尿管外膜与结肠浆膜用 4-0 可吸收线缝合在一起，最后分两侧关闭肠管前壁。

（6）Strickler 法：这个方法通过建立黏膜下隧道完成抗反流输尿管结肠吻合。在结肠带边缘做一 1 cm 长的切口，首先切除直径 2 mm 的圆形浆肌层组织，用止血钳在浆肌层下方向内侧面建立 2 cm 长的隧道。切开浆肌层，注意不要切开黏膜。抓住输尿管上的标记线，牵拉输尿管穿过黏膜下隧道。输尿管剖开 0.5 cm，切除一小块圆形黏膜，用 5-0 可吸收线将输尿管全层与肠黏膜间断或连续缝合。用 4-0 丝线在输尿管上缝合浆膜，浆膜缝线方向与输尿管走行方向垂直。在输尿管进入浆膜的地方也用 4-0 可吸收线间断缝合固定。用侧腹膜片覆盖吻合口。这种吻合法的优点是不必与结肠带平行，可以按输尿管正常走行方向形成隧道避免成角。此方法能够有效地防止反流，但是狭窄率约为 14%。

（7）Pagano 法：这个方法建立黏膜下隧道完成抗反流输尿管结肠吻合。切开长度为 4～5 cm 结肠带，将结肠带两侧的浆肌层与黏膜槽分开，侧方达系膜缘。在切口的一端向侧方拉入输尿管，使其位于与系膜缘平行的隧道中。切开一小块圆形黏膜，剖开输尿管，用 5-0 可吸收线将输尿管间断或连续缝合到肠黏膜上。沿中线用丝线将浆肌层宽松地闭合，每针缝线都要缝入结肠带浆肌层和中线处的黏膜。该方法并发症发生率较低。

（8）Cordonnier 和 Nesbit 法：该方法不用隧道，是输尿管和结肠的直接反流式吻合，不适合输尿管乙状结肠吻合术，基本方法类似小肠的 Bricker 吻合术。

6. 并发症及处理

输尿管肠吻合术的并发症包括吻合口瘘、吻合口狭窄和肾盂肾炎等。回顾各种手术，在结肠抗反流手术中 Pagano 法的狭窄率最低，反流率也可以接受。对于小肠抗反流手术，Le Duc 法和输尿管肠管浆膜缝合法的狭窄率最低，抗反流成功率最高。但对于减少吻合口狭窄和吻合口瘘的发生，Wallace 法结果最好。关于各种手术方法并发症发生率的比较，不同研究报道结果并不一致。

（1）吻合口瘘：尿瘘总是发生在术后 7～10 天，发生率为 3%～9%。左侧发生率多于右侧。尿瘘可继发感染、肠梗阻、输尿管周围纤维化及瘢痕增生，继而引起输尿肠管吻合口狭窄、上尿路积水、肾功能损害。

尿瘘的预防主要需做到术中输尿管血供的保护，输尿管与肠道吻合口血供的保障，吻合时做到无张力、避免旋转扭曲。应用软硅胶支架管可降低肠管漏尿的发生率。

（2）吻合口狭窄：狭窄一般是由于缺血、

漏尿、放疗或者感染造成的。临床上最常见的吻合口狭窄与手术过程中输尿管游离过于广泛、输尿管血运障碍所致。一般来说，抗反流法有较高的狭窄率。输尿管狭窄也可见于远离输尿管肠吻合口的其他部位。狭窄最常见于左输尿管，肠系膜下方输尿管跨过主动脉处，可能由输尿管外膜的过度剥脱以及肠系膜下动脉水平的输尿管成角所致。

需要警惕患者终身都有发生吻合口狭窄的可能，必须定期观察。一旦形成狭窄，可采用多种方法纠正。最有效的方法是再次探查，切除狭窄段，用前面提到的方法进行输尿管肠管再吻合。手术再吻合的效果较腔内球囊扩张手术的效果更好，但手术风险较高，操作相对困难。金属支架解除狭窄对预期寿命较短的患者是一种合理的选择。

（3）肾盂肾炎：急性肾盂肾炎可发生在术后早期或晚期，多见于双侧输尿管导管拔除以后，输尿管肠道吻合口水肿引流不畅，有时腹壁肠段造口引流不畅，上尿路尿液引流不畅或有反流造成上尿路感染，患者表现为高热，一侧或双侧肾区胀痛，严重者出现感染性休克。当脓毒血症合并肾功能减退和尿毒症时，可能导致患者死亡。

如果采用单 J 管或输尿管导管，拔导管前做双侧肾盂尿培养，以便发生肾盂肾炎时及时采用敏感的抗生素。如果发现有明显的输尿管梗阻，抗感染治疗效果不佳时，应尽快行患侧肾 PCN（经皮肾造瘘术）引流，二期处理输尿管梗阻。

（三）回肠通道术

空肠、回肠从十二指肠空肠曲延伸至回盲部与盲肠相接。成人绝对的空回肠长度约为 7 m，但在正常人体内由于肠管持续肌张力的存在，小肠长度明显缩短，测量时仅约 3 m。空回肠位于腹膜腔内，表面由腹膜包被，因此空回肠属于腹膜内位器官。腹膜包被肠管后形成小肠系膜，附着于腹后壁，附着处为系膜根部。系膜根部起自第 2 腰椎左侧，然后向右下斜行于右骶髂关节前方，长约 15 cm。此长度远较小肠长度为短，中部较长，最长约为 25 cm。系膜有多数折叠，使小肠形成多个肠袢，并有高度活动性。系膜缘处肠壁与两层腹膜围成系膜三角。该三角处肠壁无浆膜，不易愈合，故行小肠切除吻合术时，应妥善缝合，以免形成肠瘘和感染扩散。

回肠全长约 3 m，回肠末端通过回盲瓣在右下腹与盲肠连接。回肠的部位、形态随着小肠由上而下的走向而逐渐改变。回肠附着的系膜在右下腹后壁，因此它的位置大部在下腹与盆腔内。随着小肠下行，肠管亦逐渐变细，肠壁逐渐变薄而其附着的肠系膜血管吻合弓变细、变密，多至 3～4 个，末端小直血管较多而短。肠系膜的脂肪积聚逐渐增多变厚，血管网较为模糊。回肠的黏膜皱襞在小肠的下端逐渐减少，以至完全消失。回肠除有孤立淋巴滤泡外，在回肠壁的对肠系膜缘有丛集的淋巴滤泡，形成片状且较多，称集合淋巴滤泡，又称 Peyer 斑。

回肠的血液供应来自肠系膜上动脉，该动脉起源于腹主动脉，约在腹腔动脉干开口处下方 1 cm 处发出，向下行越过胰钩突及十二指肠横部前方进入小肠系膜，再向右斜行至右髂窝部，在该处与自身的分支回结肠动脉相吻合。自肠系膜上动脉左侧发出 10～20 个小肠动脉支，这些动脉支在小肠系膜内再分支，彼此吻合形成动脉弓，自动脉弓再发出直支到达肠壁。肠切除吻合术时应做扇形切除，并将对系膜缘侧的肠壁稍多切除一些，以保证吻合口对系膜缘侧有充分血供，避免术后缺血坏死或愈合不良形成肠瘘。

回肠的淋巴管起始于小肠绒毛的中央乳糜管，当小肠对食物进行消化时，其中含有乳白色的乳糜液。黏膜及浆膜下层有丰富的淋巴管彼此吻合交通形成淋巴管网，然后汇入肠系膜的淋巴管和淋巴结。肠系膜淋巴结数目不等，有100～200个，分三组：肠系膜周围淋巴结，靠近小肠系膜缘分布；肠系膜中间淋巴结，沿空回肠动脉支周围分布；肠系膜跟部淋巴结，沿肠系膜上动脉主干分布。淋巴液经过肠系膜淋巴结和淋巴管汇入到腹主动脉周围淋巴结，最终注入乳糜池。

回肠的神经支配来自腹腔丛和肠系膜上丛，沿肠系膜上动脉及其分支到肠壁，其中包括交感神经、副交感神经和内脏感觉神经三种纤维。回肠的交感神经起于脊髓9～11胸节，经交感干、内脏神经入腹腔丛和肠系膜上丛。它们抑制肠的蠕动和分泌，使肠的血管收缩。回肠的副交感神经来自迷走神经，促进肠的蠕动和分泌。回肠的感觉神经纤维随交感和副交感神经分别传入脊髓9～11胸节和延髓。

1. 肠道准备

肠道择期手术应进行肠道准备。细菌污染导致的并发症是导致泌尿外科手术患者病情加重和死亡的主要原因。 肠道准备的基本原则为：在不影响手术效果的前提下缩短肠道准备和使用抗生素时间；肠道准备过程中不应影响机体的内稳态。合理安全的肠道准备是在保证不增加手术感染并发症的前提下，减少抗生素的使用时间和剂量，减少过度的肠道灌洗。合理安全的肠道准备应达到：①减少患者经济负担，如减少术前术后用药，减少并发症发生后的额外负担。②患者老龄化趋势，合并疾病多，缩短肠道准备时间，有利于减少患者的痛苦，防止因肠道准备过度对患者造成损害。③减少肠道准备的并发症如水、电解质紊乱以及可能发生的菌群失调。

以下为肠道清洁度判定分级：Ⅰ级：肠腔内清洁，基本无粪水，肠管萎陷；Ⅱ级：肠腔内很少稀黄色粪水，无胀气；Ⅲ级：肠腔内少量稀便或粪水，明显胀气；Ⅳ级：肠腔内大量粪便。

传统肠道准备法为：术前两天开始进缓泻剂，术前晚清洁灌肠，直至排出大便为清水样。药物主要有以下种类：

复方聚乙二醇电解质散：聚乙二醇（PEG）通过氢键结合点固定结肠内水分子，增加粪便含水量，并迅速增加粪便渗透压，保持肠腔内粪水近似等渗，不被吸收。优点：不会出现电解质紊乱，清洁效果好，快速，操作简便。由于PEG是等渗配方，不会明显影响水和电解质平衡，电解质紊乱、晚期肝病、充血性心力衰竭和肾衰竭的患者服用该溶液是安全的，因此也是孕妇和婴幼儿肠道准备的首选用药。

口服硫酸镁：渗透性泻药，硫酸镁不被吸收，肠内形成渗透压，使肠内水分不被吸收，肠内容体积增加，肠道扩张，刺激肠壁使其蠕动加强，引起排便。方法：服药后2～8小时起效，作用持续1～4小时，口服同时一定要大量饮水（2500～3000 ml），加速和增加泻药的作用。缺点：滞留胃内会引起饱胀。味涩苦，诱发呕吐，肠内容积下降，渗透压升高，水分大量进入肠腔可引起脱水。改进方法：口服硫酸镁后饮1000 ml 5%糖盐水，能达到肠道清洁的效果，无电解质的变化。有效防止脱水。禁忌：心功能不全、肾功能不全者禁用。

番泻叶：优点：作用缓和，无特殊异味，无需特殊配合方法。缺点：个体差异较大，作用时间长，有上消化道出血、腹痛等不良反应。

20%甘露醇，多用于肠道检查前导泻药。机制：不被吸收，提高肠道渗透压，导致高渗性腹泻。优点：简便易行、无痛苦，且甘露醇味甘，患者易于接受。缺点：糖尿病患者禁用，产生大量大肠埃希氏菌有增加感染可能。使肠道内产生大量沼气，术中使用电刀可引起爆炸。

粪便中含有大量细菌，种类达百余种。它不仅存在于粪便中，而且大量黏附在肠黏膜表面，故单纯清洁肠道内容物并不能将肠内残存细菌数降至足以避免感染的程度。肠内使用抗生素因此成为必然。在临床上清洁肠道的抗生素使用应遵循如下原则：短时、广谱、高效、低毒、肠道不吸收。

肠道准备监测指标：①不良反应：观察患者在肠道准备中的不适，腹痛、腹胀，恶心、呕吐，饥饿感；②电解质平衡：术晨复查血钾钠氯，及时纠正；③肠道清洁度。应针对个体患者，制订不同肠道准备方案，开展健康教育，减轻患者紧张、恐惧心理，配合准备工作。及时心理护理，了解患者心理负担，解决心理问题，保持充分、有效沟通。

近年来，欧美国家相继开展了大量关于快速康复外科理念在外科领域应用的相关研究，并逐步拓展到胃肠外科、胸心外科、妇产科、泌尿外科和骨科等领域。快速康复外科理念是指采用有循证医学证据的一系列围术期优化措施，以阻断或减轻机体的应激反应，促进患者术后尽快康复，它是一系列有效措施的组合而产生的协同结果。快速康复外科关于肠道准备的措施与以往观念不同，提倡无需复杂的肠道准备，术后不常规留置胃管、提倡早期进食、早期下地活动等。本理念在外科应用前景广泛，如何把国外的理念转变为适合我国国情，符合国人体质，仍需要不断实践、探索与充实。

肠道相关的并发症是膀胱癌术后早期最常见的加重病情或死亡的原因。肠道吻合是其重要步骤。以下为肠道吻合关键步骤：

处理肠系膜血管时，在供应切除段的肠系膜主要血管两侧各分开一个间隙，充分显露血管。用两把弯止血钳钳夹（两钳间距 0.5 ~ 0.6 cm），在钳间剪断此血管，剪断时靠近远侧端，用 1-0 号丝线先结扎远心端，再结扎近心端。在进行第 1 次结扎后，不要松掉近心端止血钳，另在结扎线的远侧，用 0 号丝线加做褥式或 8 形缝扎。然后，扇形切断肠系膜，在不易分辨血管时，如脂肪多的患者，可在灯光下透照血管走向后钳夹、切断。

在切断肠管之前，必须先将两端紧贴保留段肠管的肠系膜各自分离 0.5 cm。再检查一下保留肠管的血运。用直止血钳夹住拟切除段的肠管两端，尖端朝向系膜，与肠管纵轴倾斜约 30° 角（向保留侧倾斜），增大吻合口，并保证吻合口血运。再用肠钳在距切缘 3 ~ 5 cm 处夹住肠管，不应夹得太紧，以刚好能阻滞肠内容物外流为宜。紧贴两端的直止血钳切除肠管，被切除的肠管用消毒巾包裹或盛于盆内后拿开。吸除断端内容物，并用“小鱼”纱布擦拭清洁后，再用 2% 红汞液或 1∶1000 新洁尔灭液擦拭消毒断端肠黏膜。

肠道吻合方式有端端吻合、侧侧吻合、和端侧吻合数种。

（1）端端吻合：将两把肠钳靠拢，检查备吻合的肠管有否扭转。用细丝线先从肠管的系膜侧将上、下两段肠管断端做一针浆肌层间断缝合以作牵引。缝时注意关闭肠系膜缘部无腹膜覆盖的三角形区域。在其对侧缘也缝一针，用止血钳夹住这两针作为牵引，暂勿结扎。再用 0 号肠线间断全层缝合吻合口后壁，针距一般为 0.3 ~ 0.5 cm。然后，将肠管两侧的牵引线结扎。再缝合吻合口前壁，缝针从一端的黏膜入针，穿出浆膜后，再自对侧浆膜入针穿出黏膜，使线结打在肠腔内，将肠壁内翻，完成内层缝合。取下肠钳，再进行外层（第二层）缝合。用细丝线做浆肌层间断缝合，针距 0.3 ~ 0.5 cm，进针处距第一层缝线以外 0.3 cm

左右，以免内翻过多，形成瓣膜，影响通过。在前壁浆肌层缝毕后，翻转肠管，缝合后壁浆肌层。注意系膜侧和系膜对侧缘肠管应对齐闭合，必要时可在该处加固 1～2 针，全部完成对端吻合。用手轻轻挤压两端肠管，观察吻合口有无渗漏，必要时追补数针。用拇指、示指指尖对合检查吻合口有无狭窄。取下周围的消毒巾，更换盐水纱布垫，拿走肠切除吻合用过的污染器械。手术人员洗手套或更换手套。再用细丝线缝合肠系膜切缘，消灭粗糙面。缝合时注意避开血管，以免造成出血、血肿或影响肠管的血运。将缝合完毕的肠管放回腹腔（注意勿使扭转），逐层缝合腹壁切口。

（2）侧侧吻合：目前，除在胃肠吻合术后输出段梗阻，或食管空肠吻合术后做侧侧吻合外，仅在梗阻原因无法去除或患者情况不允许行肠切除时，才做侧侧吻合。因为侧侧吻合不符合正常肠管的蠕动功能，吻合口在肠管内无内容物的情况下基本上处于关闭状态。由于两端均将环行肌切断，故吻合口段的肠管蠕动功能大为下降，排空功能不全。肠管内容物下行时往往先冲击残端，受阻后引起强烈蠕动，再自残端反流，才经过吻合口向下运行。时间长久后，往往在肠管两端形成囊状扩张，进一步发展，可形成粪团（块）性梗阻或引起肠穿孔、肠瘘等，即所谓盲袢综合征。患者手术后常发生贫血、营养不良，经常有腹痛、腹泻等症状，远期效果不良。如做肠切除，应先将远、近断端分别用全层连续缝合加浆肌层间断缝合闭合断端，然后进行侧侧吻合。

吻合方法为先用肠钳夹住选定做吻合的两段肠管，以免切开肠壁对肠内容物外溢。将两钳并排安置后，在系膜对侧中线偏一侧约 0.5 cm 处，将两段肠壁做一排细丝线浆肌层连续缝合，长约 6 cm。用纱布垫保护后，在缝线两侧（即两段肠壁的系膜对侧中线）各切开约 5 cm。吸尽切开部分的肠内容物，钳夹并结扎出血点。用 1-0 号肠线从切口一端开始做吻合口后壁全层锁边缝合（线结打在肠腔内），再转至吻合口前壁做全层连续内翻褥式缝合，两个线头互相打结，完成吻合口内层缝合。撤除肠钳后在吻合口前壁加做一排浆肌层间断缝合。检查如有漏洞，应加针修补，吻合口两端可多加数针。完成吻合后，用手指检查吻合口大小是否符合要求。

（3）端侧吻合：端侧吻合一般用于吻合肠管上、下段口径相差十分悬殊，或当肠梗阻原因不能去除，需做捷径手术者，以及各种 Y 形吻合术中。吻合口需和肠道远段闭锁端靠近，否则也可能引起盲袢综合征。但现在这种吻合方式，临床上已较少应用。以回肠 - 横结肠端侧吻合术为例：在回肠末端拟定切断处，向肠系膜根部分离肠系膜，结扎、止血。在近端夹肠钳，远切端夹直止血钳，用纱布垫保护后切断肠管。切除右半结肠后，结肠切除端用全层连续缝合后加浆肌层连续内翻褥式缝合闭锁。回肠近侧断端消毒后，于横结肠前面的结肠带上做双层缝合的端侧吻合，缝合方法同“端端吻合”。最后，关闭肠系膜裂孔。

2. 术中注意事项

（1）正确判断肠管的活力：尤其在疑有大段肠管坏死时，由于留下肠管不多，必须争取保留尽可能多的肠管，因而，严格确定肠管是否坏死就更显得重要。

判定肠管是否坏死，主要根据肠管的色泽、弹性、蠕动、肠系膜血管搏动等征象。如：①肠管呈紫褐色、黑红色、黑色或灰白色；②肠壁菲薄、变软和无弹性；③肠管浆膜失去光泽；④肠系膜血管搏动消失；⑤肠管失去蠕动能力。具备以上 5 点中的 3 点，经较长时间热敷、或放入腹腔内、或用 0.25% 普鲁卡因 15～30 ml 行肠系膜封闭，而血运无明显改善时，即属肠坏死，应予以切除。

在所谓迟发性肠坏死，即肠管的色泽经热敷后略为转红，系膜血管可有轻微搏动时，常不易判断是否应该切除。如果患者是老年人，应偏向切除；如是小儿，则可予保留，术后进行严密观察。如出现休克不见好转，水、电解质平衡失调不易纠正，腹痛、腹胀加重，有呕吐、血便，全腹膜炎体征等情况，应考虑有迟发性肠坏死，必须及早再次剖腹探查。

肠管对于缺血缺氧耐受力很差。完全缺血缺氧6小时即可丧失活力，即使解除了病因，其病理、生理、代谢变化等也难以逆转。

肠绞窄引起的肠坏死，开始多为静脉堵塞，表现为肠壁出血性梗死，继之动脉也可发生阻塞，肠管因缺血缺氧而可发生充血性水肿反应，在肠管内层，从黏膜表面的绒毛到黏膜下层，可发生程度不等的广泛出血性坏死。失去抵抗力的肠黏膜面与肠管内消化液中分解的蛋白酶接触时，可加剧腐蚀，故临床上可出现大量肠道出血症状，尤其在解除梗死部的动脉恢复了血流以后，出血更甚。此种病变的肠管，再加上大肠埃希氏菌等细菌的侵袭，即可发生细菌性肠壁炎症，又进一步加重了病变，影响黏膜的修复。临床上可有出血不止的肠炎表现，粪便中可见成块的坏死肠黏膜。肠内积聚的毒素，也可迅速被吸收，进入血液后，细菌可直接渗透肠壁。故在临床上可出现肠麻痹、肠胀气、中毒性休克。甚至大肠埃希氏菌败血症，再加上水、电解质平衡失调或酸中毒等，极易造成死亡。因此，保留这种肠段害多利少。有时从浆膜面看肠管似已恢复生机，但保留后临床上便血不止，原因也就在此。为避免上述情况，可在手术台上延长观察时间，在梗阻解除后，再用温生理盐水湿敷，或放回腹腔观察半到一小时，直至可疑肠袢作出肯定判断后，再进行相应处理。

（2）注意无菌操作：肠切除后目前多用开放式吻合，应注意勿使肠管内容物流入腹腔，污染切口，引起感染。术中应用消毒巾及盐水纱垫妥善保护手术野，将坏死肠袢和腹腔及切口隔开；用肠钳夹住两端肠管；以防肠内容物外溢；及时用吸引器吸净流出的肠内容物；吻合完毕后，应更换所用器械和手套后再行后续操作。

（3）注意肠管的血液供应：肠系膜切除范围应呈扇形，使与切除的肠管血液供应范围一致，吻合口部位肠管的血运必须良好，以保证吻合口的愈合。

（4）肠钳不宜夹得太紧：夹肠钳以刚好阻止肠内容物通过为度，以免造成肠壁损伤，继发血栓形成，影响吻合口的愈合。以往常在肠钳上套一软胶管，以图减少对肠壁的损伤，但常因此而钳夹太紧，阻断了肠管血运，反而增加损伤。肠钳位置应放置在距吻合口3～5 cm为宜。如肠内容物不多，进行吻合时，可不用肠钳。

（5）吻合时宜注意避免肠管的扭曲：由于连续全层缝合后肠管内径日后不易扩大，可导致狭窄和通过不良，故应该用间断缝合。吻合时肠壁的内翻不宜太多，避免形成肠腔内的瓣膜。全层缝合的线头最好打3个结，不使过早松脱。前壁缝合应使肠壁内翻，浆肌层缝合必须使浆膜面对合。不要缝得太深或太浅。吻合完毕后必须仔细检查吻合口一遍，看有无漏针，尤应注意系膜附着处两面及系膜对侧是否妥善对齐。

（6）两端肠腔大小悬殊时的吻合：可将口径小的断端的切线斜度加大，以扩大其口径。另一种方法是适当调整两个切缘上缝线间距离，口径大的一边针距应宽一些，口径小的一边应窄一些。若差距悬殊过大，可缝闭远端，另做端侧吻合术。

（7）开放肠端吻合时注意：应先止血，以防止术后吻合口出血。

（8）缝合系膜时注意不要扎住血管，同时也应注意勿漏缝，以免形成漏洞，产生内疝。

3. 并发症

回肠通道术后的主要并发症包括：①吻合口裂开或肠瘘形成；②吻合口狭窄；③肠梗阻；④脓毒症、伤口感染、腹腔脓肿、出血等。

肠吻合口裂开或瘘形成后首先由于肠内容的流出而引起腹膜炎，它可为局限性或弥漫性的，其结果或是由腹膜炎发展为脓毒败血症及脓肿形成，或包裹在较局限范围内并由切口破出形成肠外瘘。在处理上应着重于预防，要消除发生上述各种引起吻合口裂开的因素，包括加强全身营养状况，特别是低蛋白血症等。在施行肠吻合时应注意保证吻合口充足的血供，有时吻合完毕时发现吻合口部肠壁变色或变紫，应将吻合口变紫之肠段切除再行吻合。要尽量做到浆膜对浆膜的缝合以利于愈合，并要注意充分止血，避免在吻合口上形成血肿。术后充分引流，避免残留感染或腹腔脓肿形成。一旦发生肠吻合口裂开，重要的是早期发现及早期充分引流以免发生弥漫性腹膜炎。吻合口裂开处一般不宜重新缝合，而应充分引流并加强全身营养，使用有效抗生素控制感染等极为重要。

肠吻合口狭窄发生后，患者常出现阵发性腹痛、便秘等症状。狭窄严重时可出现肠型及蠕动波以及其他慢性肠梗阻的症状及体征。对吻合口狭窄主要在于预防，其中主要是手术中要注意吻合时勿将肠壁翻入过多，在肠管口径相差较大时，可在细的肠管系膜对侧壁做纵行切口，使切口与粗的肠管口径相当即可吻合。吻合后应将吻合口部肠袢很好地排列，一般勿将吻合口部折叠而将其置于折叠肠袢的中部。

由于吻合技术不当带来的病理生理障碍主要有两种，即近远侧肠袢错误吻合以及盲袢综合征。前者常发生于粘连性肠梗阻时，由于未能很好地辨认近、远端肠袢可能将较高位肠袢，如空肠中上段与回肠下段或横结肠吻合，造成大量小肠的旷置及明显的腹泻，患者可迅速发生水与电解质紊乱及消瘦。盲袢综合征则是肠侧侧吻合时最易发生的并发症，也可发生于端侧吻合后旷置的肠袢。发生盲袢综合征之后，患者可出现多种症状，有的表现阵发性腹痛，明显的肠鸣，有的出现腹泻也有的引起黏液血便这是由于盲袢内黏膜炎症所致，有的尚可出现贫血等。

（四）原位新膀胱术

膀胱癌患者在切除膀胱后，都需要进行下尿路重建，其大致有以下三个不同的模式：①不可控性尿流改道皮肤造口术（回肠或结肠膀胱术）；②可控性尿流改道皮肤造口术（可控性皮肤造口术）；③原位尿流改道至原尿道（原位新膀胱术）。现今，原位新膀胱术自回肠膀胱术后，已发展成为最理想的尿流改道模式，被认为是其他尿流改道方法比较的金标准。

行原位膀胱术，必须遵循以下原则：

（1）患者心理或身体障碍导致没有能力或者不能理解如何或何时进行自我导尿为原位新膀胱的相对禁忌证，因为原位新膀胱术后出现尿潴留的现象并非罕见，因而所有患者需拥有必要的能力来进行经尿道自行导尿。

（2）行原位膀胱术的所有患者必须进行肾功能的评价。应用回肠或结肠引发的相关并发症包括继发于高氯血症性代谢性酸中毒的代谢紊乱，这对肾功能不全并且尿液与肠黏膜长期接触的患者尤为重要。永久性肾功不全被认为是可控性尿流改道的禁忌证。

（3）尿路残端的尿路上皮癌也是原位膀胱术的禁忌证之一，因为术后存在较大的复发风险。尤其是在男性的前列腺或者尿道肌层及膀胱颈或女性的阴道壁肌层受到浸润的情况下更应该仔细考虑是否手术。

（4）盆腔内相关治疗，包括盆腔放射治疗、前列腺手术或肠切除术也是原位新膀胱的禁忌证。

（5）单纯的年龄因素不能成为原位新膀胱术的禁忌证。普遍认为70岁以下行原位尿流改道的患者可控率更高；然而对于可控性，生理年龄较实际年龄更为重要。因而应对生理年龄与实际年龄加以区分。

（6）单纯的肥胖也不应作为尿流改道的禁忌证，与此相反，肥胖患者更应主张行原位膀胱术。因为肥胖患者维持尿路造口及通过肥厚的腹壁导尿均较困难。大多肥胖患者厚而肥大的肠系膜限制了肠管的活动度，影响了肠管的应用。

（7）预期寿命是决定原位新膀胱术的另一重要因素。膀胱切除的首要目标是术后癌症能够得到控制。复杂的重建术不适于预期寿命短的患者。然而需强调的是，原位新膀胱术不必排除已发生转移的膀胱癌患者。如果操作得当，相当数量的患者可获得较长的预期寿命。

（8）原位新膀胱术下尿路的重建依靠完好的横纹肌括约肌控制机制，尿道外括约肌机制必须保留完整，尿道需畅通无阻。若外括约肌不能保存，可在尿道球部水平使用人工尿道括约肌。

（9）储尿囊的重建至关重要，其要求一般为高容量、低压力、无尿液反流或尿液成分可重吸收，其中回肠具有明显优势。

原位新膀胱术的选择依赖于临床指标和患者的意愿，患者在各种医疗团队的帮助下，必须充分了解到各种术式潜在的优势、缺点及功能预后。患者的选择反映了手术相关的发病率与预期影响健康的生活质量这两者之间的平衡。应常规向患者告知术中行尿道活检的重要性，患者需明白，行新膀胱术前远端手术切缘冰冻切片的病理结果将决定最终手术方式。远端手术边缘存在肿瘤浸润的患者不适于行原位膀胱替代，而应根据患者术前讨论的意愿，行可控膀胱术或输出道手术。在选择患者进行原位尿流改道时必须遵循两条重要标准。首先横纹肌纤维括约肌必须保持完好以保证排尿可控性。其次，在任何情况下均不能因为进行尿道肠吻合、保留尿道或手术残端进行重建术而影响癌症的手术治疗。

排尿可控性对于原位新膀胱术后十分重要，因为其与患者的临床效果和生活质量的提高密切相关。随着原位新膀胱术技术的发展，膀胱癌患者横纹肌括约肌尿控机制保留的重要性仅次于恶性肿瘤的完全性切除。

原位新膀胱术后的排尿可控性受储尿囊特点（大容量、低压力）以及出口（可控性）的影响。普遍认为根治性膀胱切除术消除了膀胱充盈时尿道压力的反射性增加作用。由逼尿肌向中枢神经系统信号传入的丧失在一定程度上说明了原位新膀胱术患者夜间排尿控制较差的原因。这种现象在根治性前列腺切除患者中并不普遍。因而，横纹肌纤维括约肌复合体必须最大限度地保留以保障排尿控制机制的功能。

大多数新膀胱术的临床目标是每日自主排尿4～6次（每3～4小时1次），尿容积400～500 ml，压力较低（$<15\ cmH_2O$）。这些发现强化原位新膀胱术保留神经与排尿控制的相关性。有学者认为，在级别较高的侵袭性膀胱癌患者中，只有在不影响肿瘤根治性切除的前提下才能够保留神经，这仅在小部分精心选择的患者中才能做到。

根据神经纤维解剖学研究及根治性耻骨后前列腺切除术手术技术的提高，尿道外横纹肌纤维括约肌在保持膀胱切除术后原位重建患者可控性方面的重要性越发明显。除保留横纹肌纤维括约肌及其神经支配外，保留海绵体的自主神经支配（盆腔神经及下腹下丛）能够改善或实现尿道膜部的神经支配，从而增强原位新膀胱术患者排尿可控性。

有研究表明，对保留神经及年龄因素对排尿控制的影响进行研究发现白天及夜间达到排尿控制的中位时间分别是 3 个月和 9 个月。保留神经的手术与未保留神经的手术相比，65 岁以下的男性与 65 岁以上相比，可控性提高明显。

在根治性膀胱切除术时对于尿控解剖学及男性和女性尿控机制的理解对于保持尿控功能至关重要。外科解剖男性前列腺顶端和女性膀胱颈时必须精确地操作以实现最佳的尿控效果，同时注意不损害对肿瘤的有效控制。

女性尿道括约肌系统由自主神经支配的平滑肌及体神经支配的横纹肌组成。一致认为支配平滑肌括约肌的自主神经来源于盆腔神经丛。发自盆腔神经丛的自主神经纤维支配膀胱颈。支配盆腔脏器的自主神经纤维由盆腔神经丛发出，经过直肠及阴道侧方向下，向膀胱颈及尿道近端走行。其中一些纤维由阴道侧壁下缘的粗纤维发出并从背侧方进入膀胱颈及尿道近侧。这些自主神经纤维对横纹肌纤维括约肌的神经支配或控制排尿的作用不大，在手术中被破坏但不影响可控性。然而，随意性尿道括约肌系统的神经支配仍有争议，相关研究者多数认为横纹肌纤维括约肌很可能主要受阴部神经丛支配。对女性尸体解剖后的结果同男性类似。这些发现使得原位新膀胱术后的尿控得以更加完好地保留。同组研究还发现与横纹肌纤维括约肌相关的横纹肌主要部分位于尿道的腹面及侧面（Ω 形）。头部横行的平滑肌与尾部横纹肌之间没有明显的界限，而是在尿道中 1/3 逐渐移行，形成具有两种肌肉纤维的混合结构。膀胱切除原位重建的女性患者影像尿动力学研究发现，这个区域与排尿控制有关。尿道横纹肌纤维括约肌神经支配来自阴部神经。由阴部神经发出束支沿肛提肌下走行并到达横纹肌括约肌。阴部神经会阴部细纤维沿尿生殖膈走行最终进入尿道尾部。

男性横纹肌括约肌是不与肛提肌纤维直接联系的独立肌肉结构，这些解剖学研究证明了男性括约肌于尿道膜部并未形成水平肌肉环。更确切地说，男性横纹肌纤维括约肌包被于尿道膜部及前列腺的腹面及侧面，其中心围绕尿道膜部呈“Ω”形。男性横纹肌纤维括约肌神经支配来自阴部神经的分支。

肌筋膜尿道支持系统对原位替代术患者的排尿控制也有非常重要的作用。成功的膀胱切除术应尤其注意阴部神经支配、盆底及近端尿道的肌筋膜支持系统。为进一步定义并阐明横纹肌括约肌复合体排尿控制性机制需进行更深入的研究。

1. 原位回肠新膀胱术的方法

（1）M/W 形回肠新膀胱术：德国乌尔姆大学 Hautmann 及其同事（1998）发展了回肠新膀胱术。距离回盲部 15 cm 处截取 70 cm 的末段回肠，恢复肠管连续性并闭合肠系膜。将分离的肠段沿对系膜缘切开，并排列成“M”形或“W”形，连续缝合各边形成储尿囊，选择回肠储尿囊最低处，切除部分肠壁（约小手指尖直径大小），进行尿道与肠壁切口吻合。完成尿道吻合后，经回肠合适位置做小切口进行输尿管新膀胱再植，然后连续缝合关闭剩余的前壁。Hautmann 研究随访采取这种术式的患者后，相信吻合口狭窄引发的输尿管梗阻肾积水会比输尿管反流产生更大的短期和长期肾功能损害。因而从 1996 年起作者改良了此技术，现应用可自由反流的开放型输尿管端侧吻合。所产生的狭窄率明显减低，仅见于 1% 的反流输尿管，而以前进行的吻合法狭窄率为9.5%（Hautrnann, 2001）。这种新膀胱具有大容量、近似球形，新膀胱顺应性好，能保持新膀胱内低压，可以减少夜间尿失禁。

Hautmann 回肠新膀胱截取的肠管较长，术后发生高氯酸等代谢异常的风险高。自 2004 年来，国内黄健教授对 Hautmann 回肠新膀胱进行了改良，截取的回肠段更短。其方法是在距离回盲部 15 ~ 20 cm 的近端隔离约 40 cm 回肠段。于对系膜缘处用电刀纵行切开肠壁，将去管化后的回肠“M”形折叠，连续缝合形成贮尿囊（图 29-1-7）。首先进行输尿管新膀胱再植。将双侧输尿管末端分别剖开 1 cm，将剖开部分外翻后缝合输尿管边缘，形成输尿管末端乳头，分别将输尿管乳头插入贮尿囊后顶部两侧，4-0 可吸收缝线间断缝合输尿管外壁和回肠壁 6 针固定。缝合贮尿囊前壁，于贮尿囊最低处用电刀切开直径约 0.8 cm 开口作尿道吻合口，用单股可吸收缝线（5/8 圆针）在 3 点处缝合一针。用已固定在贮尿囊 3 点的缝线做新膀胱与尿道吻合。从尿道 3 点钟位置开始，采用连续缝合方法，吻合后壁后，将导尿管插入贮尿囊，吻合尿道前壁。仅用 40 cm 的回肠段，可以明显减少代谢障碍的发生。早期储尿囊容量约 80 ~ 120 ml，但术后 3 个月至 6 个月，新膀胱容量可达 300 ml，临效果良好。另外改良的输尿管末端剖开形成乳头的输尿管新膀胱再植方法。在达到良好的抗输尿管反流效果，同时发生输尿管吻合口狭窄的比例较低，仅有1.2%。

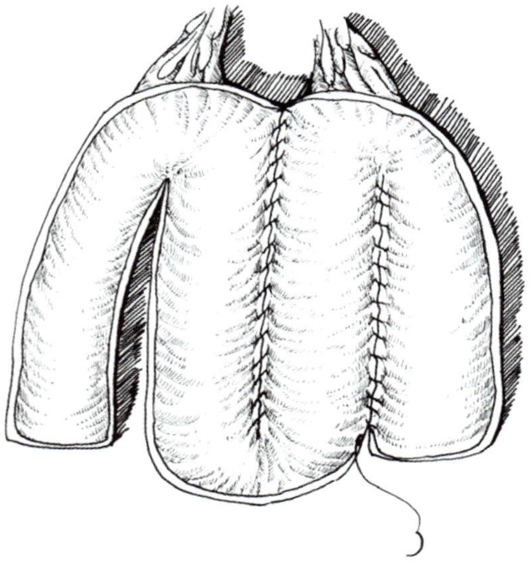

图 29-1-7 M 形折叠回肠片，构建回肠新膀胱

（2）Camey Ⅱ 回肠新膀胱术：Camey Ⅱ 回肠新膀胱术是 Camey I 回肠新膀胱术的改良术。Camey 等在 1958 年首次使用隔离的 40 cm 回肠段，中部下移盆腔与尿道吻合，两端闭合后分别与双侧输尿管吻合，实现了原位膀胱替代。Camey 报道了该术式的 25 年应用结果，患者白天控尿率达到 90%。然而，该术式回肠没有去管化，形状呈管状，新膀胱不能做到低压，输尿管反流至肾功能损害的发生率较高。Camey 随后对该术式进行了改良，包括去管化及“U”形折叠法消除肠管蠕动性。手术分离 65 cm 长的回肠段，沿对系膜缘纵向剖开全长回肠段，将回肠片横置呈 U 形，并将 U 形的内侧缘以可吸收线连续缝合。在选定的回肠尿道吻合区作一指尖大小的切口，将整个 U 形肠片下移至盆腔，进行尿道肠管的吻合。随后采用 Le Due 法行输尿管回肠吻合。将回肠折叠并以可吸收线连续缝合形成储尿囊。将 U 形的边缘缝针固定于骨盆壁以减少储尿囊的张力。Camey Ⅱ 改良后的新膀胱可以达到低压储尿囊，可以更好地保护上尿路功能，并提高白天的控尿率。Mrini 等报道采用 Caney Ⅱ 术式，患者术后输尿管反流率（6.8%），输尿管吻合口狭窄率（8.6%），64.2% 患者术后即刻获得白天控尿，术后三个月白天控尿率达到 80%。

Massimo 及其同事报道了 Camey Ⅱ 改良法及其效果。此法将一段 45 cm 的回肠去管化后，排列成垂直的 Y 形，其优点是截取的肠管更短，构建的储尿囊容积相对更小，加上 Y 形膀胱，更有利于术后膀胱排空，避免残余尿，从而减少代谢性酸中毒，237 例患者术后均能完全排空膀胱，白天和夜间控尿率分别达 93.5% 和 83.9%，患者对生活质量总体较为满意。

（3）Kock 回肠新膀胱术（Hemi-Kock）：1982 年 Kock 首次报道了经皮可控回肠储尿囊术式（Kock 回肠储尿囊），该术式同时构建回肠输入道及输出道的抗反流套叠乳头瓣。之后 Ghoneim 等将 Kock 储尿囊应用于原位膀胱替代，其输入道抗反流套叠法被保留下来。Skinner 等报道应用 Kock 回肠原位新膀胱术超过 500 例，取得较好的尿控率，而且输尿管梗阻的发生率低于 3%。然而与输入道套叠抗反流乳头相关的远期并发症较高，最常见的并发症是储尿囊内结石形成（5%），还有输入道乳头狭窄导致肾积水、肾功能损害。2003 年 Shaaban 等报道比较了 1569 例膀胱根治性切除后不同尿流改道术后的长期随访结果，其中有 353 例患者采用了 Kock 原位回肠新膀胱术，患者远期白天和夜间控尿率分别可达 93.7% 和 63.9%。然而远期并发症主要与抗反流瓣相关，其中金属材料上形成结石占 16.3%，5.3% 的患者出现肾功能损害，其远期并发症的发生率较其他尿流改道方式要高。由于输入道套叠抗反流乳头的远期并发症较高，促使对输尿管抗反流技术的改良和发展，目前套叠抗反流乳头瓣的术式基本被弃用。

（4）Studer 回肠新膀胱术：Studer 等在 1989 年首先描述了采用一段 20～25 cm 顺向蠕动的回肠管作为抗反流输入道的回肠新膀胱术。该术式首先在距回盲部 25 cm 处截取 65 cm 的回肠管，在隔离的回肠管上方恢复肠管连续性。隔离回肠段的近端 20～25 cm 保持顺向蠕动管型做为输入道，两侧输尿管分别与输入道回肠末端行端侧吻合，可吸收线连续缝合封闭回肠末端。然后将剩余约 40 cm 回肠管沿对系膜缘剖开成片状，折叠成 U 形，连续缝合 U 形内侧缘形成储尿囊的后壁。将 U 形肠片两侧底部折叠，连续缝合形成储尿囊前壁，在储尿囊的最低部做一指尖大小切口与尿道吻合，这样构建的储尿囊近似球形，去管化保持低压，输入道具有良好的抗新膀胱输尿管反流。由于 Studer 回肠新膀胱构建简单，无需使用吻合器等，适用于输尿管过短的情况，并且远期良好的控尿结果、肾功能保护和输尿管新膀胱吻合口狭窄率低于 3% 等优点，Studer 回肠新膀胱的应用近年来逐渐成为流行的原位尿流改道方式。

Studer 近年来推荐使用更短的回肠段作为输入道，其远期效果与较长回肠段具有类似的功能结果。也有其他学者对 Studer 膀胱进行不同的改良，Giampaolo 等 2016 年报道的改良方法，隔离一段 55 cm 的末段回肠，近端 15 cm 保持管状作为输入道，余下 40 cm 肠管去管化用于构建储尿囊。不同的是作者采用 Wallace 输尿管肠管吻合法，首先将两输尿管末端剖开 2 cm 成片状，将左侧输尿管剖开的近腹膜一侧与对应的右侧输尿管一边吻合，然后将两输尿管末端与输入道回肠的近断端行端端吻合。在剖开的回肠段构建储尿囊前壁时，与 Studer 描述的最初方法不同，在对折 U 形肠瓣后，第一针缝合从对折两边的中部开始，然后纵行向底部连续缝合，终止于底部留有一容指尖通过的开口，以此形成锥形的新膀胱颈，用作新膀胱尿道吻合。中部以上的对折两边进行横行连续缝合关闭，形成心形的回肠储尿囊，最后将新膀胱和输入道回肠管缝针固定在相应位置的肛提肌和腰大肌，使得新膀胱和输入道位置固定在正确的位置，而且不易旋转移位变形等。该改良方法有助于保持新膀胱呈更好的球形形态，减少尿流改道相关并发症。

（5）T形改良回肠新膀胱术：由于Kock回肠新膀胱的回肠输入道套叠乳头抗反流机制使用金属吻合钉，具有较高的输入道内结石形成等远期并发症，受输尿管浆膜间隧道抗反流术的启发，Stein等1998年报道发展了回肠新膀胱输入道抗反流的新方法——T形回肠新膀胱，并在2004年报道了209例患者膀胱根治性切除术后应用T形回肠新膀胱的结果，其术后3年随访结果显示10%的患者术后出现上尿路梗阻情况，10%的患者可以观察到输尿管反流情况，但术后96%的患者保持肾功能稳定，仅有4%的患者出现肾功能损害需要进一步治疗。新膀胱白天和夜间控尿结果良好，分别为87%和72%。2015年Eila等进行了一项比较T形回肠新膀胱和Studer新膀胱的随机对照研究，结果显示T形新膀胱的抗反流机制并没有明显的保护肾功能效果，反而导致尿流改道相关的需要二次手术处理的风险更高。欧洲尿流改道专家共识指出“抗反流在原位膀胱重建术中具有重要作用”的观点并不正确，越来越多的专家停止了创建任何形式的无反流机制研究，认为保持新膀胱低压更为重要。

T型原位回肠新膀胱构建方法：距回肠末端15～20 cm截取回肠段，长度约44 cm，再在回肠近端截取10 cm肠管作为构建抗反流输入道。将远端44 cm肠管折叠成U形，然后将作为输入道的肠管远端5 cm置于U形肠管的两臂之间，然后用丝线将U形肠管的两臂浆肌层缝合在一起，此缝线通过输入道肠管远端5 cm肠管的系膜血管之间，使输入段远端5 cm固定于U形肠管的两臂浆肌层之间。然后用切割缝合器将包入U形臂的输入道肠管缩窄，尖端仅容许30 Fr尿管通过。然后将U形肠管在对系膜切开，可吸收线连续缝合两臂相邻的切缘，同时输入道的远端与U臂边缘缝合，将切开的U形肠片底部向上折叠，可吸收线连续缝合形成球形储尿囊，并使输入道远端5 cm肠管包埋于储尿囊之中，留下最下端的2 cm边缘不缝合，以作为新膀胱颈与尿道缝合之用。先将双侧游离的输尿管按Wallace法端侧吻合于输入道肠管。放置单J管于双侧输尿管经尿道外口引出，最后行储尿囊尿道连续吻合。

2. 原位结肠新膀胱术

对于既往有小肠切除术史或小肠有病变的膀胱癌根治术患者，完全采用结肠进行原位膀胱替代术是一种较好的选择。但是由于结肠的肠壁较厚，相比于回肠其扩张性较差，结肠膀胱可能产生高张蠕动波，从而导致控尿功能的下降。联合使用回肠和结肠能够部分缓解这一问题。

（1）Mainz回结肠新膀胱术：Mainz Ⅲ术式是使用回肠和盲肠构建的经皮可控储尿囊，患者需要自行间歇导尿。Thuroff以及Eisenberger等最早描述了将Mainz Ⅲ储尿囊应用于原位膀胱替代。Eisenberger等的结果显示76%的患者可以达到白天和夜间控尿，15%的患者需要间歇导尿。手术方法为首先离断10～15 cm的盲肠以及与其相连的20～30 cm的回肠。封闭升结肠远端，并行回肠横结肠端侧吻合术，恢复肠道连续性。切除盲肠连接的阑尾，将游离的肠管于对系膜缘剖开，将回肠排列成U形，用可吸收线将相邻的盲肠及回肠边缘缝合在一起，形成储尿囊的后壁。然后在盲肠后壁的头端以黏膜下隧道法进行输尿管盲肠端侧吻合。将回肠与盲肠对合，连续缝合形成新膀胱储尿囊，于新膀胱底部切开一小口与尿道吻合。

（2）Le Bag回结肠新膀胱术：Light及Engelmann 1986年最先报道了Le Bag回结肠膀胱替代术。该术式与Mainz原位回结肠膀胱有所类似，其手术方法为取20 cm的升结肠以及相同长度的末端回肠。于对系膜缘切开升结肠与回肠，不用折叠回肠片，直接将回结肠相邻的两边相互缝合形成新膀胱后壁。然后在盲肠底部切一小口与尿道吻合，之后将双侧输尿管再植于储尿囊后壁，再用可吸收线闭合储尿囊前壁。Le Bag 新膀胱可以获得较好的膀胱顺应性和储尿囊内低压。Baniel 等于 2004 年报道了对 Le Bag 回结肠新膀胱术进行了改良，截取 35 cm 的回肠和相连的 20 cm 的升结肠，沿对系膜缘切开肠管时，保留近端 15 cm 回肠不去管化，形成回肠“烟囱”式输入道，双侧输尿管端侧吻合于回肠“烟囱”，然后将远端去管化的回结肠构建成“Studer”样新膀胱。该改良术式使得输尿管新膀胱吻合更方便，手术效果优良，术后仅 3% 的患者出现输尿管新膀胱吻合口狭窄，患者术后平均随访超过 3 年，白天和夜间的控尿率分别达到 96% 和 89%。2009 国内学者宋波报道一项 Studer 回肠新膀胱与 Le Bag 回结肠新膀胱手术效果对比研究，结果回肠新膀胱比回结肠新膀胱具有更佳的夜间控尿率（76.3% *vs*. 48.5%），而白天控尿率相近。回肠新膀胱比回结肠新膀胱具有更好的顺应性和新膀胱内低压。

（3）乙状结肠新膀胱术：膀胱癌患者行根治性膀胱全切除术后，乙状结肠会显得相对冗长。Reddy 及 Lange 在 1987 年首先报道了应用乙状结肠进行原位尿流改道，术后患者能够取得较满意的效果。方法为取 35 cm 降结肠及乙状结肠，将肠管并排成 U 形。沿 U 形肠管中间的结肠带切开至底部，底部肠管保持管状，将切开 U 形肠管的内侧缘以可吸收线缝合形成储尿囊后壁。将双侧输尿管末端隧道抗反流法端侧吻合于肠片后壁上部。于储尿囊的最低处切除指尖大肠壁，与尿道吻合。侧对侧方法闭合储尿囊。2005 年 Laguna 等报道了改良乙状结肠新膀胱的远期结果。该术式仅截取 20 cm 乙状结肠，沿对系膜缘将肠管完全剖开去管化后横置，双侧输尿管末端行黏膜下隧道抗反流法吻合于肠片下部近中线两侧。然后将结肠片对折从中部开始连续缝合，在缝至下极时保留 1 cm 不关闭，留待与尿道吻合。此法形成的新膀胱近似球形，而且位置居于小骨盆中央。术后平均随访 38 个月，白天控尿率可到 89%，77% 的患者白天可以每 3～4 小时排尿一次，平均膀胱容量达 300 ml。

（4）去带乙状结肠新膀胱术：近年来原位膀胱替代术逐渐成为膀胱全切术后尿流改道的首选方法，主要有结肠原位新膀胱和回肠新膀胱术。回肠新膀胱由于具有更佳的顺应性而表现出更好的控尿效果，而乙状结肠新膀胱具有更佳的排尿功能。国际上采用的乙状结肠新膀胱多数需要将结肠去管化，常常需要进行复杂的折叠缝合重建膀胱，耗费较多时间。国内刘春晓等于 2004 年开始报道对乙状结肠新膀胱术的改良，采取剥除隔离肠段的结肠带及肠壁环行肌，无需去管化，简化了手术操作，并极大增加了新膀胱的顺应性和保持新膀胱内低压。2010 年刘春晓等报道了 210 例行原位去带乙状结肠新膀胱术患者的效果，中位随访时间为 48 个月，晚期并发症发生率为 21.5%，患者 5 年白天和夜间控尿率分别为 74.6% 和 57.1%，平均最大新膀胱容量和残余尿量分别为 328.8 ml 和 22.2 ml，平均最大尿流率达到 18.5 ml/s，平均膀胱充盈末压、膀胱最大容量内压和最大膀胱内压分别为 35.8 cmH_2O、55 cmH_2O 和 60.6 cmH_2O。4.8% 的患者术后出现输尿管新膀胱吻合口狭窄，仅有 4 例患者（1.9%）术后需要开放手术处理。去带乙状结肠新膀胱术安全有效，是原位尿流改道的理想选择之一。

去带乙状结肠新膀胱术手术方法：全膀胱切除术后，截取一段 15～25 cm 的乙状结肠段，除该肠管两端保留 2～3 cm 长的结肠带用于和输尿管做结肠带下隧道吻合，中央部保留约 2×2 cm 结肠带以加强和尿道吻合外，将乙状结肠网膜带和独立带以及两带间的肠壁环行肌全部剔除。行新膀胱尿道吻合时，采用间断 6 针法。

完全腹腔内原位新膀胱术：

1）完全腹腔内原位回肠新膀胱术：Studer 回肠膀胱术：腹腔镜下制备回肠新膀胱，腹腔内放入标尺，在距离回盲部 12～15 cm 处取 50～55 cm 回肠，在距远端 22 cm 和 44 cm 处分别缝合标记线。使用直线切割闭合器截取肠管，远、近端分别使用 1 个组织钉舱离断肠管，1 个血管钉舱离断部分肠系膜，系膜出血部位应充分止血。远端和近端肠管重叠交错以备肠吻合用，截取的回肠置于备吻合肠管后方。将重叠部分回肠段系膜缘分别做 1 cm 切口，使用直线闭合切割器闭合完成两端肠管侧侧吻合，再使用直线闭合切割器闭合开放的肠管断端，恢复肠管连续性。系膜切缘和闭合肠管远端可间断缝合数针关闭。

截取的回肠近端保持 10 cm 完整段作为 Studer 新膀胱输出道，其余肠管排成 U 形并于靠拢侧在胸导管引导下沿近肠系膜缘 1 cm 处切开。2-0 或 3-0 可吸收线先间断对位再连续缝合回肠新膀胱后壁。将 22 cm 标记线处提起拉至尿道残端处，在此处将肠管与尿道残端下方的组织固定，注意避免肠系膜扭转或张力过大，必要时可减小手术床倾斜角至 15°～20°。在 18～20 Fr 尿管引导下于肠管最低位与尿道残端行连续缝合。然后将两侧输尿管分别缝合于末端 Studer 输出道两侧，右侧输尿管更靠近远端，均采用 4-0 可吸收线全层缝合，后壁连续并间断锁边，前壁间断缝合。缝合前壁之前，在导丝引导下经 Studer 输出道两侧输尿管分别插入 7 Fr 单 J 管，并将其用 4-0 可吸收线固定于新膀胱内壁防止脱出。输尿管肠壁吻合结束后，将双侧单 J 管自尿道拉出，注意不要将其脱离输尿管肠管吻合口。重新置入 18～20 Fr 三腔尿管，2-0 或 3-0 可吸收线连续对位缝合回肠新膀胱前壁。生理盐水充盈新膀胱，如有渗漏可在吻合处行 8 字缝合修补。尿管球囊注水 20 ml，在盆腔最低点放置引流管，自脐上穿刺点行 3～4 cm 切开取出标本，女性患者可自阴道断端取出。

2）完全腹腔内原位乙状结肠新膀胱术：麻醉、体位和套管穿刺位置与腹腔镜下膀胱根治性切除 - 原位回肠新膀胱术基本相同，膀胱切除、盆腔淋巴结清扫及游离双侧输尿管中下段步骤与膀胱根治性切除 - 原位回肠新膀胱术基本相同。膀胱切除后，经肛门插入圆形肠道吻合器，深约 15 cm，腹腔镜下确定吻合器头端位置，退出吻合器。用 LigaSure 切开乙状结肠大部分肠腔，经肛门插入开放手术使用的长弯钳，钳住与标本相连的 Foley 尿管，将标本经直肠肛门拉出体外。用 LigaSure 继续切断乙状结肠肠壁及系膜，在该断面近侧 15 cm 处再次横断乙状结肠及其系膜，注意保留隔离乙状结肠肠管的血供。将肠道吻合器经肛门插入，乙状结肠近端、远端各缝一荷包，缝线分别包绕吻合器的近端及远端，将两端对合后发射缝钉吻合，退出吻合器并检查有两圈完整的肠壁，证实吻合牢靠。在隔离乙状结肠肠管的中点系膜缘处做一 1 cm 切口，用 3-0 可吸收线将该切口与尿道断端吻合，采用连续缝合。吻合后壁后插入 Foley 尿管，再吻合前壁。将左右输尿管末端剪成斜口，分别插入乙状结肠的两端各 1 cm，输尿管内置 8 Fr 硅胶管做支架，经乙状结肠储尿囊前壁引出，用 4-0 可吸收线吻合输尿管与储尿囊 4～6 针。用 3-0 可吸收线连续缝合关闭乙状结肠两端开口。经 Foley 尿管注入生理盐水充盈新膀胱，检查各吻合口无渗漏后，用腹腔镜切开刀小心的切开前结肠带。放置引流管 2 条至盆腔，将左右输尿管支架管从套管引出体外。

3．原位新膀胱术的并发症及处理

原位新膀胱术的早期及晚期并发症会受到以下因素的影响：既往放疗史、糖尿病史、其他并发症。肿瘤复发和辅助放化疗的情况也会影响晚期并发症。间接并发症还包括肠道梗阻、腹疝、血栓形成和心血管疾病。大部分晚期并发症的发生率都随时间延长而升高。

下面主要介绍直接由原位新膀胱术导致的并发症。早期并发症主要是尿液渗漏；晚期并发症包括尿失禁、尿潴留、尿路感染、输入端梗阻、尿道狭窄、尿路及尿囊结石、阴道瘘和囊袋破裂。大多数可以通过内镜手术处理，很少需要开放手术。

（1）早期并发症：尿液渗漏：可控性尿流改道因其较长的缝合距离而更容易出现尿液渗漏。在形成尿性囊肿之前，只需在良好的置管引流下观察保守治疗。当渗漏的尿液无法有效引流时，使用经皮穿刺引流或双侧肾造瘘管要优于开放手术。因为在原位新膀胱术的前几周，开放手术的难度明显增加，且有引起尿瘘的可能。约 5% 的患者在术后早期需行经皮穿刺引流或肾造瘘管控制尿液渗漏。

（2）晚期并发症

1）尿失禁：尿失禁和原位新膀胱术术后结果的评估与很多因素有关，包括患者年龄、性别、术前治疗、手术情况、尿失禁诊断标准及随访情况等。即使患者自评问卷 BCI 是目前公认的评价标准，也仍有许多缺陷。

日间尿失禁率约为 13%，危险因素包括年龄（大于 65 岁）、结肠段使用、非神经保留的术式、子宫切除术后以及糖尿病。80%～90% 的患者的日间尿失禁可在 3 至 6 个月内逐渐改善；持续性夜间尿失禁的发生率在 20%～50%。其发生的原因主要有神经反馈和括约肌反射的缺失、夜间括约肌张力下降、肾重吸收功能减弱以及夜间肠黏膜分泌，甚至老年患者本身就有生理性夜间利尿。夜间尿失禁可能在术后 1～2 年内逐步改善。

尿失禁的评估应在新膀胱逐渐适应、扩大之后，也就是术后 6～12 个月进行。盆部肌肉的物理治疗有助于改善尿失禁。尿流动力学可以用于评价新膀胱的储尿功能（尤其是结肠新膀胱）。当最大尿道闭合或低 Valsalva 漏压已经减少，可以考虑尿道填充剂注射。对于男性患者，人工尿道括约肌和尿道吊带比尿道填充剂注射更为有效；对于症状不明显的女性患者，尿道填充剂注射是最好的办法，但是成功率只有不到 50%，（新型的不可吸收填充剂有可能改善这种情况）；而对于症状明显的女性患者，耻骨阴道吊带术更有效，尽管大部分仍需要间歇性自我导尿。值得注意的是，应避免针或吊带材料进入盆腔，因其有可能引起储尿囊损伤或使肠管粘连在耻骨联合。最好是使用耻骨下或耻骨前骨锚。

2）尿潴留：见于 4%～10% 的男性术后患者和 20%～60% 的女性术后患者。其发生率会随时间的增加而上升。不完全排空的患者有可能是急性尿潴留，但更可能是尿路感染或新发的溢出性尿失禁。首发症状可能是明显的耻骨上肿块或新发肾积水影像表现。

尿潴留的发生率随时间延长而升高，危险因素包括：使用过长的肠段（大于 60 cm 回肠）、使用的前列腺保留或神经保留术式。一旦出现了尿潴留，需行经直肠或阴道超声检查和膀胱镜检查，以排除尿道吻合口狭窄或肿瘤复发。

尿潴留最好的处理是间歇性自行导尿，也可以进行生物反馈性训练及切除阻碍排尿的皮瓣黏膜。药物治疗无明显缓解作用。患者应被告知充分排空新膀胱的重要性以及学会随着 Valsalva 动作放松外括约肌。部分原位新膀胱术后患者会出现术后腹壁或切口疝，将导致不完全排空，需行手术修复。

对于女性患者，囊后壁脱垂有可能导致晚期尿潴留。推荐的治疗方案是通过骶骨阴道固定术和大网膜瓣进行术后支持。尿动力学影像显示尿潴留是因生理结构导致的。储尿囊倾倒在盆腔中使后囊与尿道弯折引起尿潴留，而且使大部分患者的脱垂阴道残端形成疝囊。盆底肌电图提示并非神经因素引起的尿潴留。以下措施有助于减少慢性尿潴留的发生：在储尿囊后固定大网膜、缝合直肠壁到阴道残端的腹膜、利用圆韧带悬吊阴道残端、悬吊储尿囊的穹窿于腹直肌后。常用的阴道-骶骨固定术并不能有效减少尿潴留。视情况尽可能地保留子宫及其韧带支持结构可以大大减少尿潴留的发生。

3）尿路感染：尿路感染及无症状性菌尿均常见。相比于可控性经皮尿流改道术，其发生率一般较低（除了伴间歇性自行导尿）。典型的尿路感染多发生于术后90天内。需要待尿培养结果出来后用敏感性抗生素治疗，以避免耐药菌的产生。在几个月后才发生尿路感染伴发热的患者，需考虑上尿路梗阻和尿潴留的可能性。

4）储尿囊破裂：在可控性尿道改流中少见，尤其是原位新膀胱术，因为排尿阻力通常较小。有放疗史的患者储尿囊破裂几率较高，一旦发生有可能危及生命。典型的储尿囊破裂表现为急性腹部胀痛，常伴有脓毒症表现。CT检查可以明确诊断，常需立即剖腹探查处理，部分患者可以经皮穿刺引流保守治疗。

5）输尿管回肠吻合口狭窄：发生率与吻合方式有关。使用间断细吸收缝线的直接端侧吻合或复合Wallace吻合的狭窄率最低，为3%～6%。Hemi-Kock储尿囊和T型储尿囊输入端的抗反流瓣膜均有可能导致输尿管梗阻。其临床表现不明显，有可能发展为肾积水甚至肾衰竭才被诊断。CT检查需要有经验的医生才能明确诊断。

6）储尿囊结石：Kock式新膀胱使用的外科钉容易引起储尿囊结石。Studer和Hautmann型的新膀胱因为使用的可吸收缝线而少见结石。最近开始使用的金属GIA钉可以有效缩短手术时间，但同时会明显增加储尿囊结石发生率。储尿囊结石可以在内镜下清除。

7）储尿囊-阴道瘘：储尿囊-阴道瘘是一种难治性并发症，发生率在5%～10%。预防的方法包括保证阴道完整性、保证断端水密性及在阴道和新膀胱间放置网膜瓣。在拔出导管前，一旦出现阴道尿漏必须行膀胱造影。对于显著持续性尿失禁的患者也必须排除阴道瘘可能性。其修复依赖于剖腹探查，必要时调整为经皮尿流改道。

4. 原位新膀胱患者术后康复锻炼及新膀胱排尿管理

由于新膀胱不具备感觉功能和主动收缩能力，排尿主要依靠增加腹压来完成。为使患者早日适应新的排尿方式、保护新膀胱的储尿功能、提高控尿能力，术后新膀胱的排尿功能训练尤为重要。

术后早期，应避免膀胱过度充盈，以利于吻合口愈合。术后2～3周，伤口愈合良好，行膀胱造影排除新膀胱吻合口瘘，腹部各引流管均拔除的情况下，可开始排尿功能锻炼。

拔除导尿管前，定时夹闭及开放导尿管，开始时每30 min（约储尿50 ml）放尿1次，以后逐渐延长时间，使膀胱容量达到200～250 ml/2h，并有助于患者膀胱充盈感的形成，重新建立排尿反射。晚间睡眠时则开放尿管，不进行训练。在开放导尿管时，嘱患者主动间歇性增加腹压或用手掌按压下腹部，使尿液流出，并教会患者做提肛运动，以利于重建排尿功能。维持新膀胱容量在200 ~ 250 ml/2h 左右，1周后拔除尿管（苏晓萍等，2010）。

排尿功能的训练。尿管拔除后，指导患者进行排尿训练。开始时白天每 2 ~ 3 小时、夜间每 3 小时排空一次新膀胱，夜间需使用闹钟或唤醒患者按时排空膀胱，以避免充溢性尿失禁。随后在不发生尿失禁的前提下，以每周 0.5 小时为单位逐渐延长排空间隔，数周内达到白天每 5 ~ 6 小时，每夜一次排空膀胱的标准。需要注意，提前或推迟排尿均会影响新膀胱功能的稳定，提前排尿易使新膀胱容量丧失；推迟排尿会使新膀胱过度充盈，造成新膀胱壁变薄而丧失顺应性，产生残余尿，甚至腹压失代偿而出现尿潴留。此阶段需监测残余尿，残余尿容积大的患者，膀胱充盈更快，排空间隔相应缩短。对于充分接受排尿训练、排尿方式正确，但仍然无法充分排空膀胱的患者，需要进行间歇性自我导尿管，以避免膀胱过度充盈及相关并发症。

原位新膀胱术后排尿方法：指导患者采取坐姿或蹲姿排尿，主动舒张括约肌及盆底肌，同时采用 Valsalva 动作协助膀胱排空。必要时采取稍微前倾姿势或轻柔按压下腹部及耻骨上区域，以增加腹内压，协助膀胱排空。男性患者排尿后可挤压前尿道，排尽前尿道中残留尿液。同时教导患者锻炼腹肌，如仰卧起坐等，以加强腹肌收缩力，增加腹内压，协助自主排尿（Chang, 2015）。

控尿功能的训练：术后早期，新膀胱容量较小，150 ~ 200 ml，新膀胱内压力较高，此阶段易出现充溢性尿失禁。随着新膀胱功能锻炼，新膀胱容量从术后的 150 ~ 200 ml 缓慢增加到 400 ~ 500 ml，压力也逐步降低；同时随着盆底肌功能锻炼，控尿功能逐步改善。夜间患者入睡后，尿道括约肌张力下降，因而易发生充溢性尿失禁，可通过调整饮食结构，睡前排空膀胱，适当增加夜间排尿次数来改善。

盆底肌功能锻炼方法：术前通过用肌电图检查了解患者基础盆底肌功能水平，从而制订个体化的盆底肌功能训练方案。①力量训练：盆底肌肉收缩 6 s，12 次为一组，每日 3 组。②耐力训练：以盆底肌肉持续收缩 60 s 为目标，每日一次。③动态功能支持训练：包括在日常活动中，在咳嗽、弯腰、提物等会引起腹压增高的活动时维持盆底肌收缩（Herdiman et al., 2013）。

Madersbacher 等（Madersbacher et al., 2002）提出新膀胱控尿功能达标的标准可定义为达到日间控尿率 90%，夜间控尿率 80%。80% 控尿率定义为尿液漏出量 20 ml，90% 控尿率定义为尿液漏出量 10 ml。漏尿量可通过尿片称重试验获得。大部分患者术后 6 ~ 12 个月可达标。控尿功能达标的患者应继续进行维持性的盆底肌功能锻炼。

理想的新膀胱应该无排尿后残余尿，达到良好的控尿水平，无尿路感染及上尿路梗阻及积水，无代谢紊乱。长期的规律复查及随访必不可少，需指导患者记录排尿日志，准确记录排尿时间及尿量等，以便复查时评估。

（五）腹壁造口术

腹壁造口术分为不可控性尿流改道皮肤造口术及可控性代膀胱尿流改道皮肤造口术。

1. 不可控性尿流改道皮肤造口术

术式分为输尿管皮肤造口术和肠代膀胱通道术两类。

1811 年 Hayes 首次行膀胱全切后输尿管双侧腹直肌外侧皮肤造口术，输尿管皮肤造口术较此后出现的 Bricker 术等肠道代膀胱流出道术，具有操作更简便、术后恢复快、创伤小、对腹腔内脏干扰少、无电解质紊乱等优点，适用于有远处转移、全身状态不能耐受手术、肠管无法利用等姑息性膀胱全切患者。

输尿管末端皮肤造口术是将一侧或双侧输尿管断端做皮肤造口，或将双侧输尿管末端内侧缘吻合形成一个开口或缝合成蝴蝶状的造口。亦可将一侧输尿管与口径较大的对侧输尿管行端侧吻合，然后将后者做皮肤造口。简单的输尿管皮肤造口需插入导尿管引流或使用瓢贴于皮肤的集尿袋。为了方便收集尿液，造口部位可用皮瓣插入法或双侧输尿管末端并腔外翻法形成乳头，亦可将输尿管末段通过带蒂皮管造口，术后带集尿袋。输尿管的游离也可在腹腔镜下进行，输尿管分离出来后将其拉出切口，然后做皮肤造口，此法简单，对患者损伤小，恢复快。

1950 年 Bricker 等首创回肠通道术，该术式行输尿管回肠端侧吻合，回肠通道远端则行腹壁造口，是经典的 Bricker 术，曾被认为是尿流改道的金标准。此后出现了乙状结肠代膀胱通道术、回盲部代膀胱通道术等。

2. 可控性代膀胱尿流改道皮肤造口术

可控性代膀胱术多是用自身游离肠管建立一个高容量、低压力的代膀胱，输尿管吻合于其上，在输出道与代膀胱之间加入各种控尿机制，患者定时经输出道皮肤造口处自我导尿。持续尿路梗阻和慢性肾病所致的肾功能损害是可控尿流改道术的绝对禁忌证。1950 年，Gilchrist 等游离升结肠和盲肠做代膀胱，回肠端皮肤造口，首次利用回盲瓣作为控尿机制，其自控排尿效果欠佳。1969 年 Kock 采用游离的回肠代膀胱，并套叠回肠乳头瓣和回盲瓣作为控尿机制，在储尿囊充盈后，重力因素可使输出道拉长、扭曲，导致插管困难、乳头脱套、肠壁向外脱垂等并发症，需要用合成材料造成的领圈包裹输出道的近储尿囊端，以防止此种并发症。1976 年 Leisinger 率先行可控回肠代膀胱腹壁皮肤造口尿流改道术，此术得到广泛应用。胃肠道代膀胱的部位有回盲肠代膀胱术、胃大弯一部分代膀胱术、横结肠和升、降结肠上部组成倒 U 形代膀胱，但均不及回肠代膀胱应用普遍。

3. 并发症

按照并发症与造口肠管的关系将其分为如下两类。第一类为造口肠管相关性并发症，包括：①造口出血；②造口缺血坏死；③造口脱垂；④造口回缩；⑤造口狭窄等。第二类为造口肠管周围组织并发症，包括：①造口周围皮炎；②造口感染；③造口旁疝等。

造口出血多是由于造口皮肤黏膜连接处系膜血管及腹壁造口处止血不彻底，尤其是缝合小动脉结扎线脱落或未结扎，术后局部出血或形成血肿。如为黏膜损伤出血，可用生理盐水浸湿纱布压迫止血或用凡士林纱布保护。然后密切观察出血情况是否纠正，如出血不止，应及时拆除造口，寻找出血点，结扎止血。造口缺血坏死表现为肠管黏膜颜色变黑，失去光泽。主要原因是血液供应不足，如过分修剪肠脂垂损伤肠边缘动脉；拉出肠管时张力过大，肠系膜过紧、扭转或受压等。术后 24～48 小时内需严密观察造口血供，造口黏膜呈轻微灰黑色，失去光泽，这是缺血坏死的现象。

造口狭窄原因是造口周围疤痕组织形成或腹壁隧道过窄所致。如浆膜暴露和皮肤黏膜分离皮下组织暴露，炎性刺激导致浆膜及皮下组织肉芽组织增生，疤痕形成致环形狭窄。皮肤切口过小也是造成狭窄的重要原因。

造口回缩或内陷主要原因是造口肠管过短、张力过高或肠管与腹壁缝合不牢固所致。另外，造口腹壁孔过大，明显粗于肠管，缝合针距过大，袢式造口支撑物撤出过早亦可引起造口回缩。造口回缩程度小，造口边缘黏膜尚可见者，可保守治疗，加强创面处理。如回缩过大，造口边缘黏膜已不能见到或已回缩至腹腔内者，尤其是早期回缩，可造成严重腹内感染或弥散性腹膜炎，应二次手术重建造口。

造口膨出或脱垂主要原因系造口固定不可靠和腹内压持续偏高。轻度膨出或脱垂者不影响造口袋的戴用，可用弹性腹带对肠造口稍加压。重者表现为外突性肠套叠，发生后应手法复位，局部注射硬化剂或手术固定，切除多余肠段，重建皮肤黏膜的连接或重建肠造口。

末段输尿管坏死：此为最常见的并发症，严重时不仅仅外露末段输尿管坏死，甚至包括腹壁段输尿管坏死。多因末段输尿管动脉梗死造成，因此，术中注意保护输尿管血液供应，防止损伤，注意用湿盐水纱布保护输尿管，以防止游离段输尿管干燥；注意避免应用过粗的输尿管引流导管压迫输尿管壁而造成输尿管缺血等，可预防输尿管坏死并发症。

急性肾盂肾炎：因输尿管引流管引流不畅及逆行感染引起。

输尿管皮肤造瘘口狭窄：此为常见晚期并发症。轻者可通过扩张、切开、留置输尿管引流管 4～6 周治愈；重者则需手术纠正。术中常可发现输尿管缺损，手术应将输尿管重新游离，拉出腹壁皮肤外固定，如输尿管缺损较多，可根据输尿管游离段长度，重新选择更换输尿管皮肤造瘘口部位。

造口肠管周围组织并发症：造口周围皮炎是肠造口最多见的并发症，一般多发生在术后 1～2 周。主要是由于排泄物的腐蚀作用。过敏性皮炎可由造口袋底板的化学成分引起；损伤性皮炎是更换造口袋及频繁擦拭造口周围皮肤引起的皮肤损伤。

4. 直肠膀胱、乙状结肠皮肤造口术

直肠膀胱、乙状结肠皮肤造口术即常规行膀胱根治性切除术后，在乙状结肠末段离段肠管，将双侧输尿管与直肠上段吻合，并行乙状结肠皮肤造口术，属于尿粪分流改道术式之一，对于肛门括约肌功能正常的膀胱根治性切除患者，是一种比较理想的尿流改道手术。该术式运用黏膜下隧道法（Leadbetter 法）行输尿管 - 直肠储尿囊吻合，输尿管通过黏膜下隧道，能有效地防止尿液反流。另外，直肠膀胱容量比较恒定，不随时间而不断扩大，避免了由于储尿囊容量变化而导致抗反流装置发生结构性改变。直肠既是一个流出道，也是一个储存器官，术后通过肛门括约肌训练，其储尿、排尿功可逐渐改善。直肠膀胱与尿液接触的面积一般较回肠膀胱和乙状结肠膀胱小，而且直肠吸收能力远较回肠、乙状结肠低，因而对电解质吸收少，对机体电解质及酸碱平衡影响小。此外，直肠膀胱、乙状结肠皮肤造口术因无需行肠管端端或端侧吻合，在减少肠道并发症方面有一定的优势。但患者需终身带腹壁粪袋，影响患者术后生活质量与形象。

（1）手术适应证：T2～T4a，N0～Nx，M0 浸润性膀胱癌；高危非肌层浸润性膀胱癌 T1G3（高级别）肿瘤；BCG 治疗无效的 Tis；反复复发的非肌层浸润性膀胱癌；TUR 和膀胱灌注治疗无法控制的广泛乳头状病变；膀胱非尿路上皮癌；无严重肛肠疾病且肛门外括约肌功能正常。

（2）手术禁忌证：严重心、肺、肝、肾功能不全无法耐受手术者；未纠正的凝血机制异常；膀胱癌侵犯周围脏器或远处脏器转移；活动性的腹腔内感染，腹部皮肤或腹壁组织的感染；既往有结直肠手术史；患有严重的肛肠疾病；肛门外括约肌功能不全等。

常规全身麻醉下施行根治性膀胱切除术后，在直肠前壁腹膜反折线以上 10～15 cm 切断乙状结肠，向直肠内灌注稀释的碘伏或呋喃西林反复冲洗至流出的液体清澈透明、无黏液为止。采用黏膜下隧道式（Leadbetter 法）将两侧输尿管与直肠上段前壁吻合，于直肠浆膜面结肠带上做一纵切口，长约 3 cm，深达黏膜层但不切开黏膜，切口近端呈“Y”形，做切口的黏膜下剥离，每侧剥离范围应略大于输尿管直径，以形成容纳输尿管的隧道，再于隧道远端将黏膜戳一小孔，其口径与输尿管口相当，用 4-0 可吸收缝线行输尿管直肠吻合，并间断缝合隧道缘。在输尿管内逆行置入输尿管支架管并由肛门拉出固定。或留置双 J 管，一端经输尿管断端逆行向上插入肾盂内，另一端经黏膜下隧道远端的输尿管口插入直肠内。关闭直肠断端并将直肠断端和输尿管直肠吻合口置于腹膜外。然后于左髂前上棘与脐连线的中、外 1/3 交界处做一直径为 2 ~ 3 cm 的圆形切口，切除皮肤 、皮下组织及腹外斜肌腱膜，将乙状结肠的浆膜层与腹壁圆形切口的腹膜间断缝合，再将乙状结肠近侧断端肠壁全层与腹壁圆形切口间断缝合，翻转缝合呈乳头状固定于腹壁。留置肛管及盆腔橡胶引流管。

并发症：直肠膀胱、乙状结肠皮肤造口术的并发症主要有：①尿频 、尿失禁，多数是因为术后早期直肠容量相对较小或肛门括约肌功能未完全恢复，但经排尿功能训练，可使患者逐步建立肛门随意控制排尿机制；②肾结石，尿液滞留或反流为促进结石形成的因素；③电解质及酸碱平衡失调，如高氯性酸中毒，与直肠黏膜对氯离子的选择性吸收有关；④逆行尿路感染致肾盂肾炎、肾积水或肾功能损害，与直肠膀胱内压力相对较高及输尿管吻合口狭窄有关。

5. 经皮可控性尿流改道术

经皮可控性尿流改道术兴起于 19 世纪 80 年代，这类手术由去管状化的肠管重建高容量、高顺应性、低压力的储尿囊，抗反流的输尿管肠管吻合和可控尿的腹壁造口三部分组成，但患者术后需间歇性自行插管导尿，主要解决尿流改道术后挂置尿袋带来的一系列问题。常用术式包括：可控回肠膀胱术（Kock Pouch）、可控回结肠膀胱（Indianna Pouch）、阑尾输出道的可控回结肠膀胱术（Riedmiller Pouch）以及去带盲结肠可控膀胱术等。由于此类手术操作复杂、术后并发症发生率高，近期和远期效果并不满意，目前已很少被采用，趋于淘汰。

（1）手术适应证：T2 ~ T4a，N0 ~ Nx，M0 浸润性膀胱癌；高危非肌层浸润性膀胱癌 T1G3（高级别）肿瘤；BCG 治疗无效的 Tis；反复复发的非肌层浸润性膀胱癌；TUR 和膀胱灌注治疗无法控制的广泛乳头状病变；膀胱非尿路上皮癌；无严重肠道疾病。

（2）手术禁忌证：严重心、肺、肝、肾功能不全无法耐受手术者；未纠正的凝血机制异常；膀胱癌侵犯周围脏器或远处脏器转移；活动性的腹腔内感染，腹部皮肤或腹壁组织的感染；患有严重的肠道疾病，既往有回肠、结肠手术史。

以可控回肠膀胱术（Kock Pouch）为例。常规全身麻醉下施行根治性膀胱术除术后，离回盲瓣 15 cm 处取近侧一段长约 75 cm 的回肠作新膀胱，其近侧 16 cm 及远侧 12 cm 留作输出道及抗反流之用，将这两段之间的肠袢对折，缝合形成回肠储尿囊。将回肠近侧断端与远侧断端作端侧或端端吻合，恢复消化道的连续性。将输出段与抗反流段近储尿囊的肠系膜与肠管分离，长约 5 cm。用卵圆钳伸入肠腔，于 5 cm 处夹住肠壁，将其内翻，形成向储尿囊内套叠的乳头。切开乳头与其相对位置的储尿囊黏膜，并用细线将两个创面缝合在一起，在套入处用丝线固定（形成的乳头长约 2 cm）。然后，将两输尿管作并腔缝合，与抗反流的回肠作端端吻合。储尿囊外的一段长 7 ~ 8 cm 的输出道则于对系膜缘将肠壁内翻缝合两层。在完成储尿囊前壁缝合后，将输出道用丝线缝合固定于前腹壁腹膜直达脐部。切除脐部，形成可顺利通过示指的通道，将输出道与脐部创缘做间断缝合，形成输出道造口。留置双侧输尿管支架管、储尿囊造瘘管及盆腔引流管。

经皮可控性尿流改道术的并发症主要有：①储尿囊内结石，储尿囊内黏液积存、尿液滞留易引起感染，继而诱发储尿囊结石；②储尿囊漏，去管化重建的储尿囊缝合不牢靠易发生漏尿；③输尿管狭窄，输尿管游离不充分或长度不够，输尿管扭曲或受压发生梗阻；④输尿管反流，储尿囊内高压或抗反流机制不健全可引起尿液反流尿路逆行感染，肾积水，肾功能损害；⑤肠造口狭窄，导尿困难；⑥肠黏膜脱垂；⑦尿失禁；⑧代谢性酸中毒；⑨维生素 B12 缺乏；⑩腹泻等。

十、膀胱癌的全身化疗

(一)膀胱癌的辅助化疗

化疗为膀胱癌除膀胱根治术外最重要的治疗手段，主要的化疗方式包括新辅助化疗、辅助化疗和挽救性化疗。目前研究证明膀胱移行上皮癌对铂类、阿霉素、紫杉醇及吉西他滨等化疗药物敏感，转移性膀胱尿路上皮癌患者对于含铂类药物的联合化疗方案总体反应率可达 50% 左右（Von et al., 2005; Sternberg et al., 2006）。

辅助化疗用于膀胱根治术后患者，病理分期证实为 T3/T4 或淋巴结阳性，临床上无转移（M_0）的患者。但尚存在争议（Cohen et al., 2006; Sylvester et al., 2000），采用频率较低（David et al., 2007）。辅助化疗的优点：化疗是在获得准确的病理分期后进行，治疗时患者的转移风险较低。不会耽误手术治疗。化疗的缺点：难以分析体内的化疗敏感性，过度治疗不可避免；由于术后并发症推迟化疗或化疗不耐受（Donat et al., 2009）。

目前已有的Ⅲ期随机临床研究支持辅助化疗的证据有限（Sylvester et al., 2000; Vale et al., 2006; Leow et al., 2014; Cognetti et al., 2012; Paz-Ares et al., 2010; Stadler et al., 2012; Lehmann et al., 2006）。一个关于辅助化疗 meta 分析（Vale et al., 2003）纳入了六个随机研究（Skinner et al., 1990; Studer et al., 1994; Stöckle et al., 1995; Freiha et al., 1996; Ramani et al., 2010）共 491 例患者进行生存分析。这些研究都存在不同程度的缺陷，如样本量小、过早地停止纳入患者、设计缺陷、不相关的研究终点、缺乏复发或转移后挽救化疗的推荐（Sylvester et al., 2000）。这些研究的化疗方案包括 3～4 个疗程的顺铂，氨甲蝶呤和长春新碱；顺铂，环玲酰胺，阿霉素（CISCA）；氨甲蝶呤，长春新碱，阿霉素或表柔比星，顺铂［MVA（E）C］；顺铂，氨甲蝶呤（CM）(Lehmann et la., 2005)，其中一个研究采用的是单顺铂化疗（Studer et al., 1994）。这些数据并没有足够的说服力来支持辅助化疗。

在另一个更新的 meta 分析中（Leow et al., 2014），增加了三个研究（Ares et al., 2010; Cognetti et al., 2011; Paz- Stadler et al., 2011）。但纳入的 9 个研究总共只有 945 例患者，其中没有研究是持续下去，并且 meta 分析没有充分采集患者的个人数据（Leow et al., 2014）。其中一个研究仅仅只提供了摘要（Paz-Ares et al., 2010）。9 个纳入的研究均无提示辅助化疗对于总生存率有显著影响。其中两个研究采用了吉西他滨 / 顺铂、紫杉醇 / 吉西他滨、顺铂（Paz-Ares et al., 2010; Cognetti et al., 2011）。总生存率的风险比（hazard ratio, HR）为 0.77。纳入 9 个研究分析，生存率有获益的趋势。无病生存率的获益更为明显（HR: 0.66; 95% CI: 0.48～0.92），淋巴结阳性亚组情况则是 HR：

0.64; 95% CI: 0.45～0.91。总体来说，这 9 个纳入研究的结果不一，而用淋巴结阳性分层，研究结果趋于一致。在淋巴转移较多的研究中，顺铂为基础化疗的患者无病生存的 HR 值为 0.39（95% CI: 0.28～0.54），而淋巴转移较少的研究结果则为 0.89（95% CI: 0.69～1.15）。

此外，一个回顾性研究纳入了 3974 例膀胱根治术及淋巴清扫术后患者，结果提示高危组（膀胱外侵犯或淋巴结累及）总生存率有获益（HR: 0.75; CI: 0.62～0.90）（Svatek et al., 2010）。最近发表的目前最大的 RCT 研究（EORTC30994）提示无进展生存率获益（HR: 0.54, 95% CI: 0.4～0.73, $P<0.0001$），但总生存率并无获益（Sternberg et al., 2015）。

根据目前可获取的数据，究竟即刻辅助化疗或复发后化疗何者更好，尤其关于总生存率是否一样仍不清楚。顺铂为基础的联合化疗可延长无病生存时间，甚至在转移性疾病（主要是淋巴结转移）中呈现了较好的结果（Stadler et al., 2002; Von et al., 2005; Sternberg et al., 2007）。在最新的 meta 分析中，辅助化疗在膀胱癌中的积极作用得到肯定，但是证据级别较低（Leow et al., 2014）。应该在根治性手术前就充分告知患者：新辅助化疗、辅助化疗的选择，以及目前支持辅助化疗的有限证据。

（二）膀胱癌的新辅助化疗

膀胱癌的标准治疗方案为膀胱癌根治术（radical cystectomy，RC）。然而，仅依赖手术的这些患者的 5 年生存率仅有 50% 左右（Ghoneim et al., 1997; Bassi et al., 1999; Dalbagni et al., 2001; Stein et al., 2001; Stein et al., 2006），为了改善患者预后，新辅助化疗（neoadjuvant chemotherapy）于 20 世纪 80 年代开始兴起（David et al., 2007; Porter et al., 2009）。

新辅助化疗有以下优缺点：

（1）新辅助化疗常在肿瘤早期进行干预，此时肿瘤转移的可能性较低。

（2）可根据新辅助化疗的情况判断辅助化疗的敏感性。

（3）一般认为在术前患者有更好的化疗耐受性和依从性。

（4）患者一旦对新辅助化疗产生反应，手术常取到 pT0、pN0 及手术切缘阴性的良好病理结果。

（5）推迟膀胱根治术可能会对化疗不敏感的患者产生不利的影响（Chahal et al., 2003; Stein et al., 2003）。目前已发表的关于推迟膀胱根治术的研究仅包括化疗敏感的患者，暂无研究报道由于新辅助化疗而推迟手术会对患者生存产生不利的影响。

（6）新辅助化疗并不影响手术并发症的发生率。在一个随机对照研究中，在单纯膀胱根治术组和新辅助化疗结合膀胱根治术组的并发症发生率相当（Grossman et al., 2003）。在更大样本的多中心研究中（n=620）提示新辅助化疗并不会对膀胱根治术产生明显的不利影响（Sherif et al., 2004）。

（7）依赖查体、CT 或 MRI 的临床分期诊断准确性在 70% 左右（Herr et al., 1990; Cora et al., 2003）。因此新辅助化疗有可能过度治疗，使患者遭受化疗的毒副作用。

（8）目前新辅助化疗仅适用于以顺铂为主的化疗方案。对于其他联合化疗或单一方案并没有进行新辅助化疗的全面研究，暂不推荐采用（Pellegrini et al., 1994; Cannobio et al., 1995; Marcuello et al., 1995; Orsatti et al., 1995; Abol-enein et al., 1997; Bassi et al., 1999; Listed et al., 1999; Sengeløv et al., 2002; Sherif et al., 2002; Vale et al., 2003; Grossman et al., 2003; Vale et al., 2003; Winquist et al., 2004; The European

Organisation et al., 2011)。

有影像学研究的数据显示，化疗进行两个疗程后的反应跟结果密切相关。目前为止，PET、CT 或 MRI 都不能准确预测化疗的反应性。另外，关于化疗两个疗程后疾病趋于稳定的观点尚未达成共识。很多中心采用影像学来评估新辅助化疗后的肿瘤进展状况，但尚缺乏明确的依据 (Letocha et al., 1994; Barentsz et al., 1998; Nishimura et al., 2009; Krajewski et al., 2012)。

对于新辅助化疗敏感的人群，尤其是完全缓解的患者 (pT0N0)，总生存率有明显的改善 (Rosenblatt et al., 2012)。对于不敏感人群则产生明显不利影响。在术前利用 TURBT 的标本通过肿瘤分子表达谱来预测敏感性患者可更好地指导新辅助化疗 (Takata et al., 2005; Takata et al., 2007)。

对于新辅助化疗带给患者的潜在生存受益已经有多个研究在进行，但结果不一 (Wallace et al., 1991; Rintala et al., 1993; Font et al., 1994; Pellegrini et al., 1994; Cannobio et al., 1995;Marcuello et al., 1995; Martinezpiñeiro et al., 1995; Orsatti et al., 1995; Malmström et al., 1996; Abol-enein et al., 1997; Bassi et al., 1999; Listed et al., 1999; Sengeløv et al., 2002; Sherif et al., 2002; Grossman et al.,2003; The European Organisation et al., 2011)。不同之处主要在于化疗的方案设计 (单一顺铂化疗还是联合化疗) 和疗程次数。由于这些研究在患者入组数目、特征 (例如临床 T 分期)、后续治疗方案等方面都不一样，不能合并分析。

有三个 meta 分析对新辅助化疗是否能延长患者生存率进行研究 (Vale et al., 2003a; Vale et al., 2003b; Winquist et al., 2004)。其中一个分析纳入了 11 个随机对照研究 (RCT) 共 3005 例患者，结果提示了进行新辅助化疗能显著提高 5 年生存率 (约 5%)。

来自北欧的联合研究提示新辅助化疗能显著提高总体患者的 5 年生存率 (约 8%)，对临床 T3 期患者来说，则提高生存率约 11%(Sherif et al., 2004)。对于化疗方案来说，仅以顺铂为基础的联合化疗方案能取得显著的疗效 (Vale et al., 2003a; Vale et al., 2003b)；研究的化疗方案包括氨甲蝶呤，长春新碱，阿霉素加顺铂 (MVAC 方案)；顺铂，氨甲蝶呤加长春新碱 (CMV 方案)；顺铂加氨甲蝶呤 (CM 方案)；顺铂 / 阿霉素，顺铂 /5- 氟尿嘧啶，及卡铂加 MV 方案。

最新的回顾性分析及合并数据分析显示，近年来采用的治疗方案如吉西他滨 / 顺铂取得与 MVAC 类似的 pT0/pT1 治疗效果 (Dash et al., 2008; Weight et al., 2009; Yuh et al., 2013; Addition et al., 2013)。一项长达 8 年的Ⅲ期临床随机试验 (The European Organisation et al., 2011) 结果印证了前述的结果，并有另外的几点发现：死亡风险降低了 16% ；采用 CMV 方案进行新辅助化疗将患者的 10 年生存率从 30% 提升至 36% ；远处转移的患者明显获益；对于局部进展的控制以及局部无复发生存率来说，采用 CMV 方案治疗并无明显受益。

一般认为微转移灶出现在高临床分期的可能性更大。但临床 T4 分期的肿瘤分期经常被低估，通过手术往往能获取到较大的转移灶标本 (Sherif et al., 2004)。越来越多的证据支持在 T2b ~ T3b 肿瘤中使用新辅助化疗，可提高长期生存以及明显降低肿瘤分期 (Rosenblatt et al., 2012)。

(三) 化疗方案

尿路上皮癌细胞对多种化疗药物敏感，但单药治疗的反应率均不高，目前临床中多采用以铂类为基础的化疗方案。

1．GC（吉西他滨、顺铂）方案

GC 方案是目前临床最常用的标准一线治疗方案，不良反应较 MVAC 方案轻而疗效相似。古西他滨 1000～1200 mg/m^2 第 1、8 天静脉滴注，顺铂 70 mg/m^2 第 2 天静脉滴注，每 3 周（21 天方案）为一个周期。另一种 GC 方案为 28 天方案（在第 15 天增加静脉滴注吉西他滨），但由于延长了给药时间而疗效及不良反应与 21 天方案相似，临床中现较少应用（Soto et al., 2002）。

2．MVAC（氨甲蝶呤、长春新碱、阿霉素、顺铂）方案

MVAC 方案是膀胱尿路上皮癌传统的标准化疗方案（Sternberg et al., 2001）。氨甲蝶呤 30 mg/m^2 第 1、15、22 天静脉滴注，长春新碱 3 mg/m^2 第 1、15、22 天静脉滴注，阿霉素 30 mg/m^2 第 2 天静脉滴注，顺铂 70 mg/m^2 第 2 天静脉滴注，每 4 周为一个周期。目前临床中更推荐采用改良的强化治疗方案，即 DD-MVAC 方案，氨甲蝶呤 30 mg/m^2 第 1 天静脉滴注，长春新碱 3 mg/m^2，阿霉素 30 mg/m^2，顺铂 70 mg/m^2 第 2 天静脉滴注，每 2 周重复，化疗期间常规应用粒细胞生长因子。采用该方案后，相同时间内化疗药物剂量提高而不良反应反而减少，并且在肿瘤的无进展生存及化疗的总体反应率都优于传统的 MVAC，故而在临床中已经基本取代 MVAC 方案（Sternberg et al., 2001）。

3．CMV 方案

氨甲蝶呤 30 mg/m^2、长春新碱 4 mg/m^2 第 1、8 天静脉滴注，顺铂 100 mg/m^2 第 2 天静脉滴注，每 3 周一个周期。在最近报道的一项三期临床试验中，CMV 新辅助化疗被证明可降低死亡风险 16%，提高 10 年生存率 6%，因此被视为新辅助化疗的一线方案（The European Organisation et al., 2011）。

十一、膀胱癌的放疗

对于肌层浸润性膀胱癌患者，如果肿瘤已无法根治性切除、全身条件不能耐受根治性膀胱切除手术或者不愿意接受根治性膀胱切除术时，可选用放射治疗或化疗＋放射治疗（Stenzl et al., 2011）。膀胱癌的放疗可分为根治性放疗和辅助性放疗，另外还可与手术、化疗相结合为三联疗法。

（一）根治性放疗

以往只对有严重的临床并发症、疾病晚期或年龄较大的患者采取根治性放射治疗（radiotherapy，RT）。另外 RT 在膀胱癌的治疗中对症状的减轻起着重要作用。有报道对于 T1/T2 期小肿瘤的患者，可以通过手术置入放射性金属元素，对肿瘤组织近距离照射，并联合外照射和保留膀胱的手术，5 年生存率为 60%～80%（Moonen et al., 1994）。膀胱外照射方法包括常规外照射、三维适形放疗及调强适形放疗。单纯放射治疗靶区剂量通常为 60～66 Gy，每天剂量通常为 1.8～2 Gy，整个疗程不超过 6～7 周（Maciejewski et al., 1991; De Neve et al., 1995）。目前常用的放疗日程为：① 50～55 Gy，分 25～28 次完成（>4 周）；② 64～66 Gy，分 32～33 次完成（>6.5 周）（Montie et al., 2005）。

（二）辅助性放疗

围术期放疗分为术前（新辅助）放疗和术后（辅助）放疗，根治性膀胱切除、膀胱部分切除手术未切净的残存肿瘤或术后病理切缘阳性者，可行术后辅助放疗（钱图南，2002），而术前放疗可以使患者肿瘤降期，提高局部肿瘤控制率，但根治性膀胱切除术前放疗对延长

患者生存是否有益尚不明确。

1．肌层浸润性膀胱癌的术前和术后放疗

关于根治性膀胱切除术后辅助性放疗的研究目前很局限。然而放疗具有较好的精确性，可以减少周围组织的损伤，具有良好的发展前景（Zaghloul et al., 2010）。一项 100 例患者的 RCT 研究表明了术前和术后放疗的总生存期、无进展生存期和并发症发生率相当。基于放疗技术的发展和膀胱切除术后治疗盆腔的生物学原理，辅助性放疗的效果应该在全球范围重新评估。而术前放疗可能重新作为辅助性治疗发挥其作用。

（1）回顾性研究：一些回顾性研究报道放疗剂量大于 40 Gy，4～6 周后行膀胱切除术可以使肿瘤降期、提高局部控制，尤其是对 T3b 肿瘤，并且可提高生存，特别是对放疗完全敏感的患者。但是 2003 年的一项系统评价则认为这些结果尚不能作为现行指南推荐的基础（Widmark et al., 2003）。越来越多回顾性研究比较术前放疗和不采用术前放疗对 T1～3 肿瘤的长期结果（Granfors et al., 2009）。不采取术前放疗，膀胱切除术后分期下降至 T0 的有 7%（7/97），而采取术前放疗的则是 57%（51/90）。在 cT3 肿瘤，两者的结果分别是 0%（0/16）和 59%（19/34）。而分期下降则可以延长无进展生存期。

（2）随机研究：在一项大型随机试验中，肌层浸润性肿瘤患者接受术前放疗的剂量是 45 Gy（Slack et al., 1977）。术前放疗患者的病理完全缓解率（pCR）从 9% 显著增加到 34%，这是一个生存较好的预后因素。但是总生存期难以评估，因为一小部分患者也接受化疗，并且 >50% 的患者（241/475）因为没有接受预期的治疗而在最后的分析中被排除。两个小型的试验使用的剂量是 20 Gy，结果显示在生存期没有优势而仅仅在≥T3 期肿瘤患者有微小的优势（Ghoneim et al., 1985; Smith et al., 1997）。另外两个试验则证明术前放疗可以使肿瘤降期（Blackard et al., 1972; Anderstrom et al., 1983）。

一项对于以上 5 个随机试验的 meta 分析表明 5 年生存期的优势比是 0.71（95% CI：0.48～1.06），这点支持术前放疗。然而这项 meta 分析存在偏倚，大型试验中部分患者没有接受预期治疗。当大型试验排除后，优势比是 0.94（95% CI：0.57～1.55，无意义）。

2．术前和术后放疗的总结和推荐（表 29-1-5）

表 29-1-5 膀胱癌术前和术后放疗的总结与推荐

总结	LE
没有证据支持术前放疗延长可手术治疗的 MIBC 生存期	2a
对可手术治疗的 MIBC 进行术前放疗，使用剂量是 45～50 Gy，每次 1.8～2 Gy，在 4～6 周后可以降低分期	2
有限的高质量证据支持术前放疗可以减少根治性膀胱切除术后 MIBC 的局部复发	3

推荐	GR
不推荐术前放疗可以提高生存期	A
对可手术的 MIBC 行术前放疗在 4～6 周后可以降低肿瘤分期	C

GR：推荐等级（grade of recommendation）；LE：证据等级（level of evidence）；MIBC肌层浸润性膀胱癌（muscle-invasive bladder cancer）

（三）三联疗法

1. 保留膀胱的三联疗法

对于希望保留膀胱的患者可以采取保留膀胱的三联疗法，主要包括彻底的经尿道膀胱肿瘤切除，然后适形放疗和并行的放疗增敏的化疗（Jani et al., 2015）。这种方法已得到完成的前瞻性研究和国际一致认可的指南的支持。

2. 对于肌层非浸润性膀胱癌的三联疗法

对于 Ta 或者 Tis 肿瘤，现行的证据普遍不支持采用三联疗法。在 T1 期膀胱癌，早期研究（Quilty et al., 1986; Gospodarowicz et al., 1991）表明对于单灶肿瘤，单纯放疗反应良好。有研究（Weiss et al., 2006）评估经尿道切除后放化疗效果，结果表明有 88% 的完全反应率，5 年生存率和 10 年生存率分别为 82% 和 73%。值得注意的是，一项针对 T1 期肿瘤采用放疗的英国大型研究（Harland et al., 2007）表明，对于采取放疗和膀胱内 BCG 或丝裂霉素 C 灌注在无复发生存期（HR：0.77, 95% CI：0.54-1.17, P=0.137），无进展生存期（HR：1.35, 95% CI：0.92～1.98, P=0.133），或者总生存期（HR：1.32, 95% CI：0.86～2.04，P=0.193）方面没有明显区别；但是放疗没有和手术比较。

3. 对于肌层浸润性膀胱癌的三联疗法

证据表明三联疗法最适合肌层浸润性膀胱癌。理想的患者选择标准包括传统尿路上皮肿瘤，最低浸润程度的表浅 T2 期，经尿道完全的肿瘤切除和没有肿瘤相关的肾盂积水（Efstathiou et al., 2015）。同时放化疗比单独放疗效果更好（2 年局限的无疾病生存期 HR 是 0.68（95% CI：0.48～0.96）；P=0.03）（James et al., 2012）。

过去 5 年的临床数据显示超过 70% 接受三联疗法的患者对于诱导性放化疗完全反应并且能保留膀胱（Efstathiou et al., 2012; Giacalone et al., 2015; Gofrit et al., 2015）。

十二、膀胱癌姑息对症治疗

相当一部分膀胱癌患者在诊断时已进展至晚期，这时已不适合进行膀胱癌根治术及常规的膀胱癌放化疗，亦有患者诊断为膀胱癌时无进一步治疗的意愿。对于这部分患者，常因肿瘤的进展出现出血、疼痛等症状，临终阶段的生存质量很低，因此晚期膀胱癌的姑息治疗显得很有必要。

（一）姑息性膀胱切除

姑息性膀胱切除不能也不要求手术切缘阴性及尽可能切除肿瘤，其适应证为无法手术治愈的局部晚期膀胱癌患者（T4b），常伴有出血、疼痛、排尿困难和尿路梗阻，这些症状会导致患者一般状态进一步恶化。对于顽固性血尿的晚期膀胱癌患者，姑息性膀胱切除及尿流改道是有效治疗方法。但由于手术风险较高，一般仅在没有其他选择的情况下采用（Duchesne et al., 2000; Ok et al., 2005）。

局部晚期肌层浸润性膀胱癌可以导致输尿管梗阻。双侧输尿管梗阻或孤立肾伴输尿管梗阻会导致尿毒症。可选择姑息性膀胱切除及输尿管造口或永久性肾造瘘术以解除梗阻。

（二）姑息性放疗

姑息治疗中，姑息性放疗对于快速减轻血尿和疼痛是一个不错的选择，放疗的时间和剂量根据患者预期寿命和机体状态相关，姑息性膀胱放疗常用于治疗原发性膀胱肿瘤的出血或膀胱镜无法控制的转移性膀胱肿瘤的出血。姑息性放疗一般通过短程放疗即 7 Gy×3 天或

3～3.5 Gy×10 天实现，一项随机试验对这两种短程放疗进行比较，7 Gy×3 天放疗方案有 64% 的患者症状得到改善，而另外一种放疗方案有 71% 的患者症状得到改善，结论认为这两种放疗方案均可减轻因膀胱肿瘤巨大造成无法控制的症状，如血尿、尿急、疼痛等，两种放疗方案没有显著性差异（Duchesne et al., 2000），另一项研究评估了 10 Gy×3 周放疗方案对于晚期膀胱癌患者症状改善的程度，有 43% 的患者得到完全缓解，29% 的患者得到部分缓解（Salminen et al., 1992）。但这种治疗可增加急性肠道并发症的危险，包括腹泻和腹部痉挛疼痛（钱图南等，2002; De et al., 1995）。有研究报道对于预期寿命较长及机体状况较好的患者，每次放疗剂量可增加 2 Gy 直至总剂量达到 56 Gy，更高的放疗剂量可能对膀胱癌姑息治疗患者的肿瘤控制有利，有更长的中位生存期。但是该研究也提出，低剂量的姑息放疗对于患者出血以及疼痛的控制会比高剂量姑息放疗更加有效（Srinivasan et al., 1994）。在具有良好性能状态的膀胱癌骨转移患者中，可以使用具有同时放射致敏顺铂的延长疗程来实现。

对于存在骨转移的膀胱癌患者，姑息性放疗同样有效。同样的，放疗方案取决于患者的预期寿命以及机体状态。对于机体状态较好的患者，可以考虑同时加用顺铂来延长疗程从而达到更好的疗效。目前有多项关于骨转移患者姑息放疗剂量的研究，这些研究方案包括 8 Gy×1 次，4 Gy×5 次，3 Gy×10 次以及 15 次放疗总剂量 40.5 Gy，尚无结论表明其中任何一种放疗方案有明显的优势，这些放疗方案总体反应率为 70% 至 80%（Tong et al., 1982; Madsen et al., 1983; Price et al., 1986; Okawa et al., 1988; Hoskin et al., 1992）。最近一项由美国肿瘤放射治疗协作组织（RTOG）发起在乳腺癌和前列腺癌患者中进行的随机试验表明 8 Gy×1 次和 3 Gy×10 次两种放疗方案对于骨转移患者的疼痛缓解程度相当，总有效率为 66%（Hartsell et al., 2005）。但在前一种放疗方案中有更高的重复治疗率。此结果很可能是由于医生更愿意进行 8 Gy×1 次放疗方案造成的。总的来说单次和多次姑息性放疗方案之间的患者疼痛缓解没有差异（Wu et al., 2003）。而目前最常用的放疗方案为 3 Gy×10 天方案（Ben-Josef et al., 1998）。

（三）对症治疗

不能根治的膀胱癌患者往往面临以下几个问题：疼痛、出血、排尿困难和上尿路梗阻。一般情况下，临床医生习惯对患者进行健康相关生活质量（HRQoL）的评估，考虑身体、心理、情感和社会功能。常见的用于评估的问卷包括 FACT（癌症治疗的功能评估）-G（Cella et al., 1993），EORTC QLQ-C30（Aaronson et al., 1993），EORTC QLQ-BLM（肌层浸润性膀胱癌评分）(Sogni et al., 2008）和 SF-36（Ware et al., 1992; Ware et al., 1995），然而对于晚期膀胱癌，一些姑息治疗的措施可能并不能在生活质量评估上体现，这可能与评估问卷的选择有关。但不可否认的是，支持治疗在这些患者中有重要的意义（Ramirez et al., 2005）。

1. 上尿路梗阻

肾造瘘可以有效解决上尿路梗阻，但是多数患者更愿意选择输尿管内支架，因为输尿管内支架管比肾造瘘管给生活带来的不便更少。但是输尿管支架管有时难以顺利置入并且需要定期更换，而且输尿管支架管也会出现堵塞及移位等意外情况。尿流改道（加或不加姑息性膀胱切除）也是解除上尿路梗阻的有效措施之一。对于哪种类型的尿流改道术式最能改善患者的 HRQoL 依然有争议（Hautmann et al., 2007）。一些研究显示对于原位新膀胱术和回肠通道术患者的 HRQoL 的没有任何差异（Autorino et al., 2009; Large et al., 2014）。然而，大多数患者表示，他们更愿意选择原位新膀胱术而不是回肠通道术（Saika et al., 2007）。另一项研究报道，尽管回肠通道术患者的肾功能更好，但在两种分流，排尿困难的麻烦是相同的，因此患者的 HRQoL 评估并无差别（Hedgepeth et al., 2010）。然而与回肠通道术相比，原位新膀胱术由于不需要腹壁造口，可以让患者有更好的身体功能和更积极的生活方式以及自身形象，因此原位新膀胱术逐渐更被各大医疗中心接受。

2．出血和疼痛

（1）动脉栓塞：已有相关的文献报道，利用动脉栓塞治疗无法根治的膀胱癌患者出现的顽固性血尿是一种可考虑的方法。一项纳入了 32 例不同病因（其中包括不可根治的膀胱癌）导致的顽固性血尿的 meta 分析显示，利用动脉栓塞治疗顽固性血尿，其中 29 例患者血尿完全停止，而有 1 例患者动脉栓塞后仍需要少量输血，该治疗的有效率达到 90% 以上，而治疗的副作用是栓塞后综合征和短暂臀部跛行。需要注意的是，尽管动脉栓塞不失为一种可考虑的姑息治疗手段，我们仍然需要更多设计良好的试验来评估动脉栓塞治疗顽固性血尿的可行性和安全性（Ghahestani et al., 2009）。

（2）膀胱内药物灌注：膀胱内灌注 1% 硝酸银或 1%～2% 的明矾有较好的止血效果，且无需麻醉（Goel et al., 1985）。膀胱内注入福尔马林是另一种止血方法，该方法福尔马林浓度一般为 2.5%～4%，保留 30 分钟。但是这种方法会导致疼痛，一般需要局部或全身麻醉。而且注入甲醛出现副作用的风险高，如膀胱纤维化、肾衰竭、膀胱容量下降、尿失禁等（Donahue et al., 1989）。膀胱输尿管反流的患者应避免膀胱内灌注福尔马林，以免造成肾损伤。亦有一些研究通过膀胱内灌注前列腺素来控制出血，并且发现几乎不出现副作用，但这些研究大多为病例报道，缺乏进一步的可靠试验（Levine et al., 1990; Levine et al., 1993; Miller et al., 1994）。

（3）高压氧治疗：对于膀胱癌放疗后出现的放射性膀胱炎导致的出血，有研究尝试利用高压氧治疗而取得一定疗效，具体是让患者完成 20 次 100% 0.3 MPa 高压氧的吸入，每次持续 90 min。然而经济因素以及过多的治疗次数可能会影响患者依从性（Rijkmans et al., 1989; Corman et al., 2003）。

十三、膀胱癌靶向治疗

肌层浸润性膀胱癌预后较差，即使在积极的新辅助化疗和辅助化疗后，5 年生存率仅有 60%，主要是由于远处复发转移（Grossman et al., 2003）。对于转移性膀胱癌患者，由于肌层浸润的恶性生物学行为及有限的治疗手段，仅有 15 个月的中位生存期（von et al., 2005）。因此，寻找新的治疗手段迫在眉睫。

近年来的研究通过全基因组测序等手段对膀胱癌进行分析，让我们得以进一步剖析其病理生理的变化（Cancer et al., 2014）。TCGA（The Cancer Genome Atlas）把膀胱癌分成三种截然不同的分子分型以及揭示了 32 个膀胱癌复发的相关基因，利于我们进一步研究及药物开发（Cancer et al., 2014）。在膀胱癌中发生主要变化的信号通路及分子包括 PI3K/AKT/mTOR 通路，MAPK 通路及染色质调控基因。接下来将讨论新的治疗靶点及其临床前研究结果，以及针对肌层浸润性膀胱癌药物的早期临床研究。主要包括：信号转导通路抑制剂，细胞周期调节和热休克蛋白这几部分（免疫治疗见前述章节)。

(一)信号转导通路抑制剂

1. 成纤维细胞生长因子通路

成纤维细胞生长因子(fibroblast growth factors,FGF)家族包括 18 个生长因子以及四个 FGF 同源因子,在许多细胞过程(包括细胞生长、损伤修复、增殖及血管形成)中发挥重要作用(Beenken et al., 2009)。这些生长因子通过 4 个跨膜糖蛋白受体(FGFR1-4)传递信号,这些受体都有 3 个细胞外免疫球蛋白结构域,1 个跨膜结构域以及 1 个细胞内酪氨酸激酶(tyrosine kinase inhibitors,TKI)结构域。通过与配体的结合,形成受体 - 配体二聚体,进而使细胞质酪氨酸激酶结构域磷酸化并激活磷脂酶 C γ1(PLC γ1)、成纤维细胞生长因子底物 2(FGFR substrate 2,FRS2)、Ras/Raf/Mek/Erk、Jnk/Mapk、PI3K 以及 STAT3 通路(Raju et al., 2014)。

FGFR 在尿路上皮癌中发生高频的基因改变,为一个重要的治疗靶点(Cappellen et al., 1999; Sibley et al., 2001)。TCGA 的数据显示多个基因损伤导致在肌层浸润性膀胱癌中 17% 的 FGFR3 激活(Cancer et al., 2014)。一个研究采用二代测序分析了 126 例尿路上皮癌标本,提示 33% 的患者存在 FGFR 基因突变(Helsten et al., 2014)。FGFR 1、2、3、4 的小分子抑制剂显示出可观的效果。

一个 I 期临床试验采用口服 FGFR 抑制剂 JNJ-42756493,提示了良好的效果并且无明显不良反应(Bahleda et al., 2014)。37 个进展期实体瘤患者采用了 FGFR 剂量加倍的治疗方案,大部分患者的不良反应为轻到中度,包括高磷酸血症(60%)、虚弱(46%)、口干(30%)、呕吐(22%)以及便秘(27%)。一个患者出现了 3 级的转氨酶升高,证实为剂量限制性毒性反应(Du et al., 2012)。一个有 FGFR3-TACC3 转位的转移性膀胱癌患者出现部分缓解,而另一个有 FGFR2 截短的肾盂肿瘤患者几乎完全缓解。还有 4 个患者(乳腺癌、肺癌和软骨肉瘤)病情稳定。目前这个研究正在募集人员扩大样本(NCT01962532)。

另外一个 I 期临床试验研究了 FGFR 广谱抑制剂 BGJ398 在 FGFR 基因突变的实体瘤患者中的效果(Sequist et al., 2014)。在 94 个患者中观察到的剂量限制性毒性包括 3 级的转氨酶升高,3 级的高磷酸血症,1 级角膜毒性。其他轻微不良反应包括疲劳、食欲减退、秃头和口腔炎。高频(大于 78% 的患者出现)的高磷酸血症可以通过饮食和磷酸结合药物控制。5 个 FGFR3 突变的尿路上皮癌患者中有 4 个出现了缓解。同样的现象在小细胞肺癌,乳腺癌及胆管癌中均可看到。

第三种 FGFR 抑制剂(LY2874455)在 36 个进展期实体瘤患者(包括 17 个亚洲患者)中采用(Tie et al., 2014)。不良反应为胃肠道反应、高磷酸血症、血栓形成。剂量限制性毒性并没有观察到。

相较于 FGFR 抑制剂的可观疗效,多靶点的酪氨酸激酶抑制剂(TKI)没有在膀胱癌中观察到明显的效果。多韦替尼是一种靶向 VEFG 和 FGFR 的 TKI 药物,在 44 个进展期尿路上皮癌患者中进行临床试验,即使患者存在 FGFR3 突变,也没有观察到肿瘤的缩小(Milowsky et al., 2013),原因尚不清楚。

2. PI3K/AKT/mTOR

PI3K/AKT/mTOR 在肿瘤细胞生存、运动及代谢中发挥重要的作用。约 40% 的尿路上皮癌患者出现了 PI3K/AKT/mTOR 通路的变化。突变谱包括 PIK3、AKT1 的激活或重要调控因子(如 PTEN, TSC1, TSC2)的失活(Platt et al., 2009; Askham et al., 2010; Sjödahl et al., 2011;

Houédé et al., 2015）。因此，很多药物以此作为治疗靶点。

很多靶向单个或多个Ⅰ型PI3K异构体的治疗药物正在进行临床研发。广谱PI3K抑制剂buparlisib（BKM-120）在许多进展期实体瘤中进行研究，其中在乳腺癌、上皮样血管瘤中取得了部分缓解（Rodon et al., 2014）。不良反应包括皮疹、血糖升高，转氨酶升高。在上述研究基础上，通过阻断PI3K来抑制膀胱癌细胞增殖的临床前研究正在进行（Wu et al., 2011），研究把buparlisib作为转移性尿流上皮癌的二线治疗手段（NCT01551030）。

3．表皮生长因子受体2（HER2）/ERBB2

在尿路上皮癌中发现许多HER2的突变，包括细胞外和酪氨酸激酶结构域的突变，受体的过表达，扩增。TCGA数据库中检测到9%的膀胱癌患者标本中存在HER2的扩增或突变（Cancer et al., 2014）。其他研究同样报道了在原位肿瘤中存在9%的HER2扩增，而淋巴转移的患者中频率更高（15%）（Fleischmann et al., 2011）。大部分在其他肿瘤中提到的HER2突变都是与酪氨酸激酶结构域相关，而在乳头状尿路上皮癌中则观察到了40%的患者存在细胞外结构域的活化突变，这种突变常导致早期转移和更差的预后（Ross et al., 2014）。尽管关于HER2表达与预后的相关性报道结果不一致，在膀胱根治术后患者中，HER2的RNA水平常提示较差的无复发生存（Tsai et al., 2012; Erben et al., 2014）。

在一个Ⅱ期临床试验中，HER2过表达或扩增的转移性尿路上皮癌患者以曲妥珠单抗、紫杉醇、卡铂、吉西他滨作为一线治疗方案。在这些患者取得了70%的缓解率（44例患者中有31例缓解；5例完全缓解，26例部分缓解），中位进展时间和总生存时间分别为9.3个月和14.1个月（Hussain et al., 2007）。拉帕替尼为EGFR和HER2的酪氨酸激酶抑制剂，作为二线治疗用于一线治疗后无明显缓解的进展性疾病（Wuelfing et al., 2009）。尽管如此，靶向HER2的新策略有望改善HER2阳性的患者预后。

（二）细胞周期调节

1．极光激酶

这个丝氨酸/苏氨酸极光激酶家族通过调节有丝分裂纺锤体在细胞周期进展中发挥重要的作用。激光激酶的破坏导致非整倍体、基因组不稳定，而增加极光激酶A的表达可导致成纤维细胞的转化（Bischoff et al., 1998; Zhou et al., 1998; Katayama et al., 1999）。高表达的极光激酶A、B与多种肿瘤相关，如乳腺癌、神经胶质瘤、结肠癌（Sen et al., 1997; Katayama et al., 1999; Reichardt et al., 2003）。另外，肿瘤的分级分期与极光激酶A、B的表达密切相关（Compérat et al., 2008; Bufo et al., 2010）。这些证据都提示了极光激酶抑制剂可作为实体肿瘤和血液肿瘤的治疗靶点（Giles et al., 2013）。

通过比较基因组分析正常膀胱上皮和肌层浸润性膀胱癌发现，在膀胱癌标本中有丝分裂纺锤体的卡控点基因受到明显抑制（Zhou et al., 2013）。与有丝分裂纺锤体基因相关的极光激酶A、B在膀胱癌细胞系中高表达，为研究极光激酶A抑制剂MLN8237（alisertib）的体内外作用提供了可靠的依据。MLN8237可导致膀胱癌细胞中极光激酶A的磷酸化减少、细胞周期停滞、非整倍体及凋亡（Zhou et al., 2013）。从IC_{50}值得知，膀胱癌细胞对于极光激酶A的抑制比正常膀胱上皮更为敏感。在小鼠成瘤模型中，MLN8237导致肿瘤生长明显受到抑制。

一个最近登记的临床试验（NCT02109328），把口服alisertib和紫杉醇作为进展性膀胱癌的二线治疗方案。这项研究结果与这类富有前景的药物在尿路上皮癌中的应用密切相关。第一代极光激酶 A 抑制剂存在如嗜睡和肝酶升高的剂量限制性毒性（Macarulla et al., 2010; Dees et al., 2011）。其他极光激酶抑制剂如达鲁舍替和 AMG900 正在进行用于实体瘤治疗的临床研究。如白血病、淋巴瘤和多发性骨髓瘤（NCT01380756; NCT01034553; NCT01567709）。

2. 其他与细胞周期相关靶点

包括类 Polo 激酶，细胞周期依赖激酶 4（cyclin-dependent kinase，CDK4）、细胞周期蛋白 D1 和视网膜母细胞瘤信号通路。

（三）热休克蛋白

热休克蛋白（heat shock proteins，HSPs）是一类由分子伴侣蛋白通过蛋白折叠和降解介导肿瘤形成过程的蛋白质。热休克蛋白的高表达与化疗和放疗耐受密切相关，因此，可作为治疗的靶点。在这些热休克蛋白中，HSP27 和 HSP90 在膀胱癌中明显高表达，并可通过阻断热休克蛋白产生生长抑制的效应（Takashi et al., 1998; Syrigos et al., 2003; Hadaschik et al., 2008）。另外，通过分析 TCGA 数据库可确定 HSP90 作为一个相关信号的中心（Cancer et al., 2014）。

临床前研究提示，使用靶向 HSP27（OGX-427）的反义寡核苷酸可明显抑制膀胱癌细胞系和原位肿瘤的生长（Hadaschik et al., 2008）。OGX-427 可增加细胞对吉西他滨、顺铂和紫杉醇等化疗药物的敏感性（Kamada et al., 2007; Matsui et al., 2009）。在此基础上，一个采用 OGX-427 进行膀胱内灌注的 I 期临床试验提示，OGX-427 在良好的毒性反应范围内取得了 38% 的完全缓解率（So et al., 2012）。

十四、肌层浸润性膀胱癌的综合治疗

膀胱癌一旦肿瘤出现转移，患者的 5 年总体生存率仅约为 6%，所以对于非转移的肌层浸润性肿瘤（cT2～T4a，cN0M0）的有效治疗是防止转移并争取治愈的最后机会。尽管对 MIBC 患者实施根治性膀胱全切及盆腔淋巴结清扫术，仍有高达 50% 的患者最终会出现远处转移，这是由于肿瘤在切除前即存在隐性微转移，所以应当在局部治疗的基础上使用系统治疗。肿瘤转移后治疗目前仍以全身药物治疗为主，包括化疗、免疫治疗，针对特定患者群体的靶向治疗也在积极研发和试验中。

（一）化疗

1. 非转移性膀胱癌的化疗

理论上讲，对于清除微转移灶，根治术前或术后使用全身化疗应疗效相当，但由于根治性膀胱切除术具有相对较高的手术并发症率（术后 90 天内出现 2～5 级手术并发症率约为 30%）（Donat et al., 2009），使术后进行辅助化疗时机延后，所以术前新辅助化疗得到普遍认同，研究人员对此进行了大量临床研究。

（1）新辅助化疗（neoadjuvant chemotherapy，NACT）：第一个多中心大规模随机对照研究为 BA06 30984，该试验对比了 3 周期新辅助 CMV（顺铂 + 氨甲蝶呤 + 长春新碱）方案化疗 + 根治性局部治疗（手术 / 放疗）和单纯根治性局部治疗；尽管 1999 年的初步结果并无统计学差异，但长期随访后发现联合术前新辅助化疗可以使 10 年死亡风险降低 16%（HR 0.84，95%CI 0.72～0.99，P=0.037），10 年总生存绝对获益为 6%（从 30% 升至 36%）（International Collaboration of Trialists, 1999; 2011）。

2003 年，在另一项关键性的研究 SWOG-8710 中，患者被随机分为仅接受根治性膀胱全切术组和 3 周期新辅助 MVAC（氨甲蝶呤＋长春新碱＋多柔比星＋顺铂）方案化疗＋根治性膀胱全切组；在未接受新辅助化疗组中，疾病特异性死亡更高（HR 1.66，95%CI 1.22～2.45，*P*=0.002）、5 年总生存率更低（45% *vs*. 57%，HR 1.33，95%CI 1.00～1.76，*P*=0.06）、病理完全缓解（pCR）比例更低（38% *vs*. 15%；*P*<0.001），且化疗后达到 pCR 的患者预示更好的预后（5 年总生存率可达到 85%）（Grossman et al., 2003）。

2005 年，一项基于 11 个中心、纳入 3005 名患者的 meta 分析表明，基于顺铂的新辅助化疗可以使患者得到 5% 的 5 年生存获益，并使 5 年死亡风险降低 14%。尽管 NCCN、EAU、CUA 指南均将新辅助化疗推荐作为标准治疗，但新辅助化疗的应用仍不普遍，这主要与以下因素相关：对推迟手术时间的顾虑、手术操作影响、新辅助化疗的疗效缺乏有效预测手段以及药物副作用。

（2）辅助化疗（adjuvant chemotherapy，ACT）：在过去 10 年间，有 4 项临床试验试图研究系统性化疗在辅助治疗中的价值，但均由于入组患者不足而提前关闭（Paz-Ares et al., 2010; Stadler et al., 2011; Cognetti et al., 2012; Sternberg et al., 2015），SOGUG99/01 试验共入组 142 名患者，随机分为术后观察组和 PCG（紫杉醇＋顺铂＋吉西他滨）辅助化疗组；随访结果显示术后辅助化疗组 5 年生存率显著高于观察组（60% *vs*. 31%，*P*<0.0009）。但另一入组患者相对较多的 EORTC 30994 试验中，共 284 名 pT3～4 和 / 或 N+ 患者被随机分至术后即刻化疗或复发后化疗组，接受以下三种化疗方案中的一种，分别为 GC（吉西他滨＋顺铂）、MVAC、ddMVAC（剂量密集 MVAC）；平均随访 7 年，术后即刻辅助化疗组中位总生存为 6.47 年（95%CI 3.85～ 未达到），而复发后化疗组仅为 4.6 年（95%CI 2.15～6.25），但并未达到统计学显著水平（HR 0.78，95%CI 0.56～1.08，*P*=0.13）。术后即刻辅助化疗能够显著延长疾病无进展生存（PFS：3.1 年 *vs*. 0.99 年，HR 0.54，95% CI 0.40～0.73；*P*<0.0001）。

由于缺乏大规模前瞻性临床试验，既往研究结果也不尽相同，一些研究者试图使用 meta 分析得到更为确定的结论。其中一项纳入了 9 项临床试验共 945 名患者（Galsky et al., 2015）的 meta 分析表明，术后辅助化疗较单纯根治性手术能够提高患者 5 年总生存（HR 0.77，95% CI 0.59～0.99；*P*=0.049）和无疾病生存（HR 0.66，95%CI 0.45～0.91）。近来 Galsky 等（Galsky et al., 2016）对美国国家癌症数据库进行统计发现，2003—2006 年间接受治疗的 5653 名患者中，共 23% 接受了术后辅助化疗，经过统计学校正各偏倚因素后，发现术后辅助化疗能够改善总生存（HR 0.70，95%CI 0.64～0.76）并可在各亚组中发现相似结果。

尽管有证据提示术后辅助化疗有可能改善生存，但证据等级均不足以作为标准推荐，故 NACT 仍作为标准治疗选择；对于未能接受 NACT 的 pT3、pT4 或 N^+ 患者则可以作为术后合理治疗选择。

（3）NACT 方案

1）GC 方案：已有针对转移性膀胱癌（mBC）的随机对照试验（von der Maase, et al., 2000; 2005）证实 GC 方案与 MVAC 方案有相似的疗效和较低的副反应，故目前 GC 方案为 mBC 的标准化疗方案之一。Dash 等（Dash et al., 2008）进行的单中心回顾性研究比较了新辅助 GC 和 MVAC 方案，肿瘤降期至 <pT2N0 的比例分别为 15/39（36%）和 19/54（35%），pCR 率分别为 26% 和 28%。Zargar 等（Zargar

et al., 2015）对 19 个中心的 935 名患者进行回顾性分析发现，接受新辅助 GC 和 MVAC 方案的患者，肿瘤降期至 <pT2N0 的比例分别为 44.8% 和 43.7%，pCR 率分别为 23.9% 和 24.5%。鉴于上述回顾性结果以及 GC 方案相对较好的耐受性，可考虑作为新辅助治疗选择方案之一。

2）ddMVAC 方案：2014 年，两个前瞻性单臂临床试验评估了 ddMVAC 联合 G-CSF 的治疗有效性（Choueiri et al., 2014; Plimack et al., 2014），分别为 ddMVAC 4 周期和 3 周期，肿瘤降期至 <pT2N0 比例分别为 49% 和 53%，pCR 比例分别为 26% 和 38%。重要的是，ddMVAC 能够缩短至手术治疗的时间，由传统方案的 16～19 周缩短至平均 9.7 周。

目前仍有前瞻性随机对照试验比较 GC 和 ddMVAC 方案的优劣，但除非 ddMVAC 能够显著优于 GC 方案，否则具有较好安全性的 GC 方案仍为临床医生的治疗首选。

3）不含顺铂的方案：有 30%～50% 的患者由于器官功能受损无法接受顺铂化疗，针对这些患者的用药并无前瞻临床试验证据支持，有一些单臂临床试验探究了 PCaG（紫杉醇 + 卡铂 + 吉西他滨）方案（Smith et al., 2008; deVere White et al., 2009）以及 ACaG（白蛋白结合紫杉醇 + 卡铂 + 吉西他滨）方案的病理反应率，但疗效均不如顺铂，并且血液毒性较大。Hussain 等（Hussain et al., 2012）探究了顺铂剂量分割方案在肾功能不全 [eGFR>40 ml/(min · 1.73m^2)] 患者中的使用，安全性尚可，但并未报道反应率，可能亦不失为肾功能受损患者的可选方案之一。综上，目前针对术前肾功能无法耐受含顺铂方案的患者，临床上不建议接受新辅助化疗。

2. 转移性膀胱癌的化疗

（1）一线标准化疗方案：自 1976 年顺铂被发现对进展期 UC 有效后（Yagoda et al., 1976），以顺铂为基础的化疗方案一直沿用至今。对于能够耐受顺铂的患者，具体选取何种化疗方案与患者的身体状态、合并疾病、化疗相关副反应以及医生偏好相关（Galsky et al., 2011，Pal et al., 2013）。

1）传统 MVAC 和 ddMVAC：EORTC 30924（Sternberg et al., 2001; 2006）试验对 ddMVAC 与传统 MVAC 方案进行了比较，结果提示 ddMVAC 方案能够改善 ORR（64% *vs*. 50%，*P*=0.06）、总生存（15.1 年 *vs*. 14.9 年，*P*=0.042，HR：0.76，95%CI 0.58～0.99）；中位随访 7.3 年，两组总生存率分别为 24.6% 和 13.2%。综上，ddMVAC 疗效优于 MVAC，并且由于常规使用 GM-CSF，3 级以上的粒细胞减少也低于 MVAC 组。

2）MVAC 和 GC：2005 年，von der Maase 等（von der Maase et al., 2005）报道的Ⅲ期临床试验结果证实了 GC 方案与 MVAC 方案能够使转移性膀胱癌患者得到相似的生存获益（GC 14 个月 *vs*. MVAC 15.2 个月，*P*=0.66）。两者毒性反应谱不尽相同，GC 方案以血小板减少和贫血为主，而 MVAC 以中性粒细胞减少和黏膜炎为主（von der Maase et al., 2000）。由于以较小的毒性反应获得了相似的生存获益，GC 方案被广泛用于转移性患者的治疗。由于尚无大规模头对头试验比较 GC 和 ddMVAC+GM-CSF，这三者均为 mBC 患者治疗的可选方案。

（2）不适合使用顺铂患者的治疗选择：不适合接受顺铂化疗的患者包括：ECOG>1、肾功能受损 [CrCl< 60 ml/(min · 1.73 m^2)]、大于 2 级的听力缺失或神经病变、心功能不全达到 NYHA Ⅲ级。我们一般要求接受顺铂的患者肌酐清除率（CrCl）>60 ml/(min · 1.73m^2)，但对于 CrCl 在 50～60 ml/(min · 1.73m^2) 的患者，可以选择剂量分割的顺铂方案（即将 70 mg/m^2 D1

变为 35 mg/m^2 D1～2）或更换为卡铂。EORTC 30986（De Santis et al., 2011）试验针对不适合使用顺铂的患者，研究 GCa 方案和 MCAVI 方案的优劣；两组患者 ORR 更倾向于 GCa，但并未达到统计学差异（41.2% *vs*. 30.3%，*P*=0.08），两组中位生存相似（9.3 *vs*. 8.1 个月，*P*=0.64）；MCAVI 组中严重不良反应比例较高（21.2% *vs*. 9.3%），故该试验结论倾向于 GCa 方案。我们不难发现，上述两种均明显劣于含顺铂的化疗方案。值得提出的是在与上述试验相似的人群中，吉西他滨单药 ORR 可达 28%，中位总生存为 54 周（Tadler et al., 1997），但尚无随机对照试验将其与上述方案进行比较。

（3）含铂类治疗进展后的二线治疗：对于含铂类治疗进展后的二线化疗方案目前并无推荐，长春氟宁是唯一经Ⅲ期临床试验（Bellmunt et al., 2009）证明可改善生存的药物，但由于该试验对照组为支持治疗且获益并不显著，此药仅在欧洲获批用于 mBC 的二线治疗。总体上看，序贯使用单药进行治疗是目前获得共识推荐的治疗方式之一。多药联合二线化疗通常仅增加副作用而并不能够改善生存。若一线治疗未使用吉西他滨，可将其作为二线药物选择之一，有试验报道其可达到 22.5% 的 ORR 和 5 个月的中位生存（Lorusso et al., 1998）。紫杉烷类药物如紫杉醇、白蛋白紫杉醇以及多西他赛，试验报道的 ORR 为 10%～28%（Mccaffrey et al., 1997; Vaughn et al., 2002; Ko et al., 2011; Lee et al., 2013）。非紫杉烷微管调节药物艾日布林（eribulin）经Ⅱ期试验研究报道其作为二线药物，在未使用紫杉烷类治疗的患者中可达到 28% 的 ORR 和 9.6 个月的中位生存（Quinn et al., 2015）。试验报道的培美曲塞 ORR 为 8%～28%（Sweeney et al., 2006; Galsky et al., 2007）。目前，NCCN 指南推荐的二线治疗包括紫杉烷类（紫杉醇或多西他赛），吉西他滨和培美曲塞。一旦转移性膀胱癌患者出现铂类失效，进一步化疗的获益均十分有限。

（二）免疫治疗

近 20 余年均无晚期膀胱癌的新药，直至 PD1/PD-L1 为代表的免疫治疗的出现。美国 FDA 批准了 PD-L1 抑制剂 atezolizumab、durvalumab、avelumab 以及 PD-1 抑制剂 nivolumab、pembrolizumab 用于尿路上皮癌的治疗。pembrolizumab、atezolizumab、nivolumab、durvalumab 和 avelumab 可用于铂类失败后的局部晚期或转移性尿路上皮癌，无论肿瘤为何种 PD-L1 表达程度，包括使用期间进展或新辅助、辅助治疗后 12 个月内进展。另外，atezolizumab 和 pembrolizumab 还被批准用于不适合任何铂类治疗的局部晚期或转移尿路上皮癌患者的一线用药（无论肿瘤为何种 PD-L1 表达程度）或不适合顺铂治疗的局部晚期或转移尿路上皮癌患者（需要肿瘤表达 PD-L1）。

BCG 膀胱灌注作为免疫治疗已经在非浸润性尿路上皮癌中显示出良好的治疗效果，而针对晚期膀胱癌的全身性免疫治疗药物目前以免疫检查点抑制剂为主。这类药物主要针对 PD/PD-L1 通路进行作用。

PD1 是位于活化 T 细胞表面的跨膜蛋白，若其与肿瘤表面的配体 PD-L1 相结合，则能够抑制 T 细胞受体介导的杀伤作用，减少细胞因子的生成，并减少抗原特异性 CD8+T 细胞的增殖。肿瘤细胞可以通过其表面表达的 PD-L1 避免被免疫系统识别和杀伤。通过阻断肿瘤细胞表面 PD-L1 或 PD1，免疫检查点抑制剂能够增强 T 细胞介导的免疫效应从而杀伤肿瘤细胞。

1. 单药治疗

（1）pembrolizumab：pembrolizumab 是一种能够结合 PD1 的人源化 IgG4/kappa 单克隆

抗体，已被 FDA 批准用于不可切除的或转移性黑色素瘤、非小细胞肺癌和头颈部鳞癌的治疗。

KEYNOTE-045 为一项多中心随机对照Ⅲ期临床研究，入组 542 名含铂治疗进展后的进展期尿路上皮肿瘤患者，1∶1 随机分为接受 pembrolizumab 组（200 mg 每 3 周）和接受化疗组（紫杉醇 175 mg/m^2、多西他赛 75 mg/m^2 或长春氟宁 320 mg/m^2，均为 3 周方案）。主要终点为 OS 和 PFS。pembrolizumab 组中位总生存为 10.3 个月，化疗组仅为 7.4 个月（HR 0.73，95%CI 0.59～0.91，P=0.002）。3 级及以上不良反应发生率也少于化疗（15.0% *vs*. 49.4%）。2017 年 ASCO 大会上研究者进一步报道了亚组分析结果，证实无论患者年龄、ECOG 评分、既往治疗、肝转移状态、组织分型以及化疗方案如何，pembrolizumab 组的总生存均明显优于化疗组；两组 PFS 无明显差异。pembrolizumab 组和化疗组 18 个月的 OS 率分别为 36.1% 和 20.5%；ORR 分别为 21.1% 和 11.0%；疾病缓解超过 12 个月的比例分别为 69% 和 36%。基于此 pembrolizumab 被批准用于含铂治疗进展后的进展期尿路上皮肿瘤患者的二线治疗方案（Bellmunt et al., 2017）。

另一项单臂Ⅱ期临床试验入组 370 例患者，初步研究显示 pembrolizumab 一线治疗不耐受顺铂的晚期尿路上皮癌患者有效性和安全性良好；ORR 为 24%，CR 率为 5%。3～4 级不良反应发生率为 16%（Balar et al., 2017）。

2018 年 5 月，由于观察到 KEYNOTE-361 和 IMvigor-130 两项试验的初步数据显示接受 pembrolizumab 或 atezolizumab 作为一线治疗的尿路上皮癌患者，其生存劣于接受顺铂 / 卡铂组，美国 FDA 因此限制了 pembrolizumab 或 atezolizumab 作为一线治疗的患者人群：①无法接受含顺铂的化疗方案且肿瘤表达 PD-L1 者；②不适宜接受任何含铂类化疗者，无论肿瘤表达何种程度的 PD-L1（FDA, 2018）。

（2）atezolizumab：atezolizumab 是 IgG1 单克隆抗体，能够选择性的结合 PD-L1。基于 IMvigor 210 的试验结果，它成为第一个被美国 FDA 批准用于尿路上皮癌的免疫治疗药物。

IMvigor 210（Rosenberg et al., 2016）是一项Ⅱ期临床试验，分为两个试验队列：队列 1 是不宜接受顺铂治疗的一线治疗组（n=119），队列 2 是一线顺铂治疗后进展的二线治疗组（n=310），两组均为局部晚期或转移性尿路上皮癌患者。对队列 2 的肿瘤组织进行 PD-L1 表达测定，并对检测阳性的免疫细胞比例进行亚组分层（IC0-3，分为 IC0、IC1、IC2/3）。患者每 3 周静脉注射固定剂量（1200 mg）的 atezolizumab 治疗直至出现不能接受的不良反应或经 RECIST1.1 标准出现疾病进展。试验观察到的总体 ORR 为 15%，中位 OS 为 7.9 个月，1 年总生存率为 36%。其中 38/45（84%）的初次治疗有效患者经过 11.7 个月的随访期仍保持缓解。肿瘤微环境中的肿瘤 PD-L1 表达程度越高，其治疗反应性越好。3～4 级治疗相关不良反应以及免疫介导不良反应分别为 16% 和 5%。

队列 1（Balar et al., 2017）入组 119 名患者，经过 17.2 个月的随访，ORR 为 23%，其中 9% 为 CR，中位 PFS 为 2.7 个月，中位总生存为 15.9 个月。3～4 级不良反应率为 16%。尽管吉西他滨 + 卡铂的 ORR 可达 36.1%，但 atezolizumab 总生存期更长。

另一项Ⅲ期前瞻性随机临床试验 IMvigor 211（Powles et al., 2017）比较了 atezolizumab 和化疗（长春氟宁、紫杉醇或多西他赛）用于铂类失败后的局部晚期或转移性尿路上皮癌的二线治疗。共入组 931 名患者，在 234 名 PDL1 表达水平在 IC2/3 的亚组患者中未观察到 atezolizumab 的生存获益（mOS 分别为 11.1 个月和 10.6 个月，P=0.41）。ORR 也较为相似（23% *vs*. 22%）。尽管生存无获益，atezolizumab 的安全性更好（3～4 级不良反应比例分别为 20% *vs*. 43%）。

2018 年 5 月，由于观察到 KEYNOTE-361 和 IMvigor-130 两项试验的初步数据显示接受 pembrolizumab 或 atezolizumab 作为一线治疗的尿路上皮癌患者，其生存劣于接受顺铂 / 卡铂组，美国 FDA 因此限制了 pembrolizumab 或 atezolizumab 作为一线治疗的患者人群：①无法接受含顺铂的化疗方案且肿瘤浸润免疫细胞 PD-L1 表达率至少为 5%；②不适宜接受任何含铂类化疗的，无论肿瘤表达何种程度的 PD-L1（FDA, 2018）。

（3）nivolumab：nivolumab 是人 IgG4 单克隆抗体，能够选择性结合 PD1，目前已被美国 FDA 批准用于肾癌（2015 年 11 月）等众多其他实体肿瘤，并且基于 Checkmate 275 试验结果，nivolumab 于 2017 年 2 月获批用于经一线含铂治疗失败后的局部进展或转移性尿路上皮癌。

Checkmate 275（n=270）为一项期临床试验，入组患者均为经一线含铂类治疗失败后的局部进展或转移性尿路上皮癌。患者均每 2 周接受 3 mg/kg 静脉注射治疗，直至出现不能接受的不良反应或疾病进展。试验观察到的 ORR（52/265）为 19.6%，PFS 为 2 个月，中位总生存时间为 8.74 个月。PD-L1 高表达组（大于等于 1%）的 OS 为 11.3 个月，而低表达组（小于 1%）仅为 5.9 个月。总体不良反应发生率为 64.6%，其中 3～4 级占 18%，3 名患者出现治疗相关死亡（Sharma et al., 2017）。

（4）durvalumab：durvalumab 是一种全人源化单克隆抗体，靶向结合 PD-L1，已获 FDA 批准用于 PD-L1 表达阳性的晚期尿路上皮肿瘤。

Ⅰ/Ⅱ期扩展试验研究 durvalumab 单药治疗不能手术或转移性尿路上皮癌患者的安全性和疗效。筛选出肿瘤细胞和浸润细胞（IC）PD-L1 表达状态（根据 IHC 检测），PD-L1 阳性定义为 IC≥25% 或肿瘤细胞≥25%。患者每 2 周接受 durvalumab（10 mg/kg 静脉注射）治疗，直至疾病进展或出现不可接受的不良反应。（Massard et al., 2016）截至 2017 年的更新数据（n=191），ORR 率为 17.8%，其中高 PD-L1 表达患者 ORR 为 27.6%，低表达患者仅为 5.1%。中位生存为 18.2 个月，55% 的患者生存期超过 1 年。3 级和 4 级不良事件相对少见，仅占 6.8%（Powles et al., 2017）。

（5）avelumab：avelumab 为 PD-L1 抑制剂，目前尚在临床试验阶段。根据一项入组 44 名铂类耐药的尿路上皮癌患者的Ⅰb 期研究，其 ORR 为 18.2%，其中有 5 例为 CR，5 例 PR。中位 PFS 为 11.6 周，中位 OS 为 13.7 个月，1 年生存率为 54.3%。3～4 级治疗相关不良反应为 6.8%（Apolo et al., 2017）。扩展试验报道了 249 例铂类耐药或不宜接受顺铂治疗的患者，其中 161 名铂类治疗后患者的 ORR 为 17%，包括 6% 为 CR 和 11% 为 PR。3～4 级不良反应率为 8%（Patel et al., 2017）。

2．联合治疗

目前已经进行或者正在进行的联合治疗方案包括免疫治疗联合、免疫治疗联合化疗以及免疫治疗联合靶向治疗等。

Checkmate 032（Sharma et al., 2016）研究是一项Ⅰ/Ⅱ期研究，入组一线铂类治疗失败后患者，治疗分为 nivolumab 联合 ipilimumab 和单药治疗组。nivolumab（1 mg/kg）联合 ipilimumab（3 mg/kg）组的 ORR 为 38.5%，其中 4% 为 CR；nivolumab（3 mg/kg）联合 ipilimumab（1 mg/kg）组 OR 为 26%，其中 3% 为 CR；nivolumab 单药组的 ORR

为 24.4%，其中 6% 为 CR。似乎较高剂量的 ipilimumab 能够得到更好的疗效，其不良反应也在可接受范围内（Rosenberg et al., 2018）。目前针对此方案的Ⅲ期临床试验正在进行中（Checkmate 901；NCT 03036098）。

IMvigor 130（NCT02807636）和 KEYNOTE 361（NCT02853305）分别为 atezolizumab 和 pembrolizumab 一线联合化疗与单用化疗对照的多中心前瞻性随机Ⅲ期临床研究，目前还在进行当中。DANUBE（NCT02516241）和 NILE（NCT03682068）试验为 durvalumab 与 CTLA-4 抑制剂 Tremelimumab 以及化疗的两药 / 三药联合作为一线治疗的临床试验。另外，还有诸多联合方案的临床试验正在开展，如靶向药物联合免疫治疗（卡博替尼联合 nivolumab 与 ipilimumab，NCT02496208）和化疗联合抗血管生成药物（贝伐珠单抗联合 GC 化疗，NCT00942331）。

（三）靶向治疗

目前针对局部晚期或转移性尿路上皮癌的靶向药物临床试验涉及 VEGF 抑制剂（如贝伐珠单抗）、ErbB 抑制剂（如靶向 HER-2 的曲妥珠单抗、靶向 EGFR 的吉非替尼）以及多靶点酪氨酸激酶抑制剂（如卡博替尼、培唑帕尼），其中多数作用较为有限或可引起较多的治疗相关不良反应，目前尚不推荐用于常规临床治疗。

BGJ398（infigratinib）为FGFR1～3 抑制剂，在一项转移性 UC 的Ⅰ期研究中（NCT01004224），BGJ398 二线治疗的 FGFR3 突变型患者可达 38% 的反应率和 75% 的疾病控制率（Pal et al., 2018）。

Erdafitinib 为一 FGFR 抑制剂，在一项开放的Ⅱ期临床试验中，入组化疗 / 免疫治疗失败后的 FGFR 突变患者，edafitinib 治疗后 ORR 为 42%，其中 3% 为 CR，疾病控制率达到 80%。中位 PFS 为 5.5 个月，中位 OS 为 13.8 个月。即使在免疫治疗失败后的患者中，仍有 70% 的患者对 edafitinib 治疗有应答。据此，FDA 批准 edafitinib 作为 FGFR2/3 突变的、化疗失败后 UC 患者的二线治疗方案（Siefker-Radtke et al., 2018）。

（四）抗体药物偶联物

抗体药物偶联物（antibody-drug conjugate，ADC）是通过化学键将具有生物活性的细胞毒药物连接到单克隆抗体（mAb）上，单克隆抗体（mAb）作为载体将细胞毒药物靶向运输到目标细胞中发挥作用的一类药物。ADCs 药物的靶向性来自其中抗体部分（antibody），毒性大部分来自小分子化药毒物部分（payload），抗体部分也可以自带毒性（ADCC 与 CDC）。抗体部分与毒素部分通过连接物（linker）互相连接。抗体部分与肿瘤细胞表面的靶向抗原结合后，肿瘤细胞会将 ADC 内吞。之后 ADC 药物会在溶酶体中分解（lysosomal degradation），释放出活性的化药毒物，破坏 DNA 或阻止肿瘤细胞分裂，起到杀死细胞的作用。理想的连接物应该保持稳定，所以不会导致靶外毒性，并且在细胞内高效释放毒物。

ASG-15ME 靶向 SLITRK6，约 90% 的 UC 患者可有表达；偶联毒素可扰乱细胞内微管。在一项入组多线治疗失败后的尿路上皮癌患者的Ⅰ期剂量递增试验中，ASG-15ME 治疗 ORR 为 37.5%，其中最大剂量组 ORR 为 50%，既往免疫治疗失败后为 53%，肝转移患者为 46%。（Petrylak et al., 2016）。

另一种 ADC 药物 enfortumab vedotin（ASG-22ME）靶向 nectin-4，是高表达于多种实体瘤的表面黏附分子；偶联药物 MMAE 对微管具有破坏作用。在一项入组多线治疗失败后的实体瘤患者的Ⅰ期剂量递增/扩展试验中，尿路上皮癌组经 enfortumab vedotin 治疗的 OR 为 41%。2018 年 ASCO 大会上 Rosenberg 等报告了 122 名患者的试验数据，其中 CR 为 4%，PR 为 37%，SD 为 30%。中位 PFS 为 5.4 个月，中位 OS 为 13.6 个月。共有 4 名患者出现治疗相关的致死性不良反应。（Rosenberg et al., 2018）目前 FDA 已经批准 enfortumab vedotin 用于既往免疫治疗失败后的 UC。联合免疫治疗的临床试验也在进行当中（NCT3299545）。

（五）总结

肌层浸润性膀胱癌具有高度侵袭性，需要临床积极治疗，一旦发生转移，患者生存期十分有限。对于体能状态良好的患者，术前行新辅助化疗仍为指南推荐治疗，但目前国内新辅助化疗的开展并不尽如人意；近期对于肿瘤分子分型和相关基因突变的研究可能能够更好地预测患者对化疗敏感性，有助于术前精准治疗，避免化疗不敏感患者延迟手术时机。术前新辅助免疫治疗效果以及安全性也在临床试验验证当中。术后辅助治疗可能得到生存获益，目前证据并不充分，仍需高等级证据支持，但对具有不良预后病理特征的患者不失为一种术后补救性措施。晚期膀胱癌的一线治疗主要依靠铂类为主的化疗，失败后治疗目前在化疗领域并无突破性进展，但近年来免疫治疗的兴起给患者带来了新的希望，靶向治疗以及 ADC 药物也崭露头角，期待将有更多的新药能够给患者带来生存获益。

十五、膀胱癌预后及随访

（一）影响膀胱癌预后的因素

肿瘤的分期和分级是生存预后最重要的因素。分级是细胞增长潜力的提示，分期则描述肿瘤的恶性程度和侵袭程度。高分期肿瘤的侵袭和转移能力会导致血管淋巴管的侵袭发展成微转移。

非肌层浸润性膀胱癌的预后与肿瘤分级、分期、肿瘤大小、肿瘤复发时间和频率、肿瘤数目以及是否存在原位癌等因素密切相关，其中肿瘤的病理分级和分期是影响预后的最重要因素（Kurth et al., 1995; Holmang et al., 1997; Allard et al., 1998; Millan et al., 2000）。非肌层浸润性膀胱癌复发及进展的概率见下（表 29-1-6）。

对于晚期膀胱癌的患者，身体状态与内脏转移是影响预后的重要因素。大量文献表明年龄是根治性膀胱切除术后重要的预后因素（Game et al., 2001; Clark et al., 2005; May et al., 2007）。Rochon 等（Feinstein et al., 1970）的研究表明对伴随疾病的评估比患者年龄是 MIBC 预期寿命更好的指标（Rochon et al., 1996）。评

表 29-1-6 非肌层浸润性膀胱癌肿瘤分期与分级与预后及进展的关系（Clark et al., 2013）

临床分期及病理分级	五年复发可能性	进展至肌层浸润可能性
Ta，低级别	50%	低
Ta，高级别	60%	中
T1，低级别（少见）	50%	中
T1，高级别	50% ~ 70%	中 ~ 高
Tis	50% ~ 90%	高

估对 MIBC 的治疗、进展和预后均有影响。有研究对 SEER 登记的 11 260 患者进行分析，结果表明伴随疾病与肿瘤性死亡和其他原因的死亡有关。年龄会对其他原因导致的死亡增加风险，但是不会增加肿瘤性死亡（Lughezzani et al., 2011）。但是现在大多数对行根治性膀胱切除术患者的评估都不包括伴随疾病。

膀胱癌的基因、病理和表型改变是肿瘤特异性生存差的特性。TP53、RB、和 PTEN 的特异性改变导致患者预后差（Chatterjee et al., 2004）。有研究（Wang et al., 2009）已经发展一套基因表达信号可以准确区别高和低风险的非侵袭性和侵袭性膀胱癌，甚至能区分病理分期相似的肿瘤。增殖的标志物例如 MIB-1 和 PCNA 在高级别肿瘤中可发现，并且与较差预后相关（Lopez-Beltran et al., 2003）。而细胞周期调节蛋白的改变如细胞周期蛋白、TP53 和 TP27 可以促进增殖。但必须指出的是，目前膀胱癌肿瘤标志物的研究尚处于实验室阶段，临床上尚没有一种标志物能准确估计膀胱癌的预后。如能结合分期、分级和分子标志物将极大提高对膀胱癌预后的判断。

（二）膀胱癌患者的随访

膀胱癌的监测很重要，因为非肌层浸润性和肌层浸润性膀胱癌的复发率高而转移性患者的进展和死亡时间短。监测方案由肿瘤的分期和分级决定，并优化复发的早期检测。

1. 非肌层浸润性膀胱癌的随访

对于非肌层浸润性膀胱癌，5 年后复发的风险为 50% 至 90%，在高级别病变和原位癌中复发率更高；5 年后进展的风险为 10% 至 30%，主要局限于高级别病变和原位癌（Maffezzini et al., 2006）。所有指南推荐在初次切除术后 3 个月进行膀胱镜检查以评估复发性或残留性疾病（Hall et al., 2007; Babjuk et al., 2008; Clark et al., 2013）。之后对于高级别病变，指南建议每 3 个月进行膀胱镜检查，检查 2 年，然后每隔 6 个月检查，直到第 5 年；对于低级别病变，一些指南推荐在 3 个月、9 个月时进行膀胱镜检查，然后对没有复发的患者每年进行膀胱镜检查（Hall et al., 2007; Babjuk et al., 2008; Clark et al., 2013）。对于高级别病变，所有指南推荐每年或每隔一年进行上尿路影像学检查，并指示可选择检查尿肿瘤标志物。对于低级别非浸润性疾病，上尿路影像学检查价值受限，因为肿瘤在输尿管或肾中的风险仅为 1% ~2%，还有相关的成本、不便和辐射暴露（Babjuk et al., 2008）。

（1）膀胱镜检查：NMIBC 最初的随访取决于膀胱镜对全膀胱的检查，尽管耗时间和侵入性，膀胱镜检查是仍是必不可少的。问题是检查的频率和时间。

1）第一次随访膀胱镜检查：对 NMIBC 行 TURBT 后的第一次膀胱镜检查是非常重要的，因为它有预后价值。没有确切的数据定义第一次随访膀胱镜检查的最佳时机。欧洲泌尿外科学会（EAU）指南建议每隔 3 个月检查一次（Babjuk et al., 2011）。然而在瑞典，第一次随访膀胱镜检查通常在 4 个月后进行（Holmang et al., 2002）；同样在英国的一些地区，在 84% ~88%病例中膀胱镜检是在 TURBT 之后的 3 到 4 个月之间进行（Wright et al., 2000）。

早期肿瘤复发是指术后 3 个月检查到复发。然而，3 个月的复发率也取决于首次 TURBT 的充分性（无论是否进行二次 TURBT）和膀胱内治疗的管理。在 7 项 EORTC 随机试验（无二次 TURBT）的综合分析中，2410 例患者（LE 2b）的早期肿瘤复发率是 13.1%（6.7% ~40%）（Brausi et al., 2002）。

2）进一步膀胱镜检查计划：当 TURBT 3 个月后第一次随访膀胱镜检查为阴性时，下一次膀胱镜检查传统上每 3 个月重复一次，持续 2 年，然后每 6 个月一次直到第五年结束，接下来每年一次（Babjuk et al., 2011）。因此，传统的高频率检查现在是仅推荐用于高危患者，而较低频率膀胱镜检适用于中、低危人群。但是，EAU 指南的这个 C 级推荐反映了低水平的证据支持这种说法（Babjuk et al., 2011）。美国泌尿外科协会（AUA）指南推荐风险适应性方法，高危患者进行更高频率的随访（Hall et al., 2007）。

然而，一项荷兰和比利时的临床实践调查表示对于低危肿瘤，大多数泌尿外科医生也是坚持第一年行 4 次膀胱镜检查的计划（Witjes et al., 2006）。这种做法最近才被引入指南推荐。然而，来自美国的数据也显示对指南推荐的随访膀胱镜检查依从性很低；对诊断为高危 NMIBC（LE 2b）后 2 年期间的每个患者，高达 42%的医生没有执行至少一次膀胱镜检查或细胞学检查（Chamie et al., 2011）。

严格的随访膀胱镜检查计划可能并不是对所有患者都是必须的。1995 年，Olsen 和 Genster 在一项 97 例 Ta G1/2 肿瘤患者的随机试验中证明了膀胱镜检查的间隔时间可以安全地增加一倍（LE 1b）（Olsen et al., 1995）。基于这些数据，对于 3 个月后第一次膀胱镜检查表现阴性的低风险肿瘤似乎可以安全地在 9 个月后再进行随访膀胱镜检查（LE 4）（Hall et al., 1994）。

膀胱镜检查仍然是标准诊断，但为侵入性检查，而且昂贵和费力，并且在检查一些平坦和非常小的乳头状病变时存在局限性。增加监测膀胱镜检查的敏感性可以减少膀胱镜检查的漏诊。据报道，荧光膀胱镜检查（FC）和窄带成像（NBI）具有更高的敏感性，但是对膀胱癌的检测其特异性低于白光膀胱镜检（LE 2a）（Cauberg et al., 2010; Mowatt et al., 2010）。然而，大多数研究表明，可将 FC 和 NBI 应用至 TURBT，少部分研究则将这些技术与可弯曲器械结合应用于随访膀胱镜检查。有报道表明相对于白光膀胱镜检，上述应用在较小的乳头状和扁平病变检测中更具优越性（LE 2a）（Loidl et al., 2005; Herr et al., 2011），但是否可以延长监测性膀胱镜检查的间隔时间尚未知。其他新型光学膀胱镜，例如拉曼光谱和光学相干断层扫描，还不能用作常规监测检查（Cauberg et al., 2009）。

如果基于尿液的测试（细胞学、标志物）可以辅助监测性膀胱镜检查，则尿检结果可以通过减少诊断性系统偏倚增加膀胱镜检的准确性（van et al., 2010）。

（2）影像学检查

1）膀胱成像：经腹超声检查在膀胱小肿瘤方面敏感性低（Cohan et al., 2009），尽管最近有成果报告现代超声技术有 78.5%敏感性和 100%特异性（LE 3）（Stamatiou et al., 2011），但仍不能推荐为代替膀胱镜对 NMBIC 患者的随访检查（GR B）。多排螺旋 CT 在膀胱癌患者检查还不够精确。CT 的敏感性为 79%～90%，特异性为 91%～95%（LE 2b）（Cohan et al., 2009）。CT 尿路造影术的准确性在肿瘤复发性患者中较低，因为其很难区分复发和 TURBT 造成的膀胱改变。另外，膀胱底部的肿瘤易被忽视，平坦型肿瘤也不表现为充盈缺损。CT 尿路造影术的敏感性不如膀胱镜检高（Cohan et al., 2009）。有报道 CT 仿真膀胱镜检查的敏感性与 CT 尿路造影术相当并高于磁共振成像（MRI）仿真膀胱镜检查或超声仿真膀胱镜检查（LE 2b）（Qu et al., 2011）。这些成像方法都没有足够的敏感性以取代膀胱镜检查在 NMIBC 患者中的随访（GR C）。

2）上尿路评估：NMIBC 患者上尿路肿瘤（UUTT）发展的危险因素包括肿瘤多样性、膀胱三角区的肿瘤、膀胱原位癌（CIS）、肿瘤分级、分期和膀胱输尿管反流（Millan-Rodriguez et al., 2000; Wright et al., 2009）。在 Milla'n-Rodrıguez 等（Millan-Rodriguez et al., 2000）的研究中，1529 例患者平均随访 4.2 年。在低、中、高危组，UUTT 的发生率分别为 0.6、1.8% 和 4.1%（LE 3）。在 Hurle 等人（Hurle et al., 1999）的另一项研究中，平均随访 86 个月后，216 例低危 NMIBC 患者中有 0.9%，182 例中危 NMIBC 患者中有 2.2% 和 193 例高危 NMIBC 患者有 9.8% 发生 UUTT（LE 3）。

CIS 患者发生 UUTT 的风险更高。在 138 例膀胱 CIS 的分析中，平均随访 94 个月后 24.6% 的患者发生 UUTT，32.2% 的患者有双侧肿瘤（LE 3）（Hurle et al., 1999）。

CT 尿路造影术和静脉泌尿造影术是探查上尿路的标准检查。CT 尿路造影术在许多地方取代了排泄性静脉尿路造影术，但会有较大的辐射暴露（LE 4）（Roupret et al., 2011）。另一种方法是 MRI 尿路造影。对高危肿瘤包括 CIS 患者在随访期间建议每年对上尿路进行检查（Babjuk et al., 2011）。对于中危肿瘤患者，上尿路影像学检查可考虑每 2 年一次，而低危患者不需要上尿路随访（GR B）。

（3）实验室检查

1）尿液标记物：尿液标记物可作为一种侵入性较小和成本较低的方法用于随访期间对患者的监测。目前标记物应用于 NMIBC 的随访中有两个临床目的：一个是作为膀胱镜的辅助检查，以改善对 CIS 的检测和降低假阴性率（一个好的标记物应对高度恶性肿瘤具有高敏感性和高特异性）。理想的标记物是可以实现相当于膀胱镜检查和细胞学检查相同或较高的准确性，但是尚未有这样的标记物应用于临床。另一个重要的方面就是患者的意愿和对诊断的准确性的需求。如果尿检的敏感性 <90% ~95%，大多数患者更倾向于膀胱镜检查因其能明确诊断（LE 3）（Yossepowitch et al., 2007）。至今，没有一个可用的尿液标记物满足这些标准。因此在随访期间，目前还没有尿液标记物可以安全地代替膀胱镜检查（GR A）（Vrooman et al., 2009; Babjuk et al., 2011）。

2）基于细胞的尿液诊断：细胞学，荧光原位杂交：尿细胞学是标准常规检查。尿细胞学检查联合随访膀胱镜检查可以检查到常规膀胱镜检查容易忽略的疾病（如 CIS 和上尿路疾病）。尿脱落细胞学检查具有高度的肿瘤特异性并且在检查高级别肿瘤具有良好的敏感性。Mowatt 等人（Mowatt et al., 2010）对 15 161 名参与者的研究（LE 2b）表明细胞学检查的敏感性和特异性分别为 44% 和 96%。低危肿瘤患者（pTa，G1/2）细胞学检查的敏感性平均为 27%，高危肿瘤患者（T1G3）为 69%，CIS 患者为 78%。尿细胞学的缺点是其变异型和在低危肿瘤中的敏感性低。因此，AUA 指南推荐细胞学应用于高危肿瘤患者的随访（Hall et al., 2007）；EAU 指南推荐细胞学检查适用于高、中危肿瘤患者（Babjuk et al., 2011）（GR C）。

已报道荧光原位杂交（FISH）对 NMIBC 病史患者的敏感性为 64%，特异性为 73%（LE 2b）（Mowatt et al., 2010）。FISH 应该不受 BCG 治疗影响，而且据报道 BCG 治疗后使阳性结果的患者更可能复发（2.7 倍以上风险）（LE 2b）（Mengual et al., 2007）。但是，也没有数据支持在监测 NMIBC 中可以使用 FISH 代替膀胱镜检查。

3）可溶性尿标记物：使用单个尿标记物对细胞学检查用处不大。几乎所有的标记物在 NMIBC 随访的患者检查中，相对于尿细胞学检查都具有更高的敏感性，但特异性较低的特点（van et al., 2005; Mitra et al., 2010; Tilki et al., 2011）。对一系列涉及不同通路的标记物进行综合分析似乎是更好的方法。相对于一种尿液标记物的检测，这样一系列标记物具有更高的敏感性但更低的特异性（LE 2b）（Wu et al., 2007; Mengual et al., 2010）。采用标记物检测的随访，特别是在低危性 NMIBC 中显得有吸引力；然而，基于目前的证据水平，这种检测方法还不能推荐（GR B）。

2. 肌层浸润性膀胱癌的随访

膀胱癌患者接受根治性膀胱切除术和尿流改道术后必须进行长期随访，随访重点包括肿瘤复发和与尿流改道相关的并发症。适当的疾病监测时间表应基于：自然复发时间、复发的概率和部位、尿流改道后的功能监测、复发的可能治疗（Malkowicz et al., 2007）。

监测方案通常基于从回顾性系列观察到的复发模式。而基于常规肿瘤随访和回顾性研究结果对无症状复发进行诊断仍然存有争议（Volkmer et al., 2009; Giannarini et al., 2010）。重要的是，这些回顾性研究使用不同的随访方案和影像技术，导致最终分析和结论建议的困难。目前仍缺乏证明根治性膀胱切除术后随访的有效性及其对总生存期影响的前瞻性试验（Soukup et al., 2012）。

（1）局部复发：局部复发发生在原始手术部位的软组织或淋巴结清扫区域的淋巴结中。在主动脉分叉的淋巴结复发可以认为是转移性复发（Giannarini et al., 2010）。目前膀胱切除术有 5% ~ 15% 的盆腔复发概率。大多数复发表现在前 24 个月，经常在手术后 6 ~ 18 个月内。然而，晚期复发可以发生在膀胱切除术后 5 年。病理分期和淋巴结状态以及阳性边缘，淋巴结清扫的程度和围术期化疗可预测盆腔复发（Huguet et al., 2013）。盆腔复发的患者通常预后不良。即使治疗，平均存活时间只有 4 ~ 8 个月。最终治疗可以延长生存时间，但大多数只是减轻症状。治疗包括全身化疗、局部手术或放射治疗（Soukup et al., 2012）。

（2）远处复发：在进行膀胱切除术治疗的患者中，高达 50% 可见远处复发。分期和累及淋巴结是风险因素（Ghoneim et al., 2008）。全身复发在局部晚期疾病（pT3/4）（32% ~ 62%）和淋巴结累及患者（范围 52% ~ 70%）中更常见（Donat et al., 2006; Ghoneim et al., 2008）。最可能的远处复发部位是淋巴结、肺、肝和骨（Bochner et al., 2003）。几乎 90% 的远处复发出现在根治性膀胱切除术后的 3 年内，虽然晚期复发可以发生在 10 年后但主要在前 2 年。以铂类为基础的化疗治疗疾病进展的的患者的中位生存期是 9 ~ 26 个月（Mathers et al., 2008; Cagiannos et al., 2009Vrooman et al., 2010）。尽管定期监测，仍有 >50% 的转移在症状出现后被诊断。监测无症状转移的诊断价值及其对生存的影响仍存在疑问。一些研究表明，尽管常规监测对生存没有影响，然而其他研究表示无症状转移，特别是在肺中的诊断可以改善生存（Volkmer et al., 2009; Giannarini et al., 2010）。

（3）膀胱切除术后尿路上皮肿瘤复发：根治性膀胱癌切除术后新发尿道肿瘤在男性中发生率为 1.5% ~ 6.0%，平均无复发间期 13.5 ~ 39.0 个月，中位生存期为 28 ~ 38 个月，其中 >50% 的患者死于系统性疾病。继发性尿道肿瘤可能发生在手术后 1 ~ 3 年。在膀胱切除术中预防性尿道切除术对大多数患者已经不再合适。尿道复发的独立预测因素是：NMIBC 的膀胱切除术、累及前列腺和复发性 NMIBC 病史（Soukup et al., 2012）。

在女性中，主要的风险因素是膀胱颈疾病（Stenzl et al., 1995）。许多研究已经证明了原位尿流改道后尿道复发的风险（0.9% ~ 4.0%）（Freeman et al., 1996; Huguet et al., 2003; Nieder et al., 2004; Varol et al., 2004）显著小于非原

位尿流改道（6.4% ~11.1%）（Freeman et al., 1996; Smith et al., 2005）。

目前关于尿道随访仍存在争议，有些研究推荐常规冲洗和尿细胞学检查（Varol et al., 2004），而另一些研究则质疑常规尿道的监测（Slaton et al., 1999; Huguet et al., 2003; Lin et al., 2003; Sherwood et al., 2006）。尿道冲洗和尿细胞学检查似乎不会影响生存率（Erckert et al., 1996; Lin et al., 2003; Clark et al., 2004）。然而有研究显示男性的尿道随访对于有尿道复发风险的患者是可取的（Soukup et al., 2012）。

上尿路尿道肿瘤（UTUC）代表晚期复发最常见的位点。平均总生存期是 10 ~ 55 个月，60% ~67% 患者死于转移性疾病（Soukup et al., 2012）。

最近的 meta 分析发现，38% 的 UTUC 复发是通过随访诊断的，而剩余的 62% 是通过症状诊断的。当尿细胞学检查用于监测时初期检测率为 7%，而上尿路成像为 29.6%。该分析得出的结论是非浸润性膀胱癌症患者发生 UTUC 的概率是浸润性膀胱癌患者的 2 倍。膀胱癌的多灶性则使复发的风险增加三倍，而输尿管或尿道切缘阳性则增加 7 倍的风险（Sanderson et al., 2007）。

3. 尿流改道相关并发症的随访

除了肿瘤的结果外，尿流改道术后代谢和功能方面同样需要进行随访。

（1）维生素 B_{12} 缺乏：利用回肠末端构建膀胱会造成患者维生素 B_{12} 缺乏。对于回肠末端切除 > 20 cm 的患者，应该监测血清 B_{12} 水平。维生素 B_{12} 缺乏可能导致巨噬细胞性贫血和不可逆的神经病。一但维生素 B_{12} 缺乏确诊，患者将需要终身补充（LE 2b）（Duerksen et al., 2006）。

（2）代谢性酸中毒：代谢性酸中毒的频率和严重程度通常与构建膀胱的肠道的类型和长度有关，但症状严重程度和失代偿程度也将取决于患者的年龄和代偿能力。回肠膀胱术患者中的 15% 会出现代谢性酸中毒，可控尿流改道的患者则有 50% 发生代谢性酸中毒（LE 3）（Mills et al., 1999）。在术后早期，有残余尿或尿路感染的新膀胱患者或者肾功能下降的患者发生代谢性酸中毒的风险最高。代谢性酸中毒的临床症状可以是恶心、食欲减退、疲劳和虚弱，最终呕吐或呼吸加速。慢性代谢性酸中毒可导致骨质脱钙。因此，甚至轻度酸中毒的患者也应注意骨的代谢。术后早期也应及时补充碳酸氢钠（2 ~ 6 g/d）（Mills et al., 1999）。

（3）尿流改道相关并发症：尿流改道相关并发症的风险随时间增加。最常见的并发症是症状性尿路感染、尿石症、伴随肾功能丧失的输尿管回肠吻合口狭窄、尿潴留和白天和或夜晚尿失禁。在回肠膀胱术患者中 45% 在 5 年内有并发症发生。患者存活 10 年、15 年和 >15 年时，百分比增加到 50%、54% 和 94%（LE 3）（Madersbacher et al., 2003）。

（三）随访注意事项

在非肌层浸润性膀胱癌的随访中，膀胱镜检查目前仍然是金标准，检查过程中一旦发现异常均应该行活检及病理检查。超声学、尿脱落细胞学、IVU 等检查也有一定的价值，但均不能完全代替膀胱镜检查的地位和作用（Mariappan et al., 2005; Gofrit et al., 2006; Herr et al., 2007; Pruthi et al., 2008）。而膀胱癌患者接受根治性膀胱切除术和尿流改道术后必须进行长期随访，随访重点包括肿瘤复发和与尿流改道相关的并发症。根治性膀胱切除术后尿流改道患者的随访应包括手术相关并发症：输尿管狭窄或反流、储尿囊尿潴留、泌尿系感染、结石、尿失禁、相关代谢问题（如维生素 B_{12} 缺乏所致贫血和外周神经病变，水、电解质、酸碱平衡紊乱）以及有无肿瘤复发及转移等。

当膀胱镜检查显示可疑病变或尿细胞学阳性时，应该麻醉下行内镜膀胱活检。一些研究者推荐所有患者在初始 BCG 治疗后行麻醉下内镜活检，因为在没有组织学的情况下，这些患者的常见红斑不能与 CIS 区分（Herr et al., 1989）。然而 Dalbagni 等人（Dalbagni et al., 1999）报道则认为在膀胱镜检查为正常和伴随红斑病变但尿细胞检查是正常的患者，活检可以不做（LE 2b）。

普遍接认为高危 NMIBC 患者需要长期随访。最近的数据表明甚至对于 BCG 治疗初始反应和无复发间期 >5 年的患者也要进行 >10～15 年的长期随访。尽管可用的数据存在矛盾，低危的 NMIBC 患者可能不需要终身随访。115 例在 5 年内没有复发的 TaG1 NMIBC 患者中 98.3% 保持无肿瘤期达 20 年（LE 3）（Mariappan et al., 2005）。在另一项研究中，TURBT 术后 5 年无复发的 TaG1～2 NMIBC 患者有 92% 的概率完全没有进一步复发（LE 3）（Fitzpatrick et al., 1986）。Holmang 等报告 59 例患者在 5 年的无复发间期后只有 2 人复发（LE 3）（Holmang et al., 1995）。在一项 179 例 Ta/T1 期肿瘤患者队列研究中，患者在 2、5 和 10 年无肿瘤期的复发概率分别是 43%，22% 和 2%。在这项研究中，没有患者在 12 年的无肿瘤期后复发（LE 3）（Morris et al., 1995）。

（黄　健）

第二节　膀胱非尿路上皮癌

一、概论

膀胱恶性肿瘤中绝大多数为尿路上皮癌，非尿路上皮癌发病率较低，约占膀胱恶性肿瘤的 1%～5%。其病理类型复杂，术前不易诊断，部分肿瘤恶性程度高，预后极差（吴阶平等，2004）。根据 WHO 标准，目前发现的膀胱非尿路上皮性恶性肿瘤主要包括鳞癌、腺癌、脐尿管癌、小细胞癌、副神经节瘤、淋巴瘤、癌肉瘤、恶性黑素瘤（钟山等，2011）。其临床表现和辅助检查，如影像学和膀胱镜检查表现缺乏特异性，加上部分肿瘤可与尿路上皮性肿瘤共存，肿瘤表面常有坏死或钙化组织，常规活检确诊率较低，只有依赖于病理诊断。

二、膀胱鳞状细胞癌

膀胱鳞状细胞癌（squamous cell carcinoma，SCC）简称膀胱鳞癌，是所有膀胱恶性肿瘤中第二大常见类型，占所有膀胱恶性肿瘤的 3%～5%（Dahm et al., 2003）。

（一）病因及流行病学

引起膀胱鳞癌的病因尚不清楚，一般认为其发病与下列因素相关：长期吸烟、反复泌尿系感染、膀胱结石、寄生虫感染、黏膜白斑。首先，其与慢性刺激病史，如结石、脊髓外伤后长期留置导尿管、感染或憩室等导致角化性鳞状化生密切相关。此外，其还高发于中东和埃及等血吸虫流行地区。

非血吸虫膀胱鳞癌与血吸虫膀胱鳞癌两者在病因、病理及临床特征少并不完全相同。例如非血吸虫膀胱鳞癌发生的危险因素主要包括黑色人种、膀胱憩室、慢性尿路感染、长期留置尿管、环磷酰胺治疗、膀胱内灌注卡介苗、膀胱结石。其在人群中发病率很低，一项来自于美国纪念斯隆 - 凯特林癌症中心大样本膀胱全切病理研究提示膀胱鳞癌仅占 2.8%（Gschwend et al., 2002），其中依赖于留置导尿管的脊髓损伤患者发病率明显升高，占 2% ～10%。而对于血吸虫流行地区，有研究报道 1026 例膀胱全切标本中，膀胱鳞癌比例高达 59%（Ghoneim et al., 1997）。

（二）组织病理学

恶性肿瘤细胞全部由鳞状细胞构成而没有尿路上皮和腺上皮成分。显微镜下，其可能为中等分化或分化较好的肿瘤，具有明确的角化和细胞间桥，以及较少的核多形性。亦或低分化，具有明显的核异型，仅有局灶性鳞状分化。其邻近的膀胱上皮通常有鳞状化生。膀胱鳞状细胞癌组织学特点为角化细胞的出现，鳞状细胞呈片状，排列不规则，有同心性排列的角化细胞——角化珠（图 29-2-1，图 29-2-2）。膀胱鳞癌是一种高度恶性的肿瘤，多数浸润到肌层，大多数膀胱鳞癌患者诊断初期就已经进展为浸润性肿瘤。肿瘤多单发，也可多发。初起为扁平状或轻度隆起，浸润性生长，常表现为团块状、溃疡状、广基的菜花状或乳头状。

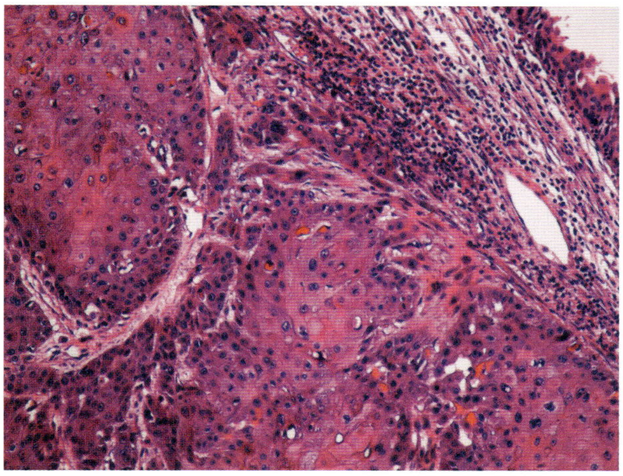

图 29-2-1　膀胱鳞癌 HE 染色（100 倍镜）

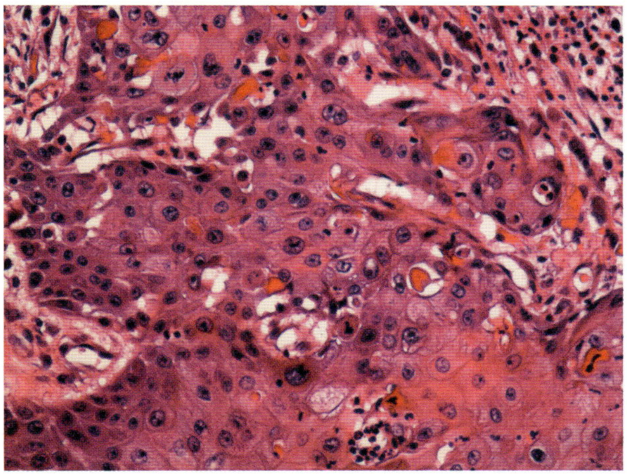

图 29-2-2　膀胱鳞癌 HE 染色（200 倍镜）

（三）临床表现

膀胱鳞癌多为浸润性癌，恶性程度高，病程短，预后不良。鳞癌早期症状无特异性，主要表现为肉眼血尿和难以忍受的膀胱刺激症状（尿频、尿急和尿痛），病程中还会出现贫血，尿中白细胞也会明显增多。多数学者认为，与浸润性膀胱尿路上皮癌相比，鳞癌发生膀胱刺激征的比例较高，而且部分患者是以膀胱刺激征为首发症状就诊。

（四）诊断

膀胱鳞癌的早期诊断较困难，早期症状无特异性，主要表现为肉眼血尿、膀胱刺激征和尿路感染等。

1．尿液检查

在患者新鲜尿液中，易发现脱落的肿瘤细

胞，简便易行，故尿细胞学检查可作为血尿的初步筛选。

2. 影像学检查

包括B超、CT、MRI和膀胱造影等。B超、CT和MRI能够发现患者膀胱腔内实质性占位，膀胱造影可见膀胱内充盈缺损。B超可用于膀胱鳞癌的初步诊断，CT和MRI有助于膀胱鳞癌的诊断及判断其浸润深度，有助于肿瘤的分期及治疗方案的确定。

3. 膀胱镜检查

膀胱镜检查可见膀胱内污浊，肿瘤基底宽广，质硬，表面常有糜烂、坏死，周围的膀胱黏膜充血水肿明显。

归纳起来，膀胱鳞癌有以下特点可供临床早期诊断：①发病年龄较大，平均在60岁以上；②男性多于女性，国内统计男女比例为6∶1；③主要表现为肉眼血尿和膀胱刺激征；④常有慢性尿路感染史；⑤10%～20%的患者伴有膀胱结石；⑥膀胱镜检查可见膀胱内污浊，肿瘤基底宽广，质硬，表面常有糜烂、坏死，周围的膀胱黏膜充血水肿明显；⑦由于长期尿路感染症状表现，常不易引起重视，早期诊断困难，多数患者就诊时已是T3～T4期。

（五）治疗与预后

手术治疗是膀胱鳞癌有效和基本的治疗方法，放射治疗、化疗、免疫治疗等作为辅助方法。临床上应根据肿瘤的临床分期、组织学分级、肿瘤类型、部位、有无转移及患者全身状况及经济情况，制订具体的治疗方案。膀胱鳞癌浸润肌层或周围组织时，即病变达T3期以上，全身转移比例较高，预后较差。因此，膀胱鳞癌的早期诊断和早期治疗是提高治愈率的关键。膀胱鳞癌易发生早期浸润，即使浅表肿瘤也常发生盆腔淋巴结转移，所以膀胱部分切除术者疗效较差，而根治性膀胱切除术疗效相对较好。

根治性膀胱切除、尿流改道加盆腔淋巴结清扫术是目前主要的治疗手段。在浸润癌治疗中，膀胱浸润性癌单发、肿瘤外膜无原位癌、非典型增生病变仍可以行保留膀胱手术如经尿道切除或膀胱部分切除术，但这些病例必须是既往无膀胱癌病史者，且严格掌握其适应证。膀胱鳞癌浸润性极强，生长迅速，转移早，预后差，浸润性膀胱癌患者中50%有临床检测不到的微转移病灶，有微转移病灶的患者多数一年内出现症状（Navon et al., 1997）。

单一放疗效果欠佳，目前认为术前放疗能降低肿瘤分期及降低局部复发率以改善患者的预后生存。国外文献报道接受术前放疗＋根治性膀胱全切的患者预后要好于单纯行根治性膀胱全切的患者，5年生存率为34%～50%，但缺少大样本的对比研究，因此，对术前放疗＋根治性膀胱全切是否比单纯的根治性膀胱全切能明显改善患者生存期仍无定论（Swanson et al., 1990）。临床普遍认为，膀胱鳞癌为化疗抵抗性肿瘤，但以铂类为基础的化疗方案有助于改善患者的预后。

总之，膀胱鳞癌发生率低，预后差，早期诊断对改善患者预后有重要作用，确诊依靠膀胱镜下取活检病理诊断，但不能忽视其他诊断方法的应用。膀胱鳞癌患者应尽早行根治性膀胱全切＋尿流改道＋盆腔淋巴结清扫术。术前放化疗可能降低肿瘤分期，改善患者预后，但仍需进一步的研究及探讨。由于非血吸虫相关的膀胱鳞癌患者手术时大部分已经有局部进展，所以这类患者的预后较差，大多数患者在术后3年内死于复发或转移。

三、膀胱腺癌

膀胱腺癌（urinary bladder adenocarcinoma）

是所有膀胱恶性肿瘤中第三大常见恶性肿瘤，占膀胱肿瘤的 0.5%～2.0%，其恶性程度高，转移早，早期诊断困难，预后差。目前，临床上对其总体治疗效果还不满意。

（一）病因及流行病学

膀胱腺癌在尿路肿瘤中可以单独发生于膀胱，也可以与其他种类的肿瘤混合发生，许多病例来源于腺性膀胱炎或者肠上皮化生，感染血吸虫、膀胱外翻和肠代膀胱是引起膀胱腺癌的主要因素。膀胱腺癌流行病学特点为：膀胱腺癌根据其组织来源被分为原发性膀胱腺癌、脐尿管腺癌以及继发性膀胱腺癌三种类型，占膀胱肿瘤的 0.5%～2.0%，在血吸虫病流行的地区，这一比率则上升至 5%～11.4%。男女之比为 2.6∶1，发病高峰年龄在 60 岁左右。脐尿管腺癌较罕见，占膀胱肿瘤的 1/1400，而继发性膀胱腺癌多由于邻近胃肠道或女性生殖道肿瘤的直接浸润（Wilson et al., 1991）。

（二）组织病理学

目前认为膀胱腺癌发生的 3 种组织来源可能是胚胎腺残余、脐尿管残留及膀胱移行上皮化生，而膀胱黏膜移行上皮化生被认为是原发性膀胱腺癌的主要病因。膀胱腺癌肉眼观察特异性不大，镜下观察可将其分成 6 型：①非特殊型腺癌；②肠型腺癌；③黏液型腺癌，又称胶样癌；④印戒细胞癌；⑤透明细胞癌；⑥混合膀胱腺癌型腺癌，其中以非特殊型腺癌和肠型腺癌最多见。原发性腺癌常伴腺性膀胱炎，外观呈乳头状或实体性，癌组织排列呈腺管状、腺泡状或条索状，癌细胞核大深染，细胞异型性明显，部分区域见瘤细胞分泌黏液，形成黏液湖，瘤细胞散落于黏液湖中，癌组织浸润全层。脐尿管癌起源于脐尿管的残余，可侵犯膀胱周围或侵入膀胱壁，浸润到膀胱壁深层、脐、Retzius 间隙及前腹壁。转移性腺癌是最常见的膀胱腺癌，可来自直肠、胃、子宫、乳腺、前列腺或卵巢。

肿瘤多位于膀胱侧壁及颈部，常为单发肿块，呈乳头状、结节状和蘑菇状，突出于膀胱腔内，切面灰白色，少数可呈黏液冻胶状，组织形态多表现为管状腺癌、黏液腺癌、乳头状腺癌。印戒细胞癌与其他部位腺癌形态相似，但部分病例合并移行上皮癌或鳞状细胞癌，且瘤组织周围常可见腺性膀胱炎改变或移行上皮的腺样化生。印戒细胞癌的外观可呈皮革样膀胱壁增厚。镜下肿瘤多由富含黏液的腺上皮组成，腺样分化的差异很大。免疫组织化学 CK、上皮膜抗原（EMA）、KI167、癌胚抗原（CEA）阳性，抗波形丝蛋白（vimentin）阴性。

脐尿管腺癌来源于胚胎脐尿管的残留，与残留脐尿管的腺柱状上皮增生及内覆移行上皮腺性组织转化有关，最常见的组织学类型为印戒细胞癌、肠腺癌和透明细胞癌。膀胱腺癌也可统分为脐尿管和非脐尿管来源，后者占 2/3。非脐尿管性膀胱腺癌通常与慢性膀胱刺激和经常暴露于致癌物质有关，50% 的患者为多发性肿瘤，而且通常呈浸润性。发生于膀胱上皮的恶性腺性肿瘤，没有尿路上皮和鳞状上皮成分，并且非脐尿管来源（图 29-2-3，图 29-2-4）。

（三）临床表现

膀胱腺癌早期症状与膀胱移行细胞癌相似，但血尿、膀胱刺激症状出现较晚。少数患者可表现为腹痛、下腹部肿块等，血尿伴有膀胱刺激症状或排尿困难，部分患者尿中伴有黏液或腐肉样物质。确诊时肿瘤多已侵及膀胱肌层，非脐尿管腺癌的患者伴腺性膀胱炎比原位癌更常见。总之，膀胱腺癌有以下临床特点：①血尿伴尿频、尿急、尿痛或排尿困难。

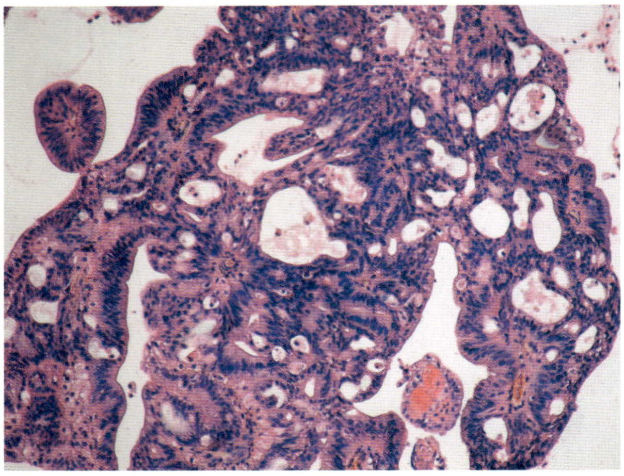

图 29-2-3 膀胱腺癌 HE 染色（100 倍镜）

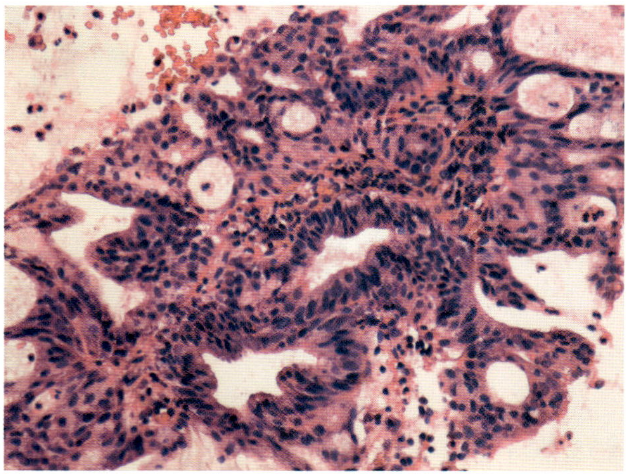

图 29-2-4 膀胱腺癌 HE 染色（200 倍镜）

②脐尿管腺癌只发生在膀胱顶部前壁，膀胱黏膜无腺性膀胱炎。③反复发生的腺性膀胱炎。④血尿伴盆腔包块。

（四）诊断

诊断主要依靠症状结合膀胱镜、B 超和 CT 检查。

1. 膀胱镜检查

膀胱镜是重要的检查手段，镜下可以直接观察肿瘤的大小以及形态，腺癌通常为实体性肿瘤，容易发生于顶部、三角区及膀胱颈部，肿瘤多无蒂或有广基蒂，肿瘤僵硬呈丘状，多单发，肿瘤表面可有坏死、溃疡和出血。病理活检是确诊的依据，但是当肿瘤较大伴有坏死时需要多点活检以减少漏诊。与尿路上皮肿瘤相比，腺癌不倾向于多中心以及黏膜内复发。

2. 超声及超声造影

B 超是诊断膀胱肿瘤简便而无创的方法，普及率及准确率均较高，可作为膀胱肿瘤早期诊断、术后随访和重点人群的健康体检的首选方法。目前应用高敏感性、高分辨率的实时超声造影对膀胱癌的形态、大小及肿瘤浸润膀胱壁程度，均可清晰显示，可对临床诊断提供重要的诊断依据。

3. CT 及 MRI

目前对膀胱癌的浸润程度和分期仍靠螺旋 CT 或 MRI 检查，动态增强 MRI 对分期的诊断要优于 CT 和静态的 MRI。CT 平扫在充满尿液的膀胱内可见膀胱壁上局部不规则增厚、壁结节或突入腔内的软组织肿块。膀胱内肿块 CT 值在 30～50 Hu，增强后明显强化。造影剂充盈膀胱时，肿块在造影剂衬托下呈膀胱内充盈缺损影。螺旋 CT 对脐尿管癌诊断有一定特征性，轴位图像结合多平面重组图像可以明确脐尿管及病变的部位、形态、范围、密度及与邻近结构的关系，因此，对于临床怀疑脐尿管病变要首选 CT 检查，可提高脐尿管病变的诊断正确率。

（五）鉴别诊断

临床和病理上对脐尿管型腺癌和原发型腺癌的鉴别一直存有争议，目前比较公认的脐尿管型腺癌诊断标准：①必须起源并定位于膀胱顶部前壁；②肿瘤必须集中于膀胱壁，即肌间或者更深部而非黏膜层，肿瘤与正常黏膜上皮有明显分界；③在膀胱其他部位没有腺囊性膀胱炎及肠上皮化生；④可见到脐尿管残余；⑤除外其他部位的原发病灶。如不全部符合此标准，且除外转移性腺癌，即可诊断原发性腺癌。

膀胱腺癌必须和其他部位转移或直接浸润至膀胱的腺癌鉴别：①前列腺腺癌：肿瘤细胞排列呈腺泡或筛状结构，核仁异常增大，免疫组织化学前列腺特异性抗原（PSA）、前列腺酸性磷酸（PAP）两者均阳性可确立诊断。②肠腺癌：形态学上不能区分，免疫组织化学CK20、β-连环蛋白阳性，CK7和TM阴性；膀胱腺癌β-连环蛋白阴性，CK7、CK20、TM多为阳性，在区分两者时有诊断价值。③子宫内膜腺癌：最常见的症状是绝经后阴道出血，B超提示子宫内膜赘生物，内膜增厚，免疫组化 vimentin 对鉴别诊断有帮助。上述鉴别诊断应注重临床病史和症状，特别是免疫组织化学染色是一个重要的工具。对于转移性腺癌在鉴别诊断中应特别注意身体其他部位如结直肠、前列腺、宫颈和乳腺等有无原发病灶。

（六）治疗与预后

膀胱腺癌恶性程度高、浸润深、转移较早，多数对放疗和化疗不敏感，外科手术治疗仍是主要的治疗手段。膀胱腺癌的分类是术式的基础，同时应根据腺癌部位采取不同的手术方式。膀胱腺癌患者应首选膀胱全切术。因为膀胱腺癌发生于黏膜下，极易向深层浸润，故不易行经尿道电切术。应严格掌握膀胱部分切除的适应证，即只局限于膀胱顶部、侧壁、前壁 T1 及 T2 期单发肿瘤，切缘应距肿瘤 3 cm 以上。膀胱部分切术适用于瘤体较小（直径＜ 2 cm）、分化好、临床为 T1 期、瘤体位于膀胱前壁及顶部者。但腺癌有浸润深、转移早的特点，故切除范围应比移行细胞癌广泛。切除范围应包括肿瘤边缘 3 cm 正常膀胱壁，相应覆盖腹膜及脐部腹壁大块，而不应以膀胱腔内肿瘤作为膀胱部分切除的标准，否则极易造成肿瘤切除不充分而致术后复发。

对于 T2 期以上及膀胱颈部、三角区、广基或多发的体部肿瘤适宜直接采取根治性全膀胱切除术。脐尿管腺癌早期病例仍采用扩大性膀胱部分切除和节段性整块切除，手术应尽可能地整块切除膀胱顶、脐尿管和脐，切除范围包括部分腹直肌、腹直肌后鞘、腹膜及弓状线，连同肿瘤整块切除及双侧盆腔淋巴结清扫。有学者提倡术中冰冻标本检查手术的切缘，并认为广泛的部分切除，组织学检查证实切缘阴性，可提供几乎与根治性膀胱切除一致的生存率。由于考虑到局部浸润的深度和广泛的病变范围，也有部分学者主张采用根治性全膀胱切除＋盆腔淋巴结清扫＋脐尿管切除来治疗脐尿管腺癌。腹腔镜下肿瘤切除合并双侧淋巴结清扫术被认为是安全、可行的，且存在出血少、恢复快的特点。

本病的预后与早期诊断、肿瘤分期分级、组织学类型及治疗方式方法密切相关，整体预后不佳。原发腺癌五年生存率介于 27%～61%，而脐尿管型腺癌五年生存率介于 11%～55%，取决于肿瘤分期、切缘阳性率，化疗对其效果不佳，美国 M.D. Anderson 癌症中心报道了使用 5-FU 和顺铂治疗脐尿管型腺癌，患者平均中位生存时间 20 个月（Siefker-Radtke et al., 2003）。

总之，早期发现、术前正确的临床分期、鉴别诊断原发性膀胱腺癌与脐尿管腺癌、对原发性膀胱腺癌及早行根治性全膀胱切除术、严格掌握膀胱部分切除指征、术中冷冻标本检查手术的切缘及肿瘤的综合治疗是提高膀胱腺癌治疗效果的关键。

四、脐尿管癌

脐尿管癌（carcinoma of urachus）是一种罕见的恶性肿瘤，在膀胱癌中的比例约占0.2%，好发于膀胱顶。

（一）病因及流行病学

脐尿管是人体发育时胚胎尿囊（尿生殖窦）的残留，连接膀胱顶部与脐，在出生前绝大部分胎儿的尿囊已经退化成脐正中韧带；当膀胱未降或下降不全时形成脐尿管未闭，导致脐尿管囊肿、脐尿瘘、脐尿管憩室等。脐尿管癌细胞可来源于脐尿管各层组织，以上皮组织来源为主。

近85%的脐尿管癌病理类型为腺癌，脐尿管腺癌占据了原发性膀胱腺癌的约10%。其病因尚不清楚，上皮化生可能是脐尿管癌的癌前病变，而长期尿液刺激、慢性感染可能诱发上皮病变。其好发于中老年人，中位发病年龄54岁，男女比例1.4∶1。

（二）组织病理学

脐尿管癌的病理类型包括腺癌（非特殊型腺癌/肠型腺癌/黏液腺癌/印戒细胞癌/混合型腺癌）、移行细胞癌、鳞癌以及一些罕见病理类型，包括神经内分泌癌、恶性副神经节细胞瘤以及肉瘤样癌等。临床病理常需要借助免疫组化鉴别其类型，通常有CK20、CK7、34BE12等肠上皮免疫表型，部分CEA、CA-125、CA19-9、CA74阳性，并随肿瘤的变化而变化，神经内分泌癌则表现嗜铬素A阳性（+）、突触素阳性（+）、NSE阳性（+）；甚至有鳞癌产生G-CSF的病例报道。肿瘤细胞分级系统G1～G4仍然适用（图29-2-5，图29-2-6）。

（三）临床表现

无痛性间歇性肉眼血尿或镜下血尿通常为脐尿管癌的首发症状；80%以上的脐尿管癌患者以血尿主诉来诊，9%的患者可伴有腺癌分泌的黏液，该症状具有较高的诊断价值。下腹部肿物早期可不明显，待肿瘤增长后渐压迫腹壁而突出，触诊可及囊性或实性肿物，常在体检中偶然发现。腹痛常为肿瘤侵犯腹壁所致。脐尿管与脐部偶有窦道形成，可造成间歇性尿瘘、溢液，在排尿等腹压及膀胱压力升高时明显，长时间可造成窦道口周围皮肤溃疡等病

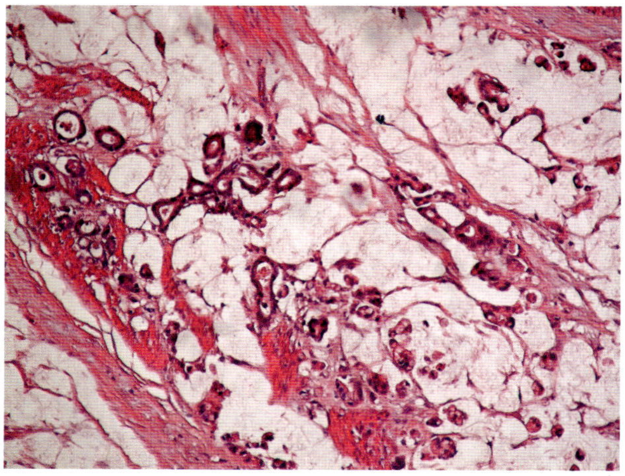

图29-2-5 脐尿管癌HE染色（100倍镜）

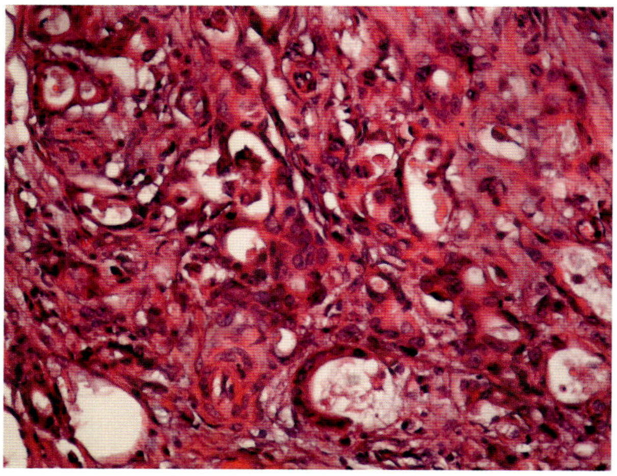

图29-2-6 脐尿管癌HE染色（200倍镜）

变。膀胱刺激征、排尿困难、菌尿等亦可伴随发生。

（四）诊断

B 超显示病灶形态多样，多呈不规则分叶状，以低回声为主，部分回声不均，无完整包膜，与膀胱黏膜层分界不清。病灶可向膀胱肌层或更深部浸润，甚至浸润腹壁，也可向膀胱腔内浸润生长。部分脐尿管癌内可见点状钙化。由于脐尿管癌一般发现较晚，病灶内常出现坏死区。对比增强超声（CEUS）表现为不均匀性强化，增强程度低于周围正常组织。

脐尿管癌 CT 表现：92% 的病变累及膀胱前壁或顶壁，52% 的脐尿管癌明显侵犯膀胱壁；在膀胱腔内形成软组织肿块或膀胱壁局限性的增厚，84% 的肿块呈囊实性，形态不规则，大小不一，边缘毛糙，密度不均匀，可见囊状的低密度区。增强扫描肿块呈边缘性强化，囊变区无强化，部分伴有点状钙化，或累及其他脏器或淋巴结转移。常见转移部位包括区域淋巴结、腹膜、肺以及腹腔、骨等。其中钙化是脐尿管腺癌的特征性征象，尤其是对脐尿管黏液腺癌的诊断具有一定的特征性。MRI 对软组织有较好的分辨，对肿瘤术前分期具有可靠价值，但相对 CT 应用较少。平扫：病变表现为不规则形，以等 T1、稍长 T2 为主的较大混杂信号；增强扫描：病灶呈不均匀周边强化，中心为无强化区。

脐尿管癌目前暂无统一的诊断标准，但通常认为原发性膀胱腺癌的诊断依据包括：①肿瘤位于膀胱顶部；②不存在囊性或腺性膀胱炎；③主要累及肌层而不是整个黏膜下层或溃疡的膀胱表皮；④证实有脐尿管残留；⑤存在耻骨上肿物。鉴别诊断包括膀胱癌、脐尿管囊肿、黄色肉芽肿性膀胱炎、膀胱子宫内膜异位息肉、脐尿管平滑肌瘤等。

（五）治疗与预后

目前脐尿管癌的治疗以手术为主，主要采用扩大部分膀胱切除术术式，手术范围包括脐、肿瘤、脐尿管、肿瘤边缘 2～3 cm 的膀胱壁以及侵犯的腹壁腹膜；一定注意肿瘤切缘阴性，脐尿管与脐及肿瘤的整体切除，推荐行盆腔淋巴结清扫。因术后局部复发和远处转移率高，肿瘤的分化分级、分期和手术切缘是脐尿管癌的预后因素，早期切除仍是可疑性脐尿管肿物治疗的最佳选择。放化疗作为辅助治疗效果并不确切，对传统化疗方案常表现出耐药或不敏感，与消化道上皮具有一定相似性的脐尿管腺癌可能对用于胃肠道肿瘤化疗的方案敏感，因此个体化治疗可能是脐尿管癌治疗的发展方向。

综上所述，脐尿管癌作为一种临床较为罕见的恶性肿瘤，以腺癌为主，起病隐匿，常于体检中发现，发现时一般较晚，恶性度较高，预后差，五年生存率和生存时间较低，预后与肿瘤的病理分期和肿瘤的切缘情况有关。早期临床表现不明显，晚期表现为血尿、黏液尿等，诊断依赖于 B 超、CT 以及膀胱镜检查，确诊仍需组织病理活检。治疗以手术为主，主要采用扩大部分膀胱切除术。

五、膀胱小细胞癌

小细胞癌（small cell carcinoma，SCC）又称为未分化癌、小细胞神经内分泌癌或燕麦细胞癌，最常见于肺部，其次见于颈部、气管、乳腺、食管、胃、肠道、皮肤及泌尿生殖道。膀胱小细胞癌是临床上少见的一种膀胱恶性肿瘤，属于尿路上皮的恶性神经内分泌肿瘤，组织学类似于肺小细胞癌，具有分化程度低、恶性程度高、预后差等特点。

（一）病因及流行病学

膀胱SCC的病因不十分明确。可能与吸烟、长期慢性膀胱炎症刺激、膀胱结石的慢性刺激以及膀胱扩大术后有关。其中吸烟被认为是一个非常重要的诱因，约79%的膀胱SCC患者有吸烟史。另外，有研究表明，接受环磷酰胺治疗的患者患病率要比正常人增加约6.8倍。

1981年膀胱SCC首次被报道，在临床上极为少见，其发病率仅占全部膀胱恶性肿瘤的0.5%～1.0%。其好发于中老年男性，平均发病年龄为65岁，男女比例为3∶1～5∶1。

（二）组织病理学

关于膀胱SCC的起源目前有三种假说：①来自神经内分泌细胞远处转移；②尿路上皮化生；③干细胞来源。目前较多学者支持干细胞起源学说，认为其起源于膀胱多能干细胞的多形性改变。多数病例伴有尿路上皮原位癌，而且常有尿路上皮肿瘤的鳞状化生、腺性化生亚型或其他亚型区域。若没有上述伴发病变，应考虑为转移来源的SCC或原发于前列腺的SCC扩展到膀胱所致。

肉眼观：膀胱镜下膀胱SCC与移行上皮细胞癌很难鉴别。膀胱SCC多为实性，灰白色或褐色，常伴有黏液样变性、出血、坏死。因肿瘤内无任何促纤维形成的基质成分，质地较软是其一个显著特征。

HE染色光镜下：依据WHO规定的肺SCC的形态学诊断标准，膀胱SCC肿瘤细胞镜下分为三类，即燕麦细胞型、中间细胞型及混合细胞型。癌细胞呈弥漫性、片状或巢状分布，部分区域有腺样排列倾向，可见菊形团状结构，细胞体积小，呈圆形或短梭形，细胞质稀少，核染色深，核仁不明显，核分裂多见，细胞界限不清，部分区域细胞挤压明显。相邻的肿瘤细胞缺乏巢状或腺状结构是膀胱SCC最关键的特征。镜下常见SCC与移行上皮细胞癌、腺癌或鳞癌等共存，混合型膀胱SCC占29%～66%。在混合型中最常见的是SCC合并移行上皮细胞癌，其次是合并腺癌和鳞癌，少数合并梭形细胞瘤、类癌及肉瘤（图29-2-7，图29-2-8）。

电镜下：细胞排列紧密，胞质稀少，表面有细微突起，胞质内含有少量细胞器。最具特点的超微结构特征为细胞质内存在为数不多的膜包绕电子致密物质（神经内分泌颗粒），直径

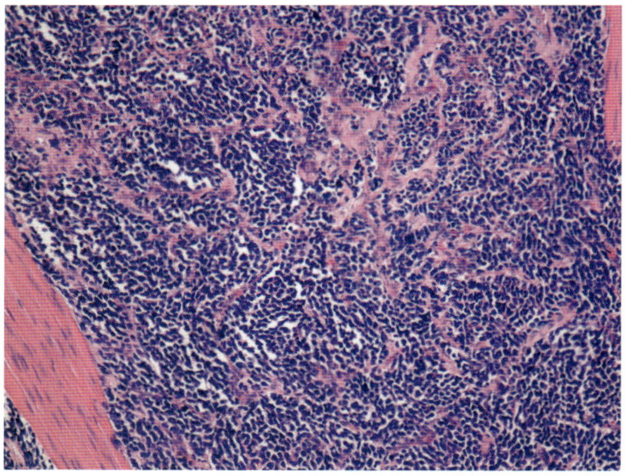

图29-2-7　膀胱小细胞癌HE染色（100倍）

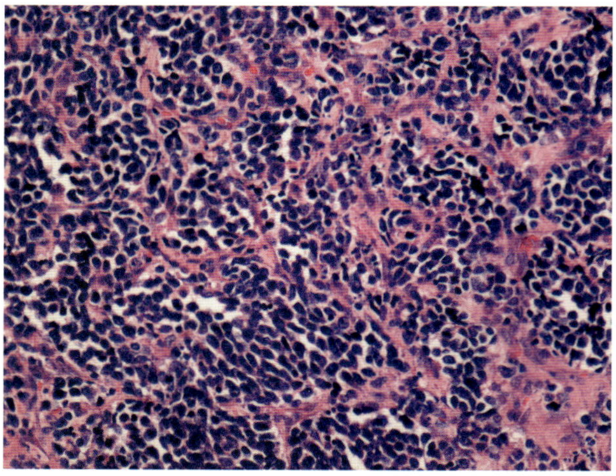

图29-2-8　膀胱小细胞癌HE染色（200倍）

80～300 nm，位于质膜下或胞质突内。

分子标记物的免疫组织化学染色（immunohistochemistry，IHC）对膀胱 SCC 的诊断起着较为重要的作用。其标记分为两种，一种是上皮性标记，包括 EMA、CK、LCA 和 CEA，但均不具有特异性。另一种是神经内分泌标记，包括 NSE、Syn、CgA，是膀胱 SCC 最敏感的标记物（图 29-2-9，图 29-2-10）。其中以 NSE 最为敏感，约 90% 的患者呈阳性，但特异性不高，也可见于高级别膀胱上皮细胞癌中。CgA 特异性较高，约 50% 的患者表现

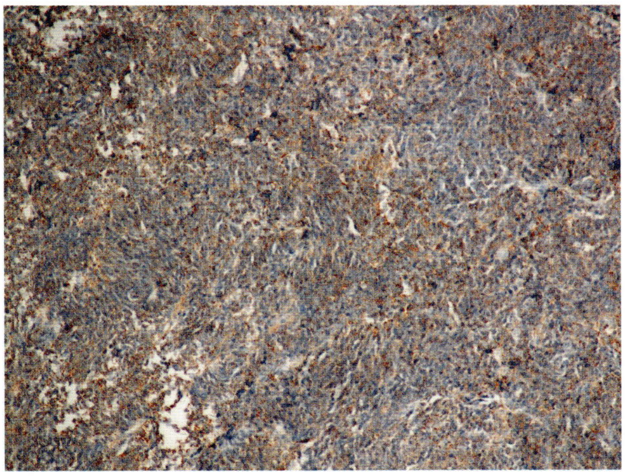

图 29-2-9 膀胱小细胞癌 NES+（100 倍）

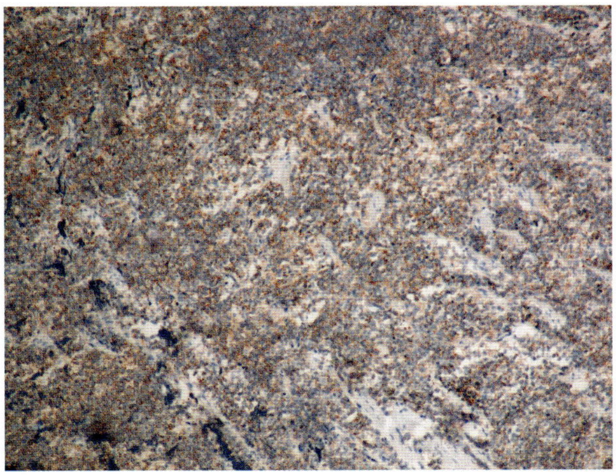

图 29-2-10 膀胱小细胞癌 Syn+（200 倍）

为阳性（Trias et al., 2001）。膀胱小细胞癌的诊断及鉴别诊断主要依据组织学分型及免疫组化染色。

（三）诊断

膀胱 SCC 患者在临床症状、体征、实验室检查及影像学检查方面的表现缺乏特异性，尿脱落细胞学检查、静脉肾盂造影（IVP）、超声、CT、膀胱镜检查有助于早期诊断，而组织病理学检查仍是确诊该病的“金标准”，包括大体、光镜、电镜、免疫组织化学染色检查等。

1．尿脱落细胞学检查

脱落的小细胞癌细胞具有典型的特点：在感染或坏死的背景中，出现分散的含粗大染色质、胞质稀少的小圆形细胞，类似圆形细胞碎片。

2．影像学检查

超声检查作为膀胱癌的最初筛选，能初步了解泌尿系统的状况，但受肠道内气体、膀胱充盈程度及检查者技术水平的影响，有时检查结果不理想。由于该肿瘤具有容易种植及多中心发病的特性，还应了解患者上尿路有无异常，而 IVP 不但能了解双侧肾功能，还能发现上尿路并发的肿瘤，以免漏诊。CT 检查可基本明确肿瘤的具体位置，肿瘤侵犯的程度，肿瘤与周围组织的关系以及盆腔淋巴结是否存在转移，从而确定分期。系统地进行胸部、腹部及颅脑 CT 扫描及同位素骨扫描，可明确肿瘤是否存在远处转移。但超声、IVP 及 CT 等检查对膀胱小细胞癌的诊断无特异性；不过小细胞癌与移行细胞癌相比，在 CT 上表现为肿瘤体积较大，界限清晰，基底宽，息肉样改变，向膀胱壁浸润明显，易侵犯膀胱壁全层，增强片上瘤体密度往往出现明显增强。

3．膀胱镜检查

膀胱镜下膀胱 SCC 在外观形态上与移行

细胞癌无明显区别，肿瘤呈扁平或乳头状、息肉状生长，表面可伴有溃疡或出血，肿瘤直径2～10 cm，平均5.5 cm，可发生于膀胱任何部位，以侧壁多见，其次为顶部、后壁、三角区及前壁，膀胱憩室内很少见。

（四）鉴别诊断

膀胱小细胞癌需要与下列疾病鉴别：①尿路上皮性肿瘤，因膀胱SCC病理表现多伴有移行上皮非典型增生或原位癌，并可伴随发生移行细胞癌、鳞状细胞癌或腺癌等，临床上易误诊。低分化移行细胞癌有巢状或腺状结构，细胞多形性明显，核仁明显，核染色较淡，核分裂象较少。膀胱SCC较尿路上皮肿瘤的平均核面积要小，尿路上皮肿瘤免疫组化后无神经内分泌标记的表达。②恶性淋巴瘤，是与SCC最相似的肿瘤，主要在黏膜下浸润，极少与移行上皮癌并发，光镜下缺乏巢状或腺状结构细胞群，核染色较SCC淡，血管侵犯少，电镜下细胞质内缺乏神经内分泌颗粒。鉴别困难时可借助于免疫组化，恶性淋巴瘤免疫组化染色LCA呈阳性，而SCC不可能出现LCA阳性。③类癌：类癌起源于神经嵴，胞质内含有神经内分泌颗粒，易与膀胱SCC混淆。其细胞较小，细胞形态较为一致，核膜薄，染色质均匀，核分裂象罕见，少见转移。

（五）治疗与预后

大多数人认为小细胞肺癌对放化疗敏感，主张非手术治疗，而膀胱小细胞癌一旦发现已属中晚期，首选手术治疗（包括经尿道膀胱肿瘤等离子电切术、膀胱部分切除、根治性膀胱切除），再联合放疗、化疗或新辅助化疗等。具体治疗方式应根据肿瘤的分期及病理类型来选择。

1. 经尿道膀胱肿瘤等离子电切或加放疗

经尿道膀胱肿瘤电切术（TURBT）治疗膀胱SCC复发率高，患者生存期一般为3～6个月，该方法适用于不能耐受开放手术及身体条件差的患者。对于TURBT术后联合放疗的患者，其中位生存期为5～6.5个月。

2. 膀胱部分切除术

单纯性膀胱部分切除术适合于早期膀胱SCC患者，然而在T3或T4期且多有淋巴结转移或远处转移的情况下单纯手术治疗是不可能治愈的。此术式的缺点：一是限制性器官切除肿瘤易原位复发；二是如操作不慎可能发生切口肿瘤种植风险。

3. 根治性膀胱切除术＋化疗或新辅助化疗

虽然有单纯手术（TURBT和膀胱部分切除）或放化疗而获得长期生存的病例报道，但多数患者就诊时肿瘤体积往往已较大，且有转移的可能，因此，对于局限性的小细胞癌，应尽早行根治性膀胱切除，彻底切除病灶，术前使用新辅助化疗或术后辅以化疗。国内也有学者推荐根治性膀胱切除术后联合髂内动脉导管化疗。术前使用新辅助化疗可达到病理缓解。

4. 放化疗联合治疗

对于晚期或身体不能耐受手术患者，单纯应用放疗效果不佳，联合化疗能够明显提高患者的平均生存时间。膀胱SCC是一种全身性疾病，化疗应以全身用药为主。常用化疗药物有顺铂、环磷酰胺、吉西他滨、阿霉素、长春新碱、氨甲蝶呤等药物。目前研究表明膀胱SCC对顺铂化疗非常敏感。

由此可见，膀胱SCC恶性程度高，病情凶险，易发生浸润和转移，预后极差，应做到早发现、早诊断、早治疗，并做好鉴别诊断。尿脱落细胞学检查、超声、静脉肾盂造影、CT及膀胱镜等检查手段有助于早期诊断，但最终确诊还依据组织病理学检查。治疗以手术治疗为首选，对于局限性膀胱 SCC，如果身体条件允许，采用根治性膀胱切除术，彻底切除病灶，术前使用新辅助化疗或术后辅以化疗；如肿瘤已到晚期或体质较差不能耐受手术，则行放疗联合化疗，可有效延长患者生命。

六、膀胱副神经节瘤

副神经节瘤（paraganglioma，PGL）是起源于原始神经嵴交感神经始基的肿瘤，主要发生于肾上腺髓质，发生于该处者称为嗜铬细胞瘤，约 6% 发生于肾上腺外，习惯称其为副神经节瘤，以颈部和后腹膜多见，发生于膀胱者少见。膀胱副神经节瘤（paraganglioma of urinary bladder，PUB）起源于膀胱壁内的副神经节细胞，约占所有副神经节瘤的 6%，占膀胱肿瘤的不足 1%。女性发病率略高于男性。膀胱副神经节瘤可发生于膀胱壁的任何部位，瘤体位于黏膜下和肌层，肿瘤可局限在膀胱肌壁内或向壁外突出，突向膀胱腔内的瘤体表面黏膜依然是完整的。

（一）组织病理学

病理检查光镜下可见瘤体细胞形态相似，均为多边形圆形，瘤细胞形成巢状，腺泡样结构，间质富于毛细血管。瘤细胞在黏膜下或肌层内浸润性生长，大部分细胞核分裂象很少，散在少数胞体形状不规则、核大、深染的瘤细胞，胞质丰富，含嗜碱性或嗜酸性颗粒。极少数的嗜铬细胞瘤细胞内可含有黑色素颗粒。免疫组织化学染色可协助诊断（图 29-2-11 ~ 图 29-2-16）。

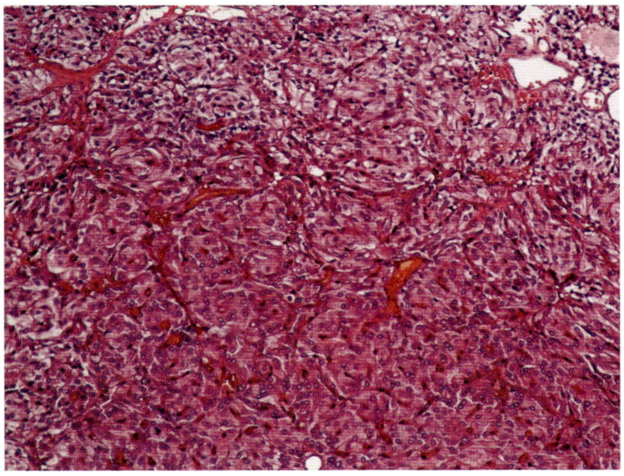

图 29-2-11 膀胱副神经节瘤 HE 染色（100 倍）

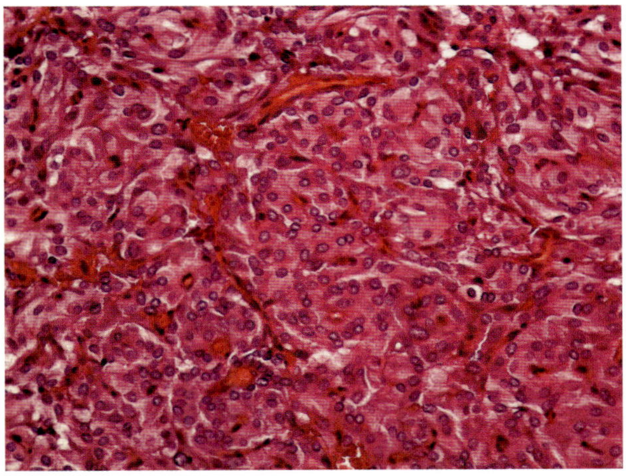

图 29-2-12 膀胱副神经节瘤 HE 染色（200 倍）

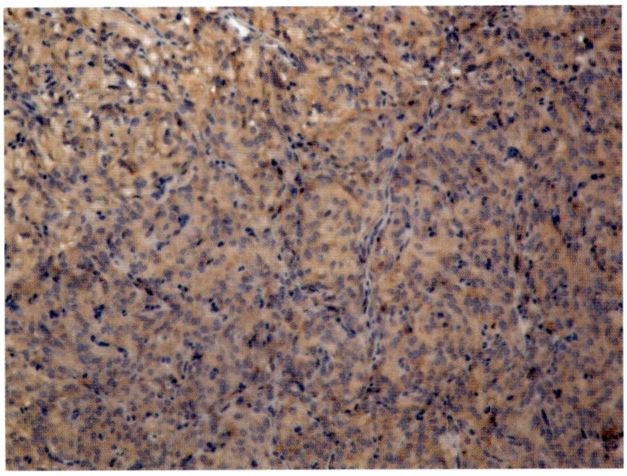

图 29-2-13 膀胱副神经节瘤 CgA 染色（100 倍）

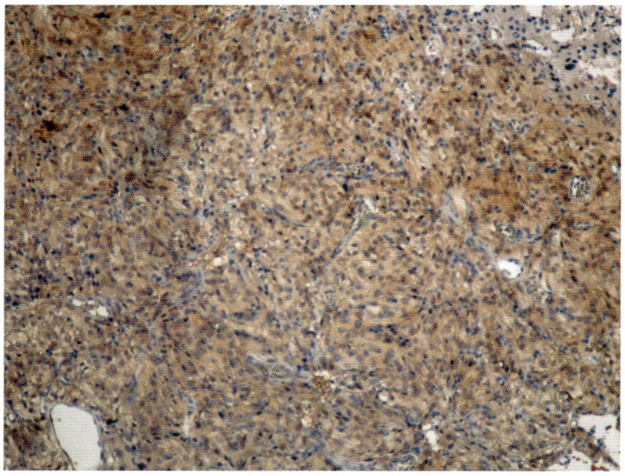

图 29-2-14 膀胱副神经节瘤 NSE 染色（200 倍）

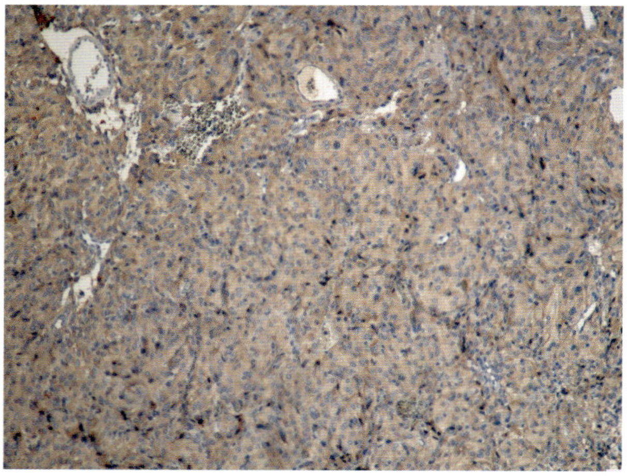

图 29-2-15 膀胱副神经节瘤 Syn 染色（100 倍）

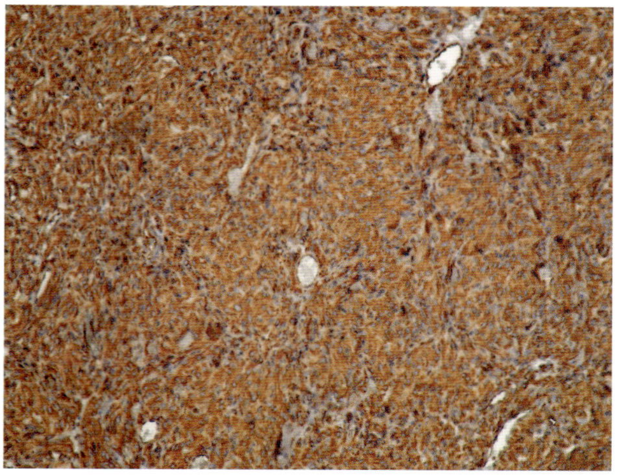

图 29-2-16 膀胱副神经节瘤 VIM 染色（200 倍）

（二）临床表现

膀胱副神经节瘤根据症状主要分为功能型（症状型和隐匿型）和无功能型。症状型病例表现为经常发作性高血压、间歇肉眼血尿和排尿时发作性头痛的典型发作三联征。典型发作表现为排尿时头痛、头晕、心悸、视物模糊、出汗和高血压。如果在排尿、膀胱充盈或按压膀胱时血压升高，对诊断该病有重要意义。高血压可表现为持续型和发作型，发作型高血压的特点是膀胱憋尿时即出现血压升高、脉搏加快、脸色苍白、头痛、出汗等症状，在排尿时症状达高峰，待膀胱排空后即逐渐缓解。排尿时发作性头痛是其典型症状。

一些隐匿型患者无高血压，仅在术中按压肿瘤时才出现血压升高，所以对术中触摸肿瘤血压明显升高的膀胱肿瘤患者，应高度怀疑副神经节瘤。

还有一些无功能型副神经节瘤既无高血压，触摸肿瘤时血压也不升高，这些病例其实并非肿瘤不具分泌功能，而是患者体内缺乏儿茶酚胺（CA）的代谢酶系，使 CA 不能被激活而产生效应，故不产生内分泌紊乱的相关症状和体征。

（三）诊断

膀胱副神经节瘤的诊治包括定性诊断和定位诊断：

1. 定性诊断

定性诊断一般都基于典型的临床症状，血浆和尿儿茶酚胺及其代谢产物的测定对膀胱副神经节瘤的定性诊断具有较重要的意义，其中血浆游离型甲氧基肾上腺素类物质（metanephrines，MNs）是目前诊断副神经节瘤最有效的生化指标。

2. 定位诊断

目前定位诊断常用 B 超、CT 或 MRI。B 超常作为疾病的初筛。CT 检查可以很清楚地显示膀胱黏膜与肌壁的改变，增强扫描多有明显强化。而 MRI 较 CT 对膀胱副神经节瘤的诊断更具优越性，可以更清楚地显示肿瘤浸润情况。膀胱镜检查可见局部膀胱黏膜向腔内突出，肿瘤基底广，表面光整，瘤多位于膀胱壁内，行黏膜活检易出血，可以诱发高血压危象，故不建议术前活检。尿脱落细胞检查常为阴性。^{131}I- 间碘苄胍（MIBG）有助于肾上腺外副神经节瘤的诊断，对于复发和转移的患者，行功能显像可发现转移病灶。

（四）鉴别诊断

由于膀胱副神经节瘤罕见，HE 染色形态和免疫表型与类癌、神经内分泌癌及尿路上皮等有一定程度重叠性，诊断时应与以下肿瘤相鉴别：

1. 浸润性尿路上皮癌

PUB 多位于膀胱肌壁间，易误判为尿路上皮癌的浸润，但尿路上皮癌的瘤细胞核形状多样，可有单个或多个小核仁或大的嗜酸性核仁，核分裂象常见，并可见病理性核分裂象，间质可发生促纤维结缔增生反应，浸润性生长明显。免疫标记可将两种肿瘤鉴别，副神经节瘤神经内分泌标志物阳性，上皮性标记阴性，而浸润性尿路上皮癌则相反。

2. 类癌及其他的原发的或转移的神经内分泌肿瘤

神经内分泌肿瘤瘤细胞多呈岛状、腺泡状、小梁状或假腺样、器官样排列，间质富含血管，与副神经节瘤在 HE 染色形态上有很大的重叠性，但免疫组化标记有助于二者鉴别，类癌及其他的神经内分泌肿瘤除神经内分泌标记阳性外，还可表达上皮性标志物，如 CK 等。

3. 恶性黑色素瘤

极少数 PUB 的瘤细胞内可含有黑色素颗粒，需与恶性黑色素瘤鉴别。免疫组化标记 HMB-45、PNL2、MiTF 等黑色素标志物有助于鉴别。

4. 转移性肾细胞癌

肾细胞癌可呈巢状排列，周围有小的薄壁血管构成的网状间隔，瘤细胞胞质透明，有时亦呈嗜酸性。肾细胞癌大体呈黄色，瘤细胞表达上皮标志物（如 CK 等）、CD10、PAX8 等，不表达神经内分泌标志物。

此外，区别副神经节瘤的良性与恶性是一个难题，无论在组织学方面还是组化方面都缺乏标准，肿瘤累及包膜或侵入血管不能作为判断副神经节瘤恶性的指标，只有在无嗜铬细胞的组织（如淋巴、骨骼、肝、肺）内发现嗜铬细胞时才能决定为恶性转移。

（五）治疗与预后

本病唯一有效的治疗方法是手术彻底切除肿瘤组织，充分有效的术前准备对保障手术安全非常重要。一般术前准备 2 周时间为宜，使用酚苄明或酚妥拉明，初始剂量 5～10 mg，每 2～3 日递增 10～20 mg，待发作性症状得到控制、血压恢复正常、出现直立性低血压或轻度鼻塞后，提示药物剂量恰当；如单用 α 受体阻滞剂血压控制不满意或其副作用患者难以耐受，可使用钙离子通道阻滞剂；如出现心动过速或室上性心律失常，则加用 β 受体阻滞剂。手术方式的选择上，可行膀胱部分切除术或经尿道膀胱肿瘤切除术（TURBT）。术中触碰瘤体之前，可提前阻断肿瘤的供血动脉或静脉，可以减少 CA 向循环系统释放，再切除肿瘤。行 TURBT 术时，将肿瘤完全切除直至显露出正常的膀胱壁肌层，肿瘤切除后，行基底部组织活检，对于肿瘤切除不完全，标本内无肌层组织，建议术后2至6周再次行TURBT，可以降低术后复发几率。对于无法切除或多发转移者，可行手术减瘤，此方法虽不能根治，但有助于控制症状以及有利于术后放化疗。放疗常使用^{131}I-MIBG。化疗因其不良反应及可能加重血压增高等原因，临床使用较少，多在缓解骨转移所致疼痛时使用。

膀胱副神经节瘤多为良性肿瘤，预后效果好。但该肿瘤有复发倾向，对于术后复发患者，可再次行手术切除。同时，术后应定期随访B超、膀胱镜检查及实验室相关检查。

七、膀胱淋巴瘤

淋巴瘤是起源于淋巴结和淋巴组织的免疫系统恶性肿瘤，按组织病理学改变可分为霍奇金淋巴瘤（HL）和非霍奇金淋巴瘤（NHL）。由于淋巴组织一般不会出现在膀胱，因此膀胱恶性淋巴瘤极罕见，多为继发，多为NHL。

膀胱淋巴瘤好发于三角区、侧壁和底部，这些部位的黏膜含有丰富的淋巴网，当膀胱长期发生慢性炎性反应时，人体发生自体免疫反应，因此，有学者提出了膀胱恶性淋巴瘤发生于膀胱黏膜的淋巴组织的假说。

（一）病因及流行病学

膀胱恶性淋巴瘤发病以中老年多见，好发于女性，男女发病比例约1∶6。病因大致归纳为：①有慢性膀胱炎病史，可能与膀胱黏膜长期慢性刺激有关，这类似于黏膜相关组织淋巴瘤（MALT）在其他器官如胃的发病机制。②免疫功能异常，如艾滋病、器官移植、类风湿关节炎和遗传性免疫缺陷等。③病毒，如成人T细胞淋巴瘤病毒（HTLV）、人类免疫缺陷病毒（HIV）、EB病毒（EBV）等。④化学物质，如农药和染发剂。⑤其他，如放射性暴露和HD治疗等。

（二）病理组织学

原发性膀胱恶性淋巴瘤属于结外淋巴瘤，多数为NHL。大多数原发性膀胱恶性淋巴瘤被归于黏膜相关淋巴组织起源的恶性淋巴瘤（MALT淋巴瘤）。黏膜相关淋巴瘤主要为B细胞性，极少数为T细胞性。膀胱恶性淋巴瘤发病率较低，可能与膀胱内缺乏淋巴组织有关。弥漫大B细胞淋巴瘤（DLBCL）是最常见的侵袭性NHL（图29-2-17，图29-2-18）。

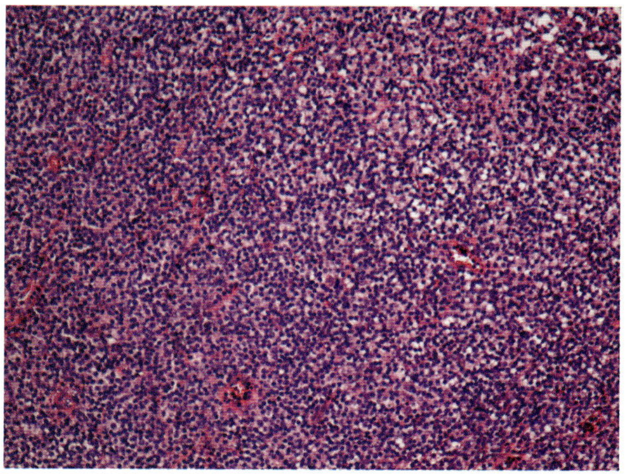

图 29-2-17　黏膜相关淋巴瘤HE染色（100倍）

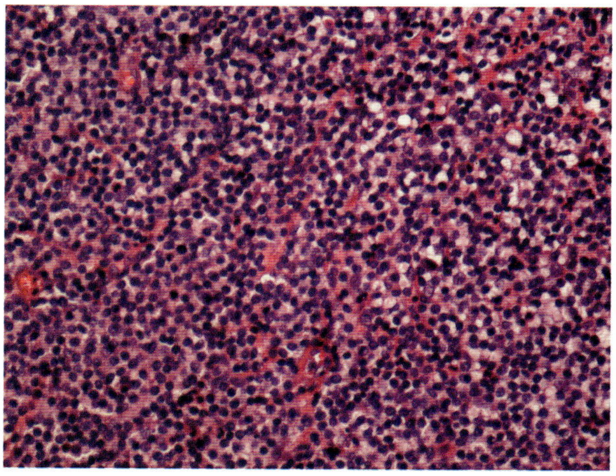

图 29-2-18　黏膜相关淋巴瘤HE染色（200倍）

临床常见组织病理类型是 B 细胞淋巴瘤，其中以恶性度较高的 DLBCL 和低度恶性的 MALT 型 B 细胞淋巴瘤最常见，二者发病率相近，在 B 细胞淋巴瘤中各占 30%。有研究认为，低度恶性倾向的 MALT 型淋巴瘤可能会向恶性度较高的大 B 细胞淋巴瘤转化。

弥漫大 B 细胞淋巴瘤的形态学变异较大，通常表现为淋巴细胞不典型增生，镜下可见瘤细胞体积较大，与正常的中心母细胞和免疫母细胞相似。DLBCL 常见的亚型有：中心母细胞性、B 免疫母细胞性、富于 T 细胞或组织细胞性及间变性大 B 细胞性等，由于存在上述异质性，故不同膀胱 DLBCL 患者对临床治疗反应各异，预后差别也较大。

另外一种是 B 细胞性黏膜相关淋巴瘤，通常表现为小细胞性，其亚型包括：低度恶性黏膜相关淋巴瘤、套细胞淋巴瘤和滤泡中心性淋巴瘤。淋巴瘤进一步分型的意义是各亚型预后不同，它们之间依靠免疫组织化学进行鉴别，如低度恶性黏膜相关淋巴瘤的 CD5、CD10 均为阴性，滤泡中心性淋巴瘤 CD10+，而套细胞淋巴瘤 CD5+，其中低度恶性黏膜相关淋巴瘤预后最好。膀胱 B 细胞淋巴瘤通常表达 CD20＋、CD79a+ 和 bcl-2+，对 CD10、CD5 和 bcl-6 的表达存在变异（Al-Maghrabi et al., 2001）。

（三）临床症状

原发性膀胱淋巴瘤临床表现无特异性，最常见症状为无痛性全程肉眼血尿，其次为排尿困难、尿频、尿急、排尿疼痛、夜尿次数增多，有少许患者伴有会阴部疼痛、发热、尿失禁和体重减轻。大约有 20% 的患者伴有慢性膀胱炎。非局灶性的膀胱淋巴瘤症状相对于膀胱肿瘤较轻，常表现为腹痛，大约有 50% 的患者可表现为输尿管梗阻。查体极少数患者下腹部可触及包块，有时行双合诊可触及质硬包块。

（四）诊断

膀胱原发性恶性淋巴瘤诊断非常困难，只能依靠组织病理学和免疫组织化学最终确诊。膀胱恶性淋巴瘤的影像学表现与膀胱尿路上皮癌、膀胱平滑肌肉瘤、膀胱嗜铬细胞瘤等类似，多缺乏特异性。

1. 影像学检查

超声表现为半球形或宽基底片状低回声突起，形态规则，边界多清晰，内部回声均匀，少部分黏膜面凹凸不平，可见中强回声和絮状回声，肿物内部及周边多可见点状血流信号。CT 可表现为膀胱壁局限性增厚，向膀胱内、外突出的结节或肿块，平扫呈软组织密度影，增强后病灶被中度至明显强化。

2. 膀胱镜检查

膀胱镜检查多为黏膜正常的片状突起或半球形，表面多光滑。国外学者认为少许病例由于肿瘤过大或生长速度过快，膀胱镜下黏膜可能出现水肿、溃疡及出血，但多数黏膜光滑。

（五）鉴别诊断

膀胱恶性淋巴瘤与膀胱癌超声检查并不难鉴别，膀胱癌临床表现以全程无痛性肉眼血尿居多，声像图表现为肿瘤基底部宽窄不一，呈菜花状突入腔内，内部回声较强，基底部可探及向肿瘤内部和周边生长的树枝状高速动脉血流信号，值得注意的是，膀胱淋巴瘤应与腺性膀胱炎进行区别，腺性膀胱炎也可表现为膀胱壁宽基底的等回声突起，但膀胱淋巴瘤膀胱壁分界清晰，内部回声低且均匀细腻。弥漫增厚型腺性膀胱炎累及部分或全部膀胱壁，膀胱黏膜毛糙，可伴有不规则的团块向膀胱内突起，内回声不均匀，可见不规则的低或无回声区，结节型腺性膀胱炎内部可见大小不等的低或无回声区，此为腺性膀胱炎的特征性表现。

应注意区分原发性恶性淋巴瘤与继发性恶性淋巴瘤，原发性淋巴瘤有以下特征：①肿瘤局限而没有其他部位淋巴瘤的证据；②外周血液及骨髓内不含任何异常细胞；③如果出现其他部位的淋巴瘤应至少在几个月以后。

（六）治疗与预后

目前原发性膀胱恶性淋巴瘤治疗方式包括单纯化疗、放疗、手术治疗或手术联合放化疗。手术治疗效果有限，主要目的是解除梗阻所致的上尿路积水症状并尽可能挽救肾功能。针对病灶较小、分布局限、低级别肿瘤行经尿道电切辅以局部放疗也可取得较好效果。目前化疗是原发性膀胱恶性淋巴瘤的首选治疗方法，CHOP 方案是较公认的化疗方案。CHOP 即 C 为环磷酰胺（CTX），H 为阿霉素（ADM），O 为长春新碱（VCR），P 为泼尼松（PDN）。继发性膀胱淋巴瘤已属晚期，而淋巴瘤对放疗、化疗敏感，在治疗上主要选择化疗或化疗 + 放疗。

八、膀胱癌肉瘤

膀胱癌肉瘤（bladder carcinosarcoma）也叫恶性混合性中胚叶肿瘤、化生性癌等，是一种由恶性上皮成分和间质成分混合组成的恶性肿瘤，其中癌成分可表现为尿路上皮癌、腺癌、鳞癌或未分化癌的某一种或两种以上的恶性上皮成分，肉瘤成分可为软骨肉瘤、骨肉瘤、平滑肌肉瘤或恶性纤维组织细胞瘤等。

（一）病因及流行病学

癌肉瘤发生于膀胱者罕见，约占膀胱恶性肿瘤的 0.3%，一般肿瘤位于膀胱底、三角区及两侧壁，膀胱镜下可见肿瘤呈菜花或息肉状，基底较宽，呈浸润性生长。好发于中老年男性，男性发病率约为女性的 1.7 倍，发病年龄平均 66.4 岁，没有特异性的症状和体征，血尿为最常见的症状，与一般尿路上皮癌相似。癌肉瘤的病因不明，有学者认为可能与放射线暴露、吸烟或化疗有关。关于其起源，目前认为肿瘤中癌和肉瘤是由一种多能干细胞在致瘤因子的作用下向上皮和间叶两种方向分化的结果。

（二）组织病理学

癌肉瘤常以肉瘤成分为主，由非特异性的梭形细胞或明显多形性的细胞组成，有时可见特殊的间胚叶成分分化，如横纹肌肉瘤、软骨肉瘤、骨肉瘤、脂肪肉瘤或恶性纤维组织细胞瘤。膀胱癌肉瘤最常见的恶性上皮成分为移行上皮癌（80%），其次为鳞癌（32%）、腺癌（26%）、小细胞癌（5%），大约有 1/3 的患者可见到两种或两种以上的上皮成分。最常见的间胚叶成分为骨肉瘤（37%），其次为软骨肉瘤（30%）、横纹肌肉瘤（20%）、未分化梭形细胞肉瘤（17%）和脂肪肉瘤（7%），大约有 17% 的患者可见两种或两种以上的间叶成分。

病理诊断时应严格把握癌肉瘤的诊断标准，即应见到明确的癌和分化的肉瘤（真正的肉瘤）两种成分并存，异源性成分的出现有助于癌肉瘤的诊断。必要时可辅以免疫组化染色或电镜技术，免疫组化显示真正的癌肉瘤其癌成分应表达多种上皮标记物，而肉瘤成分仅表达间叶组织标记物 vimentin 或不同分化的相对应的特异性标记物，而不出现上皮性标记物的表达（图 29-2-19 ~ 图 29-2-22）（Lopez-Beltral et al., 1998）。

（三）临床症状

临床表现与一般的膀胱肿瘤无明显区别，

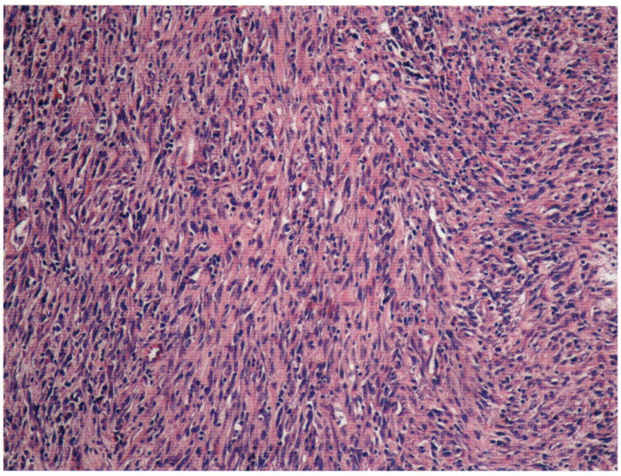

图 29-2-19　癌肉瘤 HE 染色（200 倍）

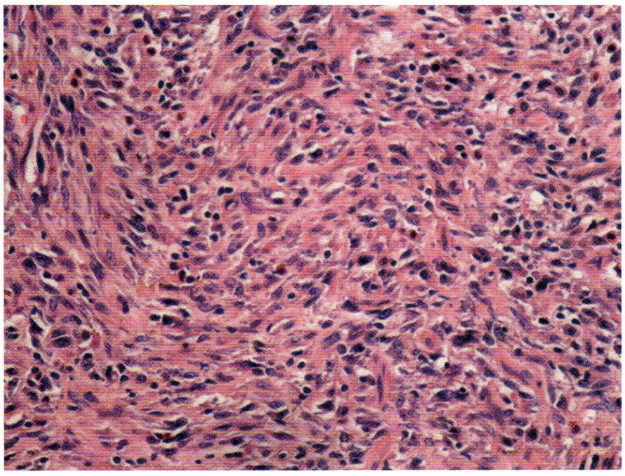

图 29-2-20　癌肉瘤 HE 染色（100 倍）

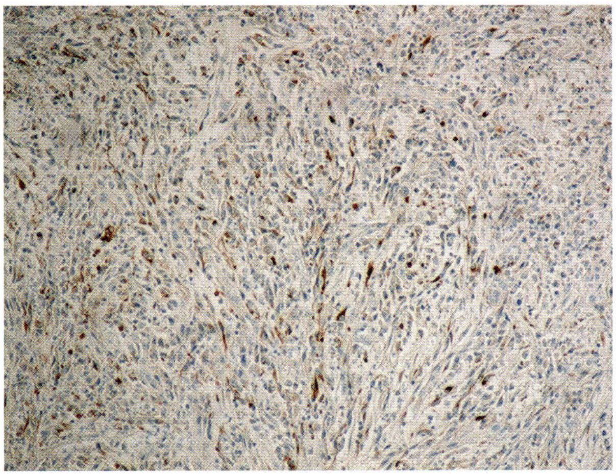

图 29-2-21　癌肉瘤 CK-（100 倍）

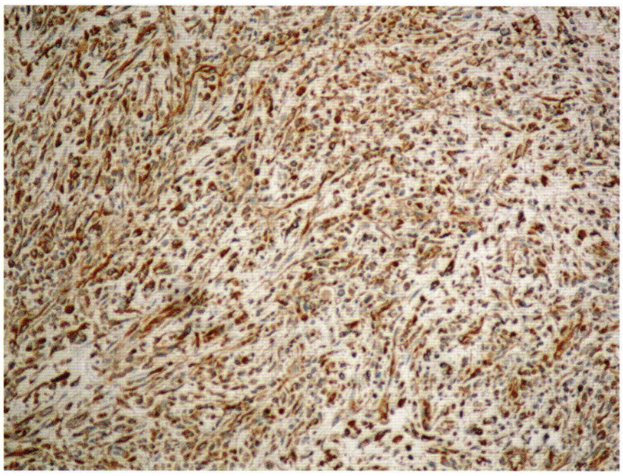

图 29-2-22　癌肉瘤 VIM+（200 倍）

最常见的症状是肉眼血尿，其他症状包括排尿困难、尿频、尿急及尿路感染的症状等。肿瘤好发于膀胱底部，三角区及两侧壁。膀胱镜检查肿瘤常表现为体积较大的外生性息肉状肿块，表面可见坏死或溃疡形成，瘤体大小不等。

（四）诊断

膀胱癌肉瘤临床表现无特异性，因此术前诊断困难，B 超、CT 及膀胱镜可作为主要的辅助检查手段，确诊有赖于术后的病理学检查和免疫组织化学染色。光显微镜下，一般由两种细胞成分构成，癌肉瘤是一种由上皮来源的癌成分和间质来源的肉瘤成分组成的混合物。免疫组织化学中，癌成分至少对一种 CK 反应呈阳性；肉瘤样成分对 Vimentin 反应呈阳性，恶性未分化平滑肌肉瘤样成分和横纹肌肉瘤样成分对 Desmin、SMA、MSA 和 NSE 呈各种各样的反应。只有肿瘤中既有 CK 阳性又有 Vimentin 阳性者既考虑癌肉瘤。膀胱镜下可见肿瘤呈菜花或息肉状，基底较宽，呈浸润性生长。

因膀胱癌肉瘤的发病率低，临床症状缺乏特异性，对其影像表现的研究有限，单纯靠影像难以对其做出正确诊断，最终诊断还是要依靠病理，但出现以下几点应考虑膀胱癌肉瘤的可能：多发局灶钙化，且钙化灶出现在病灶内部而非表面，MRT2WI上信号不均匀，增强扫描强化不均匀，尤其在动脉早期无明显强化，延迟扫描仅黏膜下强化。

（五）鉴别诊断

1. 膀胱肉瘤样癌

它是一种能够被免疫组化和电镜所证实瘤细胞具有上皮分化的恶性梭形细胞肿瘤，可伴有或无明显的尿路上皮癌存在，大约19%的病例中无明显的上皮成分，单纯是梭形细胞形态。而癌肉瘤被认为是一种同时具有癌和分化的肉瘤成分的恶性肿瘤，其肉瘤成分可表现为骨肉瘤、软骨肉瘤、横纹肌肉瘤等，且间叶成分不出现任何上皮标记物的表达。

2. 膀胱肉瘤

由于膀胱癌肉瘤多数情况下上皮成分较少，而以间叶成分为主，可被误诊为单纯的肉瘤，广泛全面取材查见恶性上皮成分有助于诊断。

3. 伴有假肉瘤样间质的癌

假肉瘤样区常常高度富于血管并可见大量裂隙样的小血管，增生的细胞有异性，但不见非典型核分裂。

4. 肉瘤伴假上皮瘤样增生

仔细检查发现两种组织成分之间缺乏密切的联系，增生的上皮分化成熟，无明显异型性。

5. 畸胎瘤

畸胎瘤是来源于三胚层的肿瘤，可见良性的上皮成分和皮肤附件。

（六）治疗与预后

膀胱癌肉瘤组织分化低，恶性程度高，是一种极具侵袭性的高度恶性肿瘤，早期即可发生淋巴结和远处转移，预后很差，绝大多数患者平均生存期为12～17个月，五年生存率只有17%。

膀胱癌肉瘤一经诊断，需及时治疗，经尿道手术和膀胱部分切除术有肿瘤切除不完全可能。虽然根治性膀胱切除术＋盆腔淋巴结清扫术术后局部的复发和转移率很高，但是其对于表浅或是浸润的肿瘤都是一种有效的手术方式。当然术后可以配合相应的放、化疗治疗，但是放疗和化疗并不能明显改善患者生存期。

九、转移性腺癌

膀胱转移性腺癌患者常有非膀胱来源腺癌病史，常见原发灶，包括前列腺、直肠、胃、子宫内膜和卵巢等。对于原发灶不明的转移性腺癌，应行肿瘤指标、直肠指检、胃肠道钡餐或镜检、腹部和盆腔B超或CT等检查，以明确原发病灶。治疗上采用以处理原发病为主的综合治疗。如存在明显血尿、尿路梗阻等症状，可根据情况行膀胱转移灶手术以缓解症状。

十、膀胱透明细胞癌

泌尿生殖系统透明细胞癌多见于肾、子宫、卵巢、阴道等，而原发于膀胱的透明细胞癌在临床上极为少见。自1968年首次报道以来，查阅国内外相关文献仅有少数病例报道。膀胱原发透明细胞癌作为一种特殊类型的膀胱肿瘤，在临床表现、组织学、免疫组化及预后方面呈现有别于一般膀胱肿瘤的不同特征。最常见的临床症状是血尿伴和（或）不伴排尿困难。肿瘤常见于膀胱三角区、后壁及侧壁。有时能看到肿瘤侵及膀胱壁。确诊主要依据病理组织学检查。

（一）组织病理学

其病理学特点：镜下肿瘤主要呈小管状排列，也可呈腺性、微囊性或乳头状。肿瘤部分区域的细胞为完全透明或部分透明，也常有钉突状细胞。细胞质含有丰富的糖原，并常有灶性胞质内黏液和小管腔内黏液。在肉眼上，膀胱透明细胞癌不具有明显特异性，即可呈现大部分膀胱肿瘤表现的菜花状或蕈状肿块，也可表现为乳头状甚至弥漫增厚型。肿块切面灰白色，有出血坏死时呈灰黄色，与周围组织无明显包膜。依据肿瘤来源于腺癌或是移行细胞癌的不同，病理上具有不同微观特征。来源于腺癌的透明细胞癌大多具有管囊泡结构，肿瘤微观层乳头状，弥漫性增生。免疫组化上，CK7、CK20、P53、CEA、CA125、CA19-9、Ki67、PAX8 等多表现为阳性，尤其是 PAX8 多表现为强阳性。相反而言，来源于尿路上皮癌化生的透明细胞癌则不具有以上特异性鞋钉状或印戒样细胞的形态学特征，同时免疫组化上 PAX8 及 CA125 多为阴性。

（二）临床表现

目前相关报道大部分多见于女性，平均年龄为 60 岁。临床表现多以血尿为主，部分患者伴有尿频、尿急等尿路刺激症状，少数患者有尿失禁表现，当肿瘤位于近膀胱颈部导致膀胱出口梗阻时，常伴有排尿困难甚至尿潴留症状。

（三）诊断

本病主要需依靠病理及免疫组化检查才能确诊，最主要是与膀胱肾源性腺瘤相鉴别：①透明细胞癌患者多为老年女性，年龄多大于 35 岁；肾源性腺瘤患者年龄常小于 30 岁。②透明细胞癌肿块较大，常侵入肌层，伴有组织坏死，胞质糖原丰富，细胞异型明显，异常核分裂象多见；肾源性腺瘤体积较小，肿瘤仅局限于黏膜固有层内，常无坏死出血，浸润较浅，且胞质内糖原少，异常核分裂象罕见。

（四）鉴别诊断

①肾源性腺瘤：男性为主，无实性区，细胞异型性极小。②膀胱尿路上皮癌，透明细胞亚型：肿瘤细胞胞质透明，总是相伴与典型的高级别尿路上皮癌。③透明细胞性肾细胞癌（CCRCC）：罕见转移至膀胱，组织学特点是特征性密集腺泡状排列，肿瘤巢由纤细血管包绕，即使有腺管及囊性结构，内无嗜酸性和（或）嗜碱性分泌物。CCRCC 免疫组化表型 CK7、CK20 阴性，而 CD10、vimentin 阳性。④转移性女性生殖道透明细胞腺癌：组织学形态及免疫组化表型均极其相似，只能依靠临床病史及大体表现。⑤前列腺透明细胞腺癌累及膀胱：在男性患者，当膀胱透明细胞癌与前列腺癌的原发或浸润关系不易判断时，可用 PSA 标记判别其是否为前列腺来源、CA125 标记阳性不支持前列腺癌。⑥透明细胞黑色素瘤：特征性实性或实性及梭形生长，HMB-45 阳性。

（五）治疗与预后

目前对于膀胱原发透明细胞癌尚没有明确的治疗指南，绝大部分病例报道时肿瘤已确诊侵犯膀胱肌层而采用根治性膀胱切除术。患者总生存期均低于 2 年，单一的根治术后化疗及放疗均不能明显改善预后。根治术后接受以顺铂、5-FU 为主的辅助化疗联合 45 Gy 局部放射治疗，可以改善患者预后。总之，由于膀胱透明细胞癌罕见，随访例数少，患者的预后仍然不清楚。一般来说，其预后较普通型尿路上皮癌差。

十一、原发性膀胱印戒细胞癌

印戒细胞癌（signet-ring carcinoma，SRCC）为黏液性腺癌，多发于胃肠道，偶可见于前列腺、女性生殖道及乳腺，由这些部位的印戒细胞癌转移或侵犯至膀胱的称为继发性膀胱印戒细胞癌。原发性膀胱印戒细胞癌是膀胱腺癌的一种特殊类型，其国内外的临床发病均较少，发病率仅占膀胱恶性肿瘤的0.24%～2%，该病首次由Saphir于1955年报道。临床上原发性膀胱印戒细胞癌在男性中的发病率明显高于女性，易发年龄为70～80岁，预后较差，临床表现缺乏特异性。

（一）组织病理学

病理特征表现为大片印戒样癌细胞、腺管样结构及黏液池结构，电镜下表现肿瘤细胞胞质里大量黏液多糖类颗粒形成。对于膀胱印戒细胞癌形态学上的表现，国内有学者认为此类肿瘤可能来源于移行上皮的全能干细胞。原发性印戒细胞癌癌细胞分化较差，黏液常聚集于癌细胞胞质内，将细胞核挤向一侧，形成典型的印戒细胞，部分癌细胞破裂形成该肿瘤所特有的黏液池，膀胱早期黏膜表面病变范围小，呈黏膜下浸润生长，早期便可发生转移，这可能是该病预后较差、恶性程度高的原因。典型的SRCC病理切片黏液化学染色可显示AB/PAS阳性，免疫组化标记示上皮膜抗原（EMA）阳性、癌胚抗原（CEA）阳性。电镜下可见中等电子密度的圆形癌细胞，其胞质内可有大小不一、有界膜的圆形分泌颗粒聚集。目前尚缺乏公认的血清标记物，不过有作者认为血清CEA水平可作为该病的恶性指标，并可用于病情监测。

（二）临床表现

该病的临床表现与其他类型的膀胱癌相比无特异性，常见的症状为血尿和尿路刺激症状，但症状一般出现较晚，亦可能出现肾功能不全，背部疼痛，便秘等症状。偶有因肿瘤浸润深、面积较广而致膀胱壁黏膜增厚，导致膀胱容积和顺应性下降出现相关尿潴留及肾积水为首发症状的个案报道。肿瘤多发生于膀胱底部、三角区及底部同侧壁交界处。

（三）诊断

由于原发性膀胱印戒细胞癌早期呈黏膜下浸润生长，导致晚期才出现临床症状，且膀胱炎和化生要先于膀胱初期的损害，致使肿瘤在被诊断时往往已经浸及肌层。B超表现为低回声区及局部膀胱壁增厚。CT能更准确地判定肿瘤大小、膀胱壁厚度改变与受侵程度以及淋巴结转移情况等。由于印戒细胞癌可以表现为弥漫性膀胱壁增厚，在有些病例中膀胱镜检查很少能精确指出异常区域，也使得膀胱镜对早期的印戒细胞癌病灶难以发现，且难以与移行细胞癌区别，但通过膀胱镜能够取得活检机会以获得更明确的诊断。由于临床上鉴别诊断较难，因此该病的确诊主要依靠病理诊断。该肿瘤生长方式常为沿膀胱壁黏膜下浸润生长，侵及范围较广，以膀胱底部为多见，膀胱镜检查常可见带蒂而固定的息肉状或菜花状肿物。若要诊断原发性的印戒细胞癌，尚需要对继发性的膀胱印戒细胞癌进行鉴别。有学者认为可通过以下特点排除转移性癌的可能：①转移性癌多有原发灶的临床表现；②消化道转移癌成分比较单一，癌细胞呈巢片状而膀胱原发癌常混有其他成分癌，比如移行细胞癌等；③对于胃肠道的印戒细胞癌常沿淋巴转移到胃肠周围及远处淋巴结，也可腹膜种植转移或直接侵及邻近脏器，而转移到泌尿系统的非常罕见。

（四）治疗与预后

该病目前尚无统一的治疗方案。与其他膀胱肿瘤相似，治疗方法包括化疗、放疗及根治性膀胱切除术。由于本病恶性程度极高，绝大部分病例对放疗、化疗或联合治疗的效果均不理想，目前根治性膀胱切除术效果肯定，为治疗的金标准。近年来随着技术与设备的发展，采用腹腔镜下全膀胱切除术越来越多，由于该病易发生淋巴转移，故同时行盆腔淋巴结清扫已得到越来越广泛的认同。亦有一些学者认为该病有早期转移倾向，行膀胱姑息性部分切除术最为适宜。

综上所述，原发性膀胱印戒细胞癌发病率低，临床表现及影像学特征缺乏特异性，进展迅速，恶性程度很高，有早期转移及局部浸润性生长的特点，预后极差。

十二、膀胱恶性黑色素瘤

恶性黑色素瘤最常发生于皮肤，也可发生在食管、肛门和宫颈管等部位，但在泌尿生殖系统发生率<1%，且多发生于尿道、膀胱底部和前壁。膀胱原发性恶性黑色素瘤是发生在泌尿道罕见的肿瘤。

（一）病因与流行病学

本病起源一般认为与尿路上皮移行的鳞状上皮化生有关。患者发病年龄在46～81岁，平均年龄57岁，没有性别差异。恶性黑色素瘤因其恶性程度高、易转移、病情进展快，早期可通过淋巴系统转移，晚期可通过血液转移至全身器官。

（二）病理组织学

病理学检查是目前确诊原发性膀胱恶性黑色素瘤的金标准。病理描述包括肿瘤部位、肿瘤的厚度、溃疡状况、核分裂象、肿瘤浸润淋巴细胞、淋巴管血管浸润、镜下卫星灶及肿瘤切缘是否有浸润。大多数肿瘤镜下表现为经典的恶性黑色素瘤，细胞形态多样化，瘤细胞可呈梭形和多角形，异型性明显，内含黑色素颗粒，色素可多可少。

免疫组化染色有助于对该病的诊断，目前黑色素瘤相关抗原（HMB-45）、人黑色素瘤标记物（Melan-A）和S-100蛋白已被广泛用于黑色素瘤的组织病理学诊断中，HMB-45和Melan-A在黑色素瘤细胞中有一定特异性表达，S-100蛋白在绝大多数的黑色素瘤细胞中可表达，三者合用可提高诊断水平（Helpap et al., 2001）。

膀胱镜检查和活组织病理检查有助于该病的诊断，但当活检取材时因取材较浅等原因，可致标本中肿瘤细胞不含黑色素颗粒或表现为透明细胞时，易出现误诊。故对于该类患者最好将标本完整切除后病理送检。

（三）临床表现

临床表现与膀胱移行上皮肿瘤相似，但具有以下特征：①发病年龄较大；②血尿常为晚期症状；③肿瘤恶性程度高，病情发展快；④膀胱镜检查肿瘤均为浸润性生长，广基无蒂，表面常有出血、坏死及溃疡；⑤IVU、CT及B超可见肿瘤部位膀胱壁增厚、僵硬，周围常有淋巴转移和浸润。大多数肿瘤表现为经典的恶性黑色素瘤，具有多型性的细胞核，瘤细胞梭形和多角形，内含黑色素颗粒，色素可多可少，甚至缺如。免疫组化染色HMB-

45、Melan-A、S-100 阳性。电镜检查可见黑色素颗粒。

（四）诊断

原发性膀胱恶性黑色素瘤的诊断标准为：①既往无皮肤病变。②仔细检查皮肤，以除外继发性皮肤黑色素瘤。③无其他内脏病变。④复发类型与原发类型一致。⑤肿瘤边缘组织学检查可见不典型的黑色素瘤细胞。

诊断膀胱恶性黑色素瘤前应排除转移来源的可能，现在普遍排除观点为：①无皮肤肿瘤病史；②用 Wood 灯详细检查全部体表皮肤，未发现退行性皮肤黑色素瘤；③未发现内脏原发性黑色素瘤病变；④具有膀胱原发性肿瘤扩散；⑤瘤结节附近的膀胱黏膜内必须有不典型黑色素细胞。

另外，免疫组化方法可以帮助明确诊断。尿脱落细胞学检测可有帮助。

（五）鉴别诊断

当肿瘤细胞不含色素或表现为透明细胞时诊断较为困难，需要与以下疾病进行鉴别：①膀胱移行细胞癌：免疫组化 CK7 和 CK18 均为阳性，而 S-100、HMB-45 均为阴性。②膀胱转移性恶性黑色素瘤：主要通过皮肤镜对全身皮肤及 CT、MRI 对全身系统进行检查，往往可以发现原发病灶，而且多位于膀胱壁的肌层。③膀胱原发透明细胞腺癌：当肿瘤细胞分化较好，呈管状、灶性乳头状排列时较易与原发恶性黑色瘤鉴别；而肿瘤细胞呈实性片状时，需要进行免疫组化染色进一步鉴别诊断。其免疫组化 CK、CK7 和 EMA 均为阳性。而 S-100、HMB-45 均为阴性；电镜细胞胞质内可见较为发达的粗面内质网及线粒体，而无黑色素小体。④平滑肌肉瘤：当肿瘤细胞为梭形时，需与梭形细胞黑色素瘤鉴别。通过免疫组化染色，actin、SMA、desmin 和 HMB-45 可以鉴别。

（六）治疗与预后

治疗原则与浸润性膀胱癌相似，诊断明确后，应尽早行手术治疗。条件允许时首选根治性膀胱切除术。临床上还有其他的治疗方法可用于不适合根治术者，包括经尿道部分切除膀胱、放疗、化疗和 α 干扰素免疫疗法，但预后仍然很差。原发性膀胱恶性黑色素瘤术后易复发，病情进展迅速，预后极差，大多于发病 3 年内死于全身转移。故对于该病应该早诊断，综合治疗以提高患者生存时间。

（贺大林）

第三节　膀胱（横纹肌）肉瘤

一、概述

横纹肌肉瘤（rhabdomyosarcoma，RMS）是发生在婴儿和儿童中最常见的软组织肉瘤。它大约占据了所有儿童软组织肉瘤的一半和实体瘤的 15%，是继神经母细胞瘤和肾母细胞瘤之后发病居第三位的常见实体恶性肿瘤。RMS 起源于原始胚胎间叶细胞，这类细胞可以发展成横纹肌，但不是一定如此。20 世纪 50 年代开始，一系列儿童 RMS 病例在世界上报道（Pack et al., 1952）。15% ~20% 的 RMS 来源于泌尿生殖系统，常发生于前列腺、膀胱和睾丸旁，少部分发生在阴道和子宫（Crist et al., 2001）。自20世纪50至60年代开始，RMS两种主要的组织学类型，胚胎型和腺泡型，就已经被明确，这使得Horn和Enterline两位学者发展出直到今天还在被全世界广泛应用的组织学分型（Horn et al., 1958）。

在20世纪50至60年代，RMS最主要的治疗方式是手术切除肿物。但是手术之外加上大剂量放射治疗能提高治疗效果逐渐被医生们发现并广泛使用（Stobbe et al., 1950）。当时很多种化疗药也被认为能提高疗效，包括长春新碱，放线菌素D和环磷酰胺。1959年，D'Angio认识到放线菌素D和放射治疗有协同作用（Wiener et al., 1998），到1961年，Pinkel和Pinkren提倡RMS完全切除后接着做放疗和化疗（Pinkel et al., 1961）。他们提出的治疗方式就像催化剂一样，使之后的当代综合治疗和多中心研究变得广泛被应用和接受。

在最近30年里，RMS的治愈率显著提升，5年生存率由30%提高到75%。除此之外，现代综合治疗也使得治疗伴随的副作用逐渐减少。世界范围内有两个最主要的研究协作组织，包括组间RMS研究（Intergroup Rhabdomyosarcoma Study, IRS）和国际儿童肿瘤协会（International Society of Pediatric Oncology, SIOP），她们组织了多期多中心RMS诊治研究，并确定包括放疗、化疗和手术治疗在内的综合治疗能取得不错的结果。

据文献统计，美国儿童每年新发RMS病例约350个（Breitfeld et al., 2005），白人比黑人略多（4∶3），男孩发病率比女孩更高（3∶2）（Qualman et al., 1998）。RMS有两个发病高峰。第一个高峰是0～10岁，涵盖了大约超过50%的病例，同时肿瘤的组织类型主要是胚胎型或葡萄状。此类型RMS好发于人体体腔内、头颈部或泌尿生殖道，大部分患者治疗后都能存活5年以上。第二个高峰是在青春期，RMS组织类型大部分是腺泡型，常发于四肢，并且疾病早期就发生远处转移；患者的预后不佳（Qualman et al., 1998）。大部分泌尿生殖道RMS（需除外睾旁RMS）出现在四岁以前的儿童（Crist et al., 1995）。根据经验，起源于膀胱和阴道的呈葡萄状的肿瘤几乎仅发生于小儿。

二、病因学

RMS的确切病因还不清楚，常被认为是多因素共同作用的结果。大多数肿瘤散发，没有清晰的致病易感因素。但是流行病学调查显示，5%的儿童病例有明确的家族史。

三、发病机制

（一）先天性 RMS

RMS与Li-Fraumeni综合征、神经纤维瘤病、Noonan综合征、Beckwith-Wiedemann综合征（Steenman et al., 2000）、Costello综合征（Gripp et al., 2002）、胎儿酒精综合征和基底细胞痣综合征有关（表29-3-1）。

1. Li-Fraumeni综合征

Li-Fraumeni综合征是常染色体显性遗传病（Li et al., 1988; Pappo et al., 1997; Hartley et al., 1993）。携带基因突变的患者一生都有患恶性肿瘤的风险，男性携带者中占73%而女性携带者达100%。是否要预防性地对这类患者筛查基因突变尚在争论。典型一点是如果有绝经前患乳腺癌的家族史，患病的孩子通常是男孩并且小于2岁（Li et al., 1988）。对每一个小于3岁的RMS患儿，都要考虑Li-Fraumeni综合征的诊断（Trahair et al., 2007）。肿瘤抑制基因

表 29-3-1　横纹肌肉瘤的危险因素

先天性 RMS
Li-Fraumeni 综合征
神经纤维瘤病
基底细胞痣综合征
胎儿酒精综合征
P53 基因突变
Noonan 综合征
Beckwith-Wiedemann 综合征
Costello 综合征
获得性 RMS
大麻
可卡因
母体对放射线暴露
母体既往死产历史

p53 位于 17 号染色体短臂，与 Li-Fraumeni 综合征相关联（Malkin et al., 1990）。在细胞增殖过程中 p53 基因能控制细胞 DNA 的损害；如果基因突变则很可能出现非正常的细胞增殖。在非 Li-Fraumeni 综合征的病例中，10% 的 RMS 患儿存在 p53 突变（Diller et al., 1995）。

2．神经纤维瘤病 1 型

此病患者患儿种恶性肿瘤的机会更高。IRS 第四期（IRS- Ⅳ）研究发现大约 0.5% 的 RMS 儿童患神经纤维瘤病 1 型。膀胱和前列腺 RMS 在这项研究中更多见，在预后方面与其他 RMS 患者并没有显著区别（Sung et al., 2004）。

3．Costello 综合征

Costello 综合征是一种与实体瘤发病增加相关的少见先天性异常综合征，最多见的实体瘤是 RMS，其次是神经母细胞瘤和膀胱癌。肿瘤出现的几率大约为 17%。由于这类患儿出生时体重较正常新生儿轻微增加并且头颅相对过大，所以也可以称为过度生长综合征。随着人类对基因的理解增加，RMS 患者和家庭的染色体和基因异常也越来越明确。

（二）获得性 RMS

许多环境因素可能与 RMS 发生有关，或者由环境因素和遗传方面的危险因素联合作用导致 RMS 发病。化学危险因素包括接触氯化苯氧基类除草剂，父母吸大麻、可卡因以及母亲孕期酗酒（Grufferman et al., 1993）。母亲接触放射线或既往有死胎经历也会增加胎儿的患病风险（Hartley et al., 1994）。一些动物实验表明 RMS 可能与病毒感染有关，然而人类还没有发现这类关联。

四、病理

本节主要介绍膀胱 RMS，它主要侵犯膀胱三角区。但是有些来源于前列腺的 RMS 也突入膀胱内，到发现肿物时已经不易区分最初的来源。

（一）大体外观

除葡萄状横纹肌肉瘤之外 RMS 没有特别

的大体外观。葡萄状 RMS 易发生于中空的器官，特别是膀胱和阴道，突出的肿物像一串葡萄，是小于 4 岁的儿童发病的典型表现。基底部的肿瘤通常呈紧实结节状，环绕生长，实际上常常侵入周围的组织。

（二）镜下外观和分型

IRS 定义 RMS 为“通过形态学或辅助技术区别出肉瘤独有的横纹肌证据”（Qualman et al., 1998）。20 世纪中期 Horn 和 Enterline 把 RMS 分成胚胎型、腺泡型、葡萄状的和多型的四种亚型（Horn et al., 1958）。最近的组织学和生物学研究在过去分型之基础上又添加了些额外的亚型命名，比如实心 - 腺泡型 RMS。然而，单独依靠组织学分类并不能总是得出明确的分型结果。表 29-3-2 是 RMS 的国际分类情况，从临床角度出发，组织学可以分为两类亚型：①预后好的，包括胚胎型 RMS 及其变种；②预后差的，包括腺泡型 RMS、细胞退行性变化的变异类型 RMS 和无法分型的 RMS。

组织学上 RMS 必须与神经母细胞瘤、尤因肉瘤和淋巴瘤鉴别。正确诊断 RMS 并不容易。对于 IRS 入组的患者，中心采用回顾机制分析后发现约 20% 的患者诊断不正确或者需要把组织学类型重新划分。恰当的标本对于特定的组化分析和分子学研究非常关键，细针穿刺活检往往不合适。利用恶性的骨骼肌分化表现，可以从其他以圆形蓝色细胞为病理表现的肿瘤中区分出 RMS。

1．胚胎型 RMS

胚胎型 RMS 是 RMS 中最常见的一种亚型，并且占泌尿生殖系肿瘤的大多数，可达 80%。它倾向于发生在比较小的儿童并且预后较好（Breitfeld et al., 2005）。它的病理表现类似于妊娠 7 ~ 10 周时胎儿的横纹肌（图 29-3-1，图 29-3-2）。肿瘤细胞是纺锤形或纺锤形并圆形，分散在疏松的黏液或胶冻状基质中。肿瘤细胞有圆形或椭圆形的细胞核以及嗜酸性粒细胞的细胞质，大约 30% 具有横跨的条纹（Tsokos

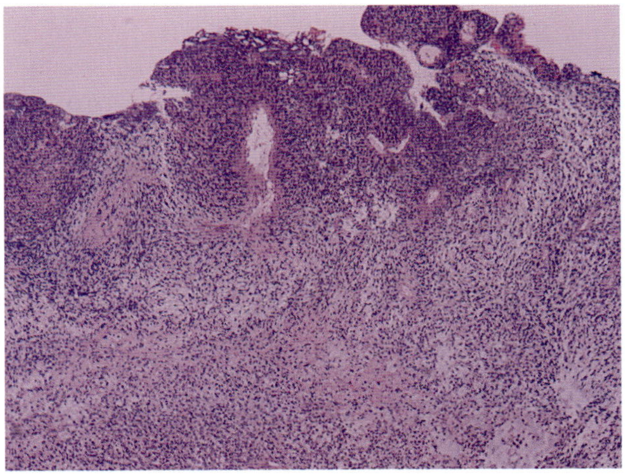

图 29-3-1 胚胎型 RMS 病理组织切片，放大 50 倍

表 29-3-2 RMS 组织学分类

诊断	组织学	发病率（%）*	5 年生存率（%）	预后
胚胎型，葡萄状的	预后好	6	95	良好
胚胎型，纺锤形的细胞	预后好	3	88	良好
胚胎型，否则就无法明确	预后好	49	66	一般
腺泡型，否则就无法明确或实心变异的	预后差	31	53	不佳
细胞退行性变化的，散开的	预后差	2	45	不佳
无法分型的肉瘤	预后差	3	44	不佳

*总的发病率只有94%，大约6%的病例为无法明确的肉瘤组，原因在于收集到的组织不充足或不恰当

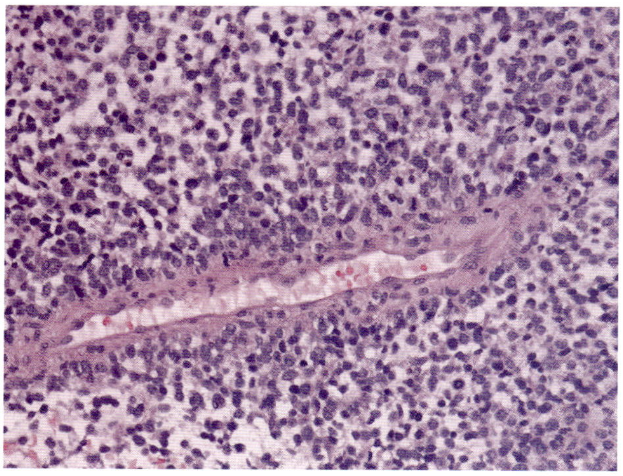

图 29-3-2 胚胎型 RMS 病理组织切片，放大 200 倍

瘤存在丛生的纺锤形的“平滑肌瘤的”生长方式，这可以表现出一种明确的分化程度；另一些肿瘤则呈现明确的胶原沉积，展现出类似巢状的生长方式。

2. 腺泡型 RMS

腺泡型 RMS 是第二位最常见的 RMS 病理类型，通常在青少年或成人发病。它的形态类似于妊娠 10～21 周时胎儿的横纹肌。紧挨着纤维分隔的丛集的小圆形细胞是它的镜下表现，空出了就像预留好的泡状空间，然而横跨的条纹不常见（图 29-3-4，图 29-3-5）。偶尔的

et al., 1992）。葡萄状的 RMS 是胚胎型的变异（图 29-3-3）。它是息肉状的肿瘤，在疏松基质中存在小圆形细胞。经典的表现是在上皮下有一层致密的肿瘤细胞（形成层）（Wexler et al., 1997）。葡萄状的 RMS 往往预后好。在肿瘤形成层或其他部位分析可以获得横纹肌分化更清楚的证据。胚胎的纺锤形细胞变异也有不错的预后，但是只在睾旁 RMS 中发现，很少在头颈部 RMS 中观察到（Tsokos et al., 1992）。肿

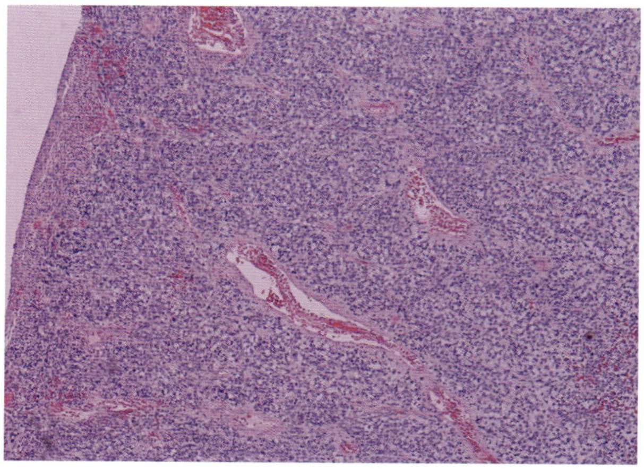

图 29-3-4 腺泡型 RMS 病理组织切片，放大 50 倍

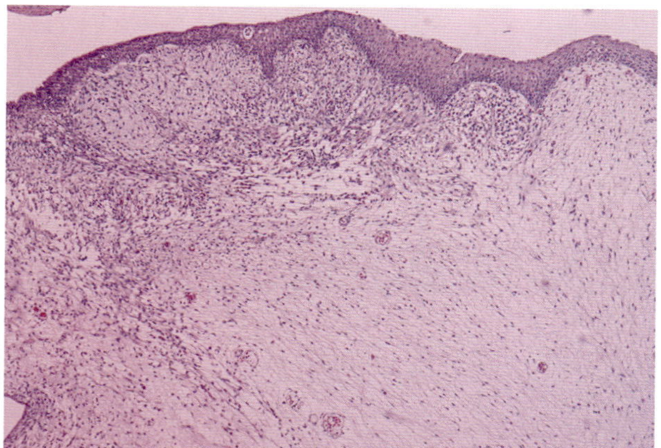

图 29-3-3 胚胎型葡萄状 RMS 病理组织切片，放大 50 倍

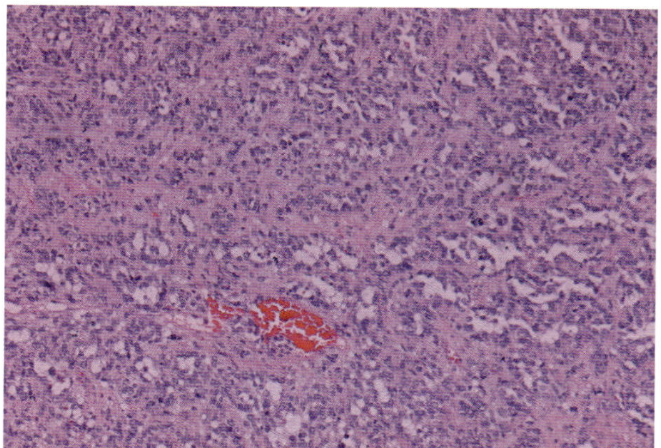

图 29-3-5 腺泡型 RMS 病理组织切片，放大 100 倍

情况下丛集的细胞被纤维隔分开但是泡状的空间却没有出现。这被称为实心的腺泡型 RMS（Tsokos et al., 1992）。以上两者预后区别不大，不管是常见的腺泡型 RMS 还是实心的腺泡型 RMS，预后都不佳。有一些肿瘤镜下表现既具有胚胎的又具有腺泡的类型表现，可被归为混合类型的 RMS。

3. 间变型（退化发育型，多形型）RMS

这类 RMS 以多种多样的细胞形态为特征，可以见到多核的大细胞以及纺锤形的细胞。间变型 RMS 以大叶状的浓染的细胞核以及非典型的核分裂象来明确。这种模式可以是局部聚集的也可以是分散的。间变的病理表现与肿瘤的位置或亚型无关，然而似乎更倾向于出现在胚胎型 RMS。已经证实此型 RMS 预后不佳。

4. 未分化型 RMS

有一些肿瘤分化很差以至于很难将它们归类。它们由原始的小圆细胞组成，类似于尤因肉瘤。区别在于它们从软组织生出而非骨骼。随着免疫组化的理解不断加深，这些未分化的肿瘤常被归为 RMS。RMS 频繁表达肌动蛋白、肌球蛋白、结蛋白（Dodd et al., 1989; Parham et al., 1991）。除此之外，电镜下 Z 型条带与肌球蛋白束相关联，可以用于区分其他小圆细胞肿瘤与 RMS。对于免疫组化分析来说，也许用来区分 RMS 最具敏感性和特异性的蛋白组是肌肉转录因子 MyoD 和肌形成蛋白。这些蛋白限定了分子上决定成肌细胞系的最早期活动。在大多数 RMS 中这些蛋白存在较高水平的表达，即使那些肿瘤细胞分化很差（Parham et al., 2001）。有一种假说认为 RMS 是由于成肌素分化阻滞所引起的。胚胎型 RMS 可能是由成肌素分化之前早期的阻滞所导致。临床上来说，这个分类的 RMS 多发生于 5 岁或 5 岁以上的男孩。

（三）分子生物学和遗传特点

随着人们对人类基因组学的更深入研究和理解，RMS 患儿和家庭的染色体和基因异常越来越多地被明确。胚胎型和腺泡型 RMS 被发现存在不同结构性的染色体改变。在胚胎型 RMS 中发现 11 号染色体的长臂有杂合性缺失。父系 DNA 复制而母系 DNA 缺失。虽然在胚胎型 RMS 中目前还没有发现关键的单一基因突变，但是关键基因，例如 MyoD 和 p21（Chen et al., 2000; Sebire et al., 2003）的甲基化状态已经被发现出了差错。这个发现提示我们也许胚胎型 RMS 存在表观遗传学异常而不是遗传学异常。

关键的基因突变已经在腺泡型 RMS 上发现。独特的 PAX3（2 号染色体上的 DNA 结合蛋白）或者 PAX7（1 号染色体上的结合蛋白）与 13 号染色体上的 FOXO1a（FKHR）的融合特异性地发现于腺泡的 RMS 中（Barr et al., 2006）。第 2 号染色体和第 13 号染色体以及第 1 号染色体和第 13 号染色体之间的断裂后相互平衡异位导致了腺泡的肿瘤表达 PAX3-FKHR 或 PAX7-FKHR 基因融合。PAX3 基因调控转录；FKHR 则是插头转录因子家族的一部分。PAX3 移动到紧靠 FKHR 的位点。在 IRS 第 4 期研究中，55% 腺泡的 RMS 存在 PAX3-FKHR 融合转录，22% 存在 PAX7-FKHR 融合转录。所有其他的患者则缺乏这种转录。在出现肿瘤远处转移的患者当中，存在 PAX7-FKHR 融合转录者的生存率（75%）明显高于存在 PAX3-FKHR 融合转录患者（8%）。这类患者面对治疗失败和死亡的风险明显增加（Sorensen et al., 2002; Shapiro et al., 1993）。以上两种异位现在已经可以通过 PCR 检测出来，可以被用来诊断腺泡的 RMS 并且可以预测治疗结果。

在 RMS 中一些生长因子或受体的转录水平调高与患者生存相关。血小板诱导的生长因子受体和类胰岛素生长因子（IGF）水平增高与 RMS 患者生存率降低相关（Blandford et al., 2006）。在胚胎的 RMS 中，染色体杂合性丢失处与 IGF- Ⅱ基因特别接近，这使得 IGF- Ⅱ过度表达（Scrabble et al., 1987）。腺泡的和胚胎的 RMS 产生过多 IGF- Ⅱ，在实验研究中，阻塞封闭 IGF 受体则导致肿瘤生长抑制（Kalebic et al., 1994; El-Brady et al., 1990）。还有报道称在神经母细胞瘤中有转录因子 MYCN 的表达，近来发现 RMS 中也存在（Williamson et al., 2005）。MYCN 的过度表达是胚胎型 RMS 预后不良的因素。

五、分期

诊断时肿瘤的分期常常能预测临床结果，如果患者病变局限，那么预后较好。局部淋巴结转移很常见，它随原发肿瘤的位置而变化。IRS 和 SIOP 这两个主要的研究组织使用两个不同的系统来给 RMS 分期。SIOP 使用治疗前 TNM 分期系统（黄澄如，2006; Atra et al., 1994; Hoenig et al., 1996）。IRS 自从成立开始已经设计并一直使用 IRS 分组系统来给 RMS 分类。这个系统取决于最初肿瘤切除的程度（表 29-3-3）。该系统本身存在的困难是分组依赖于手术。分组取决于实施手术的外科医生个体切除

表 29-3-3　IRS 临床分组

组Ⅰ：局限性病变，能完整切除。没有侵犯局部淋巴结
A：局限于原发器官
B：紧邻地累及 / 浸润原发器官外

注意：不仅大体而且还有镜下都要确认完整切除。任意而非刻意取下的淋巴结阴性。如果镜下发现肿瘤细胞侵犯淋巴结，患者应归于组Ⅱ B 或组Ⅱ C（见下）

组Ⅱ：整个肿瘤总体切除，但有证据显示局部扩散
A：大体切除但有镜下残留
外科医生相信所有肿瘤都已切除，但是病理医生发现在切除的组织边缘有肿瘤细胞。对那些再次切除后边缘清洁的病例在此不适用。没有证据显示肉眼肿瘤残留；没有证据提示局部淋巴结侵犯；当开始放疗或化疗或放化疗同时治疗后，对局部镜下显示残留的组织再次探查并切除，病理检查不会改变患者分组
B：局部淋巴结阳性但和肿瘤一起完整切除没有镜下残留
注意：经过镜下确认的完整切除肿瘤无残留使得Ⅱ B 能区别于Ⅱ A 和Ⅱ C。与Ⅱ A 比较，局部完整切除的淋巴结被肿瘤侵犯，但是切除组织中最远处淋巴结（从原发病变处计算）病理阴性。
C：局部肿瘤并侵犯淋巴结，大体切除，但是切除的组织中有证据提示镜下残留，与原发病变距离由近到远的淋巴结都被侵犯。
注意：出现镜下残留使这个亚组不同于Ⅱ B，淋巴结被侵犯使得Ⅱ C 不同于Ⅱ A

组Ⅲ：肉眼可见的肿瘤残留，未能完整切除
A：只是活检后
B：原发肿瘤大体上大部分切除（>50%）

组Ⅳ：发病就诊时已有明确的远处转移
肺，肝，骨骼，骨髓，脑，远处的肌肉和淋巴结
注意：上面提到的转移排除了局部淋巴结和紧邻器官的浸润。这些表现可以使患者获得相对较好的分组（如上所述归于组Ⅱ）。有脑脊液或胸水或腹水细胞学检查阳性或者胸膜或腹膜表面种植现象的患者应归于组Ⅳ

肿瘤的情况，很显然这可以导致患者间分组的变化。随着 RMS 治疗技术的开展，大多数患者仅在初次外科手术时进行活检，大量肿瘤组织残留未切除。这个导致大多数患者从Ⅰ期转化为Ⅲ期。因为早期手术切除的影响，生物学上相同的肿瘤能最终发展为不同的类型。

自从 20 世纪 90 年代早期开始，IRS 也使用一套临床分级系统，是对 TNM 分级系统的一种调整，也是以治疗前评估肿瘤的位置，大小，局部或远处转移为基础（表 29-3-4）（Kersun et al., 2004）。这套系统对肿瘤的分级是依据肿瘤的侵犯部位（T1 代表肿瘤局限于原发部位，T2 意味着向外扩张）；肿瘤大小（<5 cm 为 Ta，>5 cm 为 Tb）；临床表现（N1 代表淋巴结转移，N0 则无淋巴结转移）远处转移（M1 有远处转移，M0 则无）。考虑到 RMS 的治疗结果与生长位置相关，这套系统也做了相应的改动（Wexler et al., 1997）。不足之处在于影像检查很难准确地区分肿瘤阳性淋巴结或者是普通炎性淋巴结。这种不足可以导致患者治疗前分级时发生错误，然而随着影像技术的提高，分级错误的发生率肯定会减少。

应用这个 TNM 分期系统对 IRS 第三期治疗的患者进行回顾性研究。研究者发现存在局部淋巴结转移、原发肿瘤>5 cm 和远处转移等征象，那么患者预后较差。原发肿瘤较小，虽然处于不利的部位（例如膀胱 / 前列腺）但没有局部淋巴结转移（Ⅱ级分类）的患者其疾病进展与Ⅰ级分类肿瘤位于有利部位的患者一样。近来一个研究发现：患儿年龄也是一个独立的 RMS 疾病预后的预测因子。40 入组 IRS 第三期和第四期研究的小于 1 岁和大于 10 岁的患儿有比较低的生存率。除外其他已知的预后因素后这种较差的预后依然存在。

六、症状和体征

本节介绍膀胱 RMS，但是一些其实起源于前列腺的 RMS 也突入膀胱内，形成膀胱肿瘤的印象，因此膀胱和前列腺 RMS 常放在一起。这类患者常见的临床表现是出现泌尿系梗阻症状。患儿可以有尿频、痛性小便淋沥、急性尿潴留和血尿等表现。在体格检查中，常发现下腹部有一包块，可来源于肿瘤或者因梗阻而扩张的膀胱。在 RMS 远处转移的患者中会出现全身症状，比如发热、体重下降、厌食和疼痛等。这类患者有的只有经详细检查之后才发现原发肿瘤部位。膀胱 RMS 通常呈葡萄状向内腔缓慢生长，常好发于膀胱三角区内或附近。前列腺 RMS 常以实性肿物出现，而不是在膀胱中以葡萄状被发现。要确定确切的起源位点很困难。影像研究表明，前列腺 RMS 常

表 29-3-4 IRS 调整后的术前 TNM 分级归类

分级	部位 *	T	大小 #	N	M
1	预后好	T1 或 T2	Ta 或 Tb	N0 或 N1 或 Nx	M0
2	预后不好	T1 或 T2	Ta	N0 或 Nx	M0
3	预后不好	T1 或 T2	Ta	N1	M0
			Tb	N0 或 N1 或 Nx	M0
4	所有	T1 或 T2	Ta 或 Tb	N0 或 N1	M1

*预后好的位置包括泌尿生殖系但要除外膀胱/前列腺。预后不好的位置是膀胱/前列腺以及腹膜后

#治疗前肿瘤大小由MRI或CT检查结果确定，与解剖位置相关。对于肿瘤原发位置不易接近的，CT也作为一种手段来评估淋巴结。远处转移的位置需要几种影像手段来确认（但是骨髓转移需要病理来确认）

引起膀胱或膀胱嵴的充盈缺损。CT/MRI 可以描绘肿瘤的范围并评价是否有盆腔和腹膜后浸润。膀胱镜检有利于诊断并且经尿道获取活检组织。

七、检查

（一）血液和尿液

血常规检查常规进行，血生化可以了解肝肾功能。与神经母细胞瘤和肝肿瘤不同，RMS 没有特别的血液或尿液内可检测出的肿瘤标志物。有些患者的肌酸激酶水平升高，可以提供线索诊断 RMS。标准的尿常规检查可以除外正在发作的泌尿系感染。

（二）影像检查

准确的、可重复的影像学检查对于成功诊治 RMS 患儿至关重要。影像检查应该做到能明确肿瘤原发的器官并帮助评价手术治疗方式。影像也被用来明确局部和远处转移。除此之外，当治疗开始后，影像也可用于监测肿瘤对治疗的反应。

1. 局部 RMS

一开始先用超声检查（图 29-3-6），然而一旦肿物确定存在，则需进行断层影像检查。CT 或 MRI 均可应用。两者都应选择增强扫描，仔细在至少两个方向上记录测量数据（McHugh et al., 1999）。虽然 CT 在评估腹部异常淋巴结上比 MRI 稍有优势，就诊断准确性而言两者几乎没有区别（图 29-3-7，图 29-3-8，）。由于不存在电离辐射，并具有多功能，许多放射科医生更愿意使用 MRI（McHugh et al., 1999）。为了确保一致的影像数据，随访肿瘤对治疗的反应时应该前后使用同一种影像手段。进一步讲，通过影像检查必须观察到肿瘤原发部位，并明确局部和附近的淋巴结情况。

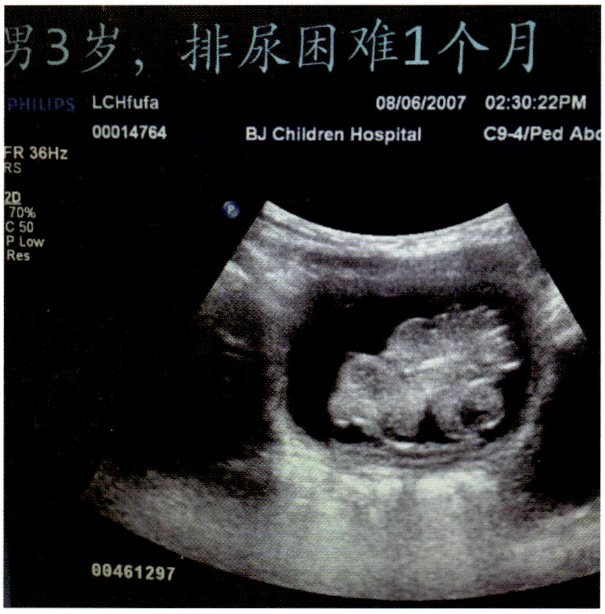

图 29-3-6　超声提示膀胱内占位病变

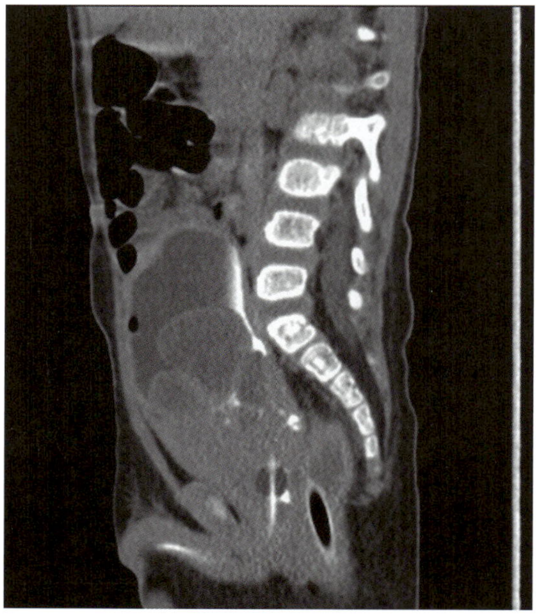

图 29-3-7　患儿男性，20 个月，因排尿困难就诊。膀胱 RMS，双肾及输尿管积水。增强 CT 矢状位，可见膀胱及前列腺区巨大不规则占位，密度不均匀，不均匀强化。前面是导尿管，后面较粗的是肛管。

虽然 MRI 被推荐用于所有的泌尿生殖系肿瘤，自身也还是有不足。在大约 20% 接受放射治疗的患者中，使用断层影像技术检查，

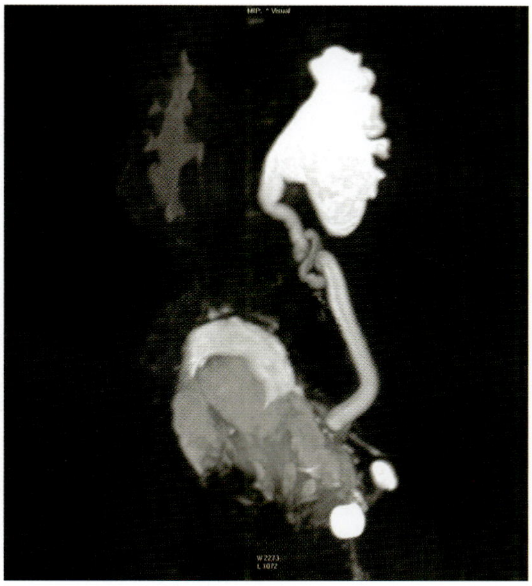

图 29-3-8 患儿男性，20 个月，因排尿困难就诊。膀胱 RMS，双肾及输尿管积水。MRU 显示双肾及输尿管积水，膀胱内不规则占位

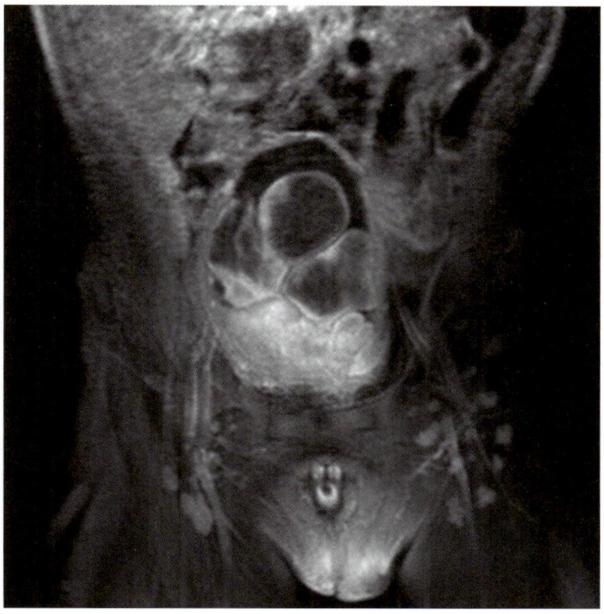

图 29-3-9 患儿男性，20 个月，膀胱 RMS，双肾及输尿管积水。MRI 的 T1 像增强冠状面可见膀胱及前列腺区巨大不规则占位，信号不均匀。增强后肿瘤不均匀强化。

放射治疗后的水肿可被错误地解读成肿瘤残留（Atra et al., 1994）。在 T2 加权影像上，尿液显得明亮，这可以使膀胱壁的肿瘤变得模糊。钆造影剂最好避免使用，它能导致膀胱内造影剂物质分层，干扰诊断。尽管存在这些不足，但冠状面和矢状面的 T1 加权和 T2 加权像同样给临床决策提供了最好的依据（图 29-3-9，图 29-3-10）。根据病史，膀胱造影和静脉造影可用于描绘膀胱病变，但是膀胱外的肿瘤入侵和转移却很难被评估。随着横断面影像技术的进步，目前很少使用上述两项造影来诊断评估膀胱 RMS。

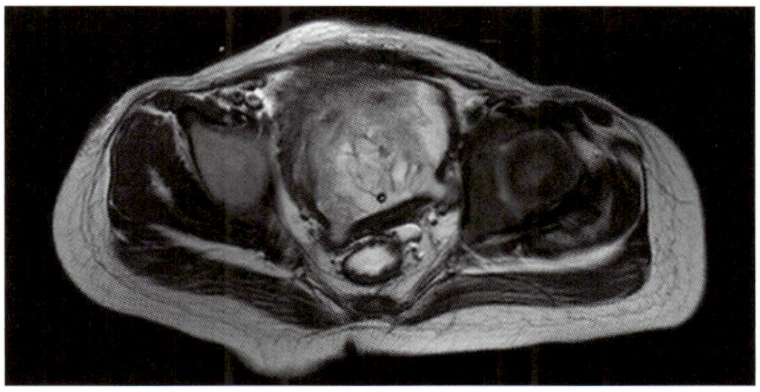

图 29-3-10 患儿男性，20 个月，膀胱 RMS，双肾及输尿管积水。MRI 的 T2 像轴位可见膀胱及前列腺区巨大不规则占位，信号不均匀。轴位像可见病变进入双侧输尿管远端（两侧的小结节影）。

2．远处转移

肿瘤远处转移的部位需要影像检查来确定。即使普通胸部 X 线片表现正常的情况下，CT 检查亦可以发现容易忽略的转移灶。如有可能，应该首选螺旋 CT 而不是传统 CT，因为螺旋 CT 更易发现肺部转移灶（McHugh et al., 1999）。正电子成像术已经被临床应用于检测远处转移灶，但目前并不被认可为发现 RMS 转移灶的标准检查手段（Breitfeld et al., 2005）。

骨髓穿刺用来检查骨髓有无转移，骨闪烁扫描用以发现骨骼的转移病灶。骨闪烁扫描就像其他所有检查一样，存在假阴性率，只在 4% 的患者中能准确发现异常病灶（McHugh et al., 1999）。这种情况下，一些医生就只对有骨骼

症状或病理是预后不良类型的患者推荐骨闪烁扫描检查。但是这一流程还有争议。

（三）内镜检查

如果临床和影像检查认为膀胱肿瘤存在，常常需要膀胱镜检查。内镜检查可以直观获得肿瘤形象，并且在符合规定下可以取活检。优点在于极大地消除了穿刺针经皮肤穿刺过程中种植肿瘤细胞的可能，并且比开放手术创伤更小。从技术上讲，镜下取活检要获得一块病理检查满意的标本并不容易。必须小心局部电凝对标本组织的破坏从而影响病理分析。部位只要有可能，一定要尽量靠近膀胱壁来取；这样才能保证取得足够多所需的组织。有时为了减少因为组织取得过少而出现漏诊的可能，仍采用开放手术直视下进行。

八、诊断

根据临床表现和影像学检查（超声、MRI 和 CT），临床诊断初步确定，治疗前的临床分期也进行划分。最终还要靠切除的肿物标本进行病理检查，才能最终确诊。例如膀胱胚胎型 RMS：大体形态为多发、有蒂或无蒂、淡粉色、息肉样肿块，位于膀胱三角区、颈部及尿道内口，可广泛扩展占满膀胱内腔（图 29-3-11）。肿瘤起源于黏膜下层及表浅肌层，向下可侵及尿道，向上可侵犯输尿管，故常并发上尿路扩张积液。显微镜下见细胞丰富，呈梭形或多形性，有大量水肿及黏液性组织。细胞分化高者，在胞质中见横纹结构；分化低者，呈现胚胎型肉瘤状，瘤表面仍覆盖着正常膀胱黏膜。患儿可有血尿、下尿路梗阻、反复尿路感染、尿失禁，或于下腹部和做直肠指检时可触及肿块。影像学均提示膀胱肿瘤。在女孩膀胱内肿瘤可部分自尿道口脱出（黄澄如，2006）。

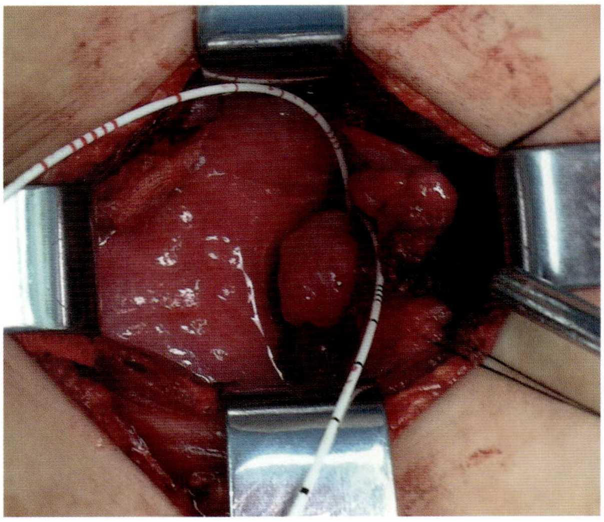

图 29-3-11　膀胱胚胎型 RMS，位于膀胱三角区，尿道内口，向腔内生长。双侧输尿管开口有输尿管导管标记

九、鉴别诊断

膀胱移行细胞癌在 20 岁前非常少见（Hoenig et al., 1996）。儿童移行细胞癌的病因未完全明了。一个特殊原因在于良性和恶性状况都有环磷酰胺早期暴露（Kersun et al., 2004）。环磷酰胺治疗后膀胱癌的危险性呈剂量依赖性。另一个近期的报道，在肠膀胱成形术后平均 19 年移行细胞癌形成（Soergel et al., 2004）。儿童膀胱癌最常见的症状是肉眼血尿，但也有在检查其他疾病时偶然发现这些肿瘤，这种肿瘤大多数处于分级和分期较低的阶段，并能通过腔镜治疗。除了有环磷酰胺治疗后癌瘤发展外，复发的危险性低也可能由于没有致癌物的暴露（Hoenig et al., 1996）。由于这些原因，虽然儿童这种肿瘤真正的复发率还没有确切的数字，但尿液分析和超声检查能避免麻醉状态下行重复的膀胱镜检查。儿童中偶然发生的另一种肿瘤是肾源性腺瘤（nephrogenic adenoma）（Heidenreich et al., 1999）。随着膀胱

内慢性炎症的化生，肿瘤的发生呈上涨趋势。大多数患者需要经尿道切除肿瘤，但由于有复发的报道，也应该行定期检测。或直接采用开放手术完整切除肿瘤。临床上还有少见的炎性假瘤（inflammatory pseudotumor）可能，需依靠病理做最后诊断。

十、治疗

（一）最初治疗

患者需要对症治疗并尽快明确诊断。膀胱需要引流的话经尿道留置导尿管而不是采取耻骨上穿刺造瘘的方法，因为那样可能会引起肿瘤沿着穿刺通道种植，导致局部复发。综合治疗前必须活检。能经尿道膀胱镜活检当然可以，但是一定要取足够深及足够多组织，否则有时会漏诊。国内开放手术也是选择，可以确保膀胱肿瘤尽可能多地切除送病理。国外也有用 Tru-Cut 穿刺针活检，掌握好技巧也可行。

（二）有效治疗

所有 RMS 患者就诊时都应该假设存在微小的远处转移病灶。目前的标准治疗包括综合治疗、化疗、联合或不联合放疗，外科治疗作为一个特别的手段在于控制原发病灶。

1. 化疗

目前 IRS 建立起标准的治疗 RMS 方案，目标在于提高生存率并减少治疗导致的病变。这个方案包括 VA 方案：长春新碱（Vincristine, VCR）和防线菌素 D（Actinomycin D，ACTD）；还有 VAC 方案：长春新碱，防线菌素 D 和环磷酰胺（Cyclophosphamide，CTX）。VAC 方案可维持两年，其中长春新碱：1 ~ 2 mg/m^2 体表面积（体表面积 = 公斤体重 ×0.035 + 0.1）。每毫克长春新碱溶于 20 ml 生理盐水，静脉注射。每周 1 次，连用 10 周后改为每 2 周一次，作为维持量可用至完成化疗全程。单次最大剂量为 2 mg。1 岁以内剂量减半（1 mg/m^2）。副作用有便秘、神经炎。放线菌素 D：每疗程量为 80 μg/kg），分 5 天。即 15 μg/(kg · d) × 5 天，静脉注射。第一疗程与第二疗程间隔 1.5 月，以后每 3 个月一疗程。单次最大剂量 400 μg。1 岁以下剂量减半，8 μg/(kg · d) × 5 天。副作用有恶心、呕吐、脱发、口腔炎、骨髓抑制。环磷酰胺 14.7 mg/(kg · d) × 3 天，静脉注射，每 3 个月使用，每一个半月与 ACTD 交替。主要的副作用是出血性膀胱炎，可用美司钠来预防。对于预后较好的低危患者，IRS 研究展示出 VA 治疗可以达到 95% 的生存率。近年来对于中危型 RMS（大多数无转移的原发于膀胱和 / 或前列腺的胚胎型 / 腺泡型肿瘤或未分化有肉眼残留的肿瘤，年龄 <10 岁有转移的胚胎型肿瘤），采用环磷酰胺（cyclophosphamide，CTX），吡柔比星（pirarubicin，THP）和长春新碱（vincristine，VCR）组合（CAV 方案）与异环磷酰胺（ifosfamide，IFO）和依托泊苷（etoposide，VP-16）组合（IE 方案）交替化疗。CTX 1000 $mg/(m^2 \cdot d)$，第 1 天；美司钠 1000 $mg/(m^2 \cdot d)$ 第 1 天（分 3 次，于 CTX 后 0、4、8 h 执行）；THP 50 $mg/(m^2 \cdot d)$，第 1 天；VCR 1.5 $mg/(m^2 \cdot d)$ 第 1 天；IFO 1500 $mg/(m^2 \cdot d)$，第 1 ~ 5 天；美司钠 900 $mg/(m^2 \cdot d)$，第 1 ~ 5 天（分 3 次，于 IFO 后 0、4、8 小时执行）；VP 16 100 $mg/(m^2 \cdot d)$，第 1 ~ 5 天。每 21 天一个疗程，每 2 个疗程评估疗效。化疗总疗程数为 8 ~ 10 疗程。在新诊断的存在远处转移的 RMS 病例，IRS 使用之前的表格设计治疗方案，并使用很多种化疗药。这些药包括：异环磷酰胺 - 多柔比星，异环磷酰胺 - 依托泊苷，美法仑 - 长春新碱，托泊替康（抑制拓扑异构酶），托泊替康 - 环磷酰胺，伊立替康。高

危 RMS 患者总体成功率还是不高（Breitfeld et al., 2005）。在这组患者，使用大剂量化疗合并定向造血干细胞疗法已经被试用，但是总体结果没什么改变（Carli et al., 1999）。对于有转移的 RMS 患儿，虽然总体生存率不理想，但是有报道称联合治疗中异环磷酰胺与依托泊苷的组合比美法仑与长春新碱的组合更有利于患儿生存（Breitfeld et al., 2001）。特别要提到的是对于高危新诊断患者，需要新的治疗策略。通过基因表达分析，例如 P53 和 met 基因，寻找新的治疗药物可能是今后的治疗 RMS 更有潜力的方向（Taulli et al., 2006; Ganjavi et al., 2005）。

2. 放疗

放疗作为联合治疗的一部分，能够损毁手术后残留的恶性细胞，并且对于施行手术很困难无法完全切除肿瘤，放疗同样能损毁该部位的恶性细胞。IRS 第四期研究指出不必因 RMS 组织学类型或肿瘤大小而改变放射治疗剂量（Maurer et al., 1993; Crist et al., 1995）。对于盆腔肿瘤的放疗范围已经减少到超过肿瘤边缘 2 cm 即可。目前放疗限于肿瘤残留或转移的患者，通常使用 40～60 Gy 的剂量，40 Gy 于 4 周内完成，60 Gy 于 6 周内完成。在特别小的患儿，这个量也许还要减少（Wiener et al., 1998）。IRS 第四期研究报告了超分割的放疗结果（每天两次，间隔 6 小时），认为与传统的放疗在无病生存率和总体生存率上没有区别（Donaldson et al., 2001）。手术后或手术时近距离应用放射源（近距离放射疗法）的疗效目前正在探索，在一些小样本研究中结果满意（Puri et al., 2006）。超分割放疗和近距离放疗理论上的优点就是能减少急性毒性和后期的并发症。

3. 手术

很多年来原发肿瘤完整切除是患者存活的唯一希望。对于膀胱 RMS 来说长期存活率逐渐上升到 70%（Snyder et al., 1998）。这种根治性的外科手术往往需要将整个膀胱切除，即使成功了，也导致患者生存质量大幅下降。随着化疗和放疗的出现，进行保留脏器的治疗变为可能，并且不改变生存率。目前手术的作用局限于最初的活检以及化疗后局部再次检查评估。如果在影像上肿瘤对化疗有完全反应，即完全消失了，一般没有必要再次手术活检来确定肿瘤消失。如果对治疗是部分反应，手术可以使得超过 50% 患者获得完全缓解。在任何可能的时候，手术应该限制在范围稍大的局部切除，必须强调保留脏器功能。对那些极少数对化疗完全没有反应的病例和局部复发的病例，需要更加根治性的器官摘除手术。对于那些需要二次根治性手术的患者，存活率仍有可能达到 80%。

目前的总治疗原则是组织活检，接着多种化疗药化疗；这之后重复影像检查。如果完全缓解，则持续化疗。如果部分缓解，二次手术切除肿瘤。治疗之后的再次探查手术能获得关于肿瘤对治疗反应如何的预后信息。当肿瘤细胞已经成熟化了，提示好的预后（Merguerian et al., 2003）。肿瘤细胞的细胞分化后或者是成熟化后的表型更像是骨骼肌以及增生减低这两项因素，与好的预后相关。治疗后肌原性分化的上调不要与肿瘤的溶解混淆。与腺泡型 RMS 患者相比，胚胎型 RMS 患者展现出更加强烈的细胞分化现象。纤维化通常伴随着过度分化，这有可能解释了持续的影像学异常的原因，这就促使第二次手术探查（Smith et al., 2002）。如果术后残留的 RMS 又出现，就应开始放疗和化疗。

北京儿童医院的经验是少部分远离膀胱三角区，发生于膀胱顶部或两侧的膀胱 RMS 宜采用膀胱部分切除术作为首选治疗。对于常见的膀胱三角区的 RMS 或者是原发于前列腺突入于膀胱内的 RMS，在临床上往往先行开放手术切除部分肿物，一方面获得可靠的活检组织以明确病理诊断，另一方面在保证膀胱功能不损伤的前提下尽最大限度地减少肿瘤负荷。根据经验很难做到肿瘤全切，那么接下来在病理明确诊断后，应进行化疗（VAC 方案常用）和放疗。若肿瘤对治疗敏感，则完成疗程。如果出现肿瘤增长或不消退或远处转移，则需尝试更强力化疗和 / 或换用其他的化疗药物，条件许可下，例如肿瘤缩小，可进一步手术治疗。如放疗和化疗效果不佳，应考虑全膀胱切除，甚至盆腔淋巴结清扫。需要膀胱切除的患者都需其他组织代替膀胱。只有确定不再进行局部疗法的时候才进行膀胱重建术（Smith et al., 2002; Hensle et al., 2000）。对于由于放疗所引起的萎缩性膀胱患者，肠膀胱成形术非常重要。

十一、结果

由于新型化疗药的引入和放疗的使用，盆腔的 RMS 患者总体生存率已经从大约 30% 提高到 80% 甚至 90%（Crist et al., 1995）。患者长期存活伴随着一些长期的问题；这些问题可以源自治疗措施或者患者本身的遗传因素。存活且存在尽可能少的病变是当前国际各个 RMS 研究组织的首要目标。

（一）膀胱

化疗，特别是使用环磷酰胺，和放疗可以导致 30% 的 RMS 患者出现出血性膀胱炎（Fichtner et al., 1995）。预防性地使用美司钠可以减少其发生，但是一些病例症状特别严重，则必须进行直接的膀胱灌注治疗（Jayalakshmamma et al., 1976）。然而出血性膀胱炎对膀胱功能的影响现在还没有研究。除此之外，IRS 报道称放疗能够导致 2% 的患者尿道狭窄和尿瘘（Heyn et al., 1992）。

为了提高患者生存质量，越来越多的膀胱 RMS 患者的膀胱被保留。一项 IRS 研究显示，109 个膀胱或前列腺 RMS 患者，50% 保留膀胱。有限的随访报道显示 75% 的病例存在正常的膀胱功能，剩余的病例报告说存在一定程度的膀胱功能不全，主要是夜间遗尿或白天尿失禁或 24 小时尿失禁（Raney et al., 1993）。因为这些患者没有正式的膀胱功能评估，所以上述结果可能过于乐观。在一个病例数较少的研究中，17 个患者中有 11 人正式进行了膀胱功能研究。4 人表现完全正常的排尿模式，4 人晚上遗尿但白天无尿失禁，3 人则 24 小时内均存在尿失禁。在 7 个存在尿失禁的病例中，1 人患直肠尿道瘘，剩下 6 人膀胱容量减少，但没有逼尿肌过度活动。与没有尿失禁的患者对照，所有膀胱功能失调的患者都接受过外部放射治疗，而前者都没有放疗史（Yeung et al., 1994）。膀胱或前列腺 RMS 的 IRS 第四期研究中患者膀胱保留的结果显示如下（Arndt et al., 2004）：有 88 例患者，其中包括 17 例在早期的手术中行了膀胱部分切除术。大部分患者在规范的 X 线放疗（XRT）后实行了手术治疗。平均 6.1 年随访发现无病生存率为 77%。仅仅一个患儿做过尿流动力学评估。总而言之，有 55 例患者膀胱得到了保留。然而，仅仅 36 例（40%）患者在最后治疗后没有复发并且有一个正常功能完整的膀胱。比在 IRS 第三期研究报道的患者的结果稍差的原因是更长的随访和正常膀胱功能定义的严格性。这个膀胱功能是通过问卷调查来定义，但是只有 65% 的保留了膀胱的患者完成了问卷调查。仅仅一个患儿进行了尿流动力学的评估。Martelli 和他的同事 2009 年提出以下治疗模式，他们采用保守的外科手术，之后对膀胱或前列腺残留的 RMS 采用近距放射治疗。26 个男孩化疗后因肿瘤残留行部分的前列腺切除和/或部分膀胱切除，只有 1 个男孩接受了膀胱全切。经过中位数为 4 年的随访，18 个接受评估的孩子有 16 个能够做到完全尿控（Martelli et al., 2009）。

（二）肾

肾可以受到化疗、放疗及手术治疗三种模式的损害（Fichtner et al., 1995; Skinner et al., 1996）。化疗药物如异环磷酰胺存在肾毒性（Skinner et al., 1996）。放疗可以导致直接的肾损伤以及继发的纤维化。还可以导致间接的肾损伤——由放疗后输尿管远端狭窄导致的肾积水。如果最后用肠道重建膀胱，将增加泌尿系感染、输尿管狭窄和泌尿结石等的发生几率。这些都能导致肾损伤。

（三）性功能和生育能力

勃起功能障碍和逆向射精可以发生在膀胱切除、前列腺切除或过度的尿道切除后，可能原因在于膀胱基底部的神经损伤。手术损伤输精管和精囊可以导致无精液射精（Jaffe et al., 1980）。

性腺功能障碍可在化疗和放疗后发生。男性患者比女性患者更常见，年龄越小的患儿越不容易出现，但是并不能完全排除。烷化物质，例如环磷酰胺和异环磷酰胺，能导致性腺功能异常，严重程度可以从较轻的促性腺激素水平轻微提高到严重的完全性腺无能和不育（Clayton et al., 1988; Jaffe et al., 1988）。在近期研究中发现，肉瘤治疗会损害 2/3 男性患者的生育能力，所有这些男性患者都接受了包括环磷酰胺或异环磷酰胺的联合治疗（Mansky et al., 2007）。虽然偶然的性腺功能恢复可以出现，但这些患者需要激素治疗。

生殖细胞对放射治疗特别敏感；睾丸受到超过 2 Gy 的照射就会与长期的无精症相关（Sklar et al., 1990; Heyn et al., 1992）。在年轻的青春期前的女孩，40 Gy 的放射剂量会导致卵巢无功能（Lushbaugh et al., 1976）。由于放疗后性腺功能障碍的几率增高，一些技术也已出现来避免放射线，包括遮挡或外科暂时移开性腺。如有可能，应鼓励患者治疗前收集并储存生殖细胞以使得治疗导致的不育降到最低。那些在放疗后成功孕育下一代的患者，他们的孩子出现先天异常和肿瘤的几率似乎并不高于普通人（Green et al., 1991）。

（四）非泌尿生殖系统并发症

某些药物如环磷酰胺、氨甲蝶呤和博来霉素等，可导致呼吸系统和心脏的并发症（Steinhertz et al., 1995）。很多患者肺功能有损害但很少有症状。一些青少年为了治疗肺部转移瘤而行的胸部化疗可以导致肺部纤维化，但是在儿童这会阻碍胸壁的发育，导致肺容量减少。腹部放疗与慢性肠炎、肠狭窄和肠瘘有关，这可以在治疗后的很多年才表现出来。为了使肠管离开骨盆，放疗期间有些外科医生使用网状吊带使肠管不进入盆腔（Sklar et al., 1997）。另外，体重指数（BMI）增加、高血脂发生率、身体脂肪增加和持续的心理压力在 RMS 存活者都有报道（Mansky et al., 2007）。

（五）第二肿瘤

长期研究显示儿童时患 RMS 但是存活下来的患者有 2%～6% 的机会在治疗结束后的 10 年之内出现第二肿瘤（Blatt et al., 1997）。骨肿瘤（骨原性肉瘤）和急性非淋巴细胞白血病是最常见的第二肿瘤（Sklar et al., 1997）。大多数实体肿瘤出现在原放射区域内，并且大多数这类患儿的始发肿瘤大于 5 cm（Sung et al., 2004）。第二肿瘤的危险因素存在遗传倾向，例如 Li-Fraumeni 综合征和神经纤维瘤病；高放射剂量（>40 Gy）和大剂量环磷酰胺也是危险因素（Hartley et al., 1993）。

十二、预后

预后取决于解剖部位和临床分组。组织学表现也很重要，但是组织学亚型和解剖部位常常是相关的；这使得一些学者报告称组织学类型不是一个独立的预测因子。组织学类型对结果的预测在之前（表 29-3-2）有描述（Qualman et al., 1998）。5 年疾病无进展生存率对于膀胱和前列腺 RMS 来说是 73%，而对于其他非膀胱和前列腺的 RMS 是 84%。决定预后的最重要因素很可能就是临床分组（Crist et al., 1995）。存在散布的 RMS、肿瘤残留或者是远处转移的患者占所有 RMS 患者的 65%，会有明显不良的预后。

十三、总结

治疗儿童 RMS 已经取得巨大进展。那么现在的工作应该主要放在两方面。首先，需要提高治疗有转移病灶患者的水平。这部分患者占总患者数的一半以上，预后仍然不佳。其次，治疗应该不断地调整以达到在不影响生存率的前提下能保留发病器官，特别是膀胱。现在诊治 RMS 的许多领域都在进步，比如最新的化疗药物不断地上市，人们对与 RMS 相关的分子生物学和生长因子生物学的理解也越来越深，这将有望出现治疗肿瘤的特效方法。虽然 RMS 的治疗似乎越来越依靠化疗，但是外科医生仍然在诊治泌尿生殖系 RMS 方面发挥着重要作用。

（李明磊）

参考文献

陈万青, 郑荣寿, 曾红梅, 等. 2011年中国恶性肿瘤发病与死亡分析. 中国肿瘤, 2015, 24(1):1-10.

黄澄如. 实用小儿泌尿外科学. 北京: 人民卫生出版社, 2006: 660.

钱图南. 膀胱癌//殷蔚伯, 谷铣之. 肿瘤放射治疗学. 第3版. 北京: 中国协和医科大学出版社, 2002: 788-789.

苏晓萍, 林伟斌. 原位回肠新膀胱术后排尿功能训练.当代医学, 2010, 16(7).

吴阶平, 马建辉. 非尿路上皮肿瘤//吴阶平. 吴阶平泌尿外科学. 济南: 山东科学技术出版社, 2004: 981-990.

叶见波, 朱有凯, 周祥祯, 等. 尿液基细胞学与传统细胞学对膀胱癌诊断价值的比较. 现代肿瘤医学, 2010, 18(11): 2209-2211.

张进生, 渠渊, 安红雷, 等. 尿液标本液基细胞薄层涂片检查在膀胱癌诊断中的应用. 北京医学, 2011, 33(7): 563-565.

钟山, 沈周俊, 周文龙, 等. 膀胱非尿路上皮癌的诊断与治疗. 现代泌尿生殖肿瘤杂志, 2011: 203-206.

Aaronson NK, Ahmedzai S , Bergman B, et al. The European Organization for Research and Treatment of Cancer QLQ-C30: a quality-of-life instrument for use in international clinical trials in oncology. J Natl Cancer Inst, 1993. 85: 365.

Abol-enein H, El-Mekresh M, El-Baz M, et al. Neo-adjuvant chemotherapy in the treatment of invasive transitional bladder cancer. A controlled, prospective randomized study[J]. British Journal of Urology-Supplement, 1997, 79: 43.

Addition I. Pathologic Response Rates of Gemcitabine/Cisplatin versus Methotrexate/Vinblastine/Adriamycin/Cisplatin Neoadjuvant Chemotherapy for Muscle Invasive Urothelial Bladder Cancer[J]. Advances in Urology, 2013, 2013: 317190.

Ahmed M, Kanji A, Begum T. Gynaecomastia: an unusual presenting symptom of bladder cancer. BMJ Case Rep, 2015.

Allard P, Bernard P, Fradet Y, et al. The early clinical course of primary Ta and T1 bladder cancer: a proposed prognostic index[J]. Br J Urol, 1998, 81(5): 692-698.

Al-Maghrabi J, Kamel-Reid S, Jewett M, et al. Primary low-grade B-cell lymphoma of mucosa-associated lymphoid tissue type arising in the urinary bladder: report of 4 cases with molecular genetic analysis, Arch Pathol Lab Med, 2001, 125: 332-336.

Anderstrom C, Johansson S, Nilsson S, et al. A prospective randomized study of preoperative irradiation with cystectomy or cystectomy alone for invasive bladder carcinoma[J]. Eur Urol, 1983, 9(3): 142-147.

Apolo AB, Infante JR, Balmanoukian A, et al. Avelumab, an Anti-Programmed Death-Ligand 1 Antibody, In Patients With Refractory Metastatic Urothelial Carcinoma: Results From a Multicenter, Phase Ib Study. J Clin Oncol, 2017, 35: 2117-2124.

Arndt C1, Rodeberg D, Breitfeld PP, et al. Does bladder preservation (as a surgical principle)lead to retaining bladder function in bladder/prostate rhabdomyosarcoma? Results from intergroup rhabdomyosarcoma study IV. J Urol 2004; 171: 2396-2403.

Askham J M, Platt F, Chambers P A, et al. AKT1 mutations in bladder cancer: identification of a novel oncogenic mutation that can co-operate with E17K[J]. Oncogene, 2010, 29(1): 150-155.

Atra A, Ward HC, Aitken K, et al. Conservative surgery in multimodal therapy for pelvic rhabdomyosarcoma in children. Br J Cancer 1994; 70: 1004–1008.

Autorino, R., et al. Health related quality of life after radical cystectomy: comparison of ileal conduit to continent orthotopic neobladder. Eur J Surg Oncol, 2009. 35: 858.

Babjuk M, Oosterlinck W, Sylvester R, et al. EAU guidelines on non-muscle-invasive urothelial carcinoma of the bladder, the 2011 update[J]. Eur Urol, 2011, 59(6): 997-1008.

Babjuk M, Oosterlinck W, Sylvester R, et al. EAU guidelines on non-muscle-invasive urothelial carcinoma of the bladder[J]. Eur Urol, 2008, 54(2): 303-314.

Bahleda R, Dienstmann R, Adamo B, et al. Phase 1 study of JNJ-42756493, a pan-fibroblast growth factor receptor (FGFR) inhibitor, in patients with advanced solid tumors[J]. 2014.

Balar AV, Castellano D, O'Donnell PH, et al. First-line pembrolizumab in cisplatin-ineligible patients with locally advanced and unresectable or metastatic urothelial cancer (KEYNOTE-052): a multicentre, single-arm, phase 2 study. Lancet Oncol, 2017, 18: 1483-1492.

Balar AV, Galsky MD, Rosenberg JE, et al. Atezolizumab as first-line treatment in cisplatin-ineligible patients with locally advanced and metastatic urothelial carcinoma: a single-arm, multicentre, phase 2 trial. Lancet, 2017, 389: 67-76.

Barentsz JO, Berger-Hartog O, Witjes JA, et al. Evaluation of chemotherapy in advanced urinary bladder cancer with fast dynamic contrast-enhanced MR imaging[J]. Radiology, 1998, 207(3): 791.

Barr FG, Smith LM, Lynch JC, et al. Examination of gene fusion status in archival samples of alveolar rhabdomyosarcoma entered on the Intergroup Rhabdomyosarcoma Study–III trial: a report from the Children's Oncology Group. J Mol Diagn 2006; 8: 202–208.

Bassi P, Ferrante G D, Piazza N, et al. Prognostic factors of outcome after radical cystectomy for bladder cancer: a retrospective study of a homogeneous patient cohort.[J]. Journal of Urology, 1999, 161(5): 1494-1497.

Bassi P, Pappagallo GL, Sperandio P, et al. neoadjuvant m-vac chemotherapy of invasive bladder cancer: results of a multicenter phase III trial[J]. Journal of Urology IL, 1999, 162(5).

Beenken A, Mohammadi M. The FGF family: biology, pathophysiology and therapy[J]. Nature reviews Drug discovery, 2009, 8(3): 235-253.

Bellmunt J, de Wit R, Vaughn DJ, et al. Pembrolizumab as second-line therapy for advanced urothelial carcinoma. N Engl J Med, 2017, 376: 1015-1026.

Bellmunt J, Théodore C, Demkov T, et al. Phase III trial of vinunine plus best supportive care compared with best supportive care alone after a platinum.

Ben-Josef E, Shamsa F, Williams AO, et al. Radiotherapeutic management of osseous metastases: A survey of current patterns of care. Int J Radiat Oncol Biol Phys 1998; 40: 915-21.

Bischoff JR, Anderson L, Zhu Y, et al. A homologue of Drosophila aurora kinase is oncogenic and amplified in human colorectal cancers[J]. The EMBO journal, 1998, 17(11): 3052-3065.

Blackard CE, Byar DP. Results of a clinical trial of surgery and radiation in stages II and 3 carcinoma of the bladder[J]. J Urol, 1972, 108(6): 875-878.

Blandford MC, Barr FG, Lynch JC, et al. Rhabdomyosarcomas utilize developmental, myogenic growth factors for disease advantage: a report from the Children's Oncology Group. Pediatr Blood Cancer 2006; 46: 329–338.

Blatt J, Copeland D, Bleyer W. Late effects of childhood cancer and its treatment. In: Pizzo P, Poplack D(Eds.), Principles and Practice of Pediatric Oncology, Philadelphia: Lippincott-Raven, 1997: 1303–1330.

Bochner BH, Montie JE, Lee CT. Follow-up strategies and management of recurrence in urologic oncology bladder cancer: invasive bladder cancer[J]. Urol Clin North Am,

2003, 30(4): 777-789.

Brausi M, Collette L, Kurth K, et al. Variability in the recurrence rate at first follow-up cystoscopy after TUR in stage Ta T1 transitional cell carcinoma of the bladder: a combined analysis of seven EORTC studies[J]. Eur Urol, 2002, 41(5): 523-531.

Breitfeld PP, Meyer WH. Rhabdomyosarcoma: new windows of opportunity. Oncologist 2005; 10: 518.

Breitfeld PP1, Lyden E, Raney RB, et al. Ifosfamide and etoposide are superior to vincristine and melphalan for pediatric metastatic rhabdomyosarcomawhen administered with irradiation and combination chemotherapy: a report from the Intergroup Rhabdomyosarcoma Study Group. J Pediatr Hematol Oncol 2001; 23: 225-233.

Brennan P, Bogillot O, Cordier S, et al. Cigarette smoking and bladder cancer in men: a pooled analysis of 11 case-control studies. Int J Cancer, 2000. 86: 289.

Bufo P, Sanguedolce F, Tortorella S, et al. Expression of mitotic kinases phospho-aurora A and aurora B correlates with clinical and pathological parameters in bladder neoplasms[J]. Histology and histopathology, 2010, 25(10): 1371.

Burger M , Catto JW , Dalbagni G, et al. Epidemiology and risk factors of urothelial bladder cancer. Eur Urol, 2013. 63: 234.

Cagiannos I, Morash C. Surveillance strategies after definitive therapy of invasive bladder cancer[J]. Can Urol Assoc J, 2009, 3(6 Suppl 4): S237-S242.

Cancer Genome Atlas Research Network. Comprehensive molecular characterization of urothelial bladder carcinoma[J]. Nature, 2014, 507(7492): 315-322.

Cannobio L, Curotto A, Boccardo F, et al. A randomized study between neo-adjuvant chemoradiotherapy (CT-RT) before radical cystectomy and cystectomy alone in bladder cancer. A 6 year follow-up[C].Proc Am Soc Clin Oncol. 1995, 14: 245.

Cantor KP, Lynch CF, Johnson D. Bladder cancer, parity, and age at first birth. Cancer Causes Control, 1992, 3 : 57-62.

Cappellen D, De Oliveira C, Ricol D, et al. Frequent activating mutations of FGFR3 in human bladder and cervix carcinomas[J]. Nature genetics, 1999, 23(1): 18-20.

Carli M, Colombatti R, Oberlin O, et al. High-dose melphalan with autologous stem-cell rescue in metastatic rhabdomyosarcoma. J Clin Oncol 1999; 17: 2796-2803.

Cauberg EC, de Bruin DM, Faber DJ, et al. A new generation of optical diagnostics for bladder cancer: technology, diagnostic accuracy, and future applications[J]. Eur Urol, 2009, 56(2): 287-296.

Cauberg EC, Kloen S, Visser M, et al. Narrow band imaging cystoscopy improves the detection of non-muscle-invasive bladder cancer[J]. Urology, 2010, 76(3): 658-663.

Cella DF, Tulsky DS, Gray G, et al. The Functional Assessment of Cancer Therapy scale: development and validation of the general measure. J Clin Oncol, 1993. 11: 570.

Chahal R, Harrison SC. Re: an interval longer than 12 weeks between the diagnosis of muscle invasion and cystectomy is associated with worse outcome in bladder carcinoma.[J]. The Journal of Urology, 2003, 170(4): 1326-1327.

Chamie K, Saigal CS, Lai J, et al. Compliance with guidelines for patients with bladder cancer: variation in the delivery of care[J]. Cancer, 2011, 117(23): 5392-5401.

Chang DT, Lawrentschuk N. Orthotopic neobladder reconstruction. Urol Ann. 2015; 7:1-7.

Chang J, Dinney CP, Huang M, et al. Genetic variants in telomere-maintenance genes and bladder cancer risk. PLoS One. 2012;7(2):e30665.

Chatterjee SJ, George B, Goebell PJ, et al. Hyperphosphorylation of pRb: a mechanism for RB tumour suppressor pathway inactivation in bladder cancer[J]. J Pathol, 2004, 203(3): 762-770.

Chen B, He L, Savell VH, et al. Inhibition of the interferon-gamma/signal transducers and activators of transcription (STAT)pathway by hypermethylation at a STAT-binding site in the p21WAF1 promoter region. Cancer Res 2000; 60: 3290–3298.

Choueiri TK, Jacobus S, Bellmunt J, et al. Neoadjuvant dose-dense methotrexate, vinblastine, doxorubicin, and cisplatin with pegfilgrastim support in muscle-invasive urothelial cancer: pathologic, radiologic, and biomarker correlates. J Clin Oncol, 2014, 32: 1889-1894.

Chrouser K, et al. Bladder cancer risk following primary and adjuvant external beam radiation for prostate cancer. J Urol, 2005. 174: 107.

Clark PE, Agarwal N, Biagioli MC, et al. Bladder cancer[J]. J Natl Compr Canc Netw, 2013, 11(4): 446-475.

Clark PE, et al. Bladder cancer. 1n: NCCN Clinical Practice Guidelines in Oncology, Version 1. 2013.

Clark PE, Stein JP, Groshen SG, et al. Radical cystectomy in the elderly: comparison of clincal outcomes between younger and older patients[J]. Cancer, 2005, 104(1): 36-43.

Clark PE, Stein JP, Groshen SG, et al. The management of urethral transitional cell carcinoma after radical cystectomy for invasive bladder cancer[J]. J Urol, 2004, 172(4 Pt 1): 1342-1347.

Clayton P, Shalet S, Price D, et al. Testicular damage after chemotherapy for childhood brain tumours. J Pediatr 1988; 112: 922-926.

Cognetti F, Ruggeri EM, Felici A, et al. Adjuvant chemotherapy with cisplatin and gemcitabine versus chemotherapy at relapse in patients with muscle-invasive bladder cancer submitted to radical cystectomy: an Italian, multicenter, randomized phase III t-ial. Ann Oncol, 2012, 23: 695–700.

Cognetti F, Ruggeri EM, Felici A, et al. Adjuvant chemotherapy with cisplatin and gemcitabine versus chemotherapy at relapse in patients with muscle-invasive bladder cancer submitted to radical cystectomy: an Italian, multicenter, randomized phase III trial[J]. Annals of oncology, 2011: mdr354.

Cognetti F, Ruggeri EM, Felici A, et al. Adjuvant chemotherapy with cisplatin and gemcitabine versus chemotherapy at relapse in patients with muscle-invasive bladder cancer submitted to radical cystectomy: an Italian, multicenter, randomized phase III trial[J]. Annals of Oncology, 2012, 23(3): 695.

Cohan RH, Caoili EM, Cowan NC, et al. MDCT Urography: Exploring a new paradigm for imaging of bladder cancer[J]. AJR Am J Roentgenol, 2009, 192(6): 1501-1508.

Cohen SM, Goel A, Phillips J, et al. The role of perioperative chemotherapy in the treatment of urothelial cancer[J]. Oncologist, 2006, 11(6): 630.

Cohn JA, Vekhter B , Lyttle C, et al. Sex disparities in diagnosis of bladder cancer after initial presentation with hematuria: a nationwide claims-based investigation. Cancer, 2014. 120: 555.

Compérat E, Bièche I, Dargère D, et al. Gene expression study of Aurora-A reveals implication during bladder carcinogenesis and increasing values in invasive urothelial cancer[J]. Urology, 2008, 72(4): 873-877.

containing regimen in patients with advanced transitional cell carcinoma of the urothelial tract. J Clin Oncol, 2009, 27(27): 4454–4461.

Corman JM, McClure D, Pritchett R, et al. Treatment of radiation induced hemorrhagic cystitis with hyperbaric oxygen. J Urol 2003; 169: 2200-2.

Crist W, Gehan EA, Ragab AH, et al. The Third Intergroup Rhabdomyosarcoma Study. J Clin Oncol 1995; 13: 610–630.

Crist WM1, Anderson JR, Meza JL, et al. Intergroup rhabdomyosarcoma study-IV: results for patients with nonmetastatic disease. J Clin Oncol 2001; 19: 3091-102.

Dahm P, Gschwend JE. Malignant non-urothelial neoplasms of the urinary bladder: a review, Eur Urol, 2003, 44: 672-681.

Dalbagni G, Genega E, Hashibe M, et al. CYSTECTOMY FOR BLADDER CANCER: A CONTEMPORARY SERIES[J]. Journal of Urology, 2001, 165(4): 1111-1116.

Dalbagni G, Rechtschaffen T, Herr HW. Is transurethral biopsy of the bladder necessary after 3 months to evaluate response to bacillus Calmette-Guerin therapy[J]. J Urol, 1999, 162(3 Pt 1): 708-709.

Dash A, Iv JAP, Herr HW, et al. A Role for Neoadjuvant Gemcitabine Plus Cisplatin in Muscle-Invasive Urothelial Carcinoma of the Bladder: A Retrospective Experience[J]. Cancer, 2008, 113(9): 2471-2477.

Dash A, Pettus JA, Herr HW, et al. A role for neoadjuvant gemcitabine plus cisplatin in muscle-invasive urothelial carcinoma of the bladder. Cancer, 2008, 113: 2471–2477.

Datta SN, Allen GM, Evans R, et al. Urinary tract ultrasonography in the evaluation of haematuria--a report of over 1,000 cases. Ann R Coll Surg Engl, 2002, 84(3): 203-205.

David KA, Milowsky MI, Ritchey J, et al. Low incidence of perioperative chemotherapy for stage III bladder cancer 1998 to 2003: a report from the National Cancer Data Base. [J]. Journal of Urology, 2007, 178(178): 451-454.

de Leon AD, Costa D, Pedrosa I. Role of Multiparametric MR Imaging in Malignancies of the Urogenital Tract. Magn Reson Imaging Clin N Am 2016, 24(1):187-204.

De Neve W, Lybeert ML, Goor C, et al. Radiotherapy for T2 and T3 carcinoma of the bladder: the influence of overall treatment time[J]. Radiother Oncol, 1995, 36(3): 183-188.

De Santis M, Bellmunt J, Mead G, et al. 65 Randomized Phase II/III trial assessing gemcitabine/carboplatin and methotrexate/ carboplatin/vinblastine in patients with advanced urothelial cancer who are unfit for cisplatin-based chemotherapy: EORTC study 66 30986. J Clin Oncol, 2011.

Dees EC, Infante JR, Cohen RB, et al. Phase 1 study of MLN8054, a selective inhibitor of Aurora A kinase in patients with advanced solid tumors[J]. Cancer chemotherapy and pharmacology, 2011, 67(4): 945-954.

deVere White RW, Lara PN, Goldman B, et al. A sequential treatment approach to myoinvasive urothelial cancer: a phase II Southwest Oncology Group Trial (S0219). J Urol, 2009, 181: 2476–2481.

Diller L, Sexsmith E, Gottlieb A, et al. Germline p53 mutations are frequently detected in young children with rhabdomyosarcoma. J Clin Invest 1995; 95: 1606.

Dobbs RW, Hugar LA, Revenig LM, et al. Incidence and clinical characteristics of lower urinary tract symptoms as a presenting symptom for patients with newly diagnosed bladder cancer. International braz j urol: official journal of the Brazilian Society of Urology, 2014, 40(2):198-203.

Dodd S, Malone M, McCulloch W. Rhabdomyosarcoma in children: a histological and immunohistochemical study of 59 cases. J Pathol 1989; 158: 13-18.

Donahue LA, Frank IN. Intravesical formalin for hemorrhagic cystitis: analysis of therapy. J Urol 1989; 141(4): 809-12.

Donaldson SS, Meza J, Breneman JC, et al. Results from the IRS-IV randomized trial of hyperfractionated radiotherapy in children with rhabdomyosarcoma—a report from the IRSG. Int J Radiat Oncol Biol Phys 2001; 51: 718–728.

Donat SM, Shabsigh A, Savage C, et al. Potential impact of postoperative early complications on the timing of adjuvant chemotherapy in patients undergoing radical cystectomy: a high-volume tertiary cancer center experience. Eur Urol, 2009, 55: 177–186.

Donat SM, Shabsigh A, Savage C, et al. Potential impact of postoperative early complications on the timing of adjuvant chemotherapy in patients undergoing radical cystectomy: a high-volume tertiary cancer center experience. [J]. European urology, 2009, 55(1): 185.

Donat SM. Staged based directed surveillance of invasive bladder cancer following radical cystectomy: valuable and effective[J]. World J Urol, 2006, 24(5): 557-564.

Du X, Xie Y, Xian CJ, et al. Role of FGFs/FGFRs in skeletal development and bone regeneration[J]. Journal of cellular physiology, 2012, 227(12): 3731-3743.

Duchesne GM, Bo1ger JJ, Griffiths OG, et al. A randomized tria1 of hypofractionated schedules of palliative radiotherapy in the management of bladder carcinoma: results of medica1 research counci1 tria1 BA09. 1nt J Rad Onco1 Bio1 Phys, 2000, 47: 379-388.

Duerksen DR, Fallows G, Bernstein CN. Vitamin B12 malabsorption in patients with limited ileal resection[J]. Nutrition, 2006, 22(11-12): 1210-1213.

Edmondson AJ, Birtwistle JC, Catto JW, et al. The patients' experience of a bladder cancer diagnosis: a systematic review of the qualitative evidence. J Cancer Surviv, 2017.

Efstathiou JA, Saylor P, Wszolek M, et al. Bladder preservation treatment options for muscle-invasive urothelial bladder cancer. 2015.

Efstathiou JA, Spiegel DY, Shipley WU, et al. Long-term outcomes of selective bladder preservation by combined-modality therapy for invasive bladder cancer: the MGH experience[J]. Eur Urol, 2012, 61(4): 705-711.

El-Brady O, Minniti C, Kohn E, et al. Insulin like growth factor II acts as an autocrine growth and motility factor in human rhabdomyosarcoma tumours. Cell Growth Differ 1990; 1: 325.

Erben P, Wirtz RM, Martini T, et al. Prognostic value of HER2 expression in patients with bladder cancer treated with radical cystectomy: A biomarker study[J]. 2014.

Erckert M, Stenzl A, Falk M, et al. Incidence of urethral tumor involvement in 910 men with bladder cancer[J]. World J Urol, 1996, 14(1): 3-8.

Feinstein AR. THE PRE-THERAPEUTIC CLASSIFICATION OF CO-MORBIDITY IN CHRONIC DISEASE[J]. J Chronic Dis, 1970, 23(7): 455-468.

Feng CC, Wang PH, Guan M, et al. Urinary BLCA-4 is highly specific for detection of bladder cancer in Chinese Han population and is related to tumour invasiveness.Folia Biol (Praha). 2011; 57(6):242-7.

Ferlay J, Steliarova-Foucher E, Lortet-Tieulent J, et al. Cancer incidence and mortality patterns in Europe: estimates for 40 countries in 2012. Eur J Cancer, 2013. 49: 1374.

Fichtner J, Hohenfellner R. Damage to the urinary tract secondary to irradiation. World J Urol 1995; 13: 240-242.

Fitzpatrick JM, West AB, Butler MR, et al. Superficial bladder tumors (stage pTa, grades 1 and 2): the importance of recurrence pattern following initial resection[J]. J Urol, 1986, 135(5): 920-922.

Fleischmann A, Rotzer D, Seiler R, et al. Her2 amplification is significantly more frequent in lymph node metastases from urothelial bladder cancer than in the primary tumours[J]. European urology, 2011, 60(2): 350-357.

Font A, Abad A, Saladie J, et al. Improved survival with induction chemotherapy in bladder cancer: preliminary results of a randomized trial[J]. Ann Oncol, 1994, 5(Suppl 8): 71-2.

Freedman ND, Silverman DT, Hollenbeck AR, et al. Association between smoking and risk of bladder cancer among men and women. JAMA, 2011. 306: 737.

Freeman JA, Tarter TA, Esrig D, et al. Urethral recurrence in patients with orthotopic ileal neobladders[J]. J Urol, 1996, 156(5): 1615-1619.

Freiha F, Reese J, Torti FM. A Randomized Trial of Radical Cystectomy Versus Radical Cystectomy Plus Cisplatin, Vinblastine and Methotrexate Chemotherapy for Muscle Invasive Bladder Cancer[J]. Journal of Urology, 1996, 155(2): 495-500.

Galsky MD, Hahn NM, Rosenberg J, et al. A consensus definition of patients with metastatic urothelial carcinoma who are unfit for cisplatin-based chemotherapy. Lancet Oncol. 12(3), 211–214 (2011).

Galsky MD, Mironov S, Iasonos A, et al. Phase II trial of pemetrexed as second-line therapy in patients with metastatic urothelial carcinoma. Invest. New Drugs, 2007, 25(3): 265–270.

Galsky MD, Pal SK, Chowdhury S, et al. Comparative effectiveness of gemcitabine plus cisplatin versus methotrexate, vinblastine, doxorubicin, plus cisplatin as neoadjuvant therapy for muscle-invasive bladder cancer. Cancer, 2015, 121: 2586-2593.

Galsky MD, Stensland KD, Moshier E, et al. Effectiveness of adjuvant chemotherapy for locally advanced bladder cancer. J Clin Oncol, 2016, 34: 825-832.

Game X, Soulie M, Seguin P, et al. Radical cystectomy in patients older than 75 years: assessment of morbidity and mortality[J]. Eur Urol, 2001, 39(5): 525-529.

Gandini S, Botteri E, Iodice S, et al. Tobacco smoking and cancer: a meta-analysis. Int J Cancer, 2008. 122: 155.

Ganjavi H, Gee M, Narendran A, et al. Adenovirus-mediated p53 gene therapy in pediatric soft-tissue sarcoma cell lines: sensitization to cisplatin and doxorubicin. Cancer Gene Ther 2005; 12: 397-406.

Ghahestani S, Shakhssalim N. Palliative Treatment of Intractable Hematuria in Context of Advanced Bladder Cancer A Systematic Review.Urol J. 2009; 6: 149-56.

Ghoneim MA, Abdel-Latif M, El-Mekresh M, et al. Radical cystectomy for carcinoma of the bladder: 2, 720 consecutive cases 5 years later[J]. J Urol, 2008, 180(1): 121-127.

Ghoneim MA, Ashamallah AK, Awaad HK, et al. Randomized trial of cystectomy with or without preoperative radiotherapy for carcinoma of the bilharzial bladder[J]. J Urol, 1985, 134(2): 266-268.

Ghoneim MA, El-Mekresh MM, El-Baz MA, et al. Radical cystectomy for carcinoma of the bladder: critical evaluation of the results in 1, 026 cases, J Urol, 1997, 158: 393-399.

Ghoneim MA, El-Mekresh MM, El-Baz MA, et al. Radical cystectomy for carcinoma of the bladder: critical evaluation of the results in 1, 026 cases[J]. J Urol, 1997, 158(2): 393-399.

Ghoneim MA, el-Mekresh MM, el-Baz MM, et al. Radical cystectomy for carcinoma of the bladder: critical evaluation of the results in 1, 026 cases, J Urol, 1997, 158: 393-399.

Giacalone N, Clayman R, Efstathiou J, et al. Long-term outcomes after bladder-preserving combined modality therapy for patients with muscle-invasive bladder cancer. Int J Radiat Oncol Biol Phys. 2015; 93 (suppl): S22-23.

Giannarini G, Kessler TM, Thoeny HC, et al. Do patients benefit from routine follow-up to detect recurrences after radical cystectomy and ileal orthotopic bladder substitution[J]. Eur Urol, 2010, 58(4): 486-494.

Giles FJ, Swords RT, Nagler A, et al. MK-0457, an Aurora kinase and BCR–ABL inhibitor, is active in patients with BCR–ABL T315I leukemia[J]. Leukemia, 2013, 27(1): 113-117.

Goel AK, Rao MS, Bhagwat AG, et al Intravesical irrigation with alum for the control of massive bladder hemorrhage. J Urol 1985; 133(6): 956-7.

Gofrit ON, Pode D, Lazar A, et al. Watchful waiting policy in recurrent Ta G1 bladder tumors[J]. Eur Urol, 2006, 49(2): 303-306, 306-307.

Gofrit ON. Re: Long-Term Outcomes in Patients with Muscle-Invasive Bladder Cancer After Selective Bladder-Preserving Combined-Modality Therapy: A Pooled Analysis of Radiation Therapy Oncology Group Protocols 8802, 8903, 9506, 9706, 9906, and 0233[J]. Eur Urol, 2015, 68(1): 165-166.

Gospodarowicz MK, Rider WD, Keen CW, et al. Bladder cancer: long-term follow-up results of patients treated with radical radiation[J]. Clin Oncol (R Coll Radiol), 1991, 3(3): 155-161.

Gouda I , Mokhtar N , Bilal D, et al. Bilharziasis and bladder cancer: a time trend analysis of 9843 patients. J Egypt Natl Canc Inst, 2007. 19: 158.

Granfors T, Tomic R, Ljungberg B. Downstaging and survival benefits of neoadjuvant radiotherapy before cystectomy for patients with invasive bladder carcinoma[J]. Scand J Urol Nephrol, 2009, 43(4): 293-299.

Green D, Zevon M, Lowrie G, et al. Congenital anomalies in children of patients who received chemotherapy for cancer in childhood and adolescence. N Engl J Med 1991; 325: 141-146.

Grégoire M1, Fradet Y, Meyer F, et al. Diagnostic accuracy of urinary cytology, and deoxyribonucleic acid flow cytometry and cytology on bladder washings during followup for bladder tumors. J Urol. 1997;157(5):1660-4.

Gripp KW, Scott CI Jr, Nicholson L, et al. Five additional Costello syndrome patients with rhabdomyosarcoma: proposal for a tumor screening protocol. Am J Med Genet, 2002, 108: 80.

Grossman HB, Natale RB, Tangen CM, et al. Neoadjuvant chemotherapy plus cystectomy compared with cystectomy alone for locally advanced bladder cancer. N Engl J Med.2003, 349: 859-866.

Grossman HB, Natale RB, Tangen CM, et al. Neoadjuvant chemotherapy plus cystectomy compared with cystectomy alone for locally advanced bladder cancer[J]. New England Journal of Medicine, 2003, 349(9): 859-866.

Grufferman S, Schwartz AG, Ruymann FB, et al. Parents' use of cocaine and marijuana and increased risk of rhabdomyosarcoma in their children. Cancer Causes

Control, 1993, 4: 217–224.

Gschwend JE, Dahm P, Fair WR. Disease specific survival as endpoint of outcome for bladder cancer patients following radical cystectomy, Eur Urol, 2002,41: 440-448.

Guo A, Wang X, Gao L, et al. Bladder tumour antigen (BTA stat) test compared to the urine cytology in the diagnosis of bladder cancer: A meta-analysis. Can Urol Assoc J. 2014; 8(5-6):E347-52.

Gutiérrez Baños JL, del Henar Rebollo Rodrigo M, Antolín Juárez FM, et al. Usefulness of the BTA STAT Test for the diagnosis of bladder cancer.Urology. 2001; 57(4):685-9.

Hackshaw A. Tobacco smoke and involuntary smoking. IARC Monogr Eval Carcinog Risks Hum, 2004. 83: 1.

Hadaschik BA, Jackson J, Fazli L, et al. Intravesically administered antisense oligonucleotides targeting heat-shock protein-27 inhibit the growth of non-muscle-invasive bladder cancer[J]. BJU international, 2008, 102(5): 610-616.

Hall MC, Chang SS, Dalbagni G, et al. Guideline for the management of nonmuscle invasive bladder cancer (stages Ta, T1, and Tis): 2007 update[J]. J Urol, 2007, 178(6): 2314-2330.

Hall RR, Parmar MK, Richards AB, et al. Proposal for changes in cystoscopic follow up of patients with bladder cancer and adjuvant intravesical chemotherapy[J]. BMJ, 1994, 308(6923): 257-260.

Harland SJ, Kynaston H, Grigor K, et al. A randomized trial of radical radiotherapy for the management of pT1G3 NXM0 transitional cell carcinoma of the bladder[J]. J Urol, 2007, 178(3 Pt 1): 807-813, 813.

Harling M, Schablon A, Schedlbauer G, et al. Bladder cancer among hairdressers: a meta-analysis. Occup Environ Med, 2010. 67: 351.

Hartley A, Birch J, Blair V, et al. Foetal loss and infant deaths in families of children with soft-tissue sarcoma. Int J Cancer 1994; 56: 646.

Hartley AL, Birch JM, Blair V, et al. Patterns of cancer in the families of children with soft tissue sarcoma. Cancer 1993; 72: 923–930.

Hartsell WF, Scott CB, Bruner DW, et al. Randomized trial of shortversuslong-course radiotherapy for palliation of painful bone metastases. J Natl Cancer Inst 2005; 97: 798–804.

Hautmann RE, Abol-Enein H, Hafez K, et al. Urinary diversion. Urology, 2007. 69: 17.

Hedgepeth RC, Gilbert SM, He C, et al. Body image and bladder cancer specific quality of life in patients with ileal conduit and neobladder urinary diversions. Urology, 2010. 76: 671.

Heidenreich A1, Zirbes TK, Wolter S, Engelmann UH. Nephrogenic adenoma: A rare bladder tumor in children. Eur Urol, 1999; 36: 348-53.

Hellenthal NJ, Hussain A, Andrews PE, et al. Surgical margin status afterrobotassisted radical cystectomy: results from the International RoboticCystectomy Consortium. J Urol, 2010; 184:87–91.

Helpap B. Nonepithelial neoplasms of the urinary bladder. Virchows Arch, 2001, 439: 497-503.

Helsten TL, Elkin SK, Carter J, et al. The FGFR landscape in cancer: An analysis of 4, 869 cases[J]. 2014.

Hensle TW1, Chang DT. Reconstructive surgery for children with pelvic rhabdomyosarcoma. Urol Clin North Am, 2000; 27: 489-502.

Herdiman O, Ong K, Johnson L, et al. Orthotopic bladder substitution (Neobladder): part II: postoperative complications, management, and long-term follow-up. J Wound Ostomy Continence Nurs. 2013; 40: 171-80; quiz E1-2.

Herr HW, Badalament RA, Amato DA, et al. Superficial bladder cancer treated with bacillus Calmette-Guerin: a multivariate analysis of factors affecting tumor progression[J]. J Urol, 1989, 141(1): 22-29.

Herr HW, Donat SM, Reuter VE. Management of low grade papillary bladder tumors[J]. J Urol, 2007, 178(4 Pt 1): 1201-1205, 1205.

Herr HW, Donat SM. Reduced bladder tumour recurrence rate associated with narrow-band imaging surveillance cystoscopy[J]. BJU Int, 2011, 107(3): 396-398.

Herr HW, Scher HI. Surgery of invasive bladder cancer: is pathologic staging necessary?[J]. Seminars in Oncology, 1990, 17(5): 590-597.

Herranz-Amo F, Diez-Cordero JM, Verdu-Tartajo F, et al. Need for intravenous urography in patients with primary transitional carcinoma of the bladder? European urology 1999, 36(3):221-224.

Heyn R, Raney R, Hays D, et al. Late effects of therapy in patients with paratesticular rhabdomyosarcoma. J Clin Oncol, 1992; 10: 614-623.

Hoenig DM1, McRae S, Chen SC, et al. Transitional cell carcinoma of the bladder in the pediatric patient. J Urol, 1996; 156: 203-205.

Holmang S, Hedelin H, Anderstrom C, et al. The importance of the depth of invasion in stage T1 bladder carcinoma: a prospective cohort study[J]. J Urol, 1997, 157(3): 800-803, 804.

Holmang S, Hedelin H, Anderstrom C, et al. The relationship among multiple recurrences, progression and prognosis of patients with stages Ta and T1 transitional cell cancer of the bladder followed for at least 20 years[J]. J Urol, 1995, 153(6): 1823-1826, 1826-1827.

Holmang S, Johansson SL. Stage Ta-T1 bladder cancer: the relationship between findings at first followup cystoscopy and subsequent recurrence and progression[J]. J Urol, 2002, 167(4): 1634-1637.

Horn R, Enterline H. Rhabdomyosarcoma: a clinicopathological study and classification of 39 cases. Cancer, 1958; 11: 181.

Hoskin PJ, Price P, Easton D, et al. A prospective randomised trial of 4 Gy or 8 Gy single doses in the treatment of metastatic bone pain. Radiother Oncol, 1992; 23: 74–8.

Houédé N, Pourquier P. Targeting the genetic alterations of the PI3K–AKT–mTOR pathway: Its potential use in the treatment of bladder cancers[J]. Pharmacology & therapeutics, 2015, 145: 1-18.

Huguet J, Palou J, Serrallach M, et al. Management of urethral recurrence in patients with Studer ileal neobladder[J]. Eur Urol, 2003, 43(5): 495-498.

Huguet J. Follow-up after radical cystectomy based on patterns of tumour recurrence and its risk factors[J]. Actas Urol Esp, 2013, 37(6): 376-382.

Hurle R, Losa A, Manzetti A, et al. Upper urinary tract tumors developing after treatment of superficial bladder cancer: 7-year follow-up of 591 consecutive patients[J]. Urology, 1999, 53(6): 1144-1148.

Hussain MHA, MacVicar GR, Petrylak DP, et al. Trastuzumab, paclitaxel, carboplatin, and gemcitabine in advanced human epidermal growth factor receptor-2/neu–positive urothelial carcinoma: Results of a multicenter phase II National Cancer Institute trial[J]. Journal of Clinical Oncology, 2007, 25(16): 2218-2224.

Hussain SA, Palmer DH, Lloyd B, et al. A study of split-dose cisplatin- based neo-adjuvant chemotherapy in muscle-invasive bladder cancer. Oncol Lett, 2012, 3: 855–859.

IARC. Schistosomes, liver flukes and Helicobacter pylori. IARC Working Group on the Evaluation of Carcinogenic Risks to Humans. Lyon, 7-14 June 1994. IARC Monogr Eval Carcinog Risks Hum, 1994. 61: 1.

International Collaboration of Trialists. International phase III trial assessing neoadjuvant cisplatin, methotrexate, and vinblastine chemotherapy for muscle-invasive bladder cancer: long-term results of the BA06 30894 Trial. J Clin Oncol. 2011, 29: 2171-2177.

International Collaboration of Trialists. Neoadjuvant cisplatin, methotrexate, and vinblastine chemotherapy for muscle-invasive bladder cancer: a randomised controlled trial. Lancet, 1999, 354: 533-540.

Jaffe N, McNeese M, Mayfield J, et al. Childhood urologic cancer therapy related sequelae and their impact on management. Cancer, 1980; 50: 2967-2971.

Jaffe N, Sullivan M, Reid H, et al. Male reproductive function in long-term survivors of childhood cancer. Med Pediatr Oncol 1988; 16: 241-247.

James ND, Hussain SA, Hall E, et al. Radiotherapy with or without chemotherapy in muscle-invasive bladder cancer[J]. N Engl J Med, 2012, 366(16): 1477-1488.

Jamshidian H, Hashemi M, Nowroozi MR, et al. Sensitivity and specificity of urinary hyaluronic acid and hyaluronidase in detection of bladder transitional cell carcinoma.Urol J. 2014; 11(1):1232-7.

Jani AB, Efstathiou JA, Shipley WU. Bladder preservation strategies[J]. Hematol Oncol Clin North Am, 2015, 29(2): 289-300.

Jayalakshmamma B, Pinkel D. Urinary bladder toxicity following pelvic irradiation and simultaneous cyclophosphamide therapy. Cancer, 1976; 38: 701.

Johar RS, Hayn MH, Stegemann AP, et al. Complications after robot-assistedradical cystectomy: results from the International Robotic Cystectomy Consortium. Eur Urol, 2013; 64:52.

Joshi D1, Anderson JR, Paidas C, et al. Soft Tissue Sarcoma Committee of the Children's Oncology Group. Age is an independent prognostic factor in rhabdomyosarcoma: a report from the Soft Tissue Sarcoma Committee of the Children's Oncology Group. Pediatr Blood Cancer, 2004; 42: 64-73.

Kader AK, Richards KA, Krane LS, et al. Robot-assisted laparoscopic vs openradical cystectomy: comparison of complications and perioperative oncologicaloutcomes in 200 patients. BJU Int, 2013; 112:E290.

Kalebic T, Tsokos M, Helman L. In vivo treatment with antibody against IGF-1 receptor suppresses growth of human rhabdomyosarcoma and down-regulates p34cdc-2. Cancer Res, 1994; 54: 5531.

Kamada M, So A, Muramaki M, et al. Hsp27 knockdown using nucleotide-based therapies inhibit tumor growth and enhance chemotherapy in human bladder cancer cells[J]. Molecular cancer therapeutics, 2007, 6(1): 299-308.

Kannan V, Bose S. Low grade transitional cell carcinoma and instrument artifact. A challenge in urinary cytology. Acta Cytol. 1993; 37(6): 899-902.

Karahan OI, Yikilmaz A, Ekmekcioglu O, et al. Color Doppler ultrasonography findings of bladder tumors: correlation with stage and histopathologic grade. Acta Radiol, 2004, 45(4): 481-486.

Katayama H, Ota T, Jisaki F, et al. Mitotic kinase expression and colorectal cancer progression[J]. Journal of the

National Cancer Institute, 1999, 91(13): 1160-1162.

Kawada H, Oue K. Atypical case-bladder cancer presenting anemia and aphasia as chief symptoms, but without jaundice or pain. Nihon rinsho Japanese journal of clinical medicine, 1966, 24(6):1129-1133.

Keller J, Chiou HY, Lin HC. Increased risk of bladder cancer following diagnosis with bladder pain syndrome/ interstitial cystitis. Neurourol Urodyn, 2013, 32(1):58-62.

Kersun LS1, Wimmer RS, Hoot AC, et al. Secondary malignant neoplasms of the bladder after cyclophosphamide treatment for childhood acute lymphocytic leukemia. Pediatr Blood Cancer, 2004; 42: 289-291.

Khan MS, Elhage O, Challacombe B, et al. Long-term outcomes of robotassistedradical cystectomy for bladder cancer. Eur Urol, 2013; 64:219.

Ko YJ, Canil CM, Mukherjee SD, et al. Nanoparticle albumin-bound paclitaxel for second-line treatment of metastatic urothelial carcinoma: a single group, multicentre, Phase 2 study. Lancet Oncol, 2013, 14(8): 769–776.

Krajewski KM, Fougeray R, Bellmunt J, et al. Optimisation of the size variation threshold for imaging evaluation of response in patients with platinum-refractory advanced transitional cell carcinoma of the urothelium treated with vinflunine.[J]. European Journal of Cancer, 2012, 48(48): 1495-1502.

Kurth KH, Denis L, Bouffioux C, et al. Factors affecting recurrence and progression in superficial bladder tumours[J]. Eur J Cancer, 1995, 31A(11): 1840-1846.

Large MC, Malik R , Cohn JA, et al. Prospective health-related quality of life analysis for patients undergoing radical cystectomy and urinary diversion. Urology, 2014. 84: 808.

Laudadio J, Keane TE, Reeves HM, et al. Fluorescence in situ hybridization for detecting transitional cell carcinoma: implications for clinical practice.BJU Int. 2005; 96(9): 1280-5.

Lawrence W Jr., Gehan EA, Hays DM, et al. Prognostic significance of staging factors of the UICC staging system in childhood rhabdomyosarcoma: a report from the Intergroup Rhabdomyosarcoma Study (IRS-II). J Clin Oncol, 1987; 5: 46–54.

Lee JL, Ahn JH, Park SH, et al. Phase II study of a cremophor-free, polymeric micelle formulation of paclitaxel for patients with advanced urothelial cancer previously treated with gemcitabine and platinum. Invest. New Drugs, 2011, 30(5): 1984–1990.

Lehmann J, Franzaring L, Thüroff J, et al. Complete long-term survival data from a trial of adjuvant chemotherapy vs control after radical cystectomy for locally advanced bladder cancer.[J]. Urologic Oncology Seminars & Original Investigations, 2006, 97(1): 42-47.

Lehmann J, Retz M, Wiemers C, et al. Adjuvant cisplatin plus methotrexate versus methotrexate, vinblastine, epirubicin, and cisplatin in locally advanced bladder cancer: results of a randomized, multicenter, phase III trial (AUO-AB 05/95)[J]. Journal of Clinical Oncology, 2005, 23(22): 4963.

Leow JJ, Martindoyle W, Rajagopal PS, et al. Adjuvant chemotherapy for invasive bladder cancer: a 2013 updated systematic review and meta-analysis of randomized trials[J]. European Urology, 2014, 66(1): 42-54.

Letocha H, Ahlström H, Malmström PU, et al. Positron emission tomography with L-methyl-11C-methionine in the monitoring of therapy response in muscle-invasive transitional cell carcinoma of the urinary bladder[J]. British Journal of Urology, 1994, 74(6): 767-74.

Levine LA, Jarrard DF. Treatment of cyclophosphamide-induced hemorrhagic cystitis with intravesical carboprost tromethamine. J Urol. 1993; 149: 719-23.

Levine LA, Kranc DM. Evaluation of carboprost tromethamine in the treatment of cyclophosphamideinduced hemorrhagic cystitis. Cancer. 1990; 66: 242-5.

Li F, Fraumeni J. A cancer family syndrome in 24 kindreds. Cancer Res 1988; 48: 5358.

Lin DW, Herr HW, Dalbagni G. Value of urethral wash cytology in the retained male urethra after radical cystoprostatectomy[J]. J Urol, 2003, 169(3): 961-963.

Listed N. Neoadjuvant cisplatin, methotrexate, and vinblastine chemotherapy for muscle-invasive bladder cancer: a randomised controlled trial. International collaboration of trialists.[J]. Lancet, 1999, 354(9178): 533-40.

Listed N. Phase III trial of neoadjuvant chemotherapy in patients with invasive bladder cancer treated with selective bladder preservation by combined radiation therapy and chemotherapy: initial results of radiation therapy oncology group 89-03[J]. Journal of Clinical Oncology, 1999, 162(2): 623-624.

Liu S , Yang T, Na R, et al. The impact of female gender on bladder cancer-specific death risk after radical cystectomy: a meta-analysis of 27,912 patients. Int Urol Nephrol, 2015. 47: 951.

Loidl W, Schmidbauer J, Susani M, et al. Flexible cystoscopy assisted by hexaminolevulinate induced fluorescence: a new approach for bladder cancer detection and surveillance[J]. Eur Urol, 2005, 47(3): 323-326.

Lopez-Beltran A, Cheng L. Stage pT1 bladder carcinoma:

diagnostic criteria, pitfalls and prognostic significance[J]. Pathology, 2003, 35(6): 484-491.

Lopez-Beltran A, Pacelli A, Rothenberg HJ, et al. Carcinosarcoma and sarcomatoid carcinoma of the bladder: clinicopathological study of 41 cases, J Urol, 1998, 159: 1497-1503.

Lorusso V, Pollera C, Antimi M, et al. A Phase II study of gemcitabine in patients with transitional cell carcinoma of the urinary tract 69 previously treated with platinum. Eur J Cancer, 1998, 34(8): 1208-1212.

Lughezzani G, Sun M, Shariat SF, et al. A population-based competing-risks analysis of the survival of patients treated with radical cystectomy for bladder cancer[J]. Cancer, 2011, 117(1): 103-109.

Lushbaugh C, Casarett G. The effects of gonadal irradiation in clinical radiation therapy: a review. Cancer, 1976; 37: 1111-1120.

Lyratzopoulos G, Abel GA, McPhail S, et al. Gender inequalities in the promptness of diagnosis of bladder and renal cancer after symptomatic presentation: evidence from secondary analysis of an English primary care audit survey. BMJ Open, 2013, 3(6).

Macarulla T, Cervantes A, Elez E, et al. Phase I study of the selective Aurora A kinase inhibitor MLN8054 in patients with advanced solid tumors: safety, pharmacokinetics, and pharmacodynamics[J]. Molecular cancer therapeutics, 2010, 9(10): 2844-2852.

Maciejewski B, Majewski S. Dose fractionation and tumour repopulation in radiotherapy for bladder cancer[J]. Radiother Oncol, 1991, 21(3): 163-170.

Madersbacher S, Mohrle K, Burkhard F, et al. Long-term voiding pattern of patients with ileal orthotopic bladder substitutes. The Journal of urology, 2002; 167: 2052-7.

Madersbacher S, Schmidt J, Eberle JM, et al. Long-term outcome of ileal conduit diversion[J]. J Urol, 2003, 169(3): 985-990.

Madsen EL. Painful bone metastasis: Efficacy of radiotherapy assessed by the patients: A randomized trial comparing 4 Gy X 6 versus 10 Gy X 2. Int J Radiat Oncol Biol Phys 1983; 9: 1775–9.

Malkin D, Li F, Strong L, et al. Germ line p53 mutations in a familial syndrome of breast cancer, sarcomas and other neoplasms. Science 1990; 250: 1233.

Malkowicz SB, van Poppel H, Mickisch G, et al. Muscle-invasive urothelial carcinoma of the bladder[J]. Urology, 2007, 69(1 Suppl): 3-16.

Malmström PU, Rintala E, Wahlqvist R, et al. Five-year followup of a prospective trial of radical cystectomy and neoadjuvant chemotherapy: Nordic Cystectomy Trial I. The Nordic Cooperative Bladder Cancer Study Group[J]. Journal of Urology, 1996, 155(6): 1903-1906.

Mansky P, Arai A, Stratton P, et al. Treatment late effects in long-term survivors of pediatric sarcoma. Pediatr Blood Cancer, 2007; 48: 192-199.

Marcuello E, Tabernero JM, Villavicencio H, et al. 1155 A phase III trial of neoadjuvant chemotherapy (NCT) in patients (PTS) with invasive bladder cancer (IBC). Preliminary results: NCT improves pathological complete response rate[J]. European Journal of Cancer, 1995, 31: S241-S242.

Mariappan P, Smith G. A surveillance schedule for G1Ta bladder cancer allowing efficient use of check cystoscopy and safe discharge at 5 years based on a 25-year prospective database[J]. J Urol, 2005, 173(4): 1108-1111.

Martelli H1, Haie-Meder C, Branchereau S, et al. Conservative surgery plus brachytherapy treatment for boys with prostate and/or bladder neckrhabdomyosarcoma: a single team experience. J Pediatr Surg 2009; 44: 190-6.

Martinezpiñeiro JA, Gonzalez MM, Arocena F, et al. Neoadjuvant cisplatin chemotherapy before radical cystectomy in invasive transitional cell carcinoma of the bladder: a prospective randomized phase III study.[J]. J Urol, 1995, 153(3 Pt 2): 964.

Massard C, Gordon MS, Sharma S, et al. Safety and efficacy of durvalumab (MEDI4736), an anti-programmed cell death ligand-1 immune checkpoint inhibitor, in patients with advanced urothelial bladder cancer. J Clin Oncol, 2016, 34: 3119-3125.

Mathers MJ, Zumbe J, Wyler S, et al. Is there evidence for a multidisciplinary follow-up after urological cancer An evaluation of subsequent cancers[J]. World J Urol, 2008, 26(3): 251-256.

Matsui Y, Hadaschik BA, Fazli L, et al. Intravesical combination treatment with antisense oligonucleotides targeting heat shock protein-27 and HTI-286 as a novel strategy for high-grade bladder cancer[J]. Molecular cancer therapeutics, 2009, 8(8): 2402-2411.

Maurer HM, Gehan EA, Beltangady M, et al. The Intergroup Rhabdomyosarcoma Study–II. Cancer, 1993; 71: 1904-1922.

May M, Fuhrer S, Braun KP, et al. Results from three municipal hospitals regarding radical cystectomy on elderly patients[J]. Int Braz J Urol, 2007, 33(6): 764-773, 774-776.

Mccaffrey JA, Hilton S, Mazumdar M, et al. Phase II trial of docetaxel in patients with advanced or metastatic transitional-cell carcinoma. J Clin Oncol, 1997, 15(5), 1853-1857.

McHugh K, Boothroyd AE. The role of radiology in childhood rhabdomyosarcoma. Clin Radiol, 1999; 54: 2-10.

Mengual L, Burset M, Ribal MJ, et al. Gene expression signature in urine for diagnosing and assessing aggressiveness of bladder urothelial carcinoma[J]. Clin Cancer Res, 2010, 16(9): 2624-2633.

Mengual L, Marin-Aguilera M, Ribal MJ, et al. Clinical utility of fluorescent in situ hybridization for the surveillance of bladder cancer patients treated with bacillus Calmette-Guerin therapy[J]. Eur Urol, 2007, 52(3): 752-759.

Merguerian PA. Pediatric genitourinary tumors. Curr Opin Oncol 2003; 15: 222–226.

Millan-Rodriguez F, Chechile-Toniolo G, Salvador-Bayarri J, et al. Multivariate analysis of the prognostic factors of primary superficial bladder cancer[J]. J Urol, 2000, 163(1): 73-78.

Millan-Rodriguez F, Chechile-Toniolo G, Salvador-Bayarri J, et al. Upper urinary tract tumors after primary superficial bladder tumors: prognostic factors and risk groups[J]. J Urol, 2000, 164(4): 1183-1187.

Miller LJ, Chandler SW, Ippoliti CM. Treatment of cyclophosphamide-induced hemorrhagic cystitis with prostaglandins. Ann Pharmacother. 1994; 28: 590-4.

Mills RD, Studer UE. Metabolic consequences of continent urinary diversion[J]. J Urol, 1999, 161(4): 1057-1066.

Milowsky MI, Dittrich C, Duran Martinez I, et al. Final results of a multicenter, open-label phase II trial of dovitinib (TKI258) in patients with advanced urothelial carcinoma with either mutated or nonmutated FGFR3[J]. 2013.

Mitra AP, Cote RJ. Molecular screening for bladder cancer: progress and potential[J]. Nat Rev Urol, 2010, 7(1): 11-20.

Montie JE, Bahnson RR, Cohen SM, et al. Bladder cancer. Clinical practice guidelines in oncology[J]. J Natl Compr Canc Netw, 2005, 3(1): 4-5, 19-34.

Moonen LM, Horenblas S, van der Voet JC, et al. Bladder conservation in selected T1G3 and muscle-invasive T2-T3a bladder carcinoma using combination therapy of surgery and iridium-192 implantation[J]. Br J Urol, 1994, 74(3): 322-327.

Morris SB, Gordon EM, Shearer RJ, et al. Superficial bladder cancer: for how long should a tumour-free patient have check cystoscopies[J]. Br J Urol, 1995, 75(2): 193-196.

Mowatt G, Zhu S, Kilonzo M, et al. Systematic review of the clinical effectiveness and cost-effectiveness of photodynamic diagnosis and urine biomarkers (FISH, ImmunoCyt, NMP22) and cytology for the detection and follow-up of bladder cancer[J]. Health Technol Assess, 2010, 14(4): 1-331.

Murta-Nascimento C, Dario Garcia-Rojo, Nuria Malats, et al. Risk of bladder cancer associated with family history of cancer: do low-penetrance polymorphisms account for the increase in risk? Cancer Epidemiol Biomarkers Prev, 2007. 16: 1595.

Navon JD, Soliman H, Khonsari F, et al. Screening cystoscopy and survival of spinal cord injured patients with squamous cell cancer of the bladder, J Urol, 1997, 157:2109-2111.

Nieder AM , Porter MP , Soloway MS, et al. Radiation therapy for prostate cancer increases subsequent risk of bladder and rectal cancer: a population based cohort study. J Urol, 2008. 180: 2005.

Nieder AM, Sved PD, Gomez P, et al. Urethral recurrence after cystoprostatectomy: implications for urinary diversion and monitoring[J]. Urology, 2004, 64(5): 950-954.

Nishimura K, Fujiyama C, Nakashima K, et al. The effects of neoadjuvant chemotherapy and chemo-radiation therapy on MRI staging in invasive bladder cancer: comparative study based on the pathological examination of whole layer bladder wall[J]. International Urology and Nephrology, 2009, 41(4): 869-875.

Nix J, Smith A, Kurpad R, et al. Prospective randomized controlled trial ofrobotic versus open radical cystectomy for bladder cancer: perioperativeand pathologic results. Eur Urol, 2010; 57:196.

Nossier AI, Eissa S, Ismail MF, et al. Direct detection of hyaluronidase in urine using cationic gold nanoparticles: a potential diagnostic test for bladder cancer. Biosensors and Bioelectronics, 2014, 54:7-14.

Ok JH, Meyers FJ, Evans CP. Medica1 and surgica1 palliative care of patients with urological malignancies. J Uro1, 2005; 174(4 Pt 1): 1177-82.

Okawa T, Kita M, Goto M, et al. Randomized prospective clinical study of small, large and twice-a-day fraction radiotherapy for painful bone metastases. Radiother Oncol, 1988; 13: 99-104.

Olsen LH, Genster HG. Prolonging follow-up intervals for non-invasive bladder tumors: a randomized controlled trial[J]. Scand J Urol Nephrol Suppl, 1995, 172: 33-36.

Oray D, Limon O, Ertan C, et al. Spontaneous Bladder Rupture and Pelvic Fracture Due To Bladder Cancer. Turk J Emerg Med, 2014, 14(3):139-141.

Orsatti M, Curotto A, Canobbio L, et al. Alternating chemo-radiotherapy in bladder cancer: A conservative approach[J]. International Journal of Radiation Oncology

Biology Physics, 1995, 33(1): 173-8.

Pack G, Eberhart W. Rhabdomyosarcoma of the skeletal muscle: report of a 100 cases. Surgery, 1952; 32: 1023.

Pal SK, Milowsky MI, Plimack ER. Optimizing systemic therapy for bladder cancer. J Natl Comp Canc Netw, 2013, 11(7): 793–804.

Pal SK, Rosenberg JE, Hoffman-Censits JH, et al. Efficacy of BGJ398, a Fibroblast Growth Factor Receptor 1-3 Inhibitor, in Patients with Previously Treated Advanced Urothelial Carcinoma with FGFR3 Alterations. Cancer Discov, 2018, 8(7): 812-821.

Pang C, Guan Y, Li H, et al. Urologic cancer in China. Japanese Journal of Clinical Oncology, 2016, 46(6) 497–501.

Pappo AS, Shapiro DN, Crist WM. Rhabdomyosarcoma. Biology and treatment. Pediatr Clin North Am, 1997; 44: 953–972.

Parekh DJ, Messer J, Fitzgerald J, et al. Perioperative outcomes and oncologicefficacy from a pilot prospective randomized clinical trial of open versusrobotic assisted radical cystectomy. J Urol, 2013;189:474.

Parham D, Webber B, Holt H, et al. Immunohistochemical study of childhood rhabdomyosarcomas and related neoplasms. Cancer, 1991; 67: 3072.

Parham DM. Pathologic classification of rhabdomyosarcomas and correlations with molecular studies. Mod Pathol 2001; 14: 506.

Pashos CL, et al. Bladder cancer: epidemiology, diagnosis, and management. Cancer Pract, 2002. 10: 311.

Patel MR, Ellerton J, Infante JR, et al. Avelumab in metastatic urothelial carcinoma after platinum failure (JAVELIN Solid Tumor): pooled results from two expansion cohorts of an open-label, phase 1 trial. Lancet Oncol, 2017.

Paz-Ares LG, Solsona E, Esteban E, et al. Randomized phase III trial comparing adjuvant paclitaxel/gemcitabine/cisplatin (PGC) to observation in patients with resected invasive bladder cancer: results of the Spanish Oncology Genitourinary Group (SOGUG) 99/01 study [abstract]. J Clin Oncol, 2010, 28: LBA4518.

Paz-Ares LG, Solsona E, Esteban E, et al. Randomized phase III trial comparing adjuvant paclitaxel/gemcitabine/cisplatin (PGC) to observation in patients with resected invasive bladder cancer: Results of the Spanish Oncology Genitourinary Group (SOGUG) 99/01 study.[J]. Journal of Clinical Oncology Official Journal of the American Society of Clinical Oncology, 2010, 10(2): 212-212.

Paz-Ares LG, Solsona E, Esteban E, et al. Randomized phase III trial comparing adjuvant paclitaxel/gemcitabine/cisplatin (PGC) to observation in patients with resected invasive bladder cancer: Results of the Spanish Oncology Genitourinary Group (SOGUG) 99/01 study[J]. Journal of Clinical Oncology, 2010, 28(18_suppl): LBA4518-LBA4518.

Pedrick TJ, Donaldson SS, Cox RS. Rhabdomyosarcoma: The Stanford experience using a TNM staging system. J Clin Oncol, 1986; 4: 370–378.

Pellegrini A, Cortesi E, Gioacchini N, et al. Neoadjuvant treatment for locally advanced bladder cancer: A randomized prospective clinical trial[J]. European Journal of Cancer, 1994, 29(Suppl 6): 520-522.

Pelucchi C, Bosetti C, Negri E, et al. Mechanisms of disease: The epidemiology of bladder cancer. Nat Clin Pract Urol, 2006. 3: 327.

Petrylak DP, Heath E, Sonpavde G, et al. Interim analysis of a phase 1 dose escalation trial of the antibody drug conjugate (ADC) AGS15E (ASG-15ME) in patients (Pts) with metastatic urothelial cancer (mUC). Ann Oncol, 2016, 27(6): 780.

Pinkel D, Pinkren J. Rhabdomyosarcoma in children. JAMA, 1961; 175: 293.

Platt FM, Hurst CD, Taylor CF, et al. Spectrum of phosphatidylinositol 3-kinase pathway gene alterations in bladder cancer[J]. Clinical Cancer Research, 2009, 15(19): 6008-6017.

Plimack ER, HoffmanCensits JH, ViterboJean R, et al. Accelerated methotrexate, vinblastine, doxorubicin, and cisplatin is safe, effective, and efficient neoadjuvant treatment for muscle- invasive bladder cancer: results of a multicenter phase II study with molecular correlates of response and toxicity. J Clin Oncol, 2014, 32: 1895–1901.

Porter MP, Kerrigan MC, Donato BM, et al. Patterns of use of systemic chemotherapy for Medicare beneficiaries with urothelial bladder cancer.[J]. Urologic Oncology, 2009, 29(3): 252-258.

Powles T, Duran I, van der Heijden MS, et al. Atezolizumab versus chemotherapy in patients with platinum-treated locally advanced or metastatic urothelial carcinoma (IMvigor211): a multicentre, open-label, phase 3 randomised controlled trial. Lancet, 2017.

Powles T, O'Donnell PH, Massard C, et al. Efficacy and Safety of Durvalumab in Locally Advanced or Metastatic Urothelial Carcinoma: Updated Results From a Phase 1/2 Open-label Study. JAMA Oncol, 2017, 3: e172411.

Price P, Hoskin PJ, Easton D, et al. Prospective randomised trial of single and multifraction radiotherapy schedules in the treatment of painful bony metastases. Radiother Oncol, 1986; 6: 247–55.

Pruthi RS, Baldwin N, Bhalani V, et al. Conservative

management of low risk superficial bladder tumors[J]. J Urol, 2008, 179(1): 87-90, 90.

Puri DR, Wexler LH, Meyers PA, et al. The challenging role of radiation therapy for very young children with rhabdomyosarcoma. Int J Radiat Oncol Biol Phys, 2006; 65: 1177-1184.

Qu X, Huang X, Wu L, et al. Comparison of virtual cystoscopy and ultrasonography for bladder cancer detection: a meta-analysis[J]. Eur J Radiol, 2011, 80(2): 188-197.

Qualman SJ, Coffin CM, Newton WA, et al. Intergroup Rhabdomyosarcoma Study: update for pathologists. Pediatr Dev Pathol, 1998; 1: 550–561.

Quilty PM, Duncan W. Treatment of superficial (T1) tumours of the bladder by radical radiotherapy[J]. Br J Urol, 1986, 58(2): 147-152.

Quinn DI, Ruel N, Twardowski P, et al. Eribulin in advanced urothelial cancer (AUC) patients (pts): a California Cancer Consortium trial–NCI/CTEP 7435. J Clin Oncol, 2015, 33(15): 4504.

Raitanen MP, Aine R, Rintala E, et al. Differences between local and review urinary cytology in diagnosis of bladder cancer. An interobserver multicenter analysis. EUrol, 2002, 41(3):284-289.

Raju R, Palapetta SM, Sandhya VK, et al. A network map of FGF-1/FGFR signaling system[J]. Journal of signal transduction, 2014, 2014.

Raman SP, Fishman EK. Upper and Lower Tract Urothelial Imaging Using Computed Tomography Urography. Radiol Clin North Am, 2017, 55(2):225-241.

Ramani VAC, Grey MBR, Clarke NW. Differential Complication Rates Following Radical Cystectomy in the Irradiated and Nonirradiated Pelvis[J]. European Urology, 2010, 57(6): 1058.

Ramirez A , Perrotte P, Valiquette L, et al. Exploration of health-related quality of life areas that may distinguish between continent diversion and ileal conduit patients. Can J Urol. 2005 Feb; 12(1): 2537-42.

Raney R, Heyn R, Hayes D, et al. Sequelae of treatment in 109 patients followed for 5-15 years after diagnosis of sarcoma of the bladder and prostate. Cancer 1993; 71: 2387–2394.

Reichardt W, Jung V, Brunner C, et al. The putative serine/threonine kinase gene STK15 on chromosome 20q13. 2 is amplified in human gliomas[J]. Oncology reports, 2003, 10(5): 1275-1280.

Reid LM, Leav I, Kwan PW, et al. Characterization of a human , sex steoid-responsive transitional cell carcinoma maintained as a tumor line (RI98) in athymic nude mice. Cancer Res , 1984, 44: 4560-4573.

Rijkmans BG, Bakker DJ, Dabhoiwala NF, et al. Successful treatment of radiation cystitis with hyperbaric oxygen. Eur Urol. 1989; 16: 354-6.

Rintala E, Hannisdahl E, Fosså S D, et al. Neoadjuvant Chemotherapy in Bladder Cancer: A Randomized Study[J]. Scandinavian Journal of Urology, 1993, 27(3): 355-62.

Rochon PA, Katz JN, Morrow LA, et al. Comorbid illness is associated with survival and length of hospital stay in patients with chronic disability. A prospective comparison of three comorbidity indices[J]. Med Care, 1996, 34(11): 1093-1101.

Rodary C, Flamant F, Donaldson S. An attempt to use a common staging system in rhabdomyosarcoma: a report of an international workshop initiated by the International Society of Paediatric Oncology. Med Pediatr Oncol, 1989; 17: 210–215.

Rodon J, Braña I, Siu LL, et al. Phase I dose-escalation and-expansion study of buparlisib (BKM120), an oral pan-Class I PI3K inhibitor, in patients with advanced solid tumors[J]. Investigational new drugs, 2014, 32(4): 670-681.

Rosenberg J, Sharma P, De Braud F, et al. Nivolumab (N) alone or in combination with ipilimumab (I) in patients (pts) with platinum-pretreated metastatic urothelial carcinoma (mUC), including the nivolumab 1 mg/kg + ipilimumab 3 mg/kg expansion from CheckMate 032. Ann Oncol, 2018, 29(8): 32.

Rosenberg J, Sridhar SS, Zhang J, et al. Updated results from the enfortumab vedotin phase 1 (EV-101) study in patients with metastatic urothelial cancer (mUC). J Clin Oncol, 2018, 36(15): 4504.

Rosenberg JE, Hoffman-Censits J, Powles T, et al. Atezolizumab in patients with locally advanced and metastatic urothelial carcinoma who have progressed following treatment with platinum-based chemotherapy: a single-arm, multicentre, phase 2 trial. Lancet, 2016, 387: 1909-1920.

Rosenblatt R, Sherif A, Rintala E, et al. Pathologic downstaging is a surrogate marker for efficacy and increased survival following neoadjuvant chemotherapy and radical cystectomy for muscle-invasive urothelial bladder cancer.[J]. European Urology, 2012, 61(6): 1229-1238.

Ross JS, Wang K, Gay LM, et al. A high frequency of activating extracellular domain ERBB2 (HER2) mutation in micropapillary urothelial carcinoma[J]. Clinical Cancer Research, 2014, 20(1): 68-75.

Rothman N, Garcia-Closas M, Chatterjee N, et al. A multi-stage genome-wide association study of bladder cancer identifies multiple susceptibility loci. Nat Genet, 2010. 42: 978.

Roupret M, Zigeuner R, Palou J, et al. European guidelines for the diagnosis and management of upper urinary tract urothelial cell carcinomas: 2011 update[J]. Eur Urol, 2011, 59(4): 584-594.

Roy JY, Staerkel GA, Ayala AG. Cytologic and histologic features of superficial bladder cancer. UrolClin North Am, 1992, 19: 435-453.

Rushton L, et al. Occupation and cancer in Britain. Br J Cancer, 2010. 102: 1428.

Saika, T., et al. Health-related quality of life after radical cystectomy for bladder cancer in elderly patients with an ileal conduit, ureterocutaneostomy, or orthotopic urinary reservoir: a comparative questionnaire survey. Acta Med Okayama, 2007. 61: 199.

Salem HK , Mahfouz S. Changing patterns (age, incidence, and pathologic types) of schistosoma-associated bladder cancer in Egypt in the past decade. Urology, 2012. 79: 379.

Salminen E. Unconventional fractionation for palliative radiotherapy of urinary bladder cancer. A retrospective review of 94 patients. Acta Oncol, 1992; 31: 449–54.

Sanderson KM, Cai J, Miranda G, et al. Upper tract urothelial recurrence following radical cystectomy for transitional cell carcinoma of the bladder: an analysis of 1, 069 patients with 10-year followup[J]. J Urol, 2007, 177(6): 2088-2094.

Schmitz-Dräger BJ, Droller M, Lokeshwar VB, et al. Molecular markers for bladder cancer screening, early diagnosis, and surveillance: the WHO/ICUD consensus. Urol Int. 2015;94(1): 1-24.

Scrabble H, Witte D, Lampkin B, et al. Chromosomal localization of the human rhabdomyosarcoma locus by mitotic recombination mapping. Nature, 1987; 329: 645.

Sebire NJ, Malone M. Myogenin and MyoD1 expression in paediatric rhabdomyosarcomas. J Clin Pathol, 2003; 56: 412–416.

Sen S, Zhou H, White RA. A putative serine/threonine kinase encoding gene BTAK on chromosome 20q13 is amplified and overexpressed in human breast cancer cell lines[J]. Oncogene, 1997, 14(18).

Sengeløv L, Von d M H, Lundbeck F, et al. Neoadjuvant chemotherapy with cisplatin and methotrexate in patients with muscle-invasive bladder tumours. [J]. Acta Oncologica, 2002, 41(5): 447-456.

Sequist LV, Cassier P, Varga A, et al. Abstract CT326: phase I study of BGJ398, a selective pan-FGFR inhibitor in genetically preselected advanced solid tumors[J]. 2014.

Shapiro D, Sublett J, Li B, et al. Fusion of PAX3 to a member of the fork-head family of transcription factors in human alveolar rhabdomyosarcoma. Cancer Res, 1993; 53: 5108.

Sharma P, Callahan MK, Calvo A. Efficacy and safety of nivolumab plus ipilimumab in previously treated metastatic urothelial carcinoma: First results from the phase I/II CheckMate 032 study. Presented at: 2016 SITC Annual Meeting; November 9-13, 2016; National Harbor, MD.

Sharma P, Retz M, Siefker-Radtke A, et al. Nivolumab in metastatic urothelial carcinoma after platinum therapy (CheckMate 275): a multicentre, single-arm, phase 2 trial. Lancet Oncol, 2017, 18: 312-322.

Sherif A, Holmberg L, Rintala E, et al. Neoadjuvant Cisplatinum Based Combination Chemotherapy in Patients with Invasive Bladder Cancer: A Combined Analysis of Two Nordic Studies[J]. European Urology, 2004, 45(3): 297-303.

Sherif A, Rintala EO, Nilsson J, et al. Neoadjuvant cisplatin-methotrexate chemotherapy for invasive bladder cancer -Nordic cystectomy trial 2.[J]. Scandinavian Journal of Urology, 2002, 36(6): 419-425.

Sherwood JB, Sagalowsky AI. The diagnosis and treatment of urethral recurrence after radical cystectomy[J]. Urol Oncol, 2006, 24(4): 356-361.

Sibley K, Cuthbert-Heavens D, Knowles MA. Loss of heterozygosity at 4p16. 3 and mutation of FGFR3 in transitional cell carcinoma[J]. Oncogene, 2001, 20(6): 686.

Siefker-Radtke A, Necchi A, Park S, et al. First results from the primary analysis population of the phase 2 study of erdafitinib (ERDA; JNJ- 42756493) in patients (pts) with metastatic or unresectable urothelial carcinoma (mUC) and FGFR alterations (FGFRalt). J Clin Oncol, 2018, 36(15): 4503.

Siefker-Radtke AO, Gee J, Shen Y, et al. Multimodality management of urachal carcinoma: the M. D. Anderson Cancer Center experience, J Urol, 2003, 169: 1295-1298.

Siegel R, Miller D, Jemal A, et al. Cancer Statistics. CA Cancer J Clin, 2017.

Sjödahl G, Lauss M, Gudjonsson S, et al. A systematic study of gene mutations in urothelial carcinoma; inactivating mutations in TSC2 and PIK3R1[J]. PloS one, 2011, 6(4): e18583.

Skinner D G, Daniels J R, Russell C A, et al. Adjuvant chemotherapy following cystectomy benefits patients with deeply invasive bladder cancer[J]. Seminars in Urology,

1990, 8(8): 279-284.

Skinner R, Pearson A, English M, et al. Risk factors for ifosfamide nephrotoxicity in children. Lancet, 1996; 348: 578–580.

Sklar C, La Quaglia M. Rhabdomyosarcoma. In: Stringer M, Mouriquand P, Oldham T(Eds.), Long-Term Outcome in Pediatric Surgery, Philadelphia: Saunders, 1997: 688–701.

Sklar C, Robison L, Nesbit M, et al. Effects of radiation on testicular function in long-term survivors of the Children's Cancer Study Group. J Clin Oncol, 1990; 8: 1981–1987.

Slack NH, Bross ID, Prout GJ. Five-year follow-up results of a collaborative study of therapies for carcinoma of the bladder[J]. J Surg Oncol, 1977, 9(4): 393-405.

Slaton JW, Swanson DA, Grossman HB, et al. A stage specific approach to tumor surveillance after radical cystectomy for transitional cell carcinoma of the bladder[J]. J Urol, 1999, 162(3 Pt 1): 710-714.

Smith DC, et al. Phase II trial of paclitaxel, carboplatin and gemcitabine in patients with locally advanced carcinoma of the bladder. J Urol, 2008, 180: 2384–2388.

Smith JJ, Crawford ED, Paradelo JC, et al. Treatment of advanced bladder cancer with combined preoperative irradiation and radical cystectomy versus radical cystectomy alone: a phase III intergroup study[J]. J Urol, 1997, 157(3): 805-807, 807-808.

Smith JJ. Urethral recurrence after cystoprostatectomy: implications for urinary diversion and monitoring[J]. J Urol, 2005, 174(3): 971.

Smith LM, Anderson JR, Coffin CM. Cytodifferentiation and clinical outcome after chemotherapy and radiation therapy for rhabdomyosarcoma (RMS). Med Pediatr Oncol, 2002; 38: 398–404.

Snow-Lisy DC, Campbell SC, Gill IS, et al. Robotic and laparoscopic radicalcystectomy for bladder cancer: long-term oncologic outcomes. Eur Urol2014;65:193.

Snyder H, D'Angio G, Evans A, et al. Pediatric oncology// Walsh P, Retik A, Vaughan E, Wein A (Eds.), Campbell's Urology (7th ed.), Philadelphia: Saunders, 1998: 2210–2256.

So AI, Black PC, Chi KN, et al. A phase I trial of intravesical antisense oligonucleotide targeting heat shock protein 27 (OGX-427) for the treatment of non-muscle-invasive bladder cancer[J]. Journal of Clinical Oncology, 2012, 30(5_suppl): 286-286.

Soergel TM1, Cain MP, Misseri R, et al. Transitional cell carcinoma of the bladder following augmentation cystoplasty for the neuropathic bladder. J Urol, 2004; 172: 1649-1651; discussion 1651-1652.

Sogni F, Brausi M, Frea B, et al. Morbidity and quality of life in elderly patients receiving ileal conduit or orthotopic neobladder after radical cystectomy for invasive bladder cancer. Urology, 2008. 71: 919.

Sonni I, Iagaru A. PET Imaging Toward Individualized Management of Urologic and Gynecologic Malignancies. PET Clin 2016, 11(3):261-272.

Sorensen PH, Lynch JC, Qualman SJ, et al. PAX3-FKHR and PAX7-FKHR gene fusions are prognostic indicators in alveolar rhabdomyosarcoma: a report from the Children's Oncology Group. J Clin Oncol, 2002; 20: 2672–2679.

Soto Parra H, Cavina R, Latteri F, et al. Three-week versus four-week schedule of cisplatin and gemcitabine: results of a randomized phase II study[J]. Annals of Oncology, 2002, 13(7): 1080.

Soukup V, Babjuk M, Bellmunt J, et al. Follow-up after surgical treatment of bladder cancer: a critical analysis of the literature[J]. Eur Urol, 2012, 62(2): 290-302.

Srinivasan V, Brown CH, Turner AG. A comparison of two radiotherapy regimens for the treatment of symptoms from advanced bladder cancer. Clin Oncol (R Coll Radiol) 1994; 6(1): 11-3.

Stadler WM, Hayden A, Von d MH, et al. Long-term survival in phase II trials of gemcitabine plus cisplatin for advanced transitional cell cancer[J]. Urologic Oncology Seminars & Original Investigations, 2002, 7(4): 153-157.

Stadler WM, Lerner SP, Groshen S, et al. Phase III study of molecularly targeted adjuvant therapy in locally advanced urothelial cancer of the bladder based on p53 status. J Clin Oncol, 2011, 29: 3443–3449.

Stadler WM, Lerner SP, Groshen S, et al. Phase III Study of Molecularly Targeted Adjuvant Therapy in Locally Advanced Urothelial Cancer of the Bladder Based on p53 Status[J]. Journal of Clinical Oncology Official Journal of the American Society of Clinical Oncology, 2012, 29(25): 3443-9.

Stadler WM, Lerner SP, Groshen S, et al. Phase III study of molecularly targeted adjuvant therapy in locally advanced urothelial cancer of the bladder based on p53 status[J]. Journal of Clinical Oncology, 2011, 29(25): 3443-3449.

Stamatiou K, Moschouris H, Papadaki M, et al. Accuracy of modern ultrasonographic techniques in the follow up of patients with superficial bladder carcinoma[J]. Med Ultrason, 2011, 13(2): 114-119.

Steenman M, Westerveld A, Mannens M. Genetics of Beckwith-Wiedemann syndrome–associated tumors: common genetic pathways. Genes Chromosomes Cancer, 2000; 28: 1–13.

Stein JP, Lieskovsky G, Cote R, et al. Radical cystectomy in the treatment of invasive bladder cancer: long-term results in 1, 054 patients.[J]. Journal of Clinical Oncology Official Journal of the American Society of Clinical Oncology, 2001, 19(3): 666-75.

Stein JP, Skinner DG. Radical cystectomy for invasive bladder cancer: long-term results of a standard procedure[J]. World Journal of Urology, 2006, 24(3): 296-304.

Stein JP. Contemporary concepts of radical cystectomy and the treatment of bladder cancer.[J]. Journal of Urology, 2003, 169(1): 116-7.

Steinhertz L, Steinhertz P, Tan C. Cardiac failure and dysrhythmias 6-19 years after anthracycline therapy: a series of 15 patients. Med Pediatr Oncol, 1995; 24: 352–361.

Stenzl A, Draxl H, Posch B, et al. The risk of urethral tumors in female bladder cancer: can the urethra be used for orthotopic reconstruction of the lower urinary tract[J]. J Urol, 1995, 153(3 Pt 2): 950-955.

Stenzl A, Witjes JA, Cowan NC, et al. EAU Guidelines on Bladder Cancer Muscle-invasive and Metastatic, ed. European Association of Urology, 2011, 24-27.

Sternberg C, De Mulder P, Schornagel J, et al. Randomized Phase III trial of high-dose- intensity methotrexate, vinblastine, doxorubicin, and cisplatin (MVAC) chemotherapy and recombinant human granulocyte colony-stimulating factor versus classic MVAC in advanced urothelial tract tumors: European Organization for Research and Treatment of Cancer Protocol No. 30924. J Clin Oncol, 2001, 19(10): 2638–2646.

Sternberg C, De Mulder P, Schornagel J, et al. Seven year update of an EORTC Phase III trial of high-dose intensity M-VAC chemotherapy and G-CSF versus classic M-VAC in advanced urothelial tract tumours. Eur J Cancer, 2006, 42(1): 50–54.

Sternberg CN , Pansadoro V , Calabrò F, et al. Can patient selection for bladder preservation be based on response to chemotherapy?[J]. Cancer, 2003, 97(7): 1644–1652.

Sternberg CN, De MP, Schornagel JH, et al. Seven year update of an EORTC phase III trial of high-dose intensity M-VAC chemotherapy and G-CSF versus classic M-VAC in advanced urothelial tract tumours[J]. European Journal of Cancer, 2006, 42(1): 50.

Sternberg CN, De Mulder PHM, Schornagel JH, et al. Randomized phase III trial of high–dose-intensity methotrexate, vinblastine, doxorubicin, and cisplatin (MVAC) chemotherapy and recombinant human granulocyte colony-stimulating factor versus classic MVAC in advanced urothelial tract tumors: European Organization for Research and Treatment of Cancer Protocol No. 30924[J]. Journal of Clinical Oncology, 2001, 19(10): 2638-2646.

Sternberg CN, Skoneczna I, Kerst JM, et al. Immediate versus deferred chemotherapy after radical cystectomy in patients with pT3–pT4 or N+ M0 urothelial carcinoma of the bladder (EORTC 30994): an intergroup, open-label, randomised phase 3 trial. Lancet Oncol, 2015, 16: 76–86.

Sternberg CN, Skoneczna I, Kerst JM, et al. Immediate versus deferred chemotherapy after radical cystectomy in patients with pT3-pT4 or N+ M0 urothelial carcinoma of the bladder (EORTC 30994): an intergroup, open-label, randomised phase 3 trial. [J]. Lancet Oncology, 2015, 16(1): 76-86.

Sternberg CN. Perioperative chemotherapy in muscle-invasive bladder cancer to enhance survival and/or as a strategy for bladder preservation.[J]. Seminars in Oncology, 2007, 34(2): 122-128.

Stobbe G, Daregeon H. Embryonal rhabdomyosarcoma of the head and neck in children and adolescents. Cancer, 1950; 3: 826.

Stöckle M, Meyenburg W, Wellek S, et al. Adjuvant polychemotherapy of nonorgan-confined bladder cancer after radical cystectomy revisited: long-term results of a controlled prospective study and further clinical experience. [J]. Journal of Urology, 1995, 153(1): 47-52.

Studer UE, Bacchi M, Biedermann C, et al. Adjuvant cisplatin chemotherapy following cystectomy for bladder cancer: results of a prospective randomized trial[J]. Journal of Urology, 1994, 152(1): 81-4.

Sung L, Anderson JR, Arndt C, et al. Neurofibromatosis in children with rhabdomyosarcoma: a report from the Intergroup Rhabdomyosarcoma Study IV. J Pediatr, 2004; 144: 666.

Sung L, Anderson JR, Donaldson SS, et al. Late events occurring five years or more after successful therapy for childhood rhabdomyosarcoma: a report from the Soft Tissue Sarcoma Committee of the Children's Oncology Group. Eur J Cancer, 2004; 40: 1878.

Svatek RS, Shariat SF, Lasky RE, et al. The effectiveness of off-protocol adjuvant chemotherapy for patients with urothelial carcinoma of the urinary bladder[J]. Clinical Cancer Research, 2010, 16(17): 4461-4467.

Swanson DA, Liles A, Zagars GK. Preoperative irradiation and radical cystectomy for stages T2 and T3 squamous cell carcinoma of the bladder, J Urol, 1990, 143:37-40.

Sweeney CJ, Roth BJ, Kabbinavar FF, et al. Phase II study of pemetrexed for second-line treatment of transitional cell cancer of the urothelium. J Clin Oncol, 2006, 24(21): 3451–3457.

Sylvester R, Sternberg C. The role of adjuvant combination

chemotherapy after cystectomy in locally advanced bladder cancer: what we do not know and why[J]. Annals of Oncology, 2000, 11(7): 851.

Sylvester RJ , van der Meijden AP , Oosterlinck W, et al. Predicting recurrence and progression in individual patients with stage Ta T1 bladder cancer using EORTC risk tables: a combined analysis of 2596 patients from seven EORTC trials. Eur Urol 2006; 49: 466-77[J]. Eur Urol, 2006, 50(3): 623-624, 624-625.

Syrigos KN, Harrington KJ, Karayiannakis AJ, et al. Clinical significance of heat shock protein-70 expression in bladder cancer[J]. Urology, 2003, 61(3): 677-680.

Tadler WM, Kuzel T, Roth B, et al. Phase II study of single-agent gemcitabine in previously untreated patients with metastatic urothelial cancer. J Clin Oncol, 1997, 15(11): 3394–3398.

Takashi M, Katsuno S, Sakata T, et al. Different concentrations of two small stress proteins, α B crystallin and HSP27 in human urological tumor tissues[J]. Urological research, 1998, 26(6): 395-399.

Takata R, Katagiri T, Kanehira M, et al. Predicting Response to Methotrexate, Vinblastine, Doxorubicin, and Cisplatin Neoadjuvant Chemotherapy for Bladder Cancers through Genome-Wide Gene Expression Profiling[J]. Clinical Cancer Research An Official Journal of the American Association for Cancer Research, 2005, 11(7): 2625.

Takata R, Katagiri T, Kanehira M, et al. Validation study of the prediction system for clinical response of M-VAC neoadjuvant chemotherapy[J]. Cancer Science, 2007, 98(1): 113.

Taulli R, Scuoppo C, Bersani F, et al. Validation of met as a therapeutic target in alveolar and embryonal rhabdomyosarcoma. Cancer Res, 2006; 66: 4742.

The European Organisation for Research and Treatment of Cancer Genito-Urinary Tract Cancer Group, Finnbladder. International Phase III Trial Assessing Neoadjuvant Cisplatin, Methotrexate, and Vinblastine Chemotherapy for Muscle-Invasive Bladder Cancer: Long-Term Results of the BA06 30894 Trial[J]. Journal of Clinical Oncology Official Journal of the American Society of Clinical Oncology, 2011, 29(16): 2171-7.

Tie J, Bang YJ, Park YS, et al. Abstract CT215: A phase I trial of LY2874455, a fibroblast growth factor receptor inhibitor, in patients with advanced cance[J]. 2014.

Tilki D, Burger M, Dalbagni G, et al. Urine markers for detection and surveillance of non-muscle-invasive bladder cancer[J]. Eur Urol, 2011, 60(3): 484-492.

Tong D, Gillick L, Hendrickson FR. The palliation of symptomatic osseous metastases: Final results of the Study by the Radiation Therapy Oncology Group. Cancer, 1982; 50: 893–9.

Torre L, Bray F, Siegel R, et al. Global Cancer Statistics, 2012,CA Cancer J Clin, 2015, 65:87-108.

Trahair T, Andrews L, Cohn RJ. Recognition of Li Fraumeni syndrome at diagnosis of a locally advanced extremity rhabdomyosarcoma. Pediatr Blood Cancer, 2007; 48(3): 345-348.

Trias I, Algaba F, Condom E, et al. Small cell carcinoma of the urinary bladder. Presentation of 23 cases and review of 134 published cases, Eur Urol, 2001, 39: 85-90.

Tsai YS, Cheng HL, Tzai TS, et al. Clinical significance of ErbB receptor family in urothelial carcinoma of the bladder: a systematic review and meta-analysis[J]. Advances in urology, 2012, 2012.

Tsokos M, Webber B, Parham D, et al. Rhabdomyosarcoma: a new classification scheme related to prognosis. Arch Pathol Lab Med, 1992, 116: 847–855.

U. S. Food and Drug Administration. FDA Alerts Health Care Professionals and Oncology Clinical Investigators about an Efficacy Issue Identified in Clinical Trials for Some Patients Taking Keytruda (pembrolizumab) or Tecentriq (atezolizumab) as Monotherapy to Treat Urothelial Cancer with Low Expression of PD-L1. 2018.

U. S. Food and Drug Administration. Prescribing Information. KEYTRUDA® (pembrolizumab) injection, for intravenous use. 2018.

U. S. Food and Drug Administration. Prescribing Information. TECENTRIQ® (atezolizumab) injection, for intravenous use. 2018.

Vale C. Neoadjuvant chemotherapy in invasive bladder cancer: a systematic review and meta-analysis[J]. Lancet, 2003, 361(9373): 1927-34.

Vale CL. Advanced Bladder Cancer Meta-analysis Collaboration. Adjuvant chemotherapy for invasive bladder cancer (individual patient data)[J]. Cohrane Database of Systematic Reviews, 2006, 2.

Vale CL. Neoadjuvant chemotherapy in invasive bladder cancer: update of a systematic review and meta-analysis of individual patient data advanced bladder cancer (ABC) meta-analysis collaboration.[J]. European Urology, 2003, 361(9373): 189.

van der Aa MN, Steyerberg EW, Bangma C, et al. Cystoscopy revisited as the gold standard for detecting bladder cancer recurrence: diagnostic review bias in the randomized, prospective CEFUB trial[J]. J Urol, 2010, 183(1): 76-80.

van Rhijn BW, van der Poel HG, van der Kwast TH. Urine markers for bladder cancer surveillance: a systematic review.Eur Urol. 2005; 47(6): 736-48.

van Rhijn BW, van der Poel HG, van der Kwast TH. Urine markers for bladder cancer surveillance: a systematic review[J]. Eur Urol, 2005, 47(6): 736-748.

Varol C, Thalmann GN, Burkhard FC, et al. Treatment of urethral recurrence following radical cystectomy and ileal bladder substitution[J]. J Urol, 2004, 172(3): 937-942.

Vaughn DJ, Broome CM, Hussain M, et al. Phase II trial of weekly paclitaxel in patients with previously treated advanced urothelial cancer. J Clin Oncol, 2002, 20(4): 937–940.

Villicana P, Whiting B, Goodison S, et al. Urine-based assays for the detection of bladder cancer. Biomark Med, 2009, 3(3): 265.

Volkmer BG, Kuefer R, Bartsch GJ, et al. Oncological followup after radical cystectomy for bladder cancer-is there any benefit[J]. J Urol, 2009, 181(4): 1587-1593, 1593.

von de Maase H, Hansen S, Roberts J, et al. Gemcitabine and cisplatin versus methotrexate, vinblastine, doxorubicin, and cisplatin in advanced or metastatic bladder cancer: results of a large, randomized, multinational, multicenter, Phase III study. J Clin Oncol, 2000, 18(17): 3068–3077.

von der Maase H, Hansen SW, Roberts JT, et al. Gemcitabine and cisplatin versus methotrexate, vinblastine, doxorubicin, and cisplatin in advanced or metastatic bladder cancer: results of a large, randomized, multinational, multicenter, phase III study. J Clin Oncol. 2000, 18: 3068–3077.

von der Maase H, Sengelov L, Roberts JT, et al. Long-term survival results of a randomized trial comparing gemcitabine plus cisplatin, with methotrexate, vinblastine, doxorubicin, plus cisplatin in patients with bladder cancer. J Clin Oncol, 2005, 23(21): 4602–4608.

von der Maase H, Sengelov L, Roberts JT, et al. Long-term survival results of a randomized trial comparing gemcitabine plus cisplatin, with methotrexate, vinblastine, doxorubicin, plus cisplatin in patients with bladder cancer. J Clin Oncol. 2005, 23: 4602–4608.

Von der Maase H, Sengelov L, Roberts JT, et al. Long-term survival results of a randomized trial comparing gemcitabine plus cisplatin, with methotrexate, vinblastine, doxorubicin, plus cisplatin in patients with bladder cancer. [J]. Journal of Clinical Oncology, 2005, 23(21): 4602-4608.

Vrooman OP, Witjes J A. Follow-up of patients after curative bladder cancer treatment: guidelines vs. practice[J]. Curr Opin Urol, 2010, 20(5): 437-442.

Vrooman OP, Witjes JA. Molecular markers for detection, surveillance and prognostication of bladder cancer[J]. Int J Urol, 2009, 16(3): 234-243.

Vrooman OP, Witjes JA. Urinary markers in bladder cancer. Eur Urol. 2008; 53(5): 909-16.

Wallace DM, Raghavan D, Kelly KA, et al. Neo-adjuvant (pre-emptive) cisplatin therapy in invasive transitional cell carcinoma of the bladder[J]. British Journal of Urology, 1991, 67(6): 608-15.

Wang R, Morris DS, Tomlins SA, et al. Development of a multiplex quantitative PCR signature to predict progression in non-muscle-invasive bladder cancer[J]. Cancer Res, 2009, 69(9): 3810-3818.

Ware JE Jr, Cathy Donald Sherbourne. The MOS 36-item short-form health survey (SF-36). I. Conceptual framework and item selection. Med Care, 1992. 30: 473.

Ware JE Jr, Keller SD, Gandek B, et al. Evaluating translations of health status questionnaires. Methods from the IQOLA project. International Quality of Life Assessment. Int J Technol Assess Health Care, 1995. 11: 525.

Weibull CE, Eloranta S, Altman D, et al. Childbearing and the Risk of Bladder Cancer: A Nationwide Population-based Cohort Study. Eur Urol, 2013, 63: 733-738.

Weight CJ, Garcia JA, Hansel DE, et al. Lack of pathologic down-staging with neoadjuvant chemotherapy for muscle-invasive urothelial carcinoma of the bladder[J]. Urologic Oncology Seminars & Original Investigations, 2009, 115(4): 792-799.

Weiss C, Wolze C, Engehausen DG, et al. Radiochemotherapy after transurethral resection for high-risk T1 bladder cancer: an alternative to intravesical therapy or early cystectomy?[J]. J Clin Oncol, 2006, 24(15): 2318-2324.

Weistenhofer W, et al. N-acetyltransferase-2 and medical history in bladder cancer cases with a suspected occupational disease (BK 1301) in Germany. J Toxicol Environ Health A, 2008. 71: 906.

Wexler L, Helman L. Rhabdomyosarcoma and the undifferentiated sarcomas//Pizzo P, Poplack D (Eds.), Principles and Practice of Pediatric Oncology. Philadelphia: Lippincott-Raven, 1997: 799–829.

Widmark A, Flodgren P, Damber JE, et al. A systematic overview of radiation therapy effects in urinary bladder cancer[J]. Acta Oncol, 2003, 42(5-6): 567-581.

Wiener E, et al. Rhabdomyosarcoma//O' Neill JA Jr., Rowe MI, Grosfeld JL. (Eds.), Pediatric Surgery (5th ed.), St Louis: Mosby, 1998: 431–445.

Williamson D1, Lu YJ, Gordon T, et al. Relationship between MYCN copy number and expression in rhabdomyosarcomas and correlation with adverse prognosis in the alveolar subtype. J Clin Oncol, 2005; 23:

880-888.

Wilson TG, Pritchett TR, Lieskovsky G, et al. Primary adenocarcinoma of bladder, Urology, 1991, 38: 223-226.

Winquist E, Kirchner T S, Segal R, et al. Neoadjuvant Chemotherapy for Transitional Cell Carcinoma of the Bladder: A Systematic Review and Meta-Analysis[J]. 2004, 171(2 Pt 1): 561-569.

Witjes JA, Melissen D O, Kiemeney LA. Current practice in the management of superficial bladder cancer in the Netherlands and Belgian Flanders: a survey[J]. Eur Urol, 2006, 49(3): 478-484.

Wright JL, Hotaling J, Porter MP. Predictors of upper tract urothelial cell carcinoma after primary bladder cancer: a population based analysis[J]. J Urol, 2009, 181(3): 1035-1039, 1039.

Wright MP, Jones DJ. Surveillance for bladder cancer: the management of 4.8 million people. South-west Urologists[J]. BJU Int, 2000, 85(4): 431-433.

Wu D, Tao J, Xu B, et al. Phosphatidylinositol 3-kinase inhibitor LY294002 suppresses proliferation and sensitizes doxorubicin chemotherapy in bladder cancer cells[J]. Urologia internationalis, 2011, 86(3): 346-354.

Wu JS, Wong R, Johnston M, et al. Meta-analysis of dose-fractionation radiotherapy trials for the palliation of painful bone metastases. Int J Radiat Oncol Biol Phys, 2003; 55: 594–605.

Wu TF, Ku WL, Tsay Y G. Proteome-based diagnostics and prognosis of bladder transitional cell carcinoma[J]. Expert Rev Proteomics, 2007, 4(5): 639-647.

Wuelfing C, Machiels JPH, Richel DJ, et al. A single-arm, multicenter, open-label phase 2 study of lapatinib as the second-line treatment of patients with locally advanced or metastatic transitional cell carcinoma[J]. Cancer, 2009, 115(13): 2881-2890.

Yagoda A, Watson RC, Gonzalez-Vitale JC, et al. Cis-dichlorodiammineplatinum (II) in advanced bladder cancer. Cancer Treat. Rep, 1976, 60(7): 917–923.

Yeung CK, Ward HC, Ransley PG, et al. Bladder and kidney function after cure of pelvic rhabdomyosarcoma in childhood. Br J Cancer, 1994; 70: 1000–1003.

Yossepowitch O, Herr HW, Donat SM. Use of urinary biomarkers for bladder cancer surveillance: patient perspectives[J]. J Urol, 2007, 177(4): 1277-1282, 1282.

Yu HY, Hevelone ND, Lipsitz SR, et al. Comparative analysis of outcomesand costs following open radical cystectomy versus robot-assisted laparoscopicradical cystectomy: results from the US Nationwide InpatientSample. Eur Urol 2012;61:1239.

Yuh BE, Nazmy M, Ruel NH, et al. Standardized analysis of frequency andseverity of complications after robot-assisted radical cystectomy. Eur Urol, 2012; 62:806.

Yuh BE, Ruel N, Wilson TG, et al. Pooled Analysis of Clinical Outcomes with Neoadjuvant Cisplatin and Gemcitabine Chemotherapy for Muscle Invasive Bladder Cancer[J]. Journal of Urology, 2013, 189(5): 1682-6.

Zaghloul MS. The need to revisit adjuvant and neoadjuvant radiotherapy in bladder cancer[J]. Expert Rev Anticancer Ther, 2010, 10(10): 1527-1528.

Zamora-Ros R, et al. Flavonoid and lignan intake in relation to bladder cancer risk in the European Prospective Investigation into Cancer and Nutrition (EPIC) study. Br J Cancer, 2014.

Zargar H, Espiritu PN, Fairey AS, et al. Multicenter assessment of neoadjuvant chemotherapy for muscle-invasive bladder cancer. Eur Urol, 2015, 67: 241–249.

Zelefsky MJ, et al. Incidence of secondary cancer development after high-dose intensity-modulated radiotherapy and image-guided brachytherapy for the treatment of localized prostate cancer. Int J Radiat Oncol Biol Phys, 2012. 83: 953.

Zhao Q, Shen WH, Chen ZW, et al. High expression level of BLCA-4 correlates with poor prognosis in human bladder cancer.Int J Clin Exp Pathol. 2012; 5(5): 422-7.

Zhou H, Kuang J, Zhong L, et al. Tumour amplified kinase STK15/BTAK induces centrosome amplification, aneuploidy and transformation[J]. Nature genetics, 1998, 20(2): 189-193.

Zhou N, Singh K, Mir MC, et al. The investigational Aurora kinase A inhibitor MLN8237 induces defects in cell viability and cell-cycle progression in malignant bladder cancer cells in vitro and in vivo[J]. Clinical Cancer Research, 2013, 19(7): 1717-1728.

膀胱炎症

第一节　膀胱疼痛综合征 / 间质性膀胱炎

一、概述

指憋尿时膀胱区有不适、压迫甚至疼痛，同时伴有与之相关的尿频、尿急、夜尿次数增多等以储尿期为主的下尿路症状，并经详尽检查除外慢性炎症的膀胱局部其他病变。目前多以膀胱疼痛综合征（bladder pain syndrome，BPS）来定义此病（van et al., 2008），但间质性膀胱炎（interstitial cystitis，IC）仍保留作为疾病诊断、给予经膀胱镜检查除外其他疾病并经活检证实仅为慢性炎症的患者。

二、流行病学

由于近 40 年来有关 BPS/IC 的诊断标准多次变化，有关 BPS/IC 的流行病学研究也产生很大差异。根据最新的定义（Berry et al., 2011），其发病率女性为 6530/100 000，男性为 4200/100 000，远远高于 20 世纪 70 年代的发生率（10.6/100 000，女：男 =10：1）（Berry et al., 2011）。危险因素分析显示与过敏、自体免疫疾病、肠刺激综合征、盆底疼痛、子宫内膜异位、咖啡因、饮酒、过度憋尿等有一定的相关性（Li et al., 2010）。

三、病因

总体而言病因不清。目前的研究多提示可能为多病因疾病。最为广泛接受的理论是黏膜功能障碍学说。即膀胱黏膜受损，血尿屏障被破坏，尿液渗入黏膜下而引起一系列化学性或免疫性炎症反应。可抑制黏膜生长的抗增殖因子（APF）在间质性膀胱炎患者尿中浓度明显升高不但进一步证实了黏膜功能障碍学说，也为间质性膀胱炎的诊断提供了一种生物学标记（Keay et al., 1996）。其他与病因相关的理论还包括与炎症相关的肥大细胞学说，神经炎症学说和缺氧学说等。这些学说的提出均基于某些研究所发现的现象，或是 BPS/IC 发展的相关的病理生理变化阶段，或可能提示了该病的多病因性。

四、病理生理

尽管 BPS/IC 的病因尚不清楚，但众多研究逐渐阐明了该病的病理生理改变过程，对此了解有助于理解目前各种药物治疗该病的靶点（图 30-1-1）。

从病因角度看，目前有关膀胱黏膜破坏或

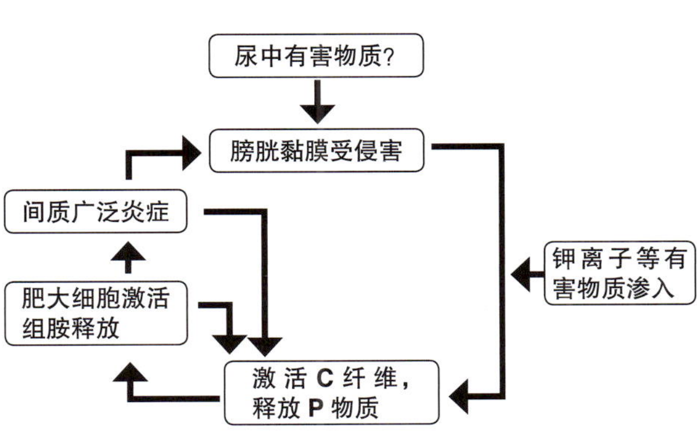

图 30-1-1 膀胱疼痛综合征 / 间质性膀胱炎：炎症产生和发展的病理生理改变示意图

炎症最终产生的原因并不清楚，但研究发现一旦因各种原因导致膀胱黏膜功能受损（或血尿屏障破坏），对于某些患者而言，黏膜破坏 - 渗入 - 炎症 - 黏膜破坏 - 渗入即可进入一种恶性循环。自黏膜破坏开始，导致炎症的主要原因多与尿液钾离子等有害物质通过通透性减低的黏膜渗入有关。渗入的有害物质可激活包括 C 纤维在内的一系列神经 - 炎症反应，如形成神经 - 神经介质释放 - 肥大细胞激活 - 炎症黏膜破坏等恶性循环式炎症反应。最终可因长期炎症反应导致膀胱肌层纤维化而失去储尿功能。目前临床所应用的治疗药物，或多或少试图在不同的环节阻断这些恶性循环反应。

五、病理

BPS/IC 病理并无特异表现，多为非特异性慢性炎症为主要特征（图 30-1-2）。BPS/IC 病理的临床意义在于除外膀胱黏膜其他的疾病，如原位癌、结核、嗜酸性膀胱炎等可能引起疼痛性慢性炎症改变的疾病。

六、临床表现

（一）膀胱疼痛

膀胱疼痛是 BPS/IC 的典型症状，轻者表现为膀胱区不适或压迫感，重者则为下腹部（膀胱区）疼痛。疼痛往往与膀胱充盈有关，即随着膀胱逐渐胀满，下腹区（膀胱区）疼痛会逐渐加重，排尿后疼痛可明显缓解。患者因迫切希望缓解疼痛而频繁排尿，夜间排尿次数也因此而增加。在疾病晚期，尤其是合并盆底肌痉挛者，患者会主诉疼痛变为持续存在，阴道、会阴和肛周均有疼痛，排尿后并不一定能缓解。

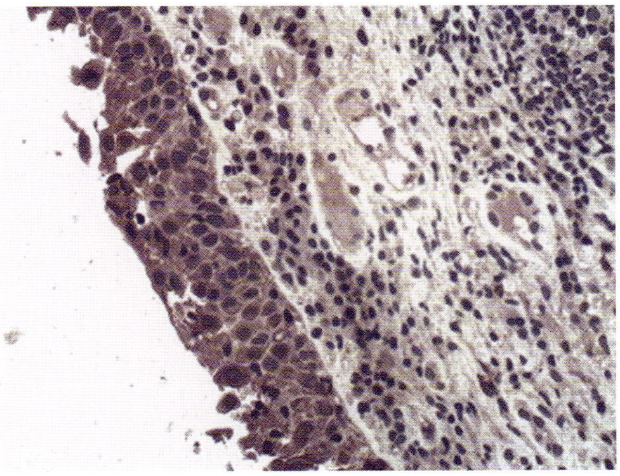

图 30-1-2 BPS/IC 患者膀胱壁病理：可见尿路上皮破损，黏膜下及浅肌层存在广泛的炎症细胞浸润。

（二）尿急、尿频和夜尿次数增多

BPS/IC 患者“尿急”主诉并非尿急症，即无突然发生的急迫排尿感。多为因憋尿增多导致下腹部不适所致的、逐渐增强的强烈排尿需求，但多能忍住而不至于尿失禁。对于主诉尿频者，一定要询问促使患者频繁排尿的原因，BPS/IC 患者多因憋尿不适或疼痛而频繁排尿。典型的病例均有夜尿次数增多，除非症状极轻者。

（三）IC 问卷表评估

由于 PBS/IC 的症状有一组症状组成，并非单一症状表现，同时每个患者的主要症状表现可能不同，因此需要一综合性症状评估问卷表来评估比较症状的轻重。这类评估表也常为流行病学调查的诊断标准，但在临床实践中应作为确诊后评估症状轻重或疗效差异的工具。获得 WHO 推荐的评估表有 3 种：① 排尿日记：BPS/IC 的排尿日记可以根据该疾病的特点加以修改，如不但记录每次排尿时间、每次排尿量、每次饮水时间及每次饮水量等，还可同时记录每次排尿前是否存在憋尿痛，疼痛的严重程度和疼痛的部位，或记录压迫感以及憋尿不适的情况。②O'Leary-Sant 症状及问题评分（O'Leary et al., 1997）：该问卷表分为症状部分及问题部分，各由 4 个问题组成，与其他问卷表不同的是该问卷表不但关注了尿频尿急的严重程度，也重点关注了疼痛、压迫感或不适的严重程度，并关注了这些症状对生活质量的影响。经过多年的研究和应用，该问卷表已逐渐获得认可和普及。③ WHO 还推荐采用通用的疼痛评估表评估 BPS/IC 的疼痛严重程度。该表设计简单但有效，将疼痛从无到极度疼痛分为 0～10 分，由患者根据自己疼痛的感觉自行打分。以上 3 种问卷表尽管并非诊断性检查，在 BPS/IC 的临床研究中应为主要的疗效评估手段，否则研究结果难以比较，也不易被国际学界所接受。

（四）血尿

BPS/IC 过度憋尿时常会出现镜下血尿，需做进一步检查以除外尿路其他疾病。

有典型的症状还不足以诊断 PBS/IC，需要除外其他器质性疾病。美国国立糖尿病、消化病、肾病研究所（NIDDK）颁布的间质性膀胱炎诊断标准中列举了多种需要鉴别的相关疾病，仍对临床有指导意义（Gillenwater et al., 1988）。

七、实验室及泌尿外科特殊检查

1．尿常规

少数严重患者可见少量镜下血尿。对于白细胞增多者应做尿培养以除外泌尿系感染。

2．尿培养

以除外泌尿系感染，但感染的存在并不能完全除外其他疾病，原则上如尿培养阳性，应先控制感染后再做进一步评估。

3．细胞学检查

细胞学检查不但能初步除外原位癌的可能性，对于尿液中细胞分析，了解有无中性粒细胞和嗜酸细胞也可判断有关感染或嗜酸性膀胱炎的可能性。但对可疑者应行膀胱镜检查及膀胱黏膜随机活检以获得准确的诊断。

4．尿找结核分枝杆菌

以除外泌尿系结核。对于在结核流行区或有结核接触史者尤为重要。

5．影像学检查

超声检查：是泌尿系统一般筛选性、排他性检查，可除外结石、结核、肿瘤、膀胱异物或结石等任何可能引起下尿路症状的疾病。

静脉肾盂造影：除作为一般筛选性、排他性检查外，通过观察膀胱形态，能在最为自然或生理状态下了解膀胱是否存在纤维化迹象。如正常膀胱多为半月形，而纤维化膀胱多为球形。出现膀胱纤维化迹象提示 BPS/IC 晚期，药物治疗效果会明显降低，出现上尿路损害的几率会明显升高。

如可疑泌尿系统其他病变，可能还需进一步做 CT 或 MRI 检查。

6．尿动力学检查

如患者主诉有排尿困难应行尿流率 + 残余尿量检查，如尿流率偏低或静脉肾盂造影提示有膀胱纤维化迹象，应行膀胱测压及压力流率分析。通常一般无需尿动力学检查。

7．麻醉下水扩张加膀胱黏膜随机活检（Philip et al., 2012）

BPS/IC 患者由于膀胱黏膜下和肌层存在广泛炎症而使得组织变得脆弱，在一定张力下可出现黏膜下组织和小血管破裂，形成黏膜下广泛出血点，即所谓的“红斑症”或称“肾小球样出血”（图 30-1-3）。偶尔可见黏膜溃疡或现在认为的黏膜撕裂可称之为 Hunner's 溃疡，因 Hunner's 溃疡往往基因表型不同，被认为与仅仅表现为“红斑症”的间质性膀胱炎有不同病理生理表现和疾病进程，有 Hunner's 溃疡者对病灶进行电切或电灼往往能更有效缓解患者的膀胱疼痛。

麻醉下水扩张具体操作如下：冲洗液生理盐水并置于耻骨联合上方 80 cm（即保持膀胱内压力达 80 cmH_2O），经尿道和膀胱镜持续灌注，直至灌注管小壶的液体呈滴沥状，并保持 1～3 分钟；放净膀胱冲洗液后进行膀胱各壁的观察，3 个壁以上各壁出血点超过 10 个即判断为阳性。对于女性检查时需经阴道压迫阴道前壁以防止膀胱压达到 80 cmH_2O 之前出现经尿道逸尿现象（Philip et al., 2012）。

尽管麻醉下水扩张后多数患者膀胱疼痛可暂时缓解，但一般 3 个月左右会复发，因此不建议将麻醉下水扩张作为治疗手段而频繁实施。

BPS/IC 患者因本身膀胱疼痛症状而难以

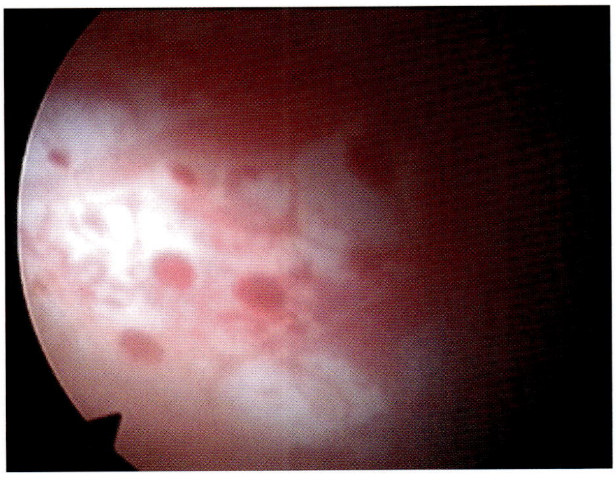

图 30-1-3 麻醉下水扩张后可见黏膜下散在圆形出血点

耐受膀胱镜检查，因此在麻醉下水扩张前后建议行膀胱黏膜随机活检。对于 60 岁以上女性、治疗效果差或一般男性均应性膀胱黏膜随机活检以除外膀胱黏膜局部病变，尤其是原位癌（Hudson et al., 1995）。但对于 60 岁以下女性或初次诊断 BPS/IC 患者，尿细胞学检查即可达到目的。

八、诊断及鉴别诊断

1．与女性膀胱出口梗阻鉴别

女性膀胱出口梗阻的患者除主诉有排尿困难的特征性症状外，往往会同时主诉尿频甚至膀胱疼痛，原因为长期梗阻不但导致逼尿肌功能改变而引起尿频，也可因导致反复的泌尿系感染而使膀胱慢性炎症长期存在，严重者甚至引起严重的尿频和膀胱疼痛症状。因此对于尿频、尿痛或膀胱疼痛等可疑间质性膀胱炎的患者，询问病史时一定要了解患者的排尿情况，如主诉同时存在排尿困难或尿线变细现象，要做尿流率和残余尿量测定检查，如异常则通常需要影像尿动力学检查了解患者排尿困难的原因。如果确实存在膀胱出口梗阻（如尿道中远端狭窄或膀胱颈梗阻），需首先解决出口梗阻的问题，否则仅针对尿频和膀胱疼痛进行治疗将难以达到缓解患者症状的目的，甚至会加重患者的排尿困难。在解决了患者的排尿困难后，如行定期尿道扩张治疗尿道中远端狭窄或膀胱颈内切开等，患者尿频及膀胱疼痛症状仍持续存在，则可依照膀胱疼痛综合征 / 间质性膀胱炎进行治疗以缓解患者因膀胱炎症改变所致的症状。

2．与化学性膀胱炎鉴别

如患者有膀胱灌注化疗药病史（如膀胱癌 TURBT 术后患者）或系统化疗病史（尤其是环磷酰胺化疗），不能除外化学性膀胱炎的可能。

除非为急性出血性化学性膀胱炎需要急诊止血处理，一般化学性膀胱炎的治疗原则基本与间质性膀胱炎相同。

3. 与放射性膀胱炎鉴别

如患者有盆腔放疗史，无论从症状还是病理上均难与间质性膀胱炎相区别。对于有放疗史者应首先考虑为放射性膀胱炎。患者放疗后数月甚至数年后才会出现慢性放射性膀胱炎，症状几乎与间质性膀胱炎相同，如尿频、尿痛、憋尿时膀胱疼痛等膀胱疼痛综合征的表现。放射性膀胱炎的症状控制用药与间质性膀胱炎基本相同，主要针对膀胱炎症给予抗炎药物、止痛药物和保护膀胱黏膜的药物等，但放射性膀胱炎存在特有的疾病规律，由于膀胱黏膜下血管的广泛损伤，通常会伴有缓慢的膀胱纤维化进程，甚至导致膀胱挛缩和上尿路积水。为缓解这种纤维化的进程，定期高压氧治疗目前被证明是一种比较有效的手段。但放射性膀胱炎还有其特殊之处，由于盆腔放疗往往同时损伤输尿管下段，常因输尿管性炎症并纤维化而导致上尿路积水，使得治疗极为困难，因不在本文范围之内，不再赘述。

4. 与氯胺酮膀胱鉴别

尤其是对有尿频及膀胱疼痛的年轻患者，要了解有无吸食氯胺酮的病史。由于氯胺酮对尿路上皮黏膜的直接破坏作用，氯胺酮相关膀胱炎的病理生理改变也是一种典型的膀胱炎症性疾病的发生发展过程。如膀胱黏膜破坏，黏膜下甚至基层存在以慢性炎症为特征的膀胱炎症改变。肾积水多与膀胱纤维化导致膀胱输尿管反流有关。对输尿管也有一定的破坏作用，有证据显示因炎症所致输尿管也出现阶段性狭窄，输尿管的破坏可明显加重上尿路的损害，并使得治疗变得更为困难。对于仅仅表现为严重的下尿路症状者，通常了解是否曾吸食氯胺酮多可诊断氯胺酮膀胱，治疗的基本原则也与间质性膀胱炎基本相同。但对已经引起膀胱纤维化和输尿管纤维化而危及上尿路者，多需采用膀胱扩大术或联合输尿管再植，甚至尿流改道以保护上尿路功能。

5. 与泌尿系结核鉴别

在泌尿系结核中，几乎所有阶段均会因结核分枝杆菌的刺激而导致膀胱慢性炎症的存在，并伴有较为严重的尿频症状。尽管目前泌尿系结核的发生率逐年减低，但对于严重尿频患者而言，尿找结核分枝杆菌及泌尿系超声检查对泌尿系结核进行初步筛查极为必要，尤其是尿常规常有红/白细胞者更应除外泌尿系结核。

6. 与反复泌尿系感染鉴别

反复泌尿系感染者异常主诉尿频或尿道疼痛，症状常与间质性膀胱炎有重叠。对于主诉尿频及膀胱疼痛症状呈发作性，发作间歇症状明显减轻甚至消失，症状发作时抗生素治疗明显有效者，应高度怀疑反复泌尿系感染。需要每次症状发作时进行尿常规及尿培养检查以确定是否为泌尿系感染再次发作。由于泌尿系感染反复发作的患者常有排尿功能障碍，对此需做排尿功能检查（尿流率或尿动力学检查）了解反复感染发作的原因。对于确定为耐药菌感染的反复发作的泌尿系感染，由于存在慢性炎症，或因慢性炎症导致膀胱感觉过敏，也可能导致严重尿频发生，在积极抗感染的同时，适当给予抗炎药物（如阿米替林）可尽快缓解患者感染后尿频症状。

7. 与膀胱肿瘤鉴别

尤其是年龄超过60岁的患者，或者任何年龄男性，有明显膀胱疼痛表现者，尽管泌尿系超声或CT可能正常，尿常规表现仅为少量红/白细胞，或尿细胞学阴性或可疑，但仍应首先除外膀胱广泛原位癌。膀胱广泛原位癌的主要症状为尿频和严重的膀胱疼痛。因此这类患者在行麻醉下水扩张时均建议行膀胱黏膜随机活检，或强烈建议行麻醉下水扩张及膀胱黏膜随机活检。

九、间质性膀胱炎的NIDDK诊断标准

由于膀胱疼痛综合征/间质性膀胱炎的诊断需要丰富的泌尿系疾病诊治经验，也因为该病的诊断受很多疾病的影响，且临床诊断表现较为复发，因此美国国立糖尿病、消化病和肾病研究所（简称 NIDDK）颁布了有关膀胱疼痛综合征/间质性膀胱炎的诊断标准（表 30-1-1），尽管该标准过于严格，但该标准的颁布不但让临床医生能更为准确地诊断此病，也为相关的临床试验提供了统一的诊断标准。

从 NIDDK 诊断标准可以看出，首先应确定患者是否有无典型的膀胱疼痛综合征/间质性膀胱炎的症状，如因膀胱疼痛所致的尿频，以及因膀胱黏膜下慢性炎症在麻醉下水扩张时出现的“红斑症”或“Hunner's 溃疡”；同时需要泌尿外科医生丰富的临床经验以除外各种可能引起相关症状的泌尿系统其他疾病。该诊断标准尽管几经改良，但实质内容并无多大变化。

十、治疗

（一）一线治疗

一线治疗适用于症状较轻的患者及生活质量并无显著影响的患者，通常也称之为保守治疗。

表 30-1-1 膀胱疼痛综合征/间质性膀胱炎 NIDDK 诊断标准

同时满足以下两个条件	
1.	膀胱疼痛或尿急
2.	典型的 Hunner's 溃疡，或红斑症（每象限 10 个红斑，在 3 个象限以上，麻醉下水扩张时）
出现以下任何一项可排除	
1.	清醒状态时膀胱容量 >350 ml
2.	膀胱容量至 150 ml 时仍无强烈尿急感
3.	尿动力学显示有膀胱非随意收缩
4.	症状持续时间 <9 个月
5.	无夜尿增多
6.	抗感染、抗微生物、抗胆碱能和抗痉挛药物能缓解症状
7.	清醒时白天排尿次数 <8 次
8.	近三个月内有细菌性膀胱炎或前列腺炎
9.	膀胱或输尿管结石
10.	阴道炎或活动性生殖器疱疹
11.	子宫癌、宫颈癌、阴道癌或尿道癌
12.	尿道憩室
13.	环磷酰胺，或其他任何化学性膀胱炎，结核性膀胱炎，放射性膀胱炎
14.	膀胱良性或恶性肿瘤
15.	年龄 <18 岁

1．行为治疗

内容包括 BPS/IC 基础知识普及、饮食注意事项（低钾饮食）、轻者建议采用逐步延期排尿以减轻膀胱感觉敏感性和延长排尿间期；对于重症者应让其了解炎症产生和消除的缓慢过程，使其坚持用药和规范用药，对治疗有信心等。

2．非处方类镇痛剂

如去痛片等。

3．盆底松弛训练

包括坐浴，进行盆底收缩和松弛动作等。

（二）二线治疗

适用于一线保守治疗无效，生活质量受到明显影响的患者。

1．口服抗炎治疗

①最常用的药物为阿米替林，为 H1 受体阻滞剂。每次 1 片（25 mg），每天 2 次（Foster et al., 2010）。对于疼痛严重者类固醇激素有一定疗效，如泼尼松 5 mg，每天 1 次。②其他口服抗炎药物有氯雷他定（H1 受体阻滞剂）和西咪替丁（H2 受体阻滞剂）等，这两种药物与阿米替林不同，因无明显的抗胆碱能作用而不影响排尿，但抗炎作用不如阿米替林（善辉等，2010）。

2．口服膀胱黏膜保护剂

商品名爱泌罗（elmiron），化学名戊聚糖多硫酸钠（PPS）。每天三次，每次 0.1 g，需长期服用 6 ~ 9 月才能显出明显疗效，一旦有效应坚持服用三年以上（Metts, 2001）。

3．膀胱灌注治疗

①二甲亚砜（DMSO）：膀胱灌注用药，有良好的抗炎和止痛作用（Parkin et al., 1997）。②透明质酸钠膀胱灌注也是通过在膀胱黏膜表面形成保护膜而达到减轻炎症和缓解症状的作用，与戊聚多糖比较有起效快及疗效更佳的优点，缺点为需膀胱灌注或易引发泌尿系感染（Morales et al., 1996）。③神经阻滞药物：主要为膀胱灌注辣椒辣素或仙人掌毒素（resiniferatoxin，RTX）。通过阻滞 C 纤维，抑制 P 物质释放，减轻炎症反应及缓解疼痛。与透明质酸钠膀胱灌注比较，有起效快的优点，但膀胱灌注后会出现暂时性疼痛加重，灌注前给予局部麻醉药能有效缓解此类疼痛（Willis, 2009）。但这类药物目前尚未获得美国 FDA 和欧盟的批准。

目前有很多膀胱灌注类药物在临床中获得应用，如利多卡因 + 肝素 + 碳酸氢钠的鸡尾酒配方等，还有膀胱血尿屏障其他成分的药物如软骨素等将来均可能在临床中获得应用。

还可于疼痛科会诊，对膀胱疼痛的有效处理能明显缓解患者的症状。

（三）三线治疗

三线治疗适用于患者症状严重，而且一般药物治疗或膀胱灌注治疗无效或疗效不明显者。

1．麻醉下水扩张

尤其是对三线治疗无效，或症状反复，或严重尿频而难以维持膀胱灌注治疗，或可疑存在膀胱黏膜局部病变（如 Hunner's 溃疡，嗜酸性膀胱炎、泌尿系结核或原位癌）的患者，建议行麻醉下水扩张及膀胱黏膜随机活检，麻醉下水扩张后 70% ~ 80% 的患者症状有所缓解，不但能更有效进行膀胱灌注治疗，膀胱黏膜随机活检还能进一步确定诊断。

2．Hunner's 溃疡的电切或电灼

该治疗往往与麻醉下水扩张同时进行。因此在进行麻醉下水扩张时，需要备经尿道电切，在发现可疑溃疡或黏膜撕裂的病灶时，取病灶活检后，采用电灼或电切除溃疡隆起的黏膜病灶。有临床对比研究显示对病灶进行电切或电灼处理后，麻醉下水扩张后的患者症状减轻程度更为明显。

3. A 型肉毒素膀胱壁注射

100 IU A 型肉毒素分 30 点（每点 0.5 ml）经膀胱镜膀胱壁注射，注射深度 0.5 cm 左右。作用机制为阻滞 C 纤维缓解疼痛，缺点为可能会造成逼尿肌收缩力下降而出现排尿困难（Giannantoni et al., 2008）。但该治疗尚未获得美国 FDA 的批准，正在进行临床试验，也有指南将其列为顽固性症状患者用药。

4. 疼痛处理

疼痛严重者需同时会诊疼痛科，对膀胱疼痛的有效处理有助于更好地缓解缓解的症状。

（四）四线治疗

多用于顽固性症状缓解。

1. 神经调节术治疗

需经 S3 骶神经孔植入电极，通过植入皮下的刺激器长期刺激 S3 神经，不但能抑制 C 纤维激活引起的疼痛，也因能降低尿液中抗增殖因子（APF）及提高 HB-EGF 水平有利于膀胱黏膜的修复（Chai et al., 2000; Al-zahrani et al., 2011）。由于价格昂贵而被列为顽固性症状患者的选择。

2. 疼痛处理

疼痛严重者需同时会诊疼痛科，对膀胱疼痛的有效处理有助于更好地缓解症状。

（五）五线治疗

用于顽固性症状，且以上治疗均无效者。

1. 环孢素 A

它是一种免疫抑制剂，常用于器官移植的抗排异治疗。对于某些 IgE 异常升高的患者，提示可能患者的膀胱疼痛综合征 / 或间质炎症与免疫有关，可试用此药物治疗。并非严格定义为一种五线治疗。如患者病史提示可能合并其他自体免疫性疾病，尤其检查中发现 IgE 明显升高，也可提前采用该药物治疗（Sairanen et al., 2004）。

2. 疼痛处理

疼痛严重者需同时会诊疼痛科，对膀胱疼痛的有效处理有助于更好地缓解症状。

（六）六线治疗

外科手术：常用的术式有肠道膀胱扩大术和膀胱全切尿流改道术。有关手术指征目前并无共识，患者症状严重，保守治疗无效时，或膀胱出现纤维化可能影响到上尿路功能时可以采取手术治疗（Hanno et al., 2011）。肠道膀胱扩大术后多能保留正常排尿功能，但少数患者术后需自行导尿，与膀胱全切比较，该术式保留了患者生理储尿或多数患者生理排尿功能，但大约 20% 的患者术后仍有膀胱区不适及疼痛，或尿频和排尿困难症状；膀胱切除后患者疼痛症状基本消失，因膀胱已切除也不存在尿频、尿急，但尿流改道后会改变患者的生活方式而影响生活质量，需知情告知，与患者充分协商后一同作出该手术的决定。

对于诊断时患者已出现膀胱纤维化，甚至已造成上尿路积水的患者，以上的外科手术治疗应为优先考虑的选择，因为炎症病变的终末期往往是纤维化，此时任何药物治疗都难以奏效。

第二节　泌尿系感染：细菌性膀胱炎

一、概述

泌尿系感染是泌尿外科门诊最为常见的疾病之一，多见于女性，这与女性尿道过于短粗的结构有关。男性泌尿系感染往往存在解剖结构异常的因素，如良性前列腺增生所致膀胱出口梗阻或输尿管结石导致上尿路感染等。

有关泌尿系感染的定义随着对疾病的发生机制理解加深出现一系列的变化。总体来说泌尿系感染指尿路上皮细胞对侵入细菌的一种炎症反应。由于出现炎症，而产生尿频、尿急、尿痛等一系列的症状；由于炎症反应的非特异性，并不能认为出现与炎症相关的尿频、尿急、尿痛就一定是感染所致，或把其他原因引起的炎症反应而出现尿频、尿急、尿痛等类似症状误诊为泌尿系感染。泌尿系感染的诊断通常需要有细菌学证据，但这种细菌学证据有时并不能确定是侵入黏膜而引起炎症的致病菌，如细菌定植等并不一定引起泌尿系感染。

由于泌尿系感染包括了上尿路感染、下尿路感染和男性生殖系统感染等，本节主要着重于阐述下尿路感染（细菌性膀胱炎）的发生发展和诊治原则，其他泌尿系感染会在相关章节阐述，本节将不再一一叙述。

（一）有关泌尿系感染的定义（Anthony et al., 2016）

在阐述泌尿系感染之前，有必要对泌尿系感染的相关定义有一定的了解。

1. 菌尿

一般尿中并无细菌，一旦尿中有细菌存在即可诊断为菌尿。菌尿的产生可能为细菌感染、细菌定植或甚至尿样污染。通常中段尿细菌培养菌落数超过 10^5 CFU/ml 可诊断为泌尿系感染，但仍有 20%～40% 有尿频、尿急、尿痛等泌尿系感染症状的女性患者尿培养仅为 10^2～10^4 CFU/ml。有关细菌定植并无统一的标准，通常指尿中能发现细菌，患者并无明显的尿频、尿急、尿痛等泌尿系感染症状，细菌培养通常小于 10^5 CFU/ml。采用无污染取尿样标本（如耻骨上膀胱穿刺取尿样），尿培养结果更为可靠。

2. 脓尿

离心尿每高倍镜视野白细胞超过 5 个即可诊断为脓尿。脓尿多提示泌尿系黏膜有炎症反应，最为常见原因为泌尿系感染，但泌尿系结核或其他炎症反应也可引起尿液中白细胞的升高。普通尿常规筛查即可发现有无脓尿，一旦发现脓尿，多建议行尿培养及药敏试验检查。

3. 上尿路泌尿系感染

指膀胱以上集尿系统感染。多为肾盂炎，严重者伴有肾积脓。如未存在输尿管梗阻，因感染尿液下行，同时合并下尿路泌尿系感染。该类患者因肾盂感染甚至肾皮质脓肿，常伴有高热等菌血症症状。上尿路泌尿系感染急性期处理不及时常出现败血症而危及生命。

4. 下尿路泌尿系感染

指膀胱及其远端尿路感染，典型症状为尿频、尿急和尿痛，一般不伴有高热。对于男性而言，常合并前列腺炎等男性生殖系统感染。

5. 单纯性泌尿系感染（uncomplicated urinary tract infection）

指泌尿系功能及结构均正常的患者出现泌尿系感染，多数为女性，可上尿路或下尿路感染。一般短程抗生素即可有效控制感染。

6. 复杂泌尿系感染（complicated urinary tract infection）

患者通常伴有易导致细菌感染或影响治疗效果的危险因素。临床中这类危险因素包括尿路功能异常（如神经源性膀胱），解剖结构异常（如结石引起梗阻或良性前列腺增生引起下尿路严重梗阻），抵抗力下降（如糖尿病）及细菌毒力的增加（如耐药菌感染）。

7. 首次或孤立泌尿系感染（first or isolated urinary tract infection）

指患者首次患泌尿系感染，或距上一次泌尿系感染的时间很久远。

8. 尚未缓解的泌尿系感染（unresolved urinary tract infection）

指一次抗生素治疗无效，同时再次尿培养显示为同一致病菌并对正在应用的抗生素耐药的泌尿系感染。

9. 复发性泌尿系感染（recurrent urinary tract infection）

指一次感染经抗生素治疗，症状缓解并且尿培养证实细菌清除后再次发生的感染。

10. 住家或院外泌尿系感染（domiciliary or outpatient UTIs）

又称社区获得性泌尿系感染。指在医院外环境获得的泌尿系感染，致病菌多为大肠埃希氏菌，采用多数抗生素治疗有效。

11. 院内或医疗相关泌尿系感染（nosocomial or health care–associated UTIs）

相对于住家或院外感染，院内或医疗相关泌尿系感染指患者住院期间或接受某种医疗措施（如留置尿管）相关的感染，致病菌多为铜绿假单胞菌，对多数抗生素耐药。

（二）泌尿系感染的分类

有关泌尿系感染并无统一分类，有根据感染部位分为肾盂炎和膀胱炎，也可分为上尿路泌尿系感染或下尿路泌尿系感染；或根据合并可能影响疗效的危险因素分为单纯性泌尿系感染或复杂性泌尿系感染。目前最新的分类着重于根据感染可能存在的复杂性分为社区获得性泌尿系感染或院内医疗相关泌尿系感染，前者多为抗生素敏感的大肠埃希氏菌，后者多为各种难治的耐药菌。无论何种分类，在临床诊治泌尿系感染中必须关注感染的部位、致病菌及其药物敏感性、患者的抵抗力（如有无糖尿病或长期口服免疫抑制剂等）以及有无排尿器官功能障碍或解剖异常。

2016 年欧洲泌尿学会泌尿感染学组（ESIU）与国际泌尿疾病咨询委员会（ICUD）联合颁布了新版的泌尿系感染分类（表 30-2-1）（Vitaly Smelov et al., 2016），该分类不但列出了临床经典表现，还列出了各分类感染的诊断标准。

二、泌尿系感染流行病学

（一）女性细菌性膀胱炎的发生率

泌尿系感染是泌尿外科门诊最为常见的疾病之一。由于泌尿系感染包含的疾病广泛，如细菌性肾盂肾炎、细菌性膀胱炎、细菌性前列腺精囊炎等男性生殖系统炎症均包括在内，不同部位的感染发病率有很大的不同，本节主要介绍细菌性膀胱炎的流行病学，而其他部分的泌尿系感染流行病学另有章节阐述。

泌尿系感染流行病学研究较为深入的为女性泌尿系感染，尤其是细菌性膀胱炎。也

表 30-2-1　泌尿系感染的改良分类

分类	描述	临床特征	实验室诊断标准
1	无症状菌尿	无泌尿系症状	≥10 WBC/ mm^3 ≥10^5 CFU/ml（连续两次并间隔 24 小时中段尿培养）
2	急性女性单纯性泌尿系感染	尿痛、尿急、尿频，耻骨上疼痛，在发作前四周内无泌尿系症状	≥10 WBC/ mm^3 ≥10^3 CFU/ml
3	急性单纯性肾盂肾炎	发热、寒战及一侧腰痛，其他疾病应除外 无泌尿系统异常病史及临床证据（超声或影像学）	≥10 WBC/ mm^3 ≥10^4 CFU/ml
4	复杂性泌尿系感染	出现任何分类 1 和 2 中的症状组合，伴有 1~2 种与复杂泌尿系感染相关危险因素	≥10 WBC/ mm^3 ≥10^5 CFU/ml（女性） ≥10^4 CFU/ml（男性或女性伴导管相关因素）
5	反复泌尿系感染（抗生素预防）	在过去的 12 个月内，至少 3 次泌尿系感染（以尿培养为诊断标准），女性并不伴泌尿系解剖或功能异常	<10^3 CFU/ml（两次发作期间）

CFU：菌落形成单位；WBC：白细胞；所有脓尿计数均为非离心尿

是女性就诊于泌尿外科门诊或妇科门诊的主要疾病之一。有研究显示大约 30% 的女性在 24 岁之前均患至少一次需要抗生素治疗的细菌性膀胱炎，而几乎一半的女性一生中会经历至少一次泌尿系感染。正如图 30-2-1 所示，开始有性生活后，女性泌尿系感染的发生率持续升高。

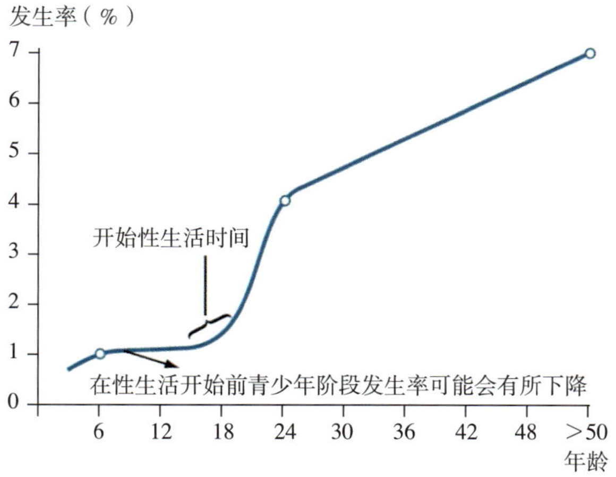

图 30-2-1　女性泌尿系感染发生率与年龄及性活动的相关性

（二）泌尿系感染致病菌的流行病学

了解泌尿系感染致病菌的流行病学资料极为重要，从国际上各种 UTI 指南分析，均未能对采用何种抗生素治疗提出具体建议，强调结合当地细菌学专家意见确定抗生素治疗方案。产生这种现象的主要原因是各个国家或地区，或一个国家内各个区域泌尿系感染的致病菌对各种抗生素敏感性均有很大不同，或称之为抗生素抗菌谱差异很大。原因与本地域所掌握的抗生素资源不同导致常用抗生素差异等因素有关。因此在制订泌尿系感染的抗生素治疗方案时必须了解本地区抗生素抗菌谱的变化，才能使得患者获得更有效的治疗。

从来自法国的资料分析（Martin et al., 2016），泌尿系感染女性尿培养主要细菌为大肠埃希氏菌和肺炎克雷伯菌，其中超广谱β-内酰胺酶（ESBL）阳性大肠埃希氏菌占 3.3%，ESBL 阳性大肠埃希氏菌 91% 对环丙沙星耐药；而且随着年龄的增加，耐药菌比例逐渐升高。但从国内发表的资料看，抗生素敏感菌谱有很大的不同。2012 年北京地区获得性泌尿系感染致病菌研究显示（杨春霞等，2012）大肠埃希氏菌占 65%，其中 ESBL 阳性大肠埃希氏菌 46%，左氧氟沙星对 ESBL 阳性大肠埃希氏菌耐药率高达 80%；粪肠球菌占第二位，约占 10%，对多数抗生素均耐药，在所检测的口服药物中，只有磷霉素氨丁三醇和呋喃妥英对目前我国泌尿系感染致病菌有良好的效果。对比我国和欧洲之间的抗菌谱差异，很明显可以看出抗生素滥用对我国泌尿系感染治疗的明显影响。因此在制定我国泌尿系感染抗生素应用指南时一定和结合当地的细菌学数据，才能制定良好的抗生素应用指南。

三、泌尿系感染病因及发病机制

1. 致病菌的迁移

致病菌多位于肠道，但有较强迁移能力的致病菌可以通过肛门皮肤，尿道外口，最终驻留膀胱内（尤其女性尤为如此），如遇机体防御机制的减弱即可发生泌尿系感染。少数情况下，因菌血症致病菌可通过血行达到肾，往往可引起肾皮质脓肿或急性肾盂肾炎等上尿路感染。

2. 常见致病菌

正如之前所述，泌尿系常见细菌在各国甚至每个城市都有所不同。产生这种现象的原因与地区环境和常用药物差异有关。2012 年北京地区泌尿系感染尿培养结果显示最为常见的细菌仍为大肠埃希氏菌，但高达 46% 的大肠埃希氏菌为 ESBL 阳性菌，对多数抗生素耐药；同时耐药菌粪肠球菌也高达 10% 左右；其他常见细菌见表 30-2-2。

3. 上皮细胞受体性（epithelial cell receptivity）（Vitaly Smelov et al., 2016）

有研究发现阴道上皮黏膜有一种受体性，能使得尿路致病菌（主要为大肠埃希氏菌）黏附于上皮表现。从临床研究看，反复性泌尿系感染的患者其阴道黏膜细胞表面黏附的细菌数明显多于正常对照，这种现象常称之为上皮细胞的受体性，因为这种黏附功能常与一种血型相关的受体有关。细菌黏附于阴道上皮细胞表面的能力不但受月经周期的影响，也受雌激素的影响，雌激素水平减低，细菌更易黏附于阴道细胞的表现。阴道黏膜这种受体性也受阴道内环境的影响，经研究发现 IgA 是一种与受体性相关的糖蛋白。

4. 膀胱黏膜细胞

细菌菌毛（1 型菌毛，type I Pili）末端的细菌黏附素（简称 FimH）可与位于膀胱细胞表面的尿溶蛋白糖基化残端结合。这种结合常是泌尿系感染发生或复发的始作俑者，细菌得以通过细胞膜进入胞质，最初形成早期细胞内细菌群落（简称 IBCs），并大量繁殖，通过分泌各类毒素而溶解并破坏上皮细胞。

5. 尿路的自然防御机制

（1）阴道口及尿道口周围的菌落相互制约：阴道口及尿道口周围存在乳酸杆菌，凝固酶阴性葡萄球菌、棒状杆菌和等条件致病菌。这些条件致病菌对大肠埃希氏菌等尿路致病菌有抑制其菌落生成的作用，一旦阴道内环境的改变，如雌激素或宫颈 IgA 水平的变化，或阴道黏液过低 pH 值，均可导致或促使致病菌菌落的扩增导致泌尿系感染。抗生素的使用是导致阴道内环境剧烈改变的主要原因之一，因此抗生素使用不当常导致细菌性或霉菌性阴道炎的发生，从而也增加了泌尿系感染的风险。

（2）膀胱：致病菌作用于膀胱黏膜后，能激活膀胱黏膜局部的免疫反应，这种免疫反应是通过 Toll 样受体（Toll-like receptors，TLRs）介导。细菌胞膜的脂多糖和肽聚糖是激

表 30-2-2　300 株中段尿分离病原菌的菌属构成比（尿液标本均来自女性细菌性膀胱炎患者）

菌种	株数	百分比（%）
革兰氏阴性杆菌	242	80.7
大肠埃希氏菌	195	65.0
肺炎克雷伯菌	16	5.3
奇异变形杆菌	14	4.7
铜绿假单胞菌	9	3.0
摩氏摩根菌	2	0.7
弗氏柠檬酸菌	1	0.3
克氏柠檬酸菌	1	0.3
居泉沙雷菌	1	0.3
液化沙雷菌	1	0.3
阴沟肠杆菌	1	0.3
鲍曼不动杆菌	1	0.3
革兰氏阳性球菌	58	19.3
粪肠球菌	30	10
表皮葡萄球菌	12	4.0
屎肠球菌	5	1.7
溶血性葡萄球菌	3	1.0
无乳链球菌	3	1.0
金黄色葡萄球菌	2	0.7
沃氏葡萄球菌	1	0.3
木糖葡萄球菌	1	0.3
巴氏链球菌	1	0.3

活 TLRs 家族的 TLR4 主要细菌胞膜成分，最终激活 TRLs 通路，诱发一系列局部免疫及炎症反应，膀胱黏膜的这类反应也称之为固有免疫（innate immune），这种反应较快的免疫炎症能在内激发适应性免疫炎症反应（adaptive immune），适应性免疫炎症有多种炎症相关细胞参与，如多形核白细胞、中性粒细胞、巨噬细胞、嗜酸细胞、自然杀伤细胞、肥大细胞及树突状细胞等。适应性免疫反应能通过 T 及 B 淋巴细胞识别特殊致病菌而在感染发生后 7～10 天产生相应的抗体。

理解细菌感染导致膀胱黏膜及其黏膜下组织一系列固有免疫和适应性免疫反应很有临床意义。有研究显示大肠癌埃希氏菌胞膜的脂多糖是可能通过 TLR4 引起膀胱感觉敏感，甚至在大肠埃希氏菌清除后仍可持续引起慢性盆腔疼痛（或膀胱疼痛综合征）。并非所有的大肠埃希氏菌有这种作用，研究显示可能引起慢性膀胱疼痛病变的大肠埃希氏菌常带有一种 O 抗原，带有 O 抗原的脂多糖可引起明显的膀胱疼痛（Rudick et al., 2010）。因此在临床中，尤其是尿培养显示大肠埃希氏菌已被清除后，膀胱持续的疼痛可能并不一定与细菌感染有关，常可能为细菌感染后引起的一系列免疫反应性炎症所致，此时的治疗可能不仅仅依靠抗生素，甚至无需抗生素治疗，适当的抗炎治疗（如适当应用抗组胺药物）也许是更为合理的选择。

6. 宿主防御机制的改变

（1）梗阻：尿路任何部位的梗阻均可增大泌尿系感染的风险，或一旦发生泌尿系感染，往往使得原本并非严重的感染而演变为致命的败血症。综其原因，与梗阻状态下细菌更易繁殖和黏附与膀胱黏膜有关。

（2）膀胱输尿管反流：膀胱输尿管反流更多是造成上尿路感染的原因之一，本书另有章节表述，在此不再阐述。

（3）糖尿病：该病会导致免疫力减退，易增加泌尿系感染的风险，但主要涉及女性上尿路泌尿系感染，细菌性膀胱炎或男性似乎并无明显影响。

（4）肾乳头坏死：肾乳头坏死严重时坏死组织可引起输尿管梗阻，慢性肾乳头坏死组织可钙化，形成结石，也是造成梗阻继而引起上尿路感染的原因。肾乳头坏死多引起上尿路感染，尽管也可有细菌性膀胱炎的症状，但病因在上尿路。引起肾乳头坏死的病因很多，如镇痛药滥用、糖尿病、肾盂肾炎、镰状细胞贫血、移植肾排异、肾淀粉样变性、进行性肾小球肾炎、急性胰腺炎等。尤其是镇痛药滥用引起的肾乳头坏死发生尿路上皮癌的风险明显增大，这类患者需定期行尿细胞学检查以除外尿路上皮细胞癌，不过一旦停用镇痛药，肾乳头坏死会处于稳定状态。

（5）妊娠：有 4%～7% 的孕妇会有菌尿，其中 25%～35% 会出现急性肾盂肾炎。泌尿系感染风险增加的原因可能与怀孕后激素作用导致肾盂输尿管扩张有关，而且妊娠期内的尿液均呈比较适合大肠埃希氏菌生长的 pH 环境。

四、泌尿系感染的临床表现

（一）症状及体征

细菌性膀胱炎典型症状为排尿疼痛，同时伴有尿频和尿急。感染严重者甚至出现血尿。如果感染仅限于膀胱内，很少有高热的表现。高龄老人症状可能不为典型，以尿频、尿痛为主。尿色通常发黄，或浑浊。

（二）诊断性检查

对于偶尔发生尿频、尿急及伴排尿疼痛症状，如果患者并无反复泌尿系感染病史，也无排尿困难、长期留置尿管、长期口服激素或糖尿病控制不良等泌尿系感染的高危因素，并非需要进一步检查，根据经验或仅凭尿常规提示有红 / 白细胞，可采用抗生素治疗及多饮水即可。否则需做进一步检查。

1. 尿常规检查

由于尿常规或尿培养的准确性首先取决于尿液标本的采集是否规范。女性取尿液是应先分开小阴唇，用湿纸巾或纱布擦洗外阴，再取中段尿即可。一般不建议采用消毒液清洗外阴。对于有排尿功能障碍，或细菌性肾盂肾炎等取样要求更高的病例，可采用耻骨上穿刺汲取尿液样本用于细菌培养和药敏试验。

尿液分析或简称为尿常规是泌尿系感染的筛选性检查，通常镜检显示非离心尿中存在 1～2 个白细胞 / 高倍镜视野或离心尿中存在 10 个白细胞 / 高倍镜视野以上者即可诊断为脓尿。但脓尿并非一定是普通细菌感染所致，最典型的例外是泌尿系结核，以及膀胱内存在的一些可引起炎症性反应的疾病，如泌尿系结石、尿路异物（如输尿管留置支架等）、嗜酸性膀胱炎或甚至间质性膀胱炎等。如同时尿培养阳性可确认泌尿系感染的诊断。因此对于脓尿患者如抗感染治疗 1 ~ 2 周后无明显改善，应进一步检查了解有无其他可能引起脓尿的疾病可能。

镜下菌尿也是快速判断泌尿系感染的检查，通常细菌超过 3000 个 /ml（非离心尿）有 90% 可能为泌尿系感染（尿培养菌落数一般能达到 10^5/ml），但镜检细菌未能达到 3000 个 /ml 者（相当于尿培养菌落数为 10^2 ~ 10^4/ml）并不能完全除外泌尿系感染。也有一种情况，镜检细菌数超过 3000 个 /ml，但尿培养却阴性，此时镜检可见的细菌多来自阴道的乳酸杆菌和棒状杆菌菌群，可能为污染尿液所致；如尿镜检发现多量鳞状上皮脱落细胞，则提示尿液受到污染的可能性很大。

总体而言，菌尿诊断泌尿系感染的敏感性为 40% ~ 70%，而特异性为 85% ~ 95%（Fihn, 2003）。

2. 尿培养

泌尿系感染的尿培养诊断标准为 ≥ 10^5 CFU/ml，通常为采集 0.1 ml 尿液植入培养基所获得的菌落数并乘以 10 所得。但女性泌尿系感染患者有 20% ~ 40% 其尿培养结果为 10^2 ~ 10^4 CFU/ml。因此应结合患者的症状、体征（尿频尿急尿痛）、尿常规（如有红白细胞）和尿培养，才能对泌尿系感染做出准确的诊断。

3. 尿细胞学检查

一般单纯性泌尿系感染并不需要做细胞学检查。但对于反复泌尿系感染，期间存在尿频、尿急甚至膀胱疼痛者，尤其为男性，应该行尿细胞学检查，因为膀胱内肿瘤（主要为广泛原位癌）常会以尿频、尿急及尿痛等泌尿系感染的形式表现。除较为严重的良性前列腺增生导致膀胱出口梗阻外，一般男性极少发生急性膀胱炎，因此要高度警惕膀胱广泛原位癌的可能性。一旦尿细胞学检查可疑，则应行膀胱镜检查，同时行膀胱黏膜随机活检。

4. 影像学检查

对于单纯性泌尿系感染，一般无需影像学检查；而对于反复性泌尿系感染，或伴有高热的患者，应行影像学检查，了解有无结石、结核、泌尿系统解剖异常等复杂因素。

（1）泌尿系超声检查：为筛选性检查，能了解有无肾积水、泌尿系结石、膀胱内占位等异常；通过测定残余尿量，也能初步了解有无排尿功能障碍。

（2）静脉肾盂造影：如出现反复泌尿系感染，或伴有高热怀疑可能存在上尿路感染，或泌尿系超声怀疑可能存在引起尿路梗阻的上尿路疾病时，可以考虑行静脉肾盂造影检查。静脉肾盂造影的最大价值在于对可能存在的梗阻可无间断显影并精确定位，多数情况下也能显示梗阻的原因，如泌尿系结石或肿瘤等。

（3）CT：尤其是 CT 尿路造影（CTU）的应用，目前以逐渐替代了静脉肾盂造影检查。CT 增强或 CTU 能准确显示肾实质、上尿路及膀胱是否存在任何病变或结构异常，尤其是对透 X 线的阴性结石能准确显示。由于 CT 检查为 0.3 ~ 0.5 cm 的横断面，对于较小的病灶可能会有遗漏。CT 检查还能对泌尿系周围器官是否存在可疑病灶进行判断。

（4）膀胱尿道造影：对反复泌尿系感染患者伴高热，影像学检查输尿管下段或全程扩张而怀疑有膀胱输尿管反流者，可行膀胱尿道造影或影像尿动力学检查。尤其是影像尿动力学检查能在膀胱收缩时同步显示膀胱形态的变化，不但能显示是否出现膀胱输尿管反流，而且还能准确判断出现输尿管反流时膀胱的压力状态，对进一步了解膀胱输尿管反流的原因有诊断性意义。

5. 泌尿外科特殊检查

（1）尿动力学检查：对于反复泌尿系感染者，应仔细询问患者的排尿状态，很多患者往往伴有排尿费力或尿不尽感，对于有这类主诉的患者应进行排尿功能的评估。首先应行尿流率检查，如一旦发现尿流率异常（无论是最大尿流率减低或尿流率图形异常），均应进一步行尿动力学检查。由于女性常存在尿道中段狭窄或膀胱颈梗阻所致膀胱出口梗阻而导致反复泌尿系感染，怀疑出口梗阻者最为准确的评估手段为影像尿动力学检查，不但能判断是否存在膀胱出口梗阻，也能准确了解梗阻的解剖水平，因为尿道中段狭窄或膀胱颈梗阻两者治疗原则完全不同，前者需要定期尿道扩张，而后者需要行经尿道膀胱颈内切开术。

（2）膀胱镜检查：对于尿细胞学检查可疑，或影像学检查可疑膀胱黏膜病变的患者应行膀胱镜检查，膀胱镜检查前因积极抗感染并使得泌尿系感染得以控制方可实施。膀胱镜检查对不但要注意是否有肿物，对于异常黏膜隆起也应活检；为除外泌尿系结核，应观察输尿管周围是否存在较为严重的炎症反应和输尿管口是否僵硬，必要时在输尿管口周围行黏膜活检以确定有无膀胱结核。对于可能存在于膀胱黏膜表面的滤泡，多为反复泌尿系感染或膀胱长期慢性炎症所致的腺样增生（病理诊断），与反复泌尿系感染或引起膀胱慢性炎症性病变的病因本身并无相关性（Smith et al., 2008）。

五、泌尿系感染的治疗

（一）泌尿系感染抗生素治疗的基本原则

泌尿系感染确定后，首先需要使用抗生素控制感染，由于近年来抗生素滥用问题严重，因此首先需要了解抗生素使用的基本原则。

1. 血及尿中抗生素浓度的临床意义

对于单纯性泌尿系感染而言，因患者并无高热（即菌血症），此时抗生素治疗是否有效取决于尿中抗生素的浓度，因多数抗生素尿中浓度远高于血液中浓度，因此单纯性泌尿系感染口服有效的抗生素即足以控制感染。而患者如为复杂性泌尿系感染或伴高热，不但要求尿中抗生素浓度足够高，也要求有效的血清浓度以抑制血液中的细菌，此时静脉途径给予抗生素治疗成为必要，因静脉途径给药能明显提高血清抗生素的浓度。抗生素种类的选择应根据当地细菌学流行病学资料选择可能敏感的抗生素（经验用药），或根据药敏试验选择敏感的抗生素。

2. 抗生素耐药性

自从出现抗生素以来，抗生素耐药一直是临床面临的问题，从目前研究看，产生抗生素耐药的途径有：①遗传性染色体耐药（inherited chromosomal resistance）：又称之为固有耐药性。有对某些细菌先天缺乏抗菌机制，如呋喃妥英对变形杆菌和铜绿假单胞菌无效。②获得性染色体耐药（acquired chromosomal resistance）：或称之为获得性耐药。药物浓度接近或低于最低抑菌浓度时，抗生素仅仅杀灭敏感的细菌，而对该抗生素不甚敏感的细菌再次大量繁殖而导致耐药。③染色体外介导耐药（extrachromosomal-mediated resistance）：可获得性或通过质粒传导。质粒可携带耐药基因物质，传导至其他细菌而导致耐药。

抗生素耐药还取决于药物的浓度和作用的时间。同时也受到本地抗生素资源不同或医生用药习惯不同的影响。比如在北美洲，喹诺酮类药物耐药的细菌仅为 10%（Gupta et al., 2011），而我国近期的泌尿系感染细菌学研究发现喹诺酮类药物耐药高达 60% 以上（杨春霞等，2012），产生这种差异的原因有比较复杂的社会因素，如我国农业养殖或环境中广泛使用喹诺酮类抗生素，或喹诺酮类药物相对较为便宜而在各级医院广泛使用等，这些均可造成喹诺酮类抗生素的大范围耐药现象。

3．泌尿系感染常用抗生素的作用机制

（1）呋喃妥因：呋喃妥因对多数尿路致病菌均有疗效。但对变形杆菌及铜绿假单胞菌无效。呋喃妥因可从尿液迅速排出，但人体组织中含量极低，因此对复杂泌尿系感染或伴高热者疗效欠佳。该药物不易产生获得性细菌耐药。对怀疑葡萄糖-6-磷酸脱氢酶（glucose-6-phosphate dehydrogenase，G6PD）缺乏者禁用，否则将产生溶血现象。

（2）甲氧苄啶/磺胺甲恶唑：甲氧苄啶/磺胺甲恶唑联合是治疗急性泌尿系感染最为常用的药物之一。对于单纯泌尿系感染甲氧苄啶即足以控制感染，对于复杂或上尿路感染，需甲氧苄啶/磺胺甲恶唑联合治疗，不但能明显提高疗效，而且能减轻副作用。但磺胺类药物对肠球菌和铜绿假单胞菌无效。

（3）磷霉素：尤其是近年来新近上市的磷霉素氨丁三醇几乎对多数泌尿系感染有明显的疗效，对绝大多数革兰氏阴性杆菌有明显抑制作用，甚至对万古霉素耐药的肠球菌也有明显的疗效。该药物主要从尿液中排尿，适合单纯性泌尿系感染的治疗，由于该药物有较长的半衰期，术前一次口服可覆盖2～3天的抗菌疗效，因此是极佳的泌尿系手术预防用抗生素。对于伴菌血症的患者，需给予静脉注射用磷霉素。该药物还有与其他抗生素不易产生交叉耐药的特点。我国的资料显示肠球菌（粪肠球菌及屎肠球菌）对磷霉素氨丁三醇的敏感性高达90%以上（杨春霞等，2012）。目前口服磷霉素氨丁三醇已成为国际上单纯泌尿系感染的一线用药。但相对于呋喃妥因和磺胺类药物，磷霉素类药物价格相对昂贵。

（4）氟喹诺酮类药物：该类药物是较为广谱的抗生素，对铜绿假单胞菌等均有良好疗效，是泌尿系感染经验用药的良好选择。该药物在西方国际耐药率不超过10%，但在北京地区耐药率高达60%（杨春霞等，2012），而耐药超过30%一般不建议作为经验用药，因此喹诺酮类抗生素在我国应用最好要基于药敏试验结果，患者才能获得良好的疗效。对于绝大多数泌尿系感染而言喹诺酮类抗生素的疗效仅略高于甲氧苄啶/磺胺甲恶唑。尽管国际上将此药物作为治疗泌尿系感染的一线用药，鉴于我国该类药物的广泛耐药性，能否仍作为一线用药很值得商榷。

（5）头孢菌素类抗生素：一般而言对多数肠道杆菌有明显疗效，但对肠球菌疗效欠佳。第一代头孢菌素类抗生素对革兰氏阳性杆菌和多数尿路致病菌（如大肠埃希氏菌）有良好的治疗作用，而二代头孢菌素类抗生素主要作用于厌氧菌，三代头孢对社区获得性或院内获得性革兰氏阴性菌均有良好的疗效，其疗效优于其他β-内酰胺类抗生素。由于该类抗生素的广谱性，建议用于复杂泌尿系感染的治疗。

（6）氨基青霉素：曾广泛用于泌尿系感染的治疗，但近20年来，该药物在西方国家的尿路致病菌耐药率高达40%～60%（Gupta et al., 2011），使得该类药物应用明显受限。近年来联合β-内酰胺酶抑制剂，该药物能有效抑制肠道产酶菌的感染。广谱青霉素（如匹美西林、哌拉西林、美洛西林、阿洛西林）不但能有效抑制肠球菌感染，对氨基青霉素耐药的革兰氏阴性杆菌也有良好的治疗作用。目前多用于院内泌尿系感染或伴有细菌性肾盂肾炎的泌尿系感染。

（7）氨基糖苷类：该类药物是治疗伴有发热的泌尿系感染的首选药物。首先这类药物为静脉途径给药，能迅速提高血清药物浓度，符合菌血症治疗的要求。尽管新一代氨基糖苷类抗生素的肾毒性和耳毒性明显减轻，但仍需对患者进行检测，以防类似并发症的发生。

（8）氨曲南：该药物的抗菌谱与氨基糖苷

类抗生素相似，并针对所有的β-内酰胺类，与氨基糖苷类抗生素不同的是该药物并无肾毒性。但氨曲南的抗菌谱比三代头孢窄，临床上常作为青霉素过敏患者的替代选择。

（9）匹美西林：匹美西林是青霉素类β-内酰胺类抗生素，为美西林前体。该药物对革兰氏阴性杆菌有较强的抑制作用，北欧国家常将此药作为治疗单纯性泌尿系感染的首选药物，大肠埃希氏菌对该药物的耐药性低至2%，而且少有副作用。

4. 抗生素选择的基本原则

众多抗生素均能有效治疗泌尿系感染，但应遵循以下原则：①泌尿系感染的复杂性：如为偶发单纯性泌尿系感染，一般采用经验性口服抗生素治疗即可，通常并不需要尿培养结果。尽管这一点在西方发达国家已成为共识，但我国的情况比较特殊，由于常用的喹诺酮类药物耐药率超过30%（国际共识为一种抗生素耐药率超过30%即需要根据药敏试验结果选择该抗生素），口服抗生素中可供经验用药的合理抗生素为呋喃妥英或磺胺类药物，磷霉素氨丁三醇因并未普遍计入我国各大医院，作为一线经验用药会明显增加患者的医疗成本。对于反复发作的单纯性泌尿系感染，在进一步检查泌尿系感染反复发作可能原因的同时（如是否有细菌性阴道炎或排尿功能障碍等），建议在经验性抗生素治疗之前，留取尿液做尿培养加药敏检查，以除外是否为耐药菌感染。对于复杂性泌尿系感染，尤其伴有高热者，首先建议静脉给药，以增强菌血症治疗的疗效，同时均应留取尿液和血液标本（尤其是体温超过39℃者）做细菌学检查。②当地的细菌谱：关注本地区的细菌学研究结果，选择与本地区定期公布的细菌学研究相关的抗生素。每个地区因为抗生素资源的不同，环境影响不同，泌尿系感染的细菌谱会有所差异。但多数泌尿系感染与肠道大肠埃希氏菌有关，北京地区的泌尿系感染细菌谱研究显示65%与大肠埃希氏菌有关，而且将近60%的大肠埃希氏菌对喹诺酮类抗生素耐药，因此在北京地区建议选择呋喃妥英、磺胺类药物或磷霉素氨丁三醇作为一线经验性使用的抗生素治疗泌尿系感染。③参考曾经的细菌学检查结果：对于曾有尿或血细菌学检查结果的泌尿系感染患者，经验应用抗生素时可参考先前的细菌学结果选择抗生素，尽管每次感染的细菌有所不同，但多数反复泌尿系感染的患者细菌谱变化并不大，而且这类患者在每次泌尿系感染时均应做尿或血（如果有高热）的细菌学检查，可以根据本次的细菌学检查结果对经验性抗生素应用进行修正。④抗生素使用的时间：对于单纯性泌尿系感染，通常采用3～5天的抗生素治疗，症状基本缓解即可停药。但对于反复发作或复发性泌尿系感染，尽管症状缓解，仍需一周后行尿培养检查，在获得结果证实细菌清除后才能停药。

5. 预防性抗生素使用的基本原则

泌尿外科手术抗生素预防性应用的基本原则与多数腹部手术的原则相同，为术前2小时内选择适当的抗生素及剂量静脉一次给药，如手术时间超过两个小时，可追加一次，一天的总量不应超过该抗生素的每天基本用量，而泌尿外科各种操作的抗生素预防使用多用口服抗生素。泌尿外科各种操作和手术的术前预防性抗生素应用见表30-2-3，并非有所的操作或手术需要预防性使用抗生素，当部分患者存在泌尿系感染的危险因素时才需要预防性使用抗生素（表30-2-4）。

（二）细菌性膀胱炎

1. 单纯性细菌性膀胱炎（uncomplicated bacterial cystitis）

单纯性细菌性膀胱炎多见于女性，大约

表 30-2-3　泌尿系操作及手术预防性抗生素应用指南

操作或术式	致病菌	有预防指征	抗生素选择	替代抗生素	治疗时间
下尿路操作或手术					
拔除尿管	尿路	如伴危险因素	喹诺酮类 磺胺类	氨基糖苷类 ± 氨苄西林 一、二代头孢类	≤24 小时
尿动力学 膀胱镜 * 膀胱尿道造影	尿路	如伴危险因素	喹诺酮类 磺胺类	氨基糖苷类 ± 氨苄西林 一、二代头孢类	≤24 小时
膀胱镜检查及活检等操作		所有患者	喹诺酮类 磺胺类	阿莫西林 / 克拉维酸	≤24 小时
前列腺粒子植入	皮肤	尚未确定	一代头孢	氨基糖苷类 ± 氨苄西林 一、二代头孢类 阿莫西林 / 克拉维酸 克林霉素	≤24 小时
经直肠 前列腺活检	肠道	所有患者	喹诺酮类	磺胺类 氨基糖苷类 ± 甲硝唑 或克林霉素	≤24 小时
上尿路操作或手术					
冲击波碎石	尿路	所有患者	喹诺酮类 磺胺类	氨基糖苷类 ± 氨苄西林 一、二代头孢类	≤24 小时
经皮肾穿刺	尿路及皮肤	所有患者	一、二代头孢类 氨基糖苷类 ± 甲硝唑 或克林霉素	阿莫西林 + 克拉维酸 氨苄西林 + 舒巴坦 喹诺酮类	≤24 小时
输尿管镜	尿路		喹诺酮类 磺胺类	氨基糖苷类 + 氨苄西林 氨苄西林 + 舒巴坦 喹诺酮类	≤24 小时
开放及腹腔镜手术					
经阴道手术	尿路 皮肤 链球菌	所有患者	一、二代头孢类 氨基糖苷类 ± 甲硝唑 或克林霉素	氨苄西林 + 舒巴坦	≤24 小时
未进入尿路术式	皮肤	如伴有危险因素	一、二代头孢类 氨基糖苷类 ± 甲硝唑 或克林霉素	喹诺酮类	单次剂量
涉及进入尿路术式	尿路及皮肤	所有患者	一、二代头孢类 氨基糖苷类 ± 甲硝唑 或克林霉素	克林霉素	≤24 小时
涉及肠道的术式	尿路、皮肤及肠道	所有患者	二、三代头孢类 氨基糖苷类 ± 甲硝唑 或克林霉素	氨苄西林 + 舒巴坦 喹诺酮类	≤24 小时
涉及植入物	尿路及皮肤	所有患者	氨基糖苷类 + 一、二代头孢类 万古霉素	氨苄西林 + 舒巴坦 替卡西林 + 克拉维酸 哌拉西林 + 他唑巴坦 喹诺酮类	≤24 小时

* 包括经尿道膀胱肿瘤切除术（TURBT）、经尿道前列腺腺切除术（TURP）等经尿道手术及操作

表 30-2-4 泌尿系感染的泌尿系统危险因素（Anthony et al., 2016）

尿流率减低
出口梗阻
神经源性膀胱
脱水
促使细菌定植的因素
性生活 - 增加细菌接种机会
杀精剂 - 增加细菌结合
雌激素减低 - 增加细菌结合
抗菌素 - 减少原位菌落
促使细菌移升作用
留置尿管
尿失禁
粪失禁
残余尿伴膀胱慢性缺血

50% 的女性一生中至少有过一次感染病史。正如之前所述，女性成年后泌尿系感染的发生率明显增加，性活动是其中很重要的因素。老年女性泌尿系感染的发生率持续升高与机体免疫力减低、雌激素水平下降等因素有关。

（1）临床表现：通常表现为近日内出现的尿频尿急和排尿疼痛，严重者可出现血尿、耻骨上疼痛（即膀胱区疼痛），尿液的味道和颜色发生明显变化。由于细菌性膀胱炎主要是发生在膀胱黏膜的感染，一般不会有高热寒战等菌血症症状。

对于有典型的尿频、尿急及排尿疼痛症状患者，诊断细菌性膀胱炎并不困难，但要进一步询问病史，了解是否存在反复发作的泌尿系感染病史，或是否存在泌尿系感染的相关危险因素。

（2）实验室检查：最主要的实验室检查为尿常规检查，应包括尿液镜检。尿常规多提示为镜下红细胞、白细胞增多及细菌数明显增加；试纸尿检可定性测定亚硝酸盐（与细菌有关）及白细胞酯酶（与脓尿有关），但准确性不如尿常规加镜检。偶发的单纯性细菌性膀胱炎并不需要做细菌学检查，对近期可疑存在泌尿系感染病史者，或经询问病史可能存在泌尿系危险因素者，建议同时留取尿液标本行培养及药敏试验。如有典型的泌尿系感染症状，加之尿培养菌落数超过 10^2 CFU/ml 即可确诊为细菌性膀胱炎。

（3）诊断与鉴别诊断：典型的尿频、尿急及排尿疼痛症状（常俗称膀胱刺激症状），尿常规显示红白细胞增多，一般即可诊断为细菌性膀胱炎。细菌性膀胱炎的最主要鉴别诊断是与其他膀胱炎症性疾病所致的尿频、尿急和尿痛相鉴别。其他非细菌性感染所致的膀胱炎症性疾病包括嗜酸性膀胱炎、放化疗所致的膀胱炎、氯胺酮膀胱炎、泌尿系结核及间质性膀胱炎，这类炎症性疾病所致的临床症状特点多表现为尿频、尿急和尿痛持续存在，尽管时而症状有波动现象，但两次波动之间上述所谓膀胱刺激性症状并不会消失；而两次细菌性膀胱炎发作间期通常症状会完全消失。由于细菌性膀胱炎是较为常见的疾病，患者即使存在以上慢性非细菌性膀胱炎症性疾病，也常会同时合并细菌性膀胱炎，因此不但需要了解患者的症状特点、发作规律和相关的病史，还需通过尿常规和尿培养以进一步鉴别症状产生的原因是否与细菌性膀胱炎有关。如患者症状比较迁延或反复发作，临床上多会怀疑是否存在复杂性因素，因此泌尿系超声检查等影像学检查能进一步了解患者的症状是否为泌尿系结核所致。

对于症状反复出现者，还应进一步了解有无细菌性或霉菌性阴道炎，因为阴道相关感染是女性泌尿系感染较为重要的危险因素。阴道炎尽管感染部位在阴道，由于阴道部位紧邻膀胱，仅仅阴道炎本身也会引起尿频、尿急等类似细菌性膀胱炎的症状。因此尤其对于已婚女性，初诊时应询问患者阴道分泌物情况，必要时应行分泌物培养以除外阴道炎的可能。

如女性患者主诉主要为尿道口不适，应警惕可能存在尿道炎。尿道炎最为常见的病原菌为衣原体和支原体，单纯疱疹病毒及滴虫病也是比较常见的阴道致病菌。由于细菌性膀胱炎定会同时合并尿道炎症，因此还需结合尿三杯检查和尿培养才能做出准确的鉴别诊断。

（4）抗生素选择：对于单纯性细菌性膀胱炎，尤其是女性细菌性膀胱炎，多采用经验用药，一般不做尿培养 + 药敏试验。国际相关诊治指南推荐的口服抗生素依次为呋喃妥因、磺胺类药物、磷霉素氨丁三醇、匹美西林及喹诺酮类药物（用法及剂量见表 30-2-5），但多数指南指出，对于何种抗生素适合本地区的细菌谱应咨询当地的细菌学专家。因此在选择抗生素时应关注本单位的细菌学定期报告（北京各大三甲医院均定期颁布细菌学报告）或定期关注相关杂志的细菌学研究报告，以作为经验用药的依据。就目前北京地区的泌尿系感染细菌学研究显示呋喃妥因、磺胺类药物及磷霉素氨丁三醇可作为经验用药选择（杨春霞等，2012），而喹诺酮类药物因其过高的耐药率，而需要根据药敏试验选择此类药物。

（5）随访：对于多数女性细菌性膀胱炎而言，抗生素治疗 72 小时后症状多会消失。对于年轻女性患者症状消失后并不需要尿常规及尿培养检查，对于老年女性或伴有危险因素者，抗生素治疗 5 天左右首次复诊时建议行尿常规及尿培养检查。对于男性细菌性膀胱炎而言，大约 50% 以上伴有危险因素或其他疾病，感染的控制只是进一步检查的前提（Andrews et al., 2002）。如患者依据单纯性泌尿系感染采用经验治疗后症状及尿常规并不能明显改善，需进一步查尿培养、影像学筛查或其他泌尿外科特殊检查以确定是否为耐药菌感染或为复杂性泌尿系感染。

表 30-2-5　2011 年欧洲微生物及感染学会颁布的单纯性细菌膀胱炎抗生素经验用药一览表

病情	药物种类	用药途径	剂量（mg）	用法	持续时间（天）
健康女性	呋喃妥因	口服	100	每日 2 次	5
	甲氧苄啶 / 磺胺甲恶唑	口服	160+800	每日 2 次	3
	甲氧苄啶	口服	100	每日 2 次	3
	磷霉素氨丁三醇	口服	3g	单次剂量	-
	匹美西林	口服	400	每日 2 次	3 ~ 7
	环丙沙星	口服	250	每日 2 次	3
	左氧氟沙星	口服	250	每日 1 次	3

2. 复杂性膀胱炎

复杂性泌尿系感染常为耐药菌感染或患者尿路存在其他异常。依据患者的症状严重程度（如有无寒战、高热等），或者既往是否存在损害尿路功能及机体免疫力的相关病史，或先前依据单纯性细菌性膀胱炎治疗无效者，应考虑复杂性泌尿系感染的可能。

对于复杂性泌尿系感染，尤其是伴有高热等菌血症症状患者应采用静脉给药方式，必要时应收住院治疗。对于伴有尿路梗阻者，在积极抗感染同时应尽快暂时缓解梗阻，如尿潴留者留置尿管，上尿路积水者留置输尿管支架或肾积水穿刺造瘘引流。梗阻不能解除，抗感染效果不佳，还可能出现致命的败血症。在积极应用经验性抗生素抗感染同时，需留置尿液及血液行细菌学检查，以便找到更为敏感的抗生素。

一旦体温控制 3 ~ 5 天后，应口服有效抗生素 10 ~ 14 天，如感染反复发作，除继续寻找易感因素外，还应反复行尿液及血液细菌学检查确定致病菌是否发生变化。

如积极抗感染后细菌持续存在，应查找泌尿系统可能存在的异常（表 30-2-6）。

3. 反复泌尿系感染及预防

通常把 3 个月内复发的泌尿系感染称为反复泌尿系感染，而超过此间期的泌尿系感染则称为偶发泌尿系感染。前者患者可能存在各种危险因素，而后者则多为单纯性泌尿系感染。

但为了能制定更有效的治疗措施，在病史询问中需要了解以下内容：①是否有泌尿系感染病史，之前感染中是否有细菌学检查结果，以便更有效地确定抗生素治疗方案。通常之前感染所得的细菌学结果对此次泌尿系感染有一定的参考价值。首先提供了本次感染可能的致病菌及其耐药谱，也能确诊此时症状发作为反复泌尿系感染，②需详细询问患者此次发生感染之前是否存在下尿路症状，如有无持续尿频、尿急，有无尿失禁，有无排尿困难等；如患者平时存在持续尿频、尿急，只是近日症状加重，是否为泌尿系感染需要尿常规证实，这类患者产生症状的原因可能与膀胱炎症性疾病有关；如患者主诉平时存在排尿困难，则提示排尿功能障碍可能为患者反复泌尿系感染发生的原因之一，可作为需要进一步排尿功能检查的证据；如患者有尿失禁，即为泌尿系感染的危险因素，需要进一步检查尿失禁的类型，如

表 30-2-6 引起尿路细菌持续存在的常见泌尿系统异常疾病（Anthony et al., 2016）

感染结石
慢性细菌性前列腺炎
一侧感染萎缩肾
双输尿管畸形或异位开口
尿路异物
尿道憩室及尿道旁腺感染
髓质海绵肾
肾切除术后输尿管残端
脐尿管囊肿感染
与肾盏交通的囊肿感染
肾乳头坏死
膀胱旁脓肿侵入膀胱并形成窦道

是否为膀胱过度活动症或压力性尿失禁，或甚至是否为充溢性尿失禁，这类疾病均需要做进一步的诊治，才能更长久地控制泌尿系感染的反复发生。③一旦反复泌尿系感染获得诊断，需要做进一步做细菌学检查、排尿功能检查及泌尿系超声筛查，以了解反复泌尿系感染的原因；④同时需要了解患者此次发病与性生活是否有关，要了解有无是否同时存在阴道炎的可能。

（1）反复泌尿系感染的处理：一旦感染发生，首先应积极抗感染，控制感染后要行细致的泌尿系统检查了解有无泌尿系统的其他异常，检查应包括尿培养、尿找结核分枝杆菌、尿细胞学、泌尿系统超声检查（如有异常还应进一步行相关的影像学检查）。如患者主诉有排尿费力者还应行尿流率甚至尿动力学等排尿功能的检查；同时还应了解患者有无长期口服激素、糖尿病史、免疫抑制剂及阴道炎等其他危险因素。积极处理或纠正危险因素是预防泌尿系感染反复发作的基本保证。

（2）抗生素选择：由于有先前泌尿系感染病史，应参考上次感染的抗生素用药选择抗生素，同时要根据数天后的尿培养结果进行调整。由于反复泌尿系感染者常为复杂性泌尿系感染，尤其对伴有高热等菌血症症状患者应采用静脉途径给予抗生素治疗，静脉抗生素多选择针对革兰氏阴性的肠道尿路致病菌。一旦患者体温正常达 3～5 天，根据尿培养或经验选择的口服抗生素继续抗感染治疗 10～14 天。

（3）反复泌尿系感染的预防性应用抗生素：对于反复发作的泌尿系感染，预防复发的最主要措施是找到泌尿系感染的危险因素并进行纠正。但临床上很多情况下并不能找到这类易感因素或易感因素难以消除（如糖尿病或其他疾病需要长期口服糖皮质激素等），此时可采用反复发作泌尿系感染的抗生素预防性治疗。抗生素预防性治疗方法有：①低剂量持续抗生素预防治疗（low-dose continuous prophylaxis）。多选择甲氧苄啶 / 磺胺甲恶唑（80 mg，每日 1 次）、甲氧苄啶（100 mg，每日 1 次）、呋喃妥因（50mg，每日 1 次）、头孢氨苄（125 mg，每日 1 次）（Nicolle et al., 1987）。近年来欧洲 UTI 指南也建议采用磷霉素氨丁三醇（3 g，7～10 天），连续 3～6 个月（Rudenko et al., 2005）。采用的抗生素多针对肠道菌或阴道细菌。②自我开始的间断治疗（self-start intermittent therapy）。患者常年自备细菌培养瓶（需定期更换），同时自备广谱抗生素。一旦出现泌尿系感染症状，首先留置尿液标本，同时口服三天足量广谱抗生素。③同房后预防性治疗。如果患者 UTI 发生常与同房有关，可以在一段时间内，同房前口服单次剂量抗生素以预防 UTI 的发生。

六、其他特殊类型泌尿系感染的诊治

（一）老年性菌尿

1. 流行病学

老年性菌尿指年龄 65 岁以上老年人尿中长期存留细菌的一种现象，65 岁以上人群中大约 20% 的女性及 10% 的男性可能存在菌尿。老年性菌尿患者多数并无下尿路症状，而且发生率随着年龄有所增加。引起老年性菌尿的原因是多因素的，而且男女有所不同。相同的原因包括体质下降导致机体抵抗力的减低（免疫功能下降），各种老年疾病对免疫力的影响，各种疾病所致的器官功能的衰退而导致膀胱排尿能力和排便能力的下降；女性特有的有衰老所致的控尿能力的下降而导致尿失禁的发生，男性则为良性前列腺增生导致膀胱排空能力的减退等等。老年性菌尿的细菌学特征与年轻者也有所不同，尽管多数致病菌为大肠埃希氏菌，但易耐药的肠球菌的发生率明显升高，而且多重细菌感染更为常见。

2．临床表现

老年性菌尿以及泌尿系感染的临床表现与年轻者有很多的不同。由于老年人机体反应明显偏弱，加之各种疾病也可引起下尿路症状，或与下尿路症状相关的疾病发生率也明显升高。因此在获得老年性菌尿诊断之前，仔细询问患者的症状特点，与膀胱过度活动症、排尿困难或良性前列腺增生等相鉴别，但在老年人群这些疾病往往会合并存在，因此仅凭症状往往不能确定患者下尿路刺激症状是否与感染有关，尤其是在诊断下尿路症状相关疾病之前，需要进行尿常规等相关的泌尿系感染排查，一旦获得感染的尿常规或细菌学证据，首先需要控制泌尿系感染。

3．诊断与鉴别诊断

细菌学检查是老年性菌尿及老年性泌尿系感染最主要的确诊性检查，尿培养细菌菌落数超过 10^5 CFU/ml 仍是泌尿系感染或菌尿的诊断金标准，但对于各种原因长期留置尿管的老年人，超过 10^2 CFU/ml 即有临床诊断意义。仅仅存在脓尿（WBC≥10 个 /mm^3）对老年人而言并无诊断价值（尤其是长期留置尿管的患者），对老年人而言脓尿并不一定伴有菌尿，但无脓尿的患者菌尿几乎也并不存在。

由于引起老年人菌尿的原因复杂，一旦发生脓尿需要对泌尿系进行系统检查，如泌尿系超声了解上尿路有无结石、肿瘤、积水等相关异常；尿流率检查了解患者有无排尿障碍，尤其是老年男性可了解良性前列腺增生是否已导致患者较为严重的排尿功能减低等；一旦获得尿流率减低的证据，对女性而言应行尿动力学检查了解排尿障碍产生的原因（由逼尿肌收缩力减低或膀胱出口梗阻所致），对男性而言往往提示良性前列腺增生已发展到需要进一步处理阶段，只有经过以上泌尿系解剖及功能的细致检查，并进行相应的处理，才有可能消除老年性菌尿或降低菌尿发展为泌尿系感染的风险。

4．治疗

对于住家护理的无症状老年性菌尿患者采用抗生素治疗并不能延长总生存，反而会增加抗生素所致副作用的风险。对于伴有下尿路症状的老年性菌尿或泌尿系感染患者建议口服敏感抗生素一周（或根据以往细菌学检查或新近的细菌学检查结果），对于伴有高热及下尿路症状的老年性泌尿系感染患者，通常需要静脉途径给予抗生素控制高热等菌血症症状，体温控制后还应口服敏感抗生素，抗生素治疗周期一般需要 2 周。对于有尿潴留的患者在积极抗感染同时还应留置尿管持续开放引流，如不解决膀胱排尿问题，则感染失控发展为败血症的风险明显增加。国际上对老年性菌尿或泌尿系感染的菌谱研究显示 ESBL 阳性的致病菌发生率明显升高（认为高达 10%～15%），尽管尚无我国老年人泌尿系感染细菌学特征的流行病学资料，但总体 EBSL 阳性耐药菌已超过 40%，因此我国老年性菌尿的耐药菌感染不会是少数，应更注意结合细菌学选择有效的抗生素。对于伴有下尿路症状或高热的老年性泌尿系感染患者而言，控制感染不至于扩散成为危及生命的败血症是主要目的，由于各种老年疾病影响因素难以去除，菌尿本身并不能完全清除，也已有证据表明无症状的菌尿抗生素治疗并不能改善患者的生存（Vromen et al., 1999）。

（二）导管相关菌尿

1．流行病学

因留置尿管或长期自家导尿所致的菌尿可称为导管相关菌尿，也是院内泌尿系感染最为常见的原因。有 10%～30% 的导管相关菌尿会发展为急性泌尿系感染（Hartstein et al., 1981）。

2．发病机制及病原菌

致病菌通常可通过尿管旁逆行、插管时带入或尿袋尿液反流等三种途径进入膀胱内。体内分泌的蛋白在尿管表面可形成生物膜，这种生物膜极利于细菌的生长和迁移，尤其是变形杆菌和铜绿假单胞菌，因此这类细菌在导管相关菌尿或泌尿系感染中占比明显增高。留置导尿管超过30天以上，两种以上细菌存在的比例也明显升高。

3．临床表现

多数导管相关菌尿患者并无明显的症状，进一步发展为泌尿系感染时，常表现为尿液变为明显浑浊，异味严重，膀胱区不适等症状；合并上尿路感染时常有寒战、高热以及腰痛。

4．实验室检查

导管相关菌尿的诊断标准为尿培养菌落数 $\geqslant 10^2$ CFU/ml，合并泌尿系感染时的诊断标准仍为尿培养菌落数 $\geqslant 10^5$ CFU/ml。在长期留置尿管的患者中尿常规显示白细胞增多并不能确定是否存在菌尿或泌尿系感染。

5．治疗

首先留置尿管时应达到无菌操作，同时要用封闭系统的集尿袋。尿道开口与尿管交界处应定期用无菌生理盐水清洗。在未发生感染时避免使用抗生素，以防发生耐药。对于长期留置尿管者，应定期更换尿管，以防细菌过度附着于尿管表面而导致泌尿系感染的发生；定期行尿培养，以备一旦泌尿系感染发生则为有效抗生素选择提供证据。合并上尿路感染者应采用静脉途径给予抗生素治疗，而一般无症状菌尿并不需要积极的抗生素治疗；合并新出现的下尿路症状，拟怀疑泌尿系感染者可经验给予口服抗生素或根据上次尿培养结果选择有效的抗生素，口服抗生素治疗一般要求超过7～10天以上，直至治疗后尿培养结果阴性方可停药。

（三）脊髓损伤患者泌尿系感染

1．流行病学

脊髓损伤患者（主要为完全性截瘫者）最主要的并发症即为泌尿系感染，通常为较严重的上尿路感染，也曾经是截瘫患者死亡的主要原因之一，截瘫患者生存率的改善与预防泌尿系感染的措施实施有关。截瘫患者中33%的患者始终存在菌尿，长期留置尿管者几乎100%为菌尿，耻骨上膀胱穿刺造瘘者菌尿为44%，而采用外部集尿器者菌尿为63%。尽管尚无严格的对照研究比较自家清洁导尿与留置尿管的菌尿发生率的差异，但自家清洁导尿者其泌尿系统的并发症明显减低（Stamm, 1975）。

2．临床表现

多数截瘫患者的菌尿并无症状，由于下身感觉的消失，患者也不会出现尿频、尿急及排尿疼痛等主诉。通常主诉尿色发浑，异味加重，腹部不适及腰背部疼痛等不典型症状；因感染刺激膀胱常使得两次导尿期间尿失禁出现频次增多，严重者因导致上尿路感染而出现寒战和高热。

3．实验室检查

对于有寒战高热者应行血常规检查。尿常规显示脓尿并无临床意义，因为无论留置尿管或自家导尿均可刺激膀胱黏膜分泌白细胞。美国国家残疾及康复研究所（National Institute of Disability and Rehabilitation Research）建议（NIDRR, 1992）：①无论经尿道或耻骨上穿刺造瘘而长期留置尿管者，只要发现细菌即有临床意义，因这些患者多数在很短时间内会发展为菌落数 $\geqslant 10^5$ CFU/ml状态；②对于自家清洁导尿患者，菌落数 $\geqslant 10^2$ CFU/ml即有临床意义；③而对于未留置尿管能自主排尿患者，菌落数 $\geqslant 10^4$ CFU/ml即有临床意义。

由于长期留置尿管或自家清洁导尿，截瘫

患者菌尿细菌谱与脊髓未损伤的泌尿系感染患者细菌谱有很大不同。脊髓损伤患者仅 20% 为大肠埃希氏菌，多数为肠球菌、奇异变形杆菌和铜绿假单胞菌，其他常见细菌还有肺炎克雷伯菌属、沙雷氏菌属、葡萄球菌及念珠菌等。而且多数患者同时存在革兰氏阴性及阳性菌等多种细菌。

4. 治疗

脊髓损伤患者泌尿系感染时可能的感染细菌较为广泛，而且多为耐药，因此多定期做尿培养检查，一旦感染以便有针对性地选择敏感抗生素。无论感染轻重，均应及时行尿培养检查，以防此次感染细菌的特殊性。对于无发热患者，首先更换尿管，彻底引流膀胱；由于长期菌尿，细菌多对呋喃妥因、磺胺类药物及β-内酰胺类抗生素耐药，尽可能根据药敏试验选择抗生素。对于伴发高热者，应采用静脉途径给予抗生素治疗，常用药物为青霉素类或三代头孢，或根据药敏试验选择抗生素。如抗生素治疗 24～48 小时患者症状仍未控制，应重复尿培养 + 药敏试验检查，同时应行泌尿系统超声筛查，了解有无肾积水及结石等可能的异常。如尿培养发现尿素分解菌，则体温恢复感染控制后需进行尿培养随访直至该类细菌被清除。脊髓截瘫患者如泌尿系感染反复出现，则要进行影像学及尿动力学检查，了解膀胱是否存在高压储尿、高压排尿、膀胱输尿管反流等异常。

对于截瘫患者一般不建议长期抗生素预防性治疗，因其既不能降低泌尿系感染的发生率，反而会增加抗生素耐药的风险。对神经源性膀胱的适当处理是预防泌尿系感染反复发作的最有效手段。

（杨　勇）

参考文献

善辉, 张宁, 刘科, 等. 间质性膀胱炎发生前后膀胱组织组胺受体变化的动物实验研究. 中华泌尿外科杂志. 2010; 31: 335-337.

杨春霞, 陈山, 杨勇, 等. 北京地区社区获得性单纯性泌尿系感染病原菌对常用抗菌药物的体外活性分析. 中华泌尿外科杂志. 2012; 33: 132-137.

Al-zahrani AA, Elzayat EA, Gajewski JB. Long-term outcome and surgical interventions after sacral neuromodulation implant for lower urinary tract symptoms: 14-year experience at 1 center. J Urol. 2011 Mar; 185(3): 981-6.

Andrews SJ, Brooks PT, Hanbury DC, et al. Ultrasonography and abdominal radiography versus intravenous urography in investigation of urinary tract infection in men: prospective incident cohort study. BMJ 2002; 324: 454-6.

Anthony J. Schaeffer, Richard S. Matulewicz, David James Klumpp, et al. Infections of the Urinary Tract In: Wein AJ, Kavoussi LR, Partin AW, Peters CA, editors. Campbell-Walsh urology. 11th ed. Philadelphia: Elsevier, Inc.; 2016. pp. 237.

Berry SH, Elliott MN, Suttorp M, et al. Prevalence of symptoms of bladder pain syndrome/interstitial cystitis among adult females in the United States. J Urol. 2011 Aug; 186(2): 540-4.

Chai TC, Zhang C, Warren JW, et al. Percutaneous sacral third nerve root neurostimulation improves symptoms and normalizes urinary HB-EGF levels and antiproliferative activity in patients with interstitial cystitis. Urology. 2000 May; 55(5): 643-6.

Fihn SD. Clinical practice. Acute uncomplicated urinary tract infection in women. N Engl J Med 2003; 349: 259–66.

Foster HE Jr, Hanno PM, Nickel JC, et al. Effect of amitriptyline on symptoms in treatment naïve patients with interstitial cystitis/painful bladder syndrome. J Urol. 2010 May; 183(5): 1853-8.

Giannantoni A, Porena M, Costantini E, et al. Botulinum A toxin intravesical injection in patients with painful bladder syndrome: 1-year followup. J Urol. 2008 Mar; 179(3): 1031-4.

Gillenwater JY, Wein AJ. Summary of the National Institute of Arthritis, Diabetes, Digestive and Kidney Diseases Workshop on Interstitial Cystitis, National Institutes of Health, Bethesda, Maryland, August 28-29, 1987. J Urol. 1988 Jul; 140(1): 203-6.

Gupta K, Hooton TM, Naber KG, et al. International

clinical practice guidelines for the treatment of acute uncomplicated cystitis and pyelonephritis in women: a 2010 update by the Infectious Diseases Society of America and the European Society for Microbiology and Infectious Diseases. Clin Infect Dis 2011; 52: e103–20.

Hanno PM, Burks DA, Clemens JQ, et al. AUA guideline for the diagnosis and treatment of interstitial cystitis/bladder pain syndrome. J Urol. 2011 Jun; 185(6): 2162-70.

Hartstein AI, Garber SB, Ward TT, et al. Nosocomial urinary tract infection: a prospective evaluation of 108 catheterized patients. Infect Control 1981; 2: 380-6.

Hudson MA, Herr HW. Carcinoma in situ of the bladder. J Urol. 1995 Mar; 153(3 Pt 1): 564-72.

Keay S, Zhang CO, Trifillis AL, et al. Decreased 3H-thymidine incorporation by human bladder epithelial cells following exposure to urine from interstitial cystitis patients. J Urol. 1996 Dec; 156(6): 2073-8.

Li GZ, Zhang N, Du P, et al. Risk factors for interstitial cystitis/painful bladder syndrome in patients with lower urinary tract symptoms: a Chinese multi-center study. Chin Med J (Engl). 2010 Oct; 123(20): 2842-6.

Martin D, Fougnot S, Grobost F, et al. Prevalence of extended-spectrum beta-lactamase producing Escherichia coli in community-onset urinary tract infections in France in 2013. J Infect. 2016 Feb; 72(2): 201-6.

Metts JF. Interstitial Cystitis: Urgency and Frequency Syndrome. Am Fam Physician 2001; 64: 1199-1206.

Morales A, Emerson L, Nickel JC, et al. Intravesical hyaluronic acid in the treatment of refractory interstitial cystitis. J Urol. 1996 Jul; 156(1): 45-8.

National Institute on Disability and Rehabilitation Research. The prevention and management of urinary tract infections among people with spinal cord injuries. National Institute on Disability and Rehabilitation Research consensus statement. January 27-29, 1992. SCI Nurs 1993; 10: 49-61.

Nicolle LE, Ronald AR. Recurrent urinary tract infection in adult women: diagnosis and treatment. Infect Dis Clin North Am 1987; 1: 793-806.

O'Leary MP, Sant GR, Fowler FJ Jr, et al. The interstitial cystitis symptom index and problem index. Urology. 1997 May; 49(5A Suppl): 58-63.

Parkin J, Shea C, Sant GR. Intravesical dimethyl sulfoxide (DMSO) for interstitial cystitis--a practical approach. Urology. 1997 May; 49(5A Suppl): 105-7.

Philip M. Hanno. Bladder Pain Syndrome (Interstitial Cystitis) and Related Disorders. In: Compbell-Walsh Urology. Edited By Alan J. Wein, Louis R. Kavoussi, Alan W. Partin, Andrew C. Novick, Craig A. Peters. Philadelphia, Elsevier Slounder. 2012: 358-401

Rudenko N, Dorofeyev A. Prevention of recurrent lower urinary tract infections by long-term administration of fosfomycin trometamol. Double blind, randomized, parallel group, placebo controlled study. Arzneimittelforschung. 2005; 55(7): 420-7.

Rudick CN, Billips BK, Pavlov VI, et al. Host-pathogen interactions mediating pain of urinary tract infection. J Infect Dis 2010; 201: 1240-9.

Sairanen J, Forsell T, Ruutu M. Long-term outcome of patients with interstitial cystitis treated with low dose cyclosporine A. J Urol 2004; 171(6Pt 1): 2138-41.

Smith AK, Hansel DE, Jones JS. Role of cystitis cystica et glandularis and intestinal metaplasia in development of bladder carcinoma. Urology. 2008 May; 71(5): 915-8.

Stamm WE. Guidelines for prevention of catheter-associated urinary tract infections. Ann Intern Med 1975; 82: 386–90.

van de Merwe JP, Nordling J, Bouchelouche P, et al. Diagnostic criteria, classification, and nomenclature for painful bladder syndrome/interstitial cystitis: an ESSIC proposal. Eur Urol. 2008 Jan; 53(1): 60-7.

Vitaly Smelov, Kurt Naber, Truls E. Bjerklund Johansen. Improved Classification of Urinary Tract Infection: Future Considerations. European Urology Supplements, Volume 15, Issue 4, July 2016, Pages 71-80.

Vromen M, van der Ven AJ, Knols A, et al. Antimicrobial resistance patterns in urinary isolates from nursing home residents: fifteen years of data reviewed. J Antimicrob Chemother 1999; 44: 113–6.

Willis WD Jr. The role of TRPV1 receptors in pain evoked by noxious thermal and chemical stimuli. Exp Brain Res. 2009 Jun; 196(1): 5-11.

第三十一章

膀胱损伤

一、概述

在泌尿系统损伤中，膀胱损伤（bladder injury）的发生率较低，仅有约1.6%的腹部闭合性损伤患者出现膀胱损伤（Udekwu et al., 1996）。因为膀胱作为人体腹膜间位器官，空虚时位于骨性盆腔的深部，其顶部由腹膜覆盖，男性膀胱后部紧邻直肠，而女性膀胱后部毗邻子宫和阴道，下方有泌尿生殖膈支撑，并受到周围筋膜、肌肉、骨盆及其他软组织的保护。在排空时，膀胱不易受到损伤；而充盈时，膀胱向上超出耻骨联合之上，与腹壁相贴，同时膀胱充盈后内压增大、膀胱壁变得薄而紧张，使其容易受到损伤。此外，经过多次手术的膀胱及病理性膀胱较正常膀胱更易受到损伤。

儿童骨性盆腔尚未发育成熟，骨盆较浅，膀胱位置较高，膀胱稍有充盈即可向上凸出至下腹部，故更易受到直接暴力伤。但儿童骨骼中有机质含量的比重较成人高，骨性盆腔更富有弹性，因此骨盆骨折引起的膀胱损伤较成人低。有关研究报道表明，儿童创伤中骨盆骨折占0.3%～4%（Hargitai et al., 1998; Grisoni et al., 2002; Galano et al., 2005; Spiguel et al., 2006; Nabaweesi e tal., 2008; Ramirez et al., 2008），而Ismail等人（1996）收集了美国儿童创伤中心登记的23 700例儿童创伤病例，统计出骨盆骨折的发生率为3%，而美国一级创伤诊疗中心5年收治的10 720例成人创伤病例相的骨盆骨折发生率为5%（$P<0.001$），同时儿童的死亡率（5.7%）亦低于成人（17.5%，$P<0.001$），但Hauschild等人（2008）对4291例骨盆骨折患者进行年龄分层分析时发现儿童骨盆骨折死亡率为8.2%，而成人为6.1%（$P=0.28$）。尽管如此，儿童骨盆骨折引起泌尿生殖系统损伤的发生率仍低于成人。

随着现代交通的日益发展以及各种意外事件发生率的上升，使得发生腹部创伤和膀胱损伤的可能性大大增加。Deibert等人（2011）通过美国创伤数据库（National Trauma Data Bank, NTDB）统计出美国2002—2006年共有8565名膀胱损伤患者注册登记，其中男性占75%，57%的患者年龄小于40岁。膀胱损伤常常与骨盆骨折有关，83%～95%的膀胱损伤与之相关，因此多以复合伤的形式出现，80%～94%的膀胱损伤患者同时出现明显的泌尿系统以外的损伤。虽然男性比女性更多地参与危险活动，更容易发生骨盆骨折，但Bjurlin等人（2009）统计分析NTDB数据库2001—2005年登记患者时，发现骨盆骨折患者中，男性和女性出现膀胱损伤的可能性是近乎相同的（3.41%与3.37%，$P=0.848$）。膀胱损伤容易在其他器官损伤症状掩盖下而导致漏诊或延迟诊断，进一步引起严重的后遗症。而膀胱破裂可因出血、休克、尿液外渗、继发感染等严重并发症而危及患者生命，尤其是合并有其他脏器严重损伤时死亡率可超过40%（Wein et al., 2011），因此应给予足够的重视。

二、病因学

膀胱损伤主要由外源性损伤（包括直接暴力伤、间接暴力伤及火器锐器伤）和医源性损伤引起，极少部分患者为自发性破裂。Dobrowolski 等人（2002）对波兰61家泌尿外科中心5年收治的512例膀胱损伤患者进行调查发现，251例（49%）为医源性损伤，210例（41%）为车祸伤，8例（1.6%）为骨盆撞伤，40例（7.8%）为高处跌落伤，3例（0.6%）为火器伤。虽然由医源性损伤引起的膀胱损伤与外源性损伤的构成比相似，但近年来医源性损伤有上升的趋势。

（一）直接暴力伤

在膀胱充盈时，膀胱位置上移，膀胱顶部高于耻骨联合，当外力直接作用于下腹部时，如撞击、袭击、拳击、脚踢、重物挤压等，膀胱内压急剧升高引起膀胱壁薄弱处（如膀胱顶部）发生破裂。充盈下的膀胱在轻微外力直接作用下便可破裂。

（二）间接暴力伤

损伤多发生于骨盆骨折时，多见于交通事故和高空跌落。骨折断端移位通过筋膜剧烈牵拉膀胱引起撕裂，或骨折断端直接刺破膀胱。83%～95%的膀胱损伤由骨盆骨折引起，但是只有5%～10%的骨盆骨折患者会出现膀胱损伤（Wein et al., 2011）。耻骨联合分离、骶髂、骶骨骨折与膀胱破裂密切相关，但单独的髋臼骨折很少引起膀胱破裂。90%以上的骨盆骨折患者为复合伤（合并多脏器损伤，平均2.9个）（Brenneman et al., 1997; Adams et al., 2002），死亡率可高达44%（Wein et al., 2011）。在严重的骨盆骨折时，膀胱和尿道是最容易受到损伤的器官。

（三）火器锐器伤

主要见于战争时期，由子弹、弹片、尖锐利器刺伤所致，常合并多器官损伤，如阴道、子宫、直肠、血管等，易形成腹壁尿瘘、膀胱阴道瘘或膀胱直肠瘘，伤及血管易引起失血性休克甚至死亡。

（四）医源性损伤

主要是在盆腔周围区域进行医疗操作时引起的膀胱损伤。随着微创技术愈来愈多地应用于临床诊断和手术治疗，膀胱已经成为泌尿系统中最易受到医源性损伤的器官。膀胱的医源性损伤主要分为膀胱外医源性损伤和膀胱内医源性损伤。膀胱外医源性损伤主要发生于妇产科手术，其次是泌尿外科手术及普外科手术时误伤（Armenakas et al., 2004）。据 Cordon 等人（2014）统计，在127例医源性膀胱损伤患者中有65%由妇产科手术引起，22%为普外科手术引起，泌尿外科手术患者占13%。相关研究报道表明，传统妇产科手术引起膀胱损伤的可能性在0.3%～5%（Härkki-Sirén et al., 1998; Gilmour et al., 1999; Mäkinen et al., 2001; Mendez, 2001），同时行妇产科手术及压力性尿失禁手术将使膀胱损伤的风险增加4.42倍（Vakili et al., 2005）。而膀胱内医源性损伤主要见于经尿道膀胱肿瘤电切术（TURBT）或激光切除术，主要引起腹膜外型膀胱破裂，但发生率通常很低，约为1%，且88%的患者可通过留置导尿管治愈（Murshidi, 1988; Skolarikos et al., 2005）。按照美国创伤外科协会（American

Association for the Surgery of Trauma，AAST）的器官损伤分级量表，绝大多数医源性损伤病例（92%）为Ⅲ ~ Ⅳ级（Markus et al., 2007）。此外，医源性异物植入失败或遗落，如前列腺切除器、输尿管支架或膀胱造瘘管放置失败，或手术纱布、缝合针的遗落，盆腔手术后钛钉或钛夹脱落，均可引起膀胱损伤（Frenkl et al., 2008; Rafique, 2008）。

（五）自发性破裂

较为少见，主要由于患者膀胱原有病变或其他因素引起病理性改变，如炎症、结核、溃疡、憩室、肿瘤、放疗或多次手术等引起膀胱壁薄弱或纤维化，下腹部受暴力打击或腹压增加，即使力度不大也易发生破裂。此外，下尿路梗阻等因素引起膀胱内尿液潴留，膀胱内压过高时受到轻微外力也可引起膀胱自发性破裂，此时膀胱可无原发性病变。

三、膀胱损伤的分型及病理改变

根据膀胱损伤的程度以及膀胱破裂口与腹膜的位置关系，可分为以下几型：

（一）膀胱挫伤

仅膀胱黏膜或肌层受到损伤，而膀胱壁未发生破裂，保持完整性，局部出血或形成血肿，无尿液外渗，可出现轻度血尿，多见于膀胱内器械操作时引起损伤。

（二）膀胱破裂

伤及膀胱全层，有明显的出血和尿液外渗，常出现肉眼血尿。不同的致伤原因和外力作用形式和部位，可引起不同类型的膀胱破裂，根据膀胱破裂口与腹膜的位置关系可分为以下三类：

1. 腹膜内型膀胱破裂

膀胱破裂同时伴有腹膜破裂，约占膀胱破裂的 30%（Morey et al., 2014），但损伤程度及后果常较腹膜外型膀胱破裂更为严重。多发生于膀胱充盈膨胀时，膀胱位置上升超出耻骨联合之上，失去骨盆的保护作用，同时膀胱体积增大，内压增加，膀胱壁变得薄而紧张，当下腹部受到外力打击时，膀胱内压急剧升高，多在薄弱的膀胱顶部邻近腹膜区域发生破裂，同时腹膜亦发生破裂。早期膀胱内尿液可从破裂口进入腹膜腔，引起的腹膜炎较轻，肠鸣音往往正常。如果患者未得到及时诊断和治疗，大量尿液流入腹腔可进一步发展为感染性尿性腹膜炎，引起腹痛、肌紧张等急腹症症状，同时腹膜大量吸收尿素导致血尿素氮明显升高。自发性膀胱破裂也多为此型。

2. 腹膜外型膀胱破裂

膀胱壁破裂，但腹膜保持完整。该类型较常见，约占膀胱破裂的 60%（Morey et al., 2014），多发生于骨盆骨折，如耻骨联合分离，坐骨支、耻骨支骨折等。骨折断端直接刺破膀胱壁，或骨折断端移位，通过与膀胱相连的筋膜剧烈牵拉膀胱壁引起撕裂，破裂口多位于膀胱颈部及前侧壁下方。此外，骨盆骨折亦可挤压膀胱，引起膀胱顶部破裂。尿液外渗至耻骨后间隙及膀胱组织周围，沿骨盆筋膜到达盆底，向上可沿输尿管周围疏松组织或解剖间隙蔓延至肾区、前腹壁，或经腹股沟管至阴囊，未及时处理继发感染可引起盆腔蜂窝织炎。此型膀胱破裂患者腹部疼痛位置更广，疼痛程度常轻于腹膜内型，多为复合伤，常伴有尿道损伤。

3. 混合型膀胱破裂

同时发生腹膜内型和腹膜外型膀胱破裂。此类型约占膀胱破裂的 10%（Morey et al., 2014），常见于火器、锐器引起的穿通伤或严重的骨盆骨折，并多合并其他脏器损伤，伤情常较严重，死亡率较高。

（三）膀胱穿通伤

主要见于战争时期，平时较为少见，由子弹、弹片、尖锐利器刺伤所致，合并多器官损伤，膀胱破裂口与邻近腹壁创口或毗邻脏器裂口相通，出血、尿液可自腹壁创口或与外界相通的器官流出体外，形成尿瘘，如腹壁尿瘘、膀胱阴道瘘或膀胱直肠瘘，大多数为混合型膀胱破裂，合并肠道损伤时易引起革兰氏阴性杆菌感染。

四、膀胱损伤的分级

根据美国创伤外科协会（AAST）的器官损伤分级量表（表 31-1），将膀胱损伤分为 5 级（Moore et al., 1992）。

五、临床症状和体征

膀胱损伤的临床表现依其损伤程度的不同，可有不同的临床表现。对于程度较轻的膀胱挫伤，膀胱壁的完整性未遭到破坏，患者可无明显症状，或仅有下腹部疼痛、轻微终末血尿或镜下血尿，患者有时可因膀胱黏膜受刺激而出现尿频，但上述症状一般在短期可自愈。膀胱壁发生破裂时症状明显，且受暴力打击引起的膀胱破裂常常合并骨盆骨折、多器官损伤及血管损伤，除膀胱损伤症状以外，常伴有其他器官受损的临床表现，并易掩盖膀胱破裂症状引起漏诊。

（一）血尿和排尿困难

肉眼血尿是最常见的临床表现，77%～100% 的膀胱损伤患者会出现，尤其是骨盆骨折所引起的膀胱损伤（>90%）（Morey et al., 2001），典型的骨盆骨折合并肉眼血尿的患者应立即行膀胱造影。只有 0.6%～5% 的骨盆骨折致膀胱损伤的患者可表现为镜下血尿（Morey et al., 2001; Avey et al., 2006），未发生骨盆骨折的创伤患者尿液清亮，一般可排除膀胱破裂发生的可能。膀胱破裂后，虽然患者有尿意，但膀胱收缩后尿液自破裂口流入腹腔和膀胱周围组织间隙，此外膀胱破裂患者常常合并尿道损伤（11%～29%）（Phonsombat et al., 2008），因此患者常不能排尿或仅能排出少量血尿，各类膀胱破裂均可能出现此症状。

表 31-1　美国创伤外科协会器官损伤分级量表

分级 *	损伤类型	损伤情况
Ⅰ级	血肿	挫伤，膀胱壁内血肿
	撕裂伤	未穿透膀胱壁
Ⅱ级	撕裂伤	腹膜外型膀胱壁裂口<2 cm
Ⅲ级	撕裂伤	腹膜外型膀胱壁裂口>2 cm 或腹膜内型膀胱壁裂口<2 cm
Ⅳ级	撕裂伤	腹膜内型膀胱壁裂口>2 cm
Ⅴ级	撕裂伤	腹膜内型或腹膜外型膀胱壁裂口扩大至膀胱颈或输尿管口（膀胱三角区）

* 若存在多器官损伤，损伤分级增加 1 级

（二）腹痛和腹胀

腹膜内型膀胱破裂时，早期低渗的尿液自破裂口流入腹腔引起的腹膜刺激症状一般较轻，肠鸣音也可正常，容易受到合并伤症状的掩盖而漏诊。进一步发展为感染性尿性腹膜炎时，可出现明显的腹部压痛、反跳痛及腹肌紧张等急腹症表现，但程度较急腹症轻。当进入腹腔的尿液较多时，可见患者腹部膨隆，可有移动性浊音。腹膜外型膀胱破裂时尿液和血液一起自破裂口流出，积聚于耻骨后间隙及膀胱组织周围，引起耻骨上区疼痛、压痛及下腹部肌紧张；而尿液和血液沿骨盆筋膜到达盆底，向上可沿输尿管周围疏松组织或解剖间隙蔓延至肾区、前腹壁腹横筋膜和壁腹筋膜之间的潜在腔隙，或经腹股沟管至阴囊，使疼痛和肿胀范围发展到前腹壁、腰背部、阴囊、会阴、大腿等处，虽然疼痛程度较急腹症轻，但范围更广。行直肠指检时可触及直肠前壁饱满并有触痛。

（三）尿瘘

膀胱穿通伤时，尿液可自膀胱破裂口与体表创口相连或与邻近器官创口相连的异常通道流出，形成腹壁尿瘘、膀胱阴道瘘或膀胱直肠瘘。此外，部分患者由于医源性损伤或尿液外渗引起感染后破溃，导致膀胱与邻近器官或体表相通而形成尿瘘。

（四）休克

休克主要由出血和损伤引起，尤其是当合并其他器官损伤时，如骨盆骨折引起的剧痛、大出血和多器官损伤等。此外，大量尿液进入腹腔引起腹膜炎未及时治疗或腹膜吸收感染性尿液，可引起感染性休克。

（五）氮质血症

腹膜内型膀胱破裂时，大量尿液进入腹腔，具有较强吸收能力的腹膜吸收尿液中的尿素氮入血，氮质血症有助于诊断腹膜内型膀胱破裂。

（六）皮肤损伤

受外力或锐器损伤的患者体表常常有创口、淤青、肿胀或血肿。

（七）医源性损伤的特征表现

经 Adelman 等人（2014）统计，约 80% 的医源性膀胱损伤能在手术中发现，及时识别出膀胱损伤并正确处理能有效地防止损伤进一步发展。经尿道在膀胱内进行的内镜操作主要引起膀胱内医源性损伤，表现为操作过程中在膀胱内发现脂肪组织、逼尿肌纤维之间的暗区或肠道，出现膀胱失去膨胀状态、灌注液低位反流和腹部膨胀。膀胱外医源性损伤多见于妇产科手术，主要表现为尿液外渗、可见的膀胱撕裂、术区出现清亮液体、术区发现导尿管以及尿袋中出现血液和（或）气体等；向膀胱内注入亚甲蓝染料有助于及时发现膀胱损伤（Summer ton et al., 2012）。术前应积极评估患者全身情况，对有膀胱损伤高危因素的患者，如炎症、妊娠、子宫内膜异位、盆腔脏器脱垂、手术前膀胱不能排空、多次行剖宫产手术、恶性疾病、多次放射治疗史或先天异常等（Harris et al., 1997; Davis, 1999; Armenakas et al., 2004; Gomez et al., 2004; Yossepowitch et al., 2004），应注意手术操作，保护膀胱不受损伤。

六、诊断

（一）病史

膀胱挫伤患者常无明显症状或症状轻微，使其发病率在膀胱损伤中常被低估。而膀胱破裂患者常有明确的外伤史，如腹膜外型膀胱破裂常由骨盆骨折引起，腹膜内型膀胱破裂也可由骨盆骨折引起，但更常见的是膀胱充盈后下腹部受到直接暴力作用引起压力骤然升高，而致膀胱顶部近腹膜区域发生破裂。伤后患者出现腹痛，有尿意，但不能排尿或仅能排出少量血尿，严重时患者可出现休克。自发性膀胱破裂常伴有膀胱合并疾病如膀胱结核、肿瘤或下尿路梗阻，且有使腹压急剧升高的诱因，如用力排尿、排便等。对于医源性的膀胱损伤，患者常有相关医疗操作病史，如经尿道手术、腹腔镜检查、妇产科手术或难产等。

（二）体格检查

膀胱挫伤患者常无明显体征。腹膜外型膀胱破裂查体时可发现膀胱空虚，局部可能有瘀斑，触诊耻骨上区压痛及肌紧张，直肠指检有触痛及前壁饱满感。腹膜内型膀胱破裂则有全腹疼痛及肌紧张，伴压痛及反跳痛，并有移动性浊音。若发现尿液自伤口流出，则提示开放性膀胱损伤。

（三）辅助检查

1. 导尿及注水试验

如怀疑患者出现膀胱损伤，均应在严格无菌操作下留置导尿管，若导尿管能进入膀胱并引流出清亮尿液，一般可初步排除患者膀胱破裂的可能。膀胱破裂时导尿仅引流出少量血尿或无尿液流出。此时可经导尿管注入 300 ml 无菌生理盐水，夹闭导尿管 5 min 后回抽，若出入量相差悬殊，提示膀胱破裂（那彦群等，2014）。此法简便易行，但会因操作不当出现一定的假阳性或假阴性，如导尿管插入过深进入腹腔或膀胱外，使得回抽量多于注水量或相当；若膀胱破裂口较小，注水后膀胱未完全充盈且未充分停留即回抽盐水，使得回抽量与注水量相等。因此，应避免导尿管插入过深，并注入足够生理盐水使膀胱完全充盈，可通过患者下腹部膨隆、叩诊浊音或患者有尿意来辅助判断，有条件时可联合 B 型超声检查观察膀胱充盈情况和形态变化。本方法在基层医疗及急救中心有着较高的诊断价值。

2. 膀胱造影

膀胱造影是非医源性膀胱损伤以及术后怀疑发生医源性膀胱损伤的首选诊断方法，如果进行得当，能几乎 100% 确诊膀胱损伤（Summerton et al., 2010）。其绝对适应征是：腹部创伤后出现骨盆骨折伴肉眼血尿、腹部创伤后不能排尿和臀部、盆腔或下腹部穿刺伤伴任何程度的血尿。因膀胱损伤合并尿道损伤的几率较高（11%～29%）（Phonsombat et al., 2008），经尿道放入导尿管前应确认尿道的完整性。检查时经导尿管向膀胱内至少注入 350 ml 造影剂，或对意识清醒、合作的患者灌注至不适感觉出现为止（Summerton et al., 2010），因为膀胱的充分扩张有助于发现细小的膀胱破裂口，相关研究报道表明造影剂灌注量只有 250 ml 时会出现假阴性（Morey et al., 1999）。当患者同时存在尿道断裂、无法置入导尿管时，也可经耻骨上膀胱造瘘来完成检查。进行摄片时，建议使用三张摄片法，第一张为造影剂灌注前摄片，第二张为膀胱充盈后的前后位摄片，第三张为排尿期摄片。约 10% 的膀胱损伤是在排尿期摄片发现的（Markns et al., 2007）。排尿期摄片能发现造影剂向后方外渗的情况。腹膜外型膀胱破裂可以看到膀胱周围软组织的造影剂呈火焰样浓集，损伤的严重程度会影响造影剂浓集的位置分布，除膀胱周围外，造影剂可突破骨盆的限制，分布至前腹壁、腹膜后、阴囊及大腿。腹膜内型膀胱破裂可见造影剂显示肠袢和腹腔内脏器的轮廓。儿童膀胱造影中使用造影剂的量应不低于估计膀胱容量的一半（出生时 60 ml，以后每年增加 30 ml，直至 300 ml）。值得注意的是当血块堵塞膀胱破裂口时，膀胱造影常不能显示造影剂外渗。由于 CT 检查已经成为临床上外伤患者的常规检查，CT 膀胱造影常被用作评估膀胱损伤的重要手段，具有与膀胱造影平片可比拟的、甚至更高的灵敏性和特异性（可分别达到 95% 和 100%）（Wirth et al., 2010; Shenfeld et al., 2011），其只需向膀胱内逆行灌注 350～400 ml 浓度为 2%～4% 的造影剂（按 6：1 盐水稀释）（Peng et al., 1999; Hseeh et al., 2002），可清晰地显示膀胱后间隙而不需要进行排尿期摄片，并可精确地指导膀胱损伤的分级，此外其在诊断复合伤或寻找腹痛原因中具有独特优势。虽然上、下尿路同时发生损伤的可能性只有 0.4%（Cass et al., 1990），但当怀疑合并肾、输尿管损伤时，采用静脉尿路造影（IVU）检查有时也可用来诊断膀胱破裂。

3．膀胱镜

膀胱镜检查是诊断术中发现膀胱破裂的首选方法。经耻骨后行微创尿道中段悬吊术后，检查膀胱或尿道穿孔时推荐行膀胱镜检查。妇科手术后怀疑存在膀胱损伤时推荐使用。大多数（49.4%～64.7%）由妇产科手术引起的膀胱损伤在手术结束时未行膀胱镜检查，将会引起漏诊（Gilmour et al., 1999; Vakili et al., 2005）。检查时需充分扩张膀胱，可清晰显示破裂部位并判断其与三角区、输尿管开口的位置关系。膀胱镜检中出现膀胱扩张能力丧失提示大的穿孔。

4．B 型超声检查

B 超常规不用于膀胱损伤的诊断，腹部 B 超探测到腹腔或腹膜外积液分别提示腹膜内外穿孔，但无法判断腹腔内或腹膜外积液的来源和性质，因此仅通过超声检查不足以诊断膀胱损伤。

5．计算机体层摄影（CT）

CT 检查已经成为临床上外伤患者的常规检查，可发现体内合并脏器损伤，可用于评价膀胱损伤。但常规 CT 检查不是诊断膀胱破裂的可靠方法，CT 检查可以清晰显示腹腔内或腹膜外积液，但无法区分尿液和腹水（Markus et al., 2007），可通过延迟成像或向膀胱内注入造影剂使膀胱扩张，有助于提高 CT 检查的可靠性。

6．磁共振成像（MRI）

创伤患者常常需要进行生命监护，而 MRI 检查处于强磁场环境，并且检查时间较长，因此 MRI 检查极少用于评价膀胱损伤。

七、鉴别诊断

（一）后尿道损伤

主要由骨盆骨折导致，患者主要有尿道滴血、排尿困难等症状，严重者可出现休克，但无腹痛、腹胀、腹肌紧张等腹膜刺激症状和体征。查体可发现膀胱充盈，直肠指检可触及前列腺尖部后移，有漂浮感。导尿或耻骨上区穿刺抽尿检查可见尿液清亮，无血尿。

（二）急性腹膜炎

患者出现典型的腹部压痛、反跳痛、肌紧张等腹膜刺激症状和体征，虽然腹膜内型膀胱破裂后尿液渗入腹腔亦可引起腹膜刺激症状和体征，但往往程度较急性腹膜炎更轻，且急性腹膜炎患者无外伤史。急性腹膜炎常继发于由胃十二指肠急性穿孔、急性胆囊炎、急性胰腺炎、急性阑尾炎等疾病引起的胃液、小肠液、胆汁、胰液漏入腹膜腔，患者除出现腹膜刺激症状外，会先出现原发病症状，但无血尿、排尿困难，行导尿、注水试验或膀胱逆行造影可鉴别。

（三）腹腔脏器损伤

肝破裂、脾破裂等腹腔脏器损伤，患者除有明显的腹膜刺激症状和体征外，严重者可出现出血性休克，但无血尿、排尿困难症状。尿常规检查无红细胞，行腹腔穿刺可抽出血性液体，影像学检查可帮助鉴别诊断。

（四）卵巢破裂

主要见于育龄期女性，该病多于排卵期和月经前突然发病，患者主要表现为下腹剧烈疼痛、持续性下腹坠痛，也可出现压痛、反跳痛及腹肌紧张，内出血严重可引起失血性休克。但无血尿、排尿困难等症状，结合月经史和双合诊，可有效协助诊断。

（五）卵巢囊肿蒂扭转

常在患者体位突然发生改变或妊娠期、产褥期子宫形态、位置发生改变时引起，患者主要表现为一侧突发性下腹剧痛，常伴恶心、呕吐，严重者可出现休克。与腹膜内型膀胱破裂相似，该病亦可引起腹膜刺激症状和体征，但患者无外伤史，无血尿、排尿困难等症状，妇科检查可发现宫颈举痛或摇摆痛，附件区可扪及明显压痛、张力较大的肿块，结合病史、症状及妇科盆腔检查，比较容易作出鉴别诊断。

八、治疗

对膀胱损伤患者的治疗应根据患者意识情况、膀胱损伤的位置和严重程度选择最佳的治疗方案。其余同创伤治疗基本原则，首先稳定患者生命体征，并先治疗危及生命的损伤。

（一）保守治疗

保守治疗主要包括临床观察、持续膀胱引流、预防使用抗生素。其主要适应征是膀胱挫伤、钝性损伤导致的简单腹膜外型膀胱破裂、TURBT 和其他手术导致而术中未发现的膀胱损伤。而腹膜内型膀胱破裂患者常伴有感染性尿性腹膜炎，不宜保守治疗。应对患者尿液进行充分引流，并使膀胱破裂口处于高位促进愈合，常规留置导尿管 2～3 周。严密观察患者情况，同时应用抗生素预防感染，必要时使用止血、镇痛及镇静药物。一旦发现患者出现发热、感染、尿液外渗、肉眼血尿或尿液血凝块，或病情恶化时应及时进行手术探查。

（二）手术治疗

手术治疗的标准方法是用可吸收线双层缝合关闭膀胱破口，包括黏膜层和肌层。所有膀胱破裂的患者（腹膜内或腹膜外），首先均应该给予静脉抗感染治疗，并且口服抗生素至膀胱引流管拔除后 48 小时。留置导尿管时不需行耻骨上膀胱造瘘，相关研究表明耻骨上膀胱造瘘导尿并不具有优势，经尿道留置导尿管可充分引流尿液，并可减少住院时间和并发症的发生。具体的膀胱损伤治疗方式应根据受伤机制（钝性暴力伤和穿通伤）和膀胱破裂（腹膜内和腹膜外膀胱破裂）的类型进行选择（表 31-2）（Rafiqne, 2008; Bryk et al., 2015; Lumen et al., 2015）。

1. 钝性腹膜外膀胱破裂

腹膜外膀胱破裂的发生率是腹膜内膀胱破裂的 2 倍，且几乎总是合并骨盆骨折。对于多数无其他严重合并伤的简单腹膜外膀胱破裂，

表 31-2 手术修补膀胱破裂的适应证

1. 穿通伤所致的膀胱破裂
2. 腹膜内型膀胱破裂
3. 复杂的腹膜外型膀胱破裂（骨盆骨折刺破膀胱、骨盆骨折需行切开复位内固定、合并直肠和 / 或阴道撕裂伤、膀胱颈损伤）
4. 医疗操作所致的腹膜内型膀胱破裂
5. 术中发现的膀胱损伤
6. 行保守治疗后出现病情恶化

即使存在广泛腹膜后或阴囊尿外渗，仅需留置尿管并密切观察 2～3 周，拔管前需行膀胱造影确定膀胱愈合，若破口在 4 周仍未愈合，应考虑手术修补（Deibert et al., 2011; Tonkin et al., 2011）。但在儿童病例中应注意，因为小的导尿管常被血块堵塞，导致持续尿外渗，引起盆腔血肿中细菌的定植，形成盆腔脓肿或骨髓炎。而大的导尿管可能导致尿道的继发损伤，引起尿道狭窄。因此，对于儿童患者应安置一个大的耻骨上膀胱造瘘管引流尿液（Deibert et al., 2012）。

对于复杂的钝性腹膜外膀胱破裂病例应考虑手术治疗。复杂的因素包括：① CT 发现骨碎片突入膀胱；②膀胱颈损伤；③同时合并阴道或直肠损伤。对于这些损伤，早期修复有助于愈合和预防瘘管形成。另外对于需要行骨折复位内固定的患者应考虑手术修补膀胱以减少固定器材感染导致手术失败（Bryk et al., 2015; Lumen et al., 2015）。少数合并骨盆骨折的病例，膀胱可疝入骨折断端内，对这种病例应首先考虑手术治疗（Min et al., 2010）。如果患者需要手术探查其他损伤且患者病情稳定，即使是简单的钝性腹膜外膀胱破裂，仍建议同时缝合腹膜外膀胱破裂以减少感染并发症（特别是膀胱周围脓肿）的发生。对于非手术治疗时膀胱周围血肿可以不必手术引流，以免造成感染。

2. 钝性腹膜内膀胱破裂

钝性腹膜内膀胱破裂推荐开放手术治疗。因为尿液外渗至腹腔内可引起腹膜炎、脓毒症、甚至死亡。另外，手术修补可有效防止大网膜和腹内肠管疝入膀胱，并且可以从膀胱内观察膀胱颈是否受损。手术时应对其他腹腔脏器进行探查，并注意是否合并腹膜外膀胱破裂。术中如果发现尿性囊肿存在，必须彻底引流。修补膀胱后，根据情况可单纯留置尿导管，也可行耻骨上膀胱造瘘（Gomez et al., 2004; Rödder et al., 2005）。

3. 膀胱穿通伤

所有由枪弹、利器或骨片造成的膀胱穿通伤均需行急诊手术探查，清除坏死膀胱组织并修补膀胱。探查的原因是可能合并腹膜内脏器损伤，且这类损伤经常比膀胱造影提示的更大，不可能自愈。对膀胱周围的血肿应予以清除以防止脓肿形成。约近 30% 的膀胱穿通伤可能合并输尿管损伤，术中注意检查输尿管（Gomez et al., 2004; Rödder et al., 2005）。任何靠近或包含输尿管开口或壁间段的损伤均应留置支架管或行输尿管再植。应留置膀胱周围引流管（Rödder et al., 2005）。

4. 医源性膀胱损伤

外科手术中如果发现膀胱穿孔应予以修补。对于术中没有发现的膀胱损伤，必须鉴别是腹膜内还是腹膜外膀胱破裂。

对于腹膜内膀胱破裂，标准的治疗方法是手术探查并修补（Manikandan et al., 2003）。在一些特定的情况下（没有腹膜炎和肠梗阻的情况下），也可以采用持续膀胱引流和预防性应用抗生素等保守治疗（Pansadoro et al., 2002）。同时建议留置腹腔引流。对于腹膜外损伤，建议行膀胱引流和预防性应用抗生素等保守治疗。较大的腹膜外穿孔伴有严重膀胱外积液的患者需放置膀胱周围引流。如果穿孔发生在TURBT术中，术后不可行即刻膀胱灌注化疗。TURBT术的后如怀疑膀胱破裂行手术探查，需同时仔细检查排除肠道有无损伤（Golan et al., 2011）。如果行尿道中段悬吊术或经阴道网片植入术时出现膀胱穿孔，需要重新调整吊带位置并留置导尿管（1～2天）。

5．膀胱内异物

若治疗用的网片导致膀胱穿孔，必须通过开放或内镜手术取出。手术方式的选择需根据外科医生的经验水平和网片的位置来决定。其他类型的异物，可先尝试使用膀胱镜取异物，如果失败可行膀胱切开术（Rafique, 2008; Shrotri et al., 2010; Maher et al., 2011）。

6．合并伤的处理

当并发直肠或阴道损伤时，应将组织壁分开、避免重叠缝合，并尽量在修补的器官之间填入有活力的组织。当无合适组织填充时，可在膀胱闭合处上方注射纤维蛋白黏合剂以减少并发症。对于大块膀胱组织缺损，直接缝合张力过大，会导致修补处膀胱壁坏死。因此，在修补较大的膀胱缺损时，可用膀胱补片。有报道将带蒂股外侧皮瓣应用于创伤后膀胱重建（Morey et al., 2001）。

（三）成人和儿童膀胱破裂治疗的区别

儿童膀胱更容易受到损伤，因为骨盆对儿童膀胱的保护相对较弱。在外伤所致的膀胱破裂中，儿童患者发生膀胱颈损伤的可能性比成人约高2倍（Routh et al., 2007; Sievert et al., 2007; Deibert et al., 2012）。值得注意的是，仅仅通过耻骨上膀胱造瘘或留置导尿管而忽略了膀胱颈的修补可能会导致持续的尿外渗，最终形成盆腔的尿性囊肿、脓肿或盆骨骨髓炎，并且会增加永久尿失禁的风险。儿童膀胱损伤中，任何时候发生造影剂的外渗都应考虑到膀胱颈损伤可能性，通过影像学检查难以判断膀胱颈的完整性，如果怀疑膀胱颈损伤，应手术探查。从膀胱顶切开膀胱，于膀胱内多层缝合修补颈口。术者应该意识到膀胱颈前部的损伤常合并尿道损伤，需要用逆行尿道或膀胱造影来排除（Routh et al., 2007; Sievert et al., 2007; Deibert et al., 2012）。膀胱颈损伤修补后，在拔除膀胱引流管之前，必须行排泄性膀胱尿道造影来充分评估膀胱颈的愈合情况。

九、并发症和预后

膀胱损伤严重的并发症多由于诊断和治疗延误，或严重的骨盆骨折导致复杂损伤引起。若各种类型的膀胱损伤得到及时诊断和恰当治疗，其预后很好，很少发生并发症，死亡率很低（Rahman, 2009）。不典型的膀胱损伤可表现为酸中毒、氮质血症、发热和败血症、尿量减少、腹膜炎、肠梗阻、尿性腹水以及呼吸困难等，可引起患者死亡风险增加。

膀胱损伤后尿液外渗，可因削弱凝血机制使出血时间延长，影响膀胱修复。尿液中含有高水平的尿激酶（一种纤溶酶原激活剂），前列腺囊内含有大量纤溶酶原激活物，两者均可加速血凝块的溶解，当尿液外渗伴前列腺损伤时，患者出血量增加且出血时间延长，因此可考虑使用纤溶酶原激活物抑制剂控制出血。膀胱破裂并发膀胱颈、阴道及直肠损伤时可出现尿失禁、膀胱阴道瘘、尿道狭窄（Petros et al., 2009）。严重的骨盆骨折可引起大出血，可早期对患者进行血管造影，经导管内栓塞可避免多次输血带来的并发症以及盆腔大血肿的形成。此外骨盆骨折导致暂时或永久性的神经损伤，即使在膀胱修复之后患者仍然会排尿困难。

（魏　强　廖邦华）

参考文献

那彦群, 叶章群, 孙颖浩. 中国泌尿外科疾病诊断治疗指南手册: 人民卫生出版社; 2014.

Adams JE, Davis GG, Alonso JE, et al. Analysis of the incidence of pelvic trauma in fatal automobile accidents[J]. American Journal of Forensic Medicine & Pathology. 2002, 23(2): 132-136.

Adelman MR, Bardsley TR, Sharp HT. Urinary tract injuries in laparoscopic hysterectomy: a systematic review[J]. Journal of Minimally Invasive Gynecology. 2014, 21(4): 558-566.

Armenakas NA, Pareek G, Fracchia JA. Iatrogenic bladder perforations: longterm followup of 65 patients[J]. Journal of the American College of Surgeons. 2004, 198(1): 78-82.

Avey G, Blackmore CC, Wessells H, et al. Radiographic and clinical predictors of bladder rupture in blunt trauma patients with pelvic fracture[J]. Academic Radiology. 2006, 13(5): 573-579.

Bjurlin MA, Fantus RJ, Mellett MM, et al. Genitourinary injuries in pelvic fracture morbidity and mortality using the National Trauma Data Bank[J]. Journal of Trauma. 2009, 67(67): 1033-1039.

Brenneman FD, Katyal D, Boulanger BR, et al. Long-term outcomes in open pelvic fractures[J]. Journal of Trauma. 1997, 42(5): 773-777.

Bryk DJ, Zhao LC. Guideline of guidelines: A Review of Urologic Trauma Guidelines[J]. Bju International. 2015, 117(2): 226-234.

Cass AS, Luxenberg M. Simultaneous upper and lower urinary tract injury from external trauma[J]. Urology. 1990, 36(3): 226-227.

Cordon BH, Fracchia JA, Armenakas NA. Iatrogenic nonendoscopic bladder injuries over 24 years: 127 cases at a single institution[J]. Urology. 2014, 84(1): 222-226.

Davis JD. Management of injuries to the urinary and gastrointestinal tract during cesarean section[J]. Obstetrics & Gynecology Clinics of North America. 1999, 26(3): 469-80.

Deibert CM, Glassberg KI, Spencer BA. Repair of pediatric bladder rupture improves survival: results from the National Trauma Data Bank[J]. Journal of Pediatric Surgery. 2012, 47(47): 1677-1681.

Deibert CM, Spencer BA. The association between operative repair of bladder injury and improved survival: results from the National Trauma Data Bank[J]. Journal of Urology. 2011, 186(1): 151.

Dobrowolski ZF, Drewniak T, Jakubik P, et al. External and iatrogenic trauma of the urinary bladder: a survey in Poland[J]. Bju International. 2002, 89(7): 755.

Frenkl TL, Rackley RR, Vasavada SP, et al. Management of iatrogenic foreign bodies of the bladder and urethra following pelvic floor surgery[J]. Neurourology & Urodynamics. 2008, 27(6): 491.

Galano GJ, Vitale MA, Kessler MW, et al. The most frequent traumatic orthopaedic injuries from a national pediatric inpatient population[J]. Journal of Pediatric Orthopedics. 2005, 25(1): 39-44.

Gilmour DT, Dwyer PL, Carey MP. Lower urinary tract injury during gynecologic surgery and its detection by intraoperative cystoscopy[J]. 1999, 94(5 Pt 2): 883-889.

Golan S, Baniel J, Lask D, et al. Transurethral resection of bladder tumour complicated by perforation requiring open surgical repair-clinical characteristics and oncological outcomes[J]. Bju International. 2011, 107(7): 1065.

Gomez RG, Ceballos L, Coburn M, et al. Consensus statement on bladder injuries[J]. Bju International. 2004, 94(1): 27-32.

Grisoni N, Connor S, Marsh E, et al. Pelvic fractures in a pediatric level I trauma center[J]. Journal of Orthopaedic Trauma. 2002, 16(7): 458-463.

Hargitai E, Szita J, Dóczi J, et al. Unstable pelvic fractures in children[J]. Acta Chirurgica Hungarica. 1998, 37(1-2): 77-83.

Härkki-Sirén P, Sjöberg J, Tiitinen A. Urinary tract injuries after hysterectomy[J]. Obstetrics & Gynecology. 1998, 92(1): 113-118.

Harris RL, Cundiff GW, Theofrastous JP, et al. The value of intraoperative cystoscopy in urogynecologic and reconstructive pelvic surgery[J]. Obstetrical &

Gynecological Survey. 1997, 177(6): 1369-1371.
Hauschild O, Strohm PC, Culemann U, et al. Mortality in patients with pelvic fractures: results from the German pelvic injury register[J]. Journal of Trauma. 2008, 64(2): 449.
Hsieh CH, Chen RJ, Fang JF, et al. Diagnosis and management of bladder injury by trauma surgeons[J]. American Journal of Surgery. 2002, 184(2): 143-147.
Ismail N, Bellemare JF, Mollitt DL, et al. Death from pelvic fracture: children are different[J]. Journal of Pediatric Surgery. 1996, 31(1): 82-85.
Lumen N, Kuehhas FE, Djakovic N, et al. Review of the Current Management of Lower Urinary Tract Injuries by the EAU Trauma Guidelines Panel[J]. European Urology. 2015, 67(5): 930.
Maher C, Feiner B. Laparoscopic removal of intravesical mesh following pelvic organ prolapse mesh surgery[J]. International Urogynecology Journal. 2011, 22(12): 1593-1595.
Mäkinen J, Johansson J, Tomás C, Tomás E, Heinonen PK, Laatikainen T, et al. Morbidity of 10 110 hysterectomies by type of approach[J]. Human Reproduction. 2001, 16(7): 1473.
Manikandan R, Lynch N, Grills RJ. Percutaneous peritoneal drainage for intraperitoneal bladder perforations during transurethral resection of bladder tumors[J]. Journal of Endourology. 2003, 17(10): 945-947.
Markus Hohenfellner MD, Santucci RA. Emergencies in Urology: Springer Berlin Heidelberg; 2007: 27-38.
Mendez LE. Iatrogenic injuries in gynecologic cancer surgery[J]. Surgical Clinics of North America. 2001, 81(4): 897.
Min W, Gaines RJ, Sagi HC. Delayed presentation of bladder entrapment secondary to nonoperative treatment of a lateral compression pelvic fracture[J]. Journal of orthopaedic trauma. 2010, 24(5): 44-48.
Moore EE, Cogbill TH, Jurkovich GJ, et al. Organ injury scaling. III: Chest wall, abdominal vascular, ureter, bladder, and urethra[J]. Journal of Trauma & Acute Care Surgery. 1992, 33(3): 337.
Morey A, Hernandez J, Jw. Reconstructive surgery for trauma of the lower urinary tract[J]. Urologic Clinics of North America. 1999, 26(1): 49-60.
Morey AF, Brandes S, Iii DDD, et al. Urotrauma: AUA guideline[J]. Journal of Urology. 2014, 192(2): 327-335.
Morey AF, Iverson AJ, Swan A, et al. Bladder rupture after blunt trauma: guidelines for diagnostic imaging[J]. Journal of Trauma. 2001, 51(4): 683.
Murshidi MS. Intraperitoneal rupture of the urinary bladder during transurethral resection of transitional cell carcinoma[J]. Acta Urologica Belgica. 1988, 56(1): 68.
Nabaweesi R, Arnold MA, Chang DC, et al. Prehospital predictors of risk for pelvic fractures in pediatric trauma patients[J]. Pediatric Surgery International. 2008, 24(9): 1053-1056.
Pansadoro A, Franco G, Laurenti C, et al. Conservative treatment of intraperitoneal bladder perforation during transurethral resection of bladder tumor[J]. Urology. 2002, 60(4): 682-684.
Peng MY, Parisky YR, Radin R, et al. CT cystography versus conventional cystography in evaluation of bladder injury[J]. Ajr American Journal of Roentgenology. 1999, 173(5): 1269.
Petros FG, Santucci RA, Al-Saigh NK. The incidence, management, and outcome of penetrating bladder injuries in civilians resultant from armed conflict in Baghdad 2005-2006[J]. Advances in urology. 2009: 275634.
Phonsombat S, Master VA, Mcaninch JW. Penetrating External Genital Trauma: A 30-Year Single Institution Experience[J]. Journal of Urology. 2008, 180(1): 192-196.
Rafique M. Intravesical foreign bodies: review and current management strategies[J]. Urology Journal. 2008, 5(4): 223-231.
Rahman MS. Bladder injuries during cesarean section in a University Hospital: a 25-year review[J]. Archives of Gynecology and Obstetrics. 2009, 279(3): 349-352.
Ramirez DW, Schuette JJ, Knight V, et al. Necessity of routine pelvic radiograph in the pediatric blunt trauma patient[J]. Clinical Pediatrics. 2008, 47(9): 935-940.
Rödder K, Olianas R, Fisch M. Bladder injury. Diagnostics and treatment[J]. Der Urologe. 2005, 44(8): 878.
Routh JC, Husmann DA. Long-term continence outcomes after immediate repair of pediatric bladder neck lacerations extending into the urethra[J]. Journal of Urology. 2007, 178(2): 1816-1818.
Shenfeld OZ, Gnessin E. Management of urogenital trauma: state of the art[J]. Current Opinion in Urology. 2011, 21(6): 449-454.
Shrotri KN, Shervington JP, Shrotri NC. Laser excision of encrusted intra-vesical tension-free vaginal tape (TVT)[J]. International Urogynecology Journal. 2010, 21(3): 375-377.
Sievert KD, Stenzl A. Artificial Urinary Sphincters Placed After Posterior Urethral Distraction Injuries in Children are at Risk for Erosion[J]. Journal of Urology. 2007, 178(4 Pt 2): 1813-1815.
Skolarikos A, Chrisofos M, Ferakis N, et al. Does the management of bladder perforation during transurethral

resection of superficial bladder tumors predispose to extravesical tumor recurrence?[J]. Journal of Urology. 2005, 173(6): 1908-1911.

Spiguel L, Glynn L, Liu D, et al. Pediatric pelvic fractures: a marker for injury severity[J]. American Surgeon. 2006, 72(6): 481-484.

Summerton DJ, Djakovic N, Kitrey ND. Guidelines on urological trauma[J]. European Urology. 2010.

Summerton DJ, Lumen N, Serafetinidis E, et al. EAU Guidelines on Iatrogenic Trauma[J]. European Urology. 2012, 62(4): 628-639.

Tonkin JB, Tisdale BE, Jordan GH. Assessment and initial management of urologic trauma[J]. Medical Clinics of North America. 2011, 95(1): 245-251.

Udekwu PO, Gurkin B, Oller DW. The use of computed tomography in blunt abdominal injuries[J]. American Surgeon. 1996, 62(1): 56-59.

Vakili B, Chesson RR, Kyle BL, et al. The incidence of urinary tract injury during hysterectomy: a prospective analysis based on universal cystoscopy[J]. American Journal of Obstetrics & Gynecology. 2005, 192(5): 1599.

Wein AJ, Kavoussi LR, Novick AC, et al. Campbell-Walsh Urology 10e[J]. 2011.

Wirth GJ, Peter R, Poletti PA, et al. Advances in the management of blunt traumatic bladder rupture: experience with 36 cases[J]. Bju International. 2010, 106(9): 1344-1349.

Yossepowitch O, Baniel J, Livne PM. Urological injuries during cesarean section: intraoperative diagnosis and management[J]. Journal of Urology. 2004, 172(1): 196.

第三十二章

膀胱结石

一、概述

膀胱结石是一种常见的泌尿系结石，发病率约占泌尿系结石的 5%（Papatsoris et al., 2006）。膀胱结石的发病率有明显的地区、种族和年龄差异。目前成人的膀胱结石多与膀胱出口梗阻、慢性感染和膀胱异物有关，在经济发达地区，膀胱结石主要发生于老年男性，多为前列腺增生症或尿道狭窄患者。儿童的膀胱结石多与营养不良有关，在贫困地区多见。在我国，随着经济的不断发展，儿童膀胱结石现已呈明显下降趋势。

二、病因学

膀胱是尿液储存和沉淀的器官。在成人，膀胱结石的发生很少是原发性的，多数情况下至少有一个易感因素，如排尿功能障碍、膀胱出口梗阻、感染或异物（缝线、导管等）。感染及膀胱出口梗阻情况下造成了结石成分在膀胱内聚集、沉淀，导致了膀胱结石的发生。在男性中，尿道狭窄、前列腺增生症、膀胱憩室、膀胱膨出、神经源性膀胱等疾病是膀胱结石形成的主要因素。此外，外科手术如前列腺切除术也是膀胱结石的诱发因素。在女性，膀胱结石多数是继发于生殖器官脱垂、女性盆腔手术、神经源性膀胱和膀胱异物等情况。尿失禁手术后，无张力尿道悬吊带也是膀胱结石形成的重要因素。另外，脊髓损伤的患者是膀胱结石的高危人群，脊髓损伤患者长期留置的导尿管易引起尿路感染、尿路上皮糜烂，从而导致膀胱结石的形成。同样，结垢是留置输尿管双 J 管的并发症，长期留置输尿管双 J 管也易引起膀胱结石的发生。在肾移植的患者中，大多数的膀胱结石与异物或组织缺血有关联。另外，膀胱替代手术中回肠和结肠组织的使用可能会导致结石的形成，主要原因是这些肠段含有产生尿素酶的微生物（Wein, 2015）。

在一些经济欠发达地区，儿童仍然是膀胱结石的高发人群。儿童膀胱结石的发生与维生素 A、镁、磷酸盐、维生素 B6 等营养物质的缺乏以及低蛋白和高碳水化合物的饮食密切相关。饮食中磷摄入不足导致尿液磷酸盐排泄减少和氨排泄增加，过量摄入植物蛋白或草酸盐、内源性草酸盐大量形成，以及缺乏维生素 A 和镁等情况会减少尿量，导致尿液酸化、增加尿酸浓度和草酸钙的排泄，引起尿液中不溶性盐沉积（Halstead, 2016）。另外，欠发达地区往往缺乏足够的饮水，而且儿童经常发生腹泻、发热等情况，进一步加重了脱水，增加了尿液结晶的可能，促进了膀胱结石的形成（Schwartz et al., 2000）。排尿功能障碍、下尿路解剖异常如后尿道瓣膜、膀胱输尿管反流等情况往往也是导致儿童膀胱结石的主要因素。

膀胱结石的组成主要受酸碱度和尿饱和度

的影响。大多数膀胱结石是混合成分，如果存在感染，磷酸镁铵则是主要成分。另外，结石成分还与患者的年龄、性别以及所在地域有关（Daudon et al., 2004）。儿童的膀胱结石成分多为草酸钙与尿酸铵的混合结石。

三、分类

根据膀胱结石形成的病因可以将膀胱结石分为原发性结石、迁入性结石、继发性结石和膀胱扩大术及尿流改道中的结石。

（一）原发性膀胱结石

原发性膀胱结石是指发生在没有尿路梗阻、局部疾病、神经源性疾病或已知的原发性感染等疾病的患者中的膀胱结石，主要见于 10 岁以下儿童，尤其是 2～4 岁儿童（Ali et al., 2005）。此类结石在发达国家罕见，多出现在北非、中东等地区。我国多见于新疆、西藏等地区。结石形成主要是因为饮食和营养缺乏，患病儿童多以缺乏动物蛋白的谷物为主食。女性由于尿道短而直，可以排出大多数的结石碎片，因此发病率低于男性，男女比率约为 10∶1。原发性结石多为单发，一旦取出后很少复发。补充磷和牛奶被认为可预防儿童结石的发生。

（二）迁入性结石

迁入性结石主要是指从输尿管进入膀胱的结石，迁入性结石形成于上尿路，进入膀胱后并滞留于膀胱内。多数从输尿管排入到膀胱内的结石小于 1 cm，在成人很容易通过尿道排出，结石滞留于膀胱内多由于膀胱出口小（儿童）或膀胱出口梗阻引起。滞留在膀胱内的上尿路结石可能在膀胱内慢慢变大。迁入性结石的主要病因与肾结石形成的代谢性因素相关。

（三）继发性膀胱结石

1. 与膀胱出口梗阻相关的膀胱结石

成人膀胱结石主要为继发性结石，多与膀胱出口梗阻、神经源性膀胱等引起尿流停滞或反复尿路感染有关。其中膀胱出口梗阻是 75% 以上的膀胱结石的病因（Takasaki et al., 1995）。与膀胱出口梗阻相关的结石主要累及 50 岁以上男性，多数与良性前列腺增生有关。膀胱出口梗阻的其他原因包括尿道狭窄、膀胱颈挛缩、神经源性膀胱功能障碍以及女性的泌尿生殖器官脱垂。另外，40% 的血吸虫病患者可出现膀胱结石，主要是由膀胱颈纤维化引起的膀胱出口梗阻引起（Barsoum, 2013）。梗阻造成的结石可能含有尿酸和草酸钙，如合并感染也可能含有磷酸镁铵。结石多为单发，多发结石见于 25%～30% 的病例，膀胱憩室可能诱发多发性结石。

2. 与感染及导管相关的膀胱结石

22%～34% 的膀胱结石与尿路感染相关，产尿素酶的细菌感染是引起膀胱结石的主要原因，尿素酶通过水解尿素，产生氨和二氧化碳，提高了尿液 pH 值，促进磷酸镁铵及碳酸磷灰石的过饱和与结晶沉淀。这类细菌最常见的是变形杆菌，另外，铜绿假单胞菌、解脲脲原体、克雷伯杆菌、葡萄球菌和支原体等产尿素酶的微生物也与膀胱结石的发生有关。膀胱长期插管时患者处于尿路感染和结石形成的风险之中。50%～98% 的导管相关结石由磷酸镁铵构成，其余的大部分为草酸钙和磷酸钙结石。

脊髓损伤的患者通常需要持续或间断的插管治疗，因此这类患者是膀胱结石的好发人群。脊髓损伤后 3 个月是膀胱结石形成的高峰期，有 15%～30% 的脊髓损伤患者在 10 年内会发生膀胱结石（Chen et al., 2001）。脊髓损伤的程度与结石发生的风险成正比（Sugimura et al., 2008）。脊髓损伤患者的排尿管理方式也与膀胱结石的发生有关，使用间歇性导尿方式的患者膀胱结石发生率明显低于使用留置导尿方法的患者（Ord et al., 2003; Feifer et al., 2008）。对于必须使用留置导尿方式的患者，耻骨上造瘘导尿与留置导尿两种方式在膀胱结石发生风险方面无明显差异（Sugimura et al., 2008）。

3．膀胱异物结石

膀胱是多种异物易于贮存的场所，结石则可以围绕这些进入膀胱的异物而形成。膀胱内的异物可分为医源性、自我置入性和迁入性。医源性的异物主要包括气囊导尿管、输尿管支架管、膀胱手术后缝线经阴道无张力尿道中段吊带术中使用的吊带等（Mustafa et al., 2007），是膀胱异物的主要来源。自身插入性异物可能由于自体性行为、心理障碍、高龄或酗酒等原因造成。另外，间歇自行导尿的患者可将阴毛带入膀胱内，成为结石形成的核心。在尿流改道手术中应用的暴露于尿液的缝线以及吻合钉等也可以成为结石形成的核心。迁入性异物引起的膀胱结石也偶有报道，前列腺钛支架、治疗前列腺癌的放射性粒子、阴茎假体储水囊、子宫及阴道内器具都有进入膀胱形成结石的报道（Bartoletti et al., 2000; Mora et al., 2010）。任何放置在膀胱附近的异物均有迁入膀胱形成结石的可能，对于此类膀胱结石最好的应对方式是预防。

（四）膀胱扩大术及尿流改道中的结石

使用肠管替代膀胱的下尿路重建手术的发展促进了膀胱结石的发病率上升。尿流改道中结石发病率主要取决于改道类型。有研究统计结果显示，4% ~ 20% 的回肠输出道、5% 的回盲肠输出道中会有膀胱结石的产生（Madersbacher et al., 2003）。替代膀胱的肠管中的结石形成的风险因素包括尿流停滞、黏液产生、分解尿素的微生物所致的尿路感染、异物以及代谢紊乱。膀胱尿液引流效率与尿流改道中结石的形成具有相关性，可控性尿流改道的结石发生率明显高于非可控性的尿流改道。膀胱扩大术也是膀胱结石发生的危险因素。膀胱扩大和尿流改道的患者常有经肠段的尿液溶质的重吸收，尤其是磷酸盐和氨，导致代谢紊乱。长期高氯性代谢性酸中毒可导致高钙尿、磷酸尿、高镁尿和低枸橼酸尿，使患者容易出现尿路结石（Robertson et al., 2006）。大多数膀胱扩大术或尿流改道中的结石由磷酸镁铵或碳酸盐磷灰石构成。

四、临床症状和诊断

大多数膀胱结石症状不明显，通常是偶然发现的。有明显膀胱出口梗阻的患者开始可能表现为下尿路症状和反复发作的尿路感染，尤其是分解尿素微生物的感染。有症状的膀胱结石的症状包括尿频、尿急、尿流中断、间歇性尿痛、终末血尿等。严重的排尿疼痛通常发生在排尿的结束时，由结石刺激膀胱颈产生。非排尿性的疼痛性质不同，可能是隐痛，也可能是锐痛，运动或突然活动后加重。疼痛通常位于下腹部，但也可放射到阴茎头、阴囊或会阴部，有时放射到背部或臀部。膀胱结石患者排尿频率通常会增加，其中 40% ~ 50% 的膀胱结石患者会有排尿紧迫感，30% ~ 40% 的患者会发生尿流中断（Irer et al., 2005; Papatsoris et al., 2006）。在合并感染的情况下，夜尿、排尿紧迫感的发生率增加，疼痛也会更加明显。在儿童中，膀胱结石很少急性发作，排出尿液中有结石或者尿液蒸发后有结晶形成往往提示有膀胱结石的存在。儿童膀胱结石患者多含糊抱怨上腹部不适、排尿困难、血尿等症状。另外，膀胱结石可能导致阴茎异常勃起和遗尿症。

膀胱结石的临床诊断主要依据病史、体检、B超、X线、CT和膀胱镜检查。虽然在腹部平片可以看到一些膀胱结石，但相当多的结石可能因为重叠的肠道气体、软组织阴影以及结石的透光性等因素而无法在腹部X线检查中显影。超声可以用于透光性膀胱结石的检查，但超声也容易受到尿路改道环境中肠道气体的限制。排泄性尿路造影、储尿囊造影或袢造影中部分充盈的膀胱或改流道中的充盈缺损可以用来诊断透光性结石。目前，最准确的诊断方法仍然是膀胱镜检查，膀胱镜可以在诊断膀胱结石的同时，发现前列腺增大、膀胱憩室和尿道狭窄等与膀胱结石相关的病变，从从而帮助制订下一步的治疗计划。

五、治疗

膀胱结石的治疗方法受患者的解剖情况及并发症，结石的大小、位置、成分，既往结石治疗方法，风险和并发症等情况的影响。对于成人膀胱结石，经典的治疗方法包括开放性膀胱切开取石术、经皮膀胱结石取出术、经尿道膀胱碎石取石术、经尿道气压弹道碎石及经尿道钬激光碎石等外科治疗。随着腔内技术的不断发展，腔内微创手术方式越来越多地应用到膀胱结石的治疗中。对于儿童膀胱结石，由于儿童尿道较细且柔嫩，术中器械对尿道造成的损伤以及术后留置尿管继发感染引起的尿道损伤容易导致尿道狭窄，术中击碎的结石也容易对尿道产生刺激，因此，开放手术仍然是儿童膀胱结石的主要治疗方法。

膀胱结石理想的治疗方法是既要能够最大程度地清除结石减少尿道排石，又要能够有效地减少和避免因尿道损伤所导致的尿道狭窄。大部分的成人膀胱结石是继发性疾病，治疗结石的同时必须积极纠正原发病，应该处理膀胱出口梗阻、尿流停滞、感染和异物等诱发结石的因素。

(一)耻骨上膀胱切开取石术

耻骨上膀胱切开取石术是治疗膀胱结石的传统方法，但由于手术创伤较大、并发症多、住院时间长等问题，随着腔内泌尿外科学的发展，膀胱切开取石术目前已很少应用，但对于非常大或坚硬的结石，膀胱切开取石术是重要的手术选择。另外，有膀胱镜检查禁忌证、膀胱结石合并前列腺增生、尿道狭窄、膀胱痉挛及膀胱憩室的患者是膀胱切开取石术的手术适应证。在膀胱颈挛缩并发膀胱结石时，膀胱颈楔形切除术是常用的手术方式。

(二)经皮膀胱结石取出术

经皮膀胱取石术适用于尿道狭窄的儿童患者以及预计手术时间较长的巨大或多发结石患者。经皮穿刺点选择耻骨联合以上或既往耻骨上导管的位置以免造成肠管和血管的损伤。微创经皮膀胱碎石取石术是根据经皮肾镜取石的原理，通过建立皮肤到膀胱的通道进行碎石取石。该手术具有适应证广、痛苦小、清石率高、并发症少等优点。禁忌证包括膀胱恶性肿瘤史、腹部或盆腔手术史、盆腔放射治疗史、活动性尿路或腹壁感染以及盆腔假体。

(三)经尿道膀胱碎石术

经尿道膀胱碎石术是指利用结石钳、气压弹道、超声碎石、液电碎石、钬激光碎石等方式经尿道将膀胱结石粉碎的手术方法。随着内腔镜技术和碎石设备的不断进步，经尿道膀胱碎石术已得到广泛应用，并在很大程度上代替了膀胱切开取石术，成为治疗膀胱结石的重要手段。成人膀胱结石在无合并其他梗阻性病变且结石小于3 cm时便可行经尿道膀胱碎石术。

碎石钳碎石术一般仅适应于直径小于 2 cm 的膀胱结石，具有经久耐用、费用低廉等优点，但易发生尿道狭窄、膀胱穿孔等并发症，经尿道膀胱碎石术的禁忌证主要包括膀胱容量小、坚硬度高的结石、儿童膀胱结石及尿道狭窄等。目前，经尿道碎石钳碎石的手术方法已被更加安全有效的腔内泌尿外科技术取代。

气压弹道碎石术是利用机械能粉碎结石，可以通过膀胱碎石镜或利用肾镜使用。经尿道气压弹道碎石取石术，具有碎石效力强、操作简单、安全与经济等特点，气压弹道碎石术可以和经尿道前列腺切除术同时进行，缩短了总的手术时间。但对于较大的膀胱结石，碎石效率低，手术耗时长，碎石不易取出；且碎石时结石不易固定，取石时需反复进出尿道易造成尿道损伤。

超声碎石术对膀胱结石有一定的治疗效果，它能够粉碎膀胱内较大结石，费用相对低廉，对于体积大、硬度高的结石需先结合气压弹道碎石，手术耗时长。近年推出的超声/气压弹道混合动力碎石清石系统，将气压弹道及超声碎石技术结合在一起，有效提高泌尿系结石的碎石清石率，也为膀胱结石的治疗提供了一种新的微创方法。尿酸结石不易被超声粉碎，不宜使用超声碎石术。

液电碎石是利用充有高压电的大容量电容器，通过置于水中的电极瞬时放电，瞬间释放高电压电流，并产生方向与放电轴垂直的冲击波，将结石击碎。液电碎石在碎石过程中可形成强大的水冲力，容易损伤膀胱壁，已较少使用。

钬激光自发明以来，以其治疗功率大、碎石效率高，同时具备切割凝固功能等优点，在膀胱结石的治疗中应用越来越多。其碎石机制为：结石中的水和结石表面的水吸收了钬激光的能量而气化、膨胀，产生二次压力，使结石粉碎。钬激光碎石不受结石成分影响，碎石颗粒较小，光纤可适当弯曲，便于调整方向。同时钬激光能量主要集中于黏膜表面，组织穿透深度较小，钬激光能量绝大部分被周围 5 mm 的水递质吸收，不易引起膀胱壁的损伤，可避免严重的膀胱壁损伤甚至穿孔。经尿道钬激光碎石具有碎石效率高、安全等特点，但对较大的结石费时较久，光纤损耗大。

（四）冲击波碎石术

冲击波碎石可以考虑用于那些由于并发症而不合适手术或拒绝手术的患者，冲击波碎石的适应证还包括儿童膀胱结石和结石直径小于 30 mm 的患者，对于高风险患者，体外冲击波碎石术已被证明是简单、有效且耐受性良好的治疗方法。但由于冲击波碎石术不能处理膀胱结石的病因，所以结石复发率较高。另外，对于较大的结石以及较为坚硬的结石，冲击波碎石术效果欠佳。

（五）药物溶石

尿酸结石可以用口服的枸橼酸钠或枸橼酸钾溶解。但药物溶石所需时间较长，目前已很少应用。溶肾石酸素可被用为外科治疗的辅助手段或预防性的用于防止留置导管的石壳的形成。另外，0.25% 或 0.5% 的乙酸溶液或抑制尿素酶的药物也可以用于预防长期留置导尿管上的磷酸镁铵结石的形成。

（史本康）

参考文献

Ali SH, Rifat UN. Etiological and clinical patterns of childhood urolithiasis in Iraq. Pediatr Nephrol. 2005; 20(10): 1453-1457.

Barsoum RS. Urinary schistosomiasis: review. J Adv Res. 2013; 4(5): 453-459.

Bartoletti R, Gacci M, Travaglini F, et al. Intravesical migration of AMS 800 artificial urinary sphincter and stone formation in a patient who underwent radical prostatectomy. Urol Int. 2000; 64(3): 167-168.

Chen Y, DeVivo MJ, Lloyd LK. Bladder stone incidence in persons with spinal cord injury: determinants and trends, 1973-1996. Urology. 2001; 58(5): 665-670.

Daudon M, Dore JC, Jungers P, et al. Changes in stone composition according to age and gender of patients: a multivariate epidemiological approach. Urol Res. 2004; 32(3): 241-247.

Feifer A, Corcos J. Contemporary role of suprapubic cystostomy in treatment of neuropathic bladder dysfunction in spinal cord injured patients. Neurourol Urodyn. 2008; 27(6): 475-479.

Halstead SB. Epidemiology of bladder stone of children: precipitating events. Urolithiasis. 2016; 44(2): 101-108.

Irer B, Aslan G, Cimen S, et al. Development of vesical calculi following tension-free vaginal tape procedure. Int Urogynecol J Pelvic Floor Dysfunct. 2005; 16(3): 245-246.

Madersbacher S, Schmidt J, Eberle JM, et al. Long-term outcome of ileal conduit diversion. J Urol. 2003; 169(3): 985-990.

Mora ER, Gali OB, Garin JA, et al. Intravesical migration and spontaneous expulsion of a Hem-o-lok polymer ligating clip after laparoscopic radical prostatectomy. Urology. 2010; 75(6): 1317.

Mustafa M, Wadie BS. Bladder erosion of tension-free vaginal tape presented as vesical stone; management and review of literature. Int Urol Nephrol. 2007; 39(2): 453-455.

Ord J, Lunn D, Reynard J. Bladder management and risk of bladder stone formation in spinal cord injured patients. J Urol. 2003; 170(5): 1734-1737.

Papatsoris AG, Varkarakis I, Dellis A, et al. Bladder lithiasis: from open surgery to lithotripsy. Urol Res. 2006; 34(3): 163-167.

Robertson WG, Woodhouse CR. Metabolic factors in the causation of urinary tract stones in patients with enterocystoplasties. Urol Res. 2006; 34(4): 231-238.

Schwartz BF, Stoller ML. The vesical calculus. Urol Clin North Am. 2000; 27(2): 333-346.

Sugimura T, Arnold E, English S, et al. Chronic suprapubic catheterization in the management of patients with spinal cord injuries: analysis of upper and lower urinary tract complications. BJU Int. 2008; 101(11): 1396-1400.

Takasaki E, Suzuki T, Honda M, et al. Chemical compositions of 300 lower urinary tract calculi and associated disorders in the urinary tract. Urol Int. 1995; 54(2): 89-94.

Wein AJ. Campbell-Walsh Urolgy. Elsevier, 2015. 11.

第三十三章

膀 胱 异 物

一、概述

泌尿系统异物并不罕见。上尿路异物较为少见，下尿路异物相对较多见。膀胱异物多见于男性，大多为患者自行或由他人经尿道外口放入，如为达到自慰目的经尿道外口强行插入电线、棉签、火柴棒、体温计、塑料丝、圆珠笔芯、发夹等（Schmitt et al., 2012; Khandelwal et al., 2013; Kashima et al., 2014; Hashmi et al., 2015; Ratkal et al., 2015; Shah et al., 2015）；少数为医源性，如盆腔手术后遗留的不可吸收缝线、手术缝针、骨头或纱布块等；外伤创口及邻近脏器进入则更为少见，通常是由于枪击伤或其他穿透伤后残留的金属或木质类异物。膀胱异物患者多见于青少年、无配偶或性伴侣的单身男性，多与性知识缺乏、好奇、排尿困难、手淫等因素有关。医源性膀胱异物患者多与盆腔手术、膀胱手术或前列腺手术缝线的残留，医源性植入物置入或移位至膀胱，膀胱造瘘管老化脱落，气囊导尿管气囊破裂导致气囊壁部分残留等有关。膀胱异物会导致血尿、尿痛、排尿困难、发热、下腹部不适等临床症状（Mukerji et al., 2004; Kumar et al., 2014）。多数膀胱异物的患者表现有羞涩、不安、自卑等心理，不能发病后立即就诊。异物在膀胱内长期存留，常继发膀胱黏膜机械损伤，反复发生尿路感染、血尿、膀胱结石、膀胱穿孔或瘘、肾积水等病理改变，严重者可能诱发膀胱恶性肿瘤。因此，一旦发现膀胱内异物，应及时行清除手术。

二、异物进入膀胱的途径和方式

（一）异物经尿道外口自行或被其他人放入膀胱

经尿道外口自行或被其他人强行置入膀胱内是临床上膀胱异物最常见的类型。自行放入的异物，在儿童主要见于女性患者，在成人大多数见于男性。有些妇女为达到人工流产的目的，因试行流产错误地将尿道口认为是阴道口，自行将异物经尿道口放入膀胱。甚至有的男性为达到避孕的目的，性交前自己或由性伴侣将异物塞入尿道，性交过程中异物被逐步推入膀胱腔内。这些情形多见于未婚者、缺乏基本的生理卫生知识，错误地认为此类方式能达到流产或避孕的目的。部分人为达到性快感作为一种手淫方式将异物放入尿道而后进入膀胱（图 33-1，图 33-2）。少数具有精神异常、变态心理或酒醉后人将异物经尿道进入膀胱，甚至有个别人出于自身的目的强行将异物强行塞入他人尿道而进入膀胱。

（二）医源性膀胱异物

医源性膀胱异物主要由于进行手术或相关的器械检查时不慎将异物置入或遗留于膀胱

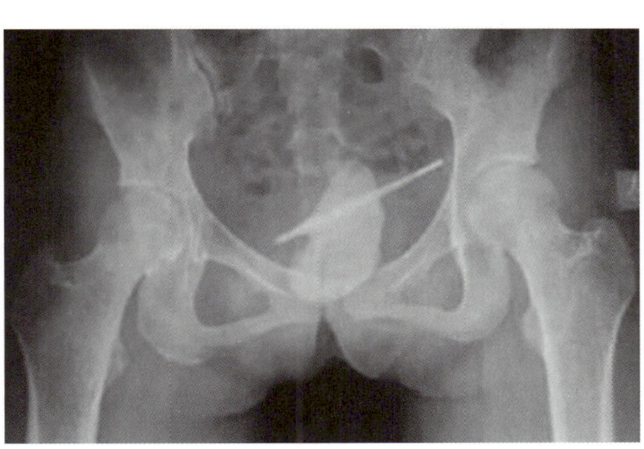

图 33-1 腹部平片可见膀胱内体温计

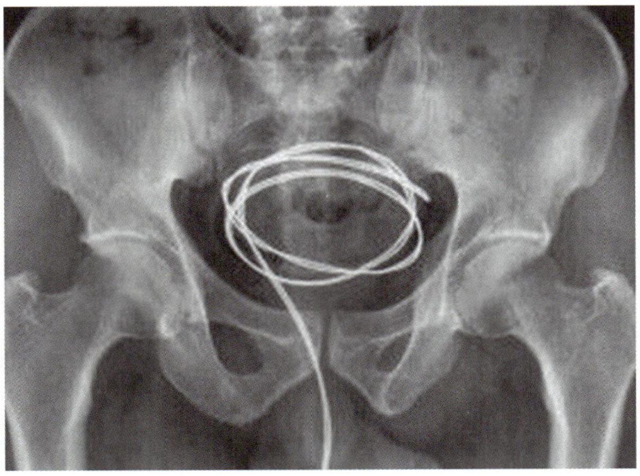

图 33-2 腹部平片可见膀胱内电线

腔内。患者行膀胱镜操作等腔内检查或手术时，由于器械质量或操作等原因器械突发折断并且残留于膀胱内，尤其多见于运用丝状探条行狭窄的尿道扩张时，丝状探条折断而成为异物，手术结束时未及时清点器械、敷料及导管有无缺损使异物留于膀胱内。在尿道梗阻或截瘫的患者，留置导尿或膀胱造瘘术后，尿管头端折断残留在膀胱内（图 33-3），或导尿操作不当，导致阴毛随导管进入膀胱，成为尿液中固体物质沉积的核心，继而形成结石，对这类患者，尤其应注意有此种情况的发生。另外，经顺行或者逆行上、下尿路手术需放置双 J 管支架，因患者遗忘导致留置的时间过久，造成管壁内外面形成结石，以至输尿管支架无法取出。

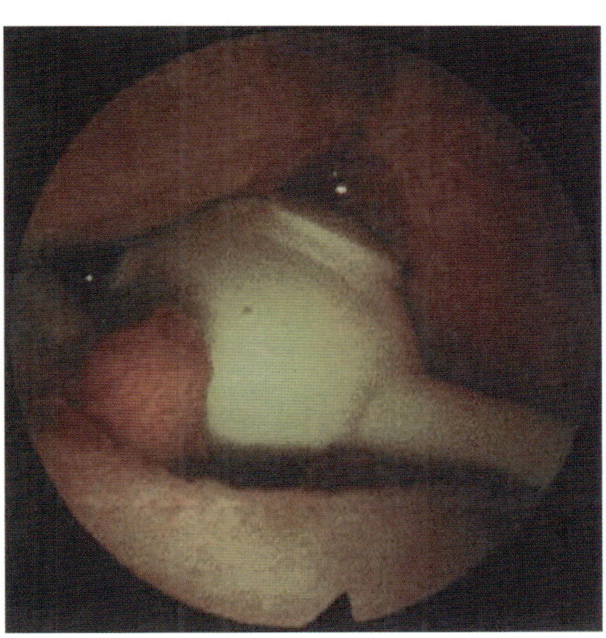

图 33-3 断裂的导尿管

（三）异物通过开放性创口进入膀胱

穿刺性或贯通性创伤物诸如子弹、碎弹片，以及异物如碎骨片、纽扣碎片、碎衣料等均可通过开放性膀胱损伤进入膀胱内，成为战伤后遗症。临床实践中，行尿路手术或切口换药时将相关的物品如海绵纱布等填充物遗留在前列腺窝或膀胱内。行前列腺剜除后，用纱布压迫止血，如这些纱布未从窝内清除，也可作为结石的核心导致尿中盐类物质的沉积。碎骨片偶尔也会进入膀胱内。术中不慎将丝线沿膀胱壁黏膜穿过，继而尿盐沉积包裹其表面成为结石，并长期附着于膀胱内壁上，当其引发血尿或反复尿路感染时才被发现。部分文献也报道，宫内节育环引起的膀胱异物临床上并不罕见，原因可能为误放，也可能与其损伤引起的移位有关，这主要与其形状各异引起的损伤有关。

（四）异物由膀胱外迁徙进入膀胱

患者既往有火器伤史、骨盆骨折史、盆腔骨质慢性骨髓炎史、股骨颈骨折曾行开放性手术固定史。异物和膀胱壁发生严重炎性粘连，造成膀胱壁糜烂、破溃成道而使异物进入膀胱。女性避孕环也可通过此方式进入膀胱（图33-4）。

（五）异物经胃肠道进入膀胱

文献有报道异物刺破肠道而进入膀胱（栾智勇等，2008），但临床上很罕见。邻近膀胱的肠道病变如溃疡等形成肠道膀胱内瘘，进而异物通过此瘘道进入膀胱。异物多半是未完全消化的食物或肠道寄生虫，通常会有气尿的症状，造成内瘘的原因包括肠道肿瘤、结核、克罗恩病等。

三、临床症状

患者的症状与膀胱异物的大小、形状、性质、存留时间长短以及是否继发泌尿系感染、膀胱结石、下尿路梗阻、膀胱穿孔等有关。早期主要是膀胱壁局部区域的刺激，为疼痛及排尿障碍，有损伤的患者可出现血尿。合并感染时会出现尿频、尿急、尿痛等膀胱刺激症状；异物停留的时间过长，可引起炎症，也有可能会出现脓性尿。严重者可继发尿道周围炎或尿道周围脓肿，并出现全身感染症状。如异物位于膀胱颈部或尿道，以异物为核心形成结石时，则可引起排尿困难甚至尿潴留。结石巨大时，甚至可出现尿失禁症状以及上尿路积水。异物的长期刺激可诱发膀胱壁的癌变，并出现血尿。因穿透伤引起肠道尿路内瘘时，排尿时可有粪块、气体或排出食物残渣等；与阴道或者子宫相通，可有尿失禁或尿瘘的表现。

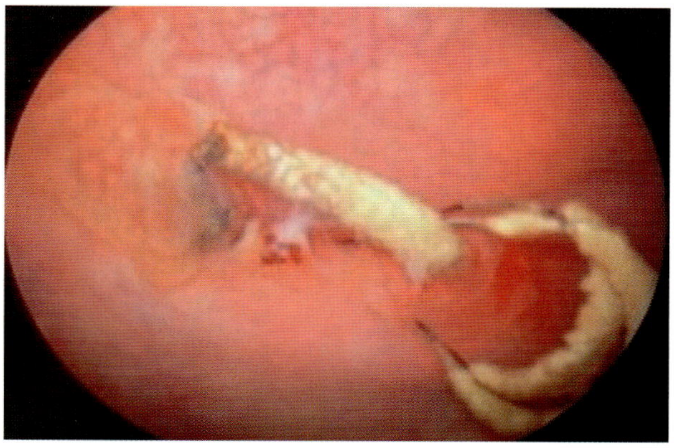

图 33-4　膀胱内节育环

四、诊断

患者膀胱异物多有明确的病史，诊断比较容易，但有时大多数患者往往会隐瞒病史，容易导致误诊为其他疾病而延误治疗。耐心细致地询问病史对膀胱异物的诊断尤为重要。膀胱腔内异物通常具有较明确的向尿道内插入异物的病史。如异物停留在尿道的任一段即为尿道异物，一旦残留于膀胱内即成为膀胱异物。部分患者有手淫等自慰或精神病史，也可有下腹部手术病史或曾吞咽锐利的硬性物件。

膀胱异物通常表现为尿频、尿急、尿痛、血尿等症状，平常诊断为非特异性膀胱炎，给予相应的治疗，如未见明显效果，要查其炎症发生的原因，特别是男性患者，更应进一步查明其原因。有些患者对病史的描述比较含糊或隐瞒，临床医师更应耐心细致地问诊，以进一步明确诊断。异物通常不引起非特异性感染，文献有报道引发特异性感染的病例，如将书之纸绳经尿道放入膀胱而引发破伤风。由于异物位于膀胱内，尿液中盐类物质持续沉积于其表面，继而导致膀胱结石，堵塞尿道内口，引起不同程度的尿路梗阻或尿流中断的表现。如患者尿中出现粪便、食物残渣或气体等，应考虑膀胱肠道内瘘的可能，异物通过瘘道进入膀胱自尿道排出。有膀胱阴道瘘患者，追问其是否有放异物、膀胱区手术或外伤的病史，若有则应考虑膀胱阴道瘘源于异物的可能。

（一）体格检查

异物位于前尿道，在尿道外口可见或在体表被扪及。位于后尿道的异物经直肠偶可触及。双合诊检查通常可触及膀胱腔内体积巨大的异物（尤其是女性患者）。

如患者能如实地介绍病史，则极易诊断。但有不少患者因种种原因不愿告人，常常隐瞒自行放入异物的病史或说假话，给诊断带来许多不应有的困难。很多病例是在按下尿路感染治疗无效而作膀胱镜检查或X线拍片后，才明确诊断。因此凡对诊断者有怀疑时，应进一步追寻病史，必要时行膀胱镜、X线或CT检查。

（二）辅助检查

1. 尿液检查

对膀胱异物的患者应做尿液分析和中段尿培养，以确定有无感染存在以及感染的严重程度和类型。尿二杯或尿三杯检查可初步估计异物和炎症所在的位置。

2. 影像学检查

B超检查可见尿道、膀胱内异常强回声图像。KUB平片及IVU对于确诊有所帮助，其可发现泌尿系中的金属或不透X线的其他异物，同时可显示其位置、形态及大小等。也可显示被不透光的尿盐晶体包裹的透光物质，并且定位由于异物损伤、侵蚀以及感染所造成的尿液外渗的情况。因异物在膀胱内停留时间过长而以异物为核心形成结石者，在KUB平片及IVU中还可显示出结石的阴影。对怀疑有尿路消化道瘘者行消化道造影，可见瘘管显影。CT对不同密度的组织分辨率极佳，在膀胱异物的鉴别诊断中具有重要意义。

3. 膀胱镜检查

膀胱镜检查是诊断及明确异物处理方法的最可靠检查，既能了解异物的位置、大小、特征（形状及性质）及有无继发的结石，膀胱镜下也可见漂浮在膀胱顶部的蜡质样异物。可通过膀胱镜检查结果决定异物取出的手术方式。膀胱镜还能了解膀胱黏膜有无病变，必要时可以取组织活检送病理。

五、鉴别诊断

（一）膀胱结石

主要目的是确定究竟是原发性结石还是以异物为核心形成继发的结石。一方面应仔细询问患者有无向尿道及膀胱内放置异物的病史，另一方面需要仔细阅读X线片。异物长时间停留于膀胱内，如形成的结石体积很大而异物本身的体积较小时，在X线平片上可以看不到异物的阴影，容易误诊为原发的结石，而IVU则可见膀胱内造影剂相对密度较低的巨大的充盈缺损。

（二）膀胱肿瘤

膀胱肿瘤的主要症状是间歇性、无痛性全程肉眼血尿。仅在合并下尿路感染时才会出现尿频、尿急、尿痛等症状。通常没有排尿困难的症状。CT检查可发现膀胱壁内的占位性病变，而腹部平片一般无异常发现。只有在进行IVU检查时可发现膀胱内有充盈缺损。膀胱镜检查并取活检对确定诊断十分重要。异物在膀胱内停留时间长并对膀胱壁产生刺激，可使膀胱壁黏膜发生癌变。

（三）膀胱炎

也可有尿频、尿急、尿痛的症状，但影像

学检查一般无异常发现。膀胱镜检查除可见膀胱黏膜的炎性改变或形成滤泡，膀胱内无异物可见。

六、治疗

膀胱异物一经确诊，应设法取出。常用方法有以下几种：

1. 内镜下经尿道取出异物

异物细小，呈条索状。一般可采用内镜经尿道取出。经尿道外口可放入膀胱内的异物，通常认为不需要开放手术即可将其取出。尤其是采用现代的内窥镜腔内设备，即可从尿道外口、经尿道取出这些异物。所以，应完善相关检查，明确异物的特征。采用内镜微创方法治疗原则是在不导致严重周围组织损伤的前提下，应避免对膀胱异物采取开放性的手术方式。对于表面覆盖有结石的，应先用碎石器械将其击碎，包括气压弹道、超声、钬激光碎石等。对细长的塑料吸管、绳子之类的异物应采用异物钳将其一端夹住拖出，钳夹前应将其理顺缓慢拖出，以防打结。目前临床上最常用的是膀胱镜异物钳和活组织标本取出钳。对于可溶解的异物，可用溶解体液将其溶解，然后采用负压吸引将其吸出。

2. 经耻骨联合上膀胱切开取出异物

如异物体积较大，难以在内镜下经尿道取出，则应行耻骨上膀胱切开取出。对于蜡质类异物，不宜使用汽油、二甲苯等溶剂以图溶解，因为这些溶剂毒性大，文献报道有致死的情况发生，故需要切开膀胱取出。易碎异物如玻璃管，温度计等很难通过膀胱镜取出，也应切开膀胱取出。

对伴有严重感染的患者术前要应用抗生素控制感染。对合并膀胱肠道瘘或膀胱阴道瘘者，需在手术取出异物的同时切除瘘管并修补瘘口。

3. 其他治疗方式

加强对患者的指导和教育也是治疗的一部分，膀胱异物患者的预防措施：①加强对青少年的性教育，引导青少年建立正常的心理及性格；②关心、尊重心理障碍的患者，实行保护性医疗，对其进行健康教育及心理疏导，使其明白该行为对自身的危害性，帮助患者纠正不良习惯，走出心理误区；③女性患者多由他人放入，使其明白该行为的危害，指导患者加强自我防范意识；④医务人员需要提高自身的技术水平和增强责任心，减少甚至杜绝医源性膀胱异物发生（王朋欣等，2011）。

（潘铁军　李功成　钱　萍　鲍　慧）

参考文献

栾智勇, 周军, 于文朝, 铁钉穿入乙状结肠、膀胱1例. 中国医学影像学杂志, 2008, 16(1):70.

王朋欣, 马力, 史建庚. 膀胱镜辅助耻骨上小切口膀胱异物取出术的临床分析. 中华临床医师杂志(电子版), 2011, 5(18):5509-5510.

Hashmi SH, Khan I. Foreign body in urinary bladder: An unusual presentation[J]. J Ayub Med Coll Abbottabad, 2015, 27(2):494-495.

Kashima S, Yamamoto R, Miura Y, et al. An intravesical foreign body by migration of remnant gauze into the bladder: a case report[J]. Hinyokika Kiyo, 2014, 60(2):83-86.

Khandelwal AK, Singh SK, Pawar D, et al. An electrical wire as foreign body in bladder-a rare presentation[J]. Indian J Surg, 2013, 75(1):238-239.

Kumar S, Singh SK, Jayant K, et al. Forgotten Kirschner wire causing severe hematuria[J]. Case Rep Urol, 2014:305868.

Mukerji G, Rao AR, Hussein A, et al. Self-introduction of foreign body into urinary bladder[J]. J Endourol, 2004, 18(1):123-125.

Ratkal JM, Raykar R, Shirol SS. Electric Wire as Foreign Body in the Bladder and Urethra-a Case Report and Review of Literature[J]. Indian J Surg, 2015, 77(3):1323-

1325.

Schmitt BH, Feder MT, Rokke DL, et al. An unusual foreign body in the urinary bladder mimicking a parasitic worm[J]. J Clin Microbiol, 2012, 50(7): 2520-2522.

Shah S, Qureshi F, Rakhio S. Iatrogenic foreign body in the urinary bladder[J]. J Coll Physicians Surg Pak, 2015, 25(4):304-305.

膀胱功能障碍

第一节　神经源性膀胱

一、概述

神经源性膀胱（neurogenic bladder，NB）是由于神经调控出现紊乱而导致的下尿路功能障碍，通常需在存有神经病变的前提下才能诊断（Stohrer et al., 1999）。根据神经病变的程度及部位的不同，神经源性膀胱有不同的临床表现。此外，神经源性膀胱可引起多种长期并发症，最严重的是上尿路损害、肾功能衰竭（Manack et al., 2011）。

神经源性膀胱的临床表现和长期并发症往往不相关，因此早期诊断并对出现后续并发症的风险进行早期评估与预防具有非常重要的意义。

目前国际上关于神经源性膀胱的英文名词尚未统一，文献上应用的名词有 neurogenic bladder、neuropathic bladder、neurogenic lower urinary tract dysfunction、neuromuscular dysfunction of the lower urinary tract 等。本章节统一使用"神经源性膀胱"这一名词与概念，涵盖了上述英文名词所包含的内容。

二、病因、病理生理及分类

（一）病因

所有可能影响储尿和（或）排尿神经调控的疾病都有可能造成膀胱和（或）尿道功能障碍，神经源性膀胱的临床表现与神经损伤的位置和程度可能存在一定相关性，但并无规律性，目前尚缺乏大样本的神经源性膀胱的流行病学研究数据。

1. 中枢神经系统因素

（1）脑血管意外：脑血管意外（cerebrovascular accident，CVA）可引起各种类型的下尿道功能障碍。尿失禁是脑血管意外后的常见症状，尿失禁多是短暂的，但尿失禁消失后可能会出现其他形式的排尿障碍（Linsenmeyer, 2012）。46.7% 的患者存在膀胱储尿功能障碍，23.3% 的患者存在膀胱排尿功能障碍（Yum et al., 2013）。

（2）颅脑肿瘤：24%的颅脑肿瘤患者可发生下尿路功能障碍，其症状与肿瘤累及程度和范围有关。一般认为肿瘤发生在额叶部位才可能造成神经源性膀胱。额叶皮质的肿瘤患者30%存在排尿困难。患有脑胶质瘤的儿童尿潴留的发病率高达 71%。

（3）压力正常的脑积水：压力正常的脑积水（normal pressure hydrocephalus，NPH）是指脑脊液压力正常而脑室扩张，患者有进行性的痴呆、步态不稳等代表性症状的综合征。约 95% 的 NPH 患者存在逼尿肌过度活动（detrusor overactivity，DO）。

（4）脑瘫：脑瘫（cerebral palsy，CP）是一种非进展性的大脑紊乱性疾病。成人脑瘫患者中也有很高比例患者发生尿失禁（Marciniak et al., 2014）。1/4 的脑瘫患儿存在膀胱功能障碍问题（Novak et al., 2012）。

（5）智力障碍：智力障碍也是造成神经源性膀胱的原因之一。智力障碍主要分为两种类型：先天性精神发育迟滞和后天获得性痴呆（如老年痴呆症）。

1）精神发育迟滞：精神发育迟滞的儿童尿频、尿失禁和排尿困难的发生率显著增高（Yang et al., 2010）。根据不同的障碍级别，有 12%～65% 的患者伴有下尿路功能障碍。超过 1/4 的精神发育迟滞患者有夜间遗尿，12% 的患者白天及夜间都有尿失禁。

2）老年痴呆症：老年痴呆症（阿尔茨海默病、路易体痴呆、Binswanger 病、Nasu-Hakola 病和 Pick 病）极易导致神经源性膀胱。但是老年痴呆患者引发的神经源性下尿路功能障碍不易和其他伴发疾病引起的下尿路功能障碍区分。因此，真正由于老年痴呆症导致的发病率尚无可靠的统计学数据。不过患有老年痴呆症者比未患老年痴呆症者更容易发生尿失禁。

阿尔茨海默病（Alzheimer's disease，AD）是引起老年痴呆的最常见原因，23%～48% 阿尔茨海默病患者存在尿失禁。92% 的路易体痴呆患者存在逼尿肌过度活动，53% 的患者会发生急迫性尿失禁。

多发脑梗死是引起老年痴呆的第二大原因，50%～84% 的多发脑梗死患者合并尿失禁，并且出现尿失禁的时间要早于阿尔茨海默病，但是这些患者并不总是伴有痴呆，而且在出现尿失禁之前常表现有尿频、尿急。提示多发脑梗死患者与阿尔茨海默病患者的尿失禁发病机制有所不同。

（6）基底节病变：基底节是一组解剖结构关系紧密的皮质下核团的总称，其功能复杂而广泛，有排尿调控的作用。基底节病变可造成神经源性膀胱。

帕金森病（Parkinson's disease，PD）是最常见的基底节病变，是中脑黑质和纹状体内的神经递质多巴胺减少所致。27%～70% 的帕金森病患者可因神经源性膀胱导致排尿异常。下尿路症状可以和震颤同时出现，但多数出现在疾病的进展期。尿急和尿频是 PD 患者最常见的下尿路症状（Sakakibara et al., 2012），尿动力表现为逼尿肌过度活动和（或）外括约肌功能障碍。也有报道认为 PD 患者下尿路功能障碍并不具有疾病特异性，而是和年龄相关。故而对于老年男性，在明确排尿症状与该症关系前，应排除前列腺增生等梗阻性因素。对于帕金森病症状轻，但有严重排尿异常的帕金森病患者，还应排除患者是否同时患有多系统萎缩。

（7）多系统萎缩：多系统萎缩（multiple system atrophy，MSA）是基底节、脑干、小脑、脊髓和自主神经多部位多系统变性的一组综合征，包括橄榄体脑桥小脑萎缩（olivopontocerebellar atrophy, OPCA）、纹状体－黑质变性（striatum-nigra degeneration，SND）、Shy-Drager 综合征（Shy-Drager syndrome，SDS）和小脑脊髓变性症等。多系统萎缩患者出现排尿异常的症状早且很严重。在多系统萎缩的不同进展期，排尿异常的表现各异，尽管在一个阶段患者表现为 DO，但是几个月或数年后又可能表现为膀胱排空障碍和不同程度的慢性尿潴留。Shy-Drager 综合征是一种较为罕见的综合征。其排尿功能异常主要为膀胱排空障碍和尿失禁（Dusejovská et al., 2010）。

（8）共济失调：深感觉、前庭系统、小脑和大脑损害都可发生共济失调，分别称为感觉性、前庭性、小脑性和大脑性共济失调。一般临床上的“共济失调”，多特指小脑性共济失调。小脑参与调控排尿反射，故小脑疾患可以导致人类排尿功能障碍。共济失调患者常见尿动力学表现为DO，伴或不伴逼尿肌—尿道括约肌协同失调（DSD）。Machado-Joseph 病（Machado-Joseph's disease，MJD），又称 Azorean 病，属遗传性脊髓小脑性共济失调中的一种类型（Ⅲ型，SCA3），13.9% 的 Machado-Joseph 病患者存在膀胱功能障碍，以膀胱过度活动最常见（Musegante et al., 2011）。

（9）神经脱髓鞘病变（多发性硬化症）：多发性硬化症（multiple sclerosis, MS）系自身免疫作用累及中枢神经系统的神经髓鞘，形成少突胶质细胞，导致受累的神经发生脱髓鞘变性，这种脱髓鞘病变最常累及颈髓的后柱和侧柱，但也常累及腰髓、骶髓、视神经、大脑、小脑和脑干。50% ~ 90% 的多发性硬化症患者可伴有神经源性膀胱。其临床症状随病变累及的神经部位和病程改变而异。2% ~ 12% 的 MS 患者早期就存在下尿路功能障碍，有些研究甚至高达 34%。大多数 MS 患者在确诊 10 年后会出现神经源性膀胱症状。

其尿动力表现主要为 DO、DSD 和逼尿肌收缩减弱。多发性硬化症患者下尿路功能障碍的发病率与患者的残疾状态有关，出现行走困难的 MS 患者全部可有下尿路功能障碍。10% 的 MS 患者排尿异常症状可以是疾病早期的唯一表现。由于多发性硬化症的临床特点是缓解与加重不断相交替，因此其泌尿系症状也并非一成不变。尿频和尿急是最常见的症状，占 31% ~ 85%；而尿失禁占 37% ~ 72%；伴或不伴有尿潴留的尿路梗阻占 2% ~ 52%。常随累及神经部位的变化和病程的演变而发生相应的变化，但这种排尿障碍变化很少向改善方向发展。

（10）脊髓病变：创伤、血管性病变、先天性发育异常、医源性及药物等原因均可能造成脊髓损害，几乎所有脊髓损伤性病变都可以影响膀胱尿道功能。不同节段、不同程度的脊髓损伤会导致不同类型的下尿路功能障碍，在损伤后的不同时间段临床表现也有所不同。

1）创伤性脊髓损伤：创伤性脊髓损伤（traumatic spinal cord injury，TSCI）引起的膀胱功能障碍以骶髓为界又可划分为上运动神经元功能障碍和下运动神经元功能障碍。脊髓损伤平面越高，DO、逼尿肌 - 外括约肌协同失调（DESD）和逼尿肌 - 膀胱颈协同失调（DBND）的发生率越高。

9% ~ 16% 的脊髓损伤患者为脊髓中央损伤综合征（central cord syndrome，CCS），为一种不完全脊髓损伤。老年人中 CCS 的比例更高，42% 的 CCS 患者伴有神经源性膀胱。临床上 TSCI 合并脑损伤的发病率在近 50 年来明显增加，故需要特别注意是否脊髓和脑同时损伤，以便对其导致的神经源性膀胱进行合理的诊断和治疗。

2）非外伤性脊髓损伤：非外伤性脊髓损伤的发病率难以统计，有的学者估计与外伤性脊髓损伤近似，主要是因脊柱、脊髓的病变（肿瘤、结核、畸形等）所引起。

①脊髓发育不良：脊髓发育不良又称脊柱裂或脊髓神经管闭合不全。约 50% 的脊髓发育不良患儿可存在 DO 和 DSD（van Gool et al., 2001）。DO 和 DSD 是脊髓发育不良患者产生上尿路严重损害的最主要原因。脊髓脊膜膨出引起的膀胱尿道功能障碍的发病率尚不清楚（Liu et al., 2015）。临床上应尤其关注隐性骶裂引起的神经源性膀胱。

②脊髓栓系综合征：脊髓栓系综合征（tethered cord syndrome, TCS）是由于椎体和脊髓的生长速度不同，以及脊髓周围的纤维化造成，多见于儿童及部分经过神经外科手术的成人。56% 的脊髓栓系患者存在下尿路功能障碍，

患者逼尿肌可以表现为收缩减弱，也可表现为DO。脊髓栓系可导致尿动力学发生不同类型的异常改变，脊髓栓系的位置与尿动力学表现的类型及上尿路损害不相关，上尿路损害与否及损害程度与DO、DSD、逼尿肌压力以及患儿年龄密切相关。

③脊柱肿瘤：约20%的脊柱转移瘤患者合并有脊髓损伤，进而导致神经源性膀胱。在一项大规模调查中发现，22%的肾癌脊髓转移患者伴有神经源性膀胱。

④遗传性痉挛性截瘫：77.6%的遗传性痉挛性截瘫（hereditary spastic paraplegia，HSP）患者会发生神经源性膀胱。

⑤尾部退化综合征：尾部退化综合征（caudal regression syndrome，CRS）为脊柱末端发育障碍，可同时伴有神经源性膀胱、肾发育不良、外生殖器畸形、肛肠畸形、无足并肢畸形及足畸形等。确诊为CRS的患者中，61%伴有神经源性膀胱，20%的CRS患者只靠一侧肾维持生命。

（11）椎间盘疾病：椎间盘突出症可导致神经源性膀胱。1%～15%腰椎间盘突出症患者的骶神经根会受到影响，最常见的症状为尿潴留。许多报道认为即便实施了椎间盘手术，术后效果也并不理想。由中央型腰椎间盘突出症引起的马尾综合征比较少见，仅占所有椎间盘突出患者的1%～5%。目前临床多提倡要早期行减压手术，但术后并不一定能使各项功能得到恢复。

（12）椎管狭窄

1）腰椎管狭窄：一般不会引起膀胱尿道功能障碍，可是一旦出现症状往往呈进展性，且多与马尾神经受压有关。伴有难治性下肢疼痛的腰椎管狭窄患者中约有50%的可能发生神经源性膀胱。

2）颈椎病：是一种退行性疾病。严重的脊髓型颈椎病（cervical spondylotic myelopathy，CSM）患者会发生神经源性膀胱和肠道功能障碍。

2. 外周神经系统因素

（1）糖尿病：糖尿病是最常见的一种代谢性疾病，糖尿病膀胱（diabetic cystopathy，DCP）又称糖尿病神经源性膀胱（diabetic neurogenic bladder，DNB）。DCP作为糖尿病引起的泌尿系统并发症，发病率高，占糖尿病患者的25%～85%，其具体机制尚不清楚，一般认为主要与糖尿病外周神经病变在膀胱的表现以及肌源性异常（即逼尿肌功能损害）等因素有关。糖尿病病程在10年以上时，糖尿病膀胱的患病率会明显增高。随着2型糖尿病自主神经病变严重程度的增加，发生DCP几率也越来越高。

（2）酗酒：酗酒（酒精滥用）会导致周围神经病变，目前报道酗酒引起神经源性膀胱的患病率差别很大，有报道为5%～15%，也有报道为64%。酗酒所致的肝硬化患者更容易引发神经源性膀胱，该类患者副交感神经的损害要比交感神经损害严重。

（3）药物滥用：氯胺酮是苯环己哌啶的衍生物，临床上主要用于小儿麻醉，因其英文名为Ketamine，俗称“K粉”，是一种新型毒品。氯胺酮滥用可导致膀胱等泌尿系统损害，但具体机制尚不清楚，可能与免疫反应和外周神经、血管损伤有关。主要表现为下尿路刺激症状、急迫性尿失禁和血尿。其发病率尚无统一认识。

（4）其他周围神经病变

1）卟啉症：高达12%的卟啉症患者可发生膀胱扩张。

2）结节病：也称肉样瘤病，也可因周围神经病变导致神经源性膀胱，但非常罕见。

3）骶神经根病变：有研究显示骶神经根病

变可能是某些原因不明的急慢性尿潴留、难治性下尿路功能障碍、难治性慢性前列腺炎、盆腔疼痛综合征的潜在病因，但限于病例数量以及单中心研究的缺陷，尚不足以得出确切结论（杜广辉等，2015）。

3. 感染性疾病

（1）获得性免疫缺陷综合征：获得性免疫缺陷综合征（acquired immune deficiency syndrome，AIDS）引起神经系统病变的发生率很高，感染 HIV 的单核细胞可通过血脑屏障进入中枢神经系统，直接损害大脑、脊髓和周围神经，当神经病变累及支配膀胱尿道的中枢和（或）周围神经系统时，也会导致相应的排尿异常。受累神经部位不同，排尿功能障碍的表现亦有所不同。经过抗病毒、抗感染、抗胆碱药物治疗后，AIDS 患者的排尿功能可有所改善。

（2）急性感染性多发性神经根炎：急性感染性多发性神经根炎，又称吉兰–巴雷综合征（Guillain-Barré syndrome，GB）。是由于病毒或接种疫苗引起细胞免疫和体液免疫介导的自发、多发性炎性脱髓鞘周围神经病，一般神经系统症状较为严重，而下尿路症状相对较轻。排尿异常的患者多为运动麻痹性膀胱，此类患者均有大量的残余尿，急性期患者通常需留置导尿管。GBS 患者神经源性膀胱的患病率从 25% 到 80% 以上不等，但在大多数情况下其发病率是递减的。

（3）带状疱疹：带状疱疹病毒可侵犯腰骶神经，除可造成相应神经支配部位皮肤簇集水泡外，还可导致盆丛及阴部神经受损，进而影响膀胱及尿道功能，此症导致的排尿异常多为暂时性。出现在腰骶部和生殖器的疱疹患者神经源性下尿路功能障碍的发生率高达 28%，就带状疱疹患者整体而言，神经源性膀胱的发病率是 4%。

（4）人 T 淋巴细胞病毒感染：人 T 淋巴细胞病毒（human T-lymphotropic virus，HTLV）感染可合并脊髓病（HTLV-associated myelopathy，HAM），以 Ⅰ 型 T 淋巴细胞病毒（HTLV- Ⅰ）感染居多，Ⅱ型 T 淋巴细胞病毒（HTLV- Ⅱ）感染比较少见。HTLV 感染合并 HAM 的患者尿动力学检测证实存在 DO 及 DSD。

（5）莱姆病：莱姆病（Lyme disease）是由蜱传播博氏疏螺旋体（Borrelia burgdorferi）感染引起的一种全身性疾病。Chancellor 等对 7 名合并有下尿路症状的莱姆病患者进行分析，在尿动力学检查中，5 例患者存在 DO、2 例患者存在逼尿肌不收缩，无 DSD。

（6）脊髓灰质炎：脊髓灰质炎（poliomyelitis）患者多因逼尿肌不收缩而有尿潴留症状，通常可随疾病的恢复而恢复。脊髓灰质炎患者中存在下尿路症状者高达 93%，但只有很少的一部分患者因出现逼尿肌收缩力减弱或不收缩需要导尿治疗。脊髓灰质炎后综合征（post-polio syndrome，PPS）的发生率在女性和男性患者中分别高达 87% 和 74%。在女性患者中尿失禁发生率大于 70%，但重度尿失禁多出现于 PPS 患者中；男性患者多表现为排尿后滴沥或急迫性尿失禁，有 PPS 症状者其下尿路症状也更为严重。

（7）梅毒（syphilis）：随着医疗水平的发展，神经梅毒的发生率已经非常少见。约有 10% 梅毒患者会出现神经梅毒（脊髓痨），腰骶部的脊髓背侧或脊髓根部受累导致的脊髓脊膜炎会导致膀胱尿道功能障碍。Ⅲ期梅毒患者存在膀胱顺应性降低、DO、DSD 和残余尿增加等病理生理改变。这也提示Ⅲ期梅毒可能因上运动神经元损伤而产生相应的下尿路功能障碍。

（8）结核病（tuberculosis）：脊柱可以发

生结核性病变，尤以儿童的脊柱结核更加严重和危险。发生截瘫的患者均有膀胱和肠道功能异常，无截瘫的患者也部分存在膀胱和肠道功能异常。行手术治疗的患者，术后膀胱和肠道的功能异常仍占较大比例。

4．医源性因素

（1）脊柱手术：脊柱手术的患者会出现神经源性膀胱。因骶骨脊索瘤实施骶骨切除术后导致神经源性膀胱的发生率高达 74%，一些术前因脊柱疾病导致神经源性膀胱的患者，术后有部分病例能恢复正常。

（2）根治性盆腔手术：根治性的盆腔手术术后并发神经源性膀胱者较常见。

1）直肠癌根治切除术（radical rectal resection，RCR）：直肠癌经腹会阴直肠切除术（abdominal-perineal rectal resection，APR）后导致神经源性膀胱的几率很高，有研究显示 50% 以上的经腹会阴直肠切除术患者术后会出现下尿路功能障碍。主要原因是手术过程中损伤了盆神经支配逼尿肌的纤维、阴部神经或直接损伤了尿道外括约肌。直肠保留括约肌的手术，如经腹的低位直肠切除（low abdominal rectal resection，LAR），比 APR 发生排尿功能障碍的几率要小。研究显示保留自主神经手术后 88% 的患者于术后 10 天能自主排尿；行盆腔自主神经完全切除术者 78% 的患者术后出现尿潴留，需要导尿处理。手术时神经的保留对于预防神经源性膀胱的发生非常重要。行直肠癌根治性切除时，术中如能保留两侧神经，术后几乎 100% 的患者都能获得比较好的排尿功能，而仅保留单侧神经的患者则下降至 90% 左右。行双侧去神经的根治性切除患者中，术后有 30% 的患者需要导尿处理，若不保留神经则只有 30% 的患者能维持正常的排尿功能。有研究提示 RCR 术后，长期存在神经源性膀胱的患者只有 10%，但该研究并未明确这是否缘于神经损伤的治愈和成功的膀胱康复治疗。

2）根治性子宫全切除：子宫的支持韧带中含有来源于下腹下神经丛的自主神经及神经节，其中子宫骶韧带的神经分布密度大于主韧带。因此，根治性子宫切除术对下尿路功能的影响较单纯性子宫切除更大。根治性子宫全切术后、盆腔放疗后、子宫全切并放疗后和宫颈肿瘤术前患者的尿动力学检查对比发现：膀胱顺应性降低或 DO 发生率分别为 57%、45%、80% 和 24%，各组的膀胱容量都有所减少。前三组术后患者 100% 存在腹压协助排尿现象，而第四组则为 0%，残余尿增多发生率分别为 41%、27%、40% 和 24%。

3）前列腺癌根治术：前列腺癌根治术（radical prostatectomy，RP）后可导致盆底神经功能障碍，尿失禁是前列腺癌根治术术后最常见的并发症。前列腺癌根治切除术中，术后引起尿失禁并发症的主要原因为直接的括约肌损伤而造成的控尿功能不全，其次则主要是前列腺侧旁神经血管束的损伤导致的括约肌功能不全，以及 DO 等膀胱功能障碍；保留神经的前列腺根治切除术可以更好地保存外括约肌的功能，缩短术后达到控尿功能的时间。具有脑血管疾病、多发性硬化和帕金森病等神经系统疾病相关的 DO 患者，RP 术后尿失禁的危险性大为增高。膀胱颈狭窄是手术后充溢性尿失禁的原因。因此，也有人保留膀胱颈部以减少手术后膀胱颈狭窄的可能性。

（3）区域脊髓麻醉：区域脊髓麻醉可能会导致神经源性膀胱，但其发病率尚无确切数据。有个案报道影像引导下腰椎间孔硬膜外注射类固醇和鞘内注射氨甲蝶呤治疗后可导致区域脊髓麻醉，进而发生神经源性膀胱。

5．其他原因

（1）Hinman 综合征：发病率约为 0.5%，患者多为成年人，是由于排尿时尿道外括约肌随意性收缩引起的一种功能性膀胱出口梗阻。95% 的患者有严重梗阻症状并有半数以上合并尿急、尿频和夜尿症。所有患者的排尿均为间断、不连续状。尿动力还发现女性 Hinman 综合征患者在排尿初感觉时膀胱容量明显低于男性，在初次尿急与膀胱容量上也明显低于男性。部分患者有逼尿肌过度活动，男性在最大尿流率时的最大逼尿肌压力明显高于女性。由于目前尚未找到确切的神经损害机制，多数人认为该病是由于排尿不良习惯、心理或精神因素造成，但也有文献称之为“非神经性神经源性膀胱”。

（2）Fowler 综合征：见于女性患者，多数存在尿潴留，体检未发现解剖或神经性异常，可合并多囊卵巢，患者有括约肌肌电图异常、尿道闭合压增高、括约肌体积增加（Kavia et al., 2006）。有人推测与心理异常有关，也有学者发现此类患者具有隐匿性自主神经功能减退证据，心血管系统自主神经功能试验阳性（Amarenco et al., 2006）。该综合征具体机制不清楚，但骶神经调节治疗有效提示其可能存在神经系统病变。

（3）重症肌无力：重症肌无力（myasthenia gravis，MG）是一种自身免疫性疾病，主要影响横纹肌，发生神经源性膀胱的很少。重症肌无力患者的下尿路功能障碍主要变现为排尿困难，尿动力学检查可发现逼尿肌收缩减弱甚至无反射。

（4）系统性红斑狼疮：大约有 50% 的系统性红斑狼疮（systemic lupus erythematosus，SLE）患者存在神经系统受累情况，因而也可导致神经源性膀胱。SLE 所致神经源性膀胱的发病率约为 1%，但尚缺乏流行病学数据进一步证实。

（5）家族性淀粉样变性多发性神经病变：家族性淀粉样变性多发性神经病变（familial amyloidotic polyneuropathy，FAP）为一种罕见的体染色体显性遗传疾病，约 50% 的 FAP 患者伴有神经源性膀胱。

（二）生理和病理生理

下尿路（膀胱和尿道）有两个主要功能：在适当的时机进行储尿和排尿。为了调节这两种生理过程，一个类似于切换电路的复杂神经控制系统，对膀胱的储尿功能和尿道的括约功能进行协调。脑桥排尿中枢对这个系统进行控制，同时又接收来自高级中枢的神经传入，尤其是来源于额叶内侧的神经冲动。因此，脊髓－脑干－脊髓排尿反射通路的任何部位受损，都将导致储尿和排尿功能障碍。神经源性下尿路功能障碍通常可由脑桥上、骶上脊髓、骶髓、骶髓以下及外周神经病变引起。

1. 下尿路的神经支配与调控

下尿路的储尿和排尿活动是在神经系统调控下完成的，中枢神经、外周神经、神经递质及受体均参与调控，现分述于后。

（1）脑干以上中枢神经系统：膀胱受复杂的神经网络控制，中枢神经、自主神经、外周神经系统均参与控尿过程。控尿过程包括两个周期：储尿期和排尿期。同时，中枢的控尿也包括两个方面：①排尿反射，通过脊髓反射膀胱自主排空的过程，主要存在于婴儿及脊髓损伤患者；②膀胱的控制，大脑高级中枢允许根据意愿控制排尿反射及保持控尿状态。正常控尿过程并非单纯的神经自主反射，而是受到严格的意识控制，根据周围环境允许及个人意愿启动排尿。近年来影像学技术的不断发展使得我们对于中枢神经系统的直观研究变为可能，这类技术包括功能核磁（functional magnetic resonance imaging，fMRI）、正电子发射计算机断层显像（positron emission tomography，PET）和单光子发射计算机断层成像术（single-photon emission computed tomography，SPECT）。这些方法是通过脑代谢或脑血流来映射不同区域，代替不同部位神经元的活动。本文回顾了近年来大脑对膀胱控制的研究结果。

1）大脑影像学研究发展现状：大脑是我们目前所知的最复杂、最完善的动态信息处理系统。对大脑的研究是一项具有重大科学意义和哲学意义的战略性科学课题，但直到现在可用的方法仍非常有限。大脑影像学检查成像原理可分三类：①测量神经活动的电或磁信号，如事件相关电位（event-related potential，ERP）、脑电图（electroencephalogram，EEG）以及脑磁图成像（magnetoen cephalography，MEG）等。②通过放射性核素衰变信号测量神经代谢水平从而反映脑的活动，如 SPECT、PET 等。③利用氢原子磁共振信号强弱反映大脑结构或功能信息的磁共振成像。磁共振（nuclear magnetic resonance，NMR）是交变磁场与物质相互作用的一种物理现象，磁共振的发现对于人类探索和研究大脑的结构和功能具有十分重要的意义。fMRI 泛指所有可用于测量脑功能特点的磁共振成像技术。而狭义的 fMRI 通常指基于血氧水平依赖（blood oxygenation level dependent，BOLD）技术的功能核磁，称为血氧水平依赖功能磁共振（BOLD-fMRI）。血氧水平依赖功能磁共振成像非常适合研究人脑的功能，并具有如下特点：①无创，无放射性，对人体无害；②多次、可重复测量；③较好的时间、空间分辨率，时间分辨率约在 1 秒，空间分辨率小于毫米级。近十年内被作为主要的研究手段广泛应用于人脑领域的研究，特别是脑连接方面的研究，近年在《Science》和《Nature》等著名杂志上就有 60 余篇论著和评论发表。fMRI 已经是研究人脑高级功能不可替代的手段，在临床基础研究中也正在发挥越来越大的作用。绝大多数 BOLD-fMRI 研究，都需要在扫描过程中，让被试者执行某种认知任务。1995 年 Biswal 等发表了第一篇不采用任何任务的所谓“静息态”功能核磁（resting state functional MRI，rs-fMRI），静息态功能核磁的出现受到了研究者们广泛的关注和重视。静息态功能核磁的 BOLD 信号主要来自于大脑的自发活动，反映了大脑自身的内在活动，而非大脑执行某种规定任务得到的激活。由于静息态功能核磁简单方便，患者很容易配合，对于脑异常功能的定位非常有帮助。目前 rs-fMRI 在临床研究中的应用越来越广，大有超过任务状态 fMRI 的趋势。

2）大脑膀胱控制的简单模式：动物实验证实，正常控尿过程需要脊髓 - 丘脑 - 脊髓反射通路的完整。通过动物和临床实验，提出 4 个大脑对下尿路控制的重要区域：①皮质（抑制）；②下丘脑后部（刺激）；③中脑（抑制）；④脑桥（刺激）。同时，分析提出大脑膀胱控制的简单模式：储尿期，膀胱及尿道的传入信号通过脊髓传导至位于中脑的导水管周围灰质，正常情况下这可能占据至少 99% 的时间。随着膀胱的充盈强度渐增，当传入神经的冲动超出正常阈值，神经纤维将导水管周围灰质信号下传至脑桥排尿中枢，脑桥排尿中枢兴奋刺激运动性传出神经导致逼尿肌和尿道括约肌协同作用，进入排尿期。正常情况下排尿反射是被抑制的，传入信号不能直接激活排尿反射，而要通过前脑中继。当膀胱逐渐充盈产生一系列逐渐增强的感觉最终导致个人自主的排尿，前脑的中继能够确保排尿发生在合适的社会及周围环境以及合适的时间和地点。

3）大脑膀胱控制的功能区域

①中脑导水管周围灰质（periaoueductal gray matter，PAG）：PAG 是排尿反射的重要控制区。腰骶脊髓的中间神经元几乎全投射到 PAG 的侧叶及背侧部。盆神经的刺激会导致

PAG尾部周围的灰质出现短暂潜在电位。PAG和下丘脑被证实与M区（M-region）有直接的投射关系。PAG除了与M区的直接投射关系外，还与骶髓有直接的关系，预示它可能是两者直接的桥梁，传递膀胱的容量信息到大脑。实际上，Blok等早在1998年已发现电刺激猫的PAG能导致膀胱的完全排空。PAG是脑干唯一明确的排尿中枢结构。Matsuura在大鼠试验中向PAG注射谷氨酸盐诱发排尿试验，证实排尿受中脑导水管周围灰质—脑桥排尿中枢调节。Athwal对11位健康男性行PET研究，分别在不同的膀胱容量和膀胱感觉下进行扫描，实验结果显示膀胱充盈期间PAG血流量增加随膀胱容量的增加而加强。这些结果充分证实，PAG接受膀胱充盈信号，在排尿反射中起重要作用。

②脑桥排尿中枢（pontine micturition center，PMC）：Barrington于1921年首选研究了充盈膀胱的猫行去脑实验，发现在脑桥的被盖部存在这样一区域，当它的两侧都被去掉时，能导致完全的尿潴留。随后研究证实它的确对调控正常膀胱的排空发挥重要作用，此区以下的脑损伤能导致膀胱排空功能受损，此区以上的损伤则导致膀胱逼尿肌收缩亢进。30多年后，Kuru等对同一区域行电刺激，发现可产生协调的膀胱逼尿肌收缩，遂他们将该区称作Barrington核，现在更普遍的称谓是脑桥排尿中枢（pontine micturition center，PMC）。Blok对17位男性志愿者进行PET研究，分别在以下4种情况时进行PET扫描：①排尿前（憋尿）15分钟；②排尿时；③排尿15分钟后；④排尿30分钟后。发现其中10位志愿者在扫描过程中能够排尿，另外7位在扫描过程中不能排尿，用力排尿但不能排出，此时右侧脑桥被盖腹侧血流量是增加的，证实PMC对调控正常膀胱的排空发挥重要作用。Griffiths对21位女性进行研究（年龄26～85岁），其中11位有急迫性尿失禁及逼尿肌过度活动症，另外10位膀胱功能正常，运用fMRI研究正常及急迫性尿失禁女性大脑活动区域，发现储尿期正常志愿者及急迫性尿失禁患者PMC均兴奋激活，但DO发生后PMC的兴奋消失，暗示PMC对排空膀胱发挥重要作用。

③M区（M-region）和L区（L-region）：Holstege在电刺激脑桥被外侧盖的中间部分时，发现盆底肌活动节律、张力和尿道压降低，随后膀胱内压升高，产生与正常的排尿活动类似的生理反应。因此，该区域（M-region）被视为排尿活动或打开排尿开关的易化中枢，协调膀胱排空的共同的最终传导通路。同时他们发现在脑桥被外侧盖的腹外侧部有一区域L区（L-region），受到刺激时盆底肌活动、尿道压迅速增加，同时抑制逼尿肌自发性活动。解剖学上此区被证实由骶髓的Onuf核发出投射，而Onuf核是支配盆底肌、尿道及肛门括约肌的躯体运动核。因此，L区被视为对排尿活动有抑制性作用，对膀胱的控尿功能有协助作用。L区现被Blok和Holstege称作脑桥储尿中枢（pontine storage center，PSC）。M区兴奋膀胱逼尿肌。L区兴奋尿道外括约肌运动神经元。膀胱逼尿肌和尿道外括约肌，分别受骶中间外侧细胞柱的副交感节前运动神经元和Onuf's核的躯体运动神经元支配。Blok对于猫的研究发现，M区和L区分别有自己直接的长的纤维投射，分别去向膀胱逼尿肌运动神经元和尿道外括约肌运动神经元，它们通过自己的直接通路互不影响，结果指出M和L区代表不同的功能系统，分别独自行动。

④额叶皮质：前额叶皮质与社会环境相关的排尿决策相关，因此该区域功能紊乱似乎是会导致失禁的原因。Griffiths对12位志愿者进行fMRI的研究，其中6位膀胱功能正常，

6 位尿动力学检查存在膀胱过度活动，研究发现膀胱控制功能较差的志愿者眶额叶皮质存在兴奋性下降的情况，同时我们在临床上观察到额叶皮质受损会出现膀胱控制问题。膀胱功能紊乱可以是大脑该控制区域损伤，或者是通往该区域的链接路径破坏。后者可能是老年尿失禁患者的主要原因，因为老年患者连接通路经常显示是异常的。Andrew 及 Nathan 在控尿能力受损的大脑额叶病理解剖研究中发现了额叶皮质的作用，额叶皮质同 PAG 存在直接连接，提示额叶皮质在启动和（或）抑制排尿反射过程中起协调作用。

⑤岛叶皮质：岛叶能够识别内脏神经信号，并且将其转化成自我意识。Tadic SD 通过膀胱灌注研究 11 位正常老年女性（平均年龄 65 岁），发现膀胱充盈并有强烈排尿感时岛叶及背侧前扣带回兴奋增强，膀胱空虚或很弱膀胱感觉时这些皮质部位没有可检测到的兴奋活性，但是中脑和海马区域存在兴奋，可能是无意识的监管上传的膀胱感觉信号。岛叶皮质参与膀胱感觉信号的投射，并使信号可为更高位皮质区域所处理，这样人体就能感知膀胱的感觉。这可能由于岛叶皮质与前额叶皮质有神经连接通路，因为这些区域受损后排尿感或排尿急迫感均丧失。

⑥丘脑：丘脑为对称性分布于第三脑室两侧的卵圆形灰质复合体，接受由内外环境刺激而来的外周感觉冲动和本体感觉冲动。它是一个大的中继站，将来自皮肤、内脏感受器、视听觉通路、下丘脑、小脑以及脑干（网状结构）的冲动传递到大脑皮质，是与排尿有关的一个重要的中枢神经结构。膀胱的感觉传入冲动和 PMC 的传入冲动，通过丘脑核传送至大脑皮质中枢，而尿道外括约肌感受器的冲动，可能是经丘脑的腹侧核交接后再传至大脑皮质中枢，所以皮质的传入和传出冲动均经过丘脑。丘脑与 PMC 的联系，可能是排尿受情绪和内环境影响的解剖学及功能基础。

⑦下丘脑：下丘脑是传送传入信号直接进入 PMC 的少数区域之一（除了 PAG）。下丘脑的两个区域：穹窿区和视前区有单突触通往 PMC。PET 研究膀胱充盈期它们有反应，并且距离中脑不远。膀胱控制差的患者在膀胱充盈时，下丘脑视前区表现出不正常的微弱的活化作用。传入信号从上述这些区域发出的可能代替部分皮质下系统，使得下丘脑能够在储尿状态和排空状态控制情绪（在没有皮质干预的情况下）；膀胱充盈时发生尿失禁的人群中部分下丘脑视前区周围轻微激活，推论在感觉外周环境不适合排尿时，此区域起到抑制排尿的作用。

⑧扣带前回：扣带前回是围绕在胼胝体前部的皮质扣带区域。扣带前回的作用非常复杂，与自主神经控制和各种认知功能有关。此区域损伤影响到控尿，推测其在膀胱控制中起到作用。扣带前回的活动经常被报道。扣带前回是处于大脑中间区域的范围广泛的脑组织，他的不同部位有着不同功能，并且不同区域被激活需要不同的程序。Griffiths 通过脑功能成像及尿流动力学研究表明，正常人在膀胱充盈时，脑的岛叶、脑桥中部至中脑（PAG）、扣带回前部、额叶和其他一些区域有强烈的反应；当膀胱极度充盈时，扣带回前部及岛叶前部信号更突出，考虑扣带回前部与情绪反应有关。

⑨杏仁核：杏仁核在处理情感及调控非清醒和清醒状态有重要作用。膀胱感觉同情绪相关，Rahel Nardos 的相关研究显示，正常人群膀胱充盈过程中杏仁核激活，提示杏仁核参与抑制由膀胱容量增加所引起的紧张等不愉快感觉。

⑩小脑：PMC 的活化可能受小脑的控制，小脑可能调节许多脑桥反射的门槛、可能在储

尿过程中提供抑制。第四脑室相对的区域可能是小脑抑制的区域，从我们的研究看到储尿期及 PMC 兴奋时这一区域频繁的活化。

总之，大脑的结构是异常复杂的，大脑的功能作用更是网络化和立体化的。经过将近一个世纪的研究，我们总结出大脑控尿的部分相关区域及其作用，然而，这其中的很多区域及其作用是推断性结论。对于大脑的高级控尿中枢，我们目前的认识是初级且浅显的。在大脑的控尿领域我们还有很多工作需要在探索中进行，并不断地挖掘和认识大脑控尿的系统结构，为人类解剖学及医学的发展注入新的内容。

（2）脊髓

1）脊髓排尿中枢：脊髓排尿中枢位于两个部位，其一为胸腰段交感神经元，其二为骶髓。

①胸腰交感神经元：分布于 T10 ~ L1 之间的脊髓侧角。其传出神经支配逼尿肌及尿道平滑肌。

②骶髓：骶髓内有两组神经元调控排尿活动。一组是逼尿肌神经元，位于 S2 ~ S4 灰质的中间外侧柱中，脑干的下行通路与之相连（网状脊髓索）。另一组控制阴部神经，即尿道横纹肌神经元，位于 S1 ~ S3，其传出神经构成阴部神经的运动神经纤维，还接受三部分神经纤维：①脑干网状结构下行神经通路；②逼尿肌感觉纤维；③横纹肌感觉纤维。

2）脊髓上行及下行神经传导通路：传达膀胱和尿道感觉的上行通路行走于脊髓后束，激发排尿的下行通路走行在脊髓丘脑侧束之中。

①脊髓上行通路：来自逼尿肌感受器的传入性冲动经脊神经后根传入骶髓灰质内，再经脊髓背侧以长纤维形式进入脑干的中脑导水管周围灰质，由此投射至脑桥排尿中枢，经丘脑核团进入大脑皮质中枢。而盆底肌肉的感觉冲动则经阴部神经，传至位于骶髓后根神经节（DRG）的初级传入神经元，DRG 神经元的中央轴突再将感觉冲动传至位于脊髓的二级神经元，再发出上行纤维到达小脑，然后经丘脑内侧束与后腹核产生突触联系后到达大脑皮质的相应区域。膀胱和尿道的非本体感觉性冲动如痛觉、温觉、触觉引起的冲动，进入脊髓并在 Lissauer 束内前行经脊髓丘脑束进入丘脑核后发生突触联系，再发出上行支到达大脑皮质。另外，排尿感觉、尿急、痛觉、温度觉、性刺激感觉的传导走行于脊髓中前外侧束的感觉传导通路；膀胱充盈膨胀感、排尿进行感、触压觉等本体感觉走行于脊髓中后束，经脑干的楔束、薄束核换元后，并与丘脑腹外侧核发生突触联系，最后发出神经纤维至大脑皮质。

②脊髓下行通路：传出的运动神经冲动经两种通路，一是网状脊髓束传导路，起于脑干网状结构，经侧索至 T10 ~ L1 及 S1 ~ S3 脊髓排尿中枢，与逼尿肌核相连接；另一是皮层脊髓束，起于大脑皮质，经脊髓侧索将大脑的运动冲动传至骶髓的阴部神经运动核的邻近灰质，再与之发生突触联系。

（3）外周神经

与排尿活动有关的外周神经有自主神经、盆神经节及躯干神经。支配膀胱、后尿道的自主神经包括交感神经和副交感神经；支配尿道外括约肌、尿道壁内括约肌的躯干神经为阴部神经。

1）自主神经

①副交感神经：分布于膀胱及尿道的副交感神经节前神经元位于骶髓的中间柱的骶副交感神经核。副交感神经节前神经元发出的轴突经前根到达周围神经节并释放兴奋性神经递质乙酰胆碱。在人类，副交感神经压力感受器位于壁内神经节和盆神经丛。副交感神经分布上较为分散及广泛，副交感神经传出和传入神经还可以在壁内神经节水平相互联系。

②交感神经：分布于膀胱及尿道的交感神经含有传入及传出纤维，其脊髓中枢位于T10～L1。其神经纤维先通过交感神经干神经节到达肠系膜下神经节，然后通过下腹神经到达盆神经节，最后分布于盆腔脏器。分布于膀胱及尿道的交感神经纤维不如副交感神经那样均匀，在膀胱颈及底部分布较多，而其他部位的分布却比较稀疏。

2）盆神经节：盆神经节存在于盆腔结缔组织内及膀胱壁内，有的呈神经节，有的为分散的神经元。这些神经节及神经元沿着神经干分布。盆神经节内胆碱能细胞、肾上腺素能细胞及中间型细胞与交感神经与副交感神经相互连接，接受副交感节前纤维兴奋性冲动和交感纤维抑制性冲动，起到调节逼尿肌的作用。排尿阈值以下的副交感传出冲动到达盆神经节时被阻滞，冲动不能继续往下传导。当到达排尿阈值的冲动到达时，被增强放大后再下传，使膀胱达到完全收缩，所以盆神经节有“过滤器”的作用。

3）躯干神经：参与排尿活动的躯体神经为阴部神经，其运动神经元位于S1～S3节段的脊髓前角，其神经纤维分布于尿道外括约肌及盆底肌中，其功能是控制这些肌肉的舒缩，受意识支配。

有学者认为尿道括约肌除了受躯体神经支配外，同时还接受自主神经的支配。近端尿道的感觉传导走行于盆神经，中段尿道的感觉走行于下腹神经，其余部位尿道的感觉走行于阴部神经，当然尿道感觉传入的界线并不十分绝对，而是大部分尿道感觉传导时存在重叠现象。

2．病理生理

（1）不同水平的神经病变引起的尿路病理生理学改变

1）脑桥上病变：脑桥上病变由于损伤了大脑的抑制中枢，大脑皮质无法感知膀胱充盈，不能随意控制储尿和排尿，往往出现逼尿肌过度活动（DO），临床上多表现为尿失禁；由于脑桥排尿中枢是完整的，逼尿肌–括约肌协同性通常为正常，很少发生逼尿肌–括约肌协同失调（DSD），因此对上尿路的损害较小。常见的脑桥上病变的原因是脑卒中、帕金森病和痴呆等。

2）骶髓以上的脊髓损伤：骶上脊髓损伤患者，中枢调节排尿的下行通路被阻断，这种协调膀胱、肠道、括约肌功能的反射通路因此被打乱；同时，完全脊髓损伤后膀胱尿道感觉的上传通路被中断，括约肌的保护性反射以及中枢对逼尿肌自主反射的抑制作用丧失。所导致下尿路功能障碍的典型模式是DO及DSD，产生逼尿肌高压、残余尿增加、尿失禁及泌尿系感染等表现，进而导致膀胱输尿管反流、输尿管扩张、肾积水及肾瘢痕化等上尿路损害，严重者导致肾功能不全甚或尿毒症。

3）骶髓损伤：骶髓损伤患者根据逼尿肌神经核和阴部神经核损伤情况不同，临床表现也不同。如果逼尿肌神经核损伤而阴部神经核完整，表现为逼尿肌松弛或无反射、膀胱容量增大且压力低，由于外括约肌痉挛，从而导致尿潴留，这类患者对上尿路损害相对较小，出现尿失禁情况也少。如果阴部神经核损伤而逼尿肌神经核完整，则表现为括约肌松弛、DO或者痉挛、膀胱容量降低，由于膀胱出口阻力较低，很少引起上尿路损害，但尿失禁症状比较严重。如果逼尿肌神经核和阴部神经核同时损伤，则出现混合的改变。骶髓病变多见于骶髓发育异常（如骶裂、骶脊膜膨出等）患者，其下尿路病理生理复杂、个体差异很大，除了上述典型改变以外，经常会出现DO及DSD等骶髓上损害的特征，可能与神经发育缺损水平及病变累及水平较高有关；由于病变的长期性，这类患者上尿路损害程度不次于、甚或超过骶上脊髓损伤患者。

4）骶髓以下及周围神经病变：排尿骶反射中枢受损、或者相关外周神经受损，均可累及支配膀胱的交感和副交感神经，或同时累及支配尿道括约肌的神经，导致逼尿肌反射及收缩力减弱或消失、和（或）尿道内外括约肌控尿能力减低，出现排尿困难或尿失禁。

不同水平的神经病变导致的神经源性膀胱其病理生理改变具有一定规律性，但并非完全与病变水平相对应。同一水平病变、不同病因、不同患者或同一患者在不同病程，其临床表现和病理生理改变均可能有一定差异。另外，神经源性膀胱患者储尿障碍与排尿障碍常常并存，必须从储尿、排尿及其协同性多方面来分析病理生理改变。影像尿动力学是揭示神经源性膀胱患者下尿路及上尿路病理生理改变及其规律性的准确方法或“金标准”，也是分类的基础。

（2）尿路不同部位的病理生理学改变

1）下尿路病理生理改变：Madersbacher 根据神经损伤部位、充盈以及排尿阶段膀胱逼尿肌和尿道外括约肌的功能状态，提出了一个分类图（图 34-1-1），描述了多种神经源性膀胱的类型，是对下尿路病理生理改变的直观描述与总结。

2）上尿路病理生理改变：神经源性膀胱患者的下尿路病理生理变化过程中，逼尿肌过度活动（DO）、逼尿肌 - 括约肌协同失调（DSD）、膀胱顺应性降低等因素均可导致膀胱内压升高，产生肾积水、输尿管迂曲扩张，也可破坏抗反流机制、新发膀胱输尿管反流（VUR）。膀胱高压、慢性感染等因素可导致逼尿肌纤维化、膀胱壁增厚，发生壁段输尿管狭窄梗阻，进而导致输尿管迂曲扩张和肾积水。另外，DO 或括约肌功能不全可导致尿失禁，加重泌尿系感染。上尿路积水扩张、膀胱

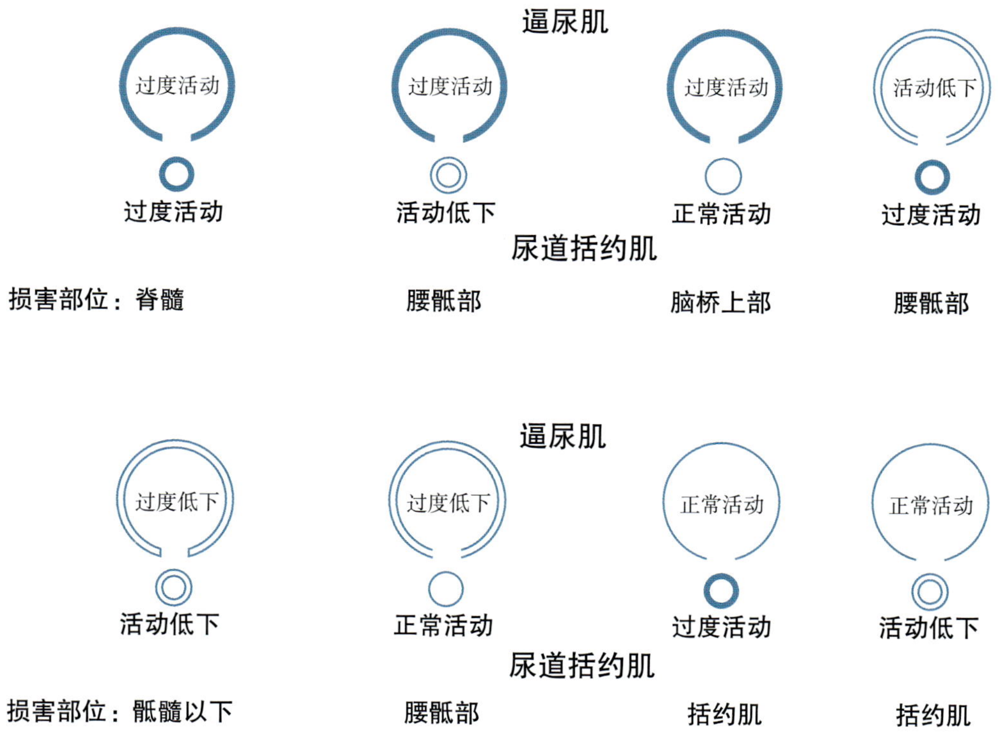

图 34-1-1 Madersbacher 典型神经病变所致下尿路功能障碍类型图

输尿管反流、慢性感染等可逐渐导致肾实质丢失、肾瘢痕化，最终发展为肾功能衰竭，这对于神经性膀胱患者来说是一毁灭性转归，应该尽量避免。

由此可见神经源性膀胱治疗的黄金法则是：确保储尿期和排尿期逼尿肌压力均保持在低压安全范围内，这将明显降低源于泌尿系统并发症的致死率。尿失禁直接关乎患者生活质量，影响患者回归社会，是治疗决策中必须考虑的一个重要因素。另外由于神经源性膀胱的病理生理状态随病程延续而不断变化，因此定期及时随访、尤其是对上尿路功能的随访将伴随患者终身。

综上所述，科学、客观、全面地评估上/下尿路功能（特别是上尿路功能）是进行治疗决策、实施及疗效随访的前提，因此临床实践亟需一种能够全面反映上/下尿路功能状态的分类标准。一种理想的神经源性膀胱分类标准应包含以下内容：①以尿动力学结果作为分类基础；②反映临床症状；③反映相应的神经系统病变；④全面反映下尿路及上尿路的功能状态。目前尚缺乏非常理想的分类方法：欧洲泌尿外科学会（EAU）和国际尿控协会（ICS）基于尿动力学结果，仅将下尿路功能障碍（LUTD）按储尿期和排尿期进行分类（表 34-1-1），较好反映了膀胱尿道的功能状态及临床症

表 34-1-1　ICS 下尿路功能障碍分类

储尿期	排尿期
膀胱功能	膀胱功能
逼尿肌活动性	逼尿肌收缩性
正常或稳定	正常
逼尿肌过度活动	逼尿肌收缩力低下
特发性	逼尿肌无收缩
神经源性	尿道功能
膀胱感觉	正常
正常	尿道梗阻
增强或过度敏感	尿道过度活动
减弱或感觉低下	机械梗阻
缺失	
非特异性	
膀胱容量	
正常	
高	
低	
顺应性	
正常	
高	
低	
尿道功能	
正常	
功能不全	

状，但没有反映上尿路状态及相应神经系统病变。笔者在此基础之上，提出了一种涵盖上/下尿路功能状态的全尿路功能障碍的新分类方法（表 34-1-2），其中对肾盂输尿管积水扩张提出了新的分度标准，弥补了部分空缺，但仍然缺乏对相应神经系统病变的描述；尽管如此，

表 34-1-2　廖氏神经源性膀胱患者全尿路功能障碍分类方法

下尿路功能		上尿路功能
储尿期	排尿期	
膀胱功能	膀胱功能	膀胱输尿管反流
逼尿肌活动性	逼尿肌收缩性	无
正常	正常	有：单侧（左/右），双侧
过度活动	收缩力低下	程度分级
	无收缩	Ⅰ
膀胱感觉	尿道功能	Ⅱ
正常	正常	Ⅲ
增加或过敏	梗阻	Ⅳ
减退或感觉低下	功能性梗阻（尿道过度活动）	Ⅴ
缺失	逼尿肌 - 尿道外括约肌协同失调	
	逼尿肌 - 膀胱颈协同失调	肾盂输尿管积水扩张
逼尿肌漏尿点压力	括约肌过度活动	无
≥ 40 cmH_2O	括约肌松弛障碍	有：单侧（左/右），双侧
<40 cmH_2O	机械梗阻	程度分度
		1
膀胱容量		2
正常 (300 ~ 500 ml)		3
增大 (>500 ml)		4
减小 (<300 ml)		
安全膀胱容量		膀胱壁段输尿管梗阻
		无
膀胱顺应性		梗阻：单侧（左、右），双侧
正常 (20 ~ 40 ml/cmH_2O)		
增高 (>40 ml/cmH_2O)		肾功能
降低 (<20 ml/cmH_2O)		正常
		GFR≥50 ml/min，左肾、右肾
尿道功能		肾功能不全
正常		GFR<50 ml/min，左肾、右肾
括约肌无收缩		代偿期
功能不全		GFR，左、右肾；血肌酐 <132.6 μmol/L
膀胱颈（内括约肌）		失代偿期
外括约肌		GFR，左、右肾；血肌酐≥132.6 μmol/L

注：1 cmH_2O=0.098 kPa

此分类方法可为评估、描述、记录上 / 下尿路的病理生理变化，制定治疗及随访方案提供全面、客观和科学的基础，具有临床推广潜力。

表 34-1-2 中 VUR 的分级沿用已被广泛接受的国际反流研究小组（IRSG）标准、分为Ⅰ~Ⅴ级。然而对上尿路扩张（upper urinary tract dilaiton，UUTD）程度判断既往并无统一标准，目前使用胎儿泌尿协会（SFU）的超声分度系统来对肾积水（HN）进行分度；但存在主观抽象的缺点，且仅包括 HN、而无输尿管扩张（UD）。有鉴于此，笔者基于磁共振尿路成像（magnetic resonance urography，MRU）提出一个新的 UUTD 分度标准，分为 0~4 度（表 34-1-2）。0 度：MRU 示中央肾复合体无分离、输尿管无扩张（图 34-1-2：a）。1 度：MRU 示中央肾复合体轻度分离、输尿管轻度扩张（直径 <7 mm）（图 34-1-2：b）。2 度：MRU 示肾盂进一步扩张，少数肾盏呈可视化、输尿管扩张（直径 <10 mm），（图 34-1-2：c）。3 度：MRU 示肾盂扩张，液体充满全部肾盏，覆盏肾实质变薄（肾实质丢失 <50%），输尿管迂曲、直径 <15 mm 直径，（图 34-1-2：d）。4 度：MRU 示肾盂重度扩张，液体充满全部肾盏，覆盏肾实质变薄（肾实质丢失 >50%），输尿管严重迂曲、直径 >15 mm 直径，（图 34-1-2：e）。逼尿肌纤维化、膀胱壁增厚常导致壁段输尿管狭窄及梗阻（图 34-1-3：a），这是产生肾积水和输尿管迂曲扩张的重要因素，可导致慢性肾功能衰竭，但此改变常被临床医生忽略，且不能通过留置尿管来解除，必须通过膀胱扩大及输尿管膀胱再植术加以解决。表 34-1-2 中逼尿肌漏尿点压力若高于 40 cmH_2O 则被视为上尿路损毁的危险信号，低于此压力的膀胱容量被称为“安全膀胱容量”，这些指标为保护上尿路功能提供了客观依据。

表 34-1-2 中分肾功能由同位素肾图获得的肾小球滤过率（GFR）评价，总肾功能通过血肌酐水平进行判断。通过对总肾功能和分肾功能的评估，可以明确患者的肾功能状态，为进一步治疗策划提供客观依据，比如既往理论认为肠道膀胱扩大术指征仅局限于肾功能不全代偿期，笔者通过 200 余例患者长期随访证明部分失代偿期患者术后也可获得很好的结果，图 34-1-3b 及图 34-1-3c 为一例患者术前术后 UUTD 分度的对比。

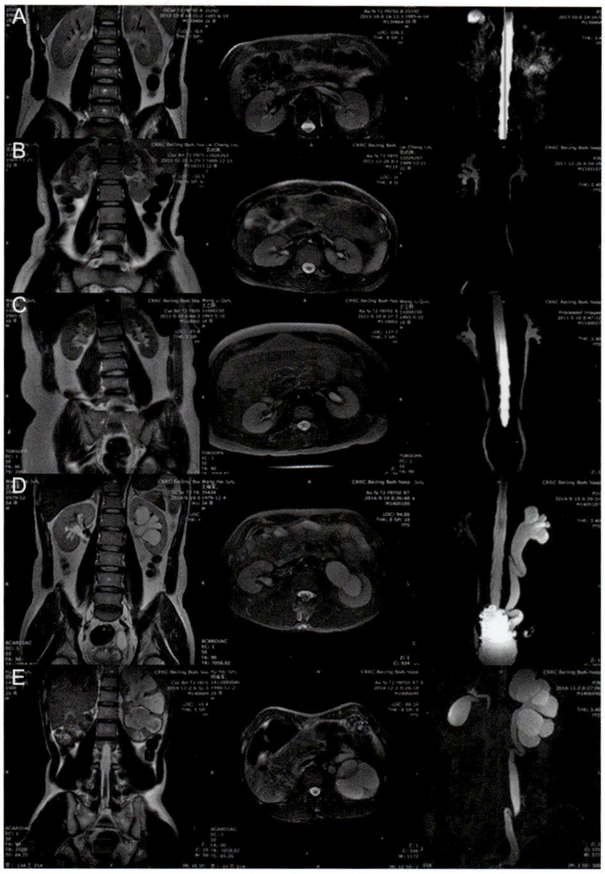

图 34-1-2 依据磁共振尿路成像的上尿路积水扩张（MRU-UUTD）分度标准。A. 0 度；B. 1 度（左侧）；C. 2 度（左侧）；D. 3 度（左侧）；E. 4 度（左侧）

（三）分类

神经源性膀胱分类标准应包含以下内容：①以尿动力学结果作为分类基础；②反映临床

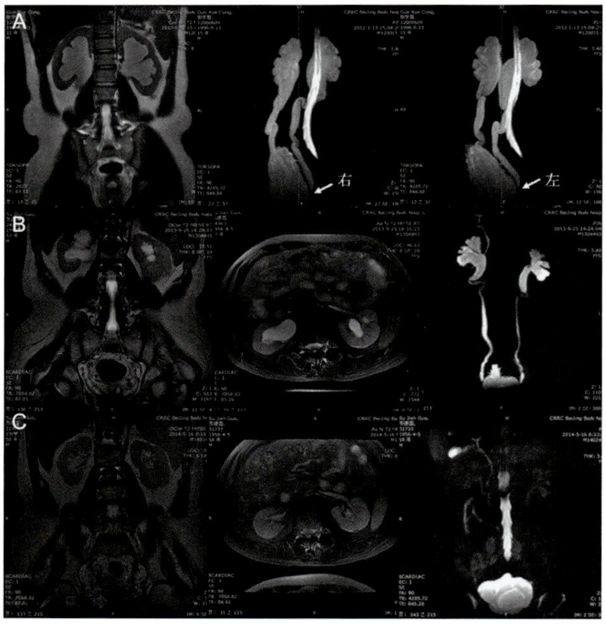

图 34-1-3　A. MRU 显示的膀胱壁段输尿管梗阻；B. 膀胱扩大术前双侧 UUTD 均为 3 度；C. 术后右侧改善为 0 度、左侧为 1 度

症状；③反映相应的神经系统病变；④全面反映下尿路及上尿路的功能状态。

目前尚无理想统一的神经源性膀胱分类方法。国际尿控协会（ICS）仅将下尿路功能与功能障碍分为储尿期和排尿期两部分描述，并基于尿动力学结果针对患者储尿期和排尿期的功能提出一个分类系统（表 34-1-1），该分类可以较好反映膀胱尿道的功能及临床症状，但其没有反映上尿路状态，也需要补充相应的神经系统病变的诊断。

廖利民等在既往下尿路功能障碍分类方法的基础之上，提出了一种包含上尿路功能状态的神经源性膀胱患者全尿路功能障碍的新分类方法（Liao et al., 2014; Liao, 2015）（表 34-1-2），其中对肾盂输尿管积水扩张提出了新的分度标准。此分类方法可为评估、描述、记录上尿路及下尿路的病理生理变化、制订治疗方案提供全面、科学及客观的基础。

表 34-1-2 对膀胱输尿管反流的分级参照国际反流分级标准：Ⅰ级：反流至不扩张的输尿管；Ⅱ级：反流至不扩张的肾盂肾盏；Ⅲ级：输尿管、肾盂肾盏轻中度扩张，杯口变钝；Ⅳ级：中度输尿管迂曲和肾盂肾盏扩张；Ⅴ级：输尿管、肾盂肾盏重度扩张，乳头消失，输尿管迂曲。但是许多神经源性膀胱患者并无膀胱输尿管反流存在，却经常出现肾盂肾盏积水扩张和输尿管迂曲扩张；廖利民依据静脉肾盂造影或泌尿系磁共振水成像（MRU）检查，新提出了肾盂输尿管积水扩张分度标准：1 度：肾盂肾盏轻度扩张、输尿管无扩张；2 度：肾盂肾盏中度扩张、杯口变钝，输尿管轻度扩张；3 度：肾盂肾盏中度扩张和输尿管中度扩张迂曲；4 度：肾盂肾盏重度扩张、乳头消失，输尿管重度扩张迂曲。上述肾盂输尿管积水扩张经常源自膀胱壁增厚导致的壁段输尿管狭窄梗阻。此方法最后对患者肾功能的损害程度也进行了分类。总之，新提出的神经源性膀胱患者全尿路功能障碍分类方法具有以下临床价值：①明确下尿路及上尿路的病理生理改变与状态；②为治疗方案的制订和实施、疗效评估、预后判断提供客观科学依据；③为全面长期随访提供指导，以免遗漏项目。此方法也可为非神经源性膀胱下尿路功能障碍患者提供参考。

三、神经源性膀胱的诊断

神经源性膀胱的早期诊断和客观评估非常重要，只有早期诊断才能尽早及时治疗，防止并发症的产生与进展。神经源性下尿路功能障碍的出现有时可能并不伴随神经系统症状，但却仍然提示有神经系统病变存在的可能。早期诊断及治疗，能有效避免不可逆的下尿路、甚至上尿路病变的发生与进展。神经源性膀胱的诊断主要包括 3 个方面（廖利民等，2011）：

①原发神经病变的诊断：即对于导致膀胱尿道功能障碍的神经系统病变的性质、部位、程度、范围、病程等，应通过神经系统疾病相关的病史、体格检查、影像学检查和神经电生理检查明确，必要时请神经科医生协助诊断。

②下尿路和上尿路功能障碍以及泌尿系并发症的诊断：如下尿路功能障碍的类型、程度，是否合并泌尿系感染、结石、肿瘤，是否合并肾积水、输尿管扩张迂曲、膀胱输尿管反流等上尿路损害。应通过相应的病史、体格检查、实验室检查、尿动力学检查和影像学检查、膀胱尿道镜加以明确。

③其他相关器官、系统功能障碍的诊断：如是否合并性功能障碍、盆腔脏器脱垂、便秘或大便失禁等，应通过病史、体格检查、实验室检查、影像学检查加以明确。

在进行任何侵入性检查之前，必须进行详尽的病史采集与全面的体格检查。对于怀疑神经源性膀胱的患者而言，必须在侵入性检查之前完成病史采集、排尿日记以及体格检查，这些初诊资料对于长期的治疗及随访很有必要。

（一）病史

详尽的病史采集是神经源性膀胱的诊断首要步骤。大多数患者在就诊时已经知道自己患有神经系统疾病，神经源性膀胱的病因、病理生理及分类已在上节作了较为详细的阐述，除此之外还应询问患者的生活方式、生活质量等内容。

1. 遗传性及先天性疾病史

如脊柱裂、脊髓脊膜膨出等发育异常疾病。

2. 代谢性疾病史

如糖尿病史，注意询问血糖治疗及控制情况，是否合并糖尿病周围神经病变、糖尿病视网膜病变等并发症。

3. 神经系统疾病史

如带状疱疹、吉兰 - 巴雷综合征、多发性硬化症、老年性痴呆、帕金森病、脑血管意外、颅内肿瘤、脊柱脊髓肿瘤、腰椎间盘突出症等病史。

4. 外伤史

应详细询问自出生至就诊时外伤（尤其是脊髓损伤）的时间、部位、方式，伤后排尿情况及处理方式等。

5. 既往治疗史

特别是用药史、相关手术史，如神经系统手术史、泌尿系统手术史、盆腔及盆底手术史、抗尿失禁手术史等。

6. 生活方式及生活质量的调查

了解吸烟、饮酒、药物成瘾等情况，评估下尿路功能障碍对生活质量的干扰程度等。

7. 尿路感染史

应询问感染发生的频率、治疗方法及疗效。

8. 月经及婚育史

女性还应询问月经及婚育史，初潮年龄可能提示代谢相关疾病。

（二）症状

1. 泌尿生殖系统症状

（1）下尿路症状（LUTS）：症状开始出现的时间非常重要，可为分析与神经系统疾病的因果关系提供依据。LUTS 包括储尿期症状、排尿期症状和排尿后症状。储尿期症状含尿急、尿频、夜尿、尿失禁、遗尿等；排尿期症状含排尿困难、膀胱排空不全、尿潴留、尿痛等；排尿后症状含尿后滴沥等。上述症状推荐以排尿日记的形式加以记录。

（2）膀胱感觉异常：如有无异常的膀胱充盈感及尿意等。

（3）泌尿系管理方式的调查：如腹压排尿、叩击排尿、挤压排尿、自行漏尿、间歇导尿、长期留置尿管、留置膀胱造瘘管等。

（4）性功能障碍症状：生殖器有无缺损；生殖器区域敏感性；男性注意是否存在勃起功能障碍、性高潮异常、射精异常等，女性注意是否存在性欲减退、性交困难等。

（5）其他：如腰痛、盆底疼痛、血尿、脓尿等。

2. 肠道症状

频繁排便、便秘或大便失禁；直肠感觉异常、里急后重感；排便习惯改变等。

3. 神经系统症状

包括神经系统原发病起始期、进展期及治疗后的症状，包括肢体感觉运动障碍、肢体痉挛、自主神经反射亢进、精神症状及理解力等。

4. 其他症状

如发热，以及血压增高等自主神经功能障碍症状。

（三）体格检查

1. 一般体格检查

注意患者精神状态、意识、认知、步态、生命体征等。重要的认知功能障碍和记忆混乱与异常排尿行为密切相关。了解患者的精神状态、意识和智力、运动功能状态等有助于制订治疗策略。

2. 泌尿及生殖系统检查

所有怀疑神经源性膀胱的患者均应进行标准的、完整的泌尿系统体格检查，包括肾、输尿管、膀胱、尿道、外生殖器等的常规体检，还要注意腰腹部情况。应常规进行肛门直肠指诊，了解肛门括约肌张力和大便嵌塞。女性要注意是否合并盆腔器官脱垂等。男性还要检查前列腺，了解软硬程度和是否有波动，因前列腺炎症和前列腺脓肿在神经功能障碍的男性并非少见，特别是长期留置导尿管的患者。

3. 神经系统检查

（1）感觉和运动功能检查：脊髓损伤患者应检查躯体感觉平面、运动平面、脊髓损伤平面，以及上下肢感觉运动功能和上下肢关键肌的肌力、肌张力。感觉平面是指身体两侧具有正常感觉功能的最低脊髓节段，感觉检查的必查部分是检查身体两侧各自的28个皮节的关键点。运动平面的概念与此相似，指身体两侧具有正常运动功能的最低脊髓节段。脊髓损伤平面通过如下神经学检查来确定：①检查身体两侧各自28个皮节的关键感觉点；②检查身体两侧各自10个肌节的关键肌。应特别重视会阴及鞍区感觉的检查。脊髓节段的感觉关键点体表分布见图34-1-4、图34-1-5。

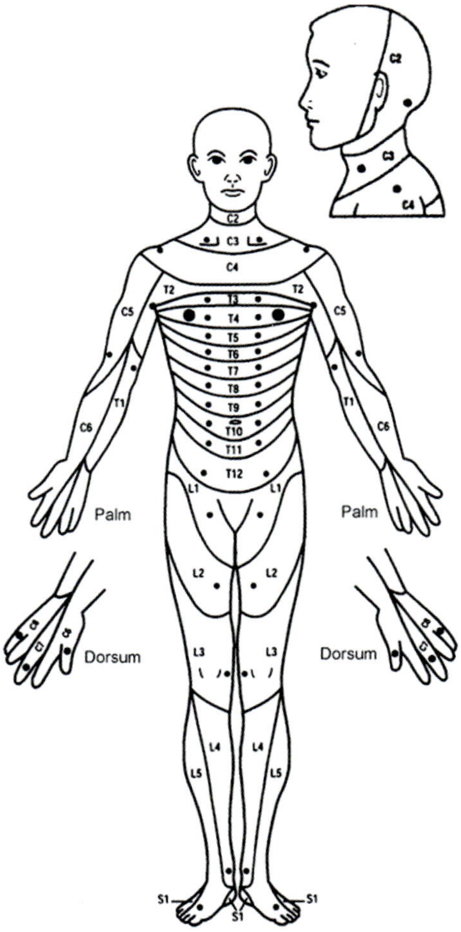

图34-1-4 脊髓节段的感觉关键点体表分布

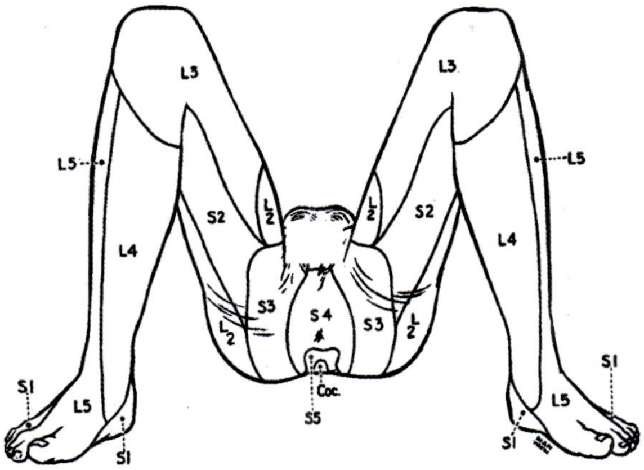

图 34-1-5 脊髓节段的感觉关键点体表分布（会阴、鞍区和下肢）

（2）神经反射检查：包括膝腱反射、跟腱反射、提睾肌反射、肛门反射、球海绵体反射、各种病理反射（Hoffmann 征和 Babinski 征）等，常用反射所对应的脊髓节段见图 34-1-6。

（3）会阴部 / 鞍区及肛诊检查：此项检查可以明确双侧 S2～S5 节段神经支配的完整性。会阴部 / 鞍区感觉检查范围从肛门皮肤黏膜交界处至两侧坐骨结节之间、包括肛门黏膜皮肤交界处的感觉，通过肛门指诊检查直肠深感觉。运动功能检查是通过肛门指诊发现肛门括约肌张力、有无自主收缩。也可进行球海绵体反射检查，即男性轻轻挤压阴茎或女性轻轻地将阴蒂挤压到耻骨联合，同时将手指置于直肠中感觉肛门括约肌的收缩，可以评估 S2～S4 反射弧的完整性。通过针刺肛门皮肤黏膜交界处的方法检查肛门括约肌收缩，可以评估 S2～S5 的完整性。提睾反射弧评估的是 L1～L2 感觉神经节。不完全性脊髓损伤指在神经损伤平面以下、包括最低位的骶段保留部分感觉或运动功能；反之，如果最低位的骶段感觉和运动功能完全消失则确定为完全性脊髓损伤。

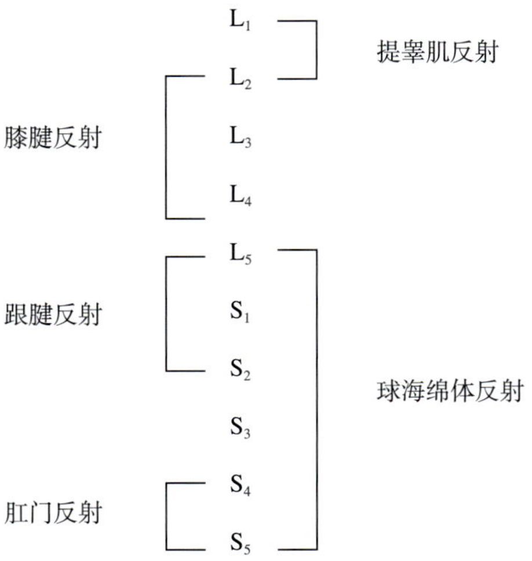

图 34-1-6 常用神经反射所对应的脊髓节段

（四）实验室检查

1. 尿常规

可了解尿比重和尿中红细胞、白细胞、蛋白水平，是否存在泌尿系感染等，并间接反映肾功能状况。

2. 肾功能检查

通过血肌酐、尿素氮水平反映总肾功能状况，反应上尿路功能受损程度，为进一步拟订治疗方案和合理选择影像学检查提供依据。肾功能异常时患者用药应相应调整药物剂量。

3. 尿细菌学检查

通过检查明确病原菌种类，并根据药物敏感试验结果选择敏感药物。

（五）影像学检查

1. 泌尿系超声

此检查无创、简便易行，通过检查重点了解肾、输尿管、膀胱的形态及残余尿量。B 型超声可用来评估肾及输尿管解剖的许多特征，包括肾大小、肾积水、肾皮质厚度、肾畸形、肾结石和肿瘤、输尿管扩张等。在神经源性下尿路障碍患者，检测肾积水及输尿管扩张极其重要，可提示下尿路严重病变，但超声不能辨别功能及器质性梗阻，也不能证实膀胱输尿管反流及其程度，经常需要其他影像技术进一步明确。超声是一种测定肾积水及输尿管扩张程度、观察病情进展、评估治疗反应的有效工具。

2. 泌尿系平片

可了解有无隐性脊柱裂等腰骶骨发育异常、是否合并泌尿系结石等。

3. 静脉尿路造影

这是一个传统的了解肾、输尿管、膀胱形态以及分侧肾功能的影像学方法，检查的成功依赖于有正常的肾功能，且在肾功能异常时应慎重使用造影剂，以免加重肾损害。

4. 泌尿系 CT

CT 扫描为上尿路解剖提供有用的信息，能够较直观地了解肾皮质厚度、肾盂积水的形态改变、输尿管扩张程度、泌尿系结石和新生物等。增强扫描能更清楚显示解剖特征（依赖于肾功能）。与 B 超和静脉肾盂造影相比，能更清楚显示上尿路及膀胱形态，了解泌尿系统邻近器官情况，但肾功能异常时应慎重选择增强扫描。螺旋 CT 泌尿系统三维重建（图 34-1-7）技术可以在冠状面等多个层面非常清晰地完整显示肾大小、皮质厚度、肾盂积水形态、输尿管迂曲扩张、壁段输尿管狭窄、膀胱形态等尿路形态变化，并对上尿路积水扩张程度进行分度。

5. 泌尿系 MR 水成像（MRU）

MRU 对上尿路的评估与 CT 相似，该检查无需使用造影剂即可在冠状面等多个层面非常清晰完整地显示肾盂积水形态、输尿管迂曲扩张、壁段输尿管狭窄、膀胱形态等尿路形态变化，并对上尿路积水扩张程度进行分度，且不受肾功能影响（图 34-1-8）。泌尿系 MRU 检查还可辅助诊断硬脊膜粘连或脊椎手术形成的脊髓栓系综合征。当患者体内有心脏起搏器、骨

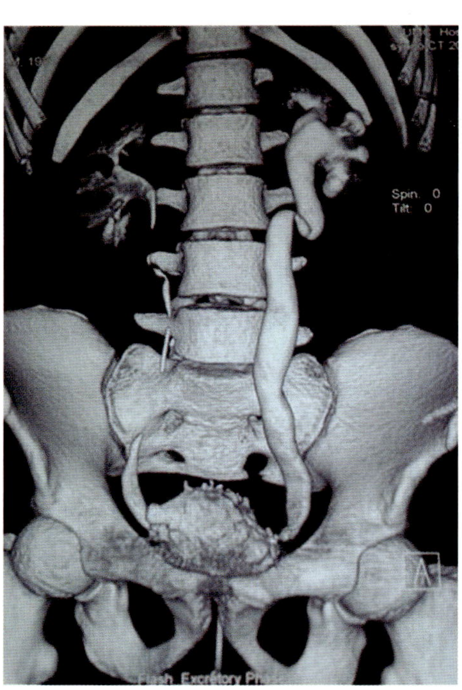

图 34-1-7 螺旋 CT 泌尿系统三维重建示左侧输尿管迂曲扩张、壁段输尿管狭窄

折内固定等金属植入物时禁用。

6. 核素检查（图 34-1-9）

包括肾图、利尿肾图或肾动态检查，可反映分侧肾功能情况，明确肾供血状态。利尿肾图可以鉴别上尿路梗阻（如壁段输尿管梗阻）的性质是机械性或动力性梗阻，但检查结果受到利尿剂注射时间、水合作用和利尿作用、膀胱是否充盈和膀胱内压力等的影响，当怀疑有上尿路梗阻性疾病时推荐采用利尿肾图联合膀胱引流综合判断。

7. 膀胱尿道造影

可以了解膀胱尿道形态，是否存在膀胱输尿管反流并对反流程度进行分级，是否存在 DSD 等情况；尿动力学检查时可同期行此项检查，即为影像尿动力学检查。

（六）膀胱尿道镜检查

此检查对神经源性膀胱早期诊断价值不大，镜下所见外括约肌收缩及膀胱颈口的形态

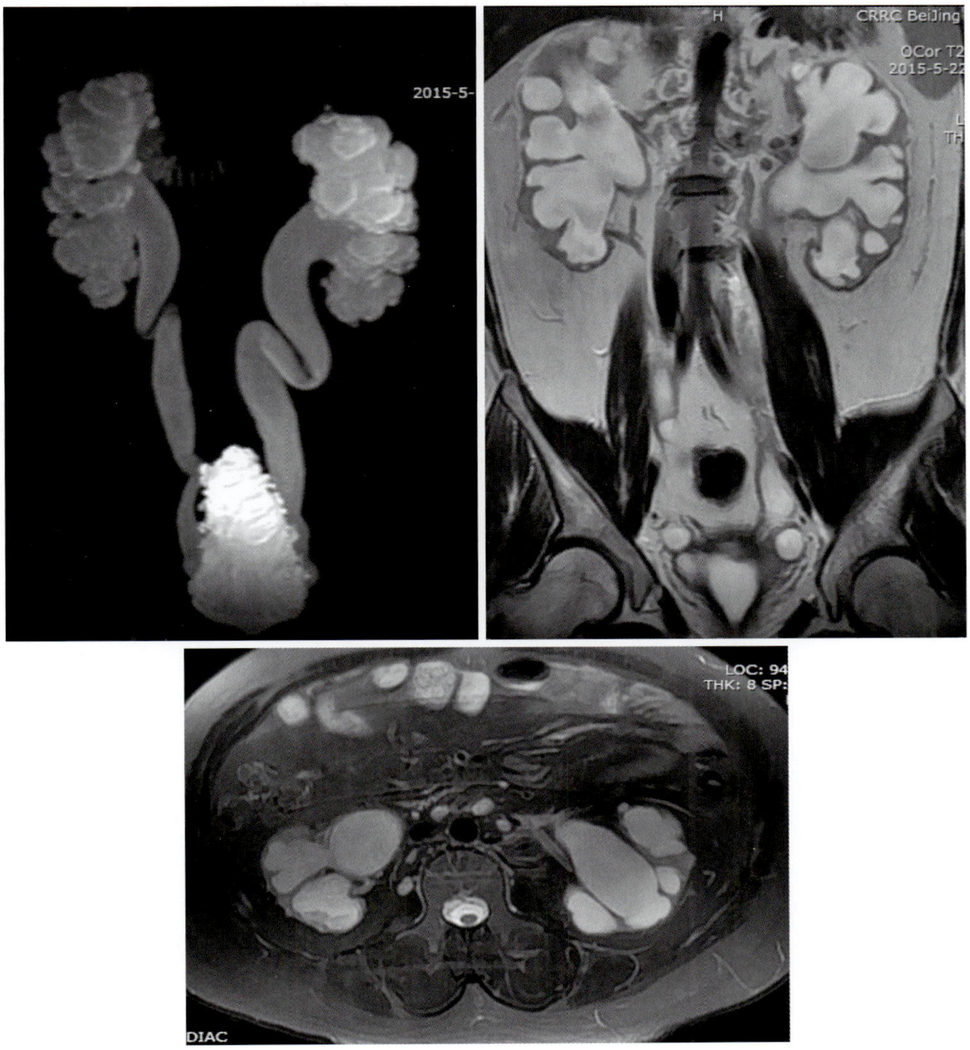

图 34-1-8 神经源性膀胱患者上尿路 MRU 示双肾积水、萎缩、双输尿管迂曲扩张

并不能真实反映这一复杂结构的功能。但膀胱尿道镜检查可用于下尿路并发症的评估，同样有助于评估尿道及膀胱的解剖学异常。长期留置导尿管或膀胱造瘘管的患者推荐定期行此项检查以除外膀胱肿瘤。

（七）尿动力学检查

1. 引言

尿动力学检查能对下尿路功能状态进行客观定量的评估，是揭示神经源性膀胱患者下尿路功能障碍的病理生理基础的唯一方法，在神经源性膀胱患者的诊疗与随访中具有不可替代的重要位置。患者病史、症状及体检结果是选择尿动力检查项目的主要依据，鉴于大部分尿动力学检查项目为有创性检查，因此应当先行排尿日记、自由尿流率、残余尿测定等无创检查项目，然后再进行充盈期膀胱测压、排尿期压力流率测定、肌电图检查、神经电生理检查等有创检查项目。影像尿动力学是证实神经源性膀胱患者尿路功能障碍及其病理生理改变的“金标准”。

在尿动力学检查过程中，认识和排除由受

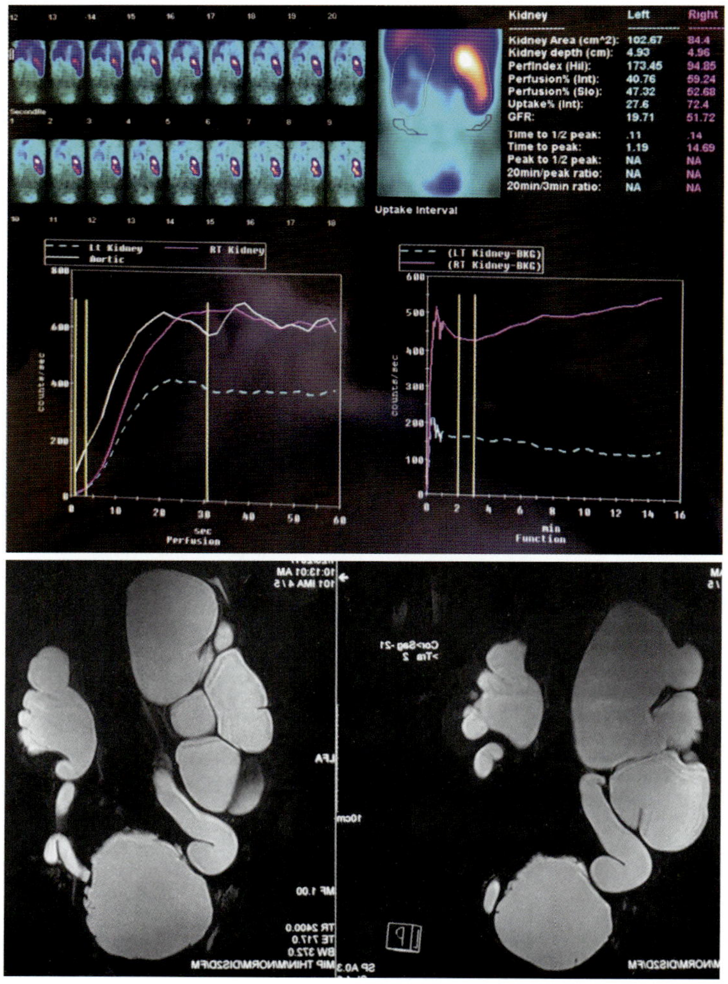

图 34-1-9 神经源性膀胱患者核素检查及上尿路 MRU 示双肾积水、双输尿管迂曲扩张，右肾 GFR=19.7 ml/min，左肾 GFR=51.7 ml/min、呈高水平梗阻曲线

检者、检查者和仪器设备等因素产生的干扰，对正确分析和解释检查结果具有重要意义。在进行尿动力学检查之前，患者应当排空肠道。鉴于神经源性膀胱患者多合并存在便秘，故建议在检查前晚进行灌肠，以清除直肠内的粪块。如果治疗允许，应停用作用于下尿路的药物 48 小时以上，如不能停用，必须在判读检查结果时记录分析。对于高位脊髓损伤的患者，检查过程可能诱发自主神经反射亢进，建议在尿动力学检查中监测血压。对存在泌尿系感染高危因素的患者在行尿动力学检查之前或之后可选择性使用抗生素预防感染。

2. 常用尿动力学检查项目

（1）排尿日记：是一项半客观的检查项目，建议记录 2～3 天以上以得到可靠的结果。此项检查具有无创性和可重复性。

（2）自由尿流率：该检查项目的结果是对下尿路排尿功能状态的客观和综合反映，但不能反映病因和病变部位。一般在有创的尿动力学检查前进行，并重复测定 2～3 次以得到更加可靠的结果。需要注意的是某些患者无法以正常的体位排尿，可能会影响尿流率检查结果，须在判读时加以考虑。尿流率检查时可能的异常表现包括低尿流率、低排尿量、间断排尿、排尿踌躇、尿流曲线形态非钟形和残余尿增多。

（3）残余尿测定：建议在排尿之后即刻通过超声、膀胱容量测定仪（图 34-1-10）及导尿等方法进行残余尿测量，对于神经源性膀胱患者的下尿路功能状态初步判断、治疗策划及随访具有重要价值。便携式膀胱容量测定仪使得残余尿量的临床常规测定成为可能，应积极推广。

（4）充盈期膀胱压力－容积测定

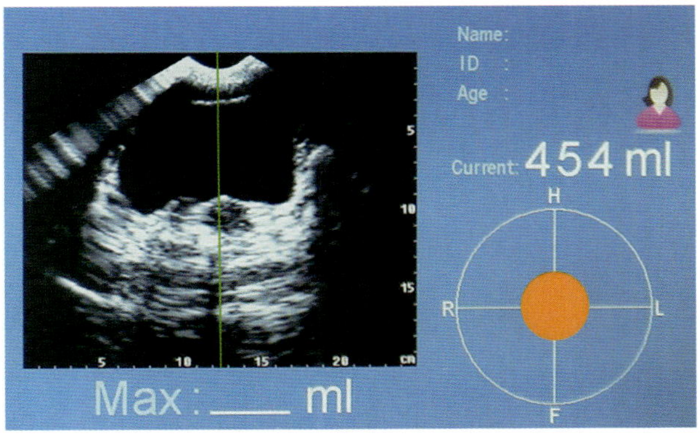

图 34-1-10 超声膀胱容量测定仪

（cystometrogram，CMG）：此项检查是模拟生理状态下的膀胱在充盈和储尿期的压力－容积变化、并以曲线的形式记录下来，能准确记录充盈期膀胱的感觉、膀胱顺应性、逼尿肌稳定性、膀胱容量等指标，同时，也要记录膀胱充盈过程中是否伴随尿急、疼痛、漏尿、自主神经反射亢进等异常现象（图 34-1-11）。正常膀胱应具有良好的顺应性，在充盈过程中只有很小的膀胱压力改变，即使在诱发条件下也不发生逼尿肌的无抑制性收缩。膀胱顺应性反映的是膀胱容量变化与逼尿肌压力变化之间的关系，其计算公式为 ΔV/ΔPdet，单位为 ml/cmH_2O。检查前应排空膀胱，充盈膀胱速率应与生理状况相似，最好是以 10 ml/min 或更慢的速度充盈膀胱，充盈膀胱所用盐水应加热至体温。过快或者用室温盐水充盈膀胱会刺激膀胱，影响检查结果的准确性。正常膀胱顺应性的标准值很难建立，有人建议正常成年人膀胱顺应性的参考值为 20～40 ml/cmH_2O。实际膀胱充盈压

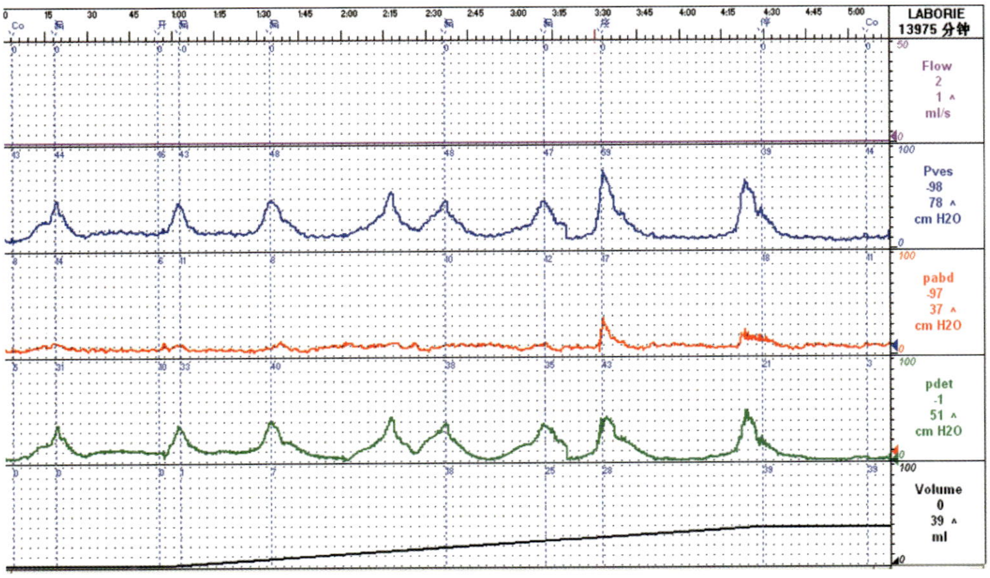

图 34-1-11 患者男性，25 岁，患者外伤致颈 3 脊髓损伤，四肢感觉运动功能障碍，二便功能障碍 2 年。现患者留置尿管长期开放。鞍区感觉消失。B 超示：双肾积水。CMG 表现：充盈期膀胱灌注未开始即出现逼尿肌过度活动（DO），在膀胱充盈分别达到 1 ml、7 ml、15 ml、18 ml、25 ml、28 ml 及 36 ml 时，逼尿肌出现期相性过度活动并漏尿。结果分析：①逼尿肌过度活动（期相型）；② 膀胱顺应性下降；③膀胱测压容量减小。诊断：神经源性下尿路功能障碍

可能比顺应性的计算更有价值，原因是膀胱顺应性变化较大，其值主要取决于如何确定计算顺应性时膀胱充盈的起始和终止这 2 个点，以及相对应的压力和容量值，如果顺应性的定义被过分简化，则会出现潜在的错误结论。

（5）漏尿点压测定

1）逼尿肌漏尿点压（detruser leak point pressure, DLPP）测定：DLPP 是指在无逼尿肌自主收缩及腹压增高的前提下，膀胱充盈过程中出现漏尿时的最小逼尿肌压力，可用以预测上尿路损害危险，当 DLPP≥40 cmH_2O 时上尿路发生继发性损害的风险显著增加（图 34-1-12）。在无逼尿肌自主收缩及腹压改变的前提下，灌注过程中逼尿肌压达到 40 cmH_2O 时的膀胱容量称为相对安全膀胱容量。严重的膀胱输尿管反流可缓冲膀胱压力，这种情况下，若反流出现在逼尿肌压力达到 40 cmH_2O 之前，则相对安全膀胱容量为开始出现反流时的膀胱容量。因此将 DLPP≥40 cmH_2O 作为上尿路损害的危险因素，其在神经源性膀胱的处理中具有重要意义。近年来有研究认为以 DLPP≥40 cmH_2O 作为上尿路继发性损害的预测指标存在一定局限性，尚需结合其他指标综合判断（Linsenmeyer et al., 1998; Ozkan et al., 2005; Wang et al., 2006）。

2）腹压漏尿点压（abdominal leak point pressure, ALPP）测定：ALPP 指腹压增加至出现漏尿时的膀胱腔内压力，主要反映尿道括约肌对抗腹压增加的能力，该指标在部分由于尿道括约肌去神经支配所致的压力性尿失禁患者中具有意义，对于其他神经源性膀胱患者中的临床应用价值有限。

（6）压力-流率测定（pressure flow study）：该检查反映了逼尿肌与尿道括约肌的功能及协同状况，是二者在排尿过程中的共同作用的结果，主要用来确定患者是否存在膀胱出口梗阻（BOO），特别是有无机械性或解剖性因素所致的 BOO。然而，大部分神经源性膀

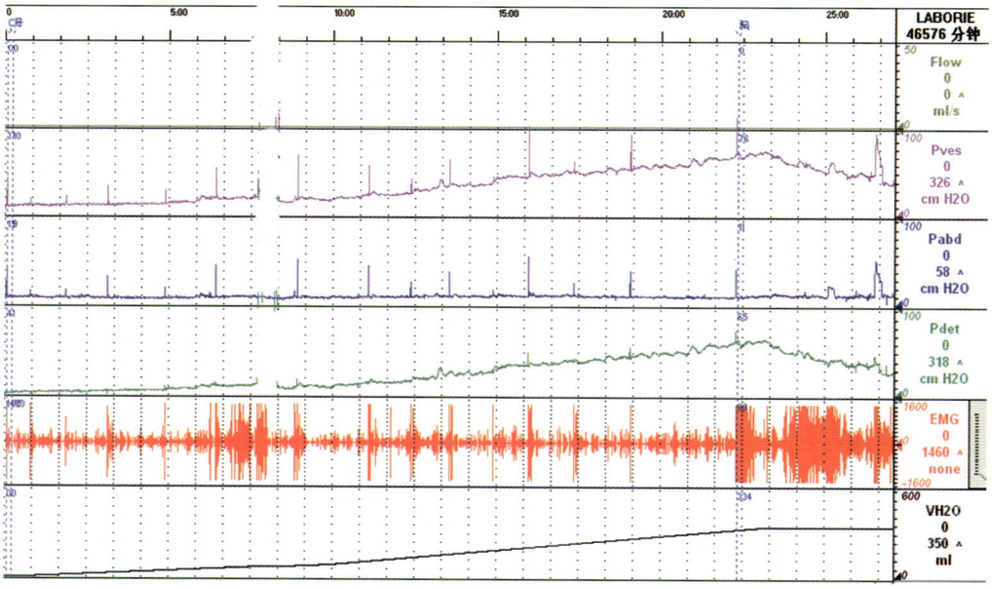

图 34-1-12 患者男性，28 岁，外伤致圆锥马尾神经损伤 8 年，现增加腹压排尿，有漏尿。B 超双肾积水、双侧输尿管扩张。充盈期膀胱测压：膀胱压力随灌注容积增加逐步增高，无逼尿肌无抑制收缩，灌注至 72 ml 时因传感器故障压力信号异常、调整后继续灌注，至 334 ml 时出现漏尿，逼尿肌漏尿点压力（DLPP）为 65 cmH_2O，逼尿肌顺应性为 5.1 ml/cmH_2O。结论：为低顺应性膀胱，DLPP 超过 40 cmH_2O 导致上尿路损毁

胱患者的 BOO 类型为功能性梗阻，如逼尿肌 - 尿道括约肌协同失调（DSD）、尿道括约肌松弛障碍、膀胱颈松弛障碍等，因此对于神经源性膀胱患者此项检查应与括约肌肌电图（EMG）检查或影像学检查联合同步进行，才能更准确诊断功能性 BOO，使结果更具有临床意义。

（7）肌电图（EMG）检查：用以记录尿道外括约肌、尿道旁横纹肌、肛门括约肌或盆底横纹肌的肌电活动，间接评估上述肌肉的功能状态。尿动力学检查中的 EMG 一般采用募集电位肌电图，通常使用肛门括约肌贴片电极记录 EMG，反映整块肌肉的收缩和舒张状态。检查时常规同步进行充盈期膀胱测压或压力 - 流率测定，可反映逼尿肌压力变化与尿道外括约肌活动的关系、排尿期逼尿肌收缩与外括约肌活动的协调性，对于诊断 DSD 有重要价值（图 34-1-13）。同心圆针电极肌电图仅在特殊情况使用。更精细的肌电图检查如运动单位肌电图、单纤维肌电图等，更多应用于神经生理方面的研究。

（8）尿道压力测定：可分为尿道压力描记（urethral pressure profile，UPP）及定点尿道压力测量，UPP 是测量和描记压力沿后尿道的分布，此项检查主要用于测定储尿期尿道控制尿液的能力，反映的是尿道括约肌的状态以及尿道有无瘢痕狭窄等。而位于膜部尿道的定点尿道压力测量、即膀胱压力 - 尿道压力 -EMG 联合测定对于诊断 DSD 具有重要价值（图 34-1-14）。值得注意的是尿道压力测定的影响因素较多，测定结果有时存在较多变异。

（9）影像尿动力学检查（video urodynamics，VUDS）：此项检查是将充盈期膀胱测压、压力 - 流率测定等尿动力学检查与 X 线或 B 型超声等影像学检查相结合，结合的形式可以是完全同步或非同步两种。影像尿动力检查，特别是结合 X 线的影像尿动力检查是目前诊断逼尿肌 - 尿道外括约肌协同失调（DESD）（图 34-1-15）、逼尿肌 - 膀胱颈协

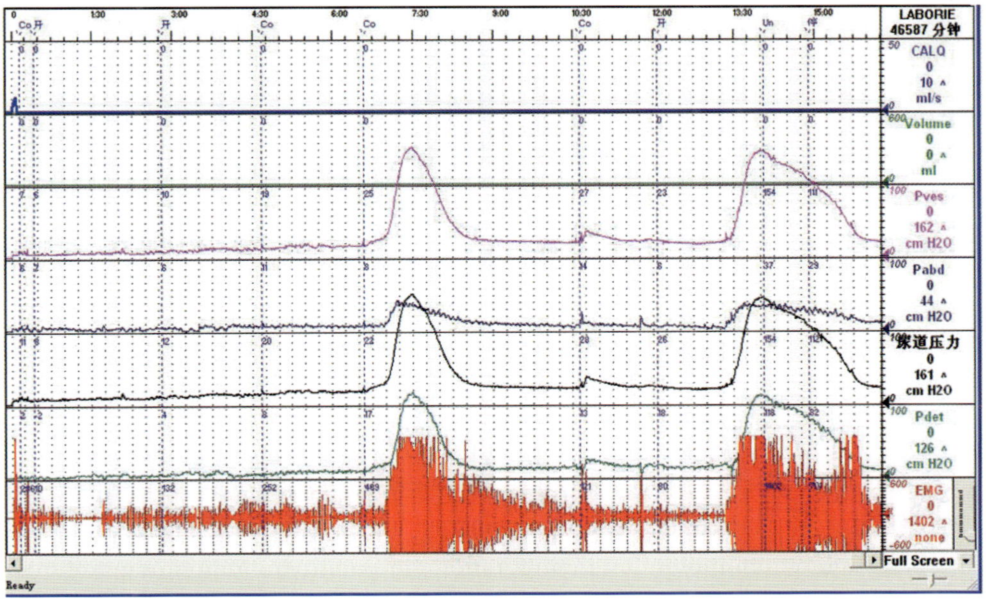

图 34-1-13 T4 脊髓损伤男性患者膀胱充盈期膀胱压力 -EMG 联合测定：图中肌电图记录表现为括约肌 EMG 随膀胱充盈出现 2 个阶段性逼尿肌过度活动性收缩，与此相对应，外括约肌 EMG 活动出现节律性增强、减弱，为典型的逼尿肌 - 括约肌协同失调（DSD）模式

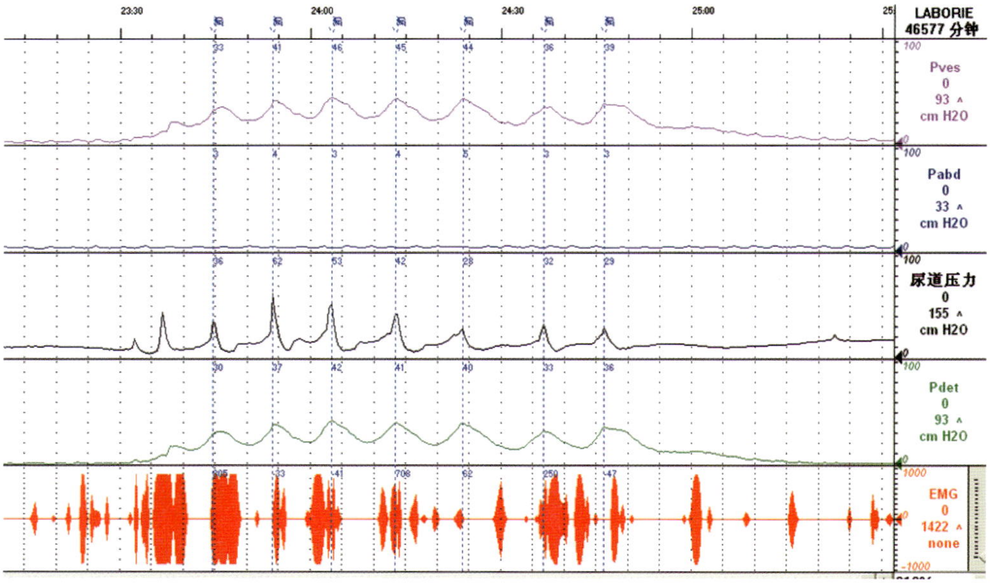

图 34-1-14　患者男性，21 岁，颈 4 脊髓损伤 7 个月，B 超示：右肾积水、左肾输尿管扩张。膀胱 - 尿道同步测压结果：充盈期尿道压力维持一定高度，排尿期随着逼尿肌间断收缩，尿道括约肌同步收缩，表现为 Pdet 及 Pura 同步升高与下降，EMG 相应增强、减弱，并出现间断漏尿。表现为典型的逼尿肌 - 尿道外括约肌协同失调（DSD）

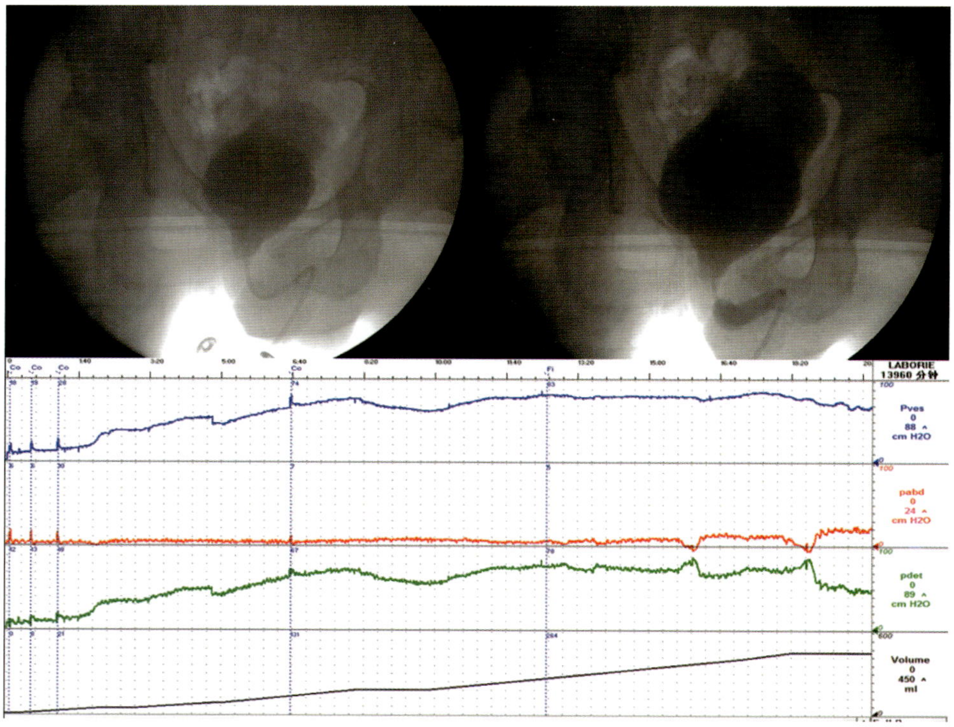

图 34-1-15　患者男性，24 岁。T10 脊髓完全性损伤 3 年，二便功能障碍。影像尿动力学检查结果示：随着膀胱充盈开始，逼尿肌压力显著增高，表现为逼尿肌过度活动及顺应性下降，影像学特点为膀胱左顶部出现一巨大憩室，膀胱颈及前列腺尿道逐步开放，灌注 179 ml 出现漏尿、DLPP 为 73 cmH_2O，450 ml 时停止灌注；嘱其排尿，有少量尿液排出，Pdet 为 54 cmH_2O，膀胱颈及前列腺尿道完全开放、前列腺尿道及球部尿道之间存在明显的造影剂显影缩窄，表现为典型的逼尿肌 - 尿道外括约肌协同失调（DESD），残余尿为 300 ml

同失调（DBND）（图 34-1-16），判断膀胱输尿管反流（VUR）和漏尿点压力等神经源性膀胱患者尿路病理生理改变最准确的方法。在膀胱充盈和储尿过程中观察 VUR 及发生反流时的压力变化是该检查项目的重要内容，VUSD 可以对反流程度进行分级，也可分为高压反流与低压反流。VUDS 对漏尿的观察也很灵敏，对 DLPP 和 ALPP（图 34-1-17，图 34-1-18）的判断更加简便。DLPP≥40 cmH_2O 是上尿路损毁的危险因素，根据 DLPP 及 VUR 发生前的膀胱容积可确定安全膀胱容积。在排尿阶段，在高压 - 低流状态下，影像尿动力检查可以更精确地确定梗阻部位，可以直观地观察到排尿时括约肌的活动，尤其在 EMG 检查效果不佳或不能明确诊断的情况下判断 DESD 及 DBND。同时还可以观察膀胱形态异常、后尿道形态变化和膀胱尿道结石等重要病变和病理生理改变。推荐有条件的医院针对神经源性膀胱患者积极开展影像尿动力检查。

（10）膀胱诱发试验：为确定有无逼尿肌反射存在以及鉴别神经损伤平面位于上位神经元还是下位神经元，可在充盈期膀胱测压过程中行诱发试验。逼尿肌过度活动往往可以通过增加腹压、改变体位、快速灌注刺激性介质、注射拟胆碱药物等方式诱发出来。

1）冰水实验（ice water test, IWT）：这一试验是在充盈期膀胱测压过程中应用冰盐水快速灌注膀胱，以诱发逼尿肌收缩的出现。IWT 用于鉴别神经损伤位于上位神经元还是下位神经元方面有一定价值，也可判断膀胱感觉功能。逼尿肌反射弧完整的上位神经元损伤患者 IWT 可以诱发出逼尿肌收缩，但结果存在假阳

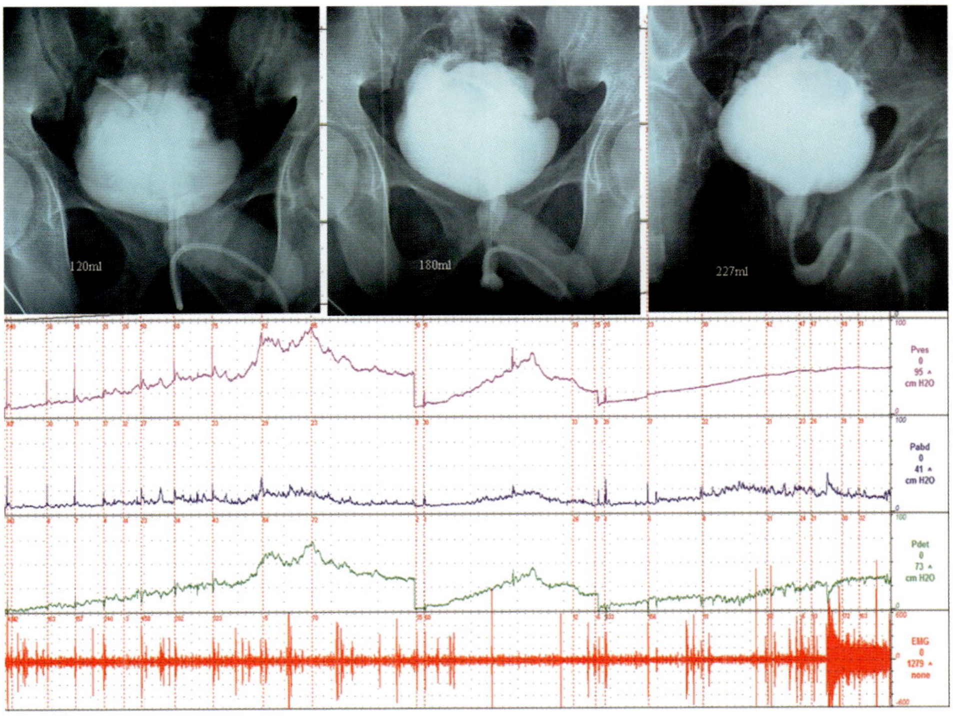

图 34-1-16 患者男性，44 岁。胸 8 脊髓损伤 5 年。影像尿动力学检查结果示：膀胱充盈后逼尿肌压力平稳增高，表现为逼尿肌过度活动，膀胱颈开放不全、前列腺尿道扩张，130 ml 时出现漏尿，DLPP 为 54 cmH_2O，227 ml 时漏尿明显，表现为前列腺尿道及球部尿道之间存在造影剂显影缩窄，表现为典型的逼尿肌 - 尿道外括约肌协同失调（DESD）、逼尿肌 - 膀胱颈协同失调（DBND）

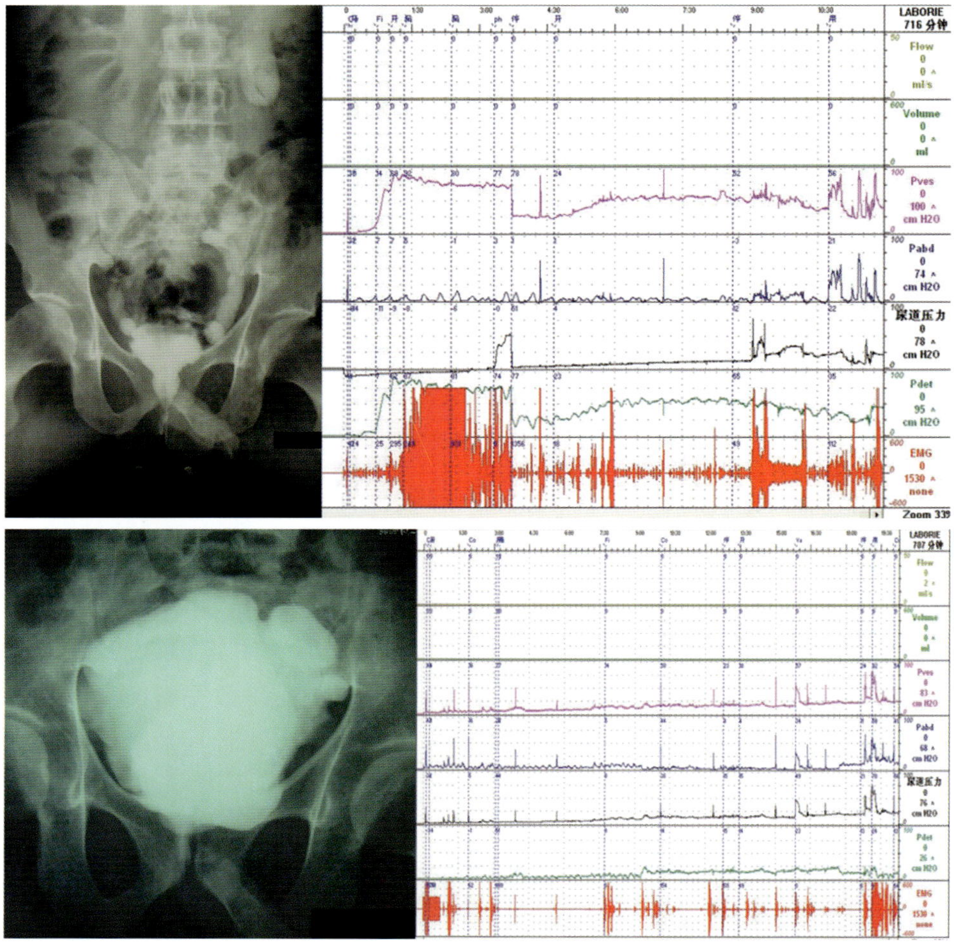

图 34-1-17　患者男性，33 岁，自幼排尿困难，诊断为脊膜膨出（MMS），患者接受乙状结肠膀胱扩大术。上图为术前影像尿动力学检查结果，显示逼尿肌过度活动、双侧输尿管 V 级反流、DSD、膀胱容积及顺应性降低。中图为术后 3 个月像尿动力学复查结果，显示逼尿肌过度活动及双侧输尿管反流完全消失、功能膀胱容积由 50 ml 增加到 480 ml，膀胱形态及顺应性显著改善

性和假阴性的可能，应结合其他检查项目对结果进行解释。

2）氯贝胆碱超敏试验（bethanechol supersensitivity test, BST）：该试验的原理是基于一种观察到的现象，即当一种机体组织结构发生去神经损伤时，该组织对来自于损伤的神经系统所传递的神经递质具有增高的敏感性。对于逼尿肌而言，其副交感神经的递质为乙酰胆碱，因此，皮下注射拟乙酰胆碱药物（如氯贝胆碱），可诱发逼尿肌收缩，从而证实膀胱支配神经受损。BST 可用来鉴别神经源性和非神经源性逼尿肌无反射，BST 阳性结果通常提示神经源性逼尿肌无反射。但此试验具有局限性，结果应综合其他检查结果进行解释。此外，BST 阳性对于预测口服氯贝胆碱的治疗效果具有一定意义。

（八）神经电生理检查

1. 引言

神经电生理检查是对神经系统物理检查的延伸，目前已有专门针对下尿路和盆底感觉和运动功能的神经通路的电生理学检查，对神

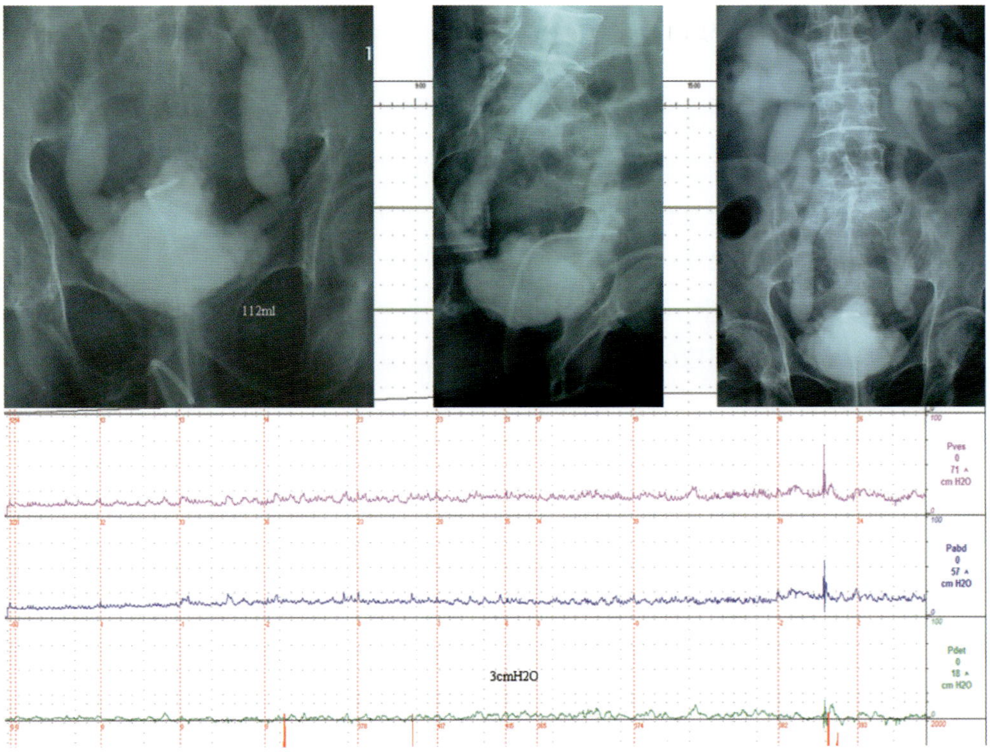

图 34-1-18 患者男性，34 岁。自幼排尿困难，排尿费力，腹压排尿，诊断为脊膜膨出、肾积水。影像尿动力学检查结果示：膀胱充盈至 80 ml 出现双侧输尿管反流，逼尿肌压力在整个膀胱测压过程中稳定在 3 cmH_2O 左右，至 112 ml 时停止灌注，表现为低压反流。双侧输尿管、肾盂肾盏重度扩张，乳头消失，输尿管重度管迂曲，为 V 级输尿管反流

经源性膀胱患者的膀胱和盆底功能障碍进行评估，为治疗方案的制订和患者的预后判断提供参考。

2. 神经电生理学检查

下尿路及盆底神经电生理检查项目（图 34-1-19）有尿道括约肌或肛门括约肌肌电图、阴部神经传导速率、球海绵体反射潜伏期、阴部神经体感诱发电位等。

（1）球海绵体反射（bulbocavernosus reflex，BCR）潜伏期：BCR 是通过电刺激阴茎或阴蒂神经，记录球海绵体肌在刺激后的电位变化（女性患者以肛门括约肌电位变化为参考），测定其潜伏期。该检查主要用于评估下运动神经元损伤患者 S2～S4 阴部神经反射弧完整性。然而，目前国内外健康人群 BCR 潜伏期尚无

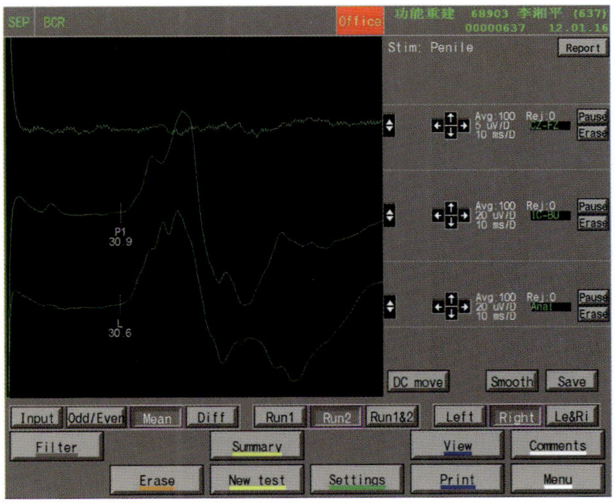

图 34-1-19 患者 3 个月前因高处坠落致颈 5 脊髓完全性损伤，四肢感觉运动功能障碍及二便功能障碍。查体：鞍区感觉消失，直肠深感觉消失，球海绵体反射（+），肛门反射消失。盆底电生理测定：刺激阴茎背神经，球海绵体肌及肛门括约肌均记录到动作电位，BCR 潜伏期为 30.9 ms，潜伏期正常；但皮层未记录到动作电位，PSEP（-）

统一标准，但通常认为典型均值为 33 ms。若所测患者的 BCR 潜伏期超过均值 ±2.5 ~ 3 倍标准差或波形未引出可判断为异常。BCR 潜伏期在正常范围并不能排除骶髓反射弧轴突存在损伤的可能性。脊髓栓系综合征和骶髓上脊髓损伤患者的 BCR 潜伏期经常可缩短。

（2）阴部神经体感诱发电位（pudendal somatosensory evoked potential，PSEP）：PSEP 是检测脉冲刺激通过阴茎背神经（或阴蒂神经）、阴部神经沿脊髓传导至大脑皮质的速度，从阴部神经刺激点到大脑皮质整个传导通路上存在损害，可以导致诱发电位波峰、潜伏期、波幅的变化。它反映了神经冲动沿阴部神经传入纤维到达骶髓后，沿脊髓上行传导到大脑皮质通路的完整性。目前，国内外健康人群 SEP 潜伏期尚无统一标准，典型值为 39 ms，延长或缺失可判断为异常（图 34-1-20）。

（3）阴部神经运动诱发电位（motor evoked potential，MEP）：测定从大脑皮质沿脊髓下传到盆底部的运动传导通路的完整性，从大脑皮质到盆底整个传导通路上的损害，都可以导致诱发电位波峰、潜伏期、波幅的变化。目前国内外健康人群阴部神经运动诱发电位潜伏期尚无统一标准。

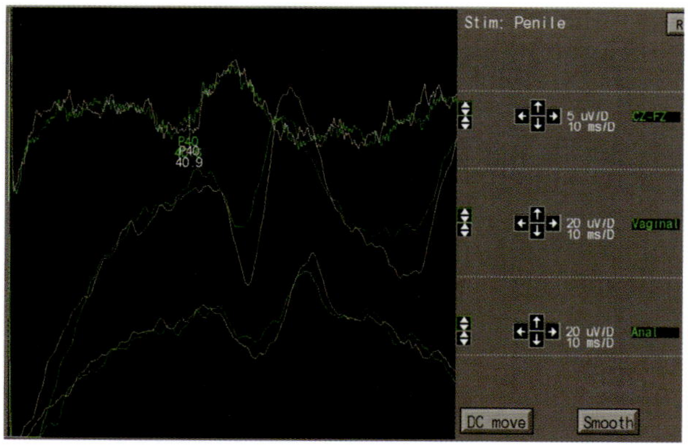

图 34-1-20　患者出现尿频、尿痛、排尿感觉减退、排尿费力 2 年余，B 超检查双肾积水，后给予抗感染治疗后症状缓解。大便正常。1 天 / 次。查体：鞍区感觉存在，直肠深感觉存在，肛门括约肌收缩力正常。盆底电生理测定：体感诱发电位（SEP）测定，使用阴茎刺激电极刺激阴部神经，使用头皮表面电极记录皮层诱发电位，可记录到诱发电位，P40 潜伏期为 40.9 ms，SEP 正常

（4）阴部神经传导测定（nerve conduction studies）：包括运动传导和感觉传导的测定。尽管神经传导测定在下尿路神经病变的数据较少，但此技术在鉴别膀胱病变的神经缺陷方面是有价值的。

1）运动神经传导（motor nerve conduction，MNC）：使用特殊的 St Mark’s 阴部神经电极，示指尖端为刺激电极，示指末端为记录电极，测定运动动作电位的潜伏期及波幅。潜伏期正常小于 5 ms，多为 2 ms，波幅为 1 mV，延长或缺失为异常。

2）感觉神经传导（sensory nerve conduction，SNC）：使用 2 对贴片电极，刺激电极贴于阴茎尖端、记录电极贴于阴茎根部，可测定感觉电位传导的潜伏期、波幅及传导速度。典型潜伏期为 1.5 ms，波幅为 5 μV，传导速度为 40 ms/s，延长或缺失为异常。

（5）自主神经反应测定

1）副交感神经：使用特定的气囊尿管环形刺激电极及肛塞记录电极，刺激膀胱颈或尿道黏膜，记录肛门应答，可测定副交感反应的潜伏期。刺激后感觉电位的典型潜伏期为 55 ~ 70 ms。延长或缺失为异常。

2）交感神经：测定皮肤交感反应（skin sympathetic response，SSR），使用贴于阴茎或阴蒂的表面记录电极，刺激手掌正中神经，在阴茎或阴蒂记录应答，可测定交感反应的潜伏期与波幅。刺激后 SSR 的典型潜伏期为 1.5 s、波幅为 2 ~ 3 mV。延长或缺失为异常。SSR 是人体在接受引起神经电活动的刺激之后出现的皮肤反射型电位，可有外源性和内源性刺激诱发产生。SSR 可以评价下尿路相关交感功能的

完整性，下尿路传入冲动在唤醒主观尿意感觉的同时能诱发SSR，其可作为判断膀胱感觉的指标，有助于判断膀胱颈功能是否健全以及是否存在协同失调。

四、神经源性膀胱的治疗

（一）神经源性膀胱的治疗目标与原则

1. 神经源性膀胱的治疗目标

神经源性膀胱的治疗目标：①保护上尿路功能；②恢复（或部分恢复）下尿路功能；③改善尿失禁；④提高患者生命质量。其中，首要目标是保护肾功能、使患者能够长期生存；次要目标是提高患者生命质量。在治疗策划过程中应进一步考虑以下问题：患者的残疾状况、治疗成本、技术复杂性以及可能出现的并发症。

研究已证实脊髓损伤患者的首要致死原因是肾功能衰竭，因此保护上尿路功能至关重要。治疗的黄金法则是：确保逼尿肌压力在储尿期和排尿期都保持在低压安全范围内，这将明显降低此类患者源于泌尿系统并发症的致死率。尿失禁治疗对于患者回归社会非常重要，并直接影响生命质量，生命质量是任何治疗决策中必须考虑的一个重要组成部分。

对于在充盈期（DO、低顺应性）或在排尿期（DSD、其他原因引起的膀胱出口梗阻）逼尿肌压力过高的患者，治疗的具体措施是：将一个过度活动的、不稳定的高压膀胱转变成一个被动的低压储尿囊（尽管会导致大量的残余尿），使尿失禁得以控制，然后采用间歇导尿等低压排尿方法来排空膀胱。

2. 神经源性膀胱的治疗原则

神经源性膀胱的治疗原则包括：①首先要积极治疗原发病，在原发的神经系统病变未稳定以前应以保守治疗为主；②选择治疗方式，选择应遵守先保守后外科的次序，遵循逐渐从无创、微创、再到有创的循序渐进原则；③单纯依据病史、症状和体征、神经系统损害的程度和水平不能明确下尿路功能状态，影像尿动力学检查对于治疗方案的确定和治疗方式的选择具有重要意义。制订治疗方案时要综合考虑患者的性别、年龄、身体状况、社会经济条件、生活环境、文化习俗、宗教习惯、潜在的治疗风险与收益比，在患者及家属充分讨论后，结合患者个体情况制订个性化治疗方案。④神经源性膀胱患者的病情具有临床进展性，因此治疗后应定期随访，随访应伴随终生，病情进展时应及时调整治疗及随访方案。

（二）神经源性膀胱的常用治疗方法

1. 常用的保守治疗方法

在神经源性膀胱的治疗中，保守治疗占有十分重要的地位。相对于手术治疗，其侵入性小，价廉实用，若使用得当，几乎很少有严重的不良反应，能够有效延缓神经源性膀胱的进展，改善患者生活质量。下述的各种保守治疗手段及理念应贯穿于神经源性膀胱患者的各个处置阶段。

（1）辅助排尿

1）扳机点排尿：通过叩击耻骨上膀胱区、挤压阴茎、牵拉阴毛、摩擦大腿内侧、刺激肛门等刺激，诱发逼尿肌收缩和尿道括约肌松弛排尿。扳机点排尿的本质是刺激诱发骶反射排尿，其前提是具备完整的骶神经反射弧。扳机点排尿并不是一种安全的排尿模式，仅适用于少数骶上脊髓损伤的患者，方案实施前需要运用尿动力学测定来确定膀胱功能状况，并在尿动力检查指导下长期随访，以确保上尿路安全。

2）Crede手法排尿：适合手法辅助排尿的患者群有限，只适用于骶下神经病变患者，故应严格指证，慎重选择，除外已有膀胱输尿管反流的病例。应在尿动力学检查结果允许（尿道压力较低）的前提下才能施行，并严密随访观察上尿路安全状态。Crede 手法排尿法：先触摸胀大的膀胱，将双手置于耻骨联合上方膀胱顶部，缓慢由轻到重向膀胱体部挤压，将尿液挤出。

3）Valsalva 排尿：指排尿时通过 Valsalva 动作（屏气、收紧腹肌等）增加腹压将尿液挤出。适宜人群同 Crede 手法排尿，应严格指证慎重选择；同样要在尿动力学检查结果允许（尿道压力较低）的前提下才能施行，并严密观察上尿路安全状态。

上述三种排尿法，特殊情况下对于部分病情稳定患者适用。对已经接受尿道括约肌切断术、A 型肉毒毒素尿道括约肌注射术等降低膀胱出口阻力治疗的患者，可通过 Crede 手法和 Valsalva 法促进排空，通常两法联合使用。由于辅助排尿可能导致膀胱压力超过安全范围，故实施这类辅助排尿前必须通过影像尿动力学检查明确上尿路功能状态，除外膀胱输尿管反流，以确保其安全性。不推荐常规使用此类方法。应用期间必须长期严密随访，严格的影像尿动力学检查是相当必要的。该类方法的禁忌证主要包括存在膀胱输尿管反流、膀胱出口梗阻、逼尿肌 - 括约肌协同失调、肾积水、盆腔器官脱垂、症状性泌尿系感染、合并疝气等。

（2）下尿路康复

1）膀胱行为训练：膀胱行为训练主要包括定时排尿和提示性排尿。定时排尿是指在规定的时间间隔内排尿，主要适用于由于认知或运动障碍导致尿失禁的患者，同时也是针对大容量、感觉减退膀胱的首选训练方法（例如糖尿病神经源性膀胱）。提示性排尿指教育患者想排尿时能够请求他人协助，需要第三方的协助方能完成，该方法适用于认知功能良好、但高度依赖他人协助的患者。

推荐将膀胱行为训练作为其他治疗方法的辅助。具体膀胱训练方案目前尚无统一定论，应根据患者具体情况，参照排尿日记、液体摄入量、膀胱容量、残余尿量以及尿动力学检查结果等指标制订。一般情况下，日间每 2 小时排尿 1 次，夜间每 4 小时排尿 1 次，每次尿量小于 350 ml。

2）盆底肌肉锻炼：盆底肌肉锻炼主要包括 Kegels 训练和阴道重力锥训练等。Arnold Kegel 医生于 1950 年将 Kegels 训练应用于产后尿失禁患者，以加强盆底肌肉收缩力，大约 1/4 的患者尿失禁得以改善。阴道重力锥训练较 Kegels 训练复杂，该方法将阴道锥置入患者阴道内、肛提肌以上，当重物置于阴道内时，会提供感觉性反馈，通过收缩肛提肌维持其位置保证阴道锥不落下，依次增加阴道锥重量，从而提高盆底收缩力。该方法的患者满意率为 40%～70%。其优点在于可以自我学习且不需要仪器的监测。缺点为阴道锥置入困难、阴道不适感、阴道流血等。对于不完全去神经化的神经源性尿失禁及神经源性 DO 患者，推荐使用该类方法以增强盆底与括约肌力量，从而改善尿失禁、抑制 DO。

3）盆底生物反馈（biofeedback）：通过装置建立外部的反馈通路，部分代偿或训练已经受损的内部反馈通路，采用模拟的声音或视觉信号来反馈提示盆底肌肉活动状态，经过训练提高盆底肌肉 / 肛提肌强度、体积及功能的治疗，达到盆底康复治疗的目的。该方法有利于排尿习惯改变。通过生物反馈，教会患者充分认识放大躯体行为，患者能体会到通常情况无法体会的信息，同时训练躯体行为达到治疗效果，患者必须配合训练，学习增强自我意识和自我调节的方法，并不断练习，如同学习乐器。一般经过 3 个月可达稳定效果，躯体 - 精神和谐正常。操作时先作盆底表面肌电评估（Glazer 评估），全面了解盆底神经肌肉的功能状态，预测其治疗效果。治疗方案常采用是每日 2～3 次，每次 20 分钟，总共 3～6 个月。生物反馈仪有医院用型和家庭用型。盆底生物反馈也可结合其他盆底锻炼方法。推荐应用肌电图生物反馈指导训练盆底肌，能够加强肌肉收缩后放松的效率和盆底肌张力，巩固盆底肌训练的效果。

（3）导尿治疗

1）间歇导尿：间歇导尿（IC）是膀胱训练的一种重要方式，膀胱间歇性充盈与排空，有助于膀胱反射的恢复，是协助膀胱排空的金标准。长期的间歇导尿包括无菌间歇导尿和清洁间歇导尿（CIC）；也包括自家间歇导尿（图 34-1-21）和他人完成间歇导尿；自家清洁间歇导尿（SCIC）更有助于患者回归社会。间歇导尿适应证是逼尿肌活动性低下或收缩力减弱的患者、或 DO 被控制后存在排空障碍的患者。CIC 对于神经源性膀胱患者近期和远期的安全性已经得以证实，无菌间歇导尿有助于减少泌尿系感染和菌尿的发生，多适用于住院患者；清洁间歇导尿因其经济易行等优点更适合于非住院患者；SCIC 更有利于保护患者隐私。间歇导尿的注意要点：①选择适当粗细的导尿管：推荐使用 12～14 Fr 的导管（女性可以选用 14～16 Fr），婴幼儿可选用更细的导管（6～8 Fr）；②无菌导尿应按照标准导尿术进行消毒，清洁间歇导尿应先清洗双手，女性清洗会阴、男性清洁尿道外口；③充分润滑尿道：使用润滑剂或者亲水涂层导尿管，能够有效地减少泌尿系感染，降低尿道损伤，减轻尿道疼痛感，推荐使用预润滑型亲水涂层导尿管（Gardenas et al., 2011; Li et al., 2013）；④轻柔操作：缓慢插入导尿管，避免损伤尿道黏膜；⑤完全引流尿液后，轻微按压耻骨上区，同时缓慢拔出导尿管，尿管完全拔出前夹闭尿管末端，完全拔出尿管，防止尿液反流；⑥导尿频率平均每天 4～6 次，根据尿动力学检查确定的安全膀胱容量来决定每次导尿量及导尿间隔时间；成人每次导尿量的推荐值为 400 ml 左右，既要避免因尿量过多导致的膀胱过度膨胀，也要减少因尿量过少导致的导尿频次增加；安全膀胱容量过小者应采取药物及外科治疗扩大膀胱容量，为实施间歇导尿创造条件。导尿培训期推荐采用超声膀胱容量测定仪测定膀胱容量，依据容量决定是否导尿；⑦适当控制饮水，使每日尿量在 2000 ml 左右；⑧必须加强患者及陪护对于 IC 的教育与训练，使其掌握并长期坚持间歇导尿；⑨对于间歇导尿的患者每年至少应随访一次，随访内容包括体检、实验室检查、泌尿系 B 超及尿动力学检查。

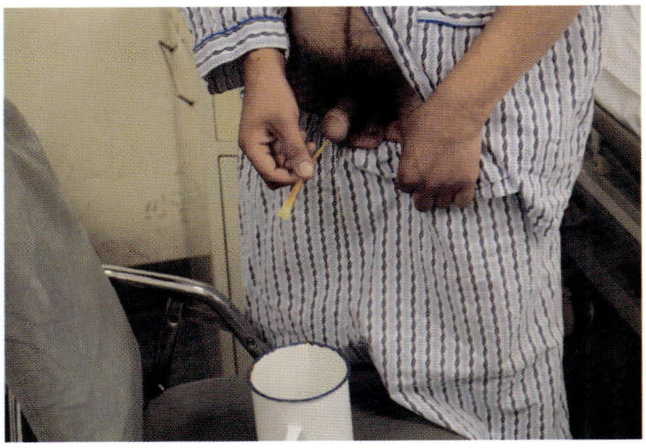

图 34-1-21　一膀胱扩大术后患者进行自家清洁间歇导尿

2）留置导尿和膀胱造瘘：留置导尿和膀胱造瘘对于神经源性膀胱患者而言，在原发神经系统疾病的急性期，短期留置导尿是安全的；但长期留置导尿或膀胱造瘘均可产生较多并发症。长期留置尿管者菌尿（105 个 /ml）比例可高达 100%，多种细菌寄生，并具有耐药菌。女性患者可选择长期留置尿管；不推荐男性患者长期留置尿管，但可选择性使用膀胱造瘘方法。对长期留置导尿或膀胱造瘘的患者每年至少随访一次，随访内容包括尿动力检查、肾功能检测、全尿路影像学检查。成人留置导尿推荐使用 12 ~ 16 Fr 全硅胶或硅化处理的尿管，无菌导尿技术有助于保持闭合引流系统的无菌状态，水囊注水 5 ~ 10 ml 固定尿管、减少球囊对膀胱颈的压迫并延长其被尿沉渣堵塞的时间。导尿管应定期更换，硅胶导尿管应为首选、2 ~ 4 周更换一次，而（硅胶涂层）乳胶导尿管每 1 ~ 2 周需更换一次。

推荐在阻塞或感染发生前定期更换尿管，不推荐将膀胱灌洗和预防性使用抗生素作为常规控制泌尿系感染的方法，有症状的泌尿系感染推荐尽量使用窄谱抗生素治疗。推荐对留置导尿或膀胱造瘘超过 10 年、严重肉眼血尿、慢性顽固性泌尿系感染的患者进行膀胱癌的筛查，每年例行膀胱镜检查，应防止由于膀胱挛缩而导致的上尿路积水扩张。

（4）外部集尿器：男性尿失禁患者可选择使用阴茎套和外部集尿器，对于已经接受尿道外括约肌切断术的男性患者推荐使用外部集尿器，但过度肥胖、阴茎萎缩或回缩的患者配戴外部集尿器会比较困难。为防止乳胶过敏，可选择使用具有自黏功能的硅胶外部集尿器。长期使用外部集尿器会导致菌尿、局部湿疹性皮炎，但其引起泌尿系感染的风险并不比其他方法高。应定期检查配戴外部集尿器后是否能够低压排空膀胱，是否有残余尿。通过定期更换器具、维持膀胱低压，良好的卫生护理能够减少并发症的发生。

（5）腔内药物灌注治疗：用于膀胱腔内灌注治疗的药物主要有抗胆碱能药物和 C 纤维阻滞剂。膀胱腔内灌注抗胆碱能药物（M 受体阻断剂）可抑制 DO，此方法因其不同的药物代谢途径而有效地降低抗胆碱能药物的全身副作用。目前可选择用于腔内灌注的抗胆碱能药物有奥昔布宁、托特罗定等。RTX（resiniferatoxin）为 C 纤维阻滞剂，通过使 C 纤维脱敏，减少逼尿肌过度活动。有文献报道选择性使用 RTX 治疗神经源性 DO；但是临床研究表明，与 A 型肉毒素逼尿肌注射相比 RTX 膀胱灌注具有一定临床局限性。

（6）电刺激

1）引言：利用神经细胞对电刺激的应答来传递外加的人工电信号，通过外电流的作用，在神经源性膀胱患者产生局部的肌肉收缩或松弛。各种电刺激装置通过适当的电极从体表、组织或细胞获得生物电信号，能控制或调整它们的频率、电压等参数，必须符合科学性、安全性、适用性及持久性的原则，以确保临床运用的疗效。

尿道括约肌和（或）盆底肌的强烈收缩、肛门舒张、会阴部紧张及身体活动均可反射性抑制排尿。然而强烈收缩尿道括约肌和（或）盆底肌的作用机制是受传出神经激活影响的，其余均是由传入神经激活产生的。阴部神经电刺激可对排尿反射及逼尿肌收缩产生强烈抑制作用。这种刺激可能是在脊髓和脊髓以上水平达到兴奋和抑制性输入之间的平衡，这意味着对于不完全损伤患者将可能有效，但是对于完全损伤患者则无法达到效果。

2）外周临时电刺激：胫神经刺激（图 34-1-22）和外部临时电刺激（如阴茎 / 阴蒂或阴道 / 直肠腔内电刺激）在急性刺激时可抑制神经源性 DO（陈国庆等，2014; Chen et al., 2015）。两种方法在由于 MS 导致的神经源性膀胱患者测试中显示出持续的长期效应（分别为 3 个月和 1 年）。在 MS 患者中，将神经肌肉电刺激与盆底肌肉训练及生物反馈相结合可使得下尿路功能障碍的发生率大幅度下降；此外，这种组合治疗方式明显优于单独电刺激治疗。另外，经

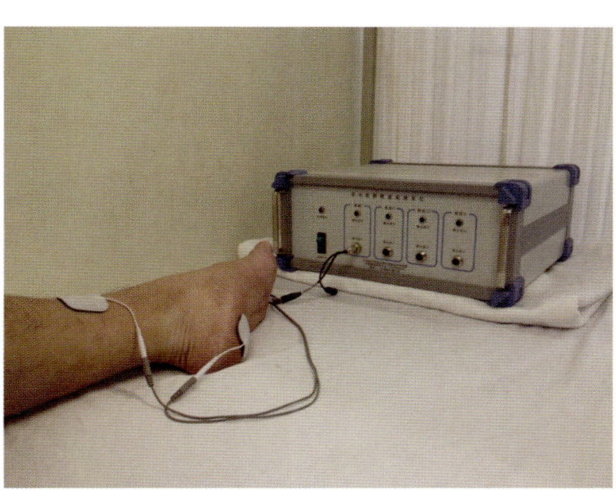

图 34-1-22 胫神经电刺激

皮足底电刺激也能够增加神经源性膀胱患者的膀胱容量，改善顺应性（Chen et al., 2015）。

3）膀胱腔内电刺激（图 34-1-23）：膀胱腔内电刺激（IVS）是通过带有刺激电极的尿管插入膀胱内，以生理盐水作为介质刺激逼尿肌，通过逼尿肌与中枢间尚存的传入神经联系通路，诱导膀胱产生排尿感觉，从而继发性增加传出通路神经冲动，促进排尿或提高控尿能力。推荐常用刺激参数为脉冲幅度 10 mA、周期 2 ms、频率 20 Hz，每天刺激 90 分钟，为期至少 1 周。IVS 的适应证为神经源性膀胱感觉减退和（或）逼尿肌收缩力低下的患者。目前对于中枢或外周神经不完全性损伤患者，IVS 是唯一既能够改善膀胱感觉功能、又能够促进排尿反射的治疗方法。只有当逼尿肌与大脑皮质之间的传入神经通路完整（至少部分存在），并且逼尿肌尚能收缩时，IVS 才可能有效。

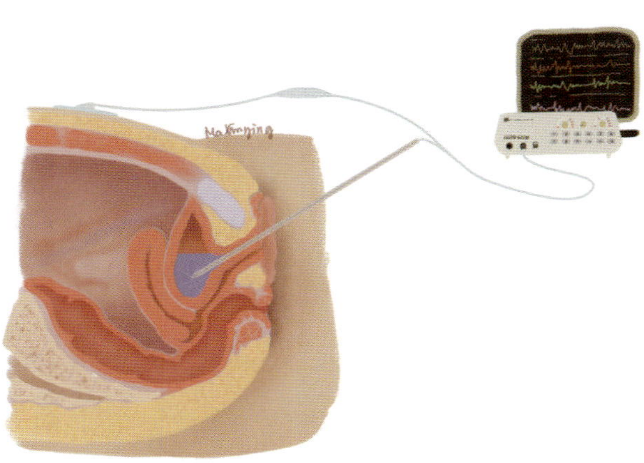

图 34-1-23 膀胱腔内电刺激示意图

IVS 可增强膀胱灌注时感觉、促进排尿，并有可能修复逼尿肌的神经控制。有文献报道对于不完全 SCI 或脑脊膜脊髓膨出的患者 IVS 可增加膀胱容量、改善膀胱顺应性、延迟膀胱充盈感觉。在神经源性逼尿肌收缩无力的患者中，IVS 可改善排尿效率、减少残余尿量。研究表明 IVS 对于外周神经病变患者的疗效最佳，但前提是逼尿肌必须无损伤、并且逼尿肌与大脑仍然存在传入连接。同时，刺激电极定位及膀胱充盈程度也是决定疗效的重要参数。

4）盆底肌电刺激：盆底肌群在尿液控制中起重要作用，其功能状况影响着尿液储存和排出，同时盆底肌群通过复杂的神经通路联系着尿路和其他器官，尤其是与膀胱的相互作用。其主要通路有两条：一为阴部神经 - 胸髓 - 腹下神经反射（交感通路），另一为阴部神经 - 骶髓 - 盆神经反射（副交感通路）。其主要作用机制为电流通过刺激尿道外括约肌及阴部神经，一方面加强尿道括约肌收缩，增强尿道关闭功能；另一方面形成神经冲动，通过局部神经回路及神经反射，产生对膀胱及尿道的双重作用，通过抑制膀胱逼尿肌、激活尿道括约肌而达到控尿目的。目前盆底肌电刺激采用的途径多是经阴道或肛门插入电极，以间歇式电流刺激盆底肌肉群。一般刺激参数为：电流 4～10 mA，频率 20～50 Hz，每天治疗 2 次，共 8～12 周，其适应证主要用于治疗尿失禁。文献报道，达到增加尿道张力和强化膀胱抑制的最佳状态的电刺激频率分别是 20～50 Hz 和 5～10 Hz；使用 50 Hz 的经阴道电刺激技术，其膀胱内压在治疗前后未见改变，而功能尿道长度和最大尿道闭合压得到改善。然而，目前临床上尚无法针对不同类型尿失禁分别施以不同的电刺激频率、从而获得最佳疗效。

研究报道盆底肌电刺激获得的尿失禁治愈率和有效率分别达到 34.5% 和 27.5%，主要表现在初始感觉的膀胱容量和有效膀胱容量的增加以及尿失禁发生次数的减少。但也有随机、双盲的对照研究发现，对照组和电刺激组患者在满意率、60 分钟尿垫测试以及尿动力学参数的差别并未达到显著界值，因而对阴道内电刺激治疗作为单一的治疗手段提出了质疑。盆底肌电刺激的主要副作用为反复操作而可能引发的阴道感染或激惹。

5）外周阴部神经电刺激：挤压阴茎头部可以产生膀胱逼尿肌的抑制现象，认为产生膀胱收缩抑制的机制是通过阴部 - 盆神经反射引起的，刺激阴部神经后可以经由 β 肾上腺素系统激活交感神经，或是激活骶髓的中间神经元（其可释放抑制性神经递质如 γ - 氨基丁酸、脑啡肽等），从而抑制膀胱收缩。使用方法：在阴部神经的表面分支中，阴茎背神经是最接近于皮肤的分支；因此男性患者将阴极置于其阴茎根部、阳极置于距阴极 1 cm 远处，在女性患者阴极置于阴蒂处、阳极置于耻骨联合处。通常电刺激参数为 15 Hz、持续 90 s、波宽范围从 150 ~ 300 μs，理想状态是恰好未引出 DO。

（7）针灸：中医认为神经源性膀胱患者因督脉受损、下焦之气阻滞、气滞血瘀或肾气受损、膀胱气化功能失调所致。临床以补中益气、通调下焦为治疗方法。针灸疗法具有易于操作、痛苦小、经济等优点，如果能够探索到疗效确切且安全性好的治疗穴位及刺激强度，针灸可作为改善神经源性膀胱的方法之一。针刺对膀胱功能调节的作用机制：①调节高级中枢：通过针刺调节膀胱排尿中枢，使其兴奋或抑制作用实现，不同穴位在主治功效上的差异也是由于针刺时在中枢引起的变化不同所致；②调节低级中枢：通过针刺作用于骶髓排尿中枢，从而影响膀胱排尿功能。针刺骶部穴位可直接调节相关神经的过度兴奋、松弛尿道括约肌和盆底肌、降低尿道阻力。通过神经反射调节交感和（或）副交感神经对膀胱逼尿肌和尿道括约肌的影响，协调膀胱逼尿肌和尿道括约肌，调节膀胱的储尿、排尿功能，这可能就是针灸通经理气、司助膀胱气化的主要机制。针刺疗法也可改善脊髓损伤患者损伤部位的微循环，加强组织的新陈代谢，减轻受损组织的水肿，从而缓解脊髓病变所致的下尿路症状。

常用腧穴：目前最常用的穴位是八髎、三阴交（图 34-1-24）和中极。八髎穴为膀胱经腧穴，实际是刺激穴下的阴部神经末梢和来自膀胱的传入神经末梢，被动引起逼尿肌和尿道括约肌节律性收缩舒张运动，协调两者之间的功能；三阴交是足三阴经交会穴，足三阴经循行少腹或阴器，能通调下焦气机；中极为膀胱之募穴，亦为治疗此病之要穴。

针刺操作方法：针刺八髎穴多深刺，针尖与皮肤呈 60° 角，与身体后正中线呈 30° 角，

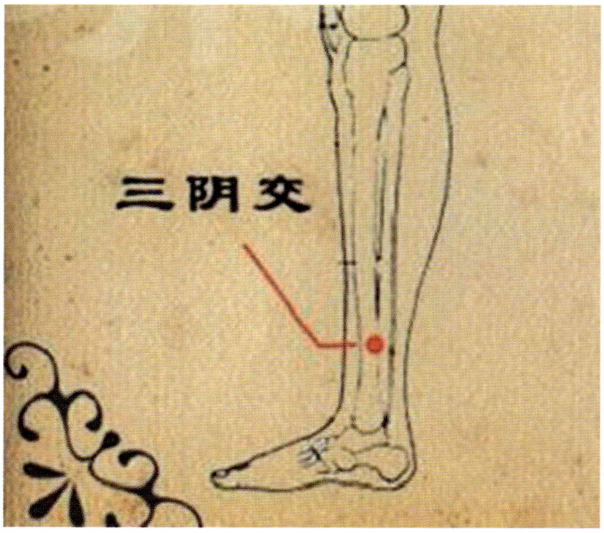

图 34-1-24　三阴交穴位针灸示意图

向内下方斜刺。针刺手法：因本病症多属虚证或本虚标实之证，故针刺手法多用补法。刺激方式：①针刺：在针刺操作时要得气，使气至病所。针刺次髎时医者应觉指下沉紧，同时患者感觉麻胀感放散至整个会阴部及尿道为佳。②电针：刺激多以患者耐受为度，使用电针仪时，应调整脉冲频率及电流，至患者出现明显肛门及会阴肌肉节律性收缩为止。

腧穴选取原则不一，因为针刺的穴位及手法亦有变化，配伍繁杂，临床实践中往往多法配合，但总的取穴原则是辨证与辨病相结合，脏腑辨证和经络辨证相结合，并参考现代解剖学理论取穴。因此，不同的取穴和手法会影响针刺治疗神经源性膀胱的疗效。

2．口服药物治疗

神经源性膀胱的药物治疗效果与作用于膀胱尿道的神经递质及受体分布相关。膀胱收缩最主要是通过乙酰胆碱诱导刺激膀胱平滑肌中的节后副交感胆碱能受体引起。乙酰胆碱是人类膀胱逼尿肌产生收缩的主要神经递质，逼尿肌上主要分布 M2 和 M3 受体，其中 M3 受体被认为是调控逼尿肌收缩的主要受体亚型。M 受体阻断剂通过竞争性抑制乙酰胆碱与逼尿肌上 M3 和 M2 受体的结合而抑制膀胱逼尿肌反射性收缩、减轻逼尿肌过度活动（DO）程度，进而起到治疗神经源性膀胱的作用。肾上腺素受体兴奋可以使尿道平滑肌层收缩、导致尿道内口关闭；α1A 受体在男性尿道前列腺部及女性尿道的分布上占绝对优势，因此 受体阻滞剂可降低膀胱出口阻力。

应用单一药物治疗神经源性膀胱的疗效有限，包括药物治疗在内的联合治疗才能获得最大疗效。

（1）治疗逼尿肌过度活动的药物

1）M 受体阻断剂：M 受体阻断剂是治疗神经源性 DO 的一线药物。M 受体阻断剂可以稳定逼尿肌、抑制 DO、增加膀胱顺应性，达到保护肾和膀胱的目的。控制神经源性 DO 的药物剂量要比控制特发性 DO 的剂量大，该类药物也有可能影响逼尿肌收缩力，导致残余尿量增加。因此大部分神经源性膀胱患者在服用 M 受体阻断剂的同时，需要配合间歇导尿来排空膀胱；也有部分残余尿量较少的患者可以联合使用 受体阻断剂来辅助膀胱排空。

目前国内临床应用的 M 受体阻断剂：托特罗定与索利那新最为常用，另外奥昔布宁、丙哌维林及曲司氯铵也有应用，达非那新仅见国外使用。此类药物总体上有良好耐受性，应用人群广泛，包括儿童及老年患者，可显著改善神经源性膀胱患者尿动力学指标（包括增加最大膀胱容量、抑制 DO、降低储尿期膀胱压力等）。其中，只有奥昔布宁在小儿患者中的应用得到了批准（Reddy et al., 2008）。

但这类药物均有不同程度的口干等副作用，选择性更高的 M 受体阻断剂可以减少副作用的发生。

①托特罗定：是膀胱高选择性 M 受体阻断剂，同时阻断 M2 及 M3 受体亚型；其与膀胱的亲和力要高于唾液腺，因此其口干等副作用要低于奥昔布宁；其脂溶性较低，因此不易通过血脑屏障，中枢神经系统副作用较小，是治疗神经源性膀胱的典型药物。在抑制 NDO 方面同奥昔布宁具有同等效力。推荐剂量：普通剂型 2 mg，每日 2 次，缓释剂型 4 mg，每日 1 次。托特罗定还被证实在儿童神经源性 OAB 中与奥昔布宁的相同疗效。

②索利那新：是新型高选择性 M 受体阻断剂，对 M 受体亚型及膀胱组织均具有更高的选择性，与 M3 受体的结合力要高于 M2，与逼尿肌上 M 受体的结合力要比唾液腺强，因此口干副作用小。在中枢神经系统副作用也较小、不会削弱认知功能。索利那新（5 mg 或

10 mg，每日 1 次）能显著减少 24 小时内尿急和急迫性尿失禁发生的平均次数，减少 24 小时内的平均排尿次数和增加每次排尿的平均排尿量。成人常规剂量：口服给药推荐初始剂量一次 5 mg，每日 1 次。如耐受良好可增至每日 10 mg。最佳有效和耐受剂量为一次 5 ~ 10 mg，每日 1 次。更大的剂量（如 20 mg，每日 1 次）会更有效，但不良反应的发生率也更高。严重肾功能损害者（肌酐清除率 30 ml/min），每日用量不应超过 5 mg。中度肝损害者应减量，每日用量不超过 5 mg，重度肝损害者不推荐使用。2004 年 Cardozo 等进行了一项为期 12 周的随机对照研究，其将 911 名 OAB 患者随机分为索利那新 5 mg 组 、索利那新 10 mg 组和安慰剂组，主要观察指标为 24 小时平均排尿次数，次要观察指标包括 24 小时的尿急、尿失禁以及夜尿次数、平均排尿量。与安慰剂组相比，12 周时索利那新 5 mg 组和 10 mg 组的 24 小时平均排尿次数、尿失禁次数、尿急次数、平均排尿量都有了显著改善，索利那新 10 mg 组的夜尿次数较安慰剂组有了显著改善，索利那新 5 mg 组和 10 mg 组大约 50% 的尿失禁患者治愈可以完全控尿。口干的发生率在索利那新 5 mg 组为 7.7%，在索利那新 10 mg 组为 23%，安慰剂组为 2.3%，索利那新显示出了良好的疗效和耐受性。此项研究表明，索利那新 5 mg 或 10 mg 每日一次能显著改善膀胱过度活动症的主要症状如尿频、尿急、尿失禁，索利那新 10 mg 还能减少夜尿次数。因此，索利那新治疗膀胱过度活动症疗效确切，耐受性好，并且采用 5 mg 剂量开始治疗时口干的发生率也较低。Chapple 等进行的 STAR 是一项为期 12 周的前瞻性、双盲、双模拟、平行对照研究，其对比了应用 5 mg 或 10 mg 索利那新每日 1 次、托特罗定缓释片 4 mg 每日 1 次治疗 OAB 的有效性和安全性。主要观察指标为排尿次数，在治疗 4 周后，根据治疗效果，患者有机会要求增加药物剂量，但只有接受索利那新治疗组才能实际增加药量。结果显示弹性剂量的索利那新在主要评估指标排尿次数方面与托特罗定缓释片的疗效相当，索利那新在降低尿急、总尿失禁和急迫性尿失禁发生次数、尿垫使用和增加每次排尿量方面优于托特罗定。但随着索利那新剂量的增加，索利那新组口干、便秘等副作用的发生率要高于托特罗定组，口干的发生率索利那新组为 30%、托特罗定组为 23%，便秘的发生率索利那新组为 6.4%、托特罗定组为 2.5%。2005 年 Abrams 等分析了 4 个 RCT 研究资料，结果显示索利那新对于干性 OAB 的尿频、尿急、夜尿症状有确切治疗作用，2007 年 Brubaker 和 Fitzgerald 等通过分析 4 个Ⅲ期临床试验的结果后认为，5 mg 或 10 mg 索利那新对 OAB 的夜尿症状有显著疗效。索利那新在神经源性膀胱治疗中也具有较好的效果。总之，索利那新可以灵活地弹性调整用药剂量，临床疗效和耐受性良好。

③曲司氯铵：对 M 受体亚型无选择性，几乎不经过 P450 酶代谢，这使其较少出现药物与药物的相互作用。

④其他：丙哌维林及奥昔布宁为混合作用机制的药物，除抗胆碱作用外，同时也作用于膀胱钙离子通道，发挥松弛膀胱逼尿肌的作用，奥昔布宁的口干副作用较大。黄酮哌酯治疗神经源性 DO 缺乏循证医学证据支持，作用机制不清楚。

上述药物有不同的耐受曲线，若患者服用一种药物出现副作用或者治疗效果不理想时，可以更换为另一种药物；有研究报道在服用奥昔布宁和托特罗定治疗失败的神经源性膀胱患儿中应用索利那新后症状得到进一步改善。也有文献报道不同种类的 M 受体阻断剂联合应用治疗神经源性膀胱，可取得最大治疗效果，如托特罗定和索利那新、奥昔布宁和托特罗定、奥昔布宁和索利那新等联合用药对那些单一用药无效的患者可以产生较好疗效，且不会显著增加药物不良反应。在特定的患者中，经皮给予奥昔布宁有更好的耐受性和有效性。虽然有研究证实了经膀胱灌注奥昔布宁的有效性和安全性，目前仍然还没有标准的用法。因此，针对不同的给药途径，尤其是长期药效，仍然需要进一步的研究（Van Meel et al., 2010; Krause et al., 2013）。

M受体拮抗剂治疗神经源性OAB的策略：①对于脊膜膨出、不完全脊髓损伤等排尿期尚能自主排尿的患者，如果有自行排尿诉求，且残余尿量 <100 ml、无上尿路损害，可以服用推荐剂量的M受体拮抗剂、同时联合应用α受体阻滞剂，在抑制储尿期NDO的同时，降低排尿期尿道阻力、减少残余尿量。如果残余尿量 >100 ml，则建议患者口服M受体拮抗剂抑制NDO、通过间歇导尿的方式排空膀胱。②对于排尿期不能自主排尿的神经源性OAB患者，可口服M受体拮抗剂增加膀胱容量、降低储尿压、改善膀胱顺应性；排尿期需要间歇导尿来克服DSD、排空膀胱。对于这部分患者，可以根据患者对药物的效果及耐受情况，可以增加剂量以取得更佳的效果。③建议对神经源性OAB患者进行长期、定期随访，内容包括尿动力学（影像尿动力学测定更佳）、泌尿系B超等，尤其监测上尿路功能状态，若出现肾积水则及时调整治疗方案。

2）磷酸二酯酶抑制剂（PDE5I）：磷酸二酯酶抑制剂药物包括西地那非、伐他那非、他达那非和阿伐那非。已经证实此类药物治疗DO有显著疗效，伐他那非可以改善脊髓损伤患者的尿动力学指标。这些都支持膀胱是PDE5I的作用靶器官，PDE5I是治疗神经源性膀胱可能的替代药物或辅助用药。

（2）治疗逼尿肌收缩无力的药物：M受体激动剂药物（氯贝胆碱）及胆碱酯酶抑制剂药物（溴新斯的明）虽然可以改善逼尿肌收缩力、增强膀胱排空，但因其频发、严重的副反应，因此没有常规用于临床。目前尚无有效的药物能够治疗逼尿肌收缩无力，间歇导尿仍是治疗逼尿肌无反射的首选治疗。

（3）降低膀胱出口阻力的药物：α受体阻滞剂可以降低膀胱出口阻力，改善排尿困难等排尿期症状，也可部分改善尿频、尿急、夜尿等储尿期症状。对逼尿肌-膀胱颈协同失调（DBND）的患者应用α受体阻滞剂，可降低逼尿肌漏尿点压力，其副作用较少。临床常用的α受体阻滞剂有坦索罗辛、阿夫唑嗪、特拉唑嗪、多沙唑嗪和萘哌地尔等。

坦索罗辛是一种最常用的α1A选择性受体阻滞剂，其可以减轻膀胱出口阻力、减少残余尿量。研究表明长期服用坦索罗辛治疗成人神经源性膀胱具有良好的疗效和耐受性，可以改善排尿期和储尿期的症状。相比应用于排尿期逼尿肌无反射的患者，逼尿肌存在收缩的患者药物疗效更佳。M受体阻断剂和α受体阻滞剂联合用药比单一用药效果更佳。

阿夫唑嗪、特拉唑嗪、多沙唑嗪和萘哌地尔能够改善排尿困难、减少排尿后残余尿量，对治疗神经源性膀胱均有不错的疗效。此类药物的副作用主要为血压降低，可从正反两方面来看待此副作用：正面是用于降低及预防因自主神经功能障碍导致的高血压，负面是直立性低血压导致跌倒等意外发生。

（4）增加膀胱出口阻力的药物：α受体激动剂（如米多君）可增加膀胱出口阻力，但无证据支持其在神经源性膀胱治疗中的有效性。目前尚无治疗神经源性尿道括约肌功能不全的有效药物。

（5）减少尿液产生的药物：去氨加压素

（DDAVP）为一种合成抗利尿剂，可以减少肾的尿液产生、减少膀胱内尿量，进而缓解下尿路症状，主要用于夜尿症、遗尿和尿崩症（施维凤等，2015）。多个临床试验证实了 DDAVP 在神经源性膀胱过度活动治疗中的有效性。尤其是尿频、夜尿明显的患者。DDAVP 可用于神经源性膀胱已致上尿路积水扩张、肾功能损害的夜间产尿量增多的患者，减少夜尿。一些尿崩症患者经常产生严重的上尿路积水扩张，被误诊为神经源性膀胱，DDAVP 对于非肾性尿崩症患者可以缓解上尿路功能的损害。

（6）其他药物：β3 肾上腺素受体是人膀胱上分布最为广泛的 β 肾上腺素受体亚型，也是调节膀胱逼尿肌放松的最主要的 β 受体亚型。相关实验已经证实其在动物 DO 模型中的有效性。近年的研究证实了 β3 受体激动剂治疗非神经源性 OAB 的有效性和安全性，可以缓解尿频、尿失禁的症状，稳定逼尿肌；同时，耐受性良好，并无口干、便秘、认知功能损害等 M 受体阻断剂常见的副作用。但神经源性 OAB 并不是该药临床试验的受试对象，因此其在神经源性 DO 中是否有类似疗效值得进一步研究。

3. 临床常用的手术治疗方法

神经源性膀胱的手术治疗方法分为治疗储尿功能障碍的术式、治疗排尿功能障碍的术式、同时治疗储尿和排尿功能障碍的术式和尿流改道术式四大类，本文仅阐述在神经源性膀胱治疗中应用的临床常用术式。

重建储尿功能可以通过扩大膀胱容量和（或）增加尿道控尿能力两条途径实现，重建排尿功能可以通过增加膀胱收缩力和（或）降低尿道阻力两条途径实现。需要特别指出的是：鉴于神经源性膀胱的病因、病理生理机制、临床症状及病程演进的复杂性和多样性，治疗的首要目标是保护上尿路功能，提高患者生活质量而不是单纯提高控尿和/或排尿能力（Nambiar et al., 2014），因此在选择任何手术治疗方法之前都应与患者充分沟通，将患者的治疗期望值控制在合理的范围以内。

（1）重建储尿功能的术式

1）扩大膀胱容量的术式：针对神经源性膀胱患者施行该类术式的目的在于：扩大膀胱容量、抑制 DO、改善膀胱壁顺应性，为膀胱在生理安全的压力范围内储尿创造条件，从而降低上尿路损害的风险。术式的选择要遵循循序渐进的原则。

① A 型肉毒毒素膀胱壁注射术：A 型肉毒毒素（BTX-A）是肉毒杆菌在繁殖中分泌的神经毒素。肉毒毒素作为神经肌肉阻断剂，最早应用于斜视、眼睑痉挛的治疗。此后又扩展到面部、头部及肢体肌张力障碍等病患。

肉毒毒素治疗膀胱过度活动症的作用机制：注射用 A 型肉毒毒素通过裂解胆碱能神经末梢突触前膜内 SNAP-25 而阻滞外周乙酰胆碱释放。NAP-25 是一种促使神经末梢内囊泡与突触前膜顺利结合并释放乙酰胆碱的必需蛋白质。注射后肉毒毒素的重链与特定细胞表面的受体迅速、高亲和地结合，再通过受体介导的吞噬作用使毒素通过细胞膜，最后毒素的轻链被释放到胞质中去裂解 SNAP-25。从而阻断乙酰胆碱囊泡与突触前膜融合，进而抑制乙酰胆碱释放。肉毒毒素的这种化学去神经作用是暂时的，终板的独立发芽即旁生新芽而形成新的神经连接，新的神经肌肉传导的建立，新的运动终板的形成一般要经历 12～24 周，恰好与临床疗效持续时间相吻合。肉毒毒素作用于神经肌肉接头，抑制突触前神经介质——乙酰胆碱的释放，经历 4 步：①快速、特异、不可逆地与突触前神经表面受体结合；②毒素被摄入细胞的囊泡；③毒素通过囊泡膜释放入泡浆中；④毒素激活蛋白分解过程，使乙酰胆碱释放受阻。另外，肉毒素作用于肌肉神经结点，抑制神经递质乙酰胆碱的释放，从而导致横纹肌肉松弛，而且还可抑制三磷酸腺苷、神经肽（如 P 物质）等膀胱传入纤维神经递质的释放，下调膀胱内的嘌呤和辣椒素受体表达，从而通过阻断感觉和运动元治疗 DO 和 OAB。BTX-A 注射于靶器官后作用在神经肌肉接头部位，通过抑制周围运动神经末梢突触前膜的乙酰胆碱释放，引起肌肉的松弛性麻痹，这是一种可逆的“化学性”去神经支配过程，注射后靶器官局部肌肉的收缩力降低，随着时间推移，神经轴突萌芽形成新的突触接触，治疗效果逐渐减弱直至消失（Hegele et al., 2014）。

BTX-A 膀胱壁注射术的适应证：药物等保守治疗无效、但膀胱壁尚未严重纤维化的神经源性逼尿肌过度活动患者。对于同时合并肌萎缩侧索硬化症或重症肌无力的患者、怀孕及哺乳期妇女、过敏性体质者以及对本品过敏者禁用 BTX-A 治疗。使用 BTX-A 期间禁用氨基糖苷类抗生素。

目前包括中国在内的多个国家均生产临床使用的 BTX-A。文献报道治疗成人 NDO 的剂量为 200 ~ 300 U，部分 BTX-A 药品规格不同需要相应调整剂量，使用时将 200 ~ 300 U 的 BTX-A 溶于 10 ~ 15 ml 注射用水中，在膀胱镜下通过特制的注射针分 20 ~ 30 个点（图 34-1-25）、每点 0.5 ml，将其均匀注射于膀胱顶部、体部、两侧壁的逼尿肌内，注射时避开输尿管口周围和膀胱壁大血管，注射部位覆盖膀胱三角区者比避开膀胱三角区者似乎更有优势，能更好地改善尿失禁及尿动力学参数。黏膜下注射与肌内注射效果差异不大，黏膜下注射能更好地定位。对于神经源性 DO 患者，200 U 和 300 U 两种剂量对患者尿动力学指标、尿失禁、生活质量并无显著差异，美国 FDA 推荐使用 200 U。临床常用剂量为 200 ~ 400 U。

2000 年 Schurch 等首次报道将肉毒毒素直接注射入人类膀胱逼尿肌，选择性阻断神经末梢释放乙酰胆碱、抑制膀胱 DO。结果表明，第 1 次逼尿肌 A 型肉毒毒素注射后平均 7 天左右开始起效，有效率达 92%，逼尿肌反射减弱、膀胱容积与膀胱顺应性增加、尿失禁改善，间歇导尿量增多，达到了保护肾功能、改善尿失禁、提高患者生活质量的目的，使患者可以回归社会，上尿路功能和肾功能的保护可以延长该类患者的寿命。成人神经源性 DO 患者接受 BTX-A 膀胱壁注射后，膀胱容量、顺应性、逼尿肌稳定性明显改善，尿失禁次数减少，大多数患者术后需配合间歇导尿，因此术前应告知患者术后需行间歇导尿、并提前加以训练（Ellsworth et al., 2014; Rovner, 2014）。

多数患者接受注射 1 周左右起效，疗效平均维持 3 ~ 9 个月，随着时间推移治疗效果逐渐下降，目前证据表明重复注射治疗可以得到持续疗效。有文献报道 BTX-A 膀胱壁注射后能明显减少神经源性膀胱患者泌尿系感染的发生率。由于 BTX-A 膀胱壁注射术具有较好的安全性和疗效性（Mangera et al., 2011; Schröder et al., 2015），因此高度推荐应用 BTX-A 膀胱壁注射术治疗神经源性 DO。也有儿童神经源性 DO 患者接受 BTX-A 膀胱壁注射治疗的报道。目前国产 BTX-A 在临床应用中显示出很好的疗效，但缺乏与进口同类制品的直接比较（Krebs et al., 2014）。

BTX-A 治疗 NDO 典型研究 1：研究采用多中心、随机、双盲、安慰剂对照的研究设计，选择因脊髓损伤或多发性硬化病导致的神经源性逼尿肌过度活动病史≥3 个月，且筛选前每周至少有 14 次尿失禁的患者，患者接受 200 U 或 300 U 的 BOTOX® 或安慰剂治疗观察 52 周，将上述剂量分别复溶于 30 ml 的 0.9% 氯化钠注射液中，分 30 个位点

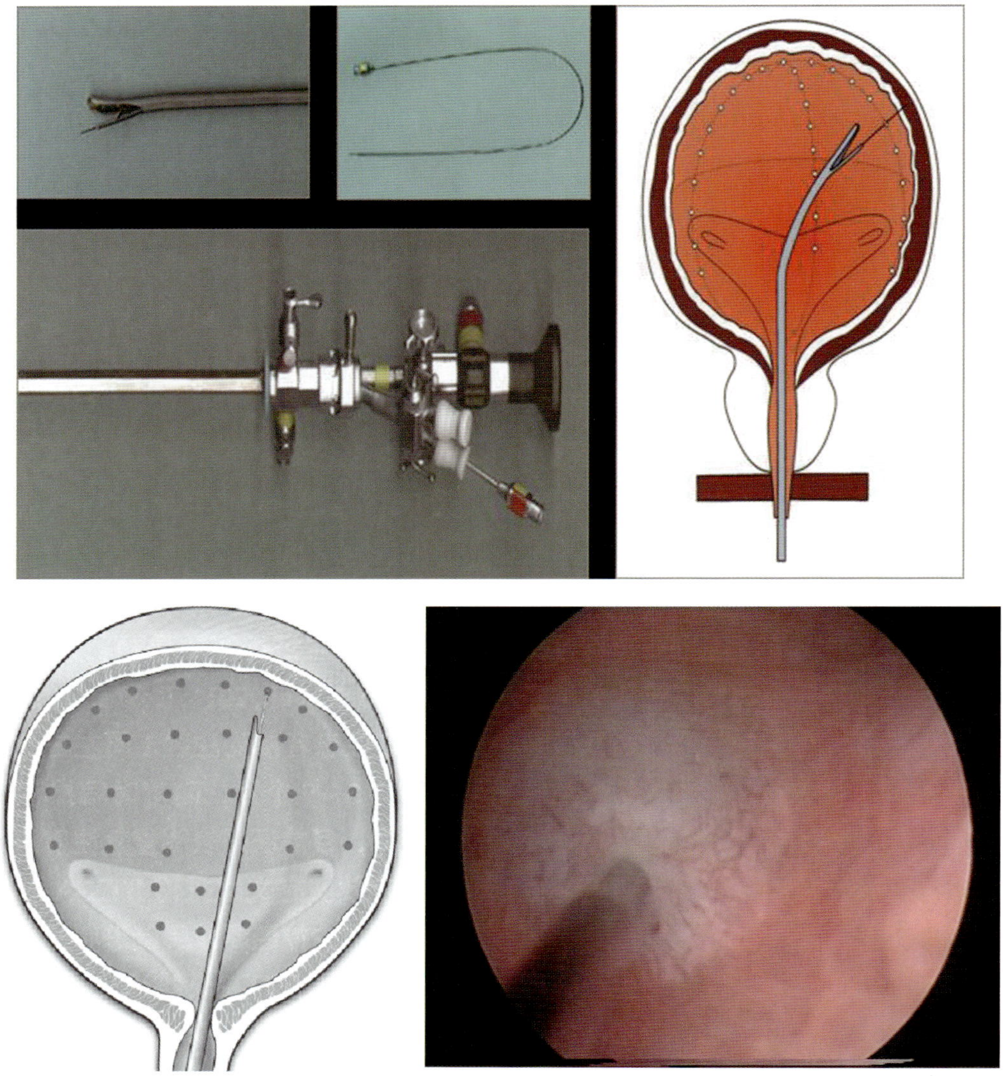

图 34-1-25　BTX-A 膀胱壁注射术手术方法：患者取截石位，手术区域碘伏消毒、常规铺无菌巾。麻醉（麻醉方式由术者决定）满意后，术者向尿道内灌注利多卡因凝胶 10 ml，将 F21 号膀胱镜经尿道置入膀胱腔，缓慢充盈膀胱，同时观察膀胱腔内有无异常情况及输尿管开口位置，膀胱充盈至适宜容量（200 ml 左右）停止灌注，并通知手术室护士进行 A 型肉毒毒素配置。手术室巡回护士使用 10 ml 的注射器抽取 10 ml 的无菌生理盐水，向 1 制品（试验药品或安慰剂）瓶中缓慢注入 2 ml 生理盐水，轻柔混匀直至完全溶解后使用另外一注射器（5 ml）将西林瓶内液体抽吸至一小无菌杯（容积约 50 ml）中，将前一注射器中剩余的 8 ml 生理盐水反复冲洗制品瓶、吸干西林瓶后将溶液注入该小无菌杯中，混匀，配成注射溶液。手术助手使用另一 5 ml 注射器将配制好的溶液缓慢从小无菌杯中吸出 5 ml，并将交给术者。术者经膀胱镜操作通道置入 F6 膀胱镜专用注射针（美国 COOK 公司生产），外接上述装有 5 ml 注射液的注射器。在膀胱镜引导下分两个 5 ml（共 10 ml）将注射液分 20 个注射点均匀注射于膀胱壁黏膜下或黏膜下肌层。注射位点分布及注射顺序为：膀胱三角区（3 点）、左侧壁（5 点）、右侧壁（5 点）、膀胱底部（5 点）、膀胱顶部（2 点），避开输尿管口及膀胱颈口周围，注射深度为黏膜下或黏膜下肌层（注射处黏膜出现隆起），避免穿透膀胱壁；注射位点间相距 1 cm 左右，每个点注射溶液 0.5 ml（含 5 个单位 A 型肉毒毒素），共注射 20 点。最后一针注射器内抽吸 0.5 ml 生理盐水向膀胱壁注射以便将注射针内溶液全部注射于膀胱壁黏膜下。注射毕，检查无活动性出血，缓慢退出膀胱镜

注射入逼尿肌内，注射位点深入肌层 2 mm，间隔 1 cm，每个位点注射 1 ml，以首次治疗后第 6 周的每周尿失禁次数较基线的变化为主要终点来评价 BOTOX®。

治疗 NDO 的疗效。研究结果可见，随机入组的 416 例患者注射 200 U 的 BOTOX® 治疗 NDO 在每周尿失禁次数上优于安慰剂，具有统计学差异（$P<0.05$），有一定的临床疗效。具体结果请见下表 34-1-3。

BTX-A 治疗 NDO 典型研究 2（表 34-1-4）：神经源性膀胱过度活动症被批准前，曾在欧洲、北美洲、拉丁美洲、南美洲以及亚

表 34-1-3 NDO-1 试验结果（首次治疗 6 周与基线比较）

分组参数	安慰剂 (n=149)	OnabotA 200 U(n=135)	OnabotA 300 U(n=132)
每周平均尿失禁次数	28.3+15.8	32.3+22.8	31.1+17.0
	-8.8+16.2	-21.0+23.8*	-22.7+17.1*
最大膀胱容积 (MCC，ml)	256+144	252+154	256+145
	16+127	151+171*	168+170*
初次无抑制收缩时逼尿肌最大压力 (cmH_2O)	50.9+38.1	51.3+34.7	47.1+36.3
	-2.4+43.4*	-35.1+35.7*	-33.3+37.8*
I-QOL 评分	35.1+18.1	34.0+18.0	32.2+18.6
	10.8+18.4	26.9+26.8*	32.9+23.9*

注：*$P<0.05$ *vs*. 安慰剂；OnabotA代表OnabotulinumtoxinA

表 34-1-4 NDO-2 临床试验结果

分组参数	时间	安慰剂 (n=92)	OnabotA 200 U(n=92)	OnabotA 300 U(n=91)
每周平均尿失禁次数	基线	36.7 (30.7)	32.5 (18.4)	31.2 (18.1)
	2 周	-9.7 (17.9)	-18.8 (16.7)*	-15.8 (25.8)†
	6 周	-13.2 (20.0)	-21.8 (18.1) †	-19.4 (25.7) †
	12 周	-12.2 (22.2)	-20.5 (18.9) †	-19.8 (18.6)*
尿量 (ml)	基线	147.4 (94.2)	158.8 (113.0)	167.9 (118.4)
	2 周	12.7 (71.4)	55.3 (117.6) †	62.6 (140.6) †
	6 周	16.7 (80.3)	109.1 (120.1)*	101.8 (155.4)*
	12 周	21.5 (73.2)	105.2 (122.5)*	100.3 (140.8)*
最大膀胱容积 (ml)	基线	249.4 (139.3)	247.3 (147.6)	246.8 (149.1)
	6 周	6.5 (144.8)	157.0 (164.8)*	157.2 (185.2)*
初次非自主性收缩时逼尿肌最大压力 ($P_{detmaxIDC}$，cmH_2O)	基线	41.5 (31.2)	51.7 (41.0)	42.1 (33.2)
	6 周	6.4 (41.1)	-28.5 (47.8)*	-26.9 (33.2)*
逼尿肌初次无抑制收缩容积	基线	206.7 (132.4)	199.5 (126.9)	191.3 (121.1)
	6 周	7.9 (141.2)	182.7 (167.8)*	199.0 (212.8)*
膀胱顺应性 (ml/cmH_2O)	基线	58.1 (76.2)	54.6 (63.5)	64.7 (87.6)
	6 周	2.7 (97.8)	71.5 (157.1) ‡	60.9 (147.3) ‡

注：*$P<0.05$ *vs*. 安慰剂；OnabotA代表OnabotulinumtoxinA

洲的 63 个医疗中心进行了Ⅲ期随机双盲、安慰剂对照的临床研究，以评价 A 型肉毒毒素 OnabotulinumtoxinA 治疗膀胱过度活动症的效果。以 Department of Urology & IBMC 等中心的研究为例，研究共入选 275 例，将尿失禁次数 / 周≥14 的 154 名 MS 患者以及 121 名脊髓损伤患者随即分为三组，分别接受安慰剂、OnabotA 200 U 剂量和 OnabotA 300U 剂量的注射。将上述剂量分别复溶于 30 ml 的 0.9% 氯化钠注射液中，分 30 个位点注射入逼尿肌内，注射位点深入肌层 2 mm，间隔 1 cm，每个位点注射 1 ml。试验结果表明，注射后第 6 周时受试者每周平均尿失禁次数（主要疗效指标）同基线期的变化分别为：OnabotA 200 U 剂量组平均降低 21.8，OnabotA 300 U 剂量组平均降低 19.4，安慰剂组平均降低 13.2，OnabotA 两剂量组与安慰剂组均有显著性差异（均 $p<0.01$），且两剂量组间无统计学差异。次要疗效终点包括最大膀胱容积（MCC）、初次无抑制收缩时逼尿肌最大压力（$P_{detmaxIDC}$）、逼尿肌初次无抑制收缩容积（$V_{PmaxIDC}$）以及生活质量评分。在注射后第六周时，MCC、$V_{PmaxIDC}$ 和 DC 指标 OnabotA 两个剂量组比安慰剂组明显增加，$P_{detmaxIDC}$ 指标 OnabotA 两个剂量组比安慰剂组明显减少，且 OnabotA 两个剂量组无组间差异。

临床试验总结：综合上述 2 个临床试验，膀胱壁注射 A 型肉毒毒素在治疗 NDO 导致的尿失禁方面均优于安慰剂组，有显著的临床疗效，提高了受试者生活质量。

BTX-A 治疗 NDO 的安全性和耐受性：表 34-1-5 列出了在双盲、安慰剂对照的 NDO 临床研究中，完成第 1 次 BOTOX® 治疗的患者在注射 12 周内最常发生的不良反应，BOTOX® 治疗的 NDO 患者注射后 12 周内发生率≥2% 且高于安慰剂组的不良反应。

表 34-1-5　BTX-A 治疗的不良反应

不良反应	BOTOX® 200 U (*n*= 262)	安慰剂组 (*n*= 272)
尿路感染	64 (24%)	47 (17%)
尿潴留	45 (17%)	8 (3%)
血尿症	10 (4%)	8 (3%)

使用 BOTOX® 200 U 首次注射后至下次再注射或者退出研究（中位暴露期为 44 周）期间任何时候发生的所有类型不良反应：尿路感染（49%），尿潴留（17%），便秘（4%），肌肉无力（4%），排尿困难（4%），跌倒（3%），步态不稳（3%）及肌肉痉挛（2%）。

下列为 BOTOX® 批准上市使用后所报道的不良反应（包含所有已批准的适应证中的报道），由于以下不良反应是通过自发报告且没有确定的样本量，因此无法准确评估不良反应的发生率或者确定同药物使用的因果关系。这些不良反应包括：腹痛、脱发包括睫毛脱落、神经性厌食症、臂丛神经病变、去神经效应 / 肌肉萎缩、腹泻、多汗症、听觉减退、感觉减退、心神不安、感觉异常、周围神经病变、神经根病、多形性红斑、皮炎、银屑病、银屑病爆发、斜视、耳鸣及视觉障碍。有自发性报道肉毒毒素治疗后发生死亡，有时伴随有吞咽困难，肺炎和 / 或其他显著的虚弱或过敏性反应。也有报道心血管系统相关的不良事件，包含：心律不齐及心肌梗死，有的发生了致死的结果；其中有些患者伴有相关的风险因素（伴心血管疾病），目前还无法确定这些事件同肉毒毒素注射的确切关系。也有报道新发癫痫或者癫痫复发，尤其是在这类病易发人群中更易发生这类情况，这些不良事件同肉毒毒素注射的确切关系还没确定。

②自体膀胱扩大术（逼尿肌切除术）（图 34-1-26）：自体膀胱扩大术（逼尿肌切除术）通过剥除膀胱壁肥厚增生的逼尿肌组织，同时保留膀胱黏膜的完整性，形成一“人工憩室”，从而改善膀胱顺应性、降低储尿期膀胱内压力，达到保护上尿路的目的。该术式的主要目的在于抑制逼尿肌过度活动，术中应切除脐尿管周围膀胱顶、后壁、两侧壁的大约占总量至少 20% 的逼尿肌组织，以期更有效地抑制 DO。

自体膀胱扩大术的适应证：经过 M 受体阻断剂等药物或 A 型肉毒毒素注射治疗无效的神经源性 DO 患者，推荐术前膀胱测压容量成人不应低于 200 ~ 300 ml 或同年龄正常膀胱容量的 70%，术后大多数患者应配合间歇导尿。一般术后 1 ~ 2 年膀胱容量可以达到稳定状态，在膀胱容量未达到稳定状态前可配合应用抗胆碱能制剂。大约 2/3 的患者术后长期疗效稳定，

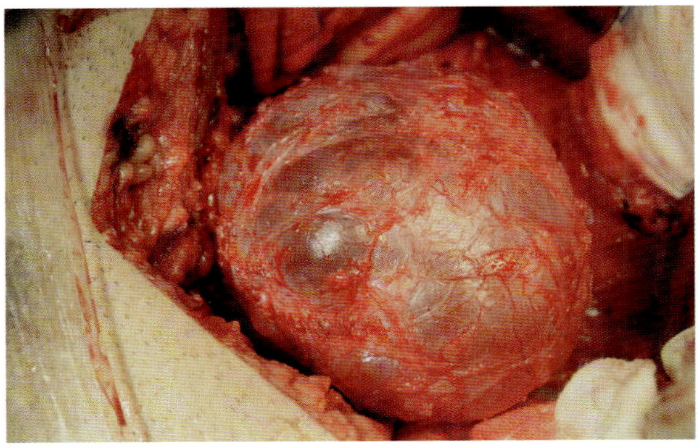

图 34-1-26 自体膀胱扩大术

术后效果不佳的患者仍可接受肠道膀胱扩大术（Biardeau, 2015）。推荐应用本术式治疗神经源性 DO。

主要并发症有膀胱穿孔、保留的膀胱黏膜缺血纤维化等。但由于该术式不涉及肠道，避免了尿液与肠道直接接触导致的肠黏液分泌、电解质重吸收等并发症，手术创伤较肠道膀胱扩大术小，并发症发生率低。腹腔镜自体膀胱扩大术目前尚处于探索阶段。

③肠道膀胱扩大术：肠道膀胱扩大术通过截取一段肠管，所截取的肠管沿对系膜缘剖开按“去管化”原则（即 Laplace’s 定律）折叠缝合成“U”、“S”或“W”形的肠补片，将肠补片与剖开的膀胱吻合形成新的有足够容量的储尿囊，从而达到扩大膀胱容量、低压储尿、防止上尿路损害的目的。肠管的选择可以采用回肠、回盲肠、乙状结肠等，空肠因易造成严重代谢紊乱（低钠、高钙及酸中毒等）而禁忌使用。目前最为常用的仍然是乙状结肠及回肠膀胱扩大术（图 34-1-27）。

肠道膀胱扩大术的适应证：严重 DO、逼尿肌严重纤维化或膀胱挛缩、膀胱顺应性极差、合并膀胱输尿管反流或壁段输尿管狭窄的患者。术前应常规行影像尿动力检查，评估患者膀胱的容量、稳定性、顺应性以及尿道括约肌和膀胱出口的功能，判断是否合并膀胱输尿管反流。可使用 B 超、静脉尿路造影或泌尿系磁共振水成像、同位素肾图等检查了解上尿路形态及积水扩张程度、判断分侧肾功能。

肾功能不全的患者接受肠道膀胱扩大术前应充分引流尿路以期降低血肌酐（Cr）水平，严重肾功能不全的患者应慎用该术式。其他的禁忌证有合并克罗恩（Crohn）病或溃疡性结肠炎等肠道炎症性疾病、既往因接受盆腔放疗或腹部手术导致的严重腹腔粘连等。当合并膀胱输尿管反流时，是否需要同期行输尿管抗反流

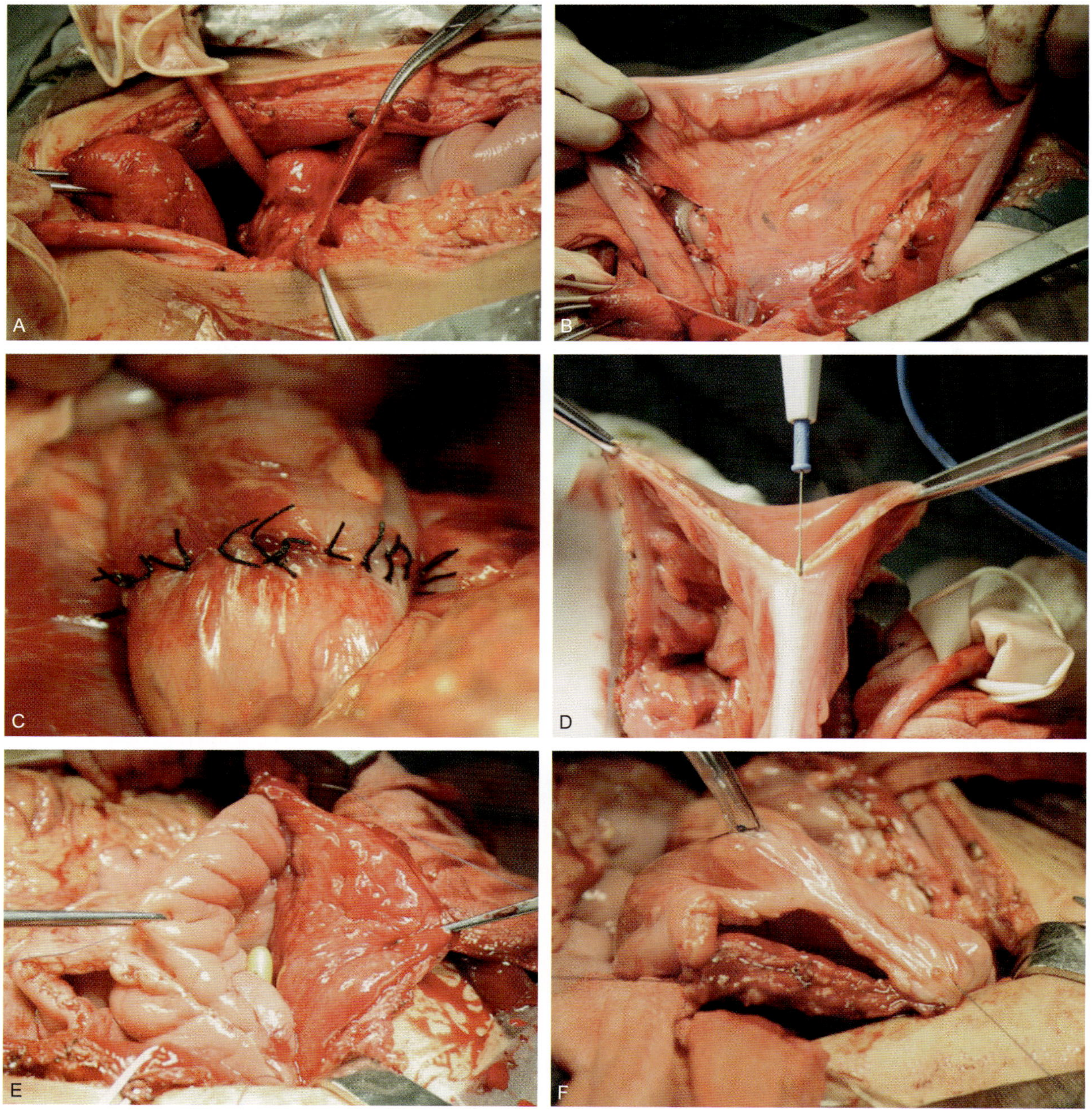

图 34-1-27 乙状结肠膀胱扩大术＋输尿管再植术：A. 离断双侧输尿管及膀胱；B. 截取 25 cm 长的乙状结肠；C. 肠吻合、恢复肠道连续性；D. 纵行剖开乙状结肠、U 形成型；E. 纵向剖开膀胱、与乙状结肠吻合；F. 膀胱造瘘

再植目前存在争议。有文献报道单纯行肠道膀胱扩大术，Ⅰ ~ Ⅲ级膀胱输尿管反流的改善率为 100%，Ⅳ级反流的改善率为 87.5%，Ⅴ级反流的改善率为 61.5%。低等级反流和（或）高压反流的患者在单纯行肠道膀胱扩大术后，输尿管反流通常会自动消失。但也有文献推荐Ⅲ ~ Ⅴ高等级膀胱输尿管反流合并上尿路积水时应积极行同期输尿管抗反流再植术，以及时、最大限度保护上尿路功能。有鉴于此，作者推荐对于程度严重的膀胱输尿管反流（高等级反流和 / 或低压反流）在实施肠道膀胱扩大术时应同期行输尿管抗反流再植术（图 34-1-

28、图 34-1-29）。

合并严重括约肌功能不全的患者可选择配合膀胱颈闭合术、膀胱颈悬吊术或人工尿道括约肌植入术。因尿道狭窄、接受膀胱颈闭合术、肢体畸形、过度肥胖等原因术后无法经尿道间歇导尿的患者，可选择同期行可控腹壁造口术（阑尾或回肠）。膀胱挛缩导致的壁段输尿管狭窄患者在肠道膀胱扩大术时应同期行输尿管抗反流再植术。

肠道膀胱扩大术长期疗效确切，目前仍然为膀胱扩大的“金标准”，高度推荐应用本术式治疗严重的神经源性膀胱，尤其是严重逼尿肌

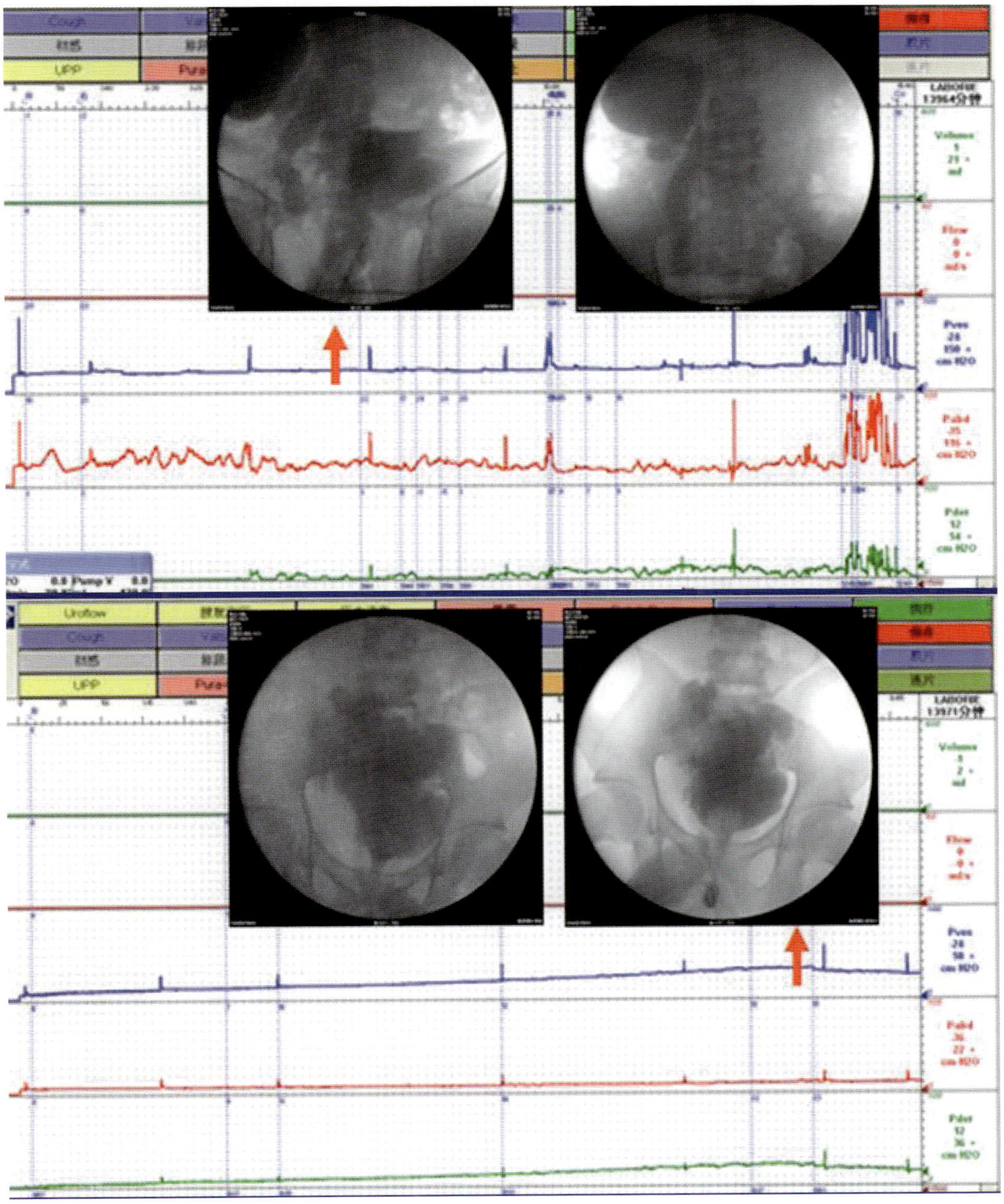

图 34-1-28 右侧膀胱输尿管重度反流的神经源性膀胱患者接受乙状结肠膀胱扩大术＋右侧输尿管再植术：上图为术前影像尿动力学结果，右侧 V 级膀胱输尿管反流；下图为术后结果，显示右侧膀胱输尿管反流消失、膀胱容积增大、膀胱顺应性显著改善

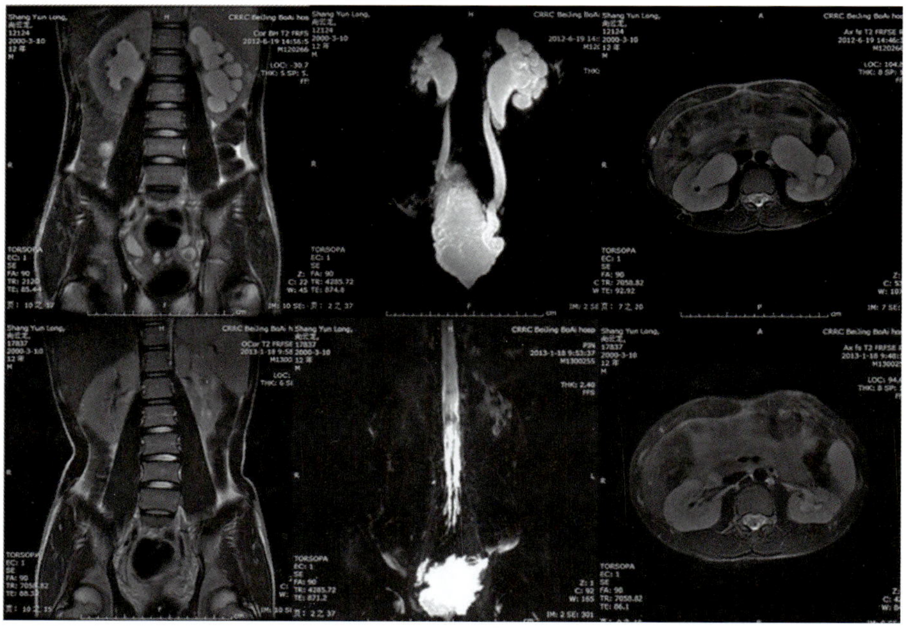

图 34-1-29 重度肾盂输尿管积水扩张的神经源性膀胱患者接受乙状结肠膀胱扩大术 + 双侧输尿管再植术：上图为术前泌尿系核磁水成像结果，左右分别为 4 度及 3 度肾盂输尿管积水扩张、输尿管明显迂曲；下图为术后结果，显示肾盂输尿管积水扩张消失

过度活动、逼尿肌纤维化或膀胱挛缩所致严重低顺应性膀胱、合并上尿路损毁的患者。术后患者应配合间歇导尿。主要并发症有肠道分泌黏液阻塞尿路、尿路感染、结石形成、肠梗阻、肠道功能紊乱、高氯性酸中毒、维生素 B12 缺乏、电解质紊乱、储尿囊破裂、血栓形成、储尿囊恶变等（Correia et al., 2015）。术后可能仍有部分患者漏尿（尤其是早期），仍需口服 M 受体阻断剂治疗。此手术在保护肾功能、提高生活质量、改善尿动力学参数方面和 BTX-A 膀胱壁注射术类似，但疗效更长久。

笔者回顾性分析了中国康复研究中心北京博爱医院泌尿外科 2005 年 7 月至 2016 年 7 月期间接受肠道膀胱扩大治疗的 173 例膀胱功能障碍患者的疗效和并发症，其中男性 136 例、女性 37 例。对患者的基本临床资料、核磁水成像、影像尿动力参数和术后并发症情况进行收集整理，并采用廖利民上尿路扩张分级系统和国际膀胱输尿管反流分级系统对患者上尿路功能的进行评价。结果表明：患者平均年龄为 26.5 岁，平均病史为 12.3 年。术后最大膀胱测压容积较术前显著增加（124.2 ± 115.3 ml 至 485.1 ± 102.9 ml，$P<0.01$），膀胱顺应性显著增大（6.4 ± 7.4 至 40.0 ± 21.1，$P<0.01$），最大逼尿肌压力显著降低（38.0 ± 28.6 至 14.0 ± 9.2，$P<0.01$），血肌酐水平显著降低［221.9 ± 87.7 μmol/L 至 180.5 ± 116.4 μmol/L（慢性肾功能不全组），80.2 ± 21.9 至 73.55 ± 19.9 μmol/L（正常组）$P<0.05$］，另外上尿路扩张程度较术前明显改善。术后发生输尿管反流持续复发 1 例（0.6%），膀胱输尿管吻合口狭窄 14 例（8.23%），肠梗阻 11 例（6.36%）［其中需要开腹手术 4 例（2.31%）］，尿路结石 16 例（8.67%），代谢性酸中毒 6 例（3.47%）。本研究结论：肠道膀胱扩大治疗难治性膀胱功能障碍是有效并安全的，另外本中心对联合输尿管再植术所采取的指征也是非常合理的。

鉴于因神经源性膀胱而行肠道膀胱扩大术

患者的年龄往往较小，因此术后的长期随访十分重要，高度推荐对术后患者进行终身随访。目前，微创外科技术的快速进步致使腹腔镜和机器人在膀胱扩大术中得到较好发展和运用，未来微创外科可能是膀胱扩大术的主流方式。

2 ）增加尿道控尿能力的术式

任何增加尿道控尿能力的术式都会相应地增加排尿阻力，因此这类术式对于神经源性膀胱的主要适应证为：因尿道括约肌功能缺陷（ ISD ）导致的尿失禁，各种原因导致的膀胱颈或尿道外括约肌去神经支配均可发生压力性尿失禁。在实施该类手术前应通过影像尿动力学检查明确膀胱的容量、稳定性、顺应性、收缩能力以及是否存在膀胱输尿管反流、肾积水等上尿路损害。

①填充剂注射术：填充剂注射术通过在内镜直视下，将填充剂注射于后尿道黏膜下，使尿道腔变窄、延长，增加后尿道闭合能力。应用的填充剂有：硅胶颗粒、多聚糖酐、多聚四氟乙烯（ Teflon ）、胶原、自体脂肪等。目前多聚四氟乙烯、胶原被弃用，而多聚糖酐使用广泛（ Veeratterapillay et al., 2013 ）。

填充剂注射术的适应证：尿道固有括约肌功能缺陷（ ISD ），但逼尿肌功能正常的患者，通过注射增加尿道封闭作用提高控尿能力。填充剂注射后 Valsalva 漏尿点压力增加，但并不影响逼尿肌漏尿点压力和排尿压力。反复注射疗效不确切，但不影响其他治疗。文献报道该术式应用于儿童神经源性尿失禁患者的近期有效率为 30% ~ 80%，远期有效率为 30% ~ 40%，远期疗效欠佳，儿童可选择使用。目前缺乏填充剂注射治疗成人神经源性尿失禁的大宗报道，因此不推荐该术式应用于成人患者。填充剂注射后应注意随访，如果尿失禁复发则提示病情有反复。

②尿道吊带术：尿道吊带术是指通过吊带自膀胱颈或中段尿道下方将膀胱颈或尿道向耻骨上方悬吊，固定膀胱颈及中段尿道（在女性患者），或者压迫球部尿道（在男性患者），以提高控尿能力。

尿道吊带术的适应证：在神经源性膀胱中应用的指证为尿道闭合功能不全的患者。术前膀胱的容量、稳定性、顺应性良好或可以控制，术后排尿问题可以通过间歇导尿解决。因此在明确适应证的条件下，推荐使用本方法。

吊带材料可选用自体筋膜以及合成材料（ Basiri et al., 2013 ）。该术式在女性神经源性尿失禁患者中的成功率高于男性，但近年来，随着尿道吊带手术方式的改进以及更加严格的适应证选择，其对男性神经源性尿失禁治疗的疗效得到一定提高（ Groen et al., 2012 ）。男性适用于症状轻微至中等程度患者，否则仍然首选人工尿道括约肌植入术。主要并发症有吊带断裂或松弛、吊带过度压迫导致尿道侵蚀、感染、导尿困难、直肠损伤等。部分神经源性尿失禁患者术后因膀胱出口阻力增加影响了逼尿肌稳定性，可能造成膀胱顺应性恶化，因此术后要严密随访，必要时应配合使用 M 受体阻滞剂、膀胱扩大术等方法降低膀胱压力、扩大膀胱容量，改善膀胱顺应性。

③人工尿道括约肌植入术（图 34-1-30 ）：目前临床广泛使用 AMS800 型人工尿道括约肌，由袖套 - 储水囊 - 控制泵在管道的连接下构成的 3 件套装置，其原理是利用包绕尿道的袖套充盈来压迫尿道，利用在储水囊调节和控制泵控制下排空袖套、释放对尿道的压迫进而实现排尿。

人工尿道括约肌（ AUS ）植入术的适应证：尿道括约肌去神经支配导致的神经源性括约肌功能不全（ Yates et al., 2013 ）。所有准备接受该术式的患者术前均应行影像尿动力学检查评估尿失禁的类型、程度以及膀胱的感

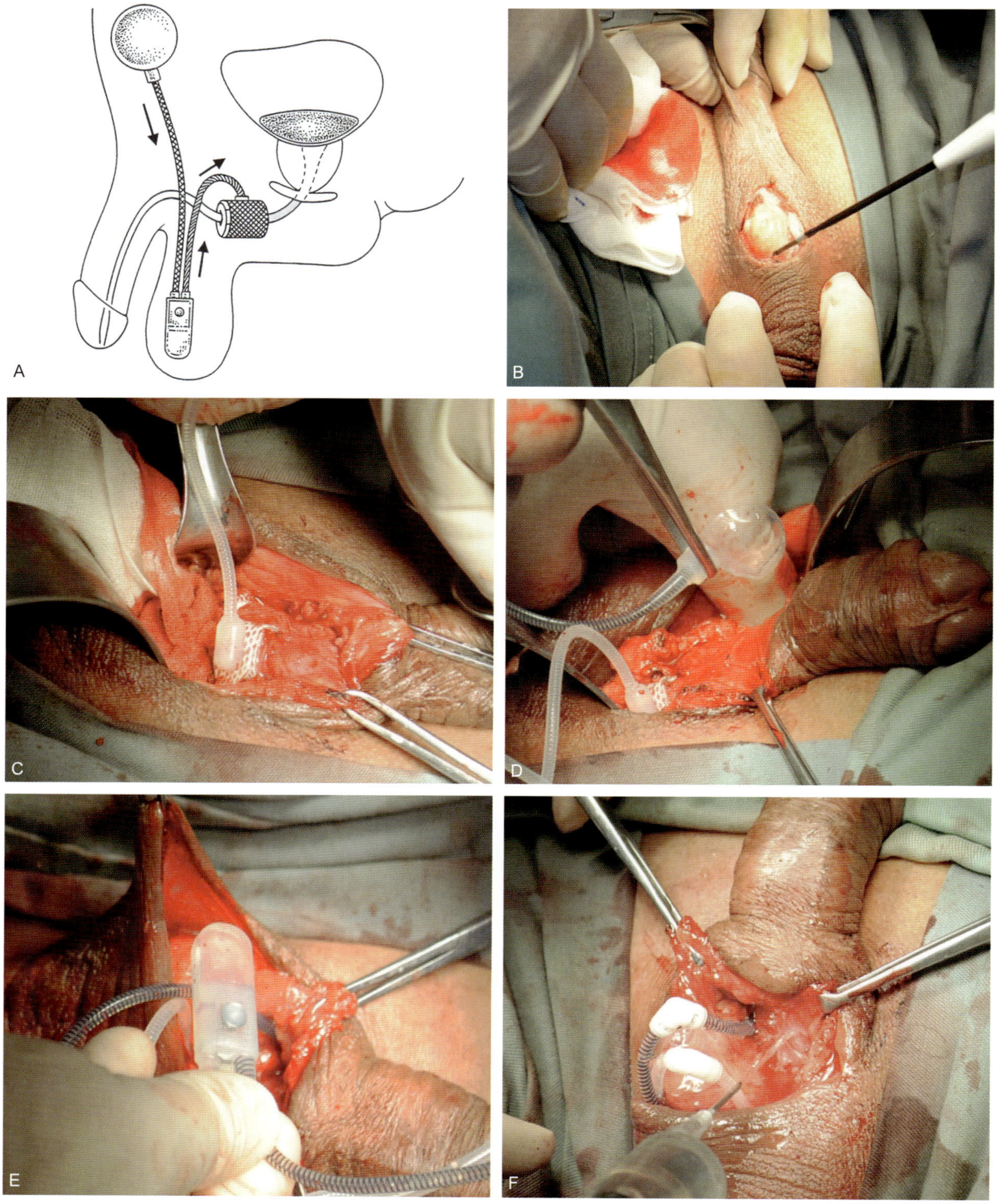

图 34-1-30　人工尿道括约肌植入术：A. 连接示意图；B. 阴囊单切口；C. 袖套植入；D. 水囊植入；E. 控制泵植入；F. 连接上述 3 个部件

觉、容量、顺应性、稳定性和收缩性，排除尿道狭窄、膀胱出口梗阻和膀胱输尿管反流等异常。对于存在 DO 及膀胱顺应性差的患者术前应加以纠正。术前通过膀胱尿道镜检查证实膀胱颈和球部尿道的腔内结构正常，必须排除泌尿生殖系统感染，对于可能导致感染的诱因（如泌尿系统解剖畸形、泌尿系结石等）必须在术前予以纠正。准备接受人工尿道括约肌植入的患者必须具有正常智力及生活自理能力，双上肢功能良好，能够独立使用人工尿道括约肌装置。

因神经源性尿道括约肌功能不全而接受 AUS 植入术的患者，术后总体控尿率在 70%～95%，AUS 装置翻修率在 16%～60%，装置取出率为 19%～41%。AUS 植入术在神经源性尿失禁患者中的总体疗效不如非神经源性尿失禁患者，主要远期并发症包括感染、尿道侵蚀、尿道萎缩、机械故障等。部分神经源性膀胱患者有可能在接受 AUS 植入术后因膀胱出口阻力增加，膀胱内压力超过安全范围进而导致肾积水、膀胱输尿管反流等并发症，因此术后应及时复查影像尿动力学及上尿路影像学检查，必要时应配合使用 M 受体阻滞剂、自体膀胱扩大术、肠道膀胱扩大术等方法降低膀胱压力、扩大膀胱容量，改善膀胱顺应性。长期间歇导尿、术前反复泌尿系感染、年龄大于 70 岁、盆腔放疗均可能是该手术失败的风险因素。

（2）重建排尿功能的术式

1）增加膀胱收缩力的术式

①骶神经前根刺激术：骶神经前根刺激术（SARS）通常使用 Brindley 刺激器，电极安放于 S2～S4 骶神经前根（硬膜外），皮下部分接收器置于侧腹部易于患者掌控处，通过导线与电极相连。植入电极刺激骶神经前根诱发膀胱收缩。Brindley 技术包括 Brindley 骶神经前根刺激器＋骶神经后根切断术。此术式在配合骶神经后根完全性切断术（SDAF）的条件下，可选择应用于骶髓以上完全性脊髓损伤患者，要求患者支配膀胱的传出神经功能必须存在。不推荐不完全性脊髓损伤患者接受此手术。

②逼尿肌成形术：该类术式主要包括腹直肌转位膀胱重建术、背阔肌逼尿肌成形术（LDDM）、腹内斜肌瓣逼尿肌成形术等，其主要机制为腹直肌或背阔肌转位后，进行显微外科术行神经血管的吻合，利用腹直肌或背阔肌收缩及腹压增高的力量排尿。逼尿肌成形术的适应证：逼尿肌无反射且膀胱出口阻力较低的神经源性膀胱患者。手术最常见的并发症是持续尿潴留、上尿路损毁、盆腔脓肿、供皮区皮下积液等。施行该类手术的前提是必须解决尿道阻力过高的问题，术后需长期随访患者以避免形成或加重上尿路损毁。

2）降低尿道阻力的术式：降低尿道阻力的术式主要包括尿道外括约肌切断术、尿道支架置入术、A 型肉毒毒素（BTX-A）尿道括约肌注射术等，用于骶上脊髓损伤或脊膜膨出患者逼尿肌 - 尿道外括约肌协同失调（DESD）等排尿障碍的治疗。通过阻断尿道外括约肌和（或）尿道周围横纹肌不自主性收缩，改善膀胱排空能力，纠正膀胱内病理性高压状态，从而达到保护上尿路的目的。通常由于术后出现尿失禁而需要配合外部集尿器，因此这类手术主要适合男性神经源性膀胱患者。

① A 型肉毒毒素尿道括约肌注射术：A 型肉毒毒素（BTX-A）尿道括约肌注射术是一种可逆的“化学性”括约肌去神经支配手术，根据后尿道阻力增高的部位分为尿道外括约肌注射术与尿道内括约肌（膀胱颈）注射术。BTX-A 的一般应用剂量为 100～200 U，注射前将其溶于 5～10 ml 注射用水中，在膀胱镜下通过特制的注射针于 3、6、9、12 点位将其分

8～10 个点分别注射于尿道外括约肌内和（或）尿道内括约肌（膀胱颈）内。

BTX-A 尿道外括约肌注射术的适应证：保守治疗无效的 DESD 患者，儿童建议剂量是 100 U。

BTX-A 尿道内括约肌或膀胱颈注射术的适应证：成人保守治疗无效的逼尿肌无反射、逼尿肌收缩力减弱、尿道内括约肌（膀胱颈）松弛障碍或痉挛、逼尿肌 - 膀胱颈协同失调（DBND）等治疗。

根据情况部分患者可行 BTX-A 尿道括约肌及膀胱颈联合注射术，注射剂量可适当增加。文献报道术后大多数患者残余尿量减少，排尿期最大逼尿肌压力降低患者尿动力学参数和生活的质量得到显著改善。术后疗效平均维持约 6 个月，随着时间推移治疗效果逐渐下降，但可重复注射。该手术的并发症为短暂压力性尿失禁、需要间歇导尿，尿潴留和无症状尿路感染等。推荐应用此可逆方法来降低神经源性膀胱患者的膀胱出口阻力，改善排尿困难、尿频及尿潴留等症状，但药品应按规定严格管理。

②尿道外括约肌切断术：尿道外括约肌切断术为不可逆的破坏性手术，该手术主要目的在于降低DESD导致的病理性膀胱内高压状态。

尿道外括约肌切断术的适应证：主要指征是男性脊髓损伤患者 DESD，次要指征是有频繁发作的自主神经反射亢进、因 DESD 导致的残余尿量增多与反复泌尿系感染发作、因尿道假道或狭窄而间歇导尿困难、因膀胱引流不充分导致严重上尿路损害的患者（Utomo et al., 2014）。

由于术后患者需配合使用外用集尿器，因此该术式不适于女性患者和由于阴茎萎缩配戴外用集尿器困难的男性患者。应用针状或环状电极电刀、激光（如钬激光）实施尿道外括约肌 12 点位切断，切口自精阜近端延伸到尿道球部近端，深度直至所有尿道外括约肌肌纤维被切断。具有逼尿肌 - 膀胱颈协同失调或严重良性前列腺增生的患者应同时进行膀胱颈切开或前列腺切除术。术后有 70%～90% 的患者膀胱排空功能和上尿路的稳定性都可以得到改善。患者自主神经反射障碍的改善率可达 90% 以上。大约 14% 的患者初次手术效果不理想，需二次手术。远期因尿道外括约肌切断不充分、逼尿肌收缩力减退、膀胱颈狭窄、尿道瘢痕狭窄等原因的再次手术率为 30%～60%。主要近期并发症有术中和术后出血、复发、感染（甚至菌血症）、勃起功能损害、射精障碍、尿外渗等。行尿道外括约肌 12 点位切断，尽量减少横向切口可使出血和潜在的勃起功能障碍并发症降到最低。近年来随着间歇导尿观念的普及与 BTX-A 的临床应用，尿道外括约肌切断术的应用日趋减少，但对于部分特定患者群体（例如 DESD 合并残余尿量增多的男性四肢截瘫患者），该术式仍有其应用价值。

③膀胱颈切开术：神经源性膀胱患者实施经尿道外括约肌切断术时，如果合并 DBND、膀胱颈纤维化或狭窄，可同期行膀胱颈切开术。也有文献报道对一些逼尿肌无反射或收缩力减弱的神经源性膀胱患者进行尿道内括约肌切断术，其远期疗效尚缺乏证据支持，重要问题是术后膀胱颈瘢痕化导致重复手术、膀胱结构损毁可能破坏残存的排尿反射。

④尿道支架置入术：尿道支架置入术可以部分替代尿道外括约肌切断术，目前使用的主要是记忆合金的网状支架。

尿道支架置入术的适应证同尿道外括约肌切断术。与尿道外括约肌切断术相比，尿道支架置入术具有出血少、住院时间短、对残存勃起功能影响小、持久可逆等优点。术后排尿期最大逼尿肌压力和膀胱漏尿点压力降低，残余尿量减少，自主神经反射亢进和泌尿系感染的发生率也显著降低。尿道支架置入术的禁忌证：尿道近端阻塞（膀胱颈病变、良性前列腺增生症等）。主要并发症有会阴部疼痛、支架的变形和移位、支架腔表面形成结石、支架对尿道组织的侵蚀、尿道损伤、支架刺激诱发尿道上皮增生导致继发性梗阻、支架取出困难等；由于上述难以克服的并发症，此方法的远期疗效受到质疑，尤其在 BTX-A 广泛应用后，其临床价值大为受限。

（3）同时重建储尿和排尿功能障碍的术式

1）骶神经后根切断＋骶神经前根刺激术（SDAF+SARS）（图 34-1-31）

1978 年 Brindley 实施了第一例 SDAF+SARS 术，即 Brindley 刺激器植入术，此术式包括完全切断 S2、S3 及 S4 神经后根，同时在 S2～S4 骶神经前根植入 Brindley 电极。

SDAF+SARS 术的适应证：DESD 合并反射性尿失禁、残余尿增多的骶髓以上完全性脊髓损伤患者。通过完全切断骶神经后根可以改善膀胱顺应性、抑制逼尿肌无抑制收缩，因此膀胱壁严重纤维化的患者不适合此术式。由于 Brindley 电极释放的刺激电流超过了正常人的疼痛阈值，因此该术式不适用于不完全脊髓损伤患者。

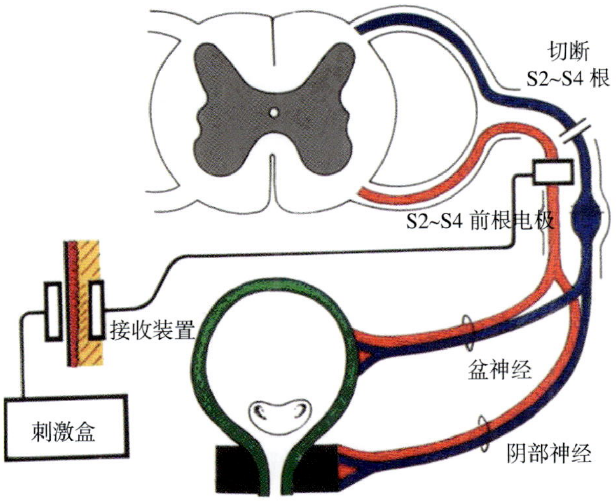

图 34-1-31 SDAF+SARS 手术示意图：完全切断 S2、S3、S4 神经后根，在骶神经前根植入 Finetech-Brindley 膀胱控制系统的电极

SDAF+SARS 术的手术方法：包括电极植入和完全性后根切断去传入 2 个手术。

①安装电极有 2 个途径：一是经 L4～S2 椎板切开，安放在硬膜内 S2～S4 前根（用硬膜内电极），称为骶神经前根电刺激（sacral anterior root stimulation, SARS）；二是安放在骶管内硬膜外的 S2～S4 神经上（用硬膜外电极），称为骶神经电刺激（解剖学上后根神经节以远称骶神经，以近称骶神经根）。皮下接收器一般安放在有感觉的侧胸部。

②骶部去传入有 3 个途径：一是经 L4～S2 椎板切开，在硬膜内马尾神经出口处切断 S2～S4 后根，二是在骶管内硬膜外切断 S2～S4 后根神经节，三是经 T12～L2 椎板切开，在脊髓圆锥部切断圆锥背侧最远端的 31 mm。常用的组合方式有 3 种。早期以 Brindley 法应用较多，如最早的 464 例中有 442 例采用硬膜内安装法。目前 Barcelona 法最常用，优点是操作简单，既不会损伤前根纤维，又能达到完全性去传入的目的。

Brindley 电刺激利用尿道括约肌和膀胱逼尿肌不同的生物学特性，产生一种“刺激后排尿”模式。大约 80% 的患者可以获得足够的膀胱收缩产生有效排尿，但术后应加强对上尿路的随访。电刺激也可能引发患者排便和勃起。主要并发症有完全切断骶神经后根导致患者残存的勃起和射精功能损害、便秘症状加重、电极装置故障、电极植入部位感染和疼痛、脑脊液漏等。由于该术式创伤较大，有可能导致患者残存勃起和射精功能以及排便功能的丧失，因此临床应用受到一定限制。

2）骶神经调节术：骶神经调节术（Sacral

neuromodulation，SNM）是利用介入技术将低频电脉冲连续施加于特定骶神经，以此兴奋或抑制神经通路，调节异常骶神经反射弧，进而影响并调节膀胱、尿道/肛门括约肌、盆底等骶神经支配靶器官功能，从而达到治疗效果的一种神经调节技术。SNM是近年发展起来的一种治疗慢性排尿功能障碍的新方法，适应证为急迫性尿失禁、严重的尿急-尿频综合征和无膀胱出口梗阻的原发性尿潴留（陈国庆等，2014）。

目前美国FDA尚未将神经源性膀胱列入常规适应证，但研究提示，SNS对于部分神经源性膀胱（如隐性骶裂、不全脊髓损伤、多发硬化等）也有治疗作用。

SNM对下尿路功能障碍影响的可能机制：①在膀胱过度活动患者中，SNM通过刺激骶神经的躯体传入成分抑制膀胱传入活动，阻断异常感觉向脊髓和大脑的传递；抑制中间神经元向脑桥排尿中枢的感觉传递；直接抑制传出通路上的骶副交感节前神经元；同时还能够抑制膀胱-尿道反射，关闭膀胱颈口；这种机制阻止了非随意排尿（反射排尿），但并不抑制随意排尿。②在非梗阻性尿潴留患者中，SNM能帮助患者重塑盆底肌功能，获得盆底肌的松弛，启动排尿；同时能够抑制过强的保护性反射，关闭尿道的兴奋作用，促进膀胱排空。③在神经源性膀胱患者中，SNM能通过阴部神经传入来抑制膀胱副交感节前神经元、盆神经向膀胱的传出；能够激活脊髓中协调膀胱和括约肌功能的中间神经元，排空膀胱；能抑制由C纤维传导通路介导的膀胱过度反射。④在IC/PBS患者中，SNM能增强盆底肌的意识，减少盆底肌的过度活动，减轻IC症状；使表皮生长因子和抗增殖因子的水平恢复正常；阻断非正常的C纤维活动，抑制脊髓和脊髓上的异常排尿反射。

SNM对肠道功能影响的机制有3种假设：①躯体-内脏反射：通过骶神经根的阴部躯体传入神经纤维介导，激活交感传出，抑制结肠蠕动，激活肛门内括约肌，实现治疗大便失禁的目的；然而另一些研究却有相反结果，SNM能激活副交感传出，提高排便频率，促进结肠蠕动，因此解释了SNM在慢传输便秘患者中也能取得疗效。②调节感觉信号的传入：SNM通过激活躯体传入纤维，抑制C纤维的激活，减轻直肠过度活动；抑制排便反射的感觉上行支，阻断感觉信号从直肠向脑桥排便中枢的传递，阻止反射性排便。③增强肛门外括约肌的活动：研究发现，刺激人类阴部神经能够增强皮层和肛门活动有关的运动区域的反应，提高肛门外括约肌的活动，治疗大便失禁。

SNM手术适应证：骶神经调节术可应用于各种难治性下尿路功能障碍，目前美国FDA批准的适应证为：①难治性急迫性尿失禁、顽固性尿频-尿急综合征，也称难治性膀胱过度活动症（OAB）；②特发性尿潴留；③排便功能障碍，如大便失禁。难治性是指药物等保守治疗无效或无法耐受治疗的不良反应，而特发性是指非梗阻性、非神经源性，目前病因尚未明确。另外有研究证据表明，SNM对神经源性膀胱、盆底疼痛综合征、间质性膀胱炎以及慢性便秘都有一定疗效，但需要大样本前瞻性研究以及长期随访来进一步证实。

SNM手术疗效：目前判断SNM体外测试治疗各种难治性下尿路功能障碍成功的标准为：困扰患者的主要症状或剩余尿量的改善程度达到50%或以上。美国泌尿外科学会（AUA）OAB指南也指出，SNM治疗后生活质量（QOL）和主观感受等参数能得到明显改善，若终止治疗，上述改善将消失。van Kerrebroeck等报道的5年前瞻性研究表明，SNM治疗急迫性尿失禁、尿频-尿急综合征、特发性尿潴留的成功率分别为 68%、56% 和 71%。一项报道 SNM 治疗大便失禁的前瞻性研究结果显示，治疗成功率可达到 84%。

SNM 对生活质量的影响：研究表明患者在治疗前和治疗后的 3～36 个月不同随访节点完成生活质量问卷和排尿日记，每天尿失禁次数与 QOL 指数有显著相关性。Foster 等对 49 例接受 SNM 治疗的患者进行问卷调查，内容包括对治疗的满意程度、24 小时尿垫的重量、每天使用的尿垫数等，发现 83.7% 的患者对 SNM 治疗表示满意，24 小时尿垫的重量减少与患者的长期满意程度相关；疗效缺失、疼痛等是患者对治疗不满意的因素。另有研究发现 SNM 对女性患者的性功能也有积极影响，对性欲、润滑、性高潮、满意度和疼痛方面都有显著改善。此外，Das 等的多中心研究结果显示 SNM 治疗不但能明显提高患者的生活质量，并且能使患者的 Beck 抑郁指数明显改善。

SNM 手术安全性：AUA-OAB 指南指出，SNM 是一种侵入性治疗方式。术后刺激器植入部位疼痛发生率为 3.3%～19.8%，电极部位疼痛发生率为 4.5%～19.1%，电极移位风险为 2.2%～8.6%，感染率为 2.2%～14.3%，电击反应为 5.5%～7.9%，需要再次手术的风险为 6.25%～39.5%。Leong 等报道尽管有 90% 的患者对治疗效果满意，但仍有 56% 的患者有不良反应发生，尤其是刺激器部位的疼痛，以及对日常生活产生的影响，例如通过机场的金属探测存在问题以及不能接受 MRI 检查，但没有发现威胁生命或不可逆转的不良事件。

SNM 手术患者的筛选：①必须进行完整病史询问和体格检查，包括外生殖器、肛门直肠以及神经系统检查，准确记录 5～7 天排尿日记，接受尿动力学检查及神经电生理测定以明确诊断并初步判断是否为接受 SNM 治疗的合适人选。另外，这些患者应当对行为调节或药物等保守治疗失败或无法耐受上述治疗者。②对于大便失禁的患者，在治疗前应详细了解患者的病史并对患者进行体格检查（包括肛门直肠指诊），以除外相关脱垂；进行神经功能评估，并行肛门镜和（或）直肠镜检查。在保守治疗失败后，应进一步整体评估患者的肛门括约肌复合体，包括直肠内超声检查、肛肠动力学检查、MRI 和排便造影。③体验治疗前行尿液分析、尿液细菌培养、泌尿系超声检查、尿道膀胱镜和膀胱冲洗液细胞学检查，以除外需要接受不同治疗的其他病变。解剖性低顺应性膀胱、尿路感染、泌尿系恶性肿瘤和进行性神经系统疾病的患者不应接受 SNM 治疗。④必须考虑患者的一般健康状况和预期寿命。Interstim®II 刺激器植入后，患者仅能接受场强不高于 1.5T 的头部磁共振（MRI）扫描，需要定期接受其他部位 MRI 检查的患者应权衡利弊。装置费用也是选择患者需要考虑的重要因素，目前我国医疗保险尚未涵盖此项治疗。

SNM 手术疗效预测因素：目前并没有明确的方法和手段来预测治疗的效果，以下仅供参考。①疗效在很大程度上取决于患者对治疗的期望和依从性。AUA-OAB 指南指出，一种有效的治疗方案取决于患者对治疗效果的期望，以及患者对此种治疗的风险和负担是否有清醒的认识。患者对于疗效的期望非常重要，因为这会影响患者的主观反应以及对疗效的满意程度。②有心理障碍的患者治疗失败的概率可能更高，SNM 在有心理障碍的患者中治疗失败率高达 82%，而无心理障碍的患者失败率仅为 28%，因此必要时可对患者进行心理状态评估。③年龄是预测急迫性尿失禁患者、特发性尿潴留患者 SNM 治疗效果的独立预测因子，研究发现 55 岁以下的急迫性尿失禁患者成功率明显高于 55 岁以上患者（65% 与 37%）。④合并以下 4 种慢性疾病（关节炎、高血压、糖尿病、抑郁症）或有其中 3 种者，则成功率低；当患者有神经系统疾病（脊柱手术、多发性硬化症、帕金森病、脑血管意外）时，则 SNM 成功率更低。⑤相比在术中患者仅出现感觉应答的情况，出现运动应答（肛提肌收紧和拇趾的跖屈）者是对 SNM 治疗成功更好的预测因子。⑥特发性尿潴留患者如术前每次排尿量 >50 ml，则治疗成功的概率会更高。⑦膀胱疼痛综合征患者合并尿急是治疗成功的阳性预测因子。

SNM 手术操作流程：分为两个阶段，第一阶段为骶神经调节体外体验治疗，第二阶段为骶神经刺激器永久植入。

①患者术前准备：通常情况下，采用局部麻醉，患者不需要特殊准备，为取得更好的术中影像效果，可建议术前口服缓泻药物并灌肠。

②解剖概要：常用的 S3 骶神经孔定位法有以下几种。

X 线透视下十字定位法：正位（AP 位）透视下，以金属丝状物或穿刺针确定并标记骶骨中线，确定骶髂关节，做双侧骶髂关节下端连线，此连线与 S3 弓状缘相对应，连线与中线交点左右旁开约 2 cm 为左右 S3 骶神经孔的位置；确定对应的体表皮肤穿刺点（图 34-1-32）。侧位透视下 S3 骶神经孔恰好位于髂骨与骶骨交界处（图 34-1-33）。若使用倒刺永久性植入电极进行体外体验治疗，高度推荐使用此定位方法。

坐骨切迹手触定位法：一般以两侧坐骨切迹连线与骶骨中线交叉点做体表水平标志线，标记为 S3 骶神经孔水平线，交叉点两侧旁开 2 cm 为 S3 骶神经孔对应体表处。若使用临时测试电极进行体外体验治疗，可选择使用此定位方法。

经尾骨尖测量定位法：沿骶骨中线，自尾骨尖端向上测量 9 cm，旁开 2 cm 为 S3 骶神经孔对应体表处。若使用临时测试电极进行体外体验治疗，可选择使用此定位方法。

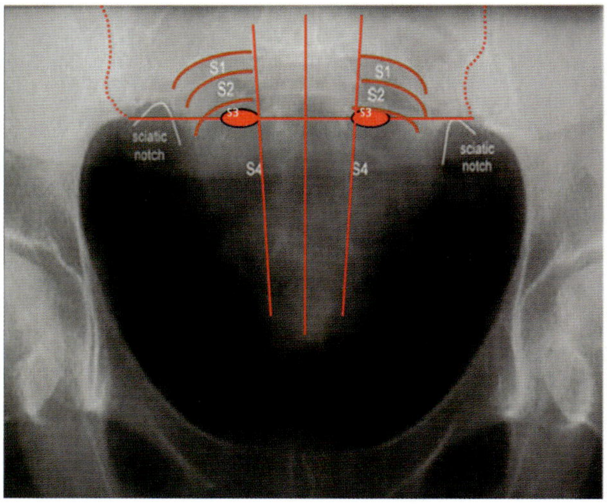

图 34-1-32　X 线 AP 位透视下 S3 骶神经孔十字定位法

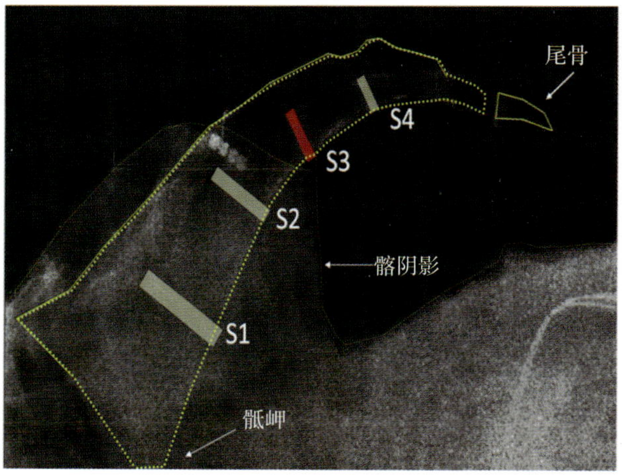

图 34-1-33　X 线侧位透视下 S3 骶神经孔的定位

SNM 体外体验治疗阶段标准手术步骤（图 34-1-34）：

①患者在 X 线床上取俯卧位，下腹部垫高，使骶部水平。小腿垫高，使膝关节屈曲，保证足趾悬空。骶尾部术野常规消毒、铺巾，并使肛门区及足部暴露出来。通过前述定位方法，在体表标记出双侧 S3 骶神经孔的位置，于标记点上方约 2 cm 处作为进针点。局部麻醉后，用 20 G 穿刺针从进针点穿刺，进针角度在矢

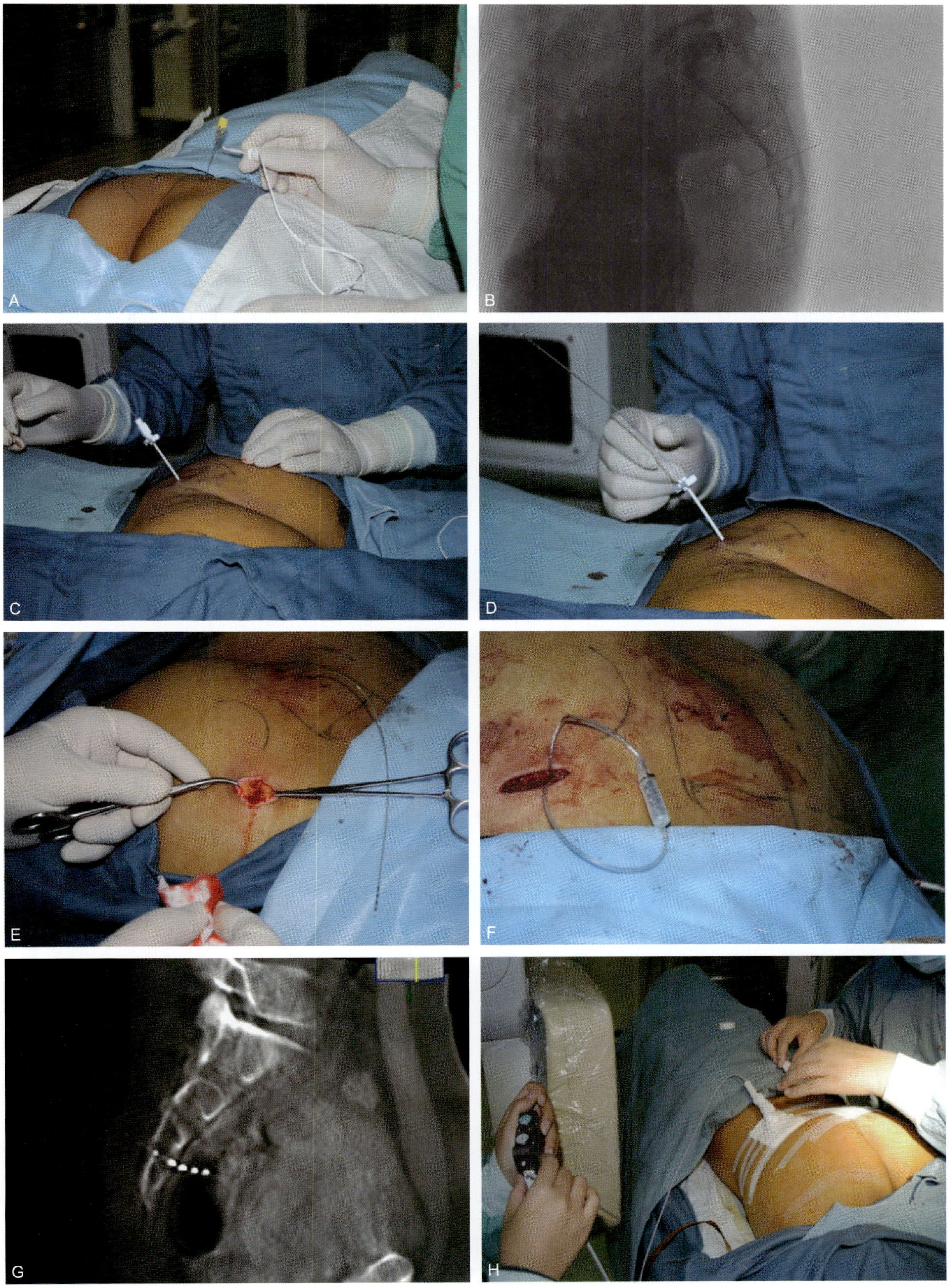

图 34-1-34 SNM体外体验治疗阶段：A.穿刺S3骶神经孔；B. X线下确定S3骶神经孔；C.放置扩张鞘；D.放置倒刺电极；E.同侧臀部引出电极；F.与延长线连接后对侧引出；G.确定电极位于S3骶神经孔；H.连接外部刺激器

状位与皮肤呈 60° 角指向尾端，X 线透视下穿刺针与骶骨表面垂直。一旦穿刺针进入 S3 骶神经孔，则连接临时刺激器，测试患者的运动应答和感觉应答，以进一步确定穿刺部位是否正确。不同的骶神经根（S2、S3、S4）刺激的关键应答见表 34-1-6。

②术中可能会出现穿刺部位与神经反射不相符合的情况，例如 X 线透视显示穿刺针位于 S4 骶神经孔，但患者出现良好的 S3 神经反射，在这种情况下，应选择 S4 骶神经孔作为电极的植入部位，不必强求穿刺 S3 骶神经孔。

③确定穿刺针位置正确后，拔除针芯，插入深度指示针，穿刺皮肤处做 0.5 cm 切口，拔除穿刺针，仅留置深度指示针。将扩张器连同导入器套沿深度指示针置入 S3 骶神经孔中，X 线侧位透视确定导入器套尖端标志位于骶骨厚度的中线略偏下处，拔除扩张器及深度指示针，仅留置导入器套。将倒刺样永久电极置入导入器套中，尽量使前方 4 个电极触点贴近 S3 骶神经，透视下调整电极深度，使触点 2 与触点 3 分别横跨于骶骨前表面的内侧和外侧。用临时体外刺激器测试各个触点的运动应答及感觉应答，获得应答的触点数目越多、电极位置越好。测试无误后，保持倒刺电极于原位不动，拔除导入器套，使倒刺释放固定电极。选取电极同侧臀部外上方拟植入永久刺激器处取 3 cm 左右切口，用隧道器将倒刺电极尾端引出，并连接经皮延伸导线，进一步将经皮延伸导线经皮下隧道引至对侧臀部皮肤外。再次测试各触点反应无误，关闭臀部切口。

推荐体外体验刺激的时间为 7～14 天，临床实践中可以根据具体情况延长体验治疗时间，建议不超过 30 天。根据患者症状改善程度，决定是否进入永久性植入阶段。术后使用抗生素预防感染。

SNM 永久性植入阶段标准手术步骤（图 34-1-35）：永久性植入阶段：患者取俯卧位。常规术野消毒、铺巾。原臀部切口局部麻醉，取 5 cm 长切口，寻找电极及经皮延伸导线，用扭力扳手将两者分离，将经皮延伸导线撤除，并于全皮下游离出适合骶神经刺激器大小的间隙。将电极通过延伸导线连接至骶神经刺激器，并置入游离好的皮下间隙中；在关闭切口前需使用医用程控仪进行阻抗等相关测试，以确保各部分连接正常，关闭切口。术后使用抗生素预防感染。

SNM 术后程控原则：①以患者症状改善为首要考虑因素；②其次是最佳感觉应答，减少不良反应；③多种选择的情况下，选择最省电的电刺激方案。

SNM 术后标准程控步骤：标准程控步骤包括阻抗检查、参数设置 / 调整。①阻抗检查：在永久性植入骶神经刺激器切口关闭时、常规程控读取参数后、疗效不明显时，或患者突然失效（电刺激感觉消失）时，均需要施行阻抗检查，确保电刺激通路的完整性。②参数设

表 34-1-6　S2~S4 骶神经对电刺激的关键应答

骶神经	运动应答		感觉应答
	盆底	足部 / 小腿 / 大腿	
S2	肛门括约肌的表浅收缩	整个足部的跖屈反射，小腿腓肠肌收缩，大腿 / 臀的旋转运动	阴茎根部或阴道的收缩感
S3	会阴部风箱样运动	拇趾跖屈反射，偶伴其他足趾	直肠牵拉感，向前延伸至阴囊或阴唇
S4	会阴部风箱样运动	无下肢运动反射	仅直肠牵拉感

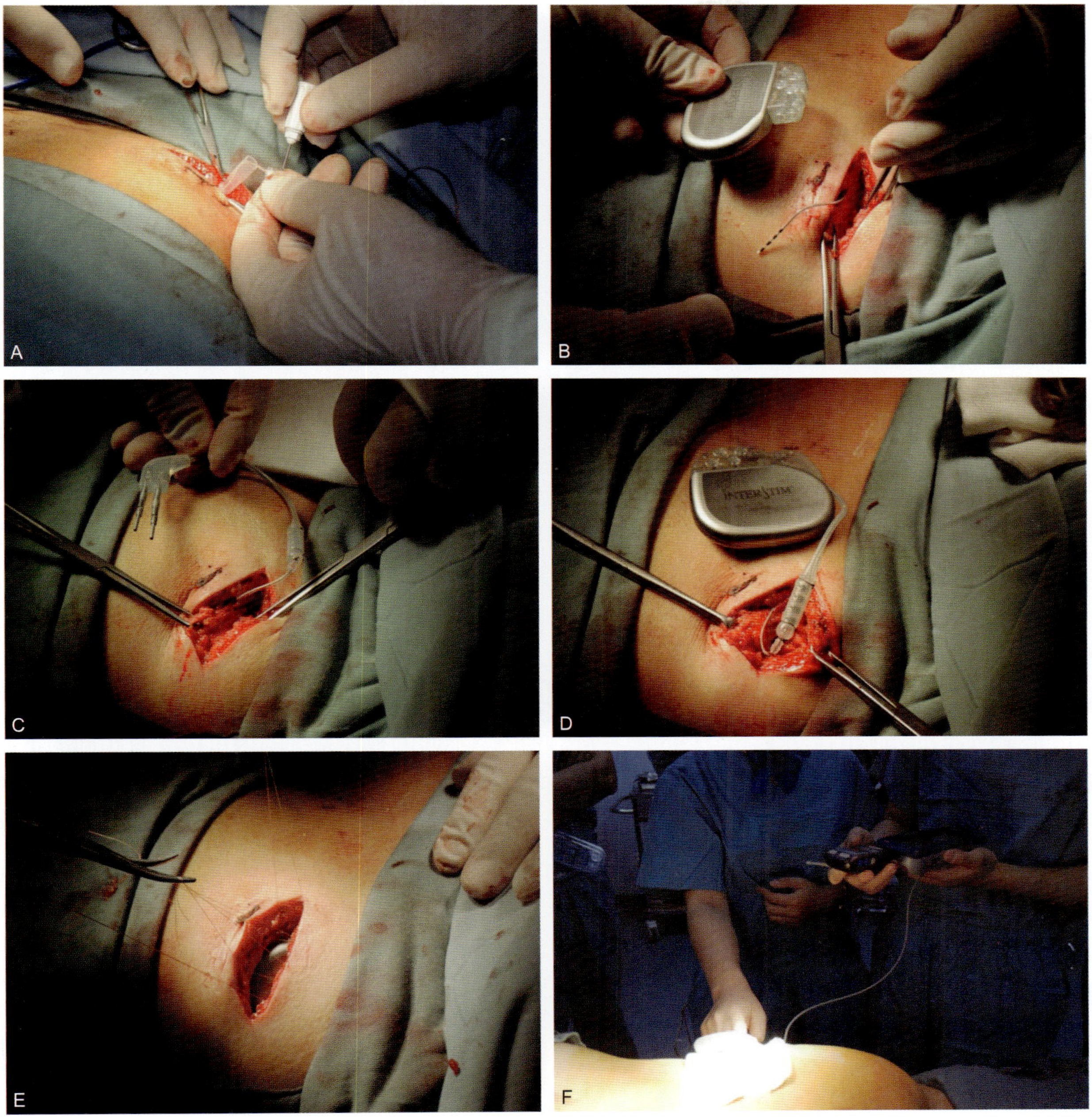

图 34-1-35 SNM 永久性植入阶段（InterStim I 代脉冲发生器）：A. 拆除电极与延长线连接；B. 游离电极；C. 连接线与电极相连；D. 连接线与脉冲发生器相连；E. 闭合切口；F. 测试系统装置阻抗

置：在体验治疗阶段，有 7 ~ 14 天的时间筛选电刺激参数，观察疗效和反应。采用连续方波、频率 14Hz、脉宽 210 μs。在 4 个触点间配对组合正负极，首先选择获得骶神经应答最好的一个触点作为负极，另选一个触点为阳极进行测试，测试电压从 0 开始逐步增加。若体验治疗无效时可调整电极触点组合（一般从触点“0”为负极，触点“3”为正极开始）、或选择单极刺激，电压和频率也可调整。永久性植入术后，参照体验治疗阶段有效模式设置刺激器或脉冲发生器（IPG）参数。在电刺激有效的前提下，尽量选择低电压刺激以延长电池寿命。

SNM术后随访管理：术后2周、3个月、6个月可以各随访一次，之后每半年一次。每次随访涵盖体格检查、排尿日记、程控刺激参数检测和（或）调整、骶尾部X线正侧位片，并关注患者的精神心理状态，必要时行心理评估及干预。

SNM并发症与补救措施（表34-1-7）：常见并发症包括植入位点疼痛、新发疼痛、感染、肠道功能变化、短暂轻度的电击感，以及由电极移位、技术或设备问题引起的不良反应。体验治疗期间若出现感染，经积极行抗感染治疗无效者，需拔除整个电极；部分电极移位可以通过变换电极正负极组合及调整电压、脉宽等参数加以补救。

（4）尿流改道术：尿流改道包括可控尿流改道和不可控尿流改道两类。可控尿流改道的适应证：①神经源性膀胱合并膀胱肿瘤；②膀胱严重挛缩合并膀胱出口功能不全；③患者长期留置尿管产生尿道瘘、骶尾部压疮等严重并发症；④患者因肢体畸形、尿道狭窄、尿道瘘、过度肥胖等原因经尿道间歇导尿困难者。主要禁忌证有合并肠道炎症性疾病、严重腹腔粘连等。所选用肠道必须遵循Laplace's定律去管化重建成高容量低压的可控储尿囊，同时能满足抗反流、控尿、能自行插管导尿的原则。短期内可控尿流改道的控尿率超过80%，常见的并发症有肠黏液分泌、感染、电解质紊乱、腹壁造口狭窄、输尿管与储尿囊的吻合口狭窄等。利用肛门控制尿液的术式禁忌用于神经源性膀胱患者患者经腹壁造口自行间歇导尿困难，或因上尿路积水、严重肾功能损害等原因无法接受可控尿流改道时，可选择不可控尿流改道。回肠膀胱术是最常用的术式，主要缺点为需要终身配戴集尿袋，主要并发症有感染、电解质紊乱、肠梗阻、小肠远端梗阻、营养吸收不良、肠粘连、吻合口漏、吻合口狭窄、腹壁造口狭窄、造口旁疝、结石形成等。尿流改道术在神经源性膀胱治疗中的应用极为有限，应严格掌握适应证。

（三）神经源性膀胱常见病理生理改变的治疗策略

不同的神经系统病因可以导致相同的下尿路病理生理改变，对同一病理生理改变治疗的策略是基本一致的。因此通过尿动力学、尤其是影像尿动力学检查明确下尿路病理生理状况对于治疗决策的制订具有重要意义。

1. 逼尿肌过度活动（DO）的治疗策略

抑制DO的保守治疗方法有：行为训练、盆底肌功能训练、盆底电刺激、生物反馈、针

表34-1-7 SNM-IPG永久性植入术后长期并发症及处理

并发症	原因	处理
IPG部位不适（疼痛等）	电极或刺激器感染	移除装置，抗生素治疗，6周后重新进行体验治疗
	囊袋相关不适（关闭装置后，不适持续存在）	更换IPG埋置部位
	刺激输出相关不适（关闭装置，不适消失）	重新设置参数，如果持续存在，手术修复
刺激应答和临床效果减弱或消失	装置关闭	重新激活装
	电池耗尽	更换电池
	断路（阻抗 >4000 Ω)	重新设置参数，如果失败则手术修复
	短路（阻抗 <50 Ω)	重新设置参数；烘干接头；更换电极
	电极移位	重新设置参数及正负极组合；外科干预

灸、口服 M 受体阻断剂、膀胱腔内药物灌注（抗胆碱能药物、RTX）等。在积极治疗原发疾病的基础上，推荐采用包括行为治疗及药物治疗在内的联合治疗。高度推荐 M 受体阻断剂为代表的抗胆碱能药物治疗神经源性 DO。对盆底肌及尿道括约肌不完全去神经化的患者，推荐使用盆底肌功能训练、盆底电刺激、生物反馈等措施。口服 M 受体阻断剂治疗无效时可使用膀胱腔内灌注抗胆碱能药物、RTX 等。经保守治疗无效但膀胱壁尚未纤维化的患者高度推荐应用 A 型肉毒毒素（BTX-A）膀胱壁注射术，推荐应用自体膀胱扩大术。DO 合并膀胱顺应性极差（膀胱壁严重纤维化、膀胱挛缩）的患者高度推荐应用肠道膀胱扩大术。骶神经调节对部分神经源 DO 性有效，可选择使用。上述治疗措施因抑制 DO 造成的残余尿增多问题可以由间歇导尿解决。

2. 逼尿肌无反射的治疗策略

高度推荐间歇导尿作为逼尿肌无反射患者协助排空膀胱的标准办法。Crede 手法排尿和 Valsalva 排尿有诱发或加重上尿路损害的风险，适宜患者群有限，除非有尿动力学证明其安全性，否则不推荐常规使用。原发病急性期时可短期留置导尿或耻骨上膀胱造瘘；原发病稳定之后，可选择应用 α 受体阻滞剂，部分患者可选择短期联合氯贝胆碱治疗。对于中枢或外周神经不完全性损伤患者，推荐使用膀胱腔内电刺激改善膀胱感觉功能、促进排尿反射。手术治疗方法中推荐 BTX-A 尿道括约肌注射术，可选择膀胱成形术，但术后应长期观察上尿路情况；不推荐单独应用骶神经前根刺激术治疗逼尿肌无反射。

3. 低顺应性膀胱的治疗策略

膀胱顺应性降低是导致上尿路损毁的重要危险因素，所有治疗措施均应以将膀胱压力控制在安全范围内、保护上尿路功能、防止肾损害为首要目标。轻度低顺应性膀胱推荐口服 M 受体阻断剂、A 型肉毒毒素膀胱壁注射术；由于逼尿肌严重纤维化、膀胱挛缩造成的重度低顺应性膀胱高度推荐应用肠道膀胱扩大术治疗。

4. 尿道括约肌功能不全的治疗策略

尿道括约肌功能不全可以由解剖性或功能性原因导致，患者的年龄、性别、先天疾病史、既往药物治疗史和外伤手术史、尿道固有括约肌及其周围组织结构状况、尿道活动度、神经系统评估对于治疗方案的选择具有重要意义，在选择有创治疗方式前还要评估膀胱功能以除外逼尿肌过度活动、低顺应性膀胱等病理生理改变。

行为训练、盆底肌功能训练、盆底电刺激、生物反馈等适用于轻度尿道括约肌功能不全的患者，目前尚无有效的口服药物能够治疗神经源性尿道括约肌功能不全。神经源性轻、中度尿道括约肌功能不全导致的尿失禁推荐尿道吊带术，尿道吊带术在女性患者中的成功率高于男性，部分患者术后由于膀胱出口阻力增加带来的残余尿量增多可以通过间歇导尿解决。严重的尿失禁患者推荐人工尿道括约肌植入术。儿童神经源性尿失禁可选择填充剂注射术，不推荐该术式应用于成人神经源性尿失禁患者。

5. 尿道外括约肌过度活动的治疗策略

针对尿道外括约肌过度活动的保守治疗方法主要依靠间歇导尿，目前尚无有效的口服药物能够抑制尿道外括约肌的过度活动。手术治疗方法高度推荐尿道外括约肌切断术，推荐使用 BTX-A 尿道外括约肌注射术。需要特别指出的是：尿道外括约肌切断术、尿道支架置入术有着严格的应用指证，术后会加重患者尿失禁症状，因此此类手术主要适用于接受佩戴外部集尿器的男性脊髓损伤患者。短期尿道支架置入值得考虑，但其长期并发症较为严重。

6. 逼尿肌 - 膀胱颈协同失调（DBND）的治疗策略

针对 DBND 的保守治疗方法推荐口服 α 受体阻滞剂。手术治疗推荐 BTX-A 膀胱颈注射术，部分患者可选择膀胱颈切开术。

7. 逼尿肌 - 尿道外括约肌协同失调（DESD）的治疗策略

DESD 指逼尿肌收缩时伴随有尿道外括约肌不自主收缩（或不舒张），因此治疗 DESD 可以从抑制逼尿肌收缩或抑制尿道外括约肌不自主收缩两条途径入手。抑制逼尿肌收缩的治疗方法详见 DO 的治疗，抑制尿道外括约肌不自主收缩的治疗方法详见尿道外括约肌过度活动的治疗。对于 DESD 合并反射性尿失禁、残余尿增多的骶髓以上完全性脊髓损伤患者，可选择 SARS+SDAF 术（即 Brindley 刺激器植入术）。

五、神经源性膀胱常见泌尿系并发症的处理

（一）膀胱输尿管反流的处理

膀胱输尿管反流（VUR）分为原发性和继发性，本文仅阐述神经源性膀胱继发 VUR 的处理。治疗目的和神经源性膀胱一样，首先保护患者的肾功能。在纠正继发性 VUR 之前，必须首先纠正 DSD、低顺应性膀胱、膀胱内病理性高压、泌尿系感染等导致 VUR 的诱发因素。部分继发性 VUR 随着 DSD 的纠正、膀胱顺应性的改善可以减轻甚至消失。纠正了诱发因素后仍然存在的 VUR，可以考虑微创或开放手术治疗。

1. VUR 诊断

影像学检查是 VUR 诊断和治疗的依据，常用方法包括泌尿系多普勒超声、膀胱尿道造影、肾核素扫描等。病史采集和记录排尿日记、尿流率、残余尿量测定等对了解下尿路是否存在功能障碍有重要意义。VUR 是泌尿系感染的诱因之一，当神经源性膀胱患者存在泌尿系感染时必须进一步处理。高度推荐常规行影像尿动力学检查，既可确诊有无反流并判断反流程度，又可了解膀胱功能障碍类型与反流时的膀胱压力。国际反流协会对 VUR 程度进行了分级，为反流的治疗和疗效评估提供了标准，推荐此分级方法：1 级：反流未至肾盂，伴有不同程度的输尿管扩张；2 级：反流至肾盂，无集合系统扩张，正常的肾穹窿；3 级：轻度或中度的输尿管扩张，伴有或不伴有输尿管迂曲，伴有轻度的集合系统扩张；4 级：适度扩张的输尿管伴有或不伴有迂曲，肾穹窿变钝，但是图像上依然可见肾乳头状突起；5 级：输尿管扩张迂曲明显可见，集合系统明显扩张，肾乳头的图像消失，肾实质显影（图 34-1-36）。

放射性核素检查时反流患儿受到的辐射量比膀胱尿道造影少，但是图像较差。近期研究排尿超声图和磁共振膀胱尿道造影取得了较好的诊断效果，但是考虑到膀胱尿道形态和反流分级标准，X 线膀胱尿道造影仍然是评估 VUR 的“金标准”。

泌尿系超声检查一般在出生一周才可进行。观察膀胱充盈和空虚状态下集合系统扩张的程度，可证实 VUR 是否存在。膀胱壁的增厚和形态可间接反映有无下尿路症状和反流存在。出生后显示无肾积水可以排除严重尿路梗阻，但不能除外 VUR。膀胱尿道造影发现反流，可进一步行 DMSA 核素显像评估肾损害程度。

2. VUR 治疗

当泌尿系感染、充盈期和排尿期膀胱高压成功控制后 VUR 仍不消失时，需要进行抗反流手术治疗。

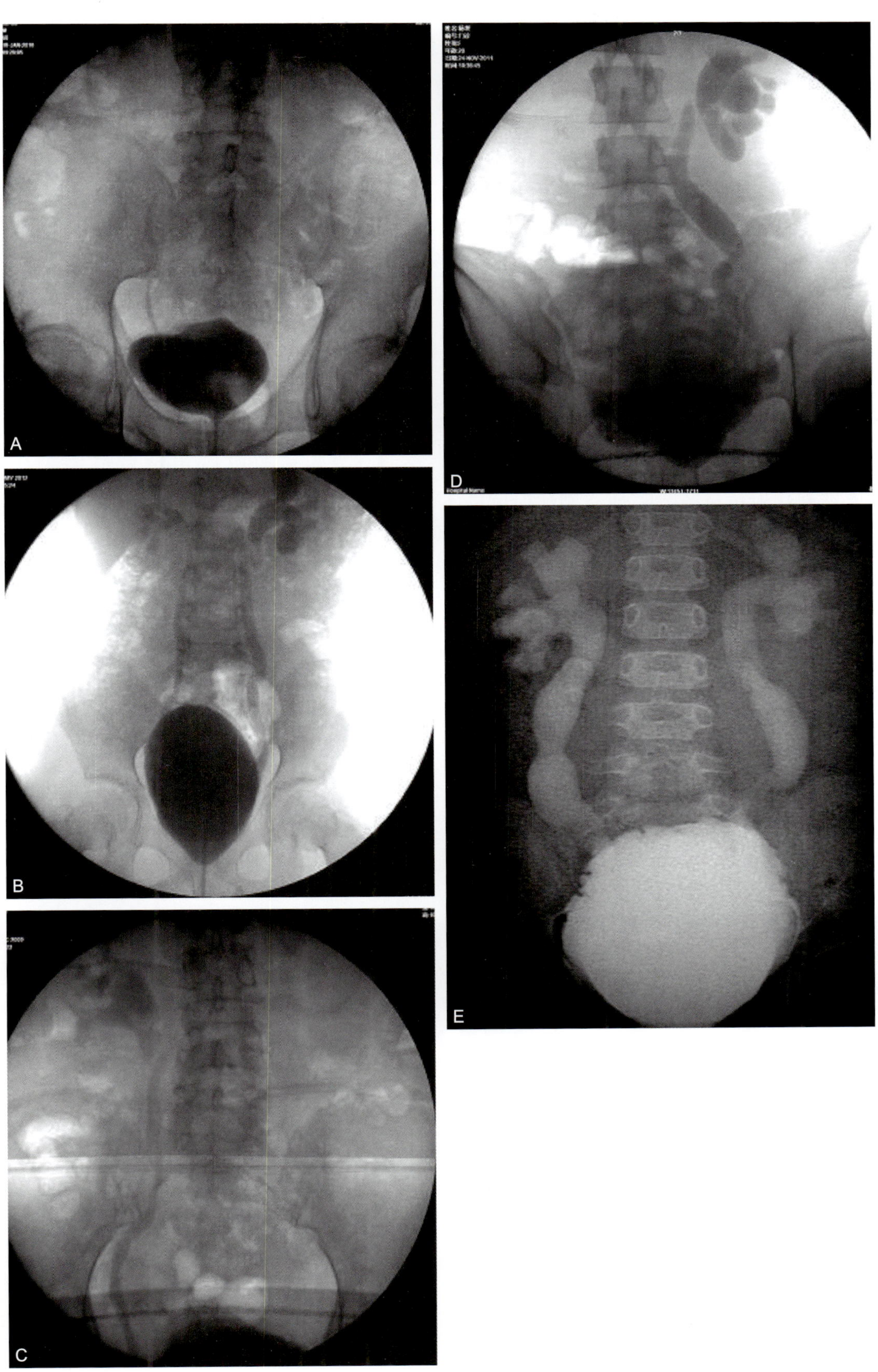

图 34-1-36 膀胱输尿管反流国际分级：A. Ⅰ级：反流未至肾盂；B. Ⅱ级：反流至肾盂，无集合系统扩张；C. Ⅲ级：输尿管扩张；D. Ⅳ级：输尿管迂曲，肾穹窿变钝；E. Ⅴ级：输尿管扩张迂曲明显，集合系统明显扩张

（1）保守治疗：对于轻度反流没有肾损害者，可以采用保守治疗，包括观察随访、间断或连续应用抗生素预防、排尿训练等。国外学者建议儿童包皮环切术作为保守治疗的一部分，因为包皮环切术可降低部分儿童泌尿系感染的发生率。一旦出现发热等症状性泌尿系感染，则应考虑终止保守治疗，进一步采取其他治疗措施。

（2）手术治疗：手术治疗包括内镜下输尿管口填充剂注射抗反流术和输尿管膀胱再植抗反流术；不推荐在没有改善膀胱顺应性的情况下单纯行抗反流手术治疗。

1）填充剂注射抗反流术：填充剂注射抗反流术是指利用膀胱镜在输尿管口旁或输尿管进入膀胱的入口部分黏膜下注射一定体积的填充剂，通过延长输尿管膀胱壁内段或抬高输尿管口、使管腔变窄来达到治疗 VUR 的目的，注射后输尿管口形成火山口样外观。注射的填充剂包括聚四氟乙烯（PTFE 或 Teflon）、胶原蛋白、自体脂肪、聚二甲硅氧烷、硅树脂、软骨细胞、聚糖酐 / 透明质酸液体（Deflux）。PTEE 在成人抗反流应用中效果不错，但是尚未允许在儿童中应用。胶原蛋白和软骨细胞治疗效果较差，目前 Deflux 在国外应用较广，国内应用不多。

本方法优点在于损伤较开放手术小，注射后近期成功率达 65% ~ 75%，因此推荐使用。注射后复查超声和排尿期膀胱尿道造影，若反流依然存在，可以在第一次注射 6 个月后重复注射。重复注射无效可考虑开放手术，既往接受填充剂注射抗反流术并不增加开放手术难度。

2）输尿管膀胱再植抗反流术（图 34-1-37）：输尿管膀胱再植抗反流术的基本原则为从膀胱黏膜下层植入输尿管，以延长膀胱内输尿管的长度。手术成功率高达 92% ~ 98%。

输尿管膀胱再植抗反流术的术式可分为经膀胱外、经膀胱内和膀胱内外联合操作三大类。目前常用的术式有 Cohen 术、Politano-Leadbetter 术、Paquin 术、Glenn-Anderson 术等，输尿管粗大者应做裁剪或折叠，以缩小输尿管的口径。最常用和可靠的术式为 Cohen 式

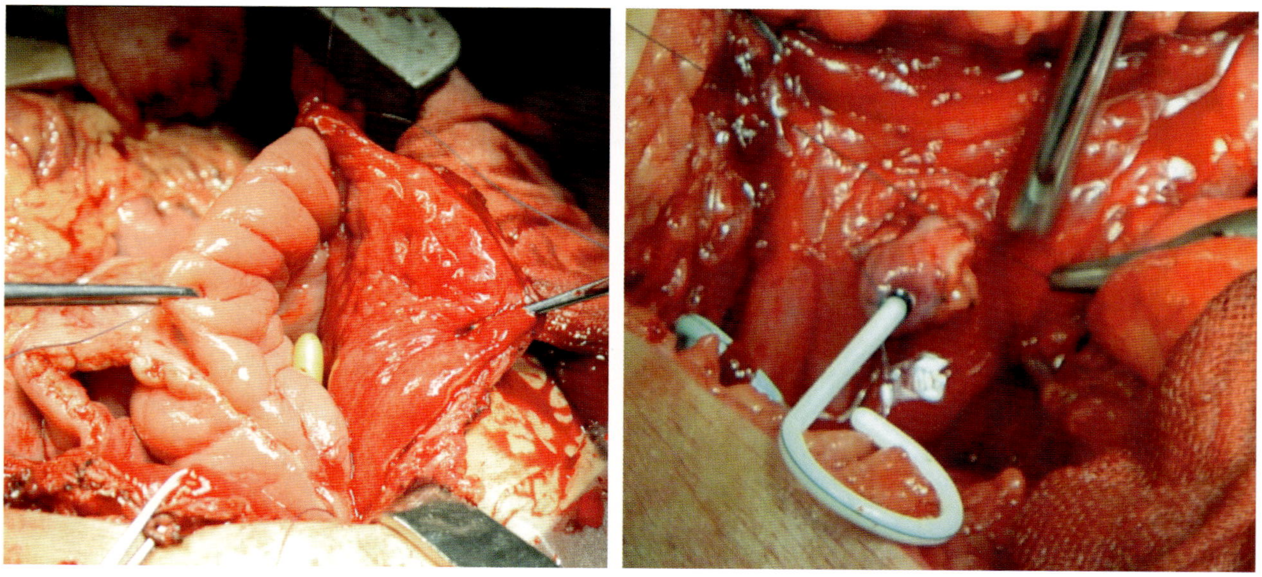

图 34-1-37 乙状结肠膀胱扩大术 + 输尿管抗反流再植术

膀胱输尿管再植术。近年来，腹腔镜微创手术进行输尿管再植取得了和开放手术一样的效果；但腹腔镜手术的缺点是耗时长，与开放手术相比，其优势仍有争议，目前尚不作为推荐的手术方式。

术后最常见的并发症是 VUR 未能消除；其次是术后输尿管膀胱连接部梗阻，这可能由输尿管血液供应破坏导致疤痕、或输尿管穿入膀胱壁段扭曲所致；也有术后反流和梗阻并存的情况。术后 4～8 周可应用 B 超复查以排除术后梗阻，术后 2～4 个月可行排尿期膀胱尿道造影了解手术是否成功，之后可参照神经源性膀胱的随访原则定期复查。

低顺应性膀胱的患者常需要接受膀胱扩大术，当伴有膀胱输尿管反流时是否同期进行输尿管膀胱再植仍然存在争议。有文献分别对Ⅳ～Ⅴ级、Ⅲ～Ⅴ级这样高等级的 VUR 在膀胱扩大术同期行输尿管抗反流再植术获得了满意的远期效果（Liao et al., 2014），并认为对此种程度严重的反流，应在行膀胱扩大术同时行输尿管再植术，否则容易残存反流及逆行感染。但也有文献认为单纯进行膀胱扩大使膀胱压力降低后，多数输尿管反流（尤其是低于Ⅳ级的反流或高压反流）可自行减轻或消失，反流治愈的比例与反流的严重程度无关。因此本指南推荐对于程度严重的 VUR（高等级和/或低压反流）应与膀胱扩大术同期行输尿管抗反流再植术，不推荐在未行膀胱扩大术的情况下单独行输尿管抗反流再植术。

3. 预防和随访

定期影像学随访包括肾超声、膀胱尿道造影、核素扫描和 DMSA 扫描等，应视为保守治疗的一部分，可以定期检测患者 VUR 的进展、自愈情况，以及患者肾功能状态。随访频率因人而异，每年至少应进行两次 B 超检查、一次影像尿动力学检查，发现疾病进展者应行进一步检查（如膀胱镜和 DMSA 扫描检查等）。

（二）泌尿系感染的处理

泌尿系感染或尿路感染（UTI）是神经源性膀胱的常见并发症之一。研究表明约 33% 的脊髓损伤患者在任何时候都存在菌尿，反复发作的泌尿系感染可导致肾功能损害、生活质量下降、预期寿命缩短、患者死亡率升高。神经源性膀胱患者尿路感染的病因有膀胱排空不完全、膀胱内高压状态、膀胱结石、膀胱输尿管反流、器械检查和治疗（导尿等），其他诱发因素还包括液体摄入量较少、卫生状况不良、会阴细菌定殖、褥疮、与慢性疾病相关的宿主抵抗力下降等。

1. 诊断

（1）临床表现：神经源性膀胱患者 UTI 可分为无症状菌尿、症状性感染以及细菌定植状态，大部分患者的 UTI 形式为无症状菌尿。因为感觉缺失，患者通常不会有尿频、尿急、尿痛等主观症状，主要临床表现为腰背部或腹部不适、导尿间隔期漏尿、痉挛状态增加、不适、昏睡和（或）烦躁、尿液浑浊恶臭等。

（2）实验室诊断：在上述临床表现的基础上，符合下述实验室检查的四个条件之一即可诊断：

1）清洁中段尿或导尿留取尿液（非留置导尿）培养革兰氏阳性球菌数量 $\geqslant 10^4$ CFU/ml，革兰氏阴性杆菌数量 $\geqslant 10^5$ CFU/ml。

2）新鲜尿标本经离心，应用相差显微镜检查（400×）在每 30 个视野中有半数视野观察到细菌。

3）无症状性菌尿症患者虽无症状，但在近期（通常为 1 周内）有内镜检查或留置导尿史，尿液培养革兰氏阳性球菌菌数 $\geqslant 10^4$ CFU/ml，革兰阴性杆菌菌数 $\geqslant 10^5$ CFU/ml 应视为尿路感染。

4）耻骨上穿刺抽吸尿液细菌培养，只要发现细菌即可诊断尿路感染。

2. 治疗

首先在开始治疗前必须尽力寻找并积极去除导致 UTI 的解剖结构和功能上的危险因素与诱发因素，选择正确的排尿方式、降低膀胱压、减少残余尿、处理 VUR。研究证实，与长期留置尿管相比，间歇导尿可以明显降低 UTI 的发生率。多数神经源性膀胱患者均存在菌尿，在没有临床症状时并不需要处理。在治疗 UTI 时，尽可能使用对正常菌群影响较小的抗生素，治疗至少应持续 5 天、再感染或复发感染需要治疗 7 ~ 14 天。

尿路感染最常见的细菌以大肠埃希氏菌居首位，其次是铜绿假单胞菌、克雷伯菌属，部分为金色葡萄球菌和表皮葡萄球菌，肠球菌也可见到。有时尿液病原菌培养呈混合感染状态。因为菌群种类繁多，细菌耐药的可能性也比较大，所以必须在开始经验性治疗前进行尿培养，根据尿培养药敏结果选用抗生素。对于大多数神经源性膀胱患者不需要预防性使用抗生素，即便留置尿管的患者也不需要预防性使用抗生素。预防用药仅限于复发性 UTI 以及存在 VUR 的部分病例，预防性抗生素治疗不能显著地降低症状性尿路感染，反而导致耐药菌几乎成倍地增加。

3. 预防

预防神经源性膀胱患者复发性 UTI 最重要的措施是正确处理下尿路功能障碍（包括降低膀胱内压、完全排空膀胱等）、处理 VUR、摒弃长期留置尿管、选择采用正确排尿方法、去除泌尿系结石等。有文献报道（Jia et al., 2013），逼尿肌注射 A 型肉毒毒素可以通过降低膀胱内的压力，而明显减少脊髓损伤（SCI）后神经源性膀胱患者泌尿系感染的发生率。如果采用间歇导尿，应使用无菌技术、采用消毒润滑剂或亲水导管。每日适量饮水有利于预防感染，但研究表明，口服蔓越莓提取物及乌洛托品（六亚甲基四胺）对预防 UTI 均无益处，常规膀胱冲洗对预防 UTI 的发生也是无效的，尤其不推荐使用抗生素盐水进行常规膀胱冲洗。虽然临床上广泛采用酸化尿液的方法（如 L 蛋氨酸）来预防神经源性膀胱患者 UTI，但其效果并未获得循证医学证据支持。低剂量、长期抗生素预防用药可在部分特定难治性、反复发作的 UTI 患者中应用，但由于其可增加细菌耐药性，必须严格限制，因此不推荐常规预防性使用抗生素来防治 UTI。在神经源性膀胱患者中通过接种疫苗来预防 UTI 尚未见获得成功的报道。

六、小儿神经源性膀胱

小儿神经源性膀胱（PNB）和成人神经源性膀胱相比有其自身特点，包括治疗困难、病程长、对上尿路危害大等。新技术、新方法和尿动力学检查的普及应用显著降低了上尿路并发症的发生率。

（一）病因和发病机制

PNB 病因以脊髓脊膜膨出最为多见，其他脊柱畸形包括隐性脊柱裂和脊髓发育异常等。脊髓脊膜膨出引起的 PNB 诊断非常容易，但隐性脊柱裂、中枢神经系统病变和发育异常是否可以作为诊断 PNB 的直接依据仍需进一步研究。出生后因脑瘫、脑膜炎、中枢和周围神经系统损伤、神经系统肿瘤及盆腔手术（如巨结肠、高位肛门直肠畸形和骶尾部畸胎瘤等）损害支配膀胱尿道的神经，也可引起 PNB。这些病因可造成脊髓神经损伤、脊髓栓系、神经根粘连或受压迫，是一个先天发生、后天进行性发展的动态病理生理学过程。外伤和肿瘤造成的脊髓损伤在儿童少见，严重的肛门直肠畸形常伴发 PNB。

不同的 PNB 患儿下尿路功能障碍的类型可能不同。早期病理生理改变各不相同，晚期均可出现膀胱壁肥厚、纤维组织增生、膀胱输尿管反流（VUR）及肾损害。无张力膀胱或括约肌去神经化的患儿可能膀胱压力低下，但即使膀胱完全排空，也可能出现 VUR。PNB 最重要的两个并发症是上尿路损害和尿失禁。上尿路功能损害包括肾盂积水、输尿管迂曲扩张及肾功能不全，主要原因是逼尿肌过度活动（DO）、逼尿肌括约肌协同失调（DSD）及膀胱顺应性下降所致的膀胱内高压；另外长期 VUR 及尿路感染可导致肾瘢痕化及肾萎缩。PNB 患儿尿失禁原因有括约肌部分或全部去神经支配、DO、膀胱顺应性降低、慢性尿潴留等。

（二）诊断

1. 病史

重点了解神经系统、既往脊髓和盆腔手术史、下尿路症状和下肢症状出现的年龄及其缓解或加重情况。如果排尿异常反复治疗失败，提示有神经损害的因素存在。其他疾病（如便秘和大便失禁等）经常伴随 PNB 的存在。

2. 临床症状特征

（1）排尿异常：包括①尿急、尿频；②尿失禁：以混合性尿失禁和急迫性尿失禁多见，但也有充溢性尿失禁和压力性尿失禁；③尿潴留：主要为排尿困难、费力。

（2）反复泌尿系感染。

（3）排便异常：部分患儿可以表现为不同程度的便秘和大便失禁，其特点为便秘和大便失禁同时存在。

（4）下肢畸形及步态异常：严重者表现为肢体发育不对称或运动障碍。

3. 体格检查

（1）耻骨上包块：导尿后包块消失。

（2）腰骶部包块、皮肤异常或手术瘢痕：提示有脊膜膨出或曾行脊膜膨出修补术；注意检查背部和腰骶部中线是否有脂肪瘤、异常毛发分布、皮肤凹陷、瘘管、窦道、血管瘤或色素痣等。

（3）骶髓反射、肛门外括约肌张力和会阴部皮肤感觉异常。

（4）神经病变体征：脊柱畸形、异常步态、异常腱反射。

（5）下肢畸形和功能障碍：出现下肢和足部畸形、高足弓或槌状趾、双下肢不对称、下肢或足萎缩，相应的去神经改变和顽固性溃疡。

4. 辅助检查

（1）凡诊断为或疑有泌尿系感染者均应行血常规、尿常规、尿细菌培养和药物敏感试验等，以便确定是否并发尿路感染和指导抗生素的应用。血液生化检查可以明确肾功能状态。

（2）影像学检查

1）超声检查和 X 线检查：B 超能发现肾形态变化、尿道内口开闭状态、测定残余尿量和膀胱壁厚度等。胎儿及新生儿棘突椎板未完全骨化，所以 B 超能清楚显示胎儿及新生儿脊柱区各结构，是新生儿脊髓栓系早期诊断的首选方法。脊柱 X 线平片可发现脊柱畸形，如脊柱侧弯和腰骶椎裂等。

2）磁共振尿路成像技术（MRU）和放射性核素肾扫描：用于显示肾盂输尿管迂曲扩张状态、评估肾功能、肾瘢痕化及肾盂输尿管排泄情况。MRI 能清晰显示中枢神经系统病变情况，如脊柱和脊髓的畸形和损伤程度，以及脊髓发育情况包括脊髓圆锥的位置等。

3）膀胱尿道造影：能清晰显示 VUR 及反流程度，典型 PNB 膀胱形态呈“圣诞树”样改变，膀胱壁增厚和憩室形成。

5. 尿动力学特点及分型

小儿 PNB 的临床症状与神经系统损伤水平和程度的关系很难确定，只能通过尿动力学检查明确下尿路病理生理状况，并指导临床治疗。小儿膀胱功能处于逐渐发育完善过程，许多尿动力学参数与年龄有关，应特别注意。

首选尿流率检查联合超声残余尿测定等无创检查，该方法一般用于 5 岁以上儿童，婴幼儿因尿量少或不能自主排尿限制了其应用。尿量在 45 ml 以上尿流测定值就有参考价值。最大尿流率和尿流曲线的形状是判断膀胱尿道功能的主要依据。正常儿童排尿后一般无残余尿，而新生儿排尿后残余尿多见，但连续测定 2～3 次排尿至少应有一次排空膀胱，如果多次测定残余尿量都超过 10 ml，提示存在膀胱排空不全。膀胱测压尽可能选用较细的测压管，灌注速率低于 10 ml/min；膀胱容量及顺应性减低、逼尿肌漏尿点压力高于 40 cmH_2O 是上尿路损害的高危因素；压力 - 流率测定可应用于大龄儿童，最大逼尿肌排尿压在男女儿童分别为 66 cmH_2O 和 57 cmH_2O；可依据公式：预测膀胱最大容量，婴儿（<2 岁）：膀胱容量（ml）= 38+2.5× 年龄（月）；儿童（≥2 岁）：膀胱容量（ml）= 30+30× 年龄（年）。

小儿尿动力学检查与成人相比有许多特点：①残余尿量应反复测定，排除假象；②小儿 DO 发生率较成人高，可能是正常现象，小儿排尿压异常增高常提示存在 DSD；③影像尿动力学检查更易发现小儿 DO 和 VUR。

小儿膀胱功能依据尿动力学检查结果分型如下（文建国等，2015）：

①膀胱功能亢进（OAB），指膀胱充盈过程中逼尿肌出现不自主收缩、膀胱最大容量减少和顺应性降低。临床出现尿频、尿急，偶见尿失禁。②膀胱功能减退或无收缩（UAB），指逼尿肌在排尿时收缩力减弱或无收缩，膀胱最大容量可增加或减少，残余尿增加；临床表现为排尿困难或充溢性尿失禁等。③尿道括约肌功能亢进，指排尿时括约肌不能松弛或收缩增强，表现为 DSD 等；临床出现排尿困难和残余尿增加。④尿道括约肌功能减退或瘫痪（ISD），指膀胱充盈期括约肌松弛或不能关闭，临床出现尿频、尿急和尿失禁等症状。⑤膀胱和尿道功能异常同时存在，指膀胱功能亢进伴尿道括约肌功能亢进或减退或膀胱功能减退伴尿道括约肌功能亢进或减退，临床可见各种相应的排尿异常症状。

（三）鉴别诊断

小儿神经源性膀胱表现多样，与许多疾病的临床表现有相似之处，在诊断中需与下列有非神经源性排尿异常的疾病进行鉴别。

1. 先天性尿道瓣膜和尿道狭窄

有排尿困难，尿潴留，尿道镜检查或尿道造影可鉴别。尿道狭窄可为先天性或后天性，以排尿困难为主要临床表现，尿道探子检查有明显狭窄段，尿道造影可以明确诊断。

2. 原发性遗尿

尤其是伴有日间常有尿频、尿急症状的或年龄较大的原发性遗尿需要排除有无隐匿性脊柱裂或其他神经系统器质性病变。

3. 小儿膀胱过度活动症

主要表现为白天尿频、尿急伴或不伴有尿失禁。无神经核泌尿系统器质性改变。

4. 输尿管异位开口

女孩多见，主要表现为正常排尿的同时有持续性尿失禁和尿路感染。超声检查和静脉尿路造影有助于发现重复肾和重复输尿管。必要进行 CT 和 MRI 检查进行确诊。

（四）治疗

1. 治疗原则

PNB的治疗目的在于预防上尿路的损害，确保患儿参加正常社会活动。具体目标是降低储尿和排尿期膀胱内压力，在安全膀胱容量条件下有效控尿和自主排尿。适应社会活动的有效控尿时间以4小时为宜，婴幼儿不小于1小时。在治疗原发病的同时，根据临床症状、神经系统和影像学及尿动力学检查结果对PNB进行分类，并进行针对性的治疗。无论泌尿系症状是否严重，均应坚持长期、定期复查尿动力学，从而准确了解患儿下尿路功能状态，以便进一步采取措施有效防止上尿路状态恶化。学龄儿童应重视对尿失禁的控制，从而改善其社会交往的自卑心理。

高度推荐早期治疗脊髓脊膜膨出等原发病。治疗方式首选保守治疗如膀胱训练或盆底训练，生物反馈技术对于上运动神经元损害和部分下运动神经元损害有一定疗效。间歇导尿应在出生后尽早实施，从新生儿开始就应使用间歇导尿，有利于患儿长大后接受这种治疗。PNB患儿常有尿路感染，超过50%的接受间歇导尿的患儿有菌尿存在，但无症状菌尿患儿不推荐服用抗生素治疗。PNB患儿手术治疗没有年龄限制，外科手术治疗目的是让患儿获得安全的低压储尿和排尿功能。在保护上尿路的前提下，确保膀胱排空、扩大膀胱容积和增加尿道括约肌阻力。手术方式分为改善储尿功能、改善排空功能、加强盆底肌、尿流改道等种类，每种手术方法均有其特定的适应证，因此高度推荐结合个体情况选择手术方式。

2. 排空膀胱方法（Persu et al., 2014）

（1）辅助排尿法：最简单的治疗方法有按压下腹部（Crede's动作）、屏气增加腹压（Valsalva动作）辅助排尿、两次排尿法等，可有效改善排尿和减少残余尿。但此类方法必须在尿动力学证明安全的前提下实施，并定期随访上尿路情况。

（2）清洁间歇导尿：清洁间歇导尿（CIC）简便易行，随着导管材质和润滑技术的提高，该技术应用越来越普及。CIC没有年龄限制，新生儿及婴幼儿父母帮助实施，6岁左右开始可以训练自行CIC。为了保证自家清洁间歇导尿的患儿的依从性，可行定期心理辅导。早期开始CIC联合M受体阻断剂治疗，可以降低膀胱压力和上尿路损害风险。一般建议每天导尿4~6次，能有效治疗逼尿肌无反射的患儿的排尿困难和尿失禁。膀胱顺应性良好的患儿也可同时采用增加膀胱出口阻力手术改善尿失禁。

（3）药物治疗：目前尚没有直接改善排尿功能的药物。作用于内括约肌的α-肾上腺受体阻滞剂和作用于外括约肌的肌松药可能对括约肌高张力者有效，但有副作用，且效果差，如安定等。

（4）神经切断术和括约肌切开术：切断支配尿道括约肌的神经或切开括约肌虽然可以彻底解除尿道梗阻，但容易引起完全性尿失禁。临床应用受到限制。

（5）可控性尿流改道手术：可控性尿流改道手术是治疗排尿困难的最后选择。常用的手术方法有可控性阑尾膀胱皮肤造瘘术（Mitrofanoff术）。

3. 扩大膀胱容量

（1）药物治疗：M受体阻断剂等抗胆碱能药物常用于扩大PNB患儿的膀胱容量、治疗DO。临床可选的药物有托特罗定、索利那新和奥昔布宁等。但是口干、便秘等副作用影响其临床应用。

（2）膀胱训练

1）延迟排尿：即主动延长排尿时间，达到

增加膀胱尿意容量，减少排尿次数，抑制膀胱收缩的目的。适用于：尿频、尿急、尿失禁，功能性膀胱容量小、膀胱实际容量正常的患儿。对严重低顺应性膀胱、器质性膀胱容量减少者禁用。

2）定时排尿：即按既定的排尿间隔时间表进行排尿，达到控制膀胱容量、减少尿失禁发生或预防膀胱高压对上尿路损害的目的。适用于：膀胱感觉减退、膀胱容量增大、低顺应性膀胱；对有残余尿或有 VUR 者可在第一次排尿间隔数分钟后做第二次排尿。

（3）A 型肉毒毒素治疗：经内镜逼尿肌 A 型肉毒毒素注射已经开始用于治疗儿童神经源性 DO，达到尿控的有效率为 60%～83%，有较好的临床应用前景。

（4）膀胱扩大手术：自体膀胱扩大术适用于 DO、膀胱安全容量过小、经保守治疗无效者，术后应配合 CIC 治疗。其他膀胱扩大手术：膀胱扩大术的材料有结肠、回肠、胃、输尿管等，回肠及乙状结肠膀胱扩大术的文献报道最多，术前教导患儿或父母掌握 CIC 很重要；主要并发症是肠黏膜分泌物、复发尿路感染、电解质紊乱、结石形成和癌变。

（5）扳机点排尿（triggering toilet）：骶上神经病变等引起的排尿困难，可使用诱发膀胱逼尿肌收缩的方法，适应证及禁忌证同成人。

（6）电刺激：PNB 应用电刺激治疗的报道较少。Kaplan 曾报道经尿道电刺激膀胱扩大膀胱容量，但未见重复报道。刺激胫神经对儿童非神经源性膀胱的疗效好于 PNB。骶神经调节也成功用于 PNB 治疗，但对膀胱容量扩大的效果不确切。

4. 增加括约肌阻力

（1）药物治疗：肾上腺素受体激动剂增加括约肌收缩能力的效果不明显，且有严重的不良反应。

（2）盆底肌训练（Kegel 运动）和生物反馈治疗：盆底肌训练和生物反馈治疗主要用于较大儿童压力性尿失禁的治疗，膀胱生物反馈可治疗急迫性尿失禁，通过记录盆底肌肌电图和采用图像和声音信号形式指导患儿进行正确收缩和松弛盆底肌的生物反馈疗法能有效治疗 DSD。

（3）康复电刺激治疗：多采用非植入性电极，直接刺激外周效应器官。其直接作用于盆底肌，刺激尿道外括约肌加强控尿功能；还可以调节阴部神经的传入纤维，抑制逼尿肌收缩，改善膀胱储尿期功能。

（4）膀胱颈手术：膀胱颈无张力性尿失禁患儿可以用膀胱前壁延长尿道或双侧髂腰肌盆底悬吊术、或膀胱颈锥状肌悬吊术加以治疗。

（5）人工尿道括约肌：儿童植入人工尿道括约肌时，括约肌袖套置于膀胱颈水平。该手术的短期和中期效果不错，控尿可以达到 80%，但再手术率高。AUS 的使用常需要配合膀胱扩大术及进行 CIC，较大儿童可以用该方法。

（6）注射填充剂：内镜膀胱颈黏膜下注射填充剂可以有效增加膀胱出口的阻力。

（7）尿流改道和可控性膀胱造瘘：尿流改道和可控性膀胱造口是加强括约肌阻力的最后选择（尿道关闭）。根据 Mitrofanoff 原则，此技术经历了多次改进，阑尾或去管化的肠段或输尿管都可以用作输出道。

（五）随访

鉴于小儿 PNB 病程往往呈进行性发展，PNB 患儿应终生随访。推荐随访次数一般 3 岁以下患儿每年 3 次、学龄期儿童每年 2 次。推荐每次随访常规行尿常规和泌尿系超声检查，膀胱造影、影像尿动力学检查每年 1 次。

七、神经源性膀胱相关的性功能

神经病变或损伤会影响性健康，神经源性膀胱患者通常伴随性功能障碍。神经系统病变主要包括脊髓损伤（SCI）、脑卒中、多发性硬化症、帕金森病等，其中 SCI 患者超过 80% 处于生育年龄。神经系统损伤后，男性患者存在勃起功能障碍（ED）、射精障碍和精液质量下降；对女性患者影响较小，但也会存在性交困难以及药物影响受孕等问题。

患者性功能障碍与脊髓损伤平面有关，T12 以上损伤可阻断来自大脑的冲动，失去精神性勃起功能；S2 以下损伤会影响反射性勃起；T12 ~ S2 损伤会出现混合型勃起功能障碍。射精中枢位于 T11 ~ L3，此范围病变的患者不能射精。脑卒中患者最常出现的症状是性欲减退，多发性硬化症患者较常见的并发症有性欲下降、ED、阴茎感觉功能下降和早泄。半数以上帕金森病患者存在 ED，但无明显射精障碍。神经病变导致的性功能障碍与生育问题的处理需要特殊手段和方法。

（一）男性勃起功能障碍

1. 药物治疗

5 型磷酸二酯酶（PDE5）抑制剂，脊髓损伤合并 ED 的患者使用 PDE5 抑制剂是安全有效的，可以长期使用，推荐 PDE5 抑制剂作为一线用药。近年来 PDE5 抑制剂相关的药物都是安全和有效的，但没有研究证据证明在泌尿系神经源性病变的患者中，不同的 PDE5 抑制剂药物剂量、剂型与有效性和副作用之间有无差异。此类药物在 SCI 患者中使用的主要副作用是头痛和面部潮红、消化不良和鼻塞。对于四肢瘫痪、高位截瘫或多系统萎缩的患者，使用 PDE5 抑制剂可能会导致数小时的直立性低血压（Lombardi et al., 2012）。

对于患有其他神经病变的患者，其作用尚缺乏数据。文献报道长期使用他达拉非或西地那非治疗多发性硬化症和帕金森病患者的 ED 是安全有效的。并且最近一项关于混合型 ED 患者人群的 meta 分析显示他达拉非是最有效的药物。包括一些随机对照试验在内的研究显示，脊髓损伤、多发性硬化症、帕金森病、糖尿病、脊柱裂和根治性前列腺切除术后的 ED 患者，用 PDE5 抑制剂治疗同样安全有效。绝大多数神经源性 ED 患者应该长期接受 PDE5 抑制剂治疗，但有患者因依从性差、副作用等原因停药，也有一些严重神经受损的患者抵制使用 PDE5 抑制剂。PDE5 抑制剂成功治疗的前提是必须有一些残存的、有功能的神经来诱发勃起。由于许多 SCI 患者使用硝酸酯类药物治疗自主神经功能紊乱，必须告知他们在使用硝酸酯类药物时禁忌使用 PDE5 抑制剂。

2. 设备治疗

负压吸引装置和阴茎环对于治疗脊髓损伤患者 ED 有效，但并不普及。

3. 海绵体注射疗法

脊髓损伤 ED 患者对口服药物无效者，海绵体注射血管活性药物（前列地尔、罂粟碱和酚妥拉明）通常有较好疗效，脊髓损伤、多发性硬化和糖尿病等 ED 患者采用此法也有较好疗效，应注意调整药物剂量；该方法的并发症包括阴茎异常勃起和阴茎海绵体纤维化。尿道内推注前列腺素 E1 的疗法对脊髓损伤 ED 患者疗效不佳。可以选择尿道内应用前列地尔，但是疗效不佳。

服用硝酸酯类药物的 ED 患者首选海绵体注射疗法，它同样适用于担心 PDE5 抑制剂与其他药物存在相互作用的患者和对 PDE5 抑制剂不敏感的患者。海绵体注射疗法对射精和性高潮功能的影响以及早期应用此法对提高自发勃起率以及长期的有效性和耐受性尚不清楚。

4. 阴茎假体植入术

脊髓损伤ED患者在其他保守治疗失败后，可选择阴茎假体植入术。该疗法并发症包括感染和假体穿孔，阴茎穿孔发生率约为10%，发生率与使用的假体类型有关（Fode et al., 2012）。

（二）女性性功能

女性神经源性性功能障碍最常见的是脊髓损伤或者多发性硬化症的患者。65% ~ 80% 的SCI女性患者在受伤后仍然有性生活，但频率较损伤前减少，另外据报道，25% 的SCI女性患者性生活满意度下降，但总体生活质量高于男性。多发硬化症患者的性功能障碍很常见，但常被医生所忽略性活动障碍最大原因是漏尿，另外还有肢体麻木后本体感觉下降以及肌肉痉挛。性伙伴可以协助SCI女性患者获得自信，增加患者自我魅力和吸引力。药物可以改善阴道干涩，西地那非可以部分逆转性唤起困难，另外手动或震动刺激阴蒂可以增加性敏感性（Fruhauf et al., 2013）。尽管一些研究显示在治疗女性性欲减退和性高潮障碍方面，心理干预是有效的，但缺乏高等级的研究证据。

神经生理学研究显示：对T11 ~ L2感觉范围有针刺感觉的患者，可以获得心理性生殖器充血。另外，骶反射弧（S2 ~ S5）存在的SCI女性患者阴道可以分泌黏液并可以获得性高潮。女性患者不会因特定损伤而导致特定的性功能障碍，即使骶反射弧完全损伤，在损伤部位以上区域的刺激，仍可唤起性高潮。与男性相比，女性对性欲相关的康复训练的数量和质量更不满意，她们更少关注性方面的信息。

八、神经源性膀胱合并排便功能障碍

直肠与膀胱活动的关联密切，两者有着共同的神经支配（骶丛及阴部神经）、肌肉参与（盆底肌）及膀胱肛门反射。神经源性膀胱的患者大多都合并排便功能障碍，在恢复膀胱功能的同时，排便功能的改善也是治疗的重点。

神经源性排便功能障碍是一类由于神经系统病变导致的直肠排空能力显著下降（包括直肠动力、感觉及协调功能下降），进而引起储便和（或）排便功能障碍、产生一系列症状（便秘和/或便失禁）的疾病总称。脑损伤及脊髓损伤的患者，主要表现为反射性排便功能障碍，脊髓休克及马尾神经损伤的患者引起迟缓性排便功能障碍，主要表现为肛门括约肌松弛和排便动力障碍。

神经源性膀胱合并神经源性排便功能障碍病因多元化，病情复杂，治疗要仔细分析患者的需求、康复目标和预期生活方式，全面考虑、选择合适的排便管理方案，并定期评价，目前仍然以保守治疗为主。

1. 保守治疗

（1）排便训练：建立规律的作息或管理方案是控制排便和避免肠道中粪便潴留的基础。建立合理健康教育，患者养成良好的排便习惯。避免长期使用刺激性泻剂；养成饭后或饮水后15 ~ 30 min的规律性排便习惯。可配合①手指刺激直肠：刺激粪便排入直肠，引发排便行为，适用于肠道反射功能障碍的患者；② Valsalva动作，闭口深呼气。

（2）饮食管理：下运动神经源性排便障碍的患者，需进食高纤维素、高容积和高营养食物，每日摄入适量的水。而上运动神经源性排便障碍的患者，高纤维饮食往往会引起腹胀和胃肠胀气，应尽量减少食用。

（3）盆底肌训练：主要包括 Kegels 训练和阴道锥训练，可增强盆底与括约肌力量及肌肉运动的协调性，改善尿便失禁。

（4）生物反馈治疗：盆底肌肉康复的高级训练方法，全面了解盆底肌肉的生理状态，巩固盆底肌训练的效果。

（5）药物治疗

1）直肠刺激性药物包括：①甘油栓剂，作用为局部刺激和润滑剂；②比沙可啶栓剂，诱发直肠蠕动；③磷酸盐灌肠剂。

2）泻剂口服：主要包括容积性泻剂（膳食纤维）、渗透性泻剂（聚乙二醇 4000、乳果糖）、刺激性泻剂（蕃泻叶、酚酞、蓖麻油等）。口服泻剂通常伴有便失禁，对于神经源性排便功能障碍患者需要个体化治疗评估后方可给予。

（6）自家经肛门灌肠：自家灌肠治疗可以被认为是治疗神经源性排便障碍、提高生活质量的一线治疗方法。灌肠治疗明显减少大便失禁，减少口服药物应用，改善患者生活质量。

（7）电刺激治疗：肛门内置入电极，帮助排便感觉功能恢复。主要对 Bristol 4 分的患者最为理想，对软化粪便效果较差，适用于骶髓上损伤患者。

（8）磁刺激治疗：目前尚无确凿的证据证明其长期效果。

2. 外科治疗

（1）A 型肉毒毒素耻骨直肠肌注射术：适应证为保守治疗无效伴神经源性排尿困难的排便功能障碍患者。

（2）神经刺激技术

1）骶神经前根刺激器（SARS）：通常用于脊髓损伤后膀胱功能障碍的治疗，对一些排便功能障碍患者也有效。由于该术式创伤较大，临床应用较少。

2）骶神经电调节（SNM）：采用低频、低电压电流，慢性刺激骶神经丛。SNM 对于脊髓完全损伤患者无效，对于神经通路存在或完整的神经源性排便功能障碍患者有一定疗效（陈国庆等，2015; Chen et al., 2014）。

（3）外科手术

1）结肠造瘘：是各种措施的最后选择，可以提高部分患者的生活质量。

2）Malone 顺行灌肠治疗（MACE）：采用阑尾作为输入道，通过阑尾将灌洗液冲洗灌肠治疗。主要应用于神经源性大便失禁合并便秘的患者，特别是脊髓脊膜膨出术后患者，研究提示长期随访患者满意率达 80%。

3. 针灸治疗

有资料显示，针刺八髎、天枢、大肠俞、上巨虚、足三里有助于缓解便秘和失禁症状。

九、神经源性膀胱患者的随访

神经源性膀胱是一种不稳定状态，甚至可以在短时期内发生很大变化，因此高度推荐进行长期规律的随访。通过随访可以了解膀胱尿道功能状况和泌尿系统有无并发症发生，并根据随访结果对治疗方案做出相应调整。

根据基础神经病变的类型和当前神经源性膀胱的稳定程度，全面检查评估的间隔时间一般不超过 1～2 年。对于高危的患者，复查间隔时间还应缩短。应以患者的症状为指导，定期进行尿液分析。对于高危的患者，应定期进行上尿路超声检查，至少每 6 个月 1 次；同时每年均应进行体检和尿液的实验室检查。任何明显的临床变化均应进行进一步有针对性的研究。

复查内容包括：尿常规（每 2 个月 1 次）；泌尿系超声及残余尿量测定（每 6 个月 1 次）；肾功能及尿动力学检查（每年 1 次）；高度推荐采用影像尿动力学检查。

总之，神经源性膀胱是一个多元化的复杂

疾病，需要个性化治疗与动态随访。在治疗之前必须对患者进行全面、具体的诊断，并把当前医疗水平、患者心理状况及其对未来期望值等因素都考虑进去。临床医师可以从丰富的治疗方法中进行选择、并与患者及其家属共同确定恰当的治疗方案；每种方案各有优劣，即使某种治疗取得成功，终身密切随访也是必需的。

第二节　膀胱过度活动症

膀胱过度活动症（overactive bladder, OAB）是指尿急、尿频和急迫性尿失禁等临床症状构成的症候群。纵观近几十年的国内外文献，有关描述尿频、尿急症状的名词非常混乱，如：不稳定膀胱、逼尿肌不稳定、逼尿肌反射亢进、逼尿肌过度活动、女性尿道综合征等（Abrams et al., 1988）。为了名词的统一与规范，膀胱过度活动症（OAB）的概念被提出，并引起当今泌尿外科的重视。ICS 于 2002 年对 OAB 正式定义：OAB 是一种以尿急症状为特征的征候群常伴有尿频和夜尿症状，可伴或不伴有急迫性尿失禁；尿动力学上可表现为逼尿肌过度活动（detrusor overactivity，DO）、也可为其他形式的尿道—膀胱功能障碍，其无明确的病因，不包括由急性尿路感染或其他形式的膀胱尿道局部病变所致的症状（Abrams et al., 2002）。

一、流行病学

直到现在，OAB 还经常与尿失禁混淆，使得流行病学发病率的数据在地区与地区之间、国与国之间变异很大。这导致估计的 OAB 的发病率范围很大，阻碍了 OAB 治疗措施的进一步提高。OAB 为一类发病率较高的慢性疾病，严重影响患者的生活质量，给个人及社会带来了巨大的经济负担。OAB 为基于症候群诊断的综合征，定义为“尿急，伴或不伴急迫性尿失禁，常伴有尿频和夜尿症状”。特发性 OAB 无明确的病因，不包括由急性尿路感染或其他形式的膀胱尿道局部病变所致的症状，其核心症状为尿急。尿急是指一种突发、强烈的排尿欲望，且很难被主观抑制而延迟排尿（廖利民，2008；宋波等，2011；廖利民等，2012）。可以说 OAB 是一常见的功能障碍，影响了世界范围内人们的生活质量。它发病率很高，给患者带来一系列问题，包括生理、社会、心理及性生活方面的问题；另外，还导致较大的经济支出（Coyne et al., 2008; Irwin et al., 2009）。美国国家膀胱过度活动症评估（NOBLE）研究：OAB 发生率占成人的 16.6%、即 3330 万成人患 OAB，其中干性 OAB（无尿失禁）者占 63%、湿性 OAB（有尿失禁）者占 37%；男女患病率相似，发生率均随年龄增高而增加。在欧洲 6 国完成的 40 岁以上人群进行的 OAB 流行病学研究获得了与美国 NOBLE 研究十分相似的结果：OAB 发病率占人群的 17%，36% 为湿性 OAB，随年龄增长而增高。一项来自欧洲及加拿大的研究结果指出（任艳胜等，2014），在过去四十年中 OAB 的发病率已由男性 10.8%、女性 12.2% 分别增至 13.4% 和 14.6%，其中 44.5% 男性患者和 28.0% 女性患者存在尿失禁症状，超过半数患者已为自身症状所困扰。

一项已经国际发表的来自中国的 14 884 名患者的调查表明：OAB 发病率为 6.0%（男性 5.9%，女性 6.0%），其中 30% 的患者存在尿失禁症状。在中国，2008 年北京大学人民医院泌尿外科在北京地区对 2973 名 18 岁以上女性进行了膀胱过度活动症患病情况问卷调查（王驭良等，2010），被调查的对象年龄为 18～90 岁。结果显示：北京地区 18 岁以上成年女性 OAB 的患病率为 4.7%，随年龄的增长呈明显上升趋势，城区患病率为 2%，郊区为 8.1%。多因素 logistic 回归表明：年龄、体重指数、居住地区及焦虑程度等是北京地区成年女性 OAB 患病的危险因素。OAB 对北京成年女性的日常生活、社交、运动、情感等多方面均存在着严重的负面影响（Wang et al., 2011）。

2010 年，中华医学会泌尿外科学分会尿控学组共同发布了我国首个大规模 OAB 流行病学调查结果：本次调查覆盖我国六大地区（华北、东北、华东、中南、西南、西北）的 34 个城市，调查对象达 1488 人，年龄 18～80 岁。结果显示我国 18 岁以上居民 OAB 的总体患病率为 6.0%，女性（6.0%）略高于男性（5.9%），且随年龄的增长呈明显上升趋势，40 岁以上人群 OAB 的总体患病率（10.5%）约为 40 岁以下人群患病率（1.8%）的 7 倍。六大地区中，华东地区患病率最高（7.4%），华北地区的患病率最低（3.3%）。此外，肥胖、饮酒，体力劳动、教育程度低、已婚、绝经、经阴道分娩，多次分娩以及良性前列腺增生等都是 OAB 患病的促进因素。OAB 对患者的生理、心理、社交、性生活等多方面存在着严重影响，其中对睡眠和精力的影响最大。但是，OAB 患者的就诊率较低，调查显示，我国 OAB 患者中只有半数患者曾经就医，而未曾就医的患者中只有四分之一的人表示将来有可能去就医。大多数未就医的患者认为 OAB 是老年人的正常现象，不是大病，不治疗也没关系；另外部分患者对于自己的症状感到羞涩而难以启齿。所以 OAB 既是一种生理疾病也是一种心理疾病，虽然没有生命威胁，却严重影响生活质量。关注 OAB 是非常合适的，OAB 患者通常不愿意向医生讲述或与家庭成员和朋友讨论这一问题；应呼吁患者和医护人员提高对 OAB 的关注和认识，通过专业、有效的治疗，解除疾病束缚，提高患者的生活质量。

当然，目前对 OAB 尚存在一些争议，一些学者呼吁尽量简化下尿路功能障碍（LUTD）的分类；有学者认为仅仅是观察是不够的，即使尿动力学观察结果也需要与解剖、生理及病理生理相联系；逼尿肌过度活动（或 OAB）这一名词忽略了尿道、盆底等下尿路其他部分的重要性，其也可能为尿道及盆底功能障碍所致。但是就目前的知识水平与现状，ICS 有必要对现行的名词概念进行定义与分类，以免更多混乱，并在未来不断更新。

二、病因

若依照严格定义，OAB 的病因不明，即特发性 OAB。OAB 的可能病因可分为：神经源性、肌源性或两者结合以及一些未知原因。目前 OAB 的具体病因尚不十分明确，与下列因素相关：

1. 逼尿肌过度活动（DO）

由神经源性或非神经源性因素所致，储尿期逼尿肌异常收缩引起相应的临床症状。

2. 膀胱感觉过敏

在较小的膀胱容量时即出现排尿感。

3. 尿道及盆底肌功能异常

如尿道松弛、后尿道内尿液存留、盆底肌张力更高等。

4. 其他原因

如精神行为异常、激素代谢失调等，然而OAB症状经常出现在其他一些疾病或状态之中，如良性前列腺增生、女性混合型尿失禁、神经源性膀胱等，对于这类患者的OAB症状的病因和机制更加复杂，但处理也应遵循特发性OAB的诊疗原则。

三、病理生理

此部分内容仅涉及特发性OAB的病理生理机制，但目前不十分清楚。尿急症是OAB症候群中的特征性症状，对其病理生理机制的阐述具有代表性。尿急产生的潜在途径包括：

1. 尿路上皮-传入神经通路的异常交互作用

膀胱上皮具有丰富的感觉功能：膀胱上皮分为三层，连接到基底膜的基底层细胞、中间层和由大的六角形伞细胞组成的表面层。基底层细胞被认为是其他两层的先驱细胞，更换速率为3～6个月，但损伤后增殖速率加快。膀胱上皮的主要功能是屏障来自尿液的有害物质损伤膀胱。当这一功能受损时，有害物至膀胱上皮下的肌层及神经末梢损伤这些组织，出现尿急、尿频及尿痛的刺激症状。最表面的伞细胞具有的几个特殊的结构特点，包括特化的膜脂质，不对称的膜颗粒及具有硬斑块的质膜构成了其屏障功能的结构基础。上皮细胞防止水分子进入的功能得益于特化的脂质分子、尿溶蛋白及紧密连接。尽管膀胱上皮主要功能是屏障功能，但最近的研究表明它可以感受多种生理及化学物质的刺激并释放多种活性物质，其特性类似于伤害性感受器或机械感受器。它们也具有多种感受生理刺激的胞内信号传导机制。上皮细胞表达多种感觉神经元表达的受体及离子通道，例如：缓激肽的受体，神经生长因子的受体，ATP受体（P2X及P2Y），去甲肾上腺素的受体（α及β），乙酰胆碱的受体（M及N型），机械敏感的钠通道及多种TPP通 道（TRPV1、TRPV2、TRPV4、TRPM8）。上皮细胞还释放下列神经递质或信号分子：一氧化氮（NO）、ATP、乙酰胆碱、前列腺素、P物质及神经生长因子（NGF）。这些活性物质可直接或间接通过成肌纤维细胞影响感觉神经的兴奋性。成肌纤维细胞也被称为间质细胞，它们位于上皮下层，与膀胱内的感觉末梢靠近，细胞由缝隙连接相连，释放的信号分子作用于感觉神经末梢影响感觉传入的活动（Hashitani et al., 2004; Fry et al., 2007）。因而膀胱上皮及成纤维细胞通过化学信号偶联于邻近的感觉末梢共同参与膀胱的感觉传入机制（见感觉传入分子机制的第二种机制）。

最新理论指出膀胱黏膜层参与膀胱收缩的外周调控，膀胱间质细胞通过调控平滑肌钙离子释放可影响膀胱收缩，而位于黏膜下层的缝隙连接也可影响膀胱传入刺激的信号改变。这些都成为了OAB新的治疗靶点。

2. 传入神经的异常兴奋性

（1）外周神经末梢在膀胱、尿道及外括约肌的分布：免疫组化的方法发现，含SP、CGRP及PACAP等神经肽的感觉神经末梢广泛分布于膀胱壁从浆膜至固有膜的每一层，并在上皮下层形成密集的神经丛，这些神经丛的轴突可进入上皮层。对猫的感觉神经末梢在膀胱内的分布研究证实，走行在盆神经的感觉传入末梢均匀地分布在膀胱体及三角区，在肌层的分布比在上皮下层密集；而走行在腹下神经的感觉传入末梢比较集中分布在膀胱三角区，上皮下层分布多于肌层。在人及动物体内，这些神经肽能的感觉神经末梢除分布在膀胱各层外，也分布在膀胱壁内血管的周围及局部神经节细胞周围，并与这些神经节细胞形成突触联系以完成局部反射。

感觉末梢在尿道的分布与膀胱相似，分布在尿道的肌层及上皮下层，并在上皮下层形成密集的神经丛，在血管周围也有末梢的分布。尿道外括约肌的感觉末梢分布很稀疏，尿道外括约肌是横纹肌，但缺乏其他横纹肌内的牵张感受器（肌梭）及相应的Ⅰa类传入纤维。

（2）感觉神经元的胞体（背根神经节）：如上所述，膀胱及尿道感觉神经元的胞体位于S2～S4及T11～L2的背根神经节（DRG）内。一侧DRG支配双侧膀胱。膀胱的感觉神经元占整个DRG神经元的3%，一个DRG内大约有3000个神经元是支配膀胱的，其均一地分布在DRG内，这些神经元胞体直径大约32 μm×23 μm，属于中小型神经元。当以多个追踪剂标记盆腔脏器发现有5%～15%的DRG神经元被双重标记，说明一个感觉神经元可支配多个脏器，这一结构特点可能是病理情况下脏器之间感觉传入交叉敏感化的结构基础，例如，发生在直肠的炎症可引起膀胱感觉传入的敏感化而导致排尿频率的改变。

（3）感觉神经元中枢末梢在脊髓的投射：经跨神经节的追踪技术发现来自膀胱的感觉传入投射到腰骶部脊髓交感及副交感节前神经元所在的部位。来自猫及大鼠膀胱的感觉传入经盆神经投射到腰骶部脊髓的Lissauer束，然向后头尾方向发出侧支，然后向外进入脊髓Ⅰ层，向中间进入脊髓的深层（Ⅴ～Ⅶ及Ⅹ层），最重要的是在外侧的投射通路，投射至骶髓的副交感神经核（副交感节前神经元集中部位）。经腹下神经的感觉传入在腰脊髓（T11～L2）节段的投射部位与上述经盆神经的部位相似，位于脊髓Ⅰ、Ⅴ～Ⅶ及Ⅹ层。来自膀胱及尿道的感觉传入在深部脊髓及脊髓腹侧角没有投射。尽管膀胱的感觉传入主要是同侧投射，但有10%～20%是投射至对侧的脊髓。来自尿道外括约肌的经阴部神经的感觉传入在脊髓的投射部位是脊髓Ⅰ、Ⅴ～Ⅶ及Ⅹ层与来自膀胱的感觉投射有交叉。这与同样经阴部神经传入来自会阴部皮肤及性器官的感觉投射至深部脊髓背角（Ⅱ～Ⅳ层）形成鲜明的对比（Brading et al., 1994; German et al., 1995; de Groat et al., 1997）。

负责接受来自膀胱及尿道的感觉传入的脊髓神经元也可以用即刻反应基因蛋白c-fos的表达而显示出来。大鼠膀胱及尿道在受到伤害性及非伤害性刺激时，c-fos蛋白在脊髓背侧联合、背角浅层及脊髓副交感神经核的表达增加。这些部位与以上述跨神经节追踪方法显示的相似。伤害性刺激使c-fos蛋白在更多的脊髓背侧联合神经元内表达。

（4）感觉传入神经组织学特点：光镜及电镜检测显示，支配膀胱及尿道的感觉神经主要是有髓的Aδ及无髓的C纤维。猫的盆神经及腹下神经内纤维的直径小于2～3 μm，极少的纤维直径达5～10 μm。大鼠的盆神经及腹下神经分别含有大约25 000和21 000根纤维，94%的纤维为无髓纤维。但大鼠阴部神经内含有直径大的有髓纤维及直径小的无髓纤维。神经内纤维的数量超过DRG内神经元及发出传出纤维的脊髓内神经元的总和，例如，猫盆神经有大约18 000根纤维，而只有5000个传入及传出纤维，这意味着在感觉神经元从DRG至外周的过程中出现很多分支。

有髓的Aδ及无髓的C纤维也可以用是否表达神经丝蛋白来区分，神经丝蛋白是细胞骨架蛋白，在胞体合成后，经轴突运输外周至轴突。神经丝蛋白在轴突的表达水平与轴突的直径和髓鞘化程度密切相关。其中200-kDa的神经丝蛋白亚单位主要表达在有髓的Aδ纤维上，而无髓的C纤维没有表达。大鼠膀胱的感觉神经元有2/3是神经丝蛋白阴性的发出C纤维的神经元，1/3 是神经丝蛋白阳性发出 Aδ 纤维的神经元。神经丝蛋白的表达与神经元辣椒素的敏感性呈负相关。大约 80% 神经丝蛋白阴性的膀胱感觉神经元对辣椒素敏感。这表明膀胱感觉神经多数是神经丝蛋白阴性的 C 纤维，以电生理方法测定盆神经内纤维的传导速度及以组织学方法测定直径得出与上述一致的结论，无髓C纤维在数量上多于有髓Aδ 纤维。

在猴的盆神经及阴部神经内纤维的传导速度分别是 2 ~ 31 m/s 及 34 ~ 119 m/s，说明阴部神经内纤维直径较大。大鼠盆神经及腹下神经内纤维的传导速度分别是 1 ~ 22 m/s 及 1 ~ 16 m/s。

（5）感觉神经元的化学特点：免疫组化的方法显示支配膀胱的感觉神经元合成及释放以下肽类及氨基酸。肽类有：P 物质（SP）、降钙素基因相关肽（CGRP）、垂体腺苷酸环化酶激活多肽（PACAP）、血管活性肠肽（VIP）、亮氨酸脑啡肽、促肾上腺皮质激素释放因子、生长相关蛋白 -43 及一氧化氮合成酶（NOS）。氨基酸类有：谷氨酸及天冬氨酸。这些活性物质存在于感觉神经元的胞体（DRG）、膀胱及尿道内感觉神经末梢及脊髓内中枢末梢。70% 的大鼠感觉神经元含有多种肽。

肽能的感觉神经末梢分布在膀胱的每一层，以上皮下的固有膜分布最密集。脊髓内肽能的感觉神经末梢主要出现在 Lissauer 束、背角 I 层及副交感中枢所在的部位，这与以追踪剂显示的膀胱感觉神经在脊髓的投射部位吻合。

以辣椒素及树胶脂毒素（resiniferatoxin，RTX）等神经毒素急性处理支配膀胱的 C 纤维使其释放 CGRP、SP 及 PACAP，会引起神经源性的膀胱炎症，表现为膀胱内血管扩张及血浆渗出。而以这些神经毒素慢性处理 C 纤维会降低膀胱壁内神经肽类的免疫反应性，也说明多数肽能的感觉神经是辣椒素敏感性的 C 纤维。

膀胱的感觉神经元特别是发出 C 纤维的感觉神经元表达多种受体，这些受体包括 TRPV1（transient receptor potential vanilloid 1，辣椒素受体）、TRPA1（transient receptor potential ankyrin 1，机械及冷反应受体）、TRPM8（transient receptor potential cation channel subfamily M member 8，冷反应受体），以及对多种神经生长因子反应的受体：TrkA（神经生长因子 NGF 的受体）、TrkB（脑源性神经生长因子 BDNF 的受体）、GRF 1（胶质细胞源性生长因子 GDNF 受体）及 GRF 3（胶质细胞源性生长因子 Artemin 受体）、M 型胆碱受体、内皮素受体、嘌呤能受体（P2X2、P2X3、P2Y 等 ATP 受体）。这些受体在感觉神经元的外周末梢（膀胱内）及中枢末梢（脊髓内）都有表达。

感觉神经元还表达一种同工凝集素 B4（isolectin B4，IB4）的结合位点，支配膀胱及尿道的 C 纤维感觉神经元。根据此结合位点的有无分为 IB4 阳性及 IB4 阴性两类。IB4 阳性神经元通常没有 SP、CGRP 等神经肽，表达神经生长因子 GDNF 的受体 GRF，其存活依赖于 GDNF；而 IB4 阴性的神经元多含有神经肽，表达神经生长因子 NGF 的受体 TrkA，其存活依赖于 NGF。膀胱及近端尿道的 C 纤维神经元多为 IB4 阴性（70%），但支配远端尿道的 C 纤维神经元 IB4 阳性的比例较高（49%）。

膀胱的感觉神经元表达如此多的受体说明了膀胱内感觉产生机制的复杂性，多种化学及机械信号共同作用于膀胱内感觉末梢，这些信号可以协同兴奋感觉传入，也可以相互拮抗。研究表明，当 TRPV1、TRPA1、TRPM8、TrkA P2X、N 型及 M 型胆碱受体及内皮素受体被相应的激动剂激活后会兴奋膀胱感觉传入活动，促使神经递质的释放，并诱发反射性的膀胱活动。而一氧化氮、一些 N 型及 M 型激动剂可抑制膀胱感觉传入活动。膀胱感觉传入活动调节的这种复杂性不仅体现在感觉神经表达多种对化学及机械信号起反应的受体，也体现在膀胱内非神经细胞（膀胱上皮细胞、成肌纤维细胞）也释放多种活性物质作用于感觉传入末梢。

（6）几种病理情况下膀胱感觉传入的变化

①脊髓损伤后感觉神经元的重塑：与 C 纤维传入引发的排尿反射的出现、神经生长因子的作用、脊髓损伤后感觉神经元放电特性及钠、钾通道的改变等相关。

②膀胱炎症时感觉传入功能的变化：感染、辐射性损伤、尿液内刺激性化学物质的增多及其他不明原因（如间质性膀胱炎）等因素导致膀胱的炎症反应，通常伴随膀胱疼痛。炎症时膀胱对扩张刺激敏感，膀胱黏膜及肌层水肿，大量的炎性细胞浸润。Aδ 或 C 纤维的激活在膀胱炎症的发生中起很重要的作用，一方面，它们的激活将机械或化学刺激信号传至中枢，另一方面它们的激活使速激肽释放增加，会进一步增强膀胱内的炎症反应。在膀胱炎症发生中 C 纤维的作用较 Aδ 纤维更重要。

③感觉传入与特发性的逼尿肌过度活动：尿急伴随着原因不明的逼尿肌过度活动（IDO）在临床上很常见，但至今未找到原因。许多证据显示感觉神经的异常在 IDO 的发病中起重要作用，患 IDO 的女性患者膀胱内表达 P 物质、CGRP、TRPV1、P2X3 的神经末梢密度增加，而这些物质是 C 纤维感觉神经的标记物。与神经源性膀胱过度活动（NDO）相似，IDO 患者膀胱内应用辣椒素使传入神经脱敏或肉毒素抑制神经递质释放可抑制逼尿肌的收缩从而减轻症状。应用肉毒素治疗的 IDO 患者症状减轻后，膀胱活检显示表达 TRPV1 及 P2X3 的神经纤维密度降低。

④感觉传入与尿道梗阻诱发的膀胱功能异常：感觉神经的可塑性变化在尿道梗阻（如前列腺增生导致的 BOO）诱发的膀胱功能异常中起关键的作用。BOO 患者冷水刺激诱发的经 C 纤维传入的排尿反射阳性说明 C 纤维的上调。大鼠部分阻塞尿道可诱发 BOO，组织学及电生理试验显示，阻塞 6 周后感觉神经及副交感传出神经变粗，膀胱感觉神经在脊髓内的投射范围增大（在脊髓背角及副交感核投射范围增加 60%）。大鼠膀胱内 NGF 含量增加，若以 NGF 抗体处理动物使感觉神经无法接触 NGF，膀胱感觉神经不再增生，在脊髓的投射范围也不再增大，说明 NGF 的增加导致了感觉神经的可塑性改变。NGF 的增加是由尿道阻塞引起的尿潴留导致膀胱扩张刺激诱发的，在体外牵张刺激膀胱逼尿肌可使 NGF 表达及分泌增多，膀胱扩张刺激也使膀胱上皮分泌 NGF 增多，因而，当膀胱受到机械牵张刺激时，从逼尿肌及上皮细胞分泌的 NFG 兴奋感觉纤维末梢，增加至脊髓的传入活动，导致膀胱的反射性活动增强。膜片钳记录感觉神经元的电生理特性显示，河豚毒素 TTX 敏感型的钠通道电流增加，动作电位的激活阈值降低，神经元的兴奋性增加。

3. 中枢感觉处理的异常

正常控尿过程需要脊髓 - 丘脑 - 脊髓反射通路的完整。在膀胱充盈过程中，脑干、导水管周围灰质（PAG）及脑桥控尿中枢（PMC）等部位神经活动信号增强。储尿期膀胱容量逐渐增加，膀胱及尿道的传入信号通过脊髓传导至位于中脑及导水管周围灰质的神经元，当容量达到一定水平时，导水管周围灰质下行的兴奋信号通过脑桥控尿中枢激活下行的传出运动神经元（包括副交感神经纤维），引起尿道括约肌的松弛及逼尿肌的收缩从而进入排尿期。

正常控尿过程并非单纯的神经自主反射，而是受到严格的意识控制，可以根据周围环境允许及个人意愿启动排尿。在正常情况下，排尿反射被抑制，来自下尿路的传入信号不能直接触发排尿。前脑可以处理一系列来自膀胱的感觉信号（由初始尿意到强烈排尿感），使其可被生物个体所控制，直至一个合适的场合启动排尿过程。控尿系统的功能异常可导致非意愿控制的自主反射性排尿（尿失禁）。

（1）正常膀胱的排尿周期：正常膀胱功能的大脑影像资料来自两性健康志愿者。Blok运用PET第一次报道正常男性志愿者排尿期大脑的活动，研究证实了之前解剖发现的额叶皮质为处理控尿信号的重要部位，排尿期明显激活的区域在额叶皮质及额下回。女性志愿者的激活部位一致。储尿期大脑激活的区域为右侧脑岛及邻近运动辅助区的背侧扣带前回。储尿期还有大脑其他部位激活但并未进一步研究。

功能磁共振成像技术研究证实了PET研究的结果，并指出在储尿及排尿期脑干也有神经活动。一项研究指出独立的神经活动可能会随着年龄增大而减少，这提示传入信号的处理过程受损。fMRI研究提示盆底肌群收缩过程中大脑运动辅助区的神经活动。

（2）非神经源性膀胱症状：膀胱功能障碍可以膀胱过度活动（OAB）为主要症状，其特征症状为尿频、尿急及夜尿，伴或不伴急迫性尿失禁。尿急为核心症状，定义为“一种难以抑制的排尿急迫感”。尿动力学检查中，此类患者可能表现为逼尿肌过度活动，自发或诱发的逼尿肌不自主性收缩。

来自匹兹堡的老年尿控研究小组发表的研究结果显示，患有急迫性尿失禁的老年女性在尿急发作时大脑相关区域神经活动增加。神经活动增加的区域包括运动辅助区、背侧扣带前回、岛叶及前额叶背外侧皮层，腹侧正中皮层及海马区域神经活动减弱。这种现象可能代表情感活动及自主/运动觉醒中枢对对漏尿发生的反应，并试图通过收缩盆底肌群来防止尿道括约肌的松弛（运动辅助区的激活）。腹侧正中皮层神经活动的减弱可能代表抑制充盈膀胱的传入神经信号或排尿反射的启动。那些随膀胱充盈丧失大脑对膀胱控制的患者，此类神经活动更明显。尿急患者大脑相关区域神经活动扫描结果同排尿日记中尿急报告相一致。大脑中连接神经组织的白质损失可能导致尿急的发生。WMH和FLAIR影像学研究进一步证明了这种观点。社区老龄人口流行病学研究进一步证实了脑白质减少同尿急的相关性。近期才有OAB的相关影像学研究报道。在膀胱充盈期有尿急感但无尿失禁发生的妇女同有急迫性尿失禁发生的妇女，大脑岛叶及背侧扣带前回神经活动相似。OAB及DO的发生同年龄增长引发的大脑结构改变相关。

4．神经因素激发的异常逼尿肌活动

神经系统的病理改变也会引发DO。

5．逼尿肌内在产生的异常肌肉活动

部分OAB患者存在尿动力检查中表现逼尿肌过度活动。目前理论指出由肌细胞过度敏感导致失神经支配是肌源性DO的基础。

四、病理

根据ICS定义，OAB患者的膀胱内不应存在感染或其他明显病理状态，此种状态应理解为特发性OAB。然而临床上仍有一些疾病的症状表现中存在尿急、尿频等OAB症状，例如良性前列腺增生（BPH）、女性混合性尿失禁、神经源性膀胱、间质性膀胱炎等，在此暂且称之为其他相关疾病合并的OAB，其病理及病理生理改变见相应的原发疾病，对OAB的处理除原发病治疗外同特发性OAB。

五、临床表现

ICS提出和采用的以症状为基础的定义为进一步临床研究提供了框架和可能，可以保证将来在发病率估计、诊断和处理方面更加准确、真实。正常排尿需要神经系统、膀胱和括约肌机制的协调。OAB的关键症状是尿急，发生率为9.2%；根据ICS旧的定义：尿急是一种对漏尿或疼痛的恐惧。ICS新定义认为：尿急是指一种突然出现的、强迫施行的排尿欲望，且很难被延迟。急迫性尿失禁是指与尿急相伴随、或尿急后立即出现的非随意漏尿。混合性尿失禁是尿急和应力状态下尿液非随意漏出的主诉。尿频是患者认为每天排尿太频繁的一种主诉。夜尿是患者每夜1次或多于1次醒来排尿的主诉。尿频和夜尿通常伴有尿急，但可以伴随或不伴随急迫性尿失禁。另外，美国NOBLE研究将不伴急迫性尿失禁的OAB称为干OAB，伴有急迫性尿失禁者称为湿OAB。

OAB症状包括：

1. 典型症状

含尿频、尿急、急迫性尿失禁、夜尿等，建议使用24小时排尿日记（表34-2-1）来记录OAB症状，使用膀胱过度活动症症状评分表（OABSS，表34-2-2）来评估和量化OAB症状。

2. 相关症状

包括排尿困难、尿失禁、性功能、排便状况等。

3. 生活质量评估

4. 相关病史

包括泌尿及男性生殖系统疾病及治疗史；月经、生育、妇科疾病及治疗史；神经系统疾病及治疗史。

六、实验室及泌尿外科特殊检查

（一）筛选性检查

1. 尿常规。
2. 尿流率。
3. 泌尿系统超声检查（包括剩余尿测定）。

（二）选择性检查

指特殊患者，如怀疑患者有某种病变存在，应该选择性完成的检查项目。

1. 病原学检查：疑有泌尿或生殖系统炎症者应进行尿液、前列腺液、尿道及阴道分泌物的病原学检查。

2. 细胞学检查：对疑有尿路上皮肿瘤者进行尿液细胞学检查。

3. 尿路平片、静脉尿路造影、泌尿系内腔镜、CT或MRI检查：怀疑泌尿系其他疾病者。

4. 尿培养、血生化、血清PSA（40岁以上）等。

5. 侵入性尿动力学检查

①目的：确定有无下尿路梗阻，评估逼尿肌功能；②指征：尿流率减低或剩余尿增多；首选治疗失败或出现尿潴留；在任何侵袭性治疗前；对筛选检查中发现的下尿路功能障碍需进一步评估。③选择项目：膀胱压力测定、压力—流率测定、尿道压力测定、影像尿动力学测定等。

OAB是症状性诊断，一般根据症状即可诊断，但是应遵循以上诊断流程以避免误诊和漏诊（图34-2-1）。

表 34-2-1　24 小时排尿日记

日期：______________

排尿 时间 / 尿量		尿急	漏尿	备注	饮水 时间、类型和数量
早 6:00					
中午 12:00					
下午 18:00					
午夜 24:00					

全天液体摄入总量：______ 毫升　　全天排尿总量：________ 毫升

全天排尿次数：________　夜尿次数：______________　尿失禁次数：________　导尿次数：__________

全天导尿总量：________ 毫升　全天平均排尿量：__________ 毫升______________　全天更换尿垫：________

表 34-2-2 膀胱过度活动症症状评分表（OABSS）

问题	症状	次数	得分
1. 白天排尿次数	从早晨起床到晚上入睡的时间内，小便的次数是多少？	≤7	0
		8～14	1
		≥15	2
2. 夜间排尿次数	从晚上入睡到起床的时间内，因小便起床的次数是多少？	0	0
		1	1
		2	2
		≥3	3
3. 尿急	是否有突然想要小便，同时难以忍受的现象发生？	无	0
		每周 <1	1
		每周≥1	2
		每日 =1	3
		每日 2～4	4
		每日≥5	5
4. 急迫性尿失禁	是否有突然想要小便，同时无法忍受并出现尿失禁的现象？	无	0
		每周 <1	1
		每周≥1	2
		每日 =1	3
		每日 2～4	4
		每周≥5	5

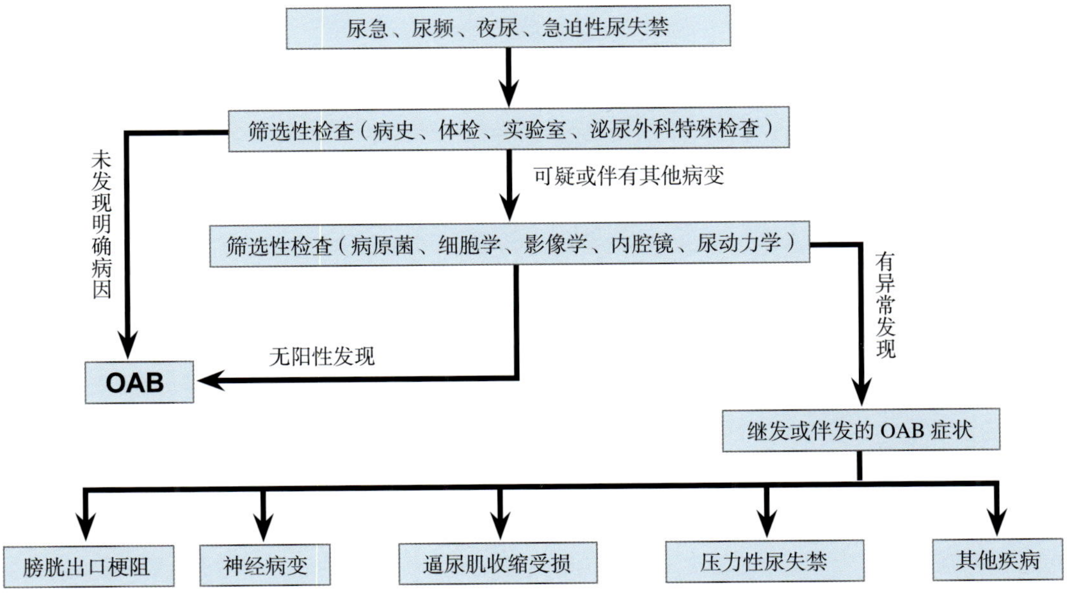

图 34-2-1 OAB 诊断流程图

七、治疗

（一）OAB 的初期治疗

全科医师、泌尿外科医师和妇科医生可对 OAB 进行最初评估和处理。WHO 资助的第 3 届 ICI 对下尿路功能障碍的基本评价提出了推荐意见。评估包括详细的病史采集、既往治疗和结果、患者排尿日记和问卷调查、体格检查、尿液分析等。如果已决定由非专业人士进行最初的评价和处理，接下来的问题将是什么时候建议患者立即咨询专家。在下列情况下应寻求专家诊治：最初的行为和药物等非侵入性治疗的疗效很差、血尿不伴感染、反复症状性尿路感染以及复杂下尿路和盆底功能障碍者，如：①膀胱排空差，表现为残余尿增加；②并发神经疾病或损伤；③严重的脱垂；④前列腺疾病。

（二）OAB 的专科治疗

在诊断患者患有 OAB 之后，医生在实施治疗之前应仔细考虑患者是否需要或期望治疗。并非所有 OAB 患者希望或要求治疗。治疗的启动取决于 OAB 对患者生活质量干扰的程度，治疗启动前应与患者沟通以建立合适的期望值。

OAB 治疗方法主要包括行为调整、药物治疗或两者联合（表 34-2-3）。如果此联合治疗无效，而患者希望缓解症状，大多数医生将考虑各种形式的神经调节，包括骶或外周神经的电刺激。这些刺激将导致肌肉收缩、激活反射、调节一些中枢神经系统功能。在神经调节无效，而患者具有严重的 OAB 症状，可以考虑侵入性更大的治疗，如膀胱扩大术或尿流改道术。目前有两种具有前景的治疗方法正在临床试验中：膀胱内直接灌注作用于香草类受体的药物以失活感觉神经元，以及逼尿肌注射 A 型肉毒毒素。已提出的其他治疗 OAB 方法（包括膀胱去神经或电磁治疗）的结果尚无一致性报道。

1．行为治疗

对每例 OAB 患者，行为治疗应作为最初治疗的一部分。最常见的 OAB 行为调节包括一系列措施（图 34-2-2、表 34-2-4）。

对患者进行下尿路知识教育是行为调节的

表 34-2-3　OAB 治疗方法

首选方案
行为调节
药物治疗（口服、经皮、膀胱内）
二线方案
神经调节
膀胱扩大成形术
尿流改道
其他
去神经术
电磁治疗
膀胱内去传入药物治疗
逼尿肌肉毒毒素注射术

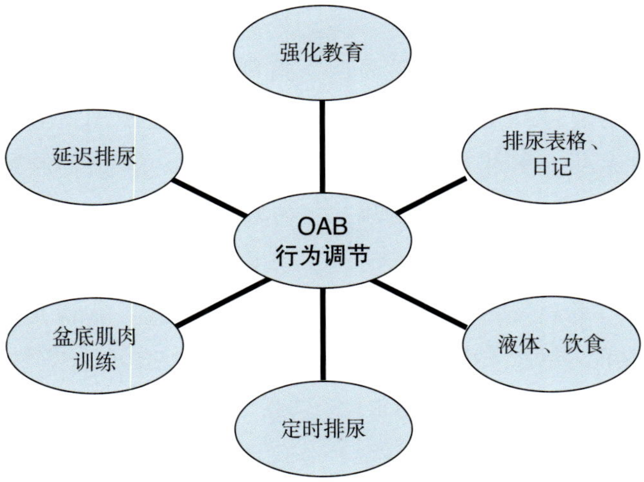

图 34-2-2 OAB 的行为治疗

表 34-2-4 第 3 届 ICI 对 OAB 行为治疗的推荐方案

排尿时刻表管理：
• 定时排尿（C 级推荐）；
• 习惯训练（D 级推荐），可辅助于其他治疗方法；
• 膀胱训练（C 级推荐），应进一步研究膀胱训练的指导途径、监督强度、辅助治疗、时刻表参数及治疗时间长短。
盆底肌肉训练（PFMT）：
• 为压力性、急迫性和混合性尿失禁（OAB）患者提供一线治疗（A 级推荐）；
• 目前尚无数据证明家庭或医院内生物反馈（BF）联合 PFMT 的疗效优于单独 PFMT，因此 PFMT+BF 为 B 级推荐；
• PFMT 与膀胱训练相结合比 PFMT 单独应用产生更好的短期疗效、但可能不会维持较长时间（B 级推荐）。

基本部分，可以使他们更加了解可能的预防措施，应与排尿日记联合应用，使患者加强自我了解。这样的信息可以表明症状出现的确切时间和严重程度。这两个措施应配合液体和饮食管理，以达到定时或预防性膀胱排空和膀胱训练的目的。排尿时刻表管理包括膀胱训练、定时排尿、习惯训练、提示排尿等方法。采用盆底肌肉训练（PFMT）以加强盆底肌肉从而强有力地抑制逼尿肌的无抑制收缩是一种公认方法。另外，物理疗法（包括生物反馈）也是有用的，其作用尚存争议。

行为治疗是临床处理不可分割的一部分，应采用强化方法。需随访患者，以监测其功能障碍、解释问题、评估膀胱日记，评价 OAB 症状的变化。这是 OAB 患者现行治疗中很重要的一部分。文献表明行为治疗是有效的，报道的尿失禁改善率大于 50%。一项 123 例 55 岁以上女性尿失禁患者的研究评价了膀胱训练的有效性：共 88 名患者具有尿道括约肌功能不全，35 例具有逼尿肌过度活动伴或不伴共存的括约肌功能不全；膀胱训练减低了 57% 的尿失禁发生，两组效果相似；另外，白天和夜间的不随意排尿也减少。这些结果显示，膀胱训练应作为女性尿失禁患者最初的治疗手段。

Burgio 的一项研究评价了联合行为和药物治疗对老年女性急迫性尿失禁的疗效：受试者根据尿失禁的类型和严重程度随机分成行为治疗组、药物治疗组和安慰剂组；如果单一治疗 8 周后，患者仍不能控尿或不满意，可以采用联合治疗。共 197 名 55 岁以上 OAB 妇女入选，35 例在联合治疗组。随后，8 名受试者从行为治疗组转到联合治疗组。单一治疗平均降低尿失禁约 57.15%，而联合治疗平均降低 88.15%。另外，27 受试者从药物治疗组转到联合治疗组，尿失禁改善率在单一治疗组为 72.12%，而联合治疗组增加至 84.13%。此研究的结果表明：行为调节和药物治疗两种方法联用比单用任何一种具有更好的效果。

2. 药物治疗

治疗 OAB 的药物包括：抗毒蕈碱药物（Novara et al., 2008）、抗抑郁药物、α 受体拮抗剂、β 受体激动剂（Khullar et al., 2011）、抗利尿激素类药物及其他（表 34-2-5）。

当决定使用药物治疗 OAB 后，首先应明确使用哪一类药物制剂。虽然有许多药物在药理机制上很诱人，在动物实验中显示出前景，然而除抗胆碱能制剂外，现在均缺乏强有力的临床证据。虽然大量研究支持胆碱受体拮抗剂治疗 OAB 的有效性，但副作用如口干、便秘、视觉模糊等在一定程度上限制了其应用，这些副作用是由于对膀胱缺乏相对选择性引起的。这导致了对 M 受体和膀胱功能关系的进一步研究，分离出了组织或亚型选择性的抗胆碱能制剂（Hegde et al., 1999），耐受性得到改善。在膀胱，M2 受体是主要的胆碱受体，而 M3 受体在功能上更加重要，直接介导逼尿肌收缩。M2 受体可能通过几种机制调节逼尿肌收缩，主要在病理状态下引起膀胱收缩，如

表 34-2-5　第 3 届 ICI 对药物的评估与推荐

抗毒蕈碱药物
索利那新：A 级推荐
托特罗定：A 级推荐
Trospium：A 级推荐
Darifenacin：A 级推荐
普奴本辛：B 级推荐
阿托品，莨菪碱：C 级推荐
混合作用：抗毒蕈碱药 + 其他
奥昔布宁：A 级推荐
丙哌维林：A 级推荐
双环维林：C 级推荐
黄酮哌酯：D 级推荐
其他药物
抗抑郁药（Imipramine）：C 级推荐（谨慎）
抗利尿激素类似物：去氨加压素（desmopressin）：A 级推荐
受体拮抗剂（alfuzosin、doxazosin、terazosin、amsulosin）：C 级推荐
β 受体激动剂（米拉贝隆、terbutaline、salbutamol、clenbuterol）：C 级推荐
中枢抑制剂：氟比洛芬（indomet hacin）：C 级推荐
吲哚美辛（flurbiprofen）：C 级推荐

神经损伤、糖尿病和老化。需进行进一步研究以评价：①选择性M3受体拮抗剂是否会比现有药物具有更好的耐受性；②M2受体拮抗剂的临床重要性；③尿路上皮是否在影响膀胱收缩性方面起重要作用，是否通过毒蕈碱或其他机制起作用。一项关于抗胆碱能制剂治疗OAB的有效性的回顾性研究表明，60%～75%的患者服药后症状显著改善（Chapple et al., 2008）。为评价治疗的准确价值，需要应用新的概念：临床有效性是效能、耐受性和依从性的结合。因此，不仅有必要评价一种药物如何很好地发挥作用，评价其副作用和患者继续治疗的意愿也很重要。后一概念又叫依从性或坚持性，可以认为是整合有效性和耐受性的替代名词。恰当应用临床有效性，可以包括所有上述概念。由于药物或非药物的原因，初始治疗可能失败。非药物原因包括缺乏同时的行为调节，由过多液体摄入或摄入患者喜好的兴奋剂如咖啡因引起。患者第1次就诊时建立恰当的期望值及准确记录排尿日记是非常必要的。对于大多数病例，OAB不能治愈，但是症状可以减轻、生活质量可以改善。治愈暗示疾病的完全消失，对于OAB来说，这似乎是不可能的目标。治疗失败的其他非药物原因包括诊断错误或并发的情况，如感染等。抗胆碱治疗失败的可能的药物原因包括：①剂量不够；②副作用限制了足够的剂量；③阿托品抵抗性收缩（NANC）；④用高选择性M3受体时，非M3受体介导的收缩；⑤M3或M2受体的上调；⑥肌源性而非神经源性病因；⑦患者的基因变异，一种药物可能在一特殊患者不如另一患者起效好。

3. 初始药物治疗失败后患者的治疗（二线治疗）（表34-2-6）

表34-2-6 第3届ICI对OAB其他治疗（二线治疗）的推荐

功能电刺激（ES）
• 有数据支持使用ES治疗急迫性和混和性尿失禁的有效性，但尚缺乏一致性研究结果，提示对ES进行尿失禁康复的生理原则缺乏深刻理解以及ES参数的不可比性，迫切需要高质量临床对照研究（RCTs），大样本、长期随访的数据。
• 目前尚无数据证明附加ES于PFMT，以及ES生物反馈帮助PFMT能够带来额外益处。
• 盆底ES在老年人中能够获得较好的应答（C级推荐）。
磁刺激（MS）
• MS（尤其是骶神经根MS）在治疗急迫性尿失禁中是有效的，但尚需高质量、大样本的数据（C级推荐）。
骶神经调控（SNM）
• 2～3级水平证据表明，SNM可以为急迫性尿失禁、尿频、尿急症提供有益的治疗（B级推荐）。但其作用机理尚不清、尚缺乏对结果的预示，尚需独立的长期研究。
Ingelman-Sundberg去神经手术
• 经阴道途径在膀胱表面分离切断盆神经节前纤维以治疗急迫性尿失禁：4级水平证据。
骶神经后根切断术
• 切断S2～S4骶神经后根，阻断传入冲动，重建膀胱储尿：4级水平证据。
肠道膀胱扩大术
• 肠道膀胱扩大术为保守治疗或其他方法治疗急迫性尿失禁失败的患者提供治疗方法储备（B级推荐）。
自体膀胱扩大术
• 切开膀胱浆肌层，使黏膜层膨出的方法：4级水平证据。
尿流改道：5级水平证据。

初始药物治疗失败后患者的治疗选择包括：①重新确认；②更多的行为调节；③增加药物剂量；④加用另一种药物；⑤更换制剂；⑥改变治疗方法；⑦推荐患者进行重新评价。在进行更加侵入性的治疗之前，全面评价患者是很重要的。此种情况下应进行尿动力学检查。膀胱镜检查可能不必要，除非血尿或严重的尿急或疼痛存在，影像学检查通常不必要。如果非侵入性的行为调节和药物治疗失败，现在所用的其他治疗包括：①神经调节和电磁刺激；②膀胱周围去神经；③膀胱扩大成形术。

神经调节（包括骶神经刺激）是OAB治疗的一大进步，人们所达成的共识是通过电刺激调节感觉和运动功能。为抑制膀胱活动，对S3施行电刺激，兴奋阴部传入神经。也可能是其他的传入或传出纤维被兴奋，虽然这种可能性没有被清楚地确认。骶神经刺激可导致骶反射平衡和协调的恢复，然后改善症状。神经调节不仅用于治疗OAB，也用于治疗特发性尿潴留和盆底疼痛。目前骶神经调节被认为是治疗下尿路功能障碍的工具，因为它在保守治疗和侵入性治疗（如膀胱扩大和尿流改道）之间建立了桥梁。骶神经刺激通过双模式机制起作用，开放模式抑制逼尿肌收缩，关闭模式触发排尿。在单一患者中，研究尚未确定任何一个临床变量能可靠地预测神经调节的有效性。因此，在患者开始神经调节治疗时有2个阶段：第1阶段为经皮穿刺试验刺激，如果测试成功，然后进入第2阶段，即脉冲发生器永久性植入阶段。急迫性尿失禁和尿频、尿急症状经神经调节后可获得良好效果。除骶神经刺激外，周围神经电刺激或磁刺激也被提倡，所采用的位点如肛门、阴道、大腿和胫后区域（经皮电刺激，TENS）。一般地说，随着刺激位点与中枢神经系统距离的加大，临床有效性逐渐降低。对于难治性OAB的其他治疗包括膀胱周围去神经术，虽然此术语易使人误解，因为它并不是真正的去神经，而是去中枢的过程；从技术上讲，去神经比较困难，因为难以破坏节后的副交感纤维，术后18～24个月后复发率高达100%，因此该手术现在很少应用。膀胱扩大成形术是处理难治性OAB的另一外科选择，时间证明，它能治疗难治性的膀胱储尿问题，但其为较大侵入性的手术，具有较多的并发症，会带来排空障碍（尿潴留）的危险。

（三）其他疾病中OAB症状的诊治

虽然OAB是一个独立的症候群，但在临床上，有许多疾病也可出现OAB症状，如：各种原因引起的膀胱出口梗阻（BPH等）、神经源性排尿功能障碍、女性混合性尿失禁（SUI+OAB）、慢性泌尿生殖系统感染、逼尿肌过度活动并收缩力减弱（DHIC）等，在这些疾病中OAB症状可以是继发性的，也可能是与原发病伴存的。由于这些疾病中OAB症状常有自身的特殊性，本节将介绍几种临床常见疾病中OAB症状的诊治原则。

1. 膀胱出口梗阻者OAB的诊治原则

常见病因为良性前列腺增生等。筛选检查包括：①症状：OAB+排尿困难；②最大尿流率＜15 ml/s；③剩余尿＞50 ml。选择性检查包括：①充溢性膀胱测压：DO存在；②压力—流率测定：BOO分度Ⅲ度以上，逼尿肌收缩力分级正常以上。

治疗原则：①针对膀胱出口梗阻（BOO）的治疗；②根据逼尿肌收缩功能状况制订相应的OAB症状治疗方法；③逼尿肌收缩功能正常或增强者可辅助抗OAB治疗（M受体阻断剂+α受体阻断剂（Chapple et al., 2009）；④逼尿肌收缩功能受损者慎用抗OAB药物治疗；⑤BOO解除后OAB仍未缓解者应行进一步检查，治疗可按OAB处理。

2. 神经源性排尿功能障碍 OAB 的诊治原则

常见病因为脑卒中、脊髓损伤和帕金森病等。诊治原则：①积极治疗原发病；②能自主排尿者，根据有无下尿路梗阻，对 OAB 进行相应处理；③无下尿路梗阻者参照以上 OAB 治疗原则；④有梗阻者按 BOO 诊治原则：对不能自主排尿者，按 OAB 治疗，配合间歇导尿或其他降低流出道阻力方法。

3. 女性混合性尿失禁 OAB 的诊治原则

筛选检查：①病史和压力诱发试验提示既有压力性尿失禁，又有 OAB 症状；②生育前后和绝经前后控尿明显变化；③女性盆腔器官脱垂。

选择性检查：①体检：膀胱颈抬举试验和棉签试验；②尿动力学检查：膀胱测压、腹压漏尿点压、尿道压力描记、影像尿动力学；③膀胱尿道造影：膀胱颈和近端尿道关闭情况、下移或活动情况。检查目的：在于确定压力性尿失禁是否合并 OAB，以及确定 SUI 和 OAB 的症状比例。

治疗原则：①以 OAB 为主要症状者首选抗 OAB 治疗。OAB 控制后，SUI 仍严重者，采用针对 SUI 的相关治疗；②以 SUI 为主者，采用针对 SUI 的相关治疗，然后处理 OAB。

4. 逼尿肌收缩力受损者 OAB（DHIC）的诊治原则

筛选检查：①病史：OAB 中出现排尿困难症状，存在 BPH、糖尿病和脑卒中等相关疾病；②最大尿流率<15 ml/s，大量剩余尿，前列腺不大。

选择性检查：①充盈期膀胱测压：DO 存在；②压力—流率测定：逼尿肌收缩力减弱，无或可疑 BOO。

一线治疗：①排尿训练，定时排尿；②在检测剩余尿基础上适当使用：M 受体阻断剂 +α 受体阻断剂；③恰当地辅助压腹排尿；④必要时采用间歇导尿或其他治疗；⑤ α 受体阻断剂，或尿道括约肌注射 A 型肉毒毒素，降低膀胱出口阻力。

二线治疗：①骶神经电调节治疗；②暂时性或永久性尿流改道。

5. 其他疾病中 OAB 的诊治原则

还有许多泌尿和男性生殖系统疾病都可引起或伴随 OAB，如泌尿系感染、前列腺炎、泌尿系肿瘤、膀胱结石、膀胱及前列腺手术后膀胱痉挛等。虽然这些膀胱局部病变不称为 OAB，但解除膀胱局部病变后仍残存 OAB 症状，故可使用本原则指导治疗。诊治原则：①积极治疗原发病；②在积极治疗原发病同时使用抗 OAB 药物，以缓解症状。

6. OAB 治疗策略流程图（图 34-2-3）

（四）OAB 治疗的进展

将来对 OAB 的治疗包括改善药物治疗和新的外科技术。现在进行研究的药物制剂是根据 OAB 的处理原则来设计的，包括作用于中枢和外周的运动系统（表 34-2-7），通过阻断易化机制或激活抑制机制而起作用。另一途径可集中在感觉系统，或中枢或外周，通过阻断传入神经支配或传入通路而产生作用。

药理学的发展也包括服药的不同途径，不仅口服，也可膀胱内灌注（辣椒辣素及 resiniferatoxin）或者联合。膀胱内治疗也包括将注射制剂（如 A 型肉毒毒素）直接注入逼尿肌（Dmochowski et al., 2010）。寻找有效、耐受性良好的治疗 OAB 的药物其困难在于尿路选择性，对 OAB 来说，即膀胱的选择性。必须注意，实验室的膀胱选择性与临床膀胱选择性并不一样、动物膀胱选择性并不等于人膀胱选择性、健康人的膀胱选择性可能与 OAB 患者的膀胱选择性不一样。所有这些均会影响临

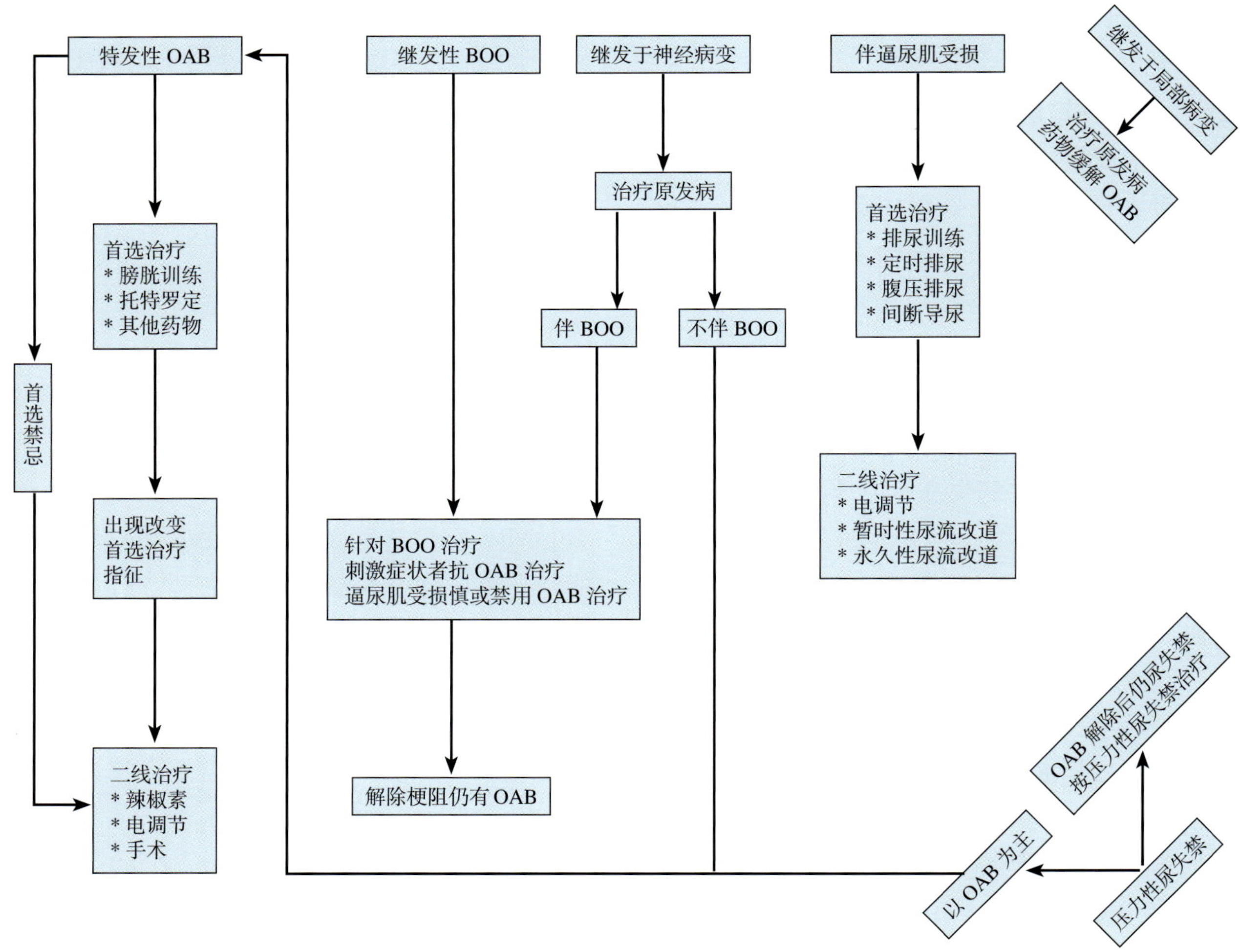

图 34-2-3　OAB 治疗策略流程

表 34-2-7　OAB 药物治疗的可能靶点

中枢
• 大脑皮层
• 中脑（PMC）
• 脊髓
外周
• 运动传出系统
• 自主神经
• 躯体神经
• 感觉传入
• C 纤维
• Aδ 纤维
• 膀胱平滑肌

床有效的 OAB 制剂的开发。

未来 OAB 治疗的非药物选择包括组织工程学：一种新出现的治疗方法（表 34-2-8），例如通过种植膀胱组织到骨架上使膀胱扩大成形。这大大简化了手术步骤，减少了肠道吻合的需要。最后，还有作者对基因治疗感兴趣，以恢复引起 OAB 症状的神经可塑性改变。

表 34-2-8 第 3 届 ICI 对 OAB 其他新疗法的推荐

巴氯芬（baclofen）膜内用：C 级推荐
辣椒辣素（capsaicin）膀胱腔内用：C 级推荐
resiniferatoxin（RTX）膀胱腔内用：C 级推荐
A 型肉毒毒素（botulinum toxin）膀胱壁内注射：B 级推荐

八、小结

OAB 是一症状学诊断，基于存在尿急，伴或不伴尿失禁，经常伴有尿频和夜尿。OAB 的诊断需要仔细地询问病史，处理要求联合行为治疗和药物途径。此功能障碍的形成可能是由下尿路功能障碍引起，包括多个运动和感觉神经通路，以及膀胱和尿道（主要是平滑肌成分）。OAB 治疗的潜在靶点存在于中枢神经系统、外周神经系统和下尿路本身。目前正在研究发展更具特异性的药物制剂，未来治疗的挑战将是开发对 OAB 有选择性的治疗而副作用最小的制剂。目前有力的非侵入性治疗的临床证据只存在于联合使用行为调节和抗胆碱能制剂之中。在严重影响生活质量，而对行为治疗和药物干预没有反应的患者，可能的治疗是神经调节和侵入性更大的外科手术；然而这些方法应在充分考虑了较小侵袭性的方法之后再加以选择。

第三节 膀胱活动低下症

由于缺乏共识，目前来说，膀胱活动低下症（underactive bladder, UAB）这个术语仍然没有一个明确的定义，也缺乏相应的诊断标准。然而，即使以有限的临床认知，也不能低估膀胱活动低下症的广泛影响。随着大部分国家进入老龄化，下尿路功能障碍在老年人口中越来越常见，膀胱活动低下症的患者数目以及相关医疗费用会显著增长（Chancellor et al., 2014）。

逼尿肌活动低下（DU）被 ICS 定义为“降低的收缩力和 / 或持续时间，导致的膀胱膀胱排空时间延长和 / 或在正常的时间段内不能完成膀胱排空”（Abrams et al., 2002）。DU 是下尿路症状（LUTS）的常见原因。DU 或膀胱排空障碍的临床表现主要是尿流率减低和 / 或膀胱残余尿量增加，通常被描述为膀胱活动低下。与膀胱过度活动症（OAB）和逼尿肌过度活动（DO）不同，膀胱活动低下症仍存在很多不清楚的地方，相关研究也很缺乏，因此仍没有明确的定义。缺乏共识使得无法明确定义膀胱活动低下症，使得对患者生活质量的影响无法评估，也难评价治疗效果（Osman et al., 2014）。

膀胱活动低下症会影响生活质量。由于缺乏明确的定义，膀胱活动低下症的真实影响无法确定，也很难设计和实施相关的临床试验（Chancellor et al., 2014）。

一、诊断

在诊断 LUTS 中，ICS 强调以下几个重要方面（Abrams et al., 2002）：①症状，应由患者自己报告。②体征，由医生观察到。③尿动力学结果。④总体情况（尿动力学加上症状/体征）。

经典的膀胱活动低下症的症状包括尿等待，缓慢或减弱的尿流，用力排尿，尿不尽，间断排尿，尿潴留和储尿期症状。患者对膀胱充盈的感觉减弱（Miyazato et al., 2013）。由于大量残余尿的存在，会导致尿频和尿急，尿失禁（女性更常见），少数慢性尿潴留患者会有夜间遗尿。

膀胱活动低下症的诊断比较复杂，部分由于其症状与膀胱过度活动症重叠（Miyazato et al., 2013）。二者都可以表现为储尿期症状，如尿频、尿急、尿失禁和夜尿。对于膀胱活动低下症的患者，由于每次尿量少、尿等待、膀胱不能排空的感觉、细弱的尿流等症状有助于与膀胱过度活动症鉴别。可触摸到的膀胱是膀胱活动低下症的明确证据，但仅限于大量残余尿的患者。

如果要把症状归因于膀胱活动低下症，目前仍需要功能性诊断评估（尿动力学）。尿动力学如发现缓慢间断的尿流，膀胱容量增加，逼尿肌收缩减弱，尿等待，用力排尿（高腹压和膀胱内压），残余尿量增加，就提示逼尿肌收缩不足或持续时间不够，导致膀胱排空障碍。括约肌功能障碍也是证据。由于膀胱出口梗阻在女性中少见，尿动力学提示的 DU 能够更能反映真实的 DU。需要注意的是，由于对于女性来说，目前没有精确的诊断 DU 的标准，所以 DU 和膀胱出口梗阻的关系仍然不完全清楚（Osman et al., 2014）。

二、流行病学

DU 的流行病学研究通常不会基于尿动力学检查，而倾向于 LUTS 症状的调查，自由尿流率，残余尿测定或有无尿潴留。即使基于问卷的大规模 LUTS 调查简便易行，但是不同功能障碍的症状重叠使得流行病学评估非常复杂，几乎不可能单靠 LUTS 的评估来区分 DU 与膀胱出口梗阻。自由尿流率是客观指标，无创且简单易行，但同样也不能区分 DU 与膀胱出口梗阻。

残余尿测定同样是简便易行、无创的客观指标，但也有一些缺点，包括重复性较差，受膀胱内尿流的影响较大，检测仪器的敏感性不同等。而且在有大量残余尿的情况下，膀胱壁过度牵拉，减少了膀胱收缩力。目前也并没有可接受的“正常”残余尿的阈值，有学者提出用最大膀胱容量的 40% 作为残余尿的上限，但需要更多的证据。残余尿作为流行病学评估的另一个缺点是大量残余尿并不是 DU 的通常表现。

最后，虽然尿潴留患者的资料收集比较简便，但尿潴留的病因太多，而且，目前仍没有可接受的慢性尿潴留的残余尿阈值。况且，很多患者在调查时并不觉察自己有尿潴留。

基于以上的标准，全球有症状患者的临床尿动力学资料提示 DU 在年轻人群中约占 10% 或略多（Osman et al., 2014）。在老年人群，DU 的发生率超过 40%（Nitti et al., 2002;

Abarbanel et al., 2007; Jeong et al., 2012; Osman et al., 2014)。一项基于尿失禁在家护理的人群调查显示，有高达 2/3 的患者有 DU 的尿动力学证据 (Resnick et al., 1989; Taylor et al., 2006)。从症状上来说，膀胱活动低下症会影响多达 20% 的正常人群 (Valente et al., 2014)。

三、发病机制

膀胱活动低下症的完整发病机制仍未建立起来 (Chancellor et al., 2014)。当然，有一些原因是已知的。DU 可以由大脑至膀胱的任何水平的功能异常所引起 (Van Koeveringe et al., 2013)，包括中枢神经系统，传入或传出神经，或逼尿肌本身包括血管因素 (图 34-3-1)。DU 在许多病例是特发性的，或由正常的老化过程引起，或由于药物副作用，或其他已知的神经源性、肌源性、医源性等因素所引起 (Taylor et al., 2006; Van Koeveringe et al., 2011; Miyazato et al., 2013; Van Koeveringe et al., 2013)。神经性原因包括帕金森病、糖尿病神经损害、吉兰巴雷综合征、多发性硬化、椎间盘突出或脊髓损伤、其他神经疾病等 (Burakgazi et al., 2012; Miyazato et al., 2013; Van Koeveringe et al., 2013; Yoshida et al., 2014)。肌源性和血管因素包括膀胱出口梗阻、糖尿病、心脏病、慢性盆腔缺血 (Miyazato et al., 2013; Chancellor et al., 2014; Andersson et al., 2015)。比较自相矛盾的是，膀胱活动低下症甚至可以由慢性逼尿肌过度活动所引起，原因是肌肉肥大和其他组织学改变 (Miyazato et al., 2013)。主要机制可能是慢性膀胱缺血缺氧导致逼尿肌过度活动，最终发展成为膀胱排空不能 (Yoshida et al., 2014)。随后，长期膀胱膨胀导致导致肌肉损害和纤维化 (Taylor et al., 2006; Yoshida et al., 2014)。医源性因素包括盆腔手术、前列腺癌根治术、根治性子宫切除术、经腹骶直肠切除术或经腹会阴直肠切除术 (Van Koeveringe et al., 2011; Miyazato et al., 2013)。

四、治疗

膀胱活动低下症的治疗目的是防止膀胱过度膨胀和上尿路损害，可以采用引流残余尿，如果可能还应该帮助膀胱恢复收缩力。由于目前没有可治愈的方法，缓解方法包括等待观察、导尿等保守处理和 / 或全身或膀胱内药物治疗 (Stenzl et al., 2000)。

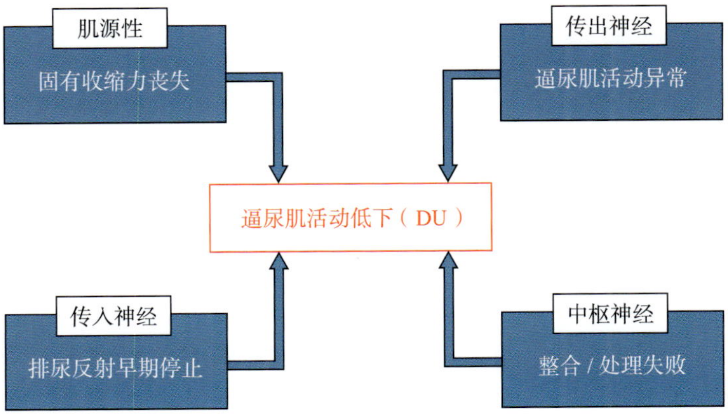

图 34-3-1 DU 的可能原因示意图

（一）保守治疗

在一项为评估 DU 的自然病程而设计的研究中，69 例无神经系统病史的男性 DU 患者，均拒绝导尿，接受了等待观察、定期进行症状和尿动力学评估。经平均 13.6 年的随访，58 例患者（84%）仍然未进行治疗。在这些患者中，无论是症状还是尿动力学指标均无明显恶化（Thomas et al., 2005）。这说明即使是功能很差的膀胱，在不治疗的情况下，仍然不会快速进展。

（二）导尿

导尿目的是处理膀胱排空障碍和缓解急性或慢性尿潴留。各种指南均建议导尿为首选治疗选择（Thuroff et al., 2011）。目前几乎没有文献报道导尿的真实临床受益，也没有发现哪种导尿方式优于另一种（Gammack, 2002）。间断清洁自家导尿（CIC）最常应用，对于长期的无张力膀胱如脊髓损伤患者已经成为标准方案（Cravens et al., 2000; Nnabugwu et al., 2014）。一项包括 25 000 例脊髓损伤患者的大规模回顾性研究表明，在过去 30 年，间断清洁自家导尿的应用是增加的，但发现患者对于间断自家导尿比留置尿管更难以接受（Cameron et al., 2010）。间断自家清洁导尿的费用和保障也有问题，特别是需要长期接受护理的患者（Cravens et al., 2000; Gammack, 2002）。然而，间断清洁自家导尿仍然比长期留置尿管更可取，因为长期留置尿管，尿管上的细菌生长几乎是不可避免的（Cravens et al., 2000）。一项对美国 719 家医院的调查显示，大部分留置尿管的患者并没有被追踪，提醒患者拔除尿管的比例很低（9%）（Saint et al., 2008）。对留置尿管的患者缺乏警觉会导致明显的并发症，如感染，疼痛性膀胱痉挛，结石形成等（Cravens et al., 2000; Nnabugwu et al., 2014）。

耻骨上膀胱造瘘可能在某些方面优于间断清洁自家导尿，但随机对照研究表明两种方法没有临床差异（Jannelli et al., 2007）。

（三）药物治疗

药物治疗对于 DU 作用是有限的，目前为止，没有相关文献明确发现药物治疗有效，任何种类的药物都如此（Andersson, 2014）。有几种潜在可能有效的药物治疗研究，目前仍在进行中。

类似卡巴胆碱这样的药物已经进行了若干年小规模的试验研究，但没有明确的证据证明对于膀胱活动低下症有效或者能够改善外科手术或分娩之后的膀胱排空障碍（Barendrecht et al., 2007; Krishnamoorthy et al., 2009）。对 10 个安慰剂或不治疗对照的拟副交感神经类药物研究的回顾分析发现，有 3 个研究报告比对照组有效，但另外 7 个研究提示无效，其中一个研究甚至报告服用药物后症状加重了（Barendrecht et al., 2007）。药物几乎不起作用的原因可能由于逼尿肌对于药物刺激的无反应（例如盆腔手术后）或者是由于治疗剂量不够。增加剂量看起来可以轻微提高效果，但伴随的副作用显然使患者无法持续用药（Barendrecht et al., 2007）。西沙必利显示出一定的作用，但随后由于担心心脏的安全性，在许多国家已经退市了。

有限的几个单用 受体阻滞剂（O'Riordan et al., 1995; Yamanishi et al., 1999; Sakakibara et al., 2000; Yamanishi et al., 2004）或与抗胆碱药物合用（Yamanishi et al., 2004）的研究表明，对某些尿潴留的患者有效，可能的机制是减少了膀胱颈的张力。但效果是有限的，而且并没有建立起完整的治疗方式，特别是对于已经诊断为 DU 的患者。

膀胱内前列腺素治疗已经研究超过 30 年（Schubler, 1990），尽管一些早期的文献得到一些令人鼓舞的结果（Desmond et al., 1980; Schubler, 1990），但其他研究仍然没有发现临床获益，没有明确的证据支持应用此药物常规治疗。有一项对膀胱内应用 PGE2 和口服卡巴胆碱联合治疗的研究发现只有非常有限的临床疗效（Hindley et al., 2004）。

仍然有一些其他药物可能会有作用，如阿片受体拮抗剂，多巴胺激动剂，5- 羟色胺激动剂，局部兴奋药物如一氧化氮供体，针对神经缺陷的药物如胆碱能受体激动剂，潜在的瞬时感受器激动剂，P2Y1 拮抗剂，针对肌源性缺陷的药物如 M1 激动剂和钾离子通道阻断剂等。同样的，从任何这些相关的药物研究中仍然没有发现明确的令人满意的证据。目前常用药物的试验结果见表 34-3-1。

为什么目前的拟副交感神经治疗对于膀胱活动低下症效果不好呢？原因可能有以下两点：①膀胱活动低下症的基础可能是逼尿肌对神经刺激的无反应，那么理论上应该应用直接作用于逼尿肌，并能够改善其收缩力的药物，但是目前还没有这种药物存在。②目前的拟副交感神经药物距离其有效作用于逼尿肌的剂量相距甚远，其原因为种类繁多的副作用，包括恶心、呕吐、面部潮红、腹泻、胃肠道痉挛、支气管痉挛、流涎、多汗、头痛和视物困难等。罕见但有可能致命的副作用包括心力衰竭和心搏骤停。所以，开发只针对膀胱的拟副交感神经药物是非常有必要的。

然而目前任何有潜在可能治疗 DU 的药物干预效果都是不明确的。药物治疗目前的推荐等级为 D（Lucas et al., 2012）。而且，即使针对引起 DU 的原发病用药，如糖尿病或多发性硬化，是否可以改善 DU 仍然是不清楚的（Andersson et al., 2014）。

（四）神经调节治疗膀胱活动低下症

骶神经刺激（sacral nerve stimulation, SNS）已被美国食品与医药管理局（FDA）批准应用于临床，适应证包括顽固性急迫性尿失禁，顽固性尿频、尿急，非梗阻性尿潴留和大便失禁。作为一项微创技术，长期应用的有效性和安全性已经得到证实。

骶神经电刺激既可以减少 OAB 患者的尿失禁次数，又可以恢复膀胱活动低下症特发性尿潴留患者的自主排尿，看似是相互矛盾的。骶神经调节依赖于刺激脊髓神经根的传入神经元，来调节中枢神经系统的排尿和控尿反射通路。由于刺激的强度并不能使横纹肌产生运动，因此刺激的效果应该是传入神经介导的。那么对于神经调节如何治疗非梗阻性尿潴留，目前还没有一个明确的答案。有些研究认为，SNS 激活了骶段脊髓的感觉处理单元和排尿反射通路，在膀胱活动低下症和排尿障碍患者中，SNS 抑制了异常的保护性反射。

在 1997 年发表的一项研究中，51 例膀胱活动低下症的患者中有 61% 能够不使用尿管，另外患者中有 16% 减少了 50% 的尿管使用。在 6 个月随访时，患者平均导尿的尿量增加到 264 ml（van Kerrebroeck et al., 1997）。2002 年，在一项针对改善特发性非梗阻性尿潴留生活质量的研究中，32 例需要间断自家导尿的患者进行了测试，在永久植入的 20 例（女性 17 例）患者中，有一半症状得到改善。18 例患者（90%）可以自行排尿，不再需要导尿。平均排尿量从 48 ml 增加到 198 ml，残余尿量从 315 ml 减少到 60 ml。18 例患者（90%）报告生活质量改善超过 50%（Aboseif et al., 2002）。Jonas 等于 2001 年报告了一项多中心随机研究，评价 SNS 对尿潴留患者的有效性。在测试后 1 周，有 68 例患者（38%）选择了永久植入。患

表 34-3-1 目前治疗膀胱活动低下症的药物试验结果

治疗药物	治疗目的	例数	观察指标	有无疗效	结果	证据等级
卡巴胆碱 50 mg 每日 3 次术后口服，对照组为无治疗	预防根治性子宫切除术后逼尿肌无张力	40	住院时间 导尿治疗 膀胱炎发生率 残余尿量	有	住院时间 18.6 天 *vs*. 15.5 天；导尿 13.3 天 *vs*. 9.6 天；膀胱炎发生率 25.0 *vs*. 18.8%；残余尿量 <50 ml 13 天后 *vs*. 8 天后；差异均 $P<0.01$	2b
卡巴胆碱 25 mg、50 mg 或 100 mg 尿动力学检查之前 60 分钟口服，对照组为安慰剂	女性持续大量残余尿，无神经疾病征象或膀胱出口梗阻	48	尿动力学结果	无	在排尿量，残余尿量，残余尿百分比，平均尿流率和膀胱内压方面均无显著性差异	2b
卡巴胆碱 15 mg 每 4 小时给药（6 次 / 天），对照组为无治疗	预防产后尿潴留	1796	导尿和残余尿量	无	两组无显著性差异	2b
卡巴胆碱 25 mg 每日 1 次口服，安慰剂对照，2 周后交叉试验	治疗膀胱活动低下症	16	尿动力学结果	有	治疗组较安慰剂组显著减少残余尿量，增加最大尿流率（$P<0.02$ 和 $P<0.03$），逼尿肌压力有增加趋势	1b
卡巴胆碱 50 mg 每日 4 次口服 + 膀胱内 PGE2 每周给药 1 次共 6 周，安慰剂对照	治疗膀胱活动低下症	19	残余尿量	无结论	治疗组相对于基线残余尿量有显著减少，但与安慰剂组无差异，作者认为有“有限的治疗效果”	1b
卡巴胆碱 20 mg 每日 3 次，安慰剂对照	预防根治性子宫切除术后膀胱活动低下症	62	术后 1 周拔尿管成功率	有	67.7% 治疗组患者和 38.7% 对照组患者 1 周时拔尿管成功（$P=0.04$）。两组术后 1 月时残余尿量和感染率相似	2b
地斯的明 0.5 mg 肌内注射，每日 1 次，持续 4 天，安慰剂对照	治疗前列腺癌根治术后尿潴留	93	尿流率和再置管率	无	两组无显著性差异	2b
卡巴可 / 安定 2 mg *vs*. 阿夫唑嗪 2.5 mg *vs*. 安慰剂，均口服每日 1 次	治疗外科手术后急性尿潴留	249	服药后 2 小时内能否自行排尿	无	组间无显著性差异	2b
卡巴胆碱 10 mg *vs*. 咪达唑仑 *vs*. 两药联合治疗 *vs*. 安慰剂	治疗肛门直肠术后急性尿潴留	132	留置尿管率	有	安慰剂组和卡巴胆碱组结果为 0 *vs*. 69%（$P=0.05$）。其余组间无显著性差异	2b
卡巴胆碱 20 mg 每日 3 次或地斯的明 5 mg 每日 3 次口服 *vs*. 哌胺甲尿啶 30 mg 每日 2 次 *vs*. 联合治疗，持续 4 周	治疗膀胱活动低下症	119	尿流率，残余尿量和症状评分	无	与基线相比无显著性差异	2b
地斯的明 5 mg 每日 1 次口服 *vs*. 苯氧苄胺 10 mg 每日 2 次口服 *vs*. 膀胱内 PGE2 7.5 mg *vs*. 安慰剂从术后 1 天开始	预防经阴道脱垂手术后急性尿潴留	100	残余尿量	无	地斯的明较安慰剂组残余尿量显著增加	2b
卡巴胆碱 30 mg/ 日，西沙必利（5HT4）受体激动剂 30 mg/d，联合用药和安慰剂组	预防根治性子宫切除术后膀胱活动低下症	79	尿动力学结果	有	30 天后，卡巴胆碱和西沙必利组膀胱初感觉时的容量减少，最大尿流率增加，最大尿流率时的逼尿肌压力增加，同时残余尿量减少	2b

者随机分配到治疗组和对照组，对照组患者的治疗推迟到 6 个月后。开始植入后即有 69% 的患者能够完全不用自家导尿。18 个月时，71% 的患者仍持续改善（Jonas et al., 2001）。Goh 等发现一个比较有效的预测 SNS 疗效的指标，即植入前能够自行排尿超过 50 ml 的患者植入后效果比较好（Goh et al., 2007）。Bertapelle 等发现，由于不可逆的膀胱肌源性损害和/或完全性神经损害所造成的逼尿肌收缩不能的患者，SNS 的疗效不佳（Bertapelle et al., 2008）。由于膀胱活动低下症的患者并不会对 SNS 有迅速的改善反应，因此目前推荐测试期应在 4 周或以上，而且，如果单侧植入效果欠佳，双侧植入也值得考虑（Pham et al., 2008）。

阴部神经是骶神经的外周分支，所以刺激阴部神经等同于对三根骶神经（S2～S4）进行传入刺激，因此，理论上刺激更多的外周阴部神经等同于刺激 S3 神经，而且可以减少大腿、小腿及足部的不适。在一项前瞻性、随机、单盲研究中，发现骶神经直接刺激使 46% 的患者症状改善，而阴部神经刺激有效率达到 63%（Peters et al., 2005）。

其他神经调节方法还包括 Brindley 装置（直接刺激骶神经根）（Possover, 2009）、阴部神经阻断（Tai 氏法）（Tai et al., 2008）以及神经重建排尿反射（肖氏法）（Xiao, 2006）、直接膀胱电刺激（Wein et al., 1988）和经尿道电刺激（Kaplan, 2000）等，这些方法有些仍处于动物实验阶段，有些仍不成熟，有些还存在巨大争议。是否有效仍然需要大量的研究和临床证据。

目前看来，骶神经调节相对比较成熟，而且在世界范围内已经有了数量较大的植入人群，对于膀胱活动低下症中非梗阻性尿潴留患者有相对较好的疗效，可能成为膀胱活动低下症患者的一个比较好的微创治疗选择。

（五）外科治疗

外科治疗分为增加膀胱排空的治疗和减少膀胱出口阻力的治疗两大类。

1. 增加膀胱排空的治疗

干细胞治疗：干细胞治疗膀胱和尿道功能障碍的概念于 1997 年提出。Huard 等的研究显示，移植肌源性干细胞（MDC）可以增加低温损伤膀胱活动低下动物模型的逼尿肌收缩力。动物实验证实了 MDC 注射是可行的，并且注射到膀胱壁后 MDC 可以存活；建立了 MDC 注射改善逼尿肌收缩力的方法；并且证实 MDC 注射到膀胱壁后可以分化为平滑肌细胞。动物实验为 MDC 进行临床治疗打下了基础（Huard et al., 2002）。由于膀胱活动低下症的患者缺乏治疗选择，FDA 批准了 1 例患者进行干细胞治疗，目的是确认采用自体肌源性干细胞（AMDC）治疗膀胱活动低下症的安全性和临床有效性。这位 79 岁慢性尿潴留的患者，曾做过 2 次经尿道前列腺切除，尿动力学提示在膀胱内有 800 ml 尿时逼尿肌无反射。阻滞剂和卡巴胆碱均无效。已经间断清洁自家导尿 5 年，间断肉眼血尿，需要膀胱冲洗，反复泌尿系感染引起发热需要住院治疗。此患者通过局部麻醉股四头肌活检获取 150 mg 肌肉组织，分离出 AMDC，培养数星期后得到大约 2.5 亿个细胞，经软膀胱镜直视下注射入膀胱壁内，分 30 个点注射，每点 0.5 ml，深 2 mm。结果显示，患者无与治疗相关的不良事件，在活检或注射时也没有并发症，在 6 个月和 12 个月复查时膀胱内未发现异常。治疗 1 年后，膀胱活动低下症的症状有中等程度的改善，初感觉和强烈尿意感觉时的膀胱容量分别从 711 ml 和 823 ml 减少到 365 ml 和 450 ml，最大膀胱容量从 844 ml 减少到 663 ml，虽然仍需要间断导尿，但已可少量排尿（Levanovich et al., 2015）。由于此例患者的成功治疗，FDA 批准了一项 AMDC 治疗膀胱活动低下症的扩展的 2 期临床试验。在未来，干细胞治疗可能在膀胱活动低下症的治疗领域发挥重要的作用。

膀胱缩小成形术：膀胱部分切除术以缩小过量的膀胱容量，同时减少膀胱逼尿肌的总做功，从概念上是可行的。最简便并且常用的缩小膀胱的方法是膀胱顶部切除。有限的临床研究发现，此手术可以减少膀胱容量，减少泌尿系感染的次数，减少残余尿量，但长期随访发现，膀胱容量和残余尿量又逐渐增加。此术式未发现能够改善逼尿肌收缩力（Bukowski et al., 1994）。或许膀胱缩小术后再配合自体干细胞注射可能是一个值得期待的治疗方法。

逼尿肌成形术：主要采用骨骼肌包裹膀胱的方式改善膀胱活动低下症患者的排尿。1994 年 Chancellor 等报告用带神经血管蒂的腹直肌包裹膀胱，能够改善膀胱排空，但手术损伤太大（Chancellor et al., 1994）。一组 24 例膀胱活动低下症患者，采用背阔肌逼尿肌成形术，经平均 46 个月的随访，16 例（67%）能够自主排尿，不再需要自家导尿，3 例患者减少了导尿的次数（Gakis et al., 2011）。

再生医学膀胱替代："再生医学" 的概念于 20 世纪 90 年代提出。Atala 等于 2006 年报告了一组病例，患者为 7 位青少年或儿童（4 ~ 19 岁），均为脊膜膨出，低顺应性膀胱和膀胱高压。采用组织工程的方法进行膀胱替代。经膀胱活检得到患者的膀胱上皮和肌细胞，体外培养扩增后，播撒于胶原 / 聚乙醇酸可降解骨架。7 周后，将已成型的组织工程膀胱植入患者体内。经过平均 46 个月的随访，术后患者平均膀胱漏尿点压力减少，膀胱容量和顺应性均有明显改善，没有新陈代谢方面的异常，肾功能得到保护，在重建膀胱内没有结石或黏液产生（Atala et al., 2006）。但另一项 FDA 注册的 2 期试验治疗脊柱裂患者的研究结果并不令人满意。尽管顺应性和膀胱容量有所改善，但并没有统计学意义。11 例患者中有 4 例发生肠梗阻和膀胱破裂，并发症比例相当高（Joseph et al., 2014）。尽管目前仍然存在诸如费用、患者选择、并发症等问题，但再生医学、干细胞移植和组织工程学仍然在治疗膀胱活动低下症领域大有前途。

2. 减少膀胱出口的阻力

由于缺乏有效的药物治疗和外科手段改善逼尿肌收缩力，因此外科治疗以减少膀胱出口阻力自然应该受到关注。

膀胱颈和前列腺：经尿道前列腺切除或膀胱颈切开的主要适应证是存在解剖或功能性膀胱颈或后尿道梗阻。原发性膀胱颈梗阻依靠影像尿动力学诊断，定义为高压，低尿流率，存在膀胱颈梗阻的影像学表现，无外括约肌或远段尿道梗阻。通常的手术方法为用电刀或激光将膀胱颈 5 点和 / 或 7 点切开（Padmanabhan et al., 2007）。主要的并发症为逆向射精。前列腺增生和前列腺切除为广大泌尿外科医师所熟悉，请参阅本书相关部分。

尿道横纹括约肌：逼尿肌 - 外括约肌协同失调（DESD）是最常见的神经源性括约肌梗阻，通常采用间断自家导尿治疗，以避免膀胱内高压导致的上尿路损害，减少尿失禁、感染和结石。

尿道过度扩张：女性尿道扩张至 40 ~ 50 Fr 能够得到与男性外括约肌切开同样的疗效。但此方法有尿失禁的风险，而目前没有合适的女用外部集尿器。外括约肌球囊扩张也有报道，但效果短暂，没有大量应用。

外括约肌切开：经尿道外括约肌切开术已应用于临床超过 50 年，手术可以采用电切或激光的方法。但直到现在仍然是一个有争议的治疗方式，因为并发症如出血，勃起功能障碍发生率较高和超过半数的失败率，使之难以推广（Yang et al., 1995）。

尿道支架：尿道内支架也是 DESD 患者的一个治疗选择，有效率与传统的外括约肌切开术相似，同时减少了住院时间，而且治疗可逆。控尿依赖于膀胱颈。Chancellor 等报告了一项北美的多中心研究，采用 UroLume 支架，共 15 个中心 153 例患者。结果显示，支架可以显著减低逼尿肌漏尿压力，残余尿量也减少；然而，仍然有 18% 的患者需要其他方法打开括约肌。42 例患者术后 3 个月发现支架腔内组织增生，有 10 例移除支架（其中 7 例为支架移位），其中 7 例再次植入支架。并发症包括支架内组织增生造成膀胱出口梗阻和支架移位。尽管如此，此方法的可逆性对某些患者还是可行的（Chancellor et al., 1999）。

肉毒毒素括约肌和盆底肌注射：肉毒毒素在泌尿外科应用的第一个领域并不是治疗 OAB，而是针对脊髓损伤引起的 DESD 进行尿道内括约肌注射治疗。相对于外括约肌切开或尿道内支架，肉毒毒素注射的优势在于微创，容易操作，副作用小，并且可逆。由于肉毒毒素引起的化学性去神经相反短暂，因此可以采用此方法来评估男性外用集尿器是否适合，还可以使某些患者在神经恢复后恢复括约肌功能，而不会像外括约肌切开术造成永久的括约肌损害。肉毒毒素注射的另一个优点是可以通过控制剂量使得不同损害的 DESD 得到相应的疗效。肉毒毒素外括约肌注射的疗效见表 34-3-2。

肉毒毒素外括约肌注射治疗的并发症罕见，并且常为自限性。主要为新出现的压力性尿失禁或之前存在的尿失禁恶化。需要指出的是，目前肉毒毒素外括约肌注射仍属于超适应证用药。

膀胱颈肉毒毒素注射：Lim 等 2008 年报告了用肉毒毒素治疗 8 例膀胱 - 膀胱颈协同失调的患者结果。肉毒毒素注射部位为膀胱颈和近端前列腺尿道两侧。6 周后，7 例患者（88%）前列腺症状评分改善超过 50%。6 例（75%）最大尿流率改善超过 3 ml/s。尿频减少了 46%，生活质量评分改善了 47%。症状缓解维持超过 6 个月，无如何不良事件和射精异常（Lim et al., 2008）。

肉毒毒素尿道或外括约肌注射治疗膀胱活动低下症患者，由于简便、微创、可逆和并发症少，可能在未来成为一个不错的选择，但

表 34-3-2 括约肌肉毒毒素注射治疗改善膀胱排空的结果（Chancellor, 2011）

疾病	患者例数	显著改善（%）	中等改善（%）	无改善（%）
神经源性损害患者				
1. DSED	29	8（27.6%）	15（51.7%）	6（20.7%）
2. 马尾病变	8	5（62.5%）	1（12.5%）	2（25%）
3. 外周神经病变	14	5（35.7%）	6（42.9%）	3（21.4%）
无神经源性病变患者				
1. 排尿功能障碍	20	6（30%）	14（70%）	0
2. 括约肌痉挛	19	8（42.1%）	7（36.8%）	4（21.1%）
3. 特发性 UAB	13	8（61.5%）	4（30.8%）	1（7.7%）
总数	103	40（38.8%）	47（45.7%）	16（15.5%）

仍需要更多的前瞻性随机对照研究来证实其疗效。

如前所述，DU 是尿动力学诊断，并且有基于压力 - 流率证据的 ICS 定义，被描述为低压力，和 / 或不能持久的逼尿肌收缩，合并低尿流率。与之相反的是，膀胱活动低下症仍然没有 ICS 定义，但比较公认的是膀胱活动低下症是 DU 伴随的临床综合征。

出于对症状量化的目的，仍然需要更多的相关研究。对于如何精确地定义膀胱活动低下症非常有价值。对于膀胱活动低下症的确切定义，应考虑全部的相关症状，精确描述膀胱不能排空的感觉，包括尿等待、尿不尽感、尿流细弱或排尿时间延长、间断排尿等症状。正如膀胱过度活动症与 DO 的关系一样，应考虑膀胱活动低下症与 DU 的关系，从而使得可以依据基于症状的诊断做出治疗，而不必基于压力 - 流率的尿动力学诊断。

膀胱活动低下症曾经有过一个简短的定义，“膀胱活动低下综合征引起排尿困难，导致膀胱不能排空”（Rigby, 2005）。目前看来，应该有更深层的定义。特别要考虑的因素包括性别，年龄，原发病（神经源性或非神经源性），应考虑的检查有排尿日记，尿流率和残余尿测定。

总之，膀胱活动低下症目前还有很多不清楚的地方，需要更多研究来明确定义，从而做出简便的诊断和有效的治疗。

第四节　女性压力性尿失禁

压力性尿失禁（stress urinary incontinence, SUI）是指在咳嗽、打喷嚏或运动时等腹压增高的情况下，尿液不自主的从尿道外口漏出。压力性尿失禁的体征主要是在增加腹压时，能观察到尿液不自主的从尿道漏出。尿动力学检查表现为在充盈期膀胱测压时，在腹压增加而没有逼尿肌收缩的情况下出现不自主漏尿。

一、压力性尿失禁的流行病学

由于被调查人群、年龄以及调查方式的不同，尿失禁的流行病学研究差异较大。据美国国家健康与营养调查（NHANES）2001—2004 年的数据显示，在 4229 例超过 20 岁的成年女性中，尿失禁总的患病率为 49.6%，其中，49.8% 为压力性尿失禁，15.9% 为急迫性尿失禁，34.3% 为混合性尿失禁（Dooley et al., 2008）。这个研究发现，白人和墨西哥裔女性，其单纯压力性尿失禁患病率要超过黑人女性 2.5 倍。国内吴士良等调查了北京社区、北大医院职工和新疆维吾尔族地区的尿失禁患病率，均为 18 岁以上成年女性，采用问卷形式，共 668 例调查对象，结果显示，北京社区、北大医院职工和维吾尔族地区尿失禁总发生率分别为 46.5%、40.6% 和 43.8%，其中压力性和混合性尿失禁发生率分别为 93.6%、93.1% 和 99.3%，提示压力性尿失禁为主，未发现种族差异（吴士良等，2004）。

总之，成人女性尿失禁的发生率较高，其中压力性尿失禁最多，约占 50%，会影响患者的生活质量，与之相关的医疗或护理费用也日益增多。

二、压力性尿失禁的相关危险因素

(一)年龄与压力性尿失禁的相关性

因为尿失禁多发生在中老年女性中，所以通常认为尿失禁是随着生理年龄进展过程中正常的和不可避免的一种生理状况。其主要原因是患者膀胱及尿道功能的退化、盆底肌肉及筋膜的松弛。但是一些老年人常见的疾病也起到促进作用，如慢性肺部疾患、糖尿病等。

挪威 EPINCONT 大样本研究调查了 27 936 名社区居住的各年龄段成年女性，表明随年龄的增长，尿失禁的发病率也增加。压力性尿失禁在中青年中较常见，约占 50%，45～55 岁是 SUI 的发病高峰，55～70 岁较为平缓，70 岁以后略有增长，认为年龄与 UI 的发病密切相关(Rortveit et al., 2000)。

(二)妊娠与压力性尿失禁的相关性

尿失禁在孕妇中比较常见，但是妊娠期间出现的尿失禁通常是一种自限性症状，大部分患者在分娩后的一段时间内这种症状会消失(Burgio et al., 2003)。但是妊娠时出现尿失禁是女性在以后的时间内出现尿失禁的一个危险信号(Viktrup et al., 2001)。然而是妊娠本身还是分娩促进了患者以后出现尿失禁的可能性目前还不清楚。

(三)生育与压力性尿失禁的相关性

许多研究已证实了生育与尿失禁的正相关性。原因有以下三个方面：首先，生产过程中损伤和牵拉了盆底肌肉和结缔组织，导致女性盆底的松弛。其次是分娩过程中外阴的撕裂和切开。第三是分娩时对阴部和盆腔神经的损伤。所有这些都导致腹压和膀胱压增加时，而尿道外括约肌的压力不能够及时有效的增加(Handa et al., 1996)。

生育的胎次与尿失禁的比例也成正相关性(Alling et al., 2000)。但是随着年龄的增长，生育与尿失禁的相关性也越来越小(Rortveit et al., 2001)，一份挪威的资料报告：生育对 20 岁～34 岁的女性尿失禁的影响较显著，对 35 岁～64 岁的女性影响较弱，而对 65 岁以上女性几乎没有影响。还有资料表明，第一胎生育时年龄愈大，发生尿失禁的可能性也越大(Kuh et al., 1999)。

(四)生产方式和胎儿对尿失禁的影响

越来越多的资料证实经阴道分娩的女性比剖宫产的女性更易发生尿失禁。一份超过 15 000 个妇女的统计资料示：行剖宫产的女性比未生育的女性发生压力性尿失禁危险性要大，同时经阴道分娩的女性比行剖宫产的女性发生尿失禁的危险性更大(Rortveit et al., 2003)。

使用助产钳、吸胎器、催产素等加速产程的助产技术同样有增加尿失禁的可能性(Foldspang et al., 1999)。但是也有资料显示这种差异没有统计学意义。

胎儿出生时的体重也是影响女性发生尿失禁的一个因素。大体重的胎儿其母亲发生尿失禁危险性也大(Roe et al., 1999)。

(五)绝经与激素替代治疗对尿失禁的影响

临床上很长一段时间人们认为绝经后泌尿生殖器的萎缩是女性下尿路症状的一个主要原因。补充雌激素对一些患者有效，因此人们认为雌激素水平下降是尿失禁发生的一个促进因素。

然而近年来许多研究资料表明，绝经引起的这种差异并没有统计学意义(Rekers et al., 1992)。甚至一些资料结果认为激素替代治疗反而加重尿失禁症状(Hvidman et al., 2003)。

因外科手术引起的停经比自然绝经的妇女更易发生尿失禁（Grodstein et al., 2003）。

（六）子宫切除对尿失禁的影响

子宫切除引起尿失禁的原因有三个方面：①子宫切除的同时切除了卵巢引起的绝经及激素水平的变化。②手术时损伤了阴部神经。③手术破坏了盆底的完整性（Brown et al., 2000）。

有文献报道，改进手术技巧能够减少引起尿失禁的危险性（Thakar et al., 1997）。

（七）肥胖与尿失禁的相关性

肥胖是引起尿失禁（尤其是压力性尿失禁）的一个确定因素。原因是肥胖增加了盆底的负担，引起了盆底肌肉及神经的慢性损伤及结构的改变（Burgio et al., 1991）。一份资料结果显示：手术减肥后使一组肥胖者发生尿失禁的比率由原来的61%降至12%（Bump et al., 1992）。

（八）吸烟与尿失禁的相关性

吸烟也是女性发生尿失禁的危险因素。原因不明确，通常认为是吸烟引起的慢性咳嗽和胶原纤维合成的减少所致。

一份606名妇女的调查结果显示：吸烟者发生尿失禁的比例是不吸烟者的2.5倍（Bump et al., 1992）。

（九）体育活动与尿失禁的相关性

增加低强度体育锻炼与发病负相关。但是高强度体育锻炼与尿失禁呈正相关。Eliasson等（2002）通过问卷调查瑞典女跳高运动员中SUI发病情况，35名运动员平均15岁（12 ~ 22岁），80%的运动员在训练时有不自主溢尿。这种现象从训练2.5年后开始出现，年龄、训练时间、训练频率与溢尿明显相关。应用会阴收缩力计检测10人盆底肌肉收缩情况，均无异常。

（十）盆腔器官膨出与压力性尿失禁的相关性

盆腔脏器脱垂（pelvic organ prolapse, POP）和SUI严重影响中老年妇女的健康和生活质量。SUI和POP紧密相关，50%的POP患者伴有SUI，80%的SUI患者伴有POP。SUI和POP患者盆底支持组织平滑肌纤维变细，排列紊乱，结缔组织纤维化和肌纤维萎缩可能与其发病相关（Okonkwo et al., 2001）。

三、压力性尿失禁的病理生理

真性压力性尿失禁被定义为在逼尿肌无收缩的情况下，由于膀胱内压力的增高超过最大尿道闭合压而出现不自主漏尿。控尿的主要机制从解剖学上可以分为两个部分：尿道支持系统和括约肌闭合系统（图34-4-1）。

（1）尿道支持系统：尿道支持系统包括支撑膀胱颈和尿道的内部结构，主要组成部分是阴道壁，盆内筋膜，盆筋膜腱弓（arcus

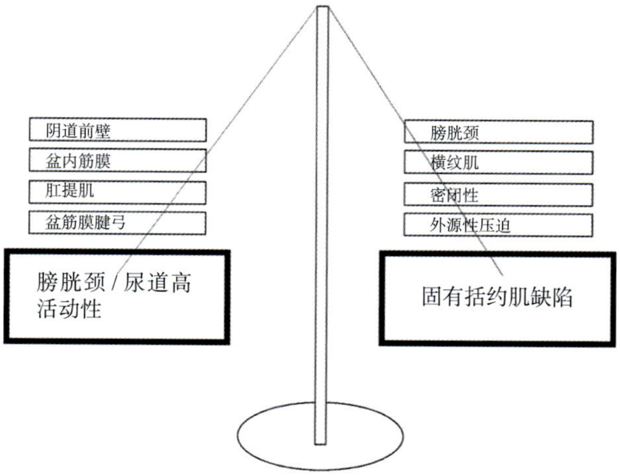

图34-4-1 压力控尿机制模式图

tendinea fascia pelvis, ATFP），肛提肌和耻骨尿道韧带。

Enhorning 于 1961 年提出压力传导理论（Enhorning, 1961），设想在能够控尿女性，尿道存在位于正常腹内压的区域。如果支撑结构存在异常导致膀胱颈和尿道过度活动，导致这些结构低于盆底，则任何增加的腹内压仅仅导致膀胱内压增高而不能传导至膀胱颈和尿道，而这种对抗的压力缺失就会造成压力性尿失禁（图 34-4-2）。

压力传导理论曾经非常流行，而且也被膀胱颈重建术的效果所支持。但是，仍然有学者提出一些疑问，包括 Enhorning 本人。经耻骨后的手术虽然有效，但并不足以支持一个病理生理机制的假说。许多患者即使存在巨大的膀胱尿道膨出，几乎全部位于盆底之下，但仍然可以控尿。也有一些学者发现膀胱颈过度活动和压力性尿失禁之间存在着显著的相关性。例如，黑种人的压力性尿失禁发生率低于白种人，但黑种人的膀胱颈过度活动发生率更高（Howard et al., 2000）。TVT 手术治愈率很高但并没有抬高膀胱颈和改善尿道活动度（Brophy et al., 2001）。

DeLancey 等于 1994 年提出了著名的“吊床”理论（DeLancey, 1994），认为膀胱颈和尿道位于一个类似吊床的结构上面，这个“吊床”由盆内筋膜和阴道前壁构成。盆内筋膜覆盖于盆筋膜腱弓上，肛提肌也附于其上。当咳嗽时盆底收缩，导致“吊床”收紧，提升了膀胱颈和尿道的位置，产生对抗腹内压增加的效果（图 34-4-3）。Ashton-Miller 等（2001）对吊床理论进行了细化，认为吊床结构在盆底支撑和控尿过程中是相互作用的，它们共同作用使盆底更“坚固”，即在腹压增加使更不易变形。其“坚固”的程度决定了能够抵抗多大的腹压而使尿道不向下移位。

尿道的走向对压力性控尿有也有作用。从尿道内口开始，在穿行于盆底肌和会阴部之前，在耻骨联合后方的走行是斜向前下方的。这样的走行方向使得来自背尾侧的压力（腹压）将阴道前壁向阴道后壁方向挤压，帮助尿道腔关闭和防止漏尿。如果尿道的支撑结构改变，则压力会将尿道推向相反的位置，导致漏尿。

（2）尿道支撑系统的损害：对尿道支撑系统造成损害最常见的因素是生育。那么主要损害到底是来自于结缔组织，还是盆底肌或是神经肌肉源性呢？目前的核磁影像研究发现分娩可导致肛提肌萎缩和盆内筋膜撕裂，这些表现提示可能三种因素都起作用（DeLancey, 2002）。

1. 结缔组织损害因素

盆底的结缔组织特别是其中的胶原对于维持盆底张力有重要作用。胶原的损害，不管是

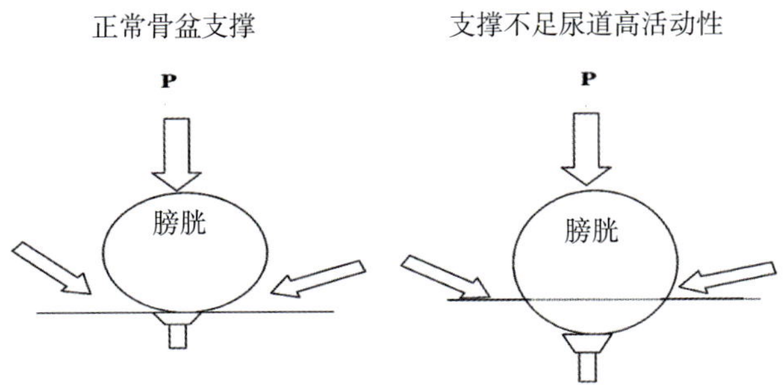

图 34-4-2　压力传导理论和过度活动

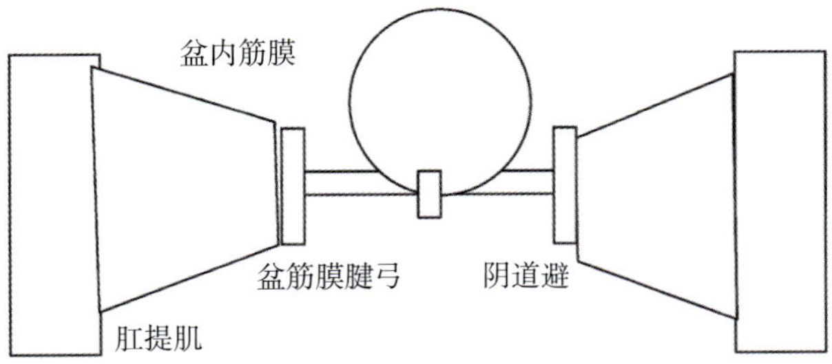

图 34-4-3　吊床理论示意图

获得性的还是遗传性的，都会导致肌肉松弛，减少了肌肉的等张收缩，结果就是功能性闭合机制受损和尿道过度活动。

妊娠使得胶原酶的活性呈千倍地增加，迅速和广泛的组织重塑可以导致生物结构弱化的组织增加。有研究表明，压力性尿失禁以及盆底脱垂的患者起盆内筋膜的胶原含量减少，并且功能较差（Jackson et al., 1996）。

绝经期前未生育的患者，有压力性尿失禁者其总胶原含量要少于无压力性尿失禁者。KESNE 等发现Ⅰ型和Ⅲ型胶原的比值在尿失禁患者组是减小的，说明可能存在一些女性，先天就存在盆内筋膜功能较弱，随年龄的增加，罹患压力性尿失禁有更多的风险，甚至早于生育之前（Keane et al., 1997）。

DeLancey 等通过对尿道过度活动的经产妇的研究还发现，ATFP 从坐骨棘上分离，松动的盆内筋膜使得尿道下组织的坚硬程度减少。这种分离现象也发生于阴道前壁膨出的患者（DeLancey, 2002）。

2. 神经肌肉源性损害

“吊床”的坚固程度会由于肛提肌损害而受到影响，主要因素似乎应归结为经阴道分娩后神经肌肉源性损害导致的肌肉松弛，即阴部神经损害。由妊娠和分娩所致的阴部神经牵拉性损伤与外周神经病变相关压力性尿失禁有关（Snooks et al., 1984）。肌电图研究发现，经阴道分娩和年龄增加均可引起肛提肌的去神经支配和萎缩。与生育前比较，生育后有尿失禁和便失禁的患者，其阴部神经末梢潜伏电位显著延长。多因素分析表明，胎儿出生体重和第二产程延长是危险因素（Sultan et al., 1994）。工具助产对于神经肌肉源性损害的影响并不明确，大部分研究认为没有相关性。

磁共振研究提示盆底肌可能会受到损害。肛提肌的耻骨尾骨部分在尿道过度活动的患者也可以受到损害，这种类型与阴道分娩也有关。然而，即使这种类型的肌肉损害确实与去神经支配的损伤无关，也很难将其归类（Dimpfl et al., 1992）。

3. 括约肌闭合机制

解剖学上，与尿道闭合相关的结构包括尿道横纹括约肌（外括约肌）、尿道平滑肌和血管丛。它们各自对于静息尿道闭合压力的作用仍不十分清楚。现在已经明确的是，独立的解剖意义上的括约肌并不存在。膀胱颈的关闭、尿道肌肉组织、尿道良好的密闭性和内在挤压力共同构成了一个复杂的括约复合体，共同作用使得尿道腔有良好的闭合（图 34-4-1）。

膀胱颈的闭合是被动的，逼尿肌呈“U”形包绕近端尿道，良好的弹性使得膀胱颈能够很好地闭合尿道腔。逼尿肌收缩使得膀胱颈呈漏斗形打开。Chapple 等发现约 20% 的无尿失禁的未生育女性在静息状态膀胱颈也呈开放状态，估计这些女性控尿主要依靠更远端的括约肌（Chapple et al., 1989）。

Gosling 等发现横纹括约肌对于尿道闭合起主要作用（Gosling et al., 1981）。妊娠或分娩时阴部神经损害可以导致在腹压突然增加时尿道横纹肌压力增加的功能减弱。此时，其他神经会激活位于膀胱三角区下方的肌肉以代偿（Borirakchanyavat et al., 1997）。盆腔的外科手术也可能导致这种风险。

尿道平滑肌由较厚的内侧纵行肌层和外部的环行肌层构成，均附着于包绕尿道的横纹肌。平滑肌的确切作用仍不十分清楚，但环行肌层收缩时能够闭合尿道腔。尿道黏膜下有丰富的静脉丛、弹性纤维和胶原，填充于黏膜皱褶中，共同形成了尿道的密封机制。年龄增加和雌激素降低均可减弱这种密封机制。

现在比较明确的是压力性尿失禁主要由固有括约肌缺陷和尿道支撑异常共同造成，但哪种因素占主要作用，如何量化这些因素的参数，更好地针对每一位患者的不同原因做出个体化治疗，仍然需要更多的研究。

四、尿失禁的评估

（一）病史

对于尿失禁患者，所有的泌尿系症状都应该进行评估，尤其是储尿期症状，包括有无尿急，白天和夜间排尿次数，夜间有无遗尿和尿失禁的具体情况。

应询问患者尿失禁症状持续了多长时间，漏尿是从尿道还是从阴道出来。尿失禁的严重程度可以询问患者尿失禁的次数和尿垫使用情况，排尿日记作为评估尿失禁的严重程度的工具非常重要。

应通过询问病史大致确定尿失禁的种类。压力性尿失禁是在体力活动时不自主的漏尿；急迫性尿失禁是在尿急时漏尿；混合性尿失禁两种情况都存在。如果有混合性尿失禁，应询问哪种症状先开始，哪种症状对患者造成的困扰更大。

在询问尿失禁症状时，患者可能主诉一直在漏尿，不清楚什么时候漏的。也可能主诉排尿后尿失禁，通常这种现象发生在变换体位时。排尿后尿失禁的具体机制仍不清楚，还需要进一步研究。还应该询问膀胱感觉，可以是敏感、减退和感觉缺失。

尿失禁也可能与梗阻有关，因此，应询问排尿期症状，如是否有尿等待、尿流细弱、用力排尿、体位依赖性排尿和尿不尽等。其他泌尿系症状如排尿困难、肉眼血尿和泌尿系感染史等，可能与盆底功能障碍有关，应采用相应的检查除外盆腔脏器病变。

排便的相关症状也应询问。便秘可能由脊髓或盆腔神经病变造成，也可能是 OAB 患者服用抗胆碱药物所造成。应询问有无大便失禁。

有关性功能方面的症状也应涉及。如果有性交困难，阴道不能湿润或性交时尿失禁，应着重评估。尿失禁可能发生于插入或高潮时，压力性尿失禁是插入时尿失禁的主要原因，急迫性尿失禁更易发生于高潮时。

排尿日记是最有效的能够帮助门诊医生判断排尿情况的检查之一。能够判断患者的日常饮水，是否经常饮用咖啡等导致膀胱刺激的饮料。排尿日记可以作为客观指标，判断患者的排尿次数和有无尿急，帮助医师大致判断患者的膀胱容量。通过排尿日记，可以了解患者白天和夜间的排尿次数，尿失禁次数、尿急的次数、尿垫用量、总尿量、最大排尿量和夜间尿量等。排尿日记是一个很好的定量指标。

对于女性，妇产科的病史非常重要。应询问生育史，月经史，是否绝经，有无盆腔脏器脱垂，是否应用激素替代，利尿剂使用等。盆腔手术史，是否进行过放疗或化疗，糖尿病史，神经系统病史等都应详细询问。

（二）问卷和量表

问卷和量表是很好地评估患者有无尿失禁和尿失禁严重程度的工具，而且可以提供一个基线指标，为之后的治疗是否有效确定一个基准。有关尿失禁的量表很多。尿失禁诊断量表（QUID）是一个包含 6 个问题的问卷，可以用来诊断和区别压力性尿失禁、急迫性尿失禁和混合性尿失禁（Bradley et al., 2005）。尿失禁严重影响生活质量，因此生活质量的评估非常重要。有关生活质量的问卷和量表种类繁多，目前常用的有以下几个：Bristol 女性下尿路症状问卷（BFLUTS）（Jackson et al., 1996），尿失禁痛苦指数（UDI）和尿失禁影响问卷（IIQ）（Shumaker et al., 1994; Corcos et al., 2002; Hagen et al., 2002），国际咨询委员会尿失禁组合量表简表（ICIQ-SF）（Avery et al., 2004）等。

另外，还有一些评估患者盆腔脏器脱垂、大便失禁以及女性性功能等方面的问卷和量表。

（三）体格检查

全面的体格检查是必要的，首先应包括患者的身高、体重和BMI。因为肥胖是尿失禁和盆腔脏器脱垂的危险因素。其次是患者的意识和精神状态，因为意识和精神状态的异常甚至可以直接导致尿失禁，而且患者的精神状况也会影响到治疗计划。同样也应检查患者的功能状态，是否能自主活动，手的灵活性等，原因同理。例如，患者由于行动不便，不能及时到卫生间，这种情况下的尿失禁可能就不适合采用正常状态下的治疗方法。

全身体检通常包括腹部和生殖器官检查，还有神经系统检查。腹部触诊应注意有无增大的膀胱。如怀疑神经系统疾病，应建议患者至神经科专科检查。生殖器官的检查应采用截石位，重点观察外生殖器的形态，有无出血、肿物或器官膨出等。如有漏尿，应注意观察尿液漏出的位置，有些其实是膀胱阴道瘘或输尿管阴道瘘，或是先天性输尿管异位开口，这些疾病造成的漏尿是从阴道溢出。必要时可进行亚甲蓝试验。

压力试验：在截石位，患者排空膀胱的情况下，嘱患者腹部用力或咳嗽，如尿道口有溢尿，即为阳性，提示有压力性尿失禁存在。如截石位未引出阳性结果，可嘱患者改为站立位重复测试。

q-tip 试验（棉签试验）：是对患者尿道活动度的检查。嘱患者仰卧，排空膀胱，轻轻将一根润滑的消毒棉签置入尿道，直至膀胱颈。在静息时记录棉签与垂直线的角度，嘱患者屏气用力或咳嗽，再次记录此时的角度。如加压时棉签角度与水平面夹角超过 30°，则为阳性，提示尿道有过度活动。

（四）实验室检查

主要为血、尿常规和生化检查等。

（五）影像学检查

1. B 超

B 超简便易行，是评估尿失禁患者最常用的影像学检查。可以发现大部分泌尿系、妇科和膀胱疾病，还可以测量残余尿（PVR）。残余尿量提示膀胱排空功能的异常，往往提示有膀胱出口梗阻或神经源性膀胱等问题存在。需要注意的是，B 超测量残余尿之前，患者不能过度憋尿。有研究表明，过度憋尿后测量的残余尿往往过多，不能反映患者的真实残余尿量（刘毅等，2016）。B 超也可以提示尿道活动度，通过观察膀胱颈的下降和尿道的旋转，通常是经会阴观察。

2. 排尿期膀胱尿道造影（VCUG）

此检查通过往膀胱内注入造影剂，在静息和排尿时分别拍摄 X 线片。可以提示有无膀胱阴道瘘，尿道憩室，膀胱输尿管返流和远段输尿管异常如输尿管口膨出等。也可以评估尿道和膀胱颈的活动度。VCUG 与尿动力学同步进行，即为影像尿动力学。

3. CT 和 MRI

可以评估泌尿系肿瘤、结石和先天异常等，单纯功能性尿失禁可不需检查。MRI 是诊断尿道憩室的金标准。

（六）尿垫试验

是评估患者漏尿严重程度的检查。一般来说，24 小时或 48 小时尿垫试验准确性更高，但过于繁琐，所以通常采用 1 小时尿垫试验。

（七）尿动力学检查

1．尿流率

简便易行又无创，是每一个排尿障碍包括尿失禁患者都应该做的检查。尿流率只是一个反映排尿最终结果的检查，它受很多因素的影响，包括逼尿肌收缩力，括约肌松弛程度，尿道功能和盆底器官的支撑。尿流率可以作为一个是否需要行侵入性尿动力学检查的筛选检查，也可以作为某些治疗是否有效的一个指标。一般把最大尿流率（MFR）作为最重要的指标，但尿流的曲线形状也很重要。需要指出的是，尿流率容易受环境及患者紧张等因素影响，重复性并不好。

2．压力 - 流率测试

首先要指出的是，对于压力性尿失禁患者来说，并不依靠尿动力学检查来确诊，而尿动力学检查是有创检查，因此如非必要，不是每个患者都需要尿动力学检查。至于需要尿动力学检查的适应证，目前还没有统一的标准。一般来说，如存在以下情况，可以考虑行尿动力学检查：严重的压力性尿失禁，之前曾有盆腔放疗史或抗尿失禁手术史；膀胱过度活动症状，不管是否合并压力性尿失禁；与尿失禁相关的排尿困难或盆腔脏器脱垂；合并可能引起下尿路 / 盆底功能的疾病，如糖尿病、帕金森病、脑血管意外和椎间盘突出等。

腹压漏尿点压力（ALPP）测定（图 34-4-4）：是反映储尿期尿道的阻力指标。定义为在刚出现漏尿时腹部的压力，并不伴有逼尿肌的收缩。检查方法是患者最好站立位，在膀胱充盈 150～250 ml 时（一般为 200 ml），嘱患者逐步用力咳嗽或逐渐屏气用力增加腹压，观察尿液刚漏出时的腹压值。一般认为，ALPP 60 cmH_2O，提示患者有固有括约肌缺陷（ISD）。

影像尿动力学（VUDS）：是在普通尿动力学检查时采用同步透视的方法，同时观察尿动力学参数和膀胱尿道的影像，目前被认为是诊

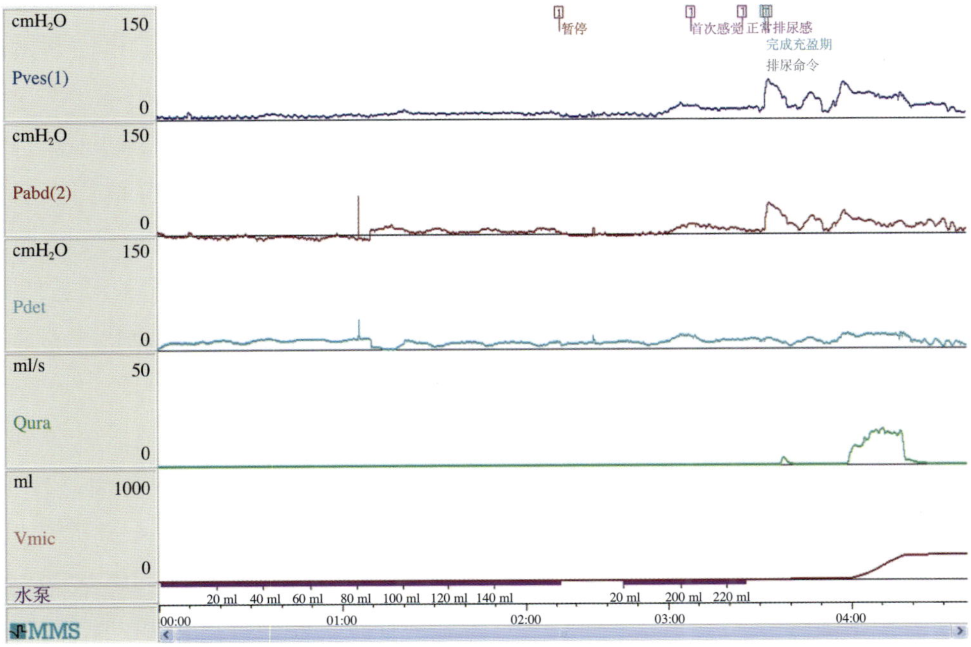

图 34-4-4　腹压漏尿点压力测定（在膀胱充盈至 220 ml 时，嘱患者逐渐用力，直至尿液刚漏出时的压力，可见有微小的尿流率）

断许多排尿功能障碍的金标准。通过 VUDS，可以看到膀胱的轮廓和大致容量，有无膀胱输尿管反流以及反流时的膀胱内压，静息时、压力下和排尿期膀胱颈的位置，漏尿时的膀胱尿道形态，是否存在膀胱出口梗阻以及梗阻部位等。但设备要求高，检查过程比较复杂。笔者认为，如无影像尿动力学设备，也可以采用尿动力学和排尿期膀胱尿道造影分别检查的方法，区别不大。

五、压力性尿失禁的保守治疗

保守治疗应作为各种尿失禁的一线治疗。保守治疗的优点是可以在家中进行，费用低廉，而且没有并发症。保守治疗也适用于等待手术或不适合进行手术的患者（Chartier-Kastler, 2005）。

（一）生活方式的干预

1．减肥

各种研究均证明减肥对于重度肥胖的患者（证据等级 2）和中度肥胖的患者（证据等级 1）有效（ICS, 2005）。一组 48 例压力性尿失禁女性，随机分组，一组立即开始减肥，另一组延迟 3 月。结果表明，立即减肥组平均体重减轻 16 kg，尿失禁次数减少了 60%，另一组则只减少 15%（P=0.0005。此时后一组也开始减肥，得到了相似的结果（尿失禁次数减少 71%）。最终的结果是总尿失禁次数减少 54%，维持了 6 个月（Subak et al., 2005）。

2．戒烟

戒烟与尿失禁次数的减少是否相关目前不明确，但长期抽烟导致的咳嗽可能导致解剖异常（ICS, 2005）。

3．饮食因素

饮食与尿失禁的关系也不是很明确，因此目前仍无定论（ICS, 2005）。有研究认为减少咖啡因的摄入会减少尿失禁次数，但也有研究否定这个结论。也没有证据表明减少饮酒可以减少尿失禁次数。

（二）盆底肌肉训练

盆底肌肉训练（pelvic floor muscle exercises, PFME）是在医学指导下，由患者自己训练，主动收缩盆底肌肉，改善盆底肌的持续收缩能力或肌肉协同作用。PFME 对女性轻中度压力性或混合性尿失禁有作用（A 级证据）（ICS, 2005）。在一项对 31 个研究的系统回顾分析中，发现在压力性或混合性尿失禁患者中，在主观治愈、主观治愈 / 改善和 24 小时漏尿次数方面，PFME 都要显著优于安慰剂和无治疗（Hay-Smith et al., 2003）。国际尿控学会（ICS）推荐的训练方式为：短时少量训练，收缩至最大力量或接近最大力量，每日重复训练至少 1 次，至少一周训练 3 次，目的是训练力量；中等量的非最大收缩，坚持时间长，目的是训练持久性；在活动时主动收缩，在不同体位收缩，不时变化收缩难度，目的是协同和功能训练（ICS, 2005）。

生物反馈是辅助训练正确的 PFME 方式。它是检测阴道挤压力或从肛门直肠、阴道、会阴表面获得肌电图而产生视觉或听觉信号，帮助患者训练更有针对性。但是似乎有证据表明，生物反馈对于缓解症状并不显著优于单纯 PFME。

教会患者在咳嗽前或咳嗽时有意识地收缩盆底肌肉对于减少漏尿有明显作用（Miller et al., 1998）。患者对于这个动作可以迅速领会，而且可也立即发现它对于减少漏尿的价值。

持续不断地进行 PMFE 能够获得长期疗效，但研究发现，仅有一半的女性在 5 年随访时仍在坚持练习。大概有 2/3 的患者对于疗效满意，不需要更多干预，但急迫性或混合性尿失禁患者对于疗效并不满意（Lagro-Janssen et al., 1998）。

PFME 对于压力性尿失禁和混合性尿失禁的总有效率为 56%～70%（Wilson et al., 2002）。

（三）增加阴道阻力的装置

从理论上来说，在 PFME 时增加阴道阻力，可能增加力量，但没有直接证据证明这一点，不过对于那些不能体会到漏尿和肌肉控制的女性来说，这类装置仍然是有意义的教学工具。

阴道重锤是常用的辅助工具，重锤要滑出阴道的感觉提供了强烈的反馈感受，立即触发盆底肌肉收缩以保持重锤位于阴道内。有证据表明，阴道重锤训练比无治疗有更好的主观治愈/改善率，但与 PFME 相比无显著性差异（ICS, 2005）。很多女性不习惯阴道重锤，而且可能引起阴道炎和盆腔疼痛，所以依从性不高。

电刺激目的是改善压力性尿失禁盆底肌肉的功能，抑制急迫性尿失禁患者逼尿肌过度活动。但现有的研究应用不同的方法，因此无法评价。无证据表明电刺激比标准 PFME 有显著疗效（ICS, 2005）。

六、压力性尿失禁的药物治疗

许多因素与压力性尿失禁的病理生理相关，如尿道支撑减弱、阴道脱垂、严重的膀胱颈和/或尿道功能障碍（ISD）等是无法用药物治疗的。但是很多研究表明，单纯用药物治疗，甚至是比较严重的压力性尿失禁，也能得到治愈或显著改善。压力性尿失禁女性比能够控尿女性的静息尿道压要低（Hilton et al., 1983），所以药物治疗的主要目标是增加尿道内压力。

有充分的药理学证据表明，尿道的张力有相当大程度是通过尿道平滑肌内 α 受体受刺激而释放去甲肾上腺素所调节（Andersson, 1993），而中枢神经对尿道的平滑肌和横纹肌的控制也很重要（Thor et al., 2004）。5 羟色胺再摄取抑制剂和去甲肾上腺素作用于脊髓前庭神经上核，可以增加横纹括约肌的张力。

目前常用的治疗压力性尿失禁的药物证据级别及推荐等级见表 34-4-1。

表 34-4-1　临床常用治疗压力性尿失禁药物的证据级别及推荐等级

药物	证据级别	推荐等级
度洛西丁	1	A
丙咪嗪	3	D
克伦特罗	2	C
伐沙克新	2	D
米多君	2	C
盐酸麻黄碱	3	D
苯丙醇胺	3	D
雌激素	2	D

（一）α 受体激动剂

α 受体激动剂主要通过刺激尿道平滑肌上的 α1 受体起作用（Andersson, 1993），同时通过对脊髓产生兴奋效应而刺激躯体运动神经元，使尿道横纹肌张力增加（Thind et al., 1992）。

1．非选择性 α 受体激动剂

代表性药物有盐酸麻黄碱和苯丙醇胺。开放和对照药物试验均显示此类药物对压力性尿失禁效果良好（Andersson et al., 2002; Alhasso et al., 2003）。盐酸麻黄碱的剂量是 25 ~ 50 mg，每天 3 ~ 4 次；苯丙醇胺的剂量是 50 ~ 100 mg，每天 2 ~ 3 次。由于缺乏选择性，此类药物可能会使血压增高，也可能引起睡眠障碍、头痛、震颤和心悸。对压力性尿失禁的长期疗效缺乏研究。由于会引起出血性卒中，美国 FDA 于 2000 年建议厂商主动停止销售含有苯丙醇胺的药物，用更安全的原料代替（Mersfelder, 2001）。

2．选择性 α 受体激动剂

代表药物米多君，选择性 α1 受体激动剂。对于压力性尿失禁有中等程度的疗效，但副作用较大，这限制了它的应用（Andersson et al., 2002）。

另一个代表药物是伐沙克新。在一项随机双盲安慰剂对照交叉研究中，观察了压力性尿失禁患者的最大尿道压（MUP）、血压、心率和其他副作用。研究发现，药物有效率显著高于安慰剂，但伐沙克新并不显著增加 MUP 和舒张压，但会显著增加收缩压和降低心率。副作用包括立毛肌收缩、头痛和肢端寒冷（Radley et al., 2001）。

目前，正在研究高选择性 α1A 受体激动剂，希望在减少此类药物的副作用方面取得进展。

3．α 受体激动剂的联合应用

有几项研究观察了 α 受体激动剂与雌激素或其他保守治疗（如 PFME 和电刺激）联合应用的效果。结果表明，大部分联合治疗有主观和 / 或客观疗效（Beisland et al., 1984; Kinn et al., 1988; Ahlstrom et al., 1990）。即使如此，相关的副作用仍然限制了此类药物的应用。

（二）β 受体阻滞剂

β 受体阻滞剂治疗压力性尿失禁的理论基础是阻断了尿道内 β 受体，增加了尿道内 α 受体的去甲肾上腺素的作用。有报道普萘洛尔对于压力性尿失禁有效，但不是随机对照研究（Andersson et al., 2002）。

（三）抗抑郁药

1．代表药物丙咪嗪

抑制肾上腺素能神经末梢的去甲肾上腺素和 5 羟色胺的再摄取，增强了尿道平滑肌的去甲肾上腺素的收缩效应。理论上，这种效果也在脊髓水平（前庭神经上核）对尿道横纹肌和盆底肌产生效果。有研究表明，丙咪嗪增加最大尿道闭合压（MUCP），从评价 34 mmHg 增加到 48 mmHg（Gilja et al., 1984）。另一项研究中，丙咪嗪治疗压力性尿失禁的有效率为 60%（Lin et al., 1999）。丙咪嗪副作用较大，有些甚至是致命性的，尤其是心血管系统，所以应特别注意。目前仍没有丙咪嗪的随机对照研究。

2．度洛西丁（Duloxetine）

是去甲肾上腺素和 5 羟色胺再摄取抑制剂，动物模型中显著增加括约肌的张力和膀胱容量（Thor et al., 1995; Katofiasc et al., 2002），是由中枢神经介导的传出运动神经和传入感觉神经双重调节。度洛西丁有几个随机对照研究。Dmochowski 等报告了一组 683 例患者的双盲安慰剂对照研究，均为压力性尿失禁症状明显，无急迫性尿失禁和明显尿频，膀胱容量大于 400 ml 的患者。经过 12 周治疗（40 mg，每日 2 次），尿失禁次数减少显著优于安慰剂（50% *vs*. 27%），平均排尿间隔显著优于安慰剂（20 分钟 *vs*. 2 分钟），因副作用的停药率为 24%，安慰只有 4%，恶心是停药的主要原因（6.4%）。恶心主要为轻中度，通常 1 周到 1 个月后可缓解。目前有关药物治疗压力性尿失禁的药物研究中，度洛西丁的效果证据最充分，副作用也在可以接受的范围内（Viktrup et al., 2004）。

（四）β 受体激动剂

既然 β 受体阻滞剂已经被证明对治疗压力性尿失禁有效，那么 β 受体激动剂治疗压力性尿失禁则显得相互矛盾。然而，一种选择性 β2 受体激动剂克伦特罗被发现可以显著改进压力性尿失禁症状，增加最大尿道闭合压（Yasuda et al., 1993）。克伦特罗组有 56 例患者（共 77 例）临床改善，而安慰剂组只有 48 例（共 88 例）改善。最大尿道闭合压克伦特罗组增加了 3.3 cmH_2O，安慰剂组则为 –1.5 cmH_2O。有效的原因可能是增强了尿道横纹肌和盆底肌的活动。还有几项研究也证明克伦特罗有效，可能是一个潜在的治疗压力性尿失禁的药物。

（五）雌激素

雌激素治疗压力性尿失禁的报道很多，但结果并不一致。许多研究仅仅限于观察性报告，而不是随机双盲对照研究。而且，相关研究所用的雌激素种类不同，剂量多样，用药方式及持续时间也不同，所以很难分析结果。

Fantl 等（1996）采用安慰剂对照对 83 例压力性和 / 或逼尿肌不稳定的患者进行了研究，疗程 3 个月，未发现临床症状和生活质量有显著改善。Jackson 等（1999）治疗了 67 例绝经后压力性或混合性尿失禁女性，疗程 6 个月，也未发现有客观改善，认为单独应用雌激素支架绝经后女性压力性尿失禁无效。一个包含 166 个研究的诊断雌激素治疗所有绝经后尿失禁女性的 meta 分析发现，所有的患者都有主观改善，包括压力性尿失禁患者，但客观指标均无改善，包括漏尿量、最大尿道闭合压等（Fantl et al., 1994）。另一项 meta 分析表明，雌激素对压力性尿失禁无效，但可能改善尿急和尿频症状（Sultana et al., 1994）。

也有研究将雌激素和其他治疗联合应用。例如，有研究发现雌激素联合 PFME 对于轻中度压力性尿失禁患者效果良好（Ishiko et al., 2001）。

总体来说，除了度洛西丁以外，压力性尿失禁的药物治疗不能令人满意，或者存在疗效不好、副作用大等问题。所以，药物治疗目前并不是压力性尿失禁的主要治疗方式。

七、压力性尿失禁的尿道注射治疗

尿道周围注射治疗固有括约肌缺陷（ISD）已经应用了数十年，方法简便，费用低廉，使很多不希望手术治疗的患者受益。Murless 在 1938 年第一次尝试在尿道周围注射硬化剂（鱼肝油酸钠），治疗了 20 例患者，取得了短暂的疗效（Murless, 1938），Quackles 于 1955 年在会阴部注射石蜡治疗了 2 例患者（Quackles, 1955），Sachse 在尿道注射硬化剂也获得了成功（Sachse, 1963）。但很快发现，这些方法会导致肺栓塞的并发症。但对于尿道注射治疗的尝试一直没有终止，先后出现了很多注射制剂。一个良好的注射制剂应符合以下标准：没有免疫原性，低过敏反应，具有良好的生物相容性，引起组织内最小程度的纤维化及周围组织炎症反应。

（1）特氟龙（Teflon）：特氟龙治疗效果报道不一（表 34-4-2）。可以看出，特氟龙注射治疗的短期效果显著，但长期疗效不佳。其主要副作用是特氟龙微粒被免疫细胞吞噬，从而引起远处器官（如脾、脑、肺和肝）肉芽肿形成。

表 34-4-2 特氟龙治疗效果

作者	患者例数	治愈改善率	随访时间（月）	注射体积（ml）	平均注射次数
Politano（1982）	51	71%	6	12.5	1.8
Schulman 等（1983）	56	86%	3	9	1.5
Kiilholma 和 Makinen（1991）	22	18%	60	7.3	–
Lopez 等（1993）	128	73	2	19	1.3

（2）胶原：是由牛皮经纯化处理而制成，其治愈率为 7%～83%，多数报道为 40%～60%，长期疗效尚可，有报道随访 52 个月的治愈和改善率为 95%（Appell, 1990）。此治疗会有过敏反应，约 4%，因此注射之前应做皮肤过敏试验。术后并发症轻微，发生尿急约 13%，尿潴留约 2%，均可自行缓解。

（3）自体脂肪：将自体脂肪抽出，经洗涤搅碎呈混悬液制备而成，通过膀胱镜注射至膀胱颈周围。成功率为 23%～65%。长期疗效有限，主要原因为注射的脂肪会被重吸收，在注射后 6 个月 60% 的注射体积可被重吸收（Ersek, 1991; Horl et al., 1991; Neuber, 1991）。此治疗几乎没有并发症，少数有轻度发热和尿管留置时间延长。有报道发生 1 例肺部脂肪栓塞导致患者死亡。

（4）碳珠：是由热解碳包裹的锆珠。碳珠没有过敏原性，不需进行皮试，注射在体内后也不会迁移。在一项随机对照研究中，随访 12 个月时碳珠的治愈率为 66%，而对照组胶原注射的治愈率为 65.8%（Lightner et al., 2000）。长期疗效不清楚。

（5）微球：微球由弹性硅酮制成的小囊包裹水溶吡咯酮所组成，非常安全，在体内无迁移风险，也无局部并发症（炎症或组织反应）。研究表明，单次注射后平均随访 14.4 个月，治愈率为 42%，显著改善率为 37%，副作用主要为尿急，长期疗效不清楚（Pycha et al., 1998）。

（6）硅油：硅油注射治疗的相关研究较多，其治愈率为 33%～67%，短期成功率（治愈率和改善率）为 68%～75%（Harriss et al., 1996），长期随访有效率会降低。副作用很小。

尿道注射治疗虽然在国内应用很少，但很多国家把它作为压力性尿失禁的重要治疗方式，仍在不断探索更好的注射制剂，如自体胶原、自体软骨等。作为一个微创治疗方式，适用于一些不愿意或不适合手术的患者。

八、压力性尿失禁的手术治疗

压力性尿失禁的传统手术方式很多，但近年来临床应用越来越少。所以本章主要介绍目前临床常用的手术方式。

（一）经阴道无张力吊带术（tension-free vaginal tape, TVT）

TVT 是第一个应用于耻骨后尿道中段人工合成的吊带（midurethral synthetic sling, MUSS），设计用来固定缺失的尿道下方支撑，来改善压力性尿失禁。从此以后，压力性尿失禁的手术治疗得到彻底的改变，目前此种术式已经成为标准治疗。相比之前的术式，它的优点包括经阴道的微创入路，手术时间和住院时间短，以及优异的短期和长期疗效。

耻骨后 MUSS 的原理是根据吊床理论，在耻骨尿道韧带水平重新加强尿道的支撑。吊带位于尿道中段，在腹压增加时增强尿道的支撑力，改善控尿，对膀胱颈没有影响。这种机制已经被超声和动态核磁影像研究所证实（Rinne et al., 2011）。

最初的 TVT 手术方式是逆行的，穿刺针的置入方向是从下往上，但随后穿刺入路方式有了许多的改良。目前临床可用的吊带材料也有很多不同类型，包括原型材料、单股纤维、大孔材料和无涂层网眼材料等，主要是为了减少感染和炎症。有研究表明，不同的材料经 18 个月的随访，其疗效和并发症发生率并没有显著性差异（Rechberger et al., 2003）。

TVT 术式是目前的 MUSS 中研究资料最多的，也是随访时间最长的。TVT 主要临床指标的观察研究见表 34-4-3。

有关 TVT 手术穿刺方向的随机对照研究表明，似乎从下向上穿刺的方式较从上向下的方式效果要好，长期随访也证实了这一点（Heidler et al., 2010; Ogah et al., 2011）。

对于 TVT 术式是否比其他治疗压力性尿失禁的手术方式的临床疗效要高，有很多相关的临床研究。meta 分析发现，TVT 比传统的耻骨后 Burch 悬吊术疗效要好，但 Burch 悬吊术在并发症发生率、留置尿管时间和术后排尿障碍方面要优于 TVT（Novara et al., 2008; Rehman et al., 2011）。TVT 的疗效也要好于自体筋膜耻骨阴道悬吊术。与经闭孔途径的尿道中段吊带术（TVT-O 或 TOT）相比，二者的主观治愈率和改善率无统计学差异（Sung et al., 2007; Long et al., 2009），但客观治愈率 TVT 更好（88% *vs*. 84%）（Ogah et al., 2011）。另外，经闭孔入路的术式术中和术后并发症发生率低于 TVT，手术时间也相对较短，但术后疼痛发生率较高（腹股沟和大腿）。TVT 与目前更微创的术式（如单切口吊带）相比，短期疗效相似，但并发症要多一些，但相关的临床研究很少（Ogah et al., 2011）。

表 34-4-4 列出了 TVT 的常见并发症。研究发现，TVT 的术中并发症与患者年龄，体重指数（BMI）等无关，而与手术医师的经验和以前是否接受过脱垂或尿失禁手术有关（Kristensen et al., 2010; Pushkar et al., 2011）。对于吊带的聚丙烯材料，长期随访并未发现有人体排斥或组织反应等副作用。除表中列出的常见并发症以外，还有极罕见的并发症如肠管损伤和髂血管损伤，严重者甚至危及生命。这些罕见损伤主要发生于曾做过腹腔或盆腔手术的患者（Rooney et al., 2010）。术后并发症中，比较严重且不易恢复的主要为排尿功能障碍和吊带侵蚀。排尿功能障碍包括完全性尿潴留，持续增加的残余尿量以及排尿困难。术前有排尿困难和合并盆腔脏器脱垂是术后排尿功能障碍的独立危险因素。避免这一并发症的方法是术中充分游离空间，调节吊带张力为合适，即吊带与尿道紧密贴合但不能对尿道造成压迫。如术后发生完全性尿潴留，建议早期（48 小时内）重新调节吊带张力，局部麻醉下即可进行，比迟发处理（3～4 天后）效果明显，而且简便易行。对于残余尿持续增加患者，可留置尿管

表 34-4-3　耻骨后尿道中段吊带术的相关临床研究结果

作者	患者数	平均年龄	入选标准	随访时间（年）	主要观察指标	结果	要点
Nilsson 等（2001）	85	57	原发性压力性尿失禁	5	尿动力学，生活质量评估	治愈 84.7%，改善 10.6%，失败 4.7%	
Rezapour 等（2001）	49	66	压力性尿失禁和固有括约肌缺陷（ISD）	4	尿动力学，生活质量评估	治愈 74%，改善 12%，失败 14%	失败的患者均为超过 70 岁，合并严重的 ISD
Reich et al 等（2011）	108	63	未选择	7	尿动力学，生活质量评估	客观治愈 89.8%，主观治愈 82%，改善 13%，失败 4.6%	术后不满意主要在于急迫性尿失禁
Liapis 等（2008）	65	58.1	合并 I 期膀胱膨出的压力性尿失禁	7	尿动力学	治愈 80%，失败 13.5%	
Song 等（2009）	306	50.7	压力性尿失禁	7	尿动力学，生活质量评估	治愈 84.6%	术后 1 个月随访时有 23.2% 有并发症
Groutz 等（2011）	52	62.4	尿动力学证实的压力性尿失禁	10	问卷	主观治愈 65%，改善 12%，失败 23%	54% 患者合并急迫性尿失禁
Serati 等（2012）	58	58	压力性尿失禁无合并 ISD 和盆腔脏器脱垂（POP）	10	尿动力学	客观治愈 93.1%，主观治愈 89.7%	
Abdul Rahman 等（2010）	12	53.3	神经源性膀胱功能障碍和压力性尿失禁	10	尿动力学，问卷	治愈 7 例，改善 2 例，失败 1 例	2 例患者 10 年时失访，而 5 年随访时可以控尿
Olsson 等（2010）	128	54.4	压力性尿失禁	11.5	压力试验，尿垫试验，问卷	客观治愈 84%，主观治愈 77%，改善 18%	
Nilsson 等（2008）	-	69	压力性尿失禁	11	尿动力学，生活质量评估	客观治愈 90%，主观治愈 77%	

表 34-4-4　耻骨后尿道中段悬吊术的常见并发症

作者	患者数	膀胱损伤	大出血	排尿困难	新发生的尿急	血肿	泌尿系感染	吊带侵蚀/外露	要点
Tamussino 等（2001）	2795	2.7%	2.3%	–	–	0.67%	17.0%	–	41% 的患者之前曾行阴道相关手术
Kuuva 等（2002）	1455	3.8%	1.9%	7.6%	0.20%	1.90%	4.1%	–	
Olsson 等（2010）	124	2.7%	2.7%	12.1%	21.2%	–	7.2%	0	
Kristensen 等（2010）	788	6.6%	0.6%	56%	–	0.8%	3.1%	–	
Pushkar 等（2011）	207	5.4%	–	5.9%	8%	9.1%	–	0.5%	
Tincello 等（2011）	437	2.1%	1%	2.1%	3%	2%	1.9%	1.5%	1 年随访资料
Lleberia-Juanos 等（2011）	243	6.2%	1.6%	13.2%	24.7%	–	4.5%	4.1%	
Serati 等（2012）	63	2 例	0	0	18.9%	–	–	–	10 年随访资料

或耻骨上造瘘，或间断自家导尿，多能自行恢复。如超过1个月症状仍无改善，则应考虑吊带切断术，当然压力性尿失禁复发的风险极高（Gilchrist et al., 2011）。吊带侵蚀的发生率约为2%，应该与手术技术、感染等因素有关。一旦发生，只能手术去除。

总之，MUSS作为第一个新型的治疗压力性尿失禁的手术方式，与传统手术相比，疗效确切，损伤小，并发症低，目前已经成为压力性尿失禁手术的标准治疗方式。

（二）经闭孔吊带

由于MUSS是经阴道向盆腔穿刺入路，不可避免有损伤膀胱的可能性，因此还需要做膀胱镜，增加了手术时间和费用。为了减少并发症，Delorme于2001年设计并首次报告了经闭孔途径的吊带手术（TOT）（Delorme, 2001）。最初的设计是经大腿内侧皮肤通过闭孔向阴道切口穿刺（从外向内），2003年De Leval又设计了从外向内穿刺的术式（TVT-O）（de Leval, 2003）。2005年，Delmas通过解剖研究，展示了TOT的穿刺过程可以避免损伤股血管、闭孔血管和阴部血管，其穿刺针经过的路线仅仅只是肌肉和筋膜（Delmas, 2005）。由于不进入盆腔，从理论上没有损伤肠管的可能，事实上也确实如此，TOT手术造成大出血和肠管损伤的报道迄今没有。从尸体解剖发现，从外向内的穿刺入路比从内向外的穿刺方式离血管神经更远，因而更安全（Zahn et al., 2007）。

TOT的疗效确实，与TVT相似。治愈率在77.7%至92.3%之间（de Tayrac et al., 2004; Delorme et al., 2004; Dietz et al., 2004; Spinosa et al., 2005）。各种meta分析表明，TOT与TVT，TVT-O与TVT的临床研究，无论主观治愈率和客观治愈率，都是相似的（Latthe et al., 2010）。也有研究对比了TOT和TVT-O的效果，主观满意率为80%，客观满意率91%，两组之间无显著性差异（Abdel-Fattah et al., 2010）。

TOT术式对于ISD患者也是有效的。因为并不是所有的ISD患者尿道都是不活动的，事实上，大部分ISD患者的尿道都有不同程度的活动度，尽管比无ISD患者要小一些。而尿道中段吊带就是为了纠正这个问题。有研究发现，在在接受TOT术式治疗的患者中，腹压漏尿点压力（VLPP）≤60 cmH_2O的患者有效率和满意度与VLPP>60 cmH_2O的患者无显著性差异（Juma et al., 2007）。

TOT手术的一个重要而还不为人所熟知的优点是术后新发生的急迫性尿失禁症状显著低于其他术式，仅为0.85%~2.5%。在随机对照研究中，TOT术后急迫性尿失禁发生率为1.3%，而MUSS为6%（Morey et al., 2006）。这个现象可能有2个原因。一个可能是由于经闭孔途径没有干扰到耻骨后的组织结构，使得此处的尿道周围神经纤维没有受到影响，减少了尿道的刺激。二是TOT术式造成的尿道梗阻可能性要低于其他尿道中段吊带术，也减少了梗阻造成的OAB（Juma et al., 2007）。

TOT术式的术中并发症很少，也基本不严重。术后并发症与TVT相似，包括排尿困难，新发生的急迫性尿失禁、性交困难、泌尿系感染、吊带侵蚀等。如前所述，排尿困难和新发生的急迫性尿失禁的发生率均低于MUSS术式。但是，TOT或TVT-O术后比较突出的一个并发症就是腿痛，要远远超过TVT术式（发生率为26.4% *vs*. 1.7%）（Teo et al., 2011）。多数是由于穿刺针穿过大腿的肌肉造成的，多能自愈，但有些疼痛比较严重，需要对症处理。TOT较TVT-O更易发生（Abdel-fattah et al., 2010）。

经闭孔入路尿道中段吊带术由于简便易行，有效率与 TVT 相似，严重合并症少，因此至少在国内，目前已成为治疗压力性尿失禁的最常用的手术方式。据笔者所知，国内的主要术式是 TVT-O，要远远超过 TOT。

（三）单切口吊带

无论是吊带是经耻骨后途径还是经闭孔途径，到需要一个“盲穿”的过程。即使再有经验的医师，由于不能直视，因此都存在着损伤的可能性，尤其损伤肠管或大血管，会造成严重的危害。因此，一直以来，外科医师和医疗器械生产厂家不断寻求损伤更小，更安全的吊带置入方式。于是近年来出现了单切口吊带。单切口吊带的理念和手术方式不尽相同，目前临床常用的有以下几种：

1．TVT-Secure

TVT-Secure 出现于 2006 年，是第一款单切口吊带。它是由较短的聚丙烯带网眼吊带（与 TVT 相同）与两端的可吸收固定材料组成。它的置入方式有两种，一种与 TVT 相似，固定于尿生殖膈上，固定后吊带呈“U”形；另一种类似 TVT-O 的入路，固定于闭孔内肌，固定后吊带呈“吊床”样。不管哪一种方式，都不需要穿刺处皮肤，即只需要一个阴道切口。

TVT-Secure 疗效的研究有限，主要在短期和中期随访，超过 1 年的随访研究很少。早期的研究提示并发症很低，但短期治愈率仅为 69%～88%，均低于 TVT 和 TOT（Marsh et al., 2007; Saltz et al., 2007; Albrich et al., 2008）。后期的临床结果略有改善，但随机对照研究仍然提示 TVT-Secure 的主观治愈率和客观治愈率均显著低于 TVT。最为关键的是，TVT-Secure 的长期疗效不佳，Cornu 等的研究表明，1 年的成功率为 93.5%，而随访至 30 个月时，治愈率降至 40%（Cornu et al., 2010）。并发症很少，腿疼的发生率显著低于 TVT-O。

由于 TVT-Secure 的长期疗效不佳，目前已经从临床撤出。

2．MiniArc

于2007年8月上市，是第二个单切口吊带。也是由一片较短的聚丙烯网带和两端的固定尖端组成，与 TVT-Secure 不同的是，固定尖端不可吸收。采用经闭孔入路，将两端的固定尖端穿刺入闭孔内膜，释放穿刺手柄的开关，使尖端与穿刺针脱离，使之固定在闭孔内肌上。

MiniArc 的临床结果差异较大，同样以短期和中期结果为主。1 年随访的治愈率最好的可达 90.6%～93.5%（Pickens et al., 2010），较低的有报告为 77.8%（Gauruder-Burmester et al., 2009）。

MiniArc 基本没有术中并发症。

3．Ajust

Ajust 单切口吊带于 2008 年上市，也是类似于 TOT 入路的单切口吊带。由聚丙烯网片和两端的固定锚组成，其中一端与吊带固定，另一端可允许吊带在其间滑动，以调节松紧。

Ajust 的临床研究不多，一项 90 例患者的研究表明，在术后 1 年，主观症状方面报告“很有效”和“非常有效”的患者占 80%，14% 的患者自觉无改善，均为症状较重的，其中有 5 例以前曾行尿失禁手术。而客观检查提示，82% 的患者咳嗽试验未见漏尿（Abdel-Fattah et al., 2012）。另一项研究表明，Ajust 的主观治愈率和客观治愈率分别为 85.7% 和 91.4%（Meschia et al., 2011）。几乎没有术中并发症。

单切口吊带手术损伤更小，而且不用完全穿过肌肉，大大减少了术后疼痛的发生，可能会在不久的将来得到更广泛的应用。

九、干细胞治疗压力性尿失禁

干细胞治疗可获得满意疗效，同时可最大限度地降低治疗风险，是压力性尿失禁研究的方向。目前以细胞移植理论、材料科学、生物医学工程等为依托，利用干细胞培养出生物学替代品以修复和维持受损伤组织器官的正常功能，因具有修复受损尿道括约肌、实现尿道重建的潜能而迅速成为尿失禁治疗的研究热点。

用于组织工程学和细胞治疗的理想细胞应具备以下特性：①容易获取，并且对个体损伤小；②细胞可以迅速增殖，并且可受到良好控制；③能够提供用于治疗目的的足量细胞；④具有多向分化的能力；⑤能够被移植回自体内（Atala, 2003）。多能干细胞因与上述要求符合程度较高而成为细胞治疗和组织工程学中最常应用的细胞来源。胚胎干细胞和成人干细胞均具有治疗潜能。尽管这两种细胞均具有分化成特定细胞类型和自我更新的能力，前者因存在伦理争论、潜在的致瘤风险而使其应用大大受限（Brivanlou et al., 2003）。目前，肌源干细胞（muscle-derived stem cells, MDSCs），脂肪源干细胞（adipose-derived stem cells, ADSCs），骨髓源干细胞（bone marrow-derived stem cells, BMSCs）是压力性尿失禁治疗中的干细胞主要来源。

Carr 第一个将干细胞治疗应用于患者（Carr et al., 2008）。8 位患者接受了自体大腿肌肉活检获得的纯 MDSC 注射治疗。肌肉组织进一步进行处理并扩增至目标剂量。肌肉活检 3～5 周后注入（18～22）$\times 10^6$ 个 MDSC，中位随访时间 17 个月。8 位患者中 3 位失访，5 位排尿症状好转，其中 1 位获得完全性自主控尿。随访过程未观察到严重的不良反应。8 位患者中的 2 位后来接受了尿道中段悬吊术。而先前的 MDSC 注射治疗并没有影响手术的难度和手术效果。

Strasser 等通过肌肉活检的方法获得 20 位女性压力性尿失禁患者自体成纤维细胞和肌肉母细胞。经超声引导下将成纤维细胞注射入尿道黏膜下，肌肉母细胞注射到尿道横纹括约肌之中。通过尿失禁量表、生活质量量表、尿动力学检查、肌电图分析、尿道和横纹括约肌的形态及功能来评价疗效。对比治疗前和治疗后 2 年的患者情况，18 例患者注入自体干细胞 1 年后治愈。2 年后，16 例患者治愈，2 例显著改善。治疗 1 年后 90% 的患者获得治愈，10% 患者获得改善。治疗后尿道以及横纹括约肌厚度、活动能力和收缩能力均得到显著提高。超声和肌电图显示：新的尿道横纹括约组织形成并融入原有肌肉组织中。表明自体干细胞可以有效地治疗压力性尿失禁。但此后该研究组所施行的临床实践在学术界引起巨大争议。Strasser 的另外一项使用自体成肌细胞和成纤维细胞的实验研究结果受到伦理学调查的严重质疑（杨洋等，2012）。

总之，干细胞治疗压力性尿失禁很可能成为一种兼备良好临床疗效和低风险性的治疗手段，它代表了一种简便并且极低损伤的压力性尿失禁的全新治疗理念。但该疗法仍存在很多不足，如细胞存活率、干细胞植入靶组织后的修复功能、长期治疗的疗效和安全性、治疗费用以及伦理学问题等。

（廖利民　尚云翔）

参考文献

陈国庆，廖利民，苗笛，等. 经表面电极电刺激胫神经治疗脊髓损伤后神经源性逼尿肌过度活动[J]. 中国脊柱脊髓杂志，2014，24(12): 1060-1063.

陈国庆, 宋勇, 丁留成, 等. 骶神经调节术临床应用中国专家共识[J]. 中华泌尿外科杂志, 2014, 35(1): 1-5.

陈国庆, 廖利民. 骶神经调节治疗神经源性膀胱患者大小便功能障碍的疗效评估. 中华泌尿外科杂志. 2015, 36(2): 87-90.

杜广辉, 徐磊, 李小辉, 等. 骶神经根病变致神经源性膀胱的诊断和治疗. 中华泌尿外科杂志, 2015, 36(2): 100-103.

廖利民, 付光. 尿失禁诊断治疗学. 北京: 人民卫生出版社, 2012.

廖利民, 宋波. 神经源性膀胱诊断治疗指南//那彦群, 叶章群, 孙光主编: 中国泌尿外科疾病诊断治疗指南, 北京: 人民卫生出版社, 2011: 177-208.

廖利民. 膀胱过度活动症及其研究进展. 中国康复理论与实践, 2008, 14(3): 288-290.

刘毅, 刘志坚, 范宇, 等. 膀胱过度充盈对超声检查测量残余尿准确性的影响, 中华泌尿外科杂志, 2016, 37(5): 371-374.

任艳胜, 刘成. 膀胱过度活动症的治疗相关进展. 中华全科医学, 2014, 12(6), 987-990.

施维凤, 付光, 鞠彦合, 等. 10例尿崩症导致上尿路积水患者的诊治体会[J]. 第三军医大学学报, 2015, 6: 523-526.

宋波, 杨勇, 廖利民. 膀胱过度活动诊断与治疗指南//那彦群, 叶章群, 孙光主编.中国泌尿外科疾病诊断治疗指南. 北京: 人民卫生出版社. 2011, 147-153.

王驭良, 许克新, 胡浩, 等. 北京地区成年女性膀胱过度 活动症流行病学调查及对患者生活质量的影响, 中华泌尿外科杂志, 2010.31(8), 550-554.

文建国, 李云龙, 袁继炎, 等. 小儿神经源性膀胱诊断和治疗指南[J]. 中华小儿外科杂志, 2015, 36(3): 163-169.

杨洋, 肖云翔, 金杰. 压力性尿失禁的干细胞治疗进展。中华泌尿外科杂志, 2012, 33(6): 471-473.

Abarbanel J, Marcus EL. Impaired detrusor contractility in community-dwelling elderly presenting with lower urinary tract symptoms. Urology, 2007, 69: 436-440.

Abdel-Fattah M, Agur W, Abdel-All M, et al. Prospective multi-centre study of adjustable single- incision mini-sling (Ajust(®)) in the management of stress urinary incontinence in women: 1-year follow-up study. BJU Int. 2012; 109(6): 880-886.

Abdel-fattah M, Ramsay I, Pringle S, et al. Evaluation of transobturator tapes (E-TOT) study: randomized prospective single-blinded study comparing inside-out vs. outside-in transobturator tapes in management of urodynamic stress incontinence: short term outcomes. Eur J Obstet Gynecol Reprod Biol. 2010; 149(1): 106-111.

Abdel-Fattah M, Ramsay I, Pringle S, et al. Randomized prospective single-blinded study com-paring 'inside-out' versus 'outside-in' transobturator tapes in the management of urodynamic stress incon- tinence: 1-year outcomes from the E-TOT study. BJOG. 2010; 117(7): 870-888.

Abdul-Rahman A, Attar KH, Hamid R, et al. Long-term outcome of tension-free vaginal tape for treating stress incontinence in women with neuro-pathic bladders. BJU Int. 2010; 106(6): 827-830.

Aboseif S, Tamaddon K, Chalfin S, et al. Sacral neuromodulation in functional urinary retention: an effective way to restore voiding. BJU Int, 2002, 90: 662-665.

Abrams P, Blaivas JG, Stanton SL, et al. The standardisation of terminology of lower urinary tract function. The International Continence Society Committee on Standardisation of Terminology. Scandinavian journal of urology and nephrology Supplementum. 1988: 114: 5-19.

Abrams P, Cardozo L, Fall M, et al. The standardisation of terminology of lower urinary tract function: report from the Standardisation Sub-committee of the International Continence Society. Neurourology and urodynamics. 2002: 21: 167-178.

Abrams P, Cardozo L, Fall M, et al. The standardization of terminology of lower urinary tract function: report from the Standardisation Subcommittee of the International Continence Society. Neurourol Urodyn.2002, 22: 167-178.

Ahlstrom K, Sandahl B, Sjöberg B, et al. Effect of combined treatment with phenylpro- panolamine and estriol, compared with estriol treatment alone, in post-menopausal women with stress urinary incontinence. Gynecol. Obstet. Invest. 1990, 30: 37-43.

Albrich S, Naumann G, Skala C, et al. TVT Secur ® First experiences after a follow-up of 17 months [abstract]. Neurourol Urodyn 2008; 27.

Alhasso A, Ammar A. Adrenergic drugs for urinary incontinence in adults. Cochrane Database Syst. Rev. 2003, CD001842.

Alling ML, Lose G, Jrgensen T. Risk factors for lower urinary tract symptoms in women 40 to 60 years of age. Obstet Gynecol, 2000, 96: 446.

Amarenco G, Raibaut P, Ismael SS, et al. Evidence of occult dysautonomia in Fowler's syndrome: alteration of cardiovascular autonomic function tests in female patients presenting with urinary retention. BJU Int.2006, 97(2): 288-291.

Andersson KE, Chapple CR, Cardozo L, et al. Pharmacological treatment of urinary incontinence.// Abrams P, Khoury S, Wein A, et al. Incontinence: 2nd International Consultation on Incontinence, 2002: 479-

511.

Andersson KE, Nomiya M. Chronic pelvic ischemia: contri- bution to the pathogenesis of lower urinary tract symptoms (LUTS)-A new target for pharmacological treatment? LUTS, 2015, 7: 1-8.

Andersson KE. Pharmacology of lower urinary tract smooth muscles and penile erectile tissues. Pharmacol. Rev. 1993, 45: 253-308.

Andersson KE. The many faces of impaired bladder emptying. Curr Opin Urol, 2014, 24: 363-369.

Appell RA. Injectables for urethral incompetence. World J Urol. 1990. 8: 208-211.

Ashton-Miller J, Howard D, DeLancey J. The functional anatomy of the female pelvic floor and stress continence control system. Scand J Urol Nephrol, 2001, 207(1): 1-7.

Atala A, Bauer SB, Soker S, et al. Tissue-engineered autologous bladders for patients need-ing cystoplasty. Lancet, 2006, 367: 1241.

Atala A. Regenerative medicine and tissue engineering in urology. Urol Clin North Am, 2009, 36: 199-209.

Avery K, Donovan J, Peters TJ, et al. ICIQ: a brief and robust measure for evalu- ating the symptoms and impact of urinary inconti- nence. Neurourol Urodyn. 2004; 23: 322-330.

Barendrecht MM, Oelke M, Laguna MP, et al. Is the use of parasympathomimetics for treating an underactive urinary bladder evidence-based? BJU Int, 2007, 99: 749-752.

Basiri A, Kilani H. Adjustable male sling: our experiences with placement of adjustable male sling, including a case of exstrophy-epispadias: initial report. Urol J. 2013 Winter; 10(1): 802-806.

Beisland HO, Fossberg E, Moer A, et al. Urethral sphincteric insufficiency in post-menopausal females: treatment with phenylpropanolamine and estriol separately and in combination. A urodynamic and clinical evaluation. Urol. Int. 1984, 39: 211-216.

Bertapelle P, Bodo G, Carone R. Detrusor acontractility in urinary retention: detrusor con-tractility test as exclusion criteria for sacral neuromodulation. J Urol, 2008, 180: 215-216.

Biardeau X, Chartier-Kastler E, Rouprêt M, et al. Risk of malignancy after augmentation cystoplasty: A systematic review. Neurourol Urodyn. 2015 Apr 13.

Borirakchanyavat S, Aboseif SR, Carroll PR, et al. Continence mechanisms of the isolated female urethra: an anatomical study of intrapelvic somatic nerves. J Urol, 1997, 158: 822-826.

Brading AF, Turner WH. The unstable bladder: towards a common mechanism. British journal of urology. 1994, 73: 3-8.

Bradley CS, Rovner ES, Morgan MA, et al. A new questionnaire for uri- nary incontinence diagnosis in women: development and testing. Am J Obstet Gynecol. 2005; 192: 66-73.

Brivanlou AH, Gage FH, Jaenisch R, et al. Stem cells. Setting standards for human embryonic stem cells. Science, 2003, 300: 913-916.

Brophy M, Klutke J, Klutke G. A review of the tension-free vaginal tape procedure: outcomes, complications and theories. Curr Urol Rep, 2001, 2(5): 364-369.

Brown JS, Sawaya G, Thom DH, et al. Hysterectomy and urinary incontinence: a systematic review. Lancet, 2000, 356: 535.

Bukowski TP, Perlmutter AD. Reduction cystoplasty in the prune belly syndrome: a long-term follow up. J Urol, 1994, 152: 2113-2118.

Bump RC, McClish DK. Cigarette smoking and urinary incontinence in women. Am J Obstet Gynecol, 1992, 167: 1213.

Bump RC, Sugerman HJ, Fantl JA, et al. Obesity and lower urinary tract function in women: surgically induced weight loss. Am J Obstet Gynecol, 1992, 167: 392.

Burakgazi AZ, Alsowaity B, Burakgazi ZA, et al. Bladder dysfunction in peripheral neuropathies. Muscle Nerve, 2012, 45: 2-8.

Burgio KL, Matthews KA, Engel BT. Prevalence, incidence and correlates of urinary incontinence in healty, middle-aged women. J Urol, 1991, 146: 1255.

Burgio KL, Zyczynski, H, Locher JL, et al. Urinary incontinence in the 12-month postpartum period. Obstet Gynecol, 2003, 102: 1291.

Cameron AP, Wallner LP, Tate DG, et al. Bladder management after spinal cord injury in the United States 1972 to 2005. J Urol, 2010, 184: 213-217.

Carr LK, Steele D, Steele S, et al. 1-year follow-up of autologous muscle-derived stem cell injection pilot study to treat stress urinary incontinence. Int Urogynecol J Pelvic Floor Dysfunct, 2008, 19: 881-883.

Chancellor MB, Bennett C, Simoneau AR et al. Sphincteric stent versus external sphincterotomy in spinal cord injured men: prospective randomized multicenter trial. J Urol, 1999, 161: 1893-1898.

Chancellor MB, Diokno A. CURE-UAB: shedding light on the underactive bladder syndrome. Int Urol Nephrol.2014. 46(1): 1-46.

Chancellor MB, Rivas DA, Acosta R, et al. Detrusor-myoplasty, innervated rectus muscle transposition study, and functional effect on the spinal cord injury rat model.

Neurol Urodyn, 1994, 13: 547-557.

Chapple C, Herschorn S, Abrams P, et al. Tolterodine treatment improves storage symptoms suggestive of overactive bladder in men treated with alpha-blockers. European urology. 2009, 56: 534-541.

Chapple CR, Helm CW, Blease S, et al. Asymptomatic bladder neck incompetence in nulliparopus females. Br J Urol, 1989, 64(4): 357-359.

Chapple CR, Khullar V, Gabriel Z, et al. The effects of antimuscarinic treatments in overactive bladder: an update of a systematic review and meta-analysis. European urology. 2008, 54: 543-562.

Chartier-Kastler E. SUI: current management and unmet needs. Eur Urol Suppl 2005; 4(1): 11-17.

Chen G, Liao L, Li Y.The possible role of percutaneous tibial nerve stimulation using adhesive skin surface electrodes in patients with neurogenic detrusor overactivity secondary to spinal cord injury. Int Urol Nephrol. 2015, 47(3): 451-455.

Chen G, Liao L, Miao D. Electrical Stimulation of Somatic Afferent Nerves in the Foot Increases Bladder Capacity in Neurogenic Bladder Patients after Sigmoid Cystoplasty. BMC Urology. 2015, 15(1): 26.

Chen G, Liao L. Sacral neuromodulation for neurogenic bladder and bowel dysfunction with multiple symptoms secondary to spinal cord disease. Spinal Cord. 2014, 157.

Corcos J, Behlouli H, Beaulieu S. Identifying cut-off scores with neural networks for interpretation of the incontinence impact questionnaire. Neurourol Urodyn. 2002; 21: 198 203.

Cornu JN, Sebe P, Peyrat L, et al. Midterm prospec- tive evaluation of TVT-Secur reveals high failure rate. Eur Urol. 2010; 58: 157-161.

Correia C, Pardal C, Igreja J. Management of pregnancy after augmentation cystoplasty. BMJ Case Rep. 2015 May 20; 2015.

Coyne KS, Sexton CC, Irwin DE, et al. The impact of overactive bladder, incontinence and other lower urinary tract symptoms on quality of life, work productivity, sexuality and emotional well-being in men and women: results from the EPIC study. BJU international. 2008101: 1388-1395.

Cravens DD, Zweig S. Urinary catheter management. Am Fam Physician, 2000, 61: 369-376.

de Groat WC. A neurologic basis for the overactive bladder. Urology. 1997, 50: 36-52.

de Leval J. Novel surgical technique for the treatment of female stress urinary Incontinence: transobturator vaginal tape inside-out. Eur Urol. 2003; 44(6): 724-730.

de Tayrac R, Deffieux X, Droupy S, et al. A prospec- tive randomized trial comparing tension-free vaginal tape and transobturator suburethral tape for surgical treatment of stress urinary incontinence. Am J Obstet Gynecol. 2004; 190: 602-608.

DeLancey JOL. Fascial and muscular abnormalities in women with urethral hypermobility and anterior vaginal wall prolapse. Am J Obstet Gynecol, 2002, 187: 93-98.

DeLancey JOL. Structural support of the urethra as it relates to stress urinary incontinence: the hammock hypothesis. Am J Obstet Gynecol, 1994, 170: 1713-1723.

Delmas V. Anatomical risks of transobturator sub ure-thral tape in the treatment of female stress urinary incontinence. Eur Urol. 2005; 48(5): 793-798.

Delorme E, Droupy S, de Tayrac R, et al. Transobturator tape (Uratape): a new minimally- invasive procedure to treat female urinary inconti- nence. Eur Urol. 2004; 45(2): 203-207.

Delorme E. Transobturator urethral suspension: mini- invasive procedure in the treatment of stress urinary incontinence in women. Prog Urol. 2001; 11(6): 1306-1313.

Desmond AD, Bultitude MI, Hills NH, et al. Clinical experience with intravesical prostaglandin E2—a prospective study of 36 patients. Br J Urol, 1980, 52: 357-366.

Dietz JP, Foote AJ, Mak HLJ, et al. TVT and SPARC suburethral slings: a case control series. Int Urogynecol J. 2004; 15: 129-131.

Dimpfl T, Hesse U, Scheussler B. Incidence and cause of post-partum urinary stress incontinence. Eur J Obstset Gynecol Rep Biol, 1992, 43: 29-33.

Dmochowski R, Chapple C, Nitti VW, et al. Efficacy and safety of onabotulinumtoxinA for idiopathic overactive bladder: a double-blind, placebo controlled, randomized, dose ranging trial. The Journal of urology. 2010, 184: 2416-2422.

Dusejovská M, Vareka T, Macásek J, et al. Shy-Drager syndrome. Cas Lek Cesk. 2010, 149(5): 225-228.

Eliasson K, Larsson T, Mattsson ES. Prevalence of stress incontinence in nulliparous elite trampolinists [J]. Scand J Med Sci Sports, 2002, 12: 106-110.

Ellsworth P, Travis M. Onabotulinum toxin A: a therapeutic option for refractory neurogenic detrusor overactivity and idiopathic overactive bladder. Urol Nurs. 2014, 34(4): 165-171.

Enhorning G. Simultaneous recording of the intravesical and intraur- ethral pressure. Acta Obstet Gynecol Scand, 1961, 276(1): 1-69.

Ersek RA. Transplantation of purified fat: a 3-year fol-low-up is disappointing. Plast Reconstr Surg. 1991. 87: 219-227.

Fantl JA, Bump RC, Robinson D, et al. Efficacy of estrogen supplementation in the treatment of urinary incontinence. The Continence Program for Women Research Group. Obstet. Gynecol. 1996, 88: 745-749.

Fantl JA, Cardozo L, McClish DK, et al. Estrogen therapy in the management of urinary in-continence in postmenopausal women: a meta-analysis. First report of the Hormones and Urogenital Therapy Committee. Obstet. Gynecol. 1994, 83: 12-18.

Fode M, Jespersen SK, Brackett NL, et al. Male sexual dysfunction and infertility associated with neurological disorders. Asian J Androl, 2012, 14(1): 61-68.

Foldspang A, Mommsen S, Djurhuus JC. Prevalent urinary incontinence as a correlate of pregnancy, vaginal childbirth, and obstetric techniques. Am J Public Health, 1999, 89: 209.

Fruhauf S, Gerger H, Schmidt HM, et al. Efficacy of psychological interventions for sexual dysfunction: a systematic review and meta-analysis. Arch Sex Behav, 2013.42(6): 915-933.

Fry CH, Sui GP, Kanai AJ, et al. The function of suburothelial myofibroblasts in the bladder. Neurourology and urodynamics. 2007, 26: 914-919.

Gakis G, Ninkovic M, van Koeveringe GA, et al. Functional detrusor myoplasty for bladder acontractility: long-term results. J Urol, 2011, 185: 593-599.

Gammack JK. Use and management of chronic urinary catheters in long-term care: much controversy, little consensus. J Am Med Dir Assoc, 2002, 3: 162-168.

Gardenas DD, Moore KN, Dannels-McClure A, et al. Intermittent Catheterization With a Hydrophilic-Coated CatheterDelays Urinary Tract Infections in Acute Spinal Cord Injury: A Prospective, Randomized, multicenter trial. PM R. 2011, 3(5): 408-417.

Gauruder-Burmester A, Popken G. The MiniArc sling system in the treatment of female stress urinary incon- tinence. Int Braz J Urol. 2009; 35: 334-341.

German K, Bedwani J, Davies J, Brading AF, Stephenson TP. Physiological and morphometric studies into the pathophysiology of detrusor hyperreflexia in neuropathic patients. The Journal of urology. 1995, 153: 1678-1683.

Gilchrist AS, Rovner ES. Managing complications of slings. Curr Opin Urol. 2011; 21(4): 291-296.

Gilja I, Radej M, Kovacić M. et al. Conservative treatment of female stress incontinence with imipramine. J. Urol. 1984, 132: 909-911.

Goh M, Diokno AC. Sacral neuromodulation for nonobstructive urinary retention—is success predictable? J Urol, 2007, 178: 197-199.

Gosling JA, Dixon JS, Critchley HO, et al. A comparative study of the human external sphincter and peri-urethral levator muscles. Br J Urol, 1981, 53: 35.

Grodstein F, Lifford K, Resnick NM, et al. Postmenopausal hormone therapy and risk of developing urinary incontinence. Obstet Gynecol, 2003, 103: 254.

Groen LA, Spinoit AF, Hoebeke P, et al. The advance male sling as a minimally invasive treatment for intrinsic sphincter deficiency in patients with neurogenic bladder sphincter dysfunction: A pilot study. Neurourology and Urodynamics, 2012;31(8): 1284-1287.

Groutz A, Rosen G, Cohen A, et al. Ten-year subjective outcome results of the retropubic tension-free vaginal tape for treatment of stress urinary incontinence. J Minim Invasive Gynecol. 2011; 18(6): 726-729.

Hagen S, Hanley J, Capewell A. Test-retest reliability, validity, and sensitivity to change of the urogenital distress inventory and the incontinence impact questionnaire. Neurourol Urodyn. 2002; 21: 534-539.

Handa VL, Harris TA, Ostergard DR. Protecting the pelvic floor: obstetric management to prevent incontinence and pelvic organ prolapse. Obstet Gnecol, 1996, 88: 470.

Harriss DR, Iacovou JW, Lemberger RJ. Peri-urethral silicone microimplants (Macroplastique) for the treatment of genuine stress incontinence. Br J Urol. 1996. 78: 722-725.

Hashitani H, Yanai Y, Suzuki H. Role of interstitial cells and gap junctions in the transmission of spontaneous Ca2+ signals in detrusor smooth muscles of the guinea-pig urinary bladder. The Journal of physiology. 2004, 559: 567-581.

Hay-Smith EJC, Berghmans LCM, Hendriks HJM, et al. Pelvic floor muscle training for urinary incontinence in women. In: Cochrane Review. Oxford: Update Software, 2003.

Hegde SS, Eglen RM. Muscarinic receptor subtypes modulating smooth muscle contractility in the urinary bladder. Life sciences. 1999; 64: 419-428.

Hegele A, Knippschild S, Frohme C, et al. Changes in prostaglandin E2 in patients with idiopathic overactive bladder syndrome after botulinum toxin type A treatment: is there a clinical benefit? BMC Urol. 2014, 4(14): 85.

Heidler S, Ofner-Kopeinig P, Puchwein E, et al. The suprapubic arch sling procedure for treatment of stress urinary incontinence: a 5-year retrospective study. Eur Urol. 2010; 57(5): 897-901.

Hilton P, Stanton SL. Urethral pressure measurement by microtransducer: the results in symptom-free women and in those with genuine stress incontinence. Br. J. Obstet.

Gynaecol.1983, 90: 919-933.
Hindley RG, Brierly RD, Thomas PJ. Prostaglandin E2 and bethanechol in combination for treating detrusor underactivity. BJU Int, 2004, 93: 89-92.
Horl HW, Feller AM, Bierner E. Technique for lipo- suction for reimplantation and long term volume evaluation by magnetic resonance imaging. Ann Plast Surg. 1991. 26: 248-258.
Howard D, DeLancey JOL, Tunn R, et al. Racial differences in the structure and function of the stress urinary continence mechanism. Obstet Gynecol, 2000, 95: 713-717.
Huard J, Pruchnic R, Yokoyama T, et al. Muscle based gene therapy and tissue for urological dysfunction. Gene Ther, 2002, 9: 1617-1626.
Hvidman L, Foldspang A, Mommsen S, et al. Menstrual cycle, female hormone use and urinary incontinence in premenopausal women. Int Urogynecol J Pelvic Floor Dysfunct, 2003, 14: 56.
International Continence Society. Third International Consultation on Incontinence, Monaco, June 26-29, 2005.
Irwin DE, Mungapen L, Milsom I, et al. The economic impact of overactive bladder syndrome in six Western countries. BJU international. 2009, 103: 202-209.
Ishiko O, Hirai K, Sumi T, et al. Hormone replacement therapy plus pelvic floor muscle exercise for postmenopausal stress incontinence. A randomized, controlled trial. J. Reprod. Med.
Jackson S, Donovan J, Brookes S, et al. The Bristol Female Lower Urinary Tract Symptoms questionnaire: development and psychometric testing. Br J Urol. 1996; 77: 805-812.
Jackson S, Shepherd A, Brookes S, et al. The effect of oestrogen supplementation on post- menopausal urinary stress incontinence: a double-blind placebo-controlled trial. Br. J. Obstet. Gynaecol. 1999, 106: 711-718.
Jackson SR, Avery NC, Tarlton JF, et al. Changes in the metabolism of collagen in genito-urinary prolapse. Lancet, 1996, 347: 1658-1661.
Jannelli ML, Wu JM, Plunkett LW, et al. A randomized controlled trial of clean intermittent self-catheterization versus suprapubic catheterization after urogynecologic surgery. Am J Obstet Gynecol, 2007, 197(72): 1-4.
Jeong SJ, Kim HJ, Lee YJ, et al. Prevalence and clinical features of detrusor underactivity among elderly with lower urinary tract symptoms: a comparison between men and women. Korean J Urol, 2012, 53: 342-348.
Jia C, Liao L, Chen G, et al. Detrusor botulinum toxin A injection significantly decreased urinary tract infection in patients with traumatic spinal cord injury. Spinal Cord, 2013, 51(6): 487-490.
Jonas U, Fowler CJ, Chancellor MB, et al. Efficacy of sacral nerve stimulation for urinary retention: results 18 months after implantation. J Urol, 2001, 165: 15-19.
Joseph DB, Borer JG, De Filippo RE, et al. Autologous cell seeded biodegradable scaffold for augmentation cystoplasty: phase II study in children and adolescents with spina bifida. J Urol, 2014, 191: 1389-1395.
Juma S, Brito CG. Transobturator tape (TOT): two years follow-up. Neurourol Urodyn. 2007; 26(1): 37-41.
Kaplan WE: Intravesical electrical stimulation of the bladder: pro. Urology, 2000, 56: 2-4.
Katofiasc MA, Nissen J, Audia JE, et al. Comparison of the effects of serotonin selective, norepinephrine selective, and dual serotonin and norepinephrine reuptake inhibitors on lower urinary tract function in cats. Life Sci. 2002, 71: 1227-1236.
Kavia RB, Datta SN, Dasgupta R, et al. Evidence of occult dysautonomia in Fowler's syndrome: alteration of cardiovascular autonomic function tests in female patients presenting with urinary retention. BJU Int. 2006, 97(2): 281-287.
Keane DP, Sims TJ, Abrams P, et al. Analysis of collagen status in premenopausal nulliparous women with genuine stress incontinence. BJOG, 1997, 104: 994-999.
Khullar V, Cambronero J, Stroberg P. The efficacy and tolerability of mirabegron in patients with overactive bladder-results from a European-Australian phase III trial. European Urology. 2011, 10: 278.
Kiilholma P, Makinen J. Disappointing effect of endoscopic Teflon injection for female stress incontinence. Eur Urol. 1991. 20: 197-199.
Kinn AC, Lindskog M. Estrogens and phenylpropanolamine in combination for stress urinary incontinence in postmenopausal women. Urology, 1988, 32: 273-280.
Krause P, Fuhr U, Schnitker J, et al. Pharmacokinetics of intravesical versus oral oxybutynin in healthy adults: results of an open label, randomized, prospective clinical study. J Urol, 2013, 190(5): 1791-1797.
Krebs J, Bartel P, Pannek J. Functional outcome of supratrigonal cystectomy and augmentation ileocystoplasty in adult patients with refractory neurogenic lower urinary tract dysfunction. Neurourol Urodyn. 2014 Dec 18.
Krishnamoorthy S, Kekre NS. Detrusor underactivity: to tone or not to tone the bladder? Indian J Urol, 2009, 25: 407-408.
Kristensen I, Eldoma M, Williamson T, et al. Complications

of the tension- free vaginal tape procedure for stress urinary inconti- nence. Int Urogynecol J. 2010; 21(11): 1353-1357.

Kristensen I, Eldoma M, Williamson T, et al. Complications of the tension-free vaginal tape procedure for stress urinary inconti-nence. Int Urogynecol J. 2010; 21(11): 1353-1357.

Kuh D, Cardozo L, Hardy R. Urinary incontinence in middle aged women: childhood enuresis and other lifetime risk factors in a British prospective cohort. J Epodem Community Health, 1999, 53: 453.

Kuuva N, Nilsson CG. A nationwide analysis of com-plications associated with the tension-free vaginal tape (TVT) procedure. Acta Obstet Gynecol Scand. 2002; 81(1): 72-77.

Lagro-Janssen T, Van Weel C. Long-term effect of treatment of female incontinence in general practice. Br J Gen Pract, 1998; 48: 1735-1738.

Latthe PM, Singh P, Foon R, et al. Two routes of tran-sobturator tape procedures in stress urinary inconti- nence: a Meta-analysis with direct and indirect comparison of randomized trials. BJU Int. 2010; 106(1): 68-76.

Levanovich PE, Diokno A, Hasenau DL, et al. Intradetrusor injection of adult muscle-derived cells for the treatment of underactive bladder: pilot study. Int J Urol Nephrol, 2015, 47: 465-467.

Li L, Ye W, Ruan H, et al. Impact of Hydrophilic Catheters onUrinary Tract Infectionsin People With Spinal Cord Injury: Systematic Reviewand Meta-Analysis of Randomized Controlled Trials. Arch Phys Med Rehabil. 2013, 94(4): 782-787.

Liao L, Zhang F, Chen G. New grading system for upper urinary tract dilation using magnetic resonance urography in patients with neurogenic bladder. BMC Urol. 2014, 14: 38.

Liao L, Zhang F, Chen G.Midterm outcomes of protection for upper urinary tract function by augmentation enterocystoplasty in patients with neurogenic bladder. Int Urol Nephrol. 2014, 46(11): 2117-2125.

Liao L.A new comprehensive classification system for both lower and upper urinary tract dysfunction in patients with neurogenic bladder.Urol Int. 2015; 94(2): 244-248.

Liapis A, Bakas P, Creatsas G. Long-term efficacy of tension-free vaginal tape in the management of stress urinary incontinence in women: efficacy at 5-and 7-year follow-up. Int Urogynecol J Pelvic Floor Dysfunct. 2008; 19(11): 1509-1512.

Lightner D, Diokno A, Synder J, et al. Study of Duras-phere in the treatment of stress urinary incontinence: a multi-center, double blind randomized, comparative study. J Urol. 2000. 163: 166.

Lim SK, Quek PL. Intraprostatic and bladder-neck injection of botulinum A toxin in treatment of males with bladder-neck dyssynergia: a pilot study. Eur Urol, 2008; 53: 620-625.

Lin HH, Sheu BC, Lo MC, et al. Comparison of treatment outcomes for imipramine for female genuine stress incontinence. Br. J. Obstet. Gynaecol. 1999, 106: 1089-1092.

Linsenmeyer TA, Bagaria SP, Gendron B. The impact of urodynamic parameters on the upper tracts of spinal cord injured men who void reflexly. J Spinal Cord Med, 1998, 21(1): 15-20.

Linsenmeyer TA. Post-CVA voiding dysfunctions: clinical insights and literature review. NeuroRehabilitation, 2012, 30(1): 1-7.

Liu JS, Dong C, Casey JT, et al. Quality of life related to urinary continence in adult spina bifida patients.Cent European J Urol. 2015, 68(1): 61-67.

Lleberia-Juanós J, Bataller-Sánchez E, Pubill-Soler J, et al. De novo urgency after tension-free vaginal tape versus transobturator tape procedure for stress urinary incon-tinence. Eur J Obstet Gynecol Reprod Biol. 2011; 155(2): 229-232.

Lombardi G, Nelli F, Celso M, et al. Treating erectile dysfunction and central neurological diseases with oral phosphodiesterase type 5 inhibitors. Review of the literature. J Sex Med, 2012, 9(4): 970-985.

Long CY, Hsu CS, Wu MP, et al. Comparison of tension-free vaginal tape and transobturator tape procedure for the treatment of stress urinary incontinence. Curr Opin Obstet Gynecol. 2009; 21(4): 342-347.

Lopez AE, Padron OF, Passias G, et al. Transurethral polytetrafluoroethylene injection in female patients with uri- nary incontinence. J Urol. 1993. 150: 856-858.

Lucas MG, Bosch RJ, Burkhard FC, et al. EAU guide- lines on assessment and onsurgical management of urinary incontinence. Eur Urol, 2012, 62: 1130-1142.

Manack A, Motsko SP, Haag-Molkenteller C, et al. Epidemiology and healthcare utilization of neurogenic bladder patients in a US claims database. Neurourol Urodyn, 2011, 30(3): 395-401.

Mangera A, Andersson KE, Apostolidis A, et al. Contemporary management of lower urinary tract disease with botulinum toxin A: a systematic review of botox (onabotulinumtoxinA) and disport (abobotulinumtoxinA). Eur Urol. 2011, 60(4): 784-795.

Marciniak C, O'Shea SA, Lee J, et al. Urinary incontinence

in adults with cerebral palsy: prevalence, type, and effects on participation. PM R, 2014, 6(2): 110-120.

Marsh FA, Assassa P. An audit of the introduction of TVT Secur in clinical practice. Int Urogyn J. 2007; 18 Suppl 1: 043.

Mersfelder TL. Phenylpropanolamine and stroke: the study, the FDA ruling, the implications. Cleve. Clin. J. Med. 2001, 68: 208-209, 213-219, 223.

Meschia M, Barbacini P, Baccichet R, et al. Short- term outcomes with the AjustTM system: a new single incision sling for the treatment of stress uri- nary incontinence. Int Urogynecol J. 2011; 22(2): 177-182.

Miller JM, Ashton-Miller JA, DeLancey JO. A pelvic muscle pre-contraction can reduce cough related urine loss in selected women with mild SUI. J Am Geriatr Soc, 1998; 46: 870-874.

Miyazato M, Yoshimura N, Chancellor MB. The other bladder syndrome: underactive bladder. Rev Urol, 2013, 15: 11-22.

Morey AF, Medendorp AR, Noller MW, et al. Transobturator versus trans-abdominal mid urethral slings: a multi-Institutional comparison of obstructive voiding complications. J Urol. 2006; 175: 1014-1017.

Murless BC. The injection treatment of stress inconti- nence. J Obstet Gynaecol Br Emp.1938. 45: 521-524.

Musegante AF, Almeida PN, Barboza AL, et al. Urinary symptoms and urodynamic findings in patients with Machado-Joseph disease. J Neurol. 2011, 258(4): 623-626.

Nambiar A, Lucas M. Chapter 4: Guidelines for the diagnosis and treatment of overactive bladder (OAB) and neurogenic detrusor overactivity (NDO). Neurourol Urodyn. 2014, 33(3): S21-25.

Neuber F. Technique for liposuction fat implementa-tion and long term volume evaluation by magnetic resonance imaging. Ann Plast Surg. 1991. 26: 248-258.

Nilsson CG, Kuuva N, Falconer C. Long-term results of the tension-free vaginal tape (TVT) procedure for surgical treatment of female stress urinary inconti- nence. Int Urogynecol J Pelvic Floor Dysfunct. 2001; 12 Suppl 2: S5-8.

Nilsson CG, Palva K, Rezapour M, et al. Eleven years prospective follow-up of the tension-free vaginal tape procedure for treatment of stress urinary incontinence. Int Urogynecol J Pelvic Floor Dysfunct. 2008; 19(8): 1043-1047.

Nitti VW, Lefkowitz G, Ficazzola M, et al. Lower urinary tract symptoms in young men: videourodynamic findings and correlation with noninvasive measures. J Urol, 2002, 168: 135-138.

Nnabugwu II, Udeh EI, Enivwenae OA, et al. Reducing the burden of regular indwelling urinary catheter changes in the catheter clinics: the opinion of patients and relatives on the practice of self-catheterization. Patient Prefer Adherence, 2014, 8: 1179-1183.

Novak I, Hines M, Goldsmith S, et al. Clinical prognostic messages from a systematic review on cerebral palsy. Pediatrics, 2012, 130(5): 1285-1312.

Novara G, Galfano A, Boscolo-Berto R, et al. Complication rates of tension-free midurethral slings in the treatment of female stress urinary incontinence: a systematic review and meta-analysis of randomized controlled trials comparing tension-free midurethral tapes to other surgical procedures and different devices. Eur Urol. 2008; 53(2): 288-308.

Novara G, Galfano A, Secco S, et al. A systematic review and meta-analysis of randomized controlled trials with antimuscarinic drugs for overactive bladder. European urology. 2008, 54: 740-763.

O'Riordan JI, Doherty C, Javed M, et al. Do alpha-blockers have a role in lower urinary tract dysfunction in multiple sclerosis? J Urol. 1995, 153: 1114-1116.

Ogah J, Cody DJ, Rogerson L. Minimally invasive synthetic suburethral sling operations for stress uri-nary incontinence in women: a short version Cochrane review. Neurourol Urodyn. 2011; 30(3): 284-291.

Okonkwo JE, Obionu CO, Obiechina, NJ. Factors contributing to urinary incontinence and pelvic proplapse in Nigeria. Int J Gynaecol Obstet, 2001, 74: 301.

Olsson I, Abrahamsson AK, Kroon UB. Long-term efficacy of the tension-free vaginal tape procedure for the treatment of urinary incontinence: a retrospective follow-up 11.5 years post-operatively. Int Urogynecol J. 2010; 21(6): 679-683.

Osman NI, Chapple CR, Abrams P, et al. Detrusor under-activity and the underactive bladder: a new clinical entity? A review of current terminology, definitions, epidemiology, etiology, and diagnosis. Eur Urol, 2014, 65: 389-398.

Ozkan B, Demirkesen O, Durak H, et al. Which factors predict upper urinary tract deterioration in overactive neurogenic bladder dysfunction? Urology, 2005. 66(1): 99-104.

Padmanabhan P, Nitti VW. Primary bladder neck obstruction in men, women, and children. Curr Urol Rep, 2007, 8: 379-384.

Persu C, Braschi E, Lavelle J. A review of prospective Clinical Trials for neurogenic bladder: Pharmaceuticals.

Cent European J Urol. 2014, 67(3): 264-269.

Peters KM, Feber KM, Bennett RC. Sacral versus pudendal nerve stimulation for voiding dysfunction: a prospective, single-blinded, randomized, crossover trial. Neurourol Urodyn, 2005, 24: 643-647.

Pham K, Guralnick ML, O'Connor RC. Unilateral versus bilateral stage I neuromodulatory lead placement for the treatment of refractory voiding dysfunction. Neurourol Urodyn, 2008, 27: 779-781.

Pickens RB, Klein FA, Mobley III JD, White WM. Single incision mid-urethral sling for treatment of female stress urinary incontinence. Urology. 2010; 77: 321-324.

Politano VA. Periurethral polytetrafluoroethylene in- jection for urinary incontinence. J Urol. 1982, 127: 439-442.

Possover M. The sacral LION procedure for recovery of bladder/rectum/sexual functions in paraplegic patients after explanation of a previous Finetech-Brindley controller. J Minim Invasive Gynecol, 2009, 16: 98-101.

Pushkar DY, Godunov BN, Gvozdev M, et al. Complications of mid-urethral slings for treatment of stress urinary incontinence. Int J Gynaecol Obstet. 2011; 113(1): 54-57.

Pushkar DY, Godunov BN, Gvozdev M, et al. Complications of mid-urethral slings for treatment of stress urinary incontinence. Int J Gynaecol Obstet. 2011; 113(1): 54-57.

Pycha A, Klingler CH, Haitel A, et al. Implantable microballoons: an attractive alternative in the management of intrinsic sphincter deficiency. Eur Urol.1998. 33: 469-475.

Quackles R. Deux incontinences apre's adenomectomie gueries par injection de paraffine dans le perinee. Acta Urol Belg. 1955.23: 259-262.

Radley SC, Chapple CR, Bryan NP, et al. Effect of methoxamine on maximum urethral pressure in women with genuine stress incontinence: a placebo-controlled, double-blind crossover study. Neurourol. Urodyn. 2001, 20: 43-52.

Rechberger T, Rzezniczuk K, Skorupski P, et al. A randomized comparison between monofilament and multifilament tapes for stress incontinence surgery. Int Urogynecol J Pelvic Floor Dysfunct. 2003; 14(6): 432-436.

Reddy PP, Borgstein NG, Nijman RJ, et al. Long-term efficacy and safety of tolterodine in children with neurogenic detrusor overactivity. J Pediatr Urol, 2008, 4(6): 428-433.

Rehman H, Bezerra CC, Bruschini H, et al. Traditional suburethral sling operations for urinary incontinence in women. Cochrane Database Syst Rev. 2011; (1): CD001754.

Reich A, Kohorst F, Kreienberg R, et al. Long-term results of the tension-free vaginal tape procedure in an unselected group: a 7-year follow-up study. Urology. 2011; 78(4): 774-777.

Rekers H, Drogendijk AC, Valkenburg H, et al. Urinary incontinence in women from 35 to 79 years of age: prevalence and consequences. Eur J Obstet Gynecol Repord Biol, 1992, 43: 229.

Resnick NM, Yalla SV, Laurino E. The pathophysiology of urinary incontinence among institutionalized elderly persons. N Engl J Med, 1989, 320: 1-7.

Rezapour M, Ulmsten U. Tension-free vaginal tape (TVT) in women with recurrent stress urinary incontinence—a long-term follow up. Int Urogynecol J Pelvic Floor Dysfunct. 2001; 12 Suppl 2: S9-11.

Rigby D. Underactive bladder syndrome. Nurs Stand 2005; 19: 57-64.

Rinne K, Kainulainen S, Aukee S, et al. Dynamic MRI confirms support of the mid-urethra by TVT and TVT-O surgery for stress incontinence. Acta Obstet Gynecol Scand. 2011; 90(6): 629-635.

Roe B, Doll H. Lifestyle factors and continence status: comparison of self-report data from a postal survey in England. J WOCN, 1999, 26: 312.

Rooney KE, Cholhan HJ. Bowel perforation during retropubic sling procedure. Obstet Gynecol. 2010; 115(2 Pt 2): 429-431.

Rortveit G, Daltveit AK, Hannestad YS, et al. Urinary incontinence after vaginal delivery or cesarean section. N Engl J Med, 2003, 348: 900.

Rortveit G, Hannestad YS, Daltveit AK, et al. Age- and type-dependent effects of parity on urinary incontinence: the Norwegian EPINCONT study. Obstet Gynecol, 2001, 98: 1004.

Rortveit G, Sandvik H, Hannestad YS, et al. A community-based epidemiological survey of female urinary incontinence: the Norwegian EP INCONT study. Epidemiology of Incontinence in the County of Nord-Trondelag [J]. J Clin Epidemiol, 2000, 53: 1150-1157.

Rovner E. Chapter 6: Practical aspects of administration of onabotulinumtoxinA. Neurourol Urodyn. 2014, 33 (3): S32-37.

Sachse S. Treatment of urinary incontinence with sclerosing solutions: indications, results, complications. Urol Int. 1963. 15: 225-229.

Saint S, Kowalski CP, Kaufman SR, et al. Preventing hospital-acquired urinary tract infection in the United States: a national study. Clin Infect Dis, 2008, 46: 243-250.

Sakakibara R, Hattori T, Uchiyama T, et al. Are alpha-blockers involved in lower urinary tract dysfunction in multiple system atrophy? A comparison of prazosin and moxisylyte. J Auton Nerv Syst, 2000, 79: 191-195.

Sakakibara R, Tateno F, Kishi M, et al. Pathophysiology of bladder dysfunction in Parkinson's disease. Neurobiol Dis. 2012, 46(3): 565-571.

Saltz SM, Haff RE, Lucente VR. Short-term assess- ment of patients undergoing the new tension free vaginal tape Secur procedure for treatment of stress urinary incontinence [abstract]. Int Urogyn J. 2007; 18 Suppl 1: 046.

Schröder A, Albrecht U, Schnitker J, et al. Efficacy, safety, and tolerability of intravesically administered 0.1% oxybutynin hydrochloride solution in adult patients with neurogenic bladder: A randomized, prospective, controlled multi-center trial.Neurourol Urodyn. 2015 Mar 8.

Schubler B. Comparison of the mode of action of prostaglandin E2 (PGE2) and sulprostone, a PGE2-derivative, on the lower urinary tract in healthy women. Urol Res, 1990, 18: 349-352.

Schulman CC, Simon J, Wespes E, et al. Endoscopic injection of Teflon for female urinary incontinence. Eur Urol. 1983. 9: 246-247.

Serati M, Ghezzi F, Cattoni E, et al. Tension-free vaginal tape for the treatment of urody-namic stress incontinence: efficacy and adverse effects at 10-year follow-up. Eur Urol. 2012; 61(5): 939-946.

Shumaker SA, Wyman JF, Uebersax JS, et al. Health-related quality of life measures for women with urinary incontinence: the Incontinence Impact Questionnaire and the Urogenital Distress Inventory. Continence Program in Women (CPW) Research Group. Qual Life Res. 1994; 3: 291-306.

Snooks ST, Swash M, Setchell M, et al. Injury to the innerva-tion of the pelvic floor sphincter musculature in childbirth. Lancet, 1984, ii: 546-550.

Song PH, Kim YD, Kim HT, et al. The 7-year outcome of the tension-free vaginal tape procedure for treating female stress urinary inconti-nence. BJU Int. 2009; 104(8): 1113-1117.

Spinosa JP, Dubuis PY. Suburethral sling inserted by the transobturator route in the treatment of female stress urinary incontinence: preliminary results in 117 cases. Eur J Obstet Gynecol Reprod Biol. 2005; 123(2): 212-217.

Stenzl A, Strasser H, Klima G, et al. Reconstruction of the lower urinary tract using autologous muscle transfer and cell seeding: current status and future perspectives. World J Urol, 2000, 18: 44-50.

Stohrer M, Goepel M, Kondo A, et al. The standardization of terminology in neurogenic lower urinary tract dysfunction with suggestions for diagnostic procedures. Neurourol Urodyn, 1999, 18(2): 139-158.

Subak LL, Whitcomb E, Shen H, et al. Weight loss: a novel and effective treatment for urinary incontinence. J Urol, 2005; 174: 190-195.

Sultan AH, Kamm MA, Hudson CN. Pudendal nerve damage during labour; a prospective study before and after childbirth. Br J Obstet Gynecol 1994; 101: 22-28.

Sultana CJ, Walters MD. Estrogen and urinary incontinence in women. Maturitas 1994, 20: 129-138.

Sung VW, Schleinitz MD, Rardin CR, et al. Comparison of retropubic vs transobtura- tor approach to midurethral slings: a systematic review and meta-analysis. Am J Obstet Gynecol. 2007; 197(1): 3-11.

Tai CF, Wang J, Chancellor MB, et al. Influence of temperature on pudendal nerve block induced by high frequency biphasic electrical current. J Urol, 2008; 180: 1173-1178.

Tamussino KF, Hanzal E, Kölle D, et al. Tension-free vaginal tape operation: results of the Austrian registry. Obstet Gynecol. 2001; 98 (5 Pt 1): 732-736.

Taylor JA, Kuchel GA. Detrusor underactivity: clinical features and pathogenesis of an underdiagnosed geriatric condition. J Am Geriatr Soc, 2006, 54: 1920-1932.

Teo R, Moran P, Mayne C, et al. Randomized trial of tension-free vaginal tape and tension-free vaginal tape-obturator for urodynamic stress incontinence in women. J Urol. 2011; 185(4): 1350-1355.

Thakar R, Manyonda I, Stanton SL, et al. Bladder, bowel and sexual function after hysterectomy for benign conditions. Br J Obstet Gynaecol, 1997, 104: 983.

Thind P, Lose G, Colstrup H, et al. The effect of alpha-adrenoceptor stimulation and blockade on the static urethral sphincter function in healthy females. Scand. J. Urol. Nephrol. 1992, 26: 219-225.

Thomas AW, Cannon A, Bartlett E, et al. The natural history of lower urinary tract dysfunction in men: minimum 10-year urodynamic follow-up of untreated detrusor underactivity. BJU Int, 2005, 96: 1295-1300.

Thor KB, Donatucci C. Central nervous system control of the lower urinary tract: new pharmacological approaches to stress urinary incontinence in women. J. Urol. 2004, 172: 27-33.

Thor KB, Katofiasc MA. Effects of duloxetine, a combined serotonin and norepinephrine reuptake inhibitor, on central neural control of lower urinary tract function in the chloralose-anesthetized female cat. J. Pharmacol. Exp. Ther. 1995, 274: 1014-1024.

Thuroff JW, Adams P, Andersson KE, et al. EAU guidelines

on urinary incontinence. Eur Urol, 2011, 59: 387-400.

Tincello DG, Botha T, Grier D, et al. TVT Worldwide Registry Investigators. The TVT Worldwide Observational Registry for Long-Term Data: safety and efficacy of suburethral sling insertion approaches for stress urinary incontinence in women. J Urol. 2011; 186(6): 2310-2315.

Utomo E, Groen J, Blok BF. Surgical management of functional bladder outlet obstruction in adults with neurogenic bladder dysfunction. Cochrane Database Syst Rev. 2014 May 24;5: CD004927.

Valente S, DuBeau C, Chancellor D, et al. Epidemiology and demographics of the underactive bladder: a cross-sectional survey. Int Urol Nephrol, 2014, 46(1): 7-10.

van Gool JD, Dik P, de Jong TP. Bladder-sphincter dysfunction in myelomeningocele. Eur J Pediatr, 2001, 160(7): 414-420.

van Kerrebroeck PE, van der Aa HE, Bosch JL, et al. Sacral rhizotomies and electrical blad- der stimulation in spinal cord injury. I. Clinical and urodynamic analysis. Dutch Study Group on Sacral Anterior Root Stimulation. Eur Urol, 1997, 31: 263-271.

Van Koeveringe G, Rademakers K, Stenzl A. Latissimus dorsi detrusor myoplasty to restore voiding in patients with an acontractile bladder-fact or fiction? Curr Urol Rep, 2013, 14: 426-434.

Van Koeveringe GA, Vahabi B, Andersson KE, et al. Detrusor underactivity: a plea for new approaches to a common bladder dysfunction. Neurourol Urodynam, 2011, 30: 723-728.

Van Meel TD, De Wachter S, Wyndaele JJ, et al. The effect of intravesical oxybutynin on the ice water test and on electrical perception thresholds in patients with neurogenic detrusor overactivity. Neurourol Urodyn, 2010, 29(3): 391-394.

Veeratterapillay R, Thorpe AC, Harding C. Augmentation cystoplasty: Contemporary indications, techniques and complications. Indian J Urol. 2013 Oct;29(4): 322-327.

Viktrup L, Lose G. The risk of stress incontinence 5 years after first delivery. Am J Obstet Gynecol, 2001, 185: 82.

Viktrup L, Pangallo BA, Detke MJ, et al. Urinary side effects of duloxetine in the treatment of depression and stress urinary incontinence. Prim. Care Companion J. Clin. Psychiatry, 2004, 6: 65-73.

Wang QW, Wen JG, Song DK, et al. Is it possible to use urodynamic variables to predict upper urinary tract dilatation in children with neurogenic bladder-sphincter dysfunction? BJU Int, 2006, 98(6): 1295-1300.

Wang Y, Xu K, Hu H, et al. Prevalence, risk factors, and impact on health related quality of life of overactive bladder in China. Neurourology and urodynamics. 2011, 30: 1448-1455.

Wein AJ, Barrett DM. Voiding function and dysfunction—a logical and practical approach. Year Book Medical: Chicago, IL; 1988.

Wilson PD, Bo K, Hay-Smith J, et al. Chapter III: Conservative treatment in women. In: Abrams P, Cardozo L, Khoury S, Wein A, editors. Incontinence: 2nd International Consultation on Incon- tinence. Health Publications Limited. 2002: 44-70.

Xiao C. Reinnervation for neurogenic bladder: historic review and introduction of a somatic-autonomic reflex pathway procedure for patients with spinal cord injury or spina bifida. Eur Urol, 2006, 49: 22-29.

Yamanishi T, Yasuda K, Homma Y, et al. A multicenter placebo-controlled, double-blind trial of ura-pidil, an alpha-blocker, on neurogenic bladder dysfunction. Eur Urol, 1999, 35: 45-51.

Yamanishi T, Yasuda K, Kamai T, et al. Combination of a cholinergic drug and an alpha-blocker is more effective than monotherapy for the treatment of voiding difficulty in patients with underactive detrusor. Int J Urol, 2004, 11: 88-96.

Yang CC, Mayo ME. External urethral sphincterotomy: long-term follow-up. Neurourol Urodyn, 1995, 14: 25-31.

Yang PY, Meng NH, Chou EC.Voiding dysfunctions in children with mental retardation. Neurourol Urodyn, 2010, 29(7): 1272-1275.

Yasuda K, Kawabe K, Sato A, et al. A double-blind clinical trial of a beta2-adrenergic agonist in street incontinence. Int. Urogynecol. J. 1993, 4: 146-151.

Yates DR, Phé V, Rouprêt M, et al. Robot-assisted laparoscopic artificial urinary sphincter insertion in men with neurogenic stress urinary incontinence. BJU Int. 2013 Jun; 111(7): 1175-1179.

Yoshida M, Yamaguchi O. Detrusor underactivity: the current concept of the pathophysiology. LUTS, 2014, 6: 131-137.

Yum KS, Na SJ, Lee KY, et al. Pattern of voiding dysfunction after acute brainstem infarction. Eur Neurol. 2013, 70(5-6): 291-296.

Zahn CM, Siddique S, Hernandez S, et al. Anatomic comparison of two transobturator tape procedures. Obstet Gynecol. 2007; 109(3): 701-706.

其他膀胱疾病

第一节 膀胱阴道瘘

一、膀胱阴道瘘的流行病学

膀胱阴道瘘(vesicovaginal fistula, VVF)是膀胱和阴道之间的异常解剖通道，在女性泌尿生殖系统瘘中发病率最高(Angioli et al., 2003)。尿液不受控制的通过瘘口由阴道流出呈严重尿失禁状态，并且常继发泌尿系感染，使膀胱阴道瘘患者身体及心理受到严重影响(De Ridder, 2009)。

膀胱阴道瘘可由产伤，经腹或经阴道子宫切除术，盆腔放疗，感染，先天性解剖异常等原因引起(Angioli et al., 2003)。据世界卫生组织(WHO, 2006)的统计结果，全球范围内约有 2 000 000 名膀胱阴道瘘患者。在非洲和南美洲等一些经济、教育欠发达国家，很大一部分膀胱阴道瘘由产伤引起。膀胱阴道瘘在产伤中发病率约为 2%，在经济和教育欠发达地区每年有 130 000 名新发的膀胱阴道瘘患者(Ramphal et al., 2006; Wall, 2006)。在美国等发达国家，膀胱阴道瘘主要由妇产科手术引起，而其中最常见手术是全子宫切除术，膀胱阴道瘘在接受全子宫切除术患者中的发病率为 1/1800(吴建辉等，2014; Hadley, 2002; Sotelo et al., 2005; Tiong et al., 2007)。而在中国，随着产科医护意识的提高和妇科肿瘤发病率的增加，妇科手术引起的医源性损伤已经在膀胱阴道瘘的发病原因中占主导地位(陈宇珂等，2016；Zhang et al., 2013; Xiong et al., 2016)。

二、膀胱阴道瘘的分类

膀胱阴道瘘的分类对指导临床医生选择合适的治疗方式起到重要作用。膀胱阴道瘘的分类依据有很多，比如瘘口的位置、引起膀胱阴道瘘的原因、膀胱阴道瘘的复杂程度等。根据瘘口在膀胱壁的位置不同可将膀胱阴道瘘分为三角区以上瘘、膀胱三角区瘘、膀胱颈处瘘(陈宇珂等，2016；Zhang et al., 2013; Xiong et al., 2016)。根据瘘口的位置、发生原因及瘘口大小等可分为复杂型膀胱阴道瘘和非复杂型膀胱阴道瘘。一般认为单发的、最大径小于 0.5 cm、非放疗引起者属于非复杂型膀胱阴道瘘(Angioli et al., 2003)，而满足以下一项或多项条件者属于复杂型膀胱阴道瘘：①最大径大于 2.5 cm 的瘘口及多发瘘口；②既往修补失败的瘘口；③距输尿管膀胱开口小于 0.5 cm 的瘘口或继发严重的上尿路积水需要行输尿管膀胱再植；④累及直肠等周围器官的瘘口；⑤因恶性肿瘤局部放射治疗后或泌尿系结核继发的瘘口(唐渊等，2014; Angioli et al., 2003; Stamatakos et al., 2014)。大部分学者把中等大小的瘘口

（最大径在 0.5 ~ 2.5 cm）也归为复杂型膀胱阴道瘘（Angioli et al., 2003）。

三、膀胱阴道瘘的诊断

诊断膀胱阴道瘘并不困难，此类患者常主诉在妇科手术后 1 周余或盆腔放射治疗 1 ~ 2 年时出现尿液经阴道持续流出，可伴有或不伴有经尿道的正常排尿（Pushkar et al., 2009; Stamatakos et al., 2014）。临床医生对膀胱阴道瘘患者进行详细查体是必要的，当看到尿液从阴道中流出即可确诊膀胱阴道瘘，查体过程中需要了解瘘口的位置、瘘口周围炎症水肿和瘢痕程度、有无异物或结石形成等，还需观察阴道壁的可牵拉性和阴道外口有无狭窄等以便为手术修补入路的选择打好基础。亚甲蓝实验或行走中棉签试验可帮助临床医生进一步明确诊断。泌尿系及盆腔影像学检查不仅可以了解既往有妇科恶性肿瘤病史的患者的疾病控制情况，而且可以了解上尿路情况，在部分患者甚至可以直接看到膀胱与阴道间窦道及瘘口的存在。此外，笔者认为膀胱镜检查既可帮助发现瘘口的数量及复杂程度，比如当瘘口直径比较小和瘘口数量较多时可借助导丝或导管试探性从可疑瘘口部位穿过以确定瘘口的存在和瘘口间窦道的走行，更重要的是医师借助膀胱镜确定了瘘口与输尿管膀胱开口的位置关系，避免了治疗过程中副损伤的发生（唐渊等，2014；陈宇珂等，2016；Angioli et al., 2003; Pushkar et al., 2009）。

四、膀胱阴道瘘的手术修补时机选择和术前准备

膀胱阴道瘘诊断明确后，选择合适的手术治疗时机非常重要，因为初次手术修补的成功率最高，而随着修补次数的增加手术成功率将逐渐下降（Angioli et al., 2003; Pushkar et al., 2009）。最好的手术修补是等到瘘口周围组织炎症水肿消退及泌尿生殖道无感染存在时进行。笔者认为当查体或辅助检查时发现瘘口有残留异物及结石存在时，可在膀胱镜辅助下取出异物或结石，对减轻炎症水肿有一定帮助，为下一步修补治疗（2 ~ 4 周后）创造良好的条件（Zhou et al., 2016）。用 3% 硼酸溶液或温水坐浴，使瘘口保持干燥与清洁的环境也很重要。另外，医师需要督促膀胱阴道瘘患者根据尿常规及病原学检查结果适当使用抗生素治疗。通常对于妇科手术后引起的膀胱阴道瘘，较多文献建议在持续尿管引流情况下 2 ~ 4 个月进行修补手术。也有学者在经妇科手术出现阴道漏尿症状后 6 周即进行修补也取得了较高的手术成功率（Blandy et al., 1991; Moriel et al., 1993）。而对于局部放疗后引起的膀胱阴道瘘修补时机甚至要推迟到 1 ~ 2 年后（Angioli et al., 2003, Pushkar et al., 2009）。笔者建议在完成上述术前准备工作的情况下，等待瘘口周围炎症水肿消退时间超过 3 个月后，定期对患者进行查体以观察瘘口周围组织炎恢复情况和了解患者的生活质量，个体化地选择治疗时机（唐渊等，2014; 陈宇珂等，2016）。手术前一天傍晚及手术日晨起后使用稀释碘伏液或生理盐水行会阴区冲洗以增加瘘口周围清洁程度，减轻水肿（Amstey et al., 1981）。

五、膀胱阴道瘘的治疗

大体上，膀胱阴道瘘修补手术可分为非手术治疗和手术修补治疗两大类。而手术修补治疗又可根据入路不同分为经阴道修补术和经腹修补术。需要指出的是不论采用经阴道修补还是经腹修补，选择术者最熟悉的手术入路最为

重要。

（一）非手术治疗

根据文献报道，在持续留置导尿管同时配合口服抗胆碱能药物及使用3%硼酸溶液清洗阴道的情况下，大概有10%～20%的非复杂性膀胱阴道瘘可通过保守治疗在0.5～2个月内自行愈合（Angioli et al., 2003; Stamatakos et al., 2014）。对瘘口及窦道部位上皮化、瘢痕化及组织缺血比较严重的组织，给予适当的电凝处理可以增加瘘口的自行愈合率（Shah, 2010）。但是笔者认为当存在距离较近的两个及以上瘘口、瘘口直径较大、瘘口周围组织炎症较重时，电凝有进一步增大瘘口直径或加重瘘口周围组织缺血可能，应该慎重使用。此外，Shirvan等（2013）利用瘘口组织去上皮化后把自体含血小板血浆或纤维蛋白胶注入瘘口也取得了较好的疗效。

（二）经阴道膀胱阴道瘘修补术

在大部分情况下，经阴道修补手术是笔者的首选入路途径，但对于接受盆腔放疗后瘢痕组织增多或手术后盆腔组织粘连重导致阴道壁牵拉困难的患者，以及阴道外口狭窄的患者，经阴道修补往往不能较好显露瘘口，增加了手术的难度，建议采用经腹修补术。同时，对于瘘口累及输尿管膀胱开口或合并其他盆腔脏器病变的病例，仍建议采用经腹修补术。经阴道膀胱阴道瘘修补最常用的两种术式是Latzko阴道闭合法和瘘口逐层缝合法（Latzko, 1942; Angioli et al., 2003）。

1．Latzko阴道闭合法

Latzko阴道闭合法多被妇科医师使用。首先从阴道后壁至前壁的顺序游离瘘口周围1厘米范围的阴道壁，尤其使阴道壁与膀胱分离，接着采用间断缝合法双层修补膀胱壁的瘘口，最后切除带有瘘口阴道壁并关闭阴道残端。术后患者需留置尿管约10日。Latzko法继承了经阴道修补术式创伤小的优点，同时修补过程中减少了对膀胱壁的游离，可减少泌尿系副损伤的风险（Angioli et al., 2003; Dwyer et al., 2013）。但笔者认为如果术前影像学检查提示瘘口距离输尿管开口较近，甚至伴有上尿路积水时，积极行膀胱镜检查是非常有必要的。另外，有部分学者报道Latzko法修补术会使阴道长度缩短，故术者修补前需根据瘘口位置充分权衡利弊（Angioli et al., 2003）。Tancer等总结接受Latzko法修补治疗的43例膀胱阴道瘘手术疗效，手术成功率近90%的（Tancer, 1980）。

2．逐层缝合修补法

逐层阴道闭合法多被泌尿外科医师使用。笔者在传统逐层缝合修补法的基础上加以适当改良，取得了较好的临床效果（唐渊等，2014；陈宇珂等，2016）。首先，沿瘘道置入12～14 Fr导尿管，向水囊内注入6～8 ml生理盐水固定在膀胱内，并向外牵引瘘口。接着在瘘口周围0.3 cm游离阴道壁全层，在阴道前壁游离出舌形带蒂阴道皮瓣。使用可吸收线全层缝合瘘口，形成第一层结构。用可吸收线垂直于第一层方向包埋缝合膀胱浆肌层，包埋第一层，形成第二层结构，两层的缝合方向尽量垂直，避免重叠。向膀胱内注生理盐水，确认无漏尿后，向下牵拉舌形带蒂阴道皮瓣覆盖瘘口，可吸收线行连续缝合。阴道内填塞碘仿纱条48～72小时。笔者建议术后留置导尿管3周左右，并适当口服M受体阻滞剂以预防膀胱痉挛。在严格掌握手术适应证的同时，笔者强调以丝线牵引大阴唇、置入阴道重锤、助手用拉钩向两侧牵拉阴道壁、用充水水囊导尿管向阴道外牵引瘘口等技巧对充分暴露瘘口的重要作用。同时，笔者强调瘘口位置高低并不是手术入路方式的决定性因素（陈宇珂等，2016；Rajamaheswari et al., 2012）。

治疗修补后复发瘘、多发瘘或直径较大的瘘口时，可选择游离后腹膜或大阴唇组织垫入膀胱壁瘘口与阴道壁瘘口之间，可够适当提高修补术的成功率（Chassagne et al., 1997; Eilber et al., 2003）。

（三）经腹膀胱阴道瘘修补术

对于接受盆腔放疗后瘢痕组织增多或手术后盆腔组织粘连重导致阴道壁牵拉困难的患者，阴道外口狭窄的患者，瘘口累及输尿管膀胱开口或合并其他盆腔脏器病变的患者，笔者建议采用经腹修补手术。经腹膀胱阴道瘘修补术可分为经膀胱外法和经膀胱法两种。

1. 经膀胱外法修补术

此种方法又可称为纵向切开膀胱法（Bivalve technique）或者叫 O'Conor 法（O'Conor et al., 1973; Angioli et al., 2003）。O'Conor 法被认为是经腹膀胱阴道瘘修补的金标准（Nesrallah et al., 1999）。取下腹正中切口，把后腹膜从膀胱顶部和膀胱后壁完整游离，从膀胱前壁至后壁沿正中矢状线切开膀胱直达瘘口处，钝性分离膀胱壁与阴道壁，切开瘘口处膀胱后壁时切口向瘘口一侧边缘偏斜使瘘口完全在一侧膀胱壁，切除膀胱壁与阴道壁上的瘘口、窦道及周围瘢痕组织。Ezzat 等在这种经典术式的基础上做了改进（Ezzat et al., 2009）。Ezzat 等（Ezzat et al., 2009; Chen et al., 2016）将不含瘘口侧膀胱壁按对侧瘘口缺损形状修剪为舌形，将不含瘘口侧舌形膀胱瓣翻转拼接到对侧膀胱壁的缺损，闭合膀胱，之后双层缝合阴道壁的缺损（第一层沿瘘口边缘连续缝合，第二层沿周围正常组织间断缝合）。笔者在 Ezzat 等改进版 O'Conor 法修补术式的基础上，采用游离盆腔后腹膜组织垫入膀胱壁瘘口与阴道壁瘘口之间，既不增加手术的创伤和操作难度，又实现了阴道残端的腹腔化和瘘口间的隔离，增加了复杂型膀胱阴道瘘病例的修补术成功率（Chen et al., 2016）。阴道内填塞碘仿纱条 48～72 小时。术后留置导尿管 3 周左右，并适当口服 M 受体阻滞剂以预防膀胱痉挛。

2. 经膀胱法修补术

采用膀胱修补法时在膀胱底部切开膀以显露膀胱后壁的瘘口，经膀胱将瘘口切除处同时分离膀胱壁与阴道壁，纵向闭合瘘口处缺损（Lytton, 1992; Sánchez et al., 2000）。这种术式的优点是对膀胱组织创伤相对小，但有学者指出这种术式对瘘口的显露有一定局限性，而且在膀胱壁与阴道壁的瘘口间加以组织隔离也有一定困难（Motiwala et al., 1991）。此种术式的应用有一定的限制。

此外，泌尿外科医生也可根据情况借助腹腔镜技术与机器人技术完成经腹膀胱阴道瘘修补术，与传统开放手术比有创伤小的优点（Miklos et al., 2015）。但笔者建议，对于妇科手术后盆腔脏器粘连较重的病例和伴其他盆腹腔脏器受累的病例，应谨慎使用。

（四）尿流改道术

对于放射治疗后盆腔组织纤维化严重伴脏器粘连的病例，反复的膀胱阴道瘘修补术不仅成功率很低，同时增加了患者痛苦，在尝试修补瘘口失败后可以考虑使用尿流改道术。笔者认为因为这类患者盆腔脏器纤维化较重，粘连导致局部解剖结构复杂，单纯行输尿管皮肤造口是较好的选择。

六、修补术后的随访

（一）留置尿管期间的注意事项

笔者建议术后尿管留置约 3 周时间，期间嘱咐患者注意饮水量以保证适当尿量，防止尿管的堵塞，当出现尿管堵塞时应立即返院更换尿管（唐渊等，2014；陈宇珂等，2016；Chen et al., 2016）。同时，笔者提倡M受体阻滞剂的配合使用，以防止膀胱过度活动或痉挛，保证膀胱处于“安静状态”。

（二）尿管拔出后的注意事项

修补术后膀胱的储尿与排尿功能逐渐恢复到生理状态，这时了解患者自行排尿的情况是必要的。对于一些瘘口位于膀胱颈处的膀胱阴道瘘患者，应注意其术后有无膀胱出口狭窄的发生。对于经历过妇科子宫切除手术或盆腔放射治疗的患者，其恢复自行排尿后更要关注其排尿状态，有无膀胱排尿功能受损的情况出现（Zanolla et al., 1985; Chapple et al., 2015）。仔细询问患者排尿过程中是否有明显的下尿路症状、排尿时间延长、排尿费力、排尿不尽等情况出现，对于可疑患者可记录排尿日记，行尿流率检查、残余尿检查等。当发现尿流率异常、残余尿增多时应及时对症处理并积极找到发生原因，早日恢复患者彻底的正常排尿。

（杨　洋　吴士良）

第二节　膀胱膨出

盆底支持结构缺陷、损伤或功能障碍造成盆腔器官从正常位置沿阴道下降，称为盆腔器官膨出。根据整体理论，人为将盆腔分为前中后三个腔室，前盆腔缺陷主要是指膀胱膨出，又称阴道前壁膨出。

一、病因

盆底支持结构的损伤和缺陷是造成盆底功能障碍性疾病的主要原因，比如妊娠和分娩的损伤、长期腹压增加、退行性改变、遗传因素等。还和一些尿道阴道手术、盆腔肿物压迫、体重指数过大、激素水平影响等相关。

二、临床分度

（一）我国分度法

Ⅰ度：膨出的阴道前壁位于阴道内。

Ⅱ度：部分阴道前壁膨出于阴道口外。

Ⅲ度：阴道前壁完全膨出于阴道口外。

（二）POP-Q分期

目前国际上采用的是POP-Q（pelvic organ prolapse quantitive examination）分期法。1993年国际尿控协会、美国妇科泌尿协会和妇科医师协会共同制定了盆腔器官脱垂定量分期（POP-Q）草案，1994—1995年进行修改，此三大协会分别于1995年和1996年正式应用此分期方法，现已成为妇科和妇科泌尿医生最广泛使用的评价系统（Muir et al., 2003）。POP-Q分期系统是用来描述和量化妇女盆底支持分期的客观和特异性的系统（Bump et al., 1996）。

POP-Q分期系统（Persu et al., 2011）以处女膜为参照点（0点），以阴道前壁、后壁和顶部的6个指示点（前壁Aa、Ba；后壁Ap、Bp；顶部C、D点）与处女膜之间的距离来描述器官脱垂的程度，指示点位于处女膜缘内侧记为负数，位于处女膜缘外侧记为正数。另外还有 3 个衡量指标：①生殖道裂孔（genital hiatus，gh）：尿道外口中点至阴唇后联合之间的距离；②会阴体（perineal body, pb）：阴唇后联合到肛门中点的距离；③阴道总长度（total vaginal length, TVL）：将阴道顶端复位后阴道深度。除了 TVL 外，其他指标以用力屏气时为标准。

6 个测量点：①阴道 Aa 点：位于阴道前壁中线，距尿道外口 3 cm 处，相当于尿道膀胱皱褶处，其范围 –3～+3 cm。②阴道前壁 Ba 点：为阴道前穹与 Aa 点之间阴道前壁脱垂的最低点，范围：–3 cm～+tvl。③阴道后壁 Ap 点：位于阴道后壁中线，距处女膜缘 3 cm 处，范围：–3 cm～+3 cm。④阴道后壁 Bp 点：阴道后穹与 Ap 点之间阴道后壁脱垂的最低点，范围：–3 cm～+tvl。⑤宫颈或阴道顶端 C 点：宫颈外口或子宫切除者的阴道残端，范围：–tvl～+tvl。⑥ D 点：为有宫颈的妇女的后穹顶端，相当于宫骶韧带附着于宫颈水平处，范围：–tvl～+tvl，对子宫切除后无宫颈者，可不测量 D 点（图 35-2-1）。

测量处 9 个指标后，具体分期见表 35-2-1。

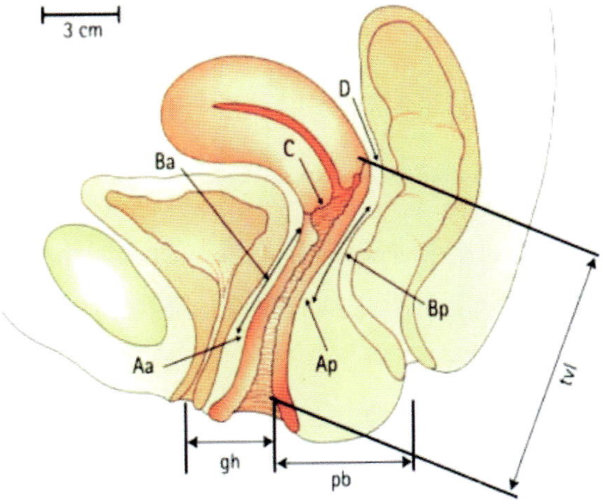

图 35-2-1　POP-Q 分期的各个测量点和衡量指标

三、临床表现

轻度患者多无症状，中重度以上者可有以下症状：阴道脱出肿物、摩擦感、阴道胀满疼痛、下坠感、腰骶疼痛，若摩擦出现溃疡可出现阴道出血。常伴有下尿路症状如排尿困难、尿频、尿急、尿失禁等（Walters et al., 2008）。

体格检查让患者用力摒气时可见阴道前壁呈球状脱出，可伴有子宫脱垂和阴道后壁脱垂。

四、辅助检查

许多脱垂患者会合并有下尿路症状，故必要时要进行相应的辅助检查、尿道活动性测定、膀胱功能评估、尿动力学检查等，甚至

表 35-2-1　POP-Q 分类法分期标准

分期	标准
0	没有脱垂，Aa, Ap, Ba, Bp 都是 -3 cm，C 点在 -tvl 至 -(tvl-2 cm) 之间
Ⅰ	脱垂最低处在处女膜内，距离处女膜 -3～-1 cm，C 点在 -(tvl-2 cm)～-1 cm
Ⅱ	脱垂最低处距处女膜边缘 -1～+1 cm（包括 -1 和 +1 cm）
Ⅲ	脱垂最低处在处女膜外，距处女膜边缘在 +1～+(tvl-2) cm
Ⅳ	下生殖道完全或几乎完全外翻，脱垂最低处≥ +(tvl-2) cm

有些患者合并输尿管扩张，需要进行影像学检查。

五、诊断

通过病史和临床检查不难诊断，但诊断同时应判断分度、有无局部糜烂、膀胱炎、压力性尿失禁等。

六、治疗

（一）非手术治疗

一般轻、中度的患者的首选非手术治疗方案，非手术治疗也适用于不能耐受手术、等待手术和不愿意接受手术治疗的患者。目前非手术治疗包括：生活方式干预性治疗、盆底康复（盆底肌肉锻炼、生物反馈治疗等）、子宫托等。其治疗目标是预防脱垂加重；增加盆底肌肉的强度、耐力和支持力，避免或延缓手术干预。

（二）手术治疗（朱兰等，2008）

手术治疗适用于中重度脱垂患者、保守治疗失败者或不愿意保守治疗者。主要是有症状的脱垂，或者脱垂程度在Ⅱ度以上伴有明显进展者。手术路径包括经阴道、经腹和腹腔镜或者这几种方式的联合。

阴道前壁膨出（膀胱膨出）不伴压力性尿失禁者可采用：传统阴道前壁修补术，阴道旁侧修补术或加用补片（合成网片或生物补片）的阴道前壁修补术。若同时有阴道顶端的脱垂可加用顶端悬吊手术，比如骶棘韧带悬吊术、高位骶韧带悬吊术或骶前固定术等。若阴道前壁膨出合并压力性尿失禁，可同时行抗尿失禁手术。值得注意的是，重度膀胱膨出往往掩盖压力性尿失禁症状，造成隐匿性压力性尿失禁，需要在术前将脱垂还纳后进行检查，辨别出隐匿性压力性尿失禁，若存在则建议术中同时行抗压力性尿失禁手术。

（陆　叶　吴士良）

第三节　盆腔脂肪增多症

盆腔脂肪增多症是一种以良性盆腔脂肪组织过度增生为主要表现的罕见疾病，膀胱及直肠周围间隙多受累及（Fogg et al., 1968）。Engels 于 1959 年最初描述了该病。本病好发于中年男性，在美国住院患者中的发病率为 0.6/100 000 ~ 1.7/100 000，男女发病率比例为 18∶1（Heyns et al., 1991）。本病病因不清，肥胖可能与本病有相关性，一半以上患者伴有肥胖（Heyns et al., 1991），另有文献报道随着患者减轻体重，影像学上可观察到病情的改善（Sacks et al., 1975）。文献有关于本病发生于两兄弟间的报道（Tong et al., 2002），说明了此病可能存在遗传易感性。HMGA（high mobility group A）蛋白的表达可能与本病发病相关，敲除 HMGA 的转基因小鼠罹患了盆腔脂肪增多症（Fedele et al., 2001）。亦有文献提示反复的泌尿系感染、内分泌失调也可能与本病发生相关（Albert et al., 1972）。

一、临床表现

本病临床表现缺乏特异性，主要由于盆腔增生的脂肪组织压迫盆腔组织器官导致，如压迫泌尿系统产生的下尿路症状、压迫直肠产生的便秘、里急后重、便血，压迫血管表现的水肿等。其中下尿路症状在超过半数的患者中有表现。四分之一的患者伴有胃肠道症状，主要表现为便秘。耻骨上、腰背部、会阴部不适也可能为首发症状。三分之一的患者患有高血压（Heyns et al., 1991），查体可能发现耻骨上肿物、前列腺位置抬高、盆腔肿物等。有文献表明伴有刺激性下尿路症状、盆腔不适感、高血压及增殖样膀胱炎的青年男性组更易进展至输尿管梗阻，而年老组则呈相对慢性病程（Heyns et al., 1991）。Klein 等的研究中 39% 患者因上尿路梗阻接受了手术治疗。手术方式包括：输尿管支架管置入术、经皮穿刺肾造瘘术、输尿管再植术和尿流改道术等。盆腔探查包括脂肪剔除术疗效不理想，并且破坏正常解剖结构、增加脂肪团块的血液供应，因而需要谨慎进行。本病患者会逐渐由下尿路梗阻发展至肾积水、进展至肾衰竭和死亡（Fogg et al., 1968, Crane et al., 1977）。

本病常伴发膀胱黏膜增生样膀胱炎（文献报道 75%），其中大部为腺性膀胱炎（40%）（Heyns et al., 1991）。但住院患者中伴发腺性膀胱炎的比例远高于此，达到 90% 以上，伴有肾积水比例为 73.4%，以上现象的出现可能与就诊时疾病进程较晚有关（Zhang et al., 2012）。

二、诊断

本病诊断目前主要依靠典型的影像学表现，盆腔 MRI 或 CT 是目前常用于诊断本病的检查手段，二者均可发现盆腔脂肪对膀胱及直肠产生的外源性压迫表现。影像学检查的典型表现包括膀胱形态改变（Zhang et al., 2012）（图 35-3-1）、膀胱精囊角增大、直肠变细拉长等。增强 CT 提示膀胱及直肠被低衰减值（–40 Hu 至 –100 Hu）组织固定，增强扫描无强化，无其他盆腔肿块。

静脉尿路造影可以发现膀胱位置向上向前改变，典型膀胱形态改变包括倒置泪滴状、梨形或香蕉样改变。末段输尿管向中央或两侧移位。

膀胱镜检查属必要检查，可以判断膀胱黏膜病变情况、鉴别除外膀胱肿瘤、镜下留置输尿管支架管等。但需要注意的是，因本病患者常有膀胱颈抬高、后尿道延长、盆腔结构相对固定等表现，因而膀胱镜检查难度较大，硬质膀胱镜痛苦较大，采用软质膀胱镜进行观察可以减轻痛苦、增加进镜成功率，但因腺性膀胱炎中增生的膀胱黏膜对软膀胱镜视野的遮挡影响更为明显，且本病中输尿管口常受累及难以寻找，因而软质膀胱镜检查的定位亦较为困难。

笔者首次发现盆腔脂肪增多症患者中具有典型尿动力学表现，并将此命名为后半程梗阻。主要表现为在排尿的前半程中逼尿肌压力及尿流率正常，在排尿的后半程中逼尿肌压力

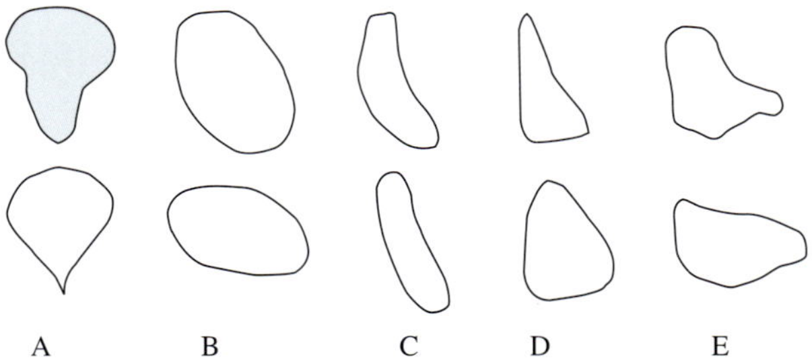

图 35-3-1 膀胱形态改变分类（正中矢状面及冠状面）：A. 梨形，B. 椭圆形，C. 香蕉形，D. 三角形，E. 不规则形

迅速上升，而尿流曲线则变为低平，表现为后半程梗阻（图 35-3-2）。

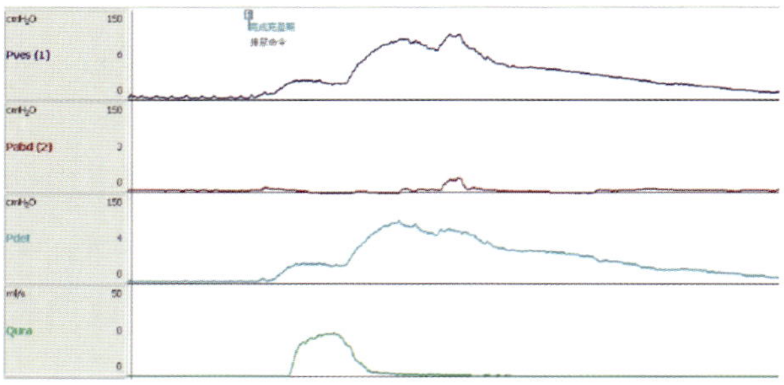

图 35-3-2　尿动力学检查的后半程梗阻表现

三、治疗

保守治疗如减轻体重、长疗程应用抗生素及激素治疗的效果尚存争议。一旦出现上尿路梗阻，则需采取措施解除梗阻保护肾功能，包括输尿管支架管（双 J 管）置入、经皮肾穿刺造瘘、经尿道膀胱肿瘤电切术（TURBT）、尿流改道等。肾功能、影像学评估及膀胱镜检查均应定期复查，以选择恰当的外科干预时机。

（杨　洋　吴士良）

第四节　遗　尿　症

遗尿症俗称“尿床”，常见于儿童期，是儿科常见问题，尽管研究表明，随着年龄的增加，遗尿症有很高的自发缓解率，但仍有部分患儿遗尿症状持续很长时间甚至到成人期。遗尿症不仅影响患者及其家庭的生活质量，随着对遗尿疾病认识的深入，遗尿患者身心健康发育的问题也越来越引起人们的关注。越来越多的临床研究表明遗尿现象是生理性发育延迟的表现，儿童常常表现自卑、多动、焦虑、性格异常、社会适应能力弱，出现认知或学习障碍等心理行为问题，部分患者可能同时伴发泌尿系统、神经系统以及心理等疾病。关于遗尿症的病因、发病机制的研究在不断深入，临床诊疗技术和管理策略逐渐规范和完善。目前，国际上尤其是欧洲国家已出台了遗尿症的诊疗指南和共识。我国传统医学在小儿遗尿临床诊疗方面积累了丰富的经验，近几年，随着我国科学技术的发展和文化教育的普及，夜间遗尿症正逐渐得到重视，对儿童遗尿症科学研究和诊疗行为也逐渐深入和规范。

一、正常排尿功能的发育

随着年龄的增长、身体各系统功能的发育逐渐完善以及对生活行为的教育和引导，人们从不受约束的婴幼儿排尿模式逐渐发育为到能够适应社会环境要求，主动控制排尿的模式。即使在夜间，也逐渐能够储存一定容量的尿液并能控制排尿，在膀胱涨满时能够刺激大脑觉醒而不至尿湿床铺，这是儿童生理功能成长发育到成熟的重要标志。

肾是产生尿液的器官，其产尿量和尿液浓缩功能与节律不仅与肾的结构和功能有关，同时受控于人体的内分泌、代谢及循环系统的调节。排尿功能受控于人体的多个器官和系统，尤其是中枢神经对感受尿意和制约控制排尿的核心控制系统，包括膀胱容积的增长，膀胱与尿道肌肉运动逐渐协调，都主要受控于中枢神经系统，包括大脑和脊髓。随着年龄逐渐增长，逐渐能够达到成人型排尿和控制排尿模式主要依赖于以下几方面功能的发育成熟。

（一）膀胱有效容量的增长

约 99% 的新生儿在生后 48 小时内排尿。生后前几日摄入量少，排尿次数较少，仅 4～5 次 / 日。一周后，随着摄入液体量增多，每日可排尿 20～25 次，1 岁时减到 15～16 次，到 3 岁时每天排尿约 11 次，至学龄前期通常为 6～7 次。膀胱排空次数的逐渐减少反映摄入液体和膀胱容量大小的改变，而膀胱容量的增加所占的成分要大于尿液量的增加。新生儿的膀胱容量为 30～60 ml，在 12 岁以前，膀胱容量每年增加约 30 ml，为睡眠时有较长时间不受膀胱涨满干扰创造了基本条件。

正常预期膀胱容量（expected bladder capacity，EBC），与年龄的关系可以用公式计算：预期膀胱容量（ml）=[年龄（岁）+1] × 30。膀胱容量发育可参照表 35-4-1。

表 35-4-1 不同年龄预期膀胱容量正常参考值

年龄（岁）	预期膀胱容量（ml）
5	180
6	210
7	240
8	270
9	300
10	330
11	360
12～18	390

（二）膀胱逼尿肌的稳定性及尿道括约肌的协调

在婴儿期，不受约束的排尿行为是脊髓反射自发性行为。当膀胱充盈时，膀胱壁感受充盈刺激传入支到脊髓，通过脊髓反射弧引起膀胱逼尿肌不自主收缩而发生尿失禁。尿道外周由横纹肌组成的括约肌与排尿反射同步，以保证膀胱的充盈。尿道括约肌持续收缩以防止尿失禁的发生。当排尿发生时，括约肌反射性地松弛，以保证膀胱低压下排空。大脑皮质对膀胱逼尿肌的控制功能在不断增强，膀胱具有一定的稳定性，即使在睡眠中也能控制逼尿肌保持稳定，使夜间膀胱容量与白天一致。尿道横纹肌接受不断的训练，在排尿过程开始和结束中能自主地控制尿道括约肌，一般在 3 岁左右可以成为一种有序的行为。增大的膀胱容量和夜间逼尿肌的稳定，为儿童夜间较长时间的睡眠且摆脱遗尿创造了良好的条件。

大多数儿童在 4 岁时即能够在白天和夜间的排尿控制上发育为成人排尿和控尿模式，尿流动力学特征是没有膀胱的不稳定性或无抑制性收缩。尿流动力学研究证实，当膀胱充盈时，除非有自主的启动，否则即使有强烈的愿望要排尿，也不会有逼尿肌的收缩。同时，尿道括约肌的横纹肌被反射性地激动，以防止尿失禁的发生。当自主启动逼尿肌收缩，同时反射性地引起尿道括约肌的横纹肌松弛，即可达到膀胱低压排空。

（三）肾泌尿昼夜生理节律的建立

肾泌尿 24 小时生理节律的发育与排尿控制能力发育密切相关。生理节律发育的中枢是下丘脑，随着年龄的增长，人体昼夜生活饮食起居节律的建立，生物钟调节机制发育完善。在泌尿方面表现为白天尿量较多而且尿比重较低，而夜间尿液浓缩，尿量较少。由于夜间尿量减少，伴随膀胱储尿量的增加，儿童夜间排尿间隔大大延长，至 2 岁时，多数儿童可以达到安睡一夜而不起床排尿。

肾的主要功能是维持人体内液体的渗透压在一个较窄的范围内，生理功能的昼夜节律受机体多种激素的分泌节律调节，而调节液体代谢的主要因子是精氨酸加压素（arginine vasopressin，AVP），即抗利尿激素（antidiuretic hormone，ADH）。AVP 主要通过位于肾集合管上的选择性血管加压素 V2 受体起作用，其激活后使水的重吸收增加，减少尿液的生成（Zuber et al., 2007）。AVP 有昼夜节律的变化，一般在凌晨 4 点达到顶峰，是白天的 9 倍，从而使机体的泌尿和水盐调节呈现明显的昼夜节律性。另外，肾素 - 血管紧张素 - 醛固酮系统、心房钠尿肽、褪黑素、前列腺素等荷尔蒙的昼夜分泌节律也参与了肾泌尿昼夜生理节律的调节，血压的昼夜起伏也与该节律的形成有关。

（四）睡眠觉醒功能的发育

夜间睡眠状态中大脑对膀胱的控制仍在掌控中，包括膀胱涨满时尿意的传输，中枢发出指令维持逼尿肌的稳定和括约肌紧张，在尿意强烈时激活大脑觉醒神经，睡眠时能够觉醒而起床排尿。这一功能也被称为夜间大脑 - 膀胱对话（brain-bladder dialogue）。此功能逐渐开始发育成熟是在 2～2.5 岁，一旦这一功能发育成熟和完善，就不会发生夜间睡眠中遗尿，因此大脑觉醒功能的发育延迟或受损对遗尿的发生有很重要的影响。

二、遗尿症定义及相关术语

（一）遗尿症定义

目前对于遗尿症界定年龄和发生频率国内外及不同学术组织间略有不同，但考虑到儿童控尿功能发育成熟的自然规律，多数组织将遗尿症诊断年龄界定在 5 岁。根据 WHO 发布的国际疾病分类第 10 版（ICD-10）规定，遗尿症是指 5～6 岁儿童尿床次数≥2 次 / 月，≥7 岁儿童尿床次数≥1 次 / 月，并持续 3 个月以上。美国精神病协会发布的美国精神障碍诊断统计手册第五版（DSM-V）定义儿童遗尿症是指≥5 岁儿童每周至少 2 次尿湿床或衣服，持续 3 个月以上，或虽未达到以上频次及持续时间，但已引起情绪低落、生活、学习（工作）障碍和其他重要功能受影响（Lynna, 2013）。国际儿童尿控协会（ICCS）指出遗尿症是≥5 岁儿童在睡眠状态下发生的一种间歇性尿失禁的症状和状况（Austin et al., 2016）。

中国儿童遗尿疾病管理协作组发布的“中国儿童单症状性夜遗尿疾病管理专家共识”的诊断标准定义儿童夜遗尿症是指年龄≥5 岁儿童平均每周至少 2 次夜间不自主排尿，并持续 3 个月以上。诊断要点包括：①患儿年龄≥5 岁（5 岁作为判断儿童夜遗尿的年龄标准虽带有一定主观性，但其却反映了儿童排尿控制能力的发育程度）；②患儿睡眠中不自主排尿，每周≥2 次，并持续 3 个月以上（疲劳或临睡前饮水过多而偶发遗尿的儿童不作病态）；③对于大年龄儿童诊断标准可适当放宽夜遗尿的次数（沈茜等，2014）。

（二）遗尿症分型

遗尿症按临床症状分为单症状性夜遗尿（monosymptomatic nocturnal enuresis，MNE）和非单症状性夜遗尿（non-monosymptomatic nocturnal enuresis，NMNE）。前者是指患儿无日间下尿路症状及膀胱功能障碍病史。后者是指除夜间尿床外，日间伴有尿频、尿急，尿失禁、排尿困难、尿痛、尿不尽、排尿延迟等下尿路症状。

该病也分为原发性遗尿症（primary nocturnal enuresis，PNE）和继发性遗尿症（secondary nocturnal enuresis，SNE）。PNE 是指自幼遗尿，没有 6 个月以上的不尿床期，并除外器质性疾病；SNE 是在之前已经有长达 6 个月或更长不尿床期后又再次发生的遗尿，常伴发身体潜在疾病或者精神心理因素问题。大多数儿童遗尿症为原发性遗尿症，继发性遗尿症应积极寻求病因。

（三）遗尿症相关术语

1. 夜间遗尿症（nocturnal enuresis，NE）
2. 单症状性夜遗尿（MNE）
3. 非单症状性夜遗尿（NMNE）
4. 原发性遗尿症（PNE）
5. 继发性遗尿症（SNE）
6. 预期膀胱容量（expected bladder capacity, EBC），膀胱容量是指白天膀胱充盈至最大耐受程度时的膀胱充盈量。EBC 计算公式为 [30+（年龄 ×30）]，单位 ml。
7. 夜间多尿（nocturnal polyuria, NP）指夜间尿量超过同年龄段儿童预期膀胱容量的 130%。
8. 最大排尿量（maximum bladder volume, MVV）是指 24 小时内出现的单次最大排尿量（早晨第 1 次排尿除外）。
9. 膀胱过度活动症（overactive bladder, OAB）是指一种以尿急症状为特征的症候群，可伴或不伴有急迫性尿失禁。
10. 尿失禁（incontinence of urine）指不能由意识控制排尿功能，尿液不自主地漏出，多由于膀胱尿道功能异常或神经功能障碍而致。

三、遗尿症流行病学特点

遗尿症的发生率受性别、年龄、种族、地域、文化、环境、社会经济、文化教育等多重因素影响，在不同时期和地区进行的流行病学调查，以及研究中采取的遗尿症定义标准及年龄分组方式各异，也会导致遗尿症流行病学调查结果略有不同。随着年龄增加，身体各系统功能的逐步成熟，遗尿症发病率逐渐减低，但仍有少部分患者症状可持续到成年期。据国际进行的流行病学调查数据显示不同年龄段儿童遗尿发病率不同，并随着年龄增大发病率逐渐降低，5～17 岁总遗尿发生率为 10.6%～12.8%，其中美国一项在 5～17 岁的 10 960 例儿童中的流行病学调查结果显示，5 岁为 33.0%，8 岁降为 18.0%，17 岁降为 0.7%（Byrd et al., 1996; Butler et al., 2008）。

亚洲地区流行病学调查结果总体显示 5～12 岁总遗尿发生率为 5.9%～10.6%，其中韩国 7～12 岁的 12 570 例儿童中遗尿症总患病率为 10.6%，7 岁为 20.4%，12 岁降为 5.6%（Lee et al., 2000; Kajiwara et al., 2006; Chapple et al., 2017）。

在我国香港对夜间遗尿症发病率的调查结果显示，在 5 岁、7.5 岁和 9.5 岁的儿童中遗尿每周超过 3 次的发生率分别为 7%、3% 和 2%（Chuang et al., 2014）。在河南省 11 799 例 5～15 岁儿童中的调查显示，总遗尿症患病率为 4.07%，5 岁的患病率为 11.83%，12 岁为

1.72%，15 岁为 1.21%，均随年龄的增加有明显的下降趋势，男性总体患病率高于女性（文建国等，2007）。

此外还应注意到，随着机体功能的不断发育成熟以及后天针对排尿和控尿模式和心理行为方面接受的训练和教育，遗尿症儿童每年大约有 15% 的患儿可以自然缓解，但有 0.5% ~ 2% 的患儿遗尿症状仍可持续至成年期（Shreeram et al., 2007; Arda et al., 2016）。

四、遗尿症病因及发病机制

（一）夜间多尿及抗利尿激素分泌不足

抗利尿激素（ADH）是下丘脑视上核与室旁核分泌的一种肽类激素，又名加压素（vasopressin，AVP），分泌后沿下丘脑一垂体束进入神经垂体储存。现已确定，下丘脑视上核及其周围有渗透压感受器存在，当血浆渗透压高于细胞内液渗透压时，渗透压感受器即感受到高渗刺激，引起视上核的兴奋，增加激素的合成、分泌和释放，ADH 作用于肾，使排尿减少，以保留水分，继而使血浆渗透压恢复正常。正常情况下，抗利尿激素（ADH）夜间分泌增多，使夜间尿量减少 50%。Rittig 等对健康儿童和 PNE 儿童的白天及夜间尿量和血中 ADH 进行了测定，对比结果显示：PNE 儿童夜尿量明显高于健康儿童，而晨尿渗透压降低；PNE 儿童存在着 ADH 昼夜分泌节律紊乱，其白天血中 ADH 水平与健康儿童相当，但夜间 ADH 水平明显低于健康对照组，其引起夜间产生大量稀释尿。当尿量超出功能性的容量，即引起夜间多尿。ADH 缺乏可能是夜间遗尿的原因，但也有不同意见，有研究发现仅有 25%的夜间遗尿儿童的夜间 ADH 较对照组有显著的分泌缺乏。一个较大规模的人群研究发现夜间遗尿和正常儿童夜间尿渗透压方面并无显著性差异。夜间尿量增多的原因还包括睡前液体摄入量增加、对抗利尿激素敏感性降低、摄入高溶质饮料等。

（二）尿流动力学因素

主要是夜间逼尿肌过度兴奋所引起的膀胱容量减小，导致排尿次数多，而每次尿量少。白天伴有尿频、尿急等症状常提示夜间遗尿是由不稳定膀胱引起的。通常应用抗胆碱能药物治疗可以改善或治愈白天的症状或夜间遗尿。而有研究发现单纯有夜间遗尿的患儿清醒时行膀胱测压，在显示膀胱不稳定上有很大差异，其范围可达 16% ~ 84%。研究中发现经尿道插管测压不稳定膀胱的检出率要高于耻骨上穿刺插管测压。同样，采用引出不稳定性的诱发实验如变动体位（坐位或立位）或排尿停止实验，可以诱发出非常高的发生率（78% ~ 84%）。但是另一项更精细的尿流动力学研究证实，单纯有夜间遗尿的患儿膀胱充盈时的不稳定发生率为 16%，与正常儿童的发生率相似。PNE 儿童功能性膀胱容量相当于预期膀胱容量的 70%，超声检查可能示膀胱壁有增厚，30% ~ 32%存在不可抑制的膀胱收缩。但是在麻醉状态下进行测量，遗尿症患儿膀胱容量实际上并没有减少，而只是功能性膀胱容量减少（Yeung et al., 2004）。这一发现支持抗胆碱能药物治疗遗尿的结果。另外，膀胱排空不完全、夜间膀胱储尿功能下降也是其发病的重要因素。但是，目前关于这一病因仍有争议。有学者对遗尿症患儿进行睡眠膀胱压力和睡眠脑电图监测，并未发现膀胱容量减少及膀胱不稳定收缩。

（三）睡眠觉醒因素

睡眠觉醒功能障碍：指在进入睡眠状态后，膀胱充盈所产生的神经冲动不能唤醒患儿，患儿在非清醒的睡眠状态下排尿，为夜间遗尿症最重要的发病机制。“夜间尿意—觉醒”是一个随发育而逐渐完善的生理过程，正常人在达到一定年龄后这一神经机制发育成熟，从而在有尿意后诱导大脑觉醒并起床排尿。若中枢神经系统发育滞后，导致脑桥排尿中枢和大脑皮质未能有效地参与排尿反射，使“夜间尿意—觉醒”这一机制存在缺陷，从而出现患儿在睡眠状态下排尿的现象。与正常儿童比较，NE 儿童往往具有较低的唤醒率（9% 与 40%）（Sinha et al., 2016）。

已有学者证实 PNE 和阻塞性睡眠呼吸暂停综合征（OSAS）有关，包括打鼾、腺样体和或扁桃体肥大，扁桃体切除后可使遗尿频率下降甚至获得完全缓解。OSAS 与 MNE 间有着一定的关联，可能与 OSAS 导致睡眠中慢性缺氧导致大脑神经调节功能紊乱、唤醒阈值提高有关。既往多认为 NE 患儿存在深睡眠状态，导致觉醒困难。近几年深睡眠这一说法引起质疑，因为睡眠脑电图并未能记录到 NE 患儿深睡眠增加。睡眠障碍是 NE 的原因还是结果目前尚无定论。Dhondt 等研究发现，NE 儿童皮质微觉醒和睡眠周期性肢体运动增加，睡眠结构异常（Dhondt et al., 2014）。

（四）发育延迟

临床发现在智力发育迟缓、自闭症、注意力缺陷和运动或感知功能障碍的儿童中，遗尿症发生频率高于正常儿童，这也从侧面证实了 NE 儿童存在发育延迟。尽管在夜间遗尿患儿中神经解剖方面是完善的，人群的对照研究显示，发育延缓有很大的不同，而这些发育延缓的表现在非遗尿症患儿中并不发生。尿动力学和脑电图检查结果显示 NE 患者随着脑电活动的改变，膀胱稳定性差，因而与同龄儿相比较达到能够识别膀胱充盈及抑制膀胱收缩的能力下降，这些延缓反映出中枢神经系统调节功能的不完善。遗尿症患者存在中枢抑制缺陷，脑桥排尿中枢发育延迟，当睡眠状态下膀胱充盈时，不能充分发挥抑制膀胱收缩的作用。有调查显示 NE 儿童在语言表达、身高、骨龄、性发育及肢体运动以及心理和人格的发育方面均落后正常儿童。

（五）遗传因素

有研究报道近半数的遗尿症患者具有一级或者二级亲属发病的阳性家族史。研究发现，遗尿的患者与正常对照组相比较，48.5% 的孩子有阳性家族史，如果父母双亲中一人存在遗尿症病史，则其子女发生遗尿症的风险增加 5～7 倍，如果双亲均存在遗尿症病史，则其子女发生遗尿症的风险是正常家庭的 11.3 倍（Safarinejad, 2007）。

自 1995 年来相继报道 ENUR 1（13q 13q13-q14.3）、ENUR2（12q）、ENUR3（22p11）和 ENUR4（8q）4 个 NE 相关基因位点（Eiberg et al., 2001）。Amany 等研究指出 ADH 昼夜节律异常可能与 22 号染色体相关（Amany et al., 2013）。Wei 等（2010）、Balat 等（2007）发现 PNE 可能与编码 5 羟色胺 2A 受体和一氧化氮合酶受体的基因多态性有关。

（六）泌尿道疾患

遗尿症儿童，特别是女孩，容易发生泌尿系感染，这些儿童有些并不是单一症状的夜间遗尿，而是白天的症状导致膀胱不稳定性。遗尿的男孩子很少发生泌尿系感染。除了膀胱的不稳定性以外，对大多数遗尿症儿童来说，他们的遗尿并不是由器质性泌尿道原因所致，器质性疾患的发生率常低于 10%，甚至可能接近 1%。但存在泌尿系感染、外阴或阴道疾病时会刺激引起下尿路症状甚至尿动力异常，而导致遗尿症状加重。有些患儿有意地憋尿使膀胱括约肌收缩以控制排尿，过度憋尿使膀胱内压升高，这与尿路梗阻一样，容易患膀胱尿潴留或泌尿系感染。

（七）便秘

有研究报道，便秘患儿中34%合并夜遗尿症，积极治疗便秘后，发生率降至21%。膀胱、尿道和直肠在解剖结构上距离较近，其中一系统功能紊乱很容易累及另一方。部分遗尿症患儿伴有便秘症状，考虑原因：①便秘儿童直肠膨胀扩张直接压迫膀胱后壁，从而导致膀胱过度活动。②尿道和直肠括约肌存在共同神经支配，尿道、膀胱和直肠的骶神经反射传入为共同神经通路。③由于大量粪便存在，肛门外括约肌收缩延长，引起盆底肌不恰当收缩伴尿道括约肌不松弛，最后膀胱逼尿肌功能紊乱导致膀胱过度活动。

（八）精神心理因素

遗尿问题已成为继父母离异、家庭暴力之后第3位严重影响儿童心理的生活事件。遗尿症儿童常常存在着不同程度的精神心理问题，不仅因为遗尿对孩子生活质量、家庭社会关系和自尊心带来的不良影响，也可能是心理发育延迟的表现，因而遗尿与精神心理异常可能互为因果。国内外的研究观察已报道，遗尿症伴发心理疾病、运动或感知功能障碍的比例高于正常人群。20%～30%的遗尿症儿童至少符合DSM-IV和ICD-10中一项精神障碍的诊断标准，是非遗尿症儿童的2～3倍，PNE患儿发生注意力缺陷多动障碍的风险是正常儿童的2.88倍。国内研究也发现遗尿症患儿较正常儿童存在更多的心理行为问题（戴晓梅等，2007；刘小梅等，2016；潘晓芬等，2016；Von Gontard et al., 2011）。

长期遗尿不仅降低PNE患儿的生活质量，也影响其心理和人格的健康发育，使其出现自卑、焦虑、孤僻、害羞、喜怒无常乃至攻击行为，导致社交障碍、表达和认知能力差，甚至会影响智力发育和学习。情绪障碍、生活压力事件和行为障碍等心理问题在年长儿及继发性遗尿症者更为多见，且在年长患儿中相对高发，它可能是遗尿症的病因、伴随症状、或不良后果。许多临床医生发现，遗尿症治愈之后，相应的精神症状也得到了改善。

五、遗尿症诊断与评估

遗尿症诊断主要依据遗尿症的定义和诊断标准，在做出临床诊断前需要对患者病情进行评估，包括进行详细的病史采集、体格检查和必要的辅助检查，进一步明确诊断其是否为原发性遗尿症，是单症状或非单症状性夜遗尿，并且评估是否存在其他潜在疾病，如泌尿系统疾病、神经系统疾病、内分泌疾病、心理疾病等，以指导临床治疗方案的确定。评估过程主要包括以下几方面：

（一）病史采集

①了解患儿的一般情况，包括健康、发育情况、营养状况。②是否合并其他症状：日间尿失禁、尿急、尿频、尿流弱、尿流中断、排尿困难、尿不尽等尿路症状；③原发或继发性遗尿症；④遗尿频率、时间与模式及排尿日记；⑤平日液体摄入量、饮水习惯、是否合并夜间多尿；⑥合并肠道症状：便秘或大便失禁；⑦相关疾病史；⑧既往就诊和治疗情况；⑨遗尿家族史；⑩社会经历史；遗尿是否对患儿的心理和日常行为产生影响，是否影响社交、学习及家庭关系。家庭对遗尿态度、家庭经济状况、成员和氛围等；日常行为情况，如是否存在与自身年龄不符合的处事行为；患儿

夜间睡眠如何，睡眠中是否有梦魇、肢体异动、严重的打鼾或呼吸暂停等；精神心理状态，如是否有社会交往和/或交流障碍、情绪异常、多动、注意力不集中、孤僻、自卑和学习障碍等，必要时由心理医师进行相应心理测试；既往有无泌尿系感染；询问家长目前应对患儿夜间遗尿的措施，包括夜间唤醒患儿排尿的方法（未唤醒、定时唤醒还是随意唤醒）。

（二）体格检查

①生长发育情况及其他疾病相关体征，如身高、体重、面色、精神反应、智力发育状况、血压等；②鼻通气不良、腺样体肥大或其他睡眠呼吸暂停相关征象；③腹部触诊：有助于发现粪块和膨胀的膀胱；④检查生殖器（包括内裤），了解有无外阴炎、尿道下裂、包茎、小阴唇粘连和大便失禁迹象；⑤腰骶椎部位检查有无皮毛窦或骶尾部凹陷，有助于识别隐匿性脊髓异常及椎管内病变；⑥下肢神经系统检查包括步态、肌力、感觉等；⑦内裤湿是白天尿失禁征象。

（三）辅助检查

1. 尿常规

尿常规有助于初步排除有无糖尿病、尿崩症、水中毒及隐匿性尿路感染。有学者认为晨起第一次尿的尿比重有助于预测对去氨加压素治疗效果，但并不能作为确切依据。

2. 影像学

泌尿系超声有助于除外泌尿系畸形，评估患者膀胱容量、排泄后的残余尿量和膀胱壁的厚度。通常建议检查前患儿充分饮水，待憋尿至最大忍耐程度时，患儿取仰卧位及俯卧位检查泌尿系统，同时排尿后再次超声测量膀胱壁厚度和计算膀胱残余尿量。排尿后膀胱壁厚度 >5 mm 为膀胱壁增厚，残余尿量超过膀胱容量的 10% 或 >30 ml 为异常增多（Yeung et al., 2004）。有研究显示 12.54% 的遗尿儿童泌尿系超声检查示异常，高于正常儿童对照组（5.38%），且在治疗过程中容易出现治疗抵抗。有学者提出可用直肠横径作为便秘和粪便嵌塞的预测指标，盆腔超声检查直肠直径超过 30 mm 时与直肠指检发现粪便嵌塞有关（Joensson et al., 2008）。如超声膀胱壁增厚，残余尿增多存在尿潴留，或直肠超声存在大便潴留，多见于非单症状性夜遗尿症。如存在下尿路症状、尿失禁或便失禁，查体腰骶部、神经系统检查异常时，则需要完善脊髓 MRI 等神经影像学检查。

3. 尿流动力学

尿流动力学检查有助于发现功能膀胱容量减少、膀胱顺应性降低及逼尿肌过度活动等异常现象，尤其对伴有神经源性膀胱、流出道梗阻等 NE 儿童有重要诊断价值。因尿动力检查有一定创伤刺激性，对于存在日间排尿异常的非单一症状性夜遗尿症，如有明显日间尿频、尿急、尿失禁者在除外一些器质性病变、泌尿系畸形、泌尿系感染后可进一步行尿流动力学检查来帮助诊断及鉴别诊断。

4. 心理评估

遗尿症儿童多有自卑、多动、注意力不集中、性格情绪异常、学习障碍等问题，常伴有注意力缺陷多动障碍（ADHD），这均与神经中枢发育延迟有关，有临床症状时需进行心理行为能力评估。采用小儿尿失禁生活质量评分（PIN-Q），有助于衡量遗尿症对儿童情绪及心理状态影响；儿童行为量表（CBCL）主要用于评定儿童行为和情绪状态；儿童自我意识量表（PHCSS）评估自我意识水平；儿童焦虑情绪障碍筛查表、儿童抑郁障碍自评量表主要用于评估患儿是否合并焦虑障碍、抑郁障碍。其他临床报道的用于遗尿症患者心理行为调查的问卷还包括长处与困难问卷、遗尿心理问题短期筛查表等。

（四）遗尿日记

排尿日记是评估儿童膀胱容量和是否存在夜间多尿的主要依据，同时也是单症状性遗尿具体治疗策略选择的基础，有条件的家庭均应积极记录。记录内容包括日间饮水量、排尿频次、排尿量，夜间睡眠时间、睡前饮水量、睡后遗尿发生次数、遗尿尿量、觉醒排尿尿量、晨起第一次尿量等。临床医生可根据患儿排尿日记的数据信息评估患儿膀胱容量和夜间总尿量，从而判断患儿夜遗尿类型，指导治疗。不同年龄正常儿童的预计膀胱容量以及评估膀胱容量偏小、夜间多尿的参考值详见表 35-4-2。

六、遗尿症治疗

由于遗尿症患者可能存在发育延迟，且遗尿症状的长期持续对生活造成的影响常常给患者及其家庭带来较大的负担和心理压力。因此，提出需要尽早对遗尿症进行干预和治疗，帮助患儿生理功能的发育和提高，逐步改善症状，减少并发问题的出现，切勿盲目持等待的态度。

治疗方法主要包括基础治疗、药物治疗、唤醒治疗、中医药治疗、心理治疗等。在不同治疗方法选择时，需结合遗尿患者的年龄、症状的严重程度、患儿及家长的意愿以及排尿日记等信息综合考虑。夜遗尿症总体治疗目标：①保持特定的时间不尿床；②减少夜遗尿的发生频次；③降低夜遗尿对患儿及家庭的影响；④避免复发（Sinha et al., 2016）。

（一）基础治疗

基础治疗应贯穿遗尿治疗的全过程，尤其对于小年龄儿童可首先进行基础治疗。基础治疗包括：遗尿症的健康科普教育，培养乐观积极的心理状态，对遗尿症儿童应强调尿床并不是错，家庭要给遗尿儿童更多的关注和关爱，调整健康的餐饮和作息习惯，进行膀胱功能的训练，建立奖励机制，记录排尿日记等。积极的生活习惯和健康的心理指导是遗尿症治疗的基础，部分遗尿儿童经过基础治疗遗尿症状便

表 35-4-2　不同年龄者预计膀胱容量、最大排尿量及夜间总尿量正常参考值

年龄（岁）	预计膀胱容量（ml）	膀胱容量偏小（ml）（日间最大排尿量低于所示数值）	夜间多尿（ml）（夜间总尿量高于所示数值）
5	180	117	234
6	210	137	273
7	240	156	312
8	270	176	351
9	300	195	390
10	330	215	429
11	360	234	468
12～18	390	254	507

注：1）日间最大排尿量（MVV）的测量至少需进行3～4天测量，早晨第一次排尿除外，日间发生的任何漏尿和液体摄入量均应被记录。
2）对夜间尿量的测量应将早晨第一次排尿量与夜间排尿量（包括尿布增重）合并计算夜间产生的尿量。
3）膀胱容量偏小指日间最大排尿量低于正常同年龄儿童预计膀胱容量（EBC）的65%。
4）夜间多尿（NP）指夜间尿量超过同年龄段儿童预期膀胱容量130%。

可明显改善，会帮助遗尿儿童身心健康发育，同时也避免因不良生活习惯引起的器质性疾病的发生。

在日常生活中应引导患儿建立昼夜有节律的饮水习惯，日间保证足够的液体摄入，睡前 2～3 小时开始减少液体摄入。教育并监督患儿养成良好的排尿、排便习惯，建议用遗尿日记详实记录生活作息记录和遗尿情况，有条件应积极鼓励患儿参与遗尿日记的记录，培养自我管理意识，并给予积极的鼓励，遗尿日记也有利于医生评估病情和判断疗效。

（二）唤醒治疗

唤醒治疗有助于遗尿症患者觉醒功能改善，达到夜间膀胱胀满时自我觉醒。进行唤醒训练的方法有多种，包括闹钟唤醒、人工叫醒及尿湿报警器（遗尿报警器）唤醒训练。尿湿报警器是 ICCS 推荐用于治疗遗尿的一线治疗方法。

报警器应用方法是将尿湿感应器放在床单或内裤上，当患者尿湿时，感受器发出信号，刺激警铃发出较为刺激的声音报警，从而唤醒患者起床排尽余尿，通过反复训练使患者最终能感受到尿意而自觉醒来排尿，治疗有效率高达 65%～70%，且复发率较低，在西方国家使用较为普遍。家庭用遗尿报警器可形式多样，为保障患者一定的睡眠舒适性和安全性，目前临床推荐使用的是配有无线尿湿感应内裤的报警器，感应内裤埋有细微的尿湿感应导线，当患者在睡眠时仅有少量尿液溢出时即可发出报警，从而达到在膀胱胀满时同步唤醒的目的。与闹钟唤醒或人工叫醒的唤醒训练方法比较，尿湿报警器更接近睡眠中膀胱涨满刺激觉醒的生理反射，因而临床治疗效果更好。因为无线感应式报警器更容易被患者接受，尤其是能够鼓励遗尿儿童接受训练，提高治疗依从性和效果。使用遗尿报警器进行觉醒功能训练起效时间往往较长，多需连续使用 8 周或更长时间，因此需要患儿和家长具有良好的依从性和耐心，可与药物如去氨加压素治疗联合应用。

由于夜间唤醒训练可能打扰患儿和家长的睡眠，尿湿报警器建议应用于夜尿次数较少的夜遗尿症患儿，或建议夜间仅使用一次。

（三）药物治疗

1. 去氨加压素

存在夜间多尿超过膀胱容量以及抗利尿激素（ADH）夜间分泌不足是遗尿症发生的主要病因和发病机制。去氨加压素（desmopressin, dDAVP）是 1960 年研发人工合成的抗利尿激素类似物，是具有高度选择性的天然精氨酸血管加压素类似物，主要作用于 V2 受体，通过改变精氨酸加压素的化学结构中 1- 半胱氨酸作脱氨基处理和以 8-D- 精氨酸取代 8-L- 精氨酸的结构处理，使得该药显著增加抗利尿作用，但对平滑肌作用很小，作用持续时间明显延长，且不产生血管加压的副作用，故被国际小儿尿控协会推荐作为治疗原发性遗尿症的一线治疗药物（Vande et al., 2012）。

去氨加压素的作用机制主要是通过与肾远曲小管和集合管上皮细胞管周膜上的 V2 受体结合从而激活肾小管内腺苷酸环化酶的活性，增加管腔膜上的水通道及其通透性，从而加强远曲小管和集合管对水的重吸收；同时抑制醛固酮的分泌，减弱肾小管对 Na^+ 在细胞外液中浓度，使已升高的细胞外液渗透压降至正常，从而减少水的分泌，从而达到减少夜间多尿的作用。

目前国内常用的去氨加压素为醋酸去氨加压素口服片剂，在睡前 1 小时给药，常用剂量为每晚 0.2～0.4 mg，根据患者情况、遗尿日记夜间尿量及疗效调整剂量。经醋酸去氨加压素治疗后，部分患儿短期内即可有症状改善，但短期应用时停药后症状容易反复，因此一般推荐连续用药至少 3 个月巩固治疗，治疗 3 个月后评估疗效，逐渐停药可能会降低复发率（Hajiyev et al., 2014）。

从国内外临床和药物安全性研究报告来看，去氨加压素长期用药较为安全，罕见有报道应用醋酸去氨加压素后发生水中毒的不良事件，主要与睡前过度饮水有关，表现为头痛、恶心、低钠血症、脑水肿和惊厥等。因此，为保证用药安全，去氨加压素治疗注意事项包括：①夜间睡前 1 小时服药；②服药前 1 小时和服药后 8 小时限制饮水；③若患者需要大量补充液体，应当晚暂停使用去氨加压素；④有不适症状时注意监测血钠及血压。

2. 抗胆碱药物

抗胆碱药物可以有效抑制膀胱逼尿肌过度活动症状，有效减少患者夜间遗尿频率。当遗尿报警器或醋酸去氨加压素治疗效果不佳时可考虑使用抗胆碱能药物治疗，特别是对合并膀胱过度活动症、功能膀胱容量减小的单一症状夜遗尿症患者可取得一定的疗效。同时存在夜间多尿时可考虑联合使用抗胆碱药物和去氨加压素治疗。临床常用的抗胆碱药物为奥昔布宁（oxybutynin）、索利那新、托特罗定等，对于夜间遗尿患者可在睡前服用。该类药的主要不良反应为口干、皮肤潮红、便秘、视力模糊、瞌睡和尿潴留等，因此需严格在专科医生指下使用，用药期间要保持良好的排尿习惯，并注意监测膀胱残余尿量。

3. 三环类抗抑郁药物

在去氨加压素、遗尿警报、抗胆碱能药物均无效的重型遗尿或因遗尿而有严重情绪障碍者可选用三环类抗抑郁药物。三环类抗抑郁药通过抑制 5 羟色胺和去甲肾上腺素再摄取对中枢神经系统发挥作用，并具有抗胆碱能、止痉和局部麻醉作用。具体作用包括减少快速眼动睡眠时间、刺激抗利尿激素分泌、降低膀胱逼尿肌兴奋性、减少膀胱无抑制性收缩，故对尿流动力学紊乱的夜遗尿有效。治疗儿童夜遗尿的三环类抗抑郁药物为阿米替林（amitriptyline）、去甲替林（nor-triptyline）、丙咪嗪等。药物副作用主要与抗胆碱能作用有关，如直立性低血压、口干、便秘、排尿困难、恶心、失眠、情绪改变及出汗等。此类药物有个例报道发生心脏毒性和肝损害等严重药物不良反应，故现临床已不推荐常规使用，需在专科医师指导下使用并随访。

4. 传统中药

我国传统医学中医对遗尿的认识最早见于《黄帝内经》，称之“遗溺”。遗尿病位常涉及肝、膀胱、肾、肺、脾、三焦。常见遗尿症证候有肾气不足、肺脾气虚、肝经湿热、心肾失交等类型，临床中药治疗以温补肾阳、补益脾肺、固涩止遗、振奋膀胱功能为主（中华中医药学会，2012；Hajiyev et al., 2014），中医药具有调理体质、用药安全、依从性好等特点，在国内临床广泛应用。

（四）生物反馈治疗

生物反馈治疗开始于 20 世纪 60 年代，Miller 证明自主神经系统控制的内脏和腺体可由人的意志控制，奠定了生物反馈治疗的基础。用于遗尿症患者治疗目标是帮助其感知和理解逼尿肌收缩和盆底肌放松，达到自助控制排尿的功能。生物反馈治疗主要适用于合并膀胱功能异常的遗尿症儿童，尤其是逼尿肌括约肌协同失调患者。对于膀胱过度活动症患者，可以采用生物反馈治疗联合盆底骶神经电刺激治疗。治疗模式包括：膀胱生物反馈训练、排尿生物反馈治疗及交互式电脑游戏生物反馈，后者治疗同时具有一定趣味性，更容易被儿童遗尿患者接受。可配合其他治疗应用，在临床治疗原发性非单一症状性遗尿症患儿取得一定疗效（汪庆玲等，2006；赵海等，2013；Eyüp et al., 2016）。评估生物反馈治疗的指标主要包括临床症状的改善、尿动力学的改变、残余尿的减少或消失。

（五）外科治疗

1．遗尿伴发外科疾病

遗尿症患者常伴发外科疾病，如神经源性膀胱、欣曼综合征（Hinman 综合征）、瓣膜膀胱综合征等。临床症状见尿频、尿急、尿失禁、夜遗尿、尿线细、排尿费力、反复的泌尿系统感染、便秘等症状。泌尿系统造影、尿动力学检查对于诊断与鉴别诊断有帮助。需要外科进行相应疾病的治疗。

2．遗尿合并下尿路功能异常

在对伴有下尿路功能异常的遗尿症患者的治疗中，对于采用行为训练、内科保守等治疗效果不明显的患者，还可以考虑以下外科治疗方法。

（1）A 型肉毒毒素的注射治疗：肉毒毒素又称肉毒杆菌毒素（botulinum toxin），是由厌氧梭状芽孢杆菌即肉毒杆菌分泌产生的细菌内毒素，也称神经毒素或嗜神经毒素。对于非单症状性夜遗尿合并神经源性逼尿肌过度活动、特发性逼尿肌过度活动、逼尿肌 - 括约肌协同功能障碍等如果抗胆碱能等药物无效，在膀胱镜辅助下对膀胱逼尿肌进行肉毒毒素 A 的注射治疗（南勋义等，2013；Franco et al., 2013）。其作用机制是通过抑制乙酰胆碱、ATP 和 P 物质的释放，减少轴突上的辣椒素和嘌呤受体的表达，以实现对中枢排尿反射的脱敏，实现更大的膀胱容量，从而较持久地改善膀胱过度活动症状。A 型肉毒毒素注射治疗最常见的不良反应为尿潴留和尿路感染。

（2）神经电刺激治疗（electroneurostimulation，ENS）：神经刺激治疗是通过电极直接作用并刺激特定的神经或肌肉以达到调节下尿路症状的目的。目前常用的神经刺激治疗根据不同的刺激部位可分为经皮骶神经电刺激治疗（parasacral transcutaneous electrical nerve stimulation，TENS）、经皮胫神经刺激治疗（percutaneous tibial nerve stimulation，PTNS）、功能性电神经刺激治疗（functional electrical nerve stimulation，FES）、膀胱内电刺激治疗（intravesical electrical stimulation，IVES）、体外的盆底电磁刺激治疗（functional extracorporeal pelvic floor magnetic stimulation）等。该领域的治疗方法因为缺乏随机对照实验，其治疗效果有待评估。

（3）骶神经调节治疗（sacral neuromodulation，SNM）：骶神经调节治疗被应用于治疗各种难治性下尿路功能障碍。SNM 治疗对伴有膀胱过度活动症的夜遗尿症状的改善达 80%～90%，同时有 1～2 年的随访报告提示其对便秘症状的改善达 40%～50%（McGee et al., 2009）。常见的术后并发症主要包括骶神经刺激器部位不适、刺激应答和临床效果减弱或消失等，处理方式包括调整和重设参数调整电极等，仍无改善时可手术再移除。

（六）其他治疗

1．便秘治疗

成功治疗便秘可使遗尿症患者膀胱过度活动症状得到改善。去除粪便嵌塞有助于缓解结肠和直肠对膀胱的压力，并且有利于更协调神经通路的重建。治疗主要包括 4 个步骤：教育、去除粪便嵌塞、预防复发及随访。具体包括：①教育：向家属普及肠道生理功能、肠道疾病及患病率等知识，解释遗尿症与便秘之间的关系。②行为疗法：如厕行为疗法、奖励机制、环境管理（使用色彩鲜艳，吸引儿童的坐便器）。③去除粪便嵌塞：口服通便剂（聚乙二醇、乳果糖、硫酸镁等）、灌肠、饮食干预（肠道益生菌、含纤维素多的食物）、伴有便秘和慢性反复尿路感染的患儿可适当应用抗生素预防、手术、生物反馈治疗、骶神经刺激等。

2. 中医外治疗法

传统中医应用针灸疗法、中药外敷、推拿按摩法、穴位敷贴和刮痧疗法等方法治疗遗尿症已有丰富经验，能够改善遗尿症状，促进觉醒功能开发，调理脏腑功能，治疗操作方便，安全性好，创伤小，容易被接受。

（刘小梅　孙　宁）

参考文献

陈宇珂, 虞巍, 杨洋, 等. 经阴道修补不同位置膀胱阴道瘘的疗效观察. 中华泌尿外科杂志, 2016, 37: 893-895.

戴晓梅, 麻宏伟, 潘学霞, 等. 原发性夜间遗尿症儿童行为问题及相关因素研究. 中华行为医学与脑科学杂志, 2007, 16(11): 975-977.

刘小梅, 廖鸣慧, 张纪水, 等. 原发性遗尿症患儿自我意识调查分析.中国实用儿科杂志, 2016, 28(8): 598-602.

南勋义, 李旭东. A型肉毒素在泌尿外科临床应用的现状[J]. 现代泌尿外科杂志, 2013, 18(4): 315-318.

潘晓芬, 雷辛衍, 林国模, 等. 6～11岁原发性遗尿症儿童心理行为问题及相关因素研究. 中国儿童保健杂志, 2016, 24(5): 525-528.

沈茜, 刘小梅, 姚勇. 中国儿童单症状性夜遗尿疾病管理专家共识[J]. 临床儿科杂志, 2014, 32(10)970-974.

唐渊, 虞巍, 肖云翔, 等. 经阴道和经腹术式治疗膀胱阴道瘘的疗效观察. 中华泌尿外科杂志, 2014, 35: 154-157.

汪庆玲, 徐虹, 生物反馈治疗在原发性遗尿症患儿中的应用. 国际儿科学杂志, 2006, 33(5): 335-337.

文建国, 王庆伟, 文建军, 等. 儿童和青少年原发性夜间遗尿症患病率现状和回顾性调查[J]. 中华小儿外科杂志, 2007, 28: 583-586.

吴建辉, 杨世强, 徐勇, 等. 妇产科手术致泌尿生殖道瘘的临床分析. 中华泌尿外科杂志, 2014, 35: 686-690.

赵海, 林涛, 李旭良, 等, 生物反馈和行为疗法治疗儿童原发性遗尿症的对比. 中华小儿外科杂志, 2013, 34(8): 595-598.

中华中医药学会.中医儿科常见病诊疗指南. 第1版. 北京: 中国中医药出版社, 2012: 102-106.

朱兰, 郎景和. 女性盆底学.第1版.北京: 人民卫生出版社, 2008: 159-165.

Albert DJ, Herman GP, Persky L. Pelvic lipomatosis: report of three cases. J Med, 1972, 3: 282-292.

Amany A. A. Fatouha, Ayat A, et al.Anti-diuretic hormone and genetic study in primary nocturnal enuresis[J]. Journal of Pediatric Urology, 2013, 9: 831-837.

Amstey MS, Jones AP. Preparation of the vagina for surgery. A comparison of povidone-iodine and saline solution. JAMA, 1981, 245: 839-841.

Angioli R, Penalver M, Muzii L, et al. Guidelines of how to manage vesicovaginal fistula. Crit Rev Oncol Hematol. 2003, 48(3): 295-304.

Arda E, Cakiroglu B, Thomas DT. Primary Nocturnal Enuresis: A Review[J]. Nephrourol Mon, 2016, 8(4): 3580.

Austin PF, Bauer SB, Bower W, et al. The Standardization of Terminology of Lower Urinary Tract Function in Children and Adolescents: Update Report From the Standardization Committee of the International Children's Continence Society. Neurourology and Urodynamics. 2016; (35): 471-481.

Balat A, Alasehirli B, Oguzkan S, et al. Nitric oxide synthase gene polymorphisms in children with primary nocturnal enuresis: a preliminary study[J]. Ren Fail 2007; 29: 79-83.

Blandy JP, Badenoch DF, Fowler CG, et al. Early repair of iatrogenic injury to the ureter or bladder after gynecologic surgery. J Urol 1991, 146: 761-765.

Bump RC, MattiassonA, Bo K, et al.The standardization of terminology of female pelvic organ prolapse and pelvic floor dysfunction. Am J Obstet Gynecol.1996, 175(1): 10-17.

Butler RJ, Heron J. The prevalence of infrequent bedwetting and nocturnal enuresis in childhood. A large British cohort.Scand J Urol Nephrol. 2008, 42: 257-264.

Byrd RS, Weitzman M, Lanphear NE, et al. Bed-wetting in US children: epidemiology and related behavior problems. Pediatrics 1996; 98: 414-419.

Chapple C, Castro-Diaz D, Chuang YC, et al.Prevalence of Lower Urinary Tract Symptoms in China, Taiwan, and South Korea: Results from a Cross-Sectional, Population-Based Study. Adv Ther. 2017, 7.

Chapple CR, Osman NI, Birder L, et al. The underactive bladder: a new clinical concept? Eur Urol. 2015, 68(3): 351-353.

Chassagne S, Haab F, Zimmern P. The Martius flap in vaginal

surgery: technic and indications. Prog Urol. 1997 Feb; 7(1): 120-125.

Chen Y, Yu W, Yang Y, et al. Repair of complex vesicovaginal fistulas by combining a rotational bladder flap and full thick vascular peritoneal interposition. Neurourol Urodyn. 2016, 35(8): 934-938.

Chuang FC, Liu HT, Wang LY, et al. Overactive bladder changes with time: a 5-year longitudinal followup of changes in overactive bladder symptoms, urodynamic studies and urinary Delve growth factor levels [J]. J Urol, 2014, 192: 458-463.

Crane DB, Smith MJ. Pelvic lipomatosis: 5 years follow-up. J Urol, 1977, 118: 547-550.

De Ridder D. Vesicovaginal fistula: a major healthcare problem. Curr Opin Urol. 2009, 19(4): 358-361.

Dhondt K, Baert E, Van Herzeele C, et al. Sleep fragmentation and increased periodic limb movements are more common in children with nocturnal enuresis[J]. Acta Paediatr, 2014, 103: 268-272.

Dwyer P, Kaplan F, Alvarez J. Transvaginal repair of vesicovaginal fistula: surgical techniques to improve access and successful vaginal closure. Int Urogynecol J. 2013, 24(4): 531-532.

Eiberg H, Shaumburg HL, Von Gontard A, et al. Linkage study of a large Danish 4-generation family with urge incontinence and nocturnal enuresis[J]. J Urol 2001; 166: 2401-2403.

Eilber KS, Kavaler E, Rodríguez LV. Ten-year experience with transvaginal vesicovaginal fistula repair using tissue interposition. J Urol. 2003, 169(3): 1033-1036.

Eyüp BS, Alpaslan A, Ömer K, et al. The effectiveness of biofeedback therapy in children with monosymptomatic enuresis resistant to desmopressin treatment. Turk J Urol, 2016; 42(4): 278-284.

Ezzat M, Ezzat MM, Tran VQ, et al. Repair of giant vesicovaginal fistulas. J Urol. 2009, 181(3): 1184-1188.

Fedele M, Battista S, Manfioletti G, et al. Role of the high mobility group A proteins in human lipomas. Carcinogenesis. 2001, 22(10): 1583-1591.

Fogg LB, Smyth JW. Pelvic lipomatosis: a condition simulating pelvic neoplasm. Radiology 1968, 90: 558–564.

Franco I, von Gontard A, M. De Gennaro M. Evaluation and treatment of nonmonosymptomatic nocturnal enuresis: a standardization document from the International Children's Continence Society[J]. J Pediatr Urol, 2013, 9(2): 234-243.

Hadley HR. Vesicovaginal fistula. Curr Urol Rep. 2002, 3(5): 401-7.

Hajiyev P, Gokce MI, Suer E, et al. Does structured withdrawal of desmopressin improve relapse rates in monosymptomatic enuretics? A prospective randomized placebo controlled multicenter study[J]. J Urol, 2014.

Heyns CF, De Kock MLS, Kirsten PH, et al. Pelvic lipomatosis associated with cystitis glandularis and adenocarcinoma of the bladder. J Urol 1991, 145: 364-366.

Joensson IM, Siggaard C, Rittig S, et al. Transabdominal ultrasound of rectum as a diagnostic tool in childhood constipation[J]. J Urol, 2008, 179: 1997.

Kajiwara M, Inoue K, Kato M, et al. Nocturnal enuresis and overactive bladder in children: an epidemiological study. Int J Urol. 2006, 13(1): 36-41.

Latzko W. Postoperative vesicovaginal fistulas; genesis and therapy. Am J Surg 1942;58: 211-228.

Lee SD, Sohn DW, Lee JZ, et al. An epidemiological study of enuresis in Korean childrenl J I. BJU Int, 2000, 85: 869-873.

Lynna Lan Tien Nguyen Do. American Psychiatric Association. Diagnostic and Statistical Manualof Mental Disorders, (DSM-V), 5th Edition. Washington, DC: AmericanPsychiatric Press, 2013.

Lytton B. Vesicovaginal fistula: postsurgical. In: Resnick MI, Kursh ED, editors. Current therapy in genitourinary surgery. Second ed. St. Louis: BC Decker. 1992: 261-265.

McGee SM, Routh JC, Granberg CF, et al. Sacral neuromodulation in children with dysfunctional elimination syndrome: description of incisionless first stage and second stage without fluoroscopy[J]. Urology, 2009, 73(3): 641-644, 644.

Miklos JR, Moore RD, Chinthakanan O. Laparoscopic and Robotic-assisted Vesicovaginal Fistula Repair: A Systematic Review of the Literature. J Minim Invasive Gynecol. 2015, 22(5): 727-736.

Moriel EZ, Meirow D, Zilberman M, et al. Experience with the immediate treatment of iatrogenic bladder injuries and the repair of complex vesico-vaginal fistulae by the transvesical approach. Arch Gynecol Obstet 1993, 253: 127-130.

Motiwala HG, Amlani JC, Desai KD, et al. Transvesical vesicovaginal fistula repair. Eur Urol 1991, 19(1): 24-29.

Muir TW, Stepp KJ, Barber MD. Adoption of the pelvic organ prolapse quantification system in peer-reviewed literature. Am J Obstet Gynecol. 2003, 189(6): 1632-1635.

Nesrallah LJ, Srougi M, Gittes RF. The O'Conor technique: the gold standard for supratrigonal vesicovaginal fistula repair. J Urol. 1999, 161(2): 566-568.

O'Conor VJ Jr, Sokol JK, Bulkley GJ. Suprapubic closure of

vesicovaginal fistula. J Urol. 1973, 109(1): 51-54.

Persu C, Chapple CR, Cauni V, et al. Pelvic Organ Prolapse Quantification System (POP-Q)-a new era in pelvic prolapse staging. J Med Life.2011, 4(1): 75-81.

Pushkar DY, Dyakov VV, Kasyan GR. Management of radiation-induced vesicovaginal fistula. Eur Urol. 2009, 55(1): 131-137.

Rajamaheswari N, Bharti A, Seethalakshmi K. Vaginal repair of supratrigonal vesicovaginal fistulae-a 10-year review. Int Urogynecol J. 2012, 23(12): 1675-1678.

Ramphal S, Moodley J. Vesicovaginal fistula: obstetric causes. Curr Opin Obstet Gynecol. 2006, 18(2): 147-151.

Sacks SA, Drenick EJ. Pelvic lipomatosis: effect of diet. Urology. 1975, 6(5): 609-615.

Safarinejad MR. Prevalence of nocturnal enuresis, risk factors, associated familial factors and urinary pathology among school children in Iran[J]. J Pediatr Urol, 2007, 3(6): 443-452.

Sánchez Merino JM, Guillán Maquieira C, Parra Muntaner L, et al. Transvesical repair of non-complicated vesicovaginal fistula. Actas Urol Esp. 2000, 24(2): 185-189.

Shah SJ. Role of day care vesicovaginal fistula fulguration in small vesicovaginal fistula. J Endourol. 2010, 24(10): 1659-1660.

Shirvan MK, Alamdari DH, Ghoreifi A. A novel method for iatrogenic vesicovaginal fistula treatment: autologous platelet rich plasma injection and platelet rich fibrin glue interposition. J Urol. 2013, 189(6): 2125-2129.

Shreeram S, He JP, Kalaydjian A, et al.Prevalence of enuresis and its association with attention-deficit/hyperactivity disorder among U.S. children: results from a nationally representative study. J Am Acad Child Adolesc Psychiatry. 2009, 48(1): 35-41.

Sinha R, Raut S. Management of nocturnal enuresis-myths and facts.[J].World J Nephrol. 2016, 6, 5(4): 328-338.

Sotelo R, Mariano MB, García-Segui A, et al. Laparoscopic repair of vesicovaginal fistula. J Urol. 2005, 173(5): 1615-1618.

Stamatakos M, Sargedi C, Stasinou T, et al. Vesicovaginal fistula: diagnosis and management. Indian J Surg. 2014, 76(2): 131-136.

Tancer ML. The post-total hysterectomy (vault) vesicovaginal fistula. J Urol. 1980, 123(6): 839-840.

Tiong HY, Shim T, Lee YM, et al. Laparoscopic repair of vesicovaginal fistula. Int Urol Nephrol. 2007, 39(4): 1085-1090.

Tong RS, Larner T, Finlay M, et al. Pelvic lipomatosis associated with proliferative cystitis occurring in two brothers. Urology. 2002, 59(4): 602.

Vande Walle J, Rittig S, Bauer S, et al. Practical consensus guideline for the management of enuresis. Eur J Pediatr, 2012, 171(6): 971-983.

Von Gontard A, Baeyens D, Van Hoecke E, et al. Psychological and psychiatric issues in urinary and fecal incontinence. J Urol, 2011, 185(4): 1432-1437.

Wall LL. Obstetric vesicovaginal fistula as an international public-health problem. Lancet. 2006, 30; 368(9542): 1201-1209.

Walters MD, Karram MM.Urogynecology and Reconstructive Pelvic Surgery. 王建六主译. 北京：人民卫生出版社, 2008: 60-61.

Wei CC, Wan L, Lin WY, et al. Rs 6313 polymorphism in 5-hydroxytryptamine receptor 2A gene association with polysymptomatic primary nocturnal enuresis[J]. J Clin Lab Anal 2010; 24: 371-375.

WHO. Obstetric fistula: guiding principles for clinical management and programme development. In: Lewis G, de Bernis L (eds) Integrated management of pregnancy and childbirth. Available via http: //whqlibdoc.who.int/publications/2006/9241593679eng.

Xiong Y, Tang Y, Huang F, et al. Transperitoneal laparoscopic repair of vesicovaginal fistula for patients with supratrigonal fistula: comparison with open transperitoneal technique. Int Urogynecol J. 2016, 27(9): 1415-1422.

Yeung CK, Sreedhar B, Leung VT. Ultrasound bladder measurements in patients with primary nocturnal enuresis: a urodynamic and treatment outcome correlation[J]. J Urol, 2004, 171(6 Pt2): 2589-2594.

Zanolla R, Monzeglio C, Campo B, et al. Bladder and urethral dysfunction after radical abdominal hysterectomy: rehabilitative treatment. J Surg Oncol. 1985, 28(3): 190-194.

Zhang Q, Ye Z, Liu F, et al. Laparoscopic transabdominal transvesical repair of supratrigonal vesicovaginal fistula. Int Urogynecol J. 2013, 24(2): 337-342.

Zhang Y, Wu S, Xi Z, et al. Measuring diagnostic accuracy of imaging parameters in pelvic lipomatosis. Eur J Radiol. 2012, 81(11): 3107-3114.

Zhou L, Yang TX, Luo DY. Factors Influencing Repair Outcomes of Vesicovaginal Fistula: A Retrospective Review of 139 Procedures. Urol Int. 2016, 24.

Zuber AM, Singer D, Penninger JM, et al. Increased renal responsiveness to vasopressin and enhanced V2 receptor signaling in RGS2/mice[J]. J Am Soc Nephrol 2007; 18: 1672–1678.

第六篇

前 列 腺

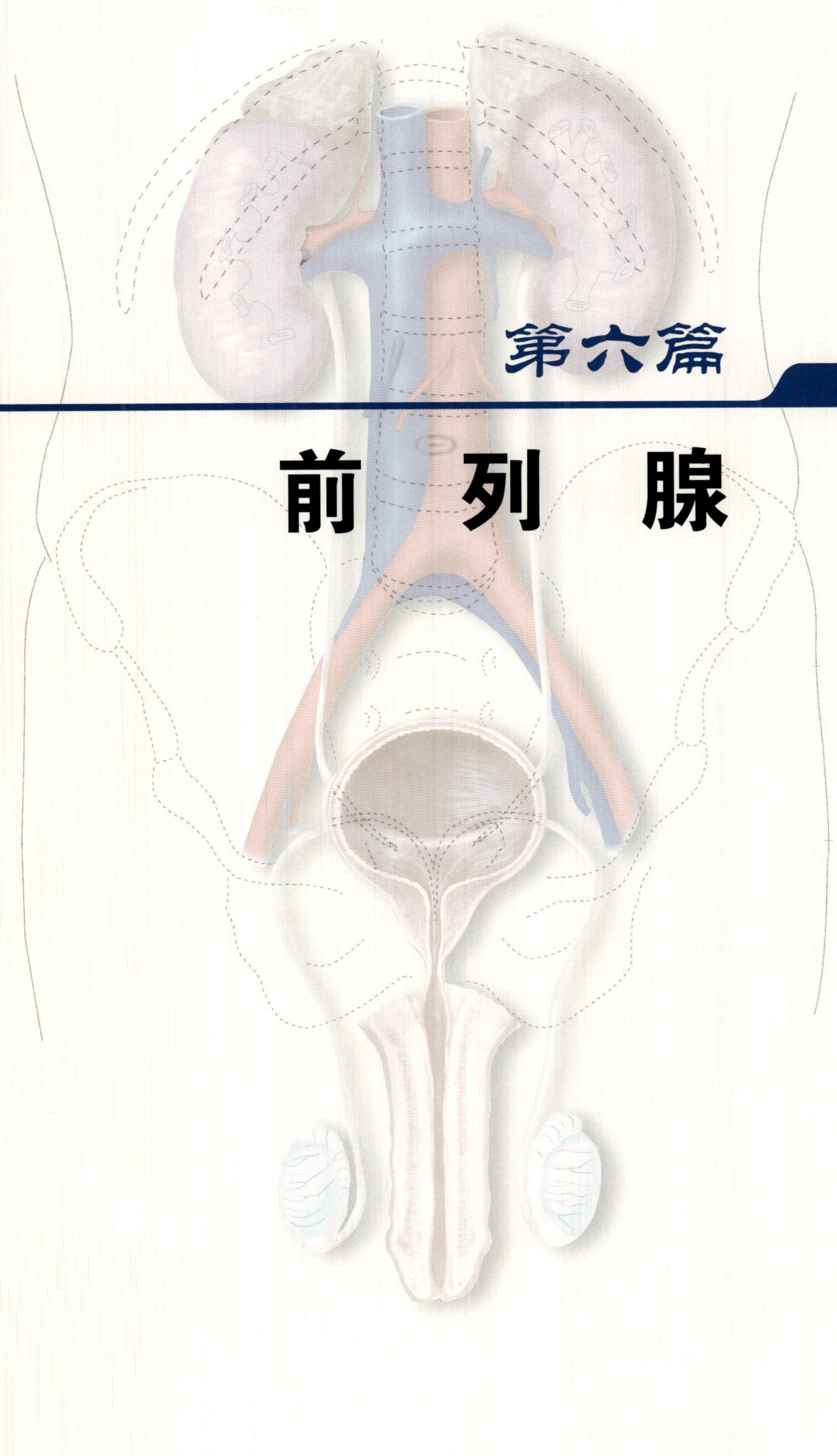

第三十六章

前列腺相关解剖和临床意义

前列腺是所有哺乳动物中都存在的附属生殖腺，在绝大多数哺乳动物中前列腺没有大的病理学意义，但人是例外。当前前列腺疾病多数通过手术方式来治疗，因此了解前列腺相关解剖就显得非常重要。传统上解剖分离是获得前列腺解剖知识的重要途径，但是近来随着放射显像技术的飞速发展，我们获得了新的了解前列腺解剖的途径。前列腺周围有关血管、淋巴、神经、筋膜和肌肉组织的解剖信息有助于指导手术径路选择。建立在对前列腺及其周围解剖完整了解基础上的手术技术可以在最大程度上有益于患者，同时可以使术者最大限度减少手术危险性。最近基于解剖原则而获得的技术改进包括：①保留神经的前列腺根治术以及改良根治术；②对前列腺尖部以及周围括约肌解剖变异性的新评价。详细掌握前列腺及其周围相关解剖对前列腺手术能否成功至关重要。

一、前列腺的基本解剖

成年男性前列腺重约 20 g，为一纤维肌肉腺体器官，前列腺体积青春期前变化很小，一般到了青春期才开始变化并随年龄增长而增大，至 80 岁时正常可以超过 40 g。50 岁后前列腺良性增生可抵偿外周带组织的退化。

前列腺形状类似一个倒置的锥体，位于膀胱及盆底之间并包绕尿道前列腺部。锥体的底部称前列腺底部，底部邻接膀胱颈。锥体的尖端称前列腺尖部，指向前下。底部与尖部之间称前列腺体部。体部的后面较平坦，正中央有一纵行浅沟，称为前列腺中央沟。前列腺底部的宽度为 3.5 cm，前后径及上下径约 2.5 cm，前列腺的前侧紧邻耻骨后间隙，并有耻骨前列腺韧带与耻骨下方连接。前列腺的下侧由肛提肌托起，而后侧紧邻直肠下段的前壁并有直肠膀胱筋膜（Denonvilliers 筋膜）将两者分开（图 36-1）。前列腺尿道位于膀胱颈和尿生殖膈之间，长 3～4 cm，从前列腺实质内几乎垂直贯穿整个腺体，在冠状切面上看，尿道后壁正中线上有一纵形隆起为尿道嵴，中部隆起为精阜，精阜中央有一小孔呈圆形或细长形称为前列腺囊。前列腺囊下方有两个射精管开口，射

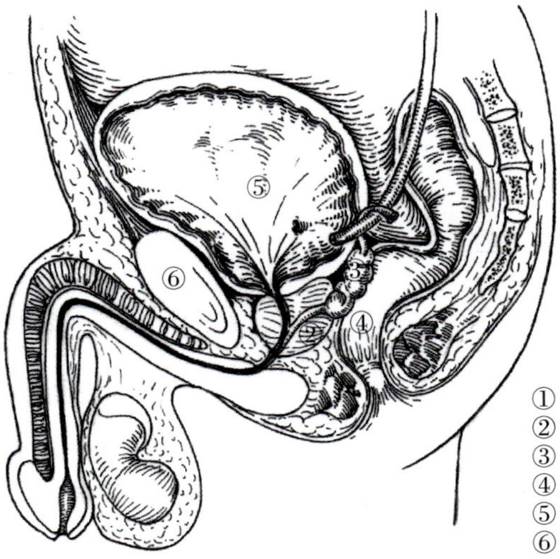

图 36-1　前列腺解剖图

精管由前列腺的后方邻近膀胱处穿入前列腺，并斜行通过腺体约 2 cm，最后开口于精阜中央的前列腺囊的两侧（图 36-2）。尿道嵴两侧有沟状的前列腺窦，有许多前列腺管的开口。

前列腺实质被包裹在纤维肌肉包膜内。包膜由三层组成，即外层的胶原层、中间的肌肉层（由一层环行肌和另一层纵行肌组成）、内层的致密胶原层。其中内层的致密胶原层可形成伸入腺体组织内的隔膜并和腺泡间纤维肌肉管相融合。最近发现这个包膜只是一个不可分开的位于外面的纤维肌肉垫，其实并没有包绕尖部。因此对外科医生来说只是一个语义上的提法而已。

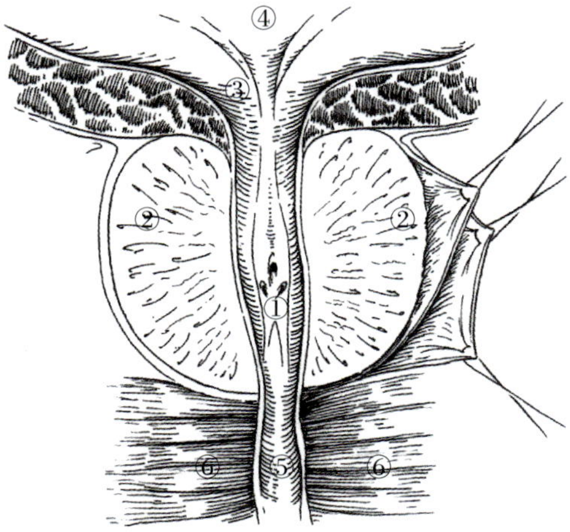

图 36-2　前列腺尿道解剖图

二、前列腺分叶和分带

前列腺由纤维肌肉及腺体组成。多年来对前列腺的解剖分叶、分带一直争论不休，早年，Lowsly 等根据组织胚胎学的研究将前列腺分为五叶，即前叶、后叶、中叶和两侧叶，并认为人的前列腺的发病过程与其他哺乳动物相似，五叶组织胚胎期的来源不同，但出生后逐渐融为一个腺体（Lowsly, 1912）（图 36-3）。

1968 年，McNeal 比较了成人及婴幼儿前

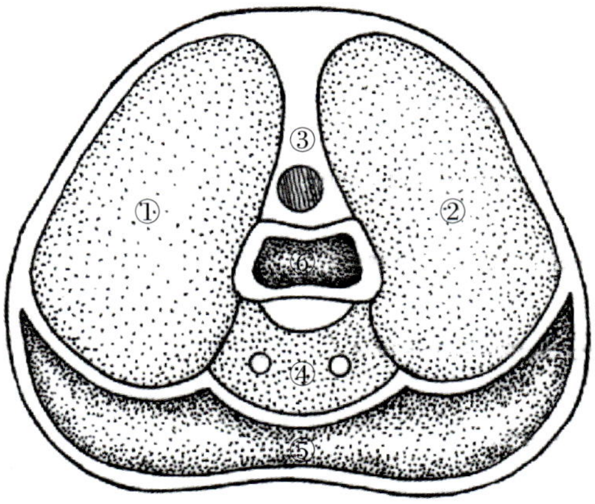

图 36-3　前列腺的分叶

列腺标本，通过前列腺连续切片发现前列腺可分为四个不同的带，各带来自前列腺尿道的不同部位，分别称为纤维肌肉基质带、外周带、中央带及移行带（McNeal, 1972）（图 36-4）。

1. 前列腺前纤维肌肉基质带

为前列腺最大的组成部分，主要位于前列腺的腹侧，约占前列腺的 1/3。

2. 外周带

占前列腺腺体成分的 70%，此区组成了前列腺的外侧、后侧或背侧部分，其形态类似一漏斗，尖端组成前列腺的尖部并与楔状的中央区远端邻接。组织学上由高柱状分泌上皮细胞构成，另混有少量平滑肌组织，其功能在于当射精时，提高前列腺分泌物的排空能力，使得它们与精囊腺中排出的液体能够充分地混合、液化。

3. 中央带

中央带的腺体占前列腺腺体的 25%，此带类似楔形并包绕射精管，而其尖部位于精阜处，楔形的底部位于膀胱颈之下。此区腺体导管开口于近精阜外的尿道前列腺部。中央带包绕在射精管的周围，并构成前列腺基质的主要成分，组织学上，中央带的平滑肌比外周区的平滑肌排列得更紧密。

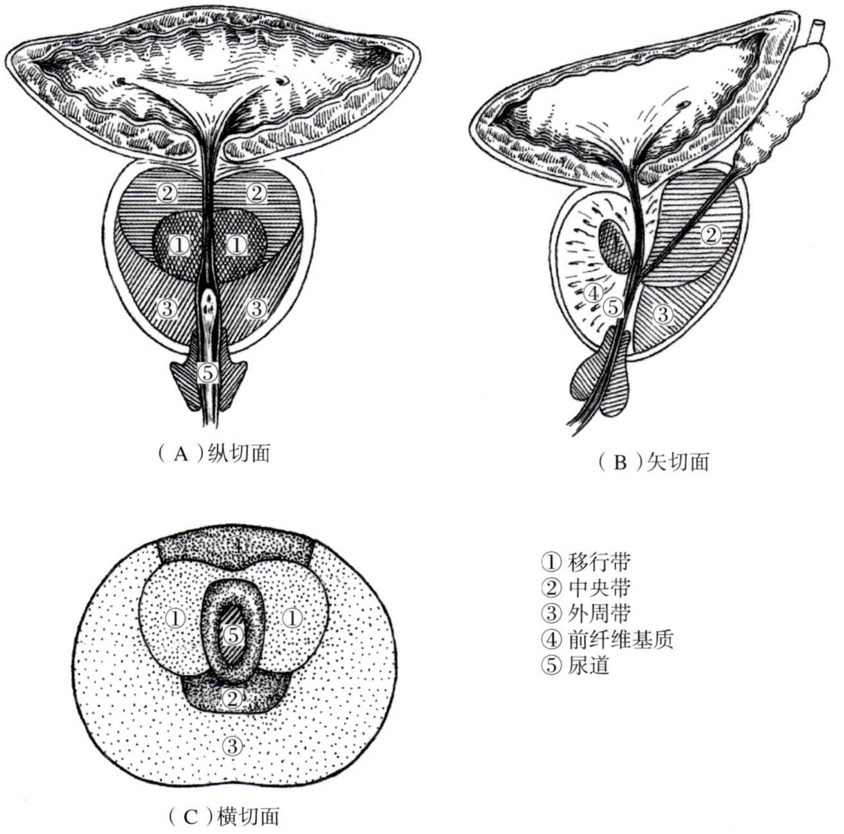

图 36-4　前列腺的分带

4．移行带

移行带是前列腺各带最小者，仅占前列腺腺体的 5%～10%，此区由两个独立的小叶构成。两侧小叶的腺体导管起自尿道壁后外侧邻近尿道前弯部位及前列腺前括约肌下缘的隐窝处。移行带主要导管向两侧环绕，在括约肌的远端，成树枝状分布于前列腺前括约肌外的膀胱颈并向两侧展开。移行带近中央的导管及腺体于中线处穿入前列腺前括约肌。

外周带、中央带、移行带三者的组织学差异很难分辨，中央带含有相对较多的上皮细胞，能分泌胃酶原，称胃蛋白酶原。组织型纤溶酶原激活物也只在中央带上皮细胞中发现，表皮生长因子（EGF）受体在中央带及移行带的浓度要比外周带高得多，而雌激素的分布则恰恰相反。

在良性前列腺增生（BPH）及前列腺癌的发展过程中，各区带的解剖有重要的意义。Morgagni 等在 18 世纪发现了前列腺良性腺瘤，但到了 20 世纪初成人前列腺尿道和腺体的详细解剖才被观察和报道。1902 年，Albarran 和 Motz 描述了一组中央位置的黏膜下腺体，沿近端前列腺尿道排列并和外周真前列腺体由平滑肌分隔。Motz 和 Perearneau 提示“中央”腺体和基质是良性前列腺增生的解剖起源。临床上发现的 BPH 结节是从尿道周围移行带的显微镜下可见的腺瘤而来，即良性前列腺结节往往起源于移行区，而后扩展出去，这种扩展往往挤压邻近的外周带的前列腺组织。当腺瘤生长时，将影响周边的平滑肌而引起变形和功能异常。由于平滑肌功能受损使得前列腺切除术后膀胱颈仍保持开放而导致逆行射精发生。外科包膜形成于增生结节和被挤压的组织之间，在外科切除增生腺体时可作为分离的平面，这个所谓的包膜在不出现增生时并不存在，通常质地致密，在腺体之间形成纤维肌肉小梁。真包膜和外科包膜可在纤维中隔相连续（图 36-5）。前列腺结石最常见于外科包膜内。腺瘤以及受影响而增生和肥大的组织周边也围绕以纤维肌肉小梁，其密度和外科包膜相似。

最近有关前列腺癌解剖起源的研究正在进行，通过外科标本的研究发现前列腺癌是多灶性疾病，可以起源于外周带、移行带，甚至增生结节内。大多数的前列腺癌（70%）认为是起源于外周带的腺体（图 36-5）。前列腺癌病理生物学行为一定程度上要看肿瘤起源于何处。然而，很难明确指出某一个肿瘤的起源，因为随着其侵犯和扩大，边界已模糊难辨。目前仍未阐明那些起源于外周带的恶性肿瘤与起源于中央带或移行带的恶性肿瘤之间是否有明显的区别，研究发现癌前病变和癌灶中的 p53 和 bcl-2 基因的表达在移行带和非移行带中有明显差别，这可能和起源于移行带的恶性肿瘤恶性程度要比起源于外周带的恶性程度低有关。此外，接近外周带的肿瘤可能较易通过血管、淋巴组织转移。良性前列腺增生常常以推挤变形改变为主，但前列腺癌可以在许多方向

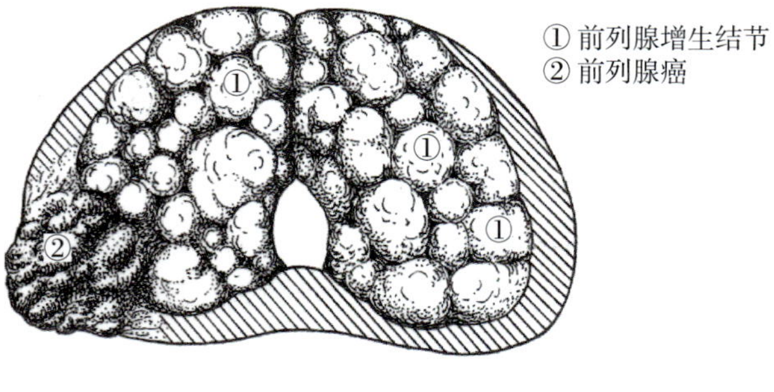

图 36-5　前列腺增生结节和前列腺癌的起源

上生长，并可以通过直接侵犯包膜播散或沿神经周围转移，更晚则影响周围器官，通常是前列腺周围脂肪、精囊，甚至直肠。

三、前列腺被膜

盆腔筋膜由脏层和壁层组成。壁层筋膜和腰大肌及髂筋膜相连续并附着在骶骨岬和髂耻白线上。而脏层筋膜即所谓的盆内筋膜在两侧从髂耻白线向膀胱后表面延伸，然后转向膀胱底部和侧面形成膀胱侧或真韧带。这一筋膜到达前列腺时分裂成两层，一层越过膀胱，而另一层向下以疏松纤维组织鞘的形式包裹前列腺。这个鞘包括前侧、侧方和后侧等筋膜或腱膜面。因此内层或脏层筋膜层是盆筋膜的连续并成为分隔盆腔和会阴的膜性膈。这层筋膜沿盆壁向下和向内延伸至肛提肌表面和前列腺、精囊、膀胱和直肠的前面。前列腺包膜和前列腺纤维组织鞘之间有神经丛。前列腺鞘起源于盆筋膜和肌腱膜的融合。这些中胚层结构使前列腺上方固定于膀胱，下方固定于尿生殖膈，中上方固定于肛提肌侧面，后方固定于直肠膀胱筋膜，前方固定于背侧深静脉丛和耻骨。这些结构分隔前列腺周围区域，在限制会阴部脓肿和尿外渗上可能起重要作用。

在前方，前列腺周围筋膜（也称为 Denonvilliers 耻骨前列腺筋膜或 Zuckerkandl 或 Delbet 筋膜）是从膀胱前方表面延伸至耻骨下缘后表面并覆盖阴茎背侧浅静脉丛。前列腺纤维组织鞘在侧方和肛提肌腱膜（盆内筋膜）混合，在后方和膀胱周围的 Charpy 筋膜融合，而这个筋膜位于前方耻骨前列腺韧带之间，而后者是从前列腺延伸至耻骨后表面。阴茎背侧深静脉在前方两个腱膜间延伸至膀胱底部的静脉丛。鞘的最低点被尿道外括约肌条状纤维和前列腺尖部的后尿道与前列腺分隔开。在前方，前列

腺鞘通过无血管的耻骨前列腺韧带和耻骨骨膜相连，这些韧带也可能是膀胱平滑肌的延续，成分包括胶原以及数量不等的平滑肌。

在后面，膀胱、精囊和前列腺通过胚胎间胚层和直肠分隔开。腹腔延续至盆腔，由间皮囊组成并包绕一薄层间皮质，位于两层间皮质之间。随着胚胎发育而盆腔脏器生长和位置变化时，下端腹膜陷凹随着两层间皮表面的靠近和融合而逐渐消失。间充质与下方的间皮相邻，并逐渐分化成一纤维膜即 Denonvilliers 筋膜。盆腔器官继续生长和增大使腹腔陷凹上端闭合。随着精囊向侧上方生长，腹膜在膀胱和精囊间只延伸很短距离。在成年人，Denonvilliers 筋膜有两层组成：①直肠筋膜直接与直肠纵行肌相对并和一部分直肠纵行肌混合；②较厚的纤维胶原膜和直肠周围的结缔组织相对，从盆壁向腹膜部分延续并覆盖盆腔器官的上方。Denonvilliers 筋膜尖部在矢状切面上呈 V 形附着于尿生殖膈的上层并从前列腺延续而覆盖精囊后面，在输精管壶腹和射精管的连接部附着于前列腺真包膜上。Denonvilliers 筋膜最厚的部分位于前列腺包膜后方，由于此处富含胶原纤维呈发亮发白。当延续到精囊后方和侧面的直肠筋膜时明显变薄。围绕直肠外肌的 Denonvilliers 筋膜形成分离平面，在经会阴前列腺手术时可用来游离和向后牵拉直肠，它和直肠外结缔组织混合，在分离时易导致直肠损伤。如果不小心分离进入了直肠筋膜和直肠肌肉之间的间隙，在修补直肠损伤和瘘时可以用同一筋膜。Denonvilliers 筋膜是阻止肿瘤区域性播散或预防肿瘤向后侵犯直肠的重要屏障，Denonvilliers 筋膜形成的空间能阻止前列腺脓肿时脓液和尿道断裂时尿液的流向。在前列腺侧方和前方组成前列腺真包膜的结缔组织是来源于包绕膀胱颈部的间充质，这个组织不同于 Denonvilliers 筋膜的间充质。盆内筋膜覆盖尿生殖膈的上方表面，在精囊侧后方通过时和 Denonvilliers 筋膜的 V 形纤维延伸的侧面融合。另有纤维筋膜从精囊的上缘和膀胱的后上表面延伸到盆筋膜。

四、前列腺的肌肉组织

在后方，直肠尿道平滑肌源于精囊水平直肠上位于前方的厚实的纵向肌肉，这些肌肉越过前列腺后表面而和条状外括约肌交叉融合。肛提肌不同于外括约肌，并不参与任何直肠尿道肌的形成。前列腺的侧方为肛提肌，起源于近耻骨联合的耻骨的后表面和坐骨棘。在这些点之间，肛提肌沿闭孔肌筋膜的附着线起源于盆筋膜，肌纤维向盆底中线向下内走行。尽管一些肌纤维和外侧膀胱括约肌和深部横行会阴肌融合，但多数肛提肌纤维和前列腺分开。

在下方，前列腺由所谓尿生殖膈固定，它有上、下两层筋膜，之间为会阴深横肌。尿生殖膈的概念已被广泛接受，但必须意识到在解剖上并不是总能重复，可能最好把它当作理解会阴部生理的概念模型。在前方，尿生殖膈被横向会阴韧带、阴茎背侧深静脉和耻骨下弓状韧带固定。在下方，尿生殖膈则和球海绵体和直肠尿道肌相固定。会阴肌的结缔组织延伸向下会聚于尿生殖膈之会阴体上，并固定于骨盆的肛门直肠区。根据这个模型，尿道膜部穿过包绕有阴部动脉和神经的会阴深横肌（尿生殖膈）并被纤维肌肉膈分开。而控制排尿的环行条状的尿道括约肌则在纤维肌肉膈内。

应该注意括约肌从膀胱经尿道和前列腺直到穿进会阴是垂直方向的。在神经支配和组织学上它和尿道周围条状肌不同，可能和前面的背深静脉丛、后面的 Denonvilliers 筋膜，甚至下方的前列腺外周带相混合。在这一区域的肌肉构型和前列腺尖部形状的变化相关。尿道前方前列腺明显肥大，两侧叶增大和无切迹，显示尿道外括约肌平躺在横行的尿生殖膈内但并不和其相连续。如果前列腺侧叶不太肥大，前方前列腺组织肥大也不明显，尖部切迹则显得更大些，外括约肌条状肌纤维更向近侧延伸。

明显前列腺切迹的出现使尿道出口更靠近前列腺尖部。外括约肌条状肌肉从膀胱底部延伸至海绵体球部白膜，在无前列腺增生情况下则不受影响，在此时可以延伸至近前列腺尖部。前列腺根治切除术时前列腺尖部横断尿道可能会损伤外括约肌条状纤维而引起一过性尿失禁，如果更远端开口于尿道（侧叶或前叶增生内小切迹）会引起更大比例损伤外括约肌。但是切除肿瘤的重要性超过了解剖上保留前列腺尖部外括约肌，研究显示尖部肿瘤更容易产生切缘肿瘤阳性。对这类患者建议切除所有从近端膜部尿道至肛提肌的组织包括双侧神经血管束。

除了外括约肌有内侧和外侧部分外，还有内括约肌，它从膀胱三角区延伸而来，越过膀胱颈部而到达精阜部位，它可能和控制排尿和射精相关。

五、前列腺的血管结构

前列腺动脉血多来自前列腺膀胱动脉分支，这些动脉来自髂内动脉，在膀胱的前下走行并发出很多分支至膀胱和前列腺。另外有动脉沿着射精管走行而供应精阜旁尿道。前列腺动脉在膀胱前列腺交界处进入前列腺，并发出一些小分支到直肠。尽管供应前列腺的动脉最初位于膀胱颈的侧后方，但动脉沿前列腺包膜各个面走行而穿入前列腺。动脉一旦进入前列腺则分成尿道组和包膜组，两组动脉分支间有交通。尿道组动脉供应膀胱颈和尿道周围部分腺体，此组动脉随年龄增大而增多，且与前列腺增生有密切关系。包膜组动脉在骨盆侧壁走行，供应前列腺外侧部分腺体。

前列腺周围的静脉来源于阴茎背深静脉，在前列腺周围鞘和纤维肌肉鞘间走行，接受前列腺实质的静脉血。阴茎背深静脉穿过尿生殖膈，在弓状韧带下分成背侧的三支，然后分别延伸至膀胱前面和左右两侧前列腺分支并形成 Santorini 丛。这些分支依次和会阴、下肢和脊柱的静脉引流相交通。背侧分支最常直接到达膀胱静脉丛，但有时分成两支走向盆侧壁或也走向膀胱静脉丛。此静脉丛收集阴茎背深静脉的回血并与阴部静脉丛、膀胱静脉丛有广泛的交通支，最后汇聚成数支小静脉，回流至髂内静脉。因为前列腺周围的静脉交通无一定之规，术中无意撕裂可能引起大出血。在年轻男性中，所有静脉进入盆腔是有瓣膜的。阴茎背深静脉在弓状韧带处有三重瓣膜。耻骨前列腺韧带下方的所谓止血带肌挤压 Santorini 静脉丛和防止血液回流，在较年长的人中解剖上无定规。尽管许多研究并未能发现静脉瓣膜，但有一项研究显示各种静脉解剖变异，特别是通过放射造影显像在良性前列腺增生患者中发现阴茎背深静脉基底和盆腔静脉中有瓣膜。在勃起功能障碍患者中常常发现背侧深静脉中的瓣膜消失。

六、前列腺的神经构造

骨盆脏器和外生殖器的自主神经来自盆腔神经丛，它由副交感内脏节传出纤维（$S_2 \sim S_4$）和胸椎（$T_{11} \sim L_2$）交感纤维组成，位于腹膜后直肠两侧的盆腔丛的内脏支支配膀胱、输尿管、精囊、前列腺、直肠、膜部尿道和阴茎海绵体，前列腺分支进入腺体后再发出分支。支配海绵体的神经支位于直肠和前列腺之间的侧盆筋膜的背侧，走行于包膜外侧后方的前列腺周围间隙中，最终在靠近尿道处的 3 点和 9 点穿过尿生殖膈（图 36-6）。前列腺手术时如保护该神经，可避免术后发生勃起功能障碍，术后应恢复快。神经周围间隙是肿瘤穿过包膜侵犯阻力最小的通道，容易形成手术阳性切缘（特别在 T3 期以上肿瘤中），特别指出的是尖部肿瘤由于靠神经血管束最近更易发生上述情况（图 36-6，图 36-7）。

因为前列腺神经需通过显微镜下识别，外科医师只能依靠肉眼识别到伴行的血管而估计神经走向，而血管就像脚手架一样，纤细的神经借助其而走行于盆腔中。通过结扎和切断走行于前列腺周围筋膜间隙内支配前列腺的神经血管束小分支，将前列腺和支配阴茎海绵体的血管神经束主干分离开，从而减少前列腺根治性切除术后勃起功能障碍的机会。保留两侧神经血管束对 50 岁以上患者术后保留勃起功能很重要。

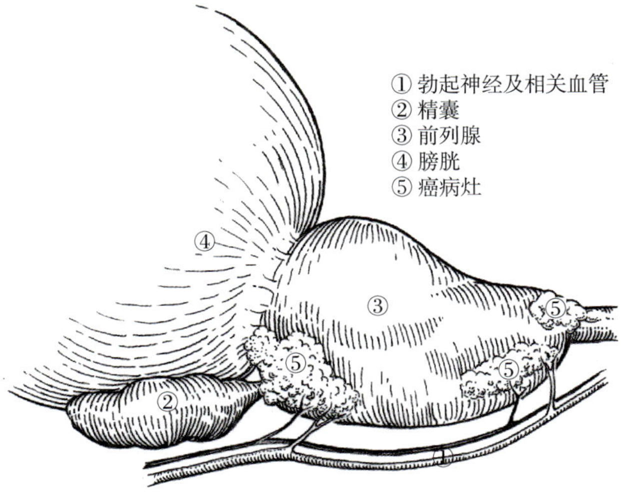

图 36-6 支配海绵体的神经支 AR

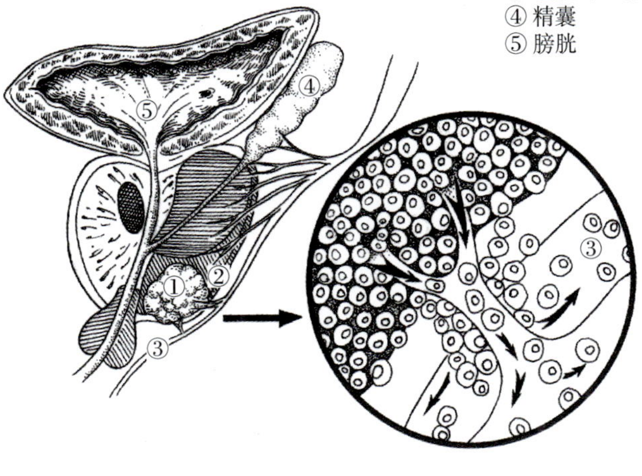

图 36-7 前列腺尖部肿瘤穿过包膜

七、淋巴系统

前列腺腺泡之间淋巴网通过和前列腺周围包膜下的淋巴网融合，汇入一系列淋巴管和淋巴结。20 世纪 70 年代基于对所谓“隐匿性”前列腺癌发病的理论解释，有关前列腺淋巴管的争论很激烈。对淋巴系统将肿瘤抗原提呈给免疫监督系统，即使存在也很不完善的传统理论构成了挑战。超微结构研究显示腺上皮下没有淋巴系统，因而此处易产生隐匿性肿瘤，但随后的研究反驳了这一模型。

严重转移的前列腺癌中淋巴静脉短路已被发现，前列腺淋巴网的引流主要通过 4 条淋巴干：①髂外组收集前列腺上方和后上方表面，沿精囊中部边缘上行到达髂外淋巴结；②髂内组收集前列腺下方部分，然后沿腺体后面向上方上行，走行于前列腺动脉间而到达髂内淋巴结；③后组收集腺体后表面，向骶骨方向走行于直肠膀胱筋膜中部，在骶骨岬区域而连入第二骶骨孔内侧边的淋巴结；④下组由前列腺前边向会阴底部下行的淋巴干组成，然后随阴部内动脉走行，在髂内动脉起始部而连入髂内淋巴结。

主要有两条淋巴链引流前列腺：髂外组和髂内组。髂外淋巴由三部分淋巴链组成：①沿髂外动脉侧方走行的外侧链；②髂外动脉和静脉之间走行的中间链；③走行于髂外静脉内侧，闭孔神经上方，髂外静脉背侧的内侧链（图 36-8）。闭孔淋巴结解剖上属于髂外组的内侧链，被描述为引流前列腺淋巴的最初梯队。而髂内淋巴是沿髂内动脉及其分支分布。它分成引流盆腔骨骼和肌肉的壁支和引流盆腔内脏器的脏支，经足血管淋巴造影并没有看到这些淋巴结组。只有 50% 正常血管淋巴造影时可见有骶旁淋巴结，这是髂内淋巴组中最常见到的淋巴结。髂外组的三支淋巴干在髂总动脉水平相互广泛交通，有高达 50% 的机会左、右侧髂总淋巴间也有交通。内侧链在盆腔脏器和腹主动脉区之间交通中起最重要作用，前列腺淋巴和膀胱、精囊和直肠的淋巴直接相通。

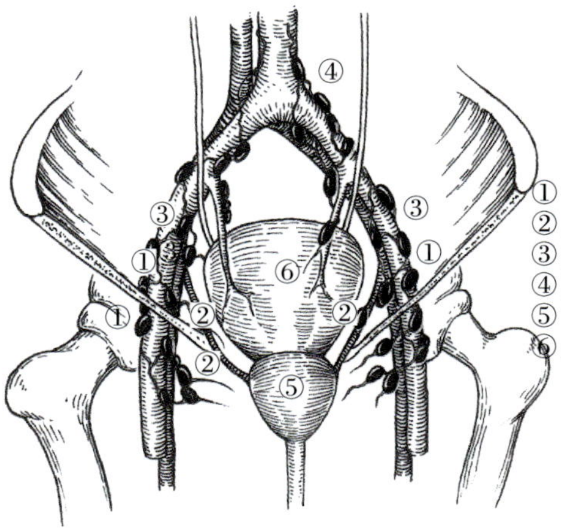

图 36-8　前列腺的淋巴引流 AR

（孙颖浩　许传亮）

参考文献

Lowsley OS. The development of the human prostate gland with reference to the development of other structures at the neck of the urinary bladder. Am J Anat, 1912, 13: 299-349.

McNeal JE. The prostatic and prostatic urethra: A morphologic synthesis. J Urol, 1972, 107: 1008-1016.

前 列 腺 癌

第一节　前列腺癌概述

前列腺癌（prostate cancer）是老年男性的常见恶性肿瘤，其发病率有明显的地区和种族差异。全球范围内，前列腺癌的发病率和病死率分别位于男性恶性肿瘤的第二位和第五位。我国前列腺癌的发病率远低于欧美国家，随着近年来前列腺特异性抗原（PSA）检查的普及，我国前列腺癌的检出率呈快速增长趋势。前列腺癌多为起源于前列腺上皮细胞的腺泡腺癌，其致病因素尚未完全阐明。疾病总体进程缓慢，早期诊断并加以适当干预可获得良好的瘤控效果，晚期患者在经典的雄激素去除治疗下，也可显著改善生存质量、延长存活期。近年来，随着医学技术的进步，尤其是分子生物学、影像诊断学、外科技术及设备的进展，前列腺癌的诊疗效果得到显著的提升。

第二节　前列腺癌病因学

目前，前列腺癌病因学尚不清楚。近年来，随着对前列腺癌病因学的研究，对前列腺癌的发病机制的认识也有较大的提高，其发生与遗传、年龄及性激素水平密切相关。尽管肿瘤发生的多步骤性已在人类许多肿瘤中得到证实，但前列腺细胞转化则更令人难以捉摸。在实体肿瘤中，前列腺癌较为独特，因为其存在两种形式，一种为组织学或潜伏性癌，美国大约30%的50岁以上男性及60%～70%的80岁以上男性存在潜伏性前列腺癌；另一种是临床型前列腺癌，影响大约1/6的美国男性。潜伏性和临床型前列腺癌两者之间确切的分子水平的联系尚不清楚，从潜伏性发展到临床型前列腺癌有可能在生物学上是一个连续的过程，相关的分子事件也存在着重叠。突变、启动子甲基化下调，以及其他机制导致的蛋白质修饰变化等均被认为参与了前列腺癌的发展过程。

一、雄激素及雄激素受体

雄激素在前列腺癌的发生过程中发挥重要的作用。前列腺中主要的雄激素是双氢睾酮，由睾酮通过5α-还原酶Ⅱ不可逆性催化产生。双氢睾酮与雄激素受体（androgen receptor，AR）结合后促进类固醇-受体复合物进入核内，激活雄激素反应原件。前列腺的双氢睾酮供应不足则可防止前列腺癌发生。此外，降低睾酮也可抑制前列腺癌形成。研究发现，双氢睾酮与睾酮的比率在非洲裔美国人最高，其次是白人，而最低的是亚裔美国人，且其比例在这些不同种族中的分布情况与前列腺癌的发生率和死亡率都相一致。尽管前列腺暴露在雄激素作用下是前列腺癌后期发展的必需条件，但是需要暴露多长时间和需要多少雄激素才能启动前列腺癌的形成还是未知的。

AR 是一种配体依赖性的反式转录调节蛋白，主要存在于靶细胞的核内。其基因位于人 X 染色体长臂（Xq11.2-q12），含有 8 个外显子和 7 个内含子，总长度>90 kbp，cDNA 长度为 3.6 kbp。人 AR 由 918 个氨基酸组成，分激素结合区、DNA 结合区和 N 端区。N 端区的同源性最小，是受体的转录调节区，由 AR 基因的第一个大外显子编码。其显著特点是具有编码不同的寡聚或多聚氨基酸的三核苷酸重复顺序，即微卫星 DNA，如重复的 CAG/CAA 编码多聚谷氨酸（Glu），重复的 GGC/GGT 编码多聚甘氨酸（Gly）等。不同人群中多聚氨基酸的数目是不同的，这决定了 AR 具有多态性。由于多聚氨基酸可能参与受体蛋白与转录复合物及调控因子的相互作用，故其残基数或长度影响受体对靶基因的转录效率。50% 的前列腺癌患者有雄激素受体基因突变，并可能导致受体表达的下调或缺失、表达的受体活性减退或活性增强、受体 - 配体结合特异性的改变和雄激素受体抑制剂向激动剂的转变，这使细胞获得生长优势，促进前列腺癌发生发展。近来研究还发现，敲除 AR 仍可引起前列腺癌复发，甚至是去势抵抗的前列腺癌，说明 AR 在雄激素剥夺治疗后仍有重要的生物学和临床学意义。

二、干细胞

干细胞对维持细胞快速更新的组织稳定是必需的，这类组织中的细胞需要不断更换。和大部分上皮性器官一样，一般认为前列腺中也含有具有多向分化潜能的干细胞。研究还发现前列腺腺体基底细胞有不同表型，含干细胞丰富的细胞群在裸鼠体内可以发育成具有充分分化的基底与腺腔细胞的三维组织结构。目前的理论研究认为，存在雄激素非依赖性的干细胞，由它分化出雄激素非依赖性的短暂增殖细胞，后者再进一步形成数量更多、分化完全的雄激素依赖性腔分泌细胞。

三、表观遗传学改变

表观遗传学指在不改变基因序列的情况下只改变基因的表达水平。主要的作用机制包括：DNA 甲基化、染色质重塑、组蛋白修饰和 RNA 干扰等。前列腺癌发生发展中较多的关键基因都受到这些机制的调控。其中发生甲基化的有：各种激素反应基因（AR，ESR1，ESR2，RARB，RARRES），控制细胞周期的基因（CCND2，CDKN2A），与肿瘤侵袭性或结构有关的基因（APC.CAV1，CD44，CDH1，CDH2，CDH13，LAMA3，LAMB3，LAMC2），DNA 修复基因（GSTP1，MGMT），信号传导基因（DAB2IP，DAPK1，EDNRB，RASSF1），以及炎症反应基因（PTGS2）；发生低甲基化的有：CAGE，HPSE，PLAU 基因；发生组蛋白乙酰化的有 CAR，CPA3，RARB 以及维生素受体 D 受体；发生组蛋白甲基化的有：GSTP 和 PSA。目前，血清、尿液、组织中的全面基因甲基化谱的检测，可以预测前列腺癌风险，决定是否重复穿刺活检，预测肿瘤侵袭能力的补充方法。

四、抑癌基因与癌基因

对于正常的前列腺上皮细胞如何转化为转移、雄激素非依赖性前列腺癌的分子机制已取得大量的进展，且已确定癌基因及抑癌基因与前列腺癌发生关系密切，前列腺细胞转化后期存在数种潜在抑癌基因的丢失。染色体杂合性丢失的研究已证实染色体 8p、10q、13q、16q、17p 和 18q 上存在潜在的抑癌基因。几乎 70% 的临床型局限性前列腺癌存在 8p22 染色体缺失。36% 的局限性前列腺癌及 60% 的转移性前列腺癌有染色体 16q 的缺失，该区为抑癌基因 E-Cad 的编码区。E-Cad 黏附因子是一种细胞表面分子，介导细胞间的相互作用及黏附。E-Cad 黏附因子表达缺失与浸润潜力增加有关，初期研究结果证实 E-Cad 黏附因子异常表达是疾病恶化及短生存期的预测因子。

其他抑癌基因（RB、p53 和 PTEN 基因等）及癌基因（ERBB2、ras 基因）在前列腺癌发生中的作用不断被证实。研究发现日本的前列腺癌中有 25% 存在 ras 癌基因突变，位于 13q 的 RB 基因缺失似乎在大约 25% 的前列腺癌中发生作用。位于 11p 上的转移抑制基因 KAI1 的灭活在前列腺癌由局限性转变为转移性中发挥作用。与其他抑癌基因一样，p53 基因所在的染色体 17p 在前列腺癌发生中的作用日益清楚。p53 基因编码的蛋白质可阻止细胞周期于 G1 期修复 DNA，因此，该基因灭活将使损伤的 DNA 不被修复，并造成细胞的突变及异常增殖。虽然 p53 基因突变在低级别的临床型局限性前列腺癌中并不常见，但有 50% 的高级别的转移性前列腺癌却含有 p53 基因的突变，且该基因突变可能与转化为激素抵抗型前列腺癌有关。研究发现，前列腺癌可见 PTEN 基因杂合性丢失及突变。

第三节　前列腺癌病理学

前列腺癌的临床诊断及治疗很大程度上依赖于病理诊断。在过去的几十年中，病理学家在评估前列腺腺癌的过程中发挥了巨大的作用。随着细针穿刺活检技术的出现及血清 PSA 的普查，为了排除前列腺癌的前列腺穿刺活检数量急剧增加。对于这些标本，病理学家受到挑战，要在有限的组织中作出肿瘤级别、数量的准确诊断。本节将对与前列腺癌有关的诸多临床病理问题作简要的阐述，包括前列腺癌的发病部位和大小、肿瘤侵犯和转移、Gleason 病理分级、病理分期、癌前病变、前列腺癌和前列腺肿瘤的组织学分类等。

一、发病部位和大小

（一）部位

前列腺癌 70% 以上起源于外周带，5%～10% 起源于中央带，10%～20% 起源于移行带（即尿道周围或前方）。临床 T2 期及 85% 不能被触及而以活检诊断的前列腺癌位于外周带。直肠检查中局限于一侧的前列腺癌在病理检查中大约有 70% 为双侧。前列腺癌中有超过 85% 的患者为多灶性。

（二）大小

一般来说，前列腺癌的大小与其侵犯范围有关。小于 0.5 ml 的肿瘤穿出包膜并不常见，小于 4 ml 的肿瘤出现淋巴结转移或精囊侵犯的也不多见。同时，肿瘤的体积与级别成正比，肿瘤的部位和级别也影响着肿瘤的体积。由于移行区肿瘤级别较低且距前列腺周边较远，当其穿出包膜时其体积将较外周带肿瘤为大。

二、肿瘤侵犯和转移

常见的外周区前列腺癌局部前列腺外侵犯常出现在背外侧区。外周区的前列腺癌常通过侵犯神经而侵入前列腺周围软组织，或直接穿透前列腺包膜。过去认为，前列腺癌细胞与横纹肌纤维并存表明癌已侵入周围软组织。但后经研究证明，正常前列腺内含有横纹肌纤维，因此，癌细胞与横纹肌相伴并不表明癌已侵入周围软组织。癌细胞浸润淋巴间隙或脉管的内皮细胞则表明预后差。前列腺癌通过神经周围空间浸润侵出前列腺很常见，甚至也见于偶发癌。神经间隙浸润是前列腺癌诊断标准之一，但这种浸润不表明肿瘤预后差，因为其仅代表肿瘤沿着抵抗力低的区域延伸，并不代表侵及淋巴组织。

前列腺癌的进一步局部扩散可以导致精囊受侵，侵犯精囊的途径有三，最常见的是通过肿瘤于前列腺基底突破前列腺侵入精囊周围软组织及精囊；少见的途径可能沿射精管或淋巴管蔓延；最为少见的途径是可能分散转移至精囊，研究发现分散转移至精囊的预后最好。此外，前列腺癌的局部扩散也可能侵犯直肠，有时难以与直肠癌等相鉴别。

前列腺癌转移最常见的部位为区域淋巴结，其次为骨骼，再者为肺。值得一提的是前列腺癌也可出现膈上淋巴结转移。在尸解中，前列腺癌肺转移是极为常见的，几乎所有肺转移的患者也同时合并有骨转移。其转移灶通常表现为多发小结节或分散的淋巴转移，而不是大的转移灶。而在临床上，前列腺癌转移至肺通常是无症状的。尸检中常见的其他前列腺癌转移部位为膀胱、肝及肾上腺。此外，睾丸是另一个并不少见的前列腺癌转移部位。

三、病理分级

肿瘤的分级与患者的预后关系密切。一种好的分级方法对于判断预后有很大的帮助。前列腺癌的分级方法很多，据统计至少有 40 种，Gleason 分级方法最被广泛接受。其原因包括：①通过对 2911 例前列腺癌患者的随访，发现 Gleason 分级与死亡率间呈非常好的线性关系，说明 Gleason 分级能很好地预测预后；②以腺体结构作为主要分级形态依据便于掌握，分级标准和结果容易一致；③将 9 种腺体结构类型按其生物学行为归为亚级，使分级与癌恶性度相一致；④用腺体结构记分方式表示癌的腺体混合结构。

Gleason 分级系统以 Donald F. Gleason 命名，创建于 1966 年，在 1993 年 WHO 的一次全会上推荐，是目前应用最普遍的前列腺癌分级系统。此分级从腺体的分化程度和肿瘤在前列腺间质中的生长类型两方面来评价肿瘤的恶性程度，不考虑细胞核的非典型性特征在肿瘤分级中的作用。Gleason 分级的组织学标准如图 37-3-1。

1 级（G1）：由形态类似、大小相同、排列紧密、彼此分离的腺体构成界限清楚的肿瘤结节，对周围组织有压迫形成边界，不浸润周围的良性前列腺组织。极为罕见，易和非典型增生的结节相混淆。

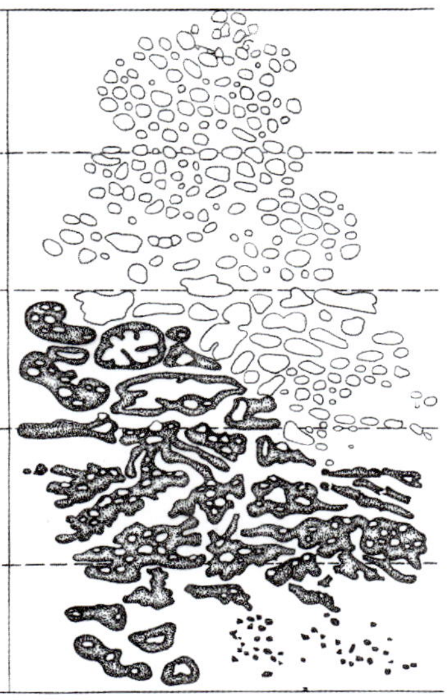

图 37-3-1 Gleason 分级的组织学标准

2 级（G2）：与 1 级癌相比，其显著的特点是腺体之间的距离增大，比 1 级癌腺体的排列较疏松，腺体的大小和形态较不规则，肿瘤结节边缘可见腺体微小浸润间质的现象，腺体分散度平均相距一个腺体直径，腺上皮为单层立方上皮。

3 级（G3）：3 级癌较 2 级癌腺体的形状和大小变化更大，腺体多形性和分散度均较 G2 明显。典型的特点是腺体小，部分腺体或长或宽大，呈多角形、梭形或扭曲形，可形成拐角。每个腺体均可见到腺腔，周围有间质。腺体间距离大于一个腺体的平均直径。这种分散结构形成不齐的肿瘤边缘，腺体对间质的浸润更明显。

4 级（G4）：肿瘤可为小腺泡状、筛状或乳头状，但边缘参差不齐且较 3 级有明显的浸润现象，其表现为不规则的上皮细胞形成的海绵状三维结构体，而不是像 G3 那样仅有单纯的腺管的扭曲。虽然 G4 可以有一致的腺体结构和细胞结构，且细胞分化可以很好，但腺管却呈融合状。部分区域可以看到 4 级与 3 级及 5 级的移行关系，诊断时需仔细辨别。

5 级（G5）：前列腺癌腺腔结构几乎完全消失，由浸润性生长的低分化细胞构成实性片状、条索状、或单个细胞浸润在间质中，可见粉刺样坏死。

根据相对低倍放大下确定肿瘤的腺体类型，将其分为首要的（主要的）和次要的（次主要的）结构类型，最后分级的评分为两者之和。如主要类型为 4 级计 4 分，次要类型为 3 级计 3 分，则该患者前列腺癌的分级为 7 分，表示为：Gleason 评分：4+3=7 分。如果一个肿瘤只存在一种组织类型，那么单一的主要或次要类型均为相同级别分。Gleason 总分范围从 2（1+1）~10（5+5）分，2 分代表着肿瘤含有单一 Gleason 类型 1 肿瘤，10 分代表完全未分化肿瘤。Gleason 总分的同义词为 Gleason 分级和 Gleason 评分的总和，不可将 Gleason 分级（Gleason 类型）误认为 Gleason 总分。但是，少数肿瘤分化程度可有三种、四种乃至五种组织类型，按 Gleason 分级都归结为两种，方法为：①若分级最低（分化最好）的肿瘤所占的体积小于整个肿瘤的 5%，则将该分级忽略不计；②若高、中、低分级的肿瘤共存且每一种都占肿瘤体积的 5% 以上，则删去中分级，记录高、低分级；③若分级最高的肿瘤的体积小于总体积的 5%，而其他两级肿瘤所占的比例较大，则删去分级最高的；④若分级最高的肿瘤所占体积多于 5%，而其他分级中的其中之一所占比例较大，则将比例最大的肿瘤的分级记为主要类型，而将分级最高的记为次要类型；⑤若三种分级并不连续，如 1、2、4，则记录分级最高的两种；⑥组织有微小变形或炎症变异或挤压变形均忽略不计；⑦在单一恶度级的肿瘤中，有不足 3% 的另一级肿瘤存在时，忽略不计。已经显示：活检标本的 Gleason 分级与前列腺切除标本的 Gleason 分级一致性强。受激素及放射治疗影响的前列腺癌可出现假象，使Gleason分级升高，此种情况下不应进行Gleason分级。

四、病理分期

一旦组织学上证实前列腺癌的存在，就该对患者进行准确的分期，其目的是预测预后及根据分期决定治疗方案。前列腺癌的侵犯范围（分期）与其预后直接相关。其分期包括临床分期与病理分期。临床分期主要根据直肠指诊及影像检查结果来确定其侵犯范围。而病理分期则是以临床分期为基础，通过对切除的前列腺组织及淋巴结做病理检查后确定肿瘤侵犯的范围，其比临床分期更为准确。由于病理分期可明确前列腺癌的大小、手术的边界有无肿瘤、是否侵出包膜或有无淋巴结转移，因此对于预后的判断，病理分期比临床分期更为有用（表37-3-1）。

表37-3-1　前列腺癌TNM分期（AJCC第8版，2017年）

原发肿瘤（T）	
临床T分期（cT）	病理T分期（pT）
Tx　原发肿瘤不能评价	
T0　无原发肿瘤证据	
T1　不能扪及的临床隐匿肿瘤	
T1a　偶发肿瘤，体积≤所切除组织体积的5%	
T1b　偶发肿瘤，体积>所切除组织体积的5%	
T1c　穿刺活检发现的单侧叶或双侧叶肿瘤，不可扪及	
T2　局限于前列腺内的肿瘤	T2　局限于前列腺内的肿瘤
T2a　肿瘤限于单叶的1/2（≤1/2）	
T2b　肿瘤超过单叶的1/2，但限于该单叶	
T2c　肿瘤侵犯两叶	
T3　肿瘤突破前列腺包膜，不固定，未侵犯周围组织	T3　肿瘤突破前列腺包膜
T3a　肿瘤侵犯包膜外（单侧或双侧）	T3a　肿瘤侵犯包膜外（单侧或双侧）或显微镜下膀胱颈浸润
T3b　肿瘤侵犯精囊	T3b　肿瘤侵犯精囊
T4　肿瘤固定或侵犯除精囊外的邻近组织，如尿道外括约肌、直肠、膀胱、肛提肌和（或）盆壁	T4　肿瘤固定或侵犯精囊外的邻近组织，如尿道外括约肌、直肠、膀胱、肛提肌和（或）盆壁
区域淋巴结（N）	
Nx　区域淋巴结不能评价	
N0　无区域淋巴结转移	
N1　区域淋巴结转移	
远处转移（M）	
M0　无远处转移	
M1　远处转移	
M1a　区域淋巴结以外的淋巴结转移	
M1b　骨转移	
M1c　其他器官组织转移（有或无骨转移）	

本书编者附注：cT1c期前列腺癌是指直肠指诊或磁共振检查没有阳性发现，仅仅因为PSA升高行前列腺穿刺活检确诊的前列腺癌。需要注意的是：AJCC原文中未提及磁共振检查，可能是因为美国尚未将磁共振检查列为首次穿刺前的必备项目

五、癌前病变

前列腺的癌前病变包括前列腺上皮内瘤（PIN）和非典型腺瘤样增生，其中以前列腺上皮内瘤与前列腺癌的关系最密切。前列腺上皮内瘤（prostatic intraepithelial neoplasia，PIN）是指前列腺导管和腺泡上皮的异型增生，这种增生的上皮细胞核及核仁均增大，甚至很像前列腺腺癌的癌上皮，是现在公认的前列腺腺癌的癌前病变。最初将该病变命名为导管内不典型增生，PIN1 相当于轻度不典型增生，PIN2 相当于中度不典型增生，PIN3 相当于重度不典型增生。1989 年的国际会议正式将导管内不典型增生更名为前列腺上皮内瘤。现在大部分权威著作将高级别的 PIN 定为 PIN2 及 PIN3，而将低级别的 PIN 称为 PIN1。非典型腺瘤样增生（atypical adenomatous hyperplasia，AAH）是指前列腺内小腺泡的局灶性结节状增生。目前，对 AAH 是否为前列腺的癌前病变尚有争论。

（一）前列腺上皮内瘤

PIN 与前列腺腺癌的关系非常密切，85% 的前列腺癌中可找到 PIN 的存在。它与前列腺腺癌不同之处在于 PIN 有完整的或不连续的基底细胞层。而前列腺腺癌则没有基底细胞层。前列腺活检中 PIN 的存在提示可能有前列腺癌共存，需进一步检查确诊。目前，将 PIN 分为低级别 PIN 及高级别 PIN。低级别 PIN 导管和腺泡上皮簇状增生，细胞拥挤，腺管内腔面不规则，细胞核大小明显不同。可见到长梭形、浓染的核和小的核仁，但核仁多不明显。病理学家常不愿意诊断低级别的 PIN，其原因有二：一是病理学家不能重复区分低级别 PIN 及良性前列腺组织；其次，当低级别 PIN 在针刺活检中得到诊断时，这些患者在二次活检中被诊断为前列腺癌的可能性不大。高级别 PIN 有四种组织类型：簇状、微乳头型、筛状型和平坦型。其中，以簇状最为常见，高级别 PIN 的不同组织类型和预后间没有明显的差异。细胞核和核仁增大是诊断高级别 PIN 的标志。

PIN 的播散方式有三种：①肿瘤细胞取代了正常的分泌上皮细胞，但基底细胞和基底膜完整，光镜下难以与沿导管扩散的前列腺癌相鉴别；②沿着导管或腺泡壁直接浸润，基底细胞层可以不连续；③肿瘤细胞在基底细胞和分泌上皮细胞间生长。

目前尚不能检测 PIN 病灶是否已存在浸润性癌，或浸润性癌何时会进展，或是否已在 PIN 附近中进展。当活检中发现高级别 PIN 时，难以肯定在某一指定的随访间隔中有多大比例的患者发展为浸润性癌，所以，大部分权威著作不应用前列腺原位癌这一名词。而且，有一些资料提出有关 PIN 与前列腺癌关系的问题。大部分有早期癌的前列腺缺乏任何高级别的 PIN，并且，当 PIN 存在于早期癌的前列腺中，PIN 并不是经常位于癌的附近。似乎，高级别 PIN 是外周带中级别和高级别前列腺癌的癌前病变，但对于癌的生长，PIN 并不是必须存在的。低级别的前列腺癌，特别是存在于移行区内的癌，与高级别 PIN 的关系并不紧密。

（二）非典型腺瘤样增生

非典型腺瘤样增生（AAH）是指前列腺内小腺泡的局灶性结节状增生。因为 AAH 的腺泡小而密集，间质少，细胞核有一定的异型性，有的核仁大小介于良性上皮和癌之间，与高分化腺癌很难鉴别。故将 AAH 分为典型的小腺泡增生和非典型小腺泡增生，后者有一些癌的特征，可疑恶性。AAH 可发生于前列腺的任何部位，但以前列腺尖部、移行区较多见。目前，对于AAH是否为前列腺癌的癌前病变尚有争论。尽管如此，对于AAH的患者建议密切随访。

六、前列腺癌

前列腺癌是一种腺癌，由透明细胞或嗜碱性细胞组成。这些细胞呈低圆柱形，核大而不规则，构成的腺泡并不像正常或良性前列腺增生中呈规律的腺体结构，而是呈紧密的随机排列，基底膜破裂。腺泡型前列腺癌细胞可分为两型：Ⅰ型细胞：胞质透亮浅染，细胞核圆形。此型细胞被认为是雄激素依赖型细胞。Ⅱ型细胞：胞质深染的暗细胞，核多形性。此型细胞被认为是雄激素非依赖型细胞。具有以下组织形态改变者可诊断为癌：①腺泡呈背靠背排列；②腺泡的基底细胞消失，仅被以单层上皮细胞；③具有明显嗜酸性大核仁；④可见成排状腺泡浸润纤维肌间质；⑤核染色质增多；⑥有神经周围浸润。前列腺腺癌的腺体融合、筛状结构形成、腺体形成不良及腺性分化消失是前列腺癌与良性腺体的区别。腺腔边界清楚，腔面光滑，无凹凸不平的起伏边缘，与良性腺体腺腔表面不规则，有小的乳头状突起不同。

七、前列腺肿瘤的组织学分类

（一）上皮性肿瘤（epithelial tumors）

1. 腺泡腺癌（acinar adenocarcinoma）

由前列腺分泌性细胞构成，主要位于前列腺背侧及背外侧。肉眼可识别的癌组织呈实性、坚硬，灰白色到橙黄色，橙黄色表明其胞质内富含脂质。周围良性的前列腺组织通常为棕褐色、多孔状。组织学特征是所有前列腺癌由单一类型的细胞构成，基底细胞缺如。高分化的腺泡腺癌腺体小，圆形或轻度卵圆形，被覆单层高柱状或矮柱状细胞，有时与良性前列腺腺体难以区分。分化差的前列腺癌细胞呈实性片状、条索状排列，或单个细胞散在。前列腺腺癌细胞核常增大，核浓染，核仁明显。胞质空泡状、颗粒状、嗜酸性、嗜碱性的均可以见到。腺泡腺癌通常不伴有结缔组织生成或黏液样反应。

在大的良性腺体之间出现小的不典型腺体及不同方向的腺体被平滑肌束不规则的分割是浸润性生长的标志。移行区的前列腺癌局部前列腺外侵犯常出现于前列腺前部，外周区的前列腺癌局部前列腺外侵犯常出现于前列腺背外侧区。外周区前列腺癌常通过侵袭神经而穿透前列腺或侵犯周围软组织。

前列腺癌转移的最常见部位是区域淋巴结和骨盆及中轴骨。伴有成骨反应的骨转移是前列腺癌的特征性表现。

组织学变异型：

（1）萎缩型（atrophic variant）由于缺乏胞质，很像良性萎缩，通常有以下特征：呈浸润性生长，无促结缔组织增生的间质反应，细胞有明显的非典型性，核仁明显。

（2）假增生型（pseudohyperplastic variant）具有分支和乳头状内折的大腺体，形态与良性前列腺腺体相似，但是大量的腺体挤压在一起，且细胞核具有典型的恶性特征，基底细胞缺如。

（3）泡沫状腺体型（foamy variant）的特征是癌细胞具有丰富的泡沫状胞质，核相对很小，核仁不明显，诊断较难。但腺体密集排列，浸润性生长，可与典型的前列腺腺癌并存有助于确诊。

（4）胶样及印戒细胞癌（colloid and signet-ring variant）是前列腺癌中最少见的形态学类型之一，当切除的肿瘤中至少25%有细胞外黏液湖时，即可诊断前列腺的黏液腺癌（胶样癌)。某些前列腺癌具有印戒细胞特点，但其空泡中不含胞质内黏蛋白，可与来自膀胱或脐尿管黏液阳性的印戒细胞癌相鉴别。更少见的情况是源于前列腺尿道的腺性化生并侵入前列腺的原位及浸润性黏液腺癌。肿瘤的生长方式与膀胱的黏液腺癌相同，由黏液湖构成，周围含有杯状细胞的高柱状上皮细胞。黏液染色呈阴性，免疫组化染色 PSA 及前列腺酸性磷酸酶(PAP)阴性。

(5)嗜酸细胞型(oncocytic variant)由胞质中含有嗜酸性颗粒的大细胞构成，电镜下可见大量线粒体，PSA 染色强阳性。

(6)淋巴上皮瘤样型(lymphoepithelioma-like variant)为未分化癌，肿瘤细胞呈合体细胞型，伴大量淋巴细胞浸润，癌细胞 PSA 染色阳性。

(7)肉瘤样型(癌肉瘤)(sarcomatoid carcinoma，carcinosarcoma)罕见，预后很差。由恶性的上皮性成分和恶性的梭形细胞和(或)恶性的间叶性成分构成，上皮成分的 Gleason 评分可高低不等，间叶成分包括骨肉瘤、软骨肉瘤、横纹肌肉瘤、平滑肌肉瘤、脂肪肉瘤、血管肉瘤等。

2. 导管腺癌(ductal adenocarcinoma)

发生于前列腺尿道和尿道周围前列腺导管，由大的被覆假复层高柱状上皮细胞构成导管内乳头和腺状、筛状、实性结构，核间变，易见核分裂象，其形态类似于子宫内膜癌，通常可见与腺泡腺癌成分混合存在。肿瘤表现雌激素依赖。肿瘤通常沿尿道扩散，或进入导管和腺胞系统蔓延，可伴有间质浸润。虽然不适于典型的分级标准，但大部分等同于 Gleason 4 级前列腺癌，某些病例中可见粉刺样坏死，可等同于 Gleason 5 级前列腺癌。PAP 和 PSA 免疫组化染色呈强阳性。应与前列腺移行细胞癌、异位前列腺组织、良性息肉、肾源性腺瘤、增生性乳头状尿道炎、内翻性乳头状瘤等相鉴别。

3. 尿路上皮癌(urothelial carcinoma)

原发性前列腺尿路上皮癌少见，约低于 4%，常位于近端前列腺导管内。大多是由经尿道切除的标本诊断，少数由前列腺穿刺活检偶尔发现。若考虑原发于前列腺，应除外膀胱癌侵犯前列腺的可能，因膀胱尿路上皮癌有沿前列腺导管从前列腺尿道向前列腺深部生长的趋势，膀胱尿路上皮癌有 12%～40% 累及前列腺。临床上前列腺尿路上皮癌血清 PSA 不增高，可误诊为前列腺炎和前列腺增生。最重要的预后指征是肿瘤是否侵犯前列腺间质，有间质侵犯或侵犯至前列腺外的患者预后差。

4. 鳞癌和腺鳞癌(squamous and adeno-squamous carcinoma)

前列腺鳞状细胞癌罕见，常发生在尿道周围导管，大多数患者在诊断时已有转移，其骨转移呈溶骨性表现，对雌激素治疗无反应，出现转移时其血清 PAP 水平并不升高。鳞状细胞癌可能来源于尿道周围腺体或来源于前列腺腺泡基底细胞的鳞化，诊断原发前列腺鳞状细胞癌必须排除膀胱或尿道鳞状细胞癌累及前列腺，组织学也需与发生于梗死或激素治疗后的鳞状化生相鉴别。免疫组化角蛋白阳性，一般不表达 PSA 和 PAP。腺鳞癌是既有腺性成分，又有鳞状细胞癌成分，来源于多能干细胞，其中腺性肿瘤成分表达 PSA 和 PAP，鳞状细胞癌成分表达高分子量角蛋白。约 50% 的腺鳞癌发生于激素治疗或放疗后的前列腺癌患者。

5. 基底细胞癌(basal cell carcinoma)

为一种少见的前列腺癌，来源于前列腺的基底细胞，肿瘤由实性片状、巢状的基底细胞构成，周围呈栅栏状排列，细胞分化差，易见核分裂象及坏死，局部区域可有鳞化、移行上皮及腺性分化，呈浸润性生长、侵犯神经、促结缔组织间质增生反应，可侵犯至前列腺外。

（二）神经内分泌肿瘤（neuroendocrine tumors）

前列腺癌的神经内分泌分化有三种形式：①在前列腺腺癌中有灶性的神经内分泌分化；②类癌；③小细胞癌。所有前列腺癌都有灶性神经内分泌分化，但大部分只是少量或极少量单个神经内分泌细胞，在5%～10%的前列腺癌中可见由大量的单个或丛状排列的神经内分泌细胞形成的区域，免疫组化染色嗜铬素A阳性，一部分5-羟色胺呈阳性，神经元特异性烯醇化酶（NSE）、突触素、胃泌素释放肽等个别肿瘤性神经内分泌细胞中阳性表达。在进展期前列腺癌，尤其是雄激素非依赖性者，局灶性神经内分泌分化预示预后不好，并可能成为治疗的靶点。符合其他器官类癌诊断标准的前列腺类癌十分罕见，广泛表达嗜铬素A和突触素，不表达PSA。前列腺小细胞癌的患者多有前列腺腺癌的激素治疗史，组织学特点与肺的小细胞癌相同，约有一半是与前列腺腺癌的混合性肿瘤。当小细胞癌成分占优势时，血清PSA水平下降或无法测出。前列腺小细胞癌患者的平均生存期不到一年。在2016年的WHO最新分类中，又新增了前列腺腺癌伴潘氏细胞样神经内分泌分化和大细胞神经内分泌癌。

（三）间叶肿瘤（mesenchymal tumors）

前列腺可发生多种少见的间叶肿瘤，其中肉瘤占所有前列腺恶性肿瘤的0.1%～0.2%。平滑肌肉瘤是成人前列腺肉瘤中最常见的。横纹肌肉瘤是儿童最常见的前列腺间质肿瘤。来源于前列腺特异性间质的肉瘤及相关的增生性病变包括恶性潜能未定的前列腺间质增生（STUMP）和前列腺间质肉瘤。其他的肉瘤只有个别的报道，如滑膜肉瘤、血管肉瘤、骨肉瘤等。前列腺也可发生多种良性软组织肿瘤，包括平滑肌瘤、颗粒细胞瘤、孤立性纤维瘤、血管瘤等。

（四）淋巴造血系统肿瘤（haematolymphoid tumors）

结外淋巴瘤发生于前列腺者少见，原发性及继发性均可发生。最常见的症状与下尿路梗阻有关。非霍奇金淋巴瘤以弥漫性大细胞淋巴瘤最多见，其次为小淋巴细胞性淋巴瘤。霍奇金淋巴瘤亦有报道。

（五）其他少见肿瘤（miscellaneous tumors）

包括囊腺瘤、Wilms瘤、恶性横纹肌样瘤、生殖细胞肿瘤、副节瘤、神经母细胞瘤、透明细胞腺癌、前列腺黑色素瘤。

（六）前列腺继发性肿瘤（secondary tumors involving the prostate）

最常见的前列腺继发肿瘤是膀胱癌直接扩散至前列腺。转移瘤是指发生于前列腺外的肿瘤通过脉管扩散至前列腺者，而邻近的其他盆腔肿瘤直接扩散者不属于转移。前列腺转移瘤少见，占全部前列腺肿瘤的0.1%～2.9%，最常见是来自肺癌，其次为恶性黑色素瘤。

第四节 前列腺癌的临床表现

前列腺癌患者可以有多种临床表现，也可以没有任何症状。在无症状的男性中筛选前列腺癌患者是一个复杂而有争议的问题。对于一个无症状、年龄超过 45 岁且怀疑前列腺癌的男性，应该接受一些基本的检查，除非有确凿证据表明他患前列腺癌的机会很小。

早期前列腺癌通常没有症状，但肿瘤阻塞尿道或侵犯膀胱颈时，则会发生下尿路症状，严重者可能出现急性尿潴留、血尿、尿失禁。肿瘤侵犯输尿管下段时，可引起输尿管梗阻、肾积水，患者可出现腰痛、发热等症状。骨转移时会引起骨骼疼痛、病理性骨折、贫血、脊髓压迫等症状，甚至导致下肢瘫痪。

前列腺癌患者的临床表现大致可分为：①膀胱出口梗阻症状；②肿瘤局部侵犯引起的症状（例如血尿、尿路梗阻引起的腰痛等）；③转移症状（例如骨痛和体重减轻等）。

一、膀胱出口梗阻症状

大部分前列腺癌患者同时存在良性前列腺增生（BPH）。尽管在一些患者中，膀胱出口梗阻症状可以归因于肿瘤（特别是局部进展性肿瘤），但是在大多数情况下，靠近尿道的前列腺移行带良性增生，更容易引起下尿路症状。有趣的是，术前诊断为 BPH 而行经尿道前列腺电切术（TURP）的患者，不管术前检查多仔细，仍有约 10% 的患者在术后的病理切片中发现有前列腺癌的存在。

膀胱出口梗阻症状已在 BPH 中进行了深入的研究，美国泌尿外科学会提出了国际前列腺症状评分（IPSS），并且得到了世界卫生组织的认可。临床也可以用 IPSS 来衡量前列腺癌所致膀胱出口梗阻症状及下尿路刺激症状的严重程度。

膀胱出口梗阻症状分为梗阻性和刺激性两类。梗阻性症状，即尿流变细、排尿等待和尿不尽等，严重时可引起尿潴留，在局部进展性前列腺癌中常常发生，这种情况需行导尿或耻骨上膀胱造瘘处理。刺激性症状，如尿频、尿急等，由于梗阻继发逼尿肌功能不稳定引起；此外，当肿瘤侵犯膀胱三角区和盆腔神经时，前列腺癌患者也可出现刺激性症状。

膀胱出口梗阻也可产生继发性临床症状，例如反复的尿路感染，有时也可出现血尿，膀胱尿液潴留还可导致膀胱结石的形成。结石刺激膀胱三角区可引起耻骨上区疼痛、排尿中断及血尿，特别是终末血尿。血精偶见于前列腺癌患者，因此，有此表现的患者应行血清 PSA 检测、直肠指诊和结直肠超声等检查。

二、局部侵犯症状

肿瘤在前列腺内浸润以及对邻近器官的侵犯可导致一系列的症状。肿瘤对尿道前列腺部的直接侵犯可引起血尿，血尿有时会非常严重，可伴有血块。肿瘤侵犯尿道外括约肌可引起尿失禁症状，给患者带来极大的不便，如发生尿失禁症状，还需要明确尿失禁是否为慢性尿潴留引起，因为后者可以通过 TURP 等其他方法解决。

前列腺癌侵犯包膜向后外侧扩展可侵犯神

经血管束，引起勃起功能障碍。前列腺癌的这种不常见的症状，对于那些以勃起功能障碍为主要临床症状的中老年男性患者尤为重要。肿瘤包膜外浸润也可侵犯其他神经，引起特征性的会阴部和耻骨上区疼痛，这需要与前列腺炎的患者鉴别。前列腺癌向后扩展可导致直肠症状，而且少数前列腺癌患者可仅仅以此为临床表现。Denonvillers 筋膜通常可以保护直肠壁不被前列腺癌直接侵犯，但是，局部进展的前列腺癌可以完全环形侵犯直肠，引起低位肠梗阻，这些前列腺癌患者可能会由于便秘、血便的症状而去肛肠科就诊，而乙状结肠镜检查会发现肿瘤与原发性直肠癌极为相似，活检提示为腺癌，在这种情况下，对活检标本进行 PSA 免疫组化染色将会明确肿瘤来源于前列腺，而且血清 PSA 总是显著增高。

三、转移症状

临床上前列腺癌患者常发生骨转移，大多数患者病程较隐匿，当转移灶引发症状时，最常见的表现是疼痛，通常局限、间断发作，进行性加重数周至数月，进展为剧烈疼痛，夜间疼痛加重。疼痛可以是由于骨骼破坏造成的机械原因或肿瘤释放化学物质所致。少数患者以病理性骨折为首发症状，多发生于下肢，病理性骨折所致的功能障碍和长期卧床可引起其他严重并发症。脊柱部位的骨转移常压迫脊髓、神经根或马尾，引起神经系统的症状，椎体的破坏还会导致脊柱不稳定。前列腺癌骨转移患者，血清碱性磷酸酶和血钙通常会升高，应监测患者血清钙、磷水平以评估恶性高血钙的发生情况。此外，前列腺癌淋巴结转移的症状多不明显，逐渐增大的淋巴结肿块才会被患者察觉，特别是腹股沟区淋巴结转移，偶尔也可见于颈部和腋窝淋巴结。上尿路梗阻可引起腰痛，淋巴回流受阻可引起下肢水肿。腹腔内淋巴结转移可涉及闭孔淋巴结和髂内淋巴结，并且可以引起输尿管梗阻；随后，肿瘤可扩散至髂外、腹股沟和主动脉旁淋巴结；最后，肿瘤将扩散至胸、颈和腋窝淋巴结。

第五节　前列腺癌的实验室检查

肿瘤标志物（tumor markers）这一概念已提出并应用了多年，其临床定义是：在健康人中也有极微量的存在，但在细胞癌变以后，由肿瘤细胞大量产出，并且可以利用生物化学方法将其定量，使该物质能够成为肿瘤存在指标的一类物质。在评价和治疗任何肿瘤患者的过程中，肿瘤标志物常是最有用的工具。近年来，随着分子生物学技术在人类肿瘤领域的应用和发展，人们在分子水平又发现了一些新的肿瘤标志物，被称为肿瘤分子标志物（molecular tumor markers）。不过，当我们从现实展望未来的时候，有一条需要注意：从性质上讲，没有一种与人类肿瘤相联系的可分析的物质在正常细胞中是不存在的。因此，要实现绝对的肿瘤特异性是不可能的。

一、前列腺酸性磷酸酶

前列腺酸性磷酸酶（prostate acid phosphatase，PAP）作为前列腺癌的一个重要肿瘤标志物在临床应用已有近 50 年的历史，由于酸性磷酸酶缺乏特异性，且在室温下酶稳定性差，24 小时内酶存在生物学变异，酶异常增高的意义难以确定，除前列腺癌外，许多其他器官和组织的肿瘤都可以引起酸性磷酸酶增高。因此，其实用价值很受影响。但作为一个经典的前列腺癌标志物，仍有必要对其作一介绍。

酸性磷酸酶为一糖蛋白，分子量为 100 000 D。正常前列腺可以合成大量酸性磷酸酶并随前列腺液排出。此外，红细胞、血小板、白细胞、胰腺、肝、肾、骨等处也有酸性磷酸酶，血中的酸性磷酸酶主要来源于红细胞、血小板和白细胞。这些酸性磷酸酶由于糖链上的差异，分为 7 种同工酶，前列腺产生的占 2 种，与白细胞来源的相同，但因白细胞来源含量极微，检测时可以忽略不计。雄性激素可以促进该酶合成，前列腺癌细胞也可合成酸性磷酸酶，但比正常细胞少，正常时前列腺细胞合成的酸性磷酸酶几乎全部由前列腺管排出，不释放入血，但在前列腺癌时，由于癌组织坏死，导致酸性磷酸酶向周围组织释放，肿瘤发生转移，特别是发生骨转移时，此酶也可经骨盆入血。

以往检测酸性磷酸酶应用间接的生物化学方法，结果不够准确。现已有抗此酶的单克隆抗体，大大提高了检测的精确性，并可进行定量分析。不同的测定方法所测得的 PAP 值不同，目前酶联法的正常上限为 3 ng/ml，因其值是不与非前列腺来源的酸性磷酸酶发生反应的单克隆抗体测出的，故比较准确。

采用双抗体法测前列腺癌患者血中 PAP，阳性率分别为 A 期 6%、B 期 9%、C 期 35%、D 期 65%，也有测定值比此为高者。A 期或 B 期前列腺癌出现的异常值，可能与良性前列腺增生时所出现的异常值类似，即因细胞合成的酸性磷酸酶容易入血所致，当然也可能有早期的盆腔淋巴结转移（这样的病例实际是 D1 期），但并不能肯定。因此，早期前列腺癌血 PAP 阳性需和良性前列腺增生相鉴别。有时即使肿瘤已经转移，血 PAP 也不呈阳性，这提示 PAP 作为一个肿瘤标志物应用的局限性，有报告分化较好的前列腺癌患者血 PAP 反而比低分化癌血 PAP 要高，因此血清 PAP 值似与肿瘤的分化程度无关。

前列腺癌患者经有效的激素治疗后，升高的血 PAP 会迅速降低，放疗后血 PAP 降低速度不如内分泌疗法快，但在治疗有效时，血 PAP 可以恢复到正常。未经治疗的前列腺癌患者，如其血 PAP 值增高，而治疗的不降低或迅速降低者预后较差。因此在治疗后数周血 PAP 下降与否及下降程度与预后有直接关系。有效激素治疗后前列腺癌患者血 PAP 大都降低，但若肿瘤复发，血 PAP 也随之再次升高，因此，前列腺癌治疗后定期检查血 PAP 是监视治疗复发的一个有效手段。

在 PSA 出现之前，PAP 作为前列腺癌肿瘤标志物的作用是很大的，作为肿瘤的一种筛选方法，有人甚至将其与宫颈刮片相提并论，称其为“男性的 Pap 检查”，但随着研究的深入，则发现它对于疾病早期诊断灵敏度不高，而且对于诊断的帮助很小，甚至没有。研究表明前列腺酸性磷酸酶只有在很少的情况下才能提供关于前列腺癌分期的信息。自从血清 PSA 检测应用于临床以后，PSA 检测逐渐取代了 PAP 检测。

二、前列腺特异性抗原

前列腺特异性抗原（prostate-specific antigen，PSA）是一种由前列腺腺泡及导管上皮产生的分子量约 34 000 D 的特异性糖蛋白。

在正常生理条件下，它存在于前列腺组织、前列腺液、精液、血清和尿中。血清 PSA 作为前列腺癌的标志物，尽管还有很多缺陷，但已使前列腺癌的诊断、分期、疗效监测发生了根本性的改变。尤其能在早期检出无症状的前列腺癌，使这一占西方男性癌症死亡率第 2 位的疾病，能够得到较早的治疗和控制。目前血清 PSA 的检测已被广泛用于临床。在我国，自 20 世纪 90 年代初期起，这项指标逐步推广应用，到今天血清 PSA 值已成为我国泌尿外科医生常规使用的前列腺癌的标志物。

（一）PSA 的产生、分布及生理特征

PSA 最初是由 Hara 等人于 1971 年从精浆中发现并命名为 γ 精浆蛋白，后由 Li 和 Beling 从精浆中分离出。1979 年，Wang 和他的同事从人的前列腺组织中分离和提纯出同样的糖蛋白，并证明它是前列腺组织特异的，因此命名为前列腺特异性抗原。1980 年，Papsidero 与 Wang 一起又从前列腺癌患者的血清中纯化出该蛋白，并确认它与前列腺组织来源的 PSA 是完全相同的（Papsidero et al., 1980; Papsidero et al., 1981）。

PSA 产生于前列腺上皮。免疫电镜研究表明，PSA 产生于前列腺腺泡及导管上皮细胞的粗面内质网，储存于囊泡及空泡中，并被转运到上皮细胞膜，经脱粒作用被分泌到前列腺腺腔及导管腔内。分子生物学的研究显示，PSA 的表达主要限于前列腺上皮，但在尿道旁腺、乳腺上皮和子宫内膜也有低水平的表达。这个结果与 Pollen 及 Golz 等人的免疫组化研究结果一致，他们在 20 世纪 80 年代中后期便发现女性尿道旁腺及脐尿管残留体肿瘤中可以检出 PSA。

正常情况下，前列腺导管腔内的 PSA 直接释放入精液，并以高浓度存在其中。精浆中 PSA 浓度为 0.3 ~ 3 g/L，而正常 60 岁以下男性血清中 PSA 的浓度仅 3 ~ 4 μg/L，相当于精液中的 1/100 万。这说明前列腺导管系统周围环境的正常屏障作用，防止了高浓度 PSA 外泄到细胞外间隙，维持了血循环中 PSA 的低浓度。

血清 PSA 水平在 24 小时范围内没有昼夜或生理的波动。根据接受前列腺癌根治术的前列腺癌患者的血清 PSA 数据变化，以对数—直线回归模式计算，Stamey 等和 Oesterling 等分别得到血清 PSA 半衰期为（2.2 ± 0.8）天和（3.2 ± 0.1）天（Stamey et al., 1987）。由于半衰期较长，接受前列腺各种治疗及行耻骨后前列腺癌根治术的患者，需数周后 PSA 才能回到基线水平或检测不出的水平。

前列腺是雄性激素依赖性器官，其生长、发育与功能的维持都需要适当水平的雄激素。由前列腺分泌的 PSA 也受雄激素水平的影响。Goldfarb 等利用免疫组化法检测了 42 例 0 ~ 15 岁男性前列腺组织中 PSA 水平的变化时发现，儿童出生时，PSA 水平较高，6 个月后水平下降，到 10 岁时重新出现，在青春期增加。前列腺组织中 PSA 水平与血清睾酮水平有关。90% ~ 95% 来自睾丸的睾酮进入前列腺组织细胞，与位于核膜上的 5α- 还原酶反应，转化为双氢睾酮（DHT）。DHT 是胞内活性雄激素，它优先于睾酮与胞内的雄激素受体（AR）结合，形成 DHT-AR 复合物，将细胞外的雄激素信号传导给 DNA，调控特异性基因表达，产生雄激素生物学效应，影响生长、调节途径和分泌物，如 PSA。Bilhartz 用雄激素依赖的人前列腺细胞系做实验，发现有 DHT 存在时 PSA 生成明显增加，加入抗雄激素药物，PSA 生成明显降低，提示 PSA 的生成是由雄激素通过雄激素受体调节的（Bilhartz et al., 1991）。

（二）PSA 的分子生物学特征及生理功能

PSA 是一种有 237 个氨基酸和 4 个糖类侧链的单链糖蛋白，整个分子中氨基酸占 93%，糖含量 7%，N 端为异亮氨酸，C 端为脯氨酸。它的分子量约 34 000 D，等电点范围 6.8 ~ 7.2。PSA 分子的全部基因编码已被测序，并定位于第 19 条染色体。由 6000 个碱基、4 个内含子和 5 个外显子组成。1985 年 Lilja 报告 PSA 是一种类丝氨酸蛋白酶的激肽释放酶。它广泛类似于不同腺体的激肽释放酶，这些释放酶包括胰 - 肾组织激肽酶（hkl）、人腺体激肽释放酶 -1（hk2）和 PSA（hk3），它们能够释放出作用于血管的肽，并能修饰生长因子及生长因子结合蛋白多肽前体，PSA 与 hk2 一起主要作用于前列腺上皮。PSA 显示出一种类糜蛋白酶的降解底物的特异催化活性，主要作用于新鲜精浆中较大分子的胶蛋白，PSA 使它们分解成几个低分子量的、可溶性的蛋白片段，这导致了精浆的液化，以及随之而来的活动精子的释放。Herr 等人 1986 年又从精浆中识别出一种精囊特异抗原（SVSA），它们来自精囊上皮细胞（Herr et al., 1986）。它们被认为是最像精浆液化过程中 PSA 的降解产物。

（三）血清 PSA 的检测方法

前面已经提到，血清中 PSA 的正常水平仅低于 4 μg/L，因此必须用具有高灵敏度和高特异性的方法来测定。测定方法大致可分为以下几种：

1. 免疫火箭电泳法

免疫火箭电泳是一种快速微量抗原定量法，基本原理是：用电流使抗原在含有抗体的凝胶中扩散，抗原与抗体反应产生峰样沉淀区。当抗体浓度恒定时，峰面积与抗原浓度成正比。Papsidero 等人首先用此法测定了血清 PSA，他使用的抗体是用正常男性及正常女性血清吸收过的抗前列腺血清（Papsidero et al., 1980）。此法灵敏度低，仅为 0.5 mg/L，特异性也较差，在 219 例晚期前列腺癌中仅 17 例为 PSA 阳性。且该法操作繁复，未被推广，已被其他方法取代。

2. 酶联免疫测定法（ELISA）

此法是双抗体夹心型，即将特异性抗体（一抗）包被于固相载体，加入抗原（样品），通过免疫学反应与抗体结合，再加入酶标抗体（二抗），与抗原结合，形成双抗体的夹层；最后加入酶底物，显色产物量与被结合的抗原量呈正比关系。在血清 PSA 测定中，一抗和二抗一般使用两株针对 PSA 分子两个不同抗原决定簇的单克隆抗体，或者采取一个单抗和一个多抗的结合体系。最具代表性的是 Tandem-E PSA试剂盒（Hybritech Inc，San Diego；California），该法灵敏度达 0.3 μg/L，可测范围为 0.3 ~ 100 μg/L，操作简便，适合一般实验室使用。用 Tandem-E 法测定的 427 例正常男性血清 PSA 值 99% 在 0 ~ 4.0 μg/L 范围，仅 1% 在 4.01 ~ 10.0 μg/L 之间。其中 265 例年龄 < 40 岁的 100 % 在 4.0 μg/L 以下；207 例 > 40 岁的 97% PSA 在 4.0 μg/L 以下，3% 在 4.0 ~ 10.0 μg/L 之间。

3. 免疫放射量度法（immunoradiometric assay）

此法又称标记反应物技术，是使用过量的放射性物质标记的抗体去结合所有的抗原，剩余的未结合的标记抗体被固相化抗原除去，结合的标记抗体的放射性与抗原量呈正比。典型的代表为 Tandem-R PSA 试剂盒（Hybritech Inc，San Diego；California）。它是一种固相的、双位点免疫放射量度分析法。它使用与 Tandem-E 法相同的两株鼠抗 PSA 单克隆抗体，一抗包被在固相上，二抗标记有 ^{125}I。该法灵敏度高于 Tandem-E，为 0.15 μg/L，可测范围 0.15～100 μg/L。Rock 等用均数加 3 倍标准差作标准计算的<40 岁男人血清 PSA 正常上限为 2 μg/L，>40 岁者为 2.8 μg/L。Tandem-R 法是目前国外应用最广泛的一种血清 PSA 测定法。

4．放射免疫分析法（radioimmunoassay）

此法又称标记分析物技术，它的反应原理是标记抗原与未标记抗原竞争有限抗体上的结合位点，结合的标记抗原的百分比与未标记抗原量成反比。目前国际流行的 Pros-Check PSA Assay（Yang Laboratories，Bellevue Washington）法是以兔抗 PSA 多克隆抗体作为一抗，羊抗兔 IgG 为二抗的放射免疫分析法。Stamey 等用此法测定了 157 例 21～76 岁的正常男性血清 PSA 上限为 2.5 μg/L。

5．微粒子酶免分析（MEIA）

此反应的原理是用无数由抗体包被的微粒子代替传统的单一反应株，因而使抗体 - 抗原结合的表面积大为扩展，使反应速度大大加快，显著缩短了测定时间。国外通行的 IMx PSA Assay（Abbott Laboratories，Abbot Park；Illinois）法便是在此基础上加以改进的。它把抗原 - 抗体复合物吸附到玻璃纤维上，加入的底物与酶反应生成荧光物质，根据玻璃纤维体表面的荧光强度计算抗原浓度。

Oesterling 等人用 Tandem-E、Tandem-R 和 IMx 3 种方法对 49 例 PSA 水平从 0～85 μg/L 的血清样本进行对比分析，他们把样本分成 0～10 μg/L（低值），10～85 μg/L（高值）和 0～85 μg/L（全部）三个区段来比较，发现 IMx 与 Tandem-E、Tandem-R 有极好的相关关系，相关系数分别为 0.980 和 0.986（Oesterling et al., 1995）。总的来说 Tandem-R 和 IMx PSA 分析结果略低于 Tandem-E，但这些差异没有统计学意义。

近年来，国际上又出现一种超敏 PSA 测定（ultrasensitive or hypersensitive），它实际上是改进的 Pros-Check 法和 IMx 法。它们可以检出微量水平的 PSA。Graves 等用改进的 Pros-Check 法，使检测的灵敏度提高 3 倍，从 0.3 μg/L 变为 0.1 μg/L。Dnistrian 等报道用改进的 IMx 法，灵敏度可小于 0.1 μg/L（Dnistrian et al., 1992）。Vessella 等报道可达 0.06 μg/L。Oesterling 等人根据用改进的 IMx 法检测 142 例前列腺癌根治术后患者的血清 PSA 水平，最低可达 0.04 μg/L（Oesterling et al., 1988）。目前，超敏 PSA 的检验已有普通 ELISA 试剂盒，可以在一般实验室使用。此法可用来监测前列腺癌根治术后患者血清 PSA 水平。

（四）血清 PSA 升高的机制

正常情况下，PSA 是由前列腺上皮细胞产生，直接分泌到前列腺导管系统内。正常的前列腺导管系统周围环境的屏障作用，维持了血循环中 PSA 的低浓度。那么，当血清 PSA 水平升高时，只有两种可能，一是 PSA 的分泌量增加，二是正常的屏障作用被打破。一般认为 PSA 的分泌量与前列腺体积有关，Stamey 等根据 BPH 患者术前与术后血清 PSA 的差值及 TURP 切除的增生的前列腺组织体积，计算出每克增生前列腺组织使血清 PSA 升高 0.2 μg/L（Pros-Check 法）（Stamey et al., 1987）。Oesterling 等人对 471 例无前列腺癌迹象的 40～79 岁的男性进行检查发现，血清 PSA 浓度不但同患者前列腺体积相关（$r=0.55$，$P<0.001$），也与患者年龄相关（$r=0.43$，$P<0.001$），而且患者前列腺体积也与患者年龄相关（$r=0.43$，$P<0.001$）（Oesterling et al., 1993）。这些数据说明，在良性状态下血清 PSA 水平是随年龄增长及前列腺体积的增大而上升的。当然，仅以此来解释老年人 PSA

增高的原因是不够的，实际上大多数老年人血清 PSA 升高常伴有临床症状不明显的前列腺炎、前列腺局部缺血或梗阻以及未检出的前列腺癌。

另一种情形即前列腺癌及一些其他前列腺疾病状态时，前列腺腺体结构发生病理改变，正常上皮的血屏障被破坏，PSA 可从前列腺腺泡扩散进入基质，并通过淋巴管和毛细血管进入血循环系统。夏同礼等人报道 24 例前列腺癌中 G3 癌（Mostofi 分级标准）血清中 PSA 明显高于 G1 和 G2 癌（$P<0.01$）；弥散型前列腺癌 C、D 期（Whitmore 分期标准）血清 PSA 明显高于局限型前列腺癌（A、B 期）（$P<0.01$）（夏同礼等，1994）。该研究表明肿瘤穿透前列腺被膜并侵犯到前列腺外周组织后，上皮血管屏障消失，PSA 可直接进入脉管导致血清 PSA 明显升高。Stamey 等根据前列腺癌根治术切除的标本，发现随前列腺癌病理期进展而增高的血清 PSA 水平与肿瘤体积呈正相关（$r=0.72$），每毫升前列腺癌组织使血清 PSA 升高 3.5 μg/L（Pros-Check 法）（Stamey et al., 1987）。

其余情形，如前列腺非典型增生、伴有急性前列腺炎的 BPH，或有尿潴留史或留置导尿管者，血清 PSA 都会增高。前列腺上皮非典型增生造成血清 PSA 水平升高的原因可能是基底细胞的排列紊乱或上皮细胞基底膜的破坏，这两种改变都可使低分子量的 PSA 从腺腔中弥散到邻近的毛细血管或淋巴管内。另一种解释是前列腺上皮非典型增生经常与未被发现的前列腺癌共存。

（五）影响血清 PSA 水平的因素

由于血清 PSA 是一个精确而灵敏的指标，许多有关的因素都可能会影响 PSA 水平，在测定 PSA 之前，必须考虑这些因素可能产生的后果。

1. 前列腺损伤与 PSA

（1）直肠指诊（DRE）及前列腺按摩：Brawer 等测定了 26 个患者 DRE 之前和之后及 30 min 时的 PSA 浓度，发现没有显著改变（Brawer et al., 1988）。可能是因为他们检测的时间太短，使 PSA 来不及跨越前列腺导管系统和毛细管（基底细胞层，基底膜，基底组织，毛细管基底膜和毛细管内皮细胞）等生理屏障而扩散。Stamey 对 16 个行前列腺按摩患者血清 PSA 进行了检测（这比常规的 DRE 对前列腺的影响要强有力得多），发现按摩前后血清 PSA 值平均有 1.92 倍的增高（Stamey et al., 1987）。以上两人的研究都没有在大量患者中进行，而且没有正常对照。Crawford 对 2754 个 40 岁以上的健康人（他们都进行了前列腺癌的筛选）DRE 前后血清 PSA 水平进行比较（Crawford et al., 1992）。他将患者按照 PSA 最初水平分为 4 个组：0 ~ 4.0 μg/L，4.1 ~ 10.0 μg/L，10.1 ~ 20.0 μg/L 和 >20 μg/L。前两组在 DRE 前后 PSA 水平无显著差异，第 3 组 DRE 前后显示有统计学增高的显著性倾向，而 >20 μg/L 组则显示增高有统计学显著性差异（$P<0.05$）。

Thomson 和 Clejan 在一个 2736 例患者的研究中发现，有不到 2% 的患者 PSA 水平由小于 4.0 μg/L 增加到大于 4.0 μg/L，增加值不到 5.0 μg/L（Thomson & Clejan, 1992）。以上各研究都表明，DRE 前后血清 PSA 水平只有一个较小的无临床意义的增加；但当患者最初 PSA 水平高时，这个变化被放大了。由于检测之前并不知道患者血清 PSA 水平的高低，为尽量避免 DRE 可能带来的影响，应在 DRE 前取血，1993 年第 2 次国际 BPH 研讨会（巴黎）建议 DRE 1 周后取血。

（2）膀胱镜检查：Oesterling 等对膀胱镜检

查可能给血清 PSA 水平带来的影响进行了一个临床试验（Oesterling et al., 1993），他把 69 个患者分为 3 组：软式膀胱镜组、硬式膀胱镜组和对照组，血清 PSA 测定在膀胱镜检查之前、之后即刻，以及 4～24 小时之间进行。软式膀胱镜组 PSA 改变平均为 0.1 μg/L，改变范围 –4.9～3.2 μg/L，其中一人由正常变为大于 4 μg/L。硬式膀胱镜组 PSA 平均变化为 0.05 μg/L，变化范围为 1.5～3.8 μg/L。对照组的平均改变为 0.05 μg/L，范围为 2.6～3.1 μg/L。两种膀胱镜组血清 PSA 值的改变同对照组相比，差异无统计学意义。这就是说膀胱镜检查对血清 PSA 应无大的影响，但实际中常见因镜检后尿道水肿、短时间尿血等症状。因此巴黎研讨会仍建议膀胱镜检查后 2 周方可取血。

（3）经直肠超声检查（TRUS）：Yuan 等人报道经直肠超声检查后，36 例患者中仅有 4 例（11%）血清 PSA 显著升高。似乎 TRUS 对血清 PSA 的影响不大，但建议在 TRUS 之前抽血化验。

（4）前列腺活检：前列腺活检对血清 PSA 测定有显著影响，并且在一部分患者中持续时间较长。Yuan 等报道在 100 例经直肠前列腺穿刺活检患者，有 92 例血清 PSA 立即上升，平均比穿刺前增高 5.9 倍（$P<0.01$）。其中 29 例（32%）血清升高持续的时间，超过根据血清 PSA 半衰期计算出的血清 PSA 恢复到基础水平所需的时间。他认为这是由于活检引起的前列腺损伤造成的 PSA 持续进入血中所致。他们还发现 PSA升高的幅度及持续时间与活检取标本块数有关，取 3块或 3块以下的，PSA平均升高（1.63±1.12）倍，平均持续（1.43±0.48）周；取 3 块以上者，PSA平均升高（6.24±1.10）倍，平均持续（2.13±0.14）周。Aus和 Skude在另一项研究中发现，前列腺活检后血清 PSA平均增至活检前的 2.6倍（$P<0.05$），由活检前的平均 5.5 μg/L（1.4～18.0 μg/L），增至活检后的 14.2 μg/L（1.5～100 μg/L）（Aus & Skude, 1992）。Oesterling 等报道 19 例行前列腺活检的患者，活检后平均 PSA 增高 7.9 μg/L（$P<0.001$）。他们发现如果根据活检结果阴性和阳性来划分，活检阴性的患者血清 PSA 平均增加 16.4 μg/L，而阳性患者平均增高 4.8 μg/L（Oesterling et al., 1993）。根据活检后 72 小时，间隔 4 周或更长时间的检测发现，回到一个稳定的 PSA 基线值的时间，癌症患者需 15 天（5～21 天），非癌症患者需 17 天（3～30 天）。由于少数患者 4 周后仍不能恢复到基线水平，建议活检后至少 6 周再取血测 PSA。

（5）经尿道前列腺切除（TURP）：Vesey 等报道检查了 75 名接受 TURP 的患者，其中 BPH 患者术后血清 PSA 升高 10 倍，平均为 80 μg/L，而前列腺癌患者PSA增加很少（Vesey et al., 1988）。Oesterling 等人的前瞻性研究发现，血清 PSA 值须术后 18 天方可回到基础值（范围 12～30 天），且 71%的患者新的基础值低于 TURP 之前值（Oesterling et al., 1993）。无疑 TURP 手术后短期内 PSA 水平会增高。但是 TURP 的长期作用是使血清 PSA 显著降低。Stamey 报道 73 例 BPH 患者 TURP 术后血清 PSA 水平由术前的（7.9±7.1）μg/L 降至（1.3±1.5）μg/L（Stamey et al., 1987）。巴黎研讨会建议术后 6 周方可取血测定 PSA。

2. 前列腺疾病与 PSA

急性尿潴留可使 PSA 增高。伴有寒战、发热的急性细菌性前列腺炎可使血清 PSA 显著增高，感染后 5～7 天 PSA 达到峰值，抗生素治疗 3 周后 PSA 降低 25%，8 周时才降至基础值。非细菌性前列腺炎即使有脓性前列腺液亦不会引起 PSA 增高。前列腺增生时，21% ～47% 的患者 PSA 大于正常值。PSA 升高程度主要与前列腺内腺重量及增生速度有关，为正相关关系，与外腺重量无关。Sershon 等发现前列腺增生者 36% PSA 轻度增高，10%明显升高。Hudson 等发现 21%前列腺增生者 PSA>4 μg/L，但 PSA>10 μg/L 者仅占 2%（Hudson，1989）。对 PSA 10～25 μg/L 的增生患者行增生腺体摘除术，术后 5～15 天 PSA 即可降至 1～10 μg/L，1 年后全部降至正常。前列腺癌时，上皮血屏障的破坏可使 PSA 直接进入血液从而明显升高。由于同样大小的癌组织与增生组织使血清 PSA 增高的程度可高出 10 倍，故当 PSA 明显升高（>10 μg/L），前列腺癌的可能性远远大于前列腺增生。Sershon 等发现 43%的前列腺癌患者 PSA 轻度增高，27%明显增高。通常，病情越重，PSA 越高。然而，Alan 等认为随着肿瘤分级的升高，肿瘤分泌 PSA 的能力反而下降。由于肿瘤细胞的类型（如非激素依赖性细胞）和分化程度（如未分化）影响了 PSA 的产生，一些晚期肿瘤的 PSA 可表现为正常或仅轻度升高。

3. 前列腺体积与 PSA

前列腺上皮与肿瘤的体积均可影响 PSA 水平。通常，前列腺体积越大，血清 PSA 越高。Babaian 等发现前列腺体积每增加 10 ml，PSA 值增加 33%。Collis 等证实体积每增加 1 cm^3，PSA 平均增加 4%。多数资料表明，增生的前列腺平均每增加 1 g，PSA 增高 0.3 μg/L。PSA 水平与前列腺癌体积亦显著相关，1 g 肿瘤组织可使血清 PSA 平均升高 3.5 μg/L，PSA>10 μg/L 时肿瘤体积多 >3.0 cm^3，但 Billbaud 等发现约 18%的前列腺癌患者单纯 PSA 升高而与体积并不相关。

4. 年龄与 PSA

年龄对 PSA 的影响主要与前列腺逐渐增生、体积增大有关。Babain 等发现 PSA 随年龄的增长而增加，年龄每长 10 岁，PSA 平均升高 45%。Oesterling 等发现 60 岁男性的血清 PSA 以每年 0.04 μg/L 的速度增加，推测前列腺体积增大的速度为每年 0.5 ml（Oesterling et al., 1993）。Anderson 等认为以 4 μg/L 为 PSA 正常值上限对 60 岁以下者可能偏高，对 70 岁以上者又可能偏低。血清 PSA 正常值随年龄而改变，参考值如下（Tandem-R 法）：40～49 岁为 0～2.5 μg/L，50～59 岁为 0～3.5 μg/L，60～69 岁为 0～4.5 μg/L，70～79 岁为 0～6.5 μg/L。根据不同年龄段调整的 PSA 敏感性和 70 岁以上男性用 PSA 年龄相关值作为筛选前列腺癌的标准时有 20%的肿瘤漏诊，其中 60%属于临床型癌，提示采用 PSA 的年龄修正值也并非绝对合理、安全。

5. 药物与 PSA

非那雄胺是一种 5α- 还原酶抑制剂，用来治疗由 BPH 引起的继发性膀胱出口梗阻。前面已经提到 5α- 还原酶是雄性激素睾酮变为细胞内活性雄激素 DHT 的重要激活剂，而 5α- 还原酶被抑制使睾酮在细胞内的激素调节通道受阻，因而导致约 25%的前列腺体积减小，同时血清 PSA 水平下降。Gormley 等报道，895 名年龄在 40～83 岁的 BPH 患者接受 5 mg/d 非那雄胺治疗 3 个月后，50%的人血清 PSA 水平下降；接受 1 mg/d 治疗 3 个月后，48%的人血清 PSA 水平降低；而使用安慰剂的则无变化（Gormley et al., 1992）。Guess 在 Gormley 研究的基础上进一步发现，在用非那雄胺治疗之初，72%的人 PSA 浓度小于 4.0 μg/L，95%的人 PSA 浓度小于 10.0 μg/L。在用非那雄胺治疗 12 个月后，75%的人 PSA 浓度小于 2.0 μg/L，95%的人 PSA 浓度小于 5.0 μg/L。Brown 等亦报道口服非那雄胺 2 个月，PSA 下降 49%，1 年时下降 71%。因此，当一个患者在用非那雄胺治疗 12 个月后，若血清 PSA 水平没有像预期的那样下降 50%，临床上将增加对前列腺癌的怀疑。另外，用非那雄胺治疗 BPH 时，血清 PSA

的浓度应考虑乘 2。但是，一些患者的 PSA 水平下降不完全是等称的，这里还有非依赖型的患者，准确依赖应当测定血清 DHT。总之，在判定血清 PSA 值的临床意义时应问明患者的服药情况。

（六）PSA 衍生指标

PSA 由前列腺上皮细胞产生，具有器官特异性，故称为前列腺特异性抗原。但 PSA 并不具有疾病特异性，前列腺的肿瘤和非肿瘤疾病均可使其升高，因此 PSA 升高时仅表示存在前列腺疾病，不能肯定就是前列腺癌。作为瘤标的 PSA 在明显升高时往往意味着前列腺癌的存在，但轻度升高时则很难鉴别究竟是前列腺增生还是早期前列腺癌。这是由于前列腺增生和前列腺癌均常在 50 岁以上男性发病，PSA 均可升高，而且两种疾病经常同时存在。Sershon 等证实 46% 的前列腺增生患者 PSA＞正常值，其中 10% 明显升高；70% 的早期前列腺癌患者 PSA＞正常值，其中 27% 明显升高。这一结果表明，前列腺增生与早期前列腺癌的血清 PSA 存在着很大的重叠区域，故单独测定 PSA 鉴别两者的作用是有限的。多数研究证实 21%～47% 的前列腺增生患者 PSA 大于正常值，如此高的假阳性导致了许多不必要的活检，限制了 PSA 作为前列腺癌瘤标的筛选价值。为了改善 PSA 诊断早期前列腺癌的敏感性与特异性，多年来，学者在围绕血清 PSA 的若干研究中，又建立了一些以 PSA 为基础的指标，它们在不同方面、不同程度上提高了 PSA 筛选前列腺癌的灵敏度和特异性。

1. 游离 PSA（f-PSA）及游离 PSA/ 总 PSA 比值（f-PSA/t-PSA, F/T 值）

近期研究发现，血清游离 PSA（f-PSA）用于筛选前列腺癌时比总 PSA（t-PSA）更为可靠。已知血清中 PSA 以不同分子形式存在。PSA 作为活性丝氨酸蛋白酶在血液中与蛋白酶抑制剂不可逆性共价结合为 PSA 复合物从而失去活性。血清中的 PSA 主要与 α_1- 抗糜蛋白酶（α_1-ACT）相结合，分子量为 100 kD；少量与 α_2- 巨球蛋白（α_2-MG）结合，分子量为 780 kD，因其不具免疫活性，现有方法不能检出；血清中还有少量游离 PSA，分子量约为 30 kD，正是 f-PSA 在增生与癌的鉴别时具有重要意义。f-PSA 在 t-PSA 中所占比例并不固定。一些研究发现前列腺癌患者的血清 PSA-ACT 复合体明显增多，达 90% 以上，明显高于前列腺增生者的 70%；而前列腺增生者血清 f-PSA 则明显升高，约达 30%，前列腺癌患者仅为 15% 甚至更低。如以 f-PSA/t-PSA＜10% 作为预测前列腺癌的指标，诊断的敏感性为 91%，特异性为 86%，明显优于总 PSA 及 PSA 密度。Stamey 等认为 f-PSA 占 15.4% 可作为区分前列腺增生与癌的分界值，大于此值者 94%（15/16）为增生患者，小于此值者 63%（19/30）为前列腺癌患者（Stamey et al., 1987）。亦有报道认为，如对 f-PSA≤23% 的患者进行前列腺活检则可查出血清 PSA 正常者中隐藏的前列腺癌的 90%～92%。进一步研究发现，游离 PSA/ 总 PSA 比值（f-PSA/t-PSA）对前列腺癌的筛选更有价值，能使 PSA 诊断特异性提高 20%。当血清 PSA 处于 2～10 μg/L 时 f-PSA/t-PSA 更有意义。Christensson 等发现 135 例前列腺增生患者的 f-PSA/t-PSA 平均值为 0.28，而 109 例前列腺癌的 f-PSA/t-PSA 平均值为 0.18，两者有明显差异。如以 f-PSA/t-PSA 0.18 和 PSA 10 μg/L 为参照，可使 PSA 的特异性由 55% 提高到 73%（敏感性均为 90%），故测定 PSA 的不同形式有助于鉴别前列腺增生和癌（Christensson et al., 1993）。亦有报道认为以 f-PSA/t-PSA≤0.15 作为筛选前列腺癌的指标，比 t-PSA＞4.0 μg/L 更具敏感性和特异性。由于 f-PSA 每年增加 2.8%、0.01 μg/L，t-PSA 每年增加 3.3%、0.04 μg/L，两者增加率相抵，故 f-PSA/t-PSA 不受年龄影响，临床价值优于 t-PSA。由于前列腺癌的 f-PSA/t-PSA 明显低于前列腺增生，且不受前列腺体积大小的影响，故 f-PSA/t-PSA 的临床价值优于 PSA 密度（因超声测定前列腺体积不够准确时会影响 PSA 密度）。尽管 F/T 百分率测定值报道不一，但多数认为其在 17% ~25%时可使 PSA 的敏感性达 90%以上，并可减少 25% ~40%的不必要活检。当 PSA＜4.0 μg/L 时，F/T 百分率可提高 PSA 的敏感性。当 PSA 4～10 μg/L 时，F/T 百分率可提高 PSA 的特异性，区分前列腺良、恶性疾病，减少许多增生患者的不必要活检。F/T 百分率为 10% ~25%应行前列腺活检；F/T＞25%则前列腺癌可能性极小，＜10%；F/T＜10%则前列腺癌可能性极大，＞80%。

2. PSA 变化率（PSAR）或 PSA 速度（PSAV）

前者是指每年血清 PSA 检测的增加值，后者是指每年血清 PSA 的增长率。PSA 是由前列腺上皮细胞分泌产生的。正常时，前列腺上皮细胞的生存与凋亡处于平衡状态，PSA 不应随时间推移有明显变化。前列腺增生时，随着上皮细胞的增多，血清 PSA 逐渐增高，一般每年增高约 0.04 μg/L。前列腺癌时，血清 PSA 增长明显加快。因为同等大小的癌和增生组织，前者使血清 PSA 增高的程度比后者高 10 倍；而且癌的倍增速度比增生快 100 倍。因此，每年检测 PSA 进行动态观察，可鉴别增生与癌，可早期发现前列腺癌，并可监测前列腺癌术后复发。Brawer 等发现一组 PSA 正常（≤4.0 μg/L）的患者中约 37.1%的 PSAR＞20%，其中 82 例前列腺活检者有 14 例（17%）为前列腺癌，12 例第二年 PSA 仍≤4.0 μg/L，多数（87.5%）肿瘤局限于包膜内，尚无浸润及转移（Brawer et al., 1988）。这一研究表明 PSA 的敏感性尚不够高，检测值正常仍有前列腺癌的可能性；而 PSAR 可更灵敏、更早期地发现前列腺癌。Partin 等发现前列腺癌患者的 PSAV 明显高于增生患者，如以每年 PSAV＞0.75 μg/L 作为诊断前列腺癌的标准，可使 PSA 的敏感性由 75%升至 90%，特异性高达 100%（Partin et al., 1993）。特别重要的是在 PSA 正常者中筛选前列腺癌时 PSAV 具有很高的特异性，可为前列腺增生与早期癌的鉴别诊断提供依据。Oesterling 等应用 PSAV 监测前列腺癌术后有无复发，复发组 PSAV ＝ 2.8 μg/L，其中 75%的 PSAR＞20%；未复发组 PSAV ＝ 0.1 μg/L，明显低于复发组（Oesterling et al., 1993）。有人对 PSA 与 PSAV 进行比较，发现 PSAV 对前列腺癌早期诊断率为 7.8%，明显高于 PSA 的 2.9%。由于前列腺癌患者的 PSAV 常明显升高，而 PSAV 异常可出现于肿瘤无临床表现时，所以 PSAV 可成为诊断早期前列腺癌的有效方法。目前，多数人认为当 PSAV＞0.75 μg/L 或 PSAR＞20%时，应立即进行直肠指诊、经直肠 B 超及活检，以尽早发现前列腺癌。Imai 认为如每年 PSAV 上升 0.8～1.5 μg/L 时就应考虑前列腺癌的存在。尽管 PSAV 改善了 PSA 的特异性，但其需要每年检测和连续动态观察，检测的波动性在一定程度上限制了其临床价值。

3. PSA 密度（PSAD）

亦称 PSA 指数（PSAI）。PSAD＝血清 PSA 值/前列腺体积。前列腺体积＝ π/6（前后径 ×左右径 ×上下径）。由于早期前列腺癌可直接 增高 PSA，对体积影响不大，而前列腺增生是通过增加体积使 PSA 增高，故前者的 PSAD 应大于后者。Venezian 等研究 PSAD 发现，正常人为 0.09，前列腺炎和前列腺增生组为 0.099，前列腺癌组为 1.73，三组有显著差异

（Veneziano et al., 1990）。Andriole 等发现 PSA 持续增高而活检阴性者，如 PSAD>0.15，以后活检发现前列腺癌的可能性为 82%。有人认为只要 PSAD>0.15 时应行前列腺指诊、经直肠 B 超甚至活检，如同时 PSA 为 4～10 μg/L，则前列腺癌检出率为 14.9%。PSAD 与 PSA 相比，鉴别增生与早期癌的准确性明显提高。如 PSA 以 10 μg/L 为临界值，其诊断前列腺癌的敏感性、特异性及阳性预测值分别为 67.9%、78.9%、61.3%；而 PSAD 以 0.2 为临界值时分别为 82.1%、86.0%、74.2%。关于 PSAD 的正常值尚无统一标准，多在 0.1～0.2 之间。尽管有人认为以 PSAD>0.15 为标准时，PSAD 并不优于 PSA，但多数学者认为 PSAD 比单独测定 PSA 更优越，特别是在 PSA 可疑时（4～10 μg/L）。

4. PSA 移行带密度（PSAT）

前列腺增生主要发生于移行带，而前列腺癌多发生于外周带。增生时 PSA 增高水平主要与移行带体积大小有关，因此有人采用 PSAT 鉴别增生与肿瘤。PSAT＝血清 PSA 值 / 前列腺移行带体积。经直肠 B 超显示前列腺内部相对低回声区就是移行带，仍按前述公式测定体积。Kalish 等对 PSA 可疑者（4～10 μg/L）进行 PSA、PSAD、PSAT 的比较研究，结果前列腺癌组的 PSA 为 6.80，PSAD 为 0.26，PSAT 为 1.39；非前列腺癌组 PSA 为 6.55，PSAD 为 0.21，PSAT 为 0.60。由于 PSAT 差别最明显，故认为在鉴别增生与早期癌时 PSAT 比 PSA 或 PSAD 更准确可靠。然而，Brawer 等的研究未能发现 PSA、PSAD、PSAT 三者之间有明显差异（Brawer et al., 1988）。由于 PSAT 临床应用较少，其价值有待于更深入的研究。

5. 年龄别参考范围（age-specific reference ranges）

前面我们已经提到随着年龄的增大，前列腺体积增大，相应的血清 PSA 也升高。这样一来，对于 PSA 值相同而年龄不同的人来说，PSA 值的意义就有所不同。前面提到的 Oesterling 等人对 471 例年龄 40～79 岁经 DRE 和 TRUS 检查都没有显示前列腺癌临床证据的人进行了血清 PSA 的测定（Tandem-R PSA Assay），他们发现血清 PSA 浓度的均值是随着生命的每 10 年而增加的（表 37-5-1）。

表 37-5-1 血清 PSA 和患者年龄

年龄范围（岁）	中位数 (μg/L)	第 25% ～ 第 75% (μg/L)	参考范围# (μg/L)
40～49	0.7	0.5～1.1	0～2.5
50～59	1.0	0.6～1.4	0～3.5
60～69	1.4	0.9～3.0	0～4.5
70～79	2.0	0.9～3.2	0～6.5

#以95%为界值上限

Dalkin 及其同事报道，他们在 5220 例无前列腺癌症状的患者中的研究发现，50～54 岁的男人正常血清 PSA 水平可达 3.75 μg/L（95% 可信限），55～59 岁为 4.0 μg/L，60～64 岁是 5.4 μg/L，65～69 岁为 6.2 μg/L，70～74 岁可达 6.6 μg/L。Collins 等报道 472 个年龄在 40～79 岁的非前列腺癌患者，他们的血清 PSA 浓度也是随着年龄每 10 年而增加的。其中 40～49 岁的血清 PSA 浓度为 1.5 μg/L，50～59 岁为 1.6 μg/L，60～69 岁为 3.1 μg/L，70～79 岁为 3.3 μg/L。

所有这些研究都揭示了血清 PSA 浓度与年龄的内在关系，Oesterling 将其概括为年龄别参考范围。它的作用是提高了血清 PSA 对于小于 60 岁的成年人的敏感度，增加了 60 岁以上的老人的特异性。换句话说，就是 60 岁以下的成年人若血清 PSA 高于此范围，更有可能是患前列腺癌；而 60 岁以上的老人若 PSA 值低于此范围，则他患前列腺癌的可能性更小。

（七）血清 PSA 的临床应用

目前血清 PSA 已被广泛用于前列腺疾病的诊断、分期及治疗监控等，它是前列腺癌早期筛查的重要指标。

1. PSA 与肿瘤分期

多数人认为血清 PSA 与肿瘤浸润程度有关，但并非绝对一致。Myettle 等报道 A 期中 63%、B 期中 71%、C 期中 81%、D 期中 88% 血清 PSA 升高。Stamey 等报道 A_1 期中 48%、A_2 期中 57%、B 期中 95%、C 期和 D 期 100% 血清 PSA 升高（Stamey et al., 1987）。Osterling 等认为，尽管群体研究证实血清 PSA 与病理分期有相关性，但就具体患者而言则作用不大，假阳性率高达 70%（Osterling et al., 1993）。Alan 等的研究亦肯定了这一点，并认为其原因一是在前列腺中有不同程度的正常及增生组织，其对血清 PSA 的影响程度难以估计；二是随着肿瘤的生长及分级升高，细胞分泌 PSA 的能力下降，使 PSA 预测分期的准确性受到影响。目前，多数学者认为 PSA 不能单独用于临床分期，而应与影像检查结合进行分期。但术前测定血清 PSA 可为病理分期提供一个概率，如血清 PSA＜20 μg/L 时常无骨转移，不需做骨扫描，其阴性预测率高达 99.7%；PSA 为 20～50 μg/L 时，侵及精囊及淋巴结的可能为 65%，侵及前列腺包膜外的可能为 74%；PSA＞50 μg/L 时，多数已有转移，约 2/3 有淋巴结转移，90% 有精囊浸润。此外，PSA 比其他检查能够更早发现骨转移，因为在临床证实骨转移前 3～6 个月 PSA 已持续升高。

2. PSA 与肿瘤分级

研究表明，血清 PSA 水平与前列腺癌分化程度相关。一般而言，肿瘤分化越好 PSA 水平越低。如肿瘤≤Gleason 3 级时 PSA＜10 μg/L；肿瘤为 Gleason 4～5 级时 PSA 可达 29 μg/L；PSA≥50 μg/L 时则肯定含有 Gleason 4～5 级肿瘤，并可能已穿出包膜，侵及精囊，出现淋巴结或骨转移。然而，一些学者发现随着肿瘤分级的升高，细胞分泌 PSA 的能力下降，从而造成部分晚期肿瘤、未分化肿瘤、非激素依赖性肿瘤的 PSA 正常或仅轻度升高。Sandhu 等指出，35 岁以下的前列腺癌分化程度差，进展快，PSA 多为阴性。Danella 等认为肿瘤超过 Gleason 7 级同时 PSA＞15 μg/L（或仅 PSA＞40 μg/L）时才应进行淋巴结清扫术，根据这一标准可防止不必要的手术。Bluestein 等认为综合肿瘤的分期、分级判断对盆腔淋巴结转移时假阴性率＜3%，如肿瘤为 T2a 期、Gleason 3 级、PSA≤8 μg/L 则不需要作淋巴结清扫术。

3. PSA 与 BPH 的关系

Oesterling 及 Armitage 等报道，有 21%～53% 的 BPH 患者血清 PSA＞4.0 μg/L（Tandem-R 法）；Ferro 等发现 33% 的患者 PSA＞10.0 μg/L（Tandem-R 法）。前面已提到 Stamey 计算了每克增生的前列腺组织与血清 PSA 增高的关系。但有的作者又认为只有前列腺上皮才能产生 PSA，而不同个体之间，前列腺上皮的数量可相差 3 倍，因此只考虑前列腺体积似又不妥。Brawer 研究了 BPH 患者血清 PSA 升高的意义，他们对 44 例 BPH 患者的前列腺切除标本及术前的血清 PSA 进行详细检查，发现其中有 30 例为前列腺非典型增生，9 例有急性炎症病灶；而那些单纯的、无急性炎症或非典型增生的 BPH 患者不伴有血清 PSA 升高（Brawer et al. 1988）。Robles 等发现单纯的 BPH 患者中只有 3.5% 血清 PSA 升高，合并有急性尿潴留史或目前留置导尿管者中有 64.8% PSA 升高。

4. PSA 与前列腺上皮非典型增生

前列腺上皮非典型增生是一种前列腺导管及腺泡上皮细胞异常增生状态，有人认为是一种癌前病变，与前列腺癌有密切关系。Brawer 指出，前列腺上皮非典型增生可能是部分 BPH 患者血清 PSA 升高的原因（Brawer et al., 1988）。Lee 等对 221 例前列腺外周带有低回声区的患者行经直肠超声引导下穿刺活检，活检前取血测 PSA（Lee, 1989）。其中 91 例 BPH 的 PSA 为（4.0 ± 4.0）μg/L（Pros-Check 法）；27 例前列腺上皮非典型增生 PSA 为（9.5 ± 10.4）μg/L；130 例前列腺癌患者 PSA 为（84.0 ± 377）μg/L，三组患者差异显著（$P<0.05$）。前列腺上皮非典型增生使血清 PSA 升高的原因前面已经提到，可能是基底细胞的排列紊乱或上皮细胞基底膜被破坏，增加了 PSA 从腔中释出的可能。

5. PSA 与前列腺癌的早期诊断及筛选

PSA 是对前列腺组织特异，而非对前列腺癌特异，并不是所有的前列腺癌患者血清 PSA 都升高，刚好相反，有许多非癌的良性前列腺疾病却有升高的 PSA 值。正因如此，给我们用 PSA 来早期诊断及筛选前列腺癌带来很大麻烦。一些作者的文章报道，BPH 与早期的前列腺癌血清 PSA 水平无显著差异；大约 43% 的早期前列腺癌患者血清 PSA 在正常范围，而约 25% 的 BPH 患者 PSA 超出正常范围。以 4 μg/L 为界值时，前列腺癌的正确诊断率为 64%；若以 10 μg/L 为界值时，诊断正确率升至 70%，阳性预测值分别为 49% 和 75%。由此看来，单独用血清 PSA 作为前列腺癌早期诊断和筛选的手段是远远不够的，但是当把血清 PSA 水平与经直肠指诊（DRE）和经直肠前列腺超声检查（TRUS）结合起来使用，问题就能较好地解决了。

Cooner 等人评价了 PSA、DRE 和 TRUS 三者在前列腺癌早期诊断中的意义（Cooner, 1990）。若只有 DRE 和 TRUS 异常，前列腺癌的检出率为 14.6%；若加上血清 PSA >4 μg/L，阳性预测值为 50%；若加上以血清 PSA > 10 μg/L 为界值，阳性预测值可达 80%；但如果 PSA > 10 μg/L，而 DRE 正常，则阳性预测值只有 31%。

Brawer 对 1249 例无前列腺病史的 >50 岁的男性进行血清 PSA 测定的前列腺癌的初筛试（Brawer et al., 1988）。其中 187 例（15%）PSA > 4 μg/L，又对其中 105 例（56.2%）进行了 DRE 及超声引导下前列腺穿刺活检，共发现前列腺癌 32 例（30.5%）。32 例中有 12 例（37.5%）前列腺指诊基本正常，4 例（12.5%）经直肠超声未发现外周带低回声区，32 例中有 30 例临床上为早期癌。

对于前列腺癌的筛选，在第二届国际 BPH 咨询委员会 1993 年巴黎会上 Oesterling 建议，凡 DRE 阴性、PSA 小于年龄别参考范围者，只需每年度进行血清 PSA 测定和 DRE。对于 DRE 阴性、PSA 大于年龄别参考范围者，应进行 TRUS，活检明显有病灶的部位，其余剩下的前列腺组织行 6 点活检，其中两个管心应含有病变区组织。对于 DRE 为阳性者，不论血清 PSA 为多少，都应进行 TRUS，活检可触及的和有明显病灶部位；其余剩下的前列腺行 6 点活检。通过这样的筛选，可以发现早期的前列腺癌。至于 PSA 密度、PSA 速度、年龄别参考范围以及游离 PSA 及 F/T 比值的应用都可增加 PSA 诊断的准确性。

6. 用 PSA 去预测排除放射性核素骨扫描

血清 PSA 水平可用来预见骨扫描的阳性发现。Chybowski 等进行了一个 521 例未经治疗前列腺癌患者的回顾性研究，所有的患者都经DRE行临床分期，前列腺活检或TURP行肿瘤分级、血清酸性磷酸酶、PAP和PSA及放射性核素骨扫描。他们研究了这些因素与骨扫描阳性之间的关系。其中局部临床分期、肿瘤分级、酸性磷酸酶、PAP和PSA都与骨扫描阳性的增加呈正相关，均为$P<0.0001$。而这中间，又以PSA预示放射性核素骨扫描的结果最好。显示骨扫描阳性者，没有一个患者的血清PSA浓度小于或等于15 μg/L。只有一个患者PSA = 18.2 μg/L为扫描阳性。以血清PSA 20 μg/L为界值，假阴性率为0.3%。以10 μg/L为界值时，假阴性率为0。他们的结论是，当血清PSA值为10 μg/L以下且没有骨骼症状时没有必要进行放射性核素骨扫描。Oesterling等在一个852例的回顾性研究中也发现血清PSA是最好的预测骨扫描阳性结果的指标。血清PSA为10.0 μg/L或以下者，假阴性率仅0.5%。

7. PSA与疗效监测及预后判定

（1）前列腺癌根治术后PSA改变：前列腺癌根治术后PSA常出现特征性改变：即先急剧升高，后呈双相式下降（当天迅速降至近术前水平，然后于数日内缓慢下降至零）。这是由于术中大量入血的游离PSA，其半衰期仅1.5小时，并可从肾滤过清除，而结合PSA半衰期为2～3天，且分子量大不能被肾清除。术后2～3周内PSA降至测不出的水平（<0.4～0.6 μg/L =提示肿瘤切除彻底，肿瘤复发率<10%；术后PSA持续不降提示有转移癌；持续在低水平提示切除不彻底，有局部残存癌或尖部残留腺体；降而复升提示肿瘤复发或转移）。Lange等报道，术后3个月PSA<0.4 μg/L的患者中50个月内仅9%肿瘤复发，PSA>0.4 μg/L的患者则75个月内100%复发（Lange，1989）。Hudson等发现，肿瘤在包膜内者89%、累及包膜者87%、累及精囊及盆腔淋巴结者34%在根治术后PSA降至0.6 μg/L以下，未达此水平者多数复发。平均随访21.7个月后，PSA>10 μg/L者约80%肿瘤复发；PSA<0.6 μg/L的131例中仅1例局部复发（Hudson，1989）。Kaplan提出"生化复发"的概念，即临床尚未发现肿瘤复发时PSA已明显高于正常值，预报肿瘤将要复发。而这种生物学复发率通常为临床复发的2～3倍。生化复发更容易见于晚期、高级、术前PSA升高者，其与临床复发的平均间隔时间为156天 ±46天，但亦有间隔7～10年者。

（2）放射治疗后PSA改变：放疗可使前列腺分泌PSA减少，一般放疗后6个月PSA降至正常。盆腔放疗者（膀胱癌或直肠癌）血清PSA平均降至0.65 μg/L，显著低于对照组的1.1 μg/L。前列腺癌根治性放疗可治愈约20%的A～C期患者，治愈者血清PSA长期处于低水平，平均值<0.5 μg/L，其中67% PSA测不出，78% PSA<1 μg/L，而PSA>1 μg/L者均预后不良。放疗失败者血清PSA常急剧增高，明显超过同期未治疗的患者，说明放疗期间已产生出倍增时间更快的肿瘤细胞。如PSA的倍增时间增快（≤4个月）提示肿瘤恶性程度增高。

（3）内分泌治疗后PSA改变：内分泌治疗后1～3个月80%的患者PSA下降84%～90.6%，30%降至正常水平。PSA 1个月内下降80%以上者预后较好，生存率高；3个月内未降至正常者2年内均有肿瘤进展；持续不降者预后不良，治疗后PSA不降反升者提示肿瘤继续进展。Miller等认为PSA的变化可反映出肿瘤中雄激素依赖性细胞的比例，故连续监测PSA可在早期判断出内分泌疗法对转移性前列腺癌是否有效。Zanetti等对24例转移性前列腺癌进行内分泌治疗，1个月PSA下降>50%者肿瘤均处于稳定状态，6个月时PSA

仍在正常范围；而1个月PSA下降<50%者肿瘤均处于进展状态，6个月时PSA均>10 μg/L。由于内分泌治疗仅使雄激素依赖性细胞凋亡，非依赖性细胞仍然生存，故复发或转移时PSA可能并不升高。例如，Leo等报道转移性前列腺癌患者中未接受内分泌治疗者仅2% PSA<4 μg/L，接受内分泌治疗者则有34% PSA<4 μg/L，此时的骨扫描是比PSA更为敏感、可靠的检查方法。

总之，PSA是目前最重要也是最精确的临床应用的前列腺癌的肿瘤标志物。它可以有效地用于前列腺癌患者的诊断、分期和监测。结合变化率、前列腺体积和患者年龄而产生的PSAV、PSAD以及年龄别参考范围都有助于BPH和恶性肿瘤的区分。结合肿瘤分级（由前列腺活检得到）、临床分期（由DRE获得）、潜在的癌及前列腺体积之比，都使PSA可更好地预测最后的病理分期。另外，利用血清PSA结合有关指标还可推测是否要进行放射性核素的骨扫描。再者，通过对PSA分子生物学和生理学特征的了解，利用不同分子类型如F/T比值可改善检测的能力。所有的内容都表明，PSA在前列腺癌的评估以及早期检出中具有重要意义。对于前列腺癌的最简单的评估应包括病史、DRE和血清PSA的检测。

三、前列腺特异性膜抗原

为了提高PSA的特异性，有学者提出PSA速度（PSAV）、PSA密度（PSAD）、血清游离PSA（fPSA）、fPSA/tPSA等。另有很多学者致力于探索新的瘤标，以期能提高前列腺癌诊断的特异性，降低BPH检查时出现的假阳性，减少不必要的前列腺穿刺活检。1987年，Horoszewecz等应用针对前列腺癌细胞系LNCaP的单克隆抗体7E11-C5，在LNCaP细胞膜上检测到一种糖蛋白，该蛋白仅为正常、恶性及转移灶的前列腺细胞所表达，故命名为前列腺特异性膜抗原（prostate-specific membrane antigen，PSMA）。PSMA自发现以来，由于其良好的组织特异性和在前列腺癌中的高表达，使PSMA在前列腺癌诊断、治疗、免疫显像、术后随访及估计预后等方面具有良好的应用前景，越来越引起人们的关注。

（一）PSMA的分子生物学特性

PSMA是位于前列腺细胞膜内的一种糖蛋白，分子量为100 kD，其cDNA全长2.65 kb，分析其碱基序列发现，其中1250～1700核苷酸编码区有54%与人的转铁蛋白受体mRNA编码区同源，而同源编码蛋白序列为公认的转膜区，故推测其功能为转膜蛋白。Von Heijine等证实PSMA是一种Ⅱ型膜固有蛋白，其短的3′-端即$-NH_2$端位于细胞膜内侧，而长的5′-端即-COOH端位于细胞膜外侧（Von Heijine，1988）。Parks等发现去除Ⅱ型膜固有蛋白的$-NH_2$端时，该蛋白即发生膜内外方向的倒转，验证其转膜蛋白的特性（Parks & Lamb，1991）。

与分泌型的PSA不同，PSMA作为一种膜糖蛋白，其多肽链有膜内区、跨膜区及膜外区三个部分。目前对PSMA的生物学功能了解不多，因其与人的转铁蛋白受体同源，且目前已知转铁蛋白有促进肿瘤细胞有丝分裂的作用，而前列腺癌易致骨髓转移，故推测PSMA具有类似转铁蛋白受体的功能，骨髓中前列腺癌细胞表面的PSMA与转铁蛋白相互作用，刺激肿瘤细胞的种植增殖。Heston等发现PSMA尚具有类似叶酸水解酶的特性，具有调节细胞生长分化的作用，认为可利用位于细胞膜外的PSMA酶活性激活细胞毒药物来治疗前列腺癌（Heston，1997）。

人前列腺组织中除 PSMA 外还存在其变异体 PSM。Su 等发现有一种 PSMA 的变异型 PSM′，其 cDNA 长度为 2387 bp，与 PSMA cDNA 长度 2653 bp 相比缺失从 5′ 端起第 114～380 的核苷酸，其余部分完全相同（Su et al., 1995）。该缺失区为翻译起始区及 PSMA 的跨膜结构编码区，故 PSM′ 不是细胞表面标志，可能是功能上与 PSMA 不相同的另一种蛋白质。Kawakami 等发现 PSM′ 在正常前列腺组织中仅局限于基底细胞中，有促细胞分化作用，而在前列腺癌中的分布无局限性，前列腺癌分化愈差，其含量愈高，分布愈广泛，且在激素难治性前列腺癌中更具高度表达（Kawakami & Nakayama, 1997）。认为原位杂交法测 PSM′ 可用于前列腺癌的免疫组化诊断，判定骨转移癌灶的前列腺来源。

（二）PSMA 的检测、组织分布及表达的影响因素

Horosewicz 等首先研制出 PSMA 的单抗 7El1-C5，该单抗与 LNCaP 系前列腺癌细胞膜呈强烈反应（Horosewicz et al., 1987）。Troyer 等用前列腺癌细胞及其亚细胞结构分别与 7El1-C5 单抗结合，用免疫电子显微镜观察，发现 7El1-C5 单抗结合的 PSMA 位点定位在细胞膜的内表面（Troyer et al., 1997）。

Troyer 等用 Western 印迹法检测血中的 PSMA 抗原，采用的是 7El1-C5 单抗，因 PSMA 不像 PSA 那样被分泌入血，即使在晚期前列腺癌患者血清中也不能检出 PSMA（Troyer et al., 1997）。Murphy 等研制出 PSMA 的新单抗 3F5-4G6，可识别 PSMA 分子上不同的抗原决定簇，同时应用 3F5-4G6 及 7El1-C5 与 PSMA 行夹心免疫检测，可提高检测效率，为前列腺癌的免疫诊断又提供一条途径（Murphy et al., 1996）。他还认为 3F5-4G6 在前列腺癌的放射免疫显像、导向治疗上具有较好的应用价值。针对 PSMA 不同抗原决定簇的更敏感的单抗有待进一步研制。

PSMA 的表达具有极好的组织特异性，且在前列腺癌中有高表达。Israeli 等发现，在人正常及癌变前列腺组织中均有 PSMA 表达，但在良性组织中的表达明显减弱甚至消失（Israeli et al., 1994）。PSMA 在身体绝大多数其他组织中不能测到，人脑、唾液及小肠中也有很低水平的 PSM mRNA 表达，但用 PSMA 的单抗 7El1-C5 却无法在这些组织中检测到 PSMA 抗原，推测 PSMA mRNA 在不同组织的翻译产物有差别，也可能是结构相似的蛋白，或是因翻译后修饰的不同而不同。PSMA 的表达受雄性激素的影响。Israeli 等发现，PSMA 在 LNCaP 细胞系上的表达在去雄性激素状态下有最高表达，5α- 二氢睾酮可使其降低 8～10 倍，睾酮则使其表达降低 3～4 倍，皮质类固醇对 LNCaP 细胞 PSMA 表达无明显影响（Israeli et al., 1994）。与此相反，睾酮与 5α- 二氢睾酮可使 PSA 呈高表达，在去雄性激素状态下，PSA 的表达减弱。Douglas 等认为 PSMA 的表达是非睾酮依赖性的（Douglas et al., 1995）。Wright 等对比前列腺癌组织中 PSMA 与 PSA 的表达，发现睾酮与二氢睾酮使 PSMA 表达明显降低，而 PSA 表达升高，在药物或手术去势患者中 PSMA 的表达升高，PSA 降低，故认为 PSMA 是观察复发及免疫或基因治疗效果的较好瘤标（Wright et al., 1996）。在服 5α- 还原酶抑制剂治疗 BPH 的人群中，因 PSA 水平下降，故 PSMA 较 PSA 在筛选前列腺癌患者时更具优势。PSMA 在人体前列腺组织中的表达是否受其他因素的影响，有待于进一步研究。

（三）PSMA mRNA 测定、组织分布及影响因素

在正常情况下，前列腺细胞不能进入血液循环，由于癌细胞具有侵袭性和局部破坏性，在肿瘤的早期阶段就有少量癌细胞进入血液循环，而癌细胞可通过多种途径逃逸机体的免疫监视，保护癌细胞免受机体的免疫攻击，得以继续生长，发生转移。如果能在转移灶出现之前检测到循环血中的前列腺癌细胞的存在，我们一方面可以明确前列腺癌的诊断，另一方面也有利于制订合理的治疗方案。

由于 PSMA 的高度组织特异性，用高灵敏度的方法检测外周血中的前列腺细胞将有助于前列腺癌的早期诊断、疗效观察及预后评价。反转录多聚酶链反应（RT-PCR）是一种非常敏感的检测方法，可以检测到微量的 DNA 拷贝。1992 年 Moreno 等首次报道了在分子生物学水平上检测前列腺癌的新技术，即用 RT-PCR 方法，以 PSA mRNA 为标志检测前列腺癌循环血中的微转移（Moreno et al., 1992）。PSA 是前列腺组织特异表达的抗原，在外周血液中检测出 PSA mRNA 表明在循环血中存在着前列腺癌细胞，即意味着前列腺肿瘤细胞发生了微转移。采用 RT-PCR 比免疫组化具有更高的敏感性。Israeli 等采用巢式 RT-PCR 技术，但用不同的引物检测循环血中的 PSMA mRNA 和 PSA mRNA，阳性率为：77 例前列腺癌患者中，PSMA mRNA 阳性 48 例（62.3%），PSA mRNA 阳性 7 例（9.1%）；经治疗的 24 例 D 期前列腺癌患者中，PSMA mRNA 阳性 16 例（66.7%），PSA mRNA 阳性 6 例（25.0%）；在前列腺癌根治术后血清 PSA 正常的患者中，PSMA mRNA 阳性 21/31 例（67.7%），而 PSA mRNA 阳性仅 1 例；40 例对照组中，包括正常人及各种非前列腺癌的前列腺疾病患者，仅有 4 例 PSMA mRNA 阳性，其中 2 例原诊断为 BPH，后经前列腺穿刺证实为前列腺癌（Israeli et al., 1994）。提示前列腺癌细胞的血行播散可以发生在其早期阶段。

Loric 等用与上述不同的引物，亦用巢式 RT-PCR 法检测循环血中的 PSMA mRNA 和 PSA mRNA，阳性率为：60 例前列腺癌患者中，PSMA mRNA 阳性 40 例（66%），PSA mRNA 阳性 20 例（33%）；在出现转移的 33 例患者中，PSMA mRNA 阳性 28 例（85%），PSA mRNA 阳性 17 例（51%）；在未出现转移、病变局限的 17 例患者中，PSMA mRNA 阳性 6 例（35%），PSA mRNA 阳性仅 1 例；53 例对照（包括 15 例健康青年女性、20 例健康青年男性、18 例 BPH 且血清 PSA<4 μg/L 的老年患者），均未检出 PSMA mRNA（Loric et al., 1995）。可以看出，作为肿瘤标志物，PSMA mRNA 比 PSA mRNA 要优越得多。最近，Ronald 等报道了用一种新颖的方法：三步法 immunobead RT-PCR 检测外周血中的 PSMA mRNA，其特异性和敏感性更高（Ronald et al., 1999）。

前列腺癌早期临床症状不明显，约 60% 以上的患者在首次确诊时便已经有了转移。由于 PSMA mRNA 测定的高灵敏性，在前列腺癌未扩散前就能在相当一部分患者血中检测到，因而，PSMA mRNA 有可能成为新的前列腺癌诊断指标。

也有与上述报道相反的报道：Sokoloff 等用 RT-PCR 法，分别采用 PSMA mRNA 引物和 PSA mRNA 引物标准化分组测定 10 ml 全血中所加入的 LNCaP 系前列腺癌细胞的数量，以此进行两者敏感性对比，结果显示 PSA mRNA 引物较 PSMA mRNA 引物具有更高的检测率（Sokoloff et al., 1996）。同样，Cama 等用 RT-PCR 法对比 PSA mRNA 与 PSMA mRNA 也有类似的结果（Cama et al., 1995）。因此对 PSA

与 PSMA 何为最好的 PCR 引物用于前列腺癌的检测具有争议。推测造成各实验室结果差异的原因可能是：①所采用的引物专一性不同；②受 PSMA 的多种变异型干扰的影响；③所选择的病例差异；④ PSMA 在不同种类的前列腺癌中的阳性率有差异。

（四）PSMA 在其他方面的应用

因 PSMA 在前列腺癌转移灶的细胞中具有特异的高表达，故为放射免疫显像提供了较好的靶目标。Babalan 等对 19 例前列腺癌患者结合术后病理检查进行研究，将 ^{111}In 标记的 PSMA 单抗 7El1-C5 即 CYT-356 单剂量注射后在 48 ~ 120 小时后行放射免疫闪烁法显像（Babalan et al., 1994）。该实验总准确率为 76.32%。作者认为单剂量（CYT-356）的应用是安全可行的，能检出软组织中>5 mm 的前列腺癌的转移灶，效果明显优于 CT、MRI 等影像学检查。漏诊的原因有：①病灶过小；②非 LNCaP 系的前列腺癌细胞不表达 PSMA。扫描阴性者则转移的可能性很小，这为选择治疗手段提供了方便。Kahn 等用同样的方法，探查前列腺癌根治术后前列腺窝复发及淋巴结转移病灶时，得到相同的结论，同时发现使用 CYT-356 的患者血清 PSA 下降 47%，认为 CYT-356 尚具有内照射杀死癌细胞的功能，且在手术及药物去势后 PSMA 的表达增高，内照射效果更好，内照射可弥补内分泌治疗的不足（Kahn et al., 1994）。

Jioa 等在树突状细胞中植入从自体前列腺癌细胞溶解产物中提取的 PSMA 糖蛋白，通过其抗原传递作用，从而刺激自体 T 细胞增殖和细胞毒性作用，认为该技术可用来发展前列腺癌疫苗的研制（Jioa et al., 1996）。

总之，PSMA 在前列腺癌的诊断治疗中具有其独特作用，但尚存在许多问题限制了其在临床方面的应用，这些方面有待进一步解决，如：① PSMA 的分子生物学功能；②针对不同抗原决定簇的更具特征性的 PSMA 单抗；③ PSMA 的变异型种类及相互的关系；④在非 LNCaP 系前列腺癌细胞中缺乏表达的机制以及与癌变的关系；⑤更具特异性、敏感性的检测技术；⑥ PSMA 在前列腺癌诊断治疗上的临床应用等。

四、前列腺癌核酸分子肿瘤标志物

虽然 PSA 的临床应用使前列腺癌的早期诊断率有了很大提高，但 PSA 肿瘤特异性不高，前列腺的良、恶性上皮细胞均可产生，除前列腺癌外，良性前列腺增生、前列腺炎、尿潴留及前列腺按摩或穿刺活检均可导致血清 PSA 升高。当 PSA 处于灰区（4 ~ 10 ng/ml）时，它则缺少足够的敏感性与特异性，给诊断带来了困难。因此，需要更多特异性较高的肿瘤分子标志物来弥补 PSA 的这一缺陷。最近，随着基因相关技术的发展，核酸肿瘤分子标志物逐渐受到科学界的重视，它们在基因的转录，转录后以及基因调控的表观遗传学上都有着不同的功能，并且在肿瘤的发生与发展中扮演了重要的角色。在前列腺癌中，已经有越来越多的 miRNA、lncRNA、融合基因的异常表达被检测出。随着核酸检测技术的不断发展和完善，核酸分子有望成为新一代的肿瘤分子标志物。

（一）miRNA 与前列腺癌

2007 年，Porkka 等利用基因芯片技术检测到大量 miRNA 在前列腺癌与前列腺增生细胞间存在显著差异表达（Porkka et al., 2007），自此不断涌现出新的 miRNA 作为潜在的前列腺癌肿瘤分子标志物。Mitchell 等的一项关于前列腺癌患者与对照组血清样本的对照研究显示，miRNA141 其表达水平比正常对照组高 46 倍，具有作为潜在前列腺癌生物学标志的潜力（Mitchell et al., 2008）。Brase 等的对照研究也表明 miRNA141 和 miRNA375 应成为前列腺癌诊断和判断预后的有力工具。Agaoglu 等（Yaman Agaoglu et al., 2011）、Zheng 等（Zheng et al, 2012）、Bryant 等（Bryant et al., 2012）在对比前列腺癌患者及正常对照组的血清样本时，发现较多的 miRNA 表达上调，其中 miR141 和 miR221 可能是重要的前列腺癌诊断和预后的生物学指标，有助于提示前列腺癌的恶性程度和判断是否存在前列腺癌转移。Chen 等通过 Illumina's Human v2 miRNA 基因芯片技术对包含有 25 例前列腺癌患者和 17 例良性前列腺增生患者血清 miRNA 进行筛查，结果表明与单一 miRNA 的作用相比，5 种 miRNA（let-7c，let-7e，miR-30c，miR622，miR1285）的组套检查可以准确区分前列腺癌与前列腺增生，具有较高敏感性与特异性（Chen et al., 2012）。类似的研究检测到 miR-185、miR-16、let-7a 和 let-7b 同样可以作为诊断前列腺癌的 miRNA 组套。基于众多实验成果，一种全新的 miRNA 诊断试剂盒已经问世，它包括了众多先前已经被证实的 miRNA。虽然它能够通过非侵袭性手段检查，并且能够克服蛋白质组学方法引起的抗体相关性的缺陷，但是，目前尚处于基础实验阶段，需要在临床标本中得到进一步验证，有望成为新型的辅助诊断的分子标志物。

（二）lncRNA 与前列腺癌

随着 PCR、基因芯片、色谱 / 质谱图组合、转录组测序等技术的发展，长链非编码 RNA（lncRNA）逐渐被注意到。lncRNA 是一种大小在 200～100 00 nt，不参与编码的基因。在前列腺癌中，相关的 lncRNA 有 PCA3、MALAT-1、PRNCR1、PCGEM1、ANRIL、PCAT1 和 GAS5（其中 PCA3 已被 FDA 批准用于临床应用）。

前列腺癌抗原 3（PCA3）是目前在前列腺癌中应用比较成熟的 lncRNA。它最早在 1999 年被发现在前列腺肿瘤组织中过表达，且其特异性较高，在前列腺增生组织中表达水平较低，在其他器官组织中几乎检测不到。二代 PCA3 试验（uPM3 试验）发现 PCA3 在诊断前列腺癌方面的特异性比 PSA 更高，因此有着较高的诊断价值。检测 PCA3 需要先进行直肠指诊或前列腺按摩，通常在每叶前列腺进行 3 次触压后再搜集尿液标本测试 PCA3 最为理想。另有研究表明 PCA3 评分与肿瘤恶性程度有关系，进展性前列腺癌的 PCA3 明显高于惰性前列腺癌，可以用来选择适合进行主动监测的患者。另外，PCA3 试验还能决定哪些曾进行过前列腺穿刺且结果阴性的患者需要进行重复穿刺，降低患者再次进行有创穿刺的风险。PCA3 是目前唯一被 FDA 批准的可临床上用于诊断前列腺癌的 lncRNA。与 PSA 相比，它有更好的诊断效力（AUC：0.68 for PCA score of 35 *vs*. 0.52 for PSA$\geqslant$2.0 ng/ml，P=0.008；Haese et al., 2008）。虽然 PCA3 具有较高的诊断效能，但其仍有不完善的地方，比如 PCA3 与局部进展期前列腺癌的相关性不高，因此在检测侵袭性肿瘤时效果并不理想，而且与 PSA 一样，PCA3 没有界值（在实际临床应用中，通常推荐 35 为 PCA3 的诊断阈值）。

肺腺癌转移相关转录物 1（MALAT-1）最初用于预测早期非小细胞肺癌的转移与预后。Lin 等研究表明 MALAT-1 也在包括前列腺癌在内的多种肿瘤组织里发生过表达（Lin et al., 2007）。Ren 等通过 RT-PCR 证明了 MALAT-1 在区分肿瘤与 BPH 方面有着比 PCA3 更高的特异性，更重要的是，MALAT-1 不仅存在肿瘤组织中，还以片段的形式存在于血清与血浆中并且能被检测到（Ren et al., 2013），这是含 PCA3 在内的其他 lncRNA 不能做到的。另外，其在 PSA 处于灰区时更能区分良、恶性肿瘤。现在，对于 MALAT-1 作为前列腺癌诊断标志物的研究尚处于早期，还将进行进一步研究和探索证明其临床应用的可行性。

前列腺癌非编码 RNA-1（PRNCR1）、前列腺癌基因表达标志物 1（PCGEM1）、生长停滞特异因子 5（GAS5）、前列腺癌相关转录物 1（PCAT-1）等 lncRNA 均与前列腺恶性肿瘤形成相关，但因组织内表达含量过低或随疾病进展表达量下降或研究不够深入，限制了它们作为肿瘤分子标志物的应用，尚处于基础研究阶段，距离应用于临床尚有一段距离。

（三）融合基因与前列腺癌

融合基因是一种新兴的肿瘤分子标志物，在前列腺癌中，已被发现的融合基因包括 TMPRSS2（21q22）与 ERG（21q22），ETV1（7q21），ETV4（17q21）或 ETV5（3q27）的融合。其中 TMPRSS2-ERG 融合基因在白种人前列腺癌患者中的检测率可以达到 50%，TMPRSS2 是跨膜蛋白丝氨酸 2，具有雄激素应答的特性，EGR 编码转录调控因子蛋白，该融合基因过表达有可能抑制细胞正常分化的能力从而导致肿瘤的发生，并促进雄激素依赖前列腺癌的进展，该融合基因可通过尿液检测，约有 42% 的局限性前列腺癌能够被检测出来。Pettersson 等的一项队列跟踪性研究揭示了该融合基因与疾病诊断阶段之间的关系（Pettersson et al., 2012）。Hessels 等发现联合 PCA3 可以将诊断的敏感性从 37% 提高到 73%，并且有助于判断是否需要再次穿刺（Hessels et al., 2007）。最新研究表明，TMPRSS2-ERG 联合 PCA3 及 PSA 检查可以提高疾病预测（AUC=0.88；specificity=90% at 80% sensitivity；Salami et al., 2013）。然而该融合基因的应用受到人种的限制，相比白种人来说，中国人的检出率相对较低（18.5%, Ren et al., 2012）。另外，我国学者也发现了有潜在临床应用价值的可作为前列腺癌诊断指标的融合基因：USP9Y-TTTY15。

五、其他前列腺癌肿瘤分子标志物

（一）γ- 精蛋白（γ-seminopotein，γ-sm）

γ-sm 存在于精液中，为一种糖蛋白，分子量 23 kD，患前列腺癌时，血中 γ-sm 升高，PSA 与 γ-sm 类似，但不能确定为同一类物质。血中 γ-sm 正常值为 1.93 ng/ml，在各期前列腺癌均有升高，良性前列腺增生患者血中 γ-sm 也升高，但如将其正常值定为 4 ng/ml 以下，良性前列腺增生仅有 4%阳性。血 γ-sm 阳性率随前列腺癌分期增高而增多，低期肿瘤与良性前列腺增生无差异，高期肿瘤则有明显差异。

前列腺癌患者经激素治疗后，血中 γ-sm 迅速降低，复发时约 13%重新升高，山口等检查 52 例前列腺癌组织中 γ-sm，结果全部阳性，虽然血 γ-sm 值与 PAP 值不相关，但在组织中，γ-sm、PAP、PSA 三者之间有相关性，而且无论肿瘤分化程度如何，三者均有广泛分布。至于血 γ-sm 值与 PAP 值的不同可能是由于分子量、理化性状不同及入血过程中所形成的差别所致。

（二）碱性磷酸酶（alkaline phosphatase，ALP）

血中碱性磷酸酶来源于骨、肝、胆道、小肠黏膜等处，据其来源不同，有数种同工酶。ALP 对前列腺癌并不十分特异，进行内分泌治疗时，血 PAP 下降，但碱性磷酸酶有一过性上升，随后下降，如果这个变动较大，应该认为有治疗效果。前列腺癌发生骨转移时，观察骨型同工酶比观察总碱性磷酸酶活性更为准确，91%发生骨转移者，骨型ALP升高。即使总酶活性正常，44%的骨型同工酶也升高，如果血ALP呈显著高值，则治疗较为困难。

此外，前列腺癌20%有胎盘型碱性磷酸酶上升。

（三）肌酸激酶（BB）

此酶脑型同工酶与ATP产生有关，60%的前列腺肌酸激酶属于这种同工酶，前列腺发生恶变时，血中肌酸激酶增加，47%的D期前列腺癌血肌酸激酶升高，但在病灶较小时，升高不明显，与PAP、PSA比较，其应用意义有限。

（四）组织多肽抗原（tissue polypeptide antigen，TPA）

一般增殖旺盛的组织中TPA均上升，前列腺癌时，血TPA升高，随肿瘤浸润加深，TPA有增多趋势。据统计，至少50%前列腺癌血TPA异常，但其对前列腺癌无特异性，肾癌、膀胱癌时也有升高，而且部分良性前列腺增生者也可升高，血尿和脓尿时，TPA值可以出现假阳性，经有效激素治疗的前列腺癌，TPA值可恢复到正常，但复发时可重新升高，TPA值的变化对观察前列腺癌的临床过程有意义。

（五）三酰甘油

经激素治疗的前列腺癌，血清三酰甘油和过氧化酶增加，胆固醇增加不明显，此时若给酪酸核黄素，升高的三酰甘油则明显减少。有关三酰甘油在前列腺癌中的意义有待进一步研究。

（六）羟脯氨酸

羟脯氨酸一般存在于胶原组织中，当前列腺癌发生骨转移，骨代谢亢进时，一部分羟脯氨酸由尿排出，因此可视为前列腺癌骨转移的标记之一。羟脯氨酸的排泄受饮食影响很大，检查时，应进无明胶类饮食。良性前列腺增生和无骨转移的前列腺癌尿羟脯氨酸仅有极微量的增加。发生骨转移时明显增加，内分泌治疗有效时，增加的尿羟脯氨酸可降低。在有发展时则又增加，对观察临床经过较有价值，作为骨转移的标志，羟脯氨酸比碱性磷酸酶为优。

（七）雄激素

因前列腺癌的发生可能与雄激素有关，有报道认为其可作为前列腺的肿瘤标志物。但正常人、良性前列腺增生者，与未经治疗的前列腺癌患者三者之间血睾酮、5α-脱氢睾酮（DHT）、5α-二羟雄甾烷没有差异，前列腺组织内雄激素浓度与血中浓度不同，未治疗的前列腺癌组织中睾酮明显增加，而在良性前列腺增生组织中则DHT增加。低分化腺癌组织中的DHT、5α-二羟雄甾烷较高分化癌为低，激素治疗后可以回升，但在不同个体中5α-二羟雄甾烷变动较大，故DHT值的变动更有意义，组织内DHT量少于2 ng/gtw时，预后多不佳，复发的前列腺癌组织中DHT含量显著降低。

除上述肿瘤标志物外，乳酸脱氢酶、磷酸己糖同工酶、癌胚抗原（CEA）、前列腺素I_2、急性相反应蛋白、淀粉样蛋白A、尿中多胺、人绒毛膜促性腺激素（hCG）、血铁蛋白等均有人研究，但意义不大。前列腺液中是否有肿瘤标志物令人感兴趣，前列腺液中的乳酸脱氢酶可能与前列腺的生物学行为有关。其他如补体C3、转铁蛋白、锌、胆固醇等有待进一步研究。

前列腺癌组织中雄激素受体减少与前列腺癌治疗有关，减少者易出现转移，这因雄激素受体基因异常所致，有报道ras基因产物在有否转移的前列腺癌组织表达不同，p53基因突变与前列腺癌的进展关系密切，雄激素受体基因突然变异与雄激素依赖性有关等，但能否作为前列腺癌的肿瘤标志物，目前还有相当大的距离。

（八）肌氨酸

肌氨酸是甘氨酸代谢及降解的产物，Sreekumar 等通过检测临床 262 名患者的 1126 个包括组织、血液、尿液的样本发现肌氨酸在前列腺癌患者尿液中高表达（Sreekumar et al., 2009）。另一项包含 290 名患者、310 名正常人群的血清样本对照研究表明，血清中增高的肌氨酸可以增加诊断的准确性，尤其是 tPSA< 4 ng/ml 的患者（Lucarelli et al., 2012）。但也有研究表明肌氨酸并不能作为血液或尿液中理想的诊断及预后指标，能否有效应用还需要进一步探索。

（九）α– 甲酰辅酶 A 消旋酶（alpha–methylacyl–coaracemase，AMACR）

α- 甲酰辅酶 A 消旋酶是异构酶家族中的一员，已经被证明在肝细胞癌、胃癌、结直肠腺瘤等多种肿瘤组织中表达上调。AMACR 高表达与前列腺癌肿瘤上皮细胞中，使其成为一个潜在的肿瘤分子标志物，并且这一观点已经得到流行病学、遗传学及实验室的验证。Sreekuma 等筛查前列腺癌患者血清标本中 AMACR，发现相比于对照组显著升高（Sreekumar et al., 2004）。Rogers 等也证明了前列腺腺癌患者尿液样本中，AMACR 含量升高（Rogers et al., 2004）。虽然 AMACR 具有潜在的作为前列腺癌早期诊断标志物的特征，但仍然有许多限制条件，如 AMACR 会引起人的免疫反应从而降低 AMACR 的表达量。

（十）激肽释放酶相关蛋白酶 2（kallikrein–related peptidase 2，KLK2）、谷胱甘肽 –S– 转移酶 1（GSTP1）、高尔基磷酸化蛋白 2（GOLPH2）、早期前列腺癌抗原（EPCA）

KLK2 在前列腺管状上皮有器官限制性表达，在血清中存在游离的 KLK2 表达，这点与 PSA 不同，且有相关报道证明对于 PSA 在 2～10 ng/ml 的患者，KLK2 与 PSA 的比值可增加诊断效能，KLK2 的应用有待进一步的研究和探索。GSTP1 是谷胱甘肽 -S- 转移酶家族中一个重要的多功能解毒酶，近期研究表明 GSTP1 超甲基化区别前列腺癌和良性前列腺增生的敏感性和特异性均有统计学意义，由于正常细胞中 GSTP1 的缺失或减少可能与恶变有关。癌细胞中 GSTP1 的缺失或减少可能与预后较好有关，阐明细胞恶变前后 GSTP1 的变化在癌症中的意义仍是目前需要解决的问题。GOLPH2 又称 GOLM1 或 GP73，是一种 Ⅱ 型高尔基膜蛋白。Wei 等通过实时 RT-PCR、Western 印迹和组织芯片技术进一步证实了 GOLPH2 在前列腺癌中的表达水平会升高（Wei et al., 2008）。另有研究显示很多前列腺癌患者癌组织中 GOLPH2 表达水平会上调（Kristiansen et al., 2008），说明在癌症发生中亚细胞结构和功能的改变可能也发挥着重要的作用。EPCA 是一种核基质蛋白，免疫组化检测结果显示，在前列腺癌与对照人群中 EPCA 染色强度具有显著性差异。Paul 等利用 ELISA 技术检测血浆证明其具有区别其他肿瘤及损伤的高特异性（Paul et al., 2005）。近期研究表明，其具有较高的特异性及敏感性外，还能区分局限性和转移性前列腺癌（Leman et al., 2007）。EPCA 阳性很可能先于镜下病理改变，因此可能会成为一种潜在的、能真正早期诊断癌症的肿瘤分子标志物，其在疾病发展过程中的作用有待进一步研究，从而为未来发展具有高敏感性和特异性的筛选前列腺癌的方法提供依据。

第六节　前列腺癌的影像诊断

前列腺癌的影像诊断一直是影像诊断领域的难题，但随着影像学检查设备和技术的进步，前列腺癌影像诊断领域也取得了长足的进步。超声因其无电离辐射损伤、简便的操作方式、相对便宜的价格是最常用于筛查前列腺癌的影像检查方式。前列腺癌在超声上可呈现多种回声表现，比较常见的为低回声结节，但也可以表现为等回声抑或是高回声。所以超声在诊断局限于前列腺包膜内的前列腺癌能力相对有限。根据文献报道其在评估包膜侵犯、精囊侵犯方面有一定运用价值，准确性在37%～83%之间。

近年来影像技术的飞速发展，使影像学的优势逐渐凸现，以磁共振成像（MRI）及磁共振频谱分析（MRS）的联合应用最为引人注目，前列腺癌的影像诊断因此而有了一定的突破。MRI具有空间分辨率高、对比良好、多方位扫描及视野大等优点，而MRS能提供代谢学信息，两者结合可精确地定位前列腺癌及其范围，并作出可靠特异的诊断。

一、前列腺癌的CT诊断

理想的CT检查是显示病变的关键，前列腺区的CT检查应做到：尽可能的薄层（5 mm以下）以获取较高的空间分辨率，发现小病灶；适度的窗宽、窗位以获得良好的组织对比度；增强后动态多期扫描以获取血流动力学信息；扫描范围要包括盆腔及中下腹部，以最大限度地发现盆腔、后腹膜的淋巴结转移及远处器官的转移。目前在大多数教学医院，使用螺旋或多排螺旋CT，能满足以上的技术要求，取得上佳的诊断图像。

（一）正常前列腺的CT表现

在平扫CT上，前列腺表现为密度均匀一致的软组织结构，在外周低密度脂肪的衬托下轮廓清晰，尤其在薄层螺旋CT上与周围肌肉、血管及会阴组织分界清楚（图37-6-1）。

前列腺的大小随年龄而变化。30岁以下的男性，前列腺上下径平均30 mm，前后径23 mm，左右径31 mm；60～70岁，其上下径达50 mm，前后径达43 mm，左右径48 mm。正常情况下，前列腺位于耻骨联合下缘平面以下，呈圆形或卵圆形密度均匀的软组织影；偶尔可在耻骨联合上见到，但未超过1 cm时，不能列入增大范围；如超过耻骨联合上2 cm，可认为前列腺增大。随年龄增加，前列腺钙化的发生率也相应增高，到60～70岁年龄组时可达60%，一般前列腺钙化呈散在点状或圆形的致密影（图37-6-2）。

仰卧位扫描时，正常的精囊位于膀胱后下缘，两侧对称，形态自然，周围衬以脂肪，与膀胱壁间形成的膀胱精囊三角一般呈锐角（图37-6-3）。

（二）前列腺癌的CT表现

70%的前列腺癌起源于周围叶，但CT对

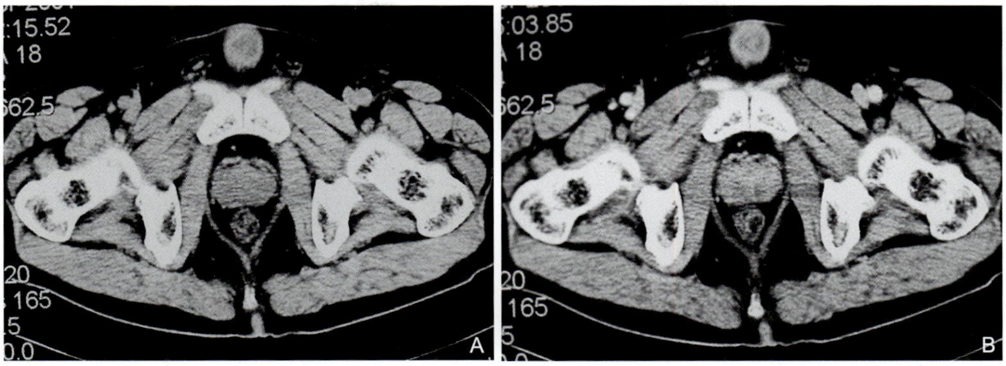

图 37-6-1 正常前列腺的 CT 表现

A. 前列腺呈类圆形，密度均匀，边缘清楚的软组织影，两侧为对称的闭孔内肌及肛提肌；B. 增强后前列腺均匀强化

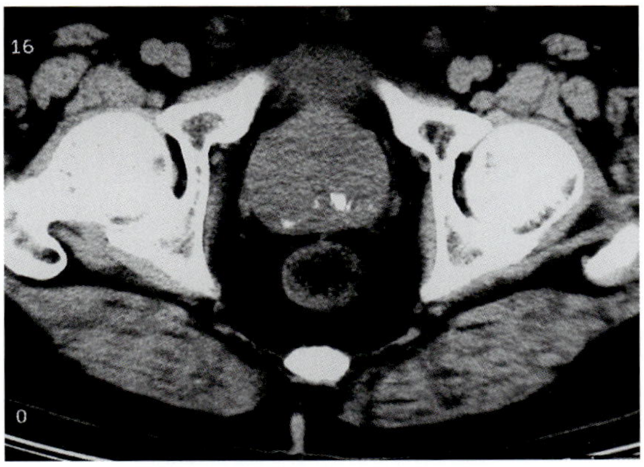

图 37-6-2 前列腺增生并钙化

前列腺呈球形增大，两侧对称，边缘光整，内可见点状高密度钙化影

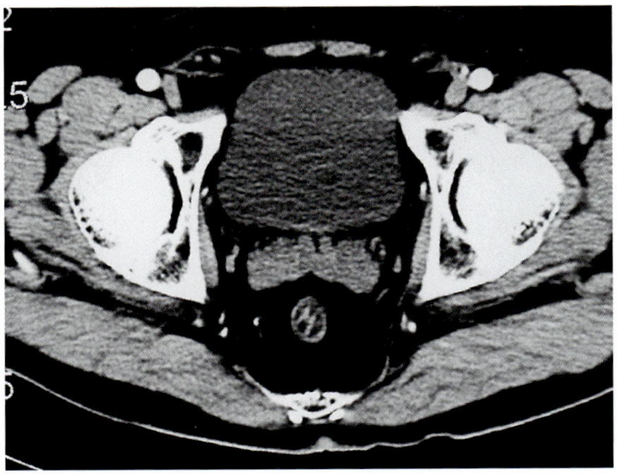

图 37-6-3 正常精囊的 CT 表现

精囊位于膀胱后方，两侧对称，与膀胱间形成的膀胱精囊三角呈锐角

前列腺癌的诊断有较大限制，原因在于 CT 的密度分辨率不足以区分前列腺癌组织与正常的前列腺组织，因此，对于局限在前列腺内的癌灶，CT 难以发现。对于突出轮廓外而仍局限在包膜内的前列腺癌来说，由于前列腺增生亦可有相似表现，仅依靠 CT 不能可靠地鉴别两者。而对于包膜外有浸润的前列腺癌，一般倾向于前列腺癌，但由于前列腺非癌性病变也可出现周边不光滑，所以也应结合临床及实验室资料，不能单凭 CT 表现作诊断。

CT 对仅局限于包膜内的癌结节（Ⅰ、Ⅱ期）显示较为困难，偶尔可显示为密度稍低的结节；在增强后的延迟扫描，强化正常的前列腺部分与低密度的癌结节对比更为明显（图 37-6-4），使癌灶的显示率有所提高；当前列腺癌的密度与正常前列腺差别不明显时，轮廓出现局限性轻度隆起（图 37-6-5）可能是唯一的征象。

当前列腺癌长大并突破包膜，侵犯邻近结构（Ⅲ期以上）时，前列腺明显增大，密度不均匀，轮廓不规则。前列腺癌侵犯精囊最为常见，表现为两侧精囊腺不对称、前列腺精囊间脂肪层消失及精囊三角变钝或消失（图 37-6-6）；膀胱或直肠受侵相对较少。

两侧精囊明显不对称，左侧精囊肿大，膀

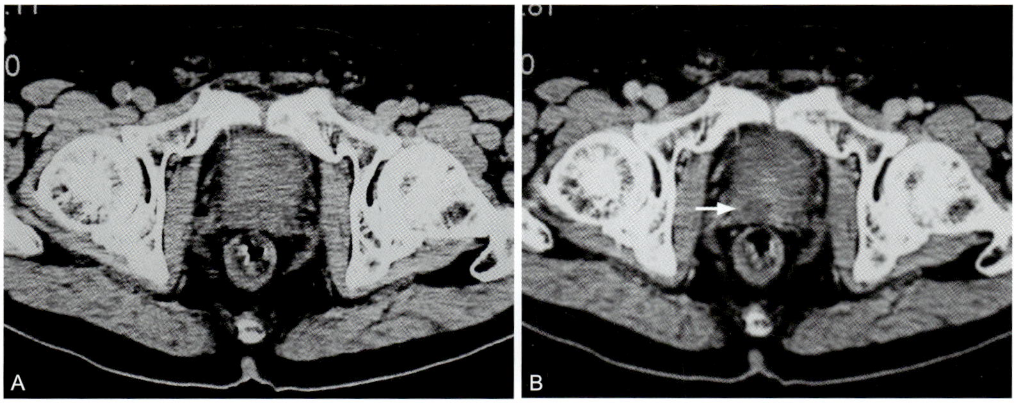

图 37-6-4　前列腺癌

A. 平扫前列腺癌显示欠清，仅前列腺后方偏右密度略低；B. 增强后延迟扫描，前列腺后方低密度结节显示清楚

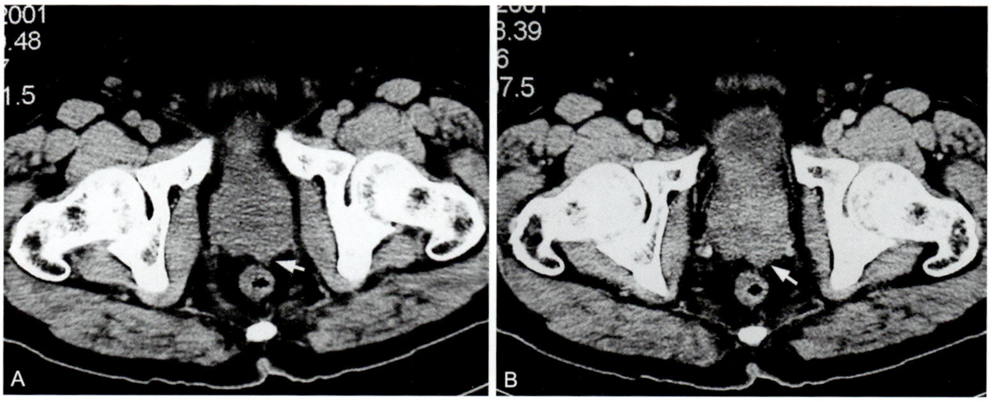

图 37-6-5　前列腺癌

A. 前列腺密度改变不明显，但后缘偏左局限性向后轻度隆起；B. 为增强后 A 的上一层面

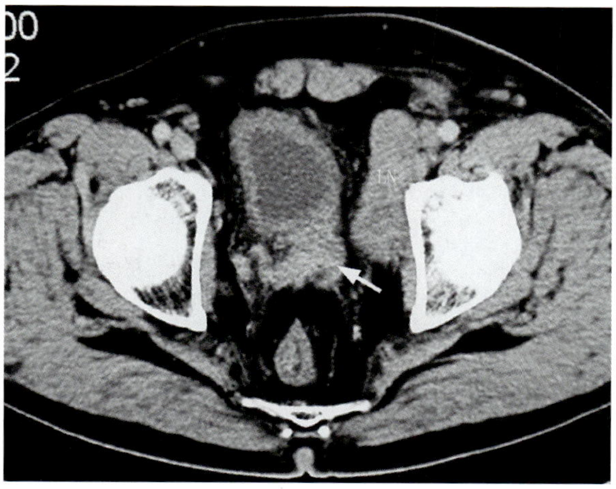

图 37-6-6　前列腺癌累及左侧精囊

胱精囊三角消失，伴左侧盆腔淋巴结（LN）转移。膀胱壁均匀增厚为慢性膀胱炎。

前列腺癌也可通过尿道黏膜侵及膀胱（图37-6-7）或直接侵犯膀胱壁，直肠由于受直肠膀胱筋膜保护，一般不易受侵，但也有小部分病例直接侵犯直肠。

CT对于评估前列腺癌的淋巴结及骨转移有较大的帮助。淋巴结转移一般首先累及附近的膀胱、骶前及闭孔的淋巴结，继而至髂内外、髂总、腹主动脉旁和纵隔淋巴结，少数可转移到颈部和腋下淋巴结。CT对于髂内淋巴结群和闭孔淋巴结群显示甚为满意（图37-6-8），其诊断淋巴结转移的准确率可达80%～90%。当淋巴结直径大于15 mm，可考虑为转移，10～15 mm应疑有转移，小于10 mm多数为正常。但约有10%的假阴性，因为部分直径小于10 mm的淋巴结，显微镜下可发现癌转移，而CT只能显示较大直径的淋巴结，因此CT扫描阴性并不一定表示淋巴结无转移。此外，CT显示骨转移具有独到的优势，骨转移以骨盆、腰椎、股骨和肋骨多见，可表现为成骨型、溶骨型和混合型。CT显示

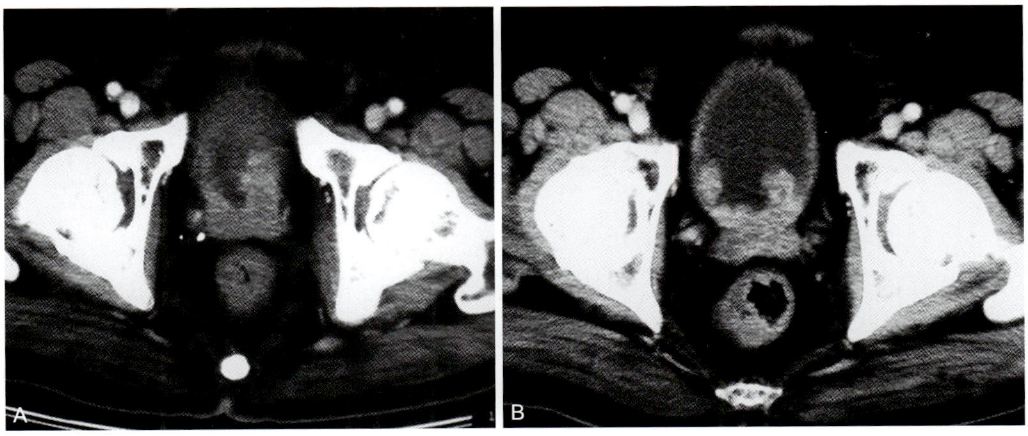

图 37-6-7 前列腺癌累及膀胱
A. 前列腺癌侵犯膀胱，膀胱后壁不规则增厚；B. A 的上一层面

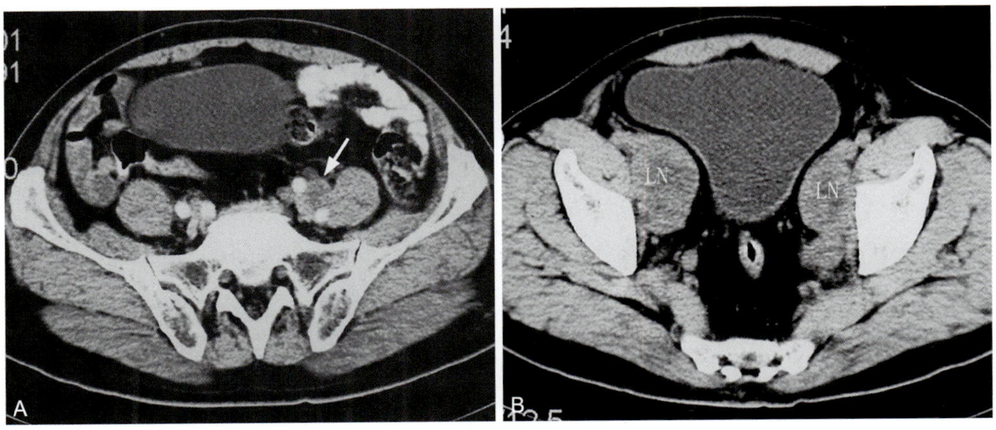

图 37-6-8 前列腺癌伴盆腔淋巴结转移
A. 前列腺癌伴盆腔左侧髂组淋巴结转移；B. 同一患者，盆腔下部两侧淋巴结转移 (LN)

骨转移的敏感性介于放射核素扫描和常规X线摄片之间，特异性明显高于放射性核素扫描，与X线片相仿。

总之，前列腺癌的CT表现缺少特异性，由于癌组织与正常腺组织间缺乏密度差异，CT无法从密度上确定肿块的有无，从大小轮廓上也难与前列腺增生鉴别，所以，CT一般不作为前列腺癌的初诊手段。CT评价前列腺癌的主要作用体现在经临床穿刺证实的前列腺癌分期，尤其是Ⅲ期和Ⅳ期患者，CT的分期准确率为67%～75%。其诊断淋巴结转移的能力也相对有限。根据文献报道其评估骨转移的敏感性在71%～100%。临床上常将CT用于高危前列腺癌患者评估其有无骨转移和淋巴结转移。

二、前列腺癌的MRI诊断

MRI因其良好的软组织对比及多序列多方位的扫描方式，在前列腺癌早期诊断、病灶定位、预测Gleason评分、评估有无包膜及精囊侵犯、引导靶向穿刺、评估疗效等方面得到越来越广泛的运用。而这些运用的实现离不开磁共振功能成像技术的进步和发展。目前包含一种或多种功能成像（如磁共振波谱成像、动态增强MRI及扩散加权成像）的多参数磁共振成像（multi-parameter MRI）在前列腺癌的诊断中正在发挥重要作用。

（一）前列腺应用解剖

在开始学习前列腺磁共振之前我们首先应该了解一下前列腺的解剖结构，因为这是任何影像学成像的基础和前提。前列腺从上到下分为底部、中间腺体及尖部。横断面分为四个部分：前面的纤维肌肉基质，这部分不含腺体成分；包绕尿道的移行带，约占腺体的5%；中央带约占腺体的20%；外面的外周带，占腺体的70%～80%。外周带腺体从底部到尖部逐渐增多。其中95%的前列腺癌属于腺癌，起源于前列腺导管腺泡。70%起源于外周带，25%起源于移行带，5%起源于中央带。在影像上，移行带与中央带无法分辨，因此我们统称为中央叶。前列腺并没有真正的包膜，所谓的“包膜”实际上是由纤维肌肉部分包绕前列腺其他成分而形成，在前列腺后方及后侧方最明显，在T_2WI上呈低信号。前列腺包膜对于评估前列腺癌的腺体外侵犯具有重要意义。前列腺周围有神经血管束，在5点钟及7点钟方向最明显，并且在前列腺底部及尖部，这些神经血管束发出分支贯穿前列腺包膜，这为前列腺组织外侵犯提供了解剖学基础。在了解了前列腺解剖学基础以后我们开始从形态学成像到功能学成像的学习。

（二）形态学MR

在了解前列腺的解剖和病理之后我们可以对前列腺解剖成像提出一些合理的解释和判断。在T_2WI上，正常的前列腺外周带呈均匀一致的高信号，中央叶呈不均匀中等信号。

前列腺癌在外周带T_2WI中多数呈均匀的低信号，极少数呈等信号，根据这一特点我们可以对外周带前列腺癌做出初步判断。然而，T_2WI低信号改变并不是前列腺癌所特有的，还有许多病变及改变也可呈低信号，如前列腺炎、出血、瘢痕、萎缩、放疗后、激素治疗及冰冻治疗后，因此我们还需要功能学磁共振如DWI、DCE-MR、MRS。

中央叶的前列腺癌单独依靠T_2WI的诊断难度较大，主要原因在于中央叶在T_2WI上信号不均匀。虽然有文献提出了中央叶前列腺癌的一些影像特点，如中央叶中有均匀一致的T_2WI低信号区、病灶边缘模糊、没有包膜，类凸透镜形状的病灶首先要考虑是前列腺癌。

即使考虑到这些特点，中央叶前列腺癌的检出率仍仅 56%～63%。腺体增生型增生结节表现为 T_2WI 高信号，周围有包膜，在 T_2WI 上较易与前列腺癌区分，然而基质型增生结节、不典型上皮内瘤变、感染、瘢痕在 T_2WI 均表现为低信号，T_2WI 诊断的特异性和灵敏度受限。

T_1WI 对前列腺解剖结构显示有限，各区无法区分。T_1WI 主要用来检测穿刺后出血、观察包膜及神经血管束情况、提供强化程度的参照。

(三)功能学 MR

(1) DWI (diffusion-weighted imaging): DWI 检测的是水分子的布朗运动，提供了组织水分的功能环境信息，反映了正常及病变组织细胞的状态。DWI 对细胞内、细胞外间隙的水分子弥散改变很敏感，同时也对能量依赖的 Na-K 泵改变所引起的细胞毒性水肿敏感。前列腺癌中细胞数量增加，细胞外间隙减小，导致水分子弥散受限，DWI 呈高信号改变。因此，DWI 成为区分良、恶性病变的重要的生物物理学定量参数。

弥散的程度是由弥散系数 D 决定，其变化通常处于亚体素水平，而 MRI 图像上可测量的指标是表观弥散系数(apparent diffusion coefficients，ADC)。ADC 量化的是弥散及毛细血管灌注的综合效益。ADC 减小代表水分子运动受限，相反，ADC 增大代表水分子运动活跃。在前列腺癌中，随着病灶增大，细胞数量增多，细胞内及细胞外间隙减小，导致 ADC 减小。

病灶的部位可以影响 DWI 诊断前列腺癌的灵敏度。正常的前列腺外周带平均 ADC 值高于移行区，而前列腺癌通常表现为 ADC 值减低，所以位于外周带的病灶更容易被发现。在中央叶，DWI 的诊断效能存在争议。腺体型结节及上皮内瘤变表现为 ADC 值增加、T_2WI 高信号，使其较易与前列腺癌区分；然而基质型增生结节表现为 ADC 值减低，T_2WI 信号减低，这就增加了诊断的难度。研究表明，在 T_2WI 运用的基础上增加 DWI 扫描，可以整体提高移行带前列腺癌的诊断的准确率。区分基质型 BPH 和前列腺癌的价值与前列腺癌的评分有关，对于 Gleason 评分≥3+4 的病灶，ADC 值的差异有统计学意义。腺体型 BPH 和基质型 BPH 的 ADC 平均值(1.73×10^3 mm²/s、1.23×10^3 mm²/s)差异有统计学意义，并且均与移行带前列腺癌的 ADC 值存在差异。

随年龄增加，前列腺增生增多，中央叶的 ADC 值增加，运用 ADC 值诊断中央叶前列腺癌的灵敏度增加。图像重叠也可以影响 ADC 值探测前列腺癌的能力。

值得注意的是，获得参数 b 的运用要尽量充分，因为其决定弥散的敏感性。b 值直接影响到探测水分子弥散水平的能力，所以，正确的 b 值设定非常重要。随着 b 值的增大，弥散权重增加，弥散敏感性增加。在高 b 值，DWI 图像几乎仅代表了分子的弥散。然而，随着 b 值的增加，梯度脉冲延长，引起回波时间增加，DWI 图像质量及信噪比减低。b 值越小，图像质量及信噪比增加，而 T2 残留效应及组织灌注效应权重增加。通常，b 值的设置需要包括 0 和 1000 s/mm²。

DWI 是功能学 MRI 的基础，并且多次证明其在诊断前列腺癌中具有重要作用。DWI 图像的优点是扫描时间短及高的组织分辨力。一项 meta 分析的数据表明，单独使用 DWI 比单独使用 T_2WI 对前列腺癌诊断的特异性和灵敏度高，这可能是因为 DWI 在本质上比解剖学 MRI 有优势，两者使用了不同的参数。联合使用 DWI、T_2WI 诊断前列腺癌的特异性大于 80%，比单独使用 T_2WI 特异性高，而与单独使用 DWI 相仿，所以，建议增加使用 DWI 来提高诊断的特异性。另外，有研究结果证明，联合使用 DWI、T_2WI 诊断前列腺癌的灵敏度较单独使用 DWI 高。DWI 的缺点包括磁敏感相关的图像失真。这些失真可由充气的直肠及直肠内线圈、骨表面、磁场强度不均匀、周围脂肪引起的化学移位伪影引起。这些失真效应可以通过运用硬质线圈、线圈内填钡剂或者全氟化碳而减小。

（2）DCE-MR：动态增强磁共振成像（dynamic contrast enhanced-magnetic resonance imaging，DCE-MRI）常通过运用快速的三维绕相梯度回波序列（3D spoiled gradient echo，3D SPGR））采集高时间分辨率的 T_1WI 信号。常利用双室模型对进出前列腺组织的造影剂行定量和定性分析。典型的前列腺癌动态增强曲线呈流出型曲线，也就是我们常说的快进快出的强化方式。究其原因主要是前列腺癌含有丰富的新生血管，新生血管通透性更高并伴有更多的回流静脉。定量参数主要有转移常数 Ktrans 即造影剂从血管内流向组织间隙的能力。回流常数 Kep 即造影剂重新回到血管内的能力。Ve 为血管外细胞外间隙，其是评估组织细胞间隙的重要参数指标。在 DCE-MRI 检查中可对感兴趣区（region of interest，ROI）进行定性和定量分析上述指标。另外，我们还常用时间信号曲线来判断病灶是否为前列腺癌。强化曲线分为三种类型：流入型、平台型、流出型。有文献报道，前列腺癌常见强化方式为流出型。也有报道认为平台型强化方式最常见，但是三种曲线在前列腺癌和正常组织中均有较大部分的重合。因此单独依靠曲线诊断仍然存在一定程度的不足。在临床诊断过程中我们还发现了 DCE-MRI 存在以下几个方面的不足：①需要注入造影剂，额外注入造影剂存在造影剂过敏、增加患者的经济负担及对于肾功能不全患者无法检查等缺陷；②无论是定量分析还是定性分析，对于位于中央叶的前列腺癌动态增强磁共振诊断特异性及敏感性均不甚理想；③对患者血管弹性要求较高，前列腺癌患者大部分为老年男性，血管情况往往不佳，部分患者难以达到动态增强的流速要求。

（3）MRS：磁共振波谱成像（magnetic resonance spectroscopic imaging，MRSI）是运用波谱分析技术评估所检测体素内前列腺代谢物质含量的功能成像技术。波谱成像采集的信号为自由衰减信号（free induction decay，FID）。常用的信号采集方法包括点分解波谱分析法（point resolved spectroscopy，PRESS）和激励回波采集模式（stimulated echo acquisition mode，STEAM）。成像的组织学基础是前列腺组织中主要含有枸橼酸（citrate，Cit）、肌酐（creatine，Cr）和胆碱（choline，Cho）这三种代谢产物。因其特异性的化学位移谱峰和相对较高的含量，这三种物质可以在波谱成像中被检测出来。Cit 在正常前列腺中含量高并发挥主要的生理功能，Cho 在正常的前列腺组织中含量较低。前列腺癌组织中由于细胞代谢旺盛，Cho 作为细胞膜合成的重要原料，其含量明显升高，而前列腺癌组织失去了正常前列腺细胞产生和富集 Cit 的功能使得其含量明显下降。总的来说，典型的前列腺癌 MRS 表现为胆碱增加和枸橼酸盐的减少。由于波谱不能用一种简单的模式提供绝对的代谢物浓度，校正标准复杂，所以通常用代谢物比值来衡量。胆碱 / 枸橼酸盐或者（胆碱 + 肌酸）/ 枸橼酸盐的升高，常作为前列腺癌的标志，这个变化在前列腺外周带中运用最为可信。通过波谱成像技术检测这两种物质的变化即可推测有无前列腺癌的存在。但磁共振波谱分析技术存在以下不足：①由于波谱分析需要一定大小的体素，体素太小时所检测物质含量太少便无法进行波分析。②常规磁共振成像序列体素一般较小，而MRSI的体素较大，因此将解剖成像和波谱分析结果进行匹配时存在错配可能。另一方面，如果所检测的肿瘤过小，不足一个体素，也将使得检测结果趋于正常。③波谱分析对场强均匀性要求很高，这样才能保证检测结果真实可靠性，目前我们临床常用的MRSI是多体素波谱分析，在正式开始MRSI之前需完成矢、冠、横三个方位的定位相采集，在定位相采集过程中患者轻微的体位变化即会导致MRSI检查过程中匀场困难。④受操作者技术水平影响大。⑤前列腺中央叶因组织成分异质性明显，使得MRSI检出前列腺癌的效能明显降低。⑥慢性前列腺炎症也可以模拟肿瘤的高胆碱低枸橼酸代谢改变，其在鉴别慢性炎症和前列腺癌仍面临巨大挑战。这些原因使MRS成像在临床使用过程中受到一定局限。因此目前美国放射学会和中华放射学会均已不再推荐扫描MRS。

第七节　前列腺穿刺活检

一、概述

早期诊断对于前列腺癌治疗方式的选择和患者预后至关重要，病理诊断是确诊前列腺癌的金标准。为更方便、有效地获取前列腺组织，自1922年以来，医学家们先后尝试了开放经会阴活检、经会阴前列腺针吸活检、经直肠前列腺活检等技术，直到1989年，Hodge等首次报道经直肠6针系统穿刺（Hodge et al., 1989），穿刺效率显著增高，经直肠超声引导下前列腺穿刺活检术在前列腺癌诊断中的作用被广泛认可。但6针系统穿刺法仍有30%～45%的患者漏诊。为提高穿刺阳性率，一方面通过增加穿刺针数，提出了8针、10针、12针及饱和穿刺的理念。此外，改变穿刺策略，近年来研究较多的包括尖部穿刺、移行带穿刺以及饱和穿刺。随着影像学的进步，多参数MRI诊断前列腺癌的敏感性与特异性显著提高，基于多参数MRI的靶向穿刺，显著提高了穿刺阳性率并避免漏诊高危前列腺癌。

二、前列腺初次穿刺指征和禁忌证

目前，前列腺穿刺的指征主要基于血清PSA异常、直肠指诊以及影像学异常发现。随着PSA的升高，患前列腺癌的风险也增大，但尚不存在一个阈值，低于该阈值的男性就没有患前列腺癌的风险。降低血清PSA阈值可以提高穿刺阳性率，检出一些具有临床意义的前列腺癌，但也无法避免大量没有临床意义的前列腺癌，导致过度诊断。需要注意的是，以PSA作为诊断依据，PSA水平受感染、直肠指诊、膀胱镜检查等影响。此外，即使对于同一个患者，PSA每天的波动范围可达34%（Bunting, 1995），这种波动在一定程度上不可避免的对PSA动力学解读造成困难。有数据显示，我国男性不同年龄段PSA水平分别为40～49岁≤2.15 μg/L，50～59岁≤3.20 μg/L，60～69岁≤4.10 μg/L，70～79岁≤5.37 μg/L，均低于西方国家男性（Liu et al., 2009）。

直肠指诊异常是前列腺穿刺活检的绝对适应证，其重要性被应用越来越广泛的血清PSA

检测所掩盖。直肠指诊发现前列腺硬结或弥漫性变硬即需要进行前列腺穿刺，血清 PSA 水平 0～1.0 μg/L、1.1～2.5 μg/L、2.6～4.0 μg/L 时，直肠指诊异常的男性前列腺癌检出率分别为 5%、14%、30%（Carvalhal et al., 1999），并且，多数直肠指诊发现的前列腺癌具有临床意义。

经直肠超声在前列腺癌的临床诊断中可以测量前列腺体积并能实时引导穿刺，但其检测前列腺癌的敏感性和特异性较低，诊断前列腺癌的作用有限。有研究表明，约 60% 的前列腺癌为低回声结节（Shinohara et al., 1989），但也有研究认为低回声区与等回声区前列腺癌检出率无明显差异（Onur et al., 2004）。

目前前列腺初次穿刺指征包括（中华医学会泌尿外科学分会，2016）：①直肠指诊（DRE）发现前列腺可疑结节，任何 PSA 值；②经直肠前列腺超声（TRUS）或 MRI 发现可疑病灶，任何 PSA 值；③ PSA＞10 μg/L；④ PSA 4～10 μg/L，F/T 值可疑或 PSAD 值可疑。前列腺穿刺的禁忌证包括：①处于急性感染期、发热期；②有高血压危象；③处于心脏功能不全失代偿期；④有严重出血倾向的疾病；⑤处于糖尿病血糖不稳定期；⑥有严重的内、外痔，肛周或直肠病变。

三、前列腺穿刺术前准备

（一）穿刺术前常规检查

患者行前列腺穿刺活检术前应常规行血、尿、便常规及凝血功能检查，有肝肾功能异常病史者需复查肝肾功能。基于多参数 MRI 的靶向穿刺在初次穿刺中的作用尚不明确，在多中心前瞻性临床研究得出进一步结论前，不推荐多参数 MRI 作为初次穿刺之前的常规检查。

（二）预防性抗生素的应用

经直肠超声引导下前列腺穿刺活检术之前，应常规口服或静脉预防性应用抗生素，首选喹诺酮类抗生素，目前的临床数据显示单次应用与用药 1～3 天的效果相当。穿刺术后的严重感染多与喹诺酮类药物耐药有关。经会阴前列腺穿刺前不需要预防性应用抗生素。

（三）肠道准备

经直肠前列腺穿刺活检前清洁肠道是常规操作，开塞露可代替灌肠，建议穿刺前碘伏清洁肠道。

（四）围术期抗凝及抗血小板药物的使用

对于有心脑血管病风险、支架植入病史的长期口服抗凝或抗血小板药物的患者，围术期应综合评估出血风险及心脑血管疾病风险，慎重决定相关药物的使用。尽管有前瞻性研究结果表明，前列腺穿刺时不停用小剂量阿司匹林并不增加严重出血的风险，但多数学者仍建议围术期停用抗凝及抗血小板药物。阿司匹林及其他非甾体类抗炎药在穿刺前应停用 3～5 天，氯吡格雷应停用 7 天，噻氯匹定应停用 14 天，双香豆素建议停用 4～5 天。

（五）麻醉

经直肠和经会阴前列腺穿刺对麻醉的要求不同。通常大多数患者在经直肠穿刺中未经麻醉也能很好耐受。超声引导下前列腺周围阻滞是经直肠前列腺穿刺麻醉的最优选择，其效果优于经直肠灌注局麻药物。如果行经会阴前列腺穿刺，则需要增加对进针区域皮肤的局部麻醉。

四、经直肠超声引导下前列腺穿刺活检术

Hodges 等于 1989 年提出前列腺 6 针系统穿刺法，分别为穿刺前列腺左右叶旁矢状面的尖、体、底区域。旁矢状面的标本不能代表前列腺癌高发区域外周带的情况，体外模型研究提示，如采用 6 针穿刺则会漏诊 25% 的肿瘤，若在 6 针穿刺的基础上增加后外侧穿刺则可获得最大检出率（Epstein et al., 2001）。后期研究者们通过增加穿刺针数及增加对外侧区域取样来提高穿刺阳性率，常用方法包括 10 针、12 针、13 针穿刺（穿刺点位见图 37-7-1）。目前一般推荐 10～12 针系统穿刺作为初次前列腺穿刺策略。穿刺针数的增加不显著增加并发症的发生率。

五、前列腺穿刺并发症及其处理

前列腺穿刺后主要的并发症包括血尿、血便、血精、发热、附睾炎、前列腺炎、迷走神经反射、尿潴留等。

（一）血尿

血尿是经直肠前列腺穿刺的常见并发症，主要是由于穿刺针刺破尿道或膀胱引起。穿刺术前停用抗凝血类药物，穿刺时避开尿道和膀胱减少穿刺损伤，能够有效减少血尿的发生。严重血尿时可留置三腔导尿管牵引压迫止血。

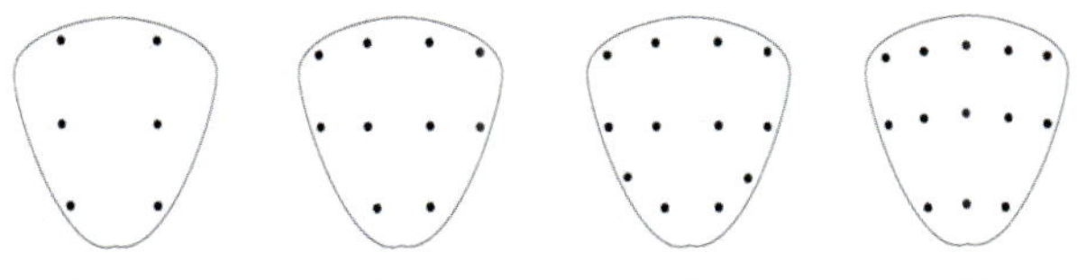

图 37-7-1 常用的经直肠前列腺穿刺活检模式图
A. 6 针穿刺活检；B. 10 针穿刺活检；C. 12 针穿刺活检；D. 13 针穿刺活检

（二）血便

穿刺针损伤患者直肠黏膜可引起血便，血便的发生率较低，通常在穿刺术后很快消失。如在术中出现直肠出血，可利用手指压迫出血点进行止血。如发生严重的直肠出血，可通过直肠填塞、直肠内置入导尿管并充起气囊压迫前列腺，或肛门镜下缝扎止血。

（三）感染

结直肠前列腺穿刺术后感染的发生率为 0.1%～7.0%，严重感染可导致患者死亡。严重感染多与喹诺酮类药物耐药有关，如感染无法控制，应及时行细菌培养并调整抗菌药物使用策略。经会阴前列腺穿刺术后感染率更低。

（四）迷走神经反射

前列腺穿刺引起的患者过度紧张和不适可导致中度或严重的血管迷走神经反射，发生率为 1.4%～5.3%，主要表现为呕吐、心动过缓和血压下降。当出现血管迷走神经反射时，可将患者体位调整为头低脚高位并静脉补液，以缓解相关症状。

六、重复穿刺

阴性穿刺后临床仍高度怀疑前列腺癌的患者，需再次行前列腺穿刺，这是前列腺癌诊断中较为复杂的临床决策之一。主要问题包括重复穿刺的指征、穿刺时机以及重复穿刺策略。

目前建议如具有以下情况需要重复穿刺：①首次穿刺病理发现非典型性增生或高级别 PIN，尤其是多针病理结果如上；②复查 PSA>10 μg/L；③复查 PSA 4～10 μg/L，F/T 值、

PSAD 值、DRE 或影像学表现异常，如 TRUS 或 MRI 检查提示可疑癌灶，可在影像融合技术下行兴趣点的靶向穿刺；④ PSA 4 ~ 10 μg/L，F/T 值、PSAD 值、DRE、影像学表现均正常的情况下，每 3 个月复查 PSA。如 PSA 连续 2 次 > 10 μg/L，或 PSAV > 0.75 μg/L，需要重复穿刺。关于重复穿刺的时机，2 次穿刺间隔时间尚有争议，建议 3 个月或更长，待组织结构完全恢复。

6 针穿刺后阴性穿刺的患者再次行前列腺穿刺，第 2、3、4 次穿刺阳性率分别为 10%、5%、4%（Djavan et al., 2001），表明 3 次及以上的穿刺前列腺癌的检出率明显降低。但对于既往阴性穿刺后 PSA 持续增高的患者，基于多参数 MRI 的融合穿刺，前列腺癌检出率为 34%，其中有临床意义的前列腺癌占 72%（Sonn et al., 2013）。重复穿刺策略的选择可以提高穿刺阳性率，避免不必要的穿刺。重复穿刺前除常规检查外，推荐行多参数 MRI 检查，如影像学发现可疑灶，应对可疑灶行靶向穿刺。

七、前列腺靶向穿刺

前列腺系统穿刺活检术的主要局限在于假阴性。增加穿刺针数，提高取样密度可有效提高穿刺阳性率，梅约医学中心首先实施了饱和细针前列腺穿刺活检（Stewart et al., 2001），平均穿刺 23 针（14 ~ 45），技术上采用径向向内的步骤，由外周带外侧逐渐向内侧穿刺，再到对侧重复。阳性率为 34%，但无临床意义前列腺癌的检出率也随之升高。目前指南建议对初次穿刺患者进行扩大的 10 ~ 12 针系统穿刺，饱和穿刺的应用范围尚存在争议。对于因 PSA 升高或直肠指诊异常而接受前列腺穿刺的患者，肿瘤仅位于移行区的比例为 2.1%，而对于接受过外周带穿刺的患者行重复穿刺，如增加移行区穿刺，该比例上升为 18.7%（Deliveliotis et al., 2002）。

饱和穿刺与移行区穿刺均无法避免取样的随机性。近年来，以超声增强造影、超声弹性成像和多参数 MRI 为靶向的前列腺穿刺活检术在发现有临床意义前列腺癌、避免过度诊断方面展现了明显的优势，其临床应用范围不断扩大。MRI 引导的靶向穿刺可在 MRI 引导下直接对可疑灶进行取材，其精确性最高。Hoeks 等对 265 例患者进行了 MRI 引导下的靶向穿刺，穿刺阳性率为 41%，穿刺阳性的患者中 87% 为有临床意义的前列腺癌（Hoeks et al., 2002）。但操作烦琐、费时，且价格昂贵，推广难度较大。MRI/TRUS 融合技术结合了 MRI 定位的精度与经直肠超声引导穿刺的便利，在显著提高穿刺阳性率的同时，能够增加发现有临床意义的前列腺癌的比例并避免发现无临床意义的前列腺癌（Pinto et al., 2011），与 MRI 下的穿刺相比操作更加便利。

八、结论

前列腺穿刺活检术经历了由随机穿刺到系统穿刺，再到精准靶向穿刺的过程。目前的主要问题是假阴性、漏诊高危前列腺癌和过度诊断。如何在提高穿刺阳性率与避免过度诊断取得平衡，一方面依赖于影像学技术的进步，在对可疑病灶精确定位基础上的靶向穿刺可以提高穿刺阳性率，另一方面，高敏感性和特异性的肿瘤标志物的发现有助于避免不必要的穿刺，减少患者痛苦及降低医疗资源的浪费。

第八节 早期前列腺癌主动监测

一、背景及意义

在过去的十年中，前列腺癌的诊断和治疗取得了许多重大进展。早期诊断率明显升高，前列腺癌根治术的死亡率及并发症发生率都大幅度下降，另外放射治疗、内分泌治疗、冷冻治疗等亦使前列腺癌患者获益。

数项基于尸检的研究结果表明，在 PSA 筛查普及推广以前，约 60% 的个体患有前列腺癌，其中大部分患者终身未受到前列腺癌的困扰。随着 PSA 筛查以及前列腺穿刺的普及，越来越多的老年男性被确诊为前列腺癌并接受手术以及其他治疗，从而致使那一部分原本并不需要治疗且终身不会出现前列腺癌相关症状的患者承受了来自手术本身及其并发症的诸多困扰，大大降低了其生活质量。临床局限性前列腺癌的治疗目的是因治而愈，比利时安特卫普召开的前列腺癌研讨会上提出：治疗的目的在于给患者一个不死于前列腺癌的机会。在考虑一个患者是否合适接受以治愈为目的的治疗时，还应考虑许多其他因素。其中最重要的一点是患者应具有最少 10 年的预期寿命，因此准确的评估合并症以及其他影响寿命的因素至关重要。由于局限性前列腺癌至少在几年内不会对患者产生很大影响，因此，对那些预期寿命短的患者积极的治疗并没有很大意义。考虑到这些因素，为了防止前列腺癌过度治疗，学界提出采用主动监测的方法来对早期前列腺癌患者进行处理。

二、定义及理论基础

主动监测是指对已经明确前列腺癌诊断，有治愈性治疗适应证的患者，因担心生活质量、手术风险等因素，不即刻进行主动治疗而选择严密随访，主动监测疾病发展进程，在出现肿瘤进展达到预先设定的疾病进展阈值时再给予治疗。

主动监测的目的是减少前列腺癌患者的过度治疗及提高患者的生存质量。但是如果对需要进行积极治疗的患者采取了主动监测的处理方式，将导致这部分患者体内的肿瘤任意生长，发生转移，以致失去手术治疗的机会，直接威胁到患者的生命。因此，如何将患者进行分类，鉴别出需要接受手术及其他治疗的患者及需要进行主动监测的患者成为了临床工作中的一大难题。为了回答此问题，有人曾经建议通过比较早期诊断并积极治疗的患者和未进行治疗的患者而进行一项长期随机的前瞻性实验。然而在绝大多数现在工作的泌尿外科医生退休多年以后，这些临床实验的资料仍将无法得到。同时，目前尚无能够明确且准确地区分肿瘤是否会快速进展的肿瘤标志物。为了更好地理解前列腺癌主动监测的临床意义，首先应当弄清未治疗的局限性前列腺癌的自然病程及其对患者的生活质量和生存时间的影响。

（一）血清 PSA 的纵向研究

血清 PSA 的纵向研究为前列腺癌患者提供

了肿瘤进展的一个回顾性评价。最广泛的研究来自Baltimore的衰老纵向研究。这项研究的参加者每两年进行一次体格检查以及一系列心理、精神及医学方面的测试。在每次检查时保存血清样本。Carter等检测了正常人、BPH患者、局限性及转移前列腺癌的患者确诊前平均保存了17年的血清样本。在诊断前15年，前列腺癌已转移的患者，其PSA水平显著高于对照组即BPH患者和局限性前列腺癌患者。另外这些患者PSA每年的变化速度亦显著高于其他患者。在转移癌症确诊前平均9年，PSA呈几何级数增长。由此可知，至少在确诊前10年，转移癌症患者已至晚期而未得到认识。因此，前列腺癌诊断后第一个10年的死亡率并没有衡量任何治疗方式的效果，而且治疗后10年死亡率仅仅反映已是晚期而无需治疗的患者人数。

（二）主动监测的结果

主动监测能否适用于某特定患者，很大程度上取决于采取主动监测是否会影响患者生存年限。学者Aus对1988到1990年死于瑞典哥德堡的536例已知诊断为前列腺癌的患者进行了回顾性分析。有些患者从诊断到死亡，随访时间达25年之长。他的研究提出了两个重要观点：第一，评价局限性前列腺癌对肿瘤特异生存率的影响，随访的持续性是至关重要的。例如在诊断时没有转移的患者生存时间超过10年，63%最终死于前列腺癌。对于各期各级肿瘤来讲，随访10年后前列腺癌死亡率没有下降而到25年后呈持续上升。第二，高分化和早期肿瘤（T2）的肿瘤特异生存率的中位数大约是15年。这些资料与学者Whitmore的系列研究结果相一致。Whitmore研究发现前列腺癌特异生存率为15年的只有68%。Aus于1994年总结后认为15年是肿瘤特异死亡率分析有意义的最早时间，诊断时没有转移而低于65岁的男性患者，未进行治疗的有75%死于前列腺癌。例如，肿瘤1级的患者，因前列腺癌而缩短的寿命从45～55岁的11年，到75～80岁的1.2年。因此，对于年轻的患者而言，主动监测会更加显著地缩短其生存时间，而年纪相对较大的患者则似乎可以从主动监测中获益。

未采取治疗的早期前列腺癌只有在一个长期过程后才出现死亡。这是一个重要的临床暗示：对于生命有限的局限性前列腺癌患者无需侵袭性的治疗。同时，因为人类的寿命不断延长，治疗前列腺癌患者的医生需要一个更好的工具去评价潜在的寿命。

三、主动监测的开展时机

主动监测和等待观察是保守治疗的两种方式。这两个概念较为相近，但是也有较多本质区别。为了更好地理解主动监测，可从治疗目的、随访计划、评估指标、目的等方面来简单地总结并区分主动监测和等待观察的特点（表37-8-1）。

从20世纪90年代起，国外兴起了对前列腺癌主动监测的研究热潮，当时的研究者们主要致力于建立诊断模型，以区分那些低危肿瘤患者，避免其接受不必要的手术治疗，其中有几个模型值得在这里介绍。Epstein在1994年提出了一个模型，其中考虑了患者的Gleason评分、PSA密度、穿刺阳性针数、穿刺肿瘤大小及其占穿刺组织的体积比例等（Epstein et al., 1995）。但是，该模型在临床实验中的阳性预测值只有66%，故在2008年Epstein等对其进行了修改，并纳入了游离PSA与总PSA的比值；此外，Kattan等在2003年提出了他们建立的预测模型，其中包含了患者的PSA值、肿

表 37-8-1 主动监测和等待观察的区别

	主动监测	等待观察
治疗性质	治愈性治疗	姑息性治疗
治疗目的	在不影响存活率的情况下，最大限度地减小治疗相关的不良反应	最大限度地减小治疗相关的不良反应
随访计划	有严格的随访日程安排	因人而异
监测指标	直肠指诊、PSA、重复活检、影像学资料	因人而异
预期寿命	大于 10 年	小于 10 年
运用范围	部分低危肿瘤患者	各期肿瘤患者

瘤临床分期、Gleason 评分、超声测定的前列腺体积和穿刺组织的其他情况。随后，Kattan 等人运用这个模型回顾分析了接受前列腺癌根治术的患者，发现其中有近 20% 的病例满足模型的标准，属于“隐匿性前列腺癌”，并指出这部分患者接受了“过度”的治疗。此后 10 余年间，通过临床研究及实践，前列腺癌主动监测的标准不断更新与完善。许多国家或组织制订了适用于不同人群的主动监测纳入标准。中国学术界也提出了适用于中国人的主动监测指征。

主动监测主要针对临床低度风险有根治性治疗机会的前列腺癌患者。在对这部分患者采取主动监测作为前列腺癌治疗方式之前，应该确保其充分了解病情，并对主动监测的方式及可能出现的结果充分了解，确认其愿意承担肿瘤局部进展和转移的风险。主动监测的指征有：

（1）肿瘤临床分期处在 T1a 的患者，前列腺癌细胞分化良好或中等，患者预期寿命大于 10 年。

（2）肿瘤临床分期处在 T1c ~ T2a 范围内的患者，并且患者的 PSA 值小于 10 ng/ml，Gleason 评分小于或等于 6，前列腺穿刺的标本中，检测出含有前列腺癌细胞的标本数少于 3 条，且每条组织中的肿瘤体积小于该标本总体积的 50%。

（3）肿瘤临床分期处在 T1b ~ T2b 范围内的患者，前列腺癌细胞分化良好或中等，预期寿命小于 10 年，但无明显症状。

四、主动监测的具体实施办法

从主动监测的定义便可知其并不意味着无视肿瘤的生长，反而严密、动态地监测肿瘤的进展情况，并根据病情变化及时调整治疗方案。

主动监测有严格的复查日程安排。首先，诊断前列腺癌的头两年需每三个月复查 PSA 和接受医生的直肠指诊，两年后可减少为每 6 个月复查一次。其次，主动监测过程中的第一次前列腺穿刺应在诊断性穿刺后的 12 个月以内完成，因为初次穿刺可能漏检一些高级别的肿瘤，如果穿刺阴性或者较诊断时的穿刺病理结果没有变化，则可根据 PSA 倍增时间、PSA 速率、患者的精神承受能力、年龄及影像学（一般为前列腺磁共振）情况，每三到五年重复穿刺检查。Carter 等人在 2007 年的发表的研究报告指出，在第一次重复穿刺时，未发现肿瘤或 Gleason 评分下降的患者，出现前列腺癌病情恶化的概率将大大减小，相反，那些每一次复查都有阳性结果的患者则更容易出现肿瘤的恶性进展。由此可见，虽然重复穿刺会给患者带来生活上的不便、经济负担甚至感染、出血和性功能障碍等穿刺并发症，但其具有重要的临床指导意义，是主动监测中必不可少的检查项目。

五、主动监测的终止时机

主动监测的终止时机同样也有严格的标准：

1. 前列腺重复穿刺结果是最客观的证据之一，当 Gleason 评分超过 4+3 或者穿刺组织中发现肿瘤组织及阳性针数明显增多时，需要及时接受积极治疗。

2. 部分患者无法承受身患癌症带来的心理压力，主动提出需要接受积极治疗时，医生需要与患者进行深入的沟通并结合病情为患者制订积极治疗方案。

3. PSA 倍增时间小于三年或 PSA 速率大于每年 2.0 ng/ml 可能提示疾病进展。但是，由于缺乏特异性，目前不主张作为转为积极治疗的阈值，但可以作为进一步评估的因素之一。

4. 当 Gleason 评分小于 6 而 PSA 上升很快时，多参数的磁共振检查具有重要的参考意义，阴性的磁共振检查结果可以排除 94%～97% 的高级别前列腺癌。若有阳性的检查结果，则需要结合穿刺结果决定是否将主动监测转变为手术治疗。

六、主动监测在国内外开展的情况及结果

主动监测在理论上具有可行性，但是在实际临床工作中，其实施情况却并非一帆风顺。

（一）主动监测的开展

值得注意的是，在国内外的临床诊疗指南中，主动监测并非低级别前列腺癌患者首推的治疗方案。对于预期寿命大于 10 年的前列腺癌患者来说，根治性前列腺切除术是绝大多数医生的首选治疗方案，且容易得到患者的接受。特别是在现今中国的医疗环境下，主动监测的各种严重不良后果可能进一步破坏本身就缺乏充分信任的医患关系。此外，中国绝大多数居民的医学科普知识尚不足以支持其正确看待癌症，癌症一词在大多数国人心中代表着绝望和死亡。因此，患者谈癌色变的心理状态也成了自动主动监测开展的重要障碍。若让患者携带着癌症生活，担忧和焦虑情绪持续存在，其带来的实体伤害或许不小于手术的创伤和术后并发症的损害。另外，随访制度的不健全、患者对医嘱的遵从性较低等问题，也是主动监测在国内难以开展的原因之一。因此，国内主动监测开展的情况不容乐观，尚无大规模的研究来揭示主动监测在中国人群中可能取得的治疗效果。

学者 Richard Choo 从 1995 年开始在患者中进行对主动监测的研究实验，他根据患者的癌症临床分期、既往治疗史、Gleason 评分以及 PSA 水平等指标决定是否将其纳入主动监测，并对每个患者跟踪观察 29 个月。实验结果于 2001 年发表，期间共有 206 名患者参与了实验。在实验终止时，主动监测组还有 137 名患者，接受根治性治疗的有 48 人，有 17 人转至观察等待组（不再适合根治性治疗的患者），还有 4 人死于其他原因。在接受根治性治疗的 48 人中，有 29 人符合疾病恶化的标准，19 人不符合。患者 4 年后病情无恶化的概率为 67%±12%，提示 2/3 的男性可免于根治性治疗之苦。值得提及的是，42% 的患者 PSA

倍增时间大于等于10年，提示在这些患者中，疾病的进展是非常缓慢的。此外，Carter等人阐述了主动监测的另外一种模式，它主要是基于组织活检的结果来决定治疗的进程。有81位男性参与这项试验，平均年龄65岁，癌症处于T1c期，PSA密度小于0.15 μg/(L·cm^3)，组织活检结果良好（表现为Gleason评分≤6，分级没有达到4级或5级癌，少于3针穿刺组织有阳性发现，并且任何一针穿刺结果呈阳性的组织少于50%），每半年进行一次PSA水平检测和直肠指诊检查，每年进行一次前列腺组织活检。对于疾病恶化如下述情况者推荐进行根治性治疗，具体表现为组织活检结果Gleason评分4或5分，2针以上穿刺组织有阳性发现，任何一针穿刺结果呈阳性的组织多于50%。平均跟踪23个月后，有25人病情恶化（31%）。综合多项研究的结果后，可以看出接受主动监测的患者中，有25%～50%的患者（决定于各项研究选择的终止时机标准）在5年内发展为进展性的前列腺癌。也就是说，有至少50%的患者在5年内肿瘤并无进展，相比于接受手术治疗，主动监测让他们获得了较高的生活质量。

（二）主动监测的局限性

尽管主动监测可能带给早期前列腺癌患者较高的生活质量，但是目前主动监测的开展还存在一些局限性。

1. 从短期到中期来看，多家中心在主动监测研究中的数据显示，低危肿瘤患者总体生存率、肿瘤特异生存率、无进展生存率的加权平均值分别为92%、99%和67%，而早期前列腺癌根治术后的患者5年生存率已超过99%。在人类和肿瘤的斗争过程中，癌症生存率每升高一个百分点，都需要医疗工作者们付出大量的努力。主动监测虽然获得了较高的生存率，但是其在保留患者生活质量的同时，也令患者丧失掉一部分生存的机会。

2. 在国际多家中心主动监测的研究中，对参与实验的患者随访时间普遍较短，平均分布在22～82个月，平均随访时间超过5年的实验较少，因此其结果和准确性都无法直接与前列腺癌其他治疗的5年生存率相比较。

3. 目前主动监测在全球范围内尚无统一的入组与终止标准，这使得各项研究之间缺乏共通性，无法将许多结果进行累加或相互比较。

4. 世界各个地区的人民对于医学的信任度和对肿瘤的认识具有巨大的差异，这将给主动监测在全球的推行带来较大的阻力。美国的大型研究表明在符合标准的患者中只有10%愿意选择主动监测的治疗，而在欧洲这一比例却为30%。与癌症细胞“共同生活”、“和睦相处”是一件令人难以轻易接受的事情，正如上文所说，癌症对于患者的心理打击在某种程度上并不亚于手术带来的伤害。主动监测带来的益处是否会被与癌症相关的心理压力所抵消，这也需要更多的心理学研究来明确。

七、主动监测的发展展望

对于小体积、局限性的前列腺癌，迄今为止的证据表明主动监测是安全的，对低危局限性前列腺癌优先选择主动监测是减少过度治疗的一种较好的方法。但是，主动监测在全球范围内的推广情况并不容乐观。临床医生和患者更加愿意在发现肿瘤的最早时期将肿瘤彻底切除或用其他方法治愈。主动监测或许对于预期生存时间有限的老年患者来说比较合适，但是随着肿瘤发病的年轻化，泌尿外科医生还需要进行更多的研究来确定一些更加安全的入组指标、随访方案以及积极治疗的起始时机。在获得更多的数据支持后，临床医生才能顺利地说服自己以及患者选择主动监测的方式治疗部分前列腺癌。

另外，研究者还需要努力寻找在疾病初始和过程中能预测和监测前列腺癌分级、分期侵袭性及更精确、更廉价的生物标志物，例如非编码 RNA 异常表达、融合基因、基因突变、表观遗传学改变等新兴的具有较大潜力的生物标志物。或许在这些标志物的帮助下，临床医生能够更加准确地将患者进行分类，找出哪些患者是需要立即手术治疗的，而哪些患者则仅仅需要进行密切的观察和随访便可以放心、健康地生活下去。

第九节　前列腺癌的手术治疗

随着人们对前列腺癌的重视以及广泛采用 PSA 检测和直肠指诊检查，更多早期前列腺癌患者得到明确诊断。对于前列腺癌的治疗，目前认为仍以手术为首选，本节将根据术式的不同分别予以论述。

一、经耻骨后根治性前列腺切除术

1947 年，Millin 首创经耻骨后径路行根治性前列腺切除术，此后 10 年间，该术式不断获得改进，但由于出血、尿失禁和勃起功能障碍的发生率高而未获推广。

在过去的 20 年间，局部解剖学的深入研究大大减少了围术期并发症的发生率。进一步了解了背侧静脉丛的解剖，改善了止血，为手术提供了一个相对无出血的术野，有利于精细的解剖分离。盆腔神经丛分支支配阴茎海绵体，术中避免对其损伤可以有效地保护性功能，对前列腺局部解剖的进一步了解扩大了手术切除范围。对盆底肌肉系统的了解帮助改进了前列腺尖部分离技术和膀胱尿道吻合技术。

经耻骨后根治性前列腺切除术是难度最大的泌尿外科手术之一，其目的有三，按重要性依次为尽量切除癌组织，尽量避免尿失禁，尽量保护性功能。要达到这三个目的，要求手术者具有高超的手术技巧和丰富的手术经验。

（一）相关解剖

1．血管解剖

前列腺血供源自膀胱下动脉，它发出细小分支供应精囊、膀胱底和前列腺，主干终止于两组大的前列腺血管：尿道组和包膜组。前者自膀胱前列腺交界部的后外侧进入前列腺。为膀胱颈和尿道周围部分前列腺组织供血；后者沿骨盆侧壁走行于前列腺后外侧的盆腔侧筋膜中，并向腹侧和背侧发支供应外周的前列腺组织。包膜组血管终止于小的血管丛，这些血管丛为盆底组织供血。组织学上，这些包膜组血管被神经丛广泛包绕，因此可作为标志，帮助辨认盆腔神经丛支配阴茎海绵体的组织分支。

前列腺静脉回流入前列腺静脉丛，为避免广泛出血并在显露膜部尿道和前列腺尖部时确保术野清晰，有必要对这些静脉做一全面了解。阴茎背深静脉走行于 Buck 筋膜下两阴茎海绵体间，穿过泌尿生殖膈，分为三个主要的分支：浅表支和左、右两侧静脉丛。浅表支走行于膀胱颈与前列腺表面正中，位于前侧的前列腺筋膜外，穿过耻骨前列腺韧带，在膀胱表面与其他静脉汇合，进入盆腔内筋膜。

阴茎背深静脉主干和侧方静脉丛覆盖于前

列腺筋膜和盆腔内筋膜下方。侧方静脉丛向后向外走行并与阴部静脉丛、闭孔静脉丛和膀胱静脉丛存在丰富的交通。在耻骨前列腺韧带周围经常有小的侧方静脉丛分支穿过盆腔侧壁肌肉与阴部内静脉沟通。侧方静脉丛与其他静脉相互汇合形成膀胱下静脉，汇流入髂内静脉。由于静脉丛间交通广泛，任何损伤都可导致大量失血。

阴茎海绵体的血供主要源自阴部内动脉。而阴部动脉可发自闭孔动脉、膀胱下动脉和膀胱上动脉。由于这些分支杂乱地走行于膀胱下部和前列腺前外侧表面，根治性前列腺切除术中通常将其切断。这可能损害阴茎的血供，对阴茎血流明显减少的老年人影响尤甚。

2. 盆腔神经丛

骶髓中枢（$S_2 \sim S_4$）发出的内脏神经副交感节前传出纤维和脊髓胸腰段中枢（$T_{11} \sim L_2$）发出的交感纤维构成盆腔神经丛，由它进一步发支支配盆腔脏器和外生殖器。

膀胱下血管穿过盆腔神经丛，为膀胱和前列腺供血，因此，在所谓的侧方韧带中部结扎切断，不仅切断了血管，而且切断了支配前列腺、尿道和阴茎海绵体的神经。盆腔神经丛发出内脏神经支配膀胱、输尿管、精囊、前列腺、直肠、膜部尿道和阴茎海绵体。另外，包含躯体运动神经的分支也通过盆腔神丛支配肛提肌、尾骨尿道肌和尿道横纹肌。支配前列腺的神经穿透 Denonvilliers 筋膜和前列腺包膜进入前列腺。

支配膜部尿道和阴茎海绵体的神经分支在前列腺包膜外、盆腔侧筋膜内向背外走行于前列腺与直肠间。性神经血管束便位于盆腔侧筋膜内、前列腺筋膜和肛提肌筋膜间，在膜部尿道水平自 3 点和 9 点通过，穿过尿生殖膈，通过阴茎背动脉和背神经的后方进入阴茎海绵体。尽管肉眼无法看到这些神经，但术中以前列腺包膜血管做标记便可估计它们的解剖位置。

3. 盆腔筋膜

前列腺外覆三层筋膜：Denenvilliers 筋膜、前列腺筋膜和肛提肌筋膜。Denenvilliers 筋膜是连接直肠前壁和前列腺间的薄层组织，自上而下覆盖精囊，该筋膜在前列腺基底部和精囊周围非常致密，逐渐向下变薄，终止于尿道外括约肌。显微镜下无法分清该筋膜的前后两层，因此，要使手术彻底需完全切除该筋膜。除了 Denenvilliers 筋膜，前列腺尚包埋于前列腺筋膜和肛提肌筋膜之中。在前列腺前方和外前方，前列腺筋膜和前列腺包膜直接相连。阴茎背静脉和前列腺静脉丛走行于前侧的前列腺筋膜内。前列腺筋膜于侧方与覆盖盆腔肌肉系统的肛提肌筋膜融合，形成骨盆侧筋膜。肛提肌筋膜自前列腺后外侧分出后即覆盖于围绕直肠的骨盆肌肉系统表面。前列腺的血管和支配神经于肛提肌筋膜和前列腺筋膜间进入前列腺。

经会阴根治性前列腺切除术中，为了减少失血，应避免损伤阴茎背静脉和前列腺静脉丛，分离时应尽量避开骨盆侧筋膜和前方筋膜。而经耻骨后根治性前列腺切除术中，手术入路在这些筋膜外，故必须结扎背侧静脉丛并切除骨盆侧筋膜。

4. 尿道括约肌

尿道外括约肌处于膜部尿道水平，在水平面上通常被描述为“三明治”结构，但 Oelrich 认为尿道括约肌及其周围筋膜形成一垂直的管鞘样结构，包绕膜部尿道。胚胎期间，括约肌由膀胱一直延伸至会阴部黏膜，当前列腺自尿道发生后，受其压迫，部分括约肌肌纤维减少或萎缩。成人前列腺尖部的括约肌纤维呈马蹄形，并形成一管样结构包绕膜部尿道，在后部正中线与会阴中心腱融合。

尿道括约肌中包含易疲劳、收缩缓慢的肌纤维，排尿正是由这些肌纤维控制的。肛提肌系统环绕前列腺尖部和膜部尿道，它的自主收缩可致排尿中断。部分肛提肌（直肠尿道肌、耻骨尿道肌）纤维包绕近端尿道和前列腺尖部，于后部正中线与会阴中心腱融合。尿道外括约肌和肛提肌主要由阴部神经支配，患者术后锻炼尿道外括约肌时实际收缩的是肛提肌系统。但由于尿道外括约肌具有相似的神经支配，所以也得到锻炼。另外躯体运动神经也通过盆腔神经丛发支支配盆底肌肉系统。

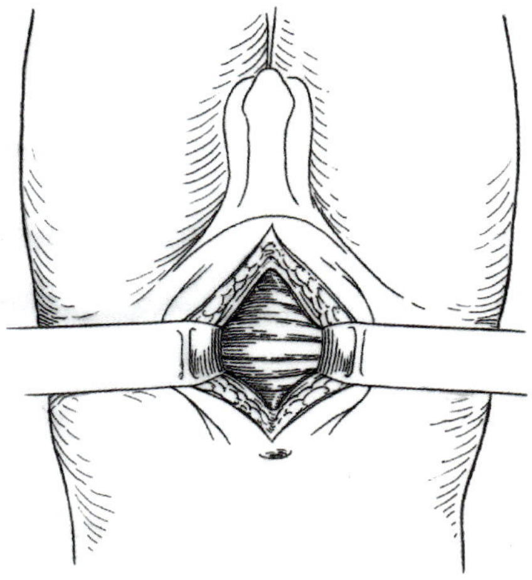

图 37-9-1 下腹正中切口进入耻骨后间隙

（二）手术步骤

对于行经直肠前列腺针刺活检的患者，手术应推迟 4～6 周；而对于行 TURP 的患者则应推迟 12 周。这样可以使局部炎症和血肿得到吸收，使前列腺与周围结构的解剖关系尽量在术前恢复正常。这对于手术中保护性神经血管束、避免损伤直肠尤为重要。接受经会阴前列腺穿刺的患者，最快可于 1 周左右手术。

1. 麻醉、切口和淋巴结切除术

首选腰麻或硬膜外麻醉。患者取头低仰卧位，腿与地面平行，脐置于手术台活动关节上方，延长耻骨联合与脐间的距离。

术前留置 F16 导尿管。气囊注入生理盐水 30 ml。术区常规消毒铺单。

于脐与耻骨联合间做下腹正中腹膜外切口（图 37-9-1）。自腹中线分开腹直肌，显露耻骨后间隙。向侧方推开腹膜，显露髂外血管直至髂总血管分叉处。应小心保护覆盖髂外血管的软组织，这些软组织中包含引流下肢淋巴回流的淋巴管，若遭破坏可致下肢水肿和淋巴肿。此时不必切断输精管。

过去常规切断输精管，部分患者术后出现睾丸痛，这也可能是术中过度牵拉精索的结果。若不切断输精管，精索受到的牵拉力量主要由输精管承担，术后便可基本消除持续性睾丸痛。

以往根治性前列腺切除术前应先清扫盆腔淋巴结，目的为了分期而非治疗，其价值在于发现盆腔淋巴结转移的患者，对这部分患者行根治性前列腺切除术意义不大。目前认为即使淋巴结有转移的患者也可行前列腺癌根治术，因此是否先清扫盆腔淋巴结无明确规定。

淋巴结切除术首先从肿瘤侧开始。先剥除该侧髂外静脉的包膜。附着于髂外动脉的淋巴管应加以保护。接着切除盆腔侧壁淋巴结，向下分离至股管，结扎该处淋巴管，不必切除腹管内淋巴结。然后向上沿骨盆侧壁分离直至髂总动脉分叉处，切除该处的淋巴结（图 37-9-2）。接着切除闭孔淋巴结，此处应小心，以免损伤闭孔神经。保留闭孔动静脉，但出血时可将其结扎。淋巴结切除结束时，髂内和闭孔血管旁组织应剥除干净。同法处理对侧。若肿瘤属于高分化或中等度分化（Gleason 评分≤7）且淋巴结触诊正常，便不必常规行冰冻切片检查，为减少术中失血，髂内动脉应以丝线环绕，并用血管夹在已闭锁的脐动脉起始处将其阻断。

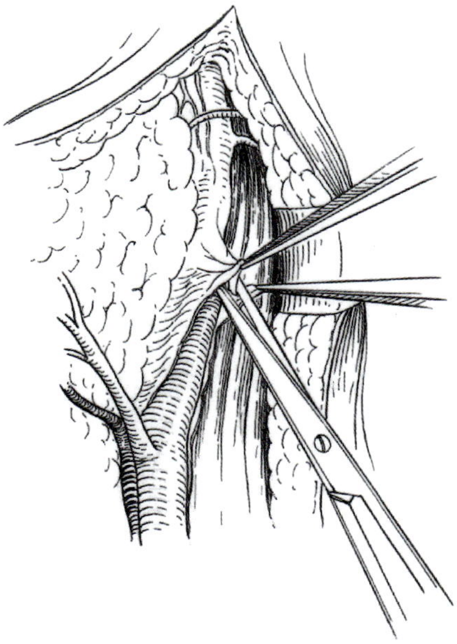

图 37-9-2 打开髂血管鞘膜进行盆腔淋巴结清扫

2. 切开盆腔内筋膜

将导尿管气囊置于膀胱顶，隔着膀胱用 Yu-Holt-grewe 拉钩的缺口卡住气囊，将膀胱拉向上方，以显露前列腺前侧。分离覆盖于前列腺表面的纤维脂肪组织，显露盆腔筋膜、耻骨前列腺韧带和阴茎背静脉的浅表分支。

切开盆腔内筋膜，切口选择在其透明处（显露出下方的肛提肌系统）并远离前列腺膀胱交界部（图 37-9-3）。前列腺膀胱交界部有迂曲的前列腺侧方静脉丛，因此，切开盆腔内筋膜时，若切口距此处过近可能损伤这些静脉而致严重出血。在这些静脉丛下方有前列腺动脉和盆腔神经丛的分支通过。

向耻骨前列腺韧带延长盆腔内筋膜切口，显露前列腺侧面，结扎阴部血管供应前列腺的小分支以手指钝性分离开肛提肌系统与前列腺侧面，直至前列腺尖部。

3. 切断耻骨前列腺韧带

去除覆盖阴茎背静脉浅表支和耻骨前列腺韧带的纤维脂肪组织，于韧带间仔细分离浅表支，然后，用海绵垫将前列腺压向后方，于耻骨前列腺韧带中点处将其剪断，显露耻骨与前列腺间的腔隙（图 37-9-4）。耻骨前列腺韧带不仅将前列腺固定于耻骨，更重要的是将膜部尿道连附于耻骨上。操作时应尽量保护耻骨尿道肌。

继续游离背侧静脉丛前侧。由于切断了耻骨前列腺韧带，膀胱颈中线处的背侧静脉丛浅表分支便很容易显露，应电凝处理这些静脉。

4. 切断背侧静脉丛

于前列腺尖部远侧触及导尿管即为尿道侧

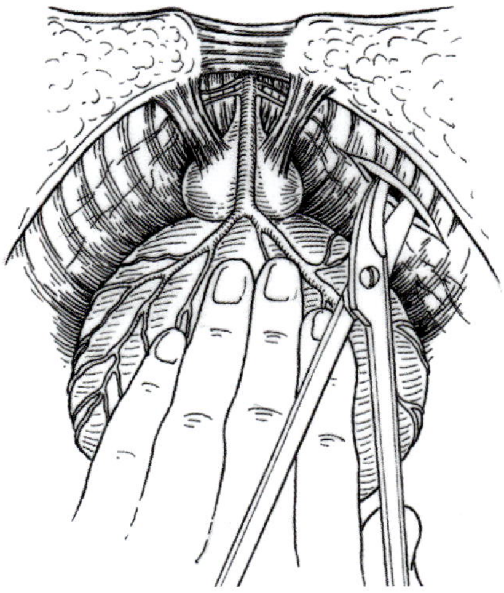

图 37-9-3 游离耻骨后间隙，打开盆底筋膜

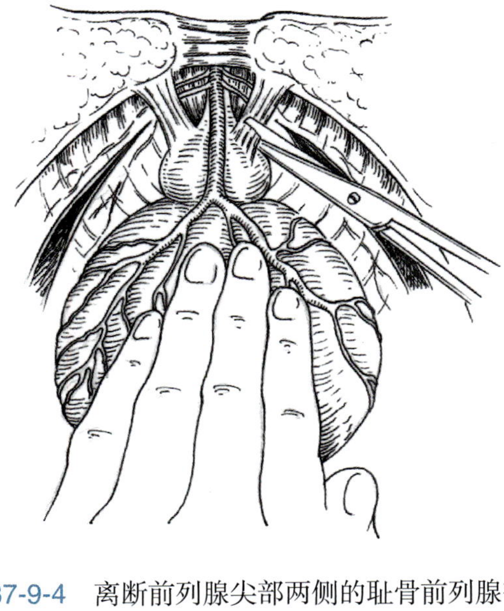

图 37-9-4 离断前列腺尖部两侧的耻骨前列腺韧带

壁。导尿管前方的组织结构为背侧静脉丛主干、尿道外括约肌和盆腔筋膜。若肛提肌与前列腺侧面尚未充分游离开，便不能清楚辨认上述组织。尿道外括约肌呈管状围绕尿道且与背侧静脉丛交汇在一起，分离尿道前方时应尽量加以保护。打开盆腔侧筋膜，以直角钳穿过，尿道前方和背侧静脉丛后方无血管平面，应避免损伤前列腺尖部或穿入前列腺（图 37-9-5）。

以海绵棒将前列腺推向后方，张开直角钳然后斜向前下，紧贴前列腺切断尿道前方组织，这样便可以保护尿道外括约肌的尿道前方部分。若切线方向垂直容易切开前列腺尖部，这种情况在前列腺尖部与肛提肌未充分游离开来时经常发生，一旦发生这种情况，首先辨认前列腺组织，将肛提肌向前列腺尖部游离开来，然后沿正确平面切断尿道前方组织。

不用直角钳也可切断背侧静脉丛，切断耻骨前列腺韧带直至前列腺前方筋膜与背侧静脉丛交界处，以海绵棒向后推移前列腺，于前列腺尖部远端结扎背侧静脉丛（图 37-9-6），然后于线结与前列腺尖部间切断尿道前方组织。这种方法不损伤尿道括约肌，术后早期便可控制排尿。

防止背侧静脉丛出血可为接下来的手术提供清晰的术野，为此，可用 5/8 圆针，穿以 3-0 线连续缝合尿道外括约肌和背侧静脉丛的切缘。另以 2-0 线连续缝合前列腺表面的静脉丛。然后给患者静注一支靛胭脂用来辨认输尿管口。

5．切断尿道

将前列腺向后推，显露前列腺尿道交界处。小心剪断尿道壁的前方 2/3，避免损伤导尿管。用 5/8 圆针带 3-0 无损伤线分别于尿道远侧断端的 12 点、2 点、5 点、7 点和 10 点位各缝一针，缝针应穿过尿道外括约肌边缘、尿道黏膜和黏膜下组织，缝合过多可能损伤尿道外括约肌和尿道平滑肌，从而影响术后排尿控制的恢复。

放空导尿管气囊并切断导尿管。尿道 6 点

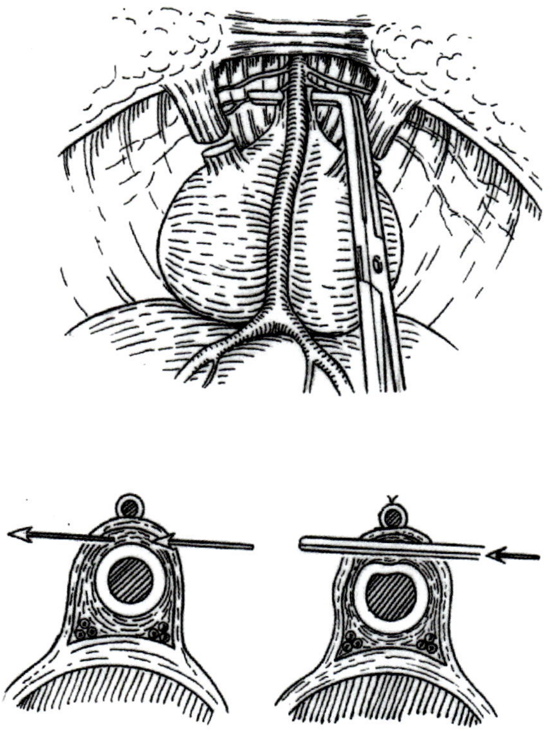

图 37-9-5　直角钳从血管束下方穿行至对侧

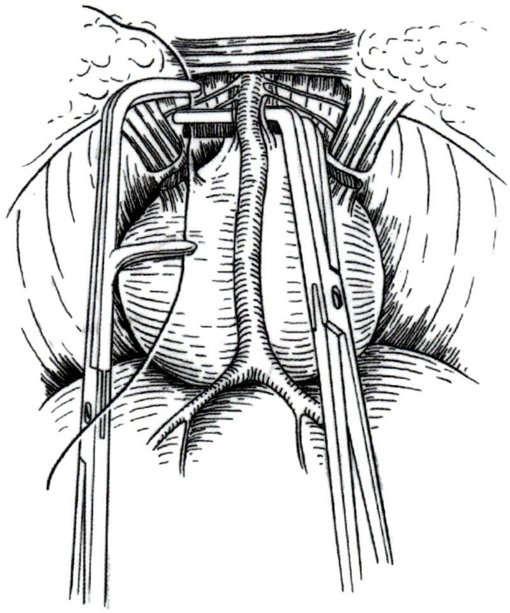

图 37-9-6　经直角钳将结扎线从血管束下方带入对侧

位由外向内缝合一针，穿过尿道黏膜和黏膜下组织。完全离断尿道，显露后侧的尿道外括约肌，该部分由骨骼肌和纤维组织组成，在矢状面上是前列腺尖部、Denonvilliers 筋膜和会阴中心腱的连接部。精确切开这部分组织有利于充分切除前列腺尖部的病灶，有利于沿正确平面切除全层 Denonvilliers 筋膜而且可避免损伤性神经血管束和保护对排尿的控制。由于尿道外括约肌和肛提肌附着于会阴中心腱，因此损伤会阴中心腱会影响尿道外括约肌的功能，导致尿失禁。

以直角钳分离尿道后壁的后方，以便于安全切断后侧的尿道外括约肌。首先自左侧沿前列腺尖部筋膜表面分离避免损伤筋膜下方的性神经血管束，然后切断尿道左侧后壁。同法处理右侧。必须从两侧分别切断尿道后壁，否则易伤及对侧的性神经血管束。待两侧均分离完毕后再切断尿道后壁的中央部分，这部分通常较厚，包括来自会阴中心腱、Denonvilliers 筋膜和直肠尿道肌的纤维。

上述操作确保了尿道远侧断端缝线位置准确，并使性神经血管束免受损伤。

6. 辨认并保护性神经血管束

分离性神经血管束时勿向上牵拉前列腺，分离一侧时可通过导尿管将前列腺拉向对侧，盆腔侧筋膜由肛提肌筋膜和前列腺筋膜构成，性神经血管束便走行于两侧筋膜之间。于膀胱颈处用直角钳分开盆腔侧筋膜的浅层，直至前列腺尖部。前列腺后外侧可见一浅沟，沿此浅沟追踪至前列腺尖部便可见向尿道方向走行的性神经血管束，于两侧性神经血管束间游离前列腺后侧，然后自前列腺尖部向基底部游离性神经血管束，分离时勿用电凝。若性神经血管束与前列腺粘连紧密无法分离时则将其切断。

7. 切除盆腔侧筋膜和性神经血管束

根据术前对患者病情、性功能状况的估计及术中发现肿瘤侵犯的具体情况，必要时应切除一侧或双侧的性神经血管束和盆腔侧筋膜。

（1）同时患有勃起功能障碍的患者：对这类患者应将性神经血管束广泛切除。若术中极易与前列腺分离开来，则可将其保留，这可能对术后排尿控制的恢复有益。

（2）术前检查发现侧沟处有硬结：有学者认为，性神经血管束自前列腺基底部走向尖部时，逐渐靠近前列腺，因此，病灶位于前列腺基底部并可触及时，切除同侧性神经血管束的可能性较小，而病灶位于尖部时，可能性较大。

（3）术前 PSA 检查、Gleason 评分、临床分期以及据此对病理分期的估计：肿瘤包膜外侵犯发生的可能性很大时应倾向于切除性神经血管束。若术前活检发现神经周围有肿瘤侵犯时，发生包膜外侵犯的几率为 95%。现在相当一部分前列腺癌可早期发现，因此性神经血管束的切除率较前下降。

（4）术中打开盆腔内筋膜后发现盆腔侧筋膜有硬结。

（5）切断盆腔侧筋膜后发现性神经管束与前列腺包膜粘连固定；若性神经血管束不易与前列腺分离而且这种粘连并非由血管分支多造成，这种情况下应连同性神经血管束一并切除。

单纯切除一侧性神经血管束时应首先将对侧的性神经血管束自前列腺表面充分游离开，以免牵拉损伤。于前列腺尖部确认要切除的性神经血管束，然后于其下方，紧贴着直肠前表面穿过一把直角钳，尽量于远端切断性神经血管束，不必结扎。若出血较多时则钳夹断端，然后向前列腺尖部向基底部切除直肠侧方筋膜。于精囊尖部结扎切断性神经血管束。

8. 游离切断侧方韧带

向上轻轻牵拉导尿管，以手指自直肠表面钝性游离前列腺，与前列腺后侧正中切断直肠与 Denonvilliers 筋膜的黏附处。继续向上牵拉导尿管，显露前列腺基底部与精囊，应于 Denonvilliers 筋膜后层的后方分离。接下来便可见一动脉分支，由性神经血管束发出，越过精囊，进入前列腺基底部，将其结扎切断，使性神经血管束完全脱离前列腺，这样便可于精囊侧方安全切断侧方韧带（图 37-9-7）。

于精囊侧方和盆腔侧筋膜间分离，切断侧方韧带，不结扎，有明显的出血点时可钳夹止血。

分离膀胱颈前应切断精囊尖部附近的 Denonvilliers 筋膜，部分学者倾向于此时便游离精囊，他们认为这样可使视野清晰并能保护更多的膀胱颈部肌肉组织。

9. 离断膀胱颈和切除精囊。

解除了束缚，前列腺几乎可以自由活动。于前方切断前列腺膀胱颈连接部，切至黏膜时，排空导尿管气囊，以止血钳钳夹导尿管两末端并向足侧牵引，此时应注意膀胱下血管于 5 点和 7 点位发支至前列腺，分别将其结扎切断。此时便可认清精囊与膀胱后壁间的界面。以剪刀分离精囊前方，确认双侧输尿管开口后离断膀胱颈后壁。以组织钳向头侧牵拉膀胱颈后壁，结扎切断其后方的输精管并游离精囊（图 37-9-8）。由于精囊侧方便是盆腔神经丛，所以应小心操作，仔细辨认进入精囊的动脉分支，尽量靠近精囊将其结扎切断。最后切断残余的 Denonvilliers 筋膜，移去标本。仔细检查标本切缘是否有肿瘤组织，若前列腺后外侧切缘可疑有肿瘤组织，应切除该侧的性神经血管束。

检查术野有无活动性出血，对性神经血管束附近的出血点不应电凝止血，以免损伤微小的神经。应以小止血钳钳夹止血。

10. 吻合膀胱颈尿道

以 2-0 铬制肠线全层贯穿缝合肌肉和黏膜，重建膀胱颈，这样可防止黏膜出血。此时应注意避免损伤喷出靛胭脂的输尿管口。自后侧正中开始，依次向前缩窄膀胱颈，直至仅容一示指。以 4-0 铬制肠线缝合膀胱黏膜使其外翻，便于与尿道行黏膜对黏膜吻合。

仔细检查术野有无活动性出血。自尿道插入 F16 导尿管将远端尿道的 6 根 3-0 可吸收线缝合于膀胱颈的相应位置。将导尿管插入膀胱。

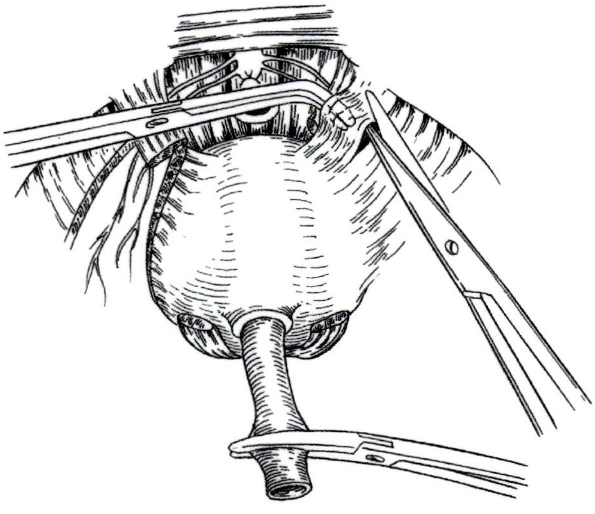

图 37-9-7 紧贴前列腺筋膜离断两侧前列腺侧韧带

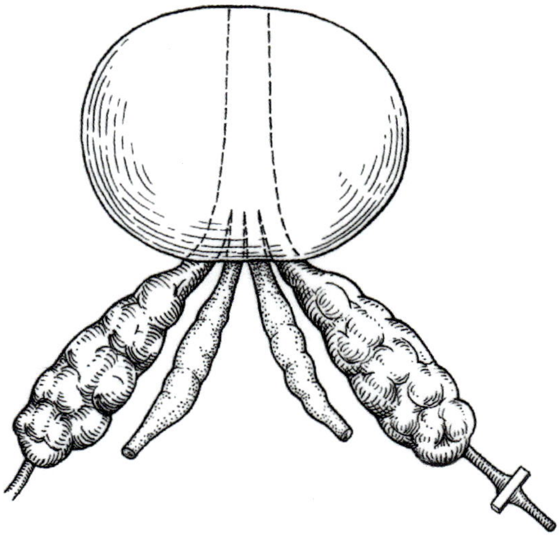

图 37-9-8 根治性切除术后的前列腺标本示意图

首先将前方的可吸收线打结，充盈导尿管气囊，然后将其他的可吸收线打结。冲洗导尿管，确保其通畅。清洗术野，下方直肠肌处置负压引流，逐层关闭切口。

（三）术后处理

术后 3 周拔除导尿管。

（四）并发症

1. 术中并发症

出血是最常见的并发症，通常来自静脉。清扫盆腔淋巴结时损伤髂内静脉的分支易造成出血，但这样的出血可暂时压迫止血，若不奏效，则用血管缝线缝扎止血。以下情况也易造成出血：切开盆腔内筋膜时，切线距前列腺太近；耻骨前列腺韧带与阴茎背静脉的浅表支或前列腺前方筋膜不易分离；游离前列腺尖部时损伤了背侧静脉丛。若谙熟局部解剖，先结扎切断背侧静脉丛则可明显减少出血。倘若背侧静脉丛的出血无法控制，最好的办法是于尿道上方完全切断背侧静脉丛并确切缝扎断端，不然会使出血加重。要获得满意的暴露，必须牵拉前列腺，若背侧静脉丛没有完全离断，则牵拉力量可能撕开未切断的部分静脉，而使出血加重。处理前列腺尖部前必须确切止血，使术野保持清晰。若解剖清楚，操作仔细，根治性前列腺切除术的平均失血量约 1000 ml。由于存在大出血的危险，术前备血应充足。

其他的并发症较少见，如清扫盆腔淋巴结时损伤闭孔神经、直肠损伤和输尿管损伤。若闭孔神经被切断，应尽量用细的不可吸收线将其吻合。直肠损伤的发生机会少，但后果严重，往往发生在游离直肠与 Denonvilliers 筋膜间的平面时。直肠损伤后应切除前列腺，重建膀胱颈，彻底止血，在吻合膀胱颈与尿道前，修补直肠破口。最好在直肠损伤处与膀胱尿道吻合口之间置大网膜以减少尿道直肠瘘的发生。撑开肛门括约肌，切口内用大量抗生素溶液冲洗，术后全身应用广谱抗生素。只要没有切开直肠并采用大网膜充填的方法，术后不会发生切口感染、盆腔脓肿或直肠尿道瘘。若患者以前曾行前列腺区放疗，最好行乙状结肠造口。输尿管损伤常发生于分离膀胱和精囊间的平面时，损伤后应行输尿管再植术。

2. 术后并发症

（1）延迟出血：必要时应输血同时行探查手术以排除盆腔血肿并减少膀胱颈挛缩和尿失禁的发生率。

（2）尿失禁：根治性前列腺切除术后尿失禁的原因较多，如尿道括约肌损伤、膀胱颈挛缩、支配尿道括约肌的神经损伤、不稳定膀胱，术中吻合膀胱尿道时仅缝合尿道括约肌及黏膜边缘，术后排尿控制可较早恢复。但尿失禁并非完全由于尿道括约肌功能不全，在尿括约肌功能正常的情况下，约 8% 的患者发生尿失禁，需行额外的手术来控制排尿。由于这部分患者尿失禁较轻，术后于膀胱颈黏膜下注射胶原对许多患者有效。

（3）阴茎勃起功能障碍：影响术后性功能的因素有三：年龄、临床和病理分期以及手术操作（保留或切除性神经血管束）。瘤肿局限于前列腺内的较年轻患者术后性功能恢复好。勃起功能障碍发生后可采用负压吸引或药物注射等疗法使阴茎勃起。

（五）小结

前列腺癌诊断技术的发展提高了前列腺癌的早期检出率。另外，人均寿命普遍提高，65～70 岁的人中约一半人的预期寿命为 15 年，对于早期发现并有较长预期寿命的前列腺癌患者，根治性前列腺切除术是一种理想的治疗手段，而且术后仍可享受高质量的生活。

二、经会阴根治性前列腺切除术

90 多年前，Young 首次施行经会阴根治性前列腺切除术，后来由 Belt 推广开来。经过 30 年的观察，对具有适应证的患者，该术式提供了与同龄男性预期寿命相当的无瘤生存期，但这种手术方式常造成勃起功能障碍，而且许多泌尿外科医生至今仍无缘掌握它。尽管如此，直到 20 世纪 70 年代末，它仍是局灶性前列腺癌的外科治疗方法之一。当时，Walsh 和他的同事对耻骨后术提出一系列技术改进，减少了血供破坏、尿失禁和勃起功能障碍的发生率，并摸索出一条为大多数泌尿外科医生所熟悉的手术途径。鉴于此，Weldon 等对经会阴术式提出改进，使其与经耻骨后术式在保护性功能和彻底切除病灶方面殊途同归（Weldon，1993）。

随着人们对前列腺癌的重视以及广泛采用 PSA 检测和直肠指诊检查，更多早期高分化前列腺癌患者得到及时发现并免于盆腔淋巴结清扫术。而经会阴前列腺切除术对前列腺癌的远期治愈率满意，术后患者痛苦少，食欲、肠道功能和体力恢复较快，住院时间短，不失为一种良好的手术方法。技术上有如下优点：①对前列腺尖部的清晰暴露，便于尽可能完全切除这一部分并精确离断尿道；②血供破坏少，无需伤及背侧静脉丛；③可直视下无张力吻合膀胱尿道，使吻合确实可靠。

肿瘤局限于前列腺的患者淋巴转移的发生率低，大多数适合经会阴根治性前列腺切除术。但对可疑淋巴转移的患者应先行盆腔淋巴结冰冻切片检查，如结果阳性，则不宜采用经会阴术式。

除了少数髋关节僵硬或过度肥胖的患者，手术通常采用充分屈髋的截石位，让患者仰卧在手术台上，膝贴近胸部。不能取该体位的患者不宜采用该术式。对于腺体超过 120 ml 的患者，尤其当其骨盆偏窄时，采用该术式较困难，可于游离精囊和输精管壶腹之前结扎切断外侧韧带，这样有利于腺体的切除；但采用经耻骨后术式处理这种情况会更方便。经尿道前列腺切除术后 4 周内可安全施行经会阴根治性前列腺切除术，并发症少；若超过 4 周则建议等待 4 个月以减少尿失禁的发生。

（一）患者选择

只有全部切除肿瘤才能达到治愈目的，所以当肿瘤会导致并发症或缩短患者预期寿命时应首先考虑手术切除。对前列腺癌而言，只有癌肿局限于前列腺内，预期寿命超过癌肿的自然病程并且没有明显手术危险因素的患者才适宜行根治性前列腺切除术，这包括经病理证实的 Tlb、Tlc、T2 期前列腺癌患者。术前应由两名有经验的泌尿外科医生检查证实癌肿无腺体外侵犯。患者至少应该有 10 年的预期寿命，并且在其权衡手术的危险性、生活质量、自然病程和几种治疗选择后由患者自愿接受手术治疗。

经直肠前列腺穿刺活检后至少应延期 4～6 周手术，若伴有出血或感染则应相应延长。

（二）术前访谈

对于性活动活跃的男性，决定保留神经还是扩大手术切除范围意义重大。标本切缘癌肿阳性患者的复发率（PSA 不降）明显高于切缘癌肿阴性的患者。由于癌肿距边缘可能不足 1 mm，保护性神经血管束可能不利于彻底切除肿瘤，因此大多数术者对肿瘤侧的性神经血管束施行扩大切除。Weldon 对 200 名接受经会阴根治性前列腺切除术的患者进行了病理分析，发现肿瘤已完全侵犯至腺体外但仍局限于切除标本内的占 15%，这是因为扩大了切除范围，包括邻近的后外侧前列腺周围筋膜和包裹在其中的性神经血管束（Weldon，1993）。另外有 7%行保护性神经手术的切除标本于后外侧切缘发现孤立的阳性病灶。基于此，Weldon 和他的同事推荐牺牲性性神经血管束的扩大切除术，而当以下情况均存在时例外：患者渴望保护良好的性功能并接受切缘癌肿阳性的低风险，临床上没有发现性神经血管束邻近有肿瘤存在（无 Gleason 评分≥7 者），性神经血管束易于与前列腺分离并无残余肿瘤组织。如果术后发生勃起功能障碍，虽然无法勃起，但仍能保持性欲和性高潮时的感觉。对于这类患者，机械（负压吸引装置或阴茎假体）或药物介导的勃起治疗是行之有效的。牺牲两侧性神经血管束的双侧扩大切除术适于以下患者：所有的勃起功能障碍患者，仅有最低限度的性能力并可能最终丧失的患者和不愿为保护勃起功能而增加癌肿复发机会的患者。

（三）手术步骤

1．麻醉

该术式适合硬膜外麻醉、腰麻或气管内插管全麻。

2．体位（图 37-9-9）

患者臀部置于手术台的尾端（该处应为无缺口的实体），取充分屈髋的截石位。会阴与地面平行。仔细对每一处着力点做好衬垫。上肢小幅度外展，也可置于体侧。会阴部及阴囊后侧备皮。会阴及外生殖器常规消毒后，直肠内置肛管，会阴部铺单同经尿道前列腺切除术。

3．解剖要点

前列腺手术经会阴入路。前列腺尖部可以手触及，手术开始时以它为标志。分开直肠尿道肌，其深部是 Denonvilliers 筋膜，该筋膜由

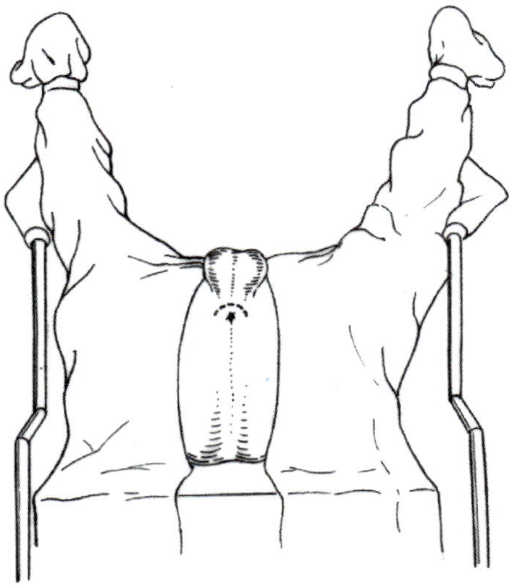

图 37-9-9 经会阴前列腺根治性切除术体位

前、后两层组成。源自腹膜的直肠膀胱陷凹、邻近前列腺侧的纤维膜为前层；直肠外周略增厚的筋膜为后层，亦称直肠前筋膜。经典的经会阴根治性前列腺切除术在 Denonvilliers 筋膜前后两层间的平面进行，而扩大根治切除术则将 Denonvilliers 筋膜的两层连同前列腺一并切除。若没有完全切除 Denonvilliers 筋膜而于其两层间操作则可能造成切缘癌肿阳性。

4．切开

于两坐骨粗隆间、经过肛门正上方约 1.5 cm 处，即在黏膜皮肤色素沉着线的稍前方做切口，深达脂肪，将中单和肛管固定于下方皮缘。以两示指指尖钝性分离两侧坐骨直肠窝，遇有筋膜韧带则锐性剪开。两示指自两侧向中央游离，感觉到肛管即为直肠。接下来一个手指钝性通过会阴中心腱与直肠前壁间，横断中心腱（图 37-9-10）。暴露的直肠表面覆以一块折叠的湿纱布加以保护。显露直肠前壁的纵行肌纤维，接着沿此无血管平面以手指轻柔分离至直肠尿道肌。将肛提肌轻轻牵向外侧，以前列腺拉钩将前列腺显露并固定于切口内，可摸到前列腺尖部及邻近的尿道。正对前列腺

尖部，用剪刀剪断直肠尿道肌。并向前列腺尖部锐性分离，直达白而有光泽的 Denonvilliers 筋膜（图 37-9-11），此时直肠前壁可能凸入切口内而致损伤。如果不能清楚辨认直肠，则一只手戴两副手套行直肠指诊以确定其位置。

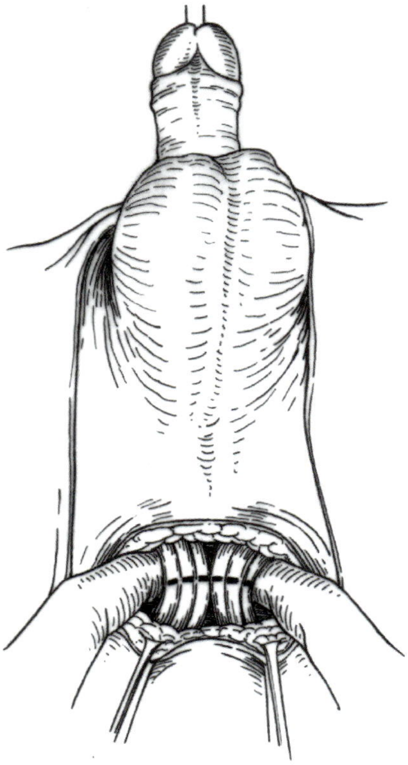

图 37-9-10 会阴部弧形横切口，逐层切开皮肤皮下各层，暴露并离断中心腱

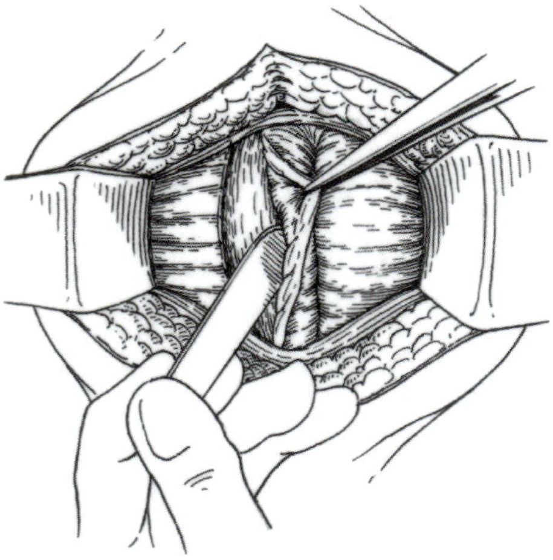

图 37-9-11 前列腺尖部游离并暴露 Denonvilliers 筋膜而并进入前列腺直肠间间隙

自直肠表面钝性轻柔剥离 Denonvilliers 筋膜后层。直肠通常与前列腺精囊连接处的根部粘连紧密而需锐性切开，从而在直肠前壁与精囊后壁间开辟一个解剖层面。将三块打开的湿纱布填塞其间以进一步显露切除部位的后壁并与直肠分离。性神经血管束走行于 Denonvilliers 筋膜两层间偏外侧，过度的分离或牵拉可使其损伤。

钝性分离前列腺外侧缘与肛提肌间的无血管区直至前列腺尖部与尿道交界处的两侧，这时性神经血管束得到充分暴露，如果行扩大切除术则可将其结扎切断；如果要保护性神经，则可于 Denonvilliers 筋膜的两层间沿性神经血管束的垂直走行游离以避免将其损伤。

谨慎并避免环绕尿道操作以防损伤尿道括约肌。借助前列腺拉钩定位，于前列腺尖部远端横行切开膜部尿道后壁。如果要保护性神经，必须小心以免损伤外侧的性神经血管束。

将前列腺拉钩自尿道切开处放入膀胱，切断尿道前壁使尿道与前列腺完全分离。此处应加倍小心，尽量避免损伤尿道括约肌。

前列腺实质和横纹肌在前列腺尖部与前侧融合而取代了前列腺包膜。沿前列腺前侧钝性分离至膀胱颈，后者可借前列腺拉钩帮助识别。手指两侧可触及两条耻骨前列腺韧带，呈扇形展开，在膀胱颈附近与前列腺相连，应靠近前列腺将其切断，通常不会伤及位置偏前的背侧静脉丛。

倘若患者曾行经尿道前列腺切除术或开放的前列腺次全切除术，则有必要钝性与锐性结合分离耻骨后间隙，将膀胱颈前侧与粘连的瘢痕组织分开，否则接下来难以无张力吻合膀胱和尿道。

以前列腺拉钩定位切开膀胱颈前壁，并用一直角钳向露出来的前列腺拉钩两侧撑大切口，撤去前列腺拉钩并代之以一根红色的F14橡皮导尿管以备牵引用。

扩大膀胱颈前壁切口使其可通过中指。切开前列腺与膀胱颈附着处，分别向两侧切开膀胱颈的3/4，然后用拉钩拉开膀胱，认清三角区和两侧输尿管口。若两侧输尿管口对称，向一侧管口内插入一根F5输尿管导管做标记。如果两侧均放入输尿管导管，会引起输尿管水肿，有时可能造成无尿。

距两侧输尿管口1 cm切断三角区，操作时最好用直角剪刀使切缘与地面垂直而不要斜向三角区深部上方。显露深面的输精管壶腹和精囊前壁（图37-9-12），并将其与逼尿肌钝性分离。用拉钩将三角区拉向上方，沿输精管壶腹用直角钳向头侧钝性分离几厘米，然后用电刀切断输精管以利于接下来辨认并切断精囊尖部。

若精囊显露良好，可将其从附着组织中钝性游离出来；否则，可先结扎切断前列腺外侧韧带以利于游离精囊。前列腺体积大时更适于采用此方法。若靠近前列腺结扎切断外侧韧带会尽可能减少对性神经血管束的损伤，但可能影响手术的彻底性。

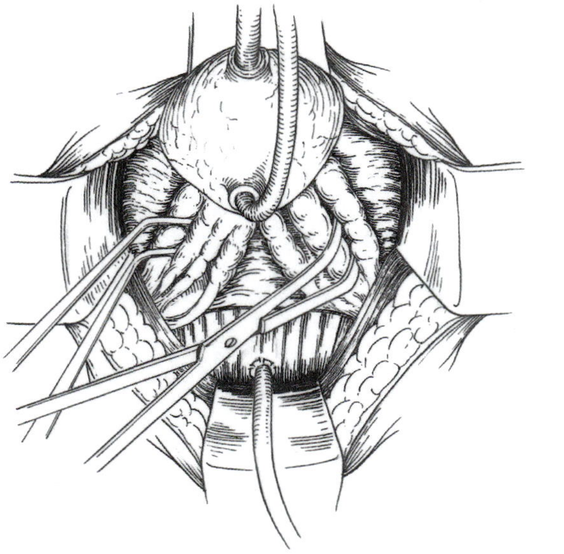

图37-9-12　离断膀胱颈后，上提前列腺暴露精囊及输精管壶腹并离断

精囊外侧可看到并摸到一束条样组织即为外侧韧带。用一直角钳于外侧韧带下方分离至精囊，并撑大与精囊的间隙以利于分离精囊。带过一根2-0可吸收线结扎外侧韧带，然后于前列腺侧切断。该操作可能需要重复2～3次才能完全结扎一侧的外侧韧带。当两侧均处理完毕即可移去切除的标本。

仔细检查术野有无出血。个别情况下会遇到背侧静脉丛出血，可用5/8圆针带2-0可吸收线于耻骨联合深面缝扎。

长Allis钳钳夹膀胱前后壁中线，尿道内插入F18导尿管以辨认尿道残端。去除膀胱颈前壁的Allis钳，用2-0可吸收线分别于12点、1点、11点位置间断吻合膀胱尿道，线结打在腔外。每一处缝合仅包括3～4 mm肌肉和1 mm黏膜以防吻合口狭窄。如果要保护性神经，吻合时则须避免伤及性神经血管束。

用2-0可吸收线对膀胱后壁做“网球拍”式缝合（图37-9-13，图37-9-14）。缝合膀胱颈时，应仔细查看未插输尿管导管的输尿管口有无喷尿。必要时可静脉注射靛胭脂以助辨别。在确认两侧输尿管口未被缝扎或受到其他损伤时拔除输尿管导管。

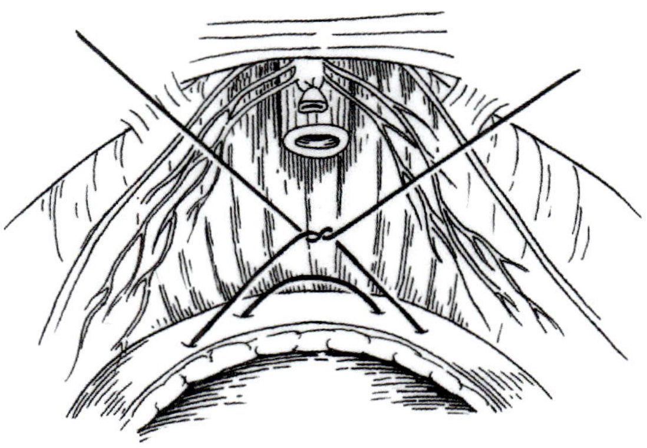

图37-9-13　膀胱颈缝合修整

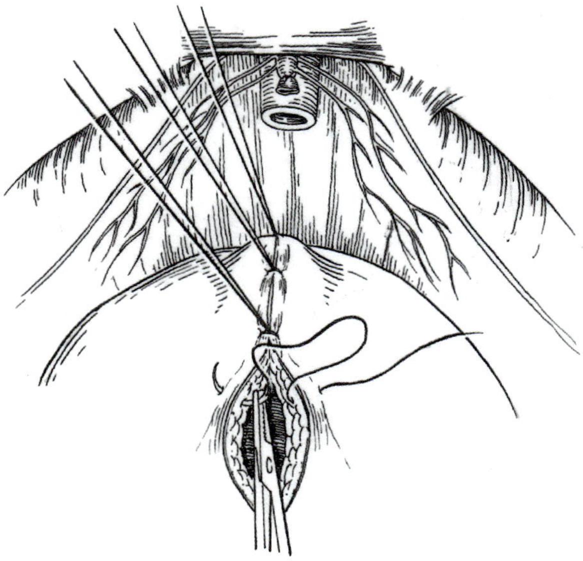

图 37-9-14　膀胱颈修整并留一定空间以便与尿道端端吻合

吻合基本结束时，放入 F20 导尿管，但不要充起气囊。最后以“8”字缝合关闭膀胱：①先将 2-0 可吸收线穿入膀胱一侧，②然后自对侧尿道穿出，③借助于前方的球形拉钩以便缝到会阴部筋膜，④接着按相反的方向缝合会阴部筋膜、尿道、膀胱。

缝合完毕后尿道与膀胱连成一体，尿道膀胱间的张力被转嫁到会阴部筋膜与膀胱间。向导尿管气囊内注入 8 ml 生理盐水并向导尿管内注水以确定以下几点：导尿管通畅；吻合口不漏水；无活动性出血。切口内用生理盐水充分清洗，检查有无出血及直肠损伤。

吻合口两侧分别置一根烟卷引流条，另做切口引出体外，并用 3-0 尼龙线固定于皮肤上。2-0 可吸收线间断缝合肛提肌和会阴中心腱，注意勿伤及直肠。3-0 可吸收线间断缝合消除死腔，4-0 可吸收线皮内缝合切口。敷料覆盖并固定。导尿管固定于腹中线已备皮处。

（四）并发症

1．直肠损伤

关于直肠损伤，如果患者术前行肠道准备，术中及时发现并修补后一般不会造成问题。直肠损伤常发生在分离直肠尿道肌或分离直肠与前列腺精囊间的平面时，应在损伤当时给予修补而不应延迟修补。修剪伤口边缘，4-0 可吸收线连续内翻缝合关闭伤口，然后间断缝合一层加固，缝线间距约 4 mm。损伤处用 1000 ml 抗生素生理盐水充分清洗。直肠损伤的患者术后禁食 5 天，然后口服流质饮食 2 天。引流条留置 5 天。可给予大便软化剂而不要用矿物油或其他泻药。

2．导尿管脱出

如果由于护理不善使导尿管脱出，可代之以一根 F18 导尿管，一般容易插入。

3．粪瘘

发生粪瘘需行末端结肠造口 3～4 个月，确证瘘口愈合后再行结肠造口闭瘘术。遇到病情被延误的尿粪瘘，可经同一切口切开并以手指放入肛门做引导，关闭瘘口两端然后以细肌纤维充填其间。留置耻骨上膀胱造瘘管。术后 2～3 周经此造瘘管注入造影剂，行排尿期膀胱尿道造影，若尿粪瘘已愈合则拔除造瘘管。

4．尿失禁

术后 3 周到 3 个月可能伴有尿失禁，提肛锻炼有助于恢复。一些长期轻度压力性尿失禁的患者可应用肾上腺素能 α 受体激动剂以缓解症状，如盐酸麻黄素 60 mg，每 4～6 小时 1 次或根据需要而定。最初 6 个月应尽量避免使用阴茎夹或带阴茎套的导尿管。如果超过 6 个月仍有明显尿失禁就应考虑应用阴茎夹或人工尿道括约肌。通过对三组信件调查表分析，像这样严重的尿失禁约占被调查患者的 3%。

5. 尿潴留

若拔除导尿管后 1 天左右发生尿潴留，可重新插入一根 F20 导尿管并留置 1 周。如果尿潴留被延误，患者需行膀胱镜检查，对吻合口狭窄应行尿道扩张。若尿潴留仍持续存在，则应考虑麻醉下扩张后每日自行气囊扩张一次，共扩张 6 个月。直视下尿道内切开经常导致尿失禁。

6. 勃起功能障碍

这部分患者对性高潮的感觉通常并没有遭到破坏。如果患者术后勃起功能障碍超过 3 个月，可应用药物引起勃起或采用负压抽吸装置。若勃起功能康复无望而患者对上述治疗不满意时可考虑置入阴茎假体。

（五）小结

经会阴根治性前列腺切除术是行之有效的外科治疗手段：手术入路精确，止血确切，操作均在直视下完成，少有个体解剖变异，休克发生率大幅度下降，术后恢复快，住院时间短，而且这些优点经历了时间考验。由于这一术式破坏性小，对于越来越多肿瘤小、无法触及而仅表现为 PSA 升高的患者，不失为一种合适的治疗手段。

三、腹腔镜下根治性前列腺切除术

在过去的 10 年里，美国前列腺癌根治术的数量增长了 6 倍，同时，与前列腺癌相关的健康成本分析也逐级受到关注。由于前列腺癌发病率很高，局限性前列腺癌的治疗耗资巨大，因此人们对前列腺癌根治术等治疗方法给予了详细的评估。在这 10 年里，手术技术以及术后处理方面的一些改进减少了患者的并发症及医疗费用。

与传统外科手术比较，微创外科技术以其术后痛苦小、创伤轻微、恢复快等优点备受重视。尤其是术后恢复快，能够早日投入正常社会生活和工作，促使更多的患者选择微创外科治疗。腹腔镜作为微创技术的一种被应用于多种泌尿系统疾病的治疗，并在临床效果及经济方面表现出诸多优越性。

自 1991 年 9 月至 1995 年 5 月，9 名局限性前列腺癌患者在美国的三个医疗中心接受了经腹腔的腹腔镜下根治性前列腺切除术，Schuessler 等在 1997 年对这项技术率先作了总结报道（Schuessler et al., 1997）。根据该组病例资料，在手术彻底性方面，腹腔镜下根治性前列腺切除术能够达到与传统的开放性前列腺癌根治术相同的切除范围，术后尿失禁及性功能的损伤也与传统手术无明显差异。但是通过对比，作者发现在手术时间、医疗费用、患者恢复等多方面腹腔镜手术并没有体现出明显的优越性。因此，该协作小组得出结论：腹腔镜下根治性前列腺切除术并非传统开放手术的有效替代术式。

法国的 Guillonneau 则认为在以上研究中，腹腔镜下根治性前列腺切除术之所以没有体现出其优越性，主要原因在于这是一项泌尿外科的新技术，而且在多中心研究、病例数有限的情况下，很难真实反映这一手术的实际情况。

该作者报道了其所在医疗中心在 1998 年间进行的 65 例腹腔镜下根治性前列腺切除术：6 例由于 Santorini 静脉丛出血或组织分离困难而转行耻骨后根治性前列腺切除术，术中并发症包括直肠损伤以及由套管造成的肠系膜上动脉损伤各一例。手术平均出血 530 ml（150~1500 ml），15%的患者需要输血，平均手术时间 265 min。术后无一例严重并发症，4 例出现吻合口瘘，尿失禁及术后性功能的保留情况未作报道。术后平均住院 4.5 天，留置导尿管 7 天（出现吻合口瘘的患者需要较长时间的导尿时间）。所有患者中切缘阴性率 87.7%，6例转行开放手术的病理标本中 2例切缘阳性。42例获 PSA随访（平均 2.5个月），其中 36例 PSA降低至 0.1 μg/L以下。随访至今未发现腹壁操作通道转移。基于以上病例资料，作者认为：随着术者操作技术的提高，腹腔镜下根治性前列腺切除术具有良好的应用前景，而且由于腹腔镜手术图像放大、视野清晰的特点，使这一手术的操作更为精细，有望进一步减少根治性前列腺切除术的功能性并发症（如尿失禁、性功能损害等）。在该医疗中心，这一手术已经作为局限性前列腺癌首选的治疗术式。

然而腹腔镜下根治性前列腺切除术毕竟是一种崭新的手术方式，只有少数医疗机构能够施行，因此目前还没有足够的临床资料以供其与传统开放手术进行科学的对照研究。目前在我国，腹腔镜前列腺根治性切除术已在发达地区广泛开展。

（一）技术要点

在所有报道的病例中，手术途径绝大多数为经腹腔径路，腹膜外入路虽有报道，但为数极少，这是由于这种手术的操作者多为经验丰富的腹腔镜医生，他们对于经腹入路比较熟悉。

全麻，患者取仰卧位，下肢屈曲、外展以便术中经直肠操作，铺单后留置导尿管。腹腔充气压力应低于 12 mmHg，腹腔镜经由脐部 10 mm 的 trocar 置入，最好由声控装置控制以获得稳定的视野。三个 5 mm 的 trocar 分别置于左侧髂窝、脐与耻骨联合中点以及右直肠旁窝平脐位置，一个 10 mm 的 trocar 置于麦氏点。

根据患者情况，必要时首先行盆腔淋巴结活检，其余手术步骤与开放根治性前列腺切除术相似。

1. 沿输精管切开膀胱后腹膜，分离输精管抵达精囊，分离、游离精囊，切除精囊，电凝、离断输精管。

2. 紧贴精囊后侧切开 Denonvilliers 筋膜，在正中线位置使前列腺与直肠前壁游离，并尽可能接近前列腺尖部。在两侧脐动脉之间离断脐尿管并切开前方的壁层腹膜，以便从此位置进入耻骨后间隙。在前列腺返折处切开盆腔内筋膜直到耻骨前列腺韧带，离断耻骨前列腺韧带。至此可清晰暴露 Santorini 静脉丛，以 3-0 Vicryl 线结扎、离断此静脉丛。可吸收线结扎前列腺前静脉并离断。完全暴露前列腺尖部后，拔除导尿管，置入 Benique 金属扩张器以协助切断尿道。离断前列腺尖部与尿道，在前列腺后方离断 Denonvilliers 筋膜和直肠尿道肌。

3. 经直肠置入 Hegar 探子完全离断前列腺后侧面。切开膀胱颈时应尽可能多地保留颈部肌肉，切开后可以暴露起初切除精囊的平面。

4. 双极电凝前列腺上血管束，贴近前列腺离断前列腺侧面以保留此处的神经血管束。完全切除的前列腺标本暂时置于结肠旁沟。

5. 自后方开始吻合膀胱与尿道，以 4-0 Vicryl 线作间断缝合，平均 6～9 针。膀胱留置导尿管，耻骨后间隙放置引流管。通过 4～5 cm 长的麦氏切口籍组织袋取出切除标本。

（二）效果

目前多数泌尿外科医生偏爱于施行耻骨后根治性前列腺切除术，这不仅是由于对耻骨后入路解剖的熟悉，更重要的是由于这种手术方式能够为那些可能有包膜外转移的前列腺癌患者提供一个更广泛切除的机会。另外，经此切口能够随时、安全地进行盆腔淋巴结活检也是其中原因之一。虽然盆腔淋巴结活检的确切治疗意义还有待探讨，但这项检查确实能明确患者的病变分期情况并为患者的预后判断提供一定依据。

正如前文述及，不同手术方式之间的效果对比具有很大困难性。由于并发症以及前列腺癌自然病史的差异性等原因，判断手术的确实效果必须进行长期的随访。一些长期的年龄配对随访研究表明，根治性前列腺切除术具有良好的治疗效果。

值得强调的是，这些早期的临床试验研究所运用的病例与当今大多数接受手术治疗的前列腺癌患者不同。由于现代前列腺癌分期的演变趋势，确定分期技术的提高以及更准确的病理检查使得目前根治性前列腺切除术适合者的筛选更为恰当。在早年的研究中，很少有患者接受同位素骨骼扫描检查，而且由于大多数患者接受的是经会阴根治性前列腺切除术，所以盆腔淋巴结切除活检也很难做到。可以说，在当今情况下，由于 PSA 检查的广泛实行以及外科技术的提高，一些现代的临床研究将会更好地揭示根治性前列腺切除术的治疗效果。

由于解剖性根治性前列腺切除术的开展，一些医生将前列腺癌根治术的适应证拓展到 T3 期疾病。术前行激素去除治疗可减少肿瘤体积并可能使肿瘤级别降低也使 T3 期前列腺癌患者具有一定手术的希望。虽然其确切程度如何还有待研究，但 Labrie 等的研究显示：手术前 3 个月接受抗雄激素＋LHRH 类似物治疗的患者与对照组比较，切缘阳性率明显为低。一些其他研究虽然也证实了术前使用激素治疗可以降低 PSA 水平以及缩小肿瘤体积，但对局限性前列腺癌来讲，并没有观察到病理级别降低的现象。有关术前应用激素治疗的随机研究在欧洲及美国进行，结果表明术前新辅助内分泌治疗并不能使患者生存获益。

鉴于目前术前确定病变分期手段的局限性，有相当一部分患者经手术后证实病理级别“升高”。

这种病理意义上的分期升高（穿破包膜、切缘阳性以及精囊浸润）源于对外科切除标本的详细病理检查。即使在精确切片基础上发现标本边缘有阳性癌细胞染色也不足以证明患者体内有肿瘤残留。有鉴于此，术后检查 PSA 的意义很大。由于医源性因素，如分离组织时使包膜受损也会造成切缘阳性的假象。每家实验室都应在检测范围内确定一个较低的 PSA 界值，PSA 水平低于此界值的患者不应作为进行治疗的对象。

一旦术后 PSA 水平超过此界值，应进一步确定其原因是肿瘤残留还是已有全身转移。这需要仔细研究术后病理报告，如果切缘为阳性，那么可能是由于肿瘤残留的原因，但也不能排除有全身转移的可能。精囊阳性，特别是同时淋巴结活检为阳性的患者一般多有播散性转移。对这些患者必须进行放射性骨扫描检查，如果有术前的骨扫描结果，术后仍应复查，并与术前对比。骨扫描可疑阳性的患者应针对性地进行 MRI 及 X 线检查。影像学检查对盆腔微小病灶的残留无明确意义。有学者报道通过直肠指诊引导，对膀胱尿道吻合口处组织进行穿刺活检可用来确定盆腔病灶的残留。而单纯经直肠 B 超检查对确诊帮助较小。

如果根据病理分期，尤其是术后 PSA 升高而怀疑患者局部复发，许多学者提倡进行辅助放疗。

辅助放疗可明显减少局部复发率。虽然许多研究观察到这一现象，但至今尚缺乏随机、对照的前瞻性资料来证实这一结论。而且，考虑到癌特异性死亡率以及伴发疾病影响的辅助治疗研究也没有。目前，有关辅助放疗以及辅助激素治疗的临床试验正在开展。

辅助放疗虽然有一定并发症，但如果在控尿良好、事先已行盆腔淋巴结切除术以及应用较先进的放疗技术的情况下，辅助放疗的耐受性还是比较理想的。

通过 PSA 检查判断辅助放疗效果仍存在一定争议。Lange 等观察到 30% 的患者接受辅助放疗后 PSA 下降到无法检测水平。Link 等也观察到这一早期现象，但随后发现在一年左右之内，多数患者的 PSA 又开始升高。

对根治性前列腺切除术后疾病进展的患者使用辅助雄激素去除疗法的意义也存在争论。Mayo Clinic 等发现在接受根治性前列腺切除术并行盆腔淋巴结切除检查为阳性的患者中，辅助雄激素剥夺疗法的效果显著，但这究竟是由于外科手术本身的原因还是由于辅助激素治疗的原因无法明确。有关于此，进一步深入的研究是必需的。

（三）小结

多数人认为根治性前列腺切除术为局限性前列腺癌患者提供了最好的治愈效果。随着健康水平的提高以及获诊于适合手术分期的患者逐渐增加，根治性前列腺切除术的前景将更加令人鼓舞。根治性前列腺切除术是否能够减少癌特异性死亡率的明确答案即将为三项正在进行的手术与警惕等待的随机对照研究所揭示。瑞典的一项研究正值病员录入阶段，英国的一项研究处于初始阶段，美国的 PIVOT 试验预计随机抽选 2000 例前列腺癌患者进行根治性前列腺切除术以行对照研究，此项研究以任何原因的死亡为试验终点。在这一系列试验研究的结果尚未揭晓之前，对合适的、预期寿命长于 10 年的临床局限性前列腺癌患者，在告知手术利弊之处后，施行根治性前列腺切除术是合理的。

四、机器人辅助腹腔镜根治性前列腺切除术

20 世纪 90 年代，泌尿外科手术进入腹腔镜时代，但由于前列腺位于盆腔深处，腹腔镜前列腺根治性切除术在泌尿外科微创手术界一直是公认的最难的手术之一。2000 年，美国 FDA 批准使用 da Vinci 机器人系统，同年 Binder 和 Kramer 首次报道了机器人辅助腹腔镜下前列腺切除术（RALP）。机器人技术经过 10 余年的发展，在欧美大部分国家，RALP 正在取代腹腔镜和开放手术成为治疗局限性前列腺癌的金标准。大量文献报道，相比腹腔镜和开放手术，RALP 能达到同样的治疗效果，术中出血更少，而且可能在术后控尿功能和勃起功能的恢复方面更有优势。

2007 年中国人民解放军总医院购入中国大陆第一台 da Vinci 机器人，同年完成了国内第一例 RALP。随后国内数十家大型教学医疗中心相继购入 da Vinci 机器人并相继开展机器人手术。国内早期开展的机器人手术主要是根治性前列腺切除术，但目前已能完成泌尿外科所有的腹腔镜手术，尤其是肾部分切除术、根治性膀胱切除术等需要精细操作的功能重建手术。

（一）适应证和禁忌证

1. 适应证

根治性前列腺切除术适用于可能治愈的前列腺癌，应综合考虑肿瘤的临床分期、预期寿命和健康状况。术前应告知患者，70 岁以上患者伴随年龄增长，手术并发症及死亡率将会增加。

（1）临床分期：适用于局限性前列腺癌，临床分期 T1～T2c。

（2）预期寿命：预期寿命≥10 年者可选择根治术。

（3）健康状况：前列腺癌患者多为中老年男性，手术并发症的发生率与身体情况密切相关。因此只有身体状况良好，没有严重心肺疾

病的患者才适用于根治术。

（4）PSA 或 Gleason 评分高危患者的处理：对于 PSA>20 μg/L 或 Gleason 评分≥8 的局限性前列腺癌患者符合上述分期和预期寿命条件的，根治术同时可给予其他辅助治疗。

2. 禁忌证

（1）患有显著增加手术危险的疾病，如严重的心血管疾病、肺功能不良、严重出血倾向或血液凝固性疾病等。

（2）已有淋巴结转移（术前通过影像学或淋巴结活检诊断）或骨转移。目前这一禁忌证为相对禁忌证。

（3）预期寿命不足 10 年。

（4）近期行 TURP 术后，尤其是有包膜穿孔，血液、尿液或冲洗液外渗者，最好术后 3 个月，待血肿消散，局部炎症吸收，前列腺与周围组织的解剖关系清晰可辨，再行根治性前列腺切除术。而行经直肠前列腺系统活检后，应于 4～6 周后再行根治性前列腺切除术。

（二）手术步骤

1. 麻醉与体位

首选气管内插管全身麻醉。患者取仰卧位，双腿放置成剪刀位。手术床调整至头低脚高位。需要采用防滑垫或肩托以防患者向头侧滑落。腹盆部及外生殖器消毒后，铺单并留置导尿管。监视器置于患者双下肢之间。术者位于控制台，通常第一助手位于手术床右侧，建立气腹，置入套管。现有的研究证明经腹膜外途径和经腹腔途径的腹腔镜根治性前列腺切除术的结果是相似的，本节将描述最常用的经腹腔途径。经腹腔途径手术时一般取 30° 镜，经腹膜外途径时，由于不受肠道影响，取 15° 镜即可。

2. 气腹建立和套管定位

首先在脐上作 12 mm 的正中纵向切口，经此切口将 Veress 气腹针穿过腹壁穿刺入腹腔，“抽吸实验”以证实气腹针已进入腹腔。连接气腹管，气腹压力升至 15 mmHg 后，拔除气腹针，于上述切口将 12 mm 套管置入腹腔。经该套管放入机器人腹腔镜并检查无血管或肠管损伤后，调整手术床倾斜至大角度的头低脚高位。

在耻骨联合上约 15 mm 处作标记点。标记点的水平线，与腹腔镜套管和髂前上棘连线交点处，距离腹腔镜套管 8 cm 处两侧，在腹腔镜引导下各置入 1 个 8 mm 机器人套管，用于放置机器人的第 1 号臂和第 2 号臂。在患者左侧低于第 2 号臂套管处放置第 1 辅助套管，在高于第 2 臂套管 6~8 cm 处放置第 2 辅助套管。按术者的习惯，辅助套管也可放置在右侧。机器人第 3 号臂，于患者右侧距髂嵴至少 2~3 cm、距离 8 cm 以上处放置 1 个 8 cm 机器人套管。将 da Vinci 机器人放置在患者两腿之间，将机械臂与套管连接，并置入操作器械。

3. 手术过程

（1）显露前列腺：适用 0° 或 30° 向上的腔镜观察，远离膀胱顶部，高位切开脐正中韧带处的腹膜和脐尿管显露耻骨联合并分离 Retzius 间隙，腹膜切口向两侧扩大，延伸至腹股沟内环口处输精管水平。需要辨别此处的副阴部动脉，保护该动脉有助于保留术后的勃起功能。用 3 号臂的抓钳将膀胱向头侧牵拉保持一定张力，钝性及锐性分离前列腺表面的脂肪结缔组织，背深静脉复合体（DVC）浅支走行于前列腺耻骨韧带之间的脂肪组织，去除脂肪时应提前双极电凝封闭血管，清晰显露耻骨前列腺韧带、盆内筋膜和前列腺。

（2）控制 DVC：缝扎是最常用的控制 DVC 的方法。切开右侧盆内筋膜，用 3 号臂抓钳将前列腺牵至左侧，保持右侧盆内筋膜一定的张力，盆内筋膜分为壁层及脏层。壁层筋膜覆盖肛提肌内侧面，还包括肛提肌筋膜；脏层筋膜覆盖了盆腔脏器，包括前列腺、膀胱、直肠。盆内筋膜的壁层和脏层沿骨盆侧壁走行，并在前列腺膀胱两侧相融合，形成白色条纹，名为盆侧筋膜腱弓，从耻骨前列腺韧带一直延伸至坐骨棘。切口选择可在融合处的内侧或外侧分离盆侧筋膜。推开外侧的肛提肌，并向腺体尖部方向扩展。靠近耻骨离断耻骨前列腺韧带。在耻骨前列腺韧带附着点周围，经常存在肛提肌和前列腺之间的交通静脉支，需要小心电凝后离断。同法处理左侧。充分显露 DVC。

用 2-0 Vicryl 缝线“8”字缝扎 DVC。在前列腺尿道连接处，DVC 与前列腺交汇的凹陷区域为无血管区，称为“黄金眼”，此区域可作为 DVC 的缝扎点。缝扎结束后，助手应来回活动导尿管，判断有无误扎。

（3）离断膀胱颈：用 3 号臂的抓钳向头侧牵拉膀胱，助手可轻轻牵拉尿管通过气囊活动来判断膀胱颈的位置，术者使用机器人的 1 号臂和 2 号臂相互触碰，从而显露前列腺轮廓也有助于手术者判断前列腺膀胱连接部。用单极电剪刀由浅入深分离前列腺膀胱连接处，显露膀胱颈口，显露导尿管。转 3 号臂上提导尿管，助手体外牵拉固定尿管，使腺体上提，有助于膀胱后壁的分离。助手可用肠钳轻轻牵拉膀胱前壁，更好暴露膀胱颈后壁。切开膀胱颈后壁，进入膀胱颈与前列腺之间的间隙，找到精囊和输精管。

（4）分离输精管和精囊：膀胱颈后部与精囊腺和输精管壶腹的组织层包括 Denonvilliers 筋膜前层，切开膀胱颈后壁，可见 Denonvilliers 筋膜前层，切开后显其下方的输精管和精囊腺。3 号臂抓起一侧输精管，助手用 Hem-o-lok 夹闭输精管及伴行小动脉，电刀离断输精管。用 3 号臂抓钳提起输精管断端，紧贴精囊后表面分离同侧的精囊，注意精囊角处的精囊动脉，可电凝后离断或 Hem-o-lok 夹闭后离断。同法处理对侧输精管和精囊。

（5）分离前列腺和直肠间隙：Denonvilliers 筋膜盖于前列腺表面，解剖上起于 Douglas 凹陷内的腹膜。依照与包绕前列腺筋膜的关系，有几种不同的分离方法：

1）筋膜内技术：前列腺背面的分离层面在 Denonvilliers 筋膜与前列腺之间，两侧的分离层面在前列腺筋膜内。这种方法分离的前列腺表面没有筋膜覆盖。

2）筋膜间技术：前列腺背面的分离层面在 Denonvilliers 筋膜与前列腺之间，两侧的分离层面在前列腺筋膜与盆侧筋膜之间。筋膜内技术最经常被用于保留勃起神经的手术。

3）筋膜外技术：前列腺背面的分离层面在 Denonvilliers 筋膜后方的直肠周围脂肪内进行，两侧的切除范围包括盆侧筋膜并延伸到肛提肌筋膜。

（6）处理前列腺侧蒂并保留血管神经束：在保留血管神经束的时候，应该限制甚至避免使用热处理。最常用的方法是用 Hem-o-lok 处理前列腺侧韧带。

筋膜内技术，在 Denonvilliers 筋膜前紧贴前列腺表面自前列腺背侧向两侧分离，在 3 点和 9 点处切开前列腺筋膜，将神经血管束从前列腺完全游离。操作一般从左侧开始，助手抓持左侧精囊，向右上方牵拉，3 号臂向头侧牵拉膀胱和侧蒂，紧贴前列腺表面，上钛夹，离断从神经血管网中发出进入前列腺的血管，沿前列腺包膜和前列腺筋膜间的层次，将整个前列腺筋膜和包含其中的血管神经网从前列腺包膜表面分开。剥到 3 点，同法右侧至 9 点处，可切开前列腺筋膜。完整保留神经血管网。

筋膜间技术，操作一般从左侧开始，助手抓持左侧精囊，向右上方牵拉，3 号臂向头侧牵拉膀胱和侧蒂。采用 Hem-o-lok 夹闭后切断前列腺侧韧带后并分离神经血管束。神经血管束和前列腺之间残存的侧后方组织可以用剪刀锐性切开，不需要电灼处理。前列腺筋膜并不是薄薄的一层膜，而是有一定厚度的组织，血管神经均走行于前列腺筋膜中，如果将前列腺筋膜完全剥离保留，就变成筋膜内了。而从筋膜中间分离，可以保留大部分神经丛，尤其是走行在前列腺后外侧的神经丛，也不会过分贴近前列腺包膜，避免切缘阳性。但该方法对术者的解剖理解和技术水平要求甚高，加之术中进入前列腺筋膜内，静脉出血不易掌控，手术难度较大。

（7）分离尿道：尖部尿道的分离直接影响术后控尿功能的恢复和切缘阳性率。盆神经丛在尿道两侧形成勃起神经，穿过生殖膈，进入阴茎海绵体内。因此尿道分离是保留性神经的最后一步。

用 3 号臂抓钳将腺体向头侧牵拉维持一定张力，在缝扎线的近端逐步切断 DVC，可见前列腺尖部和尿道。完全暴露尿道前壁后，不能急于横断尿道。贴着尿道侧壁分离，可找到尿道旁筋膜与尿道之间的间隙。该筋膜的背侧含有性神经和血管，不需要保神经时，可同尿道后壁一起离断。如需要保留性神经，则将该间隙扩大，将神经血管束与尿道完全分开。可用分离钳紧贴尿道后壁，将尿道完整挑起。在机器人视野下清晰分辨出尿道与前列腺组织的交界处，用剪刀沿该界限离断尿道。移除手术标本，仔细检查术野有无出血。将标本装入标本袋或先放置在盆腔，如随后行淋巴结清扫术，可与淋巴结一同装入标本袋。

（8）膀胱尿道吻合：吻合前应检查膀胱颈口和输尿管开口，如果膀胱颈口大小适中，可直接吻合，否则需要横向或纵向缩小膀胱颈口。黏膜层对黏膜层的膀胱颈尿道吻合是通常采用的缝合方式。一般使用 Quill 3-0 双头带倒刺针进行缝合，倒刺线能防止组织松开保持组织靠拢，从膀胱颈口 5 点起，外里里外，左侧针顺时针缝 5、6、7、9、11 点位置，右侧针逆时针缝 4、3、1、12 点位置，最后在 12 点位置完成吻合固定打结。一些学者倾向于在膀胱颈尿道吻合前连续或间断缝合有助于解剖复位和术后尿控功能的恢复。

（9）机器人移除和伤口缝合：在高分辨率观察视野下，观察创面无活动性出血，充盈导尿管气囊，通过辅助孔通道置入带有牵引绳的腹腔镜标本袋装入标本。完成以上操作，将机械臂从套管中移出，在高分辨率观察视野下，通过辅助孔左右两侧分别置入引流管，拔出其余腹壁通道的穿刺套管，用腹腔镜检查腹壁各穿刺孔有无活动性出血。关闭气腹，通过脐部切口取出标本并送病理检查。缝合脐部切口腹膜防止切口疝，逐层关闭各个手术切口。

（三）术后处理

术后 2 周拔除导尿管。

（四）术中并发症

出血是最常见的并发症，通常来自 DVC、膀胱颈口两侧和前列腺血管侧韧带。缝扎 DVC 出血时，“8”字缝合背深静脉丛能有效防止出血，若缝线滑脱，可再次“8”字缝合背深静脉丛。处理膀胱颈口和前列腺侧韧带出血时，用 Hem-o-lok 紧贴前列腺包膜断离，可有效减少出血。由于前列腺切除术存在大出血的危险，术前备血应充足。

清扫盆腔淋巴结时可能造成闭孔神经损伤、直肠损伤和输尿管损伤。若闭孔神经被切断，应尽量用细的不可吸收线将其吻合。

直肠损伤的发生机会少，但后果严重。往往发生在前列腺体积大，放疗或内分泌治疗后，游离直肠与 Denonvilliers 筋膜间的平面时。直肠损伤后应切除前列腺，重建膀胱颈，彻底止血，在吻合膀胱颈与尿道前，修补直肠破口。最好在直肠损伤处与膀胱尿道吻合口之间置大网膜以减少尿道直肠瘘的发生。若损伤过大，或多处伤，或患者高龄愈合情况不佳，应行乙状结肠造口。

输尿管开口损伤，常发生于TURP术后，前列腺体积较大，前列腺中叶突出明显的情况中。可术前或术中留置双J管标记输尿管开口。待尿道后壁吻合完毕后，可拔除双J管或术后3个月膀胱镜取出双J管。

（五）小结

机器人辅助腹腔镜前列腺癌根治术在我国已处于逐渐兴起的阶段。机器人手术只要1~2人操作，术者可以坐位操作，大大降低了劳动强度。克服了前列腺在人体里特殊的隐蔽位置的局限，大大简化了手术难度。采用三通道光源、高清晰度立体三维成像系统，视野清晰。机器手可过滤人呼吸和生理颤抖对操作的影响，增强了稳定性。术中失血减少，术后疼痛减轻，手术瘢痕较少，术后恢复更快，神经血管束保留更加精确，患者术后性功能恢复率大幅度提高。应用机器人手术系统，可使一些高难度的手术操作变得比较简单，但对前列腺癌根治手术的本质而言依旧没有改变，按重要性依次为尽量切除癌组织，尽量避免尿失禁，尽量保护性功能。要达到这三个目的，依旧要求手术者具备扎实的解剖学知识、熟练的手术技巧和丰富的手术经验。

第十节　前列腺癌精准放疗

一、精准放射治疗的物理技术

（一）精准放疗概述

精确放疗是指采用精确的固定、定位、立体定向和三维计算及显示的方法，采用常规或非常规剂量分割方式在三维水平上进行的立体适形或调强放疗（于金明，2004）。精确放疗可以使高剂量区的剂量分布形状在三维水平上与靶区的实际形状一致，靶区内的剂量强度可调。其目的是在减少或不增加正常组织损伤的前提下提高肿瘤的照射剂量，进而提高肿瘤的局部控制率及患者的生活质量。

1. 放疗在泌尿系统肿瘤治疗中的地位

肿瘤放射治疗是利用放射线治疗肿瘤的一种局部治疗方法。放射线包括放射性同位素产生的α、β、γ射线和各类X射线治疗机或加速器产生的X射线、电子线、质子束及其他粒子束等。

2. 精确放疗的发展史

1895年，德国物理学家伦琴发现了X射线。1898年，居里夫妇从含镭沥青矿中首次提炼出天然放射性元素镭。1950年，从重水型核反应堆获得大量的人工放射性^{60}Co源，促成了远距离^{60}Co治疗机大量问世，奠定了现代放射肿瘤学的地位。1951年，电子感应加速器投入使用。随后，直线加速器逐步替代^{60}Co治疗机而成为放射治疗的主流机型。伴随着计算机技术的发展，1973年，Sterling等将三维剂量计算和显示方法引入治疗计划系统。1978年，Brown大学的研究小组研制出真正具有临床意义的三维放射治疗计划系统，标志着放射治疗进入三维计划时代。1951 年，瑞典神经外科医生 Leksell 提出了立体定向放射外科（stereotactic radiosurgery，SRS）的概念并于 1968 年研制成功世界首台颅脑 γ- 刀（Leksell, 1951）。1985 年，Colombo 等将改造的直线加速器引入立体定向放射外科，发明了颅脑 X- 刀。立体定向放射外科的技术逐步引入了放射治疗的概念，创建了立体定向放射治疗（stereotactic radiation therapy，SRT）技术。这些技术使肿瘤的定位和治疗达到了相当精确的水平。1965 年出现了使用多叶准直器实现适形放射治疗的技术，大大提高了放射治疗的效率。20 世纪 70 年代，瑞典学者 Brahme 进一步提出了调强适形放射治疗（intensity modulated radiation therapy，IMRT）。立体定向技术和三维计划、适形治疗系统的结合，使放射治疗逐步进入精确治疗的时代。

3. 精确放疗的靶区定义

（1）肿瘤靶区（gross tumor volume，GTV）：GTV 指临床可见或可触及的、可以通过诊断检查手段证实的肿瘤范围。在根治性放疗中，为了获得肿瘤的局部控制，必须对 GTV 予以合理的剂量。

（2）临床靶区（clinical target volume，CTV）：CTV 除包含 GTV 以外，还包含显微镜下可见的亚临床肿瘤病变以及可能发生转移的部位。对这一区域应当予以适当的照射剂量，才能达到根治或姑息的目的。

（3）内靶区（internal target volume, ITV）和内边界（internal margin, IM）：在 CTV 周围加一个边界，以补偿治疗期间因患者器官运动造成的 CTV 的大小、形状和位置发生的改变，这个边界即 IM, IM 一般不对称地围绕在 CTV 周围，其包绕的范围称为 ITV。

（4）摆位边界（set-up margin，SM）：考虑到在整个治疗实施过程中患者摆位时在位置、精度和重复性方面的误差，每个照射线束需要一个摆位边界（SM）。

（5）计划靶区（planning target volume, PTV）：在外照射时，由于患者胸、腹腔内器官的生理性运动，同时允许存在一定的线束和摆位误差，因而必须在 CTV 外周加以一定范围的边缘，以补偿由于上述原因造成的误差。

（6）治疗靶区（treatment volume, TV）：由放射肿瘤医生根据治疗目的（根治性或姑息性治疗）确定的、包含在等剂量线内的组织区域。

（7）照射靶区（irradiation volume, IV）：指受到照射的组织区域。这一区域所接受的射线剂量与正常组织耐受量有重要的相关性，其范围取决于治疗所采用的照射技术。

（8）危及器官（organs at risk, OAR）：指放射敏感的正常组织，放射敏感性可以影响治疗计划和处方剂量。

4. 精确放疗的流程

精确放疗的基本过程主要包括：确定治疗体位，用适当的体位固定装置，固定患者体位。让患者与固定装置一起进行 CT 扫描，由此获取患者治疗体位的解剖数据。将获得的 CT 数据传输到 CT 模拟工作站或三维治疗计划系统中，由临床医师勾画靶区以及危及器官轮廓，提供处方剂量和对计划的具体要求。由物理师按照临床医师的要求在三维治疗计划系统中制订治疗计划。物理师认为计划符合要求时，请医生检查。如果医生提出异议，要进一步改进；如无异议，则将计划打印出来或通过网络系统输出到加速器控制系统，以备实施治疗。在 CT 模拟工作站形成患者治疗部位的数字重建（digitally reconstructed radiography, DRR）图像，然后在加速器上为患者拍验证片并与 DRR 片相比较，检查等中心位置是否正确，如果没有问题就开始进行治疗。

（二）常用放疗设备

1．直线加速器

医用电子直线加速器是利用具有一定能量的高能电子与大功率微波的微波电场相互作用，从而获得更高的能量。若将电子直接引出，可以作为电子线治疗。若将电子打击重金属靶，产生韧致辐射，发射X射线，可以作为X线治疗。根据电子与微波电场的作用方式不同，电子直线加速器分为行波加速器和驻波加速器。一个最简单的电子直线加速器至少要包括：一个加速场所（加速管），一个大功率微波源和波导系统，控制系统，射线均整合防护系统。医用电子直线加速器是目前国内和国际上使用最为广泛的肿瘤放射治疗设备（图37-10-1）。

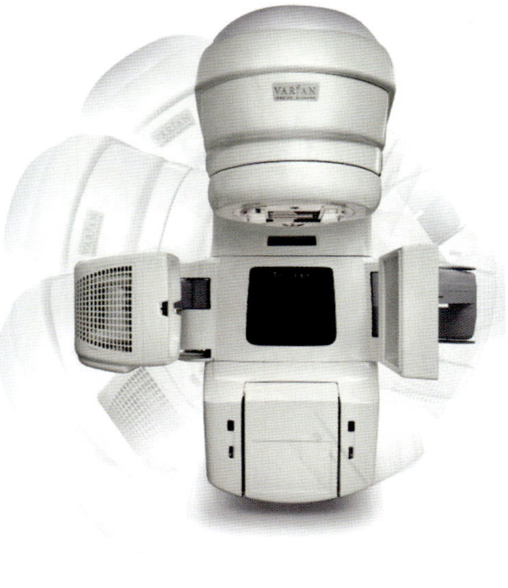

图37-10-1 医用直线加速器

2．射波刀

射波刀（cyber knife）是一种新型的全身立体定向放射外科治疗设备，它将直线加速器、计算机技术和肿瘤实时追踪技术完美地结合于一体。在影像引导系统的实时监控下，使用大剂量、低分割、窄束、高能X射线精确对准靶体，产生局部的放射生物学反应，达到消融肿瘤或病灶的目的。射波刀是由直线加速器、机器人机械臂、机器人控制治疗床、治疗计划系统、靶区定位追踪系统、呼吸追踪系统、计算机网络集成与控制系统组成（图37-10-2）。其核心是交互式机器人技术，实时追踪患者体位、肿瘤位置和患者呼吸运动的反馈，并针对患者靶区的微小移动进行实时修正，是真正实现动态图像引导放射治疗的设备（Radiosurgery，1999）。由计算机控制的、带有6个关节的机器人手臂，能将多达1500条不同方位的X线射束准确地照射到全身各处病灶上，而病灶周围放射剂量急剧下降，大大降低放射副作用和并发症的发生。

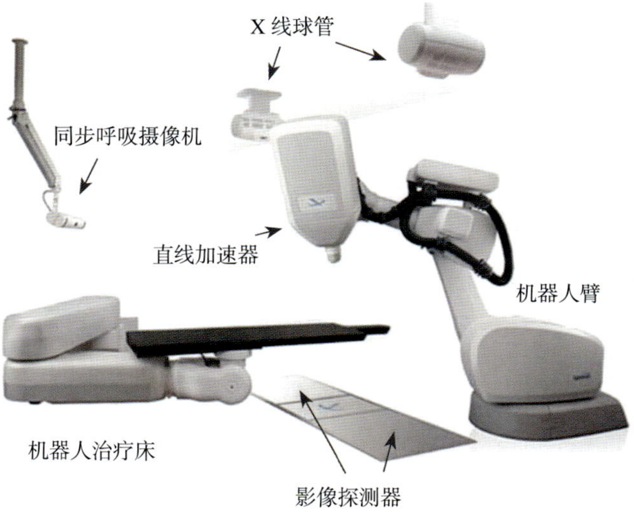

图37-10-2 射波刀结构

3．伽马刀

伽马刀（γ-knife）是利用准直器、限光筒等辅助装置将^{60}Co放射源所发出的伽马射线聚焦，在肿瘤内部达到非常高的剂量，而周围正常组织所受剂量相对较小，从而达到消灭肿瘤保护正常组织的目的（图37-10-3）。一般情况下伽马刀仅仅适用于病灶较局限的良恶性病变，病变大小一般不超过3 cm，最好是圆形或

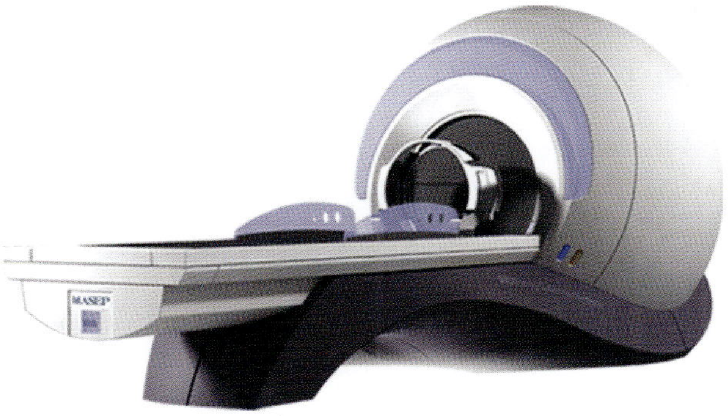

图 37-10-3 伽马刀治疗机

椭圆形。

4. 螺旋断层放疗

螺旋断层放射治疗系统（Tomo therapy，TOMO）采用 6 MV 的 X 射线照射肿瘤，集 IMRT、影像引导放疗（IGRT）、剂量引导放疗（DGRT）于一体，利用独创性的螺旋 CT 旋转扫描方式，结合计算机断层影像引导，突破了传统加速器的诸多限制，在 CT 引导下 360° 聚焦断层照射肿瘤，对恶性肿瘤患者进行高效、精确、安全的治疗，实现了肿瘤的自适应放疗（ART）（图 37-10-4）。体积巨大或形状复杂的肿瘤，在超大面积的照射上，TOMO 放疗具有明显的优势，多视野照射模式可以让多个病变部位同时接受照射，具有相当高的适形性和均匀性。

5. 后装治疗机

后装治疗是近距离治疗的一种，不同于上述医用直线加速器、^{60}Co 远距离治疗机、射波刀、TOMO 代表的射线通过人体体表到达体内肿瘤的远距离照射治疗，近距离治疗指腔内治疗、管内治疗、组织间、手术中插植治疗、模治疗等，包括了后装治疗、粒子植入。后装放射治疗是指先在患者的治疗部位放置不带放射源的容器，包括能与放射源传导管相连接的空的装源管或相应的辅助器材（施源器），可为单个或多个容器，然后在安全防护条件下或用遥控装置，在隔室将放射源通过放射导管，送至已安放在患者体腔内的空导管内，进行放射治疗（图 37-10-5）。由于放射源是后来才装进去的，故称之为“后装式”。

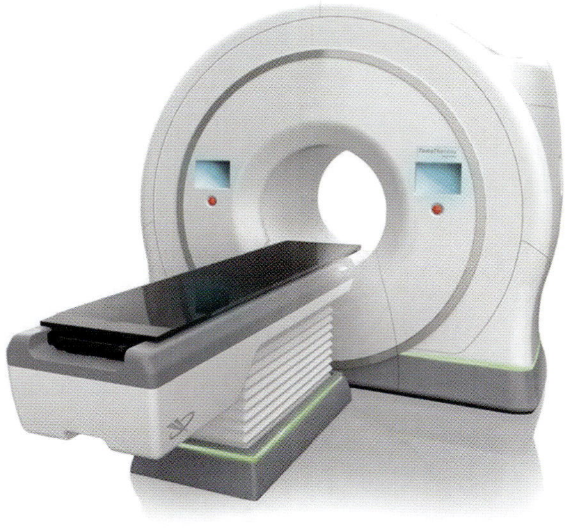

图 37-10-4 螺旋断层治疗机

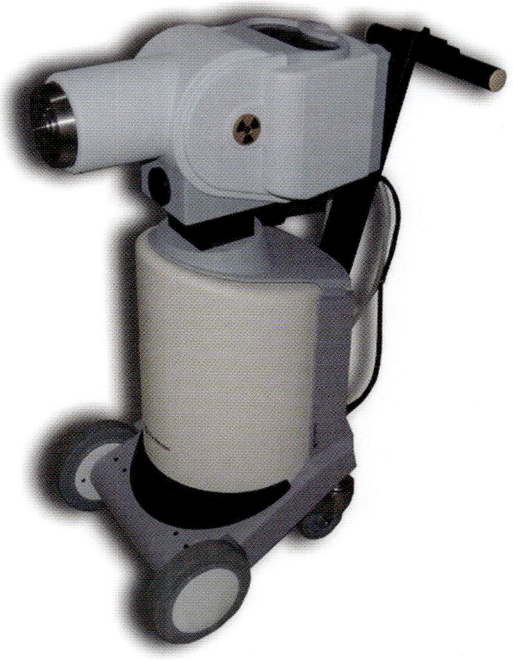

图 37-10-5 后装治疗机

（三）辐射剂量学

放射治疗的临床剂量学原则是要求肿瘤受放射剂量高且分布均匀，正常组织受放射剂量低，对特定的正常重要器官要特别保护。使用放疗治疗计划系统（TPS）可以准确、快速、直观地显示肿瘤及正常组织的剂量分布，便于调整和优化放疗计划，达到剂量学原则的要求。临床剂量学 4 原则为：①肿瘤靶区和照射剂量准确，放射治疗中射线类型、能量、射野布置等因素，需要依据肿块部位和大小进行选择，照射剂量要求准确；②肿瘤治疗靶区剂量高而均匀，等剂量线适形性好；③照射区内正常组织尽可能接受低剂量，对照射区内的正常组织应尽量保护或避开；④肿瘤周围的危及器官（OAR）要尽量免受照射，不超过允许的耐受剂量（王中和，2007）。

1. X（g）线剂量学

X 线和 γ 线通过物质时能量吸收主要产生光电效应、康普顿效应和电子对效应。临床治疗应用中以康普顿效应为重要。电子线等粒子射线在物质中的吸收是它们在通过物质的轨迹时发生弹性散射和非弹性散射，后者可以激发、电离，也可产生辐射。

X（g）线照射量的国际制单位是 C/kg，常用单位是伦琴（R），国际统一采用的吸收剂量单位为戈瑞（Gy），1 Gy = 100 cGy。放射性核素的放射活度的国际单位是贝克勒尔（Bq），常用单位是居里（Ci），$1\ Ci = 3.7 \times 10^{10}\ Bq$，放射防护用剂量当量单位为希沃特（Sv）。

2. 近距离治疗剂量学

近距离治疗一般作为外照射治疗的补充，可用于腔内、组织间及手术中内照射治疗。后装机采用的放射源有铱 192（^{192}Ir）、钴 60（^{60}Co）、铯 137（^{137}Cs）等。在治疗时先把空的施源器放入体腔（如鼻咽）内，或将专用管（针）插入组织（如舌根、舌体或口底）内，然后在有防护屏蔽的条件下，由后装机自动把放射源（强度几居里）从机内贮源器通过连接管输入施源器进行内照射。达到设置剂量时间后，放射源自动退回机内贮源器，工作人员再从患者体内取出施源器（管、针）。由于取放施源器时不带放射源，免除了对工作人员的职业辐射。

（四）放射治疗技术

从常规放疗发展到三维适形放疗，再到调强放疗、影像引导放疗、剂量引导放疗等，是普通放疗到精确放疗技术发展的过程，也是一维普通放疗发展到三维治疗和四维治疗的过程。正是放射治疗技术的不断更新，治疗更加精准，肿瘤在接受更高剂量的同时，危及器官可以得到更好的保护，放疗在肿瘤综合治疗过程中的地位也越来越高。

1. 三维适形放疗

三维适形放疗（three dimension conformal radiation therapy，3D-CRT）是一种高精度的放射治疗。它利用 CT 图像重建患者三维的肿瘤和器官信息，通过在不同方向设置一系列不同的照射野，并采用与病灶形状一致的适形挡铅，使得高剂量区的分布形状在三维方向（前后、左右、上下方向）上与靶区形状一致。与常规放疗（二维）相比较，三维适形放疗肿瘤适形性得以提高，周围正常组织和危及器官的照射范围进一步缩小，正常组织的并发症也可以进一步减少。三维适形放疗技术的实现主要依赖于：①多叶光栅准直器（MLC），它的种类有多种，有手动、半自功和全自动。它的叶片大小和数目也不尽相同。MLC 系统的用途是：代替铅挡块；简化不规则照射野的塑形过程，从而可以增加照射野的数目以改善对正常器官结构的屏蔽；应用多叶光栅的静止照射野和单一机架角度可用于调整线束平整度；叶片可在机架旋转时移动以适应对不规则肿瘤形状的动态调整。②三维放疗计划系统，它的主要特点是在 CT 影像三维重建基础上的治疗显示。如射野方向观（beam eye view，BEV）功能可以显示在任意射线入射角度时，照射野形状和肿瘤形状的符合程度以及对邻近关键结构的屏蔽情况，是实现“适形照射”的关键功能。剂量 - 体积直方图显示（dose-volume histogram，DVH）功能，可以显示治疗计划的合理性，等剂量曲线包括治疗体积状态以及对整个方案作出评价。③计算机控制的放射治疗机，所有射野的角度信息、适形信息、出束信息等全部由计算机进行精确控制。④定位固定和验证系统，主要用于增加重复摆位准确性的体部固定框架、头颈固定架、热塑面膜、真空垫和限制内脏活动的装置；照射野的证实影像和一些验证设备。对治疗区域边缘的认识和确定在很大程度上依赖于影像学技术和操作者对影像读片水平，因此在三维适形放疗中，对治疗区确定的准确程度与对肿瘤范围的认识密切相关。现代的影像诊断技术对三维适形放疗的实施有着至关重要的作用。

2. 调强适形放疗

调强适形放疗（intensity modulated radiation therapy，IMRT）不同于 3D-CRT，可以实现照射野内的剂量强度按照一定的要求进行调节。对于靶区形状呈现“中空”或向内凹陷的情况，可以实现更好的剂量分布，同时还可以实现靶区内不同剂量分布的同步补量照射（simultaneous integrated boost，SIB）。IMRT 的治疗计划采用逆向计算，优化过程充分考虑了靶区的照射剂量和周围危及器官的耐受剂量，直接由计算机给出实现该计划的方法和参数，从而实现了治疗计划的自动最佳优化。IMRT 可以满足放疗科医生的“四个最”的愿望：即靶区的照射剂量最大、靶区外周围正常组织受照射剂量最小、靶区的定位和照射最准、靶区的剂量分布最均匀。进一步提高了肿瘤的局控率，并减少正常组织的放射损伤。IMRT 主要包含了 6 种技术，分别是：①二维物理补偿器调强；②多叶准直器静态调强（step and shoot）；③多叶准直器动态调强（DMLC, sliding window）；④容积旋转调强（volumetric modulated arc therapy，VMAT）；⑤断层调强；⑥电磁扫描调强。

Zelefsky 等采用 IMRT 和 3D-CRT 分别治疗前列腺癌患者，在处方剂量相同的情况下靶区剂量分布 IMRT 明显优于 3D-CRT（Zelefsky et al., 2008）；对直肠癌早期和晚期放射性损伤发生率 IMRT 组也明显低于 3D-CRT 组（陈永东，2016）。利用 IMRT 治疗头颈部肿瘤，不但可更好地保护腮腺、脑干等量要器官（刘景杰等，2007），而且若采用 SIB 技术，可进一步提高疗效（丁巍等，2012）。利用 IMRT 技术进行乳腺癌保乳术后放疗，可改善靶区剂量分布，对肺和心脏的保护更好（黄晓波等，2006）。

3. 立体定向放疗

1951 年，Lars Leksell 教授率先提出了立体定向放射外科（SRS）的概念，并于 1968 年成功研发了世界首台立体定向放射外科设备——γ 刀。γ 刀利用立体定向的框架来固定患者头颅，使用多个钴源进行三维空间聚焦，一个分次大剂量照射治疗无法手术治疗的脑动静脉畸形（arteriovenous malformation，AVM）以及颅内良、恶性病变，在病灶部位得到较高照射剂量的同时，病灶周边的剂量曲线得以很快跌落，要害器官可以得到更好的保护。一束束锐利的射线就像外科医生的手术刀一样干净利落，与此同时也避免了开颅引起的出血、感染等危险因素，故被形象地赋予了放射外科

（stereotactic radiosurgery, SRS）的名称。1983年，Bettio等人率先提出了基于医用直线加速器的放射外科技术——X刀。X刀是通过对传统的医用直线加速器进行少量的改装来实现的。早期的X刀治疗技术通过围绕患者头部横轴的转动，获得一系列非共面等中心照射野进行治疗。1985年，Colombo等人又发明了多弧照射的技术，使用多个非共面的弧形野来完成肿瘤靶区的照射。γ刀受定位框架自由度以及放射源空间排布局限的影响，一般都是执行单分次的SRS治疗，并且无法对体部及某些颅内边缘位置的肿瘤进行治疗。基于医用直线加速器的X刀配置范围普及，治疗摆位空间较γ刀也大，可以将治疗部位拓展到体部。但是早期的直线加速器没有足够精确的摆位装置，只有提高分割次数来减少治疗误差对危及器官的影响。所以，X刀更多时候被利用于进行非单次分割的立体定向放射治疗（SRT）及体部立体定向放射治疗（stereotactic body radiation therapy, SBRT）。X刀的出现拓展了γ刀SRS及SRT的应用范围和适应证，但是依旧受制于医用直线加速器机械装置的精确性，一直到影像引导放射治疗技术（IGRT）的出现。IGRT硬件上将医用直线加速器与成像设备相结合，软件上将影像技术、数字图像处理技术、计算机技术以及放射治疗技术相结合，完成患者治疗前的摆位及误差校正，也可实现治疗过程中患者体内肿瘤、要害器官的位置、形态及运动的实时在线监测，给直线加速器安上了一副“透视眼”，提高了放射治疗的摆位精度。

X（γ）立体定向放射外科（SRS）给予靶体积高剂量的单次性照射以摧毁靶体组织，达到类似外科手术切除或毁损肿瘤病灶的治疗效果。SRS用X（γ）射线代替了手术，不用开刀，无创伤，无痛苦，无出血，无感染，不需要麻醉，为患者提供了一种安全、可靠、方便、有效的治疗方法。

立体定向放射治疗（SRT）及体部立体定向放射治疗（SBRT）通过对病灶给予较高剂量的X射线或γ射线的分次照射（常用3～5次）。

4．近距离放疗

近距离治疗技术包括腔内、管内、组织间植入、模板敷贴及术中置管术后放疗5大类。高剂量率后装治疗技术是其中一项主要技术。

近距离治疗特点包括：①局部剂量高，边缘后剂量迅速下降，单管照射时，近源处剂量很高，距离稍大后剂量很快下降；②照射范围内剂量不均匀；③照射时间短；④数次照射；⑤剂量分布由计算机进行计算评估。

（张火俊　居小萍　曹洋森）

二、前列腺癌的光子治疗

（一）概述

近20年来，随着放射治疗技术的飞速发展，放射治疗已成为前列腺癌的主要治疗手段之一。放射治疗从常规放疗的二维时代迈入以三维适形放疗/调强适形放疗为基础的三维时代，在降低正常组织受照剂量的同时，能够安全提升靶区治疗剂量。

目前，调强适形放疗（IMRT）被认为是前列腺癌根治性放疗的标准方案。IMRT通过TPS治疗计划系统调整单个照射野的入射方向、角度、剂量强度以及分布，使整体靶区内体积达到剂量均匀分布。同时，为了进一步提高治疗精准度，推荐有条件的放疗中心每次治疗前采用影像引导技术进行验证。

近距离放疗（brachytherapy）粒子植入技术是低复发风险前列腺癌的经典治疗方案。单纯粒子植入治疗低危前列腺癌能够获得良好的长期肿瘤控制和生活质量。目前，近距离放疗的主要研究重点为高剂量率近距离放疗。近期，几项前瞻性随机研究为高剂量率近距离放疗联合外照射治疗高危前列腺癌患者提供了理论支持。

立体定向放疗（SBRT）作为高剂量大分割放疗的一种新技术，由于前列腺癌组织增值缓慢，α/β 值约为 1.5 Gy，相比常规分割 IMRT，SBRT 治疗前列腺癌更为适用。射波刀技术在联合 IGRT 影像引导与 SBRT 的基础上，进一步结合了金标追踪等实时追踪技术。多项Ⅰ/Ⅱ期临床研究及回顾性研究提示射波刀治疗局限期前列腺癌能够获得良好的疾病控制率，同时毒性可耐受。

（二）放疗的适应证和疗效

根据复发风险以及疾病进程，前列腺癌分为临床局限期（极低、低、中、高风险）、局部晚期（极高风险）以及转移性前列腺癌。

美国国立综合癌症网络（NCCN）指南2016第3版推荐，前列腺癌风险分级标准如下：

极低风险：① T1c；② Gleason评分≤6；③ PSA＜10 ng/ml；④前列腺活检阳性少于3针且每针中恶性病变组织≤50%；⑤ PSA密度＜0.15 ng/ml/g；

低风险：① T1~ T2a；② Gleason评分≤6；③ PSA＜10 ng/ml；

中风险：① T2b ~ T2c ；或② Gleason 评分 7 分；或③ PSA=10 ~ 20 ng/ml ；

高风险：① T3a ；或② Gleason 评分 8 ~ 10 分；或③ PSA＞20 ng/ml ；

极高风险：① T3b ~ T4 ；或② Gleason 评分主要分级 5 分；或③Gleason 评分主要分级＞4 分且 Gleason 评分 8 ~ 10 分。

1．前列腺癌根治性放疗

放射治疗和手术治疗是临床局限期前列腺癌的主要治疗手段。2015 年，Wolff 等汇集分析了 34 项局限期前列腺癌的既往随机对照研究（Wolff et al., 2015）。结果显示，前列腺癌外照射（EBRT）、近距离放疗以及根治性前列腺癌切除术是局限期前列腺癌的有效治疗手段，相反，动态监测和观察、冷冻疗法、高强度聚焦超声（high intensity focused ultrasound，HIFU）等其他局部治疗不作推荐。

相比手术治疗，前列腺癌根治性放疗能够降低尿失禁和尿道狭窄的发生风险，同时有机会短期内保留勃起功能。Potosky 对比了 1187 例分别接受前列腺癌根治术以及 EBRT 的患者，治疗后 5 年，手术组出现尿失禁的比例为 14%，EBRT 组比例为 4%（OR=4.4，95% CI=2.2 ~ 8.6）；出现勃起功能障碍的患者手术组与 EBRT 组分别为 79.3% 和 63.5%，性功能减退比例两组大致相同（Potosky et al., 2004）。SPIRIT 研究显示接受近距离放疗的低风险局限期患者，5 年随访排尿功能与性功能评分较接受前列腺癌根治术的患者有优势（91.8 *vs*. 88.1，*P*=0.02; 52.5 *vs*. 39.2，*P*=0.001）（Crook et al., 2011）。治疗周期长是前列腺癌外照射的主要缺点。此外，如果外照射后出现肿瘤复发，挽救性根治性前列腺切除术比初治直接行根治性切除术发生并发症风险高（Nguyen et al., 2007）。

（1）极低风险、低风险：随着放疗技术的进步，放疗与根治性切除术治疗低复发风险的前列腺癌无进展生存期无显著差异。Critz 对 3546 例接受近距离放疗联合 EBRT 的患者进行长期随访，随访 15 ~ 25 年间，患者无病生存率（DFS）保持在 73%（Critz et al., 2013）。

采用立体定向放疗（SBRT）治疗低复发风险前列腺癌，毒性可耐受的同时，能够获得良好的疾病控制。King 等汇集分析了 8 个不同的临床Ⅱ期研究，全部 1100 例患者接受 5 次分割 35 ~ 40 Gy 总剂量照射或 4 次分割 39 Gy 总剂量照射，低危前列腺癌患者 5 年无生化复发生存率为 95%（King et al., 2013）。

低剂量率（LDR）近距离放疗作为单一疗法，适合低危前列腺癌，能够获得良好的长期肿瘤控制率。2009 年，Giberti 报道了 200 例分别接受近距离放疗与根治性切除术的低危前列腺癌患者，两组患者无生化复发生存期无明显差异，近距离放疗组患者勃起功能保留较好，但刺激性排尿症状持续时间较长（Giberti et al., 2009）。相比于 IMRT 外照射治疗，LDR 近距离放疗无生化失败率无显著差异，但急性和晚期泌尿生殖毒性发生率较高（Eade et al., 2008; Wong et al., 2009）。

（2）中风险：多项研究提示，能够接受雄激素去势治疗（ADT）的中危前列腺癌患者，IMRT 联合 4～6 个月短程 ADT 治疗能够显著改善其总生存率。由于伴随疾病不能接受或拒绝接受 ADT 治疗的患者，高剂量 IMRT 外照射或者 IMRT 联合近距离放疗是中危前列腺癌的推荐治疗方案。

肿瘤放射治疗协作组（RTOG）9408 研究随机入组了 1979 例前列腺癌中危患者，结果显示，放疗联合短程 ADT 治疗组 10 年生存率较单纯放疗组有优势（62% *vs*. 57%，P=0.03）（Jones et al., 2011）。Dana Farber 癌症研究所（DFCI）95096 研究发现，放疗联合短程 ADT 对于无明显伴随疾病的中危前列腺癌患者死亡风险低于单纯放疗组（P=0.01），然而，伴有中至重度伴随疾病的患者，两组死亡风险无显著差异（P=0.08）（D'amico et al., 2008）。Tran Tasman 放射肿瘤组（TROG）9601 研究将 802 例中危前列腺癌患者随机分为单纯放疗组、放疗联合 3 个月 ADT 治疗组以及放疗联合 6 个月 ADT 治疗组。结果显示，较单纯放疗组，3 个月 ADT 放疗联合组能够显著降低生化复发率，并提高局部控制以及无病生存率，但远处转移率、前列腺癌特异性死亡率以及总死亡率无显著差异（Denham et al., 2011）。然而，6 个月 ADT 放疗联合组较单纯放疗组显著降低生化复发率、提高局部控制以及无病生存率的同时，能够显著降低患者的远处转移、前列腺癌特异性死亡以及总死亡率。

SBRT 作为新兴的精确放疗技术，联合短程 ADT 治疗中危前列腺癌能够获得良好的疾病控制。King 的研究中，中危患者 5 年无生化复发生存率为 84%（King et al., 2013）。2014 年，Katz 等回顾性分析了 153 例中危前列腺癌患者，全部患者接受 5 次分割总剂量为 35～36.25 Gy 的 SBRT 治疗，联合 6 个月 ADT 治疗。结果显示，中危前列腺癌患者 7 年无生化失败生存率为 89%（Katz & Kang, 2014）。

（3）高风险：2016 年第三版 NCCN 指南推荐：高剂量 IMRT 联合 2～3 年长程 ADT 治疗是高复发风险前列腺癌的首选治疗方式。SPCGF-7/SFUO-3 随机研究提示，对于高风险前列腺癌，长程 ADT 联合放疗 10 年前列腺癌相关死亡率以及总死亡率分别为 11.9% 和 29.6%，而单纯 ADT 治疗组为 23.9% 和 39.4%（Widmark et al., 2009）。EORTC22863 研究将 415 例 T3～T4 N0M0 前列腺癌患者随机分为 EBRT 组和 EBRT 联合 ADT 治疗组，联合治疗组 10 年获益显著高于单纯治疗组（HR：0.60，95% CI：0.45～0.80，P=0.0004）（Bolla et al., 2010）。

EBRT 联合近距离放疗伴或不伴 ADT 治疗是高复发风险前列腺癌的治疗选择之一，但是 ADT 的最佳持续时间尚未确定。Shen 等汇集分析了 12745 位高复发风险前列腺癌患者，结果显示，相比于单纯 EBRT，近距离放疗联合 EBRT 能够有效降低肿瘤特异性死亡率（HR: 0.77，95% CI: 0.66-0.90）（Shen et al., 2012）。

SBRT 联合长程 ADT 治疗也是高危前列腺癌患者的选择之一。Oliai 等回顾性分析了 12

例接受 5 次分割 SBRT 治疗的高危前列腺癌患者，结果显示 3 年无生化失败生存率为 77%，且毒性可耐受（Oliai et al., 2013）。

（4）局部晚期前列腺癌（极高风险）：多项随机研究显示，放疗联合长程 ADT 治疗是局部晚期前列腺癌的首选治疗方式。2015 年报道的Ⅲ期研究 PR3/PR07 将 1205 例局部晚期患者分为终身 ADT 治疗组以及放疗联合终身 ADT 治疗组。结果显示，中位随访 6 年放疗联合 ADT 治疗组能够显著降低前列腺癌相关死亡率（46%，P=0.0001）以及总死亡率（23%，P=0.03）（Mason et al., 2015; Brundage et al., 2015）。TAP 32 研究比较了 3 年 ADT 治疗组以及 3 年 ADT 联合放疗组（70 Gy 前列腺照射 + 48 Gy 盆腔淋巴结引流区照射）的 273 例局部晚期前列腺癌患者，结果显示，联合治疗组 5 年无病生存率、无远处转移生存率以及无局部进展生存率均明显优于单纯 ADT 治疗组（Mottet et a., 2012）。

（5）淋巴结转移前列腺癌：IMRT 为基础的外照射联合长程 ADT 治疗是区域淋巴结阳性（N1 期）前列腺癌的主要治疗方法。2016 年初，报道于柳叶刀杂志的 STAMPEDE 研究显示，放疗联合长程 ADT 治疗组 2 年无进展生存率为 85%，而单纯 ADT 治疗组为 55%（HR: 0.45，95% CI: 0.25～0.80）（Widmark et al., 2009）。该研究提示包含盆腔淋巴结引流区照射的外照射能够使区域淋巴结阳性的前列腺癌患者获益。另一项Ⅲ期随机研究 RTOG8531（Lawton et al., 2005）显示，放疗联合长程 ADT 治疗组治疗 N1 期的前列腺癌 5 年、9 年无进展生存率（PSA<1.5 ng/ml）较单纯放疗组存在显著优势（54% *vs*. 33%，10% *vs*. 4%，P<0.0001）。

2. 术后放疗

（1）pN0 术后辅助放疗：多数患者接受前列腺癌根治术均可获得治愈。然而，对于包膜外侵犯（pT3）、Gleason 评分≥7 以及切缘阳性（R1）的患者，5 年局部复发率高达 50%（Hanks，1988）。术后辅助以及补救治疗的选择尤为重要。以下三项前瞻性随机研究可为术后辅助放疗的应用提供依据。

Thompson 等报道的 SWOG8794 试验入组了 425 例前列腺癌根治术后的患者，全部患者术中发现包膜外侵犯（Thompson et al., 2009）。入组患者随机分为术后辅助放疗组以及一般治疗组。中位随访时间为 12.6 年，结果显示，辅助放疗可降低生化复发的风险，而对于精囊阳性（T3b 期）的患者接受术后辅助放疗 10 年无生化失败率为 36%，相比对照组为 12%（P=0.001）（Thompson et al., 2006; Swanson et al., 2008）。

EORTC22911 研究将 1005 例存在包膜外侵犯和（或）切缘阳性的前列腺癌根治术后患者随机分为术后辅助放疗组（60 Gy）以及观察组（出现局部复发后行挽救放疗 70 Gy）（van der Kwast et al., 2007）。切缘阳性的患者中，辅助放疗组 5 年无生化进展生存率明显优于观察组（78% *vs*. 49%），而这一结果在切缘阴性的患者中并未显示。

Wiegel 等报道 ARO 96-02 研究入组了 268 为前列腺癌根治术后为 pT3 期的患者，全部患者术后均检测不到 PSA 水平（Wiegel et al., 2009）。结果显示，辅助放疗组 5 年无生化复发生存率为 72%，相比单纯观察组 54% 明显改善（HR：0.53；95%CI：0.37～0.79）。

美国泌尿协会（AUA）以及美国放射治疗协会（ASTRO）指南推荐针对前列腺癌切除术后出现如切缘阳性、侵犯精囊、包膜外侵犯等预后不良病理特征应接受辅助放疗（Thompson et al., 2013）。

（2）pN1 术后辅助放疗：前列腺癌根治性切除术后，病理提示区域淋巴结阳性（pN1）

的患者，放疗联合 ADT 治疗较单纯 ADT 治疗在无生化复发生存率、肿瘤特异性生存率以及总生存率具有优势。多项回顾性研究为这一结论提供依据。

2015 年，哈佛医学院 Lin 等通过配对研究，分析了 318 对分别接受 ADT 联合辅助放疗与单纯 ADT 治疗的前列腺癌根治术后淋巴结阳性的患者，结果显示，ADT 联合辅助放疗组能够使 5 年总死亡风险下降 50%（HR：0.50，95%CI：0.37~0.67，双面 $P<0.001$；总生存率：71.5% *vs*. 53.2%）（Lin et al., 2015）。

Abdollah 等回顾性分析了 1107 例前列腺癌根治术后区域淋巴结阳性的患者，全部患者均接受 ADT 治疗伴或不伴辅助放疗，结果显示 1～2 枚淋巴结阳性且伴有高危因素的患者，以及≥3 枚淋巴结阳性的前列腺癌患者，能够从术后辅助放疗中获益（Abdollah et al., 2014）。

Da 等回顾性分析了 250 例接受前列腺切除联合盆腔淋巴结清扫术后病理提示 pN1 的患者（Da et al., 2009）。其中 129 人接受 ADT 联合辅助放疗，121 人接受单纯 ADT 治疗。多因素分析显示术后辅助放疗和阳性淋巴结个数是术后患者无生化复发生存率以及肿瘤特异性生存率的独立预测因子。

Briganti 等回顾性分析了 1986—2002 年 703 例前列腺癌根治术后 pT2～pT4N1 的连续病例（Da et al., 2009）。结果显示，接受辅助放疗联合激素治疗的患者 5 年、8 年、10 年肿瘤特异性生存率（95% *vs*. 88%，91% *vs*. 78%，86% *vs*. 70%，$P<0.01$）以及总生存率（90% *vs*. 82%，84% *vs*. 65%，74% *vs*. 55%，$P<0.001$）均显著高于单纯激素治疗组。

（3）术后生化复发：前列腺癌根治术后，部分患者出现疾病进展的主要表现是生化失败。多项回顾性研究提示：与动态观察相比，挽救性放疗能够提高肿瘤无进展生存率，降低局部复发风险、前列腺癌特异性死亡率以及总死亡率。2013 年，AUA/ASTRO 指南推荐对于术后出现生化复发或者局部复发的患者应及时进行挽救性放疗。

Cotter 等回顾性分析了杜克大学 519 例 1988 至 2008 年接受前列腺癌根治术后出现 PSA 复发的患者（Cotter et al., 2011）。中位随访 11.3 年，无论患者是否伴有合并症，挽救性放疗组较观察组在 PSA 倍增时间小于 6 个月以及 PSA 倍增时间≥6 个月的患者群体中，均显著降低了患者的总死亡率。Trock 等回顾性分析了 635 例术后生化复发的患者，发现出现生化复发 2 年内及时接受挽救性放疗能够显著提高肿瘤特异性生存（Trock et al., 2008）。Stephenson 等认为挽救性放疗前 PSA 水平低于 0.5 ng/ml 能够获得最大效益（Stephenson et al., 2007）。

3．姑息放疗

姑息性外照射是前列腺癌孤立症状性骨转移灶的一种有效治疗方法。

欧洲和加拿大等地多采用短程放疗作为前列腺癌骨转移的常规疗法。2014 年，加拿大多伦多大学一项研究比较了 425 例伴有疼痛的骨转移患者，结果显示单次 8 Gy 治疗组疼痛缓解率不劣于 20 Gy 常规放疗组（Chow et al., 2014）。RTOG9714 研究显示短期 8 Gy 单次照射组患者中位骨痛缓解生存时间为 7.26 个月，30 Gy 分 10 次照射组中位骨痛缓解生存时间为 9.53 个月（Konski et al., 2009）。美国一项Ⅲ期研究分析了 898 位骨转移患者，结果显示 8 Gy 组 2～4 级毒性反应发生率低于 30 Gy 组（10% *vs*. 17%，$P=0.002$），而 8 Gy 组再次治疗率高于 30 Gy 组（18% *vs*. 9%，$P<0.001$）。

前列腺癌盆腔扩散可出现疼痛、下肢肿胀、输尿管梗阻、便秘或肾积水等症状，严重影响患者生活质量。姑息性放疗能够有效缓解上述症状，进而提高患者的生活质量。

（三）禁忌证

前列腺癌 EBRT 治疗的禁忌证包括：①既往已行盆腔根治性放疗史；②直肠活动性炎症疾病；③永久留置 Foley 导尿管。相对禁忌证包括：①极低膀胱容量；②慢性中度或重度腹泻；③膀胱出口梗阻需要置入耻骨上导尿管；④非活动性溃疡性结肠炎。

前列腺癌近距离放疗的相对禁忌证为：①前列腺过大或过小；②伴有膀胱出口梗阻症状（IPSS 国际前列腺症状评分高）；③既往接受过尿道前列腺切除术（TURP）。研究显示，对于未接收 TURP 的患者，近距离放疗的尿失禁风险极低且短期能够保留勃起功能；但是 TURP 术后患者，接受近距离放疗后，由于急性尿潴留和膀胱颈挛缩，患者出现尿失禁风险提高，且多数患者几年内出现进行性勃起功能障碍（Sanda et al., 2008）。

（四）照射方法

前列腺癌光子放疗技术包括外照射放疗（external beam radiation therapy，EBRT）和近距离放疗（brachytherapy）。目前，外照射治疗方式主要包括常规外照射放疗（conventional EBRT）、三维适形放疗（three-dimensional conformal radiotherapy，3D-CRT）、调强放疗（intensity modulated external-beam radiotherapy，IMRT）、影像引导放疗（image guided radiotherapy，IGRT）以及立体定向放疗（stereotactic body radiotherapy，SBRT）。近距离放疗包括低剂量率（low-dose rate，LDR）近距离放疗和高剂量率（high-dose rate，HDR）近距离放疗两种。

1．外照射

（1）照射剂量

1）根治性放疗

①常规分割照射

随着放疗技术的进步，在保护危及器官的同时，前列腺癌外照射能够获得更高的剂量递增。多项临床随机研究显示（表 37-10-1），前列腺照射野高剂量组（74～80 Gy）无生化复发生存率以及 5 年生存率显著高于较低剂量组

表 37-10-1　局限期前列腺癌根治性放疗剂量相关随机对照研究

研究	病例数	风险度	剂量 (Gy)	随访时间（中位）	结果
MD Anderson (Kuban et al., 2011)	301	中 - 高危	70 / 78	9 年	中危：DSM: 70 Gy=15%; 78 Gy= 2% (*P*=0.03) 高危：DSM: 70 Gy=16%; 78 Gy= 4% (*P*=0.05)
PROG 9509 (Zietman et al., 2010)	393	低 - 中危	70.2/79.2	8.9 年	全部：10y-BF: 70.2 Gy=32%; 79.2 Gy=17% (*P*<0.0001) 低危：10y-BF: 70.2 Gy=28%; 79.2 Gy=7% (*P*<0.0001)
MRC RT01 (Dearnaley et al., 2014)	843	低 - 高危	64 / 74	10 年	BFS: 64 Gy=43%; 74 Gy=55% (*P*=0.0003)
Dutch (Peeters et al., 2006)	664	低 - 高危	68 / 78	51 个月	5y-FFF: 68 Gy=54%; 78 Gy=64% (*P*=0.02)
GETUG 06 (Beckendorf et al., 2011)	306	低 - 高危	70/ 80	61 个月	BF: 70 Gy=39%; 80 Gy=28%

*DSM (disease specific mortality)：疾病特异性死亡率；10y-BF (10-year biochemical failure)：10年生化失败率；BFS (biochemical progression free survival)：无生化进展生存率；5y-FFF (freedom from biochemical or clinical failure)：5年无生化/临床失败率

（64 ~ 70 Gy）。

2015 年，Kalbasi 等分析了 2004—2006 美国国家肿瘤数据库（NCDB）42 481 例前列腺癌患者，将其分为常规剂量组（68.4 Gy 至 <75.6 Gy）以及高剂量组（75.6~ 90 Gy）（Kalbasi et al., 2015）。结果显示，在中危以及高危前列腺癌患者中，高剂量组总生存率显著优于常规剂量组，然而，低危患者中，两组总生存期无显著差异。Eade 等研究显示患者接受不小于 80 Gy 的治疗能够有更好的生存获益（Eade et al., 2007）。

然而，部分研究显示当前列腺癌 IMRT 照射剂量达到 81 Gy 时，患者急性和晚期泌尿生殖系统毒性、晚期胃肠道毒性均明显升高（Xu et al., 2011）。Zelefsky 等研究发现前列腺癌 IMRT 照射剂量达到 81 Gy 时，10 年泌尿生殖系统毒性出现率达 20%，显著高于低剂量组 12%（$P<0.001$）(Zelefsky et al., 2008)。

综上所述，NCCN 指南推荐低风险前列腺癌患者，采用 75.6 ~ 79.2 Gy 常规分割照射；而中风险以及高风险的患者，应采用不超过 81 Gy 的常规分割治疗剂量，需要进行盆腔淋巴结引流区照射的患者，照射剂量应为 45 ~ 50 Gy。采用 IMRT 联合 IGRT 技术进行前列腺癌剂量递增研究中，超过 2 级直肠毒性的发生率为 2% ~ 3%，2 级以上泌尿生殖道毒性的发生率为 2% ~ 5%（Peeters et al., 2006; Viani et al., 2009）。因此，联合 IGRT 技术的 IMRT 能够进一步缩小靶区边界，提高照射剂量的同时，降低治疗毒性。

② SBRT / 大分割放疗

前列腺癌 α/β 值至今尚存争议。2012 年，Dasu 等分析了 25 项研究 14 168 例患者，结果显示，由于前列腺癌组织增殖缓慢，其 α/β 值约为 1.5 Gy（Dasu & Toma-Dasu，2012）。因此，相较于常规分割放疗，前列腺癌更适合高剂量大分割放疗。同时，大分割放疗疗程较常规分割明显缩短，患者治疗更为便利。

中度剂量（2.5 ~ 4 Gy/fx）大分割放疗多采用 IGRT 引导的 3D-CRT/IMRT 技术，部分研究显示其疗效和毒性与常规放疗相似。2013 年，Pollack 等报道的一项随机对照研究将 303 例高危前列腺癌患者为 70.2 Gy/26 Fx 大分割组以及 76 Gy/38 Fx 常规分割组，结果显示 5 年无进展生存率两组患者无统计学差异（21.4% *vs*. 23.3%，$P=0.745$），同时，两组患者晚期毒性无明显差异（Pollack et al., 2013）。2012 年，一项Ⅲ期临床研究对比了 62 Gy/20 Fx 大分割与 80 Gy/40 Fx 常规分割放疗治疗高危前列腺癌（Arcangeli et al., 2012）。中位随访 70 个月后，两组患者无局部失败率以及无远处转移率均无统计学差异。然而，2015 年发表在柳叶刀肿瘤学杂志上的一篇Ⅲ期临床研究提示，大分割放疗组的急性胃肠道毒性明显高于常规放疗组（Aluwini et al., 2015）。

高剂量（5 ~ 10 Gy/fx）大分割照射通常采用 IGRT 引导的 SBRT 技术，如射波刀（cyber knife）。2014 年，Kim 等报道的一项Ⅰ/Ⅱ期低 - 中危前列腺癌 5 次分割总剂量 45 ~ 50 Gy 剂量递增研究，中位随访 24.5 个月，总剂量 50 Gy 组 10% 的患者出现不小于 3 级的直肠毒性，其中 6 例患者出现 5 级毒性（Kim et al., 2014）。因此，对于前列腺癌患者，总剂量 50 Gy 的 5 次分割 SBRT 治疗并不安全。然而，采用较低总剂量（35 ~ 37.25 Gy）的 5 分割 SBRT 治疗低危以及中危前列腺癌时，患者可获得良好的疾病控制，同时毒性可耐受（表 37-10-2）。

2）术后辅助 / 挽救性放疗

2013 年，美国泌尿外科学会（AUA）和美国放射肿瘤学会（ASTRO）联合发布了《前列腺癌根治术后辅助性放疗和挽救性放疗指南》。

表 37-10-2 SBRT 治疗前列腺癌相关研究

研究	研究类型	病例数	风险度	总剂量 / 分次	技术	中位随访时间（月）	BDFS	毒性（≥2 级晚期毒性）
Madsen et al., 2007	Ⅰ/Ⅱ期	40	低危	35.5 Gy/5 Fx	3D-CRT	41	4 年：90%	GI: 8%; GU: 20%
Loblaw et al., 2013	Ⅰ/Ⅱ期	84	低危	35 Gy/5 Fx	IMRT	55	5 年：98%	GI: 8%; GU: 5%
King et al., 2012	Ⅰ/Ⅱ期	67	低危	36.25 Gy/5 Fx	射波刀	32	4 年：94%	GI: 2%; GU: 9%
Mcbride et al., 2012	Ⅰ期	45	低危	36.25~37.5 Gy/5 Fx	射波刀	44	3 年：97.7%	GI: 12%; GU: 20%
Bolzicco et al., 2013	Ⅰ/Ⅱ期	100	低 - 高危	35 Gy/5 Fx	射波刀	36	3 年：94.4%	GI: 1%; GU: 4%
Katz et al., 2014; Katz & Kang, 2014	回顾性	324 153	低危 中危	35~36.25 Gy/5 Fx	射波刀	72	7 年：96% 89%	GI: 4%; GU: 11%
Chen et al., 2013	回顾性	100	低 - 高危	35~36.25 Gy/5 Fx	射波刀	28	2 年：99%	GI: 1%; GU: 31%
Oliai et al., 2013	回顾性	36 22 12	低危 中危 高危	35~37.25 Gy/5 Fx	射波刀	31	3 年：100% 95% 77%	GI: 9%; GU: 32%
Lukka et al., 2016	Ⅱ期	119 121	低危	36.25 Gy/5 Fx 51.6/12	射波刀 IMRT	20	NR	≥3级急性毒性：5fx:1.7%; 12fx: 2.8% ≥3级晚期毒性：5fx: 0.8%; 12fx: 1.7%

*BDFS (biochemical disease-free survival)：无生化复发生存率；GI (gastrointestinal)：胃肠道；GU (genito-urinary)：泌尿生殖道

指南推荐的术后辅助放疗的剂量为 60 Gy，挽救性放疗的剂量为 65 Gy。然而，由于该指南的制定主要基于常规放疗技术，放疗剂量偏低。随着新技术的发展，IMRT 等技术能够安全地提高靶区照射剂量，提高疗效，同时降低治疗毒性。

RTOG 指南推荐术后辅助放疗瘤床区照射剂量为 72 Gy，如有肿瘤残留，则局部加量至根治性放疗剂量。

（2）照射技术

1）常规外照射：常规外照射，即二维放疗，是放射治疗的传统治疗方法。前列腺癌常规放疗通常采用前后野和两侧野四野对穿等中心照射，即四野盒式技术（four-field box）。然而，由于前列腺位于直肠和膀胱之间，常规外照射四野照射法使大部分直肠和膀胱不可避免地接受到较高的辐射剂量，从而限制了前列腺的照射剂量。因此，基于周围危及器官的耐受剂量，四野照射常规剂量为 65 ~ 70 Gy。对于需要行全盆腔照射的患者，照射 45 ~ 50 Gy 后缩野至前列腺照射野，加量至 65 ~ 70 Gy。

2）3D-CRT/IMRT 技术：相比常规外照射，3D-CRT 在接受高剂量照射的同时能够减少正常组织晚期毒性的发生率（Michalski et al., 2010; Hanlon et al., 2001; Dearnaley et al., 1999; Koper et al., 1999）。IMRT 相比 3D-CRT 能够进一步降低前列腺癌患者胃肠道毒性的发生率（Jacobs et al., 2014; Zelefsky et al., 2008; Jani et al., 2007）。EAU 指南推荐 IMRT（伴或不伴 IGRT 影像引导技术）是前列腺癌外照射的金标准。

① CT 模拟定位：前列腺癌常规治疗体位为仰卧位，体模固定。前列腺位置受膀胱和直肠充盈状态的影响，对比膀胱不同充盈度（排空、150 ml、300 ml）研究发现，膀胱充盈能够更好地保护膀胱和直肠。根据我中心治疗经验及研究，要求患者定位和治疗前行膀胱准备：首先排空膀胱，然后一次性饮用 300 ~ 500 ml（据患者情况而定）纯净水，30 min 后即刻进行模拟定位或治疗，以保持定位与治疗时膀胱充盈度一致。

CT 定位扫描范围：真骨盆上下 5 cm，扫描层厚为 5 mm。

②靶区定义

a. 大体肿瘤体积（gross tumor volume，GTV）：前列腺癌常为多灶性肿瘤，且影像学等手段难以发现前列腺内所有病灶。因此，前列腺癌靶区勾画时，应将前列腺和包膜整体定义为 GTV。包膜外侵犯（T3 ~ T4 期）的前列腺癌，GTV 应包含精囊、膀胱以及直肠明确受侵部分，以便行局部加量。阳性淋巴结定义为 GTV_{nd}。

b. 临床靶体积（clinical target volume，CTV）：CTV 应包括 GTV、可能受侵的亚临床病灶以及淋巴结预防照射。

EORTC 指南推荐，对于低危前列腺癌患者，CTV 与 GTV 范围一致；中高危前列腺患者，CTV 应包含 GTV 以及外扩 5 mm 的范围（Boehmer et al., 2006）。Lieberfarb 等分析了 2099 例前列腺癌患者根治术后病理，结果显示低危患者极少出现包膜受侵，而中、高危患者包膜侵犯风险显著增加（Lieberfarb et al., 2002）。Teh 等对 712 例前列腺癌根治术后的病理结果进行统计，发现 97% 以上的患者包膜侵犯范围不超过 5 mm（Teh et al., 2003）。然而，RTOG 指南显示无论前列腺癌复发风险如何，前列腺区 CTV 范围与 GTV 范围一致，无需外扩。

CTV 是否应该包含精囊，目前尚无定论。Kestin 等研究发现，低危患者中，仅 1% 存在精囊侵犯，而中、高危患者中 27% 出现精囊侵犯。同时，所有受侵精囊，中位累及长度为 25 px，累及长度超过 50 px 的患者仅占全部患者的 1%（Kestin et al., 2002）。因此，EORTC 指南推荐低危患者 CTV 无需包含精囊，中危患者应包含精囊根部 25 px 范围，高危患者应包含精囊根部 50 px 范围。RTOG 方案中 - 高危患者需包含精囊根部以上 25 px 范围。目前，多数研究中心认为对于 T3b 期精囊直接受侵的患者，CTV 勾画时应包括全部精囊。全部精囊照射时，照射剂量达到 50 ~ 60 Gy，应缩野至 GTV 后再行局部加量。由于精囊照射会导致直肠、膀胱不良反应的增加。同时，Kestin 等研究中，全部患者均未接受内分泌治疗。因此，部分观点认为，对于接受了新辅助 ADT 治疗的中、高危患者，由于治疗后精囊缩小，CTV 可以不包括精囊。

是否需行盆腔淋巴结引流区预防照射是前列腺癌根治性放疗的又一议题。一般认为，低危或中危局限期前列腺癌无需行盆腔预防照射，高危患者盆腔预防性照射可改善无病生存率。RTOG9413 提示，对于淋巴结转移风险高的前列腺癌，盆腔预防照射较前列腺局部照射能够降低 4 年无生化复发率，但对总生存期无改善（Lawton et al., 2007）。Pommier 等研究显示盆腔预防照射对 T1b ~ T3N0M0 的患者，5 年无进展生存率、总生存率较前列腺局部放疗组无统计学差异（Pommier et al., 2007）。

RTOG 指南推荐盆腔照射范围包括（Lawton et al., 2009）：①上界自 L_5 ~ S_1 水平，

相当于髂总血管远端、骶前淋巴结区近端；②包括髂内、髂外血管及其外放 7 mm 范围；③ $S_1 \sim S_3$ 骶前淋巴结区，后界为骶骨前，前界至骶骨前 25 px 处；④髂外淋巴结区下界为股骨头上缘，即腹股沟韧带的骨性标志；⑤闭孔淋巴结区，下界为耻骨联合上缘。

c. 计划靶体积（planning target volume，PTV）

PTV 外扩范围应考虑直肠和膀胱充盈状态、呼吸运动、器官生理运动、治疗体位、摆位误差等多因素影响。前列腺的运动主要在前后、上下方向，左右运动幅度小。一般认为，前列腺照射区应在 CTV 的基础上上下方向外扩 10 mm，左右、前后方向外扩 5 mm。

③正常组织限量：RTOG共识：①直肠 V50≤50%、V70≤20%；②膀胱 V55≤50%、V70≤30%；③股骨头 D50＜50 Gy；④小肠 Dmax＜52 Gy（Lawton et al., 2009）。

3）SBRT 技术：近 10 年来，随着影像引导、实时追踪等新技术的发展与应用，放射治疗技术已进入精准治疗的时代。SBRT 作为一种高剂量大分割放疗，对治疗的精准度要求很高，传统 SBRT 必须在每次治疗前进行 IGRT 影像引导。射波刀作为新一代 SBRT 技术，在影像引导的基础上，具有精确的实时追踪技术，能够达到亚毫米级的精准照射，在高剂量照射的同时能进一步降低正常组织受量。

① CT 模拟定位：射波刀治疗前列腺癌一般采用金标追踪技术。患者治疗前于 CT 引导下行经直肠或经会阴金标植入术，在肿瘤内部或周边植入金标 3～6 枚。术后休息 1～2 周，待穿刺周围水肿、炎症消退后性 CT 定位扫描。

射波刀治疗体位为仰卧位，真空负压袋固定。CT 扫描范围包括全部前列腺及病灶上下 10 cm 范围。

②靶区定义

a. 大体肿瘤体积（GTV）：前列腺癌射波刀治疗 GTV 勾画同 IMRT。应将前列腺和包膜整体定义为 GTV，包膜外侵犯（T3～T4 期）的前列腺癌，GTV 应包含精囊、膀胱以及直肠明确受侵部分。

b. 临床靶体积（CTV）：参考 Kestin 等的研究（Kestin et al., 2002），我中心 CTV 勾画原则为：低危前列腺癌，CTV 范围与 GTV 范围一致；中危前列腺癌，CTV 范围包含 GTV 以及精囊根部 25 px 范围；高危前列腺癌，CTV 范围包括 GTV 以及全部精囊腺。

c. 计划靶体积（PTV）：射波刀技术结合了 IGRT 与实时追踪技术，PTV 外扩范围可缩小至 3～5 mm，能够明显减少直肠出血等不良反应的发生。

③正常组织限量：根据 AAPM TG101 以及 Grimm 等研究报道（Grimm et al., 2011），我中心射波刀 5 次分割照射正常组织限量如下：①膀胱壁 <15 cc 耐受量 18.3 Gy；②小肠 <5 cc 耐受量 19.5 Gy；③直肠 <20 cc 耐受量 25 Gy；④股骨头 <10 cc 耐受量 30 Gy；⑤尿道 <20% 耐受量 47 Gy。

2. 近距离放疗

近距离放疗是将放射源密封后直接放入治疗组织内或人体天然腔内进行照射。前列腺癌近距离放疗包括 LDR 的永久性粒子植入以及 HDR 的短暂插植治疗。

（1）LDR 近距离放疗：最常用于永久性粒子植入的放射性同位素源包括碘 -125（^{125}I）和钯 -103（^{103}Pd）。其中，碘 -125 的半衰期为 60 天，而钯 -103 的半衰期为 17 天。LDR 作为单一治疗应用于低危前列腺癌的推荐处方剂量为：碘 -125 为 145 Gy，钯 -103 为 125 Gy。

粒子种植技术是在模板和 CT 或超声引导下经会阴操作，包括三维立体治疗计划系统、粒子植入设备以及CT或超声仪。粒子种植治疗前，所有患者均应制订治疗计划，通过三维TPS计划系统给出预期的剂量分布。治疗前，首先通过超声或CT确定前列腺体积，制订包括种植针位置、粒子数量、粒子活度内容的详尽治疗计划。前列腺靶区处方剂量所覆盖的范围应包括前列腺及其周边3～8 mm的范围。

ABS建议每例行粒子种植的患者都应行剂量学评估（Nag et al., 1999）。一般建议种植4周后评估最为合适，如若发现低剂量区，则应及时做粒子补充再植，如发现大范围低剂量区，可考虑行外照射。

（2）HDR近距离放疗：HDR近距离放疗通过临时插入辐射源进行照射，为高复发风险前列腺癌患者提供增强剂量。HDR近距离放疗联合EBRT外照射可作为治疗高复发风险或局部晚期前列腺癌的选择方案之一。同时，近距离放疗可作为EBRT治疗后生化复发的挽救性治疗。Aaronson等回顾性分析了24例出现EBRT治疗后生化失败接受永久性粒子植入的前列腺癌患者，中位随访30个月，无病生存率以及无生化复发生存率分别为96%和88%（Aaronson et al., 2009）。Yamada等发起的一项临床Ⅱ期研究显示，EBRT治疗后接受挽救性HDR近距离治疗的患者，5年无复发生存率、无远处转移生存率以及疾病特异性生存率分别为68.5%、81.5%和90.3%（Yamada et al., 2014）。

相比LDR近距离放疗，研究显示HDR近距离放疗的患者尿频、尿急以及直肠疼痛的发生风险低（Grills et al., 2004; Hoskin, 2008）。Vargas等研究发现，HDR近距离放疗组勃起功能障碍发生风险显著低于LDR近距离治疗组（Vargas et al., 2005）。

HDR近距离放疗与EBRT外照射联用时，常用方案包括9.5～11.5 Gy×2次、5.5～7.5 Gy×3次以及4.0～6.0 Gy×4次。HDR单纯近距离放疗的常用方案为13.5 Gy×2次。

（五）副反应和并发症

前列腺癌引起的副反应主要与放疗单次剂量、总剂量、放疗方案以及照射体积有关。

前列腺癌近距离放疗并发症主要包括泌尿生殖系统和直肠毒性。接受前列腺近距离治疗1年内，常发生的毒性反应包括：膀胱刺激症状（尿频、尿急、尿痛）、排尿困难、夜尿增多（Stone & Stock, 2002; Kleinberg et al., 1994），以及直肠刺激症状（大便次数增多、里急后重）、放射性直肠炎（轻度便血、肠溃疡甚至前列腺直肠瘘）等（Elshaikh et al., 2003; Celebrezze & Medich, 2003）。

外照射可能引起的毒性反应包括：①泌尿生殖系统毒性：急性反应主要为尿频、尿急、尿痛、阴囊肿胀，晚期并发症包括放射性膀胱炎、尿道狭窄、膀胱瘘、出血性膀胱炎、血尿、尿失禁、膀胱挛缩、勃起功能障碍、不育等；②胃肠道毒性：急性反应表现为腹痛、腹泻，晚期并发症如放射性直肠炎、肠粘连、肠梗阻、直肠瘘等；③皮肤反应：急性期出现红斑、色素沉着、干/湿性脱皮等主要发生于会阴以及臀部皮肤皱褶处，晚期毒性包括皮下纤维化、色素沉着/减退、毛细血管扩张以及慢性溃疡等；④骨髓抑制：急性期出现贫血、白细胞下降、血小板减少，晚期反应包括造血功能障碍；⑤其他毒性反应：下肢肿胀、耻骨和软组织坏死等。

随着放疗技术的发展，IMRT治疗后并发症的发生率很低，绝大多数晚期并发症发生率均低于1%。EBRT治疗后勃起功能障碍发生率显著低于根治性手术患者。

（张火俊　居小萍　沈钰新）

三、粒子治疗

(一)粒子射线定义

粒子射线治疗是恶性肿瘤放射治疗的一种类型，目前临床上常用于放疗的粒子射线包括质子和重离子。质子来自于氢原子，是原子核的基本组成部分，移去其外周的一个电子即成为带正电荷的质子(H^+)。重离子是指比质子重的带电粒子，包括氦离子、碳离子、氖离子、氮离子、硅离子，目前最多用于人类肿瘤放疗的是碳离子，碳离子来自于二氧化碳，去掉氧后成为带正电荷的碳原子。通过同步加速器可以加速质子或碳离子至接近光速，再引出来治疗患者，即是所谓的质子/重离子射线。

(二)粒子射线治疗肿瘤发展历史

1946 年，由美国的 Robert R. Wilson 博士首先提出了质子在肿瘤治疗中的应用，1950 年，在哈佛大学首次将质子用于临床转移性乳腺癌的治疗。1970 年，美国的 Lawrence Berkeley 实验室将重离子应用于肿瘤的治疗，使用氦、碳、氖等离子进行了临床试验，在一些肿瘤(如颅底肿瘤、椎旁肿瘤)中取得了良好的效果。Cornelius A. Tobias 博士提出，相对于质子，重离子可能在对肿瘤治疗的适形性上有更多的优势(Tobias et al., 1971)。目前，全球大约有 50 家正在运行的质子治疗中心，相对而言，重离子治疗的中心仅分布于日本、德国、意大利和中国，由于粒子治疗效果在临床实践中越来越多地被证实，近些年来，世界各地越来越多的质子/重离子中心正在筹建中。根据粒子治疗联合组织(Particle Therapy Co-Operative Group)的报道，截至 2014 年年底，全球大约有 118 195 名患者接受了质子治疗，15 736 名患者接受了碳离子的治疗(Kamada et al., 2015)。

(三)粒子射线的物理学与生物学特点

1. 质子的物理学特征

(1)低线性能量传递射线：线性能量传递(liner energy transfer，LET)是指在单位长度的能量传递，常用单位是每微米单位密度物质的千电子伏数(keV/μm)。质子射线属于低线性能量传递射线(LET)，LET 通常小于 10 keV/μm，质子和 X 射线、γ 射线、β 射线一样属于稀疏电离辐射。

(2)射线剂量分布特征：与传统光子射线治疗不同的是，光子束随着入射的深度而逐渐递减，肿瘤前的正常细胞要比深部的肿瘤受到更大的剂量损伤，剂量的有效利用率很低。而质子束入射曲线平坦，能量释放在剂量的末端集中释放，形成 Bragg 峰，由于能量能够集中在肿瘤区域“爆破”，使照射对周围正常组织造成的损伤较小。由于 Bragg 峰形态过于窄，难以完全覆盖肿瘤部位，可以根据肿瘤部位及形态，对能量释放的尖峰进行适形调整来扩展 Bragg 峰(spread-out Bragg peak，SOBP)，分别可通过“被动调节”(补偿滤片法)及“主动调节”(调节射线能量)两种方式来进行调节(Kanai et al., 1997; Tsujii & Kamada, 2012)。为了达到肿瘤的适形治疗，有两种常用的调强质子(intensity modulated proton therapy，IMPT)技术、分别是远端对准技术(distal edgetracking，DET)和三维质子束扫描技术(3-dimensional scanning)，使质子放疗达到了较光子更高的肿瘤照射适形性，而对肿瘤周围正常组织的剂量明显减少。

2. 质子的生物学特征

质子与其他低 LET 射线一样，对细胞 DNA 的杀灭绝大部分是 DNA 的单链断裂，因此存在亚致死性放射损伤和潜在放射损伤的修复。由于质子属于低 LET 射线，所以该射线杀灭肿瘤仍依赖于氧的效应，氧增强比（OER）为 2.5～3.0，对缺氧细胞的杀灭效应较差。放射生物学的研究表明：质子的生物效应仅略高于 ^{60}Co 子射高能 X 线，若以 ^{60}Co 子射线的生物效应为 1，则质子的相对生物效应（RBE）为 1.05～1.13，在质子射线的坪区和 Bragg 峰区的 RBE 基本相同。

（四）重离子放疗的物理学与生物学特点

由于重离子特殊的物理学及生物学特性，其在肿瘤的治疗中显示出了良好的应用前景。一系列临床研究的结果也提示，较传统光子治疗而言，重离子治疗能达到较好的疗效且对正常组织的毒副作用更低。

1. 重离子射线的物理学特征

（1）高线性传递能量：根据 LET 值的大小，一般大于 100 keV/μm 的射线属于高 LET 射线，重离子属于高 LET 射线。高 LET 射线在机体内产生的电离效应致密，相较于传统的光子而言，能更有效地杀死细胞。光子、电子和质子是稀疏电离辐射，被称为低 LET 射线；快中子和碳离子是致密电离辐射，合称为高 LET 射线，产生致密电离效应。

（2）剂量分布特征：重离子进入人体后的剂量分布与质子类似，入射曲线平坦，形成相对低剂量的一个屏区，在射线接近终末时，释放大量能量形成 Bragg 峰。重离子的 Bragg 峰较高，生物效应较质子束更强。与质子不同的是，重离子的剂量分布存在“尾巴”效应，即在 Bragg 峰后存在一定的剂量，因此，过高能量的重离子束不适用于临床治疗。重离子的 Bragg 峰也能被扩展，采用的是和质子同样的 SOBP 技术。

（3）横向散射更少：碳离子的剂量分布受粒子能量扩展和离散影响的程度比质子更小。侧向剂量分布的锐利程度（半影）取决于库伦（Coutomb）散射，随粒子能量的增加，库伦散射减少，半影就相应减小。与质子相比，碳离子在靶区侧方的剂量跌落更为迅速，放射野的边缘比较锐利，因而在肿瘤周围的正常组织受到影响更小（Tsujii & Kamada, 2012; Chet et al., 1981）。

2. 重离子的生物学特征

（1）相对生物学效应高：由于各种辐射的质不同，在相同吸收剂量下，不同辐射的生物效应是不同的，反映这种差异的量称为相对生物学效应（relative biological effectiveness, RBE），可以用产生相同生物效应的粒子射线剂量与 X 射线的比值表示，此值越大，生物学效应越好。重离子在 Bragg 峰处的 RBE 为 2～3，产生放射损伤或肿瘤杀灭效应高，此时细胞修复放射损伤的可能性更小（Cucinotta & Durante, 2006; Skarsgard, 1998）。

（2）DNA 双链断裂：传统的光子放疗以及质子治疗属于低 LET 能量，通常仅造成单链 DNA 断裂，然而细胞存在修复单链 DNA 的机制，包括亚致死性损伤（sublethal damage repair，SLDR）和潜在放射损伤的修复（potential damage repair，PLDR）。而碳离子属于高 LET 射线，产生致密电离效应，能造成 DNA 双链断裂，对肿瘤细胞的杀伤效果更强，减少细胞修复的可能性（Ogata et al., 2005），

（3）氧增比（oxygen enhancement ratio, OER）小：由于细胞在有氧的环境下对 X 射线更敏感，氧增比是指细胞分别在无氧与有氧条件下，产生同样细胞生存率所需的照射剂量的比值。重离子 OER 约等于 1，在 Bragg 峰区的射线对缺氧肿瘤细胞的杀灭效应更高，因此对传统光子治疗抵抗的乏氧肿瘤细胞更有效（Tobias et al., 1982; Horsman et al., 2012）。

（4）对细胞周期依赖性低：在重离子 Bragg 峰区射线的细胞致死效应几乎不受细胞

时相的影响。光子束放疗时，增殖期细胞对放疗更敏感，而在 G0 期（分裂停止期）、S 期（DNA 合成期）细胞则产生放疗抵抗，重离子治疗对于任何细胞周期都具有几乎相同的生物效应，因此对常规光子放疗抵抗的肿瘤治疗效果可能更好（Tobias et al., 1982）。

3. 重离子治疗的独特优势

（1）剂量分布适形性好：由于重离子束同时具有高 RBE 值和比质子更好的物理剂量分布，使重离子束对肿瘤照射时有更好的适形性，可更好地保护肿瘤周围正常组织，减少或避免诱发第二肿瘤的风险。

（2）对常规光子抵抗的肿瘤细胞效果好：重离子造成射程终端 Bragg 峰处肿瘤细胞的 DNA 双链断裂，细胞修复放射损伤的几率更小，因此重离子放疗对常规光子放疗抵抗的肿瘤可能更敏感。

（3）有利于杀伤乏氧细胞：高 LET 射线电离密度大，传递给介质能量高，相对生物效应大，重离子放疗的氧增比为 1.0 ~ 1.9，对含氧状态依赖小，有利于杀伤乏氧细胞。而低 LET 射线的氧增比为 2.5 ~ 3.0，RBE 较小，对乏氧细胞杀灭效果差。

（4）适用于大分割照射治疗：重离子对分割次数依赖性低，有较好的组织深度 - 剂量分布以及肿瘤细胞杀伤效应，因此更适用于大分割照射治疗（Tsujii et al., 2012）。

（5）对干细胞的杀伤作用：由于重离子在 Bragg 峰区的杀伤作用与活性氧自由基（reactive oxygen species，ROS）无关，有报道认为，干细胞对放疗的抵抗作用主要由于活性氧自由基的降低引起。另外，重离子的杀伤作用与遗传背景也无关，对细胞的杀伤效应不依赖于 TP53 或 BCL2 的状态。

（6）减少细胞迁移，抑制肿瘤血管生成：血管生成是肿瘤进展与转移过程中的重要步骤，有体内实验发现，与光子射线不同，重离子能够彻底破坏人类血管样内皮细胞生成，抑制肿瘤血管生成。另外，在不同肿瘤细胞系中，体外实验也支持重离子对转移存在抑制作用。重离子能通过减少细胞迁移，可能减少肿瘤转移的趋势。

四、前列腺癌粒子治疗

（一）前列腺癌粒子治疗原则及流程

1. 前列腺癌粒子治疗原则

前列腺癌粒子治疗的适应证同前列腺癌放疗外照射治疗。根据前列腺癌复发危险分期（由 Gleason 评分、PSA 值、肿瘤 T 分期决定），对低危组患者采用单纯粒子治疗，对中、高危患者应采用粒子联合内分泌治疗。

2. 前列腺癌粒子治疗的实施流程

所有患者均应确定具有质子重离子放射治疗适应证。可进入以下流程；

（1）治疗前的准备：包括肠道准备，膀胱准备，放置 fiducial 金标等。

（2）体位固定：根据放射野设计的需要，制作个体化体位固定装置。

（3）模拟定位 CT（在治疗体位还需完成增强 MRI）。

（4）靶区勾画及放疗计划设计：将治疗体位下增强 MRI 与定位 CT 融合，由临床医师在每一层定位 CT 上勾画大体肿瘤体积（GTV）和临床靶体积（CTV），由医师和物理师共同确定计划靶区（PTV）外放边界。

（5）放射治疗野的设置原则：根据肿瘤部位及周围危及器官（OAR），目的是保证肿瘤受到足量放射而正常组织在耐受量之下。

（6）放射治疗实施前，拍摄正侧位验证片，验证摆位误差。

（7）放疗计划的实施。

（二）前列腺癌质子治疗

1. 光子 + 质子加量放疗研究

早在1970年，美国麻省总医院（Massachusetts General Hospital，MGH），就开始应用质子束治疗前列腺癌。Shipley 等报道了17例T2～T4的中晚期前列腺癌的临床试验，先用光子束照射盆腔大野，然后通过会阴部一个野进行质子加量，照射总剂量70～75.6 GyE，随访中未发现严重的放射损伤。在对质子治疗安全性进行了Ⅰ/Ⅱ期临床试验后，1982年到1992年间，MGH又进行了Ⅲ期随机对照临床研究，共入组了临床T3～T4分期的前列腺癌患者202例，试验组为高剂量组，先用光子适形照射50.4 Gy，质子单野加量到75.6 GyE（n=103），对照组为常规光子放疗组，照射总剂量为67.2 Gy（n=99），中位随访61（3～139）个月，高剂量组与对照组相比5年的局部控制率和无复发生存率无显著差异（Shipley et al., 1979）。对于低分化组前列腺癌，接受高剂量的试验组5年和8年局控率分别为94%和84%，而对照组却分别为64%和19%（P=0.0014）。尽管试验组患者接受的照射剂量更高，在泌尿及胃肠道毒副反应方面，两组发生率无显著统计学差异（Shipley et al., 1995）。

2. 单纯质子放疗研究

美国Loma Linda大学医疗中心（LLUMC）自1991年起采用250 MeV质子同步加速器进行治疗，一项Ⅰ/Ⅱ期临床试验对106名T2b～T3前列腺癌患者进行45 Gy光子照射及30 GyE的质子加量，中位随访20（10～30）个月，无患者出现3～4级不良反应，且仅在12%的患者中出现1～2级消化道和泌尿系的迟发反应。在一组对319名患者的随访研究（中位随访时间43个月）中，质子治疗包括光子和质子加量（n=93）或单独质子治疗（n=226），5年无生化复发率（BFFS）为88%，且无RTOG 3或4级的毒性发生（Yonemoto et al., 1997）。Slater等回顾报道了在LLUMC接受质子放疗的局限期前列腺癌（T2a～T3）患者共1255例，其中731例接受光子+质子照射，524例单用质子照射，中位随访62（1～132）个月，在毒副作用方面，RTOG 3级以上消化道和泌尿道急性反应<1%，RTOG 3级消化道和泌尿系晚期毒性反应发生率均为1%。比较质子和光子+质子放疗的毒副作用无明显差别。放射后5、8、10年的无生化复发生存率分别是75%、73%和73%。根据LLUMC的经验证实质子放疗对前列腺癌的疗效较好，并发症较轻（Slater et al., 1999; Slater et al., 2004）。

3. 质子剂量递增试验

鉴于MGH和LLUMC在质子治疗方面的成功经验，由这两所机构合作的质子放射治疗协作组（Proton Radiation Oncology Group，PROGP）进行了PROG 95-05试验，自1996—1999年期间共入组393名分期为T1b～T2b，PSA<15 ng/ml的前列腺癌患者，随机接受低剂量（70.2 GyE）或高剂量（79.2 GyE）光子+质子加量治疗，质子加量治疗方案为经侧野（LLUMC）或经会阴野（MGH）的19.8 GyE或28.8 GyE，续以50.4 Gy的3D-CRT常规光子放疗。高剂量组及低剂量组的5年无生化复发率分别为91.3%和78.8%（P<0.001），在Zietman的报道中，10年无生化复发率分别为83.3%和67.6%，其中低危组患者10年无生化复发率为93%。更重要的是，这项研究中随访患者的毒副作用发生率极低，3级及以上泌尿系和胃肠道毒副作用分别为2%和1%（Zietman et al., 2010; Zietman et al., 2005）。

4. 其他质子治疗机构的临床试验

近20年来，在美国及日本越来越多新的质子治疗中心进行了质子治疗前列腺癌方面的研究。美国Florida质子治疗中心报道，根据211例前列腺癌患者的危险分期，对低危患者予以78 GyE/39次剂量的照射，中危患者予以78～82 GyE的照射，对于高危患者予以78 GyE及同期多西他赛化疗及内分泌治疗。3级及以上泌尿系统及胃肠道系统毒性反应分别为1.9%和0.5%。

日本质子中心的两项研究也报道了质子治疗的初期结果，分别入组了287名及151名患者，给予总剂量74 GyE的质子治疗，中位随访时间5.5年，结果均无3级胃肠道系统毒性发生，3级泌尿系统毒性发生率为1%（Mayahara et al., 2007; Nihei et al., 2011）。

（三）前列腺癌重离子治疗

自1994年起，在日本国立放射学研究所（NIRS）开展了一系列前列腺癌碳离子治疗的临床试验，通过进行一系列临床试验，证明了重离子治疗的疗效不低于光子放射治疗，且毒副作用显著低于光子放射治疗，能改善患者治疗以后的生活质量，在前列腺癌患者的治疗中有良好的应用前景，并开展了许多剂量递增试验。

多项Ⅰ期或Ⅰ/Ⅱ期临床试验采用66 GyE/20次的治疗方案，均提示碳离子放疗能够获得较好的临床疗效，176名前列腺癌患者（包括142名高危患者）接受碳离子治疗后的4年总生存率及生化无复发率分别为91%及87%，无3级及以上毒副作用发生（Ishikawa et al., 2006）。然而随着随访时间的延长，晚期2级不良事件发生率有上升趋势（Ishikawa et al., 2012）。

根据L/Q模型，57.6 GyE/16次大分割照射的方案与63 GyE/20次照射方案对肿瘤控制的效果相类似，Okada等通过回顾研究740例前列腺癌患者，比较了这两种分割方式（63～66 GyE/20次和57.6 GyE/16次照射）的疗效及毒副作用，提示其疗效相似，而大分割照射毒性更低（$P<0.05$）（Okada et al., 2012）。

Ishikawa回顾研究了927例碳离子照射前列腺癌患者，比较了63～66 GyE/20次及57.6 GyE/16次两种治疗方案的疗效以及不良反应发生率，其中低危患者接受单纯碳离子治疗，中危患者接受了6个月的新辅助内分泌治疗联合碳离子治疗，高危患者则接受了总共24～36个月的内分泌治疗联合碳离子治疗。所有患者5年总生存率及疾病特异性生存率分别为95.3%及98.8%，63名（6.8%）患者出现了生化复发。5年生化无复发率及局部控制率分别为90.6%及98.3%。低、中、高危三组的5年无生化复发率分别为89.6%、96.8%及88.4%，2级GI毒性发生率为1.6%，3级GI毒性发生率为0，2级GU毒性发生率为6.1%，3级GI毒性发生率为0.1%（Ishikawa et al., 2006）。

截至2011年，在NIRS总共用碳离子束治疗了超过1300名前列腺癌患者，长期随访证实了碳离子治疗的优势，不仅具有较高的局部控制率和无生化复发率，且对正常组织毒副作用发生率低（Ishikawa et al., 2012）。

前列腺癌是当前用质子及重离子射线治疗的主要恶性肿瘤，根据目前世界各地质子或重离子治疗中心的经验，治疗效果不低于光子立体适形放疗，放疗后的毒副作用明显减轻，对改善前列腺癌患者的生存质量有较大的意义。

（孟 晋 傅 深）

第十一节　前列腺癌的内分泌治疗

100 多年前，人们已经知道去势手术可以引起前列腺上皮组织的萎缩，这是因为前列腺细胞包括前列腺癌细胞的发生和生长都是需要一定水平的雄激素。早在 1941 年，Huggins 和 Hodges 首次报道了手术去势和雌激素可有效治疗转移性前列腺癌，奠定了前列腺癌内分泌治疗的基础，并因此荣获 1966 年诺贝尔生理学或医学奖。迄今为止，内分泌治疗的外延不仅仅局限于睾丸切除术及运用雌激素的单纯去势（castration），还包括抗雄激素治疗、最大限度雄激素阻断（MAB）、间歇内分泌治疗（IHT 或 IAD）、根治性治疗前新辅助内分泌治疗（NHT）、根治性治疗后辅助内分泌治疗（AHT）。21 世纪以来，前列腺癌的内分泌治疗在治疗药物方面取得新突破，发现了阿比特龙和恩杂鲁胺，同时内分泌治疗的用药方式和减少副作用方面也有了长足的进步。内分泌治疗从过去仅作为晚期前列腺癌患者姑息治疗的一种手段，现已发展成为前列腺治疗的主要方法之一。随着精准医学概念的提出，泌尿外科医师在为前列腺癌患者选择治疗措施时，必须充分权衡内分泌治疗的利弊，合理取舍，为患者制订精确、经济、有效的个体化治疗方案。

一、雄激素与前列腺癌

雄激素是男性体内主要存在的一种甾体类激素，在血浆中主要以睾酮（testosterone）形式存在，其来源是睾丸的间质细胞（Leydig 细胞），总量约 6.6 mg/d，成人血浆浓度为（5.72 ± 1.35）ng/ml [（19.8 ± 4.7）nmol/L]。其中肾上腺所分泌的雄激素占 5%～10%，并可能代谢为睾酮和双氢睾酮（DHT）。肾上腺源性雄激素产生于肾上腺皮质的束状带和网状带，主要是雄烯二醇和脱氢雄甾酮，其产生量相当小，但却能在前列腺和肾上腺外组织 17β-羟类固醇脱氢酶和 5α- 还原酶 Ⅰ 和 Ⅱ 的作用下代谢成 DHT。雄激素的生物活性取决于其结构和对雄激素受体的亲和力，与睾酮相比 DHT 的生物活性强 7 倍之多。在血循环中肾上腺源性雄激素主要与白蛋白结合，而睾酮和 DHT 则与类固醇激素结合球蛋白结合，但仅 2% 睾酮是游离的，并扩散到靶细胞后被 5-α 还原酶转化为 DHT，从而发挥雄激素样作用。

正常下丘脑以每 90 min 间隔脉冲式分泌黄体生成素释放激素（LHRH），其与垂体细胞膜上的 LHRH 受体结合后进入细胞内，引发垂体节律性分泌黄体生成素（LH）和滤泡刺激素（FSH）。LH 和 FSH 经血循环进入睾丸，LH 主要刺激睾丸中 Leydig 细胞分泌睾酮，而 FSH 主要与睾丸的生精功能的维持有关。进入血循环的睾酮不但能进入终末靶器官（如前列腺等）发挥其性激素的作用，而且可负反馈地抑制下丘脑及垂体继续释放 LHRH 及 LH 和 FSH，最终使得下丘脑 - 垂体 - 性腺轴达到一定程度的内平衡。垂体分泌促肾上腺皮质激素（ACTH）调节肾上腺雄激素的合成，肾上腺分泌的皮质类固醇同样也对下丘脑存在负反馈。

雄激素作用于靶细胞是通过雄激素受体介导的。雄激素受体是浅表核受体的一种。雄激素受体广泛存在于全身各组织中，也广泛分布在前列腺上皮细胞及部分基质细胞中。DHT 同雄激素受体的结合能力要比睾酮对雄激素受体的结合能力大 4~5 倍。DHT 结合到特定基因启动区域并激活雄激素受体，从而调节转录，指导蛋白合成、细胞生长和分化。如果未与雄激素受体结合，类固醇激素就不能发挥其生物学效应。

前列腺是依赖雄激素的器官。睾丸雄激素对胚胎期前列腺的形成极为关键，并维持成年男性前列腺正常功能，包括产生 PSA。经典的前列腺激素依赖模型动物——小鼠腹侧的前列腺，撤除雄激素后前列腺组织萎缩，但是正常的雄激素依赖组织，如果重新给予雄激素刺激则具有再生能力。前列腺基质或基质细胞是睾酮转化为 DHT 的主要部位，而雄激素的主要作用形式就是 DHT，然后通过特异性受体作用到靶细胞，发挥其生理功能。

长期以来，睾酮被认为是前列腺癌生长的可能促进因子。研究中发现：①无睾者或青春期前切除睾丸的男性，从未发现前列腺癌发生；②黑人较白人前列腺癌发生率高，而成年黑人血清睾酮水平较成年白人高；③肝硬化患者睾酮水平很低，极少发生前列腺癌。显然，雄激素与前列腺的发病存在着明显的因果关系，雄激素水平高的人群前列腺癌的发生率比雄激素水平低的人群高。尽管雄激素与前列腺癌的发病关系密切，但其确切机制目前还不十分清楚。近期研究发现，在前列腺癌形成过程中，雄激素受体调控基因表达的表观遗传学程序从根本上发生了改变，前列腺癌不通过重写正常的 DNA 编码，而是通过对细胞中调控基因表达的关键因子进行重编程驱动了细胞的恶性生长。

前列腺癌是一种比较特殊的恶性肿瘤，其生物学行为的一个重要特征是其生长对雄激素具有依赖性和非依赖性。通过去势或其他机制使前列腺癌患者睾丸源性雄激素减少和血浆睾酮水平下降，常有较满意疗效。1941 年，Huggins 和 Hodges 首次描述了去势或己烯雌酚（DES）对前列腺癌的治疗作用，并发现应用抗雄激素治疗后，已升高的血浆酸性磷酸酶水平下降，而碱性磷酸酶最初缓慢上升，随后也出现下降或正常化。这种现象显然与前列腺癌症状的发展有关。随后，Huggins 提出了前列腺癌内分泌治疗的概念：原发前列腺癌经过各种方式去除雄激素后，原发灶体积平均减少 30%~40%，然而人类前列腺癌内分泌治疗后癌组织萎缩，其中转移灶的缩小和消失最为显著。现在认识到去除雄激素后癌细胞的死亡是因为去除了雄激素的抗凋亡作用，而非由于其对细胞增殖作用减少所致。去除雄激素可诱导正常和恶性前列腺上皮细胞凋亡，但是，该方法不能根除全部恶性细胞，雄激素非依赖现象的发生几乎不可避免。大量的临床观察表明，雄激素阻断治疗后晚期前列腺癌患者临床症状及生化指标的改善一般仅能持续 12~16 个月，最终将出现症状进展（如骨痛、体重下降及疲乏等）甚至恶化，肿瘤由雄激素依赖型转变为雄激素非依赖型，雄激素去除不再有效，患者死于肿瘤转移和其他并发症。雄激素非依赖性的进展是一个复杂的过程。它涉及原已存在的激素非依赖克隆细胞的生长；基因的适应性调节（如增殖表达）；雄激素受体的高度甲基化和乙酰化修饰；肿瘤干细胞作用等方面。由于前列腺癌确诊时肿瘤局限者时只占 5%~10%，半数以上已有转移，45% 左右已穿破包膜且患者年龄较大常有心血管并发症，故非手术治疗有一定的地位，其中首选的是雄激素去除治疗。到目前为止，没有一种非手术治疗方法在检测前列腺癌生长和缩小肿瘤体积等同或超过雄激素剥夺，而且 80% 的患者中有生化和主观治疗反应。大量的临床观察和试验奠定了雄激素剥夺治疗的基础，使得前列腺癌的抗雄激素治疗在20世纪50年代后逐渐广泛地开展起来，至今仍是前列腺癌的主要治疗方法之一。

二、内分泌治疗的方式

前列腺癌的内分泌治疗主要是通过多种手段来抑制雄激素的产生以及其与雄激素受体的结合及生物活性。其适应证主要为：①转移前列腺癌，包括N1和Ml期（去势、最大限度雄激素阻断）；②局限早期前列腺癌或局部进展前列腺癌，无法行根治性前列腺切除术或放射治疗（去势或最大限度雄激素阻断、间歇内分泌治疗）；③根治性前列腺切除术或根治性放疗前的新辅助内分泌治疗（去势或最大限度雄激素阻断）；④配合放射治疗的辅助内分泌治疗（去势或最大限度雄激素阻断）；⑤治愈性治疗后局部复发，但无法再行局部治疗（去势或最大限度雄激素阻断、间歇内分泌治疗）；⑥治愈性治疗后远处转移（去势或最大限度雄激素阻断、间歇内分泌治疗）；⑦去势抵抗期的雄激素持续抑制（去势，雄激素生物合成抑制剂）。

过去内分泌治疗途径主要有手术切除双侧睾丸，消除睾丸来源的睾酮产生手术去势；抑制类固醇的生成，使睾酮合成受阻（LHRH-A药物去势）；阻断雄激素对靶细胞的效应（雄激素受体拮抗剂）以及上述方法选择性联合应用等。最近新开发和应用的雄激素生物合成抑制剂醋酸阿比特龙、雄激素受体抑制剂恩杂鲁胺又为内分泌治疗增添了新的药物和治疗方法。目前临床内分泌治疗的方案包括：①单纯去势（手术或药物去势）（castration）；②单一抗雄激素治疗（AAM）；③雄激素生物合成抑制剂；④最大限度雄激素阻断（MAB）；⑤根治性治疗前新辅助内分泌治疗（NHT）；⑥间歇内分泌治疗（IHT或IAD）；⑦根治性治疗后辅助内分泌治疗（AHT）。治疗目的是使前列腺局部病变和全身症状得到一定程度的控制和缓解，以期提高患者生活质量，延长生存时间。

（一）去势治疗

1．手术去势

最初的尝试是在19世纪40年代，方法是睾丸放疗，由于放疗疗效不确切且副作用大，逐渐被双侧睾丸切除术所代替。Huggins等（1941）率先将该术式应用到21位有转移的前列腺癌患者中的15位（71%），并发现术后这些患者因转移而引起的疼痛或神经症状有主观和客观的改善。尽管有些患者无法接受双侧睾丸切除术，但其优点是显而易见的：能在门诊局麻下实施手术；迅速发挥作用；节约费用；没有长期用药的身心负担；美容问题可以植入假体解决。双侧睾丸切除术已成为前列腺癌内分泌治疗的金标准。睾丸切除术常见的并发症包括性欲和性功能立即丧失，长期并发症有阵发性发热、痛性乳房增大、骨质疏松症、疲乏和嗜睡、肌肉薄弱、贫血和体重增加等。

Riba（1942年）提出白膜下睾丸切除技术曾引起很多争论。该术式优点是不会引起术后阴囊空虚，但能否使血浆睾酮完全达到去势水平却令人怀疑。现在已有大量文献证明该技术确能彻底阻断睾丸源性雄激素。Lin等指出双侧睾丸切除术或双侧白膜下睾丸切除术后3～12小时（平均8.6小时）血浆睾酮即达到去势水平，而应用己烯雌酚（DES）3 mg/d者则需21～60天（平均38.3天）（Lin et al., 1994）。但是，手术去势后无法灵活调节方案，且有少数患者对内分泌治疗无效，因此一般先考虑药物去势。

2．药物去势

药物去势的机制有多种，均可用于减少循

环中雄激素并使其达到去势水平。

（1）雌激素：雌激素被认为与前列腺间质有关并促进 BPH 的发展，因为前列腺间质中存在低浓度的雌激素受体。近年来还发现雌激素及血浆某些蛋白，如性激素结合球蛋白（SHBG）、雌二醇结合蛋白（TeBG）均对前列腺有作用。雄激素介导 SHBG，参与前列腺的生长、功能作用。雌激素应用于治疗前列腺癌的作用机制，主要是通过反馈控制下丘脑使 LHRH 和 LH 分泌减少而继发产生血浆睾酮水平下降至外科去势水平即所谓的药物去势，同时雌激素可直接抑制睾丸 Leydig 细胞功能，并对前列腺细胞有直接毒性作用。

前列腺癌的治疗中应用 DES 等合成雌激素最为常见。在过去的常规治疗中，每日剂量达到几百毫克是常见的。随着 VACURG 研究（1976 年）对严重心血管并发症和心血管源性死亡的高发生率及对低剂量雌激素策略治疗前列腺癌可能无直接应用价值的报道，使得摸索 DES 最低剂量成为有意义的问题。经过大量研究，每日服 1 mg DES 不能将血清睾酮持续降至去睾水平，3 mg 可一致降至去睾水平，5 mg 肯定增加心血管死亡率。因此，DES 1 mg 口服每日 3 次逐渐成为标准治疗，至今未见有该剂量致心血管源性死亡的报道。胃肠外给药方式的优点是可以消除 DES 口服后门脉系统和肝首过效应，从而避免心血管并发症。根据临床资料，雌激素导致严重心血管并发症及血栓栓塞的可能原因是直接影响脂代谢、凝血系统和引起水潴留。其他并发症类似于去睾术产生的勃起功能障碍、性欲减退和乳房女性化等。

近年发现，雌激素毒性产生的重要因素是给药途径，经皮单一予雌二醇能显示有效的激素和肿瘤反应，并且能提高患者的骨密度，从而有效降低接受去势治疗的前列腺癌患者骨折风险。

（2）黄体生成素释放激素类似物：1971 年，Schally 等解析和描述了 LHRH 的结构，并发现其作用是刺激垂体释放 FSH 和 LH，该成果因此而获得诺贝尔奖。这一重大发现打开了一条开发一些具有拮抗剂或超级类似物性质肽类的道路。人工合成的 LHRH 类似物就是其中之一。用各种 D- 氨基酸残基替代合成 LHRH-A 6 位氨基酸（例如 D-Trp^{6}LHRH）的方法已经发现，原因是甘氨酸 -6 比天然化合物的作用要强很多倍，半衰期也更长。虽然 LHRH 刺激 LH、睾酮的分泌，但不久发现高活性合成 LHRH 能经过初步刺激后即抑制 LH 并使睾酮达到去势的水平。其机制是正常情况下，天然 LHRH 与垂体细胞表面的 LHRH 受体结合，形成的复合物进入垂体细胞内产生效应，由于 LHRH 只占据了垂体表面的部分受体，而且新的受体不断合成，这样垂体细胞表面就能对再次分泌的 LHRH 起反应。当应用一定浓度的 LHRH-A 后，垂体细胞表面的大部分 LHRH 受体被占据，LH 的分泌一过性增加，然而由于受体下调作用的影响，垂体细胞表面 LHRH 受体数目显著性地减少，虽然有新的受体合成出来，它们又被持续释放的 LHRH-A 占据，因此在垂体细胞表面无法形成足够数目的 LHRH 受体，LH 的合成与分泌随之受到抑制，最终使体内睾酮水平下降，从而达到药物去势作用。由于难以发现合适的途径将这些药物应用于患者，因而阻碍了 LHRH-A 临床应用的发展。这类药物的半衰期短，最初必须每日注射，或者像 D-Ser（TBU）^{6}LHRH buserelin 一样需每日经鼻给药。突破来自将乳酸聚合物与之联结并通过皮下埋植或微囊注射的方法，每月以长效缓释剂的方式给药，进一步建立每 2～3 个月一次可注射的仓储式（depot）剂型的 LHRH-A。目前已有 3 个月一次的给药方式。这种人体内缓慢释放的LHRH-A，推荐使用低剂量如3.75 mg leuprolide，3.6 mg goserelin，3.75 mg triptorelin，能够保证在28～30天内稳定、确实和充分地使血浆睾酮控制在去势水平。研究表明，用醋酸亮丙瑞林30 mg，每4个月1次，治疗晚期前列腺癌，同每月给7.5 mg或每3个月给22.5 mg的效果是相似的。LHRH-A已成为前列腺癌治疗方法之一。值得注意的是，在LHRH-A治疗起始，睾酮水平逐渐升高，1周时达到最高点，然后逐渐下降，故应在注射前2周或当日开始，给予抗雄激素药物至注射后2周，以对抗睾酮一过性升高所导致的病情加剧（flare-up）。对已有膀胱颈梗阻或已有骨转移脊髓压迫的患者，应慎用LHRH-A类药物。

LHRH-A的疗效及副作用均与DES和睾丸切除术相似，它的优点是其药物去势作用具有可逆性，既解除了睾丸切除术引起的心理负担，又无心血管并发症之虑。但也存在着缺点，如flare-up现象不利于此药单独应用，经济负担极大。通常治疗3～4周可使血清睾酮降至去势水平，持续用药可长期维持这一水平，已有报道用药3年并无抗药性产生。

（二）单一抗雄激素治疗

指单一应用较高剂量的雄激素受体拮抗剂，抑制雄激素对前列腺癌的刺激作用及雄激素依赖前列腺癌的生长，而且几乎不影响患者血清睾酮和黄体生成素的水平。其适用于治疗局部晚期，无远处转移前列腺癌，即T3～T4NxM0。已知的雄激素拮抗剂有两种类型，即类固醇类和非类固醇类。由于这两类制剂不同的作用机制，它们抗雄激素的生物学作用和对血浆激素水平的影响也不同。类固醇类雄激素拮抗剂，如醋酸氯羟甲烯孕酮（醋酸色普隆，CPA）具有雄激素促进与拮抗的双重作用。其抗雄激素机制为抑制垂体促性腺激素的产生，同时抑制前列腺中5α-还原酶活性，而其促雄激素作用是由于其具有内在雄激素活性，甚至可刺激对雄激素敏感的肿瘤细胞生长。由于该类药物可以降低血浆睾酮、DHT、雌激素、LH的水平，从而产生性欲减退、性能力下降的副作用。非类固醇类雄激素拮抗剂，如氟他胺则没有任何抗促性腺激素的作用，故也称纯雄激素拮抗剂。其能与DHT竞争雄激素受体，从而阻止所有来源（睾丸源和肾上腺源）的雄激素与受体结合。纯雄激素拮抗剂过去主要有氟他胺和比卡鲁胺。由于该类药物只有抗雄激素活性且效力明显强于合成孕激素类药物，又具有不影响性功能的优点，故临床上更为常用。

1．氟他胺（flutamide）

氟他胺为首个用于临床的非类固醇类抗雄药，其为一前体药物，半衰期为5～6小时，故单独治疗时，推荐剂量为250 mg，每日3次。其副作用包括恶心、呕吐（46%）和腹泻（12%）等。男性乳房女性化发生率为40%，可能系循环中雌激素增加的结果。值得注意的是，氟他胺在肝代谢并生成有抗雄激素活性的物质，故存在一定的肝毒性。据报道，短暂肝炎样综合征约在3%左右的患者中出现，长期使用可能引起严重肝损害如广泛性肝坏死等，因此在用药期间应定期行肝酶学检测。氟他胺单独治疗有良好反应的占患者的87.5%。

Scher等最早观察到应用氟他胺以达到最大雄激素阻断后出现病情恶化的患者中，40%～75%撤除氟他胺后病情从生化或临床上出现缓解且多在用药后3年发生。这种缓解以撤停氟他胺后血浆PSA水平下降50%为特征，并可能持续1年以上。该现象术语称之为雄激素撤退综合征。尽管以此为名，据报道停用类固醇或非类固醇抗雄激素患者20%发生这一综合征。目前，氟他胺的这种自相矛盾的雄激素作用机制尚不清楚。可能机制之一是具有突变的雄激素受体肿瘤细胞没有被清除而引起克隆繁殖。也有解释为氟他胺和其他雄激素拮抗剂能引起一种突变的前列腺癌细胞系（LNCaP）刺激性增生的结果。这一现象最重要的方面是发现雄激素受体突变和抗雄激素在肿瘤进展中的潜在作用，同时意味着在雄激素非依赖进展期间，部分拮抗剂（如非类固醇抗雄激素）可能变为部分促效剂，这些现象的可能原因是雄激素受体结构、蛋白质与蛋白质之间相互作用发生了微妙的变化。因此，如果在雄激素剥夺治疗中病情出现恶化时，应首先考虑是否与雄激素拮抗剂尤其氟他胺等药物有关，再确定下一步治疗措施。

2. 比卡鲁胺（bicalutamide）

一种新型的非甾体类周围选择性雄激素拮抗剂，由于对雄激素受体亲和力低于 DHT，其单独应用的临床效果略逊于双侧睾丸切除术。虽然许多研究不支持单独应用非类固醇抗雄激素，但近期的资料提示更高剂量（150 mg/d）的比卡鲁胺单独治疗可能与外科去势作用相当。Iversen 等对 320 位接受比卡鲁胺（150 mg/d）单独治疗和 160 位接受药物或手术去势治疗的前列腺癌患者进行对比研究，平均随访 6.3 年，发现两组患者在总生存期及疾病进展时间两项指标上无统计学差异（*P* 值分别为 0.70、0.17），而在性欲和体能方面，比卡鲁胺单独治疗组明显优于去势治疗组（*P* 值分别为 0.029、0.046）。比卡鲁胺的优点是患者对该药的耐受性良好，副作用少且在体内的半衰期较长，使其成为目前唯一的一种每日只需服用一次的雄激素拮抗剂。主要的副作用有乳房疼痛（58%）、男性乳房女性化（48%）和皮肤潮红（17%）等。由于一些雄激素拮抗剂的作用在受体的不同部位，对氟他胺产生抵抗的患者，应用比卡鲁胺仍有治疗作用，但比卡鲁胺也可同样产生抗药性，也可发生比卡鲁胺撤除综合征。目前认为，两者交替使用（每次用药不超过 2 个月）可延缓耐药性的产生。

3. 尼鲁米特（nilutamide）

其结构和药理作用与氟他胺相似，但它仅与雄激素受体结合，从而阻断雄激素与受体的结合而发挥作用。它没有其他激素或抗激素的作用，是一种活性化合物，不似氟他胺为前体药物，不首先被代谢。尼鲁米特吸收快而完全，在血液中基本上以原型存在。健康志愿者血浆半衰期为 43 ~ 49 小时，前列腺癌患者为 56 小时，每日只需给药 1 次。大部分与血浆蛋白结合，以葡萄糖醛酸或硫酸结合物等形式随尿排出。尼鲁米特最初的研究是与睾丸切除术或 LHRH 类似物布舍瑞林联用，可使外周抗雄激素作用更为完全。既可抑制以任何方法去势后肾上腺仍然分泌的雄激素效应，又可抑制使用 LHRH 类似物后最初治疗时出现的睾酮一过性升高。尼鲁米特对缓解骨转移患者骨痛也有良好作用。但它有较长的半衰期，潜在的副作用是不耐乙醇、暗明适应速度降低和间质性肺炎等，故不单独运用于前列腺癌治疗。

4. 恩杂鲁胺

恩杂鲁胺（enzalutamide）是新研发的第二代抗雄药物，与 AR 有更强的结合力。恩杂鲁胺的首个Ⅲ期临床研究 AFFIRM 针对化疗后进展的转移性前列腺癌，结果显示恩杂鲁胺组的中位生存期显著优于对照组（18.4 个月 *vs*. 13.6 个月），次要终点 PSA 反应率（54% *vs*. 2%）、影像学缓解（29% *vs*. 4%）、影像学无进展生存期（18.3 个月 *vs*. 2.9 个月）也明显占优。在生存质量评估和骨相关事件发生时间方面，恩杂鲁胺也显示出明显的优势。对于多西他赛化疗前的转移性前列腺癌患者，PREVAIL 研究探讨了恩杂鲁胺的疗效，入组人群不伴有症状或症状轻微。中期分析时即显示出恩杂鲁胺组的显著生存优势：12个月时的影像学无进展率在恩杂鲁胺组为65%，而对照组为14%，进展风险降低81%。数据分析时恩杂鲁胺组72%的患者仍然存活，而对照组仅63%，死亡风险降低29%。次要终点包括后续接受细胞毒治疗、骨相关事件和生活质量方面均支持恩杂鲁胺组明显获益。两项研究中恩杂鲁胺组副作用发生率和对照组类似，常见的副作用包括疲乏（50.6%）、腹泻（21.8%）、潮热、肌肉骨骼疼痛和癫痫。总之，各期临床研究表明，恩杂鲁胺不仅能够用于治疗尚未接受化疗的晚期前列腺癌患者，也可用于治疗已接受化疗的去势抵抗性前列腺癌（CRPC）患者。它明显降低了疾病进一步恶化的风险，降低了化疗的要求，综合改善了前列腺癌患者的生活质量。

（三）雄激素生物合成抑制剂

前列腺癌患者接受去势治疗后，体内仍存在低水平的雄激素，除了睾丸以外，循环中5%～10%的雄激素可由肾上腺分泌产生，除此以外前列腺癌内雄激素水平能够在去势治疗后维持相当高的水平。雄激素的合成大部分依赖于细胞色素酶P450（CYP）家族，阿比特龙（abiraterone）通过抑制雄激素合成途径的关键酶CYP17，从而抑制睾丸、肾上腺和前列腺癌细胞的雄激素合成。阿比特龙单药会导致继发性的盐皮质激素升高，因此需要联合低剂量的外源性类固醇激素。醋酸阿比特龙目前用于无症状或轻微症状的转移性去势抵抗性前列腺癌（mCRPC）患者，或不适合化疗的症状性mCRPC患者的一线治疗，以及化疗后有病情进展的mCRPC患者的一线治疗。阿比特龙的疗效首先在多西他赛失效的前列腺癌中得以证实。国际COU-AA-301注册研究是一项Ⅲ期随机对照临床试验，比较阿比特龙联合泼尼松对照安慰剂联合泼尼松在多西他赛失效的前列腺癌中的疗效。最终结果显示中位生存从11.2个月显著延长至15.8个月，死亡风险降低26%，次要研究终点分析显示：阿比特龙的PSA反应率（29.5% *vs*. 5.5%），PSA进展时间（8.5个月 *vs*. 6.6个月）和影像学进展时间（5.6个月 *vs*. 3.6个月）均优于安慰剂组。随后的国际COA-AA-302注册研究主要探讨阿比特龙对于化疗前前列腺癌患者的疗效，结果证明对于无症状或轻度症状的mCRPC患者，醋酸阿比特龙联合泼尼松组中位生存期为35.3个月（迄今为止所报道的最长CRPC患者生存期），相比对照组生存期延长了5.2个月，降低死亡风险21%，影像学疾病进展风险降低47%。次要研究终点例如症状恶化、疼痛进展和PSA进展时间均提示阿比特龙组更优。两项研究中阿比特龙的不良事件通常为1/2级，3/4级的比例<10%，并且与对照组无明显差异。阿比特龙的副作用主要与盐皮质激素活性增加相关，包括高血压、低血钾和水钠潴留，发生率为55%。其他值得注意的副作用包括心脏异常（心动过速、心房颤动），但致死性事件的发生率和安慰剂组类似（1.1% *vs*. 1.3%）。

（四）最大限度雄激素阻断（MAB）

目前手术去势或者药物去势都没有很好地减少肾上腺产生的雄激素，研究也发现即使很低量的雄激素也可以刺激前列腺癌细胞的生长。MAB又称联合雄激素治疗（combined androgen blockade，CAB），是指同时阻断来源于睾丸及肾上腺的雄激素，并拮抗雄激素受体的治疗方法。最大雄激素阻断的概念最早是由意大利和德国的研究人员在20世纪60年代和70年代提出的。现临床上常用的方法为药物去势联合抗雄激素治疗，例如戈舍瑞林联合比卡鲁胺应用。研究表明，与单一去势相比，MAB

可以在一定程度上提高前列腺癌患者的生存期 3～6个月，平均5年生存率提高2.9%，对于局限性前列腺癌，应用MAB治疗时间越长，PSA复发率越低。而合用比卡鲁胺的MAB治疗相对于单独去势可使死亡风险降低20%，并可相应延长无进展生存期。但MAB治疗同时也大大增加了治疗费用，并提高了不良反应发生率，影响患者生存质量。因此，EAU指南不推荐其作为一线治疗，建议作为备选方案。

（五）根治性治疗前新辅助内分泌治疗（NHT）

前列腺癌是一种雄激素依赖性肿瘤，激素治疗能够缩小肿瘤体积，如在术前对一些患者选择性地进行激素治疗，有可能提高肿瘤切除的彻底性。NHT指在根治性前列腺切除术前，对前列腺癌患者进行一定时间的内分泌治疗，以期缩小肿瘤体积，降低临床分期，降低前列腺切缘肿瘤阳性率，降低局部复发率，从而得以提高生存率。早在20世纪40年代，已有人在前列腺癌根治术前进行双侧睾丸切除术，这可能是最早的前列腺癌新辅助治疗。随着新型前列腺癌激素治疗药物的应用，以及前列腺癌确诊的早期化、低龄化，新辅助治疗的应用逐渐开展起来，不同的临床试验相继显示，在前列腺癌根治术前进行激素治疗能够不同程度地降低切缘阳性率但不能改善患者预后。

由于术前行新辅助治疗需推迟手术治疗的时机，因此，最初的新辅助治疗均选用短期（3个月）疗法。然而，短期（3个月）新辅助治疗虽可降低患者切缘阳性率，但对于肿瘤侵犯精囊的概率以及淋巴结转移率、PSA失败率等指标均无明显效果，且新辅助治疗具有激素治疗的副作用，并且增加患者费用。鉴于此，国外多数学者对新辅助治疗持否定态度，并认为新辅助治疗是一种不值得推广的方法。同时也有作者提出，新辅助治疗效果不佳的原因可能与其3个月治疗时限较短，激素治疗尚未充分发挥其作用有关。有研究观察到，一组患者行8个月新辅助治疗，PSA直至第6个月才降至最低，而PSA水平的高低可间接反映细胞增殖程度以及肿瘤的大小。理论上，PSA水平与肿瘤的大小成正比。此后，进一步提出了延长期新辅助治疗的概念，并报道一组156例行8个月新辅助治疗的患者，其术后切缘阳性率为12%，而对照组（3个月治疗组）为23%，切缘阳性率明显降低（$P<0.01$）；术后随访5年，PSA失败率比对照组降低12.7%（$P<0.01$）。

新辅助治疗的最佳适应证是T2、T3a期肿瘤，临床上多采用LHRH-A和MAB方案，也可单用LHRH-A或抗雄激素药物，以MAB方案疗效显著。总之，新辅助治疗可能降低肿瘤临床分期，可以降低手术切缘阳性率和淋巴结浸润率，降低局部复发率，长于3个月的治疗可以延长无PSA复发的存活期，而对总存活期无明显改善。目前较少使用。

（六）间歇内分泌治疗（IHT）

IHT指前列腺癌患者持续采用内分泌治疗直至睾酮下降至去势水平，维持数月后停止治疗，根据肿瘤的发展情况再重复开始内分泌治疗，治疗期、治疗间歇期、治疗期循环交替进行。IHT的治疗机制是在体内雄激素低水平状态下，前列腺癌细胞通过补充的雄激素获得抗凋亡潜能，并可继续生长，得以延长前列腺癌进展到激素非依赖阶段的时间。IHT能有效提高患者的生活质量，降低治疗成本，可延长肿瘤由雄激素依赖进展到非依赖性的时间，与传统的治疗相比有一定的生存优势。

有研究对比IHT和传统持续性内分泌治疗后发现，IHT组患者性功能下降发生率低于CHT组。而另一项研究比较后发现，对于局部晚期或转移性前列腺癌患者，IHT 和 CHT 治疗的生存期无明显差异，但 IHT 组的生活质量及耐受性明显高于 CHT 组。国内学者的临床研究也支持上述观点，并认为 IHT 更为适合Ⅲ期以内的患者。国外一项多中心研究显示，肿瘤负荷大、分化程度低、高 PSA、高磷酸酶、骨转移病灶大于 5 个的患者，间歇性内分泌治疗效果差，而对于进展期或局限性前列腺癌的治疗效果则较好，故 IHT 更适于局限性病灶及经过治疗后局部复发者。对于 IHT 的停药标准及开始治疗时机争议较大，目前国内外主要依据经验和正在开展的临床试验，观察指标包括治疗前的 PSA 水平、临床分期、是否转移、内分泌治疗的耐受性等。有学者建议对于已经出现转移且治疗前 PSA 水平较高的患者，当 PSA>20 ng/ml 时需要重新开始治疗；对于有局部复发且治疗前 PSA 水平稍高的患者，当 PSA>6 μg/L 时需要重新开始治疗；而对于根治性前列腺切除术后复发的患者则应更早开始进行内分泌治疗。国内推荐停止治疗标准为 PSA≤0.2 ng/ml，持续 3～6 个月，当 PSA>4 ng/ml 后开始新一轮治疗。但最近一项国外研究认为 PSA≤1 ng/ml 时停药是安全有效的，对于局限性前列腺癌患者，其治疗时间可少于 3 个月，但对于已有肿瘤转移的患者，其治疗时间应持续至少 8 个月。

IHT 的治疗模式多采用 MAB 方法，亦可采用药物去势，值得注意的是手术去势不属于 IHT 治疗范围，切除睾丸本身就是一种持续抑制睾酮状态。IHT 的治疗方案现已被广泛应用，但还缺乏大样本及长期的临床对照试验，对此国内外学者存有争议，主要表现在：① IHT 与 CHT 比较是否能延长患者生存期，能否替代 CHT；②在 IHT 治疗间歇期肿瘤是否会加速进展；③停用及开始治疗时，除 PSA 以外是否有更准确的检测指标；④对非雄激素依赖性患者行 IHT 治疗是否会加速病灶发展转移；⑤ IHT 是否可加速雄激素依赖性向非激素依赖性的发展。

（七）根治性治疗后辅助内分泌治疗（AHT）

对于已经行前列腺癌根治手术的患者来说，影响其预后的重要因素为肿瘤是否侵犯邻近淋巴结或是否伴有微小转移灶的发生。据报道，根治术后淋巴结阳性率为 20%～40%，而对于淋巴结阳性患者其 5 年无瘤生存率不足 30%。另一方面，对于 Gleason 评分≥7，PSA ≥10 ng/ml，切缘阳性，侵犯精囊患者常常预示其伴有微小转移灶发生，而肿瘤微转移患者其 5 年生存率也不足 30%，因此消灭转移淋巴结及微小转移灶是提高患者预后的一个重要手段。基于激素治疗可明显减小肿瘤体积，并应用于晚期前列腺癌的缓解治疗，因此有人提出手术后行激素辅助治疗，以期达到上述目的，提高患者长期存活率，即术后激素辅助治疗。

根治性治疗后辅助内分泌治疗是指根治性前列腺切除术后或根治性放射治疗后，采用内分泌治疗作为辅助治疗手段。其目的在于治疗切缘残余肿瘤病灶、残余阳性淋巴结、微小转移病灶，从而得以延长患者生存期。AHT 适应证：①根治性前列腺切除术后病理切缘（+）；②术后病理淋巴结转移（+）；③术后病理分期为 T3 或高危 T2（Gleason>7，PSA>20 ng/ml）；④局限性高危前列腺癌，在根治性放疗后可进行 AHT；⑤局部晚期前列腺癌放射治疗后。治疗时机多主张术后或放射治疗后立即进行，且持续时间不少于 18 个月，方式有 MAB、抗雄药物治疗、去势治疗。国外临床研究发现根治性放疗联合内分泌治疗对局限性前列腺癌有较好的疗效。并且局限性前列腺癌放疗后长期的内分泌治疗对降低生化复发、局部复发以及肿瘤的远处转移有显著作用。多数文献报道AHT能延缓疾病进展，但能否提高患者生存率需进一步临床研究，治疗时机及时限的控制多依赖经验、患者的经济能力及耐受性，目前尚无统一标准。

总而言之，内分泌治疗仍然是前列腺癌治疗的一大支柱，近年来的研究成果不仅更新了内分泌治疗的药物，更是优化了用药的模式和时机。今后针对如何进一步强化内分泌治疗的疗效、改善内分泌治疗联合应用的效力并减少内分泌治疗的副作用、完善中国人前列腺癌内分泌治疗特性等领域仍然需要更多更好的临床和转化研究。

第十二节 前列腺癌的新疗法

一、前列腺癌的化疗新方法

化疗在前列腺癌治疗中的作用是作为晚期前列腺癌的辅助治疗，主要用于内分泌治疗及放疗失败的患者。以往报道总有效率为8.7%，但近年来有所提高，主要存在以下原因：①PSA生活质量评分等预后指标的引入，使一些老药得到全新评价；②联合用药的协同效应；③造血因子等支持治疗提高了化疗的安全性和耐受性；④化疗新药的不断出现。

（一）紫杉醇类

多西他赛主要适用于先期化疗，此药作为抗微管类药物，主要作用于有丝分裂期（M期）。多西他赛是第一个可以提高mCRPC患者总体生存率的药物，在临床上已经得到广泛应用。另外，多西紫杉醇联合泼尼松或雌二醇氮芥等联合治疗方案在CRPC治疗中也表现出一定疗效。卡巴他赛是新一代半合成的紫杉烷类药物，研究显示，卡巴他赛细胞毒性强，与造成多西他赛耐药的P-糖蛋白亲和力低，因此对多西他赛耐药的前列腺癌细胞和肿瘤模型均有活性。接受过多西他赛治疗的mCRPC患者进行了临床Ⅲ期TROPIC试验。与米托蒽醌联合强的松的方案相比，卡巴他赛（每3周1次，静脉滴注）可使CRPC患者生存期延长2.5个月（15.1个月 *vs*. 12.7个月，HR=0.70）。目前，FDA已批准卡巴他赛用于多西他赛治疗后进展的CRPC患者。由于卡巴他赛加强的松方案的不良反应较严重（主要表现为中性粒细胞减少），因此对该药的应用需要临床医师慎重考虑风险效应比。常见不良反应有：①过敏反应；②骨髓抑制；③神经毒性。

（二）半合成蒽二酮衍生物

半合成蒽二酮衍生物类抗肿瘤药的结构及抗癌作用与阿霉素相近，但毒性小于阿霉素。其为细胞周期非特异性药物，可杀灭任何细胞周期的肿瘤细胞。其抗肿瘤活性相当高，而且抗瘤谱广，与很多常用抗肿瘤药有协同作用。米托蒽醌在晚期前列腺癌中使用最为广泛，单独使用可缓解患者主观症状并降低PSA水平，且近期发现其和低剂量强的松联合使用PSA下降更明显，有效治疗时间更长，但两种用法均不能延长生存期。常见不良反应有：①消化道反应，如恶心、呕吐，少数有腹泻；②个别患者有发热、烦躁、呼吸困难、口腔炎等；③心力衰竭主要发生于原来用过阿霉素的患者。

（三）氮芥类化合物

雌二醇氮芥为常用药物，此药是以雌二醇磷酸酯为载体的氮芥类化合物，具有烷化剂和雌二醇的双重作用。由于甾体类激素对不同的靶器官具有不同的专一性，甾体类激素与烷化剂的结合物有可能选择性地进入激素依赖性的肿瘤组织中，从而减轻了烷化剂对全身的作用。雌二醇氮芥及长春花碱还具有放射敏感性，两者联合应用同位素 Strontium 89，可使 48% 的患者 PSA 下降 >50%，并能有效地减轻疼痛，且安全、可重复用药。但近期一项研究发现对于≥80 岁的患者使用雌二醇氮芥有可能减少生存期，因此，对于老年患者应谨慎使用。常见不良反应有：①轻度胃肠道反应，如恶心、呕吐；②静脉给药可有暂时性骨髓抑制及血栓性静脉炎；③偶有肝功能异常。

（四）环磷酰胺

此药在体外无抗肿瘤作用，进入体内后先在肝中经微粒体功能氧化酶转化成醛磷酰胺，而醛磷酰胺不稳定，在肿瘤细胞内分解成酰胺氮芥及丙烯醛，酰胺氮芥对肿瘤细胞有细胞毒作用。静脉注射环磷酰胺效果不佳，但值得注意的是口服环磷酰胺不仅毒性小而且似乎活性更高。每 28 天中连续 14 天以每日 100 mg/m^2 口服环磷酰胺分别有 60% 的患者达到主观缓解，20% 的患者依客观指标达到部分缓解，30% 的患者 PSA 水平明显降低。常见不良反应有：①骨髓抑制；②泌尿道症状；③可有恶心、呕吐及厌食。

（五）铂类

此药为细胞周期非特异性药物，可抑制癌细胞的 DNA 复制过程，具有细胞毒性，并损伤其细胞膜上结构，有较强的广谱抗癌作用。顺铂（mitomycin）、卡铂（carboplatin）单独使用对前列腺癌具有杀伤作用，它们和鬼臼乙叉苷及雌二醇氮芥有协同效果，联合使用有一定价值，一项临床试验应用以上联合化疗方案治疗 18 例患者，1 例获得了完全缓解，部分缓解率达 61%。常见不良反应有：①骨髓抑制；②胃肠道反应；③肾毒性。

（六）埃坡霉素

埃坡霉素（patupilone）通过阻止细胞 G 期的有丝分裂发挥抗肿瘤作用，主要用于多西他赛耐药的 CRPC 患者的二线化疗。一项临床试验显示，受试者总生存时间为 13.4 个月，且 PSA 下降 > 50% 的患者比例达到了 13%。该研究肯定了埃坡霉素对转移性 CRPC 患者治疗的有效性及安全性。

在 MD Anderson 癌症中心的一项试验中，联合应用阿霉素和酮康唑取得了理想的客观疗效，但约有 40% 的患者发生可逆性皮肤反应，60% 的患者出现明显的肾上腺皮质功能不全。为了减少副作用，作者建议将以上两种药物与雌二醇氮芥、长春花碱每周交替使用。结果表明：66% 的患者 PSA 下降，7.5% 的患者完全或部分缓解，主观症状缓解率为 76%，有效期为 1.8 ~ 14.3 个月（平均 8.4 个月），平均生存期为 19 个月。主要副作用包括四肢水肿（49%）、深静脉血栓（19%）以及轻度的骨髓抑制。

二、前列腺癌的免疫疗法

前列腺癌细胞表达多种肿瘤特异性抗原和相关性抗原，如 PSA、PSMA、PAP 等，这些抗原的存在为前列腺癌免疫治疗提供了重要的基础。CRPC 以及前列腺癌骨转移的治疗是前列腺癌治疗的难点，传统化疗、放疗均效果有限，免疫疗法在治疗 CRPC 中起到了一定的作用。

（一）树突状细胞疫苗：Sipuleucel-T 疫苗（PROSVENGE）

2010 年，美国 FDA 批准 Sipuleucel-T 疫苗治疗无症状或症状轻微的 mCRPC 患者。该疫苗的优点在于树突状细胞的体外培养有利于树突状细胞的增殖成熟并提高其活性，而且重复应用（每间隔 2 周应用 1 次，共 3 次）可增强并维持较长时间的机体免疫反应。其缺点在于疫苗制备过程复杂，疫苗需在获得自体单核细胞后需体外培养后再回输至机体，每个环节要求操作步骤严格、烦琐。

D9902B 试验共入组 512 例无症状或症状轻微的 mCRPC 患者，以 2∶1 随机分入疫苗组和安慰剂组，结果显示总体生存期（OS）疫苗组为 25.8 个月，安慰剂组为 21.7 个月，但疾病进展时间（progression-free survival，PFS）未显示统计学差异，未出现Ⅲ～Ⅳ级疫苗相关不良反应，患者耐受良好。

（二）病毒载体疫苗

1. ProstVac VF 疫苗

ProstVac VF 疫苗应用了两种疫苗（牛痘病毒和鸟痘病毒）的初免 - 加强作用。一项前列腺癌相关的Ⅱ期临床试验 E78971 表明牛痘病毒序贯鸟痘病毒的初免 - 加强方案在降低 PSA 水平及提高 OS 方面较单用一种疫苗和鸟痘疫苗序贯牛痘疫苗有更好的趋势。

一项Ⅱ期临床试验入组 122 例 mCRPC 患者，按比例随机分配至 ProstVac VF/TRICOM+GM-CSF 组和安慰剂组，结果显示两组 PFS 无统计学差异，OS（疫苗组 25.1 个月 *vs*. 安慰剂组 16.6 个月，*P*=0.0061，HR=0.56）存在统计学差异，提示该疫苗的主要研究终点设为 OS 更为适宜。另一项Ⅲ期临床试验（NCT01322490）正在计划中，预计有 1200 例预后因素较好的 mCRPC 患者将随机分入 ProstVac VF 组、ProstVac VF+GM-CSF 组和安慰剂组，主要研究终点为 OS。

2. TroVax 疫苗

TroVax 疫苗是由肿瘤相关抗原 5T4 转染至基因修饰的安卡拉病毒（modified vaccinia Ankra vires，MVA）中制备的。5T4 是在结直肠癌、肾癌、前列腺癌中比较常见的抗原。TroVax 疫苗没有应用初免 - 增强方案，也没有使用共刺激分子。该疫苗的优势在于 5T4 抗原存在较广泛的肿瘤谱。不足之处在于未采用初免 - 加强方案。一项肾癌Ⅲ期临床研究证实 TroVax 疫苗可以提高预后因素较好患者的总生存。

一项Ⅱ期临床试验将 27 例 mCRPC 患者分入单用 TroVax 组和 TroVax 联合 GM-CSF 组，结果显示联合组 14 例患者中有 5 例 PSA 显著下降，单用 TroVax 组无 1 例患者出现 PSA 下降。现肿瘤东南协作组（ECOG）已开展另一项Ⅱ期临床试验研究 TroVax 和化疗联合应用在 mCRPC 患者的效果。

3. 腺病毒（fadenovirus，Ad）/PSA 疫苗

腺病毒是一类非常适合转运肿瘤抗原的载体，临床前研究表明腺病毒载体比牛痘或金丝雀痘疫苗具有更强的免疫原性。但是腺病毒疫苗的最大问题是机体内存在腺病毒抗体。这些抗体可能封闭腺病 毒抗原而导致 T 细胞不能激活。但 Ratlif 研究小组发现整合了 PSA 的腺病毒疫苗可以诱发机体产生针对 PSA 的特异性免疫反应。腺病毒疫苗的优势在于其较强的免疫原性，劣势在于机体中预先存在的抗体可能影响疫苗的效果。

一项Ⅰ期临床试验提示 Ad/PSA 疫苗可以提高机体 T 细胞的免疫功能及延长 PSA 倍增

时间，疫苗耐受良好。该试验也发现明胶海绵和 Ad/PSA 疫苗有协同作用。在此试验基础上，两项旨在研究 Ad/PSA 对 PSA 倍增时间的影响（NCT00583024）和 Ad/PSA 联合前列腺癌去势治疗在生物学复发前列腺癌中的效果的Ⅱ期临床试验正在进行当中。

（三）DNA 疫苗

DNA 疫苗通过肌注或皮下注射可以激发机体的免疫反应，并且已在多种肿瘤中进行评估。该种疫苗的优势在于制备容易，容易大规模批量生产，而且可以方便地携带多种抗原。但其不利因素也很明显，相对于 DC 和病毒疫苗，其免疫原性弱，虽然目前试图通过整合共刺激分子及细胞因子来解决这个问题，但效果并不理想。一项重要的Ⅰ期临床试验证实整合 PAP 抗原的 DNA 疫苗（DNA-PAP）联合 GM-CSF 治疗生物学复发但无临床转移的前列腺癌患者可以延长 PSA 倍增时间。该试验为该种疫苗的进一步研究提供了依据。

（四）肿瘤细胞疫苗（GVAX prostate）

肿瘤细胞疫苗的研发技术建立在发现转导了细胞因子 GM-CSF 的肿瘤细胞可以表现出肿瘤疫苗功能的特性。转导 GM-CSF 的肿瘤细胞株疫苗已在多种肿瘤中进行评估。在前列腺癌肿瘤细胞疫苗的研究中，两种前列腺细胞株（LNCaP 和 PC3）分别作为激素敏感和激素抵抗的代表受到关注，联合应用理论上可以提供更加完全和广谱的前列腺癌肿瘤抗原。

但目前两项在 mCRPC 患者中关于 GVAX prostate 疫苗的Ⅲ期临床试验已被提前终结。VITAI-1 比较 GVAX prostate 和多西紫杉醇（TXT）联合泼尼松方案的疗效，由于统计学分析提示 GVAX prostate 组生存获益 <30% 而被提前终止。VITAL-2 比较了 GVAX prostate 联合 TXT 和 TXT 联合泼尼松两种方案的疗效，但由于试验过程中死亡患者不均衡（GVAX prostate 联合 TXT 组 67 例，TXT 联合泼尼松 47 例）而于 2008 年 8 月被提前终止。但目前该疫苗在其他肿瘤（如黑色素瘤、乳腺癌和胰腺癌）中的评估仍在进行当中。

（五）肿瘤相关肽疫苗

肿瘤相关性抗原是肿瘤疫苗发挥作用的基础，由于肿瘤异质性的影响，针对特定的肿瘤特异性抗原的肿瘤疫苗会因此而失效，更为广谱的肿瘤抗原识别的方法开发意义凸显。Masanori Noguchi 等选择 20 种肿瘤相关肽刺激 T 细胞，以产生可以识别 12 种肿瘤相关性抗原的细胞毒性 T 细胞，用于 CRPC 患者的治疗。Ⅰ期临床研究未观察到疫苗的全身毒性作用，并且能显著激活免疫系统，具有进一步应用的潜力。

（六）基于 PDL-1/PD-1 的免疫疗法

PDL-1/PD-1 是抑制 T 细胞活化的关键信号，基于该信号的负向调控作用，开发出了多种抑制多克隆抗体药物。Pembrolizumab 作为该信号的抑制抗体药物，目前已经开展其在 mCRPC 患者中治疗的Ⅱ期临床试验（NCT02312557）。Pidlizumab 是另一种 PD-1 抑制抗体，其与 Sipuleucel-T 和环磷酰胺联合使用治疗 mCRPC 患者的临床研究也已经展开（NCT01420965）。

另外，其他免疫检查点分子 LAG-3、TIM-3、VISTA以及OX40、ICOS、4-1BB 等共刺激分子的基础和临床研究也已经陆续展开，将为后续的免疫治疗提供新的思路和方法。

三、前列腺癌的靶向药物

（一）mTOR 抑制剂

长期的雄激素阻断治疗可以诱导前列腺癌细胞产生神经内分泌（neuroendocrine，NE）分化，前列腺癌向神经内分泌前列腺癌（NEPC）转化可能是 CRPC 形成的重要机制，PI3K—AKT—mTOR 信号途径是前列腺癌神经内分泌分化的重要途径之一。PTEN 是 mTOR 信号通路 的主要抑制靶点，PTEN 缺失时，mTOR 信号途径反馈性被激活。因此，针对 mTOR 及 PI3K 的靶向药物对 CRPC 治疗具有潜在的临床应用潜力。

依维莫司（RAD001）是雷帕霉素的半合成衍生物，水溶性好，在体内免疫活性与雷帕霉素相当，具有免疫抑制及抗肿瘤作用。

一项依维莫司（RAD001）用于 37 例未接受化疗的 CRPC 患者的Ⅱ期临床试验中（NCT00976755），患者每天接受 3 mg 依维莫司的治疗直到疾病进展，结果显示：无进展生存期为 12 周，未见明显延长，需进一步研究与其他药物联合治疗 CRPC。一项依维莫司（RAD001）和比卡鲁胺的Ⅱ期临床试验，入组的进展期 CRPC 患者接受每天 10 mg 依维莫司（RAD001）联合 50 mg 比卡鲁胺治疗，结果中位数进展时间为 8.7（7.9 ~ 15.9）周，其中 31 例（8 6）患者比单用比卡鲁胺无进展生存期延长 7.4 个月。研究显示依维莫司（RAD001）联合比卡鲁胺相对单用比卡鲁胺治疗，患者生存期延长，并且耐受性良好。

（二）AURKA 抑制剂

AURKA 抑制剂 PHA-739358 在体内和体外实验中能有效杀伤 tNEPC，提示其是有前景的 tNEPC 治疗靶点，目前正在开展Ⅱ期临床试验以验证其对 tNEPC 的抑制效果（NCT01799278）。

（三）PARP 抑制剂

多聚腺苷二磷酸核糖聚合酶（poly ADP ribose polymerase，PARP）在 DNA 损伤修复和细胞凋亡过程中起重要作用。抑制 PARP 的活性可使 DNA 损伤修复受挫，继而诱发肿瘤细胞凋亡，构成 PARP 抑制剂发挥抗肿瘤活性的内在机制。

PARP 抑制剂能减少前列腺癌细胞系和鼠模型中 TMPRSS2：ERG 融合基因的表达，并阻止肿瘤转移，而对那些无基因融合现象的肿瘤细胞则不产生影响。一项关于口服 PARP 抑制剂奥拉帕尼的Ⅰ期研究结果显示，4 例携带 BRCA2 突变的内脏转移性 CRPC 患者接受了奥拉帕尼单药治疗，2 例患者分别显示持续 34 个月和 26 个月的 PSA 和影像学客观反应，其中 1 例还维持了后续 10 个月的疾病稳定期。一项名为 TOPARP-A 的多中心Ⅱ期临床研究，对未经选择的 50 例转移性 CRPC 患者给予奥拉帕尼单药治疗，同时采用第二代测序技术进行基因组分析来确定预测疗效的生物标志物。结果显示在整体研究人群中，奥拉帕尼总有效率（overall response rate，ORR）为 32.7%，而在具有 DNA 修复基因缺陷（如 BRCA2 和 ATM）的特定亚组患者中，ORR 则高达 87.5%。

四、前列腺癌骨转移的放疗

放射性核素内照射治疗是指将放射性药物引入体内，使其在病变组织或特定部位高度选择性浓聚，利用核素发射的射线，对该部位进行集中照射，达到治疗目的，其作用机制有以下几方面：①电离辐射生物效应：核素发射出的射线被病变组织生物分子吸收后，通过辐射能的直接和间接作用使分子结构和性质遭受损害而导致细胞繁殖能力下降乃至丧失、代谢紊乱、细胞凋零或死亡；②高选择性浓聚与分布：病变组织细胞（增生组织、肿瘤、炎性病灶等）基于多种因素在一定程度上可摄取某种放射性药物或核素。该放射性药物被摄取的量、速率及在其滞留情况，取决于该组织的功能与形态变化，摄取得越多，对病变组织产生的损伤作用越明显；③射线种类和能量：放射性核素发射出射线的种类和能量大小在治疗中起决定性作用。核素被病灶摄取后，使细胞组织出现损伤与死亡的程度和速度，取决于射线的电离密度，射线电离密度越大，相应生物效应亦越明显。α粒子电离密度最大，生物效应也最高，β射线的生物效应为α射线的1/10，γ射线为α射线的1/100。但用于治疗的发射α射线的放射性核素和药物种类太少，故目前临床上主要选用发射β射线的药物。射线的能量则决定其在组织中的射程。总之，选用的核素对病变的治疗作用应尽可能地强，而对周围正常组织则尽量不损伤。

（一）镭-223氯化物治疗CRPC骨转移

伟大的科学家玛丽·居里夫人发现的化学元素镭，化学符号Ra，属周期系第ⅡA族，为碱土金属的成员和天然放射性元素 。已知Ra有13种同位素，Ra就是其中之一。Ra的衰变较复杂，每次衰变产生4个α粒子，释放28.2 MeV的能量。α粒子可导致邻近细胞DNA双链断裂，随着剂量增加，产生的细胞毒性在破坏细胞周期和氧化程度上也会增加，产生抗肿瘤作用。Ra^{2+}与Ca^{2+}同属第ⅡA族元素，具有通过相似的核外电子排布，可模拟钙并在骨更新增加区与骨矿物质羟基磷灰石形成复合物，可以靶向作用于骨转移部位和周围新骨生长区域，因此对前列腺癌的骨转移具有显著的疗效。

^{223}Ra氯化物以其全新的作用机制应用于转移性CRPC的治疗领域，目前主要的临床研究证据仍然集中在其药物临床试验的结果。但临床药物试验中展现出的稳定安全性，显著降低病死率的治疗效果。

Ⅲ期临床试验中，ALSYMPCA招募了922例有症状性CRPC患者，随机给予最佳标准治疗（可包括双膦酸盐治疗、姑息放疗和激素治疗）+每4周注射6次$^{223}RaCl_2$（50 kBq/kg）或安慰剂治疗。该研究结果显示 ，最多随访3年后，Ra组生存时间明显优于安慰剂组（P=0.00185）。同时，^{223}Ra较安慰剂显著延长了首次骨骼相关事件的时间（P=0.00046）。在所有其他次要终点如ALP进展时间、PSA进展时间、总ALP应答等方面，^{223}Ra组也均显著优于安慰剂组。在不良反应方面，安慰剂组的3或4级不良事件、严重不良事件和停止治疗次数甚至多于Ra组，这种安慰剂组毒性反而更强的罕见现象显示出患者对^{223}Ra良好的适应性。这些显著性的Ⅲ期临床中期分析结果的公布使得ALSYMPCA试验提前结束 ，其对于治疗有症状的骨转移CRPC患者的确切疗效使得其很快进入美国食品药品管理局的快速审批流程，并于2013年就获得了最终批准。

（二）其他放射性药物

1. ^{153}Sm

^{153}Sm为β和γ射线发射体，半衰期为46.3小时，β射线最大能量为805 keV，在组织中平均射程为3 mm，它还发射103 keV的γ射线，可同时进行骨骼显像。常用剂型为^{153}Sm-乙二胺四甲基膦酸（^{153}Sm-EDTMP），EDTMP易被骨摄取，病灶与正常骨组织摄取比为4∶1～17∶1。临床应用证实，^{153}Sm不仅对骨转移癌患者镇痛效果明显，且对部分患者有消退肿瘤的作用。由于^{153}Sm半衰期短、β射线

能量低、在组织中射程短等优点，现越来越多地受到关注，目前国内应用最多。

2. ^{89}Sr

^{89}Sr 为纯 β^- 射线发射体，半衰期 50.6 天，β 射线最大能量为 1.43 MeV，在组织中最大射程为 8 mm，所用剂型为 $^{89}SrCl_2$。静脉注入后，^{89}Sr 很快自血流中消失，30% ~ 80% 积聚在成骨细胞内，骨转移灶平均摄取量是正常骨的 15 倍以上，一旦掺入转移灶后，不再代谢更新，至少滞留在其内 100 天，所以 ^{89}Sr 不仅镇痛效果好，具有预防和延迟骨转移的优点，且能推迟新的骨转移灶出现。^{89}Sr 是国外应用最多的治疗骨转移的药物。

3. ^{186}Re

^{186}Re 半衰期为 3.8天，β射线最大能量为 1.07 MeV，在骨密质中平均射程为 0.5 mm，软组织中的平均射程为 4 mm，对骨周围组织不产生明显的辐射剂量，也发射适合于显像的 137 keV γ射线。^{186}Re-羟基次乙基二膦酸盐（^{186}Re-HEDP）具有良好的生物学分布，血液清除快，骨选择性摄取和转移灶的亲和力都很强，对造血系统损害轻，是一种比较理想且有发展前途的药物。

4. ^{90}Y

^{90}Y 半衰期为 64小时，β射线最大能量为 2.28 MeV，平均能量为 0.93 MeV，组织中最大射程为 10.3 mm，平均射程为 2.5 mm，从物理性能看，^{90}Y 是较理想的治疗用核素。^{90}Y-乙二胺四甲基膦酸（^{90}Y-EDTMP）已用于治疗骨转移癌，但需注意其对骨髓的抑制作用。

5. ^{32}P

^{32}P 发射纯 β^- 射线，半衰期为 14.3天，β 射线最大能量为 1.71 MeV，平均能量为 0.695 MeV，在组织中最大射程为 8.6 mm，平均射程 2 ~ 4 mm。过 ^{32}P 磷酸盐、多 ^{32}P 磷酸盐、焦 ^{32}P 磷酸盐和 ^{32}P 二磷酸盐均可用于骨转移治疗。由于 ^{32}P β射线能量较高、射程较远，对骨髓的抑制作用较大，故现已被其他优良的放射性药物所替代。

（三）适应证

1. 临床、病理、X 射线尤其是核素骨显像确诊的骨转移癌患者。

2. 血白细胞高于 3.5×10^9/L 和血小板高于 80×10^9/L。

3. 骨转移癌所致的剧烈骨痛，化疗、放疗及其他治疗无效者。

（四）禁忌证

1. 近期进行过化疗和放疗且出现严重骨髓功能障碍。

2. 骨显像显示转移灶仅为溶骨性冷区，且呈空泡状。

3. 严重肝、肾功能不全。

（五）治疗方法

1. 患者准备

停用化疗或放疗 2 ~ 4 周，治疗前行骨显像、血常规、肝肾功能等检查，明确治疗适应证。

2. 治疗药物和剂量

尽管有多种放射性核素可供选择，但目前国内主要使用 ^{153}Sm-EDTMP 和 $^{89}SrCl_2$，下面简要介绍这两种药物。

（1）^{153}Sm-EDTMP：一次静脉注射剂量按 18.5 ~ 37 MBq（0.5 ~ 1 mCi）/kg 计算，也有人主张，用于姑息性止痛，只用 740 ~ 1110 MBq（20 ~ 30 mCi）/ 人即可；如用于以转移灶缩小或消失为治疗目的，则采用二次注射法，第一次注射少量药物后收集患者尿液，从注射量和尿液中的放射性计算骨摄取率，以红骨髓吸收剂量为基准，决定患者的用量。

（2）$^{89}SrCl_2$：$^{89}SrCl_2$的用量范围为37~333 MBq（1~9 mCi），一般一次静脉注射111 MBq（3 mCi）/70 kg。

3. 疗效观察

（1）骨痛反应的评价标准

有效：所有部位的骨痛完全消失。

显效：至少有25%以上部位的骨痛消失或骨痛明显减轻，止痛药用量减少。

无效：骨痛减轻不明显，或无任何改善。

（2）疗效评价标准

有效：X射线或骨显像检查证实所有部位的转移灶出现钙化或消失。

显效：X射线检查证实转移灶上下径和横径的乘积减少或钙化＞50%；或骨显像显示转移灶减少＞50%。

好转：X射线检查证实转移灶的两径乘积减小或钙化＞25%；或骨显像检查显示转移灶减少＞25%。

无效：X射线检查证实转移灶的两径乘积减小或钙化＜25%；或骨显像检查显示转移灶减少＜25%。

4. 重复治疗

应用^{153}Sm-EDTMP 1个月后可重复治疗；$^{89}SrCl_2$再次治疗至少4个月以上。重复治疗的适应证如下：

（1）骨痛未完全消失或复发者。

（2）第一次治疗反应尚好，疗效明显，但未达到红骨髓最大吸收剂量。

（3）虽达到红骨髓最大吸收剂量，但血象变化不明显（白细胞＞3.0×10^9/L，血小板＞80×10^9/L），为达到转移灶消退的目的，可重复治疗。

5. 治疗后反应

部分患者治疗后会出现下列不良反应：

（1）消化道症状：恶心、呕吐、腹泻或便秘。

（2）骨髓毒性：暂时性白细胞和血小板降低，用^{153}Sm-EDTMP于治疗后4~6周恢复；用^{89}Sr一般5~6周降至最低点，12周可全面恢复。

（3）“闪烁”现象：注药后2~3天可能发生疼痛加剧，此乃为发生疗效的预兆，持续1~2天后，即可缓解。

6. 注意事项和随访观察

（1）血常规检查：治疗后1个月内每周1次，以后每个月1次。

（2）X线检查：每3个月1次。

（3）骨显像：每个月1次。

（六）临床价值

放射性核素治疗恶性肿瘤骨转移引起骨痛的价值早已得到肯定，且对前列腺癌和乳腺癌引起的骨痛疗效最好，总有效率达70%~80%，缓解时间4~35周，有的长达1年以上。Siberstein报道，用^{32}P治疗444例前列腺癌骨转移患者有效率为77%，但对造血系统常有明显抑制作用。^{89}Sr的研究与报道很多，总有效率在70%以上。^{153}Sm-EDTMP国内报道止痛有效率达90%以上，而国外报道较低，为60%~70%。有报道称^{186}Re-HEDP止痛有效率在60%~80%之间。Shukla用^{90}Y治疗31例前列腺癌骨转移患者，全部患者有效。

前列腺癌患者有明显骨转移时已属晚期，放射性核素内照射治疗属姑息性治疗，即缓解患者疼痛，改善生活质量。但有作者发现较大剂量的放射性核素可使骨转移灶消失、缩小或生长延缓，不再出现新的病灶。谭天秩用^{153}Sm-EDTMP治疗发现转移灶消失占6.62%，转移灶减少50%以上占9.56%，转移灶减少25%以上占11.76%，总有效率为27.94%。Papatheofanis用^{89}Sr治疗发现可抑制转移的发展。总之放射性核素在治疗前列腺癌骨转移中起着重要的作用。

（七）组织间介入治疗

1. 原理

将放射性胶体或微球直接注入或在超声引导下注入肿瘤组织内，使其直接滞留在病变部位，利用其发射的 β^- 射线对肿瘤进行照射，从而达到治疗目的，其优点是：①病变组织接受内辐射的剂量大，能有效地抑制或破坏瘤组织；②对病变组织邻近的正常组织损伤较小；③操作简便；④很少发生并发症。

2. 放射性药物

（1）放射性胶体

1）^{32}P 胶体：最常用的 ^{32}P 胶体为 $Cr^{32}PO_4$。

2）^{90}Y 胶体：常用的有 ^{90}Y- 硅酸钇胶体、^{90}Y- 氢氧化钇胶体和 ^{90}Y- 葡聚糖胶体。

3）^{198}Au 胶体：^{198}Au 半衰期为 2.7 天，β 射线最大能量为 0.99 MeV。由于其半衰期较短，β 射线能量较低，在组织内射程较短，同时发射 γ 射线，且 γ 射线能量较高（0.412 MeV），需加以防护，故现多被其他核素替代。

（2）放射性微球：常用的微球大多由陶瓷、树脂和玻璃制成，如 ^{32}P 和 ^{90}Y 玻璃微球。

3. 适应证

（1）肿瘤已广泛转移，无法手术切除或其他方法治疗。

（2）肿瘤术后复发，难以再次切除。

（3）预计肿瘤经介入治疗后能使无法手术的肿瘤变小，成为可切除者。

4. 禁忌证

（1）肿瘤组织质脆，穿刺易发生出血。

（2）肿瘤有溃疡灶伴感染。

（3）晚期患者预测生存期不超过 3 个月，无法观察到治疗效果。

5. 治疗方法

（1）应用剂量：^{32}P-胶体 1.11~1.85 MBq（30~50 μCi）/ml；^{198}Au胶体 3.7~11.1 MBq（200~300 μCi）/ml，注射液体积 <12 ml。放射性微球注射液体积、活度同放射性胶体。

（2）注射方法：一般在超声引导下，经直肠直接穿刺注入前列腺肿瘤组织内。

（3）注意事项

1）放射性微球必须制成混悬液，在注射中不发生沉降，以确保核素在肿瘤组织中均匀分布。

2）前列腺组织不多，周围空间有限，注射体积不宜过大。注入体积太大，易损伤周围筋膜和引起直肠损伤。

6. 临床价值

前列腺癌的内照射始于 1911 年，当时将镭针经尿道置入前列腺尿道部来治疗前列腺癌。此后又用 ^{198}Au、^{32}P、^{90}Y 等，至 1975 年 Hilaris 用 ^{125}I 粒子植入前列腺内，此后报道多用此方法。^{125}I 粒子种植方法的最大优点是使患者不致丧失性能力，但只适用于 A_2 期，B、C 期仍需要外放射或根治术。

五、放射免疫和放射受体治疗

（一）原理

放射免疫治疗（radioimmunotherapy，RIT）和放射受体治疗（radio-receptor therapy，RRT）原理与放射免疫显像和放射受体显像原理相似，其区别在于前者应用纯 β 射线发射体或以发射 β 射线为主的核素；而后者应用纯 γ 射线发射体或以发射 γ 射线为主的核素。放射免疫治疗和放射受体治疗的优点是特异性强，正常组织损伤小，是近年来的热门研究课题。

（二）放射性药物

1. 前列腺癌及转移灶治疗用抗体及标记核素

理论上讲，用于前列腺癌放射免疫显像的抗体均可用于放射免疫治疗，由于种种原因，某些抗体不能满意地被治疗用核素标记，故仅见下列 2 种抗体用于治疗的报道。

（1）抗 PSMA 抗体：治疗用抗 PSMA 单克隆抗体有 ^{90}Y-CYT-356。

（2）抗癌胚抗原抗体：癌胚抗原（CEA）是一种大分子糖蛋白，存在于 3～6 个月的正常胎儿体内，在胚胎后期和胎儿出生后，CEA 逐渐消失，患癌后又重新出现并增高。大部分腺癌均表达 CEA，有作者用抗 CEA 抗体 ^{131}I-CC49 来治疗前列腺转移癌。

2. 前列腺癌及转移灶治疗用受体配体及标记核素

生长抑素类似物 BIM 23014 可用于治疗前列腺转移癌，标记核素常用 ^{131}I、^{90}Y 和 ^{186}Re。

（三）治疗方法

1. 患者准备

（1）治疗前行放射免疫和放射受体显像，估计肿瘤及转移灶与抗体和配体结合情况，以保证治疗效果。

（2）使用碘标记抗体，给药前三天开始口服芦戈氏液，每日 3 次，每次 5～10 滴，连续 10 天，以封闭甲状腺。

（3）给药前应使用冷抗体（非标记抗体）200 mg/100 ml 做皮试，阴性者方可使用。

2. 注射剂量及给药方法

（1）放射免疫治疗：抗体用量一般为 30～50 mg，单次大剂量注射的核素活度为 ^{131}I 用 量 1.85～11.1 GBq（50～300 mCi）；^{90}Y 1.11 GBq（30 mCi）；^{186}Re 1.85～11.1 GBq（50～300 mCi）；分次小剂量注射一般每次使用总量的 1/3～1/5，共 3～5 次，间隔时间 2～5 周。

由于肿瘤细胞周期的分布状态，任何一种照射均不可能一次完全杀灭肿瘤组织，多次给药毒性小而作用大，故目前多主张多次治疗。

方法为将标记抗体加入 250～500 ml 生理盐水或 250 ml 冻干血浆中缓慢静脉滴注，同时加 5 mg 地塞米松以减少副反应。

（2）放射受体治疗：一般选用单次大剂量注射，放射性核素的总活度为 3.7～11.1 GBq（100～300 mCi），重复治疗在首次治疗后半年进行。

（四）临床价值

^{90}Y 标记的抗 PSMA 抗体可用于治疗前列腺癌转移灶，Kahn 用 ^{90}Y-CYT-356 治疗 8 例前列腺癌术后复发患者，7 例患者 PSA 有所降低。Meridith 用 ^{131}I 标记的抗 CEA 抗体 ^{131}I-CC49 治疗了 15 例前列腺转移癌，止痛的有效率达 66%。Parmar 用 ^{131}I 标记的生长抑素类似物 BIM 23014 治疗 25 例已有转移的前列腺癌患者，21 例（84%）有不同程度的疗效，作者认为此方法有发展前途。

（五）应用前景

RRT 和 RIT 在下列情况下具有很大价值和发展前途：①晚期无法手术切除的肿瘤，放射性核素导向治疗可能是首选方法，因为它对患者自身条件的要求低于放射治疗和化疗；②多发、微小、不能切除的转移灶，如患者条件不适宜放疗和化疗，可行放射性核素导向治疗；③癌性积液，放射性核素导向治疗，特别是通过体腔内给药，无疑是首选治疗方法；④用于预防癌症术后转移和复发后姑息治疗。尽管临床初步应用还存在一些问题，如靶/非靶比不高，肿瘤抗原的异质性，抗体在体内降解或非特异性结合，鼠源抗体的异源性，对受体亚型的认识还不够等，从而影响治疗效果，对此人们不断提出多种改进方法，如单抗片段使用、亲和素-生物素预定位技术等提高靶/非靶比值；单抗混合使用克服抗原异质性；用小分子抗体减少抗体异源性等，这些方法已应用于临床。相信随着基因工程抗体、特异性配体和显像仪器的发展，放射免疫治疗和放射受体治疗必将取得更大进展。

（孙颖浩　许传亮）

参考文献

陈永东. 直肠癌两种不同放射治疗的剂量学比较. 医疗装备, 2016, 29(7): 56-57.

丁巍, 王晓萍, 刘丽, 等. 脑转移瘤调强同步推量照射与适形序贯推量照射的剂量学研究. 临床肿瘤学杂志, 2012, 17(09): 845-847.

黄晓波, 蒋国樑, 陈佳艺, 等. 乳腺癌调强放射治疗和常规切线野治疗的三维剂量学研究. Chinese Journal of Cancer, 2006, 25(7): 855-860.

刘景杰, 田野. 头颈部癌调强适形放射治疗保护唾液腺功能的研究现状. 中华耳鼻咽喉头颈外科杂志, 2007, (07): 551-553.

王中和. 肿瘤放射治疗临床手册. 上海：上海世图出版社, 2007.

夏同礼, 邓方明, 冯陶. 血清前列腺特异性抗原增高的病理基础. 中华医学杂志, 1994, 74(5): 306-307.

于金明. 肿瘤精确放射治疗学. 济南: 山东科学技术出版社, 2004.

中华医学会泌尿外科学分会, 中国前列腺癌联盟. 前列腺穿刺中国专家共识. 中华泌尿外科杂志, 2016, 37(4): 241-244.

Aaronson DS, Yamasaki I, Gottschalk A, et al. Salvage permanent perineal radioactive-seed implantation for treating recurrence of localized prostate adenocarcinoma after external beam radiotherapy. BJU Int, 2009, 104(5): 600-604.

Abdollah F, Karnes RJ, Suardi N, et al. Impact of adjuvant radiotherapy on survival of patients with node-positive prostate cancer. J Clin Oncol, 2014, 32(35): 3939-3947.

Aluwini S, Pos F, Schimmel E, et al. Hypofractionated versus conventionally fractionated radiotherapy for patients with prostate cancer (HYPRO): acute toxicity results from a randomised non-inferiority phase 3 trial. Lancet Oncol, 2015, 16(3): 274-283.

Arcangeli S, Strigari L, Gomellini S, et al. Updated results and patterns of failure in a randomized hypofractionation trial for high-risk prostate cancer. Int J Radiat Oncol Biol Phys, 2012, 84(5): 1172-1178.

Aus G, Skude G. Effect of ultrasound guided core biopsy of prostate on serum concentration of prostate specific antigen and acid phosphatase activity. Scand J Urol Nephrol, 1992, 26: 21-23.

Babalan RJ, Saver J, Donald AP, et al. Radioimmunoscintigraphy of pelvic lymph nodes with ^{111}Indim-labeled monoclonal antibody CYT-356. J Urol, 1994, 152: 1952-1955.

Bilhartz DL, Tindall DJ, Oesterling JE. Prostate-specific antigen and prostatic acid phosphatase: biomolecular and physiologic characterisitics. Urology, 1991, 38: 95.

Boehmer D, Maingon P, Poortmans P, et al. Guidelines for primary radiotherapy of patients with prostate cancer. Radiother Oncol, 2006, 79(3): 259-269.

Bolla M, Van Tienhoven G, Warde P, et al. External irradiation with or without long-term androgen suppression for prostate cancer with high metastatic risk: 10-year results of an EORTC randomised study. Lancet Oncol, 2010, 11(11): 1066-1073.

Bolzicco G, Favretto MS, Satariano N, et al. A single-center study of 100 consecutive patients with localized prostate cancer treated with stereotactic body radiotherapy. BMC Urol, 2013, 13: 49.

Brawer MK, Rennels MA, Schifman RB, et al. Significance of serum prostate specific antigen in men undergoing prostate surgery for benign disease. J Urol, 1988, 139: 474.

Brundage M, Sydes MR, Parulekar WR, et al. Impact of radiotherapy when added to androgen-deprivation therapy for locally advanced prostate cancer: long-term quality-of-life outcomes from the NCIC CTG PR3/MRC PR07 randomized trial. J Clin Oncol, 2015, 33(19): 2151-2157.

Bryant RJ, Pawlowski T, Catto JW, et al. Changes in circulating microRNA levels associated with prostate cancer. Br J Cancer, 2012, 106(4): 768-774.

Bunting PS. A guide to the interpretation of serum prostate specific antigen levels. Clin Biochem, 1995, 28(3): 221-241.

Cama C, Olsson CA, Raffo AJ, et al. Molecular staging of prostatic cancer Ⅱ: A comparison of the application of an enhanced reverse transcriptaste polymerase chain reaction assay for prostate specific antigen versus prostate specific membrane antigen. J Urol, 1995, 153: 1373-1376.

Carvalhal GF, Smith DS, Mager DE, et al. Digital rectal examination for detecting prostate cancer at prostate specific antigen levels of 4 ng/ml or less. J Urol, 1999, 161(3): 835-839.

Celebrezze JJ, Medich DS. Rectal ulceration as a result of prostatic brachytherapy: a new clinical problem: report of three cases. Dis Colon Rectum, 2003, 46(9): 1277-1279.

Chen GT, Castro JR & Quivey JM. Heavy charged particle radiotherapy. Annu Rev Biophys Bioeng, 1981, 10: 499-529.

Chen LN, Suy S, Uhm S, et al. Stereotactic body radiation therapy (SBRT) for clinically localized prostate cancer: the Georgetown University experience. Radiat Oncol, 2013, 8: 58.

Chen ZH, Zhang GL, Li HR, et al. A panel of five circulating microRNA as potential biomarkers for prostate cancer. Prostate, 2012, 72(13): 1443-1452.

Chow E, van der Linden YM, Roos D, et al. Single versus multiple fractions of repeat radiation for painful bone metastases: a randomised, controlled, non-inferiority trial. Lancet Oncol, 2014, 15(2): 164-171.

Christensson A, Bjork T, Nilsson O, et al. Serum prostate specific antigen complexed to α 1-antichymotrypsin as an indicator of prostate cancer. J Urol, 1993, 150: 100-105.

Cooner WH. Prostate cancer detection in a clinical urological practice by ultrasonograph, digital rectal examination and prostate specific antigen. J Urol, 1990, 143: 1146.

Crawford ED, Schutz MJ, Clejan S, et al. The effect of digital rectal examination on prostate-specific antigen levels. AMA, 1992, 267: 2227-2228.

Critz FA, Benton JB, Shrake P, et al. 25-Year disease-free survival rate after irradiation for prostate cancer calculated with the prostate specific antigen definition of recurrence used for radical prostatectomy. J Urol, 2013, 189(3): 878-883.

Crook JM, Gomez-Iturriaga A, Wallace K, et al. Comparison of health-related quality of life 5 years after SPIRIT: Surgical Prostatectomy Versus Interstitial Radiation Intervention Trial. J Clin Oncol, 2011, 29(4): 362-368.

Cucinotta FA & Durante M. Cancer risk from exposure to galactic cosmic rays: implications for space exploration by human beings. Lancet Oncol, 2006, 7: 431-435.

Da PL, Cozzarini C, Briganti A, et al. Long-term follow-up of patients with prostate cancer and nodal metastases treated by pelvic lymphadenectomy and radical prostatectomy: the positive impact of adjuvant radiotherapy. Eur Urol, 2009, 55(5): 1003-1011.

D'Amico AV, Chen MH, Rrenshaw AA, et al. Androgen suppression and radiation vs radiation alone for prostate cancer: a randomized trial. JAMA, 2008, 299(3): 289-295.

Dasu A, Toma-Dasu I. Prostate alpha/beta revisited - an analysis of clinical results from 14 168 patients. Acta Oncol, 2012, 51(8): 963-974.

Dearnaley DP, Jovic G, Syndikus I, et al. Escalated-dose versus control-dose conformal radiotherapy for prostate cancer: long-term results from the MRC RT01 randomised controlled trial. Lancet Oncol, 2014, 15(4): 464-473.

Dearnaley DP, Khoo VS, Norman AR, et al. Comparison of radiation side-effects of conformal and conventional radiotherapy in prostate cancer: a randomised trial. Lancet, 1999, 353(9149): 267-272.

Deliveliotis C, Varkarakis J, Albanis S, et al. Biopsies of the transitional zone of the prostate. Should it be done on a routine basis, when and why. Urol Int, 2002, 68(2): 113-117.

Denham JW, Steigler A, Lamb DS, et al. Short-term neoadjuvant androgen deprivation and radiotherapy for locally advanced prostate cancer: 10-year data from the TROG 96.01 randomised trial. Lancet Oncol, 2011, 12(5): 451-459.

Djavan B, Ravery V, Zlotta A, et al. Prospective evaluation of prostate cancer detected on biopsies 1, 2, 3 and 4: when should we stop. J Urol, 2001, 166(5): 1679-1683.

Dnistrian AM, Schwartz MK, Smith CA, et al. Abbott IMx evaluated for assay of prostate specific antigen in serum. Clin Chem, 1992, 38: 2140-2142.

Douglas TH, Connelly RR, Mcheijined DG, et al. Effect of exogenous testosterone replacement on prostate-specific antigen and prostate-specific membrane antigen levels in hypogonadal men. J Surg Oncol, 1995, 59(4): 246-250.

Eade TN, Hanlon AL, Horwitz EM, et al. What dose of external-beam radiation is high enough for prostate cancer?. Int J Radiat Oncol Biol Phys, 2007, 68(3): 682-689.

Eade TN, Horwitz EM, Ruth K, et al. A comparison of acute and chronic toxicity for men with low-risk prostate cancer treated with intensity-modulated radiation therapy or 125I permanent implant. Int J Radiat Oncol Biol Phys, 2008, 71(2): 338-345.

Elshaikh MA, Angermeier K, Ulchaker JC, et al. Effect of anatomic, procedural, and dosimetric variables on urinary retention after permanent iodine-125 prostate brachytherapy. Urology, 2003, 61(1): 152-155.

Epstein JI, Grignon DJ, Humphrey PA, et al. Interobserver reproducibility in the diagnosis of prostatic intraepithelial neoplasia. Am J Surg Pathol, 1995, 19: 873-886.

Epstein JI, Walsh PC, Carter HB. Importance of posterolateral needle biopsies in the detection of prostate cancer. Urology, 2001, 57(6): 1112-1116.

Giberti C, Chiono L, Gallo F, et al. Radical retropubic prostatectomy versus brachytherapy for low-risk prostatic cancer: a prospective study. World J Urol, 2009, 27(5): 607-612.

Gormley G, Stoner E, Bruskewitz R, et al. The effect of

finasteride in men with benign prostatic hyperplasia. N Engl J Med, 1992, 327: 1185-1191.

Grills IS, Martinez AA, Hollander M, et al. High dose rate brachytherapy as prostate cancer monotherapy reduces toxicity compared to low dose rate palladium seeds. J Urol, 2004, 171(3): 1098-1104.

Grimm J, Lacouture T, Croce R, et al. Dose tolerance limits and dose volume histogram evaluation for stereotactic body radiotherapy. J Appl Clin Med Phys, 2011, 12(2): 3368.

Haese A, de la Taille A, Van Poppel H, et al. Clinical utility of the PCA3 urine assay in European men scheduled fo r repeat biopsy. Eur Urol, 2008, 54(5): 1081-1088.

Hanks GE. External-beam radiation therapy for clinically localized prostate cancer: patterns of care studies in the United States. NCI Monogr, 1988(7): 75-84.

Herr JC, Summers TA, Macgee RS, et al. Characterization of a monoclonal antibody to a conserved epitope on human seminal vesicle specific peptides: a novel probe marker system for semen identification. Biol Reprod, 1986, 35: 773-784.

Hessels D, Smit FP, Verhaegh GW, et al. Detection of TMPRSS2-ERG fusion transcripts and prostate cancer antigen 3 in urinary sediments may improve diagnosis of prostate cancer. Clinical Cancer Research, 2007, 13: 5103-5108.

Heston WD. Characterization, glutamy. Preferring carboxypeptidase function of prostate specific membrane antigen: a novel folate hydrolase. Urology, 1997, 49(3A Suppl): 104-112.

Hodge KK, McNeal JE, Terris MK, et al. Random systematic versus directed ultrasound guided transrectal core biopsies of the prostate. J Urol, 1989, 142(1): 71-74; discussion 74-75.

Hoeks CM, Schouten MG, Bomers JG, et al. Three-Tesla magnetic resonance-guided prostate biopsy in men with increased prostate-specific antigen and repeated, negative, random, systematic, transrectal ultrasound biopsies: detection of clinically significant prostate cancers. Eur Urol, 2012, 62(5): 902-909.

Horosewicz JS, Kaninsk E, Murphy GP, et al. Monoclonal antibodies to a new antigen marker in epithelial cells and serum of prostatic cancer patients. Anticancer, 1987, 7: 927-932.

Horsman MR, Mortensen LS, Petersen JB, et al. Imaging hypoxia to improve radiotherapy outcome. Nat Rev Clin Oncol, 2012, 9(12): 674-687.

Hoskin P. High dose rate brachytherapy for prostate cancer. Cancer Radiother, 2008, 12(6-7): 512-514.

Hudson MA. Clinical use or prostate specific antigen in patients with prostate cancer. J Urol, 1989, 142: 1011.

Ishikawa H, Tsuji H, Kamada T, et al. Carbon ion radiation therapy for prostate cancer: results of a prospective phase II study. Radiother Oncol, 2006, 81: 57-64.

Ishikawa H, Tsuji H, Kamada T, et al. Carbon-ion radiation therapy for prostate cancer. Int J Urol, 2012, 19: 296-305.

Israeli RS, Powell T, Fair WR, et al. Expression of the prostate specific membrane antigen. Cancer Res, 1994, 54: 1807-1811.

Israeli RS, Wilson H, Miller JR, et al. Sensitive Nested Reverse transcription polymerase chain reaction detection of circulation prostatic tumor cells: comparison of prostate-specific membrane antigen and prostate-specific antigen-based assays. Cancer Res, 1994, 54: 6306-6310.

Jacobs BL, Zhang Y, Skolarus TA, et al. Comparative effectiveness of external-beam radiation approaches for prostate cancer. Eur Urol, 2014, 65(1): 162-168.

Jani AB, Su A, Correa D, et al. Comparison of late gastro-intestinal and genitourinary toxicity of prostate cancer patients undergoing intensity-modulated versus conventional radiotherapy using localized fields. Prostate Cancer Prostatic Dis, 2007, 10(1): 82-86.

Jioa B, Boynton A, Kenny G, et al. Presentation of prostate tumor antigens by dendritic cells stimulates T cell proliferation and cytotoxicity. Prostate, 1996, 58: 65-69.

Jones CU, Hunt D, Mcgowan D G, et al. Radiotherapy and short-term androgen deprivation for localized prostate cancer. N Engl J Med, 2011, 365(2): 107-118.

Kahn D, Williams RD, Seldin DW, et al. Radio-immmunoscintigraphy with 111Indim-Labeled CYT-356 for the detection of occur prostate cancer recurrent. J Urol, 1994, 152: 1490-1495.

Kalbasi A, Li J, Berman A, et al. Dose-escalated irradiation and overall survival in men with nonmetastatic prostate cancer. JAMA Oncol, 2015, 1(7): 897-906.

Kamada T, Tsujii H, Blakely EA, et al. Carbon ion radiotherapy in Japan: an assessment of 20 years of clinical experience. Lancet Oncol, 2015, 16(2): e93-e100.

Kanai T, Furusawa Y, Fukutsu K, et al. Irradiation of mixed beam and design of spread-out Bragg peak for heavy-ion radiotherapy. Radiat Res, 1997, 147(1): 78-85.

Katz AJ, Kang J. Quality of life and toxicity after SBRT for organ-confined prostate cancer, a 7-year study. Front Oncol, 2014, 4: 301.

Katz AJ, Kang J. Stereotactic body radiotherapy as treatment for organ confined low- and intermediate-risk prostate carcinoma, a 7-year study. Front Oncol, 2014, 4: 240.

Kawakami M, Nakayama J. Enhanced expression of prostate

specific membrane antigen gene in prostate cancer as revealed by In situ hybridization. Cancer Res, 1997, 57: 2321-2324.

Kestin L, Goldstein N, Vicini F, et al. Treatment of prostate cancer with radiotherapy: should the entire seminal vesicles be included in the clinical target volume?. Int J Radiat Oncol Biol Phys, 2002, 54(3): 686-697.

Kim DW, Cho LC, Sstaka C, et al. Predictors of rectal tolerance observed in a dose-escalated phase 1-2 trial of stereotactic body radiation therapy for prostate cancer. Int J Radiat Oncol Biol Phys, 2014, 89(3): 509-517.

King CR, Brooks JD, Gill H, et al. Long-term outcomes from a prospective trial of stereotactic body radiotherapy for low-risk prostate cancer. Int J Radiat Oncol Biol Phys, 2012, 82(2): 877-882.

King CR, Freeman D, Kaplan I, et al. Stereotactic body radiotherapy for localized prostate cancer: pooled analysis from a multi-institutional consortium of prospective phase II trials. Radiother Oncol, 2013, 109(2): 217-221.

Kleinberg L, Wallner K, Roy J, et al. Treatment-related symptoms during the first year following transperineal 125I prostate implantation. Int J Radiat Oncol Biol Phys, 1994, 28(4): 985-990.

Konski A, James J, Hartsell W, et al. Economic analysis of radiation therapy oncology group 97-14: multiple versus single fraction radiation treatment of patients with bone metastases. Am J Clin Oncol, 2009, 32(4): 423-428.

Koper PC, Stroom JC, van Putten WL, et al. Acute morbidity reduction using 3DCRT for prostate carcinoma: a randomized study. Int J Radiat Oncol Biol Phys, 1999, 43(4): 727-734.

Kristiansen G, Fritzsche FR, Wassermann K, et al. GOLPH2 protein expression as a novel tissue biomarker for prostate cancer: implications for tissue-based diagnostics. Br J Cancer, 2008, 99(6): 939-948.

Kuban DA, Levy LB, Cheung MR, et al. Long-term failure patterns and survival in a randomized dose-escalation trial for prostate cancer. Who dies of disease?. Int J Radiat Oncol Biol Phys, 2011, 79(5): 1310-1317.

Lange PH. The value of serum prostate specific antigen determinations before and after radical prostatectomy. J Urol, 1989, 141: 873.

Lawton CA, Desilvio M, Roach MR, et al. An update of the phase III trial comparing whole pelvic to prostate only radiotherapy and neoadjuvant to adjuvant total androgen suppression: updated analysis of RTOG 94-13, with emphasis on unexpected hormone/radiation interactions. Int J Radiat Oncol Biol Phys, 2007, 69(3): 646-655.

Lawton CA, Michalski J, El-Naqa I, et al. RTOG GU Radiation oncology specialists reach consensus on pelvic lymph node volumes for high-risk prostate cancer. Int J Radiat Oncol Biol Phys, 2009, 74(2): 383-387.

Lawton CA, Winter K, Grignon D, et al. Androgen suppression plus radiation versus radiation alone for patients with stage D1/pathologic node-positive adenocarcinoma of the prostate: updated results based on national prospective randomized trial Radiation Therapy Oncology Group 85-31. J Clin Oncol, 2005, 23(4): 800-807.

Lee F. Use of transrectal ultrasound and prostate-specific antigen in diagnosis of prostatic intraepithelial neoplasis. Urology Suppl, 1989, 34: 4.

Leksell L. The stereotaxic method and radiosurgery of the brain. Acta Chirurgica Scandinavica, 1951, 102(102): 316-319.

Leman ES, Cannon GW, Trock BJ, et al. EPCA-2: A highly specific serum marker for prostate cancer. Urology, 2007, 69(4): 714-720.

Lieberfarb ME, Schultz D, Whittington R, et al. Using PSA, biopsy Gleason score, clinical stage, and the percentage of positive biopsies to identify optimal candidates for prostate-only radiation therapy. Int J Radiat Oncol Biol Phys, 2002, 53(4): 898-903.

Lin BJT, Chen KK, Chen MT, et al. The time for serum testosterone to reach castrate level after bilateral orchiectomy or oral estrogen in the management of metastatic prostatic cancer. Urology, 1994, 43: 834-837.

Lin CC, Gray PJ, Jemal A, et al. Androgen deprivation with or without radiation therapy for clinically node-positive prostate cancer. J Natl Cancer Inst, 2015, 107(7).

Lin R, Maeda S, Liu C, et al. A large non-coding RNA is a marker for murine hepatocellular carcinomas and a spectrum of human carcinomas. Oncogene, 2007, 26(6): 851-858.

Liu ZY, Sun YH, Xu CL, et al. Age-specific PSA reference ranges in Chinese men without prostate cancer. Asian J Androl, 2009, 11(1): 100-103.

Loblaw A, Cheung P, D'Alimonte L, et al. Prostate stereotactic ablative body radiotherapy using a standard linear accelerator: toxicity, biochemical, and pathological outcomes. Radiother Oncol, 2013, 107(2): 153-158.

Loric S, Dumas F, Eschwege P, et al. Enhanced detection of hematogenous circulating prostatic cells in patients with prostate adenocarcinoma by using nested reverse transcription polymerase chain reaction assay based on prostate-specific membrane antigen. Clin Chem, 1995, 41(12 Pt 1): 1698-1704.

Lucarelli G, Fanelli M, Larocca AM, et al. Serum sarcosine

increases the accuracy of prostate cancer detection in patients with total serum PSA less than 4.0 ng/ml. The Prostate, 2012, 72: 1611-1621.

Lukka HR, Pugh SL, Bruner DW, et al. Patient-reported outcomes in NRG oncology/RTOG 0938, a randomized phase 2 study evaluating 2 ultrahypofractionated regimens (UHRs) for prostate cancer. Int J Radiat Oncol Biol Phys, 2016, 94(1): 2.

Madsen BL, Hsi RA, Pham HT, et al. Stereotactic hypofractionated accurate radiotherapy of the prostate (SHARP), 33.5 Gy in five fractions for localized disease: first clinical trial results. Int J Radiat Oncol Biol Phys, 2007, 67(4): 1099-1105.

Mason MD, Parulekar WR, Sydes MR, et al. Final report of the intergroup randomized study of combined androgen-deprivation therapy plus radiotherapy versus androgen-deprivation therapy alone in locally advanced prostate cancer. J Clin Oncol, 2015, 33(19): 2143-2150.

Mayahara H, Mayahara H1, Murakami M, et al. Acute morbidity of proton therapy for prostate cancer: the Hyogo Ion Beam Medical Center experience. Int J Radiat Oncol Biol Phys, 2007, 69: 434-443.

Mcbride SM, Wong DS, Dombrowski JJ, et al. Hypofractionated stereotactic body radiotherapy in low-risk prostate adenocarcinoma: preliminary results of a multi-institutional phase 1 feasibility trial. Cancer, 2012, 118(15): 3681-3690.

Michalski JM, Bae K, Roach M, et al. Long-term toxicity following 3D conformal radiation therapy for prostate cancer from the RTOG 9406 phase I/II dose escalation study. Int J Radiat Oncol Biol Phys, 2010, 76(1): 14-22.

Mitchell PS, Parkin RK, Kroh EM, et al. Circulating microRNA as stable blood. based markers for cancer detection. PNAS, 2008, 105(30): 10513-10518.

Moreno JG, Croce CM, Fischer R, et al. Detection of hematogenous micrometastasis in patients with prostate cancer. Cancer Res, 1992, 52: 6110-6112.

Mottet N, Peneau M, Mazeron JJ, et al. Addition of radiotherapy to long-term androgen deprivation in locally advanced prostate cancer: an open randomised phase 3 trial. Eur Urol, 2012, 62(2): 213-219.

Murphy GP, Tino WT, Itolmes EH, et al. Measurement of prostate-specific membrane antigen in the serum with a new antibody. Prostate, 1996, 28: 266-271.

Nag S, Cole PE, Crocker I, et al. The American Brachytherapy Society perspective on intravascular brachytherapy. Cardiovasc Radiat Med, 1999, 1(1): 8-19.

Nguyen PL, D'Amico AV, Lee AK, et al. Patient selection, cancer control, and complications after salvage local therapy for postradiation prostate-specific antigen failure: a systematic review of the literature. Cancer, 2007, 110(7): 1417-1428.

Nihei K, Ogino T, Onozawa M, et al. Multi-institutional Phase II study of proton beam therapy for organ-confined prostate cancer focusing on the incidence of late rectal toxicities. Int J Radiat Oncol Biol Phys, 2011, 81: 390-396.

Oesterling J, Chan D, Epstein J, et al. Prostate specific antigen in the preoperative and postoperative evaluation of localized prostatic cancer treated with radical prostatectomy. J Urol, 1988, 1392: 766-772.

Oesterling J, Martin S, Bergstralh E, et al. The use of prostate-specific antigen in staging patients with newly diagnosed prostate cancer. JAMA, 1993, 269: 57-60.

Oesterling J, Rice D, Glenski W, et al. Effect of cystoscopy prostate biopsy, and trasurethral resection of prostate on serum prostate specific antigen concentration. Urology, 1993, 42: 276-282.

Oesterling JE, Jacobsen SJ, Klee GG, et al. Free, complexed and total serum prostate specific antigen: the establishment of appropriate reference ranges for their concentrations and rations. J Urol, 1995, 154: 1090-1095.

Ogata T, Teshima T, Kagawa K, et al. Particle irradiation suppresses metastatic potential of cancer cells. Cancer Res, 2005, 65(1): 113-120.

Okada T, Tsuji H, Kamada T, et al. Carbon ion radiotherapy in advanced hypofractionated regimens for prostate cancer: from 20 to 16 fractions. Int J Radiat Oncol Biol Phys, 2012, 84: 968-972.

Oliai C, Lanciano R, Sprandio B, et al. Stereotactic body radiation therapy for the primary treatment of localized prostate cancer. J Radiat Oncol, 2013, 2(1): 63-70.

Onur R, Littrup PJ, Pontes JE, et al. Contemporary impact of transrectal ultrasound lesions for prostate cancer detection. J Urol, 2004, 172(2): 512-514.

Papsidero LD, Kuriyama JI, Wang MC, et al. Prostate antigen: a marker for human prostate epithelial cells. J Natl Cancer Inst, 1981, 66: 37-42.

Papsidero LD, Wang MC, Valenzuela L, et al. A prostate antigen in sera of prostatic cancer patients. Cancer Res, 1980, 40: 2428-2432.

Parks GD, Lamb RA. Topology of eukaryotic type Ⅱ membrane proteins: importance of N terminal positively charged residues flanking the hydrophobic domain. Cell, 1991, 64: 777-778.

Partin AW, Yoo J, Carter HB, et al. The use of prostate specific antigen, clinical stage and Gleason score to predict pathologic stage in men with localized prostate

cancer. J Urol, 1993, 150: 110.
Paul B, Dhir R, Landsittel D, et al. Detection of prostate cancer with a blood-based assay for early prostate cancer antigen. Cancer Res, 2005, 65(10): 4097-4100.
Peeters ST, Heemsbergen WD, Koper PC, et al. Dose-response in radiotherapy for localized prostate cancer: results of the Dutch multicenter randomized phase III trial comparing 68 Gy of radiotherapy with 78 Gy. J Clin Oncol, 2006, 24(13): 1990-1996.
Pettersson A, Graff RE, Bauer SR, et al. The TMPRSS2: ERG rearrangement, ERG expression, and prostate cancer outcomes: a cohort study and meta-analysis. Cancer Epidemiology, Biomarkers & Prevention, 2012, 21: 1497-509.
Pinto PA, Chung PH, Rastinehad AR, et al. Magnetic resonance imaging/ultrasound fusion guided prostate biopsy improves cancer detection following transrectal ultrasound biopsy and correlates with multiparametric magnetic resonance imaging. J Urol, 2011, 186(4): 1281-1285.
Pollack A, Walker G, Horwitz EM, et al. Randomized trial of hypofractionated external-beam radiotherapy for prostate cancer. J Clin Oncol, 2013, 31(31): 3860-3868.
Pommier P, Chabaud S, Lagrange JL, et al. Is there a role for pelvic irradiation in localized prostate adenocarcinoma? Preliminary results of GETUG-01. J Clin Oncol, 2007, 25(34): 5366-5373.
Porkka KP, Pfeifer MJ, Wahering KK, et al. MicroRNA expression profiling in prostate cancer. Cancer Res, 2007, 67(13): 6130-6135.
Potosky AL, Davis WW, Hoffman RM, et al. Five-year outcomes after prostatectomy or radiotherapy for prostate cancer: the prostate cancer outcomes study. J Natl Cancer Inst, 2004, 96(18): 1358-1367.
Radiosurgery IR. Image-guided robotic radiosurgery. Neurosurgery, 1999, 44(6): 460-470.
Ren S, Wang F, Shen J, et al. Long non-coding RNA metastasis associated in lung adenocarcinoma transcript derived miniRNA as a Novel plasma-based biomarker for diagnosing prostate cancer. Eur J Cancer, 2013, 49(13): 2949-2959.
Rogers CG, Yan G, Zha S, et al. Prostate cancer detection on urinalysis for alpha methylacyl coenzyme a racemase protein. The Journal of Urology, 2004, 172: 1501-1503.
Ronald AG, Iman O, Satyajit B, et al. Detection of prostate specific membrane antigen messenger RNA using immunobead reverse transcription polymerase chain reaction. Diagn Mol Pathol, 1999, 8(2): 59-65.
Salami SS, Schmidt F, Laxman B, et al. Combining urinary detection of TMPRSS2: ERG and PCA3 with serum PSA to predict diagnosis of prostate cancer. Urologic Oncology, 2013, 31: 566-571.
Sanda MG, Dunn RL, Michalski J, et al. Quality of life and satisfaction with outcome among prostate-cancer survivors. N Engl J Med, 2008, 358(12): 1250-1261.
Schuessler WW, Schulam PG, Cayman RV, et al. Laparoscopic radical prostatectomy; initial short-term experience. Urology, 1997, 50(6): 854-857.
Shen X, Keith SW, Mishra MV, et al. The impact of brachytherapy on prostate cancer-specific mortality for definitive radiation therapy of high-grade prostate cancer: a population-based analysis. Int J Radiat Oncol Biol Phys, 2012, 83(4): 1154-1159.
Shinohara K, Wheeler TM, Scardino PT. The appearance of prostate cancer on transrectal ultrasonography: correlation of imaging and pathological examinations. J Urol, 1989, 142(1): 76-82.
Shipley WU, Tepper JE, Prout GR Jr, et al. Proton radiation as boost therapy for localized prostatic carcinoma. JAMA, 1979, 241: 1912-1915.
Shipley WU, Verhey LJ, Munzenrider JE, et al. Advanced prostate cancer: the results of a randomized comparative trial of high dose irradiation boosting with conformal protons compared with conventional dose irradiation using photons alone. Int J Radiat Oncol Biol Phys, 1995, 32: 3-12.
Skarsgard LD. Radiobiology with heavy charged particles: a historical review. Phys Med, 1998, 14 Suppl 1: 1-19.
Slater JD, Rossi CJ Jr, Yonemoto LT, et al. Conformal proton therapy for early-stage prostate cancer. Urology, 1999, 53: 978-984.
Slater JD, Rossi CJ Jr, Yonemoto LT, et al. Proton therapy for prostate cancer: the initial Loma Linda University experience. Int J Radiat Oncol Biol Phys, 2004, 59: 348-352.
Sokoloff MH, Tso CL, Kaboo R, et al. Quantitative polymerase chain reaction does not improve preperative prostate cancer staging: a clinicopathological molecular analysis of 121 patients. J Urol, 1996, 156: 1560-1566.
Sonn GA, Chang E, Natarajan S, et al. Value of targeted prostate biopsy using magnetic resonance-ultrasound fusion in men with prior negative biopsy and elevated prostate-specific antigen. Eur Urol, 2014, 65(4): 809-815.
Sreekumar A, Laxman B, Rhodes DR, et al. Humoral immune response to alpha-methylacyl-CoA racemase and prostate cancer. Journal of the National Cancer Institute, 2004, 96: 834-843.
Sreekumar A, Poisson LM, Rajendiran TM, et al.

Metabolomic profiles delineate potential role for sarcosine in prostate cancer progression. Nature, 2009, 457: 910-914.

Stamey TA, Yang N, Hay A, et al. Prostate-specific antigen as a serum maker for adenocarcinoma of the prostate. New Engl J Med, 1987, 317: 909-916.

Stephenson AJ, Scardino PT, Kattan MW, et al. Predicting the outcome of salvage radiation therapy for recurrent prostate cancer after radical prostatectomy. J Clin Oncol, 2007, 25(15): 2035-2041.

Stewart CS, Leibovich BC, Weaver AL, et al. Prostate cancer diagnosis using a saturation needle biopsy technique after previous negative sextant biopsies. J Urol, 2001, 166(1): 86-91; discussion 91-92.

Stone NN, Stock RG. Complications following permanent prostate brachytherapy. Eur Urol, 2002, 41(4): 427-433.

Su SL, Huang IP, Fair WR, et al. Alternatively spliced variants of prostate specific membrane antigen RNA: Ratio of expression as a potential measurement of progression. Cancer Res, 1995, 55: 1441-1443.

Swanson GP, Goldman B, Tangen CM, et al. The prognostic impact of seminal vesicle involvement found at prostatectomy and the effects of adjuvant radiation: data from Southwest Oncology Group 8794. J Urol, 2008, 180(6): 2453-2457, 2458.

Teh BS, Bastasch MD, Wheeler TM, et al. IMRT for prostate cancer: defining target volume based on correlated pathologic volume of disease. Int J Radiat Oncol Biol Phys, 2003, 56(1): 184-191.

Thompson IM, Tangen CM, Papdelo J, et al. Adjuvant radiotherapy for pathological T3N0M0 prostate cancer significantly reduces risk of metastases and improves survival: long-term followup of a randomized clinical trial. J Urol, 2009, 181(3): 956-962.

Thompson IM, Tangen CM, Papdelo J, et al. Adjuvant radiotherapy for pathologically advanced prostate cancer: a randomized clinical trial. JAMA, 2006, 296(19): 2329-2335.

Thompson IM, Valicenti RK, Albertsen P, et al. Adjuvant and salvage radiotherapy after prostatectomy: AUA/ASTRO Guideline. J Urol, 2013, 190(2): 441-449.

Thomson RD, Clejan S. Digital rectal examination-associated alterations in serum prostate specific antigen. Am J Clin Pathol, 1992, 97: 528-534.

Tobias CA, Blakely EA, Alpen EL, et al. Molecular and cellular radiobiology of heavy ions. Int J Radiat Oncol Biol Phys, 1982, 8(12): 2109-2120.

Tobias CA, Lyman JT, Chatterjee A, et al. Radiological physics characteristics of the extracted heavy ion beams of the bevatron. Science, 1971, 174: 1131-1134.

Trock BJ, Han M, Freedland SJ, et al. Prostate cancer-specific survival following salvage radiotherapy vs observation in men with biochemical recurrence after radical prostatectomy. JAMA, 2008, 299(23): 2760-2769.

Troyer JK, Beckett ML, Wright GL. Location of prostate-specific membrane antigen in the LNCaP prostate carcinoma cell line. Prostate, 1997, 30: 232-242.

Tsujii H & Kamada T. A review of update clinical results of carbon ion radiotherapy. Jpn J Clin Oncol, 2012, 42(8): 670-85.

van der Kwast TH, Bolla M, van Poppel H, et al. Identification of patients with prostate cancer who benefit from immediate postoperative radiotherapy: EORTC 22911. J Clin Oncol, 2007, 25(27): 4178-4186.

Vargas C, Ghilezan M, Hollander M, et al. A new model using number of needles and androgen deprivation to predict chronic urinary toxicity for high or low dose rate prostate brachytherapy. J Urol, 2005, 174(3): 882-887.

Veneziano S, Pavlica P, Querzi R, et al. Correlation between prostate-specific antigen and prostate volume, evaluated by transrectal ultrasonography: usefulness in diagnosis of prostate cancer. Eur Urol, 1990, 18: 112-116.

Vesey SG, Goble NM, Stower MJ, et al. The effects of transurethral prostatectomy on serum prostate specific antigen. Br J Urol, 1988, 62: 347-351.

Viani GA, Stefano EJ, Afonso SL. Higher-than-conventional radiation doses in localized prostate cancer treatment: a meta-analysis of randomized, controlled trials. Int J Radiat Oncol Biol Phys, 2009, 74(5): 1405-1418.

Von Heijine G. Transcending the impenetrable: How proteins come to terms with membranes. Biochem Biophys Acta, 1988, 30: 947-952.

Wei SZ, Dunn TA, Isaacs WB, et al. GOLPH2 and MYO6: putative prostate cancer markers localized to the Golgi apparatus. Prostate, 2008, 68(13): 1387-1395.

Weldon VE. Radical perineal prostatectomy. In: Das S, Crawford ED, eds. Cancer of the Prostate. New York: Marcel Dekker, 1993: 225-266.

Widmark A, Klepp O, Solberg A, et al. Endocrine treatment, with or without radiotherapy, in locally advanced prostate cancer (SPCG-7/SFUO-3): an open randomised phase III trial. Lancet, 2009, 373(9660): 301-308.

Wiegel T, Bottke D, Steiner U, et al. Phase III postoperative adjuvant radiotherapy after radical prostatectomy compared with radical prostatectomy alone in pT3 prostate cancer with postoperative undetectable prostate-specific antigen: ARO 96-02/AUO AP 09/95. J Clin Oncol, 2009, 27(18): 2924-2930.

Wolff RF, Ryder S, Bossi A, et al. A systematic review of randomised controlled trials of radiotherapy for localised prostate cancer. Eur J Cancer, 2015, 51(16): 2345-2367.

Wong WW, Vvra SA, Schild SE, et al. Radiation dose escalation for localized prostate cancer: intensity-modulated radiotherapy versus permanent transperineal brachytherapy. Cancer, 2009, 115(23): 5596-5606.

Wright GL Jr, Grob BM, Haley C, et al. Upregulation of prostate-specific membrane antigen after androgen deprivation therapy. Urology, 1996, 48: 326-334.

Xu N, Rossi PJ, Jani AB. Toxicity analysis of dose escalation from 75.6 Gy to 81.0 Gy in prostate cancer. Am J Clin Oncol, 2011, 34(1): 11-15.

Yamada Y, Kollmeier MA, Pei X, et al. A Phase II study of salvage high-dose-rate brachytherapy for the treatment of locally recurrent prostate cancer after definitive external beam radiotherapy. Brachytherapy, 2014, 13(2): 111-116.

Yaman Agaoglu F, Kovancilar M, Dizdar Y, et al. Investigation of miR-21, miRq41, and miR-221 in blood circulation of patients with prostate cancer. Tumour Boil, 2011, 32(3): 583-588.

Yonemoto LT, Slater JD, Rossi CJ Jr, et al. Combined proton and photon conformal radiation therapy for locally advanced carcinoma of the prostate: preliminary results of a phase I/II study. Int J Radiat Oncol Biol Phys, 1997, 37: 21-29.

Zelefsky MJ, Levin EJ, Hunt M, et al. Incidence of late rectal and urinary toxicities after three-dimensional conformal radiotherapy and intensity-modulated radiotherapy for localized prostate cancer. Int J Radiat Oncol Biol Phys, 2008, 70(4): 1124-1129.

Zelefsky MJ, Levin EJ, Hunt M, et al. Incidence of late rectal and urinary toxicities after three-dimensional conformal radiotherapy and intensity-modulated radiotherapy for localized prostate cancer. Int J Radiat Oncol Biol Phys, 2008, 70(4): 1124-1129.

Zelefsky MJ, Yamada Y, Kollmeier MA, et al. Long-term outcome following three-dimensional conformal/intensity-modulated external-beam radiotherapy for clinical stage T3 prostate cancer. European Urology, 2008, 53(6): 1172-1179.

Zheng C, Yinghao S, Li J. MiR-221 expression affects invasion potential of human prostate carcinoma cell lines by targeting DVL2. Med Oncol, 2012, 29(2): 815-822.

Zietman AL, Bae K, Slater JD, et al. Randomized trial comparing conventional-dose with high-dose conformal radiation therapy in early-stage adenocarcinoma of the prostate: long-term results from proton radiation oncology group/american college of radiology 95-09. J Clin Oncol, 2010, 28(7): 1106-1111.

Zietman AL, Bae K, Slater JD, et al. Randomized trial comparing conventional-dose with high-dose conformal radiation therapy in early-stage adenocarcinoma of the prostate: long-term results from proton radiation oncology group/american college of radiology 95-09. J Clin Oncol, 2010, 28: 1106-1111.

Zietman AL, DeSilvio ML, Slater JD, et al. Comparison of conventional-dose vs high-dose conformal radiation therapy in clinically localized adenocarcinoma of the prostate: a randomized controlled trial. JAMA, 2005, 294: 1233-1239.

良性前列腺增生症

组织学上良性前列腺增生症（benign prostatic hyperplasia，BPH）的发病率随年龄的增长而增加，最初通常发生在40岁以后（Berry et al., 1984），到60岁时超过50%，80岁时高达83%（Gu et al., 1994）。与组织学表现相类似，随着年龄的增长，排尿困难等症状也随之增加。组织学诊断BPH的男性中，约有50%有中度到重度下尿路症状（lower urinary tract symptoms，LUTS）（Bushman, 2009）。有研究表明，似乎亚洲人较美洲人更易于出现中-重度BPH相关症状（Homma et al., 1997）。

前列腺增生是男性老年人的常见病，近年来我国对前列腺增生进行了大量的研究和调查工作。我国首次报道我国良性前列腺增生的发病情况，根据41岁尸检结果发现中国人良性前列腺增生与欧美相比相差7倍，当时认为中国良性前列腺增生的发病率要低于欧美人群（顾方六，1993）。但是，关于我国前列腺增生的患病情况，由于资料的来源不同，选择的人群、地区、时间、调查的方法及标准不完全一致，前列腺增生的患病率差别很大。夏同礼总结1989—1992年尸检报告前列腺增生的患病率为30.5%，显微镜下前列腺增生61～70岁的患病率为50%，71～80岁为57.1%，81～90岁为83.3%（夏同礼等，1995）。1995年，顾方六等报道北京城乡良性前列腺增生60～69岁组农村居民占28.2%，城镇居民占42.4%（顾方六，1995）。1996年，徐伟刚等报道上海市区40岁以上男性前列腺增生的患病率为53.9%，本次调查还发现，年龄每增高5岁，BPH的患病率上升约5%（徐伟刚，王国民，1996）。

2000年，于普林等对中国6个城市3361例≥60岁的常住城乡老年人进行了横断面的流行病学调查，发现前列腺增生的总患病率为43.68%，调查中还发现城乡老年人既往诊断前列腺增生的患病率远低于实际患病率（于普林等，2000）。这提示我们，前列腺增生对老年人的危害远没受到足够重视。可以预测，随着我国人民生活水平的提高和人口的进一步老化，前列腺增生的病例数将会继续增加，因此应进一步加强前列腺增生的防治工作。

（王建龙）

第一节 病 因 学

BPH是导致老年男性LUTS的重要但非唯一的原因。虽然自1960年以来，人们一直致力于老年男性前列腺增生的病因学研究，但是这些致病因素与疾病发生发展的量效关系仍未能得到有效的阐明。例如，我们知道雄激素是引起BPH所必需的条件，然而它对BPH的具体作用机制却并不十分明确。现在人们意识到，把BPH的临床症状仅仅归结于前列腺腺体体积增大所导致的尿道阻塞上，这种观点过于简单化。而且目前尚不清楚LUTS的出现是否与年龄相关的膀胱逼尿肌功能紊乱有关。另外，膀胱出口梗阻引起的局部神经变化也是引起疾病的原因之一。可以肯定的是，导致LUTS的病因、前列腺细胞病理学变化过程及其相互作用要比我们目前所认识到的更为复杂。只有当我们弄清楚其中的复杂变化后，才有可能制订正确的方案来治疗和预防BPH引起的下尿路功能障碍。

对某一器官来说，该器官的细胞数量及体积变化，有赖于其内部细胞增殖与细胞死亡之间的平衡状态。细胞增殖的增多或者是细胞死亡的减少都可以引起该器官体积的增大。BPH曾经被广泛地当作前列腺病变，其实在组织病理学上BPH被定义为前列腺内上皮细胞及间质细胞数量的增多，其早期特征性表现是从前列腺腺体小管发出上皮细胞萌芽和间质小体。虽然BPH早期可能表现为细胞的快速增殖，但其长期表现则是细胞匀速复制，甚至复制速度有所下降，而且现在仍没有明确的证据表明BPH发生发展过程中存在一个活跃的增殖过程。

截至今日，BPH发生的确切分子机制尚未明确，细胞数量的增加可能是由于上皮细胞和间质细胞的增殖以及程序性细胞死亡（凋亡）的不平衡所导致的。在良性前列腺增生的病因学中，雄激素、雌激素、间质-上皮细胞的相互作用、生长因子、免疫炎症等多种因素独立或联合在一起发挥着作用。

一、雄激素

雄激素属于类固醇激素，由胆固醇合成，主要参与胚胎形成过程中男性特有表现型的形成、青春期的性成熟、男性生殖功能的维持、成年期性行为及精子的形成。此外，雄激素还影响着多种非生殖系统器官，如骨骼及骨骼肌等。人体内的雄激素主要包括睾酮、双氢睾酮、雄烯二酮和脱氢表雄酮。男性血清中睾酮占雄激素的80%，双氢睾酮约占20%。睾酮作为循环系统内主要的雄激素，多为蛋白结合型，多数与性激素结合蛋白结合，部分与白蛋白结合。睾酮仅约2%为非结合型，称作游离型睾酮，为睾酮最具生物学活性的类型。在大脑、骨骼肌和生精上皮中，睾酮可以直接刺激雄激素依赖的生长过程。在前列腺组织内90%的雄激素以双氢睾酮的形式存在，其大部分由睾丸来源的睾酮依靠与细胞核相结合的类固醇5α-还原酶的作用转化而来。在细胞内，无论是双氢睾酮还是睾酮均与高结合力的雄激素受体蛋白相结合。前列腺组织内的雄激素还有10%来源于肾上腺，但是这部分雄激素在BPH发生发展中的作用基本可以忽略不计。

因为双氢睾酮与雄激素受体结合力比睾酮强约 10 倍，而且双氢睾酮受体复合物比睾酮受体复合物更加稳定，所以双氢睾酮成为比睾酮更有效的雄激素。在人们发现双氢睾酮是存在于前列腺组织内的主要的雄激素后，许多科学家报道临床 BPH 的产生是由于双氢睾酮在前列腺组织内的蓄积。然而，随后的很多学者发现在这些报道中 BPH 的组织都取于新鲜的手术标本，而正常对照组的组织都取于尸检标本。当用新鲜手术标本进行对照实验时，两组前列腺组织内双氢睾酮的水平并没有明显的差异。因此所谓的 BPH 中双氢睾酮水平的升高实际上是尸检标本中的双氢睾酮水平降低造成的，由此可以看出双氢睾酮在前列腺内浓度升高是前列腺的组织特异性。

虽然雄激素并不导致 BPH，而且在正常范围内体内循环的雄激素浓度与老年男性前列腺体积之间无明确的因果关系，但是在青春期和老年前列腺生长过程中，BPH 的发展需要依靠睾丸来源的雄激素。青春期前被去势或由于其他遗传疾病而导致雄激素产生或作用障碍的人不会发生 BPH，前列腺还会萎缩，可见将雄激素从雄激素敏感组织中撤除会导致蛋白质合成减少以及组织退化，这也证实了前列腺生长发育对雄激素存在依赖性。除了在正常前列腺生长分泌中发挥作用之外，老年 BPH 男性前列腺内雄激素及其受体均处于较高水平，这使雄激素依赖细胞生长理论也得到支持。

细胞凋亡是个体发育过程中基因调控下的细胞自杀活动，是多细胞有机体为调控机体发育，维护内环境稳定，由基因编码的细胞主动死亡过程。它是细胞为了适应生存的环境而主动采取的死亡，称之为细胞程序性死亡。BPH 患者的前列腺组织标本中 BCL-2 蛋白的表达明显增加。BCL-2 是目前较受关注的与细胞凋亡关系密切的基因之一。它含有 3 个外显子，是从 B 细胞淋巴瘤染色体 14 和 18 异位断裂点中分离出来的，其蛋白表达产物定位于线粒体膜、核膜和内质网。BCL-2 蛋白可通过抑制细胞凋亡而延长细胞的生存并增加细胞的分裂，此外，BCL-2 蛋白具有阻断凋亡的作用，从而细胞可以获得较长的寿命。正常的前列腺腺体内环境的稳定需要在抑制和促进中保持平衡，即在限制或诱发细胞增殖的同时也要防止或调控细胞的死亡。雄激素一方面刺激前列腺细胞的增殖，另一方面又抑制其凋亡，这种双重作用使前列腺不断生长。

二、雄激素受体

雄激素受体为配体依赖型核转录因子，与 DNA 中雄激素转录元件结合进而调控雄激素转录基因中的转录活动。

经典的雄激素基因水平的活动是通过雄激素受体介导的对基因转录的调控实现的。雄激素受体会结合到细胞核内特定的 DNA 结合位点，进而导致雄激素依赖基因的转录，并最终引起蛋白质合成。

青春期结束以后，阴茎内的雄激素受体几乎就不表达了，因此，尽管外周循环的雄激素仍保持在高水平，成人阴茎也失去了继续生长的能力。与此相反的是，前列腺内的雄激素受体浓度终生保持在一个较高水平，所以不同于其他雄激素依赖器官，前列腺可以终生保持对雄激素刺激进行反应的能力。同时年龄相关的雌激素水平升高以及其他因素可以促进老龄前列腺组织中雄激素受体的表达，导致这个阶段外周循环的雄激素水平下降但前列腺内双氢睾酮水平“正常”。

雄激素受体变异、多态性或其他改变在 BPH 发病机制中的潜在作用尚不明确。例如有研究发现雄激素受体基因中 CAG 重复多态性的改变与前列腺体积增大及手术风险相关，但另有研究表明 CAG 重复表达与 BPH 无关。近年来通过 meta 分析探讨发现低 CAG 重复多态性与前列腺癌发病风险呈正相关，而与 BPH 发病风险无相关性（Trachtenberg et al., 1982）。

三、类固醇5α-还原酶

类固醇 5α- 还原酶存在于微粒体上，是还原型尼克酰胺腺嘌呤二核苷酸磷酸依赖性的膜蛋白酶。它的化学作用是催化还原含有 19 个碳原子和 21 个碳原子的甾体类固醇激素中的碳 4、5 位双键，包括将睾酮转化还原为双氢睾酮。20 世纪 90 年代初，人们通过克隆编码类固醇 5α- 还原酶的基因证实了在人体内存在 1 型和 2 型两种同工酶。通过原位杂交及连锁分析，发现 1 型类固醇 5α- 还原酶的基因（SRD5A1）位于 5 号染色体短臂 1 区 5 带（5p15）上；而 2 型类固醇 5α- 还原酶的基因（SRD5A2）位于 2 号染色体短臂 2 区 3 带上（2p23）上。SRD5A1 与 SRD5A2 只有约 50% 的氨基酸序列相同，因而两型类固醇 5α- 还原酶的分布及生物学特性不尽一致（Haelens et al., 2007）。1 型类固醇 5α- 还原酶存在于肝、肺和非生殖器部位皮肤及其附属器，只能被度他雄胺抑制。2 型类固醇 5α- 还原酶主要见于前列腺、附睾、精囊、生殖器周围皮肤、卵巢以及毛囊，其他部位表达较低，能同时被度他雄胺和非那雄胺明显抑制。两种同工酶的最佳生物学活性 pH 均为 7～9。2 型类固醇 5α- 还原酶对睾酮的亲和力（*K*m=4.50 nmol/L）明显大于 1 型类固醇 5α- 还原酶对睾酮的亲和力（*K*m=1.50 nmol/L）。以上数据可以看出，2 型类固醇 5α- 还原酶对前列腺正常生长和增生起着更关键的作用。

另外，SRD5A1 与 SRD5A2 在前列腺内的表达部位也不一致，前者主要表达于前列腺上皮细胞，后者主要表达于前列腺间质细胞及基底层上皮细胞，而且以上细胞中 SRD5A2 表达均强于 SRD5A1 表达。通过 MRI 三维重建技术可以发现，BPH 经非那雄胺治疗后，位于尿道周围区的前列腺组织的体积缩小要比被膜下区的前列腺组织的体积缩小得更加明显，这可能与 SRD5A2 主要分布于前列腺尿道周围区有关。另有研究表明，与正常前列腺组织相比，SRD5A1 mRNA 与 SRD5A2 mRNA 的表达在 BPH 组织中均明显提高，且 SRD5A2 mRNA 增加更为明显。以上数据均提示在雄激素依赖前列腺生长过程中间质细胞起着核心作用，而间质细胞内的 2 型类固醇 5α- 还原酶是雄激素放大作用过程中起关键作用的物质。在上皮细胞中，睾酮可以直接与连接在雄激素调节基因启动区域的雄激素受体相结合；而在间质细胞中，大部分睾酮在类固醇 5α- 还原酶作用下转化为双氢睾酮，可以以自分泌方式在间质细胞中起作用，也可以以旁分泌方式弥散进入邻近上皮细胞中起作用。自分泌与旁分泌相关生长因子也可以参与到前列腺内雄激素依赖的生理过程。而最初产生于肝和皮肤的双氢睾酮可以经循环系统弥散进入前列腺，通过内分泌方式起作用。

近年来新发现 3 型 5α- 还原酶，其分布和表达于人类的小脑、视网膜、心脏、皮肤、肾、前列腺、肝、骨、肌肉、子宫肌层和胰腺等组织。3 型 5α- 还原酶在不同组织表达水平不同，而且研究还发现 3 型 5α- 还原酶的生理功能也不尽相同，但其中对人类智力障碍和视觉障碍的影响已得到证实。3 型 5α- 还原酶的发现将为与其相关疾病的发生和发展，如 BPH、前列腺癌、男性雄激素性脱发的研究提供更为广阔的思路和选择。

四、雌激素

雌激素是一种类固醇激素，是人及其他动物体内最重要的激素之一，有着非常广泛的生理功能，如调节细胞的生长和凋亡，参与生殖系统和中枢神经系统的发育和分化等。生理学研究表明，男性体内 30% 的雌激素直接来自睾丸 Sertoli 细胞（滋养细胞），70% 则由肾上腺和睾丸所产生的雄激素经芳香酶作用转化而来。研究表明，雌二醇能单独刺激去势犬前列腺增生。进一步研究显示，犬的前列腺组织富含雌激素受体，雌激素可以刺激犬的间质细胞，引起胶原总量上升，同时雌激素可以使高龄犬的前列腺对雄激素更加敏感。在犬的 BPH 模型中，雌激素被用来与雄激素联合诱导雄激素受体的产生，同时还证明雌激素与睾酮合用比单用睾酮能更快速地复制出动物前列腺增生模型。早在 1936 年，有学者就提出雌激素是前列腺纤维间质生长的刺激因子。老年男性患者随年龄增长，其睾丸功能减退致血浆中睾酮水平下降，但是雌激素水平绝对或相对地升高。另外有研究证实，BPH 男性前列腺内雌激素水平增加，且前列腺体积较大患者外周循环中的雌二醇相对更高。以上研究均显示，雌激素与 BPH 的病因相关并在 BPH 的发生发展过程中起到了重要作用。近年来研究显示，BPH 组织中雌激素水平高于正常前列腺，雌激素主要促进前列腺间质结缔组织、平滑肌纤维和部分腺体增生，其中前列腺内区，包括尿道周围中叶及部分侧叶，来源于 Muller 管，在胚胎发育上相当于女性子宫，对雌激素特别敏感，这在 BPH 的组织学和病因学中有重要意义（Muller et al., 2003）。

雌激素受体属于一类由配体激活的核转录因子，现发现雌激素受体存在三种亚型：α 亚型、β 亚型以及 γ 亚型，其中 γ 亚型目前仅发现存在于硬骨鱼中，在人类前列腺组织中尚未找到。人雌激素受体 α 亚型和 β 亚型由不同的基因编码，具有不同的 cDNA 和蛋白质分子结构，分布上具有不同的组织特异性，可以共存也可以单独表达，发挥的功能也不尽相同。生理条件下，虽然男性体内雌激素受体浓度不高，但具有足够的生物学活性。雌激素与两种受体相结合，形成“配体 - 受体复合体”来行使基因组作用。因此，雌激素对人体的生理调节不仅取决于雌激素本身的分泌与代谢，还与雌激素受体的表达与功能密切相关。α 亚型主要分布于前列腺基底上皮细胞和基质间隙，β 亚型分布于前列腺腺体上皮间隙。鉴于临床上 BPH 主要以间质增生为主，免疫组化也显示雌激素受体 α 亚型在前列腺增生细胞中存在高表达，这种差异提示雌激素受体 α 亚型可能与 BPH 的发生更为密切相关。由于雌激素受体主要存在于前列腺间质细胞内，所以雌激素对上皮细胞的刺激作用可能主要是通过间质细胞分泌肽类生长因子如角化生长因子、转化生长因子来调节上皮细胞的增殖。

随着年龄的不断增加，老年人体内的雄激素呈下降趋势，雌激素水平却保持稳定，雌 / 雄激素比例增加，中青年血浆雌 / 雄激素浓度为 1：150，老年人血浆雌 / 雄激素浓度为 1：120 ~ 1：80，老年人前列腺内雌 / 雄激素浓度约为 1：8。随年龄的增加，前列腺上皮细胞的睾酮水平和类固醇 5α- 还原酶活性都有所下降，而两者在基质细胞保持稳定，但雌激素在基质细胞浓度升高，上皮细胞则未见此变化，由此导致上皮细胞和基质细胞间雌 / 雄激素比例平衡失调。因而有学者认为，雌激素与雄激素之间的协同及竞争性平衡失衡在 BPH 的发生中起重要作用。

五、生长因子

多肽类生长因子是一组强有力的细胞生长调节物质，它是多细胞生物进行细胞间信息交流的物质基础，可以刺激或抑制细胞分裂或分化的过程。在能对不同生长因子做出反应的细胞表面上均存在与之相对应的特殊受体，同时还具备一套跨膜及细胞内信号传导系统。生长因子可通过自分泌、旁分泌或内分泌形式刺激细胞生长、抑制细胞增殖或促进细胞分化与恶变。同时，性激素与生长因子间存在着复杂的调节关系。目前，就BPH发生发展，对表皮生长因子（epidermal growth factor，EGF），转化生长因子（transforming growth factor，TGF）、碱性成纤维细胞生长因子（basic fibroblast growth factor，b-FGF）及胰岛素样生长因子（insulin-like growth factor，IGF）的研究最为广泛。

1979年，Harper在豚鼠前列腺组织中检测出EGF。1987年，Trash在小鼠前列腺组织中发现EGF受体的存在，随后在人体前列腺组织中也检测出EGF受体。EGF受体在良性前列腺腺体内主要分布于基底细胞膜上，呈现连续或接近连续的基底膜染色，腺上皮细胞胞质内亦存在相对较弱的阳性染色。

在体外培养时，EGF可明显刺激前列腺上皮细胞的生长，动物实验也表明，体内EGF水平的下降可引起前列腺体积的缩小，重量的减轻，补充睾酮不能使前列腺重量恢复。Smith等应用流式细胞术检测发现前列腺增生组织细胞中EGF表达升高，并且通过实验发现外源性EGF能明显增加小鼠前列腺细胞雌激素受体和雄激素受体表达，提示EGF可能通过调控性激素受体表达对前列腺细胞的增生发挥作用。同时，近年来国内研究者应用免疫组织化学S-P法检测前列腺增生标本中EGF受体和雄激素受体表达情况时发现，雄激素可通过间接诱导上皮和（或）基质产生EGF，EGF作用于EGF受体，进一步提高EGF受体的表达，从而引起前列腺上皮细胞及基质细胞的增殖加强。Gann等研究发现，BPH组织中EGF受体表达程度与上皮含量呈正相关，并且还发现正常前列腺组织尿道周围区EGF含量明显高于其他区，这与BPH发生的主要部位相一致（Gann et al., 1999）。

TGF主要包括TGF-α和TGF-β，前者是一种促生长因子，而后者是一种负向生长调节因子。TGF-α刺激细胞生长的作用方式是通过自分泌形式来实现的。TGF-α是由大鼠腹侧和旁侧前列腺上皮细胞分泌的，人体正常前列腺组织中检测不到。

在人体内，TGF-β具有促进血管形成、伤口愈合、肿瘤浸润和转移的作用，而且通过抑制淋巴细胞来抑制免疫反应。因此，TGF-β对细胞增殖既具有刺激效应又具有抑制效应，具体哪一种效应占优势，取决于细胞种类和TGF-β的浓度。研究发现，在BPH组织中TGF-β强阳性染色显著高于正常前列腺组织，说明在BPH组织中，TGF-β含量增加，可能直接或间接参与前列腺细胞分化、增殖，是BPH的发病因素之一。国内学者采用免疫组织化学标记检测TGF-β对原代培养的增生前列腺间质细胞作用后平滑肌细胞的表型变化，结果显示不同浓度TGF-β作用后，培养细胞中平滑肌细胞表型的表达出现不同程度的增加。当浓度 <0.1 μg/L时，TGF-β对间质细胞的增殖作用大于抑制作用；而当浓度 >0.1 μg/L时，TGF-β对间质细胞主要表现为抑制作用。

b-FGF是一种促细胞分裂素，对多种细胞均有促分裂、分化和血管形成的作用。研究证实，b-FGF是由人前列腺成纤维细胞产生的主要生长因子，以自分泌和旁分泌的形式，对前列腺基质和上皮细胞都有明显的促有丝分裂作用，并以基质细胞为主。

IGF 是一类多功能细胞增殖调控因子，因其化学结构与胰岛素相似而得名，其家族主要包括 IGF-1 和 IGF-2。动物实验发现，抑制 IGF-1 可以同时减少雄性小鼠前列腺腺体增生和纤维肌性层增生，说明 IGF-1 对小鼠前列腺腺体和纤维肌性层的增生存在促进作用。现研究证明，IGF 的作用主要是促细胞有丝分裂，抗细胞凋亡，以及扩大促性腺激素的局部作用。IGF-1 可以通过内分泌、自分泌和旁分泌的方式作用于靶器官，而局部合成分泌的 IGF-1 亦可与循环系统中的 IGF-1 共同对局部组织起作用。IGF-2 是主要的胚胎期生长因子，出生后 IGF-2 的主要作用可能是通过自分泌和旁分泌机制促进局部组织的生长。在前列腺组织中 IGF-1 被认为是比 IGF-2 更强的生长因子。IGF 在血液及组织液中主要是以与一系列特殊的结合球蛋白（IGFBP）相结合成无活性的复合物形式存在。国内学者用放射免疫法检测不同前列腺体积的 BPH 患者血清的 IGFBP-3，结果证实 IGFBP-3 与前列腺体积有密切关系。

六、间质-上皮相互作用

McNeal 于 1990 年观察到起源于尿道周围区的 BPH 结节几乎全部由单纯间质构成，并与胚胎间质相似；而大多数移行区的 BPH 结节最初的改变是腺性组织增生，即从原有的腺导管形成新的分支，长入附近间质内，经过复杂的再分支，形成新的构架结构，类似于胚胎发育中芽突向间质内伸入形成芽管、腺管（McNeal, 1990）。据此他提出 BPH 发生的“胚胎再唤醒学说”，即前列腺局部某一克隆间质细胞发生逆转，具有胚胎细胞的特性，重新激活了间质细胞诱导上皮生长的能力；此群间质细胞又可形成一诱导中心，重新激活邻近腺导管的分支能力，诱使新分支向诱导中心生长；上皮细胞则可促使间质细胞成熟，从而形成 BPH 结节。可见胚胎再唤醒学说的核心内容即是间质与上皮的相互作用。Cunha 等将胚胎尿生殖窦间质植入正常鼠前列腺内，结果可诱导其前列腺增生，且增生的程度取决于植入胚胎组织量的多少（Cunha, 1994）。这说明胚胎间质作用于上皮细胞，不仅可使组织分化，而且在 BPH 发生中起重要作用。

前列腺的发生、发育和 BPH 形成是雄激素依赖性的，这是理解间质 - 上皮相互作用的基础。McNeal 也认为雄激素不仅是前列腺胚胎发育所必需的，而且也是胚胎再唤醒的必要条件（McNeal, 1990）。利用 Tfm（testicular feminization）鼠的组织重组实验可显示雄激素与间质 - 上皮相互作用的关系。Tfm 鼠缺乏雄激素受体，不能发育前列腺。将野生型鼠胚胎尿生殖窦间质和 Tfm 鼠前列腺上皮重组，在生理浓度雄激素条件下，重组复合物种植于雄性宿主肾包囊下可发生正常前列腺形态；而相同条件下，缺乏雄激素活性的 Tfm 鼠间质与 Tfm 鼠上皮或野生型鼠上皮重组则未见前列腺发生。这说明雄激素通过位于间质中的受体，作用于间质，引发间质 - 上皮的相互作用，在前列腺发生、发育和 BPH 形成中有重要作用。

许多研究发现，无论是在正常前列腺发育还是在 BPH 发生发展过程中，生长因子以自分泌或旁分泌方式介导着前列腺间质 - 上皮相互作用，但多数作用机制仍不确切。

七、免疫炎症

正常前列腺的淋巴组织有两种主要成分，一种是在腺体周围，以 T 淋巴细胞（80% 为

CD8 阳性 T 细胞）的浸润为主，另一种是以 B 淋巴细胞滤泡形式聚集在以平滑肌为主的间质中。Gerstenbluth 等研究发现前列腺切除术的标本中，95% 的外周带标本和 87.5% 的移行带标本切片均有多灶性慢性炎症区域（Gerstenbluth, et al., 2002）。Kohnen 等通过对 162 例 BPH 标本的病理研究发现，98% 的 BPH 标本存在不同程度的炎症细胞浸润（Kohnen & Drach, 1979）。在 BPH 炎症组织中，免疫细胞的数量比正常前列腺组织高 28 倍，其中 60% 是激活的 CD4 细胞。并且有研究发现日常应用非甾体抗炎药物会减轻 BPH 的临床症状。这些结果均提示前列腺炎症和 BPH 有密切的关系。

近年来研究表明，在增生的前列腺组织内，浸润 T 细胞和巨噬细胞的激活可释放多种促炎症细胞因子，在 BPH 发生发展过程中起着分子调节效应。Th1 淋巴细胞主要产生干扰素 -γ、IL-2 和 FGF-2，参与细胞介导的炎症反应，促进 IL-6、IL-8 和 IL-15 继发性分泌。Th2 淋巴细胞主要产生 IL-4、IL-13、IL-5，受干扰素 -γ 负调节，参与抗原 - 抗体反应和过敏反应。活化 T 细胞通过自分泌或旁分泌环路产生 IL-2、干扰素 -γ、IL-6、IL-8、IL-17 和环氧化酶 -2（cyclooxygenase-2, COX-2）引起 BPH 的慢性炎症免疫应答，吸引 T 细胞和巨噬细胞侵入增生的纤维组织结节，介导前列腺纤维组织生长，上皮细胞、基质细胞和纤维细胞增殖。其中，IL-8 是一种重要的促炎症反应因子，具有趋向性吸引中性粒细胞和单核细胞到达炎症部位的作用。BPH 组织能自分泌高水平的 IL-8，后者可促进前列腺间质细胞、上皮细胞的良性与恶性增殖。IL-8 能使白细胞循环性表达 CXCRl 和 CXCR2 型 IL-8 受体，再通过旁分泌与自分泌的形式促进 BPH 组织间质细胞增殖。除了一般促炎因子的作用外，IL-8 还能诱导 FGF-2 的表达增多。可以说，IL-8 紧密联系了间质介导的慢性持续性炎症免疫反应与 BPH 的发展。

在对前列腺炎和良性前列腺增生关系的研究中，除细胞因子外，COX-2 的作用也受到广泛关注。COX-2 是前列腺素合成的限速酶，它的催化底物前列腺素可调节组织中多种生长因子的表达，而生长因子可以调控前列腺上皮和间质细胞的生长和增殖。因此，COX-2 在前列腺由炎症向增生转化的过程中也有极其重要的作用。Wang 等研究了前列腺上皮细胞中 T 细胞、巨噬细胞浸润和 COX-2 表达的关系，发现伴随有 T 细胞浸润的前列腺组织中有 COX-2 表达的占 21.6%，在不伴有 T 细胞浸润的前列腺组织中仅有 0.3%；伴随有巨噬细胞浸润的前列腺组织中有 COX-2 表达的占 29.4%，而在不伴有巨噬细胞浸润的前列腺中仅有 0.4%（Wang et al., 2004）。动物实验亦表明，COX-2 在大鼠 BPH 组织中表达有上调的现象。目前研究发现，IL-17 可以上调巨噬细胞以及上皮细胞内 COX-2 的表达水平，并促进增生前列腺组织中的 T 细胞释放 IL-6、IL-8、干扰素 - γ 、IL-10、IL-15，是在 BPH 炎症免疫反应与进展的病理过程中协调整个炎症反应网络中最重要的促炎症细胞调节因子。但总体来说，直至今日仍没有十分确切的理论来阐明前列腺炎症及相关细胞因子途径和 BPH 之间的关系，若将其中的机制研究清楚，对于指导 BPH 的防治有重要意义。

八、遗传因素

Sanda 等报道，BPH 患者的直系男亲属发展为 BPH 手术的危险是对照组的 4.2 倍。一项分离分析提示这种风险上的差别可能是常染色体显性遗传导致的。进一步研究表明，在 60 岁以前就接受手术的 BPH 患者之中有接近

50% 的人可以归因于遗传因素影响，而在 60 岁以后接受手术的 BPH 患者之中此种比例仅为 9%。另外，同卵双胞胎兄弟发生 BPH 的概率要显著高于异卵双胞胎兄弟，这也提示 BPH 具有遗传性。

在一项涵盖 2000 人的群体样本分析中，Roberts 等发现有 BPH 家族史的人群发生下尿路功能障碍的风险较无 BPH 家族史人群升高。一项回顾性分析研究显示，家族性 BPH 比散发性 BPH 的前列腺体积更大（前者平均前列腺体积为 82.7 ml，后者仅为 55.5 ml）。

以上研究在显示 BPH 家族聚集性表现的同时，也提示可能有一种或几种基因参与了 BPH 的发病过程。Miekle 等的研究亦支持 BPH 具有基因基础的观点。已有研究初步揭示 DNA 突变、DNA 低甲基化、核基质蛋白表达异常、基因的多态性改变，以及 Wilms 瘤基因的异常表达均可能是 BPH 发生的危险因素。然而，尚未明确一种（或几种）能导致家族性 BPH 或散发性 BPH 前列腺增大的特定基因。

九、其他

雄激素、雌激素、生长因子及其他目前已知因素并不是导致 BPH 发生的仅有因素。因为虽然研究发现所有的雄性哺乳动物前列腺组织内都有睾酮、双氢睾酮、雄激素受体，以及大部分已知的生长因子信号通路，但是只有人和犬会发生 BPH。此外，精囊腺体也终生保持着对雄激素的敏感性，却不发生增生。很显然还有其他因素使人类和犬易患 BPH。有研究者推测某些睾丸来源的非雄激素物质，可能通过输精管或其他血管传递到前列腺发挥了作用。因为在接受外源雄激素治疗时，保留睾丸大鼠的前列腺增长体积明显超过去势后大鼠。同样的结果可以在保留睾丸或去势后的犬接受外源性性激素时观察到，而且保留睾丸的犬的 BPH 发生率也有明显升高。有学者研究发现自人类精液囊肿中提取的某些成分对体外培养的人类前列腺上皮细胞及间质细胞均具有促进有丝分裂的作用。

催乳素是由垂体催乳素细胞分泌的多肽，它能对体外培养的前列腺细胞产生影响。在动物实验中，对青春期前的雄性大鼠使用匹莫齐特、双酚或 17β 雌二醇均可使催乳素分泌增加，大鼠成熟后前列腺侧叶重量明显大于正常对照组。而在催乳素基因缺失、无分泌催乳素能力的大鼠模型中，其成熟后血清雌激素水平显著下降，血清雄激素水平没有变化，但精囊和前列腺腹侧叶的重量较对照组却明显减轻。另外，高表达催乳素的转基因小鼠可以出现前列腺增大，所以催乳素很久以来都被认为是导致 BPH 的可能原因。但是这种激素在 BPH 中的具体作用仍有待进一步明确。

（张　勇　王晓雁）

第二节 流 行 病 学

一、组织学前列腺增生

组织学前列腺增生是由尸检方法获得的，可以表现为显微镜下增生的结节，或大体前列腺体积增大，或二者兼有之。分别来自美国、英国、澳大利亚、挪威、丹麦、中国、日本、印度等国的文献报告显示，尸检组织学前列腺增生的患病率随着年龄的增长而增大，种族和地区之间的差异性不明显（Lepor, 2004）。

Berry 等总结分析了 1075 例尸检报告，30 岁以前未发现前列腺增生；31～40 岁、41～50 岁、51～60 岁、61～70 岁和 81～90 岁组织学前列腺增生的患病率分别是 7.6%、23.4%、70.7%、82% 和 88%，并由此推论良性前列腺增生可能是一个生理性老化过程，并非病理过程（Berry et al., 1984）。北京大学泌尿外科研究所的一组尸检报告（1993），最早的前列腺良性结节见于 18 岁；其患病率为 41～50 岁：13.2%，51～60 岁：20%，61～70 岁：50%，71～80 岁：57.1%，81 岁以上：83.3%（顾方六，1993；顾方六，1995）。

过去认为前列腺增生在中国比较罕见，随着中国人生活的改善、生活方式的改变和平均寿命的延长，前列腺增生患病率上升较快。目前，已和欧美国家的组织学前列腺增生患病率大致接近（顾方六，1993；顾方六，1995）。

二、临床良性前列腺增生

前列腺增生的临床患病率一般从前列腺症状评分、生活质量评分、前列腺体积、残余尿量和尿流率几个方面来了解。由于缺乏全球统一的诊断标准，流行病学调查结果存在一定的差异，患病率在不同的资料中可能有 4 倍之差。但是，BPH 的临床患病率随着年龄增长而提高的趋势却是一致的（顾方六，1993）。

Garraway 等调查了苏格兰中部某社区 40～79 岁的男性，除外前列腺癌、前列腺手术及其他可能影响排尿的因素。BPH 的诊断标准为：①前列腺重量 >20 g；② IPSS（评分范围 0～35）>11 分或最大尿流率 Qmax<15 ml/s。患病率为：40～49 岁：14%，50～59 岁：24%，60～69 岁：43%，70～79 岁：40%，其中 50% 有良性前列腺增生者和 25% 无良性前列腺增生者具有一定的症状（Garraway et al., 1991）。

顾方六等调查北京地区城乡前列腺增生的发病情况（市区 419 人，乡村 413 人），BPH 的诊断标准为：前列腺体积 >20 ml 和 Qmax<15 ml/s。40 岁以上居民 BPH 的患病率分别是：40～49 岁，城市 10.2%，乡村 2.3%；50～59 岁，城市 17.8%，乡村 10.5%；60～69 岁，城市 30.5%，乡村 10.3%；70 岁以上，城市 50%，乡村 10.5%。以上资料说明，我国城市老年男性 BPH 患病率与欧美国家基本相同；但我国城乡之间差异较大，这可能是由于我国城乡间社会、经济和生活等方面存在较大差别造成的（顾方六，1995）。

三、LUTS症状的发生率

Paul Abrams（1994）提出“下尿路症候群

(lower urinary tract symptoms, LUTS)”，目前已被国内外专家所接受。LUTS 包括：尿频、尿急、夜尿增多和急性尿失禁等储尿期症状；尿线变细、尿射程变短，排尿中断，尿潴留等排尿期症状；和尿后滴沥等排尿后症状。该名词涵盖了所有性别和年龄，其量化评定指标以国际前列腺症状评分 (IPSS) 和困扰评分 (BS) 为主。引起 LUTS 的常见病除了 BPH，还包括前列腺炎、前列腺癌、尿路感染、神经源性膀胱、尿道狭窄等。由于 BPH 是一个死亡率低，且主要以影响患者生活质量为特征的慢性过程，故探讨 LUTS/BPH 症状的严重程度既实用也重要。针对 LUTS 通过问卷方式 (IPSS≥8) 的不同调查结果显示，各年龄组下尿路症状中到重度者所占比例有一定差异，但 LUTS 症状比例随着年龄增大而增大的趋势是显而易见的 (Lieber et al., 2010；Corona et al., 2014；Vuichoud & Loughlin, 2015；Parsons et al., 2010)。

BPH 作为男性 LUTS 主要的病因之一很大程度上影响了 LUTS 的发病率。BPH 是成年男性中常见的良性疾病，以其高发病率和对生活质量的影响显著而成为主要的医疗问题之一。有研究发现，BPH 发生后，IPSS 评分以每年 0.18 分的速度增长，尿流率以平均每年 2% 的速度下降，4 年内急性尿潴留 (acute urinary retention, AUR) 的发生率为 2.7%。

EPIC 研究提示，LUTS 在整体人群中的发病率约为 62.5%，且发病率随年龄增长，40 岁以下男性的发病率为 51.3%，而在 60 岁以上人群中则为 80.7%。储尿期、排尿期和排尿后症状的发生率分别为 51.3%、25.7%、16.9%，其中，储尿期最常见的症状分别是夜尿 (48.6% ~ 69.4%) 和尿急 (10.8% ~ 22.4%)。尽管储尿期症状是发病率最高的症状，但排尿期症状通常需要进一步诊疗，更需引起重视。

四、良性前列腺增生的自然病史

自然病史是疾病未作任何治疗的发展过程。良性前列腺增生自然病程分为三个阶段：显微病变阶段、肉眼大体病变阶段和临床阶段。BPH 自然病史理想的研究方法应该是前瞻性的，避免回顾性调查中的倾向性，根据不同年龄和疾病的严重程度分层进行，包括 ①开始发病的年龄；② BPH 的诊断标准；③人群的调查和随访；④要有标准的检查方法，如国际前列腺症状评分 (IPSS)、生活质量 (QoL)、前列腺体积、残余尿量 (PVR)、最大尿流率 (Qmax)、前列腺特异性抗原 (PSA)、肾功能及尿潴留发生情况等，从而判断 BPH 何时需要干预治疗及采取何种治疗方式等 (Fukuta et al., 2012; Marshall et al., 2014; Bishr et al., 2016)。

IPSS 总的发展趋势由轻微逐渐加重，不同年龄组加重速度不同，40 ~ 50 岁约 0.12/ 年，60 ~ 79 岁约 0.38/ 年。前列腺增生最大尿流率下降速度为 0.3 ~ 1.7 ml/s 年。前列腺体积的增长速度为 0.66 ml/ 年，其中 40 ~ 59 岁年龄段为 0.4 ml/ 年；60 ~ 79 岁约 1.2 ml/ 年。总之，前列腺增生症状随年龄而加重，但并非所有病例均呈进行性加重，有些可以长期无变化，甚至出现症状减轻现象 (Fukuta et al., 2012; Tsukamoto et al., 2007)。

五、前列腺增生发病的危险因素

前列腺增生受多种因素影响，目前尚不完全清楚，已公认的 BPH 发生因素是老龄化和有功能睾丸的存在，两者缺一不可。其他因素包括：

1. 性活动与输精管结扎

性活动与前列腺纤维肌性增生相关，排除

年龄因素后，前列腺增生症状与勃起功能障碍（ED）相关（Dutkiewicz et al., 2012）。Morison等（Morison，1992）报道丧偶男性接受前列腺切除的危险比单身者低49%。但也有研究者指出老年人性功能降低也可能是BPH引起（Jakobsen et al., 1988）。

2. 酒精与肝硬化

酒精增加睾酮的清除率，减少睾酮的产生，饮酒有可能降低BPH发病率。也由人认为饮酒与BPH发生进展没有关系。

3. 高血压

肾上腺素能神经在高血压和BPH（特别是症状）的发生、发展中都有重要作用，二者与年龄都有较强的相关性，但二者之间的相关性很难分析（Ozden et al., 2007）。

4. 吸烟

尼古丁有可能升高血中雄性激素和雌性激素水平，可能诱发BPH。但流行病学调查得出吸烟与BPH无关或呈负相关。Roberts等调查分析Olmsted county 40～79岁2115名男性，未发现大量吸烟和从不吸烟者可增加中至重度LUTS/BPH的情况，少量吸烟者可以降低BPH发生风险，提示吸烟的双向作用。吸烟与BPH之间的关系尚待进一步深入研究（Maserejian et al., 2012; Roberts et al., 1994）。

5. 肥胖和体重指数（body mass index, BMI）

体重指数（BMI）是衡量胖瘦指数的指标，BMI低者血清睾酮水平高，雌二醇可由脂肪组织中雄烯二酮转化而来。流行病学研究提示，肥胖可能与前列腺体积（TPV）、下尿路症状（LUTS）正相关。但肥胖是降低还是增高BPH行手术干预的风险，目前无统一意见（Burke et al., 2006; Kristal et al., 2008）。

六、前列腺体积的研究

BPH患者的前列腺体积（TPV）、前列腺移行区体积（TZV）随着年龄的增长而增加，但是TZV增长的幅度要高于TPV增长的幅度，即前列腺增生以移行区增生最为显著。TPV在正常人中移行区体积仅占前列腺体积的5%～10%，而在严重的BPH患者中可占到95%左右。Olmsted County研究显示：前列腺的增长速率与基线前列腺体积相关，基线前列腺体积≤30 ml的人群中，前列腺体积的年增长率为1.7%，而基线前列腺体积>30 ml的男性，前列腺体积的年增长率为2.2%（刘智勇，2008；Jacobsen et al., 1997）。

多项研究表明：前列腺体积与BPH的进展、BPH相关负性事件的发生（如急性尿潴留、需行手术治疗等）相关，并能预测药物治疗（主要指非那雄胺）的疗效。前列腺体积越大，LUTS症状加重、发生急性尿潴留或者需行手术治疗的风险也就越大，但同时前列腺体积越大，对非那雄胺治疗的反应也越显著（Jacobsen et al., 1997；Nickel, 2003; Marberger et al., 2000）。

七、前列腺增生并发症的发生率

反复血尿、反复尿路感染、膀胱结石、急性尿潴留以及肾功能损害等均为前列腺增生进展的表现。据文献报道，急性尿潴留是BPH最常见的并发症，其累积发生风险为每年6.8‰～12.3‰。PLESS研究结果显示：随访4年的安慰剂组中，7%的患者发生急性尿潴留。Hunter等研究表明，BPH患者的慢性肾功能不全发生率为 9%（Kaplan et al., 2000; Hunter et al., 1996）。

杨星亮等回顾性分析 2010 年 8 月至 2013 年 8 月于新桥医院就诊并收治入院的 486 例 BPH 患者临床资料（表 38-2-1），伴有尿路并发症者（一种及以上）共 312 例（64.25%），其中尿路感染 189 例（38.9%）、血尿 132 例（27.2%）、急性尿潴留 114 例（23.5%）、膀胱结石 90 例（18.5%）、上尿路积水 45 例（9.26%）。但由于该研究纳入的均为住院患者，样本有一定的选择偏倚，故而不能完全代表 BPH 患者合并并发症的真实情况（杨星亮，2014）。

表 38-2-1 486 例住院 BPH 患者合并并发症情况

并发症类别	阳性（人）	阴性（人）	阳性比（%）	总数（人）
急性尿潴留	114	372	23.5	486
血尿	132	354	27.2	486
尿路感染	189	297	38.9	486
膀胱结石	90	396	18.5	486
上尿路积水	45	441	9.26	486
一种及以上	312	174	64.2	486

（许克新）

第三节 病 理 学

一、解剖学特征

有学者认为，良性前列腺增生首先发生在前列腺的尿道周围的移行区，移行区由紧邻前列腺前括约肌外的两个独立的腺体构成。移行区的总导管开口于尿道成角处精阜旁的尿道侧壁上。紧邻移行区导管开口的尿道旁区腺体局限于前括约肌内，并与尿道的轴向平行。所有前列腺增生结节均发生于移行区或尿道周区。早期移行区结节发生于前括约肌或其邻近区域，但是随着疾病的进展和小结节的数量增加，则可以出现于移行区或尿道周区的任何部位。移行区随年龄增大而增大，与结节的发展无关。

移行区的扩大影响了整个前列腺的轮廓，使其前后径、左右径与上下径的比例不断增加。移行区扩大主要向前方并且朝向前列腺尖部，导致前方纤维肌性间质的拉伸变薄，并且导致腺体的前后径增加。外周区也随着前列腺宽度的增加而被压缩变薄。

前列腺包膜在下尿道症状的发展中起重要作用，将组织膨胀的压力传递到尿道，导致尿道阻力的增加。因此，人类前列腺增生的临床症状可能不仅是由于年龄相关的前列腺大小的增加，而且是由于人类前列腺的独特解剖结构。大量文献报道，经尿道前列腺切开术切开前列腺包膜，可明显改善流出道梗阻症状，尽管事实上前列腺的体积并未发现改变。另外，在有些病例中，膀胱颈处、尿道周围结节的优势生长产生了所谓的“中叶”。中叶起源于尿道旁区，没有移行区成分。有文献报道，中叶的出现与膀胱出口梗阻症状密切相关。前列腺的大小与梗阻程度并不相关，而其他因素，如动态学上的尿道阻力，前列腺包膜以及解剖上的多形性比腺体的绝对大小更为重要。

二、组织病理学特征

良性前列腺增生是一种组织学诊断，它是一个真正意义上的增殖性过程。组织学研究证实前列腺增生有细胞数量的增加，在病理学上，良性前列腺肥大一词是错误的。

研究表明，大多数早期尿道结节是纯基质性质的。这种小结节类似于胚胎间质。相比之下，早期的移行区结节表现为腺体的增生，而间质的相对量减少。腺体增生结节中，由导管出芽形成新的导管分支而形成全新的导管系统。这种增殖性的病变导致腺体密集及被覆上皮高度的增加。移行区体积随年龄的增加而增加，同时结节数目也随年龄而增加。

在良性前列腺增生发生发展的前 20 年期间，主要以结节数目的增加为特征，每个新结节随后的生长通常非常缓慢。然后进入演进的第二阶段，这时大结节显著增大。在第一阶段，腺体结节往往大于基质结节。在第二阶段，当单个结节的大小增加时，腺体结节的大小也更加突出。早期的增生结节主要是纤维肌性的，而之后的大结节主要为上皮性结节。

（一）大体形态

接受手术治疗的良性前列腺增生患者多为病程进展、症状明显、用药效果欠佳者，切除的前列腺组织体积明显增大，重量超过 30 g，病变严重者可达 1000 g 以上。增生的移行区挤压周围组织，使其变薄形成与移行带分界清楚的外科包膜。被膜下切除的标本表面凸凹不平，切面可见大小不同的结节，其质地软硬不等，灰白色或灰黄色。腺体增生为主者质地较软，有大小不等的囊腺腔，呈蜂窝状，囊内有白色液体；以纤维间质增生为主者，肉眼观结节不明显，质地较硬韧，切面灰白色。经尿道切除标本呈大小不等的碎片，结构难以辨认，蜂窝样结构不明显，质地多较硬韧。

（二）组织形态

与萎缩相反，良性前列腺增生在组织学上表现为移行区的膨胀性结节，是由腺泡结构的出芽和分支构成，或由增生的间质构成，或由二者通过不同比例混合组成。大体上可以以移行区的球形结节和多量的单个结节来辨认，组织学上也只能通过结节状结构来辨认，结节内外的组织与正常前列腺的区别不大，也无法确切地在镜下来区分正常移行区和前列腺增生的区域。前列腺移行区及尿道周区出现的腺体和间质的增生，可呈弥漫性或结节状增生，结节间组织可受挤压，以不同组织为主的增生可有不同表现。

腺体增生为主者腺体可扩张成囊状或蜂窝状，腺腔切面呈花瓣样，腺上皮细胞数目增多，形成乳头突入腺腔内。增生旺盛处腺体密集、间质减少。增生导致导管受压，分泌液潴留，致使腺体扩张。扩张明显的腺体上皮变扁平状，腔内含有滞留的分泌液体和钙化小体。腺上皮下的基底细胞可有增生，形成多层排列或实性的小梁，围绕腺体或集中在腺体的一侧，细胞核质比大，胞质透明，此类细胞免疫组织化学可表达高分子量角蛋白 CK34βE12 和 p63。

间质增生为主者是由不同间叶成分形成单纯的或混合的增生，腺泡受到不同程度的挤压。增生的组织可形成大小不等的结节，也可不形成明显结节而呈弥漫性增生，使前列腺体积增大，质地变硬。增生的间质细胞多为受激素调控的前列腺间质细胞，免疫组织化学雄激素受体可呈阳性表达。

良性前列腺增生除了腺体增生和间质增生这两种基本增生形式以外，还可以出现许多特殊的形态和结构，比如非典型腺瘤样增生、透明细胞筛状增生、萎缩和萎缩后增生、基底细胞增生和硬化性腺病等。这是良性增生性病变既可以在良性前列腺增生中伴随出现，也可以在前列腺移行区或外周带中以单独病变形式存在。这些病变往往需要与前列腺癌进行鉴别。

（三）组织类型

良性前列腺增生的病理诊断缺乏统一标准。由于上皮与间质的不同组成比例、组织形态的多样性以及增生结节的不同类型，目前国内外尚未出现统一的组织学分类标准。对良性前列腺增生的组织学分类单纯是组织形态学上的描述，而且各种增生结节的类型可以混杂存在，病理诊断中往往无需将各种结节详尽描述。

1. 间质性结节

间质性结节由单纯纤维组织构成，以纤维肌母细胞为主，细胞界限不清，短梭形，胞质淡染，核梭形，细胞呈束状或漩涡状排列。结节内的血管管壁较厚，血管内腔多为横切管状或星状，间质细胞常环绕血管周围环形排列。

间质增生可呈弥漫性增生，而不形成境界清楚的结节。增生区域内腺体减少、消失或受挤压。纤维间质可与平滑肌细胞交错排列。此时需要与恶性潜能未定的前列腺间质肿瘤（prostatic stromal tumors of uncertain malignant potential，STUMP）相鉴别，后者为肿瘤性病变，间质组织呈结节状或弥漫性生长，细胞有一定异型性，可伴或不伴良性前列腺上皮成分，切除后会很快复发，其中少数可发展为前列腺间质肉瘤。

2. 腺肌性结节

由间质结节分化而来，细胞向平滑肌分化。平滑肌排列紊乱，结节界限清楚，其中有腺管长入。间质成分所占的比例大于腺体成分。腺体扩张大小不等，腔内有潴留液体者腔面光滑，细胞高度变矮，无明显滞留的腺体腔面多嵴，细胞高柱状。

3. 纤维腺瘤性结节

类似于乳腺的纤维腺瘤结构但非肿瘤，仅为结节。结节以纤维组织为主，中间或边缘有腺管。

4. 腺瘤性结节

由腺体构成，在腺体周围间质很少。腺上皮细胞有增生。呈乳头状，筛状或簇状增生。腺体成分密集增生，形成边界清楚的团块；腺腔增大，可有乳头状增生。腺上皮细胞可呈功能较活跃的柱状上皮，或腺腔扩张形成的立方或扁平上皮，后者功能相对静止。腺体周围有基底细胞环绕，间质成分很少。

（四）其他病理学改变

1. 慢性炎

前列腺慢性炎症为良性前列腺增生常见的并发症。几乎所有良性前列腺增生均伴发不同程度的慢性炎症，表现为前列腺腺体和间质内见到慢性炎细胞浸润，炎细胞以淋巴细胞为主，主要是T淋巴细胞，浆细胞少见，另外见有弥漫散在分布的肥大细胞。腺上皮被破坏甚至腺体结构被破坏，腺腔内出现炎性渗出物。炎症的发生可能与前列腺增生压迫尿道或突入膀胱掩盖尿道口，导致下尿道梗阻引起感染有关。

前列腺中慢性炎症细胞浸润是很常见的，但不应作为诊断前列腺炎的唯一依据。因此，组织学诊断前列腺炎必须掌握以下诊断的标准：①腺体周围炎性细胞浸润。必须是前列腺的腺管周围间质有一定量的炎性细胞浸润，而不是其他部位，更不是血管周围；②有炎细胞浸润的腺体上皮组织有不同程度的破坏；③该腺腔内有炎性细胞和炎性渗出物存留。必须同时诊断为炎症，因为没有结构破坏，若仅有腺上皮破坏，也可能是因为淀粉样小体机械性损伤或因为血行障碍的梗死所致，因此也不能诊断前列腺炎。若仅有炎细胞浸润，也可能是机体对管腔内容物的炎性反应，也不能诊断为前列腺炎。前列腺炎为多灶性，可在前列腺增生结节内或结节之间。

2．基底细胞增生

基底细胞增生是良性前列腺增生结节或炎症病灶的最常见的继发性改变。导管和腺泡的基底细胞变圆，具有椭圆形核，并且它们形成多层衬里，其对基底细胞特异性高分子量细胞角蛋白染色。通常存在对PSA染色阳性的柱状分泌细胞的单个管腔排。

3．梗死

梗死在病理形态可见腺体上皮坏死、核崩解或消失，腺管的残影尚可保留，腺管内及周围有炎细胞渗出，腺腔中可见坏死物，梗死周围上皮可出现鳞状化生。主要因前列腺增生的组织压迫血管，导致局部供血障碍所致。在前列腺增生中可呈多灶状出现。多见于腺体增生为主的病变。单腺管梗死灶较常见，多个腺管成片状梗死则不多见。梗死的结局为吸收、纤维化和钙化。前列腺梗死的结局一方面可使前列腺的体积缩小，另一方面可以发生梗死周围腺体新生，甚至可以发生癌变。

4．上皮化生

前列腺腺泡上皮长期受到各种促增生的因子或炎症刺激，其中有增殖能力的细胞产生转变。化生的类型包括鳞状上皮化生、尿路上皮化生、肠腺上皮化生和黏液腺上皮化生，化生的上皮局限在腺泡腔内或沿导管生长。

5．结石

结石主要位于扩张的前列腺腺腔内。由前列腺内潴留的分泌液浓缩形成淀粉样小体、钙盐和镁盐沉积所致。在管腔内可见红染的圆形淀粉样小体和蓝染的层状结石。

（张　伟）

第四节　病理生理学

一、良性前列腺增生的定义

可以将BPH划分为组织学前列腺增生和临床前列腺增生。

（一）组织学前列腺增生

几乎所有老龄男性都能在组织学上发现BPH。一项尸检研究结果表明，BPH的显微镜下改变早在男性35岁时就开始了。60岁男性中的患病率达到了50%，而80～85岁的男性患病率接近100%（Moore et al., 1943; Swyer, 1944; Franks, 1954; Harbitz & Haugen, 1972; Pradhan & Chandra, 1975; Berry et al., 1984; Isaacs & Coffey, 1989），但只有其中的大约50%会进展为肉眼可见的BPH，而在这其中仅有50%的BPH会进展成有症状或体征的BPH。将有关老年尸检和直肠触诊的相关研究数据结合起来分析，显示前列腺增大本身并不足以导致需要手术干预的膀胱出口梗阻。45 岁老年男性肉眼可见的 BPH 发病率为 8%，其中必须手术干预的仅为 0.2%。85 岁老年男性肉眼可见的 BPH 发病率为 53%，其中必须手术干预的为 25%（Isaacs & Coffey, 1989）。组织学前列腺增生可以认为是一个生理老化过程。要想知道什么情况下的 BPH 需要临床干预，就有必要了解一下临床前列腺增生的定义。

（二）临床前列腺增生

BPH 的临床定义十分重要，这种定义必须量化、并且基于以下三个方面参数得出：前列腺大小、症状和梗阻情况。

BPH 这个词最初是从病理解剖学中借用而来，用于泌尿外科中来描述一种症状多变的临床状况，这种临床状况常常伴有因下尿路梗阻引起的继发改变。然而，显微镜下的组织增生以及随后出现的腺体增生都不足以诊断临床 BPH；反过来，如果没有这些变化就做出 BPH 的诊断，也是很难想象的。

1. 前列腺体积

前列腺体积≥20 g 是诊断临床前列腺增生的重要条件，近期研究表明移行带指数（通过超声确定的移行带体积与前列腺总体积的比值）显示与症状、最大尿流率以及逼尿肌压力相关（Kaplan et al., 1995）。

2. 下尿路症状

下尿路症状（LUTS）在临床前列腺增生的诊断中至关重要。但不包括“沉默的前列腺”，这种无症状的前列腺增生也能引起严重的梗阻、大量残余尿、上尿路扩张等。这类患者通常需要马上治疗，不能孤立地通过症状来做出临床 BPH 的诊断。普通人群随年龄的增长也会出现下尿路症状，但他们并不把自己当成是患者（Andersen, 1982）。因此，对症状的耐受程度就变得十分重要。临床 BPH 的患病率随着年龄的增长而增加，并且与定义的标准相关。

3. 梗阻情况

梗阻在临床 BPH 定义中的地位是最难确定的。实际上所有有效的治疗方式都是为了消除或减少前列腺组织，其基本理念必须清除足够量的前列腺组织才能获得一个满意结果，如排尿通畅。近来，这个理论受到质疑，并提出一个相反的理论，即仅仅增大的腺体本身就可能会产生症状，而并不是非得引起梗阻才行。也许，这个理论是基于相对小规模的研究得出。这种观点的支持者通常是因为在对非梗阻患者进行经尿道前列腺电切术后看到了“好”的结果。然而，已经有明确证据显示，这类患者术后的效果显然不及有梗阻的患者术后效果好；在一些研究中，结果的差异非常大，因此不排除手术操作对症状有安慰剂效应的可能。除非有确凿的证据出现，来说明这个理论的正确性，否则谨慎的做法是维持原有的定义，即必须存在前列腺增生引起的梗阻，才能诊断临床 BPH。因此，临床 BPH 必须具备以下情况：

（1）客观检查证实存在前列腺腺体增大，或者移行带增大。

（2）存在无法忍受的 LUTS 或上尿路损伤的证据。

（3）存在前列腺增生引起的膀胱出口梗阻（BOO）。

应用这个定义可以“清晰”地描绘出这类患者群体。这样做将会对临床诊治产生影响，并能够得出更可靠的研究结果。但大部分关于 BPH 发病率和流行病学的研究，由于缺乏对 BPH 的统一定义，并没有按统一标准纳入患者。往往这些研究都是仅单独根据下尿路症状或前列腺体积或有无膀胱出口梗阻来纳入患者的。

二、前列腺增生后的泌尿系病理变化

（一）前列腺病理变化

1．前列腺体积变化

前列腺形状大小如同栗子，紧贴膀胱颈，整个腺体将近端尿道包裹起来。前列腺可分为外周带、中央带、移行带和尿道周围腺体区。BPH 主要发生于前列腺的移行带和尿道周围腺体区。早期从前列腺移行带前括约肌处以一种良性的结节增生的方式开始，随着疾病的进展，增生的结节数量增加及体积增大，这种结节可以遍布整个前列腺的移行带。同时，随着年龄的增长，前列腺移行带也在增大，而这与增生结节的发展无关（郭应禄等，2009）。尿道周围腺体增生的速度很慢，并且只向膀胱一端增生形成内镜下看到的中叶增生。组织学上，BPH 是前列腺腺上皮和间质的增殖过程。其中由间质和腺上皮以不同比例构成。研究表明正常前列腺组织间质、上皮及腺腔三种成分的密度分别为 0.45，0.21，0.34；在前列腺增生体积的组织中则分别为 0.6，0.12，0.28。正常前列腺组织中间质和上皮比例为 2∶1，而前列腺增生组织中间质和上皮比例为 5∶1。因此，前列腺增生以间质增生为主，间质中又以平滑肌增生显得更为突出。

2．前列腺包膜的影响

人类前列腺存在前列腺包膜，这是人类前列腺的独特特点。对犬的前列腺研究发现，犬的前列腺能够自然增长。然而犬的前列腺并无包膜，很少出现膀胱出口梗阻以及下尿路的症状（郭应禄等，2009）。由此可以推测前列腺包膜在 LUTS 的发展中起着重要的作用。这种作用可能是由于包膜限制了前列腺向外生长，从而使不断增生的腺体受压而向尿道和膀胱膨出，导致了尿道阻力的增加。由于有该包膜的存在，前列腺增生后，增生的结节将腺体的其余部分压迫形成“外科包膜”，两者有明显分界。大量文献表明切开前列腺包膜可以使膀胱出口梗阻症状有所改善。

（二）膀胱逼尿肌病理变化

1．正常膀胱逼尿肌的特征

膀胱是一个主要由平滑肌组成的空腔脏器，它的功能包括在低压状态下收集并储存尿液，以及周期性排空尿液，这种排空尿液的方式是通过逼尿肌高度协调的持续性收缩来完成的。正常的排尿过程是依靠正反馈机制来确保逼尿肌的持续激活直到膀胱排空为止。

膀胱能发挥其有效功能，不仅与自主神经支配及组织结构的完整性相关，还与细胞内代谢密切相关。尽管膀胱平滑肌及尿道上皮均需要正常的氧气及营养物质供给，但这两种组织的基础代谢率具有显著不同（Levin et al., 1999）。与平滑肌相比，黏膜的糖酵解及氧化磷酸化的速度明显增加，因此细胞质中高能磷酸盐的浓度（ATP 和 CP）会更低。这些代谢的不同使尿道上皮比平滑肌对缺氧（缺血）更为敏感（Levin et al., 1996）。与大多数平滑肌一样，膀胱代谢即使在有氧静息条件下仍有大量的乳酸生成（Uvelius & Arner, 1997）。收缩刺激可显著增加 ATP 的分解。体外研究表明 ATP 的分解速率与刺激的方法相关。直接的毒蕈碱刺激（乌拉胆碱）可刺激 ATP 水解的量最大，然而使用 KCl（直接去极化）最少。使用 EGTA 和地尔硫䓬可以完全抑制乌拉胆碱刺激的收缩过程，但仅能部分抑制其代谢过程，然而这种治疗方式可以完全抑制对 KCl 的应答。这些研究表明受体介导的收缩过程有一个重要的代谢消耗，这个过程是独立于实际收缩之外的（Ruggieri et al., 1988; Levin et al., 1990）。

逼尿肌组织结构的核心成分是小肌束。

小肌束的构成至今没有明确统一的解释。Elbadawi 将逼尿肌的小肌束定义为以 4 ~ 12 个结合在一起的肌细胞为一组，它们朝向相同（电镜下发现肌质内的肌丝朝向相似），由胶原纤维混合了一些弹力纤维构成，几乎没有成纤维细胞（Elbadawi, 1993）。因此，逼尿肌的肌束是由这些小肌束（朝向多变）聚集而成，这些逼尿肌的肌束被厚厚的富含纤维细胞的间质环绕着，并形成了肌束的轮廓。由于同一肌束内的小肌束并不是被完全隔离开的，因此同一肌束内的不同小肌束彼此间也有融合。观察膀胱出口梗阻后的逼尿肌形态，是能够将正常小肌束与异常小肌束区分出来的。逼尿肌的肌束呈三维网状排列遍布整个膀胱。只有膀胱三角区内的平滑肌肌束是沿输尿管方向走行来的。逼尿肌在膀胱的这种复杂的排列方式，能够使膀胱反复充盈和排空，并且在任何膀胱容量下都能提供全力收缩。光镜及电镜下逼尿肌肌细胞的形态完全类似于其他部位的平滑肌细胞。

逼尿肌的兴奋是通过副交感神经系统来调节的。然而，男性的骶神经系统是很复杂的。盆神经丛中混合了副交感神经丛和交感神经丛，包含了不同种类的神经元。许多神经元中含有神经肽，大量的神经元之间的交互作用可能发生在这个水平。交感 - 副交感神经系统间的交互作用不但发生在盆丛神经节内，更多的还发生在逼尿肌内的神经末梢，这些神经末梢位于逼尿肌壁内神经节以及神经 - 肌肉接头的效应器（Elbadawi & Schenk, 1971; Elbadawi & Schenk, 1973; Elbadawi, 1984; Mattiasson et al., 1987）。

2. 梗阻后的膀胱逼尿肌特征

膀胱小梁的形成通常被认为是梗阻后膀胱的变化特点。然而，并非所有梗阻患者都存在膀胱小梁。在无梗阻的膀胱过度活动症（OAB）患者中，一半的患者膀胱壁上都能观察到明显的小梁形成。前列腺梗阻可以导致膀胱壁增厚。许多动物实验表明，在急性不全梗阻模型建立一周后，膀胱的重量有所增加（Malkowicz et al., 1986; Levin et al., 1990; Nielsen, 1997）。膀胱重量增加的越大，对膀胱排空功能的损伤就越严重（Malkowicz et al., 1986；Levin et al., 1990）。随着膀胱壁的增厚，膀胱的顺应性也会减小。这可能是膀胱壁增厚激活了张力感受器的原因。随着膀胱顺应性下降，膀胱的功能容量也会减小，从而会出现尿急、尿频但排尿量小的症状。研究急性出口梗阻后膀胱变化的重要指标是膀胱重量增加的速度。梗阻后一周兔的膀胱容量可以增加 6 倍，而梗阻后 6 周大鼠的膀胱重量能够增加 16 倍。膀胱重量的迅速增大，一部分原因是与梗阻后膀胱壁水肿有关（Elbadawi & Meyer, 1989）。当梗阻解除后，膀胱重量会迅速减小趋于正常。虽然在无下尿路症状的人群中膀胱壁也会随着年龄的增长而增厚，但膀胱壁增厚仍被认为与 LUTS 相关，并且增厚的程度取决于梗阻的严重性（Oelke et al., 2006）。

光镜下人和动物模型中可以观察到，膀胱梗阻后小梁形成的原因可能与纤维化和平滑肌细胞肥大相关。逼尿肌的肌束内外都可以出现纤维化，但这种形态学变化并不是梗阻后的特异性表现。在无梗阻的老年女性也发现过类似的纤维化（Holm et al., 1995）。因此这种纤维化可能与老龄化有关。不依赖梗阻，老化导致膀胱组织学和逼尿肌细胞功能的改变。动物实验中显示各种原因导致的膀胱低氧血症，比如动脉粥样硬化以及膀胱壁张力的增加，都可以导致膀胱缺血，从而导致了膀胱的病理性改变。在梗阻后，无论是人还是实验动物模型中，电镜下都可以观察到逼尿肌平滑肌细胞的肥大。而逼尿肌平滑肌细胞间隙增大，细胞间的正常连接减少，代之以增多的胶原纤维、胶原蛋白及弹性纤维。这些电镜下的改变可能是梗阻后逼尿肌的特点（Holm et al., 1996）。尽管肥大的逼尿肌平滑肌细胞有形态正常的肌丝和致密体，但它们在超微结构中很容易被识别出来，因为它们内部超微结构出现扭曲怪异的搭配。

梗阻后逼尿肌的这些结构上的变化对其功能有很大影响。细胞的肥大、细胞间通信连接的减少以及细胞间增生的胶原等阻碍相邻细胞兴奋性的传导，这种变化可能导致逼尿肌功能的变化，如出现收缩力受损，逼尿肌不协调收缩，逼尿肌收缩力减弱等。

梗阻后支配的膀胱神经元也会发生变化。在人和动物中均有发现，梗阻后膀胱上神经元细胞肥大，从而促进了排尿反射。无髓鞘的C纤维正常生理性排尿过程中不发挥作用，但梗阻后，它的激活可引起膀胱刺激症状及逼尿肌过度活动。因此膀胱C纤维的脱敏剂已经显示出能够减轻BPH患者的下尿路症状（Dinis et al., 2004）。

3. 老龄化对膀胱逼尿肌的影响

国际上一些研究表明，衰老可能导致逼尿肌收缩力下降，收缩速度缓慢，然而并没有发现明显的神经疾病。关于膀胱功能及组织结构的老龄化改变已有大量的实验和临床研究，有学者通过对不同年龄人群膀胱活检组织进行形态学观察发现：膀胱平滑肌组织与结缔组织的比例随着年龄的增加而降低。老年膀胱纤维化增多，而神经分布减少。随着年龄增长，人类膀胱的乙酰胆碱酯酶阳性的神经明显减少，这表明副交感神经支配的减少，这也是导致老年性膀胱的重要因素。同时功能磁共振检查表明，在膀胱灌注时，脑岛的回应减少，而脑岛是大脑中负责内脏感觉的重要中枢结构。总之，年龄增长与逼尿肌收缩力低下（UAB）的发病相关性上，目前有较为肯定的结论，但要明确衰老在UAB发病中的作用及机制，需要在老龄动物模型上的基础研究及大样本、多中心的临床调查。

（三）BPH后上尿路病理改变

McConnell等对25项关于BPH的研究进行综合分析得出，在这些有临床症状的BPH患者中7%的患者出现肾积水，而出现肾积水的患者中有33%会进展到肾功能不全（McConnell et al., 1998）。这说明BPH患者存在上尿路损伤的风险。

膀胱输尿管连接部（ureterovesical junction，UVJ）是一个有重要生理功能的解剖结构。它就像一个“瓣膜”，在膀胱充盈时闭塞，并只允许尿液单向通过流入膀胱。解剖学上，UVJ的范围是从输尿管进入膀胱壁开始，穿出逼尿肌随后在膀胱黏膜下潜行1.5～2 cm，直到终止于输尿管开口为止。膀胱壁内的输尿管被三角区的肌纤维结构及筋膜形成的Waldeyer鞘所包绕。双侧输尿管内纵行肌向膀胱延续下来，并呈扇形展开，延续到膀胱基底层，形成膀胱三角区的浅层，浅层又称Bell肌。浅层肌之下是三角区深层肌，起源于输尿管的Waldeyer鞘的肌纤维，肌肉在此处变平，肌纤维更加紧密地绞合在一起，呈扇形不断地连续向下行至膀胱底部形成三角深层肌（廖利民等，2012）。

UVJ的功能障碍可分为原发的和继发的，UVJ解剖或功能上的梗阻都会造成输尿管扩张，引起肾积水及肾功能损害。UVJ解剖上的梗阻可由外在的压迫如膀胱肿瘤或膀胱壁增厚引起的壁段输尿管狭窄所引起，也可以由内在的阻塞如输尿管结石及输尿管肿瘤引起。继发性UVJ梗阻多数由膀胱排空障碍引起，膀胱排空障碍可能是膀胱收缩力减弱或膀胱出口梗阻造成的。继发性UVJ根据膀胱的顺应性及漏尿时的膀胱出口阻力可以分为低压力的尿潴留和高压力的尿潴留。膀胱过度充盈会影响上尿路的排空，从而造成肾及输尿管积水。对于老年男性来说，良性前列腺增生可以引起膀胱壁增厚及尿潴留，从而造成 UVJ 解剖及功能上的梗阻，造成上尿路损害（Sutaria & Staskin, 2000）。

三、膀胱出口梗阻症状的病理学改变

膀胱就像“心脏”，是一个空腔的肌肉组织器官，它的功能是不断进行液体（尿液）的接受与排出。就像心脏一样，随着工作负荷的增加，膀胱功能也会从代偿期最终进入到失代偿期。正常情况下，膀胱逼尿肌收缩，使尿液“推开”膀胱颈被排出体外，这一过程中膀胱压力的变化在 20～40 cmH_2O 之间。膀胱出口梗阻后，膀胱逼尿肌肥大增生使得膀胱排尿压力能够升高到 50～100 cmH_2O 甚至会更高，以便克服升高的出口阻力。通常这样就能打开尿道内口，但不断增大的前列腺可能会干扰此机制。而且，由于逼尿肌过早的“力竭”，膀胱收缩期无法持续足够的时间，因此不能一次排空全部尿液。接下来逼尿肌进入不应期，暂时无法对排尿刺激做出反应。几分钟后再次开始排尿并最终完成（张晓东，2005）。

（一）代偿期

1. 兴奋阶段

膀胱出口梗阻早期，膀胱逼尿肌的肌肉组织出现代偿性肥厚，由于这时期膀胱排尿与出口阻力之间能够维持平衡，因此排尿尚通畅，尿线也没有变细。然而，此阶段膀胱敏感性增加。膀胱扩张时就会有想排尿的感觉。对于膀胱正常的患者来说，早期的排尿感能够被抑制，膀胱可以继续松弛扩张，容纳更多的尿液。而对逼尿肌肥厚的患者而言，逼尿肌的收缩力非常强以至于发生了逼尿肌肌肉痉挛，导致了膀胱刺激症状。因此，膀胱出口梗阻的早期症状表现为尿急（甚至急迫性尿失禁）、尿频、夜尿增多。

2. 代偿阶段

随着梗阻的加重，膀胱逼尿肌进一步肥厚，以便能够维持排空膀胱的收缩力。在此阶段，患者除了尿频和尿急的症状外，还会出现尿等待。这是因为膀胱逼尿肌要通过逐渐收缩蓄积更大的力量来克服膀胱颈颈部的阻力。这阶段的梗阻会造成尿线变细、尿无力，膀胱接近排空时尿流会更加缓慢（收缩末期逼尿肌出现疲劳）。

（二）失代偿期

当膀胱的张力受损或者尿道梗阻的阻力远远大于逼尿肌收缩力的时候，膀胱排尿与出口阻力之间能够维持的动态平衡就会被打破。不同程度的失代偿就会发生。膀胱逼尿肌在收缩期不能完全排空膀胱内尿液，从而导致尿液残留在膀胱腔内，形成残余尿。

1. 急性失代偿期

膀胱的快速充盈（大量液体摄入）或逼尿肌的过度牵拉（虽然感到尿急但仍过度憋尿）的情况下，会使代偿的膀胱逼尿肌暂时出现功能障碍。这可以导致排尿困难的加重，并出现明显的排尿等待、排尿费力、尿线变细或终末尿滴沥，也可出现急性完全性尿潴留。

2. 慢性失代偿期

随着梗阻的进展，膀胱逼尿肌收缩力和尿道阻力之间的失衡更加显著，使得逼尿肌在膀胱收缩期排空尿液变得更加困难。梗阻后症状明显加重。残余尿逐渐增加，减小了膀胱有效容量，排尿次数也随之增加。失代偿期，膀胱过度牵拉变薄，使膀胱容量变大，可以容纳 1000～3000 ml 的尿液，导致膀胱逼尿肌因失去收缩力而出现充盈性尿失禁。

如同心脏一样，膀胱从人出生开始也承担着大量的工作。对于一个 70 岁的老龄男性来说，最少会排 200 000 次尿，排尿时压力估计为 50 cmH_2O。如果将排尿当成一次运动，其尿线可达 100 km 之高。因此年龄对膀胱功能的影响，可能是正常的年老反应。

（廖利民）

第五节　诊断及评估

BPH 的诊疗过程通常包括以下环节：

（1）分析患者下尿路症状与 BPH 之间的相关性；

（2）评估患者 BPH 的严重程度以及下尿路症状对于患者生活质量的影响；

（3）评估治疗的收益与风险，选择治疗方式；

（4）随访并评估疗效，必要时更改治疗方式。

前列腺增生往往发生在老年男性，慢性病程，下尿路症状明显，可伴有症状进行性加重的病史。老年男性伴有下尿路症状者应首先考虑良性前列腺增生的诊断，进一步检查需要确定或排除此诊断。

一、前列腺增生患者的临床表现有哪些，什么是下尿路症状?

前列腺增生的临床症状是渐进性发展的，呈临床进展性（McConnell et al., 2003; Jacobsen et al., 1999; Roehrbohn et al., 2000）。早期常出现小便次数增多，尤其是夜间排尿次数增多。同时出现排尿等待、排尿无力、尿流变细、排尿后滴沥、尿急、会阴部有压迫感等。随着前列腺增生的临床进展，症状将逐渐加重。由于膀胱容量相对减少，每次排尿量将逐渐减少，尿频症状加重，排尿困难症状也将逐渐加重。排尿时间延长，甚至出现尿线中断现象。如果遇到过劳、便秘、感冒、过量饮水等情况，可能出现急性尿潴留。前列腺增生导致腺体挤压摩擦，出现肉眼或镜下血尿。长期慢性尿潴留导致残余尿量增多，易诱发泌尿系感染、膀胱结石形成。严重排尿困难时，排尿时间明显延长，尿不成线，尿程极短，有时淋湿衣服。患者每次排尿需借助增加腹压方可排出，常出现充盈性尿失禁，患者常有遗尿现象。长期腹压增高还会导致疝气、痔疮、脱肛等并发症。长期的尿路梗阻容易引起尿路感染，或诱发肾积水、慢性肾功能不全、肾性高血压等并发症。

1. 尿频

24 小时排尿次数超过 8 次为尿频。尿频是良性前列腺增生患者比较常见的一种症状，也是最早出现的症状。夜间排尿次数增多为夜尿增加，从入睡到觉醒排尿次数超过 1 次即为异常。先是夜间排尿次数增多，但每次尿量不多，随之白天也出现尿频。下尿路梗阻时，多数患者还可出现尿急或急迫性尿失禁。

2. 排尿困难

排尿困难是良性前列腺增生最重要的症状。典型表现是排尿迟缓、断续，尿线细而无力，射程短，终末滴沥，排尿时间延长，患者常需要增加腹压以帮助排尿，排尿终末常有尿不尽感。

3. 血尿

当前列腺增生腺体表面黏膜较大的血管破裂时，可发生不同程度的无痛性肉眼或镜下血尿。

4. 泌尿系统感染

下尿路梗阻易导致泌尿系统感染。发生膀胱炎时，尿急、尿频、排尿困难等症状加重，且伴有尿痛；继发上尿路感染时，出现发热、腰痛及全身中毒症状，肾功能也将受到进一步损害。

5. 肾功能不全

若梗阻引起严重肾积水、肾功能损害时，可出现慢性肾功能不全。出现食欲不振、恶心、呕吐、贫血、乏力等症状。

6. 膀胱结石

下尿路梗阻长期无法缓解，残余尿量增加时，尿液中小的晶粒在膀胱内停留时间延长，成为核心形成结石。

下尿路症状（LUTS）是所有排尿障碍的总称。LUTS 发病率可随年龄而增长（Rowhrborm et al., 2002）。在老年男性中继发于 BPH 的 BOO 是最常见的 LUTS 病因。BPH 引起的 LUTS 中可以分为储尿期和排尿期症状，按国际尿控协会定义，排尿期症状有尿流缓慢、尿流中断、排尿踌躇、用力及尿末滴沥；储尿期症状为日间尿频、夜尿、尿急和尿失禁。从患者生活质量（QoL）问卷调查中发现储尿期症状对患者生活质量影响更大，特别是夜尿为 LUTS 患者最突出的主诉。

二、前列腺增生的并发症（部分临床表现以并发症为主的前列腺增生）

（一）膀胱结石

有组织学诊断证明的良性前列腺增生病例的膀胱结石的发病率（3.4%）是对照组（0.4%）的 9 倍。在临床实践中，良性前列腺增生患者发生膀胱结石的风险较小，临床进展高危的患者或出现以下临床症状（如血尿、尿痛、排尿中断、尿滴沥）时，才对其进行筛查。

（二）尿道感染

研究显示尿道感染（UTIs）占全部手术指征的 12%。通常认为残余尿量的增加会导致尿道感染的发生，西班牙的研究显示尿道感染的发病率是 5.2%。MTOPS 的研究发现，接受安慰剂治疗的患者中尿道感染的发生率仅为 0.1%。

（三）膀胱失代偿

前列腺增生呈临床进展性发展，长期梗阻没有得到有效的缓解，膀胱会出现失代偿性改变，主要体现在膀胱的组织学变化—从正常黏膜，到进行性小梁形成，间隙形成，最终形成膀胱憩室合并逼尿肌收缩力下降，功能衰竭。这种变化也可能是与年龄相关的自然转归，因为随着年龄的增长，男性和女性膀胱内都可以发现有纤维变性。

（四）尿失禁

尿失禁是良性前列腺增生患者急需手术干预的主要指征之一。虽然在良性前列腺增生患者中，尿失禁被认为是继膀胱过度扩张（充盈性尿失禁）或膀胱逼尿肌不稳定后所产生的并发症，影响着至少一半以上尿道梗阻患者的生活质量（急性尿失禁）。但更有研究表明，尿失禁是年龄相关性疾病。在 MTOPS 的报道中，超出公众接受能力的较严重的尿失禁发生率是 0.3%。

（五）上尿路功能受损和氮质血症

长期下尿路梗阻将会继发出现双肾积水、

肾功能不全或上尿路功能障碍。研究显示平均13.6%（0.3%～30%）的患者是因为出现了肾衰竭而接受TURP治疗的。与肾功能正常的患者相比，肾衰竭患者在接受TURP后，出现并发症的几率会有所增加（前者17%，后者25%）。

无临床症状的患者最终也可能由于膀胱出口梗阻而导致肾衰竭，这类病例数量较少但却不容忽视。

（六）血尿

BPH患者由于增大的腺体相互挤压，可能会出现前列腺部尿道黏膜破损，可能会出现镜下或肉眼血尿，甚至出现无法用其他原因解释的血凝块。西班牙的横断面研究报道显示血尿的发生率为2.5%。而非那雄胺类药物由于其可以影响血管内皮细胞的表达而成为一种治疗的手段。

（七）尿潴留

受各种因素影响，急性尿潴留（AUR）是BPH最主要和较漫长的并发症之一，也一度成为急诊手术的指征。在既往病例中有25%～30%的患者由于急性尿潴留而接受经尿道前列腺切除。目前大多数患者因停止导尿后无法自主排空而不得不接受手术治疗。由于无法正常排尿，患者的胀痛会逐渐加重，以至于不得不接受急诊治疗。不断地导尿，观察，尝试拔除尿管，复查随访，病情缓解或最终接受手术治疗。在以往的文献报道中，急性尿潴留在第一次发作后的一周内的复发率为56%～64%，而在被确诊为BPH的患者中，复发率高达76%～83%。

急性尿潴留的病因学并不明确。前列腺感染、膀胱过度扩张、饮酒、性生活、身体虚弱、卧床，都可能成为相关的致病因素。前列腺梗死也有可能是急性尿潴留潜在的致病因素。

三、前列腺增生患者就诊后的初始检查

（一）病史

全面的病史了解有助于确定不同原因所致的排尿障碍，并且了解是否存在影响治疗的合并疾病。除了IPSS外还存在一些其他有效的症状评价系统。在病史中还需了解有无血尿、泌尿系感染、糖尿病、神经系统疾病（如帕金森病或脑卒中等）、尿道狭窄、尿潴留及感冒或某些用药后症状是否加重。记录患者目前的处方药和非处方药使用情况，了解是否存在导致膀胱收缩力下降的药物（抗胆碱能药物）或加重流出道阻力的药物（α肾上腺素能激动剂）。患者若有尿道手术病史，则存在尿道狭窄或膀胱颈挛缩的机会就会增大。排尿日记有助于鉴别多尿症及其他非前列腺疾病引发的下尿路症状。

（二）体格检查

直肠指诊与神经系统相关体检十分重要。外生殖器检查有利于除外尿道口狭窄和尿道包块；腹部触诊可了解有无过度充盈的膀胱。通过直肠指诊与神经系统相关体检了解有无前列腺或直肠恶性肿瘤、评价肛门括约肌张力及是否存在可导致患者下尿路症状的神经系统疾病。前列腺质硬与硬节一样重要，结合PSA结果有助于判断是否需要行前列腺穿刺活检。直肠指诊可初步确定前列腺的大小。在患者选择何种药物治疗及侵袭性治疗时前列腺大小具有重要参考作用，对多数患者而言直肠指诊可提供足够精确的前列腺大小判定。但是发现前列腺增大并不代表患者需要治疗，且前列腺大小与症状的严重程度、尿动力学梗阻等级及治疗

效果无明显关联性。除此之外还要注意局部神经系统检查（包括运动和感觉）：肛周和会阴外周神经系统的检查以提示是否存在神经源性疾病导致的神经源性膀胱功能障碍。

当需要更精确获得前列腺体积大小以决定患者接受等待观察或药物治疗，以及选择开放的前列腺摘除术还是经尿道前列腺切除术（TURP）时，经直肠 B 超或经腹 B 超比膀胱尿道镜检查更精确（Roehrborn，1998）。原因在于目前大家公认的是大体积前列腺更易使疾病进展，更易出现急性尿潴留。

（三）尿常规

不论采用试纸法还是涂片显微镜检查法，尿常规分析十分重要，通过尿液分析了解有无泌尿系感染和血尿，若患者存在感染和血尿需考虑患者的症状是否来自于 BPH 以外的疾病。

目前尚无明确证据提示尿常规是无症状男性患者的一种有效筛选手段，因为严重的泌尿系统畸形相对较少见，尿常规的阳性预测价值很低，早期检测和干预的有效性没有肯定。但是老年男性 BPH 患者因其发生率较高，像尿常规这样的无创检查，其益处高于害处。通过这类检查使得我们了解哪些患者真正需要实施诸如静脉肾盂造影、膀胱镜这样的有创检查，并从中受益。更重要的是，尿常规有助于 BPH 患者除外泌尿系感染及肿瘤，这些疾病可以表现为类似 BPH 患者的症状（如尿频、尿急）。若采用尿常规试纸法测定，同时通过测定白细胞脂酶和亚硝酸来了解有无脓尿及细菌尿。

结合尿细胞学等检查，尿常规检查对肿瘤及其他泌尿系疾病的阳性预测值约为 4%～26%，对那些具有严重的膀胱刺激症状及排尿障碍的患者，特别是同时有吸烟病史的患者，尿细胞学检查很重要。膀胱原位癌是一种预后很差，又容易被忽略的一种疾病。

（四）血肌酐测定

尽管对于所有具有 LUTS 的患者在初诊时应推荐进行血肌酐化验以除外因尿路梗阻而导致的肾功能不全。最近 AUA 发表的 BPH 诊治指南中认为，对典型的 BPH 患者血肌酐已不再是常规的推荐检查项目。然而众所周知，肾功能不全的 BPH 患者会明显增加手术后的合并症，肾功能不全患者的手术后合并症发生率为 25%，明显高于肾功能正常 BPH 的 17%，若肾功能不全的 BPH 患者施行手术治疗，其死亡率是正常者的 6 倍。BPH 患者若血肌酐升高，则应考虑进行上尿路的影像检查（超声或静脉肾盂造影）。

（五）前列腺特异性抗原（PSA）

前列腺癌可以像 BPH 一样产生膀胱出口梗阻，并且前列腺癌可以与 BPH 并存。在大部分预计自然寿命超过 10 年的男性患者，查出有无前列腺癌会改变对 BPH 的处理方式。直肠指诊中发现大的前列腺癌性结节肯定会改变治疗方案；然而若在 80 岁的患者中“早期”发现小的前列腺癌，则应该对患者的自然寿命不会有太大的影响。PSA 结合直肠指诊比单纯直肠指诊可明显增加前列腺癌的检出率。因此在那些查出有无前列腺癌会改变其临床预后的患者中，PSA 检查价值很大。前列腺增生和临床局灶性前列腺癌的 PSA 水平有重叠。28% 的组织学证实为良性前列腺增生的患者其 PSA 水平超过 4 ng/ml。PSA 随时间的增长趋势（PSA 速率）、游离与结合型 PSA 的比值及 PSA 密度可能有助于增加 BPH 患者的 PSA 特异性。血清 PSA 作为一项危险因素可以预测 BPH 的临床进展，从而指导治疗方法的选择（Roehrborn et al., 2002）。

PSA 水平在非前列腺癌患者中也有作用，

可以推测前列腺的体积以及预测患者对5α-还原酶抑制剂药物治疗的反应性（如非那雄胺或度他雄胺）。5α-还原酶抑制剂治疗3～6个月后PSA可下降40%～50%。治疗前若缺少PSA的基础值，可使得以后对PSA的解释复杂化。服用这类药物的患者在评价前列腺癌危险性时需将PSA值翻倍计算。

（六）症状评价

国际前列腺症状评分（IPSS）是具有LUTS症状的男性患者在初诊时用于评价其症状严重程度的一项推荐性评分系统，它与最大尿流率、残余尿量以及前列腺体积无明显相关性（AUA Practice Guidelines Committee, 2003; de la Rosette et al., 2004）。采用IPSS可将患者的症状分为轻度（0～7）、中度（8～19）和重度（20～35）。患者随访时评价IPSS，可以了解患者的治疗反应及疾病的进展情况。

然而，IPSS不能用来诊断BPH。男性（或女性）患各种不同类型的下尿路疾病（如感染、肿瘤、神经源性膀胱等）均可以使得IPSS很高。但不管如何，IPSS是一种理想的症状评价手段，可以评价初诊患者的症状严重程度，患者的治疗反应以及等待观察患者的疾病进展情况。另外，对于每位患者制订其合理的治疗方案还需考虑所评定出的症状评分对患者的生活质量的影响。

大部分患者因为症状影响了其生活质量而寻求治疗。能量化症状的问卷表显得尤为主要，它除了评价症状外，还能评定疾病的严重程度，疾病的进展与否，有助于判断是否需要干预治疗以及了解治疗后的反应。有了这种评价手段还能有助于比较各种治疗手段的好坏。对患者而言缓解症状远比改善尿流率、逼尿肌压力或尿道阻力因子等来的重要。

很明显，单纯IPSS不能完全勾勒出患者所有感知的症状。症状对患者生活节律的影响也应考虑到。干预治疗对症状评分中度但自认为症状非常烦忧者比对症状重度但自认为很能耐受者显得更有作用。尽管IPSS与生活质量评分的关联性很好，但BPH特异的生活质量评分（QoL评分）仍旧需要。

（七）尿流率

对LUTS患者均应进行尿流率检查，为得到更准确的结果，要求排尿量>150 ml（McConnell, 2003），有时需2次以上检查。

（八）前列腺超声

前列腺B超即采用B型超声波对前列腺进行检查。临床用于测定前列腺的形态、大小及位置，可用于诊断前列腺增生、前列腺肿瘤、结石、钙化等症以及前列腺脓肿、囊肿及慢性前列腺炎，也可用于探测前列腺尿道合金支架管的位置。适用于怀疑患有BPH的患者，也常用于健康男性的体检。经直肠超声可以精确测定前列腺体积（计算公式：0.52×前后径×左右径×上下径）。经腹部超声检查可以了解膀胱壁的改变以及有无结石、憩室或占位性病变（阙艳红等，2005；Thomas & Abrams, 2000）。

1. 前列腺的分叶及分区

（1）按解剖分区法（少用）：将前列腺分为左右侧叶、后叶、中叶和前叶。

（2）按内外腺划分法：按前列腺的腺体对性激素的敏感性分为内腺和外腺两组带区。前者是前列腺增生的好发部位，后者是前列腺癌的好发部位。

（3）按区带划分法：尿道周围组织包绕近段前列腺尿道周围，为一薄层，移行区位于精阜上方的近段前列腺尿道周围组织，中央区位于精阜平面以上，近段前列腺尿道的后方，两侧射精管之间，射精管通入中央区，周缘区主要位于前列腺的后下侧，包绕前列腺的后面及两侧，上起前列腺底部后缘，下至前列腺膜尖部，为前列腺癌的好发部位。

（4）三种分叶分区法之间的关系：一般是内腺包括移行区和尿道周围组织，外腺包括周缘区和中央区。注意不要混淆。

2. 检查方法

（1）探测前准备：经腹壁探测前列腺，不要求过分充盈膀胱，膀胱内有半量或更少的一些尿液就足够，充盈太多反而使探测不便，且前列腺增生的患者，过度充盈膀胱会诱发尿潴留。经直肠内探测时，膀胱内有少量尿液就足够，充盈太多虽然能进行前列腺检查，但不能了解膀胱的全貌。

（2）耻骨上经腹壁探测法：仰卧位，探头横置于耻骨上区，侧动探头，使声束逐渐从膀胱三角区移向前列腺，可观察到一系列的前列腺横切面声像图，然后探头旋转 90°，作矢状扫查，即可得到一幅膀胱底部和前列腺的纵切声像图。对于肥胖患者，要用力按压，否则无法清晰显示前列腺尖部。

（3）经直肠探测法：取截石位、左侧卧位、膝胸位或坐位。以左侧卧位最常用，截石位用于前列腺穿刺时。

前列腺的测量：主张横切测量左右径，正中纵切测量上下径及前后径。对于膀胱极度充盈的患者或肥胖患者，横切面测量的前后径其实是前后斜径，比真实的前后径要大。

3. 前列腺超声正常表现

前列腺为包绕在前列腺部尿道的生殖腺体。正常横径约 4 cm，纵径约 3 cm，厚约 2 cm，横切面呈对称而圆钝的三角形，上大下小。前列腺包膜光滑连续且较薄，实质呈低回声，内有分布均匀的散在细小光点。

4. 前列腺超声异常表现

（1）前列腺增生：超声波声像图显示前列腺增大，以前后径增大为主，失去正常形态，呈半球形或接近球形。腺体外形规则，左右对称，边缘整齐。包膜可增厚，但联系完整。内部回声增多，分布基本均匀。以中叶增大为主者可伴有尿潴留和残余尿。

（2）前列腺癌：超声波声像图显示前列腺畸形、增大，形态不对称，轮廓不规则、不完整，包膜断裂失去连续性，内部回声紊乱不均，局部出现光点、光斑或光团，也有的出现局灶性低回声区。部分病例累及膀胱或精囊时，可出现相应的异常超声波像图。

（3）慢性前列腺炎：腺体大小变化不大，可稍大或稍小。声像图呈对称的栗子形或半月形。包膜回声因炎症进展而增厚，且厚薄不均，但一般仍保持其完整性和连续性。内部回声增多，光点大小不等，分布不均。

（4）前列腺结石：①散在小结石：前列腺大小正常，内有多个散在强回声，直径为 1～3 cm，无声影。②弧形结石：均伴有前列腺增生。结石出现在内腺与外腺的交界处，许多小结石排列呈弧形，多半无声影，只有结石较大，聚集成很密或含钙成分多时才出现声影。经直肠纵向扫查较易显示弧形结石。③成堆小结石：一般也伴有前列腺增生。十几个强回声小结石聚集成堆，常在纵切面图上的前列腺尖端部附近见到。④单个大结石：单个斑状强回声，出现在前列腺中部或左右侧叶，约 5 mm 或更大，伴有声影，前列腺不增大甚至缩小。此型多在经腹部或经直肠横切面图中显示。

（5）前列腺脓肿：前列腺肿大，包膜完整。左右对称或不对称，根据脓肿所在部位而不同。内部回声多变，液化者为低回声区，未液化或部分液化者，回声不均匀。脓肿向周围穿破者，包膜不完整，前列腺不再肿大。经直肠探测，脓肿已液化者可见到脓腔内的流动回声，有助于诊断。由产气杆菌或大肠埃希氏菌所致的前列腺脓肿，在脓腔里会有气体存在，须改变体位探测才可避免气体对超声波的影响。

（6）前列腺囊肿：在前列腺内出现圆形或椭圆形液性区，后方回声增强。囊肿或局限在前列腺内，或凸入膀胱腔内。囊肿一般较小，在 1～2 cm 或以下。大囊肿可有下尿路梗阻的声像图激发征象。

（7）前列腺尿道合金支架的探测：合金支架的声像图呈管道形网纹状强回声，位于近侧前列腺尿道。该段尿道被其撑开，管道内无任何堵塞物，超声探测路径以直肠法为好，纵切图及横切图均显示清楚。需要检查的人群：有急性尿潴留、尿频、排尿困难、直肠不适、血尿、尿道流脓等症状的人群。

5. 注意事项

检查前：需保留膀胱尿液，可在检查前 2 小时饮温水 400～600 ml，检查前 2～4 小时不要小便（憋尿后检查）。

（九）膀胱残余尿量（PVR）

利用超声测量排尿后膀胱的长、宽和高进行计算，大量的 PVR（>200 ml）说明膀胱功能已失去代偿，此时药物治疗多不能奏效。

如何评估患者下尿路症状的严重程度？主观评估可以通过：国际前列腺症状评分（IPSS）、生活质量指数（QoL）、排尿日记。客观评估可以通过：前列腺体积、最大尿流率、残余尿量。

四、国际前列腺症状评分

美国泌尿学会（AUA）症状评分也被称为国际前列腺症状评分（IPSS），是研究 LUTS 和 BPH 方面极为重要的评分系统。总分从 0～35 分，患者的评分在 0～7 分为轻度症状，8～19 分为中度症状，20～35 分为重度症状。

IPSS 是由 AUA 测量委员会制定的。IPSS 中的每个问题分为 0～5 分，由此其总分范围为 0～35 分。这 7 个问题是内在相一致的，也是可信的。患者的症状评分与排尿困难的级别明显相关联。评分系统对治疗反应的敏感度也很高。

如何鉴别其他可能引起下尿路症状的疾病（尿动力学检查的意义）？所有超过 40 岁的人，均有一定比例发展为前列腺的组织学增生，也就是 BPH。当然有一部分 BPH 患者还没有出现 LUTS，而存在一些由于非 BPH 原因（如尿道狭窄、结石、炎症）诱发的 LUTS。

尿流率仅能确定 BPO 的可能性，只有尿动力学检查（包含影像尿动力学检查）可以明确有无梗阻存在，也是用来鉴别下尿路症状原因的主要检查措施。尿动力学检查中的压力流率测定能对梗阻的程度进行分类，并鉴别出由于逼尿肌收缩力不足引起的低流率。对术前已确定为 BPO，排尿量<150 ml 或最大尿流率>15 ml/s 的老年人，<50 岁的男性，>80 岁的老年人，残余尿>300 ml 者，怀疑神经源性膀胱，根治性盆腔手术后和曾经行有创治疗失败者最好进行尿动力学检查尤其是压力流率测定。

五、如何鉴别膀胱过度活动症、尿道狭窄、神经源性膀胱、前列腺癌等疾病

（1）膀胱过度活动症（overactive bladder, OAB）是一种以尿急症状为特征的症候群，常伴有尿频症状，可伴或不伴有急迫性尿失禁；尿动力学上可表现为逼尿肌过度活动（detrusor instability, or detrusor overactivity），也可为其他形式的尿道–膀胱功能障碍。OAB 无明确的病

国际前列腺症状评分表（IPSS）

姓名：　　　　　　　　　电话：

在过去一个月您是否有以下症状?	没有	在五次中少于一次	在六次中少于三次	在六次中大约三次	在六次中多于三次	几乎每次	您的得分
1. 是否经常有尿不尽的感觉?	0	1	2	3	4	5	
2. 两次排尿间隔是否经常小于 2 小时?	0	1	2	3	4	5	
3. 是否经常有间断性排尿?	0	1	2	3	4	5	
4. 是否经常有憋尿困难?	0	1	2	3	4	5	
5. 是否经常有尿线变细现象?	0	1	2	3	4	5	
6. 是否经常需要用力及使劲才能开始排尿	0	1	2	3	4	5	
7. 从入睡到早起一般需要起来排尿几次?	没有	一次	二次	三次	四次	五次或以上	
	0	1	2	3	4	5	
			请相加以上得分，得出您的症状评分：				
因排尿的症状而影响了生活的质量							
	高兴	满意	大致满意	还可以	不太满意	苦恼	很糟
如果在您的后半生始终伴有现在的症状您认为如何?	0	1	2	3	4	5	6
				生活质量评分			
			IPSS 总评分 = 症症状评分 + 生活质量评分				

症状评分范围是0～35分（无症状~非常严重的症状）

0～7 分 = 轻度症状：　密切观察

8～19 分 = 中度症状：　需要积极治疗

20～35分 =　重度症状：需要积极治疗

因，不包括由急性尿路感染或其他形式的膀胱尿道局部病变所致的症状。OAB 不等同于下尿路症状（LUTS），OAB 与 LUTS 的区别在于：OAB 仅指储尿期症状。针对 OAB 患者，时常会选择排尿日记这一针对性主观评估措施。对于多尿症患者，排尿记录表能提供有用的客观信息，做 24 小时记录表能了解患者排尿的大致情况。

（2）尿道狭窄是泌尿系统常见病，多见于男性，临床上常见有先天性尿道狭窄如先天性尿道外口狭窄、尿道瓣膜、精阜肥大、尿道管腔先天狭窄等；炎症性尿道狭窄，常因尿道管腔感染，损伤所致；外伤性尿道狭窄多因损伤初期处理不当所致。可依据尿道造影（顺行/逆行）以及内腔镜检查确诊。

（3）神经源性膀胱（neurogenic bladder, NB）是一类由于神经系统病变导致膀胱和（或）尿道功能障碍[即储尿和（或）排尿功能障碍]，进而产生一系列下尿路症状及并发症的疾病总称。所有可能累及储尿和（或）排尿生理调节过程的神经系统病变，都有可能影响膀胱和（或）尿道功能。诊断神经源性膀胱必须有明确的相关神经系统病史，尿动力学检查作为神经源性膀胱的分类基础，能够阐明下尿路病理生理的变化，为制订和调整治疗方案、随访治疗结果提供客观依据，也是主要的鉴别手段。

（4）前列腺癌是指发生在前列腺的上皮性恶性肿瘤。前列腺癌病理类型上包括腺癌（腺泡腺癌）、导管腺癌、尿路上皮癌、鳞状细胞癌、腺鳞癌。其中前列腺腺癌占95%以上。前列腺癌早期常无症状，随着肿瘤的发展，前列腺癌引起的症状可概括为两大类：①压迫症状：逐渐增大的前列腺腺体压迫尿道可引起进行性排尿困难，表现为尿线细、射程短、尿流缓慢、尿流中断、尿后滴沥、排尿不尽、排尿费力，此外，还有尿频、尿急、夜尿增多甚至尿失禁。肿瘤压迫直肠可引起大便困难或肠梗阻，也可压迫输精管引起射精缺乏，压迫神经引起会阴部疼痛，并可向坐骨神经放射。②转移症状：前列腺癌可侵及膀胱、精囊、血管神经束，引起血尿、血精、勃起功能障碍。盆腔淋巴结转移可引起双下肢水肿。前列腺癌常易发生骨转移，引起骨痛或病理性骨折、截瘫。前列腺癌也可侵及骨髓引起贫血或全血象减少。临床诊断前列腺癌主要依靠直肠指诊、血清PSA、经直肠前列腺超声和盆腔MRI检查，金标准为前列腺穿刺活检。

（王建龙）

第六节　治　　疗

一、等待观察

（一）概述

等待观察是一种非药物、非手术治疗措施，包括患者教育、生活方式指导、随访等。

因为BPH是前列腺组织的一种进行性的良性增生过程，其发展的快慢较难预测。一方面，经过长时间的随访，只有少数BPH患者出现尿潴留、肾功能不全、膀胱结石等并发症（Kirby, 2000），并需进行积极的治疗；另一方面，对于相当一部分症状对生活困扰程度不大的BPH患者来说，若接受了积极的治疗，因治疗而导致的相应并发症可能大于原来症状引起的不便，并且治疗花费也是一大阻碍。因此部分BPH患者并不一定适合药物治疗或手术治疗。确认症状不是由于癌症或其他严重的泌尿生殖系疾病而引起，或者延迟治疗不会引发不可逆的后果；在缺乏绝对的药物治疗或手术治疗指征的情况下，等待观察是一种合理的治疗选择。而这一选择往往是由患者驱动的，荷兰的一项研究结果显示，39位泌尿外科医生连续接诊的670例BPH患者中，41%的患者选择等待观察治疗（Wein et al., 2016）。

所有BPH患者开始任何治疗方式之前，均应接受正式评估，以评价症状的严重程度以及排除各种BPH相关并发症（Stoevelaar et al., 1999）。很多患者虽然主观症状不明显，但是潜在的病变已经比较严重，往往需要干预治疗。另外，对于接受“等待观察”治疗的患者，也绝对不是“一劳永逸”，而要在医生的严密随访下进行有目的的观察，因此定期复查随访对于此类患者是必不可少的。

（二）适应人群

轻度下尿路症状（IPSS≤7 分）的患者，或者中度以上症状（IPSS>8 分）但生活质量尚未受到明显影响的患者可以采用等待观察（Gravas et al., 2017）。

（三）疗效

在一项早期研究中，接受等待观察的患者在随访至 1 年时 85% 保持病情稳定，5 年时 65% 无临床进展（Netto et al., 1999）。

在另一项针对 556 例具有中度症状的 BPH 患者的试验中，进行等待观察与经尿道前列腺电切术（TURP）的对比研究（Wasson et al., 1995）。虽然 TURP 组患者各项参数的改善显著优于等待观察组。但在 3 年后随访时发现 TURP 组和等待观察组各有 23 例（8.2%）和 47 例（17%）患者治疗失败。其中等待观察组中失败的主要原因为残余尿量增加和症状评分的增加，并没有发现有临床意义的肾损伤。

国内王建业等开展了一项关于等待观察治疗 BPH 24 个月的随访研究（张耀光等，2008），共纳入了 61 例轻中度症状的 BPH 患者进行等待观察治疗。2 年后随访发现，所有受试者除前列腺体积外，IPSS、PSA、最大尿流率、平均尿流率、残余尿量等观察指标均有好转趋势。同时发现基线前列腺体积和基线残余尿量可能对等待观察的选择具有一定的指导意义。

国内徐涛等开展的另一项与等待观察相关的研究评估了自我管理干预（SMI）对良性前列腺增生患者改善下尿路症状及生活质量的作用（Ye Chen et al., 2012）。将 222 例服用 α 受体阻滞剂超过 3 个月的 BPH 患者随机分为 SMI 组和对照组。对照组继续维持原治疗，干预组除继续原治疗外，分别以 5～10 人为 1 个小组，进行 SMI 方案授课 2 小时。在 3 个月和 6 个月的评价中显示，在 SMI 组中无论 IPSS 评分还是 QoL 评分均显著优于对照组。这提示在等待观察中常用的生活行为干预措施，在 BPH 药物治疗患者中同样具有作用。

（四）等待观察的内容

1. 患者（健康）教育

应该向接受等待观察的患者提供 BPH 疾病相关知识。包括下尿路症状的原因，正常前列腺大小以及膀胱功能，介绍 BPH 的自然病程及临床进展性，特别应该让患者了解等待观察的效果和预后。同时还应该提供前列腺癌的相关知识，打消患者对于前列腺癌的疑虑。BPH 患者通常更关注前列腺癌的危险，研究结果显示有下尿路症状人群中前列腺癌的检出率与无症状的同龄人群无差异（Rietenberg et al., 1997）。

2. 生活方式指导（Isaacs, 1990; Netto et al., 1999; Brown et al., 2007; Yap et al., 2009; Brown et al., 2004）

（1）改变生活嗜好：避免或减少咖啡因、乙醇、辛辣摄入。乙醇和咖啡具有利尿和刺激作用，可引起尿量增多、尿频、尿急等症状。如果夜尿困扰生活，晚上避免酒精的摄入。

（2）合理的液体摄入：适当限制饮水可以缓解尿频症状，注意液体摄入时间，建议晚上限制液体摄入，以避免夜尿（睡前 2 小时禁止液体摄入）。在症状容易引起不便时，建议限制液体摄入（例如长途旅行或出现在公众场合时）。建议每天的液体摄入量 1500～2000 ml（根据气候和活动量略微调整）。根据排尿日记避免过多或过少的液体摄入。

（3）优化排尿习惯：伴有尿不尽症状的患者可以采用放松排尿、二次排尿；建议排尿滴沥患者挤压尿道。

（4）精神放松训练：伴有尿急症状的患者

可以采用分散尿意感觉，把注意力从排尿的欲望中转移开，如挤捏阴茎、呼吸联合和会阴加压等。

（5）膀胱训练：对于伴有尿频症状的患者，可以鼓励其适当憋尿，以增加膀胱容量和排尿间歇时间。白天排尿间隔增加到 3 小时以上和（或）每次最低排尿量 200 ~ 400 ml。第一周每次憋尿 1 min，第二周 5 min，第三周 10 min。采用排尿日记记录监督。

（6）加强生活护理：对肢体或智力有缺陷的患者提供必要的生活辅助。

（7）伴有便秘者应同时治疗。

3．合并用药指导（Gravas et al., 2017）

BPH 患者常因为合并其他全身性疾病同时使用多种药物，应了解和评价患者合并用药的情况。避免应用充血性药物和抗组胺药物，前者可以使前列腺充血，增加尿道阻力；后者可以阻止乙酰胆碱的活性，使膀胱逼尿肌松弛，收缩力减弱，增加排尿困难。除此之外，还有一些精神病类药物、平喘类药物和胃肠解痉镇痛类药物等，也会引起患者排尿困难。必要时在其他全科医师的指导下进行调整以减少合并用药对泌尿系统的影响。

服用降压药时，选用对尿路作用小的药物替代利尿剂。

4．定期监测（随访）（Gravas et al., 2017）

定期监测对于接受等待观察的 BPH 患者非常重要。其主要目的是了解患者的病情进展状况，是否出现临床进展以及 BPH 相关并发症和（或）绝对手术指征。根据这些个体的风险评估结果，医生可以给患者建议，并根据患者的意愿转为药物治疗或外科治疗。

等待观察开始后第 6 个月进行第一次监测，以后每年进行一次。监测内容为初始评估的各项内容。其中前列腺体积和血清 PSA 可以预测 BPH 患者症状、尿流率、急性尿潴留和手术介入的自然病程。

（五）小结

BPH 作为一种慢性进展性疾病，对患者的影响主要体现在两个方面。一方面是当前 LUTS 的困扰及对生活质量的影响；另一方面是疾病进展带来的远期影响，包括：逼尿肌功能（收缩无力、过度活动、纤维化），膀胱不完全排空，急慢性尿潴留，尿路感染，肾功能损伤以及血尿等。因此，当 BPH 患者的症状困扰及对生活质量的影响并不明显时，采取“等待观察”的治疗策略是一种合理的选择，而考虑到疾病的进展性及远期可能出现的问题，定期规律的随访也是必不可少的。

此外，“等待观察”的内容不仅仅适用于接受等待观察的患者，对于接受药物治疗甚至手术治疗的 BPH 患者同样适用和有效。

患者和医生对于治疗的意见并不总是一致的。对于 BPH 这种慢性病，患者在关心短期控制症状外，更希望疾病能获得长期的控制，这与医生的观点形成鲜明对照（Emberton, 2010; Weibl et al., 2015）。改善医患之间的交流可以增加依从性和治疗的成功率。自我评估目标达成问卷有助于促进医患之间的交流沟通并且帮助患者建立真实的治疗目标，这一点可能有助于改善治疗的依从性和治疗结果（Brubaker et al., 2011）。

（徐　涛）

二、药物治疗

目前，临床上用于治疗 BPH 的药物包括 α 受体阻滞剂、5α- 还原酶抑制剂、M 受体拮抗剂、PDE5 抑制剂、$β_3$ 受体激动剂、中药以及大量的植物提取物。此外，不同药物的联合治疗在 BPH 药物治疗中也占据着重要角色。本节重点讲述 α 受体阻滞剂、5α- 还原酶抑制剂、M 受体拮抗剂、中药以及不同药物的联合治疗，因为这些药物的安全性和有效性已经得到了很好的验证，并被广泛应用于 BPH 的治疗。由于 PDE5 抑制剂和 β_3 受体激动剂近年来才刚被批准用于 BPH 的治疗，相关的循证医学证据比较有限，而植物提取物的疗效及作用机制并不明确，故不做详细介绍。

（一）α 受体阻滞剂

1．α 受体阻滞剂的发展历程

α 受体阻滞剂治疗 BPH 的演变是转化医学成功的代表之一（Lepor，2016）。

1976 年，Caine 等发表了第一项有关 α 受体阻滞剂有效治疗 BPH 的研究结果（Caine et al., 1976）。随后的 RCT 研究结果证实了酚苄明可以有效改善尿流率和下尿路症状。酚苄明治疗 BPH 主要的局限性是其不良事件发生率很高，包括疲倦、头晕、射精异常以及低血压。因此，酚苄明并没有广泛地用于 BPH 的治疗。

20 世纪 80 年代早期，人们已经知道 α 肾上腺素受体分为 α_1 亚型和 α_2 亚型。之后 Lepor 和 Shapiro 采用放射性配体研究方法首次发现人体前列腺组织中同时存在 α_1 受体和 α_2 受体，并且随后证实前列腺平滑肌收缩主要受 α_1 亚型受体介导（Lepor et al., 1988）。

哌唑嗪是第一个 α_1 受体阻滞剂，其最初用于治疗高血压。Kirby 等于 1987 年报道了第一个有关 α_1 受体阻滞剂治疗 BPH 的多中心、随机安慰剂对照研究（Kirby et al., 1987），研究结果显示，与安慰剂相比，哌唑嗪显著改善下尿路症状和最大尿流率。由于消除了 α_2 受体介导的不良反应，与酚苄明相比哌唑嗪的主要优势是更好的耐受性。与酚苄明相似，哌唑嗪的主要局限是首剂效应明显，在首剂服用时更容易出现直立性低血压，因此需常规进行剂量调整，逐渐加量至推荐剂量。

研发用于 BPH 治疗的 α 受体阻滞剂的下一个主要改进是长效选择性的 α_1 受体阻滞剂，例如特拉唑嗪和多沙唑嗪，因为两者均具有更长的半衰期，使得可以每天只服用一次。

特拉唑嗪是第一个被 FDA 批准的长效选择性 α_1 受体阻滞剂，1992 年 FDA 批准其用于 BPH 治疗。多项 RCT 研究结果显示，与安慰剂相比特拉唑嗪显著改善症状和最大尿流率。总体上讲，特拉唑嗪的耐受性良好。治疗相关的不良事件主要包括：无力 / 疲劳、直立性低血压、头晕和困倦（Lepor，1995）。多沙唑嗪和特拉唑嗪的药物化学结构非常相似，也在 20 世纪 90 年代被 FDA 批准用于治疗 BPH。其主要不良反应是疲劳和头晕（Lepor et al., 1997）。

坦索罗辛是随后被 FDA 批准的 α_1A 受体阻滞剂，注册研究显示，坦索罗辛可以显著改善症状和最大尿流率。坦索罗辛的主要不良事件包括头晕、无力和射精障碍（Lepor，2006）。在坦索罗辛问世前，人们并没有关注过特拉唑嗪和多沙唑嗪等药物的射精障碍问题。射精障碍的病理生理被大多数学者归因于抑制膀胱颈平滑肌的 α_1 受体所导致的逆行射精。但 Wolters 和 Hellstron 的研究证实坦索罗辛引起的射精障碍是不射精，因为药物抑制了 α 受体介导的附睾和精囊平滑肌收缩（Wolters & Hellstrom, 2006）。

坦索罗辛的最大优势在于其更高的受体亚型选择性，故其直立性低血压的发生率较低，并且由于其良好的缓释剂型特征，临床使用时不需要剂量滴定，只需要按固定剂量服用。

阿夫唑嗪开始在欧洲批准的剂型需要一天服用 2 次。后来其缓释剂型研制成功，一天一次并且不需要调整有效剂量 。尽管阿夫唑嗪没有任何的 α_1 受体亚型选择性，但其被“宣称”

具有尿路选择性，原因是在猫科动物的体内研究结果显示多沙唑嗪对前列腺尿道压力的缓解作用强于对血压的改变。尿路选择性的生理机制归功于药物进入前列腺的渗透能力的提高。阿夫唑嗪的主要优势是，与坦索罗辛相比不会引起射精障碍，与特拉唑嗪和多沙唑嗪相比，无力和头晕的发生率很低。由于不会引起射精障碍，因此阿夫唑嗪对于不射精会引起困扰的BPH患者非常合适。

在20世纪90年代中期，α_1肾上腺素受体的3种亚型被鉴别出来（Michel et al., 1995），分别为α_1A、α_1B和α_1D。α_1A受体亚型主要分布在人体前列腺，位于前列腺的平滑肌中；而α_1B主要分布在血管平滑肌中。以上药物的作用可能主要源于α_1A受体介导的前列腺平滑肌的松弛作用；而药物的无力、眩晕、直立性低血压的不良反应可能源于α_1B受体介导的血管平滑肌松弛作用。α_1D受体亚型分布在膀胱和神经连接处（Schwinn & Roehrborn, 2008），阻断α_1D受体，可有效改善前列腺增生所致的膀胱功能改变而产生的LUTS症状。赛洛多辛因为兼有α_1A和α_1D受体阻滞功效而成为最新一代的α_1受体阻滞剂，并于2008年获FDA批准。

文献meta分析显示，赛洛多辛是男性LUTS患者有效的治疗选择，疗效快速、有效、安全（Ding et al., 2013）。赛洛多辛没有临床严重的心血管不良事件，所以可考虑用于老年患者。但逆行射精的高风险使赛洛多辛不适用于年轻患者（Osman et al., 2012）。

2．α受体阻滞剂的副作用

头晕、无力和直立性低血压是α受体阻滞剂治疗中最常见的副反应。对于这些副反应的发生机制的了解对新的α受体阻滞剂研发非常重要。以前的观点认为头晕和无力可能是药物对心血管系统作用的结果。Lepor发现特拉唑嗪引起的副反应的发生率与血压变化相关（Lepor et al., 1996）。而出现头晕和无力症状的患者并没有血压的明显变化，只有直立性低血压的发生与血压的变化有关。特拉唑嗪引起的头晕和无力症状可能和药物对中枢神经系统的影响有关。所以，并不一定发明对血压无影响的α受体阻滞剂就肯定可以改善α受体阻滞剂的药物耐受性。

最近的Cochrane综述也发现坦索罗辛剂量越大，眩晕的发生风险越高（0.8 mg，17%；0.4 mg，9%；0.2 mg，3%），提示剂量依赖效应（Wilt et al., 2002）。

尽管α受体阻滞剂对于性欲和勃起功能的影响的不大，但显著增加射精功能障碍（van Dijk et al., 2006）。起初，α受体阻滞剂的射精障碍被认为是逆行射精，最近的研究发现，更可能是由于不射精或精液量减少，并且年轻患者风险更高。最近的一项meta分析结果显示，与安慰剂相比，α受体阻滞剂显著增加射精功能障碍的风险（OR 5.88），在所有的α受体阻滞剂中，坦索罗辛和赛洛多辛的风险最高（OR: 8.57和32.5），特拉唑嗪和多沙唑嗪的风险相对较低（Gacci et al., 2014）。另外，2017年EAU（欧洲泌尿外科学会）的非神经源性LUTS指南提醒，在处方α受体阻滞剂之前需要告知患者可能出现的射精障碍风险。

虹膜松弛综合征（IFIS）会导致大约2%的白内障手术复杂化。IFIS的临床表现为术前瞳孔放大、虹膜翻腾和脱垂、进行性的术中瞳孔缩小。如果IFIS没有被外科医生预期或者识别，手术的并发症会增加。自2005年IFIS被首次报道，它与α受体阻滞剂坦索罗辛紧密联系起来。α_1A似乎也是虹膜扩张肌最主要的受体亚型。坦索罗辛停药后，IFIS的持续存在提示半永久的肌肉萎缩和失色。服用坦索罗辛后多久会出现这些肌肉的变化还不清楚。非权威报道提示服用坦索罗辛 4～6 个月后才会出现 IFIS。停用坦索罗辛几年以后 IFIS 可能还存在。在非亚型 - 特异性 α_1 受体阻滞剂如特拉唑秦、多沙唑嗪、阿夫唑嗪中 IFIS 也有报道，但并不常见。根据一则线上调研，美国白内障与屈光手术协会成员中 95% 认为坦索罗辛使白内障手术更加困难，77% 认为其增加了手术风险（Chang et al., 2008; Chang & Campbell，2005）。因此对于明确诊断白内障的患者，若未来需要进行白内障手术，则应慎重使用 α_1 受体阻滞剂。也应该鼓励患者在任何眼科手术之前向他们的眼科医生报告任何先前的或者现在的 α_1 阻滞剂用药史。

3．小结

多项多中心、随机、双盲安慰剂对照研究都一致地证实了 α 受体阻滞剂治疗 BPH 的安全性和有效性。尽管作用机制上似乎仍有一定争议，但毫无疑问的是，α 受体阻滞剂可以快速地改善 BPH 患者症状。尽管不可避免地存在一些不良反应，但总体上讲 α 受体阻滞剂耐受性良好，当然在临床应用中也应该注意不同药物对于血压、射精功能障碍以及虹膜松弛综合征的影响，做到个体化应用。

目前，临床上有多种 α 受体阻滞剂，现有的研究证据表明：不同药物之间对于症状改善的有效性相似，但主要的副作用不同。因此，安全性方面的考虑可能是具体选择哪种 α 受体阻滞剂的一个参考因素。

对于疾病而言，很难有单个完美的药物，α 受体阻滞剂也不例外，尽管能有效改善前列腺增生所致的 LUTS 症状，并且具有良好的安全性和有效性；但对于 BPH，α 受体阻滞剂不能降低患者远期的 AUR 和手术风险，需要引起大家的重视。

（徐　涛）

（二）5α- 还原酶抑制剂

1．概述

前列腺组织对雄激素有依赖性的认识最早要追溯到外科学鼻祖约翰 · 亨特的工作，他在 1786 年发现阉割的公牛与正常公牛相比，前列腺较小且没有分泌物。100 年后，美国开始使用去势手术治疗前列腺增生所导致的尿潴留，取得了不同程度的成功。尽管有了上述发现，但实际上是泌尿学家查尔斯 · B · 胡金斯（1901—1997）首先采用科学的方法研究了雄激素与前列腺的关系，这使得他在 1966 年荣获诺贝尔生理学和医学奖。1960 年，我国泌尿外科奠基人吴阶平院士发现太监的前列腺无法触及或发育不全，从而提出睾丸激素对前列腺的发生发展具有重要作用。1968 年，Bruchovsky 和 Wilson 确定了双氢睾酮（DHT）而非睾酮是前列腺中的主要雄激素，提出 DHT 可能是在前列腺内起主要雄激素作用的介质的假说（Bruchovsky & Wilson，1968）。

5α- 还原酶首次于 1952 年被发现（Chneider，1952），其主要作用是催化体内的睾酮转化为活性更强的双氢睾酮。目前已知 5α- 还原酶同工酶有 3 中，分别为 Ⅰ 型、Ⅱ 型和新近发现的Ⅲ型。其中 Ⅰ 型主要位于皮肤和成人的头皮，很少出现于前列腺内；Ⅱ 型是前列腺内主要的 5α- 还原酶，主要位于前列腺的基底细胞和间质细胞；Ⅲ 型 5α- 还原酶比 Ⅰ 型和 Ⅱ 型在人体内的分布更普遍，在乳腺、睾丸、肺、甲状腺和前列腺这 5 种组织的癌组织中的表达要高于相对应的良性组织，而且在前列腺中的这种差异更明显。

1974 年，康乃尔大学报道了男性先天假两性畸形（Imperato-McGinley et al., 1974; Walsh et al., 1974）。这些患者的特点：血清睾酮水平正常，血清 DHT 约为正常人的 1/3，5α- 还原酶缺乏，前列腺终生很小，不发生 BPH 和前列腺癌。先天假两性畸形的发现，使人们认识到 5α- 还原酶的重要性。科学家们推论在外生殖器发育成熟后，如果针对性地抑制 5α- 还原酶，就有可能研制出一种能缩小前列腺的药物。而后续的进一步研究发现，此类患者的Ⅰ型 5α- 还原酶正常，Ⅱ型 5α- 还原酶缺乏。

从 1975 年起，众多以 5α- 还原酶为作用靶点的药物进行了研发。1982 年，非那雄胺研发成功，动物研究表明可以降低 DHT，缩小前列腺体积。1992 年发表临床Ⅲ期试验结果，同年非那雄胺获得美国 FDA 批准上市。1994 年获得 SFDA 批准，中国上市。

1992 年，5α- 还原酶同工酶的发现，推动人们研发能同时抑制Ⅰ型和Ⅱ型的药物，因为理论上这种药物应该可以更强地降低 DHT，获得更好的临床疗效。1993 年，双重抑制化合物 GG745（度他雄胺）被研发，2002 年，度他雄胺临床Ⅲ期试验结果发表，同年获美国 FDA 批准上市。2011 年，度他雄胺被 SFDA 批准，在中国上市（Frye et al., 1993; Gisleskog et al., 1998; Roehrborn et al., 2002）。

2．5α- 还原酶抑制剂的作用机制

5α 还原酶抑制剂（5ARIs）通过抑制 5α- 还原酶活性，阻断睾酮向双氢睾酮的转化，降低血清和前列腺内 DHT 水平，诱导前列腺细胞萎缩和凋亡，从而缩小前列腺体积，改善膀胱出口梗阻，缓解 BPH 症状，并降低 BPH 疾病进展风险。

3．5α- 还原酶抑制剂的分类

目前，临床应用的 5α- 还原酶抑制剂有两种：非那雄胺和度他雄胺。非那雄胺是特异性的Ⅱ型 5α- 还原酶抑制剂，而度他雄胺可以同时抑制Ⅰ型和Ⅱ型 5α- 还原酶。非那雄胺和度他雄胺可以分别降低血清 DHT 70% 和 95%；对于前列腺内 DHT，二者可以降低到相似水平（85% ~ 90%）（Clark et al., 2004）。对血清 DHT 的这种疗效差异是否有临床意义目前还不清楚。

4．5α- 还原酶抑制剂的临床疗效

5α- 还原酶抑制剂治疗 BPH 的有效性和安全性已经有充分的循证医学证据的证实和支持。5α- 还原酶抑制剂可以使前列腺体积缩小 18% ~ 28%，使最大尿流率提高 1.5 ~ 2.0 ml/s，使症状缓解（IPSS 评分变化）15% ~ 30%。尽管对于症状改善的起效时间相对较慢，但是 5α- 还原酶抑制剂是目前临床上唯一可以降低 AUR 和手术风险的药物。此外，5α- 还原酶抑制剂对 BPH 相关血尿也具有很好的作用（Gravas et al., 2017）。尽管目前缺乏长期的随访对比研究，但现有的直接对比研究结果证实，非那雄胺与度他雄胺临床疗效相似（Gravas et al., 2017）。

（1）5α- 还原酶抑制与前列腺体积：5α- 还原酶抑制剂可以通过降低前列腺内的 DHT，诱导前列腺上皮细胞凋亡，进而缩小前列腺体积。度他雄胺注册研究结果显示（Roehrborn et al., 2002）：与安慰剂相比 5α- 还原酶抑制剂 1 个月时即可显著缩小前列腺体积（–1.2% *vs*. –6.8%，$P<0.001$），同样，与安慰剂相比，1 个月时 5α- 还原酶抑制剂显著缩小前列腺移行区体积（+6.1% *vs*. –2.2%，$P<0.001$）。

并且，5α- 还原酶抑制剂对于体积的缩小具有持续作用。PLESS 研究结果显示（McConnell et al., 1998），治疗 4 年，非那雄胺组患者的前列腺体积平均缩小 18%，而安慰剂组前列腺体积则增加 14%。MTOPS 研究结果显示，平均随访 4.5 年，非那雄胺组患者前列腺体积缩小 19%（McConnell et al., 2003）。MTOPS 亚组分析结果显示（Kaplan et al., 2008），非那雄胺对前列腺体积的作用不受基线前列腺体积影响，对于基线前列腺体积＜25 ml，25 ~

30 ml，30 ~ 40 ml 以及 >40 ml 的受试者，与安慰剂相比，非那雄胺相对缩小前列腺体积 25% 左右。

此外，临床研究结果显示，5α- 还原酶抑制剂对于前列腺移行区和外周区具有相似的作用（Marks et al., 1999; Truong et al., 2013）。

（2）5α- 还原酶抑制与下尿路症状：5α- 还原酶抑制剂相关临床研究都一致证实，5α- 还原酶抑制剂可以有效地改善 BPH 相关的下尿路症状，提高最大尿流率。

最早的北美Ⅲ期临床研究（Gormley et al., 1992）结果显示，非那雄胺 2 个月开始对于症状的改善优于安慰剂（$P<0.02$）；治疗 12 个月时，非那雄胺改善症状评分 21%（$P<0.05$），梗阻症状评分改善 23%（$P<0.001$），非梗阻症状评分改善 18%（$P<0.01$）。治疗 12 个月时，非那雄胺提高最大尿流率 6.4 ml/s，显著优于安慰剂。

之后的非那雄胺国际临床研究（The Finasteride Study Group，1993）也证实了上述临床效果，非那雄胺治疗 12 个月，每个月平均改善症状评分 0.22 分，每个月平均提高最大尿流率 0.08 ml/s，均显著优于安慰剂。

之后为期 2 年的 SCARP 研究、PROSPECT 研究、PROWESS 研究（Andersen et al., 1995; Nickel et al., 1996; Marberger，1998）以及为期 4 年的 PLESS 研究（Debruynea et al., 2004）等都显示，5α- 还原酶抑制剂对于症状及最大尿流率具有持续改善作用。

为期 4 年的度他雄胺注册研究（Gisleskog et al., 1998）和为期 4.5 年的 MTOPS 研究（Andersen et al., 1995）结果显示：治疗 4 年时，度他雄胺降低症状评分 6.5 分，提高最大尿流率 2.7 ml/s；治疗 4.5 年时，非那雄胺降低症状评分 5.6 分，提高最大尿流率 3.2 ml/s。

PLESS 研究亚分析结果（Roehrborn et al., 1999）显示，患者的基线前列腺体积和 PSA 对 5α- 还原酶抑制剂改善症状及最大尿流率的疗效具有预测作用。基线前列腺体积越大（或者 PSA 越高）的患者，5α- 还原酶抑制剂对于症状和最大尿流率的改善效果越好，起效时间越快。

关于对症状的改善，2017 年欧洲下尿路症状指南（Gravas, et al., 2017）推荐 5α- 还原酶抑制剂用于前列腺体积 >40 ml 的患者，该推荐意见来自于 1996 年的一篇 meta 分析结果（Boyle et al., 1996）。该 meta 分析纳入了 6 项为期 1 年的非那雄胺研究，结果表明：对于前列腺体积 30 ~ 40 ml 的患者，与安慰剂相比非那雄胺显著改善最大尿流率，对于前列腺体积 >40 ml 的患者，与安慰剂相比非那雄胺显著改善症状评分。但后续度他雄胺注册研究结果（Gittelman et al., 2006; Roehrborn et al., 2005）则显示：对于基线前列腺体积 30 ~ 40 ml 的患者，治疗 2 年，与安慰剂相比，5α- 还原酶抑制剂可以显著改善症状评分和最大尿流率。显然，这与之前的 meta 分析结果并不一致。考虑到 5α- 还原酶抑制剂对于缩小体积的持续作用，研究观察（治疗）时间的不同可能是两个研究（meta 分析与注册研究）疗效差异的主要原因。而且，后续为期 4 年的 Combat 研究（Montorsi et al., 2011）和为期 4.5 年的 MTOPS 研究的后续分析（Kaplan et al., 2011）也都证实对于前列腺体积 30 ~ 40 ml 的患者，5α- 还原酶抑制剂可以显著改善 BPH 患者下尿路症状。更有趣的是，Combat 研究（Dimitropoulos & Gravas, 2016）还发现，对于基线前列腺体积 ≥30 ml 的患者，治疗 4 年，5α- 还原酶抑制剂单药治疗对于症状的改善显著优于 α 受体阻滞剂单药治疗（−5.3 *vs*. −3.8，$P<0.001$），对于储尿期症状（−1.9 *vs*. −1.4，$P<0.001$）和排尿期症状（−3.5 *vs*. −2.4，$P<0.001$）的改善也都

优于单用 α 受体阻滞剂，而这种差异在治疗 15 个月后开始出现。

综上，5α- 还原酶抑制剂可以有效改善 BPH 相关的下尿路症状，并且不仅仅是针对梗阻（排尿期）症状，对于刺激（储尿期）症状同样有效。5α- 还原酶抑制剂对症状的改善效果受基线前列腺体积（及 PSA）及治疗时间的影响，对 PV＞30 ml 的患者更有效，并且治疗时间越长，疗效越显著。

（3）5α- 还原酶抑制与 BPH 疾病进展（AUR 和手术风险）：BPH 作为一种慢性进展性疾病，AUR 和手术干预是进展的重要事件。尽管 AUR 和手术干预的总体发生率并不高，但出于情感因素、经济因素及总体健康等因素的影响，AUR 和手术也是 BPH 患者最为关心的事件（Dimitropoulos & Gravas, 2016）。对 BPH 患者的调研（Emberton et al., 2008; Weibl et al., 2015）结果显示，相比快速缓解症状，降低 AUR 和手术风险是 BPH 患者最为关心的事件。

尽管用于 BPH 治疗的药物众多，但 5α- 还原酶抑制剂是目前唯一可以降低 AUR 和手术风险的药物。

PLESS 研究结果（Schäfer et al., 1999）显示，治疗 4 年，与安慰剂相比非那雄胺可以降低 57% 的 AUR 风险和 55% 的手术风险。MTOPS 研究（Wada et al., 2013）结果显示，治疗 4.5 年，与安慰剂相比非那雄胺可以降低 68% 的 AUR 风险和 64% 的手术风险。而这两个经典的 BPH 研究都不是针对高进展风险 BPH 患者，因此可以推断，对于高进展风险（如前列腺体积＞30 ml，PSA＞1.4 ~ 1.6 ng/ml）BPH 患者，长期接受 5α 还原酶抑制剂治疗，在降低 AUR 和手术风向方面的获益会更大。

5．5α- 还原酶抑制与膀胱出口梗阻

从作用机制上讲，5α- 还原酶抑制剂主要是通过缩小前列腺体积，从“静力学”角度改善和缓解膀胱出口梗阻（BOO）。5α- 还原酶抑制剂可以有效地改善 BPH 患者的 Qmax，也从侧面印证了其对膀胱出口梗阻的改善作用。

尽管目前我们大多时候用 Qmax 降低作为判断是否存在膀胱出口梗阻的一个客观指标，但 Qmax 无法区分膀胱出口梗阻与逼尿肌无力，尿流动力学上的最大尿流率时的逼尿肌压力依然是判定膀胱出口梗阻的“金标准”。而现有的临床研究证据也证实，5α- 还原酶抑制剂可以改善 BPH 患者的尿动力学参数，不仅可以改善 BOO，而且对膀胱功能具有一定的保护作用。

非那雄胺一项早期的尿动力学研究结果（Schäfer et al., 1999）显示：在为期 2 年的研究中，非那雄胺可以持续降低 BPH 患者的 PdetQmax（最大尿流率时的逼尿肌压力），与基线相比在第 12 个月和 24 个月时 PdetQmax 分别降低 5.3 cmH_2O（$P<0.05$）和 11.7 cmH_2O（$P<0.001$）。而依据 Abrams-Griffiths 分级标准，治疗 12 个月和 24 个月时，梗阻发生率分别较基线降低了 9.6%（$P<0.05$）和 17.3%（$P<0.01$）。

而另一项有关 5α- 还原酶抑制剂尿动力学作用的研究结果（Wada et al., 2013）显示：52 例对 α 受体阻滞剂治疗不满意的 BPH 患者，加用度他雄胺治疗 24 周后，一方面显著改善患者下尿路症状（IPSS 总分、储尿期评分和排尿期评分）和 Qmax；另一方面，尿动力研究结果显示：显著降低患者的 PdetQmax（71.5 cmH_2O *vs*. 59.1 cmH_2O，$P<0.001$）；显著降低患者的 BOOI（55.2 *vs*. 42.3，$P<0.01$）；41 例 DO 患者中，7 例 DO 完全消失。

最近的一项有关 5α- 还原酶抑制剂尿动力学前瞻性研究结果（Matsukawa et al., 2014）显示：105 例 BPH 患者接受 5α- 还原酶抑制剂治疗 1 年，患者的 OABSS 和通过 BOOI 判定的膀胱梗阻情况都得到显著改善。该结果也提示，5α- 还原酶抑制剂对于膀胱的排尿功能和储尿功能都有改善作用。

通过以上尿动力学研究结果可见，一方面5α- 还原酶抑制剂可以有效改善 BOO，BOO 的缓解可以避免膀胱功能的进一步恶化和损伤；另一方面 5α- 还原酶抑制剂对于膀胱储尿期功能也有改善作用。总体上讲，5α- 还原酶抑制剂对于 BPH 患者的膀胱功能具有一定的保护作用。

6．5α- 还原酶抑制与前列腺癌筛查

PSA 是前列腺癌筛查的重要血清标志物，主要由前列腺上皮细胞合成分泌，其合成和分泌受雄激素受体（AR）调控。AR 以二聚体的形式结合于一段特殊的 DNA 序列（雄激素受体反应序列，ARE），启动 PSA 转录（Balk et al., 2003）。前列腺手术和去势治疗（手术去势或药物去势）能够显著降低患者的血清 PSA 水平。5α- 还原酶抑制剂作为一种雄激素抑制药物同样影响 BPH 患者的血清 PSA 水平。

5α- 还原酶抑制剂影响血清 PSA 的可能机制：一方面，诱导前列腺上皮细胞的萎缩和凋亡，缩小前列腺体积，减少前列腺上皮细胞的 PSA 分泌（AUA, 2010）；另一方面，通过抑制睾酮向双氢睾酮的转变，减少前列腺细胞核内 DHT 与雄激素受体反应序列（ARE）的结合，抑制 PSA 基因的转录，减少 PSA 蛋白表达（Wang et al., 1997）。

（1）Double 法则：有关 5α- 还原酶抑制剂影响 PSA 的研究最早来自于北美Ⅲ期临床研究数据，研究结果（Wang et al., 1997）显示，与安慰剂相比，治疗 12 个月时非那雄胺降低血清 PSA 约 50%。2002 年的一项研究结果（España et al., 2002）显示，非那雄胺对于总 PSA 和游离 PSA 的降低作用一致，因此对于 tPSA/fPSA 的比值无影响。

之后的进一步分析（Guess et al., 1996）证实：为了避免非那雄胺对 PSA 的影响，使用非那雄胺 6 个月以上的患者，PSA 应该乘以 2，然后和未接受非那雄胺治疗 BPH 患者的正常值上限比较。应用此方法，PSA 的敏感性和特异性和那些未接受非那雄胺治疗的患者相同。即“Double 法则”。后续的 PLESS 研究分析（Andriole et al., 1998）则进一步证实了“Double 法则”的可靠性。与安慰剂组相比，非那雄胺治疗组采用 Double 法则后，PSA 敏感性相似（66% *vs*. 70%，P=0.6），但特异性更高（82% *vs*. 74%，P＜0.001）。

此外最新的研究结果表明，BPH 患者服用非那雄胺未发生前列腺癌时，在 1 个月时，PSA 值降低幅度约为正常值的 1/5；在 3 个月以上时，PSA 值降低幅度约为正常值的 1/2（Stanczyk et al., 2013）。

（2）降低幅度：Kaplan 的一项研究结果（Kaplan et al., 2002）显示对于既往穿刺活检阴性，PSA 处于灰区的 BPH 患者，接受非那雄胺治疗 1 年后，前列腺癌患者和 BPH 患者的 PSA 变化幅度并不一致，PSA 降低幅度越低，前列腺癌检出率越高。如果降低幅度不超过 50%，应该警惕前列腺癌发生的可能。其理论依据是：一方面，前列腺癌患者 PSA 水平的升高机制是前列腺基底膜 - 血屏障的破坏，因此前列腺癌导致的 PSA 升高远超过 5α- 还原酶抑制剂对 PSA 的降低作用；另一方面前列腺癌细胞中的 5α- 还原酶活性比正常组织要低。

（3）触底反弹：REDUCE 研究结果（Marberger et al., 2012）发现，对于既往穿刺活检阴性，PSA 处于 2.5 ~ 10 ng/ml 的受试者，研究中前列腺癌的检出者 PSA 都有不同程度的升高，肿瘤的 Gleason 评分越高，PSA 升高的趋势越明显。

在 4 年研究期限内，如果度他雄胺组采用

“触底反弹”方法（即在整个试验过程中患者PSA值较最“低”值的任何升高就活检）与安慰剂组采用NCCN 2010年版《早期前列腺癌筛查指南》的方法相比，PSA的敏感性与特异性相当。

同时FDA也推荐：服用5ARIs时，任何确定的PSA升高都可能存在前列腺癌的信号，需要进一步评估。

目前对PSA“底”的规定有两种方法：一种是定义服用5ARIs后6个月时的PSA为最低值，另一种方法是每6个月测定一次PSA，规定这一系列PSA值中的最小PSA为最低值。

服用5ARIs前需要排除前列腺癌，现有证据表明，无论是采用“Double”法则还是“触底反弹”，5ARIs并不影响BPH患者前列腺癌的筛查。而对于PSA处于灰区、既往穿刺阴性的BPH患者采用“触底反弹”法则甚至可能提高有临床意义前列腺癌的检出。

诚然，单靠以PSA为基础的筛查方法，还是会遗漏一部分前列腺癌，包括高级别前列腺癌，这需要结合新的影像学技术等方法增加高级别前列腺癌检出率，这也是当今前列腺癌筛查研究的热点。

7．5α-还原酶抑制与前列腺相关血尿

体内研究显示，睾酮可以正向调节大鼠前列腺组织中血管内皮生长因子（VEGF）的表达，促进前列腺组织新生血管形成。色素上皮衍生因子（PEDF）是近年来发现的能有效抑制新生血管形成的因子，作为丝氨酸蛋白酶抑制剂超家族的一员，与VEGF等一起参与了新生血管的发生过程。睾酮抑制前列腺组织PEDF的表达，而去势则可以增加PEDF的表达；正常前列腺组织中PEDF表达强烈，BPH组织中PEDF表达减弱（Franck-Lissbrant I et al., 1998）。

在BPH患者中，增生结节组织的血管密度明显高于非增生结节组织（99.3 *vs*. 76.7，$P<0.001$）；BPH合并血尿组的微血管密度（MVD）明显高于单纯BPH组（64 *vs*. 27，$P<0.001$）（Doll et al., 2003；Foley & Bailey, 2000）。可见，BPH的发生、发展和新生血管的发生关系密切，尤其是在BPH合并血尿的患者中更为明显。

随机、安慰剂对照的研究结果显示，非那雄胺治疗2周，可以显著降低VEGF水平，减小微血管密度，从而改善前列腺相关血尿（Donohue et al., 2005）。Saeed Akhter等研究也证实术前非那雄胺治疗2周可以减小微血管密度，改善前列腺血管分布（Khwaja et al., 2016）。

1995年，Peter等发表第一篇有关非那雄胺可以有效治疗BPH相关血尿的回顾性研究（Puchner & Miller, 1995）；此后，Mark等发表的长期随访研究证实了非那雄胺治疗BPH相关肉眼血尿的有效性，并推荐其用于BPH相关肉眼血尿的一线治疗（Miller & Puchner, 1998）。此后，多项研究都进一步证实5α-还原酶抑制剂可以有效治疗BPH相关的血尿。

8．5α-还原酶抑制剂在BPH围术期的应用

2000年发表在UROLOGY的一项前瞻性研究发现，术前应用非那雄胺可以明显减少前列腺体积大于30 ml的BPH患者围术期出血（Hagerty et al., 2000）。而另一项随机对照研究显示，术前应用非那雄胺4周可显著减少围术期出血，并且不受基线前列腺体积影响（Ozdal et al., 2005）。最近的一项meta分析纳入了17项RCT研究，包含1489例患者，结果再次证实非那雄胺可有效减少BPH患者TURP术前出血（Zhu et al., 2015）。

2013年的一项研究对于术后患者服用5α-还原酶抑制剂对于血尿的作用进行了报道

（Jackson et al., 2013）。研究纳入了 290 例接受前列腺激光汽化术治疗的患者，平均随访 33 个月，结果显示 33.4% 的患者发生术后迟发性出血。进一步分析显示，接受 5ARIs 患者发生风险是未接受 5ARIs 患者的 0.41 倍。2015 年发表在 The Aging Male 的一项研究发现，大前列腺体积（>80 ml）的 BPH 患者 TURP 术后连续服用 5α- 还原酶抑制剂 3 年，可以有效缩小前列腺体积，降低 PSA、Qmax 及血尿（Qian et al., 2015）。

综上，现有证据表明，非那雄胺可以有效减少 TURP 围术期出血，长期使用可减少术后血尿的发生。

5α- 还原酶抑制剂可以有效治疗及改善 BPH 相关的血尿；对于减少围术期出血具有一定价值，对于术后血尿的治疗及预防（大前列腺体积）具有一定的应用前景。但仍需要样本量较大、设计良好、前瞻性的 RCT 研究进一步证实和完善，如用药时机、疗程等问题。

9．5α- 还原酶抑制剂的副作用

5α- 还原酶抑制剂具有良好的耐受性和安全性，总体不良反应的发生率很低，主要发生在用药的第一年，随着用药时间的延长，相关不良反应的发生率逐步降低。

临床研究显示，5α- 还原酶抑制剂总体不良反应发生率为 3%～8%，主要是性功能障碍、乳房增生或乳房痛（1%～2%）和皮疹（1%）（Naslund & Miner, 2007）。性功能障碍主要表现为性欲减低（2%～4%）、勃起功能障碍（1%～3%）和射精异常。该不良反应主要发生在用药第一年，用药一年后的不良反应发生率与安慰剂组无差异。5α- 还原酶抑制剂不会增加乳腺癌和前列腺癌的发生风险。

有趣的是，尽管目前临床上对于 5α- 还原酶抑制剂存在性功能不良反应没有太大异议。但 2016 年发表在 BMJ 杂志的一项大型回顾性研究却得出了不同的结论（Hagberg et al., 2016），研究以英国临床实践研究数据库（UKCPRD）为基础，共纳入 1992 至 2011 年间诊断为 BPH 并且符合要求的 71 849 例患者，组成一个队列，按照暴露情况，将患者分为三组：仅服用 α 受体阻滞剂组、服用 5α- 还原酶抑制剂 +α 受体阻滞剂组及仅服用 5α- 还原酶抑制剂组，三组患者 ED 发生率分别为 20.1‰、19.2‰、15.3‰，仅服用 5α- 还原酶抑制剂发生 ED 比率最低。研究者进一步从以上队列中筛选出 5768 例 ED 患者及 23 060 例对照患者（1：4 配对），进行巢式病例对照研究。采用条件 Logistic 分析方法，以比值比（OR）作为统计指标。未经校正的 OR 及校正的 OR 共同说明，与仅服用 α 受体阻滞剂相比，服用 5α- 还原酶抑制剂或二者合用并不显著增加患者发生 ED 风险，患者 ED 发生风险与 BPH 持续时间相关，且 BPH 持续时间越长发生风险越大。

此外，尽管度他雄胺与心血管风险之间的关系一直存在争议，但 2015 年的一项研究证实，对于>65 岁的老年患者，5α- 还原酶抑制剂与心血管事件之间没有关联（Hsieh et al., 2015）。

5α- 还原酶抑制剂长期应用（7～8 年），耐受性好，未出现新的不良反应。

10．经典临床研究回顾及解读

（1）北美Ⅲ期临床研究（Gormley et al., 1992）

非那雄胺北美Ⅲ期临床研究是由 Cormley 教授及其同事进行的第一个旨在评估非那雄胺疗效的多中心、随机、双盲、安慰剂对照研究。研究包括了美国的 25 个中心和加拿大的 5 个中心。研究纳入了 895 例 40～83 岁良性前列腺患者。所有入组患者均有排尿梗阻症状，直肠指检前列腺增大和最大尿流率<15 ml/s。所有受试者随机分为 3 组，分别接受非那雄胺

5 mg/d（n=297）、非那雄胺 1 mg/d（n=298）或安慰剂（n=300）治疗。观察时间 12 个月。

主要结果：非那雄胺 5 mg 治疗组患者在治疗后 2 周至 12 个月，总体症状评分显著降低（与安慰剂组相比，2～7 个月，$P<0.02$，10～11 个月，$P<0.01$，12 个月，$P<0.001$）。使用非那雄胺 5 mg 治疗 12 个月，总体症状评分降低 2.7 分。使用非那雄胺 1 mg 治疗的患者总体症状评分没有显著变化。12 个月时，与安慰剂组相比，非那雄胺 5 mg 治疗组的梗阻评分和非梗阻评分均显著改善（$P<0.01$）。第 6 个月和第 12 个月，2 个非那雄胺治疗组的最大尿流率的改善均显著优于安慰剂组（$P<0.05$ 至 $P<0.001$）。非那雄胺治疗组，前列腺体积显著缩小，研究结束时，5 mg 治疗组与基线相比缩小 19%。

研究结论指出：非那雄胺治疗良性前列腺增生能够持续降低血清 DHT 浓度，并且降低 PSA 浓度及缩小前列腺体积。而尿路梗阻症状严重度因此改善，尿流率得以提高。非那雄胺 5 mg/d 剂量的有效性优于 1 mg/d。因此 5 mg 非那雄胺更适用于良性前列腺增生治疗。

（2）非那雄胺国际临床研究（The Finasteride Study Group，1993）

非那雄胺国际临床研究是第二个非那雄胺大型临床研究。研究纳入了 750 例 BPH 患者：年龄 40～50 岁、前列腺体积≥30 ml，伴有下尿路症状。研究观察时间为 12 个月。研究结果显示：与安慰剂相比，5 mg 非那雄胺显著缩小前列腺体积 22.4%（$P<0.001$）显著提高最大尿流率 1.7 ml/s（$P<0.025$）和改善症状评分 3.3 分（$P=0.005$）。这也再次证实了非那雄胺治疗 BPH 的有效性。

（3）SCARP 研究（Andersen et al., 1995）

斯堪的纳维亚前列腺研究是在 5 个斯堪的纳维亚国家进行一项多中心、双盲、安慰剂对照研究。研究纳入了 707 例（丹麦 113，芬兰 177，冰岛 32，挪威 127，瑞典 258）中度 BPH 患者。研究时间为 24 个月。研究结果显示，与安慰剂组相比，接受非那雄胺治疗 2 年，显著改善 BPH 患者的总体症状评分（$P\leqslant0.01$）；显著提高最大尿流率（两组相差 1.8 ml/s，$P\leqslant0.01$）；显著缩小前列腺体积，安慰剂组前列腺体积增加 12%，而非那雄胺组缩小 19%（$P<0.01$）。研究结论指出，2 年的研究结果显示非那雄胺治疗具有良好耐受性和安全性。非那雄胺治疗有效地替代了等待观察，并且能够逆转 BPH 的自然进展。

SCARP 研究是第一个评估非那雄胺在前列腺体积较小的 BPH 患者中的疗效研究。与之前的研究不同，该研究纳入的患者基线前列腺体积较小，为 40 ml，具有中度症状，并且从最大尿流率来看，入选的患者梗阻症状轻微。而研究结果也显示，对于梗阻症状轻微的患者，非那雄胺治疗同样可以使患者获益。

（4）PROSPECT 研究（Nickel et al., 1996）

PROSPECT 研究是一项双盲、平行、安慰剂对照、多中心、前瞻性随机研究，在 28 个加拿大门诊中心进行。研究纳入了 613 例 45～80 岁的中度 BPH 患者。为期 2 年的研究结果显示，与安慰剂组相比非那雄胺组改善症状评分 2.1 分（$P<0.01$），提高最大尿流率 1.4 ml/s（$P<0.01$），前列腺体积缩小 21%，而安慰剂组者增大 8.4%。研究结论指出：非那雄胺对于男性中度 BPH 患者，能减轻症状，改善尿流率，并缩小前列腺体积。此项研究同时显示的长期的安慰剂效应，确定了 BPH 长期随机药物治疗研究的必要性。

（5）PROWESS 研究（Marberger, 1998）

PROWESS 研究是一项双盲、随机、安慰剂对照多中心研究，共计 42 个不同国家的 285 个中心参与此项研究。研究与安慰剂相比在 2 年间内非那雄胺对中度 BPH 症状患者的有效性。研究纳入 3270 例年龄在 50～75 岁的受试者，受试者存在至少 2 年的中度 BPH 症状。其中对 3168 名患者进行了安全性分析，对 2902 名患者进行了有效性评估。

研究结果显示：非那雄胺治疗组前列腺体积在 24 个月后缩小 15%，安慰剂组前列腺体积增加 9%（$P \leq 0.001$）。与安慰剂组相比，非那雄胺组治疗 2 年，AUR 发生风险降低 57%，BPH 相关的手术风险降低 40%。总体症状评分的改善显著优于安慰剂（$P<0.01$）。研究结论指出：非那雄胺治疗不但改善症状，而且降低了急性尿潴留及 BPH 相关手术风险。非那雄胺临床有效性得益于其缩小前列腺体积的机制，所以非那雄胺对于前列腺体积较大患者的治疗效果更佳。

PROWESS 研究第一次证实了非那雄胺能降低 AUR 和手术风险。

（6）PLESS 研究（Debruynea et al., 2004）

PLESS 研究是一项前瞻性、随机、双盲、多中心（共美国 95 个中心）安慰剂对照研究，旨在评估非那雄胺长期治疗的有效性和安全性。研究纳入了 3040 例伴中重度下尿路症状且直肠指诊证实前列腺体积增大的 BPH 患者。1 个月的单盲导入期，所有患者均接受安慰剂治疗。导入期后患者按照计算机生成分配方案随机接受非那雄胺 5 mg 或安慰剂每日治疗。患者随后每 4 个月进行一次症状和不良反应评估并测定尿流速率（若尿量少于 150 ml，分析结果排除在外）。血清 PSA 每 4 个月测定一次，持续一年；之后每 8 个月测定一次。整个研究观察时间为 4 年。

研究主要终点是症状评分，研究的次要终点是手术和（或）急性尿潴留的发生率。

主要研究结果：症状评分的改变：研究结束，与安慰剂组相比，非那雄胺显著降低症状评分（-3.3 *vs.* -1.3，$P<0.001$）；急性尿潴留的发生率：非那雄胺组急性尿潴留发生率较安慰剂组降低 51%（$P<0.001$）；手术干预的发生率：非那雄胺组手术风险较安慰剂组降低 55%（$P<0.001$）；前列腺体积：研究结束，非那雄胺组前列腺体积较安慰剂组减少 32%（$P<0.001$）。

非那雄胺主要的不良反应是性功能相关的，不良反应主要发生在第 1 年，之后 2～4 年与安慰剂组无差异。

研究结论：伴尿路梗阻和前列腺增生患者，非那雄胺治疗 4 年减少症状和前列腺体积，提高尿流率，减少手术和急性尿潴留发生几率。

PLESS 研究是第一项以急性尿潴留为研究终点的大型临床研究，也是 BPH 领域里程碑式的研究。原因在于其研究结果对于 BPH 疾病的认知及非那雄胺疗效的认知具有重要意义：①证明了 BPH 是一种进展性疾病：随着时间的延伸，安慰剂组需要进行手术治疗和急性尿潴留发生率不断增加。4 年中，安慰剂组中大多数患者的前列腺体积持续增大，13% 的患者发生 BPH 相关事件（AUR 或手术），10% 的患者接受了外科手术治疗，7% 的患者并发了急性尿潴留。②药物治疗的作用：非那雄胺可以持续缩小前列腺体积，与安慰剂组相比，非那雄胺除了可以有效改善症状，提高最大尿流率之外，还可以显著降低患者 AUR 和手术风险。

（7）度他雄胺注册研究（Debruynea et al., 2004）

度他雄胺注册研究是评估度他雄胺安全性和有效性的国际多中心研究。该研究由三个为期 2 年的研究组成，包括 ARIA3001（美国）、ARIA3002（美国）和 ARIB3003（19 个国家），有相同的入选和排除标准。随后继续进行开放标签延伸试验，提供了进一步的 2 年数据。

研究纳入了4325例BPH患者。入组标准为：中度至重度症状（AUA-SS评分≥12分），最大尿流率<15 ml/s，前列腺体积≥30 ml（通过经直肠超声检查测定），PSA为1.5～10.0 ng/ml，并随机分为度他雄胺组或安慰剂组。

主要研究结果：在24个月时，血清双氢睾酮与基线相比减少90.2%（*P*<0.001），总前列腺体积和移行带体积分别缩小25.7%和20.4%（*P*<0.001）。症状评分最早在3个月就有改善，合并三项研究后6个月以后一直持续改善（*P*<0.001），24个月时下降4.5分（21.4%）（*P*<0.001）。最大尿流率从1个月显著改善（*P*<0.01），24个月时增加2.2 ml/s（*P*<0.001）。与安慰剂相比，急性尿潴留的风险降低57%，良性前列腺增生相关手术干预的风险降低48%。药物耐受性良好。

研究结果表明：度他雄胺可以有效缩小前列腺体积，显著改善症状和最大尿流率，并且显著降低急性尿潴留和手术风险。

（8）EPICS研究（Debruynea et al., 2004）

EPICS研究是一项多中心、随机、双盲、头对头的持续12个月的平行研究。研究纳入了1630例BPH受试者，纳入标准为：年龄≥50岁，临床诊断为BPH受试者；中度至重度症状（AUA-SS评分≥12分）；最大尿流率<15 ml/s；前列腺体积≥30 ml（通过经直肠超声检查测定）；PSA为1.5～10.0 ng/ml。所有受试者随机分为非那雄胺组（n=817）和度他雄胺组（n=813），治疗12个月，随后选择性进入24个月的开放期（全部转为度他雄胺治疗）。研究的主要终点是前列腺体积变化，次要终点包括AUA-SI评分变化，最大尿流率以及24个月开放期的长期安全性。

主要研究结果：在12个月时，度他雄胺缩小前列腺体积26.3%，非那雄胺缩小前列腺体26.7%，两种药物的作用无显著性差异（*P*=0.65）。两组AUA-SI评分的改善分别为5.8和5.5（*P*=0.38），最大尿流率分别提高2 ml/s和1.7 ml/s（*P*=0.14）。两个治疗组患者的不良事件发生率也相似，在开放标签阶段没有报道新的不良事件。研究结论显示：度他雄胺和非那雄胺对BPH患者的疗效和安全性相似。

EPICS研究是GSK在1998年为了满足度他雄胺在欧盟注册要求所做的一项前瞻性、随机、双盲临床研究，也是目前为止唯一一项有关非那雄胺与度他雄胺治疗BPH有效性和安全性的头对头对比研究。研究结果显示，二者在有效性和安全性方面并无差异。这表明，无论是特异性的Ⅱ型5α-还原酶抑制剂还是同时抑制Ⅰ型和Ⅱ型5α-还原酶，其临床疗效和安全性并无差异。

11．小结

5α-还原酶抑制剂是目前BPH临床治疗的重要药物之一。非那雄胺和度他雄胺的长期有效性和安全性都已经得到了充分的证实。与α受体阻滞剂相比，尽管5α-还原酶抑制剂对于症状改善的起效时间相对较慢，但长期研究结果显示，其对症状的改善具有持续作用；另一方面，5α-还原酶抑制剂是目前唯一可以显著降低AUR和手术风险的药物。因此，长期应用将获益更多。

（徐　涛）

（三）M受体拮抗剂

1．M受体拮抗剂概述

M受体是人体内一种重要的胆碱受体，广泛分布于中枢和周围神经系统、心肌、平滑肌及腺体等组织中，参与机体多种重要的生理功能。设计与合成对M受体产生拮抗或激动作用的化合物已经成为研究能够治疗膀胱过度活动症、呼吸道及支气管疾病、近视和心律失常等疾病药物的重要途径。目前已知人体有5种M受体亚型（M_1～M_5），其中M_2和M_3受体亚型主要在逼尿肌表达，尽管其中M_3受体在膀胱中仅约占20%，但它是目前已知唯一直接参与膀胱收缩的重要受体。M受体拮抗剂通过选择性作用于膀胱，阻断乙酰胆碱与介导逼尿肌收缩的M受体结合，抑制逼尿肌不自主收缩，从而改善膀胱储尿功能。因此，用于治疗OAB的M受体拮抗剂对M_3受体的选择性作用尤为重要。M受体拮抗剂分为非选择性和选择性两种。其中非选择性M受体拮抗剂主要包括托特罗定、奥昔布宁，选择性M_3受体拮抗剂主要有索利那新。目前，在国内用于OAB治疗的M受体拮抗剂主要是索利那新和托特罗定。M受体拮抗剂治疗OAB的疗效和安全性已经获得广泛的循证医学证据，被国内外各大指南推荐为OAB的一线治疗药物。

2. M受体拮抗剂治疗BPH合并OAB

BPH是引起中老年男性LUTS的常见原因，其中储尿期LUTS对患者生活质量的影响较排尿期更严重，OAB是以尿急、尿频和急迫性尿失禁为特征，类似于储尿期LUTS，约有50%的BPH患者伴有OAB，其产生原因尚未完全阐明，目前有膀胱黏膜变化、肌源性及神经源性等假说。绝大多数BPH患者的下尿路梗阻症状可以通过α_1受体阻滞剂或5α-还原酶抑制剂的治疗得到改善，但仍有部分患者缓解不明显，仍伴有下尿路症状，特别是储尿期的尿频、尿急等症状，而膀胱功能障碍是其主要原因。因前列腺增生而治疗的患者中20%～25%无膀胱出口梗阻，尿动力学显示膀胱出口无梗阻者前列腺切除术疗效较差，提示这些患者的下尿路症状与逼尿肌功能障碍有关口。

由于担心可能发生尿潴留的风险，M受体拮抗剂一度被禁忌用于BPH患者，这类药物主要包括奥昔布宁、托特罗定、丙哌唯林、达非那新、索利那新、弗斯特罗定及曲司氯胺等。一项meta分析将M受体拮抗剂与α_1受体阻滞剂联合用药与α_1受体阻滞剂单药治疗对BPH的疗效进行了对比，结果显示联合用药组IPSS储尿期评分、QoL、排尿次数及尿急次数得到显著改善，但Qmax及IPSS排尿期评分改善不明显，这表明M受体拮抗剂主要改善膀胱储尿期症状，增加膀胱储尿量并缓解尿频、尿急等症状，对膀胱排尿期症状作用甚微甚至有导致尿潴留风险。口干、便秘及视物模糊为联合用药最常见不良反应，夜间服用药物可能降低不良反应发生率 。韩平等对M受体拮抗剂作为添加药物的治疗方案进行了meta分析，研究中所有BPH患者均先接受α_1受体阻滞剂治疗，对于α_1受体阻滞剂治疗后疗效不显著的患者，再加用M受体拮抗剂。研究结果显示M受体拮抗剂添加治疗方案能显著改善IPSS、IPSS储尿期评分及残余尿量（PVR），但Qmax无明显改善。α_1受体阻滞剂单药治疗组不良反应发生率为37.8%，联合用药组为44.2% 。另有研究显示TPV较大、血清PSA值较高及尿流率低者接受M受体拮抗剂一线治疗时AUR发生率高且疗效不理想。

针对以储尿期症状为主的治疗建议：可采用M受体拮抗剂单药治疗，由小剂量开始（如索利那新5 mg/d或托特罗定2 mg/d）；根据疗效及不良反应的发生情况决定增加或减少药物剂量，根据监测PVR或Qmax防止急性尿潴留的发生，低PVR及高Qmax是增加剂量减少急性尿潴留发生的重要评价指标。一项索利那新用于OAB患者治疗的临床研究结果表明：索利那新5 mg/d和10 mg/d均能显著改善患者的尿急、尿失禁次数和排尿次数，后者还能进一步改善症状，而不良反应并未明显增加。针对储尿期症状与排尿期症状共存的治疗建议：可使用α_1受体阻滞剂与M受体拮抗剂联合方案。

根据用药时机不同将联合治疗方案分为两种：①α_1受体阻滞剂加用M受体拮抗剂治疗持续残留的储尿期症状患者：针对储尿期症状与排尿期症状共存的男性患者，可先用α_1受体阻滞剂（如坦索罗辛0.2 mg/d）单药治疗4～6周，若持续残留症状，再加用M受体拮抗剂（如索利那新5 mg/d或托特罗定4 mg/d），根据疗效及不良反应的发生情况决定增加或减少药物剂量，监测PVR或Qmax来防止急性尿潴留的发生；②α_1受体阻滞剂与M受体拮抗剂同期联合治疗储尿期症状与排尿期症状共存患者：针对储尿期与排尿期症状共存的男性患者，可采用α_1受体阻滞剂（坦索罗辛（0.2 mg/d）与M受体拮抗剂（如索利那新5 mg/d或托特罗定4 mg/d）同期联合治疗，根据疗效及不良反应的发生情况决定增加或减少药物剂量，监测PVR或Qmax来防止急性尿潴留的发生；在存在明显BOO的患者中慎用此方案。

M受体拮抗剂治疗BPH合并OAB患者的安全性：就理论而言，M受体拮抗剂治疗储尿期症状的“治疗窗”剂量很小，仅能影响膀胱的传入神经活动，而不足以影响排尿期逼尿肌收缩力，因此不会增加PVR，导致急性尿潴留。研究表明：男性下尿路症状（LUTS）患者存在一定的急性尿潴留自然发生率；M受体拮抗剂对PVR及Qmax不会产生有临床意义的影响，急性尿潴留发生危险性低。但值得注意的是，对于PVR>200 ml和（或）Qmax<5 ml/s的患者，以及既往有急性尿潴留史的患者则应另当别论，对于这类高危患者应谨慎应用M受体拮抗剂，以防止尿潴留的发生。PVR作为衡量M受体拮抗剂用药安全与否的标准尚未明确，针对亚洲患者的研究中，PVR入组标准大多数为50～100 ml，不同于西方临床研究采用的PVR≤200 ml。因此，目前临床治疗中对PVR的评估大多依据的是临床经验，还需要通过进一步研究来证实。由于目前仍缺乏M受体拮抗剂应用于BPH合并OAB患者的长期研究数据，也缺乏急性尿潴留发生的预测指标，因此国内专家共识建议对于高风险患者［PVR>50 ml和（或）Qmax<10 ml/s］应慎用M受体拮抗剂。α_1受体阻滞剂与M受体拮抗剂联合使用（包括α_1受体阻滞剂单药治疗2周后加用M受体拮抗剂与两种药物同时使用）以及M受体拮抗剂应用从小剂量开始（如索利那新2.5～5.0 mg/d或托特罗定2 mg/d）等个体化用药措施，可以规避或减少急性尿潴留的发生；并且在使用M受体拮抗剂期间应定期评估IPSS评分、PVR和Qmax，以及时调整用药方案。

3．M受体拮抗剂治疗TURP术后OAB

经尿道前列腺切除术（TURP）、经尿道膀胱肿瘤切除术（TURBT）及各种下尿路功能重建手术术后出现膀胱痉挛这种特殊类型的OAB是导致尿液引流不通畅并引起患者痛苦的一个重要因素。文献报道TURP术后25%～31%的患者出现OAB症状，可持续数周至数月。在何时开始使用M受体拮抗剂上各类文献的报道存在差异。建议在需要使用M受体拮抗剂的下尿路手术患者中应该在术后允许进水或进食时即可开始使用，并且对于使用导尿管的患者，临床上可以不用担心发生尿潴留，因此M受体拮抗剂的剂量可以增加。文献报道在拔除尿管次日起口服索利那新（1次/天，5 mg/次）至拔除尿管后15天，拔除尿管后第8天、15天的24小时尿急次数、排尿次数、夜尿次数、急迫性尿失禁次数及膀胱过度活动症症状评分表（OABSS）评分均显著优于非治疗组，因此认为TURP术后应用索利那新治疗OAB症状有效、安全，并建议可在TURP术后早期应用。在术后这种特殊时段，需重点关注M受体拮抗剂影响胃肠功能的不良反应。

4. M 受体拮抗剂使用注意事项

（1）尿潴留的风险性：通常治疗窗口剂量的 M 受体拮抗剂并不会增加尿潴留的风险，但在临床上有明显 BOO 的患者应慎用；对逼尿肌功能受损的老年患者应慎用 M 受体拮抗剂，如需要使用可以考虑开始时剂量减半，此后逐渐增加剂量。

（2）慎用于以下患者：胃肠蠕动减弱、胃肠道梗阻性疾病如幽门狭窄、正在治疗的窄角性青光眼、重症肌无力、先天性或获得性 QT 间期延长的患者。

（3）以下情况可以增加 M 受体拮抗剂治疗 OAB 的危险性：肝肾功能损害、药物代谢酶的个体差异、服用可能影响 M 受体拮抗剂代谢的药品。文献报道约 1/3 的 OAB 患者存在至少一种上述因素。

5. M 受体拮抗剂常见不良反应

口干、便秘、头痛、视力模糊是常见的 M 受体拮抗剂的不良事件。其中口干是最常见的不良事件，主要是由于阻断了唾液腺 M 受体所引起。不同 M 受体拮抗剂的口干发生率不同：奥昔布宁速释片 17%～97%，奥昔布宁缓释片 23%～68%，托特罗定速释片 8%～50%，托特罗定缓释片 7%～34%，索利那新 8%～30%。心血管系统和中枢神经系统的不良事件最为严重。其中对心脏 M_2 受体拮抗可引起心率加快、QT 间期延长并导致室性心动过速。选择性的 M_3 受体拮抗剂发生心脏不良事件的可能性要低于非选择性的药物。一项对 4450 例 OAB 患者进行的研究结果显示 OAB 患者接受治疗剂量的索利那新并不会加快心率。另一项治疗女性 OAB 患者安全性的研究结果显示，与托特罗定相比，索利那新并不会显著加快患者的心率。另外，大脑中的 M_1 受体在认知方面发挥重要作用，M 受体拮抗剂对中枢神经系统的影响表现为认知障碍、头痛等，选择性 M_3 受体拮抗剂发生中枢神经系统不良事件的可能性要低于非选择性的药物。

（郭　刚）

（四）植物制剂

广泛使用植物药治疗良性前列腺增生（BPH）始于 1990 年，是利用植物提取物中的有效药理成分治疗良性前列腺增生引起的相关下尿路症状。植物药疗法应用比较普遍，特别是在中国，欧洲的法国、奥地利、德国等国家。最近资料显示，在欧洲 α- 肾上腺受体阻断剂是最常用的处方药占 62.5%，植物药其次占 23.5%，5α- 还原酶抑制剂占 3.75%（Fourcade et al., 2008）。在美国用于治疗前列腺疾患的植物药花费每年约为数十亿美元，这类药物被冠以“改善前列腺健康”的保健药，具有预防前列腺癌，避免前列腺手术等疗效。此外由于植物药天然、安全，属于非处方药容易购买等原因，许多美国人愿意尝试使用。

1. 植物药的来源和成分

植物药一般是由植物的根茎、种子、花粉、树皮和果实提取制作成的制剂，可以由一种植物或两种以上的植物制成。常用的植物包括：南瓜子（pumpkin seeds）、南非星星草（south african star grass）、非洲李树皮（bark of the African plum tree）、黑麦花粉（rye pollen）、锯叶棕（saw palmetto）、刺荨麻根茎（roots of the stinging nettle）等。

植物药的药理有效成分非常复杂，包含了多种化学成分，如植物甾醇、β- 谷甾醇、植物油、脂肪酸、植物雌激素等，至于是哪种成分发挥活性作用还没有非常明确，谷甾醇和游离脂肪酸是人们比较认同的有效成分。体外实验显示，植物制剂具有抗炎、抗雄和雌激素效应，降低性激素结合球蛋白，抑制芳香化酶、脂氧化酶、前列腺细胞刺激增殖生长因子、α- 肾上腺受体、5α- 还原酶受体、毒蕈碱胆碱受体、二氢吡啶受体、辣椒素受体以及中和自由基等作用（Madersbacher et al., 2008; Buck, 2004；Levin & Das, 2000），但这些效应在体内实验中并没有完全被证实，所以植物药确切的药理机制还不十分清楚。

大多数植物药的成分都是独特的，不同厂家采用相同植物生产的植物药不一定有着一样的临床或生物学疗效，即使同一厂家生产的植物药，药物批次的不同可能在药物有效成分浓度方面也存在差异。美国国家消费者实验室对 27 种不同的锯叶棕类植物药中的游离脂肪酸含量测试发现，游离脂肪酸含量的差异为 0 ~ 95%，仅有 17 种植物药达到了标准量的 85%。

为了确定植物药的药理机制和疗效，临床上一般使用单一植物药，也就是用一种植物提取制成的药物来实验和评估。

2．植物药的药理机制

植物药的药理机制还不是很清楚，许多学者做了大量的体外实验研究。目前被人们所接受的药理机制学说有三种：抗炎学说，5α- 还原酶抑制学说和生长因子改变学说。在这些体外研究中，所用的药量一般超过了临床上所用药量的数倍，生物学效应也是在组织培养中观察到的，所以并不能准确地反映植物药在人体内的真实疗效（Lowe & Ku, 1996）。

抗炎学说是通过调节前列腺素合成而发挥作用。锯齿棕属类植物药（Permixon 伯泌松）具有抑制磷酸酯酶 A_2 活力的作用，从而降低花生四烯酸代谢物和前列腺素 E_2 的合成。在另外两个研究中，Paubert-Braquet 等研究显示，锯齿棕属和臀果木属（通尿灵）类植物药具有抑制脂氧合酶代谢物和白三烯类合成的作用（Paubert-Braquet et al., 1994；Paubert-Braquet et al., 1997）。

锯齿棕属类植物药还具有 5α- 还原酶抑制作用，可以降低睾酮向双氢睾酮的转化，从而减少前列腺体积（Gormley et al., 1992）。1998 年，DiSilverio 等在前列腺切除手术前先让患者服用 3 个月的锯齿棕属植物药，术后检测发现，与对照组相比，前列腺内双氢睾酮水平降低，睾酮水平增高，认为锯齿棕属植物药具有抑制 5α- 还原酶的作用（Di Silverio et al., 1998）。在一组大型的多中心临床研究中，把锯齿棕属植物药和非那雄胺做了比较，结果显示锯齿棕属植物药组前列腺体积减少 6%，PSA 没有变化，而非那雄胺组前列腺体积减少 18%，PSA 水平降低 41%。

植物药具有改变生长因子从而抑制前列腺细胞生长增殖的作用。体外实验显示，臀果木属植物药具有抑制碱性成纤维细胞生长因子和表皮生长因子的作用，进而抑制人和鼠前列腺成纤维细胞的增殖（Paubert-Braquet et al., 1994；Yablonsky et al., 1997）。1998 年，Paubert-Braquet 等从人类前列腺穿刺活检标本的研究中，也显示了锯齿棕属植物药具有抑制碱性成纤维细胞生长因子和表皮生长因子的作用（Paubert-Braquet et al., 1998）。

3．植物药的疗效

锯齿棕属植物药是从美洲锯叶棕浆果和矮小棕榈植物中提取出来的，是治疗良性前列腺增生最常用的植物药，虽然有很多的关于锯叶棕果植物药的临床观察研究，但多数都是非对照、标签公开的研究，尚不能对该类植物药的疗效提供足以可信的数据。虽然有一些研究是安慰剂对照的，但多数研究都存在入组患者病例少，观察时间短（一般为 1 ~ 3 个月），没有采用被认可的 IPSS 评分标准等瑕疵。根据 meta 分析的结果，锯叶棕果类植物药治疗前列腺增生并没有显示出比安慰剂更好的效果，所以，锯叶棕果类植物药的疗效尚不能确定。

臀果木属类植物药（通尿灵）除了具有前面提到的药理机制以外，可能还有通过对梗阻性膀胱的保护效应而缓解下尿路症状的作用。1996 年，Levin 和同事采用兔子做成的膀胱梗阻模型做实验，显示臀果木属类植物药具有改变膀胱质量，降低膀胱顺应性，改变膀胱对多种方式刺激引发的收缩反应的作用（Levin et al., 1996）。1972—1990 年，共有 12 篇双盲、安慰剂对照的相关研究，仅有一篇入组的病例超过 100 例，没有一篇观察时间超过 12 周或采用了良性前列腺增生国际症状评分标准。现在尚不能确定臀果木属类植物药的疗效。由于没有安慰剂的对照，所以实际的疗效尚不能确定。

在一组关于小金梅草属类植物药（β- 谷甾醇）治疗良性前列腺增生的临床观察研究中，入组患者 200 例，有安慰剂对照，观察时间为 6 个月，结果显示 β- 谷甾醇能够明显改善 IPSS、生活质量评分、平均尿流率和残余尿，与安慰剂组对比，β- 谷甾醇组 IPSS 改善 7.4，安慰剂组为 2.3，β- 谷甾醇组最大尿流率改善 5.2，安慰剂组为 1.1（Berges et al., 2000）。Wilt 等对 β- 谷甾醇治疗良性前列腺增生进行了 meta 分析，采用了三种植物药，分别是 Harzol、Azuprostat 和 WA184，它们均含有不同含量的 β- 谷甾醇，得出了与前面研究相似的结论，作者认为 β- 谷甾醇能够改善前列腺增生相关的下尿路症状和尿流率，但其长期的疗效、安全性以及预防前列腺增生并发症的作用还不十分清楚（Wilt et al., 1999）。

其他的植物药如荨麻属、西葫芦、黑麦、仙人掌属等相关研究比较少。有关黑麦花粉植物药（舍尼通）的观察有两篇，研究没有采用标准的国际前列腺增生症状评分标准，入组病例少，观察时间分别为 12 周和 24 周，所用的药物剂量也不同，认为舍尼通能适当改善夜尿次数多的症状，还需要更多的研究评估其疗效（Buck et al., 1990）。饮食中的亚麻子木酚素提取物能够轻度改善前列腺增生相关的下尿路症状，治疗效果与 α_1- 肾上腺受体阻断剂和 5α- 还原酶抑制剂相当。meta 分析显示，与安慰剂对比，非洲李树皮和黑麦花粉植物药可以改善前列腺增生相关的 IPSS 症状一倍以上，而锯叶棕与安慰剂、非那雄胺和坦索罗辛相比并没有显示出优势（Tacklind et al., 2012; Wilt et al., 2002; Wilt et al., 2000）。近期的短期观察研究显示，植物药联合坦索罗辛表现出比较好的结果，锯叶棕、番茄红素、硒混合制剂和坦索罗辛联合治疗前列腺增生引起的相关下尿路症状，通过 12 个月的观察，在改善 IPSS、增加最大尿流率方面，比锯叶棕、番茄红素、硒混合制剂和坦索罗辛单一药物显示出更好的疗效。锯叶棕和坦索罗辛联合比单一坦索罗辛能显著改善储尿期症状，但是在 IPSS、排尿期症状、生活质量评分、最大尿流率、残余尿、PSA 和缩小前列腺体积等方面两者并没有显著差异。

总的来看，现在没有证据表明哪种植物药能够有效地减小前列腺体积，减少膀胱出口梗阻以及阻止前列腺增生病症进展的作用。植物药的提取技术对植物药物有效成分浓度的影响至关重要，所以不同厂家应该采取可靠一致的植物有效成分提取技术，否则药效会有显著的差异。

4．植物药的耐受性和安全性

植物制剂的副作用比较小，还没有严重副作用的相关报道，报道较多的是胃肠道不适症状。有报道，使用非洲星星草配方的植物药，勃起功能障碍的发生率为 0.5%。

由于植物药的多样性，有效成分复杂不统一，以及 meta 分析和所发表的文章研究方法的局限性，2014 年版中国泌尿外科疾病诊断治疗指南认为，植物制剂适用于前列腺增生及相关下尿路症状的治疗，但是植物制剂的作用机制复杂，难以判断具体有效成分的生物活性与临床疗效的相关性，尚需要进一步的大规模随机、安慰剂对照研究以推动植物制剂在前列腺增生治疗中的应用。

（魏　东）

（五）中药

1．良性前列腺增生的中医诊治

良性前列腺增生症是中老年男性常见的多发病和慢性病。该病是由多种因素造成的，并影响绝大多数老年男性和部分中年男性生活质量的常见良性疾病。并且随着人口老龄化程度的不断提高，BPH 的发病率也呈逐年增高趋势。同时，随着人们生活节奏的加快，各种压力的增加，物质条件的改善，该病发病年龄也有所提前，中年人的发病率也有所提高，严重影响此类患者的生活质量。因此，BPH 的预防和治疗日益受到重视。中医辨证治疗 BPH 因其效果理想，安全性较好，逐渐被患者接受。

良性前列腺增生是现代医学的病名，中医古代文献中并无前列腺增生的记载，现代中医学将良性前列腺增生归属于“癃闭”“淋证”的范畴。也有现代中医结合前列腺的解剖知识和分泌前列腺液的生理功能，将前列腺与精囊共同归属于精室，故精室病变导致的癃闭，也称之为“精癃”（中华中医药学会男科分会，2016）。

（1）病因病机：BPH 常见于 50 岁以上的中老年男性，病位在精室，与膀胱、肾的关系最为密切，与脾、肝、肺亦有一定关系。中医认为人体小便的形成与排泌，需要依靠肺的通调水道、脾的转输水液、肝的疏泄引导、肾与膀胱的气化功能来共同实现。若有一个或几个脏腑功能失调，都会对尿液的生成和排泄产生负面影响。该病的基本病机为肾与膀胱的气化功能失司。外感温热燥邪袭肺，肺脏通调失司，上源不足，水道不畅，可致尿液生成不足，排泌困难。若饮食不节，损伤脾胃，推动乏力，清阳不升，浊阴不降，不能运化水湿，终致痰湿凝聚，影响膀胱气化功能。若肝气郁滞，情志不畅，疏泄无能，可致膀胱气化无力，影响尿液排泄。若劳倦太过，久病体虚，年老体衰，先天不足，日久则致脾肾阳气不足，膀胱气化不利，而致尿液排泌障碍。若温热病邪日久，起居不节，耗伤肾阴，则尿液生成无源。外感或内生湿热之邪侵袭膀胱，致膀胱气机不畅，无力气化。

故该病的发病前提主要是体虚久病、肾气亏虚，该病主要发病原因是饮食不节、劳伤久病、情志失调、外感湿热或温热毒邪、禀赋不足、尿路阻塞。其病理因素主要是湿、热、滞、痰、瘀等瘀阻下焦，虚实夹杂，本虚标实是基本病机特点。具体表现为肾虚血瘀水阻、膀胱气化失司。

临床表现主要以小便量少，尿末滴沥，排尿困难，排尿等待，尿频、尿急、夜尿增多，尿线变细、无力甚至小便闭塞不通等尿路梗阻症状为主要临床表现。

传统中医认为 BPH 病位在膀胱，病根在肾，并与肝、脾、肺三焦气化休戚相关。肾虚血瘀为 BPH 的基本病机与病源所在，辨证以肺热失宣、湿热下注、中气下陷、肾阴亏虚、肾阳虚损、气滞血瘀为主（张亚大等，2008）。1994 年发布的《中医病症诊断疗效标准》（国家中医药管理局，1994），将良性前列腺增生辨证为肺热失宣、湿热下注、中气下陷、肾阴亏虚、肾阳虚损和气滞血瘀 6 种证型。2016 年中华中医药学会发布的“良性前列腺增生症中医诊治专家共识”，将良性前列腺增生分为湿热蕴结、气滞血瘀、脾肾气虚、肾阴亏虚、肾阳虚衰 5 种证型，并根据不同证型提出了不同的治疗方法。

（2）辨证论治

1）治疗原则：根据前列腺增生的中医病机特点，应以扶元补虚治其本，以化瘀通窍治其标。治虚应以补肾为主，使肾之阴阳平衡，开合有度；治实应根据“六腑以通为用”的原则，着重于通法的运用，宜清湿热，散瘀结，利气机以通水道，同时运用活血化瘀、软坚散结法，使梗阻程度减轻。需要注意的是，还要根据病因，审因论治，根据病变在肺、在脾、在肝、在肾的不同，进行辨证论治。中医药防治前列腺增生症具有疗效确切、毒副作用小、从整体调节及改善病情等优势（刘洋，2006）。

2）分型论治：“良性前列腺增生症中医诊治专家共识”根据不同证型，提出了不同的治疗方法，并推荐可使用部分中成药进行治疗（表 38-6-1）。

3）外治疗法

①针灸治疗：实证选用膀胱俞、阴陵泉穴，用泻法；虚证选用肾俞、关元穴，用补法；急性尿潴留，针刺气海、中极、三阴交，用强刺激法。

②敷脐法：急性尿潴留用艾叶 60 g、石菖蒲 30 g，炒热以布包热敷脐部（神阙穴），或丁桂散外敷。若无效可采用导尿。

③直肠给药：治则以清热利湿、活血化瘀、软坚散结为主，采用中药保留灌肠或用解毒活血栓、前列安栓塞肛。

2. 中药治疗良性前列腺增生的药理及临床研究

（1）治疗良性前列腺增生的单味中药及其活性成分的药理作用研究：近年来对单味中药治疗治疗良性前列腺增生的药理作用及其活性成分进行了研究（表 38-6-2），证明中药治疗 BPH 具有多靶点、多机制的药理作用特点。并发现同一类中药治疗 BPH 往往具有相同的药理机制，例如研究表明温肾药对于老年男性下丘脑–垂体–性腺轴的功能减退有改善作用，可促进性激素平衡失调的改善（郭军等，

表 38-6-1 良性前列腺增生的中医分型论治

辨证分型	证候	治法	推荐中成药
湿热蕴结型	小便频数不爽，尿黄而热或涩痛，或小便不通，少腹急满胀痛，口苦口黏，或渴不欲饮，大便秘结，舌质红苔黄腻，脉滑数或濡数	清利湿热，通闭利尿	癃清片、八正胶囊、龙金通淋胶囊
气滞血瘀型	小便不通或点滴而下，或尿细如线，胸胁胀满，口苦咽干，少腹急满胀痛，舌质淡或紫黯，脉弦或涩	疏肝理气，行瘀散结	前列欣胶囊、前列通瘀胶囊（片）、前列倍喜胶囊
脾肾气虚型	尿频，滴沥不畅，尿线细甚或夜间遗尿或尿闭不通，神疲乏力，纳谷不香，面色无华，便溏脱肛。舌淡，苔白，脉细无力	补脾益气，温肾利尿	补中益气丸、金匮肾气丸
肾阴不足型	小便频数不爽，淋漓不尽，头晕目眩，失眠多梦，神疲倦怠，腰膝酸软，咽干口燥，或五心烦热，尿少热赤，舌质红少苔，脉细数	滋阴补肾，清利小便	知柏地黄丸、左归丸
肾阳亏虚型	小便不通或滴沥不爽，排尿费力，或尿溢失禁，神疲乏力，腰酸腿软，肢寒怕冷，面色无华，唇甲色淡，舌质淡苔白，脉沉细	温补肾阳，化气利水	金匮肾气丸（片）、右归丸
肾虚瘀阻型	尿频尿急，夜尿增多，排尿无力，尿线细，排尿时间延长，伴腰膝酸痛，小腹胀痛，舌淡紫苔白，脉细涩	补肾助阳，化瘀通窍	灵泽片

表 38-6-2　治疗 BPH 单味中药及其活性成分的药理作用研究

中药或活性成分	药理作用
黄芪	具有增强机体免疫功能，利尿、抗衰老作用，对包括 bcl-2、bax 在内的多种凋亡调控基因的表达都有调控作用（汪浩等，2010）
牵牛子	利水通淋，明显降低膀胱内残余尿量，减小增生的前列腺体积（刘绍龑等，2011）
王不留行	提高动物睾丸促性腺激素的反应性，可对老年前列腺肥大者下丘脑 - 垂体 - 性腺轴功能减退有一定改善作用，改善整个机体功能，恢复激素水平（刘绍龑等，2011）
穿山甲	对包括 bcl-2、bax 在内的多种凋亡调控基因的表达都有调控作用，升高外周白细胞，增强免疫功能（蔡文清等，2004）
三棱、莪术	活血止痛，通过改善血液循环及血液流变的性质，从而改善局部的血液供应（刘绍龑等，2011）
白花蛇舌草	有抗炎、增强肾上腺皮质激素样功能及抗肿瘤等作用（刘绍龑等，2011）
花粉类	可抑制环氧化酶和脂氧化酶活性，阻止白三烯和 PGE1 的合成，促进膀胱逼尿肌收缩与尿道平滑肌松弛，有效缓解局部疼痛不适，改善排尿症状（杨必成等，2009）
皂角刺	对包括 bcl-2、bax 在内的多种凋亡调控基因的表达都有调控作用（刘绍龑等，2011）
当归、赤芍	活血通络，可改善血循环及血液流变学的性质，从而改变病灶的血液供应（刘绍龑等，2011）
川牛膝	抗炎消肿及扩张血管、改善微循环，促进炎性病变的吸收（刘绍龑等，2011）
白芥子乙醇提取物	对小鼠前列腺增生有显著抑制作用，能明显降低其前列腺湿重，显著抑制小鼠血清酸性磷酸酶活力，并具有抗雄激素样活性（刘明等，2008）
大豆异黄酮	有较强的抗氧化特性，显著抑制促癌剂诱导的细胞过氧化氢和 DNA 氧化损伤标志物 8- 羟基 -2- 脱氧鸟苷的生成，提高细胞内源抗氧化酶活性，提高大鼠前列腺组织中 NO、NOS 的水平，明显提高大鼠的抗氧化能力。通过发挥其雌激素样作用来调节细胞因子的分泌，降低 IGF-1、EGF、VEGF 和 bFGF 水平，提高 TGF-β 水平，下调 EGF-R 表达，从而起到抑制前列腺增生的作用（任国峰等，2010）
水蔓菁总黄酮	显著降低前列腺湿重及前列腺指数，显著降低前列腺中睾酮和表皮生长因子水平，显著升高雌二醇水平，使前列腺腺体明显缩小、间质增多、腺体体密度下降、比表面值增大（苗明三等，2011）
黄芩苷	有抗炎、抗氧化、抑制免疫等作用。可能通过减少 TNF-α 的产生和释放，下调 TNF-α/IL-10 起到对前列腺组织的保护作用（蔡文清等，2004）
锯叶棕及紫锥菊提取物	可导致小鼠尿生殖窦植入性前列腺重量和大鼠丙酸睾丸素性前列腺的重量减轻，并使腺腔和腺上皮细胞的高度显著减小，表明该提取物有明显抑制实验性前列腺增生的作用（叶加等，2002）

2003）；活血化瘀药能改善血液循环，具有通瘀化结、消炎、促进组织修复和抑制组织增生等药理作用，其抗 BPH 的作用机制可能是通过抑制 bFGF 的过度表达，从而抑制增生的前列腺组织新生血管的形成（杨欣等，2009）。

（2）治疗良性前列腺增生的中药复方制剂药理作用研究：此外，近年来对治疗 BPH 的中药复方制剂的药理作用也进行了较为深入的研究（表 38-6-3）。证明中药复方制剂可能通过抑制前列腺腺体和前列腺上皮细胞的增生，抑制前列腺间质细胞 TGF-β_1 和 Smoothelin 基因的表达，以及抑制前列腺组织中 bFGF 释放等作用机制，起到治疗前列腺增生的作用。

（3）中药复方制剂治疗良性前列腺增生的药方组成及临床疗效研究：目前临床上有较多治疗 BPH 的复方中药制剂，分别用于不同证型的 BPH 治疗，取得了较好的临床疗效（表 38-6-4）。

表 38-6-3 治疗 BPH 的中药复方制剂药理作用研究

中药复方制剂	处方组成	药理作用
泽桂癃爽胶囊	泽兰、皂角刺、肉桂	行瘀散结，化气利水。用于膀胱瘀阻所致的癃闭，症见夜尿频多，排尿困难，小腹胀满；前列腺增生症见上述证候者。该药可抑制丙酸睾酮所致家兔和大、小鼠的前列腺增生，缩小前列腺体积，降低前列腺指数，减少残余尿量，减轻上皮细胞增生，对前列腺增生有较好的疗效，其作用机制可能与抑制 bFGF 表达有关（张凯等，2003）
癃畅颗粒	炙黄芪、党参、牛膝、山茱萸、穿山甲、牛膝、皂刺、瞿麦、土茯苓	明显抑制前列腺腺体和前列腺上皮细胞的增生；明显促进大鼠前列腺组织 bax 表达的上调，下调前列腺组织 bcl-2 基因的表达，并可上调大鼠前列腺组织 fas 基因表达，促进前列腺细胞凋亡，使前列腺体积缩小，重量减轻，指数下降（杨珊珊等，2015；安立文等，2009）
前列安	仙灵脾、蛇床子、车前子、熟地黄、菟丝子、琥珀、牛膝、冬葵子、萆薢、黄柏	降低大鼠前列腺湿重，修复增生的病理损伤，其作用机制可能与抑制前列腺组织中 bFGF 释放有关（孙自学等，2010）
癃必消胶囊	黄芪、莪术、大黄、土茯苓、夏枯草、肉桂	降低基因 TGF-β_1 和 Smad7 的表达，抑制前列腺间质细胞增殖，而对其凋亡无明显的影响（贾金铭等，2009）
前列舒通胶囊	黄柏、虎耳草、土茯苓、马鞭草、马齿苋、赤芍、当归、川芎、牛膝、三棱、泽泻、柴胡、甘草	可提高最大尿流率，减少残余尿量，改善 BPH 症状等方面疗效优于对照组予癃闭舒胶囊（刘绍龑等，2011）
小金丸	制草乌，地龙，木鳖子（去壳去油），酒当归，五灵脂（醋炒），乳香（制），没药（制），枫香脂，香墨，人工麝香	有散结消肿、化瘀止痛的功效。对照组予非那雄胺，两种药物治疗良性前列腺增生症均有效，而小金丸组患者未见明显不良反应，小金丸治疗 BPH 安全、有效（刘绍龑等，2011）
前列回春胶囊	虎杖、地龙、关木通、车前子、黄柏、茯苓、萹蓄、穿山甲（炮）、蜈蚣、白花蛇舌草、鹿茸、黄芪、莱菔子、王不留行、五味子、枸杞子、菟丝子、淫羊藿、甘草	低、中、高各剂量均可降低实验性大鼠前列腺组织的重量，抑制前列腺组织增生（段登志等，2003）
桂枝茯苓丸	桂枝、桃仁、牡丹皮、白芍、茯苓	能降低良性前列腺增生模型大鼠的 bFGF，EGF，bcl-2 水平，从而抑制前列腺细胞增殖和促进凋亡，实现抑制良性前列腺增生（王佟等，2010）
前列散瘀胶囊	黄芪、三七、三棱、蒲黄、丹参	降低前列腺组织中的 bFGF 水平，对抑制前列腺间质细胞的增生具有显著作用（席建元等，2006）
补中益气丸	炙黄芪、党参、炒白术、炙甘草、陈皮、当归、升麻、柴胡	补中益气，升阳举陷。能降低良性前列腺增生模型大鼠的 bFGF、EGF、bcl-2 水平，从而抑制前列腺细胞增殖和促进凋亡，实现抑制良性前列腺增生（王佟等，2010）
复方仙甲汤	淫羊藿、枸杞子、穿山甲、丹参、菟丝子、败酱草	通过观察中药复方仙甲汤对实验性前列腺增生大鼠前列腺组织 FAS 蛋白表达的影响，结果表明仙甲汤可通过调节 FAS 蛋白表达导致前列腺细胞凋亡减少，从而抑制前列腺增生（曹继刚等，2008）

表 38-6-4　治疗 BPH 的中药复方制剂的药方组成及临床疗效

中药复方制剂	处方组成	临床疗效
泽桂癃爽胶囊	泽兰、皂角刺、肉桂	行瘀散结、化气利水。用于膀胱瘀阻所致的癃闭，症见：夜尿频多，排尿困难，小腹胀满；前列腺增生症见上述证候者。临床研究证明该药用于 BPH 的治疗具有确定疗效，治疗 BPH 合并慢性前列腺炎也具有较好的疗效（刘绍龑等，2011）
癃闭舒胶囊	补骨脂、益母草、琥珀、金钱草、海金沙、山慈菇	益肾活血，清热通淋。用于肾气不足、湿热瘀阻所致的癃闭，症见：腰膝酸软，尿频，尿急，尿痛，尿线细，伴小腹拘急疼痛；前列腺增生症见上述证候者。临床研究证明该药对 BPH 的治疗有效安全，适合长期服用（杨必成等，2009）
前列回春胶囊	虎杖、地龙、关木通、车前子、黄柏、茯苓、萹蓄、穿山甲（炮）、蜈蚣、白花蛇舌草、鹿茸、黄芪、莱菔子、王不留行、五味子、枸杞子、菟丝子、淫羊藿、甘草	益肾回春、活血通淋、清热解毒。用于慢性前列腺炎以及由前列腺炎引起的尿频、尿急、尿道涩痛、淋浊、性欲减退、阳痿、早泄等症
前列通瘀胶囊	赤芍、土鳖虫、穿山甲（炮）、桃仁、石韦、夏枯草、白芷、黄芪、鹿衔草、牡蛎（煅）、通草	活血化淤，清热通淋，用于慢性前列腺炎属瘀血阻滞兼湿热内蕴症，症见：尿频、尿急、余沥不尽，会阴、下腹或腰骶部坠胀疼痛，或尿道灼热，阴囊潮湿，舌紫暗或瘀斑，舌苔黄腻等
桂枝茯苓丸	桂枝、桃仁、牡丹皮、白芍、茯苓	活血，化瘀，消癥。用于前列腺增生，症见：小便不爽，尿细如线，或点滴而下，小腹胀痛。临床研究证明该药可减少尿潴留，缩小增生的前列腺腺体（杨必成等，2009）
金匮肾气丸	地黄，山药，山茱萸（酒炙），茯苓，牡丹皮，泽泻，桂枝，附子（炙），牛膝，车前子（盐炙）	温补肾阳，化气行水。用于肾阳虚所致的肾虚水肿，腰膝酸软，小便不利，畏寒肢冷。临床研究证明该药可缓解前列腺增生症状，减少尿潴留（杨必成等，2009）
前列散瘀胶囊	黄芪、三七、三棱、蒲黄、丹参	益气利水，活血散结。可有效减轻排尿症状，改善生活质量，提高最大尿流率和减少膀胱残余尿量（席建元等，2005）
癃闭通胶囊	炮山甲、肉桂	活血软坚，温阳利水。用于血瘀、膀胱气化不利所致的癃闭，症见：夜尿频数，排尿不畅，尿细无力，淋沥不尽；前列腺增生症早期见上述证候者
前列舒乐颗粒（片）	淫羊藿、黄芪、川牛膝、蒲黄、车前草	补肾益气，化瘀通淋。用于肾脾两虚、血瘀湿阻所致的淋证，症见：腰膝酸软，神疲乏力，小腹坠胀，小便频数，淋沥不爽，尿道涩痛；前列腺增生症、慢性前列腺炎见上述证候者
前列欣胶囊	炒桃仁、没药（炒）、丹参、赤芍、红花、泽兰、炒王不留行、皂角刺、败酱草、蒲公英、川楝子、白芷、石韦、枸杞子	活血化瘀，清热利湿。用于治疗瘀血凝聚，湿热下注所致的淋证，症见：尿急、尿痛、排尿不畅、滴沥不净；慢性前列腺炎及前列腺增生见上述证候者
翁沥通胶囊（颗粒、片）	薏苡仁、浙贝母、川木通、炒栀子、金银花、旋覆花、泽花、大黄、铜绿、甘草、炙黄芪	清热利湿，散结祛瘀。用于证属湿热，痰瘀交阻之前列腺增生症，症见：尿频、尿急或尿细，排尿困难等
前列康片（普乐安片）	油菜花花粉	补肾固本。用于肾气不固所致的癃闭，症见：腰膝酸软，排尿不畅，尿后余沥或失禁；慢性前列腺炎及前列腺增生症见上述证候者
前列舒丸	附子（制）、桂枝、淫羊藿、韭菜子、熟地黄、山茱萸、山药、薏苡仁、冬瓜子、苍术、泽泻、茯苓、桃仁、牡丹皮、甘草	扶正固本，益肾利尿。用于肾虚所致的淋证，症见：尿频，尿急，排尿滴沥不尽；慢性前列腺炎及前列腺增生症见上述证候者

（续表）

中药复方制剂	处方组成	临床疗效
癃开颗粒	淫羊藿、黄芪、牛膝等	补肾益气、活血化淤。用于改善轻、中度中老年良性前列腺增生症肾虚血瘀证出现的夜尿频数、排尿困难、腰膝酸软、小腹胀痛等症
癃畅颗粒	炙黄芪、党参、牛膝、山茱萸、穿山甲、牛膝、皂刺、瞿麦、土茯苓	补中益气，活血利湿。临床研究表明使用该药后治疗组生活质量评分、国际前列腺症状评分、残余尿量、最大尿流率均得到有效改善，证明该药对良性前列腺增生症症状改善明显（安立文等，2015）
泌淋清胶囊	四季红，黄柏，酢浆草，白茅根，车前草，仙鹤草	清热解毒，利尿通淋，用于湿热蕴结下焦所致的热淋，症见小便不利，淋漓涩痛，尿血，舌苔黄腻，脉滑数；急性非特异性尿路感染，前列腺炎见上述证候者
前列倍喜胶囊	猪鬃草，蝼蛄（麸炒），王不留行（炒），皂角刺，刺猬皮（烫）	清利湿热，活血化瘀，利尿通淋，用于湿热瘀阻下焦所致的癃闭，症见小便不利，淋漓涩痛，尿频尿急，口渴不思饮，舌红苔黄，脉数；前列腺炎、前列腺增生症见上述证候者
前列安通片	关黄柏，赤芍，桃仁，泽兰，乌药，丹参，白芷，王不留行	清热利湿，活血化瘀。用于湿热瘀阻下焦所致的癃闭，症见尿频，尿急，排尿不畅，小腹胀痛等；前列腺炎、前列腺增生症见上述证候者
癃清片	败酱草，白花蛇舌草，金银花，黄连，黄柏，泽泻，车前子，牡丹皮，赤芍，仙鹤草	清热解毒，凉血通淋。用于下焦湿热兼瘀血所致的热淋、癃闭，湿热内蕴，下注膀胱，或膀胱湿热阻滞，气化不利。症见小便频急，尿后余沥不尽，尿线变细，甚至点滴而出，尿道灼热，会阴、少腹、腰骶部疼痛或不适，口渴不欲饮，舌红苔黄腻，脉数；前列腺增生、慢性前列腺炎见上述证候者
萆薢分清丸	粉萆薢，益智仁（盐制），乌药，石菖蒲，甘草	分清化浊，温肾利湿。用于肾不化气，清浊不分所致的白浊、小便频数，肾阳不足，湿浊下注，膀胱气化不利。症见小便频数，淋沥不畅，夜间尤著，舌淡苔薄，脉滑数；前列腺增生症见上述证候者

3. 中医药治疗良性前列腺增生的优势与不足

传统中医药学对于BPH有较为详细的认知和论述，不仅形成了较完备的理论体系，而且具有丰富的临床实践经验。例如早在先秦时期的著作《黄帝内经》中，就首次记载了“癃闭”病名，并详细论述了鉴别诊断、病因病机及治则治法。如《素问·宣明五气篇》记载：“膀胱不利为癃，不约为遗溺”。《素问·五常政大论》：“其病癃闭，邪伤肾也。”《灵枢·本输》论述：“实则闭癃，虚则遗溺，遗溺则补之，闭癃则泻之。”此后历代医家对于该病的中医治疗理论都多有阐述，提出了各自的学术观点，并记录了丰富的临床治疗经验。如隋朝巢元方的《诸病源候论》中即有“诸淋者，由肾虚而膀胱热故也”的论述，阐明了本病正虚邪实的病机。元代朱丹溪的《丹溪心法》将本病分为气虚、血虚、有痰、风闭、实热等不同类型，并附有对症治疗的方剂。明代张景岳则指出本病的病因为“或以败精，或以槁血，阻塞水道而不通”。清代陈士铎的《辨证奇闻》，阐释“命门火衰而膀胱之水闭矣”为本病病机。到了现代，中医对BPH的认识及辨证论治有了新的认识和发展，不仅进行了大量的药理作用及临床应用研究，而且在中医药教材中也有相关论述，并发布了“良性前列腺增生症中医诊治专家共识”。由此可见，在中医学数千年的发展历史中，对BPH的认识经历了漫长的发展过程，部分相关理论和治疗方法沿袭至今，并有着持续的传承和发展。中医药治疗BPH具有系统的理论依据，既有全身性的调理，又有局部的治疗作用，目前在临床上得到广泛应用，具有确切的疗效和独到的优势。研究表明，中药用于BPH的治疗能够明显改善相关临床症状，同时具有疗效确切、作用持久、不良反应小等优势。

但中医药治疗BPH也仍然存在诸多的不足之处。如中药普遍存在的服药量较大、疗程长、见效较慢等问题，临床治疗中可采用联合用药、综合治疗（外治法、针灸）等方法解决。其次，中药治疗BPH的药理作用、活性成分和作用机制等方面的研究还不够深入，尚不能有效阐释中药治疗BPH的机理，也难以对中药进行有效成分的提取和精制。同时中药治疗BPH的长期研究资料不足，其远期疗效尚待进一步探讨。

此外，在临床研究方面，中医药治疗BPH也存在亟待改进之处。其一，虽然BPH的辨证分型已有了初步的专家共识，但来自不同文献的辨证分型仍存在较大差异；其二，中医药治疗BPH的药物和剂量的选择尚缺乏循证依据，亟待大规模、多中心临床研究的验证；其三，目前国内尚无公认的中医药治疗BPH疗效评价量表，无法对不同治疗方案及不同药物进行统一评价，同时部分临床研究疗效评价指标主观性较强，限制了整体研究水平的提高。因此未来中药治疗BPH还需要进一步开展相关研究，以提供令人更加信服的临床证据。

（吴煮铠）

（六）联合药物

单个临床有效药物很少能够充分地控制疾病，因此很多时候往往需要不同类别药物的联合治疗。事实上，每一种常见的慢性疾病（包括高血压、冠心病、高血脂、慢性梗阻性肺病、类风湿性关节炎以及糖尿病）通常需要不同药物的联合治疗。BPH的治疗也不应例外（Berry et al., 1984）。

目前经过临床验证的BPH联合治疗方案包括：5α-还原酶抑制剂联合α受体阻滞剂；α受体阻滞剂联合M受体拮抗剂；5α-还原酶抑制剂联合PDE5抑制剂；α受体阻滞联合PDE5抑制剂以及α受体阻滞剂联合β_3受体激动剂。

1. 联合方案一：5α-还原酶抑制剂联合α受体阻滞剂

作为BPH“经典”的联合治疗方案，即5α-还原酶抑制剂联合α受体阻滞剂，也是目前循证医学证据最多以及临床应用最为广泛的联合治疗方案（Füllhase et al., 2013）。

（1）作用机制：从药物的作用机制上讲，α受体阻滞剂主要通过松弛前列腺平滑肌来缓解BPH病理生理的“动力学”因素；而5α-还原酶抑制剂可以有效缩小前列腺体积来解除BPH病理生理的“静力学”因素，二者联合产生协同效应。从临床疗效上讲，α受体阻滞剂起效迅速，可以在数小时或数天内改善BPH相关症状；而尽管5α-还原酶抑制剂对于症状的改善起效相对较慢，但相比α受体阻滞剂，5α-还原酶抑制剂可以阻止BPH疾病进展，显著降低患者AUR和手术风险。因此，从临床疗效特点上讲，二者的联合也是“相得益彰”。

（2）现有药物：联合治疗包括一种5α-还原酶抑制剂（非那雄胺或度他雄胺）和一种α受体阻滞剂（阿夫唑嗪、多沙唑嗪、特拉唑嗪、坦索罗辛或赛洛多辛）。与单一治疗相比，联合治疗在药代动力学以及药效学特性上并没有显示出不同。

（3）经典临床研究回顾

1）早期联合治疗研究：退伍军人协作组（VA）研究（Lepor et al., 1996）是第一项有关5α-还原酶抑制剂联合α受体阻滞剂治疗BPH的临床研究。研究的主要目的是比较安慰剂、非那雄胺、特拉唑嗪以及二者联合对于BPH的治疗效果。研究纳入了1229例具有临床BPH症状的美国退伍老兵，纳入标准包括：年龄45～80岁；AUA症状评分>7；Qmax 4～15 ml/s；残余尿量<300 ml；但对前列腺体积没有要求。研究观察时间为1年，主要观察AUA症状评分及最大尿流率较基线的变化。在最终纳入试验的1229例受试者中有1007例（81.9%）完成了1年的随机分组治疗。

研究结束时，安慰剂组、非那雄胺组、特拉唑嗪组以及联合治疗组的AUA症状评分较基线分别降低2.6、3.2、6.1和6.2分，特拉唑嗪组和联合治疗组显著优于安慰剂组和非那雄胺组（$P<0.001$），而联合治疗组与特拉唑嗪组相比无差异（$P=1.00$）。对于最大尿流率，安慰剂组、非那雄胺组、特拉唑嗪组以及联合治疗组分别改善1.4，1.6，2.7和3.2 ml/s。同样，特拉唑嗪组和联合治疗组显著优于安慰剂组和非那雄胺组，而联合治疗组与特拉唑嗪组相比无差异（$P=0.15$）。研究结论指出：对于BPH症状改善，联合治疗与单用特拉唑嗪并无差异。

ALFIN（阿夫唑嗪联合非那雄胺）研究（Debruyne et al., 1998）是第二项有关5α-还原酶抑制剂联合α受体阻滞剂治疗BPH的临床研究。研究的目的同样是评估5α-还原酶抑制剂与α受体阻滞剂联合治疗是否比单药更有效。共欧洲10个国家的104个泌尿外科中心参与了ALFIN研究。研究纳入了1051例LUTS/BPH受试者，受试者纳入标准包括：年龄50～75岁；IPSS>7分；Qmax 5～15 ml/s；对受试者前列腺体积大小没有要求。所有受试者随机分为3组：阿夫唑嗪组，非那雄胺组和联合治疗组，主要观察指标为IPSS的改善以及Qmax的变化，观察时间为6个月。研究结果显示：经过6个月的治疗，对于症状改善阿夫唑嗪和联合治疗显著优于非那雄胺，而联合治疗与阿夫唑嗪单药相比，对IPSS的改善并无显著差异；对于Qmax的改善，三组之间无差异。

PREDICT（欧洲前瞻性多沙唑嗪及联合试验）研究（Kirby et al., 2003）是第三项有关5α-还原酶抑制剂联合α受体阻滞剂治疗BPH的临床研究。研究的主要目的是评估多沙唑嗪、非那雄胺以及联合治疗对于BPH治疗的有效性和安全性。研究纳入了1089例BPH患者。研究的纳入标准包括：年龄50～80岁；IPSS≥12分；Qmax 5～15 ml/s；DRE证实前列腺体积增大，但对前列腺具体体积没有要求。受试者随机分为四组：安慰剂组、多沙唑嗪组、非那雄胺组和联合治疗组，接受1年的治疗。研究结果与VA研究和ALFIN研究相似，多沙唑嗪组及联合治疗组对于IPSS评分及Qmax的改善显著优于非那雄胺组和安慰剂组，联合治疗组对于症状的改善与多沙唑嗪组相比无差异。

回顾上述三项早期的联合治疗研究，我们可以看到，非那雄胺与安慰剂相比并无差异，这与之前非那雄胺单药治疗BPH的研究结果（如非那雄胺北美Ⅲ期临床研究、非那雄胺国际临床研究、SCARP研究、PROSPECT研究等）并不一致；更重要的是，三项研究的结论一致认为对于BPH的治疗，5α-还原酶抑制剂联合α受体阻滞剂并不比单用α受体阻滞剂更有效。特别是基于VA研究和ALFIN研究的研究结果，2002年的EAU BPH指南（de la

Rosette et al., 2001）也不推荐联合治疗。

基于我们现在对 5α- 还原酶抑制剂的了解以及对联合治疗的认识，重新梳理早期的这三项联合治疗研究我们可以发现：① VA 研究和 ALFIN 研究在纳入标准方面并未考虑前列腺体积，尽管 PREDICT 研究的纳入标准要求 DRE 证实前列腺体积增大，但并无具体限制。因此有相当于一部分小体积患者被纳入研究，从而在一定程度上掩盖了 5α- 还原酶抑制剂的疗效。②三项研究的随访时间较短（6～12 个月）。③对药物疗效的评价指标仅仅关注 IPSS/Qmax，并未考虑对疾病远期进展的影响。

2）前列腺症状药物治疗（MTOPS）研究（McConnell et al., 2003）：MTOPS 研究开始之前，单独应用或联合应用对于 BPH 临床进展危险性的长期疗效仍不清楚。为此，美国国立卫生研究院下属的全国糖尿病、消化及肾病研究所资助进行了 MTOPS 研究，研究的主要目的是观察单独或联合应用 α 受体阻滞剂和 5α- 还原酶抑制剂是否可延缓或预防 BPH 的临床进展。研究的次要目的是进一步阐明 BPH 的自然病程，明确哪种基线因素与更快的疾病临床进展相关。

MTOPS 研究是一项前瞻性、随机、双盲、多中心、安慰剂平行对照研究。共有美国的 18 个医学中心参与了 MTOPS 研究，研究 1992 年 5 月在 6 个中心启动了预实验，主要是制订试验草案和评估整个研究的可行性。1994 年 6 月增加了 12 个中心，启动了正式试验。1995 年 12 月到 1998 年 3 月完成了随机化入组，2001 年 11 月完成了最终的随访。从开始预实验到最终的研究结束历时接近 10 年。MTOPS 研究总共纳入了 3047 例受试者，研究的纳入标准包括：男性≥50 岁；4≤Qmax≤15 ml/s；排尿量≥125 ml；8≤AUA 症状评分≤30。

MTOPS 研究的入选标准同样未限定前列腺体积，入选 / 排除标准中任何前列腺体积大小均可入选，只要血清 PSA 水平低于 10 ng/ml。在所有入选受试者中，超过 20% 的受试者前列腺体积＜20 ml。一方面这就使得患者的前列腺体积和血清 PSA 分布范围较广，有利于基于这些标准进行分层并进行亚组分析；而另一方面过多小体积的受试者在一定程度上可能掩盖 5α- 还原酶抑制剂的疗效，因为这部分患者可能并不适合接受 5α- 还原酶抑制剂治疗。

3047 例受试者随机分为四组：安慰剂组、多沙唑嗪组、非那雄胺组和联合治疗组。其中，预实验阶段纳入研究的受试者，平均随访时间为 6 年；在正式试验阶段纳入研究的受试者，平均随访 4 年；所有受试者平均随访 4.5 年。

研究的主要终点是 BPH 疾病临床进展。临床进展的定义包括（发生以下任何一项）：AUA 症状评分增加 4 分及以上（相对基线时的情况，并在 4 周内二次确认），发生 AUR，发生尿失禁（患者自述有社会和卫生上不能接受的尿失禁），出现因 BPH 导致的肾功能不全（随访过程中任何时候血清肌酐水平至少为 1.5 mg/dl（133 μmol/L）以及任何时候与基线水平相比升高超过 50%）以及反复尿路感染（一年内出现 2 次或 2 次以上的泌尿道感染或是有尿脓毒症）。研究的次要终点包括：BPH 相关侵入性治疗（手术）的累积发生率；AUA 症状评分和 Qmax 的改善；前列腺体积及 PSA 水平的变化；生活质量的改善（IPSS-Qol，简明 36- 健康调查表）以及通过对组织生物标志物的研究评估临床进展与生物学进展的关系。

经过平均 4.5 年的随访，获得了与之前研究不一样的结果。

对于疾病进展的发生比例，与安慰剂相比，多沙唑嗪可降低 39% 的疾病进展风险（P<0.001），非那雄胺可降低 34%（P=0.002），而联合治疗降低 66%（P<0.001）；联合治疗

显著优于单用多沙唑嗪（$P<0.001$）或单用非那雄胺（$P<0.001$）。全身性临床进展的 4 年累积发生率（75% 的患者有至少 4 年的随访数据）在安慰剂组中为 17%。与安慰剂相比，多沙唑嗪可将累积发生率降低至 10%（$P<0.001$），非那雄胺可将累积发生率降低至 10%（$P=0.002$），联合用药可将累积发生率降低至 5%（$P<0.001$）。联合用药比单独用药和安慰剂更有效（与多沙唑嗪配对比较 $P<0.001$，与非那雄胺配对比较 $P<0.001$，与安慰剂配对比较 $P<0.001$）。同时，MTOPS 研究结果显示：如果一个患者 5 年内不接受治疗，其临床进展的风险为 22.5%，如果 5 年中接受联合治疗，其进展的风险仅为 7.5%。考虑到入组标准，这种风险获益仅仅是对于 LUTS 患者，而没有考虑前列腺体积（PV）。如果对于 PV 增大的患者，这种获益会更大。

此外，单变量分析显示安慰剂组（$P<0.001$）和多沙唑嗪组（$P\leqslant 0.006$）中发生全身性临床进展的危险性随着基线血清 PSA 水平和基线前列腺体积的增加而增加，但非那雄胺组（$P>0.05$）和联合用药组（$P>0.05$）中则没有这种现象。

对于急性尿潴留发生率：与安慰剂组中的相比，非那雄胺组危险性降低了 68%（$P=0.009$），联合用药组危险性降低了 81%（$P<0.001$）。而多沙唑嗪仅仅是推迟了急性尿潴留发生的时间，与安慰剂相比并没有明显减少急性尿潴留的发生（$P=0.23$）。

对于 BPH 侵入性治疗（手术）：非那雄胺和联合治疗显著降低 BPH 侵入性治疗的可能性，与安慰剂相比非那雄胺单药治疗和联合治疗分别降低 64%（$P<0.001$）和 67%（$P<0.001$）的侵入性治疗风险。相比之下，多沙唑嗪并不能降低侵入性治疗的累积发生率。

对于症状评分：安慰剂组、多沙唑嗪组、非那雄胺组和联合用药组中症状评分在第四年分别降低了 4.9、6.6、5.6 和 7.4 分。与安慰剂组相比，药物治疗组的 AUA 症状评分都有显著改善（多沙唑嗪组 $P<0.001$，非那雄胺组中 $P=0.001$，联合治疗组中 $P<0.001$）。而联合治疗组中症状评分的改善明显优于于非那雄胺组（$P<0.001$）或多沙唑嗪组（$P=0.006$）。

对于最大尿流率：在第四年，在多沙唑嗪组，非那雄胺组和联合治疗组中最大尿流速率分别平均提高了 4.0 ml/s、3.2 ml/s 和 5.1 ml/s。与安慰剂组相比，所有药物治疗组的最大尿流速率都有所改善（每组配对比较，$P<0.001$）。

对于前列腺体积：在平均为期 4.5 年的随访之后，安慰剂组或多沙唑嗪组的前列腺体积增加的中位数为 24%。同样的随访时间之后，非那雄胺组或联合用药组的前列腺基线体积减小的中位数为 19%。

不良反应事件与以往研究报道的结果相似。联合治疗组不良反应发生率多于单药治疗组。

MTOPS 研究证实：长期 5α- 还原酶抑制剂联合 α 受体阻滞剂与单药相比可以更显著地降低 BPH 疾病进展风险，联合用药或是单独应用 5α- 还原酶抑制剂可显著降低急性尿潴留和侵入性治疗的风险；此外，联合治疗较单药更好地改善 BPH 症状和最大尿流率。研究结论指出 5α- 还原酶抑制剂与 α 受体阻滞剂的长期联合治疗安全性良好，对于具有 LUTS 的 BPH 患者来说是最有效的治疗方法，对于疾病高进展风险患者更加合适。

在 MTOPS 研究中还发现，为了预防 1 例患者发生临床进展需要总体人群中接受治疗的患者数量（NNT）在联合治疗组为 8.4 人，多沙唑嗪组和非那雄胺组分别为 13.7 人和 15.0 人。如果接受联合治疗患者其基线 PSA 超过 4 ng/ml，则 NNT 为 4.7 人，如果前列腺体积超过 40 ml，则 NNT 为 4.9 人。这就提示对于疾病进展高危的患者而言，联合治疗在经济学上同样是一种很好的治疗选择。

而正是基于 MTOPS 的研究结果，2003 年的 EAU 指南指出：5α- 还原酶抑制剂与 α 受体阻滞剂的联合治疗较单用 α 受体阻滞剂相比能够更好地降低疾病进展风险和改善症状；同时，由于 5α- 还原酶抑制剂可以缩小前列腺体积，患者的尿潴留和手术的发生率更低。

在 MTOPS 研究数据中还发现性功能障碍和 LUTS 严重程度具有相关性。相关性表现为 LUTS 与性功能障碍中的五大项评价（性欲、性功能、射精功能、患者对其性问题的评价以及总体状态）均有关联。此外，前列腺体积大的患者其性欲可能较低，总体性功能、射精功能以及性问题评价都要更差一些。

MTOPS 研究的意义：证实了长期联合治疗优于任一单药治疗；奠定了联合治疗的地位；再次证实了 BPH 的疾病进展性及疾病进展风险因素（Crawford et al., 2006）：年龄、PSA、PV、Qmax、PVR。MTOPS 研究较早期联合治疗研究的成功之处，即更加符合 BPH 疾病特点：研究随访时间明显延长（4 年以上），将疾病进展作为研究的主要终点。但 MTOPS 研究同样还存在一定局限，即研究对象并非针对高进展风险 BPH 患者，相当一部分受试者并不是联合治疗的最佳治疗对象。

3）度他雄胺与坦索罗辛的联合治疗研究（CombAT）：Roehrborn 及其团队在 2008 年和 2010 年报道了 CombAT 研究 2 年和 4 年的研究结果（Roehrborn et al., 2008; Roehrborn et al., 2010）。CombAT 研究是全球多中心、随机、双盲、平行分组的大型临床研究。研究的主要目的是，观察度他雄胺和坦索罗辛联合治疗是否比单药治疗更有效地改善症状以及对于中到重度 LUTS/BPH 患者，联合治疗降低 BPH 进展风险的长期效果。

尽管 MTOPS 研究证实联合治疗较单药相比更有效。但对于 BPH 进展风险增加的男性联合治疗的效果如何［MTOPS 研究中仅一部分男性受试者由于 PV≥30 ml 和（或）PSA≥1.5 ng/ml，处于进展风险增加］？联合治疗对比单药治疗症状获益如何和获益起效时间如何？ MTOPS 研究无法完全回答这些问题。因此，针对这些问题，CombAT 研究在 MTOPS 研究的基础上对于研究设计进行了优化。

与 MTOPS 研究相比，CombAT 研究的受试者基线特征具有高 BPH 进展风险，而这些患者更需要联合治疗。主要的纳入标准包括：年龄 >50 岁，IPSS>12 分，Qmax 5～15 ml/s，PV≥ 30 ml（经直肠 B 超获得），10 ng/ml≥PSA≥1.5 ng/ml。

主要研究结果：联合治疗组与坦索罗辛组比较降低 AUR 或 BPH 手术风险达 66%，差异从第 8 个月起出现，联合治疗组与度他雄胺组相比无显著差异。联合治疗组较坦索罗辛组减少 67.6% 的 AUR 风险和 70.6% 的 BPH 手术风险，相比度他雄胺组无显著差异。对于症状改善，联合治疗更快更有效。3 个月时，联合治疗超过坦索罗辛单药；9 个月时，联合治疗显著优于任何单药（P<0.001）；15 个月时，度他雄胺单药超过坦索罗辛单药，并持续至研究结束。对 Qmax 改善：6 个月时，联合治疗显著优于任何单药；6 个月时，度他雄胺单药超过坦索罗辛单药。此外，研究结束时，对于 IPSS 改善超过 25% 的比例，联合治疗组、坦索罗辛组和度他雄胺组分别为 67%、52% 和 61%，联合治疗组显著优于单药治疗组（P<0.01）。IPSS 改善超过 3 分的比例分别为 71%、59% 和 66%，联合治疗组同样优于单药治疗组（P<0.01）。联合治疗较任何一个单药治疗显著改善 BPH 相关健康状况评分。安全性方面，在 CombAT 研究中，在任何治疗组中，发生率

≥1% 的药物相关不良事件与单药治疗的临床不良事件一致。

此外，相比单药治疗联合治疗能够更好地长期控制储尿期症状和排尿期症状（Roehrborn et al., 2014; Montorsi et al., 2011）。在 CombAT 研究中（Montorsi et al., 2011），与坦索罗辛单药相比，度他雄胺能够更好地改善 IPSS 症状评分（−5.3 *vs*. −3.8）以及尿流率（+2.0 ml/s *vs*. +0.7 ml/s），对于排尿期症状和储尿期症状，度他雄胺均优于坦索罗辛。

4）Conduct 研究（Claus et al., 2015）：Conduct 研究是一项国际多中心、随机、开放、平行对照临床研究。研究目的是对于有进展风险的中度症状 BPH 患者，研究固定剂量复方制剂（FDC，0.5 mg 度他雄胺和 0.4 mg 坦索罗辛）是否比等待观察联合坦索罗辛（WW-ALL，坦索罗辛给药条件：症状未改善）更有效。

研究纳入了 8 个国家的 742 例受试者，随机分为 2 组（1∶1）：FDC 组（复方制剂组，qd）和 WW-ALL 组（等待观察，如果 IPSS 无改善或恶化则给予坦索罗辛，qd）。所有受试者接受生活方式指导：禁止摄入咖啡和饮酒，控制液体摄入，膀胱再训练。研究的纳入标准：男性，≥50 岁，临床诊断为 BPH；IPSS 8～19 分；前列腺体积≥30 ml（经直肠超声获得）；血清 PSA≥1.5 ng/ml。

研究的主要终点：与基线相比，24 个月时的 IPSS 评分改善。次要终点：IPSS 评分绝对值的改善（≥2 分，≥3 分或 25%）比例；以及时效关系患者 BPH 临床进展情况（与基线相比 IPSS 评分增加≥3 分；BPH 导致的 AUR；反复的尿路感染；充盈性尿失禁、急迫性尿失禁或肾功能损伤（血肌酐升高≥50% 并且血肌酐≥1.5 mg/dl）；健康状况：BII 评分的改善，IPSS-Q8 的比例以及针对 PPST 问卷中两个问题的回答结果。

79% 的 FDC 组受试者和 90% 的 WW-ALL 组受试者完成了为期 2 年的随访研究。对于 IPSS 的改善，1 个月时，FDC 组即显著优于 WW-ALL 组（3.2 分 和 0.9 分，$P<0.01$），并持续至研究结束。9 个月时，FDC 组平均 IPSS 评分降至 8 分以下。IPSS 绝对值改变：FDC 组显著优于 WW-ALL 组。24 个月时，FDC 组与 WW-ALL 组相比 IPSS 评分改善≥3 分或≥25% 的比例分别为 77% *vs*. 64% 和 73% *vs*. 60%（$P<0.001$）。研究结束时，与 WW-ALL 组相比 FDC 组降低 43.1% 的疾病进展风险（FDC 组和 WW-ALL 组疾病进展的累积发生比例分别为 18% 和 29%）。BII 评分和 IPSS-Q8，FDC 组显著优于 WW-ALL（$P<0.001$）。

药物相关不良事件、严重不良事件、导致退出实验 / 停药的不良事件的发生率：FDC 组 ＞WW-ALL 组。

研究结论指出，对于中度症状并有进展风险的 BPH 患者，在生活方式建议的基础上，与等待观察联合有条件的坦索罗辛治疗相比，复方制剂可以更快速并更好地改善症状，提高生活质量以及降低 BPH 进展风险。

（4）联合治疗停药：2 项研究对 α 受体阻滞剂停药问题进行了评估（Barkin et al., 2003）。一项研究评估了坦索罗辛与度他雄胺联合治疗，6 个月后停用坦索罗辛的影响。结果显示，停药后 3/4 的患者没有出现症状加重。然而，基线水平症状较重的患者（IPSS≥20 分）可从长期的联合治疗中受益。另一项研究（Nickel et al., 2008）比较了 9 个月联合治疗（非那雄胺 +α 受体阻滞剂）后，单用非那雄胺在第 3、9 个月时的症状情况。结果显示，联合治疗停止后 LUTS 的改善在第 3（IPSS +1.24）、9（IPSS -0.44）个月时仍然持续。研究结果提示，联合治疗一段时间，患者症状得到有效控制之后，可以考虑停用 α 受体阻滞剂。

（5）小结：尽管早期的三项研究（VA、ALFIN 和 PREDICT）没有发现联合治疗的获益，但 MTOPS 研究以及 CombAT 研究证实：对于联合治疗患者选择是关键，对于合适的患者，联合治疗更有效（无论是症状的控制还是远期 AUR 及手术风险的降低）。对于症状改善，与单药出现显著差异的时间与基线 PV 相关。基线 PV 越大，出现显著差异的时间越快。此外，联合治疗的获益程度与基线 PV 正相关。因此，在处方 5α- 还原酶抑制剂时前列腺体积可用于指导个体化治疗。从药物疗效角度，足够的证据支持对于 PV＞30 ml 的患者，联合治疗作为起始治疗（假如超声检测不方便，PSA＞1.5 ng/ml 可以作为给予 5α- 还原酶抑制剂的替代指标，传统的 DRE 通常会低估 PV）。

2. 联合方案二：α 受体阻滞剂联合 M 受体拮抗剂

由于 BPH 存在 OAB 症状，因此在 M 受体拮抗剂的基础上联合 α 受体阻滞剂，一方面可以减少尿潴留的风险，另一方面可以减少膀胱功能的恶化。并且还可以同时治疗 BPH 的梗阻症状（Athanasopoulos et al., 2003）。

在一项韩国的随机对照研究中（Lee et al., 2005），211 例男性受试者，这些受试者同时存在 OAB 症状和尿动力学上证实的 BOO，随机（1∶2）分为 2 组，多沙唑嗪组（4 mg，qd）和丙哌维林（20 mg，qd）联合多沙唑嗪组，治疗 8 周。两组的尿频、最大尿流率、平均排尿量和 IPSS 都显著改善。而联合治疗组对于尿频（23.5% *vs*. 14.3%，*P*=0.004）、平均排尿量（32.3% *vs*. 19.2%，*P*=0.004）、储尿期症状（41.3% *vs*. 32.6%，*P*=0.029）以及尿急（*P*=0.019）的改善显著优于单纯多沙唑嗪治疗组。联合治疗组的残余尿量显著增加，但是没有导致尿潴留的发生。患者满意度方面，联合治疗组也显著高于单用多沙唑嗪组（*P*=0.002）。联合治疗组总体不良事件的发生率高于单纯多沙唑嗪组（*P*= 0.002），但两组在总体脱落率和由于不良事件而导致的脱落率方面没有差异。这表明对于 OAB 合并 BPO 患者，M 受体拮抗剂联合 α_1 受体阻滞剂是一种有效的和相对安全的治疗方式。Kaplan 等（Kaplan et al., 2006）在美国的 95 个中心进行了一项双盲安慰剂对照研究，研究纳入了 879 例 BPH 患者，患者同时伴有尿频（日间排尿≥8 次）和尿急（利用排尿日记记录一天至少发生 3 次）。受试者随机分为四组：托特罗定组（4 mg/d）、坦索罗辛组（4 mg/d）、托特罗定联合坦索罗辛组以及安慰剂组，观察时间超过 12 周。对于研究的主要终点即患者自我报告的改善比例，联合治疗组显著高于安慰剂组（80% *vs*. 62%）。研究显示需要治疗的人数（NNT）为 5，这是合理的。有趣的是，研究发现，对于患者自我报告的获益比例，单药治疗组都优于安慰剂组，此外坦索罗辛组显著改善 IPSS。不良事件的发生率很低，各组之间没有差异。研究结果显示，对于 BPH 合并 OAB 患者（例如，24% 的受试者在纳入研究时存在尿失禁），为确保最大获益，需要采用同时针对膀胱和前列腺的治疗策略。研究者认为此种联合治疗的最佳应用对象应该是对于 α_1 受体阻滞剂单药治疗没有立即充分响应的患者。此外，尽管 NNT 的数值很好，但联合治疗带来的费用增加也需要考虑。2 项针对 OAB 患者的大型 3 期双盲随机对照研究的合并数据分析结果显示（MacDiarmid et al., 2011）：曲司氯胺缓释片对于 OAB 的治疗是安全有效的，可以显著地改善尿频和急迫性尿失禁，但出现了 2 例尿潴留（2.1%），2 例患者的年龄都＞75 岁。

固定剂量的弗斯特罗定的疗效也已经得到研究（Kaplan et al., 2012），研究纳入了 943 例已接受 α 受体阻滞剂治疗后仍存在 OAB 症状的 BPH 患者。尽管弗斯特罗定对于许多参数的改善并不优于安慰剂组，但相比安慰剂组，弗斯特罗定显著改善尿频和症状的困扰。

最近一项有关索利纳新联合坦索罗辛的研究结果（Kaplan et al., 2012）显示，对于储尿期合并排尿期症状的患者，相比坦索罗辛单药组，联合治疗组并没有显著改善 IPSS；但是对于尿频、排尿量、IPSS 生活质量评分以及患者自我感知的膀胱状态评分，联合治疗组显著优于坦索罗辛单药组。

2017 年 EAU 指南推荐，对于单用 α 受体阻滞剂不能充分控制储尿期症状的患者，可以加用 M 受体拮抗剂。

短期研究结果显示，α 受体阻滞剂联合 M 受体拮抗剂的安全性良好，对于经过严格筛选的患者，尿潴留或急性尿潴留的风险很低。对于残余尿量高的患者（大多数研究一般是 ≥150 ml）不建议采用此治疗方案。对于接受治疗后出现尿踌躇或明显的增加残余尿量，应该停用 M 受体拮抗剂。对于梗阻严重以及长期大量残余尿量的患者应该选择外科治疗，而不是加用 α 受体阻滞剂。

3. 联合方案三：5α- 还原酶抑制剂联合 5 型磷酸二酯酶（PDE5）抑制剂

Adolfo Casabe 等（Casabé et al., 2014）开展了一项国际、随机、双盲、平行对照研究。研究观察了他达拉非（5 mg）与非那雄胺联合治疗与非那雄胺单药的差异。研究纳入了 695 例 BPH 患者，入组标准：前列腺体积 ≥30 ml（经直肠超声），IPSS ≥13 分，Qmax 4 ~ 15 ml/s。所有受试者随机分为他达拉非 + 非那雄胺组（TAD/FIN，345 例）和安慰剂 + 非那雄胺组（PBO/FIN，350 例）。观察 26 周。研究的主要终点是 12 周时 TAD/FIN 对于症状的改善是否优于 PBO/FIN。研究的次要终点包括：4、12、26 周时储尿期症状、排尿期症状、夜尿、IPSS-Qol 以及勃起功能的改善情况。安全性评估指标包括：治疗相关的不良事件（TEAEs）、严重的不良事件（SAE）、生命体征以及实验室指标。研究结果显示：12 周时，TAD/FIN 组对于 IPSS 的改善显著优于 PBO/FIN 组（−5.2 *vs*. −3.8，P=0.001）。此外，在 4 周和 26 周时，TAD/FIN 组的 IPSS 评分显著改善且显著优于 PBO/FIN 组（−4.0 *vs*. −2.3，P<0.001；−5.5 *vs*. −4.5，P=0.022）。安全性方面，对于性活跃的 ED 患者，与基线相比，TAD/FIN 组显著改善 IIEF-EF 评分，第 4、12 和 26 周时，国际勃起功能指数问卷评分 (IIEF-EF) 分别改善 3.7，4.7 和 4.7 分，而 PBO/FIN 组的改善分别为 −1.1，0.6 和 0 分。次要终点方面，与 PBO/FIN 组相比，TAD/FIN 组在第 4 周和 12 周时显著改善 IPSS 储尿期评分，在 26 周时显著改善 IPSS 排尿期评分。

尽管有研究显示他达拉非 1 周时就可以改善症状，但由于本研究的第一个随访时间点是第 4 周，从研究结果可以看出，4 周时，TAD/FIN 显著改善 IPSS。联合治疗较非那雄胺单药可以更快地缓解症状。

此外，联合治疗可以改善勃起功能，在第 4、12 和 26 周时，PBO/FIN 组和 TAD/FIN 组 IIEF-EF 评分的改善分别为 −1.1 *vs*. 3.7（P<0.001），0.6 *vs*. 4.7（P<0.001），−0.0 *vs*. 4.7（P<0.001）。此外，根据患者的基线勃起功能状态进行分组研究发现，基线时无勃起功能障碍的受试者在接受 TAD/FIN 治疗后，IIEF 评分显著改善。更有趣的是，基线时存在勃起功能障碍的受试者接受 TAD/FIN 联合治疗后，性幻想、勃起功能、性高潮以及总体的性生活满意度都得到改善。

安全性方面，31.3% 的 TAD/FIN 组受试者和 27.1% 的 PBO/FIN 组受试者报告了 ≥1 次的治疗相关不良事件，此外严重的不良事件发生率和由于不良事件导致的脱落率都很低，并且组间没有统计学差异。在生命体征及实验室指标方面没有有意义的不良事件发生。与非那雄胺单药相比，联合治疗的不良反应更多来自于他达拉非。研究结果显示 TAD/FIN 组在背痛、头痛、消化不良和流感症状的发生率分别为 4.6%，3.5%，2.3% 和 2.3%，而 PBO/FIN 组的发生率分别为 1.7%，3.4%，0.6% 和 2.3%。在性相关不良事件方面，与 TAD/FIN 组相比，PBO/FIN 组在勃起功能障碍、延迟射精、射精失败、性欲降低、佩罗尼病以及精液量减少的发生率分别为 1.1%、–0.3%、–0.3%、–1.4%、–0.3% 和 –0.3%。

研究结论指出，对于 BPH 患者他达拉非联合非那雄胺能够更快地改善下尿路症状，并且改善 ED 患者的勃起功能。

本研究的后续分析评估了受试者的治疗满意度和临床有意义的症状改善情况（Casabé et al., 2014）。在这项亚分析研究中，主要观察了 IPSS 具有临床意义改善（IPSS 改善≥3 分，或 IPSS 改善≥25%）的响应比例和治疗满意度。当 IPSS 改善≥3 分作为响应率标准时，在 4、12、26 周时，TAD/FIN 组的临床响应率分别为 57.0%、68.8% 和 71.4%；PBO/FIN 组的临床响应率分别为 47.9%、60.7% 和 70.2%。在第 4 周和第 8 周，两组间具有统计学差异。当把临床响应定义为 IPSS 改善≥25% 时，TAD/FIN 组的临床响应率分别为 44.8%、55.5% 和 62.0%，PBO/FIN 组的临床响应率分别为 32.9%、51.9% 和 58.3%，在第 4 周时，两组间具有统计学差异。对于治疗的满意度，在 26 周时，TAD/FIN 组显著高于 PBO/FIN 组。综上，研究结果显示 TAD/FIN 联合治疗优于非那雄胺单药治疗，与单用非那雄胺相比，他达拉非联合非那雄胺更可能达到 IPSS 有临床意义的改善和更好的治疗满意度。研究结果也进一步证实了对开始接受 5α- 还原酶抑制剂治疗的患者，联合他达拉非可以更快地改善症状。

根据药物的作用机制以及相关的临床研究结果，他达拉非联合非那雄胺适用于前列腺体积＞30 ml 的中重度 LUTS/BPH 患者。此外对于合并 ED 的患者，将从 PDE5 抑制剂获益。

从安全性角度，他达拉非联合非那雄胺可以避免 α 受体阻滞剂的不良反应，如逆行射精和低血压。与传统的 5α- 还原酶抑制剂联合 α 受体阻滞剂相比，他达拉非的逆行射精风险更低。尽管研究显示 TAD/FIN 组有 1 例患者出现精液量减少，但是与 α 受体阻滞剂的逆行射精发生率还是存在显著差异，赛洛多辛 28%，坦索罗辛 8% ~ 12%。因此对于希望降低 / 减少手术风险以及避免 α 受体阻滞剂潜在的性功能不良反应的患者，5α- 还原酶抑制剂联合 PDE5 抑制剂为临床提供了一种新的治疗方案。

对于 LUTS/BPH 患者，5α- 还原酶抑制剂阻止疾病进展，缩小前列腺体积，减少 AUR 及手术风险。尽管非常有效，但 5α- 还原酶抑制剂对于症状改善起效较慢。联合 PDE5 抑制剂或者 α 受体阻滞剂可以更快地改善症状。而与患者有关 ED 的探讨，可以帮助我们决定选择哪个快速起效的药物（α 受体阻滞剂或 PDE5 抑制剂）。

4. 联合方案四：α 受体阻滞剂联合 PDE-5 抑制剂

PDE5 抑制剂和 α 受体阻滞剂联合应用可以减少前列腺、膀胱颈以及阴茎海绵体平滑肌张力（Oger et al., 2009；Angulo et al., 2012），从而使得研究者考虑采用此种联合治疗方案用于 BPH 的治疗。

Kaplan 团队进行了一项为期 12 周的开放、单中心初步研究（Kaplan et al., 2007）。研究将 62 例患者随机分为西地那非组（25 mg，21 例），阿夫唑嗪组（10 mg，20 例）以及联合治疗组（21 例）。IPSS 的改善比例：西地那非组改善了 11.8%，阿夫唑嗪组改善了 15.6%，联合治疗组改善了 24.1%，结果表明西地那非与阿夫唑嗪对于症状的改善具有协同作用。三组的 Qmax 都有改善，但联合治疗组较阿夫唑嗪组和他达拉非组更显著（29.6%、21.7% 和 9.5%）。阿夫唑嗪组 IPSS 显著改善（27.2%），而联合治疗组对 IPSS 的改善更加显著（41.6%），但他达拉非单药组的改善没有统计学意义（8.4%）。Liguori 及其团队开展的另一项类似研究中，将 66 例 ED 合并 LUTS 的受试者随机分为他达拉非组、阿夫唑嗪组以及联合治疗组（Liguori et al., 2009）。研究结果显示，对于 IIEF 勃起功能评分中的性功能评分，接受阿夫唑嗪单药治疗无改善（+15%），而与预期一致，他达拉非单药组以及联合治疗组显著改善性功能评分（+36.3% 和 +37.6%）。三组都可以改善 Qmax，但相比阿夫唑嗪单药组（21.7%）或他达拉非单药组（9.5%），联合治疗组的改善更好（29.6%）。阿夫唑嗪组 IPSS 显著改善（27.2%），而联合治疗组对 IPSS 的改善更加显著（41.6%），但他达拉非单药组的改善没有统计学意义（8.4%）。另一项有关优地那非的研究中，纳入了 120 例 BPH 合并 ED 受试者（Chung et al., 2009）。受试者接受 α 受体阻滞剂和优地那非（100 mg）治疗 8 周。与基线相比，LUTS 症状和 ED 得到显著改善（IPSS 从 14.3 降至 11.5，IIEF 评分从 11.95 改善至 18.32）。血压和心率没有显著变化，这一点也与另一项米罗那非联合 α 受体阻滞剂的研究结果相似（Bang et al., 2013）。这一点非常重要，因为二者都具有血管扩张作用，α 受体阻滞剂联合 PDE5 抑制剂可以引起某些患者明显的低血压。很多泌尿外科医生十分关注此副作用，但 Lee 等研究显示对于同时需要治疗 ED 及合并症的患者，PDE5 抑制剂与氯沙坦、硝苯地平、氨氯地平、多沙唑嗪或坦索罗辛联合应用是一种安全的药物治疗策略并且可以增加 PDE5 抑制剂的疗效（Lee et al., 2012）。

Gacci 等在 2012 年发表的一篇 meta 分析，纳入了 12 项研究（其中 7 项研究对比了 PDE5 抑制剂与安慰剂，总共 3214 例受试者；5 项研究比对了 PDE5 抑制剂联合 α 受体阻滞剂与 α 受体阻滞剂单药，纳入了 216 例患者）（Gacci et al., 2012）。结果显示，与安慰剂相比，单用 PDE5 抑制剂显著改善性功能和 IPSS；与单用 α 受体阻滞剂相比，联合治疗显著改善性功能、IPSS 和 Qmax。

基于上述研究，α 受体阻滞剂联合 PDE5 抑制剂看起来是一种合理的联合治疗方案。对于接受 α 受体阻滞剂的患者，加用 PDE5 抑制剂建议最低推荐起始剂量。而对于已经接受最佳剂量 PDE5 抑制剂治疗的患者，开始加用 α 受体阻滞剂时也应该采用最低剂量。对于接受 PDE5 抑制剂的患者，增加 α 受体阻滞剂的剂量可能导致进一步降低血压。目前的研究结果建议，服用伐地那非可以在任何时间加用坦索罗辛，而同时服用伐地那非和特拉唑嗪则有可能增加低血压的风险。伐地那非和特拉唑嗪的服药间隔在 6 小时以上则可以降低低血压的风险。多沙唑嗪（4 mg/d 和 8 mg/d）联合他达拉非（5 mg/d 或 20 mg 单剂量）会导致血压的进一步降低，因此不推荐此种药物组合模式。

5. 联合方案五：α 受体阻滞剂联合 β_3 受体激动剂

由于 β_3 受体激动剂近年来刚刚上市，因此有关 β_3 受体激动剂相关的联合治疗研究还比较缺乏。

2015 年，Ichihara 等发表了一项有关 β_3 受体激动剂联合 α 受体阻滞剂治疗 BPH 相关 OAB 症状的研究，研究评估对于 BPH/

OAB 患者再接受 α 受体阻滞剂的基础上加用 $β_3$ 受体激动剂的疗效与安全性（Ichihara et al., 2015）。研究纳入了 94 例受试者，所有受试者 OABSS≥3 分，并且纳入研究之前接受坦索罗辛治疗 8 周以上。所有受试者随机分为坦索罗辛单药（0.2 mg/d）组以及坦索罗辛（0.2 mg/d）联合米拉贝隆（50 mg/d）组，治疗 8 周。主要研究终点是 OABSS 评分的变化，安全性方面主要评估残余尿量的变化以及其他相关的不良事件。

研究结束时，对于 OABSS 评分的改善，联合治疗组显著优于单药治疗组（2.21 *vs*. 0.87，*P*=0.012）。此外，对于尿急、尿频、IPSS 储尿期评分以及 IPSS-Qol 的改善，联合治疗组都显著优于单药治疗组。安全性方面，与单药组相比，联合治疗组增加残余尿量。6 例受试者出现不良事件，仅有 1 例发生 AUR。研究结论指出，α 受体阻滞剂联合 $β_3$ 受体激动剂对于 OAB 症状疗效显著优于单纯应用 α 受体阻滞剂，安全性方面良好。

2016 年，Matsuo 等发表了一项前瞻性研究。研究评估了对于接受 α 受体阻滞剂后仍然存在 OAB 症状的老年男性患者（>65 岁），加用米拉贝隆对于 OABSS、IPSS、Qmax、PVR 的影响（Matsuo et al., 2016）。研究观察了 12 周，结果表明，加用米拉贝隆后患者的 OABSS、IPSS 以及 IPSS-Qol 显著改善，而 PVR 没有明显变化。研究结论指出，对于接受 α 受体阻滞剂治疗后持续存在的 OAB 症状，加用米拉贝隆后可以得到有效改善。

尽管，目前仅有的 2 项研究结果支持联合治疗相比单药治疗可以更好地改善储尿期症状。但现有研究的样本量偏小，观察时间偏短，因此仍然需要大样本的 RCT 研究来证实其疗效及安全性。与 M 受体拮抗剂相似，$β_3$ 受体激动剂的联合使用也应该注意患者的 PVR。

6．联合药物治疗总结

随着新药（$β_3$ 受体激动剂）的上市以及药物新的适应证（例如 PDE5 抑制剂）的出现，BPH 的联合治疗方案也越来越多。无论传统的联合治疗方案（5α- 还原酶抑制剂联合 α 受体阻滞剂），还是新的联合治疗方案在临床疗效方面都显示出比单药更有优势。针对不同的患者（症状类型、并发症以及治疗需求等）以及考虑联合治疗可能带来的不良反应及增加的临床费用，选择合适的联合治疗方案将是 BPH 治疗的关键。

三、手术治疗

良性前列腺增生症是一种临床进展性疾病，部分患者最终需要手术或微创治疗来解除下尿路症状及其对生活质量带来的影响和并发症。目前经尿道前列腺电切术（transurethral resection of the prostate, TURP）依然是 BPH 外科治疗的“金标准”，随着内镜技术的发展，等离子和激光手术的优势愈加显著，而传统的开放手术作为内镜治疗的有效补充，仍是泌尿外科医师需要掌握的诊疗技术。

（一）手术适应证与禁忌证

1．适应证

具有中 - 重度下尿路症状并明显影响生活质量的 BPH 患者可选择手术治疗，尤其是药物治疗效果不佳或拒绝接受药物治疗的患者，尤其是当 BPH 患者合并并发症时，建议采用手术治疗：①急性尿潴留（至少在一次拔管后不能排尿或两次尿潴留）者；②反复血尿，药物治疗无效者；③反复或持续性的尿路感染者；④膀胱出口梗阻的症状明显且对药物治疗无反应者；⑤膀胱结石；⑥继发性上尿路积水（伴或不伴肾功能不全）者；⑦腹股沟疝、严重痔疮或脱肛，临床上不解除下尿路梗阻难以达到治疗效果者；⑧膀胱憩室且伴有反复性尿路感染或渐进性的膀胱功能障碍者；⑨残余尿明显增多致充盈性尿失禁者。其中，因急性尿潴留而选择行手术治疗的良性前列腺增生症患者占 5%～30%（Alan, 2012）。

2．禁忌证

治疗 BPH 的手术属于择期手术范畴，禁忌证多存在相对性，当合并以下情况时，建议经过充分准备调整后在合适条件下行手术治疗：①高危心脑血管疾病，如严重高血压合并心肌梗死未控制者、近期脑梗死治疗中者；②呼吸系统疾病，如肺气肿合并肺部重症感染者；③严重的肝肾功能异常者；④全身凝血异常者；⑤严重未控制的糖尿病患者；⑥精神疾病无法配合治疗者；⑦合并前列腺、膀胱恶性肿瘤者。除此之外，针对 BPH 手术方式的不同，手术禁忌证也有所不同，如严重尿道狭窄、合并膀胱憩室或髋关节畸形等情况下，无法进行经尿道前列腺电切术 (Serretta et al., 2002; Tubaro et al., 2001)。

（二）开放性前列腺切除术

随着近些年临床药物和微创手术的发展，BPH 的治疗以改善下尿路症状的 α_1 肾上腺受体阻滞剂、5α- 还原酶抑制剂药物治疗和经尿道途径的微创手术为主，但对于以下患者来讲，开放性的前列腺切除术仍是更好的治疗选择：①前列腺体积＞80 g 者；②由于显著增大的前列腺造成膀胱出口梗阻者；③ BPH 同时合并大的膀胱憩室或膀胱结石者；④尿道狭窄或曾行尿道下裂修补者；⑤ BPH 合并股疝者；⑥关节畸形等所致无法摆成截石位者 (Serretta et al., 2002)。相比 TURP，开放性前列腺切除术在直视下切除更完全，术后患者再治疗率较低；避免了稀释性低钠血症的风险。根据手术入路不同，开放性前列腺切除术式分为耻骨后和耻骨上前列腺切除术。

1．术前准备

在进行手术前，需要完善国际前列腺症状评分（IPSS）、B 超评估前列腺大小、残余尿和尿动力学等主客观评估。此外，应除外前列腺癌、膀胱肿瘤：所有患者应筛查 PSA 及直肠指诊，合并血尿的患者必要时行膀胱镜检查。对于肾功能不全、既往存在肾炎肾病、尿路感染的患者应评估上尿路状态。BPH 的患者多为高龄，术前不能忽略对心脑血管与基础疾病的评估，并根据个体情况停用抗凝药物或围术期更换为短效抗凝药物，如低分子肝素钙等。术前常规尿常规检验可明确有无合并泌尿系感染，同时留取尿培养可指导术后抗菌药物的选择。鉴于盆腔血管丰富，术前备血可保证术中安全，因为 5%～10% 的开放性前列腺切除术患者围术期需进行输血（Varkarakis et al., 2004）。

2．耻骨后前列腺切除术

耻骨后前列腺切除术是由 Terrence Millin 医师于 1945 年提出并普及，其通过前列腺包膜前方直接切开来实现前列腺增生腺体的摘除，其优点在于对前列腺整体的解剖显露良好，可保证直视下完整切除增生前列腺组织并有效止血；可精确处理尿道远端以确保术后尿控恢复；对膀胱颈损伤小。

按照无菌原则对耻骨上区域进行消毒、铺巾。带有 30 ml 球囊的 F20-22 导尿管插入膀胱并接引流袋，球囊注水固定。切口取下腹正中切口，即自脐至耻骨联合逐层切开皮肤、皮下组织及腹白线；向下钝性分离腹直肌，切开腹横筋膜显露耻骨后间隙；向上于半环线切开后腹直肌筋膜达脐水平。将腹膜自耻骨联合向上推至头侧并向前外侧掀起。暴露膀胱前壁后，利用 S 型拉钩将注水球囊上方的膀胱拉至后上方，以充分显露前列腺膀胱连接部。去除膀胱前列腺前方脂肪组织，暴露背静脉丛浅支和耻骨前列腺韧带。

在耻骨前列腺韧带外侧切开骨盆内筋膜并将耻骨前列腺韧带部分横断，自前列腺尖部尿道和背静脉丛的无血管区穿过丝线缝扎背静脉丛，此处是前列腺手术中的主要出血点。同时须注意保护前列腺膀胱连接部的侧韧带，在此可借助注水球囊进行定位侧韧带水平。定位侧韧带后用注射器抽净注水球囊，在前列腺两侧精囊略上方水平处丝线缝合前列腺和膀胱结合部的主要动静脉丛，此时应避免一同缝合前列腺后外侧的神经血管束。

经过上述步骤已控制住前列腺背浅静脉后，于近膀胱颈处横向切开前列腺前方包膜，用组织剪在前列腺窝的前列腺包膜内向前分开，分出前列腺侧叶，显露前列腺尿道与后方精阜。此时应精细分离两侧叶上覆盖的尿道黏膜防止损伤尿道外括约肌。至此安全地摘除了两侧叶。对于凸出的中叶，可在膀胱颈水平切开覆盖的黏膜，顺而切除中叶，同时保留了尿道后板。

再次留置尿管于膀胱内，球囊注水固定。关闭前列腺包膜，经尿管向膀胱内灌注生理盐水确定止血彻底并检查前列腺包膜是否漏水。放置引流管于前列腺与膀胱的一侧后逐层关腹。

尽管耻骨后入路前列腺切除术解剖直观，损伤较小，止血彻底，但对于中叶突出较大、合并较大膀胱结石或膀胱憩室的患者，因其不能实现到达膀胱的直接通路，所以疗效不如耻骨上入路前列腺切除术。

3．耻骨上经膀胱前列腺切除术

耻骨上经膀胱前列腺切除术是通过腹膜外切开膀胱前壁下部以摘除前列腺增生组织的手术方式。此入路手术是美国人 Eugene Fuller 在 1894 年完成，随后由 Peter Freyer 普及应用。该入路术式较适用于以下患者：中叶突入膀胱内者；合并膀胱憩室或膀胱结石者；因肥胖无法直视前列腺前面包膜者。

同耻骨后前列腺切除术，对耻骨上与会阴部进行备皮、消毒和铺巾。F20-22 尿管导尿，球囊注水固定并夹闭尿管。从脐向耻骨联合行正中切口，分别切开皮肤、皮下脂肪、白线至腹直肌，顿性分离腹直肌后切开腹横筋膜暴露耻骨后间隙。同耻骨后入路一样，在半环线上切开后腹直肌筋膜达脐水平，显露膀胱前壁。明确膀胱正中线后于其两侧缝线牵引，正中横向切开膀胱前壁，使用膀胱拉钩左右扩大切口以暴露膀胱三角区，S 钩牵拉切口向上以充分暴露膀胱颈与前列腺。

于三角区远端膀胱黏膜处避开双侧输尿管开口，行横向倒 U 形切口，在 6 点钟处向深层分离前列腺与前列腺包膜，形成前列腺与包膜间隙。撤出导尿管。在此间隙内从周围及向下至尖部钝性分离出增生的前列腺腺体。期间在尖部，建议用两指尖捏住前列腺尿道以进行横断，避免过度牵拉使尿道撕裂而损伤尿道外括约肌。

随后探查有无残留增生腺体遗留，有无持续出血点并予以止血缝扎。另在前列腺膀胱结合部的 5 点、7 点方向进行浅表缝扎以牵拉上方的膀胱黏膜至前列腺窝，目的在于保证控制前列腺的主要动脉血供从而达到止血效果。

将 F20-22 导尿管经尿道插入膀胱内，球囊注水固定之。另一引流管末端制作成“蘑菇头”自耻骨上放入膀胱内顶部，远侧端在膀胱顶壁的外侧面穿刺出膀胱，避开腹膜腔经皮肤切口至体外，3-0 可吸收线连续缝合膀胱前壁。于膀胱前列腺一侧放置一根盆腔引流管自皮肤切口旁穿刺引出，并接无菌引流袋，丝线固定之。自尿管向膀胱内注射生理盐水以明确有无切口漏尿，随后牵拉尿管以使注水球囊压迫前列腺窝达到固定与止血目的。逐层关闭腹直肌筋膜、皮下脂肪与皮肤。

与耻骨后入路前列腺切除术相比，耻骨上前列腺切除术无法直视前列腺尖部的增生组织，对于前列腺尖部的处理不够精细，或影响术后的尿控能力恢复；另因对前列腺窝的显露有限，止血或困难较大。

4. 术后处理

术后需监测盆腔引流情况与导尿管尿色及尿量。如尿管内尿色鲜红，可牵拉导尿管以便于注水球囊压迫膀胱颈和前列腺窝。持续可靠的牵拉可以通过将尿管固定在腹部来实现。同时应进行持续膀胱冲洗以防止血凝块在膀胱内形成。如情况允许，可通过尿管灌注入液体而从耻骨上管流出。如此时无法有效止血，可在手术室行膀胱镜检查，同时行电凝止血。术后第一天患者可进食水，下地活动。根据尿管内尿色情况，减慢膀胱冲洗速度或停止持续膀胱冲洗。术后如盆腔引流 24 小时引流量小于 75 ml，可予以拔除，一般术后恢复良好的患者 3 ~ 5 天可拔除盆腔引流管与尿管。

5. 并发症与处理

以往与开放性前列腺切除术相关的死亡率非常低。随着手术技术的进步，既往发生率高的出血并发症逐渐减少，相关的输血率也随之降低。前列腺表面背浅静脉丛的远近端缝扎，以及前列腺外侧角的动脉缝扎是减少围术期出血并发症的关键。尽管如此，仍建议进行术前备血。

术后早期可能发生尿外渗，主要原因包括耻骨后前列腺切除术中前列腺包膜切开后关闭不全，耻骨上手术中膀胱切开后关闭不全。可表现为盆腔引流液多，引流液肌酐明显增高，影像学上表现盆腔积液。保留尿管使膀胱呈排空状态，通常可自行愈合，在此期间应保留盆腔引流管至尿外渗消失。

术后拔除尿管后可能出现尿频、尿急或急迫性尿失禁，根据症状轻重可持续数周或数月，可能原因包括尿道较前变宽，尿道括约肌收缩力尚未恢复，尿道外括约肌损伤等。应在围术期告知患者进行规律的提肛运动预防尿失禁。如病情较轻，可密切观察，部分患者可逐渐缓解；如症状较重或无法缓解的患者，可给予患者抗胆碱能药物。压力性尿失禁和完全尿失禁罕见，多与术中损伤尿道外括约肌或神经有关，需长期保留导尿或通过植入人工尿道外括约肌予以改善。

另外，2% ~ 5% 的患者前列腺切除术后会出现膀胱颈挛缩，多由于手术结束时膀胱颈开口相对较小，为此，可尝试在耻骨后前列腺切除术中于 6 点方向进行楔形切开并将膀胱黏膜前移至前列腺腺窝内。对于膀胱颈挛缩的患者，初始的治疗方案是进行尿道扩张（Tubaro et al., 2001; Varkarakis et al., 2004）。

开放性前列腺切除术的远期并发症发生率较低，包括急性膀胱炎、急性睾丸附睾炎等。在接受开放性前列腺切除术的患者中，3% ~ 5% 会出现勃起功能障碍，尤其是高龄患者，与术中损伤神经血管束有关，部分患者可逐渐缓解。术后 80% ~ 90% 的患者出现逆行射精，与术中损伤膀胱颈相关，故应精细解剖膀胱颈与前列腺连接部。泌尿男生殖系统外的相关手术并发症包括下肢肾静脉血栓、肺栓塞、心脑血管事件等。上述并发症发生率基本小于 1%，且与手术相关的死亡率接近零（Varkarakis et al., 2004）。

（三）经尿道前列腺电切术及等离子电切术

1. 经尿道前列腺电切术

经尿道前列腺电切术（transurethral resection of the prostate，TURP）自 20 世纪

20～30年代由美国兴起，成为微创治疗的里程碑，随后不断革新与改进，尽管与开放性前列腺切除术的疗效相比仍有差距，但差距逐渐缩小，且TURP的安全性与有效性不断提高，目前已成为BPH手术治疗的金标准，也成为与其他微创治疗进行疗效比较的参照标准。

（1）适应证：重度前列腺增生患者或下尿路症状已明显影响生活质量者，且同时出现以下情况时建议行TURP治疗：两次急性尿潴留；反复血尿，对症治疗效果差，5α-还原酶抑制剂治疗无疗；反复泌尿系感染；合并膀胱结石或膀胱憩室；继发上尿路积水；临床考虑下尿路梗阻所致腹股沟疝、严重痔疮或脱肛者。对于一位有膀胱出口梗阻和下尿路刺激症状的BPH患者，建议接受治疗的主要原因是中度至重度的下尿路症状、困扰以及患者生活质量的降低。下尿路症状是决定是否进行临床干预的主要原因，其中对于存在下尿路梗阻症状的患者存在一些绝对手术适应证，包括急性尿潴留、反复尿路感染、反复血尿及氮质血症者。

在进行手术之前，泌尿外科医师除了要对患者全身状况、体格检查等常规评估外，也要完善辅助检查项目以明确手术适应证及预判术后疗效。直肠指诊是必须进行的体格检查，不仅可以评估前列腺质地，有无异常结节，也有助于粗测前列腺体积。超声检查具有检查简便、精确、无创伤性等优点，包括经腹部超声（transabdominal ultrasound，TAUS）和经直肠超声（transrectal ultrasound，TRUS），可以明确前列腺体积及有无异常结节。随着影像技术的进步，3D-TRUS可以准确测量前列腺全腺及内腺体积，为前列腺增生分度提供最直观的形态学指标，移行带指数、内外腺宽度之比等前列腺参数有助于前列腺增生的分度（皮永前等，2013）；对于前列腺体积＞80 g者，建议行开放前列腺切除术。许多泌尿外科医生认为尿流率是评价下尿路梗阻有效且无创性的尿流动力学检查。然而，用正规的问卷评估时，患者的梗阻症状与尿流率测定结果的相关性很差；此外，没有评估患者存在梗阻的临界点。Qmax小于15 ml/s无法区分是流出道梗阻还是逼尿肌损伤（Alan, 2012)。另外，血常规、肝肾功能、凝血功能及尿常规等检验项目，尤其是血肌酐的测定，有助于围术期病情评估及向患者和家属交代术后并发症风险。既往认为术前肌酐高于正常者术后并发症发生率高于肌酐正常患者；尿常规可以明确患者的症状是否与泌尿系感染相关。对于血尿、肾功能不全、反复泌尿系感染病史、尿路手术史或泌尿系结石史的患者同时应进行上尿路评估。

（2）手术要点：患者取截石位，置其臀部于手术台末端，会阴部常规备皮、碘伏消毒、铺巾，顺序连接电切设备，备甘露醇以术中冲洗。鉴于每位泌尿外科医师手术习惯不同，所采取的手术技术也各有特点。但针对TURP手术，都需要常规循序渐进有计划地进行。进镜前要了解有无尿道狭窄，尿道开口狭窄者要切开，避免强行扩张；尿道内应充分注入润滑剂，避免术后尿道狭窄。经尿道进镜时，自外向内环形顺序观察尿道黏膜有无异常，明确精阜开口位置，至膀胱内低压灌注甘露醇以使膀胱稍充盈，观察两侧输尿管开口位置、有无喷尿，膀胱黏膜是否光滑。术中观察前列腺体积大者，可选择性行耻骨上膀胱穿刺造瘘，既可以保持术野清晰，又可减少黏膜对冲洗液的吸收，缩短手术时间，更为安全。

以往推荐先由前列腺腹侧开始手术，这样切下的增生腺体落下，使术者能自上而下地切除。越来越多的临床医师建议术中先于中叶底部正中切出纵向标志沟，既能改善水流冲洗，也能提供膀胱颈至精阜口的长度标志，避免损伤尿道括约肌。即在膀胱充盈条件下于膀胱颈部 6 点钟方向开始切除增生的前列腺中叶，远端至精阜开口，作为“标志沟”，每次切除深度 0.2 ~ 0.5 cm，呈长条状或船型，直至见到膀胱颈部明显的环状纤维；此时必须注意的是，避免在膀胱颈部的后面切得过深以免破坏三角区及输尿管开口。然后自“标志沟”开始，右叶顺时针、左叶逆时针进行电切；也有医师随后从 1 点至 4 点位、11 点逆至 8 点电切，继而切除 5、6、7 点组织，这样可一定程度上避免前列腺动脉出血，防止影响手术视野。腺体较大者，也可从 1 点至 6 点，11 点逆至 6 点近包膜切除，与前列腺腺体的颗粒状外观相比，前列腺包膜更具有纤维性结构；集中止血，顺利并快速地切除失去血供的增生腺体。在切除前列腺底部组织时，前列腺包膜的纤维相对难以辨别，应小心薄层电切，避免损伤直肠。至此，前列腺尖部呈凹陷状，在外括约肌位置处用推拉的轻拂动作进行电切而不致太深损伤肌肉，因精阜远端约 0.4 cm 处是膜部括约肌；尽管如此会遗留精阜后的前列腺组织，但保证功能的安全更为重要。Turner-Warwick 将括约肌分成 3 个区域：①紧邻精阜，②从精阜到前列腺包膜，③前列腺包膜外。对括约肌第二和第三部分的损伤可导致明显的术后尿失禁，损伤最常见的是 12 点位置，此处离前列腺包膜近并有耻骨后静脉走行，易出血，因此也应特别注意此处的电切幅度。一些小的腺体组织会黏附在括约肌周围，通常可自行缺血坏死脱落而不会导致梗阻，不需处理。无论切除顺序如何，只要符合前述原则，每位主刀医师所形成的习惯无需改变，最终目的达到安全有效地切除增生腺体即可。术中熟练者可每分钟做 30 ~ 40 次电切，目的是尽量缩短手术时间，避免发生电切综合征（transurethral resection syndrome，TURS），尤其是术中有多处静脉出血或腺体较大，创面大者。原则应彻底切除腺体，但对高龄、体弱、有严重合并基础疾病或术中情况不佳、不能耐受长时间手术或有出血意外情况时，可酌情切除，适可而止，甚至只切除梗阻部分的腺体。否则会因手术时间过长、出血、损伤、感染等并发症而影响整个治疗效果。即使之后再次出现膀胱出口梗阻，由于争取了对合并疾病的治疗时间，全身状态的改善后仍可重复切除（高治忠，2009）。

（3）并发症及相关处理：TURP 一直是 BPH 手术的金标准，但其相关围术期并发症也是不容忽视的重要部分。国内外文献报道其相关并发症发生率为 20.0% ~ 38.1%（Mandal et al., 2013; 赵力等，2015）。其中严重并发症发生率为 0.9% ~ 8.0%（赵力等，2015；De Nunzio et al., 2013），差异较大的原因可能与术者对该技术的掌握程度以及手术器械设备不同有关。TURP 术中严重的并发症主要是指周围组织器官损伤和水吸收过多引起的一系列不良反应。其发生的主要原因包括围术期准备不充分、术中操作不当及其他不可控因素。另外，行 TURP 的患者多为高龄人群，且大部分合并基础疾病，如术前准备及评估不足，则手术风险高，出现手术并发症概率也高。充分了解并发症发生的原因及特点，加强预防和进行及时有效的处理是降低其发生率的关键措施。同时掌握解剖、总结经验、提高手术技巧、注意围术期处理及重点监护高危患者有利于避免并发症的发生及恶化。

1）TURS：1989 年，Mebust 等在一项 AUA 联合研究中提出了电切综合征的概念，具体表现为意识混乱、恶心、高血压、心动过缓以及视觉紊乱，通常患者会在血清钠浓度低于 125 mEq/dl 时出现上述症状，并且当腺体大于 45 g，手术时间超过 90 min，发生 TURS 的风险更高（Mebust et al., 1989）。目前 TURP 常用的膀胱冲洗液是甘露醇，其可通过代谢转化为乙醇酸和铵，铵的解毒过程可能是TURS的主要原因，或甘露醇的直接毒性作用可导致TURS；此外稀释性低钠血症也可能是TURS的原因之一。TURS是TURP术中最严重的并发症之一，可危及患者生命。张建球等对1025例TURP手术患者进行了总结，认为①术前测基础血糖，术中使用等渗葡萄糖液灌注，连续血糖监测，如果血糖连续升高，提示TURS发生可能，如果血糖＞15 mmol/L，应积极处理并同时考虑暂停手术；②近前列腺包膜时应薄层电切，颈口5点、7点避免过早切至包膜，建议处理好前列腺尖部后再处理膀胱颈口；③小体积前列腺通常由于疏忽过早地切穿包膜，导致TURS发生，重度增生的前列腺由于前列腺电切手术时间长、前列腺创面大，发生TURS概率高，对于此类患者，术前谈话应强调分二期手术的可能，术中首先切除造成梗阻的中叶或突入尿道的两侧叶，形成较宽阔的通道，以备出现TURS时可停止手术；④术中观察患者生命体征，有无心率加快、颈静脉怒张、动脉压升高等早期体征，如出现心率慢、血压下降等晚期TURS情况时，应立即停止手术，积极处理；⑤对于手术时间大于1小时的患者，可选择呋塞米和浓氯化钠注射液预防TURS（张建球等，2013）。

2）术后尿失禁：TURP术后尿失禁包括暂时性尿失禁和永久性尿失禁。术后暂时性尿失禁一般是由于非括约肌损伤所致，原因可包括：①增大的前列腺压迫，使外科包膜的结缔组织和平滑肌长期过伸或萎缩；②膀胱逼尿肌反射亢进；③电切时间久，反复进出电切镜对尿道黏膜的摩擦损伤；④术后留置导尿管时间久，前列腺创面继发感染等。永久性术后尿失禁多因尿道括约肌损伤所致，多系术中精阜未明确定位导致前列腺尖部电切过深。所以术中明确精阜开口的解剖学位置尤为重要，切勿电切超过精阜水平；且对其两侧前列腺组织切除时要小而薄，在保证安全的前提下进行组织电切。另建议术中充分润滑尿道内黏膜，尽量减少镜鞘在尿道内的大幅度移动及进出次数。如术者考虑存在术中损伤尿道外括约肌的可能时，应避免尿管注水球囊放置于前列腺窝内，同时避免向外牵拉尿管，防止损伤加重。

如术后尿失禁考虑暂时性尿失禁者，建议术后1个月内进行提肛训练，多能缓慢恢复。张悦等对国内736例BPH患者进行随机分组对照研究，结果提示其保留前列腺前叶（10点～2点）的TURP手术效果与常规TURP无统计学差异，但其术后暂时性尿失禁的发生率明显低于常规TURP组（1.09% *vs.* 5.16%）（张悦等，2013）。如术后尿失禁考虑永久性尿失禁，即压力性或真性尿失禁者，可行增加尿道阻力的外科治疗。

3）其他：周围组织器官损伤包括输尿管口、膀胱、直肠、尿道周围括约肌以及尿道黏膜。Shin等研究发现前列腺突入膀胱的程度和尿路梗阻严重程度相关，而与增生的前列腺体积无明显相关性（Shin et al., 2013），故不同体积的前列腺均可能出现前列腺增生腺体凸入膀胱的可能，所以电切前均应仔细寻找双侧输尿管开口，注意术中保护，术毕前也应再次检查。

Colau等在5所泌尿外科中心进行了回顾性分析，研究发现术后感染与术中是否彻底止血、术后导尿管是否通畅及留置时间有关（Colau et al., 2001），因此，对于高龄、术前合并感染者应在抗感染治疗后再行手术治疗，同时术中应注意保护前列腺包膜，术后留置尿管时间不宜过长，若需长期保留导尿者可适当延长抗感染时间。Mohee等对73例行TURP的BPH患者及相对应的276份血样本进行回顾性分析，结果提示不论术前是否进行预防性使用抗生素，TURP多引起无症状菌血症，并认为TURP相关脓毒血症的根源并不是来源于尿液，而是前列腺的手术相关感染（Mohee et al., 2016）。

术中有较明显出血时，应及时电凝止血。其出血的多少取决于前列腺的大小、切除腺体的时间以及术者的手术技巧。需要强调的是，应在开始另一个阶段的电切操作前对现阶段的出血点充分凝止，否则影响手术视野。术中动脉出血多表现为垂直喷血，明显可见；静脉出血不可一直电凝止血，应放慢冲洗，缩短手术时间。术中电刀、电凝的电流强度因人而异，应根据术中情况随时调整。术后止血要仔细彻底，同时术者应避免烦躁心情。手术完成，插入尿管后膀胱冲洗液应为清亮无色或淡粉色，如持续为红色则需警惕存在动脉性出血，建议再次置入电切镜予以电凝止血。静脉出血一般表现为导尿管回流的灌洗液为清亮而之后流出为暗红色，此时可将尿管球囊注水至 40 ~ 50 ml，并持续牵拉尿管 5 ~ 7 min 予以压迫止血。对于术后大出血，多考虑与术中止血不彻底、凝固血管断端再次开放或引流不畅相关。此类情况多出现在创面不平、损伤前列腺包膜或冲洗不彻底时，故建议术中尽量切平创面，避免沟壑类切面形成，以便于暴露出血点，并避免盲目电切损伤包膜；术毕前关闭冲洗管路或减小冲洗量进行检查有无出血点，要清除创面的血凝块，必要时可以薄切使之暴露清晰。止血应当立足于术中彻底可靠的电凝止血，而不能依靠自发性止血、药物止血或其他一些无循证医学证据的止血方法。另外，术后大出血还与术前服用抗凝或抗血小板药物相关，对此应注意停药时间充足，不能停药时应予以半衰期短的抗凝药物替代，如低分子肝素钙皮下注射等（Kavanagh et al., 2011）。

术中阴茎持续勃起往往会妨碍术者的操作，如出现异常勃起，建议可通过直接向阴茎海绵体注射肾上腺素能药物，或麻黄碱与去氧肾上腺素的稀释液予以注射。

2．经尿道前列腺等离子双极电切术

经尿道前列腺等离子双极电切术（transurethral plasmakinetic resection of prostate, TUPKRP）是使用等离子双极电切系统，并以与单极 TURP 相似的手术步骤予以切除增生前列腺组织的微创手术方式。作为第三代最新设备及技术，等离子技术即高频电流通过生理盐水形成局部控制回路，电切环与其自身回路电极之间形成一个高热能等离子球体。电环不需与组织直接接触，只要组织进入这一等离子环体即可被汽化切除。双极等离子切割的特点：①靶组织表面温度 40 ~ 70 ℃，有一定量的组织破碎；②高聚焦作用局限，切割精准；③热穿透浅，对周围组织损伤较轻；④不需使用负极板，提高了手术的安全性；⑤由于前列腺组织和前列腺包膜的电阻抗不同，对增生的前列腺组织切割率较高，而对前列腺包膜切割率较低，降低了误切前列腺包膜的几率（孙凤岭等，2012）。尽管 TURP 目前仍是治疗前列腺增生症的金标准，但 TURP 止血效果相对较差，术中出血不易控制。由于冲洗液是葡萄糖水或甘露醇，当手术时间过长，冲洗液经手术创面吸收，易引起血容量过多和血钠稀释，进而导致 TURS 的发生。经尿道前列腺双极等离子电切术具有切割创面凝固层厚度适中、切割流畅、止血效果好、视野清晰、组织碳化少等优点，可减少发生术后感染的危险性，缩短术后恢复时间。

经尿道前列腺等离子双极电切术的手术适应证参照最新版《中国泌尿外科疾病诊治指南》，凡是具有传统 TURP 手术适应证的 BPH 患者，都适合行经尿道前列腺等离子双极电切术。而禁忌证往往是相对的，高龄患者和巨大前列腺增生患者都不是手术的绝对禁忌。介于传统 TURP 中所用非电解液所致的 TURS 发生率与手术时间呈正相关，过去观点认为对于前列腺体积>60 ml的患者，不建议TURP，但由于经尿道前列腺等离子双极电切术避免了上述缺陷，即使体积>100 ml的前列腺增生患者，也可以完成手术。因此，对于操作熟练、经验丰富的手术者，除非患者合并严重的心、脑、肺疾病或肝功能明显异常无法耐受手术，任何体积的前列腺都不是绝对禁忌。但对于初开展这项工作的泌尿外科医师，应尽量选择小于40 ml的BPH患者，待积累一定的经验后再逐步放宽适应证。

随着医疗技术不断推进，经尿道前列腺等离子双极电切术已逐渐应用于临床，与传统经尿道前列腺电切术相比，总结来讲具有以下优点：①等离子双极电切环带有回路电流，术中不易引起闭孔神经反射，在切割时，组织表面可形成1 mm深度的凝固层，达到较好的止血目的，且凝固层不易脱落，术后继发性出血率较低（余新立等，2009）；②由于经尿道前列腺等离子双极电切术具有靶向识别功能，当电切环接触到包膜时，其能量会自动调小或甚至停止切割，从而起到保护包膜的作用，降低了传统TURP的难度及相关手术风险；③经尿道前列腺等离子双极电切术操作时，温度一般在40～70 ℃，对周围脏器组织损伤较小，减少了对膀胱的刺激，且对周围组织的热损伤程度较轻，尤其是对控制阴茎勃起功能相关神经血管束的影响；④经尿道前列腺等离子双极电切术在进行膀胱冲洗时，使用生理盐水作为冲洗液，可降低患者发生低钠血症的风险，进而达到了降低TURS发生率的目的；⑤对于高龄、体内存在金属固定物或冠状动脉性心脏病且装有心脏起搏器的BPH患者，因经尿道前列腺等离子双极电切术不需负极板，可同样适用（王泽永等，2011；朴仁京等，2012）；张翾等对116接受治疗的BPH患者进行了回顾性分析，其中46例行TUPKRP，70例行传统TURP，通过比较手术时间、术中出血量、前列腺切除质量、术后膀胱冲洗时间和并发症发生率评价两种手术方式的安全性，通过比较术后3个月国际前列腺症状评分（IPSS）、生活质量评分（QoL）、最大尿流率（Qmax）和残余尿（PRV）评价两种手术的疗效，结果提示TUPKRP与传统TURP治疗BPH的疗效相近，不论IPSS、QoL还是Qmax和PRV，两者无明显差异（$P>0.05$），但TUPKRP的平均手术时间短，术中出血量少，并发症发生率低，其手术安全性高（$P<0.05$）（张翾等，2010）。

另外，针对高龄高危BPH患者，TUPKRP具有较好的安全性和有效性。施东辉等（施东辉等，2011）在一项研究中对23例高龄高危BPH进行了TUPKRP，结果85%的患者在40～60 min内完成手术，切除前列腺组织平均重量36 g（21～86 g），平均出血量约320 ml，无TURS发生，无手术患者死亡；术后随访12个月，其中1个月、6个月和12个月的平均IPSS由术前的23.6分分别下降至16.3、10.8和7.7分，QoL由术前的5.5分别降至1.8、1.6和1.3，均有统计学差异（$P<0.05$）。王志民等（王志民等，2015）入组了300例高龄BPH患者，随机分为3组，分别行传统TURP、TUPKRP和经尿道钬激光前列腺剜除术，3组平均年龄为76.3、76.6和76.5岁，术后疗效评价结果显示，TUPKRP组总有效率高于传统TURP组，且尿路刺激、尿道感染、尿道狭窄和性功能异常等不良反应发生率低于传统TURP组（$P<0.05$）。同时需要强调的是，尽管TUPKRP可提供较好的手术安全性，但仍需要充分的术前准备，评估患者对手术的耐受性、术后恢复程度以及可能的并发症，必要时进行多学科协同诊治，提高机体耐受性，术

中密切监护，个体化手术方法，尽量缩短手术时间，术后也需严密心电监护，上述均是TUPKRP成功治疗高龄高危前列腺增生患者的关键要素。

TUPKRP手术相关步骤和要点与传统TURP基本一致，同样强调手术切除的范围、术者对空间范围的立体掌握、保持术中视野的清晰、按照一定的切割顺序以及电凝止血贯穿手术始终等。术中常见并发症包括常规经尿道手术共有的尿道损伤、出血、包膜穿孔、膀胱三角区和输尿管口损伤、尿道外括约肌损伤等，而TURS尽管发生率较TURP低，但如果大量灌洗液通过开放的静脉窦或破损的包膜进入循环系统，造成循环超负荷也会引起TURS相关症状，可视情况在手术时间超过2小时后，静脉给予利尿剂预防TURS。使用等离子电切偶尔会发生闭孔神经反射，一般发生在电切至邻近前列腺包膜3点及9点位，常常使髋关节突然发生强烈的收缩，很容易造成意外的切割，发生膀胱穿孔或前列腺包膜穿孔，因此应小心此处的组织切割。

（崔　亮）

（四）经尿道前列腺汽化术（photoselective vaporization of the prostate, PVP）

1. 绿激光工作原理

由于波长在532～556 nm之间的激光呈现绿色，因而被称为绿激光。绿激光是一种高品质的光源，目前被广泛应用于医学领域。

第一代绿激光是将波长为1064 nm掺钕钇铝石榴石（Nd：YAG）激光穿过磷酸钛氧钾（KTP）晶体后获得的，其波长为532 nm，故又称为KTP激光，其输出功率最高可达到80～100 W。掺钕钇铝石榴石（Nd：YAG）的活性介质由含有钕原子的钇铝石榴石棒组成。磷酸钛氧钾（KTP）激光是用磷酸钛氧钾晶体倍增Nd：YAG激光的频率产生532 nm波长的激光。这种激光可产生介于凝固和汽化的中间作用。与Nd：YAG激光相比，KTP激光仅能穿入一半深度的组织，但是在每单位体积组织中产生更高的能量可以加快组织汽化和脱水，这是KTP激光用于前列腺和膀胱颈内切开的优势所在。

近些年来，激光应用的改进之一为组织汽化和脱水的过程。即能量密度维持时间更长，激光穿透深度更小，从而进一步提高能量密度和手术安全性。

第二代绿激光则是将绿激光发生器内的磷酸钛氧钾（KTP）晶体替换为三硼酸锂（LBO）晶体，故又称为LBO激光。其优势主要表现在激光输出功率最大可提高180 W。

激光种类不同，可对组织产生不同的效应，如凝固或汽化。较之其他形式的热疗，被治疗组织随着温度的升高会产生不同的效应，因此，控制局部温度就变得非常重要。一般而言，当温度介于45 ℃和50 ℃之间时，组织发生脱水。当温度从50 ℃升高至100 ℃时，组织发生凝固性坏死。当温度超过100 ℃时，组织沸腾，出现碳化和汽化的表现。

绿激光在泌尿外科领域主要用作前列腺汽化和切割手术的能量源，这与其物理性质关系密切。第一，相比于其他类型的激光，绿激光虽可被前列腺组织中的氧和血红蛋白充分吸收，但却极少被水吸收，因此又被称为选择性激光。第二，绿激光组织穿透力较弱，仅为0.8 mm。第三，前列腺组织在经绿激光汽化后，其表面可留有一层厚1～2 mm的凝固带，有利于减少出血。第四，绿激光可连续输出。由于上述特性，使得绿激光的绝大部分能量可作用于前列腺上（Seitz et al., 2009），其对组织的汽化和止血同时完成，既有效地减少了手术区域的副损伤，又达到良好的止血效果，此外，又使得术后组织水肿、脱落及坏死减少到最低程度。

2. 设备及器械

手术设备包括绿激光发生器，光纤，带有光纤通道的前列腺操作内镜，电视成像设备和激光防护设备。

前列腺激光汽化切除术需要选择侧发光光纤，应当选择角度小于 30° 的前列腺操作镜。鉴于绿激光可造成较为严重的光污染，手术全程必须佩带护目镜。

3. 手术前注意事项

急性泌尿系感染是该手术的禁忌证，患者应当在泌尿系感染治愈后再接受手术治疗。鉴于前列腺激光汽化术具有良好的止血效果，患者在围术期可不必停用抗血小板聚集药物，如氯吡格雷和阿司匹林。需要注意的是，如果患者仍在服用华法林，应当在术前停药，应用低分子肝素替代。建议在术前了解患者前列腺体积大小，这样有助于估计手术时间。

4. 手术步骤

椎管内麻醉或全身麻醉满意后，患者取截石位。在手术前应完成手术设备的连接及调试。生理盐水灌注压力保持在 40 ~ 60 cmH_2O，直视下经尿道置入前列腺操作内镜，首先观察尿道、精阜、前列腺、膀胱及双侧输尿管开口情况，若无异常，将光纤伸出操作镜 1 ~ 2 cm，见到位于光纤头部的标识物和引导光束后即可进行汽化。

手术开始时一般将激光输出功率保持在 80 ~ 100 W，直视下发射激光，对前列腺组织由内向外进行汽化。首先从膀胱颈 6 点或前列腺中叶开始汽化，依次是 5 ~ 7 点至精阜，然后分别汽化前列腺左、右侧叶至尖部，汽化过程中始终保持汽化部位可见，运用左右旋转、前后移动的方法均匀汽化前列腺组织至包膜。前列腺中叶较大时，可先汽化膀胱颈 5 ~ 7 点至精阜，随后汽化中叶。手术过程中逐渐增加功率。光纤与组织的距离控制在 2 ~ 3 mm。术后留置导尿管，一般无需尿管牵引和持续膀胱冲洗。

在该术式中，光纤与前列腺的距离（也称为工作距离）是非常重要的，对于初学者来说较难掌握。倘若这一距离过小，可能导致接触性汽化，造成光纤损坏。如果这一距离过大，会降低激光使用效率，增加组织焦痂，导致术后患者的储尿期症状加重。

膀胱颈部的处理也非常重要，并且常常作为前列腺汽化的第一步。在这一位置汽化时，建议降低输出功率至 80 W 左右，一定要明确定位双侧输尿管开口的位置，根据前列腺中叶的大小，可选择由膀胱颈 6 点位置向精阜方向汽化或于膀胱颈 5、7 点位置向精阜方向汽化，通过这一步骤可以明确膀胱颈部与前列腺的界限，使得前列腺窝与膀胱三角区平齐。如患者对术后逆行射精存在顾虑，应当避免切开膀胱颈部纤维。

在进行组织汽化时，尽量避免在汽化部位形成不规则的坑洞。如果出血发生在此位置，还会因为术者无法定位出血的位置而增加止血难度。汽化的角度与时间同样决定了手术的质量。如果汽化角度变化过快，会导致能量传递不充分，影响汽化效率。相反，倘若激光光束在某一位置时间过长，则容易因能量聚集造成组织坑洞。一项体外实验显示，当汽化角度为 15° ~ 30° 时，汽化效果最佳。组织凝结层的厚度在汽化角度为 30° 时最小（Paubert-Braquet et al., 1994）。

在手术过程中，前列腺尖部、中叶、膀胱颈部 5、7 点处是常见的出血部位，如果出血不严重，可以应用汽化模式处理出血。如果为动脉出血，则应采用凝血模式进行处理。如果上述方法无效，建议尽快改用单极或双极电切设备止血。

在手术过程当中，术者应当注意无效率汽化。如果能在手术部位看到较大的气泡，则是汽化有效的标志，假设没有看到气泡，则说明激光能量没有被组织充分吸收，还可能造成组织的凝固性坏死及组织焦痂。焦痂一旦形成，则会给后续汽化造成困难。不必要的凝固性坏死应当避免，这会导致术后大量坏死组织脱落造成患者出现明显的排尿困难。

另外，术前长久留置导尿管、前列腺体积较大者都是 PVP 手术时容易出血的危险因素。特别是在手术开始阶段、水循环空间还未形成，一旦术区出血，会导致视野模糊，对后续手术造成不利影响。我们建议在手术开始阶段，首先使用 30 ~ 50 W 的输出功率，对整个前列腺表面进行气化，一方面低功率汽化具有良好的止血效果，另一方面可封闭前列腺表面黏膜，还可在前列腺尿道部位形成一个空间，利于水循环的形成。

5．手术后处理

虽然不少患者还会在术后的 7 ~ 10 天排出部分前列腺组织碎屑并伴有微量血尿，但几乎所有的患者可以在手术当天或术后第二天拔除尿管。应鼓励患者多饮水，如症状持续不缓解则需要回院就诊。

造成患者术后排尿困难的主要原因是组织焦痂，且排尿困难的程度与组织焦化的程度相关（Choi et al., 2008）。和术后排尿困难相关的因素还包括巨大前列腺中叶、既往前列腺炎病史、前列腺组织纤维化等。先前的治疗如经尿道前列腺消融术和经尿道微波热疗也可造成术后的排尿困难。虽然术后排尿困难较为常见，但术者仍要警惕前列腺组织活瓣以及组织块残留导致的排尿困难。即便组织汽化非常满意，位于前列腺组织上的凝固层也可能引起亚急性前列腺炎或尿路感染。

6．手术疗效

（1）PVP 的非对照研究结果：第一项有关 PVP 的疗效研究发表于 2003 年，该研究所使用的设备为 80 W KTP 激光，共纳入了 10 名患者术后随访一年。患者的 AUASS 评分、QoL、Qmax 及术后残余尿量都有显著性改善，且持续至术后一年（Hai & Malek, 2003）。随后的多中心研究纳入了 145 名患者，在术后一年随访时，AUASS 下降了 82%，QoL 下降 77%，Qmax 达到术前的 1.9 倍，残余尿量下降 78%（Te et al., 2004）。

还有一项研究显示，应用 80W 绿激光对尿动力学参数的改善也是明确的（Hamann et al., 2008）。尿动力学检查提示膀胱出口梗阻的患者接受绿激光汽化术治疗一年后，其 Schafer 梗阻分级由 3.6 下降至 1.1，差异有统计学意义（P< 0.0001）。患者最大逼尿肌压力由 75.0 cmH_2O 下降至 36.6 cmH_2O。研究同时发现患者平均夜间排尿次数由 3.5 次下降至 1.2 次，日间排尿次数由 7.2 次下降至 5.7 次。

Ruszat 等于 2008 年发表的一项有关 80 W 绿激光 PVP 的研究共纳入了 500 名患者，平均随访时间为 30.6 个月，随访时间为 3 年的患者其平均 AUASS 为 8.0，QoL 为 1.3，Qmax 为 18.4 ml/s（Ruszat et al., 2008）。在随访时间为 5 年的患者中，其各项研究指标与第三年随访时无异。在这组患者中，再治疗率为 6.8%，其中尿道狭窄发生率为 3.6%，膀胱颈挛缩率为 4.4%。在小腺体患者中，排尿困难和膀胱颈梗阻的发生率较高，但是大腺体和再治疗风险并不相关。另一项研究则评估了 80 W 绿激光 PVP 对大体积前列腺的治疗效果，因残留腺体而再次进行治疗比例在大体积前列腺组（腺体大于 80 ml）为 23%，在小体积前列腺组（体积小于 80 ml）为 10.4%（P=0.09），差异无统计学意义（Pfitzenmaier et al., 2008）。由于激光具有良好的止血效果，服用抗凝药物的患者也可以安全地手术治疗。

2012 年发表的一项回顾性研究总结了 120 W 绿激光的治疗效果（Cho et al., 2012）。患者术前的 AUASS 为 21.7，在术后 6 个月时下降至 11.5，术后第三年为 13.4，但该差异无统计学意义。Qmax 的改善情况也类似于 AUASS，术前平均值为 8.7 ml/s，术后 6 个月和 3 年分别为 15.7 ml/s 和 13.9 ml/s。在为数不多的有关 180 W 绿激光的研究中，其中一项收集了 7 个欧洲中心共计 201 名患者的数据（Bachmann et al., 2012），平均随访时间为 5.8 个月，在术后第 6 个月时，患者 AUASS 从 19.6 分下降至 9.4 分，QoL 由 3.9 分下降至 1.4 分，Qmax 由 8.4 ml/s 提高至 21 ml/s，PSA 由 5.5 ng/ml 下降至 2.0 ng/ml。这一研究结论和先前的 120 W 绿激光 PVP 的研究结果近似。该研究同时指出，患者应用抗凝药物不是导致因出血而影响手术视野的危险因素，但包膜穿孔、较小前列腺体积和术前留置尿管则是造成术野不清的危险因素。

（2）PVP 与 TURP 的比较性研究：Bouchier 等于 2006 年首次比较了 80 W 绿激光 PVP 和 TURP 的术后疗效（Bouchier-Hayes et al., 2006）。这项 RCT 研究中，术者具有 35～325 例 TURP 的经验，但至多仅完成了 5 例激光前列腺切除术。在 Qmax 方面，PVP 改善为 167%，TURP 改善为 149%。在 AUASS 方面，两组均降低约 50%。这项研究表明 PVP 学习曲线较短，手术操作简单。同时指出，PVP 比 TURP 花费更少，这主要得益于前者住院时间较短。另一项 RCT 研究比较了 80 W 绿激光 PVP 和 TURP 对于体积大于 70 g 腺体的疗效（Horasanli et al., 2008）。在手术时间方面，TURP 更具优势。而在住院时间和留置尿管时间方面，PVP 则更为理想。在随访期间，TURP 组术后的 AUASS、Qmax 和残余尿量改善更为显著。TURP 组术中输血较为常见，而 PVP 组因术后出现尿潴留的风险增加而需要再次治疗。上述研究认为，PVP 较 TURP 安全性更高，这一点在大体积腺体上更为明显。

在一项比较 120 W PVP 与 TURP 效果的 RCT 研究中发现，在术后 36 个月内，两组的 Qmax、AUASS 和 PVR 均有显著改善（Al-Ansari et al., 2010）。尽管差异没有统计学意义，TURP 组在上述指标的改善方面较 PVP 更为明显。虽然 PVP 术中并发症明显减少，但大约有 93% 的患者出现排尿困难或尿急，约 11% 的患者因腺体残余需要再次治疗，在 TURP 组该比例仅为 1.8%（P=0.001）。PVP 组在平均尿管留置时间和平均住院日方面更具优势。另一个针对 PVP 与 TURP 的 RCT 研究显示，两组在 Qmax、AUASS 和生活质量评分方面均有类似的改进（Capitán et al., 2011）。但 PVP 组的这些改进似乎更为迅速。研究人员还对 AUASS 进行了分层，并没有发现 PVP 组存在储尿期症状加重的情况。

在分析有关 80 W、120 W 绿激光 PVP 和 TURP 疗效的 RCT 研究数据时，Thangasamam 等发现 PVP 组患者的尿管留置时间和住院时间分别为 1.91 天和 2.13 天。TURP 组的手术时间可缩短近 20 min。与 TURP 组相比，PVP 组的输血风险仅为 0.16（Thangasamy et al., 2012）。

比较了 180 W 绿激光和 120 W 绿激光的手术疗效的研究数量有限。Ben-Zvi 等于 2013 年在一项非随机系列的连续患者中发现，在总能量相似的情况下，180 W 组的平均手术时间和平均激光工作时间均低于 120 W 组。虽然两组在观察指标如 AUASS、QoL、Qmax 和残余尿量方面没有明显差别，但 180 W 组术后血清 PSA 水平显著降低，说明 180 W 绿激光在腺体汽化方面更具优势（Ben-Zvi et al., 2013）。

一项研究共纳入了 116 名服用抗血小板或抗凝治疗的患者（华法林 36 名，氯吡格雷 9 名，阿司匹林 71 名），在围术期继续服药，应用 80 W 绿激光进行手术（Ruszat et al., 2007）。对照组共有 92 例患者，其特点是未服用抗血小板或抗凝药物，患者平均年龄较小，ASA 评分较低。研究组平均 INR 为 2.0，在 36 例服用华法林的患者中，其中 14 例 INR≤2。没有患者接受输血治疗，但研究组的患者住院时间明显延长（3.8 *vs*. 2.8 天），术后 24 小时膀胱持续冲洗比例较高（17% *vs*. 5%）。特别是 INR 大于 2 的患者术后需要持续膀胱冲洗。其他研究显示，在服用抗凝剂或抗血小板药物的患者中，其输血风险相同（Sandhu et al., 2005）。一项非对照研究显示，43 例未停用华法林的患者在围术期未行输血治疗。其中 2 名患者因术后出血而延长了尿管留置时间，但 70% 的患者在术后 24 小时内出院（Woo et al., 2011）。

（3）PVP 与其他激光手术的比较性研究：有回顾性研究比较了绿激光 PVP 和钬激光剜除术对小体积前列腺（体积小于 40 ml）患者的疗效。该研究共纳入 120 例患者，比较 IPSS、QoL、Qmax、膀胱残余尿及围术期并发症。结果显示，PVP 和钬激光剜除术在小体积前列腺的治疗效果相当，术后并发症发生率无明显差别（Kim et al., 2016）。

另有一项回顾性研究比较了 PVP 和钬激光剜除术对患者储尿期症状的改善情况。共有 486 例患者纳入此项研究，PVP 组 213 例，钬激光组 273 例，并收集术后 1、3、6、12 周的随访数据，比较手术前后 IPSS、膀胱残余尿、Qmax 和 PSA 水平的变化。结果显示，与钬激光剜除术相比，术后 1 个月时，PVP 组 IPSS 储尿期评分较术前升高，但在术后 3 个月时该指标较术前改善。该研究还提示，术前较高的储尿期症状评分是 PVP 和钬激光剜除术改善储尿期症状唯一的预测因子。研究认为，患者术后出现一过性储尿期症状加重是由 PVP 术后组织脱痂造成的（Cho et al., 2015）。

加拿大的一项前瞻性研究比较了钬激光剜除术和 PVP 对于体积小于 60 ml 的前列腺增生的治疗效果。2005 年至 2007 年间该研究共纳入 109 例患者，PVP 组 52 例，钬激光剜除术组 57 例。术后 1、2、3 年对患者进行随访。比较 Qmax、残余尿、IPSS、QoL、阴茎勃起功能和 PSA。结果显示，两种治疗手段均可有效治疗 BPH，且疗效能够长期保持，两种术式具有相似的并发症发生率（Hazem et al., 2010）。

有研究比较了绿激光 PVP 与经尿道铥激光前列腺汽化切除术（TmLRP）在治疗 80 g 以上高龄高危良性前列腺增生患者的疗效（刘春来等，2011）。该研究分别用 PVP 及 TmLRP 治疗 80 g 以上高龄 BPH 患者 82 例和 36 例。比较两种术式的手术时间、费用、术中失血量、并发症及近期疗效等指标。结果显示，118 例患者均安全度过围术期，未出现严重并发症，无患者输血。TmLRP 组的平均手术时间、术后膀胱冲洗时间及手术费用均明显少于 PVP 组（$P<0.05$）。两组术后 IPSS、QoL、残余尿量及 Qmax 较术前均明显改善（$P<0.05$），但组间研究指标改善程度并无明显差别。

7. PVP 手术并发症

（1）围术期并发症：总体而言，PVP 手术具有良好的安全性。我们没有看到有关 TURS 的报道，其原因可能是使用生理盐水作为灌洗液不会导致血清中钠离子出现波动。抗凝药物也没有显著增加手术风险。与单极 TURP 相比，PVP 的围术期输血风险为 0.10。PVP 手术出现包膜穿孔的发生率为 0.2%～1%（Rieken et al., 2010）。

部分医生可能认为 PVP 术中较难界定前列腺包膜，特别是在学习曲线的早期。术中确保光纤以恰当的弧形方式连续移除组织可避免组织汽化过深而发生包膜穿孔。如果发生包膜穿孔，术中通常会发现出血量增加。虽然对发生率没有确切的报告，但激光可能导致输尿管损伤。在开始汽化之前，应当确认双侧输尿管开口的位置。在汽化膀胱颈部应特别注意，不要将光纤伸入到膀胱内，以尽量避免膀胱黏膜的副损伤。

（2）远期并发症：PVP 后术后排尿困难和尿频、尿急都比较常见。大量研究显示，上述症状通常具自限性，可在 3 个月内或在抗炎药及抗生素的治疗下得到完全缓解。有研究指出，这些症状的发病率从 0% 到 25.7% 不等，通常高于 TURP 研究报道的数据（Naspro et al., 2009）。如前所述，应尽可能减少激光能量的使用，从而减少患者的这种风险。在小部分患者中，有研究发现术前服用非那雄胺和术前较低的 AUASS 是术后刺激症状的预测因素（Matoka et al., 2007）。

PVP 术后感染的发生率高于 TURP，发生附睾炎的患者比例为 5% ~ 7%。泌尿系感染的发生率为 1% ~ 20%。治疗这些并发症可能会存在一些困难，因为坏死组织可能引起排尿不畅，同时这些组织可能会包含大量的致病菌，因此抗生素的治疗周期应当适当延长。

由于 PVP 的镜鞘通常比用于 TURP 的镜鞘小，故发生术后尿道狭窄的风险较低。手术医生应尽量减少镜鞘的活动幅度，优先选择激光纤维来进一步降低这种风险。有研究报道 PVP 术后发生尿道狭窄的比例为 2.8%，与 TURP 相比，RR 为 0.65。最近的 meta 分析并没有证实上述结论，尿道狭窄和膀胱颈挛缩的发生率在 120 W PVP 和 TURP 之间相似（Cornu et al., 2015）。

由于研究类型和激光功率的不同，有关 PVP 术后残留腺体再手术率的报道差别明显。在他们对 PVP 技术的总结中，Gravas 等将不同时段的 80 W PVP 与 TURP 的再次手术率进行了比较（Gravas et al., 2011）。术后 6 个月时，PVP 为 18%，TURP 为 0%；术后 12 个月时，前者为 10%，后者为 3.4%。术后 2 年，PVP 和 TURP 分别为 6.7% 和 3.9%。

在一项有关 180 W PVP 的研究中，Bachmann 等发现尽管使用了较高的激光能量（Bachmann et al., 2012），但仍有 10% 的患者出现术后排尿困难。虽然是短期研究，但残留腺瘤的再治疗发生率仅为 0.5%，术后尿潴留发生率仅为 2.8%。暂时性尿失禁的发生率为 5.8%，中转为 TURP 的主要原因和前列腺体积有关，前列腺体积在 40 ml 以下、40 ~ 80 ml 和 80 ml 以上时，中转为 TURP 的比率依次为 2%、6.5% 和 16%。

PVP 患者勃起功能的变化仍较为明确，接受 PVP 的 105 名患者于术前和术后 12 个月填写男性性健康量表（SHIM），发现勃起功能显然没有恶化。

8．结论

早期的激光技术主要致力于减少术中出血。而新近的技术革新则侧重于采用高功率激光高效地汽化增生的前列腺组织。早期和低功率 PVP 技术似乎对治疗体积较大的腺体有些力不从心，表现为过长的手术时间长和较低的汽化效果。不过随着技术的不断改进，PVP 优异的止血和汽化效果使其可以治疗许多具有挑战性的病例，如抗凝治疗的患者及高龄患者。

（王　鑫　刘　明　王　萱）

（五）经尿道激光前列腺汽化切除术

1．经尿道绿激光前列腺汽化切除术

（1）概述：经尿道绿激光前列腺汽化切除术（greenlight photoselective vaporesection of the prostate，Greenlight PVRP）是近年来发展的一

项新技术，采用顶端能量释放式激光光纤，与上一节所述的 PVP 相比，能同时汽化并切除前列腺组织，这一术式不但提高了手术速度，还能留取前列腺组织供术后进行病理学检查。

（2）手术步骤及操作要点：术中应当保持膀胱相对充盈，这样可以减少激光对膀胱黏膜的副损伤。首先对前列腺进行分区，一般选择从膀胱颈部 5、7 点处至精阜做两条标识线，这两条线在精阜前方汇合，旨在将前列腺两侧叶和中叶分开，随后应用激光在上述标识线处汽化前列腺组织，直到显露前列腺包膜。第二步，对前列腺中叶进行汽化切除，一般而言，切除效率远高于汽化速度，有助于缩短手术时间。第三步，汽化切除前列腺两侧叶，在此之前，可重复第一步所述的分区技术，在膀胱颈 3、9 点处向前列腺尖部方向做标识线，为两侧叶分区，以方便汽化切除。第四步，前列腺创面修整。当绝大多数前列腺组织被清除后，可在适当降低激光输出功率的前提下，采用汽化技术清除突出于后尿道的残余前列腺组织，这样有利于减少包膜穿孔和尿道外括约肌损伤的风险。

虽然在 PVP 手术中已证实，绿激光具有良好的止血效果。但在汽化切除术中，我们发现，在少数体积较大前列腺的患者中，手术操作时其膀胱颈部的血管会出现较为明显的动脉出血，绿激光对于这类血管的止血效果有时不甚理想。这时可考虑应用双极 TURP 设备止血。

（3）手术疗效：目前关于 Greenlight PVRP 的研究较少，一项前瞻性研究共纳入了 35 例患者（Berry et al., 1984），结果显示，该术式能够有效地改善 BPH 患者的下尿路症状评分和 QoL，明显提高 Qmax，术后未见严重并发症。IPSS 储尿期评分、排尿期评分、夜尿评分及 QoL 分别下降 75.3%、83.6%、51.4% 和 71.7%。前列腺体积和血清总 PSA 水平分别下降 42.6% 和 36.2%。平均 Qmax 升高近 2 倍，达 15.6 ml/s。

韩国的一项回顾性研究纳入 104 例前列腺体积大于 40 ml 的患者（Gu et al., 1994），其中 40 例采用 PVP 手术，64 例应用 Greenlight PVRP，在术后 1、3、6 及 12 个月进行疗效评价，结果显示，和基线数据相比，两组患者术后的 IPSS、QoL 及 Qmax 都得到了显著改善。和 PVP 组相比，Greenlight PVRP 组在手术时间、激光工作时间方面优势明显，差异有统计学意义，该组还有 2 名患者通过术后病理标本确诊为前列腺癌。

一项前瞻性研究纳入了 215 名前列腺增生症患者（Bushman, 2009），均采用 PVRP 进行治疗，术后 3、6、12 个月进行随访。较术前基线资料，患者前列腺体积和血清 PSA 水平分别下降 67% 和 63%，IPSS、膀胱残余尿及 Qmax 均有显著改善，术后 3 个月时未观察到严重手术并发症。

（4）Greenlight PVRP 手术并发症：鉴于有关 PVRP 的研究数目较少，尚不能详细总结该术式的围术期和远期并发症，考虑到 PVP 和 Greenlight PVRP 在能量来源和手术操作方面的相似性，建议目前参考 PVP 手术的常见并发症。

（王　鑫　刘　明　王　萱）

2. 铥激光前列腺汽化术（ThuVAP）

ThuVaR 是一种独特的汽化技术。由于光束完全被吸收在水中，因此不需要像 KTP 或 LBO 那样利用侧发光技术。一项多中心非随机的病例系列研究报道了 99 例小体积前列腺患者（<35 ml）的纯前列腺汽化的临床资料。由于结果与大体积前列腺患者（>35 ml）的结果一并呈现，临床资料无法分离。整组患者（n=200）12 个月随访时尿动力学参数的改善显示了汽化或汽化切除的临床有效性。

与 KTP 激光相比，70 W 铥激光显示更大的消融能力，出血率更低和凝血区更浅。70 W 铥激光和 120 W KTP 的出血率和凝血性能相似，与 120 W LBO 相比，出血率更高，凝血区略有增加。更高的能量导致铥激光和 LBO 激光的消融能力显著增加。

（1）铥激光前列腺汽化切除术（ThuVARP）：ThuVARP 是一种与 TUR 类似的将前列腺切成碎片的技术。尽管铥激光与钬激光在水渗透和止血上相似，由于是连续波输出，因此铥激光汽化能力更强。因此，组织消融不仅可以通过切除实现，而且可以通过汽化同时实现。

一个 RCT 和一个非 RCT 比较 ThuVARP 与单极 TURP。两项手术在改善尿动力学参数及降低发病率上显示出类似的临床结果。上述研究中，与 TURP 治疗相比，铥激光治疗的患者出血更少，输血率更低，尿管保留时间以及住院时间更短。所有其他研究显示，在上述研究的范围内，直至 18 个月的随访，临床和尿动力学结果得到持久改善。术后 PSA 水平作为前列腺体积减少的替代参数下降了 56% 和 69.4%。

（2）术中并发症：ThuVARP 或 ThuVEP 期间手术并发症发生率较低。没有关于 TURS 发生的报道。在铥激光前列腺汽化切除期间或之后没有报告输血，而在两项前瞻性随机试验中，TURP 需要输血的比例分别为 4% 和 9.5%，而 TURPS 发生在 2.1% 的患者中。

（3）术后早期并发症：ThuVARP 后 UTI 发生率为 3.9%，显著低于 TURP 后的 8.3%，另一项研究报告 UTI 发生率相似（6.9% *vs*. 7.1%）。

临时早期急迫性尿失禁发生的频率低于 TURP（23.1% *vs*. 31.3%）。轻度至中度尿痛的发生率，ThuVARP 为 8.6%，而 TURP 为 7.1%，差异无统计学意义。刺激症状分别为 26.2% 和 29.3%。

（4）晚期并发症：在 ThuVARP 后 18 个月的随访中，没有发生再手术或再次置入尿管。勃起功能障碍未报告。总共 55% 的患者在 ThuVARP 后出现了逆行射精，而 TURP 后为 65%。另外一项研究并没有显示逆行性射精有显著性差异（44.2% *vs*. 44.7%）。没有膀胱颈狭窄发生。与 TURP 相比，TuVARP 尿道狭窄发生率显著降低（1.9% *vs*. 6.5%）。

3．半导体激光

临床数据仅限于短期随访（最大随访 1 年），包括病例对照研究或队列研究（随机队列试验）。两项试验将 LBO 激光系统作为标准治疗手段与半导体激光治疗进行比较。最大的数据是 980 nm 半导体激光。在随访结束时，尿动力学参数（Qmax，PVR）有显著改善。作为前列腺组织减少的替代参数标记，PSA 水平降低的范围在 30% 和 58%。然而，RCT 和非 RCT 在尿动力学参数和症状评分方面并没有显示出明显改善。

（1）术中并发症：已发表的 980 nm 和 1470 nm 半导体激光的研究都是队列研究或病例对照研究或比较研究。研究表明，术中安全性很高。在比较 980 nm 半导体激光与 120 W LBO 激光的安全性和功效的 RCT 中，二极管激光组的术中出血率明显更低（0% *vs*. 13%）。接受半导体激光治疗的患者中有 23.6% 接受抗凝药物治疗，LBO PVP 组占 25.0%。

这些发现得到非 RCT 的支持。在这项研究中，激光二极管治疗组中的 52% 和 LBP PVP 治疗组中的 43% 在接受抗凝药物治疗。这项研究得到了对新型激光能源的临床前研究的支持，对 Nd：YAG 激光显示出几乎相同的止血潜力和凝血特征。此外，一个非 RCT 报道了 980 nm 半导体激光没有出现包膜穿孔。980 nm

半导体激光中有4%需要转换为TURP，LBO PVP的比例为8%。

（2）术后早期并发症：报道的术后早期并发症发生率较低，没有发生术后输血。

在980 nm半导体激光与LBO PVP的比较中，非RCT显示以下并发症：手术后血尿20% *vs*. 19%，短暂性尿失禁14.5% *vs*. 2.4%（$P<0.05$），短暂性尿急为34.5% *vs*. 16.7%（$P<0.05$），阴囊水肿3.6% *vs*. 0%，肛门疼痛3.6% *vs*. 0%，附睾炎1.2% *vs*. 9.1%。

（3）晚期并发症：前列腺的半导体激光汽化术似乎具有很高的晚期并发症发生率。在一系列病例中，由于梗阻性坏死组织或膀胱颈狭窄，在980 nm半导体激光治疗后12个月内随访期间，32.1%的患者需要再次手术。

这一发现得到一项RCT的支持，该研究将980 nm半导体激光与LBO进行比较：由于膀胱颈阻塞需要TURP再次手术的比例为9.1% *vs*. 3.6%，发展为尿道狭窄比例分别为5.5%和2.4%，发展为尿道结石的比例为1.8%和0%。

另一项比较半导体激光与LBO PVP的研究发现半导体激光膀胱颈狭窄率较高（14.5% *vs*. 1.6%，$P<0.01$），再治疗率（18.2% *vs*. 1.6%，$P<0.01$）和持续压力性尿失禁比例均更高（9.1% *vs*. 0，$P<0.05$）。

4. 小结

激光前列腺切除术已被证实是解除膀胱出口梗阻的安全有效的方法。总体并发症发生率与传统手术相似。此外，激光技术较易被临床医师接受，内镜操作技术并不复杂。集上述优点，激光前列腺切除是除传统TURP外治疗BPH的理想疗法。

同时临床医师需了解激光前列腺切除术的价效比如何，光传输系统的花费为50 000～80 000美元，而电切装置仅需8400美元，光纤耗材价格为225～850美元。虽然传输系统价格昂贵，但作为一次性耗材，仅光源可重复使用。新近调查显示在美国，超过42%的泌尿外科医师所在医院配备至少一台激光设备。随着技术进步，耗材间竞争，光纤的使用寿命、效果及价格会进一步改善。从经济利益角度出发，激光前列腺切除术的主要优势在于术后患者即可出院，无TURS及出血风险，其他并发症（如尿潴留、勃起功能障碍、尿失禁）发生率较低，均可从总体上降低治疗费用。而可切除较大体积前列腺，以及适用于并发症较多、同时抗凝患者等均是激光手术优势所在。

（王　鑫　张亚群　刘　明）

（六）经尿道前列腺剜除术

1. 钬激光前列腺剜除术

长久以来，经尿道前列腺电切术（TURP）一直被认为是良性前列腺增生症（BPH）手术的“金标准”。但近十年来，它的地位受到了另外一项技术——经尿道钬激光前列腺剜除术（HoLEP）的挑战。多项回顾性及前瞻性研究显示，HoLEP手术较TURP手术以及开放手术（OP）在术后最大尿流率恢复、术后主观症状评分，以及需要再次内镜手术率上都有较明显改善。本节将对HoLEP手术进行相关介绍。

（1）钬激光原理：钬激光是目前泌尿外科手术中常用激光之一。它是脉冲式激光，工作介质是包含在钇铝石榴石晶体中的钬。钬激光波长为2100 nm，可通过软光纤传送。具有以下特性：穿透深度浅，组织穿透度<0.4 mm，可用于精确的外科切割和止血；高功率钬激光，可用于尿道和输尿管狭窄切开、浅表性移行细胞癌切除、膀胱颈切开、前列腺切除；因为是脉冲激光，更广泛应用于碎石领域（孙颖浩等，2005）。最早应用在前列腺手术中是1993年，Kabalin等首次报道使用钬激

光行犬的前列腺切除术并获得成功（Kabalin, 1996），并于同年底完成了第一例人的经尿道钬激光前列腺切除术。自1994年起，钬激光前列腺切除术被广泛应用于临床实践中。实际上，HoLEP手术与TURP手术的原理是完全不同的，而更类似于开放前列腺剜除术，它是通过钬激光汽化时产生气泡的局部爆破力量，分离增生腺体和前列腺包膜之间的潜在层面，类似外科手术中的手指，不同的是手指仅是钝性分离，激光可以在必要的时候充分发挥切割及止血的作用，从而达到安全、完整剜除前列腺的目的。

（2）设备及器械：该手术所需设备主要包括以下几部分：内窥镜以及电视监视系统，高功率钬激光，组织粉碎器。高功率钬激光可以使用进口与国产设备，一般功率要求在80 W以上。笔者所使用的为“双子星”激光系统，采用的是双波长激光，即由波长为2100 nm的脉冲式钬激光（Ho：YAG）和1064 nm的连续式钕激光（Nd：YAG）组合而成。钬激光作为精准的激光切割刀剜除前列腺，Nd:YAG激光组织穿透厚度与钬激光不同，有6～8 mm，用作激光凝血器进行创面止血，包括小动脉出血及创面渗血，都有良好的止血效能。脚踏的设计符合有经尿道电切经验的医生习惯，即左侧踏板用于激光切割剜除，右侧踏板用于凝固止血。由于HoLEP手术是将前列腺整体剜除，并将前列腺组织推入膀胱内，因此在剜除结束后，需要使用组织粉碎器将前列腺粉碎吸出。粉碎器头端为切割刀头，末端连接负压吸引。机器脚踏有两种工作模式，轻踩为负压吸引，重踩为切割并吸引。组织粉碎时伴随持续吸引，因此一定要保证源源不断的冲洗液注入膀胱，临床上常常在组织粉碎时采用二路进水，保持膀胱处于充盈状态。王忠等对HoLEP激光手件进行了改良，使得镜鞘内光纤精确固定，可自由推动激光光纤进出外鞘，从而使剜除过程更加精准可控，安全可靠；使用30°膀胱镜作为剜除镜，视野更加清晰，利于沿外科包膜弧度进行解剖剜除；进一步加大出水孔及出水间隙，改善器械进出水不平衡状态，避免膀胱过度膨胀的情况发生。

（3）手术适应证：HoLEP手术适应证与良性前列腺增生的手术适应证大体等同，包括药物治疗无效的明显的前列腺增生症候群，即前列腺增生引起的膀胱刺激症状及膀胱出口梗阻症状，如尿频、排尿困难、膀胱残余尿增多、尿潴留等；梗阻引起上尿路积水、肾功能损伤；梗阻引起反复的尿路感染、继发膀胱结石、腹股沟疝等。并且在合并膀胱结石时，钬激光可一并处理。关于不同前列腺大小，有很多研究已经证实，HoLEP的手术效果、留置尿管时间、住院时间等，与经直肠测得的前列腺体积无关。Lingeman等回顾性研究507名接受HoLEP手术患者的资料，这些患者根据前列腺体积不同分为三组（小于75 g组，75～125 g组，大于125 g组）。结果发现，三组患者在住院时间、留置尿管时间、术后前列腺症状评分、术后最大尿流率方面没有明显差别（Humphreys et al., 2008）。Kuntz等一项前瞻性研究也得出了类似的结论（Kuntz et al., 2004）。这项研究纳入389名患者，并根据前列腺体积不同分为三组（小于40 g组，40～79 g组，大于80 g组）。三组患者在接受HoLEP手术后，其留置尿管时间、住院时间、并发症发生率、术后前列腺症状评分等没有明显差别。相比TURP手术，HoLEP手术更适合前列腺体积较大的患者，这将在后面两者的对比中提到。但对于体积较小的前列腺，因其外科包膜形成不完整，增生腺体与前列腺包膜的解剖层面不甚清楚，反而不适合行HoLEP手术。

（4）手术步骤：同前列腺剜除术，但

HoLEP 术式多种多样。主要是有“三叶法”“整块剜除法”“隧道法”等。HoLEP 经典的方法为“三叶法前列腺剜除术”。患者采用膀胱截石位，经尿道置入电切镜，确认双侧输尿管口及精阜的位置。首先剜除中叶：于精阜左侧沟槽处切开尿道黏膜，此处腺体薄，增生轻，易于找到外科包膜层面。向背外侧找寻增生腺体与前列腺包膜之间的层面，沿中叶与左侧叶间沟向颈口方向逆行切开，可以配合从颈口“5”点中叶与左侧叶交界处切开，顺行汇合，切开深度保持在正确的外科包膜层面；同样方法切开中叶与右侧叶连接部分。于精阜近端 0.5 ~ 1 cm 处横行切开尿道黏膜，进入到左右两侧已经切开标识的外科包膜层面，利用钬激光的爆破分离作用，在正确的层面逆行分离推进至颈口，剜除中叶。如果使用的是带有 Nd:YAG 激光的双子星，可以适度应用凝固止血功能。剜除左侧叶：在外科包膜层面，用镜体托起腺体，激光在增生腺体与包膜直接切割，利用激光的爆破汽化形成的气泡，起到良好的分离作用。剜除前列腺腺体时应注意手法为弧形旋转切除，沿包膜切线推进。将左侧叶分离至“1”点处，“12”点钟位置自颈口至尖部切开尿道黏膜至前列腺包膜，前列腺尖端保留部分尿道黏膜，横断尿道黏膜，与左侧至“1”点处的剜除层面汇合，逆行推进至颈口，完整剜除左侧叶，并将之推入膀胱，Nd:YAG 激光凝固止血。同法处理右侧叶。在做腺体剜除时应根据患者腺体特点及术者操作习惯进行相应的调整与改进。术中技巧为寻找增生腺体与外科包膜间的“层面”，该层面无需使用激光切开，而是随着钬激光汽化产生的局部气泡的爆破力自然推开。初学者在进行剜除术时不能很好地找寻该层面，更多的是借助钬激光的切割力和盲目的镜鞘推动力，往往使得手术进程慢，解剖不清。

国内有学者将“三叶法”具体细化为“十七步法”，步骤顺序为：精阜左侧沟槽处切开黏膜，5 点钟位置分离中叶与左侧叶纵沟；精阜右侧沟槽处切开黏膜，7 点钟位置分离中叶与右侧叶纵沟；颈口处将尿道黏膜、肌性组织与增生腺体分离，保护尿道内括约肌；精阜前 1 ~ 2 cm 处横断尿道黏膜和增生腺体；剜除中叶并推入膀胱内；修整创面，彻底止血；精阜左侧前列腺尖部 5 点钟位置开始剜除左侧叶至 1 点钟位置；翻转镜鞘于 12 点位置切开前列腺前联合组织长约 2/3 达包膜；清楚暴露 1 ~ 12 点处外括约肌、尿道黏膜和腺体，尽可能保留尿道黏膜，向前剜除腺体至颈口处；回转镜鞘下压腺体，从 1 点钟开始剜除达 5 点钟处；后退镜鞘，推挑左侧叶，切割至颈口处离断，推入膀胱内；修整创面，彻底止血；第十三至十七步为同样方法剜除右侧叶。该术式更容易控制出血，同时减少术后压力性尿失禁的发生。

王忠等所采用的术式为“三叶法”基础上改进的“6 点隧道法剜除术”（谷猛等，2015），其创新在于第一步快速切入寻找包膜，于 6 点钟位置精阜前使用激光切入寻找包膜，打通中叶下隧道（精阜至膀胱颈部）；之后沿外科包膜，分别剜除左侧叶和右侧叶（Meng et al., 2016）。精阜旁前列腺组织较为薄弱，于此处寻找包膜较为容易，切割深度易于把握，不易发生膀胱颈部的误伤和穿孔。该方法强调尽量保留膀胱颈部环形纤维，尽量保留前列腺尖部尿道黏膜，控尿神经穿入区域应尽量减少热损伤，最大限度保留控尿功能，减少术后尿失禁发生。

孟小鑫等所采用的方法为“整块剜除法”（孟小鑫，2015），其步骤为先从精阜平面 5、7 点之间横行切开，深达前列腺外科包膜，而后沿前列腺外科包膜分别顺时针和逆时针向 12 点处作推剥，在 12 点处汇合，而后完全离断膀胱颈处黏膜，将腺体整块推入膀胱。该方法适用于中等体积前列腺，不再分别剜除各叶，完整剜除前列腺，手术时间缩短。

剜除的腺体推入膀胱，需要借助组织粉碎器将前列腺组织粉碎吸出。应将粉碎器置入膀胱中央进行操作。首先轻踩脚踏，待前列腺组织吸附于刀头后，重踩脚踏开始粉碎吸引。粉碎过程保证“边冲边洗”，视野清楚，避免刀头吸附膀胱壁后损伤膀胱，造成出血甚至穿孔、尿外渗。但在实际粉碎过程中最后会有少部分组织不能被吸引住而粉碎，应配合异物钳或冲洗器取出组织碎块。有学者建议对于巨大体积前列腺，尤其是合并多发膀胱结石时，也可联合耻骨上小切口取出腺体及多发结石，一定程度缩短手术时间，减少手术创伤。最后检查创面，使用 Nd：YAG 止血。术后应留置三腔尿管持续冲洗。

（5）临床效果评估

1）HoLEP 与开放前列腺切除术比较：在 20 世纪 90 年代以前，体积较大的前列腺不适合进行内镜下手术，而需要接受开放前列腺切除术。但该术式创伤大、输血率高、术后留置尿管时间长。HoLEP 手术出现以后，取代了开放前列腺切除手术，即使是最大体积的前列腺，仍可以通过 HoLEP 手术进行切除。据报道，HoLEP手术最大的前列腺有800 g（Vincent et al., 2015）。有很多 RCT 研究对 HoLEP 手术与开放前列腺切除术进行了比较。Kuntz 等证实，对于大于 100 g 的前列腺，HoLEP 手术同样有效，而且相比于开放手术，HoLEP 手术住院时间、留置尿管时间、失血量、输血率等都明显降低（Kuntz et al., 2004）。Naspro 等在另外一项 RCT 研究中证实，前列腺体积大于 70 g 的患者接受开放手术和 HoLEP 手术后随访 2 年，手术效果相当。但 HoLEP 术后输血率明显降低（4% *vs*. 17.9%），留置尿管时间明显缩短（1.5 天 *vs*. 4.1 天），住院时间明显缩短（2.7 天 *vs*. 5.4 天）（Naspro et al., 2006）。Moody 等回顾性研究了前列腺体积大于 100 g 的患者资料，结果发现 HoLEP 术后失血量低、住院时间短、切除的前列腺体积更大（151 g *vs*. 106 g）（Moody et al., 2001）。由此可见，HoLEP 手术对于体积较大的前列腺，尤其是大于 100 g，相对于开放手术，优势明显。

2）HoLEP 与 TURP 的比较：TURP 手术一直以来被认为是前列腺增生手术的金标准。而根据近年来多项研究显示，相比于 TURP，HoLEP 效果与 TURP 相同，甚至优于 TURP，并且 HoLEP 手术并发症发生率以及再次因前列腺增生手术率更低（Ahyai et al., 2010）。因此有学者认为 HoLEP 手术有望并且似乎已经取代了 TURP 手术成为前列腺增生手术的金标准。Ahyai 等对 23 项、共 2245 名患者针对单极 TURP 手术、双极 TURP 手术、开放前列腺切除术、HoLEP 手术的 RCT 研究进行 meta 分析，结果发现 HoLEP 手术较 TURP 手术的术后 IPSS 评分及最大尿流率明显改善（Ahyai et al., 2010）。这几项内镜手术中只有 HoLEP 手术达到了这一优势。而对于前列腺再次手术率方面，HoLEP 手术依然是唯一一个使患者在 5 年内不需要再次因前列腺增生而手术的术式。但研究发现，HoLEP 手术时间较 TURP 是明显增长的，但如果分析每分钟切除的前列腺体积率（g/min），HoLEP 与 TURP 是没有区别的（0.52 g/min *vs*. 0.57 g/min）（Ahyai et al., 2010），这主要是因为往往接受 HoLEP 手术的前列腺体积普遍较大有关。HoLEP 术后并发症发生率明显降低，并且即使是对于几百克的前列腺，至今也没有任何有关 HoLEP 术后 TURS 的报道。Yin 等一项 meta 分析显示，术后 1 年，HoLEP 组患者的最大尿流率及 IPSS 评分改善均优于 TURP 组，并且术中出血更少，留置尿管时间更短，输血率更低，但 HoLEP 需要更长的手术时间（Yin et al., 2013）。Gilling等研究报道，HoLEP 不仅较 TURP 留置尿管时间短，切除组织更多，术后 IPSS 改善更满意，而且在勃起功能等性功能方面与 TURP 相近，另外 HoLEP 手术组患者因 BPH 再手术率为 0，但 TURP 组为 18%（Gilling et al., 2012）。

3）HoLEP 与其他激光手术的比较：除了常见的钬激光前列腺手术，还有绿激光前列腺汽化术（Greenlight PVP）、铥激光前列腺剜除术（ThuLEP）。但目前尚未有太多研究比较这几种激光前列腺手术。绿激光前列腺汽化术是当前效果比较明确的可作为传统的经尿道前列腺切除术的替代方法。随着技术进步，PVP 适应证也放宽至大体积前列腺。Elmansy 等进行了目前为止唯一一项针对 HoLEP 和 PVP 的 RCT 研究（Elmansy et al., 2012）。结果显示，HoLEP 组与 PVP 组平均前列腺体积为 91.3 g 和 89.3 g，术后一年随访发现 HoLEP 组术后最大尿流率较 PVP 组明显增加。术后 IPSS 评分、生活质量评分以及性功能方面没有明显差别。然而，有 22% 接受 PVP 的患者，手术方案更改为 HoLEP 或 TURP。这主要是由于在 PVP 过程中的出血状况无法继续使用 PVP 激光进行处理，从而更换手术方案为 HoLEP 或 TURP。铥激光是一种新型的手术激光，其中心波长可在 1.75 ~ 2.22 μm 间调节，可以选择脉冲式或连续波长，具有精准高效切割的特点。连续波模式切割效率较高，主要适用于前列腺手术；其脉冲模式主要适用于输尿管狭窄和尿道狭窄切开等精细的操作（夏术阶等，2005）。研究显示，ThuLEP 汽化和止血以及手术效果、术后并发症发生率方面与 HoLEP 相近。然而，作为一种脉冲式激光，钬激光可以为外科医生提供更多的用途。例如许多患者在进行前列腺手术的同时，可能需要接受膀胱结石碎石术或膀胱肿瘤切除术等，而这些手术都可以使用钬激光一并完成。Zhang 等针对 ThuLEP 及 HoLEP 进行一项 RCT 研究显示，两者术后效果接近，HoLEP 手术虽然手术时间短，但出血量更多（Zhang et al., 2012）。

（6）并发症

1）近期并发症：HoLEP 手术近期并发症包括出血、感染、膀胱穿孔、尿失禁、勃起功能障碍、逆行射精等。因钬激光良好的切割止血功能，因此有效地减少了术中及术后前列腺出血。但部分患者可能出现术后延迟出血，多发生于术后 2 周，可能与术中静脉窦被切开，创面凝血的结痂脱落有关。患者术后出现寒战高热应注意除外急性附睾炎，可能与患者泌尿系感染、细菌逆行感染附睾有关。膀胱穿孔主要发生在使用粉碎器进行前列腺组织粉碎时，粉碎器未处于膀胱中央、视野不清、冲洗液不足等，导致刀头误吸膀胱，且术者没有及时停止操作。Kuo 等报道用组织粉碎器粉碎前列腺时造成膀胱黏膜损伤发生率为 1.9%（Kuo et al., 2003）。轻度损伤多无需特殊处理，重度损伤则可能导致出血、膀胱穿孔、尿外渗，应留置三腔尿管予以持续冲洗，多可逐渐愈合。术后短时间内尿失禁多见于前列腺重度增生患者，这可能与重度前列腺增生患者尿道外括约肌功能较差以及手术时间长有关。另外在手术操作方面，术者以尿道外括约肌为支点，过度依靠电切镜撬动或推动前列腺进行剜除术，也会损伤外括约肌功能，从而导致尿失禁发生。HoLEP 术后勃起功能障碍往往为多因素，包括年龄、手术对心理影响、术中损伤、术后并发症等。Gilling 等报道 HoLEP 术后勃起功能障碍发生率为 8%（Gillings et al., 2000）。逆行射精主要原因为术中破坏了膀胱颈及尿道括约肌解剖结构，射精时膀胱颈关闭不全（Hanbury et al., 1995）。Mottet 等报道 HoLEP 术后早期逆行射精发生率为 50%（Mottet et al., 1999），

Gilling 等人的数据则为 76%。Rassweiler 等认为多保留一些精阜附近的前列腺组织，可以减少逆行射精的发生（Rassweiler et al., 2006）。

2）远期并发症：远期并发症主要有尿道狭窄、膀胱颈挛缩。Elzayat 等报道，118 例患者 HoLEP 术后尿道外口狭窄发生率为 1.6%，膀胱颈口挛缩发生率为 4%（Elzayat et al., 2007）。尿道外口狭窄可能与术中镜鞘压迫和导尿管有关，膀胱颈口挛缩则与术中膀胱颈部切除过深，内括约肌切除过多有关。术后出现尿道狭窄及膀胱颈挛缩多需要外科干预。尿道狭窄可定期行尿道扩张，膀胱颈挛缩可行膀胱颈切开术。

（李建兴）

2. 等离子前列腺剜除术 / 其他激光的前列腺剜除术

1894 年，Fuller 首次进行开放前列腺剜除术，1932 年，McCarthy 完成了世界上第一台前列腺增生的腔内手术——经尿道前列腺电切术（TURP）。经历了上百年的发展，Gilling 等于 1995 年利用钬激光进行了第一例经尿道钬激光前列腺剜除术（HoLEP），从而开启了微创前列腺剜除术的新纪元。英国 Gyrus 公司在 1998 年推出世界上首台等离子体双极前列腺汽化电切镜，我国的刘春晓等（Liu et al., 2010）于 2003 年利用该设备的等离子双极环形电极采用前列腺腔内逆行剥离法进行经尿道前列腺汽化切除术，开创了经尿道等离子前列腺剜除术（bipolar transurethral enucleation and resection of the prostate，TUERP）的先河。随着手术方式不断丰富和发展完善，又陆续出现了使用纽扣电极进行经尿道等离子前列腺剜除术等一些不同电极和不同剜除方式的等离子前列腺剜除术，使其在围术期出血、导尿管留置、症状控制、尿流改善以及再次手术等方面已经达到甚至超过传统的 TURP 和开放手术的效果，真正进入了世界特别是以我国为代表的 TUERP 时代。目前该术式命名不甚统一，也有人将其称为经尿道双极等离子前列腺剜除术（transurethral bipolar plasmakinetic enucleation and resection of the prostate，PKERP）、等离子前列腺剜除术（plasmakinetic enucleation of the prostate, PKEP）、经尿道双极等离子体前列腺解剖性剜除术（transurethral bipolar plasmakinetic anatomical enucleation of the prostate，TUPKAEP）和经尿道前列腺汽化剜切术（transurethral vapor enucleation and resection of the prostate，TVERP）等（Zhao et al., 2010；徐啊白等，2016；谢立平等，2016），甚至也有将这一类借助等离子或激光器械辅助的经尿道沿前列腺外科包膜进行的前列腺剜除技术统称为“精准经尿道前列腺剜除术”（precise transurethral enucleation of the prostate, PTUEP）（徐欢等，2016）。

（1）手术原理和特点：经尿道等离子前列腺剜除术是利用等离子电极或者镜鞘在腔内模拟外科医师手指沿前列腺外科包膜层面将增生的前列腺组织从前列腺外科包膜上剥离，并对包膜表面的血管进行凝固止血，然后利用电切环或者粉碎器将增生腺体组织粉碎取出（图 38-6-1）。

该术式集聚了开放前列腺摘除术去除腺体彻底和经尿道手术微创的双重优点，并且由于其止血方式的特点使得止血更加彻底，能够比前两种手术方式出血更少。传统的 TURP 往往采用先切割、再止血、再次切割和再次止血这种循环往复的方法，造成一个血管需要数次止血，而 TUERP 对一个血管从根部只止血一次即可，如果采用等离子纽扣式汽化电极甚至还能够对包膜和增生腺体的血管进行预先凝固

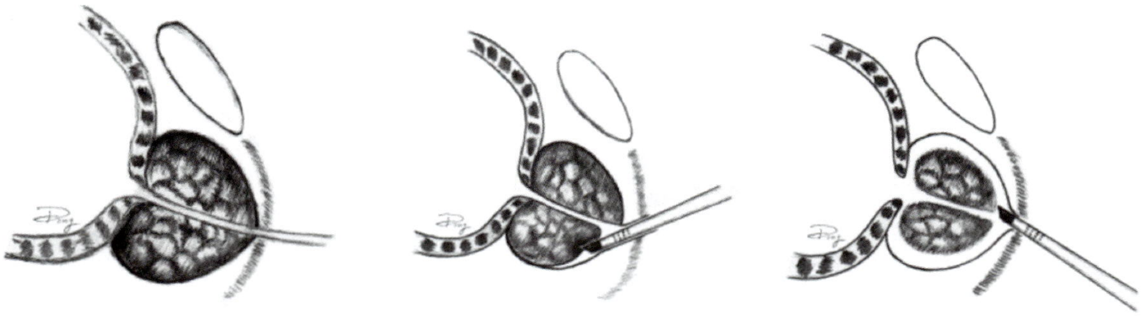

图 38-6-1　TUERP 原理

止血，在术中的控制出血效果更好，能够达到“少血”甚至“无血”的手术效果；而开放手术完全靠局部缝合和压迫止血，可靠程度比较低。从腺体去除的彻底性来看，TUERP 和开放手术类似，都优于 TURP，但开放手术创伤大，而且虽然理论上开放手术能够彻底去除增生腺体，但对于一些散在小的腺瘤结术中还是容易漏掉，为以后的复发留下隐患，TUERP 却能术中清晰去除这些小结节。

等离子体是一种不同于固体、液体和正常气体的呈电中性且高度离子化的气体，由离子、电子和不带电的粒子组成。带点离子运动速度被电场加速后，能够打断血红蛋白等生物大分子中的离子键、氢键和化学键，并将其分解而产生小分子气体，从而产生切割、汽化和电凝效果。双极等离子体的高频电流不经过人体，而是局部形成回路，且切割时组织表面温度仅为 40 ~ 70 ℃，热损伤小深度表浅，所以和传统 TURP 手术相比术后膀胱刺激症状轻，术中也不易热损伤外括约肌和包膜外的勃起神经，从而降低术后勃起功能障碍和真性尿失禁的发生率。由于术中热损伤效应低，利于术后上皮再生，减少瘢痕组织和尿道狭窄的发生。双极等离子电切另一个特点是止血高效可靠，其电凝时热效应低，对血管组织的破坏减小，使得血管中的弹力纤维被电凝融合后不易再次开放，而且等离子体汽化切割时会在创面形成厚度为 0.5 ~ 1.0 mm 的变性凝固层，能迅速闭合深层的小动脉和小静脉以及毛细血管，使得在切割汽化同时也有一定止血作用。双极等离子电切镜没有负极回路板，工作时电流不经过人体只是在电切袢局部形成电流，可以有效地防止电击和灼伤的发生，也进一步降低由于灼伤尿道等导致的尿道狭窄发生。双极等离子电切镜的工作原理使其可使用含电解质的生理盐水作为术中灌洗液，和传统 TURP 相比能有效防止 TURS 的发生，也是该术式的特点之一。

（2）设备及其特性：等离子发生器是经尿道等离子前列腺剜除术中最关键的设备之一，Gyrus 公司最早将该产品投放市场，初期是 PK 等离子发生器，以后改进为 PKSP 超脉冲等离子发生器，包含一个 200 W 的发生器，射频范围 320 ~ 450 kHz。该全新的等离子体技术将原来汽化治疗时局部产生的 300 ~ 400 ℃的表面温度降至双极汽化电切时的 40 ~ 70 ℃，它的高聚焦、精确切割和较浅的热穿透以及治疗期间用生理盐水作冲洗液的特点进一步增加了手术的安全性。Olympus 的高频发生器在 1980 年后提供的是 UES2 型，针对等离子电切目前使用的机型是 UES40。ERBE 公司生产高频发生器历史较长，80 年代初 Storz 与 Wolf 的电切镜都是配用它们的产品，型号是 ERBOTOM T400C，以后有了汽化要求就出现了更高的输出功率的 ICC300 型，目前最新产品是 ERBE

VIO 300D，有单极、双极、盐水下双极等离子，除了用于腹腔镜手术外也可配合使用 Storz、Wolf 和 Olympus 三家公司的相应电切镜和电极进行经尿道等离子前列腺剜除术。此外，德国 KLS Martin 公司出品的 KLS 411 能量助推系统也提供了等离子电切功能。2009 年，我国珠海市司迈科技有限公司推出了具有自主知识产权的 SM 等离子双极电切电凝系统，也达到了国外同类产品水准。

电切镜与电极是完成该手术的另外一件必备物品，Gyrus 公司最初提供的电切镜外鞘是 27 Fr，内鞘 24 Fr，配有闭孔器与可视闭孔器，可做连续灌洗。现在各个厂家的产品均为 26 Fr，如尿道偏窄也可仅用 24Fr 内鞘间断灌洗或者配合耻骨上膀胱造瘘连续灌洗。当前各个厂家的产品内镜操作系统不仅能够连续对流冲洗，还能够内鞘 360° 旋转，与早期产品相比更加人性化也能减少尿道损伤。各个厂家提供的电极大同小异，针对剜除术使用的型号主要有以下几种：①环形切割电极最常用，即可剜除又可用于粉碎切割；②铲状电极，主要用于剜除，需要配合环状电极粉碎切割或者使用粉碎器；③杆状电极，类似激光光纤，主要用于剜除，需要配合环状电极粉碎切割或者使用粉碎器；④纽扣式汽化电极，可结合汽化剜除时使用，如果用于剜除术需要配合环状电极粉碎切割或者使用粉碎器。单极电切环有时会有黏附组织特别是在使用电凝止血档位，需取出电切环清理，而双极很少出现这种情况，即使偶有少量黏附组织也可在膀胱内不接触任何组织启动电切档位将黏附组织汽化清除。与单极电切相比较，双极等离子电切不需要专门的负极板，电切袢本身既是工作电极也是回路电极，也有个别厂家将镜鞘作为回路电极，两个电极之间的高频电流经生理盐水介质产生电场能量，激发生理盐水在工作电极电切袢上形成动态离子蒸汽层，利用这个具有高能量的等离子体对组织进行切割、汽化和血管电凝。

组织粉碎器是近几年发展起来用于 TUERP 的又一利器。在剜除术发展之初，前列腺组织的取出通常采用电切袢切碎冲出方法，速度慢，特别是大体积前列腺会占用很长时间。随着 Gilling 等（Gilling et al., 1998）于 1998 年首次推行组织粉碎器进行前列腺粉碎取出后，这一过程变得迅速而方便，粉碎器可使得悬浮的前列腺组织在膀胱中被切割成小的碎片，进而从收集器中冲出收集。时至今日，虽然组织粉碎器充分展现了其难以比拟的优势，但是对于粉碎方式和技术的革新也一直不断进行中，特别是粉碎效率和相关并发症的预防。从前市场上主要使用科医人公司出品的 VersaCut Tissue Morcellator，但是近年来随着剜除术的逐渐普及和我国医疗器械的发展，杭州好克光电仪器有限公司出品的医用手术刨削器 YSB-Ⅲ经过不断改进，也有了很大进步，具有很高的粉碎效率，达到了国际先进水平。

（3）手术方法：常规连续硬膜外麻醉、腰麻或者全麻，取截石位，消毒铺无菌单。生理盐水持续膀胱冲洗，冲洗液高度一般为 60～80 cm，直视下经尿道置入等离子电切镜，观察尿道是否有狭窄，精阜位置，前列腺中叶及两侧叶增生情况，前列腺与膀胱颈及双侧输尿管口关系，膀胱壁形态，是否有小梁小室以及膀胱憩室，是否存在炎症、肿瘤及结石等。

前列腺剜除的第一个关键步骤为寻找和建立外科包膜平面，一般在精阜前缘 6 点处点切寻找到外科包膜平面或者在精阜前缘两侧 5 或 7 点处用电切镜鞘在前列腺左/右侧叶和中叶之间的沟槽处直接横向推开黏膜，在射精管浅面找到外科包膜平面，然后直视下摆动电切镜镜鞘向左/右推剥左/右侧腺体扩大剥离面，确定基本的外科包膜平面。精阜近端尿道黏膜用电切环切断，向左 / 右侧摆动镜鞘，从尖部逆行剥离增生的中叶腺体，在膀胱颈 5 ~ 7 点处进入膀胱，切断膀胱颈与中叶的黏膜，中叶完全剜起，如果中叶较大可将其单独剜除。然后重新自精阜开始沿外科包膜层面向两侧顺时针或逆时针将两侧叶沿外科包膜平面逐渐剥离，边剥离边止血和切断连接的纤维索带，并分别自 1 点和 11 点膀胱颈部穿入膀胱，最后会师于膀胱颈 12 点处。此时，尚有膀胱颈 5 点和 7 点处以及前列腺尖部 12 点处尿道黏膜尚未剥离保留。翻转电切镜在前列腺尖部 12 点处将连接的尿道黏膜与增生组织点切切断，注意保护尿道外括约肌，避免损伤。最后使用等离子袢将仅在膀胱颈 5 点和 7 点处固定的基本无血供的增生腺体组织切割粉碎取出。如果使用粉碎器则进一步将膀胱颈 5 点和 7 点处的腺体一并剥除使全部增生腺体进入膀胱粉碎，体积较大的前列腺可先在 12 点处将腺体左右侧叶劈开即可。最后再次全面电凝止血，可以降低冲洗液速度或者关闭冲洗液的情况下观察出血点。膀胱充水做排尿试验后常规留置三腔导尿管持续冲洗。术后切除前列腺组织送病理检查。

（4）手术技巧和并发症的预防：前列腺外科包膜的寻找是 TUERP 手术中最关键的一步，前列腺外科包膜作为一种萎缩的前列腺组织与增生腺体组织最大的区别是表现为比较紧实的韧性组织，不像增生组织那样毛糙棉絮状，也不像前列腺包膜的纤维样组织，钝性剥离出的前列腺外科包膜表面光滑，有一层横行血管走行，往往类似膀胱黏膜结构（图 38-6-2）。

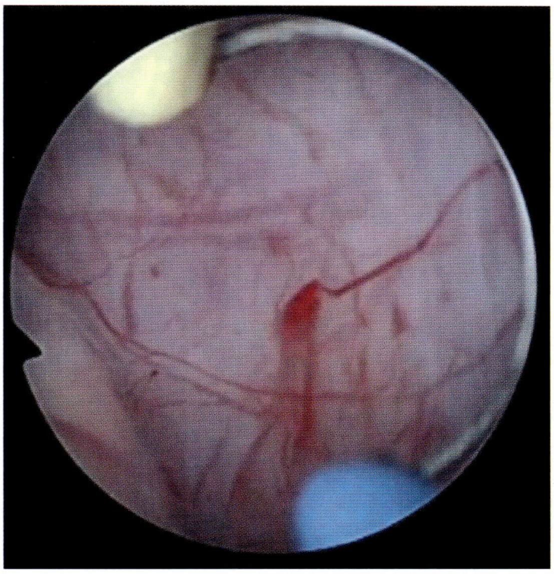

图 38-6-2　前列腺外科包膜形态

如果看到毛糙的腺体样组织往往是剜除过浅进入了腺体，应向外层寻找正常包膜；如果看到网状纤维结构甚至脂肪样组织往往是剜除过深进入了外科包膜内甚至穿孔，应向内寻找包膜层次。一般采用在精阜前 6 点处点切和推切方法或者在 5/7 点处相当于中叶和侧叶交界处用镜鞘顿性横向推起寻找，如果在一个位置多次寻找都不清楚就换个位置重新寻找或者从一个已经清楚平面扩大层面来分离层次不清处，寻找包膜层次一定要耐心。剥离过程中阻力一般都不会太大，遇有小的粘连层次清晰者可以点切开，总体来讲，采用钝性剥离为主锐性切割为辅的方法。对于一些散在于包膜上的增生小瘤结如果剥离困难可先留到包膜侧，待分开正常层次单独剥离或者切除即可。膀胱颈部腺体一般都比较薄，使得膀胱颈很小，所以要有曲面感觉，腺窝整体上呈现是膀胱颈口小、前列腺尖部小而中间空间大，膀胱颈 6 点处特别是大体积前列腺要有爬坡意识，向上撬，甚至像一个很高的堤坝。分离过程中尽量横向扩大平面，不要在一点纵深突破。如果中叶较大，中叶腺体在膀胱颈后方挤压形成较深凹陷，镜鞘剜除至此难以进入膀胱，强行剜除容易穿孔进入膀胱三角区后组织，此时可沿正常尿道腔用电切袢自 5 点或 7 点处从膀胱颈口向精阜处切开一条沟，深度达外科包膜平面，类似传统 TURP 的开始阶段，尖部汇合于精阜上缘，然后再继续沿原来剜除的外科包膜平面向膀胱颈逆行剥离中叶，从 5 点或 7 点处进入膀胱。膀胱颈 12 点处如果阻力大也是同样处理，可以从正常尿道通路将 12 点膀胱颈处尿道黏膜切开再剜除。包膜层次一旦不清一定要重新寻找包膜面，免得推进腺体内或者包膜外。在整个剜除过程中尽量在腺体和包膜平面之间横行推或者推腺体组织从包膜上裂开，不能直推包膜，很容易穿孔，特别是在近膀胱颈处。整个过程都要遵循剥离沿着包膜与增生组织界面慢慢轻柔进行，注意剥离的方向、力度和层面，防止剥离过程中进入外科包膜甚至穿孔。除上述常用方法技巧外，众多泌尿外科医生也对其进行过多种改良，如“两叶法”“三叶法”“整叶法”“隧道法”等。

术野的清楚是手术顺利进行的基本条件，TUERP 是从增生腺体根部分离，手术过程中循环水空间小，容易造成视野不清，此时要沉着冷静，往往是由于血管直接正对镜子或者一个比较大的血管造成的，可以通过变换镜子角度或者挤水增加水压来使视野变得清晰止血。膀胱颈 5 点和 7 点处往往有大血管要注意寻找，彻底止血以避免继发出血，精阜两侧也有两个比较大的血管，彻底止血后会使视野清楚，再有就是 12 点处也是常见出血常见部位，应仔细寻找。特别对于初学者，止血要做到步步为营，不要看到好的平面就高歌猛进，很容易造成出血视野不清而迷失方向。最后止血时还可适当放出膀胱内冲洗液，呈半充盈状，此时膀胱颈部黏膜自然向尿道方向外翻，显露更清晰，方便膀胱颈部止血。

TUERP 术后控尿一直是一个饱受争议的问题，大多数是由于前列腺尖部尿道黏膜的保护和操作手法问题。前列腺尖部尿道黏膜类似水龙头螺口内一个垫圈，缺少了虽然不会大量流水但会出现渗漏，特别是 9～3 点的上半部分，更符合尿道外括约肌的“Ω”理论，所以术中要尽量保护该部分的尿道黏膜，不能直接顿性剥离，采用沿着腺体和尿道黏膜之间的边推切边剥离边止血，一定要轻柔，这样可以最大限度保护尿道外括约肌和避免过度牵拉，从而减少术后一过性尿失禁问题，如果前列腺尖部腺体和外科包膜界限不清可适当保留上半部分少量腺体，一般推荐此处保留尿道黏膜 0.5～1 cm，太短改善控尿效果不明显，太长容易造成梗阻。总体来讲，剜除后我们要使尿道外括约肌部位有一个完整的尿道黏膜（图 38-6-3）。

对于大体积前列腺剜除后膀胱颈后唇明显有一个含有内括约肌的堤坝样结构存在，我们的经验是不必修剪至与三角区水平，一般不会影响术后排尿，甚至可能对防止逆向射精和术后控尿、减少尿失禁有一定帮助。

虽然组织粉碎器的使用能够很好提高手术效率，但使用过程中也伴随一些并发症的出现。Hurle 等报道（Hurle et al., 2002）在前列腺钬激光剜除术中使用组织粉碎器时发生膀胱黏膜损伤和膀胱穿孔可高达 8.3% 和 0.6%，为

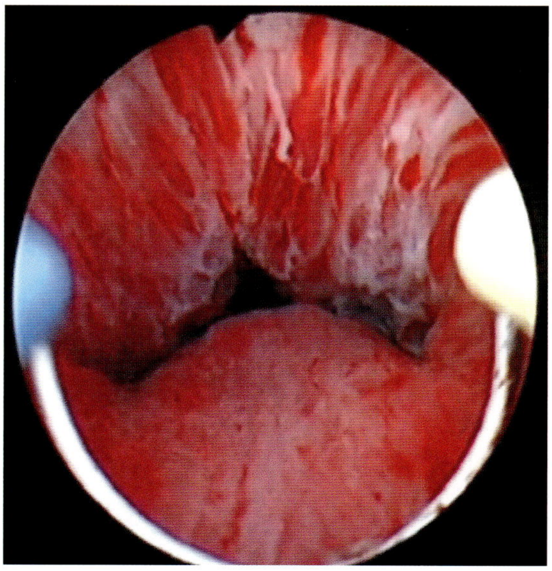

图 38-6-3　TUERP 术后尿道外约肌形态

了防止该类并发症的发生建议一定要应在充分止血、保持视野清晰和膀胱充盈的状态下进行组织粉碎。由于组织粉碎和吸出是同时进行的，膀胱内的液体易被吸空，导致膀胱黏膜吸入粉碎器刀口造成膀胱壁损伤，因此整个过程需要膀胱持续冲洗，必要时可采用两条进水管路，一直保证腺体和刀头在视野中。一旦视野不清，立即放松脚踏，停止粉碎操作，必要时再次检查创面止血后再继续操作。如果发现出水量速度很快，表示组织粉碎效率差，需要调慢粉碎速度或更换刀头。在整个粉碎过程中要正确辨认膀胱黏膜和前列腺腺瘤组织，若吸住膀胱黏膜，则刀头不易移动，若吸住腺瘤组织，刀头可移动，操作者手感轻快，且组织表面有不规则的白色棉絮状改变，血管少。一旦膀胱黏膜吸入后，应立刻停止脚踏，关闭负压开关，检查膀胱损伤程度确定具体处理方案。

（5）手术疗效评价：TURP术已经成为前列腺增生手术的“金标准”，在术后前列腺增生症状、尿流动力学和生活质量改善等方面效果确切，但是TURP术并不完美，一些术后并发症发生率较高。欧洲一项比较20671例TURP和2452例开放前列腺摘除手术的研究结果显示，TURP术后90天、1年、5年和8年的手术并发症发生率分别为0.7%、2.8%、12.7%和20%，与开放手术相近，而术后再次手术的风险要高于开放手术，8年时TURP组需要二次手术率高达14.7%（Madersbacher et al., 2005）。另一项研究还显示随着前列腺体积的增加TURP术中出血及电切综合征等发生率也逐渐升高，再次手术的风险也随之增加，尤其是体积大于60 g的前列腺患者（Reich et al., 2008）。而对204例前列腺增生手术患者经尿道等离子前列腺剜除术和传统TURP两种术式进行对比研究显示术中血红蛋白下降、术中灌洗量、术后膀胱冲洗时间、手术切除组织量和术后尿管留置时间以及住院时间方面前者明显优于后者，在手术时间和性功能方面两者无明显差异；术后36个月时前列腺症状评分、生活质量评分改善TUERP明显高于TURP组，经直肠超声前列腺体积前者也小于后者，说明TUERP在安全性和术后疗效的维持明显优于传统TURP术（Zhao et al., 2010）。对于体积较大的前列腺TUERP和开放前列腺摘除术比较发现TUERP术后5～6年内排尿症状和尿流指标的改善并不逊于开放手术但能够明显减少围术期的并发症，缩短导尿管留置和住院的时间（Chen et al., 2014）。一项1100例TUERP患者6年的随访资料也显示该手术总体安全有效，随访过程中患者的症状、最大尿流率和残余尿指标持续改善，术后尿失禁、尿道狭窄和膀胱颈口梗阻的发生率分别为5.1%、1.1%和0.9%（Liu et al., 2010）。总之，TUERP是沿着前列腺外科包膜球型剥离增生腺体，经过外科包膜进入增生前列腺的动脉和静脉被彻底一次从血管根部阻断，避免了传统电切时的反复切割反复止血，基于此使TUERP对体积的限制明显放宽，术中出血量能明显减少。同时，TUERP是沿着前列腺外科包膜将增生腺体全部剜除，类似开放前列腺增生手术，达到解剖性切除，理论上术后远期复发率应大大减少，特别是大体积前列腺优势会更为明显。

TUERP的术后尿失禁一直是人们关注的焦点，也是目前该术式推广过程中饱受诟病的一个重要问题。经尿道等离子前列腺剜除术与普通电切相比，腺体切除更多更彻底，手术时间、尿管留置时间和平均住院时间都短，术中出血量和输血率也均减少，但术后短暂性尿失禁发生率高于普通电切。这可能是与在剜除过程中镜鞘摆动幅度大，外括约肌受到过多的牵拉与挤压，使得外括约肌产生张力性疲劳，部分肌纤维甚至断裂，括约肌功能暂时性受损有关，但往往尿失禁持续时间较短，大部分患者均能恢复。对180例前列腺增生患者随机分为剜除组和普通电切组，分别于术后拔管后24小时和术后每周评测患者尿失禁情况，同时记录比较PSA、前列腺体积、最大尿流率、残余尿、IPSS评分和生活质量评分以及尿垫实验比较两组间差别，结果发现两组尿失禁的发生率在术后拔管后24小时分别为35.56%和18.89%，术后1周分别为20.00%和7.78%，差异明显，但在术后2周分别为3.33%和2.22%，差异无统计学意义，在其他任何时间点尿失禁程度比较差异无统计学意义，两组均未观察到永久性尿失禁（刘俊峰等，2014）。所以经尿道等离子前列腺剜除术虽具有较高的短期尿失禁发生率，但不是真性尿失禁，与普通电切相比，尿失禁持续时间和程度相近。近年来，通过学者们不断改良剜除的技巧和对保留前列腺尖部部分尿道黏膜的认识使得近期对短期尿失禁的改善取得较为满意的效果，术后尿失禁发生率明显减少。此外，保留膀胱颈的前列腺剜除术不仅能减少患者术后逆行射精的发生率而且对拔管早期暂时性尿失禁方面也可能有一定帮助。

总之，经尿道等离子前列腺剜除术不仅具有微创手术创伤小、恢复快、并发症少的优势，又同时具备开放手术切除前列腺彻底的效果。术后疗效持续时间长，复发率低，该术式与经典的经尿道前列腺电切术相比，从理论上讲应该更具有优势，特别是对于年轻、预期寿命长的大体积前列腺增生患者可能更是一种合理选择。

（刘春雨）

（七）经尿道柱状水囊前列腺扩开术

经尿道柱状水囊前列腺扩开术简称前列腺扩开术（郭应禄，2015），是我国学者对前列腺增生治疗方法的颠覆式创新，正如本书前面介绍的百年来前列腺增生的治疗方法，不论是药物还是手术治疗，都是在前列腺包膜内针对增生腺体进行。因此技术复杂，内镜技术又需较昂贵的设备，且需有丰富经验的专科医师完成，难以在基层医院开展，术后发生尿失禁、阴茎勃起功能障碍及复发的概率均较高。本方法则通过较高压力柱状水囊将前列腺包膜完全裂开，解除它对增生腺体的束缚，同时使两侧叶向前张开，并巧妙地利用侧叶张开瞬间在局部产生的负压，加速周围脂肪、渗血等向两侧叶边缘间隙填充，形成组织垫，防止侧叶向内并拢，达到尿路长期通畅的目的（图38-6-4）。由于保留了原器官，为防止外括约肌被长时间压迫坏死的发生，限制压迫时间不超过10 min，故术后不会发生尿失禁及阴茎勃起功能障碍，减少复发机会，更不需要贵重仪器设备，是安全、有效、技术简单、易于推广的理想治疗方法，已在国内广泛开展并取得了满意效果。

1. 设备

（1）柱状水囊导管采用较强韧胶质导尿管前端包以长于外括约肌至膀胱与尿道连接部的两个水囊为同样粗细的外囊与内囊（图38-6-5）。附有注水器及压力表。

（2）F24金属尿道探子。

（3）70 ml的气囊导尿管。

2. 手术适应证与禁忌证

（1）适应证同前列腺增生外科手术适应证（年龄和体质上略可放松）。

（2）禁忌证同前列腺增生外科手术禁忌证。

（3）如疑有前列腺癌需留组织做病理者不选用本方法。

3. 手术步骤

（1）根据前列腺体积不同大小，选用不同的导管，即水囊的长度必须长于外括约肌至膀胱与尿道连接部的距离，以保证包膜全部扩开。

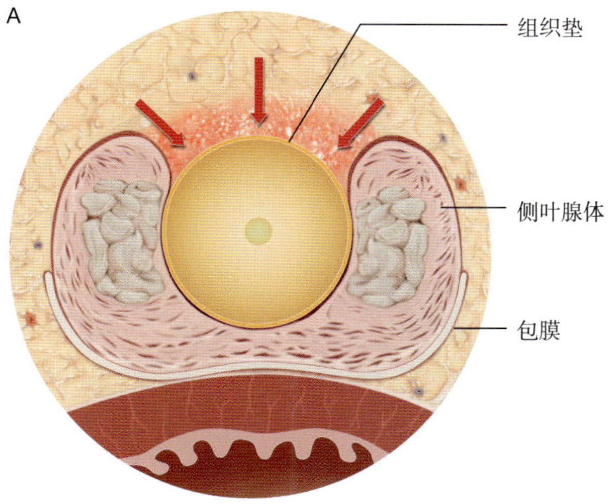

图 38-6-4 A. 水囊扩张后前列腺横断面示意图；B. 拔除尿管后组织垫可以阻止侧叶腺体闭合，保持尿路长期通畅

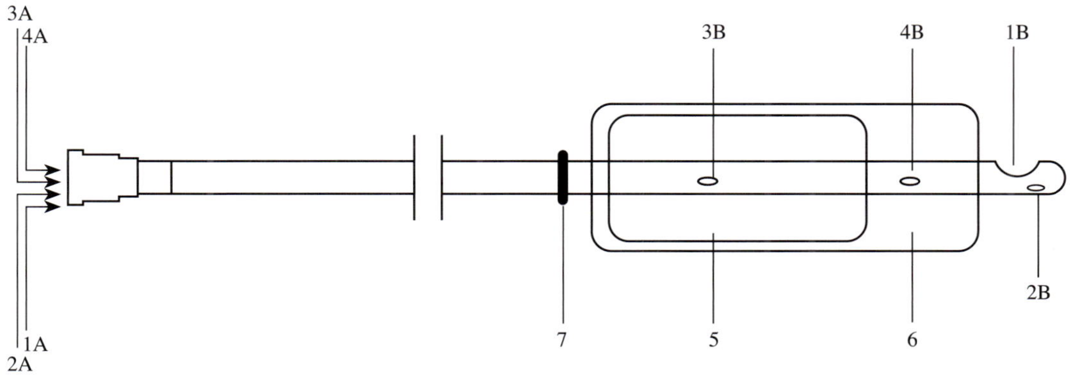

图 38-6-5 柱状水囊导管示意图。A 囊全长 8~12 cm，A 囊直径 2.8 ~ 3.8 cm
1A，导管腔外口；2A，冲洗腔外口；3A，B 囊导管外口；4A，A 囊导管外口；1B，导尿腔内口；2B，冲洗腔内口；3B，B 囊导管内口；4B，A 囊导管外口；5，B 囊；6，A 囊；7，膜尿道标志环

（2）若膀胱空虚时，需先向膀胱内灌注生理盐水 400 ml。

（3）F24 金属探子扩张尿道。

（4）插入柱状水囊导管，直至有尿液流出后，再向内插入 2~3 cm（图 38-6-6）。

（5）向内囊注入生理盐水，可以看到压力表数值逐渐上升近 3 个大气压时，此时压力会突然下降，说明包膜开始裂开，继续灌注使压力保持 3 个大气压，此时在肛门外可触及水囊。

（6）迅速向外囊内灌注生理盐水，使压力达到 3 个大气压，说明包膜已完全向前方裂开，

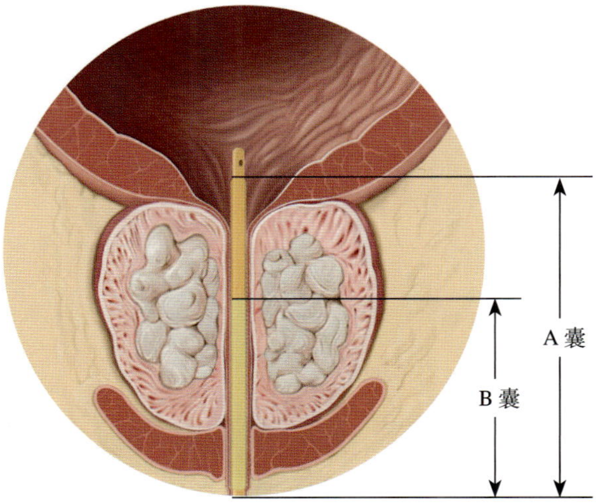

图 38-6-6 放置水囊的位置

应再向内插导管，以肛门外触不到水囊为止，以缩短对外括约肌的压迫时间。

（7）压迫片刻尿液转清后即可拔出柱状水囊导管，再插入 70 ml 的气囊导尿管，并向气囊内注入 40 ~ 50 ml 生理盐水，即可向外轻轻牵引导管，压迫裂开部位，并保留尿管，5 ~ 7 天后拔管排尿（图 38-6-7）。

操作中是否做膀胱镜或切开镜观察扩开状

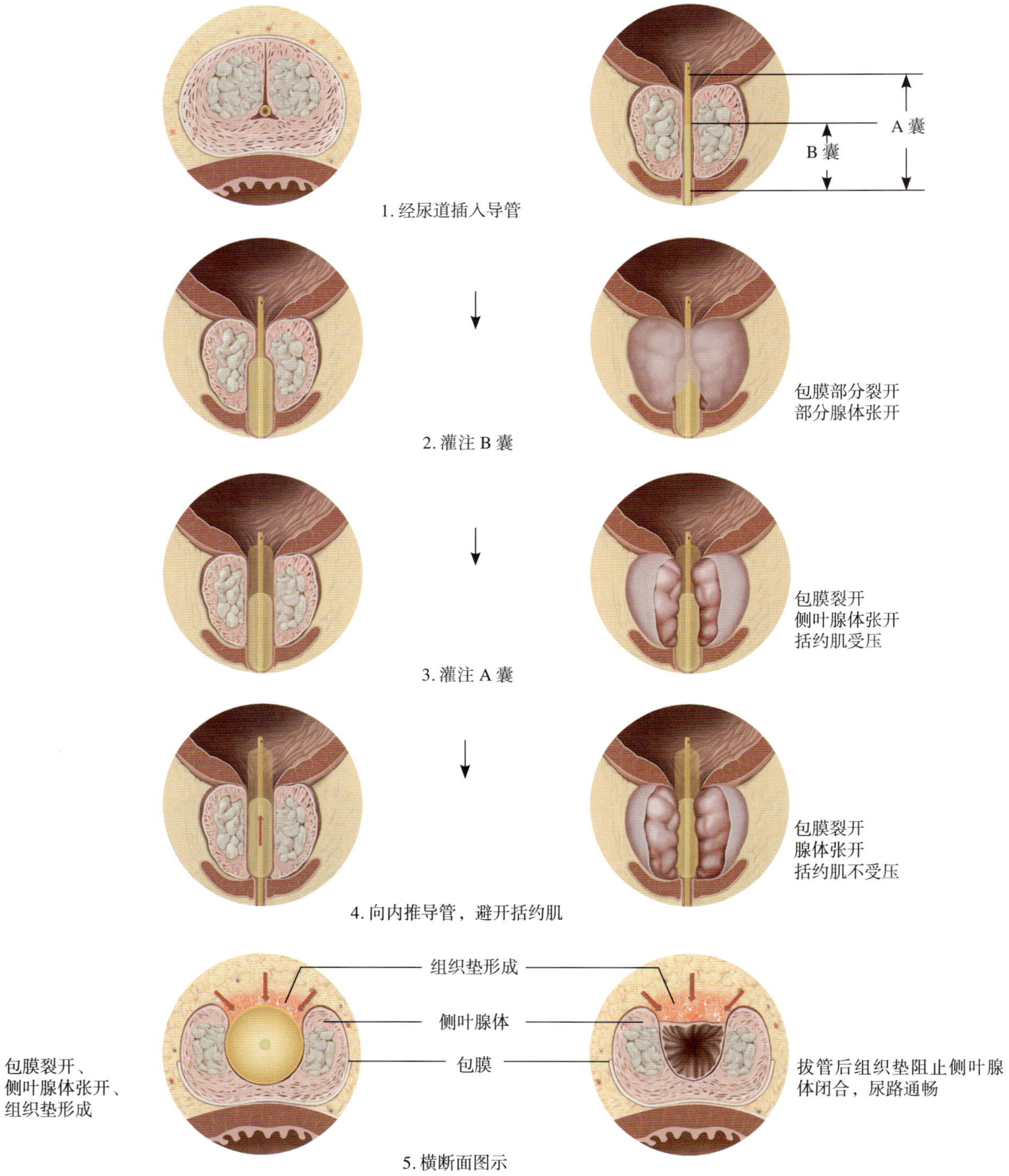

图 38-6-7　手术示意图

况，不做硬性规定。

4．前列腺扩开术后，患者做的尿道造影及膀胱尿道镜检查图像

（1）男性患者，71 岁，前列腺 163 g，反复尿潴留，行前列腺扩开术后 4 年排尿通畅，复查所见（图 38-6-8，图 38-6-9）。

（2）男性患者，80 岁，前列腺 193 g，急性尿潴留，行前列腺扩开术后 9 年排尿通畅，复查所见（图 38-6-10，图 38-6-11）。

经全国开展近万例手术取得满意效果之际，我们希望大家群策群力，不断总结经验，包括对导管的改进、操作技术的提高，使之更

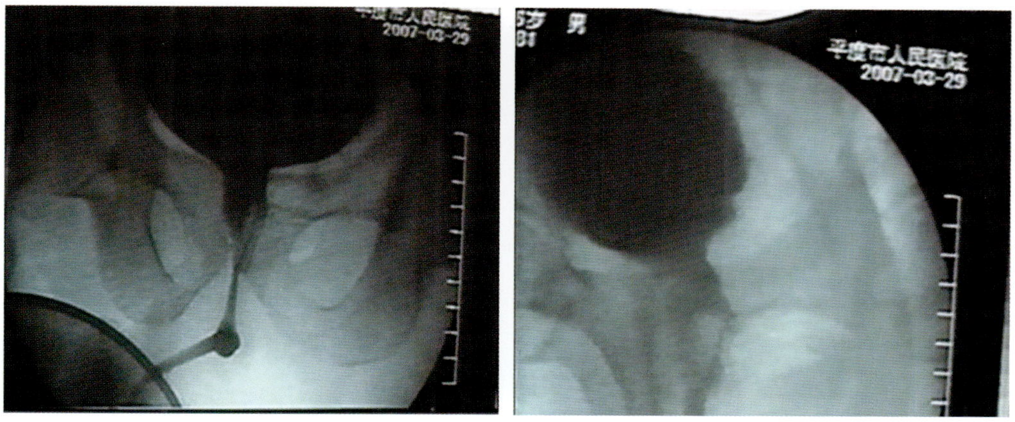

图 38-6-8　尿道造影

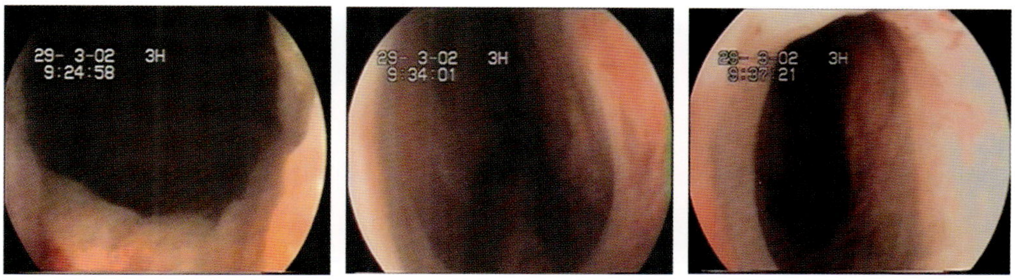

图 38-6-9　膀胱尿道镜所见

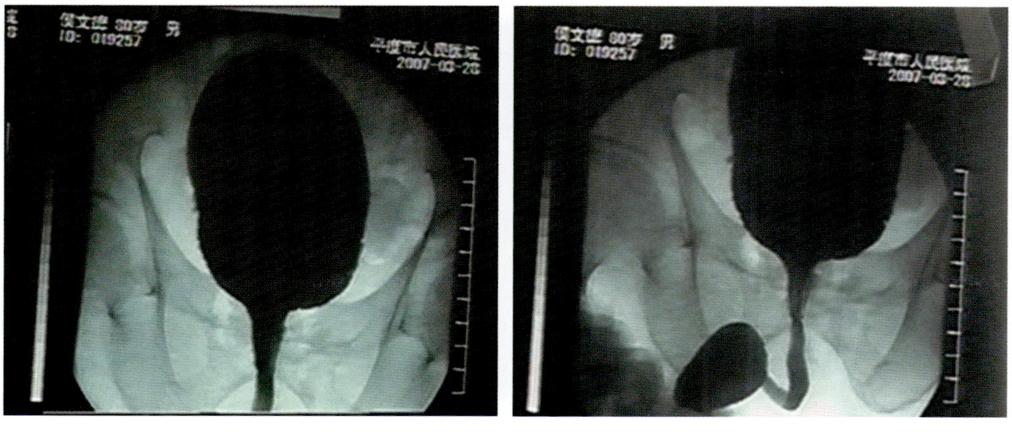

图 38-6-10　尿道造影

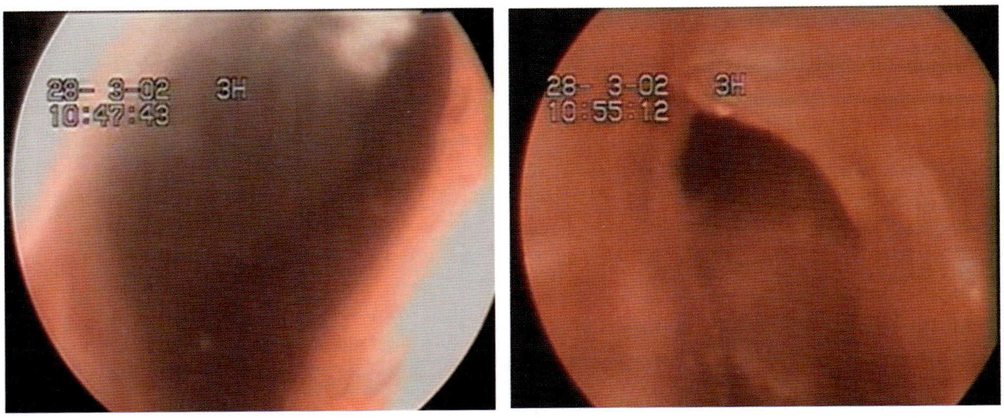

图 38-6-11　膀胱尿道镜所见

加完善，造福人类。

（张志超　郭应禄）

（八）其他微创治疗方式

良性前列腺增生（BPH）是泌尿外科最常见的疾病之一，是老年男性膀胱出口梗阻及下尿路症状（LUTS）的主要原因，常呈慢性及进展性，严重影响老年男性的生活质量。BPH 治疗的主要目的是缓解 LUTS，因此，经尿道前列腺电切术成为治疗 BPH 的主要手段。但对于并发症多而难以耐受或不愿接受手术治疗的高危老年 BPH 患者，微创治疗不失为另一种选择。微创治疗可分为破坏前列腺组织、扩大后尿道通路和保留前列腺组织、扩大后尿道两种方式。前者应用热效应破坏前列腺组织，扩大后尿道通路，达到改善排尿的目的。如 20 世纪 80 年代末 90 年代初的热疗，90 年代前半期开始的激光、高能聚焦超声治疗（HIFU）等，这些方法分别使用不同的热发生源（微波、射频、激光、高能超声聚焦、高频电）和不同的治疗途径（经尿道、经直肠、组织间插入等）达到破坏前列腺组织的目的，治疗效果可靠，但这些方法需要特殊设备和一定的操作技术，治疗效果的好坏与技术操作熟练程度有关。另一种方式是使用支架（记忆合金、不锈钢、可溶支架等）或球囊扩张后尿道和尿道悬吊装置（Urolift）。使用这些方法时，前列腺组织不被破坏，利用机械力扩大后尿道通路，操作比较简单，近期有一定的效果，但远期疗效尚有待观察。

本节主要介绍上述几种 BPH 的微创治疗方法。

1．Urolift

Urolift® 系统是一种植入微型尿道悬吊装置，通过悬吊和压缩增生的前列腺侧叶，扩张被堵塞的前列腺部尿道的微创手术方式。由一个微型尿道悬吊装置置入器、镍钛合金前列腺包膜挂钩（直径 0.6 mm，长度 8 mm）、不吸收可调节聚酯单丝线和不锈钢尿道端件（8 mm/1 mm /0.5 mm）等部分组成。Urolift® 系统已于 2013、2014 年分别被美国食品药品管理局（FDA）和英国国家卫生与临床优化研究所（NICE）批准上市销售。

患者取截石位，在全身或局部麻醉下进行。使用标准膀胱镜观察膀胱和前列腺段尿道的情况，了解前列腺突入的情况；将 Urolift® 插入膀胱镜鞘，内镜直视下，在拟行尿道悬吊的部位，选择前列腺两侧叶突出的部位，弹出 19 G 的中空弧形穿刺针，用来压缩前列腺两侧叶。穿刺针的长度一般为前列腺侧叶最大厚度（术前通过经直肠超声准确测量）加 5 mm 来确定，将穿刺针能够穿透前列腺侧叶进入包膜外间隙；通过穿刺针将提前预装好的带有镍钛合金前列腺包膜挂钩的不吸收的单丝聚酯线（直径 1-0）送入，回抽穿刺针收紧聚酯线，使包膜挂钩固定于前列腺包膜上。可在透视下实时了解包膜挂钩与前列腺包膜的距离，以确保包膜挂钩被放置到恰当位置；使用不锈钢尿道端件将单丝线收紧并固定于尿道内壁上。

在此操作过程中，应将尿道端件嵌入前列腺组织内，以避免尿垢形成，同时剪去多余的缝线。

2011 年，Woo 等（Woo et al., 2011）首先报道了评价植入型尿道悬吊装置的疗效和安全性的前瞻性、非随机临床试验的结果。19 例患者均成功实施了手术治疗，无严重不良反应发生；术后所有患者的尿道直径均可见明显扩张，放置悬吊装置为 2 ~ 5 枚。术后 1 年内，4 例发生一过性 ED，均自行恢复。Chin 等报道术后早期不良事件均为内镜手术相关症状，包括排尿困难和轻度血尿等，均在 1 周内恢复正常（Chin et al., 2012）。8% 的患者出现一过性尿失禁，均在术后 8 天内恢复正常。1 例患者发生睾丸附睾炎，经抗生素治疗后痊愈。7 例患者出现留置导尿管相关感染，经抗生素治疗后好转。研究发现，置入 Urolift® 可改善 BPH 相关下尿路症状，并且不影响性功能。

Perera 等研究发现，患者在接受 Urolift® 治疗后临床症状获得全面改善，术后 12 个月时性功能仍有较小改善（Perera et al., 2015）。尚没有植入失败以及因感染需要取出植入装置的报道。共有 27 枚端件植入位置突入膀胱，14 枚出现结垢，其中 2 例因结垢的端件出现相关症状，使用内窥镜异物钳取出。只有 1.5% ~ 16% 的患者，对术后排尿改善情况不满意，而进一步接受了 TURP 手术。

Urolift® 系统主要适用于治疗因前列腺两侧叶增生引起的下尿路梗阻及相关症状。美国 FDA 批准 Urolift® 系统用于治疗年龄＞50 岁男性继发于 BPH 导致的流出道梗阻及相关症状。而出现以下情况不建议应用（卢一平等，2016）：①前列腺体积＞80 ml；②由前列腺中叶导致的梗阻或腺体明显突入膀胱；③尿路感染；④尿道存在影响悬吊装置进入前列腺段尿道的情况；⑤尿失禁；⑥肉眼血尿；⑦对镍过敏。

因此，Urolift® 系统可作为一种新的治疗 BPH 的微创手术，其安全性、可行性高，可明显改善继发于 BPH 的 LUTS，围术期和术后并发症发生率低，能够保留患者的勃起和射精功能，使患者获得较高的生活质量。但该手术方式目前仅适用于特定范围的患者，对于前列腺体积较大和以中叶增生为主的患者效果不佳。在未来的研究中，仍需更大规模、更深入的临床试验来验证其适应证和长期疗效及安全性。

2. 微波治疗

微波为频率 300 MHz 到 300 GHz 范围的电磁波。当微波辐射通过介质时，使极性分子旋转摆动，同时离子及带电胶体粒子也来回运动而产生热能，即为微波的热效应。医学上常用的微波频率为 434 MHz、915 MHz 及 2450 MHz，当微波照射人体组织时，组织中的极性分子主要是水分子旋转振动而产生生物热效应。

经尿道微波热疗是将微波发射探头插入尿道，使微波辐射于前列腺中央位置，使尿道温度维持在 42 ~ 47 ℃，是非手术治疗的方法（吴阶平，2004）。与 TURP 相比，尿路症状的改善情况不满意（Hoffman et al., 2007），

5 年再治疗率高达 10%，而 TURP 的再治疗率仅为 4.13%（Mattiasson et al., 2007）。近年来，高能经尿道微波治疗在治疗前列腺增生方面备受青睐。Lucarelli 等对 135 例接受高能经尿道微波治疗患者的研究显示，IPSS、QoL 评分、残余尿均有较大改善，但仍有较高的再治疗率（Lucarelli et al., 2011）。高能经尿道微波的治疗，适用于药物治疗无效（或不愿意长期服药）而又不愿意接受手术的患者，以及伴反复尿潴留而又不能接受外科手术的高危患者（Walmsley et al., 2004）。

由于微波治疗属于理疗范畴，从理论上讲可应用于所有前列腺增生症患者，但考虑到治疗效果及经尿道治疗带来的不适，适应证仍应有所选择。微波治疗适应于不能耐受手术或不接受手术治疗，以尿频、尿急为主要症状和以侧叶增生为主的前列腺增生患者。急性尿路感染、膀胱功能已受到影响者不适应于微波治疗。久治不愈的慢性前列腺炎也可应用微波治疗。

综上所述，前列腺增生微波治疗具有一定的临床疗效，为非手术治疗提供了一种重要的方法，但在治疗效果方面尚不能与手术治疗相比较。

3. 射频治疗

射频也是一种电磁波，电磁波分高频、中频和低频三种类型，射频属于中频类（微波属于高频类），其频率 100 kHz ~ 300 MHz。电磁波作用于人体会产生多种效应，如神经肌肉兴奋、促进血液循环、镇痛、消炎及热效应等。射频段电磁波作用于人体主要是热效应，没有神经肌肉兴奋及电解等作用。

射频的腔内加热治疗主要用于前列腺增生和前列腺炎，其加热作用主要由形成的场能即交流电场能和磁场能来实现，其中磁场能的作用较小，主要是交流电场能的作用。

和微波一样，射频在治疗前列腺增生时，也是利用热效应增强局部血液循环，增强酶的活性，加强代谢及免疫功能，降低肌肉组织张力，以达到改善排尿症状的目的。

经尿道针刺射频消融术是在膀胱镜直视下将探针置入前列腺，能量直接传递至相接触的前列腺组织，从而引起水分子感应热，使其凝固坏死，继而吸收及纤维化，使前列腺缩小而达到治疗目的。其特点是操作简单、时间短，只需局部麻醉，因此，可在门诊完成（Leocádio et al., 2007），适用于轻中度 BPH 患者。Chen 等（Chen et al., 2011）对经尿道针刺射频消融进行 5 年随访研究，结果显示术后 1 年 IPSS、QoL 评分及 Qmax 均有明显改善，但长期疗效不确切，大部分治疗失败，仍需要额外的外科手术治疗，只有 8% 的患者具有长期的疗效。

4. 高能聚焦超声治疗

高能聚焦超声治疗 BPH 是在体外冲击波碎石基础上发展起来的一项新技术，利用超声波的方向性、组织穿透性及体外聚焦性的特点，将超声能量在体外定位、聚焦，使前列腺局部高温达 70 ~ 100℃，引起组织热损伤，导致凝固性坏死。高能聚焦超声治疗机由聚焦超声源、定位系统、治疗床及操作台四部分组成。

（1）聚焦超声源：形状与碎石机基本相同，只是通过电路处理使原作为碎石的机械能转变为热能。聚焦热疗机通过安装在球形盘内面的压电晶体产生高频（1 MHz）超声波，并集中传导至聚焦区产生高温以达到治疗目的。其温度可高达 300℃，但临床常用温度范围为 80 ~ 120℃，球形盘中央为一超声探头。此聚焦超声源安装在一 C 型臂上，可在人体周围移动，便于准确调整治疗位置。体内的聚焦区至皮肤最大距离为 15 cm，聚焦区大小为直径 1.5 ~ 2 mm，长 10 ~ 20 mm。

（2）定位系统：在球形盘中央安装一可伸缩、旋转的 B 型超声探头，以进行扇形扫描，可对治疗部位精确定位，并将该部位调至聚焦区，这种方法与碎石机相同。

（3）治疗床；床面中央可分开，便于聚焦热疗源对前列腺部位进行治疗。

（4）操作台：定位和治疗过程的控制系统，通过操作台进行治疗中的 B 超监视及安全保证。

上述装置通过聚焦区瞬间升温作用，可使该部位病变组织发生变性、凝固及坏死，而周围组织基本不受损伤，因此，凡在距皮肤 15 cm 范围内的病变，均可行此项治疗，如距离大于 15 cm，则离开聚焦区而无法治疗。

Xu 等（Xu et al., 2010）报道 BPH 患者使用高能聚焦超声治疗情况，随访术后 1～3 年，患者 IPSS、QoL 评分、Qmax 都有明显的改善，前列腺体积明显减少，但所有患者都有轻度血尿症状。附睾炎发生率为 2.7%，短期血精发生率为 25.2%，逆行射精发生率为 13.4%，尿道直肠瘘发生率为 0.3%，无尿失禁，术后 3 年需再次行 TURP 的患者为 6.8%。因此，高能聚焦超声治疗 BPH 安全、有效，耐受性好，适用于年龄大的患者。

目前，这项技术还未被广泛应用，随着临床经验的积累和设备的改进，可能会成为一项 BPH 的有效治疗措施。

5. 支架治疗

前列腺支架是网状或球状金属（或聚亚氨脂）装置，通过内镜放置在前列腺部尿道，以缓解 BPH 所致下尿路症状。尤其适合反复尿潴留的老年体弱或合并严重疾病不能耐受传统开腹手术治疗者，具有手术时间短，操作简单，出血少，痛苦小，成功率高等优点，但是支架植入后容易出现尿路刺激症状、肉眼血尿、会阴部疼痛等并发症。

使用螺旋支架管和锥状不锈钢支架管时，由于医生不能通过内窥镜直视下置入，操作具有一定的盲目性，且技术相对复杂，不易掌握。螺旋支架管还因其本身结构之故，置入后易倒伏，达不到预期的支撑效果。所以，这些支架难以推广。

支架治疗前列腺增生症适应于那些有严重下尿路梗阻，药物治疗无效，而又不能耐受手术的高龄体弱患者。

严重尿道狭窄不能行膀胱检查者、急性尿路感染者、前列腺中叶肥大患者均不适应于应用支架治疗。

治疗前应用 B 超测量前列腺各经线长度，特别是膀胱颈至外括约肌长度，以确定使用支架管长度。支架置入时一般选择尿道局部麻醉，置入器涂抹润滑剂后，经尿道外口送入膀胱。观察镜测量后尿道长度，确定是否与 B 超结果符合。将置入器的进水口接 45～50 ℃无菌盐水，边灌水边推动置入器手柄，将支撑管置入尿道内口与精阜间的前列腺段尿道内，镜检观察支撑管复原情况，如复原不满意则再快速推入 50℃无菌盐水 50～100 ml，使之完全恢复成网状。退出置入器，此时按压下腹部尿道即有尿液溢出。治疗后口服或肌注抗生素预防感染，鼓励患者多饮水。

治疗后患者多有不同程度的血尿发生，数日内患者尿频比较明显，一般不需特殊处理。个别患者出现急性尿潴留，多因尿道黏膜水肿所致，此时应尽量选用耻骨上膀胱穿刺造瘘术来解决排尿问题，如患者不接受造瘘或因其他原因不能造瘘者，可选用较细的导尿管（如 8～12 号），在尿道充分润滑的情况下，轻柔地将导尿管插入膀胱以完成导尿，如插入过程中于后尿道遇较强阻力时，则切忌暴力强行插入，以免将支撑管推入膀胱。

应用支架治疗前列腺增生症取得了满意的

近期治疗效果，但是由于应用时间尚短，远期效果尚待继续观察。如前列腺支架出现肉芽阻塞、移位等问题，而且引起感染以及慢性疼痛的并发症较常见，只把此方法作为高危患者，尤其是尿潴留患者的一种可选择性治疗手段。

（张 勇）

参考文献

安立文，高山，马明，等. 癃畅颗粒治疗良性前列腺增生症30例. 环球中医药，2015，8(6)：757-759.

安立文，张敏道，赵勇宁. 癃畅颗粒对大鼠前列腺增生组织bcl-2基因表达影响的研究. 中国男科学杂志，2009，23(10)：31-34.

蔡文清，黎玮，张勇. 中药对小鼠前列腺细胞增殖及凋亡的影响. 中华泌尿外科杂志，2004，5(3)：40-42.

曹继刚，周安方，舒劲松，等. 仙甲汤对实验性前列腺增生大鼠前列腺组织FAS蛋白表达的影响. 现代中西医结合杂志，2008，17(6)：823-824.

段登志，于玲，陈黎明. 前列回春对实验性大鼠前列腺重量的影响. 云南中医中药杂志，2003，24(3)：35-36.

高治忠主编. 泌尿外科主治医师533问. 3版. 北京：中国协和医科大学出版社，2009：408-410.

谷猛，王忠，等. 钬激光剜除治疗良性前列腺增生的新方法——6点隧道法. 中华男科学杂志，2015，21(2)：132-135.

顾方六. 北京城乡良性前列腺增生发病的差异. 中华泌尿外科杂志，1995，16(7)：387-390.

顾方六. 前列腺增生和前列腺癌在中国发病情况的初步探讨. 中华外科杂志，1993，31(6)：323-326.

郭军，常贵德. 中西医结合男科治疗学. 北京：人民军医出版社，2003：250-252.

郭应禄，经尿道柱状水囊前列腺扩开术. 北京：北京大学医学出版社，2015.

郭应禄，周利群. 坎贝尔-沃尔什泌尿外科学. 北京：北京大学医学出版社，2009：2873-2877.

国家中医药管理局. 中医病症诊断疗效标准. 南京：南京大学出版社，1994：49.

贾金铭，马卫国，焦拥政，等. 癃必消胶囊对体外培养的人前列腺增生间质细胞作用机制的实验研究. 中国中西医结合杂志，2009，29(15)：55-59.

廖利民，付光. 尿失禁诊断治疗学. 北京：人民军医出版社，2012：1-8.

刘春来，薛东炜，刘屹立，等. 铥激光与绿激光治疗80g以上高龄高危BPH的疗效比较. 中华男科学杂志，2011，17：431-434.

刘俊峰，刘春晓，谭朝晖，等. 经尿道双极等离子前列腺剜除术与电切术后尿失禁发生率的随机对照研究. 中华男科学杂志，2014，20(2)：165-168.

刘明，张永萍，罗春丽. 白芥子不同提取物对前列腺增生的作用. 贵阳中医学院学报，2008，30(2)：15-17.

刘绍龑，曹珊，苗明三. 中医药治疗前列腺增生的药理作用分析. 中医学报，2011，11(1)：1326-1329.

刘洋. 中医药治疗良性前列腺增生机理的研究进展与现状. 中国男科学杂志，2006，20(6)：71-72.

刘智勇. 良性前列腺增生患者前列腺体积和移行区体积随年龄变化的调查. 中华男科学杂志，2008，14(12)：1103-1105.

卢一平，梁嘉宇. 良性前列腺增生微创治疗新进展. 中华男科学杂志，2016，22(5)：387-392.

孟小鑫. 钬激光前列腺剜除术治疗良性前列腺增生症的临床研究. 南京医科大学，2015.

苗明三，王智明，张玉林，等. 水蔓菁总黄酮对大鼠前列腺增生模型的影响. 中国现代应用药学，2011，28(1)：4-7.

皮永前，潘永寿，熊思. 经直肠三维超声对良性前列腺增生分度的诊断价值. 海南医学，2013，24(15)：2253-2255.

朴仁京，李洪秀，翟德军，等. 双极等离子电切改良Milner法治疗前列腺增生600例疗效分析. 临床和实验医学杂志，2012，11(6)：454-456.

阙艳红，王学梅. 双平面经直肠超声诊断良性前列腺增生的探讨. 中华男科学，2005，11：191-194.

任国峰，汤凌，杨爱青，等. 大豆异黄酮对前列腺增生大鼠生长因子及受体的影响. 中草药，2010，41(9)：1497-1501.

施东辉，陈勇辉，陈革华，等. 经尿道前列腺等离子电切术治疗高危 前列腺增生症. 国际泌尿系统杂志，2011，31(5)：609-612.

孙凤岭，艾星，贾卓敏，等. 经尿道前列腺双极等离子电切术治疗前列腺增生260例. 中国临床医生，2012，40(8)：601-603.

孙颖浩，杨波. 钬激光在泌尿外科中的应用. 中华泌尿外科杂志，2005，26(1)：62-64.

孙自学，陈建设，王德军，等. 前列安对良性前列腺增生症大鼠模型前列腺组织碱性成纤维生长因子的影响. 中国实验方剂学杂志，2010，16(15)：101-104.

汪浩，舒跃民，郑海文，等. 良性前列腺增生症细胞因子水平与中药干预的研究. 中国中药杂志，2010，35(6)：786-789.

王佟，曹余光，刘莹. 桂枝茯苓丸联合补中益气丸对去势大鼠前列腺增生作用机制的研究. 中国实验方剂学杂志，2010，16(17)：154-157.

王泽永，王志新，侯毅，等. 经尿道前列腺电切术与等离子双极电切术治疗良性前列腺增生症效果比较. 中国老年学杂志，2011，31(8)：1440-1441.

王志民，赵文波，孙朝晖，等. TURP、PKEP 及 HoLEP 用于高龄良性前列腺增生的临床比较分析. 临床合理用药，2015, 8(7): 118-119.

吴阶平. 吴阶平泌尿外科学. 济南: 山东科学技术出版社，2004: 1175-1176.

席建元，贺菊乔，张熙，等. 前列散瘀胶囊治疗良性前列腺增生的临床观察. 中华男科学杂志，2005, 11(1): 68-70.

席建元，贺菊乔，周亮，等. 前列散瘀胶囊对试验大鼠前列腺增生的影响研究. 中医药导报，2006, 12(9): 64.

夏术阶，张沂南，鲁军，等. 铥激光“剥橘”式切除术治疗良性前列腺增生症. 中华医学杂志，2005, 85(45): 3225-3228.

夏同礼，孔祥田，苏晋伟，郭应禄. 前列腺潜伏癌的初步调查. 中华医学杂志，1995(09): 565-566.

谢立平，陈弘. 前列腺增生腔内剜除手术的优化—经尿道前列腺汽化剜切术/剜除术. 现代泌尿外科杂志，2016, 21(12): 901-903.

徐啊白，罗福，邹志辉，等. 刨削器在经尿道双极等离子体前列腺解剖性剜除术中的临床应用. 南方医科大学学报，2016, 36(8): 1100-1104.

徐欢，谷猛，王忠. 精准经尿道前列腺剜除术—治疗前列腺增生新标准. 现代泌尿生殖肿瘤杂志，2016, 8(3): 129-131.

徐伟刚，王国民. 上海市区良性前列腺增生症患病情况及其与生活情况的关系. 上海医科大学学报，1996(06): 415-418.

杨必成，杨义芳. 治疗良性前列腺增生的天然药物研究进展. 中草药，2009, 40(12): 2000-2005.

杨珊珊，安立文，柳文宏. 癃畅颗粒对大鼠前列腺增生组织凋亡调控基因fas表达的影响. 中国男科学杂志，2015, 29(8): 23-26.

杨欣，张永华，丁彩飞，等. 益气活血化瘀中药对大鼠前列腺增生组织血管新生及bFGF 表达的影响. 中华中医药杂志，2009, 24(60) : 780-783.

杨星亮. 良性前列腺增生功能学梗阻与尿路并发症发生风险的相关性研究. 重庆: 第三军医大学，2014: 18-20.

叶加，李长龄，吴恩融. IPH抗实验性前列腺增生的研究. 中国药学杂志，2002, 37(12): 906-910.

于普林，郑宏，苏鸿学，左韬，段春波，高芳坤，王建业. 中国六城市老年人前列腺增生的患病率及相关因素. 中华流行病学杂志，2000(04): 36-39.

余新立，庞健，陈立新，等. 经尿道前列腺等离子电切术治疗高危前列腺增生症. 中华腔镜泌尿外科杂志，2009, 3(2): 137-139.

张建球，翁责茗，孔晓雅. 经尿道前列腺电切术常见并发症防治. 现代实用医学，2013, 25(2): 160-161.

张凯，杨新宇，张军，等. 泽桂癃爽胶囊治疗良性前列腺增生疗效和作用机理的初步研究. 中华泌尿外科杂志，2003, 24(6): 388-390.

张晓东. 史密斯泌尿外科学. 北京: 人民卫生出版社，2005: 169-181.

张翾，张家模，吴小候. 经尿道前列腺等离子电切剜除术与电切术治疗良性前列腺增生安全性和疗效的比较. 重庆医学，2010, 39(22): 3054-3056.

张亚大，张犁，卢子杰，等. 良性前列腺增生伴慢性前列腺炎中医证型与临床客观指标相关性分析. 南京中医药大学学报，2008, 24(4): 229-232.

张耀光，王建业，刘明，等. 等待观察治疗方案下良性前列腺增生症患者24个月随访数据分析. 中华流行病学杂志，2008, 6(29): 611-613.

张悦，鄢俊，安石英，等. 经尿道前列腺电切术后暂时性尿失禁临床分析. 重庆医学，2013, 42(28): 3370-3371.

赵力，沈文浩，印苏培，等. 经尿道前列腺电切术治疗大体积良性前列腺增生安全性及有效性的回顾性对照研究. 中华泌尿外科杂志，2015, 36(4): 299-303.

中华中医药学会男科分会，中华中医药学会外科分会. 良性前列腺增生症中医诊治专家共识. 北京中医药，2016, 35(11): 1076-1080.

Ahyai SA, Gilling P, Kaplan SA, et al. Meta-analysis of functional outcomes and complications following transurethral procedures for lower urinary tract symptoms resulting from benign prostatic enlargement. Eur Urol, 2010, 58: 384-397.

Alan JW. Campbell-Walsh Urology. Tenth Edition. USA: ELSEVIER SAUNDERS, 2012: 2591-2592.

Al-Ansari A, Younes N, Sampige VP, et al. Greenlight HPS 120-W laser vaporization versus transurethral resection of the prostate for treatment of benign prostatic hyperplasia: a randomized clinical trial with midterm follow-up. Eur Urol, 2010, 58: 349-355.

Andersen JT, Ekman P, Wolf H, et al. Can finasteride reverse the progress of benign prostatic hyperplasia? A two-year placebo-controlled study. The Scandinavian BPH Study Group. Urology, 1995, 46(5): 631-637.

Andersen JT. Prostatism: clinical radiological and urodynamic aspects. Neurourol Urodyn, 1982, 1: 241-293.

Andriole GL, Guess HA, Epstein JI, et al. Treatment with finasteride preserves usefulness of prostate-specific antigen in the detection of prostate cancer: results of a randomized, double-blind, placebo-controlled clinical trial. PLESS Study Group. Proscar Long-term Efficacy and Safety Study. Urology, 1998, 52(2): 195-201.

Angulo J, Cuevas P, Fernandez A, et al. Tadalafil enhances the inhibitory effects of tamsulosin on neurogenic contractions of human prostate and bladder neck. J Sex Med, 2012, 9(9): 2293-2306.

Athanasopoulos A, Gyftopoulos K, Giannitsas K, et al. Combination treatment with an alpha-blocker plus an anticholinergic for bladder outlet obstruction: a prospective, randomized, controlled study. J Urol, 2003, 169(6): 2253-2256.

AUA Practice Guidelines Committee. AUA guideline on management of benign prostatic hyperplasia (2003). Chapter1: Diagnosis and treatment recommendations. J Urol, 2003, 170: 530-547.

AUA. American Urological Association Guideline: Management of Benign Prostatic Hyperplasia (BPH). 2010.

Bachmann A, Muir GH, Collins EJ, et al. 180-W XPS Greenlight laser therapy for benign prostate hyperplasia: early safety, efficacy, and perioperative outcome after 201 procedures. Eur Urol, 2012, 61: 600-607.

Balk SP, Ko YJ, Bubley GJ. Biology of prostate-specific antigen. Journal of clinical oncology: official journal of the American Society of Clinical Oncology, 2003, 21: 383-391.

Bang WJ, Oh CY, Yoo C, et al. Efficacy and safety of the simultaneous administration of mirodenafil and an alpha-blocker in men with BPH-LUTS: a multicenter open-label prospective study. Int J Impot Res, 2013, 25(4): 149-154.

Barkin J, Guimarães M, Jacobi G, et al. Alpha-blocker therapy can be withdrawn in the majority of men following initial combination therapy with the dual 5a-reductase inhibitor dutasteride. Eur Urol, 2003, 44: 461-466.

Ben-Zvi T, Hueber PA, Liberman D, et al. Greenlight XPS 180W vs. HPS 120W laser therapy for benign prostate hyperplasia: a prospective com-parative analysis after 200 cases in a single-center study. Urology, 2013, 81: 853-858.

Berges RR, Kassen A, Senget T. Treatment of symptomatic benign prostatic hyperplasia with beta-sitosterol: An 18-month follow-up. Br J Urol, 2000, 85: 842-846.

Berry SJ, Coffey DS, Walsh PC, et al. The development of human benign prostatic hyperplasia with age. J Urol, 1984, 132(3): 474-479.

Bishr M, Boehm K, Trudeau V, et al. Medical management of benign prostatic hyperplasia: Results from a population-based study. Can Urol Assoc J, 2016, 10(1-2): 55-59.

Bouchier-Hayes DM, Anderson P, Van Appledorn S, et al. KTP laser versus transurethral resection: early results of a randomized trial. J Endourol, 2006, 20: 580-585.

Boyle P, Gould AL, Roehrborn CG. Prostate volume predicts outcome of treatment of benign prostatic hyperplasia with finasteride: meta-analysis of randomized clinical trials. Urology, 1996, 48(3): 398-405.

Brown CT, van der Meulen J, Mundy AR, et al. Defining the components of a self-management programme for men with uncomplicated lower urinary tract symptoms: a consensus approach. Eur Urol, 2004, 46: 254.

Brown CT, Yap T, Cromwell DA, et al. Self management for men with lower urinary tract symptoms: randomised controlled trial. BMJ, 2007, 334 (7583): 25.

Brubaker L, Khullar V, Piault E, et al. Goal attainment scaling in patients with lower urinary tract symptoms: development and pilot testing of the Self-Assessment Goal Achievement (SAGA) questionnaire. Int Urogynecol J, 2011, 22(8): 937-946.

Bruchovsky N, Wilson JD. The intranuclear binding of testosterone and 5-alpha-androstan-17-beta-ol-3-one by rat prostate. J Biol Chem, 1968, 243: 5953-5960.

Buck AC, Cox R, Rees RWM, et al. Treatment of outflow tract obstruction due to benign prostatic hyperplasia with the pollen-extract Cernilton: A double-blind, placebo-controlled study. Br J Urol, 1990, 66: 398-404.

Buck AC. Is there a scientific basis for the therapeutic effects of serenoa repens in benign prostatic hyperplasia? Mechanisms of action. J Urol, 2004, 172: 1792.

Burke JP, Rhodes T, Jacobson DJ, et al. Association of anthropometric measures with the presence and progression of benign prostatic hyperplasia. Am J Epidemiol, 2006, 164(1): 41-46.

Bushman W. Etiology, epidemiology, and natural history of benign prostatic hyperplasia. Urol Clin North Am, 2009, 36(4): 403-415.

Caine M, Pfau A, Perlberg S. The use of alpha-adrenergic blockers in benign prostatic obstruction. Br J Urol, 1976, 48: 255.

Capitán C, Blazquez C, Martin MD, et al. GreenLight HPS 120-W laser vaporization versus transurethral resection of the prostate for the treat-ment of lower urinary tract symptoms due to benign prostatic hyperpla-sia: a randomized clinical trial with 2-year follow-up. Eur Urol, 2011, 60: 734-739.

Casabé A, Roehrborn CG, Da Pozzo LF, et al. Efficacy and safety of the coadministration of tadalafil once daily with finasteride for 6 months in men with lower urinary tract symptoms and prostatic enlargement secondary to benign prostatic hyperplasia. J Urol, 2014, 191(3): 727-733.

Chang DF, Braga-Mele R, Mamalis N, et al. Clinical experience with intraoperative floppy-iris syndrome. Results of the 2008 ASCRS member survey. J Cataract Refract Surg, 2008, 34(7): 1201-1209.

Chang DF, Campbell JR. Intraoperative floppy iris syndrome associated with tamsulosin. J Cataract Refract Surg, 2005, 31(4): 664-673.

Chen S, Zhu L, Cai J, et al. Plasmakinetic enucleation of the prostate compared with open prostatectomy for prostates larger than 100grams: a randomized no inferiority controlled trial with long-term results at 6years. Eur Urol, 2014, 66(2): 284-291.

Chen YY, Hossack T, Woo H. Long-term results of bipolar radiofrequency needle ablation of the prostate for lower urinary tract symptoms. J Endourol, 2011, 25(5): 837-840.

Chin PT, Bolton DM, Jack G, et al. Prostatic urethral lift: Two-year results after treatment for lower urinary tract symptoms secondary to benign prostatic hyperplasia. Urology, 2012, 79(1): 5-11.

Chneider JJ. Conversion of desoxycorticosterone to four allopregnane metabolites by rat liver in vitro. J Biol Chem, 1952, 199: 235-244.

Cho MC, Ha SB, Oh SJ, et al. Change in storage symptoms following laser prostatectomy: comparison between photoselective vaporization of the prostate (PVP) and holmium laser enucleation of the prostate (HoLEP). World J Urol, 2015, 33: 1173-1180.

Cho SY, Park S, Jeong MY, et al. 120W Greenlight high performance system laser for benign prostate hyperplasia: 68 patients with 3-year follow-up and analysis of predictors of response. Urology, 2012, 80: 396-401.

Choi B, Tabatabaei S, Bachmann A, et al. Greenlight HPS 120-W laser for benign prostatic hyperplasia: comparative complications and technical recommendations. Eur Urol Suppl, 2008, 7: 384-392.

Chung BH, Lee JY, Lee SH, et al. Safety and efficacy of the simultaneous administration of udenafil and an alpha-blocker in men with erectile dysfunction concomitant with BPH/LUTS. Int J Impot Res, 2009, 21(2): 122-128.

Clark RV, Hermann DJ, Cunningham GR, et al. Marked suppression of dihydrotestosterone in men with benign prostatic hyperplasia by dutasteride, a dual 5alpha-reductase inhibitor. J Clin Endocrinol Meta, 2004, 89: 2179-2184.

Colau A, Lucet JC, Rufat P, et al. Incidence and risk factors of bacteriuria after transurethral resection of the prostate. Eur Urol, 2001, 39(3): 272-276.

Cornu JN, Ahyai S, Bachmann A, et al. A systematic review and meta-analysis of functional outcomes and complications following transurethral procedures for lower urinary tract symptoms resulting from benign prostatic obstruction: an update. Eur Urol, 2015, 67(6): 1066-1096.

Corona G, Vignozzi L, Rastrelli G, et al. Benign prostatic hyperplasia: a new metabolic disease of the aging male and its correlation with sexual dysfunctions. Int J Endocrinol, 2014, 2014: 329456.

Crawford ED, Wilson SS, McConnell JD, et al. Baseline Factors as Predictors of Clinical Progression of Benign Prostatic Hyperplasia in Men Treated With Placebo. J Urol, 2006, 175(4): 1422-1426.

Cunha GR. Role of mesenchymal-epithelial interactions in normal and abnormal development of the mammary gland and prostate. Cancer, 1994, 74: 1030–1044.

de la Rosette J, Madersbacher S, Alivizatos G, et al. EAU Guidelines on benign prostatic hyperplasia (2004). Chapter3: Assessment. Eur Urol, 2004: 13-31.

de la Rosette JJ, Alivizatos G, Madersbacher S, et al. EAU Guidelines on benign prostatic hyperplasia (BPH). Eur Urol, 2001, 40(3): 256-263.

De Nunzio C, Lombardo R, Autorino R, et al. Contemporary monopolar and bipolar transurethral resection of the prostate: prospective assessment of complications using the Clavien system. Int Urol Nephrol, 2013, 45(4): 951-959.

Debruyne FM, Jardin A, Colloi D, et al. Sustained-release alfuzosin, finasteride and the combination of both in the treatment benign prostatic hyperplasia. Eur Urol, 1998, 34: 169-175.

Debruynea F, Barkinb J, van Erpsc P, et al. Efficacy and safety of long-term treatment with the dual 5alpha-reductase inhibitor dutasteride in men with symptomatic benign prostatic hyperplasia. European Urology, 2004, 46: 488-495.

Di Silverio F, Monti S, Sciarra A, et al. Effects of long-term treatment with Serenoa repens (Permixon) on the concentrations and regional distribution of androgens and epidermal growth factor in benign prostatic hyperplasia. Prostate, 1998, 37(2): 77-83.

Dimitropoulos K, Gravas S. New therapeutic strategies for the treatment of male lower urinary tract symptoms. Research and Reports in Urology, 2016, 8: 51-59.

Ding H, Du W, Hou ZZ, et al. Silodosin is effective for treatment of LUTS in men with BPH: a systematic review. Asian J Androl, 2013, 15(1): 121-128.

Dinis P, Silva J, Ribeiro MJ, et al. Bladder C-fiber desensitization induces a long-lasting improvement of BPH-associated storage LUTS: a pilot study. Eur Urol, 2004, 46: 88-94.

Doll JA, Stellmach VM, Bouck NP, et al. Pigment epithelium-derived factor regulates the vasculature and mass of the prostate and pancreas. Nat Med, 2003, 9: 774-780.

Donohue JF, Hayne D, Karnik U, et al. Randomized, placebo-controlled trial showing that finasteride reduces prostatic vascularity rapidly within 2 weeks. BJU Int, 2005, 96: 1319-1322.

Dutkiewicz S, Masumori N, Rahman M, et al. Assessing the influence of benign prostatic hyperplasia (BPH) on erectile dysfunction (ED) among patients in Poland. Central European Journal of Urology, 2012, 65(3): 135-138.

Elbadawi A, Meyer S, Regnier CH. Role of ischemia in structural changes in the rabbit detrusor following partial bladder outlet obstruction: A working hypothesis and a biomechanical/structural modeL proposal. Neurourol Urodyn, 1989, 8: 151-162.

Elbadawi A, Schenk EA. A new theory of the innervation of bladder musculature. 3. Postganglionic synapses in uretero-vesico-urethral autonomic pathways. J Urol, 1971, 105(3): 372-374.

Elbadawi A, Schenk EA. Parasympathetic and sympathetic postganglionic synapses in ureterovesical autonomic pathways. Z. Zellforsch, 1973: 146, 147-156.

Elbadawi A. Functional pathology of urinary bladder muscularis: the new frontier in diagnostic uropathology. Semin Diagn Pathol, 1993, 10(4): 314-354.

Elbadawi A. Ultrastructure of vesicourethral innervation. II. Postganglionic axoaxonal synapses in intrinsic innervation of the vesicourethral lissosphincter: a new structural and functional concept in micturition. J Urol, 1984, 131(4): 781-790.

Elmansy H, Baazeem A, Kotb A, et al. Holmium laser enucleation versus photoselective vaporization for prostatic adenoma greater than 60 ml: preliminary results of a prospective, randomized clinical trial. J Urol, 2012, 188: 216-221.

Elzayat E, Elhilali M. Holmium laser enucleation of the prostate : long-term results, reoperation rate, and possible impact of the learning curve. Eur Urol, 2007, 52: 1465-1472.

Emberton M, Marberger M , de la Rosette J. Understanding patient and physician perceptions of benign prostatic hyperplasia in Europe: The Prostate Research on Behaviour and Education (PROBE) Survey. Int J Clin Pract, 2008, 62: 18-26.

Emberton M. Medical treatment of benign prostatic hyperplasia: physician and patient preferences and satisfaction. Int J Clin Pract, 2010, 64(10): 1425-1435.

España F, Martínez M, Royo M, et al. Changes in molecular forms of prostate-specific antigen during treatment with finasteride. BJUI, 2002, 90: 672-677.

Foley SJ, Bailey DM. Microvessel density in prostatic hyperplasia. BJU Int, 2000, 85: 70-73.

Fourcade RO, Théret N, Taïeb C. Profile and management of patients treated for the first time for lower urinary tract symptoms/benign prostatic hyperplasia in four European countries. BJU Int, 2008, 101(9): 1111-1118.

Franck-Lissbrant I, Häggström S, Damber JE, et al. Testosterone stimulates angiogenesis and vascular regrowth in the ventral prostate in castrated adult rats. Endocrinology, 1998, 139: 451-456.

Franks LM. Benign nodular hyperplasia of the prostate. Ann R Coll Surg, 1954, 14: 92-106.

Frye SV, Haffner CD, Maloney, et al. PR6-Azasteroids: potent dual inhibitors of human type 1 and 2 steroid 5 alpha-reductase. J Med Chem, 1993, 36: 4313-4315.

Fukuta F, Mori M, Tsukamoto T, et al. Natural history of lower urinary tract symptoms in Japanese men from a 15-year longitudinal community-based study. BJU international, 2012, 110(7): 1023-1029.

Füllhase C, Chapple C, Cornu JN, et al. Systematic Review of Combination Drug Ther α py for Non-neurogenic Male Lower Urinary Tract Symptoms. European Urology, 2013, 64: 228-243.

Gacci M, Corona G, Salvi M, et al. A systematic review and meta-analysis on the use of phosphodiesterase 5 inhibitors alone or in combination with alpha-blockers for lower urinary tract symptoms due to benign prostatic hyperplasia. Eur Urol, 2012, 61(5): 994-1003.

Gacci M, Ficarra V, Sebastianelli A, et al. Impact of medical treatments for male lower urinary tract symptoms due to benign prostatic hyperplasia on ejaculatory function: a systematic review and meta-analysis. J Sex Med, 2014, 11: 1554-1566.

Gann PH, Klein KG, Chatterton RT, et al. Growth factors in expressed prostatic fluid from men with prostate cancer, BPH, and clinically normal prostates. The Prostate, 1999, 40(4): 248-255.

Garraway WM, Collins GN, Lee RJ. High prevalence of benign prostatic hypertrophy in the community. The lancet, 1991, 338(8765): 469-471.

Gerstenbluth RE, Seftel AD, MacLennan GT, et al. Distribution of chronic prostatitis in radical prostatectomy specimens with up-regulation of bcl-2 in areas of inflammation. J Urol, 2002, 167(5): 2267-2270.

Gilling PJ, Kennett K, Das AK, et al. Holmium laser enucleation of the prostate (HoLEP) combined with transurethral tissue morcellation: an update on the early clinical experience. J Endourology/Endourological Society, 1998, 12(5): 457-459.

Gilling PJ, Wilson LC, King CJ, et al. Long-term results of a randomized trial comparing holmium laser enucleation of the prostate and transurethral resection of the prostate: results at 7 years. BJU Int, 2012, 109: 408-411.

Gillings PJ, Kennett KM, et al, Holmium laser resection versus transurethral resection of the prostate: results of a randomized trial with 2 years of follow-up. J Endourol, 2000, 14: 757-760.

Gisleskog PO, Hermann D, Hammarlund-Udenaes M, et al. A model for the turnover of dihydrotestosterone in the presence of the irreversible 5 alpha-reductase inhibitors GI198745 and finasteride. Clin Pharmacol Ther, 1998, 64: 636-664.

Gittelman M, Ramsdell J, Young J, et al. Dutasteride improves objective and subjective disease measures in men with benign prostatic hyperplasia and modest or severe prostate enlargement. J Urol, 2006, 176(3): 1045-1050.

Gormley GJ, Stoner E, Bruskewitz RC, et al. The effect of finasteride in men with benign prostatic hyperplasia. N Engl J Med, 1992, 327(17): 1185-1191.

Gravas S, Bach T, Drake M, et al. 2017 EAU Guidelines on Management of Non-Neurogenic Male Lower Urinary Tract Symptoms (LUTS), incl. Benign Prostatic Obstruction (BPO).

Gravas S, Bachmann A, Reich O, et al. Critical review of lasers in benign prostatic hyperplasia (BPH). BJU Int, 2011, 107: 1030-1043.

Gu FL, Xia TL, Kong XT. Preliminary study of the frequency of benign prostatic hyperplasia and prostatic cancer in China. Urology, 1994, 44(5): 688-691.

Guess HA, Gormley GJ, Stoner E, et al. The effect of finasteride on prostate specific antigen: review of available data. J Urol, 1996, 155(1): 3-9.

Haelens A, Tanner T, Denayer S, et al. The hinge region regulates DNA binding, nuclear translocation, and transactivation of the androgen receptor. Cancer Research, 2007, 67(9): 4514-4523.

Hagberg KW, Divan HA, Persson R, et al. Risk of erectile dysfunction associated with use of 5-α reductase inhibitors for benign prostatic hyperplasia or alopecia: population based studies using the Clinical Practice Research Datalink. BMJ, 2016, 354: i4823.

Hagerty JA, Ginsberg PC, Harmon JD, et al. Pretreatment with finasteride decreases perioperative bleeding associated with transurethral resection of the prostate. Urology, 2000, 55: 684-689.

Hai MA, Malek RS. Photoselective vaporization of the prostate: initial experi-ence with a new 80 W KTP laser for the treatment of benign prostatic hyperplasia. J Endourol, 2003, 17: 93-96.

Hamann MF, Naumann CM, Seif C, et al. Functional outcome following photoselective vaporisation of the prostate (PVP): urodynamic findings within 12 months' follow-up. Eur Urol, 2008, 54: 902-907.

Hanbury DC, Sathia KK, Refent B, et al. Erectile function following transurethral prostatectomy. Br J Url, 1995, 53: 16-110.

Harbitz TB, Haugen OA. Histology of the prostate in elderly men. A study in an autopsy series. Acta Pathol Microbiol Scand, 1972, 80(6): 756-768.

Hazem M. Elmansy, Ehab Elzayat, et al. Holmium laser ablation versus photoselective vaporization of prostate less than 60 cc: long-term results of a randomized trial. J Urol, 2010, 184: 2023-2028.

Hoffman RM, Monga M, Elliot SP, et al. Microwave thermotherapy for benign prostatic hyperplasia. Cochrane Database Syst Rev, 2007, 17(4): CD004135.

Holm NR, Horn T, Elbadawi A, et al. A new technique for detrusor biopsy and its applicability in the ultrastructural study and diagnosis of voiding dysfunction. Br J Urol, 1996, 77(6): 785-791.

Holm NR, Horn T, Hald T. Detrusor in ageing and obstruction. Scand J Urol Nephrol, 1995, 29(1): 45-49.

Homma Y, Kawabe K, Tsukamoto T, et al. Epidemiologic survey of lower urinary tract symptoms in Asia and Australia using the international prostate symptom score. Int J Urol, 1997, 4(1): 40-46.

Horasanli K, Silay MS, Altay B, et al. Photoselective potassium titanyl phos-phate (KTP) laser vaporization versus transurethral resection of the pros-tate for prostates larger than 70 ml: a short-term prospective randomized trial. Urology, 2008, 71: 247-251.

Hsieh TF, Yang YW, Lee SS, et al. Use of 5-alpha-reductase inhibitors did not increase the risk of cardiovascular diseases in patients with benign prostate hyperplasia: a five-year follow-up study. PLoS One, 2015, 10(3): e0119694.

Humphreys MR, Miller NL, Handa SE, Terry C, Munch LC, Lingeman JE. Holmium Laser Enucleation of the Prostate-Outcomes Independent of Prostate Size? J Urol, 2008, 180: 2431-2435.

Hunter DJ, Berra-Unamuno A, Martin-Gordo A. Prevalence of urinary symptoms and other urological conditions in Spanish men 50 years old or older. The Journal of urology, 1996, 155(6): 1965-1970.

Hurle R, Vavassori I, Piccinelli A, et al. Holmium laser enucleation of the prostate combined with mechanical morcellation in 155 patients with benign prostatic hyperplasia. Urology, 2002, 60(3): 449-53.

Ichihara K, Masumori N, Fukuta F, et al. A Randomized controlled study of the efficacy of tamsulosin monotherapy and its combination with mirabegron for overactive bladder induced by benign prostatic obstruction. J Urol, 2015, 193: 921-926.

Imperato-McGinley J, Guerrero L, Gautier T, et al. Steroid 5alpha-reductase deficiency in man: an inherited form of male pseudohermaphroditism. Science, 1974, 186: 1213-1215.

incent MW, Gilling PJ. HoLEP has come of age. World J Urol, 2015, 33: 487-493.

Isaacs JT, Coffey DS. Etiology and disease process of benign prostatic hyperplasia. Prostate Suppl, 1989, 2: 33-50.

Isaacs JT. Importance of the natural history of benign prostatic hyperplasia in the evaluation of pharmacologic intervention. Prostate Suppl, 1990. 3: 1.

Jackson RE, Casanova NF, Wallner LP, et al. Risk factors for delayed hematuria following photoselective vaporization of the prostate. J Urol, 2013, 190: 903-908.

Jacobsen SJ, Jacobson DJ, Girman CJ, et al Treatment for benign prostatic hyperplasia among community dwelling men: the Olmsted County study of urinary symptoms and health status. J Urol, 1999, 162: 1301-1306.

Jacobsen SJ, Jacobson DJ, Girman CJ, et al. Natural history of prostatism: risk factors for acute urinary retention. J Urol, 1997, 158(2): 481-487.

Jakobsen H, Torp-Pedersen S, Juul N, et al. The long-term influence of vasectomy on prostatic volume and morphology in man. The Prostate, 1988, 13(1): 57-67.

Kabalin JN. Holmium laser prostatectomy canine feasibility study. Lasers Surg Med, 1996, 18: 221-224.

Kaplan S, Garvin D, Gilhooly P, et al. Impact of baseline symptom severity on future risk of benign prostatic hyperplasia-related outcomes and long-term response to finasteride. Urology, 2000, 56(4): 610-616.

Kaplan SA, Ghafar MA, Volpe MA, et al. PSA response to finasteride challenge in men with a serum PSA greater than 4 ng/ml and previous negative prostate biopsy: preliminary study. Urology, 2002, 60: 464-468.

Kaplan SA, Gonzalez RR, Te AE. Combination of alfuzosin and sildenafil is superior to monotherapy in treating lower urinary tract symptoms and erectile dysfunction. Eur Urol, 2007, 51(6): 1717-1723.

Kaplan SA, Lee JY, Meehan AG, et al. Long-term treatment with finasteride resulted in a significant improvement relative to placebo in clinical progression of benign prostatic hyperplasia (BPH) in men with enlarged prostates (≥30 ml), but not in those with smaller prostates (<30 ml): data from the medical therapy of prostatic symptoms (MTOPS) trial. J Urol, 2011, 185: 1369-1373.

Kaplan SA, Roehrborn CG, Abrams P, et al. Antimusearinics for treatment of storage lower urinary tract symptoms in men: a systematic review. Int J Clin Pract, 2011, 65: 487-507.

Kaplan SA, Roehrborn CG, Gong J, et al. Add-on fesoterodine for residual storage symptoms suggestive of overactive bladder in men receiving alpha-blocker treatment for lower urinary tract symptoms. BJU Int, 2012, 109(12): 1831-1840.

Kaplan SA, Roehrborn CG, McConnell JD, et al. Long-Term Treatment With Finasteride Results in a Clinically Significant Reduction in Total Prostate Volume Compared to Placebo Over the Full Range of Baseline Prostate Sizes in Men Enrolled in the MTOPS Trial. J Urol, 2008, 180(3): 1030-1032.

Kaplan SA, Roehrborn CG, Rovner ES, et al. Tolterodine and tamsulosin for treatment of men with lower urinary tract symptoms and overactive bladder: a randomized controlled trial. JAMA, 2006, 296(19): 2319-2328.

Kaplan SA, Te AE, Pressler LB, et al. Transition zone index as a method of assessing benign prostatic hyperplasia: correlation with symptoms, urine flow and detrusor pressure. J Urol, 1995, 154(5): 1764-1769.

Kavanagh LE, Jack GS, Lawrentschuk N, et al. Prevention and management of TURP-related hemorrhage. Nat Rev Urol, 2011, 8(9): 504-514.

Khwaja MA, Nawaz G, Muhammad S, et al. The Effect of Two Weeks Preoperative Finasteride Therapy in Reducing Prostate Vascularity. J Coll Physicians Surg Pak, 2016, 26(3): 213-215.

Kim KS, Choi JB, Bae WJ, et al. Comparison of Photoselective Vaporization versus Holmium Laser Enucleation for Treatment of Benign Prostate Hyperplasia in a Small Prostate Volume. PLoS One, 2016, 26: e0156133.

Kirby RS, Coppinger SWC, Corcoran MO, et al. Prazosin in the treatment prostatic obstruction: a placebo-controlled study. Br J Urol, 1987, 60: 136-142.

Kirby RS, Roehrborn C, Boyle P, et al. Efficacy and tolerability of doxazosin and finasteride, alone or in combination, in treatment of symptomatic benign prostatic hyperplasia: the Prospective European Doxazosin and Combination Therapy (PREDICT) trial. Urology, 2003, 61(1): 119-126.

Kirby RS. The nature history of benign prostatic hyperplasia: what have we learned in the last decade? Urology, 2000, 56: 3-6.

Kohnen PW, Drach GW. Patterns of inflammation in prostatic hyperplasia: a histologic and bacteriologic study. J Urol, 1979, 121: 755-760.

Kristal AR, Arnold KB, Schenk JM, et al. Dietary patterns, supplement use, and the risk of symptomatic benign prostatic hyperplasia: results from the prostate cancer prevention trial. Am J Epidemiol, 2008, 167(8): 925-934.

Kuntz RM, Lehrich K, Ahyai S. Does perioperative outcome of transurethral holmium laser enucleation of the prostate depend on prostate size? J Endourol, 2004, 18: 183-188.

Kuo RL, Paterson RF, Siqueira, et al. Holmium laser enucleation of the prostate: morbidity in 8 series of 206 patients. Urology, 2003, 62: 59-63.

Lee JH, Chae MR, Park JK, et al. The effects of the combined use of a PDE5 inhibitor and medications for hypertension, lower urinary tract symptoms and dyslipidemia on corporal tissue tone. Int J Impot Res, 2012, 24(6): 221-227.

Lee KS, Choo MS, Kim DY, et al. Combination treatment with propiverine hydrochloride plus doxazosin controlled release gastrointestinal therapeutic system formulation for overactive bladder and coexisting benign prostatic obstruction: a prospective, randomized, controlled multicenter study. J Urol, 2005, 174(4 Pt. 1): 1334-1338.

Leocádio DE, Frenkl TL, Stein BS. Office based transurethral needle ablation of the prostate with analgesia and local anesthesia. J Urol, 2007, 178(5): 2052-2054.

Lepor H, Gup DI, Baumann M, et al. Laboratory assessment of terazosin and alpha1 blockade in prostatic hyperplasia. Urology, 1988, 32(6): 21.

Lepor H, Kaplan SA, Klimberg I, et al. Doxazosin in benign prostatic hyperplasia: long-term efficacy and safety in hypertensive and normotensive patients. J Urol, 1997, 157: 525-530.

Lepor H, the Terazosin Research Group. Long-term efficacy and safety of terazosin in patients with benign prostatic hyperplasia. Urology, 1995, 45: 406-413.

Lepor H, Williford WO, Barry MJ, et al. The efficacy of terazosin, finasteride, or both in benign prostatic hyperplasia. Veterans Affairs Cooperative Studies Benign Prostatic Hyperplasia Study Group. N Engl J Med, 1996, 335(8): 533-539.

Lepor H. Alpha-blockers for the Treatment of Benign Prostatic Hyperplasia. Urol Clin N Am, 2016, 43: 311-323.

Lepor H. Pathophysiology, epidemiology, and natural history of benign prostatic hyperplasia. Reviews in urology, 2004, 6(Suppl 9): S3.

Lepor H. The evolution of alpha-blockers for the treatment of benign prostatic hyperplasia. Rev Urol, 2006, 8(Suppl 4): S53-S59.

Levin RM, Das AK. A scientific basis for the therapeutic effects of Pygeum africanum and Serenoa repens. Urol Res, Urol Res, 2000, 28(3): 201-209.

Levin RM, Haugaard N, Hypolite JA, et al. Metabolic factors influencing lower urinary tract function. Exp physiol, 1999, 84(1): 171-194.

Levin RM, Hypolite JA, Haugaard N, et al. Comparative response of rabbit bladder smooth muscle and mucosa to anoxia. Neurourol Urodyn, 1996, 15(1): 79-84.

Levin RM, Longhurst PA, Monson FC, et al. Effect of bladder outlet obstruction on the morphology, physiology, and pharmacology of the bladder. Prostate Suppl, 1990, 3: 9-26.

Levin RM, Riffaud JP, Bellamy F, et al. Effects of Tadenan pretreatment on bladder physiology and biochemistry following partial outlet obstruction. J Urol, 1996, 156: 2084-2088.

Lieber MM, Rhodes T, Jacobson DJ, et al. Natural history of benign prostatic enlargement: long-term longitudinal population-based study of prostate volume doubling times. BJU Int, 2010, 105(2): 214-219.

Liguori G, Trombetta C, De Giorgi G, et al. Efficacy and safety of combined oral therapy with tadalafil and alfuzosin: an integrated approach to the management of patients with lower urinary tract symptoms and erectile dysfunction. Preliminary report. J Sex Med, 2009, 6(2): 544-552.

Liu C, ZHeng S, Li H, et al. Transurethral enucleation and resection of prostate in patients with benign prostatic hyperplasia by plasma kinetics. J Urol, 2010, 184(6): 2440-2445.

Lowe FC, Ku JC. Phytotherapy in the treatment of benign prostatic hyperplasia: A critical review. Urology, 1996, 48(1): 12-20.

Lucarelli G, Battaglia M, Bettocchi C, et al. High energy microwave thermo-therapy for symptomatic benign prostatic enlargement: predictive parameters of long term outcome. Arch Ital Urol Androl, 2011, 83(2): 83-87.

MacDiarmid SA, Ellsworth PI, Ginsberg DA, et al. Safety and efficacy of once-daily trospium chloride extended-release in male patients with overactive bladder. Urology, 2011, 77(1): 24-29.

Madersbacher S, Berger I, Ponholzer A, et al. Plant extracts: sense or nonsense? Curr Opin Urol, 2008, 18(1): 16-20.

Madersbacher S, Lackner J, Brossner C, et al. Reoperation, myocardial infarction and mortality after transurethral and open prostatectomy: a nation-wide, long-term analysis of 23, 123 cases. Eur Urol, 2005, 47(4): 499-504.

Malkowicz SB, Wein AJ, Elbadawi A, et al. Acute biochemical and functional alteration in the partially obstructed rabbit urinary bladder. J Urol, 1986, 136(6): 1324-1329.

Mandal S, Sankhwar SN, Kathpalia, et al. Grading complications after transurethral resection of prostate using modified Clavien classification system and predicting complications using the Charlson comorbidity index. Int Urol Nephrol, 2013, 45(2): 347-354.

Marberger M, Freedland SJ, Andriole GL, et al. Usefulness of prostate-specific antigen (PSA) rise as a marker of prostate cancer in men treated with dutasteride: lessons from the REDUCE study. BJU International, 2012, 109: 1162-1169.

Marberger MJ, Andersen JT, Nickel JC, et al. Prostate volume and serum prostate-specific antigen as predictors of acute urinary retention. Combined experience from three large multinational placebo-controlled trials. Eur Urol, 2000, 38(5): 563-568.

Marberger MJ. Long-term effects of finasteride in patients with benign prostatic hyperplasia: a double-blind, placebo-controlled, multicenter study. PROWESS Study Group. Urology, 1998, 51(5): 677-686.

Marks LS, Partin AW, Dorey FJ, et al. Long-term effects of finasteride on prostate tissue composition. Urology, 1999, 53: 574-580.

Marshall LM, Holton KF, Parsons JK, et al. Lifestyle and health factors associated with progressing and remitting trajectories of untreated lower urinary tract symptoms among elderly men. Prostate Cancer Prostatic Dis, 2014, 17(3): 265-272.

Maserejian NN, Kupelian V, Miyasato G, et al. Are physical activity, smoking and alcohol consumption associated with lower urinary tract symptoms in men or women? Results from a population based observational study. J Urol, 2012, 188(2): 490-495.

Matoka DJ, Averch TD. Predictability of irritative voiding symptoms follow-ing photoselective laser vaporization of the prostate. Can J Urol, 2007, 14: 3710-3714.

Matsukawa Y, Gotoh M, Kato M, et al. Effects of dutasteride on storage and voiding symptoms in male patients with lower urinary tract symptoms as a result of benign prostatic obstruction: The 1-year outcomes from a prospective urodynamic study. International Journal of Urology, 2014, 21: 826-830.

Matsuo T, Miyata Y, Kakoki K, et al. The efficacy of mirabegron additional therapy for lower urinary tract symptoms after treatment with a1-adrenergic receptor blocker monotherapy: prospective analysis of elderly men. BMC Urology, 2016, 16: 45.

Mattiasson A, Andersson KE, Elbadawi A, et al. Interaction between adrenergic and cholinergic nerve terminals in the urinary bladder of rabbit, cat and man. J Urol, 1987, 137(5): 1017-1019.

Mattiasson A, Wagrell L, Schelin S, et al. Five year follow up of feedback microwave thermotherapy versus TURP for clinical BPH: a prospective randomized multicenter study. J Urol, 2007, 69(1): 91-97.

McConnell JD, Bruskewitz R, Walsh P, et al. , The effect of finasteride on the risk of acute urinary retention and the need for surgical treatment among men with benign prostatic hyperplasia. Finasteride Long-Term Efficacy and Safety Study Group. N Engl J Med, 1998, 26;338(9): 557-563.

McConnell JD, Roehrborn CG, Bautista OM, et al. Medical Therapy of Prostatic Symptoms (MTOPS) Research Group. The long-term effect of doxazosin, finasteride, and combination therapy on the clinical progression of benign prostatic hyperplasia. N Engl J Med, 2003, 349: 2387-2398.

McNeal J. Pathology of benign prostatic hyperplasia. Insight into etiology. Urol Clin North Am, 1990, 17: 477-486.

Mebust WK, Holtgrewe HL, Cocket ATK, et al. Transurethral prostatectomy: Immediate and postoperative complications. A cooperative study of thirteen participating institutions evaluating 3885 patients. J Urol, 1989, 141: 243-247.

Meng Gu, Huan Xu, Zhong Wang, et al. Retrospective comparison of the modified and traditional holmium laser transurethral prostatectomy based on a 1-year follow-up. Int J Clin Exp Med, 2016, 9(2): 4009-4015.

Michel MC, Kenny B, Schwinn DA. Classification of alpha-adrenoceptors. Naunyn Schmiedebergs Arch Pharmacol, 1995, 352: 1-10.

Miller MI, Puchner PJ. Effects of finasteride on hematuria associated with benign prostatic hyperplasia: long-term follow-up. Urology, 1998, 51: 237-240.

Mohee AR, Gascoyne-Binzi D, West R, et al. Bacteraemia during Transurethral Resection of the Prostate: What Are the Risk Factors and Is It More Common than We Think? Plos One, 2016, 11(7): e0157864.

Montorsi F, Roehrborn C, Garcia-Penit J, et al. The effects of dutasteride or tamsulosin alone and in combination on storage and voiding symptoms in men with lower urinary tract symptoms (LUTS) and benign prostatic hyperplasia (BPH): 4-year data from the Combination of Avodart and Tamsulosin (CombAT) study. BJU Int, 2011, 107(9): 1426-1431.

Moody JA, Lingeman JE. Holmium laser enucleation for prostate adenoma greater than 100 gm. : comparison to open prostatectomy. J Urology, 2001, 165: 459-462.

Moore RA. Benign hypertrophy of the prostate: A morphological study. J Urol, 1943, 50: 680-710.

Morrison AS. Risk factors for surgery for prostatic hypertrophy. American journal of epidemiology, 1992, 135(9): 974-980.

Mottet N, Anidjar M, et al. Randomized comparision of transurethral electrorection and holmium: YAG laser vaporization for symptomatic benign hyperplasia. J Endourol, 1999, 13: 127-130.

Muller M, Tonkelaar I, Thijssen JH, et al. Endogenous sex hormones in men aged 40-80 years. Eur J Endocrinol, 2003, 149(6): 1583-1589.

Naslund MJ, Miner M. A review of the clinical efficacy and safety of 5alpha-reductase inhibitors for the enlarged prostate. Clin Ther, 2007, 29(1): 17-25.

Naspro R, Bachmann A, Gilling P, et al. A review of the recent evidence (2006-2008) for 532-nm photoselective laser vaporisation and holmium laser enucleation of the prostate. Eur Urol, 2009, 55: 1345-1357.

Naspro R, Suardi N, Salonia A, et al. Holmium laser enucleation of the prostate versus open prostatectomy for prostates >70g: 24-month follow-up. Eur Urol, 2006, 50: 563-568.

Netto NR Jr, de Lima ML, Netto MR, et al. Evaluation of patients with bladder outlet obstruction and mild international prostate symptom score followed up by watchful waiting. Urology, 1999, 53: 314.

Nickel JC, Barkin J, Koch C, et al. Finasteride monotherapy maintains stable lower urinary tract symptoms in men with benign prostatic hyperplasia following cessation of alpha blockers. CUAJ, 2008, 2(1): 16-21.

Nickel JC, Fradet Y, Boake RC, et al. Efficacy and safety of finasteride therapy for benign prostatic hyperplasia: results of a 2-year randomized controlled trial (the PROSPECT Study). Can Med Assoc J, 1996, 155: 1251-1259.

Nickel JC. Benign prostatic hyperplasia: does prostate size matter? Rev Urol, 2003, 5 Suppl 4: S12-17.

Nielsen KK. Changes in morphology, function and blood flow in mini-pig urinary bladder after chronic outflow obstruction and recovery from obstruction. Scand J Urol Nephrol Suppl, 1997, 195: 1-39.

Oelke M, Hofner K, Jonas U, et al. Ultrasound measurement of detrusor wall thickness in healthy adults. Neurourol Urodynam, 2006, 25: 308-17.

Oger S, Behr-Roussel D, Gorny D, et al. Combination of doxazosin and sildenafil exerts an additive relaxing effect compared with each compound alone on human cavernosal and prostatic tissue. J Sex Med, 2009, 6(3): 836-847.

Osman NI, Chapple CR, Cruz F, et al. Silodosin: a new subtype selective alpha-1 antagonist for the treatment of lower urinary tract symptoms in patients with benign prostatic hyperplasia. Expert Opin Pharmacother, 2012, 13(14): 2085-2096.

Ozdal OL, Ozden C, Benli K, et al. Effect of short-term finasteride therapy on peroperative bleeding in patients who were candidates for transurethral resection of the prostate (TUR-P): a randomized controlled study. Prostate Cancer and Prostatic Diseases, 2005, 215-218.

Ozden C, Ozdal OL, Urgancioglu G, et al. The correlation between metabolic syndrome and prostatic growth in patients with benign prostatic hyperplasia. Eur Urol, 2007, 51(1): 199-203; discussion 204-206.

Parsons JK, Wilt TJ, Wang PY, et al. Progression of lower urinary tract symptoms in older men: a community based study. J Urol, 2010, 183(5): 1915-1920.

Paubert-Braquet M, Cave A, Hocquemiller R, et al. Effect of Pygeum africanum extract on A23187-stimulated production of lipoxygenase metabolites from human polymorphonuclear cells. J Lipid Mediat Cell Signal, 1994, 9(3): 285-90.

Paubert-Braquet M, Cousse H, Raynaud JP, et al. Effect of the lipidosterolic extract of Serenoa repens (Permixon) and its major components on basic fibroblast growth factor-induced proliferation of cultures of human prostate biopsies. Eur Urol, 1998, 33: 340-347.

Paubert-Braquet M, Mencia Huerta JM, Cousse H, et al. Effect of the extract of Serenoa repens (Permixon) on the ionophore A23187-stimulated production of leukotriene B4 (LTB4) from human polymorphonuclear neutrophils. Prostaglandins Leukot Essent Fatty Acids, 1997, 57(3): 299-304.

Paubert-Braquet M, Momboisse JC, Boichot-Lagente JC, et al. Pygeum africanum extract inhibits bFGF and EFG induced proliferation of 3T3 fibroblasts. Biomed Pharmacother, 1994, 48: 43-47.

Perera M, Roberts MJ, Doi SA, et al. Prostatic urethral lift improves urinary symptoms and flow while preserving sexual function for men with benign prostatic hyperplasia: A systematic review and meta-analysis. Eur Urol, 2015, 67(4): 704-713.

Pfitzenmaier J, Gilfrich C, Pritsch M, et al. Vaporization of prostates of > or =80 ml using a potassium-titanyl-phosphate laser: midterm-results and comparison with prostates of <80 mL. BJU Int, 2008, 102: 322-327.

Pradhan BK, Chandra K. Morphogenesis of nodular

hyperplasia-prostate. J Urol, 1975, 113(2): 210-213.

Puchner PJ, Miller MI. The effects of finasteride on hematuria associated with benign prostatic hyperplasia: a preliminary report. J Urol, 1995, 154: 1779-1782.

Qian XQ, Yu GP, Qian y, et al. Efficacy of 5α-reductase inhibitors for patients with large benign prostatic hyperplasia (>80 mL) after transurethral resection of the prostate. Aging Male, 2015, 18: 238-243.

Rassweiler J, Teber D, Kuntz R, et al. Complications of transurethral resection of the prostate(TURP), incidence, management, and prevention. Eur Urol, 2006, 50(5): 969-979.

Reich O, Gratzke C, Bachmann A, et al. Morbidity, mortality and early outcome of transurethral resection of the prostate: a prospective multicenter evaluation of 10, 654 patients. J Urology, 2008, 180(1): 246-249.

Rieken M, Ebinger Mundorff N, Bonkat G, et al. Complications of laser prostatectomy: a review of recent data. World J Urol, 2010, 28: 53-62.

Rietenberg JBM, Kranse R, Boeken Kruger AE. Additional value of the AUA 7 symptom score in prostate cancer detection. J Urol, 1997, 157: 467.

Roberts RO, Jacobsen SJ, Rhodes T, et al. Cigarette smoking and prostatism: a biphasic association? Urology, 1994, 43(6): 797-801.

Roehrbohn CG, McConnell JD, Bonilla J, et al. Serum prostate specific antigen is a strong predictor of future prostate growth in men with benign prostatic hyperplasia: PLESS study. J Urol, 2000, 163: 13-20.

Roehrborn CG, Barkin J, Tubaro A, et al. Influence of baseline variables on changes in International Prostate Symptom Score after combined therapy with dutasteride plus tamsulosin or either monotherapy in patients with benign prostatic hyperplasia and lower urinary tract symptoms: 4-year results of the CombAT study. BJU Int, 2014, 113(4): 623-635.

Roehrborn CG, Boyle P, Bergner D, et al. Serum prostate-specific antigen and prostate volume predict long-term changes in symptoms and flow rate: results of a four-year, randomized trial comparing finasteride versus placebo. PLESS Study Group. Urology, 1999, 54(4): 662-669.

Roehrborn CG, Boyle P, Nickel JC, et al. Efficacy and safety of a dual inhibitor of 5-alpha-reductase types 1 and 2 (dutasteride) in men with benign prostatic hyperplasia. Urology, 2002, 60(3): 434-441.

Roehrborn CG, Lukkarinen O, Mark S, et al. Long-term sustained improvement in symptoms of benign prostatic hyperplasia with the dual 5alpha-reductase inhibitor dutasteride: results of 4-year studies. BJU Int, 2005, 96(4): 572-577.

Roehrborn CG, McConnell JD, Saltzman B, et al. PLESS Study Group. Proscar Long-term Efficacy and Safety Study. Storage (irritative) and voiding (obstructive) symptoms as predictors of benign prostatic hyperplasia progression and related outcomes. Eur Urol, 2002, 42: 1-6.

Roehrborn CG, Siami P, Barkin J, et al. The effects of combination therapy with dutasteride and tamsulosin on clinical outcomes in men with symptomatic benign prostatic hyperplasia: 4-year results from the CombAT study. Eur Urol, 2010, 57(1): 123-131.

Roehrborn CG, Siami P, Barkin J, et al. The effects of dutasteride, tamsulosin and combination therapy on lower urinary tract symptoms in men with benign prostatic hyperplasia and prostatic enlargement: 2-year results from the CombAT study. J Urol, 2008, 179(2): 616-621.

Roehrborn CG. Accurate determination of prostate size via digital rectal examination and transpectal ultrasound. Urology, 1998, 51: 19-22.

Rowhrborm CG, McConnell JD. Etiology, pathophysiology, epidemiology and natural history of benign prostatic hyperplasia. In: Campbell's Urology. Edited by PC Walsh, AB Retik, ED Vaughan, Jr . Philadelphia, PA: W. B. Saunders Company, 2002, 1297-1330.

Ruggieri MR, Wein AJ , Hypolite JA, et al. Dissociation of the metabolic from the contractile response to muscarinic stimulation in the rabbit urinary bladder. Mol Cell Biochem, 1988, 81(2): 137-143.

Ruszat R, Seitz M, Wyler SF, et al. Greenlight laser vaporization of the pros-tate: single-center experience and long-term results after 500 procedures. Eur Urol, 2008, 54: 893-901.

Ruszat R, Wyler S, Forster T, et al. Safety and effectiveness of photoselective vaporization of the prostate (PVP) in patients on ongoing oral anticoagu-lation. Eur Urol, 2007, 51: 1031-1038, discussion 1038-1041.

Sandhu JS, Ng CK, Gonzalez RR, et al. Photoselective laser vaporization prostatectomy in men receiving anticoagulants. J Endourol, 2005, 19: 1196-1198.

Schäfer W, Tammela TL, Barrett DM, et al. Continued improvement in pressure-flow parameters in men receiving finasteride for 2 years. Finasteride Urodynamics Study Group. Urology, 1999, 54(2): 278-283.

Schwinn DA, Roehrborn CG. Alpha 1-adrenoceptor subtypes and lower urinary tract symptoms. Int J Urol, 2008, 15: 193-199.

Seitz M, Reich O, Gratzke C, et al. High-power diode laser at 980 nm for the treatment of benign prostatic hyperplasia: ex vivo investigations on porcine kidneys and human cadaver prostates. Lasers Med Sci, 2009, 24(2): 172-178.

Serretta V, Morgia G, Fodacaro L, et al. Open prostatectomy for benign prostatic enlargement in southern Europe in the late 1990s: a contemporary series of 1800 interventions. Urology, 2002, 60: 623-627.

Shin SH, Kim JW, Oh MM, et al. Defining the degreed of intravesical prostatic protrusion in association with bladder outlet obstruction. Korean J Urol, 2013, 54(6): 369-372.

Stanczyk FZ, Azen CG, Pike MC. Effect of finasteride on serum levels of androstenedione, testosterone and their 5alpha-reduced metabolites in men at risk for prostate cancer. The Journal of Steroid Biochemistry and Molecular Biology, 2013, 138: 10-16.

Stoevelaar HJ, Van de Beek C, Casparie AF, et al. Treatment choice for benign prostatic hyperplasia: a matter of urologist preference? J Urol, 1999, 161(1): 133-138.

Sutaria PM, Staskin DR. Hydronephrosis and renal deterioration in the elderly due to abnormalities of the lower urinary tract and ureterovesical junction. Int Urol Nephrol, 2000, 32(1): 119-125.

Swyer GIM. Postnatal growth changes in the prostate. J Anat, 1944, 78: 130-145.

Tacklind J, Macdonald R, Rutks I, et al. Serenoa repens for bnign prostatic hyperplasia. Cochrane Database Syst Rev, 2012, 12: CD001423.

Te AE, Malloy TR, Stein BS, et al. Photoselective vaporization of the prostate for the treatment of benign prostatic hyperplasia: 12-month results from the first United States multicenter prospective trial. J Urol, 2004, 172: 1404-1408.

Thangasamy IA, Chalasani V, Bachmann A, et al. Photoselective vaporization of the prostate using 80-W and 120-W laser versus transurethral resection of the prostate for benign prostatic hyperplasia: a systematic review with meta-analysis from 2002 to 2012. Eur Urol, 2012, 62: 315-323.

The Finasteride Study Group. Finasteride (MK-906) in the Treatment of Benign Prostatic Hyperplasia. The Prostate, 1993, 22: 291-299.

Thomas AW, Abrams P. Lower urinary tract symptoms, benign prostatic obstruction and the overactive bladder. BJU Int, 2000, 85 (Suppl 3): 57-68.

Trachtenberg J, Bujnovszky P, Walsh PC. Androgen receptor content of normal and hyperplastic human prostate. J Clin Endocrinol Metab, 1982, 54(1): 17-21.

Truong H, Logan J, Turkbey B, et al. MRI characterization of the dynamic effects of 5α-reductase inhibitors on prostate zonal volumes. The Canadian Journal of Urology, 2013, 20: 7002-7007.

Tsukamoto T, Masumori N, Rahman M, et al. Change in international prostate symptom score, prostrate-specific antigen and prostate volume in patients with benign prostatic hyperplasia followed longitudinally. Int J Urol, 2007, 14(4): 321-324; discussion 325.

Tubaro A, Carter S, Hind A, et al. A prospective study of the safety and efficacy of suprapubic transvesical prostatectomy in patients with benign prostatic hyperplasia. J Urol, 2001, 166: 172-176.

Uvelius B, Arner A. Changed metabolism of detrusor muscle cells from obstructed rat urinary bladder. Scand J Urol Nephrol, 1997, (suppl. 184): 59-65.

van Dijk MM, de la Rosette JJ, Michel MC. Effects of alpha(1)-adrenoceptor antagonists on male sexual function. Drugs, 2006, 66: 287-301.

Varkarakis I, Kyriakakis Z, Delis A, et al. Long-term results of open transvesical prostatectomy from a contemporary series of patiens. Urology, 2004, 64: 306-310.

Vuichoud C and Loughlin KR. Benign prostatic hyperplasia: epidemiology, economics and evaluation. Can J Urol, 2015, 22(5 suppl 1): 1-6.

Wada N, Kita M, Hashizume K, et al. Urodynamic effects of dutasteride add-on therapy to alpha-adrenergic antagonist for patients with benign prostatic enlargement: prospective pressure-flow study. Neurourol Urodyn, 2013, 32(8): 1123-1127.

Walmsley K, Kaplan SA. Transurethral microwave thermotherapy for benign prostate hyperplasia: separating truth from marketing hype. J Urol, 2004, 172(4 pt 1): 1249-1255.

Walsh PC, Madden JD, Harrod MJ, et al. Familial incomplete male pseudohermaphroditism, type 2. Decreased dihydrotestosterone formation in pseudovaginal perineoscrotal hypospadias. N Engl J Med, 1974, 291: 944-949.

Wang LG, Liu XM, Kreis W, et al. Down-regulation of prostate-specific antigen expression by finasteride through inhibition of complex formation between androgen receptor and steroid receptor-binding consensus in the promoter of the PSA gene in LNCaP cells. Cancer Research, 1997, 57: 714-719.

Wang W, Bergh A, Damber JE. Chronic inflammation in benign prostate hyperplasia is associated with focal upregulation of cyclooxygenase-2, bcl-2, and cell proliferation in the glandular epithelium. Prostate, 2004, 61: 60-72.

Wasson JH, Reda DJ, Bruskewitz RC, et al. A comparison of transurethral surgery with watchful waiting for moderate symptoms of benign prostatic hyperplasia. The Veterans Affairs Cooperative Study Group on Transurethral Resection of the Prostate. N Engl J Med, 1995, 332(2): 75-79.

Weibl P, Klatte T, Laurinc P, et al. Patient's behavior and attitudes toward the management of benign prostatic hyperplasia among patients with the risk of disease progression: prospective study by "Prostate and Expectations of Treatment Epidemiology Research (PETER) study group". Wien Klin Wochenschr, 2015, 127: 363-368.

Wein AJ, Kavoussi LR, Partin AW, et al. Compbell-Walsh Urology. eleventh edition. Saunders: Elsevier, 2016.

Wilt T, Ishani A, Mac Donald R, et al. Pygeum africanum for benign protatic hyperplasia. Cochrane Database Syst Rev, 2002: CD001044.

Wilt T, Mac Donald R, Ishani A, et al. Cernilton for benign prostatic hyperplasia. Cochrane Database Syst Rev, 2000; (2): CD001042.

Wilt TJ, MacDonald R, Ishani A. Beta sitosterol for the treatment of benign prostatic hyperplasia: A systematic review. Br J Urol, 1999, 83: 976-983.

Wilt TJ, MacDonald R, Nelson D. Tamsulosin for treating lower urinary tract symptoms compatible with benign prostatic obstruction: a systematic review of efficacy and adverse effects. J Urol, 2002b, 167(1): 177-183.

Wolters JP, Hellstrom WJG. Current concepts in ejaculatory dysfunction. Rev Urol, 2006, 8(Suppl 4): 518-525.

Woo HH, Chin PT, Mc Nicholas TA, et al. Safety and feasibility of the prostatic urethral lift: A novel, minimally invasive treatment for lower urinary tract symptoms (LUTS) secondary to benign prostatic hyperplasia (BPH). BJU Int, 2011, 108(1): 82-88.

Woo HH, Hossack TA. Photoselective vaporization of the prostate with the 120-W lithium triborate laser in men taking Coumadin. Urology, 2011, 78: 142-145.

Woodard TJ, Manigault KR, McBurrows NN, et al. Management of Benign Prostatic Hyperplasia in Older Adults. Consult Pharm, 2016, 31(8): 412-424.

Xu WF, Zhang HB, Lin Z, et al. Transrectal high-intensity focused ultrasound for treatment of benign prostatic hyperplasia: report of 262 cases. Nan Fang Yi Ke Da Xue Xue Bao, 2010, 3(8): 1906-1908.

Yablonsky F, Nicolas V, Riffaud JP, et al. Antiproliferative effect of Pygeum africanum extract on rat prostatic fibroblasts. J Urol, 1997, 157: 2381-2387.

Yap TL, Brown CT, Cromwell DA, et al. The impact of self-management of lower urinary tract symptoms on frequency volume chart measures. BJU Int, 2009, 104: 1104.

Ye Chen, Xiaowei Zhang, Tao Xu, et al. The Potential Role of a Self-management Intervention for Benign Prostate Hyperplasia. Urology, 2012, 79: 1385-1389.

Yin L, Teng J, Huang CJ, et al. Holmium laser enucleation of the prostate versus transurethral resection of the prostate: a systematic review and meta-analysis of randomised controlled trials. J Endourol, 2013, 27: 604-611.

Zhang F, Shao Q, Herrmann TR, et al. Thulium laser versus holmium laser transurethral enucleation of the prostate: 18-month follow-up data of a single centre. Urology, 2012, 79: 869-874.

Zhao Z, Zeng G, Zhong W, et al. A prospective, randomised trial comparing plasmakinetic enucleation to standard transurethral resection of the prostate for symptomatic benign prostatic hyperplasia: three-year follow-up results. Eur Urol, 2010, 58(5): 752-758.

Zhu YP, Dai B, Zhang HL, et al. Impact of preoperative 5α-reductase inhibitors on perioperative blood loss in patients with benign prostatic hyperplasia: a meta-analysis of randomized controlled trials. BMC Urology, 2015: 1-11.

第三十九章

前 列 腺 炎

前列腺炎是成年男性的常见病之一。虽然前列腺炎不是一种直接威胁生命的疾病，但严重影响患者的生活质量。同时，其庞大的患者人群和高昂的医疗费用给公共卫生事业造成了巨大的经济负担。

前列腺炎是一组疾病，其概念和分类是一个密不可分的统一体，并随着对其认识的深入而发生变化。

利用 Meares-Stamey 的"四杯法"对前列腺炎进行分类是第一个规范的标准前列腺炎分类方法，通过比较初始尿液（VB1）、中段尿液（VB2）、前列腺按摩液（EPS）、按摩前列腺后尿液（VB3）"四杯"标本中白细胞数量和细菌培养结果将前列腺炎划分为急性细菌性前列腺炎（acute bacterial prostatitis，ABP）、慢性细菌性前列腺炎（chronic bacterial prostatitis，CBP）、慢性非细菌性前列腺炎（chronic nonbacterial prostatitis，CNP）、前列腺痛（prostatodynia，PD）。但由于该方法操作繁琐，费用较高，仍很难精确诊断前列腺炎，其结果对临床治疗的指导意义有限，很多国家的泌尿外科医生已很少在临床中应用该方法。

1995 年，美国国立卫生研究院（NIH）根据近期对前列腺基础和临床的研究情况，重新制定了新的 NIH 分类方法（Krieger et al., 1999）。

Ⅰ型：相当于传统分类方法中的急性细菌性前列腺炎。患者起病急，有持续和明显的下尿路症状，前列腺按摩液（EPS）和（或）尿液中白细胞数量明显升高，EPS 和（或）尿液的细菌培养阳性。

Ⅱ型：相当于传统分类方法中的慢性细菌性前列腺炎。患者有反复发作的下尿路症状，持续时间超过 3 个月，前列腺炎标本（精液 /EPS/VB3）中白细胞明显升高，细菌培养阳性。

Ⅲ型：慢性非细菌性前列腺炎 / 慢性盆腔疼痛综合征（chronic pelvic pain syndromes，CPPS）。相当于传统分类方法中的 CBP 和 PD，是前列腺炎中最常见的类型，患者主要表现为长期、反复的盆腔范围的疼痛、不适，持续时间超过 3 个月，可伴有不同程度的排尿症状和性功能障碍。前列腺炎标本（精液 /EPS/VB3）细菌培养结果阴性。根据前列腺炎标本（精液 /EPS/VB3）常规显微镜检结果，又可再分为ⅢA 和ⅢB 两种亚型，ⅢA 型患者的前列腺炎标本（精液 /EPS/VB3）中白细胞数量明显升高，而ⅢB 型患者的前列腺炎标本（精液 /EPS/VB3）中白细胞数量正常。

Ⅳ型：无症状的炎性前列腺炎（asymptomatory inflammatory prostatitis，AIP）。该类患者没有下尿路症状，也没有盆腔范围的疼痛、不适，仅在偶尔进行的有关前列腺方面的检查（例如：精液、EPS、前列腺组织活检等），才发现有前列腺炎。该类患者在前列腺炎中占有一定的比例。Nickel 等（Nickel et al., 2007）对 80 例无症状 BPH 患者进行前列腺组织活检，所有患者均存在组织学上的炎症。Carver 等对 227 例前列腺癌普查人群研究，32.2% 的患者为Ⅳ型前列腺炎。

以上分类中的Ⅰ型和Ⅱ型前列腺炎，即急性和慢性细菌性前列腺炎是定位于前列腺的感染性疾病，病因、病理、临床表现及转归明确，应看作独立的疾病。此外，将传统分类方法中的 CNP 和 PD 合并为一类，体现了将慢性前列腺炎（Ⅲ型）作为临床综合征的新认识，故此型也称为慢性盆腔疼痛综合征（CPPS），推荐用这一名词取代"慢性前列腺炎"。尽管后者提示存在炎症，但约 50%的Ⅲ型前列腺炎患者中，临床常规使用的检验方法不能发现炎症的证据，故将Ⅲ型分为炎症性（ⅢA）和非炎症性（ⅢB）两个亚类。由于区分亚类的依据从 EPS 扩大到 EPS/精液/VB3 的白细胞数量多寡，使这 2 个亚类并不与 CNP 和 PD 分别对等。对慢性前列腺炎认识的转变及随之产生的新分类使其治疗策略转向以改善症状为主，且对不同亚类更有针对性。

Ⅲ型前列腺炎（慢性前列腺炎/慢性盆腔疼痛综合征）的发病机制、病理生理学改变还不十分清楚。目前认为，其可能是在病原体或（和）某些非感染因素作用下，患者出现以骨盆区域疼痛或不适、排尿异常等症状为一致特征，具有各自独特病因、临床特点和结局的一组疾病。

NIH 分类中增加了Ⅳ型前列腺炎（无症状性前列腺炎），有助于男性不育、血清 PSA 升高患者的鉴别诊断。

国际前列腺炎合作网络（IPCN）对该分类方法进行了 3 年的临床应用，认为该分类方法较传统的分类方法有很大的进步，在临床应用中有一定的指导意义，但仍存在不少缺陷，有待进一步的完善。

第一节　急性细菌性前列腺炎

Ⅰ型前列腺炎相当于传统分类方法中的急性细菌性前列腺炎。起病急，可表现为突发的发热性疾病，伴有持续和明显的下尿路感染症状，尿液中白细胞数量升高，血液或（和）尿液中的细菌培养阳性。

病原体感染为主要致病因素。由于机体抵抗力低下，毒力较强的细菌或其他病原体感染前列腺并迅速大量生长繁殖而引起，多为血行感染、经尿道逆行感染。病原体主要为大肠埃希氏菌，其次为肺炎克雷白菌、变形杆菌、假单胞菌属、金黄色葡萄球菌等，绝大多数为单一病原菌感染，先前有下尿路操作史前列腺炎的细菌毒力及耐药性与自发感染者不同。

常突然发病，表现为寒战、发热、疲乏无力等全身症状，伴有会阴部和耻骨上疼痛，尿路刺激症状和排尿困难，甚至急性尿潴留。

诊断主要依靠病史、体格检查和血、尿的细菌培养结果。常规对患者进行直肠指检，但禁忌进行前列腺按摩。在应用抗生素治疗前，应进行中段尿培养或血培养。经 36 小时规范处理，患者病情未改善时，建议进行经直肠 B 超等检查，全面评估下尿路病变，明确有无前列腺脓肿。

体检时可发现耻骨上压痛、不适感，有尿潴留者可触及耻骨上膨隆的膀胱。直肠指检可发现前列腺肿大、触痛、局部温度升高和外形不规则等。禁忌进行前列腺按摩。

治疗原则：主要是广谱抗生素、对症治疗和支持治疗。伴尿潴留者可采用细管导尿或耻骨上膀胱穿刺造瘘引流尿液，伴前列腺脓肿者可采取外科引流。

Ⅰ型前列腺炎的抗生素治疗是必要而紧迫的。一旦得到临床诊断立即使用抗生素治疗，治疗前留取血尿标本进行细菌培养，待培养结果后，再选用敏感抗生素治疗。推荐开始时经静脉应用抗生素，如：广谱青霉素、三代头孢菌素、氨基糖苷类或氟喹诺酮等。待患者的发热等症状改善后，推荐使用口服药物（如氟喹诺酮），疗程至少 4 周。症状较轻的患者也应使用抗生素 2～4 周。

急性细菌性前列腺炎伴尿潴留者可采用耻骨上膀胱穿刺造瘘引流尿液，也可采用细管导尿，但留置尿管时间不宜超过 12 小时。伴脓肿形成者可采取经直肠超声引导下细针穿刺引流、经尿道切开前列腺脓肿引流或经会阴穿刺引流。

第二节 慢性细菌性前列腺炎

Ⅱ型前列腺炎相当于传统分类方法中的慢性细菌性前列腺炎，占慢性前列腺炎的 5%～8%。有反复发作的下尿路感染症状，持续时间超过 3 个月，EPS/ 精液 /VB3 中白细胞数量升高，细菌培养结果阳性。

致病因素亦主要为病原体感染，但机体抵抗力较强或（和）病原体毒力较弱，以逆行感染为主，病原体主要为葡萄球菌属，其次为大肠埃希氏菌、棒状杆菌属及肠球菌属等。前列腺内尿液反流、生物膜、前列腺结石等可能是病原体持续存在和感染复发的重要原因。

Ⅱ型前列腺炎为慢性病程，可表现为反复发作的下尿路感染。部分患者表现为骨盆区域疼痛，可见于会阴、阴茎、肛周部、尿道、耻骨部或腰骶部等部位，尤以射精痛更为影响患者。排尿异常可表现为尿急、尿频、尿痛和夜尿增多等。

诊断须详细询问病史（尤其是反复下泌尿道感染史）、全面体格检查（包括直肠指检）、尿液和前列腺按摩液常规检查。“两杯法”或“四杯法”进行病原体定位试验。为明确诊断需对类似症状的疾病进行鉴别（详见下节）。

Ⅱ型前列腺炎的一般治疗同Ⅲ型，详见第三节。特殊之处为根据细菌培养结果和药物穿透前列腺的能力选择抗生素。药物穿透前列腺的能力取决于其离子化程度、脂溶性、蛋白结合率、相对分子质量及分子结构等。推荐可供选择的抗生素有氟喹诺酮类（如环丙沙星、左氧氟沙星、洛美沙星和莫西沙星等）、大环内酯类（阿奇霉素和克拉霉素等）、四环素类（如米诺环素等）和磺胺类（如复方磺胺甲噁唑）等药物。

前列腺炎确诊后，抗生素治疗的疗程为 4～6 周，其间应对患者进行阶段性的疗效评价。疗效不满意者，可改用其他敏感抗生素。

第三节 慢性前列腺炎 / 慢性盆腔疼痛综合征

Ⅲ型前列腺炎即慢性前列腺炎 / 慢性盆腔疼痛综合征（chronic prostatitis/chronic pelvic pain syndromes，CP/CPPS），相当于传统分类方法中的慢性前列腺炎和前列腺痛，是前列腺炎中最常见的类型，约占慢性前列腺炎的90%以上。主要表现为长期、反复的骨盆区域疼痛或不适，持续时间超过3个月，可伴有不同程度的排尿症状和性功能障碍，严重影响患者的生活质量；EPS/ 精液 /VB3 细菌培养结果阴性。

根据EPS/ 精液 /VB3 常规显微镜检结果，该型又可再分为ⅢA（炎症性CPPS）和ⅢB（非炎症性CPPS）2种亚型：ⅢA型患者的EPS/ 精液 /VB3 中白细胞数量升高；ⅢB型患者的EPS/ 精液 /VB3 中白细胞在正常范围。ⅢA和ⅢB 2种亚型各占50%左右。

一、流行病学

慢性前列腺炎是成年男性的常见疾病。有资料显示约有50%的男性在一生中的某个时期会受到前列腺炎的影响。部分前列腺炎可能严重地影响患者的生活质量，并对公共卫生事业造成巨大的经济负担。

前列腺炎患者占泌尿外科门诊患者的8%～25%。

1. 一般人群中的患病率

由于应用不同的流行病学调查方法以及所选择调查人群结构的不同，造成不同文献中报道的前列腺炎患病率有较大差异。在美洲，20～79岁男性前列腺炎患病率为2.2%～16.0%，在欧洲，20～59岁男性前列腺炎患病率为14.2%，在亚洲不同国家和地区，20～79岁的男性中前列腺炎患病率为2.7%～8.7%。在中国，15～60岁男性报告前列腺炎症状的比例为8.4%。

2. 组织学炎症的检出率

近年来研究发现良性前列腺增生的穿刺或手术标本中组织学炎症的检出率达49.5%～100%。根据尸检报告，前列腺组织学炎症的患病率为24.3%～44.0%。

研究发现，前列腺炎症状与组织学前列腺炎严重程度之间缺乏有临床意义的相关性（Nickel et al., 2007）。

二、前列腺炎发病的影响因素

前列腺炎可以影响各个年龄段的成年男性。50岁以下的成年男性患病率较高。此外，前列腺炎发病也可能与季节、饮食、性活动、泌尿生殖道炎症、良性前列腺增生或下尿路综合征、职业、社会经济状况以及精神心理因素等有关。

三、发病机制

慢性前列腺炎发病机制未明，病因学十分复杂，存在广泛争议：可能是由一个始动因素引起的，也可能一开始便是多因素的，其中一种或几种起关键作用并相互影响；也可能是许多难以鉴别的不同疾病，但具有相同或相似的临床表现；甚至这些疾病已经治愈，而它所造成的损害与病理改变仍然持续独立起作用。多数学者认为其主要病因可能是病原体感染、炎症和异常的盆底神经肌肉活动和免疫、心理、神经内分泌异常等共同作用的结果。

（一）病原体感染

本型患者虽然常规细菌检查未能分离出病原体，但可能仍然与某些特殊病原体：如厌氧菌、L 型变形菌、纳米细菌（nanobacteria）或沙眼衣原体、支原体等感染有关。有研究表明，本型患者局部原核生物 DNA 检出率可高达 77%；临床某些以慢性炎症为主、反复发作或加重的“无菌性”前列腺炎，可能与这些病原体有关。其他病原体如寄生虫、真菌、病毒、滴虫、结核分枝杆菌等也可能是该型的重要致病因素，但缺乏可靠证据，至今尚无统一意见。

（二）排尿功能障碍

某些因素引起尿道括约肌过度收缩，导致膀胱出口梗阻与残余尿形成，造成尿液反流入前列腺，不仅可将病原体带入前列腺，也可直接刺激前列腺，诱发无菌的“化学性前列腺炎”，引起排尿异常和骨盆区域疼痛等。

许多前列腺炎患者存在多种尿动力学改变，如：尿流率降低、功能性尿路梗阻、逼尿肌 - 尿道括约肌协同失调等。这些功能异常也许只是一种临床现象，其本质可能与潜在的各种致病因素有关。

（三）精神心理因素

研究表明：经久不愈的前列腺炎患者中一半以上存在明显的精神心理因素和人格特征改变。如：焦虑、压抑、疑病症、癔症，甚至自杀倾向等。这些精神、心理因素的变化可引起自主神经功能紊乱，造成后尿道神经肌肉功能失调，导致骨盆区域疼痛及排尿功能失调；或引起下丘脑 - 垂体 - 性腺轴功能变化而影响性功能，进一步加重症状，消除精神紧张可使症状缓解或痊愈。但目前还不清楚精神心理改变是其直接原因，还是继发表现。

（四）神经内分泌因素

前列腺痛患者往往容易发生心率和血压的波动，表明可能与自主神经反应有关。其疼痛具有内脏器官疼痛的特点，前列腺、尿道的局部病理刺激通过前列腺的传入神经触发脊髓反射，激活腰、骶髓的星形胶质细胞，神经冲动通过生殖股神经和髂腹股沟神经传出冲动，交感神经末梢释放去甲肾上腺素、前列腺素、降钙素基因相关肽、P 物质等，引起膀胱尿道功能紊乱，并导致会阴、盆底肌肉异常活动，在前列腺以外的相应区域出现持续的疼痛和牵涉痛。

（五）免疫反应异常

近年研究显示免疫因素在Ⅲ型前列腺炎的发生、发展和病程演变中发挥着非常重要的作用，患者的前列腺液和（或）精浆和（或）组织和（或）血液中可出现某些细胞因子水平的变化，如：IL- 2、IL- 6、IL- 8、IL-10、TNF-α、MCP-1和 MIP-1等，而且 IL-10水平与Ⅲ型前列腺炎患者的疼痛症状呈正相关，应用免疫抑制剂治疗有一定效果。这表明Ⅲ型前列腺炎可能是一种过敏性炎症反应或自身免疫性疾病，一种以细胞因子为中介产生的连锁反应。炎症在始动因素作用下，如：前列腺产生的某些精浆蛋白抗原如 PSA等可以作为自身抗原性物质；病原体的残余碎片或坏死组织也可作为抗原，进而导致机体产生促炎性细胞因子，这些细胞因子可以上调趋化因子的表达，表达产物通过各自的机制在前列腺局部发生免疫反应，对机体造成影响。

（六）氧化应激学说

正常情况下，机体氧自由基的产生、利用、清除处于动态平衡状态。前列腺炎患者氧自由基的产生过多或（和）自由基的清除体系作用相对降低，从而使机体抗氧化应激作用的反应能力降低、氧化应激作用产物或（和）副产物增加，使神经末梢致敏，也可能为发病机制之一。

（七）盆腔相关疾病因素

部分前列腺炎患者常伴有前列腺外周带静脉丛扩张、痔、精索静脉曲张等，提示部分慢性前列腺炎患者的症状可能与盆腔静脉充血，血液淤滞相关，这也可能是造成久治不愈的原因之一。

（八）下尿路上皮功能障碍

多项研究发现 CPPS 与间质性膀胱炎（IC）在临床表现、钾敏感试验和药物治疗等方面有诸多类似，推测两者具有非常相似的发病机制，即下尿路上皮功能障碍，是由下尿路上皮潜在的保护因素和损害因素之间的平衡破坏所致。损害因素包括尿液中钾离子和抗增殖因子（APF）等，保护因素有上皮细胞表面的糖蛋白（GP51）、表皮生长因子（EGF）、T-H 蛋白等。尿液中的阴、阳离子与保护因素和损害因素相互作用构成一个错综复杂的微环境，而膀胱、尿道和前列腺是这一病理过程的潜在靶器官。膀胱或前列腺的细菌和病毒感染、辐射、肥大细胞活化、神经源性炎症、精神紧张、先天性或尿路本身引起黏膜损伤等因素都可引起这一病理过程。

前列腺炎发病的重要诱因包括：吸烟、饮酒、嗜辛辣食品、不适当的性活动、久坐引起前列腺长时间充血和盆底肌肉长期慢性挤压、受凉、疲劳等导致机体抵抗力下降或特异体质等。

四、诊断

诊断须详细询问病史（尤其是反复下泌尿道感染史）、全面体格检查（包括直肠指检）、尿液和前列腺按摩液常规检查。可应用 NIH 慢性前列腺炎症状评分（NIH chronic prostatitis symptom index，NIH-CPSI）进行症状评分。为明确诊断需对类似症状的疾病进行鉴别（那彦群等，2014）。

（一）病史

诊断前列腺炎时，应详细询问病史，了解发病原因或诱因；询问疼痛性质、特点、部位、程度和排尿异常等症状；了解治疗经过和复发情况；评价疾病对生活质量的影响；了解既往史、个人史和性生活情况。

Ⅱ和Ⅲ型前列腺炎临床症状类似，多有疼痛和排尿异常等。Ⅲ型主要表现为骨盆区域疼痛，可见于会阴、阴茎、肛周部、尿道、耻骨部或腰骶部等部位，尤以射精痛更为影响患者。排尿异常可表现为尿急、尿频、尿痛和夜尿增多等。由于慢性疼痛久治不愈，患者生活质量下降，并可能有性功能障碍、焦虑、抑郁、失眠、记忆力下降等。

慢性前列腺炎症状评分由于诊断慢性前列腺炎的客观指标相对缺乏并存在诸多争议。因此，推荐应用 NIH-CPSI 进行症状评估。NIH-CPSI 主要包括 3 部分内容，有 9 个问题（0～43 分）。第一部分评估疼痛部位、频率和严重程度，由问题 1～4 组成（0～21 分）；第二部分为排尿症状，评估排尿不尽感和尿频的严重程度，由问题 5～6 组成（0～10 分）；第三部分评估对生活质量的影响，由问题 7～9 组成

（0～12 分）。目前已被翻译成多种语言，广泛应用于慢性前列腺炎的症状和疗效评估。

国立卫生研究院慢性前列腺炎症状指数（NIH-CPSI）

疼痛或不适

1. 在过去 1 周，下述部位有过疼痛或不适吗？

a. 直肠（肛门）和睾丸（阴囊）之间即会阴部

是（ ）1　否（ ）0

b. 睾丸　是（ ）1　否（ ）0

c. 阴茎的头部（与排尿无相关性）

是（ ）1　否（ ）0

d. 腰部以下，膀胱或耻骨区

是（ ）1　否（ ）0

2. 在过去 1 周，你是否经历过以下事件

a. 排尿时有尿道烧灼感或疼痛

是（ ）1　否（ ）0

b. 在性高潮后（射精）或性交期间有疼痛或不适

是（ ）1　否（ ）0

3. 在过去 1 周是否总是感觉到这些部位疼痛或不适

（ ）0 a. 从不
（ ）1 b. 少数几次
（ ）2 c. 有时
（ ）3 d. 多数时候
（ ）4 e. 几乎总是
（ ）5 f. 总是

4. 下列那一个数字是可以描述你过去 1 周发生疼痛或不适时的"平均程度"

（ ）	（ ）	（ ）	（ ）	（ ）
（ ）	（ ）	（ ）	（ ）	（ ）
1	2	3	4	5
6	7	8	9	10

"0"表示无疼痛，2～9 依次增加，"10"表示可以想象到最严重疼痛

排尿

5. 在过去 1 周，排尿结束后，是否经常有排尿不尽感

（ ）0 a. 根本没有
（ ）1 b. 5 次中少于 1 次
（ ）2 c. 少于一半时间
（ ）3 d. 大约一半时间
（ ）4 e. 超过一半时间
（ ）5 f. 几乎总是

6. 在过去 1 周，是否在排尿后少于 2 小时内经常感到又要排尿

（ ）0 a. 根本没有
（ ）1 b. 5 次中少于 1 次
（ ）2 c. 少于一半时间
（ ）3 d. 大约一半时间
（ ）4 e. 超过一半时间
（ ）5 f. 几乎总是

症状的影响

7. 在过去的 1 周里，你的症状是否总是影响你的日常工作

（ ）0 a. 没有
（ ）1 b. 几乎不
（ ）2 c. 有时
（ ）3 d. 许多时候

8. 在过去的 1 周里，你是否总是想到你的症状

（ ）0 a. 没有
（ ）1 b. 几乎不
（ ）2 c. 有时
（ ）3 d. 许多时候

生活质量

9. 如果在你以后的日常生活中，过去 1 周出现的症状总是伴随着你，你的感觉怎么样

（ ）0 a. 快乐
（ ）1 b. 高兴

（　）2　c. 大多数时候满意
（　）3　d. 满意和不满意各占一半
（　）4　e. 大多数时候不满意
（　）5　f. 不高兴
（　）6　g. 难受

积分评定：
疼痛：1a ＋ 1b ＋ 1c ＋ 1d ＋ 2a ＋ 2b ＋ 3 ＋ 4 ＝
尿路症状：5 ＋ 6 ＝
对生活质量影响：7 ＋ 8 ＋ 9 ＝

（二）体格检查

诊断前列腺炎，应进行全面体格检查，重点是泌尿生殖系统。检查患者下腹部、腰骶部、会阴部、阴茎、尿道外口、睾丸、附睾和精索等有无异常，有助于进行诊断和鉴别诊断。直肠指检对前列腺炎的诊断非常重要，且有助于鉴别会阴、直肠、神经病变或前列腺其他疾病，同时通过前列腺按摩获得 EPS。

直肠指检可了解前列腺大小、质地、有无结节、有无压痛及其范围与程度，盆底肌肉的紧张度、盆壁有无压痛，按摩前列腺获得 EPS。直肠指检前，建议留取尿液进行常规分析和尿液细菌培养。

（三）实验室检查

1. EPS 常规检查

EPS 常规检查通常采用湿涂片法和血细胞计数板法镜检，后者具有更好的精确度。正常的 EPS 中白细胞 <10 个 /HP，卵磷脂小体均匀分布于整个视野，pH 6.3 ~ 6.5，红细胞和上皮细胞不存在或偶见。当白细胞 >10 个 /HP，卵磷脂小体数量减少，有诊断意义。白细胞的多少与症状的严重程度不相关。胞质内含有吞噬的卵磷脂小体或细胞碎片等成分的巨噬细胞，也是前列腺炎的特有表现。当前列腺有细菌、真菌及滴虫等病原体感染时，可在 EPS 中检测出这些病原体。此外，为了明确区分 EPS 中白细胞等成分，可对 EPS 采用革兰氏染色等方法进行鉴别。如前列腺按摩后收集不到 EPS，不宜多次重复按摩，可让患者留取前列腺按摩后尿液进行分析。

2. 尿常规分析及尿沉渣检查

尿常规分析及尿沉渣检查是排除尿路感染、诊断前列腺炎的辅助方法。

3. 细菌学检查

1968 年，Meares 和 Stamey 提出采用依次收集患者的分段尿液和 EPS 分别进行分离培养的方法（简称“四杯法”），区分男性尿道、膀胱和前列腺感染（表 39-3-1）。

表 39-3-1　“四杯法”（Meares-Stamey 试验）诊断前列腺炎结果分析

类型	标本	VB1	VB2	EPS	VB3
Ⅱ型	WBC	–	+/–	+	+
	细菌培养	–	+/–	+	+
ⅢA 型	WBC	–	–	+	+
	细菌培养	–	–	–	–
ⅢB 型	WBC	–	–	–	–
	细菌培养	–	–	–	–

“四杯法”操作复杂，耗时，费用高，在实际临床工作中推荐“两杯法”。“两杯法”是通过获取前列腺按摩前、后的尿液，进行显微镜检查和细菌培养（表 39-3-2）。

表 39-3-2 “两杯法”诊断前列腺炎结果分析

类型	标本	按摩前尿液	按摩后尿液
Ⅱ型	WBC	+/–	+
	细菌培养	+/–	+
ⅢA 型	WBC	–	+
	细菌培养	–	–
ⅢB 型	WBC	–	–
	细菌培养	–	–

4. 其他病原体检查

（1）沙眼衣原体：沙眼衣原体（*Chlamydia trachomatis*，Ct）检测方法有培养法、免疫荧光法、斑点金免疫渗滤法、聚合酶链反应（polymerase chain reaction，PCR）和连接酶链反应（ligase chain reaction，LCR）等。培养法仅检测活的 Ct，且因费用、时间及技术水平等原因，不推荐临床应用。目前主要采用灵敏度高、特异性强的 PCR 和 LCR 技术检测 Ct 的核酸成分。

（2）支原体：可能引起前列腺感染的支原体主要为溶脲脲原体（*Ureaplasma urealyticum*，Uu）和人型支原体（*Mycoplasma hominis*，Mh）。培养法是 Uu 和 Mh 检测的金标准，结合药敏试验可为临床诊断与治疗提供帮助；免疫学检测和核酸扩增技术等也应用于支原体检测。由于以上病原体也可能存在于男性尿道中，建议先取尿道拭子检测，在排除尿道感染后，再进行 EPS 检测，以进一步明确是否为前列腺感染。

5. 其他实验室检查

前列腺炎患者可能出现精液质量异常，如白细胞增多、精液不液化、血精和精子活力下降等改变。有生育要求的前列腺炎患者可进行精液检查。在部分慢性前列腺炎患者中也会出现 PSA 升高的情况。建议年龄大于50 岁的患者常规进行血清 PSA 检测。尿细胞学检查在与膀胱原位癌等鉴别方面具有一定价值。

（四）器械检查

1. 尿流率可以大致了解患者排尿状况，有助于前列腺炎与排尿障碍相关疾病进行鉴别。

2. 尿动力学检查

研究表明，前列腺炎患者尿动力学检查可以发现膀胱出口梗阻、尿道功能性梗阻、膀胱逼尿肌收缩力减退或逼尿肌无反射和逼尿肌不稳定等膀胱尿道功能障碍。在临床怀疑有上述排尿功能障碍，或尿流率及残余尿有明显异常时，可选择尿动力学检查以明确诊断。

3. 膀胱尿道镜检查

为有创性检查，不推荐前列腺炎患者常规进行此项检查。在某些情况下，如患者有血尿，尿液分析明显异常，其他检查提示有膀胱尿道病变时可选择膀胱尿道镜检查以明确诊断。

（五）影像学检查

1. B 超

前列腺炎患者的前列腺超声表现易出现前

列腺结石或钙化，且其大小与症状成正相关。且B超检查还可以发现前列腺回声不均、前列腺周围静脉丛扩张等表现，但各型之间无特异性表现，仍无法利用B超对前列腺炎进行分型。此外，B超可以较准确地了解前列腺炎患者肾、膀胱以及残余尿等情况，对于除外尿路器质性病变有一定帮助。经直肠B超对于鉴别前列腺、精囊和射精管病变以及诊断和引流前列腺脓肿有价值。

2. CT和MRI

对除外泌尿系统其他器质性病变，鉴别精囊、射精管等盆腔器官病变有潜在应用价值，对于持续发热或药物治疗效果不佳的前列腺炎患者，CT或MRI有助于诊断前列腺脓肿，但对于前列腺炎本身的诊断价值仍不清楚。

五、鉴别诊断

需要鉴别的疾病包括：良性前列腺增生、睾丸附睾和精索疾病、膀胱过度活动症、神经源性膀胱、间质性膀胱炎、腺性膀胱炎、性传播疾病、原位癌等膀胱肿瘤、前列腺癌、泌尿男生殖系结核、肛门直肠疾病、腰椎疾病、中枢和外周神经病变等。主要依靠详细病史、体格检查及选择相应辅助检查明确鉴别诊断。

Ⅲ型前列腺炎（尤其是ⅢB型）缺乏客观的、特异性的诊断依据，临床诊断时应与可能导致骨盆区域疼痛和排尿异常的疾病进行鉴别诊断。

六、治疗

前列腺炎应采取综合及个体化治疗。ⅢA型患者可先口服抗生素2～4周，然后根据其疗效反馈决定是否继续抗生素治疗。推荐使用α受体阻滞剂、植物制剂、非甾体抗炎镇痛药和M受体阻滞剂等改善排尿症状和疼痛。ⅢB型患者推荐使用α受体阻滞剂、植物制剂、非甾体抗炎镇痛药和M受体阻滞剂等药物治疗。

慢性前列腺炎的临床进展性不明确，不足以威胁患者的生命和重要器官功能，并非所有患者均需治疗。慢性前列腺炎的治疗目标主要是缓解疼痛、改善排尿症状和提高生活质量，疗效评价应以症状改善为主（Zhang et al., 2014）。

（一）一般治疗

健康教育、心理和行为辅导有积极作用。患者应戒酒，忌辛辣刺激食物；避免憋尿、久坐，注意保暖，加强体育锻炼及规律的性生活有助于改善前列腺炎患者的症状。

（二）药物治疗

最常用的药物是抗生素、α受体阻滞剂、植物制剂和非甾体抗炎镇痛药，其他药物对缓解症状也有不同程度的疗效（Chen et al., 2016）。

1. 抗生素

ⅢA型的抗生素治疗大多为经验性治疗，理论基础是推测某些常规培养阴性的病原体导致了该型炎症的发生。因此，推荐先口服氟喹诺酮等抗生素2～4周，然后根据疗效反馈决定是否继续抗生素治疗。只在患者的临床症状确有减轻时，才建议继续应用抗生素。推荐的总疗程为4～6周。部分此型患者可能存在沙眼衣原体、解脲脲原体或人型支原体等细胞内病原体感染，可以口服四环素类或大环内酯类等抗生素治疗。ⅢB型患者不使用抗生素治疗。

2. α受体阻滞剂

α受体阻滞剂能松弛前列腺和膀胱等部位的平滑肌而改善下尿路症状和疼痛，因而成为治疗Ⅱ型/Ⅲ型前列腺炎的基本药物。

可根据患者的情况选择不同的α受体阻滞剂。推荐使用的α受体阻滞剂主要有：多沙唑嗪、萘哌地尔、坦索罗辛、特拉唑嗪和赛洛多辛等，对照研究结果显示上述药物对患者的排尿症状、疼痛及生活质量指数等有不同程度的改善。萘哌地尔对改善勃起功能有益。治疗中应注意该类药物导致的眩晕和直立性低血压等不良反应。研究提示，α受体阻滞剂可能对未治疗过或新诊断的前列腺炎患者疗效优于慢性、难治性患者，较长程（12～24周）治疗效果可能优于较短程治疗。

α受体阻滞剂的疗程至少应在12周以上。α受体阻滞剂可与抗生素合用治疗ⅢA型前列腺炎，合用疗程应在6周以上。

3．植物制剂

推荐植物制剂为Ⅱ型和Ⅲ型前列腺炎的治疗药物。植物制剂主要指花粉类制剂与植物提取物，其药理作用较为广泛，如非特异性抗炎、抗水肿、促进膀胱逼尿肌收缩与尿道平滑肌松弛等作用。

推荐使用的植物制剂有：普适泰、锯叶棕果实提取物等。由于品种较多，其用法用量需依据患者的具体病情而定，通常疗程以月为单位。不良反应较小。

4．非甾体抗炎镇痛药

非甾体抗炎镇痛药是治疗Ⅲ型前列腺炎相关症状的经验性用药。其主要目的是缓解疼痛和不适。迄今已有数项随机、安慰剂对照研究评价此类药物的疗效。临床对照研究证实塞来昔布对改善ⅢA型前列腺炎患者的疼痛等症状有效。

5．M受体阻滞剂

对伴有膀胱过度活动症（overactive bladder，OAB）表现如尿急、尿频和夜尿但无尿路梗阻的前列腺炎患者，可以使用M受体阻滞剂（如托特罗定等）治疗。

6．抗抑郁药及抗焦虑药

对合并抑郁、焦虑等心境障碍的慢性前列腺炎患者，在治疗前列腺炎的同时，可选择使用抗抑郁药及抗焦虑药治疗。这些药物既可以改善患者心境障碍症状，还可缓解排尿异常与疼痛等躯体症状。应用时必须注意这些药物的处方规定和药物不良反应。可选择的抗抑郁药及抗焦虑药主要有选择性5-羟色胺再摄取抑制剂、三环类抗抑郁药和苯二氮䓬类等药物。

（三）其他治疗

1．前列腺按摩

前列腺按摩是传统的治疗方法之一，研究显示适当的前列腺按摩可促进前列腺腺管排空并增加局部的药物浓度，进而缓解慢性前列腺炎患者的症状，故推荐为Ⅲ型前列腺炎的辅助疗法。联合其他治疗可有效缩短病程。Ⅰ型前列腺炎患者禁用。

2．生物反馈治疗

研究表明慢性前列腺炎患者存在盆底肌的协同失调或尿道外括约肌的紧张。生物反馈合并电刺激治疗可使盆底肌松弛，并使之趋于协调，同时松弛外括约肌，从而缓解慢性前列腺炎的会阴部不适及排尿症状。生物反馈治疗要求患者通过生物反馈治疗仪主动参与治疗。该疗法无创伤，为可选择性治疗方法。

3．热疗

主要利用多种物理手段所产生的热效应，增加前列腺组织血液循环，加速新陈代谢，有利于消炎和消除组织水肿，缓解盆底肌肉痉挛等。有经尿道、经直肠及会阴途径，应用微波、射频、激光等物理手段进行热疗的报道。短期内虽有一定的缓解症状作用，但尚缺乏长期的随访资料。对于未婚及未生育者不推荐使用。

4．经会阴体外冲击波治疗

初步研究显示体外冲击波治疗对Ⅲ型前列

腺炎的症状缓解有一定的作用，有待进一步验证。

5. 前列腺注射治疗 / 经尿道前列腺灌注治疗尚缺乏循证医学证据证实其疗效与安全性。

6. 心理治疗

心理干预可能有助于部分患者缓解症状。

7. 手术治疗

经尿道膀胱颈切开术、经尿道前列腺切除术等手术对于慢性前列腺炎很难起到治疗作用，仅在合并前列腺相关疾病有手术适应证时选择上述手术。

（四）以临床表现为导向的多模式疗法

多项临床研究显示，依据患者临床表现UPOINT分型，进行个体化综合治疗的多模式疗法优于单一疗法。此分型方法并不在学术上推动相关研究的进展，但简单易记，适合全科医生使用（表 39-3-3）。

表 39-3-3 慢性盆腔疼痛综合征（CPPS）的 UPOINT 临床表现分型及治疗方案选择

症状类型	主要表现	治疗选择
泌尿系统症状 (urinary)	CPSI 评分中排尿症状评分 >4；尿急、尿频或夜尿；残余尿 >100 ml	α 受体阻滞剂、M 受体阻滞剂等
社会心理症状 (psychosocial)	抑郁；感觉无助、无希望	转诊到精神、心理专科
器官 [前列腺和（或）膀胱] 特异症状 (organ specific)	前列腺触痛；前列腺按摩液白细胞增加；血精；前列腺内广泛钙化灶	植物药等
感染症状 (infection)	除外Ⅰ型和Ⅱ型前列腺炎；前列腺按摩液培养有革兰氏阴性菌、肠球菌等	选择敏感抗生素
神经系统或全身症状 (neurologic/systemic)	腹部和盆腔外的疼痛；肠易激综合征；纤维肌痛；慢性疲劳综合征等	镇静、止痛等
骨骼肌触痛症状 (tenderness of skeletal muscles)	会阴、盆底、腹部肌肉痉挛或触发点触痛等	盆底肌肉训练、康复疗法

第四节 肉芽肿性前列腺炎

肉芽肿性前列腺炎（granulomatous prostatitis）是一种罕见的疾病，多为非特异性，常与近期的尿路感染有关。多半病例直肠指诊可及前列腺硬结或弥漫性坚硬，与前列腺癌不易区分，故有讨论的必要性。

本病曾称为“前列腺肉芽肿”“慢性纤维性巨细胞前列腺炎”“嗜酸细胞肉芽肿性前列腺炎”等。1943 年，Tanner 和 McDonald 首先描述了 37 例不明原因的肉芽肿性前列腺炎，以后被 Symmers（1950 年）称为非特异性肉芽肿性前列腺炎，以与微生物感染引起的特异性者区分。1951 年，Melicow 提出过敏性前列腺肉芽肿。1972 年，Towfighi 描述了继发于经尿道切除（TUR）术后的肉芽肿性前列腺炎。1984 年，Epstein 和 Hutchins 将本病分为四类，即：非特异性、TUR 术后、特异性和过敏性肉芽肿性前列腺炎。1987 年，Stillwell 将第四类统称为系统性肉芽肿病，包括过敏性肉芽肿和

Wegener 肉芽肿。

肉芽肿性前列腺炎约占前列腺良性疾病的0.8%，发病年龄为 18 ~ 86 岁，2/3 的患者年龄在 50 ~ 70 岁。Kelalis（1964）统计 1100 例经手术治疗的前列腺炎，其中肉芽肿性前列腺炎 108 例（9.8%）。马文香（1990）在 580 例前列腺针吸细胞学和 532 例前列腺标本分别发现本病 12 例（2%）和 9 例（1.7%）。

Stillwell（1987）将肉芽肿性前列腺炎按病因分为四类：

（1）非特异性：占 70%，常继发于近期的尿路感染。

（2）经尿道术后或针吸活检后：占 24%。经尿道手术包括 TUR-P 和 TUR-Bt，半数在术后 6 个月内发病。

（3）特异性：占 3%。病原微生物包括细菌、结核、布氏杆菌、梅毒、病毒及真菌等。其中膀胱肿瘤电切术后灌注卡介苗并发肉芽肿性前列腺炎受到广泛重视，作为膀胱灌注卡介苗的合并症其发病率为 0.9% ~ 1.3%，仅次于膀胱炎和发热的发病率。也有人对膀胱灌注卡介苗的患者之前列腺进行病理检查，发现本病的发病率实际上很高（41% ~ 75%）。从开始灌注到发现本病平均约 1 年时间（3 ~ 25 个月）。

（4）系统性肉芽肿病：占 3%，为累及全身多器官的肉芽肿性疾病在前列腺局部的表现，包括过敏性肉芽肿病（Churg-Strauss 综合征）和 Wegener 肉芽肿病。前者常与多器官肉芽肿和哮喘有关，因肉芽肿内有明显嗜酸细胞浸润故又称嗜酸细胞性肉芽肿性前列腺炎。后者为遗传性疾病，多合并呼吸道肉芽肿及脉管炎。

肉芽肿性前列腺炎的发病与局部强烈的异物反应有关。前列腺导管阻塞是首要因素，原因包括细菌感染引发的炎症过程或外科创伤造成的组织坏死，前列腺增生也可能造成或加重前列腺导管的梗阻。感染和炎症破坏导管和腺体上皮，细胞碎片、细菌毒素和前列腺分泌物进入组织间隙，成为基质内异物，激发肉芽肿性炎症反应。肉芽肿性炎可能是局限的，也可能累及整个前列腺。炎症缓解慢，需 2 ~ 3 个月的时间，局部被纤维结缔组织替代，质地发生变化。

前列腺大体标本表面可呈结节状，切面呈结节分叶状，部分腺体有针帽大小囊腔，或可见灰白色致密区域。所有肉芽肿性前列腺炎中，结节性和弥漫性病变分别占 40% 和 60%。

镜下观察非特异性肉芽肿性前列腺炎为多发的、小的、非坏死性病灶，局部前列腺腺体和基质被破坏，代之以大量组织细胞、上皮样细胞和各种炎症细胞形成的结节。上皮样细胞排列杂乱，或呈栅栏样排列，可见灶状泡沫组织细胞和淋巴细胞浸润。结节外有淋巴细胞、嗜酸细胞和多核白细胞。有时大片向基质“浸润”的上皮样细胞可能与前列腺癌混淆，免疫组化染色有助于诊断，肉芽肿性前列腺炎溶酶体染色阳性，而前列腺癌 PSA、PAP 和细胞角质素阳性。

经尿道切除后发生的肉芽肿性前列腺炎病灶内含有风湿小结，中心为纤维素样坏死，外周环绕栅栏样排列的上皮样组织细胞、淋巴细胞和巨细胞。部分病例有大量的嗜酸细胞，以前曾称之为“嗜酸细胞性肉芽肿性前列腺炎”，目前为避免混淆，已将此名称专用于过敏性肉芽肿性前列腺炎。

特异性肉芽肿性前列腺炎经特殊染色可能找到病原菌或特征性改变，如抗酸杆菌和干酪样坏死。膀胱灌注卡介苗（BCG）并发本病可能有或无干酪样坏死。有干酪样坏死者病灶内更易发现抗酸杆菌，且多见于灌注早期发病的患者，一般为开始膀胱灌注 3 个月内；无干酪样坏死的病例多为已灌注 4 个月以上者。

肉芽肿性前列腺炎合并慢性前列腺炎者

约6%，故二者关系不大。合并前列腺癌者占6.5%，没有证据表明本病与前列腺癌相关。

70%的患者在4周内（1周 ~3年）前有尿路感染的病史，表现为急性膀胱炎或急性前列腺炎，部分患者症状为爆发性。最常见的症状为发热、寒战和尿路刺激，下尿路梗阻、急性尿潴留也常见。血尿较少见。个别患者表现为感冒的症状。也有无症状而在体检时发现者。

半数以上患者直肠指诊可触及前列腺单发或多发硬节，或整个前列腺弥漫变硬，其中部分病例结节或前列腺坚硬固定酷似前列腺癌，也可能软硬不一，有弹性。少数患者前列腺及结节质地并不硬，同其他良性病变。

常规化验对诊断多无帮助。部分患者血白细胞增多，血沉加快。血嗜酸细胞增加者少见，意义甚小，因除过敏性肉芽肿性前列腺炎外，其他部位真菌或寄生虫感染也有可能。大部分患者有脓尿，半数患者有镜下血尿。尿培养可见革兰氏阴性菌。血酸性磷酸酶和碱性磷酸酶增高者很少见。

血PSA可一过性升高，更易与前列腺癌混淆。Speights（1996）报道10例病理证实的非特异性肉芽肿性前列腺炎，4例血PSA>4.0 ng/ml。其中3例PSA在4.0 ~ 6.0 ng/ml之间，1例为10.1 ng/ml。随诊1年以上全部病例PSA均恢复正常。但需注意对PSA持续异常的病例应反复活检，除外前列腺癌。

经耻骨上B超或经直肠B超可见前列腺内低回声结节，或前列腺回声不均，与前列腺癌相似。其他B超所见有前列腺增大、形态不规则但包膜完整等。MRI对诊断帮助不大。

过去多用针吸活检，目前在B超引导下行前列腺穿刺活检可明确诊断，需注意发现个别与本病并发的前列腺癌。此外，即使已获得本病的诊断，在随诊中如发现可疑前列腺癌的证据，仍需再次活检。

近期发生急性尿路感染，继而下尿路梗阻，同时前列腺迅速增大、变硬、出现硬结，血PSA可能升高，B超发现前列腺内低回声结节或前列腺增大、密度不均，应考虑到肉芽肿性前列腺炎的可能，需在B超引导下行前列腺穿刺活检以明确诊断。

综合国内外作者的经验，肉芽肿性前列腺炎与前列腺癌的鉴别要点是：肉芽肿性前列腺炎多有下尿路感染的症状，结节发生于感染症状过程中或之后，发展快，大而弥漫，有弹性，软硬不一。抗感染治疗后症状好转，结节缩小变软，PSA缓慢下降。病理活检对鉴别诊断非常必要。个别病例镜下仍不易区分，需行免疫组化染色。

肉芽肿性前列腺炎中多数病例可以观察，不做处理而自愈。但硬结的消失需要数月至数年。

一般治疗包括热水坐浴、防治便秘等。胎盘组织浆（2 ml肌注，一周2 ~ 3次，连续一个月）有助于促进硬结消失。有明显尿路感染者可抗感染治疗至少4周。

对特异性感染者需针对病原微生物治疗，如抗结核治疗一般口服异烟肼和利福平3 ~ 6个月。绝大多数BCG膀胱灌注后发生的本病无须治疗。

Wegener综合征患者需用环磷酰胺和类固醇激素，而Churg-Strauss综合征患者只用类固醇激素。

少数有严重梗阻症状的患者需行前列腺切除。需注意前列腺粘连严重，开放手术操作困难，应首选TURP。

肉芽肿性前列腺炎预后良好，但过敏性者预后不乐观。绝大多数患者在几个月内症状缓解，硬结可消失，如不消失可能与病灶纤维化有关。本病极少复发。有患者在本病症状缓解数年后发生前列腺癌，需引起注意。

第五节 前列腺结核

前列腺结核属男生殖系统结核，大多数继发于肾结核，一般来自后尿道感染，少数由血行直接播散所致。首先在前列腺、精囊中引起病变，以后再经输尿管蔓延到附睾和睾丸。单纯前列腺、精囊结核，因部位隐蔽，临床症状常不明显，不易发现。临床上主要症状是附睾结核，容易被患者和临床医生发现。

前列腺结核的病理改变和一般结核病相同，主要也为结核结节、干酪坏死、空洞形成和纤维化等，钙化极少见。前列腺结核脓肿向尿道破溃，整个后尿道呈空洞状，边缘不规则。前列腺、精囊纤维化以后则形成坚硬肿块。输精管结核常致管腔堵塞，输精管变粗变硬，呈“串珠”状改变。附睾结核病变常从附睾尾开始，呈干酪样变、脓肿及纤维化，可延及整个附睾。附睾结核常侵及鞘膜和阴囊壁，脓肿破溃后可形成经久不愈的窦道。睾丸结核常是附睾结核直接扩展蔓延所致。

前列腺结核与肾结核患者的发病年龄相同，绝大多数为 20～40 岁。临床症状多不明显，偶感直肠内和会阴部不适，严重者可出现血精、精液减少，性功能障碍和不育等。直肠指诊可扪及前列腺、精囊硬结，一般无压痛。

有上述临床表现，直肠指诊扪及前列腺、精囊肿块或附睾硬结，疑有男生殖系统结核时，需全面检查泌尿系统有无结核病变，应作尿常规，尿找结核杆菌和泌尿系统造影等检查以除外肾结核。前列腺液或精液中有时可找见结核杆菌；骨盆平片偶可发现前列腺结核钙化；尿道造影可显示前列腺部尿道变形或扩大，造影剂可进入前列腺空洞内。

前列腺结核主要需与非特异性前列腺炎与前列腺癌鉴别。慢性前列腺炎患者症状一般较为明显，有结节形成者，范围较局限，常有压痛，经抗感染治疗后，结节可缩小甚至消失。前列腺癌发病多为老年人，影像学检查及 PSA 测定有助于诊断，必要时需作前列腺穿刺活组织检查。

前列腺结核一般用抗结核药物治疗，不需要用手术方法，但应清除泌尿系统可能存在的其他结核病灶，如肾结核、附睾结核等。

第六节 前列腺损伤

前列腺位于盆腔深处，单纯前列腺损伤少见，多为开放性或闭合性复合伤，常伴有膀胱、尿道、直肠及骨盆损伤。例如，撞击、刀刺、枪伤等造成膀胱、尿道、直肠等盆腔器官损伤合并前列腺外伤；直肠被异物穿破损伤前列腺等。

前列腺损伤并无独特的临床症状和体征，常常表现为尿道、膀胱损伤，如血尿、排尿困难、休克、外阴及阴囊肿胀或血肿等。导尿既可以判断尿道的完整性，也可以留置尿管引流尿液，还可以注入造影剂进行造影观察下尿路情况。骨盆X线平片、CT或MRI对判断盆腔器官的损伤有意义。

前列腺损伤的治疗需着眼于全身一般情况、盆腔及其他部位的损伤。积极抗休克、预防感染，恢复和保持下尿路的通畅。

（张 凯）

参考文献

那彦群、孙光主编. 中国泌尿外科疾病诊断治疗指南（2014版）. 北京: 人民卫生出版社, 2014.

Chen X, Hu C, Peng Y, et al. Association of diet and lifestyle with chronic prostatitis/chronic pelvic pain syndrome and pain severity: a case–control study. Prostate Cancer & Prostatic Diseases, 2016: 92-99.

Nickel JC, Roehrborn CG, O'Leary MP, et al. Examination of the relationship between symptoms of prostatitis and histological inflammation: Baseline data from the REDUCE chemoprevention trial. J Urol, 2007, 178: 896-901.

Krieger JN, Nyberg LJ, Nickel JC. NIH consensus definition and classification of prostatitis. JAMA, 1999, 282:236-237.

Zhang K, Xu B, Xiao Y, et al. Chinese urologists' practice patterns of diagnosing and treating chronic pelvic pain syndrome: a questionnaire survey. J Peking University (Health Science), 2014, 46(4): 578-581.

索 引

E

F

G

H

J

K

L

M

N

P

Q

R

S

T

W

X

Y

Z

国家出版基金项目
NATIONAL PUBLICATION FOUNDATION

“十二五”国家重点图书

泌尿外科学

Urology

国家出版基金项目
NATIONAL PUBLICATION FOUNDATION

"十二五"国家重点图书

泌尿外科学
Urology

（下卷）

主　　编　郭应禄　周利群　金　杰
　　　　　孙颖浩　何志嵩　杨　勇
主编助理　李学松　郝　瀚

北京大学医学出版社

MINIAO WAIKEXUE

图书在版编目（CIP）数据

泌尿外科学: 上、中、下卷 / 郭应禄等主编. –
北京: 北京大学医学出版社, 2019.9
ISBN 978-7-5659-2049-3

Ⅰ. ①泌⋯ Ⅱ. ①郭⋯ Ⅲ. ①泌尿外科学 Ⅳ. ①R69

中国版本图书馆CIP数据核字(2019)第172260号

泌尿外科学（下卷）

主　　编：郭应禄　周利群　金　杰　孙颖浩　何志嵩　杨　勇
出版发行：北京大学医学出版社
地　　址：（100191）北京市海淀区学院路38号　北京大学医学部院内
电　　话：发行部 010-82802230；图书邮购 010-82802495
网　　址：http://www.pumpress.com.cn
E-mail：booksale@bjmu.edu.cn
印　　刷：北京强华印刷厂
经　　销：新华书店
策划编辑：白　玲　暴海燕　张其鹏　罗德刚
责任编辑：罗德刚　张其鹏　王　楠　　责任校对：靳新强　　责任印制：李　啸
开　　本：889 mm × 1194 mm　1/16　　印张：149.25　　字数：4750千字
版　　次：2019年9月第1版　2019年9月第1次印刷
书　　号：ISBN 978-7-5659-2049-3
定　　价：1500.00元（上中下卷）

主编简介

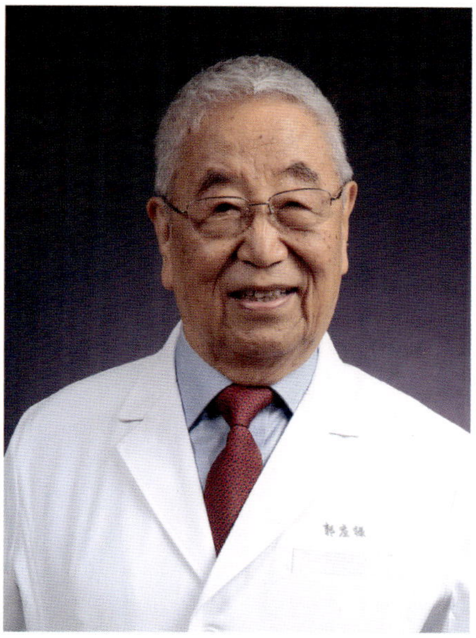

郭应禄，主任医师，教授，博士生导师，中国工程院院士；北京大学泌尿外科医师培训学院院长，北京大学男科病防治中心主任，北京大学第一临床医学院名誉院长，北京大学泌尿外科研究所名誉所长，中国医师协会常务理事，中国医师协会泌尿外科医师分会终身名誉会长，中国医学科学院学部委员，北京郭应禄泌尿外科发展基金会名誉理事长，原卫生部国家医师考试委员会委员，原卫生部临床重点学科评审委员会第一届专家组成员，中央保健委第一届和第二届专家顾问组成员。

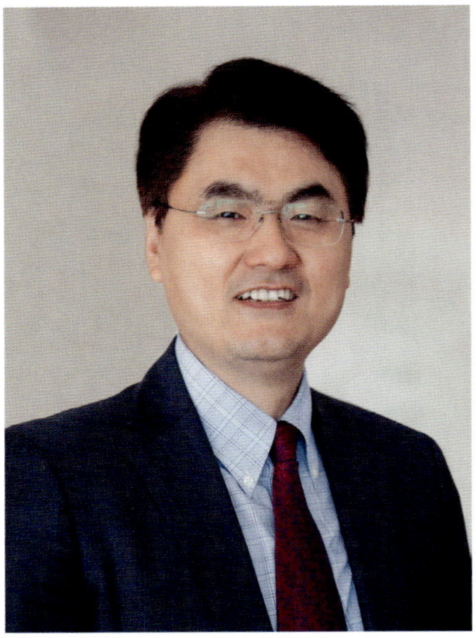

周利群，医学博士，教授，主任医师，博士生导师，北京大学第一医院泌尿外科及北京大学泌尿外科研究所负责人，长期致力于泌尿外科的临床及科研工作，擅长复杂性泌尿生殖系统肿瘤的治疗及腹腔镜技术在泌尿外科的应用；承担多项国家及省部级课题，包括卫健委重大课题、“863”及科委重大课题子课题、多个国家自然科学基金项目、首发及首特重点项目等；以第一完成人获得教育部科技进步奖二等奖及华夏医学奖二等奖等五项国家及省部级奖项，共获得十项国家及省部级奖项；曾荣获中国医师奖、吴阶平泌尿外科医学奖、世界华人泌尿外科学会杰出贡献奖及中华医学会泌尿外科学分会微创学组金膀胱镜奖、恩德思医学科学技术奖（International Endoscopic Award）等。发表文章300余篇，其中SCI文章100余篇；主编著作7部，副主编3部，主译2部。获国家实用新型专利2项。

学术兼职：中国医师学会泌尿外科医师分会会长，中华医学会泌尿外科学分会常委，中华医学会北京泌尿外科学分会副主任委员，中国医师协会泌尿外科医师分会青年委员会主任委员，中国医师协会肿瘤专业委员会主任委员，全国泌尿外科医师定期考核编委会主任委员，中国泌尿生殖产业技术创新战略联盟理事长，中国研究型医院学会泌尿外科学专业委员会副主任委员，中国医疗保健国际交流促进会泌尿生殖医学专业委员会副主任委员委，中国医师协会住院医师规范化培训专家委员会泌尿外科专委会副主任委员，CUDA UTUC协作组组长，*Current Opinion of Urology* 中文版主编，《中华泌尿外科杂志》副主编，《中华腔镜泌尿外科杂志》电子版副主编，《现代泌尿外科杂志》副主编，*The Journal of Urology* 杂志国际编委。

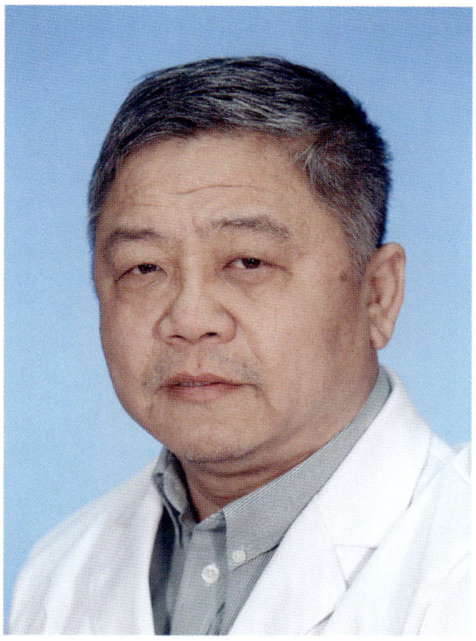

金杰，主任医师，教授，博士生导师，北京大学泌尿外科研究所所长，北京大学第一医院泌尿外科副主任，培养博士研究生50余名；多次获得国家自然科学基金；以责任作者发表SCI论文40篇；主编《泌尿外科学》《男性生殖医学》(第2版)、《前列腺外科学》等3部专著及研究生教材《泌尿外科学》(第3版)。

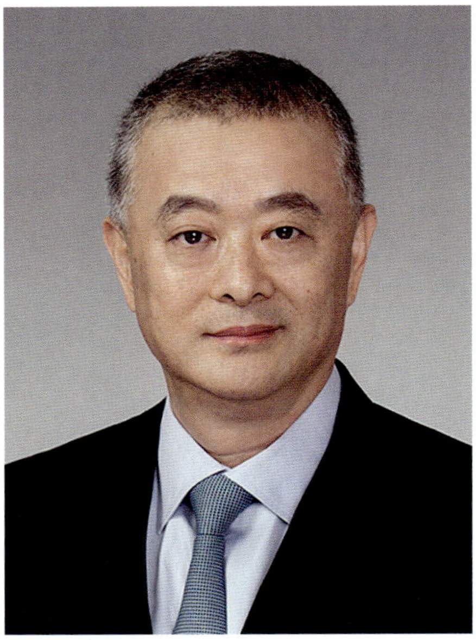

孙颖浩，教授，博士生导师，中国工程院院士。海军军医大学校长和全军前列腺疾病研究所所长。擅长泌尿系肿瘤（尤其是前列腺癌）和结石的临床诊治和基础研究，以及微创泌尿外科技术的应用与研发。以第一完成人获国家科技进步奖一等奖 1 项、二等奖 2 项及省部级科技成果奖 9 项。主持国家重点基础研究发展计划（973 计划）、国家杰出青年科学基金等科研项目 28 项；获国家发明和实用新型专利 51 项。以第一或通讯作者在 *Nature Genetics*, *Molecular Cell* 等 SCI 收录期刊上发表论文 174 篇。主编出版 *The Training Courses of Urological Laparoscopy*《机器人泌尿外科手术学》《中国腔道泌尿外科手术视频图谱》等 20 部专著。曾获国际泌尿外科学会“卓越成就奖”、国际抗癌联盟“Alexander Savchuk 肿瘤研究奖”、吴阶平医药创新奖、何梁何利基金会医学药学奖等多项荣誉。

学术兼职：亚洲泌尿外科学会前任主席、中国医师协会副会长，中华医学会常务理事，中华医学会泌尿外科学分会主任委员，中国医师协会泌尿外科医师分会候任会长，中国医师协会医学机器人医师分会候任会长，全军泌尿外科学会主任委员，上海市医学会副会长，上海市科学技术协会副主席等。担任《中华泌尿外科杂志》主编，创办 *Asian Journal of Urology* 杂志。

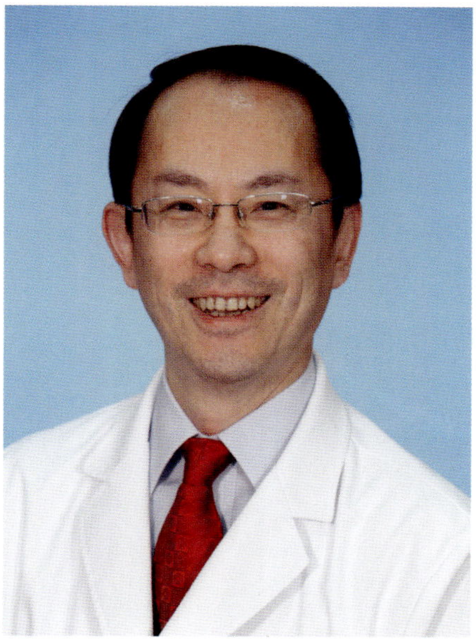

何志嵩，主任医师，教授，博士生导师，北京大学第一医院泌尿外科主任。

学术兼职：中国医师协会泌尿外科分会副秘书长，中华医学会泌尿外科分会肿瘤学组委员，中国抗癌协会泌尿外科专业委员会委员，北京医学会泌尿外科分会委员，中国医师协会内镜医师分会内镜与微创专业委员会常务理事，郭应禄泌尿外科发展基金会理事长，中国老年保健协会抗衰老专业委员会委员；《中华外科杂志》编委，《现代泌尿外科杂志》编委，《中华医学杂志》特邀审稿专家，《中华临床医师杂志》特邀审稿专家。

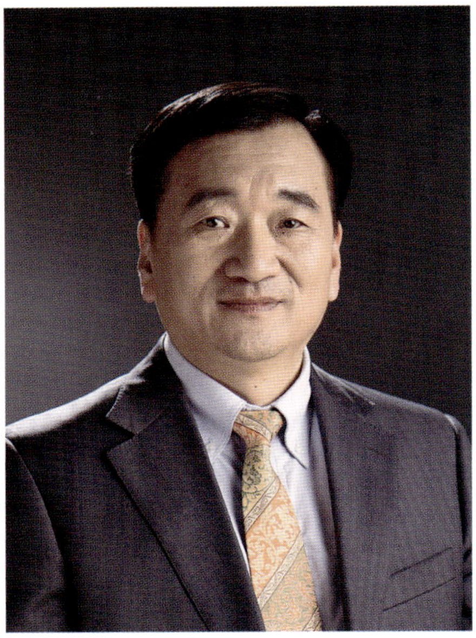

杨勇，主任医师，教授，博士生导师，北京大学肿瘤医院泌尿外科主任，专业主攻泌尿系肿瘤及膀胱尿道功能障碍。

学术兼职：中国医师协会泌尿外科分会副会长，中国抗癌协会泌尿外科分会委员，北京抗癌协会泌尿外科分会常委，北京医学会泌尿外科分会常委。第一作者 SCI 文章 12 篇，主编著作 7 部。

编 委 名 单

（按姓氏汉语拼音排序）

蔡　林　北京大学第一医院
崔　亮　民航总医院
邓建华　北京协和医院
龚　侃　北京大学第一医院
郭应禄　北京大学第一医院
郝　瀚　北京大学第一医院
何　群　北京大学第一医院
何志嵩　北京大学第一医院
贺大林　西安交通大学第一附属医院
黄　健　中山大学孙逸仙纪念医院
纪志刚　北京协和医院
金　杰　北京大学第一医院
金讯波　山东省立医院
孔垂泽　中国医科大学附属第一医院
李汉忠　北京协和医院
李明磊　首都医科大学附属北京儿童医院
李若瑜　北京大学第一医院
李　昕　北京大学第一医院
李学松　北京大学第一医院
李　铮　上海市第一人民医院
梁丽莉　北京大学第一医院
廖利民　北京博爱医院
林桂亭　北京大学第一医院
林　健　北京大学第一医院
刘　明　北京医院
陆　叶　北京大学第一医院
马潞林　北京大学第三医院
潘铁军　中国人民解放军中部战区总医院
彭　靖　北京大学第一医院
齐　琳　中南大学湘雅医院
谌　诚　北京大学第一医院
史本康　山东大学齐鲁医院
宋　刚　北京大学第一医院
宋宏程　首都医科大学附属北京儿童医院
宋卫东　北京大学第一医院
孙　宁　首都医科大学附属北京儿童医院
孙颖浩　上海长海医院
唐东起　山东大学第二医院
田　野　首都医科大学附属北京友谊医院
王东文　山西医科大学第一医院
王　刚　北京大学第一医院
王建业　北京医院
王　翔　上海市第一人民医院
王晓峰　北京大学人民医院
王　宇　北京大学第一医院
魏　强　四川大学华西医院
吴士良　北京大学第一医院
席志军　北京大学第一医院
夏术阶　上海市第一人民医院
肖云翔　北京大学第一医院
辛钟成　北京大学第一医院
邢念增　中国医学科学院肿瘤医院
熊　晖　山东省立医院
徐　涛　北京大学人民医院

徐　勇　天津医科大学第二医院
许传亮　上海长海医院
许克新　北京大学人民医院
杨　洋　首都医科大学附属北京儿童医院
杨　勇　北京大学肿瘤医院
叶定伟　复旦大学附属肿瘤医院
虞　巍　北京大学第一医院
袁亦铭　北京大学第一医院
张崔建　北京大学第一医院
张火俊　上海长海医院
张　骞　北京大学第一医院
张　凯　北京大学第一医院
张潍平　首都医科大学附属北京儿童医院
张　伟　北京医院
张晓春　北京大学第一医院
张　旭　中国人民解放军总医院
张学斌　北京协和医院
张　勇　首都医科大学附属北京天坛医院
张　争　北京大学第一医院
张志超　北京大学第一医院
张卓莉　北京大学第一医院
周利群　北京大学第一医院
邹英华　北京大学第一医院
左　力　北京大学人民医院

医学绘图　马新颖　张志明

参编人员名单

（按姓氏汉语拼音排序）

鲍　慧　中国人民解放军中部战区总医院
毕　海　北京大学第三医院
曹德宏　四川大学华西医院
曹洋森　上海长海医院
董　捷　北京大学第一医院
范　宇　北京大学第一医院
方　冬　北京大学第一医院
傅　深　上海长海医院
郭　刚　中国人民解放军总医院
韩文文　首都医科大学附属北京儿童医院
蒋　渊　中国人民解放军中部战区总医院
居小萍　上海长海医院
李功成　中国人民解放军中部战区总医院
李辉喜　北京大学第一医院
李建兴　北京清华长庚医院
李振华　中国医科大学附属第一医院
梁海燕　首都医科大学附属北京儿童医院
廖邦华　四川大学华西医院
林德富　首都医科大学附属北京儿童医院
刘　超　首都医科大学附属北京儿童医院
刘春雨　天津医科大学第二医院
刘俊涛　北京大学人民医院
刘　可　北京大学第三医院
刘　伟　北京大学第一医院
刘小梅　首都医科大学附属北京儿童医院
柳良仁　四川大学华西医院
孟　晋　上海长海医院
孟一森　北京大学第一医院
米　悦　北京大学第一医院
钱　萍　华中科技大学同济医学院附属协和医院
屈彦超　首都医科大学附属北京儿童医院
沈钰新　上海长海医院
苏　涛　北京大学第一医院
唐　琦　北京大学第一医院
唐　渊　北京大学第一医院
田　军　首都医科大学附属北京儿童医院
王冠男　首都医科大学附属北京儿童医院
王建龙　北京医院
王　杰　北京大学第一医院
王　敏　中国人民解放军中部战区总医院
王文杰　首都医科大学附属北京儿童医院
王晓雁　首都医科大学附属北京天坛医院
王　鑫　北京医院
王　萱　北京医院
魏　东　北京医院
吴煮镗　北京医院
熊耕砚　北京大学第一医院
杨昆霖　北京大学第一医院
杨　洋　北京大学第一医院
张　雷　北京大学第一医院
张晓威　北京大学人民医院
张亚群　北京医院
张喆楠　北京大学第一医院
张中元　北京大学第一医院
赵亮宇　上海市第一人民医院

序

适逢中华人民共和国 70 周年大庆之际，国家出版基金资助项目《泌尿外科学》终于要与读者见面了。本书集结了全国老中青几代专家，经过四年多的精心编写而成。衷心感谢所有为此做出贡献的编写者！

这部泌尿外科学专著，既囊括了泌尿外科的知识体系及进展，也体现了我国泌尿外科从无到有、从小到大、从弱到强的发展历程，以及在几代人的团结努力下所取得的成就，尤其是 21 世纪以来，泌尿外科的新进展、新观念、新技术。本书的读者对象包括从事泌尿外科专业的医生、研究人员，以及住院医师、研究生和正在接受泌尿外科专科培训的医师们。

我国泌尿外科事业从新中国成立之初百废待兴的艰苦环境下起步，在改革开放后进入快速发展时期。近年来，虽然在大城市、大医院，部分泌尿外科已经达到了国际先进水平，但我国幅员辽阔，经济发展不平衡，部分边远地区还缺医少药，更谈不上国际水平。中国泌尿外科的发展依然需要我们传播新知识，培训新一代，以补齐短板；并开展原始创新，特别是颠覆式的创新，以实现科教兴国、健康中国的国家战略。

在过去二十年，我们用“走出去、请进来”的方式培养了一批批全国的泌尿外科学科带头人，使我国的泌尿外科实现了跨越式发展。现在，结合我国国情，当务之急是开展泌尿外科专科医师培训，使全国的泌尿外科医师在从事本专业之初能够具备基本相同的专业技术和学术水平，从而促进我国的泌尿外科事业更快、更均衡地发展，更好、更快地实现使我国的泌尿外科亚洲领先，世界一流的目标。

习近平提出了“实现中华民族伟大复兴是近代以来中华民族最伟大的梦想”，并指出“没有全民健康就没有全面小康”。保证 14 亿人的身体健康，是我们医务工作者的首要任务；而帮助两亿五千万老年人愉快健康地度过晚年，治愈泌尿外科相关疾病如肿瘤、结石及良性前列腺增生等，则是我们泌尿外科医生义不容辞的责任。让我们携起手来共同努力，继续推动我国泌尿外科事业蓬勃发展！

郭应禄

2019 年 5 月

前　言

《泌尿外科学》——这部“十二五”国家重点图书，是国家出版基金资助的“泌尿外科学跨媒体出版工程”项目中的扛鼎之作，是由郭应禄院士、孙颖浩院士和周利群教授带领的北京大学泌尿外科研究所牵头，集全国泌尿外科精英共同编写的上、中、下三卷本配以6000余分钟手术视频的大型学术融媒体专著。全书历经四年多的编写，现在即将付梓面世。回首编写过程，酸甜苦辣，感慨良多。

本书不仅是泌尿外科医师及相关领域专家工作中的参考书，更是泌尿外科住院医师规范化培训、专科医师规范化培训的教科书。本书章节结构划分方式以泌尿系统器官为主，共分十三篇七十章，没有采用国内外同类专著常用的划分方式，力图在形式上更有利于读者阅读。本书除了介绍泌尿生殖系统常见及罕见疾病外，涵盖了当今泌尿外科领域的新概念、新技术和新方法，包括医学机器人技术等。

本书通过使用二维码、增强现实（augmented reality，AR）等技术将大量精彩的手术视频及三维互动立体解剖图与图书文字内容有机地结合起来，读者在阅读文字的同时，可以观看国内泌尿外科顶尖专家的手术视频及三维解剖图，使其能更为立体直观地了解相关检查及手术操作。

完成这部融媒体巨著实属不易，大家的辛勤付出成就了这部专著的出版。在此要衷心感谢已是耄耋之年的郭应禄院士——我们尊敬的恩师，严谨的学术大家，他亲自撰写了“泌尿外科学的范畴”“前列腺柱状水囊扩裂术”“微能量医学”等章节，并亲自参加本书编写启动、定稿及审稿等各种重要会议，指导图书创作，事必躬亲，为我们树立了最好的榜样，使我们这些学生、后辈不敢懈怠，使本书得以顺利完成；衷心感谢孙颖浩院士对本书的大力支持、关怀与厚爱，他亲自撰写“前列腺的解剖及生理”“前列腺癌”等章节；衷心感谢金杰教授、何志嵩教授及杨勇教授对本书的支持与辛苦付出；衷心感谢参与本书创作与审校的北京大学泌尿外科研究所的同事们；衷心感谢参与本书编写的全国泌尿外科同道们；衷心感谢北京大学医学出版社白玲总编辑及编辑团队；衷心感谢国家出版基金对本出版项目的支持与帮助。

上百名的编写者，历时四年多的创作、编撰，打造了这部融媒体巨著。但当今学术的发展一日千里，很多新知识、新概念在不断发展、更新，本书内容或有不妥之处，敬请读者批评斧正。

周利群

2019年6月

目　录

上　卷

第一篇　总论

第二篇　肾上腺

第三篇 肾

中 卷

第四篇 输尿管

第五篇 膀胱

第六篇 前列腺

下 卷

第七篇 精囊

第八篇 尿道

第九篇　阴茎

第十篇 阴囊及输精管

第十一篇 学科进展

第十二篇 泌尿生殖系结核、儿童性别异常及性传播疾病

第十三篇 男性生殖医学

第七篇

精　囊

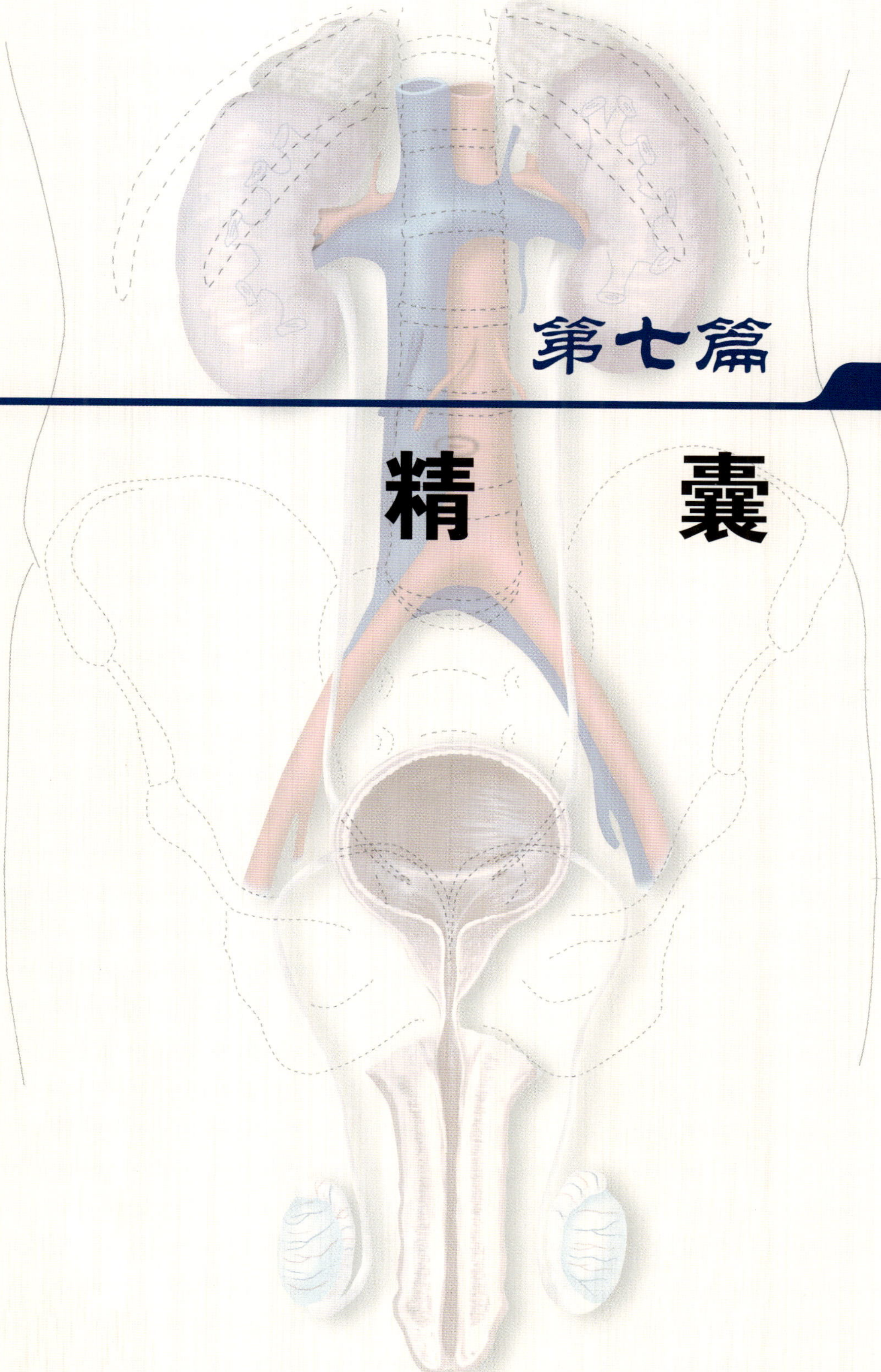

第四十章

精囊解剖和生理

第一节 精 囊 解 剖

一、大体解剖学

（一）精囊的形态

精囊是一对左右基本对称，呈倒“八”字排列的长椭圆形囊管状器官，其形态和位置多随直肠和膀胱的充盈程度、禁欲时间而改变，不同人群的精囊大小和形态也不尽相同。一般认为精囊为一对长椭圆形囊状器官，上宽下窄，前后稍扁。主要由迂曲的主管组成，因而表面不平，形如弯曲、曲张的静脉结节。精囊侧面外凸弯曲，贴近膀胱壁的部分较邻近直肠侧光滑，精囊和输精管一起由一层共同的疏松结缔组织覆盖（图 40-1-1）。一般上端游离，较膨大，称为精囊底（fundus vesiculae seminalis）。下端细直延续为排泄管（ductus excretorius），长约 2 cm，与输精管末端汇合成射精管（ejaculation duct）。中部为精囊体（corpus vesiculae seminalis）。（邢俊平等，1999；Reddy & Verma, 2014）。

从排泄管和输精管汇合点到精囊底顶端，测量精囊的总长度，在不同个体有很大的差异，成年人为 3～7 cm，平均（3.0±0.8）cm。其最大宽径也有较大差异，成人为 1～2 cm，平均（1.5±0.4）cm，输精管壶腹部测量直径为（0.4±0.1）cm。MRI 测量下，精囊壁厚约 1 mm，但是目前尚缺乏其他测量方法关于精囊壁厚度的报道。在多数个体，精囊长度是宽度的 3 倍。放射造影测量精囊长度为 2.5～4 cm，宽度为 1.5～3 cm。若除去周围的结缔组织可将精囊拉直，长达 10～15 cm。有研究显示中国人精囊长度为（3.75±0.43）cm，宽度为（1.49±0.16）cm，厚度为（1.45±0.26）cm。精囊的容积为（13.7±3.7）ml，但其大小因人而异，即使同一个人其左右精囊也多不相同，一般右侧精囊较左侧稍大（Gofrit et al., 2009）。

精囊在矢状断面上布满许多不规则的小腔

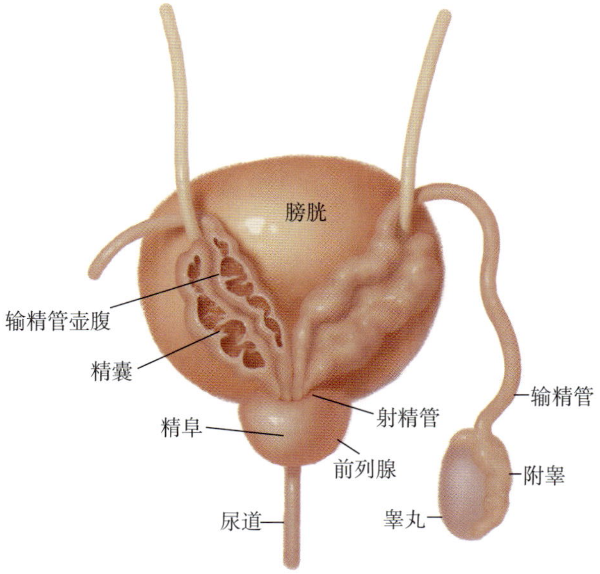

图 40-1-1 正常精囊和输精管解剖图

隙，于新鲜标本尚可见有淡黄色胶性蛋白液，这是由迂曲的小管所造成。精囊的主管为单个或成对，其远端部分弯曲向后像一个小钩，主管长 110～150 mm，最大直径为 5～7 mm。精囊的主管一般有 6～7 个侧管，在其近端和中部更常见，侧管大小、长度不一，有时呈分支状或成网状（图 40-1-2）。

精囊的大体解剖分型：按照精囊腺的解剖特征可以分为 6 种亚型：Ⅰ型，上端宽大，下端细小；Ⅱ型，上端细小，下端宽大；Ⅲ型整个腺体细长，无明显膨大；Ⅳ型，左侧和右侧精囊大小不对称；Ⅴ型，精囊腺体短而细小；Ⅵ型，精囊腺体有明显分叶（吴宏飞，2008）。

（二）精囊的位置和毗邻关系

精囊位于膀胱三角区背侧、前列腺底的后上方，接近并几乎与同侧输精管壶腹平行。前面接近膀胱底，后面朝向直肠，其间隔以直肠膀胱筋膜。外侧有前列腺静脉丛。精囊底伸向外上方，与输尿管下端接近，排泄管向内下方，与输精管壶腹末端合成射精管，该管穿入前列腺实质，开口于尿道前列腺部的精阜。输尿管在精囊的内侧进入膀胱。当精囊形成射精管时，其被覆的平滑肌与前列腺包膜相融合。Denonvilliers 筋膜（膀胱直肠陷窝）将上述结构与直肠分开。通常，这些结构在生理状态下通过直肠指诊无法触及（夏术阶等，2016）。

关于输精管与排泄管的汇合点（confluence），一般认为有三种类型：Ⅰ型为两管呈 Y 形汇合成射精管；Ⅱ型为输精管和射精管形成一直线，排泄管开口于其侧面；Ⅲ型为排泄管和射精管形成一直线而输精管开口于其侧面。

精囊的形态和位置多随直肠和膀胱的充盈程度而改变，精囊被腹膜遮盖的面积也随其大小和充盈程度不同。一般精囊底及其后面上部盖有腹膜。

（三）精囊的血管、淋巴管及神经

精囊的血供来源于输精管动脉、膀胱下动脉、直肠下（中）动脉的分支，这些分支在精囊相互间有吻合。精囊动脉发自膀胱下动脉，及其分支前列腺动脉，以上血管主要是经前列腺后面和两侧进入前列腺，血管与精囊、输精管壶腹和输尿管末端关系密切。精囊动脉管径大约 1 mm，走行于盆侧筋膜内，位于两侧前列腺神经丛的外侧，穿过神经丛后，左侧为 4、5 点，右侧为 7、8 点方向，由后外上向前内

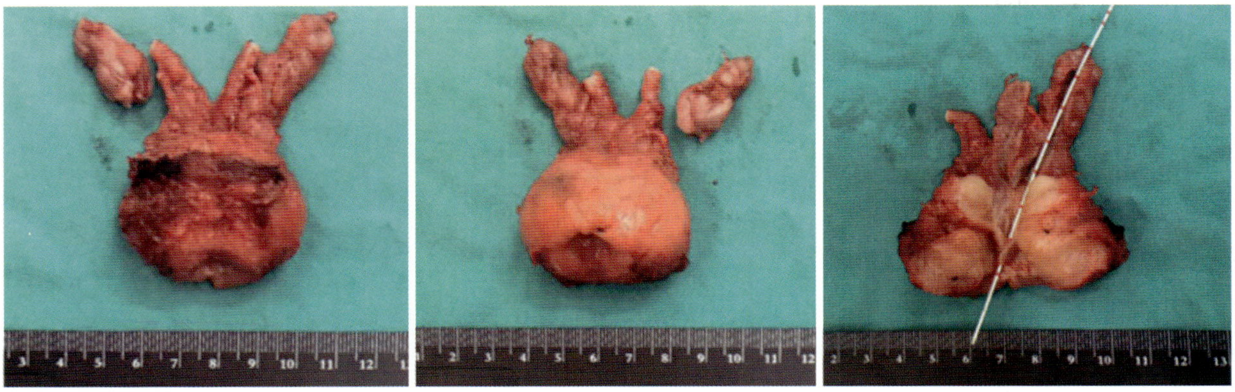

图 40-1-2 前列腺、精囊和输精管大体解剖图
标本来自于一老年前列腺癌患者，图片由上海市第一人民医院泌尿外科提供。

下分布至精囊、输精管壶腹和输精管。精囊动脉发自膀胱下动脉后分为 4 型：1 支主干直接至精囊的为 55%；1 支主干至精囊与输精管壶腹之间的为 15%，分 2 支主干的为 25%，其中 1 支至精囊，另 1 支至精囊与输精管壶腹之间，其他占 5%。自精囊动脉穿过前列腺神经丛后至精囊后外方的最近距离为（1.08±0.09）cm（张修平等，2015）。

精囊的静脉构成精囊静脉丛，汇入膀胱静脉丛，然后经膀胱静脉注入髂内静脉。

精囊的淋巴管很丰富，有浅、深两层毛细淋巴管网。由毛细淋巴管网发出的淋巴管亦可与膀胱底的淋巴管汇合。精囊的淋巴管汇成数条集合淋巴管，沿膀胱下动脉及输精管动脉走行，注入髂内淋巴结和髂外淋巴结。

盆丛位于直肠、精囊和前列腺及膀胱后部的两侧，整个丛为网络丛，网上分布有神经节。其纤维随髂内血管分叉向内侧、精囊腺的后外侧走行，细小的髂交感干分支参与盆丛精囊的神经来自输精管神经丛的分支，并构成精囊神经丛。精囊神经丛的内侧面与直肠筋膜前外侧的近端相邻，沿精囊的外侧到达膀胱前列腺的移行处，其形状与精囊外侧的轮廓相符，精囊神经丛中点与精囊尖位置最为接近，两者之间存在一解剖平面，沿此平面易将两者分离（张修平等，2015；卢洪凯等，2005）。精囊神经丛一部分随神经血管束从两侧分布至精囊，距前列腺后正中沟的最近距离为（2.85±0.18）cm；另有两侧前列腺神经丛相交行于 Denonvilliers 筋膜中，解剖观察多为 3～6 条较为粗大的神经纤维，位于精囊和直肠之间，并向前发出少量细小神经丛分支至精囊的后方，距前列腺后正中沟的最近距离分别为（0.81±0.06）cm（张修平等，2015）。

另外，精囊神经丛与精囊动脉也存在一定的解剖关系。盆丛的分支向前交织成网状形成前列腺神经丛，向内侧分布至精囊的为精囊神经丛，精囊动脉自膀胱下动脉发出，起初与精囊神经丛并无交叉，尔后穿过两侧前列腺神经丛，与精囊神经丛的神经形成较多细小的血管神经束分布至精囊。自精囊动脉穿过两侧前列腺神经丛后至精囊后外方的最近距离为（1.08±0.09）cm（张修平等，2015）。

二、精囊的影像学表现

（一）B 超表现

正常精囊腺纵断面呈“蚕虫”样或梭形，囊壁清晰，包膜光滑，内部为均匀低回声区，可见多房状改变，内均无钙化斑形成，同时未见射精管扩张等声像改变，双侧精囊腺间可见一清晰、锐利高回声带分隔。

经腹部超声和经直肠超声下，精囊的形态不尽相同：

（1）经腹部检查：前列腺纵断面观察时，超声探头置于耻骨联合上方前正中线，以 30°～60° 方向向前列腺两侧扇形移动探头，在前列腺底部的外上方见低回声区，呈带状或羊角状，边界清晰，形状规则，内部回声均匀（图 40-1-3）。双侧精囊大小参考值：长

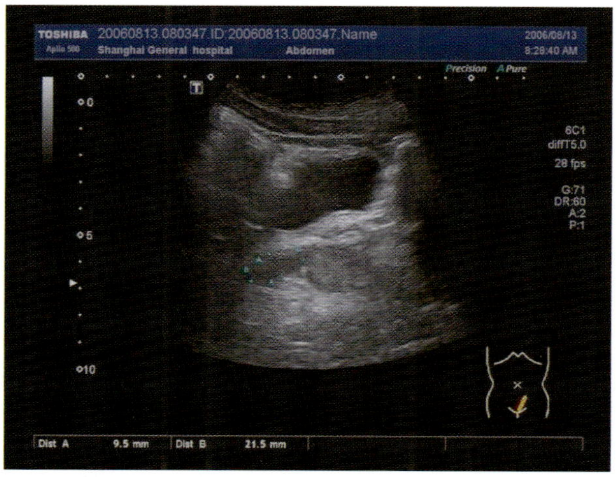

图 40-1-3　经腹部检查下精囊 B 超表现

20～40 mm，宽 7～10 mm。

（2）经直肠检查：前列腺横断面观察时，超声探头从患者足侧向头侧移动，当前列腺图像消失后，于前列腺底部两侧、膀胱后外侧见输精管壶腹段低回声，然后探头向左外侧或右外侧移动探头并适度旋转，见低回声，或囊实性回声，边界清晰，形态规则，呈袋状，内部回声均匀或不均匀，部分可见囊壁回声（图 40-1-4）。

（3）彩色多普勒超声：精囊表面和内部可见较丰富的血流信号，呈小动脉频谱和静脉频谱：PS 3.4～15.2 cm/s，ED1.1～4.0 cm/s，RI 0.6～0.73，V 1～5 cm/s（图 40-1-5）。

（二）MRI 表现

MRI 影像可见正常精囊为长椭圆形囊状，实质内为卷曲的管道分隔状结构，精囊液在 T1 加权图像（T1-weighted image，T1WI）上呈均质低信号，在 T2 加权图像（T2-weighted image，T2WI）上呈高信号（图 40-1-6A）。双侧输精管的腹内部分在 T1WI、T2WI 可见呈低信号强度的管状结构，多数个体可以追溯输精管自腹股沟管内环口至射精管水平。输

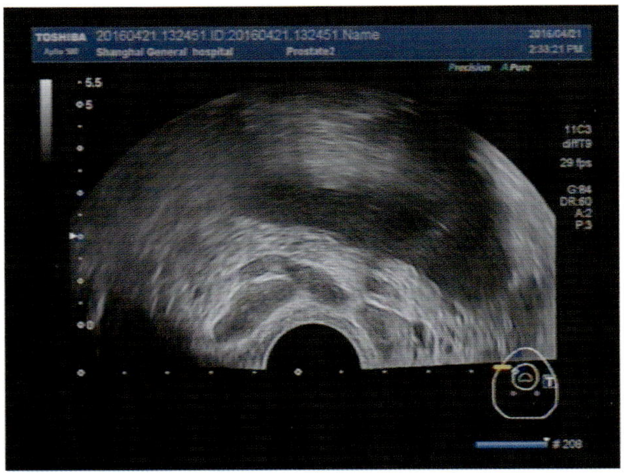

图 40-1-4　经直肠检查下精囊 B 超表现

精管壶腹部管腔内的少量液体在 T2WI 上和精囊内信号类似（图 40-1-6B）。MRI 影像上测量精囊长度：左侧（39.4±6.6）mm，右侧（41.3±7.6 mm；宽度：左侧（17.1±3.4 mm，右侧（16.4±2.9）mm（王明松等，2015）。

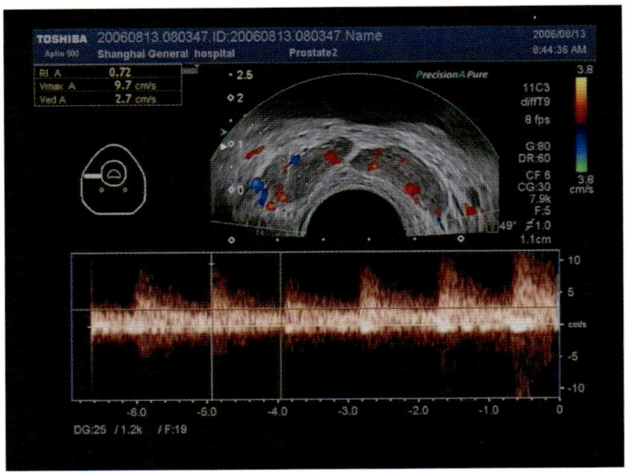

图 40-1-5　彩色多普勒超声下精囊血流信号图

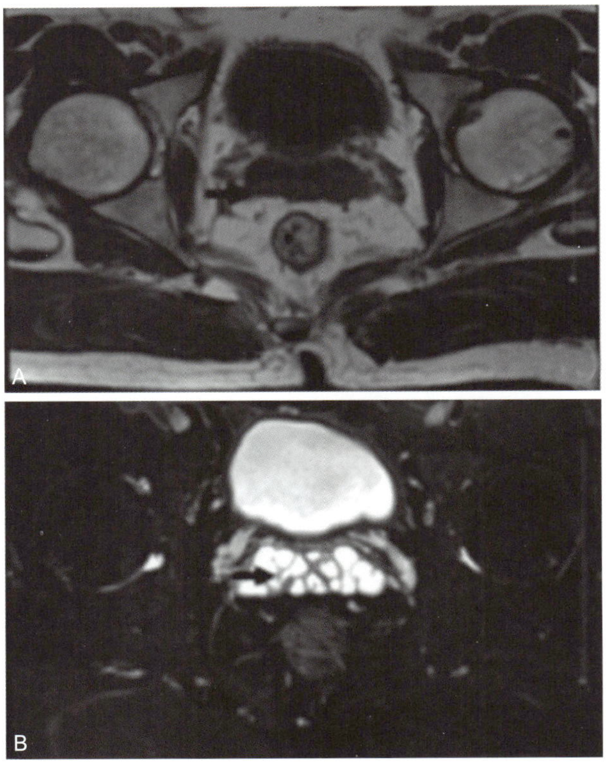

图 40-1-6　正常精囊 MRI 表现

(三)精道造影下精囊表现

精囊造影的正常形态表现为精囊呈边缘光滑而不规则的树叶形，其中可见由精囊管盘曲而成的蜿蜒曲折的条形暗影，位于壶腹部之外下方，大多数两者之间有一间隙存在，少数两者影像部分重叠(图 40-1-7)。精囊的形态大致可分为三种：①以多个圆形暗影为主的葡萄形；②弯曲较少而单调的弯管形；③弯曲较多，相互重叠的盘管形。精囊管径除排泄管较细外，其余部分基本一致，最大宽度为 4～5 mm，精囊影像沿其纵轴右侧长(5.0±0.6)cm，左侧长(4.6±0.8)cm。两侧大小与位置基本对称(Jones et al., 1997)。

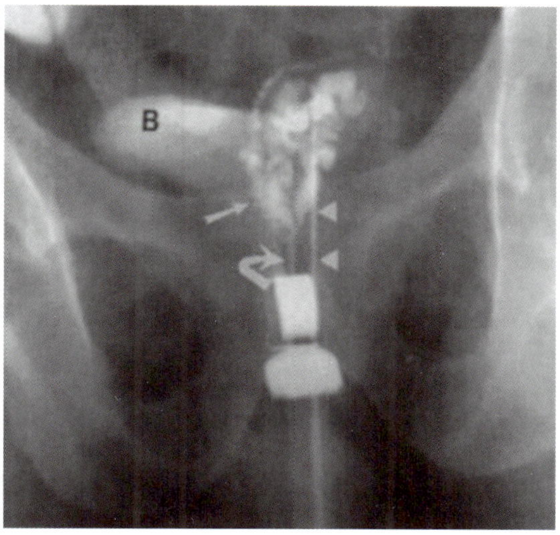

图 40-1-7 精道造影

第二节 精囊的组织胚胎学

一、精囊组织学

成人的精囊腺为盘曲的腺囊或腺管，长约 6 cm，宽约 2 cm，仅在壶腹下方与输精管相通。每个腺都很弯曲，并有许多不规则的陷窝。各个弯曲部相连接处由结缔组织连接在一起。如要剖开精囊看其全貌，必须将这层结缔组织切开。每侧的精囊腺是由一条长约 15 cm 的管盘曲所成，如将完整的腺做一横断面，就会同时在精囊腺全长的几点上将其切断，故可同时见到几个横断的腺管，每个切面都像是一个单独的腺管。管的近端变细汇入输精管形成射精管(邢俊平等，1999)。

精囊管壁从内向外由黏膜(上皮和固有层)、肌层和外膜构成(图 40-2-1)。精囊腺的黏膜伸出一系列特殊的皱褶，皱襞表面覆盖有上皮，中央以固有膜为支架，皱襞常连接吻合，使管腔状如众多憩室，断面如蜂窝，使精囊上皮的表面积大大增加，有利于腺体的分泌与储存。上皮为假复层柱状，表层细胞呈柱形或立方形。胞质内含有分泌颗粒和黄脂色素，并含有丰富的粗面内质网、线粒体、少量溶酶体和糖原。上皮细胞能合成前列腺素，其分泌物为弱碱性的黄色黏稠液体，含丰富的果糖，是构成精液的主要成分之一，具有营养和稀释精子的作用。精囊腺的肌层较薄，主要由环形平滑肌和少量纵行肌组成，外膜为疏松结缔组织。上皮的形态因个体的年龄和激素的状态呈现明显的差异。黏膜中没有真正的腺泡，只有在皱褶间有小凹陷或小腔，这些腔隙和陷窝都通入中央的大腔，但在切面上又都是彼此分隔的。黏膜皱褶扩大了分泌面积并有利于分泌物的存储和腺管的扩张。

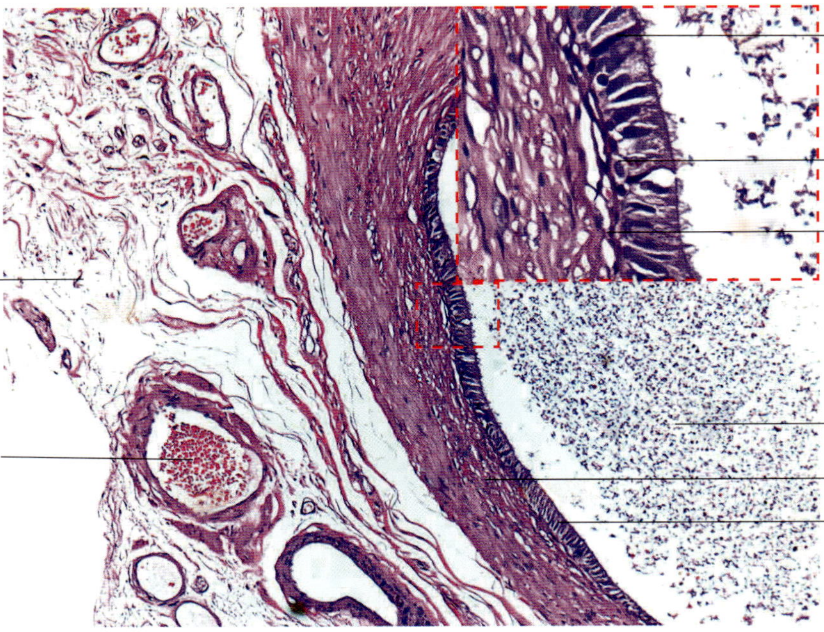

图 40-2-1　精囊组织学检查（图片由上海市第一人民医院病理科提供）

人类精囊黏膜上皮为单层柱状或假复层柱状上皮，一般由主细胞和基细胞组成。主细胞占黏膜层的大多数，其游离面发出许多短小的微绒毛，其细胞核为长形或长梭形，方向与主细胞长轴一致，随着年龄增长，细胞核逐渐变得不规则。柱状上皮表层主细胞具有许多颗粒和成团的黄脂褐素。脂褐素于青春期开始出现。在精囊腺的平滑肌细胞和结缔组织也见类似的色素。表层主细胞还具有分泌蛋白的超微结构特点，其胞质含有均匀分布的微细脂类颗粒和粗大的糖原颗粒，具有丰富的线粒体、粗面内质网、高尔基体，其核含 1 个或更多的核仁。线粒体位于下核区，核上区含致密小体和许多小泡。致密小体类似溶酶体结构，细胞顶端含大量的分泌颗粒。基底细胞胞质几乎不含细胞器，仅含少量发育良好的高尔基体和粗面内质网，除脂肪滴外，不含核仁（吴宏飞，2008）。

固有膜是黏膜的第二种组成成分，含较致密的结缔组织，弹力纤维特别丰富，普遍存在的固有膜伸入皱褶中，作为皱褶的支持组织。肌层中含有两层平滑肌、神经纤维丛和小的交感神经节。内层由交织的环形和斜形平滑肌束组成，外层含纵行的平滑肌。射精时聚集在腺体内的精囊腺分泌物借助平滑肌收缩而排出。精囊的平滑肌发育和功能类似于上皮，均为雄激素依赖（Riva, 1967）。

精囊的外膜很薄，主要由胶原纤维和弹力纤维组成，并含有血管。另外，精囊的分泌物为弱碱性黄色黏稠液体。在组织切片中，它在腔内呈现为凝结的网状深染物质。

二、精囊的胚胎发生和成熟发育

（一）精囊的胚胎发生

精囊和输精管壶腹的早期发育较人体其他大多数器官晚。胚胎发育第五周时，中肾管分化出输尿管芽。第六周时，输尿管芽与后肾胚基联合成为原始肾。至第七周时，输尿管自行分开长入膀胱，同时肾上升。在妊娠第 12 周，胚胎长 50 ~ 65 mm 时，中肾管远端形成的对称芽苞样球形膨隆最终发育形成精囊。在妊娠第 14 周时，精囊分化，形成壶腹和侧囊，中肾管演变为输精管；妊娠 4～5 个月时，精囊内部转变成沟槽样管道，大部分侧管形成；与之同时，尿生殖窦发育成前列腺及尿道球腺。至出生时，前列腺内部结构在结缔组织形成及平滑肌细胞分化的基础上成为具有主导管和 9～12 个憩室的腺体。

当融合的 Müller 管开始明显退化时，精囊及输精管壶腹的原始基开始明显可见。当胚胎长度大约为 125 mm 时，输精管壶腹和精囊的共同原基分为两个独立的始基。随后精囊即在背侧方向生长，经很短的距离后，屈向头侧，形成两部分，即近端的横向部分和远端的垂直部分。在精囊的顶端，有丝分裂细胞趋向浓缩、集中，可能表示真正的输精管芽生长（夏术阶等，2016）。

在胚胎长约 160 mm 时，精囊的远端部分一般弯曲成鱼钩状，同时开始发生最初分支管芽，且仅见于精囊的中部和远部。当主管长度增加时，分支管芽的数量在胚胎长 370 mm 时逐渐增加达到约 20 个，精囊的主管呈现或多或少的明显弯曲的螺旋状走向。

在胚胎长约 300 mm 时，精囊的主管加速生长，同时分支管芽的大小和数量也开始增长。这一现象的产生与胎儿睾丸雄激素产生增加有关，能产生睾丸雄激素的 Leydig 细胞在胚胎大约 200 mm 时已经达到最高发育程度，然后发生萎缩（吴宏飞，2008；Thomson & Marker, 2006）。目前已知的其他一些促进精囊发生的因素见表 40-2-1。

（二）个体生长发育和精囊的变化

青春期前精囊发育缓慢，而在青春期精囊生长很快。在儿童期精囊上皮由基细胞和产生黏液的腺细胞构成。青春期腺体重量增加，内部发生分隔。上皮的高度降低并增宽，开始出现分泌功能，上皮细胞内可见脂褐素颗粒，表明上皮细胞已开始吞噬精子。从这一年龄开始，精囊形态和功能逐渐发生复杂的波动性改变。青春期前的精囊大小与重量变化见表 40-2-2。

精囊的脉管系统由主管和许多侧管组成，在青春期后主管长度和宽度增加，宽度增加在时间上与整个精囊直径扩大一致，而长度则在其后才达到最大。长度在 21～60 岁之间最长，一般有 4～5 个弯曲，而后随年龄又逐渐减小，但速度很慢。精囊侧管的数量在年龄变化中保持不变，在青春期后没有新的侧管组成。但

表 40-2-1 目前已知的促进精囊发生的因子

蛋白 / 细胞因子	证据来源		参考文献
	体外实验	遗传学实验	
AR	是	是	Takeda et al. (1986), Lubahn et al. (1989), Charest et al. (1991)
FGF7	是	否	Alarid et al. (1994), Sugimura et al. (1996)
FGF10	是	是	Thomson and Cunha (1999), Donjacour et al.(2003)
HOXA10	否	是	Podlasek et al. (1999)
HOXA13	否	是	Podlasek et al. (1999)
HOXD13	否	是	Podlasek et al. (1997), Economides and Capecchi(2003)
SRD5A2	否	是	Andersson et al. (1991), Mahendroo et al. (2001)
催乳素	是	否	Firdolas et al.(2013)

表 40-2-2 青春期之前精囊的生长情况（Aumuller & Riva, 1992）

年龄	重量（g）	长度（mm）	直径（mm）
新生儿	0.05	10	3.3
1 岁	0.08	15	4
1～5 岁	0.09	17	4
8～10 岁	0.1	20	4
12 岁	0.12	25	4.2
14 岁	0.15	22	4
15 岁	1.5	61	6.6

是 Gosima 等证实侧管数量为 0～13 之间，在 41～48 岁时最多，且发现当主管较长时侧管数目更多。

由于侧管的数量和大小不同，精囊表面和体积也不同。精囊的尸体研究发现在 15～20 岁时，精囊容量大约为 1.75 ml，在 21～60 岁时长约 5 ml，而 60 岁以后容量减少至平均为 2.25 ml，精囊腔一般从青春期至 45～50 岁之间最大。

新生儿精囊黏膜为细小的网状结构，黏膜皱襞为蜂窝状。在青春期时，这种网状结构变得明显，大约在 30～40 岁时黏膜皱襞减少，在老年时则完全消失。这时黏膜表面光滑，囊腔成为真正的囊性。通过对精囊和壶腹的组织切片观察发现，黏膜绒毛的形态存在明显的个体差异，且从同一精囊不同部分切片也显示黏膜形态的差异性（吴健农等，1989）。黏膜皱褶形态分为三种类型：Ⅰ型：黏膜有锯齿样皱褶，像乳头状瘤；Ⅱ型：黏膜呈绒毛状；Ⅲ型：黏膜高度绒毛化，曲折的绒毛几乎充满了管腔。Ⅰ型见于少年儿童及个别老年人，Ⅱ型在青年人和老年人常见而少见于儿童，Ⅲ型见于青年男性，但少见于老年人。另外，精囊上皮的高度随着年龄的增大而减少，并且认为这些上皮的改变不是由于管腔内压升高，而是与年龄相关的正常生理变化。

在青春期前精囊壁相对管腔来说较厚，在青春期时管腔逐渐扩大，所以青春期后管壁厚度相对减少，但管壁真正变薄则是随年龄变老而发生和延续。

在青春期开始精囊腔非常狭小，而其壁很厚。在青春期，管腔系统增宽而导致管腔横切面与壁的厚度比例改变，同时黏膜表面大大增加。组织学检查显示众多的黏膜皱褶，在某些人甚至几乎完全填满管腔。有人认为这种皱褶是分离的蜂窝状腔的薄隔膜。在青春期前精囊切片蜂窝状腔隙的黏膜是不规则的，而在青春期这些腔隙大大扩大而导致黏膜表面积增加。在青春期后很短的时期内，精囊各个部分都有众多的蜂窝状腔隙。随着年龄增大，这些腔隙逐渐扩大。但是，45 岁后精囊发生退行性变，腺体细胞分泌减少，肌层萎缩，基底膜玻璃样化，结缔组织硬化，精囊体积缩小。

第三节 精囊生理学

一、精囊功能的神经内分泌调节

(一)神经支配

精囊的交感神经支配来自腰段脊髓($L_1 \sim L_4$)、肠系膜下神经丛及副交感神经($S_3 \sim S_4$)形成盆丛。其他接受骶交感神经干的分支后，分为直肠后、上部的输尿管 - 膀胱，及下面的膀胱 - 尿道 - 前列腺部分。典型的精囊神经束由节后交感神经和节前 / 节后副交感神经组成，这些神经束包括少数肾上腺素能和许多胆碱能核周体和神经纤维，另外，也可以在其中发现相当数量的小强荧光(SIF)细胞。精囊内的神经纤维可以根据其分布特点进一步分为三组：肌层组、血管周组以及上皮下组。人类精囊的结缔组织中含有神经纤维，并已确定有肽神经递质的存在。免疫组化实验发现在人类男性生殖道中存在神经肽 Y(nerve peptide Y，NPY)、血管活性肠肽(vasoactive intestinal peptide，VIP)以及亮氨酸脑啡肽(leu-enkephalin)免疫阳性神经纤维(Jen et al., 1997；Robert & Gagnon, 1996)，而 P 物质阳性的神经纤维数量是这些神经纤维的 2 倍。已发现精囊 NPY 在鼠生殖道中的功能意义已经阐明：即 NPY 抑制肾上腺素能神经去甲肾上腺素的释放。豚鼠精囊的免疫组化实验也证明：NPY 在同一神经元内与去甲肾上腺共同存在。动物研究表明，其精囊平滑肌神经分布主要为肾上腺素能和胆碱能神经。人类神经递质更加复杂，除了肾上腺素能、胆碱能神经分布外，也确定有肽神经递质。肾上腺素能神经主要分布于纵行肌层和环行肌层，很少分布于黏膜及黏膜下层。少数黏膜下层的单一的肾上腺素能神经末梢被证实只是与血管的舒张和收缩有关；而胆碱能神经主要分布于环行肌层和黏膜下层。神经肽 Y 是一个含 36 个氨基酸的胰多肽。精囊神经调控的递质至今不明，神经肽 Y 似乎是神经调节剂，而不是神经递质，因为其在体外可减少精囊对跨壁神经刺激的收缩反应。副交感神经兴奋可促进精囊中 NO 的产生，精囊是产生 NO 合成酶的场所，精囊中 NO 水平的增加可以引起精囊腺体中果糖分泌的增加。

(二)内分泌调节

精囊是雄激素的靶器官，精囊在发育成熟的过程中高度依赖雄激素的调控，内源性血睾酮水平上升刺激精囊分泌活动加强，精囊组织中富含 5α- 还原酶，可将睾酮转化为双氢睾酮。在切除睾丸后，这一器官的合成能力在数小时内即下降并且开始退化。在大鼠，切除睾丸后，精囊上皮的超微结构变化明显，有关蛋白质合成的细胞器(粗面内质网、高尔基体、分泌颗粒)大为减少。与此同时自噬泡堆集，溶酶体活性增强。注射双氢睾酮后，分泌过程可以恢复，并且发现其组织内双氢睾酮和 cAMP 的浓度明显增加(Ramli et al., 2016)。在豚鼠，注射抗雄激素制剂醋酸赛普龙(cyproterone acetate)后，精囊上皮的超微变化与阉割后的变化相似，但不均匀(el Etreby et al., 1987)。有些上皮细胞的超微结构正常，而另一些上皮细胞则变化明显：粗面内质网排列紊乱，核糖体脱落，糖原颗粒、溶酶体、致密体、脂滴堆集。在人类，抗雄激素治疗同样可以导致精囊退化。其测定果糖是否分泌，可鉴别精囊腺功能是否正常。在去势的肾上腺切除的动物，用一定水平的雌激素治疗导致精囊肿瘤增加，其可能是由于纤维肌肉基质增加所致。几项研究认为催乳素的刺激作用是催乳素受体直接作用以及雌激素以间接方式作用。另外，新近研究表明，精囊平滑肌细胞在介导雄激素主导的基质上皮信号交流中起到关键性作用，包括决定上皮细胞结构、功能和限制外源性雌激素的增生反应。

有学者认为，相比于雄激素对于精囊正常生理发育的营养作用，神经功能因子的重要性被低估。免疫组织化学、放射自显影和药理实验证明，血管活性肠肽（VIP）、神经肽Y（NPY）和降钙素基因相关肽（CGRP）对于精囊结构和功能的维持是必要的（Pinho et al., 1997）。这些神经肽可能参与调节精囊的分泌功能、平滑肌张力和血液循环。此外，神经肽可能与雄激素存在功能上的相互作用，一些雄激素受体依赖的基因表达在分泌神经肽的腺体上。所以神经肽对于精囊的意义将是今后一段时间内的研究方向（Pinho et al., 1997；Welsh et al., 2010）。

虽然对于阉割的实验动物，单独使用催乳素，对精囊并无作用。但如果同时使用催乳素与小剂量丙酸睾酮，则精囊的重量与精囊上皮的高度显著增加。这表明催乳素对雄激素有协同作用，因而也参与精囊生长的调节。长期注射催乳素抑制剂的大鼠，其精囊上皮细胞内细胞器退化，分泌颗粒变为髓鞘的结构、上皮变短、蛋白质合成降低，提示催乳素也是维持大鼠精囊功能的一种重要激素（Firdolas et al., 2013）。

其他影响精囊生长的内源性激素，包括胰岛素样生长因子（IGF）和金属蛋白酶（metalloproteinases）。胰岛素样生长因子是一种生长因子家族，包括参与调节精囊功能的IGF-1和IGF-2以及他们的两个受体IGFR-1和IGFR-2，在细胞分化、增殖调控和细胞凋亡上有着十分重要的作用。而金属蛋白酶则参与组织重塑相关的生理过程，如复制、胚胎发育、形态发生、产后器官发育和血管生成（Pozzo et al., 2016）。

另外，精囊中也含有LH/hCG受体，相关实验表明，注射人绒毛膜促性腺激素（hCG）也会对精囊的结构和功能参数有影响，包括精囊体积变大，光镜下上皮皱褶增多，细胞增大呈高柱状，细胞核体积变大，上皮细胞间和腺腔内出现许多中性粒细胞和淋巴样细胞，PSA反应性改变，酸性磷酸酶反应的阳性颗粒更粗大更密集。电镜下精囊上皮细胞增大，细胞间隙增宽，微绒毛略增多。细胞中粗面内质网密集分布，附有更多核糖体。高尔基体极度发达，常有多组位于核上。分泌颗粒密集成堆，体积巨大，颗粒内容物密度不等，有时相互融合，线粒体增大，数量变多，紧靠粗面内质网。但由于hCG可以引起间质细胞分泌雄激素增加，所以目前认为hCG主要还是通过雄激素间接影响精囊功能。

二、精囊的生理功能

（一）吸收功能

用抗前列腺分泌蛋白（酸性磷酸酶、前列腺特异性抗原、β-微球精蛋白）抗体对前列腺组织切片进行免疫组化染色显示除了前列腺上皮细胞反应外，射精管上皮细胞染色亦为阳性。由于射精管细胞也对精液凝胶蛋白（semenogelin）反应呈阳性，而对前列腺蛋白质的免疫反应为明显低密度，这可以解释为射精管上皮细胞对前列腺分泌物的吸收所致。

使用 ^{125}I 标记精囊分泌液注射到精囊腺腔，并且在体外将这一器官分别孵育 17 min 和 45 min 后用 EM- 自显影处理组织并做定量分析，发现在标记后 45 min，在血管内皮下可探测到放射性活性。在细胞内的放射性则最初见于多囊体，而此后见于高尔基体的区域。与精囊腺分泌蛋白一样，其他蛋白如辣根过氧化物酶也可以被精囊上皮吸收。

（二）吞噬精子作用

吞噬精子（spermatophagy）是指男性生殖系统内变性精子或未射出精子被细胞如管腔内巨噬细胞和上皮细胞内消化和降解。这一过程也发生于性交后女性生殖系统（卵泡细胞、输精管上皮及颗粒细胞）。在男性生殖系统中，吞噬精子作用发生于支持细胞、睾丸网及输精管结扎后的附睾内。吞噬精子大多由巨噬细胞执行，但首先受管腔上皮细胞的影响。被吞噬的精子首先拉长形成光滑尖部的颗粒细胞，消化开始于精子头部、后尾部区，并优先于尾的中部，由颗粒细胞质膜的扁平部分包围这些结构。微绒毛几乎不直接参与这一作用，而更常见的是，在上皮细胞顶部质膜内精子似乎呈纵向下陷或精子头被分离。所消化的精子片段与溶酶体融合，并且形成的核内体复合物由微丝和微管的鞘包围。被吞噬后，精子头部很快在细胞内退化。目前认为壶腹、精囊、射精管上皮内的脂褐素来源于降解精子或分泌残余，精囊内吞噬精子可能是生理性的，但是并不常见（Aumuller & Riva, 1992）。

（三）分泌功能

在新生的哺乳动物中，精囊上皮仅含有极少量的高尔基体和滑面内质网，分泌功能相对低下，随着个体进入青春期，分泌体开始出现，上述细胞器开始发育并活跃起来，分泌泡和溶酶体随之成熟，精囊上皮的成熟速度受到雄激素的调节（Mata, 1995）。分泌功能是精囊生理功能的一个重要组成部分，精囊分泌液在精液的总容积中所占的相对比例为 60% ~ 70%。如果精液容积在 1.5 ~ 6 ml，则精囊分泌液的容积占 1 ~ 4.6 ml。用手按摩精囊腺，平均可以收集到 0.8 ~ 1.3 ml 液体。精囊含有少量的内分泌 - 旁分泌细胞（曾孝儒等，1987），精囊分泌液呈淡黄色，可能存在黄素蛋白，并取决于精子的量。精囊分泌液 pH 呈弱碱性（7.6 ~ 8.0）。精液一开始呈明胶状，蛋白含量约为 26 mg/ml，即大约为血清蛋白质的 50%。研究表明，精囊分泌物包括：①无机盐（钾离子、碳酸氢盐、磷酸盐等）；②低分子量物质和还原物质（如果糖、磷脂、前列腺素、维生素等）；③肽类（如谷胱甘肽、内啡肽、胰岛素、催乳素、精子包被抗原等）；④蛋白质（包括转运蛋白、结构蛋白、精子调节蛋白、免疫球蛋白、酶类及酶抑制剂）。

在精囊中发现大量的无机盐。其中钾离子，其含量平均为（27.2 ± 5.3）mmol/L，钠离子含量为（118 ± 65）mmol/L。Na^+/K^+ 比例超过 1∶2.5，以保证足够的精子存活率。钾离子作为 ATP 酶的激活剂，参与精子的能量代谢。

人类精浆中重碳酸盐的平均浓度为 20 mmol/L，精囊是这一阴离子的主要来源。重碳酸盐是重碳酸盐敏感性腺苷酸环化酶系统的重要组成，参与精子细胞内 cAMP 水平的调节。此外，实验表明精液中重碳酸盐的浓度与精子活力呈明显正相关。不考虑精子计数，由于血浆中重碳酸盐维持正常水平，即使在低活力及低精液重碳酸盐水平患者的精液中，这一阴离子的水平可以独立地受血液水平来调节，从而成为精囊功能的一个良好指标。

精浆中的绝大部分磷酸盐由精囊分泌，所

以正常时精浆中的磷酸盐浓度不随输精管的结扎而改变，平均为（2.85±0.11）mg/ml。尽管已经发现精浆中的磷酸盐水平可以反映精液的凝固性，但是其机制研究不如通常所用的指标如果糖和N-乙酰氨基糖等明确，目前还不知道磷酸盐是否直接与人类精囊的精液凝固性有关。

研究表明，精囊分泌低分子物质和还原性物质。射精后，精液中游离氨基酸的含量增加相当大，这可能是精囊分泌蛋白由前列腺的蛋白水解酶降解的结果。氨基酸作为精子代谢所需要的金属离子或者可氧化物的配基来发挥作用，并且作为精浆缓冲体系的重要组成。

人类精浆中还含有大量的前列腺素（prostagladins，PGs），这一命名源于最初认为前列腺素来自前列腺，然而之后的研究表明PGs主要由精囊产生。PGs广泛分布在哺乳动物的各种组织中，但是其浓度均较精囊低。在精浆中已确定大约有20余种不同的前列腺素衍生物，主要分为四组：PGA、PGB、PGE和PGF。正常男性精液中PGs总量约为1 mg，其中以PGE及其19-OH衍生物含量最高（Conte et al., 1979）。体外实验表明至少有两组PGs（PGE和PGF）涉及精子活力的生理调节，在精液中加入生理量的19-OH-PGE，可增加精子活力、精子穿透宫颈黏液能力及血清ATP浓度，继续增加精液中19-OH-PGE的浓度可以增加精子穿透游离仓鼠卵的能力，提示在人类生殖中前列腺素具有重要作用。

人类及其他哺乳动物的精液中含有维生素C，作为一种还原剂，其功能可能与阻止精子凝集有关。研究表明维生素C可激活存在于精液中的抗凝集素，这种抗凝集素的还原形式连接于精子表面，并且丧失其在氧化时固定于精子表面的能力。

精浆中含有不同种类的糖类包括核糖、岩藻糖、葡萄糖和果糖等，果糖主要来源于精囊。先天性精囊缺如和大多数梗阻性无精子症的患者精液果糖为阴性。目前果糖已经作为一个精囊功能和通畅程度的重要指标。检测精浆果糖的方法有很多，目前常用的有间苯二酚法、吲哚法、色谱法和果糖脱氢酶法。正常精浆中果糖浓度为9.11～17.67 mmol/L，精囊中果糖水平为1.2～4.0 mg/ml。其生物合成有三个不同的酶代谢途径：①糖原分解，即血液葡萄糖转化为糖原，后者在精囊主细胞内代谢为果糖-6-磷酸盐；②由己糖激酶及ATP直接磷酸化形成葡萄糖-6-磷酸盐，再异构化为果糖-6-磷酸盐，并水解为游离果糖；③在NADPH存在下，由醛糖还原酶作用经葡萄糖还原的非磷酸化代谢途径形成山梨醇，在NAD存在下，经山梨醇脱氢酶作用，山梨醇氧化形成游离果糖，酶组织化学证明在精囊上皮存在山梨醇脱氢酶活性及NADPH产生系统，进一步支持这一代谢途径。果糖目前作为评价精道通畅程度和精囊功能的一个指标，但是精液果糖浓度和精子计数间存在负相关。一般地，果糖浓度应在射精后1～3小时测定。正确的果糖含量计算应当用测得的果糖浓度乘以精子计数的对数（精液果糖浓度×lg精子浓度），更精确的计算是乘以活动精子计数的对数次方。校正后的果糖含量如果偏低，这种情况常常发生于血清睾酮水平较低或存在精囊炎的患者。血清睾酮含量正常，精液中果糖含量低的无精子症患者，常常发生射精管梗阻，临床上约1/3的无精子症或少精子症患者存在射精管梗阻。另外约10%存在先天性输精管缺如或者精囊缺如，两者的鉴别除B超外也可以检测精囊特异性分泌蛋白MHS-5，无精囊者不分泌这种蛋白（Calderon et al., 1994）。

精浆通过Sephadex G 25 mmol/L凝胶滤过后分为三部分，在代表精囊分泌液的第三部分中发现含 0.1 mg/ml 三酰甘油、0.02 mg/ml 胆固醇及 4.05 mg/ml 磷脂，同时发现在第一部分和第二部分或多或少等量分布有胆固醇，在第一部分中磷脂和三酰甘油的水平稍高于第二部分。但是与全部精液中的含量在两部分中的水平较低，在第三部分中含非常少的胆固醇，提示胆固醇与精囊来源的大分子量蛋白质形成复合物。所以精囊似乎与精浆中的磷脂产生有关。在一个中等量精液中磷脂含量大约为 0.3 mg/ml，并且均匀地分布于精子和精浆。这些磷脂经薄层色谱分析表明其基本上由鞘磷脂、磷脂酰乙醇胺和卵磷脂组成。在精浆中主要为磷脂酰丝氨酸和鞘磷脂，分别为 6.03 mg/ml 和 77.03 mg/ml，而在精子中则发现为磷脂胆碱和磷脂酰乙醇胺。精浆中的主要磷脂——鞘磷脂具有膜稳定的作用而被看作是一种去能因子，并且是一种获能蛋白的拮抗剂。

精液中含有少量的谷胱甘肽，小于 2 μmol/L，其保护精子不受多胺降解的具有杀精作用的中间代谢产物的损害(Zubkova & Robaire, 2004)。另外，精浆中还发现比血清中更高浓度的胰岛素和胰岛素样肽，并且高浓度的胰岛素样物质存在于分段射精中反映精囊功能的第三部分精液中。小鼠免疫细胞化学研究表明：胰岛素样免疫反应主要定位于精囊上皮，而上皮下结缔组织无染色，而原位 DNA-mRNA杂交实验表明培养的精囊上皮细胞表达编码胰岛素样分子的基因。小鼠的功能研究还表明，胰岛素能影响成年鼠 Sertoli细胞抑制素(inhibin) 的分泌，及前列腺和精囊上皮的增殖。正常男性和不育男性的精液中都存在催乳素(prolactin，PRL)，但先天性精囊缺如的男性精液中只有非常低水平的 PRL，且在输精管结扎前后发现精浆 PRL 的含量相等，而在精囊功能减退的病例中，患者精液的 PRL水平也出现下降。另外，在未成熟和成熟的雄性动物的精囊已经确定有 PRL 受体，表明即使在任何可能的雄激素缺乏时，PRL能刺激精囊生长，稳定枸橼酸脱氢酶的活性并增强雄激素对脂肪酸合成酶活性及苹果酸脱氢酶(MDH) 的作用。其他精液中的肽类包括精子包被抗原，目前已在人类精子中发现 6 种精子包被抗原，其中 MHS-5、乳铁蛋白和 Ferriplan已证明是来于自精囊。

精囊分泌的蛋白主要包括：转运蛋白及血浆蛋白类似物、结构蛋白、精子调节蛋白、免疫调节蛋白、酶类及酶抑制剂等。①转运蛋白(transport proteins) 及血浆蛋白类似物(plasma protein analogues)：乳铁蛋白又叫乳清肝褐质，为一种铁离子结合蛋白，其在精液中的浓度为 0.2 ~ 1.18 mg/ml，可结合铁离子以及其他金属离子。此蛋白结合铁的能力与其抑制细菌作用有关，主要通过补体系统调节、单核细胞和自然杀伤细胞活性增加及淋巴母细胞、巨噬细胞和颗粒细胞增殖的调节。另外，其在免疫学上能影响精子制动及表面修饰，可能介导吞噬精子的过程。胎盘蛋白是来自 β- 球蛋白部分的分子量为 36 ~ 42.5 kD 的一种胎盘蛋白，其含 20% 的碳水化合物，具有抗纤溶酶并且与滋养层的侵入有关。免疫组化显示其存在于精囊上皮及输精管壶腹上皮，其在精囊中的浓度为 32 ~ 1000 ng/ml。②结构蛋白(structural proteins)：在射精过程中，小体积高浓度的附睾精子与附属性腺分泌物及一定量漏出的血浆蛋白结合，大部分精液转变为一种黏液性凝胶，其在正常情况下于 20 min 内液化。参与精液凝固的蛋白主要是精囊凝固蛋白 I (semenogelin 1，Sg I)，这是一种表达于精囊腺体的分子量为 52 kD 的分泌性蛋白，由精囊上皮细胞特异性分泌，在精囊中被蛋白 C 抑制剂(PCI) 保护，以防被其他蛋白酶分解，射精后被迅速分解为类胰凝乳蛋白酶和前列腺特异性抗原(PSA) 来激活精子内外的各种生理活性肽（苏仕峰等，2009）。正常人精浆中 Sg Ⅰ含量为 4 ~ 68 mg/ml。对新鲜精液精子的 Sg Ⅰ抗原定位显示，Sg Ⅰ存在于精子的头部后方、中段及尾部。而在睾丸、前列腺、女性生殖道等生殖组织中都没有发现 Sg Ⅰ抗原的存在（苏仕峰等，2009）。③精子调节蛋白：包括精子包被抗原 SCA、精子结合蛋白以及精子活力抑制剂等，精浆中的瘦素也可能来源于精囊，通过旁分泌和自分泌的方式作用于雄性生殖腺的上皮细胞，并通过精子瘦素受体调节精子活性（Sayed-Ahmed et al., 2012）。④免疫调节蛋白：精浆中的抗菌物质为前列腺的低分子量产物如锌、精胺以及来源于精囊的前列腺素。另外，精囊来源的谷氨酰胺转肽酶、妊娠相关蛋白 A 及一种 94 kD 的 FC 受体结合蛋白可能参与 NK 细胞活性的调节。⑤酶：碳酸酐酶参与可逆性的二氧化碳水化从而调节电解质和酸碱代谢及 H^+ 和 HCO_3^- 的产生。精囊上皮含有碳酸酐酶Ⅱ，而精子膜上存在碳酸氢盐敏感性腺苷酸环化酶系统，这一系统调节精子活力，其所需的碳酸氢盐是精囊合成的（Harkonen & Vaananen, 1988）。因此，精囊中雄激素依赖性合成的碳酸酐酶Ⅱ在调节精子活力中起重要作用。另外，N- 乙酰葡萄糖胺酶和 5- 核苷酸酶等也被发现存在于精囊或精囊分泌液中，其功能有待进一步研究。⑥酶抑制剂：目前在人类精浆中发现一种蛋白激酶的抑制物，其与 cAMP 依赖性或非依赖性蛋白酶影响精子活力的功能相关，但其是否特异性地来源于精囊尚不清楚。

（四）精囊对受精过程的作用

精子在与精浆接触并停留相当短的时间后很快进入女性生殖道。在某些动物中，直接从附睾收集的精子也具有受精能力，提示精囊在生育中的作用似乎不是必不可少的。然而比较解剖学和精囊切除实验表明：精囊在生育中起着比简单的保护性介质更重要的作用。比较低等的脊椎动物，特别是鱼类和蛙类，它们在体外受精，其生殖道无腺体。但是一旦动物受精在体内进行（如爬行动物），则出现附睾和弥漫性腺体，前列腺和尿道球腺见于有袋动物，直到胎生哺乳动物才出现精囊腺，但非所有动物都有精囊。射精后人类的精液最初呈凝固状态，主要是由于精囊特异性分泌一种分子量为 52 kD 的凝固性蛋白 Sg Ⅰ，该蛋白被 PSA 水解为各种具有生物活性的小肽段，这些小肽段存在于精子表面或被精子利用。PSA 是由前列腺上皮分泌的一种丝氨酸蛋白激酶，前列腺液中高浓度的 Zn^{2+} 抑制其活性，从而以前体的形式存在于前列腺液中。射精后，精囊中的 Sg Ⅰ与前列腺分泌的 Zn^{2+} 结合，由于 Zn^{2+} 与 Sg Ⅰ的结合，使 Zn^{2+} 失去对 PSA 的抑制作用，活化的蛋白酶切除前体形式的 PSA 最前端 7 个氨基酸，从而被激活，活化的 PSA 清除 Sg Ⅰ分子中具有抑制功能的 N 端片段，使得精子获得前向运动和获能。Sg Ⅰ蛋白分泌减少时，射精后精液凝固减慢或无法凝固，往往造成精子活力下降甚至不育。精液的黏稠度和精囊分泌功能同样相关，正常人的精液具有一定的黏稠度，而伴有 5α- 还原酶Ⅱ缺陷的男性假两性畸形患者的双氢睾酮含量下降，其精囊分泌功能下降，精液黏稠度异常增高。另外，精液中 Zn^{2+} 与精子染色质的稳定性有关，Zn^{2+} 易与精浆中的交联蛋白结合，通过精子表面的离子通道转运到精子内部，当精液黏稠度增高时，Zn^{2+} 转运受损，从而导致精子染色质稳定性下降，但是也有研究表明，精液黏稠度过高并不会引起精子的 DNA 损伤，包括 DNA 碎片化指数（DFI）增高等（Esfandiari et al., 2014）。

（五）精囊在性交期间的作用

性反应周期分为：性兴奋期、性持续期、性高潮期和性减退期。有研究指出精囊的分泌功能与性欲、勃起功能的评分都存在一定的相关性。当 SD 大鼠切除精囊后，性交期间的爬高潜伏期、插入潜伏期延长，2 小时内爬高总次数、2 小时内插入总次数及有射精活动的大鼠的数目减少，说明精囊对于维持大鼠的正常性功能具有重要影响（金保方，2007）。MRI 成像表明，精囊宽度与 IIEF-5 评分呈正相关，就同一组观察对象来说，精囊内精液量越多，其 IIEF-5 与 IIEF-11、12 评分越高。对健康人群使其禁欲天数相同，并检测其精囊容量，发现年轻人的精囊宽度明显大于高龄者，其 IIEF-5 与 IIEF-11、12 评分也呈显著正相关，推测年轻人的精囊分泌功能较强可能是主要的原因。

小鼠的实验表明，附睾精子在体外可使卵子受精，而且可以实施宫腔内人工授精。在啮齿类动物中精囊分泌液在前列腺酶作用下凝固形成阴道栓。在人类，精浆在射精后 15 ~ 30 min 内全部液化，精液保持足够的黏性，能允许阴茎拔出，并保持精子和宫颈黏液的充分接触。在病理状况下，精囊分泌液可能很少或成分改变，并且如果精液体积或黏滞性很低，则精子与宫颈黏液的接触减少，从而使精子穿透困难，性交后实验证明了这种减少的穿透能力。宫颈内人工授精可以解决这种机械性问题，或者代用品可以使精子发挥其作用。

（六）精囊对精子细胞的作用

精子成熟有三个方面：活力（mobility）、耐冷冻性（freezability）及染色质的凝聚（condensation of chromatin）。

精囊分泌物对于精子活力的调节既有正性调节也有负性调节。对精子的活力起正性调节作用的精囊分泌物包括：钾离子、碳酸氢盐、镁离子、催乳素和前列腺素（Cosentino et al., 1984）。其中，钾离子参与精子的能量代谢；碳酸氢钠主要通过腺苷酸环化酶系统增加 cAMP 浓度来促进精子激活；镁离子在有前列腺小体存在时对于精子的前向运动能力至关重要；催乳素分别与精液中柠檬酸和果糖盐浓度存在相关性（Ramli et al., 2016）。另外，精囊还分泌大小为 52 kD 的蛋白质——精浆精子抑制剂（SPMI）来抑制精子的活力，SPMI 的前体来源于精囊并在射精后不久被 PSA 降解为小片段肽，SPMI 同时是精液凝固的主要参与成分（Robert et al., 1996）。不同动物（牛、兔、公羊）精子的耐冻性研究表明，精液组成或成分直接影响精子冻融过程。对于公羊和野猪精液样本，在射精后立即洗涤精子对保持其冻存复苏后的存活很重要。正常人的精子冻存的洗涤对于复苏率并不重要，但病理情况下则有必要，以免丧失其可冷冻性。25 例人类分步射精冻存实验表明，射精最后的精囊液部分的精子的耐冷冻性，较射精液开始的前列腺部分差，这种冷冻性丧失是由于冷冻前活力的丧失，及在冷冻期间精子更易受到损伤所致，因为活动力丧失的百分率在精囊部分较前列腺部分大。

在精子发育由圆形精子向成熟精子转换的过程中，精子 DNA 需要进一步的包裹。组蛋白与富含精氨酸和半胱氨酸的精蛋白结合所形成的复合体重新进行结构的调整。精子通过附睾管腔的成熟中，这些蛋白质的精氨酸和半胱氨酸残基之间形成二硫键，使这些蛋白质结合形成浓集的稳固的核蛋白复合体。射精后的精液精子的这种核内 DNA 蛋白质复合体的浓集现象进一步加强，是通过 Zn^{2+} 交联这些蛋白质分子中的精氨酸和半胱氨酸分子中的游离硫醇而形成的。射精后，来自于前列腺的 Zn^{2+} 与精囊来源的 Sg 结合，Sg 又被 PSA 水解成许多分子量较小的肽段，与 Zn^{2+} 相互结合的某些肽段被转运到精子内部，从而保证 Zn^{2+} 进一步对精子核染色质的稳定性。因此，前列腺提供稳定精子染色质的 Zn^{+}，精囊通过其分泌的蛋白质在精子表面将 Zn^{2+} 转运到精子内部，影响着 Zn^{2+} 在染色质中的含量，调控着精子染色质的稳定性。正常情况下，当精子与卵子结合并穿透卵子的细胞质时，精子的染色质发生去凝集和核的膨胀现象，如果在精子受孕前提前发生核的膨胀现象往往与不育有关，因为染色质的紧凑结合和压缩折叠是精子穿透卵子外膜所必需的。在体外实验中，当加入 Zn^{2+} 的螯合剂如 SDS 和 EDTA 时，精子的染色质开始去凝集。当精囊功能减退时，即使 SDS 和 EDTA 存在，精子的染色质也保持较高的稳定性，精子染色质的去凝集和核膨胀的平衡与改变是精子穿透卵子外膜进一步受孕成功的重要步骤，精子核染色质稳定性过高也可能造成不育。

（七）精囊的免疫调节作用

精囊分泌的抗原有着防止女性生殖道对精子及胚胎产生免疫排异反应的作用。精囊分泌的 IgG Fc 段受体Ⅲ可以保护精子免受 IgG 介导的细胞毒性免疫反应。同时，精囊也是精液滋养细胞交叉反应性抗原（TLX）的主要来源，TLX 抗原不存在于先天性精囊缺如的患者的精液中。精囊分泌的异型 TLX 抗原在受精卵着床之前便参与母体识别同种异体胎儿的过程，受精卵 TLX 抗原的释放对于调节母体的免疫系统起着重要作用，从而保证着床和妊娠的顺利进行。目前已经证实的由精囊分泌的精子膜抗原有三种，包括：MHS-5抗原、乳铁蛋白（80 kD）和 Ferriplan蛋白（15 kD）（Grob et al., 1992；Mitropoulos et al., 2013）。虽然铁螯合蛋白也是由精囊分泌的，其含量在弱精症患者的精液中有所增加，但其确切机制尚不明确。另外，精囊分泌的 Sg Ⅰ蛋白除了参与精液凝固之外，还可能与抑菌作用有关，Sg Ⅰ蛋白表达的下调会导致一些感染疾病的发生（Liu et al., 2014）。

当并生白细胞精子症时，精囊功能减退的患者的精液质量往往较差，但精囊功能正常的那部分患者的精子数量、精子活力和精子形态均不受影响，其自然妊娠率也与正常人相同。这一现象表明精囊在防止白细胞损害精子功能上起到关键作用（Kortebani et al., 1992）。

（八）精囊的抗氧化功能

接近 25% 的不育男性的精液样本中可以检测出高水平活性氧（ROS），受损精子产生的 ROS 水平较高，被认为是与运动丧失和精子卵母细胞融合能力下降的一种表现，比起精子，精液中的白细胞则产生更多的 ROS。虽然 ROS 被认为是许多细胞发挥正常生理功能的必要前提，精原干细胞的自我更新更是需要一定水平的 ROS，但过量的 ROS 则可能对精子有害（Morimoto et al., 2013）。此外，即使某些患者的精液白细胞计数非常低，ROS 也会造成生育功能的损害。通常，精囊分泌富含抗氧化剂的精浆来保护精子免受 ROS 的伤害，如超氧化物歧化酶、过氧化氢酶、谷胱甘肽、抗坏血酸、尿酸和硫醇等（Gonzales, 2001）。

综上所述，精囊是男性生殖系统重要的附属性腺，精囊的分泌物构成精浆的 50%～80%，是精液的重要组成部分。精囊分泌的果糖等营养物质，为精子提供必需的能量；分泌的凝固蛋白、前列腺素等生物活性物质，为受精的正常进行提供必要的条件。同时精囊还参与射精反射的调控，精囊的饱胀程度可能与性功能关系密切。精囊功能减退，可能是造成男性不育和男性性功能障碍的重要因素之一。

（赵亮宇　李　铮　夏术阶）

参考文献

金保方. 精囊与性功能相关性的初步研究. In: 首届全国生殖医学论坛暨生殖相关疾病诊疗技术学术研讨会. 吉林延吉, 2007: 6.

卢洪凯, 宋鲁杰, 王金平, 等. 男性尿道膜部括约肌支配神经的应用解剖. 中国临床解剖学杂志, 2005, (05): 497-500.

苏仕峰, 王增军. 精囊凝胶蛋白Semenogelin Ⅰ 的研究进展. 中华男科学杂志, 2009, (04): 364-366.

王明松, 周庭友, 张勇, 等. 精道远端区域应用解剖及MRI影像特征研究. 第三军医大学学报, 2015, (23): 2373-2377.

吴宏飞. 精道外科学. 南京: 东南大学出版社, 2008.

吴健农, 江家元. 新生儿输精管和精囊的神经分布. 神经解剖学杂志, 1989, (2): 219-223.

夏术阶, 李铮. 射精管梗阻与精道内镜技术专家共识. 中国医药科技出版社, 2016.

邢俊平, 武小桐, 仵春云. 现代精囊疾病诊断和治疗. 西安: 世界图书出版西安公司, 1999.

曾孝儒, 王云川. 对精囊腺上皮中的内分泌-旁分泌细胞的研究. 解剖学报, 1987, (02): 202.

张修平, 林昭屹, 曾蜀雄, 等. 精囊周围血管神经的临床解剖学研究. 中华男科学杂志, 2015, (10): 877-880.

Aumuller G, Riva A. Morphology and functions of the human seminal vesicle. Andrologia, 1992, 24(4): 183-196.

Calderon I, Barak M, Abramovici H, et al. The use of a seminal vesicle specific protein (MHS-5 antigen) for diagnosis of agenesis of vas deferens and seminal vesicles in azoospermic men. J Androl, 1994, 15(6): 603-607.

Conte D, Laguzzi G, Giovenco P, et al. Relationship between seminal PGE and 19-OH PGE and seminal fructose in man. Prostaglandins, 1979, 17(1): 135-139.

Cosentino MJ, Emilson LB, Cockett AT. Prostaglandins in semen and their relationship to male fertility: a study of 145 men. Fertil Steril, 1984, 41(1): 88-94.

el Etreby MF, Habenicht UF, Louton T, et al. Effect of cyproterone acetate in comparison to flutamide and megestrol acetate on the ventral prostate, seminal vesicle, and adrenal glands of adult male rats. Prostate, 1987, 11(4): 361-375.

Esfandiari N, Lamirande ED, Gukturk A, et al. Seminal hyperviscosity is not associated with semenogelin degradation or sperm deoxyribonucleic acid damage: a prospective study of infertile couples. Fertility & Sterility, 2014, 101(6): 1599-1603.

Firdolas F, Ogras MS, Ozan T, et al. In vitro examination of effects of hyperprolactinemia and hypoprolactinemia on seminal vesicle contractions. Urology, 2013, 81(3): 557-561.

Gofrit ON, Zorn KC, Taxy JB, et al. The dimensions and symmetry of the seminal vesicles. J Robot Surg, 2009, 3(1): 29-33.

Gonzales GF. Function of seminal vesicles and their role on male fertility. Asian J Androl, 2001, 3(4): 251-258.

Grob BM, Haley C, Schellhammer PF, et al. The detection of prostate specific antigen, MHS-5, and other markers in invasive prostate cancer and seminal vesicle. J Urol, 1992, 147(5): 1435-1438.

Harkonen PL, Vaananen HK. Androgen regulation of carbonic anhydrase Ⅱ, a major soluble protein in rat lateral prostate tissue. Biol Reprod, 1988, 38(2): 377-384.

Jen PY, Dixon JS, Gosling JA. Co-localization of nitric oxide synthase, neuropeptides and tyrosine hydroxylase in nerves supplying the human post-natal vas deferens and seminal vesicle. Br J Urol, 1997, 80(2): 291-299.

Jones TR, Zagoria RJ, Jarow JP. Transrectal US-guided seminal vesiculography. Radiology, 1997, 205(1): 276-278.

Kortebani G, Gonzales GF, Barrera C, et al. Leucocyte populations in semen and male accessory gland function: relationship with antisperm antibodies and seminal quality. Andrologia, 1992, 24(4): 197-204.

Liu B, Song Z, Xu A, et al. Is abnormal expression of semenogelin Ⅰ involved with seminal vesiculitis? Med Hypotheses, 2014, 82(3): 338-340.

Mata LR. Dynamics of the seminal vesicle epithelium. Int Rev Cytol, 1995, 160: 267-302.

Mitropoulos D, Patris E, Deliconstantinos G, et al. Terazosin-induced alterations in catalase expression and lipid peroxidation in the rat seminal vesicles. Andrologia, 2013, 45(2): 128-134.

Morimoto H, Iwata K, Ogonuki N, et al. ROS are required for mouse spermatogonial stem cell self-renewal. Cell Stem Cell, 2013, 12(6): 774-786.

Pinho MS, Afonso F, Rodrigues G, et al. Neuropeptides in the seminal vesicles: locations, binding sites and functional implications. Histol Histopathol, 1997, 12(2): 503-512.

Pozzo CFSD, Kido LA, Montico F, et al. Morphology and MMP-9, AR and IGFR-1 responses of the seminal vesicle in TRAMP mice model. Tissue and Cell, 2016, 48(3):

217-223.

Ramli NS, Giribabu N, Muniandy S, et al. Testosterone regulates levels of cystic fibrosis transmembrane regulator, adenylate cyclase, and cAMP in the seminal vesicles of orchidectomized rats. Theriogenology, 2016, 85(2): 238-246.

Reddy MN, Verma S. Lesions of the Seminal Vesicles and their MRI Characteristics. J Clin Imaging Sci, 2014, 4: 61.

Riva A. The fine structure of human seminal cesicle epithelium. J Anat, 1967, 102: 71-86.

Robert M, Gagnon C. Purification and characterization of the active precursor of a human sperm motility inhibitor secreted by the seminal vesicles: identity with semenogelin. Biol Reprod, 1996, 55(4): 813-821.

Sayed-Ahmed A, Abd-Elmaksoud A, Elnasharty M, et al. In situ hybridization and immunohistochemical localization of leptin hormone and leptin receptor in the seminal vesicle and prostate gland of adult rat. Acta Histochem, 2012, 114(3): 185-191.

Thomson AA, Marker PC. Branching morphogenesis in the prostate gland and seminal vesicles. Differentiation, 2006, 74(7): 382-392.

Welsh M, Moffat L, Jack L, et al. Deletion of androgen receptor in the smooth muscle of the seminal vesicles impairs secretory function and alters its responsiveness to exogenous testosterone and estradiol. Endocrinology, 2010, 151(7): 3374-3385.

Zubkova EV, Robaire B. Effect of glutathione depletion on antioxidant enzymes in the epididymis, seminal vesicles, and liver and on spermatozoa motility in the aging brown Norway rat. Biol Reprod, 2004, 71(3): 1002-1008.

精 囊 疾 病

第一节 精囊感染性疾病

精囊腺主要位于输精管壶腹部壁上，膀胱底与直肠之间，在输精管末端的外侧，左右各一。其表面凹凸不平，下端为排泄管，与输精管末端吻合汇成射精管，穿过前列腺开口于后尿道。由于解剖位置与生理结构的特点，精囊比较容易产生感染性疾病，且常与前列腺炎、后尿道炎同时存在（张元芳等，2013；Liu et al., 2014; Furuya et al., 2009）。

精囊炎的发病机制尚不明确，但其与入侵病菌的致病力、患者自身免疫状态、精道的解剖异常密切相关。精囊的感染性疾病可以按病因分为非特异性精囊炎和特异性精囊炎；也可按临床经过分为急性精囊炎、慢性精囊炎、精囊脓肿；按累及的范围可分为单侧精囊炎和双侧精囊炎。

一、非特异性精囊炎

临床上最常见的精囊感染性疾病常为非特异性精囊炎，由于机体抵抗力下降，毒力较强的细菌或其他病原体感染精囊并迅速大量生长繁殖而引起，多为经尿道逆行感染、血行感染或邻近器官感染侵袭所致。常见的致病菌包括：大肠埃希氏菌、肺炎克雷伯菌、金黄色葡萄球菌、变形杆菌、链球菌等，绝大多数为单一病原菌感染。

（一）急性精囊炎

1．临床表现

常突然起病，表现为寒战、高热、疲乏等全身症状，伴有射精痛、血精、性欲减退等以及尿路症状。急性精囊炎时，精囊、射精管的黏膜表面可因炎症刺激引起充血、水肿，性交时（主要为性高潮时）精囊和射精管的平滑肌强力收缩，黏膜表面充血的毛细血管可因压力破裂出血，进而引起血精、射精痛。尿路症状常见的有尿道烧灼感、尿频、尿急、尿痛等。病情严重者可表现为会阴部疼痛、坠胀痛或剧痛以及直肠剧痛，甚至全身中毒症状。直肠指诊常可触及肿大的精囊且伴有明显触痛。

2．诊断

根据病史、体格检查、实验室检查（血常规、尿常规、尿道分泌物检查、精液检查等）以及影像学检查（直肠超声、CT、MRI）不难做出诊断。急性精囊炎的主要影像学表现为精囊增大、变形（沈新平等，2005；Choe et al., 2003）。需要与之相鉴别的疾病包括：腺性膀胱炎、附睾炎、结核性精囊炎以及淋病性精囊炎等。

3．治疗

急性精囊炎的治疗与急性前列腺炎相同：主要是广谱抗生素、对症治疗和支持治疗。抗生素宜选用敏感抗生素治疗如广谱青霉素、三代头孢菌素、氨基糖苷类和喹诺酮类及时控制感染，应注意的是抗生素治疗前留取血尿标本进行细菌培养，以作为后期调整用药的根据。其他药物治疗可选用α受体阻滞剂、植物制剂、非甾体抗炎镇痛药和中医中药来改善患者排尿、疼痛症状。支持治疗包括生活作息改善，热水坐浴，提高自身体抗力等（那彦群等，2013；蔡健等，2014；Hull et al., 2008; Furuya et al., 2004）。

（二）慢性精囊炎

1. 临床表现

常表现为精囊炎的迁延不愈和反复发作，慢性精囊炎大多由于急性精囊炎较重或未彻底治愈所致。好发于40岁以下患者，多以顽固性血精为主要症状，精液可呈粉红色、红色或带有血块，症状常持续存在，其他症状主要表现为：尿路症状如尿频、尿急、尿痛、血尿及会阴部疼痛等，性功能障碍，不育等。直肠指诊可触及不规则精囊，质地变硬，伴或不伴有压痛。

2. 诊断

根据病史（既往诊疗经过）、体格检查、实验室检查（血常规、尿常规、尿道分泌物检查、精液检查等）以及影像学检查（直肠超声、CT、MRI）可诊断慢性精囊炎。慢性精囊炎的影像学表现可无异常，伴或不伴有精囊结石。

3. 治疗

慢性精囊炎是临床治疗的难点。对于慢性精囊炎伴有明确感染或慢性精囊炎急性发作的患者宜选用敏感的抗生素治疗。目前，非感染因素所致的慢性精囊炎治疗尚无定论。慢性精囊炎时，精囊壁可因长期炎症刺激而僵直、增厚，部分病例更久者可因钙盐沉积形成结石；在一些慢性精囊炎病程中，炎症和狭窄有利于结石的形成，而结石又会加重炎性狭窄或使炎症反复发作。狭窄、炎症和结石形成恶性循环，最终造成精囊炎症迁延不愈，进而导致顽固性或复发性血精。对于这部分患者可考虑实施精囊镜检查，随着精囊镜技术成熟与设备仪器的完善，精囊镜技术已成为国内外众多医师治疗顽固性精囊炎的一个重要选择。精囊镜应用于临床后，大量的研究发现射精管开口梗阻或狭窄致使精浆排出不畅是精囊炎的主要病因。术中扩张射精管开口、清除结石及血凝块达到通畅引流是治疗慢性精囊炎的主要目的。然而，在经尿道精囊镜诊断或治疗的应用中，逆行射精、上行感染和不育的风险尚不明确，仍需大规模临床研究证实（王磊等，2013；李少鹏等，2015；柳长坤等，2014）。

（三）精囊脓肿

精囊脓肿极少见，病因尚不清楚，可能的易感因素包括糖尿病、长期留置导尿管、医源性感染等。致病菌常为大肠埃希氏菌、沙雷杆菌或金黄色葡萄球菌。直肠指诊可触及精囊肿块，饱满有压痛。影像学检查可清楚提示精囊脓肿与周围脏器的关系。治疗原则为充分引流，选用敏感抗生素治疗（张元芳等，2013）。

二、特异性精囊炎

精囊结核是男性生殖系统结核的一部分，常与前列腺结核同时发生（张元芳等，2013；那彦群等，2013）。

1. 临床表现

除结核的全身症状以外，还可出现射精痛、血精以及精液减少，伴有尿频、尿痛、血尿等症状，如病变引起双侧输精管梗阻，并有串珠状硬结，患者将失去生育能力。直肠指诊可发现前列腺精囊硬结，少数严重病例可形成窦道，会阴部流脓。

2. 诊断

临床上精囊结核的早期诊断较为困难，需根据全身结核症状以及尿沉渣抗酸染色，以及影像学检查辅助诊断精囊结核。需要与之相鉴别的疾病包括：前列腺癌、肉芽肿性前列腺炎等。

3. 治疗

精囊结核治疗是男性泌尿生殖系结核治疗的一部分。用药原则为：早期、联用、适量、规律、全程使用敏感药物。一线用药为：异烟肼（H）、利福平（R）、吡嗪酰胺（Z）、乙胺丁醇（E）和链霉素（SM）。推荐的治疗方案：标准的6个月短程化疗（2个月HRZE+4个月HR/HRE）。只有在规范药物治疗不能缓解时，才考虑手术治疗（那彦群等，2013）。

第二节　精 囊 结 石

精囊结石（calculus of seminal vesicle），为发生在精囊内的结石，是由于精囊的排泄功能受损（精囊壁增厚、精囊液淤积等）、精囊炎、射精管尿液反流、精囊结核、钙代谢紊乱等因素单独或者共同作用而形成。

一、流行病学

第一例精囊结石病例于1928年被报道，但在临床上精囊结石病例仍较少见（White et al., 1928）。目前，随着男性健康意识的提高，以射精疼痛和血精为症状就诊的患者增多，进而越来越多的精囊结石病例被发现。精囊结石可单发或多发，一般较小，为1～2 mm大小，结石呈圆形，表面光滑质硬呈棕色（Christodoulidou et al., 2017; Corriere et al., 1997）。

二、病因与发病机制

目前精囊结石的发病机制尚不明确，根据既往研究有4种假说来解释精囊结石的发生（Stasinou et al., 2015）。

1. 精囊的排泄功能受损

研究发现先天性畸形（如精囊囊肿、位于中线的苗勒管残留）、精囊液淤积、精囊壁增厚均导致精囊的排泄功能减弱，进而促进了精囊结石的形成。另外一项研究报道精囊结石形成的原因可能是精液中蛋白酶的缺乏以及精囊液淤积所致。

2. 尿液反流进入输精管

在部分病例的排泄性尿路造影中，这一观点被证实了。一般认为，尿液反流、精囊的排泄功能损害、精囊液淤积、精囊炎、尿路感染以及精囊内残渣凝结共同促进了精囊结石的形成。

3. 结石易形成的系统性疾病

高钙血症是泌尿系结石形成的易感性因素，但它是否为精囊结石的诱发因素尚未被证明。研究表明结石主要由磷酸钙包裹，内含蛋白质、上皮细胞、磷酸盐、类黏液样物质，但无系统性钙代谢异常。

4. 精囊结核

原发的生殖系结核或继发于上尿路结核的精囊结核可导致精囊的钙化，但严格意义上精囊壁的钙化并不能认为是精囊结石。此外，血吸虫病也与精囊结石的发生相关，但发生率极低。

三、临床表现

精囊结石的临床症状通常表现为血精、射精疼痛、会阴或睾丸疼痛。其次临床表现为下尿路症状，如尿频、排尿困难和尿路感染。其中，血精和射精疼痛是最常见的症状，也是患者寻求医疗帮助的主要原因（Christodoulidou et al., 2017）。

四、诊断

精囊结石的诊断，除根据病史和体征外，还应进行实验室、影像学检查，甚至有创性内镜检查（Christodoulidou et al., 2017; Razek et al., 2010; Kilciler et al., 2002; Xing et al., 2012; Yang et al., 2002; Song et al., 2012）。

1. 精液检查

据报道痛性射精的精液中可触及沙砾感。此外实验室检查可以对精液成分进行分析。

2. 直肠指诊

精囊结石足够大的时候，直肠指诊可在前列腺外上缘触及质地坚硬肿块，或有结石摩擦感。

3. 骨盆 X 线和静脉肾盂造影（IVU）

由于两者对精囊结石诊断的敏感性较低（分别为 6.2% 和 0.94%），且易将精囊结石误诊为膀胱或输尿管结石，因此目前逐渐被现代化的影像技术所取代。

4. 经直肠超声成像（TRUS）

TRUS 对精囊结石的检出率在 50% 以上，可以从轴状面和矢状面来观察精囊、前列腺以及射精管的病理变化。

5. 盆腔 MRI 和 CT

两者对精囊结石的检出率较高，为精囊结石的诊断提供了更多选择。

6. 经尿道精囊镜检查（TRU-SVS）

为一种有创性检查，于 2002 年第一次应用输尿管细镜进行精囊检查。虽然 TRU-SVS 的诊断敏感性明显优于其他方式，但侵入性操作引起的并发症使此方法的应用较慎重。

五、鉴别诊断

精囊结石需要与膀胱结石、输尿管结石、前列腺钙化等相鉴别。射精疼痛是精囊结石的特点之一，其他疾病引起的疼痛症状与射精无关，易于鉴别。此外，当精囊结石患者出现血精症状时，需排除由前列腺癌、膀胱癌等恶性肿瘤所引发的血精可能（Christodoulidou et al., 2017）。

六、治疗

对于无临床症状的精囊结石，可不治疗。对于有明显症状的精囊结石，对症治疗或抗感染治疗无效后采取手术治疗方式（Song et al., 2012; Ozgok et al., 2005）。

随着手术设备和技术的进步，精囊结石的微创手术逐渐替代了开放式手术。2005 年第一次报道了输尿管镜下经尿道精囊镜检和碎石术。对于多发的、较小的精囊结石，较常用的手术方式是经尿道精囊镜检下碎石术（Ozgok et al., 2005）。对于较大的精囊结石，尤其合并精囊囊肿，推荐使用腹腔镜手术取石和囊肿切除（Han et al., 2008）。

此外，对于精囊结石合并精囊炎患者，可经尿道精囊镜低压灌注抗生素进行冲洗治疗（Stasinou et al., 2015）。

七、预后

目前在经尿道精囊镜诊断或治疗的应用中，逆行射精和不育的风险尚不明确，因此应用于未生育患者时需要慎重（Christodoulidou et al., 2017）。

第三节 精囊缺如

精囊与输精管、附睾和射精管，均来源于中肾管。在胚胎早期，若中肾管停止发育或有缺陷，均可导致精囊的发育异常，如精囊缺如或发育不全。一侧发育不全较为常见，可伴有同侧输精管缺如和同侧肾发育异常。单侧先天性精囊缺如的发生率为0.6%～1.0%，双侧先天性精囊缺如的发生率尚无统计资料（乔迪等，2007）。

一、病因与发病机制

精囊缺如的病因未明，可能与囊性纤维化跨膜转导调节子（CFTR）基因突变或中肾管发育缺陷有关。先天性双侧输精管缺如患者中，约有50%合并一侧或双侧精囊缺如；先天性单侧输精管缺如患者几乎均合并同侧精囊缺如，约20%合并对侧精囊缺如。输精管末端异位开口的患者均合并精囊缺如。精囊缺如亦可合并肾发育不全、肾缺如、肾异位等上尿路异常（乔迪等，2007；曾国华等，2001；Kolettis et al., 2002）。

二、临床表现

精囊缺如缺乏特异性表现，一般无症状。双侧精囊缺如者均生育力低下；单侧精囊缺如患者临床表现较复杂，与合并的输精管异常密切相关，可表现为不育、血精症、附睾炎等。合并输精管缺如的患者一侧或双侧阴囊内不能触及输精管，患侧附睾头部增大、饱满。双侧精囊缺如患者精液分析可见精液量减少、精液pH降低、无精子、不含果糖。单侧精囊缺如者若精道通畅，则精液分析可正常（Hall et al., 1993; Wu et al., 2005）。

三、诊断

经直肠B超、CT、MRI及精囊造影有助于诊断，也是目前诊断精囊疾病的主要方法。对不育、输精管缺如、精液量少、精液中果糖缺乏或含量低的患者，应考虑精囊缺如的可能（Hall et al., 1993; 吴宏飞等，2004）。

四、治疗

目前无明确治疗方法。精囊缺如是一种无法重建的先天性畸形。对于生育能力受影响的患者，可借助辅助生殖技术生育（乔迪等，2007）。

第四节　精 囊 囊 肿

精囊囊肿（cyst of seminal vesicle）较少发病，且大部分患者无症状。根据发生的来源可分为先天性和后天性两种（Patel, 2002）。

一、病因与发病机制

先天性精囊囊肿是出生时精囊内即出现囊肿，发病率很低，可能是由于在精囊和射精管的交界处有阻塞所致。此外，它可能与其他别的泌尿系统器官的异常相关，例如，肾发育不全或发育不良，输精管发育不全。后天性精囊囊肿是继发于导致精囊囊性扩张的精囊阻塞性疾病，如良性前列腺增生引起的阻塞，精囊或射精管的慢性感染和瘢痕形成，前列腺手术史（Patel, 2002; King, 1991; Livingston et al., 2000; Gorrea et al., 2001）。

先天性精囊囊肿是由于射精管闭锁引起的排泄能力不足，导致精囊膨胀，进而导致了囊肿的形成。由于分泌物的集聚，常常在患者成年时出现症状。这些囊肿多为单侧发生。获得性囊肿最常继发于前列腺感染或手术所致的瘢痕，最终分泌物的排泄阻滞，多发于双侧（Patel, 2002）。

二、临床表现

先天性囊肿多于生殖活动最多时期发病（20～40 岁期间），而获得性囊肿最常见于老年群体。小的精囊囊肿多为偶然发现。大部分病例无症状，对于有症状的精囊囊肿，常见的表现特征包括会阴疼痛、腹痛、射精痛、排尿困难、血尿、排尿次数增加、尿路感染和不孕。囊肿较大者，直肠指诊或双合诊可能触及囊性肿物。个别病例可合并精囊结石（Patel, 2002; Razek et al., 2010）。

三、诊断

精囊囊肿的诊断，除根据病史和体征外，还应进行影像学检查（Patel, 2002; Xing et al., 2012; Yang et al., 2002; King et al., 1989; Altunrende et al., 2004）。

1．超声成像

其中以经直肠超声成像（TRUS）最佳，TRUS 可见囊性结构及大小，呈无回声特征，易与实质性肿块鉴别，并可与前列腺、精囊的病变相鉴别。此外，经腹 B 超可了解同侧肾、输尿管是否缺如或发育不良。

2．盆腔 CT

CT 平扫示囊肿为水样密度，边缘光滑，囊壁薄，增强 CT 示囊壁稍强化，而囊内无强化。在二次出血或感染的情况下，囊肿内可见高密度内容物、增厚或不规则的囊肿壁等。这些病变一般位于后囊泡区和前列腺尖部。

3．盆腔 MRI

用于鉴别盆腔囊肿病变的最佳手段，同时也可以评估腹部和盆腔解剖。囊肿的典型表现是低 T1 和高 T2 加权信号强度。也有一些精囊囊肿具有高 T1 和 T2 信号，可能是由于囊内含有蛋白质或出血。

4．精囊造影也是诊断的重要手段之一。

四、鉴别诊断

精囊囊肿需与男性盆腔囊肿或肿块做鉴别诊断，如苗勒管囊肿、输精管囊肿、前列腺囊肿、输精管壶腹憩室病、异位输尿管狭窄等。此外，精囊造影可明确囊肿与精囊的关系（Patel, 2002; Altunrende et al., 2004）。

五、治疗

一般根据精囊囊肿的大小，来决定是否手术治疗。

囊肿较小、症状轻、年轻患者以保守治疗、观察等待为主。精囊囊肿手术方式有经膀胱入路囊肿切除、经会阴入路囊肿切除、腹腔镜下囊肿切除。目前以腹腔镜下切除为主，并发症较少（Patel, 2002; Anmar Nassir, 2009）。

第五节 精 囊 肿 瘤

精囊肿瘤非常少见，可分为原发性和继发性。原发性精囊肿瘤通常为单侧，病理学上分为良性和恶性两种，可能起源于精囊上皮或间质。继发性精囊肿瘤常累及两侧精囊且大多数为邻近组织肿瘤如前列腺癌、膀胱癌及直肠癌蔓延或上腹部肿瘤种植于膀胱直肠窝而发生。

一、精囊良性肿瘤

常见精囊良性肿瘤有乳头状腺瘤、囊腺瘤、平滑肌瘤、纤维瘤、神经瘤等（吴阶平等，2005；Lorber et al., 2011; 胡佩胜等，2012；王浩等，2009；Casado et al., 2014; Shiotani et al., 2009; Zhu et al., 2013）。一般好发于中年人，常为单侧。因精囊位于躯体深部，良性肿瘤体积通常较小，生长速度较慢，故患者在早期通常无自觉症状，一般在体检或者瘤体增大压迫周围组织产生相应症状时发现。

通常认为盆腔超声结合直肠指诊是有效的筛查手段（吴阶平等，2005；Lorber et al., 2011）。CT 及 MRI 可用于进一步评估肿瘤的大小、位置及与周围脏器、组织的粘连情况，但 CT、MRI 较难确定精囊肿瘤的良恶性，较小的良性肿瘤酷似单纯性精囊囊肿，确诊需行活组织病理学检查（吴阶平等，2005；Lorber et al., 2011）。

精囊孤立性肿物，无局部播散证据，穿刺或组织病理检查良性，且无症状，可严密随访、观察，包括重复直肠指诊及经尿道超声检查。如果肿瘤增大并出现临床症状，应做单纯精囊切除术。由于精囊解剖部位较深，腹腔镜手术具有创伤小、并发症少、住院时间短等优点，是治疗早期精囊良性肿瘤的有效方法（胡佩胜等，2012；王浩等，2009；Casado et al., 2014; Shiotani et al., 2009; Zhu et al., 2013）。

二、精囊恶性肿瘤

原发性精囊恶性肿瘤主要为腺癌，国内目前仅报道 30 例左右，多为个案报道，发病年龄在 19 ~ 90 岁之间，主要见于 50 岁后（Cai et al., 2013; 陈俊星等，2012；郑倩等，2014；

岳明宗等，2016；胡鸿博等，2010；温星桥等，2012；李晨曦等，2014；姚友生等，2008；孙明等，2016；黄海等，2009；尹心宝等，2010）。其他少见的病理类型有平滑肌肉瘤、血管肉瘤、鳞癌、神经内分泌癌、副神经节瘤、精原细胞瘤、绒毛膜上皮癌等。

（一）精囊腺癌

组织学上肿瘤细胞以纤细纤维血管为轴心排列组成癌巢。瘤细胞核大、圆形或不规则形，部分核呈泡状，可见核仁；核异型性明显但核分裂象不易找到。胞质丰富透亮，个别细胞内可见到脂褐素颗粒。另可见片状出血及坏死区。纤维囊壁内衬高柱状腺上皮细胞，核大，位于基底部，胞质较为丰富，其内易见脂褐素颗粒。

精囊位于盆腔深处，精囊肿瘤初期症状不明显，故早期诊断困难，容易误诊、漏诊。多数精囊肿瘤患者在病程后期才出现非特异性临床症状，取决于肿块大小和扩散情况：①血精、血尿，肿瘤组织侵犯精囊的新膜血管丝或形成癌性溃疡时，精囊收缩则引起出血而产生血精及血尿。②下尿路梗阻症状，主要是增生肿大的肿瘤压迫后尿道导致临床上出现尿频、尿急、排尿困难甚至尿潴留。③大便性状与次数改变，由于精囊位于膀胱、前列腺与直肠之间，肿大的精囊向后可压迫直肠，使大便性状改变，次数增多。晚期常侵犯到前列腺、膀胱、输尿管、直肠、骨盆淋巴结及神经，引起会阴及骨盆区疼痛不适、排便困难（Cai et al., 2013; 陈俊星等，2012；郑倩等，2014；岳明宗等，2016；胡鸿博等，2010；温星桥等，2012；李晨曦等，2014；姚友生等，2008；孙明等，2016；黄海等，2009；尹心宝等，2010；Mizuno et al., 2012; Guindalini et al., 2014; Wang et al., 2013; Stenzel et al., 2011; Tarjan et al., 2009; Thyavihally et al., 2007; Campobasso et al., 2012）。此外，报道显示其远处转移可至肾下区主动脉旁淋巴结、纵隔淋巴结及肺、肝、骨等（Mizuno et al., 2012; Guindalini et al., 2014）。

因就诊时病变多已发展到晚期，肿瘤占据整个精囊，并常常侵犯周围组织，造成肿瘤起源定位困难，临床或病理学检查均难以确定肿瘤是否起源于精囊，抑或来自前列腺、膀胱或直肠。实际上，源于上述器官的癌或淋巴瘤浸润精囊的继发性肿瘤则更为常见。Dalgarrd 和 Giertsen（1956）曾提出诊断精囊腺癌的标准为：①乳头状或间变性癌仅局限在精囊腺内；②无盆腔其他原发肿瘤存在；③如是间变性癌则有黏蛋白分泌；④免疫组织化学 PSA 和 PAP 阴性，而 CEA 阳性（吴阶平，2005）。随着影像学及免疫组化技术的发展，且综合体格检查及组织病理学检查，临床可更准确地鉴别传统诊断标准无法判定的肿瘤起源，如原发性精囊腺癌侵及周围组织。下图所示一例精囊黏液腺癌侵及前列腺和膀胱，予以全膀胱及前列腺、精囊腺根治性切除（图 41-5-1，图 41-5-2）。

直肠指诊是发现精囊肿瘤的重要诊断步骤，在前列腺上方可触及不规则肿块，与前列腺分界不清，触痛不明显。经尿道超声（TRUS）常显示精囊不规则增大，肿大的精囊

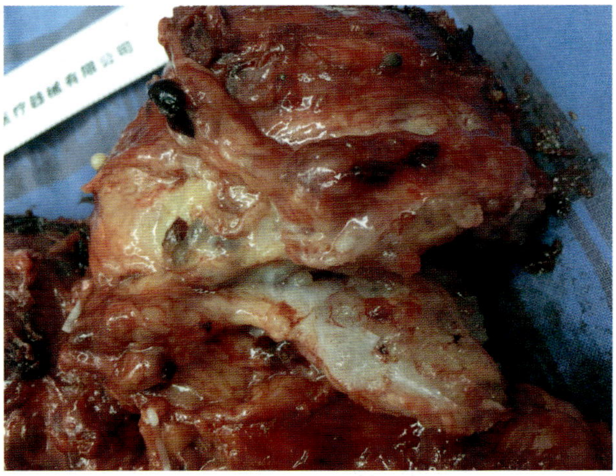

图 41-5-1　精囊腺黏液腺癌

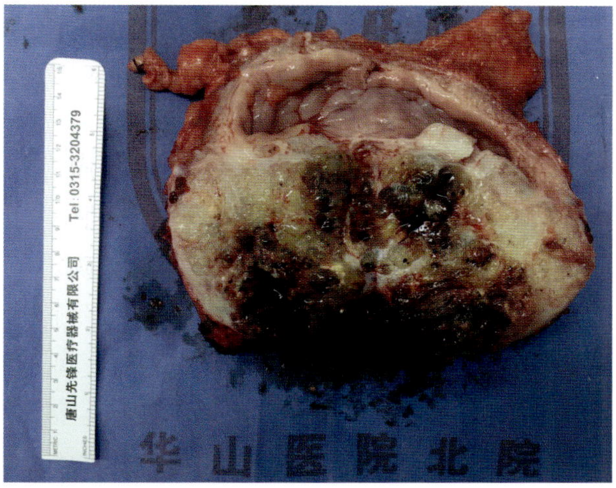

图 41-5-2 精囊腺黏液腺癌侵及前列腺和膀胱

内有较低的实性组织回声，病变常累及膀胱底部。TRUS 引导下的穿刺抽吸以及活检可提供精囊肿瘤的病理诊断，并逐渐成为诊断精囊疾病的首选方法（Song et al., 2012）。CT 及 MRI 可对肿瘤进行分期，显示出肿瘤范围及淋巴结转移。静脉尿路造影显示一侧或双侧输尿管梗阻积水。膀胱镜检三角区或颈部隆起。精囊造影可见精囊变形、充盈缺损或完全不显影。正电子发射计算机断层扫描（PET-CT）可协助判断有无远处转移及治疗效果（温星桥等，2012；李晨曦等，2014；姚友生等，2008；孙明等，2016；黄海等，2009；尹心宝等，2010；Mizuno et al., 2012）。血清 PSA 和前列腺酸性磷酸酶（PAP）正常，癌胚抗原（CEA）可升高。总之，原发性精囊腺癌有下列特征：①发病年龄一般大于 50 岁；②当症状出现时，肿瘤常由局部扩展到前列腺、膀胱或直肠；③常引起前列腺或输尿管梗阻；④病理组织学表现有产生黏液的乳头状腺癌或退行性改变的腺癌；⑤前列腺癌的血清标志物 PSA 和 PAP 正常；⑥血清 CEA 可升高。此外，血清 CA125 对精囊原发腺癌的诊断具有相对特异性并具有一定的预后提示意义，其可在治疗后降低到正常水平，并在临床转移前 6 个月出现上升（Guindalini et al., 2014）。

免疫组化在鉴别肿瘤来源方面发挥重要作用。Benson（1980）指出，免疫组化染色 PSA 及 PAP阴性而 CEA阳性时，有助于与前列腺癌鉴别（吴阶平，2005）。研究显示 CA125在精囊原发腺癌多为（+），直肠腺癌、前列腺癌、来源于苗勒管的囊肿 CA125均（−），多数膀胱移行细胞癌 CA125（−），但中低分化的原发精囊癌 CA125可为（−）（Ozgok et al., 2005）。有报道指出，CA125（+）、CEA（+）、CK7（+）、CK20（−）、PSA（−）、PAP（−）为免疫组化分析鉴别原发精囊肿瘤及常见转移癌（Tarjan et al., 2009）。

精囊腺癌的治疗目前尚无标准治疗方案，可以根据肿瘤侵及周边器官的范围而采取不同的手术方式，保证肿瘤组织完整彻底地切除以及切缘阴性是预后良好的关键。纯精囊切除适用于局限于精囊内的、小的、高分化肿瘤，但由于原发性精囊肿瘤的隐蔽性，患者就诊时肿瘤多数已经侵犯周围组织器官，临床很少见到这种情况；根治性切除是精囊肿瘤侵犯前列腺和（或）膀胱后，根据其侵犯的程度在切除双侧精囊和肿物的基础上，进行前列腺和膀胱部分切除或者膀胱前列腺全切除术，同时进行盆腔淋巴结清扫；如果肿瘤已侵犯周围结构，争取做全盆腔脏器切除术（Razek et al., 2010; Kilciler et al., 2002）。其他治疗包括雄激素阻断治疗或局部盆腔放疗，因病例数较少，疗效尚不能肯定。对于特殊组织起源的精囊肿瘤，可以根据肿瘤的特性选择对应的化疗方案（Guindalini et al., 2014; Thyavihally et al., 2007）；目前尚没有有效的针对晚期原发性精囊腺癌的化疗方案。

精囊腺癌因其初期症状不明显，诊断具有延迟性，预后极差，95% 的患者生存期不足

3 年（Campobasso et al., 2012）。

（二）精囊肉瘤

精囊肉瘤极为罕见，一般为平滑肌肉瘤，其他包括血管肉瘤、脂肪肉瘤、分叶状囊性肉瘤及苗勒腺肉瘤样瘤等（Cauvin et al., 2011; 董文瑞等，2008；高建津等，2012）。

精囊肉瘤初期症状不明显，少数可在直肠指诊时发现。由于肉瘤生长快，短期内广泛侵及邻近结构，就诊时病程多属晚期，可出现非特异性尿路梗阻症状，如排尿困难、尿潴留，以及盆腔及会阴部疼痛，肿瘤巨大可引起直肠梗阻症状。血尿、血精少见。直肠指诊在前列腺上方可触及较大肿块，常与前列腺融合，分界不清（Cauvin et al., 2011; 董文瑞等，2008）。B 超、CT 及 MRI 影像学检查可显示膀胱底部、前列腺上方实质性或囊实性肿块，对肿瘤的精囊起源有提示作用。确诊需做穿刺活检病理学检查（高建津等，2012）。

治疗主要是外科手术，一般采用根治性切除术，包括精囊、前列腺、膀胱及盆腔淋巴结切除，或全盆腔脏器切除术。术后辅以放疗和化疗，由于这类病例太少，疗效尚待进一步观察（吴阶平，2005；董文瑞等，2008）。

精囊肉瘤预后极差，且由于发生位置较深，就诊时病变多已发展到晚期以及侵犯周围组织导致手术难以完全切净，其预后较泌尿系统其他部位的肉瘤更差（Cauvin et al., 2011; 董文瑞等，2008）。

（王　翔）

参考文献

蔡健, 陈熙猛, 汪广兵. 宁泌泰胶囊治疗精囊炎所致血精症的疗效观察. 中草药, 2014, (23): 3440-3442.

陈俊星, 邓楠, 陈凌武, 等. 原发性精囊癌1例报道并文献复习. 现代泌尿生殖肿瘤杂志, 2012, 4(3): 159-161.

董文瑞, 廖凯, 马晋, 等. 原发性精囊平滑肌肉瘤1例报告及文献复习. 现代泌尿外科杂志, 2008, 14: 307-308.

高建津, 聂明辉, 丁华杰. 原发性精囊肉瘤彩超表现1例. 中国超声医学杂志, 2012, 28(10): 959.

胡佩胜, 何睿, 杨新宇, 等. 腹腔镜治疗精囊囊性神经鞘瘤一例并文献回顾. 中华临床医师杂志, 2012, 6(3): 714-715.

胡鸿博, 刘鹏飞. 右侧精囊原发小圆细胞肿瘤一例. 中华放射学杂志, 2010, 44(2): 223-224

黄海, 郭正辉, 许可慰, 等. 原发性精囊恶性肿瘤手术方案选择. 中国医药, 2009, 4(3): 216-217.

李晨曦, 邹雲, 韩兴宝, 等. 原发性精囊癌2例诊治分析. 现代泌尿外科杂志, 2014, 19(2): 99-102.

李少鹏, 蔡建通, 许志鹏, 等. 精囊镜诊治与药物治疗慢性精囊炎的临床对照研究. 现代泌尿外科杂志, 2015, (02): 93-95.

柳长坤, 王业华, 周广臣, 等. 输尿管精囊镜检在慢性精囊炎诊疗中的应用. 皖南医学院学报, 2014, (06): 537-539.

那彦群, 叶章群, 孙颖浩, 等. 2014版中国泌尿外科疾病诊断指南. 北京: 人民卫生出版社, 2013.

乔迪, 吴宏飞等. 先天性精囊缺如的临床特点和诊断分析. 中国综合临床, 2007, 23 (3): 273-274.

沈新平, 赵清洲, 夏晰辉, 等. MRI对血精性精囊炎的诊断价值 . 中国医师杂志, 2005, (03): 299-301.

孙明, 潘春雨, 赵文嫣, 等. 原发性精囊癌的诊断和治疗. 现代肿瘤医学, 2016, 24(2): 262-264.

王浩, 徐丹枫, 刘玉杉, 等. 腹腔镜治疗精囊良性肿瘤3例报告. 腹腔镜外科杂志, 2009, 14(4): 310-312.

王磊, 刘智勇, 许传亮, 等. 经尿道精囊镜诊治顽固性或复发性血精162例临床资料分析. 中华男科学杂志, 2013, (06): 531-534.

温星桥, 陈锐涵, 方友强, 等. 应用PET-CT联合病理活检诊断精囊淋巴瘤一例. 中华医学杂志, 2012, 92(26):1871.

吴宏飞, 钱立新. 精道造影术在精道疾病诊断中的应用. 中华男科学, 2004, 10(4): 243-249.

吴阶平主编. 吴阶平泌尿外科学. 济南: 山东科学技术出版社, 2005: 1965-1966.

姚友生, 王家伟, 黄建, 等. 原发性精囊癌的诊断和治疗(附4例报告). 中国医师进修杂志, 2008, 31(9): 23-25.

尹心宝, 黄建, 姚友生, 等. 原发性精囊腺癌的腹腔镜治疗. 实用医院临床杂志, 2010, 7(2): 11-13.

岳明宗, 郭秀全, 宋世德. 原发性精囊恶性肿瘤二例并文献复习. 中国医师杂志, 2016, 18(10): 1580-1581.

曾国华, 吴开俊等. CFTR突变基因不影响先天性梗阻性无精子症患者ICSI治疗的成功率. 中国男科学杂志, 2001, 15(3): 175-177.

张元芳, 孙颖浩, 王忠. 实用泌尿外科和男科学. 北京: 科学出版社, 2013.
郑倩, 方克伟, 何进, 等. 精囊原发性腺癌2例报告并文献复习. 中华男科学杂志, 2014, 20(2): 189-191.
Altunrende F, Kim ED, Klein FA, et al. Seminal vesicle cyst presenting as rectal obstruction. Urology, 2004, 63: 584-585.
Anmar Nassir. Symptomatic cystic seminal vesicle: a laparoscopic approach for effective treatment. Can Urol Assoc J, 2009, 3(6): 81-83.
Cai Q, Guo Z, Li G, et al. Seminal vesicle carcinoma. Lancet, 2013, 382(9889): 338.
Campobasso D, Fornia S, Ferretti S, et al. Primary bilateral seminal vesicle carcinoma: description of a case and literature review. Int J Surg Pathol, 2012, 20(6): 633-635.
Casado VJ, Hermida GJ, Castillon VI, et al. Leiomyoma of the seminal vesicles: laparoscopic excision. Urol Int, 2014, 92(4): 491-494.
Cauvin C, Moureau-Zabotto L, Chetaille B, et al. Primary leiomyosarcoma of the seminal vesicle: case report and review of the literature. BMC Cancer, 2011, 11: 323.
Christodoulidou M, Parnham A, Nigam R. Diagnosis and management of symptomatic seminal vesicle calculi. Scand J Urol, 2017; DOI:10.1080/21681805.
Choe W, Ryu JK, Kim WH, et al. Imaging seminal vesiculitis with Tc-99m ciprofloxacin. Clin Nucl Med, 2003, 28(6): 501-502.
Corriere JN Jr. Painful ejaculation due to seminal vesicle calculi. J Urol, 1997, 157: 626.
Furuya R, Takahashi S, Furuya S, et al. Is seminal vesiculitis a discrete disease entity? Clinical and microbiological study of seminal vesiculitis in patients with acute epididymitis. J Urol, 2004, 171(4): 1550-1553.
Furuya R, Takahashi S, Furuya S, et al. Is urethritis accompanied by seminal vesiculitis? Int J Urol, 2009, 16(7): 628-631.
Gorrea M, Lorente R, Roel J. Seminal vesicle cyst associated with ipsilateral renal agenesis and papillary carcinoma of the bladder. Eur Radiol, 2001, 11 (12): 2500-2503.
Guindalini RS, Mak MP, Takahashi TK, et al. Multiagent chemotherapy for metastatic adenocarcinoma of the seminal vesicle. Anticancer Drugs, 2014, 25(1):115-119.
Hall S, Oates RD. Unilateral absence of the scrotal vas deferens associated with contralateral mesonephric duct anomalies resulting in infertility: laboratory, physical and radiographic findings, and therapeutic alternatives. J Urol, 1993, 150(4): 1161-1164.
Han P, Yang YR, Zhang XY, Wei Q. Laparoscopic treatment of a calcium fluorophosphate stone within a seminal vesicle cyst. Asian J Androl, 2008, 10: 337-340.
Hull B L, Vogel S R. Seminal vesiculitis. Vet Clin N Am Food A, 2008, 24(2): 267.
Kilciler M, Saglam M, Ozgok Y, et al. Giant seminal vesicle stones. Report of two cases. Urol Int, 2002, 69:250-251.
King BF, Hattery RR, Lieber MM, et al. Congenital Cystic Disease of the Seminal Vesicle. Radiology, 1991, 178: 207-211.
King BF, Hattery RR, Lieber MM, et al. Seminal vesicle imaging. Radiographics, 1989, 9 (4): 653-676.
Kolettis PN, Sandlow JI. Clinical and genetic features of patients with congenital unilateral absence of the vas deferens. Urology, 2002, 60(6): 1073-1076.
Livingston L, Larsen CR. Seminal vesicle cyst with ipsilateral renal agenesis. AJR Am J Roentgenol, 2000, 175 (1): 177-180.
Liu B, Li J, Li P, et al. Transurethral seminal vesiculoscopy in the diagnosis and treatment of intractable seminal vesiculitis . J Int Med Res, 2014, 42(1): 236-242.
Lorber G, Pizov G, Gofrit ON, et al. Seminal vesicle cystadenoma: a rare clinical perspective. Eur Urol, 2011, 60(2): 388-391.
Mizuno N, Fujikawa N, Hayashi N, et al. A case of primary seminal vesicle cancer detected by FDG-PET/CT. Nihon Hinyokika Gakkai Zasshi, 2012, 103: 704-707.
Ozgok Y, Kilciler M, Aydur E, et al. Endoscopic seminal vesicle stone removal. Urology, 2005, 65: 591.
Patel B. et al. Review; Seminal Vesicle Cysts and Associated Anomalies. BJU Int, 2002, 90: 265-271.
Razek AAKA, Elhanbly S, Eldeak A. Transrectal ultrasound in patients with hematospermia. J Ultrasound, 2010, 13: 28-33.
Shiotani T, Kawai N, Sato M, et al. Leiomyoma of the seminal vesicle. Jpn J Radiol, 2009, 27(5): 218-220.
Song T, Zhang X, Zhang L, et al. Transurethral seminal vesiculoscopy in the diagnosis and treatment of seminal vesicle stones. Chin Med J, 2012, 125: 1475-1478.
Stasinou T, Bourdoumis A, Qwegie P, et al. Calcification of the vas deferens and seminal vesicles: a review. Can J Urol, 2015, 22: 7594-7598.
Stenzel P, Wettach G, Leroy X. Primary seminal vesicle carcinoma. Int J Surg Pathol, 2011, 19(3): 401-404.
Tarjan M, Ottlecz I, Tot T. Primary adenocarcinoma of the seminal vesicle. Indian J Urol, 2009, 25(1): 143-145.
Thyavihally Y B, Tongaonkar HB, Gupta S, et al. Primary seminal vesicle adenocarcinoma presenting as isolated metastasis to penis responding to chemotherapy and hormonal therapy. Urology, 2007, 69(4): 771-778.
Wang J, Yue X, Zhao R, et al. Primary squamous cell carcinoma of seminal vesicle: an extremely rare case

report with literature review. Int Urol Nephrol, 2013, 45(1):135-138.

White JL. Stones in prostate and seminal vesicles. Texas State J Med, 1928, 23: 581.

Wu HF, Qiao D, Qian LX, et al. Congenital agenesis of seminal vesicle. Asian J Andol. 2005, 7(4): 449-452.

Xing C, Zhou X, Xin L, et al. Prospective trial comparing transrectal ultrasonography and transurethral seminal vesiculoscopy for persistent hematospermia. Int J Urol, 2012, 19: 437-442.

Yang SC, Rha KH, Byon SK, Kim JH. Transutricular seminal vesiculoscopy. J Endourol, 2002, 16: 343-345.

Zhu JG, Chen WH, Xu SX, et al. Cystadenoma in a seminal vesicle is cured by laparoscopic ablation. Asian J Androl, 2013, 15(5): 697-698.

第八篇

尿　道

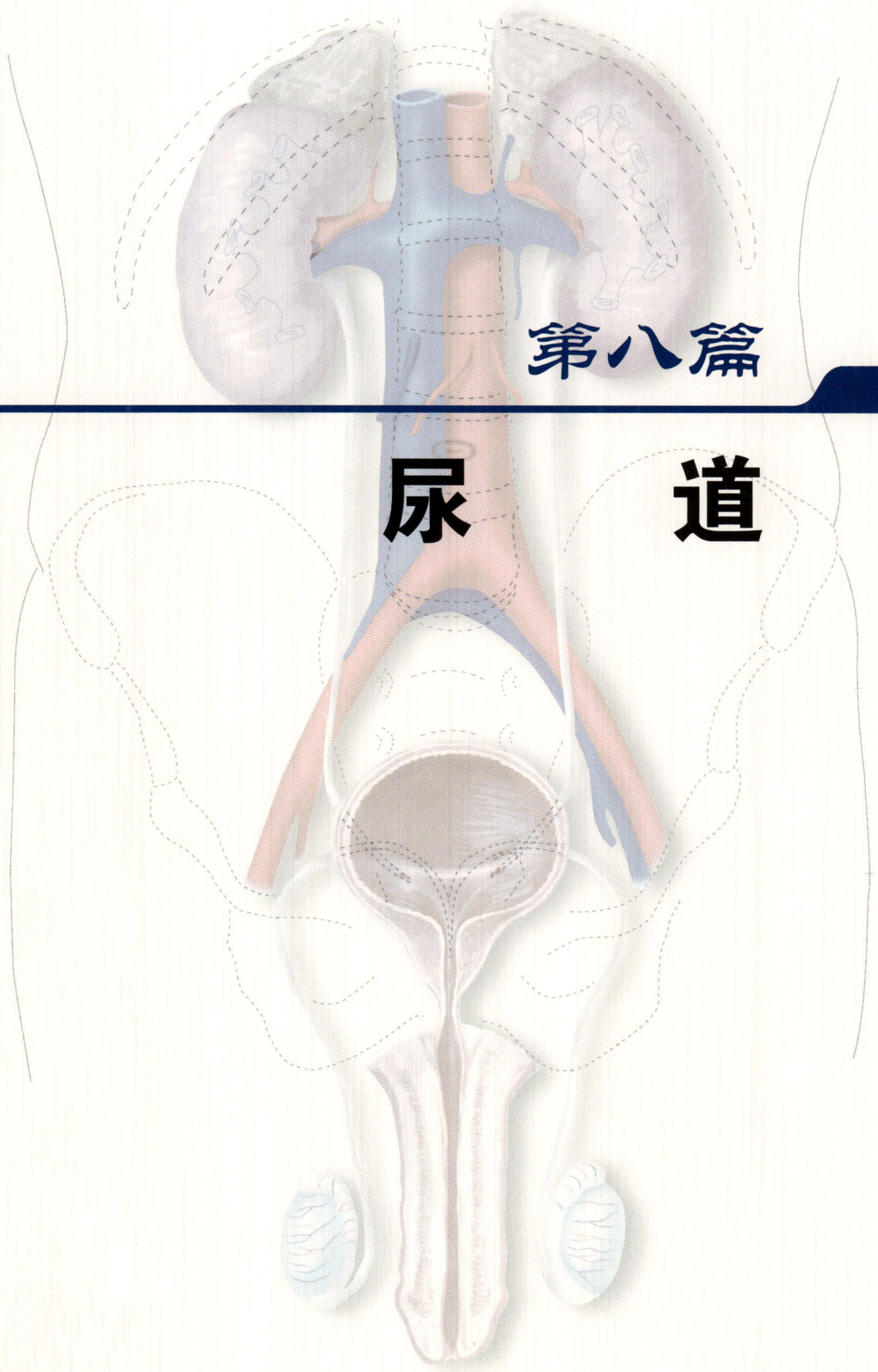

第四十二章

尿道解剖和生理

第一节 尿 道 解 剖

尿道是从膀胱通向体外的管道。男性尿道细长，长约 18 cm，起自膀胱的尿道内口，止于尿道外口，行程中通过前列腺部、膜部和阴茎海绵体部，男性尿道兼有排尿和排精功能。女性尿道粗而短，长约 5 cm，起于尿道内口，经阴道前方，开口于阴道前庭。

一、男性尿道

（一）概述

男性尿道既是膀胱将尿液排出体外的通道，又是将精液排出体外的通道。全长 16 ~ 22 cm，管径平均为 5 ~ 6 mm。尿道全长可分为 4 部分，分别为：前列腺部、膜部、球部、阴茎海绵体部。前列腺部和膜部尿道称为后尿道，球部和阴茎海绵体部尿道称为前尿道。膀胱的尿道内口垂直穿过前列腺下行，自前列腺尖部延伸为膜部尿道。膜部尿道位于耻骨联合下方，向前到达会阴部，然后移行为球部尿道。球部尿道被海绵体包绕，向上向前行走，直到阴茎阴囊交界处（正对阴茎悬韧带的位置）转向下方移行为阴茎部尿道，再向前经过阴茎头部终止于尿道外口。因此，尿道全程呈 S 形，在自然状态下有两个弯曲：一个位于耻骨联合下方，称为耻骨下弯，此弯曲凹向上，恒定无变化；另一个位于耻骨联合的前下方，称为耻骨前弯，凹向下，如将阴茎拉向腹前壁，此弯曲可消失。临床上利用这个特点，把阴茎上提，整个尿道只有一个凹向上的弯曲，以便器械或导尿管顺利插入膀胱。另外尿道全长有生理性狭窄和扩大各三处。狭窄处分别位于尿道内口、膜部和尿道外口。三处扩大分别为前列腺部、球部和舟状窝处，其中又以前列腺部最为宽阔。

前列腺部尿道起自膀胱颈部的尿道内口，止于尿生殖膈上筋膜，长 2.5 ~ 3 cm，周径约 45 mm。其上端和下端稍窄，中部最宽，也是男性尿道管径最大处。在前列腺部尿道后壁正中线上有一纵行隆起，称为尿道嵴（urethral crest），尿道嵴中部有一纺锤形隆起，为精阜（verumontanum），其长约 1.5 cm，高 0.3 ~ 0.5 cm。精阜中央有一盲孔，为前列腺小囊（utricle），在其两侧有射精管的开口。

（二）男性尿道分类

1. 前列腺部尿道

前列腺尖部随年龄的增长逐渐向精阜远端延伸。这种变化虽然没有改变膜部尿道括约肌的功能，但在各种方式的前列腺切除手术中应引起注意。精阜是尿道内括约肌与外括约肌功能上的移行区，内窥镜下易于识别，因此是经尿道前列腺切除等手术中识别尿道外括约肌的重要的解剖学标志之一。

在组织学上，前列腺部尿道主要是由膀胱延续而来的移行上皮，因此，此处尿道肿瘤的性质与膀胱肿瘤一致，亦为移行上皮肿瘤。

2．膜部尿道

膜部尿道位于精阜的远端和球部尿道之间，是男性尿道中最短最狭窄的一段，长1.5～2.0 cm，周径约27 mm。膜部尿道斜行穿过尿道球，因此其前壁长度大于后壁。膜部尿道位于耻骨联合的下方，在它进入阴茎球部的海绵体组织之前，它前方1 cm左右的距离没有海绵体组织覆盖。它与耻骨联合之间的位置关系由耻骨前列腺韧带和尿道海绵体中隔的纤维组织所维持。其后方与会阴中心腱融合。在骨盆骨折时，剪切力的作用常可导致膜部尿道损伤，此时尿液外渗于会阴深隙中，若同时合并前列腺尖部断裂，向上尿液突破尿生殖膈上筋膜可进入腹膜外和耻骨后间隙；向下尿液突破尿生殖膈下筋膜，尿液可进入会阴浅隙。

3．球部尿道

球部尿道为球膜部交界处到阴茎阴囊交界处，其周径为33～36 mm。尿道球腺开口于球部尿道，这些导管开口可以通过尿道镜看到，尿道球腺分泌清亮黏稠物，与精液混合在一起，具有润滑作用。球部尿道近端管腔较远端管腔稍宽大，其后方被球海绵体肌所包绕，球海绵体肌的收缩可以挤压球部尿道以排泄其内容物，这可以保证射精的力度。另外在排尿的终末阶段，球海绵体肌的收缩也有助于尿液的排出。球部尿道损伤最为常见，多见于会阴部撞击伤和骑跨伤。球部尿道损伤往往继发尿液外渗，尿液外渗可沿会阴浅隙和腹壁浅筋膜的深面向上蔓延，扩展到会阴部、外生殖器和脐以下腹壁的疏松结缔组织中，尿外渗导致海绵体纤维化是此处尿道狭窄的重要原因之一。此外，在尿道炎时可导致此处的海绵体肌反应性收缩，可致球部尿道严重狭窄。

4．阴茎海绵体部尿道

尿道腔在关闭状态下呈现不同的形状，膀胱颈口是环形，前列腺部尿道是新月形或三角形，膜部尿道是花瓣状，球部尿道和阴茎海绵体部尿道是裂隙状。阴茎海绵体部尿道位于海绵体之间，被Buck筋膜固定，阴茎海绵体部尿道的周径为27～33 mm。其上方被阴茎悬韧带固定于耻骨上，阴茎海绵体部尿道是阴茎活动最大的部分，受伤的机会最少，在耻骨联合的下缘，阴茎悬韧带将阴茎海绵体部尿道固定在耻骨上。

在组织学上，尿道膜部、球部及阴茎海绵体部黏膜均为复层柱状上皮或假复层柱状上皮。阴茎海绵体部尿道黏膜皱襞内陷形成尿道隐窝，其中有Littre腺的开口，当阴茎海绵体勃起时可压迫尿道旁腺分泌黏液，在性交时起润滑作用。在慢性尿道感染时，细菌易于隐藏于尿道隐窝，严重感染可导致此处纤维细胞反应性增生，继发海绵体纤维化，是前尿道狭窄的原因之一。

5．舟状窝

阴茎海绵体部尿道到达阴茎头部向上移行为舟状窝，舟状窝宽大的腔隙可以将近端尿流聚集缓冲，使其流速减慢而压力升高，在经过尿道外口时产生高压射流，从而避免自身受到尿液的污染。此外，舟状窝亦是尿道结石易驻留的部位。尿道外口位于阴茎头的尖端的稍下方，为一纵行裂缝状，周径为21～27 mm。

在组织学上，舟状窝被覆以非角化鳞状上皮，此处发生的癌肿多为鳞状上皮细胞癌。

二、女性尿道

（一）概述

女性尿道位于耻骨联合的后方，全长在阴道前壁的下部，长度为2.5～5.5 cm，平均为3.5 cm，直径为8 mm，易于扩张，可达10～13 mm，没有弯曲，外部有血管丛及致密的结缔组织，开口于阴道前庭，尿道外口最细。排尿时尿道内口扩张，尿道呈圆锥形。

女性尿道黏膜上部为与膀胱颈部相同的移行上皮，中部和下部为复层柱状上皮及复层扁平上皮。尿道黏膜及黏膜下形成多数皱襞及陷窝，尿道黏膜下有许多小的尿道腺，腺管发育大小不等，其中最大的腺体为尿道旁腺，这些腺体含有分泌黏液的柱状上皮，位于尿道口5点及7点的位置，它的腺泡向膀胱颈延伸，进入尿道阴道膈。在黏膜下层和肌肉之间有疏松组织，在肌层之外有丰富的静脉网状组织，即尿道海绵体组织。女性的尿道存在雌激素受体，雌激素能选择性作用于尿道的上皮，增加下尿道 α_2 肾上腺素能神经的作用。绝经后因雌激素缺乏，使尿道上皮萎缩，黏膜下血管减少，引起尿道的闭合障碍，因尿道平滑肌对 α_2 肾上腺素刺激的敏感性降低，影响尿道的收缩。盆底组织的改变，使下尿道生物物理性状发生变化，绝经后可出现尿失禁。

(二)女性尿道与周围的组织结构

1. 女性尿道相关的盆底组织

女性的尿生殖膈较男性薄弱，除有尿道穿过外，阴道亦经尿生殖膈穿过，尿生殖膈下面游离缘为会阴浅横肌。坐骨海绵体肌起自坐骨结节至阴蒂；球海绵体肌起于中心腱，肌肉位于阴道两侧分开经尿道口止于阴蒂；耻骨尾骨肌走行于尿道及阴道壁。上述肌肉对盆底有支持作用，亦有悬吊尿道作用，这些肌肉损伤，可致尿道长度缩短及阻力降低。

2. 女性尿失禁的解剖学因素

侧位的膀胱尿道造影可以看出尿道与膀胱的连接处，构成了尿道后角，正常为90°～100°，尿道轴线与身体垂直构成倾斜角，为10°～30°，正常不能超过45°。这些角度的变化可能与压力性尿失禁的发生有一定的关系，在腹压突然增加时，压力传递到膀胱和尿道近端2/3处时，所承受的压力互相抵消。在尿失禁时膀胱底部及尿道近端下降，使尿道后角消失，严重还可使尿道倾斜角从正常角度增加为大于90°，一旦腹压增加可诱发尿失禁。在正常时尿道膀胱的支托结构为耻骨尿道韧带、耻骨尾骨肌、结缔组织盆筋膜、弓状腱、肛提肌腱及部分的阴道筋膜。在腹压增加时，提举支托结构的肌肉收缩，耻尾肌收缩向前拉阴道形成“吊床”作用，使近端尿道及膀胱颈闭合。在阴道壁松弛或盆腔组织损伤时，耻尾肌收缩起不到“吊床”作用，尿道不能闭合可出现尿失禁。

第二节　尿道的括约肌结构

一、正常男性尿道括约肌的结构

男性尿道括约肌在膀胱颈与膜部尿道之间，分布于尿道的周围，一般认为由平滑肌括约肌和横纹肌括约肌两种机制组成。

(一)平滑肌括约肌

后尿道的平滑肌分为两层，为内纵外环结构，可分为前列腺前括约肌(preprostatic

sphincter，PPS）和前列腺括约肌（prostatic sphincter，PS）。

前列腺前括约肌即尿道内括约肌，位于前列腺尿道黏膜下与移行带之间，与膀胱中层环形肌相连的环状平滑肌，包绕一段 1.0 ~ 1.5 cm 长的尿道，环绕膀胱颈并延伸到前列腺的基底部，与前列腺的平滑肌相连。PPS 的肌纤维与其附近的逼尿肌完全不同，它的肌肉纤维较为细小，通常混有弹性纤维和胶原纤维，由非肾上腺素能的交感神经纤维支配，这与支配逼尿肌的副交感神经纤维不同。PPS 的作用机制尚不清楚，可能参与维持膀胱颈张力、保持尿液的可控性和防止逆向射精。在交感神经反射亢进时，逼尿肌 - 括约肌协同失调，可导致尿液的排空困难。

前列腺括约肌又称为被动前列腺括约肌，是前列腺部及膜部尿道黏膜下的半环形平滑肌纤维，与此部尿道周围的横纹肌性括约肌联系紧密，PS 的功能主要是与此处尿道横纹肌括约肌相互协同，加强前列腺及膜部尿道的抗失禁作用。

（二）横纹肌括约肌

横纹肌括约肌即传统概念的尿道外括约肌，解剖形态不只是局限在尿生殖膈间，而延伸于几乎整个后尿道，它是由前列腺膜部横纹肌括约肌（prostatomembranous striated sphincter，PMS）和尿道周围横纹肌括约肌（periurethral striated muscle sphincter，PUSS）组成。

（三）前列腺膜部横纹肌括约肌

PMS 又可分为前列腺横纹肌括约肌（prostatic striated sphincter，PSS）和膜部尿道横纹肌括约肌（membranous urethral striated sphincter，MUS）。有学者通过对尿道胚胎学的研究认为，在胚胎早期，PMS 具有独立的胚胎始基，为一印戒样的间叶凝结体，从会阴膜到膀胱底包绕着发育中的尿道。尿道前方始基较厚，向侧后方逐渐变薄，最后融入尿道后方的中膈。后来随着前列腺两侧叶的发育，使尿道内口附近的括约肌始基受挤压和侵犯而变薄或消失。至成人，横纹肌括约肌呈马蹄形包绕于前列腺包膜与膜部尿道的前方及两侧，在尿道后方中线并不合拢成环，而是连接于前列腺后方 Denonvilliers 筋膜，远端融入会阴体。

PMS 与周围的盆底横纹肌（肛提肌、会阴深横肌等）相比，PMS 直径仅为后者的 1/3，具有无肌梭、肌纤维细小、慢收缩纤维和肌间纤维结缔组织丰富、富含耐酸肌凝蛋白 ATP 酶及可自行收缩的特点。以上特点使其不同于传统概念的外括约肌，在功能上不仅具有一般横纹肌的特点，如快速收缩，同时还有类似于平滑肌一样自主收缩及长时间收缩而不疲劳的特点，这有助于储尿期尿液的控制。

（四）尿道周围横纹肌括约肌

PUSS 是由肛提肌的中间部分及会阴深横肌组成，它与 PMS 在组织解剖学和神经支配方面都有很大的区别。在组织学上，PUSS 可分为慢收缩纤维和快收缩纤维两种类型。慢收缩纤维约占 35%，其收缩幅度较低但维持时间久，主要功能是维持前列腺、膀胱颈及直肠的基础张力；快收缩纤维约占 65%，通常有较大的收缩幅度，但维持时间较短，主要功能是在腹压增加时协同 PMS 迅速有力地关闭尿道，防止尿失禁。详细的组织学又可将快收缩纤维分为两个亚型：快收缩易疲劳型纤维和快收缩疲劳抵抗型纤维。在 65% 中前者占 50%，后者占 15%，后者在对抗尿失禁方面作用强大。与 PMS 类似，PUSS 在尿道前面比后面发达，因此在经尿道前列腺切除等手术时对前列腺尖部修整，更应谨慎操作，防止损伤尿道前方的横纹肌括约肌。

二、正常女性尿道括约肌的结构

同男性相似，女性尿道括约肌亦由平滑肌括约肌和横纹肌括约肌组成。

(一)平滑肌括约肌

平滑肌括约肌即传统意义上的尿道内括约肌，一般认为平滑肌由内、外纵行平滑肌和中间的环形平滑肌三层组成，内纵肌与逼尿肌纵层相连，中间的环形肌在尿道的中段更为明显，与横纹肌纤维之间没有明显的界限，在中间 1/3 段尿道，平滑肌和横纹肌交错分布，平滑肌纤维向尿道远侧逐渐变薄，其末端为胶原纤维。女性尿道的胶原纤维对尿道的闭合起重要的作用，平滑肌括约肌的张力使尿道黏膜处于闭合状态，是维持尿液可控的重要因素。平滑肌的纵行部分在排尿时可以将尿道缩短，尿道口径增宽，保持排尿的通畅。

(二)横纹肌括约肌

尿道横纹肌括约肌即尿道外括约肌，女性的尿道外括约肌亦起源于近端尿道，逐渐向远端移行，由近及远，分别呈现月牙状和马蹄状，其横纹肌纤维在中外 1/3 段尿道最为密集，横纹肌包绕尿道的腹侧和两侧，呈马蹄状，其肌纤维细小，缓慢颤动。近来国外学者通过三维重建的方法观察了男性和女性的尿道横纹肌括约肌，两性之间的横纹肌括约肌的结构是一致的。

女性的尿道旁横纹肌包括尿道压迫肌及尿道阴道括约肌。其中尿道压迫肌起自靠近坐骨结节处，跨过尿道到达对侧相应部位，当它收缩时可以将尿道拉长。尿道阴道括约肌是一块扁平肌肉，在腹侧与尿道压迫肌一起延伸至尿道阴道侧方，并将尿道、阴道包绕。另为耻尾肌自耻骨经阴道侧壁行走至尾骨时紧靠尿道，亦可增加尿道的阻力，协助控尿。

总之，女性尿道平滑肌括约肌和横纹肌括约肌在功能上密不可分，相互协同。因此在女性膀胱全切原位新膀胱手术后，虽然近端尿道和大部分平滑肌被切除，但大部分患者却能够进行无意识储尿和随意地排空膀胱。

(三)尿道括约复合体

近年来，国外学者提出尿道括约复合体(urethral sphincter complex)的概念。一般认为尿道括约复合体包括尿道括约肌、所有的尿道周围横纹肌、尿道旁固有肌肉和盆腔的结缔组织结构，并界定出其范围，腹侧是背侧静脉丛，背侧是直肠，两侧是肛提肌肌肉。尿道括约复合体具有肌肉和结缔组织精细的构建。肌肉筋膜和骨骼结构给尿道括约复合体以重要的框架。并认为尿道括约复合体是一个功能和解剖上的统一体，其完整性是控尿的基础，也是男性根治性前列腺切除术、女性新膀胱术等下尿路重建手术后控尿的重要结构。

第三节　与尿道相关的其他组织结构

一、尿道的神经支配

目前研究认为尿道平滑肌括约肌主要接受来自盆丛的自主神经支配，而对于横纹肌括约肌的神经解剖存在较大的分歧。早期的研究认为尿道横纹肌括约肌同时接受交感神经、副交感神经和躯体神经的三重支配。近来 Hollabaugh 等应用新鲜男性尸体标本进行盆腔解剖学的研究发现尿道横纹肌括约肌在盆腔内受双重神经支配（Hollabaugh et al., 1997）：①盆神经来自于盆丛，走行在肛提肌筋膜的下方，直肠的后外侧，在前列腺尖部水平，发出多条分支进入尿道横纹肌括约肌的 5 点和 7 点位置；②阴部神经主干自阴部管发出一盆内分支，穿肛提肌进入盆腔，与盆神经伴行后加入盆神经，一起到达横纹肌括约肌。

Creed 等通过刺激犬的盆神经发现尿道压缓慢升高，此作用可被箭毒阻断；而刺激阴部神经的盆内分支时，可见尿道横纹肌明显的快速收缩。由此认为盆神经到达尿道横纹肌后，穿过横纹肌支配尿道平滑肌；而阴部神经的盆内支则直接支配横纹肌括约肌。此外，Narayan 等通过对会阴区阴部神经的解剖发现阴茎背神经作为阴部神经会阴区的三大分支之一，在距离前列腺尖部 0.3 ~ 1.3 cm 的位置进入尿道横纹肌括约肌的前外侧，且其在尿道两侧的分布并不一致（Narayan et al., 1995）。

同男性相似，女性尿道的神经支配目前也存在争论。很多学者研究认为女性尿道括约肌受盆丛和阴部神经的双重支配。Narayan 等发现阴蒂背神经在邻近尿道处亦发出分支支配尿道横纹肌括约肌，且认为此分支很有可能为感觉神经纤维，参与尿道括约肌反射弧的组成。然而 Borirakchanyavat 等通过女性盆腔解剖学研究认为尿道括约肌在盆内存在躯体神经分支。此分支起源于 $S_2 \sim S_4$，沿肛提肌表面走行在肛提肌筋膜的下方，与膀胱下动脉关系密切，此盆内分支在行程中发出分支支配肛提肌，最终到达尿道的背外侧。进一步的组织学观察发现这些支配尿道的躯体神经在阴道与尿道之间的平面形成大量的神经束，与阴道前壁和侧壁的关系极为密切。

近来，Hollabaugh 等通过新鲜女性尸体标本的研究发现尿道括约肌接受来自于盆丛的盆神经和阴部神经盆内分支的双重支配（Hollabaugh et al., 2001）。盆神经自盆丛发出后，走行在直肠的两侧，肛提肌筋膜的下方，沿肛提肌前行，从 5 点和 7 点位置进入尿道括约肌。而阴部神经的盆内分支起源于阴部管内的阴部神经主干，穿肛提肌进入盆腔，在邻近尿道括约肌的位置加入盆神经，一起支配尿道括约肌。作者认为此阴部神经的盆内分支很有可能与先前 Borirakchanyavat 等描述的盆内躯体神经分支是同一性质的分支，只是它们起源于阴部神经的不同位置。

尿道的神经支配与尿控关系密切，明确尿道的神经解剖对根治性膀胱前列腺切除术、女性新膀胱术、膜部尿道重建和尿道直肠瘘修补等手术中保护尿道的神经支配提供依据。

二、尿道的血液供应

男性前尿道的动脉来自于阴部内动脉、尿道球动脉及尿道动脉的分支。后尿道的血供来自膀胱下动脉的前列腺支，并有直肠下动脉的痔中动脉及阴部内动脉的分支穿过前列腺至后尿道，它们之间存在广泛的吻合支。前尿道的静脉回流至阴部内静脉，后尿道的静脉回流至膀胱前列腺静脉丛，后尿道外伤及后尿道手术时损伤此静脉丛，可引起大量出血。

女性尿道的血供十分丰富，尿道周围的血管丛与子宫动脉、阴道动脉有广泛的吻合支，尿道上段为膀胱下动脉，中段为阴道中动脉，下部为阴部动脉的分支，这些血管彼此吻合，静脉血流入膀胱静脉丛和阴部静脉丛，最后流入髂内静脉。

三、尿道的淋巴引流

尿道的淋巴引流非常丰富，它起源于尿道黏膜下的淋巴网，淋巴网分布于尿道全程。在男性以尿道舟状窝最为丰富，淋巴液向近端引流至阴茎和球膜部尿道淋巴干。阴茎腹侧表面的淋巴管绕过阴茎海绵体与来自阴茎头部的淋巴管在背侧汇合。男性前尿道及女性的远端尿道淋巴液引流至腹股沟浅淋巴结和深淋巴结，并沿髂外淋巴结向上引流，男性后尿道及女性近端尿道淋巴引流至髂外淋巴结、闭孔淋巴结及腹下淋巴结。因此男性尿道肿瘤及女性尿道癌时，在腹股沟区及盆腔内都可能出现淋巴结转移。

四、尿道手术中相关结构的应用解剖

(一)阴茎的层次结构

1. 皮肤

无毛，薄而柔软，有明显的伸缩性。

2. 阴茎浅筋膜

为阴茎的皮下组织，疏松而无脂肪，内有阴茎背浅血管及淋巴管。该筋膜分别移行于阴囊肉膜、会阴浅筋膜及腹外侧壁的浅筋膜深层。

3. 阴茎深筋膜

又称 Buck 筋膜，包裹三条海绵体，其后端至阴茎根部上续腹白线，在耻骨联合前面有弹性纤维参加形成阴茎悬韧带。阴茎背正中线上，阴茎深筋膜与白膜之间有阴茎背深静脉，静脉两侧向外依次为阴茎背动脉和阴茎背神经。

4. 白膜

分别包裹三条海绵体，并在左、右阴茎海绵体之间形成阴茎中隔。

(二)阴茎皮瓣的血供和神经

1. 阴茎皮瓣的动脉

阴茎皮肤的血供来自阴茎背浅动脉，该动脉起源于阴部外浅动脉，动脉主干先向内上行走，经精索前方达阴茎根背外侧，然后转弯进入阴茎浅筋膜的疏松组织层，沿阴茎长轴斜向其腹侧，途中发出长穿支穿过浅筋膜沿皮下行走营养皮肤。阴茎包皮的动脉为阴茎背浅动脉，达包皮时发出许多细小分支，这些小支延伸到包皮外层末端后返折至内层，后者于冠状沟附近还接受阴茎背动脉的供养。

2. 阴茎皮瓣的静脉

阴茎皮瓣的静脉有两套系统。一套是与阴茎背浅动脉伴行的静脉，有1～2支，该静脉细小，对皮瓣的静脉回流不起主要作用。另一套是阴茎背浅静脉，该静脉与同名动脉关系并不密切，它起自包皮静脉网，向后汇合成1～3支，这些静脉常在阴茎根背侧汇合成一条，外径约为2.7 mm，注入一侧或双侧阴部外浅静脉；或不汇合分别注入后者，继而入大隐静脉。

3. 阴茎皮瓣的神经

阴茎皮肤的神经为阴茎背神经，该神经为阴部神经的一个终支，经会阴深隙前行，穿尿生殖膈下筋膜达阴茎背侧的白膜与阴茎深筋膜之间，沿阴茎长轴、阴茎背动脉外侧行走，途中发出穿支穿深、浅阴茎筋膜分布于皮肤。

4. 会阴及尿生殖膈的血管、神经分布特点及其临床意义

阴囊后神经、阴囊后动脉、尿道球动脉、阴茎动脉及营养尿道球海绵体肌的动脉是会阴及尿生殖膈的血管，均是从两外侧走向中线。阴茎海绵体神经呈网格状从前列腺的后外侧自底部走至尖部，再紧靠尿道膜部穿过尿生殖膈。有研究提示，经会阴修复男性尿道手术应注意：①切开皮肤、肉膜后，勿横切浅筋膜，可钝性分离并向两侧牵开，特别是会阴中心腱以上部分，以免切断阴囊后动、静脉和神经。②从中线切开球海绵体肌，以保留球海绵体肌的血管和神经。③球海绵体肌与尿道海绵体腹侧中线之间、尿道海绵体背侧中线与阴茎中隔之间的连接，纤维较为致密，游离前尿道时，宜锐性分离，其他部位可钝性分离。④紧靠球海绵体切断会阴中心腱，缝合球海绵体肌后应缝合中心腱，以保留其固定作用。⑤血管、神经均分布在尿生殖膈的两侧，应从中线切开尿生殖膈，避免损伤这些结构；术毕亦应横向缝合尿生殖膈，尽可能保留控尿组织的完整性，减少术后尿失禁。⑥紧靠尿道操作，限制在膜部尿道外侧5 mm内，若切除广泛将会损伤阴茎海绵体神经，造成术后勃起功能障碍。⑦从前外侧紧贴前列腺表面分离前列腺尖部组织，避免分离前列腺的后外侧，以免损伤海绵体神经束；对前列腺尖部的游离，应以足够吻合即可。

（刘　超　张潍平）

参考文献

Hollabaugh RS Jr, Dmochowski RR, Steiner MS. Neuroanatomy of the male rhabdosphincter. Urology, 1997, 49: 426-434.

Hollabaugh RS, Steiner MS, Dmochowski RR. Neuronantomy of the female continence complex: clinical implications. Urology, 2001, 57: 382-388.

Narayan P, Konety B, Aslam K, et al. Neuronantomy of the external urethral sphincter: implications for urinary continence preservation during radical prostate surgery. J Urol, 1995, 153: 337-341.

尿道畸形

第一节 尿道下裂

一、概述

尿道下裂是男性下尿路及外生殖器常见的先天性畸形。由于在胚胎发育过程中前尿道发育不全，尿生殖沟未能自后向前在中线完全闭合所致。尿道下裂患儿的尿道外口达不到阴茎头最前端的正常位置，其开口可出现在正常尿道口近侧至会阴部途径上，部分病例伴发阴茎下弯。主要表现为尿道外口异位，阴茎背侧包皮堆积，阴茎弯曲，严重者不能站立排尿（图 43-1-1）。尿道下裂可以是单一的缺陷，也可以是复杂畸形的表型部分。手术是治疗尿道下裂的唯一方法，至今已发表的手术方法超过 300 种。在尿道下裂的修复中需要多种手术技巧的联合应用，其修复既是一门复杂精细的技术，也是一门需要深入研究的艺术。

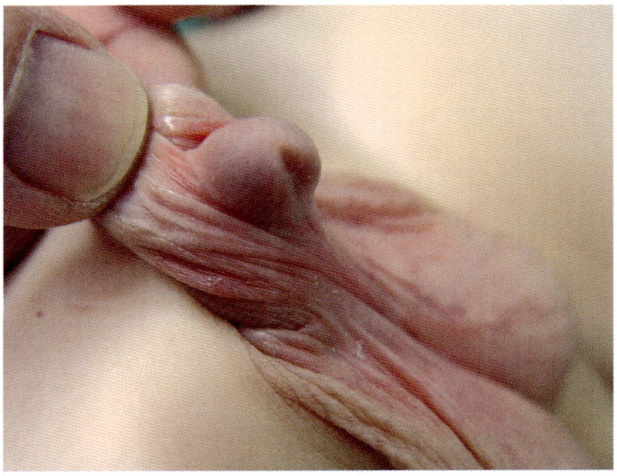

图 43-1-1 尿道下裂的外观

二、流行病学

尿道下裂是小儿泌尿生殖系统中常见的先天性畸形。国外报道在出生男婴中发病率为 3.2/1000。我国吴艳乔调查 1987—2001 年出生的 3 769 464 例男性围产儿中确诊尿道下裂 1999 例，平均发生率为 5.3/1000（吴艳乔等，2005）。近年来，尿道下裂总体发生率出现逐年上升的趋势，尤其是重度尿道下裂病例逐渐增多。美国全国出生缺损检测系统（BDMP）数据发现，尿道下裂发病率在 1970 年至 1993 年间增长了近一倍，考虑可能和农药的广泛使用、环境雌激素水平上升有关。北京儿童医院至今已经收治首诊尿道下裂患儿超过 2 万例，占小儿泌尿外科收治患者的一半左右。近年来，每年收治尿道下裂患儿已超过 800 例。

三、病因学

（一）胚胎学因素

尿道下裂因胚胎期外生殖器发育异常所致。

正常的外生殖器在胚胎的第 12 周发育完成（图 43-1-2）。人胚第 6 周时，尿生殖窦的腹侧出现一个突起，称为生殖结节。而后在生殖结节的两侧各发生一个生殖突，在尾侧正中线上出现一条浅沟，称为尿道沟。尿道沟两侧隆起部分为尿生殖褶，尿道沟的底部即为尿生殖窦膜，此时仍为未分化期的外生殖器。到第 7、8 周以后开始向男性或女性分化。第 10 周时可分辨胚胎的外生殖器性别。男性外生殖器的发育是在双氢睾酮的作用下，生殖结节增长形成阴茎。尿生殖窦的下端伸入阴茎并开口于尿道沟，以后尿道沟两侧的尿生殖褶由近端逐渐向远端融合，表面留有融合线称为阴茎缝，所以尿道是由近端向远端形成，尿道外口移到阴茎头冠状沟部。第 12 周时，阴茎头处形成皮肤反折形成包皮。生殖结节内的间质分化为阴茎海绵体及尿道海绵体。在胚胎期由于内分泌的异常或其他原因致尿道沟融合不全时，即形成尿道下裂。由于尿道远端的形成处于最后阶段，所以尿道口位于阴茎体远端的尿道下裂

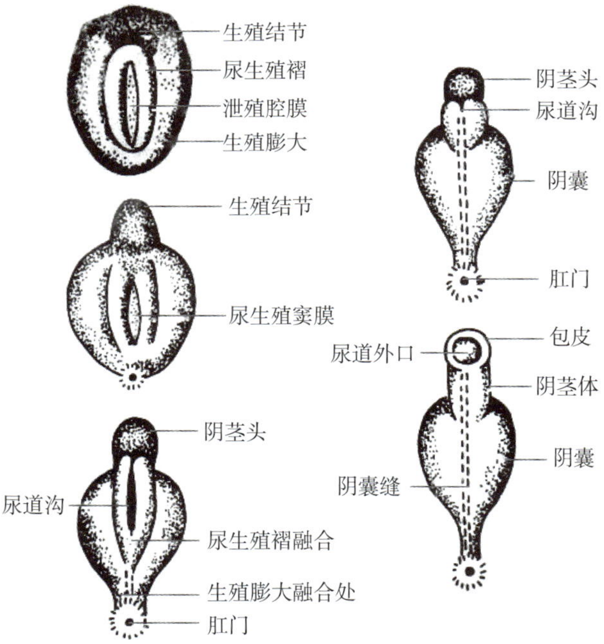

图 43-1-2　正常男性外生殖器的发育

占比例最大。

（二）基因遗传因素

尿道下裂发病有明显的家族倾向，本病为多基因遗传，但具体因素尚不清楚。20%～25% 的临床病例中有遗传因素。尿道下裂患者的兄、弟也患尿道下裂的概率是正常人的 10 倍。患者尿道下裂表型越严重，其一级亲属尿道下裂患病率越高。

大多数散发尿道下裂患者的发病原因仍不清楚，仅有部分患者可以发现确定的病因。目前已证实的可以引起尿道下裂的原因包括：雄激素不敏感综合征、5α- 还原酶缺乏、多种染色体异常等。涉及尿道下裂患者中染色体畸变率较正常人群有明显增高，有常染色体畸变，亦有性染色体畸变。有关尿道下裂遗传学的研究近年来取得了很大进展，发现了众多基因突变与尿道下裂的发生有关，单基因突变包括 WT1、SF1、BMP4、BMP7、HOXA4、HOXA13、HOXB6、FGF8、FGFR2、AR、HSD3B2、SRD5A2、ATF3、MAMLD1、MID1 以及 BNC2 等。多数学者认为单基因突变并不能解释大多数的散发病例，随着单核苷酸多态性的研究以及全基因组关联分析（GWAS）的应用，尿道下裂易感基因的多态性发现在 FGF8、FGFR2、AR、HSD17B3、SRD5A2、ESR1、ESR2、ATF3、MAMLD1、DGKK、MID1、CYP1A1、GSTM1 和 GSTT1 等基因。虽然越来越多的易感基因被发现，但是基因影响位置和影响方式等后续的功能研究并不十分明确，仅有个别基因通过生物信息学预测了突变对于蛋白质改变的影响。

（三）激素影响

从胎睾中产生的激素影响男性外生殖器的形成。在绒毛膜促性腺激素的刺激下，睾丸间

质细胞在孕期第8周开始产生睾酮，到第12周达顶峰。中肾管的发育依赖睾酮的局部影响，而外生殖器的发育则受双氢睾酮的调节。双氢睾酮是睾酮经5α-还原酶的作用转化而成。若睾酮产生不足或睾酮转化成双氢睾酮的过程出现异常均可导致生殖器畸形。一般认为正常胎儿与尿道下裂患儿的血清睾酮水平相同，但是尿道口位于阴茎体近端的重度尿道下裂患儿可能存在血清睾酮生成障碍。尿道下裂也可能继发于母亲孕期激素的摄入。

（四）环境因素

目前研究显示环境中广泛存在的雌激素和抗雄激素类物质的污染可能是造成尿道下裂发病率上升的原因。环境污染物使正常内分泌因素改变而产生畸形。常见物质有杀虫剂、天然植物激素、塑料制品的副产品、药物等。这些化学物包括烯菌酮及其代谢产物、DDT的代谢产物、杀菌利、利谷隆、合成除虫菊酯类等。这些环境化学物质能与雄激素受体相互作用，与雄激素竞争雄激素受体，导致产生尿道下裂等泌尿生殖系统畸形。

四、临床表现

（一）典型的尿道下裂有三个特点

1. 异位尿道口

尿道口可异位于从正常尿道口近端，至会阴部尿道的任何部位。部分尿道口有轻度狭窄，其远端为膜状尿道。若尿道口不易看到，可垂直拉起阴茎头背侧包皮，同时向前提起阴囊中隔处皮肤，可清楚观察到尿道口。排尿时尿线一般向后，故患儿常须蹲位排尿，尿道口位于阴茎体近端时更明显。

2. 阴茎下弯

即阴茎向腹侧弯曲。尿道下裂合并明显阴茎下弯者，约占35%。按阴茎头与阴茎体纵轴的夹角，可将阴茎下弯分为轻度（小于15°）、中度（15°～35°）、重度（大于35°），中度和重度阴茎下弯者在成年后有性交困难。阴茎下弯主要是由于尿道口远端尿道板纤维组织增生，以及阴茎体尿道腹侧皮下各层组织缺乏，阴茎海绵体背、腹两侧不对称等原因引起。

3. 包皮的异常分布

阴茎头腹侧包皮因未能在中线融合，故呈V型缺损，包皮系带缺如，包皮在阴茎头背侧呈帽状堆积。

（二）尿道下裂分型

根据尿道口位置尿道下裂分为四型：Ⅰ°：阴茎头、冠状沟型；Ⅱ°：阴茎体型；Ⅲ°：阴茎阴囊型；Ⅳ°：会阴型。

阴茎下弯的程度与尿道口位置并不成比例，有些开口于阴茎体远端的尿道下裂却合并重度阴茎下弯。为了便于估计手术效果，也可按照矫正下弯后尿道口退缩的位置来分型（图43-1-3）。

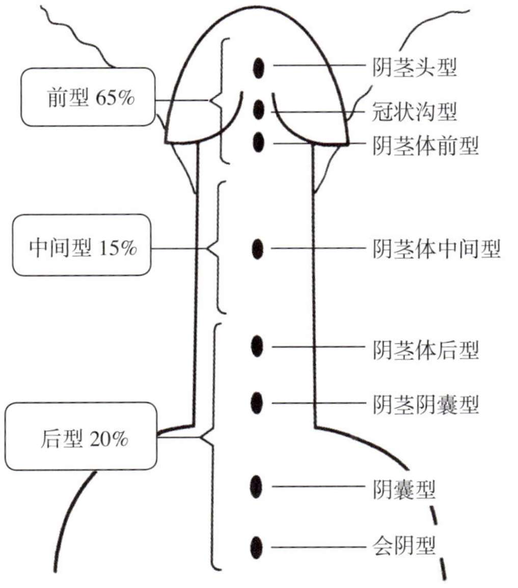

图 43-1-3　按照矫正下弯后尿道下裂分型

（三）尿道下裂伴发畸形

尿道下裂最常见的伴发畸形为腹股沟斜疝及睾丸下降不全。少数的尿道下裂患者合并肛门直肠畸形、心血管畸形、胸壁畸形等。因胚胎期上尿路形成在尿道之前，所以临床上尿道下裂单独伴发上尿路畸形并不多见。重度尿道下裂病例常合并阴茎阴囊转位，也有合并阴茎扭转及小阴茎、重复尿道等。尿道下裂越严重，其伴发畸形率也越高。

此外，应引起重视的是重度尿道下裂还常常伴有前列腺囊。前列腺囊是副中肾管退化不全，或尿生殖窦男性化不全的遗迹，开口于前列腺部尿道的后方。正常人的精阜中央有一小凹陷称为前列腺囊（utricle，在成人又常称前列腺小囊），而尿道下裂合并的前列腺囊拉长，向膀胱后方延伸，形成一个大的囊腔，可能并发感染及结石，也可影响插导尿管。手术前感染症状少，尿道成形术后由于尿道延长，增加了尿道阻力，易伴发附睾炎。可经排尿期膀胱尿道造影检出，尿道镜检查、超声及CT可明确其位置。

五、诊断及鉴别诊断

（一）尿道下裂的诊断

尿道下裂的诊断一望可知。重度尿道下裂以及尿道下裂合并双侧隐睾时要注意鉴别有无性别畸形。检查手段如下：

1. 体检

观察患者的体形、身体发育，有无第二性征。检查生殖器时注意有无阴道，触摸双侧睾丸大小、表面及质地。

2. 染色体检查

正常染色体核型男性46XY，女性46XX。女性性染色质（又称“X小体”“X染色质”）阳性率在10%以上，而男性在5%以下。

3. 尿17酮、17羟孕酮类固醇排泄量测定等内分泌检查。

4. 对怀疑性腺为卵睾的患儿应进行腹腔镜性腺探查及活检，并做内分泌激素水平、靶器官的功能及性激素转化过程的检查以辅助诊断。

（二）鉴别诊断

尿道下裂多数依靠外生殖器外观即可做出诊断，但对于可能存在的性别畸形须仔细鉴别。

1. 女性假两性畸形（肾上腺性征异常）

该病几乎都是由肾上腺皮质增生引起。外阴检查可见阴蒂增大如尿道下裂的阴茎。尿生殖窦残留，开口前方与尿道相通，后方与子宫相通。性染色体46XX，性染色质阳性，尿17酮、17羟孕酮增高。

2. 男性假两性畸形

染色体46XY，性染色质阴性，但内外生殖器发育不正常，外生殖器外观可全似男性或女性。

3. 真两性畸形

外观酷似尿道下裂合并隐睾。尿17酮正常。性染色体半数为46XX，30%为46XX/46XY嵌合体，20%为46XY。性腺探查可见体内兼有睾丸、卵巢两种成分的性腺。

4. 混合性腺发育不全

是新生儿期外生殖器异常第二种常见的病因。最常见的染色体核型为45XO/46XY。表现为一侧性腺是正常睾丸，另一侧是原始的条索状性腺。60%的患者在出生时表现为男性化不全、小阴茎，外生殖器对雄激素刺激较敏感。

六、尿道下裂的治疗

手术是治疗尿道下裂的唯一方法，一定意

义上尿道下裂的修复属于复杂精细的外科整形手术。目前已发表的手术方法多达300余种，至今尚无一种被所有医师接受的，满意的术式。术者可根据自身的经验及对手术的认识找到适合自己的手术方法。随着手术医生经验积累、技术提高、手术器械改进等多种因素，手术成功率逐步提高。但需要强调的是，尿道下裂治疗的最终效果是远期随访的结果，无论何种手术方法均应达到目前公认的治愈标准：阴茎下弯完全矫正；尿道口位于阴茎头正位；阴茎外观满意，与正常人一样站立排尿，成年后能进行正常性生活。

尿道下裂治疗早年主要应用分期手术，自20世纪90年代起国内外多数应用一期手术治疗尿道下裂。近年，又有部分学者认为一期手术并发症较高，又重新提出分期手术的应用价值。

尿道下裂的治疗分为阴茎下弯矫正、尿道成形两个步骤。以下按有无合并阴茎下弯介绍手术方法。

（一）不合并阴茎下弯的尿道下裂手术

尿道口位于阴茎体前端的前型尿道下裂占多数，而且少有合并阴茎下弯。本类手术特点是可用异位尿道口远端尿道板作为修复尿道的部分材料，手术相对简单，成功率要高于合并阴茎下弯的病例。按异位尿道口位置介绍手术方法。

1. 尿道口前移、阴茎头成形术（MAGPI术式）

MAGPI术式操作简单，适用于阴茎头型、冠状沟型病例。阴茎头舟状窝发育好、尿道口呈圆形的病例术后外观更加满意。

手术方法（图43-1-4）：①向尿道口远端纵向切开阴茎头舟状窝背侧0.2～0.3 cm。②横向缝合伤口3～5针，使尿道口前移。距冠状沟1.0 cm环行切开包皮至Buck筋膜，将阴茎皮肤呈脱套状退至阴茎根部。③提起阴茎腹侧冠状沟皮肤，纵向褥式缝合后加固前移的尿道口。④纵向切开阴茎背侧的包皮，呈围巾式从两侧包绕阴茎，裁剪缝合阴茎皮。

2. 尿道口基底血管皮瓣法（Mathieu或flip-flap法）

该术式1932年Mathieu医生最早应用，经过多年的使用、总结，已被公认是修复无阴茎下弯的前型尿道下裂的一个良好术式。Mathieu手术适用于冠状沟型、冠状沟下型及尿道口位于阴茎体前1/3的病例，要求阴茎头发育好，阴茎腹侧皮下组织充裕。

手术方法（图43-1-5）：①用着色笔在阴茎上做切口标记。②按标志沿尿道口两侧做平行切口，切口宽度不小于0.5 cm。远端至舟状窝顶，近端至与尿道缺损相等的长度。阴茎头处切口应深达显露阴茎海绵体白膜。阴茎处切口亦切进Buck筋膜，显露白膜。③距冠状沟0.5～1.0 cm环行切开包皮，将阴茎皮肤呈脱套状退至阴茎根部。④分离出两侧阴茎头翼瓣及尿道口基底皮瓣。分离皮瓣时注意保护尿道口基底血运。⑤翻转皮瓣与尿道板处切口做吻合。⑥缝合阴茎头翼，尿道口位于舟状窝处。⑦裁剪缝合阴茎皮肤。

3. 加盖岛状皮瓣法（onlay island flap法）

该术式特点是保留尿道板，用带蒂岛状皮瓣与之吻合形成新尿道。适用于尿道板发育好，尿道口位于阴茎体的病例。由于应用了有血运的岛状包皮瓣，避免了近端尿道口的环形吻合，虽然操作方法比较复杂，术后尿道瘘、尿道狭窄等合并症均较少。

手术方法（图43-1-6）：①在尿道板上做从尿道口至舟状窝宽约0.5 cm的平行切口，成为新尿道的背壁。②距冠状沟1.0 cm处环行切开包皮，将阴茎皮肤呈脱套状退至阴茎根部。③根据尿道缺损长度，于阴茎背侧包皮内板或

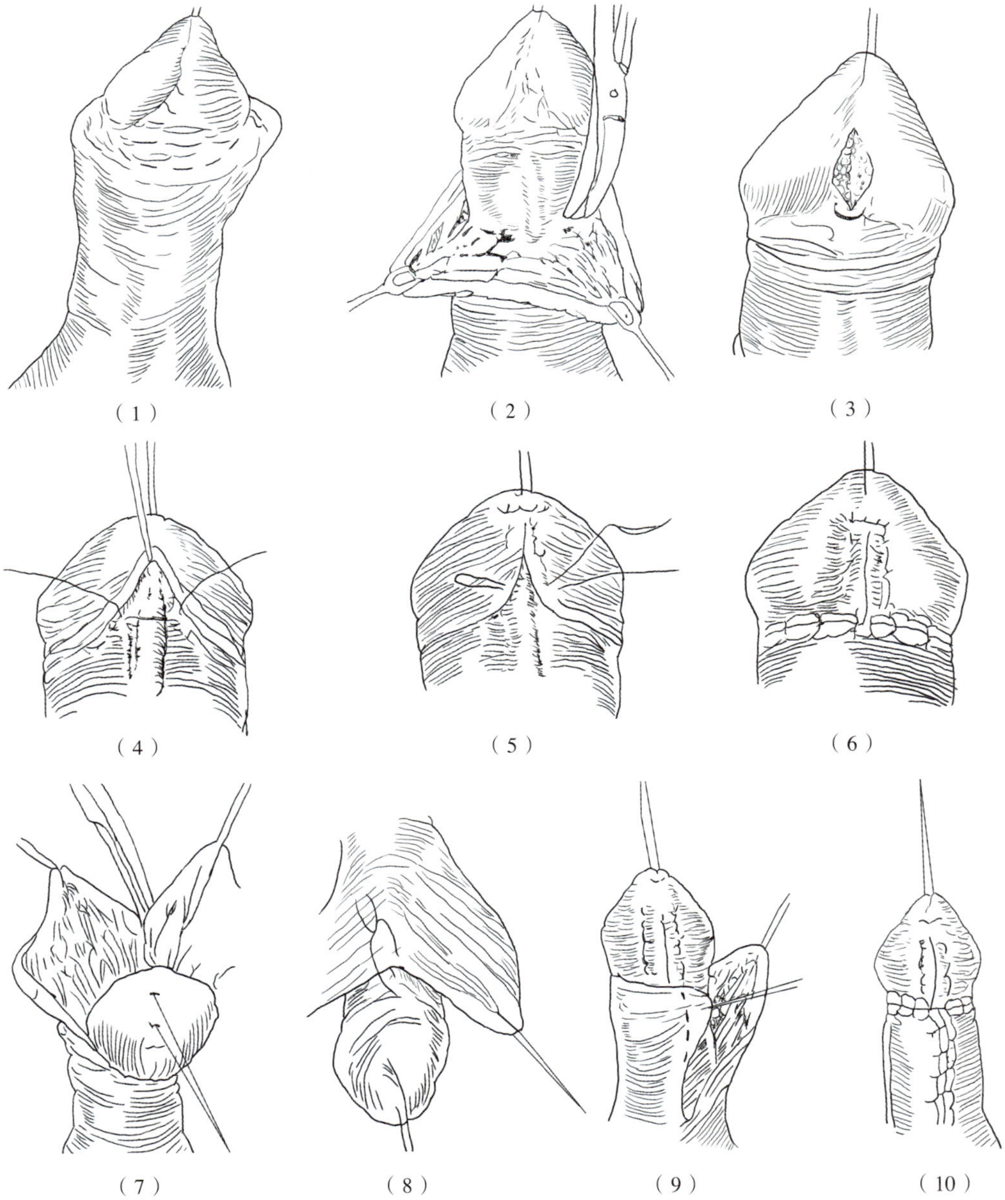

图 43-1-4 MAGPI 手术示意图

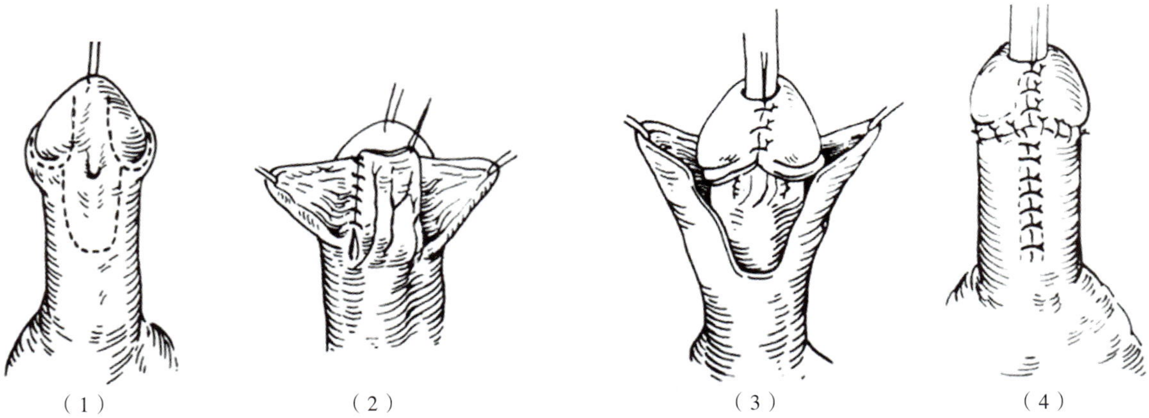

图 43-1-5 Mathieu 手术方法示意图

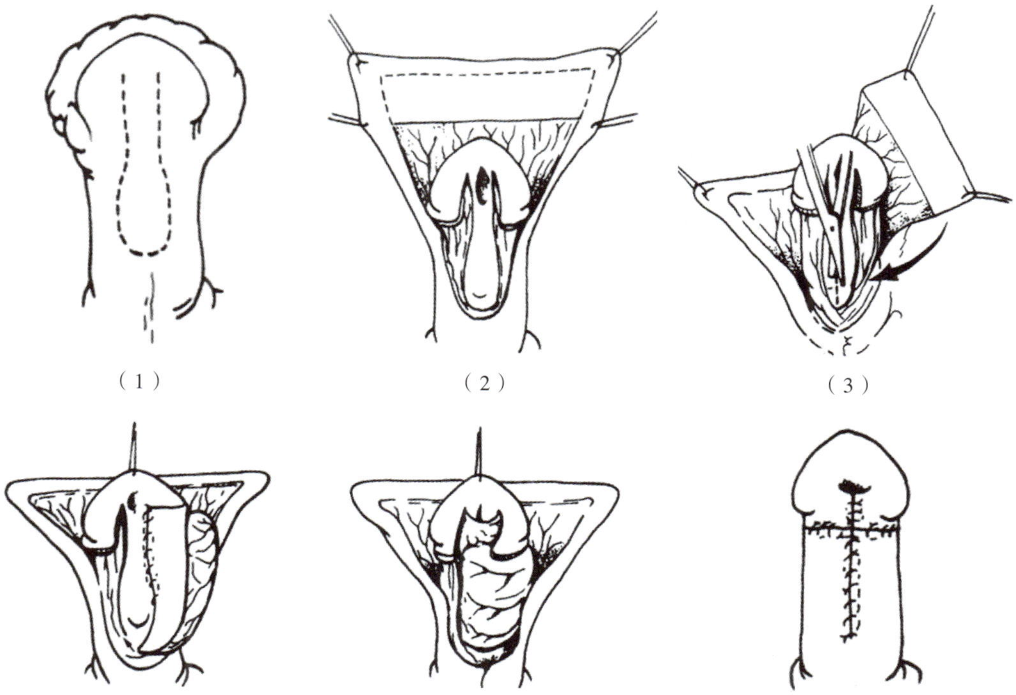

图 43-1-6 Onlay 手术示意图

内、外板交界处做相应长度，宽 0.5 ~ 1.0 cm 的带蒂皮瓣。④分离出两侧阴茎头翼。将岛状包皮瓣转移至腹侧，与尿道板做 U 形吻合。用血管蒂、肉膜覆盖尿道。⑤缝合阴茎头翼，裁剪缝合阴茎皮肤。

4. 尿道板纵切卷管法（Snodgrass 或 TIP 法）

1994 年，Snodgrass 首次报道尿道板纵切卷管尿道成形术，即将尿道板正中纵行切开，向两侧游离、扩展，加宽尿道板后，缝合成形尿道。本术式适于前型尿道下裂，可以明显缩短手术时间，尿道口呈裂隙状使阴茎头和尿道口更美观。Snodgrass 法也可用于失败的尿道下裂修复、长段尿道瘘修补。

手术方法（图 43-1-7）：①在尿道板上做从尿道口至舟状窝宽 0.6 ~ 0.8 cm 的平行切口。②距冠状沟 1.0 cm 处环行切开包皮，将阴茎皮肤呈脱套状退至阴茎根部。如有轻度阴茎下弯，结合阴茎背侧白膜紧缩术矫正阴茎下弯。③分离两侧阴茎头翼瓣，于尿道板中央做纵切口达阴茎海绵体白膜层，向两侧分离，使其可以围绕 F8-10 导尿管缝合成尿道。④取阴茎皮下浅筋膜覆盖成形尿道。⑤关闭阴茎头翼瓣成形尿道口，裁减缝合阴茎皮肤。

（二）合并阴茎下弯的尿道下裂手术

多数尿道下裂合并有阴茎下弯，在经过阴茎腹侧纤维组织松解及背侧白膜紧缩后如阴茎下弯仍无法完全矫正，需要将尿道板切断矫正下弯。切断尿道板需用代替物形成新尿道。此类手术方法很多，目前主要应用的一期尿道成形术方法可分为三种：①利用带血管蒂的岛状皮瓣代尿道；②用游离移植物代尿道；③用与尿道口邻近的皮肤代尿道。

所有尿道下裂修复手术的第一步须矫正阴茎下弯。手术方法：距冠状沟 1.0 cm 环行切开包皮内板，阴茎背侧的切口达 Buck 筋膜，阴

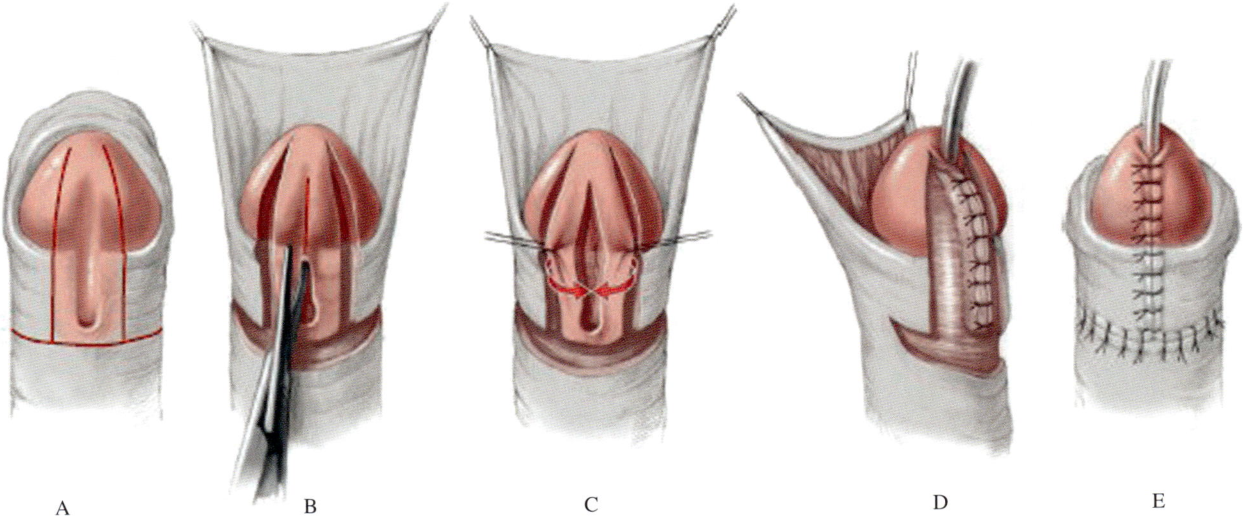

图 43-1-7 Snodgrass 手术示意图

茎腹侧切断尿道板显露白膜。将阴茎皮肤、皮下组织呈脱套状退至阴茎根部。在阴茎白膜表面尽量剥除腹侧纤维索带，一般要分离尿道口周围的纤维组织至阴茎根部后方能完全矫正下弯。在尿道下裂修复手术中，阴茎皮肤脱套之后，评价阴茎下弯的程度更为可靠。可采用人工勃起试验判断阴茎下弯矫正是否成功。对于切断阴茎腹侧纤维组织后，人工勃起试验仍有下弯存在的病例，应该用阴茎背侧白膜紧缩术矫正。手术中应分离中线两侧的 Buck 筋膜，以避免损伤神经血管束，横行切除 5～8 mm 白膜，5-0 prolene 线分别将两侧白膜边缘纵行缝合，以达到矫正阴茎下弯的目的。

1. 横裁包皮岛状皮瓣管状尿道成形术（Duckett 术式）

由于包皮具有取材方便、抗尿液刺激能力强、血运丰富、与尿道口邻近等优点，是做尿道成形的良好材料。Duckett 手术充分利用了阴茎皮肤的生理解剖特点，设计合理，术后阴茎外观似包皮环切术后。阴茎皮肤的血管分两层：阴茎背浅动、静脉浅层，供应阴茎皮肤及包皮外板，阴茎背浅动、静脉深层，供应包皮内外板交界处及包皮内板。两层血管容易分离，包皮内外板交界处血管分支最丰富，适合做血管蒂皮瓣。这样的血管分布为本手术提供了确切的解剖学基础，既能保证包皮瓣的血运，又避免了阴茎皮肤坏死。Duckett 手术的缺点是操作复杂，手术技巧要求高，需积累经验，才能取得满意效果。

手术方法（图 43-1-8）：①距冠状沟 1.0 cm 环行切开包皮内板，阴茎背侧的切口达 Buck 筋膜，阴茎腹侧切断尿道板显露白膜。将阴茎皮肤皮下组织呈脱套状退至阴茎根部，完全矫正下弯。②测量尿道口至阴茎头舟状窝的距离，即为尿道缺损长度。③取阴茎背侧包皮内板及内外板交界处皮肤做岛状皮瓣。皮瓣宽度 1.2～1.5 cm，长为尿道缺损长度。在皮瓣的各边缝牵引线。用小剪刀或针型电刀将含有供应皮瓣的阴茎背浅动、静脉，深层皮下组织与阴茎皮肤分离开，形成血管蒂。血管蒂长度以能将皮瓣转至阴茎腹侧为准。④用合成吸收线连续缝合皮瓣成皮管。⑤做阴茎头下隧道。于阴茎腹侧，用小剪刀沿阴茎海绵体白膜与膨大的阴茎头尿道海绵体间隙做分离，于舟状窝处

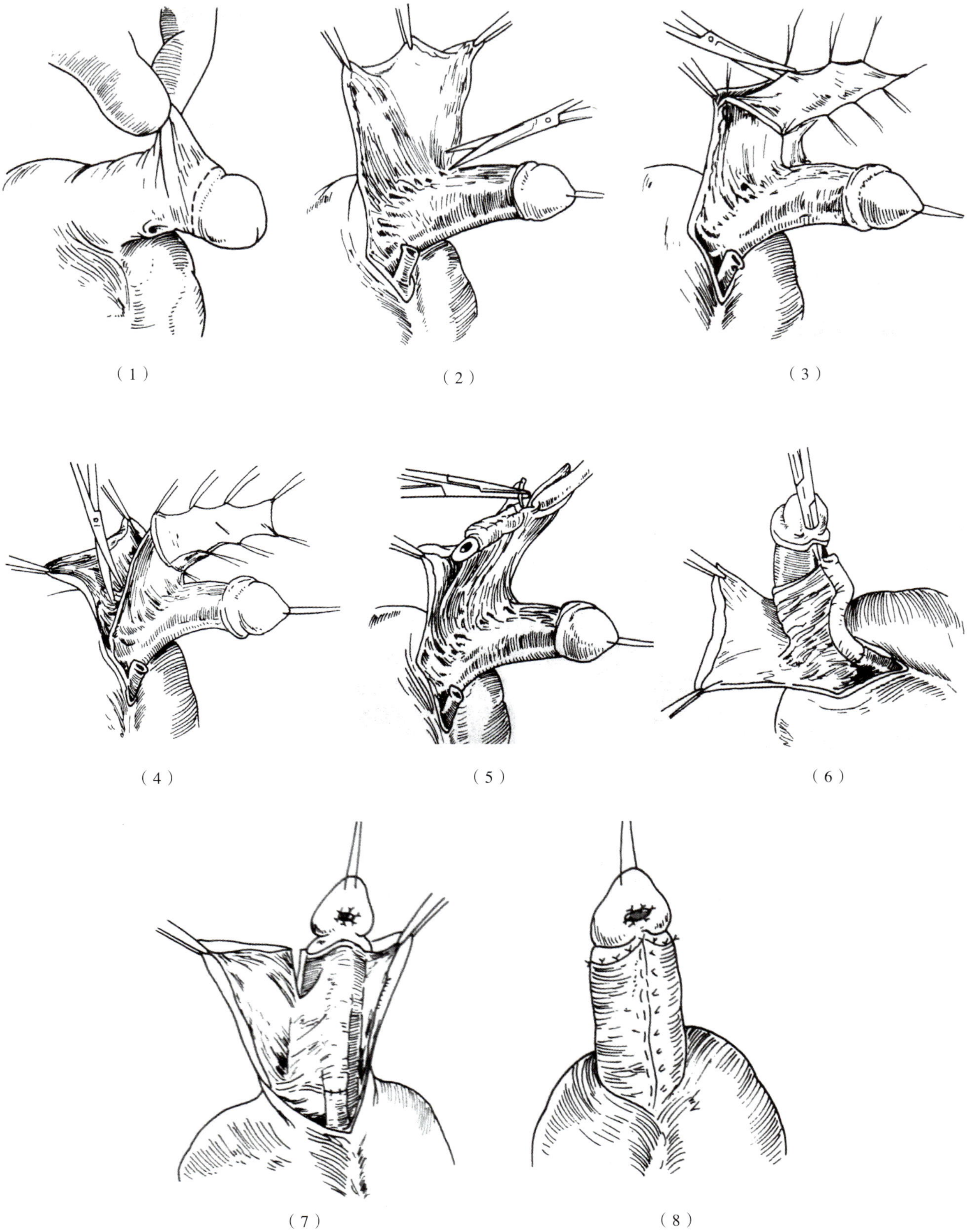

图 43-1-8 Duckett 手术示意图

戳出及扩大成隧道。⑥将带蒂包皮管经阴茎一侧转至腹侧，其近端与原尿道口做斜面吻合，远端经阴茎头下隧道与阴茎头吻合。可用血管蒂、阴囊肉膜覆盖尿道。⑦纵向切开阴茎背侧包皮，向阴茎两侧包绕，裁剪缝合皮肤覆盖创面。留置尿道支架管。

对尿道缺损长的重度尿道下裂，带血管蒂包皮管长度不能弥补尿道时，可利用尿道口周围皮肤做一段皮管，与带蒂包皮管吻合。比较常用的是在尿道口周围做一 U 形切口，做局部的 Duplay 尿道成形，Duckett + Duplay 尿道成形术。

2. 阴囊中线皮肤岛状皮瓣法

国内早期应用较多的是阴囊中线皮肤岛状皮瓣法，该方法是根据阴囊纵隔有固定血运设计的阴囊中线皮肤岛状皮瓣尿道成形术。该手术利用阴囊纵隔的血管解剖特点，设计合理，减少了尿道近端吻合，皮管的缝合面贴于海绵体，术后尿道瘘发生率低。但该手术主要问题是阴囊皮肤长有毛发，远期可能并发结石。若阴囊皮瓣有回缩，则阴茎上细下粗，外观不满意。目前该术式已很少应用。

手术方法：①距冠状沟 0.5 ~ 1.0 cm 环行切开包皮，矫正阴茎下弯。②根据尿道缺损距离，于尿道口近端阴囊纵隔皮肤上做皮瓣标志，宽约 1.5 cm，按标志做切口。切口应该达睾丸鞘膜外，充分松解阴囊皮下组织，保护纵隔的血管，做成岛状皮瓣。使皮瓣能无张力、无扭曲地翻转于阴茎海绵体。缝合皮瓣成皮管。③翻转皮管，使缝合面对于海绵体上。④皮管远端经阴茎头下隧道或与切开的阴茎头翼吻合，使尿道口位于阴茎头正位。可将皮管的皮下组织与海绵体固定几针。⑤裁剪缝合阴茎、阴囊皮肤。

3. 以尿道口为基底的带蒂包皮瓣手术（Koyanagi 术式）

该术式于 1984 年首次报道，以尿道口为基底，大部保留了尿道板，包皮瓣蒂的血供较宽广。由于新建尿道从原尿道口到新尿道口之间没有吻合口，不易发生狭窄。该手术的最大优点是充分利用了修复组织，尤其适用于阴茎下弯严重、包皮发育不良的重型尿道下裂。并发症中尿瘘率较高，一直是该手术的缺点。

手术方法（图 43-1-9）：①沿冠状沟下 0.5 ~ 0.8 cm 环行切开包皮，在 Buck 筋膜浅层脱套包皮和阴茎皮肤，切断阴茎腹侧的尿道板及纤维索带松解尿道矫正阴茎下弯。②以尿道口为近侧基底，沿尿道板两侧作“U”形切口，并向远侧延伸在包皮环形切口外侧 0.6 ~ 1.0 cm 范围做成环状切口，形成一个“网球拍”状的皮瓣。③在包皮瓣蒂部正中做钮扣状孔，经此孔将包皮瓣转至阴茎腹侧。④连续缝合包皮内侧切口形成阴茎段尿道背侧壁，再作双层内翻缝合尿道板和包皮瓣的外侧切口形成新的尿道管。⑤纵行剖开阴茎头腹侧，做阴茎头腹侧的翼形瓣，尿道口做至阴茎头正位，并成形阴茎头缝合。⑥切除或松解阴囊中缝两侧的皮肤，双层缝合阴囊筋膜皮肤成形阴囊。

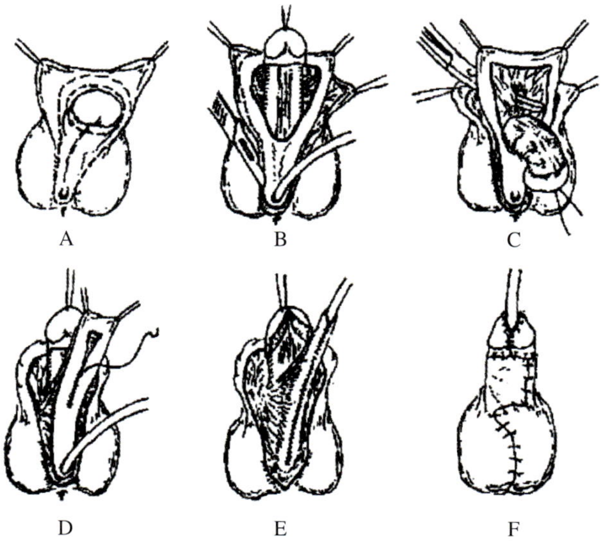

图 43-1-9　Koyanagi 手术示意图

4．游离移植物代尿道

用游离移植物代尿道的应用材料很多，如包皮、膀胱黏膜、睾丸鞘膜、口腔颊黏膜、舌黏膜等。目前应用最为广泛的是口腔颊黏膜或舌黏膜代尿道方法。

本术式的优点是手术方法简单，容易掌握。但由于游离移植物本身无血运，易挛缩，术后常因尿道狭窄，需做尿道扩张。因此，国内外大多数作者认为该方法只能用于不能应用带蒂皮瓣代尿道及多次手术后局部取材困难的病例。而口腔颊黏膜由于取材方便，抗干燥，抗感染能力强，易存活，逐渐作为游离移植物的首选材料，而且手术效果好。

5．分期手术

尿道下裂尤其是重度尿道下裂的治疗一期还是分期手术的争论由来已久。早期以分期手术为主，但 20 世纪 80 年代以来一期修复已基本替代了早期的分期修复，成为当前的主流术式。然而近年来随着对尿道下裂手术远期效果的不断重视，对于一些难治性尿道下裂，如重型或多次手术失败病例，片面追求一期修复可能会面临较高的并发症风险，造成再次修复的难度进一步加大。因此，分期修复的概念又重新被提出并受到关注。分期手术适应证包括：重度阴茎下弯，矫正后长段尿道缺损；局部皮肤材料严重不足；阴茎发育不良；严重的阴茎阴囊转位等。

分期手术方法：① Byars 手术（背侧包皮转至腹侧预铺平整的尿道床并填入阴茎头缺损区）；② Bracka 手术（取口腔黏膜片或者包皮预铺尿道板）；③一期部分尿道成形的手术（部分重建尿道）。二期成形尿道，根据尿道板质量和宽度采用新尿道口与阴茎头之间原位皮瓣卷管（Duplay）、纵切卷管（Snodgrass）等方式。

总之，由于尿道下裂各型差异大，修复要求高，医师需结合患者特点及自己对各种手术的理解和经验，来选择适合于患者也适合于自己的手术方法。

七、手术合并症的处理

尿道下裂术后最常见的合并症包括：尿道瘘、尿道狭窄、尿道憩室样扩张。

（一）尿道瘘的治疗

尿道瘘是尿道成形术后最多发的合并症。公认的发生率为 15%～30%。尿道瘘发生的主要原因是尿道成形术的材料血液供应差，局部组织缺血、坏死、感染。也有因为尿道狭窄、尿液引流不畅增加了切口张力，使其裂开及尿道覆盖层次少等原因。大部分尿道瘘在术后第一次排尿时出现，也有小瘘出现较晚者。

对尿道瘘修补方法有三种：①结扎法：瘘周围皮肤环行切开，游离尿道瘘，用合成吸收线贯穿缝扎，本法仅适用于针眼大的小瘘。②切开缝合法：沿尿道瘘周围切开，分离皮肤、皮下组织，分别缝合尿道、皮下组织及皮肤。③皮瓣覆盖瘘口法：在修补完尿道瘘后，用局部皮肤做成皮瓣覆盖瘘口。笔者认为最常用的方法是 Y-V 皮瓣法。

（二）尿道狭窄的治疗

狭窄多发生在阴茎头段尿道及吻合口处。术后 3 个月之内的早期狭窄可用尿道扩张解决，若无效需手术。处理方法：

1．阴茎头段尿道狭窄

原因是阴茎头下隧道做得太小或切开阴茎头后缝合阴茎头翼方法不当，也有的病例是由于新形成尿道的血运差，导致尿道缺血、挛缩。这类狭窄通过扩张，大多数可好转，否则切开狭窄尿道，6 个月后行尿道成形术。

2. 近端尿道吻合口狭窄

成形尿道与原尿道口应做斜面吻合；吻合前应切除无尿道海绵体段尿道；吻合口应固定在海绵体白膜，防止扭转；尤其要保证成形尿道的血运良好。做不到以上几点易造成吻合口狭窄。如尿道扩张无效需切开吻合口，做局部尿道造瘘，半年后再修补瘘口。

3. 成形尿道狭窄

大多数病例是因成形尿道的血运差，导致组织坏死、挛缩，如游离移植物未成活，岛状皮瓣的血管蒂被破坏等。也有的病例是成形尿道扭曲，产生皱褶造成梗阻。这类病例很少能通过尿道扩张治疗，多需切开狭窄段尿道，6个月后行尿道成形术。

（三）尿道憩室样扩张的治疗

这种合并症多见于Duckett横裁包皮岛状皮瓣管状尿道成形手术的病例。其原因有：①继发于尿道狭窄，由于尿道狭窄造成近端的尿道扩张。②口径过大的尿道变形扭曲造成局部节段性狭窄，引起近端尿道扩张。③成形尿道周围组织少 当阴茎皮肤及包皮不充裕，缝合层次少，外周组织感染、坏死时，成形尿道周围支持组织减少，导致局部尿道扩张。

对继发于尿道狭窄的小的憩室状扩张，在解除狭窄后，大部分可好转。而大的憩室状尿道扩张应先消除原因，然后裁剪憩室样扩张的尿道壁，成形尿道。

八、随访与心理治疗

对于尿道下裂术后患者，应做长期随访。随访有无合并症、排尿异常。远期了解患者青春期后的第二性征发育、婚后性生活及生育等情况。让患者及家长了解尿道下裂只是一种外生殖器畸形，治愈后与正常男性一样。当然，成功的尿道下裂修复使术后阴茎外观接近正常，是消除患儿心理负担的最好方法。

第二节 尿道上裂

一、概述

尿道上裂（epispadias）多与膀胱外翻并存。单纯尿道上裂罕见，在膀胱外翻尿道上裂系列中仅占30%左右。其胚胎学基础与膀胱外翻相同。男性发病为女性的4～8倍。单独的男性尿道上裂少见，据报道在男性中约1/117 000。

二、临床表现

（一）查体

男性尿道上裂表现为阴茎短而上翘，阴茎头扁平，自尿道口到阴茎顶部为被覆黏膜的尿道沟，通常伴有括约肌功能的不全（图43-2-1）。尿道上裂有尿失禁者膀胱容量小。输尿管口常位于不正常的三角区的外侧，几乎垂直入膀胱，约90%有膀胱输尿管反流。同时一部分患儿合并肾畸形及腹股沟斜疝。

（二）尿道上裂分型

可分为阴茎头型、阴茎体型及完全型三种。阴茎头型尿道口位于阴茎头或冠状沟背侧，包皮悬垂于阴茎腹侧，无尿失禁；阴茎体型尿道口位于阴茎体背侧，多在近阴茎体根处，包皮堆积于阴茎腹侧，个别可有不同程度尿失禁；

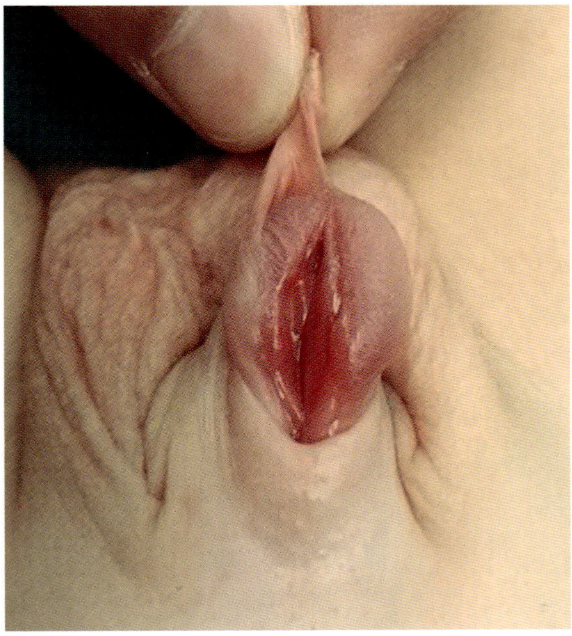

图 43-2-1 单纯男性尿道上裂

完全型尿道口在膀胱颈部位，呈漏斗状，有完全性尿失禁，可伴有不同程度的耻骨联合分离或膀胱外翻。

女性表现为阴蒂对裂，阴唇分开，间距增大及耻骨联合分离，可分为部分型和完全型，以完全型多见，并伴尿失禁。

三、手术治疗

手术目的是重建尿道，控制排尿，在男性要求阴茎成形外观和功能接近正常。如同膀胱外翻，尿道上裂患者的膀胱容量是最后能否达到尿流控制的决定性因素。当膀胱容量达到 80 ~ 85 ml 时可以进行膀胱颈的重建手术。

尿道成形术与尿道下裂相似。术式多种多样，要求充分矫正阴茎上翘畸形，正位尿道口，排尿通畅，外观接近正常并可以进行正常的性生活。尿失禁者可采用 Young-Dees-Leadbetter 手术延长尿道，成形膀胱颈。

1. Thiersch-Duplay 皮管尿道成形术

该术式适用于膀胱内翻缝合术后，尿道板已延长，阴茎上弯充分矫正的患者。

手术方法（图 43-2-2）：尿道板两侧平行切口间距 1.2 cm 左右，近端绕过尿道口背侧，远端阴茎头顶部。环行切开阴茎两侧及腹侧包皮，游离浅筋膜到阴茎根。6-0 单丝线连续缝合阴茎背侧皮管，尿道口做到阴茎头顶部褥式缝合，成形阴茎头。阴茎腹侧包皮转到背侧，

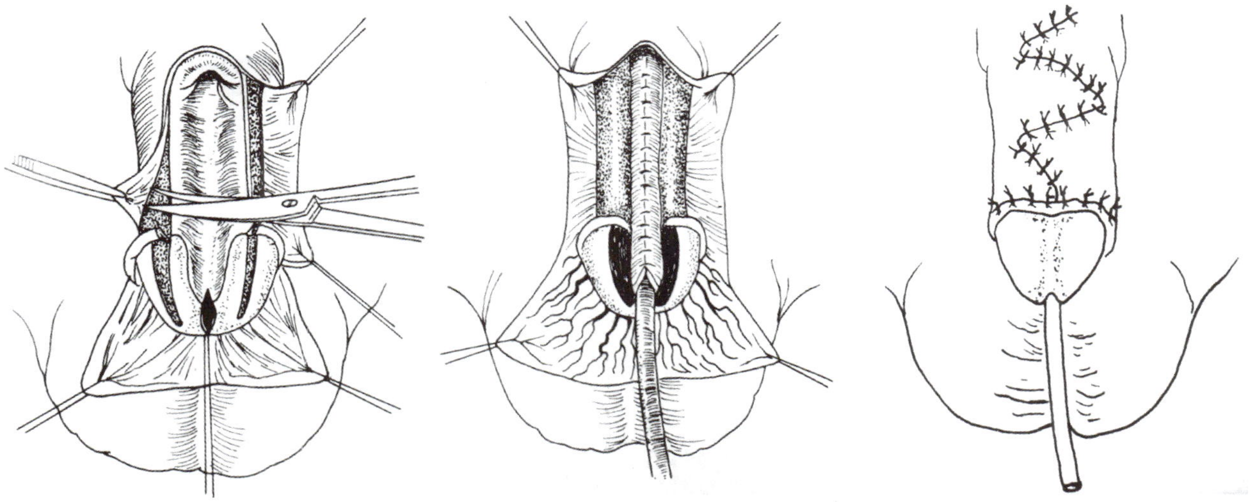

图 43-2-2 尿道上裂手术示意图（Thiersch-Duplay 术式）

分别缝合筋膜层及皮肤。如阴茎头背侧顶部做纵切横缝，类似阴茎头型尿道下裂 MAGPI 手术，可使阴茎头顶部加宽，尿道口及阴茎头成形后，外观更接近正常。

2. 阴茎腹侧包皮岛状皮瓣类似于尿道下裂的 Duckett 手术，横裁包皮成形尿道。可在一定程度上矫正阴茎上弯，伸长阴茎。可用于单纯阴茎型尿道上裂，也适用于尿道板未离断，阴茎脚仍附着于耻骨的膀胱内翻缝合术患者。先做包皮环切，游离浅筋膜到阴茎根，同时矫正阴茎上弯，横裁阴茎腹侧包皮宽 1～1.2 cm，保留浅筋膜内的血管蒂，缝合成管转移到阴茎背侧。近端与原尿道口吻合，远端穿过阴茎头隧道在阴茎头顶部做正位尿道口。阴茎腹侧包皮转移到背侧"Z"形缝合切口。

3. 分别游离两侧阴茎海绵体和 Thiersch-Duplay 皮管，两侧阴茎海绵体移到尿道背侧，做横切口，内旋后做菱形吻合。阴茎腹侧包皮取岛状皮瓣，转移到背侧修复切口。本术式用于阴茎海绵体不对称导致严重阴茎上弯患者。

单纯尿道上裂如有耻骨联合分离，两侧阴茎海绵体附着于相互远离的耻骨引起阴茎上弯，前列腺位于两侧分离的海绵体之间，并且尿道板短，可翻转尿道口背皮瓣成形尿道。环切包皮，阴茎头背侧尿道板两侧做平行切口，游离阴茎海绵体和前列腺，将其与耻骨分离，矫正阴茎上弯，注意避免损伤 Alcock 管内的阴茎深血管。

阴茎头背侧做 MAGPI 术。尿道板两侧切口向深部及外侧游离，如同尿道下裂的 Mathieu 手术。尿道板缝合成管，成形阴茎头部尿道。取尿道口背侧矩形皮瓣，保留皮下组织血液供应，缝合成管，向远端翻转与阴茎头部尿道做吻合，阴茎腹侧包皮向背侧转移缝合切口。

手术后尿道瘘、尿道狭窄等并发症及其处理与尿道下裂基本相同。

第三节 尿道重复

一、概述

尿道重复（urethral duplication）非常罕见。迄今文献报道总共约 300 例。

二、重复尿道分型

在临床上常以解剖学标志对重复尿道进行分类描述。按两个尿道的排列位置可分为上下位或称矢状位尿道重复，及左右并列位尿道重复两种类型，而以前者多见。两个尿道中多是一个位置正常，另一个发育差，又称副尿道。左右并列位的重复尿道少见，而且往往伴有重复阴茎和完全性重复膀胱。最常用的是 Effman 等（1976）分型（图 43-3-1）。

1. Ⅰ型

不全性尿道重复（副尿道一端是盲端）。最常见类型是：

（1）副尿道开口于阴茎的背侧或腹侧，与膀胱、尿道不相通（最常见类型）。

（2）有时副尿道开口于尿道，另一端呈盲端终止于尿道周围，经常与尿道憩室混淆。

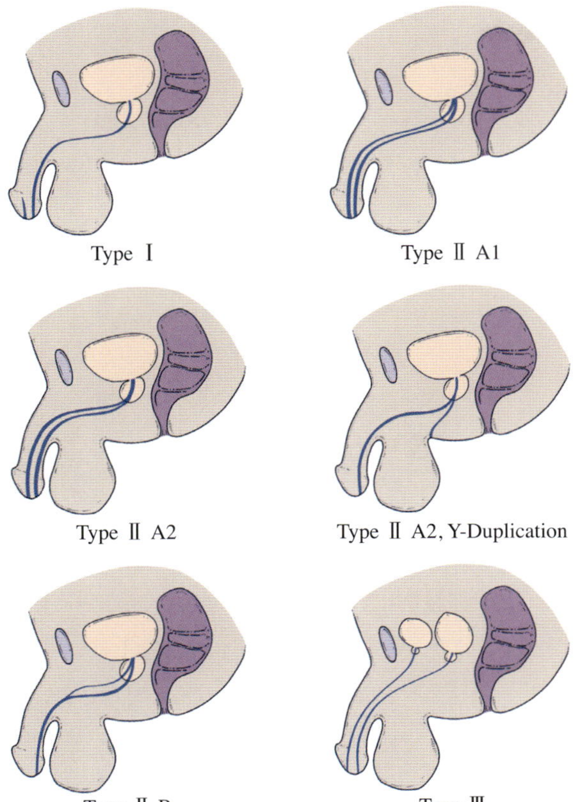

图 43-3-1　重复尿道 Effman 分型

2. Ⅱ型

完全性重复尿道。

（1）两个尿道口：①两个分别发自膀胱的互不交通的尿道；②其中一个尿道发自另一个尿道，但尿道外口不同。

（2）一个尿道口：两个尿道起源于膀胱或后尿道，远端汇合成一个尿道。

3. Ⅲ型

重复尿道是骶尾部重复畸形的一部分。

重复尿道中以ⅠA 最常见。最常见的完全性重复尿道是ⅡA2。在Ⅱ型中发育差的副尿道多位于发育相对好的主尿道的背侧。副尿道多发自前列腺部尿道。重复尿道的一种特殊类型是副尿道于前列腺部尿道分叉，开口异位于会阴或肛周，而正常位置的尿道发育差或闭锁，称为 Y 型重复尿道，由于有膀胱颈括约肌控制，无尿失禁。

三、临床表现

临床上多表现为排尿困难、泌尿系感染、尿失禁、排尿分叉等，也可无症状。可以合并尿道下裂、尿道上裂、膀胱外翻等畸形。

四、诊断

重复尿道的确诊主要靠排尿期膀胱尿道造影和膀胱尿道镜检查（图 43-3-2）。通常只有主尿道可以通过内窥镜。完全性重复尿道通过排尿期膀胱尿道造影可以同时显示两条尿道，对于部分具有盲端的不完全性重复尿道则需通过逆行造影或膀胱镜来了解副尿道的解剖情况。

五、治疗

对于无症状、不影响外观的重复尿道不必处理。单纯副尿道可使用电灼或注射硬化剂等

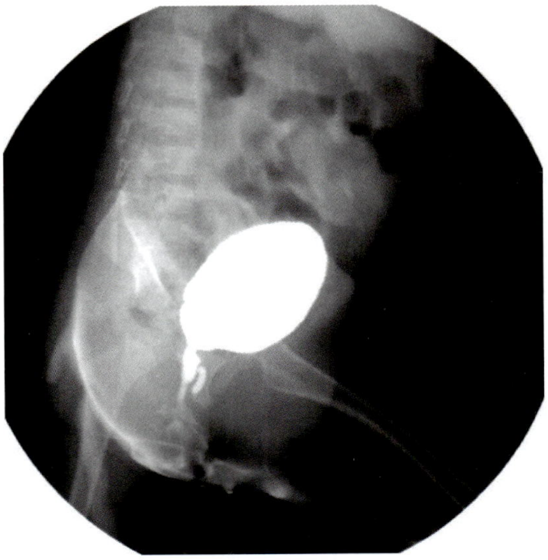
图 43-3-2　Y 型重复尿道排尿期膀胱尿道造影

方法。其余情况则需要切除副尿道，以防止尿失禁和尿路感染。如主副尿道均有功能或均开口于阴茎头，且位于阴茎头的开口紧密相连，可切开重复尿道间隔，保证正常位置的尿道通畅。对于Y型重复尿道的治疗很困难，需切除发育差的尿道，将会阴或肛周的尿道口经分期尿道成形术前移至阴茎头。一般应用带蒂岛状包皮瓣尿道成形术。如修复材料缺乏，可采用口腔颊黏膜等游离移植物代尿道。

女性尿道重复罕见。可表现为两种类型：①主尿道于会阴，副尿道于阴蒂下；②两个尿道均开口于会阴或阴道。前者稍多见。有症状者需做尿道成形术。

第四节　巨　尿　道

巨尿道（megalourethra）指先天弥漫性无机械梗阻的尿道扩张。巨尿道发生率极低，一般发生于阴茎体部尿道，多数合并有尿道海绵体发育异常，有时也有阴茎海绵体发育异常。巨尿道可为独立的畸形，也常并发不同程度的尿道下裂及上尿路异常，尤其在Prune-Belly综合征中常见。巨尿道是由于胚胎期尿道皱褶处的中胚层发育不良所致。可分为两种类型：①舟状巨尿道，合并尿道海绵体发育异常。②梭形巨尿道，有阴茎、尿道海绵体发育不良。以上两种巨尿道均可伴有肾发育不良，而梭形巨尿道更可因并发其他严重畸形而致早期死亡。

治疗并发的上尿路畸形。对扩张的巨尿道进行裁剪、紧缩，使其口径与正常尿道相符。如果有严重的阴茎海绵体缺乏，要考虑是否早期做变性手术。

第五节　后尿道瓣膜

一、概述

后尿道瓣膜（posterior urethral valves）是男童先天性下尿路梗阻中最常见的疾病，也是新生儿期即可危及患儿生命的疾病之一。估计发病率为1/25000～1/8000。北京儿童医院收治的下尿路梗阻患儿中后尿道瓣膜约占总数的40%。20世纪60年代初期因为排尿期膀胱尿道造影（VCUG）作为常用诊断方法以后对后尿道瓣膜的认识逐渐深入。由于该病多见于小婴儿、新生儿，症状常表现为呼吸困难、尿路感染、生长发育迟滞、营养不良等，经常被误诊为内科系统疾病，所以必须与内科医师密切合作，做出正确的诊断及治疗。虽然有女性患儿的零星报道，但典型的后尿道瓣膜只出现在男性患儿。

二、后尿道瓣膜的分型

后尿道瓣膜有很多分型方法，目前普遍应用的是Young的分型方法。后尿道瓣膜可分三型（图 43-5-1）。

1. Ⅰ型

最常见，占引起梗阻瓣膜的 95%。形态为一对大三角帆样瓣膜，起自精阜的远端，走向前外侧膜部尿道的近侧缘，两侧瓣膜汇合于后尿道的背侧中线，中央仅留一孔隙。对大多数Ⅰ型后尿道瓣膜，其瓣膜前部融合是不完全的。有的瓣膜较厚，质地坚硬，但也有一些瓣膜是一层很薄甚至透明的薄膜。瓣膜由纤维基质构成，没有肌肉组织。不同的后尿道瓣膜引起的梗阻程度及对上尿路的损害程度也不同。

2. Ⅱ型

黏膜皱褶从精阜走向后外侧膀胱颈，目前认为不造成梗阻，可能是由于远端梗阻导致高压排尿，引起前列腺部和膀胱三角区肌层肥大造成，甚至有人否认其存在。

3. Ⅲ型

后尿道瓣膜Ⅲ型占梗阻性后尿道瓣膜的 5%。该类瓣膜位于精阜远端膜部尿道，呈环状隔膜样，中央有一孔隙。瓣膜主要成分为黏膜。同Ⅰ型瓣膜一样，可逆行插入导尿管，但排尿时瓣膜膨出突入后尿道或球部尿道，造成梗阻。形成的原因推测为尿生殖膈分化不全所致。Ⅲ型后尿道瓣膜可出现在后尿道的任何水平面。

Ⅰ、Ⅲ两型瓣膜的病理构成虽不相同，但临床表现、治疗方法及预后均无明显区别，甚至尿道镜检查也难以辨别。

三、后尿道瓣膜的病理生理

后尿道瓣膜于胚胎形成的早期就已出现，可引起泌尿系统及其他系统的发育异常及功能障碍。

（一）肺发育不良

胎儿尿是妊娠中、后期羊水的主要来源，后尿道瓣膜的胎儿因肾功能差，排尿少，导致羊水减少。羊水过少妨碍胎儿胸廓的正常活动及肺在子宫内的扩张，造成肺发育不良。出生后患儿常有呼吸困难、发绀、呼吸窘迫综合征、气胸及纵隔气肿，多死于呼吸衰竭，而不是肾衰竭及感染。目前，有肺发育不良的患儿死亡率达 50%。

（二）肾及膀胱的异常

1. 肾滤过功能不良

主要原因系肾发育不良引起，肾表面有许多小囊泡，肾质地变硬。原因可能是尿路梗阻使肾小管内压力增高而造成肾发育不良。导致

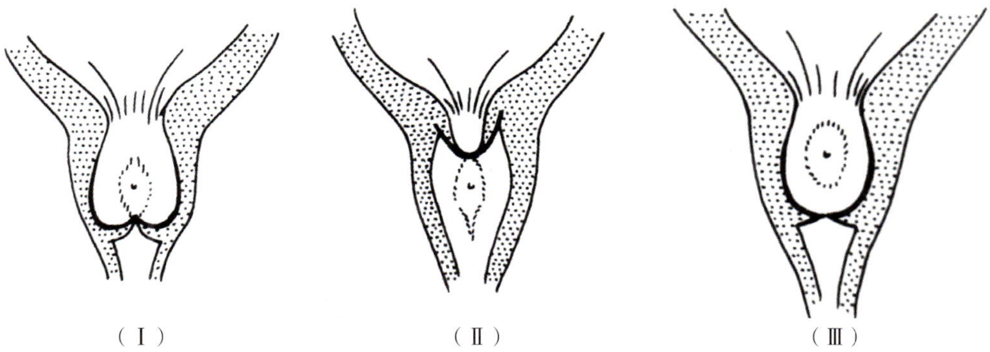

图 43-5-1 后尿道瓣膜三种类型

肾小球滤过功能差的另一原因是反复泌尿系感染。由于后尿道瓣膜造成的尿潴留及输尿管反流极易导致泌尿系感染，使肾实质萎缩，肾功能减退。

2．肾小管功能异常

后尿道瓣膜造成上尿路压力增高，可破坏肾的集合管系统，造成肾小管浓缩功能障碍，尿量增多，尿比重下降，其尿量可以是正常尿量的2～4倍，即获得性肾性多尿症或肾性糖尿病。无论液体摄入量多少及有无脱水，尿液排出均增多，从而使输尿管逐渐扩张，同时也增加了膀胱容量。膀胱内压增高，加重上尿路的损害，形成恶性循环。在新生儿、婴儿期，由于胃肠功能紊乱及高热极易引起水、电解质失衡。由于肾性多尿症是因为肾集合管功能失调，所以抗利尿激素治疗无效，在某种程度上低盐饮食可控制多尿。

3．上尿路扩张及膀胱输尿管反流

后尿道瓣膜多合并程度不同的肾积水、输尿管扩张（图43-5-2）。其原因除膀胱输尿管反流外，还有因后尿道瓣膜引起的膀胱内压力增高，使上尿路尿液引流不畅。肾集合管系统被破坏，尿浓缩功能差引起多尿。治疗后尿道瓣膜后，部分患儿的肾积水、输尿管扩张应有所减轻，但还有相当一部分患儿的上尿路改变不明显。其原因可能是尿道瓣膜切除后，膀胱功能异常。后尿道瓣膜合并膀胱输尿管反流占40%～60%，甚至有的报道更高，后尿道瓣膜患者约1/3有双侧反流，1/3为单侧反流，1/3无反流。双侧反流多见于1岁以下婴儿。反流原因是膀胱压力增高，使输尿管口抗反流机制失调，远期出现高血压、肾衰竭等合并症。

4．膀胱功能异常

随着尿动力学检查普及，发现后尿道瓣膜患者中大部分有不同程度的膀胱功能异常，一般表现为尿道瓣膜切除术后尿失禁、上尿路扩张。后尿道瓣膜切除术后经过尿动力学检查约75%有膀胱功能异常，包括膀胱低顺应性、逼尿肌不稳定、膀胱反射亢进、非抑制性收缩增多及肌源性衰竭等。后尿道瓣膜切除术后的膀胱功能异常被称为“瓣膜膀胱综合征”。膀胱功能异常可因膀胱肌肉收缩不良、膀胱颈肥厚等造成排尿困难所致，也可由膀胱容量相对小，膀胱括约肌收缩功能差引起，准确的原因尚不十分清楚。膀胱功能异常可使膀胱内压增高、残余尿量增多而导致肾输尿管积水无好转，最终导致肾功能恶化。

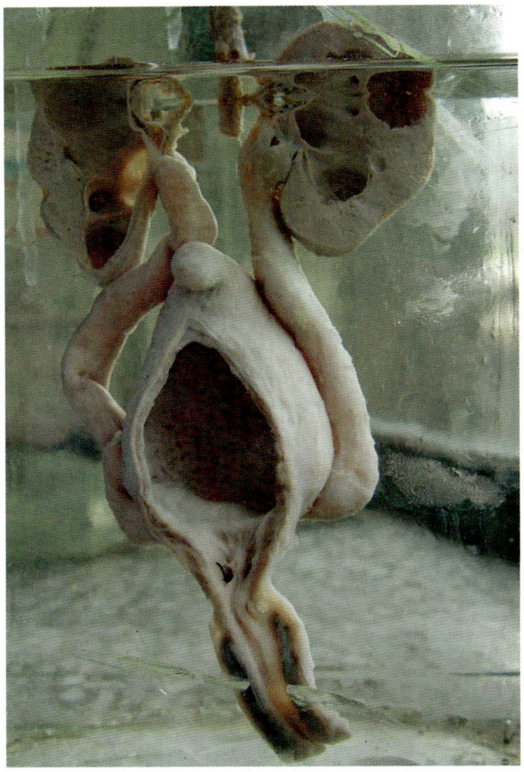

图43-5-2 后尿道瓣膜造成肾及输尿管积水扩张

四、临床表现

由于年龄和后尿道瓣膜梗阻的程度不同，临床表现各异。一般来讲，受累越严重的男性患儿越早出现症状。梗阻导致胎儿尿量减少使羊水量减少，可以明显观察到肾盂输尿管积水，膀胱扩张，壁增厚。泌尿外科医生在产前就制订治疗方案，部分病例在宫内就实施干预。

新生儿期可有排尿费力、尿滴沥，甚至急性尿潴留。可触及胀大的膀胱及积水的肾、输尿管。有时即使尿排空也能触及增厚的膀胱壁。也可有因肺发育不良引起的呼吸困难、发绀、气胸或纵隔气肿。腹部肿块或尿性腹水压迫横膈也可引起呼吸困难。胎儿或新生儿腹水可有不同原因，但约 40% 属尿路梗阻的尿性腹水，其中后尿道瓣膜更是常见和梗阻原因。学龄期儿童多因排尿异常就诊。表现为尿线细、排尿费力，也有表现尿失禁、遗尿。

五、后尿道瓣膜的诊断

（一）产前诊断及处理

产前超声检查可于胎儿期检出先天性尿路畸形。后尿道瓣膜被检出率位于肾盂输尿管连接部梗阻、巨大梗阻性输尿管之后，居第三位。在产前检出的尿路畸形中，后尿道瓣膜约占 10%。超声检查有以下特点：①常为双侧肾输尿管积水；②膀胱壁增厚；③前列腺尿道长而扩张；④羊水量少。由于常不典型，易与梅干腹综合征（Prune-Belly syndrome）及双侧重度膀胱输尿管反流混淆，故需在出生后做超声复查确诊。妊娠 24 周以前即诊断后尿道瓣膜的往往预后差；妊娠 24 周以后诊断后尿道瓣膜、羊水减少不多的病例往往预后好。超声检查显示肾回声是另外一个有助于诊断后尿道瓣膜的指征，肾回声增强提示存在梗阻性病变。任何一个双侧肾盂输尿管积水，膀胱扩张，羊水量减少的男性胎儿均应考虑后尿道瓣膜的可能。

（二）产后诊断

除临床表现外，排尿期膀胱尿道造影、尿道镜检是最直接、可靠的检查方法。排尿期膀胱尿道造影（VCUG）可见前列腺尿道伸长、扩张，尿道瓣膜有时可脱垂至球部尿道。梗阻远端尿道变细；膀胱颈肥厚，通道比后尿道细小；膀胱边缘不光滑，有小梁及憩室形成（图 43-5-3）。

膀胱尿道镜检查往往安排在术前与手术同期进行。于后尿道可清晰看见从精阜远端两侧发出的瓣膜走向远端，于尿道背侧汇合，在膜部尿道呈声门样关闭。尿道镜进入膀胱顺利，但退出经过瓣膜时有过门槛样梗阻感，通常可见到膀胱内有小梁及憩室形成。

对能合作的大孩子可做尿动力学检查。术前术后测定尿流率有重要的临床意义。术后尿动力学复查可了解膀胱功能。

静脉尿路造影可发现肾浓缩功能差及肾输尿管积水，有时可清晰观察膀胱形态及扩张的后尿道；肾核素扫描能了解分肾功能，尤其是手术前后对比肾功能恢复情况；B 型超声可观察整个尿路形态，可观察肾内乳头的形态，肾乳头形态消失、变形者提示肾功能受损严重。

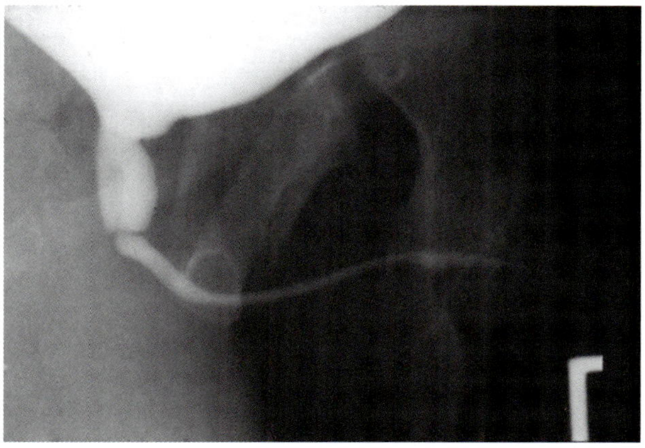

图 43-5-3 后尿道瓣膜 VCUG 表现

（三）实验室检查

由于母体通过胎盘对新生儿肾功能的影响，过早的新生儿患儿实验室检查常不十分准确。至少在 48 小时之后的血清肌酐和尿素氮的水平才能反映患儿自身的肾功能。

六、后尿道瓣膜的治疗

对所有诊断后尿道瓣膜的患儿应尽快进行膀胱引流，以及时减少对上尿路的损害。可在孕期及产后进行手术干预。

（一）产前干预

由于肺发育不良、肾衰竭是新生儿期后尿道瓣膜患者死亡的主要原因，所以，很多医师主张对胎儿期诊断的后尿道瓣膜应根据相应的指征进行干预。但是，产前干预有一定的危险性。首先，产前诊断后尿道瓣膜有一定误差；而且，产前治疗可造成宫内感染、流产等并发症。产前干预的适应证是产前超声诊断后尿道瓣膜、羊水减少、经过抽取羊水检查证明肾本身有能力产生足够的羊水。如果羊水减少，肺已经发育成熟，可以早期引产，产后监护。

治疗的原则是做羊水膀胱引流。术式较多，常用的有做胎儿开放性膀胱造口；经胎儿镜于膀胱与羊膜腔之间放置引流管；甚至还有人尝试用经皮内窥镜切除尿道瓣膜。无论何种方法，治疗效果、产前干预的必要性仍有待观察探讨。

（二）出生后的治疗

后尿道瓣膜患儿的治疗因年龄、症状及肾功能不同而异。主要原则是纠正水电解质失衡，控制感染，引流及解除下尿路梗阻。

有的患儿经尿道插入导尿管即可控制感染。若患儿营养状况差，感染不易控制，需做膀胱造口或膀胱造瘘引流尿液。膀胱造口的优点是不带造瘘管，减少了膀胱刺激症状及继发感染的机会。极少数患儿用以上引流方法无效，如果明确输尿管有梗阻需考虑做输尿管皮肤造口或肾造瘘。

一般情况好转后的婴幼儿及肾功能较好的儿童可用尿道内窥镜电灼瓣膜。具体方法：采用 8 F 或 10 F 尿道镜（大患儿可用更大口径）经尿道逆行插入膀胱，后退镜体至膜部尿道，冲水时可清晰地看到瓣膜张开。主要电灼 12 点，再补充电灼 5 点及 7 点部位。也有主张电灼 4、8 点。因瓣膜薄有张力，电灼后很快破溃、分离。注意保护尿道腹侧的精阜。切除时注意观察瓣膜的边缘位置，电灼过多可造成尿道狭窄，尤其 1 岁以下的患者。

电灼瓣膜后应定期随访，观察膀胱是否排空，有无反复泌尿系统感染及肾功能恢复情况。术后 2～3 个月复查膀胱尿道造影及静脉尿路造影。患儿一般状况改善较快，但膀胱恢复要慢得多，而扩张输尿管的恢复更慢。对原有膀胱输尿管反流的患儿要观察反流是否改善或消失。

七、后尿道瓣膜的预后

由于对后尿道瓣膜的深入认识以及产前诊断、治疗技术的提高，后尿道瓣膜患儿的死亡率已由原来的 50% 降至 5% 左右，其中新生儿死亡率为 2%～3%。对后尿道瓣膜应长期随诊，因有的患儿是在青春期或成年早期发生肾衰竭。后尿道瓣膜合并的肾发育不良造成的肾功能受损很难恢复。血肌酐是观察预后的一个重要指标。

肾功能预后与以下因素有关：

（1）预后好因素：①产前诊断在 24 周以

后，24 周以前尿路正常；② B 超检查：至少在一侧肾内有正常肾乳头；③肌酐在 88 μmol/L 以下；④无膀胱输尿管反流；⑤尿失禁在 5 岁前好转；⑥合并尿性腹水或大尿囊、一侧重度输尿管反流而对侧肾正常、巨大膀胱憩室等使尿液缓冲，保护正常肾。

（2）预后差因素：①产前诊断在 24 周以前；② B 超检查：双侧肾强回声，肾内无正常肾乳头；③肌酐在 88 μmol/L 以上；④双侧膀胱输尿管反流；⑤尿失禁无好转。

八、后尿道瓣膜患者的肾移植

泌尿系梗阻是儿童终末期肾病的最常见原因，占需要进行肾移植儿童的 16.3%，而其中最为常见的病因是后尿道瓣膜。多达 50% 的后尿道瓣膜患者将最终达到终末期肾病，他们大多在 20 岁之前需要进行透析或肾移植。肾移植能提高生活质量，有助于生长发育，因此是儿童和青少年终末期肾病的首选治疗方法。后尿道瓣膜患者的膀胱损伤是肾移植的一项技术挑战，而膀胱功能异常可能导致肾移植失败。

以前，后尿道瓣膜患儿较反流性肾病所致终末期肾病进行肾移植的移植后存活率低，肾功能差。移植失败的首要原因是慢性排斥反应，而膀胱功能与排斥之间无明显关系。后尿道瓣膜患者膀胱顺应性降低，容量压力增加，而如果没有梗阻性肾积水或感染的存在，这些因素将可以得到有效的处理，以达到保护肾功能的目的。随着技术手段不断提高，后尿道瓣膜患者接受肾移植后的结果得到了改善，移植生存率得以提高，但与对照组相比，肾移植后的血清肌酐水平仍然明显偏高。肾移植是部分后尿道瓣膜患者的一项重要治疗手段，且其成功率较高。要注意的是，与其他接受肾移植的儿童相比，对后尿道瓣膜患儿的尿路处理更为复杂，并发症更多。移植前的尿流动力学检查对膀胱功能的评价是极为重要的，患者可能需要间歇性导尿或行膀胱扩大术以保护移植肾的功能。

第六节 前尿道瓣膜

一、概述

先天性前尿道瓣膜较后尿道瓣膜少见，是男性患儿中另一较常见的下尿路梗阻，通常以尿道憩室的形式存在。有研究认为后尿道瓣膜发生率 7 ~ 10 倍于前尿道瓣膜，但北京儿童医院连续 10 年中收治后尿道瓣膜 97 例，前尿道瓣膜 63 例，前尿道瓣膜的发生率并不是很低。

二、病因学研究

前尿道瓣膜及憩室的胚胎学病因尚不明确。有可能是尿道板在胚胎期某个阶段融合不全，也可能是尿道海绵体发育不全使局部尿道缺乏支持组织，尿道黏膜因而向外突出。前尿道瓣膜和后尿道瓣膜一样会造成尿道损伤，但胚胎学上原因与后尿道瓣膜的形成无关。

前尿道瓣膜一般位于阴茎阴囊交界处的前

尿道，也可位于球部尿道或其他部位。两侧瓣膜从尿道背侧向前延伸于尿道腹侧中线会合。同后尿道瓣膜一样不妨碍导尿管插入，但阻碍尿液排出，造成近端尿道扩张，前尿道瓣膜的1/3伴发尿道憩室。憩室一般位于阴茎阴囊交界处近端的阴茎体部、球部尿道。

憩室分为两种（图 43-6-1）：①广口憩室，若被尿液充满时，远侧唇构成瓣膜，伸入尿道腔引起梗阻；②有颈的小憩室，不造成梗阻，可并发结石而出现症状。憩室后唇不影响排尿。做尿道镜检查时仔细观察，前尿道瓣膜同样有不造成梗阻的后唇。前尿道瓣膜梗阻造成的泌尿系统及全身其他系统的病理生理改变与后尿道瓣膜相同。也可有膀胱功能异常。

三、临床表现

患儿有排尿困难、尿滴沥，膀胱有大量残余尿。如憩室被尿液充满时，可于阴茎阴囊交界处出现膨隆肿块（图 43-6-2），排尿后仍有滴沥，用手挤压肿块有尿排出。若并发结石可被触及。危重患者临床表现与后尿道瓣膜相同。婴幼儿常有反复泌尿系感染、败血症、电解质紊乱、肾功能不全及尿毒症，表现为发热、脓尿、腹部肿块、生长发育迟滞，由此反而忽视排尿困难症状。

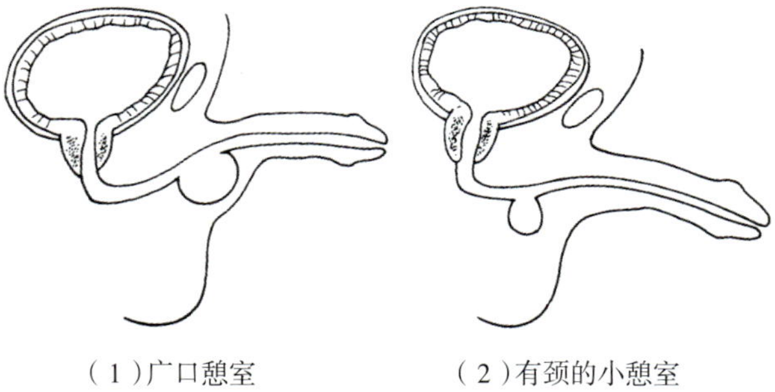

（1）广口憩室　　（2）有颈的小憩室

图 43-6-1　前尿道憩室的分类

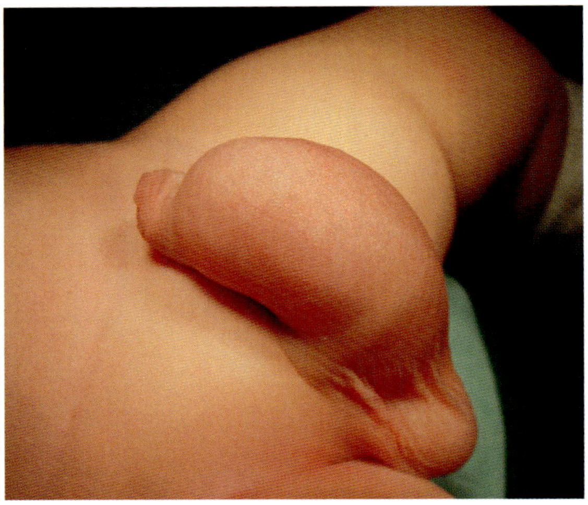

图 43-6-2　前尿道憩室

四、诊断

除病史、体检外，泌尿系平片观察有无结石。静脉尿路造影了解上尿路情况。重度前尿道瓣膜也常引起肾输尿管积水。静脉尿路造影及肾核素扫描可了解肾功能、分肾功能，应进行尿动力学检查了解膀胱功能。

排尿期膀胱尿道造影可明确诊断。留置导尿管时，导尿管往往容易进入憩室发生嵌顿。造影显示阴茎阴囊交界处前尿道近端尿道扩张（图 43-6-3），伴憩室者可见尿道腹侧憩室影像。梗阻远端尿道极细，膀胱可有小梁及憩室形成，可有膀胱输尿管反流。前述 50 例前尿道瓣膜中有 10 例膀胱输尿管反流，占 20%，发生率低于后尿道瓣膜。尿道镜检查能清晰地观察到瓣膜的形状、位置。

五、治疗

1. 对于有电解质紊乱及泌尿系感染的患儿应对症治疗，插导尿管引流下尿路。若上尿路损害严重，应先行耻骨上膀胱造瘘，待

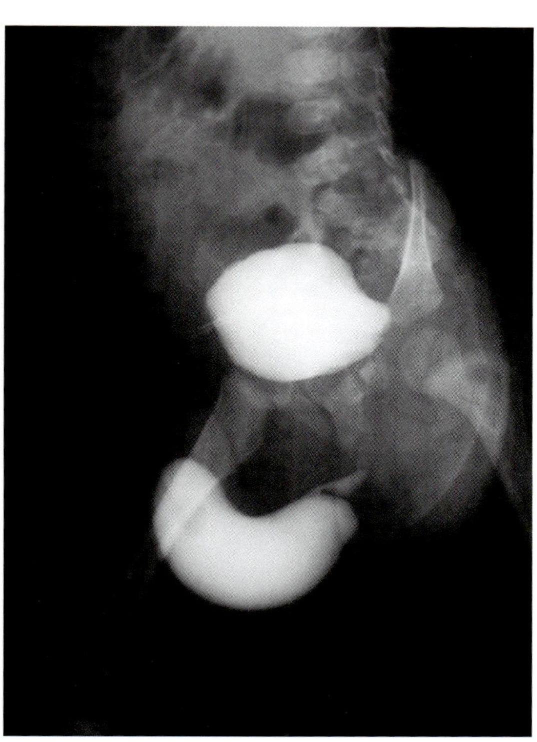

图 43-6-3 前尿道瓣膜引起的近端尿道扩张

一般状况改善后再处理瓣膜。对新生儿、小婴儿可先施尿道憩室造瘘，日后切除憩室，修复尿道。

2. 对瓣膜的处理。若为单纯前尿道瓣膜可经尿道电灼瓣膜，简单有效。方法是：经尿道放入尿道镜，于前尿道清晰地看到瓣膜，电灼 4、6、8 点三处。注意电灼 6 点时勿损伤正常尿道，否则，易造成术后局部尿外渗或形成尿瘘。选用的电刀以钩状最佳。也可用冷刀。

3. 对合并有憩室的病例应采用手术切除，对憩室大、位置明确的病例可直接做阴茎腹侧切口。对憩室小、位置不确切的病例，可先从耻骨上切开膀胱，从尿道内口顺利插入导尿管，前尿道梗阻处即为瓣膜位置。一般均在阴茎阴囊交界处阴茎腹侧做纵切口，切开憩室，沿中线剪开瓣膜远侧唇后，可见瓣膜破裂成两叶片，切除瓣膜，裁剪憩室，使其口径与正常尿道相一致。缝合尿道，加强皮下各层组织的缝合，以加固尿道腹侧。膀胱造瘘引流一般 7～10 天可排尿。

六、预后及随访

术后和后尿道瓣膜一样，要定期严密随访。但其梗阻程度、肾积水程度、肾衰竭发生率都较后尿道瓣膜低，超过 30% 的后尿道瓣膜患儿会发生肾衰竭，但前尿道瓣膜发生肾衰竭的不到 5%。

（屈彦超　张潍平）

参考文献

黄澄如, 白继武, 梁若馨, 等. 后尿道瓣膜诊断与治疗. 中华外科杂志, 1987, 25: 640.

黄澄如. 重复尿道. 见: 黄澄如主编. 实用小儿泌尿外科学. 北京: 人民卫生出版社, 307-311.

黄澄如. 巨尿道. 见: 黄澄如主编. 实用小儿泌尿外科学. 北京: 人民卫生出版社, 2006: 309.

黄澄如. 后尿道瓣膜. 见: 黄澄如主编. 实用小儿泌尿外科学. 北京: 人民卫生出版社, 2006: 309-320.

黄澄如. 前尿道瓣膜及憩室. 见: 黄澄如主编. 实用小儿泌尿外科学. 北京: 人民卫生出版社, 2006: 320-323.

黄澄如. 膀胱外翻与尿道上裂. 见: 黄澄如主编. 实用小儿泌尿外科学. 北京: 人民卫生出版社, 2006: 281-291.

黄澄如, 吴文斌. 泌尿男生殖器先天性畸形. 见: 吴阶平主编. 泌尿外科. 济南: 山东科学技术出版社, 1993: 254-255.

靳蕾, 叶荣伟, 张卓琳. 中国部分地区男性围生儿尿道下裂的流行特征. 中国生育健康杂志, 2008, 19: 284-288.

李明磊, 张潍平, 等. 先天性前尿道瓣膜及憩室对上尿路损害的研究. 临床小儿外科杂志, 2010, 9(6): 426-429.

宋宏程, 白继武, 等. 小儿重复尿道畸形. 中华泌尿外科杂志, 2008. 29(6): 381-383.

孙宁. 尿道下裂修复与手术问题再认识. 中华小儿外科, 2016, 36(3): 161-162.

吴艳桥, 代礼, 王艳萍, 等. 中国儿童尿道下裂发生率的变化趋势. 四川大学学报(医学版), 2005, 36(2): 274-276.

张潍平, 黄澄如, 孙宁, 等. 尿道下裂手术方法选择. 中华泌尿外科, 2001, 22(5): 301-304.

Bartone FF, Lowell RK. Abnormalities of the urethra, penis and scrotum. In: Kfnneth JW, Judson GR, Mark MR, eds.

Pediatric surgery. 4th edition. London: Year Book Medical Publishers, 1986: 1316, 1318-1320.

Canning DA. Pediatric Urology. The Journal of Urology, 2010, 183(1): 323-326.

Edmond TG. Posterior urethral valves and other urethral anomalies. In: Walsh PC, Retik AB, Vaughan ED, eds. Campbell's urology. 7th edition. London: Harcourt Publishers Limited, 1998: 2069-2093.

Sharpe RM, Skakkebaek NE. Testicular dysgenesis syndrome: mechanistic insights and potential new downst ream effects. Fertil Steril, 2008, 89(2 Suppl): E33-38.

Sondgrass W. Tubularized incised plate urethroplasty for distal hypospadias. J Urol, 1994, 151: 464.

van der Zanden LF, van Rooij IA, Feitz WF, et al. Aetiology of hypospadias: a systematic review of genes and environment. Human Reproduction Update, 2012, 18(3): 260-283.

van der Zanden LF, van Rooij IA, Feitz WF, et al. Common variants in DGKK are strongly associated with risk of hypospadias. Nature genetics, 2011, 43(1): 48-50.

第四十四章

尿 道 肿 瘤

尿道肿瘤分为良性尿道肿瘤与恶性尿道肿瘤。良性尿道肿瘤以尿道息肉、尿道平滑肌瘤等疾病为主，恶性尿道肿瘤以尿道癌为主。由于男性与女性尿道具有不同的解剖学与组织学的特点及处理方式，临床上将尿道肿瘤分为男性尿道肿瘤与女性尿道肿瘤（那彦群等，2009年；张元芳等，2013；Wein et al., 2012）。

第一节　尿道良性肿瘤

男性良性尿道肿瘤最为常见的为男性尿道息肉。女性尿道良性肿瘤常见病为女性尿道息肉和尿道平滑肌瘤。

一、男性尿道息肉

男性尿道息肉是一种少见的男性尿道良性疾病，好发于中青年男性，多见于前列腺部尿道（杨长海，李江，2013）。

1. 病理学表现

根据病理学表现的不同，分为尿道纤维性息肉与尿道腺瘤性息肉。尿道纤维性息肉多好发于青少年，息肉常为单发，细长带蒂，少数表现为绒毛状，直径往往小于1 cm。尿道腺瘤性息肉好发于中青年，息肉直径常常小于1 cm，无蒂。

2. 临床表现

患者往往表现为尿路梗阻与血尿症状。尿路梗阻症状与息肉堵塞尿道的程度有关，往往表现为排尿不畅，尿流变细，尿流中断。血尿症状往往表现为间歇性无痛性肉眼血尿，常常为初始血尿。并发尿路感染时，可表现为尿频、尿急、尿痛。

3. 诊断

（1）尿道镜检查与活检：采用尿道镜直接观察肿瘤的大小、位置、形态，并术中取活组织检查明确诊断。

（2）膀胱尿道造影：尿道造影可以判断患者尿道病变的大小及累及尿道的长度，同时可以判断尿道是否存在尿道狭窄、尿瘘等病变。

4. 治疗

患者有明显症状者，在明确诊断后，可行经尿道镜电切或激光切除术。

二、女性良性尿道肿瘤

女性良性尿道肿瘤包括女性尿道息肉与女性尿道平滑肌瘤。目前女性尿道良性肿瘤的发病机制并不明确，可能与雌激素水平紊乱及HPV病毒感染有关。

（一）女性尿道息肉

女性尿道息肉少见。尿道息肉多见于尿道外口，临床症状为血尿、尿道外口疼痛不适。尿道镜与活组织检查是明确诊断的重要方法。需与尿道肉阜、尖锐湿疣等疾病进行鉴别诊断。明确诊断后，有明显症状者可考虑行尿道外口息肉切除或经尿道电切术等治疗方式。

（二）女性尿道平滑肌瘤

女性尿道平滑肌瘤较为少见，好发年龄为30～50岁女性（凤嵬等，2013）。肿瘤主要由尿道平滑肌构成，具体发病机制不明，可能与雌激素受体表达异常有关。其临床表现为外阴部肿块、尿道出血、排尿不畅，尿线变细等症状，随着疾病的发展，主要出现尿潴留、性交疼痛不适等症状。

在诊断方面，可通过临床触诊触及较大的肿物。此外，B超、CT等影像学检查也可发现会阴部肿块尤其是经阴道的超声检查；尿道镜检查可看到光滑的尿道肿瘤；尿道造影可发现尿道异常充盈缺损。病理学检查可与其他尿道良性或恶性肿瘤鉴别。

手术可采用肿瘤局部切除术。女性尿道平滑肌瘤预后良好。

第二节　尿道恶性肿瘤

尿道恶性肿瘤发病率较低，尤其是原发性尿道恶性肿瘤。原发性尿道恶性肿瘤女性多于男性（那彦群等，2009年；张元芳等，2013；Alan, 2012），女性与男性发病率之比约为4：1，中老年好发。继发性尿道肿瘤多继发于膀胱肿瘤。

一、男性尿道癌

男性尿道癌发病率低，常常发生于50岁以上的男性。

通常情况，将男性尿道癌分为原发性尿道癌与继发性尿道癌。原发性尿道癌好发于球部尿道或球膜部尿道，其次为阴茎部尿道。继发性尿道癌好发于男性后尿道，常由于尿路上皮癌种植于尿道造成，如继发于膀胱癌、肾盂癌和输尿管癌（杨长海等，2013）。

（一）病理

尿道癌的病因常为性传播疾病、尿道狭窄和慢性尿道炎症等。尿道癌常起源于男性尿道上皮细胞或尿道腺体，少数起源于尿道周围腺体或者胚胎残留的组织。按照起源的不同，将尿道癌分为鳞状细胞癌、移行细胞癌、腺癌、Cowper尿道附属腺癌、透明细胞癌、腺样囊性癌、类癌、恶性黑色素瘤、肉瘤等类型。鳞状细胞癌最为常见，移行细胞癌与腺癌次之，其他类型的尿道癌较为少见。

尿道癌主要表现为局部侵犯和淋巴转移，血行转移少见。晚期肿瘤可能转移到肺部、肝及骨骼。

男性尿道癌可直接侵犯尿道海绵体与尿道周围组织，或者转移到区域淋巴结。前尿道癌易转移到腹股沟淋巴结，后尿道癌易转移到髂内、外淋巴结和闭孔淋巴结。

（二）临床表现

大部分原发性尿道癌患者由于发现尿道或会阴部肿物就诊，部分患者出现排尿困难、血尿、尿频、尿急等症状，或发现尿道口血性或脓性分泌物。少数患者可出现阴茎异常勃起，药物或减压治疗效果不佳。少数病情严重的患者，以尿道周围脓肿就诊，尿道脓肿破溃后尿道形成尿瘘，肿瘤可从瘘口长出，形成菜花样癌性溃疡。

膀胱癌根治术后的尿道残端癌的主要临床表现为尿道口间歇性滴血，或尿道口反复血性分泌物（黄细汉等，2015）。

晚期肿瘤患者如出现腹股沟淋巴结转移，往往可触及腹股沟部位肿大的淋巴结。目前尿道癌根据浸润程度和转移情况，通常采用 Levine 分期和 TNM 临床分期（表 44-2-1，表 44-2-2）。

表 44-2-1 男性尿道癌的 Levine 分期

分期	肿瘤情况
0 期	局限于黏膜，称之为原位癌
A 期	肿瘤侵犯黏膜下，不超过黏膜固有层
B 期	肿瘤侵犯海绵体或前列腺，但未穿透
C 期	侵及海绵体外组织（阴茎海绵体、肌肉、脂肪、筋膜、皮肤、骨骼等）
D 期	肿瘤转移至腹股沟淋巴结，盆腔淋巴结，主动脉分叉以下、以上淋巴结及远处转移

表 44-2-2 男性尿道癌的 TNM 分期

分期		肿瘤情况
T		原发肿瘤
	Tx	未能评定的原发肿瘤
	T0	无原发肿瘤证据
	Tis	原位癌
	Ta	非浸润性乳头状、息肉状或疣状癌
	T1	侵及尿道黏膜下结缔组织
	T2	侵及尿道海绵体或前列腺或尿道周围肌肉
	T3	侵及阴茎海绵体或前列腺包膜
	T4	侵及邻近脏器
N		区域淋巴结
	Nx	未能评价区域淋巴结
	N0	区域淋巴结无转移
	N1	单个淋巴结转移，其最大直径≤2 cm
	N2	单个淋巴结转移，最大直径 >2 cm 或多个淋巴结转移
M		远处转移
	Mx	未能评定远处转移
	M0	无远处转移
	M1	远处转移

（三）诊断

1. 病史

重点询问患者既往有无尿道狭窄、尿道炎与性传播疾病病史；有无尿道浆液性或血性分泌物；有无尿道口排出菜花样组织；有无尿道周围脓肿或尿瘘；有无排尿困难、尿线变细等病史。

2. 体格检查

检查尿道及阴茎的外观，有无尿瘘、尿道异常结节。必要可行尿道与直肠双合诊，判断后尿道有无异常结节。触诊腹股沟有无异常结节。

3. 辅助检查

（1）细胞学检查：可通过尿液或尿道冲洗液进行病理学检查，检查有无癌细胞。但细胞学检查阴性，仍不能完全排除尿道癌的诊断。

（2）尿道镜检查：尿道镜检查可以观察肿瘤的位置、大小、形态和数目，并取得组织进行病理学诊断。病理检查是诊断男性尿道癌的主要依据。在尿道镜检查过程中，可结合触诊或直肠指诊判断肿瘤的范围和侵犯的深度及广度（图 44-2-1）。

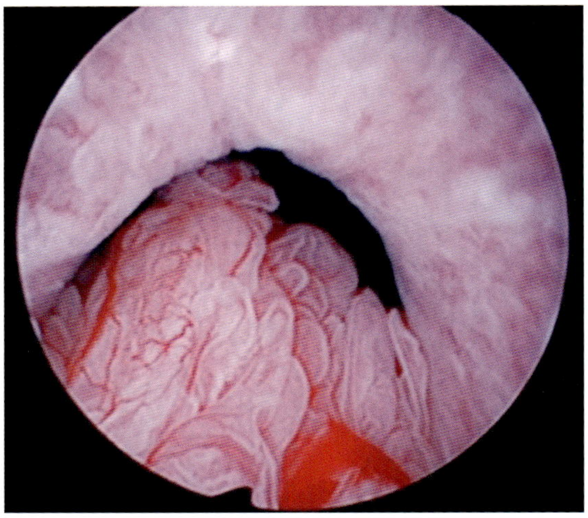
图 44-2-1　男性尿道癌膀胱镜检查

（3）B 超：尿道及腹部 B 超有助于判断尿道病变的范围、肿瘤的大小、部位、侵犯的深度及广度。同时腹股沟、盆腔及腹膜后 B 超可以判断有无肿大淋巴结；腹部彩超可以判断肿瘤有无转移到肝等腹腔内脏器。

（4）CT 与 MRI：CT 及 MRI 有助于判断尿道局部病变的范围，是否存在腹股沟、盆腔和腹膜后淋巴结转移，同时可以判断肿瘤是否造成肝、肺、脑等脏器的转移。

（5）尿道造影：尿道造影可以判断患者尿道病变的大小和累及尿道的长度，同时可以判断是否存在尿道狭窄、尿瘘等病变。

（四）治疗

男性尿道癌的治疗方案主要为手术治疗。对于伴有转移的男性尿道癌，可辅以放疗与化疗（Traboulsi et al., 2016）。

1. 治疗原则（表 44-2-3）

表 44-2-3　男性尿道癌的治疗原则

临床分期	处理方法
Tis-T1N0M0	经尿道尿道肿瘤电切术
T2-T3N0M0	尿道癌根治性切除术、阴茎部分切除术、阴茎全切术 + 会阴部尿道造口术，联合放疗和（或）放疗
转移性尿道癌	姑息性外科治疗，联合放疗和（或）化疗

2. 手术治疗

（1）经尿道尿道肿瘤电切术：适用于局限、浅表、孤立的尿道癌。采用经尿道尿道肿瘤电切术，术中力求彻底切除肿瘤，并尽可能不超出尿道肌层。常见的并发症为尿道狭窄、尿瘘等。对于经尿道手术难以完全切除或切缘阳性的患者，建议行尿道部分切除术或尿道癌根治性切除术。

（2）阴茎部分切除术：对于肿瘤侵犯尿道海绵体且肿瘤位于尿道远端 1/2 的男性尿道癌患者，可采用阴茎部分切除术，术中需保证尿道近侧端切缘距离肿瘤至少 2 cm。

（3）阴茎全切除术：尿道癌侵犯近端阴茎部尿道，但不适于进行阴茎部分切除术的患者，可行阴茎全切除术，但术后局部肿瘤复发率仍达 13%（Kaplan et al., 1967）。

（4）尿道切除术：适用于膀胱癌根治术后并发尿道癌的患者，以及多发浅表性尿道癌和难以接受经尿道电切的患者。对于因膀胱癌行膀胱癌根治性切除的患者，尚无证据表明尿道切除可以预防尿道移行上皮癌的发生。但是对于膀胱癌根治术拟行原位膀胱术的男性患者，建议术中对于尿道断端进行术中冰冻检查，确认尿道切缘阴性。

（5）尿道癌根治性切除术：对于前尿道后 1/2 球膜部尿道癌以及尿道癌合并膀胱癌的患者，行经尿道手术切除困难，则建议行尿道癌根治性切除术，切除范围包括全阴茎完全切除术、根治性膀胱前列腺切除术及盆腔淋巴结清扫术。切除范围可扩大至耻骨支和邻近的尿生殖膈可以提高切缘阴性率，以降低肿瘤局部复发率。

（6）腹股沟淋巴结清扫术：对于影像学提示有髂腹股沟淋巴结阳性、无远处转移的患者，可行髂腹股沟淋巴结清扫术。目前尚无证据证明预防性腹股沟淋巴结清扫术对于尿道癌的转移有预防作用。

3. 放疗

对于局部晚期患者、有区域淋巴结转移可接受放疗或者有全身远处转移而需要姑息治疗的患者可接受放疗。

对于前尿道早期病变，但拒绝手术的患者，放疗可保留阴茎，但可能导致皮肤溃疡或坏死、尿道狭窄、尿道瘘发生，以及肿瘤的进展。但由于尿道癌患者病例数较少，目前尚无大样本长期随访的文献报道。

4. 化疗

对于有远处转移的尿道癌患者，可采用化疗。针对移行细胞癌，常用的化疗方案包括甲氨蝶呤、长春新碱、阿霉素、丝裂霉素等。针对鳞癌，常用的化疗方案为博来霉素、环磷酰胺、五氟尿嘧啶、甲氨蝶呤等。

二、女性尿道癌

女性尿道虽然较短，但女性尿道癌的发生率是男性尿道癌的 4 倍。女性尿道癌较为少见，约占女性癌症患者的 0.02%，好发于 50～70 岁的中老年女性（刘富元等，2001）。

（一）解剖学和病理学

女性尿道可分为前部尿道（远端 1/3）和后部尿道（近端 2/3）。前部尿道切除后仍可保留尿控。女性近端 1/3 尿道覆盖移行上皮细胞，远端 2/3 覆盖复层鳞状上皮细胞。女性后部尿道淋巴主要回流至髂内、髂外及闭孔淋巴结，前部尿道主要回流至浅表淋巴结，然后回流至腹股沟淋巴结。

目前女性尿道癌的病因不明，女性尿道黏膜白斑、尿道憩室、慢性刺激、肉阜、息肉、分娩及人乳头状瘤病毒感染可能是女性尿道癌的致病危险因素。

女性尿道癌仍以鳞癌最为常见，占所有女性尿道癌的50%～70%；其次为移行上皮癌，占女性尿道癌的20%。腺癌亦较为常见，占女性尿道癌的10%～15%。少见的女性尿道癌类型为未分化癌、神经内分泌癌、肉瘤和黑色素瘤等。

（二）临床表现

早期女性尿道癌并无特异性表现，少数患者可出现轻度尿道狭窄的表现。随着疾病发展，患者可出现尿道出血或血性分泌物，进而出现排尿困难、尿频、尿急，部分患者可触及尿道口肿块。尿道口肿块较大的患者可出现尿道疼痛或尿路刺激症状。肿瘤进展可出现溃疡，甚至尿道阴道瘘。晚期尿道癌可侵及阴蒂、阴唇及阴道。

女性尿道癌的临床分期主要为TNM临床分期及Grabstald分期（表44-2-4）。

表44-2-4 女性尿道癌的临床分期

TNM分期	Grabstald分期	肿瘤情况
Tx		未能评定原位性肿瘤
T0		无原发肿瘤证据
Tis	0	原位癌
Ta	0	非浸润性肿瘤
T1	A	侵及尿道黏膜下结缔组织
T2	B	侵及尿道
T3	C1	侵及阴道壁肌层
	C2	侵及阴道壁肌层及黏膜
T4	C3	侵及膀胱、阴唇及阴蒂
N0		区域淋巴结无转移
N1	D1	腹股沟淋巴结转移
N2	D2	主动脉分叉以下盆腔淋巴结转移
N3	D3	主动脉分叉以上淋巴结转移
M0		无远处转移
M1	D4	远处转移

（三）诊断

女性尿道癌的诊断主要依赖于病史、体格检查、尿道镜检查、影像学及组织病理学检查。

1. 细胞学检查

采用尿道分泌物、尿液或尿道冲洗液进行细胞学检查，有助于尿道癌的诊断，但假阴性率较高。

2. 尿道镜检查

尿道镜是目前诊断尿道癌的主要检查，其不仅可以观察肿瘤的位置、大小、形态、部位，同时可以取得活检，进行病理学诊断。

3. 细针穿刺活检

对于尿道外口或经阴道可触及的肿块，可采用细针穿刺活检，进行病理学诊断，亦是目前诊断尿道癌的主要手段之一。

4. B 超

可采用经阴道、经直肠超声，对尿道的病变部位、长度、侵犯范围及深度进行诊断。同时可评估腹股沟、盆腔、腹膜后或肝等器官是否存在转移。

5. CT 及 MRI（图 44-2-2）

CT 与 MRI 用于评估明确女性尿道癌有无远处转移、淋巴结转移。对于尿道癌局部的诊断，MRI 优于 CT。

6. 尿道造影

可通过逆行或排泄性尿道造影，通过膀胱壁或尿道壁有无充盈缺损等征象，判断尿道肿物的大小、部位，同时可以判断是否存在尿瘘、尿道阴道瘘等合并症。

（四）治疗

1. 治疗原则（表 44-2-5）

2. 手术治疗

（1）经尿道手术：对于肿瘤体积小、表浅的远端尿道肿瘤，可采用经尿道电切的方式进行。肿瘤应切除彻底，但勿超过尿道的肌层，避免尿道穿孔、尿瘘的发生。

（2）女性尿道部分切除术：适用于肿瘤体积小、Tis-2 期远端尿道癌患者，无法通过经尿道电切方式进行肿瘤切除的患者。术中充分游离远端尿道，切除尿道及部分阴道壁，保证切

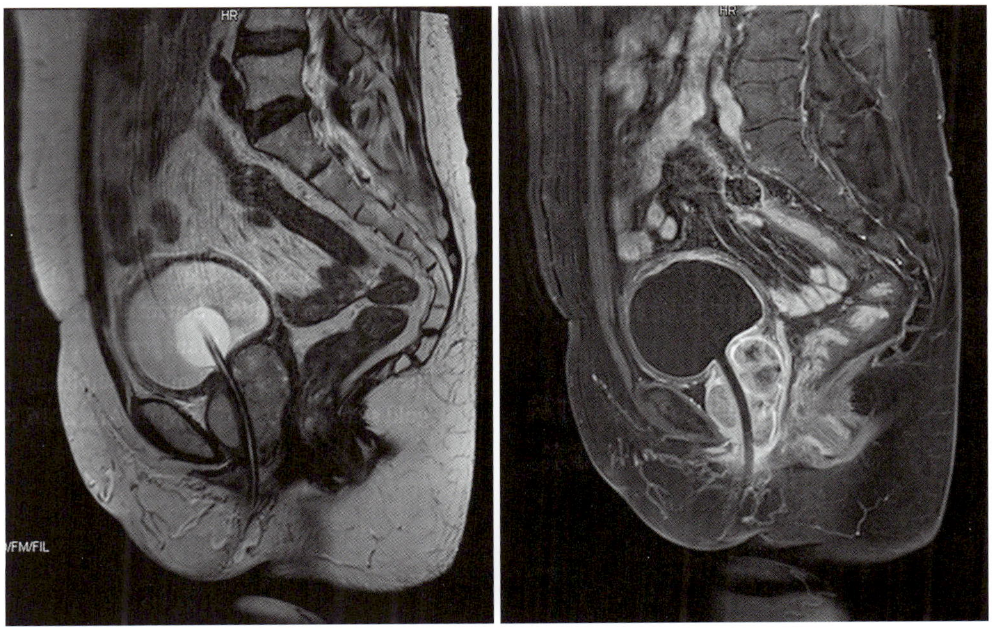

图 44-2-2 女性尿道腺癌 MRI

表 44-2-5 女性尿道癌的治疗原则（Traboulsi et al., 2016）

临床分期	处理方法
Tis-T2N0M0	经尿道手术、尿道部分切除术或女性全尿道切除术
T3-T4N0-2M0	扩大外科治疗联合放、化疗
转移性尿道癌	姑息性外科治疗，联合放疗和（或）化疗

缘距离肿瘤至少 0.5 cm 以上，并通过冰冻活检证实切缘阴性。

（3）女性全尿道切除术：适用于 T2～T3 期女性尿道癌患者，建议行女性全尿道切除术。术中充分游离女性尿道与膀胱颈口，完整切除女性尿道及部分阴道壁，缝合膀胱颈口并行永久性耻骨上膀胱造瘘术。

（4）前盆腔脏器切除术：适用于 T2～T3 期的女性尿道癌患者，肿瘤侵犯全尿道或膀胱颈部。手术切除部位包括全尿道、全膀胱、子宫、卵巢、阴道前壁及侧壁。如病变侵犯外生殖器，同时需考虑进行外阴部分切除术或全切除术。如尿道肿瘤侵犯耻骨，切除范围可扩大至耻骨联合与耻骨降支。术中同期进行盆腔淋巴结清扫术。

3．放疗

手术与放疗是女性尿道癌患者的主要治疗手段（Zinman & Vanni, 2016）。可采用近距离放疗、体外放射治疗或二者联合的放疗方案。手术治疗联合放疗可明显提高患者的生存率，降低患者肿瘤复发率。放疗常见的副作用为尿失禁、尿道狭窄、尿瘘、放射性膀胱炎等。

4．化疗

化疗主要应用于远处转移的患者。针对鳞癌，常用的化疗方案为五氟尿嘧啶＋丝裂霉素。针对移行上皮癌，常用的化疗方案为 M-VAC（甲氨蝶呤、长春碱、阿霉素和顺铂）或吉西他滨方案。

（魏　强　柳良仁）

参考文献

凤嵬, 蒋玖金, 吕建军, 等. 尿道平滑肌瘤1例临床诊断及治疗. 蚌埠医学院学报, 2013, 38(3):380-381.

黄细汉, 湛海伦, 周祥福, 等. 男性膀胱癌根治术后尿道癌的诊治. 中华临床医师杂志, 2015, (8):1455-1457.

刘富元, 邹劲林, 李艳芳, 等. 21例原发女性尿道癌临床分析. 肿瘤学杂志, 2001, 7(5):294-296.

那彦群, 郭震华. 实用泌尿外科学. 北京: 人民卫生出版社, 2009: 436-443.

杨长海, 李江. 男性尿道肿瘤. 中华临床医师杂志, 2013, (3):926-927.

张元芳, 孙颖浩, 王忠. 实用泌尿外科和男科学. 北京: 科学出版社, 2013: 775-780.

Kaplan GW. Bulkley GJ, Grayhaok JT. Carcinoma of the male urethral. J Urol, 1967, 98:365-371.

Traboulsi SL, Witjes JA, Kassouf W. Contemporary management of primary distal urethral cancer. Urol Clin North Am, 2016, 43(4): 493-503.

Wein AJ, Kavoussi LR, Partin AW, et al. Compbell-walsh Urology. tenth edition. Saunders: Elsevier, 2012: 934-955.

Zinman LN, Vanni AJ. Management of proximal primary urethral cancer: should multidisciplinary therapy be the gold standard? Urol Clin North Am, 2016, 43(4):505-513.

尿 道 炎 症

第一节　淋菌性尿道炎

一、概述

淋菌性尿道炎（淋病）是由淋病奈瑟菌（淋球菌）（*Neisseda gonorrhoeae*, NG）感染引起的尿道炎症。人类是淋病奈瑟菌的唯一宿主，淋球菌最常侵犯尿路的上皮细胞及子宫颈内膜细胞，亦可侵及身体的其他多种组织和器官，进而产生一系列临床症状和并发症。淋病主要通过不洁性交传播，典型的表现为尿道化脓性感染。

二、流行病学

（一）发病情况

淋病的高发年龄为 20 ~ 39 岁，是在世界范围内广为流行的疾病，在发达国家和发展中国家的发病率都比较高，成为常见的性传播疾病。在西方国家，淋病经历了二战时期和 20 世纪 70 年代的两个发病高峰，此后发病率逐年下降。2005 年美国淋病发病率为 115.6/10 万，是自 1999 年以来的首次增长。2006 年美国淋病报告总数为 358 366 例，发病率较 2005 年增长 5.5%，居美国报告传染性疾病第二位。2007 年美国淋病报告总数为 355 991 例，比 2006 年下降 0.7%，虽然有所下降，但是发病率仍然处于高位。许多发展中国家的淋病发病率虽然有所下降，但国家之间有较大的差异。一般来说，发展中国家淋病发病率目前仍是发达国家的 10 ~ 20 倍。

我国是 1975 年首次报告淋病。据文献记载，我国自 1991 — 1999 年淋病的发病率呈逐年上升的趋势，至 1999 年发病率达到高峰，为 22.78/10 万，此后逐年下降。至 2006 年发病率下降为 12.39/10 万，比 2005 年下降了 12.25%。而 2009 年淋病报告总数为 119 824，比 2008 年 130 818 又下降 8.87%。2012 年我国淋病发病率进一步下降为 6.82/10 万。

由于淋病的性传播特点，使男女之间的发病率差异在逐年缩小。目前全世界每年报告的病例数在 6000 万以上，WHO 估计全球每年有 1.06 亿例淋病患者。在我国，淋病的患病率仍居性传播疾病的首位，防治任务仍然艰巨。

（二）传染源

淋病的传染源主要是淋病患者和隐性感染者。淋菌性尿道炎、阴道炎及眼炎患者的分泌物中含有大量的淋球菌，在淋病的潜伏期或发病早期，尤其是女性患者早期症状不明显，是重要的传染源。

（三）传播途径

淋病主要是通过性接触直接传播，个别也

可通过其他媒介传播。

1. 性交直接接触传播

是淋病得以传播的主要方式，淋球菌对人泌尿生殖道黏膜上皮具有很强的亲和力，可直接依附在黏膜上生长繁殖，绝大多数淋菌性尿道炎是通过阴道性交感染，但也可发生于男性同性恋患者，若性伴侣患有淋菌性咽炎，也可通过口交发生感染。

2. 间接接触传播

主要是通过接触被淋球菌污染的毛巾、内裤、被褥、便盆、手指等而被感染，但是这些传染途径比较少见。

3. 母婴传播

母体患淋菌性宫颈炎、阴道炎时，在分娩过程时，通过产道感染新生儿，引起淋菌性眼炎、淋菌性口腔炎及淋菌性外阴炎等。

三、病原学

淋病的病原体是淋病奈瑟菌（*Neisseda gonorrhoeae*，NG），简称淋球菌（*gonococcus*），属奈瑟菌，革兰染色阴性。1879 年，由 Neisser 首次分离出淋病双球菌，所以淋病双球菌又称为奈瑟双球菌。1885 年，Barnm 在凝固血清培养基上培养淋球菌获得成功。

（一）淋球菌的结构

淋球菌的形态与脑膜炎双球菌相似，呈肾形，凹面相对，成双排列；人工培养后呈圆形和卵圆形，且排列不规则。淋球菌无鞭毛，不活动，不形成芽孢，但有菌毛，是革兰染色阴性菌。淋球菌的外膜由菌毛、外膜蛋白及脂多糖组成。菌毛由多肽组成，有抗原性；菌毛终端的氨基酸排列较稳定，而中段及羧基端的氨基酸排列顺序常发生改变，因此决定了不同菌株的菌毛抗原的多样性。菌毛与淋球菌的黏附性有关，同时也有抑制白细胞吞噬的作用。菌毛与致病性有关，培养 20 小时的菌落，其细胞表面具有菌毛，具有传染性。菌落衰老时菌毛消失，其致病性消失。

（二）培养特性与生化反应

急性淋病患者的脓汁标本中细菌大多位于中性粒细胞内，而慢性淋病细菌多在细胞外。淋球菌营养要求高，初次分离培养时需供给 5% ~10%二氧化碳，巧克力（色）培养基是适宜培养基。最适温度为 35 ~ 37 ℃，最适 pH 为 7.5。专性需氧，孵育 24 ~ 48 小时后，可长出凸起、圆形、灰白色、直径 0.5 ~ 1.0 mm 的光滑型菌落，在血清肉汤培养基中呈混浊生长。

淋球菌可分解葡萄糖产酸，但不分解麦芽糖，借此可与脑膜炎奈瑟菌鉴别，氧化酶试验阳性。

（三）淋球菌的抗原结构与分型

淋球菌表面主要有 3 种抗原：菌毛蛋白抗原、脂多糖抗原及外膜蛋白抗原。外膜蛋白抗原有Ⅰ、Ⅱ、Ⅲ 3 种类型。蛋白Ⅰ为主要外膜蛋白，占外膜总重量的 60%，是淋病奈瑟菌分型的主要基础，可分成 A、B、C 等 16 个血清型。脂多糖是淋球菌重要的表面结构之一，为淋球菌的内毒素，与黏膜下和体内的补体协同作用引起炎症反应。脂多糖与淋球菌的毒力、致病性和免疫性有关。现已鉴定 6 种抗原性不同的淋球菌脂多糖。

（四）淋球菌对环境的抵抗力

淋球菌非常娇嫩，对外界环境抵抗力较低。对热、冷及干燥均敏感。干燥环境中仅存活 1 ~ 2 小时，湿热条件下，55 ℃、5 min，42℃、20 min 就会死亡。在污染的衣裤、毛巾、被褥以及厕所坐板上，可存活18～24小时，100 ℃时立即死亡。在室温下能活1～2天，对消毒剂极度敏感，在1∶4000的硝酸银溶液中仅能存活2 min。在1%的苯酚中1～3 min即可被杀灭。既往淋球菌对磺胺类及青霉素敏感，但由于近年来抗生素滥用严重导致耐药菌株不断产生，甚至出现感染力、抗药性极强的"超级淋球菌"。

(五)致病机制

本菌主要致病物质有菌毛、荚膜、脂多糖和外膜蛋白等表面结构，菌毛可使菌体黏附于泌尿、生殖道上皮细胞，不易被尿流冲走。荚膜对巨噬细胞有抵抗作用；淋球菌依附于尿道上皮并繁殖。脂多糖可使尿路上皮细胞坏死脱落，导致中性粒细胞聚集等炎症反应。外膜蛋白可损伤中性粒细胞，抵抗吞噬。此外淋球菌可以产IgAl酶，破坏黏膜表面存在的特异性IgAl抗体，使细菌仍能黏附于黏膜表面。

人体是淋球菌的唯一宿主。淋球菌对柱状上皮细胞有特殊的亲和力，容易侵犯泌尿生殖系统。淋球菌侵入尿道后，开始主要聚集在前尿道黏膜表面，此后逐渐侵入黏膜下组织并向后尿道蔓延，并被柱状上皮吞饮进入细胞进行增殖，引起尿道黏膜红肿并有脓性溢液。炎症病变在尿道腺管及腺窝的开口处尤其明显，可导致腺管堵塞，脓肿形成。淋球菌侵入后尿道可引起后尿道炎、前列腺炎、精囊炎和附睾炎。急性炎症反应后，轻者可以完全恢复正常，重者可引起尿道周围炎和海绵体炎。慢性炎症可导致尿道狭窄，但由于抗生素治疗及时，目前由淋菌性尿道炎导致的尿道狭窄已少见。

淋球菌也可累及泌尿生殖以外的其他系统，而引起非生殖器淋球菌感染，如咽炎、结膜炎等。淋球菌释放内毒素，介导免疫反应而使细胞受损、溶解。淋球菌继而侵袭黏膜下间隙，引起黏膜下组织感染。淋球菌可通过循环系统，播散到身体其他部位引起感染。

四、临床表现

淋菌性尿道炎分为急性淋菌性尿道炎与慢性淋菌性尿道炎。由于感染的菌株毒力及肌体的敏感性不同，尿道炎的症状有轻有重，约20%的患者可以没有症状。

(一)男性急性淋菌性尿道炎

潜伏期平均3～5天，最初表现为：尿道口红肿发痒及轻度刺痛，继而有稀薄透明分泌物自尿道口溢出，后转为黏稠黄色脓液，特别是清晨起床后分泌物的量较多，有时脓痂堵住尿道外口，尿液呈乳白混浊样，若有包皮过长，可引起包皮炎、包皮龟头炎，严重时可并发包茎、尿道黏膜外翻、腹股沟淋巴结感染。多伴尿道外口刺痛或灼热痛，可有尿频、尿急、夜尿增多。当病变上行蔓延至后尿道时，可出现终末血尿、血精、会阴部轻度坠胀等现象。全身症状一般较轻，个别可引起发热(38 ℃左右)、全身不适、食欲不振等。

(二)男性慢性淋菌性尿道炎

症状持续2个月以上的淋病称为慢性淋菌性尿道炎，多由急性淋病治疗不当而转为慢性，也有因患者体质虚弱病情一开始即呈慢性病程。患者主要表现为轻微尿痛，排尿时仅感尿道灼热或轻度刺痛，常可见终末血尿。尿道外口不见排脓，挤压阴茎根部或用手指压迫会阴部，尿道外口仅见少量稀薄浆液性分泌物渗出，尤以晨起时明显，称为"糊口"现象，是慢性淋病的特征性表现。患者多有慢性腰痛，会阴部胀感，血精。反复发作者，可出现尿道狭窄，少数可引起前列腺炎、睾丸附睾炎、输精管狭窄或梗死及射精管梗阻等男性生殖道病变，是引起男性继发性不育的常见病因。

（三）女性淋病

女性淋球菌原发感染部位主要为子宫颈。淋球菌能够附着于有层次的鳞状上皮。用电镜观察淋球菌的感染部位是在宫颈的鳞状和柱状上皮交界处。

（1）淋菌性宫颈炎：患者早期常无自觉症状，潜伏期难以确定。临床表现有子宫颈充血、触痛、脓性分泌物增多，常有外阴刺痒和烧灼感，偶有下腹痛及腰痛。这些非典型的症状使患者往往不去就诊治疗，因而成为主要的传染源。

（2）淋菌性尿道炎：常于性交后 2～5 天发生，尿道口充血，有触痛及脓性分泌物，有轻度尿频、尿急、尿痛，排尿时有烧灼感，挤压尿道有脓性分泌物。

（3）淋菌性前庭大腺炎：常为单侧、在腺体开口处红肿、剧痛，严重时可形成脓肿并有发热等全身症状。

（4）淋菌性阴道炎：较少见，病程长者症状轻微，有些患者有腹部坠胀、腰背酸痛、白带较多、下腹痛和月经过多等。

（5）淋菌性外阴阴道炎：表现为外阴及阴道炎症，阴道脓性分泌物较多，有时阴道及尿道有黄绿色分泌物，排尿疼痛，外阴部红肿，分泌物刺激肛门可引起刺激症状，严重时可感染直肠，引起淋菌性直肠炎。

（四）淋菌性尿道炎的并发症

1. 淋菌性附睾炎及精囊炎

淋菌性附睾炎多发于急性尿道炎后，单侧居多，是淋病最常见的并发症，主要症状是低热、附睾肿大疼痛、尿液浑浊，初起触诊时睾丸附睾界限清楚，之后逐渐不清。合并精囊炎时出现血精，急性期有发热、尿频、尿痛、精囊肿大等症状。慢性期一般无自觉症状。

2. 淋菌性前列腺炎

淋菌性前列腺炎是淋球菌进入前列腺的排泄管及腺体引起的。急性期患者有发热、尿频、尿急、尿痛、会阴部疼痛及排尿困难等症状。直肠指检发现前列腺肿胀、压痛，可触及小结节，前列腺按摩液可有脓细胞及卵磷脂小体减少，涂片或培养可找到淋球菌。

3. 淋菌性咽炎

大多是由于口交（口 - 生殖器接触）导致感染淋球菌所致。表现为：咽痛、可伴颈部淋巴结肿大、发热，咽部、扁桃体黏膜红肿，部分可有丘疹或出血点，并有散在的小疱，糜烂，表面可见白色脓苔。

4. 淋菌性直肠炎

多发生于男同性恋肛交者。表现为：肛门直肠疼痛、瘙痒、里急后重、便血和脓性黏液排出物。隐窝发红、水肿和脓液。

5. 淋菌性结膜角膜炎

多由于接触淋球菌的分泌物导致，临床相对少见。表现为：眼结膜充血、水肿、脓性分泌物，严重者可能导致角膜穿孔、失明。

6. 播散性淋病

淋球菌通过血管、淋巴管播散到全身，可发生菌血症。表现为：发热、寒战、全身不适，还可发生淋菌性关节炎、心包炎、胸膜炎等，严重时可危及生命。

五、实验室检查

（一）尿道分泌物革兰染色涂片

取患者尿道分泌物或子宫颈分泌物，做革兰染色，可在多形核白细胞内找到革兰阴性双球菌。对有大量脓性分泌物的单纯淋菌性前尿道炎男性患者来说，涂片的特异性＞99%，敏感性>95%。可以作出初步诊断。女性宫颈分泌物中杂菌多，涂片法找淋球菌的敏感性和特异件较差，阳性率仅为50%~60%，且有假阳性。因此，世界卫生组织推荐用培养法检测女性患者。慢性淋病的分泌物中淋球菌较少，阳性率低，取前列腺按摩液可以提高检出率。直肠和咽部感染检出率低，不推荐应用。

（二）淋球菌培养

是淋病的确诊试验，培养时间为18~24小时。并可以做药敏试验，可应用于各种临床标本。对从治疗失败病例分离的菌株，要做药敏试验。在基因诊断问世以前，淋球菌培养是世界卫生组织推荐筛选淋病的唯一方法。

（三）核酸扩增试验（nucleic acid amplification tests，NAATs）

NAATs检测淋球菌具有快速、敏感、特异性高等优点，现已逐渐被推广应用。可用于检测多种多样的标本，包括宫颈拭子、阴道拭子、尿道拭子（男性）、尿液标本（女性与男性）。但此法对已治愈的淋病患者易出现假阳性结果，主要是由于患者分泌物内含有淋球菌残余物所致，故在临床工作中需加以鉴别。通常NAATs检测生殖道和非生殖道淋球菌的灵敏度优于培养。如果怀疑或证明治疗失败，需要同时行细菌培养和药敏试验。

六、诊断

（一）接触史

有不洁性接触史或配偶感染史或与淋病患者共用物品史，或新生儿的母亲有淋病史等。

（二）有尿道炎的临床表现

男性患者有轻重不等的尿道不适，典型的表现为尿痛和尿道脓性分泌物。女性患者除有轻度的尿路刺激症状外，主要表现为宫颈内膜炎，宫颈水肿，红斑，触之易出血，有黄色黏液脓性分泌物。幼女可有外阴阴道炎。有合并症者，男性患者可有附睾炎、精囊炎、前列腺炎；女性患者可有子宫内膜炎、输卵管炎和盆腔炎等。其他部位淋病包括眼结膜炎、咽炎、直肠炎以及播散性淋球菌感染。

（三）实验室检查

尿道分泌物涂片或者分泌物培养是确诊的依据。

七、治疗

患者应注意充分休息，多饮水，控制烟酒以及刺激性食物。暂禁止性生活，注意局部卫生。污染物，如内裤、毛巾及其他衣物要及时消毒处理，防止重复感染。分开使用洗浴用具，禁止与婴儿、儿童同床共浴，强调夫妻双方同查同治。

（一）治疗原则

淋病的治疗要注意以下几点：①早期诊断、早期治疗；②及时、足量、规则地用药；③针对不同的病情采用不同的治疗方法；④同时对性伙伴进行追踪和治疗。

（二）药物治疗

目前淋病双球菌对青霉素、四环素、环丙沙星等耐药性严重，这些药物已经不再作为治疗淋病的首选药物。淋球菌对头孢曲松钠、大观霉素等较敏感，可作为治疗淋菌性尿道炎的首选药物。鉴于耐药菌的出现，可以采取联合用药（如头孢菌素+阿奇霉素），以提高疗效和降低对头孢菌素耐药的可能。由于耐喹诺酮淋球菌的出现，不推荐应用喹诺酮类治疗淋病和相关感染。

1. 单纯淋菌性尿道炎

头孢曲松钠 250 mg 单次肌肉注射联合阿奇霉素 1 g 单次顿服。两种药物需在同一天应用。头孢曲松钠 250 mg 单次肌肉注射对尿道和直肠淋球菌感染的治愈率为 99.2%，对咽喉部淋球菌感染的治愈率为 98.9%。除头孢曲松单剂量注射外，其他头孢菌素虽然在总体疗效上不如头孢曲松，但也具有较好的效果，可以作为替代用药。例如头孢唑肟 500 mg 肌肉注射，头孢西丁 2 g 肌肉注射加丙磺舒 1 g 口服，头孢噻肟 500 mg 肌肉注射。

替代方案：①无法应用头孢曲松时，可选择联合头孢克肟 400 mg 和阿奇霉素 1 g，单次顿服。②如果对阿奇霉素过敏，可用多西环素（100 mg，口服，2 次 / 天，共 7 天）作为阿奇霉素的替代药物与头孢克肟或头孢曲松钠联合应用。③研究显示联合应用吉米沙星 320 mg 加阿奇霉素 2 g 单次顿服，或④庆大霉素 240 mg 单次肌肉注射加阿奇霉素 2 g 单次顿服方案对治疗单纯性泌尿生殖道淋球菌感染有效，治愈率分别为 99.5% 和 100.0%。上述两种方案在头孢菌素类过敏时均可作为替代方案应用。⑤大观霉素在患者不能耐受头孢菌素时治疗有效，是治疗泌尿生殖道和肛门直肠淋球菌感染的一种有效方法。但大观霉素价格比较昂贵，并且对伴有咽部淋球菌感染疗效差。⑥阿奇霉素 2 g 口服对单纯性淋球菌感染治愈率达 99.2%，但能致淋球菌对大环内酯类抗生素耐药，不推荐应用。

2. 并发症的治疗

①淋菌性咽炎：头孢曲松 250 mg 单次肌肉注射，大观霉素对淋菌性咽炎效果欠佳，不推荐使用。②淋菌性眼炎：头孢曲松 1.0 g/d（新生儿 25 ~ 50 mg/kg · d）或大观霉素 2.0 g/d（新生儿剂量 40 mg/kg · d）肌内注射，连续 7 天。同时生理盐水冲洗眼部，每小时一次。③淋菌性前列腺炎、附睾炎、精囊炎、盆腔炎：头孢曲松 250 mg 或大观霉素 2.0 g 肌肉注射，连续 10 天。④播散性淋病：头孢曲松 1.0 g/d 或大观霉素 2.0 g/d 肌内注射，连续 10 天，合并脑膜炎疗程为 2 周，心内膜炎为 4 周。如同时合并支原体、衣原体感染，应在以上方案的基础上用多西环素 200 mg/d，分 2 次口服，连续 7 天，或阿奇霉素 1.0 g 顿服。

（三）治愈标准

症状和体征全部消失，治疗后 4 ~ 7 天淋球菌复查为阴性。

第二节　非淋菌性尿道炎

一、概述

非淋菌性尿道炎（nongonococcal urethritis，NGU）是指由淋球菌之外的其他经性接触传染的病原体所引起的泌尿、生殖道急慢性炎症。本病的主要病原体是沙眼衣原体（*Chlamydia trachomatis*，CT）和解脲支原体（*Ureplasma urealytium*，UU）。目前已证实，40% ~ 50% 的 NGU 是由沙眼衣原体、20% ~ 30% 由解脲支原体引起。据报道，其他一些微生物也与本病有关，且本病常由多种病原体混合感染引起，尤其是一些慢性 NGU 患者。

二、流行病学

（一）发病率

自 20 世纪 70 年代中期以来，非淋菌性尿道炎患者例数不断增加，在国外尤其是西方发达国家已成为发病人数最多的性病。在 20 世纪 90 年代以前，非淋菌性尿道炎以衣原体感染为主，占 40%～50%；少数为支原体与衣原体的混合感染，仅占 15% 左右。近年来，支原体感染率逐年增高，从 90 年代的 30%～47% 增加到近年来的 40%～60%。女性患者多于男性患者。在我国，目前非淋菌性尿道炎位居性传播疾病的首位。非淋菌性尿道炎的传染源主要是无症状的衣原体、支原体感染者和有症状的患者。

（二）传播途径

1. 性接触感染

通过非淋菌性尿道炎患者或携带者性接触传染。成年男性以尿道、女性以宫颈为最易感染部位。

2. 产道感染

新生儿可在分娩过程中由母亲产道感染，可引起新生儿肺炎、结膜炎和女婴阴道炎。

3. 间接感染

通过患者的衣物、用具或未经严格消毒的妇产科器械间接接触感染。

4. 自体感染

通过手或污染物可使病原体从生殖器接触感染眼睛或咽喉等处。

三、病因和病理生理

NGU 的致病菌主要为沙眼衣原体和解脲支原体。其中 40%～50% 是由沙眼衣原体引起，20%～30% 由解脲支原体引起，尚有 10%～20% 由阴道毛滴虫、白色念珠菌、单纯疱疹病毒、生殖支原体、腺病毒和类杆菌等微生物引起。

（一）沙眼衣原体（CT）

用显微免疫荧光法测定衣原体至少有 15 种血清型，其中 CT 已被证实与 NGU 有关。CT 是一类专性活细胞内寄生、在细胞内繁殖的、有其独特的生活周期且能通过细菌滤器的原核微生物，是广义细菌中的一类微生物。CT 的特征是：①呈单细胞结构，圆形或椭圆形体；大小介于细菌与病毒之间，直径 250～500 nm，能够通过除菌滤器；②有细胞壁，革兰染色阴性；③具有独特的发育周期，以二分裂方式繁殖；④有核糖体，具有较复杂的酶系统，能进行多种代谢，但不能合成带高能键的化合物，必须利用宿主细胞的三磷酸盐和中间代谢产物作为能量来源；⑤含有 DNA 和 RNA 两类核酸，能够合成蛋白质和脂类；一旦进入细胞内，就发育成为始体，进行有丝分裂繁殖。⑥ CT 对多数抗生素敏感。

1. CT 的结构及生化特性

衣原体在宿主细胞内生长繁殖，具有特殊的发育周期。衣原体在显微镜下可见两种大小、形态不同的衣原体颗粒：一种小而致密，称为原体（elementary body，EB）；另一种是大而疏松，称为网状体（reticulate body，RB），亦称始体（initial body）。原体呈球形、椭圆形或梨形，直径 0.2～0.4 μm，有坚韧的细胞壁，电镜下中央含致密的类核结构，是发育成熟的衣原体，Giemsa 染色呈紫色，Macchiavello 染色呈红色，普通光学显微镜下勉强可见。原体具有高度感染性，在宿主细胞外较为稳定，无繁殖能力。原体进入宿主细胞后，宿主细胞膜围于原体外形成囊泡，在囊泡内，原体体积逐渐发育，增大成为网状体。

网状体呈圆形或椭圆形，直径 0.5 ~ 1.0 μm，无致密类核结构，而有纤维网状结构，无坚韧细胞壁。Macchiavello 染色呈蓝色。代谢活泼，是衣原体发育周期中的繁殖型，不具感染性，以二分裂方式繁殖，在囊泡内发育成众多的子代原体。成熟的子代原体从破裂的感染细胞中释放，再感染新的易感细胞，开始新的发育周期。每个发育周期为 48 ~ 72 小时。

在易感细胞内含增殖的网状体和子代原体的囊泡即包涵体（inclusion body）。发育时期不同，包涵体的形态和大小都有差别。成熟的包涵体含大量的原体。

2. CT 的培养和灭活

绝大多数衣原体能在 6 ~ 8 日龄鸡胚或鸭胚卵黄囊中繁殖，我国学者汤飞凡及其助手张晓楼等人于 1956 年在国际上首次分离到 CT。CT 有其独特的发育周期：繁殖型称为始体，无感染性；感染型称为原体，有致病性；发育的过渡期称为中间体，无致病性。CT 对热敏感，在室温中迅速丧失其传染性，在 56 ~ 60℃可存活 5 ~ 10 min，常用消毒剂均可杀死。在 55℃可存活 5 ~ 15 min，50℃存活 30 min，但在低温、干燥环境下可长期存活。在 −70℃下能存活数年。对消毒剂敏感，75% 乙醇半分钟内即可被杀死。0.1% 甲醛、0.5% 苯酚可将沙眼衣原体在短期内灭活。

3. CT 的致病性与免疫性

CT 的致病机制尚不完全清楚：CT 通过微小损伤进入机体，借助表面脂多糖和蛋白质吸附并侵入易感细胞。CT 侵入机体后，一般先在柱状或杯状上皮细胞内生长繁殖，然后在单核吞噬细胞系统的细胞内增殖。细胞在受到 CT 感染以后，宿主的新陈代谢受到抑制，细胞最终被破坏溶解，并导致溶酶体酶的释放。代谢产物的细胞毒作用引起超敏反应和自身免疫。CT 所产生的毒素与革兰阴性菌的内毒素相似，引起机体产生炎症反应和迟发型超敏反应。宿主感染 CT 以后，虽然可在血清及泪液中可见特异性抗体，但通常免疫力不强，而且持续时间短。

因此，CT 常常造成持续性感染、隐性感染和反复感染。

（二）解脲支原体（UU）

解脲支原体有 14 个血清型，即 1 ~ 10 型、K2、U23、U24 和 U26，但具有致病作用的主要是其中的第四血清型。

1. UU 的形态和结构

支原体种类较多，在自然界分布很广，可在人类、家禽、家畜体内寄生繁殖。UU 是原核细胞型微生物，能在无生命培养基中生长繁殖。UU 大小介于细菌与病毒之间，一般 0.2 ~ 0.3 μm，很少超过 1 μm。在加压过滤时可以通过 0.22 μm 的细菌滤器，但在不加压时，却不能通过 0.45 μm 的细菌滤器，是目前所知能在无生命培养基中生长繁殖的最小微生物。UU 没有细胞壁、线粒体、溶酶体和内质网等细胞器。其形态呈多样性，可呈丝状、球状、环状、星状或螺旋状。革兰染色阴性，Giemsa 染色呈淡紫色。

UU 的最外层是细胞膜，由蛋白质和脂质组成三层结构，膜的内、外两层主要是蛋白质，中间层是脂质。在脂质中胆固醇占 36%，因此，二性霉素 B、洋地黄苷、皂素等作用于胆固醇而破坏细胞膜，使支原体溶解死亡。与其他原核生物一样，UU 的遗传物质是环状双链 DNA，但是分子量较小，只有大肠埃希氏菌的 1/5，故其合成和代谢能力较弱。

2. UU 的培养和灭活

支原体以二分裂法繁殖为主，也可以通过

出芽、分支等方式繁殖。支原体对营养要求比较高，能够在富含胆固醇、10%～20% 动物血清及胶木浸膏的低琼脂培养基中生长繁殖。因为菌落小（0.1～0.3 μm），在液体培养基中生长量较少，一般不易见到混浊。UU 对外界环境的抵抗力比细菌弱，45℃ 15 min 即被杀死，0.05%乙酸铵能抑制其生长，0.5%苯酚、来苏水易将其杀死。

在支原体的培养鉴定中要注意与 L 型细菌鉴别。近年来，随着抗生素的广泛应用和耐药菌群的出现，L 型细菌（l-form bacteria）受到高度重视。L 型细菌因为细胞壁不完整故必须生存于高渗环境中，其形态呈高度多形性，有球状、杆状和丝状，大小不一。培养时营养要求基本与支原体相同，并形成中间较厚、四周较薄的荷包蛋样细小菌落。由于 L 型细菌的上述特征，在进行支原体培养鉴定时应注意区分。主要区别在于 L 型细菌在适宜条件下可能会重新恢复到原来的细菌状态，而支原体与细菌无关，故不能生长成细菌。

3. UU 的致病性

UU 不侵入组织和血液，但可以黏附于呼吸道或生殖道的上皮细胞表面的受体上，利用细胞的成分而生长繁殖，引起细胞的损伤和组织破坏。主要表现为：① UU 黏附在宿主细胞表面后，在细胞膜上立即摄取宿主细胞内的胆固醇和脂类，造成细胞膜损伤；② UU 的代谢终末产物如分解尿素产生的氨、分泌的过氧化氢以及代谢过程中产生的酶和毒素能损伤宿主细胞膜。如 UU 黏附于精子表面，可阻碍精子运动；其产生的神经氨酸酶样物质可干扰精子与卵子的结合，引起不孕与不育。

最近从人类生殖道分离出的一种支原体为生殖支原体，可能也导致 NGU。对 UU、CT 阴性的 NGU 要排除生殖支原体感染的可能。

（三）引起 NGU 的其他病原菌

部分患者可由阴道滴虫、白色念珠菌、疱疹病毒、大肠埃希氏菌、链球菌、金黄色葡萄球菌、人乳头瘤病毒、酵母菌、包皮垢杆菌、梭状芽孢菌、阴道嗜血杆菌、卡他奈瑟菌、蓝色鞭毛虫及鹦鹉热衣原体等引起。

同时，非微生物病因也可以引起 NGU，如化学性刺激、肿瘤、先天性畸形以及某些过敏因素。另外，细菌性尿道炎可继发于上尿路感染、细菌性前列腺炎、尿道插管、尿道狭窄及包茎等。至于一些学者提出的酗酒、饮用咖啡、某些食物、手淫、性行为过少或过多也可能导致尿道炎的观点，还有待进一步证实。

四、临床表现

非淋菌性尿道炎起病不如淋病急，可间断地出现症状，时轻时重，症状总体比淋病轻，潜伏期通常为 1～3 周。

（一）男性非淋菌性尿道炎

表现为尿道不适、发痒、烧灼感或刺痛，部分患者可见尿道口红肿。尿道分泌物多为浆液状、稀薄，有患者晨起尿道口有“糊口”现象，或见内裤污秽。检查时，需由后向前挤压前尿道看有无分泌物溢出，并注意分泌物的颜色和黏稠度。有些带菌的患者可完全没有症状，占 30% ～40%。由于发病缓慢，症状不典型，部分患者仅有尿道痒、痛而没有分泌物，或仅有少许分泌物而无症状。因此患者常会被漏诊或误诊。

10% ～20%的患者同时伴有淋球菌感染。NGU 如不治疗，50%～70%的男性可在 1～3 个月内自愈，尤其是衣原体尿道炎。但无症状衣原体感染可持续数月至数年。在无症状的

NGU 中，约 24%能够分离出 CT。

（二）NGU 的并发症

1. 附睾炎

未经治疗的 NGU 患者有 1% ~ 2% 会并发附睾炎，其中，35 岁以下的性活跃人群中，衣原体附睾炎的发生率较高，多为急性附睾炎。主要表现为单侧附睾肿大疼痛，查体可见附睾肿大变硬、触痛明显，进一步做彩超检查，可见附睾出现血流丰富等急性炎症的表现。部分患者的血清中抗 CT 抗体、抗 UU 抗体升高。确诊依赖于从附睾液中分离出沙眼衣原体和支原体。

2. 前列腺炎

表现为会阴部或阴茎疼痛、酸胀感，可伴有射精痛。尿中可出现透明丝状物或灰白色块状物，即“尿白现象”。

3. Reiter 病

即为尿道炎、结膜炎及关节炎三联症，常发生于尿道炎后 1 ~ 4 周。多发生 HLA-B27 抗原阳性的患者，具有遗传背景。0.8% ~ 3%的 NGU 患者发生 Reiter 综合征。

4. 男性不育

UU 抗体阳性的患者常有精子数量少、异常精子增多、精子活力低以及精子黏稠度异常等表现，可引起男性不育。解脲支原体可吸附于精子膜表面，影响精子的运动、精子卵子的结合，或影响受精卵的发育。

5. 其他

在男性同性恋中可并发非淋菌性直肠炎，1% ~2%的 NGU 患者由于自身接种而并发结膜炎。

（三）女性非淋菌性泌尿生殖道炎

主要为宫颈炎的表现：阴道分泌物异常，宫颈水肿、糜烂；其次为尿道炎的表现：尿频、尿急、尿痛，尿道口充血、红肿，可有少量黏液脓性分泌物溢出；如治疗不及时或治疗不当可引起前庭大腺炎、输卵管炎、子宫内膜炎、异位妊娠等严重并发症。

（四）新生儿淋球菌感染

1. 新生儿结膜炎

多发于出生后 5 ~ 12 天。为化脓性结膜炎的表现：黏液性或黏液脓性分泌物、眼睑水肿、睑结膜弥漫性红肿、球结膜炎症性乳头状增生。

2. 新生儿肺炎

常在 3 ~ 16 周龄发生。表现为鼻塞、流涕，呼吸急促，特征性的（间隔时间短、断续性）咳嗽，常无发热。双肺可闻及湿啰音。

五、实验室检查

（一）病原体培养

活细胞培养法的敏感性为 68.4% ~ 100%，特异性为 100%。因此，自 20 世纪 70 年代以来一直被作为诊断的“金标准”，但该法敏感性较低，技术要求高，操作不方便。现在越来越倾向于采用几种方法（如培养法 + 核酸扩增法）结合起来作为“扩大的金标准”。

（二）血清学方法

1. 直接荧光抗体法

用于检测尿道上皮及宫颈上皮的衣原体和支原体抗原。敏感性为 80% ~ 85%，特异性接近 100%。优点：快速简便；缺点：受操作人为因素影响大。

2. 酶联免疫法

敏感性为 60% ~ 80%，特异性接近 86% ~ 100%。优点是快速方便，缺点是敏感性低。

3．核酸扩增法

敏感性及特异性均高于其他方法，是迄今为止诊断和筛查支原体、衣原体感染最敏感的方法。

六、诊断

首先要详细询问病史，尤其是性行为史，了解有无不洁性交，但也有部分患者无不洁性交史。诊断 NGU 有两个条件：第一是确定尿道炎的存在，第二是排除淋球菌感染。患者具有尿道炎的临床表现且实验室任一项检查阳性者可以确定诊断；患者如果没有临床症状但实验室检查阳性者为无症状感染。

七、治疗

由衣原体和支原体引起的 NGU 如不积极治疗，症状可持续数月之久，并有发生并发症的可能。因此，该病一旦确诊，宜立即进行治疗。临床分离支原体大多具有多重耐药性和高耐药性，临床治疗需根据药敏结果加以选择。目前推荐的治疗方案如下：

（一）美国疾病防治中心（CDC）的治疗方案

1．UU 感染

（1）推荐治疗方案：多西环素（强力霉素）100 mg，口服，每日 2 次，共 7 天；

（2）替代治疗方案：红霉素 500 mg，口服，每日 4 次，共 7 天；红霉素 250 mg，口服，每日 4 次，共 14 天；红霉素琥珀乙酯 400 mg，口服，每日 4 次，共 14 天，或 800 mg，口服，每日 4 次，共 7 天。

2．CT 感染

推荐治疗方案：多西环素（强力霉素）100 mg，口服，每日 2 次，共 7 天；或阿奇霉素 1 g，单剂量口服。

（二）中华人民共和国卫生部卫生防疫司《性病防治手册》推荐方案

成人无并发症：①多西环素 100 mg，口服，每日 2 次，连续 7 天；②盐酸四环素 500 mg，口服，每日 4 次，至少连服 7 天，一般为 2～3 周。③米诺环素 100 mg，口服，每日 2 次，连服 10 天。④孕妇由于不宜用四环素，可改用肝损害较小的红霉素治疗，红霉素治疗剂量为 500 mg，口服，每日 4 次，连服 7 天。

（三）NGU 的治愈标准

1．临床症状消失。

2．尿液沉淀后检查无白细胞，尿道拭子或分泌物检测未见衣原体和支原体阴性。

（四）判愈试验的时间窗

抗原检测试验为疗程结束后第 2 周；核酸扩增试验为疗程结束后第 4 周。对于女性患者，建议在治疗后 3～4 个月再次进行沙眼衣原体检测，以发现可能的再感染，防止盆腔炎和其他并发症的发生。

（五）NGU 治疗注意事项

1．夫妻（性伴侣）同治：必须同时检查和治疗 NGU 患者的性伴侣，方能避免再感染。

2．如患者经多次重复治疗后症状无改善，需要做药物敏感检测。

3．如患者经多次重复治疗后仍有一些非典型症状，要排除化学性尿道炎，或其他病原体如真菌和滴虫感染的可能。

（王晓峰　刘俊涛）

参考文献

陈小玫, 张谊芝. 非淋菌性尿道炎实验室诊断研究进展. 中国麻风皮肤病杂志, 2007, 23(1): 43-45.

宫鹏, 陈俊龙, 郭秀颖, 等. 口服维宏(阿奇霉素)治疗淋菌性咽炎及合并泌尿生殖系淋病的临床观察. 吉林医学, 2006, 27(7): 836.

郭应禄, 胡礼泉. 男科学. 北京: 人民卫生出版社, 2004.

国家卫生和计划生育委员会. 2013年中国卫生统计年鉴, 2014.

樊尚荣, 周小芳. 2015年美国疾病控制中心性传播疾病的诊断和治疗指南(续): 淋病的诊断和治疗指南. 中国全科医学, 2015, 18(26): 3129-3131.

张学军, 陆洪光, 高兴华, 等. 皮肤性病学. 北京: 人民卫生出版社, 2013.

中国疾病预防控制中心性病控制中心. 生殖道沙眼衣原体感染诊疗指南(2014).

Centers for Disease Control and Prevention (CDC). Gonococcal Isolate Surveillance Project (GISP). Annual Report, 2006: 1.

Centers for Disease Control and Prevention (CDC). Increases in gonorrhea-eight western states, 2000-2005. MMWR Morb Mortal Wkly Rep, 2007, 56(10): 222-225.

Centers for Disease Control and Prevention (CDC). Sexually Transmitted Disease Surveillance, 2007: 17.

Hailemariam M, Abebe T, Mihret A, et al. Prevalence of Neisseria gonorrhea and their antimicrobial susceptibility patterns among symptomatic women attending gynecology outpatient department in Hawassa referral hospital, Hawassa,Ethiopia. Ethiop J Health Sci, 2013, 23(1): 10-18.

Ohnishi M, Saika T, Hoshina S, et al. Ceftriaxone-resistant Neisseria gonorrhoeae. Japan Emerg Infect Dis, 2011, 17(1): 148-149.

World Health Organization, UNAIDS, UNICEF. Global HIV/AIDS response: epidemic update and health sector progress towards Universal Access[R]. Progress report, 2011. Geneva, Switzerland: World Health Organization, 2011: 56.

第四十六章

尿 道 损 伤

尿道损伤（urethral injury，urethral trauma）是泌尿外科的常见急症，多见于男性（约占97%）。在解剖结构上，男性尿道以尿生殖膈为界分为前、后两段。前尿道包括阴茎部和球部，以球部损伤多见，主要为骑跨伤所致。后尿道包括膜部和前列腺部，损伤主要由骨盆骨折引起。尿道损伤的初步处理取决于尿道损伤的程度、部位、患者的血流动力学是否稳定和相关的损伤情况。目前国内对于尿道损伤的分类主要参考欧洲泌尿外科协会分类标准，相应的类型、临床表现和处理方法见下表（Martinez-Pineiro et al., 2010）。

欧洲泌尿外科协会分类

等级	类型	临床表现	处理方法
Ⅰ	牵张性损伤	尿道造影未见造影剂外渗	无需特殊处理
Ⅱ	挫伤	尿道口渗血，但尿道造影未见造影剂外渗	
Ⅲ	尿道部分断裂	损伤部位造影剂外渗，但能够进入近端尿道及膀胱	Ⅱ、Ⅲ级尿道损伤可行经耻骨上膀胱造瘘或留置导尿管保守治疗
Ⅳ	尿道完全性断裂	损伤部位造影剂外渗，但不能进入近端尿道、前尿道以及膀胱	耻骨上膀胱造瘘后延期修复尿道，部分患者可选择性一期内镜下尿道重建 ± 延期修复尿道
Ⅴ	部分性或完全性后尿道断裂合并膀胱颈、直肠及阴道撕裂	尿道损伤部位造影剂外渗 ± 女性阴道口渗血 耻骨上膀胱造瘘时膀胱颈造影剂外渗 ± 直肠或阴道被造影剂填充	一期开放手术修复

第一节　前尿道损伤

一、病因

（一）钝性损伤

绝大多数的前尿道损伤是由跌落、打击或交通意外引起，以会阴部骑跨伤较为常见，很少伴有骨盆骨折。骑跨伤多发生于高处跌落或摔倒时会阴部骑跨于硬物上，或会阴部遭到钝性打击，将球部尿道挤压在硬物和耻骨联合下缘之间，导致球部尿道损伤。

（二）医源性损伤

各种经尿道内镜的使用均有可能导致不同程度的尿道损伤，甚至安置或保留气囊尿管也可导致尿道损伤。经尿道前列腺或膀胱肿瘤切除等操作、输尿管镜检查和尿道内尖锐湿疣电灼有时会损伤前尿道，保留导尿时导尿管的压迫、感染和化学刺激，导尿管气囊段未插到膀胱而充盈气囊或气囊未抽尽强行拔出气囊导尿管也有可能损伤前尿道。截瘫患者使用阴茎夹控制尿失禁可能引起阴茎和尿道的缺血性损害，体外循环的心脏手术患者也可能出现尿道缺血和狭窄。此外有文献报道，胰腺或胰肾联合移植胰液从尿液引流者，由于胰酶的作用有可能出现尿道黏膜损伤甚至前尿道断裂。

（三）开放性损伤

主要见于枪伤、刺伤和截断伤，较为少见，阴茎部尿道和球部尿道的发生率相似。损伤可以合并睾丸或直肠的损伤，往往伤情重，治疗上比较困难（Gomez et al., 1993）。

（四）性交时损伤

性交时阴茎海绵体折断伤的患者大约有20%伴有尿道海绵体的损伤（Frauscher et al., 2001）。

（五）其他原因的损伤

化学药物烧伤、热灼伤也可损伤前尿道，但较为少见。

二、病理

（一）按损伤部位

包括球部尿道损伤、阴茎部尿道损伤和尿道外口损伤。球部尿道起于尿生殖膈，止于阴茎悬韧带，是前尿道易损伤的部位，常由骑跨伤引起损伤（图 46-1-1）（谷现恩等，2005；邹琪等，2009）。阴茎部尿道是全尿道最为活动的部分，不易发生损伤，尿道外口损伤常由于

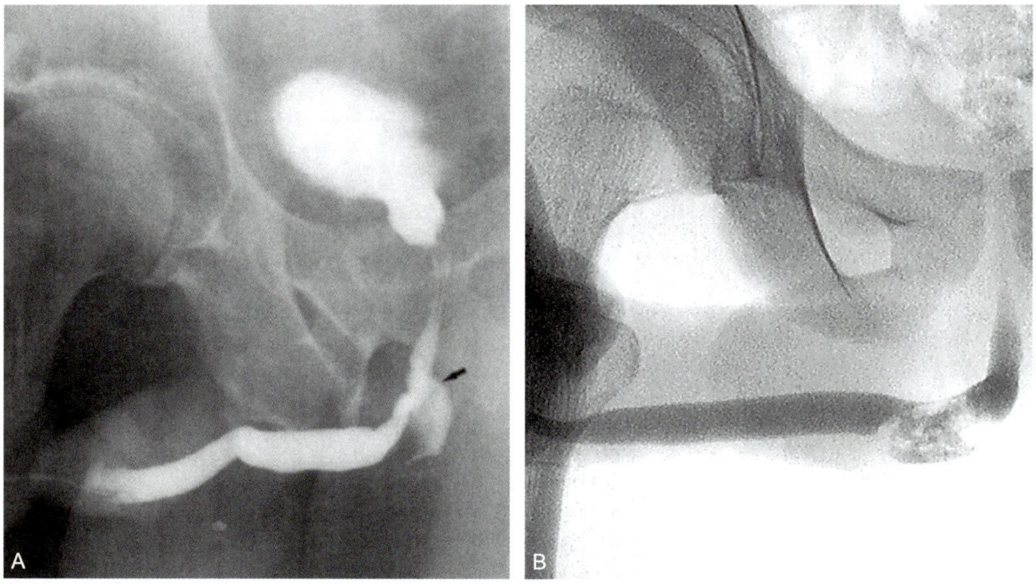

图 46-1-1　前尿道损伤
A. 球部尿道破裂；B. 球部尿道不全性断裂

尿道外口附近的手术引起。

（二）按损伤程度

1．尿道挫伤

尿道黏膜或尿道深入海绵体部分发生损伤，局部肿胀和淤血。

2．尿道破裂

部分尿道发生全层裂伤，尚有部分尿道连续性未完全破坏。

3．尿道断裂

尿道损伤处完全断离，连续性完全破坏，其发生率为全部尿道损伤的 40%～70%。

（三）病理分期

1．损伤期

闭合性尿道损伤的伤后 72 小时称为损伤期。此期的病理生理改变是出血和创伤性休克，尿道组织破坏和缺损，尿道失去完整性和连续性，引起排尿困难和尿潴留，血液和尿液经损伤处外渗到尿道周围组织，此期行尿道修补术或恢复尿道连续性的手术效果较为满意。

2．炎症期

闭合性尿道损伤后 72 小时到 3 周称为炎症期，开放性尿道损伤有时虽未达 72 小时，有明显感染迹象者也称炎症期。该期的主要病理变化为创伤性炎症反应，可伴细菌感染，出现高热和血白细胞升高。尿外渗未引流可能在损伤局部出现化学性蜂窝织炎，创伤性组织液化坏死等。临床上以控制感染为主，必要时行尿外渗引流和膀胱造瘘，不宜进行尿道有关的手术操作。

3．狭窄期

尿道损伤 3 周后称为狭窄期。损伤部位纤维组织增生形成瘢痕，导致尿道狭窄，即创伤性尿道狭窄。尿道狭窄可导致上尿路积水、尿路感染和结石形成，一般在 3 个月后局部炎症反应基本消退，可进行恢复尿道连续性的尿道修复成形手术（郭震华等，2015）。

三、诊断

（一）外伤史和临床表现

大多数患者有钝性损伤或医源性损伤等病史，前尿道损伤主要有以下临床表现：

1．出血及血肿

尿道外口出血是提示前尿道损伤的首要指征，至少 75% 的前尿道损伤患者会出现尿道外口出血（McAninch, 1981）。尿道出血程度和尿道损伤严重程度不一定一致。如尿道黏膜挫伤或尿道壁小部分撕裂可伴发大量出血，而尿道完全断裂则可能仅有少量出血（Antoci et al., 1982）。局部血肿也是前尿道损伤的重要体征，骑跨伤时常在会阴部、阴囊处出现血肿及皮下淤斑、肿胀等。

2．疼痛

受伤局部可有疼痛及压痛。前尿道损伤者，排尿时疼痛加重并向阴茎头及会阴部放射。

3．排尿困难或尿潴留

排尿困难程度与尿道损伤程度有关。尿道轻度挫伤的患者可能无排尿困难症状，仅表现为尿痛；尿道严重挫伤或破裂的患者由于局部水肿、尿道括约肌痉挛及尿外渗等可表现为排尿困难或尿潴留；尿道完全断裂的患者在尿道的连续性被破坏而膀胱颈部又保持完整时亦可表现为尿潴留（李汉忠等，2014）。

4．尿外渗

前尿道破裂或断裂后可发生尿外渗，尿外渗的范围因损伤的部位不同而各异。阴茎部尿道发生损伤时如 Buck 筋膜完整，则尿外渗局限于 Buck 筋膜内，表现为阴茎肿胀，合并出血时呈紫褐色；如 Buck 筋膜破裂，尿外渗进入会阴浅筋膜与尿生殖膈形成的会阴浅袋，并可向下腹部蔓延，表现为阴茎、阴囊、会阴及下腹部肿胀。球部尿道损伤的尿外渗范围与Buck筋膜破裂时相同。女性尿道损伤罕见，但骨盆骨折患者出现小阴唇青肿者应注意有尿道损伤的可能。

5. 休克

前尿道损伤一般不出现休克，但合并其他内脏损伤或尿道出血严重者也应密切观察其血压、脉搏、呼吸和尿量等指标，注意有无休克发生。

（二）尿道造影

逆行尿道造影是评估前尿道损伤的首选辅助检查。行尿道造影时，取30°斜位摄片。如前尿道显影而无造影剂外溢，提示前尿道挫伤或轻微裂伤；如前尿道显影，造影剂能进入膀胱，并有前尿道周围造影剂外溢，提示前尿道部分裂伤；如造影剂未进入近端前尿道而大量外溢，则提示前尿道断裂。

（三）诊断性导尿

诊断性导尿可能使部分性裂伤成为完全裂伤，易造成血肿继发感染，所以是否应用诊断性导尿存在争议。但是对于尿道部分裂伤的患者若一次试插成功则可免于手术，所以目前临床仍有使用。应用诊断性导尿应注意在严格无菌条件下选用较软的导尿管轻柔缓慢地插入，一旦导尿成功，应固定好导尿管并留置7～14天，切勿轻率拔出。如导尿失败，不可反复试插，如尿道完全断裂，则不宜使用诊断性导尿。诊断不明时建议不要进行导尿检查，若有尿潴留可采用耻骨上膀胱穿刺造瘘。

（四）超声检查

在尿道损伤的初期评估中作为常规方法，可评价会阴及阴囊血肿范围，阴囊内容物是否损伤，膀胱位置高低及充盈情况等；在耻骨上膀胱造瘘时可用于确定盆腔血肿和前列腺的位置及引导穿刺。

（五）膀胱尿道镜检查

在有条件的医院可以考虑对前尿道损伤的男性患者行尿道镜检查，应由经验丰富的泌尿外科医师操作，同时做好内镜下尿道会师术的准备，使诊断与治疗融为一体，用细长的输尿管镜检查更有优势。女性尿道短不适合逆行尿道造影检查，选用尿道镜检查更有效（Perry et al., 1992）。

（六）实验室检查

试插导尿管成功或手术后留置尿管，早期导出的尿液应做细菌培养，以确定是否已有感染及指导术后抗生素应用。

四、治疗

（一）闭合性前尿道损伤的治疗

闭合性（钝性）前尿道损伤常见于骑跨伤和阴茎勃起时受到意外的冲击（如性交、跌倒）。处理上视患者和医疗条件采用膀胱造瘘或急诊一期手术修复。

1. 钝性不完全性前尿道损伤

钝性不完全性前尿道损伤包括挫伤和破裂。轻微挫伤、出血不多且排尿通畅者密切观察，出血较多者予以局部加压和冷敷，排尿困难或尿潴留患者保留导尿7～14天。轻度破裂患者可采用膀胱镜下留置尿管，部分患者留置尿管后尿道内腔得到了自行修复，保留导尿1～2周后拔除，以后间断导尿扩张。如果导尿失败，在患者和医疗条件许可下也可急诊行一期尿道端-端吻合术。如膀胱镜下留置尿管失败，患者和医疗条件不允许做尿道端-端吻合术，可行耻骨上膀胱穿刺或开放手术造瘘来分流尿液。

2. 钝性完全性前尿道断裂

急诊或早期尿道成形术处理钝性完全性前尿道断裂也许并不优于延期手术治疗，因为该情况下往往伴有尿道海绵体较重的挫伤，这使得在急性期进行手术存在较多困难，例如对需保留组织和需切除组织的鉴别和区分等。因此进行简单的耻骨上膀胱造瘘也许更为适宜。尿液外渗可能会形成感染甚至脓肿，早期的尿液分流和合理的抗生素运用可以降低感染的发生率（李汉忠等，2014）。

（二）开放性前尿道损伤的治疗

刀刺伤、枪伤和狗咬伤导致的开放性前尿道损伤需要进行急诊手术清创和探查，在手术中对尿道损伤情况进行评估并酌情进行修复，一般情况下修复后的狭窄发生率约为 15%。

对于完全性的前尿道断裂，应在对损伤的近、远端尿道稍作游离剖成斜面后进行端 - 端吻合。对于小的尿道破口可以使用可吸收缝线进行修补。手术时应注意对尿道海绵体的良好缝合以及皮下组织的多层覆盖从而降低术后尿瘘的发生率。清创时应尽量保留尿道海绵体，因为该组织血运丰富发生坏死的几率较其他组织小。在术后的数周可以在保留尿管的情况下行膀胱尿道造影，如果没有尿液外渗就可拔除尿管；如有尿液外渗，应继续保留尿管一周后再次复查造影。

在一些严重的开放性前尿道损伤的患者，急诊清创时有可能发现尿道缺损较长而无法实施一期的吻合术，勉强吻合还有可能导致阴茎下弯和勃起疼痛。这时应一方面进行耻骨上膀胱造瘘分流尿液，另一方面处理损伤的尿道和局部创面为二期修复重建做准备，二期的修复重建手术应在伤后至少 3 个月以后进行。该类患者不应在急诊手术时采用皮瓣或游离移植物来一期进行尿道成形，因为损伤导致的局部血运不良和手术部位的清洁度均不适合进行这类手术（李汉忠等，2014）。

第二节　后尿道损伤

一、病因

（一）钝性损伤

主要为与骨盆骨折有关的后尿道损伤，发生原因包括交通事故、高空坠落、工业事故等，骨盆骨折的发生率约为 10/10 万，骨盆骨折的患者有 2.5% ~ 10% 发生后尿道损伤，常合并其他脏器的损伤，需要特别注意（Andrich et al., 2005）。不稳定骨盆骨折比稳定骨盆骨折更容易损伤后尿道，尿道前列腺部和膜部交界处、尿道球部和膜部交界处是骨盆骨折时后尿道损伤的两个好发部位。膀胱颈部、前列腺部尿道损伤通常仅发生于儿童，儿童骨盆骨折时损伤尿道机制有两种可能：一种是活动的膀胱和相对固定的前列腺之间的牵拉而损伤膀胱颈部和尿道；另一种是儿童前列腺未发育，前列腺部尿道短，撕裂损伤膜部尿道时蔓延到前列腺部尿道和膀胱颈部。骨盆骨折损伤女性尿道极少见，约占骨盆骨折的 1% 以下。女性尿道短，活动度大，无耻骨韧带的固定，不易受伤。女性尿道损伤通常由骨盆骨折碎片刺伤，大部分是尿道前壁的部分纵行裂伤，完全裂伤常位于近膀胱颈部的近端尿道，常伴阴道和（或）直肠撕裂伤，所以女性尿道损伤患者应常规做阴道与直肠检查（郭震华等，2015）。

（二）医源性损伤

发生于尿道内器械操作或手术，通常为部分尿道撕裂。保留导尿时导尿管气囊段未插到膀胱就充盈气囊或气囊未抽尽就强行拔出气囊导尿管，或经尿道前列腺或膀胱肿瘤切除等操作和输尿管镜检查通过尿道时有可能发生尿道损伤。妇科或会阴手术有损伤尿道的可能，近年有报道经阴道无张力尿道中段悬吊术患者在术中或术后发生损伤尿道。

（三）穿通性损伤

枪伤、刀刺伤等穿透性损伤引起，比较少见。偶可见于牲畜咬伤、牛角刺伤，往往伤情重，合并伤多。

（四）其他原因的损伤

化学药物烧伤、热灼伤等也可损伤后尿道，但较为少见。

二、病理

（一）按损伤部位

包括膜部尿道损伤和前列腺部尿道损伤。可分为四型：Ⅰ型是后尿道受盆腔内血肿压迫与牵拉伸长，但黏膜完整；Ⅱ型是泌尿生殖膈上方前列腺和（或）膜部尿道撕裂伤；Ⅲ型是后尿道完全裂伤伴有尿生殖膈的损伤；Ⅳ型是膀胱颈损伤累及后尿道（图46-2-1）（郭震华等，2015）。

（二）按损伤程度

1．尿道挫伤

仅为尿道黏膜损伤，局部肿胀和淤血。

2．尿道破裂

尿道部分全层裂伤，尚有部分尿道连续性未完全破坏。

3．尿道断裂

尿道伤处完全断离，连续性丧失，其发生率为全部尿道损伤的40%～70%。

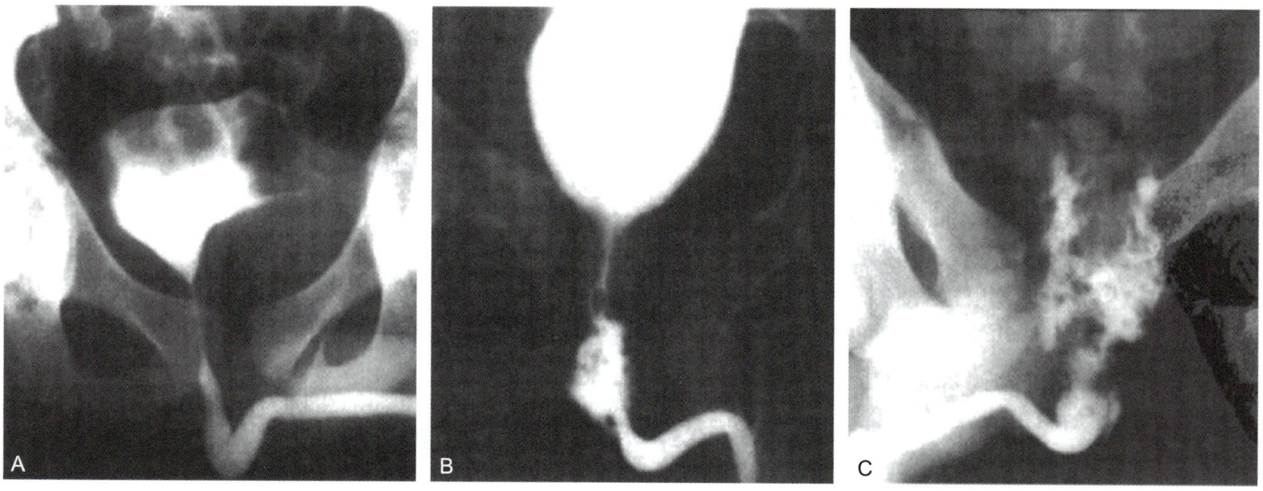

Ⅰ型　　Ⅱ型　　Ⅲ型

图 46-2-1　后尿道损伤

（三）病理分期

详见第一节。

三、诊断

（一）外伤史和临床表现

大多数患者有钝性损伤或医源性损伤等病史，后尿道损伤主要有以下临床表现：

1. 休克

骨盆骨折后尿道损伤合并其他内脏损伤时易发生休克，休克的主要原因是前列腺静脉丛撕裂及盆腔内血管损伤引起的大量出血。凡外伤患者都应密切注意患者的生命体征，包括神志、血压、脉搏、呼吸和尿量等，同时观察皮肤黏膜、指甲色泽等外周血管充盈情况，注意有无休克发生（贾汝汉等，2000）。

2. 尿道滴血及血尿

为后尿道损伤最常见症状。尿道滴血及血尿程度与后尿道损伤严重程度可能并不一致，有时尿道部分断裂时尿道滴血和血尿比完全断裂还要严重，后尿道断裂伤也可能因为排尿困难和外括约肌痉挛而不表现为尿道滴血或血尿。后尿道损伤多表现为尿初及终末血尿，或尿终末滴血，尿道滴血或血尿常在导尿失败或因排尿困难而用力排尿而加重（郭震华等，2015）。

3. 疼痛

后尿道损伤疼痛可放射至肛门周围、耻骨区及下腹部，直肠指检有明显压痛，骨盆骨折者有骨盆叩压痛及牵引痛，站立或抬举下肢时疼痛加重，耻骨联合骨折者耻骨联合处变软，有明显压痛、肿胀。

4. 排尿困难及尿潴留

轻度挫伤可无排尿困难。严重挫伤或尿道破裂者，因局部水肿或外括约肌痉挛而发生排尿困难，有时在数次排尿后出现完全尿潴留。尿道断裂伤因尿道已完全失去连续性而不能排尿，膀胱充盈，有强烈尿意，下腹部膨隆。

5. 血肿及瘀斑

伤处皮下见瘀斑。后尿道损伤血肿一般位于耻骨后膀胱及前列腺周围，严重者引起下腹部腹膜外血肿而隆起，有尿生殖膈破裂者血肿可蔓延至坐骨直肠窝甚至会阴部。

6. 尿外渗

尿外渗的程度取决于尿道损伤的程度及伤后是否频繁排尿。伤前膀胱充盈且伤后频繁排尿者尿外渗出现较早且较广泛。一般伤后尿道外括约肌痉挛，但是在数小时内一般不发生尿外渗，多在 12 小时后仍未解除尿潴留者才出现尿外渗。盆腔内尿外渗可出现直肠刺激症状和下腹部腹膜刺激症状，尿外渗未及时处理或继发感染，导致局部组织坏死、化脓，可能出现尿瘘。

（二）直肠指诊

直肠指诊在尿道损伤的诊断中具有重要意义，最主要的意义是筛查有无直肠损伤，指套有血迹提示有直肠损伤。直肠指诊还可以判断前列腺的移位、盆腔血肿等，后尿道损伤时前列腺位置升高，但尿外渗和血肿引起的肿胀可能掩盖前列腺的正常位置（Fallon et al., 1984）。骨折导致耻骨或坐骨支移位有时在直肠指诊时可触及。

（三）实验室检查

后尿道损伤易伴有盆腔静脉破裂出血，连续行全血细胞计数、血红蛋白检测等检查，如发现其指标进行性下降提示持续性出血，需要及时手术。试插导尿管成功或手术后留置尿管，早期导出的尿液应做细菌培养，以确定是否已有感染及指导术后抗生素应用。

（四）尿道造影

逆行尿道造影可以清晰和确切地显示后尿道损伤部位、程度和各种可能的并发症，是怀疑后尿道损伤时的首选诊断方法（Koraitim, 1999）。摄片时应首先摄取骨盆平片，了解是否有骨盆骨折及是否为稳定骨折，有无骨折碎片和异物残留。患者取30° 斜位，注入水溶性造影剂，在尿道充盈状态下行连续动态摄片，无法进行实时动态摄片时应进行分次摄片。同时行耻骨上膀胱造影和逆行尿道造影（up-and-downogram）可精确了解尿道损伤的位置、严重性和长度，若进行延迟修补术，应在伤后1周内进行，若进行晚期修复手术应在伤后3个月以上进行。

（五）诊断性导尿

后尿道挫伤或后尿道轻微破裂者有可能置入导尿管，但要仔细轻柔地试放导尿管，如果置入尿管较为困难，应该马上终止，在确定已放入膀胱前不能充盈气囊，一旦置入不可轻易拔出，导尿管至少留置7～14天，拔除导尿管后常规做一次膀胱尿道造影，拔管后仍有出现尿道狭窄的可能，轻度的狭窄可以通过定期尿道扩张达到治疗目的。诊断性导尿仍存在争议，有许多学者认为诊断性导尿有可能使尿道部分裂伤成为完全裂伤，加重出血并诱发感染，还有可能使导尿管从断裂处穿出，而误认为放入膀胱并充盈气囊导致进一步加重损伤，因此应谨慎使用。

（六）膀胱尿道镜检查

膀胱尿道镜检查是诊断后尿道损伤最为直观的方法，该检查应由经验丰富的泌尿外科医师操作，不仅仅是单纯的诊断作用，同时应做好内镜下尿道会师术的准备，用比膀胱镜细的输尿管镜检查尿道更有优势。女性尿道短不适合尿道造影检查，尿道镜检查是诊断女性尿道损伤的有效方法（Perry et al., 1992）。后期进行后尿道修复性成形手术前，怀疑有膀胱颈部功能异常时，可通过膀胱造瘘口检查膀胱颈部和后尿道，有较大价值。

（七）超声检查

超声在尿道损伤的急症诊治工作中不是常规检查方法，仅用于评价盆腔内血肿范围、膀胱的位置高低和膀胱是否充盈等情况。特别在进行耻骨上膀胱穿刺造瘘前，了解膀胱充盈度和位置并指导穿刺。近年报道超声在了解尿道周围和尿道海绵体纤维化方面有潜在优势。

（八）CT和MRI检查

CT和MRI对诊断尿道损伤本身的意义不大，但可详细了解骨盆骨折引起的脏器损伤，包括阴茎海绵体、膀胱、肾及其他腹内脏器。

四、治疗

后尿道损伤的治疗应根据患者的全身情况，受伤时间，尿道损伤的部位、严重程度以及合并伤的情况等，综合考虑制订治疗方案，对威胁生命的严重出血和脏器损伤应先于尿道损伤予以处理。局部治疗应设法在损伤期内恢复尿道连续性，后尿道破裂或断裂应根据伤情及医疗条件争取解剖复位。炎症期（闭合性尿道损伤72小时后和开放性尿道损伤48小时后）的患者仅行耻骨上膀胱造瘘和尿外渗切开引流，待炎症消退后再行尿道手术。

（一）全身治疗

1. 防治休克

及时建立输液通道，纠正低血容量，补充

全血和其他血液代用品，受伤早期休克主要是严重创伤出血或其他内脏损伤。

2. 防治感染

全身应用抗菌药物，时间长者根据尿及分泌物细菌培养结果选用最有效的抗菌药物。

3. 预防创伤后并发症

预防肺部感染、肺不张，保持大便通畅，避免腹压升高引起继发性出血，对于骨盆骨折或其他肢体骨折卧床较久的患者，注意改变体位，避免发生压疮和泌尿系结石。

(二)损伤尿道的局部治疗

1. 留置导尿管

损伤不严重可试行放置导尿管，如成功则留置导尿管可以持续引流尿液。

2. 耻骨上膀胱造瘘术

损伤尿道渗出的血液或尿液可产生炎症反应，易感染，进一步可发展形成脓肿，沿着筋膜感染扩散可以进入腹部、胸部、会阴和大腿。感染潜在的后遗症有尿道皮肤瘘、尿道周围憩室等，少见的有坏死性筋膜炎。尽早诊断、适合的尿液引流并应用抗生素可以减少上述并发症的发生。耻骨上膀胱造瘘是一种简单的减少创伤部位尿液渗出的方法，可以避免尿道操作，减少尿道的进一步损伤(Koraitim et al., 1996)。

3. 后尿道损伤的手术治疗

(1)早期尿道会师术：尿道损伤不严重或者在合并伤需要立即进行开放性手术的同时可以进行尿道会师术(Mouraviev et al., 2005)。采用截石位或半卧位，切开膀胱，经尿道外口插入金属探条，示指经膀胱插入后尿道，与金属探条尖端会师，并引导金属探条进入膀胱，再在探条引导下留置尿管。优点为可以早期恢复尿道的连续性，缩短损伤尿道分离的长度，有利于尿道的恢复，一定程度降低远期尿道狭窄的发生率，并降低后期尿道狭窄的手术难度。但是儿童的尿道较细小，所以不宜行急诊尿道会师术。

(2)延期内镜下尿道会师术：伤后 1 周内经膀胱造瘘口处插入膀胱软镜，经膀胱颈到后尿道并置入导丝；从尿道外口采用膀胱尿道镜寻及导丝，用异物钳将导丝拉出尿道外口，沿导丝留置尿管并牵拉。

(3)开放手术治疗：严重损伤合并有开放伤口需要清创、骨折需要处理、其他脏器损伤等情况时，需要立即进行开放性手术治疗，可同时进行尿道损伤的手术治疗。

(4)早期尿道端-端吻合术：因患者常伴骨盆骨折，不宜摆放手术体位，而且血肿、水肿使组织结构分辨困难，使得外科手术对位缝合困难，故该手术的尿道狭窄、尿失禁、勃起功能障碍发生率较高，现在一般不采用。

第三节 尿道损伤并发症

一、尿道狭窄

（一）前尿道狭窄的处理

尿道损伤引起的前尿道狭窄一般在损伤3个月后处理较为适宜。

1. 阴茎段尿道狭窄

阴茎段尿道狭窄较短者（<0.5 cm）可尝试采用尿道端-端吻合术，长于0.5 cm的阴茎段尿道狭窄可采用阴茎带蒂皮瓣尿道成形，如阴茎垂直皮瓣（Orandi术式）或环形包皮瓣。如阴茎皮肤不富裕，可采用口腔颊黏膜或舌黏膜（李汉忠等，2014）。

2. 阴囊段、球部尿道狭窄

短段（<0.5 cm）的累及尿道海绵体较浅的尿道狭窄，特别是位于球部的狭窄可尝试内镜经尿道内切开或尿道扩张治疗。对于致密的累及尿道海绵体较深的尿道狭窄，或者是内镜经尿道内切开或尿道扩张治疗无效的患者则需要采用开放的尿道成形手术进行治疗，反复实施内镜经尿道内切开或尿道扩张治疗并不能取得好的效果（Greenwell et al., 2004）。

对于球部小于2 cm的尿道狭窄，切除狭窄段尿道后端-端吻合是较为合适的治疗术式，该治疗方式的成功率可高达95%。而对于较长的球部尿道狭窄（>2 cm）不推荐采用简单的尿道端-端吻合术，因为这样会导致患者阴茎下弯和勃起疼痛，对于该类患者建议采用颊黏膜或舌黏膜替代尿道成形术，也可选用脱细胞基质，如小肠脱细胞基质。不建议对于损伤性尿道狭窄患者使用尿道内支架治疗。

3. 次全尿道狭窄

对尿道狭窄或闭锁段较长，病变从阴茎段到球部尿道狭窄者，首先需明确尿道狭窄的性质，是单纯性狭窄，还是伴有生殖器硬化性苔藓样变所致的狭窄。如是单纯性狭窄可应用阴茎带蒂皮瓣和（或）口腔内黏膜拼接修复狭窄的尿道；如是伴有生殖器硬化性苔藓样变的患者，禁用阴茎皮瓣，可用颊黏膜与舌黏膜拼接替代尿道成形术；对几乎闭锁及特别长段尿道狭窄的患者（>15 cm）也可用结肠黏膜重建尿道（李汉忠等，2014）。

（二）后尿道狭窄的处理

尿道损伤引起的后尿道狭窄一般在损伤后3～6个月处理较为适宜。根据损伤的程度可选用以下的手术方式：

1. 尿道内切开术

用尿道手术刀（冷刀）或激光切开狭窄处瘢痕，扩大尿道内径后留置导尿管。适用于狭窄段较短（<1 cm）且瘢痕不严重的患者。如果2次内切开效果不佳，应采用其他的治疗方法（Levine et al., 2001）。

2. 尿道端-端吻合术

取会阴部切口，切除狭窄段及瘢痕，将尿道两段端-端吻合，适用于狭窄段<3～4 cm的球膜部尿道狭窄。采用分离阴茎海绵体中隔、切除耻骨下缘或切除部分耻骨等方法可将狭窄段更长的后尿道狭窄进行尿道吻合术。操作时应尽量切除瘢痕后并使尿道两断端无张力对合缝合。耻骨上膀胱造瘘对于引流尿液，及

手术中寻找近端尿道十分有益（Levine et al., 2001）。

3. 尿道拖入术

适用于无法进行尿道吻合的患者，切除狭窄端尿道后，将远端尿道游离，使其适度拖过近端狭窄段，固定于或用牵引线将其通过膀胱固定于腹壁。缺点为可能引起阴茎短缩和勃起时阴茎下弯（Kitahara et al., 2008）。

4. 尿道替代成形术（Xu et al., 2007）

较长段尿道狭窄或闭锁。应用带蒂皮瓣及游离移植物修补缺损的尿道。带蒂皮瓣常用阴茎、会阴皮肤，皮瓣需要有良好的血液供应，毛发、结石、憩室形成是其并发症，远期尿道再狭窄发生率仍较高。游离移植物常使用各种自体黏膜、皮肤、组织工程材料（去细胞基质），适合进行长段狭窄的尿道成形重建。

二、尿失禁

尿道损伤后尿失禁的发生率极低，约 5%。尿道外伤后尿失禁特指由尿道外伤直接或者间接损害尿控结构导致尿道关闭功能受损而引起的尿失禁，主要表现为压力性尿失禁和（或）完全性尿道关闭功能不全（括约肌缺损性尿失禁）。男性尿道的括约功能在于膀胱颈及尿道外括约肌的完整性，球部及以远尿道损伤不伤及上述组织，不会发生尿失禁。因此，尿道外伤后尿失禁常见于某些严重后尿道损伤病例，如骨盆骨折合并严重尿道损伤破坏膀胱颈及尿道外括约肌；分娩难产时膀胱颈及尿道因缺血坏死而缺损；医源性尿道括约肌损伤导致尿道关闭功能障碍等。还有一些尿道外伤伴随病变会引起尿失禁的表现，如尿道狭窄或尿潴留所引起的充溢性尿失禁、逼尿肌不稳定、低顺应性膀胱或者局部炎症所引起的急迫性尿失禁等。

（一）诊断

尿道外伤后尿失禁的诊断主要通过损伤的病史和临床表现而确诊。

尿失禁的主诉对确定尿失禁的存在十分重要，临床表现主要为不由意志控制的尿液流出。患者病史中常有车祸、外伤、难产、手术等外伤史。体格检查时，应在不同膀胱容量、不同体位、腹压增加、体力活动下观察，从而确定尿失禁与膀胱容量、体位、腹压等情况的关系。

尿失禁可分为尿道内尿失禁和尿道外尿失禁，尿道外尿失禁多为持续性尿失禁，但是外伤引起的完全性括约肌关闭不全也表现为持续性尿道内尿失禁，需要引起高度注意。通过细致的会阴部和阴道检查，仔细观察尿液流出部位，一般可以区别尿道内尿失禁与尿道外尿失禁。

尿道内尿失禁根据临床表现和尿动力学检查分为以下类型：据有无尿潴留体征可排除或诊断为充盈性尿失禁；据有无强烈的尿意感可排除或诊断为急迫性尿失禁；据咳嗽、奔走时有无漏尿可排除或诊断为压力性尿失禁；据有无正常排尿可排除或诊断为完全性尿道关闭功能不全。

各种不同类型的尿失禁有不同的病因，病因学诊断是针对病因进行治疗的前提，应按具体病例有选择地进行神经学检查、尿动力学检查、影像学检查（特别是影像尿动力学检查）及肌电图检查，紧密结合病史及体征，得出病因诊断。

（二）治疗

对于尿道外伤后尿失禁，其发生机制在于外伤破坏了尿控机制而引起尿失禁。因此，应该以恢复患者尿控功能为中心，以增加尿道阻力为主，降低逼尿肌收缩为辅；尿失禁较轻者以内科治疗、体疗及理疗为主，治疗无效或尿失禁较重者以外科手术治疗为主。

1. 保守治疗

对尿失禁较轻者以内科治疗、体疗及理疗为主，如盆底肌训练，电刺激以及药物治疗可获得改善。但绝大多数外伤后尿失禁患者经保守治疗效果不佳，对这些患者或尿失禁较重者应以外科手术治疗。

2. 阴茎夹

适用于男性完全性尿道关闭功能不全。利用具有弹性的夹子将尿道及阴茎完全夹住，制止尿失禁，定时开放。长期使用可压迫阴茎产生水肿，严重者可诱发尿道溃疡甚至尿瘘（金锡御等，2003）。

3. 外科手术恢复尿控

（1）球部尿道悬吊术（男性）/经阴道无张力尿道中段悬吊术（女性）：就是用特殊材料将尿道悬吊，增加尿道张力，控制排尿。

（2）人工尿道括约肌植入术（Aaronson et al., 2008; Lai et al., 2012）：将人工尿道括约肌植入人体，人为地控制尿液的排出，有效率达84%。人工尿道括约肌男女均可应用，但尿道必须完整，无尿瘘，无感染，肾功能减退及无张力膀胱禁忌使用人工尿道括约肌。有膀胱输尿管反流者，待治愈后方可应用。人工尿道括约肌近期疗效较好（50%～80%），但随时间延长远期并发症逐渐增多，比较常见的为尿道套使尿道缺血纤维化或侵蚀穿破尿道，局部炎症感染，机械故障等。

（3）尿流改道：在上述治疗措施完全失败后方可采用。可根据患者情况采用膀胱造瘘、回肠膀胱术或者可控肠代膀胱等。

三、尿瘘

尿瘘的诊断主要根据损伤的病史和临床表现，并结合影像学检查和内窥镜检测而确诊。尿瘘的类型和临床表现多样，常见的有尿道阴道瘘、尿道直肠瘘等。

（一）尿瘘的主要症状

尿瘘指尿液不能控制地从阴道、直肠或皮肤瘘口流出。漏尿量的多少与瘘孔的部位、大小和患者体位有关。尿瘘患者可出现外阴及大腿内侧皮疹、湿疹，反复泌尿生殖系感染，生育年龄尿瘘妇女可有继发性闭经或月经稀少，男性尿瘘患者可有不育，甚至有尿瘘患者出现精神痛苦、孤僻、不合群、抑郁症等情况（Hilton, 2003）。

（二）体格检查和辅助检查

1. 体格检查

体检的重点在于会阴部的局部检查，包含妇科检查和尿道膀胱镜等检查，必须详细检查瘘孔的大小、数目、部位以及瘘孔周围有无瘢痕组织，观察尿道的损伤情况和尿道括约肌的功能状况。

2. 辅助检查

通过美蓝试验观察阴道内或直肠内是否有蓝色液体流出以确定瘘孔部位和数目，结合尿道膀胱镜检查观察膀胱内病变，观察瘘孔情况。阴道镜检查和肛肠镜检查可观察阴道和直肠内瘘孔的位置和数目，结合美蓝试验进行更为直观。通过静脉尿路造影、肾盂输尿管逆行造影、尿道膀胱顺行或逆行造影也对诊断尿瘘具有一定意义。

（三）治疗

1. 保守治疗

手术或创伤后不久出现的尿瘘，瘘孔小，可以留置导尿，引流膀胱内尿液，抗感染治疗，瘘孔有可能自然愈合。如果保守治疗失败，应待局部炎症完全消退后 3 个月再行手术治疗。

2. 手术治疗

保守治疗失败的尿瘘均应手术治疗，一般认为待瘘孔坚硬的瘢痕消退、变软，局部无急性炎症反应时可考虑手术治疗，手术方法应根据病因、尿瘘类型、尿道长度和尿道内外括约肌情况来决定，术前应做好评估，手术方案的制订应个体化处理，首选简单有效的术式。需要重视的是，尿瘘的修复不但包括解剖上的修复，而且还包含功能上的修复。修补尿瘘手术须遵循的原则：足够的瘘孔周围组织分离，良好的血供，熟练的手术操作，减张缝合瘘孔，瘘口覆盖供血丰富的组织和通畅的尿液引流，结合显微外科技术有利于手术的成功。如果多次手术修补尿瘘失败，最终只有施行尿流改道术。

（1）尿道阴道瘘的手术治疗

1）经阴道途径手术：适合尿道阴道瘘能够经阴道途径显露分离及缝合者。经阴道途径手术操作简便，组织损伤小，出血少，能充分利用就近组织填补阴道瘢痕等缺损，且术后患者反应轻，恢复快，一旦失败可再次经阴道行修补术。直接原位解剖修复用于细小尿道阴道瘘孔，为避免复发，应两层缝合，第二层可连续或间断缝合，但必须完整覆盖第一层。如果修补瘘孔组织不够，由脂肪和结缔组织组成并具有丰富血管供应的 Martius 瓣可用于修补瘘孔。其他的方法还有带蒂的股薄肌肌瓣、唇纤维脂肪组织和颊黏膜移植修复较大的或复发的尿道阴道瘘（那彦群等，2014）。

2）经腹阴道联合途径手术：多次修补失败、阴道部分闭锁瘢痕严重时适合该种方法。经腹和经阴道两种途径同时操作，互相配合，有利于术中显露、分离和缝合，成功地完成手术。

（2）尿道直肠瘘的手术治疗：尿道直肠瘘病例不多，且病变复杂，目前尚未形成统一的术式选择，可根据自己的手术经验结合患者的具体情况选择术式，大多数病例术前建议行结肠造瘘。

1）立即修补：对于医源性损伤，只要瘘孔小，周围污染较轻，发现时立即修补，手术成功率仍很高，无需结肠造瘘。

2）经腹联合会阴途径：手术显露较为困难，操作困难，住院时间、手术时间长，腹部并发症多，可出现勃起功能障碍和尿失禁。

3）经会阴途径：使用较多，可将带蒂阴囊肉膜瓣或股薄肌肌瓣转位间置在两瘘孔之间，手术成功率较高；不足之处在于该方法需经过瘢痕组织，显露不佳，操作较为复杂。

4）经括约肌经直肠的后尿道直肠瘘修补术（York Mason 法）：从背侧中线切开肛门括约肌、耻骨直肠肌及肛提肌，显露直肠前壁及瘘孔，直视下分离修补，显露满意，操作简单，手术成功率较高，适合于相对较小并且周围有健康组织的瘘孔（那彦群等，2014）。

（潘铁军　蒋　渊　钱　萍　王　敏）

参考文献

谷现恩, 刘瑞强, 闫治安. 腔内泌尿外科彩色图谱. 上海: 第二军医大学出版社, 2005.

郭震华, 李纲. 尿道损伤. 见: 郭震华, 那彦群主编. 实用泌尿外科学. 北京: 人民卫生出版社, 2015:468-477.

金锡御, 宋波主编. 临床尿动力学. 北京:人民卫生出版社, 2003.

贾汝汉, 张孝斌, 李明主编. 泌尿生殖系统急症. 北京: 人民卫生出版社, 2000.

李汉忠, 李黎明. 泌尿系损伤诊断治疗指南. 见: 那彦群, 叶章群, 孙颖浩, 孙光主编. 2014版中国泌尿外科学疾病诊断治疗指南 . 北京:人民卫生出版社, 2014:483-495.

那彦群, 叶章群, 孙光主编. 2011版中国泌尿外科学疾病诊断治疗指南. 北京: 人民卫生出版社, 2014.

邹琪, 欧阳磊, 吴后生, 等. 输尿管镜下尿道会师术治疗球部尿道损伤(附15例报告). 赣南医学院学报, 2009, (04):542.

Aaronson DS, Elliott SP, McAninch JW. Transcorporal artificial urinary sphincter placement for incontinence in high-risk patients after treatment of prostate cancer. Urology, 2008, 72:825-827.

Andrich DE, Greenwell TJ, Mundy AR. Treatment of pelvic fracture-related urethral trauma: a survey of current practice in the UK. BJU international, 2005, 96:127-130.

Antoci JP, Schiff M, Jr. Bladder and urethral injuries in patients with pelvic fractures. The Journal of urology, 1982: 25-26.

Fallon B, Wendt JC, Hawtrey CE. Urological injury and assessment in patients with fractured pelvis. The Journal of urology, 1984, 131: 712-714.

Frauscher F, Klauser A, Stenzl A, et al. US findings in the scrotum of extreme mountain bikers. Radiology, 2001:427-431.

Gomez RG, Castanheira AC, McAninch JW. Gunshot wounds to the male external genitalia. The Journal of urology, 1993:1147-1149.

Greenwell TJ, Castle C, Andrich DE, MacDonald JT, Nicol DL, Mundy AR. Repeat urethrotomy and dilation for the treatment of urethral stricture are neither clinically effective nor cost-effective. The Journal of urology, 2004: 275-277.

Hilton P. Vesico-vaginal fistulas in developing countries. International journal of gynaecology and obstetrics: the official organ of the International Federation of Gynaecology and Obstetrics, 2003:285-295.

Kitahara S, Sato R, Yasuda K, et al. Surgical treatment of urethral distraction defect associated with pelvic fracture: a nationwide survey in Japan. International journal of urology: official journal of the Japanese Urological Association, 2008:621-624; quiz 4.

Koraitim MM. Pelvic fracture urethral injuries: evaluation of various methods of management. The Journal of urology, 1996, 1288-1291.

Koraitim MM. Pelvic fracture urethral injuries: the unresolved controversy. The Journal of urology, 1999, 161:1433-1441.

Lai HH, Boone TB. Complex artificial urinary sphincter revision and reimplantation cases-how do they fare compared to virgin cases? The Journal of urology, 2012:951-955.

Levine J, Wessells H. Comparison of open and endoscopic treatment of posttraumatic posterior urethral strictures. World journal of surgery, 2001:1597-1601.

Martinez-Pineiro L, Djakovic N, Plas E, et al. EAU Guidelines on Urethral Trauma. European urology, 2010:791-803.

McAninch JW. Traumatic injuries to the urethra. The Journal of trauma, 1981: 291-297.

Mouraviev VB, Coburn M, Santucci RA. The treatment of posterior urethral disruption associated with pelvic fractures: comparative experience of early realignment versus delayed urethroplasty. The Journal of urology, 2005: 873-876.

Perry MO, Husmann DA. Urethral injuries in female subjects following pelvic fractures. The Journal of urology, 1992, 147:139-143.

Xu YM, Qiao Y, Sa YL, et al. Substitution urethroplasty of complex and long-segment urethral strictures: a rationale for procedure selection. European urology, 2007:1093-1098; discussion 8-9.

第四十七章

尿 道 狭 窄

第一节　外伤性尿道狭窄

一、概述

尿道狭窄是泌尿外科的常见疾病之一，多见于男性。资料显示，尿道狭窄的发病率随男性年龄的增大而增加：25 岁男性发病率仅为 1/10000，65 岁或以上者发病率则增至 1/1000。

尿道狭窄可分为功能性尿道狭窄和器质性尿道狭窄两类。功能性尿道狭窄是由于某些诱因，如尿道炎症、结石、尿道内器械应用等，使尿道外括约肌发生暂时性痉挛，从而发生排尿障碍。当在麻醉下或痉挛解除后，导尿管或尿道探子可顺利通过尿道。器质性尿道狭窄是由于尿道内器质性病变导致尿道管腔狭小，尿道内阻力增加而产生排尿障碍，又可分为先天性尿道狭窄和后天性尿道狭窄两个亚类。先天性尿道狭窄往往表现为尿道外口狭窄，常伴有包皮过长或包茎。尿道上裂或下裂的尿道口也较正常为狭窄。后天性尿道狭窄又可按病因分为医源性狭窄、创伤性狭窄、感染性狭窄和硬化苔藓性狭窄。

二、男性尿道解剖

男性尿道既是膀胱将尿液排出体外的通道，又是将精液排出体外的通道。全长 16 ~ 22 cm，管径平均为 5 ~ 6 mm，尿道全长可分为 6 段，分别为：前列腺部、膜部、球部、阴囊段、阴茎段和舟状窝，自膀胱的尿道内口，垂直穿过前列腺下行，自前列腺尖部延伸为膜部尿道（图 47-1-1）。膜部尿道位于耻骨联合下方，向前到达会阴部，然后移行为球部尿道。球部尿道被球海绵体包绕，向上向前行走，直到阴茎阴囊交界处正对阴茎悬韧带的位置转向下方移行为阴茎部尿道，再向前经过阴茎头部终止于尿道外口。因此，尿道全程 S 形，在自然状态下有两个弯曲：一个位于耻骨联合的下方，称为耻骨下弯，此弯曲凹向上，恒定无变化；另

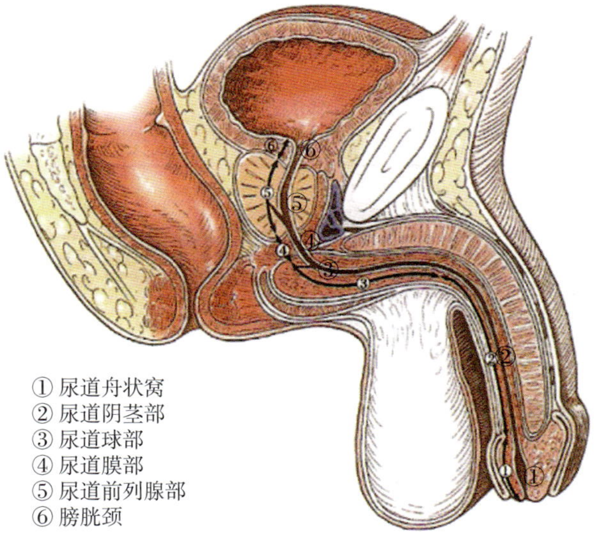

图 47-1-1　男性尿道解剖

一个位于耻骨联合的前下方，称为耻骨前弯，凹向下，如将阴茎拉向腹前壁，此弯曲可消失。

解剖学上，男性尿道全程有三处生理性狭窄，分别为纵行裂隙状的尿道外口，细管状的膜部尿道和膀胱颈肌肉所包绕的尿道内口，其中以尿道外口最为狭窄。这些生理性狭窄部位是尿道器械操作的难点，也容易受侵犯而形成病理性尿道狭窄。

按狭窄部位来分，尿道狭窄可分为前尿道狭窄及后尿道狭窄。前者包括尿道阴茎部狭窄和尿道球部狭窄。后者包括尿道膜部狭窄和尿道前列腺部狭窄。尿道狭窄的部位以前尿道居多。资料显示，发达国家中球部尿道狭窄和阴茎部尿道狭窄分别占 46.9% 和 30%。

三、尿道狭窄的病因

1. 创伤性因素

尿道损伤导致尿道黏膜连续性破坏、局部出血、尿外渗等引起炎症反应，从而发生结缔组织增生和纤维化形成瘢痕，瘢痕收缩导致尿道狭窄的发生。

骑跨伤是球部尿道损伤的常见原因。典型的骑跨伤多发生于高处跌落或摔倒时，会阴部骑跨于硬物上，或会阴部踢伤，直接钝性打击伤导致球部尿道挤压在硬物与耻骨下缘间，造成球部尿道损伤，少数还累及球膜部尿道。根据损伤程度，可分为尿道挫伤、部分破裂和完全断裂。

阴茎的钝性或锐性损伤是阴茎部尿道狭窄的常见原因。性交损伤为阴茎部尿道常见的钝性损伤。

2. 硬化性苔藓样变性

阴茎硬化性苔藓样变性（lichen sclerosus，LS）是一种自身免疫反应变化引起的萎缩性纤维化改变，可引起尿道狭窄，既往被称为闭塞性干燥性龟头炎（BXO）。该病由 1887 年 Hallopeau 首先报道，Stuhmer 于 1928 年命名。LS 往往开始于包皮或龟头表面的白片状发痒的皮损，受损皮肤常失去弹性，皮肤皲裂，龟头及包皮瘢痕引起冠状沟致密粘连，严重者几乎没有正常龟头光泽及冠状沟，且常伴尿道外口回缩及阴茎水肿，在包皮过长而未行包皮环切的患者，包皮常受累发展为包茎，病变进一步发展可累及尿道外口及阴茎部尿道引起狭窄，甚至引起全尿道狭窄（图 47-1-2）。

3. 先天性因素

先天性尿道狭窄较为少见，由于胎儿时期前后尿道发育融合时的异常导致。其发生于球部尿道，不累及尿道海绵体。尿道上裂或下裂的尿道口也较正常为狭窄。前尿道狭窄常为间隔瓣膜而形成双腔前尿道畸形，可能是由于胎儿时期未管化完全的泌尿生殖膜的持续性存在所导致。有遗尿症的患儿应该及早探查有无先天性尿道狭窄的存在。

四、病理生理

尿道由黏膜层、黏膜下层和肌肉层组成。在前尿道肌肉层外还包绕有尿道海绵体组织。

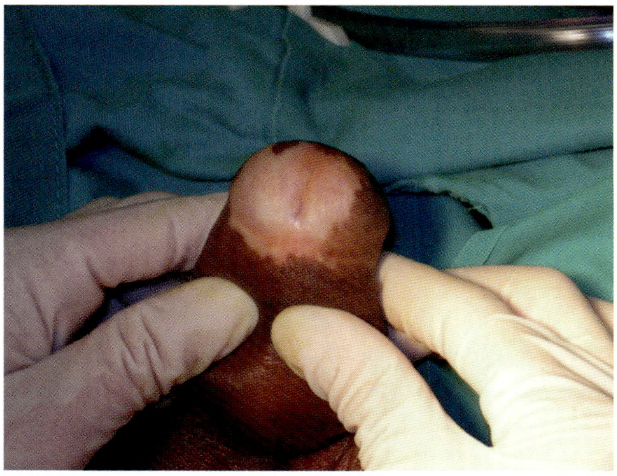

图 47-1-2　干燥性龟头炎患者阴茎外观

全程尿道黏膜由不同的上皮细胞组成，男性尿道前列腺部与膀胱黏膜一致，为移行上皮细胞，在移行上皮之前，有时可发现柱状上皮；膜部、球部及阴茎部尿道黏膜由复层柱状上皮细胞组成；而在尿道阴茎部的远端阴茎头部尿道黏膜，则由鳞状上皮细胞覆盖。尿道狭窄的基本病理改变为进行性尿道黏膜及黏膜下组织纤维化，轻者狭窄段仅呈膜状，严重者可导致尿道管腔完全闭塞。根据纤维化的严重程度及是否伴有假道将尿道狭窄分为 6 度（图 47-1-3）（郭应禄，周利群，2009）。瘢痕组织累及深度各有不同，有的仅局限于黏膜层，有的侵及黏膜下、海绵体、尿道全层甚至尿道周围组织。狭窄长度亦不一，短者呈薄片状，长者可累及整个尿道。尿道狭窄多为一处狭窄，亦可呈节段性狭窄或多发性狭窄。

尿道狭窄形成的分子机制仍待探讨，通常而言，正常男性尿道为位于基底膜上的假复层柱状上皮细胞所覆盖，基底膜下是富含血管窦的尿道海绵体及平滑肌纤维的结缔组织层，这一结缔组织中的主要细胞成分为成纤维细胞，细胞外基质主要为胶原纤维。在创伤或炎症后成纤维细胞激活、增殖，其合成胶原纤维Ⅰ的速度快于胶原纤维Ⅲ的速度，使得胶原Ⅲ与胶原Ⅰ的比值低于正常尿道海绵体，伸展性和顺应性降低，尿道管腔形成狭窄。在狭窄形成后其近端尿道因高压而扩张。扩张的尿道内出现残留尿，因引流不畅加之尿道黏膜血运差易发生感染。在高压排尿时可发生尿道黏膜破损引起尿外渗，进而发生尿道周围炎、尿道周围脓肿，脓肿穿破尿道周围组织形成尿瘘。瘘道部位视狭窄部位而异，前尿道狭窄所致者多在会阴部或阴囊部。尿道周围感染及尿外渗必然使狭窄进一步加重，如此反复。

尿道狭窄还可发生继发性尿道憩室、尿道结石、前列腺炎、前列腺脓肿、附睾炎、附

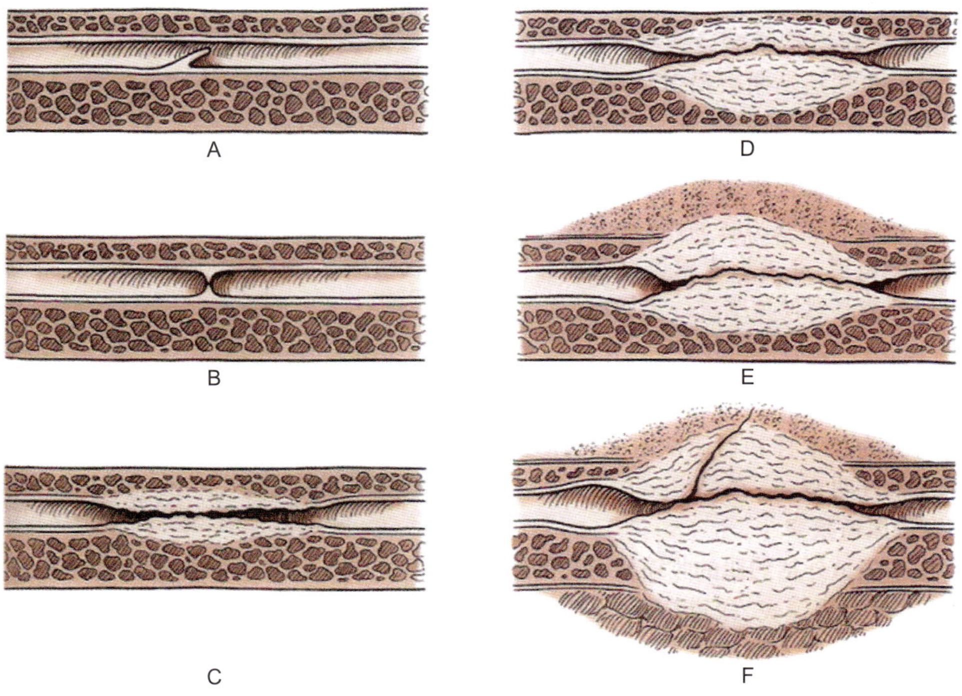

47-1-3 A. 尿道黏膜部分断裂；B. 隔膜梗阻；C. 累及整个隔膜，及少量海绵组织纤维化；D. 全隔膜及整个海绵组织纤维化；E. 组织纤维化及海绵体外炎症；F. 复杂性梗阻合并瘘管形成

睾睾丸炎等。不少病例并发膀胱炎及上尿路感染，长期尿道梗阻时导致上尿路积水，最终出现慢性肾衰竭。

假道是尿道狭窄病变中的另一并发症，主要由医源性因素造成，如不适当的尿道扩张。狭窄部位瘢痕组织坚硬、管腔狭小、尿道扩张时用力过猛，探子绕过瘢痕进入尿道管腔之外的组织，日久后假道内壁可上皮化，致使经久不闭。假道使患者症状复杂化并增加治疗上的困难，有时甚至手术中也很难鉴别尿道或假道，致使将尿道吻合于假道上使手术失败。

五、临床表现

1. 排尿困难

排尿困难是尿道狭窄最主要的症状，其严重程度与狭窄的长度与程度有关。轻者可表现为尿线变细，尿线分叉，排尿时间延长；重者表现为尿不成线、滴沥、不能排尿，甚至发生急性或慢性尿潴留。接近尿道外口的狭窄多表现为尿线细而射程远；而球部尿道狭窄主要表现为尿线无力，严重者排尿一次需反复增加腹压，尿液断续性排出，尿毕有长时间的滴沥。

2. 感染

尿道狭窄时常并发生殖器感染、尿道周围感染、膀胱感染、上尿路感染、附睾睾丸炎、前列腺炎等。尿道周围合并蜂窝织炎感染时，表现为会阴部红肿、疼痛，严重者可形成脓肿，破溃后穿破皮肤形成尿瘘。发生下尿路感染时可出现尿频、尿急、尿痛。并发上尿路感染时常伴有发热、腰痛等全身症状，严重者还可能发生败血症。并发急性附睾炎时，表现为阴囊红肿疼痛，并伴有全身症状。

肾功能损害：少数患者可因长期慢性尿路梗阻引起双上尿路积水，继而出现双肾功能不全。

尿液改变：轻度尿道狭窄患者，尿液可无明显异常；重度狭窄患者，可出现镜下血尿甚至肉眼血尿；合并结石、感染等并发症者，可出现脓尿。

其他伴随症状：由于长期排尿困难及长期依靠加腹压帮助排尿，患者可出现疝、痔、脱肛等症状。

六、诊断及评价

依据病史、体格检查、临床表现及相关辅助检查等对尿道狭窄进行诊断。诊断应明确狭窄的部位、数目、长度、程度、狭窄周围瘢痕组织情况及是否伴有合并症，如假道、结石、憩室、瘘管形成等；详细询问病史，特别是既往尿道手术史及手术失败的原因。此外，尿道触诊及相关辅助检查，如尿道探子检查、影像学检查甚至尿道镜检查等均对治疗方法和手术途径的选择有着十分重要的意义。

（一）病史及临床表现

仔细询问病史及分析临床表现，对确定尿道狭窄部位及估计狭窄程度，以及有无并发症等都有重要价值。

1. 尿道损伤史

会阴部骑跨伤多引起球部或球膜部尿道损伤，故形成狭窄亦多在这些部位。

2. 尿道感染史

感染性尿道狭窄常见于：①淋病、尿道结核或非特异性尿道炎后；②留置导尿管、尿道内异物、结石、憩室均可诱发尿道感染。由感染引起的尿道狭窄常比创伤所致者范围较广泛，瘢痕组织更多，治疗困难；③包茎继发的包皮龟头炎时可致尿道外口狭窄。

3. 尿道狭窄的症状

症状可因其程度、范围和发展过程而有不

同：①主要的症状是排尿困难、尿线变细，射程变短甚至呈滴沥状。尿道狭窄时常伴慢性尿道炎。此时尿道外口常有少量脓性分泌物，尤其是出现在早晨，尿道口被分泌物所封闭；②严重尿道狭窄时可导致尿道闭锁而无法从尿道排尿；③并发感染而致反复尿路感染、尿道周围脓肿、尿道瘘、前列腺炎和附睾炎。

（二）体格检查

1．尿道触诊

尿道触诊应当仔细地进行检查，沿尿道可触到狭窄部的尿道变硬，一般说来它的范围与尿道狭窄的长度是一致的，短者呈结节状，长者呈索状。在进行触诊时应注意其长度，有无压痛，尿道口有无脓性分泌物及其性状。压痛明显、有分泌物时，表明尿道有炎症存在。此外，尚应注意尿道海绵体与周围组织有无粘连，尿道周围组织瘢痕的范围。

2．外阴及阴囊检查

外阴检查应注意皮肤有无炎症，炎症的性质（急性、亚急性、慢性）、尿瘘的位置、瘢痕的范围、阴囊的舒展性、有无湿疹、淋巴水肿等。尤其是尿道狭窄范围较长需要进行尿道成形术者，外阴及阴囊检查更显重要，因手术必须根据阴囊、外阴的情况来设计。

（三）辅助检查

1．尿动力学分析

尿流率可对患者的排尿功能进行直观的评估，常用来判断尿道狭窄的严重程度及术后疗效。但对轻度尿道狭窄的诊断参考价值不大。研究表明，尿道腔径缩小 30%～50% 至小于 10F 时，尿流率才发生明显改变。而老年患者因前列腺增生，亦可使尿流率对尿道狭窄的判断更加困难。

2．尿道探子检查

尿道探子检查可确定狭窄部位、程度和长度，因此十分重要。经尿道外口将尿道探子送入尿道，狭窄处探子受阻，由此确定狭窄部位。尿道探子检查必须在严格无菌和良好的麻醉下进行。探子由大号开始，逐渐向小号探子过渡。狭窄部能通过探子的号数，即为尿道狭窄部位的宽度，这样也就确定了狭窄的程度。对有耻骨上膀胱造口的患者，同时用两根探子做会师检查：一根探子由尿道外口向内插入，另一根探子经由耻骨上膀胱造口插入尿道内口，两根探子会师，再通过直肠指检，确定两根探子顶端的距离，即是狭窄的长度（图 47-1-4）（徐月敏，2010）。

3．影像学检查

（1）尿道造影：尿道造影检查较之尿道探子检查更为直观，能在造影片上清晰地显示狭窄部位、程度、长度和各种并发症，如尿瘘、假道等，为尿道重建手术的选择提供参考。造

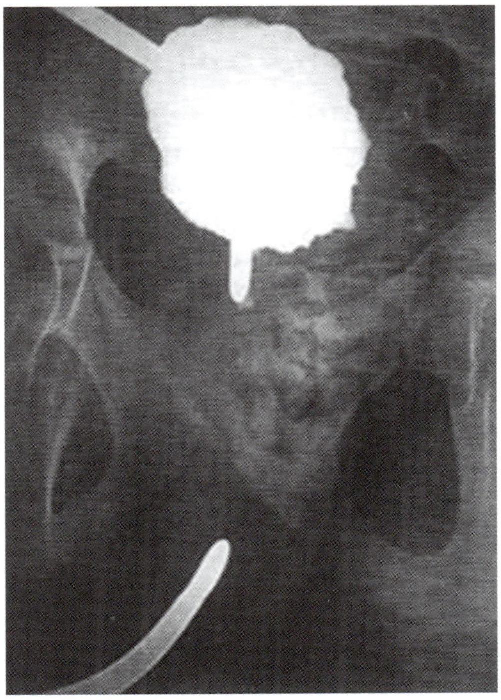

图 47-1-4　男性尿道探子会师片

影方法主要有逆行尿道造影（RUG）和排尿期膀胱尿道造影（VCUG）。对于不严重的前尿道狭窄，逆行尿道造影多可满足诊断需要。但尿道病变严重或闭锁者，造影剂往往不能通过狭窄部位，从而不能确定狭窄的长度。因此为使狭窄的近端尿道得到充盈，应行排尿期膀胱尿道造影或两种方法同时使用。如有耻骨上膀胱造口，造影剂于造口管注入，排尿时拍片；无造瘘者，可在行静脉肾盂造影的同时，行排尿期膀胱尿道造影。所有尿道造影的患者均应先拍膀胱尿道区平片，以排除膀胱、尿道结石的存在可能。

逆行性尿道造影方法：右前斜位 45°，右大腿屈曲 80° 左右，阴茎与大腿平行，避开与股骨重叠。按无菌操作常规，用 60% 泛影葡胺加生理盐水稀释 1 倍的溶液 20 ~ 50 ml，采用洗疮器或针筒头紧紧抵住尿道口直接注入造影剂。注入前应先排尽空气，拉直阴茎，使阴茎与大腿成一直线。约注入 10 ~ 20 ml 时，可在监视仪下边观察边摄片。逆行尿道造影可清晰显示尿道狭窄（图 47-1-5）（徐月敏，2010）。尿道狭窄严重的患者注射造影剂时一定要缓慢，否则易造成造影剂外渗。

尿道膀胱会师造影：临床上往往将逆行尿道造影和排尿期膀胱尿道造影同时使用，以获得更为满意的显示。造影方法：用洗疮器或针筒经膀胱造瘘管向膀胱内注入造影剂，充盈膀胱；然后自前尿道缓慢注入造影剂，充盈前尿道。与此同时，嘱患者用力做排尿动作，使后尿道充盈后即时摄片，可同时显示狭窄段尿道的远、近段尿道。可了解闭锁段尿道的部位、长度及程度（图 47-1-6）、有无假道等。

海绵体造影：通过 22 号针头将造影剂缓慢注入海绵体内可使海绵体完全显影。这能确定前尿道海绵体纤维化的程度；在严重狭窄的病例还可显示海绵体部分或完全断裂的情况。对手术方式的选择有一定帮助。

（2）尿道超声：尿道造影是诊断尿道狭窄的常用手段，但因其有不能精确估计狭窄长度及操作时医生和患者均要接受 X 线照射的缺点，人们一直在探索一种能弥补其不足的诊断方法。1988 年，McAninch 等首次报道了超声在尿道狭窄诊断中的应用。尿道超声是一种诊断尿道狭窄简单而可靠的检查方法，能明确诊断出尿道狭窄的部位、长度、程度、残余尿道长度、尿道闭锁段长度及其周围瘢痕组织范

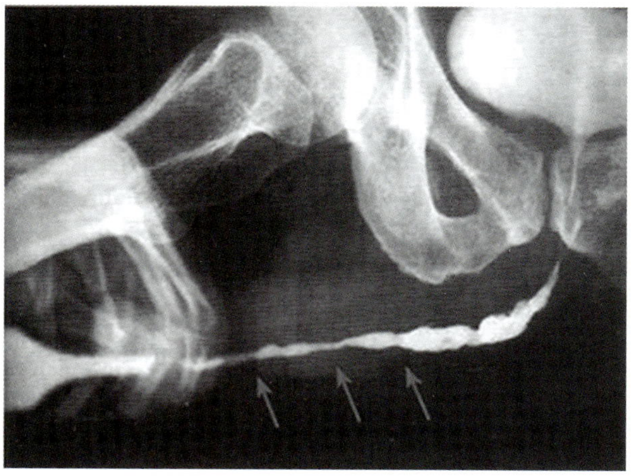

图 47-1-5　前尿道狭窄

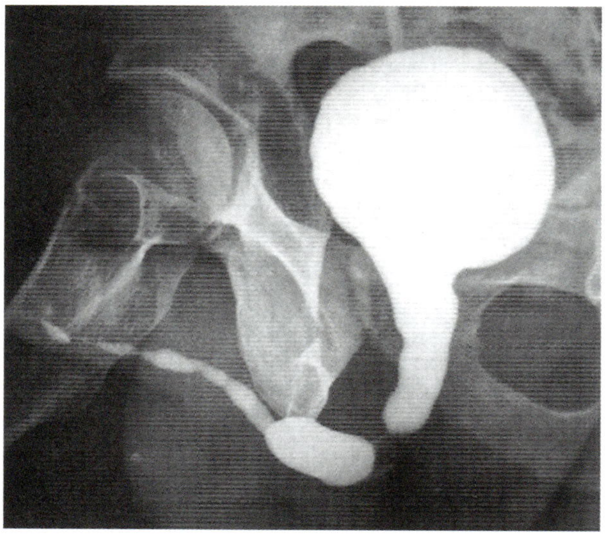

图 47-1-6　排尿期尿道造影显示前、后尿道狭窄

围。还可清晰显示与尿道及会阴部有关的病理结构，如尿道结石、尿道周围脓肿、憩室、瘘管及假道等，可为尿道狭窄的临床治疗提供有价值的客观影像学数据和临床参考。

McAninch 等提出根据尿道海绵体纤维化及其侵占尿道腔的程度，将尿道狭窄分为三度：尿道海绵体纤维化并侵占尿道腔内不足 1/3 者为轻度；尿道海绵纤维化并侵占尿道内 1/3 ~ 1/2 为中度；尿道海绵体纤维化并侵占尿道腔内超过 1/2 者为重度。这种分类方法符合临床上尿道海绵体纤维化的程度。

前尿道超声检查方法：患者取仰卧位或膀胱截石位，采用 75 MHz 或 10 MHz 线阵探头直接置于阴茎腹侧，纵向显示阴茎部尿道；置于阴囊和会阴部可显示球部尿道。在检查过程中，一名助手从尿道外口连续注入无菌生理盐水使尿道扩张，检查者同时通过横断和纵断连续多个切面扫描可获得尿道及其周围结构的三维图像；在膀胱被充盈后嘱患者增加腹压排尿，使尿液顺行流进膀胱颈并接近尿道狭窄区可更好地显示狭窄段尿道。这样可较准确地测量狭窄段尿道的长度及狭窄腔的直径及其他病变。

（3）尿道磁共振成像：尿道磁共振成像（MRI）对骨盆骨折后尿道狭窄的诊断有一定参考价值，对尿道狭窄的诊断意义不大。

4. 尿道膀胱镜检查

采用尿道膀胱镜在直视下观察尿道狭窄的部位和严重程度，结合尿道造影对于尿道狭窄的治疗方案具有重要参考价值。

内镜检查必须在造影之后进行。尿道膀胱镜检查也不能完全替代尿道影像学检查。因为很多情况下，尿道膀胱镜无法通过狭窄段尿道，且在通过时因硬性尿道膀胱镜对狭窄段尿道有扩张作用而无法估计尿道海绵体纤维化程度。如有耻骨上膀胱造口者，也可经耻骨上膀胱造口通道采用软性膀胱镜观察膀胱颈和后尿道。

5. 其他检查

术前应对患者勃起功能进行评价，因为尿道重建手术有时可导致勃起功能障碍的发生。

对慢性尿道狭窄患者应行静脉肾盂造影（IVP）及双肾超声检查评价双侧上尿路的改变。

合并尿路感染者应作中段尿培养及药敏试验，采用相应敏感药物治疗。

七、治疗

尿道狭窄的治疗取决于泌尿外科医师的专业技术水平，最初应用的尿道扩张及尿道切开术仍为目前常用的方法。在过去 30 年来，随着对尿道解剖、尿道狭窄病理等认识水平的提高及尿道重建外科技术的发展，尿道狭窄治疗总的成功率已显著提升，目前的一些手术方法，中期和长期的成功率可以达到 90% ~ 95%。然而，对于尿道重建成功的定义目前尚缺乏一套标准。且由于尿道狭窄病变的复杂性，目前尚缺乏单一有效的治疗方法可以应用于所有不同情况的尿道狭窄患者。然而，近年来组织工程学及再生医学的发展为尿道狭窄的治疗带来了新的希望和方向，也是目前泌尿系统修复的热门研究。

尿道狭窄的治疗方法包括尿道扩张、尿道内切开术及其他微创手术和不同方式的尿道成形术。治疗方法的选择应充分考虑狭窄的病因、部位、程度、长度、是否经历过手术及并发症等因素，再结合具体医疗技术等条件而定。

（一）治疗原则

尿道狭窄的治疗方法很多，各临床工作者

习惯用法亦不相同，但下列原则在不同的治疗方法中均应遵循。

1. 积极治疗尿道及尿道周围感染

正常尿道前段内都生存着一定的细菌，尿道狭窄致使尿道黏膜粗糙不平，排尿不畅，细菌更易在尿道壁上附着、隐藏和繁殖，给尿道感染创造了良好的条件。外伤性尿道狭窄发生尿道感染者甚为常见。再加上尿道腺管深入尿道黏膜下，常常在黏膜下构成潜伏性感染灶。尿道黏膜菲薄，周围有海绵体，因而任何尿道内器械检查对于有感染的尿道狭窄，均有可能使感染扩散，轻者可发生尿道周围炎、尿道热，重者可发生革兰阴性杆菌败血症，甚至发生中毒性休克。另一方面，尿道感染是手术失败的最主要的原因。因此应特别重视对尿道周围感染的治疗，以期避免发生上述问题。除积极而合理地使用抗菌药物外，有下列情况之一者，应先行耻骨上膀胱造口术，待感染充分控制后，再行尿道狭窄的根治性手术：①有急性或亚急性尿道炎或尿道周围炎；②尿道有脓血样分泌物由尿道口排出，压痛明显，排尿困难；③反复发作急性肾盂肾炎、急性前列腺炎、附睾炎；④并发膀胱结石、憩室、炎症感染；⑤并发尿道直肠瘘或尿道皮肤瘘；⑥耻骨后感染、残余脓肿、耻骨骨髓炎；⑦入院时血白细胞计数高于正常且中性粒细胞增高特别明显，全身又无其他感染的病灶，这种患者常常是在尿道内或尿道周围有潜在性化脓病灶，宜行耻骨上膀胱造口术。造瘘的目的在于使尿液不再经过有感染的尿道，且使尿液引流通畅，一般需时 3 个月。造瘘期间，应每日冲洗膀胱 2 ~ 3 次，定期更换造瘘引流管及敷料。

2. 以恢复尿道排尿功能为目的，尽量避免施行永久性尿路改道手术

在考虑手术治疗时应以恢复尿道的解剖连续性和完整性为原则，即使一次手术失败，也应争取再次修复尿道，不要轻易地施行永久性尿路改道手术。永久性尿路改道手术，虽可解除尿道梗阻，但给患者生活带来很大不便甚至莫大痛苦，且尿路感染的发生率高，不利于维持肾功能。对于实在无法恢复尿道排尿功能的患者，方考虑尿路改道手术。

3. 避免在治疗过程中发生新的并发症

尿道的各段组织结构不一致，解剖及生理功能不同，在进行治疗时，均应加以仔细的研究。悬垂部尿道位于阴茎腹侧，皮下组织菲薄，该部尿道手术要注意：①手术后易于形成尿瘘；②易于发生阴茎弯曲畸形。因此，如阴茎部尿道狭窄过长者，不宜单纯切除吻合，而应行成形手术。球部尿道宽大，周围组织丰富，不易出现上述情况。

4. 有明显慢性肾衰竭，应先行膀胱造口和其他全身治疗，待肾功能好转、贫血纠正、一般情况好转后再行尿道修补术。

5. 在选用具体治疗方法上，应遵循以下原则：

（1）对狭窄长度小于 2 cm 的单纯性尿道狭窄均可先试用尿道扩张术，如果年扩张次数超过 2 次者应考虑其他手术治疗。但部分患者宁愿尿道扩张，而不愿接受其他手术治疗。如果尿道内切开术失败 2 次，也应改行开放尿道手术治疗，切忌滥用尿道内切开术，因为一次尿道内切开术的远期疗效与多次的无差异，且每次尿道内切开术本身也是对尿道的一次损伤，可加重尿道海绵体纤维化程度，增加开放尿道手术难度。

（2）长段、多段及复杂性尿道狭窄首选开放尿道成形术。

（3）阴茎部尿道狭窄段较长者禁忌狭窄段切除、尿道对端吻合术，否则可造成阴茎腹侧瘢痕形成致阴茎弯曲。

（4）球部尿道狭窄一般不做尿道内切开术，

因为狭窄段切除、尿道对端吻合术在球部尿道的效果非常理想。

（5）游离瓣一期尿道成形术要求移植床瘢痕较少，血供较好，一般只适用于尿道外口及舟状窝（龟头部尿道）狭窄和球部尿道狭窄，而游离瓣分期尿道成形术适应证较宽，可用于几乎所有前尿道各段的重建。

（二）治疗方法

1. 尿道扩张

尿道扩张术是治疗尿道狭窄最古老和最简单的一种方法，对于那些没有海绵体纤维化的上皮性尿道狭窄患者来说，这种治疗手段可获得治愈性的效果。这种方法的目的是在不产生瘢痕的前提下伸展瘢痕，然而临床实践证明，由于尿道狭窄瘢痕往往比较坚实，单纯尿道扩张术只能对狭窄不严重的病例起到较好的作用。倘若期望通过频繁的，甚至是强力的尿道扩张术治愈某些较严重的尿道狭窄，则未必是恰当的。对于较轻的尿道狭窄，尿道扩张术可起到狭窄部位的舒展作用和按摩作用，从而增进局部血液循环、组织软化和浸润吸收，但对于严重的尿道狭窄，尿道扩张术就很难起到上述作用。相反，盲目的、频繁的、强力的尿道扩张，可加重局部的创伤、炎症，引起剧烈疼痛，发生严重出血，甚至败血症。有些患者越扩张越狭窄，甚至并发假道及尿瘘，不但给患者带来痛苦，而且给以后的治疗带来更大的困难。

因此，尿道扩张术的疗效是有限的，多数情况下只能起到一种辅助治疗的作用，仅用于下列情况：①尿道损伤经治疗后排尿正常，1 年内可进行尿道扩张 1～2 次，用以了解尿道的情况，1 年后如排尿仍保持正常，可不必再进行扩张；②尿道损伤愈合后，虽有排尿困难，但经一次尿道扩张后，足以维持一定时间的正常排尿，后尿线又逐渐变细者，可定期进行扩张，间隔的时间，视情况而定；③尿道损伤或尿道狭窄手术后，出院前尿道扩张 1 次，以后根据排尿情况，嘱患者按时接受尿道扩张术，如排尿正常、扩张顺利，手术后扩张 1～2 次即可；④尿道黏膜损伤，完全愈合后，每 1～2 周扩张 1 次，共 2～3 次，观察无排尿困难，即不需继续扩张。

当出现下列情况时，不应进行尿道扩张或停止尿道扩张，宜做细致的检查，重新制订治疗方案：①排尿困难，尿线细或呈滴状，12F 号尿道探子不能扩入者，应考虑手术治疗；②排尿困难需依靠频繁的尿道扩张术来维持，且每次扩张后只能维持 1～2 日或仅数次正常排尿者；③每次扩张后都有出血或明显疼痛者；④扩张后出现全身中毒症状，如发冷、发热、白细胞增加等；⑤有尿道瘘、尿道周围脓肿及尿道感染；⑥扩张后反而出现排尿困难加重，尿线变细者。

2. 尿道内切开术及其他微创手术

（1）尿道内切开术：尿道内切开术指的是经尿道用冷刀切开狭窄瘢痕，松解瘢痕收缩及扩大尿道腔的方法。其目的是在管腔愈合后使其直径增大并维持。

尿道内切开仅限于黏膜皱襞样狭窄，以及非常表浅的海绵体纤维化患者或短于 1 cm 的狭窄。内切开术的原则是切开狭窄，使软弹性组织能够膨胀到尿道。为了达到效果，切开必须深至海绵体纤维化的全层。尿道上皮长满尿道半周需花 4～6 个星期，因此尿道内切开患者留置导管的时间也需要 4～6 个星期。表浅狭窄内切开后有利于上皮化。

伤口可通过上皮对合产生原发性愈合。尿道内切开术的目的不是为了产生上皮性对合，而是为了分离瘢痕上皮使其发生继发性创面愈合。在继发性愈合过程中上皮形成从伤口边缘开始。当上皮形成从伤口边缘开始后，其进程随之减慢。为了加速上皮形成，需要激发伤口收缩，而非瘢痕收缩。伤口收缩关闭了缺损区并且限制了需要上皮形成的区域大小，加速了伤口表面缺损的愈合。但在尿道内切开术中，伤口收缩仅仅是尽量让瘢痕边缘接近以此来赢得时间。如果上皮形成过程在伤口收缩而使尿道管腔显著缩窄之前完成，那么尿道内切开术是成功的。如果伤口收缩使尿道管腔显著缩窄在上皮形成完成之前发生，那么狭窄将再次形成。

许多外科医生已经掌握尿道内切开术，即在 12 点处行单纯切开。但基于包埋在尿道海绵体内尿道的位置，这一切开点也受到置疑。在对尿道海绵体横切面的分析中可以看到前尿道最薄的部分是 10 点至 2 点的区域。而尿道和阴茎海绵体前壁之间的距离与球状尿道的距离是同样的，单纯的 12 点切开可迅速穿透尿道海绵体并延伸至三角韧带，虽然不一定会进入阴茎海绵体，但深部切开可能会进入深部区域。从另一方面来说，尽管尿道海绵体的前面部分比较薄弱，但在距前尿道更远的区域行深部切开显然也会损伤阴茎海绵体，而这些切开可导致阴茎勃起功能障碍，其原因主要是局部的阴茎海绵体静脉异常回流。在球部尿道 10 点和 2 点的切开也面临同样的问题。如果狭窄部存在深部海绵体纤维化，那么也就没必要行尿道内切开术进行深部切开了。

尿道内切开术最常见的并发症是再狭窄。其他并发症主要包括出血（发生于术后勃起时）、液体外至海绵体周围组织。但这些并发症如今都已少见，主要是因为尿道狭窄的侵袭性内切开术现已较少使用。

尿道内切开术治疗尿道狭窄总的远期成功率为 35%，治疗阴茎部尿道狭窄的远期成功率约为 50%。研究显示，一次尿道内切开术的远期疗效与反复多次尿道内切开术的疗效无显著差异。术后延长导尿管留置时间（至 6 周）并不能提高尿道内切开术的远期疗效，目前，单纯的尿道内切开术已很少应用。尿道内切开结合尿道扩张对有些患者是一种有效的治疗手段。先行尿道内切开，使能通过 F20～F26 导管，根据病情放置导管 10～14 天，也可延长到 21 天。拔除导管后，每 1～2 周给患者使用 F20～F22 导管扩张 1 次，持续 3～4 个月，然后改为每 1～2 个月 1 次。这是对不适合行开放重建手术患者的一种有效手段。

（2）尿道内切开及电切或电灼术：冷切开同时电切尿道瘢痕组织是目前较多采用的方法，当瘢痕浅而少时，仅用冷刀切开即可。当瘢痕深而多时，单纯用冷切开效果不理想，再狭窄的发生率高。可在冷切开后，加用电切或电灼术。使用尿道膀胱镜电切开术，因无绝缘胶木保护，易使镜鞘带电，灼伤正常尿道。电切损伤面比冷刀切开要大，电能转变成热能对保留组织仍存在损伤。尿道内电切应避免使用大号电切环，一个 24 F 电切环切割一次可损伤尿道周围。所以，用冷刀切开后，22 F 电切环，选择瘢痕多、严重不平的创面，小范围彻底深切瘢痕，严格掌握电切边界，不要随意向两端延长，以免损伤邻近组织；电流大小适度，以免增加灼伤深度或不易切断。有学者认为，在冷切开后，电切原则上只用于切割悬挂物和主要瘢痕。

（3）尿道内支架术：尿道支架术是一种尿道内切开术或尿道扩张后对抗伤口收缩力的手段，临床上应用的尿道支架分为可移性支架或永久性支架两种。1989 年，Milroy 首先报道了运用永久性植入性支架置于尿道的狭窄处来治疗尿道狭窄，获得了 84% 的成功率。此后相继有学者报道应用镍钛记忆合金支架及不锈钢合金制成的螺旋支架管置入狭窄段的尿道治疗复杂性尿道狭窄。

尿道支架的适应证：①适用于那些年龄超过 50 岁或那些不愿意行开放手术进行尿道重建的患者；②患者一般情况差，不能耐受其他治疗者。

放置尿道支架存在着特殊的禁忌证。做过尿道重建术的患者，尤其是将皮肤植入尿道的患者是不适合植入尿道支架的，因为支架与皮肤接触后会产生强烈的增生反应。另外一部分不适合植入尿道支架的是那些狭窄段伴有深部海绵体纤维化的患者。青少年患者是尿道支架的绝对禁忌。镍钛记忆合金支架同其他的腔内支架一样，仍存在异物刺激所造成的局部慢性炎症反应，周围上皮难以覆盖其上；儿童使用支架对其尿道腔的发育有无影响，以及远期疗效等都需长时间随访。

3．狭窄段切除尿道端 - 端吻合术

狭窄段切除尿道吻合术仅限于长度较短的尿道狭窄（ 1 ~ 2 cm ）。虽然尿道端 - 端吻合术具有满意的治疗效果，但对于阴茎段尿道狭窄，这项技术受到限制。切除 1 ~ 2 cm 的狭窄，斜面端 - 端吻合时就需要移动尿道 3 ~ 4 cm，可引起阴茎弯曲和痛性勃起。因此，这项技术的应用在很长一段时间内受到了一定的限制。直到 1970 年，Jessen 报道尿道狭窄段切除、对端吻合术在球部尿道狭窄治疗上取得较好结果后，该手术才逐渐被广泛应用于球部尿道狭窄的治疗。

球部尿道狭窄的手术方式有多种，狭窄段的长度是决定手术方式的重要依据。一般认为 2.5 cm 以内的球部尿道狭窄往往可以通过狭窄段切除尿道端 - 端吻合来治疗。而对于 3 ~ 4 cm 的球部尿道狭窄在狭窄段切除后进行无张力端 - 端吻合较为困难，且存在导致阴茎缩短和痛性勃起的可能。近年来发展起来的尿道扩大吻合术（ augmented anastomotic urethroplasty, AAU ）是解决这一问题的有效手段。尿道扩大吻合术首先由英国学者 Tumer-Warwick 命名，是介于尿道端 - 端吻合和尿道替代之间的一种手术方式。他描述的手术方式为切除尿道狭窄段，然后将尿道的腹侧（ roof strip ）进行直接吻合，而尿道的背侧铲平后进行皮瓣或移植物的替代，从而扩大吻合口。该手术方式与标准的尿道端 - 端吻合相比可以节省 1 cm 左右的尿道缩短，因此比较适合于较长段的球部尿道狭窄的治疗。尿道扩大吻合术是在部分尿道端 - 端吻合的基础上进行替代物尿道扩建，因此具有较高的成功率。Abouassaly 等采用尿道扩大吻合术治疗了 69 例患者，中位随访时间 34 个月，62 例（ 90% ）患者无狭窄复发（ Abouassaly, 2007 ）。

4．利用其他组织的尿道成形术

（ 1 ）带蒂皮瓣移植重建尿道："皮瓣"（ flap ）包含皮肤和皮下组织和原有的或通过微血管外科技术在手术时重新获得血管供应的组织。阴茎皮肤薄而活动，疏松的浅筋膜允许阴茎皮肤皮瓣转移到前尿道的任何部位，而且其皮肤无毛发，抗尿液刺激，血运丰富，操作简单，是阴茎段尿道重建较理想的材料。

阴茎带蒂横行岛状皮瓣法技术上的关键是将供应阴茎包皮皮肤的两层血管分离，要既能保证包皮内板的血运，又可避免阴茎皮肤、包皮外板坏死。该手术操作复杂，手术技巧要求高，需积累经验方能取得满意效果，但如术者熟练掌握该技术，术后并发症的发生可控制在 10% 左右，而且阴茎的外观比较满意，所以是目前比较常用的手术方式。阴茎带蒂纵行岛状皮瓣的优点在于既可获得足够长度的皮瓣，同时又避免了以包皮内外板交界处做横行带蒂岛状皮瓣做转移时出现的血管被扭曲的问题。

阴囊邻近尿道，中隔带蒂皮瓣具有取材方便、操作简单、皮源充足、皮肤薄而柔软、缺乏皮下脂肪的优点；但由于其皮肤的伸缩性较大和有毛囊的特点，尿道成形术后易出现毛发生长、形成憩室和结石引起感染，现已极少选用阴囊皮瓣作为尿道替代物，仅在阴茎可用皮肤缺如，局部条件差时考虑应用。

耳后全厚皮片包括表皮和全部真皮，含毛囊及皮脂腺等皮肤附属结构，因无毛、易于取材、皮片较薄及回缩度小等优点，在尿道成形术中可作为除包皮片和口腔颊黏膜、舌黏膜组织片外的另一选择，一般作为全厚皮片使用。目前耳后皮片主要用于背嵌式一期前尿道（包括阴茎部尿道和球部尿道）成形术和分期阴茎部尿道成形术。

（2）游离黏膜用于修复与重建尿道：由于既往的手术使阴茎皮肤无法用于或不能到达替代区域时可选用游离黏膜来重建尿道。目前用于修复与重建尿道的黏膜组织有膀胱黏膜、口腔黏膜、结肠黏膜和近来报道的舌黏膜。

膀胱黏膜重建尿道1947年首次报道，后因术后并发症较多而较少被采用。膀胱黏膜组织较薄，伸缩性较大，其主要的并发症是易引起重建尿道口的狭窄、黏膜脱垂和肉芽肿性反应。Kinkead等于1994年报道采用膀胱黏膜进行95例复杂性尿道重建手术后的长期随访，结果63例（66%）有并发症，21例需要再手术（Kinkead et al., 1994）。其次，在许多复杂的病例，其膀胱黏膜也往往因以前做过手术，黏膜有炎症、水肿，尤其是长期膀胱造瘘者，而不能被利用。

颊黏膜（图47-1-7A）最早由Hmnby在1941年应用于尿道下裂。此术式从1992年起广泛地应用于尿道疾病，国内开展较少。其最大的优点是上皮细胞层厚，组织韧性强，耐磨性好，有较强的抗感染力，对患者创伤小；最大的缺点是材源有限，作为移植物很难用于复杂性长段尿道狭窄或闭锁时的尿道重建。

舌侧面和底面的黏膜（图47-1-7B）没有特殊功能，在结构上与口腔黏膜完全一样，可作

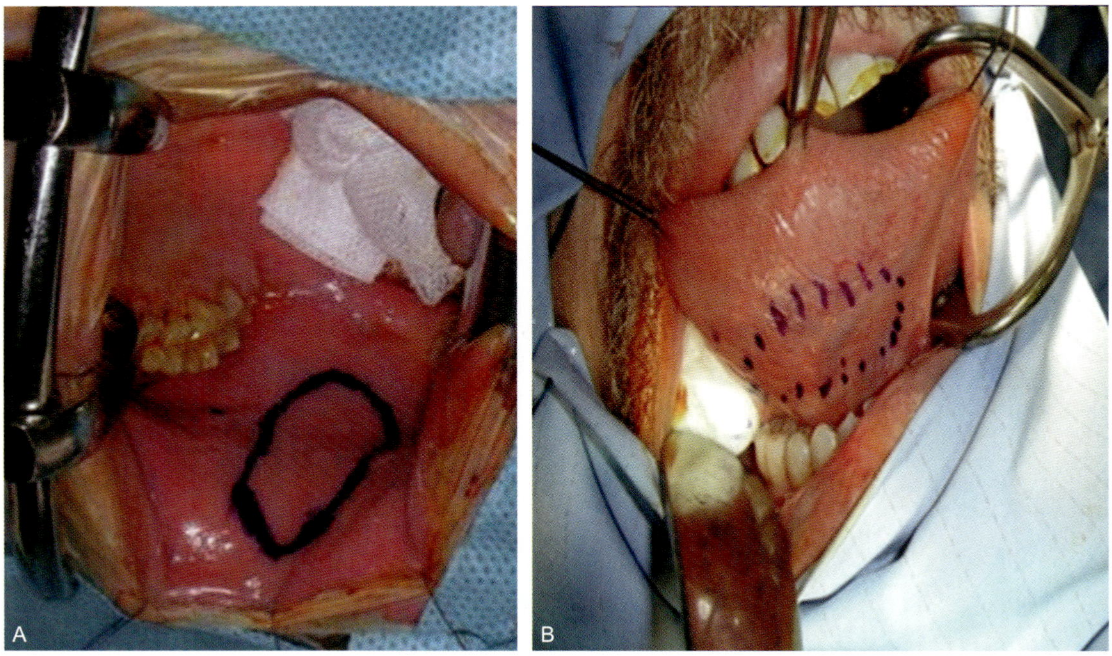

图47-1-7 A. 颊黏膜；B. 舌黏膜

为取材的位置。此外，舌黏膜组织特性良好，上皮厚，富含弹性纤维，黏膜固有层薄，移植后容易血管化易于成活。因此，舌黏膜不仅具有以口腔黏膜为替代物尿道成形的诸多优点，而且舌黏膜取材较颊黏膜更方便、容易，也不存在口腔黏膜取材部位出现如局部麻木、唾液腺损伤、张口困难和嘴唇偏斜或回缩等诸多并发症。

结肠黏膜能替代尿道已在动物实验和临床得到证实，结肠黏膜具有材源丰富，剥离黏膜容易，有弹性和轻度皱缩的特点。移植成功的关键取决于移植物是否能尽快建立新的血液循环。只要接受床有很好的血供，局部无感染和死腔，游离结肠黏膜的移植成功是没有问题的。另外，术中尽可能缩短游离结肠黏膜的缺血时间对移植成功至关重要。但由于这种技术较取其他移植物创伤大，需取一段结肠，所以在尿道成形的实际应用中不宜作为首选方法。然而，对初次或再次治疗失败的复杂性超长段尿道狭窄或闭锁（>12 cm）的患者可以采用结肠黏膜。这种技术为复杂性超长段尿道狭窄或闭锁的治疗开创了一条新路。

选用黏膜作为尿道替代物，术前必须充分认识到移植组织有伸缩性这点，术中应适当放宽移植组织，否则术后易引起重建尿道的狭窄，尤其是尿道外口狭窄较为常见。目前临床上对尿道狭窄或闭锁的治疗较为流行的术式是利用口腔颊黏膜、舌黏膜重建尿道，对于超长段的尿道狭窄也可选用结肠黏膜或拼接移植物来重建尿道。尿道重建手术中应注意以下几点：

1）选用黏膜片重建尿道至外口时，应将尿道外口向两侧切开，形成一个多角形外口，这样不易引起环状收缩而导致狭窄。

2）移植物缝合完成后，要放置支架管或导尿管或耻骨上尿流改道，而把尿道内的导管仅作为支架用。支架管可以放入膀胱，也可以仅超过近端修复处几厘米。当支架管仅放入尿道时，需要将支架管剪出侧孔，或采用有凹槽的支架管，让液性或血性的物质能从侧孔或凹槽流出。

3）尿道重建后的尿流改道时间长短和方式存在争议。在端 - 端吻合患者，平均尿流改道时间为 14 天。问题是应用耻骨上造瘘是否需要这么长的时间，经验是，对于大多数尿道重建手术，倾向于尿流改道时间为 14～16 天。

4）第二次尿道重建的时间。在第一次手术失败后，行第二次手术之前需等上至少 4～6 个月。在这期间，应该避免尿道操作。如果发生感染或尿潴留，必须行尿流转流。

5. 组织工程学在尿道重建中的应用

组织工程学是再生医学重要的一部分，是在多学科交叉基础上，主要通过细胞生物学和生物材料研究的相互融合建立起来的。与传统组织移植或生物材料替代相比，组织工程的优点在于：它可以以少量的组织细胞经体外培养扩增后，修复体积较大的缺损，且可根据缺损情况构建相应大小、形态的组织工程化移植物，并可对体内各种生物刺激产生应答，达到与机体正常组织的完美融合。构建组织工程化尿道进行尿道重建突破了传统修复方法的局限，理论上认为能够进一步改善治疗效果和提高患者预后，也是目前泌尿系统修复的热门研究。组织工程尿道重建的成功与否不仅与泌尿外科医生及手术操作有关，也取决于种子细胞和支架材料的选择和设计。

（1）支架材料：理想的支架应具备以下特点：良好的组织相容性，无免疫原性，不发生排斥反应。具有三维立体结构，能提供细胞黏附和生长的空间。无毒性，可控降解吸收。有一定的机械强度可对抗外力。目前组织工程支架材料主要分为三类：①天然提取物，如胶原等；②脱细胞基质材料，如真皮脱细胞基质（DAMG）、小肠黏膜脱细胞基质（SIS）等；③人工合成高分子聚合物，如聚乳酸（PGA）、聚乙醇酸（PLA）、聚乳酸/聚乙醇酸共聚物（PLGA）等。

天然提取物大量存在于生物体内，通过各类理化方法可将其提炼出体外并加以纯化。胶原是普遍存在的结构蛋白，含有特定的细胞黏附区域序列，作为支架材料可以很好地保持细胞的表型和活力。

脱细胞基质材料（图 47-1-8）作为细胞再生的支架已应用于临床的尿道修复，并取得良好效果。其中以真皮脱细胞基质（DAMG）和小肠黏膜下脱细胞基质（SIS）应用最为广泛。

1）真皮脱细胞基质（DAMG）：真皮为胶原成分多的组织，经脱细胞以及交联保护处理后，成为以胶原为主的真皮脱细胞基质，结构非常稳定，除起着支持、连接细胞的作用外，还为细胞的生长、代谢提供场所，并对细胞生长、代谢起着重要的调节作用。真皮脱细胞基质框架抗原性低，种属差异小，将其作为宿主细胞生长的载体，完成对缺损尿道的修复，目前已作为一种产业化的成品，在动物实验及临床上均得到了应用。

林健等利用人的脱细胞基质对于 16 例尿道狭窄患者进行了管状的尿道成形术（林健等，2005）。16 位患者拔除尿管后均恢复排尿，尿道造影显示尿道连续性好，膀胱尿道镜示植入的真皮脱细胞基质表面已被尿路上皮细胞覆盖，与自体尿道几乎不可分辨。3 例随后出现尿道再狭窄，其中 2 例行尿道扩张术，1 例行尿道内切开术。所有患者均未发生排斥反应。作者认为，与传统的尿道替代材料相比，此材料具有下述优点：①无需自体材料，减少了患者的痛苦；②来源广，可产业化生产，具有极好的社会效益与经济效益；③抗原性低，并发症少；④修复后尿道具有与原尿道相似的组织结构及生理特点；⑤简化了手术过程，手术一期成形，提高了治愈率，尤其适用于长段尿道缺损的修补。

2）小肠黏膜下脱细胞基质（SIS）：小肠黏膜基质是一种取材于猪小肠的异体组织。其在制作时通过去除小肠的黏膜层、浆膜层以及肌层，从而形成一层厚 0.1 cm 的膜状组织，其中含有胶原成分以及一些促进组织再生的生长因子并且因其与细胞外基质十分接近，因而有利于细胞的黏附和生长。其最大优点是没有免疫原性，已被证实可作为一种良好的支架材料

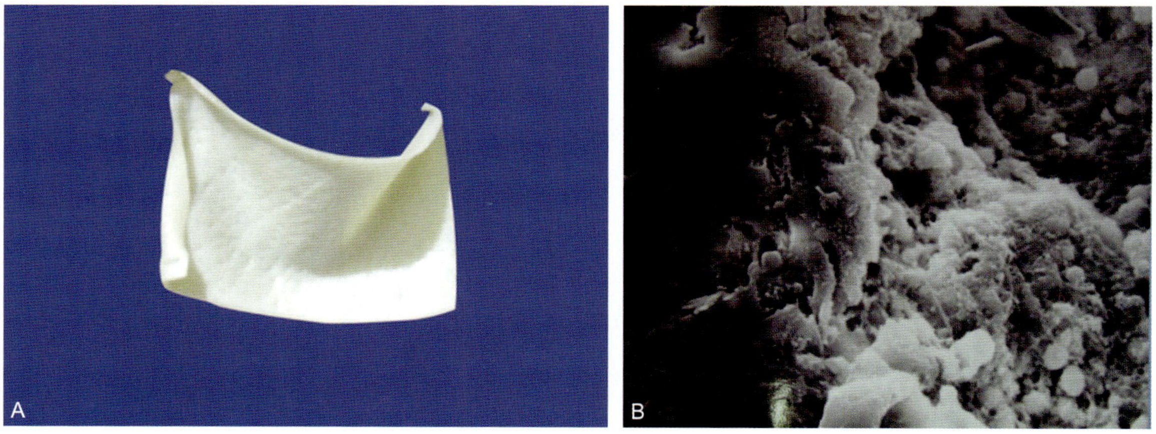

图 47-1-8　A. 真皮脱细胞基质材料；B. 真皮脱细胞基质（电镜）

促进尿道修补处的上皮再生以及新生血管的形成，目前已作为一种产业化的成品。

与胶原和脱细胞基质等天然材料相比，人工合成高分子聚合物材料具有良好的机械强度，可根据需要调节其机械性能、降解率、微结构等，并能按设计要求大规模批量生产，这是脱细胞基质材料目前所远远不及的。目前，人工合成材料中的PGA、PLA和PLGA已获得了美国FDA的资格认证，并广泛应用到组织工程的研究甚至是临床试验中。

（2）负载种子细胞的支架材料：与传统生物替代材料修复组织方法不同的是，组织工程技术注重将种子细胞和支架材料复合，形成与自身组织相似的组织工程化移植物修复组织缺损。在组织工程化尿道重建发展过程中，虽然不乏单独使用无细胞支架材料成功修复动物模型及人体组织缺损的应用，但若缺损段过长，其修复效果往往不尽如人意，其原因可能是由于尿道的缺损过长，宿主的滋养血管延伸到缺损的中心区域较为困难；缺乏血供的上皮细胞爬行能力减弱，难以覆盖整个创面。采用体外预先植入自体细胞的支架材料进行尿道修复可有效解决这一难题。

1）上皮细胞为种子细胞：尿道重建应用的种子细胞由供体组织分离获得后在体外培养扩增，再种植于支架表面构成组织工程化尿道。在近些年的研究中，泌尿系上皮细胞，如尿道上皮细胞、膀胱上皮细胞等，是构建组织工程化尿道的主要选择之一。但尿路上皮细胞取材不便，操作较为复杂，且对患者创伤较大。近年来，口腔黏膜是临床上应用最广的尿道替代材料，具有韧性大、抗感染能力强的特点。与表皮细胞相比，口腔黏膜细胞与尿道黏膜细胞同属于上皮组织中的被覆上皮，两者都具有防御能力，有望最大限度地模拟尿道黏膜的特性。

2）脂肪干细胞作为种子细胞：随着对干细胞的研究深入，具有多向分化能力的干细胞越来越受到研究者的青睐。骨髓间充质干细胞具有很好的可塑性和分化能力，通常被认为是干细胞用于细胞治疗的主要来源，然而，骨髓干细胞的抽吸涉及侵入性操作，不能无限获取，且会造成取材部位损伤。与骨髓间充质干细胞相比，脂肪组织取材简单，来源丰富，涉及的伦理问题也相对更少，目前是组织工程尿道重建研究中种子细胞的主要来源之一。黄炳伟等利用异种真皮去细胞基质复合脂肪干细胞进行兔尿道重建修复实验，术后6个月组织学检查显示移植尿道上皮细胞形成尿路上皮细胞层，且有平滑肌长入（黄炳伟等，2013）。可见ADM复合脂肪干细胞制成组织工程化尿道行尿道缺损修复，可促进缺损处尿道的再生，有改善尿道修复的效果。

第二节 炎症性尿道狭窄

感染性尿道狭窄多是因为尿道受感染后出现尿道黏膜充血水肿糜烂，当病变波及肌层，出现溃疡，当溃疡纤维化愈合后，则出现瘢痕性尿道狭窄，瘢痕组织累及的病理改变可存在于尿道一处，或者多处。如存在于多处，则可能出现复杂性尿道狭窄。临床上将感染性尿道狭窄分为特异性感染性尿道狭窄和非特异性感染性尿道狭窄。特异性感染性尿道狭窄主要包括淋病性尿道狭窄和结核性尿道狭窄。然而，随着抗生素的广泛使用，曾经常见的淋病性尿道狭窄目前已不多见。另外，由于尿道对结核菌有较强的抵抗力，因此结核引起的狭窄在临床上也不多见。非特异性感染性尿道狭窄可由于反复的包皮龟头炎导致尿道外口和阴茎部尿道狭窄。有学者认为年龄、狭窄持续时间、院内感染病原的种类与术后感染导致的尿道狭窄有相关性。因此术前对高危感染微生物的预防相当重要。另外，病毒的感染也是导致尿道狭窄的一个因素，曾有报道尖锐湿疣的复发可导致狭窄的发生。

第三节　医源性尿道狭窄

随着泌尿外科诊疗技术的发展，医源性损伤的发生率不断增高。留置导尿管、经尿道腔内手术的广泛开展和操作等均可造成医源性尿道狭窄。目前认为医源性损伤导致的尿道狭窄在所有因素中最为常见。能够引起尿道狭窄的操作主要有 TURP、膀胱镜检、导尿术、尿道下裂成形术、前列腺摘除术、前列腺癌根治切除术等，其中导尿管的留置为主要原因。医源性损伤导致的尿道狭窄多发生于阴茎阴囊交界处尿道和尿道外口，常见于体外循环心血管手术后患者和失血性休克后患者。此时已经处于缺血缺氧状态的尿道黏膜，因导尿管的留置使缺血更加严重，尿道黏膜缺血坏死。再加上导尿管自身的刺激作用及可能引起的感染，进一步增加了尿道狭窄发生的可能性。另外，尿道下裂修复术失败可能导致尿道口、阴茎部尿道或整个前尿道的狭窄，且常伴有憩室、结石或瘘管形成。

第四节　女性尿道狭窄

女性尿道位于耻骨联合的后方，长度为 2.5～5 cm，平均为 3.5 cm，直径 8～10 cm。女性尿道全长在阴前壁的下部，尿道后壁与阴道前壁紧贴，二者肌层之间有较致密的结缔组织。膀胱颈及尿道周围有筋膜固定，不活动，尿道外口开口于前庭，是尿道最细的部位。与男性相比，女性尿道狭窄并不常见。狭窄的原因可分为医源性、原发性或外伤性以及由萎缩引起的尿道狭窄。女性尿道狭窄的治疗方法主要有尿道扩张、自我导尿、尿道切开与尿道成形手术等。定期尿道扩张辅助以自我导尿是临床最常用的保守治疗方法，但治疗周期长，且具有较高的复发率。手术治疗主要包括阴道皮瓣尿道成形术、采用小阴唇的背侧尿道成形术、舌黏膜移植、皮肤或带蒂皮瓣移植、前庭皮瓣移植以及颊黏膜移植尿道成形等。目前，女性尿道狭窄的治疗尚缺乏公认的诊治指南及成熟的文献报道，因此如何选择最适宜的外科治疗方式是对临床医生的一个挑战。在选择手术方式时，需重点考虑两个因素，一是狭窄的部位及长度，二是手术切开是否会影响尿控。如果尿失禁的风险较大，应考虑是否需分次手术或术中一次性修复狭窄与失禁。另外，术中应尽可能选择尿道背侧入路，即使切开延至膀胱颈部，尿失禁的发生率也不高；而尿道腹侧入路，如果切开至尿道近端，就很可能出现括约肌损伤性尿失禁。尿道远端的狭窄，没有括约肌损伤风险，狭窄的长度及局部替代组织的选择是手术成功的关键。

（林 健）

参考文献

郭应禄，周利群主译. 坎贝尔-沃尔什泌尿外科学. 9版. 北京: 北京大学医学出版社, 2009: 1090.

黄炳伟, 李森, 林健. 采用异种真皮去细胞基质复合脂肪间充质干细胞行尿道重建修复的实验研究. 中华泌尿外科杂志, 2013:787-973.

林健, 郝金瑞, 金杰. 人同种异体真皮去细胞基质在尿道重建中的临床应用. 中华泌尿外科杂志, 2005: 1057-1059.

徐月敏主编. 尿道修复重建外科学. 北京: 人民卫生出版社, 2010: 24-27.

Abouassaly R, Angermeier KW. Augmented anastomotic urethroplasty. The Journal of Urology, 2007, 6: 2211-2216.

Kinkead TM, Borzi PA, Duffy PG, et al. Long-term followup of bladder mucosa graft for male urethral reconstruction. The Journal of Urology, 1994, 4: 1056-1058.

尿道结石

一、概况

尿道结石比较少见，只占全部尿路结石的 1% ~ 5%。多见于男性，女性尿道结石比较少见，与女性尿道长度较短有关。尿道结石多来自膀胱或上尿路，原发于尿道的结石常与尿道解剖异常如尿道狭窄、憩室等有关（Wein et al., 2016）。在经济欠发达地区，饮食结构以谷物为主，蛋白质摄入量较低，下尿路结石的发生率较高，尿道结石的比例也较高。

二、病因

（一）迁入性尿道结石

大部分尿道结石并非原发于尿道，而是从膀胱排入尿道并在排出过程中受阻于尿道某些部位。通常所指的尿道结石，即指这类结石。尿道结石多为单发。多发尿道结石偶见于体外冲击波碎石后。

曾经认为尿道结石的来源主要是膀胱，但最近的研究可能改变这一传统认识。Kamal 等发现 86% ~ 100% 的排出性尿道结石的成分为草酸钙。草酸钙结石主要见于上尿路，而膀胱结石的主要成分是尿酸和感染性结石。据此推测尿道结石多来自上尿路（Kamal et al., 2004）。他们还发现，在谷物摄入为主的地区随着生活水平的提高，蛋白质摄入量增加，膀胱结石的发病率降低了，而上尿路结石和尿道结石的发生并未降低。这从另一方面支持了上述推断。

一般认为，输尿管的直径为 4 ~ 5 mm，而尿道直径可达到 7 ~ 8 mm，所以从上尿路排入膀胱的结石，非常容易从尿道排出。实际上，大部分上尿路结石一旦排入膀胱，都可以顺利经尿道排出。结石未能从尿道排出有两个原因：一个是这些患者常存在一定程度的尿道解剖改变，如良性前列腺增生、尿道狭窄、尿道外口狭窄等；另一个原因是，小于 5 mm 的单侧输尿管结石比较容易自然排出，大于 5 mm 的输尿管结石，如梗阻不严重，由于对侧上尿路正常，可以没有临床症状，经过一个相对长期的过程排入膀胱，这部分结石体积相对较大，也不容易经尿道排出。结石受阻于尿道相对狭窄的部位，常停留在尿道的三个生理性膨大部位——尿道前列腺部、球部及舟状窝。研究表明，32% ~ 88% 的尿道结石停留于前列腺部，8% ~ 58% 停留于尿道球部及阴茎体部，只有 4% ~ 11% 位于舟状窝（Kamal et al., 2004）。

（二）原发性尿道结石

原发性尿道结石常继发于尿道的病变，如尿道狭窄、憩室、损伤、异物等，以及既往尿道手术或治疗。这些结石成分以感染石为主，也可见磷酸钙和尿酸结石。

1. 尿道狭窄

见于骨盆骨折、骑跨伤、尿道炎症以及长期留置尿管、经尿道手术等。尿道狭窄患者容易造成尿液滞留，合并感染几率增加，结石发生率提高。狭窄部位的黏膜损伤也促进结石形成。

2. 尿道憩室

多为先天性因素造成，可以继发于尿道外伤及医源性损伤之后。憩室继发结石的比例为1%～10%。憩室继发结石的机制为尿液滞留、感染以及从膀胱排出的结石进入憩室等。女性尿道结石多继发于尿道憩室（Beatrice et al., 2008）。

3. 尿道损伤

见于外伤、经尿道手术等，如骨盆骨折、经尿道前列腺切除、前列腺癌根治术、前列腺癌放疗、冷冻等治疗后，以尿道的坏死组织为核心形成结石。结石成分常为羟基磷灰石、磷酸氢钙等。

4. 尿道异物

包括患者自己放入尿道的异物以及医疗操作之后的异物，如包皮或阴囊皮瓣尿道成形术后新生的毛发（Singh et al., 2001）、手术缝线、断裂的引流管、前列腺金属支架、前列腺放射性粒子植入术后粒子移位进入尿道等。这些异物可以作为结石形成的核心。

三、临床表现

尿道结石的临床表现与其病因及结石在尿道的位置、梗阻的程度有关。

排出性尿道结石的症状常表现为急性下尿路症状，包括尿流中断、排尿困难、尿痛、尿滴沥、肉眼血尿、尿潴留等。Kamal 等发现尿道结石患者中 78% 出现急性尿潴留，22% 表现为尿线滴沥（Kamal et al., 2004）。

原发性尿道结石起病缓慢，可有原发尿道疾病的症状，其继发结石的表现没有特征性。如尿道狭窄患者有骨盆骨折或骑跨伤病史、尿道成形或扩张手术史、存在长期的排尿困难、尿线变细等。尿道憩室可能出现反复尿路感染、尿末滴沥、会阴部包块随排尿大小变化等。长期的尿道憩室可能发生憩室会阴瘘。前列腺手术后或放射性粒子植入术后尿道结石患者可表现为尿道滴血、初血尿或终末血尿。

体格检查应当包括泌尿系统全面检查。重点是耻骨上膀胱是否膨隆，男性患者需行直肠指诊，视诊阴茎及触诊尿道海绵体，女性患者需行经阴道触诊。阳性体征包括：尿流中断者可能伴有尿潴留导致耻骨上胀大的膀胱，前尿道结石可能于尿道球部、阴茎前弯或舟状窝部位触及有压痛的硬结。女性患者可在阴道前壁触及质硬结节。用尿道探子探查尿道，可以判断是否存在尿道狭窄，如触及质硬尿道结石，可能有结石摩擦感，既可以明确诊断，对于后尿道结石还可能将结石推回膀胱。但如果明确存在尿道狭窄或怀疑其他尿道疾病，慎用尿道探子，应先选择适当影像学检查。

四、诊断及鉴别诊断

（一）诊断

尿道结石的诊断需要结合症状、体征以及必要的影像学检查。

尿流中断是下尿路结石比较典型的症状。反复尿流中断变换体位可恢复排尿，见于膀胱结石。如果尿流中断不缓解，并伴有严重排尿困难、尿流滴沥、尿道滴血、尿痛等，尿道结石可能性很大。体检可能发现尿潴留表现。

有些患者并不主诉尿流中断，而以突然出现的排尿困难、排尿时间延长就诊，可能同时伴有尿痛。这些患者体检没有耻骨上膀胱隆起。有时，患者可以主诉在尿道阴茎体部摸到痛性结节。此时，体检如果可触及前尿道硬节伴压痛，诊断基本成立。后尿道结石无明显体征。

尿道结石的确诊需要选择适当的影像学检查来明确。

1. B 超

耻骨上超声可以探测膀胱有无结石、残余尿多少，也可看到前列腺中央有无结石。经会阴超声或经直肠超声（TRUS）可以更准确地判断前列腺尿道结石。

2. X 线片检查

98%～100% 的尿道结石不透 X 线，可以在平片上显影（Kamal et al., 2004; Verit et al., 2006）。X 线片可能在耻骨联合部位或尿道体部发现致密影。常采用骨盆正位片（图 48-1，图 48-2），也可行尿道斜位片（图 48-3）。泌尿系统平片（KUB）及静脉尿路造影（IVU），除了可以检查耻骨联合，还可以明确上尿路是否有结石，以及集合系统显影情况（图 48-4），以及是否存在骨骼异常（图 48-5，图 48-6）。应当注意：尿酸结石在 X 线平片上不显影，而且 X 线片上的致密影，不能肯定确诊尿道结石，需要与前列腺钙化等疾病鉴别，需要结

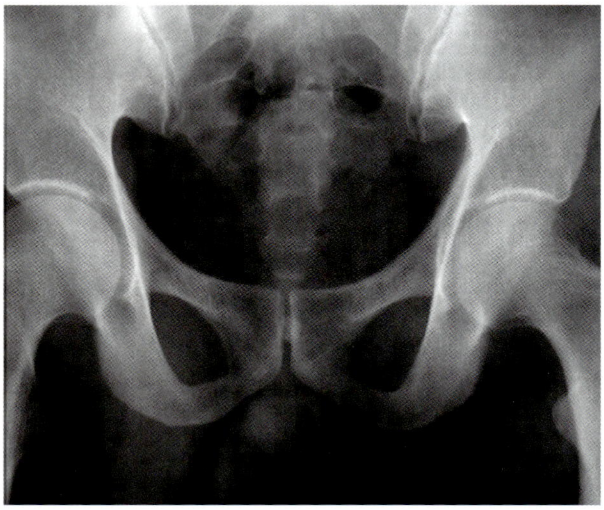

图 48-1　中年男性患者，骨盆正位片显示后尿道结石，在耻骨联合部位可见圆形致密影，直径 1 cm

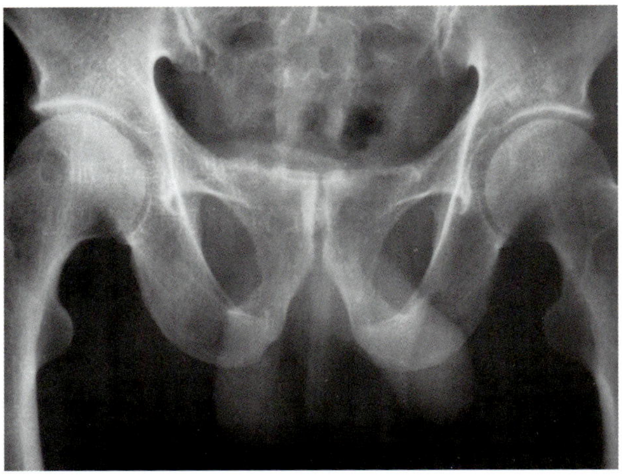

图 48-2　骨盆正位片显示后尿道结石，另一患者

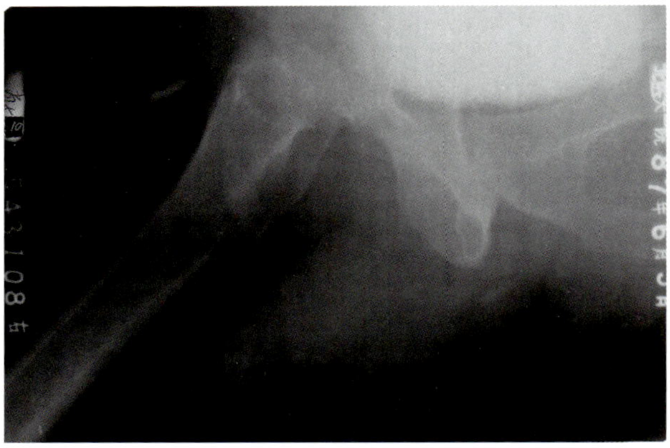

图 48-3　男性尿道斜位片显示尿道球部结石，可见耻骨下软组织内致密影

合症状、体征综合分析，有时需要行 CT、尿道镜等检查明确。如怀疑尿道狭窄、尿道憩室（图 48-7，图 48-8）等异常时，尿道造影是确诊的重要依据。在患者出现严重急性尿潴留时，不宜行静脉尿路造影或尿道造影。

3. CT

低剂量 CT 平扫是诊断尿路结石的重要方法。如 B 超、X 线检查不能明确尿道结石，可行 CT 平扫检查。如需要明确是否存在尿路畸形，可以行 CT 增强检查（图 48-9，图 48-10，图 48-11）。

4. 膀胱尿道镜检查

可以明确是否存在结石、结石部位及大

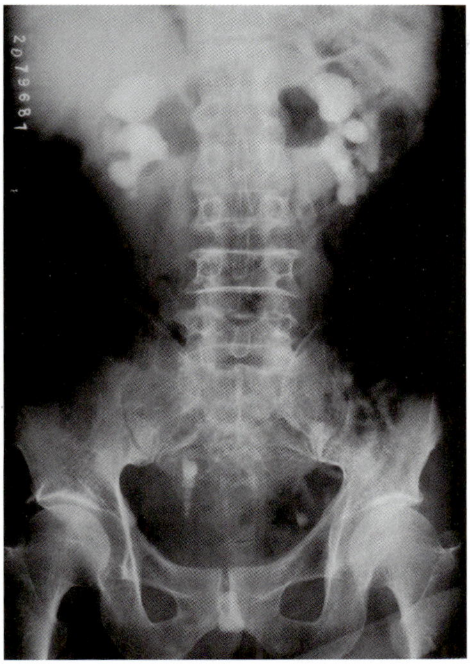

图 48-4 男性静脉尿路造影片，显示双侧肾结石、输尿管结石以及后尿道结石，可见双侧肾积水、肾盏扩张

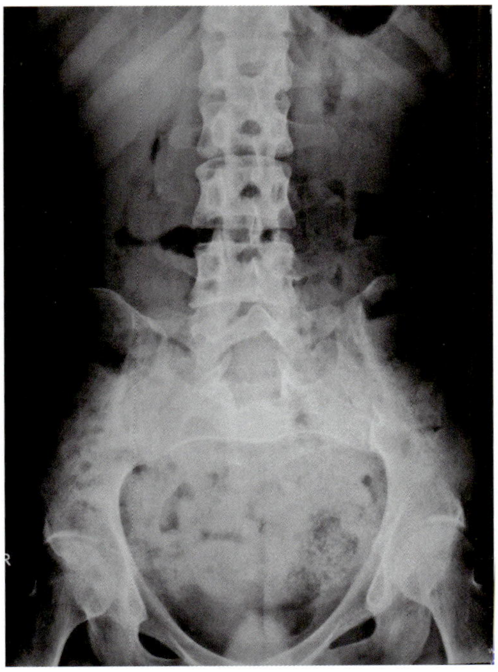

图 48-5 泌尿系统 KUB 平片，显示耻骨联合部位巨大致密影，同时可见骶骨裂孔，患者为中年女性，神经源性膀胱合并巨大尿道结石

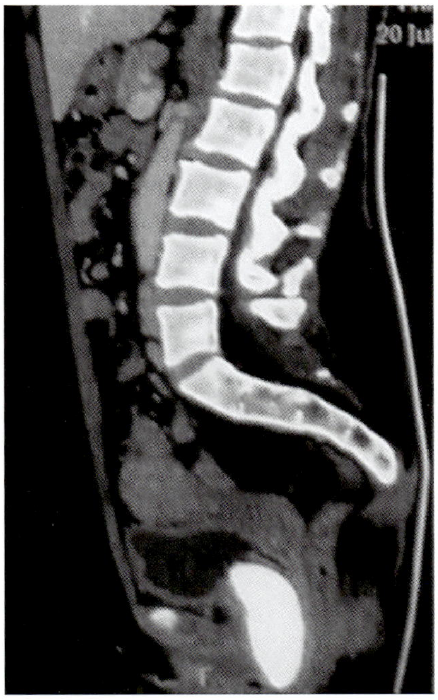

图 48-6 同一患者，CT 平扫显示尿道结石

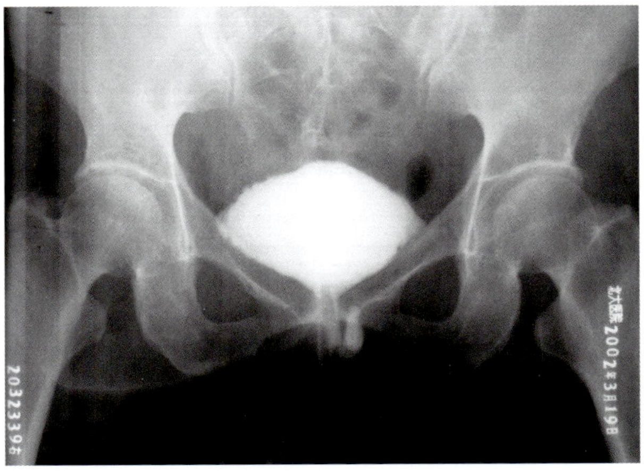

图 48-7 女性患者尿道造影片，显示膀胱及尿道憩室

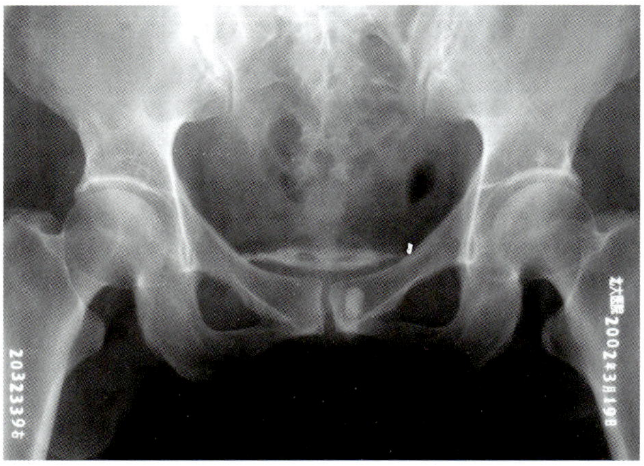

图 48-8　同一患者尿道造影片，排尿后尿道憩室部位可见结石影

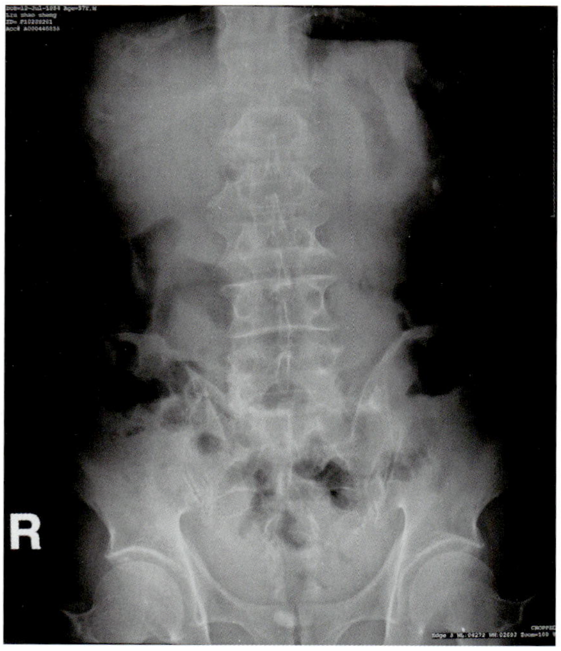

图 48-9　男性 KUB 平片见右侧耻骨部位致密影，可疑后尿道结石

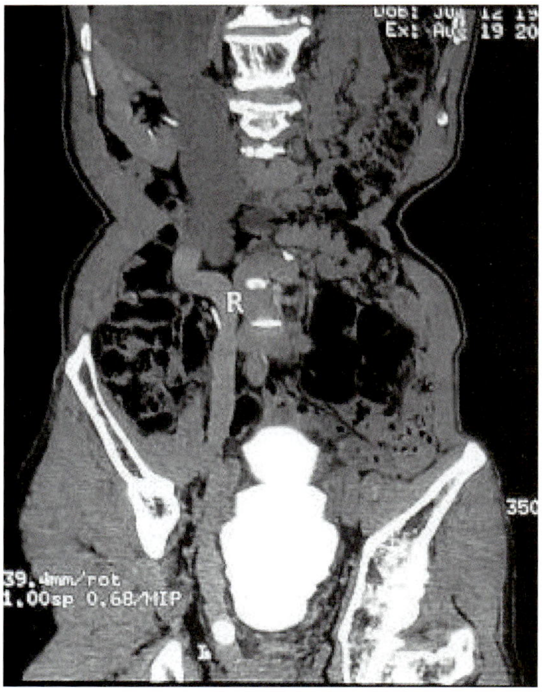

图 48-10　同一患者，螺旋 CT 尿路成像（CTU）显示右侧完全性重复肾盂输尿管畸形，上肾集合系统扩张，输尿管异位开口于前列腺尿道

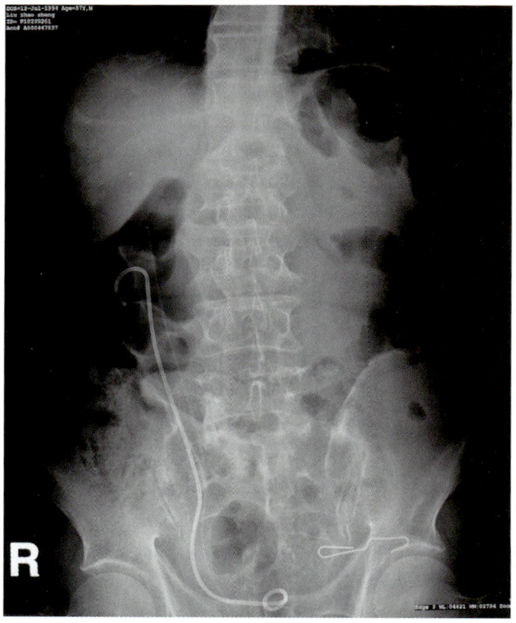

图 48-11　同一患者输尿管镜碎石后 KUB 平片，可见下肾输尿管内的支架管（DJ 管）及异位输尿管内的输尿管导管

小；对于后尿道结石（图 48-12），可以将其推入膀胱。在检查的同时，可以同期进行碎石取石治疗。尿道镜检还可以诊断尿道狭窄、明确狭窄的部位和程度；尿道憩室患者可能在尿道内观察到憩室开口（图 48-13）等。如存在尿道狭窄，无法行尿道镜检者，可以用较细的输尿管镜代替。尿道畸形患者可用纤维膀胱镜检查（图 48-14，图 48-15）。

（二）鉴别诊断

1. 急性前列腺炎

可以表现为突发排尿困难，需要与尿道结石鉴别。尤其是急性前列腺炎患者 B 超及 X 线片常发现前列腺钙化，容易误诊。急性前列腺

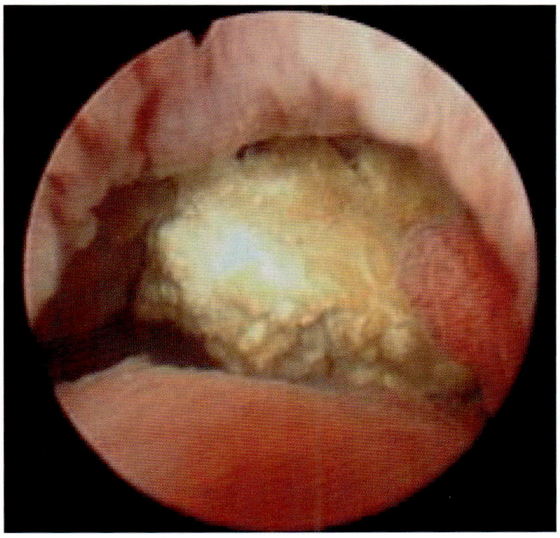

图 48-12 男性尿道镜下可见尿道膜部近端前列腺尿道内的褐色结石

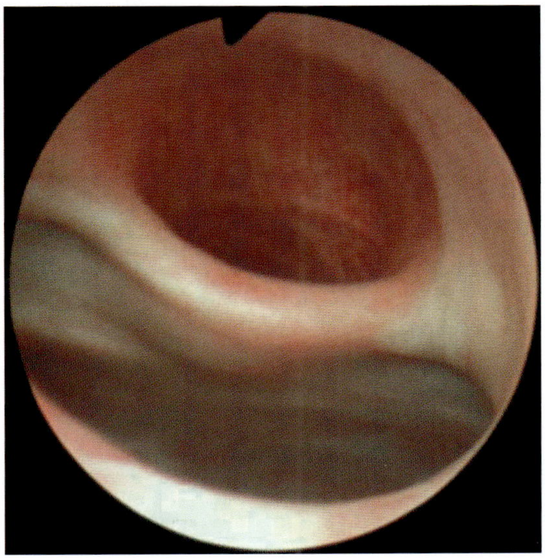

图 48-13 男性尿道镜下见尿道憩室开口，上方为正常尿道

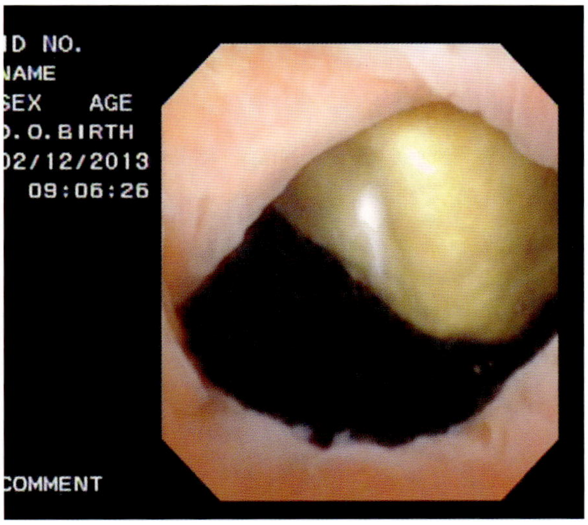

图 48-14 男性骨盆骨折后，软膀胱镜下见膀胱颈 12 点方向灰白色结石

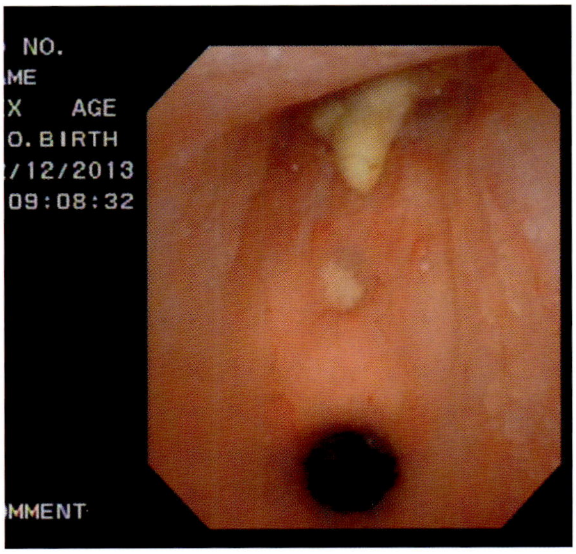

图 48-15 同一患者，软膀胱镜下见前列腺尿道腹侧突出的骨刺表面形成结石，下方为前列腺尿道及膀胱颈

炎患者可能伴有糖尿病等诱发因素，除了排尿困难，还可能伴有尿急、尿频、尿痛等炎症表现，同时伴有高热。排出性尿道结石患者伴有尿路感染的比例较低。

2. 上尿路结石

由于尿道结石多来自上尿路，需要明确是否存在尿路其他部位的结石，并积极寻找结石的诱因。可以行尿路B超、KUB及CT平扫检查。

3. 尿道狭窄及其他尿道疾病

怀疑尿道结石时，一定要考虑尿道狭窄、憩室等原发疾病，仔细询问有无外伤、留置尿管、尿道手术等病史。如存在这些可能，在进行尿道探子、膀胱尿道镜检查时，做好准备，避免造成尿道损伤，或重复操作。

五、治疗

尿道结石的治疗，取决于结石的部位、原发疾病以及病情急缓程度。

（一）后尿道结石

一般认为，后尿道结石的治疗可以设法将其推入膀胱，然后可以再择期进行碎石。将后尿道结石推入膀胱的办法包括用尿道探子、导尿管、膀胱镜等。使用尿道探子不能保证将结石推回膀胱，并有尿道损伤的可能。即使成功将结石推入膀胱，如不尽快碎石，结石有可能再次进入尿道。

建议采用留置尿管的方法，损伤较轻，即使不能将结石推回膀胱，可以缓解排尿困难及尿潴留以及泌尿系统感染等症状，为择期治疗创造充足时间。如果未能顺利留置尿管，又无急诊行膀胱镜的条件，或怀疑合并其他尿道异常而又暂时无法明确诊断，或患者因感染、身体状况差，可以行耻骨上膀胱穿刺造瘘。

推回膀胱的结石可以采用体外冲击波碎石，有报道成功率可以达到60%（El-Sharif et al., 1995）。

膀胱镜可将结石推回膀胱，最好准备碎石工具，同时行膀胱镜下碎石取石术。碎石工具采用钬激光、气压弹道、超声、液电以及大力碎石钳等。操作可以在镇痛、骶管麻醉或局麻下进行。如存在尿道狭窄，无法置入膀胱镜，可使用输尿管镜进行上述操作。同时进行尿道扩张。

（二）前尿道结石

将前尿道结石逆行推入膀胱几乎不可能，所以不要尝试将前尿道结石推回膀胱。可以注入润滑剂，如利多卡因凝胶，配合手法推挤，将结石排出。这种方法一般对于较小的光滑的球形结石可能有效（Kamal et al., 2004; Maheshwari et al., 2005），不适合于较大的结石及不规则结石。舟状窝结石，可以用前端较细的止血钳夹出，或夹碎，然后患者排尿冲出。

前尿道结石，尤其是尿道相对固定的尿道球部结石可以行原位体外冲击波碎石，有效率可以达到80%（Kamal et al., 2004），碎石的体位可以采用坐位。

前尿道结石可以行尿道镜下碎石取石。如存在尿道轻度狭窄膀胱镜置入困难，又因为尿道结石的存在，无法行尿道扩张，可以在输尿管镜下碎石。碎石工具推荐钬激光或气压弹道（图48-16～图48-22），不推荐液电碎石，容易对尿道黏膜造成损伤（Hayashi et al., 2007）。对于较小异物形成的结石，也可以在尿道镜下碎石后将异物取出。

尿道切开取石：对于较大尿道外口结石无法取出，尤其是合并尿道外口狭窄者，可以行尿道外口切开取石，同时行尿道外口成形术（图48-23、图48-24，图48-25）。前尿道其他部位的大块结石，尿道切开取石存在尿瘘的风

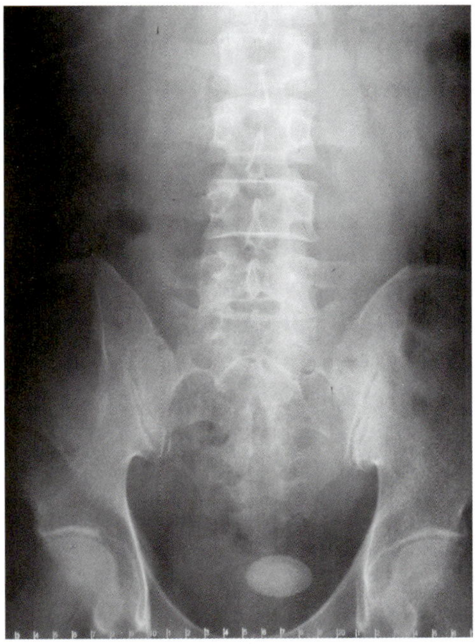

图 48-16　青年男性 KUB 平片，膀胱区可见椭圆形致密影，可疑膀胱结石

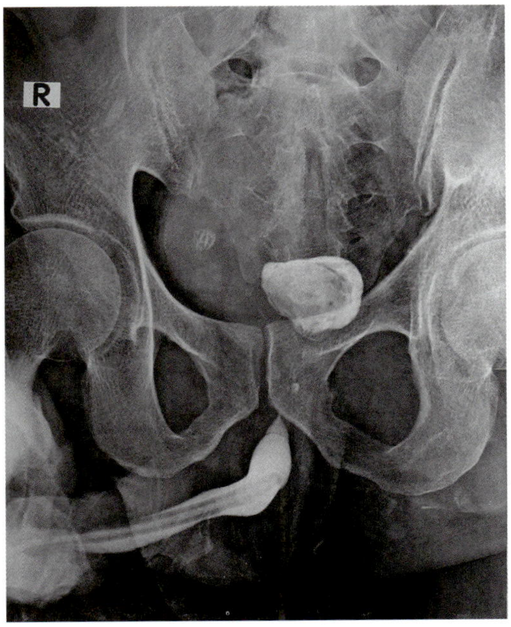

图 48-17　同一患者，尿道造影片，显示可疑尿道憩室及其内的结石，不易区别是否为膀胱结石

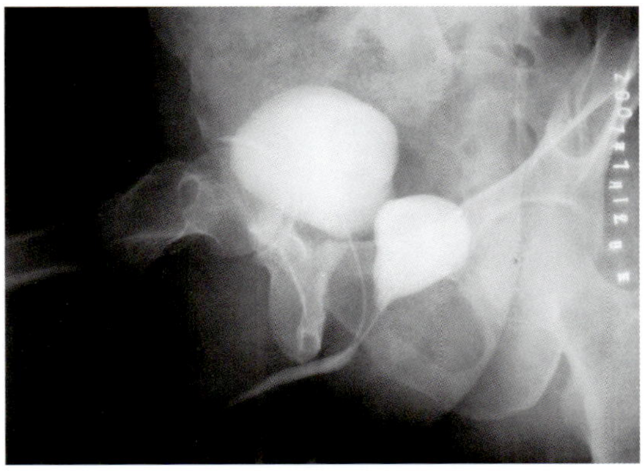

图 48-18　同一患者膀胱镜下膀胱及尿道憩室内分别留置导管，行膀胱尿道造影，显示膀胱及尿道憩室，结石位于憩室内

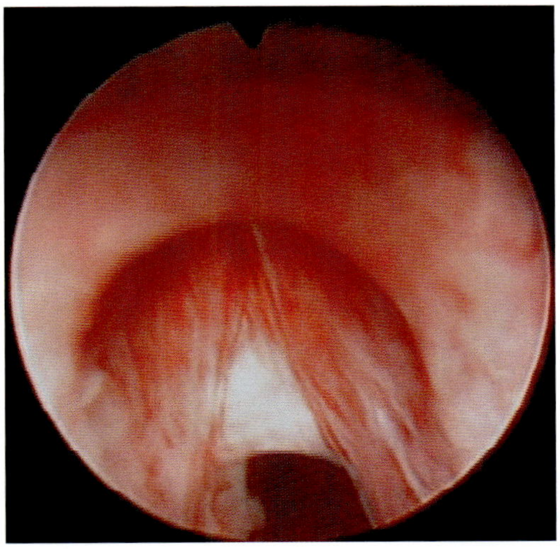

图 48-19　同一患者膀胱镜下见尿道膜部及尿道憩室开口，上方为尿道膜部

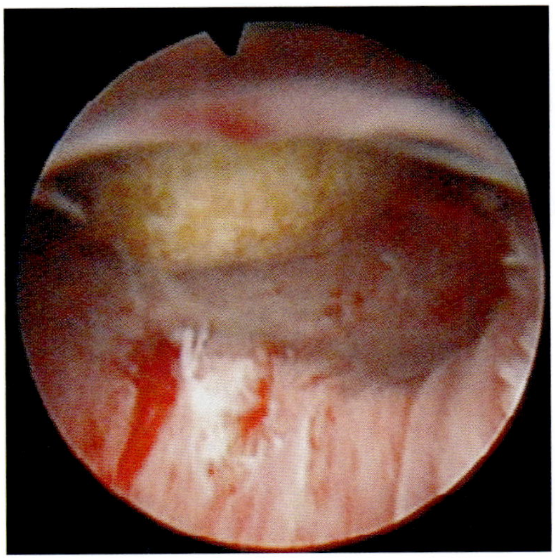

图 48-20　同一患者膀胱镜下见尿道憩室内的结石

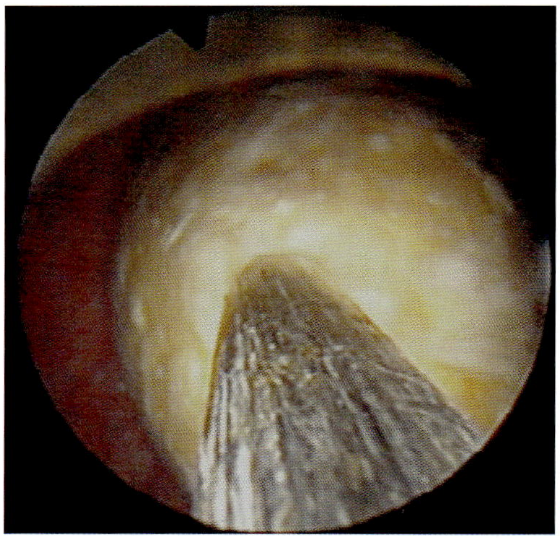

图 48-21　同一患者膀胱镜下尿道憩室结石气压弹道碎石术

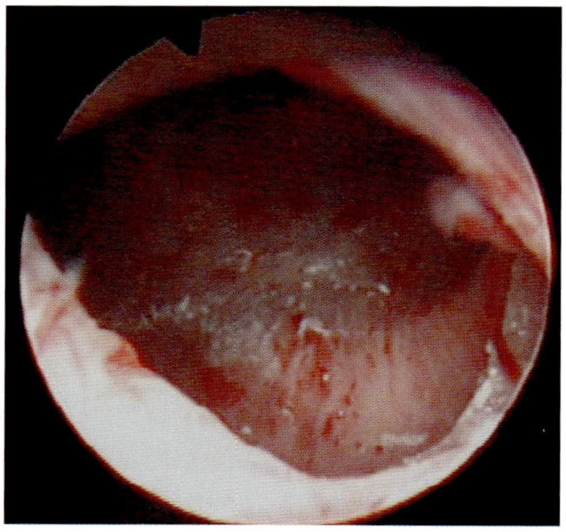

图 48-22　同一患者膀胱镜下尿道憩室结石取净后表现

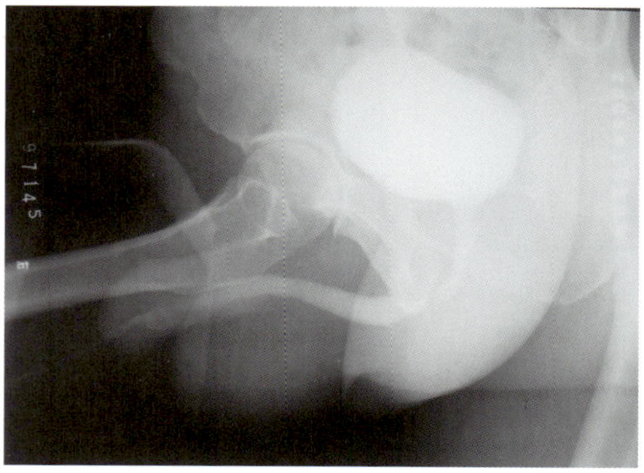

图 48-23　男性患者尿道造影片，排尿相显示尿道外口狭窄、近端尿道扩张

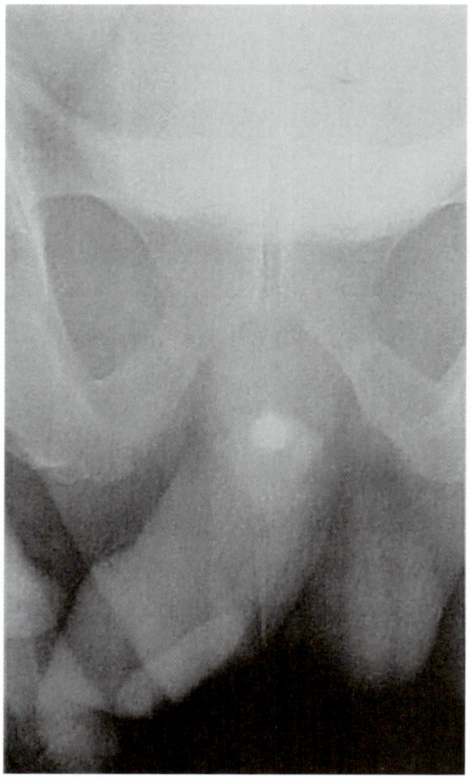

图 48-24　同一患者，另一次尿道造影片，注意接近尿道外口处似为长条状致密影，尿道狭窄合并前尿道结石

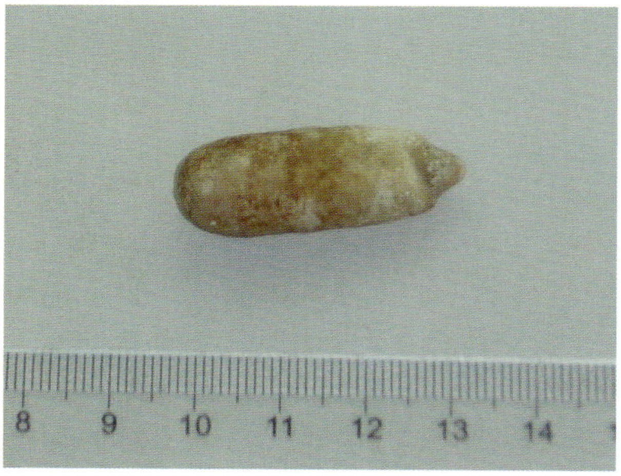

图 48-25　同一患者，尿道外口成形同时取出的前尿道结石，长度 3.2 cm

险。但在内镜技术普及的今天，已很少采用。在内镜技术不具备时，以及较大的尿道异物结石，可行尿道切开取石（Gokce et al., 2004）。

（三）原发性尿道结石

原发性尿道结石的治疗，重点是原发疾病的治疗。尿道狭窄、尿道憩室等合并结石，需要明确原发疾病的诊断，制订原发疾病的治疗方案，在尿道成形术或尿道憩室切除术同时取石。也有文章报道单纯碎石治疗（Susco et al., 2008），憩室切除与碎石也可以分期进行，以降低感染，改善局部条件，从而提高憩室切除的成功率（Singh et al., 2006）。

（王　刚）

参考文献

Beatrice J, Strebel RT. Giant calculi in urethral diverticula. Can Med Assoc J, 2008, 178:994.

El-Sharif AE, Prasad K. Treatment of urethral stones by retrograde manipulation and extracorporeal shock wave lithotripsy. Br J Urol, 1995, 76: 761-764.

Gokce G, Topsakal K, Ayan S, et al. Case report: nonobstructive giant urethral stone with two safety pins. Int Urol Nephrol, 2004, 36:65-66.

Hayashi Y, Yasui T, Kojima Y, et al. Management of urethral calculi associated with hairballs after urethroplasty for severe hypospadias. Int J Urol, 2007, 14:161-163.

Kamal BA, Anikwe RM, Darawani H, et al. Urethral calculi: presentation and management. BJU Int, 2004, 93:549-552.

Maheshwari PN, Shah HN. In-situ holmium laser lithotripsy for impacted ureteral calculi. J Endourol, 2005, 119:1009-1011.

Singh I, Hemal AK. Recurrent urethral hairball and stone in a hypospadiac: management and prevention. J Endourol, 2001, 15:645-647.

Singh I, Neogi S. Male anterior urethral diverticula with Cobb's collar and a giant stone. J Postgrad Med, 2006, 52:73-74.

Susco BM, Perlmutter AE, Zaslau S, et al. Female urethral diverticulum containing a calculus: a case report. WV Med J, 2008, 104:15-16.

Verit A, Savas M, Ciftci H, et al. Outcomes of urethral calculi in patients in an endemic region and an undiagnosed primary fossa navicularis calculus. Urol Res, 2006, 34:37-40.

Wein AJ, Kavoussi LR, Partin AW, Peters CA. Campbell-Walsh Urology. 11th edition. Elsevier, 2016.

第四十九章

尿道异物

尿道是泌尿系统与外界相通的唯一器官，绝大多数泌尿系统的异物都是人为经由尿道外口放入的（van Ophoven et al., 2000）。当异物滞留在尿道内即称为尿道异物。尿道异物的发生少于膀胱异物，发病率居第二位，男性更为多见。

一、形成机制

异物可通过三种途径进入并停留于尿道内。

（一）经尿道外口

通常为主动经尿道外口放入异物，也可由性伴侣放入或遭他人强行放入。男性更多见，多为无配偶者，文化程度相对较低（韩曙光，2000）。

自行放入异物的患者心理动机包括：①好奇：常见于儿童或青少年，出于对自身身体结构或性的好奇，而又缺乏人体生理解剖知识，用一些物品进行尝试。②自慰：常见于性活跃期的单身青壮年，由于缺乏性知识、性生理卫生教育，而用各种物品作为手淫工具刺激外生殖器，达到获得性快感的目的。③解除瘙痒或排尿困难：此类患者多有尿道炎、前列腺增生或尿道狭窄等基础疾病，因医疗条件不便或忌讳就医而尝试自行用棒状物品捅戳尿道以期解除瘙痒或梗阻，但操作不当导致异物脱落。④避孕或流产：部分女性希望达到避孕或流产目的，但缺乏生理及医学知识，自行尝试将异物放入阴道时误入尿道。由他人放入异物的目的通常是故意伤害或戏弄等（韩曙光，2000; van Ophoven et al., 2000）。

异物可因滑落或断裂而滞留在尿道内。当异物放入尿道进入一定深度后，因异物刺激尿道括约肌引起强烈收缩，其产生较强的推动和牵拉力，促使异物逐渐进入后尿道或膀胱，由于男性尿道较长且弯曲的解剖结构特点，有些异物特别是锐性或杆状物就留在了后尿道（吴阶平，2004）。

尿道异物种类五花八门。常见异物包括缝衣针、铁钉、电线、笔芯、发卡、蜡烛、植物的茎甚至小型动物等（王保春等，2003）。

（二）经膀胱

已经进入膀胱的异物可在随后的排尿过程中随尿液排出，但因男性尿道细长弯曲，容易嵌顿滞留在尿道内而不能排出体外或退入膀胱，产生尿道异物。

（三）经手术或开放性损伤

尿路手术或操作后可能在尿道内留存异物，如丝线、破裂的尿管碎片或损坏的医用器械残块等。有时移位的医用材料也会成为尿道异物，如DJ管移位脱落并随排尿梗阻在尿道，前列腺根治术中使用的Hemolok结扎夹偶尔会从膀胱尿道吻合口侵蚀进尿道而形成尿道内异物。

二、临床症状

(一)疼痛、血尿

异物进入尿道后即可引起疼痛，排尿时疼痛可加重。尿痛是尿道异物最常见的症状，可以表现为尿道、阴茎或耻骨后区域疼痛(Palmer et al., 2016)。尿道异物引起尿痛等症状的发生几率和严重程度明显高于膀胱异物。尿道损伤后可引起尿道滴血或血尿。

(二)排尿困难

异物滞留于尿道内可阻塞尿道，影响尿液排空。或因排尿时疼痛加重而不敢排尿。尿道内异物长期存留可导致结石或肉芽肿形成，堵塞尿道造成排尿困难。

(三)感染症状

异物可引起膀胱炎、尿道炎，出现尿频、尿急、尿痛、血尿等尿路症状。如并发尿道周围软组织感染或尿道周围脓肿，则可能出现全身或局部感染症状。部分隐瞒病史的患者，仅以感染症状就诊，常按非特异性膀胱炎治疗，效果不佳，需引起注意(雷国林等，2000)。

(四)其他

异物长期存在，感染破坏尿道形成瘘或窦道，可出现相应症状。若尿道内异物穿破尿道，也可出现相应症状。

三、并发症

(一)感染

因外源性异物进入尿道或膀胱，可导致泌尿系感染。若异物穿破尿道或形成尿瘘可导致尿道周围软组织感染或尿道周围脓肿。感染严重者可导致脓毒血症和 Fournier 坏疽。取异物操作前后也需要给予抗生素预防感染，建议应用覆盖革兰阴性菌的抗生素至少一周(Palmer et al., 2016)，必要时加用破伤风抗毒素。

(二)结石

尿道内嵌顿的异物可作为核心逐步包裹形成尿道结石，也可延续至膀胱形成巨大的膀胱结石。

(三)尿道狭窄

尿道异物造成尿道损伤、感染，可继发尿道狭窄。尤其有多次置入异物史的患者可能形成假道而增加尿道狭窄的风险。异物嵌顿尿道或取异物时操作不当都可增加继发尿道狭窄的风险(Cristina et al., 2016)。选择合理的取出方式，轻柔操作，适当留置尿管可降低远期尿道狭窄的几率。出现尿道狭窄后可根据情况选择尿道扩张或修复手术。

(四)尿瘘

异物可直接穿透或感染腐蚀阴茎阴囊皮肤，形成尿瘘(王金等，2011)。

四、诊断

(一)病史

患者多可提供明确的置入尿道内异物的病史，部分患者因心理原因隐瞒病史或遗忘不能提供明确病史。还需要了解患者既往是否有曾置入尿道异物的病史及相关治疗史。需要尽可能全面了解置入异物的时间、类型、大小和数量等信息。

（二）查体

尿道内异物多可通过触诊扪及，可以通过触诊初步了解尿道异物的性质、大小、形状、位置和活动度。女性患者怀疑有膀胱异物者建议行阴道检查以除外阴道异物，并可协助确定尿道异物深度。

（三）影像学检查

多数异物可在 X 线下显影，故骨盆区 X 线平片检查可作为筛查异物的首选检查（Palmer et al., 2016）。若异物不显影或异物嵌入较深或考虑存在其他副损伤时可行 B 超（李桂彩等，2002）或 CT 检查（Cristina et al., 2016）。

（四）尿道膀胱镜检查

尿道膀胱镜检查可直观地了解尿道内异物及尿道损伤情况，对于嵌顿性异物或引起明显肉眼血尿考虑尿道损伤的患者尤其适合，并且多数异物可同时经膀胱镜取出（Palmer et al., 2016）。

五、治疗

（一）排尿排出

部分球形且表面光滑的小异物（如豆类）可嘱患者多饮水憋尿，随后在排尿过程中可能自行排出。

（二）直接取出

不能自行排出的位于前尿道的异物，如果表面光滑、活动度较大，可局部润滑或麻醉后由阴茎根部逐渐施加压力来将异物推挤到近尿道外口处，再挤出或用止血钳夹出。

（三）尿道膀胱镜

对于异物较大、活动度欠佳或引起明显肉眼血尿的患者提示尿道损伤，建议先行尿道镜检查，再考虑经由尿道镜直视下原位取出尿道内异物，或将尿道内异物推至膀胱后再经由膀胱镜取出。取出时根据异物大小及形状选择合适的器械，常用膀胱镜或输尿管镜观察，用异物钳或套石篮进行抓取。取出过程中注意异物的尖端及尖锐边缘，尽量减少对尿道的损伤程度。对于体温计等较粗大、坚硬或易碎异物，可用肾镜经尿道取出（范志强等，2007）。对于合并结石的异物可先通过输尿管镜或肾镜进行碎石，再通过内窥镜取出异物。

（四）开放手术

对于体积较大或边缘锐利的异物，或异物存留时间长而形成巨大结石的患者，可考虑开放手术取出。可根据异物的具体位置，嵌顿程度选择耻骨上膀胱切开取异物或经会阴尿道切开取异物或采用两种入路结合的方式。也有腹腔镜膀胱切开取异物的报道（van Ophoven et al., 2000）。也可采用开放手术联合尿道膀胱镜的方式。对于尿道内尖锐异物（如缝衣针），也可抵住针尾，背屈阴茎同时按压尿道腹侧皮肤，使针尖穿通尿道后用止血钳拔出（关有良等，2007）。

（五）精神心理治疗

自行放入尿道异物患者的心理动机包括好奇、寻求性快感、精神心理异常、自行解决尿道狭窄或排尿困难、避孕等。当患者发现异物深入尿道或膀胱而不能自行取出时，会表现出恐惧、懊悔、自卑、自责，并在一定程度上羞于描述病史甚至恐惧就医。对于这类患者要在相对私密的环境下耐心细致地追问病史，了解患者心理，取得患者信赖，缓解患者的顾虑和思想压力，尽量全面客观地了解患者放入异物的动机，找到根源，分析危害，普及生理卫生及医学常识，积极治疗良性前列腺增生等基础疾病，纠正心理疾患，避免重蹈覆辙。部分患者的行为还受到社会、经济、文化、地域等诸多因素影响，及时有效的心理关怀和治疗也是整体化治疗的重要组成部分。部分患者的精神心理问题没有纠正，可能导致反复多次放入尿道异物，有报道 22% 的患者置入尿道异物达 2 次以上（Palmer et al., 2016）。尿道异物是心理行为异常导致的躯体疾病，是一种可预防的疾病，通过对患者的精神心理治疗和医学知识普及可以有效减少其复发。

（蔡 林）

参考文献

范志强, 李启忠, 丁德刚, 等. 膀胱及尿道异物分析. 医药论坛杂志, 2007, 28(3): 55-56.

关有良, 张春阳, 顾秀平, 等. 6例尿道异物(缝衣针)徒手取出法报告. 辽宁医学院学报, 2007, 28(1): 67.

韩曙光. 158例尿道及膀胱异物患者致病行为分析. 中国行为医学科学, 2003, 12(2):183.

雷国林, 周虹, 陈仕君. 膀胱尿道异物22例报告. 华西医学, 2000: 2.

李桂彩, 王春光. 经直肠及经体表超声诊断男性尿道异物1例. 中国超声诊断杂志, 2002, 3(9): 693.

王保春, 邓敏, 蓝宝琼, 等. 水蛭经尿道外口进入小儿膀胱二例. 中华急诊医学杂志, 2003, 12(12): 832.

王金, 赵勇, 王慕文, 等. 前尿道异物伴尿瘘误诊及微创治疗1例报告并文献复习. 泌尿外科杂志(电子版), 2011, 3(3): 41-42.

吴阶平主编. 吴阶平泌尿外科学. 济南: 山东科学技术出版社, 2004: 1945.

Palmer CJ, Houlihan M, Psutka SP, et al. Urethral foreign bodies: clinical presentation and management. Urology, 2016, 97:257-260.

Van Ophoven A, deKernion JB. Clinical management of foreign bodies of the genitourinary tract. J Urol, 2000, 164(2):274-287.

尿道其他疾病

一、尿道旁腺囊肿

尿道旁腺最早为法国外科医生 Alphonse Guérin 所描述，苏格兰妇产科医生 Alexander Skene 在 1880 年首次在西方医学文献中对其进行报道，所以尿道旁腺又称为 Skene 腺（Skene, 1880），也称为前庭小腺。其位于阴道前壁，尿道末端附近，通过导管汇入末端尿道或尿道外口两侧，属于女性的泌尿生殖器官（图 50-1）。腺体为软组织所包裹，在性刺激时会充血胀大并向阴道前壁凸出。从胚胎学角度来看，尿道旁腺与男性的前列腺组织来源相同，所以尿道旁腺也被看作女性的前列腺。与尿道旁腺相关的疾病包括：尿道旁腺炎及尿道旁腺囊肿，皆与腺导管堵塞有关。

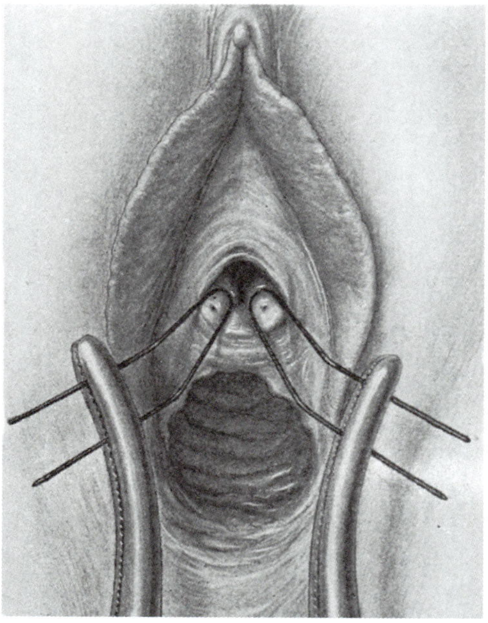

图 50-1　尿道旁腺及其导管开口

尿道旁腺囊肿与脓肿属于类似的病变，其鉴别诊断有赖于临床表现及体格检查。二者均表现为尿道外口侧后方小的囊性肿物，尿道旁腺脓肿往往伴有明显的触痛及炎性反应。部分患者在挤压肿物时，自导管开口可有脓性液体流出。尿道旁腺囊肿还需与尿道憩室、异位输尿管、巴氏腺囊肿、阴道脱垂、尿道旁腺癌等进行鉴别。该病变与尿道憩室的区别在于其不与尿道腔相通。通过体格检查往往能够将尿道旁腺囊肿与尿道憩室进行鉴别：尿道旁腺囊肿发生于尿道远端，往往导致尿道外口推挤移位（图 50-2）；而尿道憩室往往发生于尿道的近 2/3。如诊断困难，可以行 MRI 检查或尿道造影以帮助鉴别。此外，可见尿道旁腺腺癌的个案报道，因为女性尿道旁腺组织起源与男性前列腺相同，所以可以出现 PSA 升高，而在术后恢复正常（Ueda et al., 2012）。尿道旁腺囊肿在新生儿、中青年女性中并不少见，需要给予关注。

尿道旁腺囊肿很少导致显著临床症状，但当囊肿直径大于 2 cm 或合并感染时，可以导致排尿困难、尿痛、梗阻症状、性生活障碍等，进而导致患者寻求治疗（Miller, 1984）。小的囊肿一般观察即可，而对于体积较大或有临床

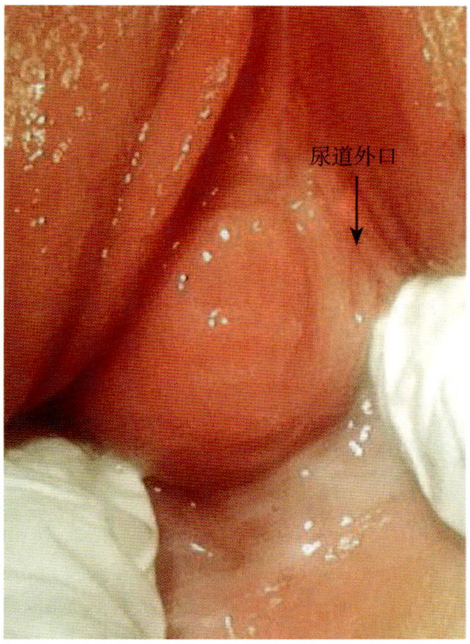

图 50-2 尿道旁腺囊肿推挤尿道外口移位

症状的囊肿可以行囊肿切除，感染严重者可考虑切开引流。

二、尿道肉阜

尿道肉阜是位于尿道外口的外生性息肉样良性病变，是女性尿道最常见的疾病。其主要发生于绝经后女性，偶尔发生于绝经前及青春期前女性，也见发生于男性的个案报道（Karthikeyan et al., 2002; Kim et al., 1993; Sriprasad et al., 2003）。

尿道肉阜的病因尚不清楚。其主要因尿道远端黏膜脱垂形成，最常见于尿道外口后唇黏膜。绝经后雌激素缺乏导致的尿路上皮萎缩是其诱发因素，而发生于脱垂裸露黏膜的慢性炎症则可能是导致其增大、出血、坏死的原因。

在组织病理学上，尿道肉阜由中央血管、疏松结缔组织以及表面被覆的增生尿路上皮或鳞状上皮构成（Kaufman, 1994; Palmer et al., 1948）。在长期慢性刺激下，黏膜脱垂部分可伴有明显的炎症浸润。间质部分可伴有不同程度的水肿、血管生成、红细胞外溢及纤维化；扩张的血管中可含有机化的血栓（Conces et al., 2012）。尿道肉阜可以分为三型：肉芽肿型、乳头状瘤型、血管瘤型（Becker, 1975）。

尿道肉阜通常无任何临床症状，而在外阴体检时发现。在一项研究中，对 850 例尿失禁的女性患者进行体检时，发现约 6% 的患者合并有无症状的尿道肉阜，而且所有的病灶直径都小于 1 cm（Ozkurkcugil et al., 2010）。

部分患者因为自行触及尿道外口肿物而就诊，其他的症状还包括：镜下血尿、出血、绝经后滴血、尿痛、排尿困难等。

尿道外口（尤其常见于后唇）呈息肉样或结节样外突隆起型肿物，可有蒂或无蒂，外观呈粉色或红色（图 50-3）。肿物直径大多小于 1 cm，质软，表面可有出血及溃疡。如有血栓形成可表现为紫色或黑色。

活检对于诊断并非必需，但如肿物形态不规则、质硬、固定，尤其考虑恶性可能时则

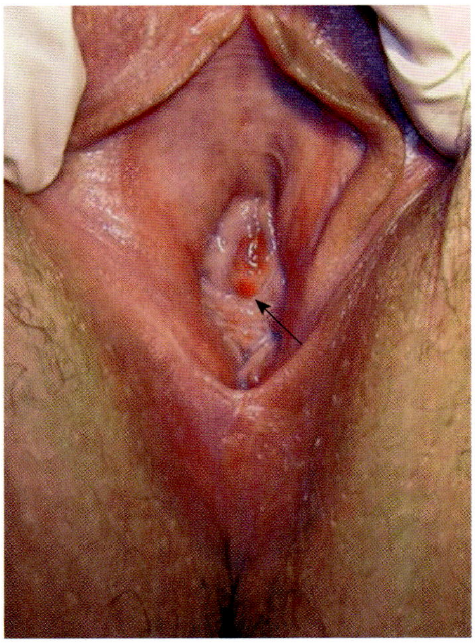

图 50-3 尿道肉阜（箭头所指处）

需活检以明确诊断。对于有血尿症状者需要进行相关检查除外合并其他泌尿系统疾病所致血尿。

一般根据体格检查的典型表现即可确诊，如考虑恶性病变应行组织活检。需要鉴别的疾病包括：尿道癌、尿道旁腺囊肿、黑色素瘤、平滑肌瘤、尿道静脉曲张、血管瘤、尖锐湿疣、转移性病灶、纤维上皮息肉、结核等。

尿道肉阜的治疗可根据患者有无临床症状来区别对待。对于无症状的患者，可以观察，无需处理。而对于有症状的患者：一线治疗为雌激素软膏局部涂抹，持续用药 2～3 个月。每次0.3 mg（约指尖大小），初始2周每日一次，尔后每周 2 次用够疗程。对于尿道肉阜体积较大或一线治疗后症状不缓解的患者，推荐在麻醉下（区域阻滞或局部麻醉）行肿物切除。而对于复发性尿道肉阜，可以手术切除或尝试雌激素软膏保守治疗。

（张崔建）

参考文献

Conces MR, Williamson SR, Montironi R, et al. Urethral caruncle: clinicopathologic features of 41 cases. Hum Pathol, 2012, 43:1400.

Kaufman RH. Benign diseases of the vulva and vagina, 4th edition. Louis: Mosby, 1994.

Palmer JK, Emmett JL, McDonald JR. Urethral caruncle. Surg Gynecol Obstet, 1948, 87:611.

Becker LE. Urethral caruncle: a herald lesion for distal urethral stenosis? J Natl Med Assoc, 1975, 67:228.

Itani M, Kielar A, Menias CO, et al. MRI of female urethra and periurethral pathologies. Int Urogynecol J, 2016, 27(2): 195-204.

Karthikeyan K, Kaviarasan PK, Thappa DM. Urethral caruncle in a male: a case report. J Eur Acad Dermatol Venereol, 2002, 16:72.

Kim KK, Sin DY, Park HW. Urethral caruncle occurring in a young girl--a case report. J Korean Med Sci, 1993, 8:160.

Miller EV. Skene's duct cyst. J Urol, 1984, 131:966.

Ozkurkcugil C, Ozkan L, Tarcan T. The effect of asymptomatic urethral caruncle on micturition in women with urinary incontinence. Korean J Urol, 2010, 51:257.

Skene A. The anatomy and pathology of two important glands of the female urethra. Am J Obstet Dis Women Child, 1880, 13: 265-270.

Sriprasad S, Kooiman GG, Hopster D, Muir GH. Urethral caruncle in a man. BJU Int, 2003, 92 Suppl 3:e 68.

Ueda Y, Mandai M, Matsumura N, et al. Adenoid cystic carcinoma of skene glands: a rare origin in the female genital tract and the characteristic clinical course. Int J Gynecol Pathol, 2012, 31(6): 596-600.

第九篇

阴　茎

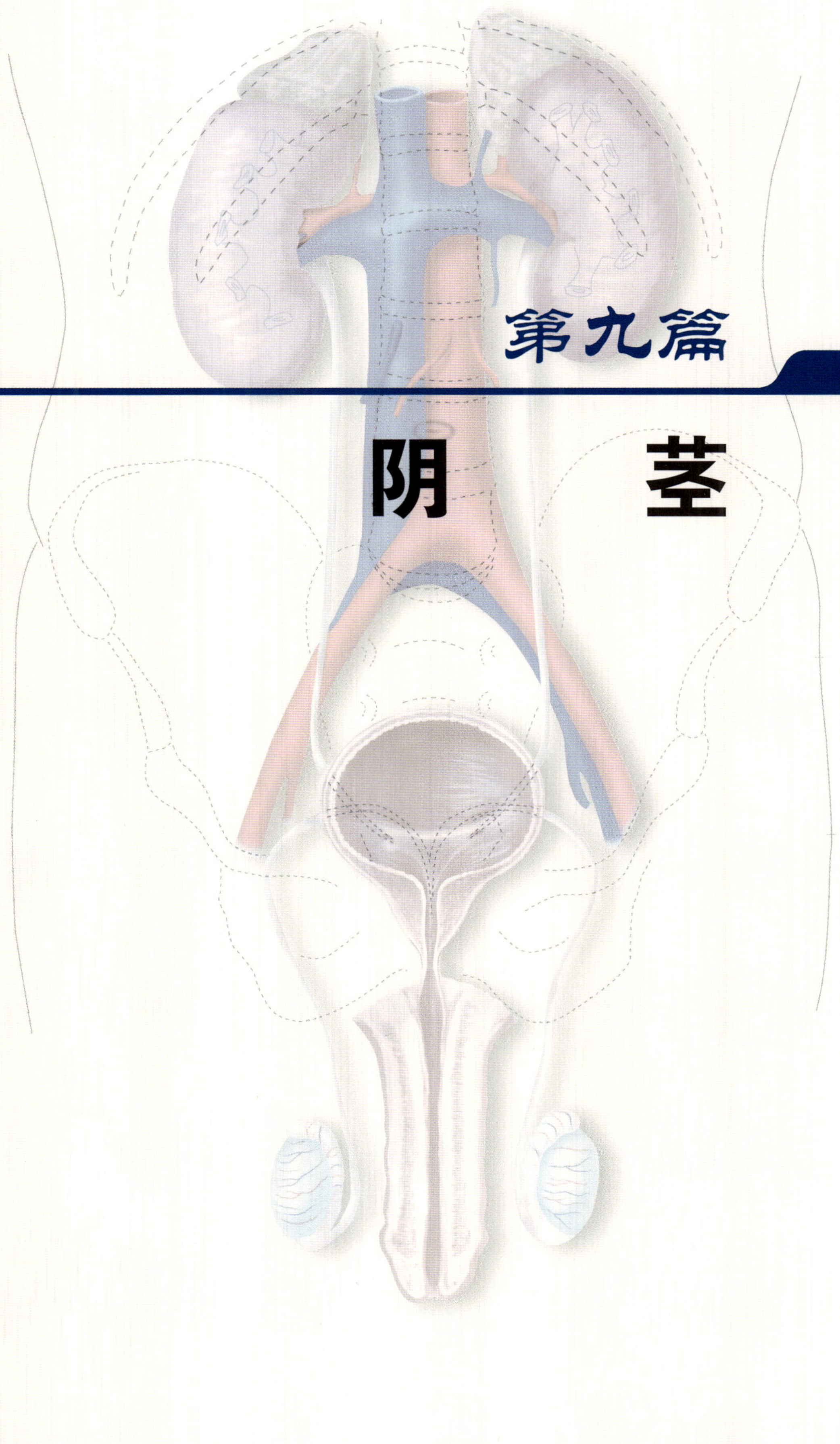

第五十一章

阴茎解剖和生理

第一节　阴 茎 解 剖

一、阴茎的构成

阴茎由 3 条圆柱状结构构成：一对阴茎海绵体和一条尿道海绵体（尿道走行其中），表面覆盖疏松皮下组织和皮肤。阴茎的疲软长度由海绵体平滑肌的收缩状态决定，因此差异很大，取决于情绪和外界温度。一项研究测量从阴茎耻骨结合处到阴茎头的阴茎长度，疲软为 8.8 cm，拉伸为 12.4 cm，勃起为 12.9 cm，年龄和疲软阴茎的尺寸都不能准确预测阴茎长度（Wessells et al., 1996）。在另一项研究中，作者认为 15% 的成年男性在勃起时有下弯，40% 的男性勃起角度小于 45°，勃起长度更短（11.4 ~ 14.1 cm）（Sparling，1997）。从那以后，还有来自不同国家的更多报道（表 51-1-1）（Awwad et al., 2005），但目前缺少中国男性的阴茎长度报道。关于阴茎的形态和勃起，一项研究显示在勃起过程中阴茎屈曲力量不仅取决于海绵体内压力，也取决于阴茎的几何形状和勃起组织的特性。因此推断阴茎血流动力学正常但没有足够硬度的患者应该检查阴茎的结构。

表 51-1-1　阴茎长度

作者	报告年份	样本量	年龄（范围）	疲软长度（cm）	拉伸（S）或勃起（E）长度（cm）	国家
Kinsey	1948	2770	20 ~ 59	9.7	15.5（E）	美国
Bondil	1992	905	17 ~ 91	10.7	16.74（S）	法国
Da Ros	1994	150	NA	NA	14.5（E）	巴西
Wessells	1996	80	21 ~ 82	8.85	12.45（S），12.89（E）	美国
Ponchietti	2001	3300	17 ~ 19	9	12.5（S）	意大利
Ajmani	1985	320	17 ~ 23	8.16	NA	尼日利亚
Schneider	2001	111	18 ~ 19	8.6	14.48（E）	德国
		32	40 ~ 68	9.22	14.18（E）	
Awwad	2003	271（N）	17 ~ 83	9.3	13.5（S）	约旦
		109（ED）	22 ~ 68	7.7	11.6（S）	

E，勃起长度；ED，勃起功能障碍；N，正常；NA，无；S，拉伸长度。

（一）海绵体白膜

白膜给阴茎提供巨大的弹性、硬度和组织强度。包裹海绵体的白膜是由一个具有多个亚层的双层结构组成（图 51-1-1）。内层纤维束支持和包裹着海绵体组织，呈环形排列。从内层辐射出来的是海绵体内柱体，作为扩张隔膜的结构，并为勃起组织提供必要的支持。外层纤维束呈纵向排列，从阴茎头一直延伸到近端海绵体脚，它们插入耻骨下支，但在 5 点、7 点位置缺乏。相反，尿道海绵体缺乏外层结构或海绵体内结构，从而保证勃起过程中尿道海绵体处于低压状态。

白膜由弹性纤维组成，弹性纤维不规则排列形成格子样的网络，胶原纤维就位于其中。白膜的具体组织构成随解剖位置和功能而不同。旋静脉在内层和外层中间走行短的距离，常常倾斜地穿出外层束。然而，海绵体动脉和给海绵体提供额外血供的背动脉分支却是更直接地走行，由动脉周围软组织鞘所包裹，从而防止在勃起时白膜对动脉的压迫。

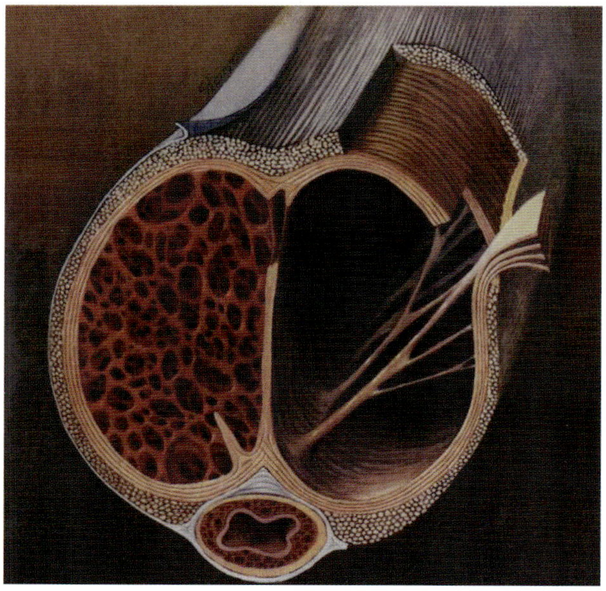

图 51-1-1 阴茎的横断面图，描绘了内环和外纵白膜纤维层以及海绵体内小梁。纵行纤维层在腹侧容纳尿道海绵体的沟内是缺乏的

白膜的外层结构在勃起过程中对静脉的压迫有着额外的作用，这在很大程度上决定着白膜的厚度和强度的差异。在 6 点和 7 点位置之间，白膜的厚度为（0.8 ± 0.1）mm，9 点位置为（1.2 ± 0.2）mm，11 点位置为（2.2 ± 0.4 mm。在 3 点、5 ~ 6 点和 1 点位置，白膜厚度几乎是镜像一致的。

插入前测量 6 ~ 7 点间白膜的压力达（0.6±0.2）× 10^7 N/m^2，9 点位置为（3.0±0.3）× 10^7 N/m^2，11 点位置为（4.5±0.5）×10^7 N/m^2。白膜的力量和厚度与位置有显著的统计学相关性。最易受伤的区域是位于腹侧的沟槽（5~ 7 点位置），此处缺乏纵行的外层纤维束；绝大多数的假体穿孔发生在这个位置（Hsu et al., 1994）。

白膜是由纤维胶原组成（最主要是 Ⅰ 型胶原，也有 Ⅲ 型胶原），弹性纤维相互交织排列。尽管胶原比钢铁有更好的抗拉强度，但仍然是不能弯曲的。相反，弹力蛋白可以被拉伸 150%。正是弹力蛋白可以使白膜扩展，帮助拉伸阴茎长度。

阴茎外部的支持结构为两条韧带：系带和悬韧带。系带来源于 Colles 筋膜，表浅，位于尿道外口下方，与阴茎海绵体白膜不相连。悬韧带来自于 Buck 筋膜，由 2 条外侧束和 1 条包绕阴茎背深静脉的中央束组成。悬韧带的功能就是将阴茎海绵体白膜连接于耻骨，从而给阴茎的活动部分提供一个支持。那些先天性缺陷或做过“阴茎延长”手术患者的勃起阴茎可能不稳定或下垂。

（二）阴茎海绵体、尿道海绵体和阴茎头

阴茎海绵体由 2 条海绵状、成对的圆柱体组成，包裹在厚厚的白膜里。它们的远端称为阴茎脚，发自耻骨坐骨支的底部，为 2 个独立

的结构，但在耻骨弓下方合并，一直到达阴茎头。2 条阴茎海绵体中间的中隔在人类中是不完整的，但有些物种是完整的，如狗。

阴茎海绵体由一个纤维骨架支持，它包括白膜、中隔、海绵体内柱体、海绵体内纤维框架和动脉周围及尿道周围纤维鞘。海绵体内框架可以显著增加海绵体的力量。在白膜内是由平滑肌小梁分隔的相互连接的血窦，平滑肌小梁由弹性纤维、胶原和疏松的网状组织包绕。终端的海绵体神经和旋动脉与平滑肌密切相关。 每一条阴茎海绵体都是由血窦组成，中间粗外周细。在疲软状态下，血液缓慢从中央分布到外周血窦，血气水平类似静脉血。但在勃起状态下，动脉血同时快速进入中间和外周血窦，使海绵体内血气水平达到动脉血水平。

尿道海绵体和阴茎头的结构与阴茎海绵体的结构相似，除了血窦更大；白膜更薄（只有环形纤维层），在阴茎头处则没有白膜。

二、阴茎的血供和神经支配

（一）动脉

阴茎的血液供应通常来自于髂内动脉的分支阴部内动脉（图 51-1-2）。在很多情况下会存在来源于髂外动脉、闭孔、膀胱和股动脉的附属动脉，有时附属动脉可能是阴茎海绵体的主要甚至是唯一的供应动脉。一项来自 20 具新鲜尸体的解剖研究，Droupy 及其同事报道了阴茎的动脉供应有 3 种模式：模式 1 完全来自于阴部内动脉（3/20），模式 2 同时来自于附属动脉和阴部内动脉（14/20），模式 3 完全来自于阴部动脉的附属动脉（3/20）（Droupy et al., 1997）。在耻骨后前列腺癌根治术时小心地保护附属阴部动脉有助于保护和加速性功能的恢复。

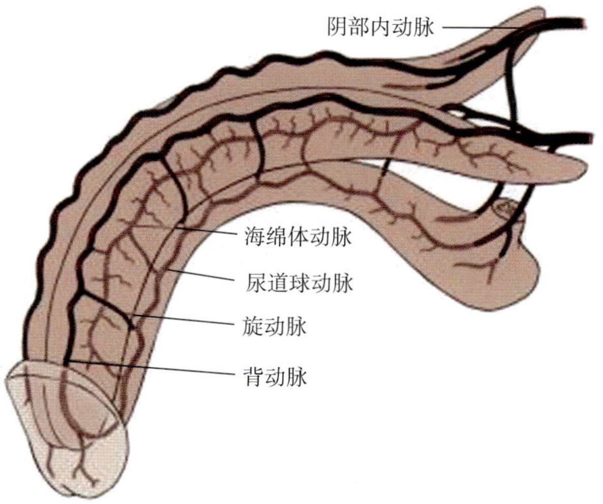

图 51-1-2 阴茎的动脉供应

阴部内动脉在向会阴发出分支后成为主要的阴茎动脉。阴茎动脉有 3 支，分别是阴茎背动脉、尿道球动脉和阴茎海绵体动脉。这 3 条动脉在远心端靠近阴茎头处汇合形成一个血管环。阴茎背动脉负责在勃起时阴茎头的充血，尿道球动脉供应尿道球部和尿道海绵体，海绵体动脉影响了阴茎海绵体的膨大，在阴茎的脐部进入海绵体内，此处阴茎分叉成 2 支。海绵体动脉在走行过程中发出很多旋动脉，来供应小梁状的勃起组织和血窦。这些旋动脉在阴茎疲软状态下是收缩和扭曲状的，而在勃起时扩张和变直。

（二）静脉

3 条海绵体回流的静脉来源于紧贴白膜的外周静脉窦形成的小静脉。这些静脉走行于白膜和外周静脉窦之间的小梁内形成白膜下静脉丛，进而形成导静脉（图 51-1-3）。白膜外的静脉回流如下。

1. 皮肤和皮下组织

多条浅静脉走行于皮下，在靠近阴茎根部汇合形成一条（或 1 对）背浅静脉，随后引流

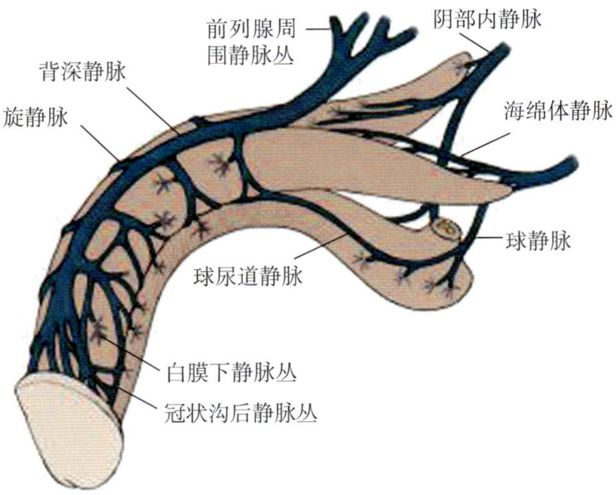

图 51-1-3　阴茎静脉回流 AR

入大隐静脉。有时，背浅静脉也可能会引流一部分阴茎海绵体的血流。

2. 阴茎悬垂部

来自阴茎海绵体和尿道海绵体的导静脉在背侧引流至背深静脉，外侧引流至旋静脉，腹侧引流至尿道周围静脉。从冠状沟开始多条静脉通道汇合形成背深静脉，主要引流阴茎头和阴茎海绵体远端 2/3 的血流。背深静脉通常是 1 根，但有时会不止 1 根，上行至耻骨联合后方加入前列腺周围静脉丛。也有小的静脉管道与两条阴茎背动脉伴行。此外，还有很多静脉纵向走行于白膜的内、外层纤维束之间，就近加入背深静脉或前列腺静脉丛。当背深静脉被结扎后，这些静脉可能会成为静脉性勃起功能障碍静脉瘘复发的原因。

3. 阴茎耻骨下部

引流近端海绵体的导静脉汇合形成海绵体静脉和旋静脉。这些静脉汇入来自尿道球部的尿道周围静脉形成阴部内静脉。这 3 套静脉系统相互之间有不同程度的交通。事实上，这些静脉系统在数量、分布和终止的变化是常见的。

（三）勃起和疲软的血流动力学和机制

1. 阴茎海绵体

阴茎的勃起组织，尤其是海绵体平滑肌和小动脉和动脉壁的平滑肌，在勃起过程中起着关键作用。在疲软状态时，这些平滑肌处于强直收缩状态，只允许少量动脉血流进入以维持营养，血液的氧分压（PO_2）大约是 35 mmHg。处于收缩状态的疲软阴茎在冷天和注射去氧肾上腺素后会进一步收缩。

性刺激可诱发海绵体神经末梢释放神经递质，从而导致这些平滑肌的松弛和以下变化（图 51-1-4）：①通过增加收缩和舒张期血

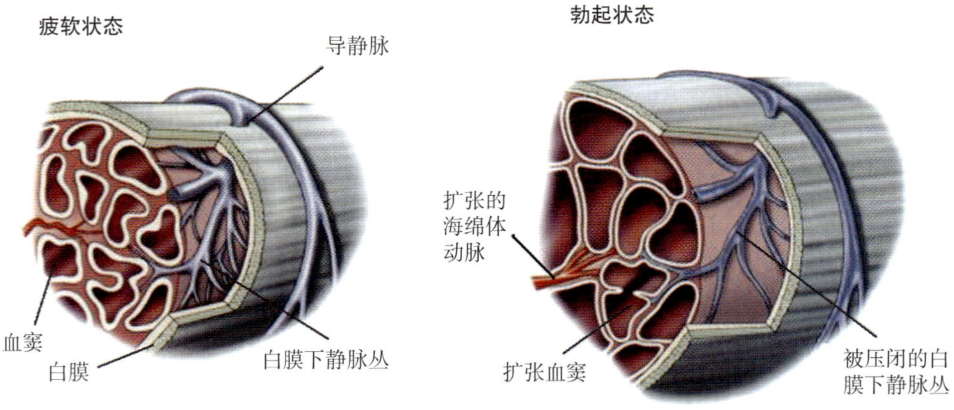

图 51-1-4　阴茎勃起机制。疲软状态下，动脉和血窦收缩，血窦间和白膜下静脉丛开放，导静脉血液自由流出；在勃起状态下，血窦壁和动脉壁松弛，允许动脉血最大限度流入填充血窦，血窦和白膜充分扩张，血窦间静脉被最大限度压闭，流出的血流减少到最低限度

流量来使小动脉和动脉扩张；②通过扩张血窦来诱导更多的血液进入；③压迫位于白膜和外周血窦之间的白膜下静脉丛来减少静脉血流；④尽量拉伸白膜来压迫内环和外纵层之间的导静脉，使静脉流出进一步减少至最少；⑤ PO_2（达到 90 mmHg）和海绵体内压力增加，使阴茎从下垂的位置提伸到直立状态（完全勃起状态）；⑥坐骨海绵体肌收缩使海绵体压力进一步增高（达到几百毫米汞柱），达到勃起坚挺期（Lue，2012）。

阴茎勃起的角度取决于阴茎的尺寸和阴茎在耻骨坐骨支（阴茎脚）和耻骨前表面（悬韧带）的附着。如果男性有长而粗的阴茎或松弛的悬韧带，即便是完全坚硬状态下，其阴茎勃起角度通常不会超过 90°。

阴茎疲软的 3 个阶段在一个动物研究中报道了。第一个阶段是海绵体内压力短暂升高，提示平滑肌开始收缩来压迫静脉系统。第二个阶段显示海绵体内压力缓慢下降，提示静脉管道的缓慢再开放同时恢复动脉血流的基本水平。第三个阶段是海绵体内压力的快速下降同时完全恢复静脉流出能力。

勃起因此涉及海绵窦松弛、动脉扩张和静脉压闭（Lue et al., 1983）。平滑肌松弛的重要意义已经在动物和人的研究中得到证实。为了总结勃起和疲软的血流动力学变化，已经在动物实验中观察到 7 个时相，反映了阴茎动脉血流和海绵体压力的变化和关系。

2．尿道海绵体和阴茎头

尿道海绵体和阴茎头的血流动力学与阴茎海绵体有所不同。在勃起时，尿道海绵体的动脉血流增加，类似于阴茎海绵体，但尿道海绵体和阴茎头内压力只有阴茎海绵体内压力的 1/3～1/2。由于白膜包被的原因，尿道海绵体的白膜薄，在阴茎头完全缺乏，因此静脉的闭塞最小。在完全勃起状态下，对背深静脉和 Buck 筋膜与海绵体之间旋静脉的部分压迫以及胀大的阴茎海绵体造成勃起。尽管尿道海绵体和阴茎头在这个时相本质上起着一个更大的动静脉短路的作用，在坚挺期坐骨海绵体肌和球海绵体肌有力地压迫尿道和阴茎静脉，导致进一步地胀大和增加阴茎头和尿道海绵体的压力。

第二节　阴茎勃起的神经解剖和神经生理

一、外周通路

阴茎的神经支配同时有自主神经（交感和副交感神经）和体神经（感觉和运动神经）（图 51-2-1）。发自脊髓和外周神经节的神经元的交感和副交感神经纤维汇合形成海绵体神经，海绵体神经进入阴茎海绵体和尿道海绵体，从而支配着勃起和疲软过程中的神经血管事件。体神经主要负责感觉和球海绵体肌和坐骨海绵体肌的收缩。

（一）自主神经通路

交感神经通路来源于胸 11 和腰 2 脊神经部分，通过白髓到达交感链神经节。一些纤维然后通过腰内脏神经到达肠系膜下丛和上腹下丛，有神经纤维从这里经腹下神经到达盆丛。在人类，胸 10 到腰 2 节段是交感神经纤维最常起源的部位，投射到阴茎的链神经节细胞位于骶尾神经节。

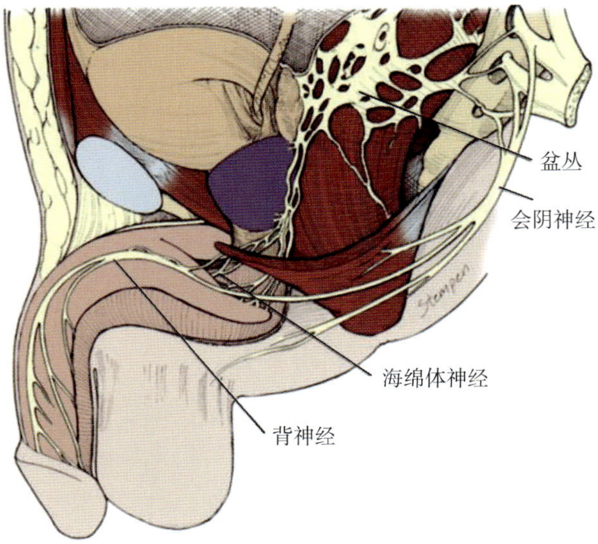

图 51-2-1 阴茎神经解剖

副交感神经通路来源于第 2、3、4 骶脊髓节段的中间外侧细胞柱的神经元。节前纤维经盆神经到达盆丛，在盆丛处加入来自于上腹下丛的交感神经。海绵体神经是支配阴茎的盆神经丛的分支。其他分支支配直肠、膀胱、前列腺和括约肌。在根治性直肠、膀胱和前列腺切除时容易损伤海绵体神经。清楚地了解这些神经的走行对预防医源性勃起功能障碍的发生是必要的（Walsh et al., 1990）。人类的尸体解剖已经发现海绵体神经的中间和外侧分支（前者伴随尿道走行，后者在括约肌外侧 4～7 mm 穿入尿生殖膈），在海绵体和背神经之间有多个交通（Paick et al., 1993）。

刺激盆神经丛和海绵体神经可诱导勃起，然而刺激交感神经干则会导致疲软。这清楚地提示骶髓副交感神经传入负责胀大而胸腰交感神经通路负责疲软。在猫和大鼠的实验中，在 L_4 或 L_5 以下切断脊髓可降低勃起反射，但用热或电来替代刺激内侧视前区（MPOA）却可以产生显著的勃起。Paick 和 Lee 也报道阿扑吗啡诱导的勃起与大鼠的心理性勃起类似，在骶副交感神经中枢损伤的情况下可以通过腰椎交感神经通路的方式来诱导勃起（Paick et al., 1994）。在男性，许多骶髓损伤的患者即便反射性勃起被破坏仍然保留有心因性勃起能力。这些大脑引起的勃起更常见于 T_{12} 以下低位运动神经元损伤的患者，而 T_9 以上部位损伤的患者就不会产生心因性勃起了。因此认为传出交感神经在 T_{11} 和 T_{12} 水平。心因性勃起的患者可以观察到阴茎变长变粗，但硬度不够。

因此推测正常男性为了产生硬性的勃起，大脑的冲动如下进行传导：通过交感神经通路抑制去甲肾上腺素释放；通过副交感神经通路释放 NO 和乙酰胆碱和通过体神经释放乙酰胆碱。在骶髓损伤的患者中大脑冲动仍可以通过交感神经的通路来抑制去甲肾上腺素的释放，NO 和乙酰胆碱仍可以通过节后副交感神经和躯体神经元突触来释放。由于在骶髓损伤患者中这些神经元突触的数量比骶髓完整的人更少，所以产生的勃起就没有那么强。

（二）体神经通路

体感通路来源于阴茎皮肤、阴茎头、尿道和海绵体内的感受器。在人类阴茎头有大量的传入神经终端：游离神经末梢和小体感受器的比例为 10∶1。游离神经末梢来源于薄髓的 Aα 和无髓的 C 类纤维，不同于身体的其他皮肤区域。来自感受器的神经纤维汇合形成阴茎背神经束，与其他神经汇合形成阴部神经。后者通过 S_2～S_4 神经根进入脊髓，终止在脊髓神经元和腰骶段中央的灰质区的中间神经元。这些感觉神经元激活将疼痛、温度和触觉信息由脊髓丘脑和脊髓网状通路传导至丘脑和感觉皮质以进行感知。

阴茎背神经被认为是单纯的体神经，然而，在人类和大鼠的研究中证实神经束检测为 NO 合酶（NOS）阳性，这是自主神经的特点。Giuliano 和他的同事也发现刺激 L_4～L_5 水平的交感神经链可引起背神经的诱发电位，并且刺激背神经可在大鼠的腰骶交感神经链上诱发发射性电位（Giuliano et al., 1993）。这些结果清楚地证明背神经同时含有体神经和自主神经成分，使得背神经既可以调控勃起也能调控射精功能。

在第 2 ~ 4 骶髓节段的 Onuf 核是阴茎运动神经支配的核心，这些神经经骶神经至会阴神经来支配坐骨海绵体肌和球海绵体肌。坐骨海绵体肌收缩产生坚挺勃起时相。球海绵体肌的节律性收缩是射精所必需的。在动物研究中已经确认骶髓的运动神经元由脑干交感中枢（A_5 儿茶酚胺细胞组和蓝斑）直接支配。会阴部运动神经元的这种肾上腺素能神经支配可能与射精过程中会阴部肌肉的节律性收缩有关。此外在大鼠中还证明了腰骶部核的催产素和血清素能神经控制阴茎勃起和会阴部肌肉。

根据生殖器刺激的强度和性质，可以引起几种脊髓反射（表 51-2-1）。最有名的就是球海绵体肌反射，这是生殖器的神经系统检查和电生理潜伏期检测的基础。尽管球海绵体肌和坐骨海绵体肌的损伤可能影响勃起，但是获得球海绵体肌反射在总体性功能障碍评估中的意义是有争议的。

二、脊髓上通路和中枢

动物研究发现 MPOA、下丘脑和海马室旁核（PVN）是性功能和阴茎勃起的重要整合中心（表 51-2-2）：这个区域的电刺激可以诱导勃起，而病变会限制交配。Marson 等在大鼠的

表 51-2-1 与阴茎背神经刺激有关的脊髓反射

刺激	脊髓中枢	传出	传入
有害的，突然的刺激	骶神经运动神经元	阴部神经（运动）	球海绵体肌反射
低强度连续刺激（例如振动，手动）	骶副交感神经元和中间神经元	①盆神经 ②海绵体神经	①膀胱抑制和膀胱颈闭合 ②阴茎勃起
高强度的连续刺激	骶运动和副交感神经胸腰段交感神经元	阴部神经、盆神经和海绵体神经	射精

表 51-2-2 与性功能相关的大脑中枢

水平	区域	功能
前脑	内侧杏仁核	控制性动机
	终纹	
	梨状皮质	抑制性欲（损伤时会性欲亢进）
	海马	与阴茎勃起有关
	右侧岛叶和额叶皮质	视觉诱发性刺激（性唤起）时增加性活动
	左前扣带回	
下丘脑	内侧视前区（MPOA）	识别性伴侣，整合激素和感官刺激的能力
	室旁核（PVN）	促进阴茎勃起（经催产素能神经元到腰骶神经和躯体传出神经）
脑干	旁巨细胞外侧核	抑制阴茎勃起（经 5- 羟色胺能神经元到腰骶部脊髓神经元和中间神经元）
	A_5 儿茶酚胺细胞组	前角运动神经元的去甲肾上腺素能神经元到会阴横纹肌
	蓝斑	
中脑	中脑导水管周围灰质	性相关刺激的中转中枢

阴茎海绵体内注射伪狂犬病病毒，从主要的盆神经节到脊髓、脑干和下丘脑都可以追踪到被标记的神经元（Marson et al., 1993）。Mallick等也观察到刺激大鼠的背神经可以影响MPOA内约80%的神经元放电频率，而下丘脑的其他区域却不受影响（Mallick et al., 1994）。来自MPOA的传入通路进入前脑内侧束和中脑被盖区（接近黑质）。这个区域的病变如帕金森病或脑血管意外常常与勃起功能障碍有关。对猴子、猫和大鼠的轴突追踪显示下丘脑核可直接投射到腰骶部自主勃起中枢。这些下丘脑核中的神经元含有肽能神经递质，包括催产素和血管加压素，这些可能与阴茎勃起有关。几个脑干和延髓中心也与性功能有关。研究显示A_5儿茶酚胺细胞组和蓝斑也可以发出肾上腺素能神经到达下丘脑、丘脑、大脑皮质和脊髓。在下丘脑、边缘系统、大脑皮质和脊髓也都已经证实了发出抑制性5-羟色胺能神经支配的旁巨细胞核的投射。

正电子发射断层扫描（PET）和功能磁共振成像（fMRI）通过显示区域性脑血流的增加或在一个特定的时刻区域脑活动的变化，允许在人类性唤起过程中对大脑活动进行更深入的了解。通常在年轻的异性恋男性中性唤起是由性暗示的图片或视频触发的。研究者将性兴奋时的扫描大脑图像与中性媒介（如纪录片或幽默视频剪辑）所产生的大脑图像进行比较，证明了激活和失活的中心。这些研究设计相对简单，但多个因素都与性唤起有关，尤其是视觉线索触发的性唤起。虽然这些研究的作者设置了很多必要的条件来试图使方法和参加者标准化，但人类情感和性反应的复杂性使得调控非常困难。

1999年，Stoleru等用PET研究了8位健康的右利手异性恋男性在视觉诱发的性唤起阶段的大脑活动。大脑活动的区域与血清睾酮水平和阴茎勃起有关。在双侧颞皮质、右脑岛、右下额叶皮质和左前扣带皮质都可以观察到显著的活化。这个里程碑式的研究引入了一个初步的模型，提示视觉诱发性唤起有三个与神经解剖区域相关的组成部分：①感性认知过程：识别视觉刺激并在双侧颞皮质处理；②情绪激励过程：整合感官信息与动机状态，在右侧岛叶、右下额叶皮质和扣带回皮质（左旁边缘区）处理；③生理反应过程：协调内分泌和自主神经功能，并在左前扣带皮质处理。

通过视觉性刺激和PET扫描进行进一步的研究，Bocher等证实在下外侧枕叶皮质、双侧后颞叶皮质（右侧高于左侧）、右外侧前额叶皮质、左侧中央后回、双侧顶下小叶、左侧顶上小叶、额极（Brodmann 10区）、左前额叶皮质和中脑区域的活动增加。他们也提到在内侧额叶和前扣带回失活，这与Stoleru的报道相反（Bocher et al., 2001）。他们还提到视觉相关中枢是被活化的，尤其在后颞叶皮质和中央后回。有趣的是，这个研究中看到的中脑活化与多巴胺能神经元的位置有关。但在其他研究中却未发现这个现象，可能是由于这些作者采用的是长时间的刺激：视觉刺激时间持续30 min，而其他研究采用短暂的视觉刺激（2～10 min）。

Park等用功能MRI研究了12位健康人对情色和非情色的电影剪辑的反应。对于前者通常能看到在下额叶、扣带回、岛回、胼胝体、丘脑、尾状核、苍白球和颞叶有区域大脑活化（Park et al., 2001）。有些活化区域与其他研究的结果相似，尤其是下额叶、下颞叶和岛状回。

在一个设计良好的功能MRI和视觉刺激的研究中，Arnow等证实在右侧亚岛/岛叶，包括屏状核，有明显的与阴茎勃起相关活化区域（Arnold et al., 2002），这个反应也见于以往的

PET 研究。这个区域与感觉处理有关，它的活化代表着体感的处理和勃起的识别。在视觉性刺激过程中其他的大脑活化区域有右中回、右侧颞上回、左侧尾状核和壳核、双侧扣带回、右感觉运动区和运动前区。而且，更少的活化见于右侧下丘脑（多巴胺能神经投射到下丘脑，大量证据表明多巴胺促进男性性行为）。右侧颞中回的活化可能与视觉处理有关。

2003 年，Mouras 等通过功能 MRI 研究了 8 位男性。没有采用电影剪辑而是快速显示静态的照片（中性和激发性欲的）。通过使用更短的视觉刺激，作者相信早期产生的反应是中性的而不是阴茎勃起的感知。再次证实了中、下枕回的活化，最有可能与视觉性刺激有关，而对性活动过程不是必需的（Mouras et al., 2003）。除了多个大脑中枢（双侧顶叶小叶、左侧顶下小叶、右侧中央后回、右顶枕沟、左侧枕上回、双侧中央前回）在视觉性刺激时活化外，还发现 3 个小脑区域活化和 4 个区域失活。许多其他的报道证实对于情色电影和性爱伙伴的照片可引起小脑的活化，视觉性刺激可能能促进小脑内区域的活化。

随着功能 MRI 的进步，已经对不同人群进行对于视觉性刺激的大脑活化的具体比较。Stoleru 等比较了健康男性和性欲减退（HSDD）男性，报道左直回和内侧前额皮质的一部分在后者仍维持活化状态，相反正常人则是失活的（Stoleru et al., 1999）。这个区域被认为是介导抑制动机性行为的，它的持续活化可能能帮助解释 HSDD 的病理生理。Montorsi 等比较了给予阿扑吗啡后心因性勃起功能障碍和正常性功能对照男性（Montorsi et al., 2003），在视觉性刺激时前者在扣带回、额叶内侧和额叶基底皮质有延长时间的活化，提示心因性勃起功能障碍可能有潜在的器质性原因。然而，他们给予阿扑吗啡后的功能 MRI 成像与正常对照组是相似的。阿扑吗啡可导致心因性勃起功能障碍患者病灶的额外活化（见于伏隔核、下丘脑和中脑），右半球多于左半球。右侧大脑半球更多的活化是性诱发的脑活化研究中常见的一种发现。

PET 和功能 MRI 大脑扫描已经成为性唤起中枢活化研究的有力工具，这些报道证实许多大脑区域在性唤起时被活化。心理性勃起功能障碍、早泄、性倾向和性高潮障碍是几种可能伴随更高级大脑功能改变的疾病，现在借助这些方法也许可以研究了。由于我们开始理解正常性反应和性唤起的大脑活动，可能阐明功能障碍的原因。

前面讨论的结构可以产生 3 种类型的勃起：心因性、反射性和夜间勃起，心因性勃起是由于视听刺激或幻想引起的，来自大脑的冲动调节脊柱勃起中枢（$T_{11} \sim L_2$ 和 $S_2 \sim S_4$）来活化勃起过程。反射性勃起是由生殖器的触觉刺激产生，冲动到达脊髓的勃起中枢，有些冲动然后沿着上行通道，导致感觉知觉，而其他冲动则激活自主神经核，通过海绵状神经将信息发送到阴茎以诱导勃起，这种类型的勃起在脊髓上段损伤的患者中仍存在。夜间勃起主要发生在快速眼动（REM）睡眠期。在人类 REM 睡眠期 PET 扫描显示在脑桥区、杏仁核和前扣带回的活性增加，但在额叶和顶叶皮质的活性下降。触发快速眼动睡眠的结构位于脑桥网状结构内；侧脑桥被盖内的胆碱能神经元被活化，蓝斑内肾上腺素能神经元和中脑中缝的 5- 羟色胺能神经元处于静息状态。这种差别激活可能导致了夜间勃起（Lue, 2012）。

第三节 神经递质

一、外周神经递质和内皮源性因子

（一）疲软和消退

1．去甲肾上腺素

在海绵体小梁和海绵体动脉周围已经证实有 α 肾上腺素能神经纤维和受体存在。通常认为，去甲肾上腺素是控制阴茎疲软和消退的主要神经递质。受体结合研究显示 α 肾上腺素受体的数量比 β 肾上腺素受体的数量高 10 倍（Levin et al., 1980）。目前认为，交感神经性收缩是由突触后的 α_{1a} 和 α_{1d} 肾上腺素受体激活，并由突触前 α_2 肾上腺素受体调节的。

2．内皮素

内皮素是一种由内皮细胞产生的强效血管收缩剂，也被认为是勃起消退的一种调节因子。内皮素 -1 是一个三肽类家族的一员，是一种由血窦内皮合成的强效血管收缩剂。内皮素在人海绵体组织中的存在表明这种肽参与小梁平滑肌的调节。内皮素也能增强儿茶酚胺对小梁平滑肌的收缩作用。2 种内皮素受体 ETA 和 ETB，介导内皮素在血管组织中的生物学作用。两种受体的细胞内转导机制是磷酸肌醇（IP）降解的活化，释放细胞内钙和活化蛋白激酶 C（PKC）。内皮素也被认为参与调节阴茎内平滑肌的增殖（Giraldi et al., 1998）。

3．前列腺素

人类海绵体组织可以合成的前列腺素有几类，包括前列腺素 I_2（PGI_2）、$PGF_{2\alpha}$ 和血栓素 A_2（TXA_2）。体外研究证明前列腺素可以部分引起单独的小梁肌肉的张力和自发活性。人类小梁和阴茎动脉平滑肌上的收缩效应由前列腺素及其受体介导。体外研究也观察到收缩性的前列腺素与 NO 同时释放，减轻后者的扩张效应。

4．肾素 - 血管紧张素系统

肾素 - 血管紧张素系统也在维持阴茎平滑肌张力中起着重要作用。在人类阴茎海绵体的内皮和平滑肌细胞上检测到血管紧张素Ⅱ，它可以在体外诱导人和兔阴茎海绵体的收缩。这种收缩效应是通过与血管紧张素Ⅰ（AT-Ⅰ）亚型受体相互作用来介导的。这些是 G 蛋白偶联的受体，涉及 Gq 刺激，来活化磷脂酶 C，促进三磷酸肌醇（IP_3）生成和随后细胞内钙增加。海绵体内注射血管紧张素Ⅱ扭转狗的自发性勃起，而 AT-Ⅰ受体拮抗剂氯沙坦可增加海绵体内压力（Kifor et al., 1997）。最后，高于全身外周血水平的海绵体内血管紧张素水平在勃起消退期增高。因此，局部血管紧张素Ⅱ的产生可能通过 AT-Ⅰ受体的途径来增加阴茎海绵体平滑肌的收缩，促进阴茎勃起的消退。

目前的共识认为半收缩状态（疲软）中海绵体内平滑肌的维持可能是由 3 个因素导致的：内在肌活性、肾上腺素能神经传递和血管内皮源性的收缩因子如血管紧张素Ⅱ、$PGF_{2\alpha}$ 和内皮素。另一方面，勃起之后的消退可能是由于 NO 释放的中断、环磷酸鸟苷被磷酸二酯酶降解或者是射精过程中交感神经兴奋所致。

（二）勃起

1．乙酰胆碱

已经观察到人类海绵体组织在电场刺激下

可以释放乙酰胆碱。Traish 报道在海绵体组织中毒蕈碱受体的密度是 35 ~ 65 fmol/mg 蛋白，在内皮细胞膜上是 5 ~ 10 fmol/mg 蛋白（Traish et al., 1990）。然而，海绵体内注射阿托品不能消除动物由电神经刺激诱导的勃起和人类由色情刺激诱导的勃起。尽管乙酰胆碱不是主要的神经递质，但可以通过肾上腺素能神经元的突触前抑制和刺激内皮细胞释放 NO 来间接帮助阴茎勃起。

2. 一氧化氮

目前大多数研究者都认同通过非肾上腺素能非胆碱能神经传递和内皮细胞释放的 NO 是介导阴茎勃起的主要神经递质。NO 增加 cGMP 的产生，cGMP 接着松弛海绵体平滑肌。正在形成的共识是来自神经元性 NOS（nNOS）的 NO 负责勃起的启动和绝大部分平滑肌的松弛，而来自内皮性 NOS（eNOS）的 NO 负责勃起的维持（Hurt et al., 2002）。

其他研究者相信血管活性肠肽（VIP）也可能是引起勃起的神经递质之一，其他潜在的递质还有通过 K^+ 通道起作用的松弛因子，非 NO-cGMP 依赖的通路和前列腺素。

（三）神经和神经递质之间的相互作用

乙酰胆碱通过作用于肾上腺素能神经元的突触前受体，调控去甲肾上腺素的释放，这种作用也可以被 PGE_1 抑制。在人类的阴茎海绵体内，去甲肾上腺素反应处于氮能控制下。相反，肾上腺能神经元通过突触前 α_2 受体也能调节 NO 的释放。

几项研究已经证实，在这两个系统间相互作用也发生在平滑肌上。NO-cGMP 依赖的蛋白激酶 I 型（cGKI）通路可以在血管平滑肌的去甲肾上腺素收缩通路的几个位点产生抑制作用，通过磷脂酶 C、受体活化和 RhoA/Rho 激酶通路减少 IP_3 的产生。然而，在阴茎平滑肌上没有发现相互作用的位点。在勃起功能障碍患者和动物模型中已经发现由于氮能神经递质的缺乏引起的氮能 - 去甲肾上腺素失衡。与氮能和去甲肾上腺素通路相互作用类似，已经发现在勃起过程中 NO 可抑制内皮素的缩血管作用。

已经报道许多因子可以同时增加 NOS 活性和增加 NO 释放。这些包括氧分子、雄激素、长期使用精氨酸和反复海绵体内注射 PGE_1。NOS 活性下降与去势、去神经、高胆固醇血症和糖尿病相关。也可以发生不同类型 NOS 的相互作用。例如，在海绵体内注射转化生长因子（TGF）-β_1 后 nNOS 下降，诱导型 NOS（iNOS）水平增加，据报道 nNOS 敲除的小鼠中 eNOS 水平显著增加。

二、中枢神经递质和神经激素

已经发现多种神经递质（多巴胺、去甲肾上腺素、5- 羟色胺和催产素）和神经激素（催产素、催乳素）参与性功能的调节。研究表明多巴胺和肾上腺素受体可促进性功能，而 5- 羟色胺（5-HT）受体可抑制性功能（Foreman et al., 1990）。

（一）多巴胺

在大脑的超短、中间和长的神经元轴突上存在很多多巴胺能系统。细胞体位于腹侧被盖、黑质和下丘脑。结节漏斗系统是多巴胺能系统的一种，分泌多巴胺（DA）进入门脉血管抑制垂体催乳素的分泌。已经克隆了 5 种不同的 DA 受体（D_1 ~ D_5），其中几种是以多种不同的形式存在。在人体上，阿扑吗啡可以同时刺激 D_1 和 D_2 受体来诱导勃起而不伴有性唤起。在雄性大鼠中，Hull 等已经发现低水平的多巴胺能刺激通过 D_1 受体来增加勃起；高水平或长时间的

多巴胺能刺激通过 D_2 受体产生遗精（Hull et al., 1999）。阿扑吗啡注射到脑室旁区域诱导的勃起反应可以同时被 DA 和催产素受体的阻滞剂所抑制。将催产素注入脑室旁区域也可以诱导勃起，但这种勃起不能被 DA 受体阻滞剂抑制。这些结果提示多巴胺能神经元可以活化催产素能神经元，催产素的释放可以产生勃起。

一般来说，DA 帮助性交而 5-HT 是抑制性的。在射精时 DA 在 MPOA 被释放，在大脑不同区域 DA 和 5-HT 的变化可能促进性交和性满意度（Hull et al., 1999）。睾酮在静息和刺激状态下都可以增加 MPOA 中 DA 的释放，可能是通过上调 NOS，增加 NO，因此增加 DA 的释放。在雌性大鼠中也观察到相同的现象，即性活动促进 DA 释放和性激素存在增强这一作用。通过基因表达的性交后效应可以看到更长久的变化，这种表达随着性经验的增加而增加——在有性经验的动物中某些特殊的细胞发生显著的变化。MPOA 的细胞上有高密度的 α_2 去甲肾上腺素受体和 DA 受体，DA 在 MPOA 中的作用最有可能通过中枢神经系统（CNS）儿茶酚胺系统中的串扰导致 α_2（抑制）和 α_1（兴奋）肾上腺素受体活化而得到加强。

已经报道 DA 激动剂（阿扑吗啡和培高利特）和 DA 摄取抑制剂（诺米芬新和安非他酮）可以增强患者的性欲。在动物研究中，通过全身给予 DA 激动剂例如阿扑吗啡和喹洛雷选择性活化 D_2 多巴胺受体增加性行为，这种作用可以被中枢作用的拮抗剂抵消。

（二）5- 羟色胺

在脑干中线的中缝核中有 5-HT 能神经元的细胞体，投射到下丘脑、边缘系统、大脑皮质和脊髓的一部分。目前，已经克隆和鉴定了 5-HT 受体 1～7。5-HT_1 组中有 5-HT_{1A}、5-HT_{1B}、5-HT_{1D}、5-HT_{1E} 和 5-HT_{1F} 亚型。5-HT_2 组中有 5-HT_{2A}、5-HT_{2B} 和 5-HT_{2C} 亚型。还有 2 个 5-HT_5 亚型：5-HT_{5A} 和 5-HT_{5B}。一般药理数据提示 5-HT 通路抑制性交，但 5-HT 对性功能既有促进作用也有抑制作用，取决于受体的亚型、受体的定位和所调查的物种（de Groat et al., 1993）。给予选择性激动剂和拮抗剂的结果如下：5-HT_{1A} 受体激动剂抑制勃起但促进射精；刺激 5-HT_{2C} 受体导致勃起；5-HT_2 激动剂抑制勃起但促进精囊收缩和射精。向大鼠给予一种 5-HT_{2C} 受体激动剂间氯苯哌嗪，可以增加海绵体神经放电和勃起。也有报道同时刺激 5-HT_2 神经和受体可以增加催产素的分泌。此外，5-HT 可能影响脊髓反射，因为内源性 5-HT 可能作用在腰髓来抑制性反射。

已经报道了服用芬氟拉明（一种 5-HT 释放药物）的患者性欲下降，但服用丁螺环酮（一种 5-HT 神经元抑制剂）的患者性欲却增加。

（三）去甲肾上腺素

含去甲肾上腺素能神经元的细胞体位于脑桥和延髓的蓝斑和 A_5 儿茶酚胺细胞组内。这些去甲肾上腺素能神经元的轴突上行支配下丘脑室旁核、视上核和下丘脑、丘脑和大脑皮质的脑室周围核，也可以下行进入脊髓和小脑。中枢性去甲肾上腺素能递质似乎对性功能有积极的作用。通过 α_2 肾上腺素能激动剂可乐定来抑制去甲肾上腺素的释放可以同时导致人类和大鼠的性行为减少，而 α_2 受体拮抗剂育亨宾显示可以增加性行为。β 受体阻滞剂也会导致性功能障碍，可能由于它的中枢副作用如镇静、睡眠障碍和抑郁。

（四）γ－氨基丁酸

在下丘脑视旁核中的 γ- 氨基丁酸（GABA）活性可以平衡（抑制）勃起前的信号。

激动下丘脑视旁核中 GABA 的 A 型受体可以减少药物（阿扑吗啡）和生理性勃起。

（五）阿片类物质

已知内源性阿片类物质可以影响性功能，但作用机制远不清楚。在大鼠的 MPOA 中注入小剂量的吗啡会促进性行为，但大剂量的阿片类物质可同时抑制阴茎勃起和催产素或阿扑吗啡诱导的勃起。这提示阿片类物质可能对中枢性催产素能递质有抑制作用。

（六）催产素

催产素是一种由神经元分泌的、进入血液循环的神经内分泌激素。在垂体后叶被发现，但由于在从下丘脑视旁核到脑干和脊髓的投射神经元中也可以发现，因此催产素也可以作为神经递质来发挥作用。人类和大鼠在性活动时血中催产素水平升高，在大鼠脑室旁区域注入催产素时，催产素产生减少和阴茎勃起。钙离子被认为是介导催产素诱导阴茎勃起的第二信使。由于脑室旁区域的神经元含有 NOS 和阻止阿扑吗啡和催产素诱导的勃起 NOS 抑制因子，因此认为催产素作用的神经元活性可能依赖一定水平的 NO。

（七）一氧化氮（NO）

NO 是由各种组织，尤其是内皮和神经产生的气体分子，它在下丘脑视旁核水平和其他支持性反应的神经通路水平来调节阴茎勃起。生成 cGMP 所需要的 NO 和可溶性鸟苷酸环化酶存在于整个大脑。NO/cGMP 通路受大脑老化的影响，对调节年龄与性功能的有害影响有潜在作用，但具体的作用位点尚未发现。睾酮或它的代谢产物双氢睾酮（DHT）下调 NOS 活性、信使 RNA（mRNA）和含 nNOS 神经元的数量。

（八）黑皮素

黑皮素 -4 受体（MC4R），参与食物摄入量和能量消耗的控制，也调节勃起功能和性行为。支持这一观点的证据是基于几个研究结果：①在野生型小鼠中，一种高选择性非肽类 MC4R 激动剂可以增强海绵体神经电刺激诱发的勃起活性，但在敲除 MC4R 的小鼠未观察到这种现象；②给予选择性 MC4R 激动剂可增加小鼠的交配行为，而缺乏 MC4R 的小鼠交配行为减弱；③逆转录聚合酶链反应（RT-PCR）和非 PCR 方法都证实在大鼠、人类阴茎、大鼠脊髓、下丘脑、脑干和盆腔神经节（将中枢与阴茎连接的主要自主神经）都有 MC4R 的表达，但在大鼠的海绵体平滑肌细胞上却没有表达；④对来自人类和大鼠阴茎头组织进行原位杂交发现在阴茎头的神经纤维和机械感受器中有 MC4R 的表达。这些资料提示 MC4R 参与阴茎勃起功能的调控，也通过脊髓勃起中枢和躯体感觉传入神经末梢的神经元通路来激活 MC4R 介导的勃起前反应（Van der Ploeg et al., 2002）。具有 MC4R 活性的小分子类似物目前处于临床试验阶段。

（九）催乳素

增加催乳素水平可抑制人类和实验动物的性功能。在大鼠中高水平的催乳素会降低生殖器反射和干扰交配行为。这提示催乳素作用的机制可能是抑制内侧视前区内的多巴胺能活性和降低睾酮。此外，催乳素还可能通过海绵体平滑肌的收缩作用而对阴茎产生直接的作用（Ra et al., 1996）。

三、平滑肌生理

体内和体外的研究都已经报道了海绵体平

滑肌的自主收缩活性。Mandrek 在兔的阴茎海绵体肌条实验中证实海绵体有每分钟 6～30 次的自主机械活性，同时伴有膜电位的波动。用氯化四乙基铵和去甲肾上腺素刺激的组织会产生强烈的强直收缩和相对的电静息。在人的研究中，Yarnitsky 从阴茎海绵体上发现 2 种类型的电活动：自发的和诱导的活动。Levin 等报道体外自发性收缩与细胞内钙阶段性增加和 NADH/NAD 比率的双向变化有关，提示细胞内能量一开始增加，然后下降（Levin et al., 1994）。Italiano 等认为阴茎的阶段性收缩是通过钠钾三磷酸腺苷酶（ATP 酶）介导的，静息张力是由内皮通过 $PGF_{2\alpha}$ 释放来介导。低频电场刺激可引起张力和细胞内钙降低，而高频电场刺激引起张力和细胞内钙增加（Italiano et al., 1998）。总之，对药物的反应与细胞内钙相关，例如，苯肾上腺素产生肌肉收缩和细胞内钙增加，而硝普钠产生相反的作用。

在阴茎海绵体平滑肌细胞的肌球蛋白异构体研究中报道，它们的整体组成介于主动脉和膀胱平滑肌之间，分别表现为强直样和阶段样特点。异构体变化的进一步研究可能能揭示在病理状态下海绵体平滑肌收缩增强或舒张抑制。

（一）平滑肌收缩和松弛的分子机制（Dean et al., 2005）

平滑肌收缩和松弛是由胞质内（肌质的）游离钙离子调节的。来自神经末梢的去甲肾上腺素和来自内皮的内皮素和 $PGF_{2\alpha}$ 活化平滑肌细胞上的受体来增加 IP_3 和二酰甘油，造成细胞内和肌质网内钙释放，或者平滑肌细胞膜上的钙通道开放导致细胞外钙离子内流，或者二者同时发生。这触发细胞内游离 Ca^{2+} 短暂增加，钙离子水平从静息时的 120～270 nmmol/L 增加至 500～700 nmmol/L。在高水平状态下 Ca^{2+} 与钙调蛋白结合，改变后者的构象以暴露与肌球蛋白轻链激酶相互作用的位点，进而激活催化肌球蛋白轻链磷酸化，触发肌球蛋白横桥（头）沿着肌动蛋白丝循环，产生力量。此外，轻链磷酸化活化肌球蛋白 ATP 酶，水解 ATP 为肌肉收缩产生能量。

当细胞内 Ca^{2+} 水平回复到基线水平时，钙敏感性通路来接管。一个类似机制就是通过活化 G 蛋白偶联兴奋性受体，来增加钙敏感性而不改变细胞内 Ca^{2+} 水平来引起收缩。 这个通路与 RhoA 有关，这是一个小的单体 G 蛋白，可以活化 Rho 激酶。被活化的 Rho 激酶磷酸化，然后抑制平滑肌肌球蛋白磷酸酶的调控亚基，阻止肌丝的去磷酸化，因此维持收缩的张力。

已经发现 RhoA 和 Rho 激酶表达在阴茎平滑肌上。有趣的是，在海绵体平滑肌上表达的 RhoA 的数量是血管平滑肌上的 17 倍。一种选择性的 Rho 激酶抑制剂在体外实验中可以引起人类海绵体平滑肌的松弛，并在动物模型中诱导勃起。和对照大鼠相比较，转染 RhoA 阴性的麻醉大鼠显示出增强的勃起功能。新的共识是阴茎平滑肌的时相性收缩是由细胞内 Ca^{2+} 增加调控的，而强直收缩是由钙敏感性通路控制着。

胞质游离钙减少后肌肉松弛，然后钙调素从肌球蛋白轻链激酶解离出来使之失活。肌球蛋白被肌球蛋白轻链激酶去磷酸化，从肌动蛋白丝分离出来，肌肉舒张。其他人认为在阴茎海绵体平滑肌上的 NO-cGMP 抑制性通路不是简单地逆转兴奋性信号转导机制，而是一种未发现的机制通过磷酸化降低肌横桥聚集率来引起平滑肌松弛。

环磷酸腺苷（cAMP）和 cGMP 是与平滑肌松弛有关的第二信使。它们激活 cAMP 和 cGMP 依赖的蛋白激酶，相应地使特定的蛋白和离子通道磷酸化，导致①钾通道开放和超极化，②内质网对细胞内钙的螯合作用，和③抑制电压依赖的钙通道，阻断钙离子内流。结果就是细胞内游离钙离子水平下降和平滑肌松弛。

（二）cAMP 信号通路

cAMP 信号分子有腺苷、降钙素基因相关肽（CGRPs）、前列腺素和 VIP。

1．腺苷

腺苷可由多种细胞释放，造成代谢率增加，当氧需求高时腺苷对血管的作用最为突出。然而，血管对腺苷作用的反应可以是舒张也可以是收缩。这取决于哪种腺苷受体被激活。目前已经鉴别出 4 个腺苷受体亚型（A_1、A_{2A}、A_{2B} 和 A_3），属于基因蛋白偶联受体（GPCR）超家族。一般来说，A_1 受体可与 G_i 和 G_o 蛋白偶联，它的活化可抑制腺苷酸环化酶（AC）和活化磷脂酶 C，这两个途径都可以导致血管收缩。A_2 受体与 G_s 偶联，它的活化刺激 AC，因此血管舒张。A_3 受体与 G_i 和 G_q 蛋白偶联，它的活化导致磷脂酶 C/D 活化和抑制 AC，导致血管收缩。这些腺苷受体亚型的不同分布很大程度上决定着特定的血管在腺苷刺激下是舒张还是收缩。腺苷是否在生理性勃起中起作用尚不清楚。对狗进行海绵体内注射已经显示可以诱导完全的勃起，已经显示 A_{2B} 受体可以介导腺苷在人类和兔的海绵体内的松弛作用。然而，对麻醉状态下的狗使用腺苷受体抑制剂 8-SPT 却对盆神经刺激诱导的阴茎胀大没有作用。

2．降钙素基因相关肽家族

CGRP、糊精和肾上腺髓质素都是 CGRP 家族成员。这些短链肽是由血管周围的神经纤维释放的强效血管扩张剂。它们通过属于 GPCR 超家族的降钙素受体样受体（CRLR）来起作用。

在老龄大鼠的阴茎、膀胱、肾、睾丸和肾上腺中的 CGRP 水平被发现逐渐增加达到峰值，然后快速下降。对勃起功能障碍患者给予 CGRP 海绵体内注射，阴茎动脉血流会发生剂量相关的增加。CGRP 的腺病毒介导的基因转染也可以增加老年大鼠的勃起反应，显然是通过增加海绵体内的 cAMP 水平来实现的。海绵体内注射肾上腺髓质素也可以引起海绵体松弛，然而，这个作用是通过 NO-cGMP 通路，而不是 cAMP 通路。

3．前列腺素

前列腺素（PGs）是可以产生多种生物学功能的类花生酸类物质家族。PG 发挥作用的主要途径是通过特异的 PG 受体，所有的受体都属于 GPCR 家族。在鼠和人类中至少有 9 个已知的 PG 受体亚型，还有一些额外的具有不同羧基末端的剪接变异体。4 个亚型（EP1～EP4）与 PGE_2 结合，2 个亚型（DP1 和 DP2）与 PGD_2 结合，剩余 3 个受体亚型（FP、IP 和 TP）分别与 PGF_{2a}、PGI_2 和 TXA_2 结合。根据作用信号属性，PG 受体分为 3 类。“松弛”型受体 IP、DP1、EP2 和 EP4 与含 α_s 的 G 蛋白偶联，因此能刺激 AC 来增加细胞内 cAMP。“收缩”型受体 EP1、FP 和 TP 与含 α_q 的 G 蛋白偶联，活化磷脂酶 C 而不是 AC。这些收缩受体不通过 cAMP 通路传导，它们的效应结果是增加细胞内钙。EP3 受体也是收缩型受体，但是与含 α_iG 蛋白偶联，抑制 AC 来减少 cAMP 的形成。

动物和人类的海绵体产生几种 PG，包括 $PGF_{2\alpha}$、PGE_2、PGD_2、PGI_2 和 TXA_2。在分离的人类阴茎组织中，不同的 PG 在人类阴茎海绵体、尿道海绵体和海绵体动脉中发挥不同的作用。$PGF_{2\alpha}$、PGI_2 和 TXA_2 收缩阴茎海绵体和尿道海绵体，PGE_1 和 PGE_2（但不是 PGI_2）

松弛阴茎海绵体和尿道海绵体。类似地，PGE_1 而不是 PGI_2，注射入猴子的阴茎海绵体中可增加动脉血流。因此，尽管 PGI_2 是血管中主要的血管舒张剂，而在勃起组织的作用却是收缩或中立的。PGI_2 在血管和勃起组织中作用的差异以及 PGI_2 和 PGE_1/PGE_2 在勃起组织中的不同作用最有可能是由于 PG 受体分布的不同。事实上研究显示在阴茎海绵体中前列腺素的松弛作用是通过 EP2 或 EP4 受体，或者两者同时介导的，而不是通过 IP 受体（PGI_2）。

尽管已经证实在勃起组织中存在 PG 的产物和 PG 受体的表达已经明确，但它们在生理性勃起中的作用仍不明确。另一方面，PGE_1 作为一种药物引起勃起的作用已经被广泛证实。在 1998 年首次提出，海绵体内注射 PGE_1 是治疗勃起功能障碍最安全、最有效的方法之一。经尿道给药也是一种有效的方式。

4．血管活性肠肽（VIP）

人类和动物阴茎含有丰富的含 VIP 的神经。VIP 的主要结构与垂体 AC 激活肽（PACAP）关系密切，而与促胰液素、胰高血糖素、胃抑制多肽和毒蜥素样肽的相关性要低得多。VIP 受体的 2 个亚型 VPAC1 和 VPAC2，属于 GPCR 家族，已经在人类和大鼠的组织中克隆。VPAC2 mRNA 已经在培养的大鼠海绵体平滑肌细胞中鉴定，而 VPAC1 mRNA 却没有。在狗的实验中已经发现海绵体内注射 VIP 可诱导阴茎勃起；而在男性中不能产生坚硬的勃起，但与罂粟碱和酚妥拉明联合使用可以改善性交成功率。然而，研究显示 VIP 释放对人类海绵体平滑肌的神经性松弛不是必需的，VIP 不能刺激培养的人海绵体平滑肌细胞产生 cAMP。

5．腺苷酸环化酶（AC）

cAMP 通路中的信号分子结合并活化特异的细胞膜受体，受体通过偶联的 G 蛋白激活 AC。目前，哺乳动物的 AC 已经克隆和描述了 9 个膜结合异构体和一种可溶形式。膜结合 AC 的结构包括一个可变的氨基酸末端，第一组 6 个跨膜区，一个大的胞质域，第二组 6 个跨膜区和另外一个包含羧基末端的大的胞质域。不同 AC 之间总体相似度大约 60%，最保守的序列（50%～90%）位于 2 个胞质域中。尽管不同的膜结合 AC 亚型受到不同的调控，所有亚型都可以由 G_a 亚基的三磷酸鸟苷（GTP）结合形式刺激活化，除了 AC9 外，所有亚型也可以由毛喉素刺激活化。而且，所有膜结合 AC 亚型可由腺嘌呤核苷 3′- 磷酸组成的 P 类似物所抑制。在四氧嘧啶诱导的糖尿病兔子模型中，海绵体内毛喉素刺激降低了 cAMP 的生成，这提示糖尿病会损伤 AC 的功能。

6．蛋白激酶 A

蛋白激酶 A（PKA），也被称为 cAMP 依赖的激酶（cAK），是 cAMP 的主要受体，通过磷酸化细胞质和细胞核内大量的下游目标来调控 cAMP 绝大部分的细胞效应。PKA 由 2 个调控（R）和 2 个催化（C）亚基组成，形成一个 4 部分的全酶形式 R_2C_2。cAMP 与 R 亚基结合使全酶解离为 $R_2(cAMP)_4$ 二聚体和 2 个游离的具有催化活性的 C 亚基。C 亚基由 3 个不同的基因 C_α、C_β 和 C_γ 所编码，调控亚基由 4 个不同的基因表达，分别为 $RⅠ_\alpha$、$RⅠ_\beta$、$RⅡ_\alpha$ 和 $RⅡ_\beta$。PKA 全酶存在 2 种形式：$RⅠ_\alpha$ 和 $RⅠ_\beta$ 聚合形成Ⅰ型，$RⅡ_\alpha$ 和 $RⅡ_\beta$ 聚合形成Ⅱ型。这些同工酶可能是通过 R 亚基的同源或异二聚体形成的，形成 PKA 的全酶复合物，具有多种构型，包括 $RⅠ\alpha_2C_2$、$RⅠ_{\beta2}C_2$、$RⅡ_{\alpha2}C_2$、$RⅡ_{\beta2}C_2$ 和 $RⅠ_\alpha RⅠ_\beta C_2$。多个 C 亚基基因的存在进一步增加了各种全酶复合物的多样性和复杂性，其生化和功能特性以及表达与定位的模式均不同。同工酶之间的差异造成 PKA 广泛的特异性，在对 cAMP 信号反应的生理过程有着很大的差异。

7. PKA 底物

超过 100 种不同的细胞蛋白已经被鉴定为生理性 PKA 物质，90% 以上在丝氨酸可被磷酸化，剩下的在苏氨酸被磷酸化。主要的目标序列（50%）Arg-Arg-X-Ser，其中 Ser 是磷酸受体。在阴茎组织中发现 3 个 PKA 物质蛋白：PDEs、cAMP 反应成分结合蛋白（CREB）和 ATP 敏感的钾（K_{ATP}）通道应答元件。

（三）cGMP 信号通路

cGMP 通路中的信号分子有钠尿肽和 NO，可以分别激活 pGC 和 sGC。

1. 利钠肽

利钠肽家族参与心血管动态平衡的调节，由心房利钠肽（ANP）、脑利钠肽（BNP）和 C 型利钠肽（CNP）组成。ANP 和 BNP 是 NPR-A 受体的配体，而 CNP 是 NPR-B 受体的配体。这两个受体都是鸟苷酸环化酶（GC）家族的成员，因此也称为 GC-A 和 GC-B。

已经研究了在分离的人类及动物阴茎海绵体和培养的海绵体平滑肌细胞上 ANP、BNP 和 CNP 对 cGMP 产生和对平滑肌松弛的作用。这些结果提示 CNP 是最有效的利钠肽，通过与 NPR-B 结合来松弛分离的海绵体平滑肌。然而，CNP 和 NPR-B 是否在生理性勃起中发挥作用有待观察。

2. 一氧化氮

NO 由于分子小，可以弥散进入靶细胞内，在靶细胞内与血红素或铁 - 硫配合物中的铁分子相互作用。NO 最相关的受体是 sGC，NO-sGC-cGMP 通路是许多内皮依赖的血管扩张剂如组胺、雌激素、胰岛素、促肾上腺皮质激素释放激素、硝基扩血管药和儿茶酚胺，引起血管舒张作用的机制。这条通路也主要负责勃起。

NO 的合成是由 NOS 催化的，NOS 可将精氨酸和氧转化为 L- 瓜氨酸和 NO。NOS 在哺乳动物中存在 3 种亚型：nNOS 和 eNOS 分别表达在神经元和内皮细胞上，iNOS 存在于所有的细胞类型上。已经在阴茎海绵体上发现了所有 3 种 NOS 亚型，nNOS 和 eNOS 被认为分别负责启动和维持勃起。在老年大鼠（一种阴茎海绵体平滑肌松弛受损的动物模型）的阴茎海绵体上发现 nNOS 表达下调。尽管它在勃起功能中起次要作用，但内皮依赖的海绵体平滑肌松弛在老年兔子中是减弱的，这种年龄相关的不利影响与伴随出现的内皮和海绵体平滑肌上 eNOS 表达上调是矛盾的。然而，在另外一个研究中，一项观察显示在老龄大鼠的阴茎海绵体 eNOS 的表达是下调的。

nNOS 或 eNOS 基因转染至阴茎显示出可以增强老年大鼠的勃起反应，iNOS 基因转染可增强海绵体内压力。然而，尽管有这些鼓舞人心的结果，也应该注意到干扰 nNOS 和 eNOS 基因后的小鼠还可以有正常的勃起功能。代偿机制、缺损基因的选择性剪接或其他未知机制可能与 NOS 基因敲除小鼠勃起功能保存有关。

3. 鸟苷酸环化酶

在哺乳动物中已经发现 7 个膜结合（颗粒型）GC 亚型（GC-A 到 GC-G）和 1 个可溶性 GC 亚型（sGC）。基于它们的配体特异性，颗粒型 GCs（pGCs）分为：①钠尿肽受体（GC-A 和 GC-B），可以被钠尿肽激活，如 ANP、BNP 和 CNP；②肠肽受体（GC-C），可以被肠肽激活如鸟苷素、尿鸟苷素和淋巴素；③孤儿受体（GC-D、GC-E、GC-F 和 GC-G）。尽管不知道膜结合 GC 系统是否在生理性勃起中起作用，但已经证实 GC-B 在人类和大鼠阴茎海绵体中有表达，可以通过 CNP 诱导海绵体平滑肌松弛。

可溶性 GC 亚型在勃起功能中起着关键作

用，因为它提供了 NO 和 cGMP 的联系，这两个分别是生理性勃起的细胞外和细胞内信号分子。sGC 是一种异二聚体蛋白，由 α 和 β 亚基构成，每个亚基存在 2 种异构体（α_1、α_2 和 β_1、β_2），分别由 2 个单独的基因编码。在人类阴茎海绵体中已经检测到这 4 个亚基的 mRNA。在动物研究中已经显示 sGC 激活剂 YC-1 可以导致勃起反应。然而，免疫组化检查发现在正常和勃起功能障碍患者的阴茎海绵体中 sGC 的表达相似。

4．蛋白激酶 G

蛋白激酶 G（PKG）也被称为 cGMP 依赖激酶（cGK），是 cGMP 信号分子的主要受体和调控子。在哺乳动物中，PKG 存在 2 种主要的形式：PKG-Ⅰ和 PKG-Ⅱ，由 2 种不同的基因编码。PKG-Ⅰ对于调节海绵体平滑肌张力很重要，存在 α 和 β 亚型，是通过 N- 末端区域的选择性剪接产生的。这 2 个亚型通常是共同表达的，但是否表现不同的生理功能还不确定。

PKG-Ⅰ多肽含有 3 个功能域：N - 末端、调控子和催化子。N - 末端域有 3 个功能：二聚化、抑制和定位。它含有一个亮氨酸拉链，将 2 个 PKG-Ⅰ分子连在一起形成同源二聚体，在基础状态抑制催化域，与特异的分子蛋白相互作用，将 PKG-Ⅰ固定在不同的亚细胞位置上。调控域含有 2 个串联的 cGMP 结合位点，催化域催化 γ 磷酸从 ATP 向底物蛋白的丝氨酸 / 苏氨酸残基的转化。cGMP 与调控域的结合诱导一种构象变化，通过 N 端域释放催化域的自动抑制作用。N 端和调节域的删失导致形成一种变形的活性 PKG-Ⅰ，它保留底物的特异性，活化不需要 cGMP 并转位到细胞核。这种转位让人想起已经明确的 PKA 催化亚基的核转位。事实上，已经显示 PKG-Ⅰ催化域可以活化 CRE- 依赖的基因转录。然而，是否完整的 PKG-Ⅰ能够进行核转位仍然存在争议。

来自 PKG-Ⅰ敲除大鼠的阴茎海绵体肌不能被升高 cGMP 水平的药物所松弛，而且这些大鼠可能由于勃起功能障碍而出现生育能力减退。有趣的是，AC 活化剂毛喉素可增加 PKG-Ⅰ敲除大鼠的 cAMP 水平，随后松弛海绵体平滑肌。这些观察进一步证实 cGMP/PKG-Ⅰ通路在生理性勃起功能中起着至关重要的作用。

5．交叉活化

PKG 通过 cAMP 的交叉活化存在于多种血管组织中，如大鼠的主动脉、猪的冠状动脉和羔羊的肺动脉。它们基本上与调节 CO_2 引起的成年大鼠脑血管扩张能力是部分相同的。刺激 cAMP 产生的药物也可以活化冠状动脉和肺动脉的血管平滑肌细胞的 PKG。COS-7 成纤维细胞中被转染的 PKG-Ⅰα 或 PKG-Ⅰβ 可以被 cAMP 和 cGMP 活化。已经发现主动脉或海绵体 SMC 上的 PKG-Ⅰ可被 cAMP 和 cGMP 同等活化，而在老年大鼠的海绵体 SMC 中被 cGMP 活化的 PKG-Ⅰ少于 cAMP。一项更早的研究显示大鼠主动脉的 SMC 中的 PKG 可被 cAMP 活化，导致细胞内 Ca^{2+} 降低。导致 NO 和 cGMP 水平增加的 NOS 过表达也可以导致 PKA 的交叉活化。

PKA 和 PKG 的交叉活化是否有生理作用被一项 PKG-Ⅰ缺乏大鼠的研究所质疑，在该研究中主动脉环中 cGMP 诱导的松弛受影响，但 cAMP 诱导的松弛却没有。而且这些大鼠都是高血压大鼠，提示 PKG-Ⅰ是 cGMP 调控血管平滑肌张力作用的特异性介质。然而，在最近一项同样是 PKG-Ⅰ缺乏大鼠的研究中，NO 能够通过增加 sGC 活性和 cGMP 产生随后活化 PKA 来松弛血管平滑肌。因此，更新的资料再一次支持了这个观念，也就是 PKA 可以通过 cGMP 来活化，引起血管松弛。

（四）磷酸二酯酶

在每一次环核苷酸信号通路中，细胞内 cAMP 和 cGMP 浓度通常都比基线高 2 或 3 倍，而在信号激素持续存在时快速下降（Francis et al., 2001）。核苷酸信号的终止主要通过 PDEs 来实现，PDEs 分别催化 cAMP 和 cGMP 水解为 AMP 和 GMP。环核苷酸水平增加可通过负反馈机制导致 PDE 活性或表达，或二者都增加，促进环核苷酸降解。

哺乳动物的 PDE 超家族有 11 个家族成员（$PDE_1 \sim PDE_{11}$），由 21 个不同的基因编码。每一个 PDE 基因通过选择性剪接或替代基因启动子通常编码不止一个亚型。PDE_1、PDE_3、PDE_4、PDE_7 和 PDE_8 是多基因家族成员，PDE_2、PDE_5、PDE_9、PDE_{10} 和 PDE_{11} 都是单基因家族成员。PDE_1、PDE_2、PDE_3、PDE_{10} 和 PDE_{11} 可同时水解 cAMP 和 cGMP；PDE_4、PDE_7 和 PDE_8 水解 cAMP；PDE_5、PDE_6 和 PDE_9 特异性水解 cGMP。

除了 PDE_6 特异性表达在感光细胞上外，所有 PDE 类型都已经在阴茎海绵体上发现。然而，有充分的证据表明 PDE_5 是海绵体 cGMP 信号终端最主要的 PDE。例如，通过特异性的抑制剂来抑制 PDE_5 的 cGMP 催化活性可以非常有效地治疗勃起功能障碍（Eardley et al., 2002）。

PDE_3 特异性抑制剂米力农有勃起效应，证实 PDE_3 对勃起也有作用。此外，尽管直接抑制 PDE_5 是西地那非产生勃起作用的主要机制，但也有研究显示西地那非也可以显著增加游离人类阴茎海绵体肌中的 cAMP 浓度。这个作用可能与 PDE_3 有关，这是由于西地那非抑制 PDE_5 同时也可以竞争结合 PDE_3 分子的同一催化位点而阻止 cAMP 的降解。cGMP 对 PDE_3 的 cAMP 催化活性的衰减作用也被认为可解释为什么在分离的人类阴茎海绵体平滑肌上抑制 PKG 能抑制毛喉素的松弛作用。

在一项研究中将人类海绵体平滑肌细胞与毛喉素或 PGE_1 共培养，cGMP 聚积显著增加。由于毛喉素和 PGE_1 分别是 AC 的直接和间接活化剂，它们的 cGMP 累积作用是很惊人的。由于 cAMP 可作为 PDE_5 的竞争性抑制剂，作者推测毛喉素或 PGE_1 诱导的 cGMP 累积是由于 AC 活化增加 cAMP 而抑制 PDE_5 的结果。尽管已经明确 cAMP 不会通过变构的方式与 PDE_5 相互作用，但 cAMP 抑制 PDE_5 的机制仍有待阐明。

（五）离子通道

一般情况下，有 4 种主要类型的离子通道：①外部配体门控，为一个特定的细胞外分子开放（如乙酰胆碱）；②内部配体门控，针对细胞内分子（如 ATP）开放或关闭；③电压门控，对膜电位的变化响应开放（如钠、钾和钙通道）；④机械门控，对机械压力响应开放。

平滑肌既没有 T 小管系统也没有发达的肌质网。因此，细胞外钙起着重要的作用，在动作电位过程中钙离子必须通过胞质膜进入胞质内。已知有 3 个跨膜蛋白来调控钙内流和外流：钙通道是主要的内流调节器，而钠钙交换器和钙 ATP 酶调控钙从肌细胞流出。在分离的海绵体平滑肌和培养的肌细胞上发现电压依赖的 L 型钙通道（长时间电流，慢钙通道）的存在。钙通道的钙离子内流和细胞内钙库的动员都与去氧肾上腺素和内皮素诱导的收缩有关，但氯化钾诱导的收缩却只出现钙通道内流。

研究发现在海绵体平滑肌上至少有 4 种钾离子通道亚型：①钙敏感钾通道（如 maxi-K）；②代谢调控的钾通道（K_{ATP}）；③延迟整流；④快速瞬态 A 电流（I_A）。钙敏感钾通道可能与 cAMP 介导的平滑肌松弛有关。已经发现在乙酰胆碱和硝普钠处理的阴茎海绵体平滑肌上有细胞内钾下降和钾电导的变化。在海绵体平滑肌细胞上也发现了拉伸敏感的氯离子通道。

超极化可以导致电压依赖的钙通道关闭，细胞内游离钙离子浓度下降和平滑肌松弛。超极化的一个机制就是钾通道的开放，ATP 敏感的 K^+ 通道和 Ca^{2+} 活化的钾通道（K_{Ca}）开放导致超极化和血管平滑肌松弛。在人类阴茎海绵体平滑肌上有这 2 类钾通道存在，药物刺激 K_{ATP} 通道可以诱导平滑肌松弛。再者，有研究显示勃起功能障碍患者海绵体内给予一种 K_{ATP} 通道开放剂 PNU-83757，可诱导勃起。大电导 K_{Ca} 通道（maxi-K）的开放可以超极化和松弛人类阴茎海绵体。可以通过 PKA、PKG 或 cGMP 来刺激 K^+ 通道开放。

阴茎平滑肌的超极化对人类阴茎动脉的内皮依赖性舒张也是重要的，尽管阻断了 NO 和 PG 的合成仍然有显著的舒张。这种活性已被归因于内皮源性超极化因子（EDHF），这种因子可以打开 K_{Ca} 通道和产生超极化和血管扩张。但 EDHF 的性质仍不清楚。

（六）分子氧可作为阴茎勃起的调节剂

阴茎在疲软状态时海绵体内氧分压水平接近静脉血（~35 mmHg）。在勃起时大流量的动脉血将氧分压增加至大约 90 mmHg。分子氧是一种与 L- 精氨酸一起通过 NOS 用于合成 NO 的物质。在疲软状态，低氧浓度抑制 NO 合成；在勃起状态，更高浓度的氧诱导 NO 合成。据估计，海绵体内达到完全 NOS 活性所需的最低氧浓度为 50 ~ 60 mmHg。

类似地，前列腺素 H 合成酶也是一种氧化酶（环氧合酶），使用氧作为前列腺素合成的物质。已经有研究显示 PGE_1 的产生在疲软状态被抑制而在勃起过程中被刺激。内皮素的合成也是被氧调控：低氧浓度促进合成，而高氧状态抑制合成。

（七）细胞间通讯

阴茎勃起和消退时海绵体平滑肌之间应该存在通讯来介导同步松弛和收缩。尽管在勃起功能正常的患者海绵体组织中的肌电活动是同步的，但海绵体平滑肌的相对稀疏的神经元神经支配不能解释这个现象。几个研究已经证实相邻肌细胞膜中存在缝隙连接。这些细胞间通道允许进行离子的交换，如钙和第二信使分子（Christ et al., 1992）。缝隙连接的主要成分是接合素 -43，一种小于 0.25 μm 的蛋白，已经在人类的阴茎海绵体平滑肌细胞间发现。通过这些缝隙连接进行的细胞 - 细胞通讯最能解释这种同步的勃起反应，但它们的病理生理作用仍不清楚。

（彭　靖）

参考文献

Arnold HM, Burk JA, Hodgson EM, et al. Differential cortical acetylcholine release in rats performing a sustained attention task versus behavioral control tasks that do not explicitly tax attention. Neuroscience, 2002, 114:451-460.

Awwad Z, Abu-Hijleh M, Basri S, et al. Penile measurements in normal adult Jordanians and in patients with erectile dysfunction. Int J Impot Res, 2005, 17:191-195.

Bocher M, Chisin R, Parag Y, et al. Cerebral activation associated with sexual arousal in response to a pornographic clip: A 15O-H2O PET study in heterosexual men. Neuroimage, 2001, 14:105-117.

Christ GJ, Moreno AP, Melman A, et al. Gap junction–mediated intercellular diffusion of Ca^{2+} in cultured human corporal smooth muscle cells. Am J Physiol, 1992, 263:C373-C383.

de Groat WC, Booth A. Neural control of penile erection. In: Maggi CA, ed. The Autonomic Nervous System. London: Harwood, 1993:465-513.

Dean RC and Lue TF. Physiology of Penile Erection and

Pathophysiology of Erectile Dysfunction. Urol Clin North Am, 2005, 32:379-395.

Droupy S, Benoit G, Giuliano F, et al. Penile arteries in humans. Origin-distribution-variations. Surg Radiol Anat, 1997, 19:161-167.

Eardley I, Cartledge J. Tadalafil (Cialis) for men with erectile dysfunction. Int J Clin Pract, 2002, 56:300-304.

Foreman MM, Wernicke JF. Approaches for the development of oral drug therapies for erectile dysfunction. Semin Urol, 1990, 8:107-112.

Francis SH, Turko IV, Corbin JD. Cyclic nucleotide phosphodiesterases: Relating structure and function. Prog Nucleic Acid Res Mol Biol, 2001, 65:1-52.

Giraldi A, Serels S, Autieri M, et al. Endothelin-1 as a putative modulator of gene expression and cellular physiology in cultured human corporal smooth muscle cells. J Urol, 1998, 160:1856-1862.

Giuliano F, Rampin O, Jardin A, et al. Electrophysiological study of relations between the dorsal nerve of the penis and the lumbar sympathetic chain in the rat. J Urol, 1993, 150:1960-1964.

Hsu GL, Brock G, Martinez-Pineiro L, et al. Anatomy and strength of the tunica albuginea: Its relevance to penile prosthesis extrusion. J Urol, 1994, 151:1205-1208.

Hull EM, Lorrain DS, Du J, et al. Hormone-neurotransmitter interactions in the control of sexual behavior. Behav Brain Res, 1999, 105:105-116.

Hurt KJ, Musicki B, Palese MA, et al. Akt-dependent phosphorylation of endothelial nitric-oxide synthase mediates penile erecti on . Proc Natl Acad Sci USA, 2002, 99:4061-4066.

Italiano G, Calabro A, Spini S, et al. Functional response of cavernosal tissue to distension. Urol Res 1998; 26:39-44.

Kifor I, Williams GH, Vickers MA, et al. Tissue angiotensin II as a modulator of erectile function. I. Angiotensin peptide content, secretion and effects in the corpus cavernosum. J Urol, 1997, 157:1920-1925.

Levin RM, Hypolite J, Broderick GA. Comparative studies on intracellular calcium and NADH fluorescence of the rabbit corpus cavernosum. Neurourol Urodyn, 1994, 13:609-618.

Levin RM, Wein AJ. Adrenergic alpha receptors outnumber beta receptors in human penile corpus cavernosum. Invest Urol, 1980, 18:225-226.

Lue T. Physiology of Penile Erection and Pathophysiology of Erectile Dysfunction. In: Wein AJ, Kavoussi LR, Novick AC, Partin AJ, Peters CA. Campbell-Walsh Urology, 10th. ed., 2012: 688-721.

Lue TF, Takamura T, Schmidt RA, et al. Hemodynamics of erection in the monkey. J Urol, 1983, 130:1237-1241.

Mallick HN, Manchanda SK, Kumar VM. Sensory modulation of the medial preoptic area neuronal activity by dorsal penile nerve stimulation in rats. J Urol, 1994, 151:759-762.

Marson L, Platt KB, McKenna KE. Central nervous system innervation of the penis as revealed by the transneuronal transport of pseudorabies virus. Neuroscience, 1993, 55:263-280.

Montorsi F, Perani D, Anchisi D, et al. Brain activation patterns during video sexual stimulation following the administration of apomorphine: Results of a placebo-controlled study. Eur Urol, 2003, 43:405-411.

Mouras H, Stoleru S, Bittoun J, et al. Brain processing of visual sexual stimuli in healthy men: A functional magnetic resonance imaging study. Neuroimage, 2003, 20:855-869.

Paick JS, Donatucci CF, Lue TF. Anatomy of cavernous nerves distal to prostate: Microdissection study in adult male cadavers. Urology, 1993, 42:145-149.

Paick JS, Lee SW. The neural mechanism of apomorphine-induced erection: An experimental study by comparison with electrostimulation-induced erection in the rat model. J Urol, 1994, 152:2125-2128.

Park K, Seo J, Kang H, et al. A new potential of blood oxygenation level dependent (BOLD) functional MRI for evaluating cerebral centers of penile erection. Int J Impot Res, 2001, 13:73-81.

Ra S, Aoki H, Fujioka T, et al. In vitro contraction of the canine corpus cavernosum penis by direct perfusion with prolactin or growth hormone. J Urol, 1996, 156:522-525.

Sparling J. Penile erections: shape, angle, and length. J Sex Marital Ther, 1997, 23:195-207.

Stoleru S, Gregoire MC, Gerard D, et al. Neuroanatomical correlates of visually evoked sexual arousal in human males. Arch Sex Behav, 1999, 28:1-21.

Traish AM, Carson MP, Kim N, et al. Characterization of muscarinic acetylcholine receptors in human penile corpus cavernosum: Studies on whole tissue and cultured endothelium. J Urol, 1990, 144:1036-1040.

Van der Ploeg LH, Martin WJ, Howard AD, et al. A role for the melanocortin 4 receptor in sexual function. Proc Natl Acad Sci USA, 2002, 99:11381-11436.

Walsh PC, Brendler CB, Chang T, et al. Preservation of sexual function in men during radical pelvic surgery. Md Med J, 1990, 39:389-393.

Wessells H, Lue TF, McAninch JW. Penile length in the flaccid and erect states: Guidelines for penile augmentation. J Urol, 1996, 156:995-997.

阴 茎 畸 形

第一节 包茎与包皮过长

一、概念

包茎（phimosis）指包皮（外）口狭窄，或包皮与阴茎头粘连，包皮不能上翻使阴茎头不能外露。嵌顿包茎（paraphimosis）是包茎或包皮口狭窄的并发症，当包皮上翻至阴茎头下方，包皮环将阻塞静脉及淋巴回流，导致包皮及阴茎头水肿，使包皮不能复位。包皮环水肿后，包皮外口狭窄程度加重，进一步加重包皮及阴茎头水肿，嵌顿程度进一步加重。包皮过长（redundant prepuce）是指阴茎疲软或勃起状态下，包皮覆盖整个阴茎头和尿道口，向阴茎根部翻开包皮可使阴茎头外露。

二、病因、病理

包茎可分为先天性及后天性两种。先天性包茎见于每个正常男性新生儿及婴幼儿，随着生长发育大部分可以自愈。一部分男性新生儿出生以后，包皮内板与阴茎头之间均有粘连，数月后粘连被逐渐吸收，包皮内板与阴茎头可逐渐分离。至3～4岁时，积聚在包皮内板与阴茎头之间的包皮垢可使包皮内板与阴茎头之间的粘连分离；伴随阴茎的生长发育及阴茎的勃起，包皮可逐渐自行上退，至青春期前阴茎头自然露出。3岁后，90%的包茎可逐渐自愈。至17岁时，有包茎者不足1%。先天性包茎由于是一种生理现象，也被称为“生理性包茎”。

后天性包茎多继发于阴茎头炎、包皮炎、包皮及阴茎头损伤，包皮口炎症后的瘢痕挛缩，弹性和扩张能力受限，导致包皮不能向上退缩，可伴有尿道外口狭窄，这类包茎不会自愈。严重包茎且反复发生阴茎头炎并发包皮炎的小儿，包皮口出现严重狭窄时，会发生排尿困难，甚至影响阴茎的生长发育。近年来，随着生活水平的提高，小儿肥胖发生率增高，耻骨上脂肪增厚，导致包皮外移，也是导致小儿先天性和后天性包茎发生率增高的重要原因。

三、临床表现

包皮口狭窄者，有排尿困难，表现为尿线变细、排尿费力，排尿时出现包皮囊鼓起，包皮口常有脓性分泌物流出。包皮垢可诱发阴茎头包皮炎，急性期表现为包皮、阴茎头充血红肿，可出现局部痒痛不适。患儿常抓挠患处，哭闹不止。成人包茎因性交时包皮不能上翻，可出现性交痛。嵌顿包茎表现为阴茎头较剧烈疼痛、包皮水肿；随嵌顿时间延长，逐渐出现阴茎头水肿，阴茎头肿大呈暗紫色；水肿的包皮翻在冠状沟上，水肿包皮的上方，可见狭窄包皮环。嵌顿包皮如不能及时复位，时间过长则会导致阴茎头干性坏疽。

四、包皮过长和包茎与阴茎癌

包皮内板内表面及阴茎头表面为一层黏膜组织，此层组织必须保持湿润以适应阴茎的性交功能。包皮垢的生理功能即在于保持包皮腔的湿润。以往认为包皮垢由靠近系带的异位皮脂腺产生，但组织学研究并未发现此类皮脂腺的存在。有研究表明包皮垢由包皮内板黏膜的细小突起产生。内板黏膜的细胞不断向表面生长，生长到一定程度即发生脂肪变性，变性组织脱落形成包皮垢。包皮过长或包茎时，包皮垢易于在包皮腔内积聚，可对阴茎头产生慢性刺激，诱发阴茎癌的发生。目前认为，包皮过长和包茎是阴茎癌的重要致病原因。其证据主要有以下几方面：①阴茎癌患者绝大多数有包茎或包皮过长病史。国内文献报道 300 例阴茎癌患者中，有包皮过长、包茎者分别占 66.7% 和 26.0%；② 早期行包皮环切术，阴茎癌的发病率显著降低。一些国家和地区，由于宗教原因，新生男婴出生后即行包皮环切术，在这些国家和地区阴茎癌罕见。例如在以色列，男婴出生后 10 天即行包皮环切，阴茎癌的发病率仅为 0.1/10 万，而亚洲一些国家可达 0.34/10 万 ~ 1.09/10 万。③包皮垢在动物实验有致癌作用。

五、包皮过长与性传播疾病

研究表明，包皮环切后，尖锐湿疣、获得性免疫缺陷综合征、梅毒、软下疳、生殖器疱疹等性传播疾病的发病率降低，提示包皮过长是上述性传播疾病的危险因素。包皮过长时，包皮腔内潮湿的环境易于感染上述性传播疾病的病原体。角蛋白是防止 HIV-1 病毒感染的非通透性屏障。无论是否做过包皮环切术，阴茎头均富含角蛋白，因此，除非发生炎症或其他损伤，阴茎头部位不易成为 HIV-1 病毒的入侵部位。与之相反，包皮内板及包皮系带缺乏角蛋白，因此易成为 HIV-1 病毒的入侵部位。HIV-1 病毒的靶细胞包括 Langerhans 细胞、表皮下树突状细胞、巨噬细胞及 $CD4^+$ T 细胞，这些细胞表面均具有 HIV-1 病毒的受体，是 HIV-1 病毒感染机体的门户。其中，Langerhans 细胞位置最为表浅，其树突状分枝达表皮的浅层，因此更易受到 HIV-1 病毒的攻击。包皮内板、外板、阴茎头黏膜内均富含 Langerhans 细胞，然而，与包皮外板及阴茎头黏膜不同，包皮内板及包皮系带处的 Langerhans 细胞及其突起由于角蛋白层薄而失去保护，容易与 HIV-1 病毒接触，是阴茎部位感染 HIV-1 病毒的主要门户。阴茎勃起时，肿大的阴茎头受到了其较厚角蛋白层的保护，不易感染 HIV-1 病毒；而包皮内板由于勃起时处于伸展状态，较薄的角蛋白层变得更薄，更加减弱了角蛋白层的保护作用，使包皮内板直接暴露于阴道内分泌物中。而富含角蛋白层的包皮外板在勃起时退至阴茎根部，基本不与阴道黏膜上皮相接触。包皮过长时，由于包皮内板长度增加，性交时与阴道黏膜上皮接触面积增加，因此从对方感染 HIV-1 病毒的机会增加。包皮环切术后，由于切除了过长的包皮内板，勃起时覆盖阴茎体的主要是富含角蛋白层的外板皮肤，减少了 HIV-1 病毒感染的机会。包皮过长时，尖锐湿疣、梅毒、软下疳、生殖器疱疹等其他性传播疾病发病增加可能与过长的包皮内板黏膜比较脆弱，易于受损伤有关。

六、治疗方法

婴幼儿期的先天性包茎如无并发症无须治

疗。如出现排尿困难，可将包皮试行上翻，以扩大包皮口，显露阴茎头，清除包皮垢，但传统使用血管钳分离、撑开包皮腔的方法痛苦大，对黏膜损伤大，患儿不易接受。可施行手法扩张，即以手指经常尽力上翻包皮，不追求包皮完全上翻，以达到正常排尿为目的。对于阴茎头包皮炎的患儿，急性期局部应用抗生素软膏等外用药，待炎症消退后也可试行手法分离扩张包皮，无效时考虑做包皮环切术。绝大多数先天性包茎均不必手术。3 岁以后的包茎，可试行气囊扩张治疗，本方法使用一种一次性气囊导管，将特制的气囊置入包皮腔，然后给气囊充气，达到扩张包皮腔的目的。扩张后局部涂抗生素软膏预防感染并保持局部湿润，防止再次粘连。该法适用于无纤维狭窄环的包茎，有纤维狭窄环或包皮口狭小者扩张后上翻包皮易出现水肿，导致包皮嵌顿。对于存在包皮口狭窄环或已出现包皮口瘢痕化、反复尿路感染或包皮阴茎头炎的小儿，应尽早行包皮环切术。对于大部分患儿而言，可以嘱其本人或家长长期自家间断上翻包皮，每日于洗澡或清洗外生殖器时，自行尽量上翻包皮，不一定要完全翻开，但要坚持，长此以往大多可免除手术之苦。

嵌顿包茎属于男科急症，需紧急处理，如处理及时，大多数均可经手法复位（图 52-1-1）。如手法复位失败或嵌顿时间长，应做包皮口背侧切开；若嵌顿包皮已经破溃或情况允许，可急诊行包皮环切术。

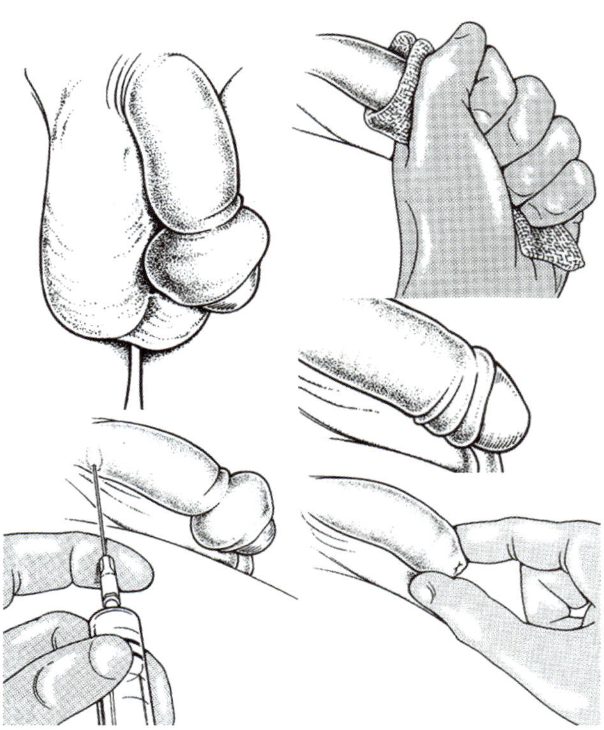

图 52-1-1　嵌顿包茎手法复位示意图

后天性包茎因有纤维狭窄环，需做包皮环切术。包皮过长是否需要做包皮环切术，过去认为只要保持局部清洁，可不必手术；现在大量证据表明，包皮环切术有效降低病毒性性传播疾病如 HIV、HSV-Ⅱ、HPV 等在异性间的感染机会，包皮环切术后阴茎头的菌群状态发生变化，同时会减少女性配偶念珠菌性阴道炎、滴虫性阴道炎、细菌性阴道炎等妇科感染性疾病的发病率，因此，从维护两性生殖健康角度看，推广包皮环切术有其积极意义。

包皮环切术（circumcision）是治疗包茎或包皮过长的主要手术方法，具有悠久的历史，早在 5000 年前古埃及的壁画中就有记载。包皮环切术是治疗包茎、包皮过长及防止其并发症的有效方法。其通过切除适量包皮，使阴茎头充分显露，从而改变阴茎头微环境。阴茎头的上皮细胞从半透明、潮湿、光滑的过渡性组织转变为干燥坚硬的鳞状上皮层。阴茎表面微环境的改变可消除有利于尿路病原体生长的微环境，降低尿路感染的风险。一系列的随机对照研究显示坚硬的角质化表面有助于提高成年男性对 HIV 感染的抵抗力。

虽然包皮环切术主要针对包茎及包皮过长者，但某些包皮肿物、赘生物等的产生亦属于包皮环切术的适应证。

（一）适应证

1. 包茎。

2. 嵌顿包茎经整复术后，炎症水肿已消退，感染已控制者。

3. 包皮过长，包皮口较小，虽能翻转，但易造成嵌顿包茎者。

4. 包皮过长，反复发生包皮阴茎头炎，而急性感染已控制者。

5. 包皮良性肿瘤。

6. 过长包皮反复或多处生长尖锐湿疣。

7. 早期阴茎癌（Jackson Ⅰ期或T1期以前），较小病变仅限于包皮，没有深部浸润，无淋巴结转移。

8. 宗教仪式、社会习惯。

（二）禁忌证

1. 有急性包皮阴茎头感染者。

2. 尿道裂者。

3. 严重出血倾向者。

（三）术前准备

1. 清洗外阴部及包皮腔。包皮过长者应翻转包皮清洗，尽可能去除包皮垢。包茎者可用钝头针或小塑料管插入包皮腔，注入消毒液冲洗。

2. 术前 1 天或当天剔除阴毛。

3. 术前查血常规及凝血功能，普鲁卡因皮肤过敏试验。

4. 麻醉（成人用阴茎根部阻滞麻醉；小儿用基础麻醉加局部浸润麻醉或全身麻醉）。

（四）手术步骤

包皮环切术已有 5000 多年的历史了。经过多年的发展与演变，包皮环切术衍生出多种手术方式。经典的包皮环切术有背侧切开包皮环切术、袖套包皮环切术等。而近些年来随着医疗器械的不断更新和发展，临床上出现了很多新型包皮环切器械，这些新型器械及包皮环切术与传统手术相比耗时更短，出血更少，术后并发症更少。目前国内流行的器械及术式有商环包皮环切术及包皮环切缝合器等（图 52-1-2，图 52-1-3）。

1. 背侧切开包皮环切术

（1）检查包皮阴茎头是否粘连，如有粘连应先解除粘连，小心钝性分离（图 52-1-4）。对于包茎或包皮口狭窄者先用血管钳扩大包皮口或沿包皮背侧正中线适当切开，上翻包皮，暴露包皮内板与阴茎头粘连部位，然后钝性分离，显露阴茎头及冠状沟（上述处理如有出血须彻底止血）。清除包皮垢并消毒。

（2）将包皮复位，包皮背侧正中处及腹侧正中处分别钳夹 2 把血管钳，相邻血管钳间距约 0.5 cm（图 52-1-5）。

（3）助手一手紧捏阴茎根部或用橡皮圈捆绑阴茎根部（起压迫止血的作用），另一手提起背侧正中处的 2 把血管钳，术者沿 2 把血管钳间的缝隙纵行剪开包皮至距离冠状沟远端 0.5～0.8 cm（图 52-1-6）。

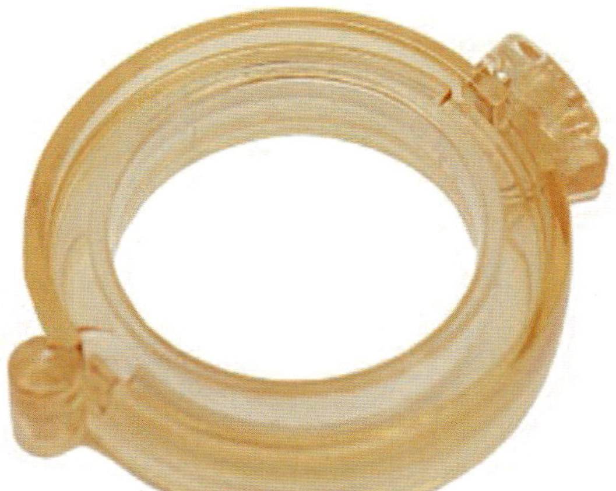

图 52-1-2 芜湖圣大商环

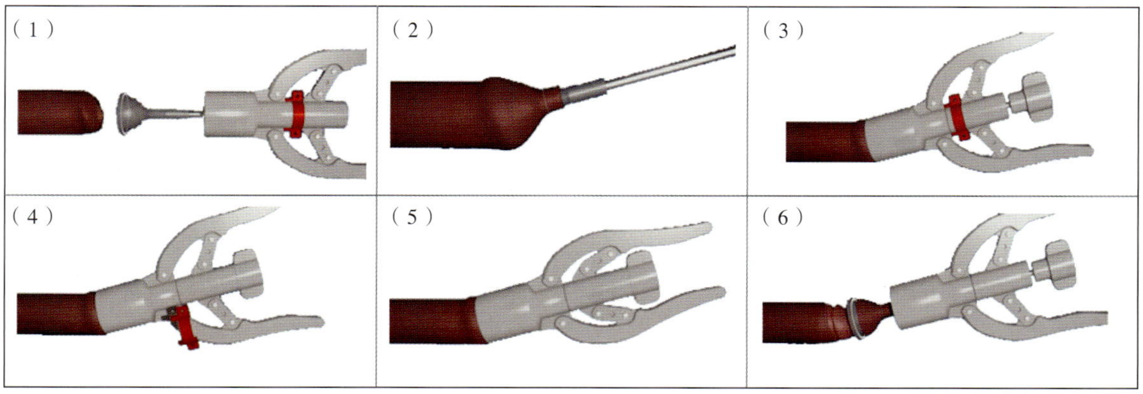

（1）：旋出调节旋钮，取出钟形阴茎头座。
（2）：将钟形阴茎头座放入包皮内，钟罩罩在阴茎头上，钟沿位于冠状沟部位并与之相平，包皮适当固定在拉杆上。
（3）：拉杆插入环切器中心孔，旋紧调节旋钮到拉杆尾平面与调节旋钮后面相平，感觉松时还可旋紧点。
（4）：取除保险扣。
（5）：按下手柄，击发环切器。
（6）：旋出调节旋钮，轻柔取出器械和切下的包皮，如有少许未完全切断者，可用剪刀适当修剪。

图 52-1-3　江西狼和一次性包皮环切缝合器

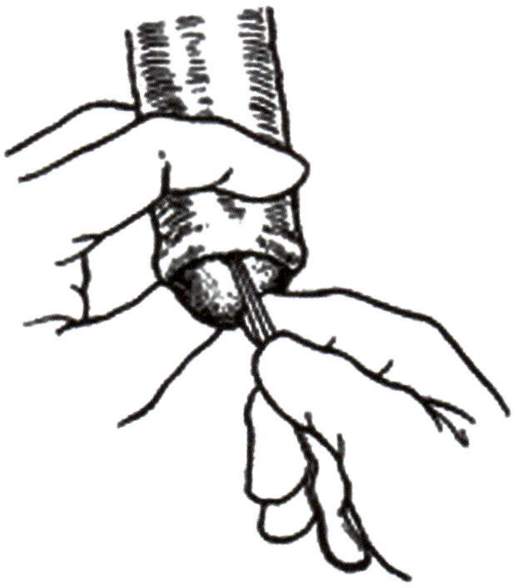

图 52-1-4　钝性分离粘连

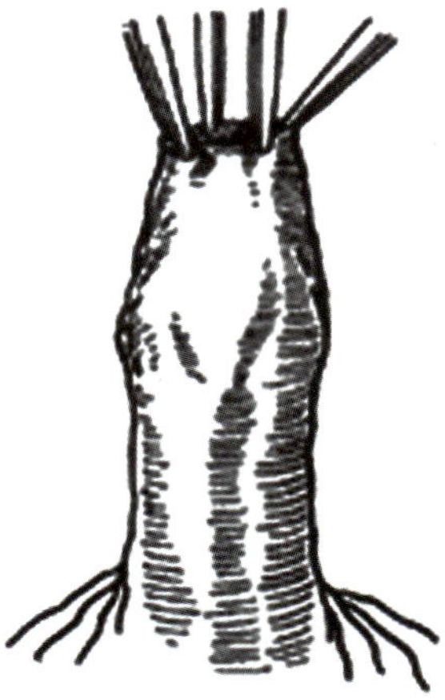

图 52-1-5　包皮复位

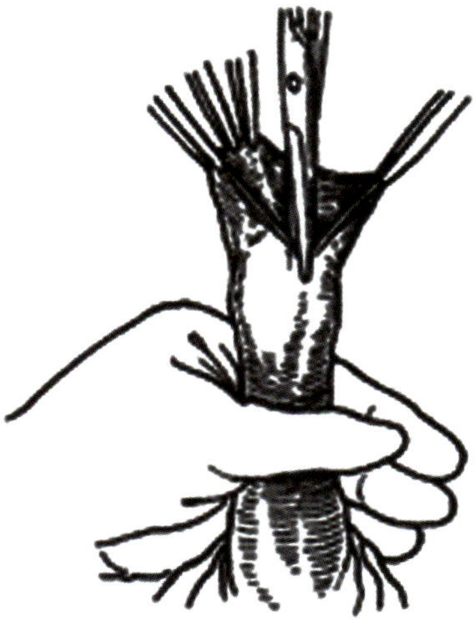

图 52-1-6　纵行切开包皮

（4）向上向外牵引 4 把血管钳，暴露阴茎头及冠状沟，用剪刀从包皮背侧纵行切口止点处平行于冠状沟环行剪切包皮至包皮腹侧，系带处保留包皮的长度应较背侧长 0.1～0.2 cm（图 52-1-7）。

（5）助手放松左手或松开橡皮圈，并显露创面，术者用 3-0 细丝线结扎出血点。

（6）对位间断缝合包皮内外板，使内外板吻合均匀。

（7）将凡士林纱布叠成条形后环绕包皮切口，外用纱布包扎，医用胶带固定。

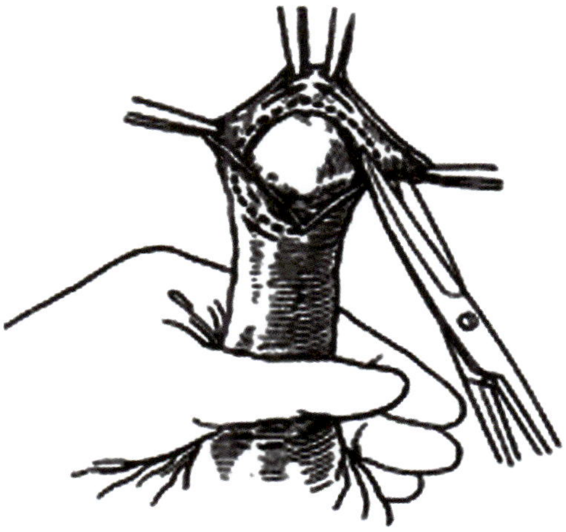

图 52-1-7　环行剪切包皮

2．袖套包皮环切术

（1）与“背侧切开包皮环切术”步骤（1）相同。

（2）将包皮复位，自阴茎冠状沟远端 0.5～1.0 cm 处做一平行于冠状沟的环形切口，并切开外板皮肤。

（3）翻转包皮充分暴露冠状沟，在离冠状沟 0.5～1.0 cm 处的内板上做一平行于冠状沟的环形切口，切开内板皮肤。

（4）将包皮向近端展平，将远近环形切口之间的包皮分离并剥脱。

（5）创面止血后，对合内外板切口缘，进行均匀的间断缝合，缝合时应连同切口间的结缔组织一并缝合，防止切口缘皮肤卷曲。

袖套包皮环切术效果图见图 52-1-8。

3．商环包皮环切术

（1）与上述包皮环切术步骤（1）相同。

（2）测量冠状沟下阴茎周径，选择合适型号的商环。

（3）将商环内环套入阴茎体，在包皮处定义 3、6、9、12 点方向并分别用血管钳钳夹，先以 3、6 点处血管钳牵拉包皮覆盖内环，再牵拉 9、12 点处血管钳覆盖内环，暴露冠状沟。

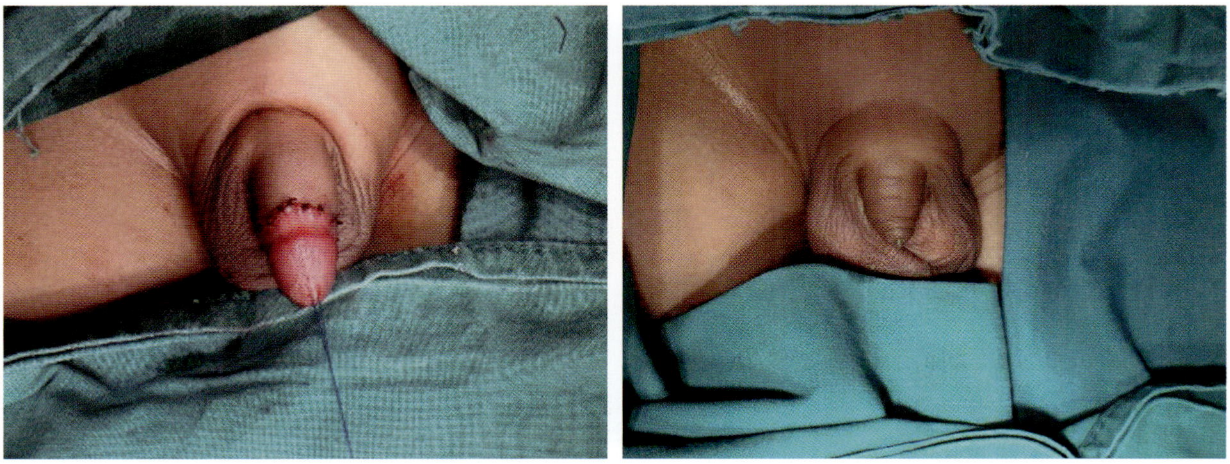

图 52-1-8　袖套包皮环切术术前术后观

（4）助手顶住内环固定翻转包皮后，术者将外环扣在内环上，上第一齿调整扣，调整内外板长度并保留包皮系带 0.8 cm，满意后扣上第二齿固定扣。

（5）沿商环外侧切除多余包皮，切缘做数个减张切口，消毒后纱布包扎。

（6）术后保持伤口干燥，外用抗生素药膏，定期更换敷料。留环 9 天后拆除外环，术后 12 天左右去除内环。

4. 包皮环切缝合器

（1）与上述包皮环切术步骤（1）相同。

（2）在阴茎非勃起 / 胀大状态下用标尺测量阴茎头大小，选定对应器械的规格及型号。

（3）以包皮内外板交界系带处为 6 点方向，包皮背侧对应 12 点方向，用止血钳钳夹包皮，3 点或 9 点方向处包皮钳夹血管钳后均匀夹持提起包皮，将钟形阴茎头座放入包皮内，钟罩罩在阴茎头上（图 52-1-3）。

（4）右手拇指或示指顶住拉杆尾，将包皮提起，左手掌内侧配合小指以半握拳状抵住腹壁皮肤防止提起，中指和环指配合手掌握住阴茎，示指将系带侧顶松并确定阴茎头已进入钟罩内。钟罩在阴茎头上倾斜适当角度与冠状沟部位平行，包皮适当固定在拉杆上。

（5）左手中指、环指及小指配合手掌握住阴茎，示指和拇指把持钟罩钟沿部位，右手将器械套上，手把放置于便于握持的方向。左手示指配合拇指握持住器械外壳，右手将调节旋钮旋上并收紧到拉杆尾端面与旋钮后面相平或稍突出止。

（6）确定切割位置无误后，双手握持手把，按下手把，击发环切器。此时切割刀和缝合钉被同时推出，切割缝合同时完成。

（7）保持几秒钟达到充分切割缝合后松开手把，左手握住器械，右手旋开调节旋钮松开达 0.5 ~ 1.0 cm 时，将旋钮向前顶，使得切割部位松开（如有少许包皮未切断，可用刀片或剪刀修剪）。

（8）轻柔旋出钟形阴茎头座并立即用干纱布裹住手术部位，按压止血 3 ~ 10 min，松开后再看缝合情况，必要时加缝止血。

（9）止血完成后用凡士林纱布裹住术口，外用纱布包裹，再用弹力绷带加压包扎。

（10）定期更换敷料，2 天后可适当调整包扎松度，1 周后可淋浴（淋浴后络合碘消毒），1 个月之内不要有过激活动。

（五）手术要点

1. 包皮阴茎头粘连者一定小心仔细分离，若粘连分离不彻底，术后仍可发生包皮阴茎头炎症。

2. 包皮切除长度要适当，一般情况留包皮内板 0.5 ~ 0.8 cm，稍外翻与较短的包皮外板缝合，以暴露冠状沟为宜，防止包皮垢在冠状沟内残留。

3. 包皮环切应彻底止血，特别注意阴茎背侧的浅静脉，其血管断端往往向近侧退缩，因此必须将其结扎。包皮系带处亦妥善止血。

4. 切口缝合后所用凡士林纱布或弹力绷带应包扎固定成环状，并避免包扎过紧造成阴茎头血循环障碍。

（六）并发症

1. 出血

多为术中止血不彻底，或术后未用雌激素导致阴茎勃起，造成结扎松脱。出血部位最常见于阴茎背浅静脉和包皮系带处，这些部位易形成血肿。小血肿可嘱患者卧床休息，局部冷敷 2 ~ 3 天，并用抗菌药预防感染；大血肿应立即清除，仔细止血后缝合切口。若皮肤切口缘出血，可在切口处行“8”字缝合止血。

2. 感染

以下情况均可导致感染的发生：①术前包皮阴茎头炎症未能有效控制；②嵌顿包茎者误行包皮环切术；③不注意无菌操作，无菌观念弱；④术后尿液污染切口；⑤术后不定期更换敷料。发生感染后应及时就医，根据情况拆除部分缝线，通畅引流，减少活动，并使用抗菌药物。

3. 包皮切除过多或过少

包皮切除过多，术后影响阴茎勃起。严重时可做皮片移植矫正。包皮切除过少，术后包皮仍包裹阴茎头。若包皮上翻无困难，可经常翻转清洗；若仍不能满意翻转或反复感染，须再次行包皮环切术。

4. 包皮系带水肿

包皮系带处皮肤残留过多、包扎过紧、术后当天站立或行走过久均可导致。发生包皮系带水肿时，应松解包扎，并将阴茎头移向腹侧，用“T”形带托起，使用抗菌药物预防感染并物理治疗。

5. 皮肤坏死

以下情况可能引起皮肤坏死：①局麻中加入肾上腺素；②通过止血钳较长时间通电。

6. 包皮口瘢痕狭窄

包皮环切时内板保留过多，愈合或可能发生包皮口狭窄。需要再次施行手术，切除狭窄环，并保留足够的包皮做成形缝合。

(七)术后处理

1. 术后避免步行或站立过久、骑行，防止再出血。

2. 保持敷料干燥，若敷料被浸湿污染应立即更换。

3. 对于年龄稍大者，术后口服雌激素3天，以防止阴茎勃起导致出血和疼痛。必要时服用止痛药。

4. 术后不需常规服用抗菌药物。若包皮垢过多或术后有出血等并发症时，可根据具体情况服用抗菌药物预防感染。

5. 术后包皮肿胀可自行消退，不需要特殊处理。若肿胀较重，可行理疗。

6. 对于用线缝合切口的包皮环切术，术后5～7天拆线。

7. 术后禁欲30～50天。

第二节 阴茎显露不良

阴茎显露不良，最直观的临床表现就是阴茎外观短小，自出生至成年均可发病，患儿可能会受到同伴的嘲讽引发自卑，成年后可能影响两性关系或性功能表现，常常引起患者或患者家属的担忧而就医。

一、分类

阴茎显露不良是一个多种阴茎疾患的统一称谓，这些疾患包括隐匿阴茎、蹼状阴茎、陷没阴茎和小阴茎，各自定义并不相同。

（1）隐匿阴茎：阴茎体掩埋于皮下。在肥胖青少年出现这种情况，源于前腹壁脂肪过多，阴茎轮廓亦显示不清。在婴幼儿出现这种情况，源于皮肤没有固定在深筋膜上，导致阴茎皮肤松弛，阴茎外形轮廓显示不清。在有些患者，上述情况可能同时存在。

（2）蹼状阴茎：阴茎腹侧根部与阴囊交界

处皮肤蹼状化，至阴茎轮廓显示不良。

（3）陷没阴茎：阴茎体陷没于瘢痕化的包皮内，多源于医源性创伤，与包皮环切术手术指征过度或掌握不当有关。

（4）小阴茎：分为两种情况，一种为阴茎外形正常，但与正常相比，阴茎牵拉长度小于正常阴茎长度且大于2个标准差，与内分泌异常有关；另一种为外形异常，同时伴有尿道上裂外翻、严重的尿道下裂、染色体异常或两性畸形。

二、应用解剖

正常胚胎发育至孕16周，阴茎即已成形，但后期因脂肪和皮下组织的过度沉积，正常发育的阴茎也会被掩盖而造成阴茎显露不良。

浅层Scarpa筋膜覆盖前腹壁，向下延续至外生殖器的阴茎和阴囊的浅筋膜层（肉膜层），进一步向远端延伸至包皮并固定于阴茎头冠状沟。在耻骨联合平面，脂肪层覆于Scarpa筋膜之上（附着于深筋膜）。肉膜覆于Buck筋膜之上，两层之间有松散的间隙存在。肉膜与阴茎皮肤之间脂肪稀少，阴茎体通过阴茎悬韧带（起始于耻骨弓下方至阴茎根部背侧）悬挂于耻骨下方。在阴茎腹侧，浅筋膜顺皮肤与阴囊肉膜融合并形成阴茎阴囊角，此处还存在较多的平滑肌肌束，并与阴囊皮肤相连紧密。

正常情况下，耻骨上脂肪层由上而下，至阴茎根部即终止。如耻骨上脂肪过多，阴茎皮肤即被拉伸，而使阴茎耻骨交界区不明显，部分阴茎体隐藏，导致阴茎外观短缩。另一方面，如果阴茎根部浅筋膜与深筋膜结合松散，同样会造成阴茎皮肤冗余并堆聚于阴茎之上而导致隐匿阴茎的发生。蹼状阴茎的发生源于阴茎腹侧与阴囊夹角异常，导致阴茎外观短小。先天性包皮肥大，由于包皮组织过多，导致与包皮相连的阴茎皮肤不能有效地与深筋膜附着。

准确地掌握局部解剖学要点，对于我们理解和处理相关外科问题非常重要。

三、隐匿阴茎

（一）概述

隐匿阴茎指阴茎体部隐藏于包皮皮肤之下，其成因可能为前腹壁的耻骨前部脂肪过多，也可能为浅筋膜和皮肤在阴茎根部未能于深筋膜有效附着。单纯的耻骨上脂肪过多造成的隐匿阴茎可能随着年龄的增大而自行改善，而浅深筋膜附着不良造成的隐匿阴茎通常需要外科手术矫正。在隐匿阴茎，Scarpa筋膜和Buck筋膜间常存在异常的纤维条索，其对于阴茎体的显露和发育均会造成影响。阴囊的巨大包块，如疝气和鞘膜积液，也会导致隐匿阴茎的发生。耻骨前皮肤过多，也称包皮肥大，也是隐匿阴茎的一种。上述情况下，阴茎体部发育其实是正常的，但是由于皮肤过多或阴茎周围组织附着不良，大多呈现小阴茎的情形，仔细的体格检查有助于鉴别上述情况。

体格检查时，耻骨前脂肪过多很容易发现，好似悬挂在阴茎根部，这在年龄较大的儿童和肥胖青少年中较为常见。查体时，患者应该平卧，医生可以很容易地压迫阴茎根部脂肪以显露正常大小的阴茎体，也可同时牵拉阴茎，可以更好地显露阴茎体。

由于耻骨上或耻骨前脂肪过多导致青春期前隐匿阴茎患者，大多不需要手术，因为随着发育和青春期的到来，这些脂肪会慢慢消失。如果青春期后，脂肪仍然过多，那就需要手术处理，包括隐匿阴茎矫正手术和吸脂手术。

(二)隐匿阴茎矫正术

1. 适应证

(1)阴茎外观显露短小，实际阴茎发育正常。

(2)阴茎皮肤发育不良、过短，包皮腔过小，阴茎皮肤和包皮腔空虚，阴茎皮肤不附着在阴茎体上者。

(3)在阴茎背侧可触及纤维索带者。

(4)向后推挤阴茎根部皮肤，可显露正常长度阴茎，松开后迅速回缩者。

(5)排除小阴茎、尿道下裂、阴茎下弯畸形、因肥胖耻骨前联合脂肪层增厚引起的包埋阴茎者。

(6)合并包茎，且患者及患者家属手术愿望强烈者。

2. 手术方法(图 52-2-1)

(1)患者取仰卧位，阴茎及会阴部严格消毒铺单，防止术区污染。

(2)首先对狭窄的包皮口进行扩张，于阴茎背侧中线剪开包皮口内外板至近冠状沟处，分离包皮内板与阴茎头粘连部分至冠状沟，暴露阴茎头，伸直阴茎。

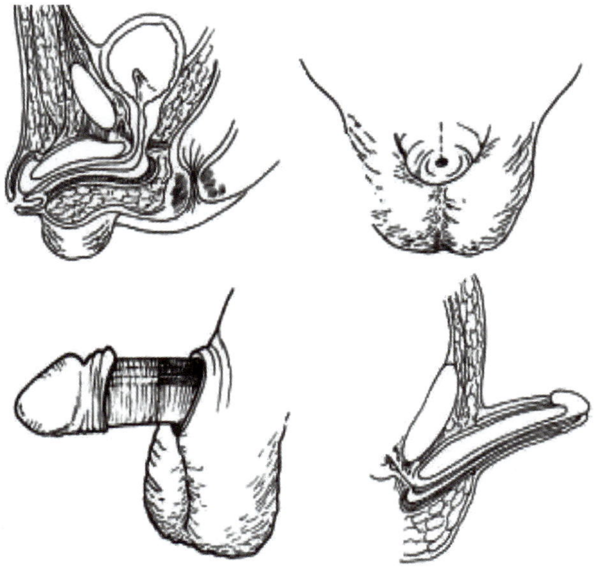

图 52-2-1 隐匿阴茎矫正术

(3)将牵引线缝于阴茎头处，便于牵拉。

(4)于冠状沟下约 0.5 cm 处环行切开包皮内板及阴茎浅、深筋膜，直至阴茎白膜层，将包皮完全脱套至阴茎根部。

(5)充分显露发育不良的肉膜组织，阴茎背侧血管神经以及腹侧尿道，从而更容易地彻底切除发育不良的、呈纤维条索状的肉膜组织，也能更好避免损伤阴茎背侧血管神经及腹侧尿道。

(6)显露出阴茎耻骨前脂肪及阴茎悬韧带，对于严重隐匿阴茎患儿可切断部分悬韧带，使阴茎体更自由伸缩。

(7)牵拉阴茎使阴茎呈正位，脱套包皮充分暴露阴茎根部，于 2 点、10 点位(或 12 点位)将阴茎白膜与阴茎根部两侧皮肤皮下真皮层(艾利斯钳钳夹阴茎根部皮肤以利暴露)，对称缝合固定，以防止阴茎回缩和扭转。

(8)将脱套包皮复位，适当修剪包皮内外板，可吸收缝线间断环行缝合浅筋膜、包皮环行切口。

(9)伤口以凡士林纱布覆盖，外层以弹力绷带固定。

3. 术中注意事项

(1)准确识别并彻底切除发育不良的条索状的肉膜组织，从而解除纤维条索对阴茎体的束缚，使阴茎体得到充分松解。

(2)由于阴茎肉膜是下腹部的 Camper 和 Scarpa 筋膜向阴茎部的延续，术中可沿着 Scarpa 筋膜寻找并切除发育不良的肉膜组织。

(3)术中缝合固定阴茎根部时，不应缝合在阴茎白膜外的 Buck 筋膜上，而是需牢固缝合在阴茎白膜上，这样才可有效防止患儿剧烈运动或阴茎勃起导致的固定线结撕脱，从而避免术后复发。

（4）术中缝合固定阴茎时需注意避免损伤阴茎背血管神经。

4. 术后处理

（1）酌用雌激素，以防阴茎勃起出血、水肿。

（2）留置导尿管 5～7 天，弹力绷带加压包扎 3～7 天。

（3）抗生素 5~7 天预防感染。

四、蹼状阴茎

（一）概述

源于异常的肉膜条索将阴茎皮肤过早附着于阴囊皮肤表面，造成腹侧阴茎阴囊角消失，阴茎外观短小，是一种包皮发育畸形导致的腹侧阴茎外观异常，常合并包茎，或与尿道下裂、阴茎下弯或小阴茎合并出现。查体时，将阴茎向上牵拉至前腹壁时，阴囊皮肤随之向上明显拉伸，可看到明显的阴茎阴囊腹侧皮肤融合，同时需排除尿道下裂和阴茎下弯。蹼状阴茎通常外观异常明显，手术指征明确。

（二）治疗

蹼状阴茎的外科处理应该尽早，如合并尿道下裂和阴茎下弯畸形应该在儿童期就积极处理。处理方式包括阴茎腹侧两端横行切口或阴茎阴囊交界处单一横行切口，松解皮瓣，并纵行缝合切口。如合并尿道下裂和阴茎下弯畸形应该同时手术矫正。

（三）蹼状阴茎矫形术

手术步骤如下。

1. 麻醉满意后，常规消毒铺无菌巾。

2. 观察包皮外口狭窄，阴茎头无法暴露，腹侧阴茎阴囊交界处皮肤过早融合（图 52-2-2）。

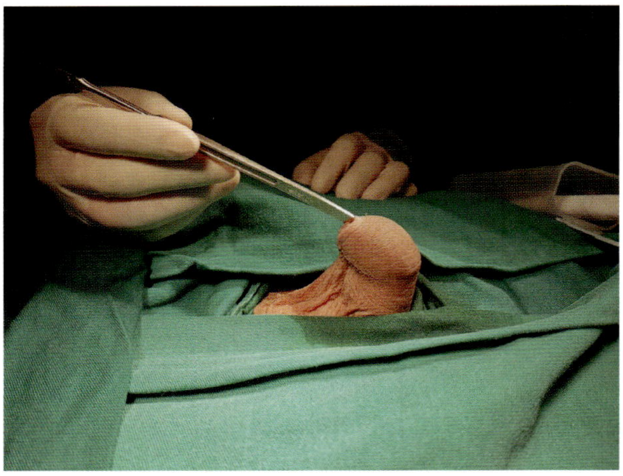

图 52-2-2　蹼状阴茎，腹侧阴茎阴囊交界处皮肤过早融合

3. 纵行切开背侧包皮外口（图 52-2-3），远端切缘近阴茎头 0.5 cm，近端切缘至充分切开包皮狭窄环，暴露整个阴茎头、冠状沟及包皮系带。碘伏纱布再次反复消毒创面。

4. 检查发现皮下浅筋膜多处无弹性纤维条索，切断纤维条索，游离浅、深筋膜间隙（图 52-2-4），将包皮脱套至根部。

5. 牵拉阴茎头，根据阴茎腹侧阴茎皮肤长度决定是否行包皮系带和阴茎阴囊角延长成形术。

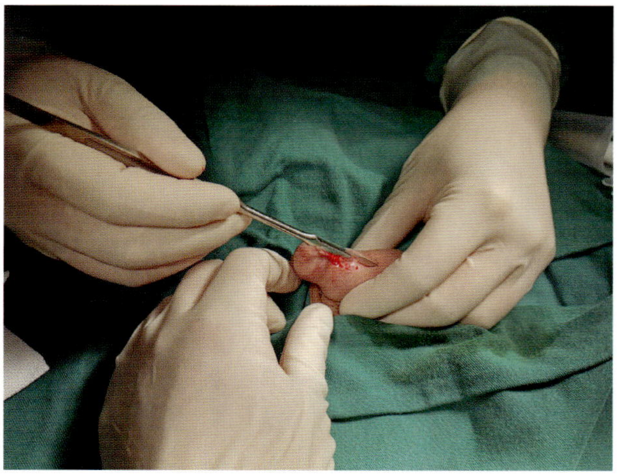

图 52-2-3　纵行切开背侧包皮外口

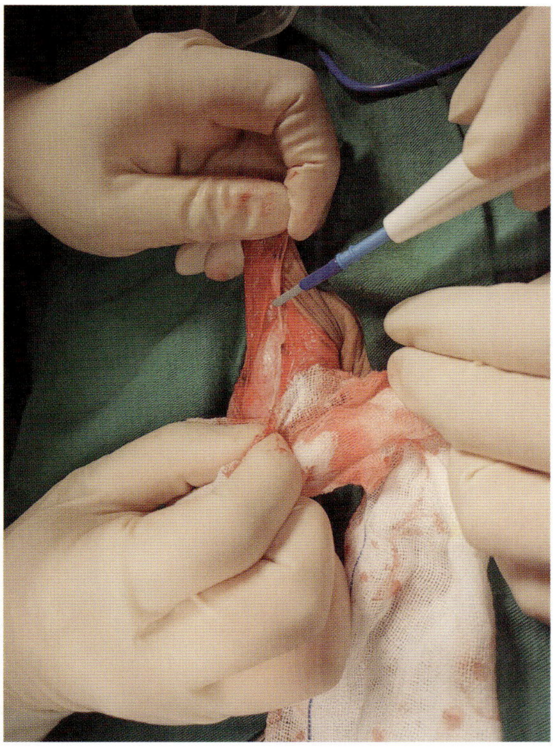

图 52-2-4 切断纤维条索，游离浅、深筋膜间隙

6．楔形切除中缝两侧多余皮肤（图 52-2-5）。

7．钳夹阴茎背侧近远端缝合缘，再次提拉阴茎头，未及狭窄环（图 52-2-6）。

8．冲洗创面，严密止血。5-0 薇荞线间断缝合浅筋膜及包皮内外板（图 52-2-7）。

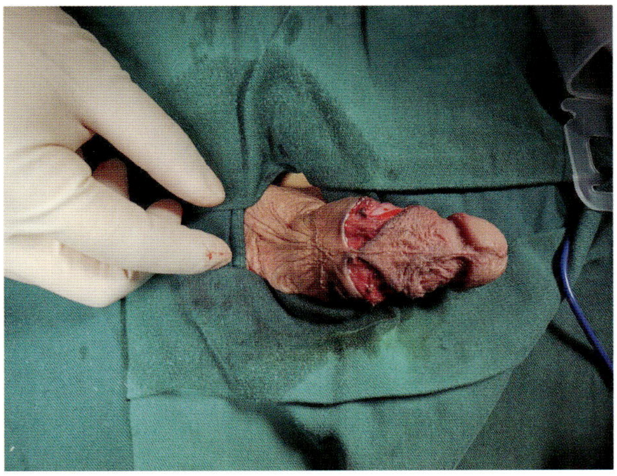

图 52-2-5 楔形切除中缝两侧多余皮肤

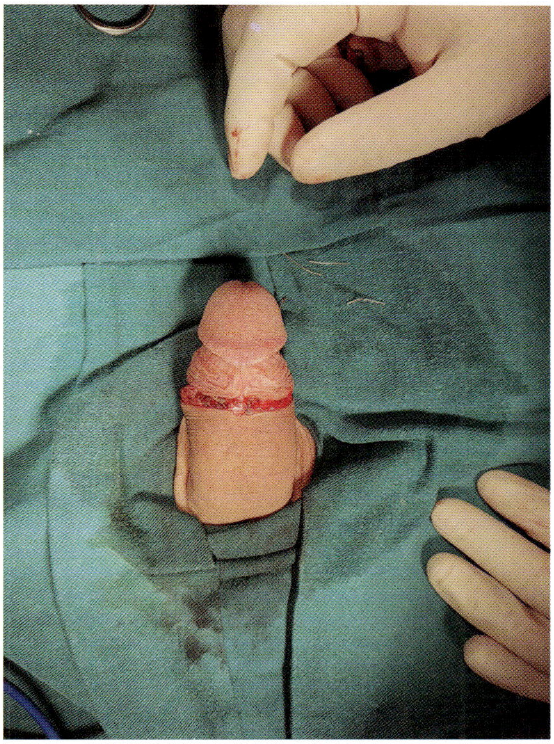

图 52-2-6 切口上下缘未及狭窄环

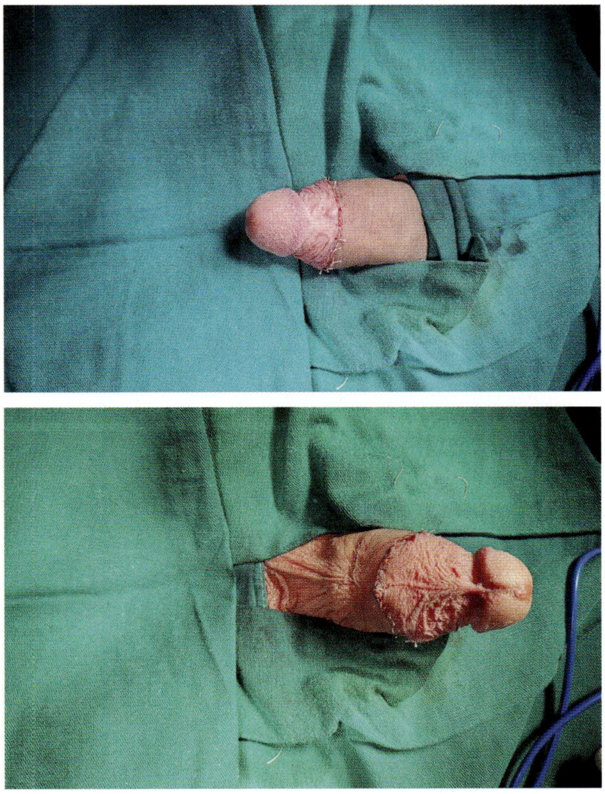

图 52-2-7 术后外观（阴茎背侧及腹侧）

9. 无菌敷料伤口加压包扎，留置尿管接尿袋，术毕。

五、陷没阴茎

（一）概述

陷没阴茎属于继发性阴茎显露不良，多为包皮环切术后的并发症，环切术后的瘢痕将阴茎陷没于包皮瘢痕或阴囊之内，多发生于包皮切除过多，或儿童期隐匿阴茎未处理隐匿，单纯行包皮环切术。在阴囊肿大明显的患者，行包皮环切术后早期，环切背侧瘢痕与阴囊皮肤粘连，也可以造成陷没阴茎。曾有报道，新生儿包皮环切术后，继发性包茎伴陷没阴茎发生率为 2.9%。患儿可能发生反复的尿路感染、包茎（排尿时包皮腔球状充盈），甚至尿潴留。查体可及术后瘢痕及明显的粘连，大多数情况下无法看到阴茎头部分。

（二）治疗

目前对于陷没阴茎可以先行保守治疗，局部涂抹倍他米松可能有效。如保守治疗无效，可根据具体瘢痕和皮肤的情况，选择手术矫正，包括粘连松解、二次环切、Z 字成形术、U 字成形术。

六、小阴茎

（一）概述

新生儿期若发现阴茎细短（长度 1 cm 以下），即应进行全面细致的内分泌检查。最常见的原因为低促性腺激素的性腺功能减退，如 Kallmann 综合征、Prader-willi 综合征等。典型小阴茎表现为阴茎小但外观正常，尿道开口于阴茎头部。

治疗方面，应首先征询家长意见，以确定患儿按何种性别进行抚养。对于小阴茎而尿道正常者，在 1 岁时可尝试注射睾酮治疗使阴茎组织增生，而 1 岁后治疗可能会引起阴茎肥大。若因阴茎本身问题并伴有尿道畸形的小阴茎患者，若还合并其他生殖器严重畸形者，应考虑性别选择，再决定实施手术种类。

（二）适应证

各种畸形的小阴茎。

（三）术前准备

6 周龄时测量阴茎大小，并与正常值比较。测定黄体激素（LH）、促卵泡激素（FSH）、睾酮（T）及双氢睾酮（DHT）的水平，了解睾丸大小和位置是否正常。性腺功能减退者可试用人绒毛膜促性腺激素（hCG）一个疗程，如结果显示 T 及 FSH 正常，说明非内分泌原因，可考虑手术矫正。

（四）手术方法

主要分为两种术式，对于儿童型小阴茎通常采用二期手术，对于成年型小阴茎采用一期阴茎延长术。

1. 儿童型小阴茎手术分两期进行

（1）第一期

1）阴茎头缝一针牵引线，留置 F6 或 F8 导尿管（图 52-2-8）。

2）阴茎根部做一环形切口，充分游离皮下组织，显露阴茎海绵体分叉处（图 52-2-9）。

3）于阴茎根部与阴茎干等长处的阴囊皮肤处做一横行小切口，在两切口间做一皮下隧道连通，将阴茎连同牵引线和导尿管一并拖过隧道（图 52-2-10）。冠状沟皮肤创缘与阴囊皮肤缝合，用 5-0 可吸收线缝合原阴茎根部切口。

（2）第二期（于一期手术半年后施行）

1）留置 F6 或 F8 导尿管，缝于阴茎头上，

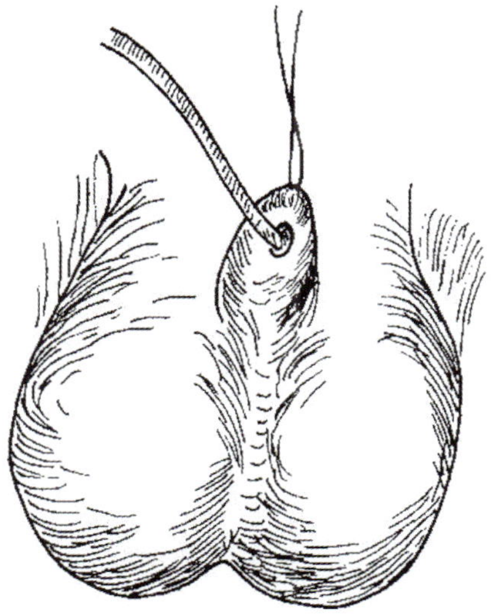

图 52-2-8 留置 F6 或 F8 导尿管

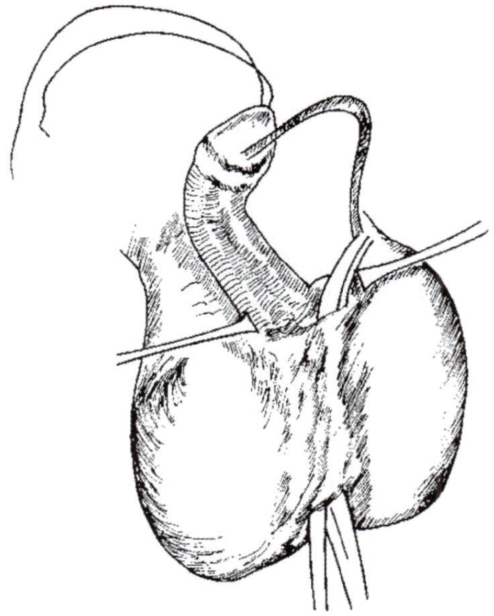

图 52-2-10 阴茎穿过阴囊皮下隧道

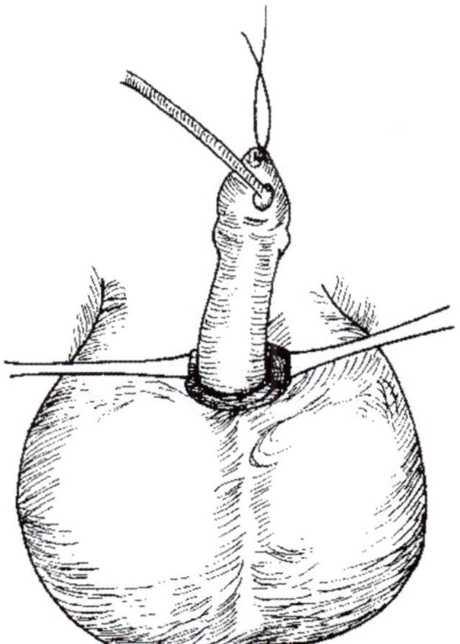

图 52-2-9 显露阴茎海绵体分叉处

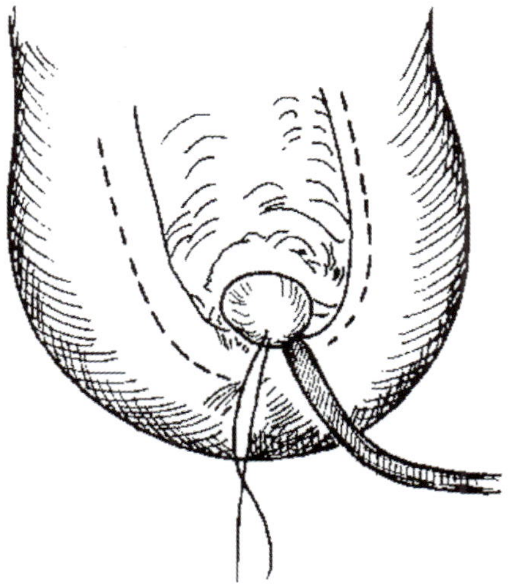

图 52-2-11 阴囊皮肤 U 形切口

围绕阴茎头在阴囊处做一宽于阴茎干的 U 形切口（图 52-2-11），将阴茎、皮瓣、皮下组织等一并游离后用 5-0 可吸收线缝合阴囊皮肤切口（图 52-2-12）。

2）阴茎处皮瓣包绕阴茎在阴茎侧面缝合，如有张力，则采用减张缝合，然后用凡士林纱布包扎（图 52-2-13）。

2. 成年型小阴茎一期阴茎延长术

（1）适应证

1）阴茎发育不良，阴茎勃起时长度不足 10 cm，且不能满足女方的性需求者。

2）阴茎外伤后部分缺失。

3）小阴茎畸形。

（2）手术方法

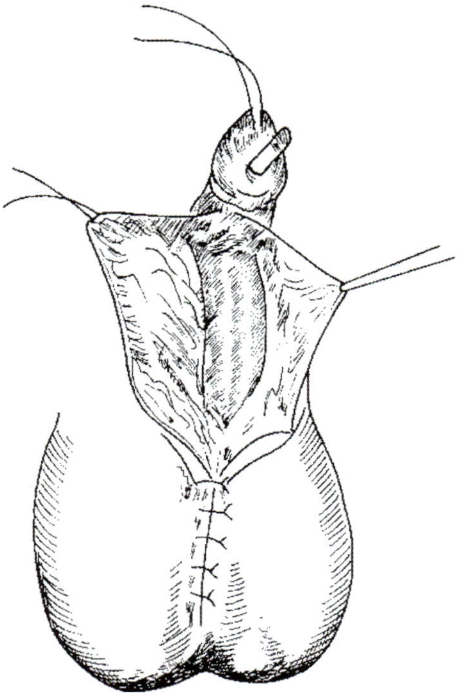

图 52-2-12　缝合阴囊皮肤

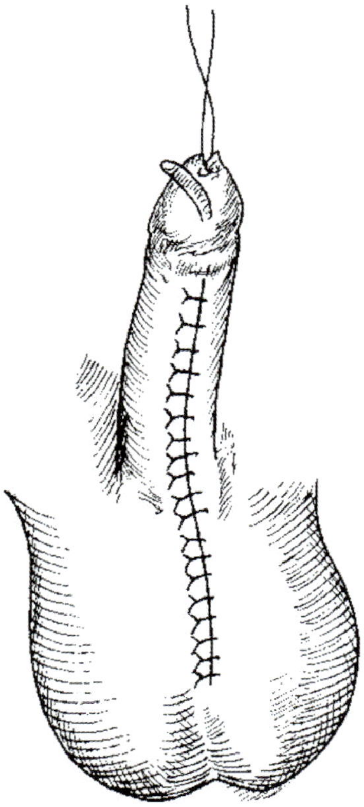

图 52-2-13　阴茎侧面缝合阴囊皮瓣

1）先熟悉并显示阴茎浅、深两悬韧带（图 52-2-14）。

2）患者取仰卧位，在阴茎根部背侧耻骨上区做一倒“W”形切口（图 52-2-15）。

3）分离皮肤及皮下脂肪后，找到并切断阴茎浅悬韧带（图 52-2-16）。

4）继续游离并切断阴茎深悬韧带（图 52-2-17）。

5）双“Y”形或“X”形缝合切口（图 52-2-18）。

（3）术后处理：术后尽量平卧，并用弹力绷带适当加压包扎以减轻淋巴液及部分静脉回流差所致的阴茎水肿。

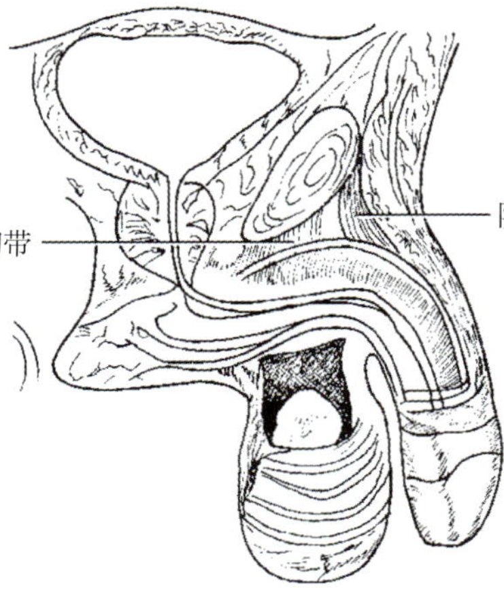

图 52-2-14　熟悉显示阴茎浅、深悬韧带

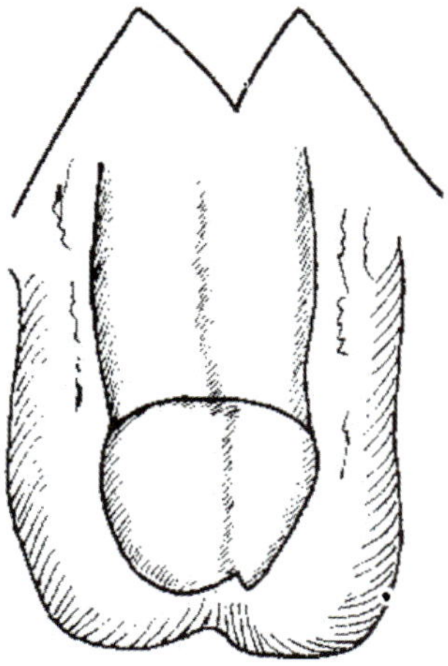

图 52-2-15　阴茎根部倒“W”形切口

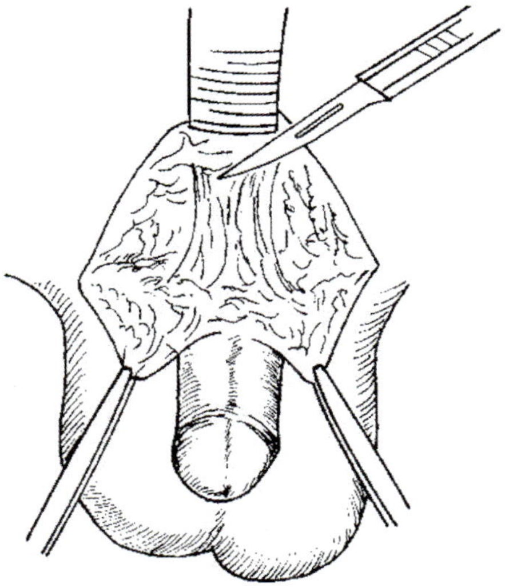

图 52-2-16 切断阴茎浅悬韧带

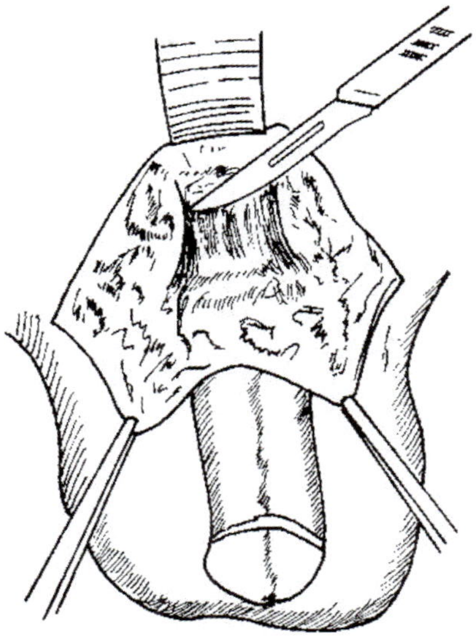

图 52-2-17 切断阴茎深悬韧带

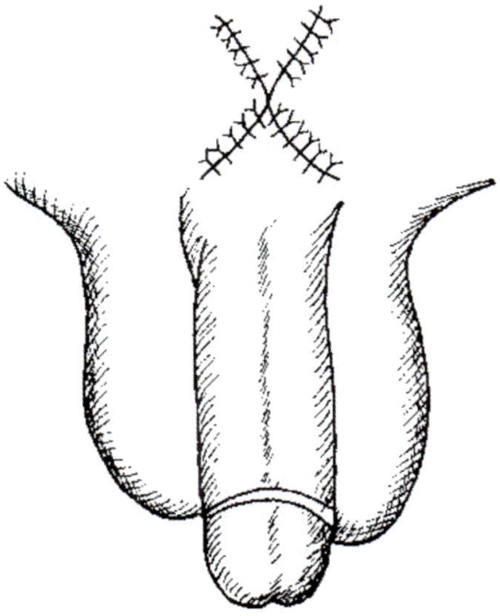

图 52-2-18 双“Y”形或“X”形缝合切口

（袁亦铭）

参考文献

方冬, 袁亦铭, 郑卫, 等. 采用一次性包皮环切缝合器的手术效果和术后管理. 中国性科学, 2017, 26(11):26-30.

郭应禄, 胡礼泉. 男科学. 北京：人民卫生出版社, 2004: 1659-1666.

霍仲超, 刘刚, 王伟, 等. 一次性包皮环切缝合器行包皮环切术的临床疗效观察. 中华男科学杂志, 2015, 04:330-333.

黎介寿, 吴孟超. 泌尿外科手术学. 2版. 北京：人民军医出版社, 2004: 459-467.

李晟, 张磊, 王大文, 等. 一次性包皮环切缝合器在男性包皮环切术中的临床应用. 中华男科学杂志, 2014, (09): 816-819.

梅烨, 陈凌武, 高新. 泌尿外科手术学. 北京：人民卫生出版社, 2008: 529-532.

杨槐, 陈波特, 赵永斌, 吴实坚. 几种包皮环切术式的临床观察比较. 实用医学杂志, 2012,12:1983-1985.

Hatipolğu N, Kurtoğlu S. Micropenis: etiology, diagnosis and treatment approaches.J Clin Res Pediatr Endocrinol, 2013, 5(4):217-223.

Maizels M, Zaontz M, Donovan J. Surgical correction of the buried penis: description of a classification system and a technique to correct the disorder. Journal of Urology, 1986, 136(1): 268-271.

Srinivasan AK, Palmer LS, Palmer JS. Inconspicuous Penis. The Scientific World Journal, 2011, 11: 2559-2564.

Wiygul J and Palmer LS. Micropenis. The Scientific World Journal: TSW Urology, 2011,11: 1462-1469.

Yuan Y, Zhang Z, Cui W, et al. Clinical Investigation of a Novel Surgical Device for Circumcision. J Urol, 2014, 191(5):1411-1415.

阴 茎 肿 瘤

第一节 阴 茎 癌

阴茎癌并非常见的泌尿系统肿瘤，国内许多中小医院每年诊治的病例很少，因此造成了对该疾病的认识和诊治经验的积累相对缓慢。目前国内相对滞后的治疗理念和不规范的治疗方式会严重影响阴茎癌患者的预后并损害他们的生活质量。近年来国内外对于阴茎癌的研究取得了许多可喜的进展：人乳头瘤病毒（HPV）在阴茎癌的癌变过程中起到重要的作用，引起下游一系列的分子生物学改变，对该病因的深入了解使得通过 HPV 疫苗预防阴茎癌的梦想存有可能；阴茎癌的病理分类逐步细化，鳞癌根据组织学形态可以分出疣状癌、湿疣样癌、乳头状癌、基底样癌等，各自具有不同的生物学行为和预后；阴茎癌原发灶的治疗不再一味追求 2 cm 的切缘，而是个体化地选择保留阴茎主体的手术，同时通过整形外科手段进行修复，大大提高了患者的生活质量；动态前哨淋巴结活检是阴茎癌区域淋巴结的治疗飞跃，该技术运用成熟后可以把假阴性率降低至 5% 左右，有效地避免了许多无益的淋巴结清扫手术；针对局部晚期阴茎癌患者，多学科综合治疗的引入使得此类疾病的治愈变为可能；最后，个体化治疗离不开预后模型的进步，近年来在这方面的研究也取得了显著的进步。阴茎癌领域取得的突破犹如近年来肿瘤诊治飞跃的缩影一般，体现了医护人员对于提高患者生存率和生活质量的不懈追求。

一、流行病学、病因学和自然史

近年来，随着流行病学和病因学研究的逐步开展，人们对其发病机制、危险因素、癌前病变和自然史的了解不断深入，同时也提出预防和早期发现阴茎癌的策略。

(一) 阴茎癌流行病学

阴茎癌是一种罕见的恶性肿瘤，主要发生于老年男性，患者年龄平均为 60 岁，年龄越大发病可能性越高，在约 70 岁时发病率达到最高。此病也偶发于年轻男性。以往阴茎癌的发病率均较稳定，近年来发现在美国和芬兰患病率有所下降。不同的人群中阴茎癌的患病率差别很大，其中以部分发展中国家的发病率最高。在非洲、亚洲和南美的部分国家中，阴茎癌可占男性恶性肿瘤的 10%，如巴拉圭和乌干达的发病率分别为 4.2/10 万和 4.4/10 万。在西欧和美国，阴茎癌的年龄标化发病率为 0.3/10 万 ~1.0/10 万，占恶性肿瘤的 0.4%~0.6%。不同地区的患病率可能与各地的社会经济和宗教习俗有关。

阴茎癌常发生于出生后未及时行包皮环切的男性，在新生儿或童年期常规行包皮环切术的人群中，阴茎癌极为罕见。即使在一些阴茎癌高发的国家中，如尼日利亚和印度，部分居民由于宗教信仰在新生儿出生后即行包皮割礼，在这些人群中男性几乎没有阴茎癌发生。

（二）危险因素

一直以来，比较公认的阴茎癌危险因素有卫生习惯不良、包皮垢、包茎和包皮过长（Daling et al.，2005）。另外，许多阴茎病变可能与阴茎癌发病相关，如阴茎白斑、阴茎裂伤、尿道狭窄和阴茎炎症。此外，银屑病口服光敏剂和紫外线照射可增加阴茎癌的发病率。在肿瘤的发生和发展中，炎症可能扮有重要的角色，因为许多阴茎癌原发于阴茎感染、慢性刺激或外伤部位。

彻底的包皮环切术可预防以上大多数病理状态。因为包茎常常导致包皮垢和正常脱落的上皮细胞长期滞留，并进一步导致包皮和阴茎头长期处于伴或不伴细菌感染的慢性刺激环境中。阴茎癌患者中伴有包皮过长的比例较高，为 44%～85%。病例对照研究发现包皮过长是阴茎癌发病的重要诱因之一。在排除包皮过长这一因素后，分析发现包皮的存在并没有增加患阴茎癌的风险。包皮垢的刺激效应引起的慢性炎症在一定程度上促使肿瘤发生，虽然没有明确的证据表明包皮垢本身就是一种致癌物。

阴茎癌致病的其他危险因素包括多个性伴侣、生殖器疣或其他性传播性疾病。以上危险因素中至少有部分与感染 HPV 有关，已经有不少研究表明感染黏膜高危人乳头瘤病毒（hrHPV）是一部分阴茎癌的病因。阴茎癌患者携带 hrHPV DNA 的比例为 30%～100%，这也取决于 HPV 检测技术、地区差异和组织取材情况。2000 年的系统回顾显示 45% 的阴茎癌患者 HPV 检测阳性，更近一次文献回顾发现 40% 的患者 HPV 检测阳性，其中 HPV16 为主要亚型（占 63%）（Lont et al., 2006）。根据阴茎癌的年发病率情况每年约有 26 000 例患者，其中约有 7000 名可通过根治 HPV16/18 感染而得以预防。HPV16 感染与阴茎癌之间的相关性一直以来都得到许多流行病学研究结果和前瞻性实验研究的支持。HPV16 血清阳性与阴茎癌之间的相关性就如同 HPV16 血清阳性与女性宫颈癌一样明显，近年来的不少病例对照研究也证实了两者间有明显关联。

也有文章报道了少数阴茎癌与感染低危险性 HPV 之间的关联，阴茎病变患者中也偶尔能检测出表皮 HPV8 DNA（Ravi, 1993）。但是，低危险性 HPV 是否也是阴茎癌的致病原因还不确定。根据 HPV 潜在致癌性不同，一般可将 HPV 分成三型（表 53-1-1）。

主动和被动吸烟均为阴茎癌的危险因素。有研究发现当前吸烟者吸烟数量越多患阴茎癌的可能性越大（Lopes et al., 2000）。虽然吸烟可诱发阴茎癌已耳熟能详，但吸烟在阴茎癌的发生中所起的真正作用还不清楚，可能是经人体吸收后直接或通过其代谢产物促使癌症的发生。

表 53-1-1　HPV 分型及其潜在致癌性

分型	HPV 亚型
高危型	16，18，31，33，35，39，45，51，52，56，58，59
低危型	6，11，40，42，43，44，54，61，70，72，81
可能有致癌性	26，53，66，68，73，82

(三)阴茎癌的分型和癌前病变

1. 阴茎癌的分型

几乎95%的阴茎癌病理类型为鳞状细胞癌，而鳞状细胞癌最常见亚型为角化型癌(49%)，其他有基底样癌(4%)、湿疣样癌(6%)、基底样湿疣样混合癌(17%)、疣状癌(8%)、乳头状癌(7%)、肉瘤样癌(1%)和其他(7%)。其他阴茎癌病理分型包括小细胞癌、梅克尔肿瘤、透明样癌、脂肪样癌和基底细胞癌，均为罕见。非上皮性阴茎癌如黑色素瘤、肉瘤也很少见。阴茎癌原则上可发生于阴茎任何部位，但临床上常见于阴茎头、冠状沟或包皮的上皮组织，而只有5%以下患者始发于阴茎体。

阴茎癌由阴茎癌前病变进展而来，并可分为HPV阳性和HPV阴性两类。类似女性的宫颈癌，基底样和湿疣样鳞状细胞癌与hrHPV关系最为密切，70%~100%的病例可检测出hrHPV(Rubin et al., 2001)。而余下的鳞状细胞癌亚型病例中约30%可检测到hrHPV DNA。在HPV阳性的病例中，HPV16是最常见的HPV亚型。尽管阴茎癌和宫颈癌一样有相似的癌前病变，部分患者可检测到HPV，但阴茎癌患者并没有像宫颈癌患者出现年龄的双峰分布现象。Cubilla等发现，相比于其他亚型，基底样和湿疣样鳞状细胞癌患者的年龄稍小(平均55岁)(Cubilla et al., 1993)。然而，在一些包含大样本的研究中，并未发现HPV阳性和阴性患者有明显年龄差异(平均年龄约为64岁)。

Ficarra等对288例浸润性阴茎癌患者的相关上皮病变进行回顾分析，组织学评价显示83例为鳞状上皮增生，59例为低级别上皮内瘤变(low-grade PIN)，44%(127例)为高级别PIN(Ficarra et al., 2006)。乳头样和疣样鳞状细胞癌癌前上皮组织主要表现为鳞状上皮增生或低级别PIN，而高级别PIN一般进展为湿疣样、基底样或基底样湿疣样混合癌，基本不会进展为乳头样或疣样鳞状细胞癌。事实上，虽然缺乏确切的相对应的临床表现，癌前病变与其相关肿瘤亚型之间对应的组织病理学特征已经明确。显然，一部分阴茎癌病例是由无异型性或轻微异型性病变直接进展而来。总之，虽然已经发现了阴茎鳞状细胞癌各亚型与其癌前病变间的部分区别，但它们之间的临床差异、进展为浸润性阴茎癌的潜在分子机制等还需更多研究。图53-1-1显示了不同癌前病变的组织病理病变、hrHPV阳性率、临床表现和进展为阴茎癌的相应亚型。

2. HPV相关的癌前病变的临床特征

HPV相关的病变包括巨大尖锐湿疣、鲍恩样丘疹、鲍恩病和红斑增生病，而慢性炎症相关的病变则包括生殖器硬化性苔藓、干燥闭塞性阴茎头炎、阴茎角、黏膜白斑病和假上皮瘤性角化病碎屑状阴茎头炎。

HPV相关的癌前病变与持续存在的HPV16和HPV18感染密不可分，而巨大尖锐湿疣则与HPV6和HPV11密切相关。在一个对于HPV DNA与阴茎癌的流行病学的多中心研究中发现，HPV DNA存在于100%的尖锐湿疣和90%的阴茎发育异常的病例中，而在阴茎癌中HPV DNA的阳性率则为42%。但是HPV的感染率在不同组织类型的肿瘤亚型中有着明显的差别。角化型癌和疣状癌中HPV DNA的阳性率分别为34.9%和33.3%，而基底样癌和湿疣样阴茎癌中HPV DNA的阳性率分别为80%和100%。两组间HPV DNA的感染率的差异有重大意义。结果表明，阴茎上皮内瘤变或阴茎发育不良就像目前所认为的那样，仅仅是阴茎癌中一小部分如基底细胞癌和湿疣样癌的癌前病变(Rubin et al., 2001)。而疣状癌和角化鳞癌则可能是慢性炎症逐步发展的结果。

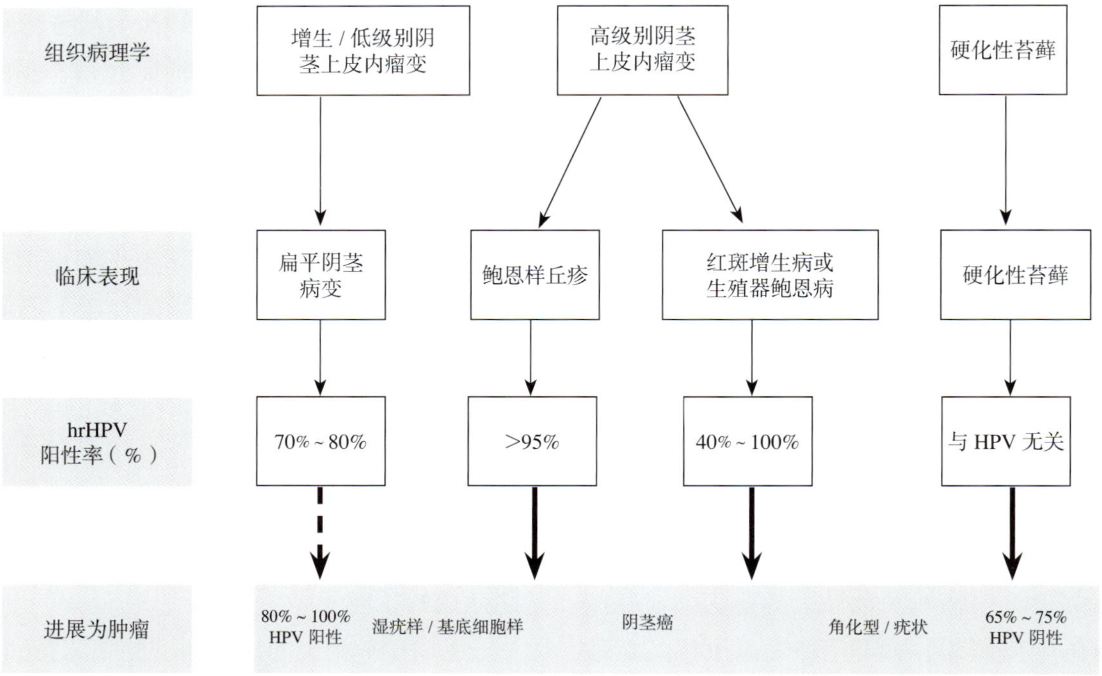

图 53-1-1 不同癌前病变组织病理学、临床表现、HPV 阳性率和进展成肿瘤的关系

在临床和病理上区分 HPV 相关的癌前病变和良性病变是非常必要的，同时二者也是可以共同存在的。

（1）巨大尖锐湿疣（giant condyloma）：巨大尖锐湿疣又称作巨大恶性尖锐湿疣、疣状癌、癌状湿疣或 Buschke-Löwenstein 肿瘤。但是现在人们已经知道巨大尖锐湿疣与疣状癌是不同的。研究发现乳头状和疣状鳞状细胞癌并非是 HPV 相关的，而类基底细胞疣和巨大尖锐湿疣则是 HPV 相关的。在通过 PCR 技术对 117 例由甲醛保存的阴茎癌标本的分析中发现，HPV DNA 与典型的角质化疣状鳞状细胞癌之间没有明确的联系，而 75% 的类基底鳞状细胞癌则与 HPV DNA 是有联系的。

该病通常发生在 18 ~ 86 岁的任何年龄的包皮过长的男性中。患者可注意到菜花状病灶缓慢生长，甚至可达阴茎端囊 5 cm。该疾病可侵及肛门与生殖器之间的腹股沟、尿道和肛管等结构，可发展为尿道直肠瘘或者疾病向基底组织发展成为皮下组织溃疡，感染通常为此时的常见表现。阴茎的这些损伤通常可引起阴茎头的病变，而这些病变有可能逐步恶化为类基底细胞癌。

阴茎癌的组织学显示为非典型细胞组成的良性湿疣或者高分化鳞状细胞原位癌。有报道显示由良性湿疣、疣状癌和类基底或非典型鳞状细胞癌组成的肿瘤混合物可逐步发展为浸润性鳞状细胞癌。

在 23% 的病例中可发现浸润癌灶，并有报道显示这些浸润灶可发展为癌变（Sanders, 1997）。由于部分巨大尖锐湿疣和良性湿疣、类基底细胞鳞癌的临床相似性，以及巨大尖锐湿疣和浸润癌的共存性，当怀疑有巨大尖锐湿疣病变时，活检是必须要做的检查。

（2）鲍恩样丘疹（Bowenoid papulosis）：该病通常发生在 28 岁以下的男性，特别是那些性生活紊乱的人，但也可发生在 50 岁以上的男性身上。患者可注意到阴茎上出现病变，该病变可引起周期性的痒和灼烧感，并出现因新近出现的阴茎头炎而导致的性交困难。检查时可发现有光滑柔软的多斑丘疹。该病变可为单一的，也可融合成大片斑块，但很少出现糜烂病变。病变颜色取决于所在位置的色素沉着，涉及阴茎内包皮的多为棕褐色、肉红色或者灰白色的白斑样。涉及更多阴茎有色区域的病变则往往是灰色或者棕黑色。鉴别诊断包括脂肪湿疣、扁平苔藓和银屑病。

该病变具有鲍恩病的组织病理学特征，可逐步进展为恶性病变，通常为良性病变过程并可能自发好转，很少朝着恶性癌变的方向发展，特别是在那些免疫抑制的个体。

（3）鲍恩病（Bowen's disease）和红斑增生病（erythroplasia of Queyrat）：在一项对于 12 个活检包埋组织（取自 8 个患阴茎红斑增生病患者）和对照组活检组织（取自患有阴茎鲍恩病和宫颈癌前病变或外阴病变的患者）的研究分析中发现，所有的红斑增生病患者体内 HPV DNA 都是阳性的，而对照组的 HPV DNA 皆为阴性（Wieland et al., 2000）。鲍恩病和红斑增生病是具有不同临床表现的相同疾病。Bowen 病通常指病变发生在阴茎体上，而红斑增生病则更多是指那些涉及阴茎内包皮和阴囊的病变。二者皆为 HPV 16 和 HPV18 相关的，HPV16 更常见，约占 80%。鲍恩病和红斑增生病在组织病理学上均为原位癌。

1）鲍恩病：患者通常为男性老年人，患者主诉为出现在阴茎体上的单个鳞状红色斑块，同时可累及腹股沟和耻骨上区域等部位。有时病变不止一个，并且可含有大量色素，类似黑色素瘤。病变可以以下不同形式出现：结痂和溃疡斑，角化斑块和高色素斑块。鉴别诊断包括鲍恩样丘疹、银屑病和表皮基底细胞癌。疾病的确诊需要活检检查。

侵入性鳞状细胞癌的患病率在长期存在的病例中可能出现 5% 的升高。

2）红斑增生病：在组织学上，红斑增生病是原位癌。该病通常比较罕见，多发生在平均 61 岁的男性身上。该病大多数时候没有症状，但患者可主诉疼痛、出血，并且由于结痂和萎缩出现包皮无法回收。大多数患者为未接受包皮切割的男性，占 80% ~ 90%。检查可见单个或多个发生于阴茎头或者阴茎内包皮的略微隆起的红斑或者斑块。病变质地光滑，平坦，鳞状或者疣状，可与隆起的多态型病变共存。有时可为虫蚀样或者出现渗液。该病变可出现在腹股沟和阴囊等其他部位。鉴别诊断包括湿疹和银屑病。

据报道，10% ~ 30% 的红斑增生病可转化为鳞状细胞癌。卫生条件恶劣、缺少包皮环割、慢性炎症、免疫抑制、HPV 基因变异和其他共存的病毒性或者炎症性阴茎疾病（硬化性苔藓、假上皮瘤性角化病碎屑状阴茎头炎、扁平苔藓）都可能成为该病的发病机制。

（4）假上皮瘤性角化病碎屑状阴茎头炎（pseudoepitheliomatous，keratotic and micaceous balanitis）：假上皮瘤性角化病碎屑状阴茎头炎是一种罕见的病因未知的影响老年人的疾病。患者主诉多为不能回缩包皮。检查可见单一的界限分明的病变，阴茎头常呈病理性生长。表面可为鳞状，可出现剥脱，最终形成角化型肿块。该病多发生在包皮过长的老年男性。临床可见阴茎头高度角化，失去正常弹性。组织学检查可见高度角化的明显的网状嵴和渗透至真皮层的高密度的分叶核白细胞和高度增生的假上皮瘤变。该组织学表现可在几年内转变为低级别的鳞状细胞癌。曾报道的所有病例均转变为了恶性肿瘤。

（5）黏膜白斑病（leukoplakia）：该病多发生在阴茎头或包皮上，为白色或略呈浸润的疣状斑块。组织学检查可为高度角化、角化不全、不规则棘或马氏层萎缩，角化细胞排列改变和细胞不典型增生。有报道称，黏膜白斑病可转变为恶性病变，溃疡、糜烂和龟裂均是恶性肿瘤病变的标志。

（6）阴茎角（penile horn）：阴茎角是一种罕见的病因未知的皮肤角化病。有时可为发生在阴茎头的红斑基底隆起的硬圆锥形角化块。组织学显示为良性表皮产物、各种无序的上皮疣、角化棘皮瘤、上皮癌、鳞状细胞癌或者疣状癌。组织学上该病可表现为过度角化的乳头状疣或者是发生于邻近真皮的慢性炎症浸润。大约 30% 的阴茎角可转化为鳞状细胞癌，其中大部分为低分化癌。

（7）扁平阴茎病变（flat penile lesions）：扁平阴茎病变，也被称为白醋酸样病变（acetowhite lesions）。扁平阴茎病变常发生于阴茎黏膜，组织学特征较为轻微如鳞状上皮增生或低级别 PIN，高级别 PIN 一般很少见（不到 5%）。性伴侣患有宫颈上皮内瘤变（CIN）的男性群体中 50%～70% 患有扁平阴茎病变，而性伴侣无 CIN 的男性群体中 10%～20% 患有扁平阴茎病变。年轻男性扁平阴茎病变患病率可能高达 36%。可见，与生殖器鲍恩病、红斑增生病和鲍恩样丘疹相比，扁平阴茎病变在男性群体患病率更高。扁平阴茎病变患者不仅 HPV 检出率高，而且病毒携带量也很高，这意味着扁平阴茎病变患者传播 HPV 的几率很高。虽然扁平阴茎病变是良性的，大多数病例治疗 1～2 年后可治愈，但也有一小部分患者长期 HPV 检测阳性并且无法自愈。这些持续 HPV 阳性的患者可转化为高级别 PIN，最终进展为阴茎癌。

（8）癌前病变的恶变：鲍恩病、红斑增生病和鲍恩样丘疹是临床常见的高级别上皮内瘤变。其中，红斑增生病进展为阴茎癌较为常见，约为 30% 的比率。长期患鲍恩样丘疹病可能转化为鲍恩病或红斑增生病，但鲍恩样丘疹最终进展为阴茎癌的比率不到 1%。

与低危险性 HPV（lrHPV）相关的尖锐湿疣几乎没有恶变的潜能，虽然少数持续性巨大尖锐湿疣可能转为恶性，其中约 50% 以上有浸润性。有文献将此类肿瘤归为疣状癌，但若将这类肿瘤独立分型似乎更合适，因为它们具有独特的临床病理特征如 lrHPV 阳性，常见于年轻男性和表现为湿疣样。然而，lrHPV 的致癌机制有待进一步研究。

3. 非 HPV 相关的癌前病变的临床特征

硬化性苔藓（lichen sclerosis）是一种原因未明的慢性萎缩性炎性疾病，常常累及患者的肛门会阴部（85%～98%），女性多于男性。组织学上可见高度角化的带有萎缩变薄的网状钉突的上皮细胞，有时可在真皮处见裂隙状或带状浸润的淋巴细胞和浆细胞。有时在基底层可见恶变的液泡。真皮乳头层和网状层可为洗刷状表现，在上皮－真皮结合处可由真皮胶原和弹性蛋白产生一个同质带，并在真皮上区产生混合的非结晶物质和透明样变的胶原质。当硬化性苔藓累及男性阴茎时又称为闭塞性干燥性阴茎头炎（balanitis xerotica obliterans）。硬化性苔藓主要累及男性患者包皮，偶尔累及到阴茎头，受累部位有瘙痒、发热和疼痛感，表现为苍白样萎缩和出现硬化样斑块。

硬化性苔藓与宫颈癌之间的关联已经明确。一项大样本的宫颈癌病例研究发现，硬化性苔藓是宫颈鳞状细胞癌的危险因素之一，4%～5% 的女性硬化性苔藓患者可进展为宫颈癌（Carli et al., 1995）。考虑到阴茎癌与宫颈癌的相似性，硬化性苔藓也可能是男性阴茎癌的危险因素之一。事实上已有不少证据表明硬化性苔藓的确是阴茎鳞状细胞癌的癌前病变，可能高达 20% 的阴茎癌患者曾患有硬化性苔藓，尤其是非 HPV 相关性阴茎癌（Powell et al., 2001）。一项长达十年的关于 86 名硬化性苔藓男性患者的追踪性研究显示近 6% 的男性硬化性苔藓患者进展为阴茎癌，这个数据与女性宫颈硬化性苔藓患者进展为宫颈癌的比率相近（Nasca et al., 1999）。硬化性苔藓多数患者 HPV 检测均为阴性，另外硬化性苔藓可与鲍恩病或红斑增生病同时发生。

（四）分子发病机制

阴茎癌的病因至今还未完全清楚，其本身具有异质性的特点。一部分的阴茎癌归因于 hrHPV 感染，而在余下的阴茎癌中，非 HPV 感染致病的分子发病机制更为普遍。图 53-1-2 为阴茎癌的分子发病机制。

1. HPV 介导的阴茎癌致癌分子机制

hrHPV 相关性阴茎癌由 hrHPV 感染引起的癌前病变进展而来，其致癌的分子变化途径与 hrHPV 感染导致的宫颈癌致癌途径相同。hrHPV 的致癌途径是多步骤的，首先是 hrHPV 的长期感染，然后是遗传物质的改变导致受累细胞完全恶性化。hrHPV 通过表达癌蛋白 E6 和 E7 发挥其致癌作用，癌蛋白 E6 和 E7 能够结合并抑制抑癌基因 p53 和 Rb 的产物。致癌 HPV 产生的癌蛋白 E6 和 E7 是诱导和维持感染细胞恶性表现的必要因素。通过影响 p14ARF/MDM2/p53 和 p16INK4a/cyclin D/Rb 通路，致癌 HPV 干扰受累细胞分裂和凋亡的调控。由于 pRb 与 p16INK4a 的负反馈作用，hrHPV E7 介导的 pRb 功能性失活会导致 p16INK4a 过度表达。因此，过度表达的 p16INK4a 可作为病毒累及的标志之一。然而，随后的宿主细胞遗传事件的具体变化还不是很清楚，可能包括已明确的 hrHPV 介导的宫颈癌致癌机制中的相应变化，如 CADM-1 的启动子甲基化，以及转录因子 AP-1 成分变化，AP-1 是由不同蛋白（如 c-Jun、c-Fos 或 Fra-1）组成的同源或异源二聚体复合物。hrHPV 介导的阴茎癌宿主细胞内是否也有以上改变尚需经研究证实。虽然 hrHPV 介导的阴茎癌和宫颈癌有许多相似性，但两者之间的区别也很明显，如发病率（2002 年全球统计阴茎癌 26 300 例 *vs*. 宫颈癌 492 800 例）和时间跨度的发展。临床上阴茎 hrHPV 感染同宫颈 hrHPV 感染一样常见，但相比 HPV 介导的宫颈癌，HPV 介导的阴茎癌确实罕见。这也许可推断在感染 HPV 后，阴茎上皮微环境不像宫颈上皮组织那样易形成变性带。此外，宫颈癌发病率最高的年龄为 35～45 岁，相比于 hrHPV 阳性阴茎癌发病率最高的年龄约为 64 岁，而 hrHPV 阴性阴茎癌发病率最高的年龄也约为 64 岁。这些均提示可能存在某种特殊变量如组织或激素影响着 hrHPV 的致癌作用过程，这些假设有待进一步研究。

2. 非 HPV 介导的阴茎癌致癌分子机制

若干研究重点探讨了非 HPV 介导的阴茎癌致癌机制中遗传学和分子生物学的改变，并明确否定了因病毒作用导致 p14ARF/MDM2/p53 和（或）p16INK4a/ cyclin D/Rb 途径紊乱。据 Ferreux 等报道，非 HPV 介导的阴茎癌致癌分子机制至少有两种可能的机制干扰 p16INK4a/cyclin D/Rb 途径紊乱，那就是启动子超甲基化致使 p16INK4a 基因抑制（15% 的病例）或 polycomb 组（PcG）基因 BMI-1 过度表达（约 10%），BMI-1 针对编码 p16INK4a 和 p14ARF 的 INK4A/ARF 基因（Ferreux et al., 2003）。其他导致 p14ARF/MDM2/p53 失活的机制还有 p53 基因突变，MDM2 过度表达和 p14ARF 突变。p53 基因的稳定性与 hrHPV 的检出量呈负相关，突变并失活的 p53 基因在阴茎癌患者中可见。

3. 两类阴茎癌致癌机制中共有的分子事件

HPV 阳性和 HPV 阴性阴茎癌致癌机制中

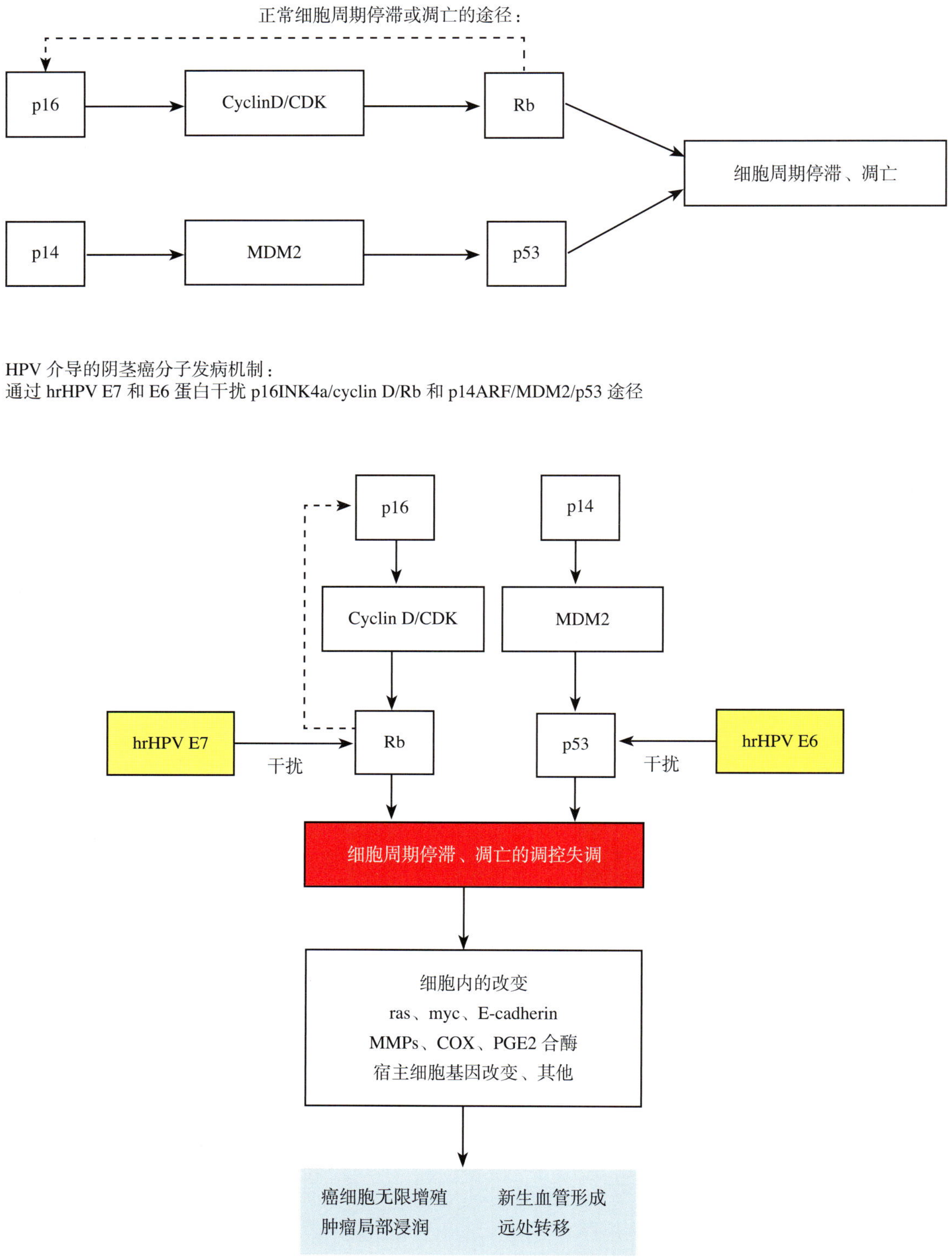

图 53-1-2　阴茎癌致癌分子机制（正常途径为白色，干扰因素为黄色，共同效应为红色）

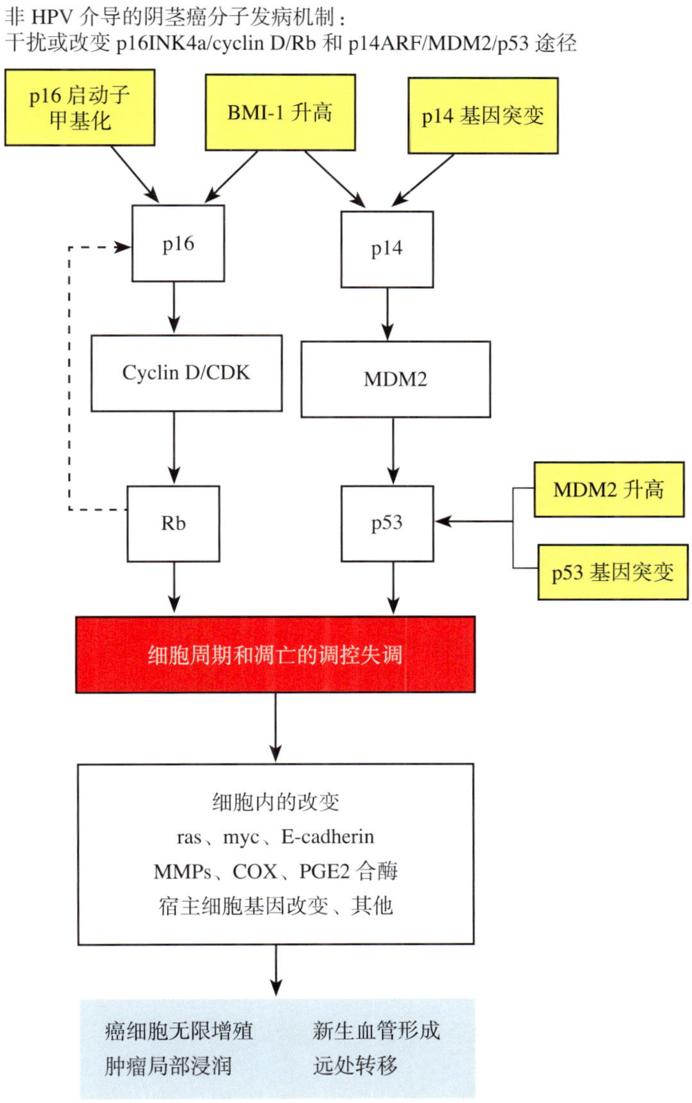

图 53-1-2 （续）阴茎癌致癌分子机制（正常途径为白色，干扰因素为黄色，共同效应为红色）

共有的部分包括 ras 和 myc 基因的活性与表达水平的变化、E- 钙黏蛋白表达水平变化、金属蛋白酶（MMP-2，MMP-9）表达水平的改变和环氧化酶 2（COX2）和前列腺素合酶 2（PGE2）活性变化等。以上改变与新生血管形成、肿瘤浸润、转移共同属于阴茎癌致癌机制的后期步骤，其中一些因子如 E- 钙黏蛋白可作为淋巴转移程度的标志物。

总而言之，证据表明阴茎癌的癌变过程存在多种独立的分子途径，其中有一组的病因与 hrHPV 感染相关。无论是 HPV 介导或非 HPV 介导的阴茎癌，涉及 p14ARF/MDM2/p53 和（或）p16INK4a/cyclin D/ Rb 的途径是最常见的通路。迄今为止，阴茎癌致癌机制中更为详细的分子生物学变化顺序还待更多研究。更详细、全面地了解阴茎癌及其癌前病变的分子生物学机制将有利于肿瘤的预防、早期检测和发现新的治疗方法，这些无疑又将大大降低阴茎癌的发病率和死亡率。为此，基因分析的运用，如微阵列 CGH 和表达的研究将会有很大的价值。

（五）预防策略

1. 包皮环切术

新生儿期即行包皮环切术是预防阴茎癌的有效措施。因为：①包茎易导致包皮垢长期滞留。②据统计，行包皮环切术后的男性很少患硬化性苔藓。此外，Velazquez 等认为男性硬化性苔藓患者行包皮环切术是一种很有效的治疗方法，但硬化性苔藓可能在包皮环切术后的瘢痕处出现复发（Velazquez & Cubilla, 2003）。老年人行包皮环切是否能有预防效能还有待进一步研究。③男性行包皮环切术将有助于减少 HPV 感染的危险性。④在性伴侣同为 CIN 时，于新生儿期行包皮环切术的男性组比未行包皮环切术的男性组患 PIN 的发病率低。在性伴侣无 CIN 时，包皮环切后的男性患扁平阴茎病变的几率比未行包皮环切者低。另外，新生儿期行包皮环切术还有助于减少泌尿生殖性传染病，预防 HIV 传播和提高会阴部卫生环境。

2. HPV 疫苗

至今，两种经欧洲医药评价署（EMEA）和美国 FDA 注册的预防 HPV 的疫苗分别为二价体的 HPV16/18 型疫苗 Cervarix®（GlaxoSmithKline Biochemicals S.A.）和四价体 HPV16/18/6/11 疫苗 Gardasil®（SanoW Pasteur MSD）。在 HPV 检测阴性的女性人群中，以上两种疫苗在预防长期 HPV 感染或偶然高级别宫颈病变均有很高的预防效果。男性接种 HPV 疫苗临床试验后证明疫苗具有安全性和免疫原性，所以在有些国家中两种疫苗均得到上市。EMEA 对四价体型疫苗的认证适用于男女两性。我们猜测 HPV 疫苗也可能预防 HPV 阳性阴茎癌，但真正的效果还需将来的临床试验验证。在研究 HPV 疫苗作用于男性的预防效果时，我们需要特别注意被研究者是否携带 HPV 型扁平阴茎病变，因为扁平阴茎病变意味着极高水平的病毒携带量，与非扁平阴茎病变男性或低 HPV 携带量男性相比，他们传播性伴侣 HPV 的潜能极高。

3. 使用避孕套

虽然没有 100% 的预防效果，但使用避孕套在预防和治疗性传播疾病的作用是极为明显的。一项相关的临床随机试验正在进行中，在此试验中性伴侣间随机给予避孕套，发现避孕套使用组 HPV 相关性生殖器病变的治愈时间明显缩短，如男性 hrHPV 相关性扁平阴茎病变治愈时间为 7.4 个月，非避孕套使用组为 13.9 个月（Hogewoning et al., 2003）。

4. 戒烟

虽然吸烟在阴茎癌发病过程中的具体作用还不清楚，但吸烟作为阴茎癌的危险因素之一是毫无疑问的。吸烟者比不吸烟者患阴茎癌的可能性高出很多，因此，积极开展戒烟运动是预防阴茎癌的措施之一。

5. 其他预防措施

其他预防措施包括预防包茎、治疗生殖器慢性炎症性疾病、限制光化学治疗和提高卫生水平等。

（六）自然史

目前，48% 的阴茎鳞状细胞癌发生于阴茎头，21% 发生于包皮，同时发生于阴茎头和包皮的占 9%，6% 发生于冠状沟，而发生于阴茎体的不到 2%。很多患者常常延误就诊，25% ~ 50% 的患者在确诊前已经有 1 年以上的阴茎病变病程（Kroon et al., 2005）。

阴茎鳞状细胞癌的临床表现是多样化的，其表现可从区域性的微小硬结到单发的小瘤、丘疹、溃疡性病变或扁平状或向外生长的病变。包皮下瘙痒或发热感与包皮或阴茎头下形成溃疡是最常见的症状，疼痛感常不明显。

病变常始发于阴茎头，然后逐渐累及整个阴茎头和阴茎体。包茎可在视觉上遮蔽着阴茎头病变和肿瘤的进展。最后，糜烂穿透包皮，发出恶臭气味伴或不伴流血并引起患者的注意（图 53-1-3）。

Buck 筋膜充当着一种临时的自然屏障，阻止肿瘤局部扩散到阴茎体，当肿瘤侵入 Buck 筋膜和白膜后将进一步浸润到阴茎海绵体并渗入淋巴系统。

阴茎的淋巴系统很丰富，形成的通道网交织横过阴茎体正中线。肿瘤可经淋巴结转移到腹股沟淋巴结，最后可能引起阴茎自行断裂（图 53-1-4）。阴茎鳞状细胞癌有自己特别的淋巴转移途径，一般从阴茎淋巴结转移到腹股沟浅表和深部腹股沟淋巴结，并最后转移到骨盆淋巴结。研究阴茎淋巴管造影照片显示阴茎癌淋巴转移途径为从腹股沟浅表到深部腹股沟淋巴结，最后转移到骨盆淋巴结（图 53-1-5；图 53-1-6），但并未发现淋巴跳跃性转移。若未经治疗，腹股沟淋巴进一步扩大转移，将在局部皮肤上形成溃疡（导致感染）（图 53-1-7）或肿瘤侵入邻近的血管并导致出血。

未经治疗，阴茎鳞状细胞癌患者常于肿瘤始发后 2 年内死亡，归因于肿瘤晚期的局部和远处转移后的各种并发症。大样本病例研究显示远处转移至肺、肝、骨、脑并不常见，发生

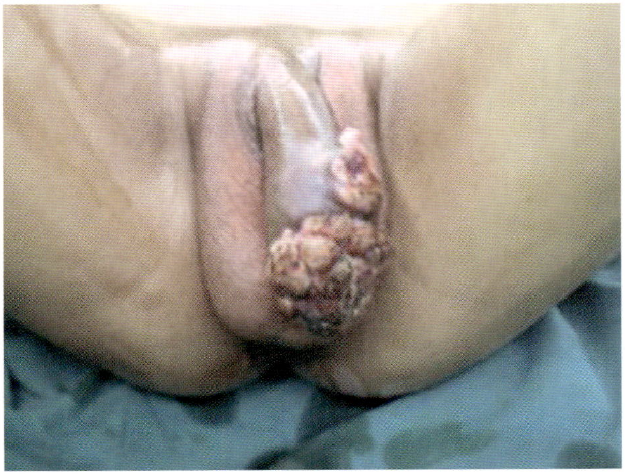

图 53-1-3 阴茎癌突破包皮形成溃烂

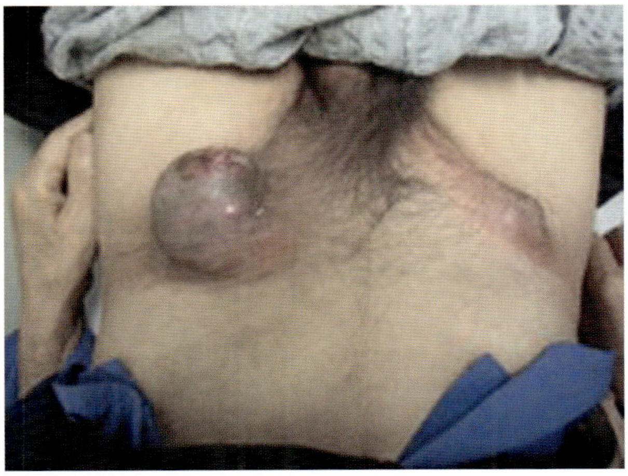

图 53-1-5 阴茎癌双侧腹股沟淋巴结转移

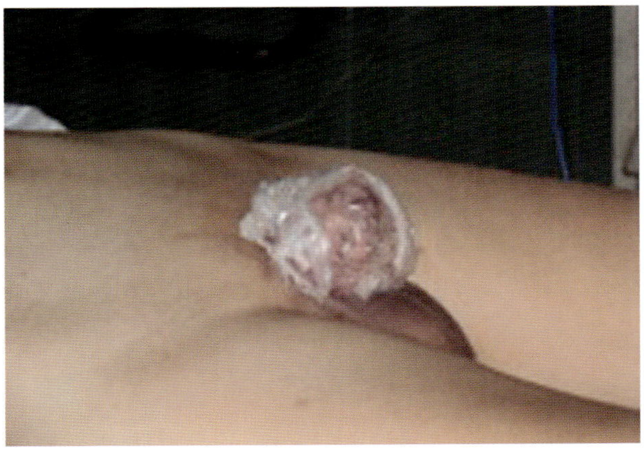

图 53-1-4 阴茎自截

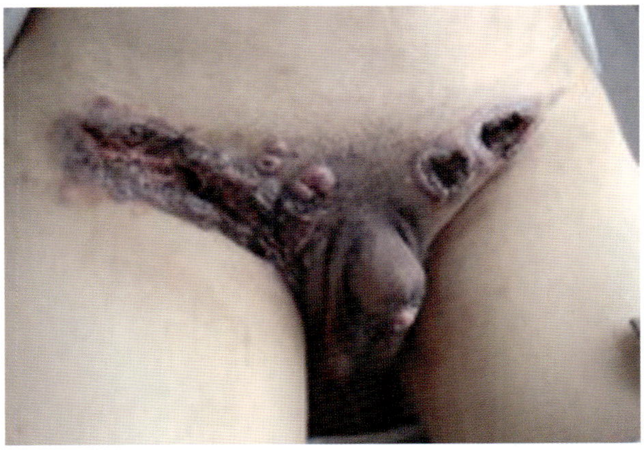

图 53-1-6 腹股沟转移淋巴结呈溃疡样改变

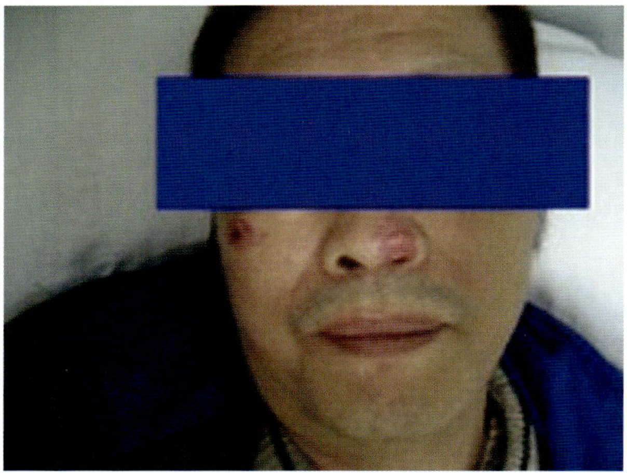

图 53-1-7 阴茎癌鼻尖和右侧脸颊部转移

率为 1%～10%。远处转移常常发现于疾病晚期或局部病变治疗之后（Bleeker et al.，2005），仅发现远处转移而无局部转移灶的现象也很常见。

二、病理学

（一）解剖特征

熟练掌握阴茎的解剖特点非常重要，许多有关阴茎癌诊断及预后的概念都以阴茎的解剖特点为基础。阴茎由三个部分构成：远部（阴茎头）、中部（阴茎体）和近部（阴茎根）。本部分内容描述主要集中在上皮肿瘤高发的远侧部，即阴茎头。

1. 大体特征

阴茎头和冠状沟有包皮包裹，阴茎头、冠状沟和包皮内表面均衬以平滑的黏膜。尿道外口呈竖直型，包皮系带在此处与阴茎头相连。阴茎头切面有四个解剖层次：上皮、固有膜、尿道海绵体以及阴茎海绵体。阴茎海绵体被白膜分隔，固有膜和白膜之间的距离是不定的。阴茎远端尿道位于腹侧并由尿道海绵体勃起组织包绕，这个部位的上皮变性与阴茎癌的发生相关，也是阴茎部分切除术切缘阳性的常见部位。另外，原发的尿道肿瘤可能会和阴茎肿瘤相混淆。包皮覆盖阴茎，其外表面为黑色有皱褶的皮肤，内表面为苍白平滑的黏膜。大部分的包皮癌发生在其黏膜面。包皮长度是可变的，这种可变性在阴茎癌的发病机制中很重要，阴茎癌多见于包皮过长或包茎的患者。中等长度的包皮其开口位于尿道口和阴茎头冠之间，而短的包皮则开口接近于阴茎头冠。冠状沟（也称阴茎头包皮沟）是类似于 U 形的结构，介于阴茎头头冠和包皮之间。

2. 镜下特征

未受割礼的男性阴茎头表面衬有厚 6～10 层细胞构成的非角化上皮层。固有膜由 2～3 mm 厚的疏松结缔组织构成，内含小血管、小淋巴管及神经。尿道海绵体主要包含海绵复合体和内吻合的静脉窦（勃起组织），并由纤维小梁分隔，厚度从 6 mm 到 13 mm 各异。阴茎海绵体是阴茎的主要组成部分，在超过 2/3 的标本中也参与构成阴茎头。阴茎海绵体主要由密集的、有内部吻合的勃起血管结构组成，并有复杂网络纤维横梁分隔。这些血管墙包含稠密的平滑肌束。与尿道海绵体相比，阴茎海绵体的血管结构更加稠密且复杂，其间隙中结缔组织也含有更多的平滑肌束。白膜是一层 1～3 mm 厚的透明纤维鞘，其将尿道海绵体和阴茎海绵体分隔开来。小营养血管和脂肪组织从阴茎表面穿越白膜到勃起组织，这也解释了部分偶发的肿瘤从阴茎深筋膜（Buck 筋膜）侵犯阴茎海绵体的途径。阴茎深筋膜完全包裹了阴茎体并延伸至冠状沟，其密集的血管束和疏松结缔组织使肿瘤容易从阴茎头和冠状沟扩展至阴茎体和手术切缘。由外皮至内板，包皮分为五个组织学层次：鳞状上皮、固有膜、肉膜、真皮及表皮。内层的上皮是非角化鳞状上皮，类似于阴茎头的上皮。固有膜是一层薄而富含小血管和神经的疏松纤维组织。肉膜比较宽大，由疏松结缔组织、大量不规则排列的平滑肌束、血管结构、神经和环层小体构成。表皮色素沉积并有皱褶，含有大量的生殖麦斯纳神经小体，除了罕见的无毛囊的小皮脂腺，一般不包含皮肤附件。已有报道，黏液性化生细胞与慢性炎症相关。冠状沟极少是阴茎癌的初发部位，其解剖层次目前的研究结果并不一致，有的报道为上皮、固有膜、肉膜和阴茎深筋膜四层，也有报道为上皮、固有膜和阴茎深筋膜三层。

（二）鳞状细胞癌

1. 大体特征

大多数阴茎癌为鳞状细胞癌，但有不同的组织学亚型。阴茎黏膜面的肿瘤原发部位可从包皮开口延伸至尿道口。除外包皮和冠状沟，阴茎头部是阴茎鳞癌主要的发生部位。包皮和阴茎体外表面皮肤的鳞状细胞癌极其罕见。末段尿道癌比较罕见，其表现特征与阴茎头癌类似。严格意义上末段尿道上皮并非尿路上皮，其形态学特征和阴茎上皮相同，但尿道癌通常归入尿路上皮肿瘤一类来讨论。

阴茎鳞癌患者的平均年龄大约在 60 岁。人乳头瘤病毒相关的阴茎癌，如湿疣样癌和基底样癌，常发生于较年轻的患者（45 ~ 55 岁）；而疣状癌和假性增生样癌常发生在较大年纪患者（70 ~ 80 岁）。外生性肿块或溃疡病变是阴茎癌常见的临床表现。在欧美以外的国家，多达 40% 的阴茎癌患者出现腹股沟淋巴结转移，10% 的患者出现远处转移。而北美国家仅仅 13% 和 2.3% 的患者分别出现局部和全身性转移。不同地域患者原位癌和侵袭性癌发生频率也不同。肿瘤发生率高的地区，初始诊断多为侵袭性癌，而发生率低的地区，则多为原位病变（巴拉圭和美国分别为 4% 和 33%）。地域差异可能影响侵袭性癌的发病率。如果把所有癌前病变和侵袭性病变都考虑进来，这种差异将缩小甚至消失。

大约一半的阴茎癌是常见类型的鳞状细胞癌，另一半是具有不同预后和完全不同形态学特征的亚型。世界卫生组织（WHO）2004 年发布了阴茎鳞癌的病理学分类方案，一个扩大范围的改良分类法即将由美国部队病理学研究所（AFIP）出版的《Tumors of the Prostate Gland, Seminal Vesicles, Male Urethra and Penis》分册中发布。

2. 鳞状细胞癌的常见类型

常见类型的鳞状细胞癌占所有阴茎癌的 50% ~ 60%。大体上，肿瘤呈不规则的灰白色外生型或是平坦而带有淡红色溃疡的内生型肿块。切面为灰白的肿瘤组织，侵及阴茎的不同解剖层面。显微镜下肿瘤细胞可有不同的分化特点，包括分化良好的角化型癌和角化不足的未分化癌。

阴茎癌的组织学分级一直是阴茎癌区域淋巴结受累和全身转移的重要预测因素。Broder 分类系统是较为常用的分级系统，将阴茎鳞癌分为 1 ~ 4 级。另一种常见的分类方法是将阴茎癌分为高、中、低分化。分化良好的肿瘤无未分化细胞出现；中等分化的肿瘤和分化差的肿瘤分别包含低于 50% 和超过 50% 的未分化细胞。Cubilla 报道了一种规范化的阴茎鳞癌分级方法（Cubilla et al., 2003）。级别 1 是分化特别良好的鳞癌，形态学上仅与正常或增生的鳞状上皮存在微小差别。级别 3 具有一定比例的未分化细胞，表现为固实片状或聚集为不规则小灶，这些条索状或巢状的鳞癌细胞往往角化少或无角化，核质比高，核膜厚，胞核形态多样，染色质凝集，核仁突出以及有丝分裂相多见。其他类型的肿瘤则均为级别 2。最常见的是高度角化型和中分化癌。低分化癌可能含有不同数量的梭状细胞、巨细胞、未分化细胞、棘层松解细胞、透明细胞、小细胞、疣状细胞、基底细胞或是腺体成分。当这些成分为主时，可以从形态学上将肿瘤分为鳞癌的特殊亚型。

3. 其他类型的鳞状细胞癌

（1）疣状癌（verrucous carcinoma）：疣状癌是少见的阴茎恶性肿瘤，仅占阴茎鳞癌的7%，多发生于60～70岁的患者。疣状癌是生长缓慢、分化程度很高的肿瘤，呈乳头状，肿瘤与间质的接触面较广。尽管劳伦·阿克曼（Lauren Ackerman）医生已于1948年在口腔黏膜中描述过这一病变，然而如何与其他疣样肿瘤区分仍是一道难题。湿疣样癌、乳头状癌、疣样癌在各种文献中常常被错误地称为疣状癌或是巨大湿疣，这类肿瘤的描述在众多文献中存在许多令人误解的地方。目前一项新的分类法阐明了疣状癌的鉴别诊断方法。疣状癌有局部侵袭性，但几乎不发生转移。因此治疗时需充分考虑此特征，给予合适的原发灶治疗，而无需进行区域淋巴结的治疗。疣状癌偶尔与肉瘤样癌伴发或是在放射治疗后发生。目前的观点认为，HPV感染和疣状癌相关性不大。

疣状癌的大体呈外生型乳头状，可以表现为多发结节鹅卵石样外观或长条状钉样突起。切面呈现白色锯齿状，肿瘤基底宽阔。疣状癌生长表浅，极少穿透固有膜、浅层肉膜或尿道海绵体。除在基底细胞层和旁基底细胞层偶见不典型的细胞核外，显微镜下细胞多呈现过度鳞化。病变区域混有乳头瘤样病变、不同角化程度的细胞以及肥厚的棘层。肿瘤与间质之间存在广泛的接触界面，而这正是疣状癌的标志性特点。疣状癌不含有挖空细胞（HPV感染细胞）。具有灶性疣状特征的混合瘤需要与典型的疣状癌区分，这些混合瘤的远处转移率约有25%。疣状癌的伴随病变有鳞状细胞（疣状）增生、不同分化级别的阴茎上皮内瘤变以及苔藓样硬化。有报道认为扁平苔藓样增生与疣状癌具有相关性，但因为病例数少，这种因果联系仍旧只是一种推测。

（2）湿疣样癌（condylomatous [warty] carcinoma）：湿疣样癌是一种生长缓慢的、低－中度恶性的HPV相关性疣样肿瘤，形态类似巨大湿疣但具有组织学恶性和潜在的淋巴结转移风险。湿疣样癌占所有阴茎鳞癌的7%，相比于普通型鳞癌，湿疣样癌患者的年龄相对较轻。

肿瘤通常表现为菜花样病变，切面肉眼观呈灰白色，呈乳头状生长，常常浸润阴茎和尿道海绵体。肿瘤和间质的界面常常不规则，有的广基，有的呈锯齿状。镜下为乳头状瘤样生长，乳头正中有纤维血管轴，挖空细胞不仅出现在表层而且在肿瘤浸润的深层也存在。肿瘤可能存在过度角化或角化不全、细胞多形性和透明细胞的特征。上皮细胞挖空样变是湿疣样肿瘤具有的形态学相似点：从明显的良性病变（普通湿疣）到确切的恶性肿瘤（浸润性湿疣样癌）。

湿疣样癌的生物学行为介于疣状癌/乳头状癌和常见类型的鳞癌之间。深层浸润的高级别湿疣样癌可能有腹股沟淋巴结转移，因此在病理上需要同疣状癌、乳头状癌以及巨大湿疣相鉴别。湿疣样癌不同于分化极好的疣状癌，浸润层表现为不规则的锯齿状。乳头状癌无挖空细胞和典型的疣状乳头，而且分化非常良好。湿疣样癌相关的癌前病变有未分化的湿疣样或基底样阴茎上皮内瘤变。

（3）乳头状癌，非特异（papillary carcinoma，NoS）：这是第三种低级别的疣状肿瘤，缺乏显著的诊断特征，与HPV无关。排除疣状癌和湿疣样癌后才可明确诊断乳头状癌，患者多在60岁左右。肿瘤大体呈外生性，大而不规则。切面呈侵袭面不规则的浸润性乳头状肿瘤。镜下为分化良好的乳头状鳞癌，呈过度角化和多发性乳头瘤样改变。乳头具有多样性和复合性，或长或短，有或无纤维血管轴。尖端呈直型，波状，有毛刺或者钝平。肿瘤侵袭面呈不规则浸润。通常没有挖空细胞样改变。不均一的乳头，缺乏挖空细胞样改变以及肿瘤和间质之间的接触面锯齿不规则样是乳头状癌与疣状癌、湿疣样癌相区分的特点。尤其最后一点是与疣状癌鉴别的决定性特征。与低级别湿疣样癌鉴别可能需要通过 HPV 检测。低级别鳞状上皮内瘤变和苔藓样硬化常常和乳头状瘤相关。另外，乳头状癌是一种生长缓慢，腹股沟淋巴结转移率很低的肿瘤。

（4）基底样癌（basaloid carcinoma）：基底样癌多见于阴茎头，是 HPV 相关性肿瘤，极少原发在包皮，占所有阴茎鳞癌的 4%～10%，平均年龄在 53 岁，临床诊断时超过一半的患者已有腹股沟淋巴结转移。

肿瘤大体上呈溃疡性非外生型的不规则肿块。切面为黄褐色实体肿瘤，肿瘤常浸润深部至阴茎或尿道海绵体。组织学上，肿瘤由基底样细胞癌巢组成，中心坏死（粉刺样坏死）或突发角化。细胞核深染，核仁不明显，分裂活跃。浸润性肿瘤附近上皮常可见湿疣样或基底样阴茎上皮内瘤变。

（5）肉瘤样癌（sarcomatoid carcinoma）：肉瘤样癌是以梭形细胞为主的浸润性阴茎肿瘤，可以继发于普通鳞癌复发后或者疣状癌放疗后，占所有阴茎癌的 1%～4%。多发生在阴茎头，也可累及包皮，患者平均年龄在 60 岁。

肿瘤一般呈溃疡或圆形息肉状肿块，直径较大，可达 5～10 cm，多浸润至阴茎海绵体。显微镜下肿瘤由不同比例的鳞状细胞和梭形细胞组成，后者常占据主导地位。肉瘤样成分可能类似恶性纤维组织细胞瘤、纤维肉瘤、平滑肌肉瘤、黏液肉瘤或恶性血管内皮细胞瘤。病变中可见多少不等的长骨和软骨组织。肉瘤样癌需与肉瘤及恶性黑色素瘤鉴别，多切面活检和免疫组化有助于正确的诊断。梭形细胞常常有波形蛋白、各种细胞角蛋白及 p63 阳性。在我们的经验当中，角蛋白 34βE12 和 p63 是判定这类上皮肿瘤更特异和更敏感的标志物。

肉瘤样癌局部转移率高达 85%，病死率也高。一项 5 例肉瘤样癌病例的研究中，80% 的患者出现了肺、皮肤、骨、心包和胸膜的远处转移（Lont et al., 2004）。运用原位杂交技术分析这 5 个案例与 HPV 相关性得到的是阴性结果（Velazquez et al., 2005）。但是，最近一项研究在 2 位肉瘤样癌患者中发现 HPV-16 和 HPV-18 的 DNA，提示 HPV 至少在一部分患者中也是一个病因（Poblet et al., 2008）。在肉瘤样癌中出现 HPV 感染可能与其初发类型的鳞癌有关。

（6）隧道型癌（carcinoma cuniculatum）：尽管是低级别的鳞癌，但鉴于其特殊的内掘性生长方式，肿瘤常浸润较深。Aird 等在 1954 年报道了足底区的上皮隧道型癌（Aird et al., 1954）。阴茎部位有 7 例这种独特类型鳞癌的报道（Barreto et al., 2007）。患者平均年龄在 77 岁。肿瘤大体上为灰白色外生性或内生性乳头状肿块，常累及阴茎头并蔓延至冠状沟和包皮，其平均大小有 6 cm。切面上的病变特征为：肿瘤内陷较深，形成延长、窄而不规则的窦道，连接肿瘤表面和深层结构。镜下肿瘤形态学特征类似具有球状浸润面的疣状癌，但也可能存在常见类型鳞癌的不规则浸润灶。应与典型的疣状癌鉴别，后者分化相当完好，极少浸润超出固有膜并具有明确的肿瘤间质接触面。尽管有深层浸润，隧道型癌在诊断时尚无有腹股沟淋巴结转移或系统播散的报道。

（7）假性增生样癌（pseudohyperplastic carcinoma）：这是一种低级别鳞癌的临床病理类型，特点为常累及老迈患者（80 岁左右）的包皮，且与苔藓样硬化相关。肿瘤分化极好，小的肿瘤活检组织容易和假性上皮瘤样增生混淆。病变为多中心性，第二或第三个独立病灶可能为疣状癌。大体外观呈扁平或轻微隆起，约 2 cm 大小。镜下有轻微异型性鳞状细胞角化巢，外周包绕反应性间质。其分化程度仅在低级别的疣样肿瘤如疣状癌或乳头状癌中有显示。与苔藓样硬化共存表明炎症反应可能是该类型的一个病因。在一项 10 例相关患者的研究中，有一位患者在诊断为包皮多中心性癌并行包皮环切术后 2 年于阴茎头部复发，没有患者发现转移灶。

（8）透明细胞癌（clear cell carcinoma）：透明细胞特征可见于常见型鳞癌和湿疣样癌。奥地利学者报道了一种镜检为大量透明细胞且具备特殊侵袭性的阴茎肿瘤，被称为透明细胞癌（Liegl & Regauer, 2004）。肿瘤较大，外生性，具有部分溃疡和广泛浸润，均位于包皮内表面。镜下肿瘤细胞较大，具有透明胞质，PAS 染色阳性。所有病例均发现有 HPV-16 感染。报道的 5 个病例都发现了腹股沟囊性透明细胞转移。其中 2 位患者仍存活，其余患者或死亡或在最近一次随访中发现疾病复发。

（9）腺鳞癌（adenosquamous carcinoma）：腺鳞癌较少见，来源于具有黏液腺分化的鳞状上皮细胞，大都认为其原发于阴茎头，同时可能出现原位癌病灶。临床病理特征和预后与常见型鳞癌相似。肿瘤大体上表现为阴茎头部的巨大瘤体，浸润深达阴茎海绵体。镜下为鳞状细胞和黏液分泌腺癌的混合形式，鳞癌成分为主。腺体成分癌胚抗原（CEA）染色阳性。腺鳞癌需要与黏液表皮样鳞癌、腺基底样鳞癌及假腺样鳞癌相鉴别。在黏液性表皮样癌中，孤立细胞或鳞状细胞团内含有黏蛋白而无腺体形成。在腺基底样癌中有分泌黏蛋白的腺体形成，但这些固有成分不是典型的鳞癌，而是基底样癌。在假腺样癌中，黏蛋白缺乏或管腔内有脱落细胞碎片有助于鉴别诊断。另一个需要鉴别的是发生于利特雷腺（尿道腺，Littré glands）的腺癌，这是发生在阴茎腹侧并分泌黏蛋白的腺样肿瘤。已报道的少数病例表现侵袭性生物学行为，淋巴结转移常见。

（10）棘层松解细胞（增殖体、假腺样）癌（acantholytic [adenoid，pseudoglandular] carcinoma）：这是一种少见的变异性鳞癌，以显著的棘层松解改变和假腺样间隙形成为特征。患者平均年龄为 54 岁。肿瘤大体为大而不规则肿块，累及多个阴茎解剖学间隔并侵入勃起组织。镜下假腺样间隔含有角蛋白、棘层松解细胞和坏死细胞碎片。CEA 和黏蛋白染色阴性。和普通类型鳞癌相比，假腺样鳞癌为高级别病灶，侵犯深层解剖结构和具有较高的局部转移率及死亡率。鉴别诊断包含形成腺体的阴茎肿瘤（表浅腺癌、黏液性表皮样癌和尿道腺癌）以及恶性血管内皮细胞瘤变异的肉瘤样癌。假腺样癌是侵袭性肿瘤，常有淋巴结转移。

（11）巨大湿疣（giant condyloma）：此病变由 Buschke 和 Löwenstein 医生最先描述，为外生型，多年后进展为巨型，不易正确分类。本病患者的平均年龄高于普通湿疣患者，但比湿疣样癌患者年轻。肿瘤大体观为菜花样，切面呈乳头状生长，与正常间质有明确的分隔区。深部可能累及固有膜、肉膜或尿道海绵体。镜下为外或内生型，和普通湿疣有相同特征。已有报道，该病变有不典型细胞，可恶变成为侵袭性鳞癌，其转化率在 30%～42%。疣样乳头中心有纤维血管轴，表层有挖空细胞样改变。需与其他疣状或湿疣样肿瘤鉴别，如普通湿疣和非侵袭性湿疣样癌。普通湿疣多发于年轻患者，病变较小并多发，除累及阴茎黏膜鳞状上皮外，也可累及阴茎干和包皮外表面。但巨大湿疣患者年纪更大，病变为单个较大病变。巨大湿疣与分化良好的湿疣样癌鉴别比较困难。

4. 鳞癌的组织学类型的预后价值

阴茎恶性肿瘤多数为鳞癌，其中普通鳞癌和非特异性乳头状癌占所有病例的50%～60%，还有其他具有特异形态学特征和预后特点的亚型。虽然在多变量分析当中组织学亚型并不比其他病理因素重要，但临床经验表明不同的鳞癌组织学亚型与其局部或全身播散几率具有相关性。表 53-1-2 是根据 WHO 分类法对鳞癌不同亚型预后的评估结果。阴茎鳞癌的不同亚型可以根据预后特征分为三组：低危组由疣样癌组成，包括疣状癌、乳头状癌和部分湿疣状癌。目前已将假性增生样癌和隧道型癌也归于低危组。高危组则含有基底样癌、肉瘤样癌、腺鳞癌和低分化鳞癌，这些亚型大多具有组织学分级高、阴茎海绵体浸润以及淋巴结转移的特征。而中危组则囊括普通鳞癌、某些混合鳞癌和湿疣状癌的各种变异型。

表 53-1-2 阴茎鳞癌患者按 WHO 病理学分类的区域淋巴结阳性率和病死率（375 例）

鳞癌亚型	病例数	淋巴结阳性率 %	病死率 %
普通鳞癌	239	25	19
基底样癌	14	50	23
湿疣状癌	25	0	0
疣状癌	25	0	0
乳头状癌	18	11	12.5
肉瘤样癌	4	75	75
腺鳞癌	4	50	0
混合癌	42	21	

5. 与预后相关的病理因素

（1）累及淋巴结的数目和淋巴清扫的范围——单侧腹股沟区淋巴结阳性数目超过 2，则对侧腹股沟区以及同侧盆腔淋巴结累及的概率增加。对这一类患者建议行对侧腹股沟和同侧盆腔淋巴结清扫。累及的淋巴结数目和淋巴结阳性率可影响总生存率。

（2）肿瘤基底浸润——存在两种方式：插入型浸润（即以小的条束状广泛地累及间质）和推挤型浸润（肿瘤细胞以大块状浸润间质，浸润的肿瘤和间质之间有明显间隔）。插入型浸润与淋巴结转移风险高相关。

（3）肿瘤侵犯深度——肿瘤较小时，侵犯的深度最好通过沿肿瘤中轴垂直切片获得。对大的阴茎头肿瘤，先将标本竖直分为两份，再以居中的阴茎尿道为轴对这两份进行平行切片。将从上皮－间质结合处邻近非瘤样上皮增生至浸润最深处的测量值（单位：毫米）定义为鳞癌的浸润深度。对巨大肿瘤，尤其是疣状癌类，前述的测量方法不适用，而是测从肿瘤表层（除外角化层）至浸润的最深处的厚度。肿瘤浸润深度和肿瘤厚度具有相同的重要性。而浸润深度和阴茎癌预后相关。有研究报道肿瘤厚度低于 5 mm 则转移的危险性低。肿瘤浸润越深则淋巴结转移的危险通常越大。同理，浸润越深，则肿瘤组织学分级越高，尽管存在某些例外。累及阴茎海绵体的肿瘤比仅累及尿道海绵体的肿瘤淋巴转移风险更高，浸润是否深及海绵体组织应在最终病理报告中清楚说明。

（4）切缘——切缘阳性是阴茎鳞癌的不良预后因素。阴茎部分切除术后标本重要切缘的病理检查包括：①邻近的尿道及尿道周围组织，包括上皮、固有膜、尿道海绵体和阴茎筋膜；②邻近的阴茎海绵体及相应分隔和包绕其的白膜和阴茎深筋膜；③阴茎体皮肤及其下肉膜。包皮环切术标本的完整病理检查应包括冠状沟切缘和皮肤切缘。

（5）脉管侵犯——淋巴管或血管侵犯是阴茎癌的不良预后因素。淋巴管瘤栓通常发生在浸润性肿瘤侵袭界面处，但也可在距肿瘤原发部位一定距离的其他解剖部位发现，如固有膜、阴茎筋膜，尤其是阴茎尿道周围的结缔组织中。血管瘤栓提示更高的肿瘤分期，而且与阴茎海绵体和尿道海绵体中的特殊勃起血管结构累及相关。

（6）TNM 分期——目前广泛采用美国癌症联合会（AJCC）和国际抗癌联盟（UICC）的阴茎癌 TNM 分期标准。在 AJCC 第 8 版肿瘤病理 TNM 分期手册中阴茎癌分期改变总结如下：

1）Ta 从非浸润性疣状癌变为非浸润性鳞癌。

2）T1 从肿瘤侵犯皮下结缔组织变为更加具体的定义：侵犯阴茎头、包皮或阴茎体的皮下结缔组织；有无神经侵犯也用来区分 T1a 和 T1b。

3）T2 仅包括肿瘤侵犯阴茎海绵体，肿瘤侵犯尿道海绵体升级为 T3。

4）肿瘤侵犯尿道以前被定为 T2，现在根据尿道海绵体的浸润情况既可以定为 T2，也可以定为 T3。

5）N1 和 N2 的区别由 1 个单侧腹股沟淋巴结转移变为 2 个单侧腹股沟淋巴结转移。

（7）阴茎上皮内瘤变——阴茎上皮内瘤变可以分为分化型（单纯型）、湿疣型、基底样型以及湿疣样 - 基底样混合型。分化型阴茎上皮内瘤变具有角化不全、上皮增厚、表皮突起增长、细胞间桥明显、基底细胞不典型增生、胞核增大、核仁突出的特征。分化型常常伴有苔藓样硬化。多认为这与 HPV 无相关性，不存在空泡细胞并且 p16 免疫组化染色（高危 HPV 亚型的替代标记）结果通常为阴性。基底样阴茎上皮内瘤变特征为正常上皮被圆核、少浆的较小而一致的细胞取代，出现大量有丝分裂细胞和凋亡细胞。湿疣样上皮内瘤变细胞的表面多刺并合并角化不全。正常上皮被具有明显特征的多形性空泡细胞所取代。湿疣样 - 基底样混合型上皮内瘤变并不少见。湿疣样和基底样上皮内瘤变是 HPV 相关病变，常常高表达 p16。

（8）其他与预后相关的病理因素——病变累及尿道 / 阴茎海绵体、低分化肿瘤细胞所占比例、疣状癌的浸润深度、最大转移淋巴结的大小、淋巴结外侵犯、HPV 感染状态。

三、诊断和分期

在确定阴茎癌的最佳治疗方案时，正确的诊断和分期是最重要的工作。尽管在这一方面有许多新进展，但目前对最准确的阴茎癌诊断方法和疾病分期手段仍存有争议。在这一部分，我们将会讨论当前的阴茎癌诊断标准，用来提高分期准确性和确定疾病转移程度的最新方法。我们还将讨论目前最新的阴茎癌分期系统和针对该系统的不足之处所提出的一些修改建议。

（一）诊断

最初，阴茎癌通常表现为阴茎头处一个难以愈合的小病灶。确切的外观具有多样性，可以从平坦质硬型到大块外生型生长。这种肿瘤主要发生在那些未行包皮环切的男性身上，一直以来阴茎癌就被认为与不良卫生环境下 HPV 感染引起的慢性炎症有关。大约有一半的肿瘤位于阴茎头，20% 在包皮上，20% 同时发生在阴茎头和包皮，其余的发生在阴茎体。有时会出现多个病灶。

从患者首次发现病灶到寻求治疗经常会有显著的延误，从 8 个月到 1 年不等。延误的原因可能是由于患者不愿意寻求治疗、不正确的诊断或患者对小病灶没有在意。阴茎病灶可能会被误诊为感染而接受不适当的治疗直至得到正确的诊断。而且因为阴茎癌常发生在未行包皮环切的男性身上，有时直到原发病灶侵犯阴茎包皮或因相伴感染引起恶臭才被发现。许多患者还因包皮过长导致很难进行阴茎头的检查。

这种病变一般很少引起疼痛，即使在广泛的组织破坏之后。肿瘤起初可以表现为阴茎头处充血的斑块。阴茎头处的红斑疹样改变并且活检证实为原位癌的病变又称为红斑增生病。病灶还可以表现为包皮处久不愈合的溃疡。

当肿瘤进展时，可以看到溃疡性的生长方式并侵蚀破坏周围的正常组织。这些病灶常常会发生感染，产生众多的恶臭脓液。

阴茎癌的鉴别诊断应该考虑许多良性病变。这些病变包括尖锐湿疣、黏膜白斑病、干燥性闭塞性阴茎头炎（BXO）等。黏膜白斑病和干燥性闭塞性阴茎头炎会出现白色斑点和斑块。尖锐湿疣是一种性传播疾病，如我们所知的生殖器疣等，多为菜花样，经常出现在阴茎的多个地方而非仅仅在阴茎头处。干燥性闭塞性阴茎头炎与尿道有关，这些患者通常需要长期随访以防发生尿道狭窄。干燥性闭塞性阴茎头炎也被认为是癌前病变，所以患者需密切随访。

1．评估

对阴茎癌患者进行适当的评估应包括一份完整的病史，包括病灶出现的大致时间段，以便确定它的生长速度。对于可能发生的转移病灶也应进行评估。在体格检查方面，需要评估病灶的位置、大小、外形、通过触诊病灶活动性及与阴茎深部组织的关系估计病变可能侵犯的深度。一个彻底的腹股沟淋巴结检查也是极为重要的，因为这对疾病的分期十分重要。直肠指诊和双合诊检查对盆腔内生长的肿瘤也提供了潜在的有用信息。

2．实验室检查

阴茎癌患者实验室检查通常是正常的，部分患者可能会出现高钙血症。高钙血症与肿瘤组织分泌甲状旁腺激素相关蛋白（PTHrP）有关。如果出现血清钙不断上升的情况，需要评估有无骨转移，因为发生骨转移时也可以产生类似的异常实验室指标。标准的术前实验室检查应根据疾病的预期诊疗方式来进行选择。

3．活检

活检仍然是阴茎鳞状细胞癌的标准诊断手段。对于较小、局限的病灶可以考虑切除活检。在这些患者中需要做到切除后深部组织手术切缘为阴性。活检对疾病的分级和组织学分类提供了有用的信息。对于小病灶，侵犯深度也可经活检得到确认。较大的病灶可能更容易通过体格检查和影像学检查来判断浸润程度。这些零散的信息组合在一起有助于正确地进行疾病分期以及在没有明显的临床肿瘤转移症状（即触及转移淋巴结）下判断微观转移的可能性。

随着影像技术的提高，淋巴结活检的作用受到一些专家的质疑。然而，另一些专家认为对于未扪及肿大淋巴结的患者，动态前哨淋巴结活检是一种有效的分期方法，前哨淋巴结活检阴性可以使这类患者免于根治性淋巴结清除术的并发症。一般认为部分患者，尤其是那些肿瘤分级较高或肿瘤呈浸润性生长的患者，常会有淋巴结微转移。目前对于

“依赖前哨淋巴结活检结果来决定是否行根治性淋巴结清扫术”这一观点的关键担忧是这项技术的假阴性率——错误的阴性活检结果会使医生误认为患者不会从根治性淋巴结清扫术中受益，而事实上，根治性淋巴结清扫对于这些微转移患者有治疗益处。根据最新的几项研究，前哨淋巴结活检的假阴性率为7%～9%。动态前哨淋巴结活检是一项专业化的技术，需在病灶注射核素显影剂99m-锝胶体，随后行腹股沟区核素扫描。也有将特殊蓝染料注入病灶，通过扫描确认那些吸收蓝色染料的淋巴结并行组织学活检。该技术的掌握和使用具有显著的学习曲线。

4．影像学

阴茎鳞癌的影像学检查主要与肿瘤原发部位和主要淋巴结引流区的影像学特点有关。我们将分别加以讨论。

（1）阴茎肿瘤原发部位影像：最常用的检查阴茎癌病灶的影像学方法是超声和磁共振成像。阴茎超声检查使用7.5 Hz线性探头。超声的敏感性和特异性分别为57%和91%，其缺点是低估了肿瘤特别是Ta和T1期病变的深度。判断肿瘤对阴茎海绵体白膜是否有侵犯适宜选择超声检查。

阴茎钆增强磁共振（MRI）检查被认为有100%的敏感性和91%的特异性。然而MRI对Ta期及T1期病变的诊断及鉴别诊断表现欠佳，MRI适合评估海绵体是否被侵犯。注射前列腺素形成人造勃起后行MRI检查提高了其成像质量。

其他检查如CT扫描在评估阴茎癌局部病灶时未能提供足够的软组织分辨率。

（2）相关受侵犯淋巴结：阴茎鳞癌主要经淋巴引流途径扩散，并且这种播散是沿着可预测的腹股沟淋巴结链逐步进展。因此评估这些淋巴结状态不仅有助于阴茎癌的分期，还能够决定最佳的治疗方案。目前面临的挑战是，许多患者的腹股沟淋巴结肿大可能与转移无关，而是反应性和炎性肿大。我们目前的经验是在治疗原发灶并且伤口痊愈4～6周后再重新评估患者的淋巴结情况。

CT和MRI都是评估肿大淋巴结的可行的影像学检查手段。这两种方法确定转移的标准都定义为病灶大于2 cm。这就决定了这两种手段无法诊断早期的微小淋巴结转移。基于大小判断转移的敏感性为40%～60%，而特异性则好得多，接近100%。一些使用PET/CT进行诊断的研究显示敏感性可以升高至88%，具有良好的前景。但对于小于7 mm的淋巴结PET/CT也有局限性。

铁氧化物超微粒子（USPIO）已经被用来提高MRI检测转移的能力。这些粒子被正常淋巴结吸收，但不被淋巴结中肿瘤所填充的区域吸收。在注射该造影剂后，磁共振T2加权影像可用来寻找不吸收造影剂的区域淋巴结，这可能就是肿瘤转移灶。这项技术极大地提高了肿瘤转移灶检测的敏感性和小淋巴结转移的诊断能力，具有很好的应用前景。

（二）分期

虽然目前还没有公认的分期系统，但AJCC TNM系统是使用最普遍的分期方法。在这一部分，我们对第8版AJCC TNM分期系统做一简要介绍（表53-1-3）。

1．T分期

T分期基于肿瘤的浸润深度进行分期。将局限在阴茎头的原位癌称为红斑增生病，将局限在体部的原位癌称为阴茎上皮内瘤样增生。Ta期为非浸润性局限性鳞状细胞癌。T1期肿瘤侵犯皮下结缔组织但未侵犯阴茎海绵体或尿道海绵体。T2期肿瘤侵犯尿道海绵体。T3期侵犯阴茎海绵体。T4期侵犯其他邻近组织，例

表 53-1-3 第 8 版 AJCC 阴茎癌 TNM 分期系统

原发肿瘤（T）
• Tx：原发肿瘤不能评估
• T0：未发现原发肿瘤
• Tis：原位癌
• Ta：非浸润性局限性鳞状细胞癌
T1：肿瘤侵犯皮下结缔组织
T1a 无淋巴管 / 血管浸润，无神经周围浸润，非高分级肿瘤（例如 3 级或肉瘤样改变）
T1b 伴有淋巴管 / 血管浸润，和（或）周围血管浸润，或为高分级肿瘤（例如 3 级或肉瘤样改变）
• T2：肿瘤侵犯尿道海绵体（阴茎头部或体部），伴 / 不伴尿道侵犯
• T3：肿瘤侵犯阴茎海绵体（包括白膜），伴 / 不伴尿道侵犯
• T4：肿瘤侵犯其他相邻组织结构（例如阴囊，前列腺，耻骨）
区域淋巴结临床分期（cN）
• cNx：局部淋巴结不能评估
• cN0：无触及或可见的增大的腹股沟淋巴结
• cN1：可触及活动的单侧腹股沟淋巴结
• cN2：可触及活动的多个或双侧表浅腹股沟淋巴结
• cN3：固定的单侧或双侧腹股沟淋巴结肿块或盆腔淋巴结病变
区域淋巴结病理分期（pN）
• pNX：不能确定淋巴结转移
• pN0：无淋巴结转移
• pN1：≤2 个单侧腹股沟淋巴结转移，未突破淋巴结被膜
• pN2：≥3 个单侧腹股沟淋巴结转移，或双侧腹股沟淋巴结转移
• pN3：淋巴结外转移（突破淋巴结被膜）或盆腔淋巴结转移
远处转移（M）
• M0：无远处转移
• M1：远处转移

如阴囊、前列腺、耻骨。

2. N 分期

淋巴结分期一般分为 N0、N1、N2 和 N3。术前临床分期为 cN，术后病理分期为 pN。不超过 2 个单侧腹股沟淋巴结转移且未突破被膜称为 N1 期。超过 2 个单侧腹股沟淋巴结转移或出现双侧腹股沟淋巴结转移则为 N2 期。如果患者有淋巴结外转移或盆腔淋巴结转移则称为 N3 期。

3. M 分期

M 分期就是判断有无任何远处转移。在这一分期上目前无显著争论。总的来说 M1 期患者的预后较差。

4. 总体分期

疾病的总体分期综合了 T 分期、N 分期和 M 分期（表 52-1-4）。从 Ⅰ 期到 Ⅳ 期，生存率不断降低，预后越来越差。除此之外也存在其他分期系统，如杰克逊系统，当然也并非尽善尽美。在杰克逊系统中，Ⅰ 期病变局限于阴茎头和（或）包皮，Ⅱ 期肿瘤已浸润到阴茎体部，Ⅲ 期已出现腹股沟淋巴结转移，Ⅳ 期出现更广泛的组织浸润和（或）固定的淋巴结。不同分期系统的效用仍然是一个颇具争议的话题。确切地说，许多人对当前使用的分期系统有批评意见，因为该系统不能将患者清楚地分成不同的预后组。

表 52-1-4 第 8 版 AJCC 总分期

	Tis	Ta	T1a	T1b	T2	T3	T4
N0	0 期：原位癌或非浸润性局限性鳞癌		Ⅰ期：肿瘤侵犯皮下结缔组织无淋巴管 / 血管浸润，无神经周围浸润，非高分级肿瘤	Ⅱ期：肿瘤侵犯皮下结缔组织伴有淋巴管 / 血管浸润，和（或）周围血管浸润，或为高分级肿瘤			
N1	Ⅲ a 期：肿瘤侵犯皮下结缔组织直至阴茎海绵体（包括白膜），≤2 个单侧腹股沟淋巴结转移，未突破淋巴结被膜						
N2	Ⅲ b 期：肿瘤侵犯皮下结缔组织直至阴茎海绵体（包括白膜），≥3 个单侧腹股沟淋巴结转移，或双侧腹股沟淋巴结转移						
N3	Ⅳ期：肿瘤侵犯其他相邻组织结构，或淋巴结外转移，或盆腔淋巴结转移，或远处转移						

四、原发肿瘤的治疗

随着外科手术技术的进步、激光技术和近距离放疗的应用，保存功能和整形手术已经成为阴茎癌治疗中的主流。在这一部分我们将介绍阴茎癌治疗中各种方式所取得的进展。

在原发肿瘤的治疗中，部分和全部阴茎切除可以使得肿瘤得到有效控制，但同时也失去了性和排尿的功能，给患者的心理带来重创。泌尿肿瘤中阴茎癌比较罕见，在英国，泌尿外科高级顾问医生平均两年才接诊一例新病例。英国国立临床技术研究院推荐患者到平均每年至少治疗 25 例的中心接受治疗。由于这些治疗中心的建立，使得阴茎癌的总体治疗水平得到不断提高。非选择性阴茎癌病患群体的总生存率已经达到了 90%（Hegarty et al.，2006）。近年来减少组织损失的尝试取得了成功，许多病例可以实施阴茎头和尿道口的重建术。在提高肿瘤控制率的同时也提供了较好的治疗后外观和功能。在这一部分我们将讨论如何在控制肿瘤的前提下最大限度地保存功能、美化外观和减少心理创伤。

（一）患者的评估

首先需要一份完整的病史来记录疾病的危险因素、排尿功能和性功能。肿瘤的位置和大小、海绵体侵犯的程度往往通过体检就可以评估。海绵体内注射前列腺素 E 使阴茎勃起后再进行钆剂增强的磁共振扫描可能会提供更多的信息。磁共振检查可以准确地预测或者排除海绵体累及与否，从而帮助制订阴茎远端病灶的切除方案。但是目前也不是所有的中心都在使用磁共振进行病灶的局部分期。

组织活检对于确定肿瘤的类型和分级是必不可少的。一些罕见的原发性淋巴瘤与阴茎鳞癌很相似。许多就诊的病例都进行了组织活检，还应该请对于阴茎癌有丰富经验的病理科医生复片。未经组织学诊断的患者通常要在门诊进行活检，是否需要局麻要根据患者疼痛感觉的评估情况来决定。在确诊后，医生需要考虑患者是否适合采用保留器官的治疗方法并与其讨论。对于接受手术治疗的患者，医生需要与患者交流可能进行的手术方式并解释手术必须达到切缘阴性而非一味保留组织。值得注意的是，医生需要通过了解患者的期望来缓解心理压力并避免其对术后的结果产生失望。术后图片的病例库可以帮助患者了解可能的结果。如果可能的话，最好有一位心理医生在评估、治疗和康复的全过程中为患者及其家属提供咨询。

（二）边缘

传统阴茎肿瘤切除手术的切缘依据可能是武断的照搬结直肠癌切除术的要求：手术切除原发肿瘤和 2 cm 的肉眼正常组织。Agrawal 等前瞻性地检测了大体肿瘤的镜下侵犯范围，并与肿瘤分级做了相关性研究（Agrawal et al., 2000）。研究者从距肿瘤大体边缘开始每 5 mm 做一矢状切片。研究的 64 例病例中，病理分级 1 级的为 20 例，2 级的为 32 例，3 级的为 12 例。所有病例中，80% 镜下侵犯范围不超过 5 mm。1 级和 2 级的病例中，无一例侵犯超过 10mm。12 例 3 级的病例中有 3 例侵犯程度介于 10 ~ 15mm，但无一例超过 15 mm。可见，传统的对于所有病例采用 20 mm 切缘明显过大了。Minhas 等描述了当代切除手术的治疗结果，重点探讨了切缘范围和局部复发率（Minhaas et al., 2005）。这篇文献诠释了阴茎头切除的合理性。这项研究中，肿瘤细胞局限在距大体边缘 10 mm 范围内的占 48%，20 mm 内的占 90%。在 6% 的切缘阳性的病例中，进一步的局部手术治疗也能够控制原发肿瘤。总的复发率为 4%，且只发生在组织分级为 3 级的病例中。这些复发病例通过采用部分切除和重建术获得成功。这两项研究都分析了甲醛固定的标本。他们的研究结果均证实分级为 3 级的肿瘤侵犯超过大体边缘的可能性更大。常规使用冰冻切片对于手术当时确定切缘无瘤是非常必要的，这样既能达到控制肿瘤的目的又能保留阴茎组织。

（三）选择正确的术式

治疗的目标首先是保证切缘无肿瘤。其次是保存功能和外观。因此，病灶的位置和范围是决定术式的关键，同时还要重视患者的期望。表 53-1-5 列出了根据原发灶选择的术式。需要做个附加说明，随后的双侧腹股沟淋巴结根治性清扫可以导致阴囊水肿使重建失败。如果水肿慢性化，则出于卫生和舒适的考虑可能需要行会阴部尿道造口术。

表 53-1-5 阴茎病灶范围的治疗策略

病灶位置	术式
包皮	环切 / 激光
癌前病变 / 阴茎头浅表	5-FU 或咪喹莫特软膏 / 激光阴茎头表面重塑
阴茎头浅表且周边没有原位癌	广泛局部切除 / Mohs 显微镜手术
阴茎头近段的小病灶	部分阴茎头切除 & 一期闭合
病灶侵犯大部分 / 远端阴茎头	阴茎头切除 & 皮片移植
侵犯海绵体	部分 / 全部阴茎切除 +/- 阴茎重建

1. 局部药物治疗

阴茎头或者包皮原位癌也称为 Queyrat 型增殖性红斑；阴茎干皮肤的原位癌又称为鲍恩病。它们是不同部位的同种疾病。怀疑原位癌的病例必须要对原发病灶进行准确的组织学分级。由于可能存在局灶的侵袭性成分，因此标本需要包含多点和深部的活检。如果怀疑有侵袭性的成分，海绵体内前列腺素 E 注射使阴茎勃起后再进行钆剂增强的磁共振扫描可以用于排除这种情况。

局部外用的 5- 氟尿嘧啶（5-FU）是一种胸苷酸的类似物，能够通过抑制胸腺嘧啶合成来阻断DNA的合成。外用5-氟尿嘧啶已作为阴茎头原位癌的局部治疗手段。一项研究表明7例原位癌患者通过外用5-FU得以治愈，无复发时间长达70个月（Goette & Carson, 1976）。5-FU同时也可用于治疗阴茎干的鲍恩病。

咪喹莫特是一种四环胺，兼具抗病毒和抗肿瘤特性。咪喹莫特导致的免疫应答改变至少部分依赖于其诱使干扰素α产生的能力。咪喹莫特可以用来治疗包括原位癌在内的多种癌前病变。

在其他一些研究中，光动力疗法已被用于治疗原位癌。一项相关研究（Axcrona et al., 2007）包含了10例患者，其中5例为阴茎原发病灶，5例为阴茎癌保留器官手术后发现异型细胞。这些患者接受了光动力疗法，然而10例患者中有3例在中位随访20个月内发现了组织病理学的残留病灶。2例原位癌接受了液氮冷冻治疗。

2. 激光治疗

激光治疗是低分期病变（如原位癌，T1）的一个很好的治疗方案并且已被证明能够保持良好的生活质量。

一项研究回顾了钕YAG或CO_2激光治疗19例阴茎原位癌患者的效果（van Bezooijen et al., 2001）。结果显示：所有的病灶都在无感染的情况下二期愈合，未引起性和排尿功能障碍。由于清除不彻底造成的再治疗率为16%，平均随访25个月的复发率为26%。1例患者在初次激光治疗6年后发展为浸润性癌。这例患者随后接受阴茎部分切除术。由于这项研究采用2 mm的安全边缘，因此他们推荐5～8 mm的安全边缘以尽量减少复发的可能，虽然这可能会影响一些功能和美观。这些作者无一例外地均强调需要对所有的病例进行长期的随访。

在另一项研究中，19例患者接受了CO_2、钕YAG或KTP激光治疗，随访2年显示患者并无疾病复发（Malek, 1992）。最后一项研究报道了92例激光治疗的患者，尽管缺乏长期随访资料，结果显示该治疗手段保留了性功能并有较好的外观效果（Tietjen & Malek, 1998）。

3. 阴茎头表面重塑

这种方法适用于原位癌患者，通常是使用像5-Fu这类的局部治疗失败或者那些由于随访依从性差而不能使用局部治疗的患者。表浅的疣状肿瘤伴或不伴周边原位癌都可以采用表面重塑的方法进行处理，前提是必须保证切缘无瘤（图53-1-8）。将阴茎头除尿道之外的部分分成四个象限，对于任何局限于一个象限的菜花状肿瘤都可以完整切除。这个手术的挑战点在于切除皮肤的同时不损伤阴茎头海绵体组织。一旦切开象限后用至少两把镊子或者皮钩将边缘提起，使用手术刀或者尖头剪将皮肤锐性剥离。层次一旦建立则相对容易保持，如果进入阴茎头内，需要在邻近处重建正确的分离平面。尽可能保存阴茎头近心端的喇叭状外观以最大程度地保存外观和性功能。最后，在使用皮片覆盖时要缝合每一个伤及海绵体的小切口。移植皮片下的毛细血管出血会自行止住，如果出现了动脉出血，那么就有必要实施双极电凝或者牢固的直接缝合。避免产生威胁移植皮片存活的血肿很重要。考虑到颜色、质地和感觉的问题，阴茎头最好被薄皮片所覆盖。供体的位置要在术前与患者协商，大腿内侧部取用方便，隐蔽性较前侧要好。由于是中厚皮片移植，因此移植皮片不会有毛发的生长。移植皮片采用5/0缝线褥式缝合并且应用非附着性辅料紧密包扎。值得注意的是，绑紧包扎时需要仔细操作避免收紧缝合处或者撕裂下方组织及移植皮片。紧密贴合移植皮片对于防止血肿和血清肿的形成及促进移植物的成活至关重要。另外一种促进移植皮片成活的方法要采用浸有二氨基吖啶的纱布，称之为移植皮片辅料

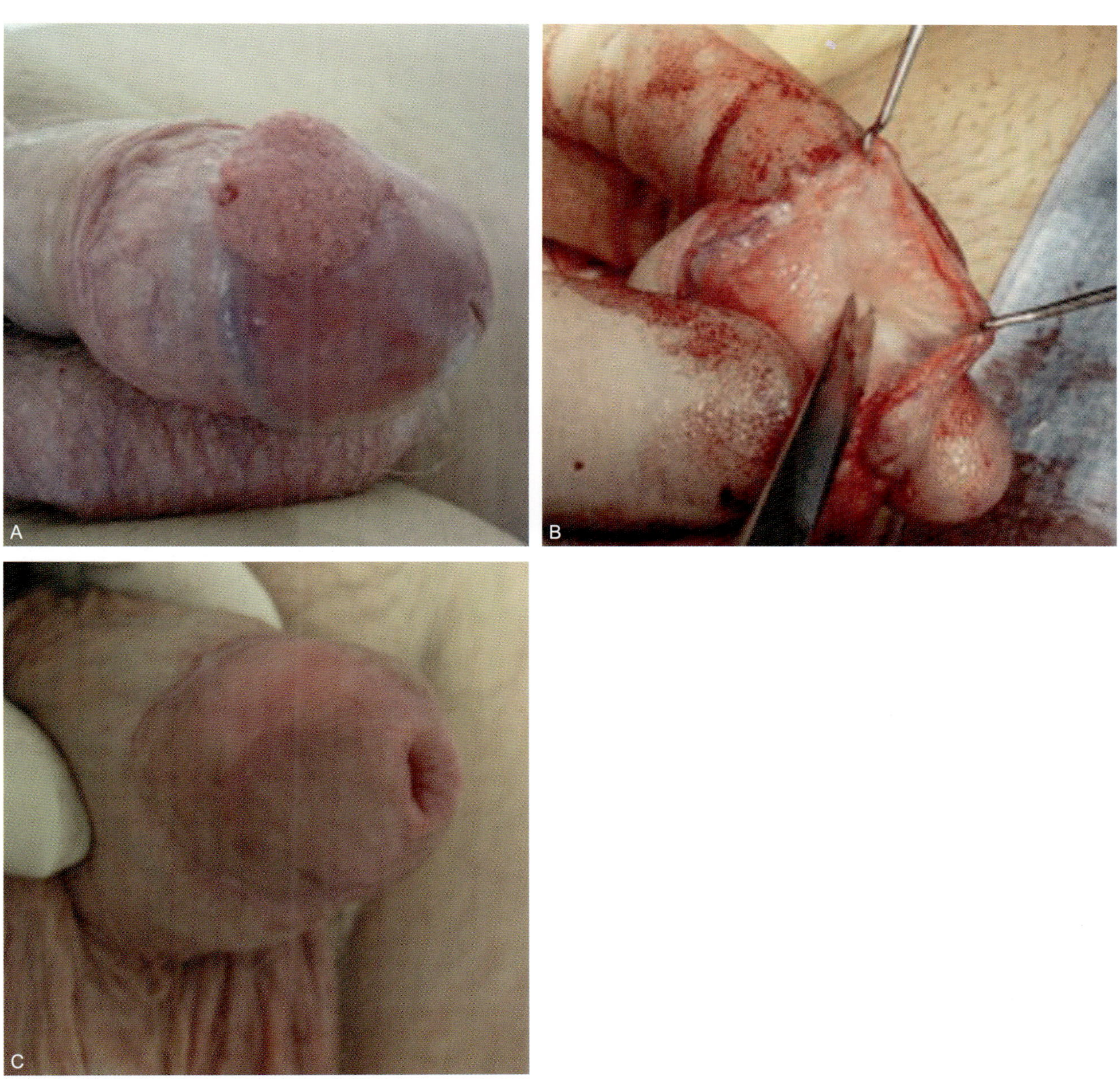

图 53-1-8 疣状鳞癌伴周边原位癌。A. 术前；B. 拉钩拉起阴茎头皮肤及病灶切除术中；C. 表面重塑后 3 个月

捆绑法（TODGA）。辅料的应用代替了褥式缝合。更重要的是可以使患者在 24 小时内出院而缝合法则至少需要 5 天。可以采用尿道导尿管或者耻骨上膀胱造瘘术引流尿液，前者为辅料的一部分。如果采用褥式缝合法且患者住院则于第五天移除辅料，采用 TODGA 的患者 10 天后于门诊处理即可。如果发现移植物完全成活则导尿管可在同一时间移除。

4. 局部广泛切除

局限在包皮和阴茎头局限区域的病灶可以采用局部广泛切除的方法进行处理。所有的阴茎癌病例都需要进行包皮环切术，不论治疗方式如何（手术、局部外用化疗药物或放疗）。环切需要常规闭合切口。颗粒状病灶的局部广泛切除首先需要保证皮肤和肿瘤基底的切缘无瘤，同时也要知道如何关闭缺损。椭圆形的切口要沿着椭圆形的长轴方向关闭 。轴的选择要根据肿瘤和阴茎头的形状来决定。环形的病灶最好以纵向椭圆形的方式切除以便缝合点朝向尿道（图 53-1-9）。虽然使得阴茎围度受损但保持了长度，避免了尿道牵拉的发生。阴茎头病灶切除时会有严重的出血，因此需要在缝合关闭海绵体和皮肤缺损后再松开止血带。为防止止血带扎的时间过长，在冰冻切片处理的同时即应修复缺损。如果切缘阳性则重新扎止血带并扩大切除范围。阴茎头近心端的小病灶不伴有原位癌时可以采用保留远端阴茎和尿道的方法进行切除。在这些病例的皮肤缺损可以采用阴茎干的皮肤覆盖或是采用皮片移植。

5. Mohs 显微镜手术

Mohs 显微镜手术（Mohs micrographic surgery, MMS）是一种采用多层薄片切除送检直至达到安全切缘的技术。这种方法可以使得组织的损失最小化。重复的切缘检查需要时间

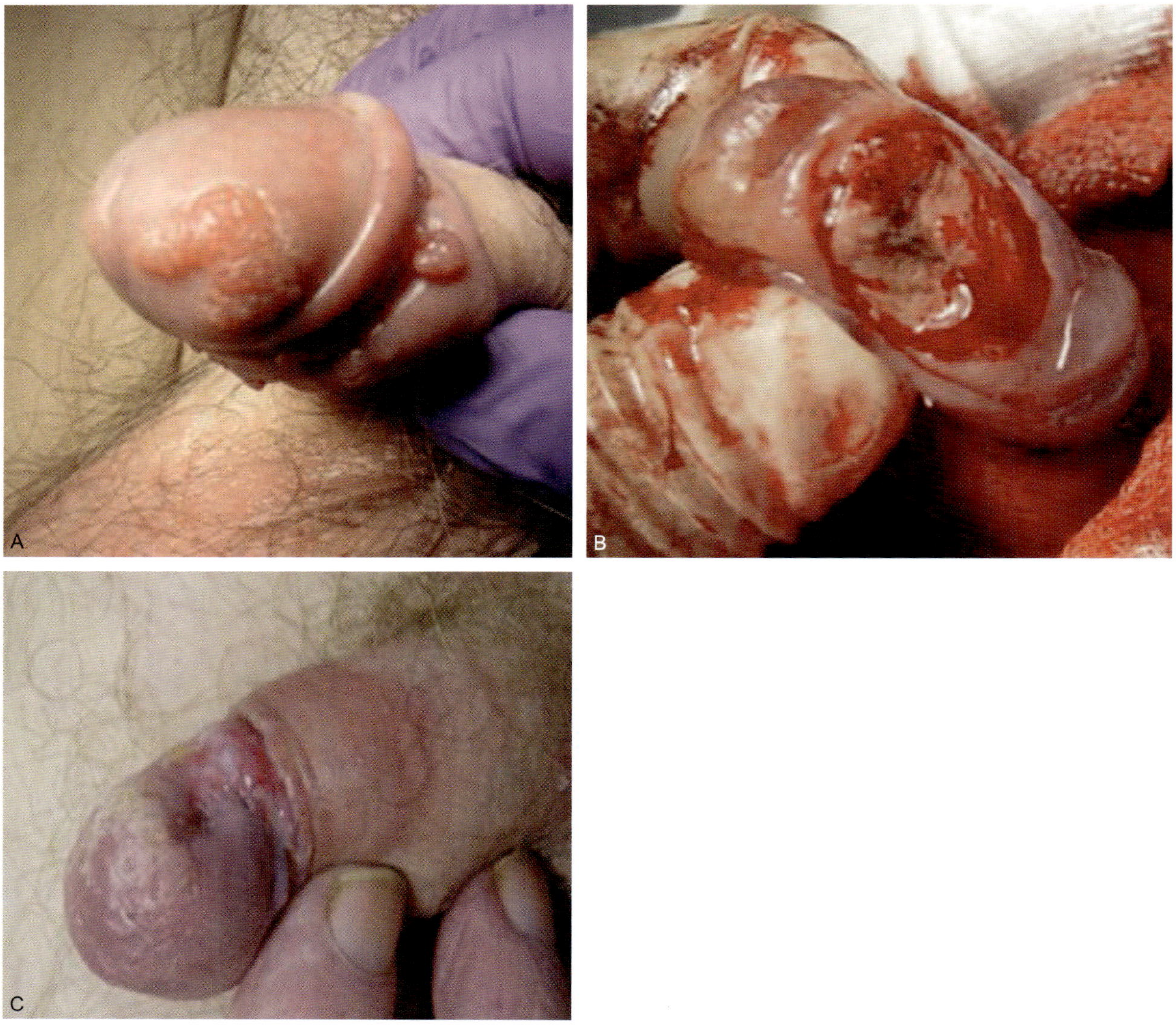

图 53-1-9 局部广泛切除阴茎头部表浅病灶并一期缝合，同时行包皮环切。A. 术前；B. 术中去除病灶和包皮；C. 术后 3 周移除敷料

和专门的技术来进行连续切除和标本的显微镜检查。大肿瘤可能需要多次手术，一旦保证了安全缘则复发就很少见，Brown 等所做的 24 例中仅有一例复发（Brown et al., 1987）。MMS 的局限性在于原发肿瘤的大小受限（直径≤1 cm），而且准确切除肿瘤后残留腔可能极不规则，大大增加了重建的困难性，可能需要在进行一期缝合或重建前进一步扩大切除范围。毫无疑问，皮肤外科医生可能是阴茎癌多学科治疗组中有价值的一员。

6. 阴茎头切除

这项手术是局限于阴茎头肿瘤的外科处理的一次革命。它的建立要归功于整形外科医生 Aiver Bracka，他做了 200 例手术并提供了手术步骤的简要说明。在阴茎体或阴茎头切开时止血带的使用并非必需。该术式首先在冠状沟距阴茎头近心端 5 mm 处做一环切（图 53-1-10）。随后像脱手套样游离阴茎干直至肉膜，暴露神经血管束。术中可以将阴茎干皮肤与耻骨部和阴囊皮肤缝合四针来协助阴茎干皮肤的牵拉。冠状沟背侧的皮肤用两把 Allice 钳提起。将冠状沟皮肤从 Buck 筋膜上方锐性分离直至阴茎头内面，注意保持内面完整。在这一界面层次上，阴茎头可以通过 Allice 钳牵拉和锐性分离逐步翻转剥离。这一层次为纤维状，将阴茎头固定于阴茎体。随着阴茎头的逐步外翻，分离向腹侧延伸直至到达尿道海绵体远端。根据肿瘤的位置和侵犯情况尽量多地保留尿道长度，否则会形成尿道下裂的外口。整个阴茎头和肿瘤切除后需要送冰冻检查。暴露的体部头端多为圆锥形，此时需要修剪成球形以作为新阴茎头。重建需要使用可吸收缝线，如 5/0 Vicryl。尿道重建有两种方式，一种为将尿道水平腹侧切开并翻转后与新阴茎头吻合。缝合后尿道通常可以覆盖阴茎头暴露部分的 1/3。初步的经验表明暴露的尿道有助于保留阴茎的快感，然而这一观点并未在阴茎癌当中正式地研究。另一种更加美观的方法将尿道外口缝合成垂直的裂隙状，有助于尿流成“线性”。Malone 等描述了在海绵体头部中间行一切口的附加步骤以使新的尿道重建于新阴茎头的中央（Malone et al., 2011）。在尿道口留置 4 根 5/0 可吸收线构成菱形以重建尿道口。松开张紧体部皮肤的缝线并将其拉向前。皮肤和肉膜缝于阴茎体。缝线与长轴平行，并避免损伤血管神经束，血管神经束可以在 Buck 筋膜层中清晰辨认。腹侧皮肤可以缝合接近于尿道（如果是水平切开）以产生系带的外观。测量暴露的区域以便取皮，使之可以伸展覆盖在体部皮肤与尿道之间的区域。

如果尿道被腹侧切开后翻转缝合则裸露的区域为尖端向腹侧的新月形。如果尿道成形为垂直裂隙状，则皮片将在腹侧与其汇合形成缝样的外观。保证移植皮片存活的方法与阴茎头重建部分所述一致。去除包扎敷料之前需留置导尿管，医生可以根据情况选择经尿道或经耻骨上途径留置导尿。这种方法重建的新阴茎头在外观上做得非常出色。术后 6 周可恢复性交。有些患者反映由于阴茎头海绵体的缺损插入阴道时会有不舒服。可以使用在安全套内塞棉球的方法来模拟阴茎头以缓解这种不适感。

7. 阴茎部分切除和新阴茎头重建

阴茎头切除并不是所有的病例均能实施。当病灶侵犯阴茎海绵体时需要行阴茎部分切除。保留的阴茎体长度将起到保留尿道、保存性功能和减少心理创伤的作用。在肿瘤近心端行脱手套样切除后，阴茎海绵体的切面修整为“鱼嘴”状，以保证随后被水平缝合（图 53-1-11）。如果肿瘤不是在腹侧，尿道要比阴茎海绵体多预留 10 ~ 15 mm。阴茎海绵体至少被 2/0 的可吸收缝线缝合关闭。如果用阴茎体皮肤覆盖残端，一段时间后整个阴茎会有缩短的趋势。因此我推荐使用移植皮片覆盖残端，方法

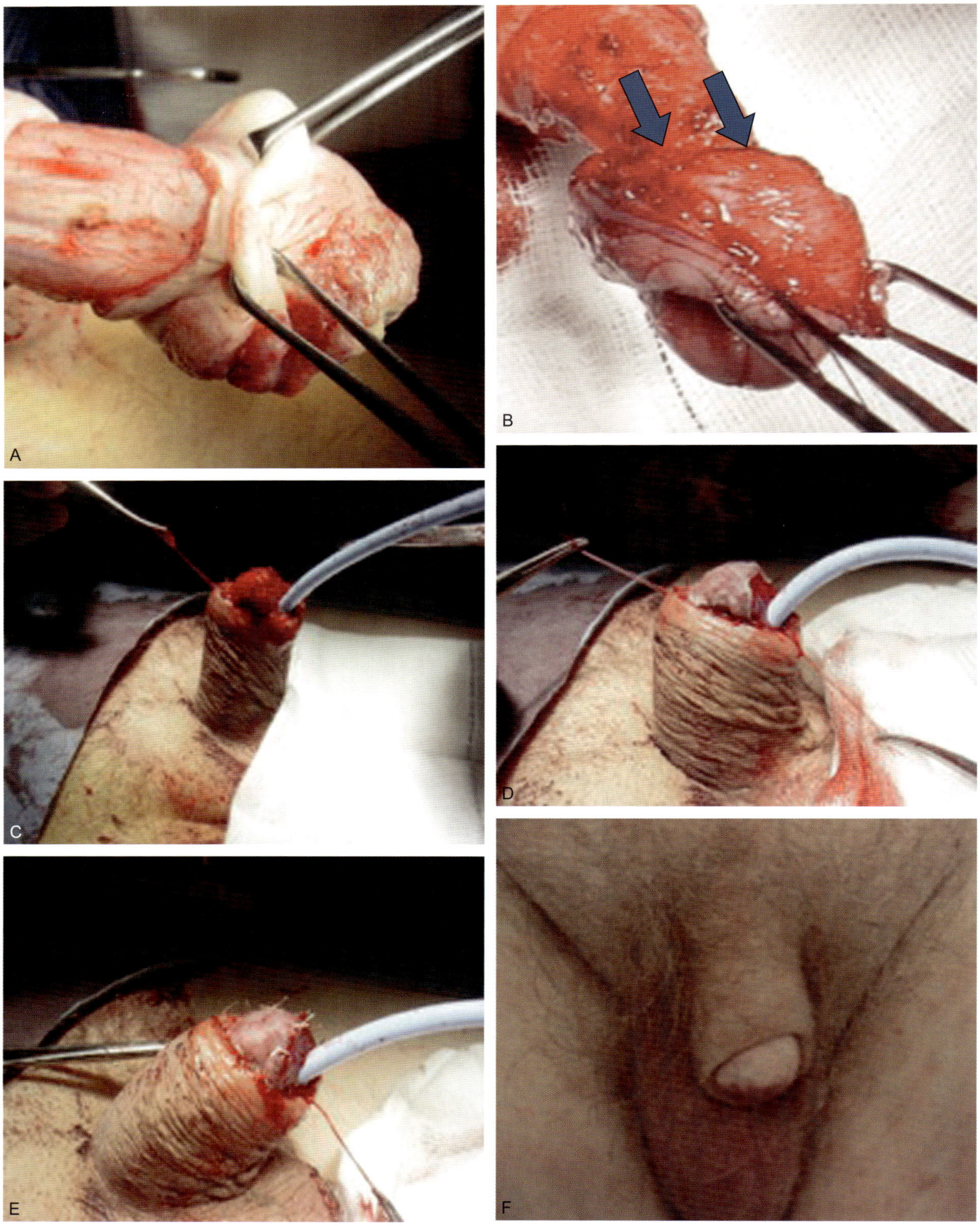

图 53-1-10 阴茎头切除和重建的步骤。A. 冠状沟背侧用 Allice 钳提起；B. 箭头所示为阴茎头和阴茎体头端的分离平面；C. 尿道被铲形切开，移植皮片环行缝合；D. 薄层皮片覆盖后外观；E. 移植皮片通过褥式缝合环形固定；F. 术后 3 个月的典型外观

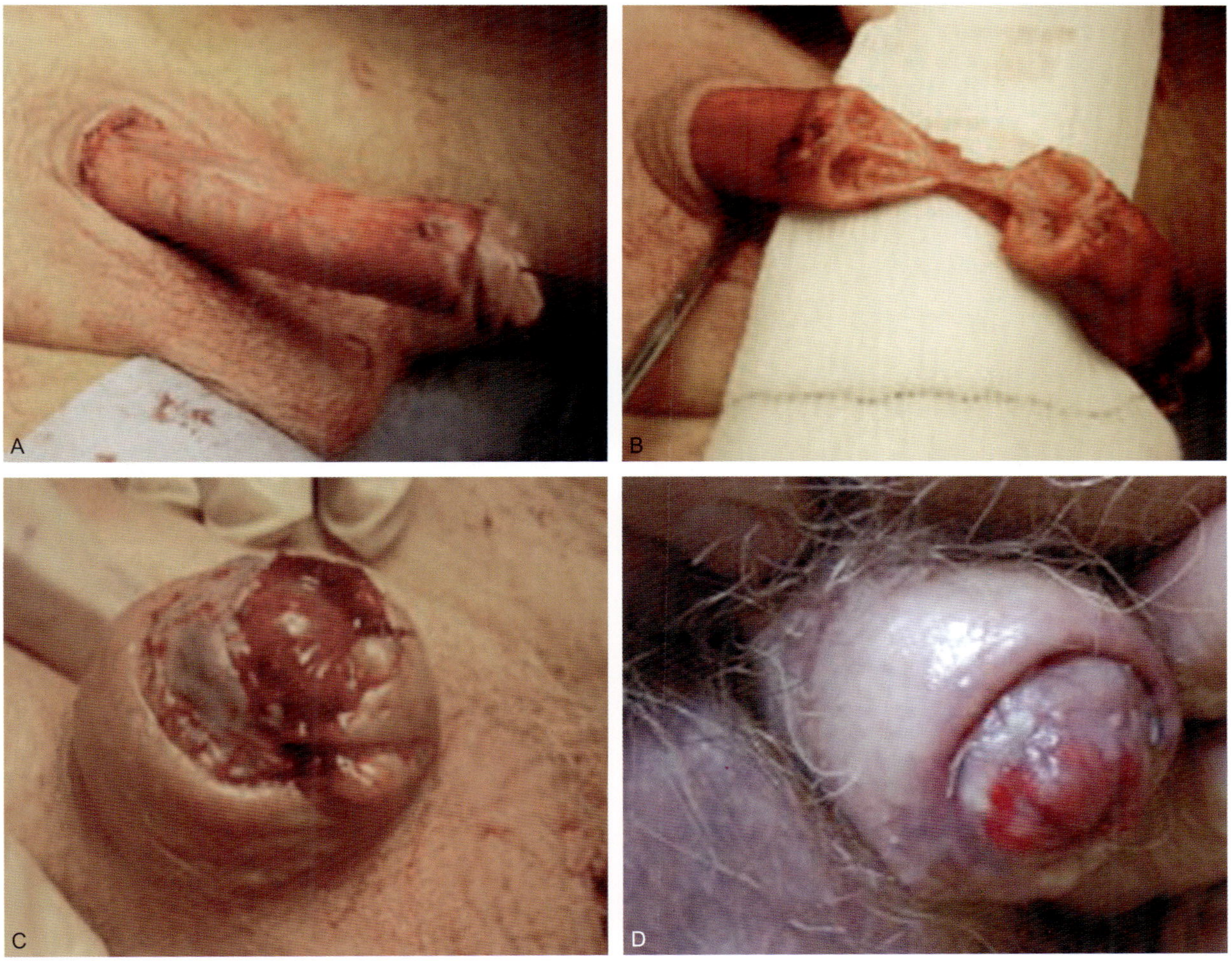

图 53-1-11 阴茎部分切除术和重建。A. 阴茎切除段脱手套样游离；B. 阴茎部分切除；C. 关闭阴茎体，尿道铲形剖开，应用薄层皮片；D. 术后 3 个月外观

如前所述。

8．阴茎全切术和阴茎再造术

一小部分的阴茎肿瘤由于广泛侵犯近心端，因此只能实施阴茎全切术。在等待阴茎再造时，患者需要实施会阴部尿道造口。一些患者可能希望实施阴茎再造术。阴茎重建术有两种，仅仅再造阴茎的会阴部再造和再造阴茎和尿道的桡动脉皮瓣阴茎再造术（Garaffa et al., 2009）。随后可以按照可充气的阴茎假体以恢复性功能。让患者和医生了解阴茎再造的可行性很重要，如有需要可以到特定的中心进行咨询。这项手术操作复杂，需要整形科的专业知识。阴茎重建术最主要的并发症是瘘管形成和供体处的瘢痕形成。

9．阴茎延长术

如果患者希望阴茎的外观长些，阴茎延长术可以在首次手术或是日后来完成。可以通过切开悬韧带的方法使阴茎下垂得更多。将硅胶缓冲物（例如小睾丸假体）置于阴茎与耻骨之间可以防止术后的粘连。通过将耻骨上皮肤缝于耻骨后骨膜上使其变扁平，这样可以减少阴茎的包埋。腹侧阴茎延长可以通过切除部分阴囊的方式来完成，称为腹侧阴茎成形术。

10．康复

患者及其配偶在评估期间应接受支持治疗。此时需要一位阴茎癌的专科护士来确保满足各种需求。铲形的尿道成形可能会导致尿液喷溅，因此需要推荐患者使用尿壶或者坐便器。性心理咨询师可以帮助解决性和性关系等实际问题。在接受阴茎头切除术后一些患者因为失去了阴茎头会产生性交困难。可以通过使用塞棉球的安全套来模拟阴茎头以缓解性交困难。即使阴茎保留的长度很短，患者也可以在与配偶的摩擦中得到快感。性心理咨询师可以帮助解决术后缺陷的问题。

（四）随访

保留阴茎手术的复发率在 4%～25%（Lont et al., 2006；Minhas et al., 2005）。Lont 的资料包括了接受激光和放疗的病例。在接受阴茎部分切除术后 10 例患者有 9 例复发并死于该疾病。不清楚这一点是反映了该亚组的侵袭性特性还是保留器官手术的疗效不及切除范围更大的常规手术。周边组织的遗传学改变可能有助于解释保留器官手术后的局部复发，这一现象已在乳腺癌的治疗中观察到了。

欧洲泌尿外科协会指南推荐根据手术的类型来制订随访时间表。保留阴茎手术推荐密集随访。在最初的 2 年每 3 个月随访一次，2～5 年每半年随访一次。实施阴茎切除术的患者的随访间隔加倍，即前 2 年每半年随访一次，2～5 年每年随访一次。5 年之后是否需要进一步随访目前还不明确，目前已有激光治疗 5 年后发现异时新病灶的病例报道。无论如何，教会患者自我检查以防止间期或晚期复发都是有意义的。

（五）近距离放疗

近距离放疗也是一种结果令人鼓舞的保留阴茎的方法。近期一项来自多伦多和渥太华的报道描述了采用 60 Gy 剂量治疗全厚度阴茎病灶（Crook et al., 2009）。他们描述了使用连续低剂量或者脉冲式瘤内放疗的治疗方法。过程涉及了针的放置，针由铱 -192 线或者装有放射性种子的塑料管构成，由腹侧向背侧置入并形成 2 或 3 个平行面。针需要放置 4～5 天以上，治疗期间患者需卧床留置导尿管。针随后在麻醉下取出。作者强调了放疗对于尿道的保护作用。10 年中的肿瘤特异性存活率达到了 83.6%。67 例中有 10 例需要进行阴茎切除术，其中局部复发 8 例和组织坏死 2 例。尿道狭窄的发生率为 9%。目前尚未有比较原发肿瘤处理中近距离放疗和手术的效能和生活质量的随机研究。这样的一个研究需要临床医生与患者通力合作来完成两种治疗模式的随机分组。

（六）总结

被诊断为阴茎癌对于患者和其配偶来说无疑是一个可怕的消息。近年来，这种相对罕见的肿瘤的临床研究取得的进展使得治疗的总体生存率和生活质量都得到了提高。医生在治疗时采用最新的研究结果和治疗策略这一点很重要，并要使患者明确大多数的病例都能取得很好的疗效。多学科综合治疗组能够整合各种专业知识以使患者在治疗和康复过程中获得最大收益。上文所述的技术操作起来并不困难，但是我们还是推荐阴茎癌患者到每年至少接诊 25 例新病例的中心进行治疗，这更有助于保证专业水准和促进不断创新。

五、区域淋巴结的处理

淋巴道转移是阴茎鳞状细胞癌的主要播散途径，淋巴结有无转移和转移的程度是阴茎鳞癌的重要预后指标，淋巴结转移的诊断和治疗是否恰当决定了疾病的总体疗效。

（一）阴茎的淋巴引流途径

阴茎的淋巴管网分为浅深两组：浅组淋巴管收集包皮、阴茎皮肤、皮下组织和阴茎筋膜的淋巴液，与阴茎背浅静脉伴行并汇入腹股沟浅层淋巴结；深组淋巴管收集阴茎头和阴茎海绵体的淋巴液，经阴茎筋膜深面并与阴茎背深静脉伴行，最终注入腹股沟深部淋巴结。腹股沟区的淋巴引流经由位于股管的淋巴管道（包含 Cloquet 淋巴结）汇入盆腔淋巴结。

基于淋巴造影的结果和以往的临床资料，阴茎鳞状细胞癌的淋巴结转移具有以下几个特点：①渐进式的淋巴结转移，肿瘤细胞先转移至腹股沟区淋巴结，随后经由位于股管的淋巴管道累及盆腔淋巴结，跳跃式的转移罕见（Zhu et al., 2009）；②阴茎的淋巴引流至双侧腹股沟区淋巴结，并且腹股沟区的淋巴管间存在着丰富的交通支；③有限的淋巴结转移并不意味着全身性疾病，只有进展为局部晚期病变才容易出现血行播散。

（二）淋巴结状态的预后价值

回顾以往 40 年的文献资料，无腹股沟淋巴结转移的阴茎癌患者的 5 年生存率为 46%～100%，平均约为 73%，而有腹股沟淋巴结转移的患者在淋巴结清扫术后 5 年生存率为 0～86%，平均约为 60%。根据淋巴结转移的程度，生存率也有着显著的差别：转移淋巴结少（1～2 个）的患者的 5 年生存率为 77%，而转移淋巴结超过 2 个的患者的 5 年生存率仅为 25%。当伴有淋巴结外侵犯、转移淋巴结直径大于 4 cm 或者有盆腔淋巴结转移时，患者的 5 年生存率仅为 6%～15%（Pettaway et al., 2007）。

表 53-1-6 总结了近年来的阴茎癌患者生存率数据，淋巴结清扫手术能够治愈 29%～81% 的有淋巴结转移的患者。对于清扫手术提示淋巴结阴性的患者，也并不意味着不存在复发的风险，这可能是由少见的远处转移、异位的淋巴引流途径或者病理检测手段遗漏的微转移病灶引起，但近期的资料显示手术后淋巴结阴性患者的复发率已经降低至 10% 以下。

表 53-1-6　阴茎鳞状细胞癌患者行腹股沟淋巴结清扫手术后的生存率

作者	评价指标	淋巴结阴性	淋巴结阳性
Ornellas et al., 1994	5 年总生存率	87%	29%
Pandey et al., 1994	5 年总生存率	95.7%	51.1%
Hegarty et al., 2006	3 年肿瘤特异性生存率	100%	81%
Graafland et al., 2010	10 年总生存率	90%	38%

（三）淋巴结转移的检测

淋巴结状态的判断是区域淋巴结治疗中的关键问题。微转移灶的早期检出有利于根治性治疗的及早实施，而准确判断的无淋巴结转移则可避免不必要的手术从而从根本上减少众多的相关并发症。

1. 体格检查

虽然肿瘤转移可以导致区域淋巴结的肿大，但是由于阴茎癌常伴有局部感染，因此初诊时约一半的肿大淋巴结是由炎症所致。这种情况下可以首先进行肿大淋巴结的细针抽吸细胞学检查，如未发现转移则患者采取分期治疗的方式，首先治疗原发病灶并给予抗生素治疗 4 ~ 6 周，随后再进行腹股沟淋巴结的评估。值得注意的是，即便抗生素治疗后淋巴结变小且不可触及，也不能排除淋巴结微转移灶存在的可能性。但是通过分期治疗降低炎症肿大的干扰可以使得进一步的检测更为准确，同时也有利于降低腹股沟区伤口感染和全身败血症的风险。

2. 影像学

目前常用的评估腹股沟淋巴结状态的影像学检查包括超声、CT 和 MRI，然而这些检查对微转移灶检测的敏感性和特异性均无法令人满意（表 53-1-7）。相对于 CT 和 MRI，超声检查具有无创、简便、廉价的优点，同时还可以联合细针抽吸细胞学检查提供确切的病理诊断。因此，超声可以作为常规初筛的手段，检查阴性的患者再进入下一步的评估。CT 或者 MRI 则可以为晚期病例提供一些有用的信息，如有助于评估是否存在盆腹腔淋巴结转移或远处转移。

近期较为引人注意的新兴检测手段包括 PET/CT 和嗜淋巴细胞纳米颗粒的增强 MRI（LNMRI）。PET/CT 具备功能显像和解剖显像融合的特点，也被尝试用于阴茎癌区域淋巴结转移的检测。单中心的资料显示 PET/CT 具有较好的特异性，但仍然会遗漏微小转移病灶。另一个小样本研究则提示 PET/CT 对于盆腔淋巴结转移的预测较为准确，敏感性为 91%，特异性为 100%，阳性预测值为 100%，阴性预测值为 94%（Graafland et al., 2009）。LNMRI 的初步结果（7 例患者）显示其敏感性为 100%，特异性为 97%，阳性预测值为 81.2%，阴性预测值为 100%。这两项技术的前景仍有待更多研究的阐明。

表 53-1-7 腹股沟淋巴结转移的无创检测手段的诊断学特性

作者	检测手段	病例数	敏感性	特异性	阳性预测值	阴性预测值
Stella et al., 2010	超声	208	52.7%	77.9%	27.6%	91.2%
Kayes et al., 2005	CT	30	88%	72%	59%	93%
Kayes et al., 2005	MRI	30	55%	70%	55%	70%
Schlenker et al., 2009	PET/CT	35	88.2%	98.1%	93.8%	96.3%

3. 血液肿瘤指标

鳞状细胞癌抗原（SCCAg）是一种肿瘤相关蛋白，在多个部位鳞癌的患者中均有升高。一项前瞻性的临床研究显示鳞状细胞癌抗原的水平与淋巴结转移负荷相关，但是该指标无法准确地预测微小转移病灶（Zhu et al., 2008）。对于已有淋巴结转移的患者，术前的鳞状细胞癌抗原水平以及治疗后的变化趋势有助于判断患者的预后。

4. 细针抽吸细胞学检查（FNAC）

对于腹股沟可触及肿大淋巴结的患者，应当对肿块进行细针抽吸细胞学检查。如果细针抽吸细胞学检查结果为阴性，则可以对患者行一段时间抗炎治疗后再行穿刺；而如果检查为阳性，则可以进行淋巴结清扫手术，且需要同时切除穿刺针道周围覆盖的皮肤及组织。如果患者没有触及肿大的淋巴结，但具有转移的高危因素或者体型肥胖，那也应当首先考虑对淋巴结进行超声检查，必要时进行超声引导下的细针抽吸细胞学检查。Stella 等采用超声联合细针抽吸细胞学检查的手段对 208 例 cN0 期阴茎癌患者的腹股沟淋巴结进行检测，结果显示超声联合细针抽吸细胞学检查的敏感性为 58.6%，特异性为 100%（Stella et al., 2010）。虽然敏感性不高，但是 100% 的特异性、较高的效价比使得该项技术仍然是必需的初筛手段。特别是对于拟进行前哨淋巴结活检的患者，淋巴结转移灶较大时会出现淋巴引流中断或异位引流，超声联合细针抽吸细胞学检查则有助于筛选出此类患者。

5. 前哨淋巴结活检（sentinel node biopsy, SNB）

前哨淋巴结活检技术经过了 30 多年的演进，目前已经成为诊断阴茎癌腹股沟淋巴结有无转移的首选微创手段。Cabanas 于 1977 年通过淋巴显影技术提出了阴茎癌前哨淋巴结的概念：阴茎的淋巴引流首选到达腹股沟区的一个或一组淋巴结，这些淋巴结位于大隐静脉汇入股静脉处的上内侧，如果前哨淋巴结没有转移则其他的腹股沟淋巴结也没有转移。然而，基于解剖位置的前哨淋巴结定位受到了许多研究结果的怀疑，检测的假阴性率为 10% ~ 50%（Cabanas, 1992）。由于淋巴引流途径在人群中存在变异，以 Horenblas 为首的研究者开始通过淋巴显影和术中探测技术来个体化地定位前哨淋巴结，称之为动态前哨淋巴结活检，步骤包括术前的单光子发射计算机断层成像术（SPECT）显像、术中专利蓝和 γ - 射线联合检测淋巴结。在应用的初期，动态前哨淋巴结活检的假阴性率为 19.2%。随后该研究组改进了相关技术，包括术前 B 超检测、术中触诊排查转移淋巴结，避免因为淋巴引流堵塞导致显影错误；前哨淋巴结标本的连续切片联合免疫组化染色技术检出微小转移病灶。通过这些技术改进（图 53-1-12），动态前哨淋巴结活检的假阴性率得以降低至 4.8%（Leijte et al., 2007）。

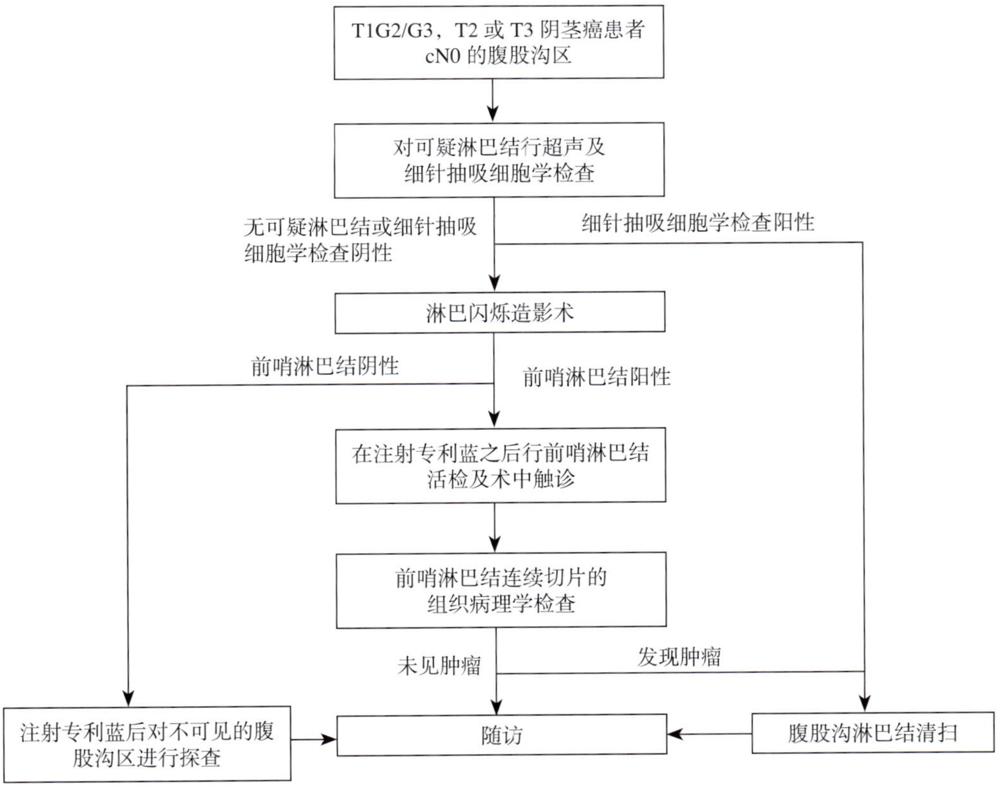

图 53-1-12 改进的动态前哨淋巴结活检操作流程

改良的动态前哨淋巴结活检的诊断效果被两个中心共323例阴茎癌患者的大规模研究所证实，假阴性率为7%，且并发症发生率为4.7%（Leijte et al., 2009）。而同期的并未改良的动态前哨淋巴结活检技术的检测研究结果均显示了较高的假阴性率（Spiess et al., 2007）。由于改良的动态前哨淋巴结活检是一项多学科参与的复杂诊断技术，其存在学习曲线使得诊断的准确性得以满足要求（假阴性率<5%）（Leijte et al., 2007）。因此采用该项技术的医学中心每年至少需要20例患者。这也导致了在许多欧洲国家，阴茎癌的治疗逐渐局限于有限的几个中心，以保证动态前哨淋巴结活检的水准。

由于手术的创面明显缩小，动态前哨淋巴结活检并发症的发生率明显低于预防性手术分期的发生率（表53-1-8）。

当然，动态前哨淋巴结活检的应用也有局限性，Hungerhuber和Heyns近来所做的一些研究也表明，对于有可及肿大淋巴结的患者而言，动态前哨淋巴结活检在判断是否有淋巴转移方面的价值并不高，且有13%的假阴性率（Hungerhuber et al., 2006; Heyns & Theron, 2008）。Spiess的研究也显示：对于已经接受过原发灶手术的患者，动态前哨淋巴结活检的诊断效果并不佳（Spiess et al., 2007）。

6. 腹股沟淋巴结转移的预测

肿瘤出现淋巴结转移可能性的大小与原发肿瘤的某些组织病理学特征密切相关。综合一些常用的病理指标如T分期和病理学分级，欧

表53-1-8 阴茎癌患者接受淋巴结清扫和前哨淋巴结活检后的常见并发症发生率的汇总

	病例数	皮肤边缘坏死	伤口感染	血清肿	淋巴囊肿	淋巴水肿
根治性						
Bevan-Thomas et al., 2002（1989—1998）	53	8%	10%	10%	—	23%
Bouchot et al., 2004（1989—2000）	58*	12%	7%	19%	—	22%
d'Ancona et al., 2004（1994—1999）	18	38%	—	38%	—	38%
Kroon et al., 2005（1994—2003）	23*	15%	27%	9%	12%	31%
Nelson et al., 2004（1992—2003）	22	10%	8%	—	15%	15%
Pandey et al., 2006（1987—1998）	128	20%	17%	16%	—	19%
Perdonà et al., 2005（1990—2004）	48	8%	8%	13%	4%	21%
Pompeo, 2005（1984—1997）	50	6%	12%	—	6%	18%
总结		6%~38%	7%~27%	9%~38%	4%~15%	18%~38%
改良性						
Bouchot et al., 2004（1989—2000）	118*	3%	1%	3%	—	3%
d'Ancona et al., 2004（1994—1999）	8	0%	—	26%	—	0%
腹腔镜腹股沟淋巴结清扫						
Tobias-Machado et al., 2008（2003—2005）	15	20%	13%	7%	—	7%
Sotelo et al., 2009*	8	0%	—	—	23%	—
前哨淋巴结活检						
Leijte et al., 2007（1994—2007）	611#	1%	3%	3%		0.3%

* 作者并未提及手术患者的时间

\# 手术的腹股沟数目

洲泌尿外科协会提出了淋巴结转移危险的分组。然而，前瞻性的研究显示中高危组中有接近 70% 的患者没有淋巴结转移。随后 Ficarra 等提出了一种用于预测淋巴结转移风险的列线图，虽然内部验证显示具有良好的分辨度和符合度，但还未经过外部验证（Ficarra et al., 2006）。虽然预测模型可以提供从 0 到 100% 的淋巴结转移几率，但是治疗的选择仅有两种：随访或诊断性治疗（动态前哨淋巴结活检或淋巴结清扫术），因此预测模型主要用于优化下一步创伤性检查的病例选择。值得注意的是，原发肿瘤的活检并不能提供准确的预测信息，需要完整切除病变来进行病理学检查。

（四）淋巴结转移的治疗

1. 随访观察

在治疗原发肿瘤后，对腹股沟区的随访观察是可选择的方案之一。这可以避免手术及其多种并发症的发生，但这很可能会延误腹股沟淋巴结转移的诊治，从而失去治愈阴茎癌的最佳时机。

一旦微转移灶成为临床病灶，手术的治愈率明显降低。Ravi 以非随机方法比较了 3 个病例组：预防性淋巴结清扫组（n=113）、观察随访组（n=258）及腹股沟淋巴结活检组（n=52），同样有腹股沟淋巴结转移的患者，在预防性淋巴结清扫组及观察随访组中的 5 年无病生存率分别为 100% 和 75%（Ravi, 1993）。Lont 等报道了一项比较随访观察和淋巴结早期治疗的非随机研究，85 例患者接受了区域淋巴结的随访观察，而 68 例患者则接受了前哨淋巴结活检以早期发现并治疗淋巴结转移，这两组患者相应的疾病特异性 3 年生存率分别为 79% 和 91%，并且随访观察组更容易出现淋巴结结外扩散（95% *vs*. 13%）（Lont et al., 2007）。而且由于检测手段和患者依从性的不足，随访观察中发现的淋巴结转移有相当一部分无法手术切除。一项早期研究显示：22% 的观察随访患者出现了不可手术的淋巴结转移（Vehling, 1993）。另一项对 77 例未扪及腹股沟淋巴结的阴茎癌患者的随访观察研究显示：随访中发生腹股沟淋巴结转移的几率为 21%（16/77），而这其中有 12 例患者的转移淋巴结可以通过手术切除（75%），4 例（25%）则是出现了不可切除的淋巴结转移（Kamat et al., 1993）。尤其对于肥胖患者，随访期间更不容易扪及肿大淋巴结。

由于随访观察往往延误了有淋巴结微转移灶患者的治疗时机，因此其主要适用于淋巴结转移风险较小的患者。欧洲泌尿外科协会制定了淋巴结转移风险的分组：低危组为 pTis、pTaG1~2、pT1G1，中危组为 pT1G2，而高危组则≥pT2 或 G3。以往文献的回顾显示低危组的淋巴结转移几率小于 16.5%，而高危组的淋巴结转移几率介于 68%～73%。近年一项分析 342 例 cN0 期患者的资料显示：低中高危三组的淋巴结转移几率分别为 9%、13% 和 23%（Graafland et al., 2011）。我们的回顾资料显示临床淋巴结阴性的患者中，低危组的淋巴结转移几率为 5.9%，中危组为 15%，高危组为 37.5%。因此对于低危患者可以采用随访观察，在原发肿瘤治疗后可以每 2～3 个月进行复查，包括腹股沟区的体检和超声检查。如果对患者随访的依从性产生怀疑时，则应当建议腹股沟淋巴结清扫手术。

根据 Theodorescu 对 42 例阴茎癌患者随访观察的报道，时间最长的复发可以出现在第 7 年，而 75% 的患者则在 3 年内出现复发（Theodorescu et al., 1996）。故我们推荐随访观察的计划为：前 3 年每 2～3 个月进行一次体检，第 4 和第 5 年每 4～6 个月进行一次体检，以后每年一次体检直至终身。在选择进行随访观察的患者还必须告知其自行体检的必要性。

2. 腹股沟淋巴结清扫手术

（1）原发灶和淋巴结区的分期手术：对于已经穿刺证实有腹股沟淋巴结转移的患者，如果拟进行腹股沟淋巴结清扫，则可以与原发灶手术同时进行，并在围术期给予抗生素治疗。如果腹股沟肿大淋巴结穿刺病理为阴性，则可以在原发灶手术完成后 4～6 周再进行腹股沟淋巴结清扫。因为阴茎癌患者的肿大淋巴结在很多时候往往都是由感染所引起的，并能在感染控制（原发灶手术）后自行消退。而此时的淋巴结状态再结合原发灶的病理特征可以更有助于决定合适的治疗方式。

对腹股沟未触及肿大淋巴结的患者，以往多数学者认为分期手术可以降低淋巴结清扫手术的感染并发症。但近年来的资料也提出了不同的观点，Thyavihally 等分析了 114 例接受阴茎切除术加即刻腹股沟淋巴结清扫的患者（Thyhavially & Tongaonkar, 2007）。18% 的患者接受了双侧浅表性腹股沟淋巴结清扫，63% 的患者接受的是双侧髂腹股沟淋巴结清扫，而余下的患者（19%）则是接受单侧髂腹股沟淋巴结清扫加对侧浅表性淋巴结清扫。轻微皮瓣坏死的发生率为 18%，严重皮瓣坏死为 5%，轻微伤口感染为 3%，暂时性单侧淋巴水肿为 2%，血肿形成为 4%。作者认为，同期的淋巴结清扫手术是相对安全的，并不增加伤口相关并发症的发生。在目前抗生素和围术期处理日益进步的前提下，同期手术和分期手术的并发症发生率的差异可能会逐渐缩小。

还有研究者认为分期淋巴结清扫可以使位于淋巴管道中的肿瘤细胞彻底聚集到淋巴结中，由此可以避免阻断于淋巴管道中的肿瘤发生复发。这种转移方式称为途中（in transit）转移，常见于恶性黑色素瘤，发生率为 2.3%～13%。总结目前的资料，途中转移主要是由于肿瘤的生物学行为所导致的，而治疗方式（前哨淋巴结活检或清扫手术）并不会增加这种转移方式的风险。对于阴茎鳞状细胞癌而言，恶性程度往往低于恶性黑色素瘤，所以途中转移的可能性较低，但是对于低分化的肿瘤仍然建议采用分期手术的方式。

（2）腹股沟区的解剖

1）筋膜：下腹部腹外斜肌腱膜表面的筋膜分为 Camper 筋膜及 Scarpa 筋膜。Camper 筋膜是最为表浅的筋膜，向下与股部的浅筋膜相延续，而 Scarpa 筋膜越过腹股沟韧带并在腹股沟韧带下约 1 cm 处与阔筋膜融合并形成 Holden 线（腹股沟褶皱）。Camper 筋膜又称为脂肪组织层，而 Scarpa 筋膜则称为膜状组织层。

大腿处筋膜分为浅筋膜和深筋膜，浅筋膜也分为脂肪组织层和膜状组织层。深筋膜又称为阔筋膜，其内侧份最薄，而外侧份最厚。大隐静脉穿过阔筋膜而在穿过处形成卵圆窝，其在汇入股静脉的过程中也同时穿过股鞘。

2）血管：髂外动脉在髂前上棘和耻骨结节的中点经腹股沟韧带下方进入大腿，成为股动脉。股动脉被股鞘所包裹，并在阔肌膜以下走行。它的搏动能被触及，使得识别其位置较容易。股动脉在腹股沟韧带以下分出 3 个表浅支穿过阔筋膜：①旋髂浅动脉（源于外侧）；②腹壁浅动脉（源于内侧）；③阴部外浅动脉（源于内侧）。这些分支在腹股沟淋巴结清扫中会碰到并需要结扎切断。股动脉在股三角内的深部分支有阴部外深动脉和股深动脉，股深动脉的发出位置通常在腹股沟韧带下 4 cm 处。在股三角内，股静脉和股动脉伴行，总是位于阔筋膜深部并被股管所包绕直至股三角顶端。腹股沟韧带处，股静脉在动脉的内侧，但向肢体远端走行后静脉渐渐靠后。与动脉命名法相对应，大腿上部股静脉由股浅静脉（由腘静脉延续而来）和股深静脉构成。腹股沟淋巴结清扫遭遇到的股静脉的表浅分支都是股动脉表浅分支的伴行静脉。它们为：①旋髂浅静脉；②上腹浅静脉；③阴部外浅静脉。它们汇入股静脉的方式非常多变。多数情况，它们在大隐静脉汇入股静脉前进入，但常常有 1 支或以上会独立地穿过阔筋膜直接汇入股静脉。浅部淋巴结一般与股静脉的浅支相伴行。

大隐静脉在大腿前内侧的皮下组织内走行，它穿过卵圆窝的筛状膜（属于阔筋膜）汇入股静脉。在腹股沟淋巴结清扫过程中，大隐静脉常规被 2 次结扎：①皮下组织内，当其进入手术野的下缘；②在卵圆窝，其向深部汇入股静脉。

3）神经：股神经是外科医生进行髂腹股沟淋巴结清扫过程中最显而易见的神经。切断股神经会造成明显的并发症，因为它支配股四头肌、缝匠肌和耻骨肌，并且提供大腿前内侧大部分皮肤的感觉。股神经位于股动脉外侧，在进入股三角后一小段即分成许多分支并立即从缝匠肌以下穿过，离开清扫的范围。

4）淋巴结：腹股沟淋巴结可以分为以下两组：①腹股沟浅淋巴结：位于 Scarpa 筋膜的深面及阔筋膜的浅面，数目为 8 ~ 25 个。②腹股沟深淋巴结：位于阔筋膜的深面及股静脉的内侧，数目为 3 ~ 5 个；其中，位于股管内，在股静脉与腔隙韧带之间位置最为恒定的单个淋巴结被称为 Cloquet 或 Rosenmüller 淋巴结。

阴茎皮肤的淋巴液引流至腹股沟浅淋巴结，尤其是腹股沟上内侧浅淋巴结，并且浅淋巴结在阴茎根部与对侧有相互的交通支。腹股沟深淋巴结则引流来自浅淋巴结的淋巴液或是直接来自阴茎深部结构的淋巴液。有两个系列研究表明除非有腹股沟浅淋巴结的转移，否则不会出现深淋巴结的转移，这也是进行腹股沟浅层淋巴结清扫的理论依据（Pompeo et al., 1995; Pompeo, 2005）。然而，腹股沟浅深淋巴结的解剖学区分很难应用于临床体检或影像学检查，浅层淋巴结清扫也需要术中冰冻的支持以便于决定是否扩展到深层淋巴结清扫。

盆腔（髂）淋巴结位于髂血管周围及闭孔窝内，12 ~ 20 个淋巴结。阴茎的淋巴液通常先经过腹股沟淋巴结随后再引流至盆腔淋巴结。这一结论已经被多个淋巴造影研究和解剖病理研究所证实。

根据 Spratt 的研究，偶尔会在耻骨联合前的皮下组织中发现有淋巴结，这也属于腹股沟浅组淋巴结（Spratt, 2000）。也有零星的报道提示耻骨前淋巴结可以引流阴茎的淋巴结（Kroon et al., 2005），然而除非有淋巴显像提示该部位存在引流淋巴结，常规清扫该部位并无意义。

（3）根治性腹股沟淋巴结清扫手术：经典腹股沟淋巴结清扫的范围为：以外环上缘与髂前上棘的连线为上界，以髂前上棘与其下 20 cm 处的连线为外界，以耻骨结节及其下 15 cm 处的大腿内侧为内界，内界和外界下缘的连线作为下界（图 53-1-13）。根治性淋巴结清扫的深

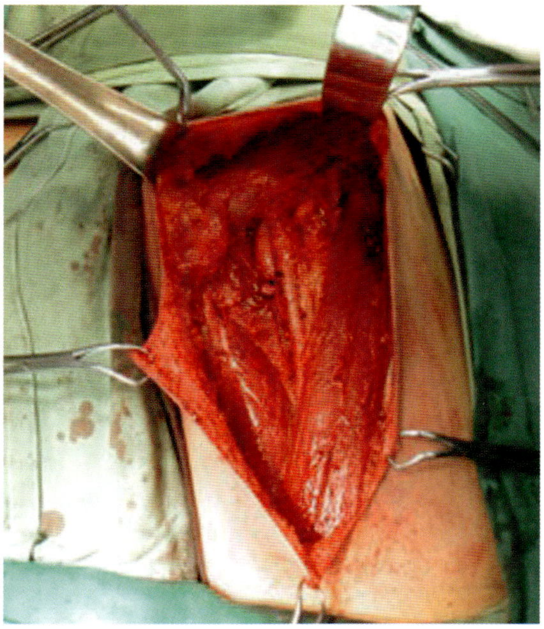

图 53-1-13 根治性腹股沟淋巴结清扫手术的范围

度要求为覆盖于肌肉表面的肌膜，同时需要对股血管进行骨骼化处理。由于股血管后方和股神经周围没有淋巴结，因此没有必要对股血管后方及股神经周围进行清扫。在根治性淋巴结清扫中，进入清扫区域和汇入股静脉的大隐静脉均被切断并包含在整体标本中，这是因为肿瘤有侵犯大隐静脉的可能性。

除了用于预防性清扫和治疗性清扫外，根治性腹股沟淋巴结清扫也可作为局部晚期甚至转移性患者的姑息性治疗手段，并可用于缓解癌肿穿透皮肤引起的溃烂或侵犯股血管所致的大出血。

（4）改良腹股沟淋巴结清扫手术：由于根治性手术的并发症众多，而且许多患者接受的是预防性淋巴结清扫，因此不少学者尝试着对根治性手术进行改良。改良主要包括两个方面：①在范围不变的情况下改进操作，减少损伤；②缩小手术范围。这些尝试除了需要评价并发症的发生情况外，也要注意是否增加了肿瘤复发几率。

为减少淋巴结清扫手术的并发症，外科医生尝试了许多的术中技术改进。皮瓣的愈合不良是主要的短期并发症，Jacobellis 强调了在浅筋膜浅层下进行皮瓣分离对于保留皮瓣血供的重要性（Jacobellis, 2003）。其他的技术改良还包括：保留大隐静脉和保留阔筋膜，目的主要在于降低术后远期并发症特别是淋巴肿的发生率。最近的一项 meta 分析探讨了减少下肢淋巴肿的手术技术，结果显示保留大隐静脉能够显著地降低淋巴肿和其他并发症的发生率，其他可能有效的手段如保留阔筋膜、带蒂网膜瓣和显微手术，而缝匠肌移位似乎并不能降低并发症的发生率（Abbas & Seitz, 2011）。然而这些手术技术的确切作用仍有待前瞻性的随机对照研究来证实。

由于腹股沟的内上区域为淋巴结转移的好发部位，Catalona 在 1988 年提出了改良（范围缩小）的腹股沟淋巴结清扫并用于 6 例患者（Catalona, 1988）。改良清扫手术在根治术的范围内避免对股动脉外侧和卵圆窝远端的淋巴结进行清扫。术中的技术改进包括：缩小皮肤切口，保留 Scarpa 筋膜表面的皮下组织，保留大隐静脉，避免发生缝匠肌移位。虽然 Catalona 最初治疗的 6 例患者取得了较好的疗效，但随后的研究对改良清扫提出了质疑：文献报道复发率从 0～18% 不等。然而一些改良清扫的研究并未遵循 Catalona 提出的确切范围，如清扫必须包括腹股沟深淋巴结和精索周围的淋巴组织。Catalona 的改良淋巴结清扫目前仍然是临床淋巴结阴性患者的可选治疗方式之一，其并发症发生率低于根治性的清扫（表 53-1-8）。

我们通过前瞻性的淋巴结送检研究，提出了新的改良腹股沟淋巴结清扫范围：上界为精索，内界为长收肌内侧，外界为大隐静脉和股动脉的外侧，清扫该区域的深浅淋巴结。这一范围均以人体的解剖学标志作为边界，具有更好的临床重复性。最近有一项研究对 50 例患者进行了淋巴显像，根据 Daseler 五分法（图 53-1-14）对患者的腹股沟区进行划分后发现，所有的前哨淋巴结都位于上区和中央区，而没有发现有淋巴液首先向腹股沟下区引流，淋巴显像进一步提示下区并非前哨淋巴结的引流区。这一研究提示可以用清扫腹股沟上区及中央区淋巴结来替代大范围的根治性清扫（Leijte et al., 2008）。然而，由于淋巴结出现转移后可能存在引流的变异，因此这一区域清扫的有效性仍然有待进一步研究。

除了范围缩小的淋巴结清扫外，也有许多研究探讨了手术深度缩小的淋巴结清扫——表浅腹股沟淋巴结清扫。有两个系列研究表明除非有腹股沟浅淋巴结的转移，否则不会出现深淋巴结的转移，这也是进行腹股沟表浅淋巴结

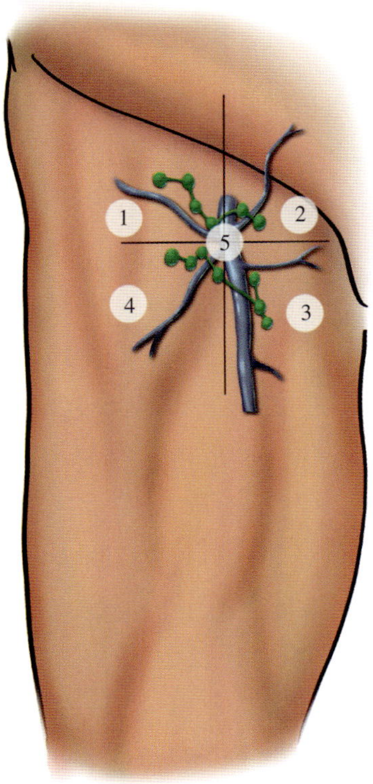

图 53-1-14 腹股沟淋巴结的 Daseler 分区

清扫的理论依据（Pompeo et al., 1995; Pompeo, 2005）。然而一项针对 94 例女性外阴鳞状细胞癌（临床分期为 T1N0M0）患者的回顾研究则显示：相比根治性腹股沟淋巴结清扫，患者在行浅表性腹股沟淋巴结清扫后其腹股沟淋巴结的复发率有所增高，为 4%（3/76）（Ansink et al., 2000）。

由于改良的局限性清扫往往只是针对第一和第二站引流的区域，因此如果局限性清扫的范围内出现淋巴结转移，如何进一步的处理成为另一个重要的问题。根据我们的解剖病理研究，改良区域以外出现淋巴结转移的几率与清扫区域内的转移负荷相关，并且盆腔比腹股沟外区更容易累及。这种情况下可以采用冰冻切片检查改良清扫的标本，如果发现淋巴结转移，则应该扩大为根治性的手术范围。

（5）腔镜下的腹股沟淋巴结清扫：2002 年，Thompson 首次提出了阴茎癌的内镜下腹股沟淋巴结清扫，并于 2003 年由 Bishoff 等首次开展（Sotelo et al., 2007）。研究者在 15 例患者中比较了视频腔镜下腹股沟淋巴结清扫（video endoscopic inguinal lymphadenectomy，VEIL）与开放清扫手术，前者的肢体并发症发生率为 20%，而后者则为 70%；而在术后住院时间上，前者为 24 小时，而后者则为 6.4 天（Tobias-Machado et al., 2006）。另一研究对 8 例阴茎癌患者行腔镜下双侧腹股沟淋巴结清扫，有 3 个腹股沟手术区发生淋巴囊肿，发生率为 23%（3/16），但没有伤口相关并发症的出现（Sotelo et al., 2009）。回顾现有的资料显示：传统淋巴结清扫的并发症发生率为 24% ~ 87%，而腔镜下淋巴结清扫相关的并发症的发生率相应为 20% ~ 23%（René et al.，2009）。并且腔镜下手术较少出现皮瓣坏死的并发症。但目前该治疗手段的长期结果，特别是对于淋巴结转移患者的治疗效果仍有待进一步的随访。

（6）单侧还是双侧淋巴结清扫：淋巴管造影研究表明，至少 12% 的患者有阴茎淋巴液引流至双侧腹股沟区，而淋巴管闪烁造影术则认为这个比例应为 60% ~ 79%（Misra et al., 2004）。因此初诊的阴茎癌患者需要行双侧腹股沟淋巴结清扫。如果初诊时患者表现为单侧肿大的淋巴结，仍有必要对未触及肿大淋巴结的对侧进行淋巴结清扫（或动态前哨淋巴结活检），原因是：①两侧腹股沟淋巴结转移病灶的生长速度可能存在一定差异；②两侧腹股沟区存在交通支，一侧肿瘤负荷较大时可以产生淋巴液的逆流。早期研究表明，如果手术发现一侧有淋巴结的转移，则对侧出现淋巴结转移的可能性为 20% ~ 60%（Grabstald, 1980）。Horenblas 根据研究指出，当一侧的转移淋巴结的数目≥2 个时，对侧淋巴结发生隐匿性转移的可能性为 30%（Horenblas, 2001）。同时，对侧的治疗选择可以依据淋巴结阴性的腹股沟区的处理原则进行。

当然，对于随访观察的患者，如果出现单侧的淋巴结转移，则需要根据情况决定是否需要进行对侧淋巴结区的治疗（Horenblas, 2001）。有学者认为，假设双侧的转移淋巴结都以相同的速率增长，那么在差不多相同的时间点上应该可以触及到双侧转移性的淋巴结。但具体的情况是——引流至双侧腹股沟区的肿瘤细胞数量很有可能并不一致。因此，我们认为这里的决定因素主要有两个：①一侧出现淋巴结转移和原发灶治疗的时间间隔：如果间隔仅有半年，则很有可能对侧存在临床不显著的微转移灶，但如果间隔达到 2 年，则对侧很可能没有进行清扫的必要；②一侧淋巴结转移的负荷，如果转移侧淋巴结数目≥2 个或者出现淋巴结外侵犯，则对侧出现淋巴结转移的几率较高（Horenblas et al., 2000）。

（7）盆腔淋巴结清扫：盆腔淋巴结是腹股沟淋巴结转移的下一站，约有 30% 的阴茎癌患者会出现盆腔淋巴结的转移。然而，不同于腹股沟淋巴结转移，盆腔淋巴结转移患者的 5 年生存率仅为 10%，其中微转移患者的 5 年生存率略高，为 17% ~ 54%（Sánchez-Ortiz & Pettaway，2004）。但如果发现有髂血管分叉上的淋巴结转移，则肿瘤几乎是不可治愈的。根据以上的预后情况，盆腔淋巴结清扫的最佳对象应该是存在淋巴结微转移的患者。

目前常规的影像学检查手段对于盆腔淋巴结微转移的检测并不准确，我们回顾性分析 33 例已行髂腹股沟淋巴结清扫患者的 CT 检查和术后病理，结果显示 CT 在诊断盆腔淋巴结转移上的敏感度为 38%，特异性为 100%（Zhu et al., 2008）。近期有文献提示 PET-CT 对盆腔淋巴结转移具有很好的准确性（96%），敏感度为 91%，特异性为 100%，然而这项研究仅有 18 例病患，还需要更大病例数的研究（Graafland et al., 2009）。

如同腹股沟淋巴结的转移与否和阴茎的病理情况有关，盆腔淋巴结转移也与腹股沟的转移情况相关。Horenblas 指出，仅有一个腹股沟淋巴结转移且无 Cloquet 淋巴结累及的患者发生盆腔淋巴结转移的可能性很低，因此并不需要进行盆腔淋巴结清扫（Horenblas et al., 2000）。Lont 等称，当患者腹股沟区只有 1 或 2 个淋巴结转移，没有淋巴结外侵犯且转移瘤为非低分化癌时，发生盆腔淋巴结转移的风险较低（Lont et al., 2007）。我们的研究显示，Cloquet 淋巴结对盆腔淋巴结转移检测的敏感度为 30%，特异性为 94%。同时，盆腔淋巴结转移的风险与腹股沟转移淋巴结的数目、淋巴结的比例（转移淋巴结数 / 切除的总淋巴结数）、淋巴结外侵犯和 p53 的表达显著相关。同样地，在下肢黑色素瘤患者中，Cloquet 淋巴结的肿瘤转移与否也可以用来预测髂淋巴结是否发生肿瘤转移。由于腹股沟区病理信息能够指导是否进行盆腔淋巴结清扫，因此可以采取腹股沟和盆腔淋巴结分期手术的方式，这也可以降低同期手术的并发症。分期手术中需要注意的是必须完整切除 Cloquet 淋巴结。但是如果术前 CT 影像提示有≥3 个肿大腹股沟淋巴结或淋巴结的长径≥3.5 cm，则盆腔淋巴结转移几率较高，也可以同期进行髂腹股沟淋巴结清扫。

也有学者提议，当腹股沟淋巴结有临床可见的转移时，应当进行盆腔 CT 检查并对肿大盆腔淋巴结行细针抽吸细胞学检查或腹腔镜下的淋巴结清扫手术，因为当患者出现肉眼可见的淋巴结转移时，单纯手术并不能使患者得到治愈，而是先要进行新辅助治疗。

根据我们的解剖病理研究，髂外区淋巴结是较常见的累及区域，但闭孔区也会出现淋巴结转移。因此推荐的阴茎癌盆腔淋巴结清扫范围是：向外以髂腹股沟神经为界，向内以膀胱和前列腺为界，近端以髂总血管为界，远端则以闭孔窝内淋巴结和流向腹股沟的淋巴管（Cloquet's）为界。目前的解剖病理研究和临床资料显示盆腔淋巴结之间不存在相互引流，如果腹股沟淋巴结为单侧转移，则仅需要进行患侧的盆腔淋巴结清扫。分期盆腔淋巴结清扫可以通过下腹正中切口实施，而同期手术则可以通过延长腹股沟直切口的方式进行。当然，盆腔淋巴结清扫还可以采用腹腔镜的方式。

（8）淋巴结清扫的并发症：首先需要指出的是，相对于阴茎癌淋巴结清扫手术的治愈效果而言，其所带来的并发症是可以接受的。但是由于预防性淋巴结清扫仍然会使相当一部分没有转移的患者受到无益的伤害。因此如何合适地预防和处理并发症具有重要的意义。

由于缺乏规范化的并发症确认和评价标准，因此文献中并发症发生率的评价存在着许多不足。总的来说，并发症的发生可以按时间分为早期和晚期并发症，或者按严重程度分为轻微和显著并发症。早期并发症如皮缘坏死、血清肿、淋巴漏、伤口感染、下肢静脉血栓，晚期并发症如淋巴囊肿、会阴下肢肿胀、神经麻木。严重的并发症如败血症、蜂窝织炎、需要引流的血清肿、影响活动的水肿、血肿、皮瓣坏死、死亡。淋巴结清扫手术的围术期死亡率为 1.3%～3%，主要由于败血症和股血管破裂大出血造成。需要指出的是，腹股沟淋巴结清扫手术可以发生多个并发症，特别是局部出现感染后，切口坏死、淋巴囊肿等并发症的发生率明显增高。

针对常见的并发症，综述以往的研究后发现：根据清扫手术的范围（根治性、改良性）淋巴结清扫术后的并发症发生率的变化很大（表 53-1-8）。当然手术方式的选择（治疗性、预防性、姑息性）也影响着手术后的并发症发生率，预防性清扫的显著并发症发生率要低于治疗性和姑息性清扫（表 53-1-9）。

表 53-1-9 清扫手术的并发症发生率构成与清扫指征的关系

清扫的指征	清扫的腹股沟数目	轻微的并发症（%）	显著的并发症（%）
预防性	66	33%	14%
治疗性	28	54%	21
姑息性	12	4%	33%（1 例死亡）

表 53-1-8 同时也显示，在过去几十年中，并发症的发生率有所下降。

有多个小规模的病例报道显示，手术范围的缩小（改良腹股沟淋巴结清扫）能降低并发症的发生率。在 9 例接受改良腹股沟淋巴结清扫的阴茎癌患者中，只有 4 例（44%）发生早期术后相关并发症（Parra, 1996）。Jacobellis 对 10 例阴茎癌患者行改良腹股沟淋巴结清扫，术后有 2 例患者出现早期中度淋巴水肿，3 例则出现暂时性淋巴囊肿（Jacobellis, 2003）。在另一个研究中，有 26 例患者接受了阴茎切除术和双侧改良腹股沟淋巴结清扫。手术中同时行淋巴结标本的冰冻切片，如果发现有淋巴结转移就改行同侧根治性腹股沟淋巴结清扫。最终改良腹股沟淋巴结清扫的并发症发生率为 39%，而根治性腹股沟淋巴结清扫则为 88%（d'Ancona et al., 2004）。另一项回顾性研究发现，7 例患者在行双侧改良腹股沟淋巴结清扫后有 1 例患者出现伤口感染，但没有大的并发症发生（Milathianakis et al., 2005）。

动态前哨淋巴结活检的并发症发生率则更低，在一个研究中，共有129例患者接受了动态前哨淋巴结活检，在189个无淋巴结转移的腹股沟区中只有14例（7%）发生相关并发症，且动态前哨淋巴结活检的并发症都较轻并且易于控制（Kroon et al., 2005）。1994年到2001年有92例患者接受动态前哨淋巴结活检，其并发症的发生率为10.2%，而于2001年到2004年行动态前哨淋巴结活检的患者其并发症的发生率较前降低，为5.7%，但所有的并发症都很短暂且较轻（Leijte et al., 2007）。在另一个研究中，有75例患者接受了动态前哨淋巴结活检，在行手术的143个腹股沟区中有6例（4%）出现了并发症，以患者为单位计算则发病率为8%（6/75）（Hadway et al., 2007）。

在一项包含41例阴茎鳞状细胞癌患者的研究中，有22例患者接受了腹股沟淋巴结清扫，单侧清扫与双侧清扫的患者的并发症发生率或住院时间没有明显的区别（Nelson et al., 2004）。

在女性外阴癌中，有预测并发症发生的高危因素的探索研究。一项纳入194例女性外阴鳞癌患者的回顾性研究显示，年龄大于70岁、肥胖及淋巴结清扫范围的扩大能增加伤口裂开的风险。与下肢水肿发生相关的因素有：淋巴结清扫的范围、缝匠肌的移位（缝匠肌移位有55%出现淋巴水肿，不移位者22%）及腹股沟区的辅助放疗（放疗组68%而不放疗组仅34%）。在这一研究中，保留阔筋膜及大隐静脉的淋巴结清扫术能降低术后并发症的发生率，且不影响到治疗效果（Rouzier et al., 2003）。对接受腹股沟淋巴结清扫的下肢黑色素瘤患者的分析也得出了一些与并发症发生相关的危险因素。在一项回顾性研究中，共有212例下肢黑色素瘤患者接受了腹股沟淋巴结清扫，其中19%发生了显著性的伤口并发症，独立预测因素包括：BMI指数及临床上有可触及的转移病灶。淋巴水肿的发生率为30%，与临床上可触及的转移淋巴结明显相关（Sabel et al., 2007）。在另一研究中，有66例黑色素瘤患者接受了腹股沟淋巴结清扫或髂腹股沟淋巴结清扫（其中有9例患者同时也接受了术后的放疗），接受腹股沟淋巴结清扫的患者的术后淋巴水肿发生率为7%～12%，相比之下，接受髂腹股沟淋巴结清扫的患者则为19%～23%，且放疗能使淋巴水肿的风险增加13倍（Spillane et al., 2008）。

淋巴清扫术后也易于形成血清肿。有一项系统综述评价了乳腺癌术后血清肿形成的相关危险因素，提示血清肿形成的危险因素包括体重超标、扩大根治性乳房切除术（相对单纯乳房切除术而言）及术后最初3天内的引流量增加，而前哨淋巴结活检能减少血清肿的形成。以下的因素则对血清肿的形成无明显影响：引流的持续时间、激素受体的情况、肩膀的固定、负压吸引器的压强、淋巴结的状况或有淋巴结的转移、引流管的数目、切除的淋巴结数目、先前行过活检、术后第五天拔出引流管与当每日引流量降到最低时拔出引流管、肿瘤分期、引流的类型（闭式引流与自然引流）和纤维蛋白溶解抑制剂（Kuroi et al., 2006）。

（9）并发症的预防：围术期治疗的改善及手术方法的改良都能减少阴茎癌患者行髂腹股沟淋巴结清扫术的并发症。以下对防治并发症策略中的重点进行简介。

1）抗生素治疗：在原发灶治疗后给予4～6周疗程的抗生素治疗能有效预防脓毒性淋巴结炎的发生。关于抗生素的使用虽然没有前瞻性的对照研究，但对于常伴发感染的腹股沟区，有理由相信预防性抗生素治疗能够降低术后感染的发生率。

滞留在腹股沟区伤口的特异性微生物有革

兰阴性杆菌、葡萄球菌、类白喉杆菌及消化链球菌属。术前对手术野的严格消毒能减少细菌的繁殖，并且在划开皮肤之前给予广谱抗生素也能减少伤口感染并发症的发生。如果患者术前有蜂窝织炎或腹股沟淋巴结已经破溃感染，则应进行细菌培养及药敏试验，并根据药敏试验在术前给予患者相应的抗生素治疗。

预防性抗生素治疗需要维持至术后 1 周或直至拔除所有引流管。由于腹股沟淋巴结清扫术后常常有血清肿或淋巴积液的形成，此时需要注意充分的引流和局部无菌操作，避免导致蜂窝织炎。

2）抗凝治疗：相对于白种人，中国人群的深静脉血栓发生率较低。我们行腹股沟淋巴结清扫的患者中，并不常规使用预防性抗凝药物。而且有研究显示：肝素可能会增加血肿形成及血水样伤口引流物增多的风险（Catalona, 1980）。在一项黑色素瘤患者的研究中，共有 44 例患者接受了腹股沟淋巴结清扫，他们都在术前 2 小时皮下注射 5000 单位的肝素，并在术后每 8 小时重复给予相同剂量的肝素（Arbeit et al., 1981）。深静脉血栓总的发生率为 13.6%。肝素钠并没有降低深静脉血栓的发生率，但小剂量的肝素能使伤口的总引流量及引流时间显著地增加。还有一些学者认为，预防性低剂量肝素可能会增加淋巴囊肿形成的风险。

当患者长期卧床或具有多项高凝因素时，可以在术前一晚开始应用常规小到中量的肝素并持续到术后，并且根据需要可以在随后的治疗中换成口服华法林治疗。除了应用抗凝药物，早期的活动也有助于减少深静脉血栓的风险（Loughlin, 2006）。

3）切口裂开的预防：腹股沟区皮肤的血供来自腹壁下动脉、阴部外动脉及环髂动脉的浅表分支，这三条分支位于浅筋膜的脂肪组织层，走向与腹股沟韧带平行。清扫术后皮瓣的血供主要取决于皮肤血供的保留情况及皮瓣自身的吻合支和微循环。根据皮肤的血供情况，沿腹股沟韧带的皮肤切口能减少皮瓣坏死的发生，而垂直和 S 形切口则略差。由于直切口所受的张力也大于 S 形及横向切口，因此大多数学者推荐在腹股沟韧带稍下沿着固有皮纹做水平斜切口（Swan et al., 2004）。当然，直切口具有暴露良好、容易延伸至髂窝的优点。

如果腹股沟转移淋巴结累及到皮肤或细针抽吸细胞学检查为阳性，斜切口很容易调整以将肿瘤累及的皮肤连同淋巴结组织整块切除。斜切口如果需要延伸至盆腔淋巴结，可以在腹股沟外环上缘沿着腹外斜肌肌纤维走向切开腹外斜肌腱膜，并分离切断腹内斜肌及腹横肌以暴露盆腔淋巴结区。

除了切口选择以外，皮瓣太薄是造成其缺血、坏死及伤口裂开的重要因素。根据腹股沟淋巴结的解剖定位，在预防性的清扫中应当保留浅筋膜浅层（脂肪组织层）以上的皮下组织。手术过程中对皮瓣的轻柔操作也能降低伤口相关并发症的风险，同时还需要避免电刀功率过高造成的热传导损伤。

缝合皮肤之前可选择性切除发黑的皮缘以保证切口的血供，同时需要保证切口没有张力，此时可以通过将皮下组织缝合在深部的肌肉上进行减张。当然如果皮瓣缺损过大，则需要采用皮瓣进行修复，这样可以加速伤口的愈合并能防止张力过大引起的切口裂开。

4）缝匠肌移位：早期文献认为，供应缝匠肌的血管在其起点远端约 10 cm 处进入肌肉内（Crawford, 1984）。近来的研究显示：缝匠肌近端血管一般位于离髂前上棘 6.5 cm 处，在转移皮瓣中保留缝匠肌的近端血管能保证移位后的存活率（Wu et al., 2006）。

缝匠肌移位能够为裸露的股血管提供保护，虽然在局部没有肿瘤复发的情况下，不移位患者出现血管破裂的几率并不高。目前，对缝匠肌移位能否减少腹股沟区切口的并发症仍有争论。有一项研究回顾性总结了101例行腹股沟淋巴结清扫的女性外阴癌患者，结果显示缝匠肌移位能显著减少伤口并发症的发生（Paley et al., 1997）。而在一项随机前瞻性试验中，61例行腹股沟淋巴结清扫的女性外阴癌患者随机接受缝匠肌移位或不移位治疗，两组患者在伤口蜂窝织炎、伤口裂开、淋巴水肿或再入院的发生率上并没有显著的统计学差异（Judson et al., 2004）。缝匠肌移位组淋巴囊肿形成的发生率有所增高，但在进行年龄调整后，两组间并没有明显的统计学差异。作者认为，腹股沟淋巴结清扫术行缝匠肌移位并不能降低术后伤口并发症的发生率（Judson et al., 2004）。

5）皮瓣修复：在腹股沟淋巴结清扫术后有多种皮瓣可用于缺损组织的覆盖，如：① 阴囊皮肤；② 阔筋膜张肌肌皮瓣；③前外侧大腿肌皮瓣；④腹直肌肌皮瓣。

其中阴囊皮瓣取材和应用最为简便，可以覆盖腹股沟区小于4 cm的创面，但是该皮瓣厚度较薄，有时需要切除单侧睾丸，对于腹股沟区的保护有限。腹直肌肌皮瓣覆盖的创面范围较大，皮瓣血供良好，但是手术损伤较大，术后有可能出现腹壁肌肉薄弱。阔筋膜张肌肌皮瓣操作较为简便，但是会在旋转皮瓣时造成狗眼样的边角，同时供区可能需要皮片移植覆盖。前外侧大腿皮瓣具有活动度良好、皮瓣远端血供好、供区损伤小可以直接关闭的优点，但是操作比较复杂，并需要精确地找到供应皮瓣的血管。

6）术区引流：术后腹股沟区的负压吸引有助于切口的愈合，同时可能会减少淋巴积液及血肿的发生。待切口愈合较好时，可以将负压吸引逐步改为自然引流。当24小时的引流量少于20～50 ml时可以拔除引流管，我们治疗的患者中拔除时间从10～30天不等。如果引流管放置时间过长，则会增加感染的风险。

7）制动：清扫术后早期下床活动会使下肢的淋巴引流量增多，而制动可促进淋巴液的回流以及淋巴管吻合支形成。我们通常要求患者术后卧床休息7天，直到腹股沟切口愈合且没有皮下积液再开始增加活动。国外文献往往支持腹股沟淋巴结清扫术后早期下床活动，主要是担心深静脉血栓的发生。在使用肌皮瓣的情况下，患者在术后早期（48～72小时）应该避免活动，以防损伤到皮瓣的血供（Spiess et al., 2009）。

8）下肢淋巴肿：目前对于淋巴肿并没有广为认可的客观定义，Spillane比较了客观指标（下肢体积、直径）和患者自觉下肢水肿症状之间的关联性，结果显示：整个下肢体积增加15%及以上，或周径总和增加7%及以上能够较好地预示中重度淋巴肿（Spillane et al., 2008）。

淋巴水肿的治疗分为两期：强化期和维持期。严重下肢淋巴水肿的患者需要强化治疗，包括皮肤护理锻炼、多层淋巴水肿绷带及人工淋巴引流按摩。强化护理通常每天由相关的专业人员进行，持续大约2周。在强化治疗后，患者就可以进入如上述所说的维持期治疗。而轻到中度淋巴水肿患者通常只需要接受维持期治疗。淋巴水肿的治疗主要包括四个组成部分——皮肤的护理、活动、简单的淋巴引流及弹力袜。

即使患肢只出现轻度的水肿，但相应部位的皮肤仍然很干燥，因此皮肤护理是淋巴水肿日常防护的一个重要组成部分，目的是为了保持皮肤的柔软及完整，以防感染的发生。患者应当用水性乳霜而不是日常肥皂（因为肥皂会使皮肤变得干燥）对患肢进行清洗，同时注意清洗皮肤褶皱，并仔细地擦干。之后，应用脱脂润肤霜涂抹患肢皮肤，防止皮肤水分的丢失及干燥。涂抹润肤霜的最佳时间是晚上，因为这时候润肤霜可以充分渗入皮肤中，同时在使用弹力袜之前不要使用润肤霜，因为它可以增加穿戴弹力袜的难度。同时，应该给患者以下建议：①如果患处皮肤变红、发热并且更加肿胀，则需要来就医，因为这可能是蜂窝织炎的表现；②脚趾间及褶皱处皮肤非常容易发生真菌感染，并且先于蜂窝织炎，因此应当快速地采取相应的治疗；③使用适当的驱蚊剂，避免蚊虫叮咬，如发生叮咬则要立即采取相应的治疗措施；④使用防晒指数高的防晒霜，避免患肢受到强的日晒；⑤避免从患肢处注射或抽血；⑥有下肢淋巴水肿的患者应当时刻穿着有保护性的鞋套。

适当的体力活动是一项重要的淋巴水肿治疗措施，在穿戴弹力袜时应当进行适当的体力活动。体力活动可以增加肌肉泵的功效，并能增快淋巴液的流速。应当鼓励患者坚持进行适合自身体能情况的体力活动。同时，应当鼓励患者晚上应当在床上睡觉，从而避免淋巴水肿的加重恶化。

简单的淋巴引流是一种轻柔的人工按摩，由患者自己或是护工进行。通过这种简单的手部按摩运动，可以促使淋巴液从淋巴水肿区域向其他未受病变累及的淋巴结流动。按摩必须轻柔、慢速和有规律。需要注意的一点是，在按摩病患区域之前，应先按摩正常区域以促进此区域淋巴液的流空。简单淋巴引流的禁忌证有：①活动性恶性肿瘤；②蜂窝织炎；③心衰；④下腔静脉阻塞；⑤近 6 个月有静脉血栓病史。

弹力袜是治疗淋巴水肿最重要的方法之一，并且当肢体形状规则时，它的效果最明显。相比弹力袜，按压绷带更加适合那些肢体巨大并且形状不规则的患者，因为它能减小肢体的尺寸并且能改善肢体的形状。在选择弹力袜时，应该充分对患者的生理及心理进行评估，包括淋巴水肿的分期及严重性、肢体的大小及形状、皮肤及皮下组织的改变程度和患者穿戴弹力袜的能力及意愿。弹力袜可有不同的型号、尺寸及弹力大小，因此，专职人员必须经过一定的训练，才能选到适合患者的弹力袜，从而才能达到更好的防治效果。

弹力袜的穿戴，有很多有用的技巧可以使用，如：①尽量在清晨穿戴，因为这时患肢最细；②在使用润肤霜后不要立即穿戴，因为润肤霜会妨碍穿戴，并且有可能损坏弹力袜；③在穿戴之前可以使用滑石粉。

（五）放疗

放疗作为局部治疗的一种方式也被尝试用于阴茎鳞癌区域淋巴结的治疗。但由于阴茎鳞癌多为中高分化肿瘤，因此转移灶对放疗常不敏感。Staubitz 的研究显示：对于有腹股沟淋巴结转移的患者，手术治疗的 5 年生存率为 50%，而放疗的 5 年生存率只为 25%。这说明放疗对腹股沟淋巴结转移肿瘤没有有效的治疗作用（Jensen, 1977）。Narayana 的报道也支持这一观点：病理证实有腹股沟淋巴结的转移患者在行腹股沟区放疗后，由阴茎癌引起的死亡的比例为 69%（11/16）（Narayana et al., 1982）。

有一些学者尝试对临床腹股沟淋巴结阴性的患者进行预防性放疗，然而大部分的结果令人失望。Murrell 与 Williams 发现，在 11 例腹股沟淋巴结无肿大的患者中有 3 例（25%）在接受腹股沟区放疗后便出现了腹股沟淋巴结的转移（Murrell & Williams, 1965）。这些百分比与临床上无肿大淋巴结患者的组织病理学检查所发现的转移率相似，这也提示放疗并不能改变疾病的进程。有一项随机前瞻性研究把64例临床淋巴结阴性的患者分成双侧腹股沟淋巴结清扫组、腹股沟区放疗组及随访观察组，这三组的5年生存率分别为74%、66%及63%（Kulkarni & Kamat, 1994）。在随访中，有10例（15%）患者出现了肿瘤的复发并最终死亡，其中7例属于随访观察组，2例为放疗组，1例为腹股沟淋巴结清扫组。同时放疗后有很大比例的患者会出现双下肢的水肿，并增大随访中腹股沟淋巴结转移的评估难度。

放疗治疗女性外阴癌腹股沟淋巴结的经验尽管并不能直接应用于阴茎癌，但这些经验也能提供一些有益的提示。Cochrane回顾分析显示：相较于手术，虽然放疗的并发症发生率较优，但腹股沟淋巴结复发率较高且生存率较差。尽管这些研究中的放疗技术并不完善，但目前为止没有非对照的试验数据支持放疗在控制腹股沟淋巴结的复发率上能与手术治疗相似或是做得更好。作者因此认为手术治疗仍然是女性外阴癌腹股沟淋巴结转移的首选治疗方法，但当患者不能耐受手术时可以选择以放疗为主的治疗方法（Van der Velden & Ansink, 2001）。

六、局部晚期阴茎鳞状细胞癌：当前治疗手段及展望

目前局部晚期阴茎鳞状细胞癌的治疗模式已经发展为多学科综合治疗。现有的一些治疗建议、指南和共识声明也全面综述了已发表的有关阴茎癌文献（Pizzocaro et al., 2010）。目前，支持我们的治疗建议的最高证据等级为2a级（表53-1-10），而相关领域专家的一致经验共识仅仅局限于B级建议（表53-1-11）（Phillips et al., 2009）。局部晚期阴茎癌治疗的循证依据尤为缺乏。需要一系列高质量的临床试验来充分评价现行的“诊治标准”是否最佳。最近研究HPV与阴茎鳞状细胞癌相关性的研究表明阴茎癌与其他部位（如宫颈、外阴及肛管）的鳞状细胞癌一样可能有相同的病因学机制（Cubilla et al., 2010）。在治疗除阴茎以外其他部位的鳞状细胞癌的晚期患者中，许

表53-1-10　证据等级

证据等级	证据的类型
1a	来自于多个随机试验的meta分析的证据
1b	来自于至少一个随机试验的证据
2a	来自于一个合理设计的非随机的对照研究的证据
2b	来自于至少一个其他类型的合理设计的准试验研究的证据
3	来自于合理设计的非试验性研究的证据，例如对照研究、相关性研究和病例报告
4	来自于专家委员会的报告、意见或是权威的临床经验的证据

表53-1-11　指南推荐的等级

分级	推荐的性质
A	基于高品质的临床研究，受到一致的推荐，包括至少一个随机试验
B	基于高品质的临床研究，但没有随机的临床试验的支持
C	缺乏直接的高品质的临床研究的支持

多高级别的循证医学证据支持对这一人群采用多学科放化疗联合方案。但在阴茎癌中，却缺乏类似的研究来评估综合治疗的效用。这种差异的原因是由于相比于其他肿瘤，阴茎癌发病率比较低。其他器官的 HPV 相关性鳞状细胞癌的标准化医护方案需要通过多中心甚至多国家的精心设计的研究来测试。最佳的解决方案是将此类肿瘤的诊治集中于拥有多学科综合团队（包括肿瘤内科、肿瘤放射科及泌尿外科）指导的中心来实现。本节重点讨论局部晚期阴茎癌的治疗，综述我们现今治疗策略依据的文献，并简要对比其他部位鳞状细胞癌的治疗方法。

（一）局部晚期阴茎癌

是否存在腹股沟和盆腔淋巴结转移及其转移的程度是决定阴茎癌患者生存的重要预后指标（Lont et al., 2007）。在初诊时，30% ~ 60% 的患者有肿大的腹股沟淋巴结（Horenblas et al., 2001）。这些肿大的淋巴结中约 50% 为恶性肿瘤转移，其余的则是由阴茎癌原发灶周围的炎症或感染而引起的淋巴细胞反应性增殖。另外，有 15% ~ 20% 的患者在治疗原发灶后的随访中出现腹股沟淋巴结肿大。随访中发现的腹股沟肿大淋巴结无一例外都是由肿瘤局部转移所致（Leijte et al., 2008）。对有腹股沟淋巴结肿大的可疑患者的诊断和分期提倡早期对可疑淋巴结行细针穿刺而非以往的先行 6 周的抗生素治疗（Heyns et al., 2007）。对伴有腹股沟淋巴结肿大或体型不适合彻底体检的患者推荐选择 CT 和 MRI 进行分期。

目前，手术是局部转移性阴茎癌的最主要的治疗和分期手段（表 53-1-12）。不同于其他泌尿生殖系统肿瘤，区域淋巴结转移能够通过单纯的腹股沟淋巴结清扫术得以成功治愈。肿瘤负荷小且无淋巴结外侵犯的患者治疗后长期无瘤生存率可高达 80%。即使患者有镜下的盆腔淋巴结受累，治愈率也可达到 10% ~ 15%。基于以往的回顾性研究可以得出三条基本的假设，这已经成为目前此类患者系统治疗策略的基本根据（Heyns et al., 2007）。

广泛的淋巴结转移总是先于血行转移。区域淋巴结转移按照解剖上广为认可的途径步进式进行。阴茎体有着相互交汇的淋巴引流，汇入阴茎基底处后接着转移到两侧腹股沟淋巴群浅组。因此，不会出现没有腹股沟淋巴结受累而

表 53-1-12 AJCC 第 7 版淋巴结临床和病理分期

区域淋巴结（N）	
Nx	区域淋巴结不能评估 *
pNx	区域淋巴结不能评估 **
N0	视诊和触诊无肿大的腹股沟淋巴结 *
pN0	未发现区域淋巴结转移 **
N1	可触及的单个活动性单侧腹股沟淋巴结肿大 *
pN1	单个腹股沟淋巴结转移 **
N2	可触及的多个活动性或双侧腹股沟淋巴结肿大 *
pN2	多个或双侧腹股沟淋巴结转移 **
N3	可触及的固定性腹股沟淋巴结肿块或盆腔淋巴结肿大，单侧或双侧 *
pN3	淋巴结外侵犯或盆腔淋巴结转移，单侧或双侧 **

*基于触诊和影像学检查；**基于活检和切除后病理

出现盆腔淋巴结受累的情况；腹股沟淋巴结转移并不总意味着肿瘤有远处转移，因为大量的患者行腹股沟淋巴结清扫术后得以长期无病生存。

虽然以上的原则和所列的百分比似乎支持单一模式的治疗方法，但事实上相当比例的真正局部晚期的阴茎癌患者在单纯的手术治疗后并没有获得最佳的无病进展率和总生存率。区域淋巴结清扫后，腹股沟淋巴结阴性患者的5年生存率为93%～100%；具有低复发风险的患者（病灶小、单侧腹股沟淋巴结受累且无淋巴结外侵犯）的5年生存率为80%；双侧淋巴结受累的患者5年生存率为12%～60%；有淋巴结外侵犯或盆腔淋巴结受累的患者5年生存率仅为0～15%（表53-1-13）。考虑到患者间存在异质性，某些预后相关的临床和病理特征可以帮助医生更准确地预测单纯手术治疗的结局，并帮助医生确定哪些晚期患者应该考虑综合治疗（表53-1-14，表53-1-15）。

表 53-1-13　淋巴结转移情况和无病生存率

淋巴结转移情况	5年无病生存率（%）
腹股沟淋巴结阴性 (pN0)	93～100
腹股沟淋巴结阳性 (pN+)	28
低危淋巴结阳性	82
仅一个淋巴结阳性	81
单侧腹股沟淋巴结阳性	86
高危淋巴结阳性	56
单侧腹股沟淋巴结≥ 2个阳性	50
双侧腹股沟淋巴结阳性	8～60
淋巴结外侵犯 (ENE)	4～6
盆腔淋巴结侵犯	10～15

表 53-1-14　与总生存不佳相关的临床特征

淋巴结大小＞4 cm
双侧淋巴结受累
多个肿大的淋巴结
局部皮肤病变
盆腔淋巴结肿大
cN2 或 cN3 期阴茎癌 *

*细针穿刺或经切除活检证实

表 53-1-15　与总生存不佳相关的病理特征

腹股沟阳性淋巴结数＞2
双侧淋巴结转移
淋巴结外侵犯
盆腔淋巴结阳性
阳性淋巴结密度 >6.7%10 或 >30%
p53 高表达
较高的 pN 分期 (N1 v N2 v N3)
淋巴结清扫术后局部复发

在这一部分，我们将综述局部晚期阴茎癌患者的多种治疗模式，虽然大多数模式的循证医学证据都比较低。我们将探讨女性外阴和肛管鳞状细胞癌，目的在于为阴茎癌的验证假设的临床试验提供思路。以下将讨论新辅助治疗和辅助治疗阶段放化疗的使用，并简要讨论手术治疗和姑息治疗。

（二）新辅助治疗

1．新辅助化疗

新辅助治疗的目的在于降低肿瘤负荷以助于局部确切性治疗的效果。基于对转移性阴茎癌的治疗效果，目前的研究中采用了不同活性的包含顺铂或卡铂的联合用药方案。目前使用了一系列以具有不同活性的顺铂或卡铂为基础的方案来治疗晚期癌症。选择以铂剂为基础的多药联合化疗方案多于单药化疗，治疗中减少博来霉素的运用可降低因药物毒性所致的死亡率（表 53-1-16）（Protzel et al., 2009）。但现在许多临床因素还未得到明确，包括优化的病例选择、与化疗反应率相关的疾病特征以及最佳的化疗方案和持续时间。

表 53-1-16　新辅助化疗

方案	剂量	病例数	疗程数目	反应率（CR+PR+SD）	CR	治疗相关死亡	中位生存时间（月）	参考文献
顺铂 甲氨蝶呤 博来霉素	20 mg/d，d2-6 200 mg/d，d1，15，22 10 mg/d，d2-6；4 周	3	9	3SD	0	0	7	Bermejo et al.
顺铂 甲氨蝶呤 博来霉素	20~30 mg/d，d2-5 200 mg/d，d1 15 mg/d，d2-5；3 周	10	4	6		2	NR	Leijte et al.
长春碱 甲氨蝶呤 博来霉素	1 mg/d，d1 30~50 mg/d,d3 15 mg/d, d1, 2；2 周	5	12	3		1	NR	Leijte et al.
长春碱 甲氨蝶呤 博来霉素	1 mg/d，d1 30~50 mg/d，d3 15 mg/d，d1，2；2 周	5	12	3		0	NR	Pizzocaro et al.
紫杉醇 卡铂	75 mg/d，d1 AUC 3，d1，8，15；4 周	1	3	1	0	0	NR	Joerger et al.
紫杉醇 卡铂	800~200 mg/d，d1 AUC 6，d1；3 周	2		1PR 1SD		0	NA	Bermejo et al.
紫杉醇 顺铂 异磷酰胺	175 mg/d，d1 20 mg/d，d1-3 1.2 g/d，d1-3；3 周	5	5	4	3	0	30	Bermejo et al.
紫杉醇 顺铂 5-FU	120 mg/d，d1 20 mg/d，d1-3 1000 mg/d，d2-5；3 周	3	2	3	2	0	11	Pizzocaro et al.
顺铂 伊立替康	80 mg/d，d1 60 mg/d，d1, 8, 15; 4 周	7	4	2 4SD	1	0	NR	Theodore et al.

已发表的文献中相关的化疗方案及肿瘤学结果。CR=完全缓解 PR=部分缓解 SD=疾病稳定 NR=未报告 NA=不适用

目前阴茎癌新辅助化疗最大的回顾性研究来源于荷兰癌症中心（Leijte et al., 2007）。Leijite 等回顾性分析了 20 例区域淋巴结转移不能手术切除的患者的资料，在 34 年内应用了多种化疗方案，其中最常用的为 BMP（博来霉素、甲氨蝶呤和顺铂）。接受包含博来霉素的方案的患者中有 3 例治疗相关死亡。60%（12/20）的患者对新辅助化疗有客观缓解，其中 2 例为完全缓解，10 例为部分缓解。37%（7/20）的患者化疗后病情稳定或疾病进展。总的 5 年生存率为 32%（95%CI：17%～62%）。新辅助化疗有缓解的患者的总生存率（5 年生存率为 56%；95%CI：34%～95%）与无反应的患者（五年生存率为 0）有明显的统计学差异。所有化疗后无缓解（稳定或疾病进展）的患者均于巩固性手术后复发并死于疾病。因此，对于有固定的、不可切除的盆腔或腹股沟转移灶并且对化疗无反应的患者，不推荐对其继续行巩固性手术治疗。

MD Anderson 肿瘤中心回顾性总结分析了 10 例化疗后手术巩固治疗的患者（Bermejo et al., 2007），所有患者均行细针抽吸或局部活检确定有腹股沟或盆腔淋巴结受累（淋巴结大小 3～15 cm），股血管包绕或盆腔肿块固定的患者未纳入分析。所有患者于化疗后给予广泛的淋巴结清扫。化疗方案包括 BMP、TIP（紫杉醇、异环磷酰胺、顺铂）或 PC（紫杉醇、卡铂）方案。有 1 例患者化疗后出现 4 度的并发症（CTC V3.0）。根据 RECIST 标准，10 例患者中有 4 例完全缓解，1 例部分缓解，5 例疾病稳定。在行淋巴结清扫时发现 3 人已无残余病灶（pN0）。中位随访 62 个月时，有 4 人（40%）存活且无肿瘤复发；其余 6 人的平均存活期为 14 个月（范围 3～30 个月），复发时间为 2～18 个月。巩固性手术治疗时分期为 pN0 的患者均接受了 TIP 化疗方案（4/5）。选择 TIP 方案是基于复发性头颈部鳞癌的治疗文献，与 BMP 方案相比，TIP 方案有相似的疗效和较低的毒副反应。由于博来霉素的毒副作用和治疗相关性死亡，欧洲有许多研究者评估了使用 TPF（紫杉醇、顺铂、氟尿嘧啶）作为晚期阴茎癌的新辅助化疗方案，此方案联合放疗已在局部晚期头颈鳞癌中得以验证（Pizzocaro et al., 2009）。同样由于样本量小的限制，6 名复发的或无法手术切除的患者给予了 TPF 新辅助化疗，没有因毒副作用所致的死亡（仅有 1 例出现 2 级毒性反应）。3 例患者成功获得了 24 个月以上的无瘤生存期。此 3 名患者均对化疗敏感，且有 2 人在行手术时病理分期为 pN0。

关于新辅助化疗后的巩固治疗，外科手术是首选的方案。巩固性放疗代替外科手术治疗高危阴茎鳞癌尚未得到充分研究。因此，在没有严格设计的临床试验前，这种治疗方案并不应当推荐。局部晚期肿瘤患者接受新辅助化疗后能够更好选择合适巩固性手术治疗的患者，与此同时那些可能无法从手术中获益的患者可以避免手术的创伤而保留更好的生活质量。我们提议的局部晚期阴茎癌治疗的可行性原则见图 53-1-15。以往的病例报道研究可以得出以下几项建议（B 级证据）（Pettaway et al., 2007）：

（1）患者若有大块的腹股沟或盆腔转移淋巴结，需选用含有顺铂的化疗方案。

（2）因有较强的毒副作用，不推荐选用博来霉素。

（3）对化疗不敏感的患者不推荐继续行巩固性手术治疗。治愈性的手术治疗应当仅用于化疗敏感的局部晚期患者。

最新的 EUA阴茎癌指南建议对淋巴清扫术后复发的患者或转移灶固定的患者给予新辅助化疗。有学者认为细针穿刺活检证实分期为 cN2～N3的患者应当给予新辅助化疗（Edge et al., 2010），因为他们 5年生存率很低（表 53-1-13）。

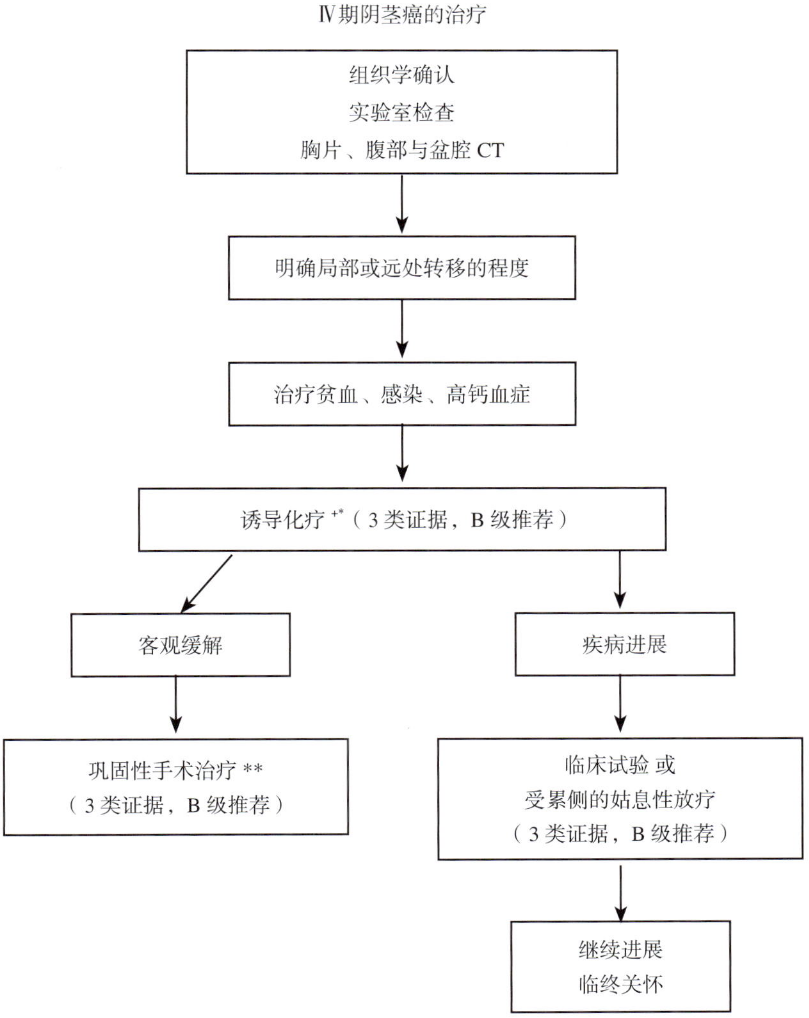

+ 含有顺铂的联合化疗方案；
* 腹股沟淋巴结较大的患者若淋巴结与皮肤无融合固定或没有远处转移，术前放疗是另一种可行的治疗策略（证据水平为 3，推荐等级为 C）。
** 局部转移的患者若化疗后病情稳定可选择性进行手术切除治疗。对于有远处转移且转移灶对化疗敏感的患者可以根据个体的情况进行髂腹股沟姑息性手术。

图 53-1-15　晚期阴茎癌的治疗性原则

2. 新辅助放疗

最新的各种指南和建议中，均未积极推荐对晚期阴茎癌患者手术前给予新辅助放疗（A 或 B 级推荐）。近年来的资料显示，治疗性淋巴结清扫术后并发症发生率为 30%～70%，专家的普遍共识是新辅助放疗可能会增加本来已经很高的术后并发症发生率。

印度的一项回顾性分析 201 例可触及淋巴结肿大的阴茎癌患者的研究是过去 20 年来该领域的唯一资料（Ravi, 1993）。77 例（38%）患者的腹股沟淋巴结≥4 cm，其中 34 名患者接受了 40 Gy/4 周的新辅助放疗，而余下的 43 人直接给予手术治疗。单纯手术组中有 33%（14/43）有淋巴结外侵犯，而新辅助放疗组仅 9%（3/34）。所有有淋巴结外侵犯的患者均死于疾病。新辅助放疗组的 5 年生存率达到 70%（23/34）。研究者认为：对选择后的合适患者给予新辅助放疗是有益的（Ravi et al., 1994）。

随后，Ravi 等分析了新辅助放疗联合手术治疗的术后并发症情况（Ravi, 1993），术后局部并发症（皮肤坏死、伤口感染）发生率为100%。新辅助放疗后给予皮瓣移植重建可以降低局部并发症的发生率，使用这种方法可以使新辅助放疗联合手术治疗后并发症与单纯手术治疗后的并发症情况相当。

在对淋巴结≥4 cm 的患者推广使用新辅助放疗前，尚需更多的临床试验研究以证明其效益。就像 Ravi 等所指出，皮瓣移植重建是此方案的必需环节之一。但现实情况是，并没有指南积极建议给阴茎癌患者行新辅助放疗（在 SIU 指南中为 C 级推荐，而 EAU 指南中未提及）。

（三）巩固治疗

1. 巩固性手术及考虑因素

在近年来对新辅助化疗逐步关注以前，根治性手术切除一直是治疗腹股沟或盆腔淋巴结转移患者的基石。对于局部晚期不可切除的病变极少的中心进行了富有挑战的手术（半骨盘切除或椎体切除），但成功的几率很小。目前，对腹股沟淋巴结转移负荷小的患者首选治疗是单纯手术；然而，有以下情况的需考虑新辅助化疗：① N1 期可活动的病变淋巴结≥4 cm；② N2 ~ N3 期患者；③淋巴结清扫术后复发的患者。

通常在原发肿瘤治疗后，手术的计划需要进入系统性规划中。肿大淋巴结需要通过细针穿刺活检证实，可以选择 B 超引导。

纵观历史，我们发现腹股沟淋巴结清扫术相关并发症发生率达 80% ~ 100%。随着技术的不断改善和围术期护理质量的提高，如今许多中心的术后大小并发症发生率均明显降低。通过新辅助化疗选择合适的手术患者是降低局部晚期阴茎癌手术相关死亡率的最有效的措施。这种治疗方式可以作为一个试金石，只对那些能从手术中获益的患者实施这种并发症显著的根治性手术。在诊治接受根治性清扫的患者时还需要采用一些减少并发症的技术。

根治性淋巴结清扫是有淋巴结转移患者的标准疗法。与传统的淋巴结清扫术相比，改良的腹股沟淋巴结清扫术可以减少患者并发症的发生率，但对于局部晚期阴茎癌患者并不推荐此方法。在晚期患者接受手术治疗前，我们建议对手术的合理性和整个手术计划进行多学科讨论。

（1）肿瘤内科：外科医生与肿瘤内科医生间的合作是极为重要的。对于局部晚期患者，根治性手术治疗前须要评估其对化疗的敏感性，因为若患者对化疗不敏感或病情继续进展，积极的手术治疗并不能使其受益。

（2）伤口护理：若切口周围有细菌感染，应先抗感染治疗后再行手术，以防止败血症的发生。对所有患者都推荐手术前使用抗生素预防感染，手术后继续使用抗生素直到拔除所有引流管。关于抗生素的最佳使用疗程尚需更多研究。

（3）术后伤口覆盖：考虑到转移病灶常累及覆盖的皮肤，因此需要事先制订如何手术切除以及术后伤口覆盖的计划。术前整形外科医生会诊是很有价值的，可协助外科医生进一步完善医患沟通，帮助患者认识术后可能的伤口缺陷和重建方案。

（4）血管结构受累：对于转移灶包绕股血管的情况，需要血管外科医生会诊并参与制订手术和重建方案。由于肿瘤侵犯导致的急性腹股沟出血是局部晚期阴茎癌少见但致命的并发症。如今的血管内支架植入术可以姑息性地预防这种致命的并发症，以避免此类患者以前所需的极端性手术治疗。另外，姑息性化放疗前的解剖外血管分流术已成功用于临床。

MD Anderson 肿瘤中心近期的病例分析资料显示，根治性腹股沟淋巴结清扫术后患者并发症总的发生率为 53%（Spiess et al.，2009）。术后最常见的并发症包括伤口感染、皮肤坏死 / 裂开以及淋巴水肿。术前和术中的许多措施可以帮助减少以上常见并发症的发生率（表 53-1-17）。去除变薄的和坏死的皮瓣并移植上新的肌皮瓣，此方法可以减少局部伤口并发症的发生（裂开和感染）。重建整形外科医生可以利用好的组织移植手段覆盖大的缺损。腹直肌和带蒂股外侧肌皮瓣是最常用的覆盖组织。姑息性根治手术一般不推荐，因为其后常常伴随极高的死亡率（14%）和极多的术后并发症（33%）。若患者的淋巴结 >4 cm、固定或破溃，仅在对新辅助化疗敏感后接受手术治疗，并且合并的感染需要得到控制。

表 53-1-17 减少腹股沟淋巴结清扫术后并发症的方法

并发症	预防措施
伤口感染 / 败血症	预防性使用针对腹股沟区细菌的抗生素 使用抗生素直至拔除引流管 术前有淋巴结感染，需要术前伤口护理，同时根据药敏实验使用抗生素 术后腹股沟区有严重的血肿，需要再次探查并放置引流
切口裂开 / 皮肤坏死	避免 T 形或 S 形切口 于 Scarpa 筋膜下分离皮瓣 去除没有活性的皮缘 如先前用过放疗或一期关闭切口张力过大可用肌皮瓣行腹股沟区重建
淋巴囊肿形成	手术时仔细结扎淋巴管 术中放置密闭的负压引流管并且直至引流液少于 24 ml/h 时再拔出
淋巴水肿	尽可能保留大隐静脉 避免感染 早期使用合适的压迫装置 尽早请淋巴水肿专家会诊
静脉血栓栓塞	于麻醉前开始使用相应的防栓设备，如防血栓弹力袜和序贯压缩装置 预防性地使用小剂量肝素或低分子肝素 手术后第一天后即鼓励患者下床活动

2. 巩固性放疗

放疗并不推荐用于腹股沟淋巴结转移的巩固性治疗。虽然放疗作为巩固治疗的报道见于肛管、外阴和头颈部位的鳞癌。但近年来仅采用放疗治疗转移性腹股沟淋巴结的报道较少见。

3. 姑息性治疗

放疗已经成功运用于姑息性治疗髂腹股沟淋巴结肿大不能手术切除的晚期患者（Langscenlehner et al.，2008）。一项 41 例晚期阴茎癌行姑息性放疗（40 ~ 45 Gy/4 ~ 5 周）的研究中，56% 的患者局部症状得到缓解（疼痛和破溃淋巴结的分泌物）。研究对象的中位存活期为 4 个月，其中仅 1 例存活 >5 年且无疾病进展（巩固性放疗的治疗效果）。

（四）辅助治疗

对于那些淋巴清扫术后复发高危的患者（N2 ~ N3，+/− ENE），辅助治疗是可选择的手段，但目前的证据水平较低（C 级）。与头颈、外阴和肛管部位鳞癌的研究不同，阴茎癌区域淋巴结转移患者的辅助放化疗的疗效的证据仅来源于单中心的回顾性研究。比较辅助化疗和辅助放疗的效果不太可能。腹股沟淋巴结清扫术后具有不良预后因素的患者，联合放化疗研究的资料仍然缺乏。对于有较高复发风险的患者，尽管文献没有明确的指导意见，我们仍然建议进行辅助治疗（化疗或放疗）。辅助治疗方案的选择应该基于治疗性机构的经验和患者的知情情况。

1. 辅助化疗

意大利学者报道了阴茎癌患者接受 12 周 VBM 每周方案辅助化疗的情况，这是相关辅助治疗患者数最多的研究（Heyns et al., 2007）。接受辅助化疗的患者（25 例）长期（大于 5 年）无瘤生存率是 84%，而那些未接受化疗的患者（38 例）是 38%。该研究中 14 例患者（56%）有淋巴结外侵犯，其中 5 例伴有盆腔淋巴结转移。和预期的一样，高危局部晚期肿瘤患者（双侧转移和盆腔淋巴结转移）的预后很差。该研究提示，对淋巴结清扫术后有较差预后因素（N2 ~ N3，ENE）的患者可选择辅助化疗。

近期的一篇文献报道了 8 名晚期淋巴结转移的患者在根治性手术切除后给予三个周期的 CMB（顺铂、甲氨蝶呤、博来霉素）辅助化疗的情况。所有患者都进行了双侧根治性淋巴结清扫，中位随访 54 个月（41 ~ 76 个月）。只有 3 个获得长期无瘤生存（>5 年），4 例复发并死于该病，1 个死于博来霉素的肺毒性。

2. 辅助放疗

在腹股沟淋巴结清扫术后进行腹股沟区和髂外区放疗可以减少高危患者治疗失败的风险。台湾学者报道了一项对淋巴结转移患者给予辅助放疗（中位 54 Gy）的回顾性研究（Chen et al., 2004），在淋巴结清扫术后 4 ~ 5 周给予双侧腹股沟和髂外区的辅助放疗。接受辅助放疗的患者，局部复发率是 11%（1/9），而未接受者的局部复发率是 60%（3/5）。该文献提示辅助放疗可以减少局部复发。然而这些研究存在一些缺陷使得结果难以解释，缺乏盆腔淋巴结清扫，缺乏淋巴结转移的相关因素（N 分期、淋巴结外侵犯）以比较两组人群，并发症的分析不完全。并发症的简单讨论中仅报告了一例（1/9）放疗所致的腹股沟皮肤坏死。淋巴水肿在两组的情况类似。与以往的报告不同，这些患者似乎都接受了合适剂量和合适深度的放疗。

澳大利亚的一项研究报道了广泛淋巴结（n=8）清扫后给予腹股沟区放疗（45 ~ 60 Gy），文献并未报道淋巴结的病理情况，同时也没有仅接受淋巴结清扫组以供比较。结果显示接受辅助放疗的患者没有局部复发。

评估辅助放疗的疗效需要更大规模的研究。特定的高危患者（如：淋巴结外侵犯、阳性淋巴结 >2 个、盆腔淋巴结阳性）仍需要更好地被定义。尽管会增加局部并发症同时临床随访较困难，对于那些腹股沟淋巴结广泛转移或术后发现淋巴结外侵犯的患者可以考虑辅助放疗。

（五）非阴茎部位鳞状细胞癌的治疗策略

相比于阴茎鳞癌，支持肛管、外阴和头颈部位鳞癌淋巴结转移进行多学科综合治疗的文献更健全并且质量更高。在非阴茎部位的鳞癌中，化疗和放疗的地位得到了高质量数据的支持。作者认为这些研究结果为探讨阴茎癌的治疗方法提供了重要的治疗选择。

肛管鳞癌和阴茎鳞癌具有相似的病因学，并且以往腹股沟区的主要治疗方法是单纯外科手术。在采用同步放化疗前，腹股沟和盆腔淋巴结转移的患者的治疗手段为根治性髂腹股沟淋巴结清扫。相对差的预后、高并发症发生率和对原发肿瘤放化疗的兴起推动了从单纯靠手术治疗到联合放化疗治疗高危患者的变革。许多前瞻性随机试验评估了单纯放疗和联合放化疗对于局部晚期肛管癌的效果，结果都表明联合治疗能改善此类患者的预后。在美国大多数中心，肛管癌的腹股沟淋巴结清扫仅用于腹股沟淋巴结较大并引起症状的情况下（姑息性），或者是放化疗后持续存在或复发的局限淋巴结病灶的挽救性治疗。在法国一些中心，仍采用腹股沟淋巴结清扫术后辅助放化疗（5-FU 随后 45～50 Gy 3 周）（Gerard et al., 2001）。原发肿瘤的治疗总是放化疗，因此许多中心把放射野扩展到临床阴性的腹股沟淋巴结（cN0），特别是对局部晚期患者。对有区域淋巴结转移的肛管癌，放化疗是首选（或至少是辅助）的治疗方案，手术仅仅是少见的补救治疗手段。

在外阴鳞癌中，许多大型临床研究支持了晚期病变多学科综合治疗的证据级别。大规模的随机前瞻性研究表明在双侧腹股沟淋巴结清扫术后有 2 个及以上淋巴结阳性的患者，术后辅助放疗（同侧腹股沟和盆腔）在疾病特异性生存率和总生存率上都优于单纯的盆腔淋巴结清扫（Kunos et al., 2009），且两组并发症相似。对于腹股沟淋巴结清扫术后证实淋巴结阳性的患者（N2，N3），辅助放疗是标准治疗，同时许多中心对于只有一个淋巴结阳性的患者也给予放疗（尽管缺乏相应证据）。有淋巴结转移的外阴癌患者的淋巴清扫范围也受到了质疑。为了减少腹股沟淋巴结清扫术和随后的辅助放疗的并发症，有学者比较了转移淋巴结切除和根治性腹股沟淋巴结清扫的效果，结果显示疾病特异性生存率和总生存率没有差别（Hyde et al., 2007）。局部复发率也没有差别。虽然局限性清扫可能可以减少淋巴水漏和局部并发症，但这个假设在分析中没有得到正式的阐述。辅助放疗的成功运用促使放疗有争议地运用于腹股沟淋巴结微转移高危的患者。虽然 MD Anderson 肿瘤中心的一项大规模的回顾性研究认为放疗可用于治疗（cN0～cN1）期患者而且并发症比单纯淋巴结清扫术少，但是这仍然是有争议的，尚需要更大规模的前瞻性研究验证（Katz et al., 2003）。放疗，尤其是辅助放疗是外阴癌的标准治疗。新辅助放化疗的可行性研究获得了喜人的结果，但同样需要随机临床试验的验证。放化疗的单独治疗作用虽然有回顾性研究资料的支持但仍需要更多的前瞻性研究证明。外阴癌的发病率虽然很低（18/10 万），但通过大规模的多中心研究成功地增加了可研究患者的数量，完善了标准治疗方案。我们可借鉴此模式并用于阴茎癌的研究。

（六）未来展望

基于其他部位鳞癌研究进展中发现的治疗选择，阴茎鳞癌未来的探索可能会包含评估这些选择的大型临床研究。

许多学者评估了生物标志物在预测复发率和淋巴结微转移中的作用。一项来自中国的包含 73 例已行阴茎切除加区域淋巴结清扫的患者的研究指出，p53 高表达是 pT1 期患者的不良预后指标（Zhu et al., 2007）。来自中国的同一批学者进行的后续研究表明，血清鳞状细胞抗原可以当作血清标志物预测区域淋巴结清扫术后或晚期病理化疗后的复发或进展情况（Zhu et al., 2008）。虽然阴茎鳞癌中表皮生长因子（EGFR）表达率较高（>90%），但原发灶和转移灶中的 EGFR 水平并不具有预后价值（对总生存而言）。虽然 EGFR 不适合当作肿瘤预后的生物标志因子，但是针对 EGFR 的西妥昔单抗可能会在阴茎癌的治疗中占有一席之地。13 例患者检测了病灶组织中 EGFR 的表达情况，其中淋巴转移 5 例，腹股沟和阴囊皮肤转移 2 例，原发肿瘤 6 例。在所有病例里，EGFR 都为阳性，其中 9 例为 3+ 或强阳性，所有病例都给予一种或多种针对 EGFR 的靶向治疗，包括埃罗替尼 1 例，西妥昔单抗 3 例，西妥昔单抗联合细胞毒药物治疗 9 例。6 例给予了第二次或第三次针对 EGFR 的靶向治疗。所有病例中发生 3 ~ 4 级副作用的很少，包括蜂窝织炎（n=1）、血小板减少症（n=1）和肿瘤出血（n=1）。2 例患者初始用 TIP（紫杉醇、异环磷酰胺、顺铂）化疗的患者病情进展，加用西妥昔单抗后获得部分缓解。2 例患者使用西妥昔单抗和顺铂化疗获得部分缓解，也是 TIP 治疗进展后的病患。一例有内脏转移的患者，既往接受广泛的化疗后，在给予西妥昔单抗和顺铂补救治疗后，肿瘤出现客观缓解并持续 3 个月。这些结果表明 EGFR 在转移性阴茎癌中起重要作用，是具有治疗前景的靶点。

在复发或局部晚期头颈鳞癌中有一项里程碑式的研究，结果证实了联合 EGFR 靶向治疗和放疗比单纯用放疗有更好的总生存（49 个月 *vs*. 29.3 个月，P=0.03）（Bonner et al., 2006）。如果将来有研究关注放疗在局部晚期阴茎癌中的作用，联合并评估靶向药物的疗效可以是另一个试验终点。另外，针对晚期转移患者采用靶向性的治疗手段是迈向个体化治疗的重要一步。

（七）结论

目前，针对局部晚期或不能行手术治疗的阴茎癌患者，推荐的治疗建议包括：

1. 如果可能应到专业的肿瘤中心进行诊断和治疗，以便获得最佳治疗方案并有助于通过研究更深入地了解这种少见病的最佳治疗。

2. N2/N3/ 不可切除的病例：治疗基于顺铂为基础的新辅助化疗，手术巩固仅限于化疗有效且无远处转移的病例，新辅助治疗无效者不推荐手术。

3. 手术目前是化疗后标准的巩固治疗方案，为了减少区域淋巴结清扫术后的并发症发生率，应当不断完善手术技术和围术期护理。

4. 淋巴结清扫术后复发的高危因素：为了减少复发的风险，有局部复发高危因素的患者在区域淋巴结清扫术后应给予辅助放疗或化疗。目前的资料并不支持哪种辅助方案更优。最终的决定要综合考虑肿瘤、患者情况和该中心的专家建议。

尽管存在指南和专家意见，高危患者的最终治疗方案还是要靠设计合理的多中心研究来确定，就像其他学科成功制订某种疾病的治疗准则那样。在这个时间点上，加入随机化临床试验的阴茎癌患者数量接近于零，这对我们是巨大的挑战。建设区域性的阴茎癌治疗中心是关键性的一步，可以让研究者获得充足的经验，现在英国已经这样做了。有了这样的组织基础，设计合理的大规模临床研究就可能会变为现实。

七、预后分析

近年来，随着对肿瘤分子生物学和自然病史的深入了解，肿瘤的治疗逐渐进入个体化时代。目前，在针对肿瘤选择不同的治疗时，不仅要分析不同治疗的利弊，也要考虑到患者是否能真实受益，同时也需要关注疾病的预后。因此，有越来越多的研究以个体化评估来关注阴茎癌的预后因素。目前阴茎癌的预后研究主要有两方面：①预测患者的生存结局；②预测区域淋巴结的状态。

（一）生存结局的预测

阴茎癌的自然病程是渐进地侵犯阴茎体，而后通过淋巴管道扩散到腹股沟浅表及深部淋巴结，并最终累及盆腔淋巴结。远处转移往往仅在淋巴结广泛受累的情况下出现。毫无疑问，疾病的累及程度是预测阴茎癌生存率的重要指标。在有淋巴结转移的患者中，淋巴结的相关临床病理指标可以提供更个体化的预后信息。

1. 远处转移

初诊时仅 1%～10% 的阴茎癌患者出现肺、肝、骨或脑转移，而没有淋巴结转移受累的患者很少出现远处转移（Misra et al., 2004）。这类患者的预后非常差，中位生存期 7～10 个月，最长为 22 个月。

2. 区域淋巴结转移

出现区域淋巴结转移是阴茎癌患者预后不良的主要预测因子。首诊时，28%～64% 的患者出现可触及的淋巴结，其中 47%～85% 的患者的腹股沟淋巴结肿大是由于转移引起的，其余患者的肿大腹股沟淋巴结则是由于炎症所引起。腹股沟淋巴结出现转移的患者中，22%～56% 的患者伴随盆腔淋巴结转移。

（1）N 分期的预后价值：根据 1997 年 TNM 分期标准，淋巴结的分期如下：N0- 没有淋巴结受累；N1- 单个腹股沟浅表淋巴结受累；N2- 多个或双侧腹股沟浅表淋巴结受累；N3- 腹股沟深部和（或）盆腔淋巴结受累（表 53-1-18）。

就区域淋巴结的临床分期而言，大部分文献报道，cN0 期患者 5 年疾病特异性生存率介于 75%～93% 之间，cN1 期为 40%～70%，cN2 期为 33%～50%，cN3 期为 20%～34%。表 53-1-19 总结了有关阴茎癌患者生存率的文献资料。

区域淋巴结病理分期预测预后的准确性高于其临床分期。在行腹股沟淋巴结清扫术后，病理分期为 pN0 期的患者的 5 年疾病特异性生存率为 85%～100%，而淋巴结阳性患者（pN+）的 5 年疾病特异性生存率为 16%～45%。表 53-1-20 总结了腹股沟和（或）盆腔淋巴结清扫术后的 5 年生存率。

TNM 分期（1997）仅引用了上述数据中的部分资料（表 53-1-18）。pN1 期患者的 5 年疾

表 53-1-18 TNM 分期，1997：肿瘤扩散到区域淋巴结

分期（N）	定义
N0	没有区域淋巴结转移的证据
N1	单个腹股沟浅表淋巴结转移
N2	多个或双侧腹股沟浅表淋巴结转移
N3	深部腹股沟淋巴结和（或）盆腔淋巴结转移

表 53-1-19 根据临床淋巴结分期得出的阴茎癌患者 5 年生存率（%）

作者	cN0	cN+	cN1	cN2	cN3
Lopes et al., 1996	56	NR	49	67	19
Villavicencio et al., 1997	NR	NR	71	33	NR
Bezerra et al., 2001	70	NR	71	78	34
Lopes et al., 2002	56	NR	26.7	62.7	18.2
Novara et al., 2007	80	38	57	37	25
Marconnet et al., 2010	93.4		83.7	32	0

NR:未报道

病特异性生存率为 79%～89%；pN2 期患者为 7%～60%；pN3 期患者为 0～7%（表 53-1-21）（Pandey et al.，2006）。

当然，目前对于N分期的准确性仍有争论，最关键的问题在于该分期系统是在术后得出的病理分期，对于术前治疗选择的指导作用仍然有限。因此，Horenblas 等提出了一个新的分期系统（表 53-1-22）。

N1、N2 和 N3 类患者的 5 年疾病特异性生存率分别为 77%、54% 和 11%。各类患者之间的生存率存在明显差异。相对于老的分期系统，这一分期系统更倾向于区域淋巴结的临床分期，其有效性和预后价值仍有待进一步的临床研究分析。

表 53-1-20　区域淋巴结受累与否的阴茎癌患者的 5 年疾病特异性生存率（%）

作者	5 年疾病特异性生存率（%）	
	淋巴结阴性（pN–）	淋巴结阳性（pN+）
Lopes et al., 1996	70	40.3
Villavicencio et al., 1997	74	16
Derakhshani et al., 1999	88.4	28.6
Bezerra et al., 2001	89.5	44.9
Lont et al., 2006	94	60
Dai et al., 2006	77.7	33.6
Pandey et al., 2006	95.7	51.1
Ornellas et al., 2008	96*	35*

*10年无疾病生存率

表 53-1-21　根据病理淋巴结受累情况得出的阴茎癌患者 5 年疾病特异性生存率（%）

作者	pN0	pN+	pN1	pN2	pN3
Brkovic et al., 1997	90	NR	80	NR	17
Pandey et al., 2006	95	51	NR	21	0
Novara et al., 2007	94	29	89	7	0
Marconnet et al., 2010	93.4	NR	89.3	30.9	0

表 53-1-22　推荐的 N 分期系统

N 分类	定义
Nx	区域淋巴结不能评价
N0	无区域淋巴结转移
N1	单侧腹股沟淋巴结转移，活动
N2	双侧腹股沟淋巴结转移，活动
N3	腹股沟转移灶固定，或转移至盆腔淋巴结（s）

（2）淋巴结转移的相关病理指标：由于阳性淋巴结数目、单侧或双侧腹股沟淋巴结侵犯、盆腔淋巴结受累和淋巴结包膜受累等情况的不同，出现淋巴结转移的患者的预后也不尽相同。

TNM 分期标准（1997）没有考虑区域阳性淋巴结数目对预后的影响。这一预后参数已受到广泛关注，同时转移淋巴结数目和 5 年疾病特异性生存率之间呈负相关。Ravi 等在 1993 年提议用数值化阈值来预测区域淋巴结受累的阴茎癌患者的预后。在 98 例患者中，他们发现淋巴结受累数目≤3 个和受累数目≥3 个的阴茎癌患者的 5 年疾病特异性生存率分别为 81% 和 50%（Ravi, 1993）。近期，来自他们研究中心的数据显示，存在 1～3 个淋巴结转移的患者的 5 年疾病特异性生存率为 75%，有 4～5 个淋巴结转移的患者的 5 年疾病特异性生存率为 8.4%，有 5 个以上淋巴结转移的患者的 5 年疾病特异性生存率基本为 0。有 5 个以上淋巴结转移的患者的 3 年疾病特异性生存率也只有 12.5%。转移淋巴结数目是有淋巴结转移的阴茎癌患者的独立预后因子。与只有 4 个以下转移淋巴结的患者相比，存在 4～5 个转移淋巴结的患者的死亡风险增加了 4.5 倍（HR：4.598，95%CI：1.256～16.380），而有 5 个以上转移淋巴结的患者其死亡风险将增加 12 倍（HR：12.06，95%CI：2.525～57.59）（Pandey, 2006）。由于每个患者的淋巴结数目存在变异，因此阳性淋巴结比例可能是比单纯淋巴结数目更好的预后指标。MD Anderson 回顾性研究了 45 例淋巴结阳性的阴茎癌患者，阳性淋巴结比例的中位值为 6.7%，阳性淋巴结比例高于中位值的患者其 5 年肿瘤特异性生存率为 23.3%，而阳性淋巴结比例小于或等于 6.7% 的患者的对应生存率为 91.2%（$P<0.001$）（Svatek et al., 2009）。目前，虽然淋巴结数目或阳性淋巴结比例是重要的预后因子，但没有确定的界值来界定低危和高危患者，这需要多中心的大病例研究。单侧还是双侧淋巴结转移也是判断肿瘤预后的重要指标。Pandey 的研究证实，双侧腹股沟淋巴结转移是不良的预后指标（Pandey, 2006）。

不同于腹股沟淋巴结转移，一旦出现盆腔淋巴结转移，即使转移淋巴结的数目有限并且清扫手术范围扩大至髂总血管分叉，也往往无法治愈疾病。近期，Pandey 等报道仅有腹股沟转移的患者的 5 年生存率为 64%，而存在盆腔淋巴结转移的患者的 5 年生存率为 0。有盆腔淋巴结受累的患者中，只有 28% 的患者存活时间超过 2 年，并且全部患者基本在 3 年内死亡。多因素分析显示，出现盆腔淋巴结转移时患者的死亡率增加 31 倍（HR：31.68，95%CI：6.773～32.62），生存率也极低（表 53-1-23）（Pandey, 2006）。Lopes 和 Horenblas 都报道了治愈盆腔淋巴结转移的病例，对于此类患者如何早期发现、排除远处微转移和给予综合治疗是提高疗效的关键。

和其他泌尿系统肿瘤一样，在阴茎癌中淋巴结外侵犯亦提示预后不佳。淋巴结外侵犯与患者预后之间的负相关性最初是由 Srinivas 等于 1987 年提出来的（Srinivas et al., 1987），随后 Ravi 等于 1993 年证实了这一观点（Ravi,

表 53-1-23 伴有盆腔淋巴结转移患者的 5 年生存率（%）

作者	病例数（n）	5 年疾病特异性生存率（%）
Lopes et al., 2000	13	38
Pandey et al., 2006	21	0

1993）。Ravi 等对 89 例淋巴结转移的阴茎癌患者进行研究后发现，有 17% 出现淋巴结外侵犯。值得一提的是，所有出现淋巴结外转移的患者的转移灶均大于 4 cm，并且只有 1 例患者（5.8%）在 5 年后还存活（Ravi, 1993）。最近的研究数据显示，伴有淋巴结外侵犯的患者的 2 年、3 年和 5 年生存率分别是 58%、17.8% 和 8.9%，这些数据明显低于没有淋巴结外侵犯的患者，他们的 2 年、3 年和 5 年生存率分别是 98%、95% 和 90%。一旦出现淋巴结外转移，患者的死亡率将增加 9 倍（HR：9.206，95%CI：2.598～32.62）（Pandey, 2006）。

上述的指标均是淋巴结转移的病理特征，对于判断清扫术后的预后及选择辅助治疗具有重要的价值。但对一些已有淋巴结转移的患者，如何确定哪些患者更适合新辅助化疗联合手术仍然需要进一步研究。除了双侧腹股沟淋巴结转移及盆腔淋巴结转移外，转移淋巴结的大小也具有重要的预后价值。Ravi 的研究提示淋巴结大小 >4 cm 往往具有淋巴结外侵犯（Ravi, 1993）。我们的研究也提示影像学下转移淋巴结大小 >3.5 cm，淋巴结数目 >3 个提示具有盆腔淋巴结转移（Zhu et al., 2008）。

3．年龄

1996 年，Lopes 等发现≤40 岁、41～60 岁和>60 岁的患者之间的 5 年生存率显著不同，分别为 64.5%、59.6% 和 38.4%（*P*=0.05）（Lopes et al., 1996）。近期他们还发现，在单因素分析中≤50 岁和>50 岁的患者的 5 年生存率分别为 61% 和 41%（*P*=0.002）（Lopes et al., 2002）。不同的是，Lont 等却发现≤60 岁和>60 岁的患者的 5 年生存率分别为 78% 和 85%（*P*=0.28）（Lont, 2006）。近期的数据显示，年龄是预测总体生存率（HR：2.3，95%CI：1.0～5.1）、是否存在淋巴结转移（HR：3.2，95%CI：1.8～5.6）和原发肿瘤的病理分期（HR：1.9，95%CI：1.0～3.6）的独立危险因子（Guimaraes et al., 2007）。

4．列线图

近年来，泌尿系统肿瘤领域已建立了数个用于预测疾病特异性或无疾病生存率的列线图。列线图是整合来自临床和（或）病理指标的预测预后性能并试图改善它们预测预后准确性的数学模型。2006 年，有 3 个可用于预测阴茎癌患者腹股沟淋巴结侵犯（Ficarra et al., 2006）和 5 年疾病特异性生存率（Kattan et al., 2006）的列线图。

2006 年，意大利泌尿系统肿瘤东北诊疗组（GUONE）提议，两个列线图能够预测阴茎癌患者的 5 年疾病特异性生存率。在第一个模型中，根据腹股沟淋巴结的临床分期和阴茎部分或全部切除术后的病理参数［肿瘤厚度、生长方式、分级、静脉和（或）淋巴栓塞、阴茎海绵体浸润、尿道海绵体浸润和尿道浸润］预测 5 年疾病特异性生存率（Kattan et al., 2006）。第一个模型的一致性指数是 0.728。这一模型具有较好的校准能力，也可用于预测原发肿瘤切除术后的生存率，而不管区域淋巴结处理情况如何。

在第二个模型中，根据阴茎部分或全部切除术后原发肿瘤的病理结果和淋巴结清扫术后腹股沟淋巴结的病理分期预测 5 年疾病特异性生存率。对于接受腹股沟淋巴结清扫术（pN0/pN +）或观察等待（Nx）的患者而言，这一模型有利于制订更加合适的随访计划和发现那些需要辅助治疗以改善预后的患者。

Zini 根据美国的癌症数据库 SEER 分析得出预测阴茎癌生存的列线图，但仅包含分期（局限性、区域转移、远处转移）和分级。虽然该模型较为简便，但由于 83.8% 的患者没有进行淋巴结病理分期，因此仍存在较大缺陷（Zini et al., 2009）。

目前虽然已有众多的指标和模型可以预测

患者的生存预后，但是哪些指标预测远处转移，哪些预测局部复发仍然没有定论。根据现有的临床经验，淋巴结大小和淋巴结外侵犯往往预示着局部复发，而淋巴结转移的数目和盆腔淋巴结转移往往预示着远处转移。

（二）区域淋巴结转移的预测

有 12%～24% 的未触及肿大淋巴结的阴茎癌患者存在隐性微转移灶。对临床上未触及肿大腹股沟淋巴结的患者（cN0）进行随访后发现，有 9%～21% 的患者出现淋巴结转移。对原发肿瘤进行治疗后，有 50% 的患者于 6 个月内、77% 于 1 年内和 100% 于 2 年内出现疾病进展（Ficarra et al., 2005）。

早期行双侧腹股沟淋巴结清扫术能够显著改善有腹股沟淋巴结微转移灶患者的预后。然而，有 24%～87% 的患者接受这种手术后出现各种并发症，致死率为 3%（Horenblas, 2001）。基于这种原因，对于 75%～90% 的无微转移灶的患者来说，腹股沟淋巴结清扫术可能是过度治疗。原发肿瘤的病理和分子特征可能有助于判断区域淋巴结受累情况。表 53-1-24 列出了一些能够预测阴茎癌患者区域淋巴结受累情况的指标。

表 53-1-24　能够预测腹股沟淋巴结受累情况的指标

临床指标
- 年龄
- 原发肿瘤的临床分期（cT）
病理指标
- 组织学亚型
- 原发肿瘤的病理侵犯范围（pT）
- 原发肿瘤的组织学分级（G）
- 低分化肿瘤所占比例
- 原发肿瘤的生长方式
- 淋巴管和 /（或）静脉栓塞
- 原发肿瘤的厚度
- HPV 感染
分子指标
- p53
- E-cadherin
- MMP-2 或 9

1. 临床指标

（1）年龄：对于确诊时患者的年龄是否对发生区域淋巴结转移的危险性产生影响，目前还存在争议。小于 50 岁的患者出现淋巴结转移的概率是 39%～58%，与大于 50 岁的患者相似（48%～54%）（Guimaraes et al., 2006）。近期的数据显示，年龄是预测总体生存率（HR：2.3，95%CI：1.0～5.1）、是否存在淋巴结转移（HR：3.2，95%CI：1.8～5.6）和原发肿瘤的病理分期（HR：1.9，95%CI：1.0～3.6）的独立危险因子（Guimaraes et al., 2007）。

（2）原发肿瘤的临床分期：最新版本的 TNM 分期系统将阴茎癌分为原位癌（Tis），上皮下组织受累（T1），阴茎海绵体和尿道海绵体受累（T2），侵犯尿道（T3），侵犯前列腺和邻近组织（T4）。与定义肿瘤的临床分期相比，这一分期系统更适合于定义肿瘤的病理侵犯范围，而1978年制订的TNM分期系统主要用于定义原发肿瘤的临床分期。根据这一分期系统，阴茎癌分为外生性病变≤2 cm（T1），表浅性病变直径为2～5 cm或出现浅部浸润（T2），病变>5 cm或出现深部浸润（T3）和邻近组织受累（T4）。尽管大多数的研究都认为淋巴结转移的百分比与临床分期呈正比，但是在单因素分析中仅在意大利泌尿肿瘤东北协作组（GUONE）开展的多中心试验中才发现该临床指标与腹股沟淋巴结受累的风险呈正相关。尤其是他们发现cT1、cT2和cT3～cT4期患者的腹股沟淋巴结转移率分别为25%、34%和66%。然而，多因素分析显示该指标并没有独立的预后价值，因为能够独立预测腹股沟淋巴结转移的唯一的预后因子是出现可触及的或固定的腹股沟淋巴结（Ficarra et al., 2005）。另外一些研究者发现，cT2和cT3～cT4期患者出现淋巴结转移的风险分别为34%～42%和48%～52%（Guimaraes et al., 2007）。

Horenblas等发表的一篇文献表明，阴茎癌不同临床分期之间的5年生存率具有显著性差异，cT1、cT2和cT3～cT4期患者的5年生存率分别为94%、59%和52%（Horenblas & van Tinteren, 1994）。一般而言，发生淋巴结转移的风险随着患者临床分期的升高而升高，尤其是比较pT1和pT2～pT3期患者的淋巴结转移风险时情况更是如此。

2．病理指标

（1）原发肿瘤的组织学亚型：阴茎疣状癌的主要特征是很少发生腹股沟淋巴结转移，而阴茎基底细胞鳞状细胞癌却非常容易侵犯区域淋巴结。典型的阴茎鳞状细胞癌的特性介于两者之间。有报道称疣状癌、基底细胞癌和典型鳞状细胞癌发生淋巴结转移的风险分别是0、100%和30%。鳞状细胞癌患者发生区域淋巴结转移主要与病理分期（>pT1）、病变深度（>6 mm）等其他病理因素有关。而大多数文献主要研究的是最常见的典型阴茎鳞状细胞癌，因此，在评估预后时应优先考虑原发肿瘤的组织学特征。

（2）原发肿瘤的病理侵犯范围（pT）：对于未出现转移的患者而言，原发肿瘤病理分期能预测未肿大的腹股沟淋巴结是否存在隐性转移。原发肿瘤的局部侵犯范围与区域淋巴结转移的风险之间存在明显相关性（表53-1-25）。

目前，Lont等报道pT1期阴茎癌患者95%的5年生存率明显高于pT2～pT3期患者74%的5年生存率（P=0.003）。他们对176例患者进行分析后发现，原发肿瘤的病理分期（HR：4.0，95%CI：1.1～14.0）、脉管栓塞（HR：4.5，95%CI：1.4～14.6）和区域淋巴结转移（HR：7.0, 95%CI：2.8～17.6）均是生存率的独立预后因子（Lont, 2006）。也有一些研究得出了相反的结论。Bezerra等对82例患者进行分析后发现，pT1、pT2和pT3期患者的5年疾病特异性生存率分别为80%、62%和64%，它们之间没有显著差异（Bezerra, 2001）。Lont等报道pT1、pT2和pT3期患者的5年疾病特异性生存率分别为57%、52%和49%，提示单纯T分期并不能很好地区分生存预后（Lont, 2006）。

在T分期中T2和T3的区分仍有争论，许多研究提示侵犯阴茎海绵体的肿瘤较侵犯尿道海绵体的肿瘤更易于出现淋巴结转移，而在T3期中侵犯尿道往往与侵犯海绵体的预后相似。因此Horenblas又提出了一个新的分期系统（表53-1-26）。主要是将阴茎海绵体和尿道海绵体侵犯分开，并去除尿道侵犯这一独立的T分期（Leijte et al., 2008）。

在他们的研究中，他们比较了现有的T分期和推荐的T分期间淋巴结转移几率的差异（表53-1-27）。

（3）原发肿瘤的组织学分级（G）：阴茎癌

表 53-1-25 根据原发肿瘤的病理分期（pT）得出的阴茎癌患者的区域淋巴结转移率

作者	病例数	区域淋巴结受累情况 (%)		
		pT1	pT2	pT3
Lopes et al., 1996	145	45	63.6	44.7
Theodorescu et al., 1996	42	58	66.7	—
Heyns et al., 1997	35	0	50	
Pizzocaro et al., 1997	—	—	82	100
Villavicencio et al., 1997	81	11	38	
Solsona et al., 2001	37	11	63	
Slaton et al., 2001	48	0	55	
Lopes et al., 2002	82	—	60.7	41.7
Ficarra et al., 2005	175	20	43	70
Guimaraes et al., 2006	112	38	57	
Campos et al., 2006	125	32	52	
Dai et al., 2006	64	18	53	

表 53-1-26 推荐的 T 分期

N 分类	定义
Tx	原发肿瘤无法评价
T0	无原发肿瘤的证据
Tis	原位癌
Ta	非侵袭性的疣状癌
T1	肿瘤侵犯上皮下结缔组织
T2	肿瘤侵犯阴茎海绵体
T3	肿瘤侵犯尿道海绵体
T4	肿瘤侵犯邻近的组织结构（包括前列腺）

表 53-1-27 现有的 T 分期和推荐的 T 分期中淋巴结阴性的百分比

	现有的 T 分期（TNM 2002）(%)	推荐的 T 分期（%）
pTis/Ta	98.1	98.1
pT1	87.6	87.6
pT2	57.5	65.7
pT3	57.9	42.7
pT4	0	0

的组织学分级依赖于 1921 年 Broders 提出的分类标准，即 1 级代表高分化，2 级代表中分化，3 级代表低分化。同样，肿瘤的组织学分级也被认为是能够预测区域淋巴结转移的重要指标（表 53-1-28）。

Slaton 等研究了 Broders 分期系统和另外两个参数即低分化肿瘤细胞的百分比和核分级与阴茎癌患者预后之间的关系。根据核的大小、核仁的形态和胞核/胞质比，阴茎癌有 3 种不同的核分级。这一研究显示，仅当低分化肿瘤细胞百分比的阈值为 50% 时，低分化肿瘤细胞百分比≤50% 和>50% 的患者之间的腹股沟淋巴结转移率才具有显著差异。该研究虽然并没有发现 Broders 分期或核分级与腹股沟淋巴结转移之间有显著差异，但是该研究仅分析了 48 例患者（Slaton et al., 2001）。

表 53-1-28　根据肿瘤的组织学分级（G）得出的阴茎癌患者的腹股沟淋巴结转移率

作者	病例数 (n)	区域淋巴结转移率 (%)		
		G1	G2	G3
Lopes et al., 1996	145	47.5	64.1	66.7
Theodorescu et al., 1996	42	30.8	80.8	
Heyns et al., 1997	35	4	79	100
Villavicencio et al., 1997	81	0	38.5	80
Solsona et al., 2001	37	10	69	75
Slaton et al., 2001	48	20	42	
Lopes et al., 2002	82	46	62	
Ficarra et al., 2005	175	14	47	
Guimaraes et al., 2006	112	48	50	
Campos et al., 2006	125	44	44.4	
Dai et al., 2006	64	20.8	32.3	47.1

具有不同组织学分级的阴茎癌患者在 5 年特异性生存率上并没有显著差异。Horenblas 等所做的研究显示，仅组织学分级为 1 级和 3 级的患者在 5 年特异性生存率上存在明显差异，分别为 79% 和 47%（Bezerra et al., 2001）。近期的研究显示，高分化肿瘤患者和中低分化肿瘤患者的 5 年疾病特异性生存率分别为 53%～83% 和 47%～74%。Ornellas 等报道，与低分化肿瘤患者相比（P=0.006），高分化和中分化肿瘤患者在疾病特异性生存率上具有显著差异（P<0.0001）（Ornellas et al., 2008）。

（4）淋巴管和静脉栓塞：在对 145 例行阴茎切除术和腹股沟淋巴结清扫术的阴茎癌患者进行分析后，Lopes 等于 1996 年首次报道了淋巴管和静脉栓塞的预后意义（Lopes et al., 1996）。在这一研究中，淋巴管栓塞即指管腔内出现薄壁的不含平滑肌纤维或红细胞的癌细胞巢。癌细胞巢中若含有红细胞或平滑肌纤维，则认为是静脉栓塞。

原发肿瘤中未见淋巴管栓塞的患者发生淋巴结转移的比例是 17%～30.6%，而出现淋巴管栓塞的患者发生淋巴结转移的比例则是 62%～83.3%。在所有已发表的研究中，这种差异均具有统计学意义。与之相仿，存在静脉栓塞和不存在静脉栓塞的患者发生淋巴结转移的比例分别为69%～89%和24%～43.8%，两者之间具有显著差异（表53-1-29）。

静脉和淋巴管栓塞是预测腹股沟淋巴结转移的两个重要参数。肿瘤周围淋巴管栓塞也影响阴茎癌患者的5年生存率。Bezerra等报道

表53-1-29 根据原发肿瘤中是否存在淋巴管或静脉癌栓所得到的阴茎癌患者的腹股沟淋巴结转移率

作者	病例数（n）	区域淋巴结转移率（%）			
		淋巴管癌栓		静脉癌栓	
		不存在	存在	不存在	存在
Lopes et al., 1996	145	30.6	63.5*	43.8	77.8*
Lopes et al., 2002	82	21.4	65.2*	42	70*
Ficarra et al., 2002	30	22	100*	25	100*
Ficarra et al., 2005	175	22.5	83.3*	24	89*
Guimaraes et al., 2006	112	26	65*	43	69*
Campos et al., 2006	125	17	62*	34	69*

存在和不存在淋巴管栓塞患者的5年生存率分别为55%和88%（*P*=0.004）（Bezerra et al., 2001）。Lopes等得到了相似的结果，他们发现存在和不存在淋巴管栓塞的患者的5年疾病特异性生存率分别为41.5%和65%（*P*=0.004）（Lopes et al., 2002）。然而，在多因素分析中淋巴管栓塞不是疾病特异性生存率的独立预测因子。

在单变量分析中，出现静脉栓塞与否对生存率的影响并没有统计学差异。Bezerra等报道存在和不存在静脉栓塞的患者的5年生存率分别为52%和73.7%（Bezerra et al., 2001），Lopes等发现存在和不存在静脉栓塞的患者的5年生存率分别为38%和56%（Lopes et al., 2002）。Lont等报道存在和不存在静脉栓塞的患者的5年生存率分别为69%和83%（Lont, 2006）。

虽然脉管癌栓具有重要的预后价值，但是肿瘤内和肿瘤周的淋巴管密度与淋巴结转移并没有统计学相关性。

（5）肿瘤厚度：肿瘤厚度是指从肿瘤顶端到肿瘤最低端的距离，以毫米为单位。其预测淋巴结转移的能力还存在争议。一些报道认为，淋巴结转移率在肿瘤厚度>5 mm时显著升高，而另一些研究却未发现这种显著性差异。肿瘤厚度≤5 mm和肿瘤厚度>5 mm的患者的淋巴结转移率分别为22%～44%和38%～57%。

Velazquez等最近对134例肿瘤厚度为5～10 mm的患者进行研究，发现高级别肿瘤伴神经周围侵犯是淋巴结转移的最大危险因素（Protzel et al., 2007）。

肿瘤厚度≤5 mm和肿瘤厚度>5 mm的患者的5年疾病特异性生存率分别是56%～78%和48%～64%（表53-1-30）。

（6）生长方式：根据Cubilla等的研究，阴茎癌的生长方式分为疣状生长、浅表性生长和浸润性生长（de Paula et al., 2007）。Villavicencio等报道，阴茎癌的生长方式与腹股沟淋巴结侵犯之间具有显著相关性。他们发现，疣状生长的阴茎癌患者并未出现腹股沟淋巴结的转移，而在浅表性生长的阴茎癌患者中

表 53-1-30 根据肿瘤厚度得出的阴茎癌患者的淋巴结转移率和 5 年疾病特异性生存率

作者	病例数（n）	淋巴结转移率（%）		5 年疾病特异性生存率（%）	
		厚度≤5mm	厚度>5mm	厚度≤5mm	厚度>5mm
Lopes et al., 1996	145	33	57．7	64	52
Bezerra et al., 2001	82	–	–	78	64
Slaton et al., 2001	48	36	38	–	–
Lopes et al., 2002	82	35	55	56.7	48.7
Ficarra et al., 2005	175	22.2	50.5	–	–
Guimaraes et al., 2006	112	44.4	51.3	–	–
Campos et al., 2006	125	28.6	49.4	–	–

则有 35% 的患者出现腹股沟淋巴结转移，浸润性生长的阴茎癌患者则 100% 出现腹股沟淋巴结转移（P=0.0009）。他们还指出，表浅性阴茎癌患者的生存率优于浸润性阴茎癌患者（P=0.0004）。然而，另一研究却发现浸润性和表浅性阴茎癌患者的生存率并没有显著差异（Villavicencio et al., 1997）。

Pizzocaro 等发现肿瘤的生长方式在预测 cT1 期患者是否出现淋巴结转移上具有重要意义。在 cT1 期患者中，淋巴结转移见于 9.4% 的外生性肿瘤和 30.7% 的内生性肿瘤（Pizzocaro et al., 1997）。根据 Cubilla 分类，Ficarra 等并没有发现表浅性阴茎癌和浸润性阴茎癌患者在淋巴结转移率上有显著差异（Ficarra et al., 2005）。

（7）HPV 感染：HPV 是阴茎癌的危险因子，但其在阴茎鳞状细胞癌中的预后价值还所知甚少。1992 年，Wiener 等发现 HPV 阳性与 HPV 阴性患者在生存率上并没有显著差异（Ornellas et al., 2008）。Bezerra 等在 2001 年提出，原发肿瘤中存在 HPV DNA 将对患者预后产生影响。他们的研究显示，肿瘤 HPV 阴性和 HPV 阳性的患者发生淋巴结转移的比例分别为 73.8% 和 26.2%，但是这种差异并没有统计学意义（P=0.38），同时这两组患者在生存率上并没有显著差异（Bezerra et al., 2001）。Lopes 等在 82 例行阴茎切除术和腹股沟淋巴结清扫术的患者中发现了同样的结果。HPV 阳性患者中有 44% 发生腹股沟淋巴结转移，而 HPV 阴性患者则有 54.4% 发生腹股沟淋巴结转移。此外，HPV 阳性和阴性患者的 5 年疾病特异性生存率分别为 44.7 和 53.1%（P=0.271）（Lopes et al., 2002）。

荷兰有一项研究在 1963 年至 2001 年间对 171 例阴茎癌患者进行分析后得出，阳性淋巴结见于 71% 的 HPV 阴性患者和 29% 的 HPV 阳性患者（P=0.90）（Lont et al., 2006）。Protzel 等同样没有发现 HPV DNA 与淋巴结侵犯之间存在任何联系（Gustafsson et al., 1988）。

Lont 等报道，HPV 阳性和阴性患者的 5 年疾病特异性生存率分别为 92% 和 78%（P=0.03）。在这一研究中，HPV 能够独立地从原发肿瘤的病理分期、静脉栓塞和区域淋巴结侵犯中预测生存率（Lont et al., 2006）。对于 HPV 阴性患者的疾病特异性生存率为什么很低这一问题，目前还没有科学的解释。

（8）挖空细胞：近年来，部分研究者评价了挖空细胞（细胞核周环绕巨大的色圈）的预后价值，然而研究的结果并不一致（Yu et al., 1992）。de Paula 等报道存在和不存在挖空细胞的患者的淋巴结转移率分别为 70.8% 和 70.3%（P=0.95）（de paula et al., 2007）。同样地，存在和不存在挖空细胞的患者的 3 年疾病特异性生存率亦没有统计学差异，分别为 32% 和 61.5%。然而，随后有病例数较大的研究提示挖空细胞是预测淋巴结转移和生存的独立预后因素，不存在挖空细胞的患者的淋巴结转移几率为 44.8%，而存在挖空细胞的患者的淋巴结转移几率为 22.5%（Hall et al., 1998）。

（9）核倍性：Gustaffson 等随访了 26 例侵袭性阴茎癌患者（中位随访时间为 29 个月），发现肿瘤级别越高，细胞染色体倍性越趋向于非二倍体。然而，染色体倍性状态并不能提供有意义的有关转移危险性的信息（Gustaffson et al., 1988）。Yu 等分析了 11 例阴茎癌患者的倍性状态，发现其中 7 例（64%）为二倍体，4 例（36%）为非整倍体。随访期间，有 6 例存活，他们的肿瘤细胞染色体均是二倍体并且没有腹股沟淋巴结的转移；有 5 例死于阴茎癌，他们均有淋巴结转移，其中 4 例是非二倍体肿瘤（Yu et al., 1992）。最近，Hall 等发现 DNA 流式细胞术并不能补充阴茎癌患者由病理评价所得到的预后信息（Hall et al., 1998）。

（10）Solsona 等和欧洲泌尿协会（EAU）推荐的危险因子：联合原发肿瘤的病理分期和组织学分级能够更准确地评估区域淋巴结受累的风险（表 53-1-31）。

1992 年 Solsona 等提议，根据原发肿瘤的病理分期和组织学分级可将阴茎癌患者分成腹股沟淋巴结受累风险不同的 3 组。pT1/Ⅰ级患者属于腹股沟淋巴结受累的低危险组，pT1/Ⅱ~Ⅲ级和 pT2/Ⅰ级属于中危险组，pT2/Ⅱ~Ⅲ级或≥pT3 属于高危险组。低危、中危和高危组患者出现淋巴结转移率分别为 0、36.4% 和 80%（Solsona et al., 1992）。这一分类方法在他们 2001 年的前瞻性研究中进一步证实，该研究发现低危、中危和高危组患者的腹股沟淋巴结转移率分别为 0、33% 和 83%。

意大利的一项多中心研究分析了 1980 年至 2002 年期间的 175 例患者，此研究进一步证实了 Solsona 等分类方法的价值。在这一多中心研究中，低危、中危和高危组患者的腹股沟淋巴结转移率分别为 4%、29.1% 和 53.5%（P<0.001）（Ficarra et al., 2005）。

与 Solsona 等的提议一样，起草 EAU 指南的专家们提出了一个稍微不同的分类方法。即 pTis、pTaG1~2、pT1G1 属于低危患者，pT1G2 属于中危，≥pT2 或 G3 属于高危（Naumann et al., 2009）。根据 EAU 的分类标准，低危、中危和高危患者的腹股沟淋巴结转移风险分别为 4%、34.8% 和 45.8%（Ficarra et al., 2005）。

然而，Novara 等却发现 Solsona 等和 EAU 推荐的危险因子的预后价值很低。该研究显示，Solsona 等和 EAU 推荐的分类方法的 ROC 曲线下面积分别为 0.697（95%CI：0.618~0.777）和 0.632（95%CI：0.548~0.715）（Novara et al., 2008）。

Ornellas 等提议用一种新的分类方法将阴茎癌患者分成 3 个不同的危险组，即 T1G1~2 属

表 53-1-31 根据原发肿瘤的病理分期（pT）和组织学分级（G）对阴茎癌患者进行分层

危险组	Solsona 等推荐的分层标准	EAU 分层标准	Ornellas 等推荐的分层标准
低危	Tis/Ta/T1G1	Tis~TaG1~2~T1G1	T1G1, T1G2
中危	T1G2~3 或 T2~3G1	T1G2	T2~3G1, T2~3G2
高危	T2~T3G2~3	T2~T3 或 G3	T1~2G3, T4G1~3

于低危组，T2G1～2或T3G1～2属于中危组，T1～3G3或T4G1～3属于高危组。他们发现，低危组和中危组（P=0.01）以及中危组和高危组（P<0.001）的10年疾病特异性生存率具有显著差异（Ornellas et al., 2008）。

（11）列线图：第一个用于预测阴茎癌患者的淋巴结受累情况的列线图（Ficarra et al., 2006），整合了8个不同的临床和病理参数[腹股沟淋巴结临床分期、肿瘤的厚度、生长方式、组织学分级、淋巴和（或）静脉栓塞、阴茎海绵体浸润、尿道海绵体和（或）尿道浸润]。这一整合的分期系统显示出了非常好的预测性能，其ROC曲线的AUC值为0.876，并且有较好的校准能力。目前，由于缺乏外部验证，这一列线图在临床上的应用价值受到限制。

虽然列线图能够形象化地显示患者淋巴结转移的几率，但它仍有一些缺陷：首先在预测淋巴结转移上，危险程度虽然可以为1%～100%，但是治疗选择仅有两种——治疗或者随访，因此需选择针对特定的风险进行评估；其次，许多阴茎癌的列线图都具有缺陷，如入组了临床淋巴结阳性的患者、治疗方式不一；最后，目前还没有阴茎癌列线图进行过外部验证。针对前面两个问题，我们回顾性分析了临床淋巴结阴性的患者，并设定淋巴结转移风险10%作为治疗和随访的界值。通过分析显示，列线图在10%的界值下可以比EAU分组多治疗1例患者，并减少13例患者的治疗（表53-1-32）。

表53-1-32 与EAU推荐的危险分层相比，列线图所具备的优点

概率阈值（%）	列线图的优点（与EAU危险分层相比）	
	增加正确治疗/100例	减少过度治疗/100例
5	0	5
10	1	13
15	2	14
20	3	11
25	3	8

EAU=欧洲泌尿协会

3．分子指标

抑癌基因p53位于17号染色体的短臂，并参与多种肿瘤的形成。此基因突变会导致该基因表达蛋白的半衰期延长。这一变异蛋白在肿瘤细胞核中积累并可通过免疫组化反应检测到。目前，已在不同的肿瘤中研究过P53预测预后的能力。2002年，Lopes等首次评价了p53在阴茎鳞状细胞癌的预后价值。他们发现，p53阴性和p53阳性患者出现腹股沟淋巴结转移的比例分别为39.6%和67.6%（P=0.01）。在多因素分析中，p53是腹股沟淋巴结转移的独立预测因子（HR：4.8，95%CI：1.6～14.9）。p53阴性患者的5年和10年总体生存率（64%和54%）显著高于P53阳性患者（30%和26%）。然而，多因素分析显示，只有年龄超过50岁和存在远处转移是总体生存率的独立预测因子（Lopes et al., 2002）。Martins等在50例阴茎癌患者的研究中进一步证实了这一结果。腹股沟淋巴结阴性和阳性患者p53细胞周期标记指数（LI）分别为15和51.8（P=0.02）。这一研究同样发现，p53是淋巴结受累的独立预测因子。此外，以10%为阈值，p53小于10%的患者的生存率显著高于p53大于10%的患者（P=0.003）（Martins et al., 2002）。

Zhu 等报道 p53 低表达和高表达患者的淋巴结转移率分别为 29% 和 67%。该研究还发现，p53 与淋巴和静脉栓塞一样是淋巴结转移的独立预测因子（Zhu et al., 2007）。他们还报道，p53 低表达和高表达患者的 3 年疾病特异性生存率分别为 87% 和 41%（$P<0.001$），并发现 p53 是疾病特异性生存率的独立预测因子（$P=0.01$）。

Campos 等研究了 E-cadherin、基质金属蛋白酶 2（MMP2）和基质金属蛋白酶 9（MMP9）的预后意义（Campos et al., 2006）。E-cadherin 是细胞黏附分子，肿瘤转移过程中可见到其表达下调。E-cadherin 表达下调与多种肿瘤的转移危险性相关。MMP2 和 MMP9 是降解基底膜中Ⅳ型胶原的酶家族的成员，它们参与肿瘤的侵袭过程。

Campos 等报道，E-cadherin 的低表达和高表达患者的淋巴结转移率分别为 59.5% 和 38.3%（$P=0.03$）。根据 MMP2 和 MMP9 的水平对淋巴结转移与否进行分层并没有意义。多因素分析显示，E-cadherin 低表达并不是生存率的独立预后因子。Campos 等还发现，仅腹股沟淋巴结的临床分期和淋巴栓塞是淋巴结受累的独立预测因子（Campos et al., 2006）。

Zhu 等报道，E-cadherin 高表达的患者中有 28% 出现淋巴结转移，而 E-cadherin 低表达的患者中却有 58% 出现淋巴结转移（$P=0.009$），但是 E-cadherin 并不是淋巴受累的独立预测因子（Zhu et al., 2007）。

Campos 等发现，与远处转移（HR：57.9，95%CI：7.4～453.9）和尿道浸润（HR：3.5，95%CI：1.3～9.2）一样，MMP9 高表达是无疾病生存率的独立预测因子（Campos et al., 2006）。不同的是，Zhu 等发现，MMP9 低表达和高表达患者之间的 3 年疾病特异性生存率显著不同（$P=0.006$），但是多因素分析并没有证实这一结果（Zhu et al., 2007）。

Ki-67 是一种不同于组蛋白的核基质蛋白，在 G0 期以外的其他细胞周期中均可见其表达。通过免疫组化确定 Ki-67 的表达量是一种评价肿瘤细胞增殖的可靠方法。2005 年，Berdjis 等首次评价了 Ki-67 在阴茎癌患者中的预后意义。尽管转移和未转移患者的 Ki-67 标记指数（LI）的平均值分别为 51.4% 和 38.6%，但是这种差异并没有统计学意义（$P=0.07$）（Berdjis et al., 2005）。Zhu 等报道，有 40% 的 Ki-67 低表达患者存在腹股沟淋巴结转移，而 42% 的 Ki-67 高表达患者出现腹股沟淋巴结转移（$P=0.861$）。Ki-67 阴性和阳性患者的 3 年疾病特异性生存率分别为 75% 和 64%（$P=0.26$）（Zhu et al., 2007）。然而，Guimataes 等发现 MIB-1/Ki-67（>10%）与出现腹股沟淋巴结转移呈正相关（Guimaraes et al., 2007）。Protzel 等也得出了同样的结论，即 Ki-67<15% 的患者中没有发现淋巴结转移，15%<Ki-67<60% 的患者中有 53% 出现转移，而 Ki-67>60% 的患者 100% 出现转移（$P=0.005$）（Protzel et al., 2007）。

虽然增殖细胞核抗原（PCNA）在其他肿瘤中得到了广泛的研究，但是其在阴茎癌中的研究很少。Martin 等发现 PCNA 弥散染色和强染色与淋巴结转移可能有关（Martin et al., 2002）。然而，它们与预后没有相关性（Genc et al., 2000）。

Guimaraes 等在 125 例阴茎癌患者中分析了 PCNA 的预后意义。他们发现，PCNA 阴性和阳性患者出现淋巴结转移的比例分别为 31.7% 和 50%。多因素分析显示，与淋巴和（或）血管栓塞（HR：5.23, 95%CI：1.9～13.7）、淋巴结的临床分期（HR：6.5, 95%CI：2.2～16.2）和 MIB-1/Ki-67阴性（HR：3.73, 95%CI：1.4～9.7）一样，PCNA 也是淋巴结受累的独立预测因子（HR：2.94，95%CI：1.1～7.7）。然而，PCNA 并不是总体或无疾病生存率的独立预测因子（Guimaraes et al., 2007）。

细胞膜蛋白 KAI11，又称为分化抗原 82（CD82），最初被认为是前列腺癌的转移抑制基因。该基因位于 11p11.2，并且是跨膜糖蛋白 4 超家族的成员之一。KAI11/CD82 在信号转导、细胞活性、发展、增殖和运动中起重要作用。KAI11/CD82 的表达下调与多种肿瘤的转移和预后呈不良相关。Protzel 等首次在 30 例阴茎鳞状细胞癌患者中评价了该蛋白的预后价值。他们发现 KAI11/CD82 阴性与分级相关，并发现 KAI11/CD82 不表达或表达下调的患者均存在腹股沟淋巴结转移（P=0.0002）。此外，他们还发现，这种转移抑制蛋白的表达超过 50% 时患者具有显著的总体生存益处（Protzel et al., 2008）。

TSP-1 过甲基化与不良的病理指标相关，并与总生存较短相关。EGFR 是鳞癌重要的肿瘤相关基因，Börgermann 分析了 44 例阴茎癌患者的 EGFR 表达水平，91% 的病灶有 EGFR 的阳性表达，并且原发灶和转移灶均有 EGFR 的高表达，但 EGFR 并非淋巴结转移和生存的预后指标（Börgermann et al., 2009）。Kayes 等分析了 DNA 复制允许因子（RLF）和 DNA 核倍性与预后的相关性，结果单因素分析提示 Mcm2 与 Ki-67 与区域淋巴结转移相关，而核倍性是淋巴结转移及总生存率的独立预后指标（Kayes et al., 2009）。

2007 年，Poetsch 等在 28 例阴茎癌患者中分析了 62 个微卫星标记物以试图找出能够预测疾病转移过程的分子标记物。大于 25% 的患者可以出现位于 2q、6p、8q、9p、12q 和 17p13 的杂合性缺失。染色体 6、9 和 12 的特征性改变与肿瘤分期和转移之间存在显著相关性（Poetsch et al., 2007）。这些结果还有待于在更具代表性的研究群中进行进一步的评价。

八、阴茎原发灶切除术和区域淋巴结清扫术

（一）阴茎原发灶切除术

1．手术指征

病理确诊的阴茎癌。

2．禁忌证

一般情况差，无法耐受手术。

3．术前准备

备皮，高锰酸钾或双氧水清洗阴茎病灶 3～5 天。口服抗生素一周。可提前服用雌激素减少术后勃起可能。术前开塞露灌肠。

4．麻醉

硬膜外麻醉或腰麻。

5．体位

阴茎癌局部切除或阴茎部分切除采用平卧位，阴茎全部切除采用截石位。

6．应用解剖

阴茎主要由 2 条阴茎海绵体和 1 条尿道海绵体构成，尿道海绵体的远端膨大形成阴茎头，包裹阴茎海绵体的远端并形成冠状沟，阴茎体部由 3 个海绵体融合构成并为包皮覆盖。

3 条海绵体分别由各自的白膜包裹，阴茎海绵体的白膜由内、外层构成，内层在阴茎体中间融合形成阴茎中隔，尿道海绵体的白膜则较薄。白膜表面覆盖深筋膜（Buck 筋膜）、浅筋膜、肉膜和皮肤。

阴茎体和阴茎头的动脉血供主要来源于阴部内动脉，而包皮的血供主要来源于阴部外侧动脉。阴茎包皮和阴茎头表面皮肤的静脉回流经阴茎背浅静脉至阴部外侧浅静脉，随后通过大隐静脉汇至股静脉；阴茎体或阴茎海绵体主要通过阴茎背深静脉汇至髂内静脉。

阴茎的淋巴引流大致与静脉回流相伴行。阴茎头皮肤和包皮的淋巴液引流至腹股沟浅淋巴结，主要位于腹股沟上内侧区域。而海绵体的淋巴液可能引流至腹股沟深淋巴结或直接引流至髂外淋巴结。

阴茎背神经支配阴茎皮肤及阴茎头表面的皮肤感觉，阴囊皮肤感觉则由髂腹股沟神经支配。

7. 手术步骤

阴茎癌最常见的病理类型为鳞状细胞癌，原发灶的手术方式主要取决于肿瘤的部位、大小、浸润深度和病理分级，并需要考虑患者的性功能要求。

（1）局限性肿瘤切除术：肿瘤必须具有清楚的边界，直径 <2 cm，未浸润阴茎海绵体，活检病理为高、中分化，同时患者具有保留性功能的强烈要求。肿瘤局限于包皮远端的患者可以行包皮环切手术，位于阴茎头的肿瘤需要通过术前 MRI 或 B 超检查初步判断浸润深度。

手术步骤：术区消毒，阴茎根部上止血带。根据肿瘤所在的部位，选择 1 ~ 1.5 cm 的肉眼无瘤切缘，游离肿瘤四周后提起肿瘤，在正常组织中锐性分离切除肿瘤。切除肿瘤后，取肿瘤四周和基底进行冰冻活检保证切缘阴性。创面电凝止血彻底后可以直接缝合或用包皮皮瓣覆盖，表皮伤口 4-0 可吸收线缝合。术后留置 F18 导尿管，凡士林纱条包裹切口。

（2）阴茎部分切除术：累及阴茎头或阴茎远端的肿瘤，在保证 1.5 ~ 2 cm 切缘的前提下残留的阴茎长度 >3 cm。

手术步骤：术区消毒，阴茎根部上止血带。用阴茎套或橡皮手套隔离肿瘤，于肿瘤近端结扎牢靠。根据体检情况和肿瘤的分化程度确定无瘤切缘（高、中分化：1.5 cm；低分化：2 cm）。

标记后环行切开阴茎皮肤，达阴茎筋膜。在皮下和阴茎浅筋膜之间分离出阴茎背浅静脉，在其近端结扎并切断。切开阴茎浅筋膜，分离阴茎背深静脉、阴茎背动脉，分别离断和结扎。随后分离尿道海绵体，在预定的切除线处剪开尿道海绵体与阴茎海绵体间的白膜，向阴茎远端分离尿道，在距阴茎海绵体断面 1.5 cm 处横断尿道，随后置入 F18 导尿管。阴茎海绵体上两把止血钳后切断（为了术后美观，可以弧形切断）。

如果肿瘤较大或为溃疡浸润型，需要进行阴茎和尿道海绵体的残端冰冻活检。7 号丝线间断缝合阴茎海绵体断端，缝线贯穿两侧阴茎白膜和中隔。缝合确实后松开止血带，检查阴茎海绵体残端有无活动性出血，如有出血，补充缝合止血。0 号线间断关闭阴茎残端肉膜，4-0 可吸收线间断缝合阴茎残端皮肤。随后尿道外口成形，首先将尿道断端背侧剪开 5 mm，随后用 4-0 可吸收线将尿道外口与皮缘外翻缝合，术后尿道口以凡士林纱条保护。

（3）阴茎全部切除术：肿瘤较大、浸润至海绵体近段或尿道，海绵体内多发病灶（恶性黑色素瘤），或者预计部分切除后残留的阴茎长度 <3 cm，无法保证站立排尿和性功能。

手术步骤：术区消毒，用阴茎套或橡皮手套隔离肿瘤，于肿瘤近端结扎牢靠。环绕阴茎根部作梭形皮肤切口，上端达耻骨上，下端环绕阴茎根部。沿阴茎体向根部分离，打开阴茎悬韧带，结扎切断阴茎背浅静脉、背深静脉、背动脉与神经，直至阴茎海绵体分叉处。随后分离尿道海绵体，从尿道海绵体膨大部开始向远端游离，距肿瘤边缘 2 cm 处横断尿道海绵体，保留尿道的长度应保证在会阴部造口而无张力。置入导尿管后将近端尿道海绵体向阴茎海绵体分叉处分离，需要打断球海绵体肌，但应避免损伤尿道海绵体白膜。当阴茎海绵体完全游离至阴茎脚处依次上两把止血钳切断，残端用7号丝线间断缝合。在肛门与阴囊根部的中点做一长径1～1.5 cm的小切口，由该切口向尿道海绵体根部分离出一条隧道，将尿道海绵体由小切口引出。调整尿道海绵体确保无成角后剪去多余尿道海绵体，残余1.5 cm露出于造口外。剪开尿道残端形成上、下两瓣，将尿道黏膜外翻与会阴皮缘缝合。0号丝线间断关闭阴囊皮下组织，缩小创面。4-0可吸收线缝合切口，须将阴囊切缘中点与耻骨上切口中点对位缝合后倒V形关闭切口，避免术后阴囊下坠影响排尿。于原阴茎根部的空腔留置皮片或负压球引流，留置F18导尿管。尿道口以凡士林纱条保护。

8．术后处理

（1）应用雌激素或镇静剂防止阴茎勃起。

（2）伤口渗血可以压迫处理，如果出血多需要及时缝扎止血。

（3）半流质饮食3日，防止过早排便，污染伤口。

（4）静脉抗生素预防感染。

（5）患者送回病房后即需要检查阴茎伤口有无出血情况，随后每天需要检查阴茎伤口，有无出血、积液形成，有无压痛病灶，如果出现局部红肿热痛，挤压出现脓血分泌物，需要及时敞开引流。

9．手术意外及处理

阴茎海绵体残端出血：阴茎海绵体血供丰富，如果缝合不确实或遗漏会造成残端出血。预防的方法为采用间断缝合的方式，保持3 mm左右的缝针间距，术中即使是渗血也需要及时补充缝合。施行阴茎全切术式时，残端需要保留1 cm的游离海绵体，以保证组织缝合确实并使止血较为方便。

10．临床经验

（1）阴茎癌原发灶手术的无瘤切缘一直都有争议。我们的经验显示，虽然2 cm的切缘能够保证<10%的复发率，但对患者的性功能有显著影响，解决无瘤切缘的关键在于术前能否预判显微镜下肿瘤浸润播散的程度。高分化的鳞癌往往表现为推挤型的生长方式，肉眼切缘和病理切缘的吻合程度较好，此时如果病灶<2 cm，在切缘冰冻活检的保障下1 cm的肉眼切缘即能达到根治效果。低分化的鳞癌表现为蟹足浸润型的生长方式，肿瘤的潜在播散程度很可能超过1 cm，因此往往采取2 cm的切缘。基底较宽或浸润海绵体深部的肿瘤也需要慎重考虑缩小无瘤切缘，这是由于取材的限制，冰冻活检不能全面地检查切面是否无瘤。在阴茎切除的标本中尿道海绵体残端易于出现切缘阳性，这主要是由于手术中尿道海绵体保留较长所致。

（2）为了术后的美观，阴茎原发灶的手术有许多改良：①阴茎病灶局部切除后创面首先止血彻底，随后可采用包皮皮瓣覆盖，操作简便而且外观良好。②如果肿瘤局限于阴茎头，未浸润阴茎海绵体，可以沿冠状沟切除阴茎头，不切断阴茎海绵体，随后用包皮覆盖创面并和尿道口外翻吻合，这样可以减少阴茎长度的损失。③阴茎部分切除后包皮不采用左右对合缝合，而是以尿道外口为中心逐渐汇聚缝合，术后呈包茎的外观。

（3）阴茎癌往往伴有严重的局部感染，多为革兰阳性菌和厌氧菌，因此术前需要常规应用抗生素和局部清洁，麻醉后、手术消毒前先用过氧化氢冲洗，消毒后用手套包裹肿瘤，肿瘤切除后依次用过氧化氢、洗必泰、生理盐水冲洗，术后给予静脉抗生素治疗。对于术后发生残端感染的患者需要及时敞开伤口、保持引流通畅，这种手术风险必须在术前告知患者。

（4）阴茎部分切除术后易于发生尿道狭窄，以下经验可能有助于减少此情况的发生：①保留2 cm的尿道海绵体外翻即可，无须向近端过度游离尿道，尽量靠近阴茎海绵体分离尿道海绵体，保留尿道海绵体表面的筋膜；②外翻尿道的固定要确实，避免术后内陷，可先将尿道断端近侧 1.0 cm 处筋膜面与皮肤真皮层间断缝合 2 针，再将尿道边缘与皮缘对位间断缝合；③注意围术期抗感染，避免阴茎残端感染导致的尿道口坏死。

（二）髂腹股沟淋巴结清扫术

1. 手术指征

（1）穿刺或活检证实腹股沟淋巴结癌转移。

（2）腹股沟未触及肿大淋巴结，但在缺少成熟的前哨淋巴结活检技术的情况下，对除疣状癌和原位癌以外的阴茎鳞癌都建议行淋巴结清扫手术。

（3）腹股沟转移淋巴结≥2 个，或者单个淋巴结≥3 cm 需要行髂淋巴结清扫，盆腔 CT 对于盆腔淋巴结微转移的检测不准确。

2. 禁忌证

一般情况差，无法耐受手术。转移灶累及血管、肌肉或骨骼，手术无法保证完整切除。

3. 术前准备

备皮，如果局部病灶破溃需要用高锰酸钾或过氧化氢清洗。口服抗生素 1～2 周。术前开塞露灌肠。

4. 麻醉

硬膜外麻醉或腰麻。

5. 体位

髂腹股沟淋巴结清扫通常采取蛙腿姿势。

6. 应用解剖

腹股沟浅淋巴结位于腹股沟区浅筋膜与深筋膜（阔筋膜）之间，主要存在于大隐静脉分支周围的脂肪结缔组织中；腹股沟深淋巴结位于股三角深筋膜与肌筋膜之间，即股血管周围。

腹股沟区皮肤的血供主要由腹壁下血管、旋髂浅血管和阴部外侧血管浅支提供，这些血管的走行与腹股沟韧带大致平行，位于皮下浅层脂肪组织中。

股外侧皮神经支配双侧腹股沟大腿前外侧皮肤感觉；而股神经位于股动脉外侧缘走行，主要支配下肢肌肉运动。

7. 手术步骤

（1）腹股沟淋巴结清扫术（图 53-1-16）

手术步骤：摆好体位，体表定位清扫范围，以髂前上棘和同侧耻骨结节连线为上界，髂前上棘竖直向下划线 20 cm 为外侧界，耻骨结节竖直向下划线 15 cm 为内侧界，下界为内、外界下缘连线。于腹股沟韧带下方 1 cm（腹股沟皱褶上方 1～2 cm）开始沿股血管表面皮肤做纵行切口长约 15 cm，切开表皮、真皮层直至浅筋膜，随后沿浅筋膜层分离皮瓣至体表界限。在腹股沟韧带上方 1 cm 处垂直深切至腹外斜肌腱膜，两侧达髂前上棘和腹股沟管外环口内上方。外侧从髂前上棘开始向下沿缝匠肌外侧缘切开深筋膜直至肌膜。于体表定位下界水平切开的淋巴脂肪组织，注意内侧的大隐静脉，辨识后缝扎切断。于内侧定位界限由下而上沿长收肌内侧缘切开浅层淋巴脂肪组织直至肌膜，注意结扎大隐静脉分支。在清扫野内上

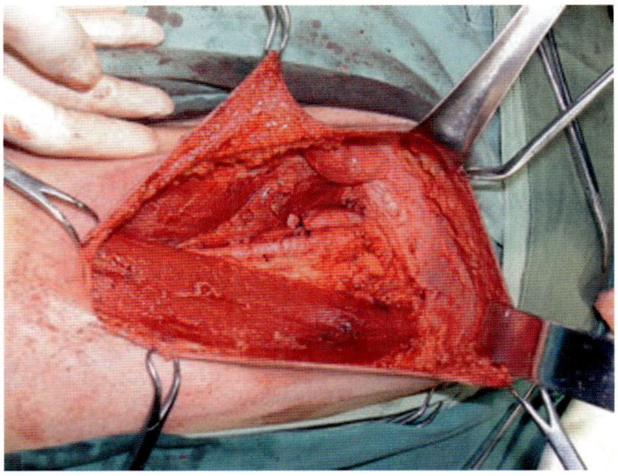

图 53-1-16　根治性腹股沟淋巴结清扫的手术范围

处游离出精索并牵开保护，注意精索前方的脂肪组织也包括在清扫标本内。切开脂肪组织侧缘的肌膜，并与深部的缝匠肌、长收肌分离，直达股血管鞘，注意保护股血管外侧的股神经。然后从股三角尖部沿股动脉表面由下而上打开股血管鞘，并由外向内侧逐步显露股静脉，术中打开血管鞘反而会使手术的层次更清晰，减少血管的损伤可能。随着标本向内上游离，会逐步显露大隐静脉在股静脉的入口。游离 1.5 cm 以上的大隐静脉并于根部缝扎切断，注意大隐静脉可能在根部出现分支或者形成两支汇入股静脉。切断大隐静脉后标本仅残留股管处相连，与腹股沟韧带处结扎切断取下标本。随后还可牵开股静脉，向腹股沟韧带下游离 2 cm 取出股管内脂肪组织（内含 Cloquet 淋巴结），单独送冰冻检查，注意取出后需要关闭股管。清扫完成后可以转移缝匠肌覆盖股三角。创面止血彻底后洗必泰清洗，于创面最低点留置硅胶引流管一根接持续低负压吸引，引流管尖部抵股管开口。0 号线间断关闭切口皮下脂肪，4-0 可吸收线间断缝合切口皮肤，确保负吸后皮片贴合良好，不漏气。

（2）髂淋巴结清扫术（盆腔淋巴结清扫术）（图 53-1-17）

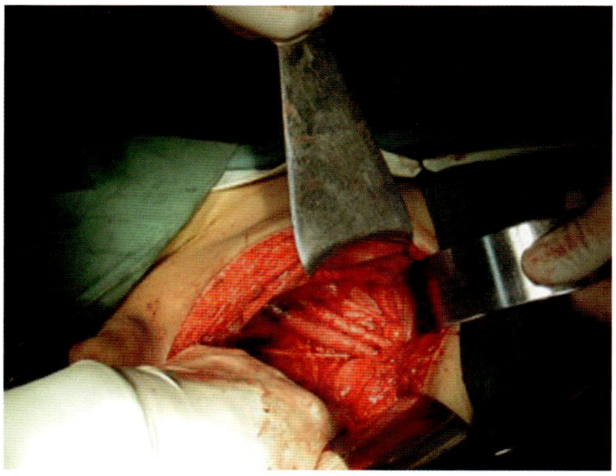

图 53-1-17　根治性髂淋巴结清扫的手术范围

手术步骤：取下腹正中脐下至耻骨上切口，切开皮肤及皮下脂肪组织，打开腹直肌前鞘，由两侧腹直肌之间进入盆腔腹膜外间隙。向手术侧分离腹膜外疏松间隙，向上牵开腹膜，充分显露髂血管区域。髂淋巴结清扫范围：上界至髂血管分叉，下界至股管，外侧界至生殖股神经内侧，内侧界至肛提肌腱弓。

首先清除髂总淋巴结：由髂总血管分叉处打开血管鞘，向上游离 3 cm 左右的髂总血管，将血管周围淋巴脂肪组织剥离切除。

其次清除髂外组淋巴结：于生殖股神经内侧切开盆内筋膜，将盆内筋膜由腰大肌表面剥离。由髂外血管分出处打开髂血管鞘，沿髂外动脉表面由上而下切开髂外动脉鞘，直至腹股沟韧带。将髂外血管向内侧牵拉，清除髂外动脉与腰大肌之间的淋巴结缔组织，随后由髂外向内侧滚动剥离髂外动脉与髂外静脉之间、髂外静脉表面的淋巴结缔组织。

最后清除髂内组淋巴结：用静脉拉钩将髂外静脉向外侧牵引，可用圆形吸引器头将闭孔窝内淋巴脂肪组织从耻骨梳韧带、闭孔内肌、髂内动脉表面钝性剥离，注意保护闭孔神经和闭孔静脉。清扫远侧至股管处切断，内侧至肛提肌腱弓切断后取下髂淋巴结清扫标本。

同侧腹直肌外侧缘打洞留置硅胶引流管 1 根接负吸，引流管尖部抵闭孔内肌。常规逐层关闭手术切口。也可采用腹股沟淋巴结清扫切口向上延长作为髂淋巴结清扫切口，打开腹股沟韧带和股管前壁，清扫范围相同，术毕需缝合修复腹股沟韧带。

8．术后处理

术后 3 天常规给予补液支持治疗，待患者通气后进食少渣半流质。

术后腹股沟淋巴结清扫区的引流管需予以持续低负压吸引，压力控制在 10 kPa 左右，如果出现贴合不紧密的情况可以局部沙袋加压。

低负压吸引一般需要保留一周以上，期间根据腹股沟引流量逐步从机器低负压改为引流袋负压吸引，待引流量 <50 ml，腹股沟切口无淋巴渗液、皮下无淋巴积液形成时改为自然引流。约术后 2 周时，如腹股沟引流管自然引流量少于 30 ml，皮片贴合紧密时可拔除引流管，注意拔管后应在伤口局部加压，避免引流隧道管口先闭合，引流隧道腔未闭而有积液形成的情况。注意改为自然引流和拔管期间下肢都不应该过多活动，避免引流量增多。髂窝引流管在引流液少于 20 ml 时可予拔除，拔除后先放置纱条，隔日后拔除纱条。

患者送回病房后即需要检查腹股沟皮片贴合情况。术后 3 日，腹股沟手术切口需要每日换药，检查腹股沟皮片贴合情况，有无红肿压痛情况，皮下有无淋巴积液。对于红肿轻压痛可以采用酒精湿敷，如果压痛明显，体温升高，出现异味，则需要敞开伤口清创。对于皮缘发黑情况可以采用局部理疗，如果皮缘变白可以暂时不修剪，待其余皮下愈合紧密、皮缘无张力的情况下再修剪坏死组织。如果皮下出现淋巴积液，形成淋巴囊肿，则要采取抽压结合的方式，局部消毒后抽出积液，随后给予加压包扎。

9. 手术意外及处理

（1）血管损伤：由于淋巴结聚集在血管周围，进行淋巴结清扫最常见的意外就是血管的损伤。髂腹股沟清扫可能会损伤髂、股血管，特别是大隐静脉汇入股静脉处、股静脉进入腹股沟韧带处。预防的方法首先是获得充分的暴露，避免过小的切口进行操作，先游离淋巴脂肪组织的四周边界，待组织游离后再游离血管表面结构，其次是注意以血管鞘为屏障游离，血管鞘和血管之间具有良好的、易分离的光滑界面，打开血管鞘游离不但层次清晰而且能够安全地牵开血管避免损伤。还有需要注意的是清扫的范围，如股三角清扫时沿肌膜深面分离至股深动脉，造成不必要的损伤（股血管深面无需清扫）。对于清扫术中突然出现的大量出血首先考虑髂、股血管损伤（主要是髂、股静脉），其次考虑大隐静脉损伤。前者处理时首先压迫出血点，然后由助手压迫阻断上下段血供，观察损伤为血管壁破损还是小分支撕脱，随后用血管缝线进行修补。大隐静脉损伤时同样需要先压迫止血，周围充分游离暴露血管为单支还是分支众多，明确血管走行后结扎止血。髂窝清扫时还需要注意闭孔血管的走行，及早结扎止血。

（2）股神经损伤：股神经走行于股三角外侧，位于肌膜下。清扫术中在将淋巴脂肪组织向内分离时需要注意这一结构，将其从肌膜上游离下来。熟悉解剖层次和细致的操作是避免神经损伤的关键。损伤后可出现无法恢复的膝关节伸直不便，但一般不会导致行走困难。

10. 临床经验

（1）腹股沟淋巴清扫手术中需要寻找合适的界限：分离皮瓣时需要以浅筋膜为界游离皮肤和淋巴脂肪组织，向四周分离时刀片尽量和皮片平行，接近体表边界时需要逐步转向深部分离，不要超过体表范围。我们发现外侧皮瓣的分离往往会过薄，这是由于皮瓣牵拉时电刀呈直角接触皮瓣，皮瓣会分至真皮层甚至穿破。而内上部皮瓣的分离会过厚，这时由于内上部牵拉程度有限，会不自觉地斜形分离皮瓣，造成皮下淋巴脂肪组织的残留，由于这一部位是阴茎癌淋巴结转移最可能出现的部位，因此分离内上部皮瓣时必须要时常检查分离厚度。深部分离时需要以肌膜为界分离肌肉和淋巴脂肪组织，在股血管处改为血管鞘为界分离。

（2）皮瓣坏死是腹股沟淋巴结清扫术后的并发症：皮瓣坏死的原因主要是皮瓣分离太

薄或分离范围太大所致，预防手段首先是沿浅筋膜间隙分离皮瓣，尽量保留皮下组织厚约5 mm，同时分离的界限不要超过预定范围。还有一些细节需要注意：预防性清扫可以采用S形切口，减少对皮肤血供的破坏；手术中切口不能过分牵拉，及时放松；手术创面周缘皮下缝合数针减少切口的张力。出现皮瓣坏死，如果范围不大可以应用局部理疗改善血供，在不伴感染的情况下可待皮下贴合紧密时清除坏死皮缘，换药而愈。少数患者因皮肤缺损较为严重，需取邻近皮瓣植皮修复。皮缘的坏死只需延迟拆线即可自愈。

（3）淋巴瘘、淋巴囊肿是清扫手术另一常见的并发症：电刀的广泛使用可能会增加出现淋巴瘘的几率，因此手术中需要预防性结扎淋巴管经过的区域，包括股三角尖端、内上部分离断面等淋巴引流链断端。如果术后淋巴液渗出较多，此时需要首先保证引流通畅，使切口完全愈合、皮片贴合紧密，其次患者减少下肢运动，增加营养。如果术后3周淋巴引流仍较多，此时也可考虑逐步退出腹股沟引流管，因为此时管腔周围已形成密实窦道，产生的淋巴液不会沿切口渗出，逐步加压、退管可以保证窦道外口通畅的情况下自然引流。盆腔淋巴结清扫的淋巴链较为明确，仔细结扎上、下、内侧可以明显减少淋巴瘘几率。腹股沟、盆腔的淋巴囊肿较大部分是由于拔除管过早所引起，腹股沟区容易出现在不易引流的外上部，术中缝合此处皮下组织可能有助于减少淋巴囊肿形成。如果出现淋巴囊肿也是以抽吸引流、加压和减少活动为主要手段。相对于预防性清扫手术，有肿大淋巴结或者接受过放化疗的患者在清扫术后更容易出现皮瓣坏死和淋巴瘘，术前必须交代清楚。

（4）腹股沟淋巴结清扫还会出现淋巴水肿、皮肤感觉异常等长期并发症。淋巴水肿部位为下肢和会阴部，抬高患肢、使用弹力袜后可好转。皮肤感觉异常主要是由股外侧皮神经切断后引起的大腿前方至膝关节处皮肤感觉障碍，无疼痛感，膝关节处有阵发性针刺样疼痛等。症状可持续，目前尚无方法缓解。

（5）阴茎癌患者常常伴有腹股沟肿大甚至破溃的淋巴结，这类患者的处理需要谨慎。首先需要评估手术能否彻底切除，术前CT、MRI了解深度有无血管累及，肌肉、骨骼有无肿瘤侵犯；其次需要进行周密的抗感染治疗，围术期应用抗生素，手术当中注意创面的冲洗、清洁；最后肿瘤切除后需要根据情况果断采用肌皮瓣转移、植皮的方法，不要勉强拉合皮瓣，否则术后非常容易出现皮瓣坏死。对于淋巴结 >3 cm或多个融合的患者，往往肿瘤有淋巴结外的侵犯，手术虽然能够切除淋巴结，但是并不能保证无瘤切缘，因此术后的复发率较高。所以我们建议对此类患者先进行新辅助化疗，如果肿瘤缩小可能完整切除，如果化疗无效则手术为姑息性治疗。

第二节 阴茎其他肿瘤

一、基底细胞癌

基底细胞癌（basal cell carcinoma, BCC）是一种少见的阴茎恶性肿瘤，生物学行为与其他部位的 BCC 类似。该肿瘤可以为单个或多灶，局限于阴茎体部，少数位于阴茎头（Gibson et al., 2001）。文献报道发生于避光部位的 51 例 BCC 中有 2 例位于阴茎。BCC 分化好，通常位于表浅部位，转移机会小。其与浸润性基底样鳞癌的鉴别要点是，后者浸润深部，有突然发生的角化、粉刺样坏死和高核分裂率。

二、Paget病

Paget 病（Paget's disease, PD）是皮内腺癌的一种类型，原发于表皮或由皮下腺癌扩散而来（Kuan et al., 2001）。虽然通常发生于阴囊、腹股沟、会阴和肛周皮肤，但也有发生于阴茎皮肤的病变。好发年龄为 60 ~ 70 岁，表现为增厚的红到灰白色的斑块伴鳞屑或渗出。镜下可见 Paget 细胞，胞质淡染，核呈泡状，核仁明显。真皮浸润的 Paget 病可出现腹股沟淋巴转移或广泛扩散。Paget 病应与 Paget 样扩散的阴茎或尿道癌、鲍恩病和恶性黑色素瘤相鉴别，也应与透明细胞丘疹 Paget 样角化不良或黏液化生相区别。PD 常为黏蛋白染色阳性，并表达 CEA、小分子角蛋白、EMA、GCDFP 和 MUC 5 AC。

三、黑色素细胞病变

发生于阴茎的恶性黑色素细胞病变（melanocytic lesions）少见。自 1859 年 Muchison 首次报道以来，只有 100 多例阴茎恶性黑色素瘤的报道。其他黑色素病变包括阴茎黑变病、生殖器着色斑病、非典型着色增生、色素细胞痣。阴茎恶性黑色素瘤常见于 50 ~ 70 岁的白人，危险因素包括先天痣、暴露于紫外线和恶性黑色素瘤病史。60% ~ 80% 的恶性黑色素瘤发生于阴茎头，不到 10% 发生于包皮，其余的发生于阴茎体部皮肤。大体表现为溃疡、丘疹或结节，呈蓝褐色或红色。组织学亚型包括结节型、表浅扩散型和黏膜雀斑病型。浸润深度是决定患者生存预后的重要指标。

四、间叶肿瘤

阴茎的间叶肿瘤（mesenchymal tumors）不多见。通常遇到的良性间叶肿瘤是一种与血管相关的肿瘤，最常见的恶性间叶肿瘤是 Kaposi 肉瘤和平滑肌肉瘤。阴茎软组织肿瘤发生的年龄范围广泛：幼年性黄色肉芽肿、巨细胞纤维母细胞瘤和横纹肌肉瘤主要见于儿童。阴茎神经纤维瘤发病高峰在 10 和 20 岁两个年龄组，颗粒细胞瘤主要发生于 30 和 40 岁两个年龄组。Schwann 细胞瘤在 50 岁以上发病率高。平滑肌瘤通常发生于中年。平滑肌肉瘤、恶性纤维组织细胞瘤和血管肉瘤在中老年常见。对于无免疫缺陷病史（如使用免疫抑制剂/细胞毒性治疗，某些淋巴增殖紊乱和先天性免疫缺陷综合征），60岁以前明确诊断的阴茎Kaposi肉瘤的病例，应视为艾滋病提示信号。

大多数阴茎软组织肿瘤无明显的特殊部位倾向。肌性内膜瘤常累及阴茎头的尿道海绵体和冠状沟。神经纤维瘤和神经鞘瘤最常发生于阴茎体和根部。Kaposi肉瘤好发在阴茎头和包皮处。平滑肌肉瘤较常见于阴茎体和阴茎根部。横纹肌肉瘤则几乎都局限于阴茎与会阴部的结合处。

阴茎的多数良性间叶组织肿瘤体积小、增长缓慢并常是无痛性肿块。恶性肿瘤通常发生于高龄患者，生长较快伴有压痛。浅表的血管肿瘤可表现为红色或青色斑块。局限性淋巴管瘤经常表现为半透明水泡状斑块。Kaposi肉瘤常为斑点或斑块、伴淡蓝色或红色的结节。血管瘤和淋巴管瘤分别表现为充满血液或淋巴液。神经纤维瘤可有完整或不完整的边界，丛状样，切面实性，灰白或黏液样。Schwann细胞瘤呈白、粉或黄色且境界清楚的肿块。该肿瘤通常为孤立结节，偶有多结节表现。颗粒细胞瘤趋于境界不清，通常黄色，质硬。恶性肿瘤缺乏界限，呈浸润破坏性肿块，总体看来，在其他方面无特异性。

良性血管病变按血管类型、生长方式和部位加以分类。血管角质瘤和局限性的淋巴管瘤特点是浅表的扩张的，并分别充盈血液或淋巴液的管腔。上皮样血管瘤（血管淋巴样增生伴嗜酸性细胞）包含不成熟但形态完好的毛细血管样血管，被覆肥大的上皮样内皮细胞，该病变经常与小肌性动脉密切相关，并经常伴有淋巴和嗜酸炎性细胞浸润。

（一）神经纤维瘤

神经纤维瘤（neurofibroma）的亚型包括孤立皮肤型、神经内局限型、丛状型、弥漫型、色素型和上皮样型。所有这些肿瘤均以S-100蛋白阳性为特征的Schwann细胞杂以数量不等的EMA阳性的神经周细胞，CD34阳性的成纤维细胞和残余的神经纤维蛋白阳性的轴突。Wagner-Meissner样小体经常存在于弥漫型神经纤维瘤，黑变的星形和梭形细胞存在于色素型神经纤维瘤。一般肿瘤无非典型性表现，核分裂少见或缺失。

（二）Schwann瘤

Schwann瘤（Schwannoma）即神经鞘瘤（neurilemmomas），是界限清楚的外周神经鞘瘤，分Antoni甲型（细胞）和Antoni乙型（疏松黏液）两种生长方式。发育好的Antoni甲型区有栅栏状细胞核并包含Verocay小体。在神经鞘瘤中通常可见的其他特征包括厚壁血管和血管周黄瘤细胞，这与神经纤维瘤不同。非典型性（通常考虑为变性）常见，偶见核分裂象。

（三）颗粒细胞瘤

颗粒细胞瘤（granular cell tumors）是S-100蛋白阳性的Schwann细胞来源的神经肿瘤。该肿瘤特征是上皮样或梭形细胞伴有丰富嗜酸颗粒胞质。核形态多样，但核分裂象一般很少，有纤维结缔组织增生，表浅的病例可伴明显的假上皮瘤样增生（有时误诊为鳞癌）。

（四）肌性内膜瘤

肌性内膜瘤（myointimoma）是较特殊的血管内肌内膜增殖，常伴多结节或丛状结构，有累及海绵体倾向。该瘤常对SMA、肌特异肌动蛋白（HHF35）和 Calponin 有广泛免疫反应，D33 和 DE-R-11 结蛋白呈弱阳性。

（五）平滑肌瘤（leiomyoma）

由分化好的平滑肌细胞增殖而成，无显著非典型性，通常无核分裂象。因为阴茎平滑肌瘤比平滑肌肉瘤更少见，故只有在仔细检查后方能做出该诊断。

（六）Kaposi 肉瘤的早期病变（斑点 / 斑块期）

由小的毛细血管增殖组成，位于原有的真皮血管和皮肤附件的周围。这些血管可有凋亡的细胞核。当存在含铁血黄素沉积，淋巴、浆细胞炎性浸润和胞质内玻璃样小体的葡萄样聚集时有助于诊断。小的增殖血管突起进入大的原有的血管腔（所谓海角征）亦有助于诊断。Kaposi 肉瘤的晚期（结节期）以梭形细胞占优势，呈束状生长，有裂隙样管腔。该期典型的玻璃样小体很丰富，Kaposi 肉瘤细胞通常具 CD34 免疫活性，也表达 CD31。人类疱疹病毒 8 的 PCR 检测有助于早期和亚型病变的诊断。

（七）血管肉瘤（angiosarcoma）

有很宽的形态学范围。部分病变可相似于良性血管瘤，在另一部分可呈梭形，似纤维肉瘤，或上皮样，类似于癌或恶性黑色素瘤。浸润性及相互吻合性生长，内皮细胞异型并深染，细胞密集成片，CD31、F8rAg、CD34 反应阳性有助于确立诊断。

（八）平滑肌肉瘤（leiomyosarcoma）

由具核异型的梭形细胞组成，核分裂活跃，呈束状生长方式，存在胞质纵纹和核旁空泡。免疫反应为 a-SMA 和 Desmin 阳性。

（九）恶性纤维组织细胞瘤（malignant fibrous histocytoma）

为排除性诊断，该诊断限定多形性肿瘤（常伴黏液或胶原基质并呈席纹样生长方式），缺乏其他肿瘤的特异性的形态和免疫组化证据（如上皮的、黑色素的、肌源性的或神经源性的分化）。

恶性软组织肿瘤的分级存在争议。一些肉瘤通常被考虑为低度的（如 Kaposi 肉瘤）或高度的（如横纹肌肉瘤和外周原始神经外胚层肿瘤）恶性肿瘤。其他的肿瘤可在一个系统被分级而在另一个系统却难以分级（如透明细胞肉瘤、上皮样肉瘤和滑膜肉瘤）。大多数软组织肉瘤的分级主要基于法国癌症中心联合会肉瘤系统制订的数字分级。

现在，部分肿瘤的特殊的细胞遗传学或分子遗传学异常已经确定。神经纤维瘤基因突变在 17q 缺失和（或）NF1 基变异，神经鞘瘤基因突变在 22q 缺失和（或）NF2 基因变异，皮肤隆起性纤维肉瘤 t(17; 22)(q22; q13) 或从 t(17; 22) 衍生的多余的环状染色体。透明细胞肉瘤 t(12; 22)(q13; q12)，滑膜肉瘤 t(X; 18)(p11; q11)，外周原始神经外胚层肿瘤 /Ewing 瘤源于 t(11; 22)(q24; q12)、t(21; 22)(q22; q12) 和 t(7; 22)(p22; q12)，腺泡状横纹肌肉瘤 t(2; 13)(q35; q14) 和 t(1; 13)(p36; q14)(Lasota, 2003)。RT-PCR 实验对于列出的全部四种恶性肿瘤均是有效的。诊断性试验通常可用于新鲜组织或甲醛溶液固定的石蜡包埋组织。

通常认为浅表的良性间叶肿瘤复发率低，深部良性肿瘤有很大的局部复发倾向，而中间生物学潜能的肿瘤局部复发率高，但只有很少会转移。Kaposi 肉瘤患者的预后取决于多种因素包括免疫状况和病变程度。然而，Kaposi 肉瘤患者主要死于非肿瘤相关事件。没有足够的资料提供上述肿瘤以外的肉瘤特异预后情况。

五、淋巴瘤

原发阴茎淋巴瘤局限于阴茎皮肤、皮下组织、尿道和阴茎海绵体。阴茎淋巴瘤非常少见，多数考虑为原发。目前为止，文献中只有 22 例原发阴茎淋巴瘤的相关报道。临床表现为阴茎体、阴茎头或包皮的无痛性肿块、轻微肿胀或溃疡，阴囊肿块，阴茎异常勃起或与阴茎淋巴瘤有关的海绵体硬结病。若系统性 B 细胞综合征则不属于原发阴茎淋巴瘤。

报道的原发阴茎淋巴瘤多为弥漫性大 B 细胞淋巴瘤（PLBCL），个别病例是 T 型（CD30+）间变大细胞淋巴瘤（ALCL）和霍奇金淋巴瘤。结节型和皮肤型的两种非霍奇金淋巴瘤均可浸润阴茎（继发阴茎淋巴瘤）。

阴茎淋巴瘤的前驱病变和组织基因型尚不清楚。有些阴茎淋巴瘤来源于皮肤淋巴瘤，有些阴茎淋巴瘤发生是源于隐匿的结节性淋巴瘤，或是由于阴茎感染造成。

阴茎淋巴瘤患者在接受化放疗为主的治疗后随访 42～72 个月，仅有少数存活。少数阴茎淋巴瘤在放疗或手术单一治疗后复发和扩散。其他病例包括皮肤淋巴瘤，通过手术或单独放疗基本治愈。

六、阴茎的继发肿瘤

阴茎转移癌少见，自 1989 年来只有 225 例报道。症状常表现为阴茎异常勃起或剧痛。任何伴有已知原发癌的患者出现阴茎异常勃起都应怀疑有阴茎转移癌的可能。其他特征包括阴茎体积增大，溃疡或可触及的肿瘤结节。

阴茎海绵体是转移的最常见部位，阴茎皮肤、尿道海绵体和阴茎头黏膜也可受侵。转移性阴茎癌的特点是肿瘤在阴茎海绵体内多结节状生长。研究显示前列腺和膀胱是最常见的原发部位，其次是肾和结肠。60 例患者中，21 例转移癌来自前列腺，18 例来自膀胱，14 例原发部位不明，3 例来自结肠，2 例肾，1 例肺和 1 例胃。其他部位转移至阴茎的案例偶见报道。

转移癌可发生在阴茎的任何部位，但最常见的是充满血管的海绵体，往往具有原发肿瘤的病理学形态。

阴茎转移癌往往预后很差，因为其常在原发癌的晚期发生。一项研究表明，95% 的患者在诊断明确的数周或数月内死亡。另一项研究有 71% 的患者在 6 个月内死亡。

（叶定伟）

参考文献

Abbas S, Seitz M. Systematic review and meta-analysis of the used surgical techniques to reduce leg lymphedema following radical inguinal nodes dissection. Surgical Oncology, 2011, 20(2): 88-96.

Agrawal A, Pai D, Ananthakrishnan N, et al. The histological extent of the local spread of carcinoma of the penis and its therapeutic implications. BJU Int, 2000, 85: 299-301.

Aird I, Johnson HD, Lennox B, Stansfeld AG. Epithelioma cuniculatum: a variety of squamous carcinoma peculiar to the foot. Br J Surg, 1954, 42(173): 245-250.

Ansink A, van der Velden J. Surgical interventions for early squamous cell carcinoma of the vulva. Cochrane Database Syst Rev. 2000;(2): CD002036.

Arbeit JM, Lowry SF, Line BR, et al. Deep venous thromboembolism in patients undergoing inguinal lymph node dissection for melanoma. Ann Surg, 1981, 194(5): 648-655.

Axcrona K, Brennhovd B, Alfsen GC, et al. Photodynamic therapy with methyl aminolevulinate for atypial carcinoma in situ of the penis. Scand J Urol Nephrol, 2007, 41: 507-510.

Barreto JE, Velazquez EF, Ayala E, et al. Carcinoma

cuniculatum: a distinctive variant of penile squamous cell carcinoma: report of 7 cases. Am J Surg Pathol, 2007, 31(1): 71-75.

Berdjis N, Meye A, Nippgen J, et al. Expression of Ki-67 in squamous cell carcinoma of the penis. Bju Int, 2005, 96: 146-148.

Bermejo C, Busby JE, Spiess PE, et al. Neoadjuvant chemotherapy followed by aggressive surgical consolidation for metastatic penile squamous cell carcinoma. J Urol, 2007, 177(4): 1335-1338.

Bevan-Thomas R, Slaton JW, Pettaway CA. Contemporary morbidity from lymphadenectomy for penile squamous cell carcinoma: the M. D. Anderson Cancer Center Experience. J Urol, 2002, 167(4): 1638-1642.

Bezerra AL, Lopes A, Santiago GH, et al. Human papillomavirus as a prognostic factor in carcinoma of the penis: analysis of 82 patients treated with amputation and bilateral lymphadenectomy. Cancer, 2001, 91: 2315-2321.

Bleeker MC, Hogewoning CJ, Voorhorst FJ, et al. HPV-associated flat penile lesions in men of a non-STD hospital population: less frequent and smaller in size than in male sexual partners of women with CIN. Int J Cancer, 2005, 113(1): 36-41.

Bonner JA, Harari PM, Giralt J, et al. Radiotherapy plus cetuximab for squamous-cell carcinoma of the head and neck. N Engl J Med, 2006, 354(6): 567-578.

Bouchot O, Rigaud J, Maillet F, et al. Morbidity of inguinal lymphadenectomy for invasive penile carcinoma. Eur Urol, 2004, 45(6): 761-766.

Brkovic D, Kalble T, Dorsam J, et al. Surgical treatment of invasive penile cancer--the Heidelberg experience from 1968 to 1994. Eur Urol, 1997, 31: 339-342.

Brown MD, Zacharay CB, Grekin RC, et al. Penile tumors: their management by Mohs micrographic surgery. J Dermatol Surg Oncol, 1987, 13: 1163-1167.

Börgermann C, Schmitz KJ, Sommer S, et al. Characterization of the EGF receptor status in penile cancer : retrospective analysis of the course of the disease in 45 patients. Urologe A, 2009, 48: 1483-1489.

Cabanas RM. Anatomy and biopsy of the sentinel lymph nodes. Urol Clin North Am, 1992, 19: 267-276.

Campos RS, Lopes A, Guimaraes GC, et al. E-cadherin, MMP-2, and MMP-9 as prognostic markers in penile cancer: analysis of 125 patients. Urology, 2006, 67: 797-802.

Carli P, Cattaneo A, De Magnis A, et al. Squamous cell carcinoma arising in vulval lichen sclerosus: a longitudinal cohort study. Eur J Cancer Prev, 1995, 4(6): 491-495.

Catalona WJ. Modified inguinal lymphadenectomy for carcinoma of the penis with preservation of saphenous veins: technique and preliminary results. J Urol, 1988, 140(2): 306-310.

Catalona WJ. Role of lymphadenectomy in carcinoma of the penis. Urol Clin North Am, 1980, 7(3): 785-792.

Chen MF, Chen WC, Wu CT, et al. Contemporary management of penile cancer including surgery and adjuvant radiotherapy: an experience in Taiwan. World J Urol, 2004, 22(1): 60-66.

Crawford ED. Radical ilioinguinal lymphadenectomy. Urol Clin North Am, 1984, 11(3): 543-552.

Crook J, Ma C, Grimard L. Radiation therapy in the management of the primary penile tumor: an update. World J Urol, 2009, 27: 189-196.

Cubilla AL, Barreto J, Caballero C, et al. Pathologic features of epidermoid carcinoma of the penis. A prospective study of 66 cases. Am J Surg Pathol, 1993, 17: 753-763.

Cubilla AL, Lloveras B, Alejo M, et al. The basaloid cell is the best tissue marker for human papillomavirus in invasive penile squamous cell carcinoma: a study of 202 cases from Paraguay. Am J Surg Pathol, 2010, 34(1): 104-114.

Cubilla AL, Schellhammer PF, Horenblas S. Malignant epithelial tumors. In: WHO. Tumors of the penis. Pathology & Genetics Tumors of the Urinary System and Male Genital Organs. Lyon: IARC Press, 2003.

d'Ancona CA, de Lucena RG, Querne FA, et al. Long-term followup of penile carcinoma treated with penectomy and bilateral modified inguinal lymphadenectomy. J Urol, 2004, 172(2): 498-501.

Dai B, Ye DW, Kong YY, et al. Predicting regional lymph node metastasis in Chinese patients with penile squamous cell carcinoma: the role of histopathological classification, tumor stage and depth of invasion. J Urol, 2006, 176: 1431-1435.

Daling JR, Madeleine MM, Johnson LG, et al. Penile cancer: importance of circumcision, human papillomavirus and smoking in in situ and invasive disease. Int J Cancer, 2005, 116(4): 606-616.

de Paula AA, Netto JC, Jr Freitas R, et al. Penile carcinoma: the role of koilocytosis in groin metastasis and the association with disease specific survival. J Urol, 2007, 177: 1339-1343.

Derakhshani P, Neubauer S, Braun M, et al. Results and 10-year follow-up in patients with squamous cell carcinoma of the penis. Urol Int, 1999, 62: 238-244.

Edge SB, Byrd DR, Compton CC, et al. AJCC Cancer Staging Manual. New York: Springer-Verlag, 2010: 447-455.

Ferreux E, Lont AP, Horenblas S, et al. Evidence for at least three alternative mechanisms targeting the P16(INK4A)/Cyclin D/Rb Pathway in penile carcinoma, one of which is mediated by high-risk human papillomavirus. J Pathol, 2003, 201(1): 109-118.

Ficarra V, Maffei N, Piacentini I, et al. Local treatment of penile squamous cell carcinoma. Urol Int, 2002, 69: 169-173.

Ficarra V, Zattoni F, Artibani W, et al. Nomogram predictive of pathological inguinal lymph node involvement in patients with squamous cell carcinoma of the penis. J Urol, 2006, 175: 1700-1704, 1704-1705.

Ficarra V, Zattoni F, Cunico SC, et al. Lymphatic and vascular embolizations are independent predictive variables of inguinal lymph node involvement in patients with squamous cell carcinoma of the penis: Gruppo Uro-Oncologico del Nord Est (Northeast Uro-Oncological Group) Penile Cancer data base data. Cancer, 2005, 103: 2507-2516.

Garaffa G, Raheem AA, Christopher NA, et al. Total phallic reconstruction after penile amputation for carcinoma. BJU Int, 2009, 104: 852-856.

Genc E, Hosal AS, Gedikoglu G, et al. Prognostic value of p53, proliferating cell nuclear antigen, and Ki-67 expression in undifferentiated nasopharyngeal carcinomas. Otolaryngol Head Neck Surg, 2000, 122: 868-873.

Gerard JP, Chapet O, Samiei F, et al. Management of inguinal lymph node metastases in patients with carcinoma of the anal canal: experience in a series of 270 patients treated in Lyon and review of the literature. Cancer, 2001, 92(1): 77-84.

Gibson GE, Ahmed I. Perianal and genital basal cell carcinoma: A clinicopathologic review of 51 cases. J Am Acad Dermatol, 2001, 45(1): 68-71.

Goette DK, Carson TE. Erythroplasia of Queyrat: treatment with topical 5-fluorouracil. Cancer, 1976, 38: 1498-1502.

Graafland NM, Leijte JA, Valdés Olmos RA, et al. Scanning with 18F-FDG-PET/CT for detection of pelvic nodal involvement in inguinal node-positive penile carcinoma. Eur Urol, 2009, 56(2): 339-345.

Graafland NM, Verhoeven RH, Coebergh JW, et al. Incidence trends and survival of penile squamous cell carcinoma in the Netherlands. Int J Cancer, 2011, 128(2): 426-432.

Graafland NM, Verhoeven RH, Coebergh JW, Horenblas S. Incidence trends and survival of penile squamous cell carcinoma in the netherlands. Int J Cancer, 2010, 128(2): 426-432.

Grabstald H. Controversies concerning lymph node dissection for cancer of the penis. Urol Clin North Am, 1980, 7(3): 793-799.

Guimaraes G WdCI, Soares F, et al. WHO histological classifcation, regional metastasis and outcome in 375 surgically treated patients with penile SCC. Mod Pathol, 2007, 676(150A).

Guimaraes GC, Leal ML, Campos RS, et al. Do proliferating cell nuclear antigen and MIB-1/Ki-67 have prognostic value in penile squamous cell carcinoma? Urology, 2007, 70: 137-142.

Guimaraes GC, Lopes A, Campos RS, et al. Front pattern of invasion in squamous cell carcinoma of the penis: new prognostic factor for predicting risk of lymph node metastases. Urology, 2006, 68: 148-153.

Gustafsson O, Tribukait B, Nyman CR, et al. DNA pattern and histopathology in carcinoma of the penis. A prospective study. Scand J Urol Nephrol Suppl, 1988, 110: 219-222.

Hadway P, Smith Y, Corbishley C, et al. Evaluation of dynamic lymphoscintigraphy and sentinel lymph-node biopsy for detecting occult metastases in patients with penile squamous cell carcinoma. BJU Int. 2007;100(3): 561-565.

Hall MC, Sanders JS, Vuitch F, et al. Deoxyribonucleic acid flow cytometry and traditional pathologic variables in invasive penile carcinoma: assessment of prognostic significance. Urology, 1998, 52: 111-116.

Hegarty PK, Kayes O, Freeman A, et al. A prospective study of 100 cases of penile cancer managed according to EAU guidelines. BJU Int, 2006, 98: 526-531.

Heyns C, Fleshner, N, Sangar V, et al. Management of the Lymph Nodes in Penile Cancer. In: Pompeo AC, Heyns CF, Abrams P, eds. Penile Cancer. Montreal: Societe Internationale d'Urologie(SIU), 2007: 129-173.

Heyns CF, Theron PD. Evaluation of dynamic sentinel lymph node biopsy in patients with squamous cell carcinoma of the penis and palpable inguinal nodes. BJU Int, 2008, 102(3): 305-309.

Heyns CF, van Vollenhoven P, Steenkamp JW, et al. Carcinoma of the penis--appraisal of a modified tumour-staging system. Br J Urol, 1997, 80: 307-312.

Hogewoning CJ, Bleeker MC, van den Brule AJ, et al. Condom use promotes regression of cervical intraepithelial neoplasia and clearance of human papillomavirus: a randomized clinical trial. Int J Cancer, 2003, 107(5): 811-816.

Horenblas S, Jansen L, Meinhardt W, et al: Detection of occult metastasis in squamous cell carcinoma of the penis using a dynamic sentinel node procedure. J Urol, 2000, 163: 100-104.

Horenblas S, van Tinteren H. Squamous cell carcinoma of

the penis. IV. Prognostic factors of survival: analysis of tumor, nodes and metastasis classification system. J Urol, 1994, 151: 1239-1243.

Horenblas S. Lymphadenectomy for squamous cell carcinoma of the penis. Part 1: Diagnosis of lymph node metastasis. BJU Int, 2001, 88(5): 467-472.

Horenblas S. Lymphadenectomy for squamous cell carcinoma of the penis. Part 2: The role and technique of lymph node dissection. BJU Int, 2001, 88(5): 473-483.

Hungerhuber E, Schlenker B, Frimberger D, et al. Lymphoscintigraphy in penile cancer: limited value of sentinel node biopsy in patients with clinically suspicious lymph nodes. World J Urol, 2006, 24(3): 319-324.

Hyde SE, Valmadre S, Hacker NF, et al. Squamous cell carcinoma of the vulva with bulky positive groin nodes-nodal debulking versus full groin dissection prior to radiation therapy. Int J Gynecol Cancer, 2007, 17(1): 154-158.

Jacobellis U. Modified radical inguinal lymphadenectomy for carcinoma of the penis: technique and results. J Urol, 2003, 169(4): 1349-1352.

Jensen MO. Cancer of the penis in Denmark 1942 to 1962 (511 cases). Dan Med Bull, 1977, 24(2): 66-72.

Judson PL, Jonson AL, Paley PJ, et al. A prospective, randomized study analyzing sartorius transposition following inguinalfemoral lymphadenectomy. Gynecol Oncol, 2004, 95(1): 226-230.

Kamat MR, Kulkarni JN, Tongaonkar HB. Carcinoma of the penis: the Indian experience. J Surg Oncol, 1993, 52(1): 50-55.

Kattan MW, Ficarra V, Artibani W, et al. Nomogram predictive of cancer specific survival in patients undergoing partial or total amputation for squamous cell carcinoma of the penis. J Urol, 2006, 175: 2103-2108.

Katz A, Eifel PJ, Jhingran A, et al. The role of radiation therapy in preventing regional recurrences of invasive squamous cell carcinoma of the vulva. Int J Radiat Oncol Biol Phys, 2003, 57(2): 409-418.

Kayes O, Allen C, Li C et al. Comparison of diagnostic radiological modalities in predicting inguinal lymph node involvement in penile cancer. BJU Int, 2005, 95 (Suppl 5): 103, Abstract 148.

Kayes OJ, Loddo M, Patel N, et al. DNA replication licensing factors and aneuploidy are linked to tumor cell cycle state and clinical outcome in penile carcinoma. Clin Cancer Res, 2009, 15: 7335-7344.

Kroon BK, Horenblas S, Nieweg OE. Contemporary management of penile squamous cell carcinoma. J Surg Oncol, 2005, 89(1): 43-50.

Kroon BK, Lont AP, Valdés Olmos RA, et al. Morbidity of dynamic sentinel node biopsy in penile carcinoma. J Urol, 2005, 173(3): 813-815.

Kuan SF, Montag AG, Hart J, et al. Differential expression of mucin genes in mammary and extramammary Paget's disease. Am J Surg Pathol, 2001, 25(12): 1469-1477.

Kulkarni JN, Kamat MR. Prophylactic bilateral groin node dissection versus prophylactic radiotherapy and surveillance in patients with N0 and N1-2A carcinoma of the penis. Eur Urol, 1994, 26(2): 123-128.

Kunos C, Simpkins F, Gibbons H, et al. Radiation therapy compared with pelvic node resection for node-positive vulvar cancer: a randomized controlled trial. Obstet Gynecol, 2009, 114(3): 537-546.

Kuroi K, Shimozuma K, Taguchi T, et al. Evidence-based risk factors for seroma formation in breast surgery. Jpn J Clin Oncol, 2006, 36(4): 197-206.

Langsenlehner T, Mayer R, Quehenberger F, et al. The role of radiation therapy after incomplete resection of penile cancer. Strahlenther Onkol, 2008, 184(7): 359-363.

Lasota J. Genetics of soft tissue tumors. In: Miettinen M, ed. Diagnostic Soft Tissue Pathology. Philadelphia: Churchil Livingstone, 2003: 99-142.

Leijte JA, Gallee M, Antonini N, et al. Evaluation of current TNM classification of penile carcinoma. J Urol, 2008, 180: 933-938, 938.

Leijte JA, Hughes B, Graafland NM, et al. Two-center evaluation of dynamic sentinel node biopsy for squamous cell carcinoma of the penis. J Clin Oncol, 2009, 27(20): 3325-3329.

Leijte JA, Kerst JM, Bais E, et al. Neoadjuvant chemotherapy in advanced penile carcinoma. Eur Urol, 2007, 52(2): 488-494.

Leijte JA, Kirrander P, Antonini N, et al. Recurrence patterns of squamous cell carcinoma of the penis: recommendations for follow-up based on a two-centre analysis of 700 patients. Eur Urol, 2008, 54(1): 161-168.

Leijte JA, Kroon BK, Valdés Olmos RA, et al. Reliability and safety of current dynamic sentinel node biopsy for penile carcinoma. Eur Urol, 2007, 52(1): 170-177.

Leijte JA, Valdés Olmos RA, Nieweg OE, Horenblas S. Anatomical mapping of lymphatic drainage in penile carcinoma with SPECT-CT: implications for the extent of inguinal lymph node dissection. Eur Urol, 2008, 54(4): 885-890.

Liegl B, Regauer S. Penile clear cell carcinoma: a report of 5 cases of a distinct entity. Am J Surg Pathol, 2004, 28(11): 1513-1517.

Lont AP, Gallee MP, Snijders P, Horenblas S. Sarcomatoid

squamous cell carcinoma of the penis: a clinical and pathological study of 5 cases. J Urol, 2004, 172(3): 932-935.

Lont AP, Gallee MPW, Meinhardt W, et al. Penis conserving treatment for T1 and T2 penile carcinoma: clinical implications of a local recurrence. J Urol, 2006, 176: 575-580.

Lont AP, Kroon BK, Gallee MP, et al. Pelvic lymph node dissection for penile carcinoma: extent of inguinal lymph node involvement as an indicator for pelvic lymph node involvement and survival. J Urol, 2007, 177(3): 947-952, 952.

Lont AP, Kroon BK, Horenblas S, et al. Presence of high-risk human papillomavirus DNA in penile carcinoma predicts favorable outcome in survival. Int J Cancer, 2006, 119: 1078-1081.

Lopes A, Bezerra AL, Pinto CA, et al. p53 as a new prognostic factor for lymph node metastasis in penile carcinoma: analysis of 82 patients treated with amputation and bilateral lymphadenectomy. J Urol, 2002, 168: 81-86.

Lopes A, Bezerra AL, Serrano SV, et al. Iliac nodal metastases from carcinoma of the penis treated surgically. Bju Int, 2000, 86: 690-693.

Lopes A, Hidalgo GS, Kowalski LP, et al. Prognostic factors in carcinoma of the penis: multivariate analysis of 145 patients treated with amputation and lymphadenectomy. J Urol, 1996, 156: 1637-1642.

Loughlin KR. Surgical atlas. Surgical management of penile carcinoma: the inguinal nodes. BJU Int, 2006, 97(5): 1125-1134.

Malek RS. Laser treatment of premalignant and malignant squamous cell lesions of the penis. Lasers Surg Med, 1992, 12: 246-253.

Malone P, Thomas JS, Blick C. A tie over dressing for graft application in distal penectomy and glans resurfacing: the TODGA technique. BJU Int, 2011, 107(5): 836-840.

Marconnet L, Rigaud J, Bouchot O. Long-term followup of penile carcinoma with high risk for lymph node invasion treated with inguinal lymphadenectomy. J Urol, 2010, 183: 2227-2232.

Martins AC, Faria SM, Cologna AJ, et al. Immunoexpression of p53 protein and proliferating cell nuclear antigen in penile carcinoma. J Urol, 2002, 167: 89-92, 92-93.

Milathianakis C, Bogdanos J, Karamanolakis D. Morbidity of prophylactic inguinal lymphadenectomy with saphenous vein preservation for squamous cell penile carcinoma. Int J Urol, 2005, 12(8): 776-778.

Minhas S, Kayes O, Hegarty PK, et al. What surgical resection margins are required to achieve oncological control in men with primary penile cancer. BJU Int, 2005, 96: 1040-1043.

Misra S, Chaturvedi A, Misra NC. Penile carcinoma: a challenge for the developing world. Lancet Oncol, 2004, 5: 240-247.

Murrell DS, Williams JL. Radiotherapy in the treatment of carcinoma of the penis. Br J Urol, 1965, 37: 211-222.

Narayana AS, Olney LE, Loening SA, et al. Carcinoma of the penis: analysis of 219 cases. Cancer, 1982, 49(10): 2185-2191.

Nasca MR, Innocenzi D, Micali G. Penile cancer among patients with genital lichen sclerosus. J Am Acad Dermatol, 1999, 41(6): 911-914.

Naumann CM, Al-Najar A, Alkatout I, et al. Lymphatic spread in squamous cell carcinoma of the penis is independent of elevated lymph vessel density. Bju Int, 2009, 103: 1655-1659, 1659.

Nelson BA, Cookson MS, Smith JA Jr, et al. Complications of inguinal and pelvic lymphadenectomy for squamous cell carcinoma of the penis: a contemporary series. J Urol, 2004, 172(2): 494-497.

Novara G, Artibani W, Cunico SC, et al. How accurately do Solsona and European Association of Urology risk groups predict for risk of lymph node metastases in patients with squamous cell carcinoma of the penis?. Urology, 2008, 71: 328-333.

Novara G, Galfano A, De Marco V, et al. Prognostic factors in squamous cell carcinoma of the penis. Nat Clin Pract Urol, 2007, 4: 140-146.

Ornellas AA, Kinchin EW, Nobrega BL, et al. Surgical treatment of invasive squamous cell carcinoma of the penis: Brazilian National Cancer Institute long-term experience. J Surg Oncol, 2008, 97: 487-495.

Ornellas AA, Nobrega BL, Wei KCE, et al. Prognostic factors in invasive squamous cell carcinoma of the penis: analysis of 196 patients treated at the Brazilian National Cancer Institute. J Urol, 2008, 180: 1354-1359.

Ornellas AA, Seixas AL, Marota A, et al. Surgical treatment of invasive squamous cell carcinoma of the penis: retrospective analysis of 350 cases. J Urol, 1994, 151(5): 1244-1249.

Ornellas AA, Seixas AL, Marota A, et al. Surgical treatment of invasive squamous cell carcinoma of the penis: retrospective analysis of 350 cases. J Urol, 1994, 151(5): 1244-1249.

Paley PJ, Johnson PR, Adcock LL, et al. The effect of sartorius transposition on wound morbidity following inguinal-femoral lymphadenectomy. Gynecol Oncol, 1997, 64(2): 237-241.

Pandey D, Mahajan V, Kannan RR. Prognostic factors in node-positive carcinoma of the penis. J Surg Oncol, 2006, 93(2): 133-138.

Pandey D, Mahajan V, Kannan RR. Prognostic factors in node-positive carcinoma of the penis. J Surg Oncol, 2006, 93(2): 133-138.

Parra RO. Accurate staging of carcinoma of the penis in men with nonpalpable inguinal lymph nodes by modified inguinal lymphadenectomy. J Urol, 1996, 155(2): 560-563.

Perdonà S, Autorino R, De Sio M, et al. Dynamic sentinel node biopsy in clinically node-negative penile cancer versus radical inguinal lymphadenectomy: a comparative study. Urology, 2005, 66(6): 1282-1286.

Pettaway C, Pagliaro L, Theodore C, et al. Treatment of Visceral or Bulky/Unresectable Regional Metastases of Penile Cancer. In: Pompeo AC, Heyns CF, Abrams P, eds. Penile Cancer. Montreal: Societe Internationale d'Urologie(SIU), 2007: 175-191.

Pettaway CA, Lynch DF, Davis JW. Tumors of the penis. In: Wein AJ, Kavoussi LR, Novick AC, et al. (Eds). Campbell-Walsh Urology, 9th ed. Philadelphia: Saunders Elsevier, 2007, Vol 1, Chapter 31, pp 959-992.

Phillips B, Ball C, Sackett D, et al. Oxford Centre for Evidence-based Medicine Levels of Evidence (May 2001). BJU Int, 2009, 104: 1825.

Pizzocaro G, Algaba F, Horenblas S, et al. EAU Penile Cancer Guidelines 2009. Eur Urol, 2010, 57(6): 1002-1012.

Pizzocaro G, Nicolai N, Milani A. Taxanes in combination with cisplatin and fluorouracil for advanced penile cancer: preliminary results. Eur Urol, 2009, 55(3): 546-551.

Pizzocaro G, Piva L, Bandieramonte G, et al. Up-to-date management of carcinoma of the penis. Eur Urol, 1997, 32: 5-15.

Poblet E, Pascual A, Godinez JM, et al. Human papillomavirus-associated penile sarcomatoid carcinoma. J Cutan Pathol, 2008, 35(6): 559-565.

Poetsch M, Schuart BJ, Schwesinger G, et al. Screening of microsatellite markers in penile cancer reveals differences between metastatic and nonmetastatic carcinomas. Mod Pathol, 2007, 20: 1069-1077.

Pompeo AC, Mesquita JL, Junior WA, et al. Staged inguinal lymphadenectomy (SIL) for carcinoma of the penis (CP): 13 years prospective study of 50 patients. J Urol, 1995, 153(4): 246A, Abstract 72.

Pompeo AC. Extended lymphadenectomy in penile cancer. Can J Urol, 2005, 12 Suppl 1: 30-36, discussion 97-98.

Powell J, Robson A, Cranston D, et al. High incidence of lichen sclerosus in patients with squamous cell carcinoma of the penis. Br J Dermatol, 2001, 145(1): 85-89.

Protzel C, Hakenberg OW. Chemotherapy in patients with penile carcinoma. Urol Int, 2009, 82(1): 1-7.

Protzel C, Kakies C, Kleist B, et al. Down-regulation of the metastasis suppressor protein KAI1/CD82 correlates with occurrence of metastasis, prognosis and presence of HPV DNA in human penile squamous cell carcinoma. Virchows Arch, 2008, 452: 369-375.

Protzel C, Knoedel J, Zimmermann U, et al. Expression of proliferation marker Ki67 correlates to occurrence of metastasis and prognosis, histological subtypes and HPV DNA detection in penile carcinomas. Histol Histopathol, 2007, 22: 1197-1204.

Ravi R, Chaturvedi HK, Sastry DV. Role of radiation therapy in the treatment of carcinoma of the penis. Br J Urol, 1994, 74(5): 646-651.

Ravi R. Correlation between the extent of nodal involvement and survival following groin dissection for carcinoma of the penis. Br J Urol, 1993, 72(5 Pt 2): 817-819.

Ravi R. Morbidity following groin dissection for penile carcinoma. Br J Urol, 1993, 72(6): 941-945.

René S, Rafael SS, Rafael C. Endoscopic inguinal lymph node dissection for penile carcinoma: the developing of a novel technique. World J Urol, 2009, (27): 213-219.

Rouzier R, Haddad B, Dubernard G, et al. Inguinofemoral dissection for carcinoma of the vulva: effect of modifications of extent and technique on morbidity and survival. J Am Coll Surg, 2003, 196(3): 442-450.

Rubin M, Kleter B, Zhou M, et al. Detection and typing of human papillomavirus DNA in penile carcinoma: evidence for multiple independent pathways of penile carcinogenesis. Am J Pathol, 2001, 159(4): 1211-1218.

Sabel MS, Griffith KA, Arora A, et al. Inguinal node dissection for melanoma in the era of sentinel lymph node biopsy. Surgery, 2007, 141(6): 728-735.

Sánchez-Ortiz RF, Pettaway CA. The role of lymphadenectomy in penile cancer. Urol Oncol, 2004, 22(3): 236-245.

Sanders CJG. Condylomata acuminata of the penis progressing rapidly to invasive squamous cell carcinoma. Genitourin Med, 1997, 73(5): 402-403.

Schlenker B, Scher B, Tiling R, et al. Detection of inguinal lymph node involvement in penile squamous cell carcinoma by 18F-fluorodeoxyglucose PET/CT: A prospective single-center study. Urol Oncol, 2009, 30(1): 55-59.

Slaton JW, Morgenstern N, Levy DA, et al. Tumor stage, vascular invasion and the percentage of poorly differentiated cancer: independent prognosticators for inguinal lymph node metastasis in penile squamous cancer. J Urol, 2001, 165: 1138-1142.

Solsona E, Algaba F, Horenblas S, et al. EAU Guidelines on Penile Cancer. Eur Urol, 2004, 46: 1-8.

Solsona E, Iborra I, Ricos JV, et al. Corpus cavernosum invasion and tumor grade in the prediction of lymph node condition in penile carcinoma. Eur Urol, 1992, 22: 115-118.

Solsona E, Iborra I, Rubio J, et al. Prospective validation of the association of local tumor stage and grade as a predictive factor for occult lymph node micrometastasis in patients with penile carcinoma and clinically negative inguinal lymph nodes. J Urol, 2001, 165: 1506-1509.

Sotelo R, Sánchez-Salas R, Carmona O, et al. Endoscopic lymphadenectomy for penile carcinoma. J Endourol, 2007, 21(4): 364-367.

Sotelo R, Sanchez-Salas R, Clavijo R. Endoscopic inguinal lymph node dissection for penile carcinoma: the developing of a novel technique. World J Urol, 2009, 27(2): 213-219.

Spiess PE, Hernandez MS, Pettaway CA. Contemporary inguinal lymph node dissection: minimizing complications. World J Urol, 2009, 27(2): 205-212.

Spiess PE, Izawa JI, Bassett R, et al. Preoperative lymphoscintigraphy and dynamic sentinel node biopsy for staging penile cancer: results with pathological correlation. J Urol, 2007, 177: 2157.

Spillane AJ, Saw RP, Tucker M, et al. Defining lower limb lymphedema after inguinal or ilioinguinal dissection in patients with melanoma using classification and regression tree analysis. Ann Surg, 2008, 248(2): 286-293.

Spratt J. Groin dissection. J Surg Oncol, 2000, 73(4): 243-262.

Srinivas V, Morse MJ, Herr HW, et al. Penile cancer: relation of extent of nodal metastasis to survival. J Urol, 1987, 137: 880-882.

Stella I, Wayne L, Tom S, et al. A prospective study to evaluate the performance of ultrasound with or without fine needle aspiration of inguinal nodes in patients with squamous cell carcinoma of the penis. J Urol, 2010, 183(4): e224, Abstract 572.

Svatek RS, Munsell M, Kincaid JM, et al. Association between lymph node density and disease specific survival in patients with penile cancer. J Urol, 2009, 182: 2721-2727.

Swan MC, Furniss D, Cassell OC. Surgical management of metastatic inguinal lymphadenopathy. BMJ, 2004, 329(7477): 1272-1276.

Theodorescu D, Russo P, Zhang ZF, et al. Outcomes of initial surveillance of invasive squamous cell carcinoma of the penis and negative nodes. J Urol, 1996, 155: 1626-1631.

Thyavihally YB, Tongaonkar HB. Simultaneous inguinal lymph node dissection and penile surgery in patients with carcinoma of penis: experience from Tata Memorial Hosptial, Mumbai, India. J Urol, 2007, 177(4) (Suppl) Abstract 1007.

Tietjen DN, Malek RS. Laser therapy of squamous cell dysplasia and carcinoma of the penis. Urology, 1998, 52: 559-565.

Tobias-Machado M, Tavares A, Molina WR Jr, et al. Video endoscopic inguinal lymphadenectomy (VEIL): minimally invasive resection of inguinal lymph nodes. Int Braz J Urol, 2006, 32(3): 316-321.

Tobias-Machado M, Tavares A, Silva MN, et al. Can video endoscopic inguinal lymphadenectomy achieve a lower morbidity than open lymph node dissection in penile cancer patients? J Endourol, 2008, 22(8): 1687-1691.

Uehling DT. Staging laparotomy for carcinoma of the penis. J Urol, 1973, 110(2): 213-215.

van Bezooijen BPJ, Horenblas S, Meinhardt W, et al. Laser therapy for carcinoma in situ of the penis. J Urol, 2001, 166 : 1670-1671.

Van der Velden K, Ansink A. Primary groin irradiation vs primary groin surgery for early vulvar cancer. Cochrane Database Syst Rev, 2001, (4): CD002224.

Velazquez EF, Ayala G, Liu H, et al. Histologic grade and perineural invasion are more important than tumor thickness as predictor of nodal metastasis in penile squamous cell carcinoma invading 5 to 10 mm. Am J Surg Pathol, 2008, 32: 974-979.

Velazquez EF, Cubilla AL. Lichen sclerosus in 68 patients with squamous cell carcinoma of the penis: frequent atypias and correlation with special carcinoma variants suggests a precancerous role. Am J Surg Pathol, 2003, 27(11): 1448-1453.

Velazquez EF, Melamed J, Barreto JE, et al. Sarcomatoid carcinoma of the penis: a clinicopathologic study of 15 cases. Am J Surg Pathol, 2005, 29(9): 1153-1158.

Villavicencio H, Rubio-Briones J, Regalado R, et al. Grade, local stage and growth pattern as prognostic factors in carcinoma of the penis. Eur Urol, 1997, 32: 442-447.

Wieland U, Jurk S, Weissenborn S, et al. Erythroplasia of queyrat: coinfection with cutaneous carcinogenic human papillomavirus type 8 and genital papillomaviruses in a carcinoma in situ. J Invest Dermatol, 2000, 115(3): 396-401.

Wu LC, Djohan RS, Liu TS, et al. Proximal vascular pedicle

preservation for Sartorius muscle flap transposition. Plast Reconstr Surg, 2006, 117(1): 253-258.

Yu DS, Chang SY, Ma CP. DNA ploidy, S-phase fraction and cytomorphometry in relation to survival of human penile cancer. Urol Int, 1992, 48: 265-269.

Zhu Y, Ye DW, Yao XD, et al. The value of squamous cell carcinoma antigen in the prognostic evaluation, treatment monitoring and followup of patients with penile cancer. J Urol, 2008, 180(5): 2019-2023.

Zhu Y, Zhang SL, Ye DW, et al. Predicting pelvic lymph node metastases in penile cancer patients: a comparison of computed tomography, Cloquet' s node, and disease burden of inguinal lymph nodes. Onkologie, 2008, 31(1-2): 37-41.

Zhu Y, Zhang SL, Ye DW, et al. Prospectively packaged ilioinguinal lymphadenectomy for penile cancer: the disseminative pattern of lymph node metastasis. J Urol, 2009, 181(5): 2103-2108.

Zhu Y, Zhou XY, Yao XD, et al. The prognostic significance of p53, Ki-67, epithelial cadherin and matrix metalloproteinase-9 in penile squamous cell carcinoma treated with surgery. BJU Int, 2007, 100(1): 204-208.

Zini L, Cloutier V, Isbarn H, et al. A simple and accurate model for prediction of cancer-specific mortality in patients treated with surgery for primary penile squamous cell carcinoma. Clin Cancer Res, 2009, 15: 1013-1018.

阴 茎 炎 症

第一节 包皮龟头炎

一、概述

包皮龟头炎（balanoposthitis）是指未行包皮环切手术的男性所发生的包皮和龟头炎症。包皮龟头炎属于男性常见病，各个年龄段的男性均可发病。研究发现，4 岁以下的男孩和未行包皮环切的男性为高发人群，其中包茎患者发病率最高。龟头炎在英文中写作“balanitis”，它不仅指男性龟头发炎，同时还有女性阴蒂炎症的意思，故而应与包皮龟头炎区别开来（Pandya et al., 2014）。

二、病因

（一）病原体

多种细菌或真菌均可成为致病菌，接触性皮炎也是致病原因之一。包皮过长、包茎患者的包皮内板与龟头皮肤接触紧密，两层皮肤之间经常处于摩擦状态，很容易产生轻微皮损，如不注意局部卫生则不仅造成尿液、精液或污垢在包皮囊内积存，也可使寄存的病原体繁殖生长，从而发生感染。

研究发现，包皮龟头炎的致病病原体多种多样。约 67% 的包皮龟头炎起因于感染、擦伤以及接触性皮炎，1/3 的患者即使经过查体、细菌学和血清学等检查也无法最终明确致病病原体。老年男性包皮龟头炎的病因有其特殊性，包括局部擦伤、刺激性皮炎和其他真菌感染。常见病原体包括加德纳菌属、β- 溶血性链球菌以及念珠菌属等，其中念珠菌是包皮龟头炎最常见的致病病原体。在一组包皮龟头炎病例中，念珠菌感染占 50%，链球菌感染占 25%（Edwards et al., 2014）。其他相对少见的病原体还包括口腔普雷沃菌、斯氏普罗威登斯菌和绿脓杆菌等，后两种多见于免疫功能减退的男性患者。

包皮龟头炎也可通过性接触传染发病，常见的病原体包括 HPV、衣原体和梅毒螺旋体等（Minami et al., 2010）。

（二）皮肤病

很多皮肤病可累及包皮、龟头，降低局部抵抗力，从而触发包皮龟头炎的发生。常见的皮肤病包括扁平苔藓、湿疹、银屑病、刺激性皮炎、皮肤癌等。药物引起的包皮龟头炎是一种延迟性免疫反应，临床上也颇常见，一般在服用致病药物后 24 ~ 72 小时内发病。

（三）皮肤刺激

包皮、龟头皮肤受到外界刺激时亦会造成炎症反应。刺激物包括：

（1）对避孕套、杀精剂和润滑剂中的化学

物质过敏。

（2）对黏附在衣物上的洗涤剂、洗衣粉和织物调理剂过敏。

（3）对香皂、洗发膏或沐浴露过敏。

（4）每天清洗阴茎有助于降低包皮龟头炎的发病率，但过度用肥皂清洗反而会增加患病风险。

（四）其他

糖尿病会增加包皮龟头炎的患病风险，尤其当血糖控制欠佳时。当尿糖阳性时，残留在龟头和包皮内板表面的糖分有助于细菌的快速繁殖。包茎因包皮口狭小使包皮不能上翻露出尿道口和龟头，致使汗液、尿液和包皮垢积存于包皮囊内，不仅对皮肤和黏膜造成刺激，同时也有利于细菌繁殖，增加感染风险。此外，无保护性生活、不良卫生习惯以及留置尿管等也会增加包皮龟头炎的患病风险。

三、临床表现

（一）病史

常有包茎或包皮过长或内服某种药物的病史。对于成人，应详细询问局部有无刺激物接触史以及性生活情况。

（二）症状

阴茎头及包皮处起初有灼热感，继而发痒、疼痛。炎症累及尿道口时可有尿频、尿痛及尿道口分泌物等表现。

（三）体征

阴茎头及包皮红肿，皮肤张力较高，有时可见散在红点、红斑，严重时可出现局部糜烂或溃疡，分泌物有特殊臭味，有时伴腹股沟淋巴结肿大。如溃疡较深者多由真菌感染所致，提示患者免疫功能减退。包皮口狭窄的患者因炎性肿胀，包皮可能无法上翻。包皮龟头炎有时会与淋病、尖锐湿疣和梅毒等性传播疾病并存。

四、辅助检查

包皮龟头炎经过避免接触刺激物、改善个人卫生习惯和积极的抗炎治疗后，如炎症仍无改善，则需要进行一些相应的辅助检查。

1. 分泌物涂片或培养可以发现致病的细菌、真菌或螺旋体。

2. 如怀疑念珠菌感染，可行念珠菌血清学检查。

3. 如怀疑有糖尿病，则应查尿常规，了解尿糖是否呈阳性，并抽血检测血糖水平。

4. 经过治疗后如感染迁延不愈，应进行活组织检查，以了解有无癌前病变或恶性病变，如 Bowen 病、Queyrat 增殖性红斑或阴茎癌等（Rao et al., 2011）。

5. 包皮龟头炎的组织学呈现为非特异性的湿疹样表现，真皮层有淋巴细胞和浆细胞浸润（图 54-1-1）。如怀疑真菌感染，过碘酸雪

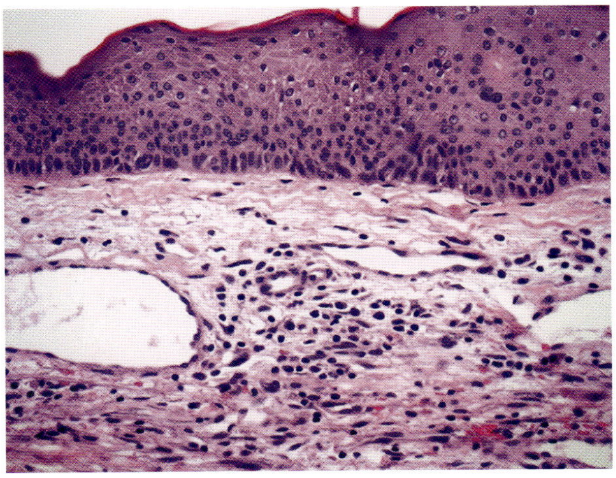

图 54-1-1　真皮层可见淋巴细胞和浆细胞浸润，血管扩张

夫染色（PAS）可显示念珠菌的真菌元素特征。

五、诊断与鉴别诊断

包皮龟头炎临床上较为常见，依据病史、症状和体征多可进行诊断，确诊还需依靠病理学和细菌学检查。

包皮龟头炎在诊断时常需要与以下疾病相鉴别：

1．阴茎梅毒

患者多有不洁性交史。最常发生于阴茎头和包皮，常有溃疡和渗出物。典型的溃疡表现为边界清楚，周边硬，基底部有干酪样坏死或肉芽组织，并且有血清渗出。分泌物涂片在暗视野下可发现梅毒螺旋体，梅毒血清学检查呈阳性。

2．软性下疳

有性病接触史，病程发展慢，病灶分泌物较少，臭味较轻，腹股沟淋巴结肿大，常形成脓肿。分泌物涂片或培养可查出杜克雷杆菌。

3．淋病

尿道口红肿、发痒、疼痛，有深黄色黏稠脓液溢出，两侧腹股沟淋巴结肿大伴疼痛，伴有尿频、尿急、尿痛等症状。患者多有不洁性交史，尿道分泌物涂片染色可发现在多核白细胞中有革兰阴性双球菌存在。

4．干燥性龟头炎

病变部位多位于龟头及尿道外口处，有时会造成尿道口狭窄，排尿困难。该病为慢性进行性硬化性病变，龟头及尿道外口周围有白色干燥而发亮的表皮萎缩区域及纤维化，表面有羊皮纸样膜覆盖。

5．阴茎癌

阴茎癌的发生与包皮龟头炎密切相关，且最常发生于阴茎头、包皮内板及冠状沟处。初期为丘疹、溃疡、疣体或菜花样肿物，继而发生糜烂，可有分泌物和出血，伴有恶臭。活组织检查可发现癌细胞。

6．阴茎结核

阴茎结核可表现为阴茎头慢性溃疡，常易与阴茎头非特异性感染混淆。但前者溃疡病程较长，经久不愈，溃疡周围有浸润性硬结，基底为肉芽组织或干酪样坏死组织。病灶分泌物或活检组织涂片有时可找到分枝杆菌和肉芽肿，抗酸杆菌培养阳性有助于确诊结核（杨勇，2001）。

六、治疗

包皮龟头炎的治疗目的是为了消除炎症病灶，治疗癌前病灶和性传播疾病，避免排尿功能障碍，以及预防阴茎癌。易感因素包括不良卫生习惯（不清洗或过度清洗）、滥用非处方药物以及包茎。

多数包皮龟头炎患者炎症较轻，仅表现为间擦疹，多因包皮囊内细菌或真菌过度生长所致。应建议患者尽量上翻包皮，保持龟头和包皮内板干燥，但包皮口狭窄者应告知有发生包皮嵌顿的风险。局部不宜用肥皂清洗而改用盐水冲洗，局部外涂滑石粉有助于保持局部皮肤干燥。

对于普通细菌所致的包皮龟头炎，可局部应用红霉素乳膏、甲硝唑乳膏等。如感染较重，可配合口服或静脉应用广谱抗生素。

对于念珠菌引起的包皮龟头炎，可局部应用1%克霉唑乳膏或2%咪康唑乳膏，每日2次，直至症状消失。如症状较重，可口服氟康唑；如怀疑对咪唑类药物耐药或过敏，可改用制霉菌素乳膏；如感染严重，可在外用咪唑类乳膏的同时联合应用1%氢化可的松乳膏。因念珠菌感染可通过性生活传染给性伙伴，故而应建议女性配偶做念珠菌检测，如为阳性也需同时治疗（NICE, 2012）。

对于复发性或顽固性包皮龟头炎，如有包皮过长或包茎，应建议患者行包皮环切手术。切除组织应常规送病理检查，以排除癌前病变或阴茎癌。

第二节 阴茎硬结症

1743 年，Francois Gigot de la Peyronie 首次对阴茎硬结症进行了具体描述，因此阴茎硬结症亦被称为 Peyronie 病（吕福泰，2004）。时至今日，阴茎硬结症的真正病因仍不清楚。阴茎硬结症是阴茎海绵体纤维化硬结为特点的阴茎弯曲畸形，通常伴有勃起疼痛，晚期常合并勃起功能障碍。阴茎硬结症的发病率接近男性人口的 1%，但目前认为其发病率正在逐渐增加，保守估计为 4% ～5%。有症状的阴茎硬结症患病率约为 1%，而无症状患病率为 0.4% ～1%。研究表明，对 100 例不确定是否患有阴茎硬结症的男性尸检，发现其中 22% 的白膜有纤维变性损伤的病例伴有阴茎硬结症（Akkus et al., 1997）。

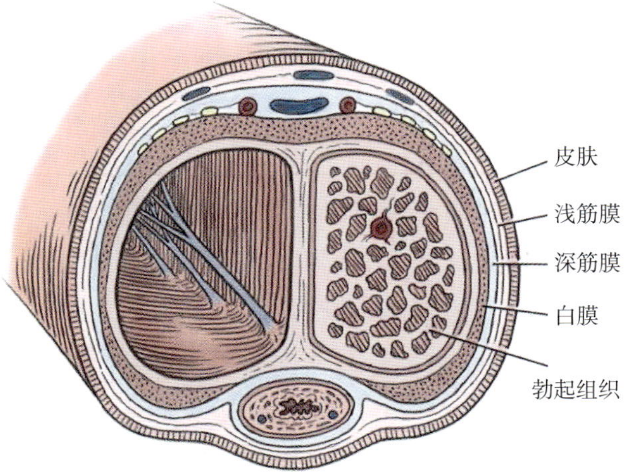

图 54-2-1　阴茎白膜解剖结构示意图

一、阴茎白膜的解剖学特点

阴茎硬结症的发病机制与白膜的解剖结构密切相关。阴茎海绵体的白膜是由弹力纤维、网状纤维和胶原纤维组成的双层结构（图 54-2-1）。白膜不仅赋予了阴茎良好的灵活性、硬度和组织张力，而且参与调节阴茎海绵体静脉闭锁功能，在维持阴茎勃起状态方面起着重要作用。阴茎白膜分为内、外两层结构：外纵层和内环层，两层之间在纵隔不完全分开。白膜内层为环形纤维束，包容阴茎海绵体组织，内层发出放射状的海绵窦内柱，对勃起的阴茎海绵体组织起支撑作用。白膜外层为纵向排列的纤维，在很大程度上决定了白膜的厚度和长度。不同部位的白膜厚度存在明显差别，6～7 点之间的白膜厚度是（0.8 ± 0.1）mm，9 点处是（1.2 ± 0.2）mm，11 点处为（2.2 ± 0.4）mm，而在 5～7 点处白膜外层缺损。白膜的背面有两层板层结构，因此有可能会因折叠外伤造成板层的脱离。而腹侧外纵层的缺损，会使背面发生折叠外伤的可能性大大增加。

纵隔纤维沿着阴茎海绵体背侧和腹侧正中线附着于白膜内层，阴茎硬结发生于白膜纵隔纤维附着处。

二、发病机制

阴茎硬结症通常是因为折叠外伤造成白膜

隔膜嵌插性损伤所引起。慢性阴茎硬结症患者，阴茎勃起轻度肿胀造成阴茎在性交过程中弯曲，易使弹性组织疲劳，组织弹性降低，白膜纤维多发性细小破裂，并导致少量出血，从而形成多发性瘢痕。急性阴茎硬结症患者，勃起时阴茎过度弯曲使中隔拉紧，造成白膜板层脱离，导致出血，血液淤积，瘢痕生成，并最终引起阴茎硬结症。这些阴茎组织的局部损伤与损伤后的组织修复、胶原沉积、纤维化等过程导致过多的纤维蛋白沉积于阴茎白膜上（图 54-2-2），病理表现为瘢痕样的硬结或斑块。随后，不同部位的纤维斑块发生钙化或骨化形成硬化斑块。组织学发现，瘢痕组织中胶原聚集，弹性纤维减少（图 54-2-3）。

目前观点认为，阴茎硬结症的发生发展是一种损伤与抗损伤过程失调的结果，涉及损伤、修复、纤维化、瘢痕形成及重塑等多个过程，由促纤维化因子和抗纤维化因子共同参与完成。转化生长因子 β_1（TGF-β_1）是促纤维化因子，由中性粒细胞及巨噬细胞等炎症细胞分泌，TGF-β_1 激活下游信号通路可能是该病形成的关键因素。在激活状态下，TGF-β_1 与细胞表面受体相结合，最终合成纤维连接组织并抑制胶原酶。血纤溶酶通过激活金属基质蛋白酶（MMP）而降解细胞外基质中的胶原成分，人纤溶酶原激活因子抑制剂（PAI-1）表达增高或 MMP 表达降低，均有可能参与阴茎硬结症的发生发展。此外，一些蛋白酶抑制剂的表达变化也可能参与了阴茎硬结症的发生发展，如 α_1 抗胰蛋白酶等。还有一些研究发现，氧化应激对阴茎硬结症斑块的发展也有一定作用。

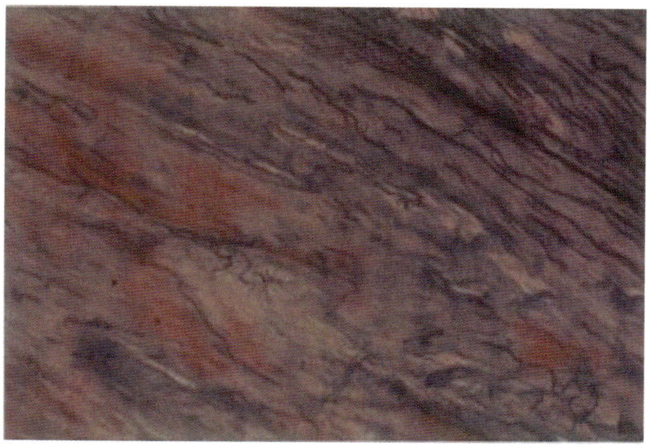

图 54-2-2 阴茎硬结症斑块内部含有大量纤维蛋白，粉红色为纤维蛋白，普鲁士蓝着色为胶原蛋白

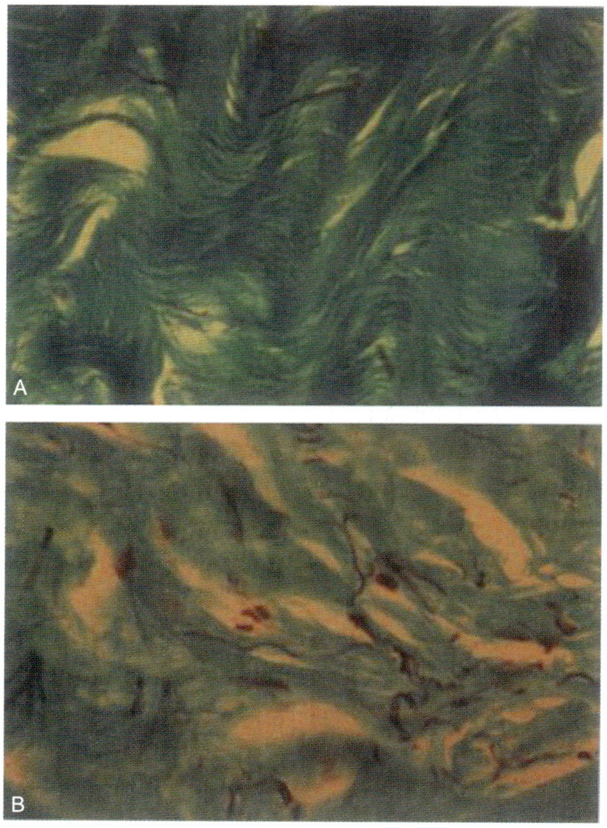

图 54-2-3 阴茎白膜显微照片
A. 正常白膜内胶原蛋白极化分布；B. 阴茎硬结白膜内胶原蛋白失极化排列，其间有弹性蛋白分布。绿色为胶原蛋白，黑色为弹性蛋白

阴茎硬结症在病程上分为两个阶段。第一阶段为活动期，也称为急性期，以炎症改变为主要特征，表现为阴茎疼痛、阴茎弯曲畸形和阴茎结节，一般持续 12～18 个月；少数患者在活动期没有疼痛表现，仅表现为阴茎弯曲，约占 1/3。第二阶段为静止期，也称为慢性期，发生于活动期后，患者在炎症消退的同时阴茎

疼痛逐渐消失，阴茎斑块和阴茎弯曲畸形趋于稳定，病理学表现为成熟稳定的瘢痕，斑块内可有钙化，而钙化的存在则被认为是斑块成熟的标志。患者在静止期常出现不同程度的勃起功能减退。

早期研究者认为阴茎硬结症是一种自限性疾病，多数病例随时间延伸可自行痊愈，很显然这一观点是错误的。1990 年，Gelbard 等发现只有 13% 的患者在未经治疗的情况下斑块完全消失，而 40% 会发生进展，47% 无变化。因为自行痊愈的几率很低，很多学者建议当阴茎硬结症明显影响性功能时，应给予治疗干预。Devine 等提出，治疗干预越早成功率越高（Gelbard et al., 2013）。

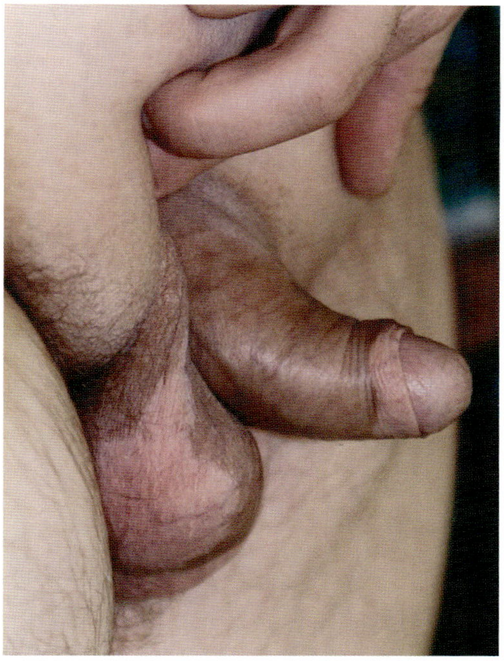

图 54-2-4　阴茎背侧弯曲畸形

三、临床表现

阴茎硬结症患者主要表现为阴茎疼痛、阴茎畸形、阴茎勃起缩短或缩窄、阴茎斑块或硬结形成以及勃起功能障碍。

在活动期患者常会感觉到持续性阴茎疼痛，勃起时更为明显，虽然这种疼痛并不剧烈，但往往会影响性功能。一些患者也会主诉在早晨或睡眠中常因勃起疼痛而醒来。当然，也有少数患者只有斑块或硬结而无阴茎弯曲和疼痛。在静止期炎症消退的同时，疼痛也会随之自然缓解。

阴茎畸形以各种方向的弯曲为主，可表现为阴茎向上（背侧弯曲）、向下（腹侧弯曲）或向侧方弯曲，少数可呈螺旋状（图 54-2-4 ~ 图 54-2-6），少数患者因为“阴茎外周环形斑块”而产生铰链样阴茎畸形（图 54-2-7）。多数阴茎弯曲仅在勃起状态下显现，畸形严重者在疲软状态下也可呈现。

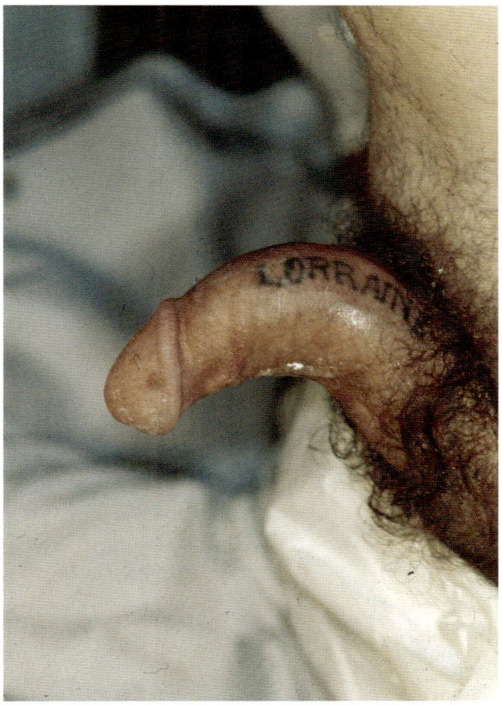

图 54-2-5　阴茎腹侧弯曲畸形

阴茎斑块或硬结可为单个，也可多发，呈团块状或索条状，可有轻触痛，一般不累及尿道海绵体。斑块或硬结通常位于阴茎弯曲侧的夹角处。

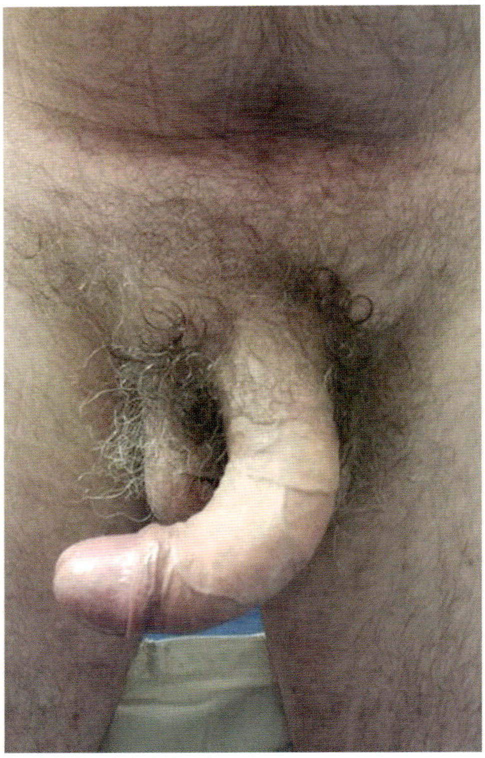

图 54-2-6　阴茎侧弯畸形

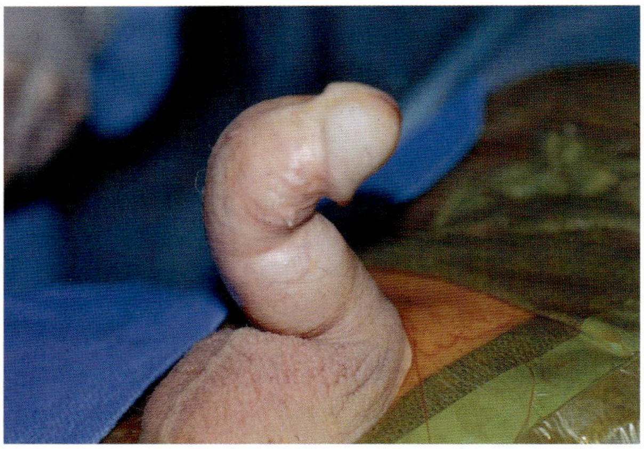

图 54-2-7　阴茎铰链样畸形

部分患者伴有勃起功能障碍，多为阴茎硬结症的晚期临床表现。勃起功能障碍与阴茎硬结症的关系目前尚难以确定，约 1/3 的阴茎硬结症患者有勃起功能障碍的表现，其中部分患者在诊断阴茎硬结症之前就已经存在勃起功能障碍，也有人将勃起功能障碍视为阴茎硬结症手术的并发症之一。阴茎硬结症引起勃起功能障碍的器质性原因主要有阴茎严重变形、连枷阴茎、阴茎血管功能受损等（图 54-2-8）。研究发现，阴茎硬结症伴发勃起功能障碍的患者更容易出现静脉漏的现象。

约 80% 的阴茎硬结症患者主诉有“心理影响”，这些心理问题会使勃起功能障碍的病情加重，如焦虑、对疾病的不理解及配偶的埋怨等，部分患者即使在疾病进入静止期或手术治疗成功后，心理问题仍然存在并继续影响其生活。

四、诊断

阴茎硬结症的诊断通过询问病史及查体常可确诊。

询问病史时，需问及发病形式（突发或慢性起病）以及发病时间。还需要询问患者先前有无接受阴茎手术，经尿道仪器检查或治疗，

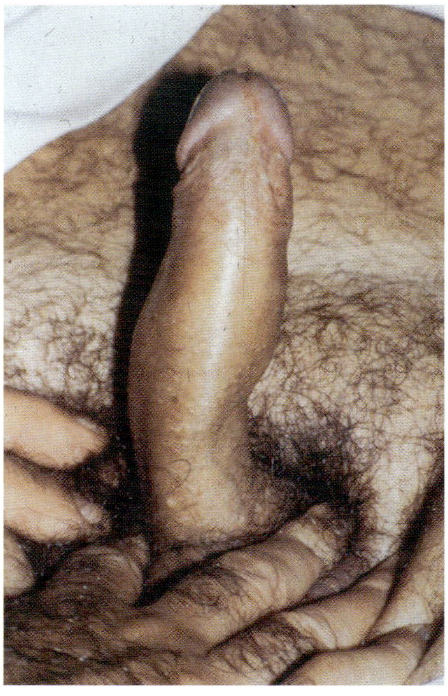

图 54-2-8　阴茎连枷样畸形

外伤，药物治疗或药物滥用，以及纤维瘤性病（包括 Dupuytren 挛缩及 Ledderhose 病）等。详细询问患者性心理史，对诊断也有一定的辅助作用。同时，不能遗漏患者的性生活情况，尤其是年轻患者，此类患者性生活较频繁，动作较激烈，经常采用一些可能损伤阴茎的性交体位。对此类患者，其病因可能主要是性交不当导致的阴茎反复损伤。

体格检查时，所有患者均有可触及的、边界清楚的斑块或硬结。斑块或硬结通常位于阴茎弯曲侧的夹角处，以阴茎背侧表面最为多见，在此处斑块或硬结直接与嵌插的纵隔纤维相连。体检时应在阴茎勃起状态下进行，必要时可提前在阴茎海绵体内注射血管活性药物（ICI），这样不仅可使斑块或硬结舒展开，还可让检查者能够触及到阴茎疲软时难以发现的斑块或硬结。在检出斑块或硬结的同时，需精确描述斑块或硬结的位置、大小和数量。体检时还应测量患者的阴茎长度和阴茎弯曲角度，并做详细记录。由于多数阴茎弯曲仅在勃起状态下显现，测量阴茎弯曲角度时也应在勃起状态下进行（图 54-2-9）。研究发现，患者自测的阴茎弯曲度数与实际测量度数有较大差异，54% 的患者高估了阴茎的曲度，低估者占 26%，只有 20% 的患者能够准确估计阴茎的曲度，与实际测量曲度差别在 5% 以内。

实验室检查对阴茎硬结症的诊断帮助不大。尽管有研究发现 HLA-B7 表面抗原常与阴茎硬结症同时存在，但并非该病的特异性标志物。

影像学检查的主要目的在于确定斑块或硬结内有无钙化存在。因为斑块钙化通常意味着斑块的成熟，一旦斑块钙化形成，则提示阴茎弯曲将不再进一步加重。常用的影像学检查包括 X 线平片、超声检查、海绵体造影和磁共振成像（MRI）等。阴茎 X 线平片有助于识别斑块内有无钙化，检查时应利用铅片遮挡睾丸，一般在最低射线照射量即可显示钙化斑块。阴茎超声检查通过特征性的回声不仅可以帮助医生了解斑块的大小、数量和准确位置，而且还可轻易验证斑块内钙化存在与否（图 54-2-10）。阴茎海绵体造影有助于辨别阴茎畸形的类型、弯曲的方向及角度（图 54-2-11）。MRI 技术尽管可以很好地显现斑块内的纤维组织，但却不能有效观察斑块钙化（图 54-2-12）。最近有学者应用锝 Tc^{99m} 人免疫球蛋白 G

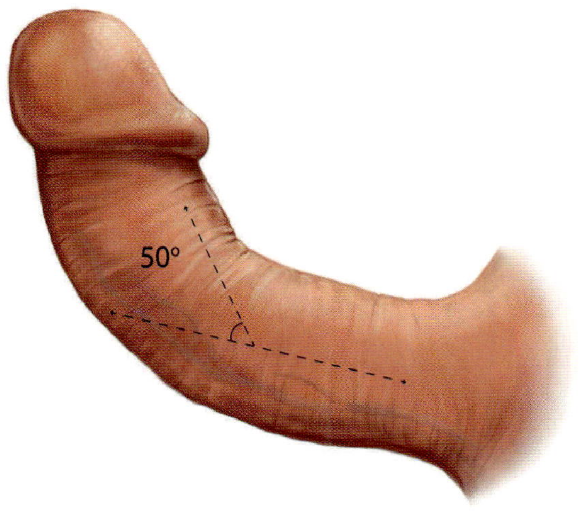

图 54-2-9 测量阴茎弯曲角度

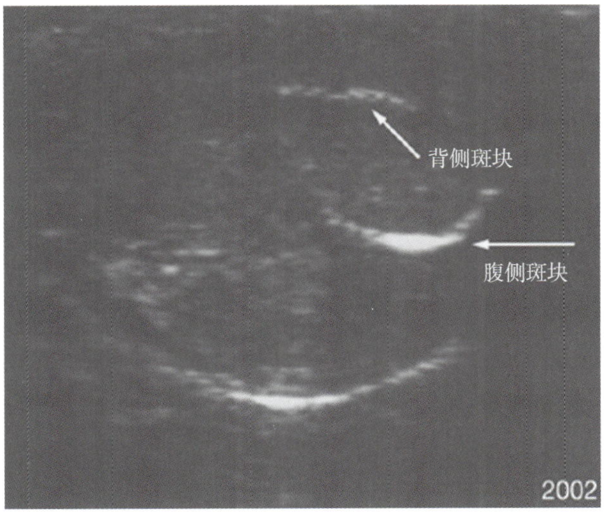

图 54-2-10 超声诊断阴茎硬结症

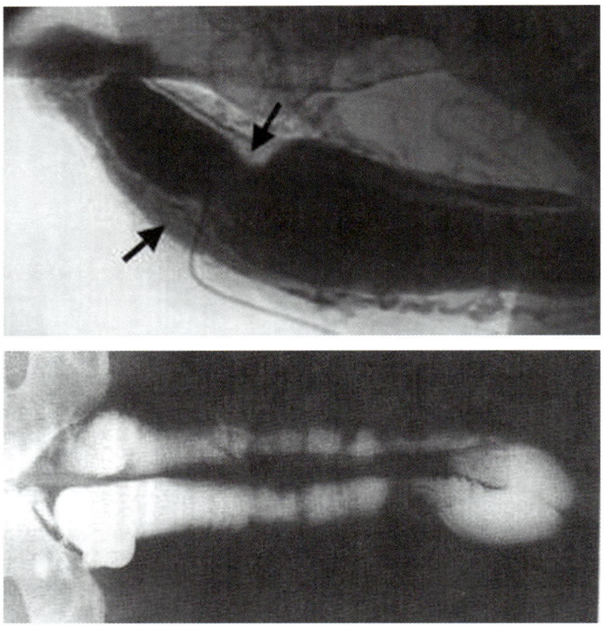

图 54-2-11　阴茎硬结症海绵体造影
左侧阴茎海绵体呈瓶颈型狭窄；右侧为连枷阴茎

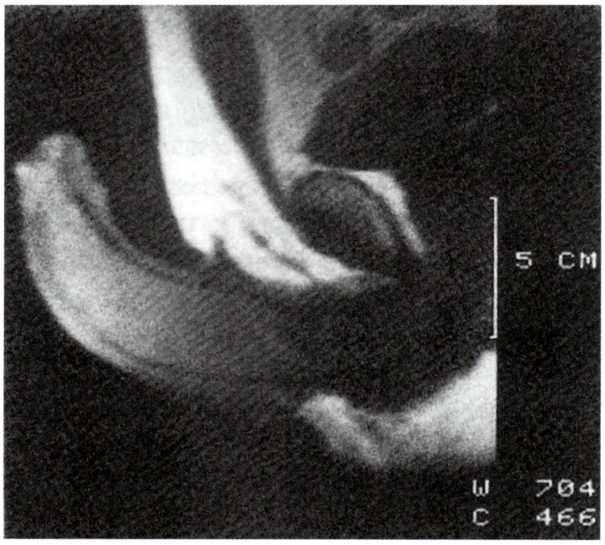

图 54-2-12　阴茎硬结症 MRI 显像

阴茎显像技术试图区分稳定期和不稳定期阴茎硬结症，结果发现锝 Tc^{99m} 人免疫球蛋白 G 主要聚集于不稳定期斑块内（Shenoy-Bhangle et al., 2012）。

对于合并勃起功能障碍的阴茎硬结症患者，术前勃起功能检查也必不可少。阴茎双功彩超（duplex ultrasonography）和阴茎海绵体造影有助于了解患者是否存在阴茎动脉供血不足或海绵体静脉闭合功能障碍。

五、治疗

（一）非手术疗法

阴茎硬结症首选非手术的保守治疗。一般来说，非手术疗法最适合于阴茎硬结症的早期患者，在此阶段斑块或硬结尚不稳定，纤维化程度仍有发展，而且尚未形成钙化。但是，对非手术疗法的疗效评判较为困难，需要采用安慰剂对照研究。目前仅有少量有关非手术疗法的研究采用了双盲对照法，其疗效尚待进一步验证。

1．维生素 E

Pryor 等发现，服用维生素 E 组与对照组之间在斑块大小、阴茎弯曲程度等方面并无显著改善（Pryor et al., 1979）。Gelard 的报道同样表明维生素 E 组与对照组相比，对勃起疼痛、阴茎弯曲程度及性交能力方面没有显著的治疗效果（Zarafonetis　et al., 1959）。但维生素 E 价格低廉、使用安全且具有一定疗效的特性仍使其使用广泛。建议剂量为 800 ~ 1000 U，分次口服。长期以来，普遍认为服用大剂量维生素 E 在一些个体中会引起华法林效应，治疗中需警惕患者发生抗凝效应的可能，如发生反应，应通知医生停止给药。另外，需警惕维生素 E 对心功能的影响。

2．对氨基苯甲酸

1959 年，Zarafonetis 和 Horrax 报道了对氨基苯甲酸钾（potaba）的使用（Zarafonetis et al., 1959）。此后，有小型单盲试验显示对氨基苯甲酸钾治疗阴茎硬结症有效。但也有研究显示，对氨基苯甲酸在改善阴茎疼痛方面疗效甚微。2005 年，Weidner 等挑选了 103 名患者进行研究，患者服药剂量为每次 3 g，每日 4 次，结果显示治疗组中弯曲度减少不显著，但斑块缩小明显。有趣的是，在安慰剂对照组中，阴茎弯曲加重，“病情恶化”发生率明显增高。对氨基苯甲酸的用量建议为每日 12 g，每 4 ~ 6 日为一个疗程。由于该药的胃肠道副作用和相对较高的价格，目前使用尚未普及（Larsen et al., 2011）。

3．他莫昔芬

他莫昔芬为非甾体抗雌激素类药物，在靶组织内可与雌激素竞争性结合雌激素受体。其治疗依据是通过抑制成纤维细胞释放 TGF-β，从而起到抗纤维化作用。1999 年，Telokon 等进行了一组小型的对照试验，发现他莫昔芬治疗组较安慰剂对照组并无显著治疗优势。但也有研究表明，他莫昔芬可使 80% 的患者减轻疼痛，35% 的患者阴茎弯曲减轻，34% 的患者硬结或斑块缩小。目前，他莫昔芬主要用于活动期患者的治疗，建议使用剂量为 20 mg，每日两次。

4．秋水仙素

秋水仙素具有四种功效：它能够与微管蛋白结合，并导致其解聚，从而抑制粒细胞移行和黏附。同时，秋水仙素能够破坏梭形纤维细胞，抑制细胞有丝分裂，从而达到有效的抗炎目的。另外，它可以阻碍精氨琥珀酸代谢中的脂氧化酶通路，进一步起到抗炎作用。最后，秋水仙素能够诱发胶原酶活性，减少胶原的合成。Gelbard 最先提出使用秋水仙素治疗阴茎硬结症，但未行双盲对照试验。1994 年，Akkus 等对 24 名阴茎硬结症患者做了一项无对照组研究，认为秋水仙素有一定的治疗效果。秋水仙素耐受性好，主要副作用是胃肠道反应，约 1/3 的患者服药后发生腹泻。目前秋水仙素已成为治疗活动期阴茎硬结症的一线药物，常规剂量为每日 3 次，每次 0.6 mg，餐后给药。

5．左旋肉碱

左旋肉碱可抑制乙酰辅酶 A，有助于损伤细胞的修复。2001 年，Biagiotti 和 Cavallini 比较了他莫昔芬（每日口服两次，每次 20 mg，服药 3 个月）和乙酰左旋肉碱（每日两次，每次 1 mg，服药 3 个月）对阴茎硬结症的治疗效果，结果发现左旋肉碱能够有效减轻疼痛，并限制疾病进展，较他莫昔芬更为安全、有效（Biagiotti et al., 2001）。但是，最近一项研究表明，单独应用丙酰左旋肉碱或联合应用维生素 E，与对照组相比在改善疼痛、阴茎弯曲程度、斑块大小方面并无显著优势。

6．磷酸二酯酶抑制剂

研究发现，阴茎斑块或硬结中磷酸二酯酶（PDE）表达增加，提示 PDE 抑制剂可能会对阴茎硬结症有一定效果。有报道称，作为非特异性 PDE 抑制剂，己酮可可碱在治疗阴茎硬结症方面具有较好疗效。动物研究发现，长期在小鼠体内给西地那非（磷酸二酯酶的一种），会抑制环磷酸鸟苷的降解，从而预防阴茎硬结症斑块的形成。

7．药物注射治疗

除口服药物治疗，阴茎硬结症还可通过斑块内注射药物进行治疗，常用的注射药物有胶原酶、维拉帕米、干扰素 α-2b、醋酸去炎松 A 和泼尼松龙等。

溶组织梭菌胶原酶（Xiaflex）是一种由溶组织梭状芽孢杆菌产生的注射用蛋白酶，通过水解胶原的三螺旋结构而使胶原沉积溶解，斑块内注射后可矫正阴茎弯曲畸形。由 FDA 批准的两项Ⅲ期随机、双盲安慰剂对照研究结果显示，与安慰剂注射相比，Xiaflex 斑块注射治疗可明显减轻阴茎弯曲畸形，缓解因畸形所致的心理影响（P=0.0037）。该方法适用于阴茎弯曲度 30° ~ 90° 、勃起功能良好（无论是否使用药物）的稳定性阴茎硬结症患者。副作用包括阴茎瘀斑、水肿、疼痛和白膜破裂等。

注射干扰素 α-2b 的副作用包括鼻窦炎、流感样症状和阴茎轻微肿胀等。注射维拉帕米的副作用包括阴茎淤伤、头晕、恶心和注射部位疼痛等。

8. 其他非手术疗法

除药物治疗外，各种物理疗法也有一定的疗效。放射疗法已被用于阴茎硬结症的治疗，但有研究表明这种治疗方式并没有显著改善患者病情，且存在癌变的风险，世界卫生组织目前一致认为应避免使用。1989 年，体外冲击波疗法也被用于阴茎硬结症的治疗，该疗法可有效缓解阴茎疼痛，但对矫正阴茎弯曲和缩小斑块帮助不大。此外，还有报道称真空勃起装置治疗阴茎硬结症具有良好效果，研究发现它可以抑制阴茎纤维化、软化斑块、降低阴茎弯曲度。但是，关于使用真空勃起装置治疗阴茎硬结症的研究仍不充分。

（二）外科治疗

外科手术仅限于病情稳定、斑块成熟的患者。“病情稳定”的含义是指疾病处于静止期（或慢性期），阴茎疼痛消失，弯曲度或其他阴茎畸形趋于稳定，经验丰富的医生查体时可触及成熟的斑块。一般认为，阴茎硬结症自起病后 12～18 个月进入稳定期，而在进入稳定期后至少 6 个月时才能实施手术。阴茎硬结症的外科治疗目的是矫正阴茎弯曲畸形和恢复正常性功能。手术方法包括阴茎弯曲矫形术和阴茎假体植入术。外科手术的适应证包括阴茎严重畸形，以及由于畸形阴茎所导致的勃起功能障碍妨碍正常性交的患者。

阴茎弯曲矫形术分为两类：一类是缩短弯曲对侧白膜的手术，包括 Nesbit 术、改良 Nesbit 术、白膜折叠术；另一类是延长弯曲侧白膜的手术，如补片移植术。缩短弯曲对侧白膜手术的缺点是会造成阴茎缩短，适用于病程大于 12 个月，病情稳定大于 3 个月的勃起功能正常（无论是否使用 PDE5i）的患者。延长弯曲侧白膜手术的缺点为破坏白膜完整性，适用于阴茎勃起功能正常、阴茎短小、严重阴茎弯曲或缩窄变形的患者。

Nesbit 术的要点是在弯曲对侧切除椭圆形白膜片，然后缝合白膜切口，通过缩短硬结对侧的海绵体，使两侧阴茎海绵体在勃起时对称等长。其缺点是缩短了部分阴茎长度，破坏了白膜的完整性。Lue 首先提出了阴茎白膜折叠术（16 点缝合法白膜折叠术，图 54-2-13），术中不切开阴茎白膜，仅折叠缝合弯曲对侧的白膜（Lue, 2000）。手术要点是：术中人工勃起，在阴茎弯曲对侧凸面中点两侧各取 4 点，形成两条平行于阴茎纵轴的结扎线以折叠白膜。白膜折叠术操作简单，是目前比较常用的手术方式，但同样会缩短阴茎，对阴茎硬结症患者效果较好，但对先天性阴茎弯曲患者的效果不能持久。

对于斑块较大或畸形复杂严重的阴茎硬结症患者，为避免或减少 Nesbit 术式和单纯白膜折叠术所致的阴茎缩短，可采取阴茎病变侧白

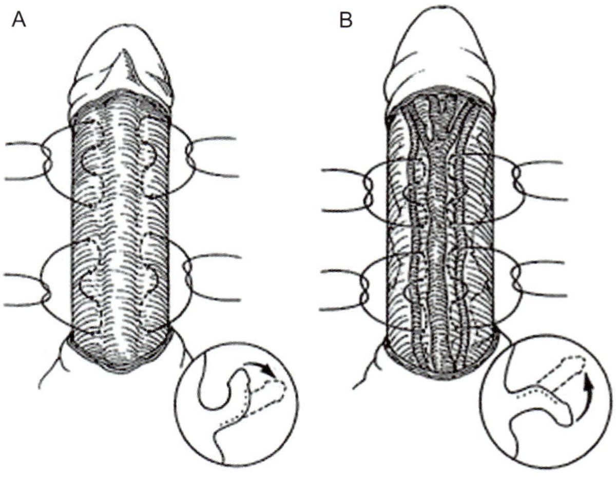

图 54-2-13　白膜折叠术（16 点缝合法）

膜延长的方法。这种方法需要在斑块切除或切开后，利用补片对白膜进行修补。曾使用过的补片材料包括：自体补片，如自体真皮、静脉补片（图 54-2-14）、阔筋膜、睾丸鞘膜等；合成材料补片，如 Cortex、硅胶、涤纶；尸体来源补片，如人心包；动物来源补片，如猪小肠黏膜下层（SIS）等。阴茎硬结症的斑块有时范围较大，切除白膜过多则会导致术后勃起功能障碍（12%～100%）。此外，补片移植术后常见问题还包括矫正不全或复发、感觉丧失或持续疼痛、移植部位膨出（图 54-2-15）、移植部位凹陷或老化变形等（Lue et al., 1998）。

世界卫生组织第二次国际性功能障碍咨询大会阴茎硬结症委员会一致认为：应用阴茎假体治疗老年男性血管损伤、勃起功能障碍以及后天性阴茎畸形值得信赖。因此，阴茎假体植入不仅矫正阴茎硬结症所致的阴茎畸形，只要谨慎使用还可以同时治疗阴茎硬结症合并的严重勃起功能障碍。以前首选半硬式阴茎假体，但随着科技的发展，现在三件套可膨胀性阴茎起勃器则更受青睐。对于那些合并重度勃起功能障碍的阴茎弯曲畸形患者，阴茎假体植入术是其最佳选择。

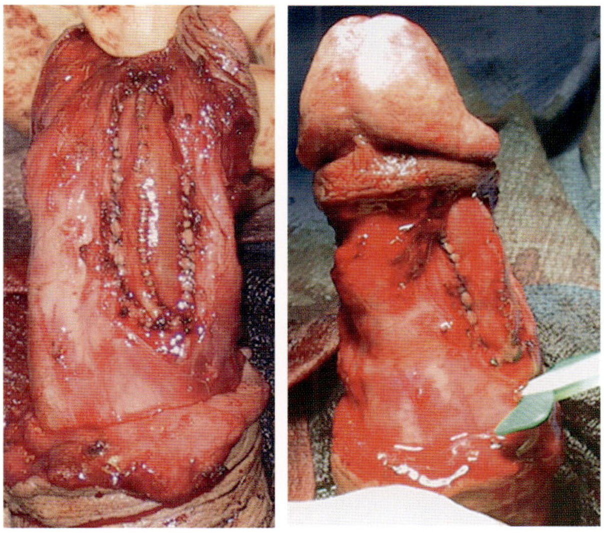

图 54-2-14 大隐静脉补片修补缺损白膜

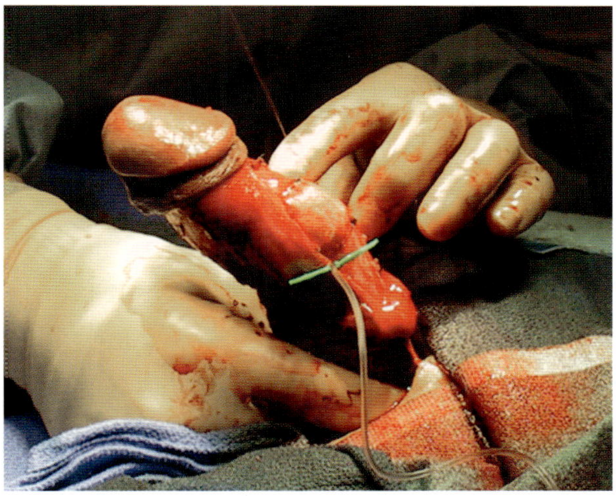

图 54-2-15 植片膨出

第三节 阴 茎 结 核

一、概述

结核病被认为是一种在世界上播散范围最广、肆虐时间最持久的人类传染病。人身上任何器官都可以感染结核，在全球范围内没有一个国家能够彻底根除结核病。但是，阴茎结核却相当罕见，即使在结核病高发的国家也不多见，而在结核病非流行地区则更不容易获得诊断，很多医生对该病的临床表现、诊断和治疗一无所知。

在所有男性生殖器官结核病例中，常见的

发病部位有附睾（占 42%）、精囊（占 23%）、前列腺（占 21%）、睾丸（占 15%）和输精管（占 12%），而阴茎结核所占比例还不到 1%。首例阴茎结核由 Fournier 于 1848 年报道，其后陆续有零星报道，国内报道较少。阴茎结核可为原发性，亦可继发于其他部位的结核，文献中报道最多的为原发性阴茎结核。

二、病因与发病机制

结核菌属分枝菌属，主要致病菌株为人型杆菌和牛型杆菌。除了结核分枝杆菌以外，其他分枝杆菌也可引起阴茎结核。与其他所有结核感染一样，阴茎结核也分为原发性和继发性。原发性阴茎结核多因直接接触结核杆菌而致病，如女性子宫颈结核或子宫内膜结核可通过性交直接感染阴茎，阴茎接触结核杆菌污染的衣物也可发病。很多年前，包皮环切作为一种宗教仪式，手术者通常需要吮吸环切后的阴茎，而当时很多手术者都是结核病患者，因此阴茎结核曾被认为是包皮环切的常见并发症。继发性阴茎结核则大多数由泌尿、生殖器官结核直接或经淋巴道蔓延而来，如继发于肾结核、精囊结核、前列腺结核或附睾结核等。

三、病理

病变早期为结核结节，以后成为溃疡，溃疡边界清楚，周边硬，基底部有干酪样坏死或肉芽组织。溃疡形状不规则，边缘呈潜入性，溃疡表面有脓苔，不易剥除，无触痛。溃疡逐渐扩大可侵及阴茎头全部，腹股沟淋巴结可继发结核性感染。海绵体结核多表现为结节性增生，纤维组织可使阴茎变形弯曲，也可表现为伴有溃疡的阴茎海绵体炎。经久不愈的溃疡以后可演变成结核瘘管，如伴有结核性尿道炎可发生尿道狭窄。阴茎结核有时会与阴茎癌、性病下疳混淆，需要通过活体检查，或溃疡面分泌物细胞培养查出结核杆菌。

四、临床表现

阴茎结核多见于幼年及青年人。发病可以在阴茎皮肤表面，也可以在阴茎海绵体内，或与尿道结核同时存在。病变始发位置多位于阴茎头、冠状沟、阴茎系带或尿道外口处。归纳起来，阴茎结核可有以下临床表现：

（1）龟头背侧和（或）包皮处小溃疡（无痛或疼痛）；

（2）阴茎表面多发性小溃疡灶；

（3）阴茎头逐渐增大的溃疡灶；

（4）阴茎皮肤或皮下结节；

（5）阴茎硬结；

（6）阴茎肿胀；

（7）勃起功能障碍；

（8）通常无尿路症状；

（9）继发性阴茎结核患者既往可能有肺结核病史；

（10）阴茎溃疡灶有分泌物渗出；

（11）在阴茎头或包皮内板处出现肿块或结节，与阴茎癌类似；

（12）腹股沟淋巴结有时可触及肿大。

五、辅助检查

1. 血常规

淋巴细胞计数正常或升高，血沉正常或升高。

2. 生化

血清尿素氮、电解质、肝功能和血糖一般正常。

3. 尿常规及尿培养

通常结果正常，一般无革兰阳性或革兰阴性细菌生长。如同时合并肾结核和泌尿生殖道结核，尿液中白细胞会有增多，结核菌培养可能呈阳性。

4．结核菌素试验

可呈强阳性，但有时也可呈阴性。

5．酶联免疫吸附试验 /PCR

常为阳性。

6．细菌学涂片和培养

病灶分泌物或活检组织涂片，显微镜下有时可找到分枝杆菌和肉芽肿；病灶分泌物或活检组织抗酸杆菌培养阳性有助于确诊结核。

7．胸部 X 线检查

患者以及与其有密切接触者均应行胸部 X 线检查，以了解有无肺结核。

8．超声检查

应用价值有限，主要为了了解患者及密切接触者有无泌尿生殖道结核，重点检查肾、睾丸、附睾和精囊，同时还应关注盆腔和腹股沟区有无增大淋巴结。对于女性配偶，应检查子宫内膜有无异常。

9．CT 检查

患者及密切接触者需要行腹部、盆腔和胸部扫描，以了解有无肺结核和肺外结核，检查腹股沟区有无增大的淋巴结。

10．MRI 检查

扫描的部位与目的与 CT 检查相同。

11．组织学检查

阴茎病变活组织检查可明确病灶中有无干酪样坏死组织和抗酸杆菌。

六、诊断与鉴别诊断

阴茎结核临床上较为罕见，病史、症状和体征并无特殊之处，确诊主要依靠病理学和细菌学检查。

阴茎结核需要与阴茎癌、肉芽肿性梅毒溃疡、生殖器疱疹、腹股沟肉芽肿、HIV 等疾病相鉴别。

七、治疗

阴茎结核应用一线抗结核药物治疗通常效果良好，少数多重耐药的患者可采用二线抗结核药物治疗，通常有效。对于结核菌培养阳性的患者，应依据药敏试验结果选择敏感的抗结核药物。治疗疗程为 6 个月，治疗结束后尽可能在原结核病灶位置再次活检，已明确结核是否完全治愈。与患者密切接触者经检查如有结核感染，也需要给予正规的抗结核治疗。

（宋卫东）

参考文献

吕福泰. 阴茎硬结症. 见: 郭应禄，胡礼泉主编. 男科学. 北京: 人民卫生出版社, 2004: 1636-1642.

杨勇. 阴茎疾病的诊断和鉴别诊断. 见: 葛宏发，李慎勤主编. 泌尿外科疾病诊断和鉴别诊断. 北京: 人民卫生出版社, 2001: 465-466.

Akkus E, Carrier S, Baba K, et al. Structural alterations in the tunica albuginea of the penis: impact of Peyronie's disease, ageing and impotence. British Journal of Urology, 1997, 79(1): 47-53.

Atasever A, Bacakoglu F, Toz H, et al. Tuberculosis in renal transplant recipients on various immunosuppressive regimens. Nephrology Dialysis Transplantation, 2005, 20(4): 797-802.

Baveja CP, Vidyanidhi G, Jain M, et al. Drug-resistant genital tuberculosis of the penis in a human immunodeficiency virus non-reactive individual. Journal of Medical Microbiology, 2007, 56(5): 694-695.

Biagiotti G, Cavallini G. Acetyl-L-carnitine vs tamoxifen in the oral therapy of Peyronie's disease: a preliminary report. BJU international, 2001, 88(1): 63-67.

Edwards S, Bunker C, Ziller F, van der Meijden WI. 2013 European guideline for the management of balanoposthitis. Int J STD AIDS, 2014, 25(9): 615-626.

Gelbard M, Goldstein I, Hellstrom WJ, et al. Clinical efficacy, safety and tolerability of collagenase clostridium histolyticum for the treatment of peyronie disease in 2 large doub le-blind, randomized, placebo controlled phase 3 studies. J Urol, 2013, 190(1): 199-207.

Holt LE. Tuberculosis acquired through ritual circumcision. The Journal of the American Medical Association, 1913, 61(2): 99-102.

Kar JK, Kar M. Primary tuberculosis of the glans penis. Journal of Association of Physicians of India, 2012, 60(8): 52-53.

Kashima M, Mori K, Kadono T, et al. Tuberculide of the penis without ulceration. British Journal of Dermatology, 1999, 140(4): 757-759.

Larsen SM, Levine LA. Peyronie's disease: review of nonsurgical treatment options. The Urologic clinics of North America, 2011, 38(2): 195-205.

Lue TF, El-Sakka AI. Venous patch graft for Peyronie's disease. Part I: technique. J Urol, 1998, 160(6 Pt 1): 2047-2049.

Lue TF. Erectile dysfunction. The New England journal of medicine, 2000, 342(24): 1802-1813.

Minami M, Wakimoto Y, Matsumoto M, et al. Characterization of Streptococcus pyogenes isolated from balanoposthitis patients presumably transmitted by penile-oral sexual intercourse. Curr Microbiol, 2010, 61(2): 101-105.

National Institute for Health and Clinical Excellence (NICE). Psoriasis: the assessment and management of psoriasis. London (UK): National Institute for Health and Clinical Excellence (NICE); 2012 Oct. 61 p. (NICE clinical guideline; no. 153).

Pandya I, Shinojia M, Vadukul D, Marfatia YS. Approach to balanitis/balanoposthitis: Current guidelines. Indian J Sex Transm Dis, 2014, 35 (2): 155-157.

Pryor JP, Fitzpatrick JM. A new approach to the correction of the penile deformity in Peyronie's disease. J Urol, 1979, 122(5): 622-623.

Rao A and Bunker CB. Male genital skin biopsy. Int J STD AIDS, 2011, 22: 418-419.

Rossi R, Urbano F, Tortoli E, et al. Primary tuberculosis of the penis. Journal of the European Academy of Dermatology and Venereology, 1999, 12(2): 174-176.

Shenoy-Bhangle A, Perez-Johnston R, Singh A. Penile imaging. Radiol Clin North Am, 2012, 50(6): 1167-81.

Venyo AK. Tuberculosis of the penis: a review of the literature. Scientifica, 2015, (2): 601624.

Zarafonetis CJ, Horrax TM. Treatment of Peyronie's disease with potassium para-aminobenzoate (potaba). J Urol, 1959, 81(6): 770-772.

阴 茎 损 伤

第一节 概 述

因阴茎位置隐蔽，易于移动，故造成阴茎损伤的机会较少，因此，阴茎损伤较少见，但在男性生殖系损伤中，阴茎损伤则占50%。由于解剖关系，阴茎损伤多与尿道损伤同时存在。因此，遇到有阴茎损伤时，必须检查有无尿道损伤，以便同时处理，并应注意保持阴茎的形态，以避免影响排尿和性功能。阴茎损伤（injury of penis）可分为：阴茎挫伤（coutusion of the penis）、阴茎折断（fracture of the penis）、阴茎血管损伤（injury of phallic blood vessel）、阴茎脱位（dislocation of penis）、阴茎绞窄（strangulation of penis）、阴茎皮肤撕脱伤（avulsion injury of phallic skin）和阴茎横断（transection ofpenis）等（Bitsch et al., 1990）。鉴于各种损伤范围和损伤程度不同，临床表现各异，其治疗方法亦不尽相同。

一、病因

1. 直接暴力

当阴茎勃起时，受到直接暴力（如打击、骑跨、被踢、挤压等）时，阴茎被挤于体外硬物或耻骨弓之间，容易损伤，严重者可导致阴茎折断。

2. 锐器切割

阴茎被各种锐器切割所致。

二、分类

阴茎发生损伤时，临床上根据有无皮肤损伤，可分为闭合性损伤和开放性损伤两种类型（Fergany et al., 1999）。

（一）闭合性阴茎损伤

闭合性阴茎损伤无皮肤创口，常由于对阴茎的直接暴力所致。可造成阴茎挫伤、阴茎折断、阴茎绞窄和阴茎脱位。主要原因是骑跨伤、踢伤、拐折伤。阴茎折断多在阴茎勃起状态下直接外力作用造成白膜及阴茎海绵体破裂，大多数是在阴茎勃起时撞击或弯折所致，其中用手自慰性屈曲所致最为常见，其次为粗暴性交所致。阴茎脱位多系阴茎疲软状态受前方暴力（如骑跨栏栅、木桩）作用于阴茎根部，使阴茎脱离原来的位置，移至腹壁、阴囊、腹股沟皮下，常伴有尿道损伤及尿外渗。阴茎绞窄多系戏耍、性欲怪癖、精神失常或为控制尿失禁而将阴茎用细绳、橡皮带扎紧或用塑料环、金属环套入阴茎，导致阴茎血液循环障碍，远端肿胀甚至坏死（Gedik et al., 2011）。

（二）开放性阴茎损伤

其原因多为刀割伤、刺伤、枪弹伤、牲畜

咬伤，阴茎卷入机器导致皮肤撕脱伤。精神病患者自伤或他伤也偶有发生。可导致阴茎离断伤、阴茎皮肤损伤等。有时粗暴的性行为可发生包皮及其系带的撕裂伤，造成包皮的裂口和出血（García Gómez et al., 2012）。

第二节 损伤机制

一、阴茎挫伤

多为皮肤挫伤，阴茎皮肤肿胀，皮下出血，也可出现皮下血肿或海绵体内血肿。有时合并前尿道的挫伤（Heng et al., 2003）。

二、阴茎折断

阴茎折断也称海绵体外伤性破裂，是指阴茎在勃起状态下受直接外力作用造成白膜及海绵体的破裂，58%～94% 与性交有关（Ibrahiem et al., 2010）。是严重的阴茎闭合性损伤，是泌尿外科的急症，约占急诊患者的 1/175 000。阴茎折断多见于 20～40 岁的青壮年，多因不正确的手淫方式或粗暴的性交引起，尤以女上位多见（Koifman et al., 2010）。女方上位的损伤和阴茎的解剖有关，固定阴茎的韧带主要是阴茎悬韧带和阴茎系韧带，这两种韧带将阴茎根部牢固地固定在耻骨联合的前方，以阴茎悬韧带为主，阴茎悬韧带位于阴茎系韧带的深部，呈三角形，由致密的纤维构成。所以阴茎勃起后阴茎悬韧带张力和牵拉，能使胀大的阴茎与站立的身体保持 90°～120°，阴茎向上可紧贴腹壁，悬韧带处于无张力状态，向下保持水平位或略向上翘起，如果向下搬动阴茎，韧带就起着牵拉的作用。韧带张力大，会给人一种不适感，如果女上位，特别是坐位身体极度后仰就会使与身体成 90° 以上的阴茎成角而造成损伤，尤其男方处于被动状态，阴茎突然急速弯曲成角是阴茎损伤的主要原因（Minns et al., 2011; Mydlo et al., 2001）。

此外，阴茎勃起时，阴茎海绵体血流量增加 7～8 倍（Patel et al., 2006），阴茎海绵体膨胀变硬，白膜明显变薄而张力较大，钝性外力作用于阴茎时，可导致一侧阴茎海绵体白膜破裂，左右侧发生率无明显差别，一般不超过海绵体周径的 1/2。仅有少数 2 个海绵体白膜同时破裂，甚至海绵体组织折断。阴茎折断的发病机制为：阴茎皮下无脂肪层，由浅、深筋膜组成，浅筋膜（Colle 筋膜）疏松，与下腹壁和会阴浅筋膜相延伸，深筋膜（Buck 筋膜）紧密附着于白膜上，阴茎疲软时白膜厚度 2.4 mm，阴茎勃起时白膜厚度仅 0.25～0.5 mm（Peay et al., 2009），并失去弹性，脆性增加。当阴茎勃起受到外力作用，膨胀海绵体向下或侧方剧烈折弯产生白膜破裂，合并 Buck 筋膜破裂时，肿胀明显，并可波及会阴和下腹壁。白膜破裂初期，海绵体内血液压力较高，出血、肿胀迅速，且疼痛剧烈，随着海绵体疲软、血液压力骤减，积聚在富含纤维的筋膜中血液容易形成局部血肿，此后阴茎肿胀为血液向周围的渗漏与水肿，其周围区域的青紫与肿胀组织中而不易形成血肿。因此，在突然受到暴力打击时，易发生阴茎白膜或海绵体破裂，甚至尿道海绵体也发生破裂，而致尿道损伤。阴茎折断伴有尿道损伤占 1%～38%（Pinggera et al., 2009; Suttle et al., 2009; Wang et al., 2011）。但血肿会仅局限于白膜破裂口周围。阴茎折断的部位以根部最多，中央部次之，前部罕见。王小林等报道 14 例阴茎折断，破裂口位于阴茎近端 10 例，位于阴茎远端 4 例。Zargooshi 报道 172 例阴茎折断患者，其中大多数患者损伤部位多位于阴茎近端（Zargooshi, 2000）。

三、阴茎血管损伤

阴茎血管损伤是指阴茎背浅或深静脉的破裂，临床上少见，其临床表现类似阴茎破裂。

四、阴茎脱位

当阴茎疲软时外力作用于阴茎根部导致阴茎、耻骨韧带以及支持组织撕裂，使阴茎移位至会阴部或腹部的皮下，若外力持续作用，可使阴茎从冠状沟部呈环状撕脱，脱离原来皮肤覆盖，而阴茎被推移至阴囊、会阴、腹股沟、下腹或大腿根部内侧的皮下，伴有血肿、尿道损伤。

五、阴茎绞窄

因细绳、橡皮带、线、头发及有孔的固体物品（包括非金属和金属）等，将阴茎或阴茎阴囊一并套入，导致套入的阴茎远端或阴茎阴囊的血液循环障碍。这些物品包括塑料制品、钢环、轴承、铁螺母、垫圈、婚戒、瓶子、橡皮筋，甚至槌骨头等均有报道。如单纯套扎阴茎，开始仅阻碍阴茎浅静脉的回流，逐渐造成阴茎远端皮肤和皮下组织高度水肿，继而阻碍动脉血流后，远端组织很容易发生坏疽，如有排尿困难可合并尿道破裂或尿瘘。如阴茎阴囊同时套入，除阴茎的上述改变外，阴囊皮肤水肿、淤血。

六、阴茎皮肤撕脱伤

由于阴茎及会阴皮肤移动性大，皮下组织松弛，此外，男性外生殖器暴露，转动的机器皮带可将衣服与阴毛、皮肤绞缠、扭转、牵拉致使阴茎、阴囊皮肤一并撕脱。撕脱的范围大多数是阴茎、阴囊皮肤同时撕脱，有时波及会阴，也可单独撕脱阴茎或阴囊皮肤。一般情况下阴茎撕脱组织的分离层面在 Colles 筋膜与 Buck 筋膜之间，多自阴茎阴囊交界处至阴茎冠全部撕脱，遗留少许包皮内板。

七、阴茎横断伤

阴茎横断伤亦称阴茎离断伤，临床少见，1929 年 Ehrich 首次报道，至 1985 年文献已报道 50 多例，国内从 1964 年至 2009 年共报道 72 例。主要致伤原因有：刑事纠纷、自伤、被狗咬伤、工业事故等，后者多见于机械性损伤、枪伤、爆炸伤等。自伤者均有不同程度的精神失常。国外报道 80% 以上的阴茎离断伤者由精神障碍及性心理障碍自残所致，并有再植后重复自伤的报道。可出现阴茎部分或完全离断，同时伴尿道损伤大出血。牲畜咬伤所致阴茎损伤，其阴茎远端往往缺损，无法行再植手术。

第三节 诊　断

对阴茎损伤的诊断，一般根据外伤史及阴茎疾病损伤情况，如皮肤淤血斑、裂口、出血、皮肤撕脱、阴茎肿胀弯曲变形等表现，不难做出诊断。

一、外伤史

阴茎损伤均有明确外伤史，根据致伤原因和致伤方式可初步判断阴茎损伤性质和类型。如挫伤多有直接暴力作用于阴茎。阴茎折断常于阴茎勃起状态下阴茎折曲，在阴茎白膜及海绵体发生破裂的瞬间 可听到折断的响声，伴剧痛，随即勃起的阴茎疲软。阴茎脱位常有外力作用于阴茎根部而至阴茎移位。阴茎绞窄常有用不同物品套扎阴茎史。阴茎皮肤撕脱有被机器绞伤牵拉的病史。阴茎开放性伤则有被 刀刺伤、爆炸、枪伤、牲畜咬伤的病史，只要详细询问外伤史，均可得出初步诊断。

二、临床表现

（一）阴茎挫伤

阴茎皮肤水肿、瘀斑、肿胀。同时可见因皮下水肿，如合并尿道挫伤可有排尿困难，尿道滴血。

（二）阴茎折断

阴茎勃起状态下遭受暴力曲折可听到“啪”的折断声，阴茎随即变软，剧烈疼痛，阴茎因白膜及海绵体破裂而出血，阴茎迅速肿大、青紫淤血。若为一侧海绵体破裂，阴茎弯向对侧或扭曲，远端呈“鱼钩状”（图 55-3-1，图 55-3-2）。合并阴茎筋膜破裂时，除阴茎出现血肿外，在阴囊、会阴及下腹部均可出现皮下淤血。因血肿压迫常伴有排尿困难。合并有尿道损伤时常伴有尿道口滴血、肉眼血尿及尿外渗。

（三）阴茎脱位

阴茎在疲软状态下其根部遭受外力推挤，

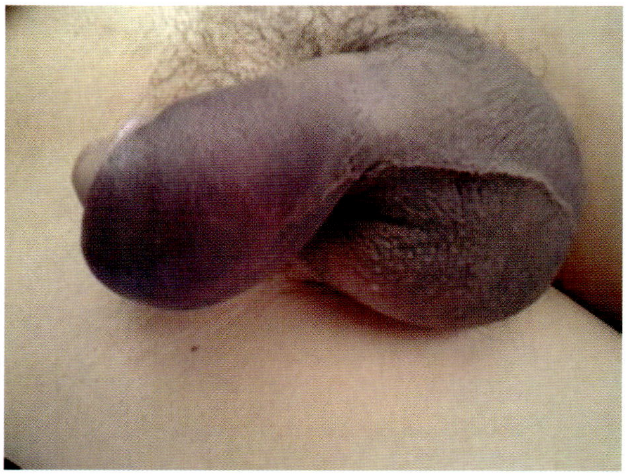

图 55-3-1　阴茎破裂，皮下淤血

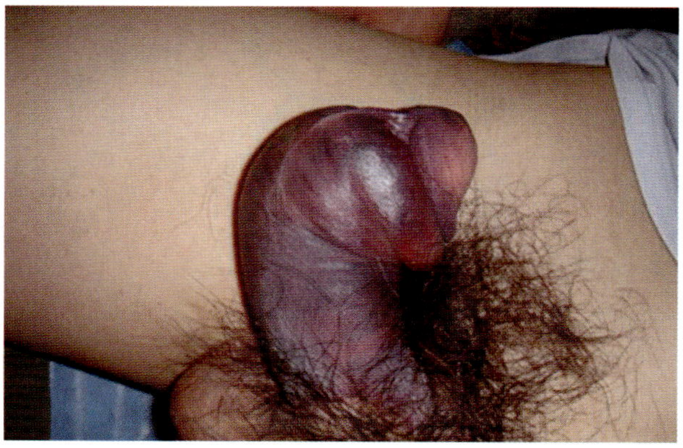

图 55-3-2　阴茎破裂，远端呈鱼钩状

致阴茎移位，一般表现为阴茎剧烈疼痛，周围软组织肿胀、皮下血肿。阴茎可移位于阴囊部、会阴部，腹股沟区、下腹部，甚至大腿根部内侧皮下，可在相应的部位皮下发现或出具脱位的阴茎，存留原位的包皮分离，空虚无物（图 55-3-3），伤后可出现血尿。阴茎脱位常合并尿道损伤伴有排尿困难和尿外渗，甚至发生会阴部血肿。彩色超声、CT 或 MRI 检查可发现阴茎所在部位，将有助于诊断（阿衣努尔·买买提力等，2007）。

（四）阴茎绞窄

阴茎被各种环形物套扎或线性物捆扎后，其远端皮肤和皮下组织高度水肿而胀大，伴有剧烈疼痛（图 55-3-4 ~ 图 55-3-6）。如未能及时解除绞窄，水 肿逐渐加重则阻碍动脉血流后，受阻远端逐渐发生缺血、坏死改变（图 55-3-7）。如绞窄远端阴茎表面皮肤色泽变化、厥冷，疼痛加剧，感觉迟钝，表明感觉神经受影响。如感觉神经坏死后，痛觉减弱。阴茎嵌顿除皮肤糜烂外，早期排尿可不受影响，阴茎高度水肿压迫尿道可产生排尿困难或尿瘘。在检查时要特别注意阴茎上有无捆扎物，因高度水肿后，有时嵌入组织内的纤细捆扎物难以辨认。

目前将阴茎绞窄分为以下 5 级。① 1 级：单纯的阴茎远端包皮水肿不伴有阴茎皮肤的溃疡和尿道的损伤；② 2 级：有皮肤的损伤和海绵体的受压，但无尿道损伤，阴茎包皮水肿伴有感觉下降；③ 3 级：尿道有损伤但无尿瘘，阴茎远端感觉丧失；④ 4 级：尿道海绵体断裂形成尿瘘，阴茎海绵体进一步受压伴有感觉丧失；⑤ 5 级：阴茎远端坏死和自行离断。

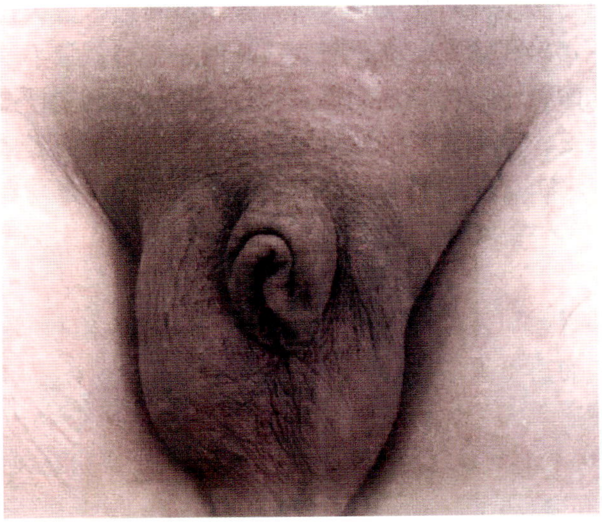

图 55-3-3 阴茎脱位外观，在阴茎阴囊区留有包皮

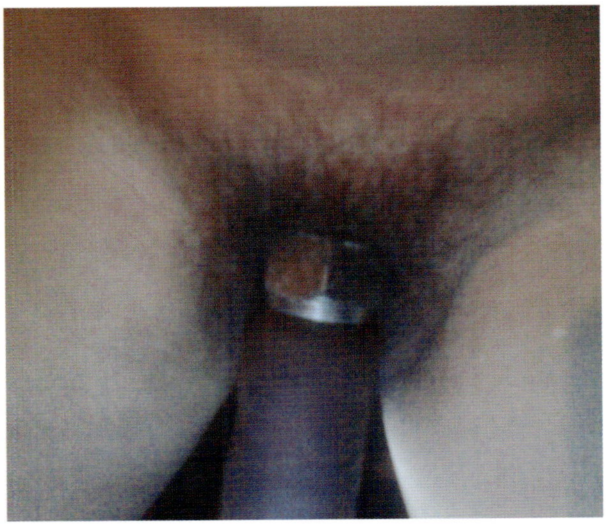

图 55-3-4 金属夹套入阴茎

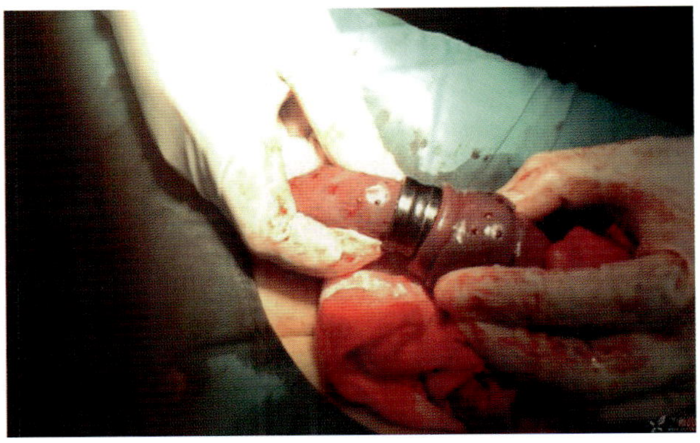

图 55-3-5 金属环放置阴茎体部

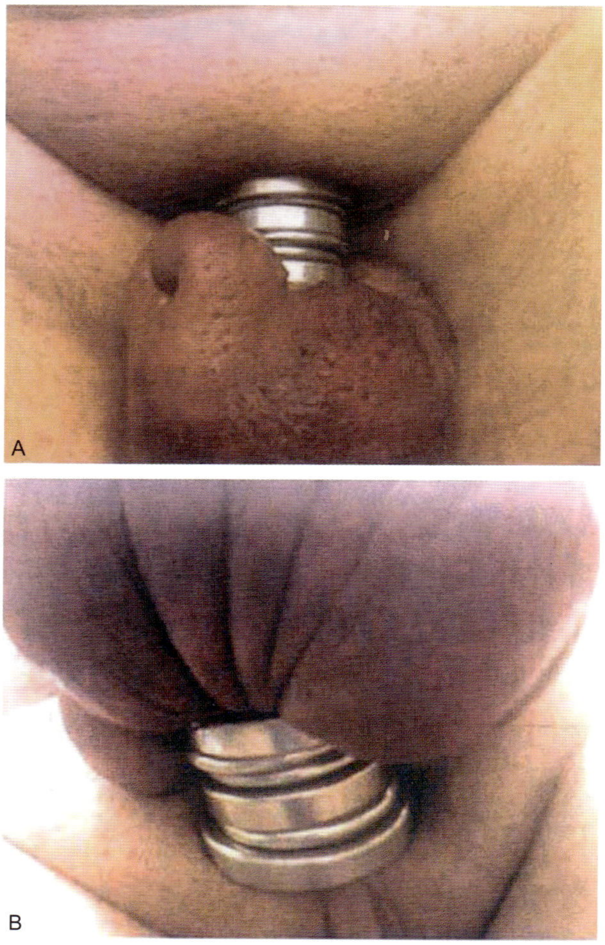

图 55-3-6 多个金属环放置阴茎和阴囊根部，显示阴茎阴囊钳闭

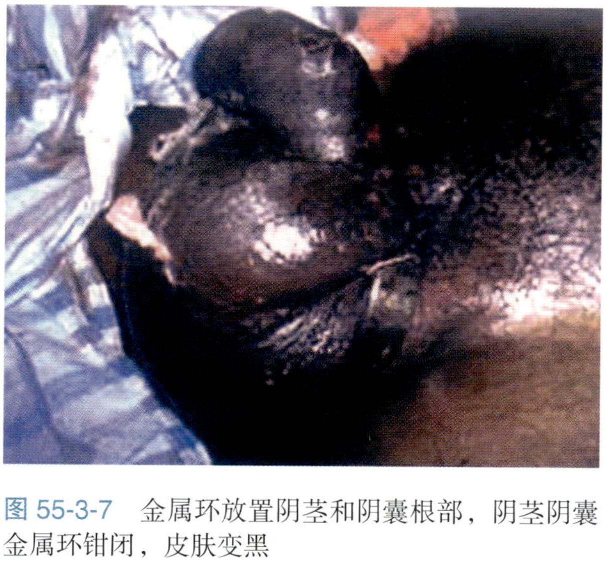

图 55-3-7 金属环放置阴茎和阴囊根部，阴茎阴囊金属环钳闭，皮肤变黑

（五）阴茎皮肤撕脱伤

阴茎皮肤撕脱的皮片多以阴部为顶点，阴茎根部或耻骨联合为基底边的三角形，深达会阴浅筋膜与白膜之间，一般不累及阴茎海绵体、尿道和睾丸。完全撕脱可导致阴茎体裸露。

（六）阴茎横断

阴茎横断即阴茎离断，阴茎离断后，因失血较多，患者面色苍白、四肢冰凉、血压下降、疼痛剧烈，出现休克。离断阴茎残端明显出血，且不易止血。离断远端如为外伤或动物咬伤则创面不整齐，挫伤明显，刀剪切割伤，则创面整齐，再植易于成活。部分横断可见部分远端残留，创面可深达海绵体、尿道。完全横断仅见阴茎近段残留，有时伤者或护送人员可将完全离断的远段阴茎一同送达医院（图 55-3-8）。但由牲畜咬伤或爆炸伤所致阴茎离断伤者，其残端往往不整齐。

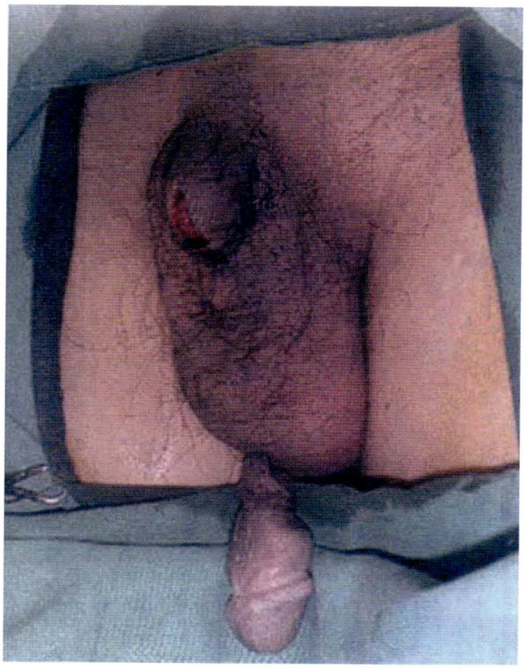

图 55-3-8 阴茎离断伤

三、影像学诊断

对阴茎闭合性损伤，根据病史及体格检查诊断并不困难，关键在于对阴茎损伤的部位和程度做出精确判断（郭小文等，2011）。阴茎海绵体造影可帮助明确破口的部位、大小，还可以帮助判断是否有对侧海绵体或尿道的损伤。Beysel 等对阴茎折断诊断中阴茎海绵体造影术的价值进行了评价，该诊断方法的准确率为 95%，误诊率为 15%（何庆伟等，2008）。但血肿常掩盖尿道损伤的 X 线表现，同时阴茎海绵体造影有造成患者过敏、感染的危险。此外，该方法是一种有创性检查，由于造影剂外渗，可以引起更为严重的海绵体纤维化，影响阴茎勃起功能，所以不宜作为常规检查（江山等，2002）。

1．超声

白膜破裂时在声像图上表现为阴茎皮肤层明显增厚，呈低回声，显示强回声的连续性白膜中断，海绵体呈较均质低回声，连续性完整。由于海绵体及白膜破裂出血并形成血肿，在海绵体的均质低回声内可见不规则无回声区，不规则无回声区从白膜破裂处延伸至白膜外。此外阴茎皮肤层内见局限性无回声区，界清尚规整，内部透声较差，同时可见密集点状等回声为积血。因超声具有高分辨率，高频探头可为临床提供术前较准确的定性及定位性诊断。此外，超声检查可免除过敏、感染的弊病，而且可以反复追踪血肿的动态变化，为临床治疗方案的确定提供客观的指标，是临床术前的一种无创伤性、快捷的良好检查方法（孔令宇等，2000；刘跃江等，2008；梁庆祖等，2005）。

2．MRI

MRI 可证实阴茎折断与白膜撕裂，可伴有散在高信号的血肿。MRI 的作用在于明确白膜、尿道海绵体及尿道是否完整及白膜撕裂的位置及程度，使外科医生采取相应的治疗方案，如白膜撕裂或尿道损伤需要行外科修补术，而无白膜撕裂的单纯阴茎海绵体的血肿可选择保守治疗。20% 的阴茎折断可出现尿道与尿道海绵体损伤，外渗的尿液在 T2WI 为高信号，而损伤后尿道周围及海绵体纤维化则在 T1WI、T2WI 均为低信号。MRI 还可检测单纯钝性阴茎血管损伤。弯曲力可损伤背深静脉、背浅静脉及背动脉而不伤及白膜。背动脉与背深静脉位于白膜与阴茎筋膜之间，其损伤表现为两层之间的局限性血肿，在 MRI 上可清楚显示血肿位置及其范围；表浅背静脉位于阴茎筋膜与会阴浅筋膜之间，损伤表现为可突入阴囊或腹壁的表浅血肿。对阴茎脱位者，MRI 能够发现阴茎的位置和方向，为手术治疗提供有价值的影像学资料（那彦群等，2009；邱建忠等，2004；文卫军等，2011）。

第四节　治　　疗

一、阴茎挫伤

由于阴茎血液循环丰富，愈合能力较强，无尿道损伤的轻度阴茎挫伤仅需休息，局部抬高。渗血期用冷敷止血，出血停止后用热敷，以促进其吸收。如皮下继续出血，血肿较大，需要穿刺或切开引流止血，清除血肿。如有脓肿或气肿形成需切开引流。

二、阴茎折断

对于尿道未损伤的阴茎折断可根据损伤程度采取保守治疗和外科手术治疗。

1. 保守治疗

阴茎折断的保守治疗包括局部冰袋冷敷，留置尿管，绷带加压包扎，使用雌激素、抗生素、止血药，镇静止痛等。也有报道采用链激酶可取得较好的疗效。虽然保守治疗可使大多数患者获得满意的疗效，但有30%～44%的患者有并发症，包括尿道损伤的漏诊、持续血肿、继发感染或脓肿、阴茎纤维化和阴茎成角变形、勃起不良、勃起弯曲和勃起疼痛、性交困难等，以及由此导致的性功能障碍。选择早期手术治疗的患者，其并发症仅为0～8.2%，而伴有的并发症也较轻（王国录等，2004；张增强 等，2008）。因此，目前大多数学者主张对所有海绵体破裂者均应早期采用手术清除血肿，缝合海绵体破裂之处的白膜，以避免血肿扩大，继发感染，形成纤维瘢痕，导致勃起疼痛和阴茎畸形而影响性生活。阴茎折断是泌尿外科急症，应尽早手术治疗以确保良好的治疗效果（Cassidy et al., 2010）。

2. 手术治疗

手术治疗阴茎折断是最佳的选择，可明显减少或降低并发症的发生率，术后患者的阴茎勃起功能恢复良好。术前需镇静止痛，抗休克治疗。剃去阴毛，外阴彻底清洗。采用椎管内麻醉，取仰卧位。手术方法可分为传统的修复术式和改良的修复术式（Utpal et al., 2011）。传统的修复术式采用距冠状沟近端0.5～0.8 cm处环行切开阴茎皮肤，袖套状游离上翻阴茎皮肤至阴茎根部，清除血肿，充分探查3条海绵体情况，显露白膜及海绵体损伤的部位，彻底清除血肿。结扎出血点，以3-0可吸收线缝合海绵体破裂口，将白膜破口修剪整齐，再以4号丝线或3-0可吸收缝合线间断缝合白膜。如伴有尿道损伤者，同时做尿道修补术。复位上翻的阴茎皮肤，间断缝合，留置尿管，阴茎体加压包扎。该方法可减轻因淋巴回流阻断，而导致术后引起远端阴茎皮肤顽固性的淋巴水肿（Wani, 2008）。

改良的阴茎折断修复术时在阴茎根部结扎橡皮筋阻断阴茎血流后，在折断部位行半环形切开阴茎皮肤，清除血肿，挤出积血。找到阴茎白膜及海绵体破裂处，用3-0可吸收线间断缝合修补。此改良的术式方法关键是确定海绵体破裂的部位，确定的方法可根据阴茎血肿最明显处、阴茎弯曲变形的凸侧，也可采用术前超声定位。该术式减少了传统的冠状沟切口、阴茎脱套的损伤大、手术时间长等弊端，但易引起阴茎皮肤顽固性的淋巴水肿。术后为防止阴茎勃起出血，每天睡前口服己烯雌酚3～5 mg，直至伤口愈合。此外应用抗生素预防感染。如无尿道损伤，术后24～48小时可拔出尿管，如有尿道损伤，尿管保留2周。如果阴茎折断后未能及时就诊，局部已发生感染、坏死，则不能行修补术时，只能切开引流，待二期处理。

三、阴茎脱位

尽早切开复位，缝合支持韧带，将阴茎缝合固定于正常位置。止血，清除血肿，修补或吻合尿道，留置尿管或耻骨上膀胱造瘘。

四、阴茎绞窄

因为长时间的异物嵌顿可导致尿瘘和阴茎的坏死，故一旦确诊，应该立即手术去除嵌顿的异物，非金属嵌顿物一般易于解脱，而金属嵌顿物的解脱则较为棘手。有多种方法被用来处理金属物所造成的阴茎绞窄，如采用钢锯锯或砂轮磨切，高速电钻、剪、锤、凿子、钳子、抽吸阴茎海绵体血液、外科手术等。对于质地较厚的金属嵌顿物如螺母、金属扳手等所造成的阴茎绞窄，使用一般工具往往很难解脱，且易加重阴茎损伤。其方法主要分为钝性去除和锐性去除。

1. 钝性去除法——捆线法

手术方法为利用直径约 3 mm 的丝带缠绕肿胀的阴茎体部，另一端穿过嵌顿环，将近端的丝带反方向缠绕即可将嵌顿的异物去除（图 55-4-1）。捆线法最早被用来解脱手指的嵌顿物，如戒指等。而 Browning 等首先将此法用于阴茎绞窄的治疗，Vesa 等（Cendron et al., 1990）报道了 2 例轴承及金属扳手造成的阴茎绞窄病例，用此法解脱获得成功。国内龙兵等报道 1 例金属螺母套于阴茎根部，阴茎勃起后不能取下，嵌顿1天，伴有排尿困难，用捆线法成功解脱。江山等报道 4 例，金属异物分别为钢圈、轴承、榔头，金属异物的内径为 1.8～2.1 cm，嵌顿环的厚度为 1.3～3.0 cm。其嵌顿的时间为 10～18 小时，用捆线法均顺利地去除嵌顿的金属异物。

应用该方法时应注意：①所用的捆线最好为摩擦力较小的丝带，而且要求牢固、耐拉力强，使用前应该将丝带用石蜡油充分浸透；②嵌顿异物远端的丝带应始终保持最初缠绕的方向并且维持一定的张力；③当嵌顿的金属环被移至冠状沟时，此时可去除缠绕的丝带，用粗的针头穿刺阴茎的头部，挤除淤血，然后可采取处理阴茎包皮嵌顿的手法去除嵌顿的异物。

另一种钝性去除法是采用阴茎海绵体穿刺抽吸后取下金属环，其方法是按无菌术操作规范常规消毒、铺巾，用普通注射器带 7 号针头从阴茎背侧穿刺直达海绵体，抽吸血液至肿胀阴茎缩小、疲软。包皮水肿不能抽吸的则做多处针刺后用盐水纱布包裹后手握挤压，充分润滑，一般可取下金属环。取环后可见环状压伤痕，一般不需特殊处理，有明显裂伤时可做缝合处理。整个过程不需麻醉。张利泉 报道5例，金属环套入时间 24～72 小时，金属环直径均在 2 cm 左右，厚度均大于 0.2 cm，金属半径大于 0.5 cm，术后未发现阴茎坏死、出血及感染等并发症。作者对 1 例较厚的金属螺母嵌顿 1 小时患者，采用手挤压嵌顿远端水肿的阴茎体，涂擦润滑剂，顺利解脱嵌顿（图 55-4-2）。

2. 锐性去除法

通常多采用钢锯锯或砂轮磨切，相当费时，且可加重阴茎及包皮损伤。但钝性法不能解脱者，只好采用该方法（图 55-4-3）。

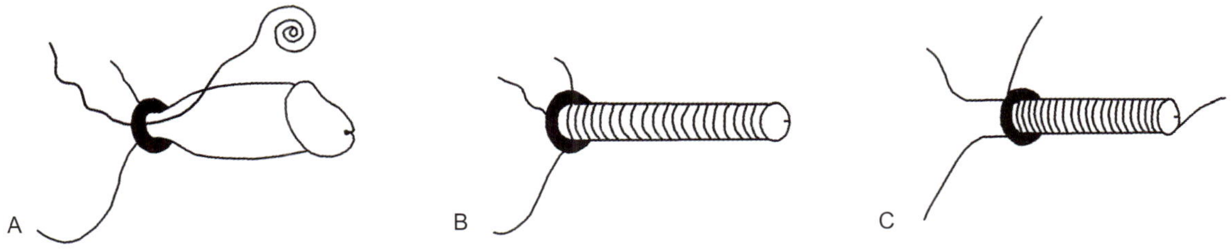

图 55-4-1 捆线法治疗金属异物嵌顿所致阴茎绞窄
A. 用直径约 3 mm 丝带穿过狭窄环；B. 丝带缠绕阴茎体部；C. 将近端丝带反方向缠绕，即可去除嵌顿异物

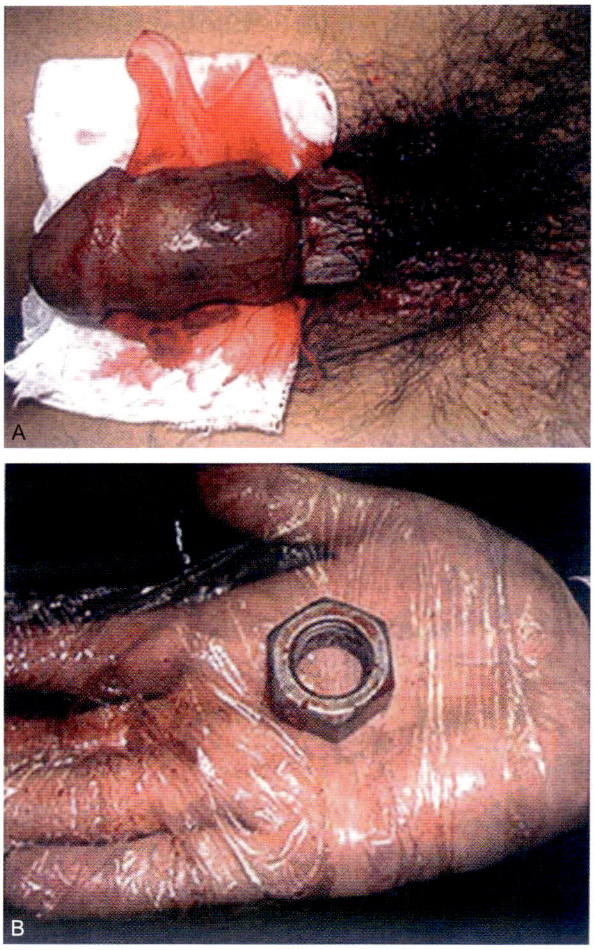

图 55-4-2 A. 金属螺母套入阴茎根部，阴茎水肿；B. 取下嵌顿的金属螺母

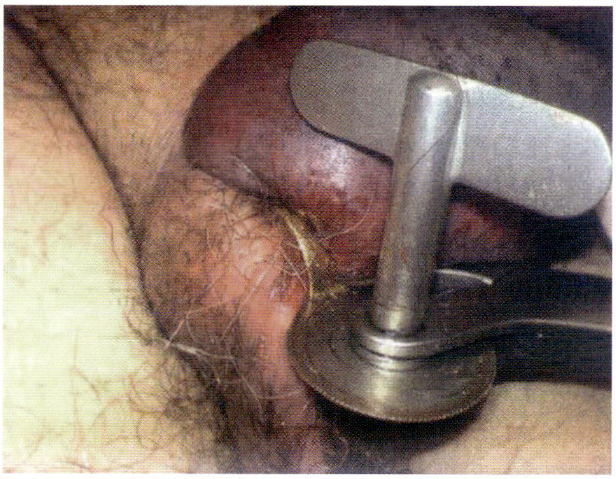

图 55-4-3 用环形切割器切割嵌顿阴茎根部的婚戒

五、阴茎皮肤撕脱伤

应立即手术修复，延期手术会导致广泛的瘢痕形成，挛缩和生殖器畸形。清除异物，剪去其失活的组织。阴茎皮肤缺损少者虽可任其自愈，但易形成瘢痕挛缩影响勃起，以切取中厚皮片移植为好。凡撕脱的皮肤与正常组织仍有连接且色泽尚佳仍有生机者应尽量予以保留。阴茎皮肤血循环丰富，如 撕脱皮片挫伤不重，清创后缝合可望成活。若皮肤已脱落且严重损坏而难以存活的组织要彻底剪除，如阴茎皮肤缺损面积较大，可采用中厚游离皮片移植，亦可应用下腹、大腿、阴囊等处的带蒂皮瓣移植。 阴茎干全周皮肤缺损的处理较为特殊。对缺损近端有活力的皮肤要尽量保留，但对缺损远端皮肤不论有无活力均应切至距阴茎冠 3 mm 处，否则会因淋巴引流中断而导致严重水肿。裸露的阴茎干以阴囊皮肤隧道埋藏法修复。下面简介几种常用阴茎皮肤缺损修补术的方法。

1. 包皮修补阴茎干皮肤缺损法

阴茎干皮肤缺损范围不太靠近冠状沟时，可用该方法。将损伤部的皮肤边缘修剪整齐，再将包皮向阴茎干翻转与创缘皮肤对拢后缝合。若为包茎，可将包皮背侧纵行切开，再翻转缝合。

2. 带蒂阴囊皮瓣修补阴茎干皮肤缺损法

用于修补阴茎腹侧皮肤缺损。先将皮肤缺损区的边缘修剪整齐。再根据皮肤缺损的范围设计带蒂阴囊皮瓣的大小。一般带蒂阴囊皮瓣基底最好位于阴茎阴囊交界处，以便皮瓣转移和阴茎伸直。皮瓣基底部应较远端宽大，皮瓣包括皮肤与肉膜，在肉膜下与精索外筋膜之间分离，将皮瓣上翻转以覆盖阴茎皮肤缺损区，用细线将阴囊皮瓣和阴茎皮肤缺损创缘间断缝合，最后将阴囊供皮区的创缘拉拢后缝合（Prasanna et al., 2003）。

3. 阴囊皮瓣二期修补阴茎干皮肤缺损法

如果阴茎腹侧皮肤大片缺损，先将阴茎皮肤缺损区边缘修剪整齐，于阴囊正中纵行切开皮肤，并向切口两侧潜行游离，将阴茎腹侧皮肤缺损区与阴囊切口创面对合，用细线将阴茎阴囊皮肤创缘间断缝合，然后行耻骨上膀胱造口。注意皮瓣不可太薄以防坏死。4～8 周后，在阴茎两侧的阴囊皮肤各形成一扁平皮瓣，在阴茎阴囊愈合的外缘切取足量的阴囊皮肤，连同阴茎一起游离，用阴囊皮瓣包绕阴茎腹侧皮肤缺损区，用细线间断缝合，最后缝合阴囊皮肤切口。

4. 阴囊皮肤埋藏阴茎干修补法

如果阴茎皮肤缺损面积较大者可用该方法，将阴茎皮肤缺损区的创缘修剪整齐，在阴囊前中部做 2 条平行的横切口，皮瓣宽度与阴茎皮肤缺损的宽度相等，长度以能松松容纳阴茎干为度；游离两侧切口的皮下组织，形成隧道，把皮肤缺损的阴茎干埋藏于阴囊皮下隧道内，用细线将阴茎皮肤缺损创缘与阴囊隧道皮肤缘间断缝合。然后行耻骨膀胱造口。3～4 周后，在阴茎两侧阴囊皮肤各形成一扁平皮瓣，将阴茎外侧的阴囊皮肤按需要切开，并游离阴茎腹侧—阴囊皮瓣包绕阴茎腹侧缺损创面，用细线间断缝合，最后缝合阴囊皮肤切口（McEleny et al., 2006）。

5. 中厚皮片植皮

阴茎皮肤完全缺损时采用此法。从股部内侧或腹壁切取整块游离中厚皮片，其大小根据阴茎皮肤缺损面积而定。将皮片从阴茎腹侧向背侧包裹。用丝线将皮片缘环形间断缝合于阴茎根部皮肤创缘，并保留长线尾，再纵行缝合阴茎背侧皮肤创缘，最后将皮片缘环形断端缝合于冠状沟皮肤创缘，也保留长线尾。用软性敷料包扎阴茎体，将两端留下的长线尾相互结扎，固定敷料，使阴茎伸直。最后，行耻骨上膀胱造口。14～18 天拆线。

六、阴茎横断伤

阴茎横断后如处理不当，会使患者失去阴茎再植的机会或影响阴茎再植的成功率，并出现各种并发症。首先要压迫止血防治失血性休克，生命指征平稳后再做进一步处理。将裂开的海绵体白膜及阴茎筋膜一起缝合止血，切勿盲目结扎阴茎背动脉，阴茎、动静脉如有破裂或断裂应尽量修补或吻合。自 1980 年我国开展显微外科技术行阴茎再植术，手术成功率大大提高，并发症明显减少。阴茎离断伤临床少见，1929 年 Ehrich 首次报道，国内从 1964 年至 2009 年共报道 72 例。主要致伤原因有刑事纠纷、自伤、被狗咬伤、工业事故等。自伤者均有不同程度的精神失常（Aaronson et al., 2010）。国外报道 80% 以上的阴茎离断伤者由精神障碍及性心理障碍自残所致，并有再植后重复自伤的报道（Lehman et al., 1990; Ateyah et al., 2008）。

（一）阴茎完全离断

阴茎再植成功率取决于远端阴茎热缺血时间、阴茎损伤程度和是否成功吻合阴茎血管和神经，一般认为阴茎离断后热缺血时间以 6 小时为临界点，但也有报道运用显微外科技术行阴茎再植术后，阴茎完全离断在 18～24 小时内仍有可能再植成功的报道。如离断部分尚新鲜（6 小时之内）且完整，要仔细清创，争取尽早行阴茎再植手术。如阴茎离断部分已破坏或丢弃不能再植者，应清创残端，尽可能多地保留尚有生机的海绵体组织，以便日后阴茎再造（De Rose et al., 2001）。

对所有阴茎离断伤都应考虑行阴茎再植术。手术时对离体部分阴茎应妥善处理。最好能在入院途中将离体部分保存于抗生素冰盐水中。

1. 离断阴茎段的处理

术前妥善处理离断段阴茎，迅速将离断段阴茎用纱布包好，放入塑料袋中，然后将整个袋子放入装有碎冰块的另一个塑料袋内一起送医院。将离体阴茎浸泡于加有肝素和抗生素的4℃等渗盐水中。用肝素等渗盐水反复冲洗阴茎背动脉、背深静脉和背神经，并游离少许尿道残端。用肝素等渗盐水灌注远端阴茎背动脉，直到静脉断端流出清亮的液体。最后，行阴茎断面修整，除去坏死组织。

2. 对残留阴茎断端的处理

术前对残留的阴茎断端进行双氧水反复冲洗，庆大霉素液浸泡，尽可能降低污染程度，解剖出阴茎背动、静脉和神经。术中以尿管为支架，3-0可吸收缝合线间断吻合尿道海绵体4～6针，端端缝合尿道海绵体及两侧阴茎海绵体，然后在显微镜下吻合阴茎背浅、深静脉和两条阴茎背动脉，在术前、术中处理背深静脉、动脉，采用无损伤血管夹，保证血管内壁不受损伤。在放大10～16倍手术显微镜下操作，11-0缝合线行血管端端缝合，损伤小，对合严密。最后吻合两条阴茎背神经。尽量用近侧皮肤或皮瓣行皮肤修复。阴茎横断再植成功的关键在于吻合好阴茎血管，特别是阴茎背动脉和阴茎背深静脉。因二者位于阴茎筋膜与白膜之间，较为固定，易于寻找，口径也较大，易于吻合。如双侧阴茎深动脉吻合有困难，可争取吻合一侧，而未吻合的阴茎深动、静脉应结扎（Derouiche et al., 2008）。

（二）阴茎部分离断

阴茎离断伤后部分离断者，即使仅有少许皮肤相连，其术后皮肤坏死发生率偏低，而完全离断的病例，较易发生皮肤坏死。术中吻合血管可以很快使皮下血液循环恢复，因此可以减少皮肤坏死，而不吻合血管者，其远端阴茎皮肤血供主要靠血流透过海绵体及皮下组织来提供，增加了皮肤缺血时间，导致皮肤坏死。所以应该强调，在阴茎再植中应采用显微技术行血管吻合，能大大地减少皮肤坏死。

术后阴茎背伸位宽松包扎，以利于静脉和淋巴回流。术中术后应用广谱抗生素。为防止阴茎勃起，口服己烯雌酚。适当使用低分子右旋糖酐、阿司匹林、罂粟碱、烟酸等药物以预防血栓形成，应用二联抗生素防治感染，局部予以保温和红外线灯每小时2次照射理疗，高压氧配合治疗。

对婴幼儿阴茎离断伤，是否行血管神经吻合，尚无一致意见。有报道未行血管神经吻合的婴幼儿阴茎再植术，术后阴茎勃起、皮肤感觉无异常，无排尿困难，效果较好，但缺乏远期随访报道。对于婴幼儿，由于血管神经纤细，吻合特别困难，一定程度上增加了显微技术的难度。

阴茎再植术后常见的并发症有远端阴茎坏死、局部皮肤感染或坏死、阴茎远端水肿、尿道吻合口瘘、尿道狭窄、阴茎远端感觉低下、勃起功能降低或完全丧失。术前妥善处理离断段阴茎，入院后应保存在抗生素冰盐水中。术中清创时对未离断的组织要尽可能保留，清创时充分清除坏死组织，多修剪远端段阴茎的皮肤，保留近侧残端阴茎皮肤，尽量用近端阴茎皮肤进行修复，可避免缝合线重叠和减少远端皮肤缺血坏死的可能。吻合血管前应再次显微清创修剪血管断段，确认血管正常，内膜光滑、完整。切忌吻合内膜损伤的血管。应用显微外科技术成功吻合阴茎血管，使阴茎远端深、浅组织恢复良好血液供应和静脉回流是再植成功和减少术后并发症的关键，即使只能吻合一条动、静脉亦可使阴茎有足够的血供。阴茎背神经吻合与否对感觉存在影响不大。修复皮肤时若发现阴茎血流较差，吻合浅静脉改善其血液回流可提高成活率。对伴有皮肤缺损者，可用自体游离皮片、阴囊或阴茎皮瓣转移、前臂等处带蒂皮瓣移植修复。术后合理使用抗生素，伤口感染可直接影响再植阴茎的成活。在全身应用有效抗生素的基础上，应加强局部护理。如果通过多普勒超声检查确定阴茎远端无血液供应，而发生坏死，应及时给予切除。

离断阴茎一期异位寄养二期再植：阴茎旋转撕拉离断伤伴皮肤套状撕脱。因创面条件不允许，不能一期再植。可行会阴部及离体阴茎清创，耻骨上膀胱造瘘排尿。然后将离断的阴茎移植于右大腿腹 股沟下 3 cm 处，阴茎体包埋于下腹部皮下浅筋膜层内，阴茎头外置，前尿道放置尿管防止粘连。可吻合相应的血管：包括阴部外动脉与阴茎背动脉吻合，旋髂浅动脉与阴茎深动脉吻合，腹壁浅静脉、旋髂浅静脉分别与 2 根阴茎背浅静脉吻合，股外侧静脉、阴部外静脉分别与 2 根阴茎背深静脉吻合。在伤后 1 个月再行第 2 次手术。根据阴茎直径及皮肤厚度，设计下腹部及髂嵴处大小皮管与大腿相连，将阴茎体部全部游离于体外。伤后 3 个月时可行第 3 次手术，将阴茎原位再植。对阴茎离断一期异位寄养二期再植时应注意以下几点：①需数量和质量适合的动静脉可供吻合，以保证阴茎充足的供血。②需良好的皮肤覆盖，有可吻合的神经，以恢复感觉为佳。③供区切取后无严重功能丧失，大腿内侧腹股沟处的血管分布特点及下腹部松弛的皮肤，可同时满足以上要求。④在放大 10 倍手术显微镜下用 11-0 显微缝合线吻合血管，以保证血管通畅率。2 套动脉供血及 4 根静脉回流，确保了离断阴茎充足的血供。⑤耻骨联合下阴茎背神经 1/2 外径的皮神经吻合，术后可保留阴茎头部分感觉恢复。

（张晓威　徐　涛　王晓峰）

参考文献

阿衣努尔·买买提力, 阿力木江·依米提. 超声检查对阴茎损伤的诊断价值. 中国超声医学杂志, 2007, 4(7): 666-667.

郭小文, 玉铂, 王毅. 阴茎离断再植成功1例报告. 中国男科学杂志, 2011, 25(5): 45-46.

何庆伟, 胡海霞, 何晓琳. 急性阴茎离断伤再植术的治疗与观察(附4例报告). 中国男科学杂志, 2008, 22(1): 49-50.

江山, 许海斌, 于德新. 金属异物嵌顿所致阴茎绞窄的治疗. 临床泌尿外科杂志, 2002, 17(9): 497.

孔令宇, 龙先泽, 罗洪, 等. 阴茎离断与再植术的几个问题探讨(附2例报告). 中国男科学杂志, 2000, 14(2): 115-116.

梁庆祖, 黄勇平, 吴军, 等. 阴茎离断14 h再植成功1例. 中华泌尿外科杂志, 2005, 26(2): 84.

刘跃江, 黄雪琴, 邓克菲, 等. 闭合性阴茎折断的急诊手术体会. 中国男科学杂志, 2008, 22(5): 59-60.

那彦群, 郭振华. 实用泌尿外科学. 北京: 人民卫生出版社, 2009: 491-493.

邱建忠, 彭瑞元, 李春, 等. 阴茎离断伤的治疗与观察(附6例报告). 中国乡村医药杂志, 2004, 11(3): 29.

王国录, 刘智明. 阴茎离断再植术(附4例报告). 青海医药杂志, 2004, 34(5): 37-38.

文卫军, 陈棉智, 石宇强, 等. 阴茎离断再植术及术后并发症的防治. 现代泌尿外科杂志, 2011, 16(3): 278-279.

张增强, 米其武. 显微外科吻合血管、神经的阴茎离断再植术7例分析. 岭南急诊医学杂志, 2008, 13(1): 27-28.

Aaronson DS, Shindel AW. U.S. national statistics on penile fracture. J Sex Med, 2010, 7(9): 3226.

Ateyah A, Mostafa T, Nasser TA, Shaeer O, Hadi AA, Al-Gabbar MA. Penile fracture: surgical repair and late effects on erectile function. J Sex Med, 2008, 5(6): 1496-1502.

Bitsch M, Kromann-Andersen B, Schou J, et al. The elasticity and the tensile strength of tunica albuginea of the corpora cavernosa. J Urol, 1990, 143 (3): 642-645.

Cassidy DJ, Mador D. Genital incarceration: an unusual case report. Can Urol Assoc J, 2010, 4(3): E76-78.

Cendron M, Whitmore KE, Carpiniello V, et al. Traumatic rupture of the corpus cavernosum: evaluation and management. J Urol. 1990, 144(4): 987-991.

Derouiche A, Belhaj K, Hentati H, Hafsia G, Slama MR,

Chebil M. Management of penile fractures complicated by urethral rupture. Int J Impot Res, 2008, 20(1): 111-114.
De Rose AF, Giglio M, Carmignani G. Traumatic rupture of the corpora cavernosa: new physiopathologic acquisitions. Urology, 2001, 57(2): 319-322.
Ekwere PD, Al Rashid M. Trends in the incidence, clinical presentation, and management of traumatic rupture of the corpus cavernosum. J Natl Med Assoc, 2004, 96(2): 229-233.
Fergany AF, Angermeier KW, Montague DK. Review of Cleveland clinic experience with penile fracture. Urology, 1999, 54(2): 352-355.
García Gómez B, Romero J, Villacampa F, et al. Early treatment of penile fractures: our experience. Arch Esp Urol, 2012, 65 (7): 684-688.
Gedik A, Kayan D, Yamis S, et al. The diagnosis and treatment of penile fracture: our 19-year experience. Ulus Travma Acil Cerrahi Derg, 2011, 17(1): 57-60.
Heng CT, Brooks AJ. Penile fracture with complete urethral rupture. Asian J Surg, 2003, 26 (2): 126-127.
Ibrahiem el-HI, el-Tholoth HS, Mohsen T, et al. Penile fracture: long-term outcome of immediate surgical intervention. Urology, 2010, 75 (1): 108-111.
Koifman L, Barros R, Junior RAS, et al. Penile Fracture: Diagnosis, treatment and outcomes of 150 patients. Urology, 2010, 76(6): 1488-1492.
Lehman E, Kremer S. Fracture of the penis. Surg Gynecol Obstet, 1990, 171(2): 148-50.
McEleny K, Ramsden P, Pickard R. Penile fracture. Nat Clin Pract Urol, 2006, 3(3): 170-174.
Minns AB, Yafai S. Penile fracture in a patient presenting with groin pain. J Emerg Med, 2011, 40(4): 441-442.
Mydlo JH, Gershbein AB, Macchia RJ. Nonoperative treatment of patients with presumed penile fracture. J Urol, 2001, 165(2): 424-425.
Patel C, Kim R, Delterzo M, et al. Prolonged penile strangulation with metal clamps. Asian J Androl, 2006, 8(1): 105-106.
Peay J, Smithson J, Nelson J, et al. Safe emergency department removal of a hardened steel penile constriction ring. J Emerg Med, 2009, 37(3): 287-289.
Pinggera GM, Pichler R, Rehder P, et al. Penile strangulation in a patient with Parkinson's disease: a case report. Cases J, 2009, 2: 9379.
Prasanna G, Khanna R, Khanna A. Refracture penis. Case Rep Clin Pract Rev, 2003, 4:217-218.
Suttle TK, Palmer B, Heinlen JE, et al. Successful removal of a penile constriction ring in a 14-year-old male. Adv Urol, 2009, 2: 916507.
Utpal DE, Dhritiman M, Sujoy P, et al. Mason on a surgical mission. Medical Case Studies, 2011, 2(3): 26-28.
Wang HK, Chou YH, Chang YH, et al. Traumatic trapped penis: ultrasonography and CT findings. Clin Imaging, 2011, 35(2): 160-162.
Wani I. Management of penile fracture. Oman Med J, 2008, 23(3): 162-165.
Zargooshi J. Penile fracture in Kermanshah, Iran: report of 172 cases. J Urol, 2000, 164(2): 364-366.

阴茎其他疾病

第一节　阴茎延长术

一、原理和关键技术

（一）阴茎延长术的原理

通过阴茎尸解可见，当切断阴茎浅悬韧带后可使阴茎延伸 3 ~ 5 cm。由于阴茎海绵体脚附着于耻骨弓和同侧的坐骨支，且有坐骨海绵体肌及腱膜覆盖，从而保持了阴茎海绵体脚的稳定性。当阴茎悬韧带被完全切断并分离至耻骨弓处时，原固定于耻骨联合和耻骨下支前方的阴茎段得以游离，从而增加了阴茎体的长度。由于保留了阴茎海绵体脚的完整性，当阴茎体和海绵体脚勃起时，仍能保持阴茎的强度和稳定性（Vardi 2006; Lue et al., 2004）。在切断阴茎深悬韧带时可显露阴茎背深静脉，应小心分离避免损伤。如果切断背深静脉，一般也不会引起阴茎静脉回流障碍，因为还有其他两层静脉代偿而使血液回流，只是在术后阴茎冠状沟特别是系带处的皮下组织水肿明显，消肿时间也会更长些，有时长达 2 ~ 3 周（Son et al., 2003; Colombo et al., 2008; Ghanem et al., 2007）。

（二）保持阴茎延长效果的关键技术

曾有于耻骨联合处作“+”或“++”字形切口，切断阴茎浅悬韧带，在其断端间填塞一块脂肪组织后原位缝合切口的做法。浅悬韧带切断后，由于该处皮肤未延长，韧带断端间距较窄，日后脂肪机化、纤维组织增生，断端重新粘连，这样阴茎延长的长度又恢复至术前的长度。阴茎延长后如何保持已延长的长度，不使韧带切断后的创面再粘连，这是阴茎延长术的关键。目前国内外已逐渐开展这种手术，但疗效不一，差的仅能延长 1 ~ 2 cm，这主要取决于对延长手术机制的理解和采取的相应缝合技巧（Wessells et al., 1996）。浅深悬韧带切断后，将耻骨弓两侧的结缔组织和脂肪组织拉拢缝合衬垫于耻骨弓的最低处，然后将阴茎根部两侧皮肤缝合固定于耻骨弓处的脂肪垫上，以防止韧带切断后的创面再度粘连。术后 5 天开始将阴茎头向前下方牵拉，开始轻拉，7 天后逐渐加重。由于皮肤向深处缝合，术后可见皮肤下凹，但 3 个月后凹陷消失，变得平整自然，毛发生长后难以看出切口线（Spyropoulos et al., 2007）。

二、阴茎长度的测定

阴茎延长术前后长度的变化是衡量手术疗效的重要指数。由于常态下阴茎长度受患者精神、体位、室温以及外界环境的影响而有（1.1 ± 0.5）cm 的差异，因此，准确测量阴茎的长度应该是以勃起时的长度为准。

为减少误差，测量时应注意以下几个方面（Mohrenschlager et al., 1999）。

1. 反复测量，使患者熟悉环境和适应测量操作，取测量的平均值为所测长度。

2. 测量时取站立位，室温在25℃左右。室内不得超过2人，特别要避免异性刺激。

3. 测量时以从阴茎根部腹壁反折处至阴茎头尿道外口的长度（过长的包皮不计入数据内）为阴茎长度。

4. 固定专人测量，一般应测定手术前后常态下和勃起时两种状态下的长度和周径，以便进行手术前后疗效的对比。

三、手术适应证

1. 根据阴道解剖和女性性生理特征及中国成年男子阴茎正常长度测量，常态下为（7.1 ± 1.5）cm，勃起时为（13.0 ± 1.3）cm。若阴茎发育不良，勃起时阴茎长度不足10 cm，且不能满足女方性要求者，可做阴茎延长术。

2. 阴茎大部分缺损，勃起时长度一般仅为3～5 cm，既往常规做阴茎再造术，然而再造的阴茎常无正常的勃起和感觉功能。采用阴茎海绵体延伸术，切断阴茎浅、深悬韧带至耻骨弓处，使埋藏于耻骨联合前方的海绵体成为游离部分，从而增加阴茎的有效长度，再用腹股沟岛状皮瓣修复海绵体被延长后的皮肤缺损创面。这种术式不仅可使阴茎延伸至接近正常的长度，而且具有正常的勃起和感觉功能。

3. 小阴茎勃起时，其长度和周径在5～8 cm之间，睾丸体积大于6 ml时，在做阴茎加粗术的同时做阴茎延长术，有利于阴茎的形态接近正常。

4. 先天性阴茎异位畸形，可根据病情采用阴茎延长术，使阴茎延长并复位。

5. 对阴茎静脉漏性勃起功能障碍，在做阴茎背深、浅静脉结扎的同时做阴茎延长术，常能取得更好的疗效。

四、手术方法与步骤

（一）阴茎残端延伸法

阴茎大部分损伤后造成阴茎残端瘢痕畸形，为使阴茎残端皮肤延伸、瘢痕松解，可采用阴茎根部皮瓣转移，使阴茎残端延伸。

该手术取阴茎残端根部环形切口，基部两侧各设计一方向相反的三角形皮瓣。两个三角形皮瓣的面积等于延长阴茎皮肤缺损的范围。

1. 阴茎根部做环行切开并松解瘢痕，将阴茎海绵体拉出。

2. 切开并分离两侧三角形皮瓣。

3. 将两三角形皮瓣分别包绕阴茎海绵体创面，使残端稍有延伸。

（二）切断阴茎浅悬韧带脂肪瓣填塞法

1. 于阴茎根部做“+”或“++”字形皮肤切口。

2. 分离筋膜，切断阴茎浅悬韧带，取耻骨联合处脂肪瓣填塞浅悬韧带断端间隙，防止切断的韧带再粘连。

3. 原位缝合皮肤切口。

（三）耻骨弓前阴茎海绵体延长法

在切口设计方面，根据不同患者的情况又进行了多次改进，以尽可能使切口缝合完善（Panfilov, 2006; 谢洋春等，2007；Spyropoulos et al., 2005）。

1. 切口设计的改进和完善

（1）于耻骨联合处做“M”形切口，切口行“Y”“Z”形缝合或“X”形缝合。

（2）于耻骨联合处做倒“V”形切口，倒“Y”形缝合（图56-1-1）。

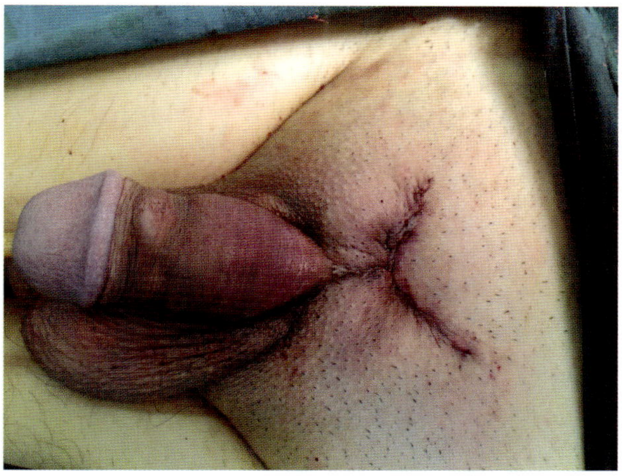

图 56-1-1 采用悬韧带部分切断及 V-Y 缝合后将原有小阴茎充分显露

（3）于耻骨联合处做双翼“V”形切口，“X”形缝合。

2. 手术方法与步骤

（1）按切口设计线切开皮肤，显露阴茎浅悬韧带后，分离韧带两侧的浅筋膜和疏松结缔组织。

（2）切断浅悬韧带，分离至深悬韧带并完全切断，将阴茎海绵体剥离至耻骨弓。在剥离过程中显露阴茎背深静脉，必要时可以切断缝扎。

（3）皮肤切开后，因深悬韧带完全被切断，耻骨弓下留下空虚。将耻骨弓两侧的结缔组织和脂肪组织向中央拉拢缝合，衬垫于耻骨弓的最低处，并将阴茎根部两侧的皮肤缝合固定于耻骨弓处的脂肪垫上。这样不仅可以防止韧带切断后的再度粘连，而且也是延长阴茎的最佳缝合方法。“X”形缝合法，由于切口在阴茎根部，毛发生长后难以看出手术切口线。

五、手术并发症的防治

1. “M”形切口，行“Y”“Z”形缝合时，由于“Z”形切口在阴茎根部，少数患者可产生增生性瘢痕较硬，偶尔影响生活。

2. 倒“V”形切口，为防止三角瓣尖端坏死，三角瓣尖端应修剪成钝圆形；三角瓣的脂肪太厚时，可修剪部分脂肪，但不宜超过浅筋膜。另外，在三角瓣尖端缝合后置入一小橡皮片，以引流韧带切断分离之组织渗液，可以避免产生分离腔隙积液而增加三角瓣张力，影响其血供。至于三角瓣上的毛发，一般不影响日后的性生活，若有碍其形态美，可用去毛机除去（Kim et al., 2006; 汪灏等，2006; Shaeeh et al., 2006）。

六、用阴茎延长术修复阴茎大部分缺损或小阴茎畸形

（一）阴茎大部分缺损的修复

因阴茎烧伤或外伤性离断或阴茎癌做阴茎大部分切除后，可造成阴茎大部分缺损。一般残留阴茎常态下长 0.5 ~ 3.0 cm，勃起时长 3.0 ~ 6.0 cm。既往对大部分缺损阴茎是通过阴茎再造来完善其功能的，然而再造的阴茎无完好的勃起功能。采用阴茎海绵体延长术，可使大部分缺损阴茎的海绵体延长 6 ~ 8 cm（王松山等，2008）。短缺的阴茎恢复至接近正常的长度和形态，而且具有正常的勃起功能。手术半年后，由于阴茎海绵体神经末梢爬行生长至皮瓣内，逐渐恢复了阴茎皮肤的感觉功能。术后能进行正常性生活，不需行阴茎再造（谢军等，2006；Austoni et al., 2002; 杨斌等，2003）。

1. 术前常态下阴茎长 1.5 ~ 3.0 cm。在相当于阴茎冠状沟处做一环形切口，保留阴茎前端皮肤。

2. 按切口设计线切开皮肤与筋膜，近段皮肤回缩至阴茎根部，切断阴茎浅、深悬韧带，显露阴茎背神经和血管。将阴茎前端皮肤切口缘做真皮内缝合固定于阴茎深筋膜，以免皮肤

向阴茎尖端滑移。根据阴茎海绵体延长后皮肤缺损创面，切取腹股沟岛状皮瓣。若腹壁脂肪太厚，可用腹股沟岛状皮瓣 或阴囊带蒂皮瓣修复阴茎皮肤缺损面。将岛状皮瓣通过皮下隧道转位于阴茎根部，修复阴茎皮肤缺损创面。

（二）小阴茎的整复治疗

既往小阴茎的治疗常常采用阴茎再造来完善其功能。由于小阴茎发育程度的不同，应尽可能改变这种治疗方法。用阴茎延长和加粗替代部分阴茎再造，可使延长和加粗的阴茎更趋于正常，且有良好的勃起和感觉功能。但不是所有的小阴茎都能行阴茎延长和加粗术，阴茎勃起的长度和周径在 5 ~ 10 cm 时适合于这种手术，小于 5 cm 者仍应行阴茎再造术（Da Silva et al., 2005；龙森兰等，2001）。

1. 在阴茎延长术完成后，同时用腹股沟去上皮岛状瓣或腹股沟去上皮岛状瓣衬垫于阴茎皮下加粗阴茎。这种术式适用于阴茎勃起时长度和周径在 5 ~ 8 cm 者。

2. 阴茎勃起时长度和周径小于正常但在 8 cm 以上者，在做阴茎延长后，同时可用阴囊纵隔真皮瓣行阴茎加粗，或于阴茎皮下移植脂肪细胞加粗阴茎。短缺的阴茎恢复至接近正常的长度和形态，而且具有正常的勃起功能。手术半年后，由于阴茎海绵体神经末梢爬行生长至皮瓣内，逐渐恢复了阴茎皮肤的感觉功能。术后能进行正常性生活，不需行阴茎再造（Kim et al., 2003; Pehovic et al., 2003）。

第二节　阴茎增粗术

近 20 年来，人们对精神生活以及性生活质量的要求有所提高，由于广告和媒体对阴茎大小重要性的渲染，使阴茎增大手术的市场需求量持续增长。仅在美国，从 1991 年至 1998 年就有 10 000 人行阴茎增大术（Stankov et al., 2009）。目前，用于阴茎增粗的填充材料主要包括自体组织移植和各种人工合成材料的替代物，但都存在不同程度的缺陷，应用受到了一定限制。

一、手术适应证

根据手术目的不同，阴茎增粗手术的适应证为：①为了改善正常阴茎外形的美容手术；②因先天或后天因素引起阴茎畸形的修复手术。后者有较明确的阴茎增粗术的手术指征。阴茎畸形主要见于先天性小阴茎和获得性阴茎回缩（penile retraction）。小阴茎是指结构正常，但长度小于正常阴茎长度平均值 2 个标准差，主要是由于先天性内分泌功能紊乱引起；获得性阴茎回缩是指创伤、感染、阴茎持续勃起症、Peyronie 病、前列腺癌等引起的阴茎变小。因阴茎畸形而行阴茎增粗术的患者所占比例较少，相反，大多数要求行阴茎增粗的患者的阴茎大小及功能均正常，他们仅仅为了提高自信心、改善性生活质量来寻求手术。这类人群通常存在一定程度的压抑、抑郁、疑病、歇斯底里等病理心理状态（Blumenfrucht et al., 1983; Bokarica et al., 2005；程开祥等，2007）。

二、术前评估

接诊阴茎增粗患者时，一定要做好必要的术前生理和心理评估，结合生理评估结果和患者的心理及对手术的需求程度来分析手术的可行性并预测手术效果。Ghanem 等对 250 例主诉阴茎过小的患者进行问卷调查、系统管理及心理辅导，发现有 204 例（81.6%）存在阴茎畸形恐惧，241 例经疏导后承认低估自己阴茎大小，余 9 例患者坚持要求做进一步手术处理（Yang et al., 2009），其中 5 例阴茎大小正常。所以，为了避免不必要的手术和提高患者对手术效果的满意度，术前评估是十分重要的。生理评估包括测量阴茎疲软、牵拉和勃起时的长度、周径等，虽然目前对阴茎大小的测量方法没有标准，但为了方便交流，已有学者提出阴茎测量的标准：①阴茎长度是指阴茎耻骨联合至阴茎头末端的距离，此外还有学者提出测量阴茎长度时应去除“脂肪垫厚度”（fat pad depth）；②阴茎周径需在阴茎中段测量（图 56-2-1）。心理评估可以请心理咨询师、性心理治疗师、精神科医师等专业人员协助展开。近年来，有学者制作了一些评估量表，简单，可操作性强，适合手术医师使用。其中，Spyropoulos 等引入了一种新颖的问卷——阴茎增大术患者选择和满意度调查表（the augmentation phalloplasty patient selection and satisfaction inventory, APPSSI），目的在于了解患者对手术的需求程度与本身阴茎大小的关系，并量化患者的手术效果及术后的满意度（Leungwaitanaku et al., 2006）。APPSSI 共包括 4 组问题，分值范围 0～12 分，低于 6 分说明患者对自身的性能力很不满意，强烈要求手术来纠正，这种人群不适合手术，且多数人对术后的满意度低。由此可见，为提高性功能和性生活质量的阴茎增粗手术应在慎重进行术前评估后实施（Vardi et al., 2008）。

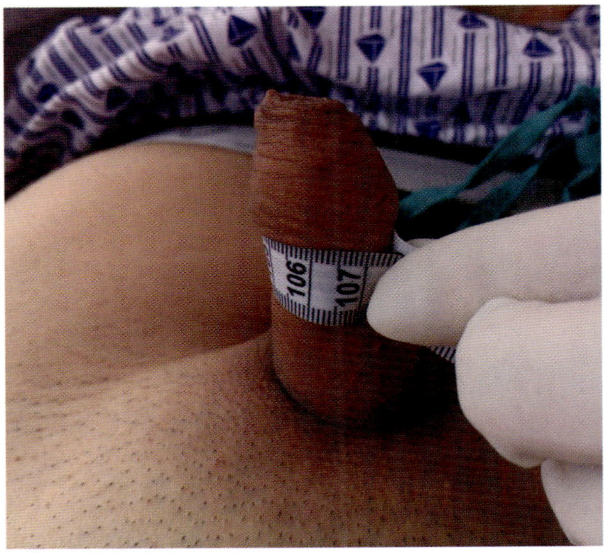

图 56-2-1 阴茎增粗手术前测量阴茎中段周径

三、手术方式

（一）自体组织移植

1. 自体脂肪注射

20 世纪 90 年代的短短 10 年时间，不少临床医师开展了大量自体脂肪注射阴茎增粗术，存在的主要问题有：①脂肪吸收引起的外形不满意；②硬结、硬块形成；③感染等。Panfilov 等提出了关于阴茎自体脂肪注射的新方法：将含有 1∶800 000 肾上腺素和 2% 利多卡因稀释液 200～250 ml，用直径为 2～3 mm 的注射针头缓慢注入大腿内侧，待 50 min 后获取脂肪组织，再用直径为 1 mm 的针头在阴茎 1、5、7、11 点位置注入，每位点注入 10～16 ml。在 88 例患者中，仅有 3 例对手术效果不满意（Pehovic et al., 2006）。

2. 游离真皮脂肪移植

此方法的缺点是手术时间长，术后易出现阴茎水肿、硬化、静脉阻塞和皮肤损伤等（图

56-2-2）。另外，还有供区瘢痕、臀部折痕形成、阴茎不对称等。1969 年，Sawhney 等用游离真皮脂肪片移植行阴茎增粗，对术后皮片的大小和保持状态进行了观察，发现在移植后第 7 周，皮片柔软，70%～90% 的脂肪仍得以保存，但在第 8 周后大部分的脂肪均被纤维组织所代替。然而在 2006 年，Kim 等报道了 103 例曾接受各种材料移植行阴茎增粗手术的患者再次进行自体或异体真皮脂肪片移植达到阴茎增粗的效果，术后有 4 例患者发生排异反应，2 例发生术区皮肤坏死，阴茎周径增粗达 37%，患者满意度较高。同年，汪灏等对真皮脂肪移植的切口选择进行了改进，提出了阴茎包皮内板切口入路法，此法适用于包皮过长的患者，可以获得更佳的手术效果，切口隐蔽，避免了耻骨区的瘢痕形成（吴意光等，2008）。

3. 带蒂腹股沟真皮脂肪瓣

腹股沟真皮脂肪瓣有丰富而可靠的血液供应，供区隐蔽，切取后可直接拉拢缝合，是一种值得推广的阴茎加粗的方法。2006 年，Shaeer 等首先报道应用带蒂腹股沟真皮脂肪瓣阴茎增粗，经 6 个月的随访，患者阴茎疲软和勃起状态周径分别增加 9.5 cm 和 8.5 cm。2008 年，王松山等应用单侧或双侧以阴部外动脉血管为蒂的腹股沟真皮脂肪瓣，移植于阴茎筋膜下填充阴茎体，从而扩大阴茎的周径（王松山等，2008）。结果对 48 例患者共 77 侧腹股沟皮瓣全部移植成功，阴茎加粗 4.0～8.0 cm，阴茎外形恢复满意，质地柔软弹性好（程友等，2007）。

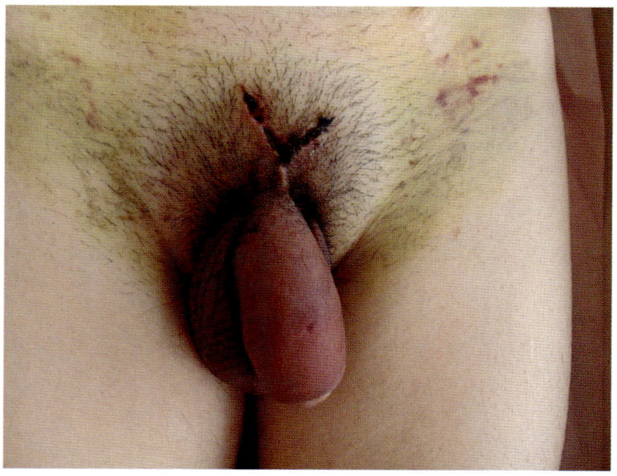

图 56-2-2　采用自体真皮脂肪移植术后 7 天，该患者同时进行阴茎延长及增粗，可见阴茎皮肤稍红

4. 睾丸鞘膜移植

睾丸鞘膜移植可用于矫正阴茎弯曲畸形，但在阴茎增粗方面的应用仍在动物研究阶段。2006 年，谢军等提出了一种安全的、真正针对勃起组织的阴茎增粗方法，即能增粗勃起状态下的阴茎。

5. 大隐静脉移植

2002 年，Austtmi 等应用自体大隐静脉移植扩大阴茎海绵体白膜，增大阴茎海绵体容积，增粗周径。此法对疲软阴茎的周径改变不大，但可以增大勃起阴茎的周径，可达 2.85～4.21 cm。2003 年，杨斌等施行 8 例自体大隐静脉移植扩大阴茎海绵体白膜，阴茎海绵体增粗，并同期延长整形术，随访 6～12 个月，阴茎外形、感觉、勃起功能及性生活均满意。术后除 1 例阴茎包皮水肿 6 周才消退外，其余各例未出现较严重的并发症。所以，该手术方法使勃起阴茎的增粗效果显著，是一种动态功能性阴茎增大方法，但仍缺乏关于长期随访效果的文献报道。

6. 翻转管状肉膜瓣

2005 年，DaSilva 等提出了用翻转管状肉膜瓣阴茎增粗的手术方法，即在冠状沟取环形切口至肉膜层，完全剥离阴茎皮肤全层，将包皮部分的环行肉膜层翻转包裹阴茎从而达到阴茎增粗的效果，17 例患者接受手术后随访 14.2 个月，其疲软和勃起阴茎的周径增加（1.5±0.4）cm 和（0.8±0.3）cm，14 例对手术效果表示满意，但此法对勃起阴茎周径的增加意义不大。

（二）人工合成材料

1．聚丙烯酰胺水凝胶

虽然聚丙烯酰胺水凝胶早已用于软组织的填充，但尚未广泛应用于阴茎增粗术。2001年，龙森兰等对22例患者行聚丙烯酰胺水凝胶阴茎筋膜下注射，2个月后形成薄层纤维囊包裹水凝胶，均未出现药物毒性反应（龙森兰等，2001）。2003年，Kim等曾对187例小阴茎或小阴茎头的患者行聚丙烯酰胺水凝胶注射术，所有病例均未出现感觉、质地或颜色的异常（Kim et al., 2003）。同年，Perovic等对27例小阴茎患者根据具体情况分成3组。第1组14例，行纵形对折岛状瓣阴茎增粗手术；第2组9例，行聚丙烯酰胺水凝胶注射阴茎增粗手术（Pehovic et al., 2001）；第3组4例，同时进行2种手术。通过17个月的随访观察，除1例患者出现局部伤口炎症外，均未发现术后不良反应和并发症。第1组有13例对手术效果满意；第2组和第3组患者中有12例对手术效果满意。Stankov则提出此法可引起注射物移位、异物肉芽肿和部分吸收等远期不良反应（Stankov et al., 2009）。

2．膨体聚四氟乙烯（ePTFE）和PTFF人工血管补片

1983年，开始进行对PTFE植入体的安全性与可行性的研究。Blumenfrudit等（Blumenfrucht et al., 1983）将10只雄狗的阴茎内膜行节段切除术，并置入ePTFE，未发现急慢性排斥作用或不良反应。2005年，Bokarica等将55例阴茎纤维性海绵体炎（Peyronie病）患者分成2组，分别实施了白膜切除术（Nesbit术）和斑块切除、ePTFE补片置入术，研究结果表明阴茎下弯程度>60°或阴茎勃起长度>13 cm的Peyronie病患者适合用斑块切除和ePTFE补片置入术来纠正（Bokarica et al., 2005）。2007年，程开祥等对43例患者使用ePTFE置入阴茎体远端，直径平均增加7～9 mm，性生活有不同程度的改善（程开祥等，2007）。其中2例患者因切口感染造成手术失败。2009年，Yang等对20例患者行大隐静脉移植或ePTFE人工血管补片移植手术（Yang et al., 2009）。随访1～5年，除感染和瘘管形成外未发现有严重并发症，其中17例患者在术后1个月有满意的性生活，但因未继续跟踪调查，缺乏远期不良反应的相关资料，ePTFE作为阴茎增粗材料的可行性尚待继续探讨。

（三）组织工程

1．小肠黏膜下层（SIS）补片

2006年，Leungwaitanaku等利用SIS对阴茎海绵体有刺激生长作用的原理，以3 mm×10 mm SIS补片置入大鼠阴茎海绵体内膜与阴茎海绵体之间，术后2个月，阴茎平均周长从术前10.28 mm增至13.06 mm，远期的组织学改变及阴茎的勃起功能改变情况尚待进一步的观察、分析（Leungwaitanaku et al., 2006）。此法亦为阴茎增粗手术方法提供了新思路。

2．同种异体真皮（alloderm）

同种异体真皮是用人尸体皮肤处理得到的无细胞真皮移植物，将其埋入阴茎白膜与Buck筋膜之间增大阴茎周径，这种方法与真皮脂肪瓣移植相比，增粗效果较持久且不会引起周径不均匀，此外还有避免供区瘢痕形成、移植成活率高等优点，但容易破损变薄、纤维化、感染，甚至可能会影响性功能，使用时需慎重。

（张晓威　徐　涛　王晓峰）

参考文献

程开祥，刘阳，谢芸. 人膨体聚四氟乙烯（e-PTFE）阴茎增粗术. 中国美容医学，2007，16(9)：1199-1201.

程友，王秋萍，薛飞，等. PLGA/甲壳胺无纺布三维生物支架的安全性及组织相容性观察. 实用医学杂志，2007，23(18)：2833-2835.

龙森兰，陈学杰，侯作琼，等. 聚丙烯酰胺水凝胶的临床应用疗效观察. 实用美容整形外科杂志，2001，12(1)：14-15.

孙浩，郭超，张娟，等. 骨组织工程用PLGA多孔支架的制备及细胞毒性研究. 化工时刊，2005，19(10)：14.

汪灏，李森惜，杨明勇，等. 经包皮内板切口阴茎延长增粗术的研究. 中国实用美容整形外科杂志，2006，17(1)：21-23.

王松山，龙道畴，郭琴，等. 带蒂阴股沟真皮脂肪瓣转移阴茎加粗术. 中国美容整形外科杂志，2008，19(3)：186-188.

吴意光，金哲，巩艳青，等. PLGA生物细胞支架种植自体成纤维细胞对阴茎增粗的安全性有效性研究. 中国男科学杂志，2008，22(9)：5-9.

谢军，刘继红，樊龙昌，等. 阴茎体膜两侧睾丸鞘膜移植阴茎增粗术实验研究. 中华男科学杂志，2006，12(12)：1091-1094.

谢洋春，张扬，范金财，等. 硅胶片置人及自体颗粒脂肪注射阴茎延长增粗术. 中华整形外科杂志，2007，23(4)：307-309.

杨斌，张金明，陈小萱，等. 阴茎海绵体增粗并延长同期整复术. 中华医学美学美容杂志，2003，9(2)：84-86.

Austoni E, Guarneri A, Cazzaniga A. A new technique for augmentation phalloplasty: albugineal surgery with bilateral saphenous grafts-three years of experience. Eur Urol, 2002, 42 (3): 245-253.

Blumenfrucht M, Bhattacharya S, Bkunner R, et al. Penile corporoplasty with olytetrafluoroethylene (PTFE) grafts. Urology, 1983, 22(1): 46-48.

Bokarica P, Parazajdeh J, Mazuran B, et al. Surgical treatment of Peyronie's disease based on penile length and degree of curvature. Int J Impot Res, 2005, 17(2): 170-174.

Colombo F, Casarico A. Penile enlargement. Curr Opin Urol, 2008, 18(6): 583-588.

Da Silva EA, Schiavini J, Toledo J, et al. The penile girth enhancement with an inverted, tubed dartos flap. European Urology Supplements, 2005, 3(4): 217.

Ghanem H, Shamloul R, Khodeir F, et al. Structured management and counseling for patients with a complaint of a small penis. J Sex Med, 2007, 4(5): 1322-1327.

Kim JJ, Kwak TI, Jeon BG, et al. Human glans penis augmentation using injectable hyaluronic acid gel. Int J Impot Res, 2003, 15(6) :439-443.

Kim JY, Jeon HS. Clinical safety and effectiveness of penile reaugmentation. Eur Urol Suppl, 2006, 5(2): 284.

Leungwaitanaku S, Pummangura N, Ratana-Olarn K. Penile enhancement using a porcine small intestinal submucosa graft in a rat model. Int J Impot Res, 2006, 18 (1): 39-43.

Lue TF, Basson R, Rosen R, et al. Second International Consultation on Sexual Dysfunctions. Paris, 2004: 401-402.

Mohrenschlager M, Meineke V, Bkuckbauer H, et al. Reconstruction of deformities resulting from penile enlargement surgery. J Urol, 1999, 161 (2): 611-612.

Panfilov DE. Augmentative phalloplasty. Aesthetic Plast Surg, 2006, 30(2): 183-197.

Pehovic S, Radojicic ZI, Djordjevic MLJ, et al. En-largement and sculpturing of a small and deformed glans. J Urol, 2003, 170(4 Pt2): 1686-1690.

Pehovic SV, Byun JS, Scheplev P, et al. New perspectives of penile enhancement surgery: tissue engineering with biodegradable scaffolds. Eur Urol, 2006, 49(1): 139-147.

Shaeeh K. Penile girth augmentation using flaps Shaeer's augmentation phalloplasty: a case report. J Sex Med, 2006, 3(1): 164-169.

Son H, Lee H, Huh JS, et al. Studies on self-esteem of penile size in young korean military men. Asian J Androl, 2003, 5(3): 185-189.

Spyropoulos E, Christoforidis C, Borousas D, et al. Augmentation phalloplasty surgery for penile dysmorphophobia in young adults: considerations regarding patient selection, outcome evaluation and techniques applied. Eur Urol, 2005, 48(1): 121-127; discussion 127-128.

Spyropoulos E, Galanakis I, Dellis A. Augmentation phalloplasty patient selection and satisfaction inventory: a novel questionnaire to evaluate patients considered for augmentation phalloplasty surgery because of penile dysmorphophobia. Urology, 2007, 70(2): 221-226.

Stankow O, Ivanovski O, Popov Z. Artificial penile bodies-from kama sutra to modern times. J Sex Med, 2009, 6(6): 1543-1548.

Vardi Y, Harshai Y, Gil T, et al. A critical analysis of penile enhancement procedures for patients with normal penile size: surgical techniques, success, and complications. Eur Urol, 2008, 54(5): 1042-1050.

Vardi Y. Is penile enlargement an ethical procedure for patients with a normal-sized penis. Eur Urol, 2006, 49 (4): 609-611.

Wessells H, Lue TF, Mcaninch JW. Penile length in the flaccid and erect states: guidelines for penile augmentation. J Urol, 1996, 156(3): 995-997.
Yang B, Liu XR, Hong QQ, et al. A comparative study on two kinds of surgical procedures of penile corpora cavernosa augmentation. J Plast Reconstr Aesthet Surg, 2009, 62(3): 357-364.

第十篇

阴囊及输精管

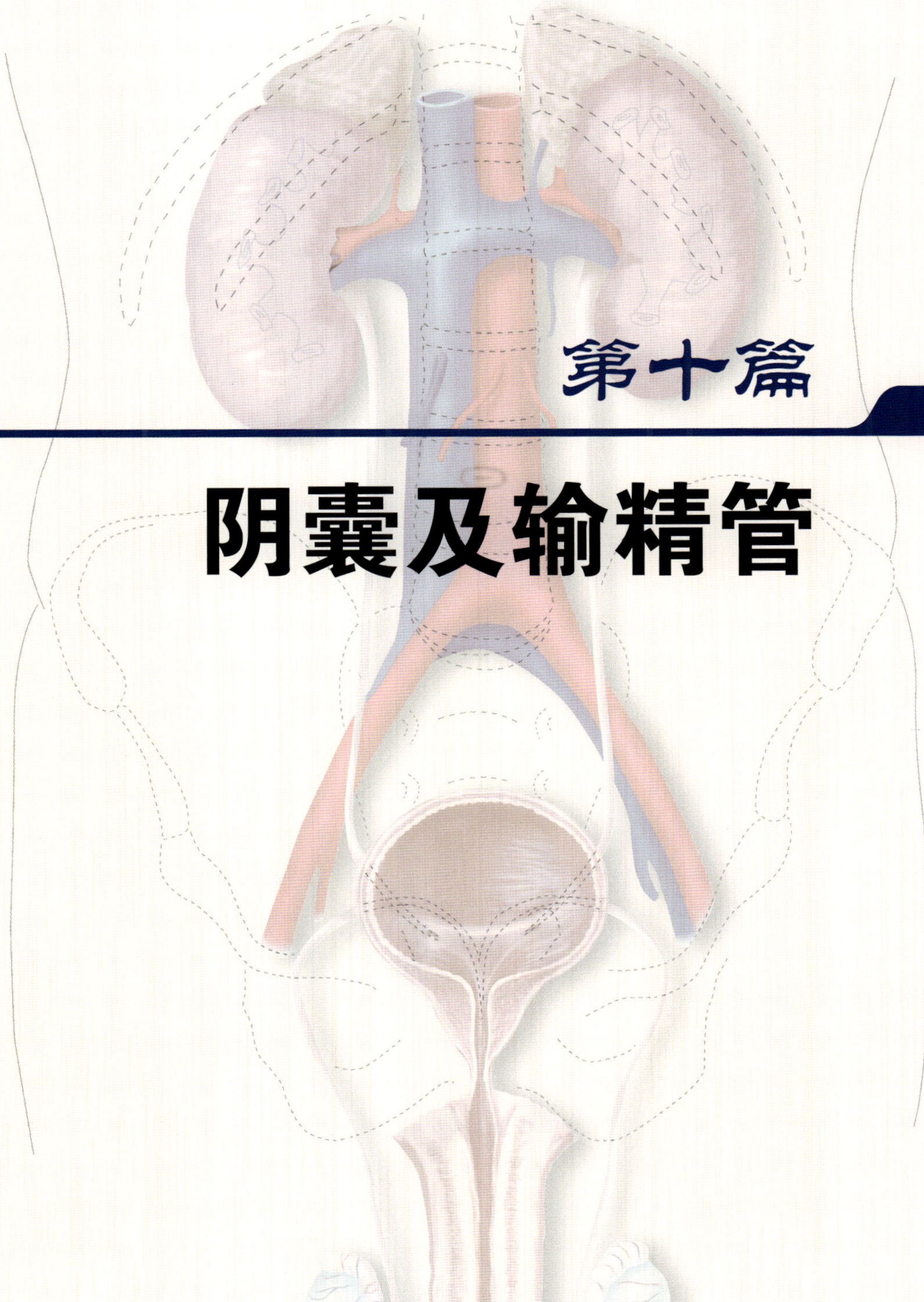

第五十七章

阴囊及输精管解剖和生理

一、阴囊

精索（spermatic cord）始于腹股沟管深环，止于睾丸后缘。其上部位于腹股沟管内，下部位于阴囊内。阴囊（scrotum）是容纳睾丸、附睾和精索下部的囊，悬于耻骨联合下方，两侧大腿前内侧之间。

（一）层次结构

阴囊皮肤薄，有少量阴毛。肉膜（dartos coat）是阴囊的浅筋膜，含平滑肌纤维，与皮肤组成阴囊壁，并在正中线上发出阴囊中隔（scrotal septum），将阴囊分成左右两部。肉膜深面由外向内依次为：①精索外筋膜（external spermatic fascia）：为腹外斜肌腱膜的延续；②提睾肌（cremaster muscle）：来自腹内斜肌和腹横肌的肌纤维束，排列稀疏呈袢状，可反射性地提起睾丸；③精索内筋膜（internal spermatic fascia）：为腹横筋膜的延续，较薄弱；④睾丸鞘膜（tunica vaginalis of testis）：来源于腹膜，分为壁层和脏层，壁腹膜紧贴精索内筋膜内面，脏层贴于睾丸和附睾的表面，在附睾后缘与壁层相移行，两层之间为鞘膜腔（图 57-1）。

（二）血液供应、淋巴引流和神经支配

供应阴囊的动脉有：股动脉的阴部外浅、深动脉，阴部内动脉的阴囊后动脉和腹壁下动脉的精索外动脉。它们的分支组成致密的皮下血管网。阴囊的静脉与动脉伴行，分别汇入股静脉、髂内静脉和髂外静脉。阴囊皮肤的淋巴注入腹股沟浅淋巴结。

到达阴囊的神经有：髂腹股沟神经、生殖股神经的生殖支、会阴神经的阴囊后神经和股后皮神经的会阴支。前两支神经主要来自第1腰脊髓节段，支配阴囊的前 2/3；而后两支主要来自第 3 骶脊髓节段，支配阴囊的后 1/3。因此，阴囊的脊髓麻醉必须在高于第 1 腰段进行（羊惠君等，2013）。

二、输精管

输精管包括输精管盆部、射精管及精囊。

输精管是附睾管的直接延续，长度约为 50 cm，管径约 3 mm，管壁较厚，肌层较发达而管腔细小。在活体触摸时，呈坚实的圆索状。

输精管较长，按其行程可分为 4 部：①睾丸部：最短，较迂曲，始于睾丸尾，沿睾丸后缘上行至睾丸上端；②精索部：介于睾丸上端与腹股沟管皮下环之间，位于精索内其他结构的后内侧。此段位于皮下，又称皮下部，易于经皮肤触及，为结扎输精管的最佳部位；③腹股沟管部：位于腹股沟管的精索内。疝修补时，注意勿伤及输精管；④盆部：为最长的一段，由腹环出腹股沟管后，弯向内下，沿盆腔侧壁行向后下，经输尿管末端前方转至膀胱底的后

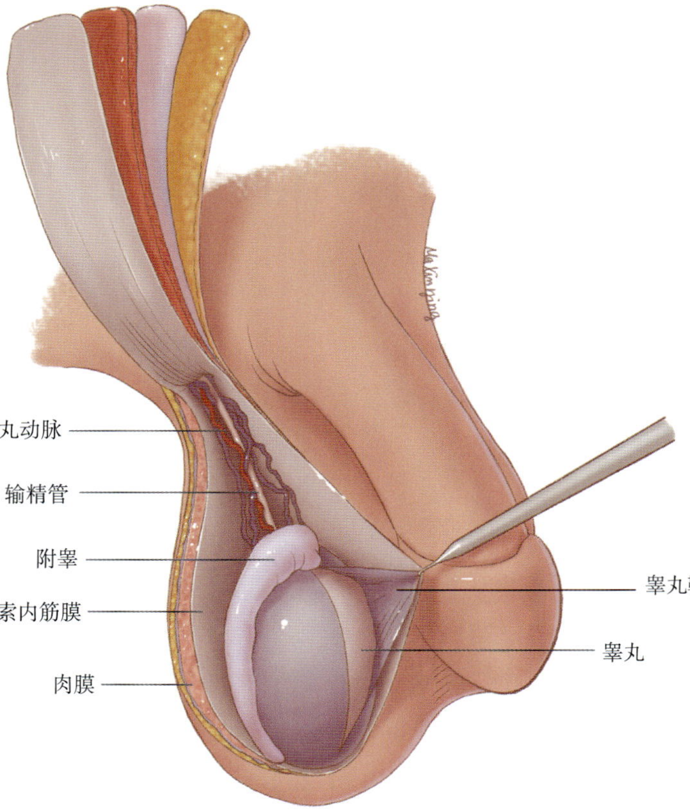

图 57-1　阴囊结构及其内容

面，在此处，两侧输精管逐渐接近，并膨大成输精管壶腹。输精管末端变细，与精囊的排泄管汇合成射精管（ejaculatory duct）。射精管长约 2 cm，向前下穿前列腺底后部，开口于尿道前列腺部。

精囊（seminal vesicle）为一对长椭圆形的囊状腺体，位于前列腺底的后上方，输精管壶腹的后外侧，前贴膀胱，后邻直肠（吴樾等，2010）。

（孙　宁　田　军）

参考文献

吴樾, 吕杨波. 男性生殖系统. 柏树令主编. 系统解剖学. 北京: 人民卫生出版社, 2010: 173-174.
羊惠君, 周鸿鹰. 男性尿生殖区. 刘树伟, 李瑞锡主编. 局部解剖学. 北京: 人民卫生出版社, 2013: 183-184.

第五十八章

先天畸形

第一节　睾丸先天畸形

一、隐睾

（一）定义

隐睾的发生是多因素的。未下降的睾丸可以停留在腹腔或阴囊以外的任何部位，或者是睾丸并未沿正常下降通道移动而移行至阴囊以外的位置。隐睾（cryptorchidism）也称睾丸未降（undescended testis），两个名词都指“异位睾丸”，但隐睾从字面上说是“隐蔽的睾丸”，因为大多数的阴囊外睾丸在出生时都可触及，故睾丸未降是更恰当的术语。隐睾表现出来的多样性，揭示了隐睾并非是单一发病机制作用下的单一病程，而是一组由多种病因造成的临床异常的总和。有证据表明隐睾患者表现出广泛的基因表型异常。睾丸位置异常、单侧或双侧下降不良、附睾结构异常、睾丸内部结构异常、睾丸激素异常和相关的其他先天性异常（如尿道下裂）等都是隐睾的常见变异。临床的争论的焦点也是隐睾发生发育的分类（如可回缩型、异位型、缺如型以及在儿童后期上升至异常位置）和病理生理机制。为了解决这个病因学的难题，研究者进行了大量的个体研究与临床观察，但迄今尚不清楚造成隐睾这种男性婴儿出生时最常见的先天性异常的确切机制。

（二）发病率

单独出现的隐睾是最常见的男性新生儿先天异常之一，在足月男性新生儿的发病率高达3%。单侧隐睾较双侧隐睾常见（图 58-1-1），

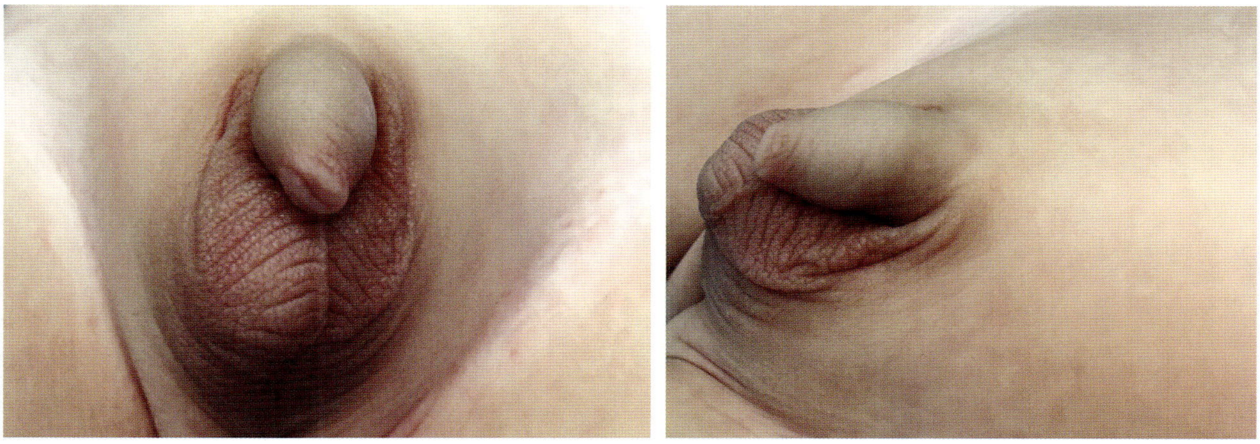

图 58-1-1　左侧隐睾阴囊外观

发病率为 1.6%～1.9%。一般认为在妊娠 3～6 个月正常男婴睾丸下降至阴囊内，但临床观察到早产儿的隐睾发病率明显高于足月儿，这也提示睾丸的下降要直到接近足月时才能完成。1971 年，Scorer 和 Farrington 报道了在早产儿中未降睾丸发生率是 30.3%（Scorer & Farrington, 1971）。其他的许多研究也已经在妊娠时间少于 37 周和体重少于 2500 g 的早产男婴中得出了类似的结论。几个大型的系列研究已经分辨出新生儿发生隐睾的高危群体，目的是表述出那些影响出生后睾丸下降的自然病史和危险因素的特征。这些研究发现睾丸未降在早产儿、小于胎龄儿、低出生体重新生儿、双胎妊娠等群体中更加普遍。隐睾研究小组（Cryptorchidism Study Group）在对连续出生的多于 7400 个正常男婴的前瞻性研究中发现，3 个月月龄的婴儿体重小于 2000 g、在 2000～2499 g、2500 g 及以上时，隐睾的发生率分别为 7.7%、2.5% 和 1.41%（John Radcliffe Hospital Cryptorchidism Study Group, 1992）。

Berkowitz 和其同事报道了 6935 例新生男婴在出生时到出生 3 个月后，其隐睾的发病率由 3.7% 下降到 1.0%，之后在 1 岁内基本不变（Berkowitz, et al., 1993）。70%～77% 的隐睾会在出生 3 个月内自发下降。Wenzler 等报道，超过 6 个月龄以后仅 6.9% 的隐睾会自动下降（Wenzler et al., 2004）。预测睾丸在出生 3 个月内能完全自然下降的因素有：低出生体重、双侧隐睾、正常阴囊解剖结构、在正常下降路线上隐睾位置较低。阴囊小而缺少皱褶的男婴以及伴尿道下裂的男婴，在生后 3 个月时仍是隐睾患儿的可能性更大（Cryptorchidism, 1992）。其他可以帮助决定后期睾丸下降的因素有：黑人或西班牙人、隐睾家族史、低出生体重、早产婴儿以及妊娠期间碳酸类饮料的摄入（Berkowitz & Lapinski, 1996）。1 岁后，隐睾的发生率降至约 1%，并在整个成年保持稳定。

（三）流行病学

影响隐睾发生风险的流行病学因素受解剖、遗传、激素内环境、社会经济学以及环境学等的复杂因素影响，故确立其危险因素比较困难，但必须考虑从出生时至 1 岁婴儿隐睾未降的危险因素有哪些。正如前文所述，隐睾常见于早产儿与低出生体重的男婴，这包括母体、胚胎或未知的原因、子宫内发育迟缓、双胎妊娠等因素。然而，对数据进行更加准确的分析得出的结论是：单一出生体重一项因素是出生时和 1 岁婴儿隐睾的主要决定危险因素，不受妊娠时间长短的影响。1998 年，Jones 等发现在校正出生体重因素后，胎龄不能作为隐睾的独立危险因素（Jones et al., 1998）。Weidner 等也发现随着出生体重的下降，患隐睾与尿道下裂的危险性都在升高，但不受胎龄影响（Weidner et al., 1998）。

在一项来自马来群岛（Malay Archipelago）1002 例新生男婴关于睾丸下降的研究发现，早产儿中发生睾丸未降者多于足月婴儿（Thong et al., 1998）。这项发现说明导致胎儿出生时低体重的因素（如胎儿宫内发育迟缓、胎盘功能减退）可以成为睾丸下降不良的更重要的危险因素。出生时低体重的先天性畸形新生儿发生隐睾的风险将增加。先兆子痫、胎儿臀先露、剖宫产或复杂分娩及隐睾家族史等母体因素有可能是导致隐睾的危险因素，这些危险因素可能会扰乱子宫胎盘功能，进而影响胎儿活力及生长发育。虽然几乎没有专门针对种族因素的研究，但在相关研究中，亚裔这一种族因素可能是隐睾发生的一个相对危险因素（Berkowitz & Lapinski, 1996）。有学者认为隐睾和尿道下裂是由遗传、激素和环境因素等多因素共同发挥作用所致（Weidner et al., 1999）。隐睾和尿道下裂同时发生也较人们所预期的更常见，1981 年，Czeizel 等报道了隐睾患者的父亲睾丸未降的发病率是 1.5%～4.0%，患者兄弟的发病率是 6.2%，因此支持了遗传的多因素模式（Czeizel et al., 1981）。一项研究报告称，几乎有 23% 的隐睾患者有阳性的家族史，对照组仅为 7.5%，涉及的其他家庭成员包括父亲、兄弟、叔叔、堂兄、表兄、祖父（Elert et al., 2003）。家族集群发病率（如果一个家庭成员是隐睾，家族里新生男婴睾丸未降的危险性）总体上是正常家族的 3.6 倍，如果兄弟是隐睾，家族集群发病率是正常家族的 6.9 倍，如果父亲是隐睾，家族集群发病率是正常家族的 4.6 倍。人类隐睾精确的分子和遗传学机制至今未明。

（四）分类

正常睾丸下降定义为睾丸稳定地保持在它所附属阴囊的组织内。因此隐睾是睾丸完全下降至阴囊过程失败的发育缺陷性疾病。这个定义从睾丸解剖位置异常来定义隐睾，但是隐睾患者的睾丸解剖学变异也值得考虑。进一步讲，仅以解剖位置来分类无疑忽略了未降睾丸的解剖、生理、病因和自然病史的变异，使许多已发表的研究结果出现偏移。睾丸大小和质地的解剖变异、附睾与输精管异常以及相关的潜在鞘状突和腹股沟疝也应予以考虑。这些因素反映了男性性分化的二态性本质，并提示多病因机制参与了表型表达的变异。了解睾丸正常下降随胚胎发育而变化的过程有助于理解当睾丸未能下降至阴囊正常位置时可能停留的异常部位。

有时准确地分类未降睾丸的部位、整体性及其存在较为困难。体型、睾丸位置、体检时儿童顺应性等都会显著影响临床评估甚至造成错误诊断。系统的分类方法能有效指导治疗及预测预后。尽管分类方法多种多样，Kaplan 提出了最通用的分类系统，即根据患者的隐睾可否触及来分类（Kaplan, 1993）。除去睾丸萎缩或缺如，可触及的睾丸已出腹腔（内环口），而不可触及的睾丸在腹腔内。体格检查的主观性干扰了睾丸位置的准确分类，外科手术探查可以提供更精确的评估。手术探查时隐睾患者睾丸位置被最简单地描述为腹腔内、腹股沟管内，腹股沟外（耻骨上、耻骨下）或异位。

约 80% 的睾丸未降在临床可触及，20% 不可触及。通过对不可触及睾丸患儿的严密观察，Cisek 等报道了 18% 的这些睾丸在患儿麻醉状态下体检时可以被触及，12.6% 的存活睾丸停留在腹股沟管远端而在体检时容易被漏掉（Cisek et al., 1998），1/3～2/3 的不能触及睾丸的患者为单睾丸者。

尽管腹腔内睾丸沿着下降线路可以位于肾下极至内环口间的任何位置，但其通常位于内环口内侧几厘米处。睾丸也可位于较高的内环口位置。因为这类睾丸可以在腹腔和腹股沟管之间移动所以被称为“窥视”睾丸，腹腔内异位睾丸也可罕见于肝周和脾周区域，亦偶有脾-性腺融合（图 58-1-2）。腹股沟内睾丸偶尔难以被触及，被判断在内环口和外环口之间的腹股沟管内。刚出腹腔的或耻骨上的睾丸位于刚出

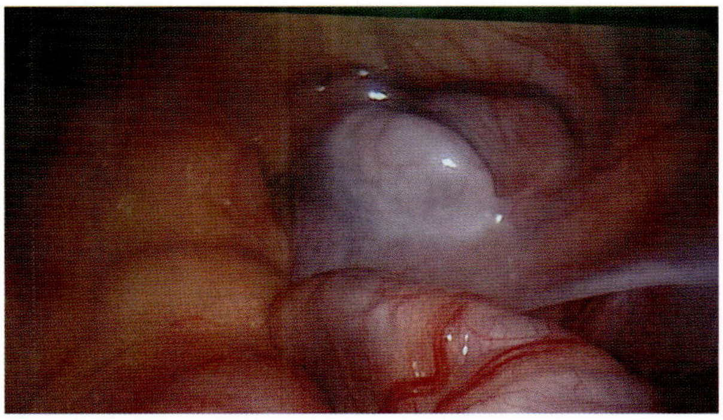

图 58-1-2 脾-性腺融合

外环处耻骨联合之上；而耻骨下睾丸刚好位于耻骨联合之下、阴囊后间隙中。异位睾丸可能是完成了经腹股沟管的正常途径的移行，但在外环口下被错误地引导到正常下降途径之外。最常见的异位睾丸位于腹外斜筋膜与 Scarpa 筋膜间的表浅小窝中，此窝被称为 Denis-Browne 小窝。其他的异常位置包括对侧阴囊、股部、会阴部和阴茎前部。睾丸下降的理论还没有足够的观察与实验上的证据来解释睾丸异位，目前睾丸病理下降的机制尚不清楚。早在 1888 年 Lockwood 试图通过用睾丸引带有多点远端附着来解释睾丸异位，但 Backhouse 在 1982 年和 Heyns 在 1987 年所进行的人类胚胎学研究结果都不支持这个观点（Backhouse 1982b; Heyns, 1987）。

“不可触及睾丸”与“可回缩睾丸”这两个专业术语常被应用。因为这些术语可混淆隐睾的准确分类，所以值得进一步定义和纳入下面的讨论。“不可触及睾丸”是指在体检时不可扪及睾丸，因此可为腹腔内睾丸、睾丸缺如、睾丸萎缩或体检者时漏诊等情况。睾丸缺如通常是在对不可触及睾丸进行手术探察时确诊。睾丸缺如的解剖标志是指在腹股沟内环的近端可观察到输精管盲端。萎缩的睾丸小于正常睾丸，也可能为隐睾。这些隐睾可以出现在睾丸从腹内向阴囊下降的正常路径中的任意位置。

“可回缩睾丸”在活跃的提睾反射影响下自发地离开阴囊缩回到腹股沟管，但是它易于被向下牵回至阴囊内，并在提睾牵引力量消失后保持在阴囊内。这种情况被认为是一种正常变异，然而在有“明显”可回缩睾丸的儿童中出现睾丸上升的风险可能高达 50%。可回缩睾丸可以出现在下降路径中的任何位置，但常在初次检查时于腹股沟处被触及，多出现在 3 ~ 7 岁的儿童中。睾丸回缩由过度活跃的提睾反射引起。轻擦大腿内侧皮肤可引发提睾反射，其出现于 50% 的 30 个月龄以下的男孩和大多数 30 个月龄以上男孩。如果睾丸可以被挤回阴囊底部，很可能是可回缩睾丸，不需要治疗（Wyllie, 1984）。然而，可回缩睾丸是否为睾丸未降的一种轻微变异仍存有争议。虽然延迟的睾丸自发上升这种罕见现象也许被错误地归因于可回缩睾丸，但是可回缩睾丸并不是真正的隐睾。如果发生睾丸上升，之前被认为是正常睾丸下降的男婴后来在儿童时期会出现隐睾。睾丸上升可能代表一种几乎完成了下降的睾丸未降状态。Rabinowitz 等观察到这种情况的病因常常是年幼时的误诊（Rabinowitz et al., 1997）。这种上升睾丸通常位于腹股沟浅表小窝内，随着身体生长被诊断为睾丸未降。因此，有回缩睾丸的儿童应进行定期监测（每年）并持续至青春期，直到睾丸不再回缩且保留在阴囊内。这种现象已被 Scorer 和 Farrington 在 1971 年报道，他们报道 5 岁男童的隐睾发病率高于更年幼的儿童（Scorer & Farrington, 1971）。Barthold 等报道了明显更多的隐睾病例是后天获得的，其主要原因是可回缩睾丸（Barthold et al., 2003）。根据回顾已发表的文献，他们报道了比预期的 2% ~ 4% 睾丸固定手术率更高的手术率，且在大多数研究中手术平均年龄是 7 岁。最常见的睾丸位置是在腹股沟外环口远端，大约一半病例的鞘状突是未闭的。虽然 Puri 和 Nixon 报道有可回缩睾丸的儿童在成年后具有正常的睾丸体积和生育率，但是可回缩睾丸和上升睾丸的发育据报道是不正常的，组织学表现类似于睾丸未降（Puri & Nixon, 1977）。生殖细胞总数的异常降低类似于原发性睾丸未降的表现，因此提示相似的病理生理学改变（Rusnack et al., 2002）。

二、睾丸下降不良

(一)正常下降与下降不良学说

在过去的两个世纪所出现的睾丸正常下降与下降不良理论因为受到神话、迷信、对先前数据的错误解释等干扰一直存有争议。至今没有公认的下降理论，但是基于解剖学及胚胎学上的仔细观察，针对此难题的一些重要方面已经提出假说。睾丸的下降与下降不良的理论目前正在分子学水平进行研究，但目前对其大部分的理论来自于观察。英国解剖学家 John Hunter 于 1762 年发表了第一部重要并非常准确的描述睾丸下降的论著（Hunter, 1762）。他因描述和命名睾丸引带而闻名。睾丸引带来源于拉丁文中“航”或“舵”的意思。Hunter 也认识到这个结构在睾丸下降中的重要性，但在假设其功能时非常谨慎。此后，大量的学说出现，涉及腹腔内压力、重力、提睾肌收缩、内分泌因子、男性胎儿独有结构等因素的影响，但都没有比引带学说更重要。本节着重描述关于睾丸下降常见理论的多样性和复杂性。

要使精子发生正常进行，睾丸必须下降至阴囊内，阴囊能为睾丸提供一个低于体内中心温度 2～3 ℉的特定的低温环境。在正常的人体胚胎条件下，胚胎睾丸从它在腹腔内的初始位置多阶段下降至阴囊内。Gier 和 Marion 提出了人类胎儿睾丸下降分 3 个阶段：①妊娠 7～8 周时中肾体退化导致肾的移位；②妊娠 21 周时睾丸从后肾经过腹腔至腹股沟环；③妊娠 28 周时睾丸从腹腔沿鞘状突经腹股沟下降（Gier & Marion, 1969）。Hutson 等提出了睾丸下降的经腹腔和经腹股沟阴囊的两步模式（Hutson et al., 2005）。经腹腔的下降过程通常受米勒管抑制物（Müllerian tube inhibitor substance, MIS）调节的激素调控，而经腹股沟阴囊的下降过程受雄激素调节。从解剖学上来说，经腹腔阶段被看做是两种作用的结合，一种是由雄激素调节下的颅侧悬韧带（cranial suspensory ligament, CSL）退化过程，另一种是 MIS 及雄激素共同调节下的睾丸引带增大。概括来说，睾丸下降最佳诠释为 3 个阶段：①经腹腔阶段；②经腹股沟阶段；③管外迁移（从外环口下降至阴囊）。

简单来看，睾丸经腹腔下降朝向内环口源于腰部脊柱和骨盆的分化生长。妊娠第 8 周时睾丸邻近肾，直到第 23 周时才开始进一步迁移。在经腹股沟下降之前的腹腔睾丸位置恰好就在内环口内侧。快速的经腹股沟下降阶段需要睾丸通过腹股沟管，沿着鞘状突在其后面降至阴囊。最后的阶段始于 28 周以后，从外环口下降至阴囊，绝大多数的睾丸下降在妊娠第 30～32 周完成。许多研究者认同这个基本的描述和时间进程，但由于大多数理论都是从人类胎儿解剖的静止观察推测得来的，故妊娠第 23 周后直到睾丸下降至阴囊的下降机制还是存有争论。动物模型未能提供令人满意的、类似于人类的睾丸下降的结果。大多数睾丸下降学说都关注睾丸引带、鞘状突、腹股沟管、输精管和阴囊的发育，因为在女性胚胎中的同功能结构与其有本质区别，且在女性胚胎中根本没有睾丸引带的类似结构。

(二)内分泌因子

正常的下丘脑 - 垂体 - 性腺轴通常是引发睾丸下降的必要条件。缺陷可以发生在绒毛膜促性腺激素生成、雄激素合成或雄激素作用时。调节睾丸的主要激素有黄体生成素（luteinizing hormone, LH）和卵泡刺激素（follicle-stimulating hormone, FSH）。这两种激素都由脑垂体前叶的嗜碱性细胞分泌。FSH 作用的基本位点是曲精小管的上皮细胞。绒毛膜促性腺激素由来自下丘脑的促黄体素释放素（luteinizing hormone releasing hormone，LHRH）刺激调控，LHRH 作用于脑垂体促性腺激素细胞胞膜上的高亲和力细胞表面受体。血清 FSH 水平在睾丸病理状态时常常升高，如隐睾。FSH 刺激睾丸支持细胞，故而对于精子生成有着重要作用，血清 FSH 水平常与精子生成呈负相关关系，故 FSH 水平可以作为一个拥有临床意义的内分泌指标来评价男性不育症。但在儿童，循环中的 FSH、LH 和睾酮水平并不能准确反映睾丸发育或病理状态。

（三）雄激素

雄激素睾酮和双氢睾酮（DHT）对于睾丸下降的发生十分必要。它们直接或间接起作用，如 Hutson 等提出的生殖股神经（GFN）的神经内分泌调节和降钙素基因相关肽（calcitonin gene-related peptide, CGRP）的释放（Hutson et al., 1994）。观察到的临床病例也支持这个学说，如患雄激素不敏感综合征（androgen insensitivity syndrome, AIS）和低促性腺激素的性功能减退症患者有双侧隐睾。在多数 AIS 患者中，睾丸紧位于腹股沟管近端，这提示睾丸下降的经腹腔过程未受影响（Ahmed, 2000）。在完全 AIS 和部分 AIS 患者中睾丸可在阴囊唇皱襞或腹股沟区域触及的比例分别为 77% 和 41%。此外，在雄激素不敏感症的雄鼠中，经腹腔下降阶段是正常的。使大鼠在产前暴露于抗雄激素药物氟他胺，并不影响大鼠睾丸的经腹腔下降过程。

从上述研究可以推测雄激素并不调节睾丸下降的第一阶段。但对经腹股沟管下降到阴囊的阶段却显得很重要。AIS 患者中发现有睾丸引带退化失败现象。延迟的引带迁移及退化见于绒毛膜促性腺激素缺乏症伴低睾酮浓度的动物模型和 AIS 情况下。在啮齿类动物模型中，睾丸引带结合雄激素现象另外支持了雄激素的活动。有证据表明雄激素调控 CSL 的退化，表现在① AIS 个体中 CSL 持续存在；②接受产前抗雄激素药物的动物模型中 CSL 持续存在。因此，雄激素合成及活动受损将影响睾丸下降的第二阶段。

通过对 21 例单纯的单侧或双侧隐睾男孩中获得的 DNA 样本进行分析，认为雄激素受体外显子 1 区域中的三联苷酸重复结构变异可能参与了隐睾的发生。

胎儿子宫内 LH 分泌不足可以引起睾酮缺乏，这是由于促性腺激素释放激素（GnRH）或 LH 受体功能障碍或涉及睾酮合成的蛋白质转化功能缺失造成的。完全的蛋白质转化功能缺失常伴有核型 46, XY 的胎儿性别的反转和睾丸位置的改变。睾丸的位置范围可由腹腔至大阴唇。实验证据提示促性腺激素缺乏症与隐睾相关。虽然在促性腺激素缺乏症的男孩中小阴茎是最常见临床发现，但隐睾确实存在。促性腺激素分泌不足的性腺功能减退是 KAL、DAX1 或 GnRH 受体（GNRHR）基因变异的结果，是单基因病且伴有促性腺激素缺乏症，隐睾是其临床特点之一。大多数隐睾患者中嗅觉丧失很罕见，故 KAL 改变是引起孤立隐睾的极其罕见的病因。GnRHhpg 小鼠中敲除 GnRH 基因常出现腹腔内睾丸。GNRHR 基因的变异与常染色体隐性遗传的低促性腺激素型性功能减退症有关。异常的 LH 受体理论上可能影响睾丸正常下降。虽然 LHβ 基因的两种变异与隐睾的关系还未有评估，但是它们可以导致血浆清除率提高。LHβ 基因的变异使 LH 与其受体的结合能力受损，在杂合子携带者中伴有类固醇生成受损和不孕症，这种改变将导致青春发育延迟、精子减少、间质细胞发育不全。隐睾者被认为有间质细胞发育不全，这是一种常染色体隐性遗传病，以间质细胞分化受损为特征，分化受损则继发于 LH 受体基因（LHR）中蛋白质转化功能缺失。

睾酮合成时出错也可导致隐睾。特殊的酶基因有 17α- 羟化酶 /17, 20- 裂解酶（CYP17）、3β- 羟化类固醇脱氯酶 2 型（HSD3B2）及 17α- 羟化类固醇脱氢酶 3 型（HSD17B3）。CYP17 完全缺乏者在出生时通常表现为女性性别，因青春发育延迟而在青春期就诊。受影响的核型 46, XY 的个体可以是腹腔内睾丸或睾丸未降伴性别难辨。3β- 羟化类固醇脱氢酶 2 型缺乏极少引起先天性肾上腺皮质增生症，受其影响的核型 46, XY 的胚胎由于 HSD3B2 改变造成男性化不足。然而 3β- 羟化类固醇脱氢酶 2 型缺乏往往引起尿道下裂及睾丸位置异常。受 17β- 羟化类固醇脱氢酶 3 型缺乏影响的核型 46, XY 的个体，在出生时为女性表型或生殖器男女难辨并伴睾丸未降。睾丸的雄烯二酮转变为睾酮受到影响，这些个体常在青春期由于原发性闭经和男性第一性征出现就诊。2 型 5α- 还原酶（SRD5A2）缺乏的临床表现范围可从女性表现型到尿道下裂。睾丸位置改变可从腹腔内至阴囊唇。

（四）米勒管抑制物

米勒管抑制物（Müllerian tube inhibitor substance, MIS）由胚胎支持细胞分泌，使得米勒管退化，也影响着睾丸的下降。MIS 水平在出生后的第一年通常很高，4～12 个月时达顶峰，然后随着年龄的增长而下降。1991 年，Yamanaka 等报道隐睾儿童 MIS 水平在出生后第一年并不显著增高，平均血浆浓度明显低于正常对照儿童。双侧隐睾患者 MIS 平均水平也明显低于单侧隐睾患者。然而作者承认 MIS 水平的不同是继发于内在支持细胞功能不全，而非隐睾的结果（Yamanaka, et al., 1991）。

因为隐睾为米勒管永存综合征（persistent Müllerian duct syndrome, PMDS）的一个常见特征，所以 MIS 作为可以调控睾丸下降的因素被进一步研究。PMDS 的特征是正常男性分化，但是伴有米勒管衍生物退化障碍，其继发于 MIS 或 MIS Ⅱ 型受体基因变异。然而隐睾伴有 PMDS 更像是由解剖上的梗阻因素引起的，因为睾丸被束留在腹腔内米勒管衍生物上。因此，依据如下 4 点：① MIS 缺乏的敲除小鼠模型的睾丸亦可正常下降；②对牛的 MIS 有免疫排斥的胎牛亦可发生正常的睾丸下降；③过度表达 MIS 的转基因雌性小鼠未见卵巢下降；④大部分有腹腔内睾丸的患者不存在米勒管衍生物。权衡后得出结论 MIS 对于调控睾丸下降并未起到显著作用。

（五）雌激素

雌激素已被推测会影响睾丸下降。产前摄入一种人工合成的非类固醇类雌激素—二乙基己烯雌酚（DES），在男性和女性均可以引起胎儿的泌尿生殖器异常。睾丸未降是核型 46, XY 的胎儿畸形表现之一。在小鼠中进行的动物实验证实，产前暴露于雌激素环境可使睾丸下降的经腹腔阶段中断。雌激素被认为损害引带的发育，引起持续的米勒管衍生物的残留。INSL3（insulin-like factor 3）敲除组动物与 DES 暴露组动物睾丸位置类似。为了判断产前雌激素暴露与 INSL3 表达之间的关系，小鼠的实验证据证实产前暴露于 DES 将使得睾丸的 INSL3 表达降低。然而在 DES 治疗组动物中 I 型类固醇生成因子（SF1）的表达没有变化（Emmen, et al., 2000）。已经明确在 INSL3 基因启动子的转录激活中 SFl 起了重要的作用。在另一个不同的动物模型中，产前暴露于 DES 降低了睾丸中 SFl 的表达。产前给予睾酮治疗并不能纠正因暴露于雌激素而造成的隐睾，这提示雌激素的作用可能是独立的。

2001 年，Skakkebaek 等报道认为隐睾与精子质量低下的发生率正在升高，这可能与环境中内分泌破坏因素的暴露增多有关（Skakkebaek et al., 2001）。也有证据反对他们的观点，如隐睾患者的母亲与正常对照组的母亲妊娠期体内的雌激素浓度没有差异。然而，因为雌激素的母体循环远离胎儿局部激素浓集的部位，故母体的雌激素浓度并不是有效的反映胎儿雌激素暴露水平的测量值。

（六）下降因子

有关雄激素刺激和引带发育的互相矛盾的观点引出了一些概念：雄激素依赖因子、下降因子、引带特异生长因子。Hosie 等证实雄激素通过与特异的细胞核内激素受体结合，直接刺激人类睾丸引带，因此暗示雄激素通过葡萄糖胺聚糖的增加在引带增生方面起作用（Hosie et al., 1999）。所以雄激素受体的数量及质量在理论上将影响睾丸经腹股沟下降的程度。然而有证据表明引带的发育并不完全依赖于雄激素。在狗的胚胎中，切除睾丸使引带的膨胀和退化受阻，给予睾酮并不能完全纠正。给胎儿补充睾酮不能完全阻碍引带的退化，且有些下降发生了残留附睾的现象。相反，睾丸切除的新生狗在自体移植睾丸后，证实引带可正常发育且附睾下降。由抗雄激素药物氟他胺诱导的隐睾也表现出只对引带退化有特异性的抑制。而且，完全睾丸女性化仍可以见到引带的正常发育。睾丸下降期引带的生长并非雄激素刺激的结果，这一间接证据支持非雄激素依赖因子的存在。在胎猪动物模型中检测睾丸下降，睾丸下降第一阶段存在一种低分子量的生物活性因子刺激引带细胞增长。这种旁分泌因子、下降因子被认为以一种独立于雄激素的模式由睾丸分泌，对引带发育第一阶段中的一些变化起作用，这一阶段以快速细胞增殖（外生）及伴随的硫酸化葡萄糖胺聚糖、透明质酸酶和胶原的合成为特征。

（七）睾丸引带

睾丸引带在睾丸下降中的特殊重要性不能被低估，然而，其准确的生理学机制是相当多争议与研究的主题。有许多关于引带功能的理论，包括引带是睾丸进入阴囊的引导，引带像一个楔形物膨大扩张腹股沟通路以及各种各样的支持引带配合躯体的不同生长阶段收缩、内卷、牵引、稳定固定睾丸的理论。Heyns 确定了关于引带调控睾丸下降多个地位相互均衡的学说的基本的不同点，与三个要点相关：①头和尾的附属物；②细胞成形其“活性”成分的类型；③在睾丸下降期与腹股沟阴囊发育相关的引带形态形成。所有证据提示睾丸引带是睾丸下降的主要因素（Heyns, 1987）。

来自多个物种的研究结果同时提升或混淆了我们对睾丸下降的认识。尽管如此，但是引带的几个关键的机械学性质已经被确定了。最初的理论依据睾丸下降预想的观念，认为引带拉拽睾丸进入阴囊。然而，确凿的证据表明引带与阴囊间并没有坚固的连接部分，导致睾丸不能被拉进阴囊。引带停留在未来的腹股沟管附近，当肾向头侧移动时，引带固定睾丸靠近腹股沟。鞘状突使得先前位于腹内的睾丸从腹腔内迁移出来。一旦睾丸通过腹股沟管下降至阴囊完成，引带的壶腹部分就吸收了。临床与实验结果提示激素、转录因子和可能的神经因子影响着这些发育。目前看上去睾丸的下降是复杂的激素与机械因素共同调控的事件。

INSL3（insulin-like factor 3）通过引带发育来调控睾丸的下降。INSL3 由胚胎睾丸，特别是其间质细胞产生，与胰岛素和耻骨松弛激素相关，被认为是调控睾丸的经腹腔下降过程。INSL3 基因敲除的转基因小鼠可出现双侧隐睾。这种小鼠有小的未分化的睾丸引带和腹腔内睾丸。Emmen 等随后证实引带的发育离不开雄激素与 INSL3（Emmen et al., 2000）。INSL3 可以特异地与 LGR8 结合，LGR8 是一种富含亮氨酸的与 G 蛋白配对的受体（Kumagai et al., 2002）。支持 INSL3 和 LGR8 之间有本质联系的进一步证据，在 LGR8 受体基因突变的小鼠和缺乏 LGR8 基因却过度表达 INSL3 的转基因小鼠中获得。在两种实验动物模型中，双侧腹腔内睾丸发育与 INSL-/- 表现型类似（Bogatcheva et al., 2003）。通过一种令人向往的因果关系，也许只能解释很小一部分双侧腹腔内隐睾患者，对发表的文献进行分析的结果提示上述两种基因任一个突变只能导致人群中出现少数隐睾患者，因此支持了该病最常见表现的多病因学说（Bogatcheva et al., 2005）。

（八）生殖股神经和降钙素基因相关肽

Lewis 于 1948 年第一次提供证据表明横断新生大鼠的生殖股神经（genitofemoral nerve, GFN）可致动物隐睾。Hutson 重复这个研究并根据数据提出 GFN 可以诱导睾丸下降和引带分化（Hutson et al., 1994）。横断大鼠 GFN 可致睾丸停留在腹腔内并阻止系带迁移。GFN 发挥“第二信使”作用的理念来自于雄激素可在 CGRP 的调节下增加 GFN 细胞的数量和促进系带迁移。CGRP 被证实为 GFN 及其神经支的神经递质。体内系带在睾丸下降期被发现有节律地收缩并证实有高度的活动性。雄激素受体在最大雄激素作用发生之前出现在提睾肌神经核旁的腰椎脊髓中的证据证实了上述理论。

与氟他胺诱导的隐睾相关的运动神经元数量和直径的减少改变了 GFN 形态学。产前用氟他胺阻断雄激素被发现可抑制 GFN 的雄性化，GFN 的 CGRP 含量也显著地减少。这些发现都支持雄激素在睾丸下降期直接调节性双态的 GFN 的发育与形态学变化的假说，CGRP 则作为第二信使发挥作用。然而，一些研究持相反证据，包括观察到撤退雄激素时 CGRP 释放增多，以及提睾肌核与雄激素并不相关。CGRP 也未能诱导鼠类动物睾丸下降。此外，CGRP 被证实是作为神经肌肉递质对啮齿类动物发育中引带（基本上是提睾肌）的肌肉成分发挥作用。人类引带缺乏这一肌肉成分，这一事实基本上可排除 CGRP 对人类睾丸下降起重要作用。

（九）附睾

正常睾丸下降和附睾功能的相关理论是根据对异常附睾（通常伴有隐睾）的观察得出的。困难在于附睾异常是未降睾丸的原因还是结果仍不清楚。摘除附睾或附睾发育不良都未影响睾丸的下降，这使正常睾丸下降取决于附睾的概念受到挑战。许多关于附睾异常与隐睾成因相关联的理论，提出有共同的因素造成隐睾和附睾融合异常。大多数学说认为胚胎时雄激素缺乏对这一联系起重要作用。

胚胎学上，附睾直接和系带相连并在睾丸之前进入阴囊。有研究认为睾丸引带头端的异常胚胎附着可致睾丸旁结构在下降过程中出现异常。附睾异常出现于伴有未降到阴囊内的睾丸（包括异位睾丸）、疝气、睾丸鞘膜积液的患者。有未降睾丸（41%）的男童比有异位睾丸（25.9%）的男童更易出现附睾异常。一项含有 652 例隐睾患者的大样本研究报告称附睾及血管异常的总体发病率达 36%。Koff 等报道了相似的发现，但是在隐睾患者中有更高的附睾复杂异常的发病率，高达 90%（Koff et al., 1990）。39% 的异位睾丸患者出现更严重的附睾异常。而 33% 只表现为延长的附睾，29% 为正常附睾。睾丸下降受阻位置越高，相关导管系统的异常就越显著。伴随隐睾的附睾异常，其鞘状突未闭的发生率也明显更高。Barthold等报告附睾异常在未降睾丸患者比下降睾丸患者中更为常见（分别为72%和34%），更高的发病率依赖于鞘状突未闭的程度。在闭合、部分闭合或未闭鞘状突的病例中分别有14%、36%和69%的病例出现附睾异常（Barthold et al., 1996）。

Elder通过对睾丸未降者中附睾异常的比较得出了附睾异常可能并不会导致睾丸下降不良的结论，除外腹腔内睾丸者，50%的睾丸鞘膜积液或疝气者在鞘状突未闭且与睾丸相通的情况下有着附睾异常。如鞘状突与睾丸不相通，这一比例只有10%。在睾丸未降患者中，如鞘状突未闭，附睾异常的比例是71%，如鞘状突关闭，这一比例为16%（Elder et al., 1992）。

附睾的异常可从轻微的结构异常如延长，到更复杂的解剖学上的融合偏差，再到完全间断，直至结构缺失。也许人们最关心的焦点仍然是未来的生育问题，尽管早期对隐睾患儿实施手术可以维持正常的生殖细胞发育，但融合异常通常存在并最终影响精子成熟及转运。此外，针对导管严重异常融合的睾丸活组织检查（活检）表明存留的生殖细胞为69%，减灭的生殖细胞为31%。因此，在预测患儿未来生育能力时应考虑在手术中观察到的附睾异常，因为有这种异常时睾丸可能合并有明显的组织学改变。

（十）腹腔内压

隐睾的病因也被怀疑与腹腔内压降低有关，如梨状腹综合征、泄殖腔外翻、脐膨出、腹裂畸形以及一系列先天性腹壁肌肉缺损或发育不良与隐睾同时发生的综合征。腹压在睾丸从腹腔下降至腹股沟管的移行过程中可能作为一个辅助的因素，但在之后的经腹股沟管至阴囊过程中却起到更为重要的作用。开放的鞘状突可以在睾丸下降的过程传导来自腹腔的压力。雄激素也可能起着类似的作用，即在此发育阶段与腹压相关，将睾丸传送至阴囊。Frey在实验中发现雄激素存在情况下，硅树脂假体可以从腹腔下降至阴囊，而当雄激素撤离的状况下则很难完成该下降。

三、组织病理学

正常生殖细胞的发育在儿童期至青春期完成，这是一个连续的过程。Cooper在1929年提出隐睾时间越长，其睾丸组织学表现越异常。尽管新生儿伴腹腔内睾丸者其生殖细胞数目正常，但未降睾丸位置越高，其生殖细胞损害就越严重。1～2岁隐睾患者的组织病理学标志为间质细胞减少、支持细胞变性、生殖母细胞消退延迟、精原细胞成熟延迟、初级精母细胞形成障碍、生殖细胞总数减少。有报道认为隐睾者在6个月龄时，其睾丸体积即缩小。隐睾最早的产后组织学异常是间质细胞发育不良，这在出生后第一个月即可观察到。1982年，Mininberg等发现睾丸未降患者在1周岁时即可出现曲精小管管周纤维化（Mininberg et al., 1982）。1989年，Huff等在1～13岁单侧隐睾男孩中行双侧睾丸穿刺活检证实生殖母存在明显的细胞成熟障碍，同时在出生后第1年生殖细胞数目即有所减少。尤其值得注意的是，正常情况下在出生后6个月完成的生殖母细胞向成熟的精原细胞的转化，3岁时开始的成熟精原细胞向初级精母细胞的转化过程，在隐睾患者中要么延迟转化，要么不能转化，或两者兼有（Huff et al., 1989）。出生后7个月未降睾丸与正常睾丸中的生殖细胞总数大致相同，当继发精原细胞不分化时将导致生殖细胞总数减少。间质细胞数目也同样异常减少。

对侧的已下降睾丸也可见到与上述类似的病理改变，尽管在较小的程度上，但这仍提示单侧隐睾男性生育能力下降的原因可能是由低促性腺激素型功能减退症所致。McAleer 等在单侧隐睾中也发现了下降睾丸和未降睾丸类似的病理学变化，在 1 岁前生育指数变化不大，但在这之后的各个年龄段，生育指数都发生了显著的变化。1 岁后的未降睾丸将持续发生支持细胞衰退现象，这不仅与年龄相关，而且与睾丸位置相关。支持细胞的衰退进一步导致生殖细胞数目减少（McAleer et al., 1995）。

这些报道都证实了两岁以前的异常精子发生的组织病理学早期改变可能部分地与激素缺乏相关。也有人认为睾丸受损还可继发于体格检查与睾丸固定术。虽然循环中的促性腺激素浓度和性激素浓度与成人睾丸功能障碍相关，但在婴儿期与儿童早期，脑垂体处于相对休眠期，这些激素在幼年男童并不能提供准确而直接的衡量睾丸成熟障碍与病理改变的指标。Barthold 等证实在婴儿早期脑垂体 - 睾丸轴激发时，未发现非激素综合征的隐睾与正常对照的激素水平（如睾酮、雌二醇、LH、FSH、抑制素 B、性激素联合蛋白以及瘦蛋白）有显著差异，这说明这一过程的损害并不常见（Barthold et al., 2004）。

四、隐睾的并发症

（一）不育症

对隐睾者未来的生育能力进行评估和预测时必须基于儿童时期睾丸固定术时睾丸组织的病理情况、成年后精子发生的情况及亲子率。目前已广泛认同隐睾会导致生殖细胞受损，在出现组织病理变化前及早地行外科处理使睾丸固定于阴囊以减少生育能力降低的发生风险是其治疗原则，但越来越多的证据表明睾丸固定术并不能显著减少生育能力降低的风险，起初的报道是通过观察未降睾丸的组织学变化而发现的，1 岁后行手术处理可以保护精子发生的能力。1995 年，McAleer 等称未降睾丸与正常睾丸在 1 岁甚至更小时，其生育能力没有大的差异，但在其他年龄阶段时有显著的异常差异（McAleer et al., 1995）。然而，单侧隐睾在各个年龄阶段其生殖指数都要显著低于正常预计的数值，这说明无论何时进行手术处理，其生殖潜力都已明显受损。也有研究关注了 5 岁以后行睾丸固定术的患者，发现术后睾丸组织的组织形态学特征有了明显的改变。Cortes 等报告 18 个月时，生殖细胞数目开始减少，且随年龄增长减少得越来越快。另外，约 20% 双侧隐睾和 80% 单侧隐睾的患者的精子数是正常的。该研究小组稍后的一项研究指出：尽管已行睾丸固定术，约 1/3 的患者是有生育能力的，但其手术年龄的中位数，双侧隐睾者是 13 岁，单侧者的 11 岁（Cortes et al., 2003）。关于组织病理损伤的问题，Gracia 等未能从 1342 个男孩（2000 个睾丸）中发现生育指数或管直径与手术时机或睾丸位置之间有任何相关性（Gracia et al., 1995）。

1991 年，Grasso 等总结了 91 例在青春期后行睾丸固定术的单侧隐睾患者的生育能力，发现 83.5% 的患者有精子缺乏或少精症，伴或不伴有精子活力不足（Grasso et al., 1991）。另一项研究主张青春期后的单侧隐睾应予以摘除，因为其在将来易发生恶性变及扭转，且绝大部分睾丸都丧失了生育能力（52 例睾丸固定术中仅 1 例表现出正常的生精能力）（Rogers et al., 1998）。在此研究中 2 例（4%）患者发生了睾丸原位肿瘤。4 ~ 14 岁行治疗的单侧隐睾患者中有 15% 存在精子缺乏，30% 有少精症（精子记数少于 20×10^6/ml），而未治疗的单侧隐睾患者有着极其相似的精子发生情况，而双侧隐睾不治疗将不会获得正常的生育能力，治疗后也仅有 25% 达到正常的生育能力。有证据表明早期行睾丸下降固定术可以逆转未降睾丸的组织学改变。这些报道肯定了睾丸固定术治疗隐睾的意义。

手术时机与睾丸组织病理改变间的联系有进一步的探讨以纠正其未来的生育能力，Hadziselimovic 等提出青春期前睾丸内的生殖细胞数目与青春期后的精子计数成正比（Hadziselimovic et al., 1987），Cortes 等通过对下降固定术时双侧隐睾男孩行穿刺活检发现，组织学变化与患者成年后的精子密度和睾丸体积呈正比，与血清 FSH 水平呈反比，研究发现 91 例对象中仅 11 例精子密度大于 20×10^6/ml，41% 的患者血清 FSH 水平正常，32% 患者双侧睾丸体积均大于 15 ml（Cortes & Thorup, 1991）。其他对双侧睾丸未降年轻患者进行精液分析的研究结果均不理想，75% 的患者精子计数少于 20×10^6/ml，而单侧隐睾者则有着不同的组织学发现，57% 的患者其精子密度少于 20×10^6/ml，睾丸活检刚开始有了严重的组织病理学变化（Rusnack et al., 2003）。必须注意的是，以上所得数据都是来自于较大儿童（几乎接近于青春期）行睾丸下降固定术后的分析，这些患者接受治疗的中位年龄超过了目前所推荐的 6 个月龄。

组织病理学显示年轻患者的异常生殖细胞分化与成年后的精子发生情况相关。睾丸穿刺活检发现单侧隐睾者生殖细胞总数通常有所减少，是在青春期前生殖细胞分化及增殖两个阶段出现障碍的结果：① 2～3 个月龄时胚胎干细胞池（生殖母细胞）向成体干细胞池（成熟精原细胞）转化受损，② 4～5 岁时精原细胞向初级精母细胞分化（减数分裂）时受损（Huff et al., 2001）。这些研究还发现对侧正常下降的睾丸也有着类似严重程度较轻的组织病理学改变。其他研究也支持此观点。青春期前（行睾丸下降固定术中位年龄为 3.5 岁）和青春期后的睾丸活检发现不同程度的生殖细胞增生不良。这种增生不良与不育男性的组织病理变化和精子发生状况相关联（Nistal et al., 2000）。Hadziselimovic 和 Herzog 发现 6 个月龄行睾丸下降固定术者其年龄与生殖细胞计数成负相关，更令人惊奇的是，1/3 的 6 个月龄前行睾丸固定术且生殖细胞计数正常的患儿在 20 年后有着异常的精子计数，所有 6 个月龄后行睾丸固定术且睾丸组织病理异常的患儿在 20 年后的精子计数不存在组间差别（Hadziselimovic & Herzog, 2001）。当进入生殖细胞分化的特殊阶段后，对于男性生育能力起关键作用的是 2～3 个月龄时生殖母细胞向成熟精原细胞的转化过程，而非生殖细胞总数。每次射精量中精子计数少于 4000 万个将有不育症的风险，高达 90% 的患者没有完成生殖母细胞向成熟精原细胞的转化过程。

对雄激素的依赖性以及体内促性腺激素和睾酮水平的波动变得平缓，对于精子发生十分重要。这使得许多研究者寄希望于用 GnRH 提高患者的生育指数。睾丸固定术后给予 GnRH 类似物乙基酰胺治疗可以有效地提高患者成年后的生育指数，尽管这些患者在术前也接受了 hCG 治疗。75% 的生殖细胞数目明显减少者在术后给予另一种 GnRH 类似物那法瑞林，在完成激素治疗的 5 个月内的随访穿刺显示，生殖细胞计数量有所升高。对青春期前的隐睾男孩给予 GnRH 新辅助疗法也可有效地改善未来的生育能力，2 岁内治疗所报告的生殖指数最高（Schwentner et al., 2005）。

精子计数异常的患者可以有着正常的亲子关系率，Lee 推测亲子关系可能比精子计数更能反映生殖能力（Lee, 1993）。与正常对照相比，有过双侧隐睾者的亲子关系明显受到干扰，而单侧隐睾者则没有（分别为 53% 和 75%）（Lee et al., 1995）。亲子关系也不与睾丸固定术的年龄相关。在一项研究中，90% 的单侧睾丸未降男性有亲子关系，而仅 33% ~ 65% 的双侧睾丸未降者成为了父亲。高 FSH 和 LH 水平与低精子计数和抑制素 B 呈相反的关联，有过单侧隐睾的男性与正常对照，没成功获得亲子关系的男性与有亲子关系者，在 LH、睾酮和精液分析的其他结果上没有差异。因此，升高的 FSH 水平与低的精子计数能够评估有过隐睾病史者的不育风险，其他的危险因素还包括睾丸固定术时睾丸被缝置的位置。当与已行睾丸固定术的单侧隐睾者或正常人群中的男性比较时，因缺失或萎缩，或于儿时行睾丸切除的单睾者的亲子率并未下降（Lee & Coughlin, 2002）。

（二）癌变

出生时睾丸未降的儿童发生睾丸恶性肿瘤的风险高。睾丸肿瘤多发生在青春期及之后，但也有 10 岁以内发生肿瘤的报道。接近 10% 的睾丸肿瘤源于未降的睾丸。正常人中睾丸肿瘤的发病率是 1∶100 000，而在有过隐睾的男性中生殖细胞肿瘤的发病率是 1∶2550，相对危险（RR）约是正常人的 40 倍。尽管有人青春期前进行手术可以降低肿瘤发生的风险，但睾丸固定术是否可以影响恶性肿瘤发生的自然病程仍是个有争论的问题。睾丸固定术前会对睾丸进行更全面的检查。故从理论上可以使恶性变的肿瘤及早被发现。

在西方国家未经治疗的隐睾已不多见，印度新德里发现 14% 的睾丸原发生殖细胞肿瘤成人患者有隐睾，英国的睾丸肿瘤研究小组（United Kingdom Testicular Cancer Study Group）发现睾丸癌与睾丸未降及腹股沟疝有着显著的相关性。然而在 10 岁之前行睾丸固定术的睾丸未降患者没有这种相关性，故得出结论早期的手术治疗可以减少睾丸恶性变发生的危险。研究还发现睾丸肿瘤发生风险升高与青春期提前和低运动量相关。过去几十年的观察还发现内源性激素情况也与睾丸癌发生风险升高有部分关系。

Moller 等通过在丹麦进行的一项大型研究发现，睾丸肿瘤与持续性隐睾的相对危险度（RR）为 3.6（95% 的可信区间 [CI]，1.8 ~ 6.9），自发下降的隐睾中没有发现这一危险升高（Moller et al., 1996）。这研究还提示隐睾治疗的年龄与睾丸恶性变的相对危险度呈正相关，睾丸萎缩与睾丸癌和隐睾均有相关性。与前面研究相反的是，有人认为，在无隐睾或睾丸萎缩的情况下腹股沟疝并不与睾丸恶性变的发生相关。另有研究表明，发生睾丸肿瘤的黑人或混血儿与发生睾丸肿瘤的白人相比，患隐睾的概率明显升高。当然这一报道可能有所偏倚，因为白人中 87% 会行睾丸固定术，混血儿中 71% 会行这一手术，而黑人为 0，另外，黑人患者在初次评估时的平均年龄为 40 岁，混血儿为 32 岁，白人为 33 岁，黑人中也较多出现腹部肿瘤与腹股沟肿瘤而不是阴囊肿瘤。这些研究都支持早期进行睾丸固定术可以防止睾丸恶性变的发生观点，但 Prener 等发现既往有隐睾病史者具有更高的睾丸恶性变风险（RR, 5.2；95% CI，2.1% to 13.0%），且在儿童早期进行治疗不会降低这一恶性变的发生风险（Prener et al., 1996）。

睾丸未降的位置也影响着睾丸发生肿瘤的相对危险度，位置越高，恶性变的风险越大。几乎一半的腹腔内睾丸将发生恶性变，高于腹股沟内睾丸的 6 倍。隐睾所致的睾丸肿瘤类型中最常见的是精原细胞瘤，125 例具有隐睾病史和睾丸生殖细胞肿瘤者中，54 例为精原细胞瘤，35 例为胚胎癌，33 例为畸胎瘤，3 例为单纯的绒毛膜癌。

未降睾丸恶性变风险升高的原因仍处于理论推论阶段，隐睾所处环境温度高于阴囊可能是发病因素。但引人注目的是双侧受到影响的睾丸内在的病理变化过程，对侧的正常下降睾丸形成肿瘤的风险也会升高的证据支持了这一理论。有研究发现单侧隐睾患者其对侧正常下降的睾丸发生恶性变的 RR 升高到 3.6，在一侧已发生恶性肿瘤的双侧隐睾患者中，15% 的对侧睾丸也将发生恶性变。

Skakkebaek 于 1972 年报道 1 例不育症男性其一侧未降睾丸发生了睾丸原位癌，并在 16 个月后进展为生殖细胞瘤，那时评估的隐睾患者中原位癌的发病率为 1.7%，与其他有一定下降程度的睾丸相比，原位癌在腹腔内睾丸中更常见（Skakkebaek, 1972）。这些发现引发了在隐睾儿童行睾丸固定术时进行穿刺活检能否排除其成年后形成睾丸肿瘤的质疑。有人认为成年前对隐睾进行穿刺活检并不能显示出其在恶化前的变化。另外，在今后发展为睾丸癌的男性，其青春期前的组织学病理也未发现癌前病变。因此，儿童睾丸固定术中的常规穿刺活检对其睾丸今后是否会恶性变并没有预测价值。

（三）腹股沟疝

90% 的睾丸未降患者鞘状突未闭。鞘状突通常在睾丸下降后和出生后第 1 个月内闭合，鞘状突未闭伴有更高风险的附睾异常，从而支持鞘状突的闭合可能需要雄激素刺激的理论，鞘状突未闭的临床意义是其可以影响隐睾的激素治疗效果。这一问题也在接受 hCG 治疗和随后行腹股沟疝修补术的隐睾儿童中进行了观察，鞘状突正常闭合者睾丸下降的概率为 49.5%，而鞘状突未闭合者无一例睾丸下降。Adamsen 等意外地发现 hCG 治疗失败的隐睾患儿在手术时有 77% 的概率合并有腹股沟疝或睾丸鞘膜积液（Adamsen et al., 1989）。

（四）睾丸扭转

由于隐睾及其系膜间解剖学异常，易出现睾丸扭转。扭转的机制被认为与睾丸较系膜相对更宽大有关。这也可以解释形成肿瘤的隐睾发生睾丸扭转的现象。Riegler 发现成人隐睾患者中发生扭转的睾丸有 64% 伴有生殖细胞瘤。曾报道过 1 例接受 hCG 治疗的双侧隐睾婴儿发生鞘内精索扭转和睾丸梗死（Riegler, 1972）。尽管未下降睾丸很少发生扭转，但在腹痛或腹股沟疼痛伴同侧阴囊空虚者应考虑睾丸扭转。

五、隐睾的检查

隐睾儿童中 80% 的睾丸是可触及的，20% 不可触及，大部分不可触及睾丸为腹腔内睾丸，当然不可触及睾丸也包括有腹股沟内睾丸或睾丸缺如，大约 20% 的不可触及睾丸是睾丸缺如，30% 是睾丸萎缩。进行体检确定睾丸是否存在至关重要，这可以指导下一步的工作与治疗。在许多情况下，儿童可以有可回缩睾丸，这种情况下通常只需随访以证明睾丸处于正常状态而没有回缩即可。此外，25% 以上的隐睾患儿为双侧睾丸未降，检查工作要从全面了解病史开始，包括以下几点：

- 早产及母亲病史，包括妊娠期的类固醇使用情况。
- 围产期病史，包括出生时的阴囊体检资料。
- 患者的诊治经过，包括以前的手术史。
- 隐睾或相关综合征的家族史。

理想的体格检查需要使患儿先取仰卧位，肌肉放松，进行全身体格检查时要注意观察提示相关综合征的其他先天性缺陷。生殖器检查包括任何阴茎畸形（如尿道下裂、小阴茎、生殖器性别分化模糊）的望诊，要注意观察阴囊是否不对称或发育不良。体格检查还包括视诊腹股沟管和通常睾丸异位症形成包块的部位。如果只有一侧睾丸下降，需仔细检查其大小、肿胀状况、有无可触及的睾丸旁异常、有无疝或睾丸鞘膜积液等。在单侧不可触及睾丸中，对侧正常下降睾丸肥大常提示同侧睾丸缺如。Huff等发现在各个年龄段，一侧睾丸缺如者与腹腔内睾丸者相比，其对侧已下降睾丸的平均体积更大，现在还没有可靠的标准来区分这两种情况（Huff et al., 1992）。就生精情况来看，代偿性增生并不能弥补成年后的睾丸功能缺陷。被检查儿童有时需要摆出多种体位来定位未降的睾丸，包括坐、蹲位。检查未降睾丸时检查者应以温暖的手触诊，指尖涂布肥皂水以减轻皮肤摩擦，手法应当从内环口处顺着腹股沟管至阴囊推进。当触及未下降睾丸时，检查者手指尖有推进受阻感觉，或感觉到睾丸弹回隐睾窝处“啵”的撞击。也应仔细检查睾丸下降的异位区域以除外异位睾丸。

睾丸未降行放射性检查的总体准确度是44%，通常是为了确定睾丸是否存在及其定位。被选用的检查方法有超声、计算机断层显像（CT）、磁共振成像（MRI）、睾丸动脉造影及静脉造影、气腹造影和疝囊造影等，这些辅助检查常常是有创性的，需在麻醉下进行且较难操作，得出的结论中假阴性率较高。北京儿童医院术前常规行睾丸B超检查，阳性率高。

双侧不可触及睾丸尤应引起重视，如伴有尿道下裂或生殖器性别分化模糊则代表其处于危及生命的特殊情况。诊断为双侧无睾症时必须确认其男性染色体核型，有必要进行内分泌学评估以助于判断单侧或双侧睾丸是否存在。儿童时期睾丸处于休眠期，hCG刺激试验被广泛应用于评估睾丸功能，如hCG刺激试验可以降低睾酮水平，那么说明至少一个睾丸存在。但如果间质细胞对外源性hCG不起作用，可能存在假阴性误差。如果基础促性腺激素水平，尤其是FSH水平在青春期前男孩中有所上升，则进一步的内分泌检查将没有必要进行，因为这种情况多为双侧无睾症。如在双侧不可触及睾丸的男孩体内促性腺激素水平正常，那么hCG刺激试验可以进一步帮助诊断。虽然检测hCG刺激的方法有许多，但无统一标准，通常是在3周内分6次。共注射5000单位的hCG，并在最后1次注射的24小时内重复检查DHT、FSH和LH的水平。然而无论hCG刺激实验结果如何，血浆促性腺激素水平正常的双侧不可触及睾丸的患者都必须行手术探查。MIS和抑制素B也是睾丸特异的标志物，对这些标志物的检测也可帮助确认睾丸组织的有无。抑制素B，作为调节FSH分泌的睾丸肽类，可反映成人支持细胞功能和精子发生情况，其在儿童早期可能会调节FSH的分泌。与其他下丘脑-垂体-性腺轴类激素不同的是，抑制素B可以在儿童期被检测，并可以预测青春期前的睾丸功能。

六、隐睾的治疗

（一）治疗原则

隐睾的主要治疗原则包括以下几点：

（1）未下降睾丸的解剖关系、位置、活力的正确判断。

（2）判断共患其他相关综合征的可能。

（3）及时固定睾丸于阴囊内，防止睾丸生育或内分泌功能进一步受损。

（4）将睾丸永久固定于阴囊内的正常位置，并使其方便触诊。

（5）治疗不引起睾丸的进一步损害。

睾丸未降的决定性治疗应在出生后6～12

个月间完成。通常睾丸的自发下降在出生后 3 个月内即完成，之后则难以自发下降，为从理论上预防 1 岁以前发生的各种并发症，隐睾必须早期治疗。手术方式和手术时机由解剖位置和是否为双侧睾丸未降来决定。比如，当对侧睾丸缺如或为腹腔内睾丸时，理论上应当在 1 岁内先下降固定一侧单独的睾丸。在早期必须尽可能保护睾丸组织，尤其是单侧或双侧腹腔内睾丸，这是由于双侧隐睾者亲子率低的缘故。对一侧睾丸正常下降的青春期后男性，如其对侧隐睾有解剖学或形态学异常，或距离阴囊太远，无张力固定无法保持血管完整性等情况时，可行睾丸切除术。为保留单独睾丸或双侧腹腔内睾丸，尤其又是初次诊断延迟时，就需要用到一些特别的处理方法。

（二）激素治疗

激素治疗睾丸未降的两种方法是：外用人绒毛膜促性腺激素（hCG）和促性腺激素释放激素（GnRH）或促黄体素释放素（LHRH）。隐睾的激素治疗基础是通过刺激不同水平的下丘脑 - 垂体 - 性腺轴使其体内生成更多的睾酮。激素治疗的理论是基于实验观察到雄激素及在局部高度浓集的睾丸活性代谢产物合成调控着睾丸的下降。hCG 直接作用于间质细胞使其产生睾酮，GnRH 则刺激脑垂体分泌 LH，进而促进睾丸产生睾酮。在青春期前的隐睾男性患儿中，hCG 比 GnRH 能刺激机体产生更高的血清睾酮水平。

激素治疗选择合适的适应证十分重要。有报道称在年龄较大的儿童以及睾丸可回缩或处于外环口位置之下的儿童中，激素治疗的成功率较高，即治疗前睾丸位置下降越低，治疗效果越好。有回顾性研究发现，LHRH 治疗成功的病例中有 43% 具有先前即处于阴囊位置的睾丸，而在治疗失败的患者中仅有 17% 具有先前处于阴囊位置的睾丸。Fedder 和 Bosen 也得出类似的结论，他们证实 LH 在治疗出生后 1 周双侧睾丸曾下降的儿童时的有效率达 56%（Fedder & Boesen, 1998）。这些发现无疑帮助说明支持激素治疗可获得更高成功率的早期研究，在大多数病例中，手术探查显示解剖因素为睾丸未降的最常见原因。因为激素治疗后睾丸回升率高达 25% 以上，故需要常规复诊。激素治疗并不适合先前有过睾丸或可能致腹股沟瘢痕形成的手术史、有异位睾丸史和腹股沟疝的儿童。目前在美国，这种情况下仅 hCG 被获准可以使用。

自 20 世纪 30 年代以来，hCG 的使用变得既广泛又存在争论，hCG 在结构上类似于 LH，能有效作用于间质细胞，所报道的治疗隐睾的成功率有较大的波动，可以从 14% 至 59%。用药剂量变化也很大。最佳剂量被认为总量应至少大于 10 000 IU 以最大限度地刺激间质细胞，同时应小于 15000 IU 以减少用药不良反应。经典用药方案是 1500 IU/m^2，肌肉注射，一周两次，共 4 周。如减量则必须增加注射给药次数。FSH 可影响睾丸的自发下降，刺激 LH 受体活性，但 FSH 与 hCG 联合用药的效果仍不十分明了，这里不予推荐。

激素治疗的副作用有阴囊皱褶增加和色素沉着，亦少见有阴茎增大及阴毛生长，这在停止用药后即会消退，在 7 ~ 9 岁接受剂量为 10 000 IU 时可见体重明显增长。hCG 治疗是否会对睾丸产生有害的组织病理影响仍有争议，尽管 hCG 可以显著增加正常睾丸和未降睾丸的体积和血管密度，却未表现出永久性的伤害。然而在激素治疗隐睾的过程中，随着撤药却有生殖干细胞凋亡增多的现象，hCG 还引起短暂的外周血中全部淋巴细胞、全部 T 细胞、T 辅助细胞、$CD8^+$ 细胞绝对计数的减少，故免疫抑制的患者不宜使用，另外，hCG 可引起

CD8$^+$ 细胞比例以及淋巴细胞对分裂素刀豆球蛋白 A（mitogen concanavalin A）的反应性显著降低，其在撤药后可以回到正常水平。

外源性 GnRH 治疗隐睾的有效性不如 hCG，它可以鼻腔喷雾给药，有效剂量是 1.2 mg/d，治疗共 4 周以刺激 LH 分泌。以往的研究由于夹杂了可回缩睾丸的患者，其有效率被过于乐观地报道为 32%～73%。Rajfer 等发现 GnRH 治疗组中 19% 睾丸下降至阴囊内，而在 hCG 治疗组中为 6%（Rajfer et al., 1986）。另外，有效率在双侧隐睾者和单侧隐睾者中也不同，一项多中心研究显示，LHRH 治疗的隐睾中，双侧隐睾治疗的成功率 8.1%，而对单侧隐睾无效。有报道称在 252 例青春期前隐睾（有 301 个睾丸未降）的男性患儿，LHRH 鼻腔喷雾给药的有效率为 9%，安慰剂组为 8%。与对照组相比，隐睾患儿体内激素水平没有异常。Pyorala 等也得出了类似结论，他通过对 1958—1990 年间有关接受 LHRH 和 hCG 治疗的 3282 例隐睾患儿的 33 项研究进行 meta 分析发现，随机对照研究中 LHRH 并不比 hCG 更有效（有效率分别为 21% 和 19%），GnRH 偏低的有效率并非由下丘脑分泌 LH 或睾丸分泌睾酮缺乏引起（Pyorala et al., 1995）。总之，激素治疗隐睾的总有效率小于 20%，并且和治疗前睾丸所处的位置密切相关，因此，外科处理是治疗睾丸未降的金标准。

（三）外科处理

在患儿全身或局部麻醉诱导后，对其进行体检确认睾丸位置或再次寻找之前的未触及睾丸是十分必要的。对初次检查时由于体位、不配合或防御行为等导致触诊不理想的患儿，在麻醉情况下，由于前腹壁肌肉放松使得外科医生有机会进行更为全面的体检。一般而言，睾丸固定术的成功率与睾丸的解剖位置直接相关，1995 年 Docimo 对隐睾的手术治疗结果进行分析发现：在睾丸位于外环口以下者手术成功率为 92%，位于腹股沟管者为 89%；微血管睾丸固定术成功率为 84%，标准睾丸固定术为 81%，分期 Fowler-Stephens 睾丸固定术为 77%，标准 Fowler-Stephens 睾丸固定术为 67%（Docimo, 1995）。

1．标准的睾丸固定术

该术式的关键步骤是①充分游离睾丸和精索，②对疝囊进行高位结扎，修复未闭的鞘状突，③骨骼化精索，在不破坏血管完整性的情况下无张力地移至阴囊内的独立位置，④阴囊内制造容纳睾丸的浅窝。

切口常取腹股沟管中点的横切口，年龄小于 1 周岁的患儿常取腹股沟的皮肤皱褶处（图 58-1-3）。皮层以电刀切开，锐性分离皮下组织与 Scarpa 筋膜。仔细观察表浅的腹股沟管中及 Scarpa 筋膜与腹外斜肌筋膜间是否有睾丸存在，锐性分离除去腹外斜肌筋膜表浅的脂肪组织，沿腹外斜肌筋膜轻柔游离至腹股沟韧带上方以界定出全部腹外斜肌筋膜的外层界限，这一方法有助于维持腹股沟管的解剖位置。

睾丸多位于腹股沟管内或刚好其外侧，若睾丸位于腹股沟管内，用小的浅表切口打开腹外斜肌筋膜并达到外环口，注意保护髂腹股沟神经。保留睾丸表面被膜，锐性离断系带远端

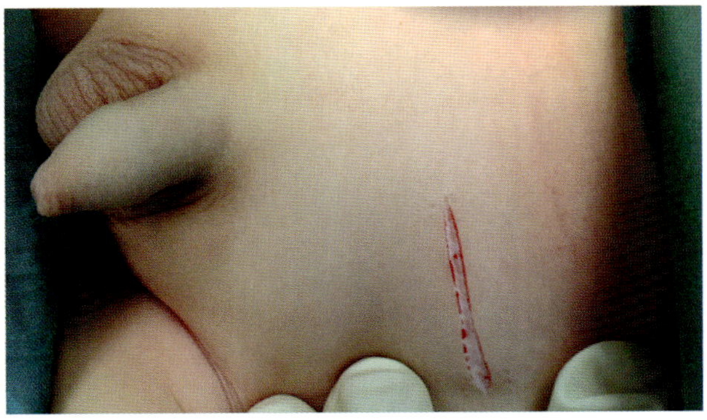

图 58-1-3 腹股沟切口

附着物，这样可以避免睾丸实质受损伤。充分游离并从睾丸和精索上切下提睾肌以及来源于表浅筋膜的异常纤维组织，一旦精索从腹股沟管内的提睾肌附属结构被成功游离至内环口，睾丸上方的腹膜鞘状突就被打开，这时可仔细检查附睾结构的解剖与完整性与睾丸大小。

充分游离精索至足够长度是无张力放置睾丸于阴囊的先决条件，但如有损伤血供或睾丸附属组织（包括输精管）的危险，则不可强行游离，这一操作的关键在于①充分离断提睾肌与腹内斜肌间交织在一起的纤维组织，②从精索基部离断未闭的鞘状突（图 58-1-4），将疝囊 / 腹膜至少游离到恰好在内环口以内的水平，③从精索结构中分离出精索内筋膜。大部分情况下，切断鞘状突和提睾肌附着物后，将有足够长度的精索使得睾丸被安置于阴囊内，还可在内环口从脉管系统中分离出输精管来增加游离程度，因为输精管在这一层面与精索脉管系统分开走行。如长度仍不够，有必要行腹膜后游离术（图 58-1-5）。牵拉器置于内环口内有助于更好地暴露手术视野，可用棉签、海绵和 Kittner 分离器等轻柔钝性分离头侧的精索脉管

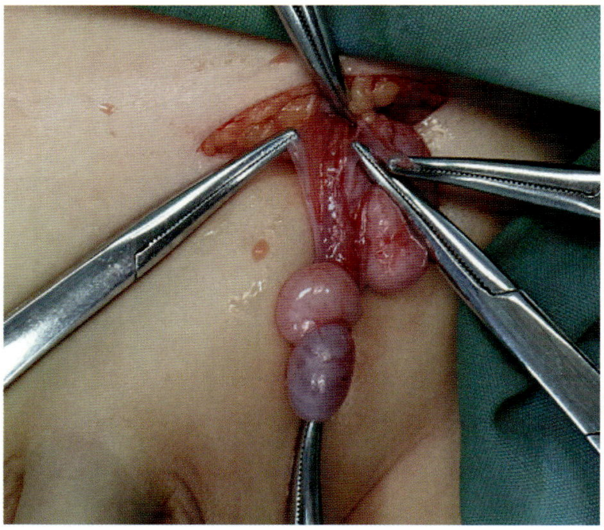

图 58-1-4　离断未闭鞘状突

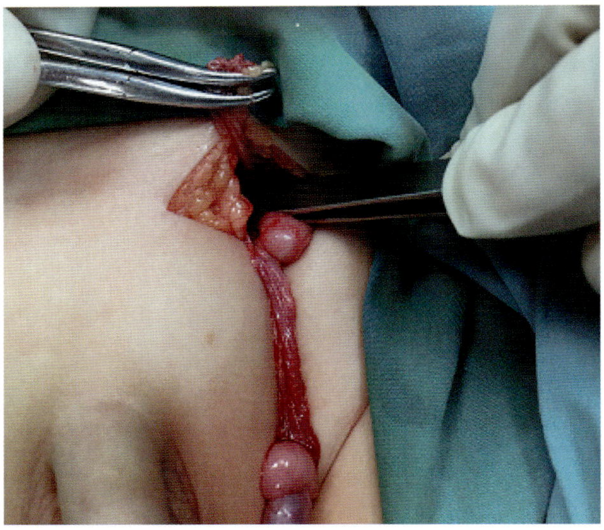

图 58-1-5　腹膜后游离

结构，必须打开内环口上方的腹外斜肌，腹内斜肌与内环口浅层侧缘也必须分开 1 ~ 2 cm。

已证实，无论缝合范围及缝合材料如何，经睾丸实质的缝合固定将导致炎症反应而出现睾丸损伤。相比之下，肉膜固定则可以实现与周围组织完全黏附，动物实验中肉膜固定组仅 5% 表现出炎症反应，睾丸的正常精子发生可达 94%。故经睾丸实质的缝合固定应当不予采用。但有两种情况例外：①当充分游离精索后，睾丸位置不固定，可行约束睾丸或短期外固定于尼龙扣；②对临床上出现精索扭转同侧或对侧睾丸实施固定术。对该技术一个明显的变异类型是在白膜下的表浅层固定睾丸，以完全避免经睾丸深部实质进行固定。为避免睾丸实质的损伤，所用的缝合线必须是细的、永久性单纤丝线如 5-0 或 6-0 聚丙烯线，缝合针用细针。熟悉性腺内脉管解剖十分重要，尤其是在结扎精索血管时应更为注意。侧支循环通过输精管动脉，在精索和睾丸下极都与精索内动脉系统吻合，在有张力缝合固定的情况下会使睾丸血供受到影响。

睾丸可以被充分而永久地安置在阴囊的肉

膜浅表小窝内，这种方法较为成熟且成功率较高，白膜可以与阴囊皮肤层形成紧密而完整的粘连。手指经创口探入阴囊，扩张阴囊袋（图 58-1-6）。以探入阴囊内手指为指示，于患侧阴囊中下部做一横行皮肤切口，用蚊式血管钳在阴囊皮下分离出一平面（图 58-1-7），分离至下面的空间足以容纳睾丸，手指经腹股沟切口进入阴囊，长弯钳抵顶手指经阴囊切口向腹股沟切口顶出。理顺精索血管轴向，钳住睾丸下极，将睾丸经隧道拉至并安放在阴囊内，同时注意避免精索扭转的发生（图 58-1-8）。

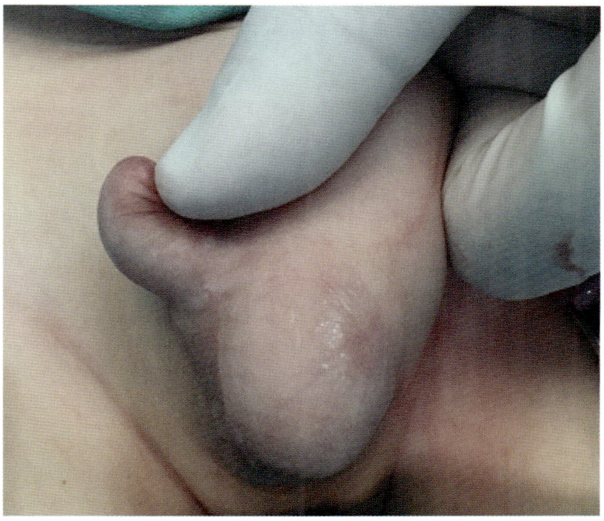

图 58-1-6　扩张阴囊袋

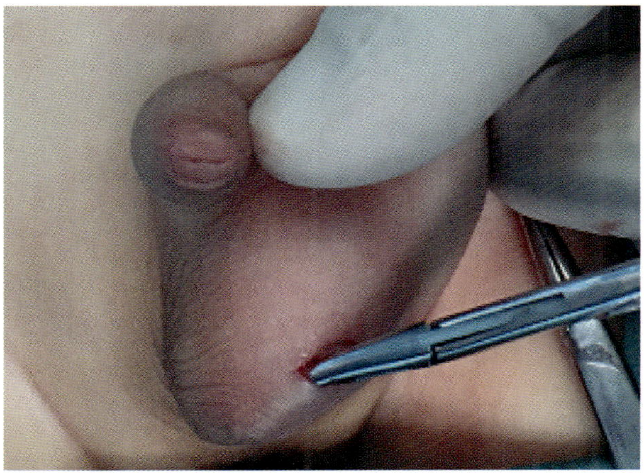

图 58-1-7　肉膜浅表小窝

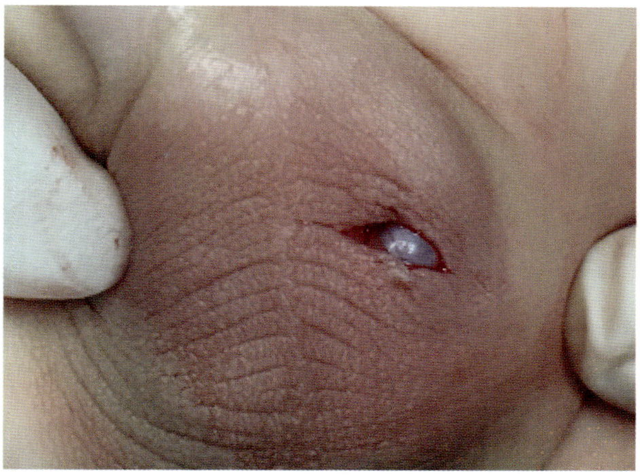

图 58-1-8　睾丸降至阴囊

可吸收细缝线关闭肉膜窗，睾丸上方残余的鞘状突的缝合处理可以间接固定精索，睾丸被安置于肉膜带内，用可吸收的细缝线间断缝合（如 4-0 可吸收缝线垂直褥式缝术）阴囊皮肤。可吸收缝线连续或间断缝合腹外斜肌，重建外环口，但不要达到损伤精索或使精索离开距离阴囊最直路线的程度。常规方法缝合皮下及皮肤组织，外敷敷料以保护伤口。

2. 高位隐睾的处理

有时对近端精索进行大程度松解仍无法达到使睾丸无张力下降到阴囊所需的长度，游离内侧的精索血管可以进一步延长精索长度，精索血管常常为上述情况的限制因素，1960 年出现了 Prentiss 法，其偶然地对此问题提供了帮助，推出调整精索内侧的血管可以获得更多长度，就像选择直角三角形的斜边，顺着血管的走向通过内环口直接达到阴囊。操作方法是从外环口切开腹股沟管底板，分出腹壁下血管，在精索侧面关闭内环口和腹横筋膜，另外，这一方法还有经腹膜后分离，尤其是对内侧的附着物进行清除。

高腹股沟路径和 Jones 切口可以用来处理高位的或腹腔内睾丸，这些方法与腹腔镜睾丸固定术有着类似的适应证和手术原则，它在应用腹腔镜技术处理腹腔内睾丸之前运用得尤为广泛。手术原则有保留精索血管，腹膜后高位游离这些血管，通过耻骨结节上的人为通路（Prentiss maneuver 法）直接将睾丸通过腹壁下降至阴囊。该手法也常常合用于腹腔镜手术以用来帮助定位睾丸和解剖关系，从髂前上棘内侧取横切口向下至腹外斜肌，恰位于内环口上方。一旦筋膜被打开，分开肌肉暴露腹膜后组织，并从内侧游离腹膜，如内环和鞘状突存在，需仔细辨别，并在这水平打开腹膜以便于传送睾丸到此区域。结扎疝囊后，要尽可能从精索筋膜内侧的头端离断精索血管，然后以 Prentiss 法将睾丸从腹股沟管下层降至耻骨上的出口位置。如果睾丸安置在肉膜下小窝时张力过大，外尼龙固定扣有助于维持睾丸在阴囊内的位置。

如果在Ⅰ期睾丸固定术中精索血管长度不够，或者是其他意外的情况时，必须考虑进行保留精索血管的两阶段式睾丸固定术。1971 年 Persky 和 Albert 提出了这一术式。经过Ⅰ期手术中最大程度的游离后，睾丸被安置在外环口或耻骨联合处，6～12 个月后再行Ⅱ期手术，并降低Ⅱ期手术的难度。

3．Fowler-Stephens 固定术

有时手术必须考虑结扎睾丸血管，尤其是在处理位于腹股沟管内的高位隐睾或腹腔内睾丸时。睾丸动静脉常常限制睾丸的远端游离程度，在 20 世纪之前这种情况使手术变得十分棘手，1899 年 Bevan 试图通过结扎睾丸动脉以达到游离目的，但是之后效果很差并导致睾丸萎缩。直到 1959 年 Fowler 和 Stephens 通过研究睾丸血管的解剖结构，发明了一种利用侧支循环来保障睾丸血供的治疗高位隐睾的方法（Fowler & Stephens, 1959）。睾丸有三个动脉血供：睾丸动脉（主要）、输精管动脉和提睾肌动脉。当精索动脉结扎后，来自膀胱下动脉分支的输精管动脉和来自腹壁下动脉的提睾肌动脉的侧支循环就成为睾丸的主要供血动脉。

最初 Fowler 和 Stephens 报道的是单期手术，实际上它也可以是分两期进行的手术。如果为单期手术，关键是保留输精管附近的条状腹膜，以保证足够的侧支循环。必须要注意的是睾丸为腹膜外位器官，其供应血管与输精管也是如此。取高位的腹股沟横切口，在头端可向两侧扩展。顺着肌纤维走行打开腹外斜肌，仔细检查腹股沟管内容物，通常这一位置打开腹前壁肌肉后即可见到腹膜，没有疝囊或腹股沟管，如有疝囊，要在内环口位置将其小心离断并打开。

仔细辨认睾丸后，在不离断任何睾丸邻近结构的情况下轻扯睾丸至切口位置，同时仔细观察并辨认出睾丸的主要及侧支的供血血管，以及输精管的走行。供血血管常存在解剖变异，尤其是在具有长襻的输精管者中更为常见。据报道，Fowler-Stephens 睾丸固定术成功的重要原因是少于 1/3 的隐睾男性患儿是真正的腹腔内睾丸。具有长襻输精管且其向下延伸入腹股沟管是进行单期手术的理想适应证，真正的腹腔内睾丸至少至内环口 1 cm，且精索很短。如果有长襻的输精管，必须小心从腹股沟管中辨离并加以保护，一旦发现睾丸下降至阴囊的长度不够，则需离断精索血管。

Fowler-Stephens 试验是检测睾丸侧支血管供应情况的方法，用无损伤血管夹暂时钳夹睾丸动脉，5 分钟后观察睾丸颜色情况，也可在睾丸白膜上作一小切口观察出血情况，必须仔细区分开供应被膜的血管（它在睾丸动脉被阻断后仍然需要被保留）与供应睾丸实质的主要血管。如阻断睾丸动脉后血供情况变得不好，须行分两期进行的手术以改善睾丸的侧支循环。

如果血供情况良好，则可以结扎并高位分离睾丸血管，再将睾丸和顺输精管走行的条状腹膜一起游离。在腹膜返折的一侧做一切口，保留睾丸内侧的腹膜。在离断深部的输精管蒂时注意勿损伤输尿管。如有长襻的输精管，切开中点的腹膜可以使其拉直，进而使睾丸蒂更长。输精管蒂走行的管道也必须尽可能靠内侧，使其到达阴囊的距离最短。这需要将睾丸和蒂直接穿过耻骨上的腹壁的新裂孔，或者是按照 Prentiss 法置于腹壁下血管的内侧。接下来的步骤与制作肉膜囊的标准睾丸固定术相同。

结扎精索血管的分两期进行的睾丸固定术的优点有①使侧支循环增强以弥补主要动脉阻断后的睾丸血液供应，②使睾丸有更好的游离度，以便于将其进一步置于阴囊内。分两期进行的睾丸固定术典型的做法是首先尽可能在原位结扎精索血管，6 个月或更长时间后用标准的 Fowler-Stephens 睾丸固定术游离输精管 - 腹膜蒂。Koff 和 Sethi 报道了应用低位精索血管结扎的技术收到了良好的效果，说明不一定要进行高位精索血管结扎以保障睾丸供血情况（Koff & Sethi, 1996）。

4. 隐睾的腹腔镜处理

在治疗不可触及隐睾的小儿泌尿外科范畴中，腹腔镜技术在诊断和治疗方面发挥的作用已经得到了极大的公认。外科处理不可触及隐睾的原则要求对于小儿隐睾的处理十分关键，即要求术野暴露良好、光线充足、有放大效应，腹腔镜手术可能并不会加强这些效果。但与传统的“开放”手术相比，腹腔镜技术的优点在于其可以更精确地分辨不可触及睾丸的解剖位置、活力情况，必要时还可以采用最佳的入路解决外科难题。

（1）腹腔镜技术诊断不可触及隐睾

近 1/5 的睾丸未降儿童具有不可触及的睾丸。腹腔镜诊断被广泛应用于评估不可触及隐睾，腹腔镜技术可以精确辨认不可触及的睾丸位置，据报道其准确率大于 95%。尽管大量的报道证实可通过影像和侵入性较小的方式来判断睾丸是否位于腹腔内，但在评估和治疗不可触及型隐睾的过程中外科干预却是不可避免的。放射影像学检查常伴有不确定的假阳性或假阴性结果。Elder 报道了腹股沟管 B 超的结果．这可能是最常应用的评估不可触及隐睾男性患儿的试验，他发现，腹股沟管 B 超几乎难以定位真正不可触及睾丸的位置，只有 18% 的概率可以正确识别出位于腹股沟管内的睾丸（Elder, 2002）。MRI 可以发现 37% 的不可触及型隐睾，被认为是一种有效的方法。重要的是，与直视下检查相比，放射影像学检查的敏感性也不足以评估睾丸的质量，包括睾丸是否有畸形或发育不良，附睾或输精管是否存在异常，这些都将最终影响手术处理方式的选择。无论是影像学的还是外科的检查，准确性是十分重要的，因为未能发现腹腔内睾丸可能造成睾丸功能丧失甚至恶性变的严重后果。对于先前做过开放性手术探查的不可触及型隐睾，腹腔镜检查也具有其价值。

腹腔镜诊断技术可以准确地检查腹腔内睾丸，在熟练者的操作下也是安全的。潜在的主要并发症有：血管损伤和肠管或膀胱穿孔，然而，在应用套管针技术的情况下，这种并发症已经非常少见；次要并发症是一些不需要终止或改变腹腔镜操作的并发症，如血肿和皮下积气等腹壁损伤。

Peters 于 2004 年报道，在近 50% 的隐睾患者中，腹腔镜诊断技术可以帮助或指导下一步的手术探查，常见的例子是运用于睾丸退化综合征，多达 47% 的不可触及型隐睾男性患儿可发生睾丸退化综合征（Peters, 2004）。腹腔镜技术有助于辨认腹腔内睾丸的解剖关系，分析单期或两期手术的可行性，或是在睾丸确实存在异常时判断是否适合进行睾丸固定术。外科处理只是将可以挽救的睾丸下降至阴囊内，或将异常的睾丸切除的一种方法。当为可见睾丸或存在附属物时，治疗性腹腔镜手术比标准的开放手术有更多的选择。利用已经存在的镜鞘通道，腹腔镜诊断可以很自然地转换为腹腔镜治疗。

腹腔镜诊断的第一步是利用 Veress 穿刺针盲穿或开放方式建立气腹并置入 Trocar 套管。开放方式的部位常取脐上或脐下的月牙形切口，直至腹直肌筋膜，推开腹膜前脂肪暴露腹膜，拎起腹膜做一切口，锐性打开腹膜层后将 Trocar 套管置于闭塞的脐动脉之间，这种开放式操作可以减少腹腔内结构的损伤，也避免了腹膜外气肿。Trocar 套管应根据镜子的大小或根据预期手术中是否会需要更大的器械来选择，通常大多数儿童医院都有直径为 5 mm 的零度镜，现在更小的腹腔镜器械和镜子，如 2～3 mm 直径的通过 Veress 穿刺针的镜鞘也使用得很广泛。美国医师则偏爱的是一种可以膨胀的一次性 Trocar，它也适用于直至 5 mm 直径的腹腔镜器械。以 8～10 L/min 的流量将 CO_2 灌入腹腔制造气腹，压力不超过 8～10 mmHg，在腹直肌筋膜上缝合 2-0 号可吸收 U 缝线以更好地维持气腹和快速闭合，尤其在筋膜切开范围比较大时应该采用。麻醉师在麻醉诱导和腹腔镜操作的任何时候都应避免使用 NO_2，以免造成肠胀气。

借助腹腔镜，腹膜内盆腔的解剖结构视野将更加清楚，放大效应将更好地辨认睾丸精细的血管及结构，并有助于离断或保留这些结构。首先见到的正中部的结构是膀胱，事先应留置导尿管，腹前壁外侧顺其走行的是闭塞的脐动脉，这是判断内环口、输精管和输尿管的显著解剖学标志。术中对照健侧正常结构将十分有用，尤其是在睾丸缺如的病例中可以直接判断其闭合程度，发现正常的精索血管（股内的）提示为腹股沟管内睾丸，其很可能是正常的只是体检时未触及，相应的手术处理应做腹股沟切口。如果是鞘状突未闭合，大多数情况下镜子可以借此进入腹股沟管，进一步判断睾丸的位置及活力状况。

（2）腹腔镜评估隐睾情况

用腹腔镜探查不可触及的睾丸，通常有三种独立的情况及各自的处理方式：

1）内环口上方有睾丸脉管系统的盲端（消失的睾丸）。

2）精索结构进入内环口（有活力的腹股沟管内睾丸，相对于腹股沟管内、阴囊内萎缩的睾丸）。

3）腹腔内睾丸。

第 4 种可能的情况是睾丸发育不良，这种情况比较少见，以处理消失睾丸的类似方法进行处理。顺着下降入径的探查十分必要，借此可以确定睾丸是否存在、如存在并且有活力是否合适行睾丸固定术、如睾丸异常或附件萎缩是否应当将睾丸切除。腹腔内消失的睾丸或罕见的睾丸萎缩也应当予以确定。对侧睾丸的检查也有助于预测不可触及型睾丸的情况，但是现在还没有可靠的标准来最终判断睾丸是否存在。正常已下降睾丸的增生常提示单睾症，睾丸增生指睾丸体积大于 2 ml，或长度大于 2 cm，质量不佳或发育不良的睾丸通常不至于使对侧睾丸发生增生。许多研究组注意到了这一现象，发现在 90% 以上的病例，睾丸长度等于或大于 2 cm 预示着单睾症（Belman & Rushton, 2003）。36%～64% 的不可触及型隐睾儿童为单睾症。缺如的睾丸可以是腹腔内睾丸或腹股沟 - 阴囊睾丸，这最可能是由于宫内时发生扭转或血管损伤事件后引起的，患侧精索与对侧相比有萎缩及闭锁现象，腹腔内缺如睾丸者通常在距内环口几厘米以内处有一精索或输精管盲端的典型结构，而无睾丸组织。当发现盲端结构后，就无必要进行后续的外科处理。对侧正常下降的睾丸可能有异常固定的情况发生（bell-clapper 畸形），对此睾丸需行经阴囊的睾丸固定术。

一旦精索或输精管进入了腹股沟管内环（包括相对萎缩的精索或输精管），必须想到有活力的睾丸可能存在于下降通路的尾端，因此需行腹股沟管阴囊探查，切除精索遗留物。但这做法也有争议，因为闭锁的精索常提示无活力的睾丸残留物。尽管大多数的睾丸残留物或结节可能提示缺血及坏死（如纤维化、透明样变、钙化、含铁血黄素沉积等）的组织学证据，但达 13% 的病例存在有活力的睾丸成分。De Luna 等报道约 10% 的睾丸残留物具有存留的小管结构，5.6% 具有干细胞成分，这部分患者中还未见睾丸原位癌的报道（De Luna et al., 2003）。因为残留物的恶性变概率小，故是否应将其切除还存在争论。在这种情况下，通过低位的腹股沟切口，腹股沟管可以被有效地探查及切除残留的索状结构。

腹腔内睾丸通常位于内环口几厘米范围内。大部分患者的鞘状突没有闭合，长襻样的输精管进入腹股沟内。腹腔内睾丸也可距内环口更远处，据报告也可罕见地位于肾周、肝周或其他异常位置。在对侧盆腔区域仔细进行腹腔镜探查也十分重要，因为异位的睾丸或残留物可能和输精管或精索分离，对输精管、精索的辨认并不意味着就能可靠断定睾丸组织的有无。输精管可以不与隐睾联合，故出现输精管盲端结构并不能断定是睾丸缺如。同样地，如果睾丸没有出现在内环口附近，应当进行全腹腔的腹腔镜探查，接下来，顺着精索至其发源水平（肾），有望发现睾丸。为了更方便观察精索和睾丸，患儿可由平仰卧位向一侧旋转，呈头低侧卧位（Trendelenburg 体位）。这时肠管将从精索走行处坠离，贴在腰大肌旁。偶尔左结肠或盲肠会遮掩住睾丸，这时可在腹壁的对侧下 1/4 区域造一个腹腔镜操作孔。所有的工作都是为了定位睾丸及确定处理方法。

大多数的隐睾在婴幼儿时被发现，常在腹股沟内并伴有鞘状突未闭，如果在进行初始腹股沟管或阴囊探查时发现鞘状突未闭，不可触及的睾丸可能存在于腹腔内，鞘状突未闭者 91% 存在有活力的睾丸，而鞘状突已闭合者 97% 为缺如的睾丸，故针对同侧内环口的腹腔镜检查十分重要。因此，在不可触及型睾丸的腹股沟管检查中发现未闭的鞘状突时，需行腹腔内的探查。腹股沟探查没有发现睾丸时并不能除外腹腔内睾丸的可能性。

（3）腹腔镜腹股沟管探查术

对于不可触及型睾丸是选择传统的手术探查还是选择腹腔镜下探查一直存有争议，大部分的报道都是回顾性的且倾向于某一种方法。在腹腔镜问世之前，经腹股沟切口的开放性手术探查是最常用的处理不可触及型睾丸的方法，许多泌尿外科医生仍然坚持着这种经典的做法。尽管腹腔镜技术在诊断中的价值不容置疑，但仍然存有争议，尤其是在已确定为腹腔内睾丸的情况下，腹股沟管及睾丸探查对于评价腹股沟管内的精索及性腺结构就没有必要了，故而腹腔镜的腹股沟探查也可一齐免去。另外，探查方法，无论是经腹股沟管的开放探查还是腹腔镜探查，都有可能影响最终所选择的手术。Ferro 等发现最初经腹腔镜进行的手术应用 Fowler-Stephens 睾丸固定术的百分比大大提高（Ferro et al., 1996）。

2002 年，Kanemoto 等尝试将腹股沟管开放探查与经腹股沟管腹腔镜探查交替联合运用，他们发现腹膜内存在输精管和精索盲端者不需要再扩大外切口，因为腹腔镜可以很容易地经腹股沟管探查。睾丸及其附着物、血管、输精管可以在腹股沟区域被发现，故 73.3% 的患者可以完全避免应用腹腔镜下的腹股沟管探查（Kanemoto et al., 2002）。2003 年，Ravasse 等也得出了相似的结论（Ravasse et al., 2003）。不可触及型隐睾儿童在经腹股沟管开放探查发现是无活力睾丸后，38% 的男性患儿继而进行了腹腔镜探查，作者推断仅 23% 的患者须以腹腔镜探查处理。2002 年，Schleef 等报道了诊断性腹腔镜探查术的变异型，经已闭合的内环口的腹股沟管进行腹腔镜探查时，如发现发育不良的精索时可将精索残留结构切除。在这项小型研究中，腹腔镜的发现可以决定着下一步的处理，如果腹腔镜下没有找到缺如的睾丸，那么也没有必要做腹股沟管的开放探查（Schleef et al., 2002）。Belman 等推荐对单侧不可触及型隐睾应首选阴囊探查，这方案基于作者的理论：① 1/3 ~ 1/2 的不可触及型隐睾的男性患儿睾丸缺如，②造成缺如睾丸更多的可能性是围产期发生睾丸扭转，且多发生在阴囊，而不是腹部或腹股沟管。当阴囊探查为阴性结果并怀疑为腹腔内睾丸时，才可考虑行腹腔镜的探查（Belman & Rushton, 2003）。

其他的报道称，对于不可触及型隐睾，选择腹腔镜检查为首选方法至少对 50% 的患者有利。1998 年，Cisek 等报道首选腹腔镜检查和处理可以使 66% 的患者受益，且此种诊断和处理可使患者免于因暴露不佳而行开放的腹股沟探查术（Cisek et al., 1998）。1999 年，Mikaelsson 等推断腹腔镜诊断的准确度可以使 51% 的患者避免进行广泛的腹股沟探查或剖腹手术。因此，不能摒弃传统的开放探查，而腹腔镜检查，无论是处于主导地位还是作为开放手术的辅助操作，都实现了外科原则的合理扩展，尤其是在预期要转变为腹腔镜手术治疗时（Mikaelsson et al., 1999）。

（4）腹腔镜睾丸固定术

腹腔镜睾丸固定术现今为处理腹腔内睾丸的标准术式。在处理腹腔内隐睾时，腹腔镜睾丸固定术优于通过扩展腹股沟切口或高位腹股沟切口（Jones 切口）实施的标准睾丸固定术，腹腔镜技术可以更准确地判断腹腔内睾丸有无、活力情况、整体解剖关系等，成功将睾丸游离需要完全并在近端切割精索，再找到至阴囊最短的“下降”路径。不能辨别精索整体结构通常是腹腔内睾丸实现无张力游离的限制因素，而腹腔镜可以精确辨别精索至其起源处的完整结构。腹腔镜器械使得外科处理范围可以达到全腹腔，故在腹腔镜下于精索起源部近端将其切断成为可能，腹腔镜对这些精细血管的放大效应有助于结扎和保护良好的主干及侧支血液供应。

Jordan 等于 1992 年报道了第一例不分期的腹腔镜睾丸固定术（Jordan et al., 1992），1994 报道了第一例分期的腹腔镜睾丸固定术（Jordan & Winslow, 1994）。腹腔镜睾丸固定术的成功率在术后睾丸位置和活力方面完全比得上开放的睾丸固定术。睾丸萎缩是睾丸固定术公认的并发症，尤其是腹腔内睾丸，有过手术史的患者更易发生这并发症，推测是由于输精管旁血管离断造成的，许多研究认为腹腔镜手术比以前报道的开放性手术有着更高的成功率，新近的非随机 - 多中心性的回顾性分析发现腹腔镜手术在处理腹腔内睾丸方面有着更高的成功率。成功率与方法有关（“初次”腹腔镜睾丸固定术是 97.2%，Ⅰ期 Fowler-Stephens 睾丸固定术是 74.1%，Ⅱ期 Fowler-Stephens 睾丸固定术是 87.9%），睾丸萎缩的总发生率是 6.1%，单阶段的 Fowler-Stephens 睾丸固定术发生睾丸萎缩的概率最大，为 22%，而直接进行的腹腔镜睾丸固定术仅为 2%，分两阶段的

Fowler-Stephens 睾丸固定术发生睾丸萎缩的概率位于前两者之间，为 10%。Lindgren 等报道腹腔镜睾丸固定术或 Fowler-Stephens 腹腔镜下睾丸固定术不发生睾丸萎缩的总体成功率为 93%（Lindgren et al., 1998）。Chang 等在对全部腹腔镜下的睾丸固定术进行的大型单组研究中也得出了类似的结论，他们特别提出 Ⅰ 期或 Ⅱ 期 Fowler-Stephens 睾丸固定术的总体成功率是 85% 以上，4% 发生睾丸萎缩。然而，20 个 Ⅰ 期 Fowler-Stephens 睾丸固定术中，有 85% 睾丸成功位于阴囊内而没有萎缩（Chang et al., 2001）。

腹腔镜下睾丸固定术的手术年龄与标准睾丸固定术相同，通常是 6 ~ 8 个月，务必在 1 岁以前进行。对不可触及型睾丸的男性患儿的体检首先应在麻醉下进行，这样外科医生会在一个好的条件下对患儿进行体检，尤其是当在检查室内难以顺利进行时。约 18% 的先前为不可触及型睾丸的患儿在麻醉下体检可以找到睾丸，尤其必须注意内环口处初现的睾丸位置或明确阴囊内萎缩的小结节。检查前和过程中可放置导尿管引流膀胱内的尿液，没有必要在术中使用抗生素。

腹腔镜诊断是第一个步骤，作者推荐使用开放手术的技术放置第 1 个穿刺套管（Trocar），这样可以减少套管针（Veress 针）盲穿所引起的并发症，如腹膜外气肿或肠管损伤。取脐下或脐上小切口至腹直肌筋膜，横断腹直肌筋膜，推开腹膜外脂肪，拎起腹膜锐性切开，注意勿损伤肠管，放置 5 mm 的 Hossan 套针或大小相匹配的一次性穿刺套管（Trocar），如可膨胀的放射状一次性开孔器。如有必要，用 2-0 的可吸收缝线 U 字缝合腹直肌筋膜，之后可以将其上拉以检查操作孔的气体密闭性，以 8 ~ 10 L/min 的 CO_2 产生气腹并维持工作空间，压力保持在 8 ~ 10 mmH_2O。患儿取低头仰卧位（Trendelenburg 体位），可以向两侧翻身以使肠管离开手术野，助手控制镜头，外科医生站在对侧，检测屏最好放在桌脚处，如今正在发展更小的器械及放大镜头，1.9 或 3.5 mm 的儿科镜头有着很好的照明及清晰效果，3.5 mm 的器械（套针、剪刀、钳子）都可以很好地抓钳组织。

腹腔内睾丸通常位于内环口 1 ~ 2 cm 处，通常是未闭合的。如果睾丸距内环口 2.5 cm 以上，且固定不能移动，需考虑进行分期的睾丸固定术，先结扎精索内动脉，6 个月之后待侧支循环和输精管动脉成为睾丸主要供血血管后，再行睾丸连同上述血管的游离。有必要注意远端的附睾结构以决定输精管是否从内环口进入腹股沟管。睾丸的活动度首先与和内环 / 腹股沟管相附着的“系带”相关，可将它切断，切断后利用其作为操作中的钳夹点，这样对睾丸是安全的。

拟行腹腔镜睾丸固定术后，在直接视频下放置 2 个或更多的 3 mm 或 5 mm 的 Trocar，5 mm Trocar 是目前可以放进钳夹探测器的最小号 Trocar，如果预计切除精索就需选择该型号的 Trocar，手术者可以根据自己的习惯来安排 Trocar 的位置，以获得最佳的活动度和避免离断过程中器械交叉。有两种 Trocar 放置方法：一是两个操作 Trocar 分别置于脐水平两侧的锁骨中线上；二是将一个操作 Trocar 放置在腹腔内睾丸同侧的腹壁高位，位置可高至邻肋骨下缘，第二个操作 Trocar 放在对侧的下腹部。这个方法尤其适用于婴儿，当设置这些 Trocar 时（尤其在婴幼儿中），腹腔空间狭小，尤其没有宽度，应当推开前腹壁的腹膜，以获得更多的安全操作空间，必要时可向操作 Trocar 推进的相反方向推捻儿童皮肤，这些操作应当在腹腔镜视频监控下进行。

首先切除内环口内及其上相连的附属结

构，注意勿损伤输精管、附睾，并评估输精管下降至腹股沟管内时是否会出现疝囊结构。必要时可用电凝起到止血作用和避免损伤周围组织，锐性切开内环口精索侧面的腹膜，顺着腹壁或与腰大肌平行，向上分离至精索的发源处。另外再顺着盆腔壁，向下游离输精管至膀胱。这样在精索与输精管之间就形成了三角形的腹膜，睾丸位于三角形的顶点，有时需要在这部分腹膜上打开一个窗孔，以获得更多的下降长度。然而，如果打算进行或可能进行单期的 Fowler-Stephens 睾丸固定术，精索和输精管之间的这部分腹膜就需要保留，以保证足够的侧支循环供血。因此这部分腹膜在术中必须保留完整，直至睾丸及其精索完全下降至阴囊中。这部分含有输精管和精索的腹膜，从腹膜后游离。游离的睾丸如可以无张力地放到超过对侧内环口的位置，则可以看作腹腔镜游离接近完成。尽管有疝囊存在，同侧的内环口也并不关闭，因为还没有证据表明这部分疝囊术后会成为临床性的疝囊。

将睾丸下降至阴囊的方式很多，但下面这种方法较为简单有效：用小弯血管钳从耻骨联合上方的肉膜下小窝进入腹膜腔，腹腔镜可以顺着脐动脉内侧找到这通路。其他方法还有从阴囊经耻骨联合上方再造一个 Trocar 至腹部。术者根据个人经验监测判断精索随睾丸进入阴囊时的张力大小十分关键，以避免造成精索撕脱伤。进一步游离精索十分必要，有两种方法：从精索上分离腹膜以及在接近肾的精索头侧将其与腹膜分离。一旦精索没有理想的张力条件下降至阴囊内，尽可能从精索的头侧切断腹膜，这可以有效地增加精索的长度。在阴囊外轻轻牵拉睾丸，可以帮助在腹腔镜下判断哪里需要进一步游离或切开。在分离状况复杂的情况下，一定要足够小心以避免损伤或撕扯血管。肉膜下小窝的制作方法已在前述。当精索存在张力的情况下，外置的尼龙固定扣在许多情况下可以帮助睾丸固定于阴囊内，通常放置 5～7 天。移开 Trocar 后，需评估解除气腹后腹腔内低压引起出血的可能，穿刺口也有可能出血。关闭脐部切口时同样注意勿损伤肠管与网膜。

（5）腹腔镜下的 Fowler-Stephens 睾丸固定术

精索的长度常常成为实现无张力睾丸固定术的限制因素，在腹腔镜固定的早期就必须考虑是否将精索离断。没有绝对的标准来判断是否要离断精索，但睾丸离阴囊越远，离断精索的可能性就越大。就通常的参考来说，睾丸位于内环口 2 cm 以内时，可以不离断精索. 距内环口 2～4 cm 时是临界区域（灰区），大于 4 cm 时在切断腹膜前就必须慎重考虑离断精索。要注意分期睾丸固定术有着较高的睾丸萎缩并发症的发生率，1 岁以内的婴儿由于睾丸至阴囊的关键长度并不明显长于腹股沟管内睾丸，故也可不离断精索。在开始腹腔镜手术时，有必要放置 1 个以上的 Trocar 以更好操作睾丸，判断其活动度、位置及解剖关系。对侧下腹部 1/4 区域可以放置 5 mm 的 Trocar，外科剪或超声刀可由此进入腹腔离断精索。

通常在 6 个月以后再行第二阶段的睾丸固定术，可以通过腹腔镜也可以通过开放手术来做。腹腔镜手术原则与开放手术时相同。离断精索后，做大范围的腹膜切开至精索和睾丸末端，另一切口至输精管末端，睾丸游离后与一个宽的三角形腹膜相连，这部分条状腹膜保留了输精管动脉和侧支循环血管，接下来的处理同前述。

5. 微血管睾丸自体移植术

腹腔内睾丸自体移植术的适应证必须根据临床所见的各种情况而定，总体来说与 Fowler-Stephens 睾丸固定术类似。采用该术式的一个重要的考虑因素就是高位隐睾的侧支循环供应的变异可能，不适宜做 Fowler-Stephens 睾丸固定术。睾丸自体移植术对于需要离断精索的腹腔内高位隐睾被报道为更为有效。这技术高度依赖微血管技术，故难以运用广泛。

Silber 和 Kelly 首例报道了为一个具有高位腹腔内睾丸的梅干腹综合征患儿行微血管吻合术，使外源血管成为游离后睾丸的供血血管（Silber & Kelly, 1976）。起初这一技术只适用于年龄较大的儿童，因为他们的精索内动脉较粗而能够与腹壁下动脉施行吻合术，但这一技术也适合于两岁以内的儿童。Bukowski 等报道了 17 年间开展睾丸自体移植术的成功率是 96%（Bukowski et al., 1995）。睾丸自体移植术也可以联合腹腔镜检查以确定睾丸位置、判断睾丸活力，有 5 例儿童被报道腹腔镜助睾丸自体移植术是成功的，平均手术时间 5 小时，因此，对于高位的腹腔内单睾丸症而言，微血管睾丸自体移植术比二期 Fowler-Stephens 睾丸固定术是一个更合适的选择。

术前给予 hCG 或睾酮有助于使血管增粗。Gibson 切口有助于更好地暴露腹腔。供体血管应从周围组织中游离出 2 ~ 3 cm 的长度，以方便精索内动静脉与腹壁下动静脉的吻合。输精管血管和侧支循环被保留在条状后腹膜中，游离精索并在其头端离断。手术过程中以肝素化抗凝，血管性痉挛可以用 1% 利多卡因缓解，进一步的血管和吻合的准备工作由微血管吻合术专业而定。肉膜下方法固定睾丸于阴囊中。术后多普勒超声、放射性同位素扫描检查睾丸血运情况。

6．再次睾丸固定术

对于睾丸固定术或腹股沟疝修补术后的继发隐睾者可采用再次睾丸固定术。疝囊的修补可致医源性的睾丸上升，许多看似正常下降的睾丸常有回缩或其他类型的隐睾。这种情况下，睾丸可以是异位的，可以是平卧位时浅表的一个小包块。有时睾丸也可以位于阴囊后，阴囊解剖范围以外，睾丸通常在耻骨结节附近，但这也和年龄与治疗时间有关，也可以出现在外环口的位置。切口和暴露的位置应选在以前的非手术区，目的是更好地鉴别解剖标志和使睾丸从正常组织向疤痕处推进。

先在睾丸下极做一切开，辨认腹股沟韧带，游离睾丸后，小心游离纤维化的精索，粘连部位多见于精索前侧和腹外斜肌筋膜的深面，为了不损伤精索，可以连带精索侧面和中部的正常组织一并游离下来，有时留下这种长条状的筋膜覆盖着精索是有利的。对于无弹性的精索有必要从内环口上方游离以增加长度。通常的标准睾丸固定术的外科原则在这里同样适用。

7．睾丸固定术的并发症

并发症包括睾丸回缩、血肿、髂腹股沟神经损伤、术后睾丸扭转（医源性或自发性）、输精管损伤、睾丸萎缩等。睾丸萎缩是最严重的并发症，但少见于标准的睾丸固定术，伴随睾丸萎缩的供血中断可以由精索纤维化、过度电凝、下降过程中不经意地精索血管扭转、Fowler-Stephens 睾丸固定术中结扎和离断精索血管等原因引起，也可由精索过大的轴向张力引起，尤其是在侧支循环不佳的情况下。术后一定程度的血肿是常见的，但大的血肿易导致感染和脓肿形成。回缩由腹膜后清除不充分引起，无论离断了多少组织，精索长度的不足都将导致固定术的失败。如果未闭合的鞘状突是在腹股沟管内结扎，而不是内环口以上，腹膜残留物将与精索粘连，将导致不易进行彻底的后腹膜血管游离。

第二节　附睾先天畸形

一、附睾畸形

第一例附睾畸形的报告发表于1851年。早年文献中，附睾、输精管畸形极为少见，截至1949年Michelson收集世界文献中的附睾、输精管畸形者只有74例（Michelson, 1949）。20世纪70年代开始，就有许多文献报告，并认为附睾畸形并不少见，尤其常见于隐睾的并发畸形。

（一）病因

睾丸由性腺嵴发育而来。生精小管汇集在睾门，形成睾网。胎睾形成之后，支持细胞分泌米勒管抑制物质（MIS），抑制米勒管衍变为子宫、输卵管和阴道。间质细胞分泌睾酮，诱发中肾管发育成附睾、输精管、精囊和射精管。在胚胎第12～13周时，附睾与睾丸联合，完成男性内生殖器官的发育。

如果胚胎发育在关键时间停滞或延缓，可能造成附睾与睾丸附着异常。在胚胎早期，性腺和中肾管均从胸主动脉的外侧支接受血供，以后睾丸血供来自精索内动脉，而输精管则由髂内动脉供血。在发育阶段，如果发生血管意外，可能出现附睾缺如或输精管节段性闭塞或缺如。

（二）发生率

由于对附睾畸形的定义不明确，各家报道的发生率差别极大，并发于隐睾的附睾畸形为19%、36%、71%。

（三）形态分类

Scorer和Farrington最早提出一个附睾畸形分类法（Scorer & Farrington, 1971）。以后许多作者都根据自己的手术所见提出一些修改意见。1990年Koff等在Scorer分类方法的基础上进行了一些修改（Koff, et al., 1990）。将附睾畸形分为5类：Ⅰ型：长襻形附睾：附睾呈长襻状，与睾丸大小比较明显变长，其又分为4个亚型：①较睾丸大小长2倍；②2～3倍；③3～4倍；④4倍以上。Ⅱ型：附睾与睾丸分离：按分离的部位和程度，此型又可分为如下3种情况：①仅有尾部分离；②头尾部均与睾丸分离，但相距较近；③头尾部均与睾丸分离，相距较远。Ⅲ型：附睾与睾丸成角。此型又可以分为：①单纯成角；②伴有附睾狭窄。Ⅳ型：附睾闭锁或附睾、输精管的任何部位连续性中断。Ⅴ型：较长的睾丸系膜（Koff et al., 1990）。Belloli等对456例共522个隐睾手术的观察，并以50例成人尸体解剖和96例小儿腹股沟疝或鞘膜积液的手术观察作为对照，提出对附睾畸形分成两类：第一类，正常的单纯变异；第二类，输精道完全性不连接（Musi, et al., 1994）。

一些作者也曾对正常下降睾丸进行观察，附睾畸形的发生率明显低于隐睾者，而且病变也轻微得多，大多数只能算作正常的变异。Elder发现疝和鞘膜积液术中所见的附睾畸形的发生率为31%，而隐睾为62%（$P<0.01$）。对照组中，包括成人50例尸体解剖，均未发现输精道不连续畸形（Elder, 1992）。

龚以榜等曾报告116例隐睾患者术中所见的睾丸与附睾异常，发现7例附睾缺如，附睾发育极差3例（龚以榜等，2001）。

鉴于附睾的正常与变异之间难以界定，如见到一种形态就补充一种类型，那就未免过于繁琐，中国小儿泌尿外科医师根据睾丸与附睾之间的解剖关系以及其生理功能，将隐睾的睾丸附睾异常分为两类（黄澄如，2006）。

1. 梗阻型

包括附睾头缺如，或附睾头与睾丸分离，或输精管任何部位闭锁、中断或缺如。此种类型，如睾丸缺如或发育不良，则无生精功能；如附睾头缺如或附睾头与睾丸分离，即使睾丸有生精功能，精子也不能进入附睾并进一步成熟；如输精管任何部位有闭锁、中断或缺如，即使有正常精子，也不能顺利通过输精管而发挥生殖功能。

2. 非梗阻型

包括附睾头、尾与睾丸相连而附睾体与睾丸分离，无论其间距离多宽；附睾头与睾丸相连，而附睾体或附睾尾与睾丸分离，无论其附睾体或附睾尾有多长。这类异常，睾丸有生精功能，且精子能进入附睾能进一步成熟，并能无阻地进入输精管而有生殖功能。

（四）异常附睾组织学检查

陶文芳等对异常附睾进行组织学检查，光镜下见附睾输出小管减少，间质纤维组织增生，上皮细胞发育不良；染色质深染，粗大，胞质少；固有膜增厚，环形肌发育较差，肌细胞被纤维组织代替。电镜下见附睾上皮细胞幼稚，核大而圆，核质淡，异染色质少，胞质不丰富；线粒体，内质网和溶酶体少；基底膜增厚，肌细胞发育差，肌丝少。附睾组织学改变2岁以前还不明显，2岁以后逐渐加重。附睾畸形内环境的改变，使精子成熟过程受到不同程度的影响（陶文芳等，1997）。Gill等也观察到伴有附睾畸形的隐睾，其睾丸组织也有一定程度的损害，约31%的精细胞减少，1%无精细胞（Gill, et al., 1989）。

（五）临床意义

1. 对生育能力的影响

生精过程在生精小管内完成，但精子必须在附睾内进一步成熟并获得能量，才具有致孕能力。如果附睾与睾丸分离，精子无法进入附睾。有些畸形虽然附睾与睾丸有某些程度相连接，但异常附睾本身也有一些内环境的改变，对精子的进一步成熟也有一定程度的影响。并发于隐睾的附睾畸形，虽然各家所谓异常的标准不完全一致，但其各组中与疝、鞘膜积液手术中所见或尸体解剖资料比较，其结论都是一致的，即并存于隐睾的附睾畸形明显高于腹股沟疝或鞘膜积液，而且畸形程度也严重得多。未降睾丸本身即有一定病理损害而影响生育能力；若病侧有附睾附着异常，即便隐睾经复位固定后有正常精子发生，但其结果仍然是生育能力受损。因此，对隐睾患侧生殖功能的评估，应持谨慎态度。

2. 并发睾丸扭转

附睾与睾丸附着异常，特别是附睾与睾丸完全分离，其间仅有少许睾丸系膜相连，该处常是发生睾丸扭转的部位。

3. 附睾及输精管的医源性损伤

有些附睾明显延长或输精管襻进入腹股沟管内。在疝修补术或鞘膜积液手术中，如不注意，容易造成附睾或输精管的医源性损伤。

（六）治疗

对非梗阻型的附睾畸形，无须治疗。对梗阻型，有人报告对附睾头与睾丸分离的畸形以显微外科行睾网吻合术。

二、附睾囊肿

附睾囊肿常无症状，常在常规体检中发现，许多是在参加运动时进行相关体检时发现的。现在随着青少年睾丸疾病自我检查的警觉度的提高，附睾囊肿诊断数目也逐渐增多。脑及视网膜血管瘤病（Hippel-Lindau disease）患者常伴有附睾囊肿，使用己烯雌酚药物（DES）的母亲其男孩也易患附睾囊肿。

呈光滑球状，常位于附睾头。大部分的囊肿体积较小，但也有体积大或逐渐变大者。通常，体格检查足以将附睾囊肿与其他阴囊疾病鉴别开来，对于鉴别诊断儿童及青少年阴囊团块，超声检查非常有效。如囊肿持续变大或出现疼痛，可考虑外科切除，对于该疾病长期观察的结果发现，大部分附睾囊肿不需要特殊处理。

第三节　输精管先天畸形

输精管发育异常可以是单侧也可以是双侧，双侧发育不全常与囊性纤维化相关，65%～95%为此种情况，输精管异常与囊性纤维化跨膜通道调节因子（CFTR）基因有关，它的突变可引起输精管囊性纤维化、单侧或双侧输精管缺失，单侧或双侧射精管缺失、单侧或双侧附睾梗阻等异常。有学者提出所有男性特发性梗阻性无精症都应进行遗传性咨询和CFTR基因的分子遗传学分析，双侧输精管发育障碍会引起不孕，而单侧输精管发育不全可能没有临床意义。

输精管发育缺陷与其他中肾管演化结构的单、双侧发育不全或缺失相关，在单侧输精管发育障碍中，75%的患者仅有附睾头，20%没有同侧附睾，86%有同侧精囊发育缺陷，20%有双侧精囊发育缺陷。在双侧输精管发育缺陷中，68%有双侧附睾部分缺失，近45%有精囊缺失。

临床上以先天性双侧输精管缺如（congenital bilateral absence of the vas deferens，CBAVD）与先天性单侧输精管缺如（congenital unilateral absence of the vas deferens，CUAVD）最为常见，节段性缺如（包括外缺如，即阴囊段缺如和内缺如，即盆腔段缺如）较少见。CBAVD、CUAVD及外缺如诊断不困难，体检可发现双侧或一侧阴囊段输精管缺如、患侧附睾头增大。输精管内缺如的确诊依靠精道造影检查，CUAVD合并不育者也应行对侧精道造影检查，以了解对侧精道有无异常。

先天性输精管缺如（CAVD）是一种无法重建的先天性精道畸形，尤其CBAVD的治疗更为困难。随着辅助生育技术的发展，CAVD患者的生育已成为可能。研究表明，CAVD患者的睾丸生精功能大多正常，因此，可从患者的睾丸或附睾中抽取精子，进行辅助生育治疗（单精子卵细胞质内注射：ICSI）。Okada等对9例CBAVD施行ICSI治疗，有4例成功妊娠（Okada, et al., 1999）。CUAVD或节段性缺如者合并不育多因对侧睾丸受损或精道梗阻所致。对侧睾丸受损者，若患侧睾丸生精功能正常，则可行ICSI治疗。对侧精道梗阻而睾丸正常时，可根据梗阻的部位及性质，选择合适的手术方式，以恢复精道通畅。术后仍不能生育者，亦可接受ICSI治疗。

患有输精管发育缺陷者必须做肾的超声检查。双侧输精管发育缺陷者，肾异常的概率是14%～21%，单侧为26%～79%，最常见的肾异常是单侧肾发育不良。

（王文杰　张潍平）

参考文献

黄澄如主编. 实用小儿泌尿外科学. 第1版. 北京: 人民卫生出版社, 2006, 390-391.

龚以榜, 何大维, 周福金, 等. 隐睾术中所见的睾丸与附睾异常. 中华泌尿外科杂志, 2001, 22: 108-110.

陶文芳, 王文杰, 李召铸. 隐睾患儿附睾形态的超微结构改变及其临床意义. 中华小儿外科杂志, 1997, 18: 56.

Adamsen S, Aronson S, Borjesson B. Prospective evaluation of human chorionic gonadotropin in the treatment of cryptorchidism. Acta Chir Scand, 1989, 155: 509-514.

Ahmed SF, Cheng A, Dovey L, et al. Phenotypic features, androgen receptor binding, and mutational analysis in 278 clinical cases reported as androgen insensitivity syndrome. J Clin Endocrinol Metab, 2000, 85: 658-665.

Backhouse KM. Embryology of testicular descent and maldescent. Urol Clin North Am, 1982, 9: 315-325.

Barthold JS, Redman JF. Association of epididymal anomalies with patent processus vaginalis in hernia, hydrocele and cryptorchidism. J Urol. 1996 Dec;156(6): 2054-2056.

Barthold JS, Gonzalez R. The epidemiology of congenital cryptorchidism, testicular and orchiopexy. J Urol, 2003, 170: 2396-2401.

Barthold JS, Manson J, Regan V, et al. Reproductive hormone levels in infants with cryptorchidism during postnatal activation of the pituitary-testicular axis. J Urol, 2004, 172: 1736-1741.

Belman AB, Rushton HG. Is an empty left hemiscrotum and hypertrophied right descended testis predictive of perinatal torsion? J Urol, 2003, 170: 1674-1675.

Berkowitz GS, Lapinski RH, Dolgin SE, et al. Prevalence and natural history of cryptorchidism. Pediatrics, 1993, 92: 44-49.

Berkowitz GS, Lapinski RH. Risk factors for cryptorchidism: A nested case-control study. Paediatr Perinat Epidemiol, 1996, 10: 39-51.

Bogatcheva NV, Truong A, Feng S, et al. GREAT/LGR8 is the only receptor for insulin-like 3 peptide. Mol Endocrinol. 2003. 17: 2639-2646.

Bogatcheva NV, Agoulnik AI. INSL3/LGR8 role in testicular descent and cryptorchidism. Reprod Biomed Online, 2005, 10: 49-54.

Bukowski TP, Wacksman J, Billmire DA, et al. Testicular autotransplantation: A 17-year review of an effective approach to the management of the intra-abdominal testis. J Urol, 1995, 154: 558-561.

Chang B, Palmer LS, Franco I. Laparoscopic orchidopexy: A review of a large clinical series. BJU Int, 2001, 87: 490-493.

Chang M, Franco I. Laparoscopic Fowler-Stephens orchiopexy: the Westchester Medical Center experience. J Endourol, 2008, 22: 1315–1319.

Cisek LJ, Peters CA, Atala A, et al. Current findings in diagnostic laparoscopic evaluation of the nonpalpable testis. J Urol, 1998, 160: 1145-1149.

Cortes D, Thorup J. Histology of testicular biopsies taken at operation for bilateral maldescended testes in relation to fertility in adulthood. Br J Urol, 1991, 68: 285-291.

Cortes D, Thorup J, Lindenberg S, Visfeldt J. Infertility despite surgery for cryptorchidism in childhood can be classified by patients with normal or elevated follicle-stimulating hormone and identified at orchidopexy. BJU Int, 2003, 91(7): 670-674.

Czeizel A, Erodi E, Toth J. Genetics of undescended testis. J Urol, 1981, 126: 528–529.

De Luna AM, Ortenberg J, Craver RD. Exploration for testicular remnants: implications of residual seminiferous tubules and crossed testicular ectopia. J Urol, 2003, 169: 1486-1489.

Docimo SG. The results of surgical therapy for cryptorchidism: a literature review and analysis. J Urol, 1995, 154: 1148-1152.

Elder JS. Epididymal anomalies associated with hydrocele/hernia and cryptorchidism: implications regarding testicular descent. J Urol, 1992, 148: 624-626.

Elder JS. Ultrasonography is unnecessary in evaluating boys with a nonpalpable testis. Pediatrics, 2002, 110: 748-751.

Elert A, Jahn K, Heidenreich A, Hofmann R. The familial undescended testis. Klin Padiatr, 2003, 215: 40-45.

Emmen JM, McLuskey A, Adham IM, et al. Involvement of insulin-like factor 3 (Insl3) in diethylstilbestrol-induced cryptorchidism. Endocrinology, 2000, 141: 846-849.

Fedder J, Boesen M. Effect of a combined GnRH/hCG therapy in boys with undescended testicles: Evaluated in relation to testicular localization within the first week after birth. Arch Androl, 1998, 40: 181-186.

Ferro F, Lais A, Gonzalez-Serva L. Benefits and afterthoughts of laparoscopy for the nonpalpable testis. J Urol, 1996,

156: 795-798.
Fowler R, Stephens FD. The role of testicular vascular anatomy in the salvage of high undescended testes. Aust N Z J Surg, 1959, 29: 92-106.
Gier HT, Marion GB. Development of mammalian testes and genital ducts. Biol Reprod, 1969, 1(Suppl 1): 1-23.
Gill B, Kogan S, Starr S, et al. Signifcance of epididymal and ductal anomalies associated with testicular maldescent. J Urol, 1989, 142: 556-558.
Gracia J, Gonzalez N, Gomez ME, et al. Clinical and anatomopathological study of 2000 cryptorchid testes. Br J Urol, 1995, 75: 697-701.
Grasso M, Buonaguidi A, Lania C, et al. Postpubertal cryptorchidism: review and evaluation of the fertility. Eur Urol, 1991, 20: 126-128.
Hadziselimovic F, Herzog B, Hocht B, et al: Screening for cryptorchid boys risking sterility and results of long-term buserelin treatment after successful orchiopexy. Eur J Pediatr, 1987, 146(Suppl 2): S59-S62.
Hadziselimovic F, Herzog B. The importance of both an early orchidopexy and germ cell maturation for fertility. Lancet, 2001, 358: 1156-1157.
Heyns CF. The gubernaculum during testicular descent in the human fetus. J Anat, 1987, 153: 93-112.
Hosie S, Wessel L, Waag KL. Could testicular descent in humans be promoted by direct androgen stimulation of the gubernaculum testis? Eur J Pediatr Surg. 1999 Feb; 9(1): 37-41.
Huff DS, Hadziselimovic F, Snyder 3rd HM, et al. Postnatal testicular maldevelopment in unilateral cryptorchidism. J Urol, 1989, 142: 546-548.
Huff DS, Snyder HM 3rd, Hadziselimovic F, et al. An absent testis is associated with contralateral testicular hypertrophy. J Urol, 1992, 148: 627-628.
Huff DS, Fenig DM, Canning DA, et al. Abnormal germ cell development in cryptorchidism. Horm Res, 2001, 55: 11-17.
Hunter J. Observations on the state of the testis in the foetus and on the hernia congenita. In: Hunter W, ed. Medical Commentaries, Part 1, London: A Hamilton, 1762.
Hutson JM, Baker M, Terada M, et al. Hormonal control of testicular descent and the cause of cryptorchidism. Reprod Fertil, 1994, 6(2): 151-156.
Hutson JM, Hasthorpe. Testicular descent and cryptorchidism: The state of the art in 2004. J Pediatr Surg, 2005, 40: 297-302.
John Radcliffe Hospital Cryptorchidism Study Group. Cryptorchidism. A prospective study of 7500 consecutive male births, 1984-8. Arch Dis Child, 1992, 67: 892-899.
Jones ME, Swerdlow AJ, Griffith M, et al. Prenatal risk factors for cryptorchidism: a record linkage study. Paediatr Perinat Epidemiol, 1998, 12(4): 383-396.
Jordan GH, Robey EL, Winslow BH. Laparoendoscopic surgical management of the abdominal/transinguinal undescended testicle. J Endourol, 1992, 6: 159.
Jordan GH, Winslow BH. Laparoscopic single stage and staged orchiopexy. J Urol, 1994, 152: 1249-1252.
Kanemoto K, Hayashi Y, Kojima Y, et al. The management of nonpalpable testis with combined groin exploration and subsequent transinguinal laparoscopy. J Urol, 2002, 167: 674-676.
Kaplan GW. Nomenclature of cryptorchidism. Eur J Pediatr, 1993, 152: 17-19.
Koff WJ, Scaletscky R. Malformations of the epididymis in undescended testis. J Urol, 1990, 143(2): 340-343.
Koff SA, Sethi PS. Treatment of high undescended testes by low spermatic vessel ligation: An alternative to the Fowler-Stephens technique. J Urol, 1996, 156: 799-803.
Kumagai J, Hsu SY, Matsumi H, et al. INSL3/Leydig insulin-like peptide activates the LGR8 receptor important in testis descent. J Biol Chem, 2002, 277: 31283-31286.
Lee PA. Fertility in cryptorchidism. Does treatment make a difference? Endocrinol Metab Clin North Am, 1993, 22: 479-490.
Lee PA, O'Leary LA, Songer NJ, et al. Paternity after cryptorchidism: Lack of correlation with age at orchidopexy. Br J Urol, 1995, 75: 704-707.
Lee PA, Coughlin MT. The single testis: Paternity after presentation as unilateral cryptorchidism. J Urol, 2002, 168: 1680-1682.
McAleer IM, Packer MG, Kaplan GW, et al. Fertility index analysis in cryptorchidism. J Urol, 1995, 153: 1255-1258.
Lindgren BW, Darby EC, Faiella L, et al. Laparoscopic orchiopexy: procedure of choice for the nonpalpable testis?. J Urol, 1998, 159(6): 2132-2135.
Michelson L. Congenital anomalies of the ductus deferens and epididymis. J Urol, 1949, 61(2): 384-390.
Mikaelsson C, Arnbjornsson E, Lindhagen T, et al. Routine laparoscopy for nonpalpable testes? J Laparoendosc Adv Surg Tech A, 1999, 9: 239-241.
Mininberg DT, Rodger JC, Bedford JM. Ultrastructural evidence of the onset of testicular pathological conditions in the cryptorchid human testis within the first year of life. J Urol, 1982, 128: 782-784.
Moller H, Prener A, Skakkebaek NE. Testicular cancer, cryptorchidism, inguinal hernia, testicular atrophy, and genital malformations: Case-control studies in Denmark. Cancer Causes Control, 1996, 7: 264-274.
Moller H, Cortes D, Engholm G, et al. Risk of testicular

cancer with cryptorchidism and with testicular biopsy: cohort study. BMJ, 1998, 317: 729.

Musi L, D' Agostino S, Cimaglia ML, Belloli G. Nonpalpable testis: current diagnostic and therapeutic trends. Pediatr Med Chir, 1994, 16(6): 513-516.

Nistal M, Riestra ML, Paniagua R. Correlation between testicular biopsies (prepubertal and postpubertal) and spermiogram in cryptorchid men. Hum Pathol, 2000, 31(9): 1022-1030.

Okada H, Yoshimura K, Fujioka H, et al. Assisted reproduction technology for patients with congenital bilateral absence of vas deferens. J Urol, 1999, 161(4): 1157-1162.

Peters CA. Laparoscopy in pediatric urology. Curr Opin Urol, 2004, 14: 67-73.

Prener A, Engholm G, Jensen OM. Genital anomalies and risk for testicular cancer in Danish men. Epidemiology, 1996, 7: 14-19.

Puri P, Nixon HH. Bilateral retractile testes—subsequent effects on fertility. J Pediatr Surg, 1977, 12: 563-566.

Pyorala S, Huttunen NP, Uhari M. A review and meta-analysis of hormonal treatment of cryptorchidism. J Clin Endocrinol Metab, 1995, 80: 2795–2799.

Rabinowitz R, Hulbert WC Jr. Late presentation of cryptorchidism: the etiology of testicular re-ascent. J Urol, 1997, 157(5): 1892-1894.

Rajfer J, Handelsman DJ, Swerdloff RS, et al. Hormonal therapy of cryptorchidism. A randomized, double-blind study comparing human chorionic gonadotropin and gonadotropin-releasing hormone. N Engl J Med, 1986, 314: 466–470.

Ravasse P, Petit T, Delmas P. Impalpable testis: Complete inguinal exploration by laparoscopy. Prog Urol, 2003, 13: 103-105.

Riegler HC. Torsion of intra-abdominal testis: An unusual problem in diagnosis of the acute surgical abdomen. Surg Clin North Am, 1972, 52: 371-374.

Rogers E, Teahan S, Gallagher H, et al. The role of orchiectomy in the management of postpubertal cryptorchidism. J Urol, 1998, 159: 851-854.

Rusnack SL, Wu HY, Huff DS, et al. The ascending testis and the testis undescended since birth share the same histopathology. J Urol, 2002, 168: 2590-2591.

Rusnack SL, Wu HY, Huff DS, et al. Testis histopathology in boys with cryptorchidism correlates with future fertility potential. J Urol, 2003, 169(2): 659-662.

Schleef J, von Bismarck S, Burmucic K, et al. Groin exploration for nonpalpable testes: Laparoscopic approach. J Pediatr Surg, 2002, 37: 1552-1555.

Schwentner C, Oswald J, Kreczy A, et al. Neoadjuvant gonadotropin-releasing hormone therapy before surgery may improve the fertility index in undescended testes: A prospective randomized trial. J Urol, 2005, 173: 974-977.

Scorer CG, Farrington GH. Congenital Deformities of the Testis and Epididymis. New York: Appleton-Century-Crofts, 1971.

Silber SJ, Kelly J. Successful autotransplantation of an intra-abdominal testis to the scrotum by microvascular technique. J Urol, 1976, 115: 452-454.

Skakkebaek NE. Possible carcinoma-in-situ of the testis. Lancet, 1972, 2: 516-517.

Skakkebaek NE, Rajpert-De Meyts E, Main KM. Testicular dysgenesis syndrome: an increasingly common developmental disorder with environmental aspects. Hum Reprod, 2001, 16(5): 972-978.

Thong M, Lim C, Fatimah H. Undescended testes: Incidence in 1002 consecutive male infants and outcome at 1 year of age. Pediatr Surg Int, 1998, 13: 37-41.

Weidner IS, Moller H, Jensen TK, et al. Cryptorchidism and hypospadias in sons of gardeners and farmers. Environ Health Perspect, 1998, 106(12): 793-796.

Weidner IS, Moller H, Jensen TK, et al. Risk factors for cryptorchidism and hypospadias. J Urol, 1999, 161: 1606-1609.

Wenzler DL, Bloom DA, Park JM. What is the rate of spontaneous testicular descent in infants with cryptorchidism? J Urol, 2004, 171: 849-851.

Wyllie GG. The retractile testis. Med J Aust, 1984, 140: 403-405.

Yamanaka J, Baker M, Metcalfe S, Hutson JM. Serum levels of Müllerian inhibiting substance in boys with cryptorchidism. J Pediatr Surg, 1991, 26(5): 621-623.

睾丸肿瘤

第一节 睾丸肿瘤的流行病学

睾丸的生殖细胞肿瘤（testicular germ cell tumor，TGCT）包括精原细胞瘤和非精原细胞瘤，发病率占睾丸肿瘤的90%以上。尽管其发病率仅占所有男性肿瘤的1%，但在白人青春期到40岁之间却是最常见的恶性肿瘤。据文献报道，在全球范围内睾丸肿瘤的发病率并不是平均分布的，全球总的发病率为1.5/100 000人，非洲和亚洲的发病率为0.5/100 000人，而挪威和瑞士的发病率则高达12/100 000人。中国（香港）在1984年统计的发病率为0.9/100 000人口，而在2000年达到2/100 000人口，年平均增长率3.5%。死亡率的统计显示美国从1960年至2008年每年死亡率下降3.1%，中国（香港）从1966年至2009年平均每年降低4.9%，在这一点上与大部分欧洲国家相类似（Manecksha & Fitzpatrick, 2009）。

在过去50年中，睾丸肿瘤的发病率呈现上升趋势，在北欧和南北美洲发病率增加了一倍。美国的研究显示，睾丸肿瘤的发病率在白人中为6.6/100 000人，而非洲裔美国人的发病率为1.2/100 000人。生殖细胞肿瘤中超过一半为精原细胞瘤，其他为非精原细胞瘤。疾病的年龄分布为钟形，精原细胞瘤发病的中位年龄为35岁，而非精原细胞瘤为25岁，混有精原细胞瘤成分的非精原细胞瘤发病中位年龄为30岁。胚胎癌和畸胎瘤多见与25～35岁的人群中，绒毛膜癌常发生于20～30岁的人群中。卵黄囊瘤是婴儿期和儿童期的主要肿瘤，但成人也常见与其他类型的生殖细胞成分混合在一起的该类肿瘤。精母细胞性精原细胞瘤多见于50岁以上的患者中。组织学上良性的纯畸胎瘤最常出现在儿童群体。恶性睾丸淋巴瘤则多见于50岁以上的男性（Kawai & Akaza, 2010）。

同一地区不同种族发病率的巨大差异提示着睾丸肿瘤不同的遗传易感性。同样，迁徙之后发病率的改变又提示着环境对发病的影响。在夏威夷，华人区、白人区和夏威夷土著人区的发病率大约是菲律宾人区和日本人区的10倍。在美国，黑人睾丸肿瘤的发病率只有白人的1/3，但却是非洲地区黑人的10倍。以色列犹太人的发病率是非犹太人的8倍左右。在美国，中上社会经济阶层的白人表现出更高的发病率，尽管在美洲的黑人中也表现出类似这样的趋势，但黑人人群的发病率仍达不到同等社会条件的白人发病率的1/3（Stang, et al., 2012）。

右侧的睾丸比左侧更容易发生睾丸肿瘤，隐睾的情况与之相类似。双侧睾丸肿瘤仅占生殖系统肿瘤总发病率的2%～3%，能够同时或者序贯发病。排除继发性肿瘤，则双侧睾丸肿瘤仅占所有生殖系统肿瘤总发病率的1%～2.8%。双侧睾丸肿瘤的组织学类型多相类似，双侧睾丸精原细胞瘤是最常见的组织学类型。双侧睾丸均为非精原细胞瘤的情况占15%，组织学类型相似的非生殖细胞瘤占22%，不同组织学类型的生殖细胞肿瘤占15%。男性隐睾有50%呈现双侧睾丸发育不良，远高于单侧睾丸发育不良，对隐睾患者和之前做过生殖细胞肿瘤睾丸切除术的患者进行长期随访十分必要（McGlynn & Trabert, 2012）。

在大多数精原细胞瘤和绝大多数非精原细胞瘤旁的睾丸实质中可见到生殖细胞原位癌（germ cell neoplasia *in situ*, GCNIS），也被称作生精小管内生殖细胞肿瘤。单侧睾丸肿瘤患者的健侧睾丸中会有2%～6%的概率检测到GCNIS，而在常规进行健侧活检的地区，GCNIS的检出率可以达到4%～5%。对于性腺外生殖细胞肿瘤，生殖细胞原位癌可以在接近一半的患者中检出，并且在腹膜后的性腺外生殖细胞肿瘤中比在纵隔的生殖细胞肿瘤中更常见，提示着GCNIS可能是来源于原始生殖细胞/生殖母细胞，它们没有能够在发育过程中分化成精原细胞。因此，当生殖系统存在发育障碍的时候，GCNIS的风险也增加。比如在隐睾、尿道下裂和不育的人群中GCNIS的风险会明显增高（Sharma, et al., 2015）。

第二节　睾丸肿瘤的病因学

一、睾丸肿瘤的成因

睾丸肿瘤的成因尚不清楚，有先天因素，也有后天因素。通常认为该病起始于胎儿期，由原始生殖细胞在胎儿期的异常分化形成。有证据表明，睾丸的生殖细胞肿瘤与胎儿期的异常情况有关（Brantus, 2007）。

（1）先天性因素在生殖细胞肿瘤的发病中至关重要，在发育的过程中，原生殖细胞会因为环境因素的影响，导致分化异常，隐睾、性腺发育不全、外伤、睾丸炎、化学致癌物质和遗传因素都可能阻断生殖细胞的正常发育，畸胎瘤模型的实验也验证了正常分化与异常分化之间的密切关联。

隐睾患者罹患睾丸肿瘤的风险远远高于正常男性，大样本的资料证明7%～10%的睾丸肿瘤患者有隐睾病史，在睾丸下降的过程中，有5%～10%会发展为肿瘤，这可能与睾丸局部温度异常、内分泌功能失调以及血运障碍等因素有关。隐睾的准确发病率并没有明确数据，这是因为相关睾丸遗传不良的许多信息包括了一部分睾丸萎缩患者的数据。以军队服役的士兵统计所得的隐睾发病率为依据，有学者认为睾丸下降不良的男性的睾丸肿瘤发病率是正常男性的48倍（Scorer & Farrington, 1971）。近年来随着更多的流行病学研究的开展，发现隐睾患者的睾丸癌相对危险较之前有所降低，是正常发病率的3～14倍（Wood & Elder, 2009）。

在3岁隐睾患者中，精原细胞和支持细胞的超微结构异常十分明显。细胞变性的过程主要是渐进的纤维化、基底膜破坏以及类脂和髓脂质的沉淀等，因此，早期施行睾丸下降固定术十分必要，尽管这样也不能够完全的阻止睾丸肿瘤的发生，却有助于对以往无法触及性腺的患者进行临床监测。统计数据显示：兄弟罹患睾丸肿瘤的人群的发病率是正常人的8～10

倍，父子之间任何一方罹患睾丸肿瘤的人群，风险将增高 4 ~ 6 倍。

另外，男性不育或生殖能力减退的人群发生睾丸生殖细胞肿瘤的风险增加，提示可能在出生前就存在导致不育和睾丸肿瘤的共同病因。多乳症、睾丸女性化综合征等遗传因素的影响被认为与睾丸肿瘤的发病有关（United Kingdom Testicular Cancer Study Group, 1994）。

（2）长期服用雌激素、病毒感染、睾丸损伤、睾丸萎缩以及长期接触氧化锌、硫酸镉等化学品等后天因素都是诱发睾丸肿瘤的重要因素。

实验证明，在锌诱导和铜诱导的禽类畸胎瘤中，外伤往往起到促进作用，但外伤与人类肿瘤的关系迄今为止并无定论。目前普遍的观点认为：外伤导致的睾丸增大有助于医学检查，但是外伤本身通常不认为是癌症的诱发因素。

性激素的波动会诱发实验动物和人发生睾丸肿瘤，服用己烯雌酚或者口服避孕药妇女的孩子会发生睾丸下降不全和睾丸发育障碍。使用了雌激素进行实验的孕鼠的子代也有类似的情况发生。普遍认为，使用外源性雌激素药物与间质细胞肿瘤的产生有关，接受过己烯雌酚治疗的妇女的后代，睾丸肿瘤相关危险度的范围是 2.8% ~ 5.3%（Ramlau-Hansen, et al., 2009）。

腮腺炎诱发的睾丸萎缩和非特异性的睾丸萎缩是睾丸癌重要的潜在诱发因素，导致睾丸萎缩的原因目前并无定论，但普遍认为导致萎缩睾丸恶性变的重要原因是局部激素的不平衡。

（3）出生前的危险因素。研究表明母亲妊娠时间短或者新生儿体重过轻与睾丸肿瘤的发生相关，这可能与子宫内发育迟缓有关。这种相关性类似于隐睾和尿道下裂，另外还有一些不确定的相关因素，包括母亲孕龄过高、在子女中排行低、有新生儿黄疸和胎盘滞留等。

（4）特殊的环境因素。Brian Henderson 的研究提出，母亲内源性的雌激素在男性发育中具有不利作用，而最近的研究发现环境雌激素和抗雄激素物质具有同样的作用。随诊一组在孕期暴露在合成雌激素下的男性，发生隐睾的概率增加，睾丸生殖细胞肿瘤的发生率增加大约 2 倍，而发生睾丸精原细胞瘤和非精原细胞瘤的比例没有显著的差别。

二、睾丸肿瘤发生的遗传学研究

根据流行病学、病史和染色体改变可以把睾丸生殖细胞肿瘤分成 3 大类：发生于新生儿和婴幼儿的畸胎瘤和卵黄囊瘤；发生于青少年和青壮年的精原细胞瘤和非精原细胞瘤；发生于老年的精母细胞瘤和精母细胞型精原细胞瘤。其中前两类有着卵巢及生殖道外相似的肿瘤类型，尤其是沿中线部位产生的肿瘤（Pyle & Nathanson, 2016; Berney, et al., 2016）。

（一）家族聚集性

家族性肿瘤仅占所有睾丸生殖细胞肿瘤的 1.5% ~ 2%，其家族易感性在父辈增加 3.8 倍，子代增加 3.9 倍，兄弟增加 8.3 倍，这些都表明睾丸肿瘤存在遗传易感性。发病年龄较早、双侧发生的频率高提示遗传发病提前。在成人生殖细胞肿瘤中，由于遗传因素引起的遗传易感性所占比例为 25%，在儿童睾丸肿瘤发病因素中，环境因素占 17%。大量研究试图确定睾丸生殖细胞肿瘤的候选易感基因。研究显示家族性、双侧发病和散发的生殖细胞肿瘤在染色体上的改变没有显著差异。有学者认为，在染色体 Xq27 上存在睾丸生殖细胞肿瘤的易感基因，它也是隐睾的易感基因（Harland, 2000）。然而对易感基因的独立作用是存在争议的，最可能的是基因易感性和子宫内环境以及其他外在因素的共同作用。性染色体异常患者的生殖细胞肿瘤发病危险性比较高，其绝对危险值可以高达 10%～50%。

（二）染色体分析显示核型改变复杂

染色体核型分析显示，所有睾丸生殖细胞肿瘤都为非整倍体。精原细胞瘤和原位癌是超三倍体，非精原细胞瘤无论组织类型，均为亚三倍体。这些现象提示多倍体是早期事件，是跟随着染色体物质的网状丢失而产生的。核型分析、荧光原位杂交（FISH），减数杂交（CGH）和核型谱揭示精原细胞瘤和非精原细胞瘤中部分染色体的过表达和低表达的复杂性是类似的。染色体 4、5、11、13、18 和 Y 的部分是低表达，而染色体 7、8、12 和 X 的部分则过表达。精原细胞瘤有明显的染色体 7、15、17、19 和 22 的复制，能够解释它们的高 DNA 含量，这一点是支持这些不同组织亚型的共同起源的（Richiardi, 2007）。

（三）特征性的 12 号染色体异常

浸润性睾丸生殖细胞肿瘤普遍的染色体结构异常是获得 12p 的序列，最常见为 i（12p），最初由 Atkin 和 Baker 在 1982 年报道，随后发现其是睾丸生殖细胞肿瘤所特有的（Atkin & Baker, 1982）。分析显示，i（12p）是一个染色体的断臂倍增和长臂丢失，而不是姊妹染色体互换。i（12p）不仅见于睾丸生殖细胞肿瘤，也见于卵巢、前纵隔和脑中线的同类肿瘤。高达 80% 的睾丸生殖细胞肿瘤存在 i（12p），但仍然有部分患者表现为其他形式的 12p 复制。研究者认为 12p 序列的获得是这种肿瘤发生的关键，尤其与浸润性生长有关（Peltomäki, et al., 1994）。

目前已经有几种候选基因解释 12p 的获得，包括 KRAS2 在睾丸肿瘤中很少突变，但有时过表达，还有 cyclin D2（CCND2）可能通过下调 G1-S 核对点来参与。进一步的研究确定 12p 的限制区可能为 12p11.2-p12.1，在一些肿瘤中也发现了这种扩增。12p 扩增可见于 8%～10% 的精原细胞瘤中，特别是那些没有 i（12p）的肿瘤中。而 12p 扩增在非精原细胞瘤中不多见。DAD-R 是位于 12p 上的候选基因。

（四）其他癌基因和原癌基因的变化

在睾丸生殖细胞肿瘤的研究中已经有很多关于肿瘤抑制基因失活和原癌基因激活的报道，基因组甲基化的状况在精原细胞瘤和非精原细胞瘤也显著不同，精原细胞瘤中低甲基化较为常见，而非精原细胞瘤高甲基化较为常见。这一点能直接反映它们的胚胎起源，以及非精原细胞瘤有类似胚胎性和胚胎外发生的能力。OCT3/4（POU5F1）的表达形式、X 染色体抑制以及端粒酶活性也支持上述理论（Clasen-Linde, et al., 2016）。研究显示睾丸生殖细胞肿瘤的基因组缺失，尤其是通过杂合性丢失（loss of heterozygosity，LOH）检测方法寻找候选基因的时候，要充分考虑睾丸生殖细胞肿瘤含有多倍体 DNA 的特征以及其胚胎性的本质，谨慎地分析结果数据。实际上，异倍体细胞染色体异常扩增引起的 LOH 可能会影响超过 20 000 个基因区域，而它们不大可能在肿瘤的恶性变发生过程中起作用。胚胎细胞具有比较高的染色体丢失和再复制的趋势，可以引起单亲二体，而这种变化通常可以被 LOH 的方法检测到。目前 LOH 的研究集中在染色体 1、3、5、11、12 和 18 号，经常出现丢失的区域为 1p13、p22、p31.3-p32、1q32、3p、5p15.1-5p15.2、q11、q14、q21、q34-qter、12q13、q22 和 18q。

免疫组织化学染色显示野生型 TP53 在睾

丸生殖细胞肿瘤中高表达，但失活突变几乎没有。由此有观点认为TP53的高表达可以解释睾丸肿瘤的化疗高敏感性，但也有持反对观点的指出，TP53的失活不能解释化疗拮抗的病例。更多的观点认为，化疗敏感性还是与肿瘤的胚胎起源有关，这一点与其他大多数实体肿瘤不同。

XPA基因定位于9q22，其低表达与基于顺铂的化疗敏感性相关，可能是由于降低了DNA的切割修复。研究认为DNA的切割修复能力是对抗化疗的关键因素之一。错配修复通路（MMR）最常涉及DNA损伤与凋亡的启动，而不是修复。失调的MMR通路在化疗失败的患者中相对常见。

有研究利用cDNA CGH芯片检测睾丸生殖细胞肿瘤的研究表明，不同的睾丸肿瘤具有不同的基因表达谱，还发现17号染色体短臂上的GRB7和JUP基因存在过表达。还有研究发现12号染色体的短臂存在候选基因GCT1和GCT2的过表达。而BCAT1被认为是非精原细胞肿瘤的候选基因，还有一些其他位于12p的候选基因，比如EKI1和与ESTs AJ511866相关的基因。

生殖细胞原位癌（GCNIS）的名称来源于既往的原位癌（carcinoma *in situ*）和生精小管内生殖细胞肿瘤，未分类（IGCNU）。通常还是认为GCNIS来源于原始生殖细胞/生殖母细胞，因为形态学上类似胎儿生殖细胞，并且它们的胚胎标志物和转录谱相类似。目前还不了解生殖细胞原位癌的成因，但是在双侧肿瘤的患者中，KIT的突变可能是起始事件。研究表明，当OCT3/4的表达不能在生精小管发育的中间正常关闭，可能是GCNIS形成的原因，因为此时为OCT3/4与睾丸特异的Y编码蛋白（TSPY）共同表达的时刻，这种共表达OCT3/4（具有抗凋亡作用）和TSPY（刺激增殖作用）如果伴有KIT配体的表达，很可能引起成熟延迟的生殖母细胞出现向GCNIS的转化（Clasen-Linde, et al., 2016）。早期病变的形态学改变包括：①成熟延迟的生殖母细胞（在6月龄性生殖细胞中间仍然表达OCT3/4）；②前GCNIS改变，表现为生殖细胞位于基底膜，异源性表达OCT3/4和TSPY，伴随支持细胞小管中灶样表达KIT配体；③GCNIS，表现为不典型的生殖细胞位于基底膜，持续表达OCT3/4，伴随KIT配体在支持细胞小管表达，以自分泌的方式，同时表达TSPY。

三、睾丸原位肿瘤（GCNIS）的基因改变

GCNIS是精原细胞瘤和非精原细胞瘤的前体，是有具有转化特征的生殖细胞和癌样的胚胎发育，通常是小管内精原细胞瘤进展成侵袭性精原细胞瘤。非精原细胞瘤则通常是由GCNIS或者精原细胞瘤细胞从新演化成胚胎癌（EC）细胞，这和鼠类和人类原始生殖细胞向胚胎干细胞演化的过程相似。胚胎癌（EC）细胞可以表达OCT3/4和SOX2，而GCNIS则表达OCT3/4和SOX17，此外，EC细胞还表达多能因子，包括NANOG和LIN28（Nettersheim, et al., 2016）。实际上在早期发病年龄，非精原细胞瘤比精原细胞瘤的侵袭性更强，而中年发病的精原细胞瘤常合并非精原细胞瘤成分提示着非精原细胞肿瘤细胞演化过程可能发生在侵袭性精原细胞瘤之后。目前还不知道是什么原因导致的生殖肿瘤细胞演化成胚胎癌（EC）细胞，胚胎癌细胞是非精原细胞瘤的多能干细胞，它可以转变成多种成分：卵黄囊瘤（YST），分泌甲胎蛋白（AFP）；滋养层巨细胞和绒毛膜细胞，分泌人绒毛膜促性腺激素（hCG）和其他一些体细胞或者生殖细胞肿

瘤。在转移部位，胚胎癌仍然可以继续分化，在小鼠模型的实验中，EC 就可以分化成胚胎样畸胎瘤，但是在转移部位的分化水平往往低于原发部位的分化，特别是内脏器官的转移（Tomilin, et al., 1998）。

侵袭性的精原细胞瘤可以引起宿主的炎症反应，包括淋巴细胞、巨噬细胞和浆细胞聚集和粒细胞样反应，这种炎症反应偶见于 GCNIS。炎症反应有时候可以造成肿瘤的自发消退，会留下小管的纤维化痕迹。宿主的炎症反应导致，较大的年龄患者中 GCNIS 在精原细胞瘤中比在非精原细胞瘤中少见，而 AIDS 患者的睾丸肿瘤中 GCNIS 在精原细胞瘤和非精原细胞瘤中是相当的。正常和完整的免疫系统是可以减缓 GCNIS 进展的（Berney, et al., 2016）。

第三节　睾丸肿瘤的病理学

一、睾丸肿瘤的分类

睾丸肿瘤分类具体见表 59-3-1。

表 59-3-1　睾丸和睾丸旁组织肿瘤的 WHO 分类（2016 年第四版）(Moch, et al., 2016)

生殖细胞原位癌来源的生殖细胞肿瘤	
非侵袭性生殖细胞肿瘤	
生殖细胞原位新生物	（9064/2）
特殊类型的生精小管内生殖细胞新生物	
单一组织类型的肿瘤	
精原细胞瘤	（9061/3）
含有合体滋养层细胞的精原细胞瘤	
非精原细胞生殖细胞肿瘤	
胚胎癌	（9070/3）
卵黄囊瘤，青春期后类型	（9071/3）
滋养层细胞肿瘤	
绒毛膜癌	（9100/3）
非绒毛膜癌滋养层细胞肿瘤	
胎盘部位滋养层细胞肿瘤	（9104/1）
上皮样滋养层细胞肿瘤	（9105/3）
囊性滋养层细胞肿瘤	
畸胎瘤，青春期后类型	（9080/3）
伴有体细胞型恶性成分的畸胎瘤	（9084/3）

（续表）

多于一种细胞成分的非精原生殖细胞肿瘤	
混合性生殖细胞肿瘤	（9085/3）
未知类型的生殖细胞肿瘤	
退化的生殖细胞肿瘤	（9080/1）
与生殖细胞原位癌无关的生殖细胞肿瘤	
精母细胞肿瘤	（9063/3）
畸胎瘤，青春期前类型	（9084/0）
皮样囊肿	
表皮样囊肿	
分化良好的神经内分泌肿瘤（单层上皮畸胎瘤）	（8240/3）
混合性畸胎瘤和卵黄囊瘤，青春期前类型	（9085/3）
卵黄囊瘤，青春期前类型	（9071/3）
性索间质肿瘤	
单一型	
间质细胞瘤	（8650/1）
恶性间质细胞瘤	（8650/3）
支持细胞瘤	（8640/1）
恶性支持细胞瘤	（8640/3）
大细胞钙化型支持细胞瘤	（8642/1）
精管内大细胞透明样支持细胞瘤	（8643/1）
颗粒细胞瘤	
成人型颗粒细胞瘤	（8620/1）
幼年型颗粒细胞瘤	（8622/1）
纤维瘤 / 卵泡膜细胞瘤类型的肿瘤	（8600/0）
性索间质的混合型肿瘤和未分类肿瘤	
混合性性索—间质肿瘤	（8592/1）
未分类的性索—间质肿瘤	（8591/1）
包括生殖细胞和性索间质元素的肿瘤	
性腺母细胞瘤	（9073/1）
睾丸的杂类肿瘤	
卵巢上皮型肿瘤	
浆液性囊腺瘤	（8441/0）
交界恶性的浆液性肿瘤	（8442/1）
浆液性囊腺癌	（8441/3）
黏液性囊腺瘤	（8470/0）
黏液性交界肿瘤	（8472/1）
黏液性囊腺癌	（8470/3）
子宫内膜样腺癌	（8380/3）
透明细胞腺癌	（8310/3）
Brenner 肿瘤	（9000/0）

（续表）

幼年黄色肉芽肿	
血管瘤	（9120/0）
淋巴造血组织肿瘤	
弥漫大B细胞淋巴瘤	（9680/3）
滤泡性淋巴瘤，NOS	（9690/3）
淋巴结外NK/T细胞淋巴瘤，鼻型	（9719/3）
浆细胞瘤	（9734/3）
髓样肉瘤	（9930/3）
Rosai Dorfman病	
集合管和睾丸网肿瘤	
腺瘤	（8140/0）
癌	（8140/3）
睾丸旁结构的肿瘤	
腺瘤样瘤	（9054/0）
间皮瘤	（9050/3）
分化良好的乳头状间皮瘤	（9052/0）
附睾肿瘤	
附睾囊腺瘤	（8440/0）
乳头状囊腺瘤	（8450/0）
附睾腺癌	（8140/3）
鳞状细胞癌	（8070/3）
色素性神经外胚层肿瘤	（9363/0）
肾母细胞瘤	（8960/3）
副节瘤	（8693/1）
精索和睾丸附件的间叶性肿瘤	
脂肪细胞肿瘤	
脂肪瘤	（8850/0）
分化好的脂肪肉瘤	（8851/3）
去分化的脂肪肉瘤	（8858/3）
黏液样脂肪肉瘤	（8852/3）
多形性脂肪肉瘤	（8854/3）
平滑肌肿瘤	
平滑肌瘤	（8890/0）
平滑肌肉瘤	（8890/3）
骨骼肌肿瘤	
横纹肌瘤	（8900/0）
横纹肌肉瘤	（8900/3）
胚胎型	（8910/3）
腺泡型	（8920/3）
多形型	（8901/3）

（续表）

梭形细胞 / 硬化型	（8912/3）
成纤维细胞 / 肌纤维母细胞肿瘤	
细胞型血管纤维瘤	（9160/0）
乳腺型肌纤维母细胞瘤	（8825/0）
深（侵袭性）血管黏液瘤	（8841/0）
神经鞘瘤	
其他精索和睾丸附件的间质肿瘤	
血管瘤	（9120/0）
促纤维性小圆细胞肿瘤	（8806/3）
转移性肿瘤	

备注：在肿瘤名称后面的括号中为肿瘤的形态学编码，编码来源于ICD-O（国际疾病分类—肿瘤学），斜杠后面为生物学行为编码，其中/0为良性疾病，/1为不特异的，交界性的，或者不确定的生物学行为，/2为原位癌，或者三级的上皮内肿瘤，/3为恶性肿瘤

二、精原细胞瘤

最常发生于 31～50 岁，隐睾患者的肿瘤中 60% 为精原细胞瘤。精原细胞瘤主要有 3 种类型：典型的精原细胞瘤，占 90%；间变性精原细胞瘤，占 5%～15%；精母细胞型精原细胞瘤较为少见。精原细胞瘤的细胞多大小一致，核呈深染。

（1）典型的精原细胞瘤：此瘤是由单一性的瘤细胞组成，被纤维结缔组织分隔。瘤细胞多呈巢状、索状、柱状或者小叶状等。瘤细胞形态类似原始生殖细胞，多边形或圆形，大而一致胞质透亮，胞核大、位于中央，染色质呈颗粒状，核膜不规则，核仁 1～2 个，核分裂少见。胞质中含有糖原，偶有脂滴。间质多由纤维血管性组织所组成，晚期则间质反应为胶原纤维玻璃样变，约有 1/4 病例有大片坏死区。精原细胞瘤中约 80% 病例突出表现为间质内成熟小淋巴细胞浸润，部分淋巴细胞可形成滤泡，20% 有肉芽肿性反应，可见异物巨细胞和成纤维细胞等（图 59-3-1）。有人认为肉芽肿性反应是精子分解类脂样产物，而有人则认为是生殖上皮的恶性变。

（2）间变性精原细胞瘤：其特点是细胞异型性明显，即未分化型，核分裂多见，淋巴细胞反应差，预后要比典型的精原细胞瘤坏。临床上大多数有转移的精原细胞瘤属于间变形。

（3）精母细胞型精原细胞瘤：肿瘤细胞镜下可见非单一性的胞质透明细胞，多由 3 种瘤细胞嵌杂组成：第一种主要成分的瘤细胞其核圆形，胞质多，嗜酸性，中等大小；第二种细胞小，胞质少，嗜酸性，核圆形深染，类似减数分裂后的次级精母细胞；第三类细胞体积巨大，单核，偶有双核或三核，核呈圆形，卵圆形或锯齿形，胞质丰富，嗜酸性，不含糖原，染色质呈丝球状排列，核膜不规则增厚，常见核分裂象，间质稀少，淋巴细胞浸润和肉芽肿性反应缺如（图 59-3-2）。

精原细胞瘤常发生于原位，称为原位癌。成人睾丸原位癌有一定特点：含有原位癌瘤生殖细胞的生精小管几乎分布于整个睾丸，在有的病例则含有少量原位癌细胞的生精小管，同时也可看到正常精子发生的生精小管、生精阻

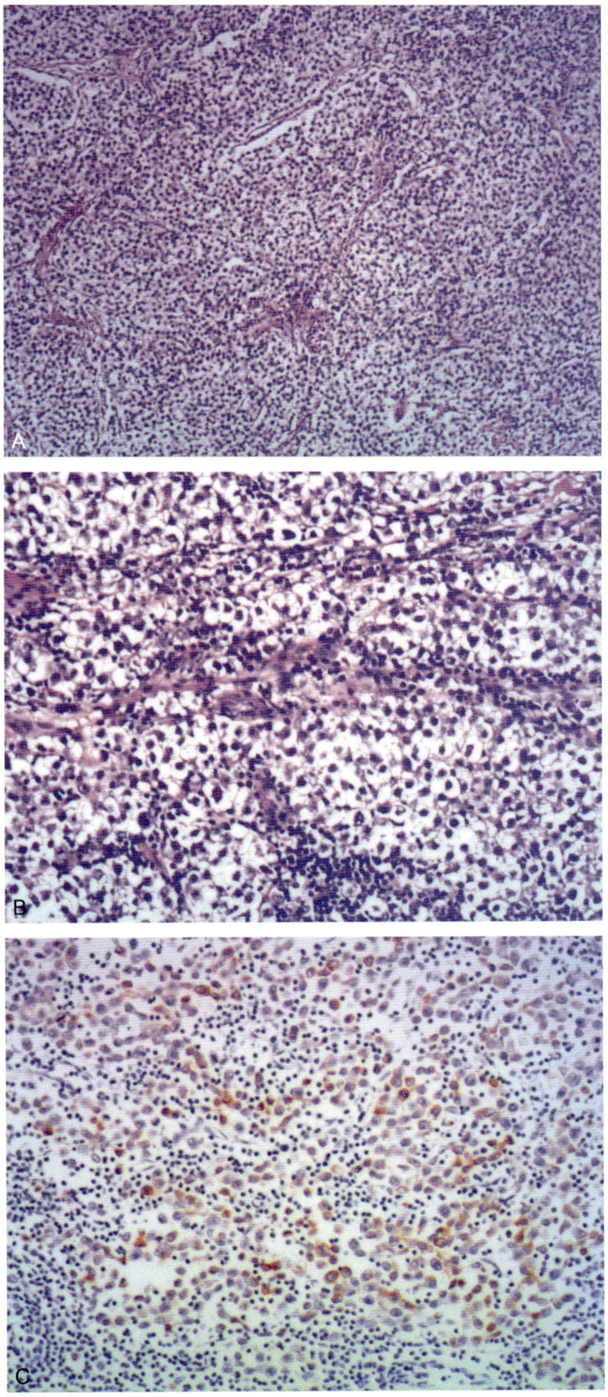

图 59-3-1 精原细胞瘤

A. 低倍镜：肿瘤性精原细胞呈弥漫性生长，被血管纤维组织分割呈巢状，间质内可见淋巴细胞浸润。B. 高倍镜：大部分肿瘤细胞形态一致，呈圆形或多边形，胞质透明，少部分嗜酸。胞核呈圆形，可见核仁。C. 免疫组化：PLAP 在精原细胞瘤特异性阳性，肿瘤细胞胞质着色

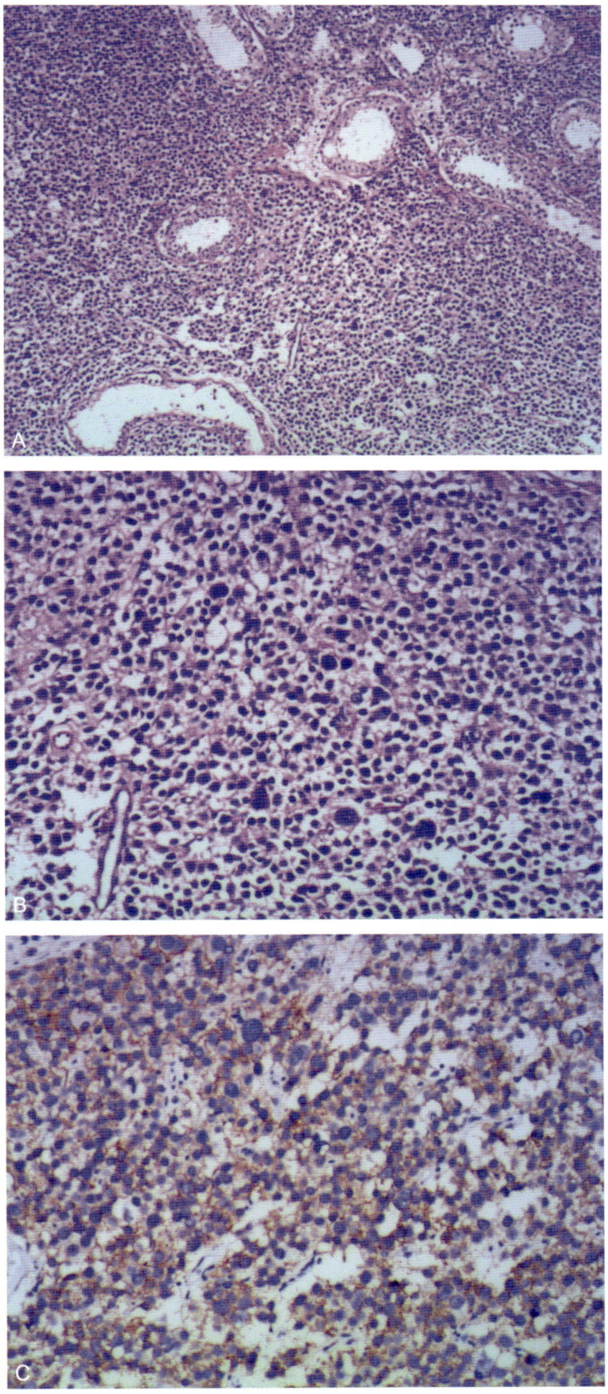

图 59-3-2 精母细胞型精原细胞瘤

A. 低倍镜：肿瘤细胞呈弥漫巢片状排列，细胞较分散，具多形性，明显大小不一。少有淋巴细胞浸润。B. 高倍镜：肿瘤细胞呈小、中和巨细胞三种类型，以中等大小细胞为主，巨细胞中可见巨核或多核。C. 精母细胞性精原细胞瘤免疫组化表达甚少，图示 CD117 阳性

滞的生精小管，或仅有支持细胞的生精小管，或透明变性型生精小管。凡是有原位癌细胞的生精小管，其管径一般均缩小，原位癌生殖细胞尚增厚的生精小管基膜分布。支持细胞核更近管腔中央，原位癌细胞核比正常大，染色质粗，可见多个核仁。支持细胞及间质细胞可正常。

在睾丸组织固定良好的标本，原位癌诊断并不困难，但有时会与停留在精原细胞阶段的生精阻滞发生混淆，只是后者的核比较小，染色质比较均一。

三、胚胎性癌

胚胎性癌为睾丸原发性生殖细胞肿瘤，瘤细胞有胚胎性和间变性上皮形态，具腺泡状、小管状、乳头状，或实质性、网状结构的不同图像（图 59-3-3），有胚胎性间充质区，可分为成人型、多胚瘤和胎儿型 3 种类型。

成人型仅发生于成人，最多发生于 21～30 岁。本瘤为高度恶性肿瘤。临床上表现为睾丸逐渐肿胀，伴有或不伴有疼痛，容易发生早期

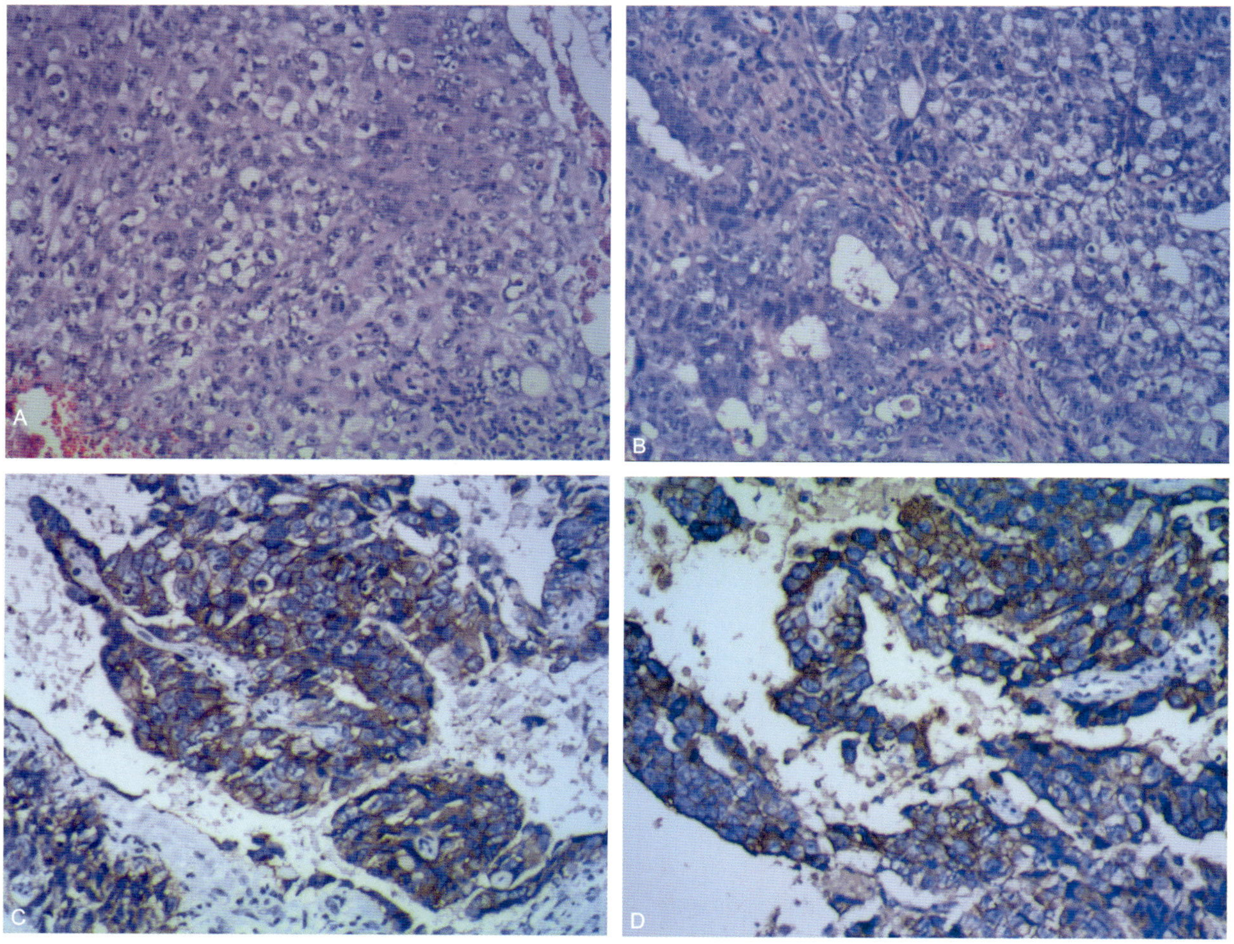

图 59-3-3　胚胎性癌

A. 低倍镜：肿瘤呈分化差的上皮性肿瘤表现，结构变化较多，本图呈实性片状排列，肿瘤细胞胞体大，多边形，泡状核，核仁明显。B. 高倍镜：肿瘤细胞排列成乳头样、腺样结构，组织结构紊乱；核型不整，核分裂象易见。C. 免疫组化肿瘤细胞呈 CD30 阳性。D. 免疫组化：肿瘤细胞可以有多种角蛋白阳性表达，本图为 AE1/3

转移。在生殖腺肿瘤中，体积为最小者，40% 小于 20 cm^3。肿瘤细胞的特征是癌细胞类似上皮细胞，有明确的恶性和胚胎性形态表现。癌细胞常可排列成大小不一的腺泡状、管状、实心、网状等不同结构。癌细胞大，可呈圆形或卵圆形等，无清楚分界，胞质呈嗜两染色性或泡沫状，核膜粗糙，1 个或多个核仁，核呈空泡化，核分裂及瘤巨细胞多见。间质变化颇大，可稀少、疏松、水肿、纤维性和玻璃样或富于细胞性，出血坏死常见。有些病例可见有原始肿瘤性间充质组织，有的则含有合体滋养细胞。

四、绒毛膜癌

绒毛膜癌是一种罕见的侵袭性肿瘤，它典型的特征是显著升高的血清 hCG 水平和转移性疾病。它被认为诊断风险较低（Ⅲ C 期）主要是因为典型升高的血清 hCG 水平和肺外器官转移。绒毛膜癌常见的转移途径是血源性途径，常见的转移部位包括肺、肝和脑。显微镜下观察，绒毛膜癌主要由合胞体滋养层细胞和细胞滋养层细胞构成，前者 hCG 染色阳性。精原细胞瘤和胚胎癌也可能含有合胞体滋养层细胞。绒毛膜癌有明显的出血和坏死区域。与妊娠性滋养层细胞病类似，睾丸绒毛膜癌有出血倾向。有自发性出血，也有在化疗开始后突然出血。当这种出血发生在肺部或者脑部时，后果非常严重。此外，绒毛膜癌还跟激素水平失衡有关，极有可能是血清 hCG 水平显著升高所导致的结果。hCG 对促甲状腺激素受体和黄体生成素受体的刺激（具有相同的 α 亚基）能够导致甲状腺功能亢进和雄激素产生增多。高催乳素血症也有报道。

五、卵黄囊瘤

纯型卵黄囊瘤（有时候也叫内胚窦瘤）只占成人性腺和腹膜后生殖细胞肿瘤的很小一部分，但在纵隔和儿童生殖细胞肿瘤中常见。混合型生殖细胞肿瘤通常都含有卵黄囊瘤的成分，它是由一个中型立方状细胞网状结构组成，细胞质和胞外有嗜酸性玻璃样小体。肿瘤可能以腺状、乳头状或微囊性结构生长。Schiller-Duval 体类似于内胚窦，大约在一半的病例中可见，是卵黄囊瘤的一个典型特征。细胞质和胞外的嗜酸性玻璃样小体在 84% 的病例中可见，是它的另一个组织学特点（图 59-3-4）。卵黄囊瘤总是会产生 AFP 而不会产生 hCG。

六、畸胎瘤

畸胎瘤占睾丸肿瘤的 4% ~ 9%，为复合性肿瘤，含有多个胚层不同成熟期的组成成分，常形成一些顿挫性器官样结构。本瘤有恶性倾向。可发生于任何年龄，但多发生于 1 ~ 30 岁。主要临床症状为睾丸逐渐增大，有或无疼痛。

畸胎瘤的成分由 1 个以上胚层（外胚层、内胚层或中胚层）衍化而来，外胚层为鳞状上皮和神经组织；内胚层以胃肠道、呼吸道及其他黏液腺组织为代表；中胚层以骨、软骨、肌肉和淋巴组织等为代表。

畸胎瘤又可分成熟性和不成熟性两种类型。成熟性畸胎瘤或称分化型畸胎瘤，可自细胞至组织和器官水平形成；有软骨、骨、黏液腺、鳞状上皮、移行上皮、柱状上皮或立方上皮细胞、平滑肌或横纹肌、各种类型结缔组织，以及各种有顿挫性器官形成区域。不成熟性畸

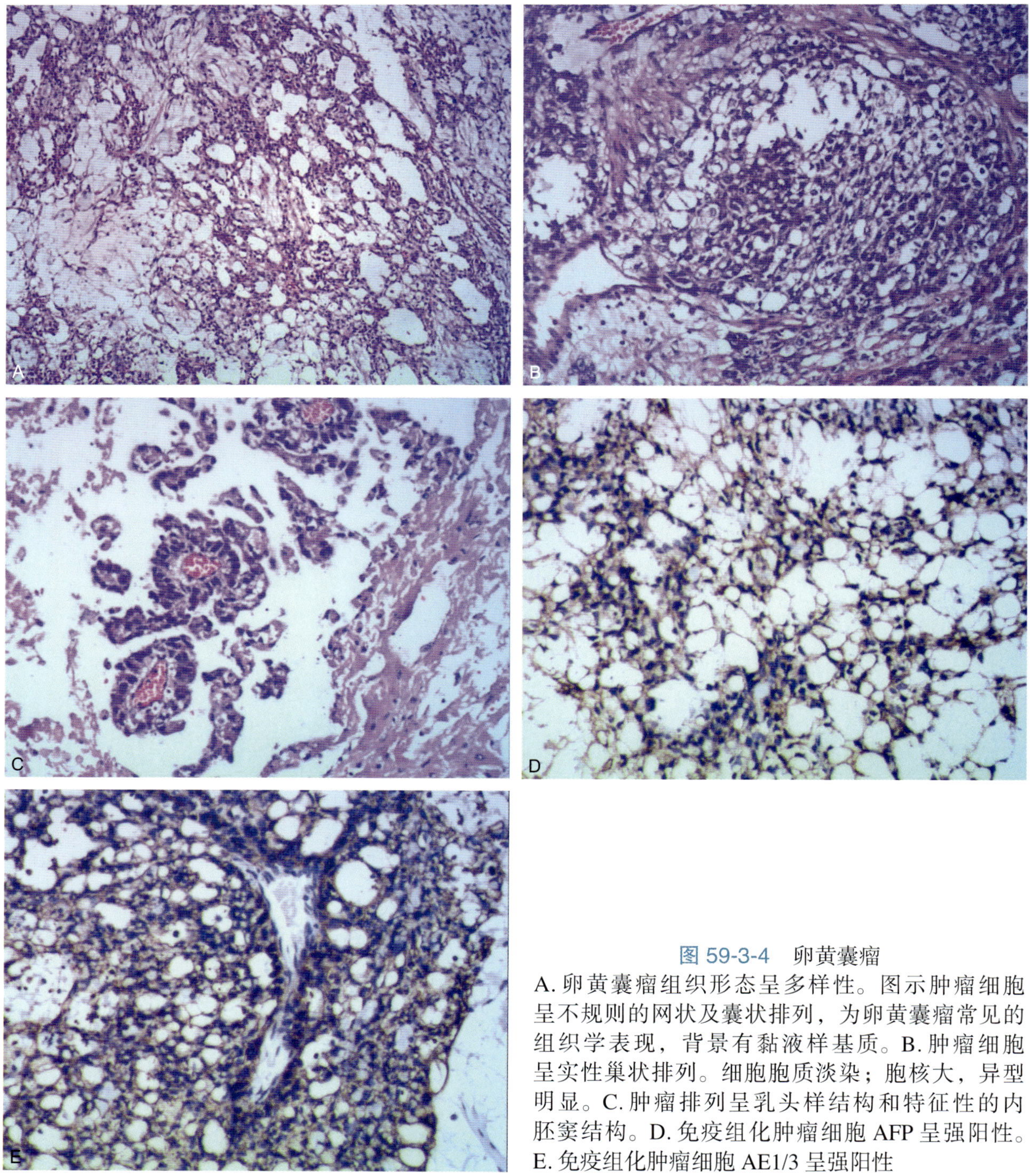

图 59-3-4 卵黄囊瘤

A. 卵黄囊瘤组织形态呈多样性。图示肿瘤细胞呈不规则的网状及囊状排列，为卵黄囊瘤常见的组织学表现，背景有黏液样基质。B. 肿瘤细胞呈实性巢状排列。细胞胞质淡染；胞核大，异型明显。C. 肿瘤排列呈乳头样结构和特征性的内胚窦结构。D. 免疫组化肿瘤细胞 AFP 呈强阳性。E. 免疫组化肿瘤细胞 AE1/3 呈强阳性

胎瘤或称未分化型畸胎瘤，由原始的神经外胚层、内胚层或中胚层组成。更常见的是成熟与不成熟成分均存在（图 59-3-5）。

成人睾丸畸胎瘤即使组织学未发现恶性区，仍不应诊断为良性，因 2% 可能转移，并在 5 年内死亡。

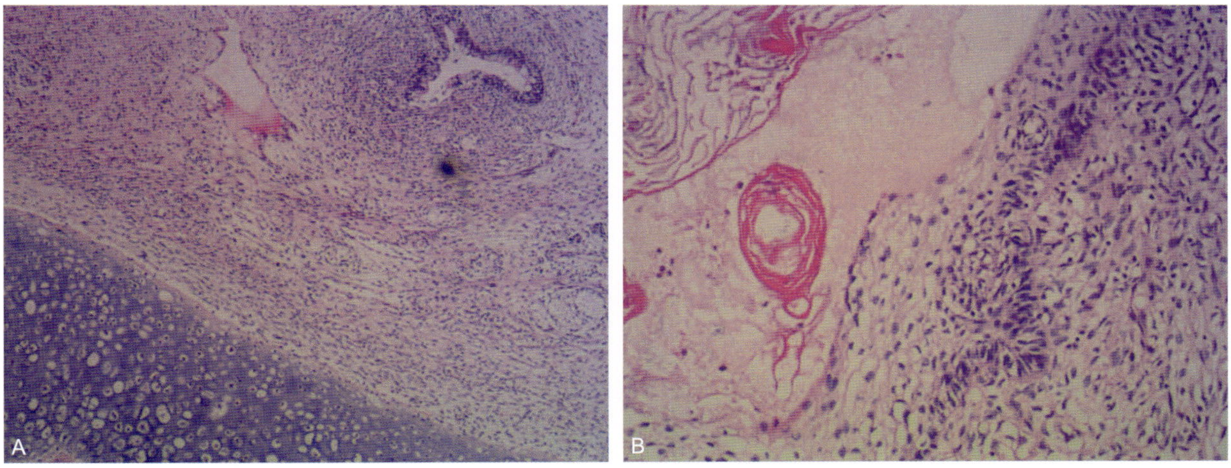

图 59-3-5 畸胎瘤

A.畸胎瘤由1~3个胚层的组织成分构成。图中可见属于中胚层的软骨成分和少许属于内胚层的腺上皮成分，均为成熟性畸胎瘤表现。B.来源于外胚层的鳞状上皮形成囊肿，内含脱落的角化物

七、性索间质肿瘤

此类肿瘤起源于生殖脊的原始间充质和原始表面上皮。正常情况下，可分化为特异性间质，即睾丸内的支持细胞和间质细胞，这种细胞发生的肿瘤即为支持细胞瘤和间质细胞瘤。

（一）间质细胞瘤

间质细胞瘤以间质细胞为主要成分，占睾丸肿瘤的2%~3%，可发生于任何年龄，但以儿童及青壮年多见。此瘤表现为睾丸无痛性肿大、阴茎肥大、阴毛多、声音低沉和多毛等。成人有24%~36%有男子乳房发育、勃起功能障碍。尿中17-酮类固醇和血浆雌激素水平都增高，而且具有女性化体征，此瘤生长缓慢，多为良性，少数可变为恶性，多见于成人。

肿瘤由大而呈多边形的间质细胞组成，可排列成管状、索状、囊状等。瘤细胞分界不清，有嗜酸性和空泡状胞质，核圆或卵圆，核仁1~2个，嗜碱性，也可有双核或多核。胞质内除有脂类空泡、脂褐素外，还有Reinke结晶，是本瘤特征性表现。在HE染色质中难以发现，最好用Masson三色法、磷钨酸苏木素和Mallory铁苏木素染色法显示。间质可见丰富的血管和纤细的纤维（图59-3-6）。

应注意区分间质细胞增生和间质细胞瘤，前者通常为弥漫性非局限，睾丸呈赤褐色，硬度增加，无分散性小结节，间质细胞弥散于间质中。此外，肿瘤恶性变时可有核分裂异型性，可延伸至睾丸白膜及附件，有时可侵犯至血管腔，这些都有助于鉴别诊断。

（二）支持细胞瘤

支持细胞瘤不常见。肉眼观呈单个或多个分散的圆形或卵圆形小结节，可有包膜。

镜下见管状结构排列，青春期前的睾丸，小管瘤细胞呈柱状，核在基底部，胞质空泡而淡染，有时有嗜酸性颗粒。瘤细胞也可排列成索状，或排列成团状。由于分化不同，可有混合性成分，甚至分化差呈现肉瘤形态。若细胞异型性明显，则要考虑恶性。肿瘤有时可伴囊性变、钙化和坏死（图59-3-7）（Reynard, et al., 2013）。

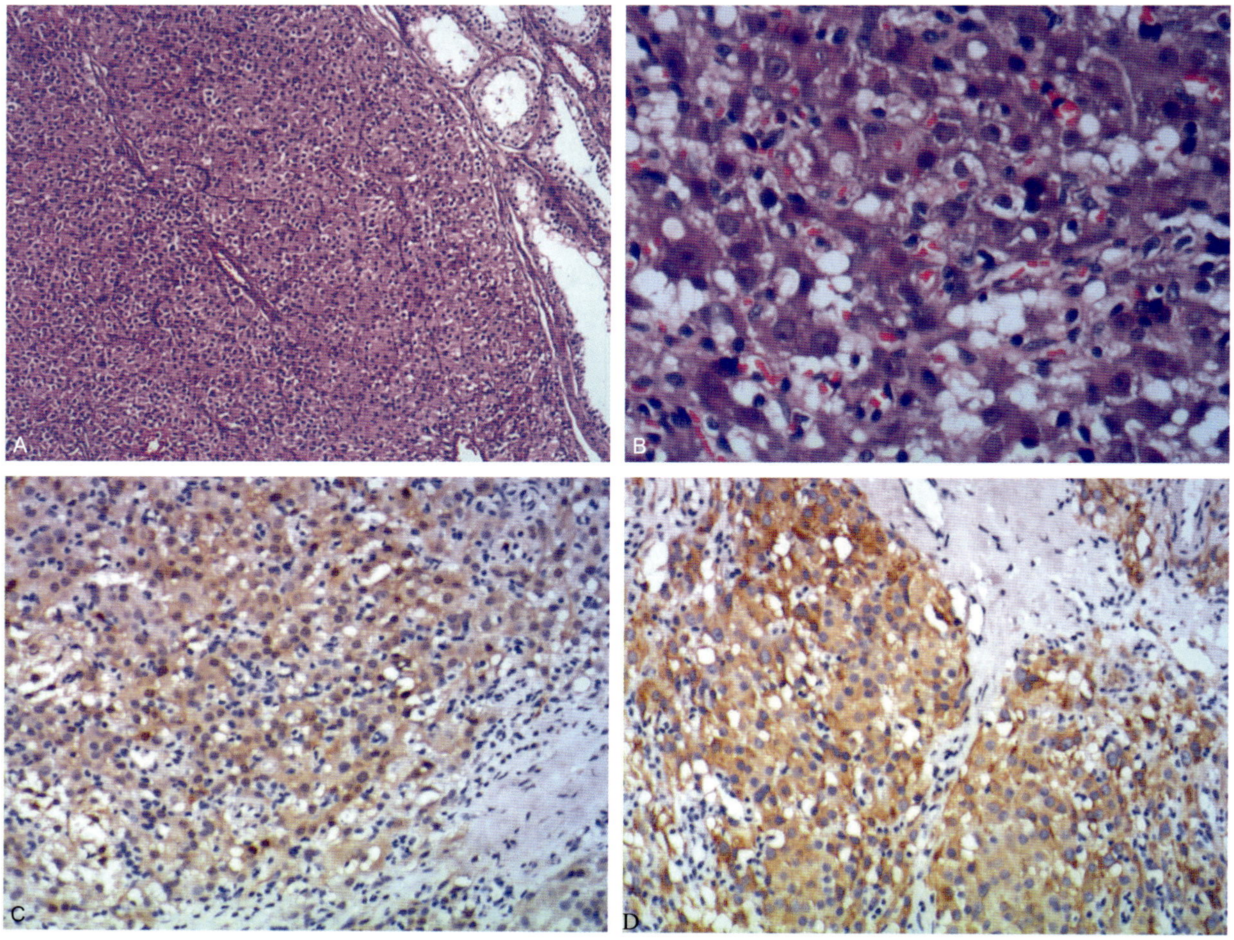

图 59-3-6　间质细胞肿瘤

A. 低倍镜：肿瘤与周围的生精小管分界清楚，有薄层被膜。肿瘤性间质细胞大部分呈较大的多角形细胞，弥漫巢片状排列。B. 由于细胞内脂质的含量不同，胞质从嗜酸到呈空泡状。胞核大小较一致，可见明显的核仁。C. 免疫组化：肿瘤细胞呈 S-100 阳性。D. 免疫组化：肿瘤细胞呈 inhibin 强阳性，此为性索间质细胞的特异性染色

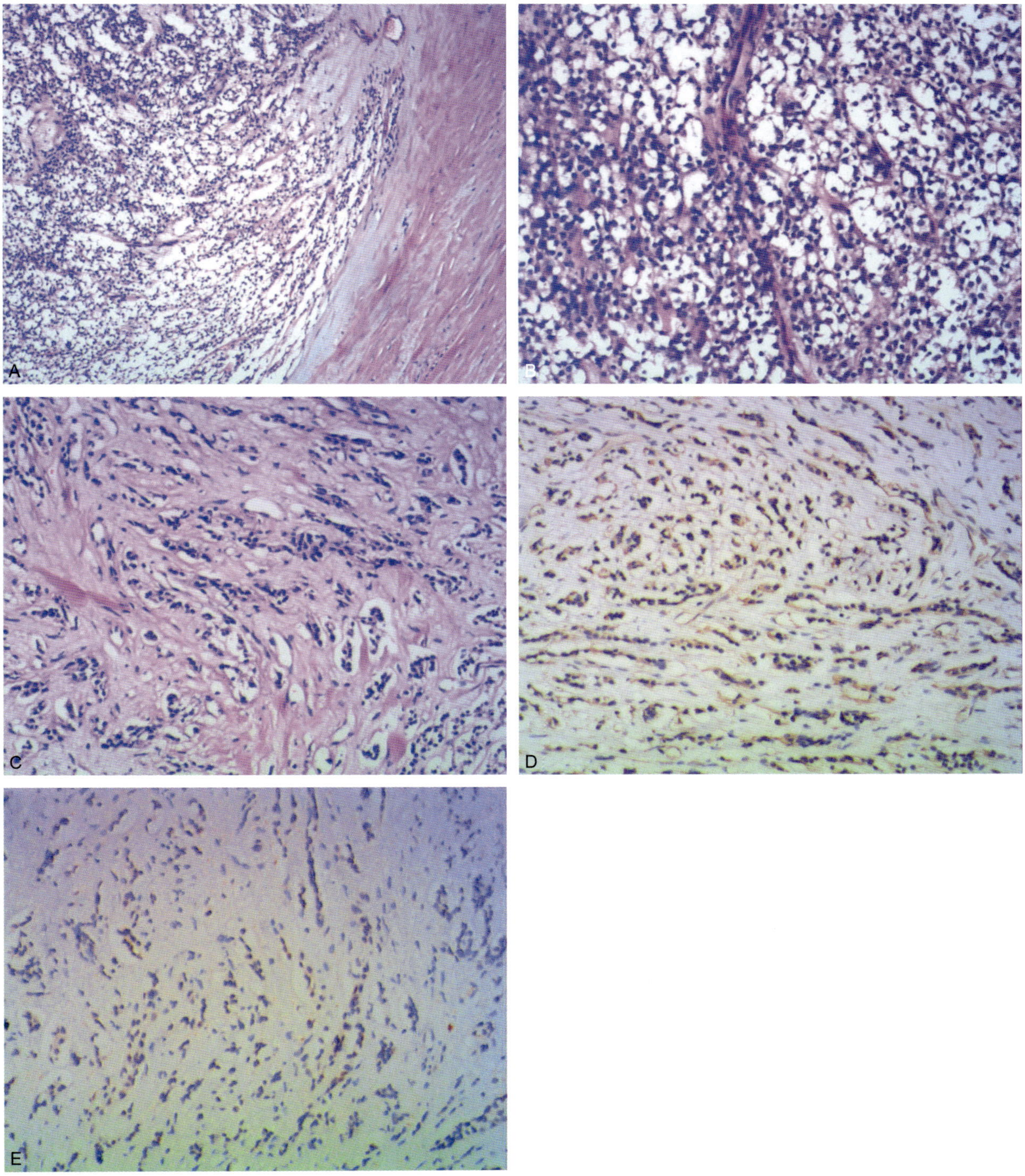

图 59-3-7 支持细胞肿瘤

A. 低倍镜：肿瘤组织边界清楚，组织学常见亚型为非特殊类型，肿瘤细胞排列成小管或实性结构，胞质因富于脂质而透明。B. 高倍镜：肿瘤细胞粉染或透明；胞核大小较一致，多呈圆形。C. 支持细胞瘤的硬化型，丰富的胶原性间质伴玻璃样变性，相对较少的肿瘤细胞排列成管状或条索样结构，被硬化的间质包围。细胞体积较小，核型一致。D. 免疫组化：肿瘤细胞呈 vimentin 阳性。E. 免疫组化：肿瘤细胞呈 s-100 阳性

第四节 睾丸肿瘤的分期和分类系统

一、睾丸肿瘤的TNM分期

睾丸肿瘤的 TNM 分期见表 59-4-1。

表 59-4-1 美国癌症联合会和国际抗癌联合会的睾丸肿瘤 TNM 分期（AJCC 第七版，2010）

原发性肿瘤（T）：除了 T4 通常不必要做睾丸切除手术之外，原发肿瘤分期都应该根据睾丸根治标本的病理分期；如果没有手术，可以用 Tx 代表分期
pTx 原发性肿瘤未能被评估
pT0 没有原发性肿瘤表现（如睾丸的组织瘢痕）
pTis 生殖细胞原位肿瘤
pT1 局限于睾丸和附睾，没有血管 / 淋巴管侵犯，可能侵及白膜但未累及鞘膜
pT2 局限于睾丸和附睾，伴血管 / 淋巴管侵犯，或浸透白膜累及鞘膜
pT3 肿瘤侵及精索，伴或不伴血管 / 淋巴管侵犯
pT4 肿瘤侵及阴囊，伴或不伴血管 / 淋巴管侵犯
区域淋巴结（N）
临床学（由无创分期确定）
NX 区域淋巴结无法评估
N0 没有区域淋巴结转移
N1 单个淋巴结肿块最大直径≤2 cm，或多个淋巴结肿块，且最大直径≤2 cm
N2 单个淋巴结肿块最大直径>2 cm，≤5c m，或多个淋巴结肿块，且最大直径 >2 cm，≤5 cm
N3 单个淋巴结肿块最大直径>5 cm
病理学（pN）（由腹膜后淋巴结清扫术的病理结果确定，且术前没有行放化疗）
pNX 区域淋巴结无法评估
pN0 没有区域淋巴结转移
pN1 淋巴结转移阳性数≤5，淋巴结肿块最大直径均≤2 cm
pN2 淋巴结转移阳性数≤5，淋巴结肿块最大直径>2 cm，≤5 cm；或者，淋巴结阳性数>5，淋巴结最大直径均≤5 cm；有淋巴结外扩散证据
pN3 淋巴结肿块最大直径>5 cm
远处转移 (M)

（续表）

MX 远处转移无法评估
M0 没有远处转移
M1 有远处转移
M1a 非区域淋巴结转移，或肺部转移
M1b 远处转移（除了非区域淋巴结或肺部转移）
血清肿瘤标志物（S）
SX 肿瘤标志物检查没有进行或结果不可用
S0 肿瘤标志物检查结果在正常范围内
S1 LDH<1.5×ULN，并且 hCG<5000(MIU/ml)，并且 AFP<1000(ng/ml)
S2 LDH1.5~10×ULN，或者 hCG5000~50 000(MIU/ml)，或者 AFP1000 10 000(ng/ml)
S3 LDH>10×ULN，或者 hCG>50 000(MIU/ml)，或者 AFP(ng/ml)> 10 000

注：AFP：α-甲胎蛋白；hCG：人绒毛膜促性腺激素；LDH：乳酸脱氢酶；ULN：乳腺脱氢酶测定正常上限

二、AJCC的分期系统

AJCC 的分期系统见表 59-4-2。

表 59-4-2 AJCC 的分期系统（2010 年）

分期	T	N	M	S
0 期	pTis	N0	M0	S0/SX
Ⅰ期	pT1~4	N0	M0	SX
ⅠA 期	pT1	N0	M0	S0
ⅠB 期	pT2	N0	M0	S0
	pT3	N0	M0	S0
	pT4	N0	M0	S0
ⅠS 期	Any pT/Tx	N0	M0	S1~3
Ⅱ期	Any pT/Tx	N1~3	M0	SX
ⅡA 期	Any pT/Tx	N1	M0	S0
	Any pT/Tx	N1	M0	S1
ⅡB 期	Any pT/Tx	N2	M0	S0
	Any pT/Tx	N2	M0	S1
ⅡC 期	Any pT/Tx	N3	M0	S0
	Any pT/Tx	N3	M0	S1
Ⅲ期	Any pT/Tx	Any N	M1	SX
ⅢA 期	Any pT/Tx	Any N	M1a	S0
	Any pT/Tx	Any N	M1a	S1

（续表）

分期	T	N	M	S
Ⅲ B 期	Any pT/Tx	N1~3	M0	S2
	Any pT/Tx	Any N	M1a	S2
Ⅲ C 期	Any pT/Tx	N1~3	M0	S3
	Any pT/Tx	Any N	M1a	S3
	Any pT/Tx	Any N	M1b	Any S

三、儿童睾丸肿瘤的分期

儿童睾丸肿瘤的分期见表 59-4-3。

表 59-4-3 儿童睾丸生殖细胞肿瘤的分期（POG，国际生殖细胞肿瘤协作组 IGCCCG）

Ⅰ期	肿瘤局限于睾丸，临床、组织形态以及影像学检查在睾丸外未发现病变；血清 AFP 可出现适当的下降（AFP 的半衰期为 5 天）
Ⅱ期	显微镜下病变累计阴囊或高位精索（距离近端）<5 cm；腹膜后淋巴结受累（直径 <2 cm）；血清 AFP 持续升高
Ⅲ期	腹膜后淋巴结受累（>2 cm）；内脏和腹腔外未见病变
Ⅳ期	存在远处转移

四、睾丸肿瘤的预后分类

对 1975—1990 年接受过含有铂类化疗（顺铂或卡铂）的 5202 名晚期睾丸非精原细胞瘤（nonseminomatous germ cell tumor，NSGCT）患者进行回顾集中性分析，确认了在化疗开始时患者的 AFP、hCG 和 LDH 水平；肺外脏器转移情况；原发性纵隔 NSGCT，可以作为肿瘤进展和生存率的独立预后判断因素。而在 660 个精原细胞瘤患者中，只有肺外脏器转移的情况可以预测肿瘤的进展和生存率（Lawton & Mead, 1999）。

基于这些研究，国际生殖细胞肿瘤委员会（IGCCCG）形成了关于晚期生殖细胞瘤（germ cell tumor，GCT）预后分类。每个转移性 GCT 患者都应该明确 IGCCCG 的预后分类，这应该被用于制定治疗决策和选择化疗方案。这个分类只适用于晚期 GCT 患者，而不适用于复发性 GCT 患者。该分类标准参考了在睾丸切除术后化疗开始时测得的血清肿瘤标志物水平，而不是在术前所测得的血清肿瘤标志物水平。

根据 IGCCCG 的标准（表 59-4-4），大约有 56% 的晚期 NSGCT 患者被归类为预后良好，28% 被归类为预后一般，16% 被归类为预后不良。患者的 5 年无进展和总体生存率分别为 89% 和 92%（预后良好），75% 和 80%（预后一般），41% 和 48%（预后不良）。精原细胞瘤没有预后不良的。大约 90% 和 10% 的晚期精原细胞瘤被 IGCCCG 标准分别归类为预后良好和预后一般，5 年无进展和总体生存率分别为 82% 和 86%（预后良好），67% 和 72%（预

表 59-4-4 国际生殖细胞肿瘤委员会晚期生殖细胞肿瘤预后分类（IGCCCG，1997）

非精原细胞瘤	精原细胞瘤
预后良好	
睾丸 / 腹膜后原发性	任何原发灶
无肺外脏器转移	无肺外脏器转移
AFP<1000 ng/ml，hCG<5000 IU/L，LDH<1.5 x N	正常水平 AFP, 任何水平 hCG, 任何水平 LDH
56% 的非精原细胞瘤	90% 的精原细胞瘤
5 年的 PFS 为 89%	5 年的 PFS 为 82%
5 年生存率为 92%	5 年生存率为 86%
预后一般	
睾丸 / 腹膜后原发性	任何原发灶
无肺外脏器转移	肺外脏器转移
任一情况 : AFP ≥1000~10 000 ng/ml，或 hCG ≥5000~50 000 IU/L，或 LDH ≥1.5~10 x N	正常水平 AFP, 任何水平 hCG, 任何水平 LDH
28% 的非精原细胞瘤	10% 的精原细胞瘤
5 年的 PFS 为 75%	5 年的 PFS 为 67%
5 年生存率为 80%	5 年生存率为 72%
预后不良	
以下任一情况：纵隔原发	没有患者被归类为预后不良
肺外脏器转移	
AFP >10 000 ng/ml 或 hCG > 50 000 IU/L 或 LDH >10 x N	
16% 的非精原细胞瘤	
5 年的 PFS 为 41%	
5 年生存率为 48%	

AFP：α-甲胎蛋白；hCG：人绒毛膜促性腺激素；LDH：乳酸脱氢酶；N：乳腺脱氢酶测定正常上限；PFS:无进展生存率

后一般）。van Dijk 等发表了 1989 年后治疗的 1175 个 NSGCT 患者的 10 个研究 meta 分析报告，根据 IGCCCG 的标准发布了患者的 5 年生存率分别为 94%（预后良好）、83%（预后一般）、71%（预后不良）。这些结果和以前的研究相比，表现出了显著提高的生存率（特别是对于预后不良的患者）。这都归于更有效的治疗和更有经验地处理 NSGCT 患者（van Dijk et al., 2006）。

TNM 分期系统在睾丸癌分期时合并了肿瘤标志物水平（S0-3）和肺外脏器转移情况。然而，这个系统没有考虑精原细胞瘤和伴有肺外脏器转移的 NSGCT 之间的预后差异。在 TNM 分期系统中，这两种肿瘤都应该被归类为Ⅲ C，但 IGCCCG 将会把前者归为预后一般，后者归为预后不良。IGCCCG 系统优先用于预后评估和化疗方案的选择（Shaw, 2008）。

第五节 睾丸肿瘤的临床表现

一、症状和体征

睾丸癌是青年男性最常见的恶性肿瘤之一，通常情况下，大多数的患者表现为单纯的睾丸无痛性的肿大，或者双侧睾丸呈现可辨别的不对称情况。这种睾丸增大是逐渐的，通常是睾丸有沉重的感觉。从最初患者的感觉异常到典型的发现的时间为 3～6 个月。急性睾丸疼痛不常见，它主要是因为瘤内出血或肿瘤快速生长引起的梗死进而导致睾丸急剧膨胀。NSGCT 的疼痛症状更常见，因为这些肿瘤具有更多的血管，相较于精原细胞瘤生长得更快。患者经常自诉有睾丸损伤史，偶然的损伤可能会第一次引起患者对自身睾丸肿块的注意。患者也可能诉说阴囊处有不适或沉重的感觉。大约 1/3 的 NSGCT 和 15% 的纯型精原细胞瘤可见局部或远处转移，10%～20% 患者诉说有转移性疾病相关症状。大块的腹膜后转移灶可能会产生体表可触及的包块、腹部疼痛、由输尿管阻塞引起的腰部疼痛、累及腰大肌或神经根引起的背部疼痛、下腔静脉压迫引起的下肢肿胀或胃肠道症状。肺部转移灶可能表现出呼吸困难、胸痛、咳嗽或咯血。锁骨上淋巴结转移灶可能表现为颈部包块。大约有 2% 的患者有男子女性型乳房的表现，这主要是因为血清 hCG 水平的升高、雄激素产生减少和雌激素水平的升高（主要见于睾丸间质细胞肿瘤）。尽管有 2/3 的生殖细胞肿瘤男性患者的生育能力减退，但这不是一个常见的初期表现。

睾丸肿瘤的体征大多数是发现睾丸的肿块或弥漫性肿大。肿块硬并呈结节状，很容易与附睾分开。有时肿瘤合并有鞘膜积液容易误诊，阴囊的透光试验有助于鉴别诊断。腹部触诊可以发现巨大的腹膜后肿块，必须进行锁骨上淋巴结，颈部淋巴结，腹股沟淋巴结的触诊。女性化乳房占所有生殖细胞肿瘤的 5%。30%～50% 的是睾丸支持细胞（Sertoli 细胞）及睾丸间质细胞（Leydig 细胞）肿瘤。其原因可能与多种激素：睾酮、雌激素、催乳素及 hCG 的参与有关。晚期肺转移的患者中可以见到咯血。

睾丸肿瘤需与睾丸扭转、附睾炎或附睾-睾丸炎以及比较少见的疾病如鞘膜积液、疝气、血肿、精子囊肿鉴别。任何患者，触及实性、质硬的睾丸内肿块，必须考虑睾丸肿瘤直到用阴囊超声检查进一步排除。推定诊断为附睾炎的患者应该在口服抗生素后 2～4 周内进行复查。

诊断延迟是睾丸肿瘤一种公认的现象，是由患者和医生共同导致的这种延迟。睾丸癌患者主要为年轻男性，他们可能因为拒绝、忽视或有限的医学资源而很少对自己出现的症状进行医学诊断。早期的研究表明，高达 1/3 的睾丸癌在最初被误诊为附睾炎或睾丸鞘膜积液。对于那些表现出转移性生殖细胞肿瘤的症状和体征的患者，这些将成为那些未能诊断出生殖细胞肿瘤的医生治疗的重点。这些患者可能受到不适合的治疗、诊断检查和不必要的手术而延误了最终的治疗。病例报告有描述未知的转移性生殖细胞肿瘤患者有经受剖腹探查术、颈淋巴结清扫术和乳房切除术。延迟间隔和晚期临床分期、化疗的次优反应和生存率的降低有关。Moul 等报道了在 1970—1987 年期间，诊断延迟超过 16 周的生殖细胞肿瘤患者接受治疗后生存率有降低，尽管在顺铂治疗时代没有观察到患者之间有明显的生存率差异（Moul et al., 1990）。Stephenson 等报道了更高比例的男性需要接受高强度化疗（多方案、高剂量化疗和补救性化疗），他们都是因为不必要的开腹探查术而延迟治疗 30 天以上（Stephenson et al., 2004）。诊断延迟可以通过努力改进患者和医生的教育来避免。任何青少年男孩或年龄在 15～50 岁的男性发现有质硬的睾丸肿块、中线腹膜后肿块和左锁骨上窝的肿块，医生都应该考虑生殖细胞肿瘤的诊断（Reynard et al., 2013）。

二、睾丸肿瘤的辅助检查

睾丸肿瘤的诊断主要依靠临床检查、影像学检查、血清肿瘤标志物检查以及手术和病理学检查。

（一）阴囊超声检查

对于有睾丸肿块、睾丸鞘膜积液或其他不明的阴囊症状或体征的男性，超声检查都应该作为体格检查后的进一步检查，因为它适用范围广、费用低且无创。由于超声仪的高频换能器（5～10 MHz），睾丸内几毫米的损伤都可以被检测到，并且可以和睾丸外病理组织进行区分，超声检查诊断睾丸肿瘤的敏感性可以高达 100% 。典型的生殖细胞肿瘤阴囊超声表现为低回声区，同时可以确认两个以上离散病变。病灶内的非均匀回声更常见于 NSGCT，因为精原细胞瘤通常具有均匀回声。 精原细胞瘤有如下特征：①病灶呈圆形或卵圆形，与正常睾丸组织分界明显。②回声均匀。③低回声实质性肿块。④有时呈多灶性。畸胎瘤多呈混合回声，可出现多个囊性区域，或存在骨、纤维化或毛发成分。胚胎癌回声多不均匀，通常有囊性成分和钙化灶存在。

彩色多普勒超声显示病灶内的血流信号增加通常暗示为恶性肿瘤，但是信号没有增加并不能排除生殖细胞肿瘤。睾丸小结石和生殖细胞肿瘤之间的关系还不清楚，对此不应该继续评估。因为双侧睾丸生殖细胞肿瘤的发病率为 2%，所以双侧睾丸都应该用超声检查进行评估，尽管同时诊断双侧睾丸肿瘤非常少见（占所有生殖细胞肿瘤的 0.5%）。

对于患有晚期生殖细胞肿瘤的男性，应该通过常规的睾丸检查和阴囊超声来排除那些不可触及的小瘢痕或钙化点的存在，表明是一个被“燃尽”的原发性睾丸肿瘤。生殖细胞肿瘤也属于会自然消退的最常见恶性肿瘤之一，精原细胞瘤是最常见的亚型。具有睾丸病变（离散结节、星状瘢痕、钙化）超声检查证据的患者应该接受根治性睾丸切除术，因为会经常遇到管内生殖细胞肿瘤和残余畸胎瘤。患有晚期生殖细胞肿瘤的男性通过体格检查和超声检查睾丸提示正常，则考虑为原发性性腺外生殖细胞肿瘤。

睾丸内有小于 10 mm 且不可触及的病灶，但不伴远处转移的生殖细胞肿瘤，或血清肿瘤标志物水平升高，这些都会使诊断变得困难。大多数病灶都是良性的（睾丸囊肿、小梗死、睾丸间质细胞结节、小睾丸间质细胞或支持细胞瘤），但是 20%～50% 可能是小生殖细胞肿瘤（通常是精原细胞瘤）。肿瘤的风险随着病灶大小增加而增加，从小于 1 cm 到 1～2 cm 的病灶其风险分别为 50% 和 80% 以上。处理方案包括腹股沟睾丸切除术、保留睾丸的腹股沟探查和切除术（用冰冻切片分析来排除生殖细胞肿瘤），连续超声扫描观察（对持续生长病灶的探查）。术中超声检查可用于手术探查时定位睾丸病变。

在年轻患者中若体检未触及睾丸肿块，但是发现腹膜后或精索肿块，存在血 hCG、AFP 升高，或者存在男性不育的问题都应该选择超声探查睾丸。超声检查还能了解有无腹膜后淋巴结和腹腔脏器转移等，有助于临床分期（Butteriss & Elliott, 2004）。

（二）计算机断层（CT）和磁共振检查（MRI）

睾丸肿瘤 CT 诊断肿瘤多为单侧，但是 CT 是不能诊断出精原细胞癌或分化精原细胞癌（包括畸胎癌、胚胎癌）等。CT 可见其共同的特点表现为睾丸增大，呈边缘清楚的肿块，密度不均匀，常可见到液化坏死的低密度区，增强扫描实质部分呈不同程度的强化。常伴有盆腔和腹膜后淋巴结转移。腹膜后淋巴结转移 CT 表现为沿着较大血管的呈圆形、分叶状或者发现巨大的软组织密度块影，它们多密度均匀，因出血或液化坏死的可显示密度不均匀，呈囊性低密度区。肿块可以包埋较大的血管，推压邻近组织。左侧睾丸肿瘤的淋巴结转移有左侧主动脉旁淋巴结首先受累的选择倾向。

CT、MRI 能检出直径＜2.0 cm 的转移淋巴结。已取代淋巴造影。成为了解肿瘤淋巴转移情况的主要手段。在转移灶化疗或放疗后，CT 可作为随访手段，观察其疗效。纵隔淋巴结和腹膜后淋巴结的检查推荐采用 CT 扫描，其检测敏感性可达 70% ～80%。

MRI 检查阴囊肿块的敏感性可达 100%，特异性为 95% ～100%。MRI 能发现 3 mm 大小的睾丸肿瘤，确定超声所见的病灶并能发现发现多个病灶。睾丸肿瘤由于出血和坏死，T2WI 上常为不均匀的低信号强度，肿瘤边缘清楚。浸润性病变（如淋巴瘤和白血病）肿瘤组织能完全代替睾丸正常组织，比较对侧正常睾丸可以发现病变，如有纤维肿瘤包膜时，常呈低信号环，MRI 能显示肿瘤侵犯到睾丸外结构。

MRI 检测精原细胞瘤，可见边缘清楚，轻度不均匀信号，反映其均一的组织学表现。T2WI 上肿瘤的信号强度低于邻近正常组织或阴囊积液，纤维化多表现为低信号，出血灶的信号特点与血肿的期龄有明显的相关性。与精原细胞瘤不同，由于非精原细胞瘤的混合细胞类型及肿瘤出血和坏死，典型的 MRI 表现为明显不均匀肿块，质子密度像上信号增加和减低灶，T2WI 上信号增加，表示出血和坏死。肿瘤显著的不均匀信号是鉴别诊断的要点。肿瘤边缘的黑色信号带代表纤维包膜，比精原细胞瘤更常见（Tsili et al., 2010）。

（三）影像学分期

所有的 GCT 患者都应该进行腹部和骨盆的分期影像学研究。CT 影像联合经口或静脉注射造影剂是分期腹膜后和骨盆肿瘤最有效的无创方法。CT 影像也可以提供一个腹膜后解剖结构的详细评估，以确定那些更疑难的潜在解剖学异常，比如肾下极动脉、腔静脉后的右侧输尿管。除 CT 之外，另一个备选的检查方式是磁共振成像，但是它的检查耗时更长、花费更高、使用率更少。

有 10% ~ 20% 的精原细胞瘤和 60% ~ 70% NSGCT 的 CT 影像能发现增大的腹膜后淋巴结。有 25% ~ 35% CT 影像表现正常的 CS I NSGCT 患者在病理分析时涉及腹膜后淋巴结，尽管 CT 影像技术在过去 40 年间已经得到了改善。对于正常的 CT 影像，没有一个关于腹膜后淋巴结大小的统一标准。10 mm 大小的临界值通常被用来鉴定增大的淋巴结。但有研究报道这种鉴定标准会带来高达 63% 的假阴性率。对于 CS IIA 和 IIB 的患者，12% ~ 40% 被报道存在依靠 CT 的过高临床分期（比如 CT 淋巴结增大阳性，而腹膜后淋巴结清扫术后病理诊断阴性）。

生殖细胞肿瘤总是按照一个可预测的模式转移，这有助于其成功的治疗。除了绒毛膜癌是个例外，绝大多数的肿瘤转移路径都是从原发性肿瘤经淋巴管到腹膜后淋巴结，接着再到更远的地方。绒毛膜癌具有血行转移的倾向。70%～80% 的 GCT 患者的首个转移位点都是腹膜后。基于腹膜后淋巴结清扫术的详细定位研究，我们对睾丸的淋巴引流和最常见的转移位点都有了更清楚的认识。对于右侧睾丸肿瘤，首个淋巴引流位点在位于肾血管下面的主动脉与腔静脉间的淋巴结，接着在位于下腔静脉和腹主动脉旁的淋巴结。而左侧睾丸肿瘤的首个“着陆区”在腹主动脉旁淋巴结，接着是主动脉与腔静脉间的淋巴结。腹膜后的淋巴引流模式是从右到左。从最初“着陆区”传播至对侧在右侧肿瘤很常见，但在左侧肿瘤中很少见，而且通常和大体积肿瘤有关。更多转移性疾病的远端聚集反映了继发于大体积肿瘤逆行传播到远端髂骨和腹股沟淋巴结，更罕见的是异常睾丸淋巴引流。腹膜后的淋巴引流至右肾动脉后的乳糜池。对于有腹膜后疾病的患者其腿后淋巴结转移可能非常明显。从那开始，淋巴引流经胸导管到纵隔后和左锁骨上窝。对左侧和右侧睾丸肿瘤的初始淋巴引流位点的了解使得腹腔骨盆 CT 检查的诊断敏感性增加，主要是通过降低在初始界值的阳性淋巴结大小。Leibovitch 等表明在初始界值使用 4 mm 的阈值和在此区域外使用 10 mm 的阈值，病理Ⅱ期肿瘤的敏感性和特异性分别为 91% 和 50%（Leibovitch et al., 1995）。在类似的研究中，报道了在初始界值（cut-off）使用 4 mm 的淋巴结大小阈值，敏感性和特异性分别为 93% 和 58%。根据这些研究结果，初始界值大小为 5～9mm 的腹膜后淋巴结应该被怀疑被局部淋巴结转移，特别是如果它们出现在横断图像的大血管前。由于 GCT 的快速生长特性，最好是根据 CT 影像来决定基本治疗方案，CT 扫描应该在治疗开始 4 周内进行。

恶性 GCT 会有氟脱氧葡萄糖（FDG）的累积。已有许多报道用带有氟脱氧葡萄糖的正电子发射断层摄影术（FDG-PET）研究 GCT 的诊断分期，评估化疗后的效果。几个小试点研究表明 FDG-PET 比 CT 能更加精确地识别低分期精原细胞瘤的腹膜后转移。在一项前瞻性实验中，集中审查了 111 个 CS Ⅰ NSGCT 患者的 FDG-PET 研究，在 87 个 PET 阴性、复发概率为 63% 的患者中有 33 个出现了复发。研究者提出了 FDG-PET 对于 CS Ⅰ NSGCT 的敏感性不足。还有报道 FDG-PET 作为低分期 NSGCT 的原发性分期工具，仅比 CT 产生稍好一点的结果。目前 FDG-PET 对于诊断 NSGCT 和精原细胞瘤没有常规评估作用（Cook, et al., 2015）。

CS Ⅱ疾病的亚分类是根据区域淋巴结的大小，这都是由腹腔骨盆影像学所决定的，包括Ⅱ A（增大的腹膜后淋巴结≤2 cm），Ⅱ B（增大的腹膜后淋巴结 >2 cm 但≤5 cm），和Ⅱ C（增大的淋巴结 >5 cm）。

（四）胸部影像学检查

所有的睾丸肿瘤患者在决定治疗方案前都应该接受胸部影像学检查。在没有腹膜后疾病或（和）血清肿瘤标志物升高的情况下，胸部转移是不常见的，特别是对于精原细胞瘤。常规的胸部 CT 检查可能与假阳性率升高有关。患者在诊断时应该拍摄胸部 X 片以作为初步分期研究。对于睾丸切除术后血清肿瘤标志物升高、体格检查或腹腔骨盆 CT 检查有转移证据、胸片有异常或不明物的患者都应该行胸部 CT 检查。对于胚胎癌为主的 CS Ⅰ NSGCT 患者，都建议行胸部 CT 检查。因为已经有文献报道肿瘤在腹膜后有转移但 CT 扫描结果为阴性，它们有很大的概率会经血行转移至肺部。在没有腹膜后疾病的情况下，出现了纵隔或肺门淋巴结肿大，这时应该高度怀疑源自非 GCT 比如淋巴瘤或伯克肉样瘤，这些患者应在开始系统治疗前进行纵隔镜检查和组织活检来确定组织类型。

在没有症状或其他临床指针的情况下，GCT 转移至骨和脑的情况非常少见。所以放射性核素骨显像或脑部 CT 检查对诊断的作用不大，但如果患者血清 hCG 水平非常高（>10 000 mU/ml），则应该行脑部 CT 检查。因为这通常和转移性绒毛膜癌有关，而绒毛膜癌具有脑部转移倾向（Barrisford et al., 2015）。

（五）血清肿瘤标志物

睾丸生殖细胞肿瘤是能合成肿瘤标志物的肿瘤之一，与睾丸肿瘤有关的血清标志物主要有 3 个：甲胎蛋白（AFP，由卵黄囊细胞分泌）、绒毛膜促性腺激素（hCG，由滋养层细胞分泌）和乳酸脱氢酶（LDH，非特异性组织分泌），测定标志物水平有助于肿瘤的诊断和治疗。其他的肿瘤标志物有 PLAP（胎盘碱性磷酸酶）对精原细胞瘤的患者具有很高的价值。

在诊断方面，50%～70% 的低分期 NSGCT（CS Ⅰ、Ⅱ A 和Ⅱ B）的 AFP 水平有升高，60%～80% 晚期 NSGCT（CS Ⅱ C 和Ⅲ）的 AFP 水平有升高。胚胎癌和卵黄囊瘤会分泌 AFP，绒毛膜癌和精原细胞瘤不产生 AFP。原发性肿瘤带有纯型精原细胞瘤的患者，且伴有血清 AFP 水平的升高，则可认为患有 NSGCT。AFP 的半衰期是 5～7 天。患有肝细胞癌、胃癌、胰腺癌、胆管癌、肺癌、良性肝疾病（感染、药物源性、酒精源性、自身免疫）、共济失调毛细血管扩张症和遗传性酪氨酸血症的患者，其血清 AFP 水平也可能升高。

20%～40% 的低分期 NSGCT 患者 hCG 水平有升高，40%～60% 的晚期 NSGCT 患者 hCG 水平有升高。大约 15% 的精原细胞瘤会分泌 hCG。绒毛膜癌和胚胎癌也会分泌 hCG。hCG 水平高于 5000 IU/L 通常提示与 NSGCT 有关。hCG 的半衰期是 24～36 小时。在肝癌、胆管癌、胰腺癌、胃癌、肺癌、乳腺癌、肾癌和膀胱癌患者中 hCG 水平也可能升高。hCG 的 α 亚基在很多垂体肿瘤中都很常见，所以 hCG 的免疫分析主要是针对 β 亚基。hCG 和促黄体释放素之间的交叉反应可能会导致原发性性腺功能减退症患者出现 hCG 水平假阳性升高。由性腺功能减退症引起的血清 hCG 水平升高需要在服用雄激素 48～72 小时内进行标准化处理，这可以区分 hCG 结果的真阳性和假阳性结果。大麻也可能引起 hCG 假阳性（Ballieux et al., 2008）。

大约 20% 的低分期 GCT 的 LDH 水平有升高，20%～60% 的晚期 GCT 的 LDH 水平有升高。LDH 在平滑肌、心肌和骨骼肌中表达。淋巴瘤也可能引起 LDH 水平升高。在 LDH 的 5 个同工酶中，LDH-1 是在 GCT 中最常升高的 LDH 同工酶，且与染色体 12p 的拷贝数有关，12p 的增加在 GCT 中很常见。LDH 水平的升高与大多数疾病有关。作为 GCT 的一个非特异性标志物，它的主要作用是评估 GCT 的预后。血清 LDH 的半衰期的 24 小时。

怀疑患有 GCT 的患者在接受睾丸切除术之前都应该抽血检查 AFP、hCG、LDH 水平来辅助诊断，同时可以帮助在术后解释肿瘤标志物水平。在肿瘤分期方面，有必要知道在睾丸切除术前测得的血清肿瘤标志物水平在术后是否有下降；如果有下降，那么下降有多快。血清肿瘤标志物的检查结果不能作为是否进行根治性睾丸切除术的依据，因为即使 hCG 和 AFP

水平在正常范围也不能排除 GCT。如果一个患者的组织病理学检查结果为纯型精原细胞瘤，AFP 水平有显著升高则可以诊断为 NSGCT，因为精原细胞瘤不产生 AFP。然而，应该谨慎对待临界升高值。有少数患者患有睾丸、腹膜后或纵隔的原发性肿瘤，病情非常迫切需要治疗，这时大量升高的 hCG 或（和）AFP 水平可能足以帮助诊断为 GCT。对于这种病情不稳定的患者，不应该等到病理诊断报告出来后才进行治疗。然而，这类患者在完成化疗后应该接受根治性睾丸切除术，因为血生精小管屏障使睾丸成为恶性 GCT 一个肿瘤免疫逃逸点，睾丸经常会含有残余的侵袭性 GCT、畸胎瘤（Looijenga et al., 2014）。

三、原发肿瘤的病理诊断

（一）睾丸根治切除的概念

临床诊断患有睾丸肿瘤的患者都应该接受根治性腹股沟睾丸切除术，手术应切除肿瘤累及的睾丸及其精索直到腹股沟内环。经阴囊睾丸切除术或者活检是禁忌的，因为它会将腹股沟段的精索完整遗留下来，可能会改变睾丸的淋巴引流，进而增加肿瘤局部复发和骨盆或腹股沟淋巴结转移的风险。由于睾丸肿瘤的快速生长特性，睾丸切除术应该及时进行，避免延迟手术大于 1～2 周。根治性睾丸切除术确定了组织病理诊断和 T 分期，从而提供了重要的预后信息。CS I 精原细胞瘤的治愈率为 80%～85%，而 CS I NSGCT 的治愈率为 70%～80%。

经腹股沟的根治性睾丸与精索切除术是睾丸肿瘤的标准手术方法，也是睾丸肿瘤诊断的重要环节，精索应该从内环口处分离结扎。在诊断不明确的情况下可以术中行冰冻切片组织学检查。在某些肿瘤广泛扩散，存在危及生命的转移灶的患者可以先行化疗再行睾丸切除。

当存在双侧睾丸肿瘤或者唯一的睾丸发生肿瘤时可以考虑保留器官的睾丸切除术，前提是肿瘤的体积不超过睾丸体积的 30%（Gentile et al., 2013）。

（二）睾丸切除后的病理学检查

术后应该详细描述大体标本的特点，取样应当在肿瘤最大径处每间隔 1 cm 取 1 cm^2 的组织行切片检查。组织切片尽可能包含肉眼下正常的组织、白膜、附睾以及可疑的区域。对可疑的精索区域至少应包括一个近端和一个远端的精索切片。病理诊断应根据 2004 年 WHO 的分类标准进行准确诊断，诊断内容应当包括：是否存在肿瘤周围的血管 / 淋巴侵犯；是否存在睾丸白膜、鞘膜、睾丸网、附睾或精索的侵犯；是否存在睾丸上皮内瘤样变。

另外，睾丸肿瘤切除术后的病理检查应该包括下述内容：

1. 大体标本的特征

应包括肿瘤位置、睾丸大小、肿瘤大小，以及肉眼对附睾、精索、睾丸白膜进行观察后的评价。

2. 取样

在肿瘤的最大直径处，每间隔 1 cm 取样一个切面，应包括肉眼可见的正常的实质组织、白膜以及可疑区域的附睾切片；对可疑的精索区域至少应该有 1 片邻近的和远侧的切片。

3. 镜下特征及诊断

组织学类型（确定各种成分，并估计各成分所占的百分比）；肿瘤周围的静脉和（或）淋巴系统的浸润；白膜、被膜鞘、附睾或者精索的浸润，以及实质组织中是否出现小管内生殖性肿瘤。

4. 分期

根据 2009 年 TNM 分期标准对标本进行病

理分期。

5. 免疫组织化学检查

主要是精原细胞瘤以及混合性肿瘤中的AFP和β-hCG的表达。

如果对患者的病理分型有疑虑，为明确诊断可以进一步进行特殊的免疫组化标志物的染色：

精原细胞瘤：CAM5.2，PLAP，c-kit

小管内生殖细胞肿瘤：PLAP，c-kit

其他的鉴别性的免疫组化标志物：A（Cg A），Kl-1（MIB-1）

（三）睾丸根治切除的手术方法

如果怀疑患者患有睾丸恶性肿瘤，根治性睾丸切除既是一种治疗措施也是一种确诊的手段。根治性睾丸切除术是通过一侧腹股沟切口，将同侧腹股沟管内环以下的睾丸、附睾及精索完整取出。

具体的手术方式：在手术台上，患者取仰卧位，术前备皮范围应上至脐以上的下腹部，下至两侧大腿的中下1/3处，包括外阴至会阴区后方。在手术区域消毒后，暴露同侧髂前上棘、耻骨结节及阴囊，触诊并标记腹股沟管外环的体表位置能帮助定位腹股沟管内侧的范围。

一般为沿Langer线做切口，沿着腹股沟管的斜行切口，长度一般为3～5 cm。当睾丸肿物的体积大到不能从标准长度切口取出时，手术切口可以沿着阴囊前壁向下延长，形成类似曲棍球棒的切口曲线。腹外斜肌筋膜暴露后就能在术野看到腹股沟管外环，沿着腹股沟管的走行从侧面打开腹股沟管约4 cm。对于过度肥胖的患者，Weitlaner或Gelpi牵开器等的自固定手术器械可以为术者暴露术野提供很大方便。腹外斜肌筋膜打开后，应注意区分并保护好髂腹股沟神经，髂腹股沟神经的走行与精索是平行的，尤其沿着精索头侧的前壁。在神经被较好保护后，在耻骨结节水平以上的腹股沟管内的精索就相对松动，可以用Penrose引流管提起。在分开精索外围的精索筋膜及提睾肌纤维后，向头侧轻轻牵拉，可将睾丸拉向切口，在睾丸从切口拉出的过程中，可以在切口同侧的阴囊外加压协助。分离睾丸引带后，腹股沟管内环以下的精索都已被游离开，一直到腹膜反折部位。在腹膜反折水平，分离并分别结扎、切断输精管和精索血管，且必须使用不可吸收线，并在剪线时性腺血管断端处留大于1 cm或大于2 cm的线头，以便在腹膜后淋巴结清扫术过程中辨认。从精索断端单独结扎输精管有助于在接下来的腹膜后淋巴结清扫术中辨认末端精索的断端，因为这部分输精管并不会作为手术标本的一部分被取出。

紧接着冲洗伤口，严密检查止血，再次将髂腹股沟神经复位，关闭腹外斜肌腱膜，皮下组织至皮肤关闭2～3层，切口处盖上无菌敷贴，术毕。临床经验表明，阴囊支撑物及加压包扎有助于避免术后48～72小时内不必要的阴囊水肿和血肿形成（Wein et al., 2012）。

（四）延迟的睾丸根治手术

大多数睾丸癌都是在行睾丸切除手术时才得以诊断。但是，对于一小部分有临床症状或较大的生殖细胞瘤患者，可以通过转移灶活检或基于临床经验及血清学特征诊断睾丸癌。在这种特定条件下，可以先行全身性化疗代替诊断性睾丸切除术。因为不同病理类型的睾丸肿瘤对化疗的反应性大不相同，延迟睾丸切除术适用于所有系统化疗后的非精原细胞性生殖细胞肿瘤，即使在腹膜后病灶对化疗完全有效的情况下。

对于可能患有原发性腹膜后或性腺外生殖细胞瘤的患者，行延迟睾丸切除术存在较大的争议。一些研究表明，对此类患者行睾丸活检，约 42% 的患者存在小管内生殖细胞肿瘤。在这些化疗后发现小管内生殖细胞肿瘤的患者，大约 5% 的患者进展为异时性睾丸癌。对于存在转移性腹膜后占位并存在原发性睾丸肿瘤分布特点的患者，推荐行根治性睾丸切除术。在印第安纳大学的一个小队列研究中，71% 疑似患有性腺外生殖细胞瘤的患者行化疗后延迟睾丸切除术后，发现了睾丸内畸胎瘤或细胞坏死的组织学证据，睾丸中存在细胞坏死说明在化疗过程中有原发性睾丸肿瘤被杀死或化疗对其完全有效。如果确定对睾丸进行临床观察，这类患者需要做到每月定期自检和周期性的查体评估（Brown et al., 2008）。

（五）保留睾丸手术

保留睾丸手术（或部分睾丸切除术）具有极大的争议性。它对于被怀疑患有睾丸肿瘤而对侧睾丸正常的患者没有治疗作用。然而，这种手术方式可能适合睾丸内肿瘤小于 2～3 cm（30% 的睾丸体积）且双侧同时患有肿瘤的患者，或雄激素产生正常的孤立睾丸患者。当血清 AFP、hCG 和 LDH 水平正常时，它可能也适合可疑的良性肿瘤或小于 3 cm 的不确定病灶。保留睾丸手术很少适用于更大的肿瘤（大于 3 cm），因为完整的切除通常留下的睾丸实质不够用以保存。当在进行保留睾丸手术时，术中做冰冻切片分析可以对大多数病例组织进行良性和恶性区分。肿瘤相邻睾丸实质也应该进行活检以排除生精小管内生殖细胞瘤（intratubular germ cell neoplasia，ITGCN）的存在。对于带有 ITGCN 的患者，用 20 Gy 或更大的剂量对残余睾丸组织进行辅助性放射治疗，通常足以阻止 GCT 的发展，保护睾丸间质细胞功能（睾丸雄激素的生成功能），但这些剂量的辐射会引起受治疗睾丸的永久性不育。睾丸间质细胞功能会随着时间的推移而减退，40% 接受过放疗的患者需要额外补充睾酮。德国睾丸癌研究小组对 46 位患者进行了为期 91 个月（中位数）的随访，无一例出现局部复发。这些都是器官局限性小肿瘤，他们都接受过保留睾丸切除术和针对 ITGCN 的辅助性放疗。相比之下，对于没有接受辅助性放疗的 5 个患者，其中 4 个都发展成了复发性睾丸肿瘤。如果患者在保留睾丸切除术后有生育小孩的想法，辅助性放疗则可以延迟，但是必须密切随访（Djaladat, 2015）。

（六）睾丸部分切除术手术方法

睾丸部分切除术的手术方式与根治性腹股沟区睾丸切除术相同。无论是否在冷缺血条件下，手术过程中局部缺血对组织的影响，被一些医学研究者质疑，但如果切除术的时间被限制在少于 30 分钟，那么局部缺血的影响是可以忽略的。通过使用无菌单避免术区污染，术中超声可以用来协助判断睾丸肿物位置，当肿物的位置被确认后，用手术刀切开睾丸肿物表面的白膜组织。如果选择从腹部中线切开的途径，推荐使用沿着睾丸长轴的垂直切口。否则，若切口偏离腹部中线，切口需要沿着白膜下方的节段动脉走行做水平方向的调整。

睾丸肿物一旦被定位，在尽可能少切除周围正常生精小管的情况下，对肿物进行完整剜除。对于临床确认为生殖细胞肿瘤，同侧睾丸的周围组织中可能合并有小管内生殖细胞肿瘤，因此需要考虑行根治性睾丸切除术或对保留的同侧睾丸组织行辅助放疗，以降低睾丸肿瘤复发的风险。正是因为上述风险的存在，一些泌尿外科医生在实际工作中，对确诊为睾丸生殖细胞肿瘤的患者，不再行保留组织的活检检查，而是直接建议这些患者行根治性睾丸切除术后辅助治疗。如果没有行根治性睾丸切除术，睾丸被膜需用可吸收线缝合，且保留的睾丸组织被放回阴囊后，须采用三点内固定的方式，将睾丸固定于睾丸引带或阴囊纵隔内侧（Wein et al., 2012）。

对于仅有一个有功能的睾丸，确诊生殖细胞瘤，行睾丸部分切除术的患者，推荐使用18～20 Gy剂量的辅助放疗来预防局部肿瘤复发。对于这些患者，行睾丸部分切除术唯一的好处是保留了睾丸间质细胞功能，如果发生同侧睾丸肿瘤的局部复发，无论是否已行辅助治疗，必须行根治性睾丸切除术治疗。

（七）对侧睾丸活组织检查

一侧睾丸肿瘤，对侧存在睾丸上皮内瘤样变或睾丸肿瘤的发生率分别为9%和2.5%，而对于睾丸萎缩、有隐睾病史或年龄小于40岁的患者，对侧睾丸的ITGCN的患病率则可能为36%。这种情况下，睾丸肿瘤多为低级别的肿瘤，因此是否应当对对侧睾丸行常规的活检并没有统一意见。然而对于存在对侧睾丸上皮内瘤样变的高危患者还是推荐行常规睾丸活检，这些患者包括睾丸体积小于12 ml、有隐睾病史或生精功能异常等。40岁以上的患者不必行对侧睾丸活检（Albers et al., 2011；Karellas et al., 2007）。

（八）疑似性腺外生殖细胞肿瘤

大约5%的生殖细胞肿瘤起源于性腺外。对于没有睾丸肿块的转移性GCT患者，只有1/3确定含有原发性性腺外GCT；1/3的睾丸含有ITGCN；另外1/3的超声证据显示“燃尽”的原发性肿瘤。任何年龄小于40岁且带有正中线肿块的男性都应当考虑GCT的可能。血清AFP和（或）hCG水平的升高和标准的睾丸评估足以诊断GCT，而在开始治疗前没有必要用活检来确定组织类型。如果血清肿瘤标志物水平正常，那么在开始治疗前应该对肿块进行活检来确定GCT的诊断。如果活检样本表现为低分化癌，且原发性肿瘤位置不能确定，那么诊断将变得困难。在这种情况下，可能会考虑诊断为性腺外GCT伴恶性变，同时活检样本中12p等臂染色体的表达也支持诊断。如果患者肿瘤转移模式与左侧或右侧睾丸原发性肿瘤一致，或有超声证据提示“燃尽”的原发性肿瘤，那么对于可疑性腺外GCT的患者，都应该在其治疗期间接受腹股沟睾丸切除术（Susanne, 2015）。

第六节　睾丸肿瘤的治疗

一、治疗原则

睾丸的生殖细胞肿瘤需要快速的诊断分期和迅速选择合适的治疗，这样就不会使患者经受不必要的治疗带来的副作用，并降低死亡率。在睾丸切除术后，应该尽快完成分期影像学研究、血清肿瘤标志物水平的检测和治疗计划的制订。

即使是发生转移的患者都有可能被治愈，主要是通过施行化疗和在化疗后对残余肿块进行外科切除。尽管会降低白细胞水平或引起血小板减少，一般化疗都应照常进行；甚至对于有中等或严重肾功能不全的患者，带有肾毒性的化疗（顺铂）都应照常进行。同样，具有创伤性的外科手术将在 NSGCT 患者化疗完成后对其所有残余肿块进行切除，身体一般情况良好的 GCT 年轻患者在需要的情况下应该接受这些具有较大创伤性的外科治疗。

血清肿瘤标志物的检测极大地影响着 GCT 的治疗，特别是对于 NSGCT。就如之前提到的，睾丸切除术后测得的 AFP 或 hCG 水平升高代表了存在转移，这些患者优先考虑化疗。对于接受化疗的患者，血清肿瘤标志物水平在化疗中或化疗后升高分别代表了难治性和复发性疾病。在化疗开始时的血清 AFP、hCG 和 LDH 水平是非常重要的预后因素，可以影响化疗方案和化疗时间的选择。

睾丸癌是一种相对少见的疾病，一般的泌尿外科医生和肿瘤科医生都没有太多的临床经验。此外，治疗方法复杂且精细，而支持某些治疗方法（比如 RPLND）的数据都是源于相对少数的操作过大量此类手术的外科医生。许多研究已经表明在大型医疗机构接受治疗的患者其生存率较高。只要有可能，GCT 患者都应该在大型医疗机构接受治疗，腹膜后淋巴结清扫术（retroperitoneal lymph node dissection, RPLND）都应该由那些手术经验丰富的外科医生来操作。

二、治疗前精子冷冻保存

尽管不育症是 GCT 一个不常见的表现，但高达 52% 的男性患者被诊断为少精症，10% 为无精症。有限的数据表明约一半的男性在睾丸切除术后恢复精子正常。生殖上皮对于以铂类为基础的化疗和放疗特别敏感。实际上所有患者在化疗之后都发展成了无精症，50% 和 80% 在诊断时精液参数正常的患者分别在 2 周和 5 周内恢复到原来的水平。接受过放疗后精原细胞瘤患者其生精功能恢复可能需要 2 ~ 3 年甚至更长时间。RPLND 可能会导致 80% 以上经历了双侧全部清扫且没有保留神经的患者出现射精功能障碍。尽管大多数男性在 GCT 标准化疗后都能生育小孩，放疗似乎比化疗对男性生育功能的危害性更大。鉴于睾丸癌的治疗会对生育功能产生有害的影响，对于那些将来有生育小孩意愿或目前想法不确定的患者，我们都推荐在治疗开始前进行精子冷冻保存。可以在根治性睾丸切除术前或术后进行精子保存（Hotaling & Walsh, 2009）。

三、生精小管内生殖细胞肿瘤的治疗

生精小管内生殖细胞肿瘤（ITGCN）主要通过以下方式进行确诊：为了检查不育症而进行的睾丸活检；GCT 患者的对侧睾丸活检；针对受累睾丸患者的保留睾丸手术。治疗 ITGCN 主要是由于其可能发展为侵袭性 GCT 的高风险。治疗选择包括：睾丸切除术、低剂量放疗和监测。治疗应该根据患者不同情况而个体化选择：患者对于未来生育的意愿；正常的对侧睾丸是否存在；患者想避免将来雄激素替代治疗的意愿。根治性睾丸切除术是最权威的治疗，尽管低剂量放疗（≥20 Gy）在控制局部的同时保护睾丸内分泌功能方面具有相似的概率，这是因为睾丸支持细胞相较于生殖上皮细胞对放疗有抵抗性。然而，40% 的患者最后都需要睾酮替代治疗，放疗后的患者都需要长期复查以保证睾丸产生足量的雄激素。为了保护睾丸的内分泌功能，已经有人调研过放射剂量减少至低于 20 Gy 时，能观察到复发的 ITGCN。对于对侧睾丸正常且未来有生育需要的患者，优先选择根治性睾丸切除术。因为放疗对对侧睾丸的辐射会损害生精功能。对于精液检查参数异常但足够用于辅助生育技术的患者，定期超声检查严密监测评估睾丸，延迟治疗直至成功怀孕或（和）发展成 GCT。针对这类患者的另一个选择是直接从睾丸穿刺取精进行冷冻保存以备辅助生育技术，根治性睾丸切除术后应紧随睾酮替代治疗。

打算接受以铂类为基础的化疗的 ITGCN 患者，代表了一个独特的情况，因为化疗可能会降低 GCT 风险（但不能排除）。在一个对化疗后 ITGCN 患者的 GCT 风险进行评估的研究中，5 年和 10 年的风险分别为 21% 和 45%。这些患者应该在化疗完成后接受低剂量放疗，或者在化疗完成后 2 年以上进行睾丸活检并对有 ITGCN 证据的患者进行治疗。

四、纯型精原细胞瘤

（一）临床 I 期精原细胞瘤

大约 80% 的精原细胞瘤都是临床 I 期，这是睾丸癌最常见的表现形式。这些患者的治疗在过去的 20 年间已经经历了巨大的转变，监测、初始放疗和单独顺铂的初始化疗都是公认的治疗方法。近年来更多人都致力于研究减少治疗引起的负担。以铂类为基础的化疗和膈下放疗都和远期心血管毒副作用和继发性恶性肿瘤（second malignant neoplasm，SMN）有关。有人已经通过缩小靶区和降低剂量来研究减少放疗的毒副作用。卡铂和顺铂相比较，前者具有更少的神经毒性、耳毒性和肾毒性，但心血管疾病和 SMN 的风险仍不清楚。在许多实例中，这些方法的短期有效性和安全性都被随机实验所证实了。通过这些方法来长期控制癌症的概率接近 100%（Matulewicz et al., 2016）。

1. 初始放疗

临床 I 期精原细胞瘤在过去 40 年间主要的治疗方法是初始放疗，主要针对腹膜后和同侧骨盆 [狗腿野（dog-leg）]，所以此种放疗方式被称为狗腿野放疗。最佳放疗剂量还没被确定，大多数治疗中心采用每天 20 ~ 30Gy 持续 10 ~ 15 天。长期肿瘤特异性生存率接近 100%，无进展概率为 95% ~ 97%。狗腿野放疗后原位复发概率小于 1%，这就消除了随访期间腹腔骨盆 CT 检查的需要（Yathiraj et al., 2016）。腹股沟转移对于那些之前没有经历过腹股沟或阴囊手术的患者不常见。最常见的复发位置是胸腔和左锁骨上窝。几乎所有的复发都能被一线化疗治愈。单一腹股沟复发的患者可能被放疗或手术切除所救治。狗腿野放疗后患者的监测项目包括常规的临床评价、胸部影像学检查和血清肿瘤标志物。

大多数患者会经历辅助性化疗所引起的一些急性副作用，主要包括短暂的恶心、呕吐和腹泻，这些通常都是轻微的或自限性的。急性 Ⅱ ~ Ⅳ级血液毒副作用在 5% ~ 15% 的患者中发生。分别有 5% 和小于 2% 的患者被报道有中等和严重的晚期胃肠道毒副作用（通常为慢性消化不良或消化性溃疡）。睾丸生殖上皮细胞对电离辐射非常敏感，尽管有保护装置，对侧睾丸受到的辐射剂量也相当大。在狗腿野放疗后，8% 的患者被报道持续性精子减少。精原细胞瘤在放疗后 25 年发展成 SMN 的风险概率为 18%，2.64% 的风险会在放疗后 15 年死于 SMN，代表了 89% 的风险死于非睾丸肿瘤。继发性白血病与放疗和化疗有关，然而上消化道肿瘤、膀胱肿瘤和胰腺癌的发病率升高与放疗相关。

为了减少放疗的毒性作用，许多随机实验都致力于缩小靶区和减少剂量。英国医学研究委员会（MRC）进行了一项关于临床 I 期精原细胞瘤狗腿野放疗与主动脉旁放疗的随机实验的比较。对同侧骨盆省略放疗的基本原理是根据之前没有经历腹股沟或阴囊手术的患者其骨盆淋巴结的发病率较低（1% ~ 3%）。对主动脉旁放疗的限制可能降低 SMN 的风险和改善生精功能的恢复。主动脉旁放疗相较于狗腿野放疗，两者的 3 年无复发生存率（96% *vs*. 97%）和总体生存率（99% *vs*. 100%）无明显差异，但接受过主动脉旁放疗的患者其短期生精功能恢复明显改善（但是在 3 年后无明显差异）。然而，主动脉旁放疗组的骨盆复发率显著增高（2% *vs*. 0%, $P = 0.04$）。虽然骨盆复发有意义的风险较小，但却需要定期骨盆 CT 检查来进行监测，这会增加费用支出和射线暴露。

MRC 和欧洲癌症研究与治疗组织（EORTC）进行了一项随机实验，它是关于临床 I 期精原细胞瘤主动脉旁放疗剂量 20 Gy *vs*. 30 Gy。两者的 5 年无复发生存率（96% *vs*. 97%）和总体生存率（99.6% *vs*. 100%）相近，但接受 20 Gy 放疗的患者经受更少的急性胃肠道毒副作用、白细胞减少症和嗜睡（但在 12 周时结果相近）。需要进一步随访来评估这些结果的持续有效性（Mead et al., 2011）。

目前美国 NCCN 的指南中，放疗仍然属于临床 I 期纯精原细胞瘤的一线治疗，而欧洲泌尿外科协会（EAU）的指南已不推荐放疗作为一线治疗。

2. 主动监测

由于狗腿野放疗后有远期毒副作用的可能，睾丸切除术后的治愈率为 80% ~ 85%，晚期精原细胞瘤以铂类为基础的化疗的治愈率大于 90%，许多中心都会选择主动监测。相较于 NSGCT，临床 I 期精原细胞瘤的监测有些复杂，因为血清肿瘤标志物对复发的监测能力有限，需要长期观察 CT 表现，通常 10% ~ 20% 的复发都在诊断后 4 年或以上发生。

临床 I 期精原细胞瘤最大的监测研究系列显示 5 年无复发生存率为 80% ~ 86%，肿瘤特异性生存率接近 100%。84% ~ 100% 的患者在腹膜后复发，18% ~ 24% 的患者在复发时有大体积腹膜后病灶和（或）远处转移。73% ~ 88% 的复发患者采用狗腿野放疗，治愈率为 70% ~ 90%。几乎所有在腹膜后腔外复发的患者都被一线化疗治愈了。

为了在早期检测和治疗复发病灶，监测的患者应该定期进行临床评估、胸部影像学检查、血清肿瘤标志物测定和腹腔骨盆 CT 检查。监测时间表是 1 ~ 3 年每 2 ~ 4 个月进行一次临床评估，4 ~ 7 年每 6 个月进行一次临床评估，以后则每年一次。CT 检查的频率需求没有明确规定；有的中心在 1 ~ 3 年每 4 ~ 6 个月进行一次 CT 检查，4 ~ 7 年每 6 个月进行 1 次，以后则每年 1 次。MRC 的一项实验表明，低风险临床 I 期 NSGCT 在监测 2 年内进行 CT 检查的频率可能从 5 次减少到 2 次，但不影响生存率和治疗。现在不清楚这些研究结果是否能运用于精原细胞瘤。相较于 NSGCT，精原细胞瘤 5 年后的复发风险更高，所以必须长期随访（Lawrentschuk & Fleshner, 2009；Petrelli et al., 2015）。

为了使患者更好地积极治疗，研究者们已经努力地明确了隐匿性转移的预后因素。在一个 1980 年的三大监测研究系列的汇总分析中，肿瘤大小（大于 4cm）和睾丸网浸润在多变量分析中都是复发的有意义因素。相较于 NSGCT，LVI（淋巴血管浸润）对于临床 I 期精原细胞瘤不是复发的一个有意义的因素。患者伴有 0、1、2 个风险因素，其 5 年复发率分别为 12%、16% 和 32%。21% 的患者同时具有肿瘤大小大于 4 cm 和睾丸网浸润。对所有高风险患者进行原位放疗或卡铂化疗，会导致 2/3 的临床分期 I 精原细胞瘤患者经受不必要的治疗。然而，目前还缺乏这些因素的前瞻性验证（Ondrusova et al., 2016）。

3. 单剂卡铂初始化疗

一个或两个周期的单剂卡铂初始化疗是否

代替初始放疗，这一想法已经被人研究过，它可能会减少远期毒副作用。单剂卡铂化疗的原理是根据 65%～90% 的晚期精原细胞瘤患者都表现出完全缓解，以及和顺铂相比更少的毒副作用。Oliver 等首次描述了在 78 个患者中使用 1 或 2 个周期卡铂化疗，结果只出现了 2 例复发，还没有观察到过源自精原细胞瘤的死亡病例，3～5 年无复发率为 91%～100%（Oliver et al., 1994）。

MRC 和 EORTC 进行了一项随机Ⅲ期临床试验，主要是比较 1477 位临床Ⅰ期精原细胞瘤患者进行一周期卡铂化疗和 20～30 Gy 主动脉旁放疗。在中位数 6.5 年的随访期间，5 年无复发生存率相近（94.7% *vs*. 96%），在主动脉旁放疗组只观察到一例死亡。在这个实验中，接受卡铂化疗的患者相较于放疗患者经历更少的嗜睡，急性Ⅲ~Ⅳ级的血液毒性在 4% 的患者中有观察到。卡铂化疗与对侧第二原发性睾丸癌风险降低有关（0.3% *vs*. 1.7%，*P*=0.03）（Oliver et al., 2005）。

鉴于临床Ⅰ期精原细胞瘤的总体复发风险较低、缺乏前瞻性验证标志物来明确高风险人群、放疗和卡铂化疗的远期毒性作用可能，许多临床操作指南都推荐主动监测作为首选处理方法。主动监测使 80%～85% 的患者避免了治疗相关毒性作用，大多数病例中的复发病灶都被狗腿野放疗所挽救。然而，监测必须持续 5 年以上，并需要定期 CT 检查。对于固执的患者或不愿意接受监测的患者，推荐初始放疗或 1～2 个周期的卡铂初始化疗。

（二）临床Ⅱ A 期和Ⅱ B 期的精原细胞瘤

1．狗腿野放疗

15%～20% 的精原细胞瘤患者为临床分期 Ⅱ，其中有 70% 是临床Ⅱ A 和Ⅱ B 期。大多数中心采用 25～30 Gy 的狗腿野放疗（包括对涉及区域 5 Gy 或 10 Gy 的追加照射）。在 8%～10% 的患者中有报道，更高剂量放疗的临床Ⅱ A 期和Ⅱ B 期患者一般对急性Ⅲ~Ⅳ级胃肠道毒性作用有良好的耐受。对左锁骨上窝的预防性放疗已经不再实施了，因为只有不到 3% 的患者可能会受益。临床Ⅱ A 期长期无病生存率为 92%～100%，临床Ⅱ B 期长期无病生存率为 87%～90%，而原位复发概率分别为 0～2% 和 0～7%。30 Gy 狗腿野放疗附加单剂卡铂使复发率从 30% 降低到 6%，但是需要更多的数据来证明这个方法的有效性。几乎所有患者的复发都能通过一线化疗治愈，肿瘤特异性生存率接近 100%。疾病完全治愈后是不需要 CT 检查来监测（Paly et al., 2016; Papachristofilou et al., 2013）。

2．系统化疗

一线方案系统化疗（BEP × 3 或 EP × 4）是公认可以替换狗腿野放疗的一种治疗方法。西班牙生殖细胞肿瘤研究组报道了对 72 位临床Ⅱ A 期和Ⅱ B 期生殖细胞肿瘤患者使用 BEP × 3 或 EP × 4。总体上，83% 的患者获得了血清学和放射影响学的完全反应，只有一个患者（1.3%）的残余肿块大于 3 cm，两位对残余肿块行 PCS（化疗后手术）的患者仅在切除的样本中有坏死。5 年无复发生存率为 90%，总体生存率为 90%～95%。同样报道了，73 位接受顺铂为基础化疗的临床Ⅱ A 期和Ⅱ B 期患者没有复发，而在 29 位接受放疗的患者中有 3 位患者（10%）出现了复发。系统化疗优先考虑肿瘤大于 3 cm 或（和）多灶性腹膜后肿块的患者，因为它比狗腿野放疗的复发风险更低。

（三）临床Ⅱ C 期和Ⅲ期的精原细胞瘤

对临床Ⅱ C 期和Ⅲ期精原细胞瘤患者建议用系统化疗进行治疗，化疗方案和用药周期数根据 IGCCCG 的预后分层评估。在晚期精原细胞瘤患者中，90% 被归类为预后良好，应该接受 BEP×3 或 EP×4 化疗。70%～90% 的患者表现出放射影像学完全缓解，5 年总体生存率为 91%。只有 10% 的晚期精原细胞瘤有肺外脏器转移（被 IGCCCG 标准归类为预后一般）。BEP×4 化疗方案的 5 年总体生存率为 79%，无进展生存率为 75%。晚期精原细胞瘤采用单剂卡铂化疗和顺铂为基础的方案相比，前者的生存率更低（Fosså et al., 1987）。

化疗后残余肿块的治疗。在一线化疗后，58%～80% 的患者有放射影像学可检测的残余肿块。50%～60% 的病例报道有这些肿块的自我分解，自我分解时间的中位数为 13～18 个月。残余肿块的组织学结构为坏死和有活性的恶性肿瘤（90% *vs*. 10%）。精原细胞瘤的 PCS（化疗后手术）具有技术困难，因为化疗后会出现促纤维增生反应，结果导致围术期并发症发生率增高。精原细胞瘤化疗后完全手术切除只在 58%～74% 的患者中有报道（相比于 NSGCT 一线化疗后≥85%）。晚期精原细胞瘤更少考虑畸胎瘤和恶性转化。精原细胞瘤化疗后残余肿块的治疗和 NSGCT 之间有明显不同。

目前正在寻找与有活性的恶性肿瘤风险相关的因素，以证明 PCS（化疗后手术）和化疗后放疗对残余肿块没有作用。残余肿块的大小是有活性恶性肿瘤的重要预测指标。27%～38% 大于 3 cm 的散发性残余肿块含有活性恶性肿瘤，而小于 3 cm 的残余肿块只有 0～4% 的概率。FDG-PET 是 CT 检查的一个有用的辅助检查，可用于选择 PCS 的患者。FDG-PET 对大于 3 cm 肿块进行阳性扫描的特异性和敏感性分别为 100% 和 80%。大于 3 cm 的离散型残余肿块应该用 FDG-PET 进一步评估，PET 检查阳性的患者应该接受 PCS。大于 3 cm 的 PET 阴性残余肿块和小于 3 cm 的肿块应该被严密监测。如果患者在完成化疗后过早进行扫描，炎症和残余的无活性肿瘤可能会引起 PET 假阳性结果。FDG-PET 应该在化疗完成后 4 周以上进行。

（四）复发性精原细胞瘤

1. 未经化疗的精原细胞瘤复发

未经化疗的精原细胞瘤复发常见于监测中的临床Ⅰ期精原细胞瘤患者，和经历过初始放疗的临床Ⅰ期和Ⅱ B 期精原细胞瘤患者。对于前者，73%～88% 的复发患者采用狗腿野放疗，治愈率为 70%～90%。腹膜后肿块大于 3 cm 和系统性复发的患者应该接受一线化疗，挽救概率接近 100%。一线化疗几乎可以治愈所有初始放疗后在腹膜后腔外复发的患者。在单剂量卡铂化疗后复发的患者可以被认为属于未经化疗的复发，应该接受以顺铂为基础的一线化疗。

2. 化疗后精原细胞瘤的早期复发

15%～20% 的晚期精原细胞瘤患者在系统化疗后会复发，包括有 10% 会获得最初的完全缓解。一般而言，对一线化疗不完全反应的患者或初始主要临床反应后复发的患者，他们都有一个不良的预后（长期生存率为 20%～50%）。需要二线化疗的精原细胞瘤患者数量过少限制了对特异治疗策略的评估，而复发性精原细胞瘤患者的化疗方案主要是为 NSGCT 复发而发展起来的。在两个小型研究中，VeIP×4 作为二线化疗的功效在 36 个复发性精原细胞瘤患者中进行了评估。总体上，30 位（83%）患者对化疗表现出完全反应（伴或不伴 PCS），21 位患者在 72～84 个月的随访期间内未见复发。Vuky 等在 12 位晚期精原细胞瘤患者中对 HDCT 进行了评估，他们之前都是对一线化疗表现不完全反应。有 6 位患者对 HDCT 表现出完全反应并没有复发（Vuky et al., 2002）。在一线化疗后复发的晚期精原细胞瘤患者应该考虑畸胎瘤可能会在复发位置出现。血清肿瘤标志物水平正常的患者在进行二线化疗之前应该进行组织活检。

3. 化疗后精原细胞瘤的晚期复发

在大多数已发表的研究中，纯型精原细胞瘤只占不到8%的晚期复发事件。然而，Dieckmann 等报道了一个关于 122 个晚期复发患者的研究，其中 50（41%）位为纯型精原细胞瘤。只有 6 个（12%）患者之前接受过一线化疗，同时大多数在诊断时接受过单剂量卡铂化疗或放疗。88% 的患者达到了长期癌症控制。精原细胞瘤的晚期复发可能有良好的预后，特别是那些之前没有暴露于顺铂的患者（Dieckmann et al., 2005）。

五、非精原细胞瘤性生殖细胞肿瘤

（一）临床Ⅰ期非精原细胞瘤性生殖细胞肿瘤

约有 1/3 的 NSGCT 临床Ⅰ期患者行睾丸切除术后血清肿瘤标志物恢复正常。由于定期复查、RPLND 以及初始化疗的应用，使得这些患者的长期生存率接近 100%，他们最佳治疗方案目前仍存在争议。造成争议的原因是腹膜后或远隔部位隐匿性转移仅占所有患者的 20% ~ 30%。对于 70% ~ 80% 的睾丸疾病患者来说，睾丸切除术后为控制近期或远期发病而采取的任何干预措施都可能是过度治疗（Klepp et al., 1997）。

1. 风险评估

许多研究都在尝试在原发肿瘤中寻找能够预测隐匿性转移存在的组织病理学因子。已发现最常见的隐匿转移风险因子是 LVI（淋巴血管浸润）和胚胎癌（EC）优势。对于 EC 优势的定义文献中从 45% ~ 90% 不等。报道的伴随 LVI 和 EC 优势表达的隐匿转移发生率分别为 45% ~ 90% 和 30% ~ 80%（包括监测到的复发以及 RPLND 术中发现的淋巴结转移）。在没有这两个因素的病例中，隐匿性转移发生概率小于 20%。其他风险因子还包括高 pT 分期、无成熟畸胎瘤、无卵黄囊肿瘤、EC 的表达（无论组分高低）、MIB-1 染色比例、肿瘤大小以及患者年龄。Vergouwe 等在对临床Ⅰ期 NSGCT 隐匿性转移指标评估的 23 项研究进行汇总分析后发现，LVI（优势比 5.2）、MIB-1 染色超过 70%（优势比 4.7）以及 EC 优势（优势比 2.8）这 3 项是最佳预测指标，在患者中表达率分别为 36%、55% 和 51%（Vergouwe et al., 2003）。

如前所述，当制订治疗方案建议时应当考虑腹盆部 CT 的影像学结果，因为 1 cm 作为肿瘤大小的界值往往有较高的假阴性率。原发肿瘤区域腹膜后淋巴结大于 5 ~ 9 mm 应当怀疑区域性淋巴结转移。根据这些风险因子的表达或缺失，目前已制定出许多风险分组和预后相关指数评价，这些大多是基于 LVI 和 EC 优势。基于 LVI 和 EC 优势的高低风险分类主要适用于 CS Ⅰ期患者隐匿性转移疾病的风险评估，不应与转移性 NSGCT 的 IGCCCG 风险分类相混淆。有研究发现 LVI 和 EC 优势与转移风险的相关性分别为 35% 和 55%，而不是先前大多数研究提出的 50% 和 70%。一项来自玛格丽特公主医院的随访研究发现，伴随 LVI 和 / 或单纯 EC 的患者复发率为 52%。同样，哥伦比亚、波特兰和俄勒冈州的研究发现 LVI 表达患者的复发率为 50%，而 EC 优势者复发率为 33%。此外，来自斯堪的纳维亚的一项人群监测研究报道 LVI 阳性的患者复发率为 42%。最后，一项随机试验发现在 NSGCT 临床Ⅰ期并接受腹膜后淋巴结清扫术的患者中，尽管 42% 原发肿瘤检测到 LVI，只有 18% 的患者发现有腹膜后淋巴结转移。该比率低于隐匿性转移的预期概率，这可能归因于 CT 影像学对异常淋巴结和 / 或分期迁移检查技术的进步（Ahluwalia & Gautam, 2017）。

2. 主动监测

70%～80% 的 NSGCT 临床Ⅰ期患者经单纯睾丸切除术治愈以及对于低风险转移性 NSGCT 复发患者，化疗带来了较为可观的长期治愈率，这些都是监测的理论依据。根据临床报告，主动监测的整体和无特定疾病生存率与腹膜后淋巴结切除（RPLND）以及初始化疗的生存率相近。因此，初始监测被认为是 NSGCT 临床Ⅰ期的标准方案。监测的不利方面主要有高复发风险、监测周期长（>5 年）、CT 的强化监测造成的 SMN 以及在复发时所采取的治疗方案要强于在确诊时就采取的方案（Gumus et al., 2017）。

一项纳入 3000 多人的主动监测方面的研究表明，平均复发风险为 28%，肿瘤相关死亡率为 1.2%。多于 90% 的复发出现在 2 年内，但远期复发（>5 年）仅见于 1% 的患者（部分报道中为 5%）。在较多的近期研究中发现，65%～75% 的复发都发生在腹膜后，伴或不伴血清肿瘤标志物升高。化疗是复发患者最常用的治疗方案，因为大多数存在较大的腹膜后淋巴结（>3 cm），血清肿瘤标志物水平升高或远处转移。然而，对于血清肿瘤学标志物正常、腹膜后复发淋巴结<3 cm 的患者应首先考虑腹膜后淋巴结切除术。

已发表的监测方案差异较大，没有哪一种方案在生存方面显出更加明显的优势。考虑到大多数复发出现在 2 年内，影像学和其他辅助检查在 0～2 年应强化，在 3～5 年频率可以降低。监测下的远期复发超过 5 年，是否应包括 CT 筛查目前尚存在争议。起始 5 年内腹盆部 CT 平扫的频率在不同的研究中也有所不同，从 2 次至 13 次甚至更多。一项对 1～2 年内 CT 平扫检查 2 次和 5 次的对比研究发现，二者在生存方面无统计学差异，该研究采用 IGCCCG 复发风险评价或 CS 分期评价体系。在监测中患者出现不依从现象发生率从 35%～80% 不等（Lago-Hernandez et al., 2015）。

3. 腹膜后淋巴结清扫（RPLND）

NSGCT 临床Ⅰ期行腹膜后淋巴结清扫术的理论依据基于以下几个观点：①腹膜后是隐匿转移性疾病最常见的发生部位，而发生全身性疾病概率较低；②隐匿性转移患者腹膜后畸胎瘤（化疗耐药）发生率为 15%～25%；③完全双侧标准化的腹膜后淋巴结清扫后腹盆部复发的发生风险较低，无常规 CT 监测的必要；④对于低容量（pN1）腹膜后恶性肿瘤和畸胎瘤（pN1-3）患者来说，单纯 RPLND 即可获得较高的治愈率；⑤如果辅助化疗仅限于腹膜后高度恶性（pN2-3）的患者，那么多于 75% 的患者是可以避免化疗的；⑥低风险以及系统化疗的辅助使得这些复发患者具有高挽救率；⑦由有经验的外科医生进行保留神经的 RPLND 后，近期和远期的发病率均较低。在低等级的 NSGCT 中，治疗的重点在腹膜后部位，RPLND 能够对其进行最有效地控制，而把严重的远期发病率降到最低。RPLND 的缺点是患者需要承受大型腹腔手术，需要经验丰富的外科医生，不能适用于所有患者，而且二次手术的比率高（Basiri et al., 2013）。

7 个关于 RPLND 大型研究中病理学Ⅱ期的比率为 19%～28%，预计 66%～81% 的患者在接受单纯 RPLND 后获得痊愈。RPLND 术后（伴或不伴辅助化疗）远期特定肿瘤生存率接近 100%，而远期复发的风险几乎可以忽略不计。大多数 RPLND 研究报道称腹膜后复发的比例小于 2%，从而证明 RPLND 控制腹膜后肿瘤的效能。保留神经的全面双侧标准化清扫可将腹盆部复发的风险降至最低（<2%），而最大程度上保留顺行射精的能力（>90%）。因此，该术式被认为是标准治疗方案。一项针对NSGCT临床Ⅰ期行初始RPLND（对病理学Ⅱ期加辅助博来霉素、依托泊苷-顺铂BEP2周期）与BEP 1周期化疗进行对比研究发现，前者在2年无进展生存方面有显著的提高（99%，92%），而两项试验均未发现GCT死亡案例。有RPLND指征的患者应当由经验丰富的外科医生实施全面双侧的标准化清扫术。此外，术后应定期复查或接受初始化疗。

RPLND适用于60%～90%pN1病变的患者以及接近100%的畸胎瘤患者（与淋巴结浸润程度无关）。pN 2～3患者复发的风险高于50%，经过两个周期的辅助化疗（大部分为BEP 2周期或依托泊苷-顺铂EP 2周期），复发率可降至1%或更低。一项对病理学Ⅱ期行RPLND术后辅助化疗和监测的对比研究发现，前者复发风险明显降低，但是整体生存率无明显差异。辅助化疗和监测对病理学Ⅱ期病变是可接受的治疗方案，应当告知患者RPLND术后复发的风险以及这些治疗方案的潜在获益（Chovanec et al., 2016）。

4. 初始化疗

初始化疗指NSGCT临床Ⅰ期睾丸切除术后的化学药物治疗，初始化疗的目的是减少复发的风险以及避免RPLND和化疗（监测中复发的患者）。初始化疗的理论依据是对比RPLND术后辅助化疗以及20%～25%的必要化疗（辅助化疗或复发后的治疗），两周期初始化疗在根除微转移病变方面的效能。初始化疗使患者在单一治疗模式下最大程度减少复发风险，而且可以在基层医疗机构实施。初始化疗的不足之处主要是：①不适用于腹膜后畸胎瘤而且使患者可能出现化疗耐药和（或）远期复发；②需要长期CT腹膜后监测；③潜在远期毒性风险（例如心血管疾病或二次恶性肿瘤）。两周期化疗的远期毒性目前尚不明确，尽管可能不存在安全下限。

12项已发表的研究对初始化疗进行评价，大多数采用BEP 2周期方案。在LVI和/或EC优势的患者中，复发率可能从30%～60%降低至2%～3%。在其中8项研究中，平均随访5年（中位数）的时间里，未发现GCT死亡病例。在其他4项研究406例患者中，13例（3%）复发，6例（46%）因GCT死亡。尽管初始化疗能够降低复发风险，然而这些复发对挽救治疗并不敏感，因为化疗耐药或患者接受非专业治疗而没有接受标准剂量的BEP治疗。相反，RPLND术后或在监测中复发的患者化疗较敏感，大多数病例在接受化疗后都可获得治愈。尽管初始化疗中复发是不常见的，大多数的复发发生在腹膜后；要求此类患者应进行腹盆部CT的随访监测。很多欧洲医疗机构相比RPLND更倾向于选择BEP 2周期，因为后者最初只用作疾病分期，而无治疗意图。

一项随机试验和人群分析研究了BEP×1作为初始化疗在NSGCT临床Ⅰ期中的作用，在中位随访时间小于5年的这两项研究中，BEP1周期后复发风险为1%～3%，特定肿瘤生存率接近100%。BEP×1还需与BEP×2在安全性和效能等方面进行随机试验比较（Vidal et al., 2015；Lv et al., 2013）。

5. 临床Ⅰ期非精原细胞瘤性生殖细胞肿瘤治疗方案选择

目前尚无随机试验对NSGCT临床Ⅰ期标准治疗方案进行比较。一项临床Ⅲ期随机试验对BEP×1和单侧改良标准RPLND（患者处于病理学Ⅱ期，并接受了BEP×2治疗）进行了比较。尽管BEP×1在降低复发风险上有明显优势（危害比HR为0.13，95%置信区间为 0.02 ~ 0.55），两项试验均未出现特定肿瘤死亡。然而由于两种 NSGCT 临床Ⅰ期治疗方法均非标准治疗方案，故该项试验目前存在争议。

由于监测、RPLND 以及初始化疗具有极好的远期生存率，任何特殊的治疗方案目前都不太合适。这些治疗方案在治疗相关毒性、后续治疗以及监测强度等方面具有不同程度的优缺点。此外，患者的个人意愿也会有差异，应当考虑在内。目前已发布多个针对 NSGCT 临床Ⅱ期的临床指南，大多数推荐低风险患者进行监测，而高风险患者推荐监测、RPLND 或初始化疗。Nguyen 等建立了一种决策分析模型，考虑治疗后的肿瘤结局、治疗相关毒性以及患者个人意愿，以确定 NSGCT 临床Ⅰ期患者最佳治疗方案。当预计复发风险低于 33% ~ 37% 时，监测可获得最高的质量校正生存率，当复发风险高于 46% ~ 54% 时，主动治疗（RPLND 或初始化疗）更合适（Nguyen et al., 2010）。

（二）临床 IS 期的非精原细胞瘤性生殖细胞肿瘤

临床 IS 期被定义为睾丸切除术后血清肿瘤标志物水平升高，但没有临床或影像学的转移证据。关于临床 IS 期 NSGCT 的初始 RPLND 研究表明，37% ~ 100% 的患者随后需要进行化疗，它们有腹膜后转移，或持续升高的血清肿瘤标志物水平，或复发。人们已达成共识，这些患者的治疗方法类似于临床Ⅱ C 期和Ⅲ期的患者，应该接受系统化疗。临床 IS 期患者化疗后的肿瘤特异性生存率在 90% 以上。睾丸切除术后有轻微升高的相对稳定的血清肿瘤标志物水平，但没有疾病的临床证据。这时应该谨慎对待，因为它们可能是浸润性 NSGCT 的假阴性发现。

（三）临床Ⅱ A 期和Ⅱ B 期的非精原细胞瘤性生殖细胞肿瘤

临床Ⅱ A 期和Ⅱ B 期 NSGCT 的最佳治疗方法一直存在争议。RPLND（伴或不伴辅助性化疗）和系统化疗（伴或不伴化疗后 RPLND）都是公认的治疗选择，其生存率超过 95%。已经有非随机实验对比了这些不同的治疗方法。在一个前瞻性、多中心、非随机化研究中，RPLND 加上两个周期的辅助性化疗和系统化疗相比，复发率没有明显的差异（RPLND 为 7%，化疗为 11%）。一个单机构、非随机化、回顾性比较研究表明，RPLND（病理Ⅱ期的加两个周期的辅助性化疗）和系统化疗相比起来，系统化疗的复发风险显著降低（RPLND 为 79%，化疗为 98%），但两种方式的肿瘤特异性生存率都接近 100%（RPLND 为 98%，化疗为 100%）。经受过 RPLND 的患者接受更少周期的化疗（平均 4.2 *vs*. 1.4），51% 经受过 RPLND 的患者避免了化疗。

支持对临床Ⅱ A期和Ⅱ B期 NSGCT 实施 RPLND 的观点：① 13% ~ 35% 的患者病理检查淋巴结阴性并避免化疗；②大约有 30% 存在腹膜后畸胎瘤，这对化疗具有抵抗性；③ RPLND 伴或不伴辅助性化疗的患者长期肿瘤特异性生存率为 98% ~ 100%；④ 10% ~ 52% 的患者避免任何化疗；⑤ 70% ~ 90% 患者的射精功能被保留了。RPLND 的缺点：① 48% 以上的患者需要额外的治疗；② 13% ~ 15%RPLND 后的患者还有顽固的残留病灶，需要完整的系统化疗；③高质量的 RPLND 可能不是在每个机构都可行。

支持系统化疗的观点：①实现了系统化疗的完全应答，60% ~ 78% 的患者避免了 PCS；②治疗可以在以社区为基础的医疗机构中传递交流；③肿瘤特异性生存率为 96% ~ 100%。化疗的缺点：①所有患者将面临化疗带来的长期毒副作用；②对于没有经历过化疗后 RPLND 的患者，他们将面临复发伴 GCT 耐药的风险。

鉴于 13%～35% 的临床Ⅱ A 期 NSGCT 患者病理检查淋巴结阴性（假阳性 CT 结果），对于转移风险较低的患者，且带有腹腔骨盆 CT 检查分期不清楚病灶，都应该被严密监测以制定下一步治疗方案。

临床Ⅱ A 期和Ⅱ B 期 NSGCT 治疗需要考虑的包括：隐匿性系统疾病的风险；腹膜后畸胎瘤的风险；短期和长期治疗相关的发病率；双重治疗的需要。最后一个因素最不重要但它却极大地影响了关于患者最佳治疗方案的意见。正如前面提到的，因为转移性 NSGCT 通常是以化学敏感性恶性 GCT 和化学抵抗性畸胎瘤的形式存在，所以通常需要结合化疗和手术来进行"治愈"。

过去 20 年间，对低分期 NSGCT 进行的初始 RPLND 经验表明了与系统性复发有关的一些因素。就 CS IS NSGCT 而言，睾丸切除术后升高的血清 AFP 和 hCG 水平与 RPLND 后系统性复发风险增高有关。Rabbani 等报道了 5 个睾丸切除术后血清 AFP 或 hCG 水平升高的患者，有 4 个在 RPLND 后复发了；而对于 45 个血清肿瘤标志物水平正常的患者，只要 7 个在 RPLND 后复发（Rabbani et al., 2001）。Stephenson 等发现了在 RPLND 后患者血清肿瘤标志物水平升高（HR=5.6，P<.001）和腹膜后淋巴结大于 3 cm（HR = 12.3，P<.001）都是系统性复发的重要信号标志。现在普遍认为患有临床Ⅱ A 期和Ⅱ B 期 NSGCT 的患者，且血清 AFP 或 hCG 水平升高或淋巴结大于 3 cm，都应该接受系统化疗（Stephenson et al., 2005）。

腹膜后畸胎瘤的存在对于单独使用化疗的转移性 NSGCT 的任何策略都是一个限制，因为畸胎瘤对化疗具有抵抗性。总的来说，大约 20% 的临床Ⅱ A 期和Ⅱ B 期 NSGCT 患者伴发腹膜后畸胎瘤，如果原发性肿瘤伴发畸胎瘤则概率增至 30%～35%。残余的微小畸胎瘤可能在患者的整个一生都保持休眠和临床静止。它也可能表现出缓慢地生长，这可以通过 CT 检查发现，并通过外科手术切除而治愈。然而，生长性畸胎瘤综合征、恶性转化和远期复发是残余畸胎瘤最严重的后遗症（尽管罕见）。RPLND 是具有腹膜后畸胎瘤风险患者的首选治疗，同时他们的系统性疾病的风险较低（血清肿瘤标志物水平正常，淋巴结最大直径小于 3 cm）。

（四）临床Ⅱ C 期和Ⅲ期的非精原细胞瘤性生殖细胞肿瘤

临床Ⅱ C 期和Ⅲ期 NSGCT 患者的首选治疗是以顺铂为基础方案的系统化疗。就如之前讨论的，系统化疗同样也是睾丸切除术后 AFP 和 hCG 水平升高的临床 IS 期、CS Ⅱ A 期和Ⅱ B 期患者的首选治疗。特异的化疗方案和周期是根据 IGCCCG 预后分类。

以顺铂为基础的化疗的发展代表了生殖细胞肿瘤治疗领域最重要的进步。在认同顺铂之前，患者对化疗的完全反应只有 10%～20%，治愈率只有 5%～10% 。现在 80%～90% 的转移性 GCT 患者都能达到预期的长期治愈。随机实验已经评估了许多药品制剂的有效性和安全性，进而根据 IGCCCG 预后分类来确定最佳方案。最初的里程碑意义的研究是由印第安纳州大学在 1970 年主导的，他们的方案是顺铂 + 长春碱 + 博来霉素（PVB）×4，报道了 74% 的患者对化疗有完全反应和 70% 以上的长期生存者。当有人证明依托泊苷可以治疗 PVB 化疗后复发的患者，一个多中心随机实验对 PVB×4 和 BEP×4 进行了对比。两种方案之间没有发现明显的总体生存率差异（2 年生存率 80%，P=0.11），但 BEP×4 具有更少的神经肌肉毒性，后来被采用作为标准方案。

1. 预后良好的非精原细胞瘤性生殖细胞肿瘤的化疗

在 BEP×4 成为晚期 GCT 的标准化疗方案以后，随后的实验都致力于减少预后良好患者的毒副作用和改善预后一般和预后不良患者的结局。对于预后良好的患者，两个随机实验表明了 BEP×3 的效果不比 BEP×4 差。在美国一个 184 名患者的研究中，92% 的患者在最少一年的随访时间内都持续表现无病，在后续分析中 10 年出现了 4 个死亡病例。一个欧洲实验中，在大于 800 个 IGCCCG 预后良好患者中比较 BEP×3 和 BEP×4，结果表明它们具有相似的治疗效果：2 年无进展生存率（90% *vs*. 89%）和总体生存率（97%）。由于这些研究结果，BEP×3 成为了预后良好 GCT 的标准化疗方案（Jayram et al., 2010）。

为了减少毒副作用，研究者已经研究了省略博来霉素和用卡铂代替顺铂所带来的影响。所有关于比较顺铂方案和卡铂方案的随机实验都表明了顺铂方案具有更好的治疗结果。博来霉素是否能在预后良好患者的以顺铂为基础的化疗方案中省略，目前还无明确结论。这也是少数关于晚期 GCT 治疗的争议之一。省略博来霉素的理论主要是因为肺部并发症（包括肺纤维化）和雷诺综合征。所有的研究都认为含有博来霉素的化疗方案更具有优势，尽管在这些实验中没有表现出明显的生存优势。一个比较 BEP×3 和 EP×3 的欧洲随机实验表明（低剂量依托泊苷），BEP×3 的完全缓解概率更高（95% *vs*. 87%, P=0.008），但总体生存率没有差异。最近，一个比较 BEP×3 和 EP×4 的法国随机实验（常规剂量依托泊苷）报道，这两种方案间的复发风险或生存率的差异没有统计学意义。BEP×3 和 EP×4 都是 IGCCCG 标准预后良好的晚期 GCT 患者公认的化疗方案，5 年总体生存率为 91%～94%。

2. 预后一般和预后不良的非精原细胞瘤性生殖细胞肿瘤的化疗

BEP×4 自从 1987 年以来就已经成为了预后一般和预后不良晚期 GCT 的标准化疗方案，相应的 5 年生存率分别为 79% 和 48%。以异环磷酰胺为基础的化疗方案已经在随机性实验中被研究并且和 BEP×4 作比较，这些方案分别为：用依托泊苷 + 异环磷酰胺 + 顺铂（VIP×4）或长春碱 + 异环磷酰胺 + 顺铂（VeIP×4）。一个多中心美国实验报道了接近 300 个晚期 GCT 男性患者的研究结果，根据 IGCCCG 分类标准预后良好、预后一般、预后不良的概率分别为 13%、23%、64%。BEP×4 和 VIP×4 相比较，2 年生存率分别为 71% 和 74%，5 年生存率分别为 57% 和 62%；两种方案的 2 年生存率和 5 年生存率都没有明显差异。当美国的研究结果可用时，欧洲的研究过早结束了。然而，在 84 个患者参与的长达 7 年以上（中位数）的随访研究中，BEP×4 组有 2 个死亡病例，VIP×4 组有 1 个死亡病例，总体生存率在 80% 以上。在 BEP×4 和 VIP×4 相比较的实验中，BEP×4 出现的死亡更多，但两者之间的差异不明显。因为 VIP×4 导致了更多的血液和泌尿外科方面的毒副作用。BEP×4 仍然是预后一般和预后不良 GCT 的标准化疗方案。对于肺功能受损和利用大范围胸部手术来切除化疗后残余病灶的患者，VIP×4 可以代替 BEP×4。

以卡铂 + 依托泊苷为基础的高剂量化疗（HDCT）并有自体干细胞支持（也叫干细胞治疗），这已经被研究成为预后不良 GCT 患者 BEP×4 的一个替代方案。HDCT 的基本原理是来自高剂量可能克服化疗抵抗性的假说。被最为广泛研究的方案包括：单独的卡铂 + 依托泊苷或与环磷酰胺、异环磷酰胺、紫杉醇或塞替派相结合。卡铂被用于 HDCT 方案是因为顺铂有剂量限制性肾毒性和神经性病变。在一个 219 个患者参与的随机实验中，预后一般（21%）和预后不良（79%）的患者随机分配 BEP × 4 *vs*. BEP × 2 并伴有两个周期的卡铂 + 依托泊苷 + 环磷酰胺的高剂量化疗和自体干细胞治疗，结果显示 1 年持续完全缓解率（48% *vs*. 52%，*P*=0.5）或总体生存率没有明显差异。对于双重治疗的患者，2 年生存率为 83%，5 年生存率为 71%。然而，接受 HDCT 的患者面临的毒副作用更大。一个更小的随机实验仍然没有证明 HDCT 相较于标准剂量化疗的生存率有提高，这些标准剂量化疗都是用于预后不良的转移性 GCT 患者的一线治疗。因此，BEP × 4 仍然是预后一般和预后不良患者的标准一线化疗方案。

尽管对于预后不良男性患者的标准化疗方案在 20 多年来都没有变过，但这些患者的治疗结果随着时间的推移已经有了改善。在最初的 IGCCCG 分类中，预后不良患者的 5 年总体生存率为 48%，然而之后的多中心随机实验报道了生存率为 60% 或更高。一个 1775 名转移性 NSGCT 患者（456 名预后不良患者）参与的 10 项研究的 meta 分析报道，预后不良患者混合的 5 年生存率为 71%（van Dijk et al., 2006）。

（五）非精原细胞瘤性生殖细胞肿瘤的化疗后残余肿瘤治疗

为了评估以顺铂为基础的一线化疗的反应，可将患者根据血清肿瘤标志物、胸腹部和骨盆的影像学检查（包括化疗前出现的其他部位疾病）进行重新分期。根据他们的化疗反应被分为以下几类：①完全缓解，血清肿瘤标志物水平正常化和影像学表现疾病消退（残余肿块小于 1 cm）；②血清肿瘤标志物水平正常化伴有持续性肿瘤影像学表现（部分缓解 - 标志物阴性）；③部分缓解 - 标志物阳性；④疾病进展。5% ~ 15% 的患者被归为③和④类，他们通常选择二线化疗方案。现在普遍认为残余肿块大于 1 cm 的患者应该接受 PCS（化疗后手术）。血清学和影像学都表现为完全化疗反应的患者的治疗方法一直存在争议。一些指南提倡严密监测，而其他人建议如果化疗前肿块大于 3 cm 则接受 PCS。

PCS 对转移性 NSGCT 患者的残余肿块的作用已经得到公认，它的基本原理是基于许多因素。关于大量患者在一线化疗后对残余肿块进行 PCS 的研究一致表明，50% 或更多的患者在被切除样本中发现有顽固性 GCT 成分的证据。切除样本的组织学表明了坏死、畸胎瘤和具有活性的恶性肿瘤（伴或不伴畸胎瘤）的比例分别为 40%、45% 和 15%。完整切除具有活性的恶性肿瘤（伴或不伴后期化疗）的患者其 5 年生存率为 45% ~ 77%。相比之下，如果有遗留未切除的肿瘤组织，残余的有活性恶性肿瘤一定会复发，同时只有 25% ~ 35% 的患者会二线化疗方案实现持续缓解。

由于畸胎瘤具有化疗抵抗性，它会出现在 15% 以上的转移性 NSGCT 患者的转移位点。畸胎瘤的存在对于 NSGCT 的任何单一化疗策略都是一个限制，使大多数转移性 GCT 患者需要结合化疗和 PCS。未切除的畸胎瘤有可能出现快速生长（生长性畸胎瘤综合征）、恶性转化或远期复发，这些都将导致致命的后果。转移性畸胎瘤的结局与外科手术切除的完整性相关，经历过对残余肿块行 PCS 的患者其长期生存率为 75% ~ 90%。在接受过完全双侧标准 RPLND 的患者中，只有不到 2% 的患者出现了腹膜后复发，这极大地消除了对腹部和骨盆影像学检测的需求。

6%～8% 的 PCS 样本包含有非 GCT 恶性肿瘤，它们都源自畸胎瘤的恶性转化。最常见的组织类型是横纹肌肉瘤，大多数样本里有 12p 等臂染色体的存在和 12 号染色体的异常，这些都确认了它的来源是 GCT。对于畸胎瘤，伴有恶性转化患者的结局与手术切除的完整性有关，因为它们通常对 GCT 特异性化疗方案有抵抗性。完整切除的患者存活率为 50%～60%，然而大多数未能完整切除的会经历快速发展进而死于 GCT。在患有可预测疾病且限定为一种组织类型的患者的两个小型实验中，研究了对转化组织具有特异性的化疗方案（比如肉瘤特异性方案）。在 24 个患者中有 11 个患者表现出部分反应，其中的 6 个人存活了下来。

只在 PCS 样本出现坏死的患者其预后良好，大多数研究报道的复发率为 10% 或更低。研究者们试图确定一些可以预测坏死的可靠因素，以对存在残余肿块的所有患者排除 PCS 的需求。在一个早期的研究中，Williams 等报道了 15 个患者的原发性肿瘤都没有畸胎瘤，残余肿瘤大小在化疗后都缩小了 90% 以上，他们没有活性恶性肿瘤或 PCS 畸胎瘤的证据（Williams et al., 1987）。相比之下，另一个研究报道了 9 个患者的原发性肿瘤伴有畸胎瘤，转移灶在化疗后缩小的程度相似，他们有发现活性恶性肿瘤或畸胎瘤的证据。原发性肿瘤没有畸胎瘤、化疗后腹膜后肿块的缩小比例和残余肿块的大小都被认为是 PCS 样本坏死的预测因素。然而，尽管使用这些和其他因素的统计模型，但仍然报道有 20% 坏死的假阳性。坏死只出现在腹膜后腔不能准确地预测排除带有残余肿块患者对 PCS 的需求。即使原发性肿瘤不带有畸胎瘤，但也不能排除其在腹膜后腔的存在。研究者们也研究了 FDG-PET 在预测一线化疗后残余肿块的组织类型的实用性。畸胎瘤对 FDG 反应不明显，这也限制了 FDG-PET 在预测腹膜后 NSGCT 组织类型的作用。在有 121 个系统化疗后有残余肿块的患者的前瞻性研究中，FDG-PET 预测有活性的恶性肿瘤或畸胎瘤的准确度为 56%，跟 CT（55%）或化疗后血清肿瘤标志物水平（56%）差不多。FDG-PET 在评估化疗后残余肿块和 NSGCT 的患者时没有作用。

26%～62% 的患者在血清学和影像学上对一线化疗表现出完全反应（完全缓解）。这些患者的最佳治疗方案一直存在争议。PCS 的提倡者表明残余肿块的大小（或化疗后肿块缩小比例）不能用来有效排除腹膜后的后遗症。许多研究已经表明，通常情况下，患者的残余肿瘤大小为 20 mm 或更小时，其畸胎瘤和有活性的恶性肿瘤的发病率分别为 30% 和 6%。在印第安纳州大学进行的一项关于 295 个系统化疗后的 GCT 患者的研究表明，有 77 个患者（26%）经历了血清学和影像学上对化疗的完全反应，92% 的患者生存到 5～10 年。这个结论强调了 PCS 对残余肿块的患者的益处。然而，在血清学和影像学上对系统化疗表现出完全反应的患者仅代表了总体人群的极少数，同时也表明了监测对于选择组患者是一个合理的选择。两个关于残余肿块小于 1 cm 且没有 PCS 的患者的研究表明，复发风险较低（4%～10%）而肿瘤特异性生存率为 97%～100%。然而，大多数患者都是 IGCCCG 标准预后良好，且在原发性肿瘤没有畸胎瘤，强调了他们的选择本性。

大约 1/3 的患者在多个解剖位点都有残余肿块（腹膜后腔、胸腔和左锁骨上窝是最常见的），这些患者应该切除所有位点的可测量的残余病灶。尽管一些医疗中心同时进行了 RPLND、胸廓切开术和颈淋巴结清扫术，但我们通常将膈下和膈上清扫术分开来做。

22%～46% 的病例报道了不同解剖位置的组织类型不一致。一般而言，非腹膜后位置的 PCS 样本组织学更多可能表现为坏死（60%），更少可能为有活性的恶性肿瘤（10%）和畸胎瘤（30%）。除了残余肿块的大小和解剖位置的数量，化疗后 RPLND 样本出现坏死对其他位置的坏死具有极大的预测意义。对于在不同位置的残余肿块行 PCS 的患者，159 个存在坏死的 RPLND 样本里面只有 19 个（12%）在其他位置有畸胎瘤或有活性的恶性肿瘤。其他位置的 RPLND 应该在 PCS 之前进行，因为腹膜后残余病灶的可能性很大。RPLND 组织学表现对其他位置的组织学表现具有非常重要的预测作用。如果 RPLND 组织学表现为坏死，那么对监测其他位置的微小残余肿块则是一个合理地选择。

正如之前提到的一样，PCS 样本带有活性恶性肿瘤的患者其 5 年生存率为 45%～77%。对于这类患者，手术后进行化疗就存在争议。Fox 等报道了在对有活性恶性肿瘤进行 PCS 的 27 个患者中，只有 14 个（70%）在辅助性化疗后没有复发（Fox et al., 1993）。而在另一项类似的研究中，7 个患者全部都出现了复发。在 PCS 样本中含有活性恶性肿瘤的 238 位患者的汇总分析中，Fizazi 等确定了一些与预后相关的重要因素：化疗前 IGCCCG 预后一般和预后不良的疾病、不完全切除、PCS 样本中超过 10% 的有活性恶性肿瘤。有 0、1、2 到 3 个危险因素的患者其 5 年总体生存率为 100%、83% 和 51%（Fizazi et al., 2001）。总的来说，手术后化疗的 5 年无复发生存率有了明显的提高（73% *vs*. 64%，$P<0.001$），但 5 年总体生存率没有明显差异（74% *vs*. 70%，$P=0.7$）。在一个亚组分析中，有一个危险因素的患者的手术后化疗的 5 年生存率有所提高（88% *vs*. 56%，$P=0.02$），但有 0 个（100% 生存率，伴或不伴化疗）和 2～3 个危险因素的患者则没有提高（55% *vs*. 60%）。在一个验证性研究中，预后指数对无复发和总体生存率进行了验证，对于接受或者没有接受手术后化疗的患者之间没有发现明确差异（Hartmann et al., 2001）。对于一线化疗后 PCS 样本中有活性恶性肿瘤的患者，完全切除残余肿块对于他们的结局非常关键。手术后立即开始化疗和监测可能是一个合理的选择，这都是根据切除的完整性、IGCCCG 预后分类和有活性细胞的百分比。在这种情况下，对于化疗的方案和用药周期没有统一的结论。有一个随机实验强调了 PCS 的重要性，这个实验是关于 257 个预后良好的转移性 NSGCT 男性的 BEP×3 *vs*. EP×4 化疗方案。作为这个实验的一部分，实验计划里没有提到 PCS，只有 52% 的患者经历了 PCS，这通常只和残余肿块的切除有关。70% 的复发和 50% 死于 GCT 的患者或是没有经历 PCS，或是不充分 RPLND 后在腹膜后腔出现复发。这些结果表明了大量死于 GCT 的患者都可能被化疗和手术的适当结合所阻止。

（六）复发性非精原细胞性生殖细胞肿瘤

复发性 NSGCT 的治疗是根据患者以前接受过什么治疗和复发的位置。没有接受过化疗的患者和针对转移性疾病而经受过化疗的患者相比，前者具有更良好的预后。

1. 未经化疗的非精原细胞性生殖细胞肿瘤复发

未经化疗的复发通常发生于临床Ⅰ期 NSGCT 监测期间或 RPLND 的男性，以及用 RPLND 治疗的临床ⅡA 期和ⅡB 期 NSGCT 男性。在监测期间复发的临床Ⅰ期 NSGCT 患者其血清肿瘤标志物水平升高 60%～75%。一般而言，这些患者用系统化疗进行治疗，治疗的特异性方案和持续时间由 IGCCCG 预后分类所决定，治愈率超过了 95%。监测期间的临床Ⅰ期患者在腹膜后出现了复发，肿瘤体积不大（<3 cm）且血清肿瘤标志物水平正常。他们可能用系统化疗或 RPLND 进行治疗（特别是在原发性肿瘤出现了畸胎瘤）。RPLND 的基本原理是为了避免或减少化疗带来的毒副作用。RPLND 伴或不伴辅助性化疗的长期治愈率接近 100。RPLND 后复发的临床Ⅰ期、ⅡA 期和ⅡB 期患者通常是在肺部或纵隔。几乎所有的这些患者都被一线方案治愈。大多数的复发都发生在监测期间或 RPLND 后头两年内。对于在睾丸切除术后 2 年以上或 RPLND 伴肿瘤标志物正常的少数复发患者，应该考虑组织活检或外科手术切除，因为可能存在畸胎瘤。尽管复发时间对于接受过化疗的复发患者的结局是一个重要的决定因素，但首次治疗后 2 年以上复发的未经化疗的患者与那些复发更早的患者具有相似的预后。

2. 非精原细胞瘤性生殖细胞肿瘤在化疗后早期复发

在接受过一线化疗方案的复发患者通常用二线化疗方案进行治疗。肿瘤通常在完成首次治疗后 2 年内复发，这些都被归类为早期复发。在完成首次治疗后 2 年以上复发的被归类为晚期复发，它在预后和治疗方面都与早期复发不同。早期复发的患者却有明确的预后不良，这都是因为他们没有对一线化疗方案的完全反应或者在完全反应后 6 个月内复发了；这些患者经常被称为不完全反应者。在一个国际汇总分析中，来自 4 个中心的 1984 个一线化疗后复发的患者在接受二线化疗后，无进展生存期中位数是 10 个月，总体生存率是 41 个月。对系统化疗的不完全反应（*HR*=1.4 ~ 1.9）、原发性纵隔 NSGCT（*HR*=3.0）、肺外脏器转移（*HR*=1.3）和升高的 AFP（*HR*=1.3 ~ 2.0）和 hCG（*HR*=1.5）都和二线化疗的进展风险增加有关。

依托泊苷和异环磷酰胺被证实在一线化疗复发的患者体内活性较大。这也引起了对 VIP×4 作为 PVB×4 后复发性 GCT 的二线化疗方案的研究。VeIP×4 也被当做二线化疗方案来进行研究，主要针对接受过 BEP 方案中依托泊苷治疗的患者。VIP×4 和 VeIP×4 的研究表明长期缓解率为 23% ~ 35%，总体生存率为 32% ~ 53%。20 世纪 90 年代早期对紫杉醇的研究表明了其在复发性 GCT 中的活性，这也引发了紫杉醇 + 异环磷酰胺 + 顺铂方案（TIP）的发展，患者的无复发生存率为 36% ~ 47%。TIP×4、VIP×4 和 VeIP×4 都没有在随机实验中比较过，它们都被认为是标准二线化疗方案。

已经有人研究过 HDCT 作为 GCT 复发患者的二线化疗方案，但是它作为二线化疗方案的作用仍存在争议。印第安纳州大学收集了最大数量的单机构系列病例，包括了在一线（73%）或二线（27%）化疗后有进展的 184 个转移性 GCT 患者，94% 的患者接受过 2 次以上的 HDCT。在中位数 4 年的随访期间，63% 的患者持续无复发，其中包括 70% 和 45% 的患者把 HDCT 分别当做二线和三线化疗。一个国际配对分析报道了无病生存和 HDCT 总体生存率有了 10% 的提高，这个分析主要是针对单一机构接受 2 或 3 个周期 VIP 伴 1 周期 HDCT（卡铂 + 依托泊苷 + 异环磷酰胺）治疗的 74 个患者，和在欧洲多个机构接受标准剂量二线化疗（各种方案）的 119 个患者之间的比较。HDCT 和标准剂量二线化疗在一个随机对照实验中进行比较，这个实验包括来自 43 个机构的 280 个患者。标准剂量组的患者接受 VIP×4 或 VeIP×4 化疗方案，主要根据他们以前是否接受过依托泊苷的一线化疗；HDCT 组的患者接受 VIP/VeIP×3 化疗方案，随后还带有一个周期的高剂量卡铂＋依托泊苷＋环磷酰胺。在中位数 45 个月的随访期间，完全反应和部分反应之间没有明显差异（都为 56%），3 年无病生存（35% *vs*. 42%，P=0.16）和总体生存率（都为 53%）也较为接近。

有很多理由可以解释随机实验中的 HDCT 为什么没有有利的作用，但在两个非随机化研究中报道了对 HDCT 有利的结果。首先，来自单组实验的结果可能经受病例组合差异所带来的选择偏倚；此外，源自具有 HDCT 独特经验的大型机构的结果可能在其他机构不具有可重复性。运用于随机实验的治疗策略可能没有达到 3 个周期标准剂量化疗的最佳标准，只给予了 1 个周期的 HDCT。印第安纳州大学的治疗哲学理念是尽管让患者接受 HDCT，限制标准剂量化疗的周期数以让患者能更好地耐受 HDCT，同时给予两个周期的 HDCT。在随机实验中，只有 73% 指定 HDCT 的患者能够接受它，HDCT 组的毒副作用引起的死亡率是标准剂量组的两倍（7% *vs*. 3%）。在印第安纳州大学，94% 的患者能够接受 2 个周期的 HDCT，治疗相关的死亡率为 2.7%。尽管 HDCT 作为二线化疗方案可以治愈大量的患者，但在和标准剂量方案相比之下生存率没有提高，这表明 HDCT 不应该被当做标准化疗方案。目前，只有在经验丰富的专业中心可以提供 HDCT。

具有复发高风险（比如不完全反应）的患者的治疗选择包括标准剂量二线化疗或 HDCT（如果在大型专业医疗机构住院）。标准剂量二线化疗是对于一线化疗后 6 个月以上复发的患者的首选治疗。应该特别注意在一线化疗期间血清肿瘤标志物水平下降或正常并伴有增大肿块的患者。这些患者被认为有生长性畸胎瘤综合征。在这些少数情况下，化疗会被临时中止，同时患者将接受外科切除手术。在完整的外科手术切除后，这些患者的长期预后是良好的。对于二线化疗后复发的患者，下一步的选择就是 HDCT（如果之前没有经受）和许多药物结合的方案：吉西他滨、紫杉醇、奥沙利铂、伊立替康（Nichols, 2001）。

3. 二线化疗后残余肿块的治疗

对二线化疗血清学完全反应的带有残余肿块的患者，应该在二线化疗后应行外科手术切除。在二线化疗后接受外科手术切除的患者不同于在一线化疗后接受残余肿块的 PCS 的患者。只有 56% ~ 72% 的患者可以完全切除残余肿块（一线化疗后为≥85%）。二线化疗后的手术样本的组织学特征相较于一线化疗后，包括有更高概率的有活性的恶性肿瘤（53%）、更低概率的坏死（26%）和畸胎瘤（21%）。患者的长期生存率也很糟糕，大多数的 5 年生存率为 44% ~ 61%。二线化疗后手术样本含有活性的恶性肿瘤的患者通常预后不良，他们的生存率在接受手术后化疗之后并没有提高。“绝望的手术”（Desperation Surgery）：许多患有进展性疾病的患者尽管经受了一线化疗和二线化疗，但通常预后不良。然而，伴有血清肿瘤标志物升高的患者被认为有局限于一个位置的可切除病灶（通常为腹膜后腔），他们可能是接受挽救性手术的合适人选，一般被称为“绝望的手术”。已发表的研究报告主要局限于小型单一机构的病例，47% ~ 60% 的患者术后血清肿瘤标志物水平表现正常，挽救性手术后的患者伴或不伴术后化疗，其长期生存率为 33% ~ 57%（Carver, 2015）。

4. 非精原细胞瘤性生殖细胞肿瘤在化疗后晚期复发

在治疗后 2 年以上复发被定义为化疗后晚期复发。大约 3% 的 NSGCT 患者会经历晚期复发。因为晚期复发很少见，应该用组织活检来确认诊断，特别是在血清 AFP 和 hCG 水平正常的情况下。晚期复发有 3 种组织病理学分类：有活性的恶性肿瘤（54%～88%，卵黄囊瘤最常见）、畸胎瘤（12%～28%）、恶性转化（10%～20%，腺癌最常见）。

晚期复发的风险因素还没有被最后确认，但之前复发的病史和 PCS 样本中畸胎瘤的存在（可能因为不完全切除）与增加的风险有关。大多数晚期复发的患者只有一个病灶。大多数的晚期复发发生于腹膜后（50%～72%），17% 发生在肺部，9% 发生在纵隔，7% 发生在颈部，4% 发生在骨盆。在最初治疗期间没有控制腹膜后转移灶，这是晚期复发的一个主要风险因素。50% 和 25% 的晚期复发患者会出现血清 AFP 和 hCG 水平升高。血清肿瘤标志物升高是晚期复发的一个典型表现，此类患者应该被严密监测，直到出现临床症状。

直到最近才发现，晚期复发比早期复发患者的预后更差，尽管同期数据表明他们可能具有相近的治愈概率。一般而言，晚期复发病灶对化疗有抵抗性，其结局与完整外科切除术使患者变得无病的能力有关。手术的重要性与畸胎瘤和恶性转化的固有化学抵抗性有关，有活性的恶性肿瘤通常在之前有过化疗的情况下出现（铂类抵抗）。在印第安纳州大学接受过化疗的 32 位晚期复发患者中，只有 6 个（19%）患者出现了完全反应（完全缓解，CR）。在运用手术进行初始治疗的 49 位患者中，45 位（92%）患者表现无病，29 位（59%）患者完全缓解。总的来说，69 位（85%）患者实现了无病的状态，58% 的患者在中位数 25 个月的随访期间表现为无病状态。在 Memorial Sloan-Kettering Cancer Center 的经验中，5 年肿瘤特异性生存率为 60%，在晚期复发时经受了完全手术切除的患者与不完全手术切除的患者相比，前者的生存率明显提高（79% *vs*. 36%，$P<0.001$）。晚期复发时出现的临床症状和多病灶疾病都与低生存率有关。在德国一个 72 位 NSGCT 晚期复发患者的研究中，35 个（49%）患者在最后一次随访中完全缓解，其中大多数患者都是用化疗和手术结合起来处理。晚期复发患者最好的化疗结果是 TIP 方案。切除所有病灶的侵袭性手术方法对于初始治疗或化疗后不可切除病灶的情况下都适合。

（七）脑部转移

大约 1% 的转移性 GCT 在开始化疗前可检测到脑部转移，0.4%～3% 的患者在一线化疗后发展成为脑部转移。脑部转移和绒毛膜癌有关，对任何血清 hCG 水平升高的患者都应该怀疑。绒毛膜癌血供丰富，在化疗期间有出血倾向。4%～10% 的死亡病例都是继发于颅内出血。在处理这些患者时应该考虑到这些风险，需要快速评估神经系统的改变。转移性 NSGCT 伴脑转移和精原细胞瘤伴脑转移的患者其 5 年生存率分别为 33% 和 57%。接受过完全反应化疗的脑复发患者和在诊断时有累及脑部的患者相比，前者的预后更差。孤立脑转移瘤的总体生存率为 39%～44%，脑转移伴有其他位置疾病的总体生存率为 2%～26%。已经有很多研究分析了 GCT 和脑转移患者在不同的治疗方法下所出现的结果，但没有随机实验来明确最佳治疗方案。治疗方法包括：化疗、手术切除、全脑放疗和立体定向放射外科治疗，大多数患者接受多模式治疗（MDT）。确诊为脑转移患者应该接受 BEP×4 的化疗方案并且行残余肿块切除术。放疗在这种情况下的益处还不明确。在作者临床实践中，放疗只适用于残余病灶不可切除的患者，而对于他们不适合用立体定向放射外科治疗，因为辐射会引起神经毒性作用。一线化疗后的脑复发患者应该采用二线化疗，化疗后再进行手术切除或放疗。对于脑部复发和在其他解剖位置复发的患者，其预后都非常差，特别是对于非首次复发的患者。

六、欧洲泌尿协会（EAU）关于睾丸肿瘤治疗的意见

（一）临床Ⅰ期生殖细胞肿瘤的治疗

1. 临床Ⅰ期精原细胞瘤的治疗（pT1-4N0M0Sx）

在该类患者中有15%～20%的存在亚临床转移病灶，如果单纯行睾丸切除治疗可能会复发。可选择的治疗方案有：

（1）随访观察：对于低危患者（肿瘤直径≤4 cm，且无睾丸网侵犯）其复发率约6%。在随访中发现肿瘤复发可行化疗，也可行单纯放疗；

（2）以顺铂为基础的辅助化疗1个周期；

（3）不推荐放疗作为辅助治疗。

2. 临床Ⅰ期非精原细胞瘤的治疗（pT1-4N0M0Sx）

该类患者中约有30%存在亚临床转移病灶，睾丸切除后的辅助治疗需要根据病理结果来分析。病理分期pT1且无血管侵犯属于低危患者，pT2-pT4属于高危患者。对于低危患者，可以考虑严密随访观察，时间持续至少5年。对于不能够或不愿意坚持随访的患者可以考虑辅助化疗或者保留神经的腹膜后淋巴清扫术，若淋巴结阳性，则需要术后两个疗程的PEB方案化疗。对于高危患者，推荐两个周期的PEB方案化疗；不愿意化疗的患者可以选择严密随访观察或者保留神经的腹膜后淋巴结清扫术。淋巴清扫若为阳性，则需要考虑化疗。

（二）转移性生殖细胞肿瘤的治疗

1. 小体积的转移性肿瘤（pT1-4N1-2M0S0-1，临床Ⅱ A/B期）

（1）精原细胞瘤：标准治疗方案为放射治疗，对于淋巴结转移分别为N1和N2的放射剂量相应为30 Gy和36 Gy。放射区域包括主动脉旁及同侧髂血管区域，对于N2期淋巴结转移的患者还应包括转移淋巴结周围1.0 cm～1.5 cm区域。对于不愿或不能接受放射治疗的患者可以选择4个周期的EP方案或者3个周期的PEB方案化疗。

（2）非精原细胞瘤：除了肿瘤标志物正常的患者外，所有转移性的非精原细胞瘤均应首选化疗。对于肿瘤标志物正常的患者可以考虑RPLND或者随访观察。随访过程中若病灶增大而肿瘤标志物无变化，可以考虑行RPLND，若随访中病灶增大和肿瘤标志物水平升高则不应考虑RPLND，而应当行PEB方案化疗。肿瘤标志物正常的患者首选RPLND后应当辅助2周期的PEB方案化疗。

2. 进展性的转移性肿瘤（存在N3或者M1或者S2-3，临床ⅡC及Ⅲ期）

预后好的患者其基础治疗为3个周期的PEB方案化疗或者4个周期的EP方案化疗。预后中等和预后差的患者应当给予4个周期的PEB方案化疗。PEB标准化疗方案如下：顺铂20 mg/m^{2}第1至5天连续用药，依托泊苷100 mg/m^{2}第1至5天连续用药，博来霉素30 mg第1、第8、第15天用药，每21天为1个周期。

3. 肿瘤再评估和后续治疗化疗2个周期后进行肿瘤再评估，主要是通过影像学检查和肿瘤标志物检测来进行

若肿瘤标志物稳定或下降或肿瘤体积缩小，应该继续完成化疗（3～4个周期）。若肿瘤标志物下降但肿瘤体积增大，应当考虑手术切除转移灶。若肿瘤标志物上升，则应当考虑更换化疗方案。对于残余的肿块的切除要视情况而定。精原细胞瘤不推荐首选肿块切除，而

是采用影像学和肿瘤标志物监测，若出现进展，可考虑挽救性治疗（化疗、放疗、手术）。如果肿块进展的同时伴有 hCG 升高，应当考虑挽救性化疗。若肿块进展但是不伴有 hCG 升高，应当在化疗前进行组织学检查（活检或手术）。对于非精原细胞瘤，若存在肉眼可见的肿块均应考虑手术切除。

4. 肿瘤复发后的挽救性治疗

一线化疗方案失败的患者给予以顺铂为基础的挽救性化疗仍然有约 50%左右的长期缓解率。可选择的方案有 PEI/VIP（依托泊苷、异环磷酰胺、顺铂）；TIP（紫杉醇、异环磷酰胺、顺铂）；VelP（长春新碱、异环磷酰胺、顺铂）。挽救性治疗后若肿瘤标志物仍然升高，如果能够完全切除残余肿瘤则可以考虑手术治疗，可以达约 25%的长期存活率。但手术后会改变患者的生活方式而影响生活质量，需知情告知，与患者充分协商后一同作出该手术的决定。

七、精原细胞瘤和非精原细胞瘤性生殖细胞肿瘤的比较

对于治疗来讲，精原细胞瘤和 NSGCT 之间的差异非常重要。一般而言，精原细胞瘤的侵袭性更小，能在更早期被确诊，在经血行转移至肺部或其他器官之前通过淋巴管可预测地转移至腹膜后腔。在诊断方面，临床Ⅰ期、Ⅱ期和Ⅲ期精原细胞瘤患者的比例分别为 85%、10% 和 5%，而临床Ⅰ期、Ⅱ期和Ⅲ期的 NSGCT 比例分别为 33%、33% 和 33%。临床Ⅰ期精原细胞瘤的隐匿性转移风险更低（10%～15%，而 NSGCT 为 25%～35%），经腹膜后治疗后的系统性复发风险更小（精原细胞瘤放疗后为 1%～4%，NSGCT 行 RPLND 后为 10%），这对化疗的运用也有重要的影响。精原细胞瘤的血清肿瘤标志物水平升高的可能性更小，同时它升高的范围也没有 NSGCT 高。血清肿瘤标志物水平也没有用于精原细胞瘤的 IGCCCG 预后分类。

相较于 NSGCT，精原细胞瘤对放疗和以铂类为基础的化疗极度敏感。和其他实体肿瘤相比，精原细胞瘤实质上需要更低的放射剂量来根治。放疗对于临床Ⅰ期、Ⅱ期和Ⅲ期精原细胞瘤是一种标准治疗方法，而对于 NSGCT 没有作用（脑转移治疗除外）。精原细胞瘤只占晚期 GCT 的 10%，尽管它占了所有 GCT 的 52%～56%。预后不良的 IGCCCG 分类不包括晚期精原细胞瘤，90% 以上的精原细胞瘤转移病例被归为预后良好（NSGCT 为 56%）。对于精原细胞瘤，通常在转移位点不考虑畸胎瘤的风险，这对化疗后残余肿块的治疗具有重要的意义。然而，对于化疗失败或放疗后复发的患者，应该重点考虑精原细胞瘤转变成了 NSGCT 成分。对于在治疗后复发的转移性精原细胞瘤患者，有 10%～15% 在复发位点发现有 NSGCT 成分。

转移位点的畸胎瘤风险对 NSGCT 的治疗方法具有巨大的影响，使得晚期患者必然会接受化疗后手术（PCS）。在隐匿性远处风险较低的情况下，低分期 NSGCT 的腹膜后畸胎瘤风险也使许多临床医生喜欢在化疗后进行 RPLND。正如前面讲到的，畸胎瘤对化疗不敏感，转移性畸胎瘤患者的结局和外科手术切除的完整性有关。

因为生殖细胞肿瘤通常都能被治愈，所以许多临床试验试图减少治疗和避免不必要的治疗，努力降低短期和长期的毒副作用。然而，因为 NSGCT 通常都是混合型肿瘤，畸胎瘤经常和其他 GCT 成分出现在转移位点，“治愈”需要联合化疗来对化疗敏感部分进行治疗和手术来切除畸胎瘤部分。现在普遍认为系统性治

疗和 PCS 的结合是过去数十年间转移性 GCT 生存率提高的主要原因。尽管减少不必要的治疗是一个重要的目标，但放疗、化疗和 CT 检查都与继发性恶性肿瘤或（和）心血管疾病的风险增加有关。相比之下，由有经验的外科医生操作的 RPLND 与实质上更良好的预后有关（Ehrlich et al., 2015）。

八、腹膜后淋巴结清扫术（RPLND）

依据腹膜后肿物的临床表现及大小、血清肿瘤标志物水平，腹膜后淋巴结清扫术可能会被临床医生作为疾病最初或化疗后治疗睾丸生殖细胞瘤的一项手术方式。尽管行一期腹膜后淋巴结清扫术（primary RPLND）和化疗后腹膜后淋巴结清扫术（PC-RPLND）的方式和手术技巧是类似的，但这两个手术是完全不相同的。一期腹膜后淋巴结清扫术的理论依据是：相较于大多数恶性肿瘤，睾丸生殖细胞瘤对于大多数患者而言，仅有少量局部腹膜后淋巴转移，是可以通过手术治愈的。相反，对于化疗后存在残余腹膜后肿物的患者，行化疗后腹膜后淋巴结清扫术的理论依据是不可切除的畸胎瘤或仍存活的恶性肿瘤可能使疾病恶化甚至导致患者死亡。

（一）术前准备

不推荐术前行肠道准备或饮食调整。血清肿瘤标志物应在术前 7 ~ 10 天内复查。对于术前考虑行更复杂的切除的患者应积极备血；建议术前影像学检查应为术前 6 周内的资料，术前仔细阅片可以一定程度避免术中与其他手术专家非计划内的手术讨论，术前确认下腔静脉全长有无血栓非常重要，因为切除部分下腔静脉能让手术变得简单。经口胃管可以用于术中胃体减压。

（二）腹膜后淋巴清扫术的手术方法

患者仰卧位，取腹部正中切口；进入腹腔后，对腹腔脏器行彻底的探查；寻找镰状韧带，结扎并切断，以防止肝牵拉损伤；安置自固定牵开器。

1．后腹膜暴露

对于较小的腔静脉旁及腹主动脉下腔静脉间的肿物，自盲肠末端到肠系膜下静脉内侧打开肠系膜根部。对于较大的腔静脉旁及腹主动脉下腔静脉间肿物，肠系膜的切开范围可以绕着盲肠的下端扩大，沿着右侧 Toldt 筋膜白线，上至网膜孔，以方便术中将肠上翻至前胸，较好暴露术野。对于更大的左侧腹主动脉旁肿物，肠系膜下静脉通常在术中结扎切断以更好地暴露左侧腹膜后腔。对于临床 I 期的肿瘤目前有改良的左侧切开途径，即腹主动脉旁团块可以经左侧 Toldt 筋膜白线切除。肠系膜和腹膜后脂肪之间的平面可以通过找到精索静脉并沿其前表面切开暴露。将十二指肠同下腔静脉和左肾静脉分离。在此区域放置牵开器前，需要找到肠系膜上动脉（通过触及搏动），牵开器则需置于肠系膜上动脉的两侧。

2．分离和翻卷技术

结扎并切断沿着左肾静脉走行的巨大淋巴管。若手术过程中需分离腹主动脉及下腔静脉，建议先分离腹主动脉，以避免在先分离下腔静脉时伤及腔静脉前右侧附属的下极肾动脉。而先分离下腔静脉的优势在于可以较好辨认右侧的节后交感神经纤维并追溯到上腹下神经丛，以尽可能避免在分离腹主动脉过程中损伤。分离从腹主动脉的 12 点钟方向，自左肾静脉下方开始，向尾侧分离并注意前瞻性辨认肠系膜下动脉。

3．左侧腹主动脉旁团块

左侧腹主动脉旁团块可以从侧面经左侧

Toldt 筋膜白线或一般地经肠系膜根部切除，取决于采用哪一种术式。在左侧性腺静脉与左侧输尿管交叉部位，将性腺静脉双重结扎并切断。从侧面分离输尿管并将其置于牵开器后，以减少术中损伤风险。继续沿着腹主动脉和左侧髂总动脉 12 点钟方向分离至左侧输尿管跨越髂总动脉位置。将淋巴组织向一侧翻卷将其从腹主动脉和左侧髂总动脉分离。辨认位于肾门和髂总动脉分叉之间的 3 条左侧腰动脉，并将其双重结扎、切断。将团块翻卷至左肾静脉下方，左性腺血管和腰静脉（如果存在的话）必须在它们汇入左肾静脉处双重结扎并切断，而团块的侧面需与肾的下极与输尿管分离。团块的底部应翻卷至与后腹壁分离。左侧生殖股神经和交感干需尽可能在术中识别并加以保护。腰静脉及腰动脉分支分出的体壁小血管应加以辨识并尽可能控制出血。将团块向上翻至膈脚，需结扎穿过膈脚向膈脚后区域走行的淋巴管。完成腹主动脉旁切除术后，应撤掉输尿管上牵开器的压力，以防止长时间压迫导致的局部缺血。

4. 腹主动脉及腔静脉间团块

如果实施右侧神经保留技术，下腔静脉的分离与翻转需稍后进行，需先对腹主动脉内侧进行处理。需分离肾门至与右侧髂总动脉交叉处之间的下腔静脉，并向下分离至右侧输尿管跨越髂总动脉的位置。右侧性腺静脉需在汇入下腔静脉处双重结扎并切断。向腹腔中部翻转分离淋巴组织使其与下腔静脉分开，将神经与下腔静脉的内侧缘剥离，可以看到神经沿着团块的侧面斜向下方走行。术中需仔细辨认位于肾门和髂总静脉间的腰静脉并双重结扎、切断。相较于腰动脉，腰静脉的数量及位置分布更不易确定。分离了下腔静脉的内侧后，将淋巴组织翻转向一侧脱离下腔静脉，并分离、结扎、切断其间的所有腰静脉。在将腹主动脉及腔静脉间团块分离前，需将右侧性腺静脉在跨越右侧输尿管处结扎并切断。将输尿管置于牵开器的后方，以使其不出现在术野中间。将淋巴组织向内侧翻转使其与腹主动脉分离。分离中间的 3 支腰动脉并结扎、切断。将腹主动脉腔静脉间的淋巴结团块与前棘突韧带分离。右交感干会在团块的右侧缘出现，需尽可能保留。在将团块翻转至与前棘突韧带分离后，需控制进出体壁的腰静脉分支断端的出血。将团块的上极向下翻转，并将其与肾蒂血管分离，暴露膈脚。为避免出现术后淋巴瘘及乳糜性腹水，需结扎向膈脚后区域走行的淋巴管，在此过程中需注意避免损伤肾动脉。

5. 右侧腔静脉旁团块

右侧腔静脉旁团块可能是 3 个主要淋巴结团块中最小的，因为右侧肾和输尿管的位置与下腔静脉的侧缘相距很近。将淋巴组织向一侧上方翻转使其与右侧髂总动脉分离，一直到右侧输尿管与髂总动脉交叉的位置。将淋巴组织向上翻转，将其与腰大肌筋膜分离，其间注意保护右侧交感干和生殖股神经。继续将淋巴组织向上翻转，直到右侧肾门部及膈脚。右侧腔静脉旁团块在向上翻转分离的过程中通常逐渐变小，且在到达肾门前已从腔静脉下穿行而过。

6. 性腺静脉

腹膜是从性腺静脉的上方打开的，且需在之后将输尿管与性腺静脉分离。性腺静脉需在合适张力下向腹股沟管内环处分离。如果是规范开展的睾丸切除术，性腺静脉的断端和结扎缝线可以被清楚地辨认。经肠系膜根部分离至左侧性腺静脉，在将其在左侧腹股沟管内环处切除前，须将性腺静脉从乙状结肠系膜下方穿过。

7. 保留神经技术

4 支与射精相关的节后输出交感神经纤维

（L1～L4）的解剖在不同患者身上有极大的变异性。L2～L3神经纤维通常是融合的。虽然L2～L4神经纤维位于腹主动脉及髂总血管前并趋于沿着它们走行，但L1神经纤维相对而言是更表浅的斜向尾侧走行，离开几乎与同侧肾门等水平高度的交感神经干。左侧节后交感神经将在术野中最先出现，因为它们沿着腹主动脉和左侧髂总动脉的侧缘走行并向尾侧到肠系膜下动脉附近走行至这些血管的表面。可以使用Kittner海绵轻轻推开脂肪结缔组织以充分显露斜行于腹主动脉上的有光泽的灰白色神经纤维，这些神经纤维在上腹下神经丛处与对侧的节后神经纤维相融合。这些神经纤维在交感干附近被游离开后，可以用血管环标记并施以持续适当的张力。术中左侧交感干的远端在肠系膜下动脉水平可最先被辨认，并可向头侧追溯直到节后神经纤维出现。右侧交感神经纤维在腔静脉前及腹主动脉腔静脉间的淋巴组织被翻卷至内侧与下腔静脉分离后最容易辨认。节后神经纤维是沿着斜向前、向下的方向进入上腹下神经丛。同样，可以用一个Kittner海绵清理其表面覆盖的组织。如前所述，在沿着它们分布分离到右侧交感干附近后，单根神经纤维应该用血管环环绕放置，并施以适当张力。在腹膜后淋巴结清扫术中，神经纤维被沿着它们的走行完全分离后，需切除围绕神经纤维的淋巴团块。这些手术标本从体壁切下后，需依次从节后神经纤维网中取出。在手术标本取出及止血过程中必须注意避免损伤神经纤维。这些神经纤维在离开交感干的部位距离腰血管很近，因此在术中遇到腰血管出血时，很容易损伤这些神经。

8．关腹及术后监护

腹膜后淋巴结清扫术完成后，需仔细检查手术野，以确认没有残余的淋巴组织、淋巴瘘及出血。发现有淋巴瘘可以用金属夹予以夹闭。需用温热无菌水充分冲洗腹腔，以发现任何处于痉挛状态的未闭血管。后方的壁腹膜需用2-0含铬缝线行单纯缝合关闭，以防止小肠与大血管及腹膜后腔发生粘连。此外，如果术中充分游离了结肠根部及升结肠，需关闭肠系膜以降低出现肠扭转的风险。关闭腹膜后腔后，需检查小肠全长，以排除术中没有意识到的牵开器损伤小肠的可能性。此外，也要检查肝、结肠和胃是否有术中损伤。不需常规放置手术引流，然而，较大体积的腹膜后肿物、膈脚后肿物或联合十二指肠切除的手术可能需要放置一个引流。通常在较大体积腹膜后切除术后留置烟卷式引流，给术后腹腔以第三间隙。这个引流管通常在患者恢复正常饮食且引出液体为清亮浆液性液体，且24小时引流量小于100 ml之后拔除（Wein et al., 2012）。

九、睾丸肿瘤治疗相关的并发症

睾丸癌的治疗并发症可以分为早期和晚期并发症。RPLND后出现的主要问题包括：中线疤痕、射精功能障碍、小肠梗阻和围术期并发症。同时，GCT患者行睾丸切除术后其性腺功能减退症的发病率升高了。

（一）早期毒性作用

以顺铂为基础的化疗涉及很多早期并发症和副作用，其中包括疲倦、骨髓抑制、感染、周围神经病变、听力丧失、肾功能减退和死亡。预后良好的患者在化疗期间因毒性作用死亡的概率为0～2.4%，而预后一般和预后不良的患者在标准一线化疗期间因毒性作用死亡的概率为3%～4.4%。之前已经讨论过化疗和放疗对生精功能的影响。大多数患者都能在GCT治疗后生育，但接受过放疗或化疗的患者其生育概率更低。放疗的早期并发症包括：疲倦、恶心呕吐、白细胞减少和消化不良。

（二）晚期毒性作用

GCT 幸存者有许多长期后遗症，其中包括周围神经病变、雷诺现象、听力丧失、性腺功能减退症、不育症、SMN 和心血管疾病。分别有 20%～45% 和 14%～43% 的 GCT 幸存者被报道有雷诺现象和周围神经病变。20%～40% 的患者在顺铂为基础的化疗后出现了明显听力损伤或耳鸣，其中 30%～75% 可以通过听力测定来明确。以下情况会出现性腺功能减退：10%～20% 的睾丸切除术后患者、15%～40% 的放疗后患者和 20%～25% 的一线化疗后患者。

GCT 幸存者的大样本研究表明，放疗后胃肠道疾病和心血管疾病的死亡风险增高，化疗后感染、心血管疾病和肺部疾病的死亡风险也增高。同时放疗和化疗的患者死于非恶性肿瘤病因的风险最高。很多研究都表明了 GCT 幸存者的心血管疾病发病率和死亡率增高。这些心血管并发症的病因学还不清楚，但目前推测为辐射、化疗引起的血管损伤和心脏损伤和代谢综合征。

应该特别注意 SMN 的风险。经历过以顺铂为基础的化疗或放疗的 GCT 幸存者，其非生殖细胞恶性肿瘤的发病率高出普通人群 60%～100%，而同时接受化疗和放疗的患者则高出普通人群 200%。经历过化疗或放疗的 GCT 幸存者，其死于非生殖细胞恶性肿瘤的风险还不清楚，但好像是普通人群的两倍。患者在治疗后监测期间频繁进行 CT 检查，这种辐射源也可能增加 SMN 的风险（Karadimou et al., 2010）。

（三）射精功能障碍和腹膜后淋巴结清扫术

男性患者行保留生育能力的腹膜后淋巴结清扫术比单纯保留节后交感神经的手术要复杂。在新诊断睾丸癌的患者中有很大一部分生育能力减退，这已被文献证实。在疾病的全部阶段中，有 40%～60% 的睾丸生殖细胞瘤患者被报道存在精液异常。在评估腹膜后淋巴结清扫术后的生育率时，术前生育能力减退需要被考虑在内。

射精包含精子的精液的成功射出，需要一些过程的协调运作，过程如下：①输精管，精囊和前列腺平滑肌的收缩导致了遗精，以及前列腺腺性分泌；②膀胱颈关闭以避免逆行性射精；③坐骨海绵体肌，球海绵体肌和肛提肌的节律性收缩将精子从尿道射出。过程①和②需要 L1 到 L4 节后交感神经纤维的传出神经支配，它们在上腹下神经丛和对侧相应的神经纤维相联合。从腹下丛开始，这些神经纤维下行分布至精囊、输精管壶腹、输精管、膀胱颈以及前列腺。

在单边的改良腹膜后淋巴结清扫术和神经保留技术发展起来之前，大多数接受双侧腹膜后淋巴结清扫术的患者都有射精障碍。鉴于由 Walsh 和 Donker 于 1982 年创立的保留神经技术在根治性耻骨后前列腺切除术中的成功应用，睾丸癌的手术医生致力于改良腹膜后淋巴结清扫的手术技巧，以达到保留顺行射精功能且确保诊断和治疗效能。手术技巧在两方面做了改进：①改变切除范围以及②前瞻性地识别节后交感神经纤维和上腹下神经丛，以在随后的淋巴结清扫术中保留这些结构。在关于没有保留神经的改良单侧腹膜后淋巴结清扫术后射精能力的早期研究中，有 75%～87% 的患者术后能够顺行射精。然而，在更近的研究中，Beck 等报道了在没有保留同侧神经的改良单侧腹膜后淋巴结清扫术后，有 97% 的患者保留顺行射精功能（Beck et al., 2010）。这些出众的结果很可能反映了人们在解剖学上对节后交感神经纤维更深层次的认识，使得我们可以避免损害对侧延伸至肠系膜下动脉的神经纤维。

在过去的 30 年里，一期腹膜后淋巴结清扫术和化疗后腹膜后淋巴结清扫术技术的改进使得术后射精功能障碍的发生率大大降低。通过使用改良单侧腹膜后淋巴结清扫术和（或）神经保留技术，有超过 90% 能应用上述术式的患者可以保留正常的射精功能。在接受了一期保留神经的腹膜后淋巴结清扫术的患者中，术后生育率可以达到约 75%。化疗后腹膜后淋巴结清扫术后生育能力的相关研究尚未明确，是因为化疗诱导对精子形成的破坏作用在化疗结束之后还可以持续好几年（Pliarchopoulou & Pectasides, 2010; Pagliaro, 2010）。

第七节　睾丸性索间质肿瘤

性索间质瘤很罕见，约占睾丸肿瘤的 4%。“性索间质瘤”这个名词指的是肿瘤包含有间质细胞、支持细胞、颗粒细胞或卵泡膜细胞。这些肿瘤有 90% 是良性的，10% 是恶性的。已经有组织学标准来帮助区分良性和恶性组织，包括：肿瘤大于 5 cm、坏死、血管侵犯、核异型性、有丝分裂指数高、MIB-1 表达增加、边缘浸润、睾丸实质外延伸和 DNA 倍数。大多数恶性病例都会涉及两个以上上述特点。然而，转移病灶的存在是进行这种区分的唯一可靠标准。

一、间质细胞肿瘤

间质细胞肿瘤（Leydig cell tumor）占睾丸肿瘤的 1% ~ 3%，占性索间质瘤的 75% ~ 80%。5% ~ 10% 患者有隐睾病史。大多数肿瘤在男性 30 ~ 60 岁时诊断，但是大约 1/4 为儿童患者。成人可能表现为无痛性睾丸肿块、睾丸疼痛、男子女性型乳房（源于雄激素过量和外周雌激素转化）、勃起功能障碍、性欲下降和不育症。男孩通常表现为睾丸肿块和同性性早熟（主要表现在外生殖器、阴毛生长和男性声音）。

诊断检查应该包括血清肿瘤标志物和睾丸超声检查。这些肿瘤的超声表现各不相同，且不能和 GCT 区分。如果出现男子女性型乳房、不育症、性欲下降或性早熟，那么 LH、FSH、睾酮、雌激素和雌二醇也应该被检测（如果在术前没有怀疑该诊断，则应该在睾丸切除术后检测）。当确诊时，患者应该接受胸部、腹部和骨盆 CT 检查以进行分期。

在过去，根治性腹股沟睾丸切除术是首选治疗。如果在术前就怀疑该诊断，鉴于 90% 为良性组织，小于 3 cm 的病灶推荐在睾丸保留手术中进行冰冻切片来进行组织学验证。如果 GCT 组织类型已经明确（通过术中冰冻或最终病理检查）或已切除肿瘤的最终病理结果表现出恶性特征，那么应该进行睾丸切除术。鉴于这些肿瘤非常罕见，通常在术前都不会考虑，大多数患者接受根治性睾丸切除术。良性病灶多较小，黄或褐色，包裹好，没有出血或坏死。肿瘤由相对均一，多角形的圆核细胞组成。胞质嗜酸性的针状或菱形结构，即 Reinke 结晶，在 25% ~ 40% 病例中出现。这些肿瘤必须区分于萎缩睾丸和 GCT 毗邻的间质细胞增生。睾丸间质细胞浸润于生精小管之间无法移除或完全替代了正常组织。青春期前的患者还没有恶性变表现，年龄更大的患者更可能出现恶性肿瘤。

最常见的转移位置是腹膜后和肺部。腹膜后淋巴清扫（RPLND）在治疗中的地位尚不明确。同意用 RPLND 治疗性索间质肿瘤的观点如下：①在报道中，腹膜后淋巴结一般都是最常见（和可能是第一站）的转移灶。②临床 I 期患者可以在不同的时间间隔后发展出腹膜后转移灶，意味着早期 RPLND 可能防止肿瘤复发。③有若干独立病例报告，手术治愈的患者在 RPLND 标本中仍发现有镜下 SCST 病灶。④虽然有报道认为这些肿瘤对化疗有部分反应，仍然没有明确的治愈方法。

反对用 RPLND 治疗性索间质肿瘤的观点如下：①提示恶性的原发肿瘤组织学证据表现出互相矛盾，使得患者的筛选格外困难；②虽然文献中有手术治愈的报道，术后随访通常太短，从而难以确认治愈，且大多数腹膜后淋巴结浸润的患者最终死亡。目前，尚没有对 RPLND 在 SCST 患者中应用的明确推荐。前文提到的优缺点应与患者进行充分沟通，从而使患者做出充分告知后的治疗决定。

RPLND 适合于具有不利特征的病例，尽管在有淋巴结转移的病例中观察到高进展率，仅对 RPLND 具有分期作用。转移性间质细胞肿瘤对化疗和放疗有抵抗性，其生存率较差。Ortho-para-DDD，一种有效的类固醇生成抑制剂，可能对转移性患者产生局部反应和过量的雄激素，但是治愈是不可能的。对于没有恶性临床或病理特征的患者推荐监测病情。目前还没有公认的随访标准，但患者应该持续 2 年定期进行临床评估、激素水平检测（黄体生成素、FSH、睾酮、雌激素和雌二醇）、胸腹部和骨盆 CT 检查。持续睾丸间质细胞功能障碍和性腺功能减退可能在原发肿瘤切除后出现，40% 的男性可能需要术后补充睾酮。

二、睾丸支持细胞瘤

睾丸支持细胞瘤 (Sertoli cell tumor) 的发病率约占所有睾丸肿瘤的 1%。确诊时的年龄中位数为 45 岁，同时在男孩中也有罕见的病例报道。这些肿瘤与 Peutz-Jeghers 综合征和雄激素不敏感综合征有关，通常累及双侧（同时或异时），与隐睾无关。1/3 的患者会有明显的男子女性型乳房。关于睾丸间质细胞肿瘤，鉴于良性组织的概率较高（90%），对于小于 3 cm 的肿瘤推荐睾丸保留手术。对于大于 3 cm 的肿瘤，或术中冰冻切片或最终病理结果显示 GCT 或恶性特征，推荐采用根治性腹股沟睾丸切除术。肿瘤的包裹性良好，黄白色或棕褐色，且均匀一致。显微镜下观察，肿瘤包含有类似于支持细胞的上皮细胞，有不同数量的基质构成的小管。这些肿瘤可能会被误认为精原细胞瘤，进而导致治疗方法的选择错误。诊断检查、分期研究、治疗、监测和随访标准都和睾丸间质细胞瘤相似。

三、颗粒细胞瘤

睾丸颗粒细胞瘤极其罕见。其中青少年型为良性肿瘤，同时也是最常见的先天性睾丸肿瘤（最常发生于小于 6 个月的婴儿），占所有青春期前睾丸肿瘤的 7%。成人型与卵巢颗粒细胞瘤相似。男子女性型乳房和雌激素分泌增加都很常见。如果在术前就怀疑该诊断，那么对于小于 3cm 的肿瘤推荐睾丸保留手术。另外，也推荐根治性腹股沟睾丸切除术。对原发肿瘤的治疗非常有效，因为这些肿瘤的转移潜能有限。

四、性腺胚细胞瘤

性腺胚细胞瘤是一种混合性生殖细胞 - 性索 - 间质瘤，包含了精原细胞瘤样生殖细胞和表现为支持细胞分化的性索细胞。它仅在性腺发育不全和双性综合征的患者中出现。在受累患者中，80% 的表型为女性，通常伴有原发性闭经。剩下的表型为男性，通常伴有隐睾、尿道下裂和一些女性内生殖器的形态。这些肿瘤应该考虑为恶性 GCT 的原位形态，因为大约 50% 的患者会发展为侵袭性 GCT（通常为精原细胞瘤，但也可能卵黄囊瘤和胚胎瘤）。性腺胚细胞瘤不会转移，但是会出现恶性 GCT 成分的转移。因为双侧睾丸肿瘤的风险（40%），通常需要行双侧睾丸切除术。对于恶性 GCT 患者，应该开始对转移性疾病的后续诊断伴或不伴治疗。

五、其他睾丸肿瘤

（一）皮样囊肿和表皮样囊肿

皮样囊肿和表皮样囊肿都是罕见的良性肿瘤，起源于保留胚胎性质的良性生殖细胞或移位性化生间皮细胞。它们边界清楚，单房囊性肿块内充满角质碎片，层叠状外观，超声扫描下呈“洋葱皮”表现。皮样囊肿分化源于上皮样囊肿，同时伴有附属结构比如腺体成分、脂肪组织和软骨。皮样囊肿和上皮样囊肿和畸胎瘤之间的区别，主要是前者睾丸旁没有 ITGCN 的存在。可能会进行摘除术或部分睾丸切除术，但病灶区域应该由病理学家完整取样以排除 GCT 或 ITGCN。

（二）睾丸网腺癌

睾丸网腺癌非常罕见，但具有高度恶性，起源于睾丸集合系统。常见临床表现为无痛性睾丸肿块伴阴囊积水。50% 以上的患者伴有转移病灶，总体生存率中位数为 1 年。RPLND 对于局限性腹膜后淋巴结转移的患者可能有治疗效果。化疗和放疗无效。

六、继发性睾丸肿瘤

（一）淋巴瘤

原位睾丸非霍奇金淋巴瘤是一中罕见的肿瘤，占所有淋巴瘤的 1%～2%。通常情况下，睾丸淋巴瘤都是由睾丸外位置的淋巴瘤转移而来。85% 以上的睾丸淋巴瘤发病于 60 岁以上的男性。非霍奇金淋巴瘤是 50 岁以上男性最常见的睾丸肿瘤。35% 累及双侧睾丸。通常在老年男性中表现为无痛性睾丸肿块。大约 25% 的患者有系统性症状（发热、盗汗、体重减轻）。10% 的确诊患者会累及中枢神经系统。初期治疗为根治性腹股沟睾丸切除术。睾丸非霍奇金淋巴瘤的患者应该由血液专家和肿瘤专家进行分期研究和后续治疗。大多数患者都会有其他系统性疾病，总体预后不良。病理镜下表现如图 59-7-1。

（二）白血病浸润

急性淋巴细胞性白血病的男性儿童患者最常见的复发位置是睾丸。大多数患儿在睾丸增大时完全缓解。通常可以通过病理活检来进行诊断，睾丸切除术是不必要的。可以通过低剂量放疗（20 Gy）进行局部控制，治疗应该包括对侧睾丸，因为双侧睾丸风险都较大。大多数患者都会有其他系统性疾病，总体预后不良。

（三）转移性肿瘤

肿瘤转移至睾丸非常少见。15% 会累及双侧睾丸。最常见的原发肿瘤为前列腺癌、肺癌、

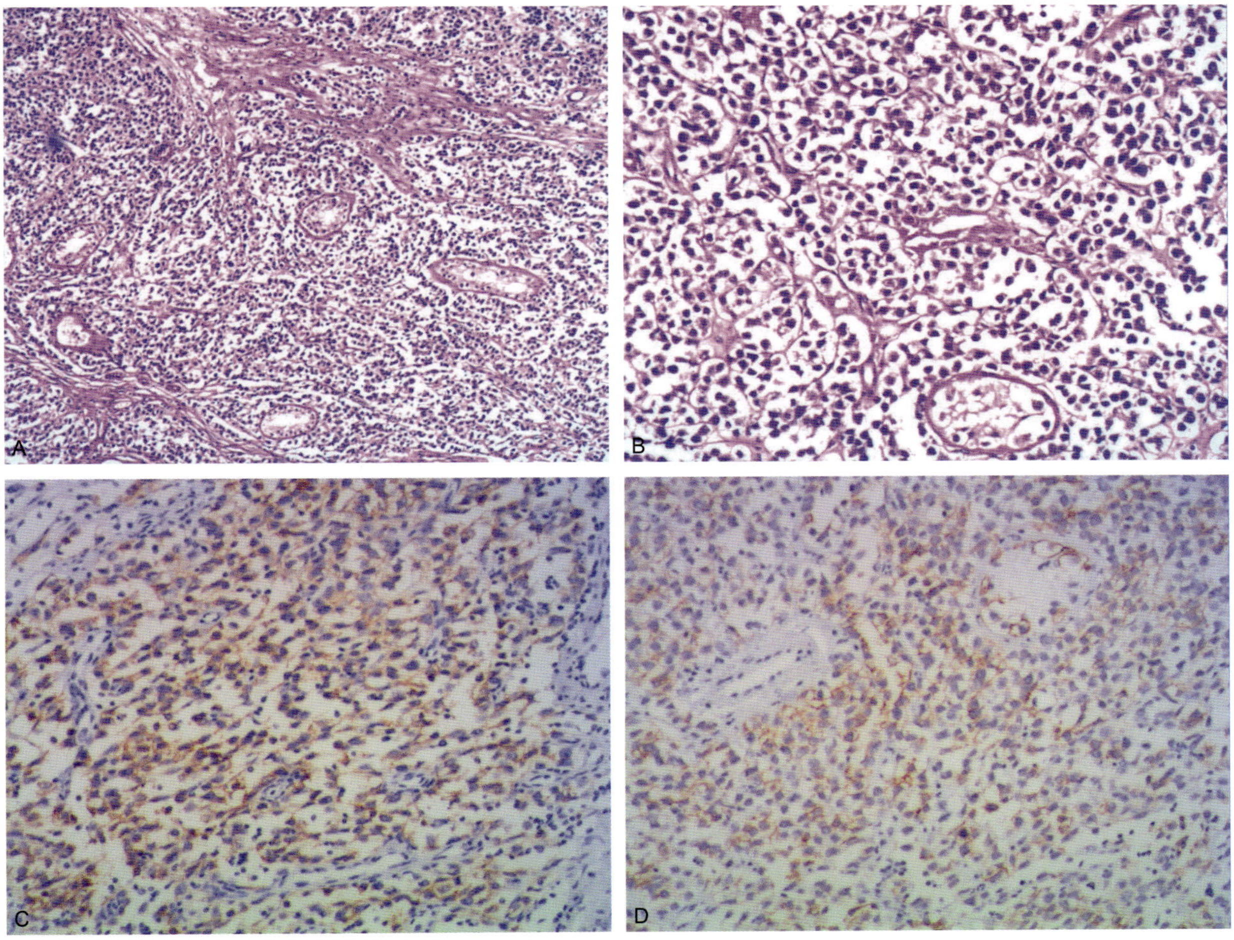

图 59-7-1 睾丸淋巴瘤

A. 低倍镜：睾丸的淋巴瘤以弥漫大 B 细胞型多见，本例显示睾丸结构破坏，被弥漫浸润的肿瘤组织占据，可见残存少许生精小管。B. 高倍镜：肿瘤性淋巴细胞大小较一致，胞体大，圆形或椭圆形；核染色质较细，可见核仁。C. 免疫组化示 LCA 在肿瘤细胞弥漫表达，呈细胞膜阳性。D. 免疫组化示 CD79α 阳性，本抗体为 B 淋巴细胞特异性标志物，提示诊断为 B 细胞型淋巴瘤

黑色素瘤、结肠癌和肾癌。尽管治疗主要取决于原发肿瘤，但也可以考虑睾丸切除术。

七、睾丸附件肿瘤

睾丸旁肿瘤很少见，大约占阴囊内肿瘤的 5%，约 75% 来源于精索。

（一）腺瘤样瘤

腺瘤样瘤是最常见的睾丸旁肿瘤，最常累及附睾（但这些肿瘤可能源于睾丸被膜或精索）。最常见的临床表现为小的（0.5 ~ 5 cm）无痛性睾丸旁肿块，通常在 30 ~ 40 岁男性的常规检查时被发现。这些肿瘤是良性的，通常采用腹股沟探查和手术切除。显微镜下观察，肿瘤是由上皮样细胞组成，还包括空泡和纤维基质。

（二）囊腺瘤

附睾囊腺瘤相当于良性上皮增生。病灶通常对多囊性，囊壁布满了腺状或乳头状排列的上皮细胞结节。大约有 1/3 的病例是发生于

von Hippel-Lindau 病的患者，通常累及双侧。病灶一般很小且无痛，在年轻男性常规体检时发现。

（三）间皮瘤

睾丸旁间皮瘤来源于睾丸鞘膜，常表现为无痛性阴囊肿块伴阴囊积液。这些肿瘤最常见于老年男性，但可能在任何年龄层发病。良性和恶性病例之间的区别主要在于异型性、有丝分裂活动和侵袭性。恶性病例可能有石棉暴露史。一般选择根治性腹股沟睾丸切除术。对于没有广泛转移的恶性肿瘤可以考虑 RPLND。化疗的作用还不清楚。

（四）肉瘤

精索、附睾和睾丸肉瘤是成人最常见的泌尿生殖系统肉瘤。脂肪肉瘤在成人最常见的组织类型，接下来分别为：平滑肌肉瘤、恶性纤维组织细胞瘤、横纹肌肉瘤和纤维肉瘤。胚胎性横纹肌肉瘤是 30 岁以下患者最常见的组织类型。肉瘤最常起源于精索，而后定位于阴囊内。睾丸原发性间叶细胞肿瘤极其罕见，大多数体积较大（大于 5 cm）。超声检查能够识别实体肿块，但不能区分病理良性和恶性。任何在阴囊内白膜外的肿块都应该通过腹股沟进行探查和病理活检。腹股沟管的精索脂肪肉瘤会被误认为腹股沟疝气或脂肪瘤。CT 或磁共振有助于区分它们。

大多数患者在诊断时有局部病变。肉瘤的初步治疗应该通过腹股沟对精索和睾丸进行广泛切除和高位结扎。初步切除不完全的患者应该接受重复广泛切除。主要的失败例子是过于局部化，特别是对于脂肪肉瘤。一些学者建议对所有睾丸旁肉瘤进行术后放疗，特别是对于脂肪肉瘤和那些不能肯定能否局部控制的肿瘤。然而，这个方法的有效性存在争议。对于有腹膜后或远处转移的患者应该给予系统性化疗。在正常转移评估下，除了脂肪肉瘤的所有肉瘤患者都应该接受 RPLND，伴有腹膜后淋巴结转移的患者应该接受术后化疗。鉴于精索的淋巴引流包括同侧骨盆、腹股沟和腹膜后淋巴结，应该考虑选择淋巴结清扫或放疗。睾丸旁肉瘤患者的长期生存率大约为 50%，脂肪肉瘤的预后最好，恶性纤维组织细胞瘤和平滑肌肉瘤的预后最差（Verville, 2009）。

（席志军　何　群　王　杰　张喆楠）

参考文献

Ahluwalia P, Gautam G. Current Concepts in Management of Stage I NSGCT. Indian J Surg Oncol, 2017, 8(1):51-58.

Albers P, Albrecht W, Algaba F, et al. EAU guidelines ontesticular cancer: 2011 update. Eur Urol, 2011, 60(2):304-319.

Atkin NB, Baker MC. Specific chromosome change, i(12p), in testicular tumours? Lancet, 1982, 2(8311):1349.

Ballieux BE, Weijl NI, Gelderblom H, et al. False-positive serum human chorionic gonadotropin (HCG) in a male patient with a malignant germ cell tumor of the testis: a case report and review of the literature. Oncologist, 2008, 13(11):1149-1154.

Barrisford GW, Kreydin EI, Preston MA, et al. Role of imaging in testicular cancer: current and future practice. Future Oncol, 2015, 11(18):2575-2586.

Basiri A, Ghaed MA, Simforoosh N, et al. Is modified retroperitoneal lymph node dissection alive for clinical stage I non-seminomatous germ cell testicular tumor? Urol J, 2013, 10(2):873-877.

Beck SD, Bey AL, Bihrle R, et al. Ejaculatory status and fertility rates after primary retroperitoneal lymph node dissection. J Urol, 2010, 184(5):2078-2080.

Berney DM, Looijenga LH, Idrees M, et al. Germ cell neoplasia in situ (GCNIS): evolution of the current nomenclature for testicular pre-invasive germ cell malignancy. Histopathology, 2016, 69(1):7-10.

Brantus PV. Testicular cancer research trends. New York: Nova Biomedical Books. xi, 2007, 144.

Brown JA, Bihrle R, Foster RS. Delayed orchiectomy at postchemotherapyretroperitoneal lymph node dissection due to laterality of retroperitonealmetastatic pattern consistent with testicular primary: assessment of pathologicfindings. Urology, 2008, 71(5):911-914.

Butteriss DJ, Elliott ST. Testicular sonography: Is an echogenic ring a sign of a benign lesion? J Clin Ultrasound, 2004, 32(6):306-308.

Carver BS. Desperation Postchemotherapy Retroperitoneal Lymph Node Dissection for Metastatic Germ Cell Tumors. Urol Clin North Am, 2015, 42(3):343-346.

Chovanec M, Hanna N, Cary KC, et al. Management of stage I testicular germ cell tumours. Nat Rev Urol, 2016, 13(11):663-673.

Clasen-Linde E, Kvist K, Cortes D, et al. The value of positive Oct3/4 and D2-40 immunohistochemical expression in prediction of germ cell neoplasia in prepubertal boys with cryptorchidism. Scand J Urol, 2016, 50(1):74-79.

Cook GJ, Sohaib A, Huddart RA, Dearnaley DP, Horwich A, Chua S. The role of 18F-FDG PET/CT in the management of testicular cancers. Nucl Med Commun, 2015, 36(7):702-708.

Dieckmann KP, Albers P, Classen J, et al. Late relapse of testicular germ cell neoplasms: a descriptive analysis of 122 cases. J Urol, 2005, 173(3):824-829.

Djaladat H. Organ-sparing surgery for testicular tumours. Curr Opin Urol, 2015, 25(2):116-120.

Ehrlich Y, Margel D, Lubin MA, et al. Advances in the treatment of testicular cancer. Transl Androl Urol, 2015, 4(3):381-390.

Fizazi K, Tjulandin S, Salvioni R, et al. Viable malignant cells after primary chemotherapy for disseminated nonseminomatous germ cell tumors: prognostic factors and role of postsurgery chemotherapy--results from an international study group. J Clin Oncol, 2001, 19(10):2647-2657.

Fosså SD, Borge L, Aass N, et al. The treatment of advanced metastatic seminoma: experience in 55 cases. J Clin Oncol, 1987, 5(7):1071-1077.

Fox EP, Weathers TD, Williams SD, et al. Outcome analysis for patients with persistent nonteratomatous germ cell tumor in postchemotherapy retroperitoneal lymph node dissections. J Clin Oncol, 1993, 11(7):1294-1299.

Gentile G, Brunocilla E, Franceschelli A, et al. Can testis-sparing surgery for small testicular masses beconsidered a valid alternative to radical orchiectomy? A prospectivesingle-center study. Clin Genitourin Cancer, 2013,11(4):522-526.

Gumus M, Bilici A, Odabas H, et al. Outcomes of surveillance versus adjuvant chemotherapy for patients with stage IA and IB nonseminomatous testicular germ cell tumors. World J Urol, 2017, 35(7):1103-1110.

Harland SJ. Conundrum of the hereditary component of testicular cancer. Lancet, 2000, 356(9240):1455-1456.

Hartmann JT, Fossa SD, Nichols CR, et al. Incidence of metachronous testicular cancer in patients with extragonadal germ cell tumors. J Natl Cancer Inst, 2001, 93(22):1733-1738.

Hotaling JM, Walsh TJ. Male infertility: a risk factor for testicular cancer. Nat Rev Urol, 2009, 6(10):550-556.

Jayram G, Szmulewitz RZ, Eggener SE. Management of good-risk metastatic nonseminomatous germ cell tumors of the testis: current concepts and controversies. Indian J Urol, 2010, 26(1):92-97.

Karadimou A, Dimopoulos MA, Bamias A. The role of high-dose chemotherapy in the treatment of testicular cancer. Open Access J Urol, 2010, 2:25-30.

Karellas ME, Damjanov I, Holzbeierlein JM. ITGCN of the testis, contralateral testicular biopsy and bilateral testicular cancer. Urol Clin North Am, 2007, 34(2):119-125.

Kawai K, Akaza H. Current status of chemotherapy in risk-adapted management for metastatic testicular germ cell cancer. Cancer Sci, 2010, 101(1):22-28.

Klepp O, Dahl O, Flodgren P, et al. Risk-adapted treatment of clinical stage 1 non-seminoma testis cancer. Eur J Cancer, 1997, 33(7):1038-1044.

Lago-Hernandez CA, Feldman H, O' Donnell E, et al. A refined risk stratification scheme for clinical stage 1 NSGCT based on evaluation of both embryonal predominance and lymphovascular invasion. Ann Oncol, 2015, 26(7):1396-1401.

Lawrentschuk N, Fleshner N. Clinical stage I seminoma: the case for surveillance. World J Urol, 2009, 27(4):433-439.

Lawton AJ, Mead GM. Staging and prognostic factors in testicular cancer. Semin Surg Oncol, 1999, 17(4):223-229.

Leibovitch I, Foster RS, Ulbright TM, et al. Adult primary pure teratoma of the testis, the Indiana experience. Cancer, 1995, 75(9):2244-2250.

Looijenga LH, Stoop H, Biermann K. Testicular cancer: biology and biomarkers. Virchows Arch, 2014, 464(3):301-313.

Lv ZJ, Wu S, Dong P, et al. Clinical outcomes in patients with stage I non-seminomatous germ cell cancer. Asian J Androl, 2013, 15(4):558-563.

Manecksha RP, Fitzpatrick JM. Epidemiology of testicular cancer. BJU Int, 2009, 104(9 Pt B):1329-1333.

Matulewicz RS, Oberlin DT, Sheinfeld J, et al. The Evolving Management of Patients With Clinical Stage I Seminoma. Urology, 2016, 98:113-119.

McGlynn KA, Trabert B. Adolescent and adult risk factors for testicular cancer. Nat Rev Urol, 2012, 9(6):339-349.

Mead GM, Fossa SD, Oliver RT, et al. Randomized trials in 2466 patients with stage I seminoma: patterns of relapse and follow-up. J NatlCancer Inst, 2011, 103(3):241-249.

Moch H, Cubilla AL, Humphrey PA, et al. The 2016 WHO Classification of Tumours of the Urinary System and Male Genital Organs-Part A: Renal, Penile, and Testicular Tumours. Eur Urol, 2016, 70(1):93-105.

Moul JW, Paulson DF, Dodge RK, et al. Delay in diagnosis and survival in testicular cancer: impact of effective therapy and changes during 18 years. J Urol, 1990, 143(3):520-523.

Nettersheim D, Heimsoeth A, Jostes S, et al. SOX2 is essential for in vivo reprogramming of seminoma-like TCam-2 cells to an embryonal carcinoma-like fate. Oncotarget, 2016, 7(30):47095-47110.

Nguyen CT, Fu AZ, Gilligan TD, et al. Defining the optimal treatment for clinical stage I nonseminomatous germ cell testicular cancer using decision analysis. J Clin Oncol, 2010, 28(1):119-125.

Nichols CR. Chemotherapy of disseminated germ cell tumors. Semin Urol Oncol, 2001, 19(3):157-164.

Oliver RT, Edmonds PM, Ong JY, et al. Pilot studies of 2 and 1 course carboplatin as adjuvant for stage I seminoma: should it be tested in a randomized trial against radiotherapy?. Int J Radiat Oncol Biol Phys, 1994, 29(1):3-8.

Oliver RT, Mason MD, Mead GM, et al. Radiotherapy versus single-dose carboplatin in adjuvant treatment of stage I seminoma: a randomised trial. Lancet, 2005, 366(9482):293-300.

Ondrusova M, Balogova S, Lehotska V, et al. Controversies in the management of clinical stage I testicular seminoma. Cent European J Urol, 2016, 69(1):35-39.

Pagliaro LC. Testicular cancer: when less is more. Curr Oncol Rep, 2010, 12(4):271-277.

Paly JJ, Lin CC, Gray PJ, et al. Management and outcomes of clinical stage IIA/B seminoma: Results from the National Cancer Data Base 1998-2012. Pract Radiat Oncol, 2016, 6(6):e249-e258.

Papachristofilou A, Cathomas R, Bedke J, et al. Optimizing treatment of seminoma stage IIA/B step by step. Ann Oncol, 2013, 24(9):2463.

Peltomäki P, Lothe RA, Børresen AL, et al. Chromosome 12 in human testicular cancer: dosage changes and their parental origin. Cancer Genet Cytogenet, 1992, 64(1):21-26.

Petrelli F, Coinu A, Cabiddu M, et al. Surveillance or Adjuvant Treatment With Chemotherapy or Radiotherapy in Stage I Seminoma: A Systematic Review and Meta-Analysis of 13 Studies. Clin Genitourin Cancer, 2015, 13(5):428-434.

Pliarchopoulou K, Pectasides D. Late complications of chemotherapy in testicular cancer. Cancer Treat Rev, 2010, 36(3):262-267.

Pyle LC, Nathanson KL. Genetic changes associated with testicular cancer susceptibility. Semin Oncol, 2016, 43(5):575-581.

Rabbani F, Sheinfeld J, Farivar-Mohseni H, et al. Low-volume nodal metastases detected at retroperitoneal lymphadenectomy for testicular cancer: pattern and prognostic factors for relapse. J Clin Oncol, 2001, 19(7):2020-2025.

Ramlau-Hansen CH, Olesen AV, Parner ET, et al. Perinatal markers of estrogen exposure and risk of testicular cancer: follow-up of 1,333,873 Danish males born between 1950 and 2002. Cancer Causes Control, 2009, 20(9):1587-1592.

Reynard J, Brewster S, Biers S. Oxford handbook of urology Third edition. ed. Oxford handbooks. Oxford: Oxford University Press. xxxii, 2013, 832.

Richiardi L, Pettersson A, Akre O. Genetic and environmental risk factors for testicular cancer. Int J Androl, 2007, 30(4):230-240.

Scorer CG, Farrington GH. Congenital Deformities of the Testis and Epididymis. New York: Appleton-Century-Crofts, 1971.

Sharma P, Dhillon J, Sexton WJ. Intratubular Germ Cell Neoplasia of the Testis, Bilateral Testicular Cancer, and Aberrant Histologies. Urol Clin North Am, 2015, 42(3):277-285.

Shaw J. Diagnosis and treatment of testicular cancer. Am Fam Physician, 2008, 77(4):469-474.

Stang A, Trabert B, Wentzensen N, et al. Gonadal and extragonadal germ cell tumours in the United States, 1973-2007. Int J Androl, 2012, 35(4):616-625.

Stephenson AJ, Russo P, Kaplinsky R, et al. Impact of unnecessary exploratory laparotomy on the treatment of patients with metastatic germ cell tumor. J Urol, 2004, 171(4):1474-1477.

Stephenson AJ, Bosl GJ, Motzer RJ, et al. Retroperitoneal lymph node dissection for nonseminomatous germ cell testicular cancer: impact of patient selection factors on outcome. J Clin Oncol, 2005, 23(12):2781-2788.

Susanne K. Diagnosis and management of testicular cancer: the European point of view. New York: Springer Berlin Heidelberg, 2015.

Tomilin A, Vorob'ev V, Drosdowsky M, et al. Oct3/4-associating proteins from embryonal carcinoma and spermatogenic cells of mouse. Mol Biol Rep, 1998, 25(2):103-109.

Tsili AC, Argyropoulou MI, Giannakis D, et al. MRI in the characterization and local staging of testicular neoplasms. AJR Am J Roentgenol, 2010, 194(3):682-689.

United Kingdom Testicular Cancer Study Group. Aetiology of testicular cancer: association with congenital abnormalities, age at puberty, infertility, and exercise. BMJ, 1994, 308(6941)1393-1399.

van Dijk MR, Steyerberg EW, Habbema JD. Survival of non-seminomatous germ cell cancer patients according to the IGCC classification: An update based on meta-analysis. Eur J Cancer, 2006, 42(7):820-826.

Vergouwe Y, Steyerberg EW, Eijkemans MJ, et al. Predictors of occult metastasis in clinical stage I nonseminoma: a systematic review. J Clin Oncol, 2003, 21(22):4092-4099.

Verville K. Testicular cancer. The biology of cancer. New York: Chelsea House, 2009, 156.

Vidal AD, Thalmann GN, Karamitopoulou-Diamantis E, et al. Long-term outcome of patients with clinical stage I high-risk nonseminomatous germ-cell tumors 15 years after one adjuvant cycle of bleomycin, etoposide, and cisplatin chemotherapy. Ann Oncol, 2015, 26(2):374-377.

Vuky J, Tickoo SK, Sheinfeld J, et al. Salvage chemotherapy for patients with advanced pure seminoma. J Clin Oncol, 2002, 20(1):297-301.

Wein AJ, Kavoussi LR, Campbell MF, et al. Campbell-Walsh urology 10th ed. Philadelphia:Elsevier Saunders, 2012.

Williams SD, Stablein DM, Einhorn LH, et al. Immediate adjuvant chemotherapy versus observation with treatment at relapse in pathological stage II testicular cancer. N Engl J Med, 1987, 317(23):1433-1438.

Wood HM, Elder JS. Cryptorchidism and testicular cancer: separating fact from fiction. J Urol, 2009, 181(2):452-461.

Yathiraj PH, Sharan K, Fernandes DJ, et al. Adjuvant treatment forStage I seminoma: Why radiotherapy is better than carboplatin. J Cancer Res Ther, 2016, 12(4):1216-1219.

阴囊内容物炎症

男性阴囊内容物非特异性感染具有相似的临床表现，其主要致病微生物为需氧革兰氏阴性杆菌（大肠埃希氏菌、变形杆菌等），革兰氏阳性球菌（金黄色葡萄球菌、肠球菌等），以及厌氧菌（厌氧链球菌等）。非特异性感染和特异性感染（结核、淋病等）是截然不同的两类感染。阴囊内容物非特异性感染可波及男性生殖器官的任何部位和泌尿系统，并可从一个器官扩散至另一个器官。常见的男性阴囊内容物非特异性感染疾病包括急、慢性附睾炎，急性、慢性睾丸炎等。

第一节 附 睾 炎

附睾炎顾名思义就是发生于附睾的炎性疾病，可以有感染，也可能无感染。附睾炎仅有极少数患者住院治疗，无法准确统计发病率。从新生儿到老年人均可发生。在美国，每年附睾炎病例约有 600 000 万，18～35 岁年龄段高发，中老年男性发病率偏低。青春期男性有急性阴囊肿胀及疼痛表现时，1/3 病例为附睾炎，1/3 病例为睾丸扭转，另 1/3 为睾丸附件或附睾附件扭转所致。

附睾炎是最常见的阴囊内容物感染性疾病，常由膀胱、尿道、精囊或前列腺的炎症经由射精管和输精管逆行进入附睾所致。炎症开始于附睾尾部，随后通过附睾体部扩散至附睾头部。

患者的年龄可以提示引起附睾炎最可能的病因。在婴儿和孩童时期，附睾炎常与尿路炎症、泌尿生殖道解剖异常或包茎有关。对于老年男性，良性前列腺增生和其并发症（如尿潴留等）、尿路炎症以及留置导尿管是导致附睾炎的最常见的原因。细菌性前列腺炎和精囊炎则是青春期后各年龄段男性发生附睾炎的病因之一。35 岁以下处于性活跃期的男性，附睾炎常起因于性传播性尿道炎，而 35 岁以上男性或肛交者性传播性尿道炎较为少见，而非性传播性附睾炎更为常见。此外，引起附睾炎的风险因素还包括剧烈运动，骑自行车或摩托车，骑马和久坐（如在旅行期间，需要久坐的工作等）。

引起泌尿生殖系感染的常见病原体在不同年龄段也有所不同。研究显示，14～35 岁的男性，最常见的致病微生物是容易导致性传播性尿道炎的淋球菌或沙眼衣原体。而 14 岁以下和 35 岁以上男性，附睾炎多继发于大肠埃希氏菌性菌尿，患者常合并其他泌尿生殖系疾病。肛交的同性恋男性，主要致病菌是大肠埃希氏菌和流感嗜血杆菌。发生在儿童的附睾炎非常少见，也常由引起菌尿的大肠埃希氏菌感染所致，应注意除外此类患儿存在的解剖异常。存在免疫抑制的男性，附睾炎多由系统性疾病引起，如结核、隐球菌或布鲁菌感染。此外，与睾丸炎一样，病毒、真菌和寄生微生物也可以诱发附睾炎。

非感染性病因所致的附睾炎也不少见。一项研究发现，在 2 ~ 13 岁的男孩中，非感染性附睾炎的年发病率为 1.2/1000。这类附睾炎的发病主要与病原体（如肺炎支原体、肠道病毒、腺病毒等）感染后的炎症反应有关，预后往往很好。有人认为无菌尿液反流至附睾，引起局部无菌性化学炎症也可能是导致非感染性附睾炎的原因，但非常少见。引起附睾炎的其他非感染性病因还包括血管炎和某些药物（如胺碘酮）的使用（Nikolaou et al., 2007）。

附睾炎根据临床症状的持续时间可分为急性附睾炎和慢性附睾炎。急性附睾炎起病迅速，症状持续时间通常不超过 6 周，特点是疼痛和肿胀，同时伴有急性炎症的全身表现。慢性附睾炎以局部疼痛为主，一般无肿胀，症状持续时间超过 3 个月，全身症状不明显。

一、急性附睾炎

急性附睾炎属于泌尿外科急症之一，虽然这种疾病不会危及生命，但是如果处理措施不当可能会造成病程迁延、反复发作，少数患者还会因附睾管堵塞引起不育。

（一）临床表现

急性附睾炎可发生于各个年龄段，常在重体力劳动后发生，如举扛重物后等，也可以在较强烈的性兴奋后出现。经尿道器械操作所致的损伤可导致附睾炎，前列腺摘除术后也可并发急性附睾炎。前列腺炎和精囊炎也可并发急性附睾炎。

通常表现为突发的、严重的阴囊疼痛和肿胀。起病可在 1 ~ 2 天内，有时更长。疼痛可沿精索放射至腹部，甚至达肋腹部。炎症和肿胀常从附睾尾部开始，逐渐波及附睾其余部分和睾丸，肿胀进展较快，可在 3 ~ 4 小时内使附睾体积增大一倍。患侧阴囊明显肿胀，阴囊皮肤发红、发热，附睾睾丸及精索均有增大或增粗，睾丸与附睾变成一个硬块，界限不清，可出现继发性睾丸鞘膜积液。如脓肿形成，皮肤呈现干性变薄，易脱落皮屑。脓肿亦可自行破溃。

患者可伴有膀胱刺激症状、排尿改变及尿道分泌物。排尿后和便后常有白色分泌物自尿道口流出，俗称尿道口“滴白”。合并精囊炎时，可有血精。发病期间患者性功能减退，可表现为勃起功能障碍、早泄或射精痛等（Furuya et al., 2004）。

患者全身症状明显，可有畏寒、突发高热，体温可达 40℃左右，严重时可出现精神神经症状，如头晕、乏力、疲惫、失眠、情绪低落、疑虑焦急等。

（二）辅助检查

1. 实验室检查

血白细胞计数增多，核左移；尿白细胞增多；尿培养或精液培养可有致病菌生长。

2. B 型超声检查

可见附睾呈弥漫均匀性增大，也可局限性增大，其内部回声不均匀，光点增粗，可将附睾与睾丸肿胀及炎症范围显示出来。

（三）诊断

根据病史及辅助检查，急性附睾炎诊断不

困难。

（四）鉴别诊断

1．睾丸扭转

在患者最初就诊时及时鉴别附睾炎和睾丸扭转十分重要，对睾丸扭转诊断的延迟会造成睾丸梗死。睾丸扭转常见于青春期早期和新生儿期，30 岁以上少见，普雷恩征（Prehn's Sign）阳性，即抬高患侧阴囊疼痛加重，而急性附睾炎患者普雷恩征阴性。放射性核素扫描显示扭转侧血液灌注降低，彩超见睾丸内血流减少或消失，而急性附睾炎患者则睾丸血流增强。

2．睾丸附件或附睾附件扭转

临床表现通常与睾丸扭转相似，全身症状不明显。在发病早期发生水肿前可触及扭转的附件或邻近睾丸上极的小肿块。随着病情进展会出现水肿，此时需要借助超声检查来进行鉴别。

3．附睾结核

一般很少有疼痛及发热，触诊附睾与睾丸界限清，包块质硬，病灶常与阴囊壁粘连或有脓肿、窦道形成，输精管可有串珠样改变，前列腺及精囊亦可有结核病灶。

4．睾丸肿瘤

约 10% 的睾丸肿瘤患者伴有类似附睾炎样的急性疼痛，常因肿瘤内出血、梗死或坏死所致，易与急性附睾炎相混淆。急性附睾炎发病急，有发热，睾丸或附睾疼痛肿大，触诊时疼痛加重，抗感染治疗后症状和体征可明显好转。而睾丸肿瘤发病较缓慢，炎症症状和体征不如前者严重，抗炎治疗效果不佳，影像学检查和肿瘤标志物检查有助于鉴别。

（五）并发症

如治疗及时，病损可完全消失而无损害，但附睾功能仍可能受到一定影响。如治疗不及时或治疗不当，可形成脓肿，导致附睾组织的严重损害。此外，附睾炎可继发纤维化，导致附睾管道的狭窄或闭塞。双侧附睾损害常可导致男子不育症或男子生育力减退。在睾丸被累及的情况下，还可引起睾丸生精功能障碍。附睾脓肿可延伸并破坏睾丸（附睾睾丸炎）。急性附睾炎可演变为慢性附睾炎。

（六）治疗

1．内科治疗

在急性附睾炎期间应卧床休息，避免性生活和其他体力活动。抬高阴囊可以减轻疼痛。在早期可将冰袋置于患侧阴囊处，防止肿胀。后期可用热敷，加速炎症消退。如附睾疼痛较重，可用 1% 利多卡因 20 ml 于睾丸上端处精索行局部注射，亦可口服止痛药。有时吲哚美辛（消炎痛）栓剂肛塞亦可减轻症状。

抗菌药物的选择应按细菌培养以及抗菌药物敏感试验来决定。在药敏结果出来前，通常使用氟奎诺酮类药物口服，共 3 周。期间如培养结果阳性，则根据药敏结果选择敏感抗生素治疗。若局部红肿明显，血白细胞数增多，体温上升，应静脉输注抗生素，至体温正常，再改口服抗生素。对于年轻、性生活活跃、可能患性传播性附睾炎者应给予单剂头孢曲松肌肉注射，随后用多西环素治疗 21 天。

2．外科治疗

绝大多数急性附睾炎经药物治疗后顺利痊愈，但有 3%～9% 的病例在急性期出现脓肿，需要外科手术引流。

（七）预后

急性附睾炎及时诊断并得到适当治疗后，一般均可恢复而不发生并发症，症状完全消失需 2～4 周或更长时间。如处理不当，可迁延而成慢性附睾炎。双侧急性附睾炎可导致患者生育力下降或不育，但临床上较为少见。

二、慢性附睾炎

慢性附睾炎是指附睾的炎症和疼痛，通常不伴水肿，但病程较长的患者在附睾尾部可有硬结。慢性附睾炎临床上较为多见，可由治疗不彻底的急性附睾炎演变而来，但多数患者并无急性附睾炎病史。慢性附睾炎在病理学上表现为纤维增生，可见广泛的瘢痕与附睾管闭塞，组织间有淋巴细胞和浆细胞浸润。慢性附睾炎的发病机制目前尚不清楚。

慢性附睾炎和附睾疼痛在临床表现和病原体上并无明显差异。患者常表现为附睾长期疼痛，多数疼痛程度较轻，少数可有短时加重，但对患者的生活质量影响较大。患侧阴囊触诊可发现附睾尾部硬结，部分患者附睾头体部饱满，触痛大多较轻，附睾与睾丸分界清晰。

慢性附睾炎的症状和体征缺乏特异性，确诊主要依靠病理学检查。需要与附睾结核进行鉴别。后者临床表现为附睾无痛性结节状肿块，输精管串珠样改变，睾丸肿硬甚至与阴囊粘连，抗结核治疗有效，追问病史部分患者有结核病史。

一般认为慢性附睾炎具有自限性，可以自愈，但通常需要数年甚至数十年。试验性应用针对沙眼衣原体的抗生素4～6周可能有效，但治疗合理性有待商榷。附睾切除仅适合那些保守治疗无效、无生育要求、严重影响生活质量的患者，术后疼痛缓解的概率仅有50%。慢性附睾炎有时会合并附睾管梗阻，单侧梗阻者精液质量会受到影响，双侧梗阻者会引起梗阻性无精子症，有生育要求者需要行显微外科输精管附睾吻合术。

第二节 睾　丸　炎

一、定义和分类

公元前五世纪，希波克拉底首次提及睾丸炎。睾丸炎是一种继发于感染或创伤的睾丸炎症反应。可分为急性睾丸炎、慢性睾丸炎和慢性睾丸疼痛。急性睾丸炎主要表现为睾丸突发性疼痛和肿胀；慢性睾丸炎则以睾丸炎性疼痛为主，肿胀不明显，病程一般超过6周；慢性睾丸疼痛为间断或持续性单侧或双侧睾丸疼痛不适，病程超过3个月，显著影响患者的日常生活，因其临床表现很多与慢性盆腔疼痛综合征相重叠，故而也可将其归类于后者的一部分，本节不再对其进行叙述。Beiko等于2001年提出按病因学特点对睾丸炎进行分类（表60-2-1）（Beiko et al., 2001）。

二、病因

流行性腮腺炎是最常见的睾丸炎发病原因，也称为腮腺炎性睾丸炎，少数则起因于睾丸非特异性炎症过程。常急性发病，起初表现为阴囊疼痛和水肿。当患者最近有流行性腮腺炎病史且同时出现睾丸肿胀，则应考虑该病。腮腺炎性睾丸炎中70%为单侧发病，另外30%病例中，一侧发病后1～9天时累及对侧睾丸（Tae et al., 2012; Tomich et al., 2015; Davis et al., 2010）。引起睾丸炎的其他少见病毒感染

表 60-2-1 睾丸炎的分类

急性细菌性睾丸炎
继发于尿路感染
继发于性传播疾病
急性非细菌性感染性睾丸炎
病毒
真菌
寄生虫
立克次体
急性非感染性睾丸炎
特发性
创伤
自身免疫性疾病
慢性睾丸炎
慢性睾丸疼痛

包括柯萨奇病毒、EB 病毒、水痘 - 带状疱疹病毒、埃可病毒等。有学者报道，一些病毒性睾丸炎患者可于接种腮腺炎、麻疹或风疹疫苗后发病。

细菌性睾丸炎通常继发于同侧附睾炎，这种情况也称为睾丸 - 附睾炎，临床表现为渐进性睾丸疼痛和肿胀。常见致病菌包括淋球菌、大肠埃希氏菌、克雷伯菌、铜绿假单胞菌、金黄色葡萄球菌和链球菌等。14 ~ 35 岁男性最常见的致病菌为淋球菌，14 岁以下和 35 岁以上男性则以大肠埃希氏菌最为多见。

免疫功能减退的睾丸炎患者，病原体多为结核分枝杆菌、新型隐球菌、弓形虫、副流感嗜血杆菌和白念珠菌等（Silva et al., 2014）。

非感染性睾丸炎多为特发性或由创伤引起，临床检查无法找到病原体。

三、流行病学

青春期前（小于 10 岁）的流行性腮腺炎患者中约 20% 会发生睾丸炎，而在青春期和青春期后流行性腮腺炎患者中这种情况则更为普遍。近十年来，随着麻疹、腮腺炎和风疹疫苗接种的逐渐减少，腮腺炎性睾丸炎的发病呈现上升趋势。患者常于腮腺炎发病后数天开始出现睾丸炎症状。

细菌性睾丸炎多发生于 15 岁以上的性活跃期男性和 50 岁以上的前列腺增生症患者，90% 为单侧发病。

四、临床表现

（一）症状

急性睾丸炎以睾丸疼痛和肿胀为主要表现，从轻度不适到剧烈疼痛，程度不同。全身症状包括乏力、萎靡不振、肌肉疼痛、发热寒战、恶心和头痛等。腮腺炎性睾丸炎一般于流行性腮腺炎发病后 4 ~ 7 天出现症状，以全身症状和睾丸肿痛为主，排尿症状不明显；细菌性睾丸炎多与急性附睾炎相关，除阴囊和全身症状外还会出现尿路炎症症状，性活跃期男性可有性传播疾病症状，老年男性可有前列腺增生的相关症状。

（二）体征

全身查体多有发热及毒血症的表现。患侧阴囊皮肤红肿，表面有红斑，触诊时睾丸增大，可有硬结，痛觉敏感，如同时有附睾肿大触痛则应考虑为睾丸 - 附睾炎。如合并睾丸鞘膜积液，透光试验则呈阳性。腮腺炎性睾丸炎时可查到腮腺炎病灶。

（三）辅助检查

（1）实验室检查：腮腺炎性睾丸炎根据病史和查体即可诊断，但确诊有赖于血清免疫荧光抗体检测。性活跃期男性需要做尿道拭子涂片染色并进行培养，以了解有无衣原体和淋球菌感染，同时还应检查尿常规、尿培养以及 HIV 检测。实验室检查对睾丸 - 附睾炎的诊断帮助不大，有时可发现 C- 反应蛋白（CRP）和红细胞沉降率（ESR）水平升高。

（2）影像学检查：彩色多普勒超声评估急性阴囊疾病时意义重大。因急性睾丸炎有急性睾丸水肿和疼痛的表现，与睾丸扭转容易混淆，超声检查有助于鉴别。如睾丸大小正常，血流明显减少或消失，则应高度怀疑睾丸扭转，但有时也会误诊，特别是睾丸间断性扭转和部分扭转；如附睾明显增大且血流增加，则应考虑急性附睾炎 / 睾丸炎。慢性睾丸炎时超声检查有助于排除睾丸恶性疾病（Artul et al., 2014）。

五、鉴别诊断

（一）急性附睾炎

发病急，附睾明显肿大并疼痛，可放射至腹股沟或下腹部，并有发热和寒战等全身症状，与急性睾丸炎表现相似。但查体可见附睾肿大，触痛明显，而且与睾丸往往分界不清。如附睾炎蔓延至睾丸成为睾丸 - 附睾炎者，则鉴别更为困难。

（二）睾丸扭转

症状与腮腺炎性睾丸炎相似，发病急，症状剧烈，无腮腺炎病史，全身症状较轻，普雷恩征阳性，即托起患侧阴囊可使疼痛加剧。睾丸位置上移或呈横位，精索呈麻绳状扭曲。彩超或放射性核素扫描显示患侧睾丸血流灌注明显减少或消失。

（三）嵌顿性斜疝

可有阴囊局部疼痛、肿胀，易与急性睾丸炎混淆。但既往有阴囊内可复性肿物病史，可伴有腹痛、腹胀、肛门停止排气等肠梗阻症状，触诊肿物与睾丸有界限。

六、并发症

睾丸炎痊愈后有高达 60% 的受累睾丸出现不同程度的萎缩。生育力受损比例为 7%～13%，精液分析结果可显示无精子症或少精子症，不育多见于双侧睾丸炎，单侧睾丸炎则很少发生（Masarani et al., 2006）。少数睾丸炎可并发睾丸鞘膜积液或脓性囊肿。尽管有报道暗示睾丸炎与睾丸肿瘤的发生有关系，但证据并不充分。

七、治疗

睾丸炎的治疗包括支持治疗、内科治疗和外科治疗。处理之前最为重要的是要及时排除睾丸扭转的可能。如怀疑睾丸扭转，应积极准备行急症手术探查。而睾丸 - 附睾炎在经相同时间的抗生素治疗后症状也多可缓解。睾丸炎的治疗通常在门诊进行，但需要密切随访。怀疑脓肿形成者，门诊治疗效果不好者，以及有败血症的征象者，可考虑住院治疗。

（1）支持治疗：包括卧床休息，托起阴囊，止痛药物和冷敷镇痛。操作时患者平卧，在两侧大腿根部之间塞入小枕头或毛巾，将阴囊托起，在患侧睾丸处外敷冰袋，每天 4 次，每次外敷 10～15 分钟，直至疼痛缓解。腮腺炎性睾丸炎经 3～10 天的支持治疗后症状多可自行缓解。

（2）内科治疗：目前尚无有效的药物能够用于病毒性睾丸炎的治疗。细菌性睾丸炎或睾丸 - 附睾炎无需等待培养和药敏结果，需尽快开始经验性抗生素治疗，应针对可疑致病菌选择合适的抗生素。对于 35 岁以下处于性活跃期的细菌性睾丸炎患者，所选抗生素的抗菌谱应能够涵盖性传播病原体（特别是淋球菌和衣原体），常用的药物有头孢曲松、多西环素或阿奇霉素等。因为耐药性的广泛产生，目前疾病预防控制中心（CDC）已不再推荐氟喹诺酮类抗生素用于治疗淋病。对于 35 岁以上的细菌性睾丸炎患者，所选抗生素的抗菌谱还需要额外覆盖一些革兰氏阴性菌，常用药物有氟喹诺酮类、复方磺胺甲噁唑等。对症治疗药物包括止痛药和止吐药等，可在必要的时候选用。

（3）外科治疗：绝大多数睾丸炎经支持和内科治疗后病情均可得到有效缓解，但仍有少数患者因出现并发症而需要外科处理。如睾丸炎并发睾丸鞘膜积液或脓性囊肿时，应进行评估，然后决定是否行手术切开，以缓解睾丸鞘膜腔内压力。

（宋卫东）

参考文献

Artul S, Abu Rahmah Y, Abu Shkara H, et al. Inferno: colour Doppler ultrasound sign of orchitis. BMJ Case Rep, 2014, 2014 pii: bcr2014203613.

Beiko DT, Nickel JC, Boag AH, et al. Benign mixed epithelial stromal tumor of the kidney of possible müllerian origin. J Urol, 2001, 166(4):1381-1382.

Davis NF, McGuire BB, Mahon JA, et al. The increasing incidence of mumps orchitis: a comprehensive review. BJU Int, 2010, 105(8):1060-1065.

Furuya R, Takahashi S, Furuya S, et al. Is seminal vesiculitis a discrete disease entity?. J Urol, 2004, 171(4):1550-1553.

Masarani M, Wazait H, Dinneen M. Mumps orchitis. J R Soc Med, 2006, 99(11):573-575.

Nikolaou M, Ikonomidis I, Lekakis I, et al. Amiodarone-induced epididymitis: a case report and review of the literature Int J Cardiol. Amiodarone-induced epididymitis: a case report and review of the literature Int J Cardiol, 2007, 121(1):e15-16.

Silva CA, Cocuzza M, Carvalho JF, et al. Diagnosis and classification of autoimmune orchitis. Autoimmun Rev, 2014, 13(4-5):431-434.

Tae BS, Ham BK, Kim JH, et al. Clinical features of mumps orchitis in vaccinated postpubertal males: a single-center series of 62 patients. Korean J Urol, 2012, 53(12):865-869.

Tomich A, Grubish L, Young S, et al. Immunocompetent, Immunized Male With Mumps, Complicated by Orchitis and Meningitis. Mil Med, 2015, 180(10):e1121-e1122.

第六十一章

损　伤

阴囊软组织松弛，睾丸活动度较大，但阴囊内容物组织脆嫩，抗损伤能力较差。因此，阴囊及其内容物的损伤临床上并不少见。一般多发生于青壮年。往往同时出现睾丸、鞘膜、精索及阴囊壁的损伤，常见的致伤原因多为直接暴力。

第一节　睾丸损伤

一、病因及发病机制病因

（一）病因

睾丸位于浅表暴露部位，由于阴囊有良好的保护结构并且活动自如，所以一般并不容易受伤。受伤种类分开放性、闭合性。受伤原因有直接暴力或间接损伤（Jenkins & O'Dwyer, 2008）。

（1）创伤：如枪弹造成的损伤，常有多处合并伤，在弹片伤时睾丸会有部分、大部分或全部缺损。直接穿刺伤，因为睾丸活动度大，伤及睾丸可能性小。

（2）挫伤：由于踢打、坠落或骑跨引起。

（二）发病机制

在睾丸白膜损伤后，睾丸组织膨出形成疝，如果伤及睾丸主要动脉则睾丸萎缩，严重者睾丸坏死，在睾丸扭转时，睾丸开始为出血性梗死，逐渐鞘膜囊中有渗出液体，最初为浆液性以后变为血性，在扭转仍不能解除时，则动脉闭锁，血运停止，睾丸坏死、萎缩（Pollak & Nyhus, 1983）。

二、流行病学

以往认为，由于阴囊所在位置以及活动性大，所以睾丸受伤的机会较少。但事实上并不少见，如1组2096例泌尿生殖器闭合伤的患者中，有245例是阴囊和睾丸损伤，占11.7%；而另1组2487例闭合性泌尿生殖器损伤的患者中，外生殖器损伤率为7%，其中25%是阴囊，76%为睾丸。阴囊损伤者，45%累及睾丸（Thapa et al., 2009; Shin et al., 2005）。

三、临床表现

（1）有阴囊部外伤史。

（2）局部剧痛，痛感可放射至下腹部、腰部或上腹部，甚至可发生痛性休克。疼痛时还可伴有恶心、呕吐症状。

（3）检查可见阴囊肿胀、皮肤青紫淤血，患侧睾丸肿大质硬，有明显触痛。常伴有阴囊血肿、鞘膜积液或鞘膜积血等。后期睾丸缺血萎缩时，睾丸小而软。

（4）睾丸破裂（图 61-1-1）时睾丸界限触不清；睾丸脱位时，阴囊空虚，常在下腹部、会阴部扪及睾丸状肿物；睾丸扭转时，睾丸升高呈横位或附睾位于睾丸前方，精索变粗，上抬阴囊和睾丸时，疼痛不减轻或反而加重。

四、检查

B 超及多普勒检查对判断睾丸破裂及睾丸血供减少有一定价值。睾丸破裂时，可出现睾丸低回声区；睾丸扭转时，可出现伤侧睾丸血流灌注减少。若不能明确诊断，可进行手术探查。

五、诊断

阴囊致伤后，由于阴囊肿胀、疼痛及瘀斑等临床表现，诊断并不困难，重要的是确定睾丸有无损伤。如被贻误，常常导致血肿形成，继而发生感染或压迫睾丸造成缺血，终致睾丸萎缩，影响患者的性功能和生育能力。为此许多学者认为 B 超检查对判断睾丸有无损伤、损伤范围大有裨益。有研究以 B 超检查了 28 例阴囊闭合伤的患者，12 例睾丸有异常改变：4 例睾丸肿大，内有单个或多个边界欠清晰的低回声区（血肿）；5 例睾丸轮廓出现回声中断（白膜破裂）；3 例失去睾丸正常形态，断端相互分离，断面不规则（睾丸断裂），其中 10 例经手术证实（Meacham, 2002; Valenti et al., 2006）。另外，对于无血肿的睾丸损伤，治疗方法的抉择颇为棘手。Matsuda 等提出若睾丸挫伤或血肿<1/3 者，可以行动态监测，如病变>2/3，或白膜破裂者则采取手术治疗（Matsuda et al., 1998）。

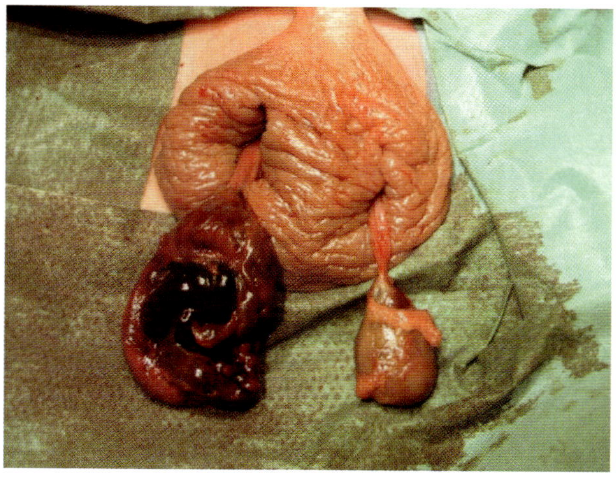

图 61-1-1　睾丸破裂

六、鉴别诊断

（1）急性附睾、睾丸炎：亦有睾丸疼痛及阴囊肿胀等症状，检查睾丸及附睾肿大、质硬、触痛明显。但本病多见于成年，发病较缓，阴囊虽有肿胀，却无皮肤青紫淤血等改变。常有尿道内使用器械和留置导尿的既往史，且伴有畏寒、发热等全身症状。血常规检查示中性粒细胞明显增高。

（2）嵌顿性斜疝：腹股沟斜疝嵌顿时，可有阴囊部剧烈疼痛症状，且触痛明显。但本病一般有可复性阴囊或腹股沟部肿物的病史，且有腹部胀痛、恶心、呕吐、无肛门排气排便等症状，检查腹部肠鸣音亢进、有气过水声；可扪及阴囊内椭圆形肿物，睾丸正常、无触痛，移动时疼痛症状无改变。

（3）睾丸肿瘤：睾丸进行性肿大、质硬。但无外伤史，肿块有沉重感且无弹性，无明显触痛。甲胎蛋白（AFP）、人绒毛膜促性腺激素（hCG）等肿瘤标志物检查有时可为阳性。

腹膜后淋巴结 CT 检查或淋巴造影检查有时可发现癌肿浸润的肿大淋巴结。必要时行手术探查或活体组织学检查可发现肿瘤细胞。

七、治疗

睾丸损伤的治疗过程中尽量保留睾丸，损伤严重有休克者应抗休克治疗。

（1）创伤：清洁创面，清除坏死组织，修复缝合，尽量保留睾丸组织以维持男性功能，有血肿者应彻底清除，避免因血肿引起感染。在双侧睾丸受损伤时，在没有损伤睾丸动脉时不要切除睾丸，如睾丸已离断，可考虑行睾丸原位移植或异位移植，阴囊损伤严重则行阴囊成形术以包裹睾丸。

（2）挫伤：局部有血肿伤后即刻冷敷，减少渗血。托起固定睾丸以减轻疼痛，血肿未能吸收者应切开引流，如睾丸肿胀疼痛难忍也可切开少许白膜减轻睾丸内压，但应警惕生精小管疝的发生。

（3）脱位及扭转：应尽早将睾丸复位固定，除睾丸固定外，精索也可以作适当固定以避免再次脱位或扭转。如果治疗时间延迟，睾丸已坏死则只能切除睾丸避免阴囊内感染。

八、预后

许多观察证实，早期手术探查，不仅能清除血肿、防止感染，而且通过睾丸修补，大大降低睾丸切除率，从而减轻患者的心理负担和由自身免疫反应所致的不育症。如 Cass 治疗的 65 例患者中，非手术治疗的 23 例，因延迟手术 5 例做了睾丸切除（22%）。而早期手术探查者，睾丸切除率仅为 7%。Villar 也指出，非手术治疗的患者 45% 不成功，常因持续性疼痛、感染等并发症最终行延迟探查，45% 将睾丸切除，与 72 小时内手术探查者 5% 的睾丸切除率形成鲜明之对比（Steigman et al., 1999）。

第二节　附睾及输精管损伤

单纯附睾损伤非常罕见，通常与睾丸损伤相伴随。与附睾损伤相关更为常见的是附睾炎症。下文，笔者详细阐述输精管损伤。

输精管损伤多见于医源性输精管损伤，如腹股沟斜疝修补术、隐睾下降固定术、精索静脉高位结扎术等手术。双侧医源性输精管损伤可致梗阻性无精子症。

一、医源性输精管损伤的原因

凡腹股沟区的外科手术均可能损伤输精管，导致损伤的解剖基础和原因包括疝囊与精索结构的关系密切，疝修补时易造成这些结构的损伤。手术操作者往往只注重防止精索动静脉损伤以免出血和术后睾丸萎缩，而忽视对输精管的保护。小儿患者输精管细小（图 61-2-1），呈纤维状，不易辨认，易与疝囊一并切除，特别是复发性斜疝再次修补术，其解剖结构不清，更易损伤输精管。很多患者均有幼年行斜疝修补术、鞘状突高位结扎术、隐睾固定术或精索静脉高位结扎术史，充分说明了这类手术易引起输精管损伤。术者必须熟悉输精管

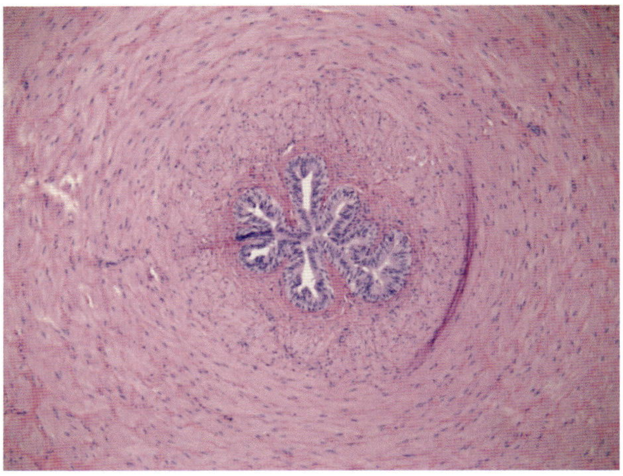

图 61-2-1 输精管横断面

的解剖特点，严格手术操作，在疝修补时避免钳夹切割疝囊壁以外的组织，行精索静脉高位结扎时应注意保护输精管，以免损伤（Lynn & Johnson, 1961）。

二、诊断

患者有双侧腹股沟外科手术史者应想到医源性双侧输精管损伤之可能（图 61-2-2）。临床检查可有双侧附睾增大、包膜变厚，输精管近睾端增粗，个别患者可在外环附近触摸到输精管残端和结节，输精管造影可清楚地显示造影剂突然中断。远睾端不显影，输精管探查可找到残端，彩色多普勒检查可见附睾增大、近端输精管扩张、管腔充盈、附睾输出小管扩张，提示存在输精管梗阻。如彩超提示梗阻存在，则可行手术探查，一经证实即行再通术，做到探查和修复一期完成。由于输精管损伤多发生在幼年，远睾段输精管发育滞后并有回缩倾向，因而断端通常在内环处，从外环到内环输精管走向固定、无伸缩性，采用常规吻合法较困难。可通过改变输精管行程予以修复，使输精管不经内环直接从外环引出，截弯取直，节省了长段输精管，从而达到吻合目的。对于不能手术复通的患者可采用人工辅助生育技术达到生育目的（Weber, 1986; Parelkar et al., 2010）。

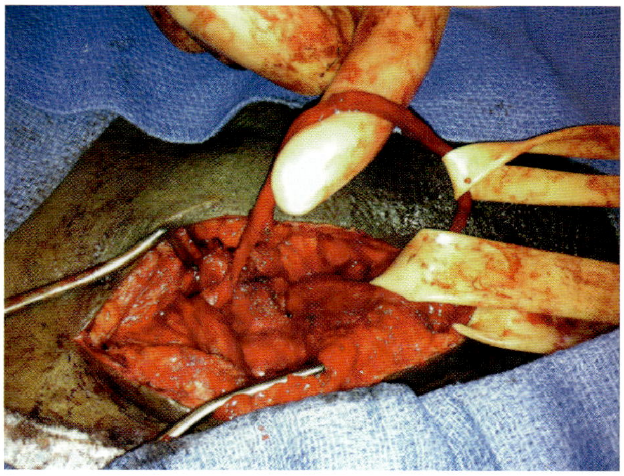

图 61-2-2 腹股沟疝修补术后输精管损伤后再吻合

（张晓威 徐 涛 王晓峰）

参考文献

Jenkins JT, O'Dwyer PJ. Inguinal hernias. BMJ, 2008, 336(7638):269-272.

Lynn HB, Johnson WW. Inguinal herniorrhaphy in children. Arch Surg, 1961, 83:573-579.

Matsuda T, Muguruma K, Hiura Y, et al. Seminal tract obstruction caused by childhood inguinal herniorrhaphy: results of microsurgical reanastomosis. J Urol, 1998, 159(3):837-840.

Meacham RB. From androlog. J Androl, 2002, 23(6):759-761.

Parelkar SV, Oak S, Gupta R, et al. Laparoscopic inguinal hernia repair in the pediatric age group--experience with 437 children. J Pediatr Surg, 2010, 45(4):789-792.

Pollak R, Nyhus LM. Complications of groin hernia repair. Surg Clin North Am, 1983, 63(6):1363-1371.

Shin D, Lipshultz LI, Goldstein M, et al. Herniorrhaphy with polypropylene mesh causing inguinal vasal obstruction: a preventable cause of obstructive azoospermia. Ann Surg, 2005, 241(4):553-558.

Steigman CK, Sotelo-Avila C, Weber TR. The incidence of spermatic cord structures in inguinal hernia sacs from male children. Am J Surg Pathol, 1999, 23(8):880-885.

Thapa PB, Maharjan DK, Pudasaini S, et al. Inguinal vasal obstruction following polypropylene mesh repair. JNMA J Nepal Med Assoc, 2009, 48(174):168-169.
Valenti G, Baldassarre E, Torino G. Vas deferens obstruction due to fibrosis after plug hernioplasty. Am Surg, 2006, 72(2):137-138.
Weber CH. Successful restoration of fertility twenty-nine years after bilateral vasal injury in infancy. Urology, 1986, 28(4):299-300.

阴 囊 疾 病

第一节　阴囊鳞状细胞癌

阴囊鳞状细胞癌简称阴囊鳞癌，起源于阴囊上皮细胞，是最常见的阴囊恶性肿瘤。

一、流行病学

阴囊鳞癌发病率低，约占阴囊恶性肿瘤的32%。本病好发于中老年人，是第一个被证实由环境因素所诱发的癌，长期接触3、4-苯并芘容易诱发本病。环境中3、4-苯并芘主要来源于工业生产和生活中煤炭、石油和天然气燃烧产生的废气；机动车辆排出的废气；加工橡胶、熏制食品以及纸烟与烟草的烟气等。因此，长期接触此类物质的人群易患此病。此外，阴囊鳞癌的发生与种族、遗传、长期慢性炎症刺激、使用免疫抑制剂等因素也相关。据统计，美国黑人的发病率远低于白人。

二、病因

阴囊鳞状细胞癌的病因有以下几个方面（Vyas et al., 2014）：

（1）职业因素：长期从事烟灰、粉尘、沥青、石蜡及工业用油等职业者易患本病。

（2）非职业因素：如卫生条件差、长期使用补骨脂素、放疗、免疫抑制剂等。

（3）其他因素：如HPV16、HPV18感染，阴囊长期慢性炎症刺激。

三、病理

阴囊鳞癌起源于阴囊表皮角质细胞。病理学上具有鳞状细胞癌的基本特征，由侵入真皮内的鳞状上皮细胞不规则增生团块组成。镜下可见增生的上皮细胞突破基底膜向深层浸润，形成一些不规则条索状癌巢。细胞分化程度不同，其恶性程度不同。分化良好的癌巢其内层可见相当于棘细胞层的细胞排列，并可见细胞间桥，外层可见相当于基底层的细胞排列，癌巢中央可见角化珠或癌珠（图62-1-1）。

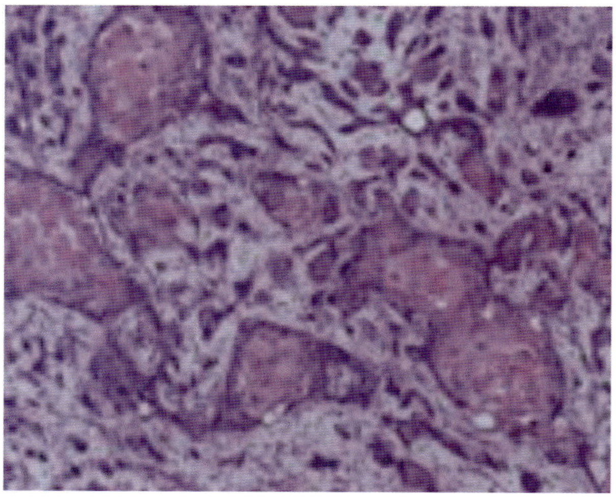

图62-1-1　阴囊鳞癌镜下示癌细胞呈巢状、索状，部分癌巢中央可见角化珠

阴囊鳞癌的转移以淋巴转移为主，最常见及最早转移的淋巴结为腹股沟淋巴结。约一半以上患者在就诊时即有腹股沟淋巴结肿大，但大多数是炎症反应，少数系癌转移，淋巴结转移出现时间一般发生在原位癌 6～12 个月后。进一步转移可至髂血管旁淋巴结。

阴囊鳞癌患者易合并其他部位肿瘤，如舌癌、前列腺癌、膀胱癌、肺癌、结肠癌、肾癌及肾上腺肿瘤等，可同时或先后发生，发生率为 30%～40%，可能与长期接触致癌因素有关。

1983 年 Ray 和 Whitmore 修改后将阴囊鳞癌分为四期，现仍广泛使用（Lowe, 1983）。A1 期：病变局限于阴囊；A 2 期：病变累及邻近组织、器官（阴茎、睾丸或精索、耻骨），但无转移；B 期：存在髂腹股沟淋巴结转移，但能切除；C 期：髂腹股沟淋巴结转移已无法切除；D 期：远处转移。

AJCC 阴囊鳞癌的 TNM 分期。T 分期（原发肿瘤）：Tis ：原位癌；T1 ：肿瘤≤2 cm ；T2 ：2 cm< 肿瘤 <5 cm ；T3 ：肿瘤≥5 cm ；T4 ：肿瘤侵犯深层组织器官（阴茎、睾丸或精索、耻骨）。N（淋巴结转移）：N0 ：无淋巴结转移；N1 ：有淋巴结转移。M（远处转移）：M0 ：无远处转移；M1 ：远处转移。

四、临床表现

本病潜伏期长，可达数十年。好发于中老年人，50～70 岁高发，左侧多于右侧，晚期可累及双侧，肿瘤多位于阴囊前外侧面。本病多有长期接触烟灰、粉尘、沥青、石蜡及工业用油等危险因素暴露史。

本病早期主要表现为无痛性阴囊疣或阴囊结节，不易引起重视，部分患者伴有瘙痒。随着病情发展，肿瘤长大可呈菜花状，质地变硬，中央出现坏死、溃疡（图 62-1-2）。肿瘤可伴

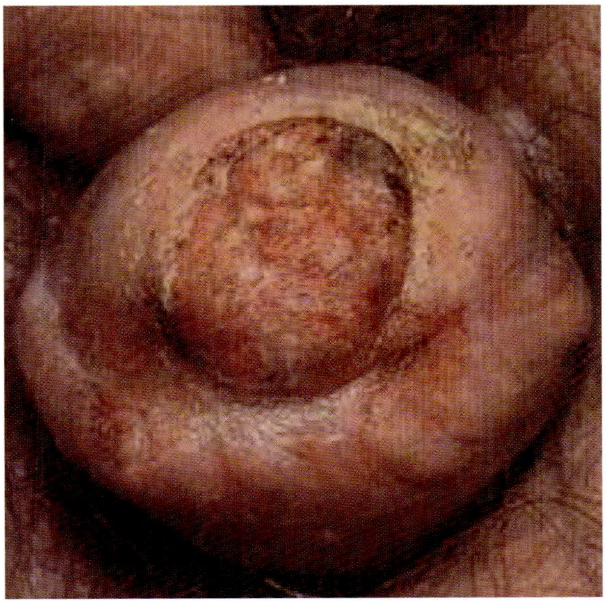

图 62-1-2 阴囊肿瘤呈菜花状，突出阴囊表面

有渗出、感染、出血，并可出现局部疼痛。肿瘤很少侵犯阴囊内睾丸、附睾、精索及阴茎，也很少出现远处转移。早期全身症状不明显。

晚期可出现局部浸润及转移，局部浸润可累及阴囊内容物及耻骨。淋巴结转移主要至腹股沟淋巴结，发生率为 30%～70%，其中 50%～80% 的患者出现双侧腹股沟淋巴结肿大。进一步发展可转移髂血管淋巴结及主动脉旁淋巴结。晚期亦可出现肺部及其他脏器转移。

五、诊断

阴囊鳞癌患者往往存在一些高危因素，如长期从事烟囱清扫、沥青、石蜡、印刷、金属加工、汽车和飞机制造、汽车修理、石油、沥青等职业；个人卫生不良、吸烟、HPV 感染；接受放、化疗等治疗；HIV 感染；长期服用免疫抑制剂等。

阴囊鳞癌最常见的症状是阴囊红斑结节或斑块，常伴有溃疡和瘙痒。对久治不愈的阴囊皮疹、湿疹、溃疡等病变应警惕阴囊鳞癌的可

能，根据典型的临床表现，临床诊断较为容易，局部组织活检有助于诊断。对于肿大的腹股沟淋巴结应进行活检，有助于确定分期及明确是否为转移，肿大淋巴结可在B超引导下穿刺活检。B超能显示阴囊内容物有无被侵犯及有无髂腹股沟淋巴结肿大。CT可用于判断有无腹膜后淋巴结转移。MRI可了解局部浸润深度。

近年来免疫组织化学及分子生物学诊断技术开始用于阴囊癌的诊断和预后判断，国外研究发现HPV16型阳性者抑癌基因TP53突变，P16INK4A、P15INK4B纯合子遗传物丢失，可用作阴囊鳞癌预后估计。国内学者发现p21蛋白的表达与病理分级和分期呈正相关，并认为p21蛋白可用作诊断阴囊鳞癌早期复发、转移和预后评估（Guimerà et al., 2017）。

六、鉴别诊断

需要与阴囊鳞癌进行鉴别的主要疾病有阴囊佩吉特病（Paget病）、Buschke-Loewenstein瘤、阴囊湿疹等。

（1）阴囊Paget病：又称为阴囊炎性癌，好发于50～70岁，病程长达数年至数十年以上，主要表现为阴囊皮肤局部破溃、红斑伴渗出、脱屑、长期不愈。局部活检有助于鉴别，在表皮的基底层或棘层下部找到Paget细胞为诊断依据。

（2）Buschke-Loewenstein瘤：1925年由Busehke和Loewenstein首先报告，是生长在外阴、肛周的一种巨大赘疣，是巨大尖锐湿疣和疣状癌的统称，两者临床表现相似。疣状癌是一种特殊类型高分化的鳞状上皮细胞癌，局部侵袭性生长，但组织学为低度恶性表现，临床较为少见。其发生与感染HPV有关，病理切片可见到挖空细胞或鳞状细胞癌典型的角化珠。

（3）阴囊湿疹：阴囊湿疹是湿疹中常见的一种，局限于阴囊皮肤，有时延及肛门周围，少数可延至阴茎。此病瘙痒剧烈，皮疹呈多形性改变，容易复发。若怀疑阴囊鳞癌，应尽早活检。

七、治疗

阴囊鳞癌的治疗原则为早诊断、早治疗。治疗包括原发肿瘤的治疗及腹股沟淋巴结转移灶的治疗（Matoso et al., 2014）。

（一）原发肿瘤的治疗

阴囊病变处皮肤扩大切除术是首选治疗方案，切除范围应超过肿瘤边缘2 cm以上，阴囊内容物已受累者应一并切除。术后局部复发往往是切除范围不够所致，但也可能是新发而非复发。对于切除范围过大，残留阴囊皮肤包蔽阴囊内容物困难者，可采用皮瓣转移及阴囊成形术。

（二）淋巴结转移的治疗

腹股沟淋巴结肿大者需切除活检，对于淋巴结活检阴性的患者不主张做预防性腹股沟淋巴结清扫术，因预防性淋巴结清除术容易引起下肢淋巴回流障碍、象皮肿等并发症，但经病理检查证实有淋巴结转移者需行髂腹股沟淋巴结清扫术。淋巴结清扫手术可在切除局部病灶同时或于原发灶切除术后2～6周进行。对于B期患者应行双侧腹股沟淋巴结清扫术，术后配合放疗和化疗（顺铂、博来霉素、氨甲蝶呤等）。对于C期、D期患者亦可用放、化疗等姑息性治疗（Dexeus et al., 1991）。

（三）其他治疗

对于不适合手术的患者可采用CO_2激光、

5- 氟尿嘧啶、光动力、咪喹莫特等综合治疗，也能取得一定疗效。

八、预后

阴囊鳞癌的预后主要取决于分期，无淋巴结转移者术后 5 年生存率达 50% 以上，伴腹股沟淋巴结转移者术后 5 年生存率约为 25%，伴髂淋巴结转移者 5 年生存率几乎为零。

九、预防

本病预防主要在于改善工作环境，避免长期接触致癌物质，局部保持清洁卫生。

第二节 阴囊炎性癌

阴囊炎性癌又称阴囊 Paget 病或阴囊皮肤湿疹样癌，是一种较少见的老年恶性肿瘤。

一、流行病学

Paget 病又称皮肤湿疹样癌，英国外科物理学家 James Paget 于 1874 年首先描述该病，分为乳腺 Paget 病 (mammary Paget's disease，MPD) 和乳腺外 Paget 病 (extramammary Paget's disease，EMPD) 两类。EMPD 是一种较少见的发生于皮肤内的腺癌，主要发生在汗腺分布丰富的部位，如会阴、腋窝、肛周、眼睑、腘窝、阴囊等。1889 年 Crock 首次报道了阴囊 Paget 病。阴囊 Paget 病发病率低，确切发病率不清楚，主要发生于老年人，近年来发病率有上升趋势。阴囊 Paget 病约占阴囊恶性肿瘤的 21%。有研究指出乳腺外 Paget 病存在人种间的差异，高加索白人以女性患者多见，而亚洲患者以男性为主。

二、病因及发病机制

阴囊 Paget 病病因学尚未完全明确，与长期慢性炎症刺激及环境致癌物质接触等有一定关系，近年来有研究发现阴囊 Paget 病可能与人乳头瘤病毒感染有关，但存在争论。

阴囊 Paget 病发病机制尚不明确，目前主要有以下几种学说：① Paget 病多发于汗腺丰富的区域，Paget 细胞与汗腺细胞在组织化学和超微结构上具有高度类似性，推测本病可能为汗腺腺癌的表皮内转移；②根据 MPD 细胞与乳腺导管癌细胞有 CA15-3、C-erb2 等相似的表达产物，推测本病可能为乳腺导管癌细胞迁移至阴囊表皮形成；③一些癌基因突变所致的多中心的上皮组织致癌效应作用于阴囊表皮所致；④是一种特殊类型的皮肤原位癌。大多数学者倾向于阴囊 Paget 病是一种特殊类型的皮肤原位癌。

三、病理

阴囊 Paget 病的主要病理特点为在阴囊表皮基底层或棘层下部可找到 Paget 细胞。Paget 细胞的特点为细胞大而圆形，细胞质淡染呈细颗粒状或透明空泡状，细胞核大、嗜碱性、染色深浅不一，核分裂象常见。阴囊 Paget 细胞巢常位于阴囊表皮内的基底细胞处，一般不侵犯表皮下结缔组织。疾病晚期 Paget 细胞明显增多，但仍不进入真皮，表皮下的 Paget 细胞与真皮层被基底细胞层隔开，真皮内可有炎性细胞浸润。若肿瘤中 Paget 细胞一旦表现为印戒环形或腺样结构，常提示肿瘤分化差，转移和浸润的概率明显增大。

阴囊 Paget 病病程进展缓慢，转移多经淋巴结转移或局部浸润，血行转移少见。淋巴结转移主要转移至腹股沟淋巴结。

Paget 细胞可表达一些相对低分子质量角蛋白和癌胚抗原，如 CK7、CK20 及 CEA、EMA 等，这些标志物可用于预测是否合并内脏恶性肿瘤。有研究发现，CK7 是 EMPD 特异而敏感的指标，其灵敏度可达 100%。

四、临床表现

阴囊 Paget 病多见于 50 岁以上中老年人，病程较长，进展缓慢。主要表现为阴囊局部皮肤瘙痒、皮疹、丘疹，皮疹逐渐扩大，并出现渗液、皮肤增厚，病灶表面可见糜烂、渗出、结痂或鳞屑，见疣样增生，伴色素沉着，继发感染时有脓性分泌物伴恶臭（图 62-2-1）。病变发展可累及阴茎根部、腹股沟区和耻骨上区。

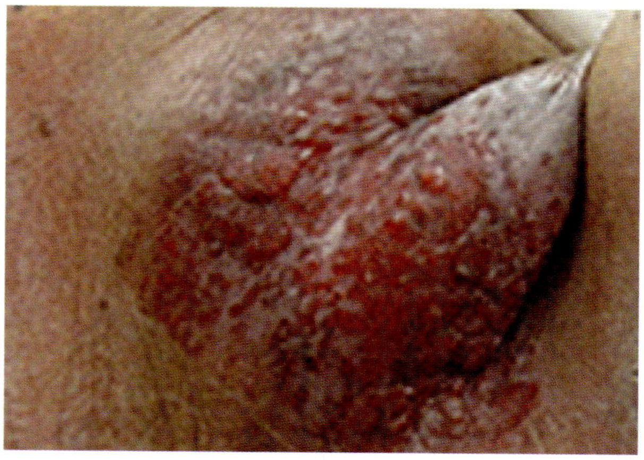

图 62-2-1 阴囊 Paget 病见皮肤发红、粗糙，溃破、渗液，结痂、脱屑，伴有炎性颗粒结节

约半数患者发现腹股沟淋巴结肿大，但多数腹股沟淋巴结肿大为慢性炎症而非转移，必要时可进行淋巴结活检。很少向阴囊深层及阴囊内容物浸润，远处转移者更为少见。

阴囊 Paget 病临床分期多采用 Wright 分期法：病变局限于阴囊为 A1 期；累及邻近器官（如阴茎、睾丸或精索）但无其他转移者为 A2 期；有腹股沟或髂部淋巴结转移但可切除者为 B 期；有髂腹股沟淋巴结转移但不能切除者为 C 期；有远处脏器转移者为 D 期。

五、诊断与鉴别诊断

根据阴囊皮肤局限性红斑状皮损伴表面渗出、脱屑、结痂及病损经久不愈等特征，临床诊断较易，确诊依靠病理学检查。临床上对阴囊湿疹、皮炎久治不愈者应警惕 Paget 病的可能，应及时进行皮肤活检。

本病与阴囊鳞癌、Bowen 病、Queyrat 红斑、恶性黑色素瘤临床表现相似，应进行鉴别，必要时行皮肤活检。

阴囊鳞癌主要表现为疣状、结节状或丘疹样肿物或边缘隆起的溃疡，而阴囊 Paget 病主要表现为小水泡状皮疹，皮肤发红、粗糙，搔抓溃破后渗液，结痂或脱屑。

Bowen 病为原位鳞癌，病理表现为表皮棘层增厚、皮突延长而无 Paget 细胞，细胞排列成非典型增生，可见异常核分裂、瘤巨细胞及角化不良细胞等。

Queyrat 红斑通常表现为单个境界清楚的鲜红或淡红斑，有的稍隆起，质地柔软或边缘发硬。呈圆形、不规则形，表面覆有发亮、不易剥离的灰白色鳞屑。

恶性黑色素瘤在无黑色素颗粒时病理表现为无印戒细胞、无 Paget 细胞及黏多糖试验阳性等。

六、治疗

阴囊 Paget 病的治疗方法包括手术治疗、放射治疗、化疗、光动力治疗和 CO_2 激光治疗等（王科峰等，2013；张宁等，2016）。

（一）手术治疗

对于已确诊病例，早期及时的阴囊局部广泛切除术是首选的治疗方案。对局部感染者术前可行清创，并给予抗生素溶液纱布湿敷治疗。手术切除范围周围应距离病灶边缘 2 cm 以上，深部应达睾丸鞘膜。若睾丸受侵犯，应将睾丸精索一并切除。因肿瘤的真实边界不易分辨，术中可采用冰冻切片法、Mohs 显微显像法、荧光染色法等来帮助确定切除范围。

病灶切除后，若病灶较小，可直接缝合，若皮肤张力过大，可减张缝合。若切除范围过大时，直接缝合困难，可行植皮或邻近皮瓣成形、阴囊再造术（Chen et al., 2013）。

对于淋巴结肿大患者，在行原发灶切除同时应行淋巴结活检，活检阳性者应行淋巴结清扫，活检阴性者不主张行预防性淋巴结清扫。淋巴结清扫可同时进行或在原发病灶切除后 2～3 周进行。

阴囊 Paget 病容易复发，可能与局部皮肤切除范围不够，或与肿瘤多中心发病有关，术后应密切随访。若切缘阳性可行二次手术扩大切除范围，有利于降低复发及转移率。

（二）其他治疗

对于浸润性阴囊 Paget 病，单纯手术治疗效果不佳，可配合其他治疗手段。Paget 病对放疗、化疗不敏感，单独使用效果不佳。对于肿瘤浸润较深、切除不彻底、有转移者可配合术前、术后放疗。有报道使用环磷酰胺、柔红霉素、顺铂、氨甲蝶呤、5-FU 等化疗取得一定疗效。也有报道采用光动力治疗和 CO_2 激光治疗取得一定效果（Fukuda & Funakoshi, 2018）。

七、预后

阴囊 Paget 病往往呈多灶性，容易复发，手术后复发率达 31%～61%。预后主要取决于疾病的恶性程度及是否有转移。若病变局限于表皮及附件，手术治疗彻底，则预后良好。若病变累及真皮，已发生淋巴结转移，则预后不良，术后生存时间很少超过 5 年。A 期预后较好，B 期生存率很少超过 5 年，C、D 期预后极差（Wang et al., 2008）。

第三节　阴囊良性肿瘤

阴囊良性肿瘤主要有阴囊囊肿、血管瘤、淋巴管瘤、平滑肌纤维瘤等，应与睾丸及附睾肿瘤鉴别。

一、阴囊囊肿

阴囊囊肿主要包括阴囊皮脂腺囊肿及阴囊先天性囊肿。

（一）阴囊皮脂腺囊肿

阴囊皮脂腺囊肿是阴囊最常见的囊肿，又称阴囊粉瘤，是由于阴囊皮脂腺腺管开口狭窄或闭塞引起，并非阴囊真性肿瘤，罕见恶性变，文献报道恶性变率为 2.2%～4%。

1．临床表现

阴囊皮脂腺囊肿可单发或多发，结节大小不等，大者可达 4～5 cm，任何年龄均可发生。囊肿较小者可无明显症状，囊肿较大者，可表现为阴囊内包块，有阴囊沉重感，囊肿可继发感染，引起瘙痒等不适（图 62-3-1）。

2．病理

囊肿常位于真皮内，大小不一，单发或多发，圆形或椭圆形，界限清楚，内含皮脂腺分泌物，可从皮脂腺管开口挤出黄色或白色脂质分泌物。囊肿常有完整包膜，其内充满豆腐渣样物质。

3．诊断

一般可根据临床表现确诊，B 超有助于诊断。B 超常表现为位于阴囊皮下的实质性肿块，内部回声偏低，不均质，边界清晰，与睾丸、附睾分界清楚（轩维锋等，2007）。

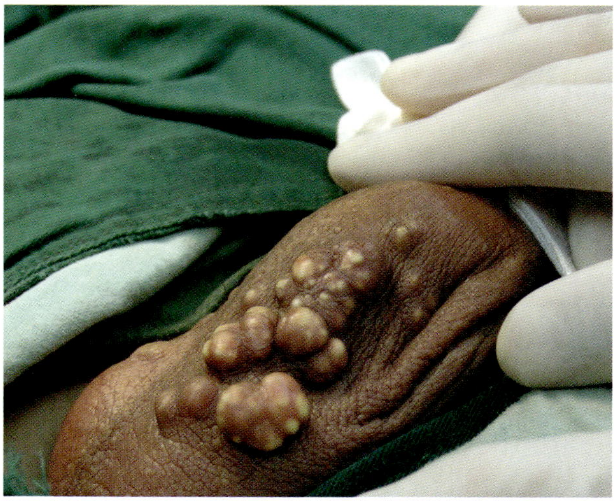

图 62-3-1　阴囊皮脂腺囊肿，表现为大小不等的阴囊结节

4．治疗

若囊肿较小，无感染及瘙痒可不必处理；若囊肿较大，影响患者生活质量，应手术切除。若继发感染，形成脓肿，需切开引流，待感染控制后再行手术切除。手术切除时需将囊壁全部切除，以免复发。

（二）阴囊先天性囊肿

阴囊先天性囊肿系阴囊中缝在发育时未能闭合所致，一般直径小于 2 cm，内含黏液，单发或多发，囊壁内常为复层扁平上皮。囊肿一般无症状，继发感染时可出现红、肿、热、痛等炎症表现。治疗以手术切除为主。

二、阴囊血管瘤

阴囊血管瘤临床上较为少见，主要是先天性血管畸形或后天性血管扩张所致。较常见的为位于皮下的海绵状血管瘤及位于皮内的草莓状血管瘤，其他少见的为毛细血管瘤、蔓状血管瘤、血液黏液瘤及血管角皮瘤。

（一）临床表现

临床上多无症状，偶有胀感或瘙痒。海绵状血管瘤常生长于皮下，查体阴囊常增大，局部皮肤增厚形成皱褶状包块，质地较软，呈蓝红色，可有波动感及触压痛，也可表现为多条扩张静脉呈不规则灰红色结节状包块。血管瘤常局限于阴囊，也可蔓延至阴茎、大腿内侧及会阴等部位。若有血栓形成或继发感染，可出现局部疼痛（Khalafalla et al., 2017）。

（二）诊断

根据典型临床表现，本病诊断较为容易。超声检查有助于诊断，常表现为囊实性块影，其内呈蜂窝状分隔，分隔内见絮状光点反射，彩色多普勒示块影内可见较为丰富的静脉血流信号，由此可与周围组织炎症、结核、肿瘤等鉴别。诊断时应明确瘤体大小、范围，肿物抽出血液有助于诊断，确诊依靠病理学检查。

（三）治疗

治疗上若范围较局限可采用激光、液氮等治疗；若范围较广以手术切除为主。对于婴幼儿，5 岁之前可观察，部分患者可自行消退。

三、阴囊淋巴管瘤

淋巴管瘤是淋巴组织发育畸形所致的一种先天性良性肿瘤，多见于儿童，成人罕见。淋巴管瘤由间叶组织的原始淋巴囊和淋巴管发育而成，极少发生癌变，根据病理表现分为单纯性、海绵状、囊性 3 种类型，以囊性淋巴管瘤多见。目前认为单纯性和囊性淋巴管瘤属于淋巴管畸形，不属于肿瘤性增生。

（一）临床表现

淋巴管畸形可发生于任何年龄，好发于腋窝、肩胛、四肢近端及会阴。淋巴管畸形临床上主要表现为高出皮肤及黏膜面、针头至豌豆大小水疱样皮损，或集群分布，皮肤破损后可流出清亮无色的淋巴液。囊性淋巴管瘤好发于口腔和四肢，临床上主要表现为阴囊内边界不清的软组织肿块，肿块大小不等，偶有坠胀或疼痛感，患者多于无意中或常规体检时发现。检查时肿块位于睾丸外，多无触痛。

（二）病理

淋巴管畸形病理上主要表现为真皮和皮下组织内淋巴管增生扩张或呈囊状，内衬单层扁平内皮细胞，腔内见凝固淋巴液、少量淋巴细胞。囊性淋巴管瘤病理上主要表现为真皮、皮下组织内有扩张成囊状的淋巴管，呈大的单房或多房性薄囊壁，内含淋巴液、淋巴细胞，淋巴管扩张、淋巴管组织增生和淋巴管组织结构紊乱，可向周围组织浸润生长。

（三）诊断

本病诊断主要依靠临床体检。超声、C T 及 MRI 检查可用来帮助进行定位诊断。超声常表现为阴囊皮下无回声包块，形态不规整，壁不光滑，内可见分隔，与同侧睾丸分界清楚。淋巴管瘤的确诊主要依赖病理学检查（吕敏等，2013）。

（四）治疗

阴囊淋巴管瘤的治疗方法应以手术切除为主，手术需彻底摘除瘤体，切除浸润皮肤，甚至电灼生发组织以防复发，切除不完整常引起局部复发。也有学者采用皮损内注射硬化剂、冷冻、CO_2 激光治疗等方法。部分患者采用放射治疗也取得较好效果。

四、阴囊平滑肌瘤

平滑肌瘤是来源于平滑肌的良性肿瘤，常发生于胃肠道及子宫，发生于阴囊者罕见。本病为良性肿瘤，多见于白人，多发生于 40 ~ 60 岁，幼儿也有报道。阴囊平滑肌瘤常来源于阴囊肉膜，也可来源于立毛肌及血管平滑肌，可发生于单侧或双侧。

（一）临床表现

本病平素无明显症状，肿瘤较大者可有阴囊下坠感。该病病程长短不一，长者可达 10 余年，肿瘤大小不等，部分有蒂，后期可出现破溃，并合并感染。

（二）病理

常表现为肿瘤由成束的平滑肌纤维、胶原纤维混合在一起，平滑肌细胞为成熟细胞，无核异常分裂现象。

（三）诊断

本病诊断依靠病史、查体，结合超声及CT一般较容易确诊。超声常表现为圆形或类圆形低回声肿块，边界清楚，形态规则，其内及周边有较丰富的血流信号。CT平扫表现为圆形或类圆形软组织结节或肿块，密度较均匀，与阴囊壁分界不清，增强扫描强化明显，与睾丸、附睾、精索分界清晰。确诊依赖于病理学检查。

（四）治疗

本病治疗上以手术切除为主，术后不易复发，一旦复发，应高度怀疑恶性变可能。

五、阴囊脂肪瘤

脂肪瘤由分化良好的脂肪组织构成，为正常脂肪样组织的瘤状体。常发生于成人，幼儿也有报道，发生于阴囊壁者较阴囊内少见。

（一）临床表现

阴囊脂肪瘤常大小不等，小者多无症状，大着可有坠胀感。瘤体常位于阴囊内，境界清楚，呈分叶状，质地柔软，可有假囊性感，无痛，生长缓慢。触诊肿瘤为实质性，无压痛，无波动感。

（二）诊断

根据发生于阴囊皮下的结节和肿块，查体可移动，质地柔软，较容易诊断。超声和CT有助于诊断。超声下脂肪瘤主要表现为回声较强的实质性肿瘤，完整有包膜，内部可见分隔，CT检查可发现肿瘤内含有CT值为负值的脂肪，容易确诊。

（三）治疗

瘤体较小者，不需治疗，较大者可导致坠胀不适等，需行手术治疗，切除后少数可复发。

六、阴囊纤维瘤

纤维瘤是来源于纤维结缔组织的良性肿瘤，因纤维结缔组织在人体内分布极广，故纤维瘤可发生于体内任何部位，多见于皮下，阴囊纤维瘤临床上较少见。

（一）临床表现

主要表现为阴囊皮下或突出皮面带蒂的肿瘤，小者如黄豆大小，多无症状，大者可达拳头大小，引起阴囊坠胀感。瘤体生长缓慢，一般较小，边界清楚，质地较硬，能推动。

（二）诊断

根据临床表现，诊断较容易。超声有助于诊断，常表现为实性占位，确诊依靠病理学检查。本病极少数可发生肉瘤样恶性变，恶性变时瘤体生长快，表面可发生溃疡，易继发感染，应立即手术切除，送病理活检。

（三）治疗

治疗以手术切除为主。术中应将与肿瘤关系密切的周围组织适当切除。

七、阴囊其他软组织肿瘤

阴囊其他软组织肿瘤主要包括阴囊痣、神经瘤、神经鞘瘤等，较为少见，治疗以手术切除为主，若无明显进展，也可观察随访。

第四节 阴囊坏疽

阴囊坏疽是一种少见而严重的阴囊感染坏死性炎症，常累及阴茎、肛周、腹股沟及腹部皮下等部位。可分为原发性（特发性）和继发性。特发性又称 Fournier 坏疽，由 Fournier 于 1883 年首先报道，本病发病突然，进展迅速，处理不当易发生感染性休克，死亡率较高，文献报道死亡率达 13%～45%。

一、病因及发病机制

（1）致病菌：本病常由厌氧菌和需氧菌混合感染所致，最常见的感染菌为大肠埃希氏菌。常见的革兰氏阳性球菌有金黄色葡萄球菌、溶血性链球菌、粪链球菌等。革兰氏阴性杆菌有大肠埃希氏菌、克雷白杆菌属、变形杆菌属等。厌氧菌主要为类杆菌属。

（2）易感因素：患者常有一些易感因素，如糖尿病、酗酒、免疫抑制、局部创伤、泌尿生殖系感染、艾滋病、恶性肿瘤、肝肾功能不全等，其中合并糖尿病者最为常见。患者的免疫力减退，容易并发感染。

（3）感染途径：常通过以下途径导致感染：①继发于阴囊皮肤损伤或手术等直接感染；②尿道或尿道周围腺体感染向四周扩散，突破 Buck 筋膜后沿阴茎阴囊的 Darto 筋膜或会阴 Colles 筋膜以及腹壁的 Scapa 筋膜扩散；③肛周脓肿或腹膜后感染向阴茎、阴囊筋膜扩散而致。

二、病理

致病菌感染阴囊后，累及阴囊全层皮肤、浅筋膜及部分深筋膜，但不侵犯下层肌肉。多病菌感染及炎症导致血管内血栓和闭塞性动脉内膜炎，从而导致组织缺血、缺氧、坏死。坏死物质、细菌、细菌毒素可引起毒血症、败血症、感染性休克、全身衰竭。阴囊坏疽形成后，感染可向周围组织扩展，由于 Colles 筋膜的限制，感染主要向阴茎、腹股沟、腹壁皮下及肛周扩散。

三、临床表现

本病可发生于任何年龄，以中老年人多见。多数患者有前述的易感因素，早期局部表现为阴囊红、肿、疼痛，皮肤呈紫色，起水泡是深部感染的征象（图 62-4-1）。约半数以上的患者阴囊皮肤有捻发音。阴囊皮肤发生坏疽后局部疼痛会有所减轻，易误认为病情好转。全身表现为常有寒战、高热及恶心、呕吐等感染中毒症状。体检早期可见局部红肿及强烈触痛。病

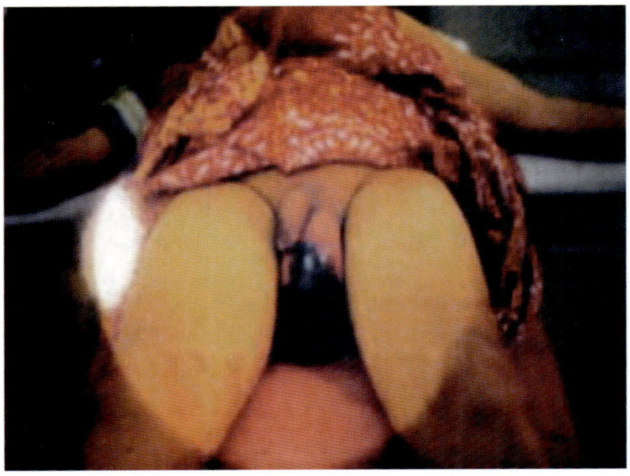

图 62-4-1 阴囊坏疽

变多局限于阴囊、阴茎的皮肤及皮下组织，严重者可蔓延至会阴、双侧腹股沟及下腹部，甚至腰部，深达阴囊全层。严重者可发生感染性休克，抢救不及时可导致死亡。

四、检查

（1）血常规：白细胞计数明显增多，可见核左移。

（2）血液、坏死物细菌培养及药敏试验：有助于明确感染细菌及指导治疗。

（3）B 超：常显示阴囊壁甚至阴茎皮肤弥漫性水肿增厚，睾丸周围积液，阴囊壁内有气体，睾丸、附睾相对正常。

（4）X 线：可发现阴囊软组织内有气体。

五、诊断及鉴别诊断

大多数病例根据病史、临床表现、查体可明确诊断，无需特殊检查。B 超、CT、MRI 有助于诊断及确定感染范围。血液、坏死物细菌培养及药敏试验有助于明确感染细菌及指导治疗。

阴囊坏疽需与阴囊急性蜂窝织炎、阴囊丹毒及阴囊炭疽等鉴别。阴囊炭疽常由炭疽杆菌感染引起，有病畜接触史，典型表现为阴囊溃疡，溃疡基底中心呈黑色坏死，涂片可见芽孢或革兰氏阳性长链杆菌。

六、治疗

本病的治疗原则主要为维持血流动力学稳定，静脉联合运用广谱抗生素，局部手术清创。

（1）局部手术治疗：早期手术清创可以减少毒素及坏死组织的吸收，同时防止阴囊组织大面积坏死，对预防败血症、休克、急性肾衰竭有明显作用。清创范围包括皮下所有坏死组织，切除皮肤至正常组织并有良好的血液供应为止。阴囊坏死物质应广泛切除，腹部皮下坏疽者，应避免损伤肌肉及腹膜，防止腹腔污染。阴茎皮肤坏疽者，可单纯切除皮肤坏死组织，后期皮瓣修复。阴茎坏死者应行阴茎全切，尿道造口。通过引流、换药等治疗后，二期行皮瓣转移阴囊成形术（范海涛等，2006）。

（2）全身治疗：全身治疗包括静脉联合使用广谱抗生素、加强营养支持治疗及治疗原发病等。早期给予广谱、强效、联合抗生素抗感染，待创面分泌物细菌培养结果报告后即改用敏感抗生素。及时纠正和保持水、电解质、酸碱平衡。高热时予以适当降温，有谵妄等精神症状时予以镇静。可短期使用激素，降低炎症反应及组织自溶。针对厌氧菌可采取高压氧治疗，但疗效尚不确定。

（魏　强　柳良仁　曹德宏）

参考文献

范海涛, 朱德淳, 刘芳, 等. 阴囊坏疽的阴囊重建. 中国修复重建外科杂志, 2006, 20(3): 235-7.

吕敏, 叶菁菁, 何瑾, 等. 超声对阴囊淋巴管瘤的诊断价值. 中华超声影像学杂志, 2013, 22(6): 544-5.

王科峰, 杨福利, 付东辉, 等. 阴囊Paget's病的诊断与治疗. 中国男科学杂志, 2013, 14(9): 49-50.

轩维锋, 张红环, 陈祎. 阴囊内良性囊肿性病变的超声诊断. 中华男科学杂志, 2007, 13(9): 807-9.

张宁, 龚侃, 杨勇, 等. 阴囊Paget病的治疗和预后(附23例报告). 中华男科学杂志, 2006, 12(12): 1102-1104.

Chen Q, Chen YB, Wang Z, et al. Penoscrotal extramammary Paget's disease: surgical techniques and follow-up experiences with thirty patients Asian J Androl. Penoscrotal extramammary Paget's disease: surgical techniques and follow-up experiences with thirty patients Asian J Androl, 2013, 15(4): 508–512.

Dexeus FH, Logothetis CJ, Sella A, et al. Combination chemotherapy with methotrexate, bleomycin and cisplatin for advanced squamous cell carcinoma of the male genital tract. J Urol, 1991, 146(5): 1284-1287.

Fukuda K, Funakoshi T. Corrigendum: Metastatic Extramammary Paget's Disease: Pathogenesis and Novel Therapeutic Approach. Front Oncol, 2018, 8:47.

Guimerà N, Alemany L, Halec G, et al. Human papillomavirus 16 is an aetiological factor of scrotal cancer. Br J Cancer, 2017, 116(9): 1218–1222.

Khalafalla K, Al-Ansari A, Omran A, et al. Glomus Tumor of the Scrotum: A Case Report and Mini-Review. Curr Urol, 2017, 10(4): 213-216.

Lowe FC. Squamous cell carcinoma of the scrotum. J Urol, 1983, 130(3): 423-427.

Matoso A1, Ross HM, Chen S, et al. Squamous neoplasia of the scrotum: a series of 29 cases. Am J Surg Pathol, 2014, 38(7): 973-981.

Vyas R, Zargar H, Di Trolio R, et al. Squamous cell carcinoma of the scrotum: A look beyond the chimneystacks. World J Clin Cases, 2014, 2(11): 654–660.

Wang Z, Lu M, Dong GQ, et al. Penile and scrotal Paget's disease: 130 Chinese patients with long-term follow-up. JU Int, 2008, 102(4): 485-488.

阴囊和输精管其他疾病

第一节　精索静脉曲张

一、病理生理

精索静脉曲张是指精索内静脉曲折、盘绕、曲张而在阴囊内形成蚯蚓状静脉丛（WHO, 2000）。

精索内静脉在腹膜后缺乏有效的肌肉压力泵作用，管壁薄弱，所以容易曲张。许多年来都认为精索静脉瓣膜功能不全或发育不良是发生精索静脉曲张重要原因之一。但近年来的实体解剖和血管造影都发现，即使精索内静脉没有瓣膜，也不一定发生精索静脉曲张。在血流动力学上，由于左侧精索内静脉注入左肾静脉而右侧则直接注入下腔静脉，使左侧血流动力学上相对较差，所以约 95% 的精索静脉曲张发生在左侧。当精索内静脉被新生物（如肾肿瘤）压迫时，可以产生继发性精索静脉曲张。

精索静脉曲张通过何种机制影响生育功能仍不明确。目前存在许多说法，例如：由于静脉压升高导致灌注不足，使睾丸萎缩；阴囊局部温度升高；肾源性毒性物质的反流；还有认为精索静脉曲张是对其他因素损伤睾丸后的自然代偿。

二、流行病学

关于特发性精索静脉曲张的发病率、统计数字差异较大。这可能与统计研究的人群和其所处的环境不同有关。并且精索静脉曲张的诊断存在很大程度的主观性，尤其是 1 级和 2 级的诊断，想获得客观的统计数据较为困难。一般来说，精索静脉曲张在男性人群中的发病率为 15%～20%（WHO，1992）。关于精索静脉曲张对生育力的影响，历来争议较多。正常生育能力的人群中的发病率和在不育患者中发病率之间的差异，使许多研究者确信精索静脉曲张与不育之间存在因果关系。针对已生育男子的研究表明，精索静脉曲张与精液质量下降有相关性。即使最初的精液指标基本正常，随着病程的延长，这些指标也有可能下降，当然，不同个体之间的差异较大。

三、临床表现

患有精索静脉曲张的不育症患者可表现为少精子、精子活力低下、畸形精子等异常，但是并没有因精索静脉曲张而引起的特异性表现。在无精子症患者中也会发现精索静脉曲张。精索静脉曲张有时合并血清 FSH 升高，表明生精上皮受损严重，预后不良。需要指出的是，并非所有精索静脉曲张患者都存在精液指标的异常和生育力的损害。一些患者主诉患侧睾丸或阴囊内坠胀感或疼痛感，并在久坐之后加重。少数严重情况下，尤其是在老人，精索静脉曲张甚至可以影响日常行动。

四、诊断

患者站立位时仔细触诊阴囊内蔓状静脉丛是重要的诊断方法。Valsalva 运动可以加重蔓状静脉丛的充血。长期精索静脉曲张还可以使患侧睾丸发生萎缩。根据触诊结果精索静脉曲张的程度可分为 3 个级别（章咏裳，曾进，2004）：

Ⅰ级：曲张的蔓状静脉丛只有在 Valsalva 运动时才能触到。

Ⅱ级：可以明显触到曲张的蔓状静脉丛。

Ⅲ级：可以看到曲张增粗的蔓状静脉丛。

Ⅲ级精索静脉曲张诊断较为容易（图 63-1-1），而较轻的精索静脉曲张的诊断就要全凭检查者的经验了。而且，当局部以前做过手术，或者合并鞘膜积液或腹股沟斜疝，或者睾丸位置在阴囊上部时，触诊就更为困难了。这些情况下，超声检查可成为确诊的手段。曲张静脉内径在超声下可见明显增宽。

五、治疗对生育力的影响

就像没有确切的证据证明精索静脉曲张损害生育力一样，并没有明确的证据表明精索静脉曲张治疗后一定可以改善患者的生育力。从 20 世纪 50 年代开始的精索静脉结扎术是精索静脉曲张的主要治疗方法。Mordel 等总结了 50 篇文献 5471 例患者的资料，表明术后平均生育率为 36%（0～50%）（Mordel et al., 1990）。治疗效果的差别可能由于研究对象数量、组成和研究时间长短不同所致。精索静脉曲张的治疗目前被看成是男性不育治疗沙漠之中的一点希望的绿洲。血管造影同时行精索静脉栓塞术在治疗效果相同的情况下又为精索静脉曲张的治疗提供了一条新的途径。

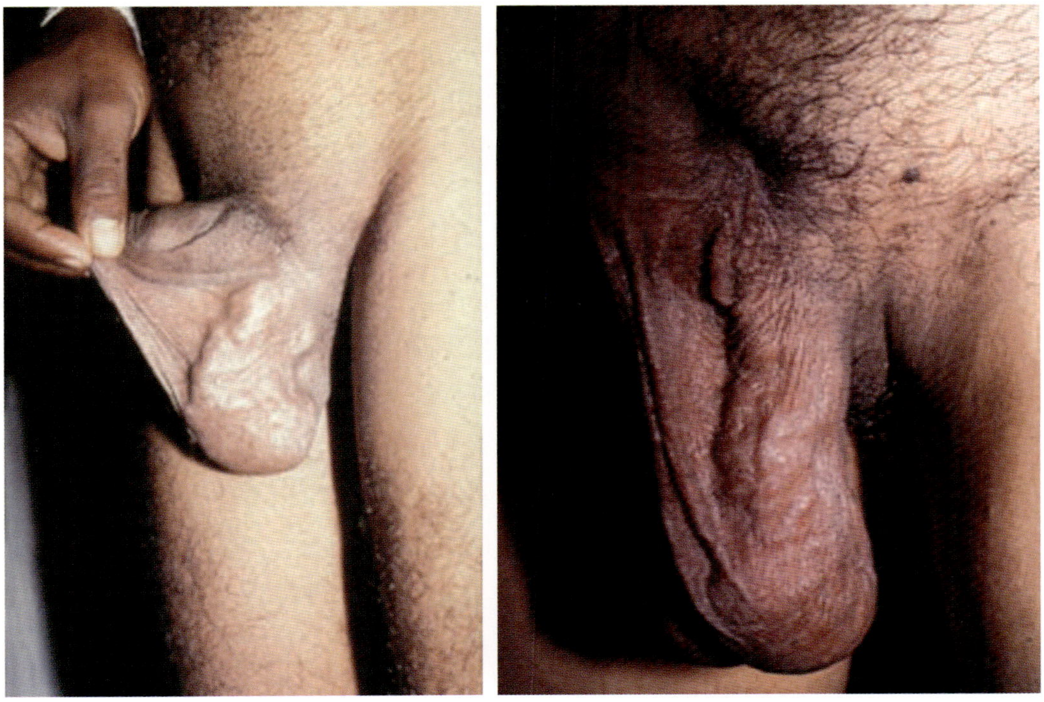

图 63-1-1 重度精索静脉曲张的典型临床表现

虽然不少研究者强调精索静脉曲张手术治疗越早越好，但对于手术重要性的评价并不一致。首先，在 1978 年 Rodriguez-Rigau 等研究认为精索静脉曲张治疗与否对生育率影响不大，但是他们只研究了 24 例病例，缺乏真正的随机性（Rodriguez-Rigau et al., 1978）。在 1986 年 Vermeulen 等也得出同样的结论，但是他们缺乏很好的对照组（Vermeulen et al., 1986）。所以这两组研究结果并不能真正令人信服。而 Nilsson 等的研究则有较好的试验设计，他们对 96 位被诊断或进行了手术治疗的精索静脉曲张患者进行 5 年的随访，手术治疗后 12% 的生育率的确不算高（Nilsson et al., 1979）。

Madgar 等在 1995 年的研究认为侵入性的精索内静脉治疗可以使术后生育力提高（Madgar et al., 1995）。他们的这项研究是作为 WHO 多中心研究的一部分，而 WHO 的这项研究也得到了同样的结论。这项研究包括 238 对夫妇，其中精索内静脉结扎组生育率为 35%，而未做处理的只有 17%。但是因为这项研究的试验设计仍受质疑，所以这一研究结果至今仍未能发表。

进一步的研究应该考虑到治疗的“安慰剂效应”。理想的试验设计应该包括手术组、未治疗组、安慰剂组和一个假手术组。当然这个假手术组要经麻醉和手术而并不结扎精索内静脉，从伦理学上是行不通的。而且要设置这样一组患者实在很困难。

近些年随着显微手术技术在男性生殖医学科推广，有资料显示显微精索静脉手术可以提高精液质量，可以改善自然生育率（Ding et al., 2012）。

六、治疗方法

尽管上述研究结果并不能证实精索静脉结扎术是精索静脉曲张的理想治疗手段。但多数医生仍然认为精索静脉曲张应该手术治疗，不过应该遵循以下标准：

（1）想要生育至少持续 1 年；

（2）经物理诊断和其他辅助诊断确认精索静脉曲张；

（3）患侧睾丸萎缩；

（4）精液指标异常；

（5）FSH 水平不超过正常上限；

（6）女性配偶生殖功能正常。

精索静脉曲张可能造成 3 种后果：降低精子数量 / 质量，减弱睾丸的内分泌功能，以及疼痛。因此，精索静脉曲张行精索静脉结扎术的绝对适应证是：①伴有明显的阴囊坠胀或疼痛症状；②伴有精子活力低和 / 或精子密度低；③伴有睾丸萎缩。手术方法主要有以下几种：①高位精索静脉结扎术；②腹腔镜精索静脉结扎术；③显微镜下精索静脉结扎术（注：除此之外还包括经皮栓塞或硬化剂注射治疗）。

（一）精索静脉结扎术

近年来，传统的高位精索静脉结扎术在临床上开展得越来越少。目前的手术方式主要显微镜下或经腹腔镜途径。最近的随机临床试验表明，开放手术、腹腔镜手术和显微镜下手术在术后怀孕率和精液质量改善方面结果相近，但是显微镜下外环下精索静脉结扎术后的复发率和睾丸鞘膜积液发生率最低，其他作者也得到了同样的结论。对于显微镜下外环下精索静脉结扎术，术后精索静脉曲张的复发率小于 1%，鞘膜积液的发生率也小于 1%。非显微镜下手术术后最常见的并发症包括精索静脉曲张未改善和复发（5% ~ 20%），以及鞘膜积液形成（3% ~ 39%）。

（二）血管栓塞

早期为了证明精索内静脉结扎术是否成功

而采取的静脉造影术，后来发展成为精索内静脉血管造影栓塞术。20 世纪 70 年代末，医生通过向精索内静脉内直接高压注入溶液而使之硬化，用于治疗精索静脉曲张。接下来是应用血管造影技术，局麻下经由一侧股静脉插入导管，并向精索内静脉内注入高分子组织黏附物、球囊或螺旋性填塞物，以达到栓塞血管的目的。最近，还有人经阴囊内静脉进行顺行精索静脉硬化术，但是尚无可靠的生育力提高的报导。

并发症当然不会有手术结扎实造成的淋巴引流破坏。但是硬化剂进入睾丸或肾区就会导致血栓性静脉炎、睾丸萎缩或外周静脉炎。如果应用组织黏附物进行栓塞就不会发生这些情况了，而且栓塞术的复发率也低于硬化术。Nieschlag 等比较了 70 例高位结扎术和血管造影（硬化或组织黏附物）的治疗效果，两者在术后 12 个月内的生育率基本相同，分别为 29% 和 33%（Nieschlag et al., 1998）。血管造影可以在门诊进行而不需住院，相比之下，更节约时间。

（三）显微镜下精索静脉结扎术

近十多年男性生殖医学领域的显微手术技术迅猛发展。显微镜下精索静脉结扎术（图 63-1-2）已经逐渐有取代别的手术方式，成为金标准的趋势。显微镜下精索静脉曲张手术有以下几个优势：第一，精准保留精索内动脉，减少术后睾丸缺血和萎缩的发生率。第二，精准保留淋巴管结构，减少了术后阴囊水肿和鞘膜积液发生率。第三，更加全面的结扎精索内静脉，能更大程度上避免遗漏静脉，降低术后复发的概率（Ding et al., 2012）。

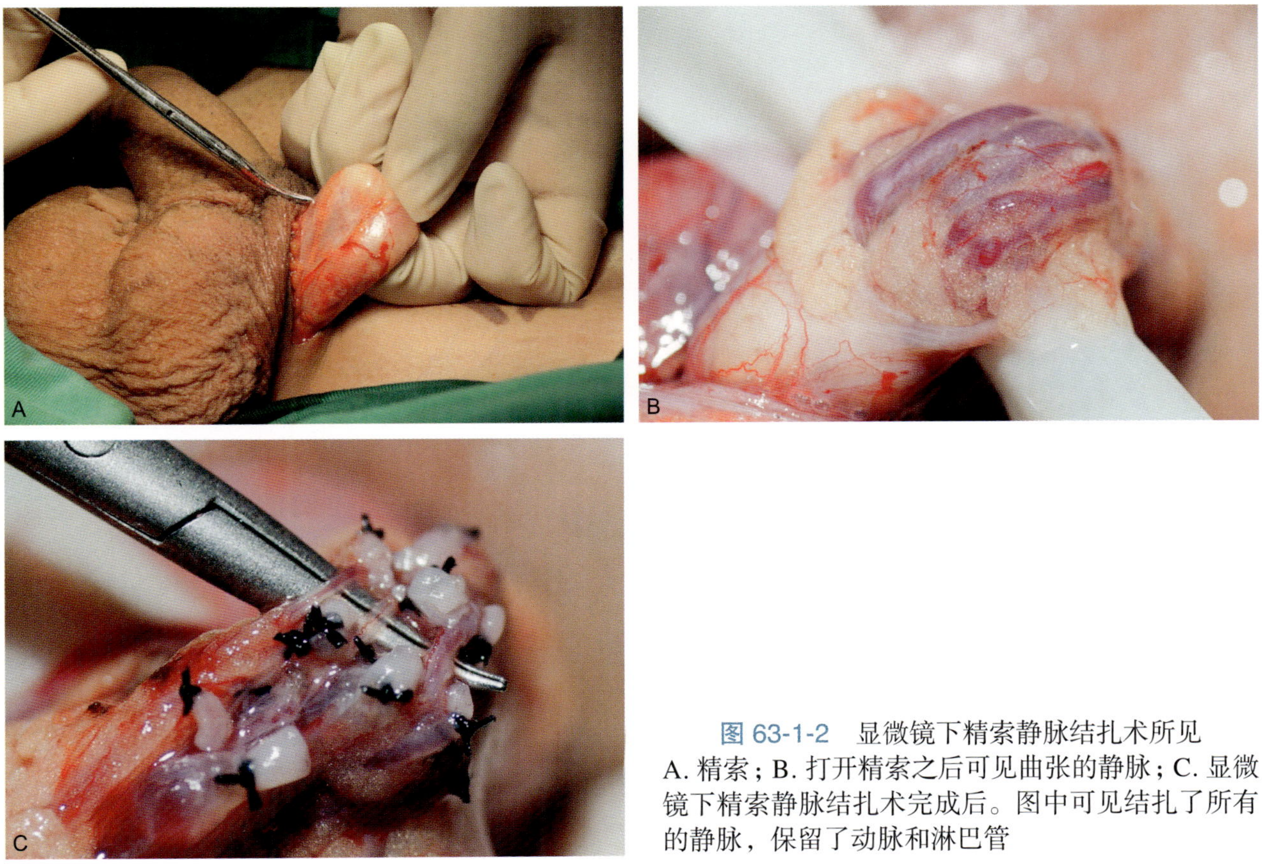

图 63-1-2　显微镜下精索静脉结扎术所见
A. 精索；B. 打开精索之后可见曲张的静脉；C. 显微镜下精索静脉结扎术完成后。图中可见结扎了所有的静脉，保留了动脉和淋巴管

（四）青春期精索静脉曲张的相关问题

青春期精索静脉曲张涉及一个预防的问题。精索静脉曲张的发病率都是伴随着青春期睾丸的生长而发生变化的。1997 年 Niedzielski 等发现 2470 名 10～20 岁的男孩中有 18% 存在Ⅰ级精索静脉曲张，Ⅱ级和Ⅲ级分别占 12% 和 5%（Niedzielski et al., 1997）。青春期结束后精索静脉曲张的发病到达了平台期。一些人建议预防性结扎或栓塞精索静脉，但缺乏足够的研究来支持。精索静脉曲张使患侧睾丸体积明显小于对侧，表明病变侧局部血流的减少。成人精索静脉曲张中所见的睾丸内血管和生精上皮也发生了类似的改变。及时治疗是否能够保证良好的远期预后和正常的生育力尚未能得到证实。1992 年 Laven 等的研究表明早期手术可以使睾丸体积增大，能改善精液的相关指标（Laven et al., 1992）。

为了澄清早期治疗精索静脉曲张的安全性和可靠性，研究必须要费时 10～15 年才行。在这种情况下，青春期精索静脉曲张还是谨慎处理为妙，而不要急于手术。仔细测量睾丸的体积，如果可能的话，应该检查精液指标。然后再观察 1～2 年，其间随诊检查睾丸的体积、精液和激素指标。精液指标异常到底归因于青春期发育不完全还是精索静脉曲张所致，只有等到青春期后对照研究才能决定。如果睾丸体积明显继续缩小，精液指标持续异常，那可以考虑手术治疗。如果精索静脉曲张特别明显也应该及时治疗。治疗后应该每年进行临床和实验室检查（Zini & Dohle, 2011）。

第二节　睾丸扭转

睾丸扭转是由于睾丸和精索自身的解剖异常或活动度加大而引起的精索扭转，使精索内的血液循环发生障碍，引起睾丸缺血、坏死。睾丸扭转属泌尿外科急症，需要接诊医生对病情做出迅速而准确的判断，及时诊断治疗是能否挽救睾丸的关键。

12～18 岁的青少年为睾丸扭转的高发年龄段，约占 65%。本病既可发生在正常位置睾丸，也可发生于隐睾。左侧睾丸扭转的发病率高于右侧，这可能与左侧精索较右侧稍长有关。

一、睾丸扭转分型

根据扭转的部位，睾丸扭转可分为鞘膜内型和鞘膜外型。

（一）鞘膜内型

此型多见，好发于青春期。睾丸在鞘膜腔内发生扭转。睾丸鞘膜分为壁层和脏层，壁层和脏层之间为一腔隙，即鞘膜腔。在正常情况下睾丸引带应与睾丸鞘膜壁层相连，即睾丸及附睾后面有一部分与睾丸鞘膜壁层相连，使睾丸固定，避免轴向旋转。在异常情况下，睾丸鞘膜包绕了整个睾丸，使睾丸处于游离状态，此时睾丸极易发生扭转。这种异常多为双侧性。

（二）鞘膜外型

此型罕见，常发生于新生儿和 1 岁以内婴儿。扭转发生在睾丸之上，有人称之为精索扭转，早期诊断不易。

二、病因与病理

正常情况下，睾丸在阴囊内有一定的活动度，但在下述情况下，睾丸的活动度会增加，与扭转的发生有关：①睾丸发育不良以及睾丸系膜过长，远端精索完全包绕在鞘膜之内，睾丸悬挂在其中，活动度过大；②睾丸下降不全或腹腔内睾丸，睾丸呈水平位；③附睾仅与睾丸上、下极的某一极附着；④正常情况下睾丸鞘膜在睾丸附睾附着处反折，其后方有鞘膜覆盖而直接附着于阴囊壁，限制了睾丸的过度活动。如果睾丸附睾被鞘膜完全覆盖，则睾丸在鞘膜腔内的活动度加大。

睾丸扭转多发生在睡眠中或者睡眠后刚起床时，约占总发生率的 40%。这是由于在睡眠中迷走神经兴奋，提睾肌随阴茎勃起而收缩增加，使其发生扭转。另外，睡眠中姿势不断地变化，两腿经常挤压睾丸，使睾丸位置被迫改变，这可能是睾丸扭转的诱发原因之一。少数患者有阴囊外伤史，但大多数患者并没有明显诱因。

由于提睾肌肌纤维呈螺旋状从精索近端向远端延伸并到达睾丸，扭转多由外侧向中线扭转，即右侧呈顺时针方向扭转，左侧呈逆时针方向扭转。

扭转程度：扭转程度大者可达 720°，多数为 180°～360°。扭转程度愈大，对睾丸血循环损害程度就越大，睾丸切除率也越高。

睾丸扭转后首先发生静脉回流障碍，引起睾丸、附睾及周围组织静脉性淤血及水肿。如未能及时解除扭转，静脉与组织肿胀不断加剧，引起睾丸动脉血供障碍，最终可导致睾丸坏死和萎缩。

缺血时间与睾丸功能：睾丸扭转的病理改变及预后除了与扭转的程度有关外，与扭转后引起睾丸缺血的时间也有着重要关系。动物实验表明，睾丸缺血 2 小时，睾丸的生精和内分泌功能可完全恢复。有临床资料表明，睾丸扭转发病后 5 小时内手术复位者，睾丸挽救率为 83%；10 小时以内挽救率降至 70%；超过 10 小时者只有 20%的睾丸挽救率。

三、临床表现

（一）症状

睾丸扭转发病突然。典型表现为突发性一侧阴囊内睾丸疼痛，常于睡眠中突然痛醒。起初为隐痛，继之加剧并变为持续性剧烈疼痛。疼痛有时向腹股沟及下腹部放射，伴有恶心、呕吐。

（二）体征

发病早期患侧阴囊可无红肿，扭转时间超过 12 小时可见阴囊皮肤红肿。睾丸明显肿胀，触痛明显。由于提睾肌痉挛与精索扭转缩短，睾丸向上移位呈横位，有时睾丸可提升到腹股沟外环口处，睾丸与附睾的相对位置发生变化。扭转发生时间较长者，因局部肿胀严重，睾丸与附睾的界限常不能触清。阴囊抬高试验（Prehn's test）阳性：即抬高阴囊时，睾丸疼痛剧烈。对阴囊内睾丸缺如的急腹症患者，要高度怀疑隐睾扭转的存在。

（三）实验室检查

睾丸扭转患者在血常规检查时可有轻度白细胞增高。

（四）特殊检查

多普勒超声血流图可灵敏检测睾丸及精索的血流量，音量大小与血流量大小呈正比。在睾丸扭转时，血流量减少或消失。而急性附睾炎时血流量增大。该项检查对睾丸扭转的诊断率可达 81.8%。但在扭转早期，静脉淤滞而动脉搏动仍存在时，容易造成假阴性结果。

四、诊断与鉴别诊断

青少年患者如没有外伤史而突发一侧阴囊内睾丸疼痛，应考虑到本病的可能。依据典型的临床表现及超声检查不难做出明确诊断。本病主要应与下列疾病相鉴别。

（一）急性附睾炎

（1）睾丸扭转多发于青少年，而急性附睾炎多发生在成人。

（2）睾丸扭转起病急，局部症状较重，全身症状较轻。而急件附睾炎起病较缓，常伴有发热、外周血白细胞增多。

（3）附睾炎时能比较清楚地触及肿大和疼痛的附睾轮廓。而睾丸扭转时，附睾的轮廓往往触诊不清楚。

（4）睾丸扭转时睾丸往往上提呈横位，而附睾炎时睾丸常呈下垂状。

（5）阴囊抬高试验：附睾炎患者抬高患侧阴囊时疼痛缓解，而睾丸扭转则疼痛加剧。

（二）绞窄性腹内疝

腹内疝应特别注意与腹腔内睾丸扭转鉴别。腹内疝具有典型的肠梗阻症状和体征。腹腔内型睾丸扭转没有肠梗阻的体征，而且疼痛点比较固定，甚至在轻柔手法下可触及腹腔内肿大的睾丸。

（三）睾丸附件扭转

睾丸附件一般指米勒管残余物，包括旁睾、迷管、哈勒器官，这些都是中肾管的残余。睾丸附件扭转起病急，好发于青少年。但睾丸本身无变化，仅于睾丸的上方或侧方触及豌豆大的痛性肿块。

（四）其他

还须与睾丸脓肿、腹股沟斜疝、外伤、肿瘤相鉴别。

五、治疗

睾丸扭转治疗的目的是挽救睾丸。挽救睾丸的关键在于患者从发病到就诊的时间，以及医生首诊的确诊率。患病后，就诊的时间愈早愈好。更重要的是临床医师对于睾丸突发疼痛者就诊时要首先想到有睾丸扭转的可能性，一旦明确诊断，尽快予以手术治疗，这对提高睾丸的挽救率至关重要。

（一）手术复位及睾丸精索固定

做出诊断后要争取时间尽早手术复位，力争在出现症状 6 小时内完成手术。在手术探查中，一经明确睾丸扭转，应立即将睾丸复位，并用温热盐水纱布湿敷 10 ~ 15 min。若睾丸血运恢复良好，色泽转润，应予以保留，并将睾丸、精索与阴囊内层鞘膜间断缝合同定，以防术后再次扭转，反之则应切除睾丸（图 63-2-1）。

即使对睾丸扭转的诊断有怀疑时，也应及时进行手术探查，这是一个重要的治疗原则。睾丸扭转的解剖缺陷常为双侧性，对侧睾丸亦有扭转的可能性，在手术中处理好患侧睾丸和精索后还须手术固定对侧睾丸，尤其是患侧睾丸已被切除者。

（二）手法复位

在发病初期，可试行手法复位。肌注哌替

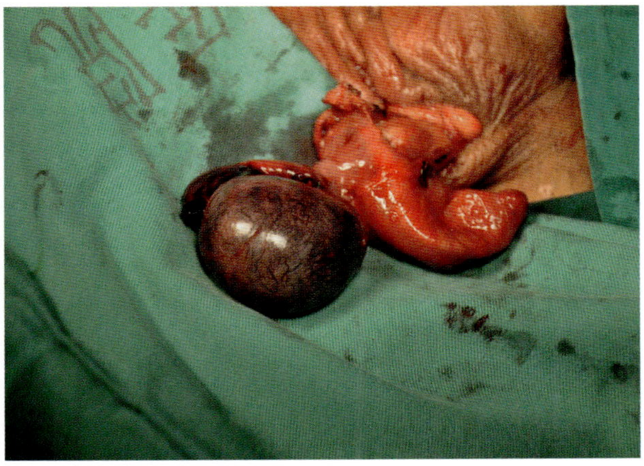

图 63-2-1 术中发现已经扭转坏死的睾丸

啶和阿托品半小时后，将处于横位并上提的睾丸进行轻柔的手法复体。根据睾丸多由外侧向中线扭转的方向，如果是右侧睾丸扭转，则将患睾呈逆时针方向旋转 360 度，若睾丸于手法旋转复位后位置稍下降，上提的紧张松弛，则说明复位成功。然后用“丁”字带托起阴囊，让患睾丸充分休息。同样，左侧睾丸扭转手法复位时则应呈顺时针方向旋转。对国内一组 72 例的临床资料研究统计：复位成功的 24 例中，手法复位成功者为 15 例，手术复位者为 9 例。须注意，手法复位不能防止以后再次发生扭转，真正根本的治疗方法仍是手术复位，并行睾丸、精索固定术。

六、随访

睾丸固定术后应长期随访并注意观察以下内容：①睾丸大小：一般术后随访 3～6 个月。有随访资料表明，术后仍有 17％ ～23％的患者发生睾丸萎缩。②性功能：要随访到青春期，一般单侧睾丸扭转附加对侧预防性睾丸固定者不会有性功能下降。③生精功能：也应随访到青春期，50％ ～68％的患者手术后可出现精液异常，这可能由于下列因素：单侧睾丸不可能产生两个睾丸所产生的精子数量；受损或萎缩的睾丸可产生一些异常物质并影响对侧睾丸。

第三节 睾丸鞘膜积液

一、病理生理

依睾丸鞘膜积液发生原因可分为原发性和症状性两种，依其发生的快慢又可分为急性、慢性两种。原发性多为慢性。

原发性鞘膜积液：当睾丸从腹膜后间隙下降时，有两层腹膜构成的盲袋，即鞘状突，经腹股沟管进入阴囊。除睾丸鞘膜外，其他部位的鞘状突在胎儿出生前后即已闭合，如闭合不全，则出现不同类型的鞘膜积液。

腹膜鞘状突下降闭合过程包括：

（1）腹膜鞘状突开始下降；

（2）睾丸随腹膜鞘状突下降；

（3）睾丸下降至阴囊底后鞘状突中间部位闭塞萎缩。

慢性症状性鞘膜积液多继发于慢性睾丸、附睾及精索的病变，如炎症、结核、梅毒、肿瘤、血丝虫病等。

急性症状性鞘膜积液多为睾丸炎或附睾炎的并发症，也可因全身性疾病如伤寒、腮腺炎、外伤、心功能不全引起。

二、病理

原发性的、没有感染的鞘膜积液，液体颜色如血清，中性反应，比重 1.010 ~ 1.025，含电解质、纤维蛋白原、胆固醇，少数淋巴细胞及上皮细胞。炎症性鞘膜积液，其细胞数增高，外观混浊；由血丝虫所引起的积液呈乳糜状，液内可能找到微丝蚴，鞘膜壁上有纤维斑；病程时间长者会出现鞘膜增厚，且可由透明纤维组织形成增殖体，透光试验阴性。

增厚的鞘膜及鞘膜内压力增高可影响血液循环，或干扰局部调温机制导致睾丸萎缩。

三、分类

睾丸鞘膜积液常分为睾丸鞘膜积液、精索鞘膜积液、交通性鞘膜积液等不同类型（图 63-3-1）。

（1）睾丸鞘膜积液（图 63-3-1A）：最常见的类型，鞘膜腔因积液积聚而扩张，呈梨形或球形，若鞘状突未闭，向上延伸到不同水平，而上端与腹膜不相通（图 63-3-1C）。

（2）精索鞘膜积液（图 63-3-1B）：鞘状突两端闭锁而精索部有局限性积液，与腹腔和睾丸鞘膜腔均不相通。临床表现为精索部长圆形光滑肿块，透光试验阳性，睾丸可在肿物下端触及。

（3）交通性鞘膜积液（图 63-3-1D）：鞘状突两端均未闭锁，下端与睾丸鞘膜腔相通，上端有细管与腹腔相通，鞘膜腔中液体可于平卧位或用手挤压阴囊流进腹腔而暂时减少。站立后阴囊肿块又慢慢增大。此症与腹股沟疝不同点在于鞘膜腔与腹腔通路狭小，肠袢不能进入。

（4）几种特殊类型鞘膜积液：睾丸未全降型鞘膜积液、鞘膜积液伴先天性疝、鞘膜积液及疝。

女孩的腹膜鞘状突闭合不全而出现囊肿时，称为卵圆韧带囊肿（Nuck 囊肿）。本症应与腹股沟疝鉴别。

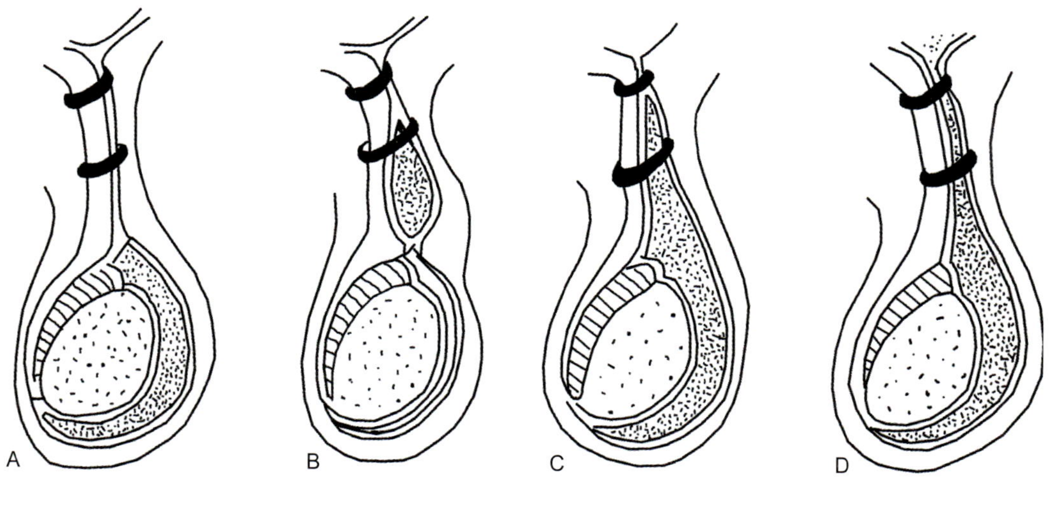

图 63-3-1　不同类型的睾丸鞘膜积液

A. 睾丸鞘膜积液；B. 精索鞘膜积液；C. 若鞘状突未闭，向上延伸到不同水平，而上端与腹膜不相通；D. 交通性鞘膜积液

四、临床表现

症状依囊肿的大小及积液压力而定。慢性鞘膜积液常不痛，直至其重量、体积达到一定程度，于直立位时牵引精索引起钝痛及牵扯感。急性炎症引起的积液，可由原发病灶症状及积液压迫壁层鞘膜而发生剧痛。大的鞘膜积液可使阴茎退缩造成排尿困难及性交困难。

五、诊断与鉴别诊断

（一）诊断

睾丸鞘膜积液的诊断并不困难。鞘膜积液多呈梨形，触之光滑，有弹性，囊性触感。透光试验为阳性，但如鞘膜增厚，或积液混浊则不能透光。B超检查有助于诊断。一般不要随便进行诊断性穿刺。

（二）鉴别诊断

1. 疝

如肿块上方摸到精索，并可触到腹股沟下环者，则不是疝。疝不透光，咳嗽有冲击感，叩之为鼓音，可听到肠鸣音，能还纳，B超呈非液性波形。但交通性鞘膜积液，鞘状突未闭合者，平卧后积液进入腹腔，肿块暂时消失，应注意进一步观察。

2. 精液囊肿

常位于睾丸的后上方，与附睾上极相连，体积小。精液囊肿中的液体呈乳白色，内含精子。

3. 睾丸实质性肿瘤

肿物不透光，触之无弹性感，用手托起阴囊底部有沉重感。B超检查为实质性包块。

六、治疗

（一）急性鞘膜积液

急性鞘膜积液应积极治疗炎症病灶，卧床休息，抬高阴囊。原发病变控制后，积液可逐渐吸收。若积液过多、压力太大造成疼痛剧烈者，可考虑穿刺引流。

（二）慢性鞘膜积液

对于慢性鞘膜积液，在婴儿时期（1～2岁）单纯的鞘膜积液，往往不需治疗而可能自然消失。鞘膜积液小而无症状，长期不增大者，在成人亦无须治疗。一般不主张作穿刺吸液注入硬化剂，因其具有治疗不充分，容易将硬化剂注入腹腔或疝，并忽视原发病变的缺点。

（三）手术治疗

手术原则为剪除多余的鞘膜，翻转缝合睾丸鞘膜壁层于精索后。精索鞘膜积液可以将囊壁小心分离完全切除，要防止损伤精索主要血管、神经和输精管。若分离有困难，也可保留精索表面的脏层鞘膜。术中严格止血，防止术后阴囊血肿发生。交通性鞘膜积液，其通往腹腔的管口往往细小，必须仔细辨认，妥善分离缝合结扎，以防术后复发。

（唐　渊　袁亦铭　张　争）

参考文献

章咏裳，曾进. 精索静脉曲张//郭应禄、胡礼泉主编. 男科学. 北京：人民卫生出版社，2004，1628.

Ding H, Tian J, Du W, et al. Open non-microsurgical, laparoscopic or open microsurgical varicocelectomy for male infertility: a meta-analysis of randomized controlled trials. BJU Int. 2012, 110(10):1536-1542.

Laven JS, Haans LC, Mali WP, et al. Effects of varicocele treatment in adolescents: a randomized study. Fertil Steril. 1992, 58(4):756-762.

Madgar I, Weissenberg R, Lunenfeld B, et al. Controlled trial of high spermatic vein ligation for varicocele in infertile men. Fertil Steril. 1995, 63(1):120-124.

Mordel N, Mor-Yosef S, Margalioth EJ, et al. Spermatic vein ligation as treatment for male infertility. Justification by postoperative semen improvement and pregnancy rates. J Reprod Med. 1990, 35(2):123-127.

Niedzielski J, Paduch D, Raczynski P. Assessment of adolescent varicocele. Pediatr Surg Int. 1997, 12(5-6):410-413.

Nieschlag E, Hertle L, Fischedick A, et al. Update on treatment of varicocele: counselling as effective as occlusion of the vena spermatica. Hum Reprod. 1998, 13(8):2147-2150.

Nilsson S, Edvinsson A, Nilsson B. Improvement of semen and pregnancy rate after ligation and division of the internal spermatic vein: fact or fiction? Br J Urol. 1979, 51(6):591-596.

Rodriguez-Rigau LJ, Weiss DB, Zukerman Z, et al. A possible mechanism for the detrimental effect of varicocele on testicular function in man. Fertil Steril. 1978, 30(5):577-585.

Vermeulen A, Vandeweghe M, Deslypere JP. Prognosis of subfertility in men with corrected or uncorrected varicocele. J Androl. 1986, 7(3): 147-155.

WHO. The influence of varicocele on parameters of fertility in a large group of men presenting to infertility clinics. Fertil Steril. 1992, 57(6): p. 1289-1293.

WHO. WHO Manual for the Standardized Investigation, Diagnosis and Management of the Infertile Male. Cambridge University Press: Cambridge, 2000.

Zini A, Dohle G. Are varicoceles associated with increased deoxyribonucleic acid fragmentation? Fertil Steril. 2011, 96(6):1283-1287.

第十一篇

学科进展

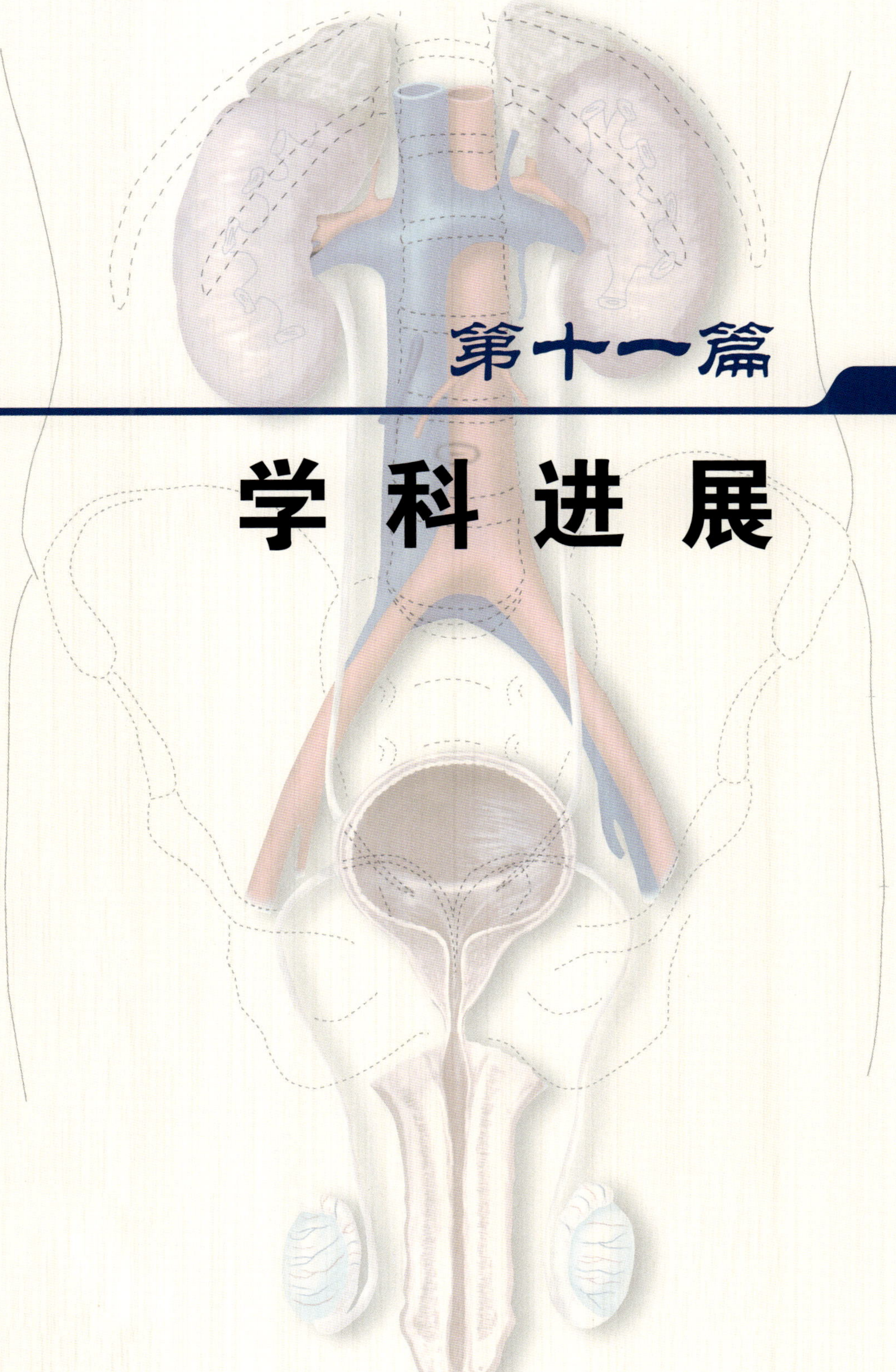

第六十四章

微能量医学在泌尿外科疾病防治中的应用

一、概述

近年来，机械生物力学对生命现象影响的研究受到世界科学界的广泛重视。在美国麻省理工学院以 Phillip A Sharp 为首的一批科学家的强力倡导下，在 2014 年 2 月 17 日召开的美国科学年会提出，工程学、物理学和生命科学多学科发展和交融形成的融合医学（convergence medicine）将成为继基因组学和蛋白质组学后生命科学的第三次革命。生命科学的发展总是伴随着工程学的发展。一方面，随着对生命科学地深入研究，我们需要更加精良的工程学设备；另一方面，工程学的发展也需要更加先进的生命科学知识及需求。多学科发展和交融形成的融合医学是未来医学的发展重要方向之一，我们应该积极参与到其中，成为第三次生命科学革命的领导者（郭应禄等，2015）。

微能量是自然界能量的物理传递方式，包括声、光、电、机械力等。微能量医学属于第三次生命科学革命的重要研究内容。该领域的研究融合了生命科学、医学、物理学等学科技术（Wozniak & Chen, 2009）。一个典型的例子是 2016 年世界生物医学革命突破奖授予的研究光能量调控神经细胞功能研究的两位科学家。

冲击波是突然释放产生的瞬间高压机械波能量在介质中传播的过程。第二次世界大战期间，人们发现，水下爆炸的受害者所受的不是外伤，而是因冲击波导致的肺撕裂伤而致命。这是人类第一次观察到炸弹爆炸产生的冲击波对人体软组织的作用。20 世纪 50 年代，人们第一次对冲击波在医学中的应用进行了系统研究。1966 年，德国道尼尔（Dornier）公司开始关注冲击波对人体的作用。之后在经过了一系列临床和基础研究后，1980 年，在德国慕尼黑，研究者使用被称为“Dornier HM1 型碎石机”的样机第一次治疗了一位肾结石患者。1984 年郭应禄院士主持研制和开发了中国第一台国产碎石机，在全国首先推广碎石机的临床技术。使用冲击波治疗肾结石是能量医学与融合科学的一个经典案例。

在其后的若干研究中，人们将冲击波的能量降低，逐渐研究发现了体外碎石冲击波能量 1/10（0.09 mJ/mm^2）的微能量冲击波对人体组织损伤具有修复作用，包括促进血管和平滑肌组织修复，促进骨损伤愈合，促进神经组织修复等（Hofmann et al., 2008; Wang et al., 2001; Xu et al., 2012; Yu et al., 2010）。

我们研究发现，体外微能量冲击波治疗可以改善部分勃起功能障碍（ED）患者的局部组织损伤，有效改善患者的勃起功能。在基于动物实验的机制学研究中，我们发现，冲击波对组织的修复作用可能与局部基质细胞衍生因子（SDF-1）的分泌和内源性前体细胞 / 干细胞的招募相关（Li et al., 2016）。除此之外，我们也对低能量脉冲式超声波（low-intensity pulsed ultrasound，LIPUS）的潜在治疗机制进行了研究（Lei et al., 2015）。LIPUS 对压力性尿失禁（stress urinary incontinence，SUI）和糖尿病性 ED（diabetic erectile dysfunction）动物模型的局部组织损伤均有修复作用。无创微能量物理治疗技术与内源性干细胞动员技术的结合将会对众多疾病的治疗带来启迪与变革（郭应禄等，2015）。

微能量医学虽然取得了上述研究成果，但是关于无创微能量医学的研究仍然任重道远。生物由不同的器官、组织、细胞构成，外界的物理学能量如何最终转化为细胞内的一系列分子生物学改变，仍然需要深入研究。细胞可能存在感受机械刺激的受体；细胞骨架可能通过拓扑学机制参与了机械刺激的传递；机械刺激可能影响了细胞核中相对敏感的染色质构造等（Zhang & Labouesse, 2012; Zhao et al., 2010; Zhao et al., 2012; Shivashankar, 2011），这一系列问题有待我们深入研究阐明。目前，一系列新的研究计划和项目正在进行中，包括微能量医学的系统性专著的编著和微能量医学研究中心的建设。相信随着更多的机制被发现，无创微能量医学必将对人类疾病防治和健康事业产生巨大的影响。

本章节着重介绍低能量冲击波（low energy shock wave，LESW）和低能量脉冲式超声波（low intensity pulsed ultrasound，LIPUS）在泌尿生殖领域应用研究进展。

二、低能量体外冲击波

近来研究者开发出低能量冲击波治疗（low energy shock wave therapy，LESWT）用于治疗勃起功能障碍（erectile dysfunction，ED），将用于治疗肾结石的冲击波能量强度（0.9 mJ/mm^2）降低了 10 倍（0.09 mJ/mm^2）。在 ED 等疾病中的应用，是 LESWT 应用的一个崭新的领域。

（一）LESWT 在 ED 防治中的应用

ED 定义为持续性不能达到或维持充分的阴茎勃起以获得满意的性生活。男性阴茎勃起硬度不足以插入阴道或阴茎勃起维持时间不足以完成满意性交，病程在 3 个月以上方能临床诊断为 ED。ED 是男性生殖医学的常见病，目前全世界约有 1.5 亿男性患有此病症，预计到 2025 年全世界约有 3.2 亿 ED 患者。关于 ED 的马萨诸塞州男性老化研究（Massachusetts Male Aging Study, MMAS）显示，在 40 ~ 70 岁男性人群中有多达 52% 的人患有 ED，并且随着年龄的增加 ED 患病率显著增加。ED 发生的危险因素与心血管病发生的危险因素类似，如缺乏锻炼、肥胖、吸烟和高胆固醇血症等，最近的研究显示轻度的 ED 可能是心血管病发生的前兆。此外，ED 的发生与许多病理因素有关，包括神经病变、雄激素不足、糖尿病和焦虑等。另外，前列腺癌根治手术和放射治疗会导致前列腺癌根治后 ED（post-radical prostatectomy ED）和放疗后 ED（post-radiotherapy ED）。

现有治疗 ED 的常规方法是口服磷酸二酯酶抑制剂、阴茎海绵体内药物注射治疗、真空负压装置治疗。可在性生活需要时使用，临床有效率接近 70% 左右，而重度器质性 ED 患者效果不佳，常需要阴茎起勃器植入手术（penile prosthesis implantation，PPI）治疗。

无论如何，这些治疗方法仅能改善患者症状而不能从根本上恢复勃起器官病理变化及生理功能。近年来研究提示，LESWT 具有不同程度修复 ED 病理生理变化，康复 ED 患者勃起功能的效果。与其他只能从症状上改善ED的治疗方法相比，LESWT可以使患者重塑自然的勃起功能，这是LESWT的一大特色（Shivashankar, 2011; Di et al., 2012）。

在临床应用中，LESWT治疗ED的方法通常按以下方法进行：患者取截石位，将包皮上翻充分暴露阴茎；涂抹耦合剂，以防止冲击波探头和阴茎之间声波传递时能量的损失；应在阴茎多个部位应用冲击波治疗。每次冲击波治疗的次数、持续时间、能量和疗程等参数需要根据冲击波发生仪型号、控制软件和治疗分组的不同而做出相应的调整。2010年，Vardi等第一次将LESWT应用于ED治疗的临床研究中（Vardi et al., 2010）。他们筛选出了20例对口服PDE5i有效的ED患者，评估LESWT改善勃起功能的情况。使用LESWT对阴茎远端、中部、近端和两个阴茎脚共5个部位应用，阴茎每个部位每次治疗300次冲击，冲击波频率120次冲击/分钟，能量强度0.09 mJ/mm^2，每周2次，治疗连续3周，治疗3周后休息3周后再重复治疗3周。在LESWT治疗前和治疗后1个月、3个月和6个月，对患者的勃起功能分别进行了评估，所用到的评估勃起功能的监测指标有勃起功能国际指数（international index of erectile function，IIEF）和夜间阴茎勃起试验（nocturnal penile tumescence test，NPTT）等。结果显示，所有患者的IIEF指数治疗后较治疗前均大幅增加，勃起持续时间、勃起硬度和阴茎内皮功能同时也有显著的改善。且经过6个月的随访，有50%（10/20）的ED患已经不再需要口服PDE5i即可完成性生活。这些研究为我们提供了一个治疗ED的可耐受的有效的新方法，其具有改善勃起功能而不需要使患者依赖于药物，这是一件振奋人心的事情。2012年，Vardi等又完成了另一个LESWT应用于治疗ED的临床研究，这次他们采用的是随机对照双盲研究的方法，探索了LESWT在改善器质性ED患者勃起功能的临床与生理作用与效果。LESWT应用的方法与之前相同。在采用LESWT治疗或假治疗前后，对患者的勃起功能、阴茎血流动力学、性功能和静脉闭塞压力测量体积描记术等指标进行了评估。结果显示，LESWT治疗对口服PDE5i有效的ED患者有积极的治疗效果，有大约50%的患者在接受LESWT治疗后不再需要口服PDE5i即可完成满意的自主勃起和射精。这个研究证实了LESWT应用于ED治疗是一个方便而且安全的方法，它可以恢复病变组织的部分病理变化。2012年，与Vardi同一研究中心的Gruenwald等研究了LESWT在应用于治疗症状严重的ED患者方面的作用，入选的患者对口服PDE5i反应极差。LESWT应用方法和随访指标与上述Vardi等研究相同。结果发现，经LESWT治疗后，严重ED患者的勃起功能评分与阴茎血流动力学均有较大幅度的改善，而且治疗过程中与治疗后都没有出现严重的副作用（Gruenwald et al., 2012）。这表明LESWT是治疗重症ED的一个可行的方法（Aicher et al., 2006; Willis et al., 2005; Kuo et al., 2009）。

我们前期研究中，LESW被证明可以改善神经损伤和糖尿病诱导的ED动物模型的勃起功能。这种改善涉及的机制包括促进神经组织轴突再生，促进平滑肌和内皮细胞修复，招募内源性间充质干细胞等。在之后的临床试验中，我们发现LESW可以显著改善轻、中度ED患者的勃起功能，临床使用安全有效。

（二）LESWT治疗阴茎海绵体硬结症研究

1743年Francois Gigot de Peyronie首次描述报道本症，故也称佩伦涅病（Peyronie disease，PD），是阴茎白膜结缔组织纤维化，形成的无弹性纤维斑块，斑块逐渐增大导致阴茎勃起时弯曲、短缩、勃起功能障碍和阴茎疼痛。患者往往伴随性交困难。

PD的诊断主要依靠病史和检查。临床诊断并不困难，通过病史可了解疾病是否活动或进行性发展、阴茎弯曲的类型和有无ED。研究发现超过80%的PD患者存在阴茎弯曲，其中超过一半的患者有阴茎疼痛，仅有3%～15%的患者有确切的阴茎外伤病史。严重阴茎弯曲畸形患者难以进行性生活，此外，焦虑等心理负担可加重ED。患者往往有发展缓慢的阴茎体部硬结，自觉局部轻度压触痛，勃起时有阴茎弯曲，体检阴茎背侧或两侧部有硬结，有轻度触压痛感，结节边界清楚，呈团块状、条索状，多发者可呈不平整的串珠状结节，其基底部与阴茎海绵体固着，不能移动。用彩色多普勒超声检查可了解阴茎血管功能，并有助于鉴别斑块和钙化的性质、数目和位置。在大多数情况下，PD病理过程可以分为两个阶段，急性炎症期和慢性期。急性炎症期，不适合手术治疗，应先予保守治疗，包括药物治疗、低能量冲击波治疗等。阴茎疼痛和弯曲进一步发展，绝大多数的患者疼痛可在发病后6～18个月内自发缓解。

阴茎海绵体硬结症的治疗，可分非手术治疗和手术治疗。前者有口服药物、局部注射药物、药物电离子渗入治疗、体外冲击波治疗（extracorporeal shockwave therapy，ESWT）、负压吸引装置治疗（VCD）、低剂量放疗等。非手术治疗一般适用于病程小于1年、症状轻微、病变未稳定者。一旦阴茎弯曲和斑块已经稳定，阴茎畸形严重并伴ED者，应予外科手术矫正弯曲和（或）阴茎假体植入。

体外冲击波治疗（extracorporeal shock wave therapy，ESWT）自1983年首次被应用于治疗泌尿系结石以来，已广泛应用于各领域的治疗，并取得了很好的疗效。1990年临床开始应用体外冲击波治疗PD，但对其疗效机理仍不清楚，有些学者认为疼痛减轻是直接破坏或过度刺激痛觉感受器产生止痛效果，但对于硬结大小和阴茎下弯的改善效果并不明显。近年来，低能量体外冲击波治疗PD的各种相关研究结果引起了学者关注。ESWT治疗PD的假说包括直接破坏斑块引起炎症反应，增加巨噬细胞活性使斑块消散，改善血供使斑块吸收，阴茎对侧疤痕的形成造成假矫直。

近年研究认为，ESWT治疗PD的适应证为：稳定期、可扪及硬结、伴有勃起疼痛的PD。治疗效果较好能量密度范围0.17～0.28 mJ/mm^2，每周进行1000～4000次冲击治疗，至少持续2周。研究发现ESWT治疗可使患者勃起功能改善、疼痛减轻、生活质量提高和阴茎弯曲稳定。目前，关于ESWT治疗PD的作用机制尚未阐明。多数学者认为，ESWT主要作用在于缓解患者疼痛、提高生活质量，在缩小斑块及减轻阴茎弯曲度方面的效果并不明显，但能够延缓疾病的进程，其中机制有待于进一步深入研究。

三、低能量脉冲式超声波

在医学中超声波的应用分为两个方面：影像学诊断和治疗性超声。在临床中，治疗性超声波是把其自身声波能量传输给目标组织，从而引起多种生物学作用。1953年，Lehmann就尝试过研究多种条件下超声波对组织的热效应。在接下来的数十年中，随着科学技术的不断发展，超声波已被改良应用于多种疾病的治疗中。

从物理学角度来讲，超声波是一种具有高频率压力波（1～12 MHz）的机械能量形式，其可传输至机体组织而引起分子振动和碰撞。进一步地，这种由压力波作用于人机体组织的微机械压力可引起细胞和分子水平的生物化学变化。依据超声波能量大小的不同，治疗性超声波可分为两类：高强度超声波（峰值强度 5000 ~ 15 000 W/cm^2）和低强度超声波（强度 0.5 ~ 3000 mW/cm^2）。最近，具有低强度（<0.1 W/cm^2）、固定声波频率（1 ~ 1.5 MHz）和避免高强度超声波热效应等特点 LIPUS 治疗已成功应用于促进组织愈合、抑制炎症反应和疼痛、激活干细胞、治疗 CP/CPPS、神经 / 肌细胞再生和促进心脏血管再生等医疗领域。然而，LIPUS 上述生物学效应的潜在机制仍需要进一步深入研究。

（一）LIPUS 对慢性前列腺炎及慢性盆腔疼痛综合征（CP/CPPS）的治疗

根据美国国立卫生研究院（NIH）对前列腺炎综合征分类达成的共识，临床上前列腺炎应分为以下 4 类：①急性细菌性前列腺炎；②慢性细菌性前列腺炎；③慢性前列腺炎 / 慢性盆腔疼痛综合征（chronic prostatitis/chronic pelvic pain syndrome，CP/CPPS）；和④无症状性炎性前列腺炎。值得注意的是，大多数前列腺炎患者（90% ~ 95%）伴有慢性盆腔疼痛症状且无明显感染的证据可循（第③类）。此类疾病定义为慢性盆腔疼痛综合征持续至少 3 ~ 6 个月；缺乏尿路感染或其他明显发病原因，如恶性肿瘤、细菌感染等；可伴有泌尿系症状或性功能障碍；而且无器质性或形态学改变可以解释 CP 患者的慢性疼痛症状（Cohen et al., 2012; Ying et al., 2012）。CP/CPPS 患者症状表现比较广泛，包括：刺激性和梗阻性排尿症状、骨盆区疼痛、射精疼痛引起的性功能障碍、抑郁和社会心理适应失调。估计全世界范围内有 2% ~ 14% 的男性可能患有 CP/CPPS 症状。

此前，已经有一些关于超声波治疗 CP 的临床研究报道，但尚无可靠且经过科学临床试验的大规模研究证据。在最新的一项随机、双盲和多中心临床试验研究中，发现 LIPUS 是一种有效的治疗 CP/CPPS 的方法。同时，多项高水平的研究证实若干生物学效应参与 LIPUS 治疗疾病的过程，如调节 COX2 和 MCP1 的表达等，这为临床应用 LIPUS 治疗 CP/CPPS 提供了理论基础，更多机制有待于深入研究（Nakao et al., 2014）。李海松等在 2013 年，通过观察 NIH-CPSI 积分、前列腺常规检查等指标，应用超声前列腺治疗设备评价了经会阴超声治疗 CP/CPPS 的临床疗效以及安全性（李海松等，2013）。该研究采用随机、双盲、多中心试验设计，共纳入 96 例符合标准的 CP 患者。患者临床试验研究结果表明超声波治疗 CP/CPPS 安全有效。2016 年，Lin 等曾对 LIPUS 治疗 CP/CPPS 的机制做过综述，其可能的机制包括上调 pERK1/2，下调 TLR4-MyoD88 和激活 Rho/ROCK/ERK 等通路（Lin et al., 2016）。

以上结果表明，经会阴超声治疗 CP/CPPS 安全有效（尤其是在改善疼痛方面），并且安全可靠、操作简单，患者易接受，值得进一步在临床应用中推广（Kobayashi et al., 2009; Kusuyama et al., 2014; Nakamura et al., 2011）。

（二）LIPUS 治疗 ED 的研究进展

过去，超声波疗法的研究通常集中在促进骨折愈合，加速软组织愈合，抑制炎症反应，及其在人类心血管系统的研究中发现的新颖的血管生成效应。目前普遍认为低能量超声波有两种类型的效应：热效应和机械效应，而且连续性超声波治疗仪所产生的温度效应引起的副作用而限于使用。我们团队经长期研究，开发了低能量脉冲式超声波（LIPUS）ED 治疗仪，克服了温度效应而提高机械效应。LIPUS 对 STZ 诱发的糖尿病大鼠 ED 模型治疗安全有效，显著提高糖尿病性 ED 大鼠的勃起功能，其作用机制与调节阴茎海绵体 TGF-b1/SMAD/CTGF 信号通路及 NO-cGMP 信号通路等有关（Lei et al., 2015）。这些结果表明，LIPUS 治疗修复 STZ 诱导糖尿病大阴茎组织的病理变化，改善阴茎勃起功能，从而有可能成为未来临床应用中预防和治疗糖尿病 ED 的一种新的、非侵入性的治疗方法。LIPUS 是否具有招募内源性间质干细胞的作用，需要进行进一步的评估。LIPUS 治疗 ED 的多中心安全性有效性临床试验研究结果，LIPUS 治疗 ED 安全有效。更多机制有待于进一步深入研究。

四、小结

LESWT 以及 LIPUS 无创微能量物理治疗 ED 等泌尿生殖疾病的前期基础与临床研究结果表明，微能量医学在泌尿外科疾病防治中具有广泛的应用前景。但是，无创微能量医学的研究仍然任重道远。微能量医学研究包括生物由不同的器官、组织、细胞构成，外界的物理学能量如何最终转化为细胞内的一系列分子生物学改变，仍然需要深入研究。细胞可能存在感受机械刺激的受体；细胞骨架可能通过拓扑学机制参与了机械刺激的传递；机械刺激可能影响了细胞核中相对敏感的染色质构造等以及微能量物理治疗技术与内源性干细胞动员技术的结合将会对众多疾病的治疗带来启迪与变革。生命科学、物理学和工程学多学科发展和交融形成的融合医学将强有力推动微能量医学的进展，促进人类健康保健事业作出贡献。

（梁丽莉　林桂庭　李辉喜）

参考文献

郭应禄, 辛钟成, 李辉喜, 等. 迎接生命科学第三次革命-重视微能量医学发展. 北京大学学报(医学版), 2015, 47(4): 559-565.

李海松, 王彬, 韩亮, 等. 经会阴超声治疗慢性前列腺炎临床研究. 中华男科学杂志, 2013, (1):49-53.

Aicher A, Heeschen C, Sasaki K, et al. Low-energy shock wave for enhancing recruitment of endothelial progenitor cells: a new modality to increase efficacy of cell therapy in chronic hind limb ischemia. Circulation, 2006, 114(25):2823-2830.

Cohen JM, Fagin AP, Hariton E, et al. Therapeutic intervention for chronic prostatitis/chronic pelvic pain syndrome (CP/CPPS): a systematic review and meta-analysis. PLoS One, 2012, 7(8):e41941.

Di Meglio F, Nurzynska D, Castaldo C, et al. Cardiac shock wave therapy: assessment of safety and new insights into mechanisms of tissue regeneration. J Cell Mol Med, 2012, 16(4):936-942.

Gruenwald I, Appel B, Vardi Y. Low-intensity extracorporeal shock wave therapy–a novel effective treatment for erectile dysfunction in severe ED patients who respond poorly to PDE5 inhibitor therapy. J Sex Med, 2012, 9(1):259-264.

Hofmann A, Ritz U, Hessmann MH, et al. Extracorporeal shock wave-mediated changes in proliferation, differentiation, and gene expression of human osteoblasts. J Trauma, 2008, 65(6):1402-1410.

Kobayashi Y, Sakai D, Iwashina T, et al. Low-intensity pulsed ultrasound stimulates cell proliferation, proteoglycan synthesis and expression of growth factor-related genes in human nucleus pulposus cell line. Eur Cell Mater, 2009, 17:15-22.

Kuo YR, Wang CT, Wang FS, et al. Extracorporeal shock wave treatment modulates skin fibroblast recruitment and leukocyte infiltration for enhancing extended skin-flap survival. Wound Repair Regen, 2009, 17(1):80-87.

Kusuyama J, Bandow K, Shamoto M, et al. Low intensity pulsed ultrasound (LIPUS) influences the multilineage differentiation of mesenchymal stem and progenitor cell lines through ROCK-Cot/Tpl2-MEK-ERK sgnaling pathway. J Biol Chem, 2014, 289(15):10330-10344.

Lei H, Xin H, Guan R, et al. Low-intensity Pulsed Ultrasound Improves Erectile Function in Streptozotocin-induced Type I Diabetic Rats. Urology, 2015, 86(6):e11-e18.

Li H, Matheu M, Sun F, et al. Low-energy Shock Wave Therapy Ameliorates Erectile Dysfunction in a Pelvic Neurovascular Injuries Rat Model. J Sex Med, 2016, 13(1):22-32.

Lin G, Reed-Maldonado AB, Lin M, et al. Effects and Mechanisms of Low-Intensity Pulsed Ultrasound for

Chronic Prostatitis and Chronic Pelvic Pain Syndrome. Int J Mol Sci, 2016, 17(7) Pii:E1057.

Nakamura T, Fujihara S, Yamamoto-Nagata K, et al. Low-intensity pulsed ultrasound reduces the inflammatory activity of synovitis. Ann Biomed Eng, 2011, 39(12):2964-2971.

Nakao J, Fujii Y, Kusuyama J, et al. Low-intensity pulsed ultrasound (LIPUS) inhibits LPS-induced inflammatory responses of osteoblasts through TLR4-MyD88 dissociation. Bone, 2014, 58:17-25.

Shivashankar GV. Mechanosignaling to the cell nucleus and gene regulation. Annu Rev Biophys, 2011, 40:361-378.

Shivashankar GV. Mechanosignaling to the cell nucleus and gene regulation. Annu Rev Biophys, 2011, 40:361-378.

Vardi Y, Appel B, Jacob G, et al. Can low-intensity extracorporeal shockwave therapy improve erectile function?. Eur Urol, 2010, 58(2):243-248.

Wang CJ, Huang HY, Chen HH, et al. Effect of shock wave therapy on acute fractures of the tibia: a study in a dog model. Clin Orthop Relat Res, 2001, (387):112-118.

Willis LR, Evan AP, Connors BA, et al. Shockwave lithotripsy: dose-related effects on renal structure, hemodynamics, and tubular function. J Endourol, 2005, 19(1):90-101.

Wozniak MA, Chen CS. Mechanotransduction in development: a growing role for contractility. Nat Rev Mol Cell Biol, 2009, 10(1):34-43.

Xu JK, Chen HJ, Li XD, et al. Optimal intensity shock wave promotes the adhesion and migration of rat osteoblasts via integrin β1-mediated expression of phosphorylated focal adhesion kinase. J Biol Chem, 2012, 287(31):26200-26212.

Ying ZM, Lin T, Yan SG. Low-intensity pulsed ultrasound therapy: a potential strategy to stimulate tendon-bone junction healing. J Zhejiang Univ Sci B, 2012, 13(12):955-963.

Yu T, Junger WG, Yuan C, et al. Shockwaves increase T-cell proliferation and IL-2 expression through ATP release, P2X7 receptors, and FAK activation. Am J Physiol Cell Physiol, 2010, 298(3):C457-C464.

Zhang H, Labouesse M. Signalling through mechanical inputs: a coordinated process. J Cell Sci, 2012, 125(Pt 13):3039-3049.

Zhao B, Li L, Lei Q, et al. The Hippo-YAP pathway in organ size control and tumorigenesis: an updated version. Genes Dev, 2010, 24(9):862-874.

Zhao B, Li L, Wang L, et al. Cell detachment activates the Hippo pathway via cytoskeleton reorganization to induce anoikis. Genes Dev, 2012, 26(1):54-68.

第六十五章

泌尿系统再生医学

第一节　再生医学概论

随着现代医学的技术发展，组织和器官的再生不再遥不可及。这也非常有可能提高和改进现有的医疗方式。我们可以从多个方面考虑利用再生技术：细胞水平再生——细胞功能的重建；组织水平再生——植入支架材料（天然或合成的，支架材料往往含有活性生物成分如细胞或营养生物分子等）；器官水平再生——复合生物材料和生物元件的植入。

上尿路损伤（如肾衰竭）患者当前的标准治疗是采用体外透析或整个器官移植来增加或替代患者的肾功能。然而，目前肾替代疗法并不能完全复制器官的功能。移植技术尽管得到了极大的改善，但是仍具有很大的局限性，例如器官来源有限、并发症较多以及器官排斥和免疫抑制的高额费用。

在下尿路疾病中，一百多年来通常是使用其他器官的一部分来重建膀胱和尿道组织。通常使用胃肠道、口腔黏膜甚至是皮肤来代替畸形、损伤或是癌变的泌尿器官。然而，即使在最有利的条件下，患者也不得不忍受多个外科手术，出现代谢紊乱、尿液重吸收、尿路狭窄以及结石形成等并发症，出现功能部分或者完全丧失，并且生活质量特别差。泌尿系统组织和器官的再生能力可以大大提高现有的治疗标准和患者的生活质量。虽然本章节内容主要集中在肾和膀胱器官，但同样重要的是，从泌尿系统再生医学研究中获取宝贵知识，可以应用于更广泛的肺、胃肠道、心脏、肝和中枢神经系统。这些应用的基础是在合成或天然的支架内接种各种类型的宿主细胞，植入体内并促进组织的再生。

一、再生的生物学基础

再生是生物系统的基本过程，目的是代替损伤、丢失或缺陷的组织和器官。然而，在器官系统的损伤组织中，能恢复多少功能仍存在相当大的差异。直到最近，控制损伤组织功能恢复的分子机制才开始被揭示。对于特定的细胞或组织再生来说，启动修复或再生的诱导信号、控制细胞前体的活化和增殖的细胞诱因，以及最后的分化和形态形成的调节都是很常见的研究领域。另外，组织个体发育的形态以及潜在疾病的特定病理生理过程都会影响再生的结果。组织修复的程度、范围从受损细胞的再生，所选择细胞群的替换，到器官增大，直至最后更复杂的结构形成，后者需要内在的形态发生装置（如胚细胞）以替换部分或全部器官。再生医学常被误解为就是研究干细胞。虽然干细胞可能在再生过程中具有一定作用，但健康组织的任何特定细胞或组分都不足以再生器官。总体来说，理解愈合过程的组成部分形成了再生医学的生物学基础。这些重要组分包括：由血液供应、神经和结缔组织的细胞间基质组分构成的间叶细胞样组件；由为器官提供特异性和生物需要的基本活性部分所构成的实质组件。

作为生物体正常的自我平衡过程，组织更新交替通过置换正常衰老过程所丢失的组分来实现。骨髓干细胞更新血液组分，内衬在小肠隐窝中的干细胞代替内腔组分，这些都是干细胞补充细胞组分的实例。与正常生理组织交替相比，再生被定义为：在疾病过程影响之后，组织重建正常生理功能的能力。现有研究已较好地证实了低等脊椎动物（例如蝾螈肢体再生）（Kumar et al., 2007）中复杂的再生形式（胚泡形成相关），但是关于成人各处再生的过程却不是很清楚（Stappenbeck & Miyoshi, 2009）。然而，再生医学治疗正在突出成人组织的可塑性，例如尿道修复再生复杂的结构和功能（Atala et al., 2006; Kelley et al., 2010）。

血液供应是组织成功再生的关键，新组织需要血管以保持完整性。组织内源性前体细胞的分化和形态发生以及再生物的加入均对于形成新血管发挥作用。分化和形态形成是在生长因子和血管生成因子刺激下发生的，例如血管内皮生长因子 A，成纤维细胞生长因子 2 和转化生长因子 β。这些血管生成因子也可以诱导组织重塑，它们是组织再生的另一个关键要素（Buschmann et al., 2003）。

在发育生物学方面，祖细胞特化并形成三维框架的过程在组织再生中起到一定作用。就这点而言，肾已被证实是一种模型发育系统。Notch2 基因的突变导致所有近端细胞分型和肾结构的缺失（Cheng et al., 2007）。Wnt 基因家族可以说是研究最多的，其成员参与多种生物过程，包括肾胚胎发育、肾相关疾病发病（Merkel et al., 2007）以及肾再生。Wnt 基因突变会导致肾结构的异常发育、肾上皮间质转化以及肾单位模式抑制（Stark et al., 1994）。

尽管研究者未完全了解参与组织重塑和发展的细胞因子及基因，但已有的知识对改善、利用再生医学方法治疗膀胱和肾疾病仍具有深远的影响。可以设想采用生物工程学方法，利用细胞与合成生物材料，招募干细胞和祖细胞到需要再生的区域。这些细胞可表达参与血管生成、细胞分化以及增殖的细胞因子，或者促进邻近细胞表达相关因子。另外，运用特定的生物材料，模拟细胞外基质，或许能影响细胞迁移和分化。

二、泌尿系统再生医学

再生医学技术发展以逐渐商业化来应对泌尿系统疾病患者们的医疗需求，主要包括肾和膀胱的相关疾病。目前有一种用于前列腺癌的尿路产品展现了使用自体细胞成分进行治疗的潜力（Burch et al., 2004）。该产品不仅代表癌症的个体化药物治疗，而且展现了生物治疗（利用自体细胞激活免疫系统，促进愈合机制）的临床效果。这一策略突出了收集、运输和使用自体细胞作为生物活性物质，利用身体的能力来治疗疾病的重要性。

其他基于自体细胞的产品也在临床治疗发展中发挥作用，主要针对神经性膀胱功能障碍和膀胱癌的患者群体。这些产品催化机体再生泌尿组织以及部分膀胱。对患病组织部分替换能产生很好的临床效果，这提示我们可以考虑整个器官（如膀胱）的再生。如今，这项技术已被开发出来并在大型哺乳动物中被证实有效，打破了哺乳动物不能再生泌尿组织和整个器官的固有观点。

再生医学技术已经开始临床试验，通过在与人类有共同先天愈合通路的哺乳动物实验中初步了解了再生的途径。从头诱导组织或者器官形成来再生形态和功能的想法不久前还被认为是不切实际的，而现在再生医学的相关产品已经开始商品化。

再生医学治疗快速发展，而患者的标准治疗方法几十年都没有显著改变。再生医学主要在功能有限的简单平面组织结构（如软骨细胞或二维细胞结构）中获得早期的成功。基于自体细胞的再生技术，加强或者替换三维内部中空的器官（例如膀胱），可以有效避免使用异源组织（如肠道）重建泌尿系统所产生的并发症。

三、泌尿系统再生医学的发展历史

（一）神经性膀胱功能障碍

神经性膀胱功能障碍是指由于控制膀胱的神经因先天原因或后天创伤性损伤导致膀胱和外尿道括约肌功能失常。神经性膀胱功能障碍患者膀胱在填满时会不适当、不自主地收缩。有些患者在膀胱收缩期（排尿期）尿道括约肌无法松弛，导致膀胱出口功能性阻塞。由于膀胱功能障碍，膀胱肌肥大，膀胱内高压，膀胱容量变小，从而导致尿失禁。此外，膀胱内高压会传导至上尿道导致肾积水和（或）膀胱输尿管反流，损伤肾而导致终末期肾病。

现有临床治疗方案

如不使用导尿管或其他辅助排尿手段，神经性膀胱功能障碍会导致排尿困难或无法排尿。临床治疗方案也随神经损伤的原因以及排尿功能障碍的类型而有所不同。如果是尿潴留（膀胱充盈时不排空），需要使用导尿管定期导尿清空膀胱。如果是尿失禁，需要根据失禁的原因进行一系列的治疗。如果膀胱不自觉挤出尿液，可以使用药物帮助膀胱放松以便长时间存储尿液；然而许多患者对药物无反应，或者出现心动过速、视觉调节和认知功能异常等副作用。如果是括约肌不工作导致的尿失禁，可以手术更换人工括约肌来治疗。然而由于损伤的广泛性或患者对于手术的不应答，长期的应对方法主要通过外科手术将肠段植入现有膀胱来扩大膀胱。但是这种方法会产生多种并发症，主要有代谢紊乱、结石形成、频繁感染、尿液中黏液导致流出障碍以及植入部分恶性变的风险。

（二）膀胱癌

下尿路疾病的另一挑战是膀胱癌。最常见的膀胱癌类型为移行细胞癌。不常见的类型包括鳞状细胞癌、腺癌、肉瘤和小细胞癌。虽然大多数患者表现为浅表性尿路上皮肿瘤，其平滑肌区域几乎没有转移，但大约25%的膀胱癌侵入肌肉组织。许多患者最终将出现肿瘤侵袭。侵袭性癌症通常需要涉及手术、化疗、放疗的多学科治疗，以及在膀胱切除后的尿流改道。

现有临床治疗方案

膀胱切除后，必须建立尿液从体内安全排出的途径。目前可用于构建尿流改道的手术选择包括使用一段小肠或大肠。对于根治性膀胱切除术，严重和常见的术后并发症是由于使用肠道来构建尿流改道而出现的，其并发症与使用肠道进行膀胱增大的并发症类似。

（三）神经性膀胱功能障碍以及膀胱癌的再生医学临床治疗方案

虽然神经性膀胱功能障碍和膀胱癌有不同的病因，但是它们都可以通过使用肠组织作为尿存储的替代物或作为尿液排出的通道来治疗。前面也提到，使用肠组织治疗这种疾病有严重的副作用，这直接影响患者的生活质量。

因此，再生医学方法一个好处是避免使用肠组织。用于膀胱增大的再生医疗技术包括复合膀胱成形术，其中培养的自体尿道上皮在手术时与去上皮化的肠或血管化的子宫平滑肌相组合（Cross et al., 2005; Turner et al., 2008; Turner et al., 2011），或者植入合并的生物相容性支架材料，其上面接种有从膀胱组织（活检收集）培养的自体尿路上皮和平滑肌细胞（Atala et al., 2006; Oberpenning et al., 1999）。在这两种方法中，由于膀胱细胞来自患者自身组织，可以不用考虑移植物抗宿主病及可能由于使用同种异体组织或器官而引起的其他并发症。

前面所述方法的重点是植入接种自体膀胱衍生细胞的合成支架。目前，在人和动物中已经成功实现重新再生而使膀胱部分增大，并且在动物中更进一步实现了膀胱的完全替代。可降解合成支架接种自体细胞形成构建体。在体内植入后，构建体由于接种了尿路上皮和平滑肌细胞或仅接种平滑肌细胞，引起再生反应，可再造带血管的天然多层膀胱壁（Atala et al., 2006; Oberpenning et al., 1999）。对于膀胱癌患者，从膀胱活检组织中获取自体细胞使得培养物可能含有尿路上皮癌细胞，因此，即便使用单细胞（仅平滑肌细胞）策略，仍然需要敏感的筛选方法以避免在构建体植入时将癌变的尿路上皮重新引入患者体内。尽管有筛选方法能在一百万个非肿瘤平滑肌细胞的混合物中检测到一个尿路上皮癌细胞，但确定无癌变的平滑肌细胞的替代来源仍然是优先选择。由于需要监测和控制分化，使用干细胞现在来说还是一个不太实用的替代方案。一种经过验证的策略是，从动物脂肪组织中分离完全分化和表型均一的平滑肌细胞，并使用这些细胞接种构建体。体内植入后，观察到膀胱组织再生，并且该组织与天然组织无差别。

（四）急性与慢性肾病

由肾单位和周围实质组成的精细的肾单元结构支持肾的多种功能，包括去除代谢废物、消除外源物、维持酸碱平衡、血液和间质电解质平衡、红细胞生成和骨矿物质调节，以及维持血压。新近科学研究发现人类的实体器官具有修复功能和某些情况下的再生能力（Orlando et al., 2011）。在急性损伤（例如缺血）或慢性肾毒性刺激损伤的肾中，替代裸露肾小管上皮细胞的能力已经有研究报道。最近的证据表明，再生能力存在于天然患病肾中（Kelley et al., 2010）。

现有临床解决方案

慢性肾病（chronic kidney disease，CKD）患者最终需要肾替代治疗，包括透析或肾移植。值得注意的是，血管紧张素Ⅱ途径（血管紧张素转换酶抑制剂和血管紧张素Ⅱ 1 型受体阻断剂）的药理学拮抗剂在糖尿病和非糖尿病动物模型中，通过限制肾小球高血压和蛋白质运输来保护肾功能。少数药物和生物制剂在临床 CKD 治疗中是否显著影响生存仍有待观察。再生疗法通过延迟和避免透析来维持稳定的肾功能，降低移植后免疫抑制的负担，为 CKD 患者提供希望。

（五）急性、慢性肾病的再生医学临床解决方案

通过对构成的细胞群体以及肾外来源的祖细胞的研究证明了肾具有再生能力（Hopkins et al., 2009；Benigni et al., 2010）。最近一项研究评估了转移成人基本的和肾特异性的细胞群直接进入末期 CKD 动物肾中，不仅显著改善生存，而且被治疗的动物也恢复了红细胞生成、电解质和矿物质平衡，以及改善了蛋白质

的代谢（Kelley et al., 2010）。使用自体来源细胞的多个CKD动物模型的后续研究进一步支持了这些活性细胞群的再生潜能。由于在胚胎肾发生期间的作用，祖细胞可考虑作为治疗剂（Benigni et al., 2010; Hendry et al., 2011）。哺乳动物肾单位形成发生在妊娠期间两个中胚层群体之间的相互作用点（输尿管尖端的上皮和帽间质），此处含有可自我更新的祖细胞群体。浓缩的间充质产生肾单位（作为肾的功能单位）及早期输尿管组织（产生收集管系统）。在一些成年脊椎动物中存在特殊的肾源区；自我更新的肾单位祖细胞群体允许斑马鱼在整个生命周期中经过损伤后可再生肾单位（Diep et al., 2011）。值得注意的是，自我更新的肾单位祖细胞在人类出生后似乎不会持续存在。尽管如此，持续到成年的肾特异性祖细胞群仍可能一定程度上重新启动这个发育程序（Hopkins et al., 2009; Hendry et al., 2011）。

（六）再生医学未来发展方向

当前标准治疗方案包括药物、生物制剂和医疗仪器装置。用于CKD患者的治疗很快就可以包括基于细胞的再生治疗方法。多个公司正在积极开发基于细胞的再生治疗，并且减缓或逆转CKD或恢复肾功能的新的治疗方法也正在逐渐成为现实。转化研究正在评估生物活性细胞在共患疾病（如糖尿病和高血压）情况下的安全性和有效性。未来的临床研究将发现临床效果较好的细胞再生产品，可能包括与肾慢性疾病作斗争的祖细胞群体。

（七）总结

医生面临着泌尿系统器官衰竭的艰巨挑战。再生医学技术将成为一种重要的新的治疗选择，具有催化组织和器官再生以解决泌尿系统器官和组织衰竭的潜力，可以延迟甚至避免肾透析，或整个膀胱的替换。这些产品无疑将改变医疗现状，给患者提供难以想象的好处——治愈，而不仅仅是治疗。

再生医学产品代表了最终的个性化医疗，并且可以通过消除潜在的并发症，甚至降低与泌尿系统相关疾病的死亡率来改善患者生活质量。通过使用再生医学产品，医生可以用现代技术替代过时的和陈旧的治疗方法，不仅能治疗，而且可以再生不健全或有缺陷的泌尿系统器官。随着再生医疗产品的不断发展进步以及商业化的推广，器官衰竭的长期护理将转变成为彻底的治愈，从而实现患者、医生和再生医学产业的梦想。

第二节　从泌尿系统组织工程到再生医学

一、组织工程介绍

组织工程是21世纪在移植医学和外科重建领域快速发展的一个很有前途的技术。它是一种跨学科的技术，应用工程学、生物学和医学的原理和方法，以生物替代品恢复、维持或改善组织功能。组织工程在再生医学等各种学科中的重要性与日俱增，这也同样适用于泌尿外科学。组织工程是一项前景广阔的技术，能够用于开发恢复、维持或改善组织功能的生物代替品。发展由自体体细胞或成体干细胞产生且不会引起排斥反应的组织工程产物是现代医学一项重要研究课题，这能为重建手术提供新的选择。泌尿系统组织工程旨在通过创建与正常组织在解剖学和功能方面相同的组织来重建泌尿系统。该领域基础研究快速发展，但用于临床实践还有待实现。这需要在动物模型和临床试验中取得良好效果，以及不断完善组织工程产品的伦理和法律概念。

到目前为止，移植物在体内的新血管形成和神经生长仍是一个未能克服的难题。此外，从骨髓中获取间充质干细胞以及移植尿路上皮细胞仍需要大量的有创操作来提高其成功率。而其他细胞来源和细胞获取技术，如胎盘和脂肪组织的间充质干细胞和膀胱灌洗尿路上皮细胞的获取还需要更多的研究。多层多维组织移植物或生理组织结构的替换需要组织工程中的恰当方法，并且可能会因为患者的病变周围组织或患者健康状况降低而导致移植效果不理想。治疗性的组织再造必须在体外和（或）体内实现组织工程化膀胱的血管化和神经支配。目前，并无文献表明有任何优于组织工程治疗的治疗方法能够作为患者常规治疗的替代方法。

组织工程治疗主要分为 3 种：基于细胞、使用生物材料或无细胞基质，以及细胞接种的基质。关于基于细胞的治疗方法，通常需要供体细胞收获、处理并且根据需要在体外扩增并最终植入靶组织。细胞可以来自自体、同种异体的（相同物种，不同的个体）或异种来源（例如牛）。为将排斥风险和相关的免疫抑制并发症发生概率降到最低，使用自体来源细胞是最优选择。所需细胞主要通过组织活检获得。在分别使用支架材料和细胞组织时，最重要的要求是生物相容性、生物再吸收性、最小的免疫源性和与局部环境的完全整合。由自体体细胞或成体干细胞接种基质产生的人组织工程产物，能够改善用于移植的组织和器官匮乏的现状，并为重建手术提供新的选择。

充足的血液供应为组织提供营养，这是组织工程产物在体内成活的必要条件。移植物在移植初期可以通过扩散获取营养，但之后从现有血管中生长出毛细血管则成为非常重要的步骤。细胞外基质能够刺激新生血管形成以及神经向内的生长。

二、下尿路的组织工程

（一）支架和基质

在下尿路的重建中，无细胞尿道和膀胱基质已经用于动物实验和用于尿道扩张的临床研究。SIS（猪小肠黏膜下层）基质移植物已经在临床研究中用于尿道狭窄修复。经逆行和顺行尿道造影以及术前和术后的膀胱镜检查，平均随访 31.2 个月后，80％的患者的临床和影像结果显示明显改善，因此，该方法的中期结果与皮瓣和黏膜移植相当（Fiala et al., 2007）。然而，过去 20 年的几项研究表明，异种移植物的适用性仍然受到耐久性、机械强度和残留 DNA 等缺陷的限制（Davis et al., 2010）。

支架不仅可以使用生物材料，也可以使用人工组织或两者的组合。胶原 - 聚乙醇酸聚合物的组合支架甚至可以促进组织再生。Sharma 等使用特殊的聚合物支架 [弹性聚（1, 8- 辛二醇 - 共柠檬酸盐）基薄膜] 将大鼠膀胱成功增大。数据显示人间充质干细胞（MSC）接种的支架能支持膀胱组织在体内的部分再生（Sharma et al., 2010）。

丝支架是用于泌尿组织工程的新选择，已经在血管外科和骨科得到应用，并且具有理想的物理学和生物学性质。在以小鼠为对象的临床前研究中，丝支架用于膀胱增大并且形成了完全的膀胱组织结构，10 周内丝支架周围未出现纤维化。此外，与常规生物材料相比，丝具有更好的顺应性（Tu et al., 2012）。一项在小鼠模型膀胱增大术中使用凝胶纺丝的研究显示，膀胱容量和空隙体积显著增加，凝胶纺丝与小肠黏膜下层（SIS）和聚乙醇酸（PGA）相比具有相似的适应性（Mauney et al., 2011）。

（二）基于细胞的治疗

细胞相关治疗方法的基础一方面主要是间充质干细胞（MSC），另一方面主要是尿路上皮细胞。MSC 可以从不同的组织中分离，但骨髓间充质干细胞（BMSC）最优。

图宾根大学（Eberhard Karls Universität Tübigen）的研究者利用人类睾丸和骨髓的全能干细胞来研究外部尿道括约肌重建治疗压力性尿失禁，他们成功培养并将其分化成三个胚层，从而在动物模型中证明了其适用性（Drost et al., 2009）。但由于 BMSC 不能被无限制的从体内获得并且提取的过程也相当于一项侵入性手术，所以脂肪组织是具有治疗潜力的干细胞的理想来源。脂肪来源的干细胞（ADSC）的优点不仅在于其几乎无限的可获得性，而且在于其获得率更高。但由于缺乏确定的细胞标志物，ADSC 仍然难以定义，目前几个研究，将重点着眼于寻找可能的 ADSC 标志物（Lin et al., 2010）。

另一个有前景的研究领域是通过植入多层生物人工尿路上皮用于尿道狭窄的重建。人类尿路上皮细胞的培养和分层已经成为常规实验室技术，并且在可生物降解基质上的接种能够构建细胞基质植入物。随着细胞载体系统更加稳定，通过内窥镜植入已经成为了可能。由于尿道上皮的获得不仅可以通过切除手术实现，而且可以通过膀胱洗涤实现，因此对患者的损伤能够降到最低。

对于勃起功能障碍的治疗，Albersen 等研究了在海绵状神经挤压损伤的大鼠模型中注射 ADSC 和 ADSC 衍生裂解物的效果（Albersen et al., 2010）。两种治疗结果显示勃起功能显著恢复，海绵体纤维化程度减轻，平滑肌含量增加。这些结果暗示 ADSC 可通过释放细胞内预先形成的物质或通过某些生物分子的活性分泌而起作用。在另一个研究中，通过无细胞神经移植手术可使海绵体神经再生增强，这也揭示了它具有较好的治疗潜力。

另一个研究小组揭示，可以通过膀胱或尾静脉注射 ADSC 来治疗患有尿频和膀胱血管、神经密度降低的高脂血症大鼠。治疗的大鼠表现出更长的排尿间期和膀胱血管和神经密度增加，但他们没有报告膀胱壁平滑肌与对照组的高脂血大鼠的差异（Huang et al., 2010）。

（三）细胞接种的基质

天然胶原衍生材料几十年前就已经被作为组织工程的基础进行研究，并且至今其在泌尿外科重建手术中的研究仍然热度不减。对小肠黏膜下层（SIS）细胞接种的研究发现其对尿道上皮细胞具有细胞毒性作用，并且猪 DNA 残留的发现使其不适合于 GMP- 依赖性组织工程（Feil et al., 2006）。在临床研究中使用接种在胶原 - 聚乙醇酸支架上的自体泌尿上皮细胞，能够用于膀胱扩张，不仅工程膀胱活检显示出足够的结构和表型，而且临床结果也令人满意（Atala et al., 2006）。通过 PAA（过乙酸）调节可以实现胶原支架中细胞 - 基质渗透的改善。Liu 等将膀胱黏膜下层浸泡在 PAA 与 Triton X-100 中进行脱细胞处理从而创建了一个三维多孔支架。在用人膀胱细胞接种后，验证了其尿路上皮和平滑肌的特异性表型，并且证实其在体外有促进细胞 - 基质穿透的能力并能在体内促进细胞生长（Liu et al., 2009）。

Selim 等研究了聚交酯 - 共 - 乙交酯

（PLGA）的可生物降解电纺支架上的细胞活力和增殖，以及支架上有无细胞时支架收缩和机械性能的对比。接种口腔细胞，例如成纤维细胞和角质形成细胞，并将支架与天然口腔黏膜比较。在细胞接种后，证明具有约30%的天然口腔黏膜的机械强度和弹性（Selim et al., 2011）。

在膀胱癌的患者体内可能无法获得正常的可用细胞，因此研究者对利用膀胱细胞外基质（extracellur matrix，ECM）和三维纳米纤维支架接种BMSC的膀胱扩张术进行了研究。体外研究显示BMSC在两个支架上均能很好地增殖，但是通过添加生长因子仅能使BMSC分化成平滑肌细胞。高度多孔的聚L-乳酸（PLLA）支架能够维持诱导BMSC的肌原性分化，在体内促进组织重塑与丰富的毛细血管形成（Tian et al., 2010）。

电纺纳米纤维是用于下尿路生物材料领域中的新型材料，与其他材料相比它显示出更多的优点，最可能是由于其具有很高的表面/体积比。组织学分析中已经证实了干细胞在纳米纤维材料上能够生长和分化成不同的细胞类型。通过不同的表面改性，例如等离子体处理、湿化学法、表面接枝聚合和表面活性剂和聚合物的共电纺等，可以优化支架以物理吸附多种生物活性分子，包括抗癌药物、酶、细胞因子和多糖。然而，这种支架的使用受到可负载细胞数量的限制，但是这种缺陷可以通过创建多层网格来克服。

三、上尿路的组织工程

上尿路组织工程研究尚未实现大的突破。然而，尽管肾的组织学结构非常复杂，目前对工程肾结构的研究仍有广阔的前景。Atala的研究小组通过核移植从成体牛成纤维细胞中克隆了肾细胞，其形成了功能性肾单位。检查发现这些肾单位的肾小球和肾小管样结构内有尿样液体产生，并表现出尿素氮和肌酐的单向分泌（Lanza et al., 2002）。将扩增的原代肾细胞在三维基于胶原的培养系统中培养1周左右也出现了类似于肾小管和肾小球的结构。对于生物人工肾的创建，Dankers等研究了肾上皮细胞在静电纺丝和超分子多聚膜上的生长。肾上皮细胞培养7天后，能够形成极化单层，这是作为功能良好的生物人工肾的先决条件（Dankers et al., 2010）。

四、结论

选取用于细胞接种的最适支架、干细胞的最佳来源，以及促进新生血管形成和神经再生的植入物，仍然是组织工程中的主要研究目标。

由于血管内皮生长因子（VEGF）是新生血管形成的主要调节因子，它有助于局部组织灌注的改善。在先前的实验中，VEGF和bFGF（碱性成纤维细胞生长因子）已经并入生物工程化组织并用于促进血管的生长。其他方法，例如在细胞接种前将基质进行血管外形成并将内皮细胞掺入生物工程组织中的方法也得到了令人鼓舞的结果（Soker et al., 2000）。生物材料中的血管生成情况可以通过鸡胚胎绒毛尿囊膜来确定和测量。

目前泌尿外科学中利用组织工程最为成熟的领域是尿道重建，其在临床试验中成功地使用了接种或未接种细胞的脱细胞支架结构。此外，已有关于膀胱壁重建的临床报道，并且使用细胞治疗尿失禁的治疗方法很可能被批准用于临床。

得益于重建泌尿系统的这些发现和创新，临床上将减少侵入性的干预治疗，缩短患者的住院时间，提供更多的不同治疗方案以及提高治愈率。任何试验工作必须在遵守监管法规的条件下严格评估。在研究过程的所有阶段都必须考虑《药品生产质量管理规范》[*Good Manufacturing Practices*（GMP）]和《药物非临床研究质量管理规范》[*Good Laboratory Practices*（GLP）]要求，以建立符合法律框架的新的治疗方法。由于有相关法律法规以及伦理法规严格把控组织工程研究的进展，目前这些组织工程学方面的创新都不够复杂完善，因此尚不足以替代传统的手术治疗。尽管如此，组织工程学仍然是一种有前途的技术，可以改善许多泌尿外科疾病患者的生活。

第三节　干细胞与尿道重建

一、概述

当自体膀胱细胞失去功能时，膀胱再造成为了一个挑战，但由于器官尺寸较大和疾病种类（癌症、间质性膀胱炎等）的不同，膀胱的再造成为一项非常复杂的任务。膀胱癌是膀胱切除的最常见指征。在许多疾病中，自体尿道上皮和膀胱肌细胞无法再用于尿道元件的体外构建，比如用于增强（膀胱成形术）的膀胱壁。而干细胞可以用于保证培养出用于膀胱壁体外构建的足够细胞数量。组织工程技术为功能障碍性尿道括约肌再造提供了巨大希望。外科手术或损伤后的去神经支配可能导致尿道括约肌张力降低和压力性尿失禁，利用注射干细胞治疗有可能恢复括约肌张力。

本节主要阐述从骨髓或毛囊的间充质干细胞分离潜在多能干细胞的方法，并且将得到的细胞用于膀胱壁的再造。目前尚未有报道使用干细胞实现膀胱再造的临床应用。然而，有一些研究已经证实了富集培养祖细胞的可能。毛囊或骨髓内的上皮和间充质多能干细胞为膀胱的组织工程提供了新的可能性。但将干细胞用于膀胱壁体外构建的技术成功与否还有待远期观察。

目前，压力性尿失禁的侵入性外科手术治疗与发病率和复发率相关。组织工程技术为功能障碍性尿道括约肌再造提供了巨大希望。本节提出了中间尿道的重要性，注射到中间尿道的干细胞可潜在地恢复括约肌和其收缩能力。干细胞具有自我更新和多方向分化的能力，能够用于治疗应激性尿失禁的干细胞来源，包括骨髓间充质干细胞、肌源干细胞和脂肪干细胞。在压力性尿失禁的实验模型中，干细胞注射治疗能够有效提高漏尿点压和尿道肌带收缩力。但目前而言，将这些治疗方法引入临床仍是有问题的，因此本节的目的是阐述利用干细胞完成膀胱重构的可能性。

二、尿道再造的历史

尿道的再造和重建是一个非常复杂的任务。人类研究尿道重建的历史非常悠久。1888年，Tizzoni 和 Poggi 开始进行尿道重建的实验研究。在 1917 年 Neuhof 提出为人体膀胱增加筋膜。但在之后的 40 年中，这些研究一直停滞不前。在 20 世纪 50 年代，Bricker 等提出了不同的尿道分流技术。Studer 和他的同事在 1985 年提出从回肠再造原位膀胱，这成为当时最受欢迎的手术方式。原位膀胱和回肠导管是最常用的导流技术，但会出现许多有关导尿肠段相关的并发症。在 1991 年，Narem 和 Vacanti 定义了组织工程的概念，这是一个基于生物材料科学和细胞培养技术以实现体外活体移植和可用于组织再造或替代构造的学科（Cima et al., 1991）。组织工程的历史始于一百多年前，Harrison，Carrel 和 Rous 的实验工作显示了在体外培养细胞的可能性。组织工程技术由 Gallico，Ricordi，Brittberg 和许多著名的医生和科学家开发并引入到临床中（Gallico et al., 1984; Ricordi et al., 1991 ; Brittberg et al., 1994）。

尿道的几个部分可以使用组织工程技术再造。由于器官的巨大尺寸，膀胱是最具挑战性的。1999 年，Oberpenning 等在犬模型中将细胞接种在支架上并实现了膀胱的增大（Oberpenning et al., 1999）。2006 年，Atala 等在人类模型中复制了这项工作。他们将自体泌尿上皮和肌肉细胞接种在 PLGA 支架上进行培养，并利用这些组织细胞对 7 个患有神经性膀胱功能障碍的患者加增了膀胱壁结构（Atala et al., 2006）。

在许多疾病中，自体尿道上皮和膀胱肌细胞无法再用于尿道元件的体外构建，比如用于增强（膀胱成形术）的膀胱壁。这些疾病包括膀胱癌或间质性膀胱炎等。膀胱癌是男性膀胱切除的最常见指征。从骨髓或毛囊的间充质干细胞分离潜在多能干细胞，并且将得到的细胞用于膀胱壁的再造。目前的临床实践提出了富集培养祖细胞的可能。这些干细胞壁龛提供了减少因细胞收获而实施侵入性手术的机会。假设干细胞可以用于保证足够的细胞数量用于体外构建膀胱壁替代物，毛囊或骨髓内的上皮和间充质多能干细胞群体就能够为膀胱的组织工程提供新的可能性。但这项技术的成功与否还有待远期观察。

三、组织工程及膀胱再造

目前尚不明确是否存在对移植物表面积大小（巨大的动物模型和人类）的限制，如果有的话，膀胱壁的完全再造就无法实现。这其中涉及的最重要的问题是关于细胞在培养过程中发生的变化。在这种快速扩大化的细胞增殖之后，根据 Hayflick 和 Moorhead 描述的现象，细胞应该发生复制衰老（Hayflick & Moorhead, 1961）。移植后所有培养的细胞是否稳定？癌变的风险怎样？这些问题仍然没有得到解答。Czajkowski 等进行了黑色素细胞培养的癌发生风险的分析（Czajkowski et al., 2010）。据认为，长时间而广泛的细胞培养对正常细胞的癌基因状态没有影响，因此这些细胞可以安全地移植到宿主中。毫无疑问，细胞治疗的安全性是组织工程领域中最重要的问题之一，但这个问题目前并没有很好地解决。

有很多研究证实了仅使用脱细胞基质用于膀胱重建的可能性。膀胱无细胞基质（BAM）是一种富含生长因子的天然支架，在大小、结构和遗传特性方面与宿主组织紧密匹配（Kanematsu et al., 2003）。然而，有一些证据表明膀胱再造中脱细胞支架会发生纤维化反应，导致组织纤维化并停止重塑。毫无疑问，尽管移植细胞对膀胱壁重建的真正影响目前尚未得知，但使用干细胞治疗和重建泌尿器官将会是一个非常强大且前景广阔的方法。还有一个推测是移植细胞能够用于重建膀胱壁。

移植细胞的主要问题是其转移后的稳定性差。这会导致细胞转移到接受者之后的几个小时内死亡，一些作者也报道移植后没有活细胞存在。最近一个主要的关注点是如何规范化移植程序，这将有助于提高细胞移植的效率。即使在自体移植后，细胞存活率仍然较低。因为细胞是保证神经生长和血管生成的因素，这必然限制了膀胱再造。Drewa 等提出了细胞与膜基底连接的再造诱导模型，他建议将真皮再造模板（DRT）、神经再造模板（NRT）和半月板再造模板（MRT）用于上述的器官再造（Drewa et al., 2006）。

四、干细胞与压力性尿失禁的治疗

上述结果阐明了毛囊和间充质干细胞在尿道再造以及尿失禁中的潜在用途。全世界有超过 2 亿人患有尿失禁。最常见的尿失禁类型是压力性尿失禁（stress urinary incontinence，SUI）。压力性尿失禁是一个主要问题，影响约 20% 的妇女和近 50% 的老年妇女的生活质量。随着婴儿潮的持续发展，这种泌尿系统健康问题的患者数量将会增加。它是一种从尿道无意识漏尿的现象，与运动同步，打喷嚏或咳嗽都可能出现，会影响患者生活质量。SUI 的病因是多因素的，涉及骨盆肌、结缔组织和相关神经的功能障碍，其发生是由于阴道分娩导致的激素状态和盆底损伤的结果，这些是导致终生尿失禁的最主要的危险因素。

可能提供用于治疗 SUI 的新方法是组织工程。干细胞治疗目前处于治疗尿失禁研究的最前沿，肌肉和结缔组织的缺乏导致 SUI，而干细胞治疗可以再造这些肌肉和结缔组织。注射到中间尿道的干细胞可潜在地恢复横纹肌和横纹肌的收缩性。

Carr 等用来自大腿侧面肌肉的肌源干细胞（muscle-derived stem cell，MDSC）进行了 SUI 的临床治疗（Carr et al., 2008）。第一次试验包括使用尿道或经尿道 MDSC 注射到中间尿道和外部尿道括约肌（EUS）中的 8 名患者。接受了尿道外注射治疗的两个患者和使用 10mm 针头接受经尿道注射的两个患者中均可观察到症状明显改善。使用 8mm 针头的初始注射的两名患者症状没有改善。8 例随访 1 年以上的患者中，有 5 例报告症状显著改善。这些结果提供了纯细胞治疗在治疗压力性尿失禁中有效的重要证据，并且强调在得到的有效性结果中，适当的细胞注射位置对治疗效果有非常重要的意义。

五、细胞群体用于泌尿系统结构再造

干细胞研究在医学中的潜在应用正以极快的速度发展。干细胞是具有自我更新和分化能力的未分化细胞，能够分化产生由非更新祖细胞和终末分化的效应细胞组成的成熟后代。干细胞最有趣的特征之一是它们的可塑性，其能够从一种细胞类型转化为另一种，即细胞谱系发生改变。成体干细胞（somatic stem cell，SSC）是组织工程的理想候选物。胚胎干细胞是另一个有吸引力的再造细胞来源。人胚胎干细胞（embryonic stem cell，ESC）在 1998 年被成功分离。ESC 可以潜在地在体外维持在未分化状态，并且理论上可以分化为身体的任何细胞类型。虽然 ESC 在再造医学中的潜力巨大，但移植之前仍有问题需要解决。作为争议最少、前景最好的备选细胞，成体干细胞可能有超过一般认知的更为广泛的分化潜力。参考以前的干细胞膀胱再造的结果，毛囊和骨髓干细胞是相对容易获得的多能干细胞的来源，可分别通过毛囊干细胞和骨髓间充质干细胞再造上皮和肌肉。

六、毛囊和骨髓间充质干细胞

毛囊是微小的器官，在其一生中经历循环

再造。毛囊拥有两种干细胞来源，上皮细胞（球管区）和间充质（真皮乳头和纤维囊）细胞。这些细胞分化为角质形成细胞、肌肉细胞、神经元、神经胶质和黑素细胞。以前的研究表明不同的分离和培养方法会影响毛囊干细胞的表型，同时这也说明了它们的异质性。毛囊上皮干细胞不表达膀胱特异的细胞角蛋白（CK 7、8 和 18），细胞角蛋白 15 高度表达。在其培养基中加入培养正常尿道上皮细胞的培养基时，这些细胞可以转化成尿路上皮样表型。虽然尚未有证据证明这种分化是永久性的，但它为用于泌尿道再造的新型干细胞来源提供了新的思路。

骨髓间充质干细胞（BMSC）易于获得并可以分化成许多不同的细胞类型，包括：脂肪细胞、软骨细胞、成骨细胞、心肌细胞、肌腱细胞和骨骼肌细胞。该干细胞群的特征在于 CD44、SH-4（CD73）、CD90、SH-2（CD105）、CD117（c-kit）、SH-3（CD166）、Sca-1 和 STRO-1 的表达，而缺乏 CD11b、CD14、CD31、CD34 和 CD45 抗原。

已经证明不同的条件培养基提供的诱导信号会启动细胞重编程和它们的转分化。加入了 TGF-β1 和 5'-氮杂胞苷的培养基以及从 H9C2、L6 和原代骨骼肌细胞系和共培养系统（由 MSC 和骨骼肌细胞组成）获得的条件培养基能够诱导 MSC 转分化成肌原性（骨骼和平滑肌）表型。干细胞的转分化目前来看是一个有希望的选择，可以用于无法使用自体尿道膀胱细胞时的尿道再造。

七、结论

成体干细胞可用于尿道再造，特别是毛囊和骨髓间充质干细胞。这些干细胞群表现出高塑性潜力，并且能够在确定的培养条件下在体外分化成尿路上皮和肌肉层。

第四节 膀胱组织工程

一、概述

膀胱组织工程是泌尿外科学的一个重要研究领域。为使其效果达到最佳，需要满足：①完全再生的膀胱壁，包括其特定的组织学方面（即尿路上皮、肌肉层和外膜层），以确保实现良好的功能；②稳健快速地完成组织重构，防止如早期尿液渗漏或膀胱破裂的并发症；③在肿瘤风险的背景下，进行安全且长期的进展演变。

到目前为止，更换或扩大膀胱采用膀胱重建的金标准技术，即移植肠段（胃、小肠或大肠组织）用于恢复膀胱储液。据报道，此技术伴随有严重的不良反应，例如代谢异常、维生素缺乏、膀胱内黏液产生、尿道感染、结石形成，甚至于发生癌症。如此种种，促使人们转向膀胱组织工程研究。

这类研究包括未接种细胞生物材料和已接种细胞生物材料的发展。生物材料成为恢复膀胱解剖结构和避免并发症的极好选择。然而，膀胱因其发挥特定的储存和排泄功能，在生理上具有复杂性，意味着膀胱具有与其体积和收缩性变化相关的良好顺应性（弹性）。在膀胱组织工程中，必须重视这些功能。

除了膀胱生理上的复杂性，其他重要因素

也可影响膀胱组织工程的成功与否。首先，在常用生物材料中，细胞接种的基质对组织再生似乎更有效。因此，细胞来源的研究开展得更多。然而，这样的生物材料可能难以用于膀胱替代，因为膀胱壁替代的主要指征是膀胱肿瘤。因此，自体细胞尽管理论上是诱导组织整合和再生的最佳选择，但由于长期安全性的原因，通常也是不能使用的。其次，尿毒性可改变接种基质的性质。综上，在成为目前金标准技术安全替代方案的方面，膀胱组织工程富有前景但仍然挑战颇多。尽管进行了广泛的研究，但目前还没有设计出理想的生物材料。

本节的目的是详述在膀胱组织工程领域关于生物材料和细胞来源的最新进展及临床试验的主要结果。

二、生物材料

目前膀胱组织工程领域可用的生物材料分为生物材料和合成材料两类。

（一）生物材料

1. 天然来源的生物材料

它们可以由以下成分组成：①胶原（普遍存在的结构蛋白）；②藻酸盐（从海藻分离，其属于D-甘露糖醛酸盐和L-古洛糖酸盐共聚物的家族）。

2. 无细胞组织基质

通常从猪中提取，它们由不同类型的组织制成，例如膀胱黏膜下层、小肠黏膜下层（SIS）、皮肤、膀胱和胆囊，也曾在羊膜组织中提出。

（二）合成材料

它们包括几种材料，例如聚乙烯海绵、聚四氟乙烯、Vicryl（聚乙醇酸、PGA）基质、硅酮和丝衍生物。下面的章节中描述了这些材料中最常用及最有前景的两种。

1. 合成聚合物（聚-成聚酯）

这包括聚（L-乳酸）、PGA和聚（乳酸-羟基乙酸）。其优点：无毒；可能具有生物可降解性；结构调整较为容易。它们是到目前为止最常用的合成生物材料。

2. 丝基材料

它们由家蚕（*Bombyx mori*）产生，由两种类型蛋白组成：①丝胶蛋白，围绕丝纤维的抗原性胶样蛋白；②丝心蛋白，是蚕丝的核心纤维，由高度组织化的β折叠结晶域和半结晶域构成，负责蚕丝弹性。丝基组件原本用于缝合，但由于其较高的结构强度、弹性、加工可塑性及可调节的生物降解性等物理性质，丝基质现在被认为是膀胱组织工程中的潜在生物材料。最初应用丝基质时出现生物相容性的问题（Ⅰ型超敏反应），这是由于生丝中存在丝胶蛋白，后者能诱导超敏反应。现在应用的丝基生物材料由于去除了丝胶蛋白，其耐受性已经与大多数其他生物材料相当。因此，丝基材料在合成材料中成为一种有前景的治疗选择。

（三）不同生物材料的比较

在膀胱组织工程研究领域，丰富的文献报告通过实验研究比较了几种生物材料。这些研究主要集中在可行性设计、短期随访及对比无细胞材料及合成材料的结果方面。所包含的利用胃肠组织替代技术的对照组的研究较少，这也使其关于结果的解释具有局限性。最近的一项回顾性分析重点聚焦在尿液转移组织工程试验中的动物模型，揭示每个动物模型都有特异性，这将限制了把研究结果推广到人类。例如，植入外源性膀胱材料的兔，由于其特别的尿液化学组分，可能比任何其他动物种类更容易产生膀胱结石。因此，在得出关于生物材料的结论之前，需要考虑每个动物模型的特异性。尽管上面提到的潜在限制，但我们下面仍列出每种生物材料的潜在优势和缺点。

1. 胶原和无细胞基质

与合成生物材料相比，我们认为无细胞基质具有以下优点：①良好的生物降解性。这是一个被公认的无细胞基质的特点。通过放射性示踪剂在SIS支架（已植入狗膀胱中）上的研究证明了这一点：植入100%标记的SIS支架3个月后，仅10%的原始^{14}C放射性示踪剂可以被检测到，表现出良好的生物降解性（Record et al., 2011）；②良好的生物相容性潜力（Atala et al., 2011）；③脱细胞化后，嵌入支架中的生长因子具有持久性。脱细胞化旨在获得优化的脱细胞支架，消除残留的细胞性，避免诱导免疫反应。这个过程中需要保存结构蛋白和生长因子，这个要求对脱细胞技术造成额外挑战。事实上，尽管一些研究者已经证明将生长因子保留的可行性（Faulk et al., 2014），但根据其他研究者的报道，无细胞基质，如SIS，虽然它们包含生长因子，但并不能提供最佳的组织整合和再生（Atala et al., 2006; Pokrywczynska et al., 2014; Caione et al., 2012; Schaefer et al., 2013）。其结果就是诱导瘢痕组织生成，阻止支架中的膀胱收缩，使其发挥不出最佳功能。在无细胞基质的缺点之中，缺乏调节性的愈合过程或植入支架后刚开始时供氧缺乏等问题应引起注意。实际上，体内环境下，植入的生物材料中生成血管是困难的，尤其较大的组织移植物。不充分的血液供应减少氧气和营养物的扩散，导致组织坏死。为了克服这项不足，向支架中加入额外的生长因子是解决的方法。因此，体外和体内试验往往证明了人工生长因子辅助优化膀胱组织再生的益处（Zhou et al., 2013）。然而，这些有希望的技术仍然是试验性的，非生理性的，并且难以开展，需要研究生长因子的种类、递送的浓度及时间（Nuininga et al., 2013）。最终的并发症，如过度生长、纤维化，甚至癌症复发的病例都必须考虑。因此，过表达生长因子，例如血管内皮生长因子（VEGF）、VEGF受体-1和VEGF受体-2，与膀胱癌的疾病阶段和复发相关。而且，已报道血小板生长因子受体β在非侵袭性膀胱肿瘤复发的患者中显著增加，它甚至被认为是一种非侵入性生物标志物，用于预测非肌层浸润性膀胱癌复发（Feng et al., 2014）。

2. 合成基质

合成生物材料的优势在于有可能完全干扰支架物理性质，给予它们更一致和可预测的物理行为。在可用的加工技术中，静电纺丝是产生纳米纤维结构，并能同时对支架形成和结构的进行宏观控制的一项简单技术（Rim et al., 2013）。然而，与生物材料相比，合成生物材料缺乏生物识别和活性是一个需要提及的不足之处（Atala et al., 2011）。

鉴于生物和合成支架的对比结果，一些研究者做出假设，细胞附着可以改善膀胱组织再生和功能。基于这个目的，对潜在细胞来源的研究逐渐增多（Placzek et al., 2009）。

三、细胞来源

数个研究报告表明，接种细胞的支架比未接种细胞的支架有更好的膀胱组织整合和尿动力结果（Zhu et al., 2010）。与其他器官组织工程相比，膀胱细胞源的选择必须根据膀胱壁替换的初始指征进行调节。

1. 自体细胞

理论上，自体细胞是诱导组织整合和再生的最佳选择。它们也不存在诱导免疫应答的风险。然而，自体膀胱细胞可能不是最佳的细胞来源，原因如下。首先，大多数尿流改道的适应证是肿瘤疾病。因此，对于侵入性或非侵入性肌层膀胱肿瘤的患者，自体膀胱细胞的使用会显著增加癌症复发的风险。同样地，即使最近在从尿液中获取细胞方面取得了进展，它们也可能是肿瘤起源的。尿路上皮肿瘤可同时发展并扩散到整个泌尿系统。第二，尿流改道的非肿瘤适应证主要是神经性膀胱功能障碍，其可能包含异常膀胱细胞。实际上，已有一些研究报道体外神经性膀胱功能障碍的细胞（平滑肌和尿道上皮细胞）具有较低的收缩能力及增殖和分化能力。相比之下，其他作者从泌尿功能正常或神经性膀胱功能障碍的膀胱中获得肌肉细胞，种植到膀胱支架，然后移植入无胸腺的小鼠，并未发现两者在表型及功能方面的差别。在这方面，间充质干细胞（MSC）似乎是作为膀胱组织工程中细胞来源的良好选择。

2. 干细胞

MSC 是非造血多能干细胞，具有在体外和体内增殖和分化成各种细胞类型的能力。据报道，它们还具有旁分泌作用，比分泌辅助血管生成的专门生长因子更能有效地增强组织再生和血管生成。MSC 来源于羊水、骨髓、脂肪、毛囊，最常用的是骨髓来源的 MSC。

MSC 在各种适应证中试验，尤其是在血液肿瘤学中得到有较好的结果，它们最近被提议用于膀胱组织工程。与胚胎干细胞不同，它们不存在被机体排斥的风险。然而，像胚胎干细胞一样，MSC 表现出诱导肿瘤发生的潜在风险，这在移植 MSC 时必须考虑。最后，MSC 不是自体膀胱细胞，它们更容易被尿毒性改变，这可以强烈影响组织再生是否成功。已经证明共同移植的多个细胞来源的 MSC 可以增强膀胱组织再生。

3. 人类细胞重编程

这是用于接种到支架中干细胞的另一个来源。由于基因转录技术，细胞被重编程为多能干细胞。有研究报道，成功地构成了由前列腺诱导多能干细胞（iPSC）和尿道 iPSC 的泌尿组织。这些细胞衍生自亲代基质细胞，其起源通过 DNA 指纹图谱证实。它们的持续自我更新和多能分化（前列腺、膀胱和输尿管）的能力已被证实。然而，并不能排除这些重编程细胞有诱导恶性肿瘤的风险。目前研究者正在进行新方案的研究，包括无病毒和无转基因的重编程以及无异源重编程的方法，有研究者已经提出了非载体依赖性人 iPSC 产生的替代方法，即通过游离因子递送，且采用无供给和无白蛋白的培养方式。

四、临床研究

到目前为止，利用胃肠道重建技术被认为是扩大或替换膀胱的金标准。在神经膀胱功能障碍的适应证中，与长期显著改善膀胱容量和降低逼尿肌最大压力相关。然而，此方法被报告有几种不良反应，如代谢性酸中毒、膀胱内黏液产生、尿道感染、结石形成甚至癌症。膀胱组织工程可以作为替代选择之一，但仍然是一个尚未在当前临床实践中正式验证的研究领域。

很少有研究在人类中考查这种治疗选择。仅仅对于神经性膀胱功能障碍相关的脊髓脊膜突出或脊髓损伤的情况有所研究。尚未有研究评估肿瘤适应证患者中的生物材料。事实上，根治性膀胱切除术是局限性肌层浸润膀胱癌的推荐手术治疗，它涉及整个器官替代，这在目前的实验研究中尚未涉及。

（一）未接种的无细胞基质研究

2012 年 Caione 等开展了第一项在人类中使用未接种的无细胞基质（SIS，Surgisis®）用于神经性膀胱功能障碍扩大术的研究。5 名患有外翻性尿道上裂复杂疾病的儿童，具有较差的膀胱容量和顺应性（Δ 体积 / Δ 逼尿肌压力）。在完全外翻修复之后，植入具有 70%～90% 的天然膀胱表面且未细胞接种的 SIS 支架。在 6 个月的随访后，虽然支架降解完成，但新组织仅含有很少的平滑肌纤维。这些组织学结果令人失望，通过功能测试进一步被证实，在 6 个月和 18 个月时膀胱容量和顺应性并没有太大增加（Caione et al., 2012）。

Schaefer 等在 6 名儿科患者中进行的前瞻性研究发现类似不充分的组织学结果，未能证明任何顺应性改善，但发现 4 名患者的膀胱容量增加，并报道了在随访期间发生的严重不良并发症（1 例膀胱破裂和 2 例膀胱结石）。与 Caione 等的研究相比，此研究也植入了非接种的 SIS 支架，但是体积更大。这两个试验结果表明，当无细胞基质用于膀胱扩大术时，组织学和功能结果都不太理想（Caione et al., 2012; Schaefer et al., 2013）。

然而，另一项研究在神经性膀胱功能障碍（6 例脊髓脊膜突出和 2 例脊髓损伤病例）的成年人群中进行，发现了相反的、有希望的结果。在 12 个月时，患者出现显著的尿动力学改善，并且在 75%（n=6）的干净间歇性导管插入术患者中实现了改善。与 Schaefer 和 Caione 的研究相比，本研究的患者是成人，SIS 基质相似，但是面积更大（Zhang & Liao, 2014）。我们认为这个结果需要谨慎地解释，因为本研究的样本量小，且只有 3 名患者可以进行组织学分析，所有患者都显示次优的平滑肌纤维密度。未来需要进行新的研究，招募更大量的、更均一的临床适应证的患者。

（二）接种基质研究

Atala 等在 2006 年最先开展使用生物材料用于人类神经性膀胱功能障碍的研究，采用自体细胞接种的基质（Atala et al., 2006）。7 名儿童患者脊髓脊膜突出、膀胱压力高且顺应性差。首先，从膀胱圆顶活检标本中获取种子细胞，接种在无细胞或复合基质上，培养 7 周时间。用于植入的基质尺寸与 Zhang 等的研究一样大，适应患者年龄并通过骨盆计算机断层扫描分析（Zhang & Liao, 2014）。在 46 个月的随访后，组织学和膀胱镜分析显示膀胱各方面正常，表明所有患者都有非常好的组织再生效果。此外，患者膀胱功能恢复良好：漏尿压降低、膀胱容量增加。在网膜包裹复合基质组中，而不是那种简单的膀胱黏膜下层接种的非覆盖的基质组（3 名患者），膀胱顺应性得到增强。在平均随访 46 个月期间没有发生严重的不良反应。一名患者在初始手术后 4 年需要行膀胱重建术以增加膀胱压力。在非控制性前瞻性研究的背景中解释这些结果，表明细胞接种的基质可能是有效的，但只发生于使用复合基质时。

Joseph 等在 11 例脊髓脊膜突出的儿童中，使用合成的 PGA 基质，接种自体泌尿系统上皮细胞，经过 36 个月的随访，没有证据表明膀胱容量和顺应性（0%）有任何改善。此外，在 36.4%（n=4）患者中发生严重的不良反应，如肠梗阻（n=3）和膀胱破裂（n=3）（Joseph et al., 2014）。

（三）临床研究的一般性评论

只有两项研究报告了尿动力学结果有显著改善（Atala et al., 2006; Zhang & Liao, 2014）。因此，膀胱组织工程，无论使用接种或未接种的基质，似乎只能诱导部分和不完全的膀胱组织再生。这种现象与不良的临床和尿动力学结果有关。

几个因素可以解释这些研究的失败，如下：①移植物尺寸小。Atala 等的研究和 Zhang 等的研究具有阳性结果，使用 70～150 cm^2 的大移植物尺寸（Atala et al., 2006; Zhang & Liao, 2014）。其他研究中的移植物大小较小或未报道（Caione et al., 2012; Schaefer et al., 2013; Joseph et al., 2014）。②在神经性膀胱疾病的情况下使用自体膀胱细胞，其中它们诱导膀胱组织再生的效率仍需讨论。③术后管理中的膀胱周期时间过短或缺乏。事实上，犬膀胱扩大术模型数据表明，通过比较手术后的短期与长期导管插入，早期暴露于膀胱周期（充盈 / 排空）可以改善 SIS 或 BSM 移植物愈合过程。

除了膀胱组织工程的有效性，我们还必须强调与安全有关的问题。事实上，在 5 个人类研究中有至少 2 个已经报道了严重的副作用。短期随访（最大随访 46 个月）对于检测长期不良反应来说，时间还是太短。为了减少患者由于随访（内窥镜检查和膀胱活检）引起的不适和并发症，可以进行通过 MRI 而不是组织学进行随访。动物实验研究表明，可以直接或通过胶原支架纳入氧化铁颗粒来评估多种参数，例如细胞生长和分布、支架活力及其组成和降解。然而，尽管这些技术可呈现良好的灵敏度，但它们的特异性仍需提高。

五、结论

到目前为止，膀胱组织工程还未能在神经性膀胱功能障碍人群中体现出良好的治疗效果。当我们更好地理解与患者病理学、膀胱特异性及改善干细胞来源相关的膀胱组织工程需求时，可能有助于膀胱结构和功能的恢复。

然而，膀胱组织工程仍然是一个有希望但具有挑战性的选择之一。进一步在大型动物中开展长期体内研究，并做好充分对照，考虑不同的术后引流技术，考虑新生膀胱功能对肾的影响等，这些对于评估膀胱组织工程的有效性和安全性来说都是必要的。在考虑将膀胱组织工程应用于较大的临床试验或将适应证延伸到肿瘤领域之前，以上的内容将有助于确定最佳流程。

第五节　组织工程与输尿管再生

一、概述

输尿管的重建仍然是泌尿外科中尚未解决的难题。由于损伤数量的增加和高度的特异性，输尿管的再生是一个普遍的问题。输尿管再生主要受不当的血液供应、坏死和尿毒性的阻碍。除了普通输尿管创伤外，医源性手术并发症导致输尿管损伤最常见（约 75%）。医源性输尿管损伤与不同的手术程序有关。这种手术的副作用可能包括挤压、结扎、交叉、血管形成和缺血、输尿管的阻塞或输尿管壁的切口。损伤的结果可以是患者疼痛或尿道阻塞，可导致与肾损伤相关的严重并发症。

目前输尿管再生的关键主要集中在尿液运输和防止尿液渗漏。输尿管重建的主要困难是进行吻合和修复输尿管的分离部分。输尿管重建的现有方法列于表 65-5-1。Shoemaker 是第一个用回肠段重建输尿管的人。这种方法在 20 世纪 50 年代由 Goodwin，Turner，Winter，Goldstein 和 Wells 等学者推广。外科医生必须注意逆向蠕动和同向蠕动的回肠段。适当的尿液

表 65-5-1 基于各部段输尿管损伤的治疗

输尿管部位	修复的方法
上端	肾自体移植 输尿管造瘘术 经输尿管输尿管吻合术 输尿管 - 输尿管吻合术 回肠替代输尿管
中端	输尿管 - 输尿管吻合术 膀胱瓣输尿管成形术 回肠替代输尿管
下端	腰大肌悬吊 输尿管 - 膀胱吻合术

通道对于移植物的正常功能很重要。不幸的是，尽管经常使用这种方法，其有时被用作唯一的选择，但它涉及许多具有长期危险性的可能的并发症和障碍。输尿管替代的问题涉及肾炎、肾结石、输尿管狭窄、肾积水、感染、肾衰竭、肾切除或尿毒症和高胆固醇代谢性酸中毒。

输尿管重建的其他方法主要是对 Shoemaker 方法的修改，例如，利用腹腔镜手术技术（Tsivian, 2004）。这些方法都还没有完善。因此，组织工程技术在输尿管重建和再生中的使用为解决这些问题提供了有前途的方法。

二、尿路组织学和功能

输尿管再生最重要的是肌肉层的再生。输尿管肌肉组织排列成两种模式：内纵向和外环形。外层主要覆盖输尿管的下 1/3，是膀胱肌肉的延伸。肌肉层与结缔组织充分交织，含有弹性纤维。输尿管肌层在由于蠕动运动从肾盂到膀胱的尿液运输中起重要作用。蠕动波以 2 ~ 3 cm/s 的速率每 15 ~ 60 秒运行一次。这些运动在起搏点中产生，起搏点可能位于肾盂中。蠕动波甚至在尿不存在时发生，并且当尿出现时增加。当膀胱充满时，蠕动波停止。输尿管再生受到重建完整的功能性肌肉层的困难限制，最终阻碍了输尿管形成有效的蠕动运动。

三、尿和炎症

输尿管重建的主要问题是尿液渗漏。它主要由于尿路上皮医源性损伤而发生，并且可导致患者的衰弱、肾切除，甚至死亡。尿对邻近组织的毒性影响引发炎症，并因此引起组织纤维化。纤维组织导致输尿管狭窄，从而抑制尿液运输到膀胱，随后造成肾损伤。尿液渗漏可导致类似于腹膜后纤维化（retroperitoneal fibrosis，RPF）的纤维化组织形成。RPF 是影响腹膜后空间的疾病，其特征包括炎症和纤维化组织发展。纤维化团块缠绕在输尿管周围，压迫输尿管或干扰输尿管蠕动。RPF 导致腹膜后结构的压迫，包括输尿管。输尿管的压迫导致蠕动波被抑制，即使当输尿管未损伤并且其管腔是空着时，依然导致尿运输障碍。这表明尿运输对于输尿管再生的重要性。

四、支架

理想的移植物材料应该是不渗透的，防止长期尿液渗漏，并且应该允许适当的细胞生长和组织重塑。它应该抑制炎症或可能的组织刺激。有4种类型的聚合物可用于再生目的：合成、半合成、天然和混合材料(表65-5-2)。并非所有类型的测试材料都适合用于输尿管再生。已经发现合成和天然无机材料例如羟基磷灰石(HA)或磷酸三钙是不适合的，因为由于其脆性而不能正确地匹配输尿管的性能。天然材料更合适，包括胶原、弹性蛋白、藻酸盐、琼脂糖、壳聚糖、纤维蛋白和透明质酸。这些聚合物具有适当的柔性，因此更合适。此外，天然聚合物可以调整，其性质可以在体外进行调节。

表65-5-2 可用于输尿管再生的支架

支架	优点	缺点
无机模板(合成或者天然)	材料坚硬与牢固	易碎，无法适当匹配输尿管的机械性，不利于软组织的生长，适用于骨的再生。
天然有机模板	柔韧度高，可以制成不同形状与大小，可改进性强，体外可以规定它们的性能标准	初始成分的结构不同(例如胶原与弹性蛋白)，由于去极化过程诱导炎症反应与细胞毒性，内皮化不充分
可生物降解的聚酯	可做成不同形状、大小以及多孔，降解时间可控制，并且能与其他化合物混合	诱导炎症反应，PCL降解时间过长
生长因子基质浓缩	组织的形成可以引起适当大量的生长因子的产生	适合细胞生长的适当的生长因子的比例还未确定

(一)使用聚酯用于支架构建

聚乙醇酸(PGA)与聚乳酸(PLA)的共聚物和聚己内酯(PCL)通常用于构建用于试验输尿管再生的支架。这些材料的最大优点是生物降解性，它能通过天然代谢途径发生。这些聚酯似乎是用于支架制备的最合适的化合物。高塑性和与其他化合物结合的能力使得能够生产具有不同形状、尺寸和孔隙率的基质。

输尿管再生的关键问题是细胞和支架如何抵抗尿液的毒性。我们对间充质干细胞(MSC)的体外实验和Davis等对尿路上皮细胞的研究表明尿液导致两种细胞类型的死亡(Davis et al., 2011)。这个问题可以通过使用具有发育良好的上皮的支架或通过使用合适的支架来解决。这种支架应该由不与尿液成分反应并防止尿液成分结晶的材料制成。该支架也应当在足以允许上皮的自我再生的时间跨度内是可生物降解的。

用于输尿管再生的最合适的支架似乎由聚酯制备。聚酯是从头创造的；它们可以与其他化合物组合；并且可以调节它们的形状、尺寸、孔隙率、细胞附着或生物可降解性。

(二)组织工程电纺丝支架

纳米纤维的静电纺丝是一种新的观点和一

种非常有前景的用于制备组织工程支架的方法。纳米纤维的结构类似于细胞外胶原基质（其由直径 50 ~ 500 nm 的纤维构成）。生物可吸收聚合物的静电纺丝提供了从由细胞作为天然材料处理的材料产生移植物的独特机会。移植物在人体中以可控方式降解，不会留下外来物质，这对再生过程非常重要。

乳酸的共聚物被发现已有几十年，并且在医学中用于外科缝合线、药物递送系统和其他应用。尽管事实上，与生产作为外科缝合材料的聚丙交酯 - 共 - 乙交酯相比，用于制造肠道的肠管更不易获得，但是显而易见的是后者完全占据了市场。在此基础上可以假设纳米结构的可生物降解的聚酯将是未来的发展方向（与使用动物来源的无细胞胶原基质的当前试验相比）。使用生物医学界已经认可的聚合物材料生产纳米纤维移植物，似乎是个不错的观点，因为只是用一种新的形式塑造旧材料（图 65-5-1）。聚酯具有优于动物来源的产品的优点，因为它们提供使用没有天然产物偏差的明确定义的标准化材料，排除蛋白质和与来自动物材料（病毒、朊病毒）的感染相关的可能问题。聚酯降解成天然代谢物如乳酸。目前已经尝试单独使用聚酯用于膀胱再生。

通常的做法是使用静电纺丝支架进行细胞培养。许多类型的细胞系已经能在静电纺丝支架上培养，其中包括成纤维细胞、神经细胞、肌肉细胞、成骨细胞和干细胞。还有许多尝试在再生医学中使用纳米纤维用于神经导管，或者血管移植物。静电纺丝支架似乎是重建薄组织（皮肤）或薄管状器官（血管或输尿管）的理想选择，但它们也可以帮助将厚器官重建（为大体积植入物上的薄涂层。例如，生物可再吸收的骨植入物软骨植入物）。它们还可以用作介导正确愈合的支架。

用于生物可再吸收聚合物加工的静电纺丝允许生产具有许多可控（和可调的）性质的材料，例如聚合物降解时间、单纤维和膜厚度、纤维排列和表面改性。支架的特殊特征也是可能的：使用天然聚合物（即人血清白蛋白），在

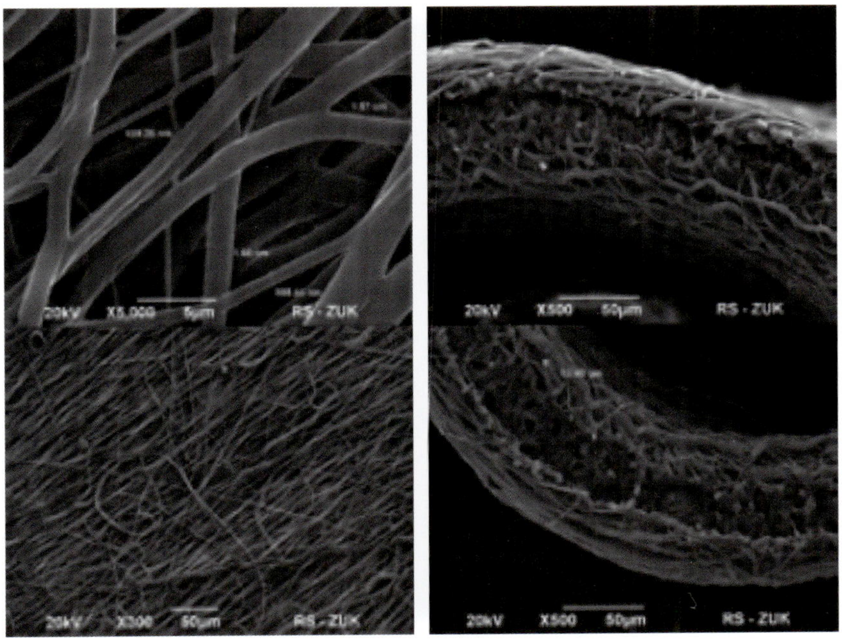

图 65-5-1 交叉错节纤维的静电纺丝 PCL 的 3 倍片层材料，纤维厚度 0.6 ~ 1.7 μm，膜厚度 55 μm

移植物制备期间从纤维基质可控的药物递送或原位细胞接种。

从医学观点来看，非常重要的性质是用可控纤维布置排列的可能性。这种解决方案使得接种在支架上的细胞能够正确对齐，从而能够潜在地恢复输尿管的蠕动运动的适当再生。这种应用也用于血管移植物和神经再生。由于其生理运动，可控纤维布置对输尿管功能恢复至关重要。

（三）控制纤维直径和基体厚度

纤维直径可以通过静电纺丝工艺的条件来控制和改变。用于该方法的溶剂的类型取决于材料的类型。此外，溶剂极性越大，通过静电纺丝工艺产生的纤维越薄。聚 3- 羟基丁酸酯 p（3HB）是对于刺激细胞生长非常重要的压电性能的有价值的材料。不幸的是，该材料是脆性的，并且需要使用昂贵的氟化溶剂。由于溶解在六氟异丙醇中的 p（3HB）产生的纳米纤维非常薄并且在生理 pH 中相对快速地降解。以仅 2% 的速率引入聚（3- 羟基戊酸酯）单元延迟了降解，然而，聚合物（PCL）和溶剂（氯仿）的变化产生改善的可降解时间（4 周）的更厚的纤维（约 1.6 μm）。电纺膜的厚度可以通过收集时间容易地调节；但是该方法不限于单一材料。多层电纺膜的生产使得能够生产多组分支架。

（四）纤维排列和支架形状

纳米纤维的静电纺丝使得能够生产具有所需形状和尺寸的良好限定的构造。在未发表的研究中，我们证明了管状支架在由类似于 ECM 结构的纤维构成的材料中的生产。可以将材料植入动物模型（例如大鼠中）。当材料与管长度正交地排列时，下一个任务是产生轴向排列的材料。这个方向似乎可能基于 Jha 的工作（Jha et al., 2011）。我们还证明了具有由具有良好机械强度的聚 PLCL 的内层和具有差的机械性能的人血清白蛋白（HSA）纤维的外层制成的夹层结构的纳米纤维材料的生产，但具有防粘性。这可以放置在输尿管内腔内以防止生物膜形成。HSA 纤维被证明可防止成纤维细胞附着，目的是用于预防皮肤损伤。聚合物的混合物也可以用于在纳米纤维中产生纳米孔，并调节其他性质（例如，调节纤维的生物降解速率）。

（五）表面修饰和在纳米纤维膜中加载药物的可能性

当纳米纤维的表面被化学改性（例如水解）或物理改性（用黏合蛋白涂覆）时，细胞附着的可能性大大增强。许多治疗物质可以装载到纳米纤维中，其中包括简单的药物或酶，甚至蛋白质（例如神经生长因子），尽管在获得治疗药物的适当释放模式方面仍存在问题。

用活细胞悬浮液的原位支架接种似乎是一种非常有前途的移植物生产方式。细胞可以在静电纺丝过程中电喷雾，或在电纺期间包封在囊泡中。尽管该方法具有前景，但主要问题在于在植入之前对复合细胞 - 纳米纤维材料进行消毒，以及受氯化溶剂影响的细胞的脆性。

（六）聚合物降解时间

聚酯，特别是聚乳酸（PLA）共聚物是已知的生物可降解的生物材料，这已被医学界认可。PLA 共聚物被定制以实现不同的生物降解性。乙交酯单元的存在加速了生物再吸收过程，而己内酯单元具有相反的作用。已知与降解聚 L- 乳酸（PLLA）所需的以月份计的时间相比，聚己内酯（PCL）则需要降解多年，但只有一个研究评估了由这些聚酯制成的纳米纤维的行为。研究人员已经合成了一类包含碳酸

酯部分 - 脂族聚碳酸酯的可生物降解和生物可再吸收的聚酯。这些聚酯在水解降解过程中不产生生酸，因此可以不引发炎症。

五、细胞来源

用于输尿管再生的移植物的构建需要两层细胞：上皮层和平滑肌层（表 65-5-3）。如果所需尺寸小，尿路上皮单独足够用于这个目的，输尿管将容易再生。但是对于由上皮覆盖的移植物则不发生再生，这种现象的原因尚未有明确解释，它可能是由尿液毒性环境或支架表面上的生物膜和尿石形成引起的。

输尿管的外层由平滑肌细胞组成。该层的再生是非常重要的，因为它提供正常的蠕动活性，引起生理性尿运输。适当的肌肉再生将导致对再生组织的足够的血液供应。另一方面，当形成具有不良血管网的不适当的纤维化组织时，其不能保持移植物的正常功能。

（一）上皮细胞

移行上皮是输尿管细胞层之一。输尿管上皮的主要功能之一是防止尿液成分的吸收。

自体尿路上皮膀胱黏膜是上皮再生的优良材料。它可以用于治疗输尿管损伤。其价值因在膀胱、输尿管或肾盂尿路上皮癌的限制而

表 65-5-3 输尿管再生的细胞来源

细胞类型	优点	缺点
上皮层		
自体分化尿道上皮细胞（膀胱活检）	完全分化，增殖后可使用	收集方式有创，因为癌症的原因很少应用
尿道衍生的干细胞（空尿道）	收集方式无创，可以分化为尿道上皮细胞	增殖与分化的能力有一定的可疑性
毛囊干细胞	潜在性的优良的分化能力，患有泌尿系上皮癌症可以考虑作为供选择的细胞资源	分离方法比较困难，并且培养增殖到所需数目的细胞耗费时间较长
骨髓间充质干细胞（BMSC）	易于分离培养，高增殖效率，高分化潜力，提高血管生成	细胞收集有创，随着供体年龄的增长，分化的潜能降低
脂肪来源的干细胞	优越的干细胞资源，细胞收集具有极低的侵略性	细胞类型表征不充分
口腔黏膜	高再生潜能	细胞收集有创
平滑肌层		
自体分化的平滑肌细胞	完全分化，增殖后可使用	收集方式有创，因为癌症的原因很少应用
骨髓间充质干细胞（BMSC）	同上皮细胞层	同上皮细胞层
脐带血细胞（胚胎干细胞）	低分化细胞，比 MSC 有更好的增殖效率和分化潜能	分离效率低，未知的致癌性
脂肪来源的干细胞	同上皮细胞层	同上皮细胞层

降低。尿路上皮细胞的收获通常需要侵入性方式，例如膀胱活检。自体上皮细胞可用于膀胱和尿道再生（Atala et al., 2006; Raya-Rivera et al., 2011）。

尿液来源的干细胞（urine derived stem cell，USC）已经被用作尿道再生的细胞来源。USC 可以容易地分化为尿路上皮细胞（urothelial cell，UC），并且它们可以使用非侵入性的操作容易地获得（Raya-Rivera et al., 2011; Wu et al., 2011）。Zhang 等和 Wu 等已经对从排泄的尿液中分离干细胞进行了非常有趣的研究（Zhang et al., 2008; Wu et al., 2011）。他们认为尿液含有尿路上皮祖细胞，这个事实是有争议的，没有被独立实验室证明。主要的矛盾是，如果作为排泄的尿液成分的祖细胞每天都会损失，它们应该很快耗尽。此外，尿液环境对细胞有很强的毒性，因此我们不认为 USC 将在这些条件下生存。这些干细胞的定位（在基底层）也破坏了这个理论。USC 的应用受到不同的泌尿系统疾病的限制，类似于尿路上皮细胞。在良性疾病的情况下，用于上皮再生的组织的最佳来源是膀胱自体同源尿路上皮。在癌症的情况下，尚未定义细胞来源，但已排除自体尿路上皮。来自口腔黏膜的细胞也可以作为尿路上皮再生的潜在来源。因其高再生特性，是一个好的细胞来源。缺点是侵入性细胞收集程序。

Lu 等已将猪口腔黏膜移植到膀胱缺损中。他们表明在膀胱微环境中，从口腔黏膜的细胞反式分化成膀胱尿路上皮（Lu et al., 2010）。

如果尿路上皮癌限制了使用一些更方便的细胞，来自毛囊的干细胞可以用作输尿管再生的细胞来源。毛囊是相对容易获得的多能干细胞来源。这样的细胞具有良好的分化潜力。调节培养基的使用使得来自毛囊的干细胞能够进行转分化。它们可以在体外分化成神经元、神经胶质、角质形成细胞、平滑肌细胞和黑素细胞。使用这种类型的细胞的缺点是难以获得需要的正确细胞数量和耗时培养。

骨髓间充质干细胞（BMSC）也可以被认为是输尿管再生的细胞来源。它们容易分离和培养。它们的高增殖速率使得可以在相对短的时间内获得合适的细胞数量。BMSC 具有与毛囊干细胞类似的高分化潜能。对接种 BMSC 的支架进行的研究表明这些细胞增强新血管形成并能使新组织更好的生长。BMSC 使用的主要缺点是侵入性细胞收集和随着供体年龄增长而导致分化的潜能降低。Tian 等已经使用调节培养基和与人尿路上皮细胞共培养成功地将人 MSC 分化成尿道上皮（Tian et al., 2010）。Anumanthan 等使用从胚胎大鼠膀胱间充质细胞与 MSC 组合产生的异种特异性重组异种移植物将 MSC 从小鼠骨髓分化成尿路上皮。移植物被移植到小鼠的肾下囊腔中（Anumanthan et al., 2008）。

脂肪来源的干细胞（adipose derived stem cell，ADSC）也可以是用于输尿管再生的干细胞来源。它们的使用概念相对较新。第一次提到 ADSC 出现在 2001 年（Zuk et al., 2001）。脂肪组织是间充质干细胞的优良来源。它们可以在微创整形吸脂期间获得。Liu 等使用 ADSC 与尿道上皮细胞的共培养物将人 ADSC 分化成尿道样细胞。他们建议细胞间接触有利于诱导分化（Liu et al., 2009）。

（二）平滑肌细胞

平滑肌层对输尿管功能非常重要。通过节律性蠕动运动和输尿管肌层的蠕动波保持尿从肾盂向膀胱的正常运输。自体平滑肌细胞目前已经用于膀胱和尿道再生。BMSC 也可用于肌肉层再生。优点和缺点与上皮再生的情况类似。

BMSC 到平滑肌的转分化可能比进入尿

道上皮更容易。Drewa 等成功地使用条件培养基和具有 TGF-β1 的培养基将转分化的动物 BMSC 转化为平滑肌细胞（Drewa et al., 2009）。脐带血干细胞（cord blood stem cell, CBSC）是平滑肌再生的优质备选。脐带血库开始于 20 世纪 30 年代，随着时间的推移变得越来越流行，因此使用脐带血干细胞的方法非常有前景。来自脐带血的干细胞分化不良，并且由于供体年龄而具有比 USC 更大的增殖和分化潜能。这些细胞的收集是完全安全的。有两个缺点限制了 CBSC 的使用。第一个是从脐带血分离干细胞的低效率，低于 30%。第二个缺点是移植未分化细胞后可能的但未被证实的癌症发生的风险，这种风险已在胚胎干细胞被证实（Kooreman & Wu, 2010）。

Wu 等使用 USC 进行平滑肌细胞再生。由于尿路上皮细胞的内皮来源，USC 向平滑肌的转分化是本研究最有趣和有争议的地方（Wu et al., 2011）。

ADSC 也能够分化成平滑肌细胞。Zheng 等报道了 ADSC 可以在体外进行多向分化，但是分化成肌肉是有限的（Zheng et al., 2006）。在另一项研究中，Vieira 等实验表明 ADSC 在进行性假肥大性肌营养不良（Duchenne muscular dystrophy，DMD）患者中恢复了肌营养不良蛋白的表达（Vieira et al., 2008）。ADSC 具有与 BMSC 相似的表型和基因表达谱。这表明适当的 ADSC 分化技术将提供成功的转分化成肌肉细胞。Fraser 等已经报道在地塞米松和氢化可的松 ADSC 处理后肌球蛋白和 MyoD1 表达和转录因子增加，获得的细胞的外观非常类似于肌管（Fraser et al., 2006）。Jack 等使用感应介质来区分 ADSC，这些细胞表达平滑肌分子标记（Jack et al., 2009）。Zhu 等已经证明，接种在膀胱无细胞基质移植物（BAMG）上的 ADSC 能够在兔模型中再生平滑肌和神经组织（Zhu et al., 2010）。Zhao 等能够将 ADSC 分化为平滑肌细胞，并将其用于兔子中的输尿管再生（Zhao et al., 2012）。

基于综述论文，用于输尿管平滑肌层再生的最合适的细胞来源似乎是 BMSC 和 ADSC，因为它们具有分化成平滑肌细胞的能力，容易分离，组织收集的微创手术较容易。应当注意，还存在其他不同来源的干细胞，如羊膜或羊水干细胞，这在未来的输尿管再生研究中具有重要意义。

六、新生输尿管创建

（一）尿道外测试模型

Baumert 等已经使用小肠黏膜下层（SIS）接种来自膀胱活检的细胞作为输尿管再生的潜在支架。将支架转移至 5 只猪的网膜。一年后，相同的组利用相似的方法产生新生的输尿管，但是用腹腔镜取出组织，并且也使用腹腔镜方法将其放置在 3 只猪的网膜中。结果显示有新生尿管与尿路上皮和肌肉层的再生（Baumert et al., 2008）。这些研究的不足是所产生的新生尿管与天然输尿管的吻合效果不佳。Shen 等通过静电纺丝法制备的聚己内酯 - 卵磷脂构建体（PCL-L），并用细胞接种以在体外制备输尿管移植物。他们表明卵磷脂为细胞生长和体外黏附提供了良好的条件，然而支架植入腹膜而不是输尿管（Shen et al., 2010）。应当注意，与尿中的腹膜外环境不同的腹膜环境可诱导纤维化和输尿管收缩。Wu 等已经成功地使用 5% 过乙酸改性的 SIS，以增加该材料的孔隙率作为输尿管再生的支架。与未修饰的 SIS 相比，接种在这种类型的支架上的细胞形成更厚的组织层，但是没有进行体内实验（Wu et al., 2011）。在另一项研究中，从经历了肾切除术的患者的输尿管分离的尿道上皮细胞接种在 PLLA 胶原支架上。使用离心接种系统接种细胞，其增强了支架的细胞数量负载，然后将其皮下移植到裸鼠中 14 天。结果表明接种的细胞保留在支架中至少 2 周（Fu et al., 2012）。已经进行了一些尝试来制备提供生长因子（GF）递送的基质，Shen 等得出结论，使用载有生长因子的生物基质能增加细胞与基质的附着（Shen et al., 2011）。与这些结果相反，Nuininga 等的研究显示支架表面超载与 GF 能降低其再生能力，但这项实验是在兔尿道（Nuininga et al., 2010）中进行的。添加生长因子可以增强用于组织工程的基质的性质，但是对于该问题的评价几乎尚未有试验数据。

（二）在尿道内测试的模型（与天然输尿管吻合）

活的自体组织（血管化皮瓣），如阑尾，使用 Monti 技术形成的回肠片段已经在输尿管再生中用作模板。此外，自体移植物如口腔黏膜、膀胱黏膜和血管也被使用。同时还使用天然的基于胶原的无细胞基质，例如小肠黏膜下层（SIS）或膀胱黏膜下层用于此目的。

已经有一些实验针对脱细胞支架以验证尿道自我再生（Dorin et al., 2008）。当使用 0.5 cm 长的支架时，在 4 周后出现基质的总体再生。较长的支架（1 cm，2 cm 和 3 cm）仅在吻合边缘再生。

在另一项研究中，使用从犬脱细胞输尿管产生的脱细胞支架在杂种犬中再生 3 cm 输尿管区段。8 周后出现肝、肾病变，观察到新引流管收缩，明显变窄，或完全闭塞和大范围的上皮纤维化（Osman et al., 2004）。在对 5 只犬进行的研究中，SIS 用于再生 4 cm 输尿管区段。

观察到 SIS 上的肌肉和尿路上皮再生，但也观察到纤维化和腔梗阻，检测到肾硬化和输尿管扩张。该结果证明脱细胞支架不适于临床上重要的输尿管缺陷的再生（即不适于再吻合）。

SIS 还用于在 5 头猪中再生输尿管区段。结果令人满意，并保持输尿管连续性。Gajda 等在 20 只杂种犬中使用兔作为输尿管再生的移植物来源。有一个输尿管再生，保持了输尿管连续性，还有一个生成了整段输尿管（2～3.5 cm）。仅当保持输尿管的连续性时才发生尿道再生；用管移植替代整个输尿管会导致坏死和再狭窄（Gajda et al., 2006）。只有当维持输尿管连续性时，输尿管区段的再生是可能的。组织的小片段足以刺激胶原移植物上的肌肉组织的再生。这解释了在整个输尿管长度上重建肌肉层和恢复蠕动运动的困难。

Matsunuma 等尝试使用 2 cm 的犬输尿管脱细胞基质（UDM）作为接种细胞的支架再生输尿管，并移植到大鼠和小鼠中。尿路上皮层的再生成功（移植后 2 周），表明 UDM 可用作输尿管组织工程的支架材料（Matsunuma et al., 2006）。最近的研究是对 20 只兔进行的。使用从 ADSC 分化的平滑肌细胞接种的血管细胞外基质再生输尿管。在 16 周的随访后，观察到肌肉层再生，未发生输尿管狭窄和肝动脉硬化（Zhao et al., 2012）。在这项研究中，植入支架缺乏尿路造影和相关影像学检查，在随访期间降低了这项工作的可信度。

七、结论

大型动物模型中的输尿管重建尚未见报道。在小动物模型中观察到输尿管重建失败率较高。基于组织工程技术的输尿管再生正在开发中。用于支架的最合适的材料是聚酯，因为它们具有生物降解的能力和与其他化合物结合的能力，因此控制孔隙率、细胞附着和生物降解时间尤为重要。聚酯在植入时不引入同种异体组织或蛋白质。使用静电纺纳米纤维作为支架可以控制细胞生长的方向，施加最少量的外来材料，并使支架能够模拟细胞外胶原基质。在良性疾病的情况下，上皮再生的最合适的细胞来源是自体的尿路上皮。另一种细胞来源，特别是在泌尿系癌症的情况下，可以使用毛囊干细胞。作为肌肉层重建的细胞来源，最好的选择似乎是骨髓间充质干细胞和脂肪来源的干细胞。尽管它们采用侵入性细胞收集方法，但它们良好的增殖能力、简单的分离方法和生成新血管能力使它们成为最佳选择。支架构建和细胞接种方法的选择也很重要。一些研究表明尿液对移植细胞有毒性。这些结果表明，输尿管再生失败可能是由尿液对细胞接种的移植物的影响引起的。这就是为什么我们建议用于输尿管再生的支架应当将尿的负面影响最小化并且防止尿诱导的炎症以及随后的纤维化。

第六节 肾的再生：现状与展望

在美国，约有 100 万终末期肾病（end stage renal disease，ESRD）患者，每年有超过 10 万个新增病例。虽然血液透析提高了 ESRD 患者的生存率，但肾移植仍是唯一的潜在治疗性方案。2012 年，美国有 16 487 人接受肾移植，而同年有 95 022 名候选人在等候名单上。尽管肾移植免疫学取得了一定进步，但 20% 的受体将在移植后 5 年内经受急性排斥反应，约 40% 的受体在 10 年内死亡或失去移植肾的功能。

目前治疗肾衰竭的限制使得研究人员需要不断探索可以改善、恢复或替代部分或全部肾功能的方式。组织工程和再生医学代表了现代科学的最新进展之一。它代表了广泛的旨在修复、增强和再生受损器官和组织的方法和技术。组织工程的基础是细胞可以在体外扩增，放置在由合适的生物材料制成的组织支架上，然后植入体内。

在器官生物工程领域中，将细胞接种在支撑性支架材料上有很大的希望能够产生活的器官。简单的结构，如血管、膀胱、上呼吸道和尿道已植入患者体内，并且在短期和中期有可接受的结果。这些器官的结构简单，使得它们能够通过从相邻宿主组织接受扩散而满足对氧和营养的需求，同时也有时间实现血管再生。不幸的是，复杂的器官，如肾，如果不重新连接新的结构到宿主血管系统，那么将无法成成活。这成为肾再生所面临的艰巨挑战。

一、人类肾的结构和功能

肾是维持液体、电解质和酸碱平衡的主要器官，能产生激素如凝乳酶、红细胞生成素。每个肾具有超过 30 种不同的细胞类型，大约 200 万个肾小球，许多小动脉、毛细血管和肾小管，肾小管以三维模式互连来过滤血液并通过集合管排出废物。

二、全肾再生

理想情况下，生物工程肾必须是生物相容的、非免疫源性的并且支持细胞生长。实体器官再生的基本思路是从供体组织活检收获并培养扩增这些细胞。随后，将它们接种到支架中，并置于生物反应器中，以促进细胞适应、附着和成熟。之后，接种有细胞的支架可以植入宿主。图 65-6-1 表示了实体器官再生的潜在方法。

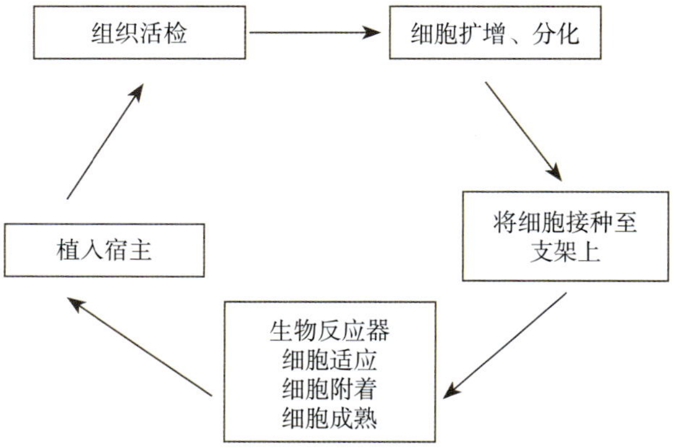

图 65-6-1　组织 / 器官的再生

三、肾细胞和细胞外基质保存 - 生物支架制作

细胞外基质（ECM）是由每个组织和器官的实质细胞分泌和生成的天然的支架材料。ECM 复杂的三维结构及组分由 ECM 来源的组织决定。ECM 的结构和功能分子处于周围组织内的动态平衡状态，并且还提供细胞之间和与外部环境相互连通的途径。ECM 含有生长因子和其他生物诱导因子，这有助于重构、细胞附着以及组织整合。由于其特有的解剖和生理学特征，基于 ECM 的支架是肾再生的合理出发点。为此，已有用于全肾脱细胞的几种方案。通过肾血管系统灌注洗涤剂和酶（例如 DNase）将脱细胞剂递送至细胞并从组织中除去细胞。然而，尽管是有效的脱细胞剂，这些药物对肾微血管系统的影响尚未明确，有必要通过进一步的研究阐明。

四、细胞扩增及分化

肾具有约 30 种不同的特化细胞类型。对于有效的支架，所有细胞都必须具有再增殖的能力，这是一项具有挑战性的任务。大量努力集中在寻找可靠的细胞来源和最佳生长条件，以实现稳定的肾细胞扩增。关于血管解剖、主肾动脉分成节段、叶间、小叶间和弓形动脉。静脉系统由静脉的复杂网络组成，其汇入到主肾静脉。每个肾有大约 200 万个肾小球，对肾过滤过程和广泛的毛细血管网负责。图 65-6-2 显示猪肾的肾小球。

五、肾成体干细胞

组织的再生能力部分地由其是否含有内源性干细胞决定。这些干细胞群落被贮存起来，调节干细胞存活、自我更新和分化。在正常环境中，干细胞在正常环境中保持长时间静止，直到它们因为需要新的细胞维持组织或由于组织损伤而被活化。关于肾成体干细胞，已经在 Bowman 囊、肾小球、周细胞、近端小管和肾

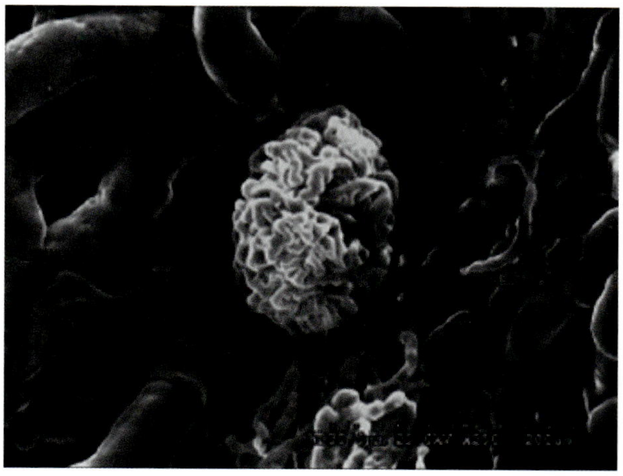

图 65-6-2　通过扫描电子显微镜观察正常肾小球（放大 ×250）

乳头中发现了子集。这些细胞表达干细胞标志物，例如 CD24、CD133、CD146 和 Pax-2。

急性肾衰竭后的再生机制尚未完全建立，管状细胞、生长因子和细胞因子可能参与了该过程，Humphreys 等也证实了这一点。他们通过遗传图谱技术发现，肾小管上皮细胞是肾缺血损伤后再生的主要来源，远端肾小管细胞更多地参与生长因子产生，如表皮生长因子、IGF-1 和肝细胞生长因子的产生（Humphreys, 2014）。

Harari-Steinberg 等发现人类肾单位祖细胞（hNPC）能够产生肾结构，并能对慢性肾病进行功能性修复。这些细胞表达神经细胞黏附分子（NCAM1），并具有较高的克隆发育潜力。此外，当被集中移植到鸡胚的绒毛尿囊膜时，它们能够产生肾结构。最终，将 hNPC 直接注射到患有慢性肾病的小鼠的肾实质中，在 12 周的研究期间可以阻止疾病进展并且增加肌酐清除率（Harari-Steinberg, 2013）。

Buzhor 等的研究还表明，成人肾上皮细胞（hKEpCs）对于过表达 NCAM1 肾单位祖细胞标志物呈阳性，呈间质细胞的特性，并在单细胞移植的鸡绒毛尿囊膜和小鼠体内产生肾上皮组织（Buzhor et al., 2013）。

Rinkevich 等的研究做了在哺乳动物肾中发现的祖细胞的体内克隆分析。他们使用从肾分离的个体细胞的长期体内遗传谱系追踪和克隆分析，并且证实来自肾小管和非肾小管结构（例如肾小球）的组织和谱系限制性前体细胞直接参与受损后的肾恢复。作为未来的方向，肾前体细胞的分离和表征提供了增加或恢复哺乳动物肾再生能力的治疗靶标（Rinkevich et al., 2014）。

六、骨髓来源的干细胞

骨髓含有两种主要的干细胞，即造血干细胞（HSC）和能够为 HSC 提供基质支持的间充质干细胞（MSC）。来自骨髓的这些干细胞已经用于在实验模型中修复各种器官。关于这些细胞表观可塑性的可能解释是转分化、去分化或细胞融合的机制。尽管研究已经显示了用骨髓来源的干细胞的充满希望的结果，但是对于肾再生的生物相关性和临床重要性尚未有很好的证明。最初，骨髓来源的干细胞已被认为是可用于治疗不同疾病的“替代”细胞的来源。然而，在移植实验模型中的研究或将这些细胞直接注射到组织中已经表明，骨髓来源的干细胞并不会对非造血细胞命运有所帮助。因此，这些细胞远未被认为是一种用于整个器官再生的治疗选择。

七、间充质干细胞

间充质干细胞（MSC）是可以从不同组织中发现和分离的基质细胞。由于它们的多谱系分化潜能和它们能够迁移到损伤部位的能力，它们在过去 10 年中被作为肾损伤的治疗剂进行了研究。已经证明 MSC 通过 T 淋巴细胞和 B 淋巴细胞的激活参与免疫应答。此外，它们能够刺激白细胞介素、TGF-β、血管内皮生长因子的生成和肝细胞、成纤维细胞的应答。

脂肪来源的干细胞（ADSC）是一种间充质干细胞，在过去 10 年中已经被认为是具有再生能力的细胞来源。这些细胞是丰富的，容易收获，而且可以刺激血管生成。关于肾再生，de Almeida 等在急性肾衰竭的实验模型中证明，给小鼠注射 ADSC，在 6 周时，肾纤维化减少；然而，他们没有在肾中发现注射的细胞。Chen 等也在大鼠中证明 ADSC 的肾内注射在 14 天减缓了肾功能的恶化，改善了血管生成，并保持了肾结构完整性（de Almeida et al., 2013；Chen et al., 2011）。

尽管 MSC 作为用于肾再生的干细胞来源，但尚未建立确切作用机制。在进行临床试验前，应进行更长时间随访并使用大型动物模型做进一步研究。

八、人类羊水及胎盘来源的干细胞

羊水因其与胎儿的接触而被认为是未分化或部分分化的细胞来源。羊水的分子组成和营养物质在不同细胞类型的增殖和分化中起关键作用。

人羊膜干细胞（human amnion-derived stem cell，hASC）表达胚胎干细胞（ESC）特有的表面标志物和转录因子。这些包括八聚体结合转录因子 4（OCT-4）和阶段特异性胚胎抗原（SSEA-4）。hASC 具有高复制性的自我更新潜力和多向分化能力。Perin 等的研究表明 hASC 注入胚胎肾后整合到后肾结构中，这促进了肾急性肾小管坏死的修复（Perin et al., 2010）。

在细胞治疗和再生医学领域，已经进行了许多研究，针对 hASC 治疗的可行性和效果建立了不同疾病类型的动物模型。

九、胚胎干细胞

ESC 是来自囊胚的多能细胞。当与白血病抑制因子（LIF）一起培养时，这些细胞容易繁殖并保持未分化。当撤消 LIF 时，ESC 形成称为胚状体的聚集体，能够产生多种特化的细胞类型。然而，这些细胞的提取可能会导致胚胎的破坏，因此它们的使用存在伦理争议。

尽管具有自我更新的潜力和分化成源自三个胚层的组织的能力，ESC 与不受控制的生长和畸胎瘤形成相关。肾再生研究已经证明，源自 ESC 的肾祖细胞分化成肾小球样结构，并当植入体内时整合到肾近端小管中。

十、胚胎基础学肾组织的产生

这种用于产生肾组织的方法可以通过使用源自早期胚胎和胎儿组织的未分化或部分发育的肾前体细胞来实现。 Dekel 等将人或猪肾前体移植到免疫缺陷小鼠，其获自 7 ~ 8 周人类胎儿或 3.5 ~ 4 周妊娠期的猪。原始肾存活、生长并完成肾形成，形成能够产生尿液的功能器官。仅当具有间充质细胞和输尿管芽分枝的早期祖细胞被移植时才能实现成功的器官形成。然而，因为这种方法会破坏胚胎，存在伦理争议（Dekel et al., 2003）。

十一、体细胞核细胞转移

Lanza 等在牛模型中描述了通过治疗性克隆技术产生的第一例肾组织。在这项研究中，皮肤成纤维细胞核显微注射到去核的卵母细胞，移植 12 周。然后将克隆的肾细胞接种到可生物降解的支架中并体内移植以跟踪构建体的生长。作者报道肾样器官能够分泌尿液，证实植入物含有能够过滤、再吸收和分泌的细胞。然而，同 ESC 一样，这种技术也存在伦理争议（Lanza et al., 2002）。

十二、诱导多能干细胞

当 Yamanaka 和 Yokoo 在 2006 年通过添加 4 种不同的基因 Oct3 / 4、Sox2、c-Myc 和 Klf4 将人成纤维细胞重编程为多能干细胞时，首先描述了诱导多能干细胞（iPSC）。尽管是一个良好的细胞来源，但不是所有的成体干细胞都可以使用相同的方法重编程，这意味着每种细胞类型可能有各自的关键因素。与 ESC 不同，iPSC 没有伦理问题，也没有免疫排斥。但在另一方面，这些细胞通过添加致癌基因而重新编程，这增加了不受控制生长的风险（Yamanaka & Yokoo, 2015）。

作为代表肾疾病治疗新方向的 iPSC 替代治疗渐渐成为现实。最近的进展涉及从来源于尿的肾小球系膜和上皮细胞产生 iPSC。除此之外，iPSC 已从近端肾小管细胞和足细胞产生。尽管结果令人惊喜，但一些问题应在临床应用前加以强调。第一，没有建立从多能性状态转移到功能性肾细胞的分化方案。第二，没有针对细胞的最佳培养条件。第三，必须确定逐步分化的具体取决因素。

十三、生物反应器培养细胞适应、附着和成熟

细胞需要附着到器官，然后成熟。生物反应器可以模拟人体环境。然而，每种器官具有不同的条件，例如灌注速率、温度、CO_2 浓度、生长因子和营养物等。由于肾的复杂性，功能性肾的再细胞化仍然是科学家面临的巨大挑战。2013 年，Song 等发表了在大鼠中第一个生物工程肾的试验性原位移植。他们分别通过肾动脉和输尿管重新填充具有内皮和上皮细胞的无细胞大鼠肾，发现移植的上皮细胞可以重建极性并以表达 Na/K-ATP 酶和水通道蛋白的管状结构，类似于天然的近端管状上皮。此外，上皮细胞形成了类似于天然的远端肾小管上皮的结构，并且类似于天然的移行上皮排列在肾盂。然而，正如他们所建议的，在使用这项技术之前，需要优化细胞接种方案、扩增仿生器官培养，以及分离、分化和扩增所需的细胞类型（Song et al., 2013）。

十四、未来方向

在再生医学和整个器官再生领域，研究者已经进行了许多努力来将该技术转化为临床实践。最终目标是为不同类型的疾病提供可行和可靠的治疗。在这方面，虽然肾再生的研究已有许多进展，但仍有许多障碍需要克服，尽管我们的对此的认知已有所改善，但更复杂的问题仍不清楚。

功能性生物工程肾仍是科学家面临的巨大挑战。在过去十年中，我们在实体器官再生领域有了很多进步；但是仍然离主要目标有一定距离。目前，全球的再生中心一直在努力寻找可行的策略来开发生物工程肾。细胞支架技术给终末期肾病患者带来希望，生物工程器官的重大潜力将是提供可重新功能化和移植的可靠器官来源。

第七节　全肾再生的生物工程学

一、概要

在丧失器官功能的患者中进行器官移植是恢复器官功能最有效的方法。然而缺少合适的供体器官是一个全球性的难题。再生医学可以利用自体细胞重建出新的器官替换已经患病的器官，具有治疗多种疾病的重大潜力。近几年再生医学获得了越来越多的关注。

通过再生医学再生出功能性器官治疗器官

衰竭的临床研究还未见报道。由于解剖学上的复杂性，肾再生的难度更高，重建肾的立体结构也很困难。肾主要功能是维持机体稳态平衡、血液滤过与尿液形成以及通过红细胞生成素与维生素 D 控制内分泌功能。迄今为止，再生肾全部组成细胞并未实现。然而，随着干细胞和细胞工程学的逐渐发展，人们终究会完成肾的再生。

全肾的再生是很困难的，但仅仅恢复肾滤过功能的 10% 或许可以让终末期肾病患者摆脱肾透析，进而大大改善患者的生活质量。再生一个功能性肾是巨大的挑战。然而再生领域的研究是逐步发展的，肾再生的目标是克服终末期肾病。本节主要论述了涉及肾再生的研究进展，包括诱导多能干细胞技术和肾生物工程学技术，同时探讨此技术的局限性与面临的挑战。

二、诱导性多能干细胞与胚胎干细胞直接分化为肾细胞

前期研究报道证实多能干细胞（pluripotent stem cell，PSC）在体内可以分化为任何类型的细胞，并且可以自我聚集形成不同功能的组织甚至器官。PSC 可以在体外形成成熟的细胞。因此 PSC 是生物工程学用于肾再生的一种重要的细胞。PSC 包括胚胎干细胞（ESC）和诱导多能干细胞（iPSC）。ESC 是从胚胎中衍生出来并且可以在最基本的培养基中生长，iPSC 是利用病毒载体将四个转录因子（Oct4、Sox2、Klf4 和 c-Myc）的组合转入分化的体细胞中产生的。PSC 可以成功分化为多种类型的细胞与组织，包括了源自小肠、肝、神经、血液、胰腺以及心血管系统的细胞。这种凭借 iPSC 和 ESC 分化为肾或者其他祖细胞被称为“直接分化”，是通过有序的加入化学药品和生长因子来实现的。

现在干细胞研究的发展已经可以合成人的肾单位祖细胞，包括中胚层和后肾间质细胞。充分了解肾发育的过程和分子机制，对于用适当的细胞形成肾单位有重要作用。肾由中胚层衍生出来，在多种信号通路的精确配合下，肾发生于输尿管胚芽和后肾间质细胞。在人 PSC 中不同的研究应用不同的生长因子以及操作标准，其中 Wnt 激动剂 CHIR99021 被普遍应用于促进中胚层的分化中。

高通量化学筛选和低分子量的化合物最近被应用于肾形成的直接分化试验中。人们已经发现了一个有效诱导 hiPSC/hESC（人诱导多能干细胞 / 人胚胎干细胞）分化为中胚层细胞的方法，激活素 A 和 CHIR99021 组合应用来形成中胚层，接着加入 BMP7 和 CHIR99021 联合刺激。此方法可以诱导 hiPSC 发展为 OSR1 和中胚层细胞（IM），并且诱导效率达 90%。此外，通过高通量技术筛选了 1821 种化合物，其中有两个维甲酸受体激动剂 AM580 和 TTNPB 可以有效的诱导 hiPSC/hESC 分化为中胚层细胞（Araoka et al., 2014）。高通量筛选系统应用 hiPSC 报告系统，将绿色荧光蛋白基因序列转入到 OSR1 基因组内，小分子化合物可以增加 OSR1 细胞的诱导效率，采用流式细胞仪进行识别与定量。使用 BD 高通量采样器以及礼来 LSR 细胞分析仪来检测 GFP 的表达，研究者证实使用小分子化合物比生长因子花费低并且持续时间更持久，因此更适合用于诱导中胚层细胞的形成。本研究为证实监测 hiPSC 细胞肾源性分化能力以及研究 hiPSC 更加高效特异的分化为肾提供了新的策略。

许多研究都企图从 PSC 直接分化为后肾间质祖细胞。Xia 等先用 FGF2 和 BMP4 刺激 iPSC/hESC 两天，接着用激活素 A 与 BMP2 刺激 2 天，打算把 PSC 分化为输尿管芽（ureteric bud，UB）细胞。4 天后，可以表达 PAX2、OSR1、WT1 和 LHX1 的中胚层样细胞被改造出来。细胞再继续培养分化 2 天，输尿管芽的标志蛋白 HOXB7、RET 和 GFRA1 表达都升高，提示 PSC 可以被分化为 UB 样祖细胞。此外，尽管分化的原因未知，分化效率也很低，但是体外 PSC 诱导分化为 UB 和 IM 特性的细胞在与鼠胚肾细胞共培养中有自我聚集成复杂三维结构的潜力（Xia et al., 2013）。

在过去几年里，PSC 直接分化的方法也有了很大的发展进步。Takasato 等和 Taguchi 等研究发现肾单位祖细胞是从 PSC 细胞中衍生出来的。肾的发育起源早已被人所知。Takasato 等利用激活素 A 和 BMP4 从 hESC 诱导出原索。这两个研究团队诱导这种现象产生的实验操作基本一样，但是从后原索分化为中胚层的后续操作却不一样。在 Takasato 等的研究中，他们将分化的 hESC 细胞与分离出的小鼠胚肾细胞共培养以形成肾囊泡，涉及将人的细胞导入小鼠肾结构中。不一样的是，Taguchi 等采用了更合理的诱导肾结构形成的操作包括肾单位以及近曲小管。他们提出了一个新的概念“后天形成”，在小鼠和人的模型中用 PSC 诱导肾单位祖细胞形成。同样的研究证实将后初期中胚层分化为后肾祖细胞的方法，高浓度的 CHIR99021（10 μM）和 BMP4，接着中浓度的 CHIR9902（13 μM）和 BMP4 以及维甲酸和激活素 A 的后续加入，最后一步是低浓度的 CHIR99021（1 μM）以及 FGF9 各培养 1 天。他们最终确定在诱导过程中的时间动力学。Wnt 信号通路在后天发育形成中有重要作用。在后期改善中，高浓度的 CHIR（Wnt 激活剂）配合 BMP4 维持后发生中胚层。它们确立了 T+ 前体细胞诱导成后肾间质方法。它们同样建立了将小鼠 ESC 和人类 iPSC 细胞逐渐分化为后肾肾单元祖细胞的步骤，使用多个特定的生长因子使肾再生成为可能。共培养胚胎体，包括肾单位祖细胞，以及小鼠胚胎脊髓，已确定了肾管腺增生的诱导因子，形成三维管状结构，表现出肾小管以及小球的特性。虽然作者没有确认尿的产生以及其他肾功能，但是这种直接的分化方法是现今肾再生最完整最可靠的报道研究（Takasato et al., 2014; Taguchi et al., 2014）。

精确产生肾祖细胞是肾再生发展必不可少的步骤。把诱导的 IM 分化为精确的肾祖细胞将会认可 PSC 形成完整肾三维结构的可行性。但是，在肾与受体再生中成功生成功能性血管系统的方法仍然是未知的。另外，体内肾再生的运作也不清楚。不论如何，随着生物学与生物工程学的发展，这些问题都将会被解决并再生出整个肾。

三、囊胚互补系统

在受精后的胚胎初期，将 PSC 细胞注入囊胚内，两种细胞同时发育，结合的囊胚最后生成一个新的器官。本方法的首次报道中，ESC 细胞注入到缺失重组激活因子 2 的小鼠囊胚里面，小鼠没有成熟的 B 和 T 淋巴细胞，最终形成了含有 ESC 衍生出的成熟 B 和 T 细胞的嵌合体。这种囊胚互补系统被应用于某些组织和器官的重建，包括胸腺上皮、心脏、卵黄囊成血细胞、生殖细胞、肝细胞、胰腺和肾。Kobayashi 等近期研究利用囊胚互补方法生产出新的器官，研究者将大鼠 iPSC 细胞注入到 Pdx1-/- 小鼠囊胚中，产生出了新的大小鼠嵌合体，含有完全由大鼠 iPSC 衍生出的胰腺（Kobayashi et al., 2010）。小鼠体内大鼠 PSC 衍生出的胰腺可以分泌胰岛素，并且将 PSC 衍生出的胰岛移植到糖尿病模型小鼠中可以明显降低模型小鼠的血糖。此研究说明 PSC 衍生出的胰腺可以在空的小室内继续生长发育。此外，这个研究也说明囊胚互补可以将供体的PSC在异种体内环境中衍生成完整器官。这种囊胚互补系统也已经应用于全肾的再生。非缺陷型的iPSC细胞注入到缺乏对肾发育起重要作用的SAL样蛋白的肾缺陷小鼠的囊胚中，新生小鼠的肾几乎完全是从注入的iPSC细胞中衍生出来的。然而iPSC细胞却不能生成血管和神经系统，因此肾并没有完全被再生。免疫组织化学分析再生的肾表明肾的血管系统，包括肾节段，肾叶、叶间、弓形部以及小叶间动脉是一个由宿主细胞和供体iPSC形成的嵌合结构。然而，在肾缺陷型小鼠囊胚内注入大鼠iPSC细胞并不能诱导新的大鼠肾产生，结果显示小鼠内的间质和UB与大鼠的间质和UB之间没有交叉反应。利用种间囊胚形成异种器官需要缺乏全部肾系的宿主动物。

囊胚互补中最主要的问题就是伦理学的问题。很难排除注入的PSC细胞形成的种间嵌合体是否会衍生出大脑意识。尽管克服异种排斥的异种囊胚互补系统是很困难的，但是这种方法无疑是肾再生最有前景的方法。

四、成体肾干/祖细胞重构

干/祖细胞是从成体器官中分离出来的具有再生能力并且最终可以分化为任何器官的特化细胞。在成体的肾中肾干/祖细胞群体消失的原因是因为肾壁龛的丢失。但是在成体肾专门的部位也有肾干/祖细胞，例如在肾乳突、小管上皮、肾小囊腔以及近端小管S3部分。Kitamura等近期研究报道，从成年大鼠肾单位S3部分衍生出来的肾干/祖细胞在体外可以重建肾三维结构。群集的肾干/祖细胞悬浮在细胞外基质胶上，在多种生物因子（神经胶质细胞衍生神经营养因子、基础纤维母细胞生长因子FGF、肝细胞生长因子、表皮生长因子和BMP7）刺激下可以形成肾样结构。从S3部分分离出的细胞群集通过悬滴三维培养方法进行诱导，然而平面培养方法却无法重建肾样结构。令人惊讶的是，重建的肾样结构包括肾的任何亚结构，包括肾小球、近曲小管、髓袢、远曲小管、集合管，但是没有血管系统。这说明一簇组织干/祖细胞有能力形成器官始发的最小单位结构，它们通过在适合的壁龛分化为专门的细胞来完成的。从大鼠肾S3部分衍生出来的肾干/祖细胞被证实可以表达干细胞标志蛋白，例如Sca-1，c-kit，nestin以及Musashi-1，同时还有肾特异性蛋白，例如PAX-2和WT-1（Kitamura et al., 2014）。基于它们都表达相同的标志蛋白，研究者假设这些细胞与后肾间叶细胞相似。然而这簇细胞可以分化为集合管样细胞以及系膜样细胞，但是这些是后肾间叶细胞无法办到的（Kitamura et al., 2015）。就这一点来说，成体肾干细胞是否可以分化为除了UB和后肾间充质（metanephric mesenchyme，MM）的其他细胞的问题仍有待解答。肾样结构没有血管并且无法产生尿液。然而人们对成体肾干细胞的了解也还是有限的。这些无法分化的hiPSC的致肿瘤的潜力是临床应用中很严肃的问题，但是有报道说成体干/祖细胞当注入小鼠模型中无致癌性。这些报道说明成体干细胞与PSC细胞相比较有更好的临床安全性的可能。如果可以将成体干/祖细胞的多能性应用于肾重建，这将对肾修复和再生提供富有前景的细胞资源。

五、脱细胞支架

原生肾细胞外基质（ECM）被报道可以为干细胞分化为整个器官提供支架和壁龛。

ECM 在肾发育和修复中起到重要作用。ECM 分子和受体通过为细胞特定空间组织提供支架来影响器官的形成与修复，通过分泌与保管生长因子与细胞因子，以及调整信号传导。人体或动物器官的 ECM 支架可以通过使用脱细胞剂脱细胞来形成。Ott 等利用这种方法开发出了功能性的大鼠心脏。整个心脏支架有完整地三维结构和血管系统，并且在心脏内灌注脱细胞剂。在大鼠心脏内种入新生的心脏细胞或者大鼠动脉上皮细胞，随后诱导收缩心肌的形成来完成（Ott et al., 2008）。脱细胞支架也应用于其他器官系统，包括肝、呼吸管、神经、肌腱、膀胱和乳腺。此外，一些研究将脱细胞 - 再细胞技术用于肾的再生。许多动物应用于脱细胞化研究，包括大鼠、恒河猴以及猪。然而通过此种方法生产出的再生肾并不具有完整的肾功能［包括尿液形成和促红细胞生成素（EPO）的分泌］。Song 等近期成功再生出了肾，并且移植后的肾具有产生尿液的功能。尤其是他们通过灌注脱细胞的大鼠、猪和人肾，生产出了三维的脱细胞支架。通过灌流把上皮和内皮重新注入，导致肾结构组织的生成（Song et al., 2013）。然而将灌输细胞成功分化为带有血管的肾单位的机制目前仍不清楚。尽管有很强的抗凝措施进行预防，但是脱细胞支架仍然面临着大量血栓的问题。虽然这种方法有许多的障碍和不足，但是再生医学仍被认为是器官移植中供体器官不足问题潜在的解决方法。

六、生物人工肾的组织工程学：肾小管辅助装置

组织工程学领域的发展是细胞治疗的延伸，利用生物和工程学技术构建新的结构域装置来替代丢失的组织器官功能。生物人工肾的发展代表再生医学与肾移植治疗的交叉。含有活的肾小管细胞的肾小管辅助装置（renal tubule assist device，RAD）已经被成功开发出来，在动物体内、体外试验中已证实此装置拥有与正常肾相似的吸收、代谢以及内分泌的功能。简单地说，肾近曲小管被收集起来，肾小管祖细胞被挑选出来并进行扩增。肾小管祖细胞在含有特定添加剂培养液的培养器中生长。RAD 装置是涂有 pronectin-L 支撑物的高通量血液透析小盒。将肾近端小管细胞接种到中空的 RAD 并连接生物反应系统，内部和外部都灌注满培养基。细胞小盒至少接种后 14 天才可以使用。通过透射电子显微镜（transmission elecron microscon，TEM）观察发现，RAD 小盒里汇入的单层近端小管上皮细胞含有微绒毛、紧密连接以及吞噬囊泡的结构。体内近端小管细胞内含有特异的转运蛋白，因此生物人工的 RAD 结构具有重吸收与分泌转运的功能。但是这些转运效率明显低于原生的近端小管细胞。同组研究者报道，当与常规血液滤器和体外血液回路串联放置时，RAD 能够在具有急性肾衰竭的尿毒症犬中的尿毒症环境中维持存活力。此外，它们还进行了生物人工肾的临床试验。再生医学和生物工程的结合，有望实现全肾的再生（Humes et al., 1999）。

七、胚胎器官移植

我们尝试使用异种胚胎和 hMSC 再生出能够产生尿和肾激素（例如促红细胞生成素 EPO）的全功能性可移植的肾。胚胎后肾，它是哺乳动物肾的发生的来源，并且被认为代表功能性全肾再生的潜在来源。移植到宿主动物（大鼠）的胚胎肾能够从宿主获得血液供应。此外，移植的后肾能产生肾激素，包括 EPO 和肾素，这提高了宿主动物的血压。来自猪胚胎

的肾植入共刺激被阻断的小鼠网膜中或免疫缺陷小鼠的肾囊下可发展为功能完全的肾单位。移植的后肾产生的囊液中的尿素氮和肌酐水平高于来自移植的宿主动物的血清中的尿素氮和肌酐水平，提示尿的产生。肾移植也显示减少大鼠慢性肾衰竭的血管钙化，并保持肾大鼠诱导急性低血压的血压，这意味着移植的肾除了产生尿液也行使了许多其他功能。结果表明，后肾移植可用于克服用于移植的供体肾短缺。

近期证实，异种移植的后肾可以为内源性间充质干细胞提供壁龛以便分化为可以产生EPO的组织。聚合酶链反应使用物种特异性引物和序列分析显示，异种移植的后肾，从大鼠到小鼠或从猪到猫，都可以表达EPO，表明EPO产生细胞起源于宿主动物并继续发育以在移植的后肾中产生EPO。进一步研究显示，EPO产生细胞不源自整合血管，而是来自从骨髓中移动的循环宿主MSC。值得注意的是，常规的后肾移植需要连续和强烈的免疫抑制，以避免与异种屏障相关的体液排斥，从而减少致癌和严重排斥在内的不良反应。为了避免异种屏障，研究者使用从转基因ER-E2F1自杀诱导小鼠中分离后肾。E2F1是调节细胞增殖的转录因子，其异位表达诱导凋亡。因此，异种组织成分可以通过细胞凋亡清除，留下产生EPO的自体组织（Matsumoto et al., 2012）。因此，异种后肾本身可以在宿主网膜中获得一些肾功能，以及为宿主干细胞提供壁龛来使用宿主细胞成分重建再生肾组织。这些技术可以帮助减少长期免疫抑制给药的不利影响，并解决围绕异种移植的伦理问题。

八、使用肾源性壁龛促进异种胚胎生长

研究者利用改进的异种胚胎作为器官发生的壁龛使用肾干细胞。利用这种策略，可以发现生长异种胚胎的异种生物发育过程需要外源性hMSC经历上皮转化并形成产生尿液和EPO的肾单位。在后肾发育中，后肾间充质（MM）最初从肾源性脐带的尾部形成并分泌神经胶质细胞源性的神经营养因子GDNF，其诱导附近的中肾管（沃尔夫管）产生UB。将表达GDNF的转染的hMSC显微注射到UB位点中而在器官培养物中产生后肾，并且受体胚胎在全胚胎培养系统中生长。使用热可逆GDNF聚合物进行无病毒操作。供体hMSC整合到最初的后肾，形态上分化成肾小管上皮细胞、间质细胞和肾小球上皮细胞。然后可以移植发育的后肾进入网膜以允许血管从供体整合形成功能性肾单位。因此，hMSC衍生出的“新生肾”就形成了，其中包含宿主血管的人肾单位。新生肾产生的尿液具有比接受者的血清更高浓度的尿素氮和肌酐。这表明在网膜发育的新生肾通过血液过滤产生尿液。此外，当宿主贫血时hMSC来源的新生肾分泌人EPO。因此“器官工厂”能够保持正常的激素调节以维持EPO水平。然而，目前的系统不能重建输尿管或来自UB的收集小管。为了确定MSC是否可以使用雏鸡胚胎分化成UB祖细胞，将表达PAX2的hMSC注射入鸡UB祖细胞区。细胞与延长的中肾管一起向尾部移动，整合到中肾管上皮中，并表达LIM1，表明hMSC在局部异质信号的影响下分化为中肾管细胞的能力。这些结果表明可能通过在合适的时间和位置移植肾谱系干细胞来重建全肾，以及再生MM和UB的衍生物。MSC的肾细胞系干细胞易于大量获得，并且相对便宜。可以从患者作为成体干细胞收获MSC。因此，可以使用hMSC作为肾再生的细胞来源，并成功地通过GDNF转染和注射进入异种胚胎将它们分化成肾单位结构。需要进一步的研究来验证从iPSC诱导的其他成体肾干

细胞或肾祖细胞的使用。为了未来肾再生的临床应用，研究者还验证了将成体干细胞长期暴露在尿毒症毒素环境中，并注意到终末期肾病（ESKD）患者 MSC 干细胞标志物基因表达的一些差异。结果表明这些细胞可能不是肾再生的合适来源（Yamanaka et al., 2014）。

基于现有的结果，正在研究从猪体内大规模收获后肾的可能性，因为猪的肾体积大小几乎与人类相同。发育中后肾的最终尺寸可能在宿主胚胎发育的早期阶段就被印记。另一项研究还表明，种间嵌合体（来自异种胚的后肾）的体型大小和重量符合受体物种（Kobayashi et al., 2010）。希望通过克服这些挑战，这种方法可以为产生尺寸和功能适合移植的供体肾提供新的方向。

九、结论

本章节总结了近期的研究，包括使用肾干细胞和肾生物工程学再生功能性全肾。虽然近期研究结果有明显的进步，但是完整功能的肾的重建仍然困难，并且有许多问题亟待解决。将 ESC/iPSC 直接分化成肾单位祖细胞还没有成功地在体内产生成熟的功能性肾组织。在再生肾可用于临床实践之前，需要开发能生产尿液和 EPO 的完全功能的肾组织的方法。另外，再生组织必须能够长期存活并发挥作用。未来在干细胞生物学和生物工程的研究将有希望解决这些问题，为旨在修复肾损伤恢复肾功能的肾再生打开了新的大门。

（唐东起）

参考文献

Albersen M, Fandel TM, Lin G, et al. Injections of adipose tissue-derived stem cells and stem cell lysate improve recovery of erectile function in a rat model of cavernous nerve injury. J Sex Med, 2010, 7(10):3331-3340.

Anumanthan G, Makari JH, Honea L, et al. Directed differentiation of bone marrow derived mesenchymal stem cells into bladder urothelium. J Urol, 2008, 180(4 Suppl):1778-1783.

Atala A, Bauer SB, Soker S, et al. Tissue-engineered autologous bladders for patients needing cystoplasty. Lancet, 2006, 367(9518):1241-1246.

Baumert H, Hekmati M, Dunia I, et al. Laparoscopy in ureteral engineering: a feasibility study. Eur Urol, 2008, 54(5):1154-1163.

Benigni A, Morigi M, Remuzzi G. Kidney regeneration. Lancet, 2010, 375(9722):1310-1317.

Brittberg M, Lindahl A, Nilsson A, et al. Treatment of deep cartilage defects in the knee with autologous chondrocyte transplantation. N Engl J Med, 1994, 331(14):889-895.

Burch PA, Croghan GA, Gastineau DA, et al. Immunotherapy (APC8015, Provenge) targeting prostatic acid phosphatase can induce durable remission of metastatic androgen-independent prostate cancer: a Phase 2 trial. Prostate, 2004, 60(3):197-204.

Buschmann I, Heil M, Jost M, et al. Influence of inflammatory cytokines on arteriogenesis. Microcirculation, 2003, 10(3-4):371-379.

Buzhor E, Omer D, Harari-Steinberg O, et al. Reactivation of NCAM1 defines a subpopulation of human adult kidney epithelial cells with clonogenic and stem/progenitor properties. Am J Pathol, 2013, 183(5):1621-1633.

Caione P, Boldrini R, Salerno A, et al. Bladder augmentation using acellular collagen biomatrix: a pilot experience in exstrophic patients. Pediatr Surg Int, 2012, 28(4):421-428.

Carr LK, Steele D, Steele S, et al. 1-year follow-up of autologous muscle-derived stem cell injection pilot study to treat stress urinary incontinence. Int Urogynecol J Pelvic Floor Dysfunct, 2008, 19(6):881-883.

Chen YT, Sun CK, Lin YC, et al. Adipose-derived mesenchymal stem cell protects kidneys against ischemia-reperfusion injury through suppressing oxidative stress and inflammatory reaction. J Transl Med, 2011, 9:51.

Cheng HT, Kim M, Valerius MT, et al. Notch2, but not Notch1, is required for proximal fate acquisition in the mammalian nephron. Development, 2007, 134(4):801-811.

Cima LG, Vacanti JP, Vacanti C, et al. Tissue engineering by cell transplantation using degradable polymer substrates. J Biomech Eng, 1991, 113(2):143-151.

Cross WR, Eardley I, Leese HJ, et al. A biomimetic tissue from cultured normal human urothelial cells: analysis of physiological function. Am J Physiol Renal Physiol, 2005, 289(2):F459-F468.

Czajkowski R, Pokrywczynska M, Placek W, et al. Transplantation of cultured autologous melanocytes: hope or danger? Cell Transplant, 2010, 19(5):639-643.

Dankers PY, Boomker JM, Huizinga-van der Vlag A, et al. The use of fibrous, supramolecular membranes and human tubular cells for renal epithelial tissue engineering: towards a suitable membrane for a bioartificial kidney. Macromol Biosci, 2010, 10(11):1345-1354.

Davis NF, McGuire BB, Callanan A, et al. Xenogenic extracellular matrices as potential biomaterials for interposition grafting in urological surgery. J Urol, 2010, 184(6):2246-2253.

Davis NF, Callanan A, McGuire BB, et al. Evaluation ofviability and proliferative activity of human urothelial cells cultured ontoxenogenic tissue-engineered extracellular matrices. Urology, 2011, 77(4):e1-e7.

de Almeida DC, Donizetti-Oliveira C, Barbosa-Costa P, et al. In search of mechanisms associated with mesenchymal stem cell-based therapies for acute kidney injury. Clin Biochem Rev, 2013, 34(3):131-144.

Dekel B, Burakova T, Arditti FD, et al. Human and porcine early kidney precursors as a new source for transplantation. Nat Med, 2003, 9(1):53-60.

Diep CQ, Ma D, Deo RC, et al. Identification of adult nephron progenitors capable of kidney regeneration in zebrafish. Nature, 2011, 470(7332):95-100.

Dorin RP, Pohl HG, De Filippo RE, et al. Tubularized urethral replacement with unseeded matrices: what is the maximum distance for normal tissue regeneration?. World J Urol, 2008, 26(4):323-326.

Drewa T, Sir J, Czajkowski R, et al. Scaffold seeded with cells is essential in urothelium regeneration and tissue remodeling in vivo after bladder augmentation using in vitro engineered graft. Transplant Proc, 2006, 38(1):133-135.

Drewa T, Joachimiak R, Kaznica A, et al. Hair stem cells for bladder regeneration in rats: preliminary results. Transplant Proc, 2009, 41(10):4345-4351.

Drost AC, Weng S, Feil G, et al. In vitro myogenic differentiation of human bone marrow-derived mesenchymal stem cells as a potential treatment for urethral sphincter muscle repair. Ann N Y Acad Sci, 2009, 1176:135-143.

Feil G, Christ-Adler M, Maurer S, et al. Investigations of urothelial cells seeded on commercially available small intestine submucosa. Eur Urol, 2006, 50(6):1330-1337.

Fiala R, Vidlar A, Vrtal R, et al. Porcine small intestinal submucosa graft for repair of anterior urethral strictures. Eur Urol, 2007, 51(6):1702-1708.

Fraser JK, Wulur I, Alfonso Z, et al. Fat tissue: an underappreciated source of stem cells for biotechnology. Trends Biotechnol, 2006, 24(4):150-154.

Fu WJ, Xu YD, Wang ZX, et al. New ureteral scaffold constructed with composite poly(L-lactic acid)-collagen and urothelial cells by new centrifugal seeding system. J Biomed Mater Res A, 2012, 100(7):1725-1733.

Gajda M, Tyloch J, Tyloch F, et al. Morphologic changes in the canine urinary tract after ureteral reconstruction with the tunica albuginea (experimental study). Int Urol Nephrol, 2006, 38(2):215-224.

Gallico GG 3rd, O' Connor NE, Compton CC, et al. Permanent coverage of large burn wounds with autologous cultured human epithelium. N Engl J Med, 1984, 311(7):448-451.

Harari-Steinberg O, Metsuyanim S, Omer D, et al. Identification of human nephron progenitors capable of generation of kidney structures and functional repair of chronic renal disease. EMBO Mol Med, 2013, 5(10):1556-1568.

HAYFLICK L, MOORHEAD PS. The serial cultivation of human diploid cell strains. Exp Cell Res, 1961, 25:585-621.

Hendry C, Rumballe B, Moritz K, et al. Defining and redefining the nephron progenitor population. Pediatr Nephrol, 2011, 26(9):1395-1406.

Hopkins C, Li J, Rae F, et al. Stem cell options for kidney disease. J Pathol, 2009, 217(2):265-281.

Huang YC, Shindel AW, Ning H, et al. Adipose derived stem cells ameliorate hyperlipidemia associated detrusor overactivity in a rat model. J Urol, 2010, 183(3):1232-1240.

Humes HD, MacKay SM, Funke AJ, et al. Tissue engineering of a bioartificial renal tubule assist device: in vitro transport and metabolic characteristics. Kidney Int, 1999, 55(6):2502-2514.

Humphreys BD. Kidney structures differentiated from stem cells. Nat Cell Biol, 2014, 16(1):19-21.

Jack GS, Zhang R, Lee M, et al. Urinary bladder smooth muscle engineered from adipose stem cells and a three dimensional synthetic composite. Biomaterials, 2009, 30(19):3259-3270.

Jha BS, Colello RJ, Bowman JR, et al. Two pole air gap electrospinning: Fabrication of highly aligned, three-dimensional scaffolds for nerve reconstruction. Acta

Biomater, 2011, 7(1):203-215.

Joseph DB, Borer JG, De Filippo RE, et al. Autologous cell seeded biodegradable scaffold for augmentation cystoplasty: phase II study in children and adolescents with spina bifida. J Urol, 2014, 191(5):1389-1395.

Kanematsu A, Yamamoto S, Noguchi T, et al. Bladder regeneration by bladder acellular matrix combined with sustained release of exogenous growth factor. J Urol, 2003, 170(4 Pt 2):1633-1638.

Kelley R, Werdin ES, Bruce AT, et al. Tubular cell-enriched subpopulation of primary renal cells improves survival and augments kidney function in rodent model of chronic kidney disease. Am J Physiol Renal Physiol, 2010, 299(5):F1026-F1039.

Kitamura S, Sakurai H, Makino H. Single adult kidney stem/progenitor cells reconstitute three-dimensional nephron structures in vitro. Stem Cells, 2015, 33(3):774-784.

Kobayashi T, Yamaguchi T, Hamanaka S, et al. Generation of rat pancreas in mouse by interspecific blastocyst injection of pluripotent stem cells. Cell, 2010, 142(5):787-799.

Kooreman NG, Wu JC. Tumorigenicity of pluripotent stem cells: biological insights from molecular imaging. J R Soc Interface, 2010, 7 Suppl 6:S753-S763.

Kumar A, Godwin JW, Gates PB, et al. Molecular basis for the nerve dependence of limb regeneration in an adult vertebrate. Science, 2007, 318(5851):772-777.

Lanza RP, Chung HY, Yoo JJ, et al. Generation of histocompatible tissues using nuclear transplantation. Nat Biotechnol, 2002, 20(7):689-696.

Lin CS, Xin ZC, Deng CH, et al. Defining adipose tissue-derived stem cells in tissue and in culture. Histol Histopathol, 2010, 25(6):807-815.

Liu J, Huang J, Lin T, et al. Cell-to-cell contact induces human adipose tissue-derived stromal cells to differentiate into urothelium-like cells in vitro. Biochem Biophys Res Commun, 2009, 390(3):931-936.

Liu Y, Bharadwaj S, Lee SJ, et al. Optimization of a natural collagen scaffold to aid cell-matrix penetration for urologic tissue engineering. Biomaterials, 2009, 30(23-24):3865-3873.

Lu M, Zhou G, Liu W, et al. Remodeling of buccalmucosa by bladder microenvironment. Urology, 2010, 75(6):1514.

Matsumoto K, Yokoo T, Matsunari H, et al. Xenotransplanted embryonic kidney provides a niche for endogenous mesenchymal stem cell differentiation into erythropoietin-producing tissue. Stem Cells, 2012, 30(6):1228-1235.

Matsunuma H, Kagami H, Narita Y, et al. Constructing a tissue-engineered ureter using a decellularized matrix with cultured uroepithelial cells and bone marrow-derived mononuclear cells. Tissue Eng, 2006, 12(3):509-518.

Mauney JR, Cannon GM, Lovett ML, et al. Evaluation of gel spun silk-based biomaterials in a murine model of bladder augmentation. Biomaterials, 2011, 32(3):808-818.

Merkel CE, Karner CM, Carroll TJ. Molecular regulation of kidney development: is the answer blowing in the Wnt?. Pediatr Nephrol, 2007, 22(11):1825-1838.

Nuininga JE, Koens MJ, Tiemessen DM, et al. Urethral reconstruction of critical defects in rabbits using molecularly defined tubular type I collagen biomatrices: key issues in growth factor addition. Tissue Eng Part A, 2010, 16(11):3319-3328.

Oberpenning F, Meng J, Yoo JJ, et al. De novo reconstitution of a functional mammalian urinary bladder by tissue engineering. Nat Biotechnol, 1999, 17(2):149-155.

Orlando G, Baptista P, Birchall M, et al. Regenerative medicine as applied to solid organ transplantation: current status and future challenges. Transpl Int, 2011, 24(3):223-232.

Osman Y, Shokeir A, Gabr M, et al. Canine ureteral replacement with long acellular matrix tube: is it clinically applicable?. J Urol, 2004, 172(3):1151-1154.

Ott HC, Matthiesen TS, Goh SK, et al. Perfusion-decellularized matrix: using nature's platform to engineer a bioartificial heart. Nat Med, 2008, 14(2):213-221.

Perin L, Sedrakyan S, Giuliani S, et al. Protective effect of human amniotic fluid stem cells in an immunodeficient mouse model of acute tubular necrosis. PLoS One, 2010, 5(2):e9357.

Raya-Rivera A, Esquiliano DR, Yoo JJ, et al. Tissue-engineered autologous urethras for patients who need reconstruction: an observational study. Lancet, 2011, 377(9772):1175-1182.

Ricordi C, Alejandro R, Zeng Y, et al. Human islet isolation and purification from pediatric-age donors. Transplant Proc, 1991, 23(1 Pt 1):783-784.

Rinkevich Y, Montoro DT, Contreras-Trujillo H, et al. In vivo clonal analysis reveals lineage-restricted progenitor characteristics in mammalian kidney development, maintenance, and regeneration. Cell Rep, 2014, 7(4):1270-1283.

Schaefer M, Kaiser A, Stehr M, et al. Bladder augmentation with small intestinal submucosa leads to unsatisfactory long-term results. J Pediatr Urol, 2013, 9(6 Pt A):878-883.

Selim M, Bullock AJ, Blackwood KA, et al. Developing biodegradable scaffolds for tissue engineering of the urethra. BJU Int, 2011, 107(2):296-302.

Sharma AK, Hota PV, Matoka DJ, et al. Urinary bladder smooth muscle regeneration utilizing bone marrow derived mesenchymal stem cell seeded elastomeric poly

(1, 8-octanediol-co-citrate) based thin films. Biomaterials, 2010, 31(24):6207-6217.

Shen J, Fu X, Ou L, et al. Construction of ureteral grafts by seeding urothelial cells and bone marrow mesenchymal stem cells into polycaprolactone-lecithin electrospun fibers. Int J Artif Organs, 2010, 33(3):161-170.

Shen H, Hu X, Yang F, et al. Cell affinity for bFGF immobilized heparin-containing poly(lactide-co-glycolide) scaffolds. Biomaterials, 2011, 32(13):3404-3412.

Soker S, Machado M, Atala A. Systems for therapeutic angiogenesis in tissue engineering. World J Urol, 2000, 18(1):10-18.

Song JJ, Guyette JP, Gilpin SE, et al. Regeneration and experimental orthotopic transplantation of a bioengineered kidney. Nat Med, 2013, 19(5):646-651.

Stappenbeck TS, Miyoshi H. The role of stromal stem cells in tissue regeneration and wound repair. Science, 2009, 324(5935):1666-1669.

Stark K, Vainio S, Vassileva G, et al. Epithelial transformation of metanephric mesenchyme in the developing kidney regulated by Wnt-4. Nature, 1994, 372(6507):679-683.

Stoica G, Jacobs R, Koestner A, et al. ENU-induced in vitro neoplastic transformation of rat mammary epithelial cells. Anticancer Res, 1991, 11(5):1783-1792.

Taguchi A, Kaku Y, Ohmori T, et al. Redefining the in vivo origin of metanephric nephron progenitors enables generation of complex kidney structures from pluripotent stem cells. Cell Stem Cell, 2014, 14(1):53-67.

Takasato M, Er PX, Becroft M, et al. Directing human embryonic stem cell differentiation towards a renal lineage generates a self-organizing kidney. Nat Cell Biol, 2014, 16(1):118-126.

Tian H, Bharadwaj S, Liu Y, et al. Differentiation of human bone marrow mesenchymal stem cells into bladder cells: potential for urological tissue engineering. Tissue Eng Part A, 2010, 16(5):1769-1779.

Tian H, Bharadwaj S, Liu Y, et al. Myogenic differentiation of human bone marrow mesenchymal stem cells on a 3D nano fibrous scaffold for bladder tissue engineering. Biomaterials, 2010, 31(5):870-877.

Tsivian A. Reconstruction of extensive upper ureteral damage. J Urol, 2004, 171(1):329-330.

Tu DD, Seth A, Gil ES, et al. Evaluation of biomaterials for bladder augmentation using cystometric analyses in various rodent models. J Vis Exp, 2012, (66) pii: 3981.

Turner AM, Subramaniam R, Thomas DF, et al. Generation of a functional, differentiated porcine urothelial tissue in vitro. Eur Urol, 2008, 54(6):1423-1432.

Turner A, Subramanian R, Thomas DF, et al. Transplantation of autologous differentiated urothelium in an experimental model of composite cystoplasty. Eur Urol, 2011, 59(3):447-454.

Vieira NM, Brandalise V, Zucconi E, et al. Human multipotent adipose-derived stem cells restore dystrophin expression of Duchenne skeletal-muscle cells in vitro. Biol Cell, 2008, 100(4):231-241.

Wu S, Liu Y, Bharadwaj S, et al. Human urine-derived stem cells seeded in a modified 3D porous small intestinal submucosa scaffold for urethral tissue engineering. Biomaterials, 2011, 32(5):1317-1326.

Xia Y, Nivet E, Sancho-Martinez I, et al. Directed differentiation of human pluripotent cells to ureteric bud kidney progenitor-like cells. Nat Cell Biol, 2013, 15(12):1507-1515.

Yamanaka S, Yokoo T. Current Bioengineering Methods for Whole Kidney Regeneration. Stem Cells Int, 2015, 2015:724047.

Yamanaka S, Yokote S, Yamada A, et al. Adipose tissue-derived mesenchymal stem cells in long-term dialysis patients display downregulation of PCAF expression and poor angiogenesis activation. PLoS One, 2014, 9(7):e102311.

Zhang F, Liao L. Tissue engineered cystoplasty augmentation for treatment of neurogenic bladder using small intestinal submucosa: an exploratory study. J Urol, 2014, 192(2):544-550.

Zhang Y, McNeill E, Tian H, et al. Urine derived cells are a potential source for urological tissue reconstruction. J Urol, 2008, 180(5):2226-2233.

Zhao Z, Yu H, Xiao F, et al. Differentiation of adipose-derived stem cells promotes regeneration of smooth muscle for ureteral tissue engineering. J Surg Res, 2012, 178(1):55-62.

Zheng B, Cao B, Li G, et al. Mouse adipose-derived stem cells undergo multilineage differentiation in vitro but primarily osteogenic and chondrogenic differentiation in vivo. Tissue Eng, 2006, 12(7):1891-1901.

Zhu WD, Xu YM, Feng C, et al. Bladder reconstruction with adipose-derived stem cell-seeded bladder acellular matrix grafts improve morphology composition. World J Urol, 2010, 28(4):493-498.

Zuk PA, Zhu M, Mizuno H, et al. Multilineage cells from human adipose tissue: implications for cell-based therapies. Tissue Eng, 2001, 7(2):211-228.

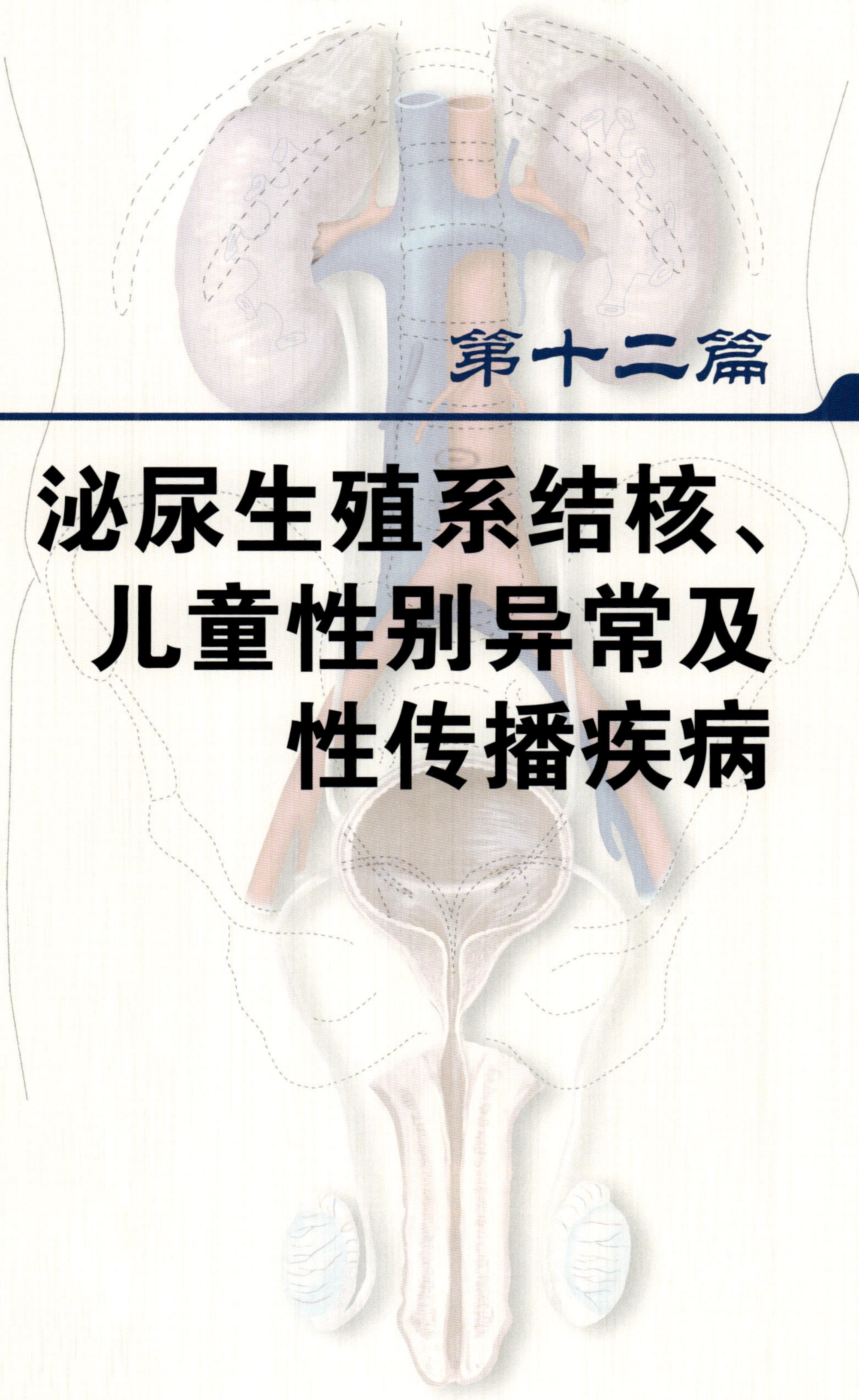

第十二篇

泌尿生殖系结核、儿童性别异常及性传播疾病

第六十六章

泌尿生殖系结核

一、流行病学

20世纪90年代，由于对结核病的忽视、移民和难民增加、人类免疫缺陷病毒（human immuno-deficiency virus，HIV）流行、耐药结核病例增加等因素影响，全球结核病发病率出现回升趋势（WHO, 2007）。根据WHO在2016年发布最新数据，2015年世界范围内估计有1040万新发病例，其中男性590万（56%），女性350万（34%），儿童100万（10%）。印度、印度尼西亚、中国、尼日利亚、巴基斯坦和南非等6个国家占了新发病例总数60%。新发病例中有120万（11%）HIV患者。结核病发病率在2014—2015年期间以1.5%的速度缓慢下降。2015年全球估计有48万新发的多种耐药结核（multi-drug resistant tuberculosis，MDR-TB）病例和10万耐利福平结核病病例。印度、中国和俄罗斯3个国家占所有这58万病例的45%。2015年有140万人死于结核病，另外40万是TB/HIV双重感染人群死亡。虽然在2000到2015年间，结核病死亡以22%的速度在下降，但2015年结核病仍然排在全部死亡原因中的前十名（WHO, 2016）。1993年WHO宣布全球结核病进入紧急状态，1995年确定每年3月24日为世界防治结核病日。同时，WHO还提出现代结核病控制策略（Directly Observed Treatment Shortcourse，DOTS），并在全球推行。

中国的结核病患者数居世界第二位。结核病已位居单一病原菌疾病死因的第一位。2015年中国结核病的发病率为90/130 000，死亡率为3.5/130 000，HIV感染者中的患病率为7.4%（WHO, 2016）。中国结核病疫情的特点：①高患病率；②高耐药率；③高死亡率；④高感染率；⑤低递降率；⑥农村疫情高于城市；⑦青壮年结核病患病和死亡比例高；⑧HIV/AIDS的出现加重了结核病控制的难度；⑨城市流动性人口急剧增加，必然加剧结核病的流行，并将影响城市结核病控制工作的开展。总之，中国结核病尚未得到有效控制，我国面临的结核病控制任务仍然十分艰巨。

肺外结核占所有结核病例数的10%，泌尿生殖系结核是最常见的肺外结核病之一，泌尿系结核仅次于周围淋巴结核占30%～40%，在发展中国家这一比例较高。其中肾结核最为多见。发达国家中有2%～10%的肺结核同时并发泌尿系结核，而在发展中国家，肺结核患者尿结核菌阳性率高达15%～20%。泌尿系结核的男女之比约为2∶1，该病好发于青壮年，平均发病年龄40岁（5～88岁）。在中国，近年来中老年患者相对增多，和肺结核一样，泌尿生殖结核多见于经济发展落后、医疗卫生条件差的农村及边远地区。

与其他大多数肺外活动期结核病相同，泌尿生殖系结核潜伏病灶的激活往往发生于免疫力下降的人群，如糖尿病、血液透析、肾移植患者，这类患者的肾结核患病率明显高于正常人群。不典型临床肾结核的数量增多，致使早期诊治困难，误诊、漏诊常有发生（李彦锋等，1998；贺大林等，1998；窦科等，2005）。附睾结核是临床最常见的男生殖系结核，与其他泌尿系结核关系密切。尸检研究发现前列腺结核的发病率远比预想的要高。泌尿生殖系结核很少能在出现临床症状之前确诊。尸检研究发现，仅有 50% 的肾结核出现临床症状，18% 能在临床上做出诊断。误诊的原因：一是与病情的隐匿性发展及症状非特异有关；二是与医生缺少对该病的认识与盲目检查有关。因此，泌尿生殖系结核的实际发病率高于一般流行病调查结果。

越来越多的证据表明，除病原体、环境和社会经济等因素外，宿主遗传因素在结核病的发生发展中扮演着重要角色，个体对结核病易感性或抗性的差异与宿主某些基因相关。现已筛选出多种人的结核病相关候选基因，例如三类 HLA 基因区多态性与结核病易感性的关系在国内外均有报道，以Ⅱ类基因为多；在非洲和亚洲人群中的研究表明人类 SLC11A1 基因多态性与结核病易感性相关。所以，并非所有传染源接触者都可能被感染，被感染者也并不一定都发病。

二、病因与发病机制

（一）细菌学（病原生物学）

结核菌属于分枝杆菌，对人有致病性者主要为人型及牛型结核菌。前者首先感染肺部，后者首先感染消化道，然后通过各种途径传播到其他器官。近年来，牛型结核菌感染率下降。在艾滋病患者中出现鸟分枝杆菌感染。人型结核菌感染的发病率最高。

结核菌不像许多细菌有内毒素和外毒素，不存在能防止吞噬作用的荚膜，其毒力基础不十分清楚。其他类脂质如硫脂质与结核菌的毒力有关，索状因子（分枝菌酸和海藻糖结合的一种糖脂）不仅破坏细胞线粒体膜、影响细胞呼吸、抑制白细胞游走和引起慢性肉芽肿的毒性，还抑制溶酶体和吞噬体的融合、促进结核菌在巨噬细胞内的生长繁殖。磷脂能刺激机体内单核细胞的增殖、类上皮细胞化、朗格汉斯细胞的形成。硫酸脑苷脂抑制吞噬细胞中吞噬体与溶酶体的结合，使结核分枝杆菌能在吞噬细胞中长期存活。蜡质 D 是为结核菌分枝杆菌细胞壁的主要成分，是一种肽糖脂（peptidoglycolipid）与分枝菌酸（mycolic acid）的复合物，能引起迟发型超敏反应，并具有佐剂的作用，对结核性干酪病灶的液化、坏死、溶解和空洞的形成起重要作用。除了以上类脂质成分外，多糖类物质是结核菌细胞中的重要组成物质，多糖（由阿拉伯半乳聚糖和阿拉伯甘露聚糖等组成）类物质在和其他物质共存的条件下，才能发挥对机体的生物学活性效应。多糖是结核菌菌体完全抗原的重要组成成分，具有佐剂活性作用，能对机体引起嗜中性多核白细胞的化学性趋向反应。还有研究发现该菌细胞壁表面的多糖物质类似荚膜，能够抵抗吞噬细胞的吞噬作用。结核菌的菌体蛋白是以结合形式存在于菌细胞内，是完全抗原，能和蜡质 D 结合后能使机体发生超敏反应，引起组织坏死和全身中毒症状，参与机体对结核菌素的反应并在形成结核结节中发挥一定作用。

在活动性结核灶中，细菌分为 4 个亚群：活跃期、半活跃期、半休眠期和休眠期。病灶周围的炎症反应造成的酸性环境使结核菌代谢受抑制进入半休眠期，一旦其脱离此环境则迅速转为活跃期。结核菌生长缓慢，每 20 ~ 24 小时繁殖一代，体外培养费时。抗结核药对繁殖生长的结核菌有效。

结核菌能自发或经理化、生物因素诱导形成 L 型菌。近年来，检出 L 型结核菌的文献越来越多。它不引起皮肤迟发型超敏反应，也不易引起结核性病理损伤，但可以在体内长期生存，在一定条件下恢复为原生结核菌，导致结核病发生。感染 L 型结核菌的结核病患者，其临床表现不典型，PPD 试验不敏感，误诊率高，疗效差（吴海峰等，2013）。

结核菌可自发基因突变，因而有原发的对某种抗结核药耐药的菌株，但原发的耐两种药物的菌株极少。多数耐药菌株是由于治疗不当造成的继发性耐药菌株，可导致单耐药、多耐药、耐多药及严重耐多药结核病（邹智聪，岑和，2006）。目前应用于结核分枝杆菌的基因型分型方法主要分为两类：一类是以限制性片段长度多态性（restriction fragment length polymorphism，RFLP）为基础的方法，常用片段有：IS6110、IS1081、多态性 GC 富集重复片段（polymorphic GC-rich repetitive sequence，PGRS）、直接重复序列（direct repeat，DR）、主要多态性串联重复序列（major polymorphic tandem repeat，MPTR）等；另一类是以对结核菌基因组中特定多态性区域序列进行 PCR 扩增为基础的方法，常用于扩增的片段有 IS6110，PGRS，编码 16S-23SrRNA 基因分隔区，DR 及其间隔，结核菌散在分布的重复单位（mycobacterial interspersed repetitive units，MIRU）等。

（二）发病机制

结核病的发病是人体与结核菌相互作用的结果。细胞介导免疫与迟发型超敏反应参与其发生、发展，病变进展的速度和程度取决于结核菌的毒力和机体的免疫状态，其中细胞介导免疫起关键作用（Langemeier, 2007）。机体对结核菌产生特异的细胞介导免疫一般需 30 ~ 50 天时间。这种特异的细胞介导免疫在临床上表现为皮肤结核菌素试验阳性。

结核病主要经呼吸道传染，也可经消化道感染，少数经皮肤伤口感染。呼吸道传播是最常见和最重要的途径。肺结核病患者（主要是空洞型肺结核）从呼吸道排出大量带菌微滴。吸入这些带菌微滴即可造成感染，直径小于 5 μm 的微滴能到达肺泡，因此其致病性最强。到达肺泡的结核菌趋化和吸引巨噬细胞，并为巨噬细胞所吞噬。Dannenberg 等将结核菌感染和发病的生物学过程可分为起始期、T 细胞反应期、共生期和细胞外繁殖传播期（Dannenberg, 1970）。侵入呼吸道的结核菌被肺泡巨噬细胞吞噬。细菌在肺泡巨噬细胞内存活和复制，并扩散至邻近非活化的肺泡巨噬细胞，形成早期感染灶。如结核菌在这一阶段被杀灭，可不留任何局部证据。在 T 细胞反应期，结核菌在巨噬细胞内生长，形成中心呈固态干酪坏死的结核灶，它能限制结核菌继续复制。由 T 细胞介导的细胞介导免疫（cell mediated immunity，CMI）和迟发型超敏反应（delay type hypersensitivity，DTH）在此形成，从而对结核病发病、演变及转归产生决定性影响。大多数感染者发展至 T 细胞反应期，仅少数发生原发性结核病。大部分感染者结核菌可以持续存活，细菌与宿主处于共生状态。纤维包裹的坏死灶干酪性中央部位被认为是持续存在的主要场所。低氧、低 pH 和抑制性脂肪酸的存在使细菌不能增殖。宿主的免疫机制亦是抑制细菌增殖的重要因素，免疫损害便可引起受抑制结核菌的重新活动和增殖，大量结核菌从液化干酪灶中释放形成播散，发生全身性血源性播散，成为以后肺外结核病发生的根源。

肾结核的主要原发病灶为肺部病灶，少数来自于骨、关节、肠、淋巴结的结核病灶。大量实验研究、尸检和临床观察证实，血行播散是肾结核的主要感染方式。结核菌经血流侵入肾，在肾小球毛细血管丛中形成微结核病灶。机体抵抗力正常的情况下，感染 3～4 周后，细胞免疫及迟发型超敏反应建立，多数结核菌被杀死，病灶相继吸收愈合，病变轻微，不出现临床症状，仅可引起结核菌尿，称为“病理性肾结核”。只有少数小儿及免疫力减退的成人直接由原发感染发展成结核病（Das et al., 2008）。尸检发现结核病患者的病理性肾结核病灶相当普遍。少数病理性肾结核在全身或局部抵抗力减退时，残留病灶中的结核菌增殖，并进而发展为肾髓质结核，由于机体已感染致敏，组织破坏显著，出现轻重不一的临床症状，称为“临床肾结核”。一般从病理性肾结核发展到临床肾结核需要经历 2～20 年（陈绍基，1990）。肾髓质结核病灶通过结核菌尿经直接蔓延可累及全肾，向下累及输尿管、膀胱、尿道及生殖道。

膀胱结核多继发于肾结核，少数由前列腺结核蔓延而来，通过肾结核尿的污染，以及输尿管结核沿黏膜下的蔓延导致病变。肾结核病变重、未及时治疗或正规治疗，都会加重膀胱病变程度。如活动性肾结核的肾髓质多发性空洞和脓肾，膀胱受累较早，病变亦较重。一侧肾结核可引起对侧肾积水，其中间途径之一是膀胱结核蔓延到对侧输尿管口，引起对侧肾、输尿管积水，由此而发展为双侧肾结核（许国宇等，2005）。膀胱结核结节最易出现在患侧输尿管口周围，输尿管口处黏膜由于结核菌侵犯发生充血、水肿和溃疡，继而肉芽组织形成或纤维化。随病情发展病变逐渐侵犯膀胱肌层，引起纤维组织增生，使膀胱肌肉失去正常舒缩能力，容量缩小、膀胱挛缩形成结核性小膀胱。有文献报道 8.9% 的泌尿生殖系结核中发生膀胱挛缩，但在发展中国家（13.6%）和发达国家（4.0%）所占比例不同（Figueiredo et al., 2008）。膀胱结核性溃疡严重时，少数病例可穿透膀胱全层，侵入及穿透其他器官组织，形成结核性膀胱瘘，如膀胱阴道瘘、膀胱直肠瘘等。也有在膀胱顶部穿孔，尿液流入腹腔，引发急腹症。膀胱挛缩后，由于膀胱的容量缩小，失去调节膀胱内压的能力，内压经常处于相对增高的状态，再加容量减少，内压反复加强，可造成上尿路积水。另外，膀胱结核形成的瘢痕组织，可致输尿管口狭窄；膀胱组织纤维化，括约肌失去作用而使输尿管口闭合不全，亦是造成上尿路积水改变的因素。这些情况可在膀胱病变活动期出现，亦可在应用抗结核药物之后，结核病变趋向痊愈而组织纤维化之后发生。

附睾和女性输卵管均是血行播散的主要种植部位。前列腺结核也可由血行播散引起，但是尿液中的结核菌更易导致前列腺结核。其他部位的泌尿生殖系结核可由直接蔓延，逆行感染或经淋巴播散。

三、病理学

（一）肾结核

结核菌常经血液播散，导致全身性的结核感染，其中肾是较常见的肺外感染结核器官。大多数的肾结核是由原发部位的结核感染（肺结核、骨结核等），经血行到达肾，因此，常常双侧肾同时受累。少数的肾结核是由于原发感染或体内其他部位的结核感染灶经其他途径扩散所导致。

结核菌到达肾，首先进入肾小球周围的毛细血管丛，并在此停留较长时间。大多数情况下，机体的免疫力较强，结核菌数量少，病灶则局限于肾皮质内，在肾皮质先形成微小的肉芽肿，进而逐渐形成典型的粟粒性结核结节。

典型的结核结节由淋巴细胞、浆细胞、上皮样细胞及朗格汉斯细胞组成，中央可见干酪样坏死，边缘为增生的纤维组织。由于病变微小，肾皮质血供丰富，大多数的病灶可自行愈合。在此过程中，一般不出现明显的临床症状，X线和CT检查往往不能发现病灶，仅在病理切片中可以诊断，故称之为“病理性肾结核”。

当机体免疫力下降时，局部病变无法自愈，细菌生长繁殖，结核病灶向周围扩散。结核菌可经过肾小球滤过到达髓襻或经血行到达肾髓质，侵犯肾髓质的肾小管、肾盏和肾盂，并出现临床症状，称为“临床肾结核”。病理性肾结核大多是双侧性的，而临床肾结核往往是单侧发病，这与结核的机会性发病有关。

结核菌在肾髓质内生长繁殖比较活跃，可迅速进展，破坏肾组织。多个小的结核病灶可彼此融合，中心发生坏死，形成较大的干酪样脓肿。结核脓肿常累及肾乳头，肾乳头处的干酪样脓肿破溃时可直接溃入肾盂，坏死物可经破口排入肾盂，脓肿腔形成结核空洞。肾内空洞一旦形成，多不能自愈，常常会进行性扩大。病变一方面可经直接蔓延、淋巴、血行等途径扩散到肾其余部分，形成多发性空洞或肾积脓，使整个肾遭到破坏；另一方面可经尿液播散到输尿管、膀胱和尿道，形成输尿管结核、膀胱结核以及尿道结核。肾结核继续发展可穿破肾包膜，在肾周形成结核性肾周炎或冷脓肿，一旦破溃会形成结核性窦道向周围播散，引起全身性的炎症，经久不愈。

纤维化是肾结核病理的一大特点，在病变的不同阶段皆存在不同程度的纤维化，其在疾病进展中发挥了至关重要的作用。纤维化是机体细胞免疫对损害的修复性反应，对肾结核早期的进展播散有一定的限制作用，但在结核进展期，纤维化反而会使得病变加重。在肾皮质内，血管周围的纤维化可使肾内的小动脉内膜增厚、管腔狭窄，肾血流量下降，导致肾皮质缺血，病变后期缺血的肾发生萎缩，称为梗阻性肾皮质萎缩。肾盏处的纤维化会导致肾盏颈部狭窄，在近端形成的闭合性脓肿，经久不愈。纤维化向肾盂及输尿管蔓延，会使肾盂及输尿管管壁增厚，管腔变狭窄，尿液排出受阻，严重者肾盂和输尿管可局部完全闭合，在梗阻部位上方的结核病灶进而更加加重，加快了疾病进展。

病灶后期常发生钙化。钙化是肾结核晚期的表现，常标志着病变较重，全肾的钙化灶意味着结核已近终末期。肾结核钙化的机制尚不明确，起初钙化出现在干酪样脓肿的边缘，散在分布，呈斑点状，进而逐渐扩大，形成贝壳样钙化，导致肾结构和功能破坏。肾结核晚期的纤维化和钙化，导致肾萎缩、肾功能受损，最终可能导致“肾自截”。肾自截是指当肾广泛钙化时，伴随输尿管闭塞，患肾尿液排出受阻，没有新的结核菌到达膀胱，在这种情况下，继发性的膀胱结核反而逐渐自行愈合，仿佛进行了自我肾切除，故而得名。但从患肾病理标本中发现，钙化物中的结核菌可继续存在数年，如有机会仍会继续发展。

肾结核病理的一个有趣的现象是，一侧肾结核常伴随对侧的肾积水。这是因为结核菌经尿液播散到达膀胱引起膀胱结核，膀胱结核导致膀胱挛缩、对侧输尿管口狭窄或关闭不全，膀胱内的高压和对侧输尿管梗阻或反流，最终导致患肾对侧的肾及输尿管扩张、积水。

（二）输尿管结核

输尿管结核一般不是单独发病，多由肾结核经尿液或直接蔓延而来。输尿管结核最大的病理特征是输尿管的狭窄和闭塞。在病变早期，结核菌侵犯输尿管黏膜、固有层及肌层，表现为黏膜水肿充血，散在的结核结节在黏膜上形成表浅的溃疡病变，进而许多结核结节融合，发生干酪样坏死，溃疡基底部的肉芽组织发生纤维化，管壁纤维组织增生、机化。纤维组织增生可导致输尿管增粗、变硬，输尿管肌层收缩减退，进而导致输尿管狭窄或完全阻塞，狭窄近端及肾盂扩张、积水。输尿管狭窄多发生于输尿管膀胱连接部的膀胱壁间段，其次为肾盂输尿管连接处，发生在中段者少见。极少数情况下，病变可累及整个输尿管，这种情况常见于“肾自截”的患者。膀胱壁间段的输尿管狭窄一般较为局限。除非输尿管大部分病变，否则狭窄仅局限于输尿管腔内或病灶附近。

（三）膀胱结核

膀胱结核多继发于肾结核。结核菌经尿液播散到达膀胱形成膀胱结核。病变好发于膀胱三角区，尤以输尿管开口周围最常见。结核结节最先出现在患肾侧输尿管口周围，然后逐渐向三角区蔓延，并向全膀胱扩散。膀胱结核早期表现为一侧或另一侧输尿管开口部位的炎症，伴随黏膜充血水肿；随着炎症扩大形成结核性肉芽肿，输尿管开口在膀胱镜下变得模糊不清；病变进一步发展，可表现为结核结节，结核结节可彼此融合形成黏膜溃疡。黏膜溃疡不会局限于输尿管开口周围，而是散布在整个膀胱任何位置，结核性溃疡可侵及膀胱肌层，晚期纤维化可导致膀胱广泛性瘢痕形成，膀胱顺应性下降，最终膀胱挛缩、容量变小。输尿管口因为纤维组织增生，导致管口狭窄或关闭不全，晚期的膀胱结核可出现输尿管开口“高尔夫球洞”样外观。输尿管口狭窄会引起梗阻，导致该侧肾盂、输尿管积水；输尿管口闭合不全可导致尿液反流，当反流发生在患肾对侧时，含结核菌的尿液反流至健侧肾，会造成健侧肾发生感染。严重的膀胱结核，溃疡可穿透膀胱壁侵犯直肠或阴道，造成膀胱直肠瘘及膀胱阴道瘘，较难治愈。当患者出现“肾自截”，或者药物治疗后，膀胱结核愈合，受损的膀胱黏膜可呈现典型的瘢痕状外观。

四、临床表现

肾结核常发生于20～40岁青壮年，男性多于女性。儿童和老人发病较少，儿童发病多在10岁以上，婴幼儿罕见。约90%为单侧性。

肾结核的症状取决于肾病变范围以及输尿管和膀胱继发结核病变的严重程度。其发病过程一般很缓慢，早期往往无任何临床症状，只在尿液检查时发现异常，如尿液酸性反应，尿液中有少量蛋白尿、红细胞及白细胞，有时可以检查到结核菌。

肾结核的最初症状主要源于受累的膀胱。尿频是患者就诊时最常见的主诉。以夜间尿频为主，同时伴有排尿烧灼感、尿痛、尿急等症状。初期尿频是由于含有脓细胞或结核菌的尿液刺激膀胱所引起，而后期主要由于膀胱黏膜感染结核菌，引起结核性膀胱炎所致。

伴随着膀胱黏膜病变的加重，广泛溃疡形成以及膀胱挛缩，尿频症状也逐渐加重，尿频次数从每日数次可达每日二十余次，甚至出现尿失禁现象。同时伴随严重的尿痛、尿急和血尿症状，晚期泌尿道结核患者排尿非常痛苦。据统计，77.6%的患者有尿频、尿急、尿痛等膀胱刺激症状。

血尿是肾结核的另一个重要表现，多出现在尿频、尿急、尿痛等膀胱刺激症状发生之后。血尿可以来源于肾，也可以来自膀胱，以后者居多。前者是由于病变侵及肾血管，血尿多为全程性，尿色暗红，可以是无痛性，少数情况下肾出血严重，出现血凝块时可能伴有肾绞痛。来源于膀胱的血尿多为膀胱溃疡灶的出血，血色新鲜，多为终末血尿，常常伴有疼痛。大约 67.8% 的患者会出现血尿。

肾结核患者会伴有不同程度脓尿，尿液浑浊，严重者尿液呈米汤样，内有干酪样碎屑或絮状物，也可混有血液，呈脓血尿。显微镜下可见到大量的脓细胞。

肾结核虽然病变部位在肾，但腰部症状不常见，约 10% 的患者出现局部症状和体征。肾区可以触及肿大的肾，伴有不同程度的叩击痛。当肾破坏严重，形成巨大脓肾、继发细菌感染或病变蔓延至肾周时出现明显的局部症状和体征。

肾结核的全身症状多不明显。当肾结核出现症状时，身体的其他结核病灶多已经痊愈，因此结核病全身症状并不明显。当肾结核破坏严重时，肾积脓，结核毒素吸收明显，或合并有其他器官结核时，会出现典型的全身症状，表现为乏力、盗汗、潮热、消瘦等。男性最常见的并发症是男生殖系结核，表现为前列腺、输精管或附睾结核。约一半以上的男性肾结核患者会合并生殖系结核，这可以作为诊断肾结核的一个线索。双肾结核或严重膀胱结核导致对侧肾积水时会出现慢性肾功能不全症状，表现为消瘦、乏力、贫血、水肿以及食欲减退、恶心呕吐等消化道症状。

结核性输尿管炎一般是由肾结核扩散而来，常常导致输尿管纤维化和狭窄，最常受累的部位是输尿管与膀胱的连接部，而肾盂输尿管连接部则很少受累，极少情况下输尿管全程受累。输尿管与膀胱连接部病变常常比较局限。结核性输尿管炎的症状主要缘于结核性膀胱炎和继发的肾积水，除了膀胱刺激症状，还可出现腰部的胀痛。当出现输尿管闭锁时，由于含有结核菌的尿液不再进入膀胱，有可能出现膀胱刺激症状的缓解甚至消失。

膀胱结核均继发于肾结核。最初表现为一侧输尿管开口的炎症和水肿。随着炎症范围的逐渐扩大，输尿管开口周围会形成肉芽肿。膀胱内可以见到散在的结核性溃疡灶和肉芽肿。当病变继续进展，就会出现膀胱壁纤维化和挛缩，输尿管口出现典型的“高尔夫球洞”样改变。结核性膀胱炎的症状表现为尿频、尿急、尿痛、排尿烧灼感、夜尿多及脓血尿，当进展到膀胱挛缩时上述症状会更加严重，甚至出现尿失禁。

五、实验室检查

（一）血液检查

泌尿生殖系结核患者病情较重时，血常规结果中白细胞可出现升高。结核病变在活动期时，患者血沉（红细胞沉降率）可出现增快，因此血沉可作为活动性结核疗效评估和随访的指标，治疗期间应每月复查一次。另外，双侧肾结核或一侧肾结核伴对侧重度肾积水的患者可出现贫血及血肌酐升高。

（二）结核菌素试验

结核菌素试验对泌尿生殖系结核的诊断具有一定指导价值，属于迟发型超敏反应。将结核菌素的纯蛋白衍生物（protein purified derivative，PPD）0.1 ml（5 IU）注射进患者前壁掌侧上中 1/3 交界的皮内，使局部形成皮丘。注射部位会发生炎症反应，并在注射后 48 ~ 72 小时达到最强程度，表现为周围带有红晕的硬结。

通过测量硬结直径来判断结核菌素试验结果。无硬结或者硬结直径<5 mm 为阴性，5 ~ 9 mm 为弱阳性（+），10 ~ 19 mm 为中度阳性（++），≥20 mm 或者硬结直径虽然不足 20 mm 但是患者出现除局部硬结以外的临床表现，如水泡、破溃、淋巴管炎或双圈反应则为

强阳性（+++）。但是试验结果存在个体差异，如果患者患有恶性肿瘤、营养不良、正在应用肾上腺皮质激素治疗、接受放疗期间或者患有艾滋病，那么在注射结核菌素后局部炎症反应会减弱。

结核菌素试验阳性说明患者感染了结核，但是患者不一定处于结核活动期。同时，结核菌素试验使用的纯蛋白衍生物是从结核分枝杆菌中粗提的抗原混合物，其中的某些抗原组分与卡介苗和非结核分枝杆菌相同，容易发生交叉反应，造成结核菌素试验有较高的假阳性率（Norbis et al., 2014）。而且结核菌素试验阴性也不能完全排除结核菌感染（Altiparmak et al., 2015）。

（三）尿常规和尿细菌培养

尿常规作为一项常规检查，对泌尿系结核病的诊断具有一定的提示意义。当患者有慢性膀胱炎症状而尿中又有蛋白、红细胞和白细胞且尿液呈酸性时，应考虑结核的可能。如果尿液存放过久，由于尿素分解，可由酸性转为碱性。“无菌性脓尿”是结核典型的表现，但在约20% 的结核患者中会出现继发的细菌感染。因此，尿细菌培养阳性并不能排除泌尿系结核。

（四）尿沉渣抗酸染色

尿沉渣涂片抗酸染色是实验室最基本的细菌学检查方法，其优点是操作简便、快速、费用低，1 ~ 2 小时即可得到结果，对结核病早期诊断起着重要作用。但是尿沉渣抗酸染色受人为因素影响大，灵敏度低，结果并不可靠。国外有学者报道尿沉渣涂片抗酸染色阳性率为 25%（Altintepe et al., 2005）。黄海超等报道尿沉渣抗酸染色阳性率为 47.9%（黄海超等，2013）。

通常尿沉渣涂片做齐尼（Ziehl-Neelsem）抗酸染色，检查前一周要停用抗结核药物及抗生素。留取第一次新鲜晨尿送检，连续检查3 ~ 5 次，或收集 24 小时尿液送检。为避免其他抗酸杆菌影响检查结果，男性患者应注意清洁外生殖器，防止包皮垢分枝杆菌污染。

（五）尿结核菌培养

尿结核菌培养特异性高，是诊断结核菌感染的金标准，并可同时做药敏试验及菌群测定。选取晨尿标本用于培养，一般培养 3 ~ 5 次。取得尿液标本后，尽快放入培养基进行培养，因为尿里可能含有抑制结核菌生长的物质，结核菌与尿液接触时间越长，培养出结核菌的可能性越小。

尿液标本应在罗氏培养基进行培养，以分离结核菌、减毒分枝杆菌和较为少见的非结核菌。收集尿液时要用无菌容器，否则会被周围细菌污染，在培养的同时要做结核菌的药物敏感试验。

尿结核菌培养较尿沉渣抗酸染色结果可靠，最具诊断价值，但该检查阳性检出率低，操作复杂。同时由于结核菌生长缓慢，15 ~ 20 小时才繁殖一代，培养一般需要 6 ~ 8 周，难以满足临床需要，影响疾病的诊断及治疗。

（六）尿结核菌 DNA 检测（PCR–TB–DNA）

采用已知的结核菌特异性 DNA 片段作为 DNA 探针与标本内的结核菌进行 DNA 杂交可对结核菌感染做出迅速准确的诊断。但细菌的 DNA 含量小，影响检测的敏感度。聚合酶链式反应（PCR）能将特异性 DNA 扩增，几小时内就能合成百万个同一种 DNA 片段，大大提高了检测的敏感度。Hance 等首先将 PCR 技术用于结核菌的检测，对泌尿系结核的诊断具有较高特异性以及敏感性（Hance et al., 1989）。杨彦峰等对 69 例患者行 PCR-TB-DNA 检测，阳性率60.9%（杨彦峰等，2015）。Gupta等应用此技术对63例病理确诊的肾结核患者进行检测，阳性率87.3%（Gupta et al., 2006）。但是PCR-TB-DNA检测具有一定的局限性，如果患者输尿管严重狭窄或者肾无功能导致结核菌无法排入尿中，会导致假阴性。如果操作不规范，容易出现DNA污染的假阳性。因此尿结核菌DNA检测必须与患者临床表现、影像学检查等相结合才能做出准确诊断。

（七）免疫学检查

免疫学检查是根据抗原、抗体间的特异性反应原理，来测定血清及尿中的抗原、抗体、抗原-抗体复合物来达到诊断目的。常用的检测方法有放射免疫测定法（RIA）、酶联免疫吸附试验（ELISA）等。

有学者采用结核菌特异性IFN-γ免疫酶联斑点法（Elispot）与传统的结核菌素（PPD）皮试对肾结核患者及健康人群结核菌感染现状进行调查，发现Elispot在肾结核诊断方面优于PPD皮试（黄皓等，2011）。

结核感染T细胞斑点试验（T-SPOT.TB）方法简单，具有较高的敏感性和特异性，能检测潜伏期及活动期结核病，并且不受卡介苗接种及大多数非结核菌感染的影响（Lee et al., 2013）。

六、影像学诊断

影像学检查包括超声、胸片、泌尿系平片、静脉肾盂造影、CT扫描等，通过这些检查可以确定病变的部位、程度与范围，对诊断结核具有重要意义。

（一）超声

超声诊断肾结核的准确性与检查医生的经验、超声仪器以及病情不同阶段等因素有关。肾结核的超声表现错综复杂，容易漏诊、误诊，无明显特征。特别是早期肾结核，超声很难发现异常，常需结合其他影像学检查。根据肾结核的病理改变及其声像图特征，大致可归纳为以下几种类型：

（1）结节型：实质内边界清楚的无回声或高回声区，较大病灶呈边界不清的混杂回声区。

（2）早期空洞型：实质内不规则低回声或无回声区，其内常有细点状回声。锥体排列杂乱。

（3）结核性肾积脓：肾外形显著增大，包膜凹凸不平。肾盂、肾盏明显扩张，壁增厚，其内为组织碎屑回声，常夹杂钙化强回声团。

（4）混合型：肾外形增大，包膜不平滑，肾实质显示单个或多个低回声或无回声区，兼有不规则高回声团。肾窦分离或积水。实质内可有纤维化或钙化形成的强回声。

（5）钙化型：肾外形不规则，肾内可见广泛分布的强回声斑伴有声影。当整个肾功能丧失时，临床称为“自截肾”。

若声像图显示肾外形增大，包膜不平滑，肾实质内有不规则的杂乱回声区，集合系统扩张，壁增厚，伴有病变内斑块或团块状强回声等肾破坏征象，而又不能用其他肾疾病解释者，应考虑肾结核可能。

（二）腹平片

国内外文献统计7%～11%的肾结核有钙化。

（1）全肾或肾大部分弥散性钙化，肾功能丧失，亦称自截肾。钙化影致密，遍及全肾，有的输尿管也见条状或不规则钙化。

（2）云朵状钙化，发生于广泛大片肾结核坏死或干酪化基础上。

（3）全肾斑点状钙化，需与肾结石鉴别（图 66-1）。

（4）输尿管和膀胱也可钙化，而输尿管钙化多发生在下部。

（三）静脉肾盂造影

静脉肾盂造影在病变早期可完全正常，随着病情发展，可见肾盏或肾盂破坏。边缘呈虫蚀状，肾盏颈部狭窄、肾盏破坏变形缩小或消失、空洞形成。局限性结核化脓也可压迫肾盂、肾盏变形，严重破坏常表现为无功能肾，不显影。

如静脉肾盂造影不显影时，可行逆行肾盂造影，通过造影可显示肾盂、肾盏和输尿管病变的程度、范围及梗阻狭窄情况。也可显示膀胱病变情况加以补充。而膀胱镜检查可见膀胱挛缩及其他表现。

输尿管结核表现为管腔狭窄、变硬、粗细不均，输尿管短而粗、边缘不整，典型者可呈"串珠样"改变。

（四）腹部 CT

CT 表现因肾结核发展程度不同及相应的病理改变而异，对显示钙化、无功能肾和肾外侵犯情况，优于尿路造影。常表现有肾盏扩张（88%）、肾实质瘢痕（80%）、钙化（37%～71%）等。约有 37% 的病例可出现肾实质坏死及空洞，表现为低密度、无强化区、洞壁有强化。集合系统、输尿管、膀胱壁增厚及钙化。肾结核终期，表现为肾变形、萎缩。部分病例可合并腰大肌结核性脓肿。

（1）肾实质内囊性低密度影，单个或多个肾盏变形，为局灶性肾结核改变（图 66-2）。

（2）围绕肾盂排列的多个囊性低密度影，病变限于肾的一侧或累及整个肾，如有梗阻则多为肾输尿管扩张、积水或积脓。局部或整个肾实质变薄。

（3）肾乳头坏死。

（4）肾多发不规则点状或壳状钙化，少数则蔓延至全肾。

（5）自截肾，晚期肾病变，小而无功能，全肾呈近乎高密度钙化影。

（6）CT 值变化：阻塞的肾盏或脓肿局部 CT 值近似水样密度 −10～+10 Hu；而 CT 值在

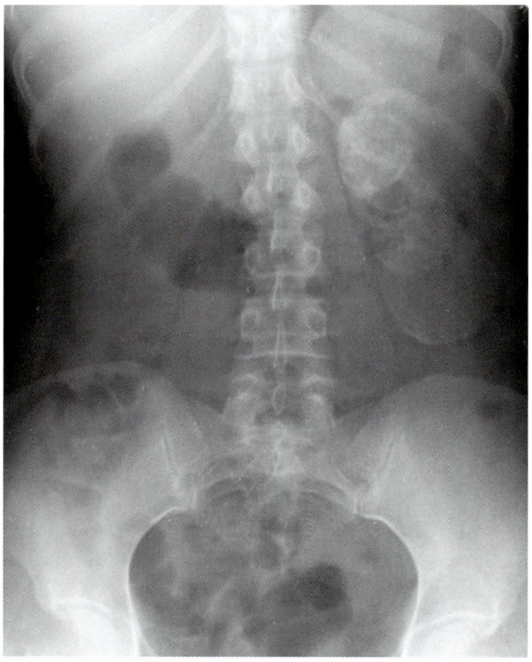

图 66-1　全肾斑点状钙化

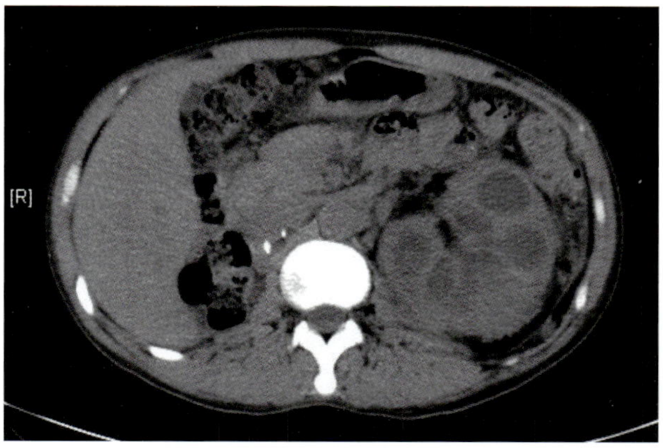

图 66-2　左肾实质内多发囊性低密度影

30～100 Hu时，提示病变区有干酪样坏死物质。肉芽肿病变呈实性，无或很少有对比增强。

（7）膀胱可表现为挛缩、壁增厚（图66-3）。

（五）MRI

MRI对本病诊断无特异性，但对显示早期肾内病变较CT敏感，表现为局灶性或弥漫性长T1长T2异常信号。肾内空洞呈长T1长T2液性信号，洞壁呈等T1或短T2信号。MRI显示钙化不如CT敏感，表现为等T1短T2异常信号。MRI对输尿管结核显示不良，合并集合系统、输尿管狭窄及积水时，MRI水成像有助于显示狭窄的部位和程度。

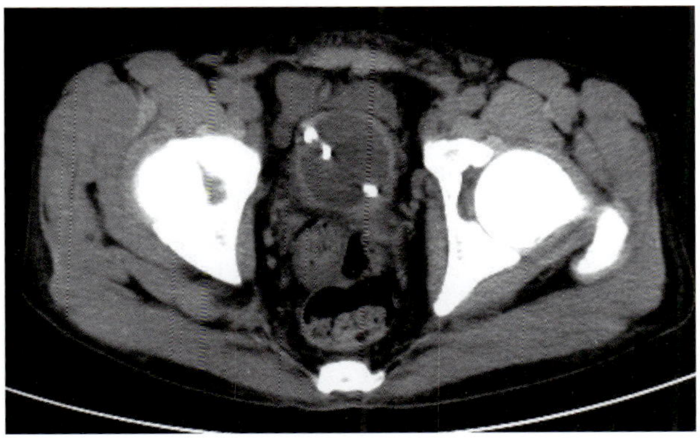

图 66-3 膀胱挛缩、壁增厚

七、泌尿系结核的治疗

（一）药物治疗

在采用化学药物治疗结核前，50%活动性肺结核患者常于2年内死亡。欧洲工业革命早期，结核病导致的死亡占成人死亡人数的25%，随着抗结核药物的出现，如果能及时、规范治疗，死亡率可大大降低。

1. 药物治疗原则

早期、联用、适量、规律、全程使用敏感药物。遵循这五项原则，可以缩短治疗周期和防止耐药菌的产生。

2. 抗结核药物治疗的适应证

（1）围术期用药：手术前必须应用抗结核药物，一般用药2～4周，手术后继续用抗结核药物短程化疗。

（2）单纯药物治疗：适用于男生殖系结核及早期肾结核或虽已发生空洞破溃，但病变不超过1～2个肾盏，且无输尿管梗阻者。

3. 抗结核治疗常用的一线药物（表66-1）

（1）异烟肼（INH）：异烟肼发明于1952年，异烟肼的发明使治疗结核病起了根本性的变化。在接近50年的使用历史中，虽然有的

表 66-1 推荐用于成人一线抗结核的药物及剂量

药物	每日给药		每周3次给药	
	剂量范围（mg/kg）	最大剂量（mg）	剂量范围（mg/kg）	每日最大剂量（mg）
异烟肼（INH）	5(4～6)	300	10(8～12)	900
利福平（RFP）	10(8～12)	600	10(8～12)	600
吡嗪酰胺（PZA）	25(20～30)	–	35(30～40)	–
乙胺丁醇（EMB）	15(15～20)	–	30(25～35)	–
链霉素（SM）	15(12～18)		15(12～18)	1000

*链霉素：60岁以上患者不能耐受大于500～750 mg/d的剂量，推荐将剂量调整为10 mg/(kg·d)，体重小于50kg患者最大剂量不超过500～750 mg/d。

患者所感染的结核菌已经产生了耐药性，但绝大多数医生仍认为它是治疗结核病的一个不可缺少的药物。异烟肼的灭菌特性在于：它可以抑制结核菌菌壁分枝菌酸成分的合成，从而使结核菌丧失多种能力（耐酸性、增殖力、疏水性）而死亡，异烟肼还能与结核菌菌体辅酶结合，起到干扰脱氧核糖核酸与核糖核酸合成的作用，从而达到了杀灭结核菌的目的。而且对代谢活力强的结核菌作用更强。10%～20% 的患者应用异烟肼会产生肝毒性，表现为无症状转氨酶升高，通常发生在服药后的 6～8 周，如果患者继续服用，转氨酶可能会降至正常，如果患者出现肝炎症状，建议停用。当异烟肼服用剂量大于推荐剂量时，可能并发周围神经病变，建议口服维生素 B6 预防。

（2）利福平（RFP）：该药是从链霉素里分离出的抗生素，对结核菌和部分非结核菌（包括麻风分枝杆菌等）在宿主细胞内外均有明显的杀菌作用。主要的副作用是肝毒性，肝功能衰竭的患者需要适度减量，而肾功能不全的患者无需减量。利福平可以与 100 多种药物发生相互作用，包括避孕药、肾上腺皮质激素、多种抗反转录病毒药物等。主要原因是这些药物都是通过肝细胞色素 P450 系统代谢的。其他常见的不良反应为消化道反应，偶尔患者会出现“流感样症候群”。

（3）吡嗪酰胺（PZA）：吡嗪酰胺是烟酰胺的衍生物，其抗结核菌作用的强弱与环境的 pH 密切有关，pH 值 5～5.5 时抗菌活性最强；pH 值 7 时抗菌作用明显减弱。作用机制可能为 PZA 渗入含结核菌的巨噬细胞内，转化为吡嗪酸而发挥抗菌作用。副作用中肝损伤最为常见，应定期检查肝功能。胃肠道反应常见，有食欲缺乏、恶心及呕吐等。可致关节痛，症状如痛风。

（4）乙胺丁醇（EMB）：对结核菌和其他分枝杆菌有较强的抑制作用，主要是影响结核菌菌体核糖核酸的合成而具有杀抑作用。与其他抗结核药间无交叉耐药，但结核菌对乙胺丁醇也可缓慢产生耐药性。视神经损害是最严重的不良反应，发生量与剂量成正比，视力损害可突然，也可缓慢发生，视力损害多伴有红绿辨色障碍。少数患者会出现末梢神经炎，如四肢末梢麻木、蚁走感、触觉减低等。

（5）链霉素（SM）：链霉素为氨基糖苷类抗生素，且只能肌注。作用机理是与特殊蛋白或细菌核糖体 30S 单位相结合，使细菌制造出错误的蛋白，从而干扰细菌正常蛋白的合成。链霉素能穿透结核脓肿外壁进入空洞，甚至能进入干酪样坏死组织，仅对细胞外的细菌产生作用。链霉素具有耳毒性，表现为听力下降、耳鸣、耳部饱满感等，出现症状后应立即停药，这种耳毒性是可以逆转的。

4．推荐的抗结核治疗方案

目前美国 CDC 和美国胸科学会推荐，对于依从性好且对药物敏感的泌尿系结核患者，治疗周期为 6～9 个月，但是现在有足够的证据表明，除了播散性结核、结核性骨髓炎、结核性脑膜炎外，6 个月的治疗周期对于大多数结核都是有效的，这其中就包括泌尿系结核。因此，我们推荐的标准化的治疗方案是 6 个月短程化疗（表 66-2）。

表 66-2　6 个月短程化疗方案

强化阶段	巩固阶段
2 个月 HRZE	4 个月 HR/HRE

H=异烟肼R=利福平Z=吡嗪酰胺E=乙胺丁醇

5. 用药方法

规范的用药方法为：①督导治疗：即所有抗结核药物均在医护人员或患者家属的监管下服用；②顿服治疗：所有的药物必须晚上一起顿服，可以在晚上睡前，是否同时饮用牛奶，没有硬性要求。用药方式可以使患者对药物耐受性达到最大。在结核病急性期，也可以应用肾上腺皮质激素以减少炎症反应或者狭窄形成，但是主要依靠治疗经验，并不做广泛推荐。

6. 特殊结核患者的药物治疗

（1）孕妇及哺乳期妇女

鉴于药物对胎儿的影响远低于疾病对胎儿的影响，如果在妊娠期间或哺乳期间发现结核感染，不必结束妊娠或哺乳，且应及早开始规范的抗结核治疗。推荐使用药物为：异烟肼（INH）、利福平（RMP）、乙胺丁醇（EMB）、吡嗪酰胺（PZA）。一线药物中链霉素（SM）因其对胎儿的毒性作用而不宜用于孕妇及哺乳期妇女。服用异烟肼（INH）者应尽早开始维生素B6的补充并维持9个月。

（2）儿童用药

儿童肺结核的短程标准化疗方案是6个月方案，即开始2个月用异烟肼+利福平十吡嗪酰胺，后4个月用异烟肼+利福平，剂量需按体重调节。密切注意副作用的发生。常规使用维生素B6，预防INH引起的末梢神经炎（Inselman，1996）。

（3）合并HIV感染者

对于已经确诊为结核病的患者，推荐行HIV的相关检测，HIV检测结果呈现阳性的患者：①巩固阶段亦需行每日服药方案。CD4计数小于100个/mm^3病例推荐治疗持续时间不少9个月。②抗反转录病毒疗法需在抗结核治疗开始后尽早开始，推荐在抗结核治疗开始后的8周内开始。③抗结核治疗开始后尽早开始预防性使用复方新诺明，并持续整个抗结核过程。预防性使用复方新诺明可降低合并由HIV感染的结核病患者死亡率。④抗结核治疗开始前应行药物敏感性测试。

（4）肝功能不全者

鉴于一线抗结核药物多为肝损害药物，肝功能可能异常者（如先天性肝疾病、不稳定的肝炎等），抗结核治疗前应行肝功能检测，凡ALT大于正常3倍以上者推荐使用以下方案。肝损害越是严重，肝毒性药物必须越少使用。

1）包含两种肝损伤药物的方案：

a. 9个月异烟肼+利福平；异烟肼药敏测试进行后加上乙胺丁醇。

b. 2个月异烟肼+利福平+链霉素+乙胺丁醇；6个月异烟肼+利福平。

c. 6～9个月利福平+吡嗪酰胺+乙胺丁醇。

2）包含一种肝损伤药物的方案：

2个月异烟肼+链霉素+乙胺丁醇；10个月异烟肼+乙胺丁醇。

3）不包含肝损伤药物的方案：

18～24个月链霉素+乙胺丁醇+氟喹诺酮。

7. 结核多药耐药的治疗原则

多药耐药（multidrug resistance，MDR）的出现成为很大的公众健康问题。对MDR的治疗必须根据病菌敏感性制定，应至少使用4种有确切疗效的抗结核药物，并且持续用药18～24个月，或持续到病菌培养阴性后12～18个月。避免使用与已产生耐药性的药物有交叉耐药的抗结核药物，避免使用危险药物，如治疗未知药物、曾有过敏药物等。

8. 药物治疗效果的评估

评估泌尿系结核患者抗结核药物治疗疗效的常用方式是进行临床监测，详细记录患者结核症状的变化、药物服用及中断情况，定期行尿常规、尿培养、结核菌耐药试验及静脉尿路造影，观察患者的治疗效果。药物治疗后，患者的传染性会显著降低，肾结核患者药物治疗后2周几乎不会在尿液中分离出结核菌。泌尿生殖系结核对于短程化疗反应明显主要由于以下几个原因：①肾组织中结核病菌少于肺；②尿液中异烟肼、利福平等抗结核药物浓度高；③异烟肼、利福平可以进入肾结核空洞，并达到较高浓度；④所有这些药物在肾、输尿管、膀胱及前列腺中均可达到足够浓度。在停止用药后，患者仍需随访观察3～5年，定期做尿液检查及泌尿系造影。经治疗6～9个月，若仍不能正常，或者肾有严重破坏者，应进行手术治疗。

9．抗结核药物副作用的防治

抗结核药物有一定的副作用，医务人员应告知患者可能出现的副作用并嘱患者出现相关不良反应时应及时与医务人员沟通。患者定期取药时，医务人员应常规询问患者药物副作用相关情况并做详细记录。如患者出现的副作用较轻，可嘱患者继续用药并作对症处理即可，如患者出现较严重的副作用，应及时停药并至当地抗结核机构就诊。

10．患者治疗依从性的评估

如果患者不规律服用药物，可以提升患者体内结核菌对于多种抗结核药物产生耐药的风险，耐多药结核也成为困扰结核防治工作的一个世界性难题，而细菌耐药性又与患者治疗依从性密切相关，因此，评估患者治疗依从性，了解患者实际情况与医生处方的符合程度是相当有必要的。评估患者服药依从性可采用问卷调查，如Morisky服药依从性量表（Morisky et al., 1986）。也可以定期检测患者血或尿液中抗结核药物的浓度来评估患者治疗依从性，但此方法耗费巨大并且只能检测患者最后一次服药情况。

量表主要问题为：①您是否有时忘记服药；②在过去的两周内，是否有一天或几天您忘记服药；③治疗期间，当您觉得症状加重或出现其他症状时，您是否未告知医生而自行减少药量或停止服药；④当您外出时，您是否有时忘记随身携带药物；⑤昨天您服用了抗结核病药物吗，今天您服用了抗结核病药物吗；⑥当您觉得自己的症状已经好转或消失时，您是否停止过服药；⑦您是否觉得坚持抗结核病治疗计划有困难；⑧您觉得要记起按时按量服用抗结核病药物很难吗？1～7题的备选答案为二分类，即“是”和“否”，其中第1、2、3、4、6和7题答“否”计1分，答“是”计0分；第5题两个皆答“否”计1分，否则计0分。第8题的备选答案为Likert5等级计分，即“从来不”“偶尔”“有时”“经常”和“所有时间”依次计为1分、0.75分、0.50分、0.25分和0分。量表满分为8分，得分<6分为依从性低；得6～7分为依从性中等；得分之8分为依从性高。

（二）手术治疗

尽管药物化疗是泌尿生殖系结核目前主要的治疗方法，手术治疗有时仍然不可避免，与药物治疗互为补充，可以作为药物治疗的辅助手段。手术治疗包括结核病变切除手术、重建性手术及双J管置入术。在药物治疗至少2～4周，血沉、病情稳定后手术治疗，重点是器官的保留和重建，反对盲目切除，手术后继续药物治疗。

1．肾切除术

由于现代结核治疗药物的进展，短程药物治疗改变了过去肾结核的外科治疗方案，过去认为必须手术的患者，有可能通过药物治疗痊愈，一些认为必须行肾切除的患者，则可能通过重建性手术保留肾。

肾切除术的适应证：①无功能的结核肾，伴或不伴有钙化。②结核病变累及整个肾导致实质广泛破坏，合并难以控制的高血压或伴有肾盂输尿管连接处梗阻者。③结核合并肾细胞癌。肾切除前应了解对侧肾功能，手术前后需进行药物治疗。一般情况下，肾结核应在药物治疗至少 2～4 周后择期手术。如同时存在其他器官结核，术前应有更充分的药物治疗。只要全身情况稳定，其他器官结核并非肾切除的禁忌证，肾结核的治愈也有利于其他部位结核的恢复。如肾结核病变广泛或结核性脓肾导致患者高热而药物不能控制时应尽早手术。Skutil 等学者建议对长期结核性膀胱炎或并发肾结石的患者可行肾切除术（Skutil et al., 1987）。

传统手术方式为经腰部切口腹膜后途径行结核肾切除术，以往多选用开放手术方式，主要原因是结核的炎症粘连和瘢痕形成可能导致肾切除困难，但有腹腔镜经验及技术娴熟者可选择腹腔镜肾切除术。笔者切除范围可包括患肾及输尿管全长，能够更彻底的清除病灶，防止残端综合征的发生（Tian et al., 2015）。术中尽可能将肾动静脉分开结扎以减少动静脉瘘的发生，应尽量切除病变的输尿管以及病变的肾周脂肪，如粘连严重，可行包膜下肾切除。术后继续抗结核药物治疗 6～9 个月。

2. 肾部分切除术

早期局限性的肾结核病灶药物治疗一般均能治愈，因此目前肾部分切除术已很少应用。肾部分切除术适应证：①局限性钙化病灶位于肾上极或下极，经 6 周药物治疗无明显改善；②钙化病灶逐渐扩大而有破坏整个肾危险者。无钙化的肾结核，不必行肾部分切除术。肾部分切除术前药物治疗至少 4 周，术后进行抗结核药物治疗 6～9 月。

3. 脓肿引流

在目前泌尿系结核治疗中，开放手术切开引流脓肿已较少采用，因为在现在影像学技术条件下，多可通过微创方式穿刺引流，既避免了开放手术，同时还可以留取脓液进行细菌学培养。结核性肾脓肿或肾积水合并感染或肾积脓药物不能控制时可选择经 B 超或 CT 引导下行经皮肾脓肿穿刺或经皮肾穿刺造瘘术，吸出脓液并引流，有利于感染的控制以及肾功能的恢复，亦可向脓腔内注入抗结核药物，有助于使全身用药不易达到的病灶得到良好治疗。但由于肾结核穿刺可能发生结核扩散或难以治愈的瘘管，建议慎重选用。

4. 输尿管整形手术

输尿管狭窄修复的手术方式要根据狭窄部位和狭窄程度来决定。早期病变可留置双 J 管，能够通畅引流，减轻肾积水（推荐）。同时辅以抗结核治疗，可使病变稳定或痊愈，部分患者免于手术。手术适应证：①肾盂输尿管连接部梗阻；②输尿管中段或下段狭窄；③壁间段狭窄。一般来说发生在输尿管中间 1/3 段的狭窄较少见。手术时机：应用抗结核药物至少 6 周后，结核基本得到控制。

在发病急性期可留置双 J 管或经皮肾造瘘管充分引流肾尿液，这能使患者获益。如果输尿管发生明显的梗阻，根据狭窄部位和狭窄程度进行相应的治疗。

（1）肾盂输尿管连接部梗阻：病变较轻，狭窄段较短，可以采用内镜下扩张或内切开术，创伤较小但术后复发率较高。肾盂输尿管连接部梗阻或上 1/3 段输尿管梗阻病变小于 3 cm 时，可采用开放手术或腹腔镜肾盂离断成形术，内置双 J 管引流 4～6 周。此外，如果肾盂输尿管连接部梗阻严重，双 J 管从下面无法插入时，也可改行经皮肾造瘘术，并在肾盂内留置造瘘管，用抗结核药冲洗肾盂，但患者出现肾盂输尿管连接部梗阻时，大部分肾已被破坏，所以经皮肾造瘘术这种治疗方式较少应用。

（2）输尿管中、下段狭窄：病变较轻，狭窄段较短，可以采用内镜下扩张或内切开术。输尿管中段狭窄小于 3 cm 时，可以采用狭窄段切除吻合术。输尿管中段狭窄超过 3 ~ 5 cm 时，多采用 Davis 手术将狭窄段纵行切开，内置双 J 管 6 ~ 8 周，也可以狭窄段切除加回肠 / 阑尾代输尿管术。输尿管下段病变可在切除病灶后，行输尿管膀胱再植术。若输尿管缺损长度超过 5 cm，可以采用膀胱腰大肌悬吊术或膀胱瓣输尿管吻合术或回肠代输尿管术，但是如果结核性膀胱炎患者出现膀胱挛缩时，则难以采用前者两种术式。

5. 膀胱结核的治疗

（1）膀胱扩大手术：膀胱不仅可以收缩进行排尿，还是储尿器官，制订治疗方案时必须考虑这两方面因素。如果患者出现无法忍受的尿频、尿痛、尿急和血尿症状时，可考虑是否行膀胱扩大手术。膀胱挛缩时因输尿管口狭窄及反流引起肾功不全，只要肌酐清除率不小于 15 ml/min，可行膀胱扩大手术。病变严重时膀胱失去弹性和顺应性，容量小于 100 ml。扩大术的目的是增加膀胱容量，尽可能多的保留膀胱。膀胱挛缩是引起肾结核对侧肾积水最常见的原因，但是膀胱炎性痉挛导致的膀胱挛缩更为常见，膀胱痉挛引起的膀胱挛缩经过积极治疗有改善的可能。对于挛缩膀胱，在结核肾切除及抗结核治疗 3 ~ 6 个月后，如无输尿管口狭窄及反流引起肾能功不全，肌酐清除率不小 15 ml/min，可行膀胱扩大术。在有效的抗结核药物治疗的基础上，膀胱感染或未愈合的结核不列为膀胱扩大手术的禁忌证。膀胱扩大术常采用的材料为回盲肠、胃或结肠。

（2）尿流改道手术：术前充分评估选择合适的患者，下列情况可考虑行尿流改道：尿失禁与膀胱容量小无关；无法忍受的尿失禁症状，对抗结核药物无反应，或膀胱扩大术无效者；膀胱颈、尿道狭窄者不宜行肠膀胱扩大手术，而应行尿流改道手术。术前患者至少接受 4 周的抗结核药物治疗。

（3）原位新膀胱术：原位新膀胱术已越来越多的应用于膀胱恶性肿瘤患者行膀胱全切术后的尿道重建，也有学者报道可用于膀胱结核的患者，虽然取得较满意的效果，但仍需长期随访及进一步研究来确定是否优于膀胱扩大术。

6. 并发症治疗

（1）肾结核对侧肾积水：在有效抗结核药物治疗下肾结核或肾积水处理根据积水程度及肾功能变化情况确定。如果对侧肾积水较轻肾功能及一般情况较好，能耐受手术，血尿素氮、血肌酐基本正常，且结核肾无功能时，可在抗结核药物治疗至少 2 ~ 4 周后先行结核肾切除，待膀胱结核好转后，再处理对侧肾积水。如果结核肾功能良好，先抗结核药物治疗。如果肾积水梗阻严重，伴肾功不全或继发感染可先解除梗阻挽救肾功能，可行积水肾造瘘引流，同时给予抗结核药物治疗，待肾功能及一般情况好转后再行结核肾切除。

（2）肾和输尿管积水的治疗：肾和输尿管积水的治疗取决于引起梗阻的原因。如果无膀胱挛缩，而仅有输尿管口或下段狭窄，则治疗同输尿管下段狭窄。如果有膀胱挛缩，则治疗按照膀胱挛缩处理。肾和输尿管积水患者，在早期进行尿液分流，对保留肾功能有显著的意义。肾、输尿管积水严重，肾功不全或已发生无尿，挛缩膀胱不适合膀胱扩大手术的患者，可采用尿流改道术。常用的尿流改道术有输尿管皮肤造口和肾造口术。肾造口术多为暂时性的，待切除结核肾，膀胱结核愈合后，再治疗输尿管下段狭窄性病变。回肠膀胱术也是常用的尿流改道方法。

（3）尿道狭窄的治疗：尿道结核引起的尿道狭窄，在抗结核治疗 4 ~ 6 周无效后，可采取手术治疗治疗的方法，这与传统治疗尿道狭窄的方法一样。尿道结核引起的尿道狭窄，多采用尿道扩张术。应先采用药物治疗，待结核治愈后再行尿道扩张。一般患者需多次定期扩张。如狭窄局限可行狭窄切除尿道吻合术，或尿道镜下尿道内切开术。狭窄段长且膀胱挛缩不明显的，可行狭窄段切除，皮瓣法尿道成形术。狭窄段长且膀胱挛缩明显者，则可行尿流改道手术。

八、前列腺、精囊结核

（一）流行病学

前列腺、精囊结核的发病年龄与肾结核相同，多见于 20～40 岁。前列腺、精囊结核并不少见，由于临床症状轻微且较隐蔽，不行直肠指诊很难发现，故临床见到的病例远较实际发病率低，多在出现附睾结核时才会考虑前列腺、精囊结核。前列腺结核的许多病例是前列腺电切术后，前列腺组织做病理检查时发现的偶发结核，从病理角度来看，最常发生的泌尿生殖系结核是前列腺结核。在极少数情况下，急性暴发性前列腺结核迅速扩散，开成空洞，可导致会阴窦道。

（二）发病机制

双侧射精管及前列腺小管均开口于后尿道，含结核菌的尿液逆流入前列腺和精囊引起感染，所以临床上常见泌尿系结核并发男性生殖系结核。前列腺、精囊结核也可能是肺结核、骨结核、结核性脑膜炎等原发感染血行播散的结果。

（三）病理表现

在病理上，男性生殖系结核的原发灶一般在前列腺，精囊结核常继发于前列腺结核。前列腺、精囊结核病理改变早期为前列腺导管、射精管、精囊壁出现结核结节，结核病变在前列腺中靠近导管管口或射精管开口，也可在黏膜下血管附近开始，之后结核结节发展成干酪样坏死、液化，形成空洞和纤维化，最后波及整个前列腺与精囊，使之成为一硬的坏死纤维块，精囊的瘢痕有时可于膀胱的后方引起输尿管梗阻。前列腺与精囊脓肿可穿破至前列腺周围，可形成会阴部窦道，排出干酪样坏死物，也可破入膀胱、尿道或直肠。

显微镜下，前列腺结核表现为典型的结核结节，包括中心部位的干酪样坏死，周边的上皮样细胞、组织细胞和朗格汉斯细胞，外周的淋巴细胞和成纤维细胞形成的肉芽肿性结节。早期病变中心并无坏死，而只在腺体周围有由组织细胞形成的小结节，中心为朗格汉斯细胞，周边为淋巴细胞。整个腺体呈慢性炎症性改变。

（四）临床表现

早期前列腺结核常无症状，或类似于慢性前列腺炎的症状，表现为会阴部不适和坠胀感、肛门和睾丸疼痛、大便时疼痛，疼痛向髋部放射，症状逐渐加重。膀胱颈如受累，则出现尿频、尿急和尿痛症状，尿液内有红细胞、脓细胞、蛋白和结核菌。尿液可混浊，尿道内有少量分泌物。前列腺及精囊肿大明显或形成前列腺脓肿时，可压迫后尿道、膀胱以及输尿管末端，引起排尿困难或上尿路扩张积水。

前列腺结核早期，前列腺一般增大，质地偏硬，表面欠光滑，轻压痛，结核晚期时，前列腺变小，纤维化变硬或存在不规则结节，有时可扪及精囊下极变硬或存在结节。少数严重病例，形成空洞并于会阴部破溃，流脓形成窦道。

前列腺结核常见临床表现有：①精液改变：精液呈粉红色或咖啡色，精液量明显减少，是由于前列腺腺泡组织及精囊黏膜被破坏。如病变引起输精管梗阻，患者将丧失生育能力。②射精疼痛：由于前列腺导管阻塞，特别是射精管开口部位阻塞所致。③尿路刺激征：尿频、尿急、尿痛等症状，是后尿道受结核炎症影响所致。④排尿困难：前列腺因结核感染肿大可能压迫尿道，严重时致尿潴留。⑤窦道形成：少数严重的前列腺结核，形成空洞后向会阴部、直肠破溃，形成瘘管，有脓液排出。

实验室检查方面，按摩前列腺液或取精液涂片，可发现抗酸杆菌，阴性者也不能排除本病，前列腺液与精液的结核菌检查阳性率约为10%。

前列腺结核患者行尿道镜检查，常可发现前列腺尿道有三种典型变化：①在精阜近侧端的前列腺尿道扩张，尿道黏膜充血、增厚；②前列腺导管开口扩张，呈高尔夫球洞状；③前列腺尿道黏膜呈纵形成小梁改变。

影像学检查时，B超可显示前列腺内脓肿或空洞，经直肠前列腺彩超和X平片上，可见前列腺钙化影。尿道造影提示前列腺尿道部狭窄、僵硬、管壁不规则，膀胱颈挛缩。严重的前列腺结核，尿道造影可见空洞状破坏，边缘不规整，精囊造影可显示输精管精囊病变，但输精管往往有梗阻狭窄，造影剂不能进入输精管到达精囊。IVU可了解尿路是否有结核，前列腺区可见钙化，精道造影可见虫蚀样模糊不清，晚期可见输精管闭塞致精道不显影。

如果诊断困难时，可经会阴或直肠穿刺活检，发现结核结节则提示为前列腺结核。

（五）鉴别诊断

单纯前列腺结核，不并发附睾结核时，诊断比较困难，前列腺中的硬结，在非特异性慢性前列腺炎，尤其是肉芽肿性前列腺炎、早期前列腺癌中，都能触到，应全面分析检查，诊断有困难时，可做活组织检查。一般前列腺结核直肠指诊时，质硬、有结节，较正常前列腺小。诊断为男性生殖系结核的患者，必须了解肾有无结核，应做尿液的常规检查，如果尿检查有异常或有结核可疑者，应进一步做尿结核菌检查、尿结核菌培养及静脉尿路造影。

（1）前列腺炎：前列腺结核早期临床症状与慢性前列腺炎相似。前列腺炎患者尿常规检查一般正常，而前列腺结核可见较多白细胞，另外，尿结核菌涂片及培养以及精液和前列腺液结核菌检查为阴性。前列腺结核按摩可引起结核菌播散，应慎重，可先做精液结核菌检查。抗结核治疗后行前列腺按摩较安全。

（2）前列腺结石：无感染前列腺结石多无症状，若伴有感染，可有尿路刺激症状和会阴部不适等。直肠指检扪及结石或结石摩擦感，超声检查发现前列腺内强光团伴声影可以鉴别。

（六）治疗

治疗原则与肾结核相同，前列腺精囊结核的治疗包括全身支持治疗和抗结核药物治疗。以异烟肼、利福平、乙胺丁醇等为主的强化、短程治疗，疗程至少6个月。对于晚期前列腺精囊结核，采用抗结核治疗不能控制时，可考虑清除较大的空洞或切除窦道，术前、术后抗结核药物治疗仍应进行。

治愈标准是尿液或前列腺液结核菌涂片或培养均为阴性，泌尿生殖系结核症状及体征全部消失。

九、尿道结核

（一）流行病学

尿道对结核菌有很强的抵抗力，尿道受到

生殖系结核与泌尿系结核的双重侵犯，但尿道结核仍很罕见。尿道结核主要发生在男性，多合并有严重的肾结核，发病率约占泌尿生殖系结核的 2%。

（二）发病机制

尿道结核多因前列腺及精囊结核直接蔓延到后尿道，或因泌尿系结核引起尿道感染，阴茎结核也可侵及尿道。结核性尿道狭窄是结核性尿道炎和结核性尿道周围炎进一步发展的结果。尿道结核一般只有当出现尿道狭窄时才被发现。

（三）病理表现

结核感染先于黏膜上形成结核结节，结节扩大互相融合形成溃疡，溃疡的基底由肉芽组织组成，肉芽组织纤维化引起狭窄梗阻。梗阻形成后将使肾结核恶化，破坏加重。急性期：病变主要为结核结节伴干酪样坏死，表现为尿道有脓性分泌物，可伴有附睾炎、前列腺炎等。慢性期：病变主要为广泛的纤维化，表现为尿道狭窄。

结核性尿道狭窄可发生于尿道的任何部位，可局限于一处，亦可为多发性尿道狭窄或长段尿道狭窄。瘢痕狭窄形成后，多数患者尿道结核性病变并未治愈，尿道黏膜上仍有溃疡及结核结节，黏膜下组织及尿道周围仍然有结核性炎症浸润，甚至形成结核性脓肿。部分患者可并发尿瘘，尿道狭窄使排尿时膀胱压力更高，有病变的膀胱易发生穿孔或破裂，形成瘘。

（四）临床表现

尿道黏膜结核感染形成溃疡时，主要症状为尿道分泌物、尿频、尿痛、尿道流血或血尿。如有尿道狭窄，则出现排尿困难，尿线变细、尿射程缩短、排尿无力。体检时，可于会阴部扪到粗、硬或呈索条状的尿道。尿道狭窄后可引起尿道周围炎、尿道周围脓肿或继发感染、破溃后形成尿道瘘，偶可发生尿道直肠瘘。尿道结核狭窄的患者多有严重泌尿生殖系结核的临床症状。

结核性尿道狭窄直接产生的症状是排尿困难，尿线变细、无力，严重者尿呈滴沥状态，少数患者因完全尿道梗阻无尿而急诊入院。不同于外伤性和淋病性尿道狭窄的是，结核性尿道狭窄的排尿困难常伴有严重的尿道灼痛，排尿疼痛可向阴茎、睾丸、会阴部或肛门放射，有明显的血尿或脓尿。亦可出现尿道分泌物。这类患者往往尿频、尿急、排尿疼痛等膀胱刺激症状十分明显，反而使部分不能明确陈述排尿困难的症状待进一步检查后方能明确诊断。结核性尿道狭窄局部常呈索状或结节状，多可触到并有压痛。前列腺多因严重结核病变而变硬、表面不平。有尿瘘者，常有稀薄脓性分泌物自瘘道口溢出，经久不愈。

诊断有赖于病史、临床表现、器械检查及 X 线检查。患者多有明显的泌尿生殖系结核病史和症状，继之发生排尿困难。如果患病前既无尿道外伤史，又无淋病史，即应疑有结核性尿道狭窄。体格检查发现尿道粗、硬或呈索状，或有尿瘘者，结核性尿道狭窄的可能性更大。导尿检查及尿道炎可致尿道痉挛，发生排尿困难，结核性膀胱挛缩膀胱容量过小者，可出现尿失禁等类似于尿道狭窄的症状，但尿道器械可以经尿道插入膀胱。尿道狭窄者，器械在狭窄处受阻。尿道造影检查更能显示狭窄的部位、程度和范围。不过，必须指出的是，由于结核性尿道狭窄多同时有炎症并存，故尿道器械检查应当做到轻柔、小心，尿道造影剂应选用刺激性较小的有机碘剂，浓度勿使用过高，以尽量减少因检查带来的痛苦和并发症。

（五）鉴别诊断

尿道结核狭窄的临床症状可能被严重的膀胱结核症状所掩盖，应注意有无排尿困难，如果患者泌尿生殖系结核的诊断已确定，而又无外伤及淋病史，体检尿道增粗，则应考虑尿道结核的可能，进一步检查可做尿道造影、尿道镜检，必要时可经尿道镜行活组织检查。

（六）治疗

尿道结核为泌尿生殖系结核的一部分，故首先应处理肾结核、前列腺结核、附睾结核。尿道结核多继发于严重的泌尿生殖系结核，治疗比较困难，如果泌尿生殖系结核能恢复，而尿道狭窄的范围又较小，则预后较好。治疗原则包括两个方面：治疗泌尿生殖系统其他主要结核病灶和解除尿道梗阻。

如果情况允许，则一般应在抗结核治疗及全身支持治疗的配合下，首先清除肾结核、附睾结核等病灶，期待膀胱结核、前列腺结核、尿道结核逐渐愈合后，再彻底处理尿道狭窄。

对结核性尿道狭窄的局部处理，则应从整个泌尿系统的具体情况出发，慎重地考虑治疗方法。如果肾结核已切除，对侧肾功能及形态正常，膀胱结核已治愈且容量基本正常者，可在尿道结核稳定后行间断尿道扩张术。如狭窄局限可行手术治疗，将狭窄瘢痕切除对端吻合或于尿道镜窥视下行尿道内切开术。较长的狭窄可采用阴囊皮瓣法进行修补。如果膀胱病变严重膀胱挛缩，对侧肾积水，则应先做肾造口引流，待尿道结核治愈后进行处理。治疗有困难者有时需作尿流改道术，此时还需注意有尿道梗阻的膀胱容易积脓往往需行切除。

十、阴茎结核

（一）流行病学

阴茎结核是很罕见的疾病，该病是在机体抵抗力减弱的状态下，结核菌通过局部直接感染或全身血行感染阴茎的一种慢性疾病。在泌尿生殖系结核中，阴茎结核的发病率尚不足1%。近年来，随着性病及 AIDS 病发发病率的升高，阴茎结核的发病率亦有增加的趋势。

（二）发病机制

阴茎结核主要通过阴茎与结核菌直接接触发生感染。性交时阴茎头与有病变的阴道、子宫颈接触，手术器械消毒不严而行包皮环切术均可引起阴茎结核。血行感染则可直接侵犯阴茎海绵体，引起结核性海绵体炎，但较少见。另一种传染方式为严重的尿道结核发展成尿道周围炎，最后侵及阴茎海绵体及阴茎头。

（三）病理表现

阴茎结核病理分型：①溃疡型，又分为丘疹溃疡型和结节溃疡型。前者先出现丘疹，随之出现疱疹，溃破成为溃疡，蔓延融合；后者是大而深的干酪样结节向表皮溃破所致。②结节型，表现为阴茎部位或浅或深的结节，发展缓慢，以干酪为主，软化倾向少。③混合型，肿块和溃疡并存，可先后或同时发生。④硬变型，见于严重的混合型后期，阴茎全部或部分变硬、变形。

直接接触感染病变多发生在阴茎头、阴茎系带或外尿道口，最初为结核结节，以后成为溃疡，溃疡境界清楚，周边硬，表面常有灰黄色乳样分泌物附着，基底部有干酪样坏死或肉芽组织。溃疡逐渐扩大可侵及阴茎头全部，腹股沟淋巴结亦常有继发性结核感染。海绵体结核多表现为结节性增生，纤维组织可使阴茎变形弯曲，有时可形成瘘管。

(四)临床表现

阴茎结核的主要症状是阴茎头结节或慢性溃疡，一般疼痛不甚严重，或无疼痛。发病可以在阴茎皮肤表面，也可以在阴茎海绵体内，或和尿道结核同时存在。发病先在阴茎头、冠状沟、阴茎系带或尿道外口处出现略带红色的结核小结节，以后结节中央溃烂凹陷成为溃疡，周围组织发硬，溃疡底部出现干酪样坏死组织，溃疡形状不规则，边缘呈潜入性，溃疡表面有脓苔，不易剥除，无触痛。溃疡初起为单发性，以后成为多发性并逐渐融合。随着溃疡的不断增大，腹股沟淋巴结肿大。当结核侵犯到海绵体时，阴茎会因疤痕形成而弯曲。经久不愈的溃疡以后演变成结核瘘管，溃疡逐渐扩大，破坏全部阴茎头甚至阴茎体，如伴有结核性尿道炎时会发生尿道狭窄。继发细菌感染时可有臭味，部分病例可同时伴有前列腺、精囊、附睾尾部结核及输精管串珠样变。

诊断有赖于病史、症状、检查及病理。患者常有阴茎直接接触结核病变或有泌尿生殖系结核及其他部位结核病史。阴茎头结节及慢性溃疡，病变侵犯尿道时可有尿频、尿痛，病变侵及阴茎海绵体时阴茎弯曲，勃起疼痛。可出现上述结核溃疡，尿道外口溃疡并可合并尿道外口狭窄。早期有分泌物时，抗酸染色或结核菌培养可检出结核菌，结核菌 PCR 检查阳性。局部或增大淋巴结活检可见典型结核结节或干酪样坏死。

(五)鉴别诊断

由于阴茎结核罕见，故易误诊，应与引起阴茎溃疡的其他疾病，如软性下疳、硬性下疳和阴茎阿米巴病相鉴别，对有严重结核的患者，更应提高警惕。阴茎结核的结节与溃疡可能与阴茎癌混淆，确定诊断的方法依靠活检或直接涂片查结核菌及结核菌培养。

（1）阴茎癌：阴茎癌几乎都有包茎或包皮过长的病史，开始表现为硬块或红斑、突起的小肿块或经久不愈的溃疡，溃疡边缘硬而不整齐，腹股沟淋巴结肿大。肿瘤多为菜花状，溃疡由肿瘤上形成而非阴茎本身溃疡。分泌物涂片或培养无结核菌检出，涂片或活组织检查可见癌细胞。

（2）梅毒硬下疳：有不洁性交史及 2～4 周潜伏期。初起为单个暗红色斑丘疹，逐渐增大，很快表面糜烂，并演变为浅表性溃疡，典型表面呈肉红色糜烂，皮损边缘清楚，触之有软骨样硬度，无明显疼痛，可有腹股沟淋巴结肿大，分泌物在显微镜下检查可见苍白螺旋体，血清梅毒抗体阳性，抗梅毒治疗有效。

（3）软下疳：有不洁性交史，潜伏期 1～30 天，典型表现为初起呈小的炎性丘疹，迅速变成脓疱，破溃后变成浅表性溃疡，基底柔软，疼痛明显，边缘不整齐，周围有炎性红晕，溃疡底部覆以灰黄色坏死性脓苔和脓性分泌物，易出血。涂片染色可见杜克雷嗜血杆菌，菌端常互相连接呈长链状排列，多条链平行，似鱼群样。

（4）阴茎疱疹：由人单纯疱疹病毒引起的感染，感染后 4～5 天，外阴先有灼热感，随即发生成群丘疹，继之形成水疱，数日演变为脓疱，溃破后形成糜烂或浅溃疡，自觉疼痛，最后结痂自愈，常复发。溃疡面涂拭物单纯疱疹病毒 DNA 检测阳性。

（5）坏疽性阴茎炎：阴茎头可出现与阴茎结核类似的溃疡，但坏疽性阴茎炎为螺旋体与梭状杆菌混合感染而产生。病变发展较快，溃疡多而深，有大量黄白色臭味渗出液，表面有假膜覆盖，疼痛较剧。严重者阴茎头及整个阴茎坏死。

（6）阴茎阿米巴病：临床少见，有肛门性交史及阿米巴痢疾病史。阴茎头部及包皮处溃疡，边缘不整齐，组织增生，轻度隆起有分泌物。溃疡渗出物镜检和活组织检查时可发现阿米巴原虫及阿米巴包囊。

（六）治疗

治疗原则：①首先处理肾结核、前列腺结核、附睾结核；②抗结核药物治疗；③尿道狭窄者行尿道扩张；④不能进行尿道扩张或扩张效果不好的患者行膀胱造瘘；⑤阴茎结核抗结核药物治疗无效时，可行病变局部切除术；⑥尿道狭窄局限可将狭窄瘢痕切除对端吻合或尿道镜窥视下行尿道内切开术；⑦尿道狭窄治疗有困难者有时需作尿流改道术。

以往阴茎结核唯一有效的治疗方法是阴茎切除，由于抗结核药物的发展，单用抗结核药物即可能治愈，并可保全阴茎的完整。目前应用链霉素、异烟肼、对氨基水杨酸的综合治疗，若治疗效果不佳，可采用新三联利福平、乙胺丁醇、异烟肼等治疗，必要时再做手术。在抗结核药物的配合下，即使需要手术治疗，亦可进行较为保守的切除或病灶清除，尽量保存部分阴茎。

十一、睾丸、附睾、输精管结核

睾丸、附睾、输精管结核可由泌尿系结核和（或）原发感染经血行播散引起。临床上最常见的男性生殖系结核为附睾结核，睾丸结核几乎都伴有附睾结核。输精管结核往往继发于泌尿生殖器其他部位的结核，患者可有其他器官受累的相应症状，常与附睾结核和前列腺结核并存。近年来，随着结核病发病率的增加，男性生殖系结核特别是附睾结核和睾丸结核发病也呈明显上升趋势，并且临床表现呈非典型化，给诊治带来困难（Figueiredo et al., 2008）。

（一）病因与病理

睾丸结核是生殖系结核中最少见的一种，常见于青壮年，病初不易被发现。单纯结核性睾丸炎较少见，多为身体其他部位原发性结核病的继发病变。常由附睾结核直接蔓延引起；也可由肺结核、肠结核及泌尿系结核播散而来，尤以继发于肺结核多见。睾丸血运丰富，抗酸杆菌随血液循环可到达附睾及睾丸组织，并在其中种植，从而发病。若结核菌经尿道感染生殖系统，侵犯输精管壁使输精管壁变硬增厚，呈串珠样，病变沿输精管蔓延至附睾尾部，再波及睾丸，最后侵及整个睾丸。睾丸结核与其他部位的结核病一样以干酪样改变、空洞形成和纤维化为主要的病理改变，会对患者睾丸结构造成破坏，损害睾丸间质细胞，从而大大降低了睾丸内分泌功能，病情严重时甚至会出现睾丸萎缩等情况，并引起勃起功能障碍、早泄和射精疼痛等性功能障碍。

附睾结核通常被认为属于逆行性感染。人们一度认为，它主要继发于泌尿系结核，含结核菌的尿液在后尿道经前列腺导管和射精管反流至前列腺并在此发病，然后沿生殖道蔓延至精囊、附睾和睾丸。通过血行感染直接引起附睾结核的比较少见。然而新的证据证明在男性患者中附睾结核可能为唯一或早期泌尿生殖系结核首发的表现。现在有越来越多的证据表明，男性生殖系结核和肾结核一样，也是以血行感染为主。组织学上附睾结核常由附睾尾部开始，局部质硬、增大，局限性结节。如不及时治疗，继续发展可累及睾丸，导致体格检查时无法分清附睾和睾丸。在附睾结核的病变过程中，局部纤维化程度与免疫力有关，免疫力强者，附睾纤维化较显著。局部干酪样与溃疡改变则与机体对致病菌的敏感性有关。敏感性高者干酪样与溃疡较为显著，干酪样病变可迅速蔓延至附睾之外，与阴囊皮肤粘连，破溃形成窦道。

输精管结核一般继发于附睾、精囊或前列腺结核。精索增粗并有串珠样小结节形成，常为干酪型结核。

（二）临床症状

单纯睾丸结核在男性生殖器结核病中极为少见，一般与附睾结核并存，以全身乏力、低热、中毒症状、睾丸轻度疼痛、隐痛下坠感等为主要的临床症状，发病初期不具备典型的临床症状，因此不易确诊。结核菌感染睾丸最初期产生渗出性病变，病灶广泛即形成广泛的粟粒性病灶，由于病灶太小，仅表现为睾丸的增大。临床表现为患侧睾丸显著增大，超声表现为实质明显不均质改变，其内也见小液化坏死无回声区，彩色多普勒血流图见局灶性或弥漫性极其丰富的动脉血流信号，血流信号分布紊乱。

典型的附睾结核多以附睾无痛性结节为首发症状，病程较长，症状较轻，表现为阴囊肿胀，附睾可触及硬结，局限于附睾尾部或整个附睾，输精管变粗，可有串珠样小结节，可伴有轻度睾丸鞘膜积液。急性发作者阴囊局部出现红肿、疼痛。病程较长时可形成寒性脓肿，当肿物与皮肤粘连时可破溃流脓，形成经久不愈的窦道，同时伴有泌尿系统或以外的原发结核病灶。因附睾结核起病较隐匿，症状较轻，临床表现多不典型，早期易被漏诊。部分附睾结核患者难以与慢性附睾炎相鉴别，需要超声定位下行穿刺活检。附睾结核与输精管炎、精囊炎都是引起男性不育的常见原因，早期诊治意义重大。

输精管结核在生殖系结核中少见，多继发于睾丸、附睾结核，前列腺结核。也可经血行感染引起。在整个蔓延过程中结核菌有可能在输精管的任何部位停留、增殖而发病，结核的病理过程中最早表现为渗出，输精管的弥漫性增粗可能与此病理过程有关。触诊串珠样结节型是在弥漫性增粗型的基础上结核病灶增殖形成的，因此此型患者的输精管均有不同程度的增粗，局部呈现结节样改变，结节多少不等，大小不一。结节样改变对输精管结核的诊断具有重要价值，多发生于精索部，其次为腹股沟部结节。

（三）诊断与鉴别诊断

附睾结核的诊断需结合病史、血沉、胸片、彩超、尿常规检查，尿普通菌培养外，还需要进行 T-SPOT、尿结核菌涂片、尿结核菌培养、尿结核分枝杆菌快速鉴定等检查进行综合分析，随着结核相关化验技术的发展，GeneXpert MTB/RIF 快速诊断技术等新技术也逐渐应用到临床，对于泌尿生殖系结核的早期诊断和鉴别诊断具有重要的临床意义。彩超是诊断附睾结核的首选检查方法，附睾结核表现为低回声结节，内部回声不均，形状不规则，边界不清，多伴有睾丸鞘膜积液，病灶无血流，但确诊需作 B 超引导下细针穿刺活检或结核菌培养。MRI 在生殖器结核的诊断中也具有重要作用。MRI 既能清楚地显示病变部位，又能显示附睾结核的侵犯范围，可用于早期诊断。早期附睾结核的临床表现与非特异性附睾炎、附睾精子肉芽肿、附睾肿瘤非常相似，需进行以下鉴别：①非特异性附睾炎多有睾丸、附睾疼痛及局部红肿热痛，病程一般较短，抗生素治疗往往能很快奏效。②附睾肉芽肿好发于附睾头部，多为光滑实质性肿块，不累及输精管，对抗生素治疗无反应，从病变部位、形态及 B

超声像上与附睾肿瘤较难鉴别。③附睾肿瘤少见，约占男性生殖系肿瘤的0.9%。腺瘤样瘤最为常见，多发生于两极。肿瘤多发生于20～40岁性功能活跃时期，多单侧发病，表现为无症状小而硬的结节，常于查体时被发现，少数患者伴有轻度疼痛或不适。腺瘤样瘤呈良性表现，尚未有肿瘤转移的报道，附睾腺瘤生长缓慢，无触痛，抗感染、抗结核治疗均无效，行附睾肿块针吸细胞学检查，可获得较准确的诊断。

睾丸结核较少见，早期多被患者忽视。当有以下情况时要考虑睾丸结核可能：肺结核患者出现睾丸肿胀或阴囊破溃，伴或不伴附睾肿块或结节，局部有疼痛感或坠胀感，皮肤温度升高；无其他部位结核，但有睾丸局部红肿疼痛，而体温不高或仅有低热；出现鞘膜积液，局部化脓，分泌物作抗酸杆菌常规检测。病理检查有结核性肉芽肿。结合CT、彩色多普勒超声检查，必要时行MRI检查，多可早期诊断。鉴别诊断与附睾结核类似，病史及实验室检查可作诊断参考，确诊还要依靠抗酸杆菌的检测或病理检测。近年来影像学的发展大大提高了生殖器结核的诊断率。彩色多普勒超声显示患侧睾丸轻至中等程度均匀性肿大，也可严重肿大，实质内呈弥漫性分布不均质中等至强回声改变，部分伴点、团状强回声及不规则、界限不清、无或低回声干酪坏死性液暗区。CT显示患侧睾丸均肿大，程度不一，可呈肿块样，形态不规则，密度不均匀，平扫CT值15～45 Hu，实质内可见钙化灶，并可见坏死液化区，实质与包膜分界不清。

结合病史及体征及影像学检查，输精管结核诊断相对简单。但须与以下疾病相鉴别诊断：①非特异性输精管炎：根据既往的泌尿生殖器感染及输精管结扎病史，触诊检查输精管弥漫性增粗、变硬，以及明显触痛，抗感染治疗有效。②结节性输精管炎：多见于输精管结扎术后或有输精管损伤史者，局部痛性结节，给予抗感染治疗无效。③输精管无菌性炎症：局部有疼痛感或坠胀感，皮肤温度不高；无其他部位结核。患者可伴有全身结缔组织病，糖皮质激素治疗有效。

（四）治疗

附睾结核首选药物治疗，药物选择与肾结核的治疗相同。药物治疗效果不佳，病变较大且有脓肿形成，或局部干酪样病变严重者，应及时进行手术治疗，术后需给予抗结核药物治疗。附睾结核的药物治疗原则为早期规律全程足量联合，单纯药物治疗常采用6个月短程化疗方案，即2个月强化治疗加随后4～6个月维持治疗。部分患者用药之后，附睾肿块缩小，症状消失，可免除手术。对于手术患者，如有窦道形成，应将窦道及受侵皮肤一并切除，手术后继续正规抗结核治疗6～9个月。手术方式可采用附睾切除，输精管高位切除、残端结扎术等。附睾结核合并其他部位结核的可能性较大，因此，对于附睾结核的患者应常规进行泌尿系统、骨骼系统等易合并疾病的部位进行相应筛查，以便早期发现、早期治疗。对于合并其他部位结核的患者，如肺结核，应在痰菌阴性，抗结核治疗待病情稳定后，行附睾病变切除术。对于合并肾结核患者，可根据肾病变程度，给予抗结核治疗或行肾切除术。睾丸结核药物治疗原则同附睾结核。手术治疗尽量行病灶切除术或睾丸部分切除术，最大限度保留睾丸组织。

（邢念增）

参考文献

陈绍基. 儿童肾结核. 中华小儿外科杂志, 1990, 11:203-205.

窦科, 卢一平, 李响, 等. 两个时期肾结核的临床比较. 临床泌尿外科杂志, 2005, 20:609-611.

贺大林, 南勋义, 何建光 ,等.56例肾结核临床分析. 现代泌尿外科杂志, 1998, 3:102-103.

黄海超, 李昕, 金杰. 239例肾结核的发病情况及临床症状. 北京大学学报(医学版), 2013, 45(4):600-604.

黄皓, 陈献雄, 李兵, 等. γ-干扰素释放反应与PPD皮试在肾结核诊断应比较. 临床泌尿外科杂志, 2011, 26(7):532-534.

李彦锋, 方玉华, 靳风烁, 等. 临床肾结核32年回顾(附349例分析). 中华泌尿外科杂志, 1998, 19:486-489.

吴海峰, 乜照燕, 王艳彬, 等. L型结核分枝杆菌检测的临床意义. 河北医药, 2013, 03:387-388.

许国宇, 何宝明, 由昆, 等. 膀胱结核的CT诊断. 临床放射学杂志, 2005, (10):897-899.

杨彦峰, 李亚飞, 师文强, 等. 肾结核112例临床诊断分析. 临床泌尿外科杂志, 2015, 30(10):934-936.

邹智聪, 岑和. 肾结核的诊断与治疗进展. 海南医学, 2006, 17:134-136.

Altintepe L, Tonbul HZ, Ozbey I, et al. Urinary tuberculosis: ten years' experience. Ren Fail, 2005, 27(6):657-661.

Altiparmak MR, Trabulus S, Balkan II, et al. Urinary tuberculosis: a cohort of 79 adult cases. Ren Fail, 2015, 37(7):1157-1163.

Dannenberg AM Jr. Pathogenesis of tuberculosis: local and systemic immunity and cellular hypersensitivity. Bull Int Union Tuberc, 1970, 43:177-178.

Das P, Ahuja A, Gupta SD. Incidence, etiopathogenesis and pathological aspects of genitourinary tuberculosis in India: A journey revisited. Indian J Urol, 2008, 24(3):356-361.

Figueiredo AA, Lucon AM, Junior RF, et al. Epidemiology of urogenital tuberculosis worldwide. Int J Urol, 2008, 15(9):827-832.

Gupta NP, Kumar R, Mundada OP, et al. Reconstructive surgery for the management of genitourinary tuberculosis: a single center experience. J Urol, 2006, 175(6):2150-2154.

Hance AJ, Grandchamp B, Lévy-Frébault V, et al. Detection and identification of mycobacteria by amplification of mycobacterial DNA. Mol Microbiol, 1989, 3(7):843-849.

Inselman LS. Tuberculosis in children: an update. Pediatr Pulmonol, 1996, 21(2):101-120.

Langemeier J. Tuberculosis of the genitourinary system. Urol Nurs, 2007, 27(4):279-84, 321.

Lee YM, Park KH, Kim SM, et al. Risk factors for false-negative results of T-SPOT. Infection, 2013, 41(6):1089-1095.

Morisky DE, Green LW, Levine DM. Concurrent and predictive validity of a self-reported measure of medication adherence. Med Care, 1986, 24(1):67-74.

Norbis L, Alagna R, Tortoli E, et al. Challenges and perspectives in the diagnosis of extrapulmonary tuberculosis. Expert Rev Anti Infect Ther, 2014, 12(5):633-647.

Skutil V, Obsitník M, Moro I, et al. Modern therapy of urogenital tuberculosis. Rozhl Chir, 1987, 66(11):753-760.

Tian X, Wang M, Niu Y, et al. Retroperitoneal Laparoscopic Nephroureterectomy for Tuberculous Nonfunctioning Kidneys: a single-center experience. Int Braz J Urol, 2015, 41(2):296-303.

WHO. Global tuberculosis control report: surveillance, planning, financing. Geneva, 2007.

WHO. Global tuberculosis report. Geneva, 2016.

第六十七章

儿童性别异常

第一节　正常性别分化过程及性腺的分化

正常情况下性别分化是一个动态的、有序的过程。根据 Jost 的理论，主要包括以下三步：首先在受精时确定染色体，这决定性腺是向睾丸分化还是向卵巢分化，然后在相应的性腺的内分泌作用下，引导内部生殖管道的分化和外生殖器的形成。因此性别表型的发展是遗传信号和激素信号相互作用的结果（Hughes, 1998）。这是个高度有序的过程，干扰其中任一环节都会导致性别分化的异常。

一、性别发育的基础因素

决定性别发育的因素包括：染色体、睾丸确定因子、性腺、内分泌、内管道（中肾管即沃尔夫管、副中肾管即米勒管）、泌尿生殖窦、外生殖器、第二性征的发育。这几点有助于分析和了解正常和异常性腺发育及提供临床治疗的基础。

二、染色体与性别

1921 年，Painter 就从细胞学的角度证实了人类有 X 和 Y 两种染色体（Painter, 1921）。直到 20 世纪 50 年代，Y 染色体才被证实为睾丸发育的决定因素。卵子受精时就已经确定了性别，即精子提供 X 染色体即为 46, XX 受精卵（女性基因型）、如为 Y 染色体，则形成 46, XY 受精卵（男性基因型）。发育为男性表型的必需基因即为睾丸决定基因（testis determing factor gene，TDF），位于 Y 染色体短臂末端 Y 特异区，也被称为 SRY（sex determing region of the Y chromosome）基因。

三、ZFY和SRY

Page 等构建了一个更详细的基因图，通过比较 XY 核型男性个体所有的 Y 染色体基因和 XX 核型女性个体所缺失的 Y 染色体基因，证实了每间隔 140kb 包含一个 TDF，它可以编码含有重复“锌指”结构的蛋白质，这种蛋白质通过锌指结构与 DNA 结合，控制 DNA 的转录（Page et al., 1987）。另外，这些序列被证实在进化过程中具有保守性。由于基因位置和结构 SRY 基因是哺乳动物 Y 染色体上的一个在进化过程中具有保守性的基因，SRY 基因含有 80 多种氨基酸，属于 DNA 结合高活动（high mobility group，HMG）蛋白族。它可以和 DNA 结合并使与它结合的 DNA 片段弯曲，从而加速蛋白质 - 蛋白质相互作用，激活下游基因的表达。TDF 作用于发育期睾丸的间充质细胞。在胎儿性腺内，最初的性别特殊细胞是支持细胞。

与调控基因相似，ZFY（Y 染色体上的锌指基因）被认为是 TDF 的候选者。

四、与性别决定相关的其他基因

与性别决定相关的基因除了 SRY 外，还有 WT1，SF1，SOX9，DAX1，WNT4。

（1）WT1：在研究与肾母细胞瘤（Wilms 瘤）病因相关的、位于人类 11 号染色体上的癌基因的克隆实验中，WT1 基因首次被分离出来。它的首次定位是在研究儿童 WAGR 综合征（肾母细胞瘤、虹膜缺如、泌尿生殖系畸形、性腺母细胞瘤、智力发育滞后）所缺失的染色体的实验中完成。

（2）SF1：是米勒管抑制物质，又称副中肾管的调节因子，它是调控相关酶的关键因子。

（3）SOX9：也被认为是参与性腺分化的一个转录因子，它有可能被 SRY 激活，因为勉强来说，两者都被胎儿睾丸支持细胞表达，它对 AMH 基因的表达也有正调节作用。

（4）DAX1：与先天性肾上腺发育不全，遗传性肾上腺功能失调有关。由于肾上腺和性腺共同起源于原始的间充质，而且它们都能产生类固醇，因此推测，DAX1 很可能同时是先天性肾上腺发育不全和 DSS 的基因。

（5）WNT4：发现于对核型为 XY 的女性性别反转的研究。研究者推测位于染色体 1p34 的 WNT4 基因可能是抗睾丸基因。通过调节米勒管发育和卵巢类固醇激素的生成，在女性的表型发育和维持中扮演了重要角色。

五、性腺的分化

在胚胎发育的前 6 周，无论是核型为 46, XY 还是 46, XX 的胚胎，它们的生殖嵴、生殖细胞、体内生殖管道、外生殖器都具有双向分化潜能。在性别决定基因的作用下，具有双向分化潜能的生殖嵴分化成卵巢或者睾丸，生殖细胞分化成卵母细胞或者精母细胞。

妊娠 3 周时，在二级卵黄囊的后壁上可以发现原始生殖细胞。生殖细胞的迁移始于妊娠第 5 周，它们是以阿米巴样的运动穿过隔膜到达尿生殖嵴腹侧部（Jirásek, 1998）（图 67-1-1）。

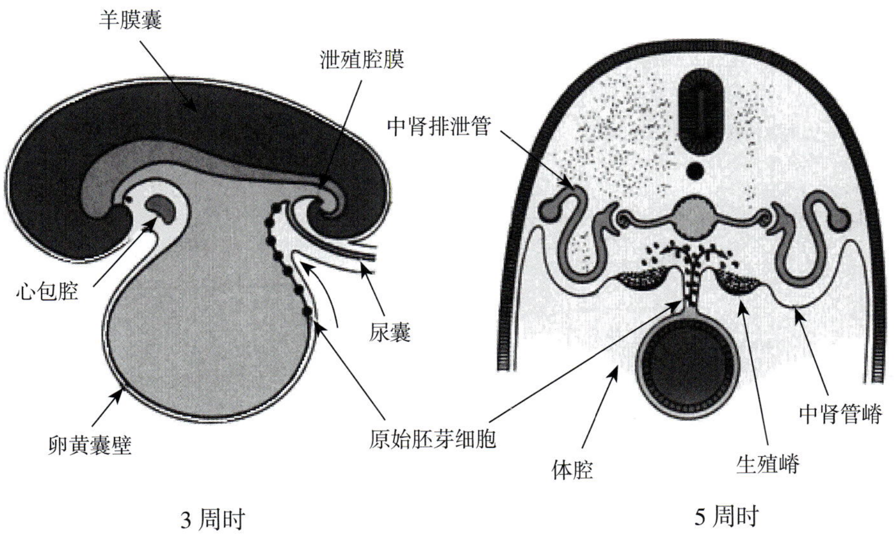

图 67-1-1 原始生殖细胞的迁移
3 周时原始生殖细胞形成并沿着卵黄囊的壁迁移至胎儿尾部，5 周时到达生殖嵴

这个过程依赖于化学诱导剂和细胞粘连分子，总的来说在妊娠 6 周时，有 1000 ~ 2000 个原始生殖细胞会到达性腺原基。

生殖细胞向精原细胞和卵原细胞的转化是性腺（睾丸索和卵巢索）分化的结果。SRY 基因能触发这个开关，使一连串的基因引导未分化性腺向睾丸器官转化。这一过程发生的确切时间仍然是未知的。起初，在妊娠 6 ~ 7 周，支持细胞的分化被认为是睾丸索的形成，它产生出基底膜，或者说是血 - 生精小管屏障，精原细胞和它在膜的一侧，间质成纤维细胞在另一侧。支持细胞的分化与 MIS 的产生有关，这是一种由 19 号染色体短臂上的基因编码的糖蛋白。

在男性，另一部分产生类固醇激素的间叶细胞的始基细胞存在于睾丸索之间，并在妊娠 8 ~ 9 周分化成间质细胞。

如果 SRY 基因缺失，卵巢器官将会形成。关于卵巢发育的基因调控知之甚少，目前还未确认是何种基因的产物引导了卵巢的发育。和睾丸最初作为胎儿的内分泌器官不同，卵巢最初是具有外分泌腺的功能。在胚胎的卵巢中，生殖细胞进行着活跃的有丝分裂增殖并在出生前发挥了全部的有丝分裂潜能，在妊娠 20 周，细胞总数达到最大值，有 2000 万个细胞。两个 X 染色体的存在对于颗粒细胞转化为具有保护作用的颗粒层是有作用的，并且可以挽救 30% 的生殖细胞（约 200 万个）（图 67-1-2）。

六、性腺的功能

胎儿睾丸起初的内分泌功能是通过支持细胞（Sertoli cell）分泌米勒管抑制物（Müllerian tube inhibitor substance，MIS）实现的，这个过程发生在妊娠 7 ~ 8 周。MIS 是男性性别分化所必需的两种激素之一，它在局部发挥作用，引起米勒管的退化。它是转化生长因子家族中的一员，人类对应的基因已经被克隆出来，定

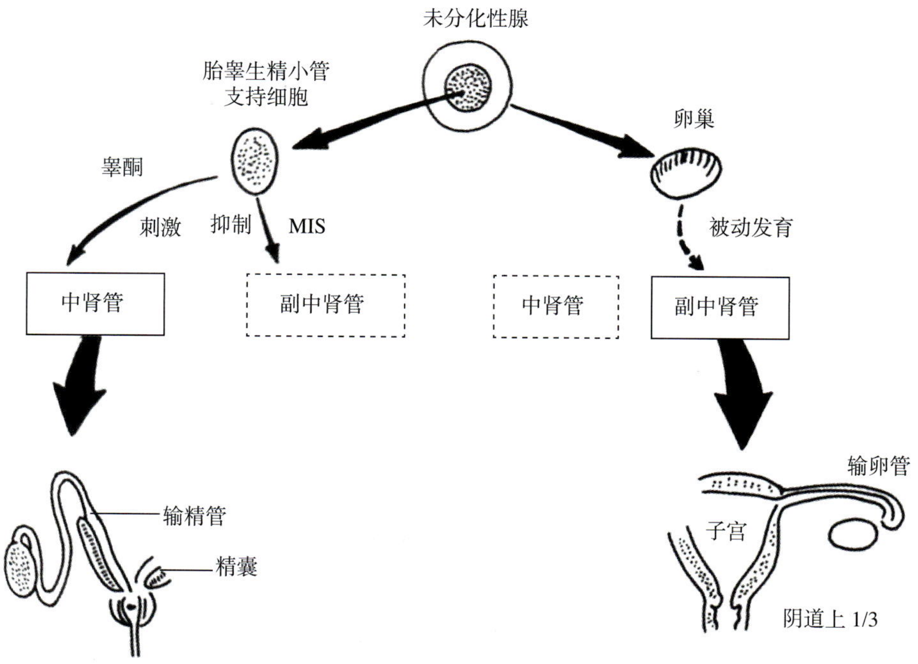

图 67-1-2　男女性腺及生殖管道的分化

位于 19 号染色体。关于 MIS 作用的分子机制还不是很清楚。胎儿睾丸分泌的睾酮起初是自主合成，随后依赖于胎盘的人绒毛膜促性腺激素（hCG）。在妊娠后期，随着 hCG 浓度的下降，雄激素的合成又受到胎儿垂体分泌的黄体生成素（LH）的调控。雄激素的局部来源对于中肾管的发育是很重要的。在尿生殖窦中，睾酮被细胞内的 5α- 还原酶转化为双氢睾酮，然后双氢睾酮与细胞内高亲和力受体蛋白结合并进入细胞核，与核内 DNA 受体位点相结合，产生出新的信使 RNA 和蛋白质合成。在雄激素依赖的组织中，雄激素受体是接到睾酮和双氢睾酮作用的高亲和力受体。在雄激素受体失调的疾病中，如雄激素不敏感综合征，睾酮生成的量是正常的但却不能进入细胞核并与 DNA 结合。雄激素受体的各种缺陷都会导致一系列男性遗传表型缺陷。由于女性的性腺也存在雄激素受体，因此外源性的雄激素会使其出现男性特征。

双氢睾酮与雄激素受体结合的亲和力和稳定性都比睾酮强，因此性别分化的过程中，在 5α- 还原酶的组织里（如前列腺、尿生殖窦、外生殖器等），双氢睾酮是高活性的雄激素，在人工培养生殖器表皮成纤维细胞过程中，还原酶的活性有两个最佳 pH 值，一个是 pH5.5 另一个接近 pH8，这对应着两种不同的酶。编码雄激素受体的基因已经被克隆出来，定位于 X 染色体 Xq11-12。

卵巢

妊娠 8 周后在女性胚胎体内就可以检测到雌激素的合成。合成的限速酶是芳香酶，它在胎儿卵巢中的含量高于在胎儿睾丸中的含量。雌激素对于正常女性生殖道的分化并不是必须的，但它可以阻碍男性性别分化。雌激素可以阻断 MIS 对米勒管作用，在胎儿娩出前对母体进行雌激素治疗被认为与男性生殖道畸形有关。

性别表型的分化

在妊娠 8 周以前，两种性别的尿生殖道就可以辨认出来。体内附属生殖器官的始基中肾管和米勒管都已经存在。此外，在这个时期男性和女性胚胎外生殖器的原基还不能辨认。在女性胎儿，卵巢不分泌睾酮，因此中肾管退化，并且卵巢不产生 MIS，因此米勒管得以存留并发育成女性体内生殖管道。其头部发育成输卵管，尾部融合形成子宫。米勒管和尿生殖窦相接触，形成子宫阴道板，最终形成阴道腔。米勒管和尿生殖窦在阴道的形成中各发挥多大作用还存在争议（Hughes, 2002）。

男性胎儿的男性化始于妊娠 7～8 周。男性表型分化的首要标志是邻近睾丸的米勒管的退化，这是支持细胞分泌 MIS 作用的结果。然而雄激素对中肾管的作用与邻近的性腺分泌睾酮的扩散有关，外生殖器的男性化是睾酮在全身的运送及在局部转化为双氢睾酮的结果。在第 10 周，生殖结节进一步增粗、变长形成阴茎，尿道皱襞从后向前逐渐融合形成尿道沟。靠近膀胱的尿道包裹于前列腺内，生殖膨大向后迁移至阴茎根部融合形成阴囊。妊娠 12～13 周时，男性胎儿的外生殖器随着尿道裂口的闭合而成形。在胎儿睾丸分泌的雄激素的影响下，阴茎的生长和睾丸下降发生在妊娠 6～9 个月。

在女性胎儿，由于循环中缺乏睾酮，妊娠 6 周时的外生殖器形状得以维持。生殖结节仅轻度发育形成阴蒂。外侧的生殖膨大形成大阴唇，邻近的尿道皱襞形成小阴唇。在小阴唇之间形成尿道口和阴道口。

七、内分泌的作用

（一）内分泌对男性的作用

妊娠 8～9 周时，胎儿睾丸的支持细胞分泌一种糖蛋白，米勒管抑制物质（MIS）或抗米勒管激素（AMH）。这种蛋白质通过溶解米勒管的基底膜，并加厚米勒管周围的间质细胞使米勒管退化。因为 AMH 只作用于局部，故米勒管退化仅发生于胎睾的同侧。AMH 也引导生精小管的形成及睾丸的进一步分化。妊娠 9～10 周，睾丸内出现间质细胞，开始合成睾酮。激素促进中肾管转化为男性生殖道，并完成于妊娠 11 周。妊娠第 9 周开始，睾酮也把生殖结节、泌尿生殖窦及生殖膨大引导发育成外生殖器。同时 5α- 还原酶把睾酮转化为双氢睾酮（DHT）。DHT 与受体相结合形成复合物来控制这些组织转化为阴茎头、阴茎、海绵体尿道、尿道球腺（Cowper gland）、前列腺及阴囊。

（二）内分泌对女性的作用

妊娠第 9 周时，如没有睾丸产生的激素，中肾管退化，米勒管开始分化，其头端形成输卵管，尾端融合形成子宫。同期泌尿生殖道及生殖结节发育成外生殖器。

结合正常性别发育与临床所见性征模糊，总结有以下 4 点：

1. 胎儿原有性腺分化为睾丸还是卵巢。

2. 胎儿都有两套内生殖道（中肾管与副中肾管）。

3. 女性内生殖道与外生殖器的分化是自发的。

内生殖道的男性化需要胎睾的特殊导向物（MIS 及睾酮）。这些激素只作用于同侧内生殖道。而外生殖器男性化需要双氢睾酮及正常雄激素受体活性（图 67-1-3）。

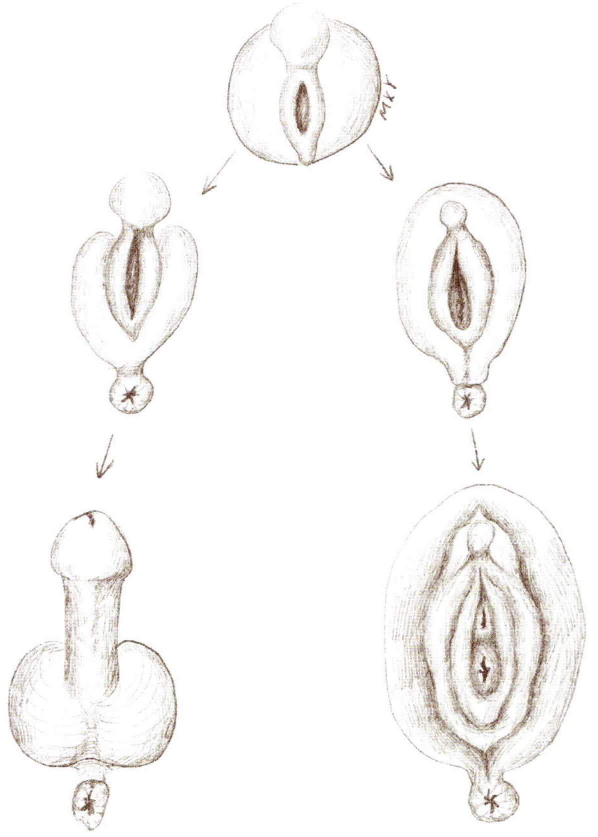

图 67-1-3　外生殖器的分化

八、性心理的分化

研究发现人类存在着双重性别行为，包括以下几方面：①性别认定，即认定自己是男性还是女性；②性别角色，男性和女性行为不同的方面；③性别定位，或者选择性伴侣（异性、同性或者两性）；④认知的差别。

性别身份对人类来说是一种复杂的且知之甚少的现象，其机制是多因素的。先天性肾上腺皮质增生症的患者由产前雄激素暴露所致，其性别与染色体性别及生殖腺性别相反，这些提示性别身份不只是与染色体或者产前内分泌环境有关。出生后的环境因素与认知可能对其影响更重要。

第二节 性发育异常

性发育异常（disorders of sex development，DSD）是一种令人迷惑和复杂的泌尿系统疾病。由于它不仅涉及医疗，更关系到社会、伦理、法律等诸多社会、人文方面的问题，所以争议较多。近年来，由于许多尚不完全明了的原因，如环境、雌激素类物质等影响使得 DSD 发生在全球范围内均呈现出不同程度的增加趋势，同时，随着社会进步、医学发展，医患双方均对 DSD 的诊治提出了更高要求。

一、先天性性别异常的定义与命名

过去有关先天性性别异常的定义与命名一直不统一，也就限制了进一步的深入研究和学术交流，也影响着临床工作的开展。2006 年，美国及欧洲儿童内分泌学会组织 50 名国际专家经过讨论达成一致性意见，建议将原来的各种称谓统一为“disorders of sex development（DSD）”这个名称，并将它定义为先天性的染色体和性腺发育异常，或者解剖性别不典型。同样，2006 年，北美间性人协会（Intersex Society of North America，ISNA）发布了一个临床指南，建议采用 DSD 作为统一的称谓。他们给予 DSD 的定义是涉及以下异常情况：先天性生殖器模糊 / 难辨（如 46, XX 男性化先天性肾上腺皮质增生、阴蒂肥大、小阴茎），先天性内外解剖性别分离（如完全性雄激素不敏感综合征、5α- 还原酶缺乏），解剖性别发育不全（如阴道、性腺发育不全），性染色体异常（如特纳综合征、克兰费尔特综合征、性染色体镶嵌），性腺发育紊乱（如卵睾）。因此 DSD 也就包括性染色体、性腺、生殖管道及外生殖器的发育异常（MacLaughlin & Donahoe，2004）。值得注意的是，根据其定义明显影响性别判定的异常如泄殖腔外翻、严重的尿道下裂、小阴茎及阴茎缺如，特别是合并隐睾均属于 DSD。

DSD 是一系列先天难以归类、难以诊断的复杂性疾病。性发育异常分为 3 类：①性染色体异常 DSD（主要与性染色体核型异常有关）；② 46, XY DSD（主要与睾丸的分化与发育异常及雄激素合成、利用障碍有关）；③ 46, XX DSD（主要于 SRY 基因易位雄激素过量有关）。此分类完全取代各种两性畸形的名称，充分体现了专家们主要基于临床诊疗的命名指导思想，即考虑到这类疾病比较特殊，需要更重视以患者为中心以及对家庭的影响。

二、DSD患儿的评估

由于儿童的发育是一个连续的过程，疾病造成的性腺损害也是一个连续的谱系（从完全不发育到基本接近正常）。在儿童期大多不能完全确定性腺功能损害及残留程度，儿童期仅仅可预估成年时期性腺功能减退的可能性。对于预估可能的自然性发育障碍者，可以再围青春期的适当年龄给予诱导青春期的治疗。至于性功能和生育力的评估是根本无法在儿童和青少年期进行的。

新生儿的外生殖器模糊均可诊断为 DSD，但性别确认则需要一定的时间，不要过早武断评判，避免与最终正确的诊断不符。DSD 患者的明确诊断、性别确认和治疗均需要多学科专家组成治疗组共同完成。

婴儿 DSD 只有 4%～7% 在出生时生殖器模糊及性别不明，多数表面看来性别清楚。新生儿医生应该注意 DSD 的发现。当双侧触不到睾丸、尿道下裂、单侧或者双侧触不到睾丸、阴蒂肥大、阴茎短缩并单一泌尿生殖管道开口（也被称为泌尿生殖窦）、表型为女孩的婴儿出现腹股沟疝且可触及性腺应高度怀疑 DSD。

家族史及母孕史的采集：父母双方近亲的相关情况，家族中有无青春期发育延迟，不孕不育病史。近亲结婚可增加患常染色体遗传病的风险：如先天性肾上腺皮质增生症、睾酮合成障碍、5α- 还原酶缺乏等。

体格检查：①生殖结节（genital tubercle，GT）：它是胚胎结构，可发育成阴茎或阴蒂。评定结节的大小对鉴别小阴茎和隐匿阴茎十分重要。对于重度尿道下裂合并阴茎下弯的病例很难评估结节的真正长度。②尿道、生殖皱褶和会阴的评估：需要系统的评估记录一系列的观察结果，包括：生殖皱褶融合情况、生殖皱褶的颜色、是否对称等。临床上评判外生殖器男性化评分依然采用 Prader 分级以及 EMS 分级。评价青少年患者青春期发育通常还是使用 Tanner 分期系统进行分类。③性腺评估：必须记录可触及性腺是否存在、数目及位置。如果在阴唇、阴囊皱褶可以触及到性腺提示睾丸组织是存在的。如果两侧均触及不到性腺则需进一步详细的检查。④内分泌评估：伴有严重生殖器畸形的新生儿早期进行详细检查十分重要，以避免可能会危及生命的肾上腺危象的发生。首先应检查血清 17- 羟孕酮、抗米勒激素及染色体核型分析。染色体核型分析是必需的。⑤遗传学评估 46, XY DSD 的男孩及成年男性患者的研究证明表明，其远期发育的结局，可能依赖于基因学诊断。因此了解病因不仅有助于向家长及成长中的儿童解释疾病的状态，而且有助于临床医生和患者及其家庭为患儿的未来做计划。

三、DSD患者的管理及治疗

（一）多个协作组的建立与运作

典型的协作组一般包括儿科、内分泌科、整形外科、泌尿外科和妇产科专家以及遗传学家、精神心理学专家、社会工作者和医学伦理学工作者，患儿有自己的家庭医生也应该是组里的一员。

（二）多科协作组的任务

为患者提供整体诊疗，也包括对父母的支持、建立并持续运营一个整体的咨询系统和多科协作的日常病例讨论会，或建立一种特别专科门诊（如波士顿儿童医院新近由少儿内分泌和泌尿外科专家牵头开设的美国首个定期出诊的“性别管理服务专科门诊”）；通过日常会、在职项目（如读书、先报告、来访学者报告及课题轮回报告等）为组内成员提供继续教育；为患儿和家属提供长期随访并评价结果，以保证诊疗质量，并促进多学科组的学习和发展。

（三）多科协作组的管理

协作组成员来自于多个学科，因此保证协作组的有效运行是需要一个切实可行的管理方式。经过训练的护士、医疗社会工作者、遗传咨询师及心理医生等，他们针对性地服务于某个家庭，以保证患儿获得满意的持续诊疗服务，使其始终与协作组保持高度信任和合作。

（四）多科协作组的具体运作举例

多科协作组诊疗模式或途径是对传统分科诊疗模式的挑战，国际上发展很快，许多一流医学中心已在诸如小儿颅面外科、胎儿医学及小儿糖尿病等多学科领域取得经验。近年来该模式也开始被应用到 DSD 的诊疗上。专家建议参照此模式但也需要结合本单位实际，并不强求形式上的完全一致，建组目的是尽量实现“以患者为中心”的诊疗理念。

第三节 DSD 疾病

一、性染色体性发育异常（性染色体 DSD）

这些染色体上的基因物质未分离、缺失、破损、重新组合，及其异位造成性染色体的数目及结构异常，本组有以下数种疾病：

（一）先天性睾丸发育不全症（克兰费尔特综合征及其变种）

本病又称生精小管发育不全或克兰费尔特综合征，在性别异常中占有重要地位，约 500 男性中有 1 例。1942 年，由 Klinefelter 描述，其根本缺陷是男性多一条 X 染色体，常见的核型是 47, XXY，或 46, XY/47, XXY 嵌合体。

本病典型情况是由于配子发生时，在减数分裂过程中，性染色体未分离。约 40% 是在精子减数分裂过程中染色体未分离，即含有 XY 的精子与一个 X 卵子结合，形成 XXY 的受精卵。60% 是卵子性染色体未分离，即含 XX 卵子与一个 Y 精子结合。本病有多种变型如 48, XXXY 至 49, XXXXY。一般来说，X 染色体越多，智能低下的发生率越高，其严重程度也越重，男性化障碍程度也越明显。但无论 X 染色体的数目增加到多少，只要有 Y 染色体就决定其表现为男性。

临床表现为出生时有双侧对称下降的睾丸以及睾丸的组织学检查也正常，但是在婴儿早期生殖细胞就急剧减少，继之至青少年期生精小管呈进行性玻璃样变。

在青春期前患儿除睾丸小，精原细胞少外，其他表现均正常。青春期后患者不能生育，女性乳房或偶有男性化不足，体格较瘦长，身高高（主要是下半身增长），面部毛发及腋毛减少，阴茎长度减少。虽然乳腺癌发生率只占女性 1/5，但发生乳腺癌的危险性较一般男性高 20 倍。

47, XXY 的一般特点是生精小管的损害及精子缺乏，患儿的睾丸长度小于 2～3.5 cm（相当于 2～12 ml）。睾丸的典型组织学改变除生精小管玻璃样变外，精子发生完全停止或精子严重减少及明显的间质细胞增多。

内分泌在垂体 - 睾丸轴中发生特异性改变，尿内促性腺激素水平升高。血浆尿卵泡刺激素（FSH）及黄体生成素（LH）常升高，血浆睾酮平均值为正常的 50%，雌二醇平均值增高，其病因尚不完全清楚。乳房女性化可能由于血浆中低睾酮、高雌二醇的缘故。

治疗自 11～12 岁开始，应进行雄激素疗法。一般用环戊丙酸酯，3 周注射 1 次，每次肌肉注射 50 mg。每隔 6～9 个月增加剂量 50 mg，直到成人量（每 3 周 250 mg），对男性化有帮助，但不能解决生育问题，而且加重乳房女性化（补充的雄激素在外围组织中可转化为雌激素）。为了外观及心理因素，有时需做乳房成形术。

（二）XX 男性

46, XX 男性的发病率约 1/20 000，这种病的情况与克兰费尔特综合征有密切联系。历史上对于性别表现与核型不一致的性别反转个体的基因分析主要依靠 SRY 基因。

1964 年，de la Chappelle 等首先对此病进行了报道，患者双侧睾丸存在，染色体为两条 X 染色体，缺少 Y 染色体。大部分患者具有正常男性外生殖器，但是约 10% 存在尿道下裂，所有患者均发生不育。在不育患者中，2% 为 XX 男性（Van Dyke et al., 1991）。

XX 男性有两种类型，约 80% 的患者 SRY 基因阳性，剩下为 SRY 基因阴性。SRY 基因组很少有生殖器异常，但是他们有克兰费尔特综合征的表现，包括性腺功能减退、男性乳腺发育、无精子、生精小管玻璃样变、青春期性激素水平改变（低睾酮、高 FSH 和 LH）。青春期男子乳腺发育是本病就诊的原因。这些患者区别于克兰费尔特综合征主要在于他们身材矮小，有正常的骨骼比例。

本病的原因有 3 点。最常见的是 Y 染色体上的片段，包括 SRY 基因，易位到 X 染色体上，显而易见，这在大多数患者身上都得到了证实。性别逆转还可能是由于常染色体或者 X 染色体突变，使得睾丸分化，或者是目前未发现的含有 Y 染色体的细胞系。临床研究已经证明，XX 性别反转是遗传与表型不相同的情况。然而，一些 XX 性别反转包括已经被确诊卵巢睾丸并存的真两性体遗传嵌合的患者。

治疗上和克兰费尔特综合征相似，可采用雄激素替代治疗，同时有必要的话可行乳房复位成形术。这些患者得乳腺癌和睾丸肿瘤的风险有可能也高。由于缺少生殖细胞成分，典型的患者不能生育也不能够通过睾丸活检找到精子进行试管婴儿。

（三）先天性卵巢发育不全症

本病又称特纳综合征（Turner syndrome）。特点是缺少 X 染色体。最常见的染色体组型是 45, XO，在受精卵中占 0.8%，但不及 3% 的 45, XO 胚胎能存活到出生，故在活产婴儿中约每 2700 人中有一例。表型女性、体格矮小、颈蹼、原发性无月经、性幼稚、肘外翻等为临床特点，其性腺呈纤维索条状。

1．病因

本病 45, XO 核型占半数，这是因为减数分裂时卵子或精子的性染色体分离，一个无性染色体的卵子与一个带有 X 染色体的精子结合；或有一个带有 X 染色体的卵子与一个无性染色体的精子结合而成。约 1/4 是嵌合体无结构异常（45, XX/45, X），其余是有结构异常的 X 染色体合并或不合并有嵌合体。如 XO、XXp（p 示染色体短臂缺失）、XXg（g 是染色体长臂缺失）、XXR（R 示环状染色体）。各种组合的嵌合体有 XO/XX、XO/XY、XO/XXY、XXX/XX/XO 等，其中以 XO/XX 出现率为最高，偶见嵌合体仅限于索条状性腺，而外围血及皮肤是 46, XX 核型。染色体属于嵌合体者少见流产，较易成活，症状较轻。在 XO/XX 型中，XO 细胞比例较高，性染色体比例较低，畸形相对越多。反之，XX 细胞比例较高时，性染色体比例较高时，性染色质百分比亦高，畸形也相对越少。

2．临床表现

患者可因并发畸形于出生时被诊断，但更多是由于青春期不来月经，性不发育，以及并发畸形而被诊断。表型女性，但不成熟，除非给雌激素，患者乳房常不发育，双侧索条状性腺位阔韧带内，输卵管及子宫细小。青春期后，这些索条含纤维组织，不能与正常卵巢基质区分，常缺乏滤泡及卵子。

合并畸形主要限于中胚层即骨骼、结缔组织。婴儿期表现有出生时低体重、手足淋巴水肿、颈蹼、发际低、颈后皮肤过度折叠、胸部呈盾状、两乳头间距宽。此外，面部的特点有小颌、内眦赘皮、畸形耳位置低而下垂。半数患儿第 4 掌骨短，10% ~ 20% 患儿有先天性心脏畸形，其中主动脉狭窄最为常见。由以 45, XO 核型者为甚，此为主动脉瓣二叶型，但无狭窄，无室间隔缺损、房间隔缺损、右位心及左心发育不全。45, XO 中偶见肺动脉狭窄，不常见血管畸形，但肠毛细血管扩张、血管瘤及淋巴管扩张是胃肠道出血的潜在原因。成年后，身高还有超过 150 cm 者，主要是下半身短。合并症状有肾畸形、色素痣、指甲发育不良、有形成瘢痕的倾向、高血压及一定的自身免疫功能紊乱。正常人中 10% 有肾畸形，而本症中 60% 有肾结构异常。马蹄肾合并或不合并重复畸形及旋转不良是最常见的。自身免疫功能紊乱包括原发甲状腺功能减退、肠炎症性疾患及糖尿病。

特纳综合征可以于产前诊断，基于超声的多种发现（颈半透明度增加、淋巴囊肿、囊性淋巴管瘤、主动脉狭窄、肾畸形）或胎儿核型分析结果异常作出诊断。受影响的胎儿多自然流产。产前诊断 45, X 的胎儿是一种预测，预测患儿产后诊断为特纳综合征，但是大约有 90% 于产前偶然发现核型为 45, X/46, XX 或 45, X/46, XY 的患儿，出生时具有正常男性或女性的表型。这种所谓的确定偏倚在特纳综合征中对产前咨询有很深的含义。

对于特纳综合征患者最重要的是鉴定 Y 染色体或者 45, X/46, XY 嵌合体，通过聚合酶链式反应可提高检出率。在隐藏有 Y 染色体物质的患者中，发生性腺母细胞瘤这种原位生殖细胞肿瘤的危险性为 7% ~ 30%，且正在被进一步确定。50% ~ 60% 的性腺母细胞瘤患者伴有无性细胞瘤或者其他的生殖细胞肿瘤，时常伴有男性化。由于性腺母细胞瘤发生的年龄变化大，报道的最早发病年龄是 26 个月，所以对于 Y 嵌合体特纳综合征患者提倡预防性切除条纹性腺。腹腔镜可很好地完成该手术。45, XO 核型的患者不需要手术切除条纹性腺。

本症需与 3 种相似情况鉴别，即：①混合性腺发育不全。一侧是睾丸，对侧是索条状性腺；②单纯性腺发育不全，双侧都是索条状性腺，并有正常 46, XX 或 46, XY 核型，身高正常，原发无月经；③ Noonan 综合征是常染色体显性遗传，有颈蹼、矮身材、先天性心脏病、肘外翻、其他先天性畸形在男或女性有正常核型及正常性腺。

3. 治疗

目前特纳综合征的治疗有了很大的进步。对于婴儿，他必须接受一系列 Y 染色体检查，包括荧光原位杂交或聚合酶链式反应，而后，必要的话进行预防性的性腺切除术，还要进行肾和心脏超声检查有无异常。对于儿童，人生长激素被成功应用，使他们的身高增加。在适当的年龄段，特别是在 12 ~ 15 岁，需开始外源性激素治疗诱导青春期发育和维持正常女性内分泌状态。对于这些患者，长期的医学检测，包括心血管系统的检测、控制血糖和骨质疏松，这些都被认为是巨大的医学进步。最后，随着辅助生殖技术的发展，特纳综合征患者怀孕成为可能，尽管他们自然性的生育极为罕见。在许多组患者的研究中，他们潜在的性腺功能已经被关注。在一组研究中，1/3 的患者为非条纹性腺，这在仅 X 染色体短臂丢失的女性中更多见。在 2% ~ 5% 的特纳综合征患者中，会出现自发性月经来潮，并有可能独立受孕。这种情况在具有嵌合体的女性中最常见，其具有正常的 46, XX 细胞系，或是 47, XXX 细胞系。

45, XO 特纳综合征患者的神经影像学研究证实了其顶叶、颞叶解剖及后颅窝形态的异常，这可能与某些已确定的神经生理和认知缺陷有关。

（四）混合型性腺发育不全

混合型性腺发育不全是 Sohval 于 1963 年命名的。1975 年，Zah 等在他们的一系列研究中报告了超过 100 名 45, X/46, XY 染色体核型的患者，其中 72 名为混合型性腺发育不全患者，一侧为条纹性腺，另一侧为睾丸。

混合型性腺发育不全的特点是一侧是睾丸，它通常在腹腔内，对侧是条纹性腺，以及持续米勒管结构，这与不同程度男性化不全相关。大多数混合型性腺发育不全患者的染色体核型是 45, X/46, XY，这大概是有丝分裂后期滞后的结果。45, X/46, XY 嵌合体是最常见的形式，镶嵌涉及 Y 染色体。

在先天性肾上腺皮质增生症之后，本症是新生儿模糊生殖器的第二常见原因，诊断时需注意鉴别。

表型与内部生殖管道不对称，这是由于局部产生的睾酮和 MIS 对米勒管和中肾管的退化、发育发挥了作用。无论表型是男是女，患者都有一个子宫、阴道及至少一条输卵管。XO/XY 嵌合体患者的表现型范围很广，可以是表型女性的特纳综合征（占 25%），也可以是模糊生殖器，还可以是罕见的外表正常的男性。在新生儿时期，混合型性腺发育不全是模糊生殖器的第二常见原因，必须在诊断时鉴别。大多数患者具有不同程度阴茎增大、泌尿生殖窦与阴囊融合以及睾丸未降。在几乎所有的患者中，子宫、阴道、输卵管都存在。其身材矮小及躯体特征的表现多种多样。

组织学检查在青春期前的睾丸相对正常，青春期后的睾丸会含有很多的成熟间质细胞，但生精小管无生殖细胞成分，而有支持细胞，故能出现男性化及阴茎长大。睾丸常未下降，即使睾丸已降，也可并发腹股沟斜疝，疝囊内有子宫及输卵管。条纹性腺呈薄、苍白长条形组织，位于阔韧带内或位于盆壁，其中有排列成涡旋形的纤维结缔组织，故像卵巢基质。

约 1/3 患者表现为 45, X 性腺发育不全，即身高低于 150 cm，后发际低、桶状胸、多发色素痣、肘外翻及颈蹼。实际上染色质均阴性。70% 染色体是 45, X/46, XY 核型。

治疗主要是性腺发生肿瘤问题，发生率约为混合性腺发育不全患者的 25%。生殖细胞癌较睾丸母细胞瘤多见。在混合型性腺发育不全患者中，性腺肿瘤（性腺母细胞瘤、无性细胞瘤）发生的风险是增加的，估计增加 15% ~ 20%。性腺母细胞瘤最常见，是一种低度恶性的肿瘤。尽管生殖细胞肿瘤既发生在 46, X/46, XY 嵌合体患者遗传不良的睾丸中，也发生在他们的条纹性腺中，但前者发生肿瘤的风险性更高。

混合型性腺发育不全患者患肾母细胞瘤的风险也更高。肿瘤可发生于幼儿，如表现为女性的腹内睾丸，应做性腺切除后并用雌激素维持女性特征。

混合型性腺发育不全的治疗包括明确性别，适时行性腺切除术以及筛查肾母细胞瘤。如果在新生儿期诊断了该病，性别的判断就需要建立在外生殖器和生殖腺的潜在功能上。过去，2/3 的混合型性腺发育不全患者均当女孩来养育。潜在的生育力在这种病中并不是主要问题，生殖道的解剖结构将是决定治疗的因素。显著的印迹作用，可能对更好的男性化表型发育的作用更大，这将是最好的临床指导。对于具有特纳综合征特征的患者，生长发育低于第五个百分点，可给予适当的生长激素治疗。如果选择作为男性养育，并且睾丸能降入阴囊，我们必须慎重决定是筛查性腺母细胞瘤（体格检查及超声检查）还是切除性腺后行雄激素替代治疗。

产前检查的普及改变了对45, X/46, XY嵌合体的理解。研究表明90%～95%的45, X/46, XY嵌合体婴儿都有正常的男性外生殖器。大约25%的患者有性腺组织学异常。仅有一部分患者因性腺发育不良而有两性畸形，也存在这样的可能性，一些性腺功能障碍的男性患者具有45, X/46, XY嵌合体核型。

如表型为男性，在大孩子及成人就更为复杂，因为既不能生育又多发生肿瘤：①肿瘤发生于条纹性腺而非阴囊内睾丸；②肿瘤如发生于腹内睾丸，则均伴有同侧米勒管结构残留；③肿瘤如发生于条纹性腺，均伴对侧腹内睾丸肿瘤。基于上述理由应采取下述措施：①切除条纹性腺；②保留阴囊内睾丸；③除非睾丸能够降于阴囊，并不伴有同侧米勒管结构残留，否则应予以切除。

根据具体情况做重建手术，由于小儿期切除阴茎及性腺，应多按女性抚养。

二、46, XY DSD

（一）部分性腺发育不全（男性假两性畸形）

1967年，Federman提出了男性假两性畸形的概念，其情况与混合型性腺发育不全相似，这些患者有两个发育不全的睾丸，而不是一个发育不全的睾丸和一个条纹性腺。有研究者已经用部分性腺发育不全，这样的术语区别于混合型或者完全型性腺发育不全。与混合型性腺发育不全相同，这些个体染色体核型为45, X/46, XY，或46, XY。临床表现为一系列外生殖器异常，这取决于发育不全性腺产生睾酮的能力。米勒管结构的持续存在是其典型的表现，但表现程度不同，取决于发育不全性腺分泌米勒管抑制物质的功能。

在组织学方面，发育异常的睾丸是由发育不全的生精小管和类似于条纹性腺中见到的间质组成。部分性腺发育不全（男性假两性畸形）的患者患性腺恶性肿瘤的危险性升高。Manuel等报道40岁左右的男性患者中，性腺母细胞瘤和无性细胞瘤的发病率近46%（Manuel et al., 1976）。

对部分性腺发育不全患者的处理，在辨别性别和恶性肿瘤的监测方面与混合型性腺发育不全的患者相同。

（二）46, XY完全型性腺发育不全

46, XY的女性和46, XX的男性患者一样，对于发现睾丸决定因子（TDF）是非常重要的。46, XY完全型性腺发育不全患者，具有正常女性外生殖器，发育良好的米勒管结构，两侧条纹性腺，无镶嵌的染色体核型。由于完全缺乏睾丸决定因子，所以外生殖器发育不全不是问题，性幼稚症是临床的主要问题。

46, XY完全型性腺发育不全的病因可能是SRY基因异常，或是SRY基因下游的基因缺失，使得SRY蛋白无法发挥作用。此外，睾丸决定因子缺乏可能导致生殖腺向卵巢分化。迄今为止，10%～15%的46, XY完全型性腺发育不全患者的病因是SRY基因突变。大多数46, XY完全型性腺发育不全的患者青春期延迟。除了闭经以外，乳房经常不发育。由于血清中促性腺素水平异常增高，促使医生对患者进行染色体核型检查而发现本病。血清高水平的LH被认为是引起雄激素水平升高的原因，从而导致某些患者阴蒂肥大。

条纹性腺在组织学上和特纳综合征相近，纤维结缔组织类似于波状的卵巢间质却没有卵泡。已经发现一些组织学变异，有的具有增殖表现更强的间质，很少有保存完好的原始卵

泡。卵巢组织学上的变异支持这样一种假说，即性腺在子宫里发育成卵巢。这与出现在特纳综合征中的条纹性腺相似。

46, XY 完全型或单纯性腺发育不全的患者患生殖细胞肿瘤的可能性大。30 岁时发生肿瘤的概率是 30%。性腺母细胞瘤最常见，常双侧发病。其他的肿瘤包括胚胎性癌、内胚窦瘤，绒毛膜癌和未成熟畸胎瘤。这些高度恶性肿瘤出现在低于 10% 的 46, XY 完全型性腺发育不全的患者中。

46, XY 完全型性腺发育不全的治疗包括切除双侧条纹性腺和雌激素、黄体酮激素替代治疗。

（三）胚胎睾丸退化症和双侧睾丸逸失综合征

胚胎睾丸退化症和双侧睾丸逸失综合征的特点是患者具有 46, XY 核型，同时缺少睾丸，但在胚胎发育过程中某一时期有睾丸存在并发挥作用的明确证据。这个综合征指胚胎发育过程中睾丸消失，它有别于单纯性腺发育不全，后者没有睾丸在子宫内发挥作用的有力证据。

一些学者认为，这两种综合征是同义的。其他的学者包括 Migeon 等认为应该有一定的区别：为什么胚胎睾丸退化症指的是妊娠的前 3 个月睾丸组织消失，并伴随外生殖器模糊，而双侧睾丸逸失综合征患者存在男性性别分化管道和外生殖器发生，但随后睾丸组织在子宫里消失（Migeon et al., 1994）。

这两种病的病因不明。有可能是基因突变、致畸因子或双侧睾丸扭转致使睾丸退化在子宫里。遗传学方面发现了家族性 XY 无性腺症可能和隐性遗传相关，这提供了这两种病的遗传学病因证据。临床上这两种综合征有一系列的表现，可完全表现为女性，在胚胎睾丸退化症中可出现不同程度性别难辨的情况，在双侧睾丸逸失综合征中，可出现小阴茎、空阴囊的正常男性表型。诊断上，依据 46, XY 染色体核型和血清睾酮水平降低，尽管血清 LH 和 FSH 水平升高。胚胎睾丸退化症中，最严重的情况是无性腺症，这在一个 46, XY 女性表型患者身上发现，她没有内生殖器。临床表现有一中间情况，46, XY 核型患者缺乏性腺和内部管道，但是有模糊的外生殖器，这是由于睾丸消失导致不完全的雄激素表达。最后，双侧睾丸逸失综合征患者可能表现为无生殖腺的 XY 男性表型，具有发育完全的中肾管结构，但有空阴囊、无前列腺和小阴茎。这说明在妊娠前 3 个月男性外生殖器充分发育后，睾丸出现缺失。

对双侧睾丸逸失综合征患者的手术探查中，常能发现退化残留的条索状结构，对其末端进行组织活检已找不到睾丸组织，萎缩的附睾偶尔可以找到。

胚胎睾丸退化症和双侧睾丸逸失综合征患者的治疗是由其在临床表现中的定位决定的。性幼稚表型的女性需要雌激素替代治疗，在青春期发展第二性征，同时需要进行阴道成形术。同样，男性表型的患者在青春期开始时要进行长期的雄激素替代治疗。生殖器模糊的胚胎睾丸退化症患者需进行个体化的评估，来决定最佳的性别。

（四）睾酮生物合成障碍

胆固醇向睾酮转化过程中有 5 个重要的酶，其中任何一个出现缺陷，都可能导致男性胎儿在胚胎发育过程中男性化不全或不出现男性化。前 3 个酶（胆固醇侧链裂解酶、3β- 羟基类固醇脱氢酶、17β- 羟化酶）存在于肾上腺和睾丸中。因此，它们的缺乏除了影响睾酮的合成外，还可导致糖皮质激素与盐皮质激素合成减少。这 5 种酶缺乏都是常染色体隐性遗传（图 67-3-1）。

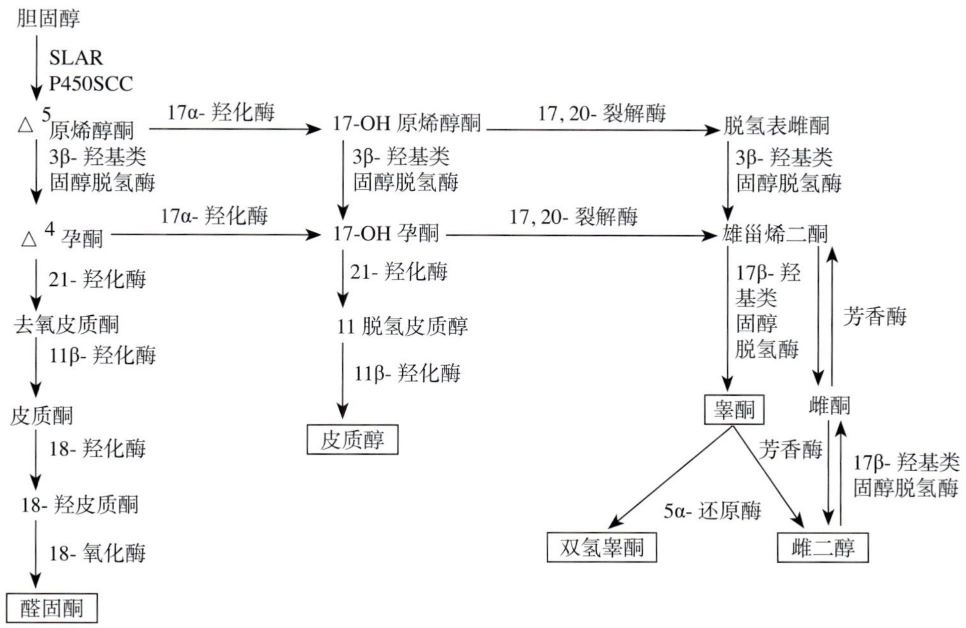

图 67-3-1 类固醇（盐皮质激素、糖皮质激素、性激素）生物合成途径

1．StAR（胆固醇侧链裂解酶）缺乏症

性腺和肾上腺中类固醇生成的第一步是胆固醇转变为孕烯醇酮，由 450SCC 这种胆固醇侧链裂解酶所介导。近几年的研究提示该病病因主要是胆固醇的运输过程异常，而不是酶的缺乏。类固醇生成性急性期调节蛋白促使胆固醇从线粒体外转运到线粒体内膜（胆固醇侧链裂解酶复合物位点）。这似乎是合成类固醇的限速步骤。

患病的 46, XY 个体具有女性外生殖器或者盲袋样阴道似的模糊外生殖器；睾丸存在于腹腔内、腹股沟或阴唇；缺少米勒管结构，具有功能性的支持细胞。中肾管存在但是不发育。在患儿出生的前几周经常出现严重的肾上腺皮质功能不全和大量失盐情况。如果新生儿具有未男性化的女性外生殖器，皮质醇和醛固酮缺乏、低钠血症、高钾血症和代谢性酸中毒，则需考虑 StAR（胆固醇侧链裂解酶）缺乏症的诊断。腹部 CT 显示肾上腺增大，充满脂质。

治疗上同 21- 羟化酶缺乏症，到目前为止，所有存活的 46, XY 核型该病患者都是按女性来抚养，并且实施了性腺切除术。因为睾酮的产生不重要，大脑印迹不是指定性别的因素。

2．3β- 羟基类固醇脱氢酶缺乏症

3β- 羟基类固醇脱氢酶催化 3β- 羟基类固醇（孕烯醇酮、17- 羟孕烯醇酮、脱氢表雄酮）转化为 3 种酮甾类：即孕酮、17- 羟孕酮和雄烯二酮。由于睾酮生物合成障碍，患者表现为不同程度的男性化不全，由于醛固酮和皮质醇合成障碍，患者表现为失盐型肾上腺功能减退。出生后不久，由于保盐激素及皮质醇的缺失，导致患者出现失盐危象。然而个别病例盐丢失严重，这是基因突变的结果。

患这种缺乏症的男性通常表现为外生殖器男性化不全，如阴茎短小，尿道下裂伴有阴唇阴囊融合，尿生殖窦，盲袋样的阴道。睾丸常位于阴囊内，中肾管发育正常。与其他睾酮生物合成障碍一样，支持细胞功能正常而米勒管结构缺失。

46, XY 男性具有模糊外生殖器和肾上腺功能不全的征象时应考虑本病。内分泌检查提示高水平的 3β- 羟基类固醇可证实该诊断。

3β- 羟基类固醇脱氢酶缺乏症的治疗与 21- 羟化酶缺乏症相似。

3．17α- 羟化酶缺乏症

在肾上腺及性腺类固醇合成过程中，17α- 羟化酶催化孕烯醇酮转化为 17α- 羟化孕烯醇酮。1970 年，New 报道了第一例因 17α- 羟化酶缺乏而导致的男性假两性畸形患者。这种酶的基因定位于 10 号染色体上（New, 1970）。

46, XY 患者通常具有女性外生殖器，不伴有或伴有轻微的男性化。17α- 羟化酶的缺乏导致皮质醇生成减少，并负反馈促进 ACTH 过多分泌，最终导致脱氧皮质酮（DOC）、皮质酮、18- 羟肾上腺皮质甾酮水平升高，这些物质与盐皮质激素共同作用产生水钠潴留、高血压及低血钾。

本病临床表现各异，可表现为女性，具有阴道成盲袋样的外生殖器，也可表现为男性，伴有会阴型尿道下裂和阴茎下弯畸形。有高血压的男性假两性畸形患者应考虑本病。内分泌检查提示高水平的血清孕酮、DOC、皮质酮、18- 羟肾上腺皮质甾酮、ACTH 能进一步证实该诊断。

糖皮质激素替代治疗可抑制 ACTH 对肾上腺皮质产生刺激，从而使血压及血钾恢复正常。作为女性来养育者应切除睾丸，青春期行雌激素替代治疗。另有一部分患者有一定大小的阴茎，可能被作为男性来养育，他们需在青春期补充雄激素。至今尚未有学者报道睾酮合成障碍的患者存在生育功能，由于睾酮合成不足导致患者雄激素特有的表型不明显。因此，表型可能决定患者的性别选择。

4．17, 20- 裂解酶缺乏症

17, 20- 裂解酶被证实与 17α- 羟化酶有关，是基于两者的活性都与 10 号染色体的相同基因产物有关。然而，有些患者此基因缺陷会导致两种酶都失活，但有些患者却仅仅是 17, 20- 裂解酶功能不足。这一发现由 Zachmann 等于 1972 年首次报道（Zachmann et al., 1972）。

17, 20- 裂解酶缺乏症患者中，皮质醇和 ACTH 分泌正常，醛固酮分泌正常，不存在高血压。然而，睾酮生物合成障碍的 46, XY 患者出生时表现为模糊外生殖器，而不是完全女性外生殖器。外生殖器男性化不全程度可为重度，结果是新生儿被认为是女性，也可为轻度，只是有尿道下裂。青春期时，睾丸分泌的雄激素水平仍然很低。Zachmann 等猜测 17, 20- 裂解酶存在两种类型，一种是部分缺乏，一种是完全缺乏（Zachmann et al., 1982）。

男性假两性畸形患者如果没有米勒管衍生物，也没有糖皮质激素和盐皮质激素合成障碍，应考虑本病的诊断。在青春期，患者可能第二性征不发育，而促性腺激素水平升高。因此青春期前可应用 hCG 及 ACTH 刺激来帮助诊断。

该病治疗包括外生殖器成形术和青春期应用适当的性激素替代治疗。

5．17β- 羟基类固醇氧化还原酶缺乏症

此酶是睾酮生物合成链中最后的催化酶，它催化雄甾烯二酮转为睾酮，催化脱氢表雄酮（DHEA）转化为雄甾烯二醇，催化雌酮转化为雌二醇。

临床上看，这是睾酮生物合成过程中最有趣的酶缺乏症，它与 5α- 还原酶缺乏症类似。患者从出生起就表现出正常女性表型而无男性化征象。因此，患者被当成女性抚养。然而在患者的腹腔内、腹股沟、阴唇内却存在着分化良好的睾丸，但缺乏米勒管结构。令人惊奇的是，患者的中肾管发育正常，这可能是胚胎发育过程中产生的雄甾烯二酮或少量睾酮的作用

所致。进入青春期后，患者阴茎发育，男性第二性征逐渐形成。这包括肌肉发育，阴毛、腋毛、面毛、体毛呈男性分布。可能会出现男性乳房发育，睾丸可触及。男性化的后来出现与青春期促性腺激素水平增高有关，它能弥补睾酮生物合成障碍。

患者的内分泌紊乱有特征性的表现。青春期前，患者血清雄甾烯二酮和雌酮水平可能不升高。到了青春期，雄甾烯二酮（睾酮的直接前体）的血浆浓度升至正常的 10～15 倍。更早期的前体在正常水平。血浆睾酮在正常偏低水平。血清 LH 和 FSH 浓度明显升高，达到正常值的 4～6 倍。

这种病在新生儿期很少能被诊断。在婴儿或儿童期做疝修补术发现睾丸时，此病才变得清晰。体内 hCG 刺激试验使睾酮 / 雄甾烯二酮比率升高将证实该诊断，同时可鉴别雄激素不敏感。在该病早期，若维持女性性征来抚养通常要行性腺切除术。到青春期男性化迅速发展，如果这时才能作出诊断，一些家长宁愿选择男性。如果选择作为女性来抚养，性腺切除术和外生殖器成形术是必要的，并根据指征于青春期应用雌激素替代治疗。如果患者选择维持男性性征，有必要行睾丸固定术和重建外生殖器。还要修复尿道下裂与纠正阴茎下弯畸形，这些手术可以做得很成功。然而，还是会有阴茎小和不育。有学者建议儿童期肌肉内注射睾酮治疗可以使阴茎变大。通常，内源性的雄激素水平长期是充足的。

（五）雄激素受体和受体后失调

雄激素受体功能异常是引起男性个体男性化不全最常见的可解释的病因。这些患者具有 46, XY 染色体和睾丸，表现出一系列的表型异常，从完全女性化的外生殖器（完全型雄激素不敏感），到外生殖器模糊（部分型雄激素不敏感），再到男性不育。尽管由于疾病严重程度不同，临床表现各异，但是它们的病理生理学特征是类似的。

1. 完全型雄激素不敏感综合征

完全型雄激素不敏感综合征的临床特征是具有 46, XY 染色体，双睾丸，外生殖器是女性型和米勒管衍生物缺失。这种情况在男性中的发病率为 1/20 000～1/60 000，它通过 X 染色体连锁遗传。

一旦雄激素受体被睾酮或 DHT 激活，它将会调节其他特异基因的转录。这将导致下游基因产生新的 mRNA，并产生蛋白质。雄激素受体定位于 X 染色体 Xq11-12，跨越 90 个碱基，包含有 8 个外显子。男性只有一个这样的基因。90% 以上的雄激素不敏感病例是由于此基因发生点突变。雄激素受体基因的分子学改变不能决定患者的表型，除非受体全部缺失，但这种情况的发生率在所有患者中仅为 1%。

除了腋毛和阴毛减少外，完全型雄激素不敏感的患者有正常的女性表型。她们的胸部发育和体型是女性特征，她们的外生殖器是明显的女性特征，尽管阴道较短并有盲端。

这些患者很少在新生儿时期被诊断，除非产前行羊膜穿刺术诊断为 46, XY 染色体和女性表型。随着产前诊断水平的提高，这种诊断变得更普遍。然而更多的情况是患者通过原发性闭经就诊，或在做腹股沟疝成形术时发现一个睾丸而作出诊断。50% 的完全型雄激素不敏感患者并发腹股沟疝。相反 1%～2% 的腹股沟疝女婴发现有 46, XY 核型染色体，和完全型雄激素不敏感综合征。因此在女性患者行腹股沟疝成形术前，常规行阴道窥器检查有无宫颈的存在是一种谨慎的行为。组织学上，睾丸不产生精子或产生不完全，间质细胞正常或增生。它们可比作发育不完全的隐睾。

新生儿期睾酮、DHT 及促性腺激素水平正常。青春期，促性腺激素水平上升，引起血浆雌二醇水平上升，从而导致女性化，包括乳房发育。多种类型受体异常是产生这种疾病的主要原因，包括：①正常受体数量减少；②受体结合能力下降；③大量异常受体（不耐热或因钼酸盐的存在而不稳定）；④其他“受体阳性”的形式，包括类固醇受体复合物的非结合率增加，有缺陷的雄激素受体上调，配体结合力下降，配体核损伤。总之，雄激素受体在质和量上损伤的程度与表现型有关。

青春期后，根据闭经的临床表现和内分泌检查结果、阴毛缺失或腹股沟疝包含睾丸，容易对完全型雄激素不敏感作出诊断。染色体核型为 46, XY 有正常男性的雄激素和促性腺激素分泌可证实该诊断。盆腔超声检查证实体内缺少米勒管组织，阴道窥器检查阴道为盲端，没有宫颈。

在青春期前的患儿，诊断极其困难，需要进行 hCG 刺激试验。由于生殖器皮肤的受体定量需要花费较长时间，因此可以应用 PCR 技术从静脉血样本中获得 DNA 进行雄激素受体基因分析，检测雄激素不敏感综合征的遗传标志物。

完全型雄激素不敏感综合征的治疗主要是决定性腺切除术的最佳时间。由于睾丸分泌雌二醇导致向女性表型改变，目前人们更倾向于将睾丸留在原位直到青春期结束。倘若性腺切除术时间过晚，则可触及睾丸或睾丸伴腹股沟疝。重要的一点是，在决定将睾丸留在原位时，必须依靠 PCR 技术测定静脉血 DNA 的雄激素受体基因，证实是完全型雄激素不敏感，而不是部分型雄激素不敏感。如果是部分型雄激素不敏感，青春期会发生男性化。另一个重要的因素是，青春期后女性存在睾丸需进行手术切除，而不能在孩子年龄大小、性别心理特征还不明确时进行手术。

一个争议性的问题是保留睾丸组织是否会引发睾丸恶性变。在发育至成年期保留有睾丸的完全型雄激素不敏感患者中，患睾丸肿瘤（常为精原细胞瘤或性腺母细胞瘤）的风险为 2% ~ 5%，仅略高于隐睾。在青春期发育前，患肿瘤的概率是极低的；据报道患生殖细胞肿瘤的雄激素不敏感综合征的患者中最小年龄为 14 岁。因而，总体上讲青春期后进行性腺切除术是安全的。

行睾丸切除术后，开始行周期性的雌激素 / 孕激素治疗。大多数阴道短的患者可成功进行阴道扩张治疗。一些患者可以行阴道成形术。目前，所有对完全型雄激素不敏感患者的研究都支持模糊的女性性别，与脑组织中雄激素抵抗一致。

2. 部分雄激素抵抗综合征

部分雄激素抵抗综合征，包括以下这些曾被认为是独立的综合征：Reifenstein 综合征、Gilbert-Dreyfus 综合征、Rosewater 综合征和 Lubs 综合征。这些都是 X 染色体连锁的男性化不全，呈现出一系列的表型异常。主要表现是不同程度的外生殖器模糊。在同一家庭里，部分型雄激素不敏感的表现形式也可能有很大差异。典型的表现是男性患者具有会阴阴囊型尿道下裂、隐睾、退化的中肾管结构、男性乳房发育及不育。然而表型多种多样，从尿道下裂和假阴道到男性乳房发育和精子缺乏。其内分泌改变与完全型雄激素不敏感类似。青春期可能有男性乳房发育。阴茎可稍微增大，但仍然很小。

目前，发现超过 300 种雄激素受体基因突变。人们已很好地认识到这些突变能在家庭成员内部及家庭之间产生多样性的表型，与其他因素调整对雄激素的反应相一致。

部分型雄激素不敏感综合征的诊断有时很难。在新生儿期，可通过 46, XY 染色体核型、模糊外生殖器及盆腔超声显示缺乏米勒管组织作出诊断。内分泌检查证实睾酮和促性腺激素水平正常，睾酮 /DHT 比率也正常。通过 PCR 检测血清 DNA 的雄激素受体基因及 hCG 刺激试验进一步证实该诊断。有 X 染色体连锁遗传的模糊外生殖器的家族史更支持该诊断。

治疗方案需个体化，根据生殖器的模糊程度。对于按女性来抚养的患者，睾丸切除术和外生殖器重建有积极意义，在青春期行雌激素 / 孕激素替代治疗。按男性抚养的患者要治疗隐睾，减轻男性乳房发育，重建外生殖器。然而阴茎尺寸仍然很小，睾酮的生理调节剂量效果也不显著。在考虑性别确认的最重要的一点在于找到影响外生殖器的受体缺陷，它能相应影响大脑中的睾酮受体。不幸的是，由于表型的多样性，甚至存在于家庭内部成员之间，所以不能根据特定的雄激素受体基因来指定患者性别。

目前对于部分雄激素不敏感综合征的推荐治疗措施，只是允许外生殖器的男性化，根据男性化程度来指定性别，在缺乏更准确的标志物的情况下，这可能是评估雄激素对大脑印迹作用的最好方法。

最近发现最轻的雄激素受体异常是不育男性综合征。常见是雄激素受体基因分离。此类男性患者表型正常，但精子减少或无精子。血清睾酮水平正常或升高，LH 水平正常或升高。这提示正常男性不育可能是患有部分雄激素不敏感综合征。目前，由雄激素受体突变引起的精子生成异常的病理生理学机制还不清楚。

3．5α- 还原酶缺乏症

5α- 还原酶缺乏症是男性假两性畸形中最引人注目的类型之一。5α- 还原酶是一种微粒体酶，能催化睾酮向 DHT 转化。它是常染色体隐性遗传，只有纯合子的男性发病。已经克隆出两种 5α- 还原酶基因，它们编码不同的同工酶。Ⅰ型同工酶由 5 号染色体上的基因编码，在前列腺和外生殖器低水平表达。Ⅱ型同工酶由 2 号染色体上的基因编码，在前列腺和外生殖器高水平表达。5α- 还原酶缺乏引起的男性假两性畸形是由于Ⅱ型同工酶基因突变。不同地理和不同种族的，个体身上出现了同一突变，这支持基因突变热点的概念。

这类患者新生儿时就出现症状，其染色体核型为 46, XY，其表型多种多样，可以是阴茎阴囊型尿道下裂，也可是更常见的模糊外生殖器。典型的症状是阴茎小，看起来像正常或增大的阴蒂。尿生殖窦存在，阴道和尿道开口分开，阴唇阴囊融合。阴道短存在盲端。睾丸和附睾位于阴唇、腹股沟或腹腔内；小管结束于阴道盲端。青春期出现部分男性化，患者肌肉纤维增加，男性体型发育，阴茎增长并开始勃起。有报道患者能产生精子并具有生育能力。不出现前列腺增大和发际线后退等其他第二性征。

内分泌检查显示这些患者血浆睾酮平均水平升高而 DHT 水平降低。经过 hCG 刺激后，睾酮 /DHT 的比率由正常的 3 ~ 25 升高到 75 ~ 160。生殖器皮肤成纤维细胞培养显示 5α- 还原酶活性减少至缺乏。青春期会出现男性化，因为雄激素受体亲和力低，在高水平的睾酮浓度下才与之明显结合，或因为在青春期时，Ⅰ型 5α- 还原酶的活性增强，致使有足够的 DHT 引起男性化。该病中这种酶的异常呈现出生物化学上的异质性，可以表现为此酶与睾酮的亲和力下降，也可以表现为其与还原型辅酶Ⅱ的亲和力减低，还可以表现为活性随 pH 值的而改变。

研究发现，5α- 还原酶有两种同工酶，此综合征中只有Ⅱ型同工酶缺乏，因而推测Ⅰ型 5α- 还原酶可能对大脑产生某种影响。临床医生应当考虑到家族文化，考虑男性性别的价值，以及阴茎大小的意义。在决定为男性性别时，应该外科纠正隐睾和尿道下裂。特别是宫内人工授精技术的进步使患者生育变为可能。青春期补充外源性的DHT可促使阴茎生长，但是它有可能损伤精子的发生。一些个体，主要是阴茎尺寸极小的个体，应该考虑女性性别。对于这些患者，应该尽早行性腺切除术而且一定要在青春期前，以阻止男性化的产生。在青春期补充雌激素/孕激素。阴道成形术和阴蒂复位术应该在严重缺陷的患者出生后第一年内进行，以便建立正常的外生殖器，缓解父母的焦虑。

4. 米勒管永存综合征

米勒管永存综合征（persistent Müllerian duct syndrome，PMDS）或腹股沟子宫疝，这个名词最初由Nilson提出，其形象地描述一组46, XY核型，有正常男性外生殖器，但是米勒管结构存在的患者。典型的是这些男性表型的患者单侧或双侧睾丸未降，有双侧输卵管和一个子宫，上端阴道至前列腺窝。通常在腹股沟疝成形术和睾丸固定术中，发现米勒管组织而诊断（Nilson, 1939）。

Clarnette等建议将PMDS分为3种类型：①大部分（60%~70%）双侧睾丸位于腹腔内类似于卵巢的位置处；②小部分（20%~30%），一个睾丸位于疝囊或阴囊内，但对侧腹股沟疝（经典的腹股沟子宫疝）；③最少的一部分（10%），双侧睾丸都位于同一疝囊内（睾丸横过异位症所致），并伴有输卵管和子宫。PMDS被认为是睾丸横过异位症的病因，发生率为30%~50%（Clarnette et al., 1997）。

治疗PMDS这方法相对较简单，所有患者表型都为男性，均需行睾丸固定术。腹腔内未降的睾丸发生恶性肿瘤的风险较大。要注意残存米勒管结构的处理。输精管的位置非常接近子宫和阴道近端，因此处理时要保留一定的米勒管结构，以防止损伤到输精管，从而保护生育能力。有报道此病患者可具有生育能力，近年来只有一例米勒管结构发生恶性肿瘤的报道。

5. 靶细胞不接受

靶细胞对雄激素接受有缺陷，核型是46, XY，有不育的睾丸，内生殖道是中肾管系统，外生殖器模糊，血中的睾酮及雄激素水平可以正常或增高，尿内无类固醇，性腺没有发生肿瘤的危险因素。

（六）不育男性综合征（infertile male syndrome）

核型是46, XY。性腺是睾丸，内生殖道是中肾管系统，表型男性，睾酮及雄激素可正常或增高，尿中查不到类固醇，性腺没有发生肿瘤的危险因素。

（七）间质细胞不发育或发育不全

1. 病因

本病是由于睾丸内间质细胞发育不良，其细胞膜缺乏hCG和LH受体或受体数目明显减少，对hCG和LH不反应，而导致睾酮生成减少，46, XY核型，生殖器官分化异常，本病属于家族性常染色体隐性遗传病。

2. 临床表现

外生殖器畸形的严重程度取决于睾丸细胞膜hCG和LH受体缺乏的程度。患儿出生时多为女性表型，可见到尿道口和阴道口，有时可见到肥大阴蒂和阴囊阴唇融合现象。在腹股沟外环、大阴唇或阴囊阴唇融合处，常可扪及肿物，为下降不完全的睾丸。有附睾和输精管组织，但无子宫和输卵管。青春期第二性征不发展，阴毛分布分可能正常，性染色体核型均为46, XY，性腺为睾丸。

3．诊断

对性染色体为 46, XY 核型的男性，外生殖器异常患者，在除外其他病因后应考虑到本病的可能性。血促性腺激素升高，血 T、E2 减低，对 hCG 刺激试验睾酮无增高反应。剖腹探查可见睾丸组织，睾丸活检仅有滋养细胞，偶见无精子产生的生精小管，见不到间质细胞，对确诊有意义。

三、46, XX DSD

46, XX 性发育疾病患者的性染色体的核型为 46, XX，性腺为卵巢，外生殖器表现为男性。由于米勒管不存在，可以发育出成熟的输卵管、子宫和阴道，中肾管萎缩，所以异常仅限于外生殖器。患者有不同程度的男性化表现，如阴蒂肥大、尿道下裂、大阴唇闭合等。其主要原因是由于患者在胚胎期暴露于雄激素过多的环境中而导致外生殖器男性化，男性化程度取决于性分化阶段的暴露时间。主要病因有 3 种：①先天性肾上腺皮质增生，皮质激素合成中 21- 羟化酶、11- 羟化酶和 3β- 羟脱氢酶缺陷时，皮质激素等分泌不足而雄激素产生过多，引起女性男性化表现（详见有关章节）。②母亲患男性化肿瘤，如分泌雄激素过多的卵巢囊肿、黄体瘤（luteinoma）或卵巢男性细胞瘤（androblastoma）或肾上腺良性肿瘤，母亲在孕期出现男性化表现，胎儿外生殖器易发生女性男性化的表现。③母亲在孕期使用外源性雄激素过多时，亦可使女性胎儿发生男性化表现。

（一）先天性肾上腺皮质增生症

先天性肾上腺皮质增生症（congenital adrenal hyperplasia，CAH）导致的肾上腺生殖器综合征是一种典型的先天性代谢异常，其涉及皮质醇的合成异常。皮质醇生物合成途径中 5 个酶（胆固醇侧链裂解酶、3β 羟类固醇脱氢酶、17- 羟化酶、21- 羟化酶和 11- 羟化酶）任何一个缺乏都有可能导致 CAH。其中最常见的是，糖皮质激素合成的两个终端酶（21- 羟化酶和 11- 羟化酶）缺乏。由于两个终端酶任何一个缺乏，氢化可的松的形成受阻，结果导致促肾上腺皮质激素分泌代偿性增加。这又促使肾上腺类固醇的合成增加，继而促使 CAH 活性雄激素睾酮的合成增加。

21- 羟化酶缺乏症占 CAH 病例的 95%，在美国和欧洲的发病率为 1/5000 ~ 1/15 000。临床上分为三型：①失盐型（患者男性化并醛固酮缺乏）；②单纯男性化型（患者男性化但无失盐表现）；③非典型（没有男性化或失盐的表现）。CAH 的分子学研究已取得巨大进展，已经发现导致该病的 95% 的突变。该疾病临床表现广泛，这似乎代表了不同程度的特异性基因缺陷所致的酶异常。

21- 羟化酶基因（CYP21）位于主要的人类白细胞抗原（human leukocyte antigen，HLA）复合体内，染色体 6p21.3 上，为常染色体隐性遗传。CYP21 假基因（CYP21P）与 CYP21 基因相邻，两者间隔 30kb，另一侧与编码血清补体 C4 的 C4B 基因和 C4A 基因相邻，之所以称它为假基因是因为它不编码蛋白质，因而无活性。无活性的 CYP21P 基因与有活性的 CYP21 基因 98% 是同源的。在减数分裂过程中，可能出现基因转变，CYP21 因此而失去活性。到目前为止，所有导致 21- 羟化酶缺乏的突变，似乎都源于 C4B 或 CYP21P 基因完全缺失，这种缺失是在减数分裂中染色单体的错误排列及不等交换所致。至今，大约有 15 种突变构成了 90% ~ 95% 的等位基因，这些突变是基于 CYP21 基因和高同源性 CYP21P 基因间 DNA 序列的重组，其他的为自发突变。

大多数继发于21-羟化酶缺乏症的CAH患者表现为两种典型的临床表型：75%为失盐型；25%为单纯男性化型。

具有典型失盐型和单纯男性化型表现的女性患者为男性化的女性。由于类固醇合成障碍发生在受孕的早期，发生在外生殖器形成的时候（妊娠10周），所以患儿在出生时有不同程度男性化的表现。这表现为阴蒂肥大及不同程度的阴唇融合。此外，阴道和尿道开口于共同的泌尿生殖窦。阴蒂肥大严重时甚至会看起来像尿道下裂样的阴茎伴有双侧隐睾（图67-3-2）。有报道在肥大阴蒂顶端完全形成男性化的尿道的病例。Prader对CAH女性患者的外生殖器男性化程度进行了分级。这些患者的米勒管结构通常正常（Prader, 1985）。

在失盐型CAH的男性和女性患者中，症状出现在出生后的几周里，其体重不能恢复至出生体重，体重会进行性下降和脱水。严重的患儿生后10～21天可出现肾上腺危象。患儿呕吐严重，容易误诊为幽门狭窄，尤其是男性患儿。如果不进行治疗，患儿会很快死于高钾血症、脱水和休克。出生后，未经治疗的女性患者会出现进行性加重的男性化表现；阴毛及腋毛过早出现，长粉刺，声音变粗。躯体发育迅速成熟，导致骨骺提前闭合和成人体形矮小。虽然内生殖器是女性，但是乳房不发育，也没有月经来潮，除非采用适当的类固醇疗法抑制过量的雄激素产生。

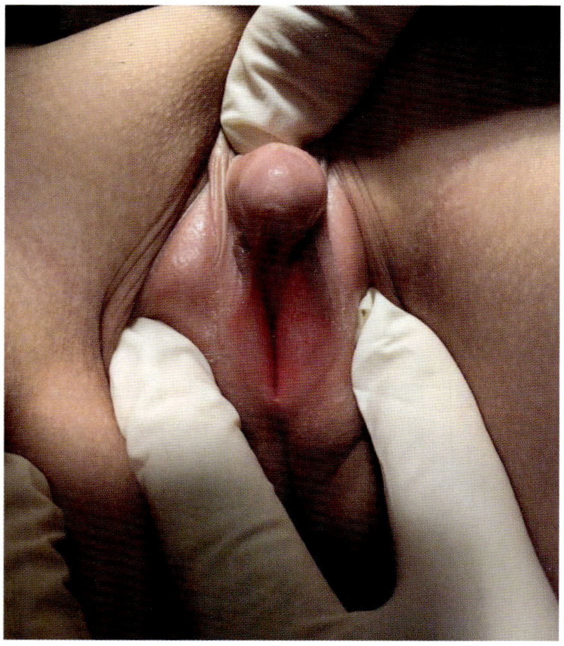

图67-3-2　CAH外观

在非失盐型的男性患者中，主要的临床表现是性早熟的各种表现。婴儿出生时看起来正常，但是生后2～3年出现性早熟和躯体早熟。虽然睾丸大小正常，但是出现阴茎、阴囊、前列腺增大，伴阴毛生长、长粉刺、声音变粗。肌肉系统发育良好，骨龄也比本身年龄要大。这些症状在非失盐型男性患者中常不被察觉，直到雄激素过多的症状出现，如在童年晚期出现身高增长过快，性早熟。

在非失盐型男性患者中，其远期影响是身材矮小及不育。除非早期药物控制，不然会导致过早的骨骺闭合。这强调了新生儿筛查的重要价值。30%的CAH男性患者不育，通过睾丸检查或超声检查，发现和肾上腺结节有关。这些结节出现在30%的CAH男性患者身上，表明由于ACTH刺激肾上腺皮质增生。如果有生育力下降，则这些患者需定期行阴囊超声检查。此外，患有典型CAH的男性疾病控制得不好与小睾丸和精子数减少而不育有关。这是由于过量的雄激素在外周芳香化成雌激素，从而抑制垂体促性腺激素的生成所致。

在典型的21-羟化酶缺乏症中，血清中孕酮和17-羟孕酮水平明显升高。尿液中的17-甾酮和孕三醇水平也会升高。可应用放射免疫分析来测定血清中17-羟孕酮的水平，此方法替代了麻烦的收集24小时尿液代谢产物（如孕三醇）的方法。盆腔超声显示米勒管组织的存在是可信的。一些研究者认为生化结果出来前进行新生儿超声波检查，发现异常增大的肾上腺或皮质样肾上腺，可为诊断 CAH 提供最早的依据。

侵袭性更强的筛查法对于诊断 21- 羟化酶缺乏症也有一定的益处。在一组患者中，不考虑性别模糊，1/3～1/2 的新生女婴在做了侵袭性筛查后才被诊断为 21- 羟化酶缺乏。

非典型的 21- 羟化酶缺乏症表现形式减弱，发病时间晚，其临床症状和发病时间多种多样。非典型 21- 羟化酶缺乏症是人类最常见的常染色体隐性遗传疾病，其发病率为 1/100，女性常见的症状为多毛、月经稀少，男性式秃发和多囊卵巢。21- 羟化酶缺乏症男性患者会出现精子减少，生育能力减退等特征，有报道使用糖皮质激素治疗这些患者不育症取得成功。非典型 CAH 也需要使用低剂量的糖皮质激素进行治疗。

11β- 羟化酶缺乏症约占 CAH 的 5%。其缺陷是由 CYP11B1 基因突变造成的。至今，已经发现 11 种突变导致酶失活。与 21- 羟化酶缺乏症相同，不典型的变异型 11β- 羟化酶缺乏症是以儿童或青少年期雄激素过剩为特征。该类型 CAH 患者通常会出现继发性高血压，其原因是血清中去氧皮质酮的含量升高。虽然大部分患者是高血压，但仍有一些患者血压属于正常范围，还有一些患者只是间歇性高血压。11β- 羟化酶严重缺乏者会出现显著男性化，与 21- 羟化酶缺乏症患者一样严重。青春期前后的迟发型患者会出现轻微男性化。

血清中 11- 脱氧皮质醇和 11- 去氧皮质酮含量升高就可诊断为 11β- 羟化酶缺乏症。尿液中 17 甾酮和 17- 羟皮质激素的含量升高。该病治疗与 21- 羟化酶缺乏症一样，也使用糖皮质激素疗法。

3β- 羟基类固醇脱氢酶缺乏是 CAH 男性化患者中最少见的酶缺乏症。这种缺陷影响了类固醇在肾上腺和生殖腺内生物合成的早期步骤，使得 3β- 羟基类固醇不能转化为 3- 甾酮。结果，严重的情况下会导致醛固酮、皮质醇和性激素合成障碍。该疾病女性患者有轻微的阴蒂肥大并阴唇融合，同时伴有醛固酮和皮质醇缺乏症状。

已发现 3β- 羟基类固醇脱氢酶的两种同源基因，它们都含有 4 个外显子。许多突变可引起此综合征。这种缺陷为常染色体隐性遗传，并且在生化和临床表现上是不同的，虽然非典型的病例极少见，但也有报道过非失盐型、轻微型和迟发型。

血清中 17- 羟基孕烯醇酮和脱氢表雄酮含量升高即可诊断为 3β- 羟基类固醇脱氢酶缺乏症。盆腔超声发现米勒管组织可为该诊断提供支持依据。该病的治疗与 21- 羟化酶缺乏症类似。

总之，因一种酶或者几种酶缺乏，可引起类固醇合成不足，并引发外生殖器的异常。

目前，让人兴奋的是可以在产前对 CAH 进行诊断和治疗。CAH 高危胎儿的产前诊断最初是通过在妊娠 16～17 周时测定羊水中的 17- 羟基酮。CAH 可在妊娠的前 3 个月内作出诊断，运用 HLA 基因型或对妊娠 10～11 周绒毛膜取样获得的细胞的 HLA 复合体进行 DNA 分析来诊断。对孕妇应用地塞米松来治疗，药物可通过胎盘抑制胎儿 ACTH 的分泌，从而阻止生殖器的男性化。但是治疗需在妊娠 5～6 周即外生殖器发育之前开始。这种治疗是复杂的。对有家族史的 CAH 胎儿的诊断主要依靠绒毛膜细胞或羊水细胞。因此在开始治疗之前不可能明确诊断。

一系列研究证实了用地塞米松对 CAH 进行产前治疗是有效的（Migeon, 1990; Pang et al., 1990; Speiser et al., 1990）。一些新生儿没有发生明显的男性化，说明治疗是成功的。在另一组中，经过治疗的患儿的男性化症状比其患病兄弟的症状更轻微。这些研究中患者的依从性和治疗开始时间都不尽相同，其疗效的差异引发了人们对于 CAH 胎儿男性化机制的思考。此外，应用地塞米松进行产前治疗也引起了伦理学的关注。虽然地塞米松能阻止雄激素对生殖器和女性患儿大脑产生作用，这点毫无异议，但是对没有患病的胎儿应用地塞米松进行产前治疗其远期影响还是未知的。

在儿童期和青春期用氢化可的松对患儿进行治疗已经取得了许多成熟的经验。根据基因型可以推测糖皮质激素的需要量，但是要个体化，要根据每个患者的骨龄、线性生长、24 小时的酮甾类分泌量、糖皮质激素缺乏或过量等临床证据。评估治疗的效果是通过测定早晨血浆中的 17- 羟孕酮水平。失盐型的儿童在氢化可的松治疗的基础上还要增加盐的摄入量及补充盐皮质激素进行治疗。对于病情严重的患者在控制了血压和电解质以后，开始进行氟氢可的松（每天 0.05 ~ 2.5 mg）维持治疗。氢化可的松以及必要时加用的氟氢可的松的用法是不确定的。特别是在遇到手术或感染等应激情况的时候，患者氢化可的松的口服剂量应变成平常的 3 倍。

大多数患儿（他们在出生以前没被诊断出来和进行治疗）在出生后 3 ~ 6 个月时可实行女性生殖器成形术，这需要在一个良好的治疗方案确立以后，麻醉的风险被降至最低，并且小孩已经长到足够大使得该过程在技术上具有可行性。在疗效好的情况下，男性患者会取得生育能力，女性患者会有女性化、月经和生育能力。在男性化最严重的 CAH 女性患者中也有这种潜在可能性，这就为所有染色体为 46, XX 核型的 CAH 患者实施女性生殖器成形术提供了支持证据。

最近研究的一个最重要领域是孕期升高的雄激素水平对大脑的影响。有许多研究证实，孕期高雄激素水平与男性化的性别行为相关，而与男性化的性别特征无关。Hall 等报道了基因型和生殖器的男性化密切相关（Hall et al., 2004）。最近的性别心理学的证据支持婴儿时诊断为 CAH 的男性化患者维持有女性特征。确实，恰当的心理支持也应成为长期随访的一部分。

CAH 的典型男性化的外科治疗，包括功能和整形两方面。修复合适的阴道以备成人后的性生活，因为她们可以妊娠及生育，缩小阴蒂可使其拥有正常的女性外观。

1. 手术年龄

在婴儿或新生儿期手术是有争议的，但手术应于 3 ~ 3.5 岁前完成。因为，处于该时期的儿童已注意到性别问题。主张婴儿早期手术的理由是矫正性别，可以减少父母的焦虑并易于按女性抚养。相反的意见指出如行晚期手术，患者在经过激素替代治疗后，增大的阴蒂可缩小，有利于手术，且年龄稍大时，手术引起阴道损伤及狭窄机会少。又如在一岁时，正值生理肥胖期，手术期间确定适当大小的前庭及阴蒂阴道间的解剖关系可能有困难。另一变通方法是早期做阴蒂成形术，然后等到儿童期甚至青春期再进行阴道成形术。这种矫正手术，大体上明确了性别，避免的阴道狭窄。缺点是不宜处理好阴蒂和阴唇的位置关系。

2. 手术方法

（1）阴道成形术

成形术包括切开尿生殖窦，暴露外阴，插入会阴部皮瓣以扩大阴道外口。轻度尿生殖窦融合者，只需在中线向后切开外阴即可。术中常发现阴道狭窄及发育不良，插入带血运的皮瓣，婴幼儿皮瓣长度不宜超过 3 cm（图 67-3-3）。

完全男性化幼儿，外生殖器完全像男性时的阴道成形术：用内腔镜将双腔导尿管注入阴

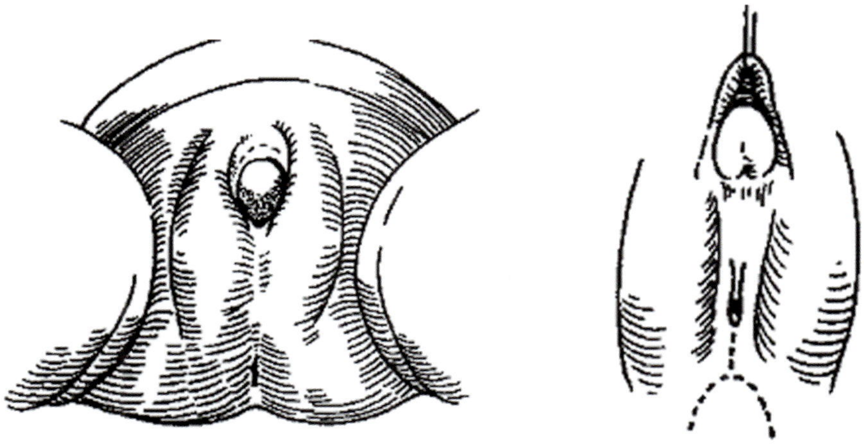

（1） （2）

图 67-3-3 用会阴皮瓣做阴道成形
（1）术前外生殖器情况；（2）切口

道，经会阴切口，将阴道从尿生殖窦分离，保留会阴横肌，使其位于尿道与将形成的新阴道之间，而不要将该肌置于性阴道与直肠之间，需要广泛的后外侧皮瓣修复剥离的阴道，使之外置。

（2）阴蒂成形术

手术要点是要保留阴蒂头及阴蒂背侧神经血管束，切除阴蒂体及阴蒂背侧过多的皮肤，使腹侧黏膜与阴蒂头相连，并把阴蒂头固定于耻骨骨膜上。切开腹侧黏膜，游离阴蒂体，重建时可按需要缩短阴蒂体。这种术式简单安全，因为切除阴蒂体时未损伤阴蒂背侧神经血管束，故阴蒂头坏死危险性小，也不易发生阴蒂头表皮坏死（图 67-3-4，图 67-3-5）。

3. 术后处理

术后治疗除肾上腺性征异常症需补充类固醇外，一般术后 2～3 天，可拔除尿道内留置的导尿管。如局部水肿重，则导尿管可多保留数日。如成形阴道内有留置的凡士林油纱布条，应于术后 24 小时内取出，以免组织浸渍，不利于引流分泌物。

预防水肿可用外阴加压包扎，应于术后拔除导尿管的同时予以解除（术后 2～3 天）。术后 1 周内局部用求偶素霜，每天 2 次。术后最初数周，宜经常用导尿管扩张器轻柔地探扩阴道，以防阴道狭窄。

CAH 患者治疗后可以妊娠，但行剖宫产的机会多，这可能与骨骺闭合过早或男性样骨盆有关。

4. 预后

由 CAH 所致女性男性化，经皮质醇治疗和外生殖器的矫正后可正常生育。患者在围生期需增加皮质醇量，可分娩正常新生儿。新生儿出生后短期内需补充少量皮质激素，如出生后第十周婴儿的肾上腺功能良好，可逐渐停药。

（二）46, XX 单纯性腺发育不全

46, XX 单纯性腺发育不全患者与特纳综合征患者病情很相似。这种病的特点是正常女性外生殖器，正常米勒管并缺乏中肾管结构，正常身高，双侧条纹性腺，性幼稚，正常的 46, XX 核型。条纹性腺导致血清促性腺素升高。因为此类患者没有任何与特纳综合征相关的身

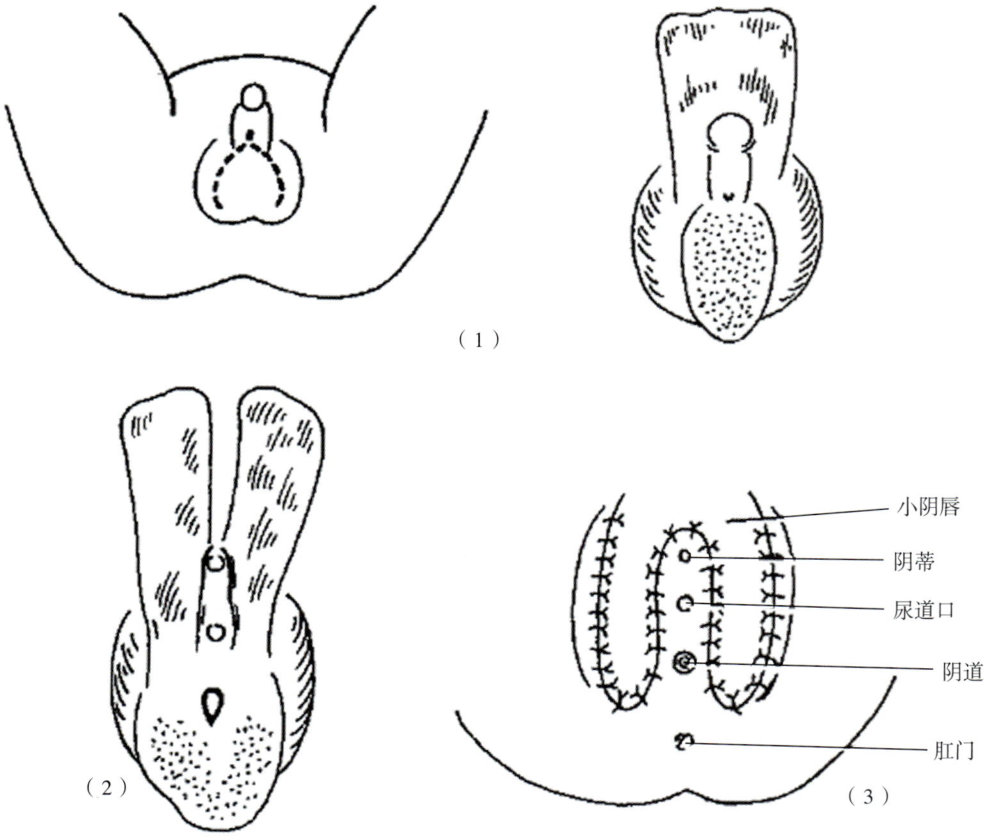

图 67-3-4 尿生殖窦畸形 阴道成形术
（1）切口；（2）切除阴蒂体，短缩阴蒂，保留阴蒂头及背侧神经血管束，阴囊皮瓣翻转做阴道，包皮下翻做小阴唇；（3）手术完成

体特征，只是性腺发育不全，因此一些学者形容此病是“单纯的”。

有报道 46, XX 单纯性腺发育不全在一个家系中发病，是常染色体隐性遗传。这表明，除 X 染色体基因以外，可能还有常染色体基因参与卵巢的维持。

46, XX 单纯性腺发育不全的治疗需要采取雌激素和孕激素替代治疗。与特纳综合征相反，46, XX 单纯性腺发育不全患者的生长不受影响，因此不需要补充生长激素。由于这些患者没有 Y 染色体的物质，因此不需要行性腺切除术。

（三）卵睾型 DSD

卵睾体是指在同一机体内既有卵巢组织又有睾丸组织同时存在。根据两种性腺组织的分布位置可分为如下 3 种情况：①侧位：一侧性腺为卵巢（常位于左侧），另一侧为睾丸，约占 30%；②双侧位：即每侧都有睾丸和卵巢组织。这种混合性腺称为卵睾，约占 20%；③单侧位：即一侧为卵睾，另一侧为单一性腺（卵巢或睾丸）此种情况约占 50%。本病性染色体核型多数为 46, XX 约占 70%，46, XX/46, XY 嵌合体约占 30%，46, XY 占 10%。其他常见的

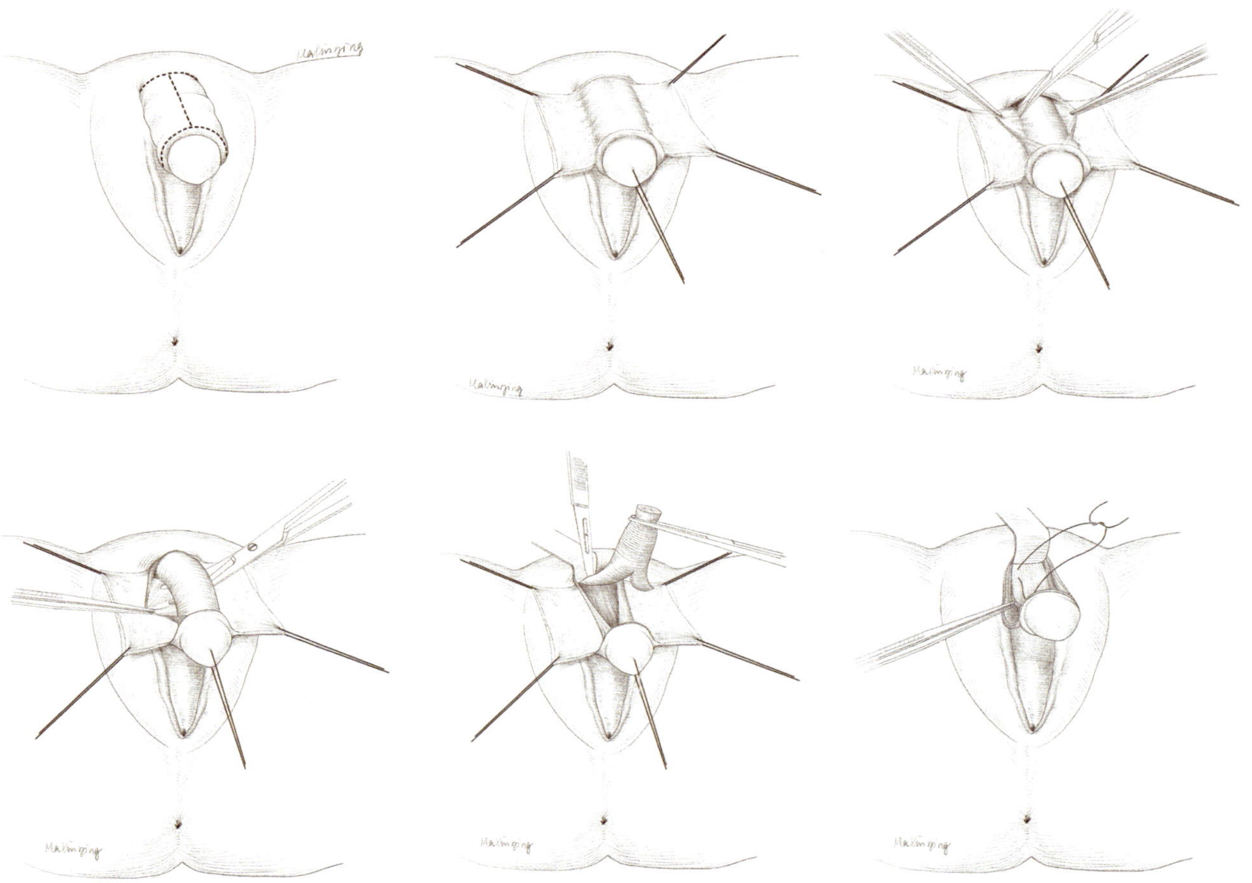

图 67-3-5 阴蒂成形术

嵌合体有 45, XO/46, XY，46, XX/47, XXY 等占 20%。

1. 病因

确切病因不清。多数真两性畸形性染色体核型为 46, XX，从假设其病因可能是由于 Y 染色体短臂易位于常染色体和 X 染色体上。近年有作者用 SRY 探针进行研究，发现不到 10% 的病例发生 Y 易位到 X 染色体上，其中包括 SRY 基因，多数病例未能证明有易位存在。嵌合体表型可能是由于在有丝分裂或减数分裂时出现畸变，或睾丸决定因子基因易位，从而引起同一腺体中既有卵巢又有睾丸组织的原因。

2. 临床表现

主要为外生殖器异常，常难以辨认。外生殖器的分化主要取决于性腺组织形态和功能。如睾丸组织和功能占优势时，外生殖器男性化程度高，反之亦然。约 7% 患儿有正常女性表型，而当做女性抚养。而 75% 因有小阴茎当做男性抚养。绝大多数患者有会阴型尿道下裂或泌尿生殖窦开口。会阴部常表现为阴唇有皱襞或阴囊裂开，部分患者可有盲端阴道。在青春发育期，第二性征的发育程度同样取决于哪种性腺占优势。如睾丸功能占优势则有不同程度的男性化表现，同时卵巢组织发育不良。反之卵巢功能占优势时，则有乳房发育、月经来潮，甚至排卵，而睾丸组织萎缩，功能不全（图67-3-6）。

3．诊断

本病诊断主要依靠体内有两种性腺同时存在，外生殖器异常，因此性腺探查是诊断的必要手段。性染色体核型分析仅能作为诊断线索，如果发现嵌合体核型有利于诊断。性激素降低和促性腺激素增高对诊断无特异性支持。

4．治疗

本病的治疗选择需根据诊断年龄、内外生殖器的发育情况及哪种性腺功能占优势等情况综合决定，不受性染色体核型的限制。如有阴道无阴茎一般应切除睾丸，保留卵巢组织建立成女性。有阴茎时需考虑其他解剖情况，即可建立成男性，亦可建立成女性。原则上应保留发育相对较好的性腺。此外，外生殖器的矫形应适当保留性腺的性别特征。当性腺分化不良时有恶性变的危险时，应将其切除。至青春期时给予性激素替代治疗以促进青春期第二性征的发育。目前手术时机、方法以及性别选择还存在争议。

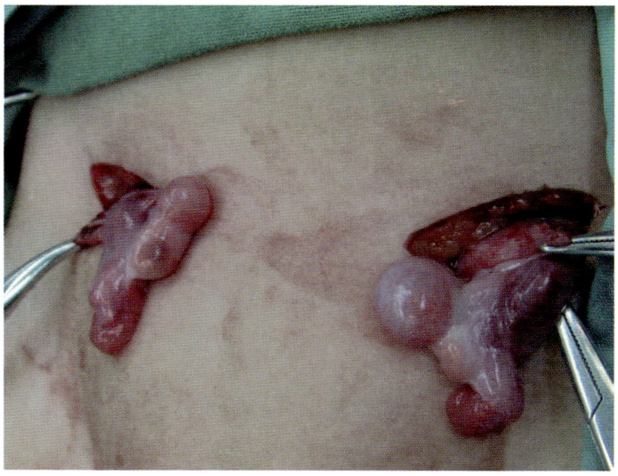

图 67-3-6　卵睾型 DSD

（四）继发于母源性雄激素及孕激素和母源性肿瘤的女性男性化（女性假两性畸形）

由于母体摄入综合促孕剂或雄激素导致的女性胎儿男性化很少见，这样的教训已经从先前不幸的经历中得到。以前促孕剂被用来防止先兆流产。在一个大样本的研究中母亲在孕期用孕激素治疗后，生下的女婴有 2% 发生男性化。另外，达那唑、睾酮衍生物用来治疗子宫内膜异位症，与女性胎儿男性化有关。雄激素和促孕剂对女性胎儿发育的影响程度与药物的强度、剂量、开始时间和持续时间有关。

母体卵巢或肾上腺肿瘤对女性胎儿产生男性化的作用很少见。更具有特征性的是，这种肿瘤对于母亲有男性化的作用，对于胎儿却没有明显的影响。导致女性胎儿男性化的卵巢肿瘤包括卵巢雄性细胞瘤、门细胞瘤、类脂细胞瘤、卵巢基质细胞瘤、妊娠黄体瘤及 Krukenberg 瘤。

另外还有比较少见的能对女性胎儿产生男性化影响的母体肾上腺肿瘤。肾上腺皮质癌和腺瘤都曾被报道过能够引起女性胎儿男性化。

芳香酶缺乏是一种更加少见的引起女性胎儿男性化的因素，它能使过量的雄激素通过胎盘向胎儿传输。细胞色素 P450 芳香酶可催化雄激素向雌激素转化。正常情况下，胎儿肾上腺产生少量的雄激素，这些雄激素被胎盘的芳香酶转化为雌激素，然后再转入母体的血液循环。CYP19 芳香酶基因突变能够导致妊娠期母亲和女性胎儿出现明显的男性化。尽管母亲的男性化现象在产后不久就可以消除，但它还会在以后的怀孕中出现。

在任何外源性雄激素对女性胎儿影响的情况中，胎儿正常的内分泌状态在产后建立，其处理方法也局限于根据需要重建患儿的外生殖器。

（梁海燕　孙　宁）

参考文献

Clarnette TD, Sugita Y, Hutson JM. Genital anomalies in human and animal models reveal the mechanisms and hormones governing testicular descent. Br J Urol, 1997, 79(1):99-112.

Hughes IA. Congenital adrenal hyperplasia--a continuum of disorders. Lancet, 1998, 352(9130):752-754.

Hall CM, Jones JA, Meyer-Bahlburg HF, et al. Behavioral and physical masculinization are related to genotype in girls with congenital adrenal hyperplasia. J Clin Endocrinol Metab, 2004, 89(1):419-424.

Hughes IA. Intersex. BJU Int, 2002, 90(8):769-776.

Jirásek JE. Sirenomelia: the sequence of undevelopment of cloacal membranes. Ceska Gynekol, 1998, 63(1):64-66.

MacLaughlin DT, Donahoe PK. Sex determination and differentiation. N Engl J Med, 2004, 350(4):367-378.

Manuel M, Katayama PK, Jones HW Jr. The age of occurrence of gonadal tumors in intersex patients with a Y chromosome. Am J Obstet Gynecol, 1976, 124(3):293-300.

Migeon BR, Luo S, Jani M, et al. The severe phenotype of females with tiny ring X chromosomes is associated with inability of these chromosomes to undergo X inactivation. Am J Hum Genet, 1994, 55(3):497-504.

Migeon CJ. Comments about the need for prenatal treatment of congenital adrenal hyperplasia due to 21-hydroxylase deficiency. J Clin Endocrinol Metab, 1990, 70(4):836-837.

New MI. Male pseudohermaphroditism due to 17 alpha-hydroxylase deficiency. J Clin Invest, 1970, 49(10):1930-1941.

Nilson O. Hernia uteri inguinalis beim Manne. Acta Chir Scand, 1939, 83:231.

Page DC, Mosher R, Simpson EM, et al. The sex-determining region of the human Y chromosome encodes a finger protein. Cell, 1987, 51(6):1091-1104.

Painter TS. THE Y-CHROMOSOME IN MAMMALS. Science, 1921, 53(1378):503-504.

Pang S, Clark A. Newborn screening, prenatal diagnosis, and prenatal treatment of congenital adrenal hyperplasia due to 21-hydroxylase deficiency. Trends Endocrinol Metab, 1990, 1(6):300-307.

Prader A. Hereditary defects of adrenal cortical steroid biosynthesis. Prog Clin Biol Res, 1985, 200:219-231.

Speiser PW, Laforgia N, Kato K, et al. First trimester prenatal treatment and molecular genetic diagnosis of congenital adrenal hyperplasia (21-hydroxylase deficiency). J Clin Endocrinol Metab, 1990, 70(4):838-848.

Van Dyke DC, Hanson JW, Moore JW, et al. Clinical management issues in males with sex chromosomal mosaicism and discordant phenotype/sex chromosomal patterns. Clin Pediatr (Phila), 1991, 30(1):15-21.

Zachmann M, Völlmin JA, Hamilton W, et al. Steroid 17, 20-desmolase deficiency: a new cause of male pseudohermaphroditism. Clin Endocrinol (Oxf), 1972, 1(4):369-385.

Zachmann M, Werder EA, Prader A. Two types of male pseudohermaphroditism due to 17, 20-desmolase deficiency. J Clin Endocrinol Metab, 1982, 55(3):487-490.

性传播疾病

第一节 概　　述

性传播疾病是指由性接触或类似性行为所致的一组传染性疾病；经典性病包括梅毒、淋病、软下疳、性病淋巴肉芽肿、腹股沟肉芽肿。1975年世界卫生组织（WHO）决定用性传播疾病（sexually transmitted disease，STD）的名称来表述一组经性接触或类似性接触而引起的传染病，除上述5种经典性病外，还包括有非淋病性尿道炎、尖锐湿疣、生殖器疱疹、生殖器念珠菌病、滴虫病、细菌性阴道炎、阴虱、疥疮、乙肝、股癣等共20余种。后来有学者认为，使用性传播感染（sexually transmitted infections，STI）较STD可更好地涵盖那些无症状感染患者。

性传播疾病在1949年以前的中国是十分猖獗、流行很广泛的。据建国初期估计，当时全国有性病患者1000多万人。尤其是梅毒十分常见，在北大医院（现北京大学第一医院）皮肤科初诊患者中，每十名患者中就有一名是梅毒患者。1949年以后，党和政府对性病的防治工作十分重视，1949年11月21日首先在北京封闭了妓院，对妓女进行集中的治疗。随之在全国都开展了封闭妓院及取缔暗娼的运动，并建立了性病的防治机构，进行普查普治，经过十五年的努力，到1964年中国已基本上消灭了性病，取得了举世瞩目的成绩。

20世纪80年代，随着国门的开放，经济的发展，旅游业的兴旺，国内外人员交往日益频繁，城乡人口大量流动，特别是农村大量剩余劳动力向城镇转移，卖淫、嫖娼、吸毒等社会丑恶现象又重新出现，这就为性病的传播及蔓延提供了土壤及温床，致使性病在中国再度流行起来，发病人数不断上升，成为社会的一大公害。据中国疾病预防控制中心性病控制中心的统计资料显示，1993—1994年间，全国共报告86852例性病；截止2003年，全国累计报道性病例数730450例（AIDS除外），而实际发病数为报道数的10倍以上；尤其值得注意的是，梅毒发病呈上升趋势，在近年来平均增长速度达49.68%，主要为胎传梅毒和隐性梅毒，发病率超过淋病，居各性病之首。

根据《中华人民共和国传染病防治法》，目前将梅毒、淋病、生殖道沙眼衣原体感染、尖锐湿疣、生殖器疱疹五种疾病作为需作监测的重点防治疾病。本章将介绍这五种疾病以及软下疳、性病淋巴肉芽肿、腹股沟肉芽肿等性传播疾病。

第二节 梅　　毒

一、概述

梅毒危害人类已经有 500 多年的历史。有关梅毒的起源，主要有两种观点：一是新世界或哥伦布观点，认为梅毒只是世界的部分地区即海地的地方流行性疾病，在 15 世纪由哥伦布发现新大陆时感染并传播到了欧洲；二是旧世界或前哥伦布观点，认为梅毒起源于中非，在哥伦布航海之前已经传播到了欧洲。目前比较肯定的是 1495 年在整个欧洲地区发生了梅毒的广泛流行，于 1498 年传播到了印度，于 1505 年传播到了中国广东。梅毒的早期名称有多种，譬如大痘等。目前所用“梅毒”一词的英文 syphilis，则来源于意大利医师和诗人 Hieronymus Francastorius 于 1530 年在他的诗“Syphilis sive morbus gallicus”中对一个叫 Syphilus 的牧羊人的描述（Baughn & Musher, 2005）。梅毒传入中国后，被称为“杨梅疮”，李时珍《本草纲目》中记载：“杨梅疮，古方不载，亦无病者，近时起于岭表，传及四方。”

1949 年以前，中国梅毒的发患者数在各种性病中最高，在一些大城市譬如北京、上海、重庆、成都等地医院，门诊检出率可达 4.5%～10.1%。1949 年以后，政府取缔了娼妓制度、封闭妓院、解放妓女，并对妓女进行彻底治疗；由于国家的大力防治，于 1964 年终于宣布控制了梅毒的流行，引起世界瞩目。自 20 世纪 80 年代以来，随着对外交流和旅游事业的发展与增加梅毒重新出现并逐年增多；据统计，2005 年全国报告梅毒 132775 例，2006 年 174506 例，增长 31.43%；发病率 13.35/10 万；其中 2005 年胎传梅毒 4066 例，2006 年 5999 例，增长 47.54%，发病率为 35.29/10 万活产数；隐性梅毒 42004 例，2006 年 67220 例，增长 60.03%；在某些地区，梅毒的发病甚至超过淋病，位列首位。而且，近年来梅毒患者往往伴发有其他性传播疾病，譬如艾滋病，并呈现出新的特点。

二、病因学

梅毒螺旋体又称苍白螺旋体，是引起人类梅毒的唯一病原体。

螺旋体在生物学上介于细菌和原虫之间，广泛分布于自然界中；对人类致病的螺旋体主要是钩端螺旋体科的钩端螺旋体属（*genus Leptospira*）、螺旋体科的密螺旋体属（*genus Treponema*）和包柔螺旋体属（*genus Borrelia*）；钩端螺旋体主要引起钩端螺旋体病；包柔螺旋体（疏螺旋体）包括布氏疏螺旋体、回归热螺旋体和奋森螺旋体，前者引起莱姆病（Lyme disease）；密螺旋体当中的苍白密螺旋体种苍白亚种（*Treponema pallidum subspecies pallidum*）是梅毒的病原体，也有人用苍白螺旋体（*Treponema pallidum*）来表示梅毒的病原体。梅毒螺旋体由 Schaudium 发现于 1905 年，随后由法国巴斯德研究所确定其为人类梅毒的病原体；梅毒螺旋体长 6～15 μm（一般 10～13 μm），有 8～20 个螺旋，宽仅 0.15 μm，因而在光学显微镜下难以看到。在暗视野显微镜下可以发现梅毒螺旋体有三种运动方式，即依长轴旋转、弯曲及前后运动。但以旋转运动为主。

梅毒螺旋体在体外培养下不能持续生长。但在体内环境中可通过横断分裂进行繁殖，分裂周期比多数细菌长，一般为 30 小时。有毒株即 Nichols 株，可通过兔睾丸或眼前房接种感染并保持其繁殖与毒力；无毒株即 Reiter 株（Lafond & Lukehart, 2006）。梅毒螺旋体在形态学、化学和免疫学方面与雅司、品他及地方性梅毒等其他螺旋体不易区别，但在临床症状上比较容易区别。

因梅毒传染需接触含有螺旋体的湿润黏膜或皮肤损害，所以梅毒通过性行为传染，占 95%；也可由输血、手术等途径传染，甚至可由衣物等间接传染，但很少见。一般在感染梅毒的最初几年内有传染性，特别是一、二期梅毒。

三、梅毒螺旋体的基因组和抗原

美国科学家于 1998 年完成了第一株梅毒螺旋体 Nichols 株的全基因组测序（Fraser et al., 1998），发现其染色体基因组全长为 1.138Mb，为环状 DNA，不含质粒，是最小的原核生物基因组之一；有 1041 个开放读框（open reading frame，ORF），其中 577 个（55%）具有生物学功能，177 个（17%）与其他物种假想蛋白编码基因匹配，还有 287 个（28%）为新基因（Smajs et al., 2002）。依据梅毒螺旋体 tpr、arp 两个基因或 tpr、arp、rpsA 三个基因，可以将梅毒螺旋体分为 57 个基因型，不同基因型在世界各地的地理分布具有明显差异，据此可以确定梅毒的传染源、流行趋势甚至判断复发与再感染。

梅毒螺旋体的抗原主要包括膜蛋白和内鞭毛蛋白：前者主要包括 TpN47、TpN15、TpN17 和 TmpA（TpN44.5），具有强免疫原性；后者主要包括 TpN34.5、TpN33、TpN31 三个核心蛋白亚单位和 TpN37 鞘膜蛋白亚单位组成的聚合结构（Lafond & Lukehart, 2006; Smajs et al., 2002）。

梅毒螺旋体基因组测序的完成以及生物学基因工程的发展，使得人们可以通过基因工程的手段获得重组抗原而用于梅毒的血清学诊断；也可以使得人们对于治疗失败的梅毒开展有关耐药机制的研究，目前已经确定梅毒螺旋体 23S rRNA 基因 A2058G 和 A2059G 的点突变可导致其对大环内酯类药物如阿奇霉素耐药（Lukehart et al., 2004; Stamm & Bergen, 2000; Matejková et al., 2009）。

四、梅毒的分期

梅毒根据传染途径分为后天（获得性）梅毒和先天（胎传）梅毒；病程在 2 年以内的为早期梅毒，包括一期、二期梅毒；病程在 2 年以上者为晚期梅毒，也称三期梅毒；还有潜伏梅毒。

五、梅毒的传播途径

梅毒只感染人类，梅毒患者是唯一的传染源；早期梅毒均具有传染性；最具有传染性的皮损是硬下疳、扁平湿疣以及二期梅毒黏膜斑。

（1）性接触：约占 95% 以上；梅毒螺旋体大量存在于皮肤黏膜损害的表面，也见于唾液、乳汁、精液和尿液；未经治疗的患者在 1 年内最具传染性，随着病期延长传染性越来越小，病期超过 4 年者通常无传染性。

（2）胎传：梅毒螺旋体在妊娠4个月时可通过胎盘感染胎儿，另有研究显示妊娠7、9周时即可传给胎儿；也能先经胎膜感染羊水而进入胎儿循环；胎儿感染梅毒，可发生流产、早产、死胎或分娩先天性梅毒患儿；未经治疗的梅毒妇女病期超过4年，经性接触无传染性，但仍可传染给胎儿。

（3）羊膜感染：可先经胎膜感染羊膜液，侵入胎儿血液循环而致感染。

（4）产道感染：初生儿在分娩经过产道时常在头部或肩部擦伤处发生硬下疳，实际上为获得性梅毒，与胎传梅毒不同。

（5）血源性感染：通过输血或共用针头而意外感染。

（6）其他：口淫、指淫、接吻、哺乳，以及接触患者的衣物、毛巾、食具、牙刷、便器、剃刀、烟嘴等可传染梅毒。另外，按摩人员或医务人员接触梅毒患者的病损时亦可获得感染。

六、获得性梅毒

获得性梅毒（acquired syphilis）是指成人主要通过性行为而被感染的梅毒。临床分为三期，除侵犯皮肤黏膜外，还可以累及内脏器官，是一种较为严重的性传播疾病。

（一）临床表现

梅毒螺旋体多从性交造成的皮肤黏膜微小损伤侵入机体。其中部分螺旋体在局部增殖，产生损害；其余螺旋体可沿淋巴循环最终进入血液循环，造成全身播散。动物实验发现螺旋体侵入机体后46小时即可在骨髓、脾、睾丸等内脏出现。

梅毒螺旋体侵入机体后不断增殖并激发机体的免疫反应。尽管关于人类的梅毒免疫生物学和致病机制并未完全阐明。但是多数人认为许多临床症状都是由于机体对梅毒螺旋体感染的免疫反应引起的。梅毒螺旋体活力和宿主免疫力之间的相互作用此消彼长，使得梅毒的潜伏和活动交替出现，病情多次反复，出现不同的临床分期；由于受感染宿主个体之间免疫力的明显差异，使得不同梅毒患者的临床经过极不相同，有迟速之分，轻重之别，也使梅毒的临床经过复杂而多变，给正确诊断和估计预后造成困难。

一般根据梅毒感染的时间和临床特点，将其分为如下几期。

1. 一期梅毒

（1）潜伏期：因人而异，从10～90天不等，平均21日。

（2）症状与体征：本期皮损为硬下疳。是梅毒螺旋体侵入人体后出现的第一个临床表现，又称初疮。硬下疳发生在梅毒螺旋体最先进入人体内的部位。因本病主要通过性交而传染，因此90%以上的硬下疳发生于外生殖器。男性以冠状沟、包皮内侧、阴茎头、阴茎、尿道外口等处为多（图68-2-1）；女性则主要出现在阴唇系带、阴唇及宫颈。男性同性恋或双性恋者硬下疳常出现在肛门或直肠。另外，硬下疳也可出现于口唇、舌部、咽部、乳房、手背等其他部位。

硬下疳最初为暗红色色斑，而后发展为丘疹、结节，中央溃疡、结痂。典型硬下疳为直径1 cm左右单发的圆形或椭圆结节，边界清楚，基底深在，硬度似橡皮或软骨样，无自觉疼痛或压痛。病变表面平坦，浸润明显，中央有溃疡，初期淡红色，晚期变为灰色。与其他原因引起的溃疡不同，硬下疳创面分泌物多为浆液性，不易出血，内含大量螺旋体，传染性很强。

阴唇部的硬下疳可伴有不对称的水肿。因

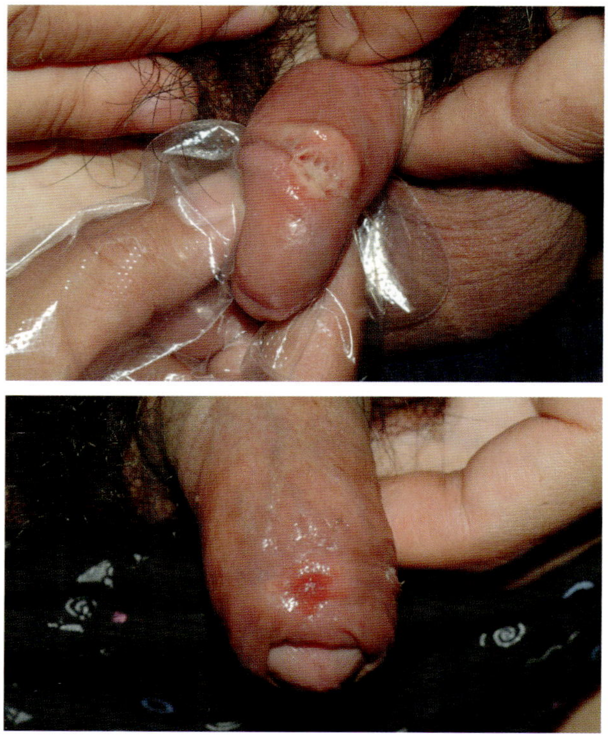

图 68-2-1　硬下疳

无症状，所以宫颈或直肠处的硬下疳不易被发现。

典型的硬下疳在临床上并不常见。因此在高危人群中遇到生殖器或肛门、直肠溃疡者，应当考虑有硬下疳的可能。而生殖器之外的损害可能因不典型而被忽略，更应当提高警惕。此外，在临床实践中还有一些复杂的硬下疳，如梅毒螺旋体与杜克雷杆菌同时感染时，产生混合性下疳，先出现软下疳症状，而后再出现硬下疳；当硬下疳创面继发细菌感染时，表面常有脓性分泌物，进而因组织坏死而出现溃蚀性下疳，自觉疼痛并有触痛。个别患者可以出现 2 个以上的硬下疳损害，但极少见。在未经治疗的情况下，硬下疳多数在 3 ~ 6 周自行消退，留下一个浅表性瘢痕或色素沉着斑，极少有复发。如果采用有效的抗梅毒治疗，硬下疳可以很快消退。绝大多数患者在硬下疳出现 1 周后局部淋巴结开始肿胀，又称梅毒性横痃（bubo）。因硬下疳以阴部或肛周多见，故两侧腹股沟淋巴结受累最常见。淋巴结黄豆到手指头大小，质硬，无自觉疼痛及压痛，不融合，非化脓性，无粘连。如果硬下疳发生于其他部位，可以出现非对称性淋巴结肿大。横痃消退较硬下疳缓慢。

2. 二期梅毒

（1）潜伏期：一般在硬下疳发生后 3 ~ 6 周出现。偶见硬下疳未完全消退时已出现二期梅毒损害。

（2）症状与体征：梅毒螺旋体沿血行播散至全身而出现症状和体征即为二期梅毒。可先有前驱症状，而后累及皮肤、黏膜，少数患者累及骨骼、神经系统以及其他内脏器官。

1）前驱症状：二期梅毒的前驱症状是非特异性的。发生于全身发疹之前。常见症状有咽痛、全身不适、头痛、体重减轻、不规则发烧、关节痛、肌肉痛等。另外，亦有贫血、黄疸、脾大等体征。

2）皮肤表现：二期梅毒中 75% 以上患者发生皮肤损害。其中以斑疹性损害和丘疹性梅毒疹最常见。有时会出现脓疱性梅毒疹以及梅毒性白斑和皮肤附属器损害。皮损自觉症状不明显。

A. 斑疹性梅毒疹：皮疹数目多，多对称分布，泛发于躯干、四肢。好发于胸腹、双肋部及四肢屈侧。皮损为 0.5 ~ 1.0 cm 斑疹，初为淡红色，似蔷薇色，又称蔷薇疹，境界不清楚，充血但无浸润感（图 68-2-2）。以后发展为暗红色，部分皮疹压之不完全褪色。皮疹孤立不融合。无自觉症状。如果未经治疗，斑疹性梅毒疹可自行消退，也可发展为丘疹性梅毒疹。

B. 丘疹性梅毒疹：该型皮疹可以直接发生，也可由斑疹性梅毒疹发展而来。丘疹多泛发于躯干、四肢，对称分布，散在不融合，无症状。典型损害为直径 1.0 cm 左右的丘疹，铜

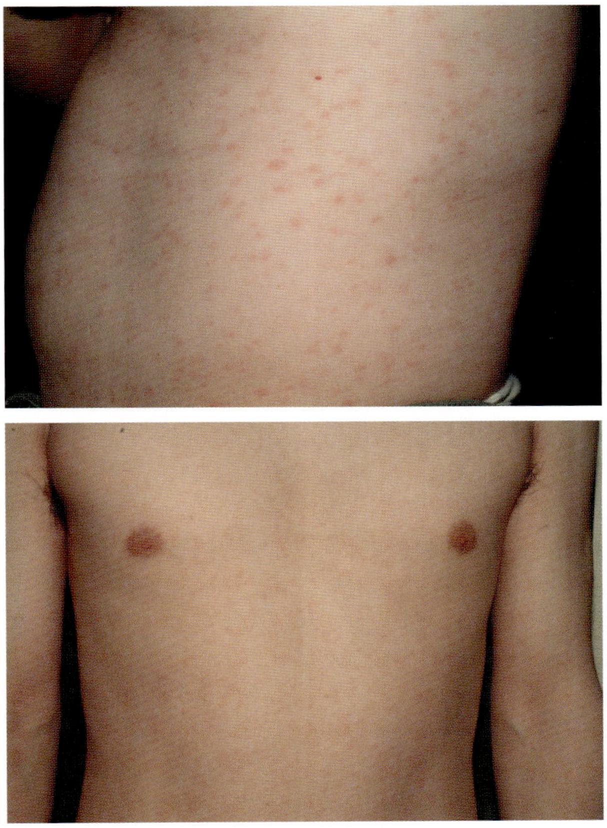

图 68-2-2 斑疹性梅毒疹

红色，边界清楚，浸润明显。早期表面光滑，而后出现鳞屑。丘疹性梅毒疹具有多形性，因而常与银屑病、玫瑰糠疹、药疹、扁平苔藓等其他皮肤病相似。但丘疹性梅毒疹掌跖处的皮疹具有特征性。表现为红色斑丘疹或丘疹，边界十分清楚。浸润明显。表面有明显鳞屑，尤以“领口”状脱屑更具特点（图 68-2-3）。可以此与其他皮肤病相鉴别。

另外，发生于外生殖器、肛门周围及腹股沟区、腋下等皱褶处的梅毒疹，表面常有糜烂、渗出、结痂，称扁平湿疣。由局部的温暖、潮湿和摩擦等刺激，湿疹可增殖成疣状。因表面湿润，称扁平湿疣，其分泌物中含有大量梅毒螺旋体，传染性很强（图 68-2-4）。

C. 脓疱性梅毒疹：临床很少见，主要发生于体弱、营养不良者。但亦可见于青壮年患者。可能与机体免疫状态有关。脓疱常继发于丘疹，有多种形态。如痤疮样脓疱疹，但无粉刺。痤疮样脓疱性梅毒疹，脓疱中央有脐窝。蛎壳样脓疱性梅毒疹，表面覆以多层脓痂，形如蛎壳（图 68-2-5）。

如未经治疗或未彻底治疗，机体在免疫力的作用下，皮肤二期梅毒疹可自然消退。但当螺旋体活力增强及机体免疫功能不足时，皮肤损害又可再发，称复发性二期梅毒疹。个体间复发的时间和次数因梅毒螺旋体与机体免疫力之间的相互作用而有很大差异。但复发性二期梅毒疹仍有其共同特点。与初发二期梅毒疹不同，复发疹的特征是皮疹数目少，分布不对称，排列形状奇异，有半月形、花边状、卫星状等。

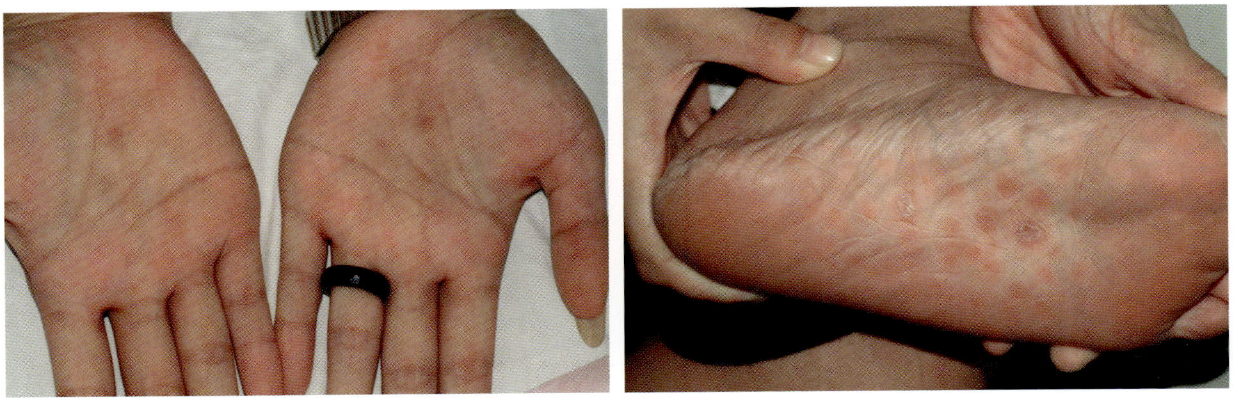

图 68-2-3 掌跖梅毒疹

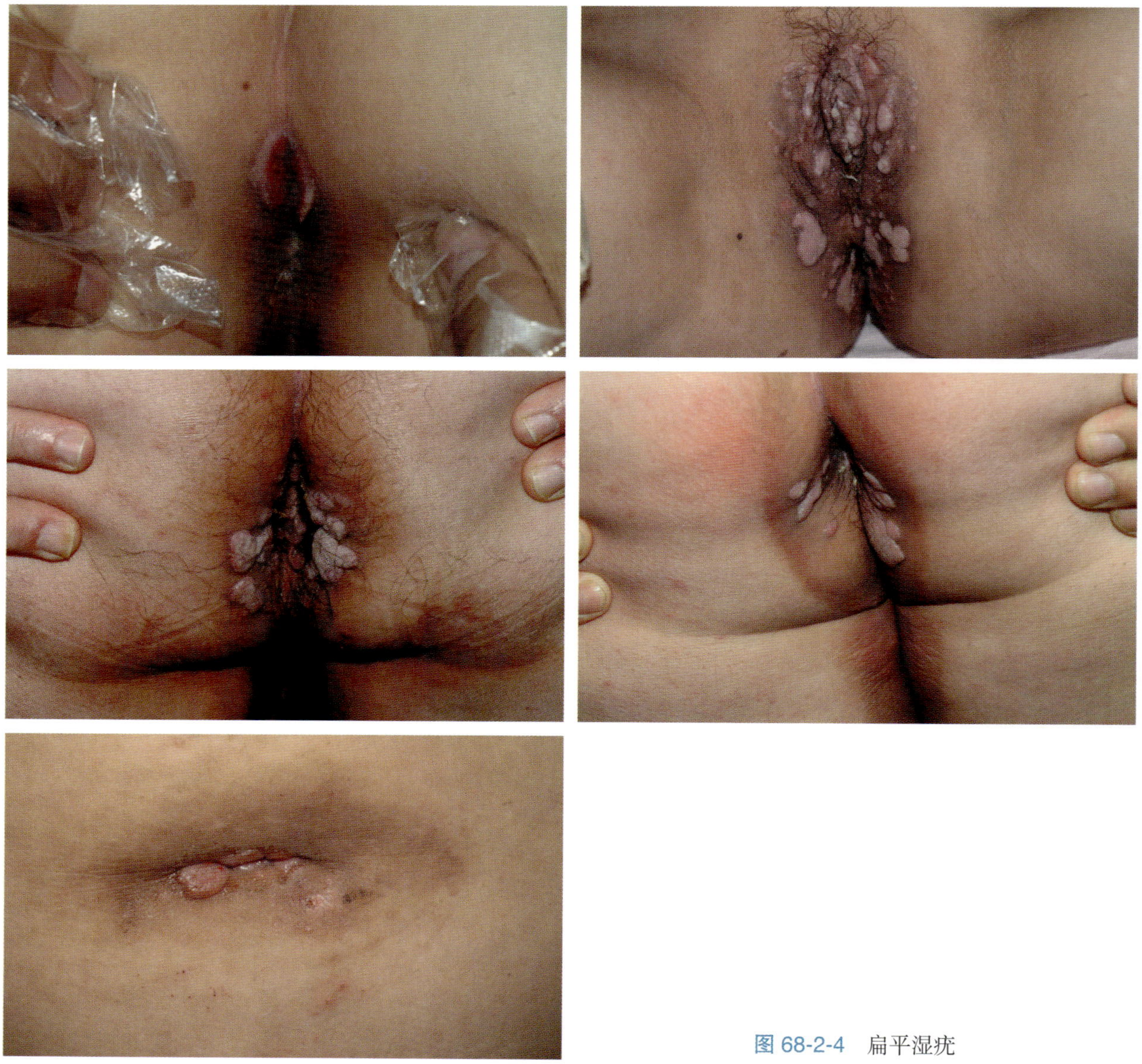

图 68-2-4　扁平湿疣

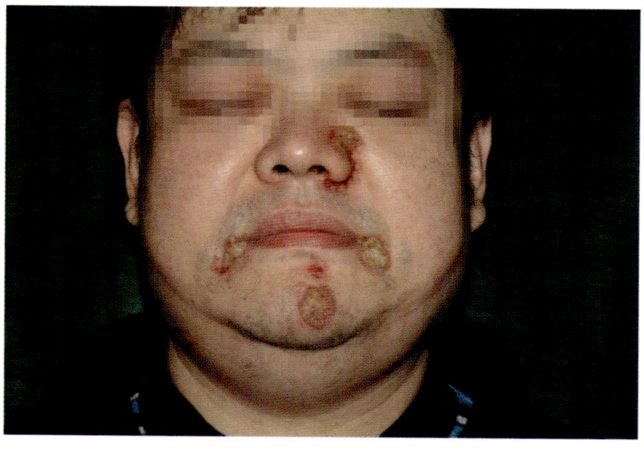

图 68-2-5　蛎壳样脓疱性梅毒疹

好发于后背、腰及四肢伸侧。皮疹直径更大，浸润更明显，甚至可以融合。皮疹复发得越晚或复发次数越多，其表现越接近三期梅毒的皮损。掌握复发性梅毒疹的特点，有助于医生了解梅毒分期和病程，对判断预后和选择治疗方案十分重要。

D. 梅毒性白斑：不常见。主要发生于女性颈部，为 1～2 cm 网状淡白斑，边界不甚清楚，无自觉症状。

3）黏膜表现：6%～30% 的患者有黏膜

损害。

A. 黏膜斑：多发生于口腔黏膜，如颊、舌及牙龈处，亦可出现在女性阴道黏膜。损害初为淡红色，而后表面糜烂，呈乳白色，周围绕以红晕，稍浸润，直径 1 ~ 2 cm，圆形或卵圆形，边界清楚，表面分泌物中含有大量梅毒螺旋体，传染性强，损害单发或多发（图 68-2-6）。自愈后亦可复发。

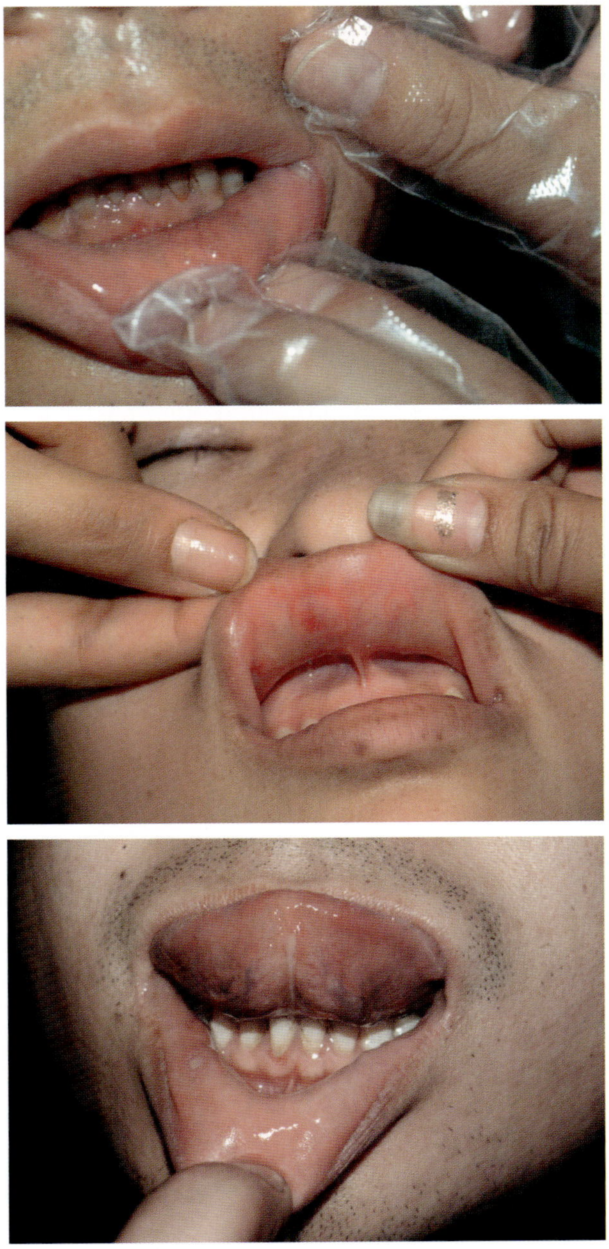

图 68-2-6 黏膜性梅毒疹

B. 咽喉部损害：咽红，充血，伴扁桃腺肿大，被称为梅毒性咽峡炎。喉部表现为红斑，累及声带时出现声音嘶哑。

4）皮肤附属器表现

A. 梅毒性脱发：多发生在感染后 1 年左右。常侵犯头后部或两侧。脱发区直径 0.5 ~ 1.0 cm，圆形或不规则，呈虫蚀状或网状，边界不清。局部无炎性表现，无症状，可自愈。

B. 梅毒性甲床炎：不常见。甲前部肥厚，不光滑，易破碎，造成甲不全或甲变形。

5）淋巴结肿大：50% ~ 86% 的二期梅毒患者出现全身淋巴结肿大。常发生于感染 7 周后。表现为浅表淋巴结肿大，质硬，有弹性，无自觉症状，无压痛，活动性好，不粘连，不融合。无急性炎症及化脓性破溃。

6）二期梅毒的系统损害：10% 的二期梅毒患者有系统损害，较常见的有关节炎、滑囊炎、骨炎；另外，由梅毒性肾小球肾炎而致的肾病综合征、肝炎、前葡萄膜炎以及急性脉络膜炎等也可见到。

A. 骨梅毒：表现为骨膜炎和骨炎，常侵犯长骨和头骨，有骨膜增厚和疼痛，夜间明显。但局部红肿不明显，X 线检查无明显异常改变。

B. 关节梅毒：多发生在大关节，常对称，关节肿大，表面皮肤轻度潮红，疼痛多发生在夜间，X 线无异常。

C. 中枢神经系统损害：少数患者有脑膜炎、颅神经麻痹、横断性脊髓炎、脑动脉血栓以及神经性耳聋等。约 1/3 的患者脑脊液检查异常，但大多数都无临床表现和体征。

D. 其他：梅毒螺旋体还可侵犯肺、胃肠道、脾等其他内脏系统和器官。

3. 三期梅毒

三期梅毒指感染梅毒 2 年以上，未经彻底治疗者，三期梅毒随病程的延长，其传染性逐渐降低。但由于机体免疫反应，损害的严重程度增加。开始先为皮肤、黏膜及骨髓受损，10 年后陆续侵及心血管和中枢神经系统等重要器官，对人的生命危害极大。

（1）症状体征

1）皮肤梅毒：临床分为结节性梅毒疹和树胶肿两大类。

A. 结节性梅毒疹：皮损好发于头部、肩胛部和四肢伸侧。分布不对称。主要损害为直径 0.5～1.0 cm 暗红色结节，质硬，明显浸润常呈环形、花边状、蛇形等奇异形状排列。皮损持续数周至数月不等。有些皮损一边消退一边新生，严重者出现溃疡，留有瘢痕。病程数年之久。

B. 树胶肿：可发生于全身任何部位，以头部、小腿及臀部等处多见。发生时间晚于结节性梅毒疹。初为皮下硬结，逐渐扩大为深在性斑块，中央溃疡，边缘锐利，边界清楚。溃疡基底凹凸不平，呈暗红色，表面有黏稠状脓性分泌物，形似树胶，故名树胶肿。树胶肿的溃疡有时可深达骨膜或造成骨质破坏。树胶肿可单发或多发，愈合后留有明显的萎缩性瘢痕。

另外，部分患者在肘、膝关节附近出现对称性近关节结节，是一种无痛性皮下纤维结节。

2）黏膜损害：黏膜损害以溃疡为主，常累及邻近组织。如硬腭处溃疡引起穿孔，软腭处损害破坏悬雍垂或扁桃体、鼻黏膜溃疡破坏鼻骨形成鞍状鼻等。

3）内脏损害：三期梅毒除发生于皮肤黏膜外，也可以侵犯全身任何其他器官与组织。其中以心血管和神经系统损害较多见，且危害很大。

心血管梅毒：在早期梅毒时，梅毒螺旋体侵入人体后可沿淋巴或血行播散至心脏，侵犯主动脉壁，并再次休眠数年。而后引起动脉壁的炎症反应，继而产生动脉内膜炎，最终累及动脉全层，出现不同程度的肥厚，瘢痕化；动脉内膜、中层和外膜产生动脉粥样硬化斑块和钙化。由于这些病变是一个缓慢的渐进过程，而且个体间病变程度差别很大，所以早期梅毒不出现心血管异常的临床表现，但在三期梅毒患者中，80% 的患者有心血管形态学上的改变，不过其中仅 10% 出现心血管梅毒的表现。

心血管梅毒是三期梅毒中最严重的内脏损害，临床症状常发生于感染后 15～30 年，因而多数有症状的心血管梅毒患者的年龄在 40～55 岁。其中男性发病率为女性的 3 倍。临床主要表现为胸主动脉瘤、主动脉瓣关闭不全和冠状动脉口狭窄。

主动脉瘤主要发生于胸主动脉，特别是在邻近主动脉瓣或其上方的升主动脉。因为动脉中层组织慢性炎症过程中的瘢痕化及肥厚，主动脉瘤并不破裂。临床典型症状为持续胸痛或由于主动脉瘤较大压迫邻近组织而产生的压迫症状。

冠状动脉受累多限于冠状动脉口或仅数毫米的冠状动脉。当梅毒性动脉内膜炎使冠状动脉口狭窄时，可导致缺血性心脏病，如心绞痛或猝死。

主动脉瓣关闭不全是由于主动脉近主动脉瓣处扩张所致。这是心血管梅毒的重要特征。相反，主动脉瓣狭窄则多为非梅毒原因引起。然而临床仍需要与感染性心内膜炎、马方综合征、莱特尔综合征、先天性瓣膜畸形等引起的单纯性慢性主动脉瓣功能不全的疾病相鉴别。

神经梅毒：梅毒螺旋体在全身系统性播散的初期可侵犯脑膜。此后，如果未经治疗或未彻底治疗，病情可出现如下转归：①自然缓解，无症状性梅毒性脑膜炎，或有症状性急性梅毒性脑膜炎。②而随脑膜感染的发展最终可导致持续性无症状神经梅毒、脑膜血管梅毒、脊髓痨或麻痹性痴呆。③约 10% 的三期梅毒患者在感染后 15 ~ 20 年发生有症状神经梅毒。

由于组织病理学改变，神经梅毒的分类很复杂。虽然临床可大致分为无症状性神经梅毒、脑膜梅毒、脑膜血管梅毒、脑实质性梅毒，但这几种类型可以共同存在而相互重叠。

无症状梅毒：指无神经系统症状或体征，但脑脊液检查异常。

脑膜梅毒：主要为急性梅毒性脑膜炎，在青壮年患者中最常见。多数患者潜伏期不足 1 年，10% 以下患者在发生脑膜炎时有二期皮肤梅毒疹。25% 的患者中脑膜炎是梅毒的重要的首发症状。患者可出现头痛、发烧、畏光、颈强直。同时伴有脑脊液中淋巴细胞中度增高，类似无菌性病毒性脑膜炎表现。而脑脊液检查非螺旋体血清反应阳性是确诊的重要线索。同时，用青霉素治疗后，发烧和其他临床症状可在几天内消失。另外，1/3 患者出现急性颅内压增高表现，主要表现为头痛、恶心、呕吐，体温不高或仅有低烧。体检发现颈强直、Kernig 征阳性和视神经盘水肿。

梅毒性脑膜炎患者中 1/4 有脑损害。除有颅内压增高和局灶性脑受累外，还表现出癫痫、失语和偏瘫。临床检查发现常有颈强直、精神错乱、谵语和视神经盘水肿。患者有时可见颅神经损害，特别是第 3、6 对颅神经麻痹。梅毒性脑膜炎中确实有一定比例患者以颅神经麻痹为主要症状，主要表现为颅神经，特别是第 3、6、7 和 8 对颅神经麻痹，而颅内压增高少见。对于无二期梅毒疹的青壮年或淋巴细胞升高性脑膜炎而言，早期获得性梅毒是引发突发性可复性神经性耳聋的潜在原因之一。特别是对青霉素治疗反应好者更应考虑神经梅毒的可能性。

脑膜血管梅毒：血管神经梅毒侵犯脑、脑干及脊髓等全部中枢神经系统（CNS）。主要病变包括慢性梅毒性脑膜炎和梅毒性动脉内膜炎，引起局灶性梗死。好发年龄 30 ~ 50 岁，多在感染后 5 ~ 12 年后发生。虽然其发生晚于麻痹性痴呆或脊髓痨，但部分病例可出现在患梅毒不足 2 年时。

对青壮年脑血管意外者，应考虑是脑血管梅毒的可能。最常见的特征为半身麻痹或偏瘫、失语、癫痫。最常见受累的部分为中等脑动脉。不过其他动脉也可以受累。神经病学症状与动脉硬化血栓性损害相似。但神经梅毒血栓更易发生于较小动脉分支，且梗死范围更局限。

脊髓的脑膜血管梅毒：脊髓梅毒在神经梅毒中仅占 3%。脊髓受累主要为梅毒性脊膜脊髓炎和脊髓血管梅毒，表现为急性横断性脊髓炎。基本发展过程为慢性脊髓脑膜炎，可由脊髓变性、脊髓周边有髓鞘纤维萎缩、脊髓梗死或脊髓软化引起。

实质性神经梅毒：全麻痹性痴呆可在中老年发病，一般很少见。是由于梅毒螺旋体直接侵犯脑实质而导致的脑膜脑炎。多在感染后 15 ~ 20 年发病。病程慢性，迁延多年。如未治疗病情不断恶化，终生不愈。

临床特征为同时有精神病学和神经病学表现。并可能与其他任何精神、神经疾病相似。虽然有时发病突然，但一般隐匿发病。

早期主要表现为精神异常，包括渐进性记忆丧失、智力功能受损和性格变化。后续出现辨别力下降、情感不稳定、妄想和行为异常。成年发作的癫痫也许是麻痹性痴呆的初发特征。

全麻痹性痴呆的神经体征包括瞳孔异常，缺乏表情，唇、舌、面部肌肉、手指震颤和书写、语言能力受损。瞳孔早期扩大，不等大，以后出现瞳孔变小，固定，对光反射消失等。未有效治疗者，可在发生症状后数月至 5 年死亡。

脊髓痨：感染后20～25年发病。早期临床特征为闪电痛，即突发性剧烈刺痛感，常发生于下肢，亦可发生于其他任何部位。内脏危象与闪电痛有关，为复发性剧烈疼痛，症状类似外科的急腹症。最常见的是胃危象，表现为明显的胃痛、恶心、呕吐。另一些患者有勃起功能障碍、尿潴留或排尿异常，这些是早期骶部神经根受累的早期表现。此外，还会有感觉异常。

体检时有膝腱、跟腱等深反射减弱，这是脊髓痨的基本特征。但肌力到晚期才会减退。此外，会出现共济失调和瞳孔对光反射减弱。颅神经也常受累。甚至造成失明和（或）失聪。

随病程进展、症状和体征可加重和增多，且用抗生素治疗不能改善病情。

赫氏反应（Jarisch-Herxheimer reaction）：常发生于首剂抗梅毒药物治疗后数小时，并在24小时内消失；全身反应类似流行性感冒，如发热、怕冷、全身不适、头痛、肌肉骨骼痛、恶心、心悸等，常见于早期梅毒，反应时硬下疳可肿胀，二期梅毒疹可加重；晚期梅毒中发生率虽不高，但反应较重，特别在心血管梅毒和神经梅毒患者可危及生命。为减轻此反应，可于治疗前口服泼尼松，每日30～40 mg，分次给药，抗梅毒治疗后2～4天停用；此反应可致孕妇早产和胎儿宫内窒息，应予必要的监护及处理，但不应因此而不治疗或推迟治疗。

（二）实验室检查

（1）暗视野显微镜检查：本法是诊断一期梅毒的一种敏感而特异的方法，同时亦可用于二期梅毒、早期先天梅毒。可对二期梅毒疹的丘疹、扁平湿疣及黏膜斑上的梅毒螺旋体进行病原学检查。如标本中看到螺旋体，其形态与运动符合梅毒螺旋体特征时，结果即为阳性。但如果在口腔黏膜取材，要注意与口腔腐生螺旋体相鉴别。但即使阴性，也不能除外此诊断。

（2）直接荧光抗体检查：当不能对分泌物立即进行暗视野显微镜检查或需要检查口腔黏膜损害时，可采用直接荧光抗体法（DFA-TP）进行梅毒螺旋体检查。此法优点是对梅毒螺旋体特异性好，可排除其他螺旋体，特别是口腔腐生螺旋体的干扰。与暗视野显微镜检查相同，直接荧光抗体检查阳性结果对确诊一、二期梅毒及复发梅毒十分重要，但是阴性结果也不能排除梅毒。因为许多因素可导致假阴性，最常见的原因是标本采取和检查技术不佳。此外，皮损病程过长或局部环境因素及治疗都会影响结果。

（3）血清学检查：梅毒血清学检查包括非特异性螺旋体抗体和特异性螺旋体抗体检测。

1）非特异性螺旋体抗原血清试验：本法以用心磷脂加卵磷脂及胆固醇为抗原，主要检测抗梅毒螺旋体细胞膜上脂类的IgG和IgM抗体。临床常用的试验包括VDRL（性病研究实验室玻片试验）、USR（血清不需加热的反应素玻片试验）、RPR（快速血浆反应素环状卡片试验）等。用于梅毒的过筛检查和观察梅毒的活动情况，可用于筛查，可定量，可观察疗效，判断复发或再感染；可鉴别先天梅毒和被动反应素血症；VDRL有助于神经梅毒的诊断。很多因素可影响非特异血清试验。在一般人群中此类试验的假阳性率为1%～2%，然而在吸毒者中可高达10%。另外，结核病、结缔组织病及孕妇等特殊人群假阳性率均有不同程度的升高。一般而言，90%的假阳性者其滴度低于1∶8，但应注意潜伏梅毒和晚期梅毒者阳性滴度亦较低。应当指出的是，低危人群中非特异血清试验阳性者中半数为假阳性，所以此时需做特异抗体检测以确诊。

一期梅毒中，当硬下疳发生14天后，VDRL可出现阳性。而当确诊时，VDRL检查有 30%～50% 为阴性。因此对可疑者，需在随访过程中至少复查 2 次。

二期梅毒中非特异性试验几乎均为阳性，VDRL 滴度达 1∶16 以上。但当血清中抗体过多时，反而会导致阴性，即前带现象。因此，为避免此问题，应当稀释血清后再做试验。潜伏梅毒非特异血清反应阳性。

在无症状神经梅毒中，几乎所有患者非特异血清反应均为阳性，而且患者脑脊液 VDRL 阳性。但血清 VDRL 阳性而脑脊液 VDRL 阴性的患者并不少见。因此，脑脊液常规化验无明显异常的患者，脑脊液 VDRL 阳性是确诊神经梅毒的重要依据。梅毒性脑膜炎、脑膜血管炎及麻痹性痴呆，绝大多数患者血清和脑脊液 VDRL 试验亦是阳性，但约 10% 的脊髓痨患者非特异血清试验阴性。所以，脑脊液 VDRL 试验阳性是确诊神经梅毒的重要标准。但是阴性并不能完全除外神经梅毒。在三期心血管梅毒中和晚期良性梅毒中非特异血清试验阳性率下降。

2）特异性梅毒抗原血清试验：即螺旋体抗体检测，用于证实现症或既往梅毒感染。用 Nichols 株梅毒螺旋体作抗原，在患者血清中加吸收剂（非致病株 Reiter 株培养物）以去除非特异性抗体；常用试验有 FTA-ABS（荧光螺旋体抗体吸收试验）、TPHA（梅毒螺旋体血凝试验）、TPPA（梅毒螺旋体明胶凝集试验）和 19s-IgM-FTA-ABS 试验。特异性抗体试验在 I 期梅毒患者确诊时阳性率为 70%～90%，这可能与部分患者特异抗体出现较晚有关。但对二期患者的敏感性和特异性均很高。因特异性抗体不易随治疗而消退，因而对三期梅毒患者的诊断意义明显优于非特异性血清试验。

尽管特异性抗体检测特异性和敏感性都很高，但还是有约 1% 的假阳性率。其中 FTA-ABS 敏感性最高，因而发生假阳性的可能也最大，而且终生阳性，不能用于疗效观察，复发等判断。

3）血清固定：梅毒患者在抗梅毒治疗后，非螺旋体抗原血清试验（如 RPR）在一定时间内不能转阴，而长期（随访 3 年以上）维持在低滴度上（一般≤1∶8）；早期梅毒患者的血清固定常与治疗不足、不规则治疗、复发、再感染或与神经系统梅毒等有关，其中有 35% 出现于梅毒复发；晚期梅毒的血清固定与梅毒的类型及开始治疗的时间等有关，这类患者即使给予更多的治疗也不能使血清滴度降低。早期梅毒出现血清固定可做一次正规治疗，晚期者应除外心血管、神经或内脏梅毒，做一次正规治疗后定期随访，不必过度治疗，如 RPR 滴度无反复可终止治疗。

4）前带现象：非螺旋体抗原血清试验中出现弱阳性或阴性结果，临床又很像二期梅毒，将血清稀释后再做试验，出现了阳性结果；其原因是血清中抗心磷脂抗体过多，抑制了阳性反应的出现；发生率为 1%～2%。

（4）脑脊液检查

脑脊液检查是确诊神经梅毒的主要依据。

1）无症状神经梅毒：淋巴细胞数 <100 个 /mm^3，蛋白正常或稍升高（<100 mg/dl），非螺旋体血清试验阳性。

2）脑膜梅毒：颅压增高，单核细胞 10～500 个 /mm^3，有时高达 2000 个 /mm^3，蛋白升高（45～200 mg/dl），而 45% 的患者糖浓度下降，VDRL 阳性。

3）脑膜血管梅毒：细胞数 10～100个 /mm^3，以淋巴细胞为主，蛋白升高（45～250 mg/dl），脑脊液 VDRL阳性。

4）麻痹性痴呆：颅压正常或增高，淋巴细胞升高，8～100个 /mm^3，蛋白升高（50～100 mg/dl）；球蛋白升高，糖含量正常或中度下降；脑脊液非特异血清试验阳性。

5）脊髓痨：脑脊液检查可正常，但部分患者异常。如淋巴细胞为主的细胞数升高，5～160个/mm^3，蛋白中度升高，45～100 mg/dl，球蛋白升高。

（5）X线检查

1）胸片检查：潜伏梅毒部分患者见升主动脉钙化。心血管梅毒升主动脉扩张、主动脉瘤及心脏扩大。

2）CT检查：脑血管梅毒可发现多灶性低密度区伴有不同程度密度升高区，这是由于多发灶状脑梗死的结果。

（6）组织病理检查

1）一期梅毒：表皮可以因为溃疡而缺失，真皮浅中层小血管周围灶状或弥漫中重度炎性细胞浸润，主要为淋巴细胞和大量浆细胞。同时伴小血管内皮细胞增生和小血管管腔阻塞。

2）二期梅毒：丘疹性梅毒疹真皮浅层小血管周围套袖状淋巴细胞、浆细胞浸润，真皮毛细血管内皮细胞肿胀。扁平湿疣早期为表皮疣状增生，晚期中央组织有坏死、乳头延长，血管周围有明显浆细胞浸润，呈袖口状排列，毛细血管增生，伴内皮细胞内外水肿，表皮内大量嗜中性粒细胞浸润。

3）三期梅毒：主要为肉芽肿改变。有时见浆细胞。血管内皮增生，壁厚，管腔狭窄，有时发生干酪样坏死。

（三）诊断

梅毒的诊断，首先是有性接触史，特别是不洁性交史。另外，配偶及性伴有无性病史亦很重要。而后，根据潜伏期、临床表现和体征、发病时间及实验室检查等进行梅毒的分期诊断。

（1）一期梅毒：主要发生于外生殖器的单发无痛性硬结，表面溃疡，无压痛。暗视野显微镜检查有梅毒螺旋体，VDRL或RPR试验阳性，或FTA-ABS和TPHA阳性。具有典型临床症状而血清试验阴性者，应于1～2周后复查FTA-ABS或VDRL、RPR。组织病理学改变有助于确诊。

（2）二期梅毒：有硬下疳史，典型的二期梅毒疹，特别是掌跖的特征性皮疹及外生殖器的扁平湿疣及浅表淋巴结肿大，可做临床诊断。暗视野显微镜检查可见梅毒螺旋体，VDRL试验阳性（1∶16以上），或FTA-ABS/TPHA阳性。病理活检有助于确诊。血清学试验阴性不能除外梅毒，对于高度怀疑者可做青霉素试验性治疗。如果发生赫氏反应（Jarisch-Herxheimer reaction），亦有助于回顾性诊断。

（3）潜伏梅毒：无任何临床表现和体征，但血清VDRL和（或）FTA-ABS/TPHA试验阳性。相同试验应当在间隔1周后再取血重复一次，如果与第一次相矛盾，应再次取血重复检查。脑脊液检查正常且血清学试验阴性。X线胸片可发现升主动脉钙化。

（4）三期梅毒：部分二期梅毒亦有中枢神经系统损害。

1）无症状神经梅毒：血清VDRL试验阳性；脑脊液检查特征为淋巴细胞数升高，蛋白稍高。最重要的是脑脊液VDRL试验阳性。

2）急性梅毒性脑膜炎：临床特征为非化脓性脑膜炎，脑脊液淋巴细胞升高，血清和脑脊液非特异血清试验阳性。

3）脑血管性梅毒：对一个青壮年脑血管意外者，如果无高血压或其他栓塞性心脏病（感染性心内膜炎、前房血栓、黏液瘤）病史时，应当考虑本病的可能。如果血清、脑脊液VDRL阳性，或有梅毒史而未治疗或治疗不充分病史，则可以确诊。

4）麻痹痴呆：临床的精神、神经病学异常表现和体征，结合特征性脑脊液改变可以诊断。

5）脊髓痨：临床特征为闪电痛和共济失调，下肢深反射消失，瞳孔对光反射减弱，龙贝格征阳性。

（四）鉴别诊断

（1）一期梅毒应当与软下疳、固定药疹鉴别。

（2）二期梅毒疹在临床上与多种皮肤病相似，易发生误诊。梅毒性斑疹应与药疹、病毒疹、玫瑰糠疹、花斑癣、脂溢性皮炎、多形性红斑及麻风等鉴别。梅毒性丘疹应与药疹、扁平苔藓、银屑病、泛发体癣、毛发红糠疹等鉴别。扁平湿疣应与尖锐湿疣区别。梅毒性脓疱需与脓疱性痤疮、脓疱疮区别。黏膜梅毒应与单纯疱疹、阿弗他口腔溃疡、白塞综合征（Behcet syndrome）等鉴别。全身淋巴结肿大需与EB病毒感染、传染性单核细胞增多症及淋巴瘤相鉴别。

（3）急性梅毒性脑膜炎应与病毒性、结核性、隐球菌性及莱姆病性脑膜炎相鉴别，因为这些脑膜炎均为淋巴细胞性脑膜炎。应当指出，在莱姆病中，虽然非特异螺旋体抗原血清学试验阴性，但有11%患者FTA-ABS试验阳性。脑血管性梅毒应当与高血压、动脉硬化、脑梗死或其他原因的脑血管炎相鉴别。麻痹痴呆需与脑肿瘤、脑动脉硬化症、Alzheimer病、多发性硬化、慢性酒精中毒、老年性痴呆等鉴别。脊髓痨有时需与糖尿病性神经损害相鉴别。

（五）治疗

梅毒的治疗原则是早期、足量、规则用药，首选青霉素，治疗后要追踪观察，对传染源及性接触者应同时进行检查和治疗。

早期梅毒：要求症状消失，尽快消除传染性，争取血清学检查阴转，预防复发和晚期梅毒；晚期皮肤、黏膜、骨、关节梅毒：要求症状消失，防止新损害发生，防止发生心血管、神经系统梅毒，不一定要求血清学检查阴转。

早期先天梅毒：要求症状消失，血清学检查阴转；晚期先天梅毒：要求损害愈合并预防新的损害发生，不一定要求血清学检查阴转。

潜伏梅毒：主要为预防各种复发，防止病情进展和发生晚期梅毒；早期潜伏梅毒要求血清学检查阴转，晚期不要求血清学检查阴转。

心血管、神经梅毒和各种内脏梅毒：在用青霉素治疗前最好结合有关专科进行处理，并慎重进行抗梅毒治疗；切忌在短时期内用大量抗梅毒药物急速治疗，以免发生瘢痕收缩所引起的重要脏器的严重功能障碍。

1. 治疗药物

（1）青霉素类：为首选的高效抗梅毒的药物，梅毒螺旋体极少对青霉素类耐药，血清浓度达到0.03 μg/ml即可杀死梅毒螺旋体，且应该持续2周以上。常用的有苄星青霉素、普鲁卡因青霉素和水剂青霉素。苄星青霉素G和普鲁卡因青霉素G为长效青霉素，用于早期梅毒和晚期树胶肿梅毒；水剂青霉素G，半衰期约为半小时，用于神经梅毒和心血管梅毒。

（2）头孢曲松钠：有用于治疗梅毒的报道，取得了良好的近期疗效。此药对脑脊液渗透性好，但运用的临床经验有限，对青霉素过敏者有8%可对之发生交叉过敏。

（3）四环素类和红霉素类：疗效较青霉素为差，通常作为青霉素过敏者的替代治疗药物。四环素类常用的有四环素、多西环素和米诺环素（半衰期约为13小时），孕妇及儿童禁用。红霉素类常用的有红霉素（半衰期约1.7小时）、阿奇霉素（半衰期约68小时），孕妇慎用阿奇霉素，对脑脊液和胎盘渗透性差，梅毒螺旋体可对之耐药。

2. 早期梅毒（包括一期、二期及早期潜伏

梅毒）

（1）青霉素

1）苄星青霉素 G：240 万单位，分两侧臀部肌肉注射，1 次 / 周，共 2～3 次。

2）普鲁卡因青霉素 G：80 万单位，1 次 / 天，肌肉注射，连续 10～15 天，总量 800 万 ～1200 万单位。

（2）对青霉素过敏者

1）四环素类：盐酸四环素 500 mg，4 次 / 天，连服 15 天；或多西环素 100 mg，2 次 / 天，连服 15 天；或米诺环素 100 mg，2 次 / 天，连服 15 天。

2）红霉素类：红霉素用法同盐酸四环素；或阿奇霉素 500 mg，连续 10 天。

3）头孢曲松钠：1.0 g，静脉滴注，1 次 / 天，连续 10～14 天。

3．晚期梅毒（包括三期梅毒、晚期潜伏梅毒及二期复发梅毒）

（1）青霉素

1）苄星青霉素 G：240 万单位，分两侧臀部肌肉注射，1 次 / 周，共 3 次，总量 720 万单位。

2）普鲁卡因青霉素 G：80 万单位，1 次 / 天，肌肉注射，连续 20 天为一疗程。也可根据情况 2 周后进行第 2 个疗程。

（2）对青霉素过敏者

1）四环素类：盐酸四环素，500 mg，4 次 / 天，连服 30 天；或多西环素 100 mg，2 次 / 天，连服 30 天；或米诺环素 100 mg，2 次 / 天，连服 30 天。

2）红霉素类：红霉素用法同四环素。

4．心血管梅毒

（1）青霉素

不用苄星青霉素。如有心力衰竭，应在心血管内科予以控制病情后再开始抗梅毒治疗。为避免吉海反应的发生，青霉素注射前一天口服泼尼松 10 mg，2 次 / 天，连续 3 天。水剂青霉素 G 应从小剂量开始，逐渐增加剂量。首日 10 万单位，1 次 / 天，肌肉注射；次日 10 万单位，2 次 / 天，肌肉注射；第三日 20 万单位，2 次 / 天，肌肉注射；自第四日用普鲁卡因青霉素 G，80 万单位，肌肉注射，1 次 / 天，连续 15 天为一疗程，总量 1200 万单位，共两个疗程，疗程间休药 2 周。必要时可给予多个疗程。

（2）对青霉素过敏者

1）四环素类：盐酸四环素 500 mg，4 次 / 天，连服 30 天；或多西环素 100 mg，2 次 / 天，连服 30 天。

2）红霉素类：红霉素用法同四环素，但疗效不如青霉素可靠。

5．神经梅毒

应住院治疗，为避免吉海反应，可在青霉素注射前一天口服泼尼松 10 mg，2 次 / 天，连续 3 天。

（1）青霉素

1）水剂青霉素 G：1800万 ～2400万单位 / 天，静脉滴注，即每次 300万 ～400万单位，6 次 / 天，连续 10～14 天。继以苄星青霉素 G240 万单位，1 次 / 周，肌肉注射，连续 3 次。

2）普鲁卡因青霉素 G：240 万单位，1 次 / 天，同时口服丙磺舒 0.5 g，4 次 / 天，共 10～14天。继以苄星青霉素 G 240万，1次/周，肌肉注射，连续 3 次。

（2）对青霉素过敏者

1）四环素类：盐酸四环素 500 mg，4次/天，连服 30 天；或多西环素 100 mg，2 次 / 天，连服 30 天。

2）红霉素类：红霉素用法同盐酸四环素，但疗效不如青霉素。

6．HIV 感染者梅毒

苄星青霉素G 240万单位肌肉注射，1次/周，共 3 次；或苄星青霉素 G 240 万单位肌肉注射

1 次，同时加用其他有效的抗生素。

（六）梅毒治愈标准

（1）临床治愈：一期梅毒（硬下疳）、二期梅毒及三期梅毒（包括皮肤、黏膜、骨骼、眼、鼻等）损害愈合消退，症状消失。但是以下情况不影响临床治愈的判断：继发或遗留功能障碍（视力减退等）；遗留疤痕或组织缺损（鞍鼻、牙齿发育不良等）；梅毒损害愈合或消退，梅毒血清学反应仍阳性。

（2）血清学治愈：抗梅毒治疗后 2 年以内梅毒血清学反应（非梅毒螺旋体抗原试验）由阳性转变为阴性，脑脊液检查阴性。一期梅毒（硬下疳）初期，血清反应为阴性时已接受充足抗梅毒治疗，可以不出现阳性反应，这种情况不存在血清学治愈的问题。

（七）随访

梅毒经充分治疗后，应随访 2～3 年。第一年每 3 个月复查一次，以后每半年复查一次，包括临床和血清学检查（非螺旋体抗原试验）。治疗后 6 个月内血清学检查滴度未有 4 倍下降，则为治疗失败，需重新进行两个疗程的治疗，两个疗程间隔 2 周；另外，还要考虑是否需要做脑脊液检查，以观察有无神经梅毒。一期梅毒在 1 年以内、二期梅毒在 2 年以内多数患者血清学反应可转阴。少数晚期梅毒血清学检查可持续在低滴度上（随访 3 年以上）可判为血清固定。神经梅毒要随访脑脊液，每半年一次，至脑脊液检查结果完全转为正常。

七、先天性梅毒

先天性梅毒（congenital syphilis），又称胎传梅毒，是由于梅毒螺旋体通过胎盘直接进入胎儿体内而引起的梅毒，一般发生在妊娠第 4 个月。

患梅毒的孕妇未经及时治疗或治疗不当，是引起先天性梅毒的根本原因。所以产前检查与先天性梅毒的发生紧密相关。梅毒螺旋体在妊娠第 9 周后即可以通过胎盘进入胎儿体内。宫内感染后，由于梅毒性胎盘炎症而出现胎儿早产和子宫内生长迟缓以及死胎；先天性梅毒的重要病理变化为血管炎和继发性坏死和纤维化，表现为局部缺血性坏死、纤维化和树胶肿。损害的类型与感染时的胎龄有关。常侵犯胎盘、牙齿和骨骼。胎盘表现出明显炎症和纤维化，对牙齿的影响主要发生于妊娠 18 周以前，引起牙齿的形态分化和对合异常，表现为牙齿形状、结构和大小异常。宫内感染的胎儿出生后，可出现眼、耳、神经系统受累，智力低下，甚至死亡。

骨质的损害也很常见。患先天性梅毒的 6 个月婴儿的尸解发现 97% 有特征性骨损害。长骨损害主要发生于干骺端与骨骺相邻的软骨。骨膜受累时，局限性骨膜炎引起外生骨疣和骨质疏松。血管炎造成骨小梁受损害，导致骨纤维化。幸存的婴儿损害在 6 个月后多愈合，一般无活动性损害。骨损害对青霉素治疗无效，说明这些损害的发生可能是营养不良引起而非直接感染所致。

（一）临床表现

先天性梅毒分两期：2 岁以内为早期先天性梅毒，有传染性，不发生硬下疳，可出现肝、脾、肺、骨骼等损害；2 岁以后为晚期先天性梅毒，无传染性，心血管受累少，骨骼、眼、耳、鼻受累多见。与获得性梅毒比较，先天性梅毒早期病变较重，而晚期病变较轻。

1. 潜伏期

虽然梅毒螺旋体在胎儿体内播散可侵犯各个器官，但出生时多数受感染的婴儿并无症状。2/3 患儿在出生后 3 ~ 8 周出现症状，3 个月内所有患儿均出现症状。

2. 症状和体征

（1）早期先天性梅毒

新生儿常早产、消瘦、发育差、脱水、躁动不安、表情痛苦、腹部隆凸、声音嘶哑、皮肤干皱、皱纹满布、貌似微型的干瘦老人。与成人二期梅毒疹相比，先天梅毒皮损的毁坏性较大，愈后常留有瘢痕，常常可见大疱水疱性皮疹、甲沟炎、甲床炎，而且皮损多见于掌跖和口腔周围。

1）皮肤黏膜损害：皮肤黏膜损害常见而多变。鼻腔出现分泌物是常见的初发症状，较皮疹早出现 1 ~ 2 周。分泌物初为水性，而后变为脓性和血性。黏膜溃疡引起软骨炎和坏死，可导致患者晚期出现鞍状鼻和鼻畸形，口周、口角、肛周出现放射性皲裂。30% ~ 60% 的患儿出现皮肤损害，表现与获得性二期梅毒相似，好发于后背、会阴周围、四肢和掌跖。常见损害是淡红色较大的圆形斑疹，也有斑丘疹和丘疹，以后发展成暗红色或铜红色，有浸润，如不治疗可持续 1 ~ 3 个月。可复发。

水疱大疱性损害也可以发生，也称为梅毒性天疱疮，主要出现在掌跖处，多见于生后 1 周。有时伴有明显的脱屑。部分患儿还有湿疹样、脓疱样甚至脓皮病样损害，发生在面部、会阴周围、腹股沟区。此外，肛周、腹股沟区亦可有扁平湿疣。

2）附属器损害：患儿可出现头发稀疏，发育不良。婴儿斑秃，或于眉弓处脱发，提示先天性梅毒。甲沟炎、甲营养不良，于第 4、5 指发生概率较高。

3）淋巴网状内皮系统：半数患儿出现肝、脾大。这是由于亚急性炎症和代偿性髓外造血引起。1/3 患儿有黄疸。持续 1 年以上。多数患者淋巴结肿大，坚韧、橡皮样舌、舌压痛。其中占 20% 患儿出现中滑车上方皮下结节，为梅毒所特有。

4）骨骼变化：1 岁以内患儿 1/3 以上在体检时发现有骨骼受损，其中 80% 患儿经 X 线检查有异常。主要为广泛的骨软骨炎。另外亦有骨膜炎。长骨最易受累。因此，诊断先天性梅毒时必须做骨骼检查。患儿还会出现骨髓炎、指炎等。

5）其他器官受累：可出现神经系统受累、肾小球肾炎、脉络膜视网膜炎、青光眼、眼色素膜炎等。重症患儿出现肺炎。

（2）晚期先天性梅毒

因为大多数早期先天性梅毒可以被确诊，所以现在晚期先天性梅毒很少见。一般在 5 ~ 8 岁开始发病，13 ~ 14 岁才有各种症状出现；晚期先天性梅毒主要影响骨骼、软组织、眼、耳和中枢神经系统，眼损害特别多，但是很少侵犯心血管系统。特征性损害为树胶肿。畸形是由于螺旋体感染发生于生长发育的关键时期之前和免疫系统发育未成熟之前所致，特征性畸形常见于头面、牙齿和小腿。

1）头面部：婴儿软骨炎和面部骨炎可导致颅面畸形。最常见为面前额骨突起，在有症状患者中 30% ~ 87% 有此表现。另外，约 1/3 患者因鼻软骨发生深在性坏死性软骨炎而表现为鞍状鼻。

2）骨损害：胫前因骨膜增生而向前呈弓状弯曲，形似马刀状（佩刀腿），较常见；还可出现迟发性关节炎（Clutton 关节）。

3）牙齿畸形：极具特征性。表现为牙缝增宽，钉状或凿状尖牙和门牙，双牙根向切缘逐渐变细呈锥形，即哈钦森牙（Hutchinson teeth）；1 岁内患儿可以 X 线照片诊断哈钦森牙。还可出现桑葚齿。

4）眼损害：间质性眼炎占 90%，其次有视网膜炎、脉络膜炎、虹膜炎、视神经萎缩或眼色素层炎。

5）神经系统损害：可出现幼年麻痹性痴呆、幼年脊髓痨、神经性耳聋等。

另外，部分患者伴有炎性损害。其中晚期梅毒性角膜炎最具特征性，它发生于5～16岁，连同神经性耳聋、典型牙齿改变共称其为哈钦森三联征。在8～15岁的少数患者，有对称性、无痛性膝、肘关节肿胀。在童年后期及少年期发生在上腭、喉、鼻中隔的树胶肿，可以引起鼻中隔和软腭穿孔、马鞍鼻。症状性神经梅毒罕见，无症状性神经梅毒较常见，多发生于青春期后，与成人的脊髓痨、麻痹性痴呆和灶状树胶肿相似，可出现发作性冷血红蛋白尿，青霉素治疗可终止发作。

（二）实验室检查

（1）梅毒螺旋体检测：早期先天性梅毒患者，鼻腔分泌物、黏膜斑、大疱水疱性损害，或扁平湿疣分泌物中含有螺旋体，用暗视野显微镜或免疫荧光方法可以检出。这对诊断早期先天性梅毒有重要意义。

（2）血清学试验：母亲可经胎盘将非梅毒螺旋体和梅毒螺旋体抗体传给胎儿，前者可在婴儿体内存留6个月、后者可存留15个月。一般情况下，如果非特异性抗原血清试验阳性同时FTA-ABS或TPHA阳性提示患儿患有先天梅毒，但是有些特殊情况可以引起误诊，如近期经过治疗的母亲和血清固定的母亲其生产的婴儿血清试验阳性时，很难区分是婴儿自身对螺旋体感染的反应，还是来自母亲的IgG所为。因此有必要对婴儿阳性血清做动态观察。来自母体的血清阳性滴度在2个月内会下降4倍，并在6个月时转阴。如果阳性滴度稳定或者持续上升，说明婴儿有活动性感染。另外，检测新生儿脐带血IgM水平，并与婴儿血IgM水平比较，如果后者水平升高，且血清学试验阳性，说明婴儿患有梅毒。少数母亲和婴儿患者血清学试验阴性，会造成诊断困难。

（3）脑脊液检查：示淋巴细胞升高。

（4）X线检查：可见特征性的骨损害或牙损害。

（5）血液学改变：90%以上患儿有贫血，主要由于自身免疫性溶血引起。20%以上嗜中性粒细胞升高。另外，单核细胞增高也较常见。约1/3患者明显血小板减少，易并发出血。还会出现AST升高。

（三）诊断

婴儿出生时或出生后出现下列情况可诊断先天性梅毒。

（1）母亲有梅毒，但是未经过治疗或者治疗不充分。

（2）典型皮肤黏膜损害和骨软骨炎及滑膜炎及淋巴结、肝脾大。

（3）非特异血清抗原试验阳性，滴度呈升高趋势。

（4）脑脊液淋巴细胞升高，VDRL阳性。

（5）长骨X线有特征性表现。

（6）纯化的19-S IgM血清，FTA-ABS试验阳性。

（7）暗视野显微镜检查在早期先天梅毒皮肤/黏膜损害及组织标本中查到梅毒螺旋体，或者梅毒螺旋体核酸检测阳性。

（8）婴儿出生时非梅毒螺旋体抗体血清学试验滴度高于母亲滴度4倍，且梅毒螺旋体血清试验阴性。

（9）梅毒母亲所生婴儿随访至18个月时梅毒螺旋体抗原血清试验仍持续阳性。

（四）鉴别诊断

先天性梅毒需与中毒性表皮松解坏死症、脓皮病，莱特尔综合征、大疱性表皮松解症、色素性荨麻疹、组织细胞增生症，以及牙齿发育不良、药物性耳聋、大脑炎、脑膜炎后遗症、鼻中隔穿孔、风湿性关节炎等鉴别。

（五）治疗

患梅毒的孕妇均应接受青霉素治疗。因为生产前的青霉素治疗有可能防止先天性梅毒发生。对青霉素过敏者，尽可能采用脱敏疗法，因为红霉素的疗效不好，而四环素又不能用于孕妇。

1. 早期先天梅毒（2岁以内）

（1）脑脊液正常者：苄星青霉素G 5万单位/（kg·d），1次分两臀肌肉注射。

（2）脑脊液异常者

1）水剂青霉素G：10～15万单位/（kg·d），出生后7天以内的新生儿，每次5万单位/kg，2次/天，静脉注射；出生7天以后的婴儿3次/天，直至总疗程10～14天。

2）普鲁卡因青霉素G：5万单位/（kg·d），肌注，1次/天，连续10～14天。

如无条件检查脑脊液者，可按脑脊液异常者进行治疗。

2. 晚期先天梅毒（2岁以上）

（1）水剂青霉素G：20万～30万单位/（kg·d），4～6次/天，静脉注射或肌注，连续10～14天。

（2）普鲁卡因青霉素G：5万单位/（kg·d），肌注，连续10～14天为一疗程。可考虑给两个疗程。

对较大儿童的青霉素用量，不应该超过成人同期患者的治疗用量。

（3）对青霉素过敏者，可用红霉素治疗，7.5～12.5 mg/（kg·d），分4次，连服30天。既往用过头孢类抗生素且无过敏者应该在严密观察下使用头孢曲松，250 mg，每日1次，肌肉注射，连续10～14天。8岁以下儿童禁用四环素。

血清阳性而未治疗的新生儿须在第1、2、3、6和12个月时随访。非螺旋体抗体滴度应在3个月内下降，6个月左右转阴。如果该滴度不下降或升高，应当重新检查并充分治疗。螺旋体抗体可存在1年。如果1年以上仍阳性，应当按先天梅毒治疗。

治疗后的先天性梅毒应当随访，并监测非特异性抗体血清反应滴度是否下降。脑脊液淋巴细胞升高者，应每半年复查脑脊液一次，直至恢复正常。如果细胞计数在2年后仍不正常，或每次检查无下降趋势，应重复治疗，对6个月后脑脊液VDRL仍阳性者，也应重复治疗。

（六）预防

（1）治疗一、二期获得性梅毒患者和有效随访，对于防止先天梅毒非常重要。孕妇妊娠期仍可感染梅毒，高危妇女在妊娠末3个月需重复血清学试验。高危妇女是指有卖淫史的女性和曾患过性传播疾病者。

（2）严格的产前检查可以有效地防止先天梅毒的发生，并减少各种其他原因所致的新生儿和妇女死亡率。常规产前检查。

八、妊娠梅毒

妊娠梅毒（pregnant syphilis）是指在妊娠期间孕妇患有未经治疗的一期或二期梅毒。母体的梅毒螺旋体可通过胎盘传给胎儿，也可先经胎膜感染羊水而进入胎儿循环。

（一）临床表现

妊娠梅毒的孕妇临床表现与非妊娠者有相似之处，但也有其特殊性。妊娠梅毒几乎100%会影响胎儿，其中50%发生早产或胎死宫内。而未经治疗的妊娠潜伏梅毒将导致40%

胎儿早产或胎死宫内，约有 10% 新生儿患先天性梅毒。所以早期诊断和治疗妊娠梅毒对预防和治疗先天性梅毒十分重要。但妊娠梅毒患者中将近半数无临床表现和体征，所以仅能根据血清学检查诊断。所有妊娠早期的孕妇均应做梅毒血清学检查，如 RPR 试验，在梅毒流行区或高危人群，应在妊娠的第 28 周和分娩时各做 1 次 RPR 试验。

(二)诊断

主要根据血清学检查，如 RPR 阳性应考虑感染梅毒。但既往患梅毒，已经过恰当的治疗，而且抗体滴度明显下降者除外。

(三)治疗

（1）根据孕妇梅毒的分期不同，采用相应合适的青霉素方案进行治疗，用法及用量与同期其他梅毒患者相同（禁服四环素类药物），必要时可增加疗程。

（2）普鲁卡因青霉素 G：80 万单位 / 天，肌肉注射，连续 10 天。妊娠初 3 个月内，注射一疗程，妊娠末 3 个月注射一疗程。

（3）对青霉素过敏者，选用红霉素治疗，每次 500 mg，4 次 / 天，早期梅毒连服 15 天，二期复发及晚期梅毒连服 30 天。妊娠初 3 个月与妊娠末 3 个月各进行一个疗程；但其所生婴儿应用青霉素补充治疗；但是红霉素和阿奇霉素对胎盘通透性差，而且有耐药性螺旋体所致感染的报道。头孢曲松是一个选择，该药对于梅毒螺旋体的最小抑菌浓度（minimum inhibitory concentration，MIC）为 0.0006 mg/ml，注射 1 g，6 小时后，妊娠者血清中头孢曲松浓度可达 138 mg/ml，胎血和羊水中的浓度月为母亲血液中的 10% ~ 20% ；但是目前尚无足够的临床疗效相关的资料。

(四)预防

对高危人群或在流行区，孕妇应每月做一次血清学定量试验，以防感染和再感染。在妊娠最后 3 个月和分娩时复查血清学定量试验。

第三节 淋　　病

一、概述

淋病（gnorrhea）是最常见的性传播疾病之一，是由淋球菌（*Neisseria gonorrhoeae*）所致的泌尿生殖系统化脓性炎性疾病。

在古代中国、埃及、罗马、希腊等地的医学文献中就记载有男子淋病的主要临床症候；《黄帝内经》和隋代巢元方的《诸病源候论》中均描述过本病，宋代以后关于淋病的名称更加繁多。在欧洲，曾经有一些医师认为梅毒和淋病是同一种疾病；直到 1879 年奈瑟（Neisser）对淋球菌做过描述，随后于 1882 年由 Leistikov 和 Loffler 对淋球菌培养成功，到 1885 年 Bumm 在人、牛或羊的凝固血清上培养出该菌、接种于健康人的尿道内亦产生同样的症状，至此便确立了淋球菌为淋病的致病菌。

人类是淋球菌的自然宿主。主要通过性交传染；感染尿道、子宫颈内膜，也可侵犯直肠、眼结膜和咽部。女性可发生前庭大腺炎、子宫内膜炎、输卵管炎、盆腔炎；男性可发生附睾炎和前列腺炎；造成不孕或不育；并可经血行播散，引起菌血症、关节炎、心内膜炎、脑膜炎、肝炎等。在20世纪50年代初期的中国，淋病占性传播疾病的第二位，1960年代中期基本消灭，而在1980年代随着性传播疾病的卷土重来，淋病的发病曾经属于首位，一直持续到1999年；2012年据中国疾病预防控制中心信息资料显示，全国31个省、市、自治区（不包括港、澳、台）报告淋病95263例，位居全国甲乙类法定传染病的第6位。

二、病因学

淋病的病原体是淋球菌（*Neisseria gonorrhoeae*），又称淋病奈瑟菌淋病双球菌（*Diplococcus gonorrhoeae*）。

奈瑟菌属（Neisseria）是一种革兰氏阴性双球菌，无鞭毛、无芽孢，有菌毛、需氧，具有氧化酶和过氧化氢酶，吲哚试验阳性；该属包括脑膜炎奈瑟菌（*N. meningitidis*）、淋病奈瑟菌（*N. gonorrhoeae*）、干燥奈瑟菌（*N. sicca*）、微黄奈瑟菌（*N. subflava*）、浅黄奈瑟菌（*N. flavescens*）和黏液奈瑟菌（*N. mucosa*），其中只有脑膜炎奈瑟菌和淋病奈瑟菌对人类有致病性。

淋球菌呈卵圆形或圆形，常成对排列，两菌接触面扁平或稍凹，呈双肾形，大小为0.6 μm×0.8 μm。革兰氏染色阴性。淋球菌为需氧菌，适宜在温暖，潮湿的环境中生长，初次分离培养时，需供5%～10% CO_2，营养要求高。最适宜生长温度为37 ℃，最适pH为7.2，孵育48小时后，形成湿润、圆形、灰白色或半透明、光滑型菌落。能分解葡萄糖，产酸不产气，不分解其他糖类，不产生吲哚，不还原硝酸盐，可产生氧化酶和过氧化氢酶。

淋球菌不耐干热和寒冷，干燥环境1～2小时死亡；一般消毒容易将它杀死，1∶4000硝酸银溶液7分钟可将其杀死，1%碳酸浸泡3分钟内死亡。在不完全干燥的条件上，附着在衣裤和被褥上则能存活18～24小时。

2013年发布了淋球菌FA1090株的基因组全序列，全长约2.15Mb，为环状DNA，含有5000多个ORF，G+C含量为52%，与脑膜炎球菌的同源性为80%；其染色体上存在多个能影响其耐药性的基因，譬如gyrA、pacC、ponA、penB、mtr、tet、str等。其质粒中亦存在编码介导淋球菌耐药的蛋白的基因，可通过接合、转化等途径引起耐药性在菌株之间的传递，这些质粒为尚未发现其表型效应的隐蔽性质粒（cryptic plasmid），其上含有teM1基因和tetm基因。另外，与免疫原性相关的基因包括pilE、tbpA和tbpB、por和nspA基因等。

三、致病性和发病机制

淋球菌侵犯人类的黏膜，尤其是人类的单层柱状上皮和移行上皮，人类是其唯一宿主；正常男性尿道长15～18 cm，舟状窝黏膜由鳞状细胞组成，前尿道黏膜为柱状细胞，后尿道黏膜为移行上皮细胞；正常女性尿道长3.4～4.8 cm，尿道黏膜由复层柱状上皮及移行上皮细胞组成，女性阴道黏膜为复层鳞状细胞，宫颈管口黏膜为柱状细胞。

淋球菌主要致病物质包括菌毛、外膜蛋白IgA1蛋白酶、脂寡糖和铁蛋白受体等；该菌感染后先侵入泌尿生殖道黏膜，借助菌毛、PII蛋白等黏附到泌尿生殖道黏膜，同时IgA1蛋白酶破坏黏膜表面的特异性IgA1抗体，促进黏附；被细胞吞噬后借助PII蛋白等抵抗吞噬细胞的酶消化，进而大量繁殖引起细胞损伤和裂解；另外，淋球菌的脂寡糖在黏膜下层引起炎性反应，宿主的补体、中性粒细胞等参与，两者相互作用而形成炎症表现和临床症状，于是出现男性的急性尿道炎和女性的脓性宫颈炎。

四、传播途径

（1）性接触：其是淋病传播的主要途径。尤其是急性淋病患者，由于分泌物中含有大量淋球菌，因此传染性很强。与患急性淋病的女性发生一次接触，男性受感染的机会是20%～30%，而与患急性淋菌性尿道炎的男性发生一次性接触，女性受感染的机会达到80%以上，这与男性尿道分泌物能潴留在女性阴道内有关。无症状感染者，尤其是女性淋菌性宫颈炎患者，由于无明显的自觉症状，成为淋球菌的携带者，在卖淫妇女等高危人群中是一个重要传染源。

（2）非性接触：虽然淋球菌在外界干燥的环境中不能存活，但在温暖、潮湿的环境下易于生长，这就为非性接触传播提供了前提与可能。急性淋病患者的内裤、湿的毛巾、浴巾就有可能沾上了患者的分泌物而有大量病原菌，如果这些污染的物品与生殖器部位黏膜接触或与眼结膜接触，就可能染上淋病。

新生儿淋菌性眼炎则多由于母亲产道内存在淋球菌，当分娩时新生儿经过产道而受感染。

洗桑拿浴的场所具备温暖、潮湿的条件。加上女性的阴道相对男性而言，容易受到病菌的侵袭，因此洗桑拿浴染上淋病是有可能的。

住旅馆因床单、被褥、干的毛巾、浴巾、洗淋浴受感染的可能性可以说是不存在的。共同进餐、握手、日常的生活中接触也不会受感染。

五、临床表现

淋病易于传染和重复感染，易于合并衣原体等感染，易于出现并发症及后遗症，所以应引起足够的重视。淋球菌感染部位、感染时间长短、感染株毒力、感染的程度、机体敏感性及是否同时伴有沙眼衣原体等都会影响临床表现。

（一）男性无并发症淋病

1. 急性淋菌性尿道炎（急性淋病）

潜伏期 1～14 天，常为 2～5 天。

（1）急性前尿道炎：先出现尿道口红肿，发痒，轻微刺痛，有稀薄黏液流出。约 2 天后分泌物变黏稠呈脓性，脓液呈深黄色或黄绿色（图 68-3-1），并有尿道刺激症状。患者有尿频、尿急及尿痛症状，排尿开始尿痛明显。夜间阴茎可有痛性勃起。

检查时尿道口红肿，轻轻挤压尿道即可见尿道口有黄色脓液。阴茎可红肿，有压痛。包皮可因炎性肿胀而不能翻起，在包皮与阴茎头间可见脓液。腹股沟淋巴结可肿大、红肿、疼痛，有可能出现化脓破溃。

（2）急性后尿道炎：急性前尿道炎发病 2 周后约 60% 的患者淋球菌侵犯后尿道，出现尿意窘迫，尿频，一昼夜排尿可达 10 余次，急性尿潴留。尿痛特点是排尿终末时疼痛或疼痛

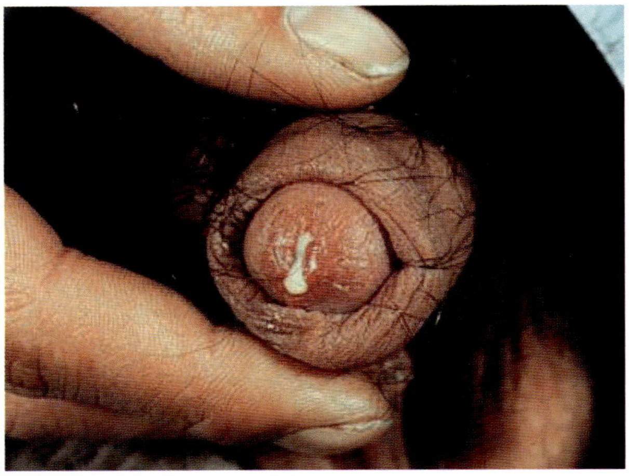

图 68-3-1 急性淋球菌性尿道炎

加剧，呈针刺样，还有会阴坠痛，偶有终末血尿。

急性淋菌性尿道炎可伴发热（38℃）、头痛及全身不适。

2. 慢性淋菌性尿道炎

因治疗不彻底、淋球菌可隐伏于尿道体、尿道隐窝、尿道旁腺，使病程转为慢性。常前、后尿道炎同时发生，好侵犯尿道球部、膜部及前列腺部。症状轻微，尿道常有痒感，排尿时有灼热感或轻度刺痛，尿流细，排尿无力，滴尿。大部分患者于清晨尿道口有少量浆液痂，挤压会阴部或阴茎根部常可见稀薄黏液溢出，尿液尚清晰，但可有淋丝。

（二）男性有并发症淋病

淋菌性尿道炎可有多种并发症，主要有淋菌性前列腺炎、淋菌性精囊炎、淋菌性附睾炎。

（1）淋菌性前列腺炎：是因淋球菌侵入前列腺的排泄管、腺体引起。急性前列腺炎可有发热、寒战、会阴疼痛及尿路感染症状。检查时可有前列腺肿胀、压痛。慢性前列腺炎症状轻微，有会阴部不适，阴茎痛，早晨尿道口“糊口”现象，尿中见淋丝。淋菌性前列腺炎患者的前列腺按摩液有脓球及卵磷脂减少，涂片或培养找到淋球菌，肛门指诊可在前列腺上触到小结节，并有不适或痛感。

（2）淋菌性精囊炎：本病常与前列腺炎或附睾炎并发，可分急性和慢性两型。急性精囊炎可伴精液潴留，导致患者腹痛。慢性精囊炎可有血精。

（3）淋菌性附睾炎：多为单侧，有发热，附睾肿大。初起与睾丸界限清楚，渐渐不清，红肿疼痛，触痛剧烈，常伴有前列腺炎和精囊炎。患侧腹股沟和下腹部有反射性抽痛。

（4）尿道球腺炎：发生在会阴或其左右，出现指头大结节，疼痛。急性可化脓破溃，压迫尿道致排尿困难。可有发热等全身症状，病程呈慢性迁延。

（5）尿道狭窄：未经治疗的慢性淋菌性尿道炎，数年后可发生尿道狭窄，狭窄可发生于任何部位，但以尿道海绵体后方及球部多见。排尿困难，尿流变细，严重时致尿潴留。继发输精管狭窄，精子不能排出导致不育。

（6）其他：还可并发阴茎背部淋巴管炎、尿道旁脓肿或瘘管、血栓性静脉炎致阴茎水肿等。

（三）女性无并发症淋病

1. 女性急性淋病

（1）淋球菌性宫颈炎：女性原发性淋球菌感染主要部位在子宫颈，淋球菌能附着于复层鳞状上皮上。淋菌性宫颈炎的潜伏期难以确定，因为淋菌性宫颈炎很少出现症状。无症状的患者可达40%～60%，阴道分泌物异常或增多，可成为唯一症状。患者常有外阴刺痒及烧灼感，偶伴有下腹痛及腰痛。检查时可见宫颈炎性改变，子宫颈红肿、触痛、质脆、糜烂，可有黄绿色脓性分泌物从宫颈口流出（图68-3-2）。淋菌性宫颈炎自然发展，有些患者可发生直肠炎、尿道旁腺炎、前庭大腺炎以及盆腔炎。有少数为无症状带菌者持续数月或数年。偶可

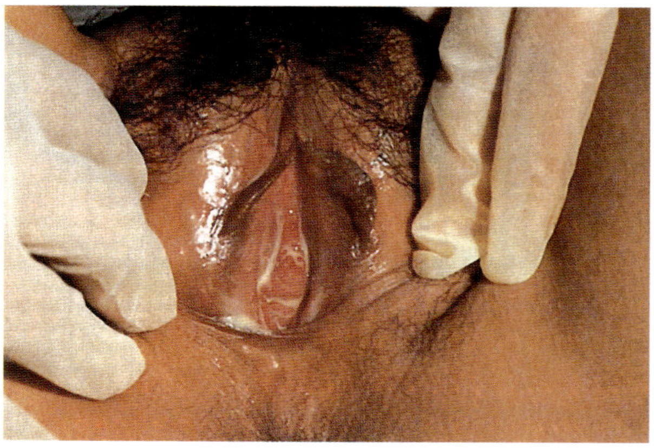

图 68-3-2　淋球菌性宫颈炎

发生播散性淋球菌感染。

（2）淋菌性尿道炎：常于性交的 2～5 天发生，有尿频、尿急、尿痛。检查有尿道口红肿、溢脓或按压尿道有脓性分泌物。

（3）淋菌性前庭大腺炎（巴氏腺脓肿）：急性感染时常为单侧，腺体开口处红肿、剧痛，腺管闭塞可形成脓肿。

2. 女性慢性淋病

急性淋病未经治疗或治疗不彻底，可转为慢性，自觉症状较轻，有下腹坠胀，腰痛，白带增多等。

（四）女性有并发症淋病

女性有并发症淋病主要是盆腔炎（PID），包括输卵管炎、子宫内膜炎、继发性输卵管卵巢脓肿及脓肿破溃所致的盆腔脓肿、腹膜炎等。淋病患病妇女中至少有 5% 患子宫内膜炎。进一步可经子宫内膜侵入输卵管，发生输卵管炎。这种情况常在感染的不久或月经期发生。患者可同时有急性子宫内膜炎，此时常伴异常的月经出血、腹痛和触痛。急性输卵管炎为淋病重要的并发病，可致不育。如侵犯到盆腔，可产生盆腔腹膜炎症状和体征，伴有恶心呕吐。早期使用抗生素治疗，几乎所有的淋菌性输卵管炎患者都可恢复输卵管的正常功能和生育能力。

（五）幼女淋菌性阴道炎

幼女淋菌性阴道炎与成年妇女不同，幼女阴道由柱状上皮组成，易被淋球菌感染，表现为外阴红肿、灼痛，阴道有脓性分泌物。尿痛乃至出现排尿困难。有时可累及直肠及肛周。幼女淋菌性阴道炎可因与患淋病的父母密切接触、共用浴室用具而受染，少数可因性虐待等所致。

（六）淋菌性皮炎和原发皮肤淋病

淋菌性皮炎和原发皮肤淋病很少见。淋菌性皮炎常发生于会阴部、冠状沟、阴茎，偶发生于手部。初为红斑、丘疹，可发展成水疱、脓疱或糜烂，周围有红晕，皮损中可查到淋球菌。原发皮肤淋病，常在生殖器或生殖器外的皮肤发生，而不累及黏膜，不出现尿道炎，生殖器皮肤可发生类似蜂窝织炎或化脓性肉芽肿损害，可有脓疱、溃疡或疖样损害，革兰氏染色可见阴性双球菌，培养可以确诊。

（七）其他部位的淋病

（1）淋菌性结膜炎：新生儿多见，在经过患有淋病母亲的产道时而受染，于出生后 2～3 天发病，多为双侧。偶见于患有急性淋病的成人，多为自身感染，常为单侧性。表现为眼睑潮红、肿胀，结膜充血，有脓液外溢。若延误治疗，可致角膜溃疡，引起穿孔，失明。

（2）淋菌性咽炎：多见于口交者，有咽干不适，咽痛，表现为急性咽炎，扁桃体炎症状。患者发热，颈部淋巴结肿大。

（3）淋菌性肛门直肠炎：主要见于肛交者。妇女也可由阴道脓液的自身感染。表现为里急后重，有脓血便，肛管黏膜充血，有脓性分泌物，治疗较困难。

（八）肝周围炎

淋病侵犯子宫内膜、输卵管，发生盆腔炎、盆腔腹膜炎，若播散到上腹部，可引起肝周围炎。肝周围炎的特点是出现肝和腹壁间的粘连。

（九）播散性淋球菌感染

播散性淋球菌感染（disseminated gonococcal infection，DGI）是指淋球菌通过血行播散到全身，出现较严重的全身感染。该病常有典型的体征和症候群，但可以有各种各样的临床表现。常见有关节炎 - 皮炎综合征。DGI 的临床表现包括从单纯的皮肤损害到关节炎、腱鞘炎或脓毒性关节炎的疾病谱。少数 DGI 可以出现心内膜炎或脑膜炎症状。临床上，DGI 常可分为两个阶段，最初为菌血症阶段，有发热、白细胞增高和皮肤损害。紧接着的第二阶段，有腱鞘炎或脓毒性关节炎。

（1）淋菌性败血症：开始表现为发热，患者体温可高达 40℃，通常为 38～39 ℃，但寒战不常见。患者全身不适、食欲缺乏。3%～20% 的患者皮肤出现丘疹、瘀斑、脓疱、坏死性损害。损害开始为红斑，直径为 1～3 mm，可以是疼痛性的，但有时没有症状。在 1～2 天内，许多红斑发展成直径 2～5 mm 的脓疱，有些损害为出血性，有些中心发生坏死，可发生直径 1～2 mm 的血疱。皮损好发于四肢、手、足，尤其上肢肢端的关节处，3～4 天后消退，留棕色色素沉着和浅瘢痕。约 2/3 的淋菌性皮肤病变，取其脓液作涂片，可查到淋球菌。皮肤损害的组织病理表现为浅表溃疡并有脓液形成，真皮及皮下组织弥漫性炎症，有多形核白细胞浸润，累及小血管，可有血栓形成和局限性的坏死。

（2）淋菌性关节炎及腱鞘炎：为多关节炎，发生于腕、指、肘、膝、踝关节，一般不对称，偶可累及髋、肩和脊柱。具有典型关节炎的患者可有多个关节同时受累或相继发生，称为迁延性多关节炎。部分患者可并发化脓性滑膜炎、化脓性关节炎周围炎。腱鞘炎起病急，常不对称，常并发关节周围炎，但很少有关节渗漏。腱鞘炎最常见的部位是臂和腿部远端伸肌和屈肌腱的鞘膜。腕关节比踝关节更晚受累。临床表现为腱鞘部位红、肿和触痛，关节活动受限。

（3）淋菌性角化症：可能为淋球菌和其毒素所致，皮损中找不到淋球菌，常与淋菌性关节炎并发，皮损好发于手、足、踝部和腰部。为扁平角化稍隆起的斑片或斑块，呈圆锥形，黄色、铜红色或灰白色。掌跖的皮损呈角质增生，大片角化，如蛎壳状，侵入甲下常使甲板脱落，角化性痂皮也见于阴茎，无任何自觉症状。

（4）淋菌性心内膜炎：是一种少见的并发症，淋菌性心内膜和其他类型心内膜炎有相同的临床表现。

（5）淋菌性心肌心包炎：依靠心电图诊断，有心脏传导阻滞或其他异常，临床常没有症状。

（6）淋菌性肝炎：约有 1/8 患者有类似于其他菌血症时发生的轻型肝炎，肝炎可因血清胆红素和转氨酶的轻度增高而被检出。

（7）淋菌性脑膜炎：不常见，可伴有关节炎和典型皮疹，故可以与脑膜炎球菌性脑膜炎区分。

六、实验室检查

（一）涂片革兰氏染色

收集标本前 2 小时不能排尿；取尿道和宫颈分泌物，在多形核白细胞内找革兰氏阴性双球菌（图 68-3-3），此法阳性率在男性患者高，查到淋球菌后可以确诊。女性患者阳性率为 50%～60%，而且女性宫颈分泌物中杂菌多，敏感性和特异性差，有时涂片检查可见白细胞外革兰氏阴性双球菌，在多数情况下可能有杂菌，因此绝不能据此作出诊断，对女性患者确诊需依据淋球菌培养结果。

（二）培养

淋球菌培养是诊断的重要依据，采用

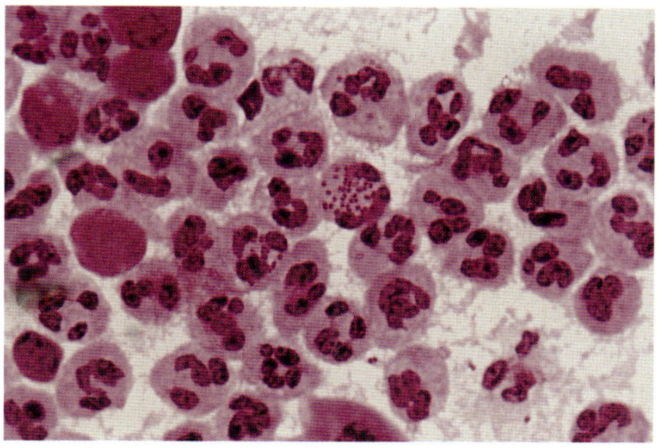

图 68-3-3 淋病分泌物镜检

Thayer-Martin（TM）培养基、巧克力琼脂和血琼脂培养基，在 35～36 ℃下，含有 5%～10% 的 CO_2 培养 24～48 小时。确定诊断还须根据菌落形态、革兰氏染色、氧化酶试验和糖发酵试验等鉴定。培养阳性率男性为 80%～95%，女性为 80%～90%。

（三）药敏试验

用纸片扩散法做药敏试验，或用琼脂平皿稀释法测定最小抑菌浓度（MIC），用以选择敏感抗生素。

（四）尿液分杯试验

（1）二杯法：目的是区别前后尿道炎，即在第二杯混浊是为后尿道炎，但不混浊也不能完全排除后尿道炎。

（2）三杯法：第一杯混浊，第二杯、第三杯清晰，为前尿道炎。第一杯高度混浊，第二杯第三杯轻度混浊时，为后尿道炎，如果三杯同样混浊或第三杯混浊时，可怀疑后尿道炎，同时并有膀胱炎。

（3）四杯法：三杯分尿法采尿后，按摩前列腺，然后取第四杯尿，检查尿液中前列腺分泌物。

（五）抗原检测

利用酶联免疫法测定淋球菌抗原，有诊断价值。

（六）聚合酶联反应（PCR）

阳性率高，检测需要在专门的实验室，目前国内主要用于流行病学调查和研究。

七、诊断

（一）病史

绝大多数患者在 1 周内有不洁性交史。极少数患者通过非性接触的途径而受染。

（二）临床表现

主要是尿道炎或宫颈炎。前者表现为尿频、尿急、尿痛，尿道口有脓性分泌物。后者表现为阴道有脓性分泌物，宫颈口红肿，有脓性分泌物。一般说来，男性的症状远较女性为突出。除此之外，有感染性传播疾病的高危人群中对于咽喉、直肠、眼结膜等泌尿生殖道部位以外的急性炎症也应考虑到淋球菌感染的可能。

（三）实验室检查

男性急性尿道炎尿道拭子涂片查到白细胞内革兰氏阴性双球菌可以确诊；对于女性，尿道或宫颈拭子涂片有多数白细胞，且胞内有革兰氏阴性双球菌，可初步诊断，并给予治疗，但确诊需有培养阳性的结果。无论男性或女性，如果仅仅查到白细胞外革兰氏阴性双球菌，是不能诊断为淋病的，一定要做淋球菌培养。幼儿淋菌性阴道炎一定要培养阳性才能确诊。

八、鉴别诊断

（一）非淋菌性尿道炎

潜伏期较长，在不洁性交1周后才发病，而且症状较轻，尿道口的分泌物较为稀薄，不像淋病那样出现脓性分泌物。分泌物涂片中可见白细胞，但在白细胞内无革兰氏阴性双球菌。

（二）慢性前列腺炎

淋病性前列腺炎都表现为急性发作，炎症较为剧烈。慢性淋菌性前列腺炎少见，确诊需经前列腺液涂片或淋球菌培养证实。

（三）念珠菌性阴道炎

常有外阴红肿、剧烈瘙痒，有时伴尿道炎症状。特点是阴道分泌物多，呈白色乳酪状或豆腐渣样。涂片可见大量的孢子和菌丝，培养有念珠菌生长。

（四）滴虫性阴道炎

阴道、外阴瘙痒，阴道分泌物呈泡沫状。分泌物涂片检查可见带活动鞭毛的毛滴虫。

（五）女性泌尿系感染

可以为尿道炎或膀胱炎。表现为尿频、尿急、尿痛，小腹疼痛不适，尿常规有多数白细胞，尿液培养以大肠埃希氏菌居多。患者的尿道口可红肿，但无淋病时的黄色脓液，涂片检查仅可见多形核白细胞，无胞内革兰氏阴性双球菌，培养亦无淋球菌生长。

九、治疗

（一）治疗原则

早期诊断、早期治疗。及时、足量、规则用药。针对不同的病情采用相应的治疗方法。追踪性伴，同时治疗。治疗后密切随访。注意同时有无沙眼衣原体等感染。

（二）一般处理

治疗期间禁止性生活，注意隔离。污染物如内裤、浴巾以及其他衣物等应煮沸消毒。分开使用洗浴用具。禁止与婴幼儿、儿童同床、同浴。

（三）治疗方案

急性无并发症淋病推荐使用单次大剂量给药方法。使用高效抗生素，如头孢曲松钠、大观霉素、氧氟沙星。淋病并发沙眼衣原体感染常见，所以应考虑采用能同时有效治疗沙眼衣原体的高效抗生素，如阿奇霉素。治疗方法的选择应考虑感染部位。有并发症的应保持足够的治疗时间。

（1）淋菌性尿道炎、宫颈炎、直肠炎

A. 头孢曲松钠：250 mg，一次肌肉注射；

B. 大观霉素：2 g（宫颈炎 4 g），一次肌肉注射；

C. 环丙沙星：500 mg，一次口服；

D. 氧氟沙星：400 mg，一次口服；

E. 头孢噻肟：1 g，一次肌肉注射。

（2）淋菌性咽炎

A. 头孢曲松钠：250 mg，一次肌肉注射；

B. 环丙沙星：500 mg，一次口服；

C. 氧氟沙星：400 mg，一次口服。

大观霉素对淋菌性咽炎疗效较差。

（3）淋菌性眼炎

A. 新生儿：头孢曲松钠 25～50 mg/kg（单剂不超过 125 mg），静脉或肌肉注射，1 次 / 天，连续 7 天。或大观霉素 40 mg/kg 肌肉注射，1 次天，连续 7 天。

B. 成人：头孢曲松钠 1 g，肌肉注射，1 次 / 天，连续 7 天；或大观霉素 2 g，肌肉注射，1 次 / 天，连续 7 天。

同时应用生理盐水冲洗眼部，每小时 1 次。

（4）妊娠期淋病

A. 头孢曲松钠：250 mg，一次肌肉注射；

B. 大观霉素：4 g，一次肌肉注射。

孕妇禁用氟喹诺酮类和四环素类药物。

（5）儿童淋病

A. 头孢曲松钠：125 mg，一次肌肉注射；

B. 大观霉素：40 mg/kg，一次肌肉注射。

体重大于 45 kg 者按成人方案治疗。

（6）淋菌性附睾炎

A. 头孢曲松钠：250 mg～500 mg，1 次 / 天，肌肉注射，连续 10 天；

B. 大观霉素：2 g，1 次 / 天，肌肉注射，连续 10 天。

（7）淋菌性盆腔炎

A. 头孢曲松钠：500 mg，1 次 / 天，肌肉注射，连续 10 d；

B. 大观霉素：2 g，1 次 / 天，肌肉注射，连续 10 天。

应加服甲硝唑 400 mg，2 次 / 天，连服 10 天或多西环素 100 mg，2 次 / 天，连服 10 天。

（8）播散性淋病

A. 头孢曲松钠：1 g 肌肉注射或静脉注射，连续 10 d 以上。

B. 大观霉素：2 g 肌肉注射，2 次 / 天，连续 10 天以上。

淋菌性关节炎者除髋关节外不宜行开放性引流，但可以反复抽吸，禁止关节腔内注射抗生素。

淋菌性脑膜炎疗程约 2 周，心内膜炎疗程要 4 周以上。

若考虑同时有衣原体感染时，应在上述药物治疗中加用多西环素 100 mg，2 次 / 天，连服 7 天以上；或阿奇霉素 1 g，一次口服，并作随访。

十、判愈和预后

治疗结束后 2 周内，在无性接触史情况下，临床症状和体征全部消失；在治疗结束后 4～7 天做淋球菌复查涂片和培养均阴性，可判断为治愈。淋病患者若能早期、及时、适当治疗，一般预后良好，但若延误治疗时机或治疗不当，亦可产生并发症或播散性淋病，造成严重后果。

十一、预防

（1）宣传教育，严禁嫖娼卖淫。

（2）鼓励使用避孕套，可使淋球菌感染发病率降低，对沙眼衣原体及其他性病病原体感染也有一定预防作用。

（3）性伴应同时治疗，与淋球菌患者有性接触者的预防性使用抗生素可减少感染的危险。

（4）注意个人卫生与消毒隔离，患者不与家人、小孩尤其女孩同床、同浴。不共用浴巾、毛巾等。

（5）执行新生儿硝酸银溶液或其他抗生素液滴眼的制度，防止发生淋菌性眼炎。

第四节　生殖道沙眼衣原体感染

一、概述

生殖道沙眼衣原体感染是由沙眼衣原体（*Chlamydia trachomatis*）感染生殖道而引起的最常见的性传播疾病，是中国目前重点防治的性传播疾病之一。

据世界卫生组织估计，每年有超过9000万例新增泌尿生殖道沙眼衣原体感染病例；先前，中国生殖道沙眼衣原体感染均归于非淋菌性尿道炎（nongonococcal urethritis，NGU）中报道，其中有30%～60%的病例由沙眼衣原体感染引起，近年来，由于NGU这一病名不再使用，而且沙眼衣原体的致病性已经明确，因而将沙眼衣原体感染作为一个独立的性传播疾病而单独列出来进行介绍。

二、病原学

衣原体（*Chlamydia*）是一类严格寄生于真核细胞内、有独特发育周期、能通过细菌滤器的原核细胞型微生物，过去曾被认为是病毒，现归属于广义细菌中的一类微生物。目前，根据16S rRNA和23S rRNA测序并进行进化分析，将衣原体分为独立的门（Phylum），其中包含独立的纲（Class）和目（Order），将衣原体目（*Chlamydiales*）分为8个科（Family）12个属（Genus）21个种（Species）；其中衣原体科又分为衣原体和嗜衣原体2个属，衣原体属包含有沙眼衣原体（*Chlamydia trachomatis*）、鼠衣原体（*Chlamydia muridarum*）和猪衣原体（*Chlamydia suis*）3个种；嗜衣原体属包含有肺炎嗜衣原体（*Chlamydophila pneumoniae*）、鹦鹉热嗜衣原体（*Chlamydophila psittaci*）、兽类嗜衣原体（*Chlamydophila pecorum*）、流产嗜衣原体（*Chlamydophila abortus*）、猫嗜衣原体（*Chlamydophila felis*）和豚鼠嗜衣原体（*Chlamydophila caviae*）6个种。衣原体具有如下共同特征：①革兰氏阴性，圆形或椭圆体；②具有细胞壁，其组成与革兰氏阴性菌相似；③有独特的发育周期，行二分裂方式繁殖；④含有DNA和RNA两类核酸；⑤有核糖体和较复杂的酶类，能进行多种代谢，但缺乏供代谢的能量来源，须利用宿主细胞的三磷酸盐和中间代谢产物作为能量来源；⑥对多种抗生素敏感。

对人类致病的衣原体有：沙眼衣原体、肺炎嗜衣原体、鹦鹉热嗜衣原体和兽类嗜衣原体。

沙眼衣原体于1907年由在爪哇工作的丹麦学者Halberstaedter和Prowazek通过实验进行了首先描述。直到1956年由中国学者汤飞凡及其助手在鸡胚卵黄囊中接种培养成功，并获国际同行认可；汤飞凡还以自己为实验对象，将分离培养出的病原体接种于自己的眼睛造成人工感染，观察了典型的病理过程、确定了该病原体的致病性，并且导致微生物分类学上诞生了一类介于细菌和病毒之间的“衣原体”。这对于沙眼衣原体及其所致疾病的发病机制、诊断、治疗和预防等，都产生了深远影响；鉴于其在全球防盲方面的不朽功绩，国际眼科防治组织于1981年授予当时已逝世多年的汤飞凡“沙眼金质奖章”。

依据侵袭力和所致疾病的不同，沙眼衣

原体被分为三个生物型：沙眼生物型（*Biovar trachoma*）、生殖生物型（*Biovar genital*）和性病淋巴肉芽肿生物型（*Biovar* lymphogranuloma venereum，LGV）。根据主要外膜蛋白（major outer membrane protein，MOMP）氨基酸序列差异，可将沙眼衣原体分为 19 个血清型，其中 A、B、Ba、C 为沙眼生物型，D、Da、E、F、G、H、I、Ia、J、Ja、K 为生殖生物型，L1、L2、L2a、L3 为 LGV 生物型。

沙眼衣原体在细胞内生长繁殖，有特殊的发育周期，可观察到两种不同的颗粒结构，一种为始体（initial body），为繁殖型，呈圆形或卵圆形；另一种为原体（elementary body），为感染型，呈球形；每个发育周期约 40 小时；沙眼衣原体可接种于 6～8 天龄的鸡胚卵黄囊中生长，并能在许多原代细胞或传代细胞株，如 HeLa-229、BHK-21、McCoy 中培养，生长良好；沙眼衣原体对热敏感，56～60℃仅能存活 5～10 分钟，在 –70℃可保存数年；0.1% 甲醛溶液、0.5% 苯酚可将沙眼衣原体在短期内杀死，75% 乙醇杀灭力很强，半分钟即有效。沙眼衣原体对利福平、四环素类、红霉素类等抗生素均敏感。

沙眼衣原体沙眼生物亚种 D/UW-3/CX 株染色体是一环状 DNA，大小为 1042519bp；由基因编码的 MOMP 占外膜总蛋白的 60%，是一种复杂的抗原复合体；MOMP 在结构上有 4 个易变区，即 VD Ⅰ～Ⅳ，对称地镶嵌于高度保守的 5 个稳定区中，即 CD Ⅰ～Ⅴ。

沙眼衣原体主要引起人类的沙眼和结膜炎、泌尿生殖道感染以及性病淋巴肉芽肿。

三、致病性和发病机制

成人主要通过性接触传播，男性主要以尿道，女性主要以宫颈为感染的靶部位，新生儿则由母亲生殖道分娩时感染，主要引起结膜炎和肺炎。

沙眼衣原体的致病物质有内毒素样物质、MOMP、热休克蛋白等，这些物质可对宿主细胞造成直接损伤，或者协助沙眼衣原体逃避免疫系统的清除，使其易于在宿主囊泡内生长，或者引起宿主的抗感染免疫反应而造成免疫损伤。

沙眼衣原体侵入人体后，原体以硫酸肝素黏附于易感的柱状上皮细胞和移行上皮细胞而形成吞噬体，吞噬体内的原体进一步变成始体，进行繁殖继而转化为原体，受感染的细胞被所释放的溶解酶、代谢产物的细胞毒作用下而破坏，或者引起超敏反应等免疫损伤作用，而原体则随着感染细胞的破坏而释放出来进一步感染周围细胞。

人体感染衣原体后可获得特异性免疫，包括体液免疫和细胞免疫，但是免疫力不强；另外，沙眼衣原体还可以通过多种免疫逃逸机制来抵抗宿主免疫防御，从而常造成持续感染、隐性感染和反复感染。

四、临床表现

（一）男性特有的感染

（1）尿道炎：沙眼衣原体性尿道炎症状较淋病轻，可有尿道刺痒、烧灼感和排尿疼痛，少数有尿频。尿道口轻度红肿，分泌物稀薄、量少，为浆液性或稀薄脓性，多需用手挤压尿道才见分泌物溢出（图 68-4-1）。晨起尿道口常有少量黏液性分泌物或痂膜，在内裤上可见污渍。部分患者可无症状，还有一部分病例症状很轻微，在就诊时易被忽略或误诊。对于在 1～3 周内或更长期时间内有不洁性交史来就诊的患者应作认真的检查，以手挤压尿道检查是否有分泌物，并作涂片检查。

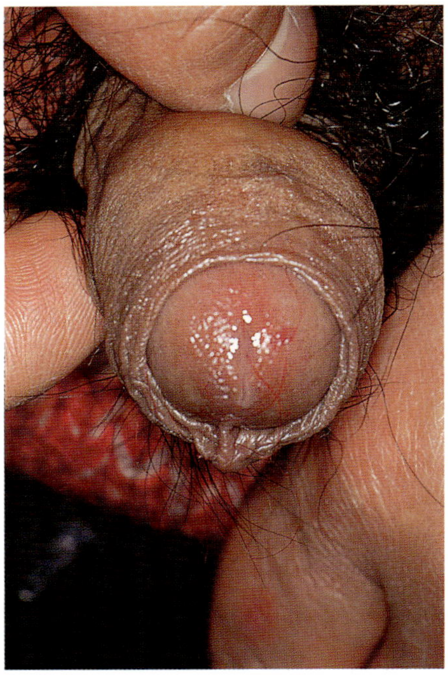

图 68-4-1 生殖道沙眼衣原体感染

（2）附睾炎：大多为单侧性，自诉单侧阴囊红肿、发热、疼痛，检查可触及附睾肿胀，有明显的触痛，累及睾丸时会出现睾丸疼痛、触痛。

（3）前列腺炎：较为隐匿，起病慢，自诉后尿道、会阴部不适，坠胀或钝痛感。部分患者晨起时尿道口有白色分泌物，大多稀薄，封住了尿道口，称为糊口现象。

（4）莱特尔综合征（尿道-眼-滑膜综合征）：以尿道炎、眼结膜炎、关节炎及皮肤黏膜病变为特点，可同时出现，也可先后出现。尿道炎大多如前所述；眼结膜炎常为双侧结膜红肿，有分泌物，在睑结膜上可出现出血点；关节炎在急性期表现为关节及其周围组织潮红、肿胀，关节腔内有积液，活动明显受限，好发于膝、踝关节，慢性期类似类风湿关节炎改变，皮肤以蛎壳样银屑病改变为主，黏膜损害见于口腔及生殖器，为潮红、糜烂、分泌物较多。

（二）女性特有的感染

（1）黏液脓性宫颈炎（mucopurulent cervicitis，MPC）：沙眼衣原体感染的主要部位是宫颈管上皮，表现为白带增多，子宫颈水肿或糜烂，多数患者临床症状不明显。沙眼衣原体性黏液脓性宫颈炎的发生率超过淋菌性宫颈炎。一个重要原因是沙眼衣原体的无症状带菌。在高危人群中，无症状带菌者会成为重要的传染源，导致病原菌的传播。在女性中，虽然尿道内也可感染沙眼衣原体，但沙眼衣原体感染的主要部位是宫颈管上皮。在宫颈肥大性糜烂或有宫颈黏液脓性分泌物的病例中，沙眼衣原体分离率较高，有些宫颈沙眼衣原体感染的女性没有症状和体征，但仔细检查可发现有黏液脓性宫颈炎。子宫颈分泌物革兰氏染色镜下可见多数嗜中性白细胞，Pap 涂片显示嗜中性白细胞增加及单一核细胞（包括浆细胞、异形淋巴细胞和组织细胞）增多。宫颈活检显示上皮下间质中以单核细胞浸润为主，常伴有滤泡样子宫颈炎。沙眼衣原体性黏液脓性宫颈炎若不治疗，感染可持续存在，且会出现各种临床表现和并发症，如尿道炎、子宫内膜炎等。

（2）尿道炎：可有尿道灼热或尿频症状，尿道口充血，色泽微红或正常，挤压常见有分泌物溢出，或无任何症状。

（3）盆腔炎：主要有急性输卵管炎，起病时下腹疼痛，可伴有压痛、反跳痛；或有腹部、膀胱刺激症状，伴发热；病情严重者可有高热、寒战、头痛、食欲缺乏等。部分患者可扪及增粗的输卵管或炎性肿块。慢性输卵管炎表现下腹隐痛。有的患者可表现为子宫内膜炎。

（三）男性和女性共有的感染

可以有直肠炎、眼结膜炎等。

五、实验室检查

（一）显微镜检查

涂片吉姆萨染色、碘染色或 Papanicolaou 染色直接镜检可发现沙眼衣原体包涵体。但只适用于新生儿眼结膜刮片检查，不能用于生殖道沙眼衣原体感染的诊断。

（二）沙眼衣原体培养

沙眼衣原体培养是确定衣原体感染的金标准。常用经放线菌酮处理的单层 McCoy 细胞，孵育后，用单克隆荧光抗体等方法染色，阳性即可确定。但技术要求高，培养所需时间长，临床上用于实际检测较为困难。

（三）免疫学检查

免疫学检查包括荧光抗体法。尿道或宫颈拭子涂片后以荧光素标记的抗衣原体单克隆抗体染色后，在荧光显微镜下检查。该法简便，但需具有荧光显微镜，检查者需有一定的经验。酶标法或金标法检查衣原体抗原，原理是先用抗衣原体的单克隆抗体包被固相体或塑料微孔，然后加入尿道或宫颈拭子的浸出液，阳性标本呈现颜色改变，可用肉眼或酶标仪判断；另外，还可以检测血清中抗衣原体抗体，其水平可以升高。

（四）聚合酶链式反应（PCR）检测

利用特异的 DNA 引物，将标本中数目有限的目标 DNA 序列成百万倍地扩增；但是核酸检测应在经过相关机构认可的实验室开展。

（五）尿液检查

1. 尿常规检查

最好取晨起第一次尿液的首段尿，否则亦应在上一次排尿后 2～4 小时后留尿，镜检每高倍镜视野下有≥15 个白细胞有诊断意义。这是诊断尿道炎一个简单而重要的指标。

2. 尿液分杯试验

（1）二杯法：目的是区别前后尿道炎，即在第二杯混浊是为后尿道炎，但不混浊也不能完全排除后尿道炎。

（2）三杯法：第一杯混浊，第二杯、第三杯清晰，为前尿道炎。第一杯高度混浊，第二杯第三杯轻度混浊时，为后尿道炎，如果三杯同样混浊或第三杯混浊时，可怀疑后尿道炎，同时并有膀胱炎。

（3）四杯法：三杯分尿法采尿后，按摩前列腺，然后取第四杯尿，检查尿液中前列腺分泌物。

六、诊断

（一）病史

初次发病者常在 1～3 周前有多性伴、不洁性接触史或性伴感染史；新生儿感染者其母亲有沙眼衣原体感染史。

（二）临床表现

有典型浆液性尿道炎或宫颈炎表现；但有不少患者发病较为隐匿，症状亦不典型，诊断较为困难。

（三）实验室检查

最简单而实用的方法是尿常规检查及尿道或宫颈拭子的镜检。尿常规检查在每高倍视野下有≥15 个白细胞有诊断意义，尿道或宫颈拭子涂片在每油镜视野下有≥5 个白细胞有诊断意义。虽然培养是确定病原体的金标准，但由于技术要求高，实际上临床上很少采用；其他病原学相关的检查有：酶联免疫和荧光抗体检测沙眼衣原体抗原阳性；血清抗体水平升高 >1∶64，多见于附睾炎和输卵管炎；新生儿肺炎时 IgM 抗体滴度升高。PCR 法检测尿道分泌物中沙眼衣原体核酸阳性。

（四）诊断分类

临床表现加上病原学检查任何一项阳性，则可以确诊；仅有病原学检查阳性时可诊断为无症状感染。

七、鉴别诊断

（一）淋菌性尿道炎

潜伏期短，在不洁性交 1 周内发病，而且症状较重，尿道分泌物为脓性，分泌物涂片中可见多形核白细胞内革兰氏阴性双球菌。

（二）慢性前列腺炎

同淋病鉴别诊断；沙眼衣原体检查阴性。

（三）念珠菌性阴道炎

同淋病鉴别诊断；沙眼衣原体检查阴性。

（四）滴虫性阴道炎

同淋病鉴别诊断；沙眼衣原体检查阴性。

（五）女性泌尿系感染

同淋病鉴别诊断；沙眼衣原体检查阴性。

八、治疗

（一）推荐方案

（1）红霉素类：阿奇霉素 1.0 g 顿服，需在饭前 1 小时或饭后 2 小时服用；

（2）四环素类：多西环素 100 mg，每天 2 次，连服 7～10 天。

（二）替代方案

（1）红霉素 0.5 g，每天 4 次，连服 7～10 天；

（2）罗红霉素 150 mg，每天 2 次，连服 7～10 天；

（3）克拉霉素 250 mg，每天 2 次，连服 7～10 天；

（4）四环素 500 mg，每天 4 次，连服 7～10 天；

（5）米诺环素 100 mg，每天 2 次，连服 7～10 天；

（6）氧氟沙星 300 mg，每天 2 次，连服 7～10 天；

（7）左氧氟沙星 500 mg，每天 1 次，连服 7～10 天。

（三）新生儿衣原体眼结膜炎

可用红霉素干糖浆粉剂，剂量每天 50 mg/kg，分 4 次口服，连服 2 周。如有效，再延长 1～2 周。用 0.5% 红霉素眼药膏或 1% 四环素眼膏，出生后立即用药有一定的预防衣原体感染的作用。

（四）妊娠感染

推荐红霉素 500 mg，每天 4 次，共 7 天；或阿莫西林 500 mg，每天 3 次，共 7 天；替代红霉素 250 mg，每天 4 次，共 14 天；或阿奇霉素 1 g，单剂。禁用四环素类和喹诺酮类药物。

九、判愈与性伴处理

（1）判愈：抗原检测试验检测时机为疗程结束后 2 周，核酸扩增试验为疗程结束后 3～4 周；对女性建议治疗后 3～4 个月再进行沙眼衣原体检测，以防盆腔炎。治愈标准是症状消失，无尿道分泌物，尿拭子涂片或尿常规检查无或仅偶见白细胞。只有症状，没有体征和实验室检查证据，并不是重新治疗的足够依据。只查到病原体，而无症状及体征，尿常规及尿道或宫颈拭子涂片正常，亦不是重新治疗的足够依据。

（2）性伴处理：在出现症状或确诊前2个月内的所有性伴均应进行衣原体检查和治疗；若最近一次接触是在症状发作前或诊断前2个月之前，则其最近一个性伴进行检查和治疗；患者和性伴在完成治疗前应避免性行为。

十、注意事项

（1）避免婚外性行为，提倡使用避孕套；

（2）患者的性伴或配偶应同时接受治疗，在治疗期间应禁止性生活。

（3）治疗期间及治愈后3个月内应忌酒。

第五节　生殖器疱疹

一、概述

生殖器疱疹（genital herpes）是由单纯疱疹病毒（herpes simplex virus, HSV）侵犯生殖器部位皮肤和黏膜引起的炎症性、复发性的性传播疾病。HSV有两个血清型，即HSV-1和HSV-2。

生殖器疱疹已经成为全球最常见的性传播疾病之一。在美国，每年由HSV-2引起的生殖器疱疹为4000万～6000万例，HSV-2可引起90%的生殖器疱疹；12岁以上22%～25%的人口可感染HSV-2，每年的新增病例约100万例。挪威、瑞典等欧洲国家的感染率为20%～24%，澳大利亚为16%，墨西哥为40%。在中国，生殖器疱疹占性传播疾病第5位，而且在沿海地区呈现上升趋势，人群感染高达80%～90%，其中10%的患者无症状，HSV-1的感染率约为HSV-2的6倍。HSV-1和HSV-2感染的流行特点不同。

二、病因学

目前已经鉴定出近110种疱疹病毒，其中至少有8种可感染人类，被称为人类疱疹病毒（human herpes virus，HHV），包括HSV-1（HHV-1）、HSV-2（HHV-2）、水痘带状疱疹病毒（HHV-3，VZV）、EB病毒（HHV-4，EBV）、人巨细胞病毒（HHV-5，CMV）、人疱疹病毒6型（HHV-6）、人疱疹病毒7型（HHV-7）、卡波西肉瘤相关疱疹病毒（HHV-8，KSHV）；HHV共同的特点是：①病毒颗粒呈球形；②除EBV、HHV-6和HHV-7外，均能在2倍体细胞内复制，并在核内有嗜酸性包涵体；③病毒感染宿主细胞可引起多种类型感染，譬如显性感染、潜伏性感染、整合感染、先天性感染。

HSV是一种DNA病毒，核心为线状双链DNA，分子量为160×10^6 Da。HSV由4种疾病结构：①包膜：为典型的类脂双层结膜，表面有许多突起，含有病毒的多种糖蛋白；②核衣壳：位于包膜内，为一立体对称 20 面体的蛋白质，由 162 个壳粒所组成；③核心：为病毒 DNA 和 DNA 蛋白；④被膜：在包膜和衣壳间为被膜，呈无定形的球状物质覆盖在衣壳周围，经负染电镜观察似为纤维状。

HSV 的 DNA 为双链线形，长约 154 kb，包含两个长短不同的并以共价键相连接的片段，分别占病毒 DNA 的 82% 和 18%；其基因组编码病毒特异的核心蛋白及结构蛋白，包括存在于病毒表面的糖蛋白，它们能诱导机体产生中和抗体。两型 HSV 相关糖蛋白中除 HSV-1 的 gC 和 HSV-2 的 gG 具有特异性抗原决定簇外，其他结构基本相似，所产生的抗体在型间有交叉反应。HSV 基因组还编码非结构蛋白，如胸苷激酶（TK）DNK 聚合酶等，它们对病毒的复制是很重要的。由于这些病毒酶不同于细胞酶，一些能选择性抑制病毒酶的抗病毒药物如阿昔洛韦，就是据此而研制出来的。

三、疱疹病毒的传播途径和发病机制

（一）传播途径

人是疱疹病毒的自然宿主，主要传染源是生殖器疱疹患者和无症状病毒携带者。

（1）直接接触：主要通过皮肤黏膜直接接触传播，约 95% 以上的原发性感染发生在性接触之后，可以发生在接触了有活动性溃疡损害的患者，也可以发生在接触了无皮损但有病毒潜伏的皮肤黏膜，飞沫和唾液也可以传播。

（2）母婴传播：婴儿主要经过产道感染，也可经宫内感染。宫内感染又分胎盘感染和宫颈逆行感染。

（3）间接接触：少数可通过密切接触日常生活用品而发生感染。

（二）发病机制

HSV 外膜的糖蛋白譬如糖蛋白 B（gB）使病毒与敏感细胞接触并与细胞质融合，HSV 进入胞质内；也可以通过胞饮作用而进入宿主细胞，在表皮和真皮细胞内复制，造成细胞破坏和炎症，发生皮肤黏膜水疱。直接镜检时可见多核巨细胞、灶性细胞坏死和气球样细胞，进而 HSV 在表皮和真皮细胞中扩散，并经淋巴管而到淋巴结。免疫应答可控制病毒复制，从而使病变愈合。目前已经发现并正式命名的外膜糖蛋白有 gB、gC、gD、gE、gG、gH、gJ、gL、gK 和 gM，它们以独立或复合体的形式发挥不同作用，譬如 gB 和 gD 具有吸附和辅助穿入细胞的功能，gD 是免疫原性最强的中和性抗原，gH 有融合入胞和病毒释放的功能。

HSV 原发感染后可以很快产生特异性免疫力而将大部分病毒清除，炎症消失；但是，少数病毒可潜伏于神经节，HSV-1 主要潜伏于三叉神经节和颈上神经节，主要引起生殖器以外的皮肤、黏膜和器官感染；HSV-2 潜伏于骶神经节，主要引起生殖器和腰以下部位的疱疹。不论是否有临床症状，病毒将充分复制并感染感觉或自主神经末梢，一旦病毒完成复制，即以潜伏状态存在；潜伏的 HSV 不进行复制，故对作用于病毒 DNA 合成的药物并不敏感。HSV 潜伏感染的建立和维持与潜伏相关转录因子（Latency associated transcript，LAT）基因有关，而其再活动则与胸苷嘧啶激酶（TK）有关；γ- 干扰素也与 HSV 的复发有关。潜伏的 HSV 在各种因素作用下，被激活而重新增殖，进而沿感觉神经纤维轴索下行到末梢支配的上皮细胞内继续增殖，而引起局部的复发性疱疹。细胞免疫可以阻止感染传播和病毒复制，体液免疫也发挥重要作用。

四、临床表现

（一）初发感染

患者为初次发病，可分为原发感染及非原发感染两种。

（1）原发感染：患者既往无单纯疱疹的病史，血清中无HSV抗体。感染HSV后，临床表现最重。患者是与有活动性单纯疱疹损害者发生性接触后发病的。潜伏期3～14天，平均6天左右。男性好发在阴茎头、冠状沟、包皮、阴茎（图68-5-1）；女性好发在外阴、宫颈、肛周及臀部。出现多数粟粒大丘疹、水疱，可彼此融合成片。2～4天后破溃成为糜烂或溃疡，自觉灼痒、疼痛。损害侵及尿道上皮时患者出现尿痛、排尿困难、尿道口有黏液性分泌物。侵及宫颈上皮时，宫颈糜烂、溃疡、白带增多。患者腹股沟淋巴结肿大、压痛，但不会发生化脓及破溃。发病1周内不时有新皮疹出现，7～10天时皮损达到高峰，之后逐渐消退结痂，一般需18～21天皮损完全消退，长出正常上皮。部分病例在发病的第1周可出现发热、头痛、恶心、畏光，甚至颈部僵直等病毒血症乃至脑膜刺激症状。

（2）非原发感染：患者初次出现生殖器疱疹的临床表现，但以往曾有口唇部单纯疱疹的病史。血清中有HSV-1抗体。由于HSV-1抗体对机体的保护作用，非原发性生殖器疱疹的临床表现较原发性生殖器疱疹要轻，皮损局限，病程短，一般在2周左右皮损完全结痂脱落。患者一般无全身症状，腹股沟淋巴结亦不肿大。

（二）复发感染

原发性生殖器疱疹皮疹消退后，大部分患者会在半年至1年内复发。复发前数小时至1～2天，局部常有先驱症状，如灼热、感觉异常或刺痛等，个别有向臀部，股部的放射性疼痛。患者的外阴部出现丘疹、水疱，与原发性比较损害局限，数量亦少。破溃后成点状糜烂或浅溃疡（图68-5-2）。一般4～5天后结痂，10天左右皮损痊愈。患者腹股沟淋巴结不肿大，亦不出现全身症状。外阴部复发性损害同时侵及宫颈的也较原发性时要少得多。

复发性单纯疱疹的临床表现和复发次数因人而异。复发次数平均3～4次/年，频繁者每年10余次。频繁的发作常常给患者造成很大心理上的压力。复发诱因有免疫功能下降和非免疫因素，如疲劳、精神紧张、外伤、月经及

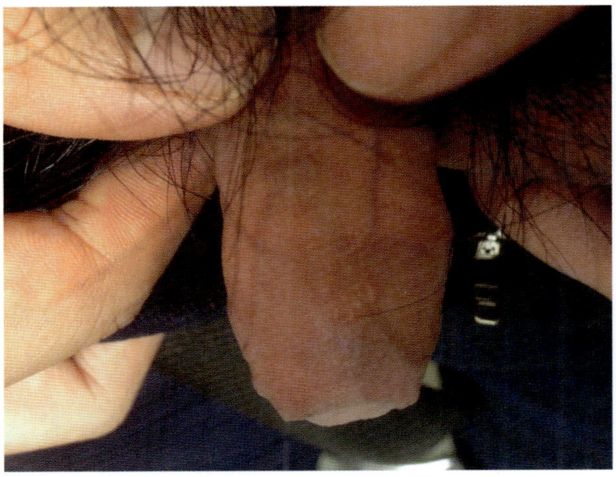

图68-5-1 生殖器疱疹

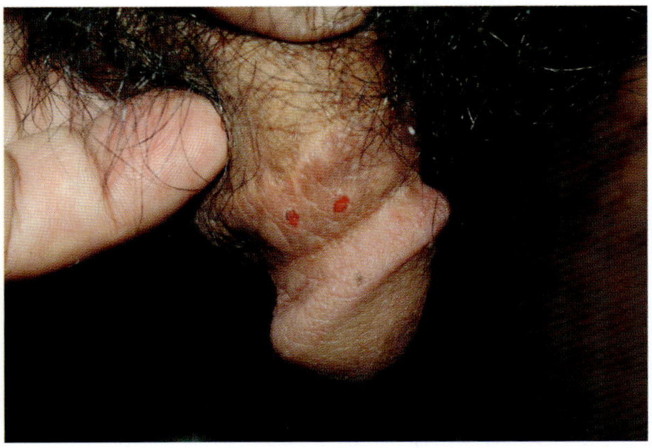

图68-5-2 生殖器疱疹破溃后成点状糜烂或浅溃疡

其他感染等。一般男性较女性复发多见，但女性复发后的症状较男性重。

（三）免疫缺陷及 HIV 感染

由于恶性肿瘤、器官移植等原因长期使用免疫抑制剂，致使机体免疫功能减退或有免疫缺陷者感染生殖器疱疹后，局部皮损重，病程长。可发生病毒血症，出现发热、头痛、恶心、畏光等全身性不适，皮疹可泛发。

HIV 感染者常发生严重的 HSV 感染，患者的外阴部及肛周可出现大片状的水疱、糜烂及溃疡。皮损可持续数月，在溃疡基础上常继发细菌或念珠菌感染。患者临床表现的严重程度取决于患者免疫缺陷的程度。资料表明，生殖器疱疹与 HIV 的流行有关。首先，生殖器疱疹时，外阴部的溃疡为 HIV 的入侵打开了大门，其次，HSV 感染时，外阴部有多数浸润的淋巴细胞，它们是 HIV 侵入机体后的靶细胞。因此，有活动性生殖器疱疹损害者较易感染上 HIV。

（四）男性同性恋感染

通过肛交，有活动性生殖器疱疹的一方可造成另一方发生单纯疱疹性直肠炎。急性发作时，患者有严重的肛门直肠疼痛，肛门有血性或黏液性的分泌物，并有里急后重感。患者可有发热、周身不适、肌痛等全身症状。约半数患者肛周有水疱或溃疡。有口交和口淫行为史者，可使咽部感染，出现水疱、溃疡等。

（五）妊娠期感染

妊娠期与非妊娠期生殖器疱疹的临床表现相似，但孕妇感染 HSV 后对胎儿有影响。妊娠早期感染 HSV 可引起流产、早产、死胎。分娩时，新生儿可在经过产道或羊膜早破时感染上 HSV，轻者无症状，重者发生播散性 HSV 感染，病死率很高。在妊娠期间患原发性生殖器疱疹的孕妇因病毒血症将 HSV 通过胎盘传染给胎儿的可能性很小。但分娩时经产道传染给胎儿的机会有 20%～50%，这是因为患者的宫颈上皮不时有 HSV 脱落，使产道中常有 HSV。妊娠期间生殖器疱疹易复发，复发性疱疹对胎儿的影响小，分娩时经产道传染给胎儿的可能性也小，仅 3%～5%。

（六）亚临床感染

亚临床感染指无生殖器疱疹临床表现的 HSV 感染者。实际上，血清 HSV-2 抗体阳性者大多数并没有出现过可辨识的生殖器疱疹损害，仅 20% 曾有典型损害，还有 20% 为无症状的亚临床感染。对原发性生殖器疱疹的女性患者作定期随访，取宫颈分泌物做病毒培养，经常出现阳性结果，这说明虽然临床上无生殖器疱疹的表现，但疱疹病毒仍寄居在宫颈上皮细胞内，并不断脱落下来。这种处于亚临床再激活即为无症状排毒；感染的病毒携带者由于生殖道的皮肤黏膜能排出病毒，是疾病的一个重要传染源。

（七）胎儿和新生儿感染

子宫内感染可能经胎盘或上行感染所致，可导致胎儿畸形、智力低下；出生后感染可来自母亲或其他患者，常发生于 3～30 天内的婴儿，表现为皮肤、黏膜、眼和口，以及甚至具有脑炎、肝炎、肺炎等表现的播散性感染。

（八）中枢神经系统感染

在原发性生殖器疱疹中，有约 35% 的女性和 13% 的男性可在脑脊液中检测到 HSV 抗体和 DNA。可表现为发热、头痛、畏光、呕吐和颈项强直。脑膜刺激症状常在生殖器损害后 3～12 天达到高峰，随之在 36～72 小时内逐渐消退。少数患者可见脑膜炎后遗症，譬如神经性膀胱功能障碍、尿潴留、神经痛、感觉迟钝等。

五、实验室检查

（一）病毒培养

自疱基底取标本，女性还可从宫颈部位取材，做组织培养分离病毒。此法敏感性高，结果特异，为诊断的金标准。但此法所需技术条件高，从接种到作出鉴定所需时间为3～5天。培养的阳性率为60%～90%。因此，培养阴性不能除外生殖器疱疹。

（二）直接检测病毒抗原

皮损处细胞涂片，用标记的特异抗体作直接免疫荧光检查。也可用免疫过氧化酶法，酶联免疫吸附法（ELISA）等，其敏感性可达到培养法的80%。

（三）细胞学检查

（1）Tzanck涂片：从疱的基底取标本，以瑞特染色或吉姆萨染色找多核巨细胞。HSV及水痘带状疱疹病毒感染时均可出现特征性的多核巨细胞。

（2）Papanicolaou涂片：以窥阴器暴露宫颈后，刮片在宫颈口取材涂片后作Papanicolaou染色，检查多核巨细胞。

细胞学检查的敏感性低，为培养法的40%～50%，结果阳性有助于诊断，但阴性不能否定诊断。

（四）血清学方法检测血清抗体

以HSV-1及HSV-2特异的抗血清进行检测。尤其适于无症状HSV-2携带者的检出。

（五）分子生物学方法

检测病毒的DNA常用的有酶链聚合反应（PCR）、原位杂交等，由于技术要求高，目前尚未在临床上广泛应用。

六、诊断

HSV感染的诊断药依据病史、临床表现和实验室检查的结果而定。

（一）病史

患者有非婚性接触史、多性伴和不安全性接触史。

（二）临床表现

典型损害为生殖器部位的群簇性粟粒大水疱、糜烂、溃疡，自觉灼痛，淋巴结肿大，诊断并不困难。但临床表现不典型的相当多，应当认真询问病史和细心观察，从中寻找诊断线索。

（三）实验室检查

对于无症状的亚临床感染者，只有依据特异的实验检查来确认，如果从宫颈、尿道或肛门生殖器病损处分离出HSV，或从宫颈、尿道或肛门生殖器病损处的标本中检测到HSV抗原或核酸，或者做Tzanck涂片显示多核巨细胞，则可以确定诊断；在血清中检测出HSV不同型别的IgM抗体，提示有近期的感染，而IgG抗体阳性则提示曾经发生过感染。

七、鉴别诊断

生殖器疱疹尤其是原发性生殖器疱疹患者

常在外阴部出现多个溃疡，自觉疼痛，应注意与下列外阴溃疡性疾病作鉴别。

（一）硬下疳

由梅毒螺旋体在入侵部位引起的圆形溃疡，常为单发，其基底触诊如软骨样硬度，无压痛，无自觉疼痛，溃疡面分泌物涂片以暗视野显微镜检查可见大量活动的螺旋体，可资鉴别。

（二）软下疳

由杜克雷嗜血杆菌引起的生殖器部位多个溃疡，基部无硬性结节，有痛感。与生殖器疱疹鉴别困难时，需用病原体分离法（杜克雷嗜血杆菌培养和病毒分离）来鉴别。

（三）其他皮肤病

白塞综合征可以出现多个生殖器部位的溃疡、疼痛，常复发，可与生殖器疱疹混淆。但本病还有其他的体征如口腔、眼部损害，可鉴别。

八、治疗

（一）治疗药物

核苷类抗病毒药物是抑制HSV的经典药物，包括阿昔洛韦、伐昔洛韦、泛昔洛韦等，可以减轻症状，缩短病程，减少排毒；长期服用可减少复发，减轻复发症状，副作用少而轻，是治疗生殖器疱疹有效而安全的药物。伐昔洛韦、泛昔洛韦口服生物利用度高，半衰期长，服药次数较阿昔洛韦少，易为患者接受。治疗生殖器疱疹常用的方案有初发感染治疗、复发感染治疗、抑制治疗等多种。

（二）治疗方案

（1）初发感染：阿昔洛韦200 mg，5次/天，连服7～10天；或伐昔洛韦300 mg，2次/天，连服7～10天，或泛昔洛韦250 mg，3次/天，连服5～10天。

（2）复发感染：最好在出现前驱症状或损害出现24小时内开始治疗。阿昔洛韦200 mg，5次/天，连服5天；或伐昔洛韦300 mg，2次/天，连服5天；或泛昔洛韦125～250 mg，3次/天，连服5天。

（3）频繁复发（1年复发6次以上）：为减少复发次数，可用抑制疗法。阿昔洛韦400 mg，口服，2次/天；或伐昔洛韦300 mg，口服，1次/天；或泛昔洛韦125～250 mg，口服，2次/天。以上药物均需长期服用，一般服用4个月 ～1年。

（4）严重感染：指原发感染症状严重或皮损广泛者。阿昔洛韦每次5～10 mg/kg体重，静脉点滴，1次/8小时，连用5～7天或直至临床症状消退。

（5）对发生于免疫缺陷者的生殖器疱疹可按上述方案治疗，必要时可适当延长疗程。

（6）妊娠期疱疹：需权衡母婴的利弊因素选择适当的抗病毒药物和方案。目前主张孕妇初发生殖器疱疹可以口服阿昔洛韦治疗；有严重并发症可危及生命者，应静脉滴注阿昔洛韦治疗；对于频繁复发或新近感染的孕妇生殖器疱疹患者，在胎儿足月时，可通过阿昔洛韦治疗以减少活动性损害的出现，从而降低剖宫产率；对于以往有复发性生殖器疱疹病史但近胎儿足月时无复发迹象的孕妇，可以不进行阿昔洛韦治疗。

（7）新生儿疱疹：阿昔洛韦30～60 mg/(kg · d)，静脉滴注，疗程为10～21天。

（三）局部治疗

保持患处清洁、干燥。皮损处可外涂3%阿昔洛韦霜、1%喷昔洛韦乳膏和酞丁胺霜等。

若有继发细菌感染，应加用抗生素。

（四）中医药治疗

复发性生殖器疱疹患者往往具有劳累、心理焦虑等情况，因此在积极抗病毒治疗的同时，可给予一些健脾利湿、清热解毒、养肝滋肾、滋阴清热的中药，如参苓白术散和知柏地黄丸等，对部分患者有效。

（五）心理治疗

由于本病很易复发，反复发作常给患者带来烦恼和焦虑，应耐心、细致地对患者进行心理治疗，鼓励患者增强战胜疾病的信心，积极配合治疗。

（六）预防

预防生殖器疱疹的传播应从消灭传染源、切断传播途径和提高易感人群的免疫力三方面入手。

（1）消灭传染源：尽早发现患者，早诊断，早治疗。对有活动性疱疹损害者应避免性生活，直至结痂脱落。对处于亚临床感染的无症状排毒者，应给予抗病毒治疗，性生活时应使用避孕套。患者的性伴应到医院检查。

（2）切断传播途径：向社会宣传非婚性生活、多性伴和不安全性接触是传播生殖器疱疹的主要途径，让人们自觉地抵制或纠正这类不良行为。在围产期保健工作中，一旦发现孕妇有生殖器疱疹，应及时治疗；若在妊娠后期出现疱疹症状或有排毒证据，则宜行剖宫产，以避免新生儿感染。

（3）提高易感人群保护性免疫力的方法是使用疫苗，目前已经发展出两种具有预防 HSV 感染的疫苗。

1）亚单位疫苗：重组 HSV 糖蛋白疫苗，含有 gD2、gB2 和 MF59 佐剂乳液，动物实验表明，接种后可使 HSV-2 中和抗体滴度增高，对于早期发病和神经中的潜伏病毒都有对抗作用。

2）基因工程减毒活疫苗：利用基因工程的方法构建的 gⅡ糖蛋白基因缺损的 HSV-2 病毒株和表达 gⅡ的 Vero 细胞系，由此细胞系产生的病毒可以感染正常细胞但由于缺乏 gⅡ基因而没有感染性，称为不能感染的单周期（DISC）病毒；动物实验表明，用 DISC 病毒制成的疫苗对于 HSV-2 引起的感染具有良好的预防作用。

第六节　尖锐湿疣

一、概述

尖锐湿疣（condyloma acuminatum）又称生殖器疣，是由人乳头瘤病毒（human papilloma virus，HPV）感染引起的，好发于外阴及肛门的性传播疾病；主要由 HPV6、11 等型引起，偶尔也可由 HPV16、18、31、33 和 35 型引起；是世界上最常见的成人和青少年性传播感染之一。

二、病因学

尖锐湿疣是由 HPV 引起，HPV 是一种 DNA 病毒，核心为 DNA 双链，外绕以蛋白质的衣壳，衣壳由 72 个亚单位的壳微粒组成；

它们排列成立体对称的20面体，无包膜；直径为52～55 nm。被DNA双链与其外包绕的外壳合称为核壳体所包绕。核心DNA双链构成了HPV的基因组，由7900个核苷酸碱基对组成，它们编码约9个蛋白质成分，E1～E7、L1、L2分别为编码蛋白质的9个基因，E组基因为病毒DNA复制所需要的基因。L1、L2基因编码病毒颗粒衣壳蛋白，可进行自我组装，在真核细胞内组装成病毒样颗粒，可诱发机体产生中和抗体。

乳头瘤病毒对宿主有高度的种属特异性，HPV的唯一宿主是人类。实验动物包括鼠类动物均不能被感染，HPV的组织培养至今尚未成功，因此为研究工作带来一定的困难。

HPV有许多不同的类型，以往多采用血清学的方法，依照抗血清对HPV衣壳蛋白结合的特异性进行分型，但由于HPV至今尚未能体外培养，无法大量制备抗原及相应的抗血清，血清学的分型方法难以实际应用。随着分子生物学技术的出现，使研究者能从HPV的基因型进行分型，采用分子杂交技术，已有120多个亚型被确定，约40种涉及生殖道感染，不同类型HPV可造成不同临床表现（表68-6-1）。

与宫颈癌和宫颈上皮内瘤变有关的HPV称高危型，包括16、18、31、33、35、39、45、51、52、56、58、59、66、68、69型等；与外生殖器尖锐湿疣等良性病变有关的HPV称低危型，包括6、11、42、43、44型等。高危型HPV的持续感染是宫颈癌的主要诱因。

三、传播途径

1. 性传播

（1）异性性接触传播：不洁性接触是本病的主要诱因；HPV可通过正常上皮的细小裂隙而感染基底细胞，导致亚临床感染或潜伏感染。患病3个月内传染性最强。

（2）同性性接触传播：可通过同性间皮肤-皮肤接触，生殖器-生殖器或指-生殖器接触而获得传播。

2. 非性接触

（1）自体接种：极少患者可能由于非生殖器部位的皮肤疣HPV的DNA自体接种。

（2）污染物传播：很多污染物可检出HPV的DNA，譬如吸入电外科治疗时产生的烟雾可导致呼吸道感染。

（3）垂直传播：罕见。

表68-6-1　HPV类型与临床病变的关系

HPV类型	常引起的疾病	较少引起的疾病
1	掌跖疣	寻常疣
2, 4	寻常疣	掌跖疣，尖锐湿疣
3, 10	扁平疣	疣状表皮发育不良（EV）
8, 9, 12, 14, 15, 17, 19~24	EV	
6, 11	尖锐湿疣	鲍恩样丘疹病，寻常疣
16, 18, 31, 33	宫颈尖锐湿疣，尖锐湿疣 鲍恩样丘疹病	
13	口腔黏膜局灶性上皮增生	

四、发病机制

人类是 HPV 唯一的自然宿主，HPV 具有严格的宿主和组织特异性，只能感染人类的皮肤和黏膜上皮细胞。潜伏在基底层细胞的 HPV，早期基因在棘细胞层开始表达，晚期基因和病毒颗粒的装配则在颗粒层，并诱导表皮增厚、上皮增殖，进而形成乳头瘤；成熟的病毒体仅在终末分化的上皮细胞中产生，故 HPV 接触免疫系统的机会较少。

HPV 病毒通过接触微小糜烂面，经晚期蛋白 L1 开放读框在细胞内表达形成病毒样颗粒（VLP）。VLP 黏附细胞膜上的受体而使病毒进入细胞内。HPV 的 DNA 可整合入宿主细胞 DNA，进行同步复制而出现潜伏感染，此时病毒是以染色体外自我复制的质粒或游离基因形式存在，可感染邻近细胞。HPV 不编码病毒基因组转录和复制所需的酶，完全依赖特定的细胞器来完成这些功能。HPV 的复制起始于感染的基底细胞，而主要发生于棘层和颗粒层，由质粒形式复制和繁殖体形式复制完成大量病毒 DNA 复制和晚期蛋白质合成并装配成完整的子代病毒，这一过程可使除了基底层外所有上皮层细胞增生，破坏固有的生长调控，引起表皮增厚，颗粒层出现凹空细胞；其中 HPV 的 E5、E6、E7 蛋白可使表皮细胞循环周期中被阻断的表皮细胞继续进行更替。HPV 感染仅仅停留在局部黏膜和皮肤，可引起上皮增生性病变，但并不产生病毒血症。

HPV 感染宫颈鳞状上皮，经过一定的潜伏期后，E6、E7 基因表达增加，并分别与 p53 和 pRB 蛋白结合促使 p53 和 pRB 降解，阻断 p53 和 pRB 对细胞周期的负调节作用，诱导细胞永生化，促使被感染细胞转化；如果宿主基因发生突变、p53 基因突变或环境中存在其他因素，则可促使发生宫颈癌。感染的病变转变为微侵袭或侵袭性癌与 HPV 基因在宿主染色体上的整合相关。

HPV 感染需数小时的内化之后病毒 DNA 才从衣壳释放，作为游离状态或染色体外附加体入核；HPV 感染宫颈细胞后的生命周期为 2～3 周，即一个宫颈细胞从上皮基底层迁移至最表层、成熟、衰老至死亡所需的时间。90% 以上的 HPV 感染可在 6～18 个月自行消失。目前认为细胞免疫与此密切相关：①自然消退与 T 淋巴细胞注入密切相关；②细胞免疫缺陷可导致 HPV 扩散；③在感染局部和外周血中可检测到针对 HPV 的免疫反应。研究表明，免疫缺陷和 HPV 的型别是影响持续感染的因素。

五、临床表现

好发于男女生殖器及肛周。男性以冠状沟及包皮系带周围最为常见，也可见于阴茎、包皮、阴茎头及尿道口等部位。

患者大多为处于性活跃期的中青年。发病前多有不洁性接触史或配偶有感染史。潜伏期 1～8 个月不等，平均 3 个月。临床上偶可见儿童发病，一般是通过接触污染的用具（如毛巾等）而传染。

1. 典型损害

初发损害为小而柔软的淡红色丘疹，针帽或米粒大，逐渐增大，且数量逐渐增多，成为乳头瘤样、菜花样、鸡冠样或蕈样的赘生物，表面高低不平，质地柔软，如不及时治疗，疣体将逐渐增大，有的成为大的菜花状，基底有蒂；有的彼此融合，成为大块状，淡灰色，表面呈乳头瘤状，表现为典型的尖锐湿疣（图 68-6-1）；可以有糜烂、溃疡、有分泌物，因继发感染可致恶臭。发生在外生殖器、会阴、

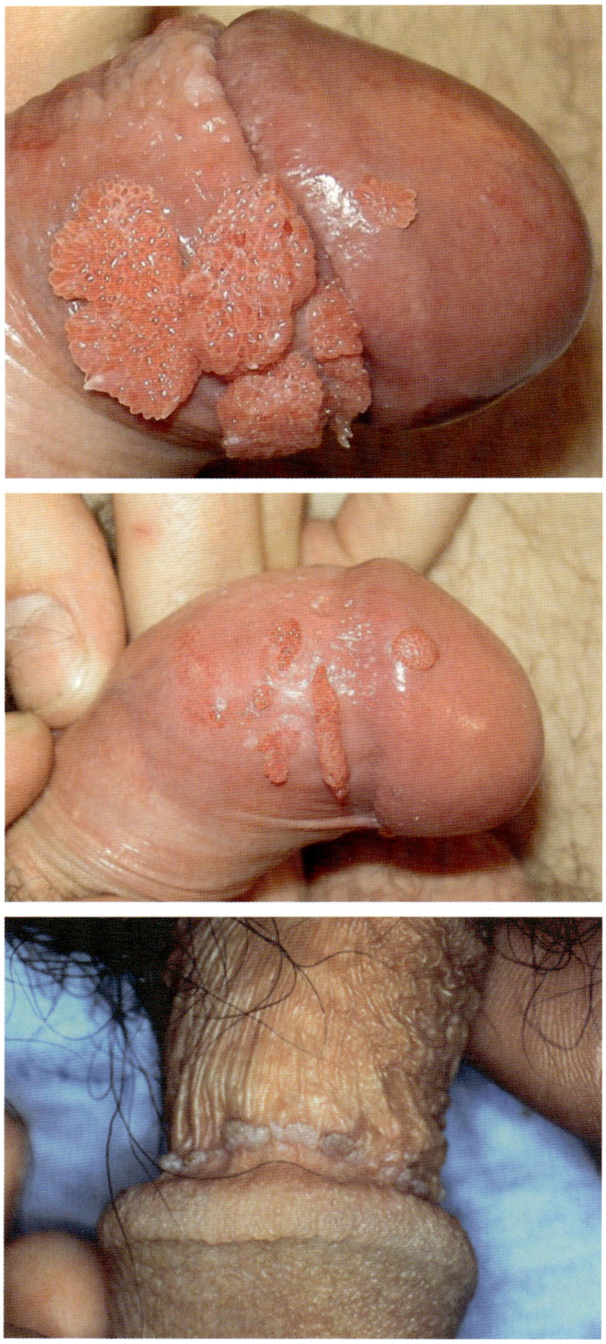

图 68-6-1　尖锐湿疣典型皮损表现

完全角化的上皮等干燥部位，表现为半球形小丘疹，表面光滑、淡褐色、皮色或淡红色，即丘疹状疣（papular warts）。也可以发生在阴茎干、大阴唇，表面增厚、角化，为角化状疣（keratotic warts）。还可以表现为初起红色小丘疹，逐渐发展为表面粗糙不平的灰白色扁平丘疹，多发，即扁平状生殖器疣（flat-topped papules）。患者一般无自觉症状。

2. 几个特殊部位的尖锐湿疣

（1）男性尿道口：尿道口的疣状赘生物，表面可以是光滑的也可呈乳头瘤样，颜色潮红，表面湿润（图 68-6-2）。检查时需将尿道

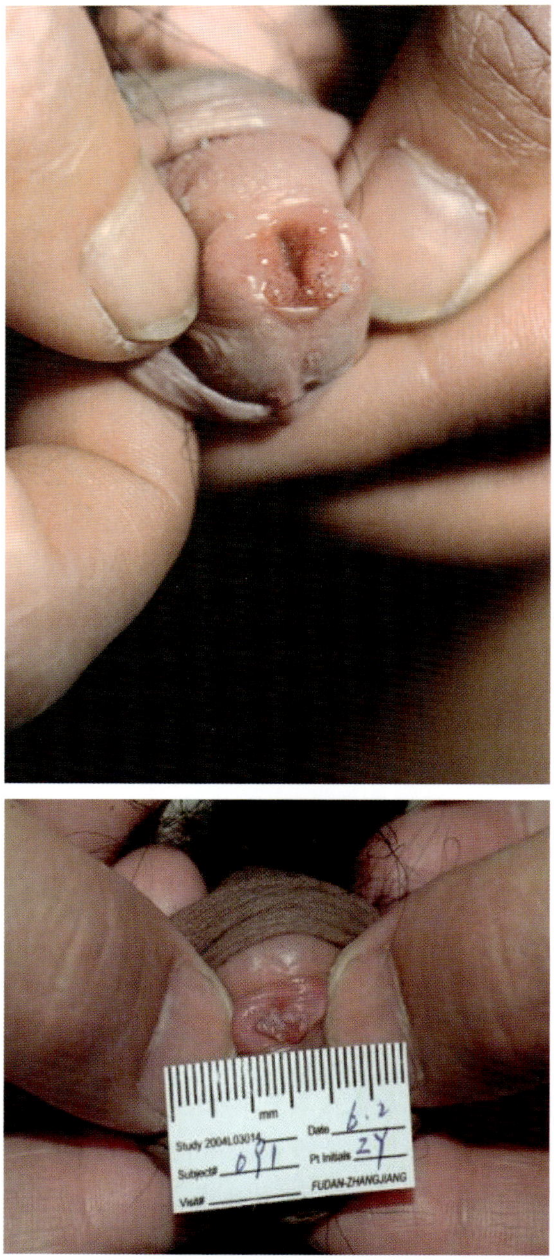

图 68-6-2　男性尿道口的疣状赘生物

口的黏膜充分暴露，方能见到疣体。有时 HPV 病毒可沿尿道逆行向上，造成尿道上皮的感染，此时需作尿道镜检查。尿道口虽不是尖锐湿疣的好发部位，但治疗困难，且容易复发。

（2）女性宫颈：宫颈口上皮是从阴道复层鳞状上皮向宫颈管柱状上皮相移行的部分，虽不是尖锐湿疣的好发部位，但一旦为 HPV16、18 型所感染，上皮细胞多易发生非典型增生，乃至发生侵袭性癌。宫颈上皮感染多见亚临床感染，以 3%～5% 醋酸溶液浸湿的纱布敷在局部，以阴道镜检查损害更为清晰易见（图 68-6-3）。

（3）肛门周围：肛周皮肤多皱褶，且行走时多摩擦，因此一旦发生尖锐湿疣常常多发。初起时为多数丘疹，以后疣呈赘状生长，可呈大的有蒂菜花状，更多见扁平、表面有小乳头的斑块状（图 68-6-4）。由于继发感染，分泌物常有难闻的臭味。个别病例病变可出现在肛门的黏膜上皮。发生在肛周的，应注意询问是否有同性恋及肛交史。

（4）口唇及咽部黏膜：偶可发生在口腔及咽喉部黏膜上皮，表现为小的、潮红、柔软、表面呈乳头状的疣状赘生物（图 68-6-5，图 68-6-6）。可发生在口交者。

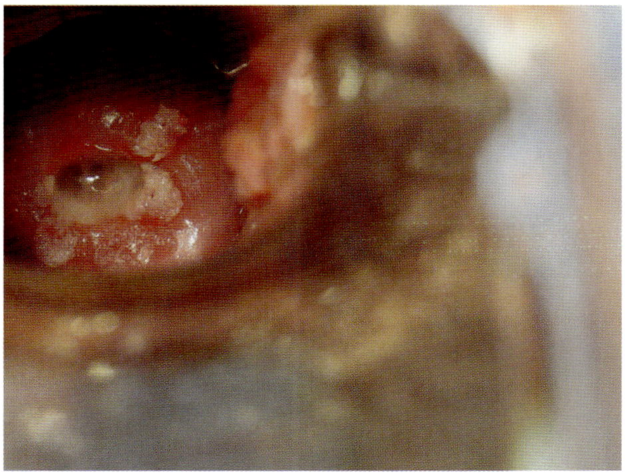

图 68-6-3 尖锐湿疣宫颈阴道镜下所见

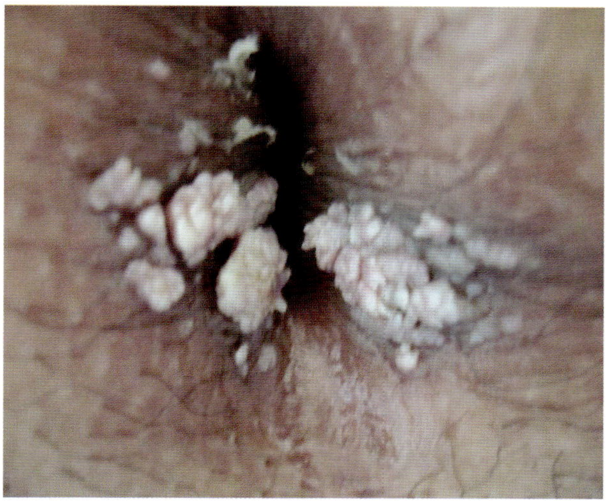

图 68-6-4 肛门周围尖锐湿疣

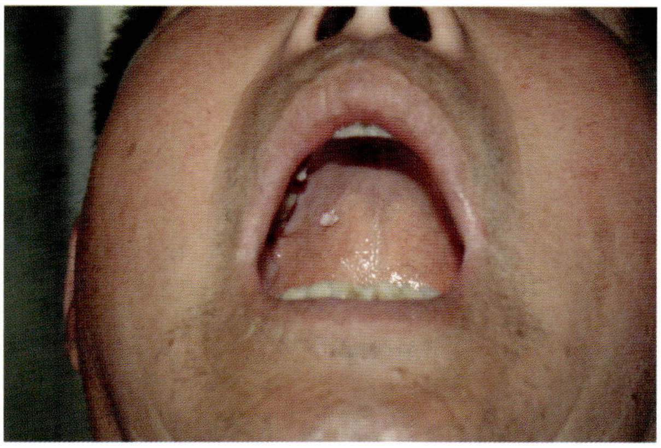

图 68-6-5 口唇及咽部黏膜尖锐湿疣

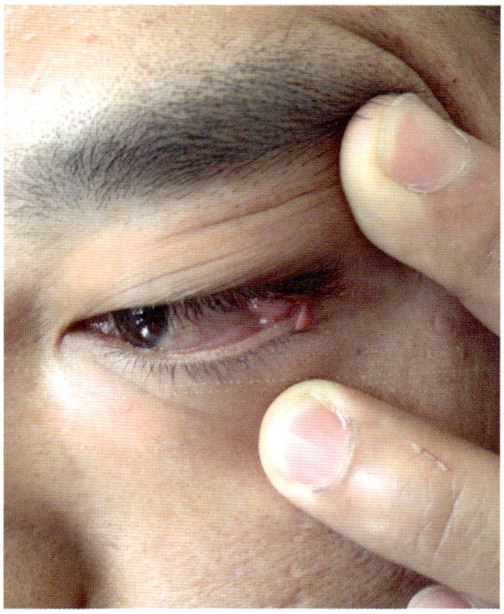

图 68-6-6 眼部尖锐湿疣

3. 巨大型尖锐湿疣

巨大型尖锐湿疣是指形状巨大的尖锐湿疣，可有拳头大小，表面呈乳头瘤状，因继发感染，分泌物常有难闻的臭味。好发于男性的包皮黏膜面及阴茎头，偶也可见于肛周及女性阴道。巨大型尖锐湿疣实质是一个疣状癌。病理为低恶性度鳞状细胞癌的改变。虽然它极少发生转移，但损害可向深部穿透。在男性可侵及尿道，产生许多窦道，从中排出脓液及尿。

4. 亚临床感染

亚临床感染是指上皮细胞已经受到HPV感染，但尚无出现肉眼可见的变化。亚临床感染可以通过醋酸白试验清晰地显示出来。

5. HPV病毒携带者

HPV病毒携带者又称为潜伏感染（latent papillomavirus infection，LPI），采用敏感的分子生物学技术即聚合酶链反应（PCR），从尖锐湿疣患者的配偶或性伴侣的外阴部或阴道拭子标本中提取的DNA作模板，进行扩增，发现有相当比例的配偶或性伴侣HPV检出阳性。他（她）们临床上既无尖锐湿疣的损害，醋酸白试验阴性，也无亚临床的感染，可以说是HPV携带者；是HPV感染复发的原因之一。

6. 冰山现象

泌尿生殖器部位上皮感染HPV后，可表现出一个相当宽的谱状表现。从毫无临床及显微镜下改变的HPV携带者，到出现显微镜下改变，但无内眼可见改变的亚临床感染，到出现肉眼可见典型临床改变的尖锐湿疣损害。事实上，在临床上出现典型尖锐湿疣表现只是受感染HPV人群中的一小部分，绝大多数处于HPV携带者或亚临床感染的状态。有的学者将其称之为“冰山现象”，即临床上出现典型尖锐湿疣表现的人数就如同浮动在大洋中冰山露出水面的那一小部分，而巨大的冰山主体即HPV携带者及亚临床感染者则还隐藏在水面之下。

生殖器上皮感染HPV后是否出现临床症状主要取决于HPV的类型、感染的部位及机体的状态，尤其是细胞免疫的状态。如前所述，有20余个HPV亚型可引起尖锐湿疣，主要是HPV6、11、16、18及33型。双方性接触时，易受损伤的男性包皮系带旁、冠状沟、女性后联合为临床上最易出现损害的部位。机体免疫功能有缺陷，尤其当细胞免疫功能有缺陷者，如长期使用糖皮质激素或免疫抑制剂者易发生尖锐湿疣，且疣体生长速度较快。

六、实验室检查

HPV不能在常规细胞培养中增殖，无法进行分离和培养。

（1）组织病理改变：表皮呈乳头瘤样增生，棘层肥厚。表面有轻度角化亢进及角化不全。在棘细胞层及颗粒层内可见空泡化细胞（挖空细胞），细胞胞体较大，有一个圆形深染的核，核周空泡化，淡染，在核膜及质膜间有丝状物相连，使细胞呈猫眼状。空泡化细胞是尖锐湿疣的特征性所见，在棘细胞中、上层更为明显。真皮浅层血管周围中等密度浸润，以淋巴细胞为主，还可见浆细胞浸润。真皮乳头部血管扩张，乳头增宽，上延。

（2）醋酸白试验：以3%～5%的醋酸溶液浸湿的纱布包绕或敷贴在可疑的皮肤或黏膜表面，3～5分钟后揭去，典型的尖锐湿疣损害将呈现白色丘疹或白色疣赘状物，而亚临床感染则表现为白色的斑片或斑点。醋酸白试验对辨认早期尖锐湿疣损害及亚临床感染是一个简单易行的检查方法。对发现尚未出现肉眼可见改变的亚临床感染是一个十分有用的手段。醋酸白试验简单易行，应作为尖锐湿疣患者的一个常规检查手段，有助于确定病变的范围，进行指导治疗。但醋酸白试验并不是个特异性的试验，对上皮细胞增生或外伤后初愈的上皮可出现假阳性的结果。

（3）阴道镜检查（colposcopy）：阴道镜是特殊的放大镜，主要用于对宫颈阴道部黏膜的观察，可用于外阴及阴道上皮的检查。阴道镜可将宫颈表现放大20～40倍，对宫颈上皮的亚临床感染、癌前期病变的早期发现、早期诊断有很大帮助。患者在检查前24小时内应避免阴道冲洗及性交。宫颈以3%～5%醋酸溶液浸湿的纱布敷贴3分钟后以阴道镜检查将有助于发现HPV的亚临床感染。对边界清楚的白色斑片或斑点，应进一步取材作组织病理学检查。宫颈上皮内瘤变（cervical intraepithelial neoplasia, CIN）可分为3级。

1）CIN1级：为轻度非典型性增生，宫颈上皮内可见灶性非典型性挖空细胞或基底非典型性增生细胞，小于1/3全层或二者均有。

2）CIN2级：为中度非典型性增生，宫颈全层上皮内可见非典型性挖空细胞，非典型性细胞核更大更深或基底层非典型性细胞大于全层1/3，可达2/3。

3）CIN3级：为重度非典型性增生及原位癌，非典型性挖空细胞或大细胞全层分布。个别瘤巨细胞具有肿瘤细胞特点。或基底层增生的非典型性细胞大于全层的2/3，甚至达全层。

（4）细胞学检查：主要用于检查女性阴道或宫颈上皮有否HPV的感染。在被检部位刮取细胞并涂于玻片上，以95%乙醇固定；常用巴氏染色法，镜下所见分为五级；Ⅰ级为正常；Ⅱ级为炎症；Ⅲ级为可疑癌；Ⅳ级为高度可疑癌；Ⅴ级为癌症。Ⅱ级又分Ⅱa及Ⅱb。Ⅱa系炎症细胞；Ⅱb涂片中除炎症细胞外尚含少许轻度核异质细胞。对涂片示Ⅱb的病例应随访，定期检查。为确定有否HPV感染，需用特异性抗HPV抗体，作组织化学染色或采用原位杂交技术。

（5）聚合酶链反应（PCR）和其他核酸检测：取病变组织或可疑部位样品，提取DNA，利用特异引物对目标DNA予以扩增。引物可以是HPV通用引物，亦可以是针对某一型的特异引物。该法敏感性高，特异性强，但要具备一定实验条件及训练有素的技术人员。另外，根据HPV共有序列设计引物进行PCR扩增后进一步利用型特异性探针进行杂交，则可以快速鉴定出感染HPV的型别，具有敏感、特异、快速的特点，目前已经用于HPV感染的筛查。

七、诊断

对于发生在外阴、肛周典型的疣状或菜花状肿物，尖锐湿疣诊断是不困难的。对早期及亚临床感染的损害，应在醋酸白试验的基础上，做阴道镜（女性）或尿道镜（男性）等检查；对于诊断不确的损害、标准方案治疗无效者、治疗中病情加重者、损害表现不典型者，需进一步取病变组织做组织病理学检查以确诊。对于亚临床感染者和确诊仍有困难者，需要结合临床表现、病理检查和核酸检测结果综合进行诊断。譬如特异的组织化学检查、原位杂交技术或PCR结合核酸杂交以发现病原体而确诊。

综合美国CDC于1996年以及中国CDC性病控制中心发表的生殖器疣诊断标准：①具有典型的临床表现；②任何一项实验室检查结果阳性。同时符合上述标准者为确诊病例，而只有临床表现时则为临床诊断病例。

八、鉴别诊断

（1）扁平湿疣：这是二期梅毒的特征性临床所见，表现为肛周或外阴部扁平的丘疹，表面湿润，直径约0.5cm，无蒂，表面也不呈乳头状或颗粒状。患者的躯干部及掌跖部可见皮疹。梅毒血清学试验呈阳性。将扁平湿疣表面的分泌物印片置于暗视野显微镜下检查，可见多数活动的梅毒螺旋体。

（2）阴茎珍珠样丘疹：发生在阴茎头冠状沟处，为皮色或淡红色针帽大柔软的小丘疹，表面光滑，沿冠状沟排列成一行或二行，这是正常所见，无需治疗。醋酸白试验阴性。如不能确诊可定期随访，阴茎珍珠样丘疹的形态不会发生变化，不会增大。有些成年男性的包皮系带两侧可见一、二个如针帽大的白色丘疹，稍隆起皮面，表面光滑，这也是正常所见，无需治疗。

（3）女阴假性湿疣：发生在小阴唇的内侧面，为多数淡红色丘疹，均匀分布，有的可呈鱼子状。组织病理学检查无挖空细胞，可资鉴别。

（4）发生在外阴部的寻常疣：HPV普遍存在于自然界，由HPV1、2、4型等所引起的寻常疣、扁平疣是皮肤科的常见病。寻常疣的患者完全有可能通过自己的手将病毒自身接种到外阴部。如果在耻部、阴茎根部、股内侧出现单发的绿豆至黄豆大丘疹，表面粗糙，一般可认为是发生在外阴部的寻常疣。如果发生在尖锐湿疣的好发部位，则判断较为困难。若患者否认不洁性交史，并在手足或面部有寻常疣，则考虑是自身接种所致的寻常疣。要确切的诊断则要采用PCR方法对致病HPV的型别予以确定。

（5）HPV感染与生殖器癌的关系：大量证据表明，HPV感染与生殖器癌，尤其是女性的宫颈癌有明确的关系。

1）女性宫颈上皮感染了HPV16或18型，约2/3患者在两年内发生中度至重度的非典型增生。

2）在宫颈上皮内瘤变CIN2级及CIN3级的损害内及绝大部分宫颈鳞癌患者的皮损可发现有HPV16或18型的感染。

3）从分子水平已证实HPV16或18型的DNA片段整合至某些上皮基底细胞的基因组中，这个致癌的DNA基因片段认为是E6或E7。

4）鲍恩样丘疹病是一个发生在外阴部的原位鳞癌。有相当比例患者曾有尖锐湿疣的病史，有的患者可与尖锐湿疣伴发。

5）巨大型尖锐湿疣：如上所述，这是一个发生在生殖器部位的疣状癌，组织病理学上呈低恶性度鳞癌改变，病变系在原来尖锐湿疣的基础上，长期慢性刺激而演变成。

九、治疗

1. 治疗原则

（1）男女两性在外生殖器部位所见到的疣体，如果单个疣体直径＜5 mm、疣体团块直径＜10 mm、疣体数目＜15个，则外用药物治疗。

（2）男性尿道内和肛周，女性的前庭、尿道口、阴道壁和子宫颈口的疣体，或男女两性的疣体大小和数量均超过上述标准者，建议用物理方法治疗。

（3）物理疗法治疗后，体表尚有少量疣体残存时，可再用外用药物治疗。

（4）无论药物治疗或物理治疗，必须作醋酸白试验，尽量清除疣体损害，以减少复发。

2. 外用药物

（1）0.5%鬼臼毒素酊：它是治疗尖锐湿疣的基本药物；方法是将药液涂于疣体上，每天用药2次，连续3天为一个疗程；如果疣体没有脱落，则在休息4天后作第二疗程治疗，可连续用药三个疗程。不良反应主要是局部疼痛，红肿，没有发现全身性不良反应。孕妇禁用。

（2）10%～25% 足叶草酯酊：由于毒性较大，已逐渐被其提纯产物 0.5% 鬼臼毒素酊所代替。每周一次，每次用药药量不应超过 0.5 ml，1～4 小时后将药液洗去；用药 6 次未愈应改用其他疗法。孕妇禁用。

（3）三氯乙酸溶液：浓度从 30%～80% 不等，这是一个化学腐蚀剂，应由有经验的医护人员使用，不宜交患者本人使用。每天 1 次，将药液直接涂于皮损上，用药 6 次未愈应改用其他疗法。

（4）2.5%～5% 氟尿嘧啶软膏：主要作用为干扰并抑制 RNA 的合成。外用每天 1～2 次，至疣体脱落，若周围正常皮肤黏膜出现红肿、糜烂，则应暂停使用。

（5）5% 咪喹莫特（imiquimod）乳膏：咪喹莫特属于非核苷类异环胺类药物，外用可通过诱导机体产生干扰素（IFN）、肿瘤坏死因子（TNF）和白介素（IL）等细胞因子，发挥免疫调节作用，主要用于治疗 HPV 感染引起的外生殖器和肛周尖锐湿疣。本品一般在日常入睡前使用，隔日 1 次，疗程可达 16 周。咪喹莫特并不会破坏皮肤组织，但在外用部位可引起红斑、糜烂、水肿、剥脱、鳞屑和瘙痒、灼热感等轻、中度的刺激。

（6）干扰素：局部外用干扰素通过刺激 T 细胞及对病毒的抑制作用而起到治疗效果，对小的尖锐湿疣有一定效果。外用的优点是药物无刺激性，局部不会出现红肿、疼痛等不良反应。缺点是起效较慢，需连续外用 4～6 周。亦可局部注射，但疼痛较著且需多次治疗，不易为患者所接受。局在尖锐湿疣以较为快捷的方法治疗后，可外涂干扰素软膏，一则对亚临床感染的损害起治疗作用，二则可起预防复发的作用。

（7）茶多酚（Veregen™）：美国 FDA 于 2007 年批准用于外用治疗 HPV 引起的生殖器疣。本品的主要成分为库内儿茶素（Kunecatechins），是从绿茶茶叶中进行萃取而得，含有儿茶素和其他绿茶成分的混合物。经过随机、双盲、安慰剂对照的临床试验研究发现，10% 或 15% 茶多酚软膏每日 3 次外用治疗生殖器疣 12～16 周，对疣体的清除率为 47～59%，治愈率高于对照组；局部副作用有红斑、瘙痒、灼痛、糜烂、溃疡等。孕妇忌用。

3. 物理疗法

（1）液氮冷冻：用棉签浸蘸液氮后，稍加压放置于皮损上数秒钟，如此反复多次。每周 1 次，一般需数次治疗。不良反应有局部水肿，可持续数天。

（2）二氧化碳激光：适于疣体较小的病例。在女性宫颈口、男性尿道口的尖锐湿疣难以外用药，可采用二氧化碳激光治疗。

（3）光动力学治疗（PDT）：方法是将新鲜配制的 20%ALA 溶液持续外敷于患处 3 小时，然后用 150 mJ/cm^2 的氦 - 氖激光连续照射 20～30 分钟。间隔 1～2 周治疗一次，一般 1～3 次可治愈。治疗尿道口尖锐湿疣获得 98% 以上的治愈率，而且复发率很低。

（4）电灼：适于有蒂、大的尖锐湿疣。当尖锐湿疣呈菜花或疣赘状生长时，基底常形成蒂，此时先以电灼法在蒂部作切割是理想的治疗手段，剩余的损害可采用冷冻、激光或药物等治疗。

（5）手术：适于大的尖锐湿疣。以手术方法将疣的主体切除，等伤口愈合后采用局部药物或冷冻等手法。有的患者包皮过长，建议作包皮环切术。

4. 系统治疗

（1）干扰素：100 万 ～300 万单位皮下或肌肉注射，隔日或每周注射 2 次。有一定效果。免疫功能减退的尖锐湿疣患者可以选用。

（2）左旋咪唑：鉴于部分尖锐湿疣患者的细胞免疫功能减退，故而采用本药，有口服及外用二种。口服每天3次，每次50mg，服用3天，停11天为一疗程，可连续服用数个疗程。外用系将左旋咪唑溶液涂于前臂屈侧。

（3）其他免疫调节剂：如转移因子、胸腺素等。

5. 治疗中应予注意的几个问题

（1）复发：尖锐湿疣的判愈标准是疣体消失，一般在治疗后3个月内治疗部位无再生疣即为基本治愈。在治疗前对所有尖锐湿疣患者应先作醋酸白试验，以辨认出病变范围，尤其是处于亚临床感染的病损，以减少复发。

（2）再感染：对患者的配偶或性伴侣应作检查，如患有尖锐湿疣，同时进行治疗。否则，可造成患者再感染。

（3）男性尿道口尖锐湿疣治疗：建议以二氧化碳激光或光动力学治疗（PDT）破坏疣体，数日后待创面愈合，外用氟尿嘧啶溶液（250 mg/10 ml注射液）滴于尿道口内，每天1～2次。

（4）女性尖锐湿疣患者治疗：应以窥器配合醋酸白试验以检查宫颈上皮有否受到感染。由于HPV16及18型的慢性感染可导致宫颈上皮的非典型性增生，乃至宫颈癌的发生，因此需对宫颈尖锐湿疣，包括亚临床感染的损害予以及时治疗。

（5）亚临床感染的处理：若未合并细胞异型性变时，不主张根治性治疗；如有细胞异型性变，则应根据异型性变的级别确定治疗；研究表明，光动力疗法可能对亚临床感染有效。

（6）妊娠期生殖器疣：由于疣体可引起产道阻塞，而且围生期接触HPV可感染婴儿，因此应该重视妊娠期生殖器疣的治疗。可使用二氧化碳激光治疗，但不推荐通过剖宫产以预防新生儿HPV感染，不过当广泛阻塞产道时可采用剖宫产；忌用足叶草脂、咪喹莫特和鬼臼毒素。

（7）跟踪治疗

A. 对已经基本治愈的患者，建议外用干扰素软膏、5%咪喹莫特霜等局部刺激作用小，无明显不良反应的药物。以上外用药可每天一次或隔日一次，连续应用2～3个月。

B. 尖锐湿疣患者治愈后应定期随访，一般2～4周一次，持续3个月，每次随访均应行醋酸白试验。在完全治愈前，应嘱患者避免性生活。

（8）预防：安全套是否可以降低HPV感染尚有争议。HPV疫苗于2006年由美国FDA批准上市，为预防性疫苗；这些疫苗含有HPV衣壳蛋白L1自组装病毒样颗粒，能诱导很强的抗体反应，可以在HPV颗粒经过微损伤进入基底细胞之前阻止之；其中四价疫苗含有HPV6、11、16、18型病毒颗粒，二价疫苗含有HPV16、18型病毒颗粒，用于女性HPV感染的预防；尽管研究表明对于男性免疫也有效，但尚未批准用于男性生殖器疣的预防。

第七节　性病淋巴肉芽肿

性病淋巴肉芽肿（lymphogranuloma venereum，LGV），又称为腹股沟淋巴肉芽肿（lymphogranuloma inguinale）或第四性病。本病是由沙眼衣原体LGV生物型所致，主要通过性接触传播，偶可经污染或实验室意外传播。表现为生殖器初疮、局部淋巴结病、晚期象皮肿和直肠狭窄等。本病在热带及亚热带地区多见，中国在 1949 年以前比较多见，近年来有少数散发病例报道。

一、病原学

LGV 的病原体是沙眼衣原体中的 L1、L2、L3 三种血清型，其中大多数为 L2 型所致。与其他沙眼衣原体一样，有独特的生活周期，能在组织或细胞培养中生长，在被感染细胞的胞质内出现含糖原的包涵体。L1、L2 和 L3 三个血清型，与沙眼衣原体 D 和 E 型有交叉抗原存在。最近发现引起直肠炎的沙眼衣原体有非 LGV 株，如 Ia 、Da、L2a、D、I 等血清型。在同性恋男性中已发现特殊型别 D、G、L1、L2 型等与直肠感染有关。

LGV 病原体具有不耐热的内毒素，以及耐热和不耐热抗原，耐热抗原经加热至 100℃而不被破坏，所以即使到了晚期仍可以从感染组织中分离出沙眼衣原体。

本病病原体抵抗力较低，一般消毒剂可将其杀死。在体外存活 2～3 天，于 50 ℃，30 分钟或 90～100 ℃，1 分钟即可被灭活。70% 乙醇、2% 来苏水、2% 氯胺、紫外线及干燥室温均可将其杀灭。

二、发病机制

衣原体通过微小裂伤或擦伤进入人体，主要是 L1、L2 和 L3 血清型，感染巨噬细胞，并在其内复制，通过二分裂方式增殖，48～72 小时内引起细胞溶解；感染 LGV 病原体后，血清中出现补体结合抗体。人是此病原体的唯一自然宿主，此病原体好侵犯皮肤和淋巴结。引起 LGV 的沙眼衣原体血清型侵袭力较强，易引起全身病变，而不像其他血清型沙眼衣原体主要局限于黏膜。LGV 病原体可侵犯巨噬细胞，细胞免疫和体液免疫可以限制但不能完全消除局部和全身感染的扩散。

发病的过程可出现类似梅毒的三个阶段：初疮，即外生殖器上的无痛性小丘疹并迅速成为溃疡；原发感染部位附近的淋巴结受累而发生破溃、瘘管或窦道，形成淋巴结病；出现生殖器 - 直肠 - 肛门综合征。

三、临床表现

潜伏期 3 天 ～3 周，平均为 10 天。临床经过分为三期。

(一)早期生殖器初疮

在生殖器部位如男性的包皮、冠状沟、阴茎头、阴茎；女性的小阴唇、阴道口、尿道口发生 5～6 mm 的疱疹或丘疹，称为初疮。破溃后形成溃疡，无明显自觉症状。如初疮发生在尿道，可并发尿道炎，有黏液或脓液排出。损害多为单发，可有多个；数天后可自行痊愈而不留瘢痕。同性恋男性可发生原发性肛门或直肠感染。口淫者初疮可见于口腔，往往不被注意。

随着沙眼衣原体培养和血清学检查技术的广泛应用，发现同性恋男性中 LGV 直肠炎病例增加。症状表现不特异，如肛门疼痛，里急后重，黏液脓性或血性大便。因 LGV 病原体是专性细胞内病原体，直肠黏膜组织学检查可见细胞性肉芽肿，伴有滤泡和广泛的炎症，酷似节段性回肠炎(Crohn 病)。

(二)中期淋巴结病

初疮出现 1～4 周后发展至第二期，表现为腹股沟淋巴结病。通常只累及单侧腹股沟淋巴结(占 2/3)，亦可累及双侧(占 1/3)。被累及的淋巴结肿大，开始侵犯1～2个淋巴结，后侵犯多个，与周围组织粘连，可融合在一起形成大的团块，质硬，疼痛并有压痛，肤色变为紫红色，称为“第四性病横痃”。肿大的淋巴结被腹股沟韧带上下分开形成“沟槽征”，此征象对诊断有意义。经1～2周后，淋巴结软化破溃，排出黄色脓液，并形成许多瘘管，似“喷水壶”状。愈后留有瘢痕，亦可不化脓而自然吸收消退。

在中期过程中，可出现全身症状，如发热、寒战、肌肉痛、头痛、恶心、呕吐、关节痛等。皮肤可有多形红斑、结节性红斑。并可出现眼结膜炎，无菌性关节炎、假性脑膜炎、脑膜脑炎及肝炎等。脑脊液和血液中也曾发现过LGV病原体，提示发生了感染播散。

（三）晚期生殖器象皮肿和直肠狭窄

（1）生殖器象皮肿：发生在发病1～2年或更晚。由于淋巴结慢性炎症，淋巴回流障碍，女性患者出现阴唇象皮肿，少数男性出现阴茎或阴囊象皮肿。表面可出现疣状增殖或息肉，可有直肠 - 阴道瘘或阴道 - 尿道瘘，组织破坏，溃疡，形成瘢痕。

（2）肛门 - 直肠综合征：女性如初疮发生于阴道内，阴道内近端1/3淋巴多流向会阴及直肠下部淋巴结，故常在会阴、肛门或直肠下段发生病变，引起肛周脓肿、肛瘘、直肠狭窄。病变通常发生在肛门上方2～6 cm，症状可有疼痛，脓血便及里急后重，肛门指检可触到坚硬增厚病变。临床和X线常误诊为癌肿。生殖器象皮肿及肛门 - 直肠综合征可继发癌变。

四、组织病理

其基本的病理变化为血栓性淋巴管炎和淋巴管周围炎；初疮为非特异性炎症改变。中期淋巴结有特殊的病理改变，为伴有星状脓肿形成的肉芽肿，中央为坏死组织，有多形核白细胞及巨噬细胞浸润，周围绕以上皮样细胞，可见浆细胞。后期为广泛纤维化及大面积凝固性坏死。

五、实验室检查

本病的诊断依赖于病原体的分离及血清学检查。

（一）沙眼衣原体培养

抽取有波动淋巴结内的脓液，接种到McCoy细胞中，可培养分离出病原体，但敏感性不高。

（二）血清学检查

目前最有帮助的血清学检查是补体结合试验。本试验很敏感，于感染4周后出现阳性，查到高水平抗体（1：64以上时）有诊断意义。但本试验对性病性淋巴肉芽肿并无特异性，仍要结合临床情况进行分析。

（三）微量免疫荧光试验及酶联免疫吸附试验

敏感性和特异性优于补体结合试验。

（四）PCR检测

检查标本中的沙眼衣原体DNA，较细胞培养更为敏感。

六、诊断

根据有不洁性交史，早期生殖器部位初疮，随后腹股沟淋巴结疼痛肿大；男性有“沟槽征”“喷水壶”状瘘管及瘢痕形成；女性有直肠周围炎，外阴象皮肿及直肠狭窄，补体结合试验 1∶64 以上或分离培养到沙眼衣原体 L1、L2、L3 型或 PCR 检测到沙眼衣原体 L1、L2、L3 型阳性等，可以诊断。

七、鉴别诊断

需与能引起淋巴结炎的其他性传播疾病相区别。梅毒性腹股沟淋巴结炎质硬、不痛、不破溃，可发现梅毒螺旋体。软下疳引起的腹股沟淋巴结炎较痛，脓液较多，病原检查为杜克雷嗜血杆菌。尚需与丝虫病所致的象皮肿、霍奇金病、直肠癌等相鉴别。

八、治疗

（一）四环素类

多西环素 100 mg，每天 2 次，共 21 天；或米诺环素 100 mg，每天 2 次，共 14～21 天；或四环素 500 mg，每天 4 次，共 14～28 天。

（二）红霉素类

红霉素 500 mg，每天 4 次，共 21 天，孕妇首选；或阿奇霉素 1.0 g，一次口服。

（三）其他

淋巴结未化脓者可行冷湿敷或理疗。淋巴结化脓时，用注射器抽吸脓液，禁止切开排脓，形成瘘管后难以愈合。若溃疡破坏较严重，可植皮。晚期直肠狭窄可行直肠扩张术。严重者及象皮肿可作外科手术。局部可用 1∶8000 高锰酸钾液清洗。

合并 HIV 感染者的治疗方案与上述相同。

治愈标准即为患者经治疗后，临床症状和体征消失。

初次疗程结束后，患者 1 年内至少 3 个月复查 1 次，并随访补体结合试验，如果滴度增高或有复发的临床依据，应该重新治疗。性伴侣应该同时治疗。

第八节　腹股沟肉芽肿

腹股沟肉芽肿（granuloma inguinale）又称性病肉芽肿，是由克雷伯杆菌（*Klebsiella granulomatis*）感染引起的一种生殖器附近的慢性、进行性、破坏性疾病，常累及生殖器或肛门的皮肤和淋巴管，形成无痛性溃疡，并可自身接种；克雷伯杆菌以前被称为肉芽肿荚膜杆菌，此菌在感染组织的单核细胞内表现为一个卵圆形小体，即杜凡小体（Donovan body），故本病亦称杜凡病（Donovanosis），属于性传播疾病。

在抗生素问世之前，本病遍布全世界，但现在多发生于热带、亚热带地区的一些发展中国家；南非、澳大利亚、印度、巴布亚新几内亚、加勒比海地区报道了较多病例。

一、病原学

1882 年在印度首先描述了本病，1905 年 Donovan 报道了一种细胞内小体，认为是该病的病因，之后从病变部位和淋巴结中发现了肉芽肿荚膜杆菌，即克雷伯杆菌；克雷伯杆菌是一种多形性革兰氏阴性短杆菌，长度

0.70～1.5 μm。组织涂片的标本中这些细菌存在于大单核细胞或多形核白细胞及浆细胞的空泡状包涵体中，称为杜凡小体。细菌在这些包涵体中繁殖至20～30个，成熟后随这些细胞破裂而释放出来。当这种肉芽肿荚膜杆菌成熟时，外包一层细胞膜，并紧贴于细胞壁，形成一个明显的包囊。细菌的细丝状突起，即菌毛，从细胞壁中伸出。本细菌只能在受精的鸡卵黄培养基中生长，很难在人工培养基中生长。有关本菌的生物化学和细菌学特性还不是很清楚。

二、传播途径

本病可以经性行为传播，也可以不经性行为传播。因为相当多的患者并不能从性伴侣中查到病原体。本病传染性轻微，不过患者均有反复接触史。但由于感染后的潜伏期长和患处隐蔽（如肛门、阴部等），使得性伴侣病原体的检出率低。

本病可通过血源播散到各器官，也可自体接种，还可经淋巴循环播散或者延续到盆腔器官。

三、临床表现

（一）潜伏期

8天到3个月不等。

（二）症状

损害90%发生于外生殖器，特别是男性的包皮、阴茎，女性的阴唇；少数发生于腹股沟或肛门区域。发生于宫颈或阴道内很少见。极少数情况可出现于口腔、唇、喉、面部等远离生殖器区域，甚至肝、骨髓等内脏。

损害初为单一或多发性皮下结节。表面破溃，呈肉芽肿性损害，一般不痛。损害缓慢向周围扩大，由于自身接种可在周围出现卫星病灶。近卫淋巴结不受累。如溃疡及周边继发感染，可有恶臭浆液性脓液流出，表面污灰色，但极少出现蜂窝织炎。

当损害广泛时常伴发纤维化，形成瘢痕、瘘管，导致淋巴管阻塞，出现淋巴水肿，称假性象皮病。腹股沟受累类似其他性病的横痃，而实际上淋巴结很少受累，即假性横痃。

病原体偶可发生淋巴或血行播散，引起肝、骨髓等感染。

（三）体征

早期为单发或多发皮下结节。表面糜烂或溃疡，边界清楚，溃疡表面呈牛肉样红色肉芽组织，较清洁，触之易出血。肛门周围可见疣状增生性损害。腹股沟淋巴结无肿大。

晚期可见不规则瘢痕，瘘管形成。慢性淋巴淤滞而导致类似象皮病样表现。

（四）并发症

常合并其他性传播疾病，譬如梅毒、性病淋巴肉芽肿、淋病等；慢性者出现恶病质，继发感染而死亡；亦可继发鳞状细胞癌。

四、实验室检查

（一）组织涂片

用新鲜组织研碎后涂片，经瑞特染色或吉姆萨染色，在大单核细胞胞质内易发现蓝黑色杜凡小体。

（二）组织病理改变

表现为肉芽肿，以组织细胞、浆细胞浸润为主。有时可发现巨噬细胞内含杜凡小体，但检出率远低于组织涂片。

（三）电子显微镜检查

可用于确定杜凡小体。

（四）PCR 检测

有报道可以用 PCR 法检测本病病原体。

五、诊断

主要依靠损害组织涂片，寻找杜凡小体而确诊。组织病理切片中如找到杜凡小体亦可诊断。

六、鉴别诊断

本病临床特征不明显，易与其他性病相混。

（一）梅毒、软下疳、性病淋巴肉芽肿

梅毒有螺旋体血清反应阳性，或检查到梅毒螺旋体；软下疳有杜克杆菌；性病淋巴肉芽肿 Frei 皮肤试验阳性，而无杜凡小体。

（二）结核性溃疡

溃疡一般比本病小，且可找到结核菌。

（三）外生殖器肿瘤

外生殖器的鳞状细胞癌有时与本病的肉芽肿性损害相似，组织病理学检查可以鉴别。

（四）阿米巴感染

阴茎阿米巴因坏死和溃疡不易与本病区别。此时，可根据对氯霉素治疗的反应进行区别。

应当指出，腹股沟肉芽肿与其他性病并发也不少见。

七、治疗

（一）四环素类

四环素，500 mg/ 次，4 次 / 天，但有耐药病例；多西环素，0.1 g/ 次，2 次 / 天，至少 3 周。孕妇不用。

（二）氯霉素

氯霉素是一种高效经济的药物。口服，500 mg/ 天，4 次 / 天。

（三）红霉素

可用于孕妇，但单独应用效果不好。500 mg/ 次，4 次 / 天，至少 3 周；可与其他药物联合应用；阿奇霉素，1 g/ 次，1 次 / 周，至少 3 周。

（四）磺胺甲异噁唑

2 片 / 次，2 次 / 天，至少 3 周。

（五）环丙沙星

750 mg/ 次，2 次 / 天，至少 3 周。

关于疗程，应至皮损完全治愈后方可停药，或至少用药 3 周，否则复发率高。治疗 1 周一般即见临床效果；如果未见好转，则应考虑加用氨基糖苷类抗生素。除严重病例，多数应治疗 3～5 周，或直至损害完全愈合。

本病复发率较高，特别是损害完全治愈前停药者更易复发。对于在患者出现症状前 60 天内与患者有过性接触者，或者已经有此病的症状和体征的性伴侣，均应该进行检查和治疗。

合并有 HIV 感染者，应该按照上述方案治疗的同时，考虑加用氨基糖苷类抗生素。妊娠期妇女禁止用多西环素、磺胺类药和环丙沙星。

第九节 软 下 疳

软下疳（chancroid）是一种性传播性痛性溃疡性疾病，常伴腹股沟淋巴结脓肿，由杜克雷嗜血杆菌感染引起。

一、概述

软下疳主要发生于热带、亚热带地区，如非洲加勒比海地区、东南亚等地。1949 年以前，在中国比较常见；近年来，尽管并不常见，但随着性传播疾病发病率的升高，其发病率也随之上升，应当予以重视。软下疳的唯一传播途径是性传播。男性发病率高于女性，目前尚未发现健康带菌者。女性患者可为亚临床状态，因而是重要传染源。但未发现软下疳产妇在生产过程中将本病传染给新生儿。已经明确的是软下疳是 HIV 感染的促发因素；在美国和其他地区，已经发现软下疳患者中 HIV 感染的比例增高，而且还有相当一部分患者合并有梅毒和生殖器疱疹。

二、病原学

1889 年杜克雷（Ducrey）首先在意大利描述该病原体的微生物学特征，并报道由其所致的感染；其后，于 1898 年由 Langle 首次培养成功。杜克雷嗜血杆菌（Haemophilus ducreyi）是一种兼性寄生的厌氧菌，属于嗜血杆菌属（Haemophilis），革兰氏染色阴性（Hammond, 1996）。所有种均为过氧化酶阳性，过氧化氢酶阴性，并分解氮。与其他嗜血杆菌相似，杜克雷嗜血杆菌的生长需要高铁血红素（X 因子）。该菌在富含营养的培养基上生长良好，如巧克力血琼脂或血红蛋白琼脂培养基等。该菌菌体呈短棒状，两端钝圆，长 1.0 ~ 1.5 μm，宽 0.5 ~ 0.6 μm；在分泌物标本中，常相互连接，呈链状平行排列，皮损处的杜克雷嗜血杆菌常位于巨噬细胞和中性粒细胞中，或位于间质组织中；经培养后，革兰氏染色细菌排列如鱼群游泳状。无鞭毛、无芽孢、无荚膜、无运动力；从化脓性腹股沟淋巴结的脓液中易分离出本菌。多次传代培养会使杜克雷嗜血杆菌失去毒力，无毒力菌株对抗生素尤其是多黏菌素更加敏感，有毒力的菌株可以抵抗多形核白细胞对其吞噬和杀灭；与毒力有关的因子有：菌毛、脂多糖、铁离子相关蛋白、热休克蛋白、外膜蛋白、细胞毒素、溶血素等。

目前已发现杜克雷嗜血杆菌的耐氨苄青霉素（产 β- 内酰胺酶）菌株中可分离出耐药质粒，这些菌株与其他嗜血杆菌接触时，可提供耐药质粒，这预示抗药性及其基因可在杜克雷嗜血杆菌中广泛传播；另外，还有研究提示染色体介导的耐药性也已经出现。

三、传播途径和致病机制

主要是性接触传播，但也可以自身接种，杜克雷嗜血杆菌可通过微小损伤进入机体；男女发病的比例为 9∶1。

杜克雷嗜血杆菌如何引起生殖器溃疡的确切机制还不清楚。研究表明该菌不产生细胞毒素，但是其菌体外膜中的脂多糖刺激宿主产生炎症反应，导致组织坏死。

四、临床表现

（一）潜伏期

为 3～10 天，平均 4～7 天，无前驱症状。

（二）症状

男性和女性患者临床表现有很大差别。早期为红色丘疹，周围绕以红晕，疼痛明显。经 1～2 天后变成脓疱，继而发展成糜烂和溃疡。溃疡在男性疼痛明显，而在女性则较轻，因而很多女性患者并不知道自己已患病。有时，皮损始终表现为脓疱，称为侏儒型软下疳，与毛囊炎或脓疱疮相似。溃疡在 50% 男性患者中为单发，在女性常为多发。

损害在男性常出现在包皮内侧、外侧、包皮系带及冠状沟。少数情况下也可发生在尿道和阴茎头。女性患者损害最常发生在阴道口、阴唇系带、阴唇、前庭和阴蒂。纵形溃疡常发生在阴唇系带后，尿道周围的大溃疡也不少见。可并发直肠阴道瘘。女性患者症状取决于溃疡部位。可出现排尿痛、排便痛、直肠出血和阴道分泌物多等症状，一般症状不明显。极少数情况下，溃疡也可发生于乳房、手指、髋部甚至口腔内。

软下疳的另一临床特征为腹股沟淋巴结炎。出现在半数患者中。多为单侧性，早期为淋巴结肿大，疼痛明显，表面皮肤发红，称为横痃。横痃在女性少见。

虽然可伴有轻微全身不适，但未发现杜克雷嗜血杆菌引起远距离播散或系统性感染。有少数杜克雷嗜血杆菌引起的化脓性尿道炎。

另外，还有多种异型性软下疳，譬如一过性软下疳、丘疹性软下疳、矮小软下疳、崩蚀性软下疳、毛囊性软下疳、匐行性软下疳、巨大软下疳、混合性软下疳等。

软下疳的自然病程不定，若不治疗，可持续几周。

（三）体征

早期为红色丘疹，周围绕以红晕。已发生溃疡者，溃疡边缘不规则，呈深浅不一的分泌物，擦拭时易出血。周围皮肤炎症反应很轻。有些损害为直径 2 cm 以上的巨大溃疡。横痃特点为化脓性淋巴结炎，相互融合，质软，压痛明显，严重时形成脓肿有波动感，破溃后可见到浓厚的脓液。

（四）并发症

可出现包皮炎、阴茎干淋巴管炎、阴囊或阴唇象皮病、尿道瘘、尿道狭窄等，女性患者溃疡严重时可并发阴道直肠瘘。

五、实验室检查

（一）分泌物涂片

分泌物涂片是病原学检查的重要方法。应用棉拭子从溃疡基底的脓性分泌物中取材，立即涂片，因为常温下杜克雷嗜血杆菌仅能存活 2～4 小时。溃疡分泌物中杜克雷嗜血杆菌相对较多，每毫升脓液中含菌量达 10^7～10^8 个。横痃中如果无脓肿和破溃可查不到细菌，甚至培养也不能发现细菌。涂片革兰氏染色后发现多形性革兰氏阴性杆菌，呈“鱼群”样排列具有诊断意义。

（二）细菌培养

细菌培养是最可靠的确诊方法。但成功率不稳定。可能因为杜克雷嗜血杆菌是一种需要复杂营养的细菌。最好的单一培养基为含血红蛋白的富营养培养基，如含血红蛋白和小牛血清的淋球菌培养基。细菌生长常需 2～4 天，最多时需 7 天。同时，应该做生化反应试验，包括氧化镁试验弱阳性、过氧化酶试验阴性、非卟啉试验阴性、硝酸盐还原实验阳性、碱性磷酸酶试验阳性。

（三）血清学检查

血清学检查包括酶免疫法、斑点免疫结合法等，敏感性较低。

（四）分子生物学检查

主要是 PCR 法，用于检测标本中杜克雷嗜血杆菌的核酸。

六、诊断

有不洁性接触史，潜伏期 1 周左右。生殖器多发性溃疡，表面有脓性分泌物，有横痃，溃疡分泌物涂片革兰氏染色有“鱼群”样分布的革兰氏阴性多形性杆菌，或细菌培养有革兰氏阴性杆菌时则可诊断。

七、鉴别诊断

（一）硬下疳

潜伏期较长，平均约 21 天左右。单发溃疡，基底为一硬结，表面干净，无疼痛。溃疡分泌物暗视野显微镜检查有苍白螺旋体，涂片无革兰氏阴性杆菌；RPR 试验可阳性。

（二）固定性药疹

常有服药史。外生殖器先出现红斑，而后发展成水疱、糜烂，自觉灼热疼痛。分泌物涂片无革兰氏阴性杆菌，但常有反复发作史。

（三）生殖器疱疹

初发为小疱疹，成群分布可发展成小溃疡。分泌物涂片无革兰氏阴性杆菌。一般 1 ~ 2 周可自愈，易反复发作。

（四）性病淋巴肉芽肿

淋巴结大，发生于初疮愈合之后，双侧、无触痛，能形成多房性脓肿和瘘管，晚期可出现下肢象皮肿及肛门 - 直肠综合征，补体结合试验阳性。

八、治疗

杜克雷嗜血杆菌对临床常用抗生素的耐药已很普遍。由质粒介导的抗生素耐药品种有氨苄青霉素、磺胺、氯霉素、四环素、链霉素和卡那霉素等。因而目前常选用下列药物。

（一）红霉素类

阿奇霉素 1 g 一次顿服（孕妇及哺乳期妇女慎用）；或红霉素 500 mg/ 次，4 次 / 天，共服 7 天。

（二）头孢菌素类

头孢曲松钠 250 mg，一次肌肉注射。

（三）喹诺酮类

环丙沙星 500 mg/ 次，2 次 / 天，共服 3 天（孕妇及哺乳妇女忌服）。

（四）氨基糖苷类

大观霉素 2 g，一次肌肉注射。

（五）青霉素类

羟氨苄青霉素（阿莫西林）500 mg+ 棒酸 125 mg/ 次，3 次 / 天，共服 7 天。

临床上溃疡处疼痛和脓液消失，上皮愈

合，肿大淋巴结消退，溃疡愈合及病原菌培养检查，每周一次，3 次培养阴性即可判愈。约 5% 患者彻底治愈后在原皮损处出现复发。用原有效药物再次治疗可获成功。患者发病后 10 天内，应对其性伴侣进行检查，不管有无症状，均应进行治疗。这不仅有助于减少再感染率，而且可防止本病进一步播散。

治疗 3～7 天后，对患者应该进行再次检查，若有效，则 3 日内溃疡症状改善，7 日内溃疡愈合。

（刘　伟　李若瑜）

参考文献

Baughn RE, Musher DM. Secondary syphilitic lesions. Clin Microbiol Rev, 2005, 18(1):205-216.

Fraser CM, Norris SJ, Weinstock GM, et al. Complete genome sequence of Treponema pallidum, the syphilis spirochete. Science, 1998, 281(5375):375-388.

Hammond GW. A history of the detection of Haemophilus ducreyi, 1889-1979. Sex Transm Dis, 1996, 23(2):93-96.

Lafond RE, Lukehart SA. Biological basis for syphilis. Clin Microbiol Rev, 2006, 19(1):29-49.

Lukehart SA, Godornes C, Molini BJ, et al. Macrolide resistance in Treponema pallidum in the United States and Ireland. N Engl J Med, 2004, 351(2):154-158.

Matejková P, Flasarová M, Zákoucká H, et al. Macrolide treatment failure in a case of secondary syphilis: a novel A2059G mutation in the 23S rRNA gene of Treponema pallidum subsp. J Med Microbiol, 2009, 58(Pt 6):832-836.

Smajs D, McKevitt M, Wang L, et al. BAC library of T. pallidum DNA in E. Genome Res, 2002, 12(3):515-522.

Stamm LV, Bergen HL. A point mutation associated with bacterial macrolide resistance is present in both 23S rRNA genes of an erythromycin-resistant Treponema pallidum clinical isolate. Antimicrob Agents Chemother, 2000, 44(3):806-807.

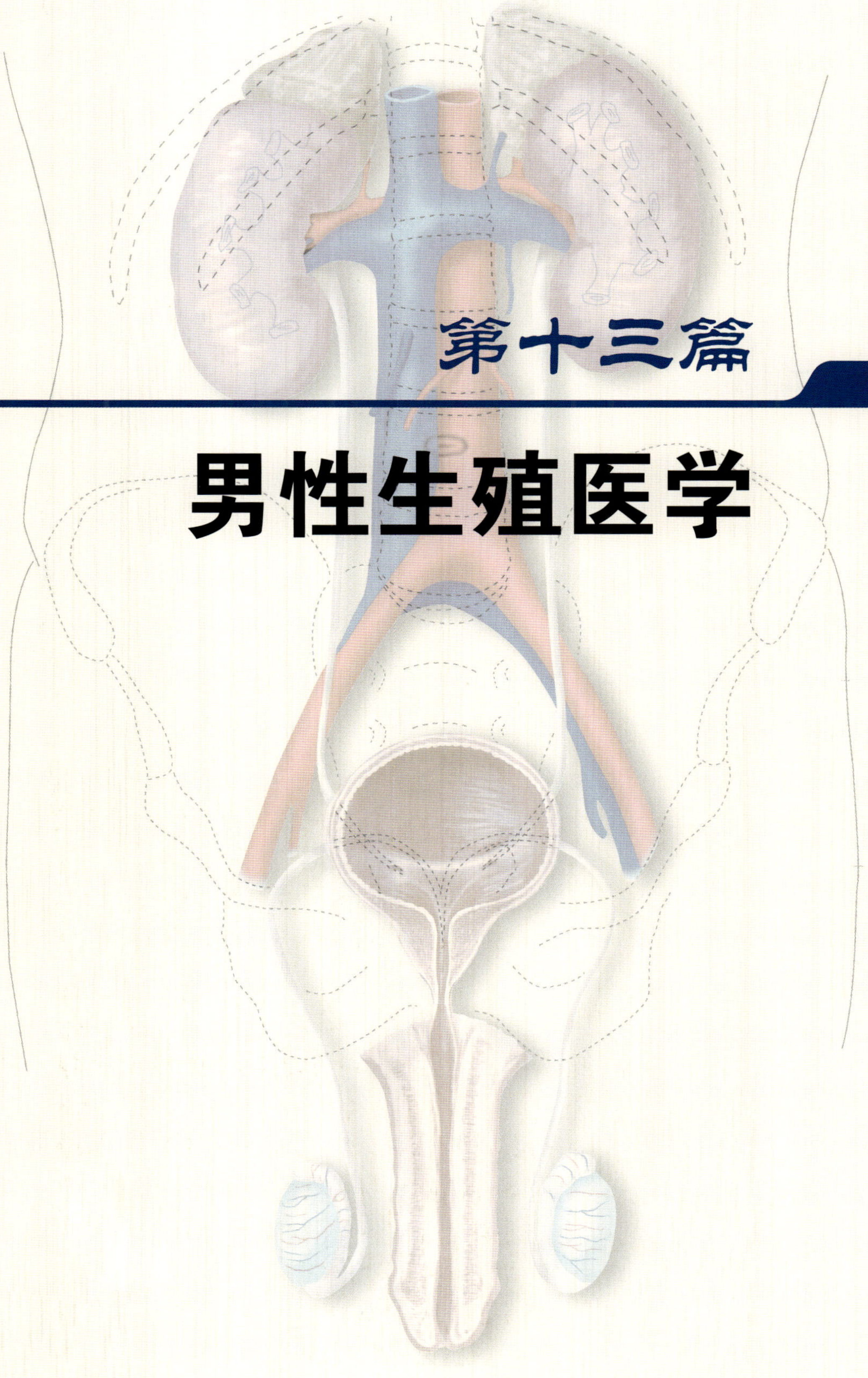

第十三篇

男性生殖医学

第六十九章

男性不育症

第一节 概 述

不育症的定义是“育龄夫妇不采取避孕措施情况下，1 年以上不能实现自然受孕”。大约 15% 的夫妇存在不育情况并且需要治疗，但最终仍有 5% 的夫妇不能怀孕。1/8 的夫妇在生育第一胎时会遭遇困难，1/6 的夫妇在生育二胎时遭遇困难（Greenhall & Vessey, 1990）。大约 50% 的不育是由男方因素造成的。

据估计，正常性生活状态下，正常夫妇月受孕率为 20%～25%，半年受孕率为 75%，一年受孕率约为 90%。生育率的高峰男女均在 24 岁；超过这个年龄，两性的生育率均会随着年龄增长而下降。根据对一组未做生育能力评价而有生育愿望夫妇一年的前瞻性观察，有约 15% 的患者未能怀孕。近 20% 不育完全是男性因素造成的，30%～40% 是男女双方共同的因素造成的。因此，男性因素占了不育夫妇的一半。尽管一般认为有正常性生活超过 12 个月未受孕者为不育，但对于高龄不育夫妇并不推荐以此为起始评价点。在评价治疗效果时必须注意，不育的夫妇仍有 1%～3% 的月受孕率（无精子症除外）。不经过治疗的不育夫妇，在正常性生活状态下有 25%～35% 可在今后的某一个时段自然怀孕，其中 2 年以内占 23%，2 年以上占 10%。不育的初步筛选应该针对男女双方选择基本的、简单的、经济的、有效的方法。在许多夫妇中同时存在男性和女性不育因素。如果仅存在一方不育因素，那么有生育能力的一方可能会弥补生育能力较差的一方。如果男女双方都存在不育因素那么不育就更明显了。

影响不育症预后的主要因素有：不育的时间、配偶的年龄和生育状态、原发性或继发性不育，以及精液分析的结果。

在未采取避孕措施的情况下不育时间超过 4 年者，每月的怀孕率只有 1.5%。目前许多女性将怀孕时间推迟到完成学业或开始职业生涯以后，然而，35 岁女性的生育能力只有 25 岁时的 50%，38 岁时的生育能力只有 25%，而超过 40 岁时生育能力下降到不足 5%。在诊断和治疗男性不育症时必须考虑到女性的生育机会，因为这有可能会决定最终的结果。

第二节　男性不育症的病因

导致男性不育症的潜在病因众多，先天性或获得性泌尿生殖道异常、男性附属性腺感染、阴囊温度升高（如精索静脉曲张）、内分泌紊乱、遗传性疾病和免疫性因素等都有可能降低男性的生育能力。但通常以病因的作用位点分为：睾丸前、睾丸性和睾丸后病因。

一、睾丸前病因

导致不育的睾丸前病因多为内分泌性原因（表 69-2-1）。

（一）下丘脑疾病

1. 促性腺激素缺乏（Kallmann 综合征）

Kallmann 综合征（患病比例 1∶30 000）以中枢性性腺功能减退、青春期延迟和不育为特征。其他临床特征包括嗅觉丧失、小睾丸，偶尔还有肾发育不全、双手联带运动、唇裂以及牙齿发育不全。如不存在嗅觉丧失，则称其为特发性低促性腺激素性性腺功能减退症（idiopathic hypogonadotrophic hypogonadism，IHH）。Kallmann 综合征通过激素检测可得到确诊。可见血 LH、FSH 和睾酮水平均低，催乳素水平正常。该综合征所引起的不育可通过促性腺激素（LH 和 FSH）替代治疗，用药超过 12～18 个月后，80% 的患者精液中可出现精子。作为一种家族性疾病，1/3 的成员会受到遗传，既可以 X 连锁模式遗传，也可以常染色体模式传递。在 X 连锁隐性遗传模式中，一旦敲除 Kal1 基因，在胚胎发育过程中就会阻止 GnRH 神经元向下丘脑视交叉前区域迁徙。

表 69-2-1　不育症的睾丸前病因

下丘脑疾病
促性腺激素缺乏（Kallmann 综合征）
单独 LH 缺乏（能生育的类无睾症）
单独 FSH 缺乏
先天性低促性腺素综合征
垂体疾病
垂体功能减退（肿瘤、浸润性病变、手术、放射和沉积）
高催乳素血症
外源性激素（雌激素 - 雄激素过多、糖皮质激素过多、甲状腺功能亢进和减退）
生长激素缺乏

2. 单一促性腺激素缺乏

这种情况较为罕见。LH 部分缺乏时，体内的 LH 足够刺激睾丸内的睾酮合成和精子发生，但睾酮产量不高，不足以使患者雄性化。临床表现为类无睾体征、雄性化程度不等以及男性乳房发育。患者通常睾丸大小正常，但精子密度较低。血浆 FSH 水平正常，但血清 LH 和睾酮水平处于正常低限。

当垂体分泌 FSH 不足时，患者雄性化正常，睾丸大小正常，血清 LH 和睾酮水平也正常。血浆 FSH 水平始终很低，对 GnRH 的刺激无反应。临床表现为无精子症或严重少精子症。

3．先天性低促性腺激素综合征

有数个综合征会伴发继发性性腺功能减退。Prader-Willi 综合征（患病比例 1∶20 000）的特征是肥胖、智力低下、手足短小和性腺功能减退，是由下丘脑 GnRH 缺乏所致，起因于第 15 号染色体上单一基因的缺失。与 Kallmann 综合征类似，其精子发生可由外源性 FSH 和 LH 诱导。Bardet-Biedl 综合征是一种常染色体隐性遗传病，也属于低促性腺激素性性腺功能减退症，病因也是 GnRH 缺乏。其临床特征是智力低下、色素性视网膜炎、多指和性腺功能减退，除肥胖外，其他表现与 Kallmann 综合征相类似，治疗也是补充促性腺激素。小脑共济失调可以伴发低促性腺激素性性腺功能减退症。小脑功能障碍包括语言和步态的异常。患者睾丸萎缩，可表现类无睾体征。脑白质病理改变导致的下丘脑 - 垂体功能障碍可能是造成不育的原因。

（二）垂体疾病

1．垂体功能减退

垂体功能减退的原因可能是肿瘤、梗死、手术、放疗、浸润性或肉芽肿性病变。镰状细胞贫血时，镰状红细胞引发垂体和睾丸内微梗死形成，从而导致性腺功能减退和精子发生障碍。镰状细胞贫血患者血睾酮降低。β- 珠蛋白生成障碍性贫血（β- 地中海贫血）主要累及地中海或非洲裔患者，起因于 β- 珠蛋白基因发生突变，导致血红蛋白组分改变以及随之而来的红细胞溶解。红细胞溶解所释放的含铁血黄素沉积在垂体和睾丸内，造成不育。同样，血色素沉积症也会造成肝、睾丸和垂体内铁沉积，引起睾丸功能不全的比例高达 80%。

2．高催乳素血症

血催乳素水平升高可引起低促性腺激素性性腺功能减退症。发生高催乳素血症时，应先排除如取血过程中的应激反应、全身性疾病或药物刺激等继发性原因。一旦排除这些继发性原因，高催乳素血症最常见、最重要的病因则是垂体催乳素腺瘤或催乳素瘤。蝶鞍部位 MRI 可以鉴别微腺瘤（<10 mm）与大腺瘤（>10 mm）。

单纯依靠影像学诊断来对肿瘤进行分类容易产生误导，因为高催乳素血症在手术时几乎总能发现有垂体肿瘤。催乳素水平升高通常会抑制促性腺激素的产生，继而出现睾酮水平下降、精子发生障碍。高催乳素血症的症状包括性欲减退、勃起功能障碍、男性乳房发育和乳溢。同时，还应关注有无其他垂体激素紊乱（促肾上腺皮质激素、促甲状腺激素）的症状和体征。

3．外源性或内源性激素

（1）雌激素：无论是雌激素或雄激素，过多的甾体类性激素均可造成睾酮、雌激素比例失调，从而导致不育，而正常的睾酮、雌激素比例为 10∶1。肝硬变时，因病变肝内芳香化酶功能亢进，使内源性雌激素水平升高。同样，肥胖者由于外周脂肪细胞中芳香化酶活性增加，而使睾酮、雌激素平衡失调。相对少见的是，肾上腺皮质肿瘤、支持细胞肿瘤和睾丸间质细胞肿瘤也会分泌雌激素。过多的雌激素能抑制垂体分泌促性腺激素，导致继发性睾丸功能不全，从而造成精子发生障碍。

（2）雄激素：雄激素过多能抑制垂体分泌促性腺激素，导致继发性睾丸功能不全。专业运动员使用过量外源性雄激素（同化性类固醇）后可导致暂时性不育，这是由于外源性雄

激素对正常下丘脑 - 垂体 - 性腺轴产生抑制所致。治疗包括立即停用外源性雄激素，而后每 3～6 个月复查一次精液质量，直至生精恢复正常。内源性雄激素过多的最常见原因是先天性肾上腺皮质增生症，该病由 21- 羟化酶缺乏所致。21- 羟化酶缺乏使皮质醇合成障碍，通过反馈刺激促肾上腺皮质激素分泌过多，后者刺激肾上腺皮质合成雄激素异常增多。青春期前，男孩体内雄激素水平过高会导致青春期提前、第二性征提前发育和阴茎异常增大。由于雄激素对促性腺激素的抑制作用，睾丸体积反而较小。有报告称，对于发生于儿童期的典型的先天性肾上腺皮质增生症即使不给糖皮质激素治疗，也可有正常的精子计数和生育力。内源性雄激素的其他来源包括拥有激素活性的肾上腺皮质肿瘤或睾丸间质细胞肿瘤。

（3）甲状腺功能异常：甲状腺功能异常是导致男性不育症的较为罕见的原因（仅占 0.5%）。血清甲状腺激素异常增高或降低均可影响睾丸的精子发生。作用位点有两个：垂体和睾丸。正常的甲状腺功能对维持下丘脑激素的正常分泌和正常水平的性激素结合蛋白均很重要，而性激素结合蛋白的水平则决定着睾酮、雌激素的比值。

二、睾丸性病因

很多导致不育的因素在睾丸水平起作用（表 69-2-2）。多数睾丸前病因可以通过激素治疗予以纠正，与此不同，大部分睾丸性病因却是不可逆的。

表 69-2-2　不育症的睾丸性原因

染色体性（克兰费尔特综合征 [XXY]，XX 性逆转，XYY 综合征）
Noonan 综合征（男性 Turner 综合征）
肌强直性营养不良
类无睾综合征（双侧无睾症）
唯支持细胞综合征（生殖细胞发育不良）
Y 染色体微缺失（DAZ）
性腺毒素（放射，药物）
系统性疾病（肾衰竭、肝功能衰竭和镰状细胞贫血）
雄激素功能不足
睾丸损伤（睾丸炎、睾丸扭转和损伤）
隐睾和睾丸肿瘤
精索静脉曲张
特发性

（一）常见的遗传学病因

1. Y 染色体微缺失

约 7% 的少精子症和 13% 的无精子症患者在 Y 染色体长臂（Yq）上存在结构变异。控制睾丸分化的睾丸决定区域基因是完整的，但在其他区域可有明显缺失，并导致精子发生障碍。目前有 3 个基因位点是公认的 AZF（无精子症因子）候选区：AZFa、AZFb 和 AZFc。最有前景的是 AZFc，它包含了 DAZ 基因区域。在该区域内，DAZ 至少有 6 个拷贝，编码 RNA 结合蛋白，调节生殖细胞生成过程中的减数分裂。DAZ的同源基因可见于其他许多动物，包括小鼠和果蝇。应用定量聚合酶链式反应技术对血液进行检测，可分析上述缺失。精子DNA检测已经成为精液分析的组成部分。由于Y染色体微缺失的患者精液中可能存在精子，辅助生育技术有可能使这种遗传学异常传给后代。

2. 克兰费尔特综合征（Klinefelter syndrome）

在男性不育症的病因中，染色体组成异常很容易识别。在一项对1263例不育夫妇的研究中，染色体异常总的检出率为6.2%，精子密度 $<10\times10^6$/ml的男性中检出率为11%，而无精子症患者染色体明显异常的发生率高达21%。基于这种情况，对严重少精子症和无精子症男性，应行常染色体和性染色体的细胞遗传学分析（染色体核型分析）。

克兰费尔特综合征是最常见的染色体非整倍体异常，在无精子症中约占14%，是无精子症常见的遗传学病因（患病率为1/500）。该综合征典型的三联症是小而硬的睾丸、男性乳房发育和无精子症。其临床表现还有性成熟延迟、身高过高、智力减退、静脉曲张、肥胖、糖尿病、白血病、性腺外生殖细胞肿瘤高发以及乳腺癌（发病率是正常男子的20倍）。90%的克兰费尔特综合征患者多携带一条X染色体（47, XXY），10%为XXY/XY嵌合型。患者的睾丸长径通常小于2.0 cm，并且绝不会超过3.5 cm。睾丸活检显示生精小管硬化和透明样变，但睾丸间质细胞数目正常。激素检测显示睾酮降低，LH和FSH显著升高，血清雌二醇水平也升高。由于睾酮水平随年龄增长而进一步降低，因此大部分患者需要雄激素替代治疗，以维持雄性化和正常的性功能。父子两代同患该症的概率很小，可能见于嵌合型或轻型克兰费尔特综合征。有些患者可能存在有限的生精功能，可通过睾丸取精行ICSI达到受孕。

（二）其他遗传学病因

1. XX男性综合征

XX男性综合征是染色体结构和数目的异常，是克兰费尔特综合征的一个变种。其临床表现为青春期出现男性乳房发育，成年时发生无精子症。该病患者的平均身高低于正常，并常见尿道下裂。男性内、外生殖器正常。智力缺陷的发生率并无升高。激素检测显示LH和FSH水平升高，睾酮水平降低或正常。睾丸活检显示生精缺失，生精小管纤维化，睾丸间质细胞聚集。该病最明确的原因是性别决定基因（SRY）或睾丸决定区由Y染色体错误地转位到X染色体上。结果导致睾丸分化正常，但Y染色体上控制生精的基因却并未发生转位，从而导致无精子症。

2. XYY综合征

XYY综合征的患病率与克兰费尔特综合征类似，但其临床表现更加多样化。患者多携带一条Y染色体（47, XYY），身高过高，2%的患者表现出进攻性或反社会倾向。激素检测可见FSH水平升高，而睾酮和LH水平正常。精液分析显示少精子症或无精子症。睾丸活检结果有差异，但通常显示有精子成熟障碍或唯支持细胞综合征。

3. Noonan综合征

Noonan综合征也称为男性特纳综合征，其临床特征与特纳综合征（45, X）相似。染色体核型可能正常（46, XY），也可能为嵌合型（45, X/46, XY）。典型患者具有异形外表，如蹼状颈、身材矮小、双耳下垂、眼距增宽和心血管异常等。出生时，75%的患者有隐睾，对成年后的生育力有影响。如果睾丸已完全下降，则有可能生育。血FSH和LH的水平取决于睾丸的功能状况。

4. 肌强直性营养不良

肌强直性营养不良是成年肌肉营养不良最常见的原因。除肌肉强直或肌肉收缩后舒张延迟外，患者通常有白内障、肌肉萎缩和多种内分泌疾病。大多数患者睾丸萎缩，但也有生育的报告。不育者 FSH 和 LH 增高，睾酮水平降低或正常。睾丸活检提示 75% 的患者有生精小管损伤。患者青春期发育正常，睾丸损伤多发生在青春期后。

5. 类无睾综合征

也称为双侧无睾症。类无睾综合征很罕见，患病率为 1/20 000。患者的双侧睾丸无法触及，因睾酮缺乏而导致性成熟障碍。导致睾丸缺如的原因为胚胎期睾丸扭转、创伤、血管损伤或感染。一般来说，在胚胎发育第 14 ~ 16 周时，中肾管开始生长发育，米勒管受到抑制，男性外生殖器也相应地开始生长发育，此时功能性睾丸组织已经出现。患者表现出类无睾体征，但无男性乳房发育，染色体核型也正常。血清 LH 和 FSH 水平升高，血清睾酮水平极低。该型不育症无法治疗，患者需终身补充睾酮以维持其雄性化和性功能。

6. 唯支持细胞综合征

无精子症男性在行睾丸活检后，如组织学检查发现生殖细胞完全缺如，则称其为唯支持细胞综合征。该综合征的病因包括遗传缺陷、胚胎发育过程中生殖细胞先天性缺失，以及雄激素抵抗。临床上，患者雄性化正常，睾丸小但质地正常。睾丸内分泌功能得以保留，睾酮和 LH 水平正常，FSH 水平通常升高（90%）。之所以称其为“综合征”，其含义是指具体病因不清，这是因为电离辐射、化疗和腮腺炎性睾丸炎等，也可导致睾丸生殖细胞发育不全。目前对该综合征尚无有效疗法。对于部分患者，睾丸图阵式细针抽吸、多点活检或显微取精术有可能发现精子，借助辅助生育技术部分患者可成功生育。

7. DNA 错配修复缺陷

DNA 错配修复缺陷被认为是某些癌症的致病原因。来自小鼠的实验数据表明，DNA 修复所需的基因（Pms2，Mlh1）发生突变也可能导致不育，以减数分裂阻滞为特点，在睾丸病理学上表现为生精阻滞。由 DNA 错配修复异常所致的男性不育症以无精子症为特征，还表现为生殖细胞成熟阻滞和唯支持细胞综合征。这表明，某些类型的男性不育症可能与生殖细胞 DNA 无法得到正确修复有关。至于男性不育症患者 DNA 修复缺陷与他们以及后代患癌风险之间的关系，值得进一步研究。

（三）性腺毒素

1. 放射线

关于放疗对生精的影响已多有论述。20 世纪 60 年代 Clifton 和 Bremner 检测了电离辐射对一群健康囚犯的精液质量和精子发生的影响（Clifton & Bremner, 1983）。在输精管结扎术前，每位志愿者均接受了不同剂量的放射线。结果发现，志愿者的精子数目与放射剂量之间呈显著的负相关。放射剂量在 15 cGy 时，精子数目显著减少，而剂量达到 50 cGy 时，会出现暂时性无精子症。放射剂量在 400 cGy 时，则出现永久性无精子症，观察 40 周以上并未发现有恢复生精的迹象。尽管如此，在停止照射后，多数志愿者的精子数目能逐渐恢复至放射前水平。

放射后的睾丸组织学检查显示，精原细胞对放射最敏感，而睾丸间质细胞对放射则相对耐受。鉴于生殖细胞对放射线的敏感性，一些研究开始关注在癌症放疗中如何保护睾丸的问题。在有性腺保护措施的腹部放疗中，估计仍有近 75 cGy 的射线照到睾丸上，但这个剂量的射线似乎并不会增加后代出现先天性缺陷的概率。最近的研究显示，在环境或工作中接触电磁辐射也可能降低精液质量。

2. 药物

一些性腺毒性药物见表 69-2-3。这些药物通过不同的机制导致不育症。酮康唑、螺内酯和乙醇可抑制睾酮合成，而西咪替丁属于雄激素拮抗剂。吸食或注射毒品（如大麻、海洛因和美沙酮）则常会引起睾酮水平降低。某些杀虫剂如二溴氯丙烷，可能具有类雌激素活性。重要的是，对于很多药品或非处方用药，其潜在的性腺毒性作用尚不清楚。因此，准备生育的夫妇应考虑停止非必需的用药。

化疗的目的是借助药物的细胞毒性作用杀灭处于快速分裂状态的癌细胞，但是对同样处于快速分裂状态的正常生殖细胞也会造成严重影响，其中精原细胞对细胞毒性化疗最为敏感。烷化剂（如环磷酰胺、苯丁酸氮芥和氮芥）是性腺毒性最强的药物。化疗药物对生殖系统的毒性作用因药物使用剂量和疗程、疾病的类型和分期、患者的年龄和健康状况，以及睾丸基础功能的不同而异。尽管有性腺毒性作用，但化疗药物的诱变效应似乎并不足以增加患者后代患先天性缺陷或遗传性疾病的概率。尽管如此，患者应至少在化疗结束 6 个月后再考虑生育。

表 69-2-3 与不育症相关的药物

钙通道阻滞剂
吡唑嘧啶醇
西咪替丁
α- 受体阻滞剂
柳氮磺胺吡啶
硝基呋喃妥因
丙戊酸
锂离子
螺内酯
三环抗抑郁药
秋水仙碱
抗精神病药物

（四）系统性疾病

1. 肾衰竭

尿毒症可伴发不育症、性欲减退、勃起功能障碍和男性乳房发育。该病引起性腺功能减退的原因尚无定论，可能是多因素的。患者睾酮水平降低，FSH 和 LH 水平升高。25% 的患者血清催乳素水平升高。雌激素过多可能是造成性激素轴紊乱和精子发生障碍的原因之一。药物和尿毒症性神经病变可导致尿毒症性勃起功能障碍和性欲减退。肾移植可改善性腺功能减退。

2. 肝硬化

肝功能衰竭相关的性腺功能减退可能是多因素共同作用的结果，其中造成器官衰竭的病因是重要因素。肝炎均伴发病毒血症，而由此引起的发热则能影响精子发生。过量饮酒可抑制睾丸内睾酮的合成，与其对肝的影响无关。肝功能衰竭和肝硬化常伴发睾丸萎缩、勃起功能障碍和男性乳房发育。血睾酮水平及其代谢清除率均降低；而由于雄激素经芳香化酶作用转化为雌激素的量大大增加，血雌激素水平升高。睾酮水平降低并不伴有 LH 和 FSH 水平成比例的升高，这提示肝功能衰竭可能伴发对下

丘脑 - 垂体 - 性腺轴的中枢性抑制。

3．镰状细胞病

镰状细胞病能导致垂体功能障碍，原因可能是红细胞淤积和其所致的垂体内微梗死。相同的机制也可见于睾丸组织，导致原发性性腺功能减退，其结果是精子生成减少，血清睾酮水平降低。

4．糖尿病

糖尿病病程过久会导致明显的心血管疾病和外周神经病变，这些病变将对勃起功能和射精功能造成不良影响。除了引起性功能障碍以外，盆神经丛中的交感和副交感神经病变还会引起膀胱颈和射精器官收缩无力，导致逆行射精或不射精。

（五）雄激素活性障碍

外周雄激素抵抗有两种类型的缺陷：① 5α-还原酶缺乏，导致雄激素合成减少；②雄激素受体缺乏。一般来说，上述异常均是单基因缺失的结果。

1．5α- 还原酶缺乏症

5α- 还原酶缺乏时，睾丸和中肾管结构（内生殖器）发育正常，而外生殖器发育模糊，呈两性型。外生殖器发育模糊的原因是先天性 5α- 还原酶缺乏，该酶可将前列腺、精囊腺和外生殖器等雄激素敏感组织中的睾酮转化为双氢睾酮。迄今为止，已发现 5α- 还原酶有 29 种突变形式。该病的确诊方法是测定尿液中睾酮代谢物的比值和外生殖器皮肤成纤维细胞中 5α- 还原酶的含量，如后者含量减少，则可确诊为 5α- 还原酶缺乏症。尽管有研究发现在下降至阴囊的睾丸内有精子发生，但该病患者尚无成功生育的报告。造成不育的主要原因可能是外生殖器的功能异常。

2．雄激素受体缺乏

雄激素受体缺乏是一种 X 连锁的遗传病，特征是雄激素抵抗。雄激素受体是一种核蛋白，其表达缺失或功能异常可使睾酮或双氢睾酮无法与其结合并活化靶细胞基因。由于雄激素无法对组织产生作用，因而内、外生殖器均受累。该病患者的生育状况取决于特殊的受体异常。有些染色体核型为 46, XY 的男性患者，其靶器官对雄激素完全抵抗，患者有女性外生殖器和腹腔内睾丸。睾丸生精小管发育不成熟，睾丸癌的发生率也增高；如不行睾丸切除术，10%～30% 的患者将发生睾丸肿瘤。该病患者的生育力丧失。雄激素受体缺乏较轻者可表现为男性外观正常但不育，精子发生存在但受损。目前还不清楚该病在不育症患者中确切的发生率。

（六）睾丸损伤

1．睾丸炎

睾丸组织的炎症主要源自细菌感染，也称作睾丸附睾炎。腮腺炎性睾丸炎时，睾丸也可发生病毒感染。睾丸炎可见于 30% 患腮腺炎的青春期后男性。睾丸萎缩是病毒性睾丸炎后常见的并发症，但很少见于细菌感染。

2．睾丸扭转

睾丸扭转是继发于精索扭转的睾丸缺血性损伤，在青春期前儿童和青春期早期少年中并不少见。如果扭转能在发病后 6 小时内得到诊断并纠正，则通常可以挽救睾丸功能。扭转可使睾丸抗原在自身免疫系统中接种，为日后可能发生的免疫性不育症埋下隐患。目前已知，扭转睾丸对侧的“健康”睾丸也可能有组织学异常的表现，但尚不清楚这种现象到底是与急性扭转有关，还是与扭转前睾丸固有的异常有关。

3．睾丸创伤

睾丸创伤可以导致男性不育症。由于睾丸免疫状况的特殊性（如免疫豁免区），创伤除导致睾丸组织萎缩外，还可激发异常的免疫反应。两者均可引发不育。当创伤导致睾丸白膜破裂时，应手术探查并予以修补，最大限度地减少睾丸组织与机体免疫系统的接触。

（七）隐睾和睾丸肿瘤

隐睾是最常见的男性生殖器先天性异常之一，新生儿发生率为 2%～5%。在 3 个月时发生率自然降至 1%～2%。该病被视为一种发育缺陷，受累睾丸发生睾丸生殖细胞癌的危险性很高。尽管出生时隐睾的组织形态学仍然正常，但在 2 岁时常可见到生殖细胞数目的减少。对正常下降的对侧睾丸而言，出现生殖细胞异常的危险性也增高。由此可见，无论单侧或双侧隐睾，患者将来均有发生不育症的危险。在以往，睾丸固定术只是为了方便在阴囊内触及睾丸，便于发现睾丸肿瘤，但最近的资料显示，在青春期前完成睾丸固定术可降低发生癌症的风险。其他资料则提示，隐睾患者早期行睾丸固定术可以改善生精功能，一般认为 3 岁以内进行隐睾的手术治疗对提高精液质量有积极作用。

（八）睾丸微石症

0.6%～9% 的男性在做睾丸超声时发现睾丸实质内有微结石。尽管在一般人群中睾丸微石症的发生率尚不清楚，然而，在生殖细胞肿瘤、隐睾、睾丸发育不良、男性不育症、睾丸扭转和萎缩、克兰费尔特综合征、性腺功能减退、男性假两性畸形、精索静脉曲张、附睾囊肿、非霍奇金淋巴瘤等患者中，超声检查常常可以发现睾丸微结石。睾丸微石症与男性不育症的关系尚不清楚，但可能与睾丸发育不全有关。变性的细胞堵塞生精小管，而支持细胞无法吞噬这些细胞碎片，继而发生钙化。据报道，睾丸微石症有发生睾丸恶性肿瘤的风险，生殖细胞癌患者中睾丸微石症的发生率为 6%～46%。睾丸微石症患者进行睾丸活检时，发现原位癌（CIS）的概率更高，尤其是超声提示双侧微石症合并睾丸实质不均匀的患者。因此，有人认为，睾丸微石症可能是一种癌前病变。对于睾丸微石症同时合并男性不育症、隐睾、睾丸萎缩的患者，推荐在超声随访时进行睾丸活检。

（九）精索静脉曲张

精索静脉曲张是指精索蔓状血管丛内静脉的扩张和瓣膜闭合不全，是男性不育症中最常见、最适宜手术矫正的病因。精索静脉曲张常在青春期发病，此时随着睾丸血流的增多，睾丸的内分泌和外分泌功能明显增强。精索静脉曲张极少见于 10 岁以下儿童。精索静脉曲张见于 11.7% 的精液分析正常的男性和 25.4% 的精液分析异常的男性。精索静脉曲张通常不会自然消失，其诊断主要依赖于准确的体格检查。

男性生育力下降和精索静脉曲张之间的确切关系不清楚，但精索静脉曲张影响精液质量是不争的事实。精索静脉曲张可造成精子密度、活力和精子形态异常，其中精子活力下降的意义最为深远。meta 分析显示，在精索静脉曲张手术矫正后精液质量常常有改善。精液分析中的异常发现是对不育男子施行精索静脉曲张手术的主要指征。精索静脉曲张还可伴发睾丸萎缩，青少年通过手术矫正曲张可有效逆转萎缩。

尽管世界卫生组织认为精索静脉曲张与睾丸功能损伤和男性不育症密切相关，但是精索静脉曲张对睾丸产生影响的机制尚不清楚。有几种假说对此进行了解释，可能是多种因素的综合作用导致了不育。垂体 - 性腺激素失调、精索内静脉内肾及肾上腺代谢物的反流、静脉内静水压升高伴发的静脉反流也是精索静脉曲张影响睾丸功能的可能机制。最引人瞩目的理论是，精索静脉曲张通过将体内温热的血液反流并包绕睾丸，破坏了正常的逆向热交换平衡，使睾丸内温度升高，从而抑制了睾丸内精子发生。近来，研究发现精索静脉曲张还会增加精子 DNA 损伤，这种精子病理改变可能继发于精索静脉曲张介导的氧化应激反应。有些研究已经显示，精索静脉结扎可以逆转这种精子 DNA 损伤。

（十）特发性病因

据估计，至少有近一半的男性不育症无法明确病因。男性不育症的病因可能是多因素的，包括遗传、内分泌以及环境因素等。遗传因素可能是导致不育的直接原因，也可能是诱发不育的间接原因。据推测，有超过 1000 个基因与精子生成有关，但目前只了解其中非常少的一部分。研究发现，遗传易感性和环境因素（如环境污染和活性氧物质）可能共同作用，导致睾丸生精功能障碍，影响精子生成。此外，生活方式的改变也是造成男性不育症的重要原因。至于体力劳动、肥胖、饮酒吸烟、精神压力以及手机使用对男性不育症的影响，由于现有研究项目不多，而且研究设计较局限，因而尚无明确定论。

三、睾丸后病因

（一）生殖道梗阻

睾丸后生殖道包括附睾、输精管、精囊和射精管。

1. 先天性梗阻

（1）囊性纤维化（cystic fibrosis，CF）：CF 是一种常见的常染色体隐性遗传病，白人的患病率高达 5%。本病由氯离子跨膜转运障碍所致，伴有体液和电解质异常（氯 - 汗试验异常）。CF 常表现慢性肺阻塞和肺部感染、胰腺功能不全和不育症。超过 95% 的男性 CF 患者伴发先天性双侧输精管缺如（congenital bilateral absence of the vas deferens，CBAVD）。不仅输精管缺如，附睾、精囊和射精管也可能会萎缩甚至缺如，从而造成生殖道梗阻。尽管患者的精子发生在数量上是正常的，但最近的数据却显示，来自 CF 患者的精子可能缺乏使卵子正常受精的能力。此外，一些携带异常 CF 基因的患者也可能缺乏功能正常的精子。CBAVD 占不育症病例总数的 1%～2%。体格检查会发现单侧或双侧输精管无法触及。像 CF 一样，CBAVD 患者在精道的其他部分也可能存在异常，并且难以重建。CBAVD 与 CF 有关，即使大多数患者并无 CF 的临床表现，但仍有 80% 的患者会检出 CF 跨膜传导调节蛋白（CFTR）基因突变。这个基因定位于 7 号染色体短臂上，编码一种膜蛋白。这种膜蛋白起到离子通道的作用，也影响着射精管、精囊、输精管和 2/3 附睾的生成（中肾管结构）。此外，有 15% 的 CBAVD 患者会发生肾畸形，多为单侧发育不良。有 CBAVD 而无先天性肾异常或有 CF 的男性的女性配偶在辅助生育前也应筛查 CF 基因突变。如果双方都检测到突变，那么后代出现 CF 的风险就较高。由于不同个体间的相同基因型的外显程度不同，大多数病例很难做出准确的风险评估。

（2）Young 综合征：也被称为鼻窦炎 - 不育综合征，表现有三联征：慢性鼻窦炎、支气管扩张和梗阻性无精子症（obstructive azoospermia，OA）。精道梗阻的部位在附睾，这是由于细胞碎片机械性阻塞近端附睾管所致。该综合征的病理生理学机制尚不明了，可能与纤毛功能或黏液质量的异常有关。重建手术的成功率比其他部位梗阻低。

（3）特发性附睾梗阻：特发性附睾梗阻在健康男性中是一种相对少见的异常，常表现为输出小管与附睾体失去连接，附睾部分发育不良或闭锁。近期有证据表明，该种异常与 CF 有关联，因为其中 1/3 的患者可能存在 CF 基因突变。

（4）成人多囊肾病：是一种常染色体显性遗传病，表现为肾、肝、脾、胰腺、附睾、精囊和睾丸等器官内大量囊肿形成。该病常在 20 ~ 30 岁时发作，表现为腹痛、高血压和肾衰竭。成人多囊肾病患者不育的原因通常源自附睾或精囊的梗阻性囊肿。

（5）射精管梗阻（ejaculatory ducts obstruction，EDO）：射精管是一对纤细的胶原管，将输精管、精囊与尿道连接起来，一旦阻塞则被称为 EDO。5% 的无精子症起因于 EDO。梗阻的原因可以是先天性的，如米勒管囊肿、前列腺小囊囊肿、中肾管囊肿、或先天性射精管闭锁；也可能是获得性的，如精囊结石、血精形成凝血球、手术或炎症导致的瘢痕组织等。该病的临床表现有血精、射精痛、不育症。EDO 的诊断依据是精液量少，精浆果糖减少或缺失，精液呈酸性，经直肠超声（transrectal ultrasound，TRUS）或 MRI 显示精囊或射精管扩张。

2. 获得性梗阻

（1）输精管结扎术：在美国，每年有超过 500 000 男性因避孕需要而接受输精管结扎术。输精管结扎后的输精管梗阻是最常见的输精管获得性梗阻。其中 2% ~ 6% 的患者还要接受输精管复通术，主要原因是再婚。输精管结扎也是获得性附睾梗阻的常见原因，当输精管结扎超过 15 年时，有 56% 的患者可能出现附睾梗阻。

（2）腹股沟及疝手术：腹股沟及疝手术会使 1% 的患者发生腹股沟段输精管的阻塞。应注意的是，疝修补时应用的高炎症反应网状补片会加重输精管周围的炎症反应，增加输精管阻塞的可能性。

（3）感染：生殖道和附属性腺感染（大肠埃希氏菌多见于 35 岁以上男性，沙眼衣原体多见于年轻男性）可累及附睾，造成瘢痕形成和梗阻。

3. 功能性梗阻

除物理性梗阻外，生殖道还可能发生功能性梗阻。导致功能性梗阻的原因可能为神经损伤或药物，通过削弱精囊或输精管肌肉组织的收缩而起作用。通过神经损伤影响射精的经典范例是因睾丸癌而实施的腹膜后淋巴结切除术。该手术可导致逆行射精或不射精，这取决于来自胸腰段脊髓的节后交感神经纤维的受损程度。这些自主神经纤维贴附在腹主动脉表面，在盆腔汇合形成下腹神经丛，控制射精。多发性硬化症和糖尿病也可引起射精障碍。

动物模型研究显示，精囊具有的收缩特性与膀胱相类似，精囊功能障碍可能是某些所谓的射精管“梗阻”的真正起因。至于能够导致功能性梗阻的药物，主要是指那些能够能引起射精障碍的药物。表 69-2-4 所列的就是这类药物。

表 69-2-4　与射精障碍相关的药物

抗高血压药物（噻嗪类利尿剂）
α- 肾上腺素受体阻滞剂（哌唑嗪、酚妥拉明）
抗精神病药物
硫醚嗪（硫利达嗪）
氟哌啶醇
锂离子
抗抑郁药物
丙咪嗪
阿米替林

（二）精子功能或运动障碍

1．不动纤毛综合征

不动纤毛综合征由一组不同原因的疾病组成，男性发病率为 1/20 000，患者精子活动度降低或丧失。导致精子运动障碍的原因是精子和其他纤毛细胞的运动器或轴丝的异常。在正常精子尾部内，有 9 对外周微管环绕 1 对中央微管，并靠动力臂（ATP 酶）连接，调控微管和精子尾部的运动。多种动力臂的缺陷均可导致纤毛和精子运动障碍。Kartagener 综合征是该病的一个亚型（发病率 1/40 000），表现有慢性鼻窦炎、支气管扩张和内脏转位三联征。多数不动纤毛综合征病例在儿童期因呼吸或鼻窦问题而确诊。Usher 综合征患者的视网膜和耳内纤毛也存在缺陷，可导致色素性视网膜炎和耳聋。不动纤毛综合征的特征性表现是，精子不运动但有活力，精子密度正常。该病的确诊有赖于通过电子显微镜检查精子。

2．免疫性不育症

自身免疫性不育症在不育夫妇的病因中占 10%。睾丸是一个由支持细胞紧密连接和局部细胞免疫下调构成的免疫豁免区，可能拥有血-睾屏障。输精管结扎术、睾丸扭转或睾丸活检均可使精子抗原异常暴露，从而引发病理性免疫应答，导致自身免疫性不育症。抗精子抗体（antisperm antibodies，ASA）可干扰精子的运输或精卵结合。有多种方法可用来检测 ASA。临床上最常用的方法是检测与精子结合的抗体，而不是血清中的抗体。

3．感染

男性生殖道感染最常见的病原体见表 69-2-5。受感染的精液中可有活化白细胞的多种产物。精液中的白细胞与能损害精子膜的超氧阴离子、过氧化氢和羟自由基（活性氧簇）显著相关。由于精子的胞质很少，抗氧化能力低，因而对氧化应激的影响高度敏感。氧化应激损伤精子的程度与精子的功能丧失和 DNA 损伤相关。尽管流行病学调查发现，生殖道感染与不育症有联系，但具体到单种病原体与不育症的相关性尚不清楚。非对照研究提示，抗感染治疗可改善妊娠率，但对照研究对此尚未证实。

（三）性交障碍

1．性功能障碍

由性欲减退或勃起功能障碍造成的性功能障碍是不育症的常见原因。相关的实验室检查

表 69-2-5　男性生殖道感染常见的病原体

沙眼衣原体
人型支原体
解脲支原体
阴道毛滴虫
大肠埃希氏菌（其他革兰氏阴性杆菌）
淋球菌
巨细胞病毒
Ⅱ型单纯疱疹病毒
人乳头瘤病毒
Epstein-Barr 病毒
乙型肝炎病毒
人类免疫缺陷病毒

和辅助检查能发现性功能障碍有无器质性原因。这类患者中，勃起功能障碍多数是因生育要求迫切而导致阴茎勃起困难，可以通过性咨询以及口服 PDE5 抑制剂进行治疗。

2. 尿道下裂

解剖学异常如尿道下裂，可使排出的精液距子宫颈过远，从而导致不育症。

3. 性交时间与频率

对于性交时间和频率等简单问题，可以通过改变不育夫妇的性生活习惯而纠正。只有在围排卵期内卵子受精才有可能，在这个时间窗口内，适当的性交频率为每两天一次。女方可以通过测量并记录基础体温曲线，来计算下次排卵的时间。使用家用测试盒测量排卵前尿 LH 峰值也有效。应告知不育夫妇，在性交时尽量避免使用润滑剂。准备生育期间，最好停用所有非必需药物。其他对生育不利的因素还包括规律性桑拿、热水浴、热淋浴或按摩浴，吸食香烟、可卡因、大麻以及过量饮酒等。

第三节 男性不育症的诊断

男性不育症诊断的目的是为了明确：①是否可逆（可以纠正）；②如不可纠正，是否可以利用男方的精子借助辅助生育技术（assisted reproductive technology，ART）来解决；③如存在不可逆转病因，无法获得男方的精子，能否劝说患者接受供者人工授精或领养孩子；④是否存在引起不育症的其他潜在疾病；⑤是否存在影响患者或后代的基因或染色体异常。理想的不育患者评价应该是能够找出造成不育的特异性原因，并尽量采取针对病因的特异性治疗，但许多精液异常的患者在无法找到明确病因的情况下，经验治疗、人工授精及体外受精（*in vitro* fertilization，IVF）仍然为重要的治疗手段，当然，领养也是选择之一。男性不育症患者拥有对自己病情和治疗选择的知情权，医生应充分发挥自己的指导、咨询作用，以避免患者过度的花费时间和金钱在无效的治疗上。

与其他疾病类似，男性不育症的诊断包括：①采集完整病史，并对可能影响生育的因素给予特别关注；②体格检查；③相关的实验室检查；④为鉴别诊断而进行的特殊检查男性不育症此外，不育夫妇中女性的因素占了近 3/4。其中卵巢功能紊乱约 30%，输卵管异常 25%，子宫内膜异位症 4%～5%，宫颈黏膜异常和高催乳素血症各占 4%。女性配偶的评价与男性一样，也需要详细的病史、体格检查及合理的化验检查。

一、病史

（一）性生活史

性生活史的收集很重要，有关不育的时间、之前怀孕的时间及细节、过去应用的避孕方法、性交的频率及时间均应详细记录。很多人不知道如何精确地安排性交时间，以方便受孕。要询问患者夫妇是否知道月经中期才有排卵，且此时女方才具备受孕的能力。性生活后，精子在宫颈黏液和隐窝中能逗留 1～2 天，存活时间可能更久，因此性交的时间并不要求与排卵的时间完全吻合。有研究证实，在排卵前 5 天的性交可以导致受孕，但是由于卵子的生存时间太短，排卵后性交往往不能导致怀孕。

尽管这些观点还存在着一些争论，但大多数专家认为应在接近排卵期时每两天一次的性交频率是适宜的，以保证卵子在输卵管内的12～24小时有精子存在。频繁的性交会使阴道穹储存的精子减少，反而会降低受孕概率。此外，男性勃起和射精功能也需要评价。

询问病史时，要注意了解性交时阴道内是否应用润滑剂。水基润滑剂在体外可降低精子的活动力，应避免使用，常用的此类润滑剂有astroglide，lubafax，K-Y胶，Keri Lotion，Surgilube，Saliva和唾液等。不影响精子活力的润滑剂包括：花生油、红花油、菜油和鸡蛋清。

（二）发育史

单侧隐睾轻微降低生育能力，双侧隐睾可严重影响生育。对患病儿童的纵向研究结果显示，30%的单侧隐睾和50%的双侧隐睾患者精子数目异常减少。尽管很难从流行病学的角度进行研究，但隐睾导致不育的风险还是很高的。与隐睾引发睾丸癌的风险相似，早期行睾丸下降固定术可以降低精子发生障碍的风险。青春期延迟或缺乏可能与内分泌或雄激素受体异常有关。男性乳腺增生可能与睾丸癌、高催乳素血症或雌激素代谢异常有关。

（三）手术史

膀胱、腹膜后或盆腔手术分别可能损伤膀胱颈、交感神经或盆神经丛，造成射精功能障碍，从而导致不育。腹股沟疝手术也可导致输精管阻塞，发生率约1%；随着高炎症反应网状补片应用的增多，输精管阻塞的发生率也相应增加。另外，任何阴囊手术均有造成输精管和（或）附睾损伤的风险。睾丸损伤或扭转可导致睾丸萎缩，这些患者也可因感染形成抗精子抗体，虽然这方面尚缺乏足够的证据。

（四）既往疾病史

应询问患者既往有无泌尿系感染或性传播疾病史。发热或急性感染能使睾丸功能和精液质量下降。由于精子发生的全过程一般至少需要60天才能完成，因而上述损伤对精液的影响要在损伤过后2个月时才能观察到。尽管青春期前流行性腮腺炎不影响睾丸功能，但青春期后腮腺炎约有1/3会并发严重的单侧睾丸炎，10%并发双侧睾丸炎。腮腺炎性睾丸炎引起的严重水肿可导致睾丸组织受压、坏死，远期发生睾丸萎缩。

（五）接触史和用药史

经常接触特殊杀虫剂的人群精子数目减少，据认为与正常的睾酮、雌激素平衡发生改变有关。接触低至10 cGy剂量的电离辐射即可导致暂时性的生精减少，如果接触更为持久或更大剂量的辐射，则会导致更为严重的少精。数种药物（如呋喃西林、西咪替丁、柳氮磺吡啶等）和摄入物（如烟草、可卡因和大麻等）均被视为性腺毒素，可损害精子生成。一旦停止接触，这些毒素的影响通常是可逆的。蛋白同化甾类通常被用来增加肌肉体积和增进发育，也凭借其抑制垂体-性腺轴的功效而被作为避孕药物来使用，运动员大量滥用这类药物后会导致低促性腺激素性腺功能减退，大多数情况下停药后可以恢复正常性腺功能，但也有例外。应当劝阻过度频繁的热盆浴和桑拿浴，以免增加睾丸温度，干扰精子发生。其他影响生育的因素还有肥胖、接触电磁辐射（如过度靠近高压线，手机始终处于开机状态）、特殊职业（如干洗工人、印刷工人、农场工人）以及工作压力或其他精神压力。吸烟是否影响精子生成还不清楚。21项研究的统计学meta分析提示吸烟可降低精子密度13%～17%，但也有其他 14 项研究未发现吸烟对精子生成的影响。

(六)家族史

男性不育症家族史也会提供有关不育病因的线索。如有囊性纤维化(cystic fibrosis，CF)的家族史，假如患者伴发先天性输精管缺如(congenital absence of the vas deferens，CAVD)或两性畸形，则对不育的病因诊断很重要。同胞兄弟同时出现生育障碍提示家族中可能存在 Y 染色体微缺失或细胞遗传学(染色体核型)异常。青春期延迟可能提示 Kallmann 综合征或克兰费尔特综合征。反复呼吸道感染的病史可能提示患有以纤毛缺陷为特征的不动纤毛综合征。重要的是要记住，生殖技术能使多数有上述异常的男性患者成功繁衍后代，因而也使这些原本在正常情况下难以保留的遗传缺陷得以不断下传。

二、体格检查

体格检查主要是确定与不育有关的异常体征。应观察患者的体型和男性化特征。正常男性应该雄性化充足，第二性征异常可能提示着先天性内分泌紊乱，体毛稀少或男性乳房发育则提示雄激素缺乏。

生殖器检查应予特别关注。阴茎的异常(如尿道下裂、异常弯曲或包茎)可能导致性交时精液向深部阴道穹输送的障碍。检查阴囊内容物时应该在温暖的房间内进行，应嘱患者取站立位，并仔细触摸。检查睾丸时应注意两个要点：大小和质地。睾丸体积可通过测量其长径和宽径获得，或者用睾丸测量器测定。睾丸外径的正常标准值为平均长径：4.6 cm(3.6～5.5 cm)，平均宽径：2.6 cm(2.1～3.2 cm)，平均体积：18.6 ml(±4.6 ml)。白人和黑人的睾丸稍大，亚洲人的测量值则偏小。睾丸容积缩小，不论单侧或者双侧，均可影响生精功能，这是因为睾丸内 80% 为生精小管和生精成分，当这些成分减少后可造成睾丸体积缩小或睾丸萎缩。睾丸质地较难评估，但可以描述为坚实(正常)或柔软(异常)。睾丸体积小于正常被称作发育不良(hypotrophic)，睾丸质地比正常软则称为萎缩(atrophic)，这两种情况均提示精子发生可能受损。此外，还应仔细触诊以确定睾丸是否均质，有无睾丸肿物存在。

睾丸周围组织也应详细检查。如附睾外形的不规则改变、硬化、触痛或囊肿。当有附睾硬结、囊性扩张时提示有附睾梗阻的可能性。精液囊肿和附睾囊肿较为常见，但一般不会造成梗阻。体检时应注意输精管是否存在，因为 2% 的不育男子可能存在 CAVD。

阴囊内蔓状静脉丛充血是精索静脉曲张的表现。双侧精索不对称通常是精索静脉曲张的最初所见，随后在以 Valsalva 动作增加腹压时，因蔓状静脉内血液逆流，触诊阴囊有一种“蠕虫袋”的感觉。精索静脉曲张常见于左侧(90%)，并常伴左侧睾丸萎缩。当发现双侧睾丸大小不一致时，应考虑有精索静脉曲张存在的可能性。轻度精索静脉曲张(G1)仅在做 Valsalva 试验时可以摸到；中度精索静脉曲张(G2)在患者站立位时可以触摸到，而重度精索静脉曲张(G3)患者站立位时透过阴囊皮肤可以看到，触诊可摸到。如睾提肌反射敏感或高位睾丸，可轻轻牵拉睾丸通过 Valsalva 试验时可更准确的检查精索。平卧位精索仍旧增粗和不对称，提示可能有精索脂肪瘤或腹膜后肿瘤、肾肿瘤造成腔静脉梗阻。原发性精索静脉曲张在平卧位后会消失或缓解。

肛门检查时前列腺软性肿胀并有触痛提示前列腺的感染，而前列腺有异常坚硬或硬结时应考虑前列腺癌，偶见于不育男性。精囊增大提示射精管梗阻（ejaculatory duct obstruction，EDO），肛门检查时也可触到。

三、实验室检查

（一）精液检查

1. 精液分析

精液分析是了解精子发生状况和生殖道完整性的主要手段。精液分析结果异常只能提示可能有生育力减退，却并不是生育力的量度标准。多项研究证实，精液参数有正常低限，低于此限可能难以受孕。精液参数的正常参考值已由 WHO（2010）确定，并被视为“正常”精液质量的最低标准。从统计资料分析看，低于上述标准的精液较难使其配偶受孕。精液参数中与生育力关系最密切的是精子数目和精子活动力。精液分析可以显示精子密度下降（少精子症）、活力降低（弱精子症）和精子形态异常（畸形精子症）。这些异常常结伴出现，临床上称为少弱畸形精子症。

正常男子的精液质量每日变化很大，精液分析结果对收集方法的依赖性也很强。例如，收集精液前的禁欲时间对精液参数影响很大。在 1 周内，每增加 1 天禁欲时间，精液量可增加 0.4 ml，精子密度增加 $10 \sim 15 \times 10^6$/ml。但禁欲时间超过 5 天时，精子活动力开始下降。基于上述原因，推荐在禁欲 48 ~ 72 小时后收集精液。精液应以自慰、性生活体外射精（不甚理想）或特殊的无杀精作用的安全套等方式获取，并收集于清洁的玻璃或塑料容器中。容器的标签上应注明患者的姓名、采集日期和时间及禁欲时间。由于射精后精子活力会逐渐递减，因而应在获取精液标本后 1 ~ 2 小时内完成精液分析。在运送过程中，精液标本应保持在体温水平。大多数患者在几周内做 2 ~ 3 次的精液检查可以对生精的基本功能有一个适当的评价。对于精液参数差异较大的患者，应在 2 ~ 3 个月内进行追踪检查。

新鲜精液射出后很快变为凝固状态，而后在 5 ~ 25 min 内液化。精液量至少应有 1.5 ml，否则不足以缓冲阴道内的酸性环境。精液量少提示可能有逆行射精、射精管梗阻、标本收集不全或雄激素缺乏。射精后尿液分析是对射精后首次尿液进行显微镜检查，以了解有无精子存在。如果尿液中见到精子，则可诊断为逆行射精。精液量少于正常的男性应行射精后尿液分析。精子计数是指精浆中精子的浓度，有许多方法可以在一定模式下对精子进行计数。目前有多种计数器可以应用，不同的计数器和计数方法的结果可以出现较大的差异，不同实验室精液分析的结果可以出现很大差异。当标本中未发现精子时，应离心后在沉渣中寻找精子。评估精子活动力有两种方法：活动精子的百分率（活率）和精子运动的质量（泳动的速度和直线性）。活率是指鞭毛样运动精子的比率。应注意精子前向运动质量的评价。一般精子活率分为 5 级：0 级指精子无活率，1 级是指缓慢的或无积极运动的精子，2 级是指缓慢的、迂曲前向运动的精子，3 级是指中等速度直线运动的精子，4 级是指快速直线运动的精子。目前大多数采用的是一种四级分级方法，“A”快速前向运动；“B”缓慢前向运动；“C”缓慢迂曲运动；“D”无运动。

精子细胞学和形态学特征是判定精液质量的另一项指标，是评估生育能力的敏感指标。评估精子形态正常与否的依据是观察其头部、中段和尾部的外径和形状特征。未染色的精液在普通光镜或相差显微镜可大体判断部分形态异常，但敏感度较低。准确的形态学检查应先行精液标本染色。依据最严格的分类系统（Kruger 形态学）判断，正常男性射出的精液中只有 14% 的精子真正具备正常的形态。事实上，该比例与体外卵子受精成功率相对应，因而具有临床实用价值。此外，由于精子的形态特征是在精子发生过程中决定的，因而其形态学表现也被视为能够反映睾丸整体健康状况的敏感指标。精子形态学检测在男性不育症诊断中的作用是为了补充更多有关精液质量的信息，更好地评估生育潜力。目前应用的多种精子形态分类系统，由于评判标准不同和缺乏有效的质量控制，不同实验室出具的结果差异较大，缺乏一致性。

为避免人工精液分析中存在的主观性误差，已经尝试借助计算机来定量分析精子活动力、精子密度和精子形态。计算机辅助精液分析（computer-assisted semen analysis, CASA）是应用半自动化技术以影像技术结合数字化和微芯片处理，按运算法则对精子的特征进行分类的方法。与人工精液分析比较，计算机系统可以检测到人工无法检测到的参数。曲线速率是每个精子在动态位置单位时间内运动的距离，直线速率是精子前向运动的速率，而线性的确定是根据曲线速率除于直线速率的结果。其他的检测还包括侧头精子、鞭毛击打频率和环形运动分析。尽管CASA系统可以检测20余种不同的精液参数，但这些参数大多临床价值有限。CASA的优点在于可进行定量数据分析，并且使精液分析尽量做到标准化。但在有大量不成熟精子或白细胞污染时，可能会高估精子密度；在精子密度过高时，CASA可能会低估精子活动力。目前在临床判断病情和指导治疗上，CASA并不比人工检测更具优势。

2．精浆检查

精浆中还可检测其他许多成分，如白细胞、柠檬酸盐、肉毒碱、α-苷酶、果糖、粒细胞弹性蛋白、锌、PSA、葡萄糖、胃蛋白酶C、IGF、PGDS等。尽管有些成分与精子活力有关，但目前这些检测临床意义不大。果糖是由精囊分泌一种碳水化合物，存在于正常精液中。如果精液果糖阴性，提示可能存在精囊发育不全或梗阻。精液量少且无精子的患者应行精液果糖检测。所有精液中均存在白细胞，其可能的作用是免疫监视和清除异常精子。白细胞精子症或脓精症是指精液中的白细胞数 $>10^6$/ml，但它并不是男性生育力减退的明确病因，而且在治疗上也存在争议。不育男性中白细胞精子症的发生率为2.8%～23%。通常情况下，中性粒细胞是白细胞精子症中的主要炎症细胞。白细胞精子症的检查有多种方法，包括鉴别染色法（如Papanicolaou法）、过氧化酶染色法（检测中性粒细胞中的过氧化酶）和免疫细胞学法。

3．精子功能检测

精子功能检查的目的是明确精子在女子生殖道内存活性和运输以及受精各步骤的异常情况。精子功能检查可分为：活力检查、体内体外精子黏液相互作用检查及有关获能、顶体反应、透明带结合和穿透卵子各个步骤的检查。只有将这些结果结合起来才能全面判断精子活力。虽然某些检查和体外受精妊娠率相关性很好，但目前尚无通用的标准检查方法组合。以下介绍常用的方法以及WHO手册推荐的方法。

（1）活力检查：判断精子活力最常用的检测指标是精子活动力。然而研究发现，一些不动精子可能仍然具备活力。事实上，很多临床现象也支持这种观点，例如在不动纤毛综合征或从睾丸获取的精子，尽管精子均无活动能力，但是仍被判定为具备活力的健康精子。尽管这样的精子可被用于单精子卵细胞质内注射（intracytoplasmic sperm injection，ICSI），形成健康胚胎，但是临床上能够明确这些精子的活力仍很重要。HOS检查是一项检查精子尾部半透膜完整性和顺应性的简单实验。由于细胞膜功能完整的活力细胞在低渗环境中会发生肿胀，利用低渗肿胀的生理学原理，可以无创性地检测细胞的活力。这一反应在活力精子身上很容易观察到，表现为精子尾部蜷曲，头部肿胀。而死精子由于胞膜不完整，置入低渗液中不会发生肿胀，尾部仍保持正常的形态。伊红检查法的原理是活精子可将伊红排出，死精子的膜已破坏可被特异地染色。

（2）精子-黏液相互作用检查：宫颈黏液是精子在女性生殖道内遇到的首道屏障。精子-黏液相互作用检查包括体内性交后检查和多种体外检查法。在宫颈取出黏液后即可根据WHO提供的标准进行评分，经过联合评分判断黏液是否适于精子穿过。体外精子宫颈黏液接触实验（sperm cervical mucus contact test）检查精子或宫颈黏液内有无抗体，以及宫颈黏液的其他决定性因素。

（3）精子获能：精子体外获能状态的测定方法是用IVF中所用的含白蛋白的培养基洗涤和孵育精子。除了检测获能状态以外，还能同时检测顶体反应。

（4）顶体反应：随着荧光显微镜的普及，以前用于检测顶体反应的染色方法（如三联染色和锥虫蓝染色法）已经被其他染色方法所取代，如荧光植物凝集素和抗体染色法。因为在体内顶体反应发生在卵子的区带处，并且透明带是生理性的启动剂，所以有学者认为检查区带结合的精子最好。

（5）区带结合实验（zona-binding assay）：在半区带实验中，透明带在超微操作器下被精确地切为两等份，一份和患者获能后的精子共同孵育，另一份和健康人获能后的精子共同孵育作为对照。结合力用半区带指数（HZI）来表示（HZI=患者结合精子数/健康人结合精子数 ×100）。

竞争性结合实验是将患者和捐献者的精子标记上不同的荧光素（绿色的FITC和红色的TRITC）和卵母细胞区带共同孵育。患者和健康人精子结合比率反映受试样本相对于对照样本的结合能力。

（6）仓鼠卵子穿透实验（hamster oocyte penetration test）：精子、卵子相互作用的最终步骤是精子结合到卵膜上并发生膜融合，精子细胞核进入卵泡质内。检查精子这种功能的实验是用激素刺激仓鼠过度排卵后搜集卵子来进行的。仓鼠的卵母细胞分别用透明质酸酶和胰酶去除卵丘和透明带。只有顶体反应后的精子才能结合到卵膜上，所以WHO在1999年指出在和仓鼠卵子孵育之前应将精子和离子载体A23187预先短暂或过夜孵育来诱发顶体反应。1994年Aitken指出，虽然此项实验已在临床应用了数十年，但对它的诊断价值仍有争议，原因是此实验难以优化实验方案，易造成假阴性结果（Aitken, 1994）。

（7）活性氧和精子功能：包括检测精液或精子产生的活性氧的量；精子清除活性氧的能力；抗氧化酶的保护能力：检测精子脂质过氧化程度。目前，对于是否应该对精子质量低于正常的患者采用抗氧化剂治疗仍有争议。

（二）精子DNA碎片化检测

越来越多的证据显示，精子DNA完整性对男性生育很重要，通过精子染色质结构分析来评价的精子DNA完整性似乎是预测自然怀孕的一个有价值的指标。检测精子DNA中是否有双链和单链断裂的方法有数种，包括COMET法和TUNEL法，可以使用流式细胞仪，也可以不使用。通过对经化学处理过的精子DNA-染色质复合物进行检测，评估DNA碎片化的程度，借此可间接反映精子DNA-染色质复合物的质量，也可间接反映精子DNA完整性的程度。精子DNA碎片很少见于有生育力的男性，却多见于那些精液分析结果正常的不育男性。这类检测方法适用于那些未被传统精液分析检出的不育男性。造成精子 DNA 碎片化的原因包括吸烟、内科疾病、高热、空气污染、感染以及精索静脉曲张，而这些因素造成的影响常常是可逆的。

（三）抗精子抗体检测

睾丸得益于支持细胞紧密连接形成的血睾屏障，使其成为免疫豁免区。一旦血睾屏障被破坏，精子抗原暴露于机体免疫监视下，就可能发生自身免疫性不育症。睾丸损伤和输精管结扎术是造成血睾屏障破坏的两种常见原因，可诱导机体产生抗精子抗体（antisperm antibodies，ASA）。ASA 可见于三个部位：血清、精浆和精子表面，其中精子表面 ASA 与不育的相关性最强。ASA 的种类有 IgG 和 IgA，IgG 主要产自局部，少数（1%）来自血液，而 IgA 全部来自局部。ASA 可干扰精子在生殖道的转运或卵子受精。如果发生以下情况，应检测 ASA：①精液分析显示持续的精子凝集或聚集；②精子活动力减退并有睾丸损伤或睾丸手术史；③特发性白细胞精子症；④或者不明原因的不育症。

（四）激素检测

评估下丘脑 - 垂体 - 性腺轴（HPG 轴）功能可提供有关精子发生状态的信息，而 HPG 轴功能异常也可能是导致生精减少和男性不育症的潜在原因（如高催乳素血症、促性腺激素缺乏和先天性肾上腺皮质增生症）。男性不育症患者激素评价的目的是为了确定有无内分泌紊乱影响男性生育能力和获得生殖预后的信息。男性不育症在初检时，约有 10% 的不育男性激素水平异常，但其中只有 2% 的不育男性真正患有内分泌疾病。

促性腺激素释放激素（GnRH）以脉冲模式分泌，所以促性腺激素是间断分泌的，尤其是 LH。为了准确评价激素水平，一些临床医生认为应常规间隔 15 min 分段采集血液标本进行测定。推荐仅在激素检查结果与临床不符合时才采取分段检测。

所有的不育症男性和可能增加性腺功能减退风险的疾病患者都应该进行激素检测。对于大多数患者，FSH 反映了睾丸的生精状态，当睾丸内精子发生受到损害时，FSH 水平就会升高，但 FSH 水平正常者其生精功能却不一定正常。睾酮是反映整体内分泌平衡的标尺，在精子发生过程中可能起关键作用。睾酮和 FSH 联合测定能检出几乎所有（99%）的内分泌异常。如果精子发生相对正常，血浆 LH 和 FSH 水平低则没有临床意义；同样，单纯 LH 低而睾酮正常也无临床意义。如果睾酮和 FSH 有异常，则需要进一步测定血清 LH 和催乳素水平。如果睾酮水平低，则还需评估游离睾酮。考虑到雌二醇对 HPG 轴的调节作用，如果患者存在男性女性化或肥胖，则应检测血雌二醇水平。未能控制的全身性疾病可能会影响生精，如有活动性疾病存在的临床证据，应行甲状腺激素、肝功能和其他器官特异性检查。激素检测对鉴别梗阻性和非梗阻性无精子症很重要。对于梗阻性无精子症患者，FSH 和双侧睾丸体积都可能正常。但是，约 29% 的 FSH 正常男性却表现为生精功能缺陷（如生精停滞）。不育男性需要行激素测定的其他指征还包括性功能受损（性欲减退，勃起功能障碍）（表 69-3-1）。

（五）微生物学检查

约 13% 的不育男性精液微生物培养呈阳性结果，因而精液培养与不育的相关性存在争议。有以下情况时应作精液微生物培养：①有生殖道感染史；②前列腺液异常；③每毫升精液中含病原菌超过 1000 个；④每毫升精液中白细

表 69-3-1 各种临床状态下的性激素水平

临床状态	FSH	LH	睾酮	泌乳素
生精功能正常	正常	正常	正常	正常
低促性腺性性腺功能减退	低	低	低	正常
生精功能异常	高 / 正常	正常	正常	正常
高促性腺性性腺功能减退	高	高	低 / 正常	正常
泌乳素性垂体瘤	正常 / 低	正常 / 低	低	高

胞超过 10^6 个（脓精症）。

精液通过尿道时常被细菌污染，这使精液培养结果很难被解读。因此，精液培养应该在特定的情况和条件下进行。淋病是最常见的生殖道感染。阴道毛滴虫是一种原生寄生虫，1%～5% 的非淋菌性感染由它所致，通常有症状。解脲支原体是性活跃期男性尿道内的常驻微生物（见于 30%～50% 正常男子），1/4 的非淋菌性感染由它所致。10%～25% 的衣原体感染可能并无症状。大肠埃希氏菌感染在青年男性中并不多见，通常也有症状。其他更为少见的病原体还有厌氧菌和结核菌。

四、遗传学检测

男性不育症的遗传病因包括核型异常（染色体结构和数目异常）、Y 染色体微缺失和基因突变。遗传检测包括核型分析、Y 染色体微缺失分析和特异性基因突变检测。在一般亚生育人群中这些异常出现的频率很低，但却不能排除目前未知基因异常的存在。染色体异常包括数目增多或减少。核型分析的缺陷包括数目和结构异常以及 DNA 增多。这种技术不能确认小的缺失需行微缺失分析。约 6% 的男性不育症患者染色体核型分析发现异常，随着精子数量的减少这种异常发生率逐渐升高。无精子症患者发生率最高，其核型异常发生率为 10%～15%。少精子症为 4%～5%，而精子密度正常者约为 1%。这明显高于新生儿 0.4% 的染色体异常发生率。无精子症主要为性染色体异常，而少精子症则以常染色体异常为主。无精子症最常见的染色体异常是性染色体非整倍体的克兰费尔特综合征。

1976 年首次发现 Y 染色体与精子发生有关。后续研究发现，3%～7% 的少精子症和 13% 的无精子症患者在其 Y 染色体长臂（Yq）上有一个或数个基因存在微小的缺失。近 7% 的男性不育症患者有 Y 染色体微缺失。Y 染色体长臂缺失的区域被命名为 AZF（无精子症因子），AZF 区目前分为三个亚区，分别是 AZFa、AZFb 和 AZFc，均与精子发生障碍有关。AZFc 区的 DAZ（删除无精子症基因）基因缺失是不育症患者中最常见的微缺失。借助 IVF 和显微授精技术，上述部分微缺失患者能够解决生育问题。以聚合酶链式反应检测外周血白细胞中 Y 染色体的微缺失，可用于严重少精子或无精子患者，以及睾丸小而萎缩的患者。

遗传检测也包括表型可疑的特异性基因突变分析。最常用于检测因囊性纤维化（cystic fibrosis，CF）或先天性输精管缺如（congenital absence of the vas deferens，CAVD）所致的不育患者。CF 是一种严重的遗传性疾病，导致这一疾病发生的主要原因是编码 CFTR 蛋白的基因发生突变。CFTR 基因的突变不仅可引起囊性纤维化，还与双侧输精管缺失有关。大多数 CF 男性都存在输精管缺如，临床上表现为梗阻性无精子症。尽管通常认为 CAVD 并非典型的 CF，其阴囊内无法触及输精管，但两者存在相似的基因突变。研究发现，大约 80% 的输精管缺如者存在 CFTR 基因突变。近期的数据显示，患有特发性梗阻性无精子症和 Young 综合征的患者存在 CFTR 基因突变的危险性较高。

五、辅助检查

（一）影像学检查

1. 超声检查

（1）阴囊超声检查

阴囊高频超声常用于评估睾丸、睾丸旁和阴囊内病变，这些病变往往在体检时无法完全明确。睾丸鞘膜积液时，如积液量较多，常常难以触及到睾丸和附睾，需要借助阴囊超声来评估。睾丸周围的病变也需要阴囊超声检查确定其性质和起源。

阴囊彩色多普勒超声最常用于探查精索静脉曲张。通过检测血流模式（存在静脉反流）和静脉管径，超声检查可以提供更为精确的生理和解剖信息，以利于确诊。尽管精索静脉曲张的临床诊断主要依靠体格检查，但当患者曲张程度较轻、过于肥胖或睾丸过于敏感时，体格检查往往难以确诊，则需要借助阴囊彩色多普勒超声来帮助。精索静脉曲张的超声诊断标准差异较大，但当蔓状静脉的管径 >3 mm 时，则应视为异常。做 Valsalva 试验时精索静脉内血液逆流也是精索静脉曲张的一个重要的特征。

阴囊超声不仅可以准确测量睾丸大小，还可发现一些精道梗阻的征象（如睾丸网扩张、附睾囊性病变、输精管缺如等）。阴囊超声还可对于低生育力患者进行睾丸肿瘤和睾丸微石症的排查。睾丸间质细胞肿瘤触诊一般难以发现，当患者生育力减退、睾酮和（或）雌二醇水平升高或男性乳腺增生时，应怀疑该肿瘤的存在，应选择阴囊超声检查。

（2）经直肠超声检查

经直肠超声（transrectal ultrasound，TRUS）检查前列腺、精囊和射精管时可以显示局部的解剖学细节。但由于超声科医师对射精管区域的胚胎发育和解剖结构特征认识的局限性，所以对发现的异常改变常不能做出客观准确的判断。TRUS 显示精囊扩张（宽径 >1.5 cm）或射精管扩张（>2.3 mm）伴囊肿、钙化或结石者，高度提示有射精管梗阻（图 69-3-1）。对不育男性行 TRUS 检查的适应证包括精液量少和怀疑精道远端梗阻（如精囊扩张、前列腺中线囊肿和射精管梗阻等）。

2. 静脉造影

在过去，静脉造影通常被视为诊断精索静脉曲张最准确的方法。在生育力减退的男性中，触诊发现 30%～40% 患有精索静脉曲张，

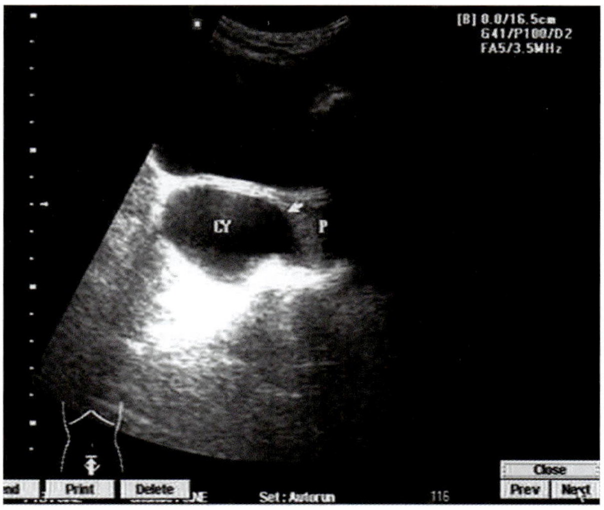

图 69-3-1 射精管梗阻。精囊扩张，射精管像“鸟嘴样”进入前列腺基底部

而静脉造影的检出率达70%。但由于该检查有创伤、费用高，对技术要求也高，目前其主要的适应证是引导经皮介入栓塞治疗精索静脉曲张，不再作为诊断所用。静脉造影通常选择经皮颈内静脉或股总静脉插管并注入造影剂，患者在做Valsalva试验时，如发现含造影剂的血流由肾静脉逆流入阴囊蔓状静脉丛，则精索静脉曲张诊断成立。

3. 输精管造影

对于精液量正常的无精子症男性，如果睾丸活检证实精子发生正常，则应对精道进行检查以明确梗阻部位，传统的精道检查方法是输精管造影。对于既往曾行腹股沟疝修补术或阴囊手术的无精子症患者，通过输精管造影不仅可以明确有无输精管损伤，还可明确损伤部位。从阴囊部位行输精管穿刺，并向膀胱方向推注造影剂，X线平片上或X线透视下能显示造影剂充盈的近段输精管、精囊腺和射精管的解剖结构，以确定有无阻塞。也可使用类似于判断输卵管梗阻的方法来了解精道是否梗阻，缺点是不能显示解剖结构，其方法是向输精管内注入染色剂（如靛胭脂、亚甲蓝），如在膀胱尿道镜下见到射精管口有染色剂，则提示精道畅通，否则即为梗阻。在行输精管穿刺时，还可采集近睾段输精管液，了解其中有无精子。如近睾段输精管内有精子，则提示睾丸或附睾部位无梗阻。借助这些信息，可以更精确地了解梗阻位置，以便于手术治疗。由于输精管造影创伤相对较大，而且有造成医源性输精管梗阻的可能，检查前应向患者详细告知。

4. 盆腔CT或磁共振成像

CT和MRI等影像技术有助于进一步明确生殖道的解剖结构。然而，随着TRUS的应用，CT和MRI的适应证相应减少。目前，CT和MRI常用于怀疑腹膜后病变，或者用于不可触及的睾丸的探查。

近年来随着远端精道内镜技术开展和普及，MRI检查已经成为对附属性腺及其导管进行影像学检查的金标准。当TRUS检查对精囊、射精管等结构显示不满意，难以做出诊断或对超声检查结果具有怀疑时，应该选择MRI检查（Donkol, 2010）。MRI不但可以准确评估射精管梗阻的部位和长度，而且可为进行经尿道精道镜操作提供必要的前列腺部尿道及射精管区域相关特征性改变的精确图像（图69-3-2）。当射精管或精囊腺合并出血时，可在射精管或精囊区域显示MRI信号强度异常改变，新鲜出血在T1WI呈高信号影，在T2WI呈低信号影，而陈旧性出血在T1WI和T2WI均呈中等至高强度信号影。CT对于前列腺、精囊腺、射精管等盆腔脏器的显示与MRI相比没有优势，临床上很少将CT用于射精管梗阻的诊断。

（二）睾丸活检

睾丸活检术根据目的的不同而分为两种：

第一种为诊断性睾丸活检术。它能提供有关精子发生状况的直接信息，通常适用于无精子症患者，因为这类患者很难区分是睾丸

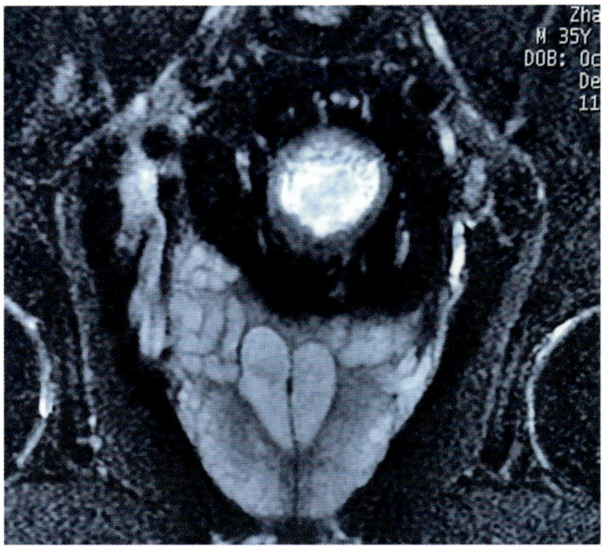

图69-3-2 双侧射精管口梗阻的MRI所见

生精障碍[非梗阻性无精子症(nonobstructive azoospermia，NOA)]还是精道梗阻[梗阻性无精子症(obstructive azoospermia，OA)]，而睾丸活检恰恰可以对这两种情况进行鉴别，并指导选择合适的进一步治疗。绝大多数情况下，睾丸活检是在局部麻醉或全身麻醉下完成的，在阴囊壁和睾丸白膜上作小切口，切取一小块睾丸组织，在 Bouin 固定液中固定，然后做组织学检查。根据生精小管结构和细胞组分的异常情况进行分类。睾丸活检一般不用于少精子症患者，除非是严重少精子症或间歇性无精子症(也称隐匿精子症)。一般来说，单侧睾丸活检已足够，但如果双侧睾丸不对称，则应行双侧活检。这种情况可能提示一侧睾丸生精障碍但无梗阻，而另一侧睾丸正常但有精道梗阻。易患生精小管内生殖细胞瘤(intratubular germ cell neoplasia，ITGCN)的高危者也应接受睾丸活检。这种癌前病变在患有对侧睾丸生殖细胞肿瘤者中的发生率为 5%，不育者多于生育者。总的来讲，睾丸活检的目的是为了明确睾丸内有无精子，而不是诊断癌症。

第二种睾丸活检术是为了获取精子，以备辅助生育(ART)所用。目前，从睾丸中获取精子已被常规用于严重男性不育症患者，以帮助他们摆脱生育困扰。睾丸内精子可以成功用于单精子卵细胞质内注射(ICSI)，切取少量睾丸组织冷冻保存[睾丸精子提取(TESE)]以备将来 ICSI 所用。有关精子回收的技术将在后面的章节中讨论。

1．正常睾丸

正常睾丸容积的构成主要是生精小管，生精小管间被一层疏松的间质分隔，间质内有间质细胞、血管、淋巴细胞和结缔组织。间质细胞嗜酸，常成群聚集，含有 Reinke 结晶。支持细胞和精原细胞组成生精小管的基底膜。各级生精上皮包括有丝分裂的干细胞、有丝分裂的生殖细胞(初级和次级精母细胞)、精细胞或发育成熟的精细胞。生精上皮的各级生精细胞都应在生精小管内观察到。但是，不是所有的小管都包含各期生精细胞。梗阻性无精子症患者睾丸活检的标本可能是正常的，但由于远端梗阻，可呈现管腔拥挤和层次紊乱，而且长时间梗阻也可造成生精小管扩张和管壁增厚(图 69-3-3A)。

2．生精功能减退

生精功能减退患者的生精小管内各种生精成分的数量均减少。组织学检查显示生精小管内生精细胞层次减少，生精上皮结构中断，某些管腔内可见非成熟生精细胞。间质和 Leydig 细胞通常是正常的。生精功能减退患者常表现为少精子症，严重者可为无精子症。精子产生量必须达到一定水平才可在射出精液中找到精子(图 69-3-3B)。

3．成熟阻滞

组织学检查显示生精上皮停止在特殊时期的某一点，而在之前的分化是正常的，只是没有更成熟的生精细胞。这种停止可以发生在初级精母细胞、次级精母细胞或精子细胞期。晚期的成熟阻滞很难与正常生精上皮鉴别。正常生精上皮可以发现成熟精子而完全成熟阻滞者没有成熟精子。完全成熟阻滞发生在精子成熟的任何阶段均表现为无精子症，而不完全成熟阻滞则表现为少精子症。在同一睾丸内经常发现成熟阻滞和生精功能减退混合存在的现象(图 69-3-3C)。

4．唯支持细胞综合征

睾丸组织学检查显示生精小管内仅有支持细胞而生殖细胞完全缺失。生精小管直径缩小而间质变化轻微。唯支持细胞综合征患者睾丸体积可正常或缩小，FSH 水平可正常或升高。完全性唯支持细胞综合征无有效治疗方法。但是，许多唯支持细胞综合征患者在睾丸其他区

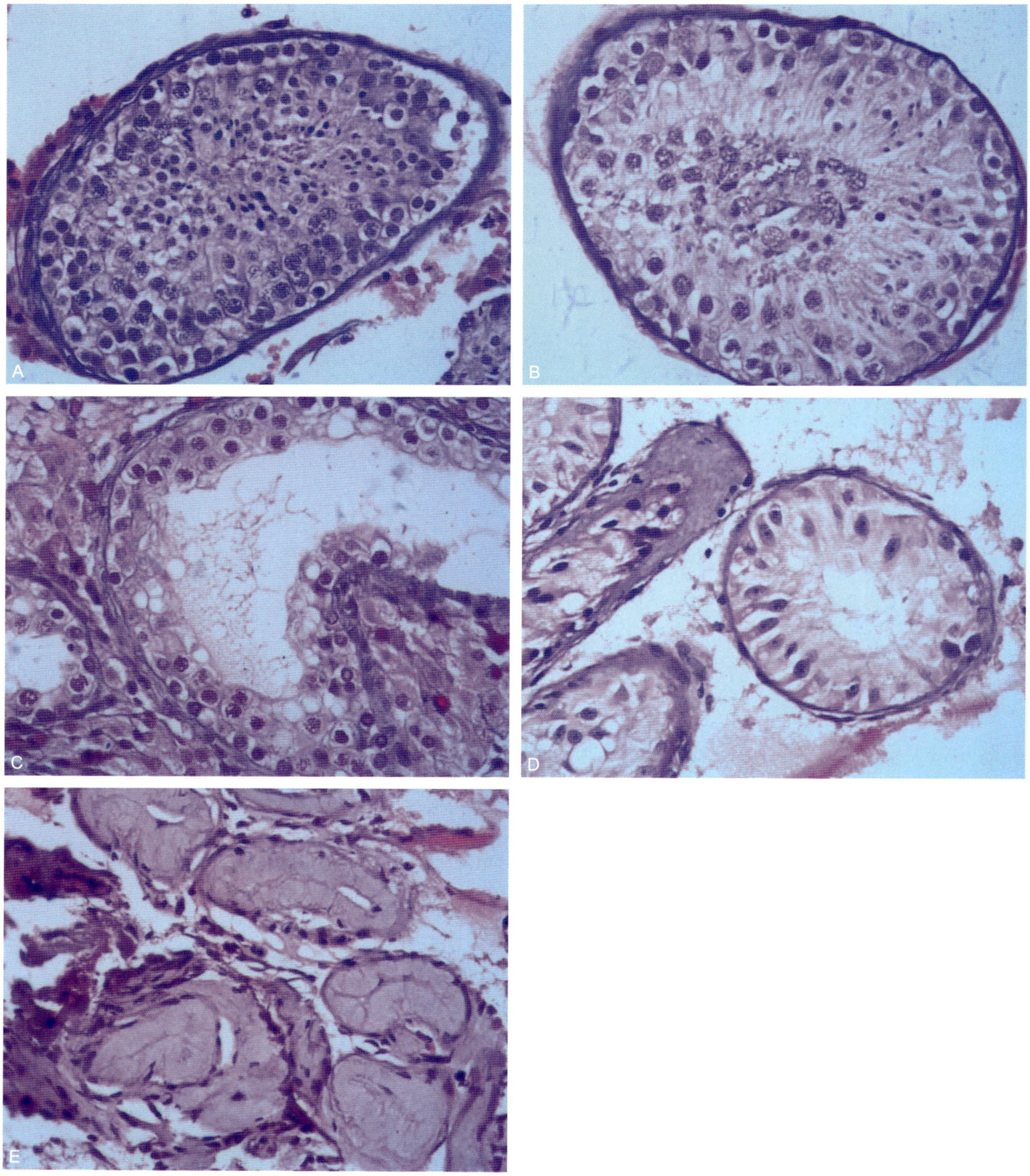

图 69-3-3　各种临床状态下睾丸生精小管的病理表现
A. 梗阻性无精子症，B. 生精功能减退，C. 生精成熟阻滞，D. 唯支持细胞综合征，E. 末期睾丸

域可有低水平的生精上皮，也称为部分性唯支持细胞综合征。这种情况很难与末期睾丸鉴别（图 69-3-3D）。

5. 末期睾丸

末期睾丸的特征是小管和管周硬化，硬化的睾丸小管表现为唯支持细胞综合征。在硬化的生精小管内无生殖细胞。正常细胞可有可无。在硬化的间质内可没有间质细胞或间质细胞数目减少。临床上，双侧睾丸萎缩而坚硬。克兰费尔特综合征患者生精活动逐渐减少，导致所有生殖细胞和支持细胞减少或消失（图 69-3-3E）。

第四节 男性不育症的治疗

男性不育症的治疗时机应该在未采取避孕措施 2 年以后开始，除非有明确影响自然怀孕的问题存在（如男性严重少精子症或无精子症，女性不排卵或输卵管阻塞，女性年龄 >35 岁等）。

一、咨询

对大多数不育夫妇而言，通过单纯咨询有关性交时间和频率的问题，改变生活习惯，远离性腺毒素即可改善生育力。其中重要的环节是监测女性排卵时间。一般建议在排卵期每 2 天性交 1 次。性交时尽可能避免使用润滑剂，因为很多市场上销售的润滑剂对精子具有毒性。如果必须使用，植物油、橄榄油和鸡蛋清应该是安全的。

与生育男性相比，不育症男性有更高的并发症发生率。有些生活方式有时会影响精液质量，如肥胖、酗酒、大量抽烟、剧烈运动（马拉松或高强度体育运动）、桑拿、盆浴或高温职业环境导致阴囊内温度升高等。许多药物也会影响精子生成，如大量使用合成代谢甾体类药物等。

二、药物治疗

男性不育症的药物治疗包括特异性药物治疗和经验性药物治疗两种。特异性药物治疗的目标是纠正已知的病理生理学异常，改善精子发生和生育力；而经验性药物治疗的目的仅仅是为了解决某一种病理状态。因此，应尽可能选择特异性药物治疗，而不是经验性药物治疗。

（一）特异性药物治疗

1. 白细胞精子症

精液中白细胞数目增多称为白细胞精子症。由于精液中尚未成熟的生殖细胞在组织学外观上容易和白细胞混淆，因此不能单纯根据精液中“圆形细胞”数目增多就轻率地诊断为白细胞精子症。只有对白细胞酯酶进行特殊染色后，染色呈阳性的细胞浓度 $>1\times10^6$/ml 才能确诊为白细胞精子症。对无明显感染症状的白细胞精子症的治疗仍有争议。一旦确诊为白细胞精子症，应根据精液培养结果选择敏感抗生素，频繁射精（>1 次 /3 天）联合应用敏感抗生素（如多西环素、克拉霉素、米诺环素等）可获得更为持久的疗效，比单纯抗生素治疗要好。通常女方也应治疗。不断积累的证据表明，抗氧化维生素（A，C 和 E）、还原型谷胱甘肽及 ω-3 脂肪酸（鱼油）均有助于中和白细胞精子症患者精液中的活性氧，改善精子的活动力。

2. 免疫性不育

ASA 导致的男性不育症是一个复杂的问题。现有的疗法包括皮质类固醇激素免疫抑制、精子洗涤、IUI、IVF 和 ICSI 等。类固醇激素抑制的理论依据是免疫系统能够被皮质类固醇激素削弱，使精子上的抗体减少，由于存在明显的副作用，这种疗法很少被采用。IUI 技术可使更多的精子接近卵子，优化了精 - 卵结合的环境，使一个治疗周期的妊娠率达到 10%～15%。辅助生育技术如 IVF 和 ICSI，对解决免疫性不育非常有效。一般来说，当携带抗体的精子超过 50% 时，应进行辅助生育治疗。此外，精子头部或体部抗体与不育的关系较尾部抗体更密切。

3. 激素治疗

（1）高催乳素血症：男性正常的催乳素水平有助于维持睾丸内较高的睾酮水平，并影响附属性腺的发育和分泌。高催乳素血症通过 GnRH 不规律的释放来消除促性腺激素的脉冲式分泌。如果影像学检查发现垂体内有较大腺瘤，则可采取经蝶窦腺瘤切除术。如腺瘤过小可用溴隐停（5mg～10mg/ 天）治疗，以恢复正常的垂体激素平衡。

（2）甲状腺功能减退：甲状腺激素水平过高或过低均会影响精子发生。补充所缺的甲状腺激素或去除过多的甲状腺激素对治疗男性不育症有效。由于该病的临床表现明确，不育症患者无需行常规的甲状腺扫描。

（3）先天性肾上腺皮质增生症：大多数情况下是由于 21- 羟化酶的缺乏导致皮质醇产生不足，而雄激素产生过量。由于雄激素过多，抑制了促性腺激素的分泌，使睾丸的成熟发生障碍。该病较为罕见，常表现为青春期提前，应进行细致的内分泌学检查。无论男女，该病及其并发的不育症均以皮质醇激素治疗。

（4）睾酮过多或缺乏：Kallmann 综合征患者因缺乏 GnRH，而不足以维持正常的垂体功能。该病所伴发的不育症可以用 hCG（1000～2000 单位，3 次 / 周）和重组 FSH（75 国际单位，2 次 / 周）来替代 LH 和 FSH，治疗效果极佳；也可以用便携式输液泵，以脉冲方式注射 GnRH 类似物（25～50 ng/kg/2h）。有生育潜能的类无睾综合征或单纯 LH 缺乏患者，对单用 hCG 的治疗反应好，一般在治疗启动后 9～12 个月时，精液中即可见到精子。由于药物注射疗程长，方案复杂，费用较高，建议在精液中一旦发现活动精子，立刻将其冻存以备后用。大量使用合成代谢类固醇是造成睾丸功能障碍的常见而又无法确认的原因，过多的外源性睾酮及其代谢产物可抑制下丘脑 - 垂体 - 性腺轴的功能和精子发生。作为治疗的第一步，患者应停止使用激素，使体内激素恢复正常的稳态平衡。二线治疗一般分为两种，使用枸橼酸氯米芬进行垂体刺激，或使用 hCG 和 FSH 进行睾丸刺激，用法类似于 Kallmann 综合征。

（二）经验性药物治疗

将近 1/4 的男性不育症难以明确病因，由于无法确定其病理生理学异常，因而称之为特发性不育症。还有一类患者，虽然精液分析结果已经明确有异常，但尚无特效治疗方法。上述两类患者均是经验性药物治疗的适应证。经验性药物治疗的目的是试图控制尚未明确病因或尚无确定治疗方法的病理状态。有鉴于此，重要的是制定经验性治疗的时间限度，以确定患者何时终止经验性治疗，改用其他治疗。临床上常用的经验治疗特发性少 - 弱 - 畸形精子症（OAT）的药物见表 69-4-1。

1. 抗雌激素治疗

抗雌激素治疗是特发性少精子症最常用的治疗方法，枸橼酸氯米芬是标准的推荐药物。

表 69-4-1 特发性少 - 弱 - 畸形精子症（OAT）的经验治疗

治疗方法	欧洲泌尿外科协会（EAU）推荐
激素类	
GnRH	矛盾的结果，不推荐
hCG/hMG	缺乏效昊，不推荐
FSH	缺乏效果，需要进一步地试验证实
雄激素（十一酸睾酮）	缺乏效果，不推荐
抗雌激素（枸橼酸氯米芬，他莫昔芬）	可能有效，使用时必须权衡可能的副作用
非激素类	
促激肽药物	效果未证实，不推荐
溴隐亭	缺乏效果，不推荐
抗氧化剂	对部分患者可能有益
肥大细胞阻滞剂	有效果，需要进一步评估
α 阻滞剂	缺乏效果，不推荐
全身性皮质激素	缺乏效果，有高水平抗精子抗体的患者，在进入 ART 时使用
补充镁	效果未证实，不推荐

枸橼酸氯米芬是一种合成的非甾体类抗雌激素药物，通过阻断男性性激素轴中正常低水平的雌激素，增加 GnRH、LH 和 FSH 的分泌，从而使睾酮合成增多，精子发生得以改善。目前，枸橼酸氯米芬用于男性不育症的治疗并未得到 FDA 认可，而只允许用于女性不育症的治疗。枸橼酸氯米芬治疗主要针对 LH、FSH 和睾酮处于正常低限水平的特发性少精子症患者。使用剂量为 12.5 ~ 50 mg/ 天，或连续服用，或每月停用 5 天。服药 3 周时应检测血清促性腺激素和睾酮水平，并调整用药剂量，将睾酮水平控制在正常范围之内。睾酮水平高于正常会导致雌激素过多，反而会降低精液质量。如果在 6 个月的治疗观察期内精液质量无改善，则应终止治疗。有许多非对照研究报道枸橼酸氯米芬可明显改善患者精液质量，提高配偶的怀孕率，但是大多数研究结果显示怀孕率 < 30%。自 1970 年以来有 9 组枸橼酸氯米芬的对照研究，大多数的结果与安慰剂比较无明显差异。最近的两组研究确实发现精液质量和受孕率有明显提高。最近的资料显示，非梗阻性无精子症患者术前应用枸橼酸氯米芬可提高手术取精的成功率。关于一种抗雌激素药物——枸橼酸他莫昔芬（10 ~ 20 mg/ 天）的对照研究结果显示没有明显效果。总之，在治疗特发性不育症时，抗雌激素药物价格低廉，口服制剂安全性好，这是其受欢迎的原因，但是，因为其疗效仍存在疑问，长期经验治疗还不能作为有效的

治疗模式。

2. 雄激素治疗

各种雄激素制剂常用于男性特发性不育的治疗，常用方案有两种：大剂量反跳治疗和小剂量持续给药。

如果有完整的下丘脑 - 垂体 - 性腺轴，雄激素治疗将降低睾丸内睾酮的浓度。睾酮反跳治疗是给予大剂量的外源性睾酮来抑制患者的垂体，抑制垂体 LH 释放，依次进而降低睾丸内睾酮水平，然后停止雄激素治疗，希望通过性腺轴的反跳作用来改善精子生成。这种方法只有一组对照研究，但未发现明显效果。目前已不采用这种方法，因为其他治疗可以起到同样甚至更好的效果，而且这种治疗后，某些患者可发生永久性无精子症。

小剂量持续睾酮治疗目的是通过补充睾酮刺激精子生成。1- 甲氢睾酮是一种合成雄激素制剂，剂量范围 2～150 mg/ 天，在欧洲广泛应用于男性特发性不育症的治疗。WHO 资助的一组双盲研究结果显示，同其他对照研究一样，对男性不育症患者没有阳性效果。

3. 抗氧化治疗

有证据表明，40% 的不育症男性的生殖道内活性氧水平升高。这些活性氧（OH，氧自由基和过氧化氢）能导致脂质过氧化反应，损害精子细胞膜，使精子活动力和总体功能受损。通过治疗清除这些氧自由基，可以保护精子免受氧化性损害。推荐药物包括谷胱甘肽、维生素 E 以及 ω-3 脂肪酸（鱼油）。这些药物可能对某些精液活性氧水平较高的不育男性有效。不幸的是，也有对照性研究证实，这些药物的有效性很小，或者根本无效。

左卡尼丁是一种线粒体代谢必需的分子，控制乙酰基和酰基转运进入线粒体内膜。卡尼丁和乙酰卡尼丁在附睾内浓度很高，但准确作用还不清楚，但被认为具有防御对抗氧化作用。左卡尼丁和乙酰左卡尼丁作为非处方药已经用于治疗男性特发性不育。研究没有发现精液中的左卡尼丁和生育有直接关系。非对照研究显示用药后精液参数有改善，但生育率无改变。有两组应用左卡尼丁治疗治疗男性特发性不育的对照研究。第一组研究显示仅在排除逸出值后精液有改善，而对生育没有评价；第二组研究应用左卡尼丁和乙酰左卡尼丁联合治疗30例患者6个月，结果显示精液没有明显改善，生育能力没有通过受孕率评价。到目前为止，左卡尼丁是否能有效治疗男性不育症还缺乏证据支持。

三、手术治疗

（一）精索静脉曲张

精索静脉曲张与男性不育症的相关性已得到确认，被认为是最需外科手术校正的男性不育症的病因。研究发现，精索静脉曲张的修复不但可以提高精液质量，还能改善睾丸间质功能。

1. 手术适应证

夫妇不育，女方生育能力正常或者女方不育可治疗，男性查体可看到或可触及精索静脉曲张，精液质量异常；青少年男性患有精索静脉曲张同时伴有患侧睾丸体积减小；中、重度精索静脉曲张伴发阴囊坠胀疼痛等。

2. 手术方式及并发症

精索静脉曲张有数种治疗方法，既有手术疗法也有非手术疗法。所有治疗方法的共同目标是阻止静脉血液经过精索内静脉反流。包括：①非显微经腹膜后或经腹股沟精索静脉结扎术；②显微经外环口下或经腹股沟精索静脉结扎术；③腹腔镜精索静脉结扎术；④经皮精索内静脉栓塞术（介入，非手术）。

选择经腹膜后入路时，在腹股沟内环水平

做横切口，结扎全部的精索内静脉，实际操作中难以保留精索动脉，如果勉强保留动脉易导致静脉漏扎，增加精索静脉曲张的复发率。腹腔镜入路的手术操作部位和程序与腹膜后入路相同。显微手术时多采用经腹股沟或外环口下入路，术中彻底结扎精索静脉，保留睾丸动脉和淋巴管（图 69-4-1）。与非显微手术入路的主要区别在于术后并发症显著减少，如睾丸动脉的损伤、睾丸鞘膜积液和术后复发（Mehta & Goldstein, 2013）。非显微手术治疗后睾丸鞘膜积液发生率为 3%～39%，而显微手术治疗则罕见报道，则主要归功于更好地发现和保护了淋巴管。显微手术治疗后，精索静脉曲张的复发率在 1%～2%，而非显微手术的复发率则为 9%～16%。经皮栓塞的主要问题是复发率较高，还有技术性失败，即无法将导管导入精索内静脉并栓塞之（表 69-4-2）。

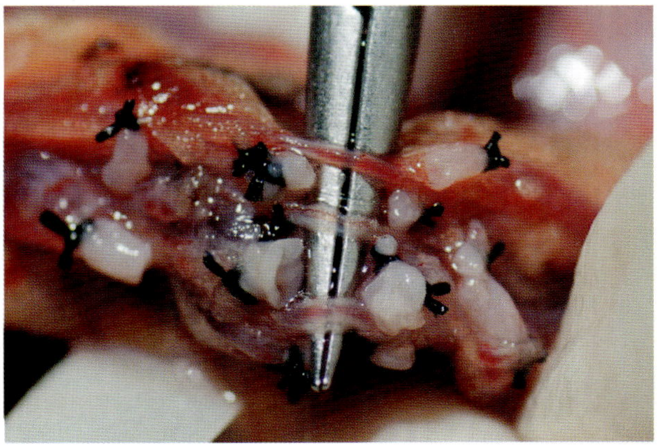

图 69-4-1 显微精索静脉结扎术中保留的动脉和淋巴管

3. 治疗效果

精索静脉结扎术后治疗效果的评价项目包括精液参数的改善和最终是否自然受孕来评价。

通常，精索静脉曲张被认为对精液参数有影响，精索静脉结扎术后精子密度、活力和形态都有可能得到改善。Boman 等在一项回顾性研究中分析了 69 例行精索静脉结扎术的弱精症患者，发现总的活动精子数明显增多，与 49 位未行手术的患者相比自然受孕率提高了 1 倍（65% *vs*. 32%）（Boman et al., 2008）。大量研究证实精索静脉结扎术后精子密度得到改善。一项前瞻性研究分析了术前精子密度每毫升 500 万～2000 万的患者，行高位精索静脉结扎术后和等待观察的患者相比，精子密度、活力和形态都得到了显著改善（Madgar et al., 1995）。精液质量的另一个评价指标是精子 DNA 碎片分析（sperm DNA fragmentation assay，SDFA）。有研究显示精索静脉曲张与异常精子 DNA 碎片相关，精索静脉结扎术可能会改善 SDFA 的结果（Blumer et al., 2012）。关于精索静脉结扎术后的受孕率，Marmar 等使用改良的 meta 分析研究了精索静脉曲张合并精液参数异常患者的自然受孕率，结果发现手术组受孕率明显高于非手术组（33% *vs*. 15.5%）（Marmar et al., 1985）。一项由 Goldstein 及其同事进行的包括 1500 例显微精索静脉结扎术的研究发现，术后 1 年患者配偶怀孕 43%，第

表 69-4-2 精索静脉曲张不同治疗方法的并发症比较

术式	动脉保留	鞘膜积液（%）	复发率（%）
腹膜后（非显微）	否	7	11～15
腹股沟（非显微）	否	3～39	9～16
显微镜	是	0	<2
腹腔镜	是/否	5～8	11～18
介入栓塞	是	0	4～10

2年为69%，同时排除了由于女方原因导致的不孕（Mehta & Goldstein, 2013）。作者的经验证实显微精索静脉结扎术后可使45.4%的配偶受孕，远高于20%的自然怀孕率，而且随时间延长怀孕率可能更高（Peng et al., 2015）。

尽管已有的研究认为精索静脉曲张手术可以提高患者的精液质量和配偶怀孕率，但仍不清楚哪些患者可能受益。有研究认为术前精子密度可能与术后精液改善和怀孕率有关，术前精子密度可能是术后精液改善的一个预测因素。Rodriguez-Rigau等认为术前精子密度>1000万/ml的患者术后精液质量更有可能改善（Rodriguez-Rigau et al., 1978）。Kamal等随访了159例精索静脉曲张患者的生育结果，发现精子密度≥500万/ml和<500万/ml的患者怀孕率分别为61%和8%（Kamal et al., 2001）。作者随访了145例显微镜下精索静脉结扎患者的生育结果，通过单因素和多因素分析发现术前的精子密度可能是预测怀孕率的一个指标，精子密度≥2000万/ml和<2000万/ml的怀孕率分别为57.1%和32.4%。术后应该随访多长时间也是一个不确定的问题。在作者的研究中，入组的患者配偶年龄均小于35岁，而2年以上的怀孕人数增加不明显，提示观察自然怀孕的时间以2年为宜，当然还应该结合患者精液质量的改善情况、配偶年龄和生育能力等因素综合考虑。

对于精索静脉曲张患者，由于作者无法确定精索静脉曲张对精液质量影响的程度和可能的改善概率，因此在决定手术前应该仔细评估患者的精液质量、曲张程度、配偶的生殖功能等，甚至在手术前可以先尝试药物治疗。在配偶生殖功能基本正常和患者药物治疗无效后下才选择手术治疗。

术后1个月后开始监测精液质量的变化，还可以辅助药物治疗以求提高精液质量。在术后1个月后即可以开始尝试怀孕，而不一定要等到精液参数恢复到正常参考值范围内。能否真正怀孕有很多的影响因素，因此需要有一定的观察随访时间。如果术后6个月内精液质量没有明显变化，说明手术的效果不明显，这时不能一味的等待观察，可以考虑辅助生育技术。如果精液质量恢复到参考值范围或接近参考值下限，在女方条件许可的情况下可以等待观察，但不应超过2年。如果女方年龄偏大或有生育问题，应该缩短观察时间。

精索静脉曲张修复治疗不但能提高精子活力、密度和改善精子形态，还能提高血清中FSH和睾酮水平。有研究证实，严重的精子生成过少或组织学上诊断成熟阻滞的无精子症患者在精索静脉曲张手术后精液中重新出现精子。精索静脉曲张手术作为一线治疗方法远比IVF/ICSI辅助治疗的代价低。meta分析指出，精索静脉曲张术后怀孕的可能性为29.7%，而IVF/ICSI则为25.4%，但IVF/ICSI所花费的代价明显高于前者。

（二）精道复通手术

1. 显微输精管-输精管吻合术

（1）适应证：输精管结扎术后要求复通者；手术损伤输精管如疝修补术、阴囊手术等。

（2）手术方法及术中因素：麻醉（可选择局部麻醉、硬膜外麻醉或全身麻醉）成功后，患者平卧位，取阴囊纵隔切口，将睾丸挤出切口外，手指触诊确定输精管结扎断端的位置，于精子肉芽肿处向上和向下分别游离输精管，于精子肉芽肿两端分别切断输精管，显露输精管断端管腔，然后用24G套管针插入远睾端管腔并注水冲洗，以证实远睾段管腔是否通畅。如注水遇到阻力，在冲洗液中加入亚甲蓝，如患者引流的尿液无染色，则需行输精管造影。如注水顺利则提示输精管远睾段通畅，然后根据输精管近睾端管腔内液体的性状来决定到底施行输精管 - 输精管吻合术还是输精管 - 附睾吻合术。从近睾段输精管中挤出液体并置于载玻片上，如液体黏稠则用盐水稀释，显微镜下观察有无精子，如有精子或者无精子但精液不黏稠，则行输精管 - 输精管吻合术；如挤出液黏稠似牙膏状，或无液体挤出，则通常需要施行输精管 - 附睾吻合术；如挤出液黏稠且只有精子头部，也适合行输精管 - 附睾吻合术，其受孕率和复通率与行输精管 - 输精管吻合术相仿（Kolettis, 2008）。如决定施行输精管 - 输精管吻合术，则对拢两断端，在无张力条件下，在两断端的黏膜层、肌层、浆膜层各缝合 6 针。完成吻合后，生理盐水彻底冲洗切口，电凝止血后，将睾丸还纳入阴囊内合适位置。

既往无结扎史而有腹股沟疝修补术史的无精子症患者，应考虑腹股沟水平输精管梗阻的可能，术前应行输精管造影，以明确输精管梗阻部位。手术入路多选择原手术切口，如在腹股沟管内找不到远睾段输精管，则需要在腹膜后寻找，并游离松解输精管，将其引入腹股沟管内与近睾段输精管对拢吻合。

需要行输精管交叉吻合的患者极少，适用于一侧腹股沟段输精管长段梗阻伴对侧睾丸萎缩的患者。萎缩睾丸侧的输精管需在螺旋部与直段交接部位横断，对侧输精管应尽量向梗阻部位游离并离断，将梗阻侧输精管拉向萎缩睾丸一侧，然后按前述的方法进行吻合。

（3）治疗效果：输精管 - 输精管吻合术最好在显微镜下进行，这样能更有效地提高复通率和受孕率。大样本研究结果显示，输精管 - 输精管吻合术后通畅率为 75% ~ 85%，配偶受孕率为 45% ~ 70%（Belker et al., 1991）。受孕率可能与梗阻时间呈反比，在梗阻 8 年以后行手术复通其怀孕率 <50%。然而，梗阻时间与输精管 - 附睾吻合术的相关性更小些。其他的预后因素有抗精子抗体的形成、梗阻前精液质量和配偶年龄。在输精管 - 输精管吻合术后，大约 20% 的患者精液质量在 1 年内恶化至无精子或严重少精子水平。术后精液质量较差者，如无法改善则会影响自然受孕，应建议采用 ART。

2. 显微输精管 - 附睾吻合术

（1）适应证：先天性或获得性附睾梗阻；输精管结扎后并发附睾梗阻；阴囊手术所致的医源性附睾梗阻。

（2）手术技术：输精管 - 附睾吻合术发明至今已有 100 余年历史。1901 年宾夕法尼亚大学外科教授 Martin 首创该术式来治疗附睾梗阻。最初的做法是在输精管壁和附睾被膜分别做侧切口，然后用 4 根细银丝将输精管和附睾的切口进行吻合，在切开的附睾管和输精管之间制造出一个瘘管，做成所谓的“精液池”。这不是输精管与附睾管的精确吻合，但这种术式一直被沿用至 1978 年。

由于附睾体尾部只有一根附睾管，如果将附睾管切断后直接与输精管端端吻合则可以达到精确吻合。基于这个解剖原理，1978 年 Silber 首先使用显微技术进行输精管管腔与附睾管的端端吻合，揭开了显微镜下输精管 - 附睾吻合术发展的序幕。由于端端吻合需要横断附睾，附睾管切开过多而且出血多，经过改良后又出现了输精管 - 附睾的端侧吻合术，术中直接在附睾管上开窗，与输精管腔行端侧吻合，避免了过多切开附睾管和出血的问题。但该吻合技术需要缝合 8 ~ 10 针，手术难度较大。

手术改良的目的在于更容易操作和获得更高的成功率，后来出现的套入吻合术极大地简化了手术过程。Berger 报道了 3 针输精管 - 附睾端侧套入吻合法。术中游离扩张的附睾管袢，先在附睾管上留置 3 针，呈三角形排列，然后在 3 针中间切开附睾管壁，将切口拉入输精管腔内，保证精确吻合。不久，Marmar 又将 3 针法改良为 2 针横向套入吻合法，进一步简化了手术操作。该术式改良之处在于在附睾管上纵向平行留置 2 针，在 2 针之间横向切开附睾管壁。后来，Chan 等又提出 2 针纵向套入吻合法，沿附睾管轴向平行留置 2 针。该术式可以在附睾管壁上切开足够大的窗口，同时保证附睾管壁的支撑，从而减少精液渗漏的发生。Chan 通过随机动物实验证实了该术式的术后复通率高于前两种套入术式，而精液渗漏的发生率却明显低于前两种术式（Chan et al., 2003）。目前，国内医生采用的术式多为 2 针纵向套入吻合法。考虑到该手术操作难度较大，建议具备丰富显微外科经验的泌尿外科医生才可以开展这种手术。

（3）治疗效果：2005 年，Chan 等初次报道显微镜下 2 针纵向套入吻合术的术后复通率为 84%，3 年后再次报道时复通率已提高至 92%。术后随访时间的长短直接影响对术后复通率的判断。Chan 等在术后 1 个月时随访，复通率仅为 60%，而延长至 36 个月时，复通率达 84%。Jarow 等分析了 89 例吻合术后患者，发现仅有 35% 的患者在术后 3 个月内能在精液中找到精子，而 41% 的患者延迟 3～15 个月后才出现精子，平均延迟 6 个月。精子延迟出现可能与吻合口水肿、吻合口部分梗阻或精液渗漏形成精子肉芽肿有关。精子延迟出现并不影响术后精液质量和配偶的自然受孕率。Matthews 等总结了 100 例输精管 - 附睾吻合术病例，发现当随访时间 >12 个月时，约 94% 的患者可在精液中找到活动的精子，因此建议输精管 - 附睾吻合术后的随访时间至少为 12 个月。北京大学第一医院男科中心在 2009—2010 年间共对 73 例特发性梗阻性无精子症患者施行显微镜下 2 针纵向套入输精管 - 附睾吻合术，术后 53 例患者得到随访，复通率 72.7%，受孕率达 33.3%（Peng et al., 2012）。

受孕率除了受复通率的直接影响外，还与精液质量、女性配偶年龄等因素有关。考虑到该术式术后受孕率不是很高（20%～30%），建议在施行输精管 - 附睾吻合术的同时进行显微附睾取精冻存，以备下一步可能施行的 ICSI 所用。

3. 射精管梗阻的内镜手术

射精管梗阻（ejaculatory duct obstruction, EDO）是指射精管及开口部由于管前、管内以及管外因素引起的精液排出不畅或阻塞。男性不育人群中有 1%～5% 的患者因射精管梗阻而丧失生育能力。外科手术是治疗射精管梗阻的主要手段。目前在欧美国家，经尿道射精管切除术（transurethral resection of the ejaculatory duct，TURED）仍被作为标准方法，但术后容易发生逆行射精、尿液反流以及射精管梗阻复发等一系列并发症。近年来精道内镜技术凭借其创伤小、术后并发症少等优势，正越来越广泛地应用于射精管梗阻的治疗，并取得了较为满意的效果。

（1）手术适应证及禁忌证：几乎所有的继发性射精管梗阻都适合做精道内镜手术，通过手术不仅可以疏通精道，还可有效缓解远段精道感染、出血，清除结石，以及明确肿瘤性质。极少情况下，如患者因精囊结核而致精囊严重萎缩合并射精管闭塞，则手术的成功率极低，故不推荐行精道内镜手术。

先天性射精管梗阻手术指征的选择并不是绝对的，应根据患者的病变类型而定。对于因前列腺小囊囊肿、米勒管囊肿等压迫所致的射精管梗阻，手术引流囊肿无疑是最佳的选择；对于因中肾管发育不全所致的射精管闭锁或狭窄，可选择精道内镜手术将射精管打通，可获得良好的治疗效果；而对于因囊性纤维化所致的射精管缺如或闭锁，如同时合并输精管或精囊缺如，则不能作为精道内镜手术的适应证。

对于因生育原因而行射精管梗阻手术的患者，如患者实验室检查提示无精子，则术前应常规行睾丸穿刺或活检，了解睾丸有无生精功能，如无生精功能，则不推荐行精道内镜手术。

（2）手术途径：进镜途径主要有经前列腺小囊腔内途径和经精阜电切创面路径两种。少数不完全性射精管梗阻患者也可采用经前列腺小囊腔外途径进镜。

（3）术中注意事项

1）因中肾管发育不全和囊性纤维化所致的先天性射精管梗阻，通过常规的进镜途径往往无法找到射精管，应根据术前 MRI 分析精囊与前列腺小囊的毗邻关系，可于小囊腔内后外侧壁戳口进入精囊，如果失败也可行 TURED 术。一旦成功进入精囊，抽取少量囊液涂片，显微镜下观察有无精子，如无精子则提示精道其他部位可能同时存在梗阻，还需进一步探查输精管和附睾。

2）前列腺小囊囊肿一般内径不大，多数小于 4 cm。小囊开口常常为闭锁状，可用点状电极在精阜表面正中隆起位置戳口进入小囊内，囊内常可见到积血、血块或结石，需彻底清理干净。仔细观察囊壁，有时可在两侧壁发现射精管的破溃口，通过破溃口进镜直接进入精囊。

3）米勒管囊肿通常内径较大，多数大于 4 cm，如开窗较小，术后容易引流不畅，可直接行 TURED 术。

4）医源性射精管梗阻多因经尿道手术或经尿道热疗等所致，由于局部解剖结构已经遭到不同程度的破坏，增加了进镜难度。术中需用导丝或导管仔细探查，必要时可行输精管穿刺，向远睾方向注射亚甲蓝溶液，以协助辨认射精管开口位置。如还不成功，可行 TURED 术，“喷蓝”位置即为射精管。

5）对于继发于远段精道感染、出血、结石等的射精管梗阻，处理上较为简单，可按照精道内镜的常规进镜手术方法，疏通精道，冲洗积血，内镜下取石。

（4）术后注意事项

1）射精管梗阻患者多数于术后短期内精液量会明显增多，但随着时间的延伸，部分患者精液量会再度逐渐减少，甚至会恢复到术前的状态。分析原因可能与以下因素有关：①术后小囊内人工制造的射精管或精囊非自然通道逐渐闭合，也许与通道孔径建立过小有关，也许与建立通道时局部损伤过大形成瘢痕愈合有关；②术后前列腺小囊开口逐渐变小并最终完全闭合，也许与扩张小囊开口时损伤过大有关，也许与术后排精次数过少有关。预防措施有：①术中非自然通道尽量做得宽大一些，必要时可用球囊导管进行扩张，尽量少用激光或电灼扩张通道，防止局部热损伤；②在行前列腺小囊开口扩张和术中操作时尽量动作轻柔，必要时可用球囊导管适度扩张前列腺小囊开口；③术后嘱患者尽早开始排精，排精频率保持每周 1～3 次，这对防止术后再次梗阻有帮助。

2）少数不完全梗阻患者术前可表现为梗阻侧射精管和精囊重度扩张，这可能与射精管动力性梗阻有关，发病机制可能类似于 PUJO 或巨输尿管症，这类患者在精道内镜手术疏通梗阻后精液量增加有时并不显著。

3）先天性或非感染原因所致的射精管梗阻治疗效果要好于感染原因所致的射精管梗阻。这可能与感染容易造成射精管管腔上皮破坏或炎性瘢痕形成有关。

4）射精管不完全梗阻经治疗后精液参数的改善要优于射精管完全梗阻。两者的改善率分别为 94% 和 59%。

5）由于缺乏典型的症状和体征，精囊、射精管结核在临床上很容易被忽略。有附睾结核或肾结核病史者，精囊多呈现重度萎缩，形态严重变形，分泌功能受损严重，射精管走行僵硬，管腔狭小，多合并完全梗阻或部分梗阻。这类患者如精液中无精子，即使通过精道内镜疏通梗阻，精囊液中也往往无法发现精子，这可能与精道其他部位因结核造成的梗阻有关。

6）施行 TURED 术的患者，术后逆行射精的发生率约为 25%，术前应告知患者。

四、辅助生育技术

辅助生育技术（assisted reproductive technology, ART）是治疗不育夫妇以达到生育的目的，也是生育调节的主要组成部分。ART 技术包括体外受精 - 胚胎移植及其衍生技术和人工授精两大类（表 69-4-3）。ART 所涉及的技术既有简单的精子操作，也有更为复杂的精子、卵子和（或）胚胎的操作。目前中国育龄夫妇中有 8% ~ 10% 存在不同程度的不育，随着社会的发展，工业污染、大气环境等诸多因素的影响，这一比例还可能继续升高，所以需要该技术辅助受孕的夫妇将会继续增加。

（一）适应证

针对不育中的男性因素，ART 主要用于特发性男性不育症、无法解释的不育症以及尚无有效治疗或治疗无效的患者。随着 ART 技术近年来的迅速发展，人类生殖医学已经进入了 IVF/ICSI 时代，但是男性生殖外科技术不应被忽视：一方面多种生殖管道重建复通手术给不育夫妇自然受孕提供了机会，另一方面显微睾丸取精术使之前不能获得夫精受孕的夫妇重新获得了希望。虽然 ART 技术越来越普及，但是其高花费、高风险也是无法掩盖的事实。精子回收技术能使不育夫妇采取 IVF/ICSI 技术，但也给具备生育能力夫妇及其后代带来了本可以规避的风险。2009 年约 30% 的 IVF 周期造成了双胎或多胎妊娠，这与早产、低出生体重和严重的新生儿病理情况发生率升高相关。从花费上讲，精索静脉曲张修复手术已经证实是较 IVF/ICSI 更经济有效的治疗；相似的，输精管结扎后患者接受复通手术比 IVF/ICSI 也经济有效；如果一次输精管复通手术失败，再次手术的花费也比 IVF/ICSI 经济。对于附睾梗阻患者，即使行输精管 - 附睾吻合术也比 IVF/ICSI 更经济。这些事实清楚地表明，男性生殖外科技术在 IVF/ICSI 时代仍扮演着重要角色，我们在向患者推荐治疗选择时应充分考虑夫妻双方的治疗诉求及自身实际状况。对于年龄偏大的夫妇，IVF/ICSI 技术更为直接，而对于年纪较轻的夫妇，男性生殖外科手术应该优先考虑。

对于决定施行 ART 技术的夫妻来说，选择何种辅助技术也是需要认真斟酌的。对于许多轻度或中度男性不育症患者，IUI 或 IVF 都是

表 69-4-3　辅助生育技术名称和缩写

技术名称	缩写
子宫内人工授精	IUI
体外受精	IVF
单精子卵细胞质内注射	ICSI
显微镜下附睾精子抽吸	MESA
经皮附睾精子抽吸	PESA
睾丸精子提取	TESE
睾丸精子抽吸	TESA

可行的选择，因 IUI 的花费更低，故而常作为首选治疗，如果受孕失败可再选择 IVF。如患者没有足够多的活动精子用于常规 IVF 或 IUI 治疗，则可首选 IVF/ICSI 治疗。另外，精子功能异常的患者如 SPA 评分为 0 分，可行 IVF 而不是 IUI。

（二）精液处理

在 ART 之前，精液必须进行处理。有各种的处理程序可以应用，包括简单的精子洗涤、上游法（使圆头精子进入上清液中）、沉淀法和梯度离心法等。在这些程序中精浆被去除。其他方法还可将活动精子与不动精子和白细胞分开。

（三）宫腔内人工授精

宫腔内人工授精（IUI）是所有 ART 中技术含量最低的，按照一般分类，将其与体外受精（IVF）区分开来。IUI 是应用细的导管将洗涤后的精子，通过子宫颈，直接注入宫腔内。该技术通过躲开宫颈黏液，让更多活动精子顺利到达输卵管，从而增加受孕机会。IUI 的绝对适应证是因宫颈因素而导致的不育症，如果能穿越宫颈，即可成功妊娠。IUI 还可适用于精子质量低、免疫性不育、精子输送障碍（如严重尿道下裂、逆行射精、勃起功能障碍等）以及特发性不育症患者。IUI 同样适用于供者授精或在化疗或放疗前冷藏保存精子的男性肿瘤患者。

为保证疗效，IUI 要求精液中至少应有 $5 \times 10^6 \sim 40 \times 10^6$ 个活动精子（精液量 × 精子密度 × 精子活动率）。IUI 的成功率差别很大，并与女方的生殖潜能直接相关。对于男性不育症而言，每个 IUI 治疗周期的妊娠率为 8% ~ 16%。如果女方使用药物刺激排卵（超排卵），则可以提高 IUI 的成功率。

IUI 的并发症包括子宫痉挛（一般为自限性的）、盆腔感染（发生率 $<0.5\%$）及授精介质过敏。尽管女方刺激排卵可增加受孕率，但也使多胎妊娠的概率增加（发生率 15% ~ 20%）。多胎妊娠中，近 80% 为双胞胎，12% 为三胞胎，7% 为三个以上胎囊。偶尔有 HIV 阴性的女性要求与 HIV 阳性的男性生育。由于 HIV 存在于精液中白细胞内而精浆中没有，通过检测和处理精液中的 HIV 病毒 RNA，可以有效避免感染。已经有中心报道应用清除 HIV 病毒后的精液成功 IUI 的病例。同样，ICSI 的 IVF 也适用于这类夫妇。也有在丙型肝炎的男性应用类似方法的报道。

（四）体外受精

体外受精（IVF）是将处理过的精子和回收的卵子混合的技术。IVF 涉及的技术包括控制性促排卵，以及在排卵前由超声引导经阴道获取卵子等。获取的卵子在培养皿中与洗涤过的精子混合，以完成授精。为了使传统的 IVF 获得成功，必须要有足够数量的洗涤过的活动精子（$5 \times 10^5 \sim 50 \times 10^5$）。为了获得更多的卵子，大多数中心应用促性腺激素刺激女性排卵。传统的 IVF 在受精完成后，发育的胚胎在培养液中孵育 2 ~ 3 天，然后通过子宫颈植入子宫内。仅有 20% ~ 30% 的转移胚胎可以被植入成为临床妊娠。最近，有培养 5 天的胚胎在胚细胞期进行转移种植的报道。胚细胞期转移种植成功率可能要高于标准的 3 天胚胎转移，但培养到 5 天时只有少数胚胎可以存活。这种方法对整体妊娠率无明显改善，但可减少多胎妊娠的发生。削弱透明带（辅助孵化）也被用于改善种植成功率。

1992 年首次报告将单个精子显微注射进入卵子带下腔隙中并成功受精。该技术被命名为 ICSI，它给严重男性不育症患者的治疗带来了革命性改变。卵子受精所需的精子数目由 IVF

的数十万个减少到ICSI的1个。ICSI技术的开展促进了针对无精子症患者的手术取精技术的发展。该技术同时也激励泌尿外科医生跨出精液的范畴，到男性生殖道内去探求精子，以协助患者实现生物学妊娠。精子的来源涵盖了输精管、附睾和睾丸。

目前，IVF/ICSI每个初始循环的临床妊娠率为20%～30%。女性年龄对IVF/ICSI的妊娠率影响很大。2002年中国CDC的调查显示，35岁以下妇女妊娠率为36.9%，而40岁以上者为10.7%。应该清楚的是，妊娠率并不等同于活产率，其中流产很常见。30岁以下女性流产率为14%，而40岁以上者流产率为30%。目前推荐每个IVF/ICSI循环种植胚胎不超过2～4个，胚细胞期转移种植甚至更少。IVF/ICSI的多胎妊娠发生率为45%，其中大多数为双胞胎，7%为三胞胎或三胞胎以上的妊娠。

由于IVF和ICSI消除了很多存在于自然受精过程中的自然选择屏障，使不育的遗传缺陷传给后代的风险大大增加。ICSI是一种相对较新的技术，至于借助该技术所产后代未来的健康和生育问题，尚缺乏长期观察数据。一些研究报告称，利用ICSI生育的男孩，尿道下裂的发病率高于正常水平。此外，有些导致男性不育症的病因是家族性的，与遗传学异常（如Y染色体微缺失）有关，存在于父代的遗传缺陷会在男性后代重现，使男性后代再次遭受生精障碍的困扰。

（五）精子获取

IVF/ICSI仍然要求有活力精子的存在。无精子症或精液中仅有无活力精子存在时，应考虑精子获取。目前常用的技术是经皮穿刺取精和开放取精（表69-4-4）。梗阻性无精子症患者

表69-4-4 各种精子获取技术的优点和缺点

精子获取技术	优点	缺点
MESA	临床受孕率最高 可获得大量精子 非常好的冷冻保存结果 减少附睾血肿的风险	需要显微外科专家 费用增加 全身麻醉或局部麻醉 有切口 术后不适
TESE	不需要显微外科专家 局部麻醉或全身麻醉 需要的设备少 快速和可重复	获得的精子数量相对少 多点活检时有睾丸萎缩的可能
PESA	不需要显微外科专家 局部麻醉 需要的设备少 快速可重复 术后不适少见	获取的精子数少 血肿的风险 可能损伤邻近的组织
经皮睾丸活检，TESA，睾丸细针抽吸	不需要显微外科专家 局部麻醉 需要的设备少 快速可重复 术后不适少见	获得的精子数量少 睾丸萎缩的风险 血肿的风险

精子可在输精管道内或睾丸实质内获取，而非梗阻性无精子症则只能在睾丸内获取精子。对无精子症患者，无论哪种取精技术，对受孕率均无明显影响，但是，开放技术比经皮技术能获得更多的精子。

显微外科附睾精子抽吸术（MESA）普遍应用于梗阻性无精子症（如 CBAVD）的附睾取精。一些学者提倡经皮附睾穿刺技术（PESA），作为一种侵袭较少的技术，不需要显微外科技巧。对于梗阻性无精子症患者，冷冻和新鲜附睾精子受孕率无明显差异，开放取精和经皮取精技术的受孕率相当，但 MESA 与 PESA 相比可以获取更多的精子。由于多余精子可以冷冻储存，用于随后的 IVF/ICSI，当需要多次实施 IVF/ICSI 时应采用 MESA 技术来获取精子。此外，精囊和输精管穿刺取精技术适用于精道远端梗阻或不射精患者。

睾丸精子获取技术可同时适用于梗阻性和非梗阻性无精子症患者。绝大多数非梗阻性无精子症患者采用开放手术睾丸取精以获取精子，取精的成功率远高于经皮睾丸取精术，而且可以获得更多的精子。有些学者发现，在非梗阻性无精子症患者中运用显微外科手术技术更加有助于寻找到可能含有精子的生精小管，精子获取率可达 45%～63%。最近的研究提示，显微外科取精术最适用于异质性生精小管，而对于均质性生精小管，显微外科取精术并不比开放多点活检更有优势。对于非梗阻性无精子症患者来说，不管采用何种取精技术，其受孕率均低于梗阻性无精子症。目前的资料显示，新鲜或冷冻的睾丸精子其受孕率可能是相同的。当非梗阻性无精子症患者无法获取精子时，可使用长形或圆形精子细胞。目前已经有应用长形精子细胞成功授精的报道，但圆形精子细胞的应用还存在着争议。

（张志超）

参考文献

Aitken J. On the future of the hamster oocyte penetration assay. Fertil Steril, 1994, 62(1):17-19.

Belker AM, Thomas AJ Jr, Fuchs EF, et al. Results of 1,469 microsurgical vasectomy reversals by the Vasovasostomy Study Group. J Urol, 1991, 145(3):505-511.

Blumer CG, Restelli AE, Giudice PT, et al. Effect of varicocele on sperm function and semen oxidative stress. BJU Int, 2012, 109(2):259-265.

Boman JM, Libman J, Zini A. Microsurgical varicocelectomy for isolated asthenospermia. J Urol, 2008, 180(5):2129-2132.

Chan PT, Li PS, Goldstein M. Microsurgical vasoepididymostomy: a prospective randomized study of 3 intussusception techniques in rats. J Urol, 2003, 169(5):1924-1929.

Clifton DK, Bremner WJ. The effect of testicular x-irradiation on spermatogenesis in man. J Androl, 1983, 4(6):387-392.

Donkol RH. Imaging in male-factor obstructive infertility. World J Radiol, 2010, 2(5):172-179.

Greenhall E, Vessey M. The prevalence of subfertility: a review of the current confusion and a report of two new studies. Fertil Steril, 1990, 54(6):978-983.

Kamal KM, Jarvi K, Zini A. Microsurgical varicocelectomy in the era of assisted reproductive technology: influence of initial semen quality on pregnancy rates. Fertil Steril, 2001, 75(5):1013-1016.

Kolettis PN. Restructuring reconstructive techniques--advances in reconstructive techniques. Urol Clin North Am, 2008, 35(2):229-234.

Madgar I, Weissenberg R, Lunenfeld B, et al. Controlled trial of high spermatic vein ligation for varicocele in infertile men. Fertil Steril, 1995, 63(1):120-124.

Marmar JL, DeBenedictis TJ, Praiss D. The management of varicoceles by microdissection of the spermatic cord at the external inguinal ring. Fertil Steril, 1985, 43(4):583-588.

Mehta A, Goldstein M. Microsurgical varicocelectomy: a review. Asian J Androl, 2013, 15(1):56-60.

Mehta A, Goldstein M. Microsurgical varicocelectomy: a

review. Asian J Androl, 2013, 15(1):56-60.

Peng J, Yuan Y, Zhang Z, et al. Patency rates of microsurgical vasoepididymostomy for patients with idiopathic obstructive azoospermia: a prospective analysis of factors associated with patency-single-center experience. Urology, 2012, 79(1):119-122.

Peng J, Zhang Z, Cui W, et al. Spontaneous pregnancy rates in Chinese men undergoing microsurgical subinguinal varicocelectomy and possible preoperative factors affecting the outcomes. Fertil Steril, 2015, 103(3):635-639.

Rodriguez-Rigau LJ, Smith KD, Steinberger E. Relationship of varicocele to sperm output and fertility of male partners in infertile couples. J Urol, 1978, 120(6):691-694.

男性性功能异常

第一节　阴茎勃起功能障碍

男性性功能是人类本能性生理功能，受神经内分泌调节。男性性功能障碍包括性欲减退、勃起功能障碍、性高潮和射精功能障碍以及阴茎疲软功能障碍，其中勃起功能障碍是最常见的性功能障碍。

国际性医学学会（International Society for Sexual Medicine，ISSM）将勃起功能障碍（erectile dysfunction，ED）定义为性交时阴茎勃起硬度不足以插入阴道或勃起维持时间不足以完成满意的性生活。ED是成年男性常见疾病，美国马萨诸塞州调查表明ED发病率在40～70岁男性中为52%，ED发病率随着年龄的增加而呈现升高的趋势。Ayta等1999年报道，1995年全球约有1.52亿ED患者，预计2025年该数字将增至3.22亿。ED严重影响生活质量和家庭和谐（Ayta et al., 1999）。半数以上ED的发病与糖尿病、高血压、高血脂动脉硬化、神经病变、抑郁症、性腺功能障碍、脑脊髓及生殖器官外伤等引起阴茎海绵体病理变化有关。阴茎海绵体的病理变化包括阴茎海绵体血管平滑肌含量减少而胶原纤维含量增多、血管内皮细胞损伤及功能障碍、神经病变以及白膜病变。

随着对阴茎勃起的解剖结构、生理学研究以及勃起功能障碍的病理生理学研究的进展，ED的治疗取得了革命性进展，国际性医学学会（ISSM）制定了ED诊疗规范。

现代ED治疗的研究经历了三个里程碑式的飞跃，即1973年开始的可膨胀性阴茎起勃器植入手术，1982年兴起的阴茎海绵体内药物注射疗法，以及1998年美国FDA批准枸橼酸西地那非用于治疗ED。目前ED的临床一线治疗方法为口服磷酸二酯酶5型抑制剂（phosphodiesterase 5 inhibitor，PDE5i），如西地那非、伐地那非和他达拉非等，在足够的性刺激下，临床有效率接近70%，约15%的患者在使用过程中因轻度周围血管扩张而出现一过性头痛、头晕及色觉异常等副作用（Ali, 2008）。ED的二线治疗方法可选择真空负压吸引装置或阴茎海绵体内药物注射治疗（intracavernous injection therapy，ICI），其中ICI的临床有效率达70%左右，该治疗属于侵袭性治疗，可引起疼痛、异常勃起、阴茎海绵体纤维化等副作用，须在医生指导下进行，药物剂量也需要个体化。对于一线及二线治疗均无效的重度ED可选择三线治疗方法，即阴茎起勃器植入手术（penile prosthesis implantation，PPI）。

现行的ED一线、二线治疗方法作为一次性对症治疗，不能够修复阴茎海绵体的病理改变，包括阴茎海绵体血管平滑肌含量减少而胶原纤维含量增多、血管内皮细胞损伤及功能障碍、阴茎海绵体神经病变以及白膜病变等。探索通过修复勃起器官的病理变化而防治 ED 是重要的科学问题。

近 20 年来，利用干细胞治疗方法、基因治疗方法、组织工程学治疗方法等修复勃起器官的病理变化而防治 ED 的研究，在动物实验中观察到较好的效果。但是，由于伦理、安全性等问题，目前尚难用于临床，有待于进一步深入研究（Melman et al., 2003; Melman et al., 2005; Melman et al., 2006; Sun et al., 2012）。随着微能量医学治疗方法及天然植物提取分离出单体成分的研究不断深入，将为 ED 的治疗带来新的契机（Xin et al., 2003; Liu et al., 2005; Liu et al., 2011; Zhou et al., 2012; Liu et al., 2013）。

一、阴茎勃起的应用解剖

阴茎组成包括一对圆柱形阴茎海绵体（corpus cavernosum）、一个尿道海绵体（urethra spongisum）、相应的动脉、静脉及神经，并被疏松结缔组织组成的深浅筋膜和皮肤包裹。阴茎海绵体是主要的勃起器官，由形状类似“香蕉”状的一对圆柱体组成，外包被由内环外纵致密结缔组织构成的白膜（tunica albuginea），内部充满由平滑肌和结缔组织构成的海绵状结构——阴茎海绵体窦（sinusoid）、阴茎小动脉分支（阴茎海绵体动脉、阴茎背动脉和球阴茎海绵体动脉）、小静脉分支（阴茎中、深层静脉回流系统）和神经末梢（阴茎海绵体神经、阴茎背神经）分布其中。尿道海绵体内有尿道通过，作为尿液和精液排出的通道。

阴茎海绵体白膜由弹力纤维组成，包括网状纤维和胶原纤维组成的双层结构，阴茎动脉和静脉穿过白膜。白膜不仅赋予阴茎良好的灵活性、硬度和组织张力，而且还参与调节阴茎海绵体静脉闭锁功能，维持阴茎的勃起状态。白膜内层为环形纤维束，并发出放射状的海绵窦内柱，支撑并包裹阴茎海绵体组织。白膜外层为纵向排列纤维，在勃起时对导静脉具有压迫作用，但在白膜的 5 ~ 7 点处缺失。白膜外层在很大程度上决定了白膜的厚度和长度，在 6 点至 7 点之间白膜厚度 0.8 ± 0.1 mm；在 9 点处是 1.2 ± 0.2 mm；而在 11 点处为 2.2 ± 0.4 mm。不同部位的厚度存在明显差别。尿道海绵体无外层纤维及海绵窦内支撑结构，这使其在勃起时仍可保持非充盈状态。阴茎海绵体动脉和阴茎背动脉分支在阴茎勃起时提供阴茎海绵体额外的血液供应，血管被周围软组织所包绕，防止在阴茎勃起时受白膜压迫而被阻断。

阴茎松弛时的长度主要由阴茎海绵体平滑肌的收缩状态决定，并受情绪和外部温度影响。研究表明，测量由阴茎根部与耻骨交会处至尿道口的长度，松弛时平均为 8.8 cm，牵拉时平均为 12.4 cm，而勃起时平均为 12.9 cm。一般情况下，年龄和松弛时的长度无法准确预测勃起长度。阴茎的根部支持组织有两条韧带样结构：阴茎浅悬韧带和阴茎深悬韧带。阴茎浅悬韧带源自 Colles 筋膜，分布于外侧，较表浅，不附着于阴茎海绵体白膜。阴茎深悬韧带源自 Buck 筋摸，由两个侧束和一个中间束组成，围绕阴茎背深静脉。主要功能是将阴茎海绵体白膜固定于耻骨上，对阴茎的悬垂活动部分提供支持。在有先天性缺陷和因阴茎延长手术而切断韧带的患者，阴茎勃起时可能不稳定或发生方向改变。

一般认为勃起中枢位于骶 2 ~ 4 和胸 12 ~ 腰 2 的内侧核。支配阴茎的神经包括阴茎海绵体神经和阴茎背神经。阴茎海绵体神经末梢支配螺旋动脉和海绵窦平滑肌，负责阴茎勃起和疲软过程中的血管变化。实际上，生殖器刺激诱发的性欲传导通路、性中枢以及大脑对其调节作用至今尚未阐明。动物研究发现，下丘脑的视前内侧区（medial preoptic area，MPOA）、室旁核（paraventricular nucleus，PVN）和海马是调节性功能和阴茎勃起的重要整合中枢。对这些区域的电刺激可以诱发勃起，而这些部位的病变则影响交配行为。正电子发射断层扫描术（positron emission tomography，PET）和功能性 MRI（functional magnetic resomance imaging，fMRI）对研究者了解性兴奋时的大脑的活动提供了极大的帮助。PET 和 fMRI 证实了性兴奋时区域性脑血流增加和大脑活动的变化。一般来说，年轻异性恋男性性兴奋可由色情图片和录像引起，将性兴奋时大脑的扫描图像和接触非色情媒体资料时的扫描图像进行对比，可以确定性兴奋时大脑中枢中的活跃区域。尽管这些研究设计简单，但很巧妙，表明多个因素与性兴奋有关，特别是由视觉性信息引起时。这些研究的作者设定了许多条件，试图使研究方法和对象标准化。但是，人类情感和性反应的复杂性使得对它的调控和研究非常困难。一般认为阴茎勃起的神经调节涉及肾上腺素能神经、胆碱能神经、NANC（非肾上腺素能非胆碱能）神经、躯体感觉神经以及躯体运动神经。

肾上腺素能神经：起自脊髓第 11 胸节（T11）到第 2 腰神经节（L2）（在人体，交感神经纤维通常来自脊髓 T10 到 T12 节段），通过交通支到交感链神经节。一些神经纤维经过腰段内脏神经到肠系膜下丛和上腹下丛，然后走行到盆丛。盆丛发出纤维到阴茎的交感链神经节。

胆碱能神经：起源于第 2～4 骶髓节段（S2～S4）的中间外侧柱的神经元细胞。节前纤维通过盆神经到达盆腔神经丛，并与来自上腹下丛的交感神经汇合。阴茎海绵体神经是盆腔神经丛的分支，支配阴茎勃起功能。其余的分支支配直肠、膀胱、前列腺和括约肌。阴茎海绵体神经在直肠、膀胱和前列腺的根治性手术中易被损伤（Narumiya & FitzGerald, 2001）。阴茎海绵体神经和阴茎背神经之间有许多交通支。刺激阴茎海绵体神经时诱发平滑肌松弛可引起阴茎勃起。许多骶髓受损伤的男性患者，反射性勃起消失。

NANC 神经：NANC 神经是特殊的非肾上腺素非胆碱能神经纤维，在性冲动时，神经末梢释放一氧化氮（NO），NO 直接扩散入阴茎海绵体平滑肌细胞质内，激活鸟苷酸环化酶，促进 cGMP 生成而诱导阴茎海绵体动脉和阴茎海绵体窦平滑肌松弛，增加阴茎海绵体内动脉血流从而启动阴茎勃起。

躯体感觉神经：躯体感觉神经通路起始于阴茎皮肤、阴茎头、尿道和阴茎海绵体内的感受器。阴茎头部有丰富的传入神经末梢，游离神经末梢和小体感受器比例为 10∶1，这与身体其他部位的皮肤不同，阴茎头游离神经末梢属于薄髓 Aδ 纤维和无髓 C 纤维。源自这些感受器的神经纤维汇合形成阴茎背神经束，然后与其他神经结合形成阴部神经。这些神经元将疼痛、温度和触觉信息通过脊丘束和网状脊髓束传递到丘脑和大脑皮质感觉区产生感觉。以前认为阴茎背神经是单纯躯体性神经。然而，实验证明其神经束一氧化氮合酶（NOS）表达阳性，一般认为 NOS 为自主性神经来源，大鼠实验也证实刺激 L4 和 L5 水平的交感神经链可以诱发阴茎背神经冲动，刺激阴茎背神经可以诱发腰骶部交感神经链的反射性冲动。这些发现表明，阴茎背神经具有躯体神经和自主神经成分，这使之能够调节控制勃起和射精功能。

躯体运动神经：一般认为 S2～S4 脊髓节段 Onuf 核是阴茎神经支配的躯体运动中枢。其发出的神经纤维通过骶神经至阴部神经支配坐骨海绵体肌和球海绵体肌。坐骨海绵体肌收缩可引起强直性勃起，球海绵体肌的节律性收缩是射精所必需的。动物实验已经证实脑干交感神经中枢（A5-肾上腺素能细胞群和蓝斑）直接支配骶髓运动神经元。

二、阴茎勃起的分子生物学机制及血流动力学变化

阴茎勃起是一种神经调节下的阴茎海绵体血流动力学变化，有多种生物因子参与，共同调控阴茎海绵体动脉和阴茎海绵体窦平滑肌松弛，使阴茎海绵体内血液灌注量增加而变充盈，相继阴茎海绵体体积增大而白膜延伸并张力增加导致静脉流出阻力增加，进而发生阴茎海绵体内血液充盈以提高阴茎海绵体内压力而诱导阴茎充分勃起（Andersson, 2001）。

性刺激下，阴茎海绵体血流动力学变化主要受NO-cGMP信号通路的调控。当视、听、嗅、触觉性刺激通过高级中枢（CNS）下传到脊髓勃起中枢（S2～S4），阴茎局部受到感觉性刺激通过阴茎背神经（dorsal nerve）传入脊髓勃起中枢，再通过传出神经包括阴部神经（pelvic nerve）及阴茎海绵体神经（cavernosal nerve）调节阴茎勃起，阴茎海绵体神经主要包含副交感神经及非肾上腺素非胆碱能神经末梢。性刺激时，在神经调节下，通过激活一氧化氮合酶（NOS）的活性作用，促使合成和释放NO，NO扩散入细胞内激活胞质内可溶性鸟苷酸环化酶（solube guanylate cyclase，sGC），后者把5-鸟嘌呤三磷酸（GTP）转化为3'5'-环鸟苷一磷酸（cGMP）。cGMP作为细胞内第二信使分子，通过调节一系列激酶降低平滑肌细胞胞质内钙离子浓度，从而使阴茎海绵体动脉和阴茎海绵体窦平滑肌松弛，增加阴茎海绵体内动脉血液灌注使阴茎海绵体膨胀，阴茎海绵体体积增大而白膜延伸并张力增加，压迫白膜下或穿出白膜的小静脉使阴茎海绵体静脉流出受阻而阴茎海绵体内压力增加而诱发坚挺阴茎勃起。cGMP又被特异性降解酶磷酸二酯酶Ⅴ型（phosphodiesterase Ⅴ，PDE5）降解成5'-GMP而失去活性。因此，阴茎勃起过程中NO-cGMP-PDE5信号通路起着重要的调控作用。NO通过增加cGMP浓度而使阴茎勃起，而PDE5则通过降解cGMP使阴茎疲软。阴茎海绵体平滑肌的松弛作用除受NO-cGMP信号通路调控外，还受VIP/PGE1-cAMP信号通路调控。血管活性肠肽神经末梢释放血管活性肠肽（vasoactive intestinal polypeptide，VIP），与阴茎海绵体平滑肌上相应特异性受体结合，活化胞质内腺苷酸环化酶（adenylate cyclase，AC），后者把ATP转化为cAMP，并通过第二信使经过一系列调节作用使胞质内钙离子浓度降低，细胞去极化而松弛，诱发勃起（Corbin et al., 2000；Stief et al., 2000；Skoumal et al., 2004）；而内源性或外源性前列腺素E1（prostaglandin E1，PGE1）通过与阴茎海绵体平滑肌上特异性PGE1受体结合，从而激活胞质内AC而引发勃起。但是由于VIP/PGE1-cAMP信号通路调节阴茎海绵体平滑肌松弛作用并没有特异性，所以作用于VIP/PGE1-cAMP信号通路药物如前列腺素E1、酚妥拉明、罂粟碱等只能通过阴茎海绵体内注射才可以诱导勃起。研究发现，阴茎海绵体内特异性分布非肾上腺素非胆碱能神经（NANC）末梢，性刺激下释放NO，而且阴茎海绵体内特异性分布PDE5。因此，性刺激下NO-cGMP-PDE5信号通路对勃起的调节具有特异性，选择性PDE5抑制剂可以通过阻断cGMP降解而增强性刺激下阴茎勃起功能，西地那非等一系列选择性PDE5抑制剂可用于治疗勃起功能障碍（图70-1-1）。

阴茎海绵体平滑肌的收缩和舒张是由胞质

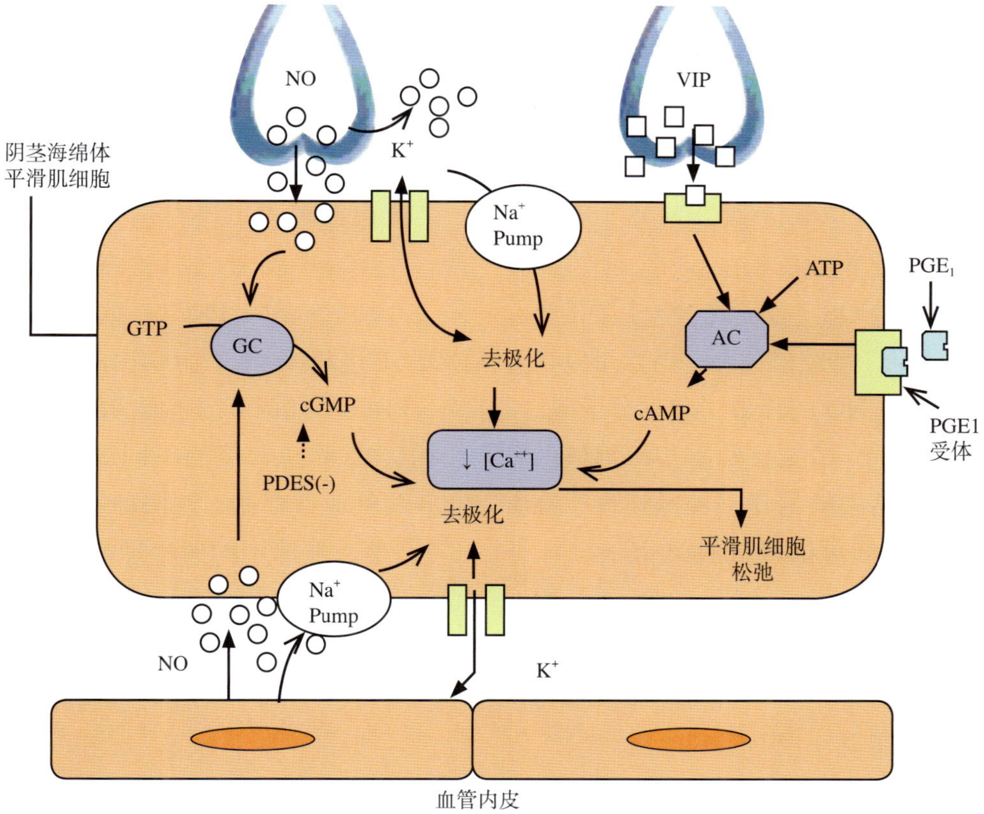

图 70-1-1 调节阴茎海绵体平滑肌松弛作用的分子生物学机制示意图

中游离钙离子浓度变化调控。神经末梢释放的去甲肾上腺素和来自内皮细胞的内皮素和 PGF2α 激活平滑肌细胞的受体，使三磷酸肌醇和二酰甘油增加，导致钙离子从细胞内储存库（如肌质网）释出，或平滑肌细胞膜的钙离子通道开放，导致钙离子由细胞外内流，或两者都有。这些活动导致胞质内游离钙离子短暂增加，从静息时的 120 ~ 270 nmol/L 增加到 500 ~ 700 nmol/L。在钙离子水平增加后，能与钙调蛋白结合使之构象发生改变，暴露出与肌球蛋白轻链激酶相互作用的位点。激活的结果是催化肌球蛋白轻链的磷酸化，引起肌球蛋白横桥沿肌动蛋白丝滑动，从而产生收缩力。另外，轻链的磷酸化激活肌球蛋白 ATP 酶水解 ATP，为肌肉收缩提供能量（Feldman et al., 1994）。

雄激素对男性的性成熟必不可少，除此之外，雄激素还介导了男性性成熟的其他方面，包括体毛生长、秃顶、痤疮等。雄激素的缺乏可导致性功能减退，但多数性腺功能减退患者仍能保留可视性刺激引发的阴茎勃起，说明雄激素对勃起是非必需的。随着男性年龄增大，血清总睾酮水平会下降，性激素结合蛋白会增加，皮质醇呈线性下降，促性腺激素和催乳素水平增加，上述激素水平的变化可能参与了 ED 病理变化的发展。

目前认为 NO 是阴茎勃起的主要诱发物质，内皮细胞释放的 NO 是介导阴茎勃起的主要神经递质。除了前面所说的神经末梢和内皮细胞释放的 NO 外，血液涌入海绵窦的牵张力也会刺激内皮细胞释放 NO。当然，血氧分压的变化、内皮细胞的其他分泌物质，如前列腺素、内皮素、血管紧张素等也会参与到勃起的调控。NO增加了cGMP的产生，从而使阴茎海绵体平滑肌松弛。目前的观点认为，合成NO神经中的神经性一氧化氮合酶（nNOS）合成的NO主要是启动平滑肌的松弛作用，而内皮性一氧化氮合酶（eNOS）合成的NO主要是维持阴茎勃起。目前，已经报道许多因素可以增加NOS活性而促进NO的释放，包括分子氧、雄激素、长期给予L-精氨酸和阴茎海绵体内重复注射PGE1。而去势治疗、神经损伤、高胆固醇血症和糖尿病可以降低NOS活性。不同类型的NOS可发生相互作用。例如，向阴茎注射转移生长因子β1后nNOS的活性降低，诱导型NOS（iNOS）的活性增加，而eNOS表达水平在nNOS敲除小鼠中明显增加。

在哺乳动物中，鸟苷酸环化酶（GC）有7种膜结合的亚型（GC-A到GC-G）和一种可溶性亚型（sGC）已经被确定。基于他们特异性的配体，这些GC被分为：①利钠肽受体（GC-A和GC-B），可以被利钠肽激活，包括ANP、BNP、CNP；②肠肽受体（GC-C），可被肠肽，包括鸟苷蛋白、Uroguanylin、Lymphoguanylin激活；③孤儿受体（GC-D、GC-E、GC-F、GC-G），暂不清楚其配体。尽管膜结合GC系统是否在生理性勃起中起作用还不清楚，但在人和小鼠的阴茎海绵体中有GC-B的表达和CNP（GC-B的配体）诱导阴茎海绵体平滑肌松弛已被证实。可溶性受体亚型sGC在勃起中起重要作用，因为它提供了NO和cGMP之间的联系，它们分别是生理性勃起过程中细胞外和细胞内的信使分子。作为一种异二聚体蛋白，sGC由α和β亚单位组成，每一种亚单位存在两种亚型（α1、α2和β1、β2），由两个独立的基因编码。这4种亚单位的mRNA已经在人阴茎海绵体组织中探测到。动物实验表明sGC的激活剂YC-1可以引起勃起反应。然而，免疫组化研究发现在性功能正常和性功能障碍患者的阴茎海绵体中sGC的表达相似。

蛋白激酶G（PKG）为cGMP依赖性激酶，是cGMP信号通路的主要受体和介导物质。在哺乳动物，PKG主要以两种形式存在，PKG-Ⅰ和PKG-Ⅱ，分别由两种独立的基因编码，PKG-Ⅰ在调节阴茎海绵体张力方面有重要作用，由于N末端的不同剪接，PKG-Ⅰ以α和β两种亚型存在，这两种亚型经常一起表达（它们是否发挥不同的生理作用有待进一步研究）。PKG的底物包括：三磷酸肌醇受体、钙激活的钾通道、磷酸二酯酶Ⅴ等。

磷酸二酯酶（PDE）：是环核苷酸信号通路的主要终止物，磷酸二酯酶催化cAMP和cGMP分别水解为AMP和GMP。哺乳动物PDE超家族包含11个成员（PDE1～PDE11），他们分别由21种不同的基因编码（Lin et al., 2003；Montorsi et al., 2004）。每一种PDE基因通常由于不同的剪接或基因启动子而编码一种以上的亚型。PDE1、PDE3、PDE4、PDE7、PDE8是多基因编码成员，PDE2、PDE5、PDE9、PDE10、PDE11是单基因编码的。PDE1、PDE2、PDE3、PDE10、PDE11对cAMP和cGMP都有水解作用；PDE4、PDE7、PDE8特异性水解cAMP；PDE5、PDE6、PDE9特异性水解cGMP。除了PDE6在光感受器细胞特异性表达外，其他所有的PDE被确认存在于阴茎海绵体。但是，有大量的证据表明PDE5是目前发现的终止阴茎海绵体cGMP信号通路的主要磷酸二酯酶。

一般认为阴茎的勃起机制包括3种：①生殖器局部刺激性（接触性、反射性）：由生殖器部位的触觉刺激诱发，持续时间较短，不易主观控制（可以脱离高级中枢的控制而存在）。

一般的反射性勃起，神经冲动到达脊髓勃起神经中枢，然后一些神经冲动通过上行传导束传至大脑，产生感觉，而另一些冲动兴奋自主神经系统，其神经冲动通过阴茎海绵体神经传导至阴茎，诱发勃起。②中枢刺激性（非接触性、心理性）：由记忆、幻想、视觉刺激、听觉刺激等诱发，机制较复杂。来自大脑的神经冲动调节脊神经勃起中枢（T11～L2 和 S2～S4），从而引起勃起过程。③中枢起源性（夜间性）：自发于无刺激时，多在睡眠时的快速动眼相发生。在此期间，脑桥被盖部的胆碱能神经元活化，蓝斑的肾上腺素能神经元保持静默，中脑的 5-HT 神经元保持静止，不同递质的活化差异可能诱导了这种勃起。该种勃起可能受雄激素调节，因为性腺功能减退或抗雄激素治疗患者该种勃起的次数和持续时间均会减少（Braun et al., 2000）。

（一）阴茎勃起的血流动力学变化

当有性刺激时，在神经递质的作用下，阴茎海绵体动脉和阴茎海绵体窦平滑肌松弛，动脉和小动脉扩张，阴茎海绵体窦膨胀，阴茎海绵体内动脉流入阻力降低，从而快速接受大量动脉血流入阴茎海绵体内，使阴茎海绵窦充满动脉血而膨胀，挤压白膜下静脉丛，使静脉流出阻力显著增加，提高阴茎海绵体内压力从而诱导阴茎勃起。阴茎充分勃起后，坐骨海绵体肌收缩，挤压阴茎海绵体近端，使阴茎海绵体内压超过收缩期血压，阴茎发生强直性勃起。

（二）阴茎勃起和疲软血流动力学变化分期

阴茎勃起和疲软过程可分为 7 个期：

（1）疲软期：阴茎海绵体内只有少量动、静脉血流，维持营养运输，血流速度为 2.5～8 ml/100g · min。血氧分压大约 35 mmHg，血气值相当于静脉血气值，阴茎海绵体压力等于 0。在寒冷环境和肾上腺素注射时会引起疲软状态下的阴茎进一步收缩，这也进一步证明疲软状态下的阴茎处于中等收缩状态。

（2）充盈前期：自主神经激活，阴茎海绵体神经末梢神经递质释放，平滑肌舒张，微小动脉和动脉扩张，入血阻力降至很低。阴部内动脉血流在收缩期和舒张期均开始增加，阴茎海绵体内压不变，海绵窦扩张存留流入的血液，阴茎海绵体内压及体积不变。

（3）充盈期：阴茎海绵体动脉血液流入量快速增加，阴茎海绵体内压逐渐增加直至达到充分勃起。伴随阴茎海绵体内压的增加则血流速度逐渐下降，当内压达到舒张压水平时，血液只在收缩期流入。

（4）充分勃起期：阴茎海绵体内压升至收缩压的 80%～90%，动脉血流明显减少，直至达到白膜的最大容量。窦壁和白膜间的静脉通道多数被挤压，静脉回流减少，但由于阴茎头无白膜包绕，在此期，其内静脉发挥了动静脉瘘的作用。随着白膜伸展，容积增加，内外层之间的导静脉闭塞，这样进一步减少静脉回流直至达到最少的程度。此期阴茎血气值接近动脉血，血氧分压增加（达到 90 mmHg），阴茎海绵体内压力增加至大约 100 mmHg。阴茎逐渐转变为充分勃起状态。此期，尿道海绵体和阴茎头的血流动力学与阴茎海绵体有所不同。勃起时，动脉血流虽然与阴茎海绵体一样以相同的方式增加，但是，因为尿道海绵体的白膜较薄，而阴茎头部缺乏白膜，引起轻度静脉闭塞，所以尿道海绵体和阴茎头内的压力只有阴茎海绵体的 1/3～1/2。在充分勃起期，尿道海绵体和阴茎头在勃起时实质上起到一个较大的动静脉分流的功能，Buck 筋膜和膨胀的阴茎海绵体之间的阴茎背深静脉和悬静脉部分受压，导致阴茎头的充血涨大。

（5）强直勃起期：躯体神经活化，坐骨海

绵体肌收缩，阴茎海绵体近端被挤压，阴茎海绵体内压超过收缩期血压（可达到几百毫米汞柱），几乎无血流通过阴茎海绵体动脉（由于持续时间短，这样的缺血事件一般不会发生组织缺血损伤）。大多数静脉通道均被暂时挤压。坐骨海绵体肌和球海绵体肌有力的压迫也会作用于尿道海绵体和阴茎静脉，引起阴茎头和尿道海绵体的进一步膨胀和压力增加。勃起的阴茎角度由阴茎的大小、耻骨坐骨支（阴茎脚）和耻骨前的附着点（浅、深悬韧带）决定。阴茎较长或悬韧带松弛的男性，即使达到完全勃起状态，阴茎角度常不超过90度。

（6）缓慢消退期：射精后或性刺激终止后，自主神经恢复释放递质，导致海绵窦和小动脉的平滑肌收缩。平滑肌的收缩使动脉血流逐渐降低，阴茎海绵体内压开始降低。

（7）快速消退期：随着阴茎海绵体压力降低，静脉通道重新开放，将阴茎海绵窦内的血液回流，快速降低阴茎海绵体压力减至疲软期水平（图70-1-2，图70-1-3）。

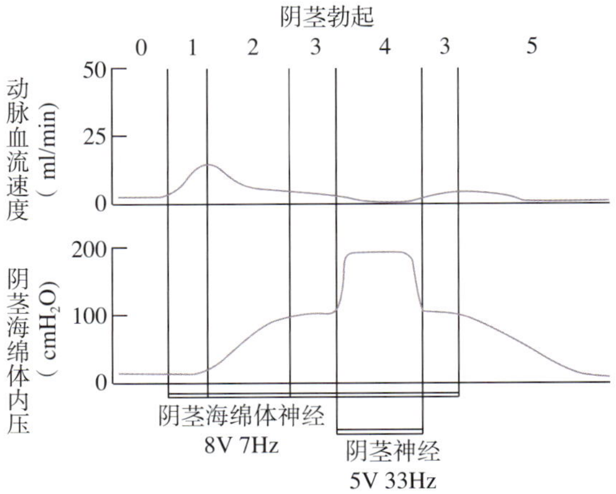

图 70-1-3　阴茎勃起和疲软过程
7个时相中阴茎海绵体动脉血流速度和阴茎海绵体压力变化

三、勃起功能障碍的分类和原因

勃起功能障碍按发生原因可分类为心理性和器质性，其中器质性原因占50%，包括先天性阴茎发育异常、阴茎血管神经病变以及阴茎海绵体结构的病理变化等。器质性原因在临床

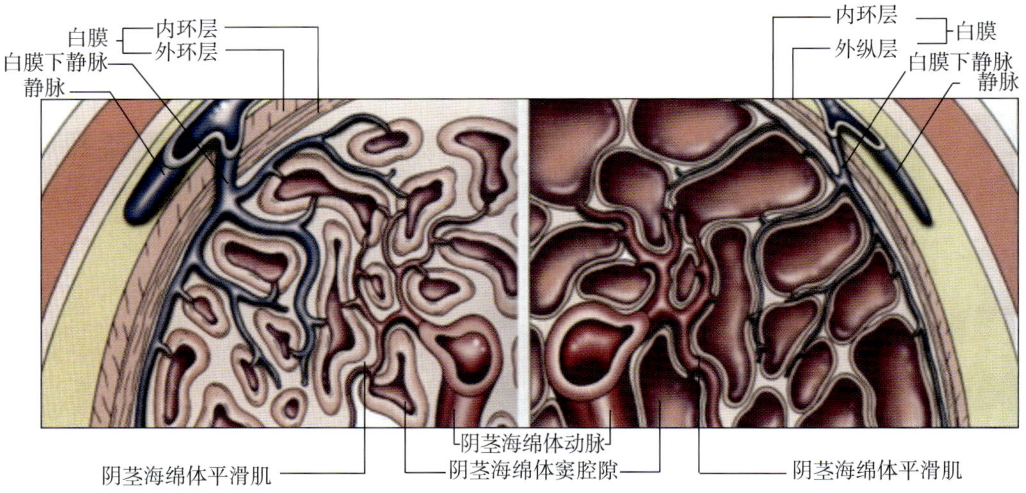

图 70-1-2　阴茎勃起和疲软机制示意图
左：阴茎疲软状态阴茎海绵体动脉和阴茎海绵体窦处于收缩状态，白膜下静脉通道处于开放状态。右：勃起状态阴茎海绵体动脉和阴茎海绵体窦处于松弛状态，白膜下静脉受压而闭锁状态而阴茎充血膨胀

上分类为血管性勃起功能障碍、神经性勃起功能障碍、内分泌性勃起功能障碍、阴茎海绵体源性勃起功能障碍以及全身疾病引起勃起功能障碍（如糖尿病和高血压动脉硬化和药物因素等）。勃起功能障碍的危险因素有：躯体疾病，如心血管疾病、糖尿病和神经源性疾病等；精神心理性因素，如精神分裂症、抑郁症等；药物因素，如多种抗高血压药物、心血管药物、抗抑郁等药物；外伤、手术以及其他医源性疾病，如脊髓骨盆外伤、下腹部和会阴部手术损伤阴茎血管神经；吸烟、酗酒、吸毒、肥胖、失眠等；不良的性生活经历、文化背景、宗教信仰、家庭社会因素、配偶的性反应等（表 70-1-1）。

四、勃起功能障碍的诊断

勃起功能障碍的诊断依靠患者主诉、现病史、既往史、药物使用史、物理检查、实验室检查以及必要的特殊勃起功能检查。勃起功能国际指数（international index of erectile dysfunction，IIEF），是根据患者对阴茎勃起硬度、维持勃起的能力、勃起以及维持阴茎勃起的自信度、困难程度、性生活满足度等 5 项（IIEF5）评分内容（表 70-1-2），综合量化评价勃起功能障碍的程度（重度 ED：5～7，中度 ED：8～11，轻至中度 ED：12～16，轻度 ED：17～21，勃起功能正常：22～25）和各种

表 70-1-1 国际 ED 研究学会建议的 ED 新分类方法

心理性	普遍型	普遍型感受性迟钝	性唤起原发性缺失
			年龄相关的性唤起减退
		普遍型抑制	性隐秘慢性疾患
	境遇型	伴侣相关性	特殊关系中的性唤起缺失
			性目标选择性性唤起缺失
			性伴冲突或威胁所致高级中枢抑制
		操作相关性	与其他性功能障碍（如早泄）相伴
			境遇性操作焦虑（如对失败的恐惧）
		心理创伤或心理调整相关性	与负性心理状态（如抑郁）相伴或遭遇重大生活挫折（如丧偶）
器质性	神经性		
	内分泌性		
	动脉性	阴茎内动脉病变	
		阴茎外动脉病变	
	静脉性（阴茎海绵体性）	Ⅰ型：有大静脉引流阴茎海绵体，多为先天性。	
		Ⅱ型：白膜变形（如 Peyronie 病或老龄性白膜薄弱）使静脉通道增大。	
		Ⅲ型：阴茎海绵体平滑肌由于纤维化、退行性变、缝隙连接失调导致不能舒张。	
		Ⅳ型：神经递质释放不足（内皮功能失调等）	
		Ⅴ型：阴茎海绵体与尿道阴茎海绵体或阴茎头间存在异常交通（先天性、创伤性、手术后等）	
	药源性	抗高血压药、抗抑郁药等	
混合性	包含器质性和心理性因素		

表 70-1-2 勃起功能国际指数问卷 (IIEF5)

题目\评分标准	0分	1分	2分	3分	4分	5分
1. 您对获得勃起和维持勃起的自信程度如何?		很低	低	中等	高	很高
2. 您受到性刺激而有阴茎勃起时，有多少次能够插入?	无性活动	几乎没有或完全没有	少数几次（远少于一半时候）	有时（约一半时候）	大多数时候（远多于一半时候）	几乎总是或总是
3. 您性交时，阴茎插入后，有多少次能够维持勃起状态?	没有尝试性交	几乎没有或完全没有	少数几次（远少于一半时候）	有时（约一半时候）	大多数时候（远多于一半时候）	几乎总是或总是
4. 您性交时，维持阴茎勃起直至性交完成，有多大困难?	没有尝试性交	困难极大	困难很大	困难	有点困难	不困难
5. 您性交时，有多少次感到满足?	没有尝试性交	几乎没有或完全没有	少数几次（远少于一半时候）	有时（约一半时候）	大多数时候（远多于一半时候）	几乎总是或总是

治疗的效果，其可靠性已通过大量临床试验得以证实。

病史、用药史、精神异常史、性心理史、全面的体格检查、基本的实验室检查（血常规、尿常规、空腹血糖、肌酐、血脂、清晨血睾酮和催乳素水平）是 ED 诊断与鉴别诊断的重要依据。此外，询问患者伴侣可能获得更多的有用信息。在诊断和治疗中，应调动患者及其配偶的积极性，明确患者及其配偶的目标及喜好，共同参与诊治计划的制订。有服药史的患者在直接描述性问题之前，要向其解释 ED 的危险因素，这样患者会较容易谈论相关的问题，并提供所用药物的信息。对于性生活史，应该进行真实客观的描述，如果患者和配偶一起接受询问，则准确性更高。应注意 ED 常伴发的其他疾病，如糖尿病、高脂血症、冠心病、高血压、脊柱疾病、垂体肿瘤等。

医生应该确定是否目前出现的问题是首要想解决的问题，或是否其他性问题（性欲、射精、性高潮等障碍）也被包含在其内，这些都是非常必要的。问诊还应包括患者的人际关系、职业情况、财务状况、家庭生活以及社会支持等。在体格检查时，医生可以借此机会私下询问患者是否有其他不愿意让配偶知道的特殊病史。生殖器的发育评估偶尔会揭示性功能障碍的原因（如小阴茎、阴茎痛性勃起、阴茎硬结症等）。那些有明确遗传病（Kallmann 病、克兰费尔特综合征等）的患者可能表现出明显的性腺功能减退的体征以及特有的体型。那些神经变性紊乱以及糖尿病的患者可能存在外周神经系统病变的表现。生殖器、会阴部感觉以及阴茎海绵体反射试验（BCR）在评价神经性 ED 方面的用处可能很大。

阴茎勃起功能障碍相关体征检查，应重点注意第二性征、外周血管、生殖系统和神经系统。

第二性征发育：注意患者皮肤、体型、骨骼及肌肉发育情况，有无喉结，胡须和体毛分布与疏密程度，有无男性乳腺发育等。

外周血管检查：注意触摸股动脉、足背动脉及阴茎背动脉的搏动强弱。阴茎背动脉较细小，需仔细触摸。患者取平卧位，将手指轻轻放在阴茎背侧根部即可触到动脉搏动。在动脉硬化、外伤和老年男性中搏动减弱或消失。

生殖系统检查：注意阴茎大小、有无畸形和硬结，睾丸是否正常。

神经系统检查：检查会阴部感觉、腹壁反射、提睾肌反射、膝反射、球海绵体肌反射等。球海绵体肌反射检查方法是：患者膝胸卧位，检查者右手示指伸入肛门，了解肛门括约肌张力。待患者肛门括约肌松弛时以左手两指快速挤压阴茎头，位于肛门内的右手示指可以感受到括约肌反射性收缩，若反射弱或无反射提示神经反射障碍。

实验室检查主要包括血常规、尿常规、血生化（包括血糖、肝肾功能及血脂）、下丘脑–垂体–睾丸性腺轴功能检查，检测上午 8:00～10:00 血清总睾酮。如血清总睾酮低于正常水平，应检测泌乳素、卵泡刺激素及黄体生成素。

特殊检查适用于口服药物无效而需行相应有创治疗者，或患者要求明确 ED 病因及涉及法律与意外事故鉴定等。利用各种阴茎勃起的血流动力学检查（双功能彩色多普勒超声检查、夜间勃起功能检测、药物诱发勃起功能检测等），选择性阴茎动脉、静脉造影，各种神经功能检查方法（体性感觉诱发电位、肌电图测定球海绵体反射等）。勃起功能障碍患者进行必要的特殊检查，有利于辨别心理性或器质性勃起功能障碍，进一步明确勃起功能障碍的病理分类，为选择适当的治疗方法提供依据。

利用阴茎硬度监测仪（RigiScan）进行夜间阴茎勃起试验（nocturnal penile tumescence test，NPTT）：夜间阴茎勃起是健康男性从婴儿至成年都存在的生理现象。夜间阴茎勃起试验是临床上鉴别心理性和器质性 ED 的重要方法。RigiScan 是一种能够连续记录夜间阴茎胀大程度、硬度、勃起次数及持续时间的装置，可以在家中监测。阴茎疲软状态下阴茎海绵体血流速度缓慢（2 ml/min），局部氧饱和度较低而接近静脉血，健康男性每天夜间 8 小时熟睡时自发阴茎勃起 3～6 次，每次持续 15 min 以上，阴茎根部周径胀大 >3 cm，阴茎头部 >2 cm。夜间阴茎勃起功能可以确保阴茎海绵体组织的供氧，有维持组织结构和功能的重要作用。勃起硬度达到 60%，持续时间达到 10 min 的勃起为有效勃起。由于该监测方法受睡眠状态的影响，通常需要连续观察 2～3 个夜晚，以便更准确地了解患者夜间勃起情况。该方法的检查结果是鉴别心理性和器质性勃起功能障碍德的重要依据（图 70-1-4，图 70-1-5）。

近年来，口服 PDE5i 后可视性刺激阴茎胀大的硬度试验（PDE5i+visual stimulation tumescence and rigidity，PDE5i+VSTR）已经越来越多地应用于临床，在诊所记录患者口服 PDE5i 后阴茎勃起情况具有较好的临床辅助诊断意义。

阴茎海绵体注射血管活性药物试验（intracavernous injection test，ICIT）在临床上主要用于鉴别血管性、心理性和神经性 ED。注射药物的剂量因人而异，一般为前列腺素

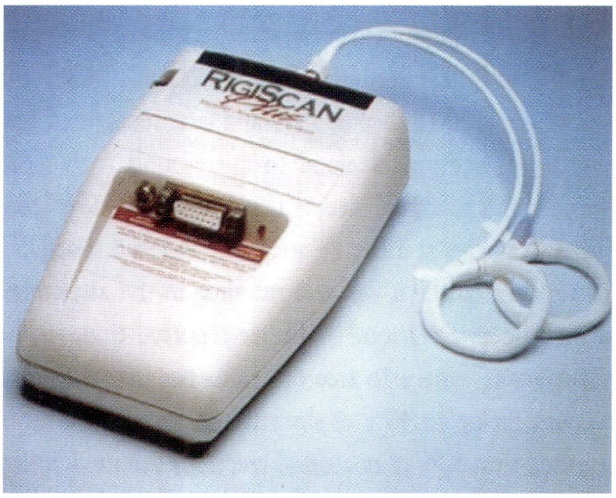

图 70-1-4　阴茎硬度监测仪

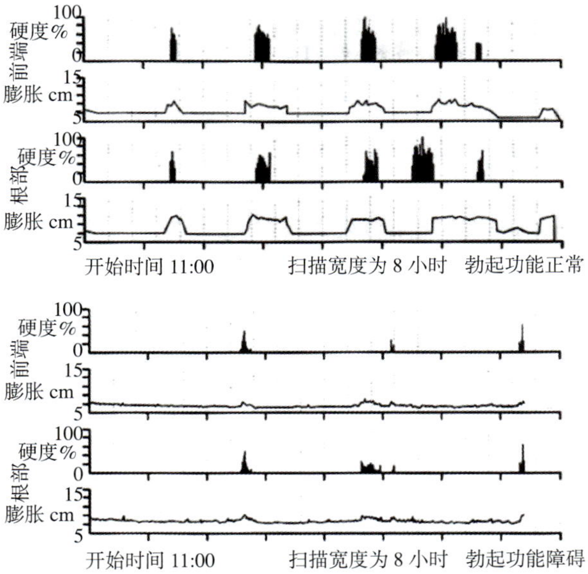

图 70-1-5　利用阴茎硬度监测仪监测夜间勃起功能
上图，勃起功能正常；下图，勃起功能障碍

E1 10～20 mg 或罂粟碱 30～60 mg、酚妥拉明 1～2 mg。注射方法：患者取平卧位或坐位，用拇指及示、中指轻轻牵拉阴茎，消毒一侧阴茎根部背侧方皮肤，避开浅表血管，选用皮试针头，垂直刺入单侧阴茎海绵体内，回抽血液确认后，将血管活性药物注入阴茎海绵体。拔针后，压迫局部穿刺点片刻。注药后 7～10 min 开始测量阴茎的长度、周径以及站立位时勃起阴茎与下肢轴线形成的角度。角度 >90°，持续 30 min 以上为阳性勃起反应，表明 ED 是由心理性或神经性原因所致。若勃起角度 <60° 提示有血管病变，60°～90° 可疑。注药 15 min 后阴茎勃起缓慢，常表明阴茎动脉供血不全。若注药后勃起较快，但迅速疲软，提示阴茎静脉阻闭功能障碍。由于精神心理、试验环境和药物剂量均可影响试验结果，故勃起不佳也不能肯定有血管病变，需进一步检查。ICIT 可发生低血压、头痛、血肿、阴茎海绵体炎、尿道损伤和阴茎异常勃起等不良反应。规范操作可以减少阴茎血肿及尿道损伤的发生率。阴茎根部扎止血带可以降低低血压和头痛的发生率。注药后需要密切观察患者，如阴茎持续勃起超过 4 小时则诊断为阴茎异常勃起（priapism），应及时治疗（Zhou et al., 2012）。

阴茎彩色多普勒超声检查（colour doppler ultrasonography，CDU）是目前用于诊断血管性 ED 最有价值的方法之一。检查时患者取仰卧位，置超声探头于阴茎背侧，先观察阴茎解剖结构，了解有无血管钙化、阴茎海绵体纤维化和硬结等。之后观察注射血管活性药物前后阴茎血管和血流的变化，常用的药物有前列腺素 E1、罂粟碱和酚妥拉明。

评价阴茎内血管功能的常用参数有：血管直径、动脉收缩期最大血流速（PSV）、舒张末期血流速（EDV）和阻力指数（RI）。目前该检查方法还没有统一的正常值。一般认为，注射血管活性药物后阴茎海绵体动脉血管直径 >0.7 mm 或增大 75% 以上，PSV>25 cm/s，EDV<5 cm/s，RI 0.99 为正常。PSV< 25 cm/s 提示动脉性供血不足。EDV> 5 cm/s 提示阴茎静脉阻闭功能不全。单纯性动脉供血不足者，RI 稍低于正常值，约为 0.96，RI 值低于 0.8 常提示静脉阻闭功能不全（图 70-1-6）。

可选择性评估项目如下：

（1）阴茎海绵体造影术（cavernosography）：用于诊断静脉性 ED。

阴茎海绵体造影的适应证：①疑有阴茎静脉闭合功能不全，行静脉手术之前；②行阴茎动脉血管重建手术前，排除静脉阻闭功能不全；③疑阴茎海绵体病变者。

造影方法：患者仰卧于 X 线检查台，局部消毒后，将 19 号碟形针刺入一侧阴茎海绵体内，注入血管活性药物，如前列腺素 E1 20 μg 或罂素碱 30～60 mg、酚妥拉明 1～2 mg，5～10 min 后阴茎海绵体平滑肌松弛，以

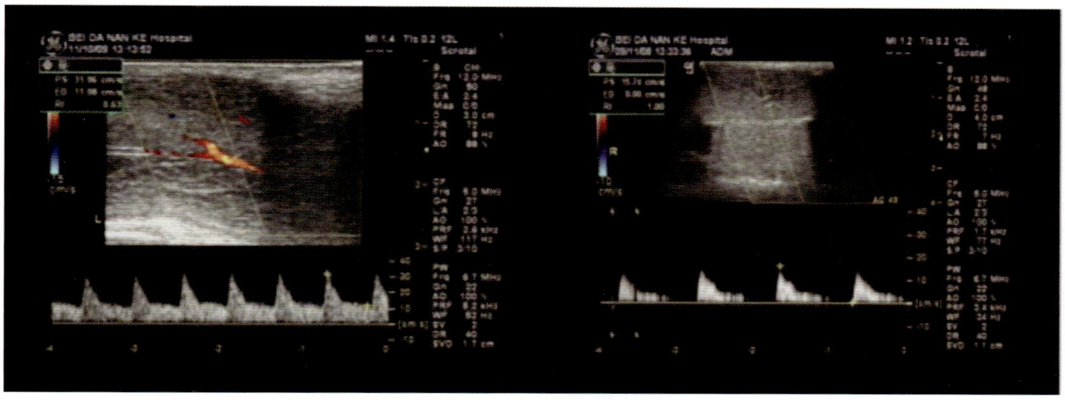

图 70-1-6　阴茎彩色多普勒超声检查结果
左图；正常，右图：动脉性勃起功能障碍

80～100 ml/min 流速快速注入 30％泛影葡胺 40～100 ml，通过监视器观察阴茎海绵体形态，阴茎和盆腔静脉回流情况。在注入造影剂后 30 s、60 s、90 s、120 s 及 900 s 时摄前后位片。

静脉漏的 X 线表现：①阴茎背深静脉和前列腺周围静脉丛显影；②阴部内、外静脉系统显影；③阴茎浅静脉显影；④尿道海绵体显影；⑤少数患者可发现会阴丛显影（图 70-1-7）。

（2）选择性阴部动脉造影术（selective pudendal arteriography）：主要适应证：①骨盆外伤后 ED；②原发性 ED 疑阴部动脉血管畸形；③ ED 经 NPT 和 ICI 试验反应阴性；④彩色多普勒超声检查显示动脉供血不全并准备行血管重建手术者。

造影方法：患者平卧血管造影检查台，从一侧股动脉穿刺插入动脉导管。在荧屏监视下，导管通过腹主动脉进入对侧髂动脉并伸至髂内动脉。令患者倾斜 30°，阴茎偏向非造影侧，注入造影剂 60 ml（20 s 内）。连续每秒摄片，共 30 s，再将导管后退至穿刺侧髂动脉，进入髂内动脉后，同样方法注药及摄片。

选择性阴茎动脉造影可以明确动脉病变部位和程度。然而，由于该技术并非绝对安全，可造成出血或动脉内膜剥脱等并发症，所以要慎重采用（图 70-1-8）。

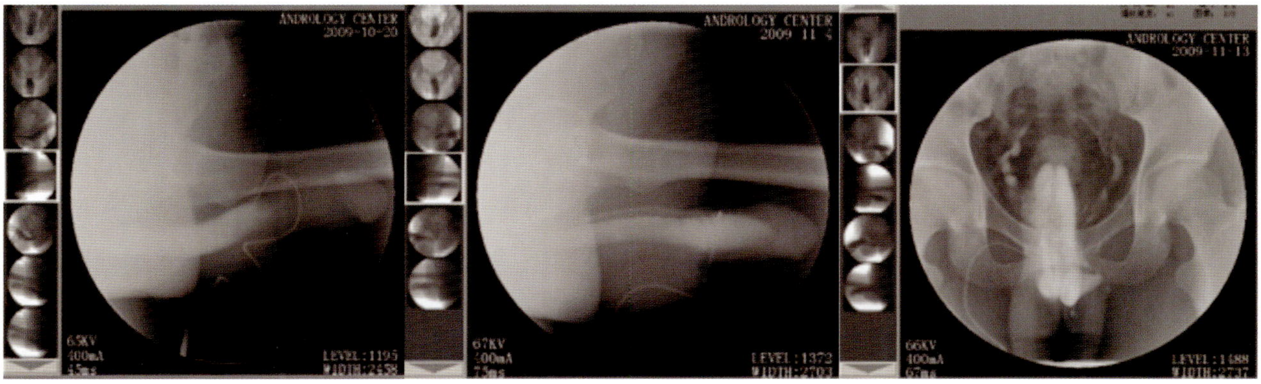

图 70-1-7　阴茎海绵体造影图
左图：正常；中图：阴茎背深静脉漏 右图：阴茎脚静脉漏

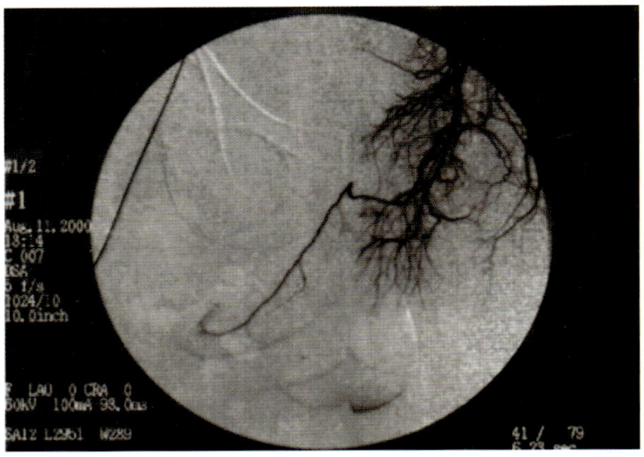

图 70-1-8 动脉性勃起功能障碍选择性阴部动脉造影图

此外，球海绵体肌反射潜伏时间、坐骨海绵体肌反射潜伏时间、阴茎背神经体感诱发电位以及感觉阈值测定等检查方法对神经性 ED 的诊断具有一定的临床意义。

总之，通过了解病史、既往史、物理检查、实验室检查和必要的特殊检查，勃起功能障碍可分类为心理性勃起功能障碍和器质性勃起功能障碍，后者可进一步分类为血管性、神经性、内分泌性以及阴茎海绵体性勃起功能障碍，为临床治疗选择提供重要依据。

五、勃起功能障碍的治疗

随着阴茎勃起生理以及勃起功能障碍病理生理机制研究的深入，勃起功能障碍的治疗近年来有了很大的进步，其中主要的治疗方法介绍如下。

首先要纠正勃起功能障碍的危险因素，积极治疗原发疾病，例如心血管疾病、糖尿病和神经源性疾病等；精神心理性因素：精神分裂症、抑郁症等；调整药物因素：多种抗高血压药物、心血管药物、抗抑郁药物等；外伤、手术以及其他医源性疾病：脊髓骨盆外伤、下腹部和会阴部手术损伤阴茎血管神经；吸烟、酗酒、吸毒、肥胖、失眠等；不良的性生活经历、文化背景、宗教信仰、家庭社会因素、配偶的性反应等。目前的证据证明，ED 与存在血管病变的疾病（冠心病、糖尿病等）密切相关。虽然目前还未证明对这些原发疾病的治疗是否对 ED 的改善有帮助，但应鼓励患者保持健康的生活习惯，包括健康饮食、戒烟限酒、规律运动等。此外还应注意某些可能对勃起功能不利的活动，如长时间骑车、骑马（骑跨伤）等。

（一）一般药物治疗

原发性或继发性性腺功能障碍引起的 ED 患者，血浆睾酮水平较低的患者需要长期采用睾酮补充治疗。通常可选择口服十一酸睾酮 80mg，每天两次，餐后服用。对于有甲状腺疾病、肾上腺疾病、下丘脑功能失调的患者，应该进行相应的激素补充或替代治疗。对于合并高催乳素血症的性功能障碍患者，激素替代治疗无法改善其症状，应该首先治疗原发的脑垂体疾病或清除滥用的药物（雌激素、吗啡、镇静剂、神经剂等）。溴隐亭治疗可以降低催乳素水平并使睾酮水平恢复正常，药物治疗效果不佳或肿瘤挤压周围组织时，可采取手术治疗。对于伴发性腺功能减退的患者，可以采用雄激素治疗。性腺功能减退患者除表现为性欲减退外，还可能伴抑郁、肌肉体积减小、骨盐密度降低等，有可能要采取相应的对症治疗。睾酮的长效制剂是最经济的雄激素替代治疗，能有效恢复正常的血清睾酮水平。常见的如环戊烷丙酸睾酮和庚酸睾酮，两种制剂均经深部肌肉注射给药，72 小时内血睾酮水平会超过生理水平，之后 2～3 周平稳下降。这两种药物使用时通常每 2～4 周注射 200～400 mg。丙酸睾酮通常半衰期较短，需隔日注射一次。睾酮经皮贴剂一般需每日使用，如果在清晨使用，则可模拟正常的血睾酮周期性变化。贴剂分为阴囊贴和全身贴，后者可贴于前臂、后背、臀部上方等无光照的地方，避免了阴囊贴剂的不便。贴剂最常见的不良反应是皮肤瘙痒、慢性皮肤刺激、接触性皮炎等。患者可变换敷贴部位，也可局部应用糖皮质激素霜类保护皮肤。含有雄激素的霜剂使用较为方便，通常在早晨将其涂于肩部、前臂上部、腹部等清洁干燥的皮肤区域，最常见的不良反应为局部皮肤刺激。口服的睾酮制剂包括 17α- 甲基睾酮、十一酸睾酮等。这类药物多具有明显的肝首过效应，口服后，有相当一部分经肝灭活。这类药物多具有肝毒性，甚至可能导致肝炎、阻塞性黄疸、肝脓肿等。雄激素替代治疗的潜在风险一直是众人关注的焦点。部分患者的治疗风险可能高于预期效果，长期高水平的睾酮可抑制黄体生成素（LH）和卵泡刺激素（FSH）的分泌，这可导致不育、乳房发硬、乳房发育等。此外长期睾酮治疗导致的红细胞增多是最常见的实验室检查异常，红细胞数目的异常以及附带的血液凝集系统异常均会增加心血管疾病的风险。雄激素替代可能对前列腺疾病的发生发展产生影响，包括前列腺增生和前列腺癌。因为部分前列腺增生和前列腺癌为雄激素依赖性，所以额外补充雄激素可能诱导疾病加重，特别是前列腺癌，激素补充对前列腺潜伏癌的刺激作用一直是医学关注的焦点。前列腺癌和乳腺癌是激素替代治疗的禁忌证，因此，老年患者在雄激素替代治疗前应该常规接受前列腺肛诊和 PSA 筛查，可疑患者建议做前列腺穿刺活检。治疗期间，患者应每 6 个月检查一次前列腺、PSA 水平、血红蛋白、红细胞比容、肝功能、胆固醇水平、血脂等。需注意的是，治疗后患者睾酮水平并不代表激素替代治疗的效果，医生应该根据临床表现来确定和修改临床治疗方案。

其他药物包括育亨宾、曲唑酮、阿扑吗啡等。育亨宾提取自柯楠树皮，为中枢性 α2- 肾上腺素能拮抗剂。临床显示其对 ED 的改善作用有限，对心理性 ED 的改善效果可能比器质性 ED 强。育亨宾的初始治疗剂量为 5.4 mg，每日 3 次，也有报告可按需服用（性生活前 1～2 小时服用 2 片）。其主要副作用包括：心动过速、头痛、兴奋、焦虑、血压增高等。曲唑酮为常用的温和型抗抑郁药，偶可导致阴茎异常勃起。其作用机制涉及外周的 α- 肾上腺素能阻滞和中枢的 5-HT 再摄取抑制。临床研究显示其可促进夜间阴茎勃起和性刺激性阴茎勃起。使用时，每晚服用 25～200 mg，可与育亨宾合用。其副作用主要包括疲劳、恶心、呕吐、血压变化、尿潴留、阴茎异常勃起等。阿扑吗啡属于多巴胺 D1/D2 受体激动剂，多巴胺受体兴奋有助于勃起，其可改善自发性勃起功能，但不增强性欲。该药起效迅速，一般在服药后 50 min 即可达到最大血浆浓度，治疗窗约 2 小时。不良反应主要包括恶心（16.9%）、眩晕（8.3%）、出汗（5%）、嗜睡（5.8%）、呵欠（7.9%）、呕吐（3.7%）。服用最大推荐剂量时，可能发生晕厥（0.6%）。目前的临床试验尚未发现明确的食物 - 药物相互作用，特别是与硝酸盐类的相互作用。

（二）选择性 PDE5 抑制剂

选择性 PDE5 抑制剂，如西地那非（50～100 mg/ 次），伐地那非（10～20 mg/ 次），他达拉非（10～20 mg/ 次）为治疗勃起功能障碍的第一线治疗药物。这些药物作为一次性治疗药物，通常在性生活前 1 小时左右口服，药物通过选择性抑制 5 型磷酸二酯酶，阻断性刺激下 NO 诱导下生成的 cGMP 的降解，提高其浓度从而增强阴茎勃起功能（Ali, 2008）。大量临床研究表明，3 种药物治疗勃起功能障碍的临床有效率达70%左右，临床使用安全，副作用发生率为15%左右，程度轻且为一过性，包括一过性轻度头痛头晕、颜面潮红、消化不良、鼻塞等，与轻度周围血管扩张作用有关。他达拉非（半衰期17.5小时）比西地那非和伐地那非（半衰期4小时）疗效持续时间长，患者可以根据性生活需要选择不同药物，但是必须明确，服用上述3种药物后必须有足够的性刺激才能起效（Skoumal et al., 2004），而且在服用后均与亚硝酸类药物有协同作用，可引起血压显著降低，并可能引起严重的心血管危险。同时，性生活本身亦可加重心脏负担，所以口服亚硝酸类药物者以及高危心血管疾病患者为口服上述3种药物的禁忌证（表70-1-3）。

（三）阴茎海绵体药物注射治疗

所用药物主要是作用于VIP/PGE1-cAMP信号通路的血管活性药物（单次治疗剂量：罂粟碱30 mg、酚妥拉明0.5 mg、前列腺素E1 20 μg）。阴茎海绵体内注射治疗通过提高阴茎海绵体内cAMP浓度而增强勃起功能，临床有效率达70%左右。该疗法必须在医生指导下，药物剂量需个体化，开始时使用单次治疗剂量的1/2，利用胰岛素注射器注射在阴茎外上侧的阴茎海绵体内，通常注射药物5～10 min后可以诱发勃起，根据勃起情况适量加减药物剂量，如药物使用过量可引起严重的缺血性阴茎异常勃起（勃起4小时以上），需要急症处置。由于该治疗属于侵袭性治疗方法，可引起疼痛、异常勃起、阴茎海绵体纤维化等副作用，目前被作为第二线治疗方法。

罂粟碱为提取自罂粟的生物碱，同样属于磷酸二酯酶抑制剂。它可以增加阴茎海绵体组织中cAMP和cGMP的浓度，诱导阴茎海绵体和血管平滑肌舒张。罂粟碱用于治疗时，剂量为15～60 mg，在血浆中的半衰期为1～2小时。临床试验表明，该药对心理性和神经性ED有效。罂粟碱价格低廉，可在室温下保持稳定，

表70-1-3 选择性PDE5抑制剂

	西地那非	伐地那非	他达那非
血浆最大浓度 (ng/ml)	450	20.9	378
达峰时间 (hr)	0.8	0.7～0.9	2
起效时间	15 min到1小时	15 min到1小时	15 min到2小时
半衰期	3～5小时	4～5小时	17.5小时
生物活性	40%	15%	未经检测
脂肪饮食	减少吸收	减少吸收	无影响
推荐剂量	25，50，100 mg	5，10，20 mg	5，10，20 mg
临床有效率	70%～80%	70%～80%	70%～80%
副作用			
头痛、消化不良、面部发红	有	有	有
背痛、肌痛	罕见	罕见	有
视物模糊、蓝视	有	罕见	罕见
抗心律不齐药预防应用	不需要	需要	不需要
硝酸盐类药物禁忌证	是	是	是

但主要的副作用是可能导致阴茎海绵体纤维化，原因可能是与其低 pH 值有关。此外部分患者用药后还会出现转氨酶升高，原因可能为该药代谢会加重肝负担。

甲基酚妥拉明（瑞其丁）为竞争性 α- 肾上腺素受体拮抗剂，其对 α1 和 α2 受体有相同的亲和力。阴茎海绵体单独注射甲基酚妥拉明只能增加阴茎海绵体血流，并不能显著增加阴茎海绵体内压。因此，该药常与罂粟碱、前列腺素 E1（前列地尔）等其他药物合用。甲基酚妥拉明半衰期较短，约为 30 min。该药最常见的副作用为系统性低血压、反射性心动过速、胃肠功能紊乱、鼻塞等。

前列地尔（前列腺素 E1）相当于外源性的前列腺素 E1，后者是自然存在的内源性化合物。该药的推荐起始剂量为 2.5 μg，若效果不佳，则以 2.5 μg 为单位逐渐增加剂量，最大剂量为 60 μg。阴茎海绵体注射后，该药的 96% 在 60 min 内局部代谢，外周血浓度则未见变化。对于一般的 ED 患者，注射 10 ~ 20 μg 的剂量，大部分（70% ~ 80%）可以获得充分的勃起。该药注射最常见的副作用为局部疼痛（16.8%）、血肿和瘀斑（1.5%）、阴茎异常勃起（1.3%）。

联合用药即两种或三种以上药物联合使用。联合用药的好处是可以协同各种药的优势，避免高剂量单药带来的不良反应。例如，一项关于联合用药治疗器质性 ED 的研究表明，单用罂粟碱可使 40% 的患者获得充分勃起，单用酚妥拉明只能使 7% 的患者获得充分勃起，而二药联合使用则可以使 87% 的患者获得充分勃起。这两种药物组合最常用的浓度是罂粟碱 30 mg/ml+ 酚妥拉明 1 mg/ml。对于三联药物治疗（罂粟碱 + 酚妥拉明 + 前列地尔），有实验表明其对严重动脉供血不足或轻度静脉闭合不良的 ED 患者更有效。使用三联组合药物后，器质性 ED 的反应率高达 89%，而且痛性勃起的发生率也低。对药物组合而言，临床应从小剂量开始，并根据勃起程度调整剂量，目标是既可获得充分勃起而勃起持续时间又不超过 1 小时（避免阴茎异常勃起）。联合用药治疗的禁忌证包括：镰状细胞贫血、精神分裂症、严重精神病、严重静脉功能不全等。注射治疗比较严重的副作用包括阴茎异常勃起和阴茎海绵体纤维化（包括硬结、弥漫性瘢痕、斑块、弯曲）。阴茎海绵体注射后，压迫针刺部位 5 min 以上（服用阿司匹林或其他抗凝剂者，应该压迫 7 ~ 10 min），可以有效减少出血和纤维化的发生。一般认为，使用前列地尔时，这些较严重的副作用发生率较使用罂粟碱和酚妥拉明低。临床中，患者在回家自行注射治疗前，应该接受医务人员的首次注射和适当的培训，以尽量减少严重不良反应的发生。应告知患者不能自行增加剂量或重复注射，若勃起持续超过 4 小时应及时就医，常用的对症处理方法是阴茎海绵体灌注稀释的去氧肾上腺素 250 ~ 500 μg，每 3 ~ 5 min 一次，直到阴茎疲软。

（四）真空负压装置

真空负压装置由塑料圆筒和真空发生器（手动或电动）组成。该装置通过利用圆筒形真空负压装置扣在阴茎体外，利用机械性负压提高阴茎海绵体内动脉血流而诱发阴茎勃起后，阴茎根部放置硅橡胶紧缩环防止静脉回流，以维持阴茎勃起和性交。但紧缩环一般应在 30 min 内去除，时间过长，有可能对阴茎造成损伤。该方法实用方便，临床有效率达 60% ~ 70%，对于轻中度勃起功能障碍患者有效，但对 20%左右重度勃起功能障碍患者效果不佳，目前被作为第二线治疗方法。作为一次性诱发勃起治疗勃起功能障碍的方法，该种治疗诱导的勃起和生理性或阴茎海绵体注射诱导的勃起不同，阴茎皮肤发凉且缩窄环近端阴茎不硬，可能导致性交过程中阴茎稳定性变差，由于缩窄环的阻碍，射精有可能出现障碍。但该种治疗的优点是缩窄环的远端可以产生接近正常的勃起和足够的硬度，并且维持阴茎头的胀大。但对于血管严重供血不足者，该治疗可能无法诱导满意的勃起。必要时，可以采用阴茎海绵体注射与真空缩窄装置联合应用来改善勃起。临床中，使用真空负压装置常见的副作用包括：阴茎不适和疼痛、阴茎麻木、射精困难或障碍、瘀点和瘀斑。对于服用抗凝药物（阿司匹林、华法林等）的患者，缩窄环造成的挫伤可能会造成比较严重的后果，应该慎用。

（五）低能量冲击波疗法

2010 年，Vardi 等首次报道了低密度体外冲击波（low-intensity extracorporeal shock wave therapy，LESW）治疗 ED 的相关研究，数据显示这种新型的 ED 治疗方式对血管源性 ED 具有良好的治疗作用，可显著改善患者的勃起功能国际指数（IIEF）、勃起硬度、持续时间和阴茎海绵体内皮功能（Vardi et al., 2010）。此后，又有大量单中心临床研究对其疗效进行评估验证，进一步肯定了 LESW 治疗血管源性 ED 的治疗效果。目前，国内一项由北京大学第一医院男科中心牵头的多中心临床研究正在实施，旨在明确 LESW 治疗血管源性 ED 的安全性和有效性，并为其下一步临床应用奠定基础。Liu 等通过将 LESW 作用于糖尿病性 ED 动物模型，发现 LESW 可显著提高动物模型阴茎海绵体内平滑肌、内皮细胞、神经型一氧化氮合酶（nNOS）和血管内皮生长因子（VEGF）含量（Liu et al., 2013）。此外，通过基于胸腺嘧啶类似物 EdU 的标记滞留细胞技术（LRCs），Qiu 等发现 LESW 治疗糖尿病性 ED 动物模型后，阴茎海绵体内标记滞留细胞数量显著增多，提示 LESW 治疗 ED 的作用机制可能与调节内源性干细胞有关（Qiu et al., 2013）。

在 2013 年版修订的欧洲泌尿外科临床诊治指南中，LESW 首次被推荐作为治疗 ED 的新方法被纳入其中。但是，由于尚缺乏大样本、多中心的随机对照临床研究和缺乏机制研究，该指南并未对使用 LESW 治疗 ED 时的能量强度、治疗时间等进行明确说明。此外，现已完成并发表的 LESW 临床试验多以血管性 ED 为研究对象，并在病例选择时普遍将神经源性 ED 排除在外。近期，一项由 Frey 等进行的初步临床试验显示，LESW 可改善保留神经的前列腺癌根治术后 ED 患者的勃起功能，但该研究样本量较小（n=18）（Frey et al., 2016）。所以，LESW 是否对这类神经损伤性 ED 具有同样的疗效，仍待进一步研究。Li 等借助神经血管损伤性 ED 动物模型，发现 LESW 治疗神经性 ED 的作用机制可能与内源性干细胞招募及施万细胞激活有关（Li et al., 2016）。微能量治疗在男性生殖医学领域方兴未艾，有待更多研究充实。

（六）阴茎起勃器植入手术

人工勃起装置是利用现代科技，根据阴茎海绵体结构使用与人体组织相容性良好的硅橡胶圆柱体，通过手术安放到阴茎海绵体内，扶持阴茎勃起。目前有单件套、双件套、三件套三种类型，前者为可屈性勃起装置，后两者为可膨胀性勃起装置。对于一、二线治疗方法无效的重度勃起功能障碍患者，可作为半永久性最佳治疗选择，临床有效率 95% 左右，并不影响原有的阴茎感觉、排尿、射精功能和性快感。目前，该方法已成为治疗勃起功能障碍的三线标准治疗方法（图 70-1-9）。

阴茎起勃器植入手术适应证为：持续性、绝大多数时间阴茎不能插入阴道或勃起维持困

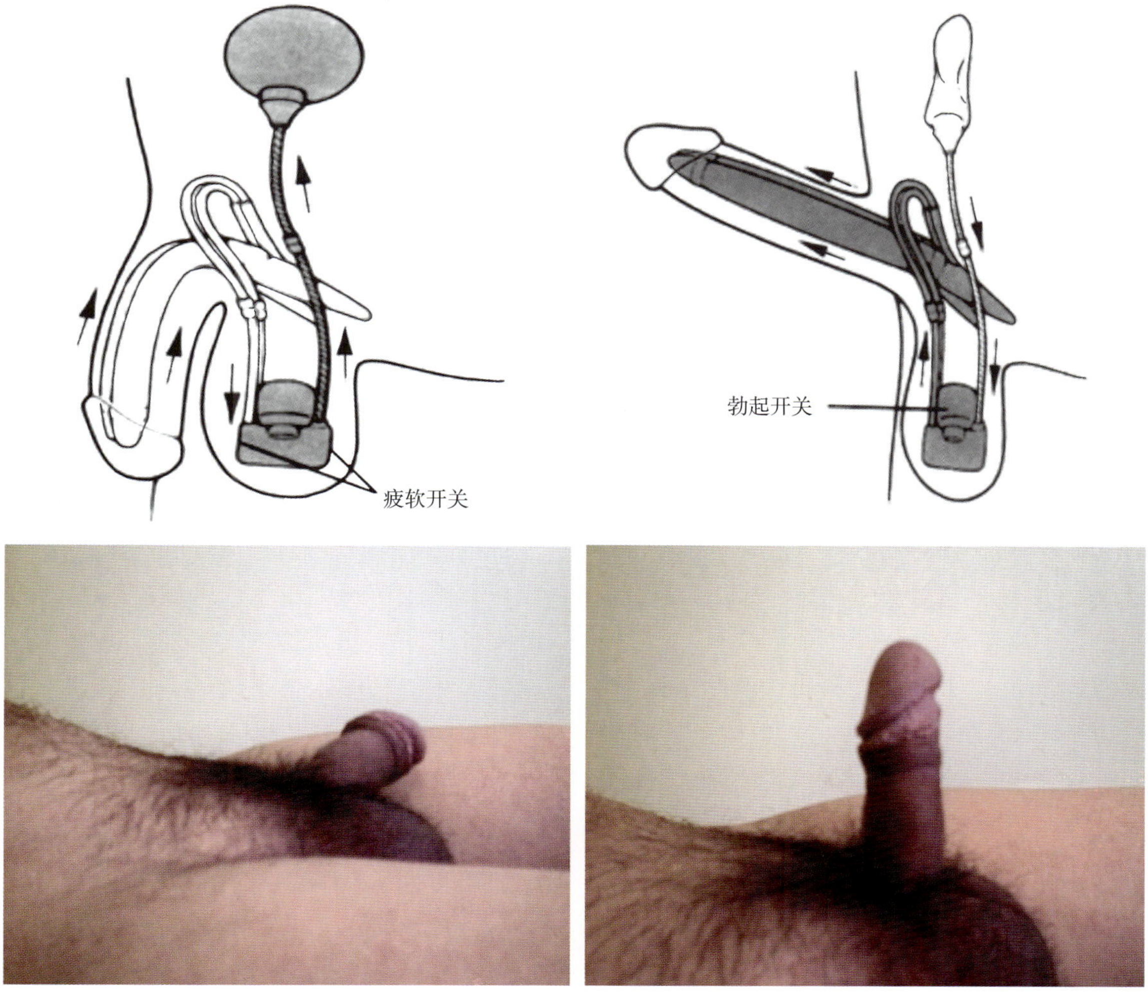

图 70-1-9　阴茎起勃器植入手术后效果图（左：疲软状态，右：勃起状态）

难而不能完成满意的性生活的重度器质性勃起功能障碍患者，口服 PDE5i 或阴茎海绵体药物注射疗法效果不佳，严重影响夫妻感情和家庭和谐，患者和配偶了解勃起功能障碍各种治疗方法而知情同意患者。

选择 ED 的治疗方案时，除了应和患者沟通外，还应包括与其配偶沟通。当与考虑植入阴茎起勃器的患者沟通时，很重要的一点是要告知患者还有其他可供选择的治疗方法及其各自的优缺点，比如磷酸二酯酶 -5 型抑制剂、真空负压装置、尿道内前列腺素灌注和阴茎海绵体内注射疗法等。由于受性生活环境因素或配偶关系紧张造成的偶发性 ED 患者或者是具有潜在可逆性 ED 患者，不应考虑采取阴茎起勃器植入治疗。对于这种患者及其性伴侣可选择心理咨询和性行为治疗更合适。此外还要考虑到各种类型阴茎起勃器的选择及各自的优缺点。应该告知患者阴茎起勃器能达到类似生理状态的勃起，而在阴茎起勃器松弛时感觉舒适；当膨胀时可达到接近正常勃起状况下的阴茎周径和硬度。应告知患者这种勃起不包括阴茎头，因此对于大多数人来说，阴茎起勃器诱导的勃起比手术前自然勃起长度显得要短。需要向患者展示阴茎拉直时的长度，告知这将是他们植入阴茎起勃器后勃起时的近似长度。患者应被告知，阴茎起勃器植入术前如果有阴茎感觉、性高潮和射精，术后依然会存在；术前如果本身没有阴茎感觉、性高潮或射精，术后也不会重新出现。应该说明可能的手术并发症，如果发生感染，需要完全取出植入的阴茎起勃器，而且阴茎海绵体平滑肌会形成瘢痕。感染后可以重新植入新的阴茎起勃器，但阴茎常会变小，圆柱体植入通常比第一次手术困难，极少数情况下甚至不能植入。若出现糜烂，起勃器穿透皮肤或穿入尿道的也需要取出。此外，阴茎起勃器在使用过程中可能会出现机械故障，万一出现，需要修复或者更换新的阴茎起勃器。

大多数阴茎起勃器植入术可于门诊在脊髓麻醉或全身麻醉下完成，手术当天或第二天即可出院。术后疼痛强度和持续时间具有较大的个体差异，多数人需要口服约 1 周的麻醉类止痛药物。此后，可服用非甾体抗炎药止痛。腹部放置储液囊的患者，4 周内应避免进行重体力活动及提重物，不再服用麻醉止痛药品后，患者可以驾车及恢复从事轻体力工作。术后 6 周时，大部分患者可以进行性交。

手术路径：

包括经冠状沟下（仅适用于可延展起勃器和可调位起勃器植入）、经耻骨下和经阴茎阴囊途径。其中推荐经阴茎阴囊途径，阴茎阴囊横向倒 T 形切口。如果存在阴茎海绵体纤维化，可将倒 T 形切口纵向延长，几乎可暴露两侧阴茎海绵体的整个范围。阴茎阴囊切口有一个难点，由于阴囊或者阴茎底部存在过多的导管，该切口下连接阴茎起勃器各个部件可能有一定难度，可通过分别植入圆柱体及泵来避免这个问题。经阴囊肉膜下方小窝后壁植入泵，这就需要连接 3 处而不是 1 处连接口。但是，这样做有助于把泵置入阴囊肉膜下方小窝里，而把导管埋在上部阴囊肉膜下，其优点不仅仅是考虑美观，还可减少装置感染的风险。如果阴茎阴囊切口浅层发生感染而筋膜层封闭完整的话，就不大可能发生阴茎起勃器周围深部感染，如果发生深部感染，则需要去除起勃器。

常见的并发症：

感染：阴茎起勃器周围组织感染一般不会导致严重后果，但是，为了清除感染灶，几乎总是需要取出所有的起勃器部件。因此，许多人认为感染是起勃器植入手术最危险的并发症。有泌尿道感染或手术区域皮肤感染的患者应该推迟阴茎起勃器植入手术。手术区备皮应在手术室进行而不是手术前一天完成，以避免皮肤上的寄生菌从皮肤小伤口侵入。手术区要有 10 min 的皮肤消毒时间。术前 1 小时预防性使用广谱抗生素，如庆大霉素和万古霉素。术中使用纸巾，而不是布巾，因为后者湿润时，细菌容易渗入。阴茎起勃器即将要充盈和植入时，才打开其无菌包装。无抗生素包被的起勃器打开后要浸泡在抗生素溶液中，有抗生素包被的打开起勃器包装后先放到无菌盆中，表面覆盖纸巾。因为硅胶带正电荷，能吸附空气中的颗粒；当植入体内和用组织覆盖前，都需要用抗生素溶液重新冲洗，可以使用的抗生素溶液是 1 L 生理盐水中加入 50 000 单位的枯草菌素。早期感染可表现为局部肿胀、红斑、触痛，还可能出现脓性渗出液和发热。晚期感染可能只表现为持续或反复持久的疼痛。长期感染可能导致阴囊皮肤粘连到泵上。感染有时表现为糜烂，甚至泵穿出阴囊，这时不应只考虑单纯泵感染，因为装置所有的部件都通过导管连接，所以要考虑到整个装置被感染。适当的抗生素治疗通常能够改善临床症状，然而，抗生素很少能够完全根除这种类型的感染，这是因为生物膜内隐匿的微生物黏附在装置上。因此，当出现阴茎起勃器感染时，阴茎起勃器上所有的部件都要取出。初次阴茎起勃器植入术感染率为 1%～3%，再次修复手术的感染率则很高（7%～18%）。

穿孔和糜烂：穿孔发生在术中，而糜烂在术后发生或被发现。外科医生扩张近端阴茎海绵体（阴茎脚）时，扩张器突然的落空感意味着阴茎脚内侧面和盆骨连接处已穿孔。通常使用较小尺寸的扩张器容易穿破会阴部软组织，Mulcahy 建议使用“风向袋”方法来修复（Mulcahy, 1987）。但是如果穿孔能够发现，而且使用更大尺寸扩张器能够沿正确路径扩张，通常不需要使用“风向袋”方法修复，圆柱体近端插入后可自行愈合。扩张远端时有可能交叉穿孔或穿破尿道。如果发生尿道穿孔，植入手术应该取消，并留置导尿管 7～10 天。阴茎起勃器再次植入需推迟进行。为避免尿道穿孔，外科医生需要一直保持扩张器尖端在阴茎海绵体背外侧面。这种操作也可预防发生交叉穿孔到对侧。在第一个圆柱体植入后，外科医生要再次确认另一边的近端和远端扩张程度，确认两侧阴茎海绵体未发生交叉穿孔。阴茎起勃器顶部糜烂可损伤尿道而露出尿道口。常见于半硬型可屈性阴茎起勃器，这可能是因为半硬型可屈性阴茎起勃器造成的持续性压力所致，此类并发症常见于脊髓损伤患者，因为他们缺少局部感觉。对于半硬型可屈性阴茎起勃器造成的糜烂，只需要取出糜烂侧圆柱体，通常可用巾钳夹住圆柱体顶端拉出即可。尿道糜烂患者放置导尿管 10 天，以使尿道愈合。一旦可膨胀阴茎起勃器的一个圆柱体穿出皮肤或阴茎头，此圆柱体要尽快取出，以避免细菌延着导管向阴茎起勃器其余部分扩散。圆柱体取出后，在泵导管处放置一个可植入的填充物（由阴茎起勃器生产商提供）封闭。很多患者只需要一个圆柱体即可完成性交，因此，常不需要重新植入第二个圆柱体。

阴茎头弯曲：圆柱体或棒状物对阴茎头支持不佳导致阴茎头弯曲，常称为 SST 变形。这种变形是由于阴茎海绵体远端扩张不充分或圆柱体长度选择过短或者解剖变异等原因引起圆柱体远端未能安放到阴茎头中央引起阴茎头弯曲（造成较小的变形程度）。纠正这种畸形有两种方法，确切的纠正包括 Metzenbaum 剪刀逐层次剪开远端阴茎白膜取出两侧起勃器，重新扩张远端阴茎海绵体，重新测量，重新植入适当长度同一型号圆柱体或尾部加延长帽。另一种方法是行远端白膜背侧折叠手术矫正弯曲，此种方法更适用于 SST 畸形程度较小而且影响程度不大的患者。

圆柱体过长：半硬式起勃器植入过长，患者自述疼痛，而且不能随着伤口愈合而减轻。此外，起勃器圆柱体过长可能穿破皮肤或阴茎头，早期重新手术放置小尺寸圆柱体通常可减轻疼痛，避免继发糜烂。

泵相关并发症：泵向上移位常与愈合过程中提睾肌收缩有关。如果发生泵上移，泵可能移至阴茎基底部，造成泵操作困难，影响性交时插入深度。有时需要再次手术调整泵的位置。泵周围的血肿或脓肿也可能影响泵操作，血肿或脓肿可随时间重吸收，如果不能重吸收，可能需要进行手术处理。

机械故障：阴茎起勃器植入手术开展早期，发生机械故障很普遍，而且常发生在阴茎起勃器植入后的最初几年内。阴茎起勃器部件损坏再次更换时，感染率会有增加。目前，阴茎起勃器机械故障很少见，10 年内机械故障率 5%～10%。发生机械故障时，可以再次手术更换起勃器。

（七）阴茎动脉重建术或阴茎静脉结扎术

年轻人由于外伤引起阴茎动脉损伤并通过选择性动脉造影确诊者，同时，通过其他特殊检查证明静脉系统、神经系统以及阴茎海绵体结构与功能正常者，可选择腹壁下动脉与阴茎背动脉吻合手术；静脉造影发现静脉渗漏者，可行选择性阴茎动脉重建术或阴茎静脉结扎术。阴茎静脉手术也可以试用于治疗先天性阴茎海绵体静脉闭锁功能障碍的患者。但是，多数因勃起功能障碍接受静脉手术的患者都有严重的阴茎海绵体组织结构病理变化。因此，通过静脉结扎手术可能只能起到暂时缓解的作用。血管手术疗法由于远期效果不佳，目前仅作为选择性治疗方法。

目前，由于安全有效地治疗勃起功能障碍的口服药物 PDE5i 的上市，Albersen 等提出以治疗为目的而进行临床检查的指南，为勃起功能障碍患者临床检查指出了合理的方向（Albersen et al., 2010）。他们提出勃起功能障碍的患者在临床检查时，不一定全面进行各种特殊检查、了解病史并通过 IIEF 对勃起功能障碍程度进行评分，可首先进行口服 PDE5i 药物诊断性治疗，如果有效，可选择口服药物治疗（一线治疗方法），如果口服药物无效时，可进行阴茎海绵体药物注射诱发勃起试验，有效者可选择阴茎海绵体药物注射治疗（二线治疗方法）。如果一、二线治疗效果不佳，可通过相应特殊检查明确重度器质性 ED，可最终选择阴茎起勃器植入术（三线治疗方法）。

第二节　早　泄

男性性功能包括性欲望或性兴趣、性兴奋引起阴茎勃起、性高潮和射精、消退期阴茎疲软等一系列连带性生理功能。正常的男性性功能不仅是种族繁衍所必需的，而且还具有夫妻间情感交流的基本功能。射精功能障碍包括早泄、射精困难、不射精症、逆行射精、射精痛和血精等，是男性常见的性功能障碍，是导致男性不育症的常见原因之一，同时严重影响夫妻生活质量。其中，早泄（premature ejaculation）是射精功能障碍中最常见的疾病（Razzak, 2013; Mirone et al., 2014）。

从概念上讲，从阴茎插入阴道直至射精这一段时间称为“射精潜伏期”。对于正常男子，根据年龄、体质、性经验的不同，射精潜伏期差异较大。吴阶平教授曾报告青壮年健康男子的射精潜伏期为 2～6 min。一般来讲，青年时稍短，随着年龄的增长及性经验的增加，多数人的射精潜伏期也有所延长。部分夫妻在婚后由于性经验的积累和性技巧的提高，性生活时间显著延长，射精控制力更好。笔者前期对健康人群和早泄患者射精潜伏期临床研究表明，健康对照组平均射精潜伏期为 3～35 min（平均 10.16±9.45 min），早泄为主诉的已婚成年男性平均射精潜伏期为 0～3 min（平均 1.57±1.15 min），早泄患者的性生活满意度和生活质量比健康对照组显著降低（Mondaini et al., 2013; McMahon et al., 2013）。

一、射精生理

在性兴奋期，随着阴茎勃起精液腺分泌精液，附睾和输精管在自主神经支配下有节律蠕动，并将成熟的精子传送到输精管，再经输精管和射精管的节律性蠕动，将精液输入到尿道前列腺部，形成精液分泌（emission）（Waldinger, 2002; Lee et al., 2013）。此时，尿道外括约肌紧张性收缩，以防止精液流出，促使后尿道内压增高，并由于尿道前列腺部压力室（pressure chamber）效应，而诱发射精急迫感。此时，性反应周期由持续期转入性高潮期时，交感神经紧张性进一步增高，引起外尿道括约肌舒张，而尿道内括约肌仍保持紧张性收缩，以防止精液逆流入膀胱。此时，尿道前部平直，前列腺节律性收缩，球海绵体肌和坐骨海绵体肌的强力收缩使精液团块经尿道外口射出 30 ~ 60 cm 以外，即发生射精（ejaculation）（Atmaca et al., 2002）。大多数健康人在性交时，从阴茎插入阴道到射精的时间即射精潜伏期（ejaculatory latency）为 4 ~ 15 min。

性高潮（orgasm）是指性交过程中达到顶点时所发生强烈的欣快感，常与射精同时发生。性快感的生理学机制，迄今尚未完全明了，似乎与性兴奋转入性高潮而诱发精液分泌时，因后尿道内压增高产生的尿道前列腺部压力室效应有关（Rowland et al., 2001）。

精液分泌或射精是在交感神经和副交感神经调节下的生理反射，其中交感神经的兴奋性起着主导作用，与躯体神经包括感觉和运动神经共同组成反射弧。这些神经分别起源于脊髓不同节段或周围神经干，以不同比例分布在阴茎的神经纤维之中。交感神经节前纤维起源于脊髓 T11 ~ L2 的中间外侧灰质，止于交感神经节，在不同节段的交感神经节细胞进行突触连接，发出交感神经节后纤维形成盆神经（pelvic never）、阴茎海绵体神经（cavernosal nerve）和背神经（pudendal nerve），分布到尿生殖道（Bannowsky et al., 2006）。盆神经丛发出短的肾上腺素能神经纤维与分布在膀胱、前列腺、附睾、输精管、精囊上皮细胞上的 α- 受体发生联系而支配该器官的活动。膀胱颈部的神经支配较精囊复杂，虽然这些神经纤维大多数作用于 α- 肾上腺素受体，参与调节膀胱颈部与前列腺收缩功能，但是有少数神经纤维可能止于节后神经元，与副交感神经纤维协同作用，参与调节膀胱颈的功能。交感神经纤维的绝大多数为有髓神经纤维，是调节射精过程的主要神经（Xin et al., 1997a; Xin et al., 1997b）。

躯体神经主要是支配阴茎的感觉及球海绵体肌和坐骨海绵体肌收缩的神经。运动神经起源于骶髓 S2 ~ S4 节段前角的 Onuf 核，是阴茎躯体运动神经中枢，这些神经纤维由骶神经走行至阴部神经，支配球海绵体肌和坐骨海绵体肌，坐骨海绵体肌收缩压迫已经充血的阴茎海绵体，可使阴茎海绵体内压升高到远高于收缩压，形成阴茎坚硬勃起相，在性高潮时，球海绵体肌节律性收缩，促使精液排入尿道，引起射精（Xin et al., 1996）。在前列腺和尿道手术时，应避免损伤这些神经，以防医源性射精功能障碍的发生。

感觉神经起源于由骶髓后角（S2 ~ S4）Onuf 核分出的阴部神经，分出阴茎海绵体、阴茎皮肤、阴茎头分支。阴部神经通过坐骨大孔（great sciatic foramen），经坐骨棘（ischial spine）通过小坐骨孔（lesser sciatic foramen）与阴部内动脉，沿坐骨直肠筋膜（ischiorectal fossia）侧面下行到尿生殖膈，分出痔下神经（inferior hemorrhoidal nerve）、会阴神经（perineal nerve）、阴茎背神经（dorsal nerve），阴茎背神经穿出尿生殖膈，在阴茎深筋膜下形成血管神经束下行到阴茎头（Sahin & Bircan, 1996）。

阴茎感觉通路起始于阴茎皮肤、阴茎头、尿道及阴茎海绵体内的感觉器，发出神经纤维融合形成阴茎背神经束，加入其他神经纤维成为阴部内神经，而后经 S2～S4 神经的背根上升到脊髓。感受器激活后，通过阴茎背神经、阴部神经、脊髓、脊髓丘脑束，将痛、温、触觉信息传送至下丘脑和皮层进行感知。分布在阴茎头的感觉神经末梢的 80%～90% 为无髓神经末梢，只有少数有髓神经末梢。这些神经纤维是 C 神经纤维或 Aδ 神经纤维。接触性刺激后阴茎皮肤和阴茎头的神经冲动通过阴茎背神经传入，始动和维持反射性阴茎勃起。老年或糖尿病患者可能影响这些神经功能而引起勃起或射精功能障碍。

二、早泄的定义及分类

现代医学对早泄的定义是一个逐步演变的过程，并且目前还没有一个十分准确的定义。1970 年，Masters 和 Johnson 提出早泄的定义为性交时间维持不能使配偶满足的频度高于 50% 者为早泄（Masters & Johnson, 1970）；1974 年，Kaplan 提出由于男性缺乏随意调节射精的能力，导致不以所愿地到达性高潮为早泄（Kaplan et al., 1974）；1984 年，DSM-Ⅲ-R 定义“不如所愿地阴茎插入阴道即射精或在最小的性刺激下即射精”为早泄；1997 年，Devide 在美国泌尿外科学会（AUA）提议，男女双方中，某一方对射精潜伏期不满意或企图延长射精潜伏期，均可认为早泄。中国一些专家曾经提出射精潜伏期 1 min 以内为早泄。笔者等利用中国早泄患者性功能评价表（CIPE）观察到，以早泄为主诉的绝大多数患者失去随意控制射精反射的能力，射精潜伏期在 0～3 min（平均 1.57±1.15）间，显著影响患者配偶双方的性生活满足度，而正常对照为 3～35 min（平均 10.16±9.45），显然，射精潜伏期过短引起夫妻双方性生活满足度降低是早泄患者的主要临床特点（田龙等，2004；袁亦铭，辛钟成，2004）。

早泄定义通常涉及三个要素，即射精潜伏期短、射精控制力低、性满足程度低。国际性医学学会（International Society for Sexual Medicine，ISSM）从循证医学的角度指出早泄的定义应包括以下 3 点：①射精总是或者几乎总是发生在阴茎插入阴道 1 min 以内；②不能在全部或几乎全部进入阴道后控制射精；③消极的个人精神心理因素，比如苦恼、忧虑、挫折感或逃避性生活等。通常，男性在性刺激下很快从兴奋期达到平台期，达到性高潮射精后迅速进入不应期。由于女性的性反应模式与男性不同，多数女性从兴奋期到达性高潮的时间较男性长，性高潮出现也较男性慢，所以，在性交时，如果男性的射精潜伏期过短，通常直接影响女性的性高潮感受。此外，男性的射精潜伏期还受禁欲时间长短等因素影响。

因此，早泄的定义不能片面地强调射精潜伏期或配偶满足度，因为相当数目的人虽然射精潜伏期在 1～2 min，但夫妻双方能够达到满意的性高潮，反之部分患者射精潜伏期在 3～5 min 却不满足于现状，而且长期禁欲后偶尔发生射精过早也不能诊断为早泄。还要考虑到近 30% 的女性患有不同程度的性兴奋或性高潮障碍。因此，较全面的早泄定义应考虑到患者控制射精反射的功能、配偶的性功能状态、对生活质量的影响以及其发生频度。较合理的早泄定义应当是男性在性生活时，由于随意控制射精的能力降低，持续和反复发生阴茎插入阴道之前或插入阴道后很快射精，或不能有效地维持射精潜伏期以达到夫妻双方满意性生活的常见疾病。早泄定义的不确定性主要反映了两方面的问题：一是目前早泄的病因和发生机制没有阐述清楚；另外，缺少统一的评估早泄患者的标准以及诊断方法。

早泄根据发生时间可分类为原发性早泄和继发性早泄，前者自从开始有性生活即早泄，占早泄患者的大多数，后者经过一段时间的正常性生活以后发生早泄，多与勃起功能障碍或其他原发性疾病有关。早泄还分为单纯性早泄和混合性早泄，后者常合并不同程度的勃起功能障碍。

三、早泄的病因

由于缺乏早泄诊断的通用标准，国际上对于早泄发病率的评估差异较大。美国国家健康和社会生活调查组（National Health and Social Life Survey）发现，18～59 岁男性早泄发病率为 31%。不同年龄组发病率分别为：18～29 岁 30%，30～39 岁 32%，40～49 岁 28%，50～59 岁 55%。然而男性因早泄而就诊的比例却相对较低，只有 20%～30%。

传统观点认为造成早泄的主要原因是心理因素，如对自己的性能力持怀疑态度，莫名焦虑，怕失去爱情或婚姻；青少年时有手淫习惯，内心充满愧疚，总以快速达到高潮为目的；女方配合差，仅以满足男性为宗旨；女方不接受性生活要求，对性交缺乏兴趣，男方迫于要求快速结束房事；夫妻感情不融洽，对配偶厌恶；性知识缺乏，担心性行为有损健康，加剧身体的某些固有疾病等。但是临床上抑郁症、焦虑症患者不一定患有早泄。最近，对原发性早泄患者和正常对照人群，利用 Symptom checklist 90 revision（SCL-90-R）进行精神心理性个性分析的结果表明，早泄患者 9 种症候群的 T 值中，强迫症、敌对心、抑郁、不安、精神症等症候群的 T 值比正常人群有所增高，却都在标准 T 值 70 以内。而且，两组的 T 值超过标准 T 值 70 以上的异常结果两组并无显著性差异（$P<0.01$）。这种精神心理性个性分析结果表明，早泄患者和正常人群在精神心理性异常结果方面并无显著差异（$P>0.05$），只在抑郁（depression）、不安（anxiety）、精神症（psychotics）、身体化（somatization）方面有一定异常趋势（表 70-2-1）。

这种研究结果说明原发性早泄患者存在着心理性异常趋势，但这种变化并非早泄的主要发病原因，可能还存在着其他器质性原因，有待于研究。

利用阴茎生物感觉阈值测定法（penile biothesiometry），对原发性早泄患者（n=120）和正常对照人群（n=66）比较研究结果表明，早泄患者的阴茎生物感觉阈值（penile vibration threshold）比正常人明显降低，在正常人群阴茎生物感觉阈值，随年龄增加而增高，但早泄患者则不然，如表 70-2-2 及图 70-2-1 所示。这种研究结果表明，早泄患者的阴茎感觉，特别是阴茎头的感觉比正常人过于敏感，以致在性交时对刺激的感受性过高，而诱发早泄。

表 70-2-1 早泄患者和正常对照人群，精神心理性个性分析异常结果

研究对象	SOM	DEP	HOS	DEP+ANX	DEP+PSY	Total
早泄患者（n=120）	2	1	1	1		5(4.1%)
正常对照组（n=92）	2		1		1	4(4.3%)

SOM：somatization（身体化）；DEP：depression（抑郁）；HOS：hostility（敌对）；ANX：anxiety（不安）；PSY：psychotics（精神症）；PE: premature ejaculation（早泄）

注：各症候群的 T值正常值为30～70，超过 70或低于30时判定为异常

表 70-2-2 早泄患者和正常对照人群，阴茎生物感觉阈值变化测定结果（单位：μV）

研究对象	示指腹侧	阴茎头	阴茎体部	阴囊
早泄患者（n=120）	0.041 ± 0.015	0.058 ± 0.026	0.055 ± 0.023	0.331 ± 0.184
正常对照组（n=92）	0.039 ± 0.023	0.222 ± 0.133	0.123 ± 0.046	0.297 ± 0.213
P 值	>0.05	<0.001	<0.001	>0.05

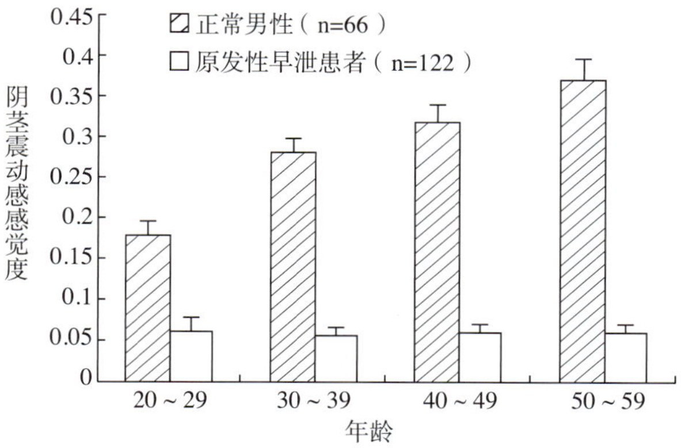

图 70-2-1 原发性早泄患者和正常人群阴茎生物感觉阈值（μV）的年龄变化
正常人群阴茎生物感觉阈值随着年龄的增长而增高，但是原发性早泄患者的阴茎生物感觉阈值不随年龄增加而变化，并较正常人群显著降低（P<0.001）

利用阴茎背神经感觉诱发电位（dosal nerve sensory evoked potential，DNSEP）测定和阴茎头感觉诱发电位(glans penis sensory evoked potential，GPSEP)，对原发性早泄患者（n=34）和正常对照人群（n=30）比较研究结果表明，早泄患者的阴茎头感觉诱发电位潜伏期（latency of GPSEP）比正常人明显缩短，而阴茎头感觉诱发电位振幅（amplitude of GPSEP）比正常人明显增高。这种研究结果表明，早泄患者的阴茎背神经兴奋性，特别是阴茎头的感觉神经兴奋性比正常人增高，以致在性交时射精反射易化，而诱发早泄（表 70-2-3）。

由于目前还没有合理的早泄动物模型，早泄的病因和发病机制研究远远滞后于勃起功能障碍的研究。近来的病因及发病机制相关临床研究观察到神经病理生理学相关器质性变化。

笔者前期研究发现，早泄患者的阴茎感觉阈值比健康对照组显著降低，且阴茎头感觉诱发电位（glans penis sensory evoked potential，GPSEP）潜伏期比健康对照组显著缩短，这种结果提示早泄患者阴茎头感觉神经过于敏感，这可能是早泄的器质性原因。早泄患者在阴茎头涂抹具有一定程度局部麻醉作用的天然植物提取物制作的药物（SS-cream）可显著提高阴茎生物感觉阈值，延缓 GPSEP 潜伏期。临床试验观察到可显著延长早泄患者的射精潜伏期，临床有效率达合 80% 左右（Xin et al.,

表 70-2-3 早泄患者和正常对照人群，阴茎生物感觉阈值变化测定结果（单位：μV）

研究对象	DNSEP		GPSEP	
	latency	amplitude	latency	amplitude
早泄患者（n=120）	40.69 ± 2.46	1.04 ± 0.39	41.68 ± 2.39	0.92 ± 0.39
正常对照组（n=92）	39.18 ± 2.42	1.71 ± 0.46	34.88 ± 3.50	1.47 ± 0.35
P 值	>0.05	<0.05	<0.002	<0.05

1995)。另一种研究表明，破坏猴的阴茎背神经将使射精消失或延迟。因此，笔者提出早泄的发病机制与阴茎头感觉神经过于敏感以及感觉神经兴奋性过高有关的理论逐步被学术界所认同。

另一项动物研究表明，雄性大鼠发现发情期雌鼠后，内侧视前区 (MPOA) 将释放多巴胺，在交配时释放进一步增加，并在高水平时引发射精。电刺激 MPOA 可诱发大鼠的泌尿生殖道反射性动作，类似于人类性高潮反应。MPOA 释放的多巴胺与下丘脑室旁核 (PVN) 的 D1/D2 受体结合或单纯刺激 D2 受体，可通过中间反应将信号传递至腰骶部脊髓，进而引发射精。多巴胺作用于 D2 受体可增强性功能，而 5- 羟色胺 (5-HT) 是其抑制剂。雄性大鼠射精时，下丘脑侧前区 (LHA) 释放 5-HT。在人、猴和大鼠，多巴胺能药物可增强性行为和射精能力，而 5-HT 能药物的作用正好相反。LHA 内选择性 5-HT 再吸收抑制剂 (SSRI) 微注射可使交配冲动下降及交配开始反射延迟。有报道称，可将 SSRI (如达泊西汀，Dapoxetine) 用于治疗早泄，但存在降低服药者性欲或引发性高潮障碍的风险。这些研究结果提出早泄的原因与射精中枢或感觉区域兴奋性增高导致的神经病理生理学变化的器质性原因有关，但还有待于对正常人群和早泄患者进行进一步比较性研究。

总之，早泄原因不仅存在着部分精神心理性异常趋势，如抑郁、不安、精神症、身体化和敌对心等因素，而且存在着神经病理性器质性病变，即阴茎感觉过敏或阴茎感觉神经兴奋性增高，以至于射精功能调节障碍而引起早泄。此外，如包皮炎、龟头炎、前列腺炎、精囊炎和尿道炎等其他器质性病变也会影响射精功能 (郭军等，2011)。

四、早泄的临床检查与诊断

目前的早泄诊断主要依靠患者主诉，如果能够了解夫妻双方的性生活状况将对早泄的诊断提供重要的依据。笔者认为早泄的诊断应该考虑到射精潜伏期长短和双方性生活满意度、性行为状况。评估早泄患者时，必须考虑影响性兴奋持续时间的因素，如年龄、配偶吸引力或身体状况、近期性活动频度等。还要了解抑郁或人格障碍等精神心理紊乱，排除某些物质直接导致的早泄，如成瘾性药物戒断等。但是这些诊断标准有待于进一步完善。无论如何，早泄诊断需要判定两个主要指标：第一个指标为阴茎插入阴道后的射精潜伏期或性交持续时间及射精随意控制能力；第二个指标为患者及配偶的性生活满意程度 (黄宇烽，李宏军，2011)。

早泄患者常主诉性交时间短，需要与勃起维持功能障碍鉴别，如果经常发生射精前阴茎疲软，应诊断为勃起功能障碍。笔者所研究制定的中国早泄患者性功能评价表 (CIPE) 涉及性欲、阴茎勃起功能、性生活满意度、射精潜伏期、控制射精困难程度以及自信感、焦虑及紧张等心理因素十项问题。研究发现，早泄患者的 CIPE 十项问题总分较正常对照组显著降低 ($P<0.001$)，敏感度与特异度均较好。早泄患者的射精潜伏期、患者性生活满意度、配偶性生活满意度、控制射精困难程度以及焦虑紧张程度与早泄患者性功能显著相关 ($P<0.001$)。CIPE 有利于临床上评估早泄患者性功能并提供比较客观的量化指标，可作为早泄药物治疗的评估指标 (表 70-2-4)。

但是，目前还没有对早泄特异性的检查方法。研究表明，原发性早泄患者的阴茎感觉阈

表 70-2-4 中国早泄患者性功能评价表

姓名：　　年龄：　　文化程度：

地址：

主诉：早泄（　年） 合并勃起功能障碍（　年）

既往病史：糖尿病　高血压　外伤　其他

婚姻状况：已婚：(　年）配偶年龄：　　子女数：

配偶月经：月经正常　　月经不正常　　闭经：

健康情况：糖尿病　高血压　外伤　其他

请根据您过去 6 个月的性生活实际情况回答下列问题，选择适当的编号标记（√）

Q1. 您平时的性欲望或性兴趣的程度如何？

1. 很低
2. 低
3. 一般
4. 较高
5. 很高

Q2. 性生活时阴茎勃起硬度足以插入阴道的频度如何？

1. 几乎没有
2. 少数几次
3. 约一半左右
4. 多数时候
5. 几乎总是

Q3. 性生活时，能够维持阴茎勃起直到完成性生活的频度如何？

1. 几乎没有
2. 少数几次
3. 约一半左右
4. 多数时候
5. 几乎总是

Q4. 性生活时，从阴茎插入阴道直到射精的时间有多久？

1. 极短（<30 s）
2. 很短（1 min）
3. 短（2 min）
4. 比较短（3 min）
5. 不短 [>3 min（4 min），5 min, 10 min, 20 min, 30, 40 min]

Q5. 性生活时，您试图延长性交时间的困难程度如何？

1. 很困难
2. 困难
3. 有些困难
4. 一般
5. 没有困难

Q6. 总体而言，您对性生活的满意程度如何？

1. 很不满意
2. 不满意
3. 一般
4. 满意
5. 非常满意

Q7. 总体而言，您的配偶对性生活的满意程度如何？

1. 很不满意
2. 不满意
3. 一般
4. 满意
5. 非常满意

Q8. 性生活时，您的配偶达到性高潮的频度如何？

1. 几乎没有
2. 少数几次
3. 约一半左右
4. 多数时候
5. 几乎总是

Q9. 您对圆满地完成性生活的自信程度如何？

1. 很低
2. 低
3. 一般
4. 自信
5. 很自信

Q10. 性生活时，有多少次感到焦虑、紧张或不安感？

1. 几乎总是
2. 多数时候
3. 一般
4. 少数几次
5. 几乎没有

值比正常对照组显著降低，阴茎感觉神经诱发电位潜伏期较正常对照组明显缩短，说明早泄患者的阴茎感觉神经兴奋性增高可能是早泄的器质性原因。最近也有研究认为单纯依赖神经电生理检查不能很好地区分原发性早泄，但是，该研究的样本量较小，有待于进一步研究。

利用精神心理学分析方法明尼苏达多相人格测验（Minnesota multiphasic personality inventory，MMPI）有助于评估早泄患者的精神心理状态。但此法专业性很强，需要精神科专业医师来分析其结果。近来推出简易精神心理学分析法，普通泌尿外科医师也易于使用。简易精神心理学分析法包括身体化、强迫症、敌对心、抑郁、不安、恐怖不安、对人疑心、偏激症、精神症等 9 个精神心理方面的症候群，90 个问询项目，每项代表一个精神心理症状（中国性学会性医学专业委员会男科学组，2011）。被检查者根据自己前一周的性生活经验，依次在问询表上标记没有（0），有一点（1），有（2），较严重（3），很严重（4）的五个评价分级点。结果分析时，将 9 个症候群的各个评价分级点作统计学分析，得出症状评点数（Tscore）并制成图表，按照标准评价方法进行分析。如果某个症候群的症状评点数超过标准值 70，即可判断为异常。

利用阴茎生物感觉阈值测定法（penile biothesiometry）来测定阴茎感觉度阈值变化，此法操作简单易行而无侵袭性，有助于了解阴茎感觉度和感觉神经的功能。进行泌尿外科常规检查和必要的实验室检查来判定有无包皮炎、龟头炎、前列腺炎、精囊炎、尿道炎等其他诱发原因，以便对症治疗。首先，检查者用触觉器（tractor）轻柔地接触被检查者的示指腹侧，并逐渐增加震动强度，让被检查者报告第一次体会到的震动感，此时记录仪表显示的阈值。这一过程要反复进行，并逐渐增加强度或减少强度，直到被检查者充分理解。几次检查得出的生物感觉阈值（vibration threshold）结果相等时，需做记录。然后，使用同样的方法依次测定阴茎体部两侧、阴茎头、阴囊，记录其测得的生物感觉阈值（李炳坤，王翔，2008）。

阴茎背神经躯体感觉诱发电位（dosal nerve somatosensory evoked potential，DNSEP）测定法是用电刺激阴茎背神经末梢，并在头皮记录脑电波变化，以评价阴茎背神经向心性传导功能和脑神经中枢兴奋性的比较客观性检查方法。此项检查通常使用电生理分析仪（electrophysiogragh）。被检查者取仰卧位，将刺激电极的阴极放置在阴茎近端，阳极放置在阴茎远端，接地极放置在耻骨联合上部。利用脑电波记录针形电极，并将活性电极放置在国际脑电波记录位点 10～20 的中间点（Cz）后方 2 cm 处，基准记录电极则放置在距离鼻根点到喉头点的 30% 处的 Fz 位点。刺激时间为 0.05 秒，频度为每 3 Hz。刺激强度从零逐渐增加，直到被检查者感觉难以耐受为止。此时记录脑电波波型，分析体性感觉诱发电位潜伏期（latency）和振幅（amplitude）。

球海绵体反射潜伏期测定法（bulbocavernous evoked potential，BCRSEP），是用电刺激阴茎表皮，并在球海绵体肌利用肌电图做记录，以评价体神经反射弧的检查方法。被检查者取膀胱截石位，在阴茎近端放置刺激电极的阴极，阳极放置在阴茎远端，利用集中电极针（concentric needle electrode），插入左右球海绵体肌内，测定肌电图变化。这项检查有助于神经性勃起功能障碍的诊断，但因特异性较差，对早泄的诊断价值却有待于进一步研究。

五、早泄的治疗

多数早泄患者为了延长射精潜伏期，在性交期间把思维转向其他方面如饮食、账单等企图延长射精潜伏期，或使用避孕套、饮酒等方法。但这些方法效果均不佳，却常导致性欲减退、性快感障碍，甚至可引起勃起功能障碍。所以，早泄的治疗应首先分析其发病原因，并根据其发病原因，选择适当的治疗方法。介绍具体治疗方法如下。

（一）性感觉集中训练法

性感觉集中训练法（sensate focus exercise）是以逐步增加对阴茎感觉的分辨能力为前提的治疗手段，适用于因自罪感、不安感、丧失性生活的自信心等精神心理性原因引起的早泄。早在 1955 年，美国泌尿外科医生 Semans 介绍了“停止 - 开始”法（stop-start）。此法长期以来被人们所忽视，后来经 Masters 和 Johnson 加以改善，创立了性感觉集中训练法（sensate focus exercise）的基本治疗方法（Masters & Johnson, 1966）。这种方法通过拥抱、抚摸、按摩等触觉刺激的手段，来体验和享受性的快感，克服对性行为的恐惧心理，建立和恢复性的自然反应，适用于治疗心理性勃起功能障碍和早泄。

治疗期间应注意只准许享受触觉带来的性快感而不准性交，通过增加配偶的快感来取得自身快乐。具体操作可分为非生殖器性感觉集中训练和生殖器性感觉集中训练两个阶段（刘继红，饶可，2009）。

（1）非生殖器性感觉集中训练：夫妻双方可在不受任何干扰的情况下，在密闭的环境中裸体进行非生殖器性感觉集中训练。要集中精力，不谈一切与性治疗无关的事情，专心进行爱抚和体验，轮流爱抚对方的性感带以外的其他任何部位，重点体验爱抚身体所带来的快感，以消除对性行为的恐惧、不安和压抑感，使夫妻双方树立信心和亲密感，自然而然地达到性唤起。这一过程需要 1～2 周，其间不得性交。

（2）生殖器性感觉集中训练：夫妻双方可以将爱抚的范围扩大到双方的性感带，如女性乳房或男性的外生殖器，但不准性交。当女方达到性唤起时，可用手触摸阴蒂或用手指轻柔地插入阴道内，女方可触摸阴囊或阴茎，如果愿意也可进行口交。这一过程需 1～2 周，待效果巩固之后，即可尝试性交。

（二）阴茎挤捏法

早泄的发病原因主要是阴茎感觉过敏，此法通过提高阴茎的感觉阈值，以提高阴茎对刺激的耐受能力和控制射精的能力来治疗早泄。

操作方法：性感觉集中训练法中生殖器性感觉集中训练阶段，通过女方对男性阴茎的刺激，提高阴茎的感觉阈值。男方取仰卧位，把注意力集中到体验由女方刺激阴茎的感觉上。女方坐在男方旁边或两腿之间，轻柔地抚摸阴茎，使阴茎勃起，当男方感到高度兴奋，将要射精时，可示意女方停止刺激，并用双手大拇指放置于阴茎头的腹侧冠状沟，其余四指放在阴茎背侧面，用力捏紧 15～20 s。这种捏挤效果是抑制射精反射，有时可引起阴茎疲软。此法反复三次，第四次刺激时即可射精。这种挤捏技术也可用于性交中，开始采用刺激较弱的女方上位性交姿势，当男方感到高度兴奋，将要射精时，可示意女方迅速脱离男方，并采用挤捏技术，待男方射精感缓解后再次反复进行。

美国性医学家 Kaplan 在 1989 年报告，性感觉集中训练法对早泄治疗有 90% 成功率，但目前对这种疗效仍有争论，有报告认为其成功率低于 35%，而且此法由于需要女方长期密切合作，不少患者因为难于遵循训练规则而常常失败。

（三）口服药物治疗

有人发现，给精神科患者服用抗抑郁药氯米帕明过程中，偶然发现引起射精障碍，遂被人们所注目。此后，利用药物治疗早泄的研究日益活跃。有实验报告，大脑皮层射精中枢的兴奋性被多巴胺刺激所增高，却被 5-HT 刺激所抑制。最近，抗抑郁制剂和 5-HT 再吸收抑制剂优克、舍曲林和帕罗西丁和 α- 受体阻滞剂等，在临床上被试用于治疗早泄。

氯米帕明治疗早泄的效果：Segraves等报告了对 20名早泄患者利用氯米帕明和安慰剂对照的临床实验，结果氯米帕明比较安慰剂显著的延长了射精潜伏期，在几例患者发生轻度的一过性疲劳感和消化道刺激症状（Segraves et al., 1993）。Sefrel等报告了氯米帕明（25 mg，50 mg）对 15 名夫妻临床效果与 Segraves 的结果类似（Seftel, 2003）。服用氯米帕明 25 mg 或 50 mg 治疗的患者中，治疗前有配偶从来未达到过性高潮，治疗后有 6 例时常能达到性高潮。副作用有口干、便秘、感觉障碍、恶心、睡眠障碍、疲劳和颜面潮红等。在 7 个月观察远期效果的结果中，随访丢失率为 48%，停药后复发率较高。Montorsi 等报告，给早泄患者临睡前服氯米帕明 50 mg 共 8 周，结果发现对早泄治疗有效率达 58%，3 个月后，有效率为 52%。但对重度早泄无效（Montorsi et al., 1994）。

舍曲林治疗早泄的效果：Swartz 报告了口服舍曲林（25 mg/d 或 50 mg/d）对早泄的治疗效果比较安慰剂显著增高，副作用为食欲缺乏和头痛（Swartz, 1995）。

优克或帕罗西汀治疗早泄的效果：给早泄患者口服优克 20 mg/d，逐渐增加剂量到 60 mg/d，共 2 周的临床观察，结果发现对早泄患者有延长射精潜伏期的效果。Kara 等观察了 17 名患者，第一周投用优克 20 mg/d，第二周投用 40 mg/d，也观察到对治疗早泄有效。副作用为恶心、头痛和失眠等（Kara et al., 1996）。

近来，新型 SSIR 达泊西汀（30 mg，60 mg）以早泄为适应证开发上市，为早泄患者带来福音。达泊西汀口服吸收迅速（T_{max}：1.3 h），起效快（$T_{1/2}$=1.5 h），半衰期短（24 小时血浆浓度低于峰值的 5%），体内可快速清除，以防止多次用药导致的药物蓄积所引起的副作用。达泊西汀通过抑制 5-HT 转运体，能有效地抑制 5-HT 再摄取，提高突触间隙 5-HT 的浓度。达泊西汀高浓度时，可抑制单胺蛋白转运系统，对多巴胺的再摄取也有抑制作用。达泊西汀可增加阴部运动神经元反射的潜伏时间。达泊西汀临床试验观察到，性交前 20～30 min 服用达泊西汀 30 mg 和 60 mg，分别使患者射精控制能力和射精潜伏期较安慰剂组有显著的提高和延长，其临床有效率为 51% 和 58%（安慰剂组仅为 17.9%～38.4%），同时，也显著降低了长效 SSIR 的副作用。但是，在某些精神类药物或勃起功能障碍等病理生理状况下，可造成继发性早泄，所以要首先排除或治疗这些异常情况。

其他可能对早泄有疗效的药物研究有单胺氧化酶抑制剂（MAOI），主要用于神经性或非典型性抑郁症的治疗。此类药物可提高肾上腺素、去甲肾上腺素、多巴胺和 5-HT 水平。MAOI 对勃起功能有副作用，发生率 20%～40%。许多苯二氮卓类药物用于治疗广泛性焦虑症和惊恐发作时，在某些患者可抑制射精功能，其可能提高了大脑 GABA（γ-氨基丁酸）水平。此类药物包括安定、劳拉西泮、氯甲西泮、替马西泮、氟硝西泮、氟西泮、硝西泮、氯氮卓和阿普唑仑。可卡因作为一种成瘾性药物，可通过阻断中枢单胺类物质传递而兴奋中枢神经系统，并引起射精延迟。还有部分研究表明早泄合并不同程度勃起功能障碍患者服用西地那非能够延长射精潜伏期，其本身对射精功能并没有明显效果，但可能与通过增强勃起功能以及获得自信感有关。当患者早泄合并不同程度勃起功能障碍时，常需要达泊西汀配伍服用 PDE5i（如西地那非），多可得到比较满意的效果。

（四）阴茎海绵体药物注射疗法

有试验报告，在阴茎海绵体内注射血管扩张剂罂粟碱（papaverine）、酚妥拉明（phentolamine）、前列腺素 E1（prostaglandine E1）等，企图治疗早泄，虽然早泄依然存在，但是射精后阴茎勃起可以维持一定的时间，对提高配偶的性生活满足度有所帮助。此法对勃起功能正常的年轻人，有诱发阴茎异常勃起（priapism）的危险性，应予慎用。

（五）阴茎起勃器植入术

在阴茎勃起功能障碍伴发早泄的患者中，施行阴茎起勃器植入术者中有 50% 报告早泄好转，其他 50% 患者早泄依然存在，但是射精后也可以维持阴茎勃起，对提高配偶的性生活满足度有所帮助。但是，阴茎起勃器植入术价格昂贵，可根据经济情况酌情选择。

（六）阴茎背神经切断术

最近，利用阴茎背神经切断术治疗早泄在一些国家开始试用。在阴茎背部冠状沟皮肤上做 1～2 cm 横切口，剥离筋膜暴露放射状分布的阴茎背神经，除中心部神经以外，将逐个切除 3～5 cm 的长度，缝合切口。但是，这种创伤性疗法的安全性和有效性仍有待研究，国际性医学学会（ISSM）不推荐用于治疗早泄。

（七）局部表皮涂药治疗早泄

有几种制剂（如喷雾剂和软膏剂）用于治疗早泄。这些制剂的主成分为局部麻醉药（9.6% 利多卡因喷剂，丙胺卡因–利多卡因霜等），性交前涂在阴茎头，通过局部麻醉作用来延长射精潜伏期。但是，这些制剂缺乏正规的临床试验结果，而且由于药物含量过高，引起局部麻醉效应过强，常导致性快感障碍或阴茎勃起功能障碍。也由于药物作用时间过短而常失败。

SS-cream 是利用天然植物提取的有效成分，按照严格的制剂规范制成的治疗早泄的新药，动物实验证明，几乎没有毒性（$LD_{50} > 9.0$ g/kg），长期使用后未发现局部组织病理学变化。该药可以提高阴茎感觉阈值，降低感觉神经兴奋性，并能增加阴茎血流量而且有助于勃起。对 53 名原发性早泄患者进行安慰剂对照，随机用药，二重双盲，多剂量 SS-cream 安全性有效性的临床试验结果，半数有效剂量（ED_{50}）为 SS-cream 0.10 g/ 次，临床有效剂量为 SS-cream 0.20 g/ 次，而且对早泄合并轻度勃起功能障碍的患者也有效，临床有效率达 84%，平均射精潜伏期延长到 11.4 min。此药是利用天然植物成分制成，药理作用平稳持久而安全有效。除轻度局部灼热感外，无性感觉障碍或勃起功能障碍等全身性副作用。使用方法是 SS-cream 0.20 g 在性交前 30～60 min 涂在阴茎头，临性交前洗去。此药药效持久达 1～2 小时，常不会限制性交的时间（Xin et al., 1995）。

第三节 阴茎异常勃起

阴茎异常勃起（priapism）的英文名称源于希腊神话中象征着生殖与繁殖的神灵 Priapus，他的雕像常被塑造成为一个拥有巨大的勃起阴茎的男性形象。阴茎异常勃起发病原因取决于各种影响阴茎海绵体血流动力学变化的内在因素或外在高危因素（Hinman, 1914）。行阴茎血液血气分析发现，缺血性阴茎异常勃起超过 4 小时后即出现缺氧及代谢性酸性产物积聚，并对阴茎海绵体发生不可逆性的影响（Alan et al., 2003），因此，阴茎勃起持续 4 小时以上常作为阴茎异常勃起诊断标准，尽管疼痛并不一定为诊断阴茎异常勃起所必需，但是疼痛是一常见的主诉，此种疼痛是由阴茎海绵体组织缺血和内压增高所致。对阴茎异常勃起的正确理解应为不仅勃起持续时间超过 4 小时以上，而且阴茎肿胀、坚硬的一种无法控制的病理性勃起状态，并且此种勃起与性生活目的无关。然而，阴茎勃起器官所固有的、基本的阴茎疲软机制障碍亦被认为阴茎异常勃起发病机制（Burnett et al., 2003）。

阴茎异常勃起是一种不常见的病理状态，目前统计学数据还不够精确，一些统计报告其每年发生率为 0.5 ~ 1.5/100 000，从 20 世纪末开始，总体发病率呈现显著增加的趋势（Kulmala et al., 1995）。对阴茎异常勃起发病情况的评估同样也取决于所研究的人群，镰状细胞性贫血患者阴茎异常勃起的发病率明显增高，为 29% ~ 42%。镰状细胞性贫血患者在儿童期易发生阴茎异常勃起，中老年泌尿生殖器肿瘤患者也容易发生阴茎异常勃起（Mantadakis et al., 2000）。

因此，阴茎异常勃起是一种严重的医学问题，其发病率虽然不高，但发病率有显著增加的趋势。临床医师必须熟悉阴茎异常勃起的诊断与治疗原则和方法。

一、阴茎异常勃起的分类

根据不同临床表现将阴茎异常勃起分为缺血性及非缺血性两大类。

（一）缺血性阴茎异常勃起

缺血性阴茎异常勃起，亦称静脉闭塞或低流量异常勃起，其特点是阴茎海绵体内很少或无血流。它是一个真正的腔室综合征，具有特征性代谢改变及阴茎海绵体局部压力异常增高。这种阴茎内血流动力学失常造成阴茎海绵体形成静脉血栓。从病因学方面来讲，许多局部和全身性临床情况均与此类型的阴茎异常勃起有关。典型表现是疼痛性坚硬勃起，阴茎海绵体血气分析显示缺氧、高碳酸血症及酸中毒。

（二）非缺血性阴茎异常勃起

非缺血性阴茎异常勃起，亦称为动脉性或高流量阴茎异常勃起，其特点是阴茎海绵体内的血流灌注异常增加。首次描述这一较少见类型阴茎异常勃起的病理基础为动脉性失调。阴茎或会阴外伤是最常见的原因。然而，无明显外伤证据时也可引起非缺血性阴茎异常勃起。通常阴茎海绵体并不十分坚硬或疼痛不明显，阴茎海绵体血气分析并不出现缺氧及酸中毒。

二、阴茎异常勃起的病因

阴茎异常勃起可分类为非缺血性和缺血性两种，发病原因不同。

（一）非缺血性阴茎异常勃起

非缺血性阴茎异常勃起的原因常与阴茎或会阴部外伤有关。非缺血性阴茎异常勃起可直接由阴茎及会阴部外伤，以及阴茎海绵体内药物注射治疗所用的外伤性针穿刺损伤阴茎海绵体动脉血管引起。在很多病例中，非缺血性阴茎异常勃起的发生是迟发的，多发生于性交后或夜间勃起。在对外伤性原因所导致的非缺血性阴茎异常勃起患者行一侧充血的阴茎海绵体切开并冲洗时，发现所流出的血液是鲜红色，并且仅对一侧阴部内动脉行结扎术即可治疗阴茎异常勃起。其他学者也支持由会阴部或生殖器钝性外伤所引起的血管损害与阴茎异常勃起有因果关系，由于外伤所导致阴茎血管结构破坏，造成难以控制的血液流入，并充满阴茎海绵体，而且血液绕过正常的螺旋小动脉床，在海绵体动脉与海绵窦腔隙之间形成瘘道，从而导致非缺血性阴茎异常勃起。

（二）缺血性阴茎异常勃起

1．血液疾病

缺血性阴茎异常勃起与使血液黏滞性增加的血液疾病相关联，最常见的是镰状细胞性贫血，其次是白血病，尤其是慢性粒细胞性白血病也与阴茎异常勃起相关，约 50% 的患者会发生阴茎异常勃起。

血栓危险因素也与阴茎异常勃起有关。阴茎异常勃起易继发于应用肝素或华法林的血液透析患者，原因是两者停用后易导致高凝状态反弹。阴茎海绵体内注射肝素能作为治疗阴茎异常勃起的一种方法，反过来又会使疾病的病情加重（Ridyard et al., 2016）。阴茎异常勃起还与外周输注含有 20% 脂肪乳可能相关，阴茎异常勃起还与 Fabry 病相关，此病是一种遗传性鞘糖脂代谢酶缺陷性疾病。

2．神经疾病

许多神经疾病易引起阴茎异常勃起，如梅毒所引起的神经系统感染、脑肿瘤、癫痫、醉酒，以及脑、脊髓外伤。其他疾病如：腰椎间盘突出、转移性肿瘤对马尾神经的压迫，以及绞刑所导致的颈脊髓外伤等。

3．麻醉

不管是全身麻醉还是区域性麻醉（硬膜外麻醉或脊髓麻醉），均易引起阴茎异常勃起，因此，若作为手术过程中的一部分而行生殖器官操作则更加重阴茎异常勃起。

4．非血液性恶性肿瘤

局部原发性肿瘤或转移性肿瘤也易引起阴茎异常勃起，如来源于阴茎、尿道、前列腺、膀胱、肾及乙状结肠的肿瘤。

5．治疗阴茎勃起功能障碍药物

随着阴茎海绵体内注射血管活性物质治疗阴茎勃起功能障碍的应用，由此引起的阴茎异常勃起也引起了人们的重视。

6．其他药物应用

一些药物的应用也易引起阴茎异常勃起。最早被发现的药物是抗高血压药物肼屈嗪及胍乙啶及后来的 α- 肾上腺素能拮抗剂类药物。阴茎异常勃起还与治疗精神病的药物及抗抑郁药物（如：酚噻嗪、镇静催眠药、选择性 5-HT 再摄取抑制剂及曲唑酮）有关（Seftel et al., 1998; Muneer et al., 2005）。

大量饮酒也易造成阴茎异常勃起。局部或经鼻腔应用可卡因、雄激素补充治疗及蝎子毒素等亦可诱发阴茎异常勃起。

7. 特发性

没有任何原因而发生的阴茎异常勃起称为特发性阴茎异常勃起。一些调查者估计特发性阴茎异常勃起占所有文献记载病例数的一半。

三、阴茎异常勃起的病理生理学

非缺血性异常勃起由于阴茎海绵体内血氧饱和度接近动脉血，通常阴茎海绵体不会发生损伤性病理变化。但是缺血性阴茎异常勃起持续 4 个小时以上即可引起阴茎海绵体病理生理学变化。随着持续时间的延长，其最明显的特征是阴茎海绵体动脉血流明显减少或没有血流，从而引起阴茎海绵体缺血、酸中毒、血栓、变性、坏死性以及纤维化性病理变化，引起阴茎肿胀、变形、发绀。阴茎组织坏死及进展性纤维化是缺血性阴茎异常勃起的终末期表现，常合并勃起功能障碍。缺血性阴茎异常勃起 12 小时后阴茎海绵体缺氧、酸中毒以及阴茎海绵体间质水肿；24 小时后血窦上皮细胞脱落，血栓细胞黏附于裸露的基底上；48 小时后血窦内血栓形成，平滑肌细胞坏死或转变为成纤维样细胞。在长时间勃起的阴茎海绵体中，血液淤积的一个独特特征是无血栓形成，其原因是相对于全身循环系统，阴茎内有较高的纤溶活动。对阴茎血液行血气分析发现，阴茎异常勃起超过 4 小时后即出现缺氧及代谢性酸性产物积聚，并对阴茎海绵体产生不可逆性的损伤（Afriansyah et al., 2017; Tsambarlis et al., 2017）。

四、阴茎异常勃起的诊断

由于阴茎异常勃起持续时间和体格检查体征非常明显，所以对此病的诊断总体来讲非常直接、简单。在进行评价时，关键在于发现有无阴茎海绵体缺血性表现，因为缺血性阴茎异常勃起应作为急症处理。所以在进行临床评估时，应牢记并区分缺血性和非缺血性阴茎异常勃起的特点（图 70-3-1）。在完成最初的评价

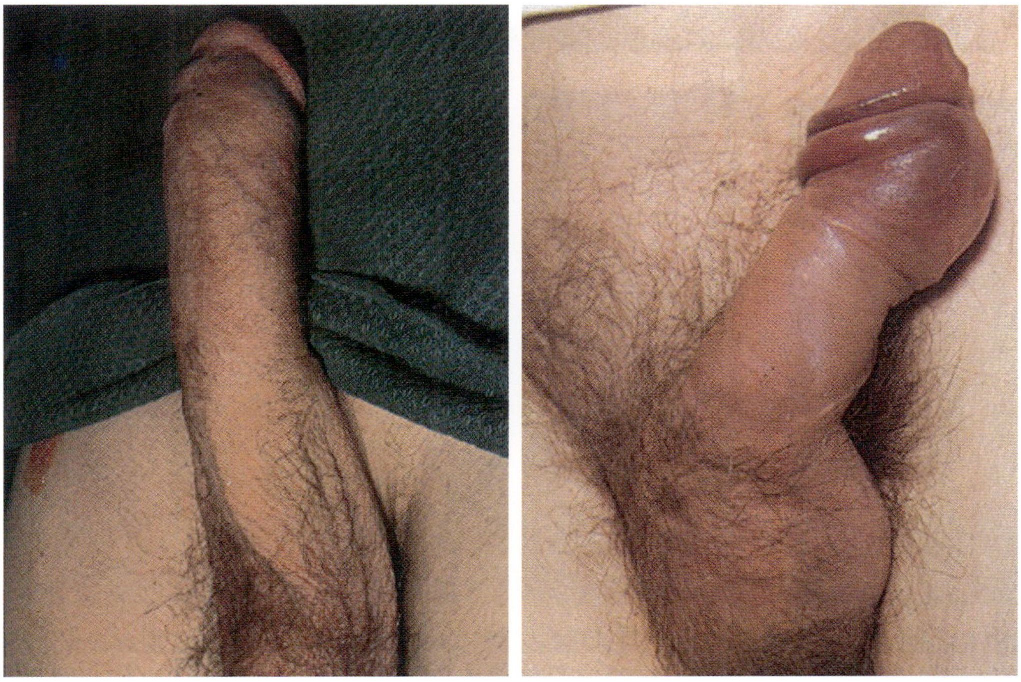

图 70-3-1 缺血性阴茎异常勃起

后，即应作出开始治疗的决定，即使是在等待实验室化验结果或某些放射影像学检查。

（一）病史及体检检查

与其他临床疾病相同，应进行病史采集及体格检查。临床病史采集应包括下列信息：异常勃起持续的时间、伴随疼痛程度、外伤或使用药物史、既往病史、以前发作的次数、应用及成功缓解疾病的操作或以前的治疗方法、病因性条件是否存在，以及在异常勃起发作前阴茎勃起功能状况等。检查及触诊阴茎可了解阴茎海绵体和阴茎头及尿道海绵体肿胀及坚硬的程度、温度变化、青紫程度和皮下水肿程度，有助于缺血性和非缺血性异常勃起的鉴别诊断。通常阴茎异常勃起时阴茎头及尿道海绵体常松软不受影响。腹部、会阴及肛门检查可提示外伤或恶性疾病。

（二）实验室检查

一些实验室检查可用于常规评价阴茎异常勃起。这些检查包括：血细胞计数、白细胞分类及血小板计数，以了解有无急性感染或血液系统异常。网织红细胞计数及血红蛋白电泳可用于鉴定镰状细胞性贫血及其特征，以及有无其他血红蛋白疾病，对所有患者均应进行此项检查，除非有其他明确的引起阴茎异常勃起的病因（Lue et al., 1986; Lian et al., 2010）。

（三）特殊检查

1. 阴茎海绵体穿刺血气分析

直接阴茎海绵体穿刺抽取阴茎海绵体内血液进行评价是阴茎异常勃起诊断的重要手段。抽取的血液应先大体观察颜色后再送血气分析。缺血性阴茎异常勃起患者，阴茎所抽取的血液由于缺氧，多呈暗黑色，而非缺血性阴茎异常勃起患者，由于正常氧供，多为鲜红色。由于早期血气分析测定及阴茎海绵体压力检测在缺血性与非缺血性阴茎异常勃起患者的检查结果不尽相同，所以尽早进行上述检查有重要的意义，并且血气分析已证实有实用性的临床价值。缺血性阴茎异常勃起患者阴茎海绵体内血气分析典型的表现为氧分压（PO_2）<30 mmHg，二氧化碳分压（PCO_2）>60 mmHg，$pH<7.25$；而非缺血性则为 $PO_2>90$ mmHg，$PCO_2<40$ mmHg；$pH=7.40$，与正常室温下动脉血相一致。正常疲软状态下的阴茎海绵体血气分析相当于正常室温下混合静脉血（$PO_2=40$ mmHg，$PCO_2=50$ mmHg，$pH=7.35$）（Hinman, 1914; Segal et al., 2013）。

2. 影像学评价

彩色多普勒超声为鉴别缺血性与非缺血性阴茎异常勃起提供了一种可靠方法（图 70-3-2）。缺血性阴茎异常勃起患者阴茎海绵体动脉及阴茎海绵体内很少或缺乏血流；而非缺血性患者阴茎海绵体动脉损伤处有正常至较高速度的血流征象，并且阴茎海绵体内亦存在血流。超声检查也可显示解剖结构异常，如阴茎海绵体动脉瘘或假性动脉瘤，这可协助诊断非缺血性阴茎异常勃起。

阴茎动脉造影作为辅助方法，可用于鉴别非缺血性阴茎异常勃起患者有无阴茎海绵体瘘及其部位（如螺旋动脉破裂）（图 70-3-3）。动脉造影不作为常规诊断方法，而通常作为血管栓塞术过程中的一部分。

五、阴茎异常勃起的治疗

治疗在很大程度上取决于异常勃起的临床类型。缺血性、非缺血性阴茎异常勃起的干预方法是不同的。然而，根据疾病的可恢复性和治疗的侵袭性，阶梯性治疗基本上适用于所有类型的阴茎异常勃起。

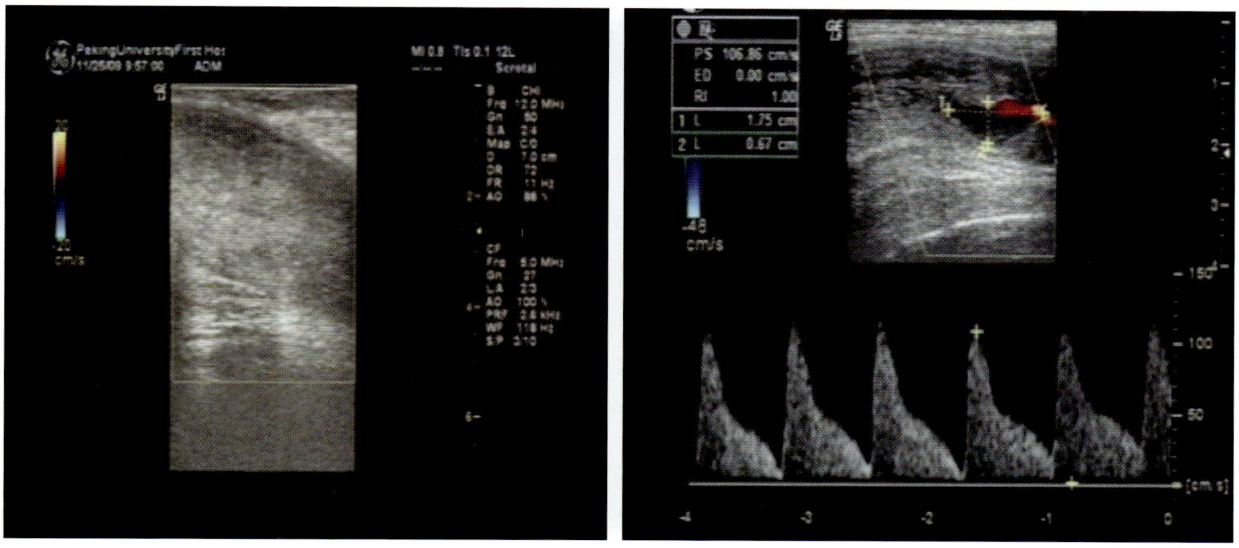

图 70-3-2 彩色多普勒超声检查结果（左：缺血性阴茎异常勃起；右：非缺血性阴茎异常勃起）

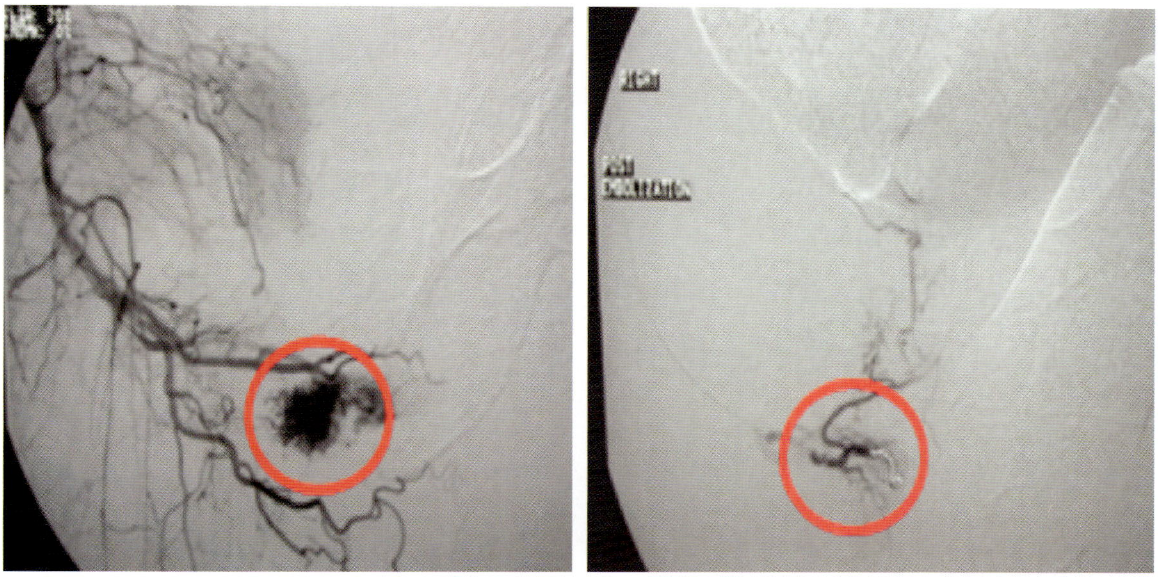

图 70-3-3 非缺血性阴茎异常勃起选择性阴茎海绵体动脉造影（左：栓塞前，右：栓塞后）

（一）急诊治疗

对于缺血性阴茎异常勃起患者，应给予镇痛镇静剂、静脉输液、碱性药物，阴茎局部肿胀明显者适当给予抗生素治疗的基础上急诊治疗。对于由镰形细胞性贫血或白血病所引起的阴茎异常勃起应行全身系统治疗。

（二）阴茎海绵体穿刺清除积血

对于单次发作的缺血性阴茎异常勃起应立即急诊治疗。一般来讲，不管病因如何，缺血性阴茎异常勃起若超过 4 小时，则可能出现腔室综合征，建议尽快降低阴茎海绵体内压，建立血液循环以缓解缺血所造成的损伤性影响。利用头皮静脉穿刺针（19 G 或 21 G）直接穿刺阴茎海绵体，一方面进行血气分析，另一方面连续抽取积血，可以利用肝素 - 生理盐水溶液（每毫升生理盐水含肝素 4 单位）灌流冲洗，彻底清除血块以降低海绵体内压力诱导疲软。

（三）阴茎海绵体注射 α 肾上腺素激动剂

有确切疗效的第一线治疗缺血性阴茎异常勃起患者包括阴茎海绵体清除积血并冲洗降低海绵体内压、阴茎海绵体内注射 α 肾上腺素激动剂（表 70-3-1），使阴茎海绵体平滑肌收缩诱导阴茎疲软。通常 12 小时以内缺血性阴茎异常勃起，阴茎海绵体穿刺清除积血同时选择去氧肾上腺素 10 mg/ml 利用生理盐水 9 ml 稀释成去氧肾上腺素稀释液，阴茎海绵体内注射去氧肾上腺素稀释液 2 ~ 3 ml/ 次，观察疲软状态。若缺血性阴茎异常勃起持续时间短，则不必要行放血治疗。

（四）阴茎海绵体 – 远端尿道海绵体分流术

在第一线治疗包括阴茎海绵体清除积血并冲洗降低海绵体内压，阴茎海绵体内注射 α 肾上腺素激动剂治疗无效，缺血性阴茎异常勃起持续时间若延长超过 48 ~ 72 小时后，应在阴茎背神经阻断或局部阴茎干阻滞麻醉下，应尽快行外科分流术。阴茎海绵体 - 尿道海绵体分流术在客观上建立了阴茎海绵体内血液引流到尿道海绵体的回流通道，建立新的血液循环通路，改善阴茎海绵体血液循环，从而恢复阴茎疲软状态。

表 70-3-1　缺血性阴茎异常勃起的药物治疗

药物	分类 / 机理	剂量	用法	副作用	特殊建议
去氧肾上腺素	α1 激动剂	100 ~ 200 μg 每 5 ~ 10 min 一次直至疲软	阴茎海绵体内注射	高血压、心动过速、心悸、头痛、心律失常、出汗	高选择性，故优先选择
肾上腺素	α、β1/2 激动剂	10 ~ 20 μg 每 5 ~ 10 min 一次直至疲软	阴茎海绵体内注射	高血压、心动过速、心悸、头痛、心律失常、出汗	由于 β 肾上腺素受体激活作用，对心脏有潜在的刺激作用

目前推荐远端阴茎海绵体 - 阴茎头分流术（海绵体阴茎头分流术）（图 70-3-4）为首选手术方式，并发症少。此种分流方法是局部麻醉下可经皮穿刺阴茎头置入一大号（直径 2 mm）活检针从阴茎头沿阴茎海绵体远端纵行多点穿刺阴茎海绵体白膜，建立阴茎海绵体与尿道海绵体分流通道。也可利用皮肤切开刀在从阴茎头沿阴茎海绵体远端纵行切开白膜（0.5 cm）（EL-Ghorab 式分流术），缝合阴茎头切口皮肤，建立阴茎海绵体与尿道海绵体分流通道。远端阴茎海绵体 - 阴茎头分流术对阴茎海绵体内保存部分血液流动的患者有效，但是，异常勃起持续时间 48 小时以上，阴茎海绵体严重水肿、坏死、血栓形成而不能建立血液循环患者则效果不佳。

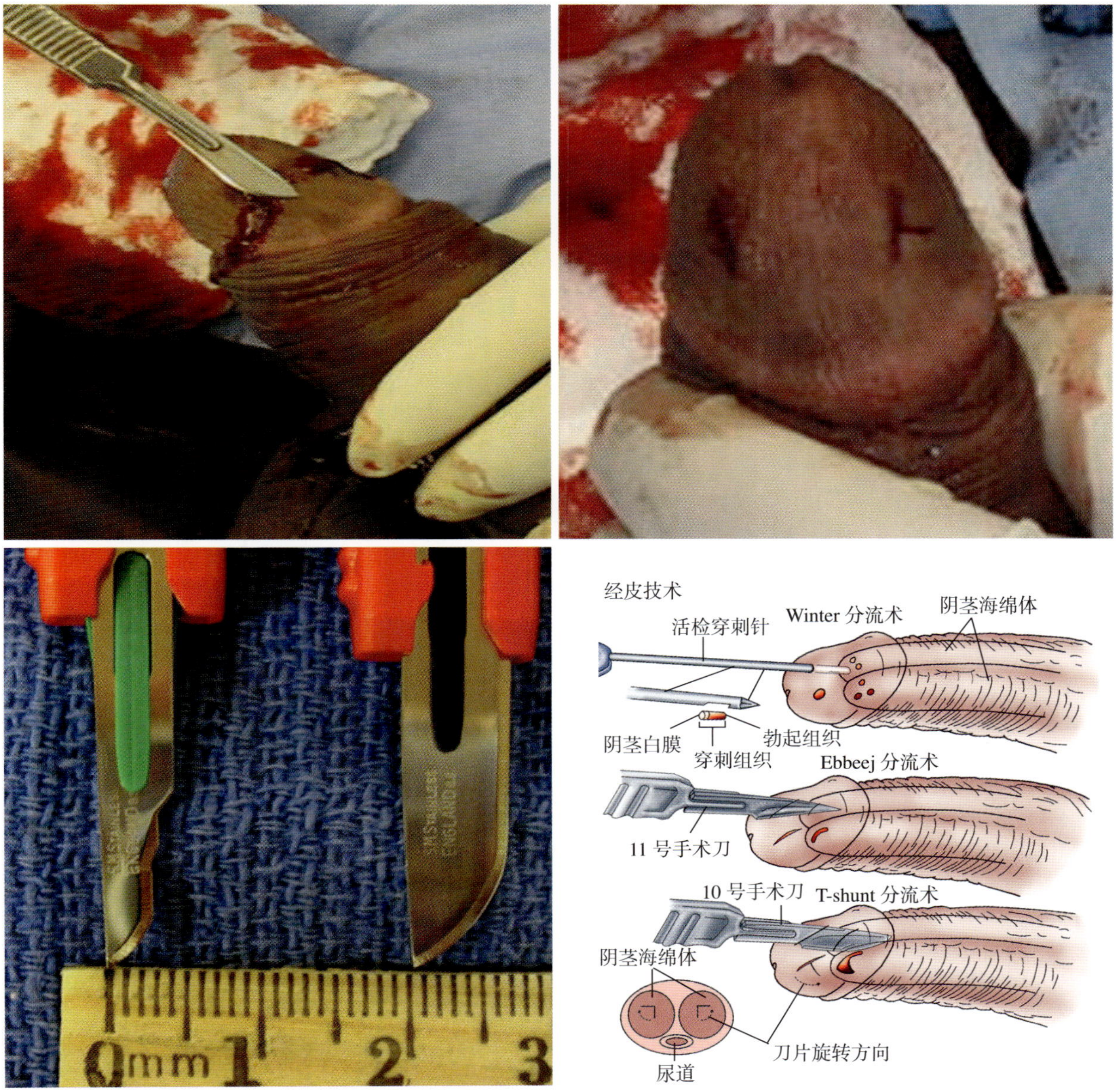

图 70-3-4 阴茎海绵体 - 远端尿道海绵体分流术

（辛钟成）

参考文献

郭军, 王福, 耿强 ,等.国际性医学学会(ISSM)《早泄诊治指南(2010年版)》解读. 中国性科学, 2011, 07:5-8.

黄宇烽, 李宏军. 解读我国首个《早泄诊断治疗指南》. 中华男科学杂志, 2011, 11:963-965.

李炳坤, 王翔. 早泄的治疗进展. 中国男科学杂志, 2008, 12:69-71.

刘继红, 饶可. 早泄的研究现状. 中国男科学杂志, 2009, 02:1-3.

田龙, 袁亦铭, 刘武江 ,等.早泄的诊断与治疗进展. 中国男科学杂志, 2004, 18(3):46-50.

袁亦铭, 辛钟成. 射精功能神经调节机制研究进展. 中国男科学杂志, 2004, 18(6):54-57.

中国性学会性医学专业委员会男科学组. 早泄诊断治疗指南. 中华男科学杂志, 2011, 11:1043-1049.

Afriansyah A, Yuri P, Hutasoit YI. Intracorporeal Dilatation Plus Al-Ghorab Corporoglandular Shunt for Salvage Management of Prolonged Ischemic Priapism. Urol Case Rep, 2017, 12:11-13.

Albersen M, Shindel AW, Mwamukonda KB, et al. The future is today: emerging drugs for the treatment of erectile dysfunction. Expert Opin Emerg Drugs, 2010, 15(3):467-480.

Ali ST. Effectiveness of sildenafil citrate (Viagra) and tadalafil (Cialis) on sexual responses in Saudi men with erectile dysfunction in routine clinical practice. Pak J Pharm Sci, 2008, 21(3):275-281.

Andersson KE. Neurophysiology/pharmacology of erection. Int J Impot Res, 2001, 13 Suppl 3:S8-S17.

Atmaca M, Kuloglu M, Tezcan E, et al. The efficacy of citalopram in the treatment of premature ejaculation: a placebo-controlled study. Int J Impot Res, 2002, 14(6):502-505.

Ayta IA, McKinlay JB, Krane RJ. The likely worldwide increase in erectile dysfunction between 1995 and 2025 and some possible policy consequences. BJU Int, 1999, 84(1):50-56.

Bannowsky A, Schulze H, van der Horst C, et al. Nocturnal tumescence: a parameter for postoperative erectile integrity after nerve sparing radical prostatectomy. J Urol, 2006, 175(6):2214-2217.

Braun M, Wassmer G, Klotz T, et al. Epidemiology of erectile dysfunction: results of the 'Cologne Male Survey'. Int J Impot Res, 2000, 12(6):305-311.

Chung E, Cartmill R. Evaluation of clinical efficacy, safety and patient satisfaction rate after low-intensity extracorporeal shockwave therapy for the treatment of male erectile dysfunction: an Australian first open-label single-arm prospective clinical trial. BJU Int, 2015, 115 Suppl 5:46-49.

Corbin JD, Francis SH, Osterloh IH. Effects of sildenafil on cAMP and cGMP levels in isolated human cavernous and cardiac tissue. Urology, 2000, 56(3):545.

Feldman HA, Goldstein I, Hatzichristou DG, et al. Impotence and its medical and psychosocial correlates: results of the Massachusetts Male Aging Study. J Urol, 1994, 151(1):54-61.

Frey A, Sønksen J, Fode M. Low-intensity extracorporeal shockwave therapy in the treatment of postprostatectomy erectile dysfunction: a pilot study. Scand J Urol, 2016, 50(2):123-127.

Hinman F. Priapism: Report of Cases and a clinical study of the literature with reference to its pathogenesis and surgical treatment. Ann Surg, 1914, 60(6):689-716.

Kaplan HS, Kohl RN, Pomeroy WB, et al. Group treatment of premature ejaculation. Arch Sex Behav, 1974, 3(5):443-452.

Kara H, Aydin S, Yücel M, et al. The efficacy of fluoxetine in the treatment of premature ejaculation: a double-blind placebo controlled study. J Urol, 1996, 156(5):1631-1632.

Kara H, Aydin S, Yücel M, et al. The efficacy of fluoxetine in the treatment of premature ejaculation: a double-blind placebo controlled study. J Urol, 1996, 156(5):1631-1632.

Lee WK, Lee SH, Cho ST, et al. Comparison between on-demand dosing of dapoxetine alone and dapoxetine plus mirodenafil in patients with lifelong premature ejaculation: prospective, randomized, double-blind, placebo-controlled, multicenter study. J Sex Med, 2013, 10(11):2832-2841.

Li H, Matheu MP, Sun F, et al. Low-energy Shock Wave Therapy Ameliorates Erectile Dysfunction in a Pelvic Neurovascular Injuries Rat Model. J Sex Med, 2016, 13(1):22-32.

Lian W, Lv J, Cui W, et al. Al-Ghorab Shunt plus intracavernous tunneling for prolonged ischemic priapism. J Androl, 2010, 31(5):466-471.

Lin G, Xin ZC, Lue TF, et al. Up and down-regulation of phosphodiesterase-5 as related to tachyphylaxis and priapism. J Urol, 2003, 170(2 Pt 2):S15-S18.

Liu WJ, Xin ZC, Xin H, et al. Effects of icariin on erectile function and expression of nitric oxide synthase isoforms in castrated rats. Asian J Androl, 2005, 7(4):381-388.

Liu T, Xin H, Li WR, et al. Effects of icariin on improving erectile function in streptozotocin-induced diabetic rats. J Sex Med, 2011, 8(10):2761-2772.

Liu J, Zhou F, Li GY, et al. Evaluation of the effect of different doses of low energy shock wave therapy on the erectile function of streptozotocin (STZ)-induced diabetic rats. Int J Mol Sci, 2013, 14(5):10661-10673.

Liu J, Zhou F, Li GY, et al. Evaluation of the effect of different doses of low energy shock wave therapy on the erectile function of streptozotocin (STZ)-induced diabetic rats. Int J Mol Sci, 2013, 14(5):10661-10673.

Lue TF, Hellstrom WJ, McAninch JW, et al. Priapism: a refined approach to diagnosis and treatment. J Urol, 1986, 136(1):104-108.

Masters WH, Johnson VE. Human Sexual Response. New York: Bantam Books, 1966.

Masters WH, Johnson VE. Human Sexual Inadequacy. New York: Bantam Books, 1970.

McMahon CG, Giuliano F, Dean J, et al. Efficacy and safety of dapoxetine in men with premature ejaculation and concomitant erectile dysfunction treated with a phosphodiesterase type 5 inhibitor: randomized, placebo-controlled, phase III study. J Sex Med, 2013, 10(9):2312-2325.

Melman A, Zhao W, Davies KP, et al. The successful long-term treatment of age related erectile dysfunction with hSlo cDNA in rats in vivo. J Urol, 2003, 170(1):285-290.

Melman A, Bar-Chama N, McCullough A, et al. The first human trial for gene transfer therapy for the treatment of erectile dysfunction: preliminary results. Eur Urol, 2005, 48(2):314-318.

Melman A, Bar-Chama N, McCullough A, et al. hMaxi-K gene transfer in males with erectile dysfunction: results of the first human trial. Hum Gene Ther, 2006, 17(12):1165-1176.

Mirone V, Arcaniolo D, Rivas D, et al. Results from a prospective observational study of men with premature ejaculation treated with dapoxetine or alternative care: the PAUSE study. Eur Urol, 2014, 65(4):733-739.

Mondaini N, Fusco F, Cai T, et al. Dapoxetine treatment in patients with lifelong premature ejaculation: the reasons of a "Waterloo". Urology, 2013, 82(3):620-624.

Montorsi F, Strambi LF, Guazzoni G, et al. Effect of yohimbine-trazodone on psychogenic impotence: a randomized, double-blind, placebo-controlled study. Urology, 1994, 44(5):732-736.

Montorsi F, Corbin J, Phillips S. Review of phosphodiesterases in the urogenital system: new directions for therapeutic intervention. J Sex Med, 2004, 1(3):322-336.

Mulcahy JJ. A technique of maintaining penile prosthesis position to prevent proximal migration. J Urol, 1987, 137(2):294-296.

Muneer A, Cellek S, Dogan A, et al. Investigation of cavernosal smooth muscle dysfunction in low flow priapism using an in vitro model. Int J Impot Res, 2005, 17(1):10-18.

Narumiya S, FitzGerald GA. Genetic and pharmacological analysis of prostanoid receptor function. J Clin Invest, 2001, 108(1):25-30.

Qiu X, Lin G, Xin Z, et al. Effects of low-energy shockwave therapy on the erectile function and tissue of a diabetic rat model. J Sex Med, 2013, 10(3):738-746.

Razzak M. Sexual dysfunction: Dapoxetine shown to be safe for premature ejaculation. Nat Rev Urol, 2013, 10(10):558.

Reisman Y, Hind A, Varaneckas A, et al. Initial experience with linear focused shockwave treatment for erectile dysfunction: a 6-month follow-up pilot study. Int J Impot Res, 2015, 27(3):108-112.

Ridyard DG, Phillips EA, Vincent W, et al. Use of High-Dose Phenylephrine in the Treatment of Ischemic Priapism: Five-Year Experience at a Single Institution. J Sex Med, 2016, 13(11):1704-1707.

Rowland DL, Cooper SE, Schneider M. Defining premature ejaculation for experimental and clinical investigations. Arch Sex Behav, 2001, 30(3):235-253.

Sahin H, Bircan MK. Re: Efficacy of prilocaine-lidocaine cream in the treatment of premature ejaculation. J Urol, 1996, 156(5):1783-1784.

Seftel AD, Haas CA, Brown SL, et al. High flow priapism complicating veno-occlusive priapism: pathophysiology of recurrent idiopathic priapism?. J Urol, 1998, 159(4):1300-1301.

Seftel A. Efficacy of sildenafil as adjuvant therapy to selective serotonin reuptake inhibitor in alleviating premature ejaculation. J Urol, 2003, 170(2 Pt 1):677-678.

Segal RL, Readal N, Pierorazio PM, et al. Corporal Burnett "Snake" surgical maneuver for the treatment of ischemic priapism: long-term followup. J Urol, 2013, 189(3):1025-1029.

Segraves RT, Saran A, Segraves K, et al. Clomipramine versus placebo in the treatment of premature ejaculation: a pilot study. J Sex Marital Ther, 1993, 19(3):198-200.

Seideman CA, Gitlin JS. T-shaped Shunt With Intracavernosal Tunneling for a Pediatric Case of Refractory Ischemic Priapism. Urology, 2017, 110:220-222.

Skoumal R, Chen J, Kula K, et al. Efficacy and treatment satisfaction with on-demand tadalafil (Cialis) in men with erectile dysfunction. Eur Urol, 2004, 46(3):362-369.

Stief CG, Uckert S, Becker AJ, et al. Effects of sildenafil on cAMP and cGMP levels in isolated human cavernous and cardiac tissue. Urology, 2000, 55(1):146-150.

Sun C, Lin H, Yu W, et al. Neurotrophic effect of bone marrow mesenchymal stem cells for erectile dysfunction in diabetic rats. Int J Androl, 2012, 35(4):601-607.

Swartz CM. Tardive psychopathology. Neuropsychobiology, 1995, 32(3):115-119.

Teixeira CE, de Oliveira JF, Baracat JS, et al. Nitric oxide release from human corpus cavernosum induced by a purified scorpion toxin. Urology, 2004, 63(1):184-189.

Tsambarlis PN, Chaus F, Levine LA. Successful Placement of Penile Prostheses in Men With Severe Corporal Fibrosis Following Vacuum Therapy Protocol. J Sex Med, 2017, 14(1):44-46.

Vardi Y, Appel B, Jacob G, et al. Can low-intensity extracorporeal shockwave therapy improve erectile function?. Eur Urol, 2010, 58(2):243-248.

Waldinger MD. The neurobiological approach to premature

ejaculation. J Urol, 2002, 168(6):2359-2367.

Xin ZC, Choi YD, Seong DH, et al. Sensory evoked potential and effect of SS-cream in premature ejaculation. Yonsei Med J, 1995, 36(5):397-401.

Xin ZC, Chung WS, Choi YD, et al. Penile sensitivity in patients with primary premature ejaculation. J Urol, 1996, 156(3):979-981.

Xin ZC, Choi YD, Rha KH, et al. Somatosensory evoked potentials in patients with primary premature ejaculation. J Urol, 1997, 158(2):451-455.

Xin ZC, Choi YD, Lee SH, et al. Efficacy of a topical agent SS-cream in the treatment of premature ejaculation: preliminary clinical studies. Yonsei Med J, 1997, 38(2):91-95.

Xin ZC, Kim EK, Lin CS, et al. Effects of icariin on cGMP-specific PDE5 and cAMP-specific PDE4 activities. Asian J Androl, 2003, 5(1):15-18.

Zacharakis E, Garaffa G, Raheem AA, et al. Penile prosthesis insertion in patients with refractory ischaemic priapism: early vs delayed implantation. BJU Int, 2014, 114(4):576-581.

Zhou F, Xin H, Liu T, et al. Effects of icariside II on improving erectile function in rats with streptozotocin-induced diabetes. J Androl, 2012, 33(5):832-844.

Zhou F, Li GY, Gao ZZ, et al. The TGF-β1/Smad/CTGF pathway and corpus cavernosum fibrous-muscular alterations in rats with streptozotocin-induced diabetes. J Androl, 2012, 33(4):651-659.

索 引

E

F

G

H

J

K

L

Q

R

S

X

Y

Z